TRATADO DE
Medicina
Interna de
CÃES &
GATOS

Volume 2

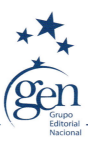

O GEN | Grupo Editorial Nacional – maior plataforma editorial brasileira no segmento científico, técnico e profissional – publica conteúdos nas áreas de ciências da saúde, exatas, humanas, jurídicas e sociais aplicadas, além de prover serviços direcionados à educação continuada e à preparação para concursos.

As editoras que integram o GEN, das mais respeitadas no mercado editorial, construíram catálogos inigualáveis, com obras decisivas para a formação acadêmica e o aperfeiçoamento de várias gerações de profissionais e estudantes, tendo se tornado sinônimo de qualidade e seriedade.

A missão do GEN e dos núcleos de conteúdo que o compõem é prover a melhor informação científica e distribuí-la de maneira flexível e conveniente, a preços justos, gerando benefícios e servindo a autores, docentes, livreiros, funcionários, colaboradores e acionistas.

Nosso comportamento ético incondicional e nossa responsabilidade social e ambiental são reforçados pela natureza educacional de nossa atividade e dão sustentabilidade ao crescimento contínuo e à rentabilidade do grupo.

TRATADO DE Medicina Interna de CÃES & GATOS

Márcia Marques Jericó

Médica-veterinária graduada pela Faculdade de Medicina Veterinária e Zootecnia da Universidade de São Paulo (FMVZ/USP). Mestre em Fisiologia pelo Instituto de Ciências Biomédicas da Universidade de São Paulo (ICB/USP). Doutora em Clínica Médica pela FMVZ/USP. Sócia-proprietária do CVAL (Consultórios Veterinários Alto da Lapa), em São Paulo/SP. Sócia fundadora e coproprietária da MV MINDS (Educação Continuada e Pesquisa Clínica). Sócia Fundadora, Vice-Presidente em exercício, e Presidente por dois mandatos da Associação Brasileira de Endocrinologia Veterinária (ABEV).

João Pedro de Andrade Neto

Médico-veterinário graduado pela Faculdade de Medicina Veterinária e Zootecnia da Universidade de São Paulo (FMVZ/USP). Bacharel em Ciências Biológicas pelo Instituto de Biociências da Universidade de São Paulo (IB/USP). Mestre em Fisiologia pelo Instituto de Ciências Biomédicas da Universidade de São Paulo (ICB/USP). Responsável técnico pelos atendimentos em Neurologia e coproprietário do CVAL (Consultórios Veterinários Alto da Lapa), em São Paulo/SP.

Márcia Mery Kogika

Médica-veterinária graduada pela Faculdade de Medicina Veterinária e Zootecnia da Universidade de São Paulo (FMVZ/USP). Mestre em Patologia Experimental e Comparada e Doutora em Clínica Veterinária pela FMVZ/USP. Livre-Docente pela FMVZ/USP. Professora Associada Aposentada do Departamento de Clínica Médica da FMVZ/USP.

Segunda edição

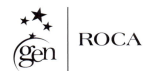

- Os autores deste livro e a editora empenharam seus melhores esforços para assegurar que as informações e os procedimentos apresentados no texto estejam em acordo com os padrões aceitos à época da publicação, *e todos os dados foram atualizados pelos autores até a data do fechamento do livro.* Entretanto, tendo em conta a evolução das ciências, as atualizações legislativas, as mudanças regulamentares governamentais e o constante fluxo de novas informações sobre os temas que constam do livro, recomendamos enfaticamente que os leitores consultem sempre outras fontes fidedignas, de modo a se certificarem de que as informações contidas no texto estão corretas e de que não houve alterações nas recomendações ou na legislação regulamentadora.

- Data do fechamento do livro: 20/12/2022

- Os autores e a editora se empenharam para citar adequadamente e dar o devido crédito a todos os detentores de direitos autorais de qualquer material utilizado neste livro, dispondo-se a possíveis acertos posteriores caso, inadvertida e involuntariamente, a identificação de algum deles tenha sido omitida.

- **Atendimento ao cliente: (11) 5080-0751 | faleconosco@grupogen.com.br**

- Direitos exclusivos para a língua portuguesa
Copyright © 2023 by
EDITORA GUANABARA KOOGAN LTDA.
Uma editora integrante do GEN | Grupo Editorial Nacional
Travessa do Ouvidor, 11
Rio de Janeiro – RJ – CEP 20040-040
www.grupogen.com.br

- Reservados todos os direitos. É proibida a duplicação ou reprodução deste volume, no todo ou em parte, em quaisquer formas ou por quaisquer meios (eletrônico, mecânico, gravação, fotocópia, distribuição pela Internet ou outros), sem permissão, por escrito, da EDITORA GUANABARA KOOGAN LTDA.

- Capa: Bruno Zorzetto

- Imagem da capa: © iStock (tania_wild - ID: 866175518)

- Editoração eletrônica: Eramos Serviços Editoriais

- Ficha catalográfica

J54t
2. ed.

Jericó, Márcia Marques
    Tratado de medicina interna de cães e gatos / Márcia Marques Jericó, João Pedro de Andrade Neto, Márcia Mery Kogika. - 2. ed. - Rio de Janeiro : Guanabara Koogan, 2023.
    : il.

    Apêndice
    Inclui índice
    ISBN 978-85-277-2643-6

    1. Medicina veterinária - Manuais, guias, etc. 2. Cães - Doenças. 3. Gatos - Doenças. I. Andrade Neto, João Pedro de. II. Kogika, Márcia Mery. III. Título.

22-81511   CDD: 636.089
                                                             CDU: 636.09

Gabriela Faray Ferreira Lopes – Bibliotecária – CRB-7/6643

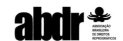

Colaboradores

Adriana de Siqueira
Médica-veterinária. Mestre e Doutora em Ciências pelo Programa de Patologia Experimental e Comparada da Faculdade de Medicina Veterinária e Zootecnia da Universidade Estadual de São Paulo (FMVZ/USP). Professora Assistente da Universidade Cruzeiro do Sul (UNICSUL). Membro da Associação Brasileira de Patologia Veterinária (ABPV) e Associação Brasileira de Medicina Veterinária Legal (ABMVL).

Adriana Tomoko Nishiya
Médica-veterinária. Especialista em Cirurgia Veterinária pelo Colégio Brasileiro de Cirurgia Veterinária (CBCV). Mestre em Ciências pelo Departamento de Farmacologia do Instituto de Ciências Biomédicas da Universidade de São Paulo (ICB/USP). Doutora em Ciências pelo Departamento de Oncologia da Faculdade de Medicina da Universidade de São Paulo (FM/USP). Membro da Associação Brasileira de Oncologia Veterinária (ABROVET).

Adriane Provasi
Médica-veterinária graduada pela Universidade Estadual de Londrina (UEL). Psicóloga graduada pela Universidade São Judas Tadeu (USJT). Residência em Clínica Médica, Cirurgia e Reprodução de Grandes Animais pela UEL. Mestre em Clínica Médica pelo Departamento de Clínica Veterinária da Faculdade de Medicina Veterinária e Zootecnia da Universidade de São Paulo (FMVZ/USP).

Adriano Tony Ramos
Médico-veterinário graduado pela Universidade da Região da Campanha (URCAMP). Mestre em Medicina Veterinária na Área de Concentração de Patologia Animal pela Universidade Federal de Pelotas (UFPel). Doutor em Medicina Veterinária na Área de Concentração de Patologia Vet erinária pela Universidade Federal de Santa Maria (UFSM). Professor Associado da Universidade Federal de Santa Catarina (UFSC). Membro da Associação Brasileira de Patologia Veterinária (ABPV).

Álan Gomes Pöppl
Médico-veterinário. Residência em Clínica e Cirurgia de Pequenos Animais no Hospital de Clínicas Veterinárias da Universidade Federal do Rio Grande do Sul (UFRGS). Mestre em Fisiologia pelo Laboratório de Metabolismo e Endocrinologia Comparada do Instituto de Ciências Básicas da Saúde da Universidade Federal do Rio Grande do Sul (ICBS/UFRGS). Doutor em Ciências Veterinárias pelo Programa de Pós-graduação em Ciências Veterinárias da Universidade Federal do Rio Grande do Sul (PPGCV/UFRGS). Professor Adjunto do Departamento de Medicina Animal da UFRGS. Membro da Associação Brasileira de Endocrinologia Veterinária (ABEV).

Alaor Aparecido Almeida
Farmacêutico-bioquímico. Especialista em Toxicologia Geral pelas Faculdades Integradas (UNYLEYA), Brasília/DF. Mestre em Farmacologia pelo Instituto de Biociências de Botucatu da Universidade Estadual Paulista Júlio de Mesquita Filho (IBB/Unesp), Botucatu/SP. Doutor em Ciências Biológicas na subárea Toxicologia Genética pelo IBB/Unesp, Botucatu/SP. Professor do Centro de Assistência Toxicológica (CEATOX) do IBB/Unesp, Botucatu/SP.

Alberto Soiti Yoshida
Médico-veterinário e Perito Criminal do Estado de São Paulo (SP). Mestre em Direito Coletivos e Difusos pela Universidade Metropolitana de Santos (UNIMES). Mestre em Patologia Experimental e Comparada pela Faculdade de Medicina Veterinária e Zootecnia da Universidade Estadual de São Paulo (FMVZ/USP). Doutor em Patologia Experimental e Comparada pela FMVZ/USP.

Alessandra Martins Vargas
Médica-veterinária. Mestre em Ciências pelo Instituto de Ciências Biomédicas da Universidade de São Paulo (ICB/USP). Doutoranda em Endocrinologia e Metabologia pela Universidade Federal de São Paulo (Unifesp). Coordenadora do curso de Especialização *Lato sensu* em Endocrinologia e Metabologia de Cães e Gatos da Associação Nacional de Clínicos Veterinários de Pequenos Animais (ANCLIVEPA/SP). Membro da Associação Brasileira de Endocrinologia Veterinária (ABEV).

Alessandro Rodrigues de Carvalho Martins
Médico-veterinário. Residência em Anestesiologia Veterinária pela Universidade Estadual Paulista Júlio de Mesquita Filho, Jaboticabal/SP. Especialista em Anestesiologia Veterinária pela Faculdade de Medicina Veterinária e Zootecnia da Universidade Estadual de São Paulo (FMVZ/USP). Especialista em Terapia Intensiva e Emergência pela Universidade Federal do Agreste de Pernambuco (UFAPE). Doutor em Anestesiologia pela FMVZ/USP. Coordenador da Pós-graduação em Anestesiologia da UFAPE. Coordenador da Pós-graduação em Terapia intensiva e Emergência Veterinária da UFAPE. Sócio-proprietário da UFAPE Intercursos.

Alexandre Aparecido Mattos da Silva Rego
Médico-veterinário pela Universidade Estadual de Londrina (UEL). Perito Criminal do Instituto de Criminalística da Superintendência da Polícia Técnico-Científica de São Paulo (IC/SPTC). Especialista em Patologia Experimental e Comparada pela Faculdade de Medicina Veterinária e Zootecnia da Universidade de São Paulo (FMVZ/USP). Especialista em Medicina Veterinária Forense pelo Instituto de Medicina Social e Criminologia de São Paulo (IMESC). Mestre em Patologia Experimental e Comparada pela FMVZ/USP.

Alexandre Gonçalves Teixeira Daniel
Médico-veterinário. Especialista em Medicina Felina pelo American Board of Veterinary Practitioners (ABVP). Mestre em Clínica Veterinária pela Faculdade de Medicina Veterinária e Zootecnia da Universidade de São Paulo (FMVZ/USP). Membro da International Society of Feline Medicine (ISFM).

Alexandre Lima de Andrade
Médico-veterinário. Especialista em Oftalmologia Veterinária pelo Conselho Federal de Medicina Veterinária (CFMV). Mestre em Cirurgia Veterinária pela Faculdade de Ciências Agrárias e Veterinárias da Universidade Estadual Paulista Júlio de

Mesquita Filho (FCAV/Unesp), Jaboticabal/SP. Doutor em Cirurgia e Cirurgia Experimental pela Faculdade de Medicina da Universidade Estadual Paulista Júlio de Mesquita Filho (FMB/Unesp), Botucatu/SP. Professor Associado da Faculdade de Medicina Veterinária da Universidade Estadual Paulista Júlio de Mesquita Filho (FMV/Unesp), Araçatuba/SP. Membro e diplomado pelo Colégio Brasileiro de Oftalmologistas Veterinários (CBOV).

Alexandre Merlo
Médico-veterinário. Especialista em Farmacologia Clínica pela Faculdade Oswaldo Cruz (FOC). Residência em Clínica Médica de Cães e Gatos no Hospital Veterinário da Faculdade de Medicina Veterinária e Zootecnia da Universidade de São Paulo (FMVZ/USP). Mestre em Clínica Veterinária pela FMVZ/USP.

Aline Machado de Zoppa
Médica-veterinária. Mestre em Cirurgia pela Faculdade de Medicina Veterinária e Zootecnia da Universidade de São Paulo (FMVZ/USP). Professora Titular de Cirurgia da Universidade Anhembi Morumbi (UAM). Membro da Associação Brasileira de Oncologia Veterinária (ABROVET).

Aline Santana da Hora
Médica-veterinária. Mestre em Clínica Veterinária pela Faculdade de Medicina Veterinária da Universidade de São Paulo (FMVZ/USP). Doutora em Ciências pela FMVZ/USP. Professora Adjunta da Faculdade de Medicina Veterinária da Universidade Federal de Uberlândia (UFU).

Ana Carolina Brandão de Campos Fonseca Pinto
Médica-veterinária graduada pela Faculdade de Medicina Veterinária e Zootecnia da Universidade de São Paulo (FMVZ/USP). Mestre em Clínica Veterinária pela FMVZ/USP. Doutora em Cirurgia pela FMVZ/USP. Membro do Colégio Brasileiro de Radiologia Veterinária (CBRV). Professora Associada do Departamento de Cirurgia da FMVZ/USP. Residente em Diagnóstico por Imagem pela Purdue University (PU).

Ana Carolina Inácio Ruiz
Médica-veterinária. Especialista em Terapia Intensiva de Pequenos Animais pelo Instituto PAV – Programa de Aperfeiçoamento Veterinário.

Ana Claudia Balda
Médica-veterinária. Mestre e Doutora pela Faculdade de Medicina Veterinária da Universidade de São Paulo (FMVZ/USP). Professora de Clínica Médica do Centro Universitário das Faculdades Metropolitanas Unidas (FMU). Membro da FMU.

Ana Paula Bochi
Médica-veterinária. Especialista em Endocrinologia Veterinária pela Associação Nacional de Clínicos Veterinários de Pequenos Animais (ANCLIVEPA/SP). Mestre em Ciências pela Faculdade de Medicina da Universidade de São Paulo (FM/USP).

André Martins Gimenes
Médico-veterinário. Especialista em Cirurgia e Anestesiologia pela Universidade Estadual Paulista Júlio de Mesquita Filho (Unesp), Botucatu/SP. Mestre em Medicina Veterinária na Área de Anestesiologia pela Unesp, Botucatu/SP. Doutor em Ciências na Área de Cardiologia pela Faculdade de Medicina Veterinária da Universidade de São Paulo (FMVZ/USP).

André Luis Selmi
Médico-veterinário pela Universidade Estadual Paulista Júlio de Mesquita Filho (Unesp). Sócio-fundador da Associação Brasileira de Ortopedia e Traumatologia Veterinária (OTV). Diplomado pelo Colégio Brasileiro de Cirurgia e Anestesiologia Veterinária (CBCAV).

Andre Shih
Médico-veterinário graduado pela Universidade de São Paulo, com extensão na Escola de Medicina Veterinária da Madison da Universidade de Wisconsin. Atuou como médico-veterinário Critical Care no Centro de Referência Fox Valley Animal. Residência em Anestesiologia Veterinária pela University of Florida. Professor Adjunto com Fellowship em Emergência e Cuidados do Paciente Crítico na University of Florida, com área de Pesquisa em Ressuscitação Cardiopulmonar e Monitorização Hemodinâmica Avançada.

Andrea Pires dos Santos
Professora de Patologia Clínica Veterinária da Purdue University (PU). Mestre em Patologia Clínica Veterinária pela Universidade Federal de Santa Maria (UFSM). Doutora em Patologia Clínica Veterinária pela Universidade Federal do Rio Grande do Sul (UFRGS).

Andreia Oliveira Latorre
Toxicologista Regulatória para América Latina pela (Basf S.A.). Especialista em Medicina Veterinária pela Faculdade de Medicina Veterinária e Zootecnia da Universidade de São Paulo (FMVZ/USP). Mestre e Doutora em Ciências, enfoque em Imunotoxicologia, pela FMVZ/USP. Membro da Sociedade Brasileira de Toxicologia (SBTOX).

Anna Carolina Barbosa Esteves Maria
Mestre e Doutora em Ciências pelo Programa de Patologia Experimental e Comparada da Faculdade de Medicina Veterinária e Zootecnia da Universidade de São Paulo (FMVZ/USP). Assistente de Coordenação Pedagógica de Cursos Técnicos.

Anna Maria Schnabel
Médica-veterinária atuante na Área de Endocrinologia e Metabologia de Cães e Gatos. Especialista em Endocrinologia e Metabologia pela Associação Nacional de Clínicos Veterinários de Pequenos Animais (ANCLIVEPA/SP). Membro e sócia-fundadora da Associação Brasileira de Endocrinologia Veterinária (ABEV).

Annelise Carla Camplesi dos Santos
Médica-veterinária. Mestre e Doutora em Clínica Veterinária, subárea Toxicologia Animal, pela Faculdade de Medicina Veterinária e Zootecnia da Universidade de São Paulo (FMVZ/USP). Pós-doutora em Medicina Veterinária pela Faculdade de Ciências Agrárias e Veterinárias da Universidade Estadual Paulista Júlio de Mesquita Filho (FCAV/Unesp), Jaboticabal/SP. Professora Assistente Doutora do Departamento de Clínica e Cirurgia Veterinária da FCAV/Unesp, Jaboticabal/SP.

Archivaldo Reche Júnior
Médico-veterinário. Especialista em Medicina Felina pela American Board of Veterinay Practitioners (ABVP). Mestre em Clínica Veterinária pela Faculdade de Medicina Veterinária e Zootecnia da Universidade de São Paulo (FMVZ/USP). Doutor em Clínica Veterinária pela FMVZ/USP. Professor Associado do Departamento de Clínica Médica da FMVZ/USP.

Arina Lázaro Rochetti

Auxiliar de Laboratório. Mestre em Ciências pela Faculdade de Zootecnia e Engenharia de Alimentos da Universidade de São Paulo (FZEA/USP).

Arine Pellegrino

Médica-veterinária responsável pelo setor de Cardiologia da Gattos Clínica Especializada em Medicina Felina. Especializada em Cardiologia Veterinária pela Associação Nacional de Clínicos Veterinários de Pequenos Animais (ANCLIVEPA/SP). Residência em Clínica Médica de Pequenos Animais pela Faculdade de Medicina Veterinária e Zootecnia da Universidade de São Paulo (FMVZ/USP). Mestre em Ciências e Doutora em Ciências – Clínica Médica – pela FMVZ/USP. Membro do Programa Internacional de Triagem de Cardiomiopatia Hipertrófica Felina (Pawpeds).

Aulus Cavalieri Carciofi

Médico-veterinário. Especialista em Nutrição e Nutrição Clínica de Cães e Gatos. Mestre em Nutrição Animal pela Faculdade de Medicina Veterinária e Zootecnia da Universidade de São Paulo (FMVZ/USP). Doutor em Clínica Veterinária pela FMVZ/USP. Professor Livre Docente da Faculdade de Ciências Agrárias e Veterinárias da Universidade Estadual Paulista Júlio de Mesquita Filho (FCAV/Unesp). Presidente da Sociedade Brasileira de Nutrição e Nutrologia de Cães e Gatos (SBNutripet) e da European Society of Veterinary and Comparative Nutrition (ESVCN).

Beatriz de Carvalho Pato Vila

Médica-veterinária. Especialista em Clínica Médica de Pequenos Animais pela Universidade Estadual Paulista Júlio de Mesquita Filho (Unesp), Jaboticabal/SP. Mestre em Medicina Veterinária, ênfase em Cardiologia Veterinária, pela Unesp, Jaboticabal/SP. Doutoranda em Ciências Veterinárias, ênfase em Cardiologia Veterinária, pela Universidade Federal do Paraná (UFPR). Membro da Sociedade Brasileira de Cardiologia Veterinária (SBCV).

Bruna Maria Pereira Coelho Silva

Médica-veterinária graduada pela Faculdade de Medicina Veterinária e Zootecnia da Universidade de São Paulo (FMVZ/USP). Residência em Clínica e Cirurgia de Pequenos Animais pela FMVZ/USP. Especialista em Clínica Médica de Pequenos Animais pela FMVZ/USP. Médica-veterinária dos Serviços de Clínica Médica e Pronto Atendimento do Hospital Veterinário (HOVET) da FMVZ/USP. Professora dos cursos de Pós-graduação da Associação Nacional de Clínicos Veterinários de Pequenos Animais (ANCLIVEPA/SP).

Bruna Ruberti

Médica-veterinária. Especialista em Clínica Médica de Animais de Companhia pela Pontifícia Universidade Católica do Paraná (PUCPR). Mestre em Clínica Veterinária pela Universidade de São Paulo (USP).

Bruna Santiago Dias Portilho

Médica-veterinária. Especialista em Medicina Veterinária Intensiva pelo Instituto PAV – Programa de Aperfeiçoamento Veterinário. Membro da Academia Brasileira de Medicina Intensiva Veterinária (BVECCS).

Bruno Alonso Miotto

Médico-veterinário. Doutor em Clínica Médica pela Universidade de São Paulo (USP). Professor da Universidade de Santo Amaro (UNISA).

Bruno Cogliati

Médico-veterinário graduado pela Universidade de São Paulo (USP). Doutor em Patologia Experimental Comparada pela Faculdade de Medicina Veterinária e Zootecnia da Universidade de São Paulo (FMVZ/USP). Pós-doutor pelo Departamento de Gastroenterologia da Faculdade de Medicina da USP (FMUSP). Professor Associado na área de Patologia Morfológica e Molecular do Departamento de Patologia da FMVZ/USP.

Bruno Testoni Lins

Médico-veterinário. Especialista em Cirurgia pelo Colégio Brasileiro de Cirurgia Veterinária (CBCV). Mestre em Cirurgia Veterinária pela Faculdade de Medicina Veterinária e Zootecnia da Universidade Estadual Paulista Júlio de Mesquita Filho (FMVZ/Unesp), Botucatu/SP. Doutor em Ciências pelo Instituto de Ortopedia e Traumatologia da Faculdade de Medicina da Universidade de São Paulo (IOT/USP). Sócio-proprietário da OrtoDerm Especialidades Veterinárias.

Camila Michele Appolinario

Médica-veterinária. Especialista em Doenças Infecciosas dos Animais Domésticos pela Faculdade de Medicina Veterinária e Zootecnia da Universidade Estadual Paulista Júlio de Mesquita Filho (FMVZ/Unesp), Botucatu/SP. Mestre e Doutora em Medicina Veterinária Preventiva pela FMVZ/Unesp, Botucatu/SP. Pós-doutora em Medicina Veterinária pela FMVZ/Unesp, Botucatu/SP. Pós-doutora em Neuroimunologia Viral pelo Institut Pasteur de Paris (IP). Professora Colaboradora no Departamento de Produção Animal e Medicina Veterinária Preventiva da FMVZ/Unesp, Botucatu/SP.

Cáris Maroni Nunes

Médica-veterinária. Mestre e Doutora em Epidemiologia Experimental e Aplicada a Zoonoses pela Faculdade de Medicina Veterinária e Zootecnia da Universidade de São Paulo (FMVZ/USP). Professora Associada Aposentada da Faculdade de Medicina Veterinária e Zootecnia da Universidade Estadual Paulista Júlio de Mesquita Filho (FMVZ/Unesp), Araçatuba/SP. Membro do Colégio Brasileiro de Parasitologia Veterinária (CBPV).

Carla Aparecida Batista Lorigados

Médica-veterinária graduada pela Faculdade de Medicina Veterinária e Zootecnia da Universidade de São Paulo (FMVZ/USP). Mestre em Clínica Médica pela FMVZ/USP. Doutora em Clínica Cirúrgica pela FMVZ/USP. Pós-doutora em Diagnóstico por Imagem pela FMVZ/USP. Professora Doutora do Departamento de Cirurgia da FMVZ/USP.

Carlos Eduardo Larsson

Médico-veterinário graduado pela Faculdade de Medicina Veterinária e Zootecnia da Universidade de São Paulo (FMVZ/USP). Sanitarista pela Faculdade de Saúde Pública da Universidade de São Paulo (FSP/USP). Doutor e Mestre em Saúde Pública pela FSP/USP. Pós-doutor em Clínica Veterinária pela Universitat Autónoma de Barcelona (UAB). Livre docente e Professor Titular da área de Patologia Médica da FMVZ/USP. Ex--docente das disciplinas Semiologia, Patologia Médica e Clínica Médica de Cães e Gatos do Departamento de Clínica Médica da FMVZ/USP. Ex-orientador e Ex-coordenador do Programa de Pós-graduação em Clínica Veterinária (CAPES-MEC). Ex-presidente do Conselho de Residência em Medicina Veterinária do HOVET/USP. Professor Colaborador Sênior da FMVZ/USP. Membro da Academia Paulista de Medicina

Veterinária (9ª Cadeira). Fundador, Sócio Honorário e Presidente da Sociedade Brasileira de Dermatologia Veterinária.

Carolina Dias Jimenez

Médica-veterinária graduada pela Universidade Paulista (UNIP). Residência pela Universidade Estadual de Londrina (UEL). Mestre pela Universidade Estadual Paulista Júlio de Mesquita Filho (Unesp), Botucatu/SP.

Carolina Santos Giordani Benevenuti

Cientista de Fermentação. Mestre em Bioprocessos pela Universidade Federal do Rio de Janeiro (UFRJ). Doutora em Engenharia de Processos Bioquímicos, ênfase em Fermentação de Gás, pela UFRJ. Cientista na empresa Secondcircle (DK).

Carolina Scarpa Carneiro

Médica-veterinária graduada pela Faculdade de Medicina Veterinária e Zootecnia da Universidade de São Paulo (FMVZ/USP). Mestre e Doutora em Cirurgia pela FMVZ/USP. 1ª Tesoureira da Associação Brasileira de Oncologia Veterinária (ABROVET).

Carolina Zaghi Cavalcante

Médica-veterinária. Especialista em Clínica Médica de Animais de Companhia pela Pontifícia Universidade Católica do Paraná (PUCPR). Residência em Clínica Médica de Animais de Companhia pela PUCPR. Mestre em Clínica Veterinária pela Universidade de São Paulo (USP). Doutora em Fisiologia Endócrina pela Universidade Federal do Paraná (UFPR). Professora Titular da PUCPR. Membro da Associação Brasileira de Endocrinologia Veterinária (ABEV).

Carsten Bandt

Médico-veterinário pela Free University of Berlin, College of Veterinary Medicine (Alemanha). Residência em Medicina Interna de Pequenos Animais pela Ludwig Maximilian University (Alemanha). Residência em Cuidados intensivos e Emergências pela Tufts University (Estados Unidos). Professor Assistente da disciplina de Emergência Médica, Departamento de Procedimentos Clínicos em Pequenos Animais da UF Healthy, College of Veterinary Medicine, University of Florida (Estados Unidos).

Ceres Berger Faraco

Médica-veterinária. Especialista em Toxicologia pela Pontifícia Universidade Católica do Rio Grande do Sul (PUCRS). Mestre em Psicologia Social pela PUCRS. Doutora em Psicologia pela PUCRS e Universidade de Valencia (UV). Professora do Instituto de Saúde e Psicologia Animal (INSPA). Membro da Asociación Veterinaria Latinoamericana de Zoopsiquiatría (AVLZ) e Associação Brasileira de Bem-Estar Animal (ABBEA).

César Augusto Dinóla Pereira

Médico-veterinário. Mestre em Microbiologia pelo Instituto de Ciências Biomédicas da Universidade de São Paulo (ICB/USP). Doutor em Microbiologia pelo ICB/USP. Professor Titular da Universidade Anhembi Morumbi (UAM) e Universidade de Santo Amaro (UNISA).

César Augusto Martins Ribeiro

Médico-veterinário. Especialista em Medicina Veterinária Intensiva pela Academia Brasileira de Medicina Intensiva Veterinária (BVECCS) e Conselho Federal de Medicina Veterinária (CFMV). Mestre em Ciência Animal pela Universidade de Franca (Unifran). COO do INTENSIVET Saúde Digital.

Cibele Figueira Carvalho

Médica-veterinária. MBA em Gestão de Clínicas e Hospitais pela Faculdade Getúlio Vargas (FGV). Mestre em Clínica Veterinária pela Faculdade de Medicina Veterinária e Zootecnia da Universidade de São Paulo (FMVZ/USP). Doutora em Radiologia pela Faculdade de Medicina da Universidade de São Paulo (FMUSP). Pós-doutora em Diagnóstico por Imagem: Ultrassonografia com Contraste por Microbolhas e Elastografia pela FMUSP. Diretora executiva e científica do Núcleo de Aperfeiçoamento em Ultrassonografia Veterinária (NAUS). Membro do Colégio Brasileiro de Radiologia Veterinária (CBRV) e Membro honorário da Associação Brasileira de Radiologia Veterinária (ABRV).

Cíntia Navarro Alves de Souza

Médica-veterinária e Advogada. Doutoranda pelo Programa de Pós-graduação em Patologia Experimental e Comparada da Faculdade de Medicina Veterinária e Zootecnia da Universidade de São Paulo (FMVZ/USP). Membro colaborador da Comissão de Defesa dos Direitos dos Animais (OAB/SP).

Cínthia Ribas Martorelli

Médica-veterinária. Mestre em Ciências pelo Departamento de Clínica Médica da Faculdade de Medicina Veterinária e Zootecnia da Universidade de São Paulo (FMVZ/USP). Doutora em Ciências pelo Departamento de Clínica Médica da FMVZ/USP. Professora de Pós-graduação da Faculdade da Associação Nacional de Clínicos Veterinários de Pequenos Animais (ANCLIVEPA/SP).

Clair Motos de Oliveira

Mestre e Doutor em Reprodução Animal pela Faculdade de Medicina Veterinária e Zootecnia da Universidade de São Paulo (FMVZ/USP). Professor na área de Obstetrícia e Ginecologia da FMVZ/USP.

Cláudia de Oliveira Domingos Schaeffter

Médica-veterinária graduada pela Faculdade de Medicina Veterinária e Zootecnia da Universidade de São Paulo (FMVZ/USP). Mestre em Anatomia dos Animais Domésticos pela FMVZ/USP. Doutora em Anatomia dos Animais Domésticos pela FMVZ/USP. Atuou como Professora da disciplina de Diagnóstico por Imagem da Faculdade de Medicina Veterinária da Universidade Anhembi Morumbi (UAM). Membro do Colégio Brasileiro de Radiologia Veterinária (CBRV). Responsável técnica pelo serviço de Ultrassonografia do Núcleo Diagnóstico Veterinário, São Paulo/SP.

Claudia Filoni

Médica-veterinária graduada pela Universidade de São Paulo (USP). Mestre em Medicina Veterinária pela USP. Doutora em Ciências pela USP. Pós-doutora pela Universidade Estadual Paulista Júlio de Mesquita Filho (Unesp).

Claudia Rodrigues Emilio de Carvalho

Médica-veterinária e Advogada. Especialista em Oncologia Veterinária pelo Instituto Bioethicus. Doutora em Ciências pelo Instituto de Pesquisas Energéticas e Nucleares (IPEN-CNEN). Doutoranda em Ciência Jurídica no Doutorado Interinstitucional (DINTER) U:Verse.

Claudio Correa Natalini

Médico-veterinário. Especialista em Anestesia e Analgesia Veterinária pelo American College of Veterinary Anesthesia and Analgesia. Mestre em Cirurgia Veterinária pela Universidade Federal de Santa Maria (UFSM). Doutor em Anestesiologia Veterinária pela Universidade de Minnesota, EUA. Professor Associado de Anestesiologia Veterinária da Mississippi State University. Membro do Colégio Americano de Anestesiologia Veterinária.

Cláudio Roberto S. Mattoso

Médico-veterinário e Patologista Clínico. Especialista em Patologia Clínica Veterinária pela Faculdade de Medicina Veterinária e Zootecnia da Universidade Estadual Paulista Júlio de Mesquita Filho (FMVZ/Unesp), Botucatu/SP. Mestre e Doutor em Medicina Veterinária, área de Patologia Clínica Animal, pela FMVZ/Unesp, Botucatu/SP. Pós-doutor em Medicina Veterinária pela Escola de Veterinária da Universidade Federal de Minas Gerais (UFMG).

Cristina de Oliveira Massoco Salles Gomes

Médica-veterinária. Mestre em Patologia Experimental e Comparada pela Faculdade de Medicina Veterinária e Zootecnia da Universidade de São Paulo (FMVZ/USP). Doutora em Ciências pela FMVZ/USP. Professora Associada da FMVZ/USP. Membro da Associação Brasileira de Oncologia Veterinária (ABROVET).

Cynthia Lucidi

Medica-veterinária. Especialista em Patologia Clínica Veterinária pela University of Wisconsin-Madison (Diplomada pela American College of Veterinary Pathologists). Mestre em Patologia Clínica Veterinária pela Universidade Estadual Paulista Júlio de Mesquita Filho (Unesp), Botucatu/SP. Doutora em Patobiologia e Investigação Diagnóstica pela Michigan State University. Professora Assistente da Michigan State University. Membro da American College of Veterinary Pathologists (ACVP) e American Society for Veterinary Clinical Pathology (ASVCP).

Daniel Moura de Aguiar

Médico-veterinário. Especialista em Doenças Infecciosas dos Animais pela Faculdade de Medicina Veterinária e Zootecnia da Universidade Estadual Paulista Júlio de Mesquita Filho (FMVZ/Unesp), Botucatu/SP. Mestre em Ciências pelo Instituto de Ciências Biomédicas da Universidade de São Paulo (ICB/USP). Doutor em Medicina Veterinária pela Faculdade de Medicina Veterinária e Zootecnia da Universidade de São Paulo (FMVZ/USP). Professor Associado IV da Faculdade de Medicina Veterinária da Universidade Federal de Mato Grosso (UFMT). Membro da Rede Nacional de Vigilância de Vírus em Animais Silvestres (PREVIR) e do Coordinating Research on Emerging Arboviral Threats Encompassing the Neotropics (CREATE-NEO).

Daniel Soares Sanches

Médico-veterinário. Especialista em Patologia Animal pela Associação Brasileira de Patologia Veterinária (ABPV). Mestre e Doutor em Ciências pela Faculdade de Medicina Veterinária e Zootecnia da Universidade de São Paulo (FMVZ/USP). Membro da Associação Brasileira de Patologia Veterinária (ABPV).

Daniela Ota Hisayasu Suzuki

Engenheira Eletricista. Mestre e Doutora na área de Engenharia Biomédica pela Universidade Federal de Santa Catarina (UFSC). Professora Associada da UFSC.

Denise Maria Nunes Simões

Médica-veterinária graduada pela Faculdade de Medicina Veterinária e Zootecnia da Universidade de São Paulo (FMVZ/USP). Especialista em Clínica Médica pela FMVZ/USP. Residência em Clínica e Cirurgia de Pequenos Animais pela FMVZ/USP. Médica-veterinária do Hospital Veterinário da FMVZ/USP. Sócia-fundadora e Ex-diretora científica da Associação Brasileira de Endocrinologia Veterinária (ABEV). Sócia-proprietária da All Care Vet.

Denise Tabacchi Fantoni

Médica-veterinária graduada pela Universidade de São Paulo (USP). Mestre em Patologia Experimental e Comparada pela Faculdade de Medicina Veterinária e Zootecnia da Universidade de São Paulo (FMVZ/USP). Doutora em Clínica Cirúrgica Veterinária pela FMVZ/USP. Livre-docente na USP. Professora Titular do Departamento de Cirurgia da FMVZ/USP. Responsável pelo Serviço de Anestesia da USP.

Didier Quevedo Cagnini

Médico-veterinário graduado pela Universidade Federal de Santa Maria (UFSM). Residência em Patologia Veterinária pela Universidade Estadual Paulista Júlio de Mesquita Filho (Unesp), Botucatu/SP. Mestre e Doutor em Medicina Veterinária pela Unesp, Botucatu/SP. Professor Adjunto C2 na Universidade Federal de Jataí (UFJ). Membro da Associação Brasileira de Patologia Veterinária (ABPV).

Diego Dare da Silva

Médico-veterinário e Professor Universitário. Residência em Clínica Médica de Animais de Companhia pela Universidade Estadual de Londrina (UEL). Especialista em Endocrinologia e Metabologia de Pequenos Animais pela Faculdade Qualittas. Mestre em Clínicas Veterinárias, ênfase em Endocrinologia Veterinária, pela UEL. Professor do Departamento de Medicina Veterinária da Universidade Estadual de Maringá (UEM), responsável pelas disciplinas de Clínica Médica de Pequenos Animais e Semiologia Veterinária.

Douglas dos Santos e Castro

Médico-veterinário graduado pela Universidade Castelo Branco (UCB). Mestre em Medicina Veterinária, ênfase em Ciências Clínicas, pela Universidade Federal Rural do Rio de Janeiro (UFRRJ). Doutor em Ciências Cardiovasculares pela Universidade Federal Fluminense/HUAP (UFF). Professor Substituto da disciplina Anestesiologia e Técnicas Cirúrgicas da UFRRJ no período de 2013 a 2015. Pesquisador Colaborador na área de Anestesiologia no laboratório de Pesquisa Animal Firmino Marsico Filho da Pós-graduação em Clínica e Reprodução Animal da UFF.

Eduardo Roberto Alcântara Del-Campo

Médico-veterinário. Mestre em Direito Penal pela Faculdade de Direito da Universidade de São Paulo (FDUSP). Doutor em Direito Penal pela FDUSP. Professor de Medicina Legal e Criminalística da Faculdade de Direito da Pontifícia Universidade Católica de São Paulo (PUC-SP). Professor de Medicina Legal e Criminalística da Faculdade de Direito do Centro Universitário da Fundação Armando Álvares Penteado (FAAP). Procurador de Justiça.

Elaine Cristina Soares

Mestre em Clínica Veterinária pela Faculdade de Medicina Veterinária e Zootecnia da Universidade de São Paulo (FMVZ/USP). Doutora em Clínica Veterinária pela FMVZ/

USP. Professora Associada da Faculdade de Medicina Veterinária da Universidade Anhembi Morumbi (UAM). Membro da Sociedade Brasileira de Cardiologia Veterinária (SBCV).

Élcio de Souza Leal

Médico-veterinário. Mestre em Virologia pela Universidade Federal do Rio Grande do Sul (UFRGS). Doutor em Biotecnologia pela Universidade de São Paulo (USP). Professor Adjunto da Universidade Federal do Pará (UFPA).

Elton Figueiroa Medeiros de Souza

Médico-veterinário. Especialista em Terapia Intensiva Veterinária de Pequenos Animais pela Universidade Federal Rural do Semi-Árido (UFERSA/Equalis). Mestre em Ciências Veterinárias pela Universidade Federal Rural de Pernambuco (UFRPE).

Eunice Akemi Kitamura

Médica-veterinária. Residência em Clínica Médica de Pequenos Animais pela Faculdade de Medicina Veterinária e Zootecnia da Universidade Estadual Paulista Júlio de Mesquita Filho (FMVZ/Unesp), Botucatu/SP. Mestre e Doutora em Clínica Veterinária pela FMVZ/Unesp, Botucatu/SP. Professora do curso de Medicina Veterinária do Instituto Federal Catarinense (IFC), Araquari/SP.

Fabiana Cecília Cassiano

Médica-veterinária. Especialista em Medicina Felina pela Equalis.

Fabiano de Granville Ponce

Médico-veterinário. Especialista em Cirurgia e Anestesia pela Universidade Estadual Paulista Júlio de Mesquita Filho (Unesp), Botucatu/SP. MBA na Escola Superior de Propaganda e Marketing e MBA na Fundação Dom Cabral (FDC). Professor Coordenador da Fundação para o Desenvolvimento Médico e Hospitalar (FAMESP).

Fábio dos Santos Nogueira

Médico-veterinário graduado pelo Centro Regional Universitário de Espírito Santo do Pinhal (UniPinhal). Especialista em Oftalmologia e Microcirurgia Ocular pelo Instituto Qualittas. Sócio-proprietário do Hospital Veterinário Mundo Animal. Mestre e Doutor em Clínica Veterinária pela Universidade Estadual Paulista Júlio de Mesquita Filho (Unesp), Botucatu/SP. Presidente do Grupo de Estudos em Leishmaniose (BRASILEISH). Coordenador do curso de Medicina Veterinária da Fundação Educacional de Andradina (FEA). Professor das disciplinas de Clínica Médica e Semiologia de Pequenos Animais. Experiência na área de Medicina Veterinária, com ênfase em Clínica Veterinária. Atuação principalmente no seguinte tema: atendimento clínico e imunoprofilaxia de animais com leishmaniose visceral em áreas endêmicas e de oftalmologia.

Fábio Okutani Kozu

Médico-veterinário pela Universidade Paulista (UNIP). Mestre em Técnicas Operatórias e Cirurgia Experimental pela Universidade Federal de São Paulo (Unifesp).

Fabiola Elizabeth Villanova

Bióloga. Mestre em Saúde da Mulher pela Universidade Federal de São Paulo (UNIFESP). Doutora em Ciências da Saúde pela Universidade de São Paulo (USP). Professora Adjunta da Universidade Federal do Pará (UFPA).

Fabrício Lorenzini Aranha Machado

Médico-veterinário. Pós-graduado e Residência em Clínica Médica de Pequenos Animais pela Universidade de Santo Amaro (UNISA). Mestre em Clínica Médica de Pequenos Animais pela Faculdade de Medicina Veterinária e Zootecnia da Universidade de São Paulo (FMVZ-USP). Professor do curso de Medicina Veterinária da Universidade Anhembi Morumbi (UAM). Membro da Associação Brasileira de Endocrinologia Veterinária (ABEV). Atendimento clínico em Endocrinologia de Pequenos Animais na Clínica NAYA Especialidades Veterinárias. Perito Alfandegário Aeroportuário pela Receita Federal do Brasil (RFB).

Fernanda Auciello Salvagni

Médica-veterinária. Doutora em Patologia Experimental e Comparada pela Faculdade de Medicina Veterinária e Zootecnia da Universidade de São Paulo (FMVZ/USP).

Fernanda Chicharo Chacar

Médica-veterinária. Residência em Clínica Médica de Pequenos Animais pela Faculdade de Medicina Veterinária e Zootecnia da Universidade Estadual Paulista Júlio de Mesquita Filho (FMVZ/Unesp). Especialista em Medicina de Felinos pela Associação Nacional de Clínicos Veterinários de Pequenos Animais de São Paulo (ANCLIVEPA/SP). Mestre e Doutora em Ciências, com ênfase em Nefrologia e Urologia, pela Faculdade de Medicina Veterinária e Zootecnia da Universidade de São Paulo (FMVZ/USP). Professora Doutora do Instituto Federal de Educação, Ciência e Tecnologia do Sul de Minas Gerais (IFSULDEMINAS), Muzambinho/MG. Membro da American Society of Veterinary Nephrology and Urology (ASVNU).

Fernanda de Assis Bueno Auler

Médica-veterinária. Mestre e Doutora em Ciências pelo Departamento de Cirurgia da Faculdade de Medicina Veterinária da Universidade de São Paulo (FMVZ/USP).

Fernanda Lie Yamaki

Médica-veterinária. Mestre e Doutora em Clínica Veterinária pela Faculdade de Medicina Veterinária e Zootecnia da Universidade de São Paulo (FMVZ/USP).

Fernanda Rodrigues Leomil

Médica-veterinária graduada pelo Centro Regional Universitário de Espírito Santo do Pinhal (UniPinhal). Mestre em Anatomia dos Animais Domésticos e Silvestres pela Universidade de São Paulo (USP). Professora Assistente da Pontifícia Universidade Católica de Minas Gerais (PUC Minas), Campus Poços de Caldas.

Fernando Carlos Pellegrino

Médico-veterinário. Especialista em Docência Universitária (Universidad de Buenos Aires). Doutor pela Universidad de Buenos Aires. Professor Titular na Facultad de Ciencias Veterinarias da Universidad de Buenos Aires. Membro da Asociación Argentina de Neurología Veterinaria (Neurovet Argentina) e Asociación Latinoamericana de Neurología Veterinaria (NEUROLATINVET).

Fernando Paiva

Médico-veterinário. Especialista em Diagnóstico Médico Veterinário pela Universidade Federal de Mato Grosso do Sul (UFMS). Especialista em Parasitologia Veterinária pela Universidade Federal Rural do Rio de Janeiro (UFRRJ). Mestre em Medicina Veterinária pela UFRRJ. Doutor em Ciências, com ênfase em Biologia da Relação Patógeno-Hospedeiro, pela Universidade de São Paulo (USP). Professor Titular da UFMS. Membro do Colégio Brasileiro de Parasitologia Veterinária (CBPV).

Flávia G. Braz da Cruz
Médica-veterinária. Mestre em Clínica de Pequenos Animais pela Universidade Federal Fluminense (UFF). Membro da Associação Brasileira de Endocrinologia Veterinária (ABEV).

Flavia Maria Tavares Manoel Zimmer
Médica-veterinária. Mestre pela Universidade Federal Fluminense (UFF). Membro da Associação Veterinária de Endocrinologia Veterinária (ABEV).

Flávia Quaresma Moutinho
Especialista em Clínica Médica de Pequenos Animais pelo Programa de Residência pela Universidade Estadual Paulista Júlio de Mesquita Filho (FMVZ/Unesp), Botucatu/SP. Mestre e Doutora em Medicina Veterinária, área de Clínica Cirúrgica Animal, pela FMVZ/Unesp, Botucatu/SP. Docente do Centro Universitário Sudoeste Paulista (UniFSP). Proprietária da Clínica Veterinária Quaresma.

Flávio Cesar Viani
Médico-veterinário graduado pela Faculdade de Medicina Veterinária e Zootecnia da Universidade de São Paulo (FMVZ/USP). Especialista em Design Instrucional pelo Serviço Nacional de Aprendizagem Comercial (SENAC). Mestre em Microbiologia pelo Instituto de Ciências Biomédicas da Universidade de São Paulo (ICB/USP). Doutor em Microbiologia pelo ICB/USP. Professor Assistente da Universidade Cruzeiro do Sul (UNICSUL).

Franz Naoki Yoshitoshi
Médico-veterinário. Mestre em Cirurgia pelo Departamento de Cirurgia da Faculdade de Medicina Veterinária e Zootecnia da Universidade de São Paulo (FMVZ/USP). Diretor do Endoscopet. Conselheiro da Associação Nacional de Médicos Veterinários (ANMV). Socio-fundador e Vice-Presidente na gestão de 2019-2021 do Colégio Brasileiro de Endoscopia e Videocirurgia Veterinária (CBEVV). Sócio do Colégio Brasileiro de Cirurgia Veterinária (CBCAV).

Gabriela Siqueira Martins
Médica-veterinária. Mestre em Medicina Veterinária pela Faculdade de Ciências Agrárias e Veterinárias da Universidade Estadual Paulista Júlio de Mesquita Filho (Unesp), Jaboticabal/SP. Doutora em Reprodução Animal pela Faculdade de Medicina Veterinária e Zootecnia da Universidade de São Paulo (FMVZ/USP).

Giovana Wingeter Di Santis
Médica-veterinária. Especialista em Patologia Animal pela Faculdade de Medicina Veterinária e Zootecnia da Universidade Estadual Paulista Júlio de Mesquita Filho (FMVZ/Unesp), Botucatu/SP. Mestre em Patologia Animal pela FMVZ/Unesp, Botucatu/SP. Doutora em Patologia Animal pela FMVZ/Unesp, Botucatu/SP. Professora Adjunta da Universidade Estadual de Londrina (UEL). Membro da Associação Brasileira de Patologia Veterinária (ABPV).

Gisele Moraes dos Santos Reginaldo
Especialista em Clínica Médica de Pequenos Animais pela Universidade Estadual Paulista Júlio de Mesquita Filho (Unesp).

Mestre em Ciência Animal, área de Medicina Veterinária Preventiva e Produção Animal, pela Unesp. Professora na Unesp, Fernandópolis/SP.

Gracy Canto Gomes Marcello
Médica-veterinária. Residência em Laboratório Clínico Veterinário pela Faculdade de Medicina Veterinária e Zootecnia da Universidade Estadual Paulista Júlio de Mesquita Filho (FMVZ/Unesp), Botucatu/SP. Mestre em Clínica Veterinária e Reprodução Animal pela Universidade Federal Fluminense (UFF). Doutora em Clínica Veterinária e Reprodução Animal pela UFF.

Gregor Serša
Chefe do Departamento de Oncologia do Instituto de Oncologia de Ljubljana. Professor da Faculdade de Ciências da Saúde da Universidade de Ljubljana.

Guilherme Gonçalves Pereira
Médico-veterinário. Mestre em Clínica Veterinária pela Faculdade de Medicina Veterinária e Zootecnia da Universidade de São Paulo (FMVZ/USP). Doutor em Ciências pela FMVZ/USP. Coordenador do curso de Pós-graduação em Cardiologia Veterinária pela Associação Nacional de Clínicos Veterinários de Pequenos Animais (ANCLIVEPA/SP).

Guilherme Teixeira Goldfeder
Médico-veterinário. Especialista em Fisiologia do Exercício pela Universidade Federal de São Paulo (UNIFESP). Sócio da empresa Goldfeder Cardiologia e Cateterismo Veterinário.

Hamilton Lorena da Silva Júnior
Médico-veterinário graduado pela Universidade de Marília (UNIMAR), área de atuação em Nutrição Clínica de Cães e Gatos.

Heidge Fukumasu
Médico-veterinário e Professor Universitário. Doutor em Ciências pela Faculdade de Medicina Veterinária e Zootecnia da Universidade de São Paulo (FMVZ/USP). Professor Associado da Faculdade de Zootecnia e Engenharia de Alimentos da Universidade de São Paulo (FZEA/USP). Membro da Associação Brasileira de Oncologia Veterinária (ABROVET), da American Association for Cancer Research (AACR), da American Association for the Advancement of Science (AAAS) e da Comissão Técnica Nacional de Biossegurança (CTNBio).

Heidi Valquíria Ponge Ferreira
Médica-veterinária. Especialista em Perícias Forenses pelo Instituto de Medicina Social e Criminologia de São Paulo (IMESC).

Helena Ferreira
Professora Universitária. Médica-veterinária aposentada. Mestre em Clínica Veterinária pela Universidade Federal de Minas Gerais (UFMG). Doutora em Clínica Veterinária pela Faculdade de Medicina Veterinária e Zootecnia da Universidade Estadual Paulista Júlio de Mesquita Filho (FMVZ/Unesp). Professora Adjunta e Titular da FMVZ/Unesp, Botucatu/SP.

Helenice de Souza Spinosa
Médica-veterinária. Mestre em Fisiologia pelo Instituto de Ciências Biomédicas e Instituto de Biociências da Universidade de São Paulo (ICB-IB/USP). Doutora em Ciências, área de Farmacologia, pelo ICB-IB/USP. Professora Titular

da Faculdade de Medicina Veterinária e Zootecnia da Universidade de São Paulo (FMVZ/USP). Membro da Academia Paulista de Medicina Veterinária (APAMVET) (32ª Cadeira).

Heloisa Justen Moreira de Souza

Médica-veterinária. Especialista em Clínica e Cirurgia em Gatos Domésticos pela Universidade Federal Rural do Rio de Janeiro (UFRRJ). Mestre em Clínica Cirúrgica pela Universidade Federal Fluminense (UFF). Doutora pela UFF. Professora Titular da UFRRJ. Membro da Academia Brasileira de Clínicos de Felinos (ABFEL).

Henrique Augusto Souza Andrade

Médico-veterinário graduado pela Universidade Federal de Lavras (UFLA). Residência em Clínica Médica de Animais de Companhia pela UFLA. Especialista em Medicina Veterinária Intensiva pelo Instituto PAV – Programa de Aprimoramento Veterinário. Especialista em Cardiologia Veterinária pelo Instituto PAV. Mestre em Ciências Veterinárias com pesquisa em Cardiologia Veterinária pela UFLA. Membro da Sociedade Brasileira de Cardiologia Veterinária (SBCV). Vice-secretário e Membro da Academia Brasileira de Medicina Veterinária Intensiva (BVECCS).

Izabella de Macedo Henrique

Biomédica. Especialista em Biotecnologia: Vacinas e Biofármacos. Mestranda em Farmácia pela Faculdade de Ciências Farmacêuticas da Universidade de São Paulo (FCF/USP).

Italmar Teodorico Navarro

Médico-veterinário e Professor Universitário. Especialista em Saúde Pública pela Escola de Saúde Pública do Paraná (ESPP). Mestre em Ciências dos Alimentos pela Universidade Estadual de Londrina (UEL). Doutor em Vigilância Epidemiológica e Aplicada às Zoonoses pela Universidade de São Paulo (USP). Membro do Colégio Brasileiro de Parasitologia Veterinária (CBPV) e da Associação Brasileira de Estudo e Controle da Toxoplasmose.

Ithana Monteiro Kosaka

Biomédica graduada pela Universidade Estadual Paulista Júlio de Mesquita Filho (Unesp), Botucatu/SP. Mestre em Virologia pela Universidade de São Paulo (USP). Doutora em Epidemiologia Molecular pela USP. Especialista de Produtos na Becton & Dickson Ind. Cir.

Irvênia Luiza de Santis Prada

Médica-veterinária graduada pela Faculdade de Medicina Veterinária e Zootecnia da Universidade de São Paulo (FMVZ/USP). Mestre e Doutora em Anatomia dos Animais Domésticos e Silvestres pela FMVZ/USP. Professora Emérita da FMVZ/USP. Membro da Academia Paulista de Medicina Veterinária (APAMVET) (21ª Cadeira).

Jane Megid

Medica-veterinária. Residência em Enfermidades Infecciosas dos Animais pela Faculdade de Medicina Veterinária e Zootecnia da Universidade Estadual Paulista Júlio de Mesquita Filho (FMVZ/Unesp), Botucatu/SP. Mestre e Doutora em Epidemiologia Aplicada às Zoonoses pela Faculdade de Medicina Veterinária e Zootecnia da Universidade de São Paulo (FMVZ/USP). Professora Titular da disciplina de Enfermidades Infecciosas dos Animais. Membro da FMVZ/Unesp, Botucatu/SP.

Jayme Augusto Peres

Médico-veterinário e Professor Universitário. Residência em Anatomia Patológica Veterinária pela Universidade Estadual Paulista Júlio de Mesquita Filho (Unesp), Botucatu/SP. Especialista em Perícia Veterinária Forense pela Universidade de Londrina (UEL). Mestre em Clínica Veterinária, com ênfase em Anatomia Patológica Veterinária pela Unesp, Botucatu/SP. Doutor em Clínica Veterinária, com ênfase em Toxicologia Veterinária, pela Unesp, Botucatu/SP. Professor Adjunto do curso de Medicina Veterinária da Universidade Estadual do Centro Oeste (UNICENTRO), Guarapuava/PR.

Jessika Cristina Alves da Silva

Biomédica. Mestranda em Ciências pelo Programa de Pós-graduação em Ciências – Toxinologia do Instituto Butantan.

João Fabio Soares

Médico-veterinário e Professor. Mestre e Doutor em Epidemiologia Experimental Aplicada às Zoonoses pela Faculdade de Medicina Veterinária e Zootecnia da Universidade de São Paulo (FMVZ/USP). Professor Adjunto na Faculdade de Veterinária da Universidade Federal do Rio Grande do Sul (FAVET/UFRGS), área de Doenças Parasitárias e Parasitologia. Membro do Colégio Brasileiro de Parasitologia Veterinária (CBPV).

João Luis Garcia

Professor. Especialista em Sanidade Animal pela Universidade Estadual de Londrina (UEL). Mestre em Sanidade Animal pela UEL. Doutor em Epidemiologia Experimental e Aplicada às Zoonoses pela Universidade de São Paulo (USP). Professor Associado da UEL. Membro do Colégio Brasileiro de Parasitologia Animal (CBPA).

João Manoel de Castro

Médico-veterinário. Mestre e Doutor em Medicina Veterinária, com ênfase em Epidemiologia Experimental e Aplicada às Zoonoses, pela Faculdade de Medicina Veterinária e Zootecnia da Universidade de São Paulo (FMVZ/USP).

João Ricardo da Mata

Médico-veterinário graduado pela Faculdade de Medicina Veterinária e Zootecnia da Universidade de São Paulo (FMVZ/USP). Procurador do Município de Guarulhos e Perito Judicial Autônomo. Advogado graduado pela Faculdade de Direito da Universidade de São Paulo (FD/USP). Aprimoramento na área de Patologia Forense.

José Fernando Garcia

Médico-veterinário graduado pela Faculdade de Medicina Veterinária e Zootecnia da Universidade de São Paulo (FMVZ/USP). Doutor em Reprodução Animal pela FMVZ/USP. Mestre em Ciências Veterinárias pela Universidade Federal do Rio Grande do Sul (UFRGS). Professor Adjunto da Universidade Estadual Paulista Júlio de Mesquita Filho (Unesp). Coordenador do Laboratório de Bioquímica e Biologia Molecular Animal da Unesp, Araçatuba/SP. Integrante do Centro Colaborador da Agência Internacional de Energia Atômica (IAEA) para Genômica e Bioinformática Animal. Membro da International Society of Animal Genetics (ISAG) e da International Embryo Transfer Society (IETS).

Joseph A. Impellizeri

Diplomado em Oncologia pela American College of Veterinary Internal Medicine. Membro do Royal College of Veterinary Surgeons. Consultor em Oncologia na Antech Diagnostics. Veterinário credenciado pela NYS.

Juan Carlos Duque Moreno
Médico-veterinário. Especialista em Anestesiologia Veterinária pelo Colégio Brasileiro de Anestesiologia Veterinária (CBAV). Mestre e Doutor em Cirurgia Veterinária pela Faculdade de Ciências Agrárias e Veterinárias da Universidade Estadual Paulista Júlio de Mesquita Filho (FCAV/Unesp), Jaboticabal/SP. Professor Associado do Departamento de Medicina Veterinária do Setor de Ciências Agrárias da Universidade Federal do Paraná (UFPR). Membro do Colégio Brasileiro de Anestesiologia Veterinária (CBAV).

Julia Maria Matera
Doutora em Cirurgia pela Tierärztliche Hochschule Hannover, Alemanha. Professora Associada na Faculdade de Medicina Veterinária e Zootecnia da Universidade de São Paulo (FMVZ/USP). Professora Titular do Departamento de Cirurgia da FMVZ/USP. Membro da Veterinary Cancer Society, EUA.

Juliana Mariotti Guerra
Médica-veterinária. Mestre e Doutora em Patologia Experimental e Comparada pela Faculdade de Medicina Veterinária e Zootécnica da Universidade de São Paulo (FMVZ/USP). Pesquisadora Científica do Centro de Patologia do Instituto Adolfo.

Juliana Vieira Esteves
Medica-veterinária graduada pela Universidade de São Paulo. Médica pelo Centro Universitário Faculdade de Medicina do ABC (FMABC). Especialista em Medicina de Família pela FMABC. Mestre em Farmacologia e Toxicologia pela Faculdade de Medicina Veterinária e Zootecnia da Universidade de São Paulo (FMVZ/USP).

Júlio César Cambraia Veado
Médico-veterinário. Mestre em Medicina Veterinária pela Escola de Veterinária da Universidade Federal de Minas Gerais (UFMG). Doutor em Ciência da Vida e da Saúde pela Universidade de Paris XII. Professor Associado da Escola de Veterinária da UFMG. Membro do Colégio Brasileiro de Nefrologia e Urologia Veterinárias (CBNUV).

Karin Denise Botteon
Médica-veterinária. Residência em Clínica Médica de Pequenos Animais pela Universidade Estadual Paulista Júlio de Mesquita Filho (Unesp), Botucatu/SP. Mestre em Clínica Cirúrgica Veterinária, área de Medicina Transfusional, pela Faculdade de Medicina Veterinária e Zootecnia da Universidade de São Paulo (FMVZ/USP). Membro da Association of Veterinary Hematology and Transfusion Medicine (AVHTM) e International Society of Feline Medicine (ISFM).

Karina Velloso Braga Yazbek
Médica-veterinária. Doutora pelo Departamento de Cirurgia da Faculdade de Medicina Veterinária e Zootecnia da Universidade de São Paulo (FMVZ/USP). Coordenadora dos cursos de Especialização em Anestesiologia e Medicina Intensiva da Associação Nacional de Clínicos Veterinários de Pequenos Animais (ANCLIVEPA/SP). Supervisora do All Care VET/SP. Membro da Sociedade Brasileira de Dor.

Kátia Cristina Kimura
Médica-veterinária graduada pela Universidade Paulista (UNIP). Residência em Anatomia Patológica no Departamento de Patologia da Faculdade de Medicina Veterinária e Zootecnia da Universidade de São Paulo (FMVZ/USP). Mestre e Doutora em Patologia Experimental e Comparada pela FMVZ/USP. Professora na área da Patologia e Dermatologia do curso de Pós-graduação em Oncologia Veterinária da Universidade Anhembi Morumbi (UAM).

Katia Barão Corgozinho
Especialista em Cirurgia de Pequenos Animais pela Universidade Estadual Paulista Júlio de Mesquita Filho (Unesp), Botucatu/SP. Mestre em Patologia Clínica e Cirúrgica da Universidade Federal Rural do Rio de Janeiro (UFRRJ). Doutora em Ciência Veterinária pela Universidade Federal Fluminense (UFF). Pós-doutora pela UFRRJ.

Katia Denise Saraiva Bresciani
Médica-veterinária. Mestre em Patologia Animal e Doutora em Medicina Veterinária Preventiva pela Universidade Estadual Paulista Júlio de Mesquita Filho (Unesp), Jaboticabal/SP. Pós-doutora em Parasitologia pela Faculdade de Medicina Veterinária e Zootecnia da Unesp, Botucatu/SP. Pós-doutora em Redação Científica pela Unesp, Botucatu/SP, e Instituto de Educação de Lisboa, Portugal. Professora Associada da Unesp, Araçatuba/SP. Membro do Colégio Brasileiro de Parasitologia Veterinária (CBPV).

Keylla Helena Nobre Pacífico Pereira
Médica-veterinária. Mestre e Doutora em Clínica Veterinária pela Universidade Estadual Paulista Júlio de Mesquita Filho (Unesp), Botucatu/SP.

Khadine Kazue Kanayama
Médica-veterinária no Hospital Veterinário da Faculdade de Medicina Veterinária e Zootecnia da Universidade de São Paulo (HOVET/FMVZ/USP). Pós-graduada em Clínica Médica pela FMVZ/USP e em Endocrinologia e Metabologia de Pequenos Animais pela Associação Nacional de Clínicos Veterinários de Pequenos Animais (ANCLIVEPA/SP). Diretora Técnica de Serviços do HOVET/FMVZ/USP.

Lara Borges Keid
Médica-veterinária graduada pela Faculdade de Zootecnia e Engenharia de Alimentos da Universidade de São Paulo (FZEA/USP). Mestre em Reprodução Animal e Doutora em Epidemiologia Experimental Aplicada às Zoonoses pela Universidade de São Paulo (USP). Professora do Departamento de Zootecnia da Faculdade de Zootecnia e Engenharia de Alimentos da Universidade de São Paulo (FZEA/USP).

Leandro Fadel
Médico-veterinário. Especialista em Medicina Veterinária Intensiva pela Academia Brasileira de Medicina Intensiva Veterinária (BVECCS). Mestre em Ciências pela Faculdade de Medicina Veterinária e Zootecnia da Universidade de São Paulo (FMVZ/USP). Professor Adjunto da Universidade Luterana do Brasil (ULBRA/RS). Diretor do Hospital Veterinário Vettie.

Leandro Romano
Médico-veterinário. Pós-graduado em Neurologia Veterinária pela Universidade Anhembi Morumbi (UAM). Mestre em Ciência pelo Departamento de Cirurgia da Faculdade de Medicina Veterinária e Zootecnia da Universidade de São Paulo (FMVZ/USP). MBA em Gestão de Clínicas e Hospitais Veterinários pela Fundação para o Desenvolvimento Médico Hospitalar (FAMESP). Fundador do Instituto de Ortopedia e Neurologia ICONE. Fundador da Plataforma de Telemedicina Veterinária VETS4VET.

Leonardo Gaspareto dos Santos
Médico-veterinário. Especialista em Clínica Médica de Pequenos Animais pela Universidade Federal do Paraná (UFPR). Mestre em Ciências Veterinárias pela UFPR. Doutorando em Medicina Veterinária pela Universidade Federal de Santa Maria (UFSM).

Lilia Mara Mesquita Dutra
Médica-veterinária graduada pela Universidade de Santo Amaro (UNISA). Biomédica graduada pela Universidade Federal do Pará (UFPA). Doutora em Ciências, área de Microbiologia/Virologia, pelo Instituto de Ciências Biomédicas da Universidade de São Paulo (ICB/USP). Mestre em Ciências, área de Microbiologia/Micologia, pelo ICB/USP.

Lilian Caram Petrus
Médica-veterinária. Mestre em Clínica Veterinária pela Faculdade de Medicina Veterinária e Zootecnia da Universidade de São Paulo (FMVZ/USP). Doutora em Ciências pela FMVZ/USP. Professora de Cardiologia Veterinária da Fundação para o Desenvolvimento Médico e Hospitalar (FAMESP). Membro da Sociedade Brasileira de Cardiologia Veterinária (SBCV).

Lilian Rose Marques de Sá
Médica-veterinária. Especialista em Patologia pela Associação Brasileira de Patologia Veterinária (ABPV). MBA em Gestão e Tecnologia Ambientais do Programa de Educação Continuada da Escola Politécnica da Universidade de São Paulo (PECE/USP). Mestre e Doutora em Ciências pela Faculdade de Medicina Veterinária e Zootecnia da Universidade de São Paulo (FMVZ/USP). Professora Associada do Departamento de Patologia da FMVZ/USP.

Lucas Campos de Sá Rodrigues
Médico-veterinário graduado pela Universidade Paulista (UNIP). Mestre em Patologia Experimental e Comparada pela Faculdade de Medicina Veterinária e Zootecnia da Universidade de São Paulo (FMVZ/USP). Doutor em Clínica Veterinária pela FMVZ/USP. Pós-doutor em Oncologia pela Universidade de Wisconsin-Madison. Diretor-geral do Estima Hospital Veterinário e Pet&Cia.

Luciana Ahlf Bandini
Médica-veterinária. Especialista em Produção e Sanidade Animal em Biotério pela Universidade de São Paulo (USP). Mestre em Ciências pelo Instituto de Ciências Biológicas da Universidade de São Paulo (ICB/USP).

Luciana Arioli Maschietto
Médica-veterinária. Mestre em Clínica Médica pela Universidade de São Paulo (USP). Sócia-fundadora da Associação Brasileira de Endocrinologia Veterinária (ABEV).

Luciana da Silva Leal Karolewski
Médica-veterinária. Residência em Medicina Veterinária do Programa de Aprimoramento Profissional, área de Fisiopatologia da Reprodução e Obstetrícia. Mestre e Doutora em Medicina Veterinária, área de Reprodução Animal, pela Faculdade de Medicina Veterinária e Zootecnia da Universidade Estadual Paulista Júlio de Mesquita Filho (FMVZ/Unesp), Botucatu/SP. Professora Adjunta da Universidade Estadual de Ponta Grossa (UEPG), Ponta Grossa/PR.

Luciana da Silva Ruiz
Bióloga pela Universidade Estadual Paulista Júlio de Mesquita Filho (Unesp), Bauru/SP. Especialista em Micologia Médica pela Faculdade de Medicina da Unesp, Botucatu/SP. Mestre, Doutora e Pós-Doutora em Microbiologia pelo Instituto de Ciências Biomédicas da Universidade de São Paulo (USP). Pesquisadora Colaboradora em projetos de pesquisa na Faculdade de Odontologia, Departamento de Estomatologia, e no Instituto de Ciências Biomédicas, Departamento de Microbiologia, da USP. Pesquisadora Científica do Instituto Adolfo Lutz, regional Bauru.

Luciana de Almeida Lacerda
Médica-veterinária. Mestre em Ciências Veterinárias pela Universidade Federal do Rio Grande do Sul (UFRGS). Doutora em Ciências Veterinárias pela UFRGS. Membro da Associação Brasileira Veterinária de Hemoterapia e Medicina Transfusional (ABVHMT).

Luciana Leomil
Biomédica. Mestre em Ciências, área de Microbiologia, pela Universidade de São Paulo (USP). Doutora em Ciências, área de Microbiologia, pela USP.

Luciano Henrique Giovaninni
Médico-veterinário. Especialista em Clínica Médica de Cães e Gatos pelo Conselho Federal de Medicina Veterinária (CFMV) da Associação Nacional de Clínicos Veterinários de Pequenos Animais (ANCLIVEPA/SP). Mestre e Doutor em Ciências pela Faculdade de Medicina Veterinária e Zootecnia da Universidade de São Paulo (FMVZ/USP). Membro do Colégio Brasileiro de Nefrologia e Urologia Veterinárias (CBNUV) e da ANCLIVEPA/SP.

Luciana Neves Torres
Médica-veterinária graduada pela Faculdade de Medicina Veterinária e Zootecnia da Universidade de São Paulo (FMVZ/USP). Residência em Anatomia Patológica pelo Hospital Veterinário da Faculdade de Medicina Veterinária e Zootecnia da Universidade de São Paulo (HOVET/FMVZ/USP). Mestre em Medicina Veterinária pela FMVZ/USP. Atuou como médica-veterinária do Serviço de Patologia do Hospital Veterinário da Faculdade de Medicina Veterinária e Zootecnia da Universidade de São Paulo (HOVET/FMVZ/USP). Patologista Veterinária na IDEXX Brasil Laboratórios LTDA.

Luciana Peralta
Endocrinologista Clínica graduada pela Universidade Federal Fluminense (UFF). Mestre pela UFF. Sócia-fundadora da Associação Brasileira de Endocrinologia Veterinária (ABEV).

Luciano Pereira
Médico-veterinário. Mestre em Clínica de Pequenos Animais pela Universidade de São Paulo (USP).

Ludmila Rodrigues Moroz
Médica-veterinária. Especialista em Hematologia pela UFAPE Intercursos. Mestre e Doutora em Medicina Veterinária pela Faculdade de Medicina Veterinária e Zootecnia da Universidade de São Paulo (FMVZ/USP). Técnica administrativa em Ensino da Universidade Federal da Bahia (UFBA).

Luiz da Silveira Neto
Médico-veterinário. Mestre em Ciência Animal pela Faculdade de Medicina Veterinária e Zootecnia da Universidade Estadual Paulista Júlio de Mesquita Filho (FMVZ/Unesp), Araçatuba/SP. Doutor em Medicina Veterinária pela Unesp, Jaboticabal/SP. Professor Adjunto I da Universidade Federal do Tocantins (UFTO), Gurupi/TO.

Maja Čemažar

Chefe de Pesquisa e Educação do Instituto de Oncologia de Ljubljana. Editora Adjunta de Radiologia e Oncologia. Presidente da Comissão Nacional de Ética Animal. Membro do Conselho da OECI. Membro do subgrupo sobre o câncer da Comissão da UE.

Marcela Malvini Pimenta

Médica-veterinária. Mestre e Doutora em Ciências pela Faculdade de Medicina Veterinária e Zootecnia da Universidade de São Paulo (FMVZ/USP). Coordenadora científica da Tree Vet. Profissional Veterinário Amigo do Gato (CAT Friendly Veterinarian) certificada pela American Association of Feline Practitioners (AAFP).

Marcela Valle Caetano Albino

Médica-veterinária graduada pela Faculdade de Medicina Veterinária e Zootecnia da Universidade de São Paulo (FMVZ/USP). Pós-graduada e Residência em Clínica Médica de Pequenos Animais pela FMVZ/USP.

Marcelo Bittencourt Contieri

Médico-veterinário. Especialista em Anatomia Patológica pela Universidade de São Paulo (USP). Mestre em Anatomia Patológica Experimental e Comparada pela USP. Professor Adjunto da Universidade Nove de Julho (UNINOVE). Membro da Associação Brasileira de Patologia Veterinária (ABPV).

Marcelo de Souza Zanutto

Médico-veterinário e Professor Universitário. Mestre e Doutor em Clínicas Veterinárias pelo Departamento de Clínica Médica da Faculdade de Medicina Veterinária da Universidade de São Paulo (FMVZ/USP). Professor Associado do Centro de Ciências Agrárias, Departamento de Clínicas Veterinárias, da Universidade Estadual de Londrina (UEL). Membro da Academia Brasileira de Clínicos de Felinos (ABFel).

Marcelo Monte Mor Rangel

Médico-veterinário e Físico. Doutor em Ciências pela Faculdade de Medicina Veterinária e Zootecnia da Universidade de São Paulo (FMVZ/USP). Professor e Coordenador do curso de Eletroquimioterapia (reconhecido pela ISEBTT) da Vet Câncer Oncologia e Patologia Animal. Membro da International Society of Electroporation Based Technologies and Treatments (ISEBTT).

Marcelo Vasconcelos Meireles

Professor Universitário. Residência em Ornitopatologia pela Faculdade de Medicina Veterinária e Zootecnia da Universidade Estadual Paulista Júlio de Mesquita Filho (FMVZ/Unesp). Mestre em Patologia Veterinária pela Faculdade de Veterinária da Universidade Federal Fluminense (UFF). Doutor em Produção Animal pela Faculdade de Ciências Agrárias e Veterinárias da Universidade Estadual Paulista Júlio de Mesquita Filho (FCAV/Unesp), Jaboticabal/Unesp. Professor Associado da FMVZ/Unesp, Araçatuba/SP.

Marcia Aparecida Portela Kahvegian

Médica-veterinária. Doutora em Ciências pela Faculdade de Medicina da Universidade de São Paulo (FMUSP).

Márcio Antonio Brunetto

Residência em Nutrição Clínica de Cães e Gatos pela Faculdade de Ciências Agrárias e Veterinárias da Universidade Estadual Paulista Júlio de Mesquita Filho (FCAV/Unesp). Mestre e Doutor em Nutrição Clínica pela FCAV/Unesp. Coordenador do Centro de Pesquisas em Nutrologia de Cães e Gatos (CEPEN Pet) e do Grupo de Estudos Nutrição Pet da Faculdade de Medicina Veterinária e Zootecnia da Universidade de São Paulo (FMVZ/USP). Responsável pelo Serviço de Nutrologia Veterinária do Hospital Veterinário (HOVET) da FMVZ/USP. Professor Associado do Departamento de Nutrição e Produção Animal da FMVZ/USP.

Marco Antônio Rodrigues Fernandes

Físico Médico Hospitalar. Especialista em Física Radiológica, área de Radioterapia, pelo Hospital do Câncer Antonio Prudente da Escola de Cancerologia Celestino Bouroul (A.C. Camargo/ECBB). Mestre e Doutor em Tecnologia do Combustível Nuclear e Reatores de Potência pelo Instituto de Pesquisas Energéticas e Nucleares (IPEN/CNEN-SP) da Autarquia da Universidade de São Paulo (USP). Pós-doutor e Livre-docência pela Faculdade de Medicina de Botucatu da Universidade Estadual Paulista Júlio de Mesquita Filho (FMB/Unesp), Botucatu/SP. Professor Associado Livre-docente do Departamento de Infectologia, Dermatologia, Diagnóstico por Imagem e Radioterapia da FMB/Unesp. Membro da Comissão de Ética da Associação Brasileira de Física Médica (ABFM). Membro da Comissão de Física Médica da Sociedade Brasileira de Física (SBF). Sócio-efetivo da Sociedade Brasileira de Proteção Radiológica (SBPR) e da Associação Brasileira de Energia Nuclear (ABEN).

Maria Alessandra Martins Del Barrio

Mestre em Clínica Veterinária pela Faculdade de Medicina Veterinária e Zootecnia da Universidade de São Paulo (FMVZ/USP). Professora das disciplinas de Clínica e Doenças de Pequenos Animais da Pontifícia Universidade Católica de Minas Gerais (PUC Minas), Poços de Caldas/MG.

Maria Alice Kuster A. Gress

Médica-veterinária graduada pela Universidade Federal Fluminense (UFF). Mestre em Clínica, Cirurgia e Reprodução Animal pela UFF. Colaboradora na área de pesquisa em Anestesiologia do Laboratório de Pesquisa Animal Firmino Mársico Filho. Pós-graduada em Medicina Veterinária pela UFF. Anestesista autônoma (Vet Clinic/RJ).

Maria Carmen Cioglia Dias Lima

Médica-veterinária. Mestre em Medicina e Cirurgia de Pequenos Animais pela Universidade Federal de Minas Gerais (UFMG). Membro da Sociedade Brasileira de Cardiologia Veterinária (SBCV).

Maria Carolina Farah Pappalardo

Médica-veterinária pela Universidade Estadual de Londrina (UEL). Residência em Clínica Médica pela UEL. Pós-graduada em Gastroenterologia pela Faculdade Qualittas. Presidente da Associação Brasileira de Gastroenterologia (FBG). Coordenadora da Pós-graduação em Gastroenterologia da UFAPE Intercursos.

Maria Cristina Nobre e Castro

Médica-veterinária pela Universidade Federal Fluminense (UFF). Residência em Clínica Médica de Pequenos Animais pela Universidade Estadual Paulista Júlio de Mesquita Filho (FMVZ/Unesp), Botucatu/SP. Mestre em Patologia Veterinária, área de Clínica Médica, pela Universidade Federal Rural do Rio de Janeiro (UFRRJ). Professora Titular do Departamento de Patologia e Clínica Veterinária da UFF. Coordenadora do Projeto de Extensão Grupo de Estudos e Ações em Clínica de Pequenos

Animais/Medicina Felina, e do Grupo de Estudo e Ações em Nefrourologia Veterinária da UFF (GEAnefro-VetUFF).

Maria de Lourdes Aguiar Bonadia Reichmann (*in memoriam*)
Professora Doutora em Medicina Veterinária. Assistente Técnica de Saúde do Instituto Pasteur, da Coordenadoria de Controle de Doenças, da Secretaria de Estado da Saúde de São Paulo (SES-SP).

Maria Denise Lopes
Médica-veterinária graduada pela Faculdade de Medicina Veterinária e Zootecnia da Universidade Estadual Paulista Júlio de Mesquita Filho (FMVZ/Unesp), Botucatu/SP. Professora Titular do Departamento de Reprodução Animal e Radiologia Veterinária da FMVZ/Unesp, Botucatu/SP. Mestre em Clínica e Cirurgia pela Universidade Federal de Minas Gerais (UFMG). Doutora em Fisiopatologia Médica pela FMVZ/Unesp, Botucatu/SP. Vice-diretora da FMVZ/Unesp, Botucatu/SP.

Maria Helena Matiko Akao Larsson
Mestre e Doutora em Saúde Pública pela Faculdade de Saúde Pública da Universidade de São Paulo (FSP/USP). Professora de Clínica Médica de Pequenos Animais. Professora Titular de Clínica Médica da Faculdade de Medicina Veterinária e Zootecnia da Universidade de São Paulo (FMVZ/USP). Professora Aposentada da FMVZ/USP.

Maria Lúcia Gomes Lourenço
Médica-veterinária. Professora Universitária da Faculdade de Medicina Veterinária e Zootecnia da Universidade Estadual Paulista Júlio de Mesquita Filho (FMVZ/Unesp), Botucatu/SP. Mestre e Doutora em Clínica Veterinária pela FMVZ/Unesp, Botucatu/SP.

Maria Lucia Zaidan Dagli
Médica-veterinária. Mestre e Doutora em Ciências pela Faculdade de Medicina Veterinária e Zootecnia da Universidade de São Paulo (FMVZ/USP). Professora Titular da FMVZ/USP. Membro da diretoria da Associação Brasileira de Oncologia Veterinária (ABROVET).

Mariana Fernandes Cavalcanti
Especialista em Oncologia pelo Hospital Albert Einstein/SP. Mestre em Patologia Geral pela Faculdade de Medicina da Universidade Federal de Minas Gerais (UFMG). Membro da Associação Brasileira de Oncologia Veterinária (ABROVET).

Marileda Bonafim Carvalho
Médica-veterinária graduada pela Universidade Estadual Paulista Júlio de Mesquita Filho (Unesp). Mestre em Medicina Veterinária, área de Clínica Médica, pela Escola de Veterinária da Universidade Federal de Minas Gerais (UFMG). Doutora em Fisiologia pela Faculdade de Medicina de Ribeirão Preto (FMRP/USP). Pós-doutora em Nefrologia e Urologia Veterinária pela University of Minnesota, EUA. Docente da Faculdade de Ciência Agrárias e Veterinárias da Universidade Estadual Paulista Júlio de Mesquita Filho (FCAV/Unesp).

Marina Nassif Arena
Médica-veterinária graduada pela Faculdade de Medicina Veterinária e Zootecnia da Universidade de São Paulo (FMVZ/USP). Aprimoramento Profissional em Anestesiologia e Cirurgia de Pequenos Animais pelo Hospital Veterinário das Faculdades Metropolitanas Unidas (FMU). Proprietária e Médica-veterinária do Centro Veterinário Oswaldo Cruz, São José dos Campos/SP. Médica-veterinária do setor de Cirurgia de Pequenos Animais da Clínica Veterinária Escola da Universidade do Vale do Paraíba (CVET/UNIVAP).

Mary Marcondes
Médica-veterinária. Mestre em Ciências, ênfase em Clínica Veterinária, pela Faculdade de Medicina Veterinária e Zootecnia da Universidade Estadual Paulista Júlio de Mesquita Filho (FMVZ/Unesp). Doutora em Ciências, ênfase em Clínica Veterinária, pela Faculdade de Medicina Veterinária e Zootecnia da Universidade de São Paulo (FMVZ/USP). Professora Associada Aposentada da FMVZ/Unesp. Membro do Grupo de Diretrizes de Vacinação da Associação Mundial de Clínicos Veterinários de Pequenos Animais (VGG/WSAVA).

Matheus Matioli Mantovani
Médico-veterinário. Mestre em Ciências Veterinária pela Universidade Federal de Lavras (UFLA). Doutor em Ciências pelo Departamento de Clínica Médica da Faculdade de Medicina Veterinária e Zootecnia da Universidade de São Paulo (FMVZ/USP). Professor Adjunto da Faculdade de Medicina Veterinária da Universidade Federal de Uberlândia (UFU).

Mauro José Lahm Cardoso
Médico-veterinário. Formado pela Universidade Federal de Santa Maria (UFSM). Residência em Clínica Médica de Pequenos Animais pela Faculdade de Medicina Veterinária e Zootecnia da Universidade Estadual Paulista Júlio de Mesquita Filho (FMVZ/Unesp), Botucatu/SP. Mestre em Clínica Veterinária pela FMVZ/Unesp, Botucatu/SP. Professor da Faculdade Qualittas. Membro da Associação Brasileira de Endocrinologia Veterinária (ABEV). Sócio-fundador e Membro da Sociedade Brasileira de Geriatria Veterinária (SBGV). Membro da European Society of Veterinary Endocrinology (ESVE).

Mauro Lantzman
Médico-veterinário. Mestre em Reprodução animal pela Faculdade de Medicina Veterinária e Zootecnia da Universidade de São Paulo (FMVZ/USP). Doutor em Psicologia Clínica pela Pontifícia Universidade Católica de São Paulo (PUC-SP). Professor Assistente da PUC-SP.

Melissa Sanches Sansoni
Médica-veterinária. Especialista em Endocrinologia e Metabologia de Cães e Gatos pela Associação Nacional de Clínicos Veterinários de Pequenos Animais (ANCLIVEPA/SP).

Michael Joseph Day (*in memoriam*)
Médico-veterinário. PhD em Imunologia Clínica e Microbiologia pela Murdoch University, Austrália. Pós-doutor em Imunologia pela University of Bristol e pela University of Oxford, Inglaterra. Diplomata do College of Veterinary Pathology. Membro da Australian Society for Microbiology.

Michiko Sakate
Médica-veterinária. Professora Universitária Aposentada. Especialista em Toxicologia Veterinária pela Faculdade de Medicina Veterinária e Zootecnia da Universidade Estadual Paulista Júlio de Mesquita Filho (FMVZ/Unesp). Mestre em Toxicologia Veterinária pela FMVZ/Unesp. Doutora em Toxicologia Veterinária pela Faculdade de Medicina Veterinária e Zootecnia da Universidade de São Paulo (FMVZ/USP). Professora Adjunta da FMVZ/Unesp. Membro da Sociedade Brasileira de Toxicologia (SBTOX), Sociedade Brasileira de Medi-

cina Veterinária (SBMV), Associação Nacional de Clínicos Veterinários de Pequenos Animais (ANCLIVEPA/SP) e Associação dos Docentes do Campus de Botucatu.

Mitika Kuribayashi Hagiwara
Médica-veterinária. Mestre e Doutora em Saúde Pública pela Universidade de São Paulo (USP). Professora Titular Aposentada da Faculdade de Medicina Veterinária e Zootecnia da Universidade de São Paulo (FMVZ/USP).

Moacir Leomil Neto
Médico-veterinário. Mestre e Doutor em Clínica Veterinária pela Faculdade de Medicina Veterinária e Zootecnia da Universidade de São Paulo (FMVZ/USP). Professor Adjunto da Pontifícia Universidade Católica de Minas Gerais (PUC Minas), Poços de Caldas/MG.

Mônica Vicky Bahr Arias
Médica-veterinária. Especialista em Controle de Infecção em Serviços de Saúde pela Universidade Estadual de Londrina (UEL). Mestre e Doutora em Cirurgia pela Universidade de São Paulo (USP). Professora Associada do Departamento de Clínicas Veterinárias da UEL. Sócia-fundadora e Vice-Presidente da Associação Brasileira de Neurologia Veterinária (ABNV).

Naida Cristina Borges
Médica-veterinária e Professora. Mestre em Medicina Veterinária pela Universidade Federal de Goiás (UFG). Doutora em Diagnóstico por Imagem pela Universidade Estadual Paulista Júlio de Mesquita Filho (Unesp), Jaboticabal/SP. Professora Titular da Escola de Veterinária e Zootecnia da UFG.

Natalia Garla Nascimento
Médica-veterinária. Mestre em Ciências no Programa de Clínica Veterinária pela Faculdade de Medicina Veterinária e Zootecnia da Universidade de São Paulo (FMVZ/USP).

Nataša Tozon
Chefe da Clínica de Pequenos Animais. Professora Doutora da Faculdade de Veterinária da Univerza v Ljubljani, Eslovênia.

Nathália Spina Artacho
Médica-veterinária. Mestre em Saúde e Bem-estar Animal pela Faculdade Metropolitanas Unidas (FMU). Professora do curso de Pós-graduação em Gastroenterologia da Associação Nacional de Clínicos Veterinários de Pequenos Animais (ANCLIVEPA/SP). Sócia da empresa Gastrovet.

Nereu Carlos Prestes
Médico-veterinário. Especialista em Obstetrícia Veterinária pela Faculdade de Medicina Veterinária e Zootecnia da Universidade Estadual Paulista Júlio de Mesquita Filho (FMVZ/Unesp), Botucatu/SP. Mestre em Clínica Veterinária pela FMVZ/Unesp, Botucatu/SP. Doutor em Genética Animal pelo Instituto de Biociências da Universidade Estadual Paulista Júlio de Mesquita Filho (IBB/Unesp), Botucatu/SP. Professor Adjunto III da FMVZ/Unesp. Professor Colaborador do Departamento de Cirurgia Veterinária e Reprodução Animal da FMVZ/Unesp, Botucatu/SP.

Néstor Alberto Calderón Maldonado
Médico-veterinário. Especialista em Bioética pela Universidade El Bosque. Mestre em Bioética pela Universidade El Bosque.

Professor de Etologia e Bem-estar Animal da Fundación Universitaria Agraria de Colombia (UNIAGRARIA). Membro da Asociación Veterinaria Latinoamericana de Zoopsiquiatría (AVLZ) e do Instituto de Medicina Veterinária do Coletivo (IMVC).

Nicole Hlavac
Médica-veterinária. Residência em Patologia Clínica Veterinária na Universidade Federal do Rio Grande do Sul (UFRGS). Mestre e Doutora em Patologia Clínica Veterinária pelo Programa de Pós-graduação em Ciência Animal da UFRGS. Professora Adjunta da Escola de Medicina Veterinária e Zootecnia da Universidade Federal da Bahia (UFBA). Sócia-fundadora e Membro da Associação Brasileira de Patologia Clínica Veterinária (ABPCV) e da Associação Brasileira Veterinária de Hematologia e Medicina Transfusional (ABVHMT).

Nilson Oleskovicz
Médico-veterinário. Mestre e Doutor em Cirurgia Veterinária pela Universidade Estadual Paulista Júlio de Mesquita Filho (Unesp), Jaboticabal/SP. Professor Titular da Universidade do Estado de Santa Catarina (UDESC), Lages/SC. Membro do Colégio Brasileiro de Anestesiologia Veterinária (CBAV).

Nina Milevoj
Doutora em Medicina Veterinária pela Universidade de Ljubljana.

Noeme Sousa Rocha
Professora Universitária. Mestre e Doutora em Patologia pela Universidade Estadual Paulista Júlio de Mesquita Filho (Unesp). Professora Titular da Unesp. Membro da Comissão de Medicina Legal Veterinária (CRMV/SP).

Odilon Vidotto
Médico-veterinário graduado pela Universidade Estadual Paulista Júlio de Mesquita Filho (Unesp), Jaboticabal/SP. Mestre e Doutor em Parasitologia pela Universidade Estadual de São Paulo (USP). Pós-doutor pela Washington State University, EUA. Professor Titular de Parasitologia e Doenças Parasitárias na Universidade Estadual de Londrina (UEL).

Patrícia Bonifácio Flôr
Médica-veterinária. Especialista em Dor e Cuidados Paliativos pela Faculdade de Medicina da USP (FMUSP). Mestre em Clínica Cirúrgica, com ênfase em Anestesiologia e Controle da Dor, pela Faculdade de Medicina Veterinária e Zootecnia da Universidade de São Paulo (FMVZ/USP). Professora Convidada de diversos cursos de Especialização da FMVZ/USP, ANCLIVEPA/SP, UFAPE, Equalis, IBVET, entre outros. Membro da Sociedade Brasileira para o Estudo da Dor (SBED). Coordenadora do Comitê de Dor e Cuidados Paliativos da Veterinária na SBED.

Patrícia da Silva Nascente
Médica-veterinária graduada pela Universidade Federal de Pelotas (UFPel). Mestre em Veterinária Preventiva pela UFPel. Doutora em Ciências Veterinárias pela UFPel. Pós-doutora pela UFPel. Professora Associada da UFPel.

Patrícia Erdmann Mosko
Médica-veterinária. Especialista em Clínica Médica de Animais de Companhia pela Pontifícia Universidade Católica do Paraná (PUCPR). Mestre em Ciência Animal pela PUCPR. Doutora

em Saúde, Tecnologia e Produção Animal pela PUCPR. Professora Assistente I da Universidade Positivo (UP).

Patrícia Marques Munhoz
Médica-veterinária. Mestre em Inspeção de Produtos de Origem Animal pela Universidade Estadual Paulista Júlio de Mesquita Filho (Unesp), Botucatu/SP. Doutora em Toxicologia Ambiental pela Unesp, Botucatu/SP. Professora Associada da Universidade Estadual de Maringá (UEM), Umuarama/PR. Membro da UEM.

Patrícia Mendes Pereira
Médica-veterinária. Residência em Clínica Médica de Pequenos Animais pela Faculdade de Ciências Agrárias e Veterinárias da Universidade Estadual Paulista Júlio de Mesquita Filho (FCAV/Unesp), Jaboticabal/SP. Mestre em Patologia Animal pela FCAV/Unesp, Jaboticabal/SP. Doutora em Medicina Veterinária, área de Clínica Médica, pela FCAV/Unesp, Jaboticabal/SP. Professora Associada da Universidade Estadual de Londrina (UEL). Membro da Associação Brasileira Veterinária de Hematologia e Medicina Transfusional (ABVHMT).

Patrícia Pereira Costa Chamas
Médica-veterinária. Residência em Clínica Médica de Pequenos Animais pela Faculdade de Medicina Veterinária e Zootecnia da Universidade de São Paulo (FMVZ/USP). Mestre em Patologia Experimental e Comparada pela FMVZ/USP. Doutora em Ciências, ênfase em Clínica Veterinária, pela FMVZ/USP. Professora Titular da Faculdade de Medicina Veterinária da Universidade Paulista (UNIP) e Professora Adjunta da Faculdade de Medicina Veterinária da Universidade Metropolitana de Santos (UNIMES). Membro da Diretoria (2020-2023) da Sociedade Brasileira de Cardiologia Veterinária (SBCV) e Membro do Setor de Cardiologia dos Laboratórios Zoolab e RK.

Patrick Eugênio Luz
Médico-veterinário. Especialista em Clínica Médica de Animais de Companhia pela Universidade Estadual de Londrina (UEL). Mestre em Ciência Animal pela UEL. Professor Auxiliar do Centro Universitário Filadélfia (UniFil).

Paula Carolina Martins
Médica-veterinária graduada pela Universidade Positivo (UP).

Paula Cioglia Dias Lima
Médica-veterinária. Especialista em Clínica Médica e Cirúrgica de Pets Exóticos e Animais Silvestres pela Faculdade Qualittas (em andamento). Membro da Sociedade Brasileira de Cardiologia Veterinária (SBCV).

Paula Hiromi Itikawa
Médica-veterinária. Especialista em Clínica Médica em Pequenos Animais pela Faculdade de Medicina Veterinária e Zootecnia da Universidade de São Paulo (FMVZ/USP). Mestre em Ciências pela FMVZ/USP. Doutora em Ciências pela FMVZ/USP. Professora Adjunta da Universidade Cruzeiro do Sul (UNICSUL). Membro da Sociedade Brasileira de Cardiologia Veterinária (SBCV).

Paula Nassar De Marchi
Médica-veterinária graduada pela Faculdade de Medicina Veterinária e Zootecnia da Universidade Estadual Paulista Júlio de Mesquita Filho (FMVZ/Unesp), Botucatu/SP. Especialista e Residência em Clínica Médica de Pequenos Animais pela FMVZ/Unesp, Botucatu/SP. Especialista em Endocrinologia e Metabologia de Pequenos Animais pela Associação Nacional de Clínicos Veterinários de Pequenos Animais (ANCLIVEPA/SP). Especialista em Nutrição de Cães e Gatos pela Faculdade Qualittas. Mestre em Clínica Médica de Pequenos Animais pela FMVZ/Unesp, Botucatu/SP. Professora Assistente da Universidade de Sorocaba (UNISO). Sócia-proprietária da Empresa Endocrinocare-Vet. Sócia da Associação Brasileira de Endocrinologia Veterinária (ABEV).

Paulo César Maiorka
Professor. Especialista em Patologia pela Associação Brasileira de Patologia Veterinária (ABPV). Mestre e Doutor em Ciência pela Faculdade de Medicina Veterinária e Zootecnia da Universidade de São Paulo (FMVZ/USP). Professor Associado da FMVZ/USP. Membro da ABPV.

Paulo Eduardo Brandão
Virologista. Mestre e Doutor em Medicina Veterinária pela Faculdade de Medicina Veterinária e Zootecnia da Universidade de São Paulo (FMVZ/USP). Professor Associado do Departamento de Medicina Veterinária Preventiva e Saúde Animal da FMVZ/USP.

Priscila Viau Furtado
Médica-veterinária. Mestre e Doutora em Reprodução Animal pela Faculdade de Medicina Veterinária e Zootecnia da Universidade de São Paulo (FMVZ/USP). Sócia-fundadora e Presidente em exercício da Associação Brasileira de Endocrinologia Veterinária (ABEV).

Priscylla Tatiana Chalfun Guimarães Okamoto
Médica-veterinária. Residência em Clínica de Pequenos Animais pela Universidade Federal de Minas Gerais (UFMG). Mestre em Clínica de Pequenos Animais pela UFMG. Doutora em Ciência Animal pela UFMG. Professora Assistente da Faculdade de Medicina Veterinária e Zootecnia da Universidade Estadual Paulista Júlio de Mesquita Filho (FMVZ/Unesp), Botucatu/SP. Presidente e Membro da Subcomissão de Técnicas Dialíticas do Colégio Brasileiro de Nefrologia e Urologia Veterinárias (CBNUV).

Rafael Magdanelo Leandro
Médico-veterinário. Mestre em Patologia pela Faculdade de Medicina Veterinária e Zootecnia da Universidade de São Paulo (FMVZ/USP). Doutor em Cirurgia pela FMVZ/USP. Pós-doutor em Cirurgia pela FMVZ/USP. Professor Adjunto da Universidade Anhembi Morumbi (UAM).

Rafaela Beatriz Pintor Torrecilha
Médica-veterinária. Mestre em Ciência Animal pela Faculdade de Medicina Veterinária da Universidade Estadual Paulista Júlio de Mesquita Filho (FMVA/Unesp), Araçatuba/SP. Doutora em Medicina Veterinária pela Faculdade de Ciências Agrárias e Veterinárias da Universidade Estadual Paulista Júlio de Mesquita Filho (FCAV/Unesp).

Ragnar Franco Schamall
Médico-veterinário. Especialista em Medicina Interna de Pequenos Animais pela Universidade Estadual Paulista Júlio de Mesquita Filho (Unesp), Botucatu/SP. Mestre em Cirurgia pela Universidade Federal do Rio de Janeiro (UFRJ). Professor dos cursos de Pós-graduação do Instituto Bioethicus e do Instituto Neurológico do Chile. Sócio-fundador e Membro da Associação Brasileira de Neurologia Veterinária (ABNV), Tesoureiro na gestão 2012-2022.

Raquel de Queiroz Fagundes

Médica-veterinária. Especialista em Clínica Médica pela Faculdade de Medicina Veterinária e Zootecnia da Universidade Estadual Paulista Júlio de Mesquita Filho (FMVZ/Unesp), Botucatu/SP. Mestre em Clínica Médica pela FMVZ/Unesp, Botucatu/SP. Doutora em Clínica Médica pela Faculdade de Medicina Veterinária e Zootecnia da Universidade de São Paulo (FMVZ/USP). Professora do Centro Universitário de Ourinhos (UNIFIO). Membro da Sociedade Brasileira de Dermatologia Veterinária (SBDV).

Raquel Harue Fukumori

Médica-veterinária. Especialista em Clínica Médica de Pequenos Animais pela Faculdade de Medicina Veterinária e Zootecnia da Universidade de São Paulo (FMVZ/USP). Mestre em Ciências pela FMVZ/USP. Professora de Clínica de Pequenos Animais da Faculdade Metropolitanas Unidas (FMU). Sócia-fundadora e Membro da Associação Brasileira de Endocrinologia Veterinária (ABEV).

Rebecca Bastos Pessoa

Médica-veterinária. Mestre em Ciências Veterinárias pela Faculdade de Medicina Veterinária e Zootecnia da Universidade de São Paulo (FMVZ/USP). Membro da Sociedade Brasileira de Cardiologia Veterinária (SBCV).

Regina Kiomi Takahira

Médica-veterinária. Mestre em Clínica Veterinária, com ênfase em Patologia Clínica Veterinária, pela Faculdade de Medicina Veterinária e Zootecnia da Universidade de São Paulo (FMVZ/USP), Botucatu/SP. Doutora em Clínica Veterinária, com ênfase em Patologia Clínica Veterinária, pela FMVZ/Unesp, Botucatu/SP. Professora Associada da FMVZ/Unesp, Botucatu/SP. Membro e Vice-Presidente da Associação Brasileira de Patologia Clínica Veterinária (ABPCV).

Renata Afonso Sobral

Médica-veterinária. Especialista em Teoria Psicanalítica pela Pontifícia Universidade Católica de São Paulo (PUC-SP). Mestre em Cirurgia Veterinária pela Universidade Estadual Paulista Júlio de Mesquita Filho (Unesp), Jaboticabal/SP. Doutora em Ciências Médicas pela Faculdade de Medicina da Universidade de São Paulo (FMUSP). Membro da Associação Brasileira de Oncologia Veterinária (ABROVET).

Renata Beccaccia Camozzi

Médica-veterinária. Residência em Clínica Médica pela Universidade de São Paulo. Especialista em Medicina Felina diplomada pelo American Board of Veterinary Practitioners (ABVP). Coordenadora do Hospital 4cats. Coordenadora do curso de Especialização em Medicina Felina do Instituto PAV – Programa de Aprimoramento Veterinário.

Renata Navarro Cassu

Médica-veterinária. Especialista em Acupuntura Veterinária pela Faculdade de Medicina Veterinária e Zootecnia da Universidade Estadual Paulista Júlio de Mesquita Filho (FMVZ/Unesp), Botucatu/SP. Mestre e Doutora em Anestesiologia pela FMVZ/Unesp, Botucatu/SP. Membro do Colégio Brasileiro de Anestesiologia Veterinária (CBAV).

Renata Osório de Faria

Médica-veterinária graduada pela Universidade Federal de Pelotas (UFPEL). Especialista em Toxicologia Animal por Tutoria a Distância pela Pontifícia Universidade Católica do Rio Grande do Sul (PUCRS). Mestre em Veterinária pela UFPEL. Doutora em Ciências Veterinárias pela Universidade Federal do Rio Grande do Sul (UFRGS). Professora Adjunta da UFPEL.

René Rodrigues Junior

Médico-veterinário graduado pela Universidade de Alfenas (UNIFENAS).

Ricardo Duarte Lopes

Médico-veterinário. Especialista em Patologia Clínica pela Faculdade de Medicina Veterinária e Zootecnia da Universidade de São Paulo (FMVZ/USP). Mestre em Ciências e Clínica Veterinária pela FMVZ/USP. Sócio-fundador da Associação Brasileira de Patologia Clínica Veterinária (ABPCV). Gerente do Laboratório Clínico Provet.

Ricardo Duarte Silva

Médico-veterinário. Mestre e Doutor em Clínica Veterinária pela Faculdade de Medicina Veterinária e Zootecnia da Universidade de São Paulo (FMVZ/USP). Professor da Faculdades Metropolitanas Unidas (FMU). Membro da Associação Brasileira de Endocrinologia Veterinária (ABEV).

Ricardo Souza Vasconcellos

Médico-veterinário. Especialista em Clínica e Cirurgia de Pequenos Animais pela Universidade Federal de Viçosa (UFV). Mestre e Doutor em Clínica de Pequenos Animais pela Faculdade de Ciências Agrárias e Veterinárias da Universidade Estadual Paulista Júlio de Mesquita Filho (FCAV/Unesp). Professor Adjunto da Universidade Estadual de Maringá (UEM). Membro do Colégio Brasileiro de Nutrição Animal (CBNA).

Rita de Cássia Collicchio Zuanaze

Médica-veterinária. Especialista em Toxicologia Geral pelo Instituto de Biociências da Universidade Estadual Paulista Júlio de Mesquita Filho (IBB/Unesp), Botucatu/SP. Mestre e Doutora em Clínica Veterinária pela Faculdade de Medicina Veterinária e Zootecnia da Universidade Estadual Paulista Júlio de Mesquita Filho (FMVZ/Unesp), Botucatu/SP. Professora Assistente da Faculdade de Jaguariuna (UniFAJ), de 2006 até 2018.

Rita de Cassia Maria Garcia

Médica-veterinária. Especialista em Homeopatia pela Associação Paulista de Homeopatia (APH). Especialista em Patologia Clínica pela Faculdade de Medicina Veterinária e Zootecnia da Universidade de São Paulo (FMVZ/USP). Especialista em Saúde Pública pela Faculdade São Camilo (FASC). Especialista em Bem-estar Animal pela Cambridge Institute. Mestre em Epidemiologia Aplicada ao Controle de Zoonoses pela FMVZ/USP. Doutora em Ciências Veterinárias pela FMVZ/USP. Professora Adjunta da Universidade Federal do Paraná (UFPR). Membro da Comissão de Desastres do Conselho Regional de Medicina Veterinária do Paraná (CRMV/PR). Membro da Comissão de Medicina Veterinária Legal do Conselho Regional de Medicina Veterinária do Paraná (CRMV/PR). Membro da Diretoria do Instituto de Medicina Veterinária do Coletivo (IMVC). Membro da Diretoria da Associação Brasileira de Bem-Estar Animal (ABBEA).

Roberta Lemos Freire

Médica-veterinária. Especialista em Sanidade Animal pela Universidade Estadual de Londrina (UEL). Mestre em Ciência Animal pela UEL. Doutora em Epidemiologia Experimental Aplicada às Zoonoses pela Universidade de São Paulo (USP). Professora Associada da UEL. Membro do Colégio Brasileiro de Parasitologia Veterinária (CBPV).

Rodrigo Cardoso Rabelo

Médico-veterinário. Especialista em Medicina Veterinária Intensiva pela Academia Brasileira de Medicina Veterinária Intensiva (BVECCSS). Mestre em Medicina Veterinária pela Universidade Federal de Minas Gerais (UFMG). Doutor em Ciência Veterinária pela Universidad Complutense de Madrid. Gerente de Pacientes Graves do Intensivet Veterinary Consulting.

Rodrigo Gonzalez

Médico-veterinário e Historiador pela Universidade de São Paulo (USP). Mestre em Ciências pelo Instituto de Ciências Biomédicas da Universidade de São Paulo (ICB/USP).

Rodrigo Ubukata

Médico-veterinário. Especialista em Oncologia pela Associação Brasileira de Oncologia Veterinária (ABROVET). Mestre em Ciências pela Faculdade de Medicina Veterinária e Zootecnia da Universidade de São Paulo (FMVZ/USP). Professor Convidado de diversos cursos de Pós-graduação. Diretor da ABROVET. Membro da Veterinary Cancer Society (VCS).

Rodrigo Volpato

Médico-veterinário graduado pela Universidade Estadual Paulista Júlio de Mesquita Filho (Unesp), Botucatu/SP. Especialista em Clínica e Cirurgia Veterinária pelo Centro Universitário de Rio Preto (UNIRP). Especialista em Ortopedia de Cães e Gatos pela Associação Nacional de Clínicos Veterinários de Pequenos Animais de São Paulo (ANCLIVEPA/SP). Mestre em Medicina Veterinária pela Unesp, Botucatu/SP. Doutor em Biotecnologia Animal pela Unesp, Botucatu/SP.

Rogério Soila

Médico-veterinário. Especialista em Patologia Clínica pela Associação Nacional de Clínicos Veterinários de Pequenos Animais (ANCLIVEPA/SP). Membro da PROVET – Medicina Veterinária Diagnóstica.

Ronaldo Casimiro da Costa

Médico-veterinário. Especialista em Neurologia pelo American College of Veterinary Internal Medicine (ACVIM). Mestre em Cirurgia Veterinária pela Universidade Federal de Santa Maria (UFSM). Doutor em Neurologia e Neurociências pelo Ontario Veterinary College, University of Guelph, Canadá. Professor Titular e Chefe do Serviço de Neurologia e Neurocirurgia, Department of Veterinary Clinical Sciences, The Ohio State University, EUA.

Ronaldo Lucas

Médico-veterinário graduado pela Faculdade de Medicina Veterinária e Zootecnia da Universidade de São Paulo (FMVZ/USP). Mestre e Doutor em Clínica Veterinária pela FMVZ/USP. Sócio-proprietário da Dermatoclínica e Sócio-fundador da Sociedade Brasileira de Dermatologia Veterinária (SBDV).

Ronaldo Jun Yamato

Médico-veterinário. Mestre em Clínica Veterinária pela Faculdade de Medicina Veterinária e Zootecnia da Universidade de São Paulo (FMVZ/USP). Doutor em Medicina Veterinária pela FMVZ/USP.

Rosa Maria Barilli Nogueira

Médica-veterinária. Especialista em Clínica Médica de Pequenos Animais pela Universidade do Oeste Paulista (UNOESTE). Mestre e Doutora em Clínica Veterinária pela Universidade Estadual Paulista Júlio de Mesquita Filho (Unesp), Botucatu/SP. Professora e Coordenadora do curso de Graduação em Medicina Veterinária da UNOESTE. Professora da Pós-graduação do Programa de Mestrado em Ciência Animal e Doutorado em Fisiopatologia e Saúde Animal da UNOESTE.

Rosemary Viola Bosch

Médica-veterinária e Zootecnista pela Faculdade de Medicina Veterinária e Zootecnia da Universidade de São Paulo (FMVZ/USP). Mestre e Doutora em Ciências pela FMVZ/USP. Professora Convidada da FMVZ/USP da disciplina de Ética e Deontologia. Tesoureira do Conselho Regional de Medicina Veterinária do Estado de São Paulo (CRMV/SP).

Roxane Maria Fontes Piazza

Farmacêutica Bioquímica. Mestre em Farmácia pela Faculdade de Ciências Farmacêuticas da Universidade de São Paulo (FCF/USP). Doutora em Ciências, em Biologia da Relação Patógeno-Hospedeiro, pela Universidade de São Paulo (USP). Pesquisadora Científica VI do Laboratório de Bacteriologia do Instituto Butantan. Membro da Coalizão Latino Americana para Pesquisa de *E. coli* (LACER) e Primeira Secretária da Sociedade Brasileira de Microbiologia (SBM).

Samanta Rios Melo

Medica-veterinária. Mestre em Clínica Cirúrgica pela Faculdade de Medicina Veterinária e Zootecnia da Universidade de São Paulo (FMVZ/USP). Doutora em Clínica Cirúrgica pela FMVZ/USP. Professora do Departamento de Cirurgia da FMVZ/USP. Socia-proprietária do Centro de Especialidades e Centro Oncológico Amo Patas.

Samantha Ive Miyashiro

Médica-veterinária. Especialista em Patologia Clínica Veterinária pela Faculdade de Medicina Veterinária e Zootecnia da Universidade Estadual de São Paulo (FMVZ/USP). Mestre em Clínica Médica pela FMVZ/USP. Doutora em Patologia Experimental e Comparada pela FMVZ/USP. Diretora de Operações do Tecsa Laboratórios – Grupo Pet Care. Membro da Associação Brasileira de Patologia Clínica Veterinária (ABPCV).

Sandra Maria de Oliveira

Médica-veterinária. Mestre em Cirurgia Experimental pela Faculdade de Medicina Veterinária e Zootecnia da Universidade de São Paulo (FMVZ-USP). Membro do Colégio Brasileiro de Radiologia Veterinária (CBRV).

Sandra Mastrocinque

Médica-veterinária graduada pela Universidade de São Paulo (USP). Mestre e Doutora em Clínica Cirúrgica Veterinária pela USP. Professora do curso de Medicina Veterinária do Centro Universitário Barão de Mauá (UNIMAUÁ).

Sara do Nascimento Lemus

Mestre em Ciências da Saúde pela Universidade Federal do Tocantins (UFT).

Sergio Catanozi

Médico-veterinário e Biólogo. Pesquisador do Laboratório de Lípides (LIM 10) do Hospital das Clínicas da Faculdade de Medicina da Universidade de São Paulo (HCFM/USP). Mestre e Doutor em Fisiologia Humana pelo Instituto de Ciências Biomédicas da Universidade de São Paulo (ICB/USP). Pós-doutor em Ciências pela Faculdade de Medicina da Universidade de São Paulo (FMUSP). Membro da Comissão de Ética no Uso de Animais (CEUA) da FMUSP.

Sérgio dos Santos Souza
Médico-veterinário graduado pela Universidade Paulista (UNIP). Mestre em Medicina Veterinária pela Faculdade de Medicina Veterinária e Zootecnia da Universidade de São Paulo (FMVZ/USP). Coordenador do curso de Pós-Graduação em Medicina Intensiva do Instituto IEP Ranvier.

Sérvio Túlio Jacinto Reis
Perito Criminal Federal. Responsável pela Área de Perícias de Fauna do Instituto Nacional de Criminalística da Polícia Federal (INC/PF). Especialista em Medicina Veterinária Legal pelo Instituto Brasileiro de Pesquisa e Educação Continuada (INBRA-PEC). Mestre em Perícias Criminais Ambientais pela Universidade Federal de Santa Catarina (UFSC). Doutor em Patologia Animal pela Universidade Estadual Paulista Júlio de Mesquita Filho (Unesp), Botucatu/SP. Professor de Medicina Veterinária Legal da Faculdade Qualittas. Presidente da Comissão Nacional de Medicina Veterinária Legal (CONMVL) do Conselho Federal de Medicina Veterinária (CFMV).

Silvana Lima Górniak
Professora universitária. Especialista em Toxicologia Veterinária pela Pontifícia Universidade Católica do Rio Grande do Sul (PUCRS). Mestre e Doutora em Patologia Experimental e Comparada pela Faculdade de Medicina Veterinária e Zootecnia da Universidade de São Paulo (FMVZ/USP). Professora Titular do Departamento de Patologia da FMVZ/USP. Membro da Sociedade Brasileira de Toxicologia (SBTOX) e Sociedade Brasileira de Profissionais em Pesquisa Clínica (SBPPC).

Silvia Franco Andrade
Médica-veterinária. Especialista em Oftalmologia Veterinária pela Associação Nacional de Clínicos Veterinários de Pequenos Animais (ANCLIVEPA/SP). Mestre e Doutora em Clínica Veterinária pela Universidade Estadual Paulista Júlio de Mesquita Filho (Unesp), Botucatu/SP. Professora Titular de Farmacologia, Terapêutica e Clínica Médica de Pequenos Animais da Universidade do Oeste Paulista (UNOESTE), Presidente Prudente/SP.

Sílvia Regina Ricci Lucas
Médica-veterinária graduada pela Universidade de São Paulo (USP). Doutora em Ciências, com ênfase em Fisiopatologia Experimental, pela USP. Professora Doutora do Departamento de Clínica Médica da Faculdade de Medicina Veterinária e Zootecnia da Universidade de São Paulo (FMVZ/USP).

Silvia Renata Gaido Cortopassi
Professora Associada do Departamento de Cirurgia da Faculdade de Medicina Veterinária e Zootecnia da Universidade de São Paulo (FMVZ/USP). Residência, Mestre e Doutora. Atuação em Anestesiologia e Terapia Intensiva nas espécies domésticas e selvagens e no Serviço de Anestesia do Hospital Veterinário (HOVET) da FMVZ/USP.

Silvio Luís Pereira de Souza
Médico-veterinário. Mestre e Doutor em Epidemiologia Experimental e Aplicada a Zoonoses pela Faculdade de Medicina Veterinária e Zootecnia da Universidade de São Paulo (FMVZ/USP). Professor Contratado do curso de Medicina Veterinária da Universidade Anhembi Morumbi (UAM).

Simone Gonçalves Rodrigues Gomes
Médica-veterinária. Doutora pela Faculdade de Medicina Veterinária e Zootecnia da Universidade de São Paulo (FMVZ/USP). Diretora do Hemovet Petcare. Vice-Presidente da Associação Brasileira Veterinária de Hematologia e Medicina Transfusional (ABVHMT).

Stelio Pacca Loureiro Luna
Médico-veterinário graduado pela Universidade Estadual Paulista Júlio de Mesquita Filho (Unesp). Doutor em Medicina Veterinária pela Universidade de Cambridge (UC). Professor Titular da disciplina de Anestesiologia Veterinária do Departamento de Cirurgia e Anestesiologia Veterinária da Faculdade de Medicina Veterinária e Zootecnia da Universidade Estadual Paulista Júlio de Mesquita Filho (FMVZ/Unesp), Botucatu/SP.

Suellen Rodrigues Maia
Médica-veterinária. Residência em Clínica Médica de Pequenos Animais pela Universidade de Franca (UNIFRAN). Mestre em Ciência Animal, ênfase em Nefrologia e Urologia, pela UNIFRAN. Doutoranda em Medicina Veterinária, ênfase em Nefrologia, Urologia e Terapias de Substituição Renal, pela Faculdade de Medicina Veterinária e Zootecnia da Universidade Estadual Paulista Júlio de Mesquita Filho (FMVZ/Unesp), Botucatu/SP. Membro da Comissão de Estudos Multicêntricos e da Subcomissão de Técnicas Dialíticas do Colégio Brasileiro de Nefrologia e Urologia Veterinárias (CBNUV).

Sylvia de Almeida Diniz
Médica-veterinária graduada pela Universidade de Santo Amaro (UNISA). Mestre em Patologia Experimental e Comparada pela Faculdade de Medicina Veterinária e Zootecnia da Universidade de São Paulo (FMVZ/USP). Responsável técnica pelos atendimentos em Clínica Geral e Neurologia e coproprietária dos Consultórios Veterinários Alto da Lapa (CVAL).

Tarso Felipe Teixeira
Médico-veterinário graduado pela Universidade de Guarulhos (UNG). Doutor em Ciências, com ênfase em Patologia Experimental Comparada, pela Faculdade de Medicina Veterinária e Zootecnia da Universidade de São Paulo (FMVZ/USP). Professor Doutor da Universidade Objetivo (UNIP/SJC).

Tatiana Ranieri
Médica-veterinária. Especialista em Biomecânica do Aparelho Locomotor pela Universidade de São Paulo (USP). Mestre em Ciências pela USP. Doutoranda em Ciências pela USP. Membro do Grupo VETS.

Teresinha Luiza Martins
Médica-veterinária. Especialista em Anestesiologia Veterinária pela Universidade Estadual Paulista Júlio de Mesquita Filho (Unesp), Botucatu/SP. Doutora em Ciências, área de Concentração em Anestesiologia, pela Faculdade de Medicina da Universidade de São Paulo (FMUSP). Responsável técnica pelo Tratamento da Dor em Animais (DORVET).

Terezinha Knöbl
Mestre em Ciências pelo Programa de Patologia Experimental e Comparada da Faculdade de Medicina Veterinária e Zootecnia da Universidade de São Paulo (FMVZ/USP). Doutora em Ciências pelo Programa de Epidemiologia Aplicada ao Estudo das Zoonoses da FMVZ/USP. Professora Associada do Departamento de Patologia da FMVZ/USP. Membro do Brazilian Committee on Antimicriobial Susceptibility Testing (BrCast/VET).

Thaís Andrade Costa Casagrande
Médica-veterinária e Professora na Universidade Positivo (UP). Residência em Clínica Médica e Cirúrgica pela Pontifícia Universidade Católica do Paraná (PUCPR). Doutora em

Ciências pelo Programa de Cirurgia da Faculdade de Medicina Veterinária e Zootecnia da Universidade de São Paulo (FMVZ/USP). Professora Titular da UP. Membro da Associação Brasileira de Oncologia Veterinária (ABROVET).

Thiago Henrique Annibale Vendramini
Médico-veterinário. Mestre e Doutor em Ciências, Nutrição e Produção Animal pela Faculdade de Medicina Veterinária e Zootecnia da Universidade de São Paulo (FMVZ/USP). Professor Contratado da FMVZ/USP.

Thiago Kohler Valerio
Médico-veterinário graduado pela Universidade do Estado de Santa Catarina (UDESC). Pós-graduado em Medicina Veterinária Intensiva pela Universidade Paulista (UNIP). Instrutor habilitado ABC TRAUMA LAVECCS. Membro da Academia Brasileira de Medicina Intensiva Veterinária (BVECCS). Diretor Clínico do Hospital Veterinário do Batel e Animal Care UTI.

Urša Lampreht Tratar
Doutora em Medicina Veterinária pela Universidade de Ljubljana. Pesquisadora do Instituto de Oncologia de Ljubljana (IOL).

Valéria Marinho Costa de Oliveira
Ciências Veterinárias, com ênfase em Cardiologia de Cães e Gatos, pela Faculdade de Medicina Veterinária e Zootecnia da Universidade de São Paulo (FMVZ/USP). Membro da Sociedade Brasileira de Cardiologia Veterinária (SBCV).

Vanessa Del Bianco de Bento
Médica-veterinária. Mestranda no Programa de Endocrinologia, Laboratório de Lípides (LIM-10), do Hospital das Clínicas da Faculdade de Medicina da Universidade de São Paulo (HCFM/USP).

Vanessa Pimentel de Faria
Médica-veterinária. Especialista em Medicina Felina pela Universidade Anhembi Morumbi (UAM) e Associação Nacional de Clínicos Veterinários de Pequenos Animais (ANCLIVEPA/SP). Mestre em Medicina Veterinária pela Universidade Federal Rural do Rio de Janeiro (UFRRJ).

Vanessa Uemura da Fonseca
Especialista em Endocrinologia e Metabologia Veterinária pela Associação Nacional de Clínicos Veterinários de Pequenos Animais (ANCLIVEPA/SP). Mestre e Doutora em Ciências pela Faculdade de Medicina Veterinária e Zootecnia da Universidade de São Paulo (FMVZ/USP). Professora das disciplinas de Semiologia Veterinária e Clínica Médica de Pequenos Animais da Universidade de Santo Amaro (UNISA). Membro da Associação Brasileira de Endocrinologia Veterinária (ABEV).

Victor Ramon de França Ribeiro
Médico-veterinário. Mestre em Clínica Veterinária, com ênfase em Cardiologia Veterinária, pela Faculdade de Medicina Veterinária e Zootecnia da Universidade Estadual Paulista Júlio de Mesquita Filho (FMVZ/Unesp), Botucatu/SP.

Vitor Márcio Ribeiro
Médico-veterinário. Mestre pela Escola de Veterinária da Universidade Federal de Minas Gerais (UFMG). Doutor pelo Instituto de Ciências Biológicas/Parasitologia (ICB) da UFMG. Professor Adjunto IV Aposentado da Escola de Veterinária da Pontifícia Universidade Católica de Minas Gerais (PUC Minas). Membro do Grupo de Estudo em Leishmaniose Animal (Brasileish) e Santo Agostinho Hospital Veterinário.

Vivian Pedrinelli
Médica-veterinária. Mestre em Ciências pela Faculdade de Medicina Veterinária e Zootecnia da Universidade de São Paulo (FMVZ/USP). Membro da Sociedade Brasileira de Nutrição e Nutrologia de Cães e Gatos (SBNutriPet), da American Academy of Veterinary Nutrition (AAVN) e da European Society of Veterinary and Comparative Nutrition (ESVCN).

Viviani De Marco
Médica-veterinária. Mestre em Clínica Médica pela Faculdade de Medicina Veterinária e Zootecnia da Universidade de São Paulo (FMVZ/USP). Doutora em Endocrinologia pela Faculdade de Medicina da Universidade de São Paulo (FMUSP). Pós-doutoranda em Endocrinologia pela FMUSP. Membro e parte da Comissão Científica da Associação Brasileira de Endocrinologia Veterinária (ABEV).

Wagner Sato Ushikoshi
Médico-veterinário graduado pela Universidade de São Paulo (USP). Mestre em Clínica Médica-veterinária pela USP. Professor das disciplinas Função e Disfunção e Clínica Médica de Pequenos Animais do curso de Medicina Veterinária da Universidade Anhembi Morumbi (UAM). Revisor Técnico da Revista Clínica Veterinária. Atendimento especializado em Neurologia de Cães e Gatos – NAYA Especialidades Veterinárias.

Willian Marinho Dourado Coelho
Médico-veterinário. Especialista em Oncologia Veterinária pela Faculdade Unyleya. Especialista em Zoonoses e Saúde Pública pela Faculdade Unyleya. Mestre em Ciência Animal pela Faculdade de Odontologia da Universidade Estadual Paulista Júlio de Mesquita Filho (FOA/Unesp), Araçatuba/SP. Doutor em Medicina Veterinária Preventiva pela Faculdade de Ciências Agrárias e Veterinárias (FCAV) da Unesp. Professor da Faculdade de Ciências Agrárias de Andradina da Fundação Educacional de Andradina (FEA).

Yonara de Gouveia Cordeiro
Médica-veterinária. Mestre em Ciências pela Faculdade de Medicina Veterinária e Zootecnia da Universidade de São Paulo (FMVZ/USP). Doutora em Ciências pela Faculdade de Zootecnia e Engenharia de Alimentos da Universidade de São Paulo (FZEA/USP).

Yudney Pereira da Motta
Médico-veterinário. Especialista em Clínica Médica e Cirúrgica de Pequenos Animais pela Universidade do Oeste Paulista (UNOESTE). Mestre e Doutor em Clínica Veterinária pela Universidade Estadual Paulista Júlio de Mesquita Filho (Unesp), Botucatu/SP. Proprietário da Accore Centro de Diagnóstico Veterinário.

Yuri Tani Utsunomiya
Médico-veterinário. Mestre e Doutor em Medicina Veterinária pela Faculdade de Ciências Agrárias e Veterinárias da Universidade Estadual Paulista Júlio de Mesquita Filho (FCAV/Unesp).

Yves Miceli de Carvalho
Médico-veterinário graduado pela Universidade de Marília (UNIMAR). Especialista em Homeopatia pelo Instituto Homeopático François Lamasson de Ribeirão Preto (IHFL). Mestre em Nutrição e Alimentação Animal pela Faculdade de Zootecnia e Engenharia de Alimentos da Universidade de São Paulo (FZEA/USP), Pirassununga/SP. Membro e Presidente da Comissão Técnica de Nutrição Animal do Conselho Regional de Medicina Veterinária do Estado de São Paulo (CRMV/SP).

Agradecimentos

Aos nossos mestres, que nos orientaram e nos inspiraram a exercer uma medicina veterinária cada vez melhor. Aos nossos colegas de trabalho, alunos, pacientes (cães e gatos) e seus responsáveis. A convivência com todos eles nos ensinou e aprimorou o respeito que temos pela medicina e pelo sentimento para com os animais.

A todos os colaboradores, pois foi o trabalho em conjunto que concretizou a execução desta obra.

Aos coordenadores de partes César Augusto Dinóla Pereira, Clair Motos de Oliveira, Denise Maria Nunes Simões, José Fernando Garcia, Karina Velloso Braga Yazbek, Maria Helena Matiko Akao Larsson, Maria Lucia Gomes Lourenço, Maria Lucia Zaidan Dagli, Mary Marcondes, Michiko Sakate, Mitika Kuribayashi Hagiwara, Néstor Alberto Calderón Maldonado, Paulo César Maiorka, Ricardo Duarte Silva, Rita de Cassia Maria Garcia, Rodrigo Cardoso Rabelo, Rosemary Viola Bosch, Silvio Luís Pereira de Souza, Simone Gonçalves Rodrigues Gomes e Yves Miceli de Carvalho, cuja elaboração e organização de cada parte materializou e nomeou a dimensão de nossa ambição.

Aos autores e coautores dos capítulos, que se dedicaram com afinco frente aos inúmeros compromissos do dia a dia.

À Maria Del Pilar Payá (*in memoriam*), nosso contato inicial para o convite deste Tratado, que acreditou na realização desta importante obra para o segmento da medicina interna de cães e gatos. Sua paciência e perseverança foram fundamentais.

À Dirce Laplaca Viana que, em nome do Grupo GEN, conduziu com zelo e atenção a produção desta segunda edição.

Aos nossos familiares, pela compreensão, pelo incentivo e pelo apoio incondicional, o que nos motivou a ir sempre em busca do idealismo e do sonho de deixar um legado de conhecimento.

João Pedro de Andrade Neto
Márcia Marques Jericó
Márcia Mery Kogika

Prefácio à 2ª edição

Permanece no passado e no Brasil o tempo em que aqueles que procuravam a formação, o aprimoramento, a lapidação ou a simples consulta para aclarar ou diferenciar distintas enfermidades ditas internas buscavam compêndios ou tratados de autores estrangeiros para a complementação de sua biblioteca. Neste ano de 2022, completam-se 7 anos em que aportou na bibliografia médico-veterinária brasileira e –, quiçá, latino-americana – um primeiro tratado em língua pátria voltado à medicina interna. E que Tratado! Então, compreendendo dois tomos e 23 partes, sob a coordenação de 17 profissionais de escolas, responsáveis por mais de 260 capítulos. Tudo isso capitaneado por três docentes, pós-graduados, altamente capacitados, oriundos da – hoje vetusta e cinquentenária – Faculdade de Medicina Veterinária Paulistana, por onde se graduaram e se pós-graduaram, em boa parte, e trabalharam por anos, em áurea época, do maior nosocômio veterinário da escola brasileira e, seguramente, da América Latina.

Acompanho-os desde a graduação, com o privilégio de tê-los tido como alunos e, principalmente, como colegas de trabalho na exaustiva lide de atendimento clínico, nas distintas especialidades da clínica médica. Os dedicados autores, Jericó, Andrade Neto e Kogika, gradativamente, voltaram-se de forma absolutamente pioneira, em *terra brasilis*, às, respectivamente, Endocrinologia, Neurologia e Nefrologia. Tornaram-se docentes de universidades públicas e privadas, formando, orientando e consolidando vocações de centenas e centenas de médicos-veterinários. Muito publicaram, implantaram e, também, militaram em entidades de classes, nelas deixando sempre indelével marca de suas passagens.

Aquela primeira edição e, seguramente, esta segunda foram, são e serão obras não "de cabeceira", como o jargão, mas, sim, "de bancada e de mesa de trabalho", não somente pelo porte, mas, principalmente, pela completude e pelo estampar da vasta experiência dos autores, coordenadores e colaboradores no cotidiano da clínica médica, em seus sensos lato e estrito.

A esse geronte docente de patologia médica e dermatologia veterinária, mesmo nas lides abraçadas após sua aposentadoria, mormente naquela de julgamento de processos éticos, o *Tratado de Medicina Interna de Cães e Gatos* é companheiro indispensável e diário, enriquecendo pareceres e votos.

Havia certo clamor para que se preparasse uma segunda edição, atualizada e inovadora, com uma plêiade de coordenadores e colaboradores brasileiros e, agora, estrangeiros. O atual compêndio compreende 272 capítulos, dispostos em 22 partes, elaborados por 278 colaboradores.

Esta segunda edição do Tratado não deve ficar isolada em estantes de bibliotecas, tanto no âmbito domiciliar ou departamental, mas, sim, ao lado do consulente, permitindo célere e objetiva consulta, aclarando dúvidas e evitando aqueles "alçapões" próprios da clínica médica dos pequenos espécimens, sejam elas etiopatogênicas, de diagnose e prognose e, sequencialmente, de terapia.

Hubiera sido, excelente ocasión para praticar la obra de caridad más propia de nuestro tempo... no publicar libros supérfluos.

Ortega y Gasset (1883-1955)

Escrevam um livro e tornar-se-ão eternos.

Laus (1972)

Tolle, lege*

Carlos Eduardo Larsson
Professor Titular de Patologia Médica – colaborador sênior
do Departamento de Clínica Médica da FMVZ/USP.
Titular da 9ª Cadeira da Academia Paulista de Medicina Veterinária.
Presidente da Sociedade Brasileira de Dermatologia Veterinária.

---

*A esta segunda edição do *Tratado de Medicina Interna de Cães e Gatos*, do trio Jericó, Andrade Neto e Kogika, cabe bem transcrever a voz ouvida por Santo Agostinho (354-430 d.C), *Tolle lege* (Toma, lê), que o ajudou a vencer hesitações de sua conversão, no caso em tela, "sem hesitar", para estabelecer um cabal diagnóstico.

Prefácio à 1ª edição

A clínica de pequenos animais encontra-se em desenvolvimento e expansão, e, ao longo dos anos, observa-se a necessidade de verticalização dos conhecimentos para a melhor atuação do profissional. Por isso, inúmeros artigos científicos pautados em pesquisas de ponta vêm sendo publicados, mostrando a grande preocupação com o aprimoramento profissional.

Com o intuito de fornecer em uma única obra literária as informações relativas a diferentes especialidades da medicina interna de cães e gatos, foi proposta a edição deste livro, que reúne diversos autores de diferentes especialidades da área, abordando os assuntos pertinentes à prática da medicina interna veterinária. Este livro também tem como objetivo alcançar os futuros profissionais, acadêmicos, que terão a oportunidade de obter conhecimento para sua formação. Por se tratar de um livro nacional, as situações abordadas estão voltadas para a realidade do país, pois a maioria dos livros até então acessíveis são americanos ou europeus, os quais podem não refletir a realidade brasileira.

Esta obra foi produzida não só com o propósito de abranger os diversos assuntos compreendidos na medicina interna de cães e gatos, mas também de auxiliar os alunos e profissionais que porventura procurem o livro em situações inesperadas do dia a dia. Assim, foram contemplados assuntos como: doenças dos sistemas cardiovascular, digestório, urinário, endócrino, respiratório, nervoso e reprodutivo; equilíbrio eletrolítico e acidobásico; neonatologia; doenças infecciosas e parasitárias; oncologia; toxicologia; medicina intensiva; princípios da imunologia e imunoprofilaxia; e manejo e controle da dor. Além disso, por que não informar sobre as bases e os avanços na biologia molecular de pequenos animais? De maneira inovadora e pioneira, o Tratado também aborda a responsabilidade profissional e a medicina legal.

Finalmente, todos os fármacos e posologias recomendados ao longo dos diversos capítulos foram compilados em um índice terapêutico – Apêndice 1, Dosagens e Indicações.

Há muito tempo, fomos convidados para organizar este Tratado. Ao enxergar a dimensão do projeto, observamos que a obra deveria ser realizada com a colaboração de muitos profissionais com a mesma meta – a união de forças e de esperança para concretizar os anseios de todos. Lembramos que os organizadores deste livro convivem desde a graduação em medicina veterinária, além de terem atuado e se aprimorado no mesmo Hospital Veterinário Escola. Deste então, eles solidificaram a grande amizade e o profundo respeito pessoal e profissional que sustentaram a concretização desta trajetória tão longa da realização do propósito original.

A confecção deste Tratado, um projeto tão ambicioso, não seria possível sem os colaboradores competentes e respeitados que vislumbraram o mesmo objetivo proposto pelos organizadores.

Assim, para cada uma das áreas de conhecimento abordadas, houve um coordenador de parte, que foi o maior responsável por todo o desnovelar dos capítulos, ao escolher os temas e os autores para cada um. A atuação desses coordenadores foi ímpar, como também a dos colaboradores.

Esperamos que esta obra atenda as necessidades e os anseios dos leitores, para a prática e a aplicação dos conhecimentos, e proporcione desenvolvimento e reconhecimento do profissionalismo impecável que vem sendo aprimorado na clínica de cães e gatos.

É com muito orgulho que apresentamos este resultado final! Esperamos que vocês, leitores, sintam a mesma emoção ao ter contato com o conteúdo desta obra.

João Pedro de Andrade Neto
Márcia Marques Jericó
Márcia Mery Kogika

Sumário

VOLUME 1

Parte 1 | Responsabilidade Profissional, 1
Rosemary Viola Bosch

1 Responsabilidade Profissional, 2
Rosemary Viola Bosch

Parte 2 | Medicina Veterinária Intensiva, 25
Rodrigo Cardoso Rabelo

2 Atendimento Pré-Hospitalar Veterinário, 26
Rodrigo Cardoso Rabelo • Thiago Kohler Valerio

3 Princípios e Protocolos na Abordagem Emergencial do Paciente Grave, 30
Rodrigo Cardoso Rabelo • César Augusto Martins Ribeiro

4 Dispositivos e Meios de Acesso às Vias Respiratórias, 35
Elton Figueiroa Medeiros de Souza • Rodrigo Cardoso Rabelo

5 Arritmias no Plantão de Urgência, 42
Maria Carmen Cioglia Dias Lima • Paula Cioglia Dias Lima

6 Edema Pulmonar Agudo, 49
Henrique Augusto Souza Andrade • Rodrigo Cardoso Rabelo • Maria Carmen Cioglia Dias Lima

7 Suporte Nutricional do Paciente Gravemente Enfermo, 61
Márcio Antonio Brunetto • Thiago Henrique Annibale Vendramini • Aulus Cavalieri Carciofi

8 Controle de Danos Ortopédicos na Sala de Urgência, 76
Leandro Romano

9 Controle da Dor no Paciente Grave, 88
Maria Alice Kuster A. Gress • Douglas dos Santos e Castro

10 Abordagem da Gastrenterite Hemorrágica na Sala de Urgência, 96
Ana Carolina Inácio Ruiz • Rodrigo Cardoso Rabelo

11 Emergências Oncológicas, 102
Mariana Fernandes Cavalcanti • Rodrigo Cardoso Rabelo

12 Aspectos Diferenciais na Medicina de Urgência Felina, 109
Marcela Malvini Pimenta • Rodrigo Cardoso Rabelo

13 Consenso Brasileiro de Sepse, 119
Leandro Fadel • Rodrigo Cardoso Rabelo

14 Fluidoterapia no Ambiente do Paciente Grave, 122
Rodrigo Cardoso Rabelo • Bruna Santiago Dias Portilho

15 Aspectos Práticos da Reanimação Cardiopulmonar, 128
Rodrigo Cardoso Rabelo • César Augusto Martins Ribeiro

Parte 3 | Manejo e Controle da Dor, 139
Karina Velloso Braga Yazbek

16 Fisiopatologia da Dor, 140
Denise Tabacchi Fantoni • Sandra Mastrocinque

17 Classificação e Avaliação da Dor em Cães e Gatos, 147
Teresinha Luiza Martins • Patrícia Bonifácio Flôr

18 Bases e Princípios do Tratamento Farmacológico da Dor, 156
Denise Tabacchi Fantoni • Sandra Mastrocinque

19 Anti-Inflamatórios Não Esteroides, 160
Marcia Aparecida Portela Kahvegian • Cristina de Oliveira Massoco Salles Gomes

20 Agonistas Alfa-2-Adrenérgicos, 171
Silvia Renata Gaido Cortopassi

21 Derivados Opioides em Pequenos Animais, 175
Claudio Correa Natalini

22 Tratamento da Dor Aguda em Cães e Gatos, 182
Nilson Oleskovicz • Juan Carlos Duque Moreno

23 Analgesia Pós-Operatória em Gatos, 202
Karina Velloso Braga Yazbek • Teresinha Luiza Martins

24 Controle da Dor em UTI e Emergência, 212
Patrícia Bonifácio Flôr

25 Avaliação, Tratamento da Dor Crônica e Cuidados Paliativos em Cães e Gatos com Câncer, 223
Karina Velloso Braga Yazbek

26 Tratamento Farmacológico da Osteoartrose em Cães e Gatos, 231
Bruno Testoni Lins • André Luis Selmi

27 Acupuntura e Dor, 238
Renata Navarro Cassu • Stelio Pacca Loureiro Luna

Parte 4 | Genética e Biologia Molecular, 243
José Fernando Garcia

28 Introdução à Biologia Molecular e à Biotecnologia, 244
José Fernando Garcia • Yuri Tani Utsunomiya • Rafaela Beatriz Pintor Torrecilha • Cáris Maroni Nunes

29 Aplicações das Técnicas de Manipulação de Ácidos Nucleicos para Diagnóstico de Enfermidades Infecciosas e Parasitárias em Cães e Gatos, 249
Cáris Maroni Nunes • Yuri Tani Utsunomiya • Rafaela Beatriz Pintor Torrecilha • José Fernando Garcia

30 Doenças Genéticas, 255
Rafaela Beatriz Pintor Torrecilha • Yuri Tani Utsunomiya • José Fernando Garcia • Cáris Maroni Nunes

Parte 5 | Imunologia e Imunoprofilaxia em Cães e Gatos, 269
Mitika Kuribayashi Hagiwara • Mary Marcondes

31 Princípios Básicos da Imunoprofilaxia de Cães e Gatos, 270
Mary Marcondes • Mitika Kuribayashi Hagiwara • Michael Joseph Day (in memoriam)

32 Imunoprofilaxia de Cães, 282
Mary Marcondes • Michael Joseph Day (in memoriam)

33 Imunoprofilaxia de Gatos, 292
Aline Santana da Hora • Marcelo de Souza Zanutto

34 Reações Adversas Pós-Vacinais, 299
Mitika Kuribayashi Hagiwara

Parte 6 | Nutrição Clínica de Cães e Gatos, 311
Yves Miceli de Carvalho

35 Introdução, 312
Yves Miceli de Carvalho

36 Abordagem Nutricional de Pacientes com Hiperlipidemia, 313
Viviani De Marco

37 Gastrenteropatias em Cães e Gatos, 315
Yves Miceli de Carvalho

38 Manejo Nutricional do Diabetes *Mellitus* em Cães e Gatos, *319*
Flavia Maria Tavares Manoel Zimmer

39 Apoio Nutricional das Doenças Cardíacas em Cães, *322*
Hamilton Lorena da Silva Júnior

40 Nutrição Clínica do Paciente Hospitalizado | Nutrições Parenteral e Enteral, *327*
Júlio César Cambraia Veado

41 Manejo Nutricional do Paciente com Câncer, *334*
Márcio Antonio Brunetto • Aulus Cavalieri Carciofi

42 Obesidade em Cães e Gatos | Elaboração dos Planos Diagnóstico e Terapêutico, *355*
Ricardo Souza Vasconcellos • Naida Cristina Borges • Aulus Cavalieri Carciofi

43 Nutrição e Dermatologia, *365*
René Rodrigues Junior

44 Apoio Nutricional ao Tratamento das Urolitíases em Cães, *369*
Yves Miceli de Carvalho

45 Apoio Nutricional ao Tratamento das Urolitíases em Gatos, *379*
Yves Miceli de Carvalho

46 Abordagem Nutricional na Doença Renal Crônica, *390*
Júlio César Cambraia Veado • Yves Miceli de Carvalho

Parte 7 | Cuidados com Neonatos e Filhotes, *395*
Maria Lúcia Gomes Lourenço

47 Introdução à Neonatologia, *396*
Maria Lúcia Gomes Lourenço • Helena Ferreira

48 Doenças do Neonato, *447*
Maria Lúcia Gomes Lourenço • Helena Ferreira

49 Principais Enfermidades Infecciosas em Neonatos, *475*
Jane Megid • Camila Michele Appolinario

50 Terapêutica no Filhote, *492*
Rita de Cássia Collicchio Zuanaze

51 Nutrição Neonatal e Pediátrica, *502*
Flávia Quaresma Moutinho

52 Imunoprofilaxia no Filhote, *505*
Raquel de Queiroz Fagundes

53 Mortalidade Neonatal, *512*
Keylla Helena Nobre Pacífico Pereira • Maria Lúcia Gomes Lourenço

Parte 8 | Oncologia Veterinária, *525*
Maria Lucia Zaidan Dagli

54 Introdução à Oncologia Veterinária, *526*
Maria Lucia Zaidan Dagli

55 Patologia Geral das Neoplasias, *527*
Bruno Cogliati

56 Patologia Molecular das Neoplasias, *536*
Heidge Fukumasu • Arina Lázaro Rochetti • Tatiana Ranieri • Yonara de Gouveia Cordeiro

57 Epidemiologia dos Tumores, *543*
Kátia Cristina Kimura • Tarso Felipe Teixeira

58 Avaliação Clínica do Paciente Oncológico, *547*
Lucas Campos de Sá Rodrigues • Sílvia Regina Ricci Lucas

59 Síndromes Paraneoplásicas, *557*
Sílvia Regina Ricci Lucas • Lucas Campos de Sá Rodrigues

60 Diagnóstico Histopatológico e Citopatológico das Neoplasias de Cães e Gatos, *566*
Daniel Soares Sanches • Luciana Neves Torres • Juliana Mariotti Guerra

61 Cirurgia Oncológica em Cães e Gatos, *575*
Thaís Andrade Costa Casagrande • Julia Maria Matera

62 Quimioterapia Antineoplásica, *581*
Adriana Tomoko Nishiya • Renata Afonso Sobral • Rodrigo Ubukata

63 Radioterapia, *595*
Carolina Scarpa Carneiro

64 Uso da Crioterapia em Neoplasias Cutâneas, *599*
Ronaldo Lucas • Carlos Eduardo Larsson

65 Eletroquimioterapia e Eletrogeneterapia, *610*
Marcelo Monte Mor Rangel • Urša Lampreht Tratar • Nataša Tozon • Nina Milevoj • Gregor Serša • Maja Čemažar • Joseph A. Impellizeri • Daniela Ota Hisayasu Suzuki

66 Braquiterapia em Medicina Veterinária, *616*
Alexandre Lima de Andrade • Marco Antonio Rodrigues Fernandes

67 Terapia Fotodinâmica, *639*
Claudia Rodrigues Emilio de Carvalho

68 Imunoterapia e Vacinas Antineoplásicas, *643*
Cristina de Oliveira Massoco Salles Gomes • Andreia Oliveira Latorre

Parte 9 | Toxicologia Veterinária, *649*
Michiko Sakate

69 Emergências Toxicológicas, *650*
Michiko Sakate • Eunice Akemi Kitamura

70 Intoxicação Medicamentosa em Pequenos Animais, *658*
Annelise Carla Camplesi dos Santos • Beatriz de Carvalho Pato Vila • Yudney Pereira da Motta • Michiko Sakate

71 Intoxicações por Rodenticidas/Raticidas, *671*
Michiko Sakate • Rita de Cássia Collicchio Zuanaze • Eunice Akemi Kitamura

72 Intoxicação por Amitraz, Avermectinas e Milbemicinas, *686*
Silvia Franco Andrade

73 Intoxicação por Metais Pesados, *690*
Patrícia Marques Munhoz • Jayme Augusto Peres • Alaor Aparecido Almeida • Michiko Sakate

74 Intoxicação por Inibidores da Colinesterase e Piretroides, *700*
Michiko Sakate • Silvia Franco Andrade

75 Intoxicações por Plantas Ornamentais, *704*
Michiko Sakate • Eunice Akemi Kitamura

76 Acidentes por Animais Peçonhentos e Venenosos, *726*
Michiko Sakate • Rosa Maria Barilli Nogueira • Yudney Pereira da Motta

77 Micotoxicoses em Pequenos Animais, *740*
Patrícia Marques Munhoz • Michiko Sakate

78 Intoxicação por Saneantes Domissanitários, *746*
Rosa Maria Barilli Nogueira • Michiko Sakate

Parte 10 | Principais Doenças Parasitárias em Cães e Gatos, *751*
Silvio Luís Pereira de Souza

79 Giardíase, *752*
Silvio Luís Pereira de Souza

80 Cistoisosporose, *758*
Katia Denise Saraiva Bresciani • Gisele Moraes dos Santos Reginaldo • Willian Marinho Dourado Coelho • Fernando Paiva

81 Criptosporidiose, *765*
Katia Denise Saraiva Bresciani • Luiz da Silveira Neto • Sara do Nascimento Lemus • Willian Marinho Dourado Coelho • Marcelo Vasconcelos Meireles

82 Toxoplasmose, *770*
Odilon Vidotto • Italmar Teodorico Navarro • Roberta Lemos Freire • João Luís Garcia

83 Neosporose Canina, 780
Silvio Luís Pereira de Souza • Luciana Ahlf Bandini

84 Leishmanioses, 786
Fábio dos Santos Nogueira • Vitor Márcio Ribeiro

85 Gastrenterites Parasitárias | Verminoses, 812
João Manoel de Castro • Silvio Luís Pereira de Souza

86 Piroplasmoses, 819
João Fabio Soares

87 Erliquioses, 839
Daniel Moura de Aguiar

Parte 11 | Doenças Infecciosas, 847
César Augusto Dinóla Pereira

88 Dermatófitos, 848
Flávio Cesar Viani

89 Malasseziose em Cães e Gatos, 854
Lilia Mara Mesquita Dutra • César Augusto Dinóla Pereira

90 Candidíase em Cães e Gatos, 859
Luciana da Silva Ruiz

91 Fungos Dimórficos e Relacionados com Micoses Profundas, 863
Renata Osório de Faria

92 Parvovirose Canina, 871
César Augusto Dinóla Pereira

93 Coronavírus Canino, 877
Paulo Eduardo Brandão

94 Raiva em Cães e Gatos, 881
Paulo Eduardo Brandão

95 Cinomose Canina, 885
Paulo César Maiorka • Adriano Tony Ramos • Didier Quevedo Cagnini

96 Adenovirose Canina, 890
Ithana Monteiro Kosaka

97 Parainfluenza e Doença Respiratória Infecciosa Canina, 897
Claudia Filoni

98 Panleucopenia Felina, 902
Aline Santana da Hora • Mitika Kuribayashi Hagiwara

99 Coronavírus Felino, 908
Archivaldo Reche Júnior • Marina Nassif Arena

100 Herpes-Vírus Felino | Rinotraqueíte Viral Felina, 917
João Pedro de Andrade Neto • Sylvia de Almeida Diniz • Archivaldo Reche Júnior

101 Calicivírus, 925
Archivaldo Reche Júnior • Marcela Valle Caetano Albino

102 Retrovírus, 931
Élcio de Souza Leal • Fabiola Elizabeth Villanova

103 *Escherichia coli* e *Salmonella, 937*
Jessika Cristina Alves da Silva • Izabella de Macedo Henrique • Luciana Leomil • Roxane Maria Fontes Piazza • Terezinha Knöbl

104 *Staphylococcus* sp. e *Streptococcus* sp., 946
Patrícia da Silva Nascente

105 Brucelose, 953
Lara Borges Keid

106 Leptospirose, 960
Mitika Kuribayashi Hagiwara • Bruno Alonso Miotto • Márcia Mery Kogika

107 Clostridioses, 971
Luciana Leomil • Carolina Santos Giordani Benevenuti

108 Nocardiose e Actinomicose, 976
Alexandre Merlo

109 Clamidofilose Felina, 982
Maria Alessandra Martins Del Barrio

110 Micoplasmose Hemotrópica Felina, 986
Andrea Pires dos Santos

Parte 12 | Fundamentos dos Desequilíbrios Eletrolíticos e Acidobásicos, 993
Ricardo Duarte Silva

111 Fluidoterapia | Bases e Principais Indicações, 994
Alessandro Rodrigues de Carvalho Martins • Andre Shih

112 Desidratação e Disnatremias, 1003
Andre Shih • Carsten Bandt

113 Potássio, 1010
Sérgio dos Santos Souza

114 Distúrbios de Cálcio e Fósforo, 1017
Luciano Henrique Giovaninni

115 Distúrbios Ácido-Base, 1025
Ricardo Duarte Silva

Parte 13 | Sistema Digestório, 1029
Ricardo Duarte Silva

116 Avaliação por Imagem | Radiografia, 1030
Sandra Maria de Oliveira

117 Avaliação por Imagem | Ultrassonografia, 1038
Cláudia de Oliveira Domingos Schaeffter

118 Doenças do Esôfago, 1041
Fábio Okutani Kozu • Ricardo Duarte Silva • Maria Carolina Farah Pappalardo

119 Doenças Gástricas, 1044
Maria Carolina Farah Pappalardo • Fernanda de Assis Bueno Auler

120 Doenças do Intestino Delgado | Diarreias Agudas, 1052
Luciana Peralta • Ricardo Duarte Silva

121 Doenças do Intestino Delgado | Diarreias Crônicas, 1056
Ricardo Duarte Silva • Nathália Spina Artacho

122 Doenças do Cólon, 1061
Ricardo Duarte Silva

123 Principais Doenças Anorretais, 1066
Aline Machado de Zoppa • Ana Claudia Balda

124 Neoplasias do Trato Digestório, 1070
Rafael Magdanelo Leandro • Lilian Rose Marques de Sá

125 Gastrenterologia de Felinos, 1079
Archivaldo Reche Júnior • Marcela Malvini Pimenta • Alexandre Gonçalves Teixeira Daniel

126 Avaliação Laboratorial do Sistema Hepatobiliar, 1103
Ricardo Duarte Silva

127 Doenças Hepáticas Caninas, 1108
Bruno Cogliati • Ricardo Duarte Silva • Wagner Sato Ushikoshi

128 Insuficiência Pancreática Exócrina, 1117
Ricardo Duarte Silva

129 Pancreatite, 1120
Ricardo Duarte Silva • Fabiano de Granville Ponce

Parte 14 | Sistema Cardiovascular, 1127
Maria Helena Matiko Akao Larsson

130 Radiologia do Sistema Cardiovascular, 1128
Fernanda Rodrigues Leomil • Maria Helena Matiko Akao Larsson

131 Eletrocardiograma, 1136
Moacir Leomil Neto • Victor Ramon de França Ribeiro • Maria Helena Matiko Akao Larsson

132 Monitoramento Eletrocardiográfico Ambulatorial | Sistema Holter, *1151*
Fernanda Lie Yamaki • Patrícia Pereira Costa Chamas • Maria Helena Matiko Akao Larsson

133 Exame Ecocardiográfico, *1160*
André Martins Gimenes • Matheus Matioli Mantovani • Guilherme Teixeira Goldfeder • Maria Helena Matiko Akao Larsson

134 Marcadores Cardíacos, *1170*
Paula Hiromi Itikawa • Maria Helena Matiko Akao Larsson

135 Insuficiência Cardíaca Congestiva, *1175*
Guilherme Gonçalves Pereira • Ronaldo Jun Yamato • Maria Helena Matiko Akao Larsson

136 Cardiopatias Congênitas em Cães e Gatos, *1194*
Guilherme Gonçalves Pereira • Maria Helena Matiko Akao Larsson

137 Arritmias Cardíacas, *1212*
Fernanda Lie Yamaki • Rebecca Bastos Pessoa • Maria Helena Matiko Akao Larsson

138 Valvulopatias Adquiridas, *1238*
Lilian Caram Petrus • Maria Helena Matiko Akao Larsson

139 Cardiomiopatias em Cães, *1256*
Elaine Cristina Soares • Maria Helena Matiko Akao Larsson

140 Cardiomiopatia Hipertrófica Felina, *1274*
Maria Helena Matiko Akao Larsson • Arine Pellegrino

141 Afecções Pericárdicas e Neoplasias Cardíacas, *1288*
Guilherme Gonçalves Pereira • Maria Helena Matiko Akao Larsson

142 Dirofilariose Canina, *1297*
Maria Helena Matiko Akao Larsson

143 Doenças Sistêmicas e seus Reflexos no Sistema Cardiovascular, *1302*
Valéria Marinho Costa de Oliveira • Maria Helena Matiko Akao Larsson

144 Hipertensão Pulmonar, *1314*
Ronaldo Jun Yamato • Maria Helena Matiko Akao Larsson

VOLUME 2

Parte 15 | Sistema Respiratório, *1325*
Denise Maria Nunes Simões

145 Laringotraqueobroncoscopia, *1326*
Fernanda de Assis Bueno Auler • Franz Naoki Yoshitoshi

146 Lavado Broncoalveolar por Broncoscopia, *1330*
Fernanda de Assis Bueno Auler • Franz Naoki Yoshitoshi

147 Testes Diagnósticos e Procedimentos para a Cavidade Pleural, *1331*
Denise Maria Nunes Simões • Khadine Kazue Kanayama

148 Testes Diagnósticos e Procedimentos para a Cavidade Torácica, *1336*
Denise Maria Nunes Simões

149 Doenças em Cavidade Nasal e Seios Paranasais, *1342*
Fernanda de Assis Bueno Auler • João Pedro de Andrade Neto • Franz Naoki Yoshitoshi

150 Síndrome dos Braquicefálicos, *1356*
Luciano Pereira • Ronaldo Jun Yamato

151 Doenças da Laringe, *1360*
João Pedro de Andrade Neto

152 Doenças de Traqueia e Brônquios em Gatos, *1369*
Archivaldo Reche Júnior • Fabiana Cecília Cassiano

153 Doenças de Traqueia e Brônquios em Cães, *1377*
Khadine Kazue Kanayama

154 Pneumonia Bacteriana, *1391*
Denise Maria Nunes Simões

155 Pneumonia Viral, *1398*
Denise Maria Nunes Simões • Ricardo Duarte Silva

156 Pneumonias Parasitárias, *1402*
Denise Maria Nunes Simões • Ricardo Duarte Silva • Melissa Sanches Sansoni

157 Cavidade Pleural: Manifestações Clínicas e Classificação dos Líquidos Pleurais, *1405*
Denise Maria Nunes Simões • Khadine Kazue Kanayama

158 Distúrbios da Cavidade Pleural, *1409*
Denise Maria Nunes Simões • Khadine Kazue Kanayama

159 Distúrbios do Mediastino, *1420*
Denise Maria Nunes Simões • Khadine Kazue Kanayama

160 Tromboembolismo Pulmonar, *1425*
Denise Maria Nunes Simões

Parte 16 | Sistema Urinário, *1429*
Márcia Mery Kogika

161 Exame de Urina, *1430*
Regina Kiomi Takahira

162 Insuficiência Renal Aguda, *1445*
Marileda Bonafim Carvalho

163 Doença Renal Crônica em Gatos, *1473*
Fernanda Chicharo Chacar • Bruna Ruberti • Márcia Mery Kogika

164 Nefrolitíase em Gatos, *1488*
Fernanda Chicharo Chacar • Bruna Ruberti • Marcio Antonio Brunetto • Márcia Mery Kogika

165 Hemodiálise em Cães e Gatos, *1501*
Patrícia Erdmann Mosko • Paula Carolina Martins • Priscylla Tatiana Chalfun Guimarães Okamoto • Suellen Rodrigues Maia

166 Marcadores Laboratoriais de Lesão e Função Renal, *1522*
Ricardo Duarte Lopes • Bruna Ruberti • Fernanda Chicharo Chacar • Márcia Mery Kogika

167 Proteinúria | Avaliação da Origem e Possíveis Causas, *1532*
Natalia Garla Nascimento • Ricardo Duarte Lopes • Fernanda Chicharo Chacar • Bruna Ruberti • Márcia Mery Kogika

168 Particularidades no Manejo Dietético na Doença Renal Crônica em Gatos, *1537*
Vivian Pedrinelli • Marcio Antonio Brunetto

169 Glomerulopatias, *1544*
Carolina Zaghi Cavalcante • Patrícia Erdmann Mosko • Leonardo Gaspareto dos Santos • Cínthia Ribas Martorelli

170 Doenças Tubulointersticiais, *1566*
Maria Cristina Nobre e Castro

171 Distúrbios do Metabolismo Ósseo-Mineral na Doença Renal Crônica de Cães e Gatos, *1574*
Fernanda Chicharo Chacar

172 Interpretação da Hemogasometria na Doença e na Insuficiência Renal, *1580*
Bruna Maria Pereira Coelho Silva • Fernanda Chicharo Chacar

173 Infecção do Trato Urinário | Classificação e Tratamento, *1590*
Bruna Ruberti • Márcia Mery Kogika

174 Cistite Intersticial Felina | Doença do Trato Urinário Inferior dos Felinos, *1597*
Archivaldo Reche Júnior • Renata Beccaccia Camozzi

175 Neoplasias do Sistema Urinário | Rins e Bexiga, *1609*
Rodrigo Ubukata • Sílvia Regina Ricci Lucas

Parte 17 | Sistema Genital e Reprodutor, *1615*
Clair Motos de Oliveira

176 Importância de Anamnese, Exame Físico e Procedimentos Diagnósticos em Ginecologia e Obstetrícia Veterinária, *1616*
Clair Motos de Oliveira

177 Radiologia do Sistema Genital e Reprodutor, *1619*
Ana Carolina Brandão de Campos Fonseca Pinto • Carla Aparecida Batista Lorigados

178 Ultrassonografia dos Sistemas Genitais e Reprodutores Feminino e Masculino, *1629*
Cláudia de Oliveira Domingos Schaeffter

179 Patologias da Gestação, Parto Distócico e Puerpério Patológico em Cadelas e Gatas, *1637*
Nereu Carlos Prestes • Luciana da Silva Leal Karolewski

180 Afecções do Sistema Genital da Fêmea e Glândulas Mamárias, *1653*
Clair Motos de Oliveira

181 Principais Doenças do Trato Reprodutivo de Cães, *1687*
Maria Denise Lopes • Rodrigo Volpato

182 Infertilidade em Cães, *1700*
Maria Denise Lopes

183 Infertilidade em Cadelas e Gatas, *1703*
Maria Denise Lopes

184 Complicações da Ovariossalpingo-Histerectomia, *1710*
Samanta Rios Melo • Julia Maria Matera

Parte 18 | Sistema Endócrino e Metabolismo, *1717*
Márcia Marques Jericó

185 Introdução à Endocrinologia Clínica em Cães e Gatos, *1718*
Márcia Marques Jericó

186 Avaliação Laboratorial do Sistema Endócrino | Metodologias em Dosagens Hormonais e suas Provas de Função, *1723*
Priscila Viau Furtado • Rogério Soila • Gabriela Siqueira Martins

187 Síndrome Poliúria e Polidipsia, *1743*
Luciana Arioli Maschietto • Rodrigo Gonzalez

188 Hormônio de Crescimento | Nanismo Hipofisário e Acromegalia, *1749*
Márcia Marques Jericó

189 Doenças da Paratireoide | Hipercalcemia e Hipocalcemia, *1759*
Mauro José Lahm Cardoso • Paula Nassar De Marchi • Diego Dare da Silva

190 Hipotireoidismo Canino, *1778*
Flávia G. Braz da Cruz • Flavia Maria Tavares Manoel Zimmer

191 Hipertireoidismo Felino, *1789*
Heloisa Justen Moreira de Souza • Katia Barão Corgozinho • Vanessa Pimentel de Faria

192 Síndrome de Cushing em Cães | Hiperadrenocorticismo, *1804*
Viviani De Marco

193 Hiperadrenocorticismo Felino, *1819*
Anna Maria Schnabel • Márcia Marques Jericó

194 Hiperaldosteronismo Primário Felino, *1827*
Vanessa Uemura da Fonseca • Carolina Zaghi Cavalcante

195 Hipoadrenocorticismo, *1835*
Alessandra Martins Vargas

196 Corticoideterapia, *1842*
Silvia Franco Andrade

197 Feocromocitoma, *1849*
Álan Gomes Pöppl

198 Diabetes *Mellitus* em Gatos, *1858*
Denise Maria Nunes Simões

199 Diabetes *Mellitus* em Cães, *1869*
Álan Gomes Pöppl

200 Cetoacidose Diabética, *1889*
Ricardo Duarte Silva

201 Insulinoma, *1895*
Álan Gomes Pöppl

202 Dislipidemias, *1908*
Sergio Catanozi • Ana Paula Bochi • Vanessa Del Bianco de Bento

203 Obesidade, *1929*
Fabrício Lorenzini Aranha Machado • Raquel Harue Fukumori • Márcia Marques Jericó

Parte 19 | Hematologia e Doenças Imunomediadas, *1951*
Simone Gonçalves Rodrigues Gomes

204 Anemias | Avaliação Clínica e Laboratorial, *1952*
Luciana de Almeida Lacerda • Nicole Hlavac

205 Anemias Regenerativas, *1959*
Luciana de Almeida Lacerda • Nicole Hlavac

206 Anemias Arregenerativas, *1971*
Nicole Hlavac • Luciana de Almeida Lacerda

207 Anemia Hemolítica Imunomediada, *1989*
Patrícia Mendes Pereira • Patrick Eugênio Luz

208 Eritrocitose, *2002*
Simone Gonçalves Rodrigues Gomes

209 Interpretação do Leucograma, *2006*
Samantha Ive Miyashiro

210 Abordagem às Citopenias, *2018*
Cynthia Lucidi • Gracy Canto Gomes Marcello

211 Sistema Hemostático, *2030*
Regina Kiomi Takahira

212 Abordagem ao Paciente Hemorrágico, *2035*
Regina Kiomi Takahira

213 Alterações Vasculares, Plaquetárias e Doença de von Willebrand, *2044*
Regina Kiomi Takahira • Cláudio Roberto S. Mattoso

214 Coagulopatias e Coagulação Intravascular Disseminada, *2053*
Regina Kiomi Takahira

215 Transfusão Sanguínea em Cães, *2061*
Ludmila Rodrigues Moroz • Juliana Vieira Esteves

216 Transfusão Sanguínea em Felinos, *2088*
Karin Denise Botteon • Simone Gonçalves Rodrigues Gomes

217 Reações Transfusionais, *2096*
Juliana Vieira Esteves

218 Linfadenopatia e Esplenomegalia, *2106*
Simone Gonçalves Rodrigues Gomes

219 Lúpus Eritematoso Sistêmico, *2113*
Andréia Oliveira Latorre

220 Artrite Imunomediada, *2116*
Andréia Oliveira Latorre

221 Fármacos Imunossupressores, *2120*
Juliana Vieira Esteves

Parte 20 | Neurologia, *2127*
João Pedro de Andrade Neto

222 Anatomia do Sistema Nervoso do Cão e do Gato, *2128*
Irvênia Luiza de Santis Prada

223 Exame Neurológico em Cães e Gatos, 2156
João Pedro de Andrade Neto

224 Análise do Líquido Cefalorraquidiano, 2169
Rogério Soila

225 Diagnóstico por Imagem nas Afecções da Coluna Vertebral e da Medula Espinal em Cães e Gatos, 2179
Adriane Provasi

226 Ecoencefalografia e Ultrassonografia Doppler Transcraniana, 2205
Cibele Figueira Carvalho

227 Eletroencefalografia, 2211
João Pedro de Andrade Neto

228 Histopatologia do Sistema Nervoso, 2219
Paulo César Maiorka

229 Encéfalo, 2225
João Pedro de Andrade Neto

230 Malformações, 2228
João Pedro de Andrade Neto

231 Doenças Degenerativas, 2237
João Pedro de Andrade Neto

232 Epilepsia e Convulsão, 2263
João Pedro de Andrade Neto

233 Doenças Vasculares, 2283
João Pedro de Andrade Neto

234 Trauma Cranioencefálico, 2291
João Pedro de Andrade Neto

235 Neoplasias Intracranianas, 2298
João Pedro de Andrade Neto • Sylvia de Almeida Diniz • Carolina Dias Jimenez • Paulo César Maiorka

236 Doenças do Desenvolvimento e Malformações, 2315
Ragnar Franco Schamall

237 Espondilose, 2322
João Pedro de Andrade Neto

238 Discopatias, 2325
André Luis Selmi

239 Estenose Lombossacra Degenerativa, 2332
André Luis Selmi

240 Síndrome de Wobbler, 2335
Ronaldo Casimiro da Costa

241 Infarto Fibrocartilaginoso em Cães e Gatos, 2340
Mônica Vicky Bahr Arias

242 Mielopatia Degenerativa Canina, 2345
Mônica Vicky Bahr Arias

243 Trauma Medular, 2350
Ragnar Franco Schamall • Fernando Carlos Pellegrino

244 Discoespondilite e Espondilite, 2367
João Pedro de Andrade Neto

245 Neoplasias da Medula Espinal e Estruturas Secundárias, 2371
Ragnar Franco Schamall

246 Afecções do Sistema Nervoso Periférico, 2387
Wagner Sato Ushikoshi

247 Doenças Musculares, 2409
Wagner Sato Ushikoshi

248 Encefalomielites, 2417
João Pedro de Andrade Neto • Sylvia de Almeida Diniz • Carolina Dias Jimenez • Paulo César Maiorka

Parte 21 | Medicina Veterinária Legal, 2445
Paulo César Maiorka

249 Fundamentos em Criminalística, 2446
Alberto Soiti Yoshida

250 Fundamentos em Criminologia, 2448
Ceres Berger Faraco

251 Fundamentos em Vitimologia, 2449
Heidi Valquíria Ponge Ferreira • Ceres Berger Faraco

252 Bases da Investigação Criminal, 2451
Noeme Sousa Rocha

253 Perícias e Peritos, 2453
Sérvio Túlio Jacinto Reis

254 Procedimentos Periciais, 2455
Alberto Soiti Yoshida

255 Documentos Técnicos Periciais, 2457
Eduardo Roberto Alcântara Del-Campo

256 Local de Crime, 2459
Alberto Soiti Yoshida

257 Materialização da Prova, 2460
Marcelo Bittencourt Contieri

258 Identificação e Reconhecimento do Animal, 2463
Giovana Wingeter Di Santis

259 Morte Acidental, Provocada ou Tentada, 2466
Fernanda Auciello Salvagni

260 Trauma Acidental ou Provocado, 2469
Alexandre Aparecido Mattos da Silva Rego

261 Bem-Estar Animal, 2472
Néstor Alberto Calderón Maldonado • Rita de Cassia Maria Garcia

262 Comportamento Animal, 2479
Mauro Lantzman

263 Direito Animal | Relações de Consumo e Animais, 2481
João Ricardo da Mata

264 Estresse e Síndrome Geral de Adaptação, 2483
Anna Carolina Barbosa Esteves Maria • Paulo César Maiorka

265 Introdução às Perícias e à Medicina Veterinária Legal | Conceitos Preliminares, 2485
Adriana de Siqueira • Alberto Soiti Yoshida

266 Abuso Sexual | Bestialismo, 2487
Eduardo Roberto Alcântara Del-Campo

267 Lesões Produzidas por Cães e Gatos em Seres Humanos, 2489
Maria de Lourdes Aguiar Bonadia Reichmann (in memoriam)

268 Negligência e Colecionismo | Acumuladores (Hoarding), 2493
Adriana de Siqueira • Alberto Soiti Yoshida

269 Complicações por Medicamentos, 2501
Helenice de Souza Spinosa • Silvana Lima Górniak

270 Violência Humana e Conexões, 2504
Ceres Berger Faraco

271 Processos Civis Contra Médicos-Veterinários | Atualidades e Jurisprudência, 2505
Cíntia Navarro Alves de Souza

Parte 22 | Medicina Veterinária do Coletivo, 2517
Rita de Cassia Maria Garcia • Néstor Alberto Calderón Maldonado

272 Medicina Veterinária do Coletivo e a Atuação do Clínico, 2518
Rita de Cassia Maria Garcia • Néstor Alberto Calderón Maldonado

Parte 23 | Apêndices, 2535
Apêndice 1 | Dosagens e Indicações, 2536
Apêndice 2 | Lista de Siglas e Abreviaturas, 2569

Índice Alfabético, 2577

PARTE 15
Sistema Respiratório

Denise Maria Nunes Simões

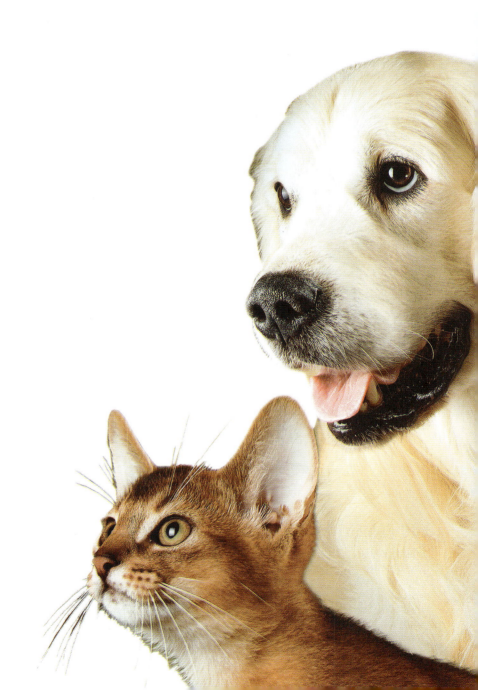

145
Laringotraqueo-broncoscopia

Fernanda de Assis Bueno Auler • Franz Naoki Yoshitoshi

INTRODUÇÃO

A laringotraqueobroncoscopia é considerada um procedimento de excelência indicado para o diagnóstico, e também terapêutico para afecções que acometem o trato respiratório anterior e posterior.[1] Inicialmente, sua principal indicação era a desobstrução das vias respiratórias anteriores, devido a corpos estranhos. A possibilidade de visibilizar as vias respiratórias, de maneira pouco invasiva, estendeu seu emprego, principalmente, para auxiliar no diagnóstico de afecções respiratórias.[2-4] Essa técnica promove visibilização direta de laringe, traqueia e brônquios, favorecendo sua avaliação interna, além de ser segura e minimamente invasiva,[5,6] possibilitando, sob orientação visual, a coleta de material para lavado broncoalveolar (LBA), citologia e biopsia, complementando o diagnóstico.[2] A laringotraqueobroncoscopia foi empregada em medicina veterinária na década de 1970 e vem sendo atualmente muito utilizada na prática clínica para o diagnóstico de afecções que afetam a árvore traqueobrônquica de cães e gatos.[3,4]

INDICAÇÕES

São inúmeras as indicações para a laringotraqueobroncoscopia, sendo todas elas baseadas em manifestações clínicas, como tosse crônica, cianose, hemoptise, dificuldade respiratória, broncopneumonia crônica, infiltrado pulmonar não específico, suspeita de proliferação tecidual e, também, alterações anatômicas congênitas ou adquiridas. Além de ser útil para a retirada de corpos estranhos, esse procedimento auxilia na remoção de secreções nas vias respiratórias e em intubações seletivas ou complicadas comuns em medicina humana.[1-3,6-8] Quanto às contraindicações estão envolvidos os animais com distúrbio de coagulação ou trombocitopenia, hipoxemia grave, cardiopatia ou arritmias instáveis e uremia.[3,6,9] São imprescindíveis antes da realização da laringotraqueobroncoscopia exames de imagem, como radiografia de tórax (e da região cervical, dependendo do tipo de afecção) e, se possível, tomografia ou ressonância magnética, além de hemograma completo e exames bioquímicos, como avaliação das funções renal e hepática.[3,6]

As principais complicações relativas ao exame são hemorragia, hipoxia, hipertensão pulmonar, pneumotórax (nos casos de biopsia) e estimulação reflexa excessiva, podendo levar a laringospasmo ou broncospasmo e tosse.[1,5,7] Também devem ser considerados os riscos inerentes à sedação e à anestesia.[3]

EQUIPAMENTOS E TÉCNICA

A laringotraqueobroncoscopia exige treinamento adequado e investimento.[2,3,6,9] O broncoscópio é utilizado para avaliar laringe, traqueia e brônquios, podendo ser rígido ou flexível (fibroendoscópio ou videoendoscópio). Os aparelhos são normalmente fabricados para uso humano, limitando seu tamanho e dificultando sua utilização em animais pela diversidade de raças e espécies, sendo necessário o emprego de endoscópios de diâmetros e comprimentos variados, que possam estar de acordo com o porte do paciente. Além do endoscópio, são necessários outros equipamentos acessórios, como fonte de luz, aspirador cirúrgico, câmera, monitor, impressora, vídeo ou gravador de DVD e também instrumentais endoscópicos, como pinças rígidas, pinças flexíveis, fórceps para biopsia, pinças para remoção de corpos estranhos, escova de citologia, cateteres para aspiração e lavado traqueal e broncoalveolar. Em medicina veterinária, a utilização do equipamento ideal ainda é muito discutida. O modelo rígido tem como vantagem um investimento inicialmente menor que o modelo flexível, e qualidade de imagem melhor quando comparada ao fibroendoscópio.[3,9] Os endoscópios flexíveis possibilitam melhor mobilidade e maior visibilidade das vias respiratórias, mas a principal diferença está na qualidade de imagem entre o fibroendoscópio e o videoendoscópio. O fibroendoscópio transmite a imagem por meio de fibras ópticas, necessitando de câmera acoplada para digitalização da imagem, com qualidade de imagem inferior. Já o videoendoscópio possibilita visibilização com excelente qualidade de imagem, devido a uma microcâmera no interior do aparelho, a qual produz imagem eletrônica, mas o custo deste equipamento é bem mais elevado. O diâmetro dos equipamentos é variado e deve estar de acordo com o tamanho do animal. Os mais indicados são de 2 a 4 mm para gatos ou cães pequenos, sendo de 2,5 mm o ideal para evitar a obstrução de ar. O canal de trabalho é relativamente proporcional ao diâmetro do aparelho, sendo assim, quanto menor o diâmetro do endoscópio, menor será o canal de trabalho, podendo dificultar a coleta de material e a passagem de instrumentos. Os aparelhos de 6 a 10 mm de diâmetro são indicados para cães de médio e grande porte.[2,3,6,9]

Para este procedimento ser realizado com segurança, o paciente deverá estar sob anestesia geral, a qual deve ser rápida e com mínimos efeitos cardiovasculares. A administração de oxigênio deve ser realizada antes, durante e depois do procedimento para evitar hipoxia.[3] O protocolo anestésico pode ser variado, conforme o estado geral do paciente e a duração do exame, podendo haver ou não pré-medicação, sendo a anestesia injetável ou inalatória. Anestésico local pode ser utilizado para minimizar o estímulo laríngeo. Em cães de pequeno porte e gatos fica limitada a passagem do endoscópio pela sonda orotraqueal. Na maioria dos casos, após a indução anestésica, o paciente é intubado e permanece sob anestesia inalatória e monitoramento cardiovascular. O paciente é posicionado para o exame e, quando estabilizado, a sonda orotraqueal é retirada e o endoscópio é introduzido. Quanto ao decúbito, o mais indicado é o esternal, que minimiza a ocorrência de atelectasia, evitando hipoxia,[6] porém também são indicados os decúbitos lateral e dorsal.[9] Alguns gatos, por serem muito sensíveis ao estímulo vagal, podem, durante a broncoscopia, vir a óbito devido à parada cardíaca aguda.[9] Após o exame, todos os pacientes, dependendo da técnica empregada, devem ser novamente intubados ou permanecer com a sonda orotraqueal e ser mantidos sob oxigenação até a recuperação da anestesia.

Laringe

A laringe funciona como esfíncter na extremidade cranial da árvore traqueobrônquica, protegendo as vias respiratórias posteriores, regulando o fluxo respiratório e sendo responsável pela vocalização.[9] Para realizar a laringoscopia, o paciente pode ser posicionado em decúbito esternal, lateral ou dorsal. O exame endoscópico inicia-se, primeiramente, com a avaliação de orofaringe, tonsilas, palato mole, glote passando pelo lúmen glótico e, finalmente, evidenciando laringe e algumas de suas estruturas, como aritenoides, processos cuneiformes, pregas aeriepiglóticas e pregas vocais[3,6,8-11] (Figuras 145.1 e 145.2).

A mucosa normal da laringe é róseo-clara e vascularizada e, algumas vezes, pode se observar secreção em pequena quantidade sobre a laringe.[6] Em casos de edema, a mucosa pode se tornar esbranquiçada e a vascularização pode estar pouco definida. Os sáculos laríngeos podem estar evertidos, o que pode caracterizar um processo crônico. O movimento normal das cartilagens aritenoides é simétrico e consiste na abdução e na adução durante a inspiração e a expiração.[3,6,9,10] Alterações na movimentação podem indicar paralisia laríngea. Entretanto, é importante estar ciente de que a anestesia geral causa depressão sobre os movimentos das aritenoides, podendo dificultar a interpretação diagnóstica;[3,6,9] portanto, a anestesia deve ser superficial ou considerar o uso de substâncias antagonistas. Outra técnica seria avaliar primeiramente todo o trajeto traqueobrônquico, finalizando com o exame da laringe, a fim de aguardar plano anestésico mais superficial. Cães e gatos que apresentam paralisia laríngea normalmente exibem diminuição na abdução durante a inspiração, podendo ser bilateral ou unilateral.[6,9] Além da coloração da mucosa e da movimentação das aritenoides, é possível visibilizar alterações das tonsilas, orofaringe, prolongamento de palato, alterações na epiglote, aritenoides, proliferações teciduais ou corpos estranhos (Figuras 145.3 e 145.4).[10,11]

Traqueia

Após a visibilização da laringe, o endoscópio é introduzido adentrando a porção cervical, que se estende da laringe até a altura da primeira costela e a porção torácica, com início na altura da primeira costela até sua bifurcação denominada carina, de onde se divide em brônquios principais (Figura 145.5).[2,3,6-9] A traqueia é o órgão de continuidade da laringe, que se estende em formato tubular e flexível da cartilagem cricoide até a carina.[12] São cerca de 35 a 45 anéis cartilaginosos em formato de C, conectados por ligamentos fibroelásticos, possibilitando tal flexibilidade. Sua abertura dorsal é ligada por uma membrana, que consiste em músculo traqueal, mucosa e adventícia.[13] A mucosa normal da traqueia é róseo-clara e é possível visibilizar sua vascularização; porém, em casos em que há edema, a mucosa pode apresentar coloração mais esbranquiçada e sua vascularização não é observada claramente. Durante o exame é importante avaliar se há hiperemia, achatamento dos anéis traqueais, além do tipo e da quantidade de secreções, corpos estranhos e proliferações teciduais (Figuras 145.6 e 145.7). Em alguns casos é possível evidenciar pequenos nódulos esbranquiçados que podem caracterizar processo crônico.[3,6,9]

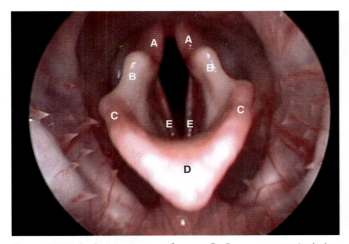

Figura 145.1 **A.** Processos cuneiformes. **B.** Processos corniculados. **C.** Pregas ariepiglóticas. **D.** Epiglote. **E.** Pregas vocais.

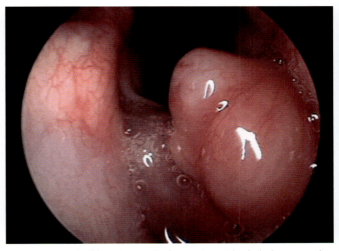

Figura 145.3 Proliferação tecidual em aritenoide do lado esquerdo.

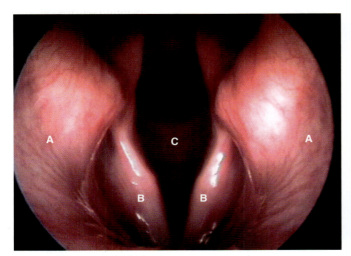

Figura 145.2 **A.** Aritenoide direita e esquerda. **B.** Pregas vocais. **C.** Traqueia.

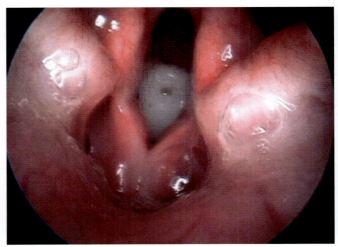

Figura 145.4 Corpo estranho localizado na laringe e entrada da traqueia.

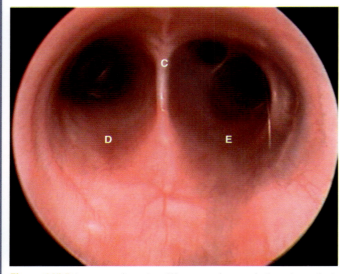

Figura 145.5 Imagem da carina (C) e entrada para brônquios principais direito (D) e esquerdo (E).

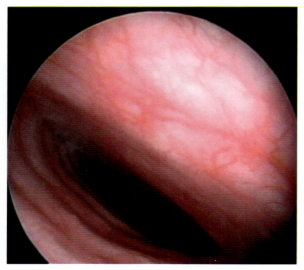

Figura 145.6 Imagem de traqueia de cão com achatamento em anéis ou colapso traqueal grau IV.

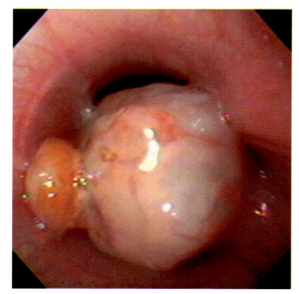

Figura 145.7 Imagem de proliferação tecidual intraluminal em traqueia de cão.

Brônquios

A técnica broncoscópica depende do tipo de aparelho utilizado e o decúbito em que o paciente estará posicionado.[9] Para realizar esse exame é muito importante estar familiarizado com a anatomia transbrônquica,[2,3,6,9] e sua nomenclatura é bem descrita no cão.[2,14] O pulmão do lado esquerdo é menor e se divide em dois lobos: cranial e caudal. O lado direito é dividido em quatro lobos: cranial, médio, caudal e intermediário.[15] Após avaliar as traqueias cervical e torácica, o broncoscópio é cuidadosamente introduzido pela carina, adentrando os brônquios principais direito ou esquerdo.[2,3,9] O endoscópio deve ser manipulado por todos os brônquios lobares, porém não deve ser introduzido sem segurança. É muito importante respeitar as limitações e condições do animal; por isso, esse exame deve ter sempre uma equipe formada por anestesista experiente e auxiliar. Na maioria das vezes, inicia-se a avaliação pelo lado direito. Em casos normais, a partir do brônquio principal direito, são visibilizados os orifícios correspondentes aos lobos médio, caudal, intermediário e parte do cranial. O broncoscópio é introduzido em direção aos segmentos distais, iniciando a avaliação do brônquio intermediário e, em seguida, do brônquio caudal. O aparelho é retraído e posicionado para ser introduzindo no brônquio médio e no cranial. Após avaliação do lado direito, o broncoscópio é posicionado sobre a carina e inserido no lado esquerdo. Do brônquio principal esquerdo, nos casos normais, é possível visibilizar os orifícios correspondentes ao lobo caudal e suas subdivisões em lateral dorsal e ventral. Conforme o aparelho vai avançando, os orifícios ficam mais evidentes. Após o retorno, o equipamento é posicionado para ser introduzido no brônquio cranial esquerdo.[2,9,16] Finalizando a avaliação brônquica, o aparelho é novamente posicionado sobre a carina, vem sendo retraído e, novamente, são reavaliadas estruturas como traqueia e laringe.[3,9,16] A mucosa da árvore brônquica normal é de coloração róseo-clara e pode haver muco em pouca quantidade.[2,9] Durante a avaliação broncoscópica é possível avaliar o tipo, estimar a quantidade e a coloração de secreções, hiperemia e colapso (Figura 145.8) ou dilatação brônquica, corpos estranhos e proliferações teciduais.

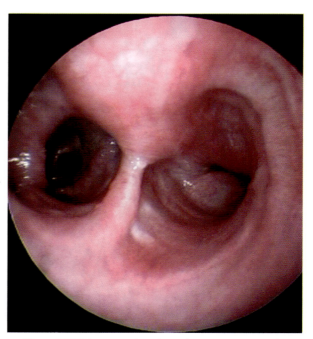

Figura 145.8 Imagem de colapso brônquico esquerdo.

REFERÊNCIAS BIBLIOGRÁFICAS

1. Kuenh NF, Hess RS. Bronchoscopy. In: King, LG. Textbook of respiratory disease in dogs and cats. St. Louis: Saunders; 2004. p. 112-8.
2. Johnson LR. Small animal bronchoscopy. Vet Clin North Am Small Anim Pract. 2001;31(4):691-795.
3. Mckiernan BC. Bronchoscopy. In: McCarthy, TC. Veterinary endoscopy for the small animal practioner. St. Louis: Elsevier; 2005. p. 201-27.
4. Passos RFB, Aquino JO, Oliveira GGS, Sanchez RC, Maniscalco CL. Viabilidade da inspeção traqueobrônquica por videoendoscopia em cães. Braz J Vet Res Anim Scie. 2004;41:343-8.
5. Negri EM, Pedreira WL. Lavado bronco alveolar e biopsia transbrônquica. In: Pedreira L, Jacomeli M. São Paulo: Atheneu; 2005. p. 163-72.
6. Miller CJ. Approach to the respiratory patient. Vet Clin North Am Small Anim Pract. 2007;37(5):861-78.
7. Roudebush P. Tracheobroncoscopy. Vet Clin North Am Small Anim Pract. 1990;20:1297-314.
8. Manson RA, Johnson LR. Tracheal collapse. In: King, LG. Textbook of respiratory disease in dogs and cats. St. Louis: Saunders; 2004. p. 346-55.
9. Venker-van Haagen AJ. Ear nose, throat, and tracheobronchial diseases in dogs and cats. Hannover: Schlütersche Verlagsgesellsshaft; 2005. p. 121-207.
10. Sasaki CT, Kim YH. Anatomy and physiology of the larynx. In: Snow JR. Ballenger JJ. Ballenger's otorhinolaryngology head e neck surgery. 16.[h] ed. Hamilton: BC Decker; 2003. p. 1090-109.
11. Lusk RP. Congenital anomalies of the larynx. In: Snow JR, Ballenger JJ. Ballenger's otorhinolaryngology head e neck surgery. 16.[h] ed. Hamilton: BC Decker; 2003. p. 1048-72.
12. Fingland RB. Traqueia. In: Bojrab MJ. Técnicas atuais em cirurgia de pequenos animais. 3. ed. São Paulo: Roca; 2005. p. 323-32.
13. Ettinger SJ, Kantrowitz B, Brayley K. Doenças da traqueia. In: Ettinger SJ, Feldman E. Tratado de medicina interna veterinária. 5. ed. 2. Rio de Janeiro: Guanabara Koogan; 2004. p. 1096-112.
14. Amis T, McKiernan BC. Systematic identification of endobronchial anatomy during bronchoscopy in the dog. Am J Vet Res. 1986;47:2649-65.
15. Hare WCD. Sistema respiratório do carnívoro. In: Sisson e Grossman: anatomia dos animais domésticos. vol. 2. 5. ed. Rio de janeiro: Guanabara Koogan; 1986. p. 1465-80.
16. Padrid PA, McKiernan BC. Tracheobronchoscopy of the dog and cat. In: Tams TR (editor). Small animal endoscopy. 2. ed. St. Louis: Mosby; 1999.

146
Lavado Broncoalveolar por Broncoscopia

Fernanda de Assis Bueno Auler • Franz Naoki Yoshitoshi

INTRODUÇÃO

O lavado broncoalveolar (LBA) é considerado uma técnica diagnóstica muito utilizada para coletar amostras provenientes de brônquios e alvéolos. Dependendo de sua indicação, o material coletado pode ser encaminhado para cultura e avaliação citológica, seu benefício se torna maior quando associado à biopsia transbrônquica.[1-4] Contudo, deve-se respeitar um padrão durante a coleta do LBA para não se perder a positividade diagnóstica, a segurança do método e a capacidade comparativa dos dados.[3,5] É instilada solução fisiológica aquecida e estéril no interior dos brônquios em quantidade suficiente para trazer material rico em células e outros componentes da árvore brônquica e dos alvéolos. O LBA é comumente utilizado em conjunto com a broncoscopia, porém existem técnicas descritas sem a utilização do procedimento endoscópico.[2] Como vantagens, a broncoscopia possibilita visibilização direta das vias respiratórias, viabilizando, assim, a escolha do local para realização do LBA, a aspiração de maior volume do fluido instilado, bem como secreções já existentes, além de ser técnica segura e minimamente invasiva. É possível realizar a coleta de citologia esfoliativa e biopsia durante o mesmo procedimento. As células coletadas por meio do LBA são representadas de acordo com sua localização nas vias respiratórias.[6]

TÉCNICA

Para realização do LBA por broncoscopia, o aparelho deve estar desinfetado ou esterilizado conforme as instruções do fabricante. Deve-se ter cuidado no momento de sua inserção, a fim de evitar a contaminação pela cavidade oral.[7] O endoscópio é inserido e posicionado no interior do segmento brônquico específico ou do local previamente selecionado de acordo com os exames de imagem ou pelo exame broncoscópico inicial, que deve ser realizado sempre anteriormente ao LBA, pois a solução salina instilada pode interferir na visibilidade adequada. Quando não for possível determinar o local, o lavado deve ser realizado em ambos os lados e, de preferência, no lobo médio direito e na porção caudal do lobo cranial esquerdo.[1,8] Alguns autores sugerem que seja feito o lavado de todos os segmentos lobares para obter maior quantidade de material e, consequentemente, aumentar a possibilidade diagnóstica;[2] porém, isso nem sempre é possível, devido às condições do paciente.

Existem algumas técnicas descritas para a realização do lavado por meio do broncoscópio, entre elas: instilar a solução diretamente pelo canal de trabalho estéril e aspirar pela mesma seringa o conteúdo; por meio da utilização de um frasco coletor próprio (broncocoletor), conectado por um tubo de silicone no broncoscópio, onde o fluido é instilado, também pelo canal de trabalho, e aspirado por este, ficando o lavado retido no coletor; instilar solução salina por meio de cateter endoscópico estéril, o qual será inserido pelo canal de trabalho do aparelho e a solução será aspirada por meio deste.

O volume de solução salina a ser instilado ainda não foi padronizado tanto em medicina veterinária como em medicina humana. Para pacientes humanos são instilados cerca de 100 a 300 mℓ em cada lobo.

Em cães, alguns autores recomendam instilar 2 a 5 mℓ/kg em cada segmento pulmonar; independentemente da quantidade do volume, o conteúdo deve ser aspirado antes de realizar novas coletas e as seringas já devem estar preparadas.[8] Outros autores recomendam entre 10 e 20 mℓ, dependendo do tamanho do paciente e, se possível, repetir o procedimento de lavagem.[2] Para cães com menos de 8 kg ou gatos, autores indicam 10 mℓ em cada lobo; se possível, deve-se repetir a lavagem após a aspiração cerca de quatro a cinco vezes.[2] Cerca de 40 a 90% da solução instilada normalmente são recuperados. Em gatos, alguns autores recomendam instilar de 3 a 5 mℓ/kg de solução fisiológica aquecida e aplicar por via subcutânea 0,01 mg de terbutalina, 2 a 3 vezes/dia, com início de 12 a 24 horas antes do exame, a fim de limitar a dessaturação da hemoglobina durante o procedimento. A dose final deve ser aplicada entre 2 e 4 horas antes da coleta.[4]

O fluido não aspirado, tanto em cães como em gatos, é reabsorvido na maioria dos casos.[2,8,9] O volume em *bolus* é limitado pelo volume pulmonar, para evitar barotrauma.[2] Em veterinária são raras as complicações referentes ao LBA, porém são citados barotrauma, estimulação reflexa, infiltrados pulmonares secundários, tosse, febre, bacteriemia, hemorragia e infecção.

REFERÊNCIAS BIBLIOGRÁFICAS

1. McKiernan BC. Bronchoscopy. In: McCarthy TC. Veterinary endoscopy for the small animal practioner. St. Louis: Elsevier; 2005. p. 201-27.
2. Hawkins EC. Bronchoalveolar lavage. In: King LG. Textbook of respiratory disease in dogs and cats. St. Louis: Saunders; 2004. p. 118-28.
3. Negri EM, Pedreira Jr W. Lavado broncoalveolar e biópsia transbrônquica. In: Wilson L. Pedreira Jr; Marcia Jacomelli (Org.). Broncoscopia diagnóstica e terapêutica. São Paulo: Atheneu, 2005, v. 1, p. 163-74.
4. Johnson LR, Drazenovich T. Flexible bronchoscopy and bronchoalveolar lavage in 68 cats. J Vet Intern Med. 2007;21:219-25.
5. Klech H, Hutter C. Clinical guidelines and indications for bronchoalveolar lavage: Report of the European Society of Pneumology Task Group of BAL. Eur Respir J. 1990;3:937.
6. Hawkins EC, Denicola DB, Kuehn NF. Bronchoalveolar lavage in the evaluation of pulmonary disease in the dog and cat. J Vet Intern Med. 1990;4:267-74.
7. Venker-van Haagen, AJ. Ear, nose, throat, and tracheobronchial diseases in dogs and cats. Hannover: Schlütersche Verlagsgesellsshaft; 2005. p. 121-207.
8. Padrid, PRN. Pulmonary diagnostics. Vet Clin North Am Small Anim Practic. 2000;30(6):1187-204.
9. Miller CJ. Approach to the respiratory patient. Vet Clin Small Anim. 2007;37:861-78.

147
Testes Diagnósticos e Procedimentos para a Cavidade Pleural

Denise Maria Nunes Simões • Khadine Kazue Kanayama

INTRODUÇÃO

As alterações encontradas na cavidade pleural em cães e gatos podem ocorrer em função de acúmulo de líquido (efusão pleural), ar (pneumotórax) ou, até mesmo, existência de órgãos abdominais (ruptura diafragmática) e massas no espaço pleural.

As manifestações clínicas relacionadas com as doenças da cavidade pleural originam-se da dificuldade na expansão normal dos pulmões.

Nas doenças da cavidade pleural ocorre o desenvolvimento de hipoxemia; portanto, medidas emergenciais necessárias devem ser adotadas antes de se aplicarem métodos diagnósticos.[1] No paciente instável, o primeiro passo para o sucesso da terapia é sua estabilização por meio da suplementação de oxigênio e da diminuição da ansiedade. A oxigenoterapia pode ser realizada por diferentes métodos (saco plástico, máscara, colar elizabetano, cateter nasal, gaiola de oxigênio, entre outros) e a escolha de uma dessas opções está na dependência da tolerabilidade do paciente[2] (Figuras 147.1 a 147.4). Após a estabilização, outros procedimentos podem ser realizados com finalidade diagnóstica.

O exame físico, utilizando-se auscultação e percussão torácica, possivelmente complementado por ultrassonografia, pode auxiliar a determinar se existe líquido, ar, massa ou órgãos na cavidade pleural.

EXAMES DE IMAGEM PARA AVALIAÇÃO DA CAVIDADE PLEURAL

Radiografia torácica

O exame radiográfico da cavidade pleural pode evidenciar alterações tanto da pleura quanto da cavidade pleural.[3] Em condições normais, a pleura não é visível por meio radiográfico, não

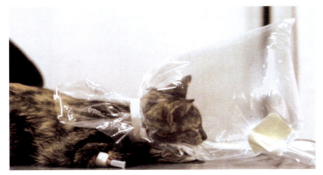

Figura 147.1 Realização de oxigenoterapia em gato (saco plástico). (Cedida por Ricardo Duarte.)

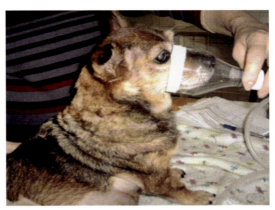

Figura 147.2 Realização de oxigenoterapia em cão (máscara). (Cedida pelo Serviço do Pronto Atendimento Médico de Pequenos Animais do Hospital Veterinário da Faculdade de Medicina Veterinária e Zootecnia da Universidade de São Paulo.)

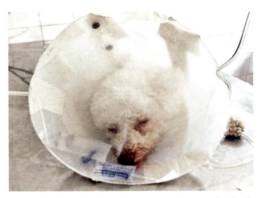

Figura 147.3 Realização de oxigenoterapia em cão (colar elizabetano). A fonte de oxigênio é colocada dentro do colar. Há aberturas na porção superior para a saída de ar quente. Gelo para resfriar o ambiente interno. (Cedida pelo Serviço do Pronto Atendimento Médico de Pequenos Animais do Hospital Veterinário da Faculdade de Medicina Veterinária e Zootecnia da Universidade de São Paulo.)

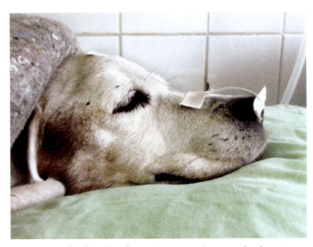

Figura 147.4 Realização de oxigenoterapia em cão (cateter nasal). (Cedida pelo Serviço do Pronto Atendimento Médico de Pequenos Animais do Hospital Veterinário da Faculdade de Medicina Veterinária e Zootecnia da Universidade de São Paulo.)

sendo possível a distinção individual dos lobos pulmonares. Essas alterações incluem o espessamento pleural, a efusão pleural e o pneumotórax. O espessamento pleural assume o aspecto de uma linha delgada de densidade líquida entre os lobos pulmonares. O líquido pleural é visível no exame radiográfico, após o acúmulo de aproximadamente 50 a 100 mℓ de fluido na cavidade pleural, dependendo do porte do animal. À medida que o líquido se acumula, os lobos pulmonares sofrem retração e as bordas ficam arredondadas (Figura 147.5). O líquido confunde-se com o coração e o diafragma, mascarando suas margens. Quanto mais o líquido se acumular, mais anormalmente denso o parênquima pulmonar aparecerá, em consequência da expansão incompleta, e, eventualmente, ocorre o colapso dos lobos pulmonares. A avaliação radiográfica criteriosa das estruturas intratorácicas, incluindo pulmões, coração, diafragma e mediastino, não pode ser efetuada em animais com efusão pleural até que o líquido seja removido. Esse procedimento geralmente aguarda a estabilização do paciente e, preferencialmente, deve ser realizado após a toracocentese. As projeções laterais, direita e esquerda, devem ser avaliadas, além da projeção ventrodorsal, a fim de melhorar a sensibilidade de detecção de massas e metástases (Figura 147.6).

No caso de ruptura diafragmática, pode-se evidenciar perda do detalhe da cavidade torácica e da linha diafragmática, indefinição da silhueta cardíaca, deslocamento de campos pulmonares, colapso de lobo pulmonar, efusão pleural, fraturas de costelas e deslocamento de alças intestinais repletas de gases, além de outras estruturas da cavidade abdominal, como fígado, baço e estômago, para a cavidade torácica[4,5] (Figura 147.7).

O pneumotórax pode ser diagnosticado pela radiografia simples; porém, a causa muitas vezes não pode ser determinada por esse exame, com exceção do pneumotórax traumático.[3] Deve-se sempre lembrar que no paciente dispneico a radiografia torácica deve ser realizada somente após sua estabilização, por meio da toracocentese. No caso do pneumotórax, em que existe ar livre no espaço pleural, pode-se observar densidade ar sem vasos ou vias respiratórias entre os lobos pulmonares e a parede torácica, o que caracteriza hemitórax brilhante e transparente. Esses achados radiográficos dependem do volume de ar intrapleural.[4] O coração geralmente fica elevado acima do esterno, com densidade de ar entre essas estruturas[6] (Figura 147.8). A projeção em decúbito lateral é a mais recomendada, pois, geralmente, o pneumotórax é bilateral, mas, no caso de ser unilateral, a projeção dorsoventral é a mais importante, principalmente porque esse posicionamento favorece a respiração, reduzindo o desconforto durante o exame. As projeções laterais podem auxiliar na identificação

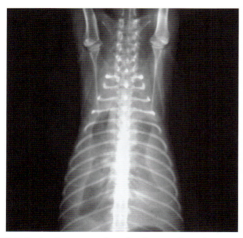

Figura 147.5 Projeção ventrodorsal: efusão pleural com acentuada retração pulmonar. (Cedida pelo Serviço de Diagnóstico por Imagem do Hospital Veterinário da Faculdade de Medicina Veterinária e Zootecnia da Universidade de São Paulo.)

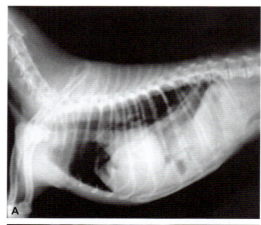

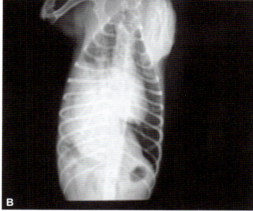

Figura 147.7 Nas projeções laterolateral (**A**) e ventrodorsal (**B**) há descontinuidade do diafragma com protrusão do fígado, segmentos intestinais para a porção caudal do hemitórax direito, com deslocamento dorsolateral esquerdo da silhueta cardíaca e compressão parcial do campo pulmonar mediocaudal direito. (Cedidas pelo Serviço de Diagnóstico por Imagem do Hospital Veterinário da Faculdade de Medicina Veterinária e Zootecnia da Universidade de São Paulo.)

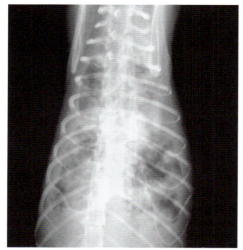

Figura 147.6 Projeção ventrodorsal: efusão pleural e nódulos no parênquima pulmonar. (Cedida pelo Serviço de Diagnóstico por Imagem do Hospital Veterinário da Faculdade de Medicina Veterinária e Zootecnia da Universidade de São Paulo.)

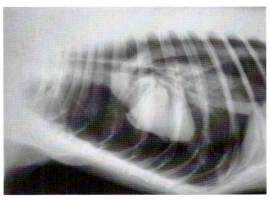

Figura 147.8 Projeção laterolateral: grande quantidade de ar no espaço pleural, evidenciando o coração elevado. (Cedida pelo Serviço de Diagnóstico por Imagem do Hospital Veterinário da Faculdade de Medicina Veterinária e Zootecnia da Universidade de São Paulo.)

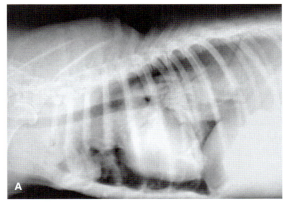

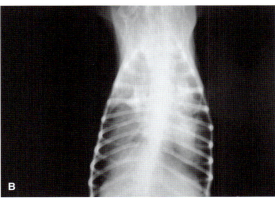

Figura 147.9 Aumento de linfonodo esternal. Existência de ar no espaço pleural. **A.** Projeção laterolateral. **B.** Projeção ventrodorsal. (Cedidas pelo Serviço de Diagnóstico por Imagem do Hospital Veterinário da Faculdade de Medicina Veterinária e Zootecnia da Universidade de São Paulo.)

de pequenos volumes de ar intrapleural. As exposições, ao final da expiração, acentuam os achados do pneumotórax.[4]

Os linfonodos esternais estão localizados junto ao esterno, próximo à entrada torácica, na altura da primeira à terceira vértebra (Figura 147.9). O aumento do linfonodo é observado nas projeções laterais e tem aspecto de lesão expansiva discreta. Os linfonodos hilares estão localizados na base do coração, em torno da carina traqueal. Seu aumento de tamanho é visto como opacidade generalizada de tecidos moles na região peri-hilar, sendo mais facilmente identificado em projeção lateral.[6]

As mudanças radiográficas na torção do lobo pulmonar (TLP) são variáveis, dependendo do volume de fluido pleural, da existência ou não de doença preexistente e da duração da torção. O achado mais consistente é a efusão pleural acompanhada por lobo pulmonar opacificado. Inicialmente, há broncogramas aéreos no lobo torcido, que, eventualmente, desaparecem com o lúmen brônquico preenchido por sangue e fluido. A ocorrência de lobo pulmonar radiopaco não inflado que persiste após a remoção do fluido pleural deveria aumentar as suspeitas de TLP. As radiografias posicionais utilizando feixe de raios X horizontal (decúbito lateral ou ventrodorsal verticalmente) são geralmente úteis.[7]

Ultrassonografia torácica

A ultrassonografia está indicada na avaliação diagnóstica de cães e gatos com efusão pleural, na avaliação da pleura e na pesquisa de massas, ruptura diafragmática, torção de lobo pulmonar e cardiopatia, em que é avaliado a função cardíaca, a função e as lesões valvares, as anormalidades cardíacas congênitas e a ocorrência de efusão pericárdica. Pode ser utilizada para o diagnóstico de pneumotórax e é indicada como ferramenta de triagem rápida em pacientes extremamente dispneicos.[8,9] Ela também pode ser usada para guiar as biopsias e direcionar a posição do escalpe ou cateter durante o procedimento de toracocentese.[6,9,10]

O animal deve ser posicionado preferencialmente em decúbito lateral ou esternal. O decúbito dorsal é indicado apenas para pacientes estáveis. O transdutor pode ser posicionado utilizando a janela intercostal ou borda trans-hepática.[9] O líquido pleural funciona como uma janela acústica e, por essa razão, a ultrassonografia deve ser realizada antes da drenagem torácica (Figura 147.10). Se houver efusão pleural anecoica, pode-se tratar de transudato, transudato modificado ou efusão quilosa. Se for ecogênica, existem células, fibrinas e/ou proteínas; pode tratar-se de provável exsudato, efusão hemorrágica ou efusão neoplásica.[9]

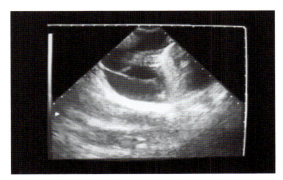

Figura 147.10 Ultrassonografia torácica de gato. Ocorrência de efusão pleural. Visibilização do ligamento frênico. (Cedido pelo Serviço de Diagnóstico por Imagem do Hospital Veterinário da Faculdade de Medicina Veterinária e Zootecnia da Universidade de São Paulo.)

O espessamento da pleura é representado por uma superfície irregular e pode ser indicativo de pleurite, doença pleural neoplásica ou casos de efusões pleurais crônicas.[4]

Em casos de suspeita de ruptura diafragmática, a ultrassonografia do tórax pode avaliar a integridade do diafragma e do abdome cranial, por meio da qual é possível definir as bordas de estruturas de tecidos moles, tais como baço e fígado, que atravessam o diafragma.[4,11] A descontinuidade do diafragma ou margem cranial irregular ou assimétrica hepática é um achado comum em animais com ruptura diafragmática. O deslocamento dos órgãos abdominais para a cavidade torácica confirma o diagnóstico e, normalmente, estes são visibilizados lateralmente ao coração. É extremamente importante diferenciar um pulmão consolidado ("hepatização") do fígado.[9]

Tomografia

A tomografia computadorizada (TC) tornou-se uma importante ferramenta para a avaliação diagnóstica dos distúrbios da cavidade pleural e do mediastino. Para a realização desse exame, os animais, geralmente, devem ser submetidos à anestesia geral e posicionados em decúbito ventral ou dorsal, a fim de evitar a ocorrência de atelectasia.[3] As indicações diagnósticas da TC são as mesmas da radiografia e da ultrassonografia torácica. As maiores vantagens da TC sobre a radiografia torácica incluem: melhor distinção de contraste e melhor caracterização e delineamento de estruturas e lesões, o que ajuda a diferenciar estruturas sólidas, císticas, calcificadas e vasculares, gordura e formas de cortes que eliminam as sobreposições de estruturas mediastinais.[12]

TORACOCENTESE

A toracocentese é o procedimento realizado para a drenagem do líquido pleural, com finalidade diagnóstica e evacuadora, promovendo conforto respiratório ao paciente. Esse procedimento deve ser realizado antes do exame de imagem radiográfica do tórax nos animais com desconforto respiratório e suspeita de efusão pleural. A drenagem da efusão, mesmo que em volume pequeno, pode melhorar significativamente a capacidade ventilatória do animal, favorecendo sua manipulação com maior segurança.[4] Antes da toracocentese deve ser feita tricotomia ampla em ambos os hemitórax, seguida de antissepsia adequada. O animal deve ser posicionado na posição de decúbito esternal ou em estação, podendo haver a necessidade, em alguns casos, de sedação para diminuir a ansiedade ou facilitar sua manipulação. Pode ser feita, ainda, anestesia local de lidocaína a 2%, infiltrando-se cerca de 1 a 2 mℓ no tecido subcutâneo e nas camadas musculares. Em cães de porte pequeno e gatos, pode ser utilizado escalpe ou *butterfly* (21 a 23G) ou cateter (22 a 24G) para drenagem do fluido. Nos cães de grande porte, o tamanho do cateter pode ser 16 a 18G. A posição para colocação do escalpe ou cateter é geralmente do sétimo ao nono espaço intercostal do lado direito ou esquerdo, abaixo da junção costocondral.[13] A colocação é feita em um ângulo de 90° e, no caso do escalpe, após a perfuração da pleura, posiciona-se o mesmo paralelo às costelas, a fim de que não ocorra lesão do parênquima pulmonar após a retirada do líquido, o que poderia desencadear a formação iatrogênica de hemotórax ou pneumotórax. Já o cateter pode ser mantido na mesma angulação de entrada, pois o material que fica em contato com o tecido pulmonar é não traumático. É importante lembrar que se deve evitar a colocação do escalpe ou cateter próximo à face caudal do espaço intercostal, devido à existência da artéria intercostal, além da veia e do nervo. Acopla-se o escalpe ou o cateter a uma torneira de três vias, que, em uma de suas extremidades, estará unida a uma seringa de 10 ou 20 mℓ e, na outra, acopla-se um equipo que está conectado a um frasco de soro vazio. Esse procedimento facilita a drenagem do líquido, sem que ocorra a entrada de ar do meio externo para a cavidade torácica, e ainda possibilita a mensuração do volume de fluido retirado (Figura 147.11). Podem-se também utilizar os sugadores a vácuo (Figura 147.12). Nos distúrbios de sangramento (coagulopatias), a toracocentese é contraindicada. Se a efusão hemorrágica é a causa do grande desconforto respiratório, o benefício excede o risco de hemorragia. Deve-se, quando possível, corrigir o distúrbio de coagulação primeiro, realizando a transfusão de plasma ou de sangue total fresco e a aplicação de vitamina K. A toracocentese também pode ser indicada nos quadros de pneumotórax (acúmulo de ar no espaço pleural): o animal deve ficar posicionado em decúbito lateral direito ou esquerdo e, geralmente, coloca-se o cateter nas porções mais dorsais do tórax ou no local mais indicado pelo exame de imagem (radiografia torácica). A confirmação de que o local para a realização do procedimento está correto é a retirada de ar pela seringa sem nenhum tipo de resistência. O término da toracocentese será indicado quando ocorrer resistência durante a tração do êmbolo da seringa, associada à melhora do padrão respiratório.

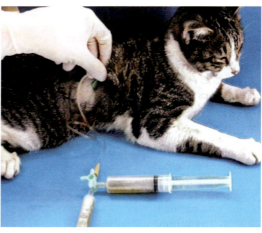

Figura 147.11 Realização de toracocentese em felino (torneira de três vias). (Cedida por Ricardo Duarte.)

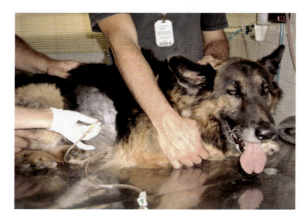

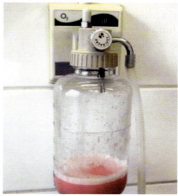

Figura 147.12 Realização de toracocentese em cão com sugador a vácuo. (Cedidas pelo Serviço do Pronto Atendimento Médico de Pequenos Animais do Hospital Veterinário da Faculdade de Medicina Veterinária e Zootecnia da Universidade de São Paulo.)

Toracoscopia e toracotomia

A toracoscopia é utilizada como ferramenta diagnóstica e terapêutica em medicina humana e veterinária. Ela fornece acesso minimamente invasivo da cavidade torácica, com magnificação das estruturas e das mudanças patológicas associadas.[14,15]

Suas indicações incluem investigação (exploração e biopsia) e tratamento das doenças pleurais, mediastinais, pulmonares e pericárdicas.

As principais indicações da toracoscopia relacionadas com as doenças pleurais são: nas efusões pleurais recorrentes, cuja causa não puder ser estabelecida por meio de exame citológico ou de cultura; no pneumotórax espontâneo (diagnóstico, etiologia, localização e correção); no piotórax (diagnóstico, etiologia, lavagem da cavidade pleural, desbridamento de fibrina e material necrosado); no quilotórax (diagnóstico, inspeção, ligadura do ducto torácico e pericardectomia); na administração de talco (pleurodese); nas rupturas de diafragma (avaliação diafragmática e reparação); nas massas pleurais, mediastinais e linfonodos (diagnóstico e biopsia); e na torção de lobo pulmonar (diagnóstico e tratamento).[14-17] As contraindicações para esse procedimento estão associadas a trauma agudo e a situações em que o paciente não puder ser submetido à anestesia geral.[16]

As possíveis complicações incluem hemorragias, pneumotórax, complicações anestésicas e trauma pulmonar. Nesses casos, pode haver necessidade de realização de toracotomia.[17]

A toracotomia é a incisão cirúrgica da parede torácica, que pode ser realizada pela incisão entre as costelas (toracotomia intercostal ou lateral) ou pela abertura do esterno (esternotomia). A escolha da técnica depende da doença principal e das estruturas que precisam ser visibilizadas. A toracotomia exploratória é utilizada somente nos casos em que a causa da efusão pleural não pode ser encontrada por meio de exames laboratoriais, exames de imagem e/ou toracoscopia.[18]

Pleurodese

É definida como a produção de adesão entre a pleura parietal e a visceral. No ser humano é o tratamento de escolha para pneumotórax espontâneo e efusão pleural neoplásica, sendo geralmente realizado por abrasão mecânica (AM) ou esclerosantes químicos. Há pouca informação quantitativa para avaliação da eficácia da pleurodese em cães, mas ela pode ser realizada para tratamento de pneumotórax em cães com a infusão de sangue total autólogo.[19]

Para muitos pacientes com completa expansão pulmonar, a pleurodese fornece um tratamento paliativo eficaz da dispneia para casos de efusão pleural decorrentes de neoplasia. Entre as medicações aprovadas para a realização desse procedimento está o talco livre de asbestos. A administração de talco intrapleural está associada a resposta inflamatória sistêmica. Febre e dor torácica são achados clínicos comuns após pleurodese com talco e podem indicar resposta inflamatória apropriada. Complicações pulmonares graves incluem pneumonite e insuficiência respiratória aguda, bem como síndrome do desconforto respiratório agudo (SDRA).[20]

Sondas torácicas

A colocação do tubo ou cateter torácico é simples, de baixo custo e promove melhor drenagem, além de ser bem tolerada pelo animal. O animal é posicionado preferencialmente em decúbito esternal. A escolha do tamanho do tubo é baseada na largura do espaço intercostal do paciente, no diâmetro do brônquio principal ou na viscosidade do fluido pleural.

O uso de cateter de Teflon® apresenta algumas vantagens, tais como ser de material rígido e, portanto, resistente à compressão, o que facilita sua recolocação quando uma torção ocorre,

e possibilitar a utilização de cateteres de diâmetros menores, mesmo com fluidos pleurais viscosos contendo fibrina.[21] Outros tipos de materiais têm sido frequentemente utilizados para os tubos torácicos que se mostram mais duráveis, mais flexíveis e que não determinam reação tecidual. Os tipos de plásticos flexíveis com um mandril para servir como guia são amplamente utilizados.

O tubo torácico deve entrar na pele por dois ou mais espaços intercostais (EIC), caudalmente ao local em que o tubo entra na cavidade torácica, a fim de minimizar o surgimento do pneumotórax, devido ao escape de ar ao redor do tubo. O local cirúrgico é preparado e uma pequena incisão é feita no terço dorsal do décimo ou do décimo primeiro EIC. O tubo é deslocado cranialmente, por meio de um túnel subcutâneo, e direcionado para dentro do espaço pleural, na altura do oitavo EIC. O tubo é avançado na direção cranioventral, paralela à parede torácica, por uma distância de 12 a 18 cm.[22]

REFERÊNCIAS BIBLIOGRÁFICAS

1. Rozanski E, Chan DL. Approach to the patient with respiratory distress. Vet Clin Small Anim Pract. 2005;35:307-17.
2. Tseng LW, Waddell LS. Approach to the patient in respiratory distress. Clin Tech Small Anim Pract. 2000;15(2):53-62.
3. Johnson EG, Wisner ER. Advances in respiratory imaging. Vet Clin Small Anim Pract. 2007;37:879-900.
4. Fossum TW. Doenças pleurais e extrapleurais. In: Ettinger SJ, Feldman EC. Tratado de Medicina Interna Veterinária. vol. 2. Rio de Janeiro: Guanabara Koogan; 2004. p. 1159-73.
5. Minihan AC, Berg J, Evans KL. Chronic diaphragmatic hernia in 34 dogs and 16 cats. J Am Anim Hosp Assoc. 2004;40(1):51-63.
6. Nelson RW, Couto CG. Testes diagnósticos para a cavidade pleural. In: Nelson RW, Couto CG. Medicina interna de pequenos animais. 3. ed. Rio de Janeiro: Elsevier; 2006. p. 311-21.
7. Hawkins EC, Fossum TW. Pleural effusion. In: Bonagura JD, Twedt DC. Kirk's current veterinary therapy XIV. St. Louis: Elsevier; 2009. p. 675-84.
8. Lisciandro GR, Lagutchik MS, Mann KA, Voges AK, Tiller Fosgate GT, Tiller EG et al. Evaluation of a thoracic focused assessment with sonography for trauma (TFAST) protocol to detect pneumothorax and concurrent thoracic injury in 145 traumatized dogs. J Vet Emerg Crit Care. 2008;18(3):258-69.
9. Larson MM. Ultrasound of the thorax (noncardiac). Vet Clin Small Anim Pract. 2009;39:733-45.
10. Miller CJ. Approach to the respiratory patient. Vet Clin Small Anim Pract. 2007;37:861-78.
11. Shaw SP. Thoracic trauma. In: Bonagura JD, Twedt DC. Kirk's current veterinary therapy XIV. St.Louis: Elsevier; 2009. p. 86-7.
12. Yoon J, Feeney DA, Cronk DE, Anderson KL, Ziegler LE. Computed tomographic evaluation of canine and feline mediastinal masses in 14 patients. Vet Radiol Ultrasound. 2004;45(6):542-6.
13. Hawkins EC. Rescuing patients in respiratory distress [abstract]. In: Proceedings of the North American Veterinary Conference (NAVC); 2006; Florida, Orlando; 2006. v. 20. p. 1297-9. Disponível em: http://www.ivis. org. Acesso em: 01 maio de 2008.
14. Kovac JR, Ludwing LL, Bergman PJ, Baer KE, Noone KE. Use of toracoscopy to determine the ethiology of pleural effusion in dogs and cats: 18 cases (1998-2001). Je Am Vet Med Assoc. 2002;221(7):990-4.
15. Monnet E. Interventional thoracoscopy in small animals. Vet Clin Small Anim Pract. 2009;39:965-75.
16. Schmiedt C. Small animal exploratory thoracoscopy. Vet Clin Small Anim Pract. 2009;39:953-64.
17. Radlinsky MG. Complications and need for conversion from thoracoscopy to thoracotomy in small animals. Vet Clin Small Anim Pract. 2009;39:977-84.
18. Fossum TW, Hedlund CS, Johnson AL, Schulz KS, Seim HB, Willard MD et al. Surgery of the lower respiratory system: lungs and thoracic wall. In: Fossum TW, Hedlund CS, Johnson AL, Schulz KS, Seim HB, Willard MD et al. Small animal surgery. 3. ed. St. Louis: Elsevier; 2007. p. 867-95.
19. Merbl Y, Kelmer E, Shipov A, Golani Y, Segev G, Yudelevitch S et al. Resolution of persistent pneumothorax by use of blood pleurodesis in a dog after surgical correction of a diaphragmatic hernia. J Am Vet Med Assoc. 2010;237(3):299-303.
20. Antevil JL, Putnam Jr. JB. Talc pleurodesis for malignant effusions is preferred over the pleurx catheter (proposition). Ann Surg Oncol. 2007;14(10):2698-9.
21. Frendin J, Obel N. Catheter drainage of pleural fluid collections and pneumothorax. J Small Anim Pract. 1997;38(6):237-42.
22. Barrs VR, Beatty JA. Feline pyothorax – new insights into an old problem: part 2. Treatment recommendations and prophylaxis. Vet J. 2009;179(2):171-8.

148
Testes Diagnósticos e Procedimentos para a Cavidade Torácica

Denise Maria Nunes Simões

ANATOMIA

O sistema respiratório é composto de pulmões e vias respiratórias, a fim de que o ar seja conduzido a locais específicos para a troca gasosa dentro dos pulmões. Apesar de o ar poder entrar pela cavidade nasal ou pela cavidade oral, somente a primeira é considerada um componente do trato respiratório. A cavidade nasal é a porção mais cranial da via respiratória e se estende das narinas até as cóanas, sendo dividida em direita e esquerda pelo septo nasal. A cavidade nasal, juntamente aos turbinados nasais, tem a função principal de aquecimento e umidificação do ar inspirado, bem como de remoção de corpos estranhos. As demais estruturas anatômicas do trato respiratório incluem nasofaringe, laringe, traqueia, brônquios ou árvore brônquica, que se bifurcam em direito e esquerdo. O brônquio principal direito dá origem aos brônquios do lobo cranial direito, do lobo acessório ou intermediário, do lobo médio e do lobo caudal direito. Enquanto isso, o brônquio principal esquerdo divide-se em dois brônquios: um dá origem às porções caudal e cranial do lobo cranial esquerdo e o outro supre o lobo caudal esquerdo. Dentro de cada lobo, o brônquio lobar divide-se em brônquios segmentares ou terciários. Esses brônquios são subdivididos e ramificados até bronquíolos, que darão origem aos ductos alveolares, aos sacos alveolares e ao alvéolo pulmonar. Esses três últimos compartimentos fazem a transferência do oxigênio do ar inspirado para os capilares alveolares e a remoção do dióxido de carbono.[1]

DEFINIÇÃO E MANIFESTAÇÕES CLÍNICAS

As doenças do parênquima pulmonar geralmente resultam em hipoxemia, devido à difusão prejudicada, ao desvio da direita para esquerda (*shunting*) e à ventilação/perfusão inadequada. As manifestações clínicas incluem respiração de boca aberta, respiração paradoxal, cianose, narinas dilatadas, tosse, engasgo, dispneia, ansiedade e posição ortopneica. Outras alterações podem incluir hemoptise, febre, taquipneia, fraqueza, depressão, anorexia, secreção nasal mucopurulenta, taquicardia e dor. O exame físico dependerá da origem do processo da doença.[2]

EXAME FÍSICO DA CAVIDADE TORÁCICA

O exame do paciente na sala de atendimento começa com a observação cuidadosa de sua respiração e de seu padrão respiratório. Após esse procedimento, faz-se a palpação torácica para definir a posição do choque de ponta, determina-se a ocorrência de qualquer ronco respiratório e avalia-se a existência de massas ou deformidades da parede torácica. O ronco é um estertor proeminente ou alto, que se origina na traqueia ou em um brônquio de calibre maior. Ele é bem audível na auscultação, mas pode ser sentido pela palpação da parede torácica como vibração palpável ou frêmito.[1]

A auscultação da cavidade torácica também deve incluir a entrada do tórax. Os sons inspiratórios aumentados podem originar-se dentro da traqueia intratorácica ou do brônquio, bem como ser referidos do trato respiratório anterior, que pode incluir faringe, laringe ou traqueia extratorácica (Figura 148.1). Quando esses sons inspiratórios aumentados são mais altos no tórax, sua origem é provavelmente intratorácica; ao passo que se eles forem menos audíveis, sua origem é extratorácica (entrada do tórax e traqueia cervical). A auscultação torácica deve ser iniciada por um exame completo do coração, bilateral, seguido do exame de todos os campos pulmonares. Nos cães, a auscultação pode ser facilitada mantendo-se a boca do animal fechada e ocluindo-se ou não uma das narinas. Os sons respiratórios em cães e gatos normais na inspiração são suaves e baixos e na expiração são ainda mais suaves e mais baixos, podendo mesmo estar ausentes. Esses são os chamados sons broncovesiculares. Os sons anormais ou adventícios são chamados "estertores", "ronco", "chiado" ou "sibilo" e podem ou não estar associados a alterações na duração e no esforço inspiratório ou expiratório.[1]

Os estertores são definidos como pequenos roncos e podem ser úmidos ou secos. Os estertores úmidos são caracterizados por sons inspiratórios graves, finos e crepitantes, geralmente mais audíveis na região peri-hilar e tipicamente encontrados em pacientes com edema pulmonar, hemorragia ou pneumonia. Esses animais apresentam algum grau de desconforto respiratório. Os estertores secos são caracterizados por crepitações inspiratórias com sons produzidos mais graves que os úmidos. São achados precoces em pacientes com doenças de vias respiratórias agudas e crônicas (p. ex., bronquite e asma) e podem ser acompanhados pelo aumento do esforço expiratório. Esses sons tendem a ser distribuídos por todos os campos pulmonares, mas sua distribuição pode variar, dependendo das condições

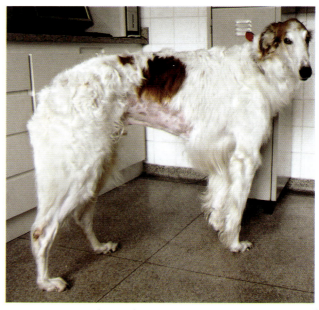

Figura 148.1 A auscultação do trato respiratório começa com o estetoscópio sobre a traqueia. O estetoscópio é posicionado para avaliar os campos pulmonares cranioventral, central e dorsal, respectivamente. (Cedida pela Faculdade de Medicina Veterinária e Zootecnia da Universidade de São Paulo.)

respiratórias. Ambos os estertores, úmidos e secos, são considerados descontínuos, enquanto o ronco e o chiado são sons contínuos. Os chiados e roncos são sons das vias respiratórias que ocorrem secundariamente ao estreitamento das vias respiratórias traqueobronquiais, geralmente em um brônquio. As alterações bronquiais responsáveis pelos sons anormais podem ser decorrentes de aumento de secreção ou outro fluido, inflamação, mudança estrutural ou compressão dinâmica da via respiratória. O ronco e o chiado são mais comumente observados durante a expiração, mas podem aparecer também na inspiração.[1]

A percussão torácica é outro meio semiológico de importante auxílio para o exame de pacientes com doenças na cavidade torácica, sendo designada para determinar a densidade, por meio de movimentos de batidas sobre a superfície do dedo ou pelo uso de um plexímetro. O exame é realizado preferencialmente com o animal em estação, em ambos os hemitóraxes, nas direções caudocranial e dorsoventral. A proposta é determinar se os sons timpânicos criados pela percussão da parede torácica são normais, aumentados ou diminuídos. As causas de alterações desses sons são efusão pleural, ruptura diafragmática, massas intratorácicas e consolidação de lobos pulmonares.[1]

DIAGNÓSTICO DIFERENCIAL

As doenças do parênquima pulmonar incluem pneumonia (p. ex., bacteriana, por aspiração), neoplasia, contusão pulmonar, edema pulmonar (cardiogênico e não cardiogênico), dirofilariose, tromboembolismo pulmonar, entre outras.[2]

MANEJO INICIAL DO PACIENTE

O manejo inicial do paciente com dispneia, devido à doença do parênquima pulmonar, inclui a suplementação com oxigênio e a manutenção do paciente em um ambiente livre de estresse. Na impossibilidade de manipulação do paciente, devido ao intenso desconforto respiratório, haverá a necessidade da realização de sedação, que poderá auxiliar no aumento da eficiência da troca gasosa, na redução da demanda de oxigênio e na diminuição da ansiedade. O tipo de terapia a ser instituída dependerá da doença de base (p. ex., no tratamento da pneumonia: broncodilatadores, nebulização, fluidoterapia, antibióticos de amplo espectro, entre outros). Em pacientes muito instáveis, que não respondem à suplementação com oxigênio e à terapia empírica, a intubação e a ventilação com pressão positiva podem ser necessárias para sobrepujar a hipoxemia, reduzir o esforço respiratório e possibilitar a realização dos testes diagnósticos.[2]

O histórico do paciente pode fornecer informações úteis sobre possíveis etiologias do desconforto respiratório e direcionar a terapia.

EXAMES DE IMAGEM E PROCEDIMENTOS

Radiografia torácica

O exame radiográfico é realizado para verificar a doença suspeitada, identificar a extensão e a localização da lesão, detectar anormalidades adicionais, avaliar o curso da doença e selecionar alternativas de exames de imagem. O adequado posicionamento do paciente, a intensidade da radiação, as projeções e o tempo de exposição são fatores importantes, os quais influenciam a qualidade da imagem e, consequentemente, o diagnóstico acurado. A radiografia é um dos mais importantes testes diagnósticos; entretanto, ela somente deve ser realizada se o animal encontrar-se estável.[2]

Os achados radiográficos apresentam variações, dependendo da doença que causa o desconforto respiratório (Quadro 148.1).

Um critério alternativo de alterações radiográficas, com base na localização das lesões, também pode ser utilizado como diagnóstico diferencial das diferentes doenças do parênquima pulmonar (Quadro 148.2).

Ultrassonografia torácica

O exame ultrassonográfico do tórax é possível de ser realizado quando os lobos pulmonares aerados normalmente tornam-se consolidados, colapsados ou deslocados pela efusão pleural ou pela massa. A ultrassonografia torácica é útil para esclarecer as seguintes anormalidades, vistas na radiografia torácica: efusão pleural (quantidade e característica), possível massa mediastinal, diferenciar massa de parede torácica de massa pulmonar, diferenciar consolidação pulmonar de massa, guiar aspiração ou biopsia de efusão pleural e massas torácicas.[5] Os dois primeiros tópicos já foram descritos nos capítulos 147, *Testes Diagnósticos e Procedimentos para a Cavidade Pleural*, e 159, *Distúrbios do Mediastino*.

Massa originada da parede torácica pode ser identificada pela ultrassonografia com base em sua localização, envolvimento de costela, forma e movimento respiratório. A aparência ultrassonográfica das massas varia de acordo com a composição do

QUADRO 148.1	Achados radiográficos torácicos de doenças que causam desconforto respiratório.[3]
Doenças do parênquima pulmonar	**Achados radiográficos**
Pneumonia	
Aspiração	Padrão intersticial a alveolar (geralmente, distribuição alveolar, mas nem sempre)
	Possivelmente, megaesôfago ou massa mediastinal, que predispõe à pneumonia por aspiração
Bacteriana	Padrão intersticial a alveolar
	Broncopneumonia (ventral), pneumonia hematógena (difusa)
Fúngica	Padrão miliar difuso ou intersticial nodular
	Linfadenopatia hilar
Parasitária	Padrão alveolar e brônquico misto
	Densidade nodular difusa (aelurostrongilose em gatos)
	Cistos preenchidos por ar e/ou pneumotórax (paragonimíase em cães e gatos)
Contusão	Padrão intersticial irregular, localizado ou alveolar
	Fratura das costelas
	Efusão pleural (hemotórax)
	Hérnia diafragmática
	Pneumotórax
Infiltrado pulmonar com eosinófilos	Padrão brônquico intenso
	Infiltrado alveolar irregular
Neoplasia pulmonar	
Primária	Nódulo pulmonar grande único
Metastática	Nódulos pulmonares pequenos e múltiplos
Linfoma	Massa mediastinal (cão e gato)
	Densidade intersticial linear
	Linfadenopatias hilar e esternal
Tromboembolismo pulmonar	Pode ser normal
	Aumento ventricular direito
	Efusão pleural
	Infiltrado alveolar irregular
	Hiperluminosidade pulmonar
	Vasos pulmonares periféricos de tamanho reduzido

QUADRO 148.2 Comparação dos padrões pulmonares tradicionais e localização para determinar o diagnóstico diferencial.[4]

Diagnóstico diferencial	Padrão tradicional			Localização				
	Alveolar	Brônquico	Intersticial	Cranioventral	Caudodorsal	Difuso	Multifocal	Focal
Pneumonia	x	x	x	x				
Hemorragia	x		x	x	x	x		
Infarto	x		x					x
Neoplasia primária	x	x	x				x	x
Neoplasia metastática			x			x	x	x
Atelectasia	x		x	x	x	x		
Edema cardiogênico	x	x	x		x	x		
Edema não cardiogênico	x	x	x		x	x		
Fibrose		x	x			x		
Abscesso			x				x	x
Granuloma			x				x	x

tecido (p. ex., sólida ou cavitária). As massas pulmonares são diferenciadas das massas da parede torácica pelo movimento sincrônico com a respiração e o deslizamento destas contra a parede torácica.

A consolidação pulmonar está tipicamente associada à doença inflamatória (p. ex., pneumonia), ao edema pulmonar e à hemorragia grave. O colapso de um lobo pulmonar ocorre secundariamente a grande quantidade de efusão pleural, obstrução brônquica, decúbito lateral prolongado ou torção de lobo pulmonar. As áreas de consolidação ou colapso pulmonares são diferenciadas das massas pulmonares por forma, delineamento da borda e características de ecotextura.

Tomografia computadorizada torácica

A tomografia computadorizada (TC) da região torácica é indicada quando anormalidades são vistas ou suspeitadas nas imagens radiográficas e informações adicionais são necessárias sobre a extensão e a exata localização da lesão. Algumas das alterações de parênquima pulmonar, em que a TC pode ser de grande auxílio, são massas pulmonares, infiltração de parênquima, doença de vias respiratórias, suspeita de torção de lobo pulmonar, bolha pulmonar e avaliação da vasculatura pulmonar.

Broncoscopia

A broncoscopia é uma ferramenta diagnóstica útil para a avaliação de doenças respiratórias agudas ou crônicas de cães e gatos e, ocasionalmente, para o tratamento.[6,7] A broncoscopia possibilita ao clínico visualmente avaliar o lúmen e a parede da traqueia, a carina, o brônquio principal (direito e esquerdo) e uma extensão variável dos brônquios segmentares secundários e terciários (Figura 148.2). Ela também possibilita a coleta de amostras de tecido (biopsia) e fluido (lavagem broncoalveolar) para análise citológica e cultura, bem como a recuperação de corpos estranhos aspirados. No Quadro 148.3 estão representadas as diversas indicações para a realização da broncoscopia.[7]

Os pacientes considerados de alto risco para a realização da broncoscopia são aqueles com insuficiência cardíaca ou arritmias instáveis ou aqueles com insuficiência respiratória associada a hipoxemia moderada a grave. A hemorragia pode ser uma complicação após a realização da biopsia e os animais imunocomprometidos podem ter maior risco de infecção após

o procedimento. Os animais obesos e aqueles com doença pulmonar extensa ou grave podem piorar após o procedimento, devido à hipoventilação, ao colapso de vias respiratórias menores ou ao acúmulo de secreções.[6]

É necessária a anestesia geral para a realização da broncoscopia e o animal é posicionado em decúbito esternal com a cabeça ligeiramente elevada. A intubação do animal deve ser feita com sonda orotraqueal estéril e de diâmetro que permita a passagem da fibra flexível do endoscópio.

É muito importante que a ventilação e a oxigenação do paciente sejam realizadas adequadamente, o que requer períodos de pausa no procedimento.

Lavado transtraqueal

O lavado transtraqueal (LTT) é um método diagnóstico utilizado em pacientes que apresentam tosse ou desconforto respiratório decorrente de doenças das vias respiratórias ou do parênquima pulmonar. O LTT é recomendado para cães de médio e grande porte que sejam cooperativos e dóceis. O animal permanece acordado durante o procedimento e fica contido em decúbito esternal, com a cabeça discretamente inclinada para cima. Realizam-se tricotomia e antissepsia da região e aplica-se anestesia local para a introdução do cateter. O volume de fluido infundido é proporcional ao tamanho do paciente (5 a 20 mℓ de solução salina a 0,9%, estéril). Após a infusão da solução, o animal começa a tossir; caso isso não ocorra, recomenda-se estimular a tosse por tapotagem. Recupera-se o líquido infundido para o exame citológico e de cultura. As complicações desse procedimento são raras, mas incluem laceração traqueal, enfisema subcutâneo e pneumomediastino.[9,10]

Lavado orotraqueal

O lavado orotraqueal (LOT) é uma técnica diagnóstica que requer um curto período de anestesia geral para propiciar a intubação. Essa técnica também pode ser chamada "lavado broncoalveolar não broncoscópico".

Utiliza-se uma sonda endotraqueal estéril, deixando o animal em decúbito esternal ou lateral (o lado mais gravemente afetado para baixo). Uma sonda estéril é inserida por dentro do tubo orotraqueal e é acoplada a uma seringa preenchida com solução fisiológica a 0,9%, estéril. O animal deve ser oxigenado

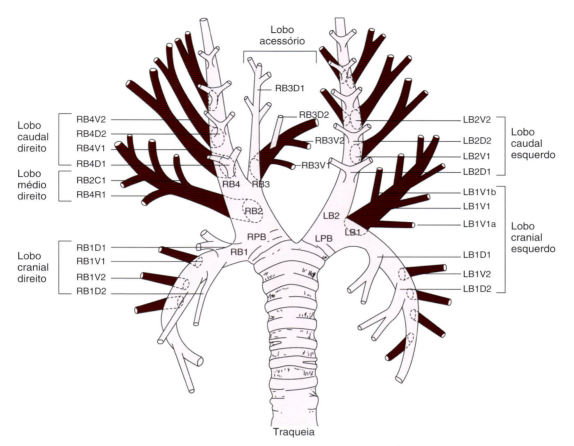

Figura 148.2 Anatomia broncoscópica do cão.[8]

QUADRO 148.3	Indicações da broncoscopia.[6,7]
Tosse	Fístula broncoesofágica
Corpo estranho	Constrição
Trauma traqueal	Inalação de fumaça
Colapso traqueal ou brônquico	Obter lavado para cultura microbiológica
Bronquite crônica	Lavado broncoalveolar
Infiltrados pulmonares	Biopsia transbrônquica do tecido pulmonar
Pneumonia recorrente	Aspiração de linfonodo transbrônquico
Hemoptise	Chiados ou estridor
Neoplasia	Torção de lobo pulmonar
Discinesia ciliar	Aspiração de conteúdo gástrico ou substâncias tóxicas
Avaliação e colocação de *stent*	

por pelo menos 10 minutos antes de iniciar o procedimento, o qual deve ser interrompido a cada nova infusão de fluido para novamente ser oxigenado. No cão, o volume total de fluido infundido é de aproximadamente 50 a 75 mℓ, sendo 25 mℓ de solução salina em cada infusão. No gato, utiliza-se o volume de 5 mℓ/kg para cada infusão, em um total de três instilações. Imediatamente após a infusão do fluido é feita a sucção com a mesma seringa. Após o término da lavagem, administra-se oxigênio 100% no tubo orotraqueal.[11]

As desvantagens dessa técnica incluem inabilidade do paciente em tossir e possibilidade de contaminação orofaringiana no momento da intubação (existência da *Simonsiella* sp.).[10]

Lavado broncoalveolar

O lavado broncoalveolar (LBA) é um procedimento diagnóstico para coleta de amostras de células e material dos alvéolos e de vias respiratórias menores. As amostras podem ser obtidas de uma região anatômica específica, com o auxílio do endoscópio; portanto, este procedimento é indicado na investigação de doenças localizadas ou em ocasiões em que outras técnicas de coletas broncoscópicas seriam úteis. O LBA é indicado para pacientes que não apresentam desconforto respiratório com doença pulmonar envolvendo vias respiratórias menores, alvéolos ou interstício. Ele não deve ser realizado em animais cujo desconforto respiratório persista, apesar da suplementação de oxigênio.[11]

O LBA é tipicamente realizado após exame visual, mas antes de qualquer procedimento de coleta de material, por escova ou biopsia, a fim de evitar a alteração de resultados pela ocorrência de hemorragia iatrogênica.[10,11] Recomenda-se realizar a pré-oxigenação do animal com oxigênio 100% por vários minutos antes da realização do LBA.

O sucesso da coleta de amostras de fluido requer a infusão de um volume adequado de fluido. Para cães com peso menor que oito quilogramas e para todos os gatos, recomenda-se utilizar quatro infusões de 10 mℓ de solução salina a 0,9%, estéril, por local de interesse. Outros autores sugerem utilizar um volume total de 15 a 75 mℓ por cão, dividido em duas ou mais alíquotas.[10]

Um volume suficiente de LBA pode ser recuperado para a realização de vários tipos de análises. As análises de rotina na clínica veterinária consistem em citologia, cultura bacteriana e, algumas vezes, cultura fúngica ou de micoplasma. Uma grande variabilidade ocorre entre cães e gatos saudáveis com referência à contagem de células do fluido do LBA (Quadro 148.4). Os indícios de que a amostra apresenta qualidade excelente são a espuma que há no topo do fluido e o volume de fluido recuperado superior a 50% do volume instilado. Após o término da lavagem, administra-se oxigênio 100% no tubo orotraqueal.[11]

A ventilação com pressão positiva suave utilizando o ambu pode facilitar a abertura dos alvéolos colapsados. Observa-se o paciente após a descontinuação da suplementação de oxigênio e, se palidez das mucosas for verificada, reinstitui-se a administração de oxigênio. Se o animal apresentar mucosas róseas pode-se descontinuar a suplementação. É normal auscultar crepitações por até 24 horas após o LBA. Evidências radiográficas de fluido e atelectasia devem se resolver dentro de 2 dias.[11]

Aspirado por agulha fina

O aspirado por agulha fina (AAF) é uma técnica extremamente útil, que é facilmente realizada na clínica veterinária. Ela fornece amostras para análise citológica e cultura microbiológica, sendo uma ferramenta valiosa no diagnóstico de muitas doenças intratorácicas. Ela geralmente é utilizada para obter amostras de massas mediastinais e de parede torácica, mas pode também ser indicada para massas e nódulos pulmonares e doenças difusas do interstício pulmonar.[12]

O AAF pode ser realizado com o auxílio da ultrassonografia, que favorece a localização precisa da agulha e identifica e evita as estruturas vasculares, por fluoroscopia, por tomografia ou às cegas. Em todas as técnicas, o animal deve ser posicionado em decúbito esternal. No caso da técnica às cegas, a agulha (25 a 27 G) deve ser introduzida entre o sétimo e o nono espaço intercostal. Fazem-se movimentos de vaivém várias vezes antes da sucção gentil, que é aplicada com uma seringa.[13]

As contraindicações mais importantes para a realização do AAF são coagulopatias (principalmente trombocitopenias ou trombocitopatias), função pulmonar comprometida gravemente, hipertensão pulmonar e bolhas pulmonares.[12]

As limitações da citopatologia do AAF incluem recuperação celular insuficiente, devido ao tamanho pequeno da amostra; pouca ou mínima esfoliação de certos tipos celulares; necrose ou falha na obtenção de amostra representativa. Outra limitação é sua inabilidade de fornecer informação sobre mudanças na arquitetura, incluindo bronquiectasia, enfisema, fibrose ou lesões vasculares.[13]

Avaliação citológica

A interpretação das amostras obtidas pelos diferentes procedimentos diagnósticos discutidos anteriormente varia significativamente, dependendo da maneira específica da sua coleta e do nível que o pulmão está sendo amostrado. A categorização dos achados citológicos pode auxiliar o clínico a limitar as etiologias potenciais para os distúrbios pulmonares. Recomenda-se transportar as amostras de fluido no gelo e realizar a citocentrifugação dentro de 30 a 60 minutos para obter ótimos resultados. A coloração Wright-Giemsa é a técnica de escolha para a avaliação das amostras do trato respiratório.[14]

Os achados citológicos normais do LTT e LET são células epiteliais, neutrófilos, eosinófilos, linfócitos ou macrófagos e muco. A descrição citológica deve incluir a celularidade estimada,

a contagem diferencial e a descrição morfológica das células encontradas. O tipo celular predominante é o neutrófilo, mas, em gatos normais, pode-se encontrar acima de 25% de eosinófilos. Algumas bactérias podem ser encontradas, mas bactérias intracelulares, especialmente de uma população monomórfica, e elementos fúngicos devem ser levados em consideração. As células neoplásicas são de particular importância, mas deve-se ter cuidado na diferenciação entre os agrupamentos de células epiteliais hiperplásicas *versus* metaplasia escamosa e neoplasia verdadeira.[10]

A citologia do LBA difere das anteriores, pois a amostra de células é proveniente de segmentos mais profundos do trato respiratório. A porcentagem e a morfologia celular são geralmente consideradas mais importantes. O macrófago alveolar é a célula mais comumente encontrada (> 70%). O surfactante é um achado normal nas amostras do LBA e determina um aspecto espumoso ao fluido. Diagnósticos possíveis pelo LBA incluem infecções por bactérias, fungos, vírus, parasitas e protozoários, inflamação não infecciosa, linfoma e carcinoma.[10]

Hemogasometria arterial

A análise da função pulmonar requer uma amostra de sangue arterial, que irá auxiliar na diferenciação entre hipoventilação e outras causas de hipoxemia, determinar a necessidade de suplementação com oxigênio e monitorar a resposta ao tratamento.[3,15] A hemogasometria é a medida das pressões parciais de dióxido de carbono (PCO_2) e oxigênio (PO_2) no sangue. A PCO_2 e a PO_2, no sangue arterial, definem a ventilação alveolar por minuto e a habilidade dos pulmões para oxigenar o sangue, respectivamente.[16]

As amostras de sangue arterial para análise são coletadas da artéria femoral, embora a artéria podal dorsal possa ser usada em cães de porte grande. Os valores normais para PO_2 e PCO_2 em cães e gatos respirando em uma sala variam de 90 a 100 e 35 a 45 mmHg, respectivamente.[3]

O termo hipoxemia refere-se à diminuição da PO_2 (< 60 mmHg), enquanto hipoxia refere-se à redução geral na distribuição de oxigênio quer por hipoxemia ou por diminuição do débito cardíaco. Todos os animais com PO_2 abaixo de 60 mmHg devem receber suplementação com oxigênio.[3]

Existem cinco causas comuns de hipoxemia: hipoventilação, diminuição da fração de oxigênio inspirado (FiO_2), difusão prejudicada, ventilação-perfusão inadequada (V:Q) e desvio pulmonar (*shunt*) da direita para a esquerda. A hipoventilação é a hipoxemia devido ao aumento da PCO_2 e, em geral, se resolve com a ventilação, assim como a hipoxemia causada por baixa FiO_2. A difusão prejudicada nos animais pode ser causada por doença intersticial difusa, enfisema grave ou vasculite. A suplementação de oxigênio pode auxiliar, quando associada ao tratamento da doença primária. V:Q inadequada implica que a ventilação e a perfusão dos alvéolos não estão proporcionais. Aumento na ventilação sem apropriada perfusão resulta em V:Q > 1, encontrada no tromboembolismo pulmonar e no enfisema grave. Diminuída ventilação para os alvéolos ainda perfundidos resulta em V:Q < 1, encontrada em casos de edema, pneumonia e contusões pulmonares. A suplementação com oxigênio pode melhorar, dependendo da gravidade da V:Q inadequada. No desvio pulmonar (*shunt*) da direita para a esquerda, V:Q se aproxima do zero e há pouca ou nenhuma ventilação em áreas do pulmão com adequada perfusão. As causas comuns desse quadro são edema pulmonar grave, consolidação pulmonar devido a pneumonia, atelectasia e defeitos cardíacos congênitos (p. ex., defeito septal ventricular grave).[15]

QUADRO 148.4	Tipos de células do lavado broncoalveolar por broncoscopia de cães e gatos saudáveis.	
Células	Lavado broncoalveolar (cão) Média ± DP	Lavado broncoalveolar (gato) Média ± EP
CCNT ($\mu\ell$)	200 ± 86	337 ± 194
Macrófagos (%)	70 ± 11	78 ± 15
Neutrófilos (%)	5 ± 5	5 ± 5
Eosinófilos (%)	6 ± 5	16 ± 14
Linfócitos (%)	7 ± 5	0 ± 1

CCNT: contagem de células nucleadas totais; DP: desvio padrão; EP: erro padrão.

Acidose respiratória

O evento primário na acidose respiratória é o aumento na $PaCO_2$ (hipercapnia). As causas comuns desse processo são doenças pulmonares (aguda ou crônica), doenças neurológicas, fármacos (agentes anestésicos, opioides), doenças neuromusculares e doença pleural. A terapia para pacientes com acidose respiratória geralmente é a ventilação mecânica.[15]

Alcalose respiratória

O evento primário na alcalose respiratória é a diminuição na PCO_2 (hipocapnia). As causas comuns desse evento são doenças pulmonares e estimulação direta do centro respiratório (intermação, sepse, doenças do sistema nervoso central). A terapia está diretamente relacionada com a principal, pois não há terapia eficaz.

Oximetria de pulso

A oximetria de pulso é um método não invasivo que estima a porcentagem de oxigenação da hemoglobina (SpO_2) e a frequência cardíaca. É utilizada para avaliar e monitorar pacientes com desconforto respiratório e determinar a necessidade de suplementação com oxigênio. Os valores de Spo_2 devem ser mantidos entre 92 e 96% durante a suplementação de oxigênio, a fim de prevenir a hipoxemia. O oxímetro pode ser colocado, na clínica de pequenos animais, na língua ou na região de mucosas, tais como labial, vaginal e prepucial, na orelha e na cauda.[3,17]

REFERÊNCIAS BIBLIOGRÁFICAS

1. Harpster NK. Physical examination of respiratory tract. In: King LG. Textbook of respiratory disease in dogs and cats. St. Louis: Elsevier; 2004. p. 67-72.
2. Lee JA, Drobatz KJ. Respiratory distress and cyanosis in dogs. In: King LG. Textbook of respiratory disease in dogs and cats. St. Louis: Elsevier; 2004. p. 1-12.
3. Forrester SD, Moon ML, Jacobson JD. Diagnostic evaluation of dogs and cats with respiratory distress. Comp Cont Educ Pract Vet. 2001;23(1): 56-69.
4. Nykamp SG, Scrivani PV, Dykes NL. Radiographic signs of pulmonary disease: an alternative approach. Comp Cont Educ Pract Vet. 2002;24(1):25-35.
5. Saunders MH, Keith D. Thoracic imaging. In: King LG. Textbook of respiratory disease in dogs and cats. St. Louis: Elsevier; 2004. p. 72-93.
6. Rha JY, Mahony O. Bronchoscopy in small animal medicine: indications, instrumentation, and techniques. Clin Tech Small Anim Pract. 1999;14(4):207-12.
7. Kuehn NF, Hess RS. Bronchoscopy. In: King LG. Textbook of respiratory disease in dogs and cats. St. Louis: Elsevier; 2004. p. 112-8.
8. Amis TC, McKiernan BC. Systematic identification of endobronchial anatomy during broncoscopy in the dog. Am J Vet Research. 1986;47(12): 26-55.
9. Nelson RW, Couto CG. Diagnostic tests for the lower respiratrory tract. In: Nelson RW, Couto CG. Small animal internal medicine. St. Louis: Elsevier; 2009. p. 252-84.
10. Creevy KE. Airway evaluation and flexible endoscopic procedures in dogs and cats: laryngoscopy, transtracheal wash, tracheobronchoscopy, and bronchoalveolar lavage. Vet Clin Small Anim. 2009;39(5):869-80.
11. Hawkins EC. Bronchoalveolar lavage. In: King LG. Textbook of respiratory disease in dogs and cats. St. Louis: Elsevier; 2004. p. 118-28.
12. Cole SG. Fine needle aspirates. In: King LG. Textbook of respiratory disease in dogs and cats. St. Louis: Elsevier; 2004. p. 135-7.
13. DeBerry JD, Norris CR, Samii VF, Griffey SM, Almy FS. Correlation between fine-needle aspiration cytopathology and histopathology of the lung in dogs and cats. J Am Anim Hosp Assoc. 2002;38:327-36.
14. McCullough S, Brinson J. Collection and interpretation of respiratory cytology. Clin Tech Small Anim Pract. 1999;14(4):220-6.
15. Day TK. Blood gas analysis. Vet Clin Small Anim. 2002;32:1031-48.
16. Haskins SC. Interpretation of blood gas measurements. In: King LG. Textbook of respiratory disease in dogs and cats. St. Louis: Elsevier; 2004. p. 181-93.
17. Hendrics JC. Pulse oximetry. In: King LG. Textbook of respiratory disease in dogs and cats. St. Louis: Elsevier; 2004. p. 193-7.

149
Doenças em Cavidade Nasal e Seios Paranasais

Fernanda de Assis Bueno Auler • João Pedro de Andrade Neto • Franz Naoki Yoshitoshi

ANATOMIA E FISIOLOGIA

O nariz é considerado a porção rostral do trato respiratório anterior, constituído por: parte externa do nariz, ossos, cartilagens móveis e cavidades nasais.[1] A cavidade nasal é estreita e alongada, sendo seu comprimento relativo ao tipo de conformação craniana (braquicefálica, mesaticefálica ou dolicocefálica).[2] A cavidade nasal divide-se longitudinalmente na linha mediana em dois lados simétricos pelo septo nasal, que é constituído rostralmente por cartilagem e caudalmente por osso, tendo como limite anterior o orifício nasal, estendendo-se até o meato nasofaríngeo.[3,4] O septo nasal cartilaginoso se estende rostralmente da placa perpendicular do etmoide aos ossos incisivos, e a parte óssea da placa perpendicular do etmoide ao vômer.[2] As cavidades nasais são ocupadas por conchas que se projetam da parede lateral e aproximam-se ao septo nasal,[2] constituídas por cartilagem e estruturas finamente ossificadas, recobertas por mucosa e divididas em: concha dorsal, concha ventral e concha etmoidal.[3] As conchas ventrais estão localizadas rostralmente e podem ser denominadas "maxiloturbinados", as conchas dorsais menores são conhecidas como "nasoturbinados dorsais" e as conchas etmoidais como "etmoturbinados".[3,4] Os meatos nasais caracterizam câmaras longitudinais, formadas pelo espaço entre as conchas nasais,[2,3] e dividem-se em meato nasal comum ventral, médio e dorsal, sendo o ventral maior que os outros dois, do qual se estende até o meato nasofaríngeo, penetrando na nasofaringe através das cóanas.[2] A placa cribriforme é a porção fenestrada do osso etmoide, a qual separa a cavidade nasal da craniana e apresenta, em sua composição, fibras do nervo olfatório.[4] Os seios paranasais são estruturas ocas da cavidade nasal que se conectam às passagens respiratórias e são descritos como parte do sistema respiratório, sendo constituídos por: recesso maxilar e seios frontal e esfenoidal.[5] Os seios frontais, por serem maiores, são as estruturas com significado clínico nos casos de sinusites, podendo estar relacionados apenas com drenagem deficiente ou extensão da lesão por toxina fúngica ou formação tumoral.[4,5] As cavidades nasais são amplamente circundadas e protegidas por ossos, que incluem: osso frontal, maxila, ossos nasais, ossos incisivos, vômer e ossos palatinos.[2,4]

Além da olfação, a cavidade nasal tem a importante função de modificar o ar inspirado antes que este se apresente às vias respiratórias posteriores. O ar é aquecido, passando sobre mucosa muito vascularizada, umidificado pela vaporização das lágrimas e pela secreção nasal serosa e limpo pelo contato com a secreção de numerosas glândulas mucosas dispersas.[6] As conchas nasais (um sistema turbinado), ricamente providas de nervos e vasos sanguíneos, servem para aumentar a área de superfície das passagens nasais. Essa grande área é importante para filtração, umidificação e aquecimento do ar inspirado.[7] Uma área olfatória especializada é localizada na região das conchas nasais ventrais e dos etmoturbinados. Neuroepitélio especializado dá origem aos nervos olfatórios (nervo craniano I), os quais transmitem informações olfatórias ao encéfalo por meio da placa cribriforme. A proximidade da cavidade nasal caudal e da placa cribriforme do encéfalo faz com que seja necessária extrema cautela na realização de lavagens nasais, biopsias ou cirurgia.[7] A cavidade nasal é revestida por um epitélio pseudocolunar ciliado, o qual contém abundantes glândulas serosa e mucosa. Mucosa de revestimento, situada no epitélio ciliado, serve para prender poeira, pólen e bactérias que impactam nela. Essas secreções são normalmente levadas pela ação ciliar à nasofaringe e, então, engolidas.[7] A estimulação do sistema nervoso simpático da cavidade nasal diminui a secreção nasal e causa alargamento da passagem nasal, diminuindo a resistência respiratória, enquanto a estimulação do sistema parassimpático tem o efeito oposto, aumentando a secreção nasal e causando vasodilatação, que reduz a passagem nasal, aumentando a resistência respiratória.[1]

Respiração ofegante é o principal método de termorregulação em pequenos animais expostos a calor ou exercício. Com a substituição rápida de ar úmido sobre as superfícies de evaporação, as passagens nasais e a boca com ar seco e fresco, a respiração ofegante aumenta a perda de evaporação de calor. Durante essa respiração ofegante, as capacidades mecânicas do sistema respiratório são dedicadas ao fluxo de ar eficiente através das vias respiratórias anteriores para maximizar o resfriamento evaporativo. A perda evaporativa é reforçada por aumento simultâneo no fluxo sanguíneo lingual e nasal (até sete vezes). Secreções das glândulas nasais laterais aumentam em até 40 vezes, sendo sugerido que o papel dessas glândulas seja análogo ao das glândulas sudoríparas em humanos.[8] Geração adicional de calor pelo trabalho muscular é evitada pela respiração ofegante mediante movimento rítmico que se aproxima da frequência de ressonância do sistema respiratório, visto que as propriedades elásticas dos pulmões e do tórax permitem a expansão e a contração a esse ritmo com um mínimo de trabalho externo.[8]

HISTÓRICO DO PACIENTE E MANIFESTAÇÕES CLÍNICAS

Devido à dificuldade diagnóstica conclusiva de afecções nasais e em seios paranasais apenas com exame físico e anamnese, podem ser insuficientes, sendo indicados exames complementares, exames de imagem e rinoscopia nos pacientes com manifestações clínicas compatíveis com doenças nasais e/ou sinonasais, apresentados de maneira aguda, crônica ou sem resposta ao tratamento.[5,9] Algumas vezes, o quadro clínico apresentado pode ser pouco específico, sendo acompanhado de mal-estar, letargia, perda de apetite e perda de peso. Pode ser relevante determinar se as manifestações clínicas apresentadas são referentes à doença nasal primária com envolvimento sistêmico ou se são referentes à doença nasal secundária.[9] Hemograma completo, perfis bioquímicos, coagulograma ou teste de coagulação, aferição de pressão, dosagem de hormônios tireoidianos, testes alérgicos, pesquisa sorológica para fungos e pesquisa de hemoparasitose são exames complementares que podem ser realizados sem a necessidade de anestesia, auxiliando na exclusão de outras afecções.[10] Durante a anamnese, deve-se avaliar a evolução e a progressão da doença, os lados envolvidos, se há ou não secreção nasal e o seu tipo, e a ocorrência de epistaxe, dor, incômodo nasal e o quadro respiratório.[9] Ao exame físico, deve-se observar se há secreção nasal, crostas, lesões epiteliais e despigmentação. Caso o animal permita, deve ser realizada inspeção da cavidade oral, que pode direcionar o diagnóstico clínico ou até mesmo presumir se a doença nasal é secundária a periodontite.[1,4,9]

A anestesia geral é necessária na maioria dos exames radiográficos, na tomografia de cabeça e na rinoscopia. Por isso, indica-se a realização prévia de exames pré-anestésicos, como hemograma completo, perfil bioquímico e avaliação cardiológica. Testes de coagulação, reação cruzada e possível transfusão sanguínea devem ser considerados, devido à capacidade de invasão do método do exame, principalmente no caso de rinoscopia e biopsia, sendo provável algum grau de hemorragia.[4]

EXAMES DE IMAGEM

Exames de imagem da cavidade nasal e dos seios paranasais são métodos diagnósticos úteis na avaliação de pacientes com sinais de doença nasal, sendo o objetivo permitir visibilizar a ocorrência de lise óssea, efeito de massa e extensão da lesão.[4,11,12] O exame radiográfico simples de cabeça é o primeiro a ser indicado nesses casos, por ser de fácil acesso, baixo custo e, algumas vezes, sem a necessidade de anestesia. No entanto, a visibilização de lesões por meio do exame radiográfico pode ser imprecisa devido à sobreposição de estruturas, o que dificulta a interpretação diagnóstica, a avaliação da extensão e o envolvimento de estruturas relacionadas com a afecção presente.[4,11] A tomografia computadorizada de cabeça e a ressonância magnética apresentam vantagens em relação à radiografia convencional, pois permitem, por meio de cortes transversais, avaliar detalhadamente a cavidade nasal, os seios paranasais e as estruturas anatômicas envolvidas com melhor definição que a radiografia.[4,11,13-15] A tomografia computadorizada apresenta como vantagem a detecção de lises ósseas, enquanto a ressonância magnética fornece informações mais detalhadas das estruturas de tecido mole. Além disso, a obtenção das imagens no exame tomográfico é muito mais rápida, diminuindo o tempo de anestesia dos pacientes.[16] Com relação aos tumores nasais, a ressonância magnética fornece melhores mensurações bidimensionais e estimativa do volume tumoral, com maior identificação de realce meningeano quando comparada à tomografia computadorizada.[17]

Rinoscopia e sinoscopia

A utilização da rinoscopia contribui imensamente para o diagnóstico e, em alguns casos, como alternativa terapêutica nas afecções nasais dos animais domésticos. Antes do emprego da rinoscopia, extensas cirurgias exploratórias em cavidades nasais e seios paranasais eram realizadas com o intuito de concluir o diagnóstico. Apesar de o acesso e a exposição das cavidades nasais ser maior por meio de rinotomia cirúrgica, esse procedimento também pode ser limitado, além de ter maior morbidade e mortalidade associadas ao acesso cirúrgico, principalmente quando comparada à rinoscopia.[18] A endoscopia do trato respiratório anterior é indicada em todos os casos com quadros clínicos de início agudo ou crônico, em que não se permite diagnosticar apenas por meio do exame físico, de imagem e naqueles pacientes que não respondem ao tratamento empírico.[19,20] A rinoscopia é realizada após todos os exames laboratoriais e geralmente os de imagem, sendo indicada com o intuito de confirmar o diagnóstico.[9] Duas técnicas são aplicadas para realizar a rinoscopia em pequenos animais. A primeira seria pelo acesso rostral à cavidade nasal, denominada "rinoscopia anterior", que permite visibilização e inspeção de septo nasal, dos meatos nasais dorsal, médio e ventral, e das conchas nasais dorsal e ventral, e dos etmoturbinados (Figuras 149.1 e 149.2). A segunda técnica é realizada por meio da retroflexão do endoscópio flexível, que permite a visibilização direta da nasofaringe, e denomina-se rinoscopia posterior ou nasofaringoscopia (Figura 149.3).[4,21] O tamanho do paciente pode influenciar na avaliação da nasofaringe pela rinoscopia anterior.[9] Portanto, realizam-se as duas técnicas para um exame mais completo. Durante o procedimento de rinoscopia, devem ser

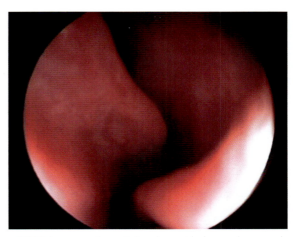

Figura 149.1 Imagem rinoscópica de cavidade nasal esquerda normal de cão, em que são visibilizados conchas nasais de maxiloturbinados e meatos nasais comuns dorsal, médio e ventral.

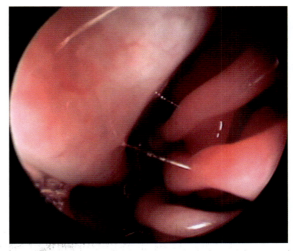

Figura 149.2 Imagem rinoscópica de cavidade nasal esquerda de cão, em que são visibilizados edema e secreção mucoide em conchas nasais de etmoturbinados e meatos nasais comuns dorsal, médio e ventral.

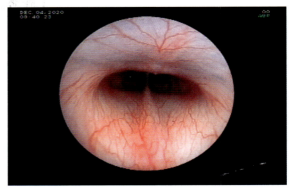

Figura 149.3 Imagem endoscópica de nasofaringe normal de cão, visibilizada por rinoscopia posterior.

avaliados a ocorrência e o tipo de secreção, a presença de inflamação na mucosa das conchas nasais, a ocorrência de pólipos, proliferações teciduais, corpos estranhos,[21,22] placas fúngicas e alterações anatômicas significativas, bem como verificar se há envolvimento uni ou bilateral.[1,9] Além de ser uma excelente ferramenta diagnóstica, a rinoscopia é um procedimento seguro e minimamente invasivo,[4,18,20,23] que possibilita a remoção de corpos estranhos, pólipos, proliferações teciduais pequenas, além de coleta de material para citologia e exame histopatológico sob orientação visual.[1,4,18] A rinoscopia pode ser realizada por meio de endoscópio de fibra óptica rígida ou flexível. No entanto, o tamanho do animal e a dimensão da cavidade nasal podem impor algumas limitações ao exame, sendo necessário utilizar mais de um tipo de equipamento.[19] Em cães de médio e grande porte, a acessibilidade é maior. Independentemente do tamanho do paciente ou do uso do equipamento, a rinoscopia não permite a visibilização de toda a extensão da cavidade nasal, mas grande parte dela pode ser avaliada. Sua desvantagem é não trazer informações precisas quanto à extensão da lesão. Outra limitação é quanto à ocorrência de secreção mucopurulenta espessa ou sanguinolenta, que pode prejudicar o exame. Como desvantagem, tem-se o custo elevado para aquisição e manutenção dos equipamentos.[4,9] O acesso ao seio frontal mediante rinoscopia, normalmente, somente é possível na ausência de etmoturbinados ou alterações anatômicas que facilitem o acesso a essa região. A realização de sinoscopia comumente é feita por meio de acesso invasivo, necessitando de acesso percutâneo e trepanação de 3 a 5 mm de diâmetro no seio frontal envolvido.[1,4,9,18]

PRINCIPAIS DOENÇAS NASAIS E PARANASAIS

As manifestações clínicas das afecções nasais são muito semelhantes, independentemente do tipo de doença. São caracterizadas por:

- Secreção nasal anormal de aspecto mucoide, mucopurulento e/ou sanguinolento, que pode ser uni ou bilateral
- Esternutações
- Episódios de epistaxe
- Distrição respiratória
- Tosse
- Halitose
- Deformação facial
- Lesões em plano nasal.

Alguns autores classificam as doenças nasais e paranasais de acordo com suas causas, que podem ser primárias ou secundárias. São consideradas causas de afecção primária: alergias, infecções causadas por bactérias ou fungos e neoplasias. Consideram-se causas secundárias: trauma, corpo estranho, parasitas e afecções periodontais.[4]

Espirros frequentemente precedem o início do corrimento nasal eminente. A gravidade e a frequência dos espirros podem diminuir com o tempo, ao passo que o corrimento nasal frequentemente piora em gravidade e ocorrem mudanças nas suas características.[24]

Rinites

Rinite alérgica

Rinite alérgica (imunomediada) é uma condição incomum em cães[7] e gatos.[25] A rinite alérgica é geralmente considerada uma resposta à hipersensibilidade nasal e dos seios nasais aos antígenos presentes no ar.[25] As causas alérgicas são pouco específicas e geralmente são associadas a pacientes que apresentam doença nasal crônica. São também relacionadas como causa

de rinite inflamatória.[26] Em humanos é de ocorrência comum, associada à produção sazonal de pólen.[7] Reações de hipersensibilidade imediata secundária a anticorpos IgE medeiam os sintomas da rinite alérgica e da conjuntivite. A rinite alérgica humana difere da rinite alérgica em cães, porque a maioria dos pacientes humanos apresenta reação de hipersensibilidade tipo 1 e eosinofilia tecidual. Eosinófilos são incomuns em cães.[7] Em felinos, a doença pulmonar alérgica (asma brônquica) é comumente reconhecida, mas há pouca evidência da existência de rinite alérgica descrita na literatura veterinária nessa espécie. Mesmo sabendo que a asma felina é caracterizada por aumento de resposta das vias respiratórias posteriores a vários estímulos antigênicos, sua manifestação é tipicamente de doença do trato respiratório posterior mais do que envolvimento das vias respiratórias anteriores ou nasais.[27] Vem sendo considerada doença, porém, ainda pouco estabelecida.[26]

Secreções nasais mucopurulentas, geralmente bilaterais, esternutações e até episódios de epistaxe estão entre as principais manifestações clínicas.[26] Cães e gatos com rinite alérgica apresentam espirros e/ou secreção nasal serosa ou mucopurulenta. Os sinais podem ser agudos ou crônicos. Esses sinais podem piorar em certas épocas do ano ou em condições como contato com fumaça de cigarro, após introdução de marca nova de areia sanitária para gatos, novos perfumes, agentes de limpeza, móveis ou tecidos na casa.[25]

Remover o alergênio causador do ambiente do animal ou da dieta é o tratamento ideal para a rinite alérgica. Se isso não for possível, utilizam-se corticosteroides ou anti-histamínicos para a melhora do quadro clínico.[28] Entre os anti-histamínicos, tem-se a clorfeniramina, que pode ser administrada oralmente, na dose de 4 a 8 mg/cão, 2 ou 3 vezes/dia, ou 2 mg/gato, 2 ou 3 vezes/dia. O anti-histamínico de segunda geração cetirizina pode ter mais sucesso em gatos.[25] Os glicocorticoides são utilizados se os anti-histamínicos não forem efetivos (prednisona, 0,25 mg/kg, 2 vezes/dia, até resolução dos sintomas).[25]

O prognóstico para cães e gatos com rinite alérgica é excelente se o alergênio puder ser eliminado. Caso contrário, o prognóstico para o controle é bom, mas a cura é improvável.[25]

Rinite viral

Em cães, o vírus da cinomose canina (VCC), que é um *Paramyxovirus*, é o vírus mais abundante no exsudato respiratório de pacientes infectados.[7] Durante infecção natural, o VCC se espalha via aerossolização e colonização do epitélio das vias respiratórias anteriores. Ele se multiplica em macrófagos e tecido linfoide regional.[7] Após 14 dias pós-infecção, cães com títulos adequados de anticorpos eliminam o vírus e não mostram nenhum sintoma da doença. Em cães com estado imunológico deficitário, ocorre propagação viral a numerosos tecidos, incluindo pele e epitélio dos sistemas gastrintestinais, respiratório e urogenital. Inicialmente, os sintomas da doença respiratória anterior são evidentes e manifestados por corrimento oculonasal.[7] A gravidade do curso clínico depende da idade do animal no momento da infecção, padrão de patogenicidade para diferentes cepas virais e resposta imune. Infecção do sistema respiratório posterior resulta em pneumonia, que pode não ser clinicamente evidente. Sintomas neurológicos podem desenvolver-se em 1 a 3 semanas após recuperação dos sinais sistêmicos ou até meses mais tarde.[29]

O diagnóstico definitivo do VCC depende da detecção do antígeno viral ou ácido nucleico em amostras *ante mortem* ou *post mortem*, isolamento viral e sorologia. Testes de reação em cadeia da polimerase com transcriptase reversa (RT-PCR) são altamente sensíveis e específicos para a detecção do VCC em casos clínicos; testes sorológicos, no entanto, podem ser falso-negativos em cães[26] que não apresentam resposta imune, devido aos efeitos imunossupressores causados pela infecção do VCC.[29] O tratamento de infecções das vias respiratórias anteriores associadas ao VCC é principalmente de suporte. Os olhos e as narinas deverão estar livres das secreções. Quando houver suspeita de infecção bacteriana secundária, tratamentos com antibióticos de amplo espectro são indicados. Boas escolhas iniciais incluem ampicilina (11 a 20 mg/kg, por via intravenosa (IV) ou oral (VO), 3 vezes/dia) e cloranfenicol (15 a 20 mg/kg, VO, 3 a 4 vezes/dia). Se ocorrer progressão dos sintomas em outros sistemas que não sejam respiratórios, estes deverão ser tratados com medidas de suporte apropriadas, como fluidoterapia, antieméticos etc.[7]

Calicivírus felino (CVF) e herpes-vírus felino (HVF), também denominado "vírus da rinotraqueíte felina", são as duas principais causas da infecção da doença das vias respiratórias anteriores em gatos.[30] Atualmente, mais de 90% das infecções das vias respiratórias anteriores felinas são causadas por esses dois vírus.[27] Em geral, a doença é mais comumente vista em gatos agrupados (gatis ou criatórios), particularmente em gatos filhotes assim que perdem seus anticorpos maternos.[30] O modo de transmissão desses dois vírus é por contato direto entre os gatos. Os gatos tornam-se infectados mediante contato com outros gatos com infecção ativa ou portadores e fômites. Gatos jovens, estressados ou imunossuprimidos são mais suscetíveis.[25] Embora esses dois vírus sejam eliminados em secreções ocular, nasal e faringiana por várias semanas após a infecção, a transmissão via secreção é mínima. Por causa de seu pequeno volume corrente (tidal), gatos não produzem aerossóis efetivos, alcançando pequenas distâncias.[27]

CVF é um RNA-vírus pertencente à família Caliciviridae. Os gatos podem ser infectados com esse vírus pelas vias conjuntivais, oral e nasal.[30] Esse vírus se replica principalmente nos tecidos respiratórios e orais, embora algumas cepas possam ter predileção por pulmões e outras tenham sido encontradas dentro de macrófagos nas membranas sinoviais das articulações. A característica patológica mais insistente da infecção pelo CVF é a ulceração oral.[30]

HVF é um DNA-vírus, membro da família Herpesviridae. Esse vírus primariamente tem como alvo um número de tecidos além das vias respiratórias anteriores, incluindo palato mole, tonsilas, conjuntivas e, algumas vezes, traqueia. Embora rara, viremia tem sido relatada e doença generalizada pode ser vista, particularmente em filhotes de gatos ou indivíduos imunossuprimidos.[30] A maior incidência da infecção por HVF e mortalidade está em filhotes entre 6 e 12 semanas. Esse é o período em que os anticorpos colostrais de procedência materna estão diminuindo abaixo dos níveis de proteção.[27]

Reação inflamatória intensa dos turbinados resulta em necrose e ulceração da mucosa. Em gatos jovens em crescimento há reação osteolítica grave com reabsorção do osso turbinado. Corrimento oculonasal resulta em produção excessiva de muco, exsudação de fibrina, supuração e eliminação de debris necróticos. Invasão bacteriana secundária à área necrosada é comum.[27] O HVF pode também causar úlcera de córnea, abortamento e morte neonatal.[25] Infecção por HVF causa doença conjuntival e respiratória anterior mais consistente e grave do que o CVF, particularmente em animais suscetíveis mais jovens.[30]

O diagnóstico normalmente é realizado com base em histórico e achados do exame físico. Testes específicos incluem teste de imunofluorescência, procedimentos de isolamento do vírus, reação em cadeia da polimerase (PCR) e titulação de anticorpos séricos.[25]

Na maioria dos gatos, essas doenças são autolimitantes e o tratamento dos gatos com sinais agudos inclui cuidados de suporte apropriados. A hidratação e as necessidades nutricionais devem ser providas quando necessário. Muco seco e exsudato de face e narinas devem ser limpos.[25] Vacinação contra essas duas viroses diminuíram a morbidade e a mortalidade, mas não eliminaram essas doenças. Elas protegem os gatos em desenvolvimento de doença grave, mas não de infecção.[28] Vacina contra CVF protege o gato, mas há subtipos do vírus contra os quais a vacina não proporciona nenhuma proteção.[1] Com relação ao HVF, deve-se lembrar que não existe nenhuma vacina que possa proteger contra a infecção por herpes-vírus virulento e que esse vírus poderá se tornar latente e ser reativado durante períodos de estresse intenso, causando sintomas em gatos vacinados.[28]

A antibioticoterapia para tratamento de infecção secundária é indicada em gatos com sintomas mais graves. O antibiótico inicial de escolha é a ampicilina (22 mg/kg, 3 vezes/dia) ou a amoxicilina (22 mg/kg, 2 a 4 vezes/dia), porque são mais eficazes, estão associadas a poucas reações adversas e podem ser administradas em filhotes.[25]

Rinite bacteriana

Infecção bacteriana primária em cavidade nasal é rara em cães e gatos,[7,27] porém infecções secundárias são comuns.[7] Rinite bacteriana aguda causada por *Bordetella bronchiseptica* ocorre ocasionalmente em gatos e raramente em cães. É possível que *Mycoplasma* possa agir como patógeno nasal primário.[25] Rinite bacteriana é mais frequentemente uma complicação secundária de rinite viral, parasitária ou fúngica; trauma; corpo estranho nasal; aspiração nasal de comida ou líquidos; neoplasia; doença dentária; fístula oronasal; ou broncopneumonia bacteriana.[7] As bactérias que habitam a cavidade nasal em animais saudáveis têm crescimento rápido quando a doença altera as defesas normais da mucosa.[25] Em cães, infecção bacteriana primária específica ocorre dentro de narinas (geralmente unilateral) e parte rostral adjacente da cavidade nasal.[1] O trato respiratório anterior de gatos saudáveis é normalmente povoado com microbiota bacteriana significativa, incluindo *Streptococcus* sp., *Staphylococcus* sp., *Bacillus* sp. e vários coliformes e anaeróbios. Cultura de lavado broncoalveolar obtida de gatos saudáveis normais confirma que os brônquios principais em gatos não são estéreis, embora a concentração de bactérias seja baixa.[27]

Sintomas são indistinguíveis dos sintomas de outras causas de rinite. Esses sintomas são espirros, respiração fungosa e corrimento mucopurulento. Dependendo do problema de base, o corrimento nasal pode ser uni ou bilateral.[7]

Uma vez que a rinite bacteriana é incomum no cão e no gato, uma investigação completa deverá ser realizada para determinar a causa de base. Isso inclui exame oral completo para descartar se há fístulas oronasais, fenda palatina ou doença dentária significativa, bem como exame citológico e cultura do exsudato, radiografias nasais, exame rinoscópico das cavidades nasais e biopsia.[7] Rinoscopia revela inflamação nas narinas e caudalmente às lesões, enquanto a mucosa da concha e a cavidade nasal estarão normais.[1] As culturas bacterianas de *swabs* ou biopsias de mucosas nasais coletadas na parte posterior da cavidade nasal podem ser realizadas. A cultura bacteriana indica o crescimento de bactérias da microbiota nasal, incluindo *Staphylococcus, Streptococcus, Escherichia coli, Proteus, Pasteurella, Corynebacterium, Bordetella* e *Pseudomonas*.[26] O crescimento de muitas colônias de uma ou duas espécies de organismos pode representar infecção importante. O crescimento de muitos organismos diferentes ou pequeno número de colônias provavelmente representa a microbiota normal. Se a suspeita for *Mycoplasma* sp., deve-se colocar as amostras em meio de transporte apropriado para cultura em que serão usados métodos específicos de isolamento.[25]

O tratamento consiste na utilização sistemática de antibióticos de amplo espectro ou na utilização de soluções oftálmicas com vitamina A aplicadas várias vezes ao dia para evitar a formação de crostas dolorosas.[1] A antibioticoterapia é eficaz, havendo algumas bactérias, como *Chamydophila* sp., *Mycoplasma* sp. ou *Bartonella* sp., as quais também podem estar presentes na patogênese da rinite linfoplasmocitária.[1,4,9,26] Administração sistêmica de antibióticos (ampicilina, 11 a 20 mg/kg, IV ou VO, 3 vezes/dia; penicilina G 22.000 UI/kg, IV ou intramuscular (IM), 4 vezes/dia) é efetiva contra infecções causadas por *Streptococcus*, *E. coli* e *Pasteurela*. Cefalosporinas de primeira geração também podem ser efetivas.[7] Outros antibióticos utilizados são trimetoprima-sulfadiazina (15 mg/kg, 2 vezes/dia), cloranfenicol (50 mg/kg, 4 vezes/dia, para cães; 10 a 15 mg/kg, 2 vezes/dia, para gatos) ou clindamicina (5,5 a 11 mg/kg, 2 vezes/dia). Doxiciclina (5 a 10 mg/kg, 2 vezes/dia, seguida de *bolus* de água) ou cloranfenicol são normalmente eficazes contra *Bordetella* sp. e *Mycoplasma* sp.[25] A azitromicina (5 a 10 mg/kg, 1 vez/dia, por 3 dias e, então, a cada 72 horas) pode ser prescrita para gatos difíceis de serem medicados.[25] Os antibióticos são utilizados durante 1 semana. Se uma resposta benéfica for observada, o fármaco é continuado por um mínimo de 4 a 6 semanas.[25] Terapia de suporte é também importante no manejo bem-sucedido de casos de rinite bacteriana. As narinas deverão ser limpas externamente. Hidratação sistêmica adequada e bom suporte nutricional são importantes. Nebulização (20 minutos, 4 vezes/dia) pode auxiliar na mobilização de secreções e no alívio das passagens nasais obstruídas; descongestionantes nasais (fenilefrina, oximetazolina) têm demonstrado melhora no fluxo de ar, aumentando a drenagem e diminuindo a produção de secreções, mediante seu efeito adrenérgico, que promove vasoconstrição.[7]

Rinite fúngica

Infecção fúngica é causa comum de doença nasal no cão e no gato.[31] Aspergilose sinonasal é comum em cães,[32] ao passo que em gatos a criptococose é mais comum.[10] *Aspergillus* e *Penicillium* são organismos micóticos saprofíticos que são onipresentes no ambiente.[33] O *Aspergillus* spp. é o principal agente envolvido nos casos de rinite fúngica,[8] enquanto a penicilose nasal é rara.[7] A colonização do fungo nas passagens nasais ocorre seguida da inalação de esporos do ambiente[31] ou associada à existência de corpo estranho nasal, afecções nasais preexistentes, trauma ou imunossupressão.[10] Comumente, essa afecção se inicia na cavidade nasal e se estende para os seios frontais, tornando-se afecção sinonasal decorrente da endotoxina produzida pelo fungo, responsável, também, pela necrose e pela destruição dos turbinados e etmoturbinados, sendo o *A. fumigatus* a espécie mais comum.[34] *A. niger, A. nidulans* e *A. flavus* também têm sido encontrados nessa localização.[31] Esse tipo de afecção não é raro nos cães e as manifestações clínicas são secreção nasal profusa serosa a hemorrágica, uni ou bilateral, com períodos alternados de epistaxe, crostas e ulceração nas narinas acompanhada ou não de despigmentação.[1,10,34,35] Criptococose causada por *Cryptococcus neoformans* é a infecção micótica sistêmica mais comum em gatos, mas rara em cães. Estudos recentes sugerem que algumas cepas do organismo possam preferencialmente localizar-se na cavidade nasal, independentemente da porta de entrada.[31] O *Cryptococcus neoformans* é um fungo saprofítico com distribuição mundial. Acredita-se que a infecção nasal ocorra por inalação de pequenos organismos de leveduras do meio ambiente. Ocorre, principalmente, em gatos acometidos por doenças virais, como vírus da leucemia felina (FeLV) e vírus da imunodeficiência dos felinos (FIV), ou imunocomprometidos, com manifestações clínicas como secreção nasal, dificuldade respiratória alta, esternutações e episódios de epistaxe.[10] Alguns animais exibem dor nasal, friccionando ou passando a pata na face.[31]

Os cães afetados com aspergilose nasal têm idade variada entre 6 meses e 15 anos; contudo, a maioria ocorre em cães jovens ou de meia-idade (1 a 7 anos).[1] A doença é incomum em cães com menos de 1 ano.[33] Aspergilose e penicilose nasal têm sido diagnosticadas em muitas raças diferentes. Cães de raças dolicocefálicas e mesocefálicas são mais suscetíveis à infecção, enquanto raças braquicefálicas são raramente afetadas.[7] Golden Retriever e Pastor-Alemão apresentam maior prevalência. Machos parecem ter um risco maior que fêmeas. Há poucos relatos de aspergilose nasal em gatos.[31] Em gatos, a criptococose ocorre em animais com idade entre 1 e 13 anos, com média de 5,2 anos. Não há predisposição sexual ou racial nessa espécie.[31]

As manifestações clínicas nas infecções fúngicas são associadas a lesões em cavidade nasal e seios nasais, como espirros e corrimento nasal mucopurulento, piossanguinolento ou hemorrágico, que são mais evidentes. O corrimento nasal pode iniciar-se unilateralmente e se torna bilateral no decorrer da doença.[31] A sintomatologia clínica da aspergilose sinonasal comumente é caracterizada por corrimento nasal mucopurulento abundante, epistaxe, dor e despigmentação do plano nasal abaixo da narina onde escorre a secreção, da qual é um sinal característico.[1] Infecções fúngicas, principalmente nos casos de criptococose, induzem à formação de proliferações granulomatosas que obstruem a passagem aérea no interior da cavidade nasal de gatos (Figura 149.4), que podem ser confundidas com neoplasia e levam à dificuldade ao respirar acompanhada de estridores respiratórios. No cão, essa formação é mais comum em plano nasal, acompanhada de linfadenopatia regional. Destruição e deformação da cavidade nasal ocorrem com infecções fúngicas crônicas, principalmente na aspergilose. A dor secundária ao envolvimento periostal está presente em alguns pacientes afetados.[31] Exoftalmia ou dor na abertura bucal sugere extensão da infecção atrás da órbita.[31] Sinais de envolvimento do SNC são pouco comuns, mas podem ocorrer se a infecção violar a placa cribriforme ou passar por via hematogênica;[31] nesses casos de doença avançada, podem ocorrer meningite fúngica e convulsões. Hiporexia, ulceração e despigmentação nasal, estertor, estridor ou respiração com a boca aberta também poderão ser notados.[36] A sintomatologia clínica da aspergilose sinonasal geralmente é caracterizada por corrimento nasal mucopurulento abundante, epistaxe, dor e

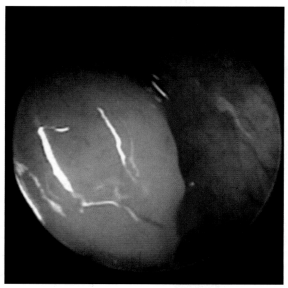

Figura 149.4 Imagem rinoscópica de cavidade nasal direita de gato, em que é visibilizada proliferação tecidual, diagnosticada posteriormente, por meio de exame histopatológico, como criptococose.

despigmentação do plano nasal abaixo da narina onde escorre a secreção, o que é um sinal característico.[1] Apatia e depressão são comuns quando o seio frontal estiver envolvido.[1] Estudos hematológicos de rotina e perfil bioquímico são geralmente normais em pacientes com rinite fúngica, embora alguns pacientes apresentem eosinofilia e linfopenia.[31] Estudos de imagem devem preceder a rinoscopia devido à coleta de biopsia, que pode resultar em hemorragia, podendo modificar imagens de lesões sutis em obscuras, resultando em áreas focais de aumento de opacidade.[32] O exame radiográfico deve ser realizado com o paciente anestesiado, a fim de se obter posicionamento correto.[31,32] Deve-se incluir várias projeções, incluindo com a boca aberta.[31] Os achados radiográficos típicos de aspergilose nasal canina têm sido definidos como perda da arquitetura dos turbinados, em especial rostralmente, e espessamento do osso nasal. Envolvimento do osso frontal é variável e é frequentemente identificado como densidade de tecidos moles dentro dos seios fontais.[37] Se disponíveis, tomografia computadorizada e ressonância magnética fornecem requintadamente definição detalhada das estruturas e lesões intranasais.[31] Imagens de ressonância magnética de cães apresentando aspergilose sinonasal mostram destruição de turbinados com hiperintensidade em imagens T1WI.[38] Até agora, o melhor método para diagnosticar aspergilose sinonasal é a visibilização direta das placas fúngicas por rinoscopia ou sinoscopia (Figura 149.5). Curetagem das placas na cavidade nasal no momento da rinoscopia pode ser realizada.[31] Elementos fúngicos no exame citológico ou histopatológico por meio de biopsia da mucosa nasal ou sinusal conclui o diagnóstico.[32] Culturas microbiológicas deverão ser interpretadas com cautela, porque alguns fungos patogênicos podem ser isolados de animais normais ou animais com outras doenças e porque infecções bacterianas secundárias podem mascarar a ocorrência ou acompanhar a doença fúngica.[31] Aproximadamente 40% de cães normais têm cultura positiva tanto para *Aspergillus* sp. quanto para *Penicillium* sp.[7]

A terapia de aspergilose sinonasal é tópica ou sistêmica.[31] O tratamento oral sistêmico com agentes antifúngicos não é invasivo, mas requer administração prolongada por sua eficiência ser de fraca a moderada. Esse modo de tratamento é mais caro, e os efeitos colaterais, como hepatotoxicidade, anorexia ou vômitos, são comumente descritos.[32] O tratamento tópico é geralmente realizado com enilconazol ou clotrimazol e parece ser mais efetivo quando comparado ao sistêmico.[31] No entanto, para a realização desse procedimento, deve-se ter certeza de que a placa cribriforme esteja intacta. Esse tratamento pode ser realizado de maneira invasiva e não invasiva. No procedimento invasivo, com o animal anestesiado, são posicionados cateteres colocados por acesso cirúrgico, ou seja, por uma abertura pequena próxima aos seios frontais ou por trepanação clássica.[31] Esses cateteres ficam fixos para que o proprietário realize a medicação em casa. Quando se utiliza o procedimento menos invasivo, também é necessária a anestesia geral. Nesse procedimento realiza-se lavagem instilando solução de clotrimazol a 1%, em que se faz a administração da medicação por meio de sondas do tipo Foley posicionadas em ambas as cavidades nasais e na nasofaringe.[30] Primeiro, deve-se introduzir a sonda Foley número 24 (pode variar de acordo com o tamanho do paciente) com o animal em decúbito lateral, pela cavidade oral, e posicioná-la caudalmente ao palato duro. Posteriormente, o balão da sonda é inflado com solução fisiológica, com o objetivo de ocluir a passagem de medicamento para dentro da cavidade oral. Deve-se sempre proteger o local com gazes e tampões para que a medicação não seja aspirada ou deglutida quando o paciente despertar da anestesia. É aconselhável palpar e sentir a porção insuflada da sonda pelo palato mole, para ter certeza de que seu posicionamento esteja correto. Seguindo com o reposicionamento do animal em decúbito dorsal, são posicionadas as demais sondas (geralmente número 12) nas cavidades nasais direita e esquerda, insuflando os balões para que fiquem fixas (Figura 149.6). Cerca de, 50 mℓ da solução medicamentosa são instilados nas sondas das cavidades nasais e, para não refluir o medicamento, faz-se apreensão com pinças hemostáticas, ocluindo o lúmen da sonda. O paciente deve permanecer nesse mesmo decúbito por cerca de 1 hora. Após esse período, modifica-se o decúbito em lateral direito, lateral esquerdo, esternal e, novamente, em dorsal, posicionando a cabeça angulada em aproximadamente 90°, para a saída do excesso da medicação. O paciente permanece em cada decúbito por aproximadamente 15 minutos. Para finalizar o procedimento, faz-se lavagem pelas sondas das cavidades nasais com solução fisiológica, as quais são removidas, e o animal permanece em decúbito esternal com a cabeça inclinada ventralmente. Esse procedimento é bem tolerado, mas pode ser necessário mais de uma vez, principalmente se o paciente ainda mantiver o quadro clínico ou se na rinoscopia, realizada como controle, em cerca de até 30 dias, ainda estiverem presentes placas fúngicas. Quando se faz a opção pela colocação de tubos fixos, a administração da medicação deve ser realizada 2 vezes/dia, durante 2 semanas, o que é suficiente.[1] Enilconazol (10 mg/kg) é diluído com igual volume de água imediatamente antes do uso.

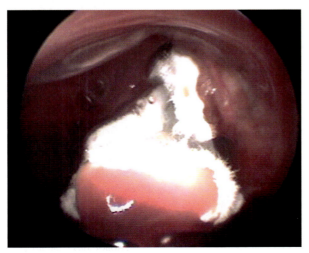

Figura 149.5 Imagem rinoscópica de cavidade nasal direita de cão após destruição de conchas; placas fúngicas em topografia de seio frontal.

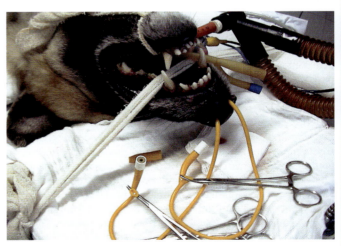

Figura 149.6 Cão em decúbito dorsal durante tratamento para aspergilose nasal utilizando lavagem com clotrimazol a 1%.

A dose é dividida igualmente e instilada em cada lado da cavidade nasal, 2 vezes/dia, durante 7 a 10 dias.[31] A cabeça do animal deverá ser posicionada para baixo durante a aplicação do medicamento, a fim de melhorar a distribuição do fármaco na cavidade nasal.[31] Complicações comuns da aplicação tópica incluem remoção prematura dos cateteres, necessitando de nova anestesia para recolocação destes, enfisema subcutâneo pós-operatório transitório, inapetência e ptialismo após a administração do antifúngico.[36]

Tratamentos sistêmicos para aspergilose nasal com uso de fluconazol ou itraconazol têm sido descritos, mas os resultados não são tão satisfatórios quanto os do tratamento tópico. Entretanto, se houver lesões na placa cribriforme ou adjacências do seio frontal, o risco de o tratamento tópico alcançar a órbita ou o encéfalo é grande, e, nesses casos, o tratamento sistêmico é preferido.[1] Tratamento sistêmico com tiabendazol (10 mg/kg, VO, 2 vezes/dia) ou cetoconazol (5 a 10 mg/kg, VO, 2 vezes/dia), por 6 a 8 semanas, tem mostrado cura clínica em aproximadamente 50% dos casos. Itraconazol tem sido utilizado com bons resultados em humanos e cães que apresentam aspergilose.[31] Itraconazol (10 mg/kg, VO, 1 vez/dia) e fluconazol (2,5 mg/kg, VO, 2 vezes/dia) apresentam eficácia em torno de 70% dos pacientes tratados.[32]

Se ocorrer criptococose nasal, cetoconazol, itraconazol ou fluconazol deverão ser administrados durante 8 semanas.[1] Tratamento com cetoconazol (10 mg/kg, VO, 1 a 2 vezes/dia) parece ser altamente eficaz no tratamento da criptococose nasal em gatos. Itraconazol (10 mg/kg, VO, 1 vez/dia) e fluconazol também têm sido utilizados com base em estudos clínicos e experimentais em humanos, gatos e animais de laboratório.[31] Gatos respondem favoravelmente à terapia com fluconazol (50 mg/gato, VO, 2 vezes/dia). A duração do tratamento pode variar de 2 a 6,5 meses.[36] Se houver comprometimento do sistema nervoso central (SNC), prefere-se o fluconazol, pela propriedade de penetração excelente no sistema nervoso.[31] Em gatos com doença renal, pode-se substituir o fluconazol pelo itraconazol (média de 13,8 mg/kg/dia, por um período aproximado de 8,5 meses).[36]

Rinite inflamatória

Rinite crônica idiopática, também denominada "rinite linfocítica plasmocítica", é caracterizada por infiltrados inflamatórios vistos nas biopsias das mucosas nasais.[25] Geralmente, observam-se no exame citológico ou histopatológico infiltrados linfoplasmocitários na mucosa nasal,[39] embora não seja incomum encontrar inflamação predominantemente neutrofílica.[25] Suspeita-se de rinite inflamatória em casos crônicos de rinite, sendo a exposição a alergênios e substâncias irritativas uma de suas principais causas. A patogênese da rinite linfoplasmocitária é desconhecida, embora tenha sido descrita como doença imunomediada.[39] É provável que seja uma resposta estereotipada crônica a múltiplos fatores precipitantes.[24] Aeroalergênios inalados e irritantes provavelmente desempenham um papel primário no desenvolvimento da doença.[24] A condição tende a afetar cães dolicocefálicos e mesaticefálicos de grande porte, jovens e de meia-idade, embora Dachshund e Whippet sejam frequentemente afetados.[24] A secreção nasal mucoide crônica ou mucopurulenta é o sinal clínico mais comum e é tipicamente bilateral.[25] Em um estudo abrangendo 37 cães com rinite linfoplasmocítica, 76% eram cães de grande porte e a média de idade foi de 8 anos (1,5 a 14 anos); o corrimento nasal foi unilateral em 42% dos casos, enquanto o corrimento nasal bilateral foi de 58%. Biopsia bilateral desses animais revelou alterações inflamatórias unilaterais em apenas quatro cães (11%), enquanto os demais apresentaram comprometimento bilateral.[40]

Pelo exame radiográfico, nem sempre alterações são visibilizadas. Entretanto, podem estar presentes alterações como aumento de opacidade uni ou bilateral dentro das passagens aéreas. Os seios paranasais podem ou não estar envolvidos. Os achados tomográficos são tipicamente brandos, embora casos variem em gravidade e lateralidade. Eles podem incluir processo não destrutivo bilateral com espessamento da mucosa mínimo ou marcante e acúmulo de fluido nasal. Ocasionalmente poderá ocorrer envolvimento dos seios frontais com alterações mínimas a moderadas.[37]

O tratamento é extremamente frustrante, raramente alcançando a cura. Corticosteroides sistêmicos ou tópicos são raramente efetivos no controle dos sintomas e, na realidade, podem piorá-los. Recomendam-se doses imunossupressoras com prednisolona. Uma resposta positiva é esperada em 2 semanas, reduzindo-se a dose para a menor dose eficaz. Se não houver resposta à terapia inicial, outros fármacos imunossupressores, como azatioprina, podem ser adicionados ao regime inicial de tratamento.[25] Administração de antibióticos com imunomoduladores eficazes combinados com agentes anti-inflamatórios não esteroides pode ser útil em alguns cães. Entre eles, tem-se a doxiciclina (3 a 5 mg/kg, VO, 2 vezes/dia) ou azitromicina (5 mg/kg, VO, 1 vez/dia), em combinação com piroxicam (0,3 mg/kg, VO, 1 vez/dia).[24] Outros tratamentos descritos incluem o uso de anti-histamínicos ou itraconazol.[25]

Rinite parasitária

A rinite parasitária é rara no cão e é comumente associada ao ácaro nasal Pneumonyssoides caninum ou ao nematoide nasal Capillaria boehmi.[4,41] Em gatos, há relatos de infestação por larvas de Cuterebra simulans.[42] O Pneumonyssoides caninum é um pequeno ácaro branco de aproximadamente 1 mm,[25] que habita cavidade nasal, nasofaringe e seios frontais.[43] Esse parasita é comum em cães da Noruega e da Suécia. Tem sido descrito em cães nos EUA, na Austrália, no Irã e na Grécia; desse modo, suspeita-se de distribuição global.[1] A maioria das infestações é clinicamente silenciosa, mas alguns cães podem apresentar sintomas moderados a graves.[35] Uma característica clínica é a ocorrência de espirros, normalmente violentos. Agitação da cabeça, bater com as patas no focinho, secreção nasal crônica e epistaxe também podem ocorrer.[25] Outro sintoma relatado é a perda da olfação.[43] A visão do ácaro pela rinoscopia conclui o diagnóstico.[4,41] Além da rinoscopia, pode-se realizar lavagem nasal retrógrada; normalmente, os ácaros se encontram nos seios frontais e na cavidade nasal caudal.[25] Para o tratamento contra o ácaro, utiliza-se a milbemicina oxima (0,5 a 1 mg/kg, VO, 7 a 10 dias;[1] 0,5 a 1 mg/kg, 1 vez/semana, por 3 semanas)[43] ou a ivermectina (0,2 mg/kg, por via subcutânea (SC), de 3 em 3 semanas),[1] mas não é seguro para certas raças,[25] como o Collie.[43] Outra possibilidade terapêutica é a utilização de selamectina, na dose de 6 a 24 mg/kg, a cada 2 semanas, topicamente, por 3 tratamentos, que tem mostrado ser efetiva, mas alopecia pode se desenvolver em doses maiores.[43]

A capilariose nasal é causada por um nematódeo, Capillaria boehmi, um parasita algumas vezes encontrado em traqueia e brônquios de humanos e animais.[1] O verme adulto é pequeno, fino e branco e vive na mucosa da cavidade nasal e dos seios frontais de cães. Os adultos põem ovos que são deglutidos e passados nas fezes.[25] Os sintomas da capilariose nasal são espirros e secreção nasal mucopurulenta, com ou sem hemorragia.[25] Capillaria boehmi pode ser diagnosticada pela identificação de nematódeos adultos ou ovos no lavado nasal, ovos em exame fecal e por amostras de biopsia nasal.[7] Tratamento da capilariose é realizado com fembendazol (50 mg/kg, VO, 1 vez/dia, por 10 dias,[7] ou 25 a 50 mg/kg, 2 vezes/dia, durante 7 a 10 dias)[25] ou ivermectina (0,2 mg/kg, SC, em dose única).[25] Deve-se realizar exames fecais repetidos, além da resolução dos sintomas, para considerar o tratamento bem-sucedido.[25]

Contudo, reinfecção poderá ocorrer, provavelmente como resultado de um ambiente contaminado.[7] Por causa da dificuldade de diagnóstico, acredita-se que o uso empírico da ivermectina seja recomendado no tratamento de rinite crônica, quando outras causas comuns estiverem descartadas.[7] Qualquer cão em contato direto com o animal acometido também deve ser tratado.[25]

Rinite secundária a afecção dentária

A descrição da incidência de rinite crônica secundária a doença dentária em pequenos animais é bastante variável, de rara até muito comum. Essa discrepância é provavelmente devida à falta de consciência da prevalência e das manifestações diferentes da doença dentária até recentemente.[44]

A doença nasal secundária a afecção dental pode levar à produção de secreção nasal uni ou bilateral, com aspecto mucoso, mucopurulento ou purulento.[1] A iniciação e a progressão da doença periodontal em humanos e cães, principalmente, resultam de depósitos dentários brandos, com colonização de grande número de bactérias na junção do dente e da gengiva.[44] Dois tipos de doença periodontal são reconhecidos: gengivite, que é uma inflamação reversível da gengiva sem perda de osso ao redor do dente; e periodontite, que é uma inflamação mais profunda, resultando em danos permanentes aos tecidos periodontais (gengiva, cemento, ligamento periodontal e osso alveolar).[44] Doenças periodontais não tratadas podem progredir em bolsas periodontais profundas, as quais podem invadir a cavidade nasal ou o seio maxilar, causando fístula oronasal (comunicação com a cavidade nasal) ou oroantral (comunicação com o seio maxilar) e rinite crônica secundária.[44] A infecção e a inflamação originam-se do abscesso periapical ou de gengivite grave, associados à erosão óssea do maxilar ou dos dentes pré-maxilares. Os dentes comumente envolvidos são canino superior, quarto pré-molar superior e primeiro molar superior, devido ao tamanho e à conformação de suas raízes. O envolvimento dental pode estar relacionado com toda a cavidade oral superior. A doença periodontal grave pode levar à reabsorção óssea, fístula pela maxila, permitindo a passagem de material infectado para o interior da cavidade alveolar até a cavidade nasal.[1] A incidência de rinite secundária a doença dentária vem decrescendo com o aumento dos cuidados, higiene e tratamentos bucais periódicos que vêm ocorrendo em pequenos animais.[7]

Pólipos nasofaríngeos

Pólipos nasofaríngeos são proliferações focais da mucosa, as quais não são neoplásicas, mas inflamatórias, consistindo em uma extremidade arredondada ligada por uma haste.[1] Essas formações benignas ocorrem mais frequentemente em filhotes e gatos jovens[25] e raramente em cães.[1] A maioria dos acometimentos ocorre em gatos jovens, indicando possível etiologia congênita.[45] Essas massas não neoplásicas nascem na tuba auditiva ou na orelha média de gatos e crescem para dentro da nasofaringe ou do canal auditivo externo, ou ambos.[45] Raramente são encontradas nos seios nasais.[1] Podem se estender para dentro do canal auditivo externo, da orelha média, da faringe e da cavidade nasal e ser uni ou bilaterais.[45]

Os pólipos nasofaríngeos são crescimentos polipoides rosados, que normalmente surgem de um broto.[25] Infecção bacteriana causa hipertrofia focal da mucosa, levando à formação desses pólipos, que consistem em acúmulos focais de edema e proliferação de tecido conjuntivo da submucosa, com infiltrado inflamatório variável de eosinófilos, plasmócitos e linfócitos.[1]

Eles são compostos de tecidos de granulação cobertos por uma camada epitelial colunar ciliada ou escamosa estratificada, as quais estão frequentemente ulceradas.[43] As causas de pólipos inflamatórios em gatos são desconhecidas. Tem sido proposto que eles resultam de defeitos congênitos ou doença da orelha média inflamatória crônica, provavelmente causada por infecção das vias respiratórias anteriores.[43]

Achados do histórico estão dependentes da direção do crescimento do pólipo.[43] Os sintomas podem ser nasais, óticos ou ambos.[45] Sintomas de pólipos nasais são rinite obstrutiva com dispneia, perda da olfação, corrimento nasal após espirros[1] e estertor respiratório.[25] Crescimento de pólipo dentro da nasofaringe obstrui o fluxo normal de ar da nasofaringe à laringe. A drenagem fisiológica de secreções respiratórias é também interrompida se a massa se tornar grande o suficiente.[45] Gatos com pólipo nasofaríngeo podem ter histórico de respiração ruidosa e difícil, corrimento nasal, disfagia, pouco ganho de peso ou perda de peso. Ocasionalmente, animais muito afetados podem apresentar síncopes.[43] Dispneia inspiratória é o principal efeito dessa obstrução.[1] Inicialmente, nenhum corrimento nasal ocorre, mas após longo intervalo inflamação secundária pode causar rinite.[1] Rinite serosa se desenvolve, a qual pode resultar no desenvolvimento de rinite mucopurulenta. Massa na nasofaringe torna a deglutição desconfortável para os animais afetados.[42] Sintomas óticos incluem sinais de otite externa ou otite média/interna, como inclinação da cabeça, nistagmo ou síndrome de Horner.[25]

O diagnóstico de pólipos nasais é feito por rinoscopia.[1] O pólipo é visto como massa avermelhada na cavidade nasal. A biopsia revela-o como de tecido inflamatório.[28] A avaliação completa de gatos com pólipos também inclui nasofaringoscopia, exame otoscópico profundo e radiografia ou tomografia computadorizada da bula óssea para determinar a extensão do envolvimento.[25] A maioria dos gatos com pólipos apresenta otite média detectável radiograficamente como osso espessado ou opacidade aumentada dos tecidos moles da bula.[25] Pólipos em área faringiana podem ser visibilizados por meio de radiografia laterolateral, revelando massa no meio da nasofaringe.[1] Em alguns casos, podem haver múltiplos pólipos sésseis diminutos localizados em mucosa de nasofaringe, onde, geralmente, estão presentes em processos inflamatórios crônicos (Figura 149.7). Avaliação histopatológica do pólipo deverá ser realizada para confirmar o diagnóstico e eliminar a possibilidade de ser linfossarcoma ou criptococose.[43]

Pólipos são removidos da faringe agarrando-se no pedúnculo ou no corpo do pólipo e aplicando-se tração no início delicadamente e depois aumentando sua intensidade.[45] Pode-se realizar osteotomia ventral da bula quando o pólipo estiver ligado na orelha média.[45] A osteotomia da bula deve ser considerada em gatos com evidência radiográfica ou de tomografia computadorizada de envolvimento de bula óssea.[25] Os proprietários

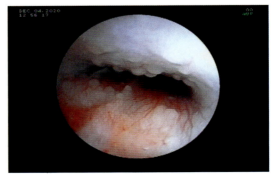

Figura 149.7 Imagem endoscópica de nasofaringe de gato, com inúmeros pólipos, visibilizados por rinoscopia posterior.

deverão ser informados da ocorrência de síndrome de Horner temporária após a extração. Isso se resolve entre 1 e 3 semanas.[43] Raramente a rinotomia é necessária para a remoção completa dos pólipos.[25] Há relato de sucesso no tratamento apenas com tração, particularmente quando seguida de tratamento com prednisolona em dose imunossupressora associada à amoxicilina.[25]

O prognóstico é excelente, mas pode ocorrer recidiva dessa doença.[25] Proliferação de pólipos em cães pode reaparecer após 1 ou 2 anos, mas cães e gatos com somente um pólipo raramente apresentam recidiva.[1]

Corpo estranho nasal

As cavidades nasais do cão e do gato são responsáveis pelo aquecimento e pela umidificação do ar que passa através delas e também pela remoção de partículas inaladas. O reflexo de espirro é uma maneira muito importante e geralmente muito efetiva para expelir corpo estranho da narina; contudo, ocasionalmente, o corpo estranho pode se alojar nas narinas externas ou nos turbinados nasais, causando inflamação crônica.[46] A incidência é baixa. Alguns corpos estranhos identificados são aresta de grama, galhos, espinhos, espinhos de ouriço, projéteis, pedras, anzóis e agulhas.[46] Devido à natureza vascular dos maxiloturbinados e das membranas das mucosas da cavidade nasal rostral, epistaxe é frequentemente causada por danos mecânicos do corpo estranho à vasculatura.[46] Em gatos, o corpo estranho tende a ocorrer com menos frequência do que em cães.[27]

Objetos podem adentrar a cavidade nasal rostralmente através das narinas ou caudalmente pela nasofaringe, o que ocorre durante engasgo, vômito ou regurgitação do material pelo palato duro na cavidade oral, alojando-se nas cóanas.[9,21] As manifestações clínicas apresentam-se de maneira aguda; porém, a cronicidade pode estar presente quando não ocorrer o diagnóstico.[1,9] Corpo estranho na cavidade nasal leva à produção de exsudato, em geral mucopurulento ou purulento de odor fétido, em geral, unilateral. A secreção bilateral pode estar presente se houver dois corpos estranhos ou se este estiver posicionado na nasofaringe.[9] Outros sintomas e achados do exame físico que têm sido descritos são meneios de cabeça, coçar o focinho com a pata, bufar, aumento dos linfonodos mandibulares e, possivelmente, ferimento de entrada.[46]

Testes diagnósticos para pacientes com suspeita de corpo estranho nasal incluem radiografia, rinografia contrastada, rinoscopia, tomografia computadorizada e, se necessário, rinotomia.[46] O diagnóstico radiográfico de corpo estranho nasal depende do fato de o objeto ser radiopaco. Corpo estranho nasal crônico pode resultar em evidência radiográfica de opacidade de tecido conjuntivo aumentada unilateralmente ou rinite destrutiva local.[37] Tomografia computadorizada parece ser mais sensível e específica de estudos radiográficos para diagnóstico de corpo estranho nasal.[7]

O tratamento de corpo estranho nasal depende da localização e do acesso dentro da cavidade nasal. Corpo estranho localizado na passagem nasal rostral (anzol ou espinho de ouriço são os mais comuns) pode frequentemente ser removido utilizando-se pinça jacaré pequena através das narinas. Se não for possível, rinotomia e exploração cirúrgica poderão ser necessárias. Antibióticos deverão ser utilizados após o procedimento cirúrgico.[7]

Trauma

Objetos pontiagudos e afiados podem causar lesão traumática nos seios frontais.[28] O osso frontal em cães e gatos é relativamente espesso e fornece boa proteção; então, uma fratura nele implica golpe muito forte na cabeça.[1] Trauma em felinos tende a ser menos comum do que em cães.[27]

Trauma de grande impacto em nariz pode causar hemorragia grave com efeitos de choque hemorrágico.[1] Podem estar associados sinais de choque, fraqueza muscular, demência e coma.[1] Fraturas dos ossos maxilar e nasal podem deslocar fragmentos ósseos para o interior da cavidade nasal e inviabilizar sua função. Esses fragmentos devem ser removidos, a fim de evitar infecção secundária, levando à necrose das conchas.[5] Trauma em seios frontais normalmente é secundário a perfuração ou batida muito forte.[1]

Exame clínico completo deverá ser realizado para sinais de choque, como taquicardia, hipotensão (pulso fraco, tempo de preenchimento capilar prolongado), respiração rápida, dilatação das pupilas, hipotermia, fraqueza muscular e depressão ou mesmo coma e outras fraturas ou ferimentos.[1] Fraturas em ossos nasais não requerem tratamento imediato, a não ser que haja suspeita de danos cerebrais.[1] Quando fragmentos ósseos estiverem presentes nos seios frontais, eles deverão ser removidos. Como com qualquer corpo estranho, é provável que ocorram sequestros de pequenos fragmentos ósseos.[28] Cirurgia deverá ser realizada com atenção aos procedimentos sépticos. Antes da tentativa de reconstrução do osso frontal, é importante examinar a potência do ducto nasofrontal e aliviar qualquer obstrução.[28] Suturas herméticas do subcutâneo, incluindo periósteo, seguidas do fechamento da pele impedem o desenvolvimento de enfisema subcutâneo. Administração de antibióticos por 3 semanas e limitação da atividade durante esse período evitam complicações pós-cirúrgicas.[28] Danos traumáticos graves no nariz quase sempre causam obstrução temporária, muitas vezes sendo necessária a realização de traqueostomia.[28] A quantidade de sangue perdida, embora frequentemente mínima, parece significativa, porque se torna angustiante para os proprietários. O tratamento envolve sedação do paciente e, se necessário, administração intranasal de epinefrina diluída (1:100.000) para levar à vasoconstrição local.[7]

Neoplasia

As neoplasias intranasais e sinonasais ainda são um desafio para a medicina veterinária, pois caracterizam doença agressiva e com poucas chances de cura.[47-49] Neoplasia intranasal representa de 59 a 82% de todos os tumores do trato respiratório em cães[50] e abrange aproximadamente 1% de todos os tumores caninos, sendo 60% de origem epitelial. Destes, 31,5% são adenocarcinomas.[7] Em gatos, os tumores sinonasais são menos comuns quando comparados com os cães.[51] Os sintomas mais comuns desses tumores sinonasais são epistaxe, corrimento nasal, convulsões, espirros e dispneia.[7]

A maioria dos tumores nasais é de caráter maligno em ambas as espécies. Eles são primariamente invasivos localmente e infrequentemente metastatizam.[27,50] Em cães, a cavidade nasal é mais afetada do que seios paranasais e 80% são de caráter maligno com prognóstico reservado a mau. Tumores de células epiteliais, como carcinoma, adenocarcinoma e carcinoma de célula escamosa, são os tipos de neoplasias mais encontrados nesses casos. Geralmente, não promovem metástase, devido a seu crescimento rápido e invasivo.[47-49] Na espécie felina, mais de 90% são considerados malignos. Tumores originados do plano nasal são comuns em gatos,[37] sendo o linfoma nasal e o carcinoma espinocelular as neoplasias mais comuns.[1,27,48] No momento do diagnóstico inicial, metástases são raras.[33] Geralmente, não promove metástase, devido a seu crescimento rápido e invasivo. Mais tarde, no curso da doença, metástases podem ser vistas em aproximadamente 41% dos casos. A ocorrência de metástases parece ser menor entre os animais com tumores não epiteliais.[33] Os locais mais comuns de metástases são linfonodos regionais e pulmões. Locais menos comuns incluem ossos, rins, fígado, pele e encéfalo.

Na espécie canina, os tumores nasais mais frequentes são carcinoma das células escamosas e adenocarcinoma, enquanto condrossarcoma, osteossarcoma, linfossarcoma e tumor venéreo primário são menos frequentes.[1] Os tumores felinos mais comuns são linfomas e neoplasias epiteliais (carcinoma, adenocarcinoma e carcinoma das células escamosas). Menos frequentemente descritos são sarcomas (fibrossarcomas, osteossarcomas, condrossarcomas), mastocitomas, melanomas, plasmocitomas, neuroblastomas olfatórios e tumores benignos, como hemangiomas, condromas e neurofibromas.[51] Carcinoma das células escamosas tem sido relacionado com exposição à luz ultravioleta e falta de pigmento protetor. É classicamente visto em gatos velhos levemente pigmentados. Esses tumores invasivos são precedidos de curso prolongado da doença (meses a anos) e progridem ao longo dos seguintes estágios: (1) crostas e eritema; (2) erosões superficiais com úlceras; e, finalmente, (3) lesões erosivas invasivas profundas. Em gatos, esses tumores geralmente se originam na superfície externa cornificada do plano nasal, ao passo que, em cães, eles frequentemente ocorrem na membrana mucosa das narinas ou plano externo.[52]

Os cães machos com média de idade de 10 anos (2 a 16 anos)[50] e dolicocefálicos são mais acometidos, e as raças de porte médio a grande têm maior risco de desenvolver essa afecção.[48] Há predomínio de machos em relação às fêmeas (1,3:1 até 3:1) na espécie canina, o qual pode representar padrões comportamentais em oposição à influência hormonal.[50] Cães com sarcomas são mais novos do que cães com carcinoma.[50] Raças caninas com aumento do risco de neoplasias nasais são Airedale Terriers, Basset Hound, Pastor-Inglês, Scottish Terrier, Collie, Pastor de Shetland, Pointer-Alemão de pelo curto.[50] Tem sido postulado, mas não provado, que cães dolicocefálicos ou cães vivendo em áreas urbanas, como resultado de filtração de poluentes, podem ter alto risco.[52] Cães apresentam estrutura turbinante membranosa muito complexa com grande superfície, quando comparados a outras espécies. A função das estruturas nasais como filtro eficiente pode resultar em aumento da exposição aos carcinógenos ambientais transportados pelo ar. Nesse sentido, cães braquicefálicos com malformações associadas e estenose nasal tipicamente apresentam respiração com a boca aberta, com diminuição resultante da exposição de turbinados nasais a carcinógenos ambientais potenciais.[50] Gatos afetados são geralmente machos velhos com média de idade de 8 a 10 anos,[33] apesar de relatos em animais com 3 anos.[50]

Doenças dentro dos seios nasais e paranasais causam sintomas comuns.[33] A maioria dos animais com neoplasia nasal apresenta variedade de manifestações clínicas; as mais comuns são secreções nasais mucopurulentas e sanguinolentas, epistaxe, esternutações, esternutações reversas, distrição respiratória e deformidade facial ou em plano nasal,[48] resultante de erosão óssea e extensão subcutânea do tumor.[51] Animais idosos com história progressiva e intermitente de corrimento nasal/epistaxe inicialmente unilateral têm forte suspeita de apresentarem neoplasia intranasal. Deformação facial aumenta significativamente o risco de doença nasal de origem neoplásica.[7] Em raras ocasiões, animais com tumor envolvendo a região nasal pode apresentar apenas sintomas neurológicos (p. ex., convulsões, mudança de comportamento, paresia, andar em círculos e obnubilação) causados pela invasão direta da abóbada craniana. Contudo, a ausência de sintomas neurológicos não descarta a extensão de um tumor no crânio, porque muitos cães com tumores nasais que se estendem para dentro do encéfalo não apresentam sintomas aparentes.[51] Em gatos, há variação nos sintomas, dependendo da localização. Gatos com tumores nasais geralmente apresentam corrimento nasal e espirros, enquanto gatos com tumores nasofaríngeos frequentemente apresentam respiração estertorosa e mudança na fonação.[45]

Suspeita-se de neoplasia nasal em cães ou gatos velhos que exibem deformidade facial, epífora e epistaxe unilateral.[33] Atenção deverá ser dada para contagem de plaquetas, coagulação apropriada em locais de punção venosa e hematúria, hemorragia retinal ou hemorragias petequiais.[51] Culturas bacterianas positivas de corrimento nasal estão presentes em mais de 60% dos pacientes com tumores nasais, associados a massas tumorais necróticas.[7] Embora a tendência de que tumores nasais metastizem seja baixa, radiografia torácica deverá ser obtida para descartar essa possibilidade.[7] Se o paciente apresentar epistaxe, um perfil de coagulação deverá ser realizado antes do procedimento de biopsia nasal.[7] Sintomas como epistaxe terão como diagnósticos diferenciais rinite bacteriana, rinite linfocítica plasmocítica, doenças hemorrágicas, corpo estranho, hipertensão e anomalias do desenvolvimento.[51]

Um número de técnicas tem sido descrito para obtenção de citologia ou amostras de biopsia tecidual da cavidade nasal. Entre elas, têm-se lavados nasais, citologia e ou biopsia às cegas ou assistida por rinoscopia.[50] Biopsia ou aspirados de linfonodos são positivos em aproximadamente 10% dos casos e deverão ser considerados quando houver aumento dos linfonodos regionais.[33]

A rinoscopia posterior é útil para o diagnóstico de tumores localizados na região de nasofaringe[50] (Figura 149.8), que em alguns casos estão recobertos por secreção mucoide, purulenta ou sanguinolenta, além de coágulos e tecido de aspecto necrótico (Figura 149.9). Quando se utiliza o endoscópio flexível, a nasofaringe deverá ser examinada para a existência de qualquer alteração. Para essa técnica, a introdução do endoscópio é pela cavidade oral e depois se faz a retroflexão do endoscópio acima do palato mole, do qual é então direcionado para a frente do paciente, a fim de localizar qualquer tumor ou outras anormalidades no aspecto mais cranial da área nasofaríngea.[33] Na rinoscopia anterior também há boa visibilidade do tumor, geralmente recoberto por algum tipo de secreção (Figuras 149.10 e 149.11). Diagnóstico de neoplasia nasal requer biopsia, mas características de imagem de neoplasia nasal podem levar a diagnóstico presuntivo com alto grau de confiança.[37] Sinais radiográficos de neoplasia nasal incluem erosão dos ossos faciais e osso vômer, além de destruição do padrão turbinado normal com aumento da opacidade de tecidos moles dentro das passagens nasais. Envolvimento do seio frontal aparece como densidade água substituindo as cavidades normais cheias de ar; é frequente que seja identificada secundariamente a obstrução da abertura nasofrontal ou extensão direta do tumor para dentro de um ou ambos os seios frontais.[37]

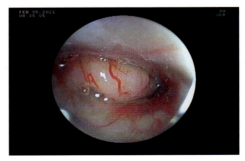

Figura 149.8 Imagem de neoplasia em região de nasofaringe de gato recoberta por secreção mucoide, vascularizada, obstruindo cóanas direita e esquerda, visibilizada por rinoscopia posterior.

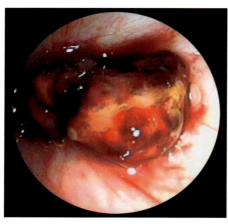

Figura 149.9 Imagem de neoplasia em região de nasofaringe de cão recoberta por coágulos e necrose, obstruindo cóanas direita e esquerda, visibilizada por rinoscopia posterior.

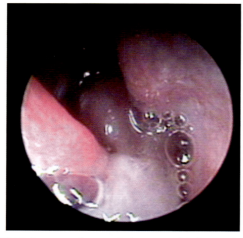

Figura 149.10 Imagem de neoplasia em cavidade nasal direita de cão, visibilizada por rinoscopia anterior.

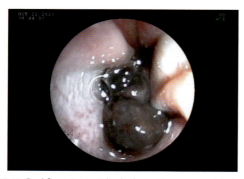

Figura 149.11 Proliferação tecidual obstrutiva em cavidade nasal de cão, sendo diagnosticada como melanoma após biopsia e estudo histopatológico.

O exame de tomografia computadorizada fornece mais informações a respeito da localização do tumor e da extensão da destruição do que imagens radiográficas de rotina,[33] sendo muito mais sensível do que os exames radiográficos convencionais para a detecção de anormalidades das vias respiratórias e do crânio atribuídas à neoplasia em cães. A tomografia computadorizada permite avaliação mais completa da cavidade nasal, endoturbinados, ectoturbinados, espaço retrobulbar, placa cribriforme, seios frontais e estruturas associadas à remoção de sobreposição de estruturas adjacentes.[37] Alguns achados tomográficos têm sido correlacionados ao diagnóstico de tumores em cães com doença nasal, incluindo destruição dos ossos etmoides, destruição dos ossos circunjacentes às cavidades nasais, tecido conjuntivo anormal no espaço retrobulbar, hiperostose da maxila lateral e áreas irregulares de densidade aumentada dentro de tecido mole de opacidade anormal.[51]

Sem tratamento, a expectativa de vida é de aproximadamente 3 meses. A eutanásia acaba sendo a escolha do proprietário poucos meses depois da progressão da doença.[47-49] Doenças em estágios avançados podem ser curadas com cirurgia agressiva, mas respondem pobremente à maioria dos outros tratamentos.[52] Exposição limitada ao sol ou tatuagem podem auxiliar na proteção pigmentar, prevenindo ou impedindo o curso da doença pré-neoplásica.[52]

Uma vez que tumores nasais não metastatizam, a terapia é direcionada para controle da doença localizada.[33] As manifestações clínicas podem ser aliviadas por uma variedade de tratamentos sintomáticos, incluindo antibióticos e anti-inflamatórios esteroides e não esteroides.[51] Excisão cirúrgica isoladamente não é considerada uma opção efetiva para tratamento de tumores em cães e gatos, porque invasão óssea ocorre no início da patogênese da doença e o tumor é frequentemente localizado perto do encéfalo e dos olhos. Geralmente, a cirurgia é indicada quando associada à radioterapia.[33] Sem tratamento, o tempo médio de vida é de 95 dias. Cães com epistaxe apresentam prognóstico pior do que cães sem epistaxe. Com a cirurgia isoladamente, o tempo varia de 3 a 6 meses de sobrevida, enquanto, se associada à irradiação com ortovoltagem de baixa energia, ela fornece o melhor êxito clínico em relação ao tempo de sobrevida quando comparada a outros tratamentos. Terapia com megavoltagem de alta energia como modalidade isolada de tratamento tem se tornado o tratamento de escolha para tumores caninos sinonasais (8 a 19,7 meses de sobrevida).[51] Criocirurgia tem sido utilizada para tratar tumores nasais após curetagem nasal ou radioterapia. Ao utilizar ortovoltagem, a redução cirúrgica é necessária para a redução do volume do tumor, uma vez que há falta de penetração de radiação pela ortovoltagem. Utilizam-se de 40 a 50 Gy, distribuídos em 10 a 12 frações administradas na superfície da pele. Radiação por megavoltagem tem penetração adequada para potencialmente tratar tumores sem intervenção cirúrgica adjuvante. Recomenda-se de 41,8 a 54 Gy, 3 vezes/semana, usando 10 a 12 frações, durante 4 semanas, com obtenção de sobrevida média entre 12,8 e 20,7 meses.[33] Carcinomas nasais apresentam redução do volume do tumor maior do que sarcomas nasais, através da radiação por megavoltagem fracionada.[53] Com relação aos carcinomas das células escamosas, tumores superficiais podem ser conduzidos efetivamente por praticamente qualquer método, incluindo criocirurgia, *lasers*, fototerapia, quimioterapia com carboplatina intralesional isoladamente ou associada à radioterapia, hipertermia e irradiação. Esse tipo de tumor tem bom prognóstico para doença inicial não invasiva. Uma outra técnica utilizada no tratamento de tumores intranasais é a eletroquimioterapia, que consiste na introdução de quimioterápicos dentro das células tumorais pela aplicação de campos elétricos intensos. A cavidade nasal é imersa em líquido e bleomicina, antes da aplicação do campo elétrico. Diferentes valores de condutividade elétrica foram estudados, sendo que o valor considerado ideal foi 0,5 S/m.[54] Em tumores nasais profundos, especialmente tumores que são difíceis ou impossíveis de serem alcançados com eletrodos convencionais, pode-se usar uma nova técnica de eletroquimioterapia utilizando um eletrodo de agulha única.[55]

Estenose de nasofaringe

A nasofaringe é considerada parte da via respiratória anterior, situada logo após a cavidade nasal, caudalmente às cóanas, acima do palato mole. É responsável pela condução de ar a partir do nariz, passando por ela até a laringe, traqueia, brônquios e pulmões. Estenose de nasofaringe ou nasofaríngea foi pouco relatada na medicina veterinária, entretanto, atualmente são crescentes os relatos sobre a ocorrência dessa afecção, acometendo cães e gatos.[56] A estenose é caracterizada pelo estreitamento da cavidade nasofaríngea, não permitindo o fluxo de ar e drenagem de secreções, resultando em estertores inspiratórios e expiratórios, especialmente quando a boca está fechada, podendo ou não estar acompanhado de espirros e secreção ocular e nasal.[57] Pode ocorrer em cães e gatos, devido à anomalia congênita, semelhante à atresia de cóana ou, mais comumente, secundária ao processo inflamatório, como rinite crônica, rinites virais, pólipos, tumores ou trauma, e causas iatrogênicas, como manipulação cirúrgica, cirurgia de palato, aspiração durante anestesia ou por falsa via.[57-60] Não é incomum que gatos jovens ou adultos resgatados com histórico de infecções crônicas subjacentes ao herpes-vírus felino, calicivírus felino, algumas espécies de micoplasma, ou *Cryptococcus neoformans* desenvolvam estenose nasofaríngea secundária.[61] Diagnósticos diferenciais incluem pólipos nasofaríngeos, rinossinusite crônica, infecções do trato respiratório anterior e corpos estranhos.

O diagnóstico de estenose nasofaríngea pode ser concluído durante o procedimento de rinoscopia posterior ou nasofaringoscopia, realizado com endoscópio flexível. A tomografia computadorizada de crânio (TCC) e a ressonância magnética contribuem para o diagnóstico, colaborando para avaliar a extensão e o tipo de estenose. Entretanto, por meio da TCC, cortes muito grandes podem não distinguir a lesão. Recomendam-se cortes de 1 mm, para identificar a presença da lesão e obter uma medida exata do comprimento, além da avaliação do diâmetro nasofaríngeo, tanto rostral quanto caudal à estenose.[57] Os exames de imagem devem ser realizados a partir das narinas até a laringe, incluindo toda a cavidade nasal e nasofaringe. A maioria dos pacientes apresenta acúmulo de muco espesso, principalmente rostral à lesão. A presença de secreção pode confundir a interpretação das imagens obtidas pela TCC, como uma estenose mais longa. As bulhas timpânicas são frequentemente acometidas pela presença de muco devido à falha de drenagem da tuba auditiva, impedida pela presença da estenose, a qual raramente tem significado clínico. Um exame oral completo deve ser realizado para garantir que não haja defeitos palatinos. São raros, mas podem ser observados e alteram a abordagem terapêutica adotada.[56] Alguns diagnósticos de estenose em nasofaringe podem ser confundidos na nasofaringoscopia com tumores extramurais provenientes de seios nasais ou de outra região de crânio, que levam à compressão da nasofaringe e obstrução das cóanas (Figura 149.12), tornando importante a indicação da TCC ou ressonância magnética para confirmação diagnóstica. Por meio da nasofaringoscopia, a estenose nasofaríngea é caracterizada pela presença de uma membrana oclusiva, sendo toda a nasofaringe fechada a partir da lesão estenótica, não permitindo visibilizar as cóanas.

Em alguns casos, essa membrana pode apresentar orifício ou não ser totalmente obstrutiva (Figuras 149.13). A membrana imperfurada ou oclusiva é mais observada em cães do que em gatos e frequentemente está associada a rinite por aspiração ou trauma. A diferenciação dos tipos de lesão é importante, pois os tratamentos ocorrem de maneiras diferentes, com prognósticos distintos. As membranas imperfuradas geralmente são mais difíceis de permitir a desobstrução.[62] As opções de tratamento incluem ressecção cirúrgica, ablação a *laser*, colocação de *stent* metálico coberto ou não ou colocação temporária de *stent*.[59,62,63]

A dilatação por meio de balão, realizada em pacientes com lesões não tão espessas (< 5 mm) e não completamente obstrutivas, pode apresentar bons resultados, principalmente em gatos.[56] No entanto, alguns autores recomendam mais de um procedimento de dilatação, além da utilização de corticoides orais[63] ou aplicação local de mitomicina C.[64,65] A estenose pode recidivar, não sendo uma condição rara, necessitando de tratamento adicional. Quando os procedimentos de dilatação não são suficientes para a desobstrução da nasofaringe, pode-se considerar o implante de *stent*. É recomendado que esse procedimento seja conduzido após a realização de uma pré-dilatação (cerca de 50 a 60% do diâmetro predeterminado com base no estudo de contraste ou TCC). O *stent* deve ser implantado sob orientação endoscópica e fluoroscópica. Existem diferentes tipos de *stents* que podem ser utilizados, metálicos autoexpansíveis, revestidos ou não, ou *stent* balão expansível. Nos casos em que a estenose tiver acima de 3 cm de extensão, indica-se a utilização do *stent* metálico autoexpansível. O treinamento adequado é recomendado antes de considerar o uso desses *stents* para compreender os mecanismos de implantação.[56] As complicações mais comuns após a colocação de *stent* são crescimento de tecido interno, infecção crônica, fratura de *stent* e fístula oronasal.[62] A colocação de *stent* metálico expansível por balão já foi descrita como eficaz no controle das manifestações clínicas de gatos, porém, em alguns casos, houve a necessidade da administração oral a longo prazo com prednisolona.[59] Os *stents* podem ser mais adequados para pacientes com estenose posicionada rostralmente, próxima à cóana.[63] Deve-se planejar o posicionamento do *stent* para não interferir na deglutição, ou tender à impactação por alimentos ou outro material.[59,63] A colocação de *stent* temporário de silicone para tratar estenose nasofaríngea também foi considerada eficaz e sem complicações a longo prazo em 15 gatos.[66] Em cães diagnosticados com estenose nasofaríngea, houve sucesso no tratamento com a colocação de *stent* metálico expansível por balão, colocado sob orientação fluoroscópica e endoscópica. Os resultados foram satisfatórios na resolução das manifestações clínicas, sendo considerados clinicamente normais por 40 a 62 meses após a colocação do *stent*.[67] Recomenda-se que os procedimentos de dilatação por balão ou colocação de *stent* sejam conduzidos sob orientação fluoroscópica e por meio de endoscopia.[56,62,67]

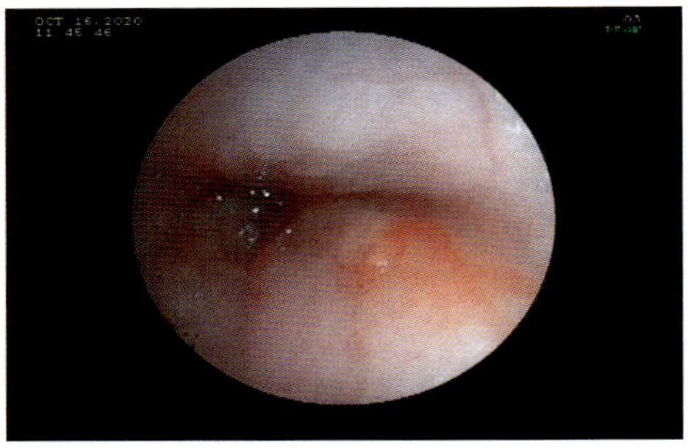

Figura 149.12 Imagem endoscópica de compressão extramural de nasofaringe por tumor em seio nasal.

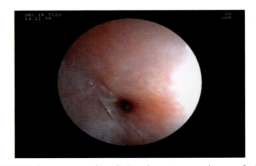

Figura 149.13 Imagem endoscópica de estenose de nasofaringe em gato, visibilizada por rinoscopia posterior.

A atresia de cóana é considerada rara em cães e gatos. É uma malformação congênita da cavidade nasal caracterizada pela obliteração completa das cóanas, com manifestações clínicas semelhantes às que ocorrem nos casos de estenose de nasofaringe, porém, os animais acometidos geralmente são filhotes ou jovens. Ela é diagnosticada por meio da nasofaringoscopia, com auxílio da TCC ou ressonância magnética. A maioria dos casos de atresia de cóana diagnosticados são estenose nasofaríngea, uma vez que foram investigados com menos cuidado.[56]

REFERÊNCIAS BIBLIOGRÁFICAS

1. Venker-van HA. Ear, throat, and tracheobonchial disease in dogs and cats. Hannover: Schlutersche Verlagsgesellschaft & Co. KG; 2005.
2. Hare WCD. Sistema respiratório do carnívoro. In: Getty R (editor). Anatomia dos animais domésticos. 25. ed. Rio de Janeiro: Guanabara Koogan; 1986. p. 1465-80.
3. Evans HE. The respiratory system. In: Miller's anatomy of the dog. Philadelphia: W.B. Saunders; 1993. p. 463-93.
4. Davidson AP, Mathews KG, Koblik PD, Théon A. Doenças do nariz e dos seios nasais. In: Ettinger SJ, Feldman EC. Tratado de medicina interna veterinária: doenças do cão e do gato. 5. ed. Rio de Janeiro: Guanabara Koogan; 2004. p. 1059-82.
5. Bedford PGC. Afecções do focinho. In: Ettinger SJ, Feldman EC. Tratado de medicina interna veterinária: moléstias do cão e do gato. São Paulo: Manole; 1997. p. 786-805.
6. Dyce KM, Sacck WO, Wensing CJG. Tratado de anatomia veterinária. 2. ed. Rio de Janeiro: Guanabara Koogan; 1996.
7. Van Pelt DR, McKiernan BC. Pathogenesis and treatment of canine rhinitis. Vet Clin North Am Small Anim Pract. 1994;4:789-806.
8. Hackner SG. Panting. In: King LG (editor). Textbook of respiratory disease in dogs and cats. Missouri: Saunders; 2004.
9. McCarthy TC. Rhinoscopy: the diagnostic approach to chronic nasal disease. In: McCarthy TC. Veterinary Endoscopy. St. Louis: Elsevier Saunders; 2005. p. 137-200.
10. Johnson LR, Drazenovich TL, Herrera MA, Wisner ER. Results of rhinoscopy alone or in conjuction with sinuscopy with aspergilosis: 46 cases (2001-2004). J Am Vet Assoc. 2006;228(5):738-42.
11. Lefebvre J, Kuehn NF, Wortinger A. Computed tomography as an aid in the diagnosis of chronic nasal disease in dog. J Small Anim Pract. 2005;46:280-85.
12. Saunders J, Clercx C, Snaps F, Sullivan M, Duchateau L, van Bree HJ et al. Radiographic, magnetic resonance imaging, computed tomographic, and rhinoscopic features of nasal aspergillosis in dogs. J Am Vet Assoc. 2004;225:1703-12.
13. Thrall DE, Robertson IA, McLeod DA, Heidner GL, Hoppes PJ, Page RL. A comparison of radiographic and computed tomographic findings in 31 dogs with malignant nasal cavity tumors. Vet Radiol. 1989;30:59-65.
14. Withrow SJ. Tumors of the respiratory system. In: Macewen G. Clinical veterinary oncology. Philadelphia: J. B. Lippincott; 1989. p. 215-33.
15. Burk RL. Computed tomographic imaging of nasal disease in 100 dogs. Vet Radiol Ultrassonography 1992;33:177-92.
16. Kuehn NF. Diagnostic imaging for chronic nasal disease in dogs. J Small Anim Pract. 2014;55(7):341-42.
17. Lux CN, Culp WTN, Johnson LR, Kent M, Mayhew P, Daniaux LA et al. Prospective comparison of tumor staging using computed tomography versus magnetic resonance imaging findings in dogs with nasal neoplasia: a pilot study. Vet Rad & Ultr. 2017;58(3):315-25.
18. McCarthy TC, McDeirman SL. Rhinoscopy. Vet Clin North Am Small Anim Pract. 1990;20(5):1265-90.
19. Ford RB. Endoscopy of the upper respiratory tract of the dog and cat. In: Tams TR. Small Animal Endoscopy. St. Louis: Mosby Company; 1990. p. 297-307.
20. Elie M, Sabo M. Basics in canine and feline rhinoscopy. Clin Tech Small Anim Pract. 2006;21(2):60-3.
21. Willard MD, Radlinsky MA. Endoscopy examination of choanae in dogs and cats: 118 cases. J Am Vet Assoc. 1999;215(9):1301-5.
22. Nelson R, Couto CG. Medicina interna de pequenos animais. 2. ed. Rio de Janeiro: Guanabara Koogan; 2001. p. 177-86.
23. Forbes Lent SE, Hawkins EC. Evaluation of rhinoscopy and rhinoscopy-assisted mucosal biopsy in diagnosis of nasal disease in dogs: 119 cases (1985-1989). J Am Vet Assoc. 1992;201:1425-29.
24. Kuehn NF. Rhinitis in the dog. In: Bonagura JD, Twedt DC (editors). Kirk's current veterinary therapy. 14. ed. Saunders: Missouri; 2009. p. 609-16.
25. Hawkins EC. Distúrbios do sistema respiratório. In: Nelson RW, Couto CG (editors). Medicina interna de pequenos animais. 4. ed. Rio de Janeiro: Elsevier; 2010. p. 207-349.
26. Windsor RC, Johnson LR. Canine chronic inflamatory rhinits. Clin Tech Small Animal Pract. 2006;21(2):76-81.
27. Van Pelt DR, Lappin MR. Pathogenesis and treatment of feline rhinitis. Vet Clin North Am Small Anim Pract. 1994;24:807-23.
28. Venker-van Haagen AJ, Herrtage ME. Diseases of the nose and nasal sinuses. In: Ettinger SJ, Feldman EC (editors). Textbook of veterinary internal medicine. Philadelphia: Saunders; 2010. p. 1030-40.
29. Crawford PC, Sellon RK. Canine viral diseases. In: Ettinger SJ, Feldman EC (editors). Textbook of veterinary internal medicine. Philadelphia: Saunders; 2010. p. 958-71.
30. Radford AD, Gaskell RM, Dawson S. Feline viral upper respiratory disease. In: King LG (editor). Textbook of respiratory disease in dogs and cats. Missouri: Saunders; 2004. p. 271-83.
31. Wolf AM. Fungal diseases of the nasal cavity of the dog and cat. Vet Clin North Am Small Anim Pract. 2007;37:829-43.
32. Peeters D, Clercx C. Update on canine sinonasal aspergillosis. Vet Clin North Am Small Anim Pract. 2007;37:901-16.
33. Ogilvie GK, La Rue SM. Canine and feline nasal and paranasal sinus tumors. Vet Clin North Am Small Anim Pract. 1992;22:1133-44.
34. Benitah N. Canine nasal aspergillosis. Clin Tech Small Anim Pract. 2006;21(2):82-8.
35. Saunders J, van Bree H. Comparsion of radiography and computed tomography for the diagnosis of canine nasal aspergillosis. Vet Radiol Ultrassonography 2003;44(4):414-19.
36. Matheus KG. Fungal rhinitis. In: King LG (editor). Textbook of respiratory disease in dogs and cats. Missouri: Saunders; 2004. p. 284-93.
37. Johnson EG, Wisner ER. Advances in respiratory imaging. Vet Clin North Am Small Anim Pract. 2007;37:879-900.
38. Furtado ARR, Caine A, Herrtage ME. Diagnostic value of MRI in dogs with inflammatory nasal disease. J. Small Anim. Pract. 2014;55(7):359-63.
39. Burgener DC, Slocombe RF, Zerbe CA. Lymphoplasmacytic rhinitis in 5 dogs. J Am Anim Hosp Assoc. 1987;23:565.
40. Windsor RC, Johnson BSLR, Herrgesell EJ, De Cock HEV. Idiopathic lymphoplasmacytic rhinitis in dogs: 37 cases (1997-2002). J Am Vet Med Assoc. 2004;224:1952-7.
41. King RR, Greiner EC, Ackerman N, Woodard JC. Nasal capillariasis in a dog. J Am Vet Med Assoc. 1990;26:381-5.
42. Glass EN, Cornetta AM, DeLahunta A et al. Clinical and clinicopathologic features in 11 cats with cuterebra larvae myiasis of the central nervous system. J Vet Intern Med. 1998;12:365-68.
43. Hunt GB, Foster SF. Nasopharyngeal disorders. In: Bonagura JD, Twedt DC (editors). Kirk's current veterinary therapy. 14. ed. Saunders: Missouri; 2009. p. 622-26.
44. Marretta SM. Chronic rhinitis and dental disease. Vet Clin North Am Small Anim Pract. 1992;22:1101-17.
45. Holt DE. Nasopharyngeal polyps. In: King LG (editor). Textbook of respiratory disease in dogs and cats. Missouri: Saunders; 2004. p. 328-32.
46. Aronson LR. Nasal foreign bodies. In: King LG (editor). Textbook of respiratory disease in dogs and cats. Missouri: Saunders; 2004. p. 302-4.
47. Sharp NJH, McEntee M, Gilson S, Thrall D. Nasal cavity and frontal sinuses. Problems in Vet Med. 1991;3(2):170-87.
48. Lana SE, Withrow SJ. Tumors of the respiratory system – nasal tumors. In: Withrow SJ, Mac Ewen EG (editors). Small animall oncolcgy. 3. ed. Philadelphia: Saunders; 2001. p. 370-7.
49. Elliot MK, Mayer MN. Radiation therapy for tumors of the nasal cavity and paranasal sinuses in dogs. The Canine Vet J. 2009;50:309-12. Disponível em: http://www.ncbi.nlm.nih.gov/pmc/articles/PMC2643460/. Acesso em: 18 nov. 2010.
50. McEntee MC. Neoplasms of the nasal cavity. In: King LG (editor). Textbook of respiratory disease in dogs and cats. Missouri: Saunders; 2004. p. 293-301.
51. Turek MM, Lana SE. Canine nasosinal tumors. In: Withrow SJ, Vail DM. Withrow & MacEwen's small animal clinical oncology. 4. ed. Saunders Elsevier: Missouri; 2007. p. 525-39.
52. Withrow SJ. Cancer of the nasal planum. In: Withrow SJ, Vail DM. Withrow & MacEwen's small animal clinical oncology. 4. ed. Saunders Elsevier: Missouri; 2007. p. 511-39.
53. Morgan MJ, Lurie DM, Villamil AJ. Evaluation of tumor volume reduction of nasal carcinomas versus sarcomas in dogs treated with definitive fractionated megavoltage radiation: 15 cases (2010-2016). BCM Research Notes 2018;11.
54. Suzuki DOH, Berkenbrock JA, Oliveira KD, Freytag JO, Rangel MMM. Novel application for electrochemotherapy: Immersion of nasal cavity in dog. Artificial Organs. 2017;41(8): 767-773.
55. Maglietti F, Tellado M, Olaiz N, Michinski S, Marshall G. Minimally invasive electrochemotherapy procedure for treating nasal duct tumors in dogs using a single needle electrode. Radiology and Oncology 2017;51(4): https://doi.org/10.1515/raon-2017-0043.
56. Berent AC. Diagnosis and Management of Nasopharyngeal Stenosis. Veterinary Clinics of North America: Small Animal Practice. 2016;46(4):677-89.

57. Hunt G, Perkins M, Foster S *et al.* Nasopharyngeal disorders of dogs and cats: a review and retrospective study. Compend Contin Educ Vet. 2002; 24:184-200.

58. Coolman BR, Marretta SM, McKiernan BC *et al.* Choanal atresia and secondary nasopharyngeal stenosis in a dog. J Am Anim Hosp Assoc 1998;34:497-501.

59. Berent A, Weisse C, Todd K *et al.* Use of a balloon-expandable metallic *stent* for treatment of nasopharyngeal stenosis in dogs and cats: six cases (2005-2007). J Am Vet Med Assoc. 2008;233:1432-40.

60. Cook A, Mankin K, Saunders A *et al.* Palatal erosion and oronasal fistulation following covered nasophyangeal *stent* placement in two dogs. Ir Vet J. 2013;66:8.

61. Nelson RW, Cuoto CG. Small animal internal medicine. 4. ed. Elsevier; 2009. p. 223-26.

62. Burdick S, Berent A, Weisse C *et al.* Evaluation of short and long term outcomes using various interventional treatment options for nasopharyngeal stenosis in 46 dogs and cats [Abstract].Nashville (TN): Wiley-Blackwell; 2015.

63. Pollack SZ, Chapman PS, Klag A. Balloon dilation for the treatment of nasopharyngeal stenosis in seven cats. Journal of Feline Medicine and Surgery; 2017.

64. Numthavaj P, Tanjararak K, Roongpuvapaht B *et al.* Efficacy of mitomycin C for postoperative endoscopic sinus surgery: a systematic review and meta-analysis. Clin Otolaryngol. 2013;38:198-207.

65. Tobias K, Johnson K, Whittemore J. Companion or Pet Animal Successful treatment of a dog with recurrent nasopharyngeal stenosis using balloon dilation and a novel topical mitomycin delivery system. Veterinary Record Case Reports. 2019;7(2).

66. De Lorenzi D, Bertoncello D, Comastri S *et al.* Treatment of acquired nasopharyngeal stenosis using a removable silicone *stent*. J Feline Med Surg. 2015;17:117-24.

67. Bird L, Nelissen P, White RAS, Tappin SW. Treatment of canine nasopharyngeal stenosis using balloon-expandable metallic stents: long-term follow-up of four cases. Journal of Small Animal Practice. 2016;57:265-70.

150
Síndrome dos Braquicefálicos

Luciano Pereira • Ronaldo Jun Yamato

INTRODUÇÃO

A síndrome braquicefálica, também denominada "síndrome das vias respiratórias dos braquicefálicos", caracteriza-se por anormalidades anatômicas congênitas das vias respiratórias anteriores, identificadas por alterações como estenose dos orifícios nasais, prolongamento do palato mole e hipoplasia traqueal. Estas ocorrem de maneira isolada ou combinadas, podendo ser agravadas por complicações secundárias, como edema e eversão dos sacos laríngeos, além de colapso laríngeo. A consequência dessas malformações anatômicas é a evolução para complicações de graus variados das funções das vias respiratórias.

Em todo o mundo, a popularidade das raças braquicefálicas aumentou exponencialmente com cruzamentos seletivos de cães e gatos com focinhos cada vez mais curtos, levando a problemas respiratórios mais complexos e com manifestações clínicas de maior gravidade.

As raças de maior ocorrência incluem Shih-tzu, Lhasa Apso, Maltês, Boxer, Buldogues Inglês e Francês, Cavalier King Charles Spaniel, Pequinês, Pug e Boston Terrier, e alguns gatos de face curta, como Persa e Himalaio.[1,2]

As anomalias ou malformações anatômicas de maior ocorrência estão representadas pelo prolongamento do palato (próximo a 100% dos casos) e a estenose das narinas (50% dos animais acometidos).[3]

Algumas raças apresentam padrões característicos e com provável envolvimento hereditário, como na raça Buldogue Inglês, em que a hipoplasia traqueal e o colapso laríngeo podem acometer até 50% dos animais.

Quando se comparam os cães braquicefálicos com os mesocefálicos e dolicocefálicos, tem-se uma diminuição da saturação de oxigênio arterial, um maior aumento da pressão arterial sistêmica e aumento do número de células vermelhas e no hematócrito dos braquicefálicos.[4]

CARACTERÍSTICAS FISIOPATOLÓGICAS PRIMÁRIAS

As características morfológicas do maxilar curto dos cães braquicefálicos contribuem para alterações anatômicas primárias obstrutivas das vias respiratórias anteriores, como a estenose das narinas, o prolongamento do palato mole e a hipoplasia da traqueia.

Orifícios nasais estenosados

A estenose dos orifícios nasais pode ser facilmente visibilizada quando há diminuição do orifício nasal externo, mas a estenose do vestíbulo nasal é de difícil identificação pelo exame externo.[5]

Os animais com orifícios nasais estenosados apresentam deslocamento medial da asa da narina, colapsando e fechando o espaço aéreo e, em situações mais graves, a respiração passa a ser totalmente dependente da cavidade oral. Esses animais apresentam esforço inspiratório maior e com padrão de dispneia de grau leve a importante. Essa anormalidade apresenta-se em aproximadamente 48% das raças braquicefálicas (Figuras 150.1 e 150.2).[6]

Hipoplasia de traqueia

A hipoplasia da traqueia é caracterizada por significativo estreitamento ao longo de toda a extensão traqueal. Os anéis traqueais cartilaginosos tendem a ser menores e mais rígidos que o normal, inclusive se sobrepondo dorsalmente, de modo que praticamente não exista o músculo dorsal.[7]

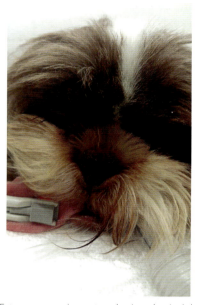

Figura 150.1 Estenose nasal – antes da rinoplastia (obstrução grave do orifício nasal). (Agradecimento à professora Maria Paula Santana Lima pela gentileza do uso das fotos para o livro.)

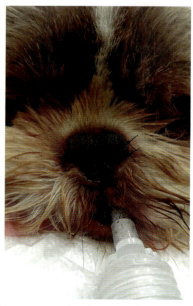

Figura 150.2 Estenose nasal após a rinoplastia (melhora acentuada da abertura do orifício nasal). (Agradecimento à professora Maria Paula Santana Lima pela gentileza do uso das fotos para o livro.)

Algumas raças, como o Buldogue Inglês, apresentam padrões característicos e com provável envolvimento hereditário para essa anomalia congênita. A ocorrência da hipoplasia de traqueia na raça Buldogue Inglês pode chegar a 50% dos animais dessa raça.

Prolongamento do palato mole

Essa malformação congênita é a mais frequentemente observada dentro das anomalias que compõem a síndrome dos braquicefálicos, com ocorrência de 80% nas raças predispostas.[2,8]

Os cães com prolongamento do palato apresentam interferência da respiração como resultado do seu avanço além da borda da epiglote e, como consequência, a obstrução da laringe (Figura 150.3).[2] Essa obstrução mecânica determina vibração do tecido pela passagem de ar na inspiração, com a produção de graus variados de estridores respiratórios, bem como edema inflamatório da laringe.

CARACTERÍSTICAS FISIOPATOLÓGICAS SECUNDÁRIAS

O aumento da resistência à passagem do fluxo de ar pela via respiratória e o turbilhonamento do ar levam a alterações inflamatórias da mucosa respiratória determinando complicações secundárias na síndrome dos braquicefálicos, como a eversão dos sacos laríngeos e o colapso laríngeo.

Sáculos laríngeos evertidos e colapso laríngeo

Essa afecção da laringe ocorre nos casos mais graves da síndrome dos braquicefálicos pelo esforço inspiratório em cães com estenose das narinas e do prolongamento do palato mole. Sua prevalência dentro das raças predispostas é de 49%. Os sáculos laríngeos, por apresentarem baixa resistência de sustentação, podem ser facilmente evertidos quando há pressão negativa no interior das vias respiratórias e quando a presença de um processo inflamatório determina um agravamento na obstrução da via respiratória (Figura 150.4).[3,9,10] A inflamação crônica da laringe na síndrome dos braquicefálicos pode levar a uma perda progressiva na função de suporte das cartilagens da laringe, processo conhecido como colapso laríngeo.

SINAIS E SINTOMAS

Os sinais e sintomas clínicos dependem da intensidade da oclusão do fluxo aéreo nas vias respiratórias anteriores, podendo variar de discretos a importantes, incluindo:

- Respiração ruidosa
- Estridores e estertores
- Tosse
- Alteração vocal
- Tentativas de vômito
- Engasgos
- Espirros reversos
- Intolerância ao exercício
- Dispneia
- Mucosas pálidas ou cianóticas
- Síncope.

Os sintomas podem ser precipitados e/ou mesmo exacerbados, em decorrência de exercícios, excitação e temperaturas ambientais elevadas. Nos casos mais graves, podem evoluir para edema pulmonar devido à redução da pressão intratorácica. A síndrome pode ter uma maior gravidade dos sinais clínicos e um risco maior de morte particularmente quando da combinação de várias alterações anatômicas no mesmo animal.[2]

Complicações

Digestivas

Uma das complicações secundárias da síndrome são as alterações digestivas. Com o aumento do esforço respiratório inspiratório, particularmente nos animais com obstrução total das narinas, pode-se ter dilatação esofágica e gástrica como resultado da aerofagia. Nesses animais são comuns, além da flatulência, distúrbios de deglutição, regurgitação ou vômitos. A deglutição de ar em grande quantidade pode levar à distensão crônica do trato digestório. Alguns estudos mostraram relação positiva entre afecções obstrutivas das vias respiratórias e hérnia hiatal ou refluxo gastroesofágico em cães.[11] Existe provável correlação entre essa síndrome respiratória e as gastropatias hipertróficas do piloro, congênitas ou adquiridas, geralmente observadas em raças braquicefálicas.[12]

Cardiovasculares

A hipertensão pulmonar pré-capilar é outra complicação encontrada nessa síndrome respiratória, particularmente em casos crônicos, com evolução para quadros de *cor pulmonale*, com dilatação e hipertrofia compensatória do ventrículo direito. Os animais com hipertensão pulmonar com progressão para insuficiência cardíaca congestiva são raros, mas, quando essa complicação está presente, ela se caracteriza pela ocorrência de ascite ou efusão pleural.

Termorregulação

A termorregulação apresenta-se comprometida em muitos animais braquicefálicos. Esses animais, em sua maioria, não conseguem regular sua temperatura corporal, podendo haver hipertermia, que invariavelmente se agrava, dependendo da temperatura ambiental, particularmente nos períodos de primavera e verão em regiões de clima tropical. A justificativa para o menor controle da temperatura corporal em braquicefálicos está na função de termorregulação exercida pelas narinas dos cães.[5]

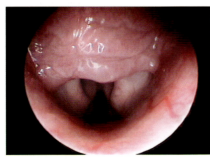

Figura 150.3 Palato mole prolongado em cão da raça Pug. (Imagem: Franz Naoki Yoshitoshi.)

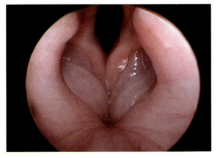

Figura 150.4 Eversão dos sacos laríngeos em cão da raça Pug. (Imagem: Franz Naoki Yoshitoshi.)

Os cães não se refrescam utilizando apenas a superfície da língua e a respiração para dissipar o calor. Na cavidade nasal desses animais existem cornetos ramificados extremamente finos, sendo o maior destes o corneto nasal ventral (*concha nasalis ventralis*), revestido por um epitélio respiratório e olfatório e também por uma superfície mucosa de grandes dimensões e altamente vascularizada. Quando o fluxo de ar inspirado passar por essa estrutura previamente umidificada por uma glândula existente apenas nos cães, o sangue contido nessa mucosa será arrefecido por meio de evaporação. Assim, esse órgão tem, nos cães, além das funções olfatória e respiratória, uma terceira função vital: termorregulação.[5]

DIAGNÓSTICO

O diagnóstico da síndrome braquicefálica baseia-se no histórico de obstrução das vias respiratórias superiores em raças sabidamente predispostas.

A anamnese associada ao exame físico detalhado pode, na maioria dos casos, confirmar definitivamente as principais alterações da síndrome. A estenose dos orifícios nasais, por exemplo, pode ser facilmente diagnosticada durante um simples exame físico de rotina (ver Figuras 150.1 e 150.2); com o animal acordado ou mesmo sedado é feita a avaliação direta de palato mole, faringe, laringe e traqueia.

A endoscopia das vias respiratórias anteriores (Figuras 150.3 e 150.4) e o exame radiográfico podem ser indicados para a confirmação do diagnóstico e para a avaliação da gravidade dessa síndrome. Outros exames complementares, como eletrocardiografia e ecocardiografia, são fundamentais para a identificação das complicações cardíacas secundárias a essa síndrome.

Exame radiográfico

Representa um exame importante no diagnóstico do palato mole prolongado, mas é nos casos de hipoplasia traqueal que o exame radiográfico tem a sua maior importância para esse diagnóstico. Acentuada diminuição do diâmetro traqueal desde a cartilagem cricotireóidea até a região da carina, estendendo-se ocasionalmente até os grandes brônquios, é o achado radiográfico característico dessa anomalia congênita respiratória.[2]

O índice ou raio traqueotorácico é o método de determinação do diâmetro traqueal para a avaliação de alterações do lúmen traqueal em cães com hipoplasia traqueal. Esse índice deve ser avaliado com restrições nos animais em crescimento, uma vez que existe aumento desproporcional no lúmen traqueal em relação à medida do tórax nessa fase de vida.[13]

Para o cálculo desse índice, utiliza-se a relação entre o diâmetro interno da traqueia no nível da entrada do tórax, dividido pela distância entre a borda ventral da primeira vértebra torácica e a borda dorsal do manúbrio. O valor de normalidade deverá ser igual ou superior a 0,16.[2] É importante ressaltar que esse índice traqueobrônquico deve ser interpretado conjuntamente com os dados de anamnese e exame físico, uma vez que é possível encontrar animais braquicefálicos com índices muito baixos sem qualquer indicativo de doença respiratória.[7] Um dado que reforça essa afirmação é comprovado nos cães da raça Buldogue, que apresentam média do índice de 0,116 (abaixo da normalidade), sem diferenças significativas desse índice entre cães com ou sem doença respiratória.[14]

A avaliação radiográfica da silhueta cardíaca em cães braquicefálicos também deve ser sempre interpretada conjuntamente com o exame físico do sistema cardiovascular e, algumas vezes, associado ao exame ecocardiográfico, uma vez que esses animais podem ser erroneamente diagnosticados como portadores de doença cardíaca quando é avaliado unicamente o exame radiográfico. Muitos parâmetros radiográficos que seriam indicativos de cardiomegalia em cães dolicocefálicos podem ser achados normais em várias raças braquicefálicas, com valores de velocidade de hemossedimentação (VHS, do inglês *vertebral heart score*) superiores a 10,5 de escore vertebral e silhueta cardíaca com aspecto globoso nas várias projeções radiográficas.[15]

Eletrocardiografia

O ritmo cardíaco de maior ocorrência é a arritmia sinusal, que, em casos mais graves, evolui para a parada sinusal em consequência do aumento do tônus vagal expiratório. Os dados do eletrocardiograma podem ainda evidenciar o aumento da amplitude da onda P, sugerindo sobrecarga atrial direita.

Outras alterações presentes no eletrocardiograma são compatíveis com a sobrecarga do ventrículo direito, caracterizado por um desvio do eixo elétrico médio à direita, ondas S identificáveis nas derivações I, II, III e a VF, e aumento da profundidade das ondas S na derivação I maior que 0,5 mV.[16]

Exame ecocardiográfico

As alterações encontradas são decorrentes da evolução de *cor pulmonale*, em consequência de hipertensão pulmonar de origem pré-capilar oriunda da hipoxia tecidual pulmonar em casos mais graves.[4]

Hipertrofia concêntrica ventricular direita, insuficiência tricúspide secundária ao aumento de pressão ventricular e o aumento do átrio direito constituem as principais alterações evidenciadas ao exame ecocardiográfico.

TRATAMENTO

O tratamento consiste na correção cirúrgica das alterações anatômicas, como estenose das narinas (rinoplastia), do palato mole prolongado (estafilectomia) e a remoção do excesso dos cornetos nasais aberrantes (turbinectomia) visando à desobstrução das vias respiratórias anteriores. Nesse sentido, a cirurgia de correção deve ser realizada o mais breve possível, uma vez que o prognóstico é sempre melhor nos animais operados antes do primeiro ano de vida, quando não há as complicações do colapso laríngeo presente nos casos crônicos.[17] Nos casos graves de obstrução respiratória pode ser necessária a realização de traqueostomia.[13]

Além da correção cirúrgica é interessante atenuar ou evitar os fatores que intensificam o quadro clínico, como exercícios, excitação e superaquecimento.[18]

Cães com eversão dos sacos laríngeos apresentam uma melhora da eversão após a normalização do fluxo inspiratório com a correção da estenose das narinas e do palato mole prolongado. O uso de glicocorticoides, como hidrocortisona intravenosa, nos casos agudos, e prednisona, nos casos inflamatórios crônicos, ajuda a diminuir a eversão dos sacos laríngeos e a obstrução da via respiratória. A remoção cirúrgica dos sacos laríngeos (ventriculectomia) está indicada nos casos mais graves, que não tiveram melhora com a correção do palato mole e das narinas e com o tratamento com glicocorticoides.[2]

Em cães hiperexcitados e com angústia respiratória, o uso de ansiolíticos como o tartarato de butorfanol (0,01 a 0,02 mg/kg) pode ser uma alternativa importante na melhoria do padrão respiratório em momentos de crise.

Em dias quentes, particularmente nos animais com palato mole prolongado, ingerir água e tomar banhos gelados pode ajudar no controle da hipertermia corporal.

Em casos que apresentam como complicação secundária hipertensão pulmonar, o uso de fármacos como furosemida, inibidores de enzima conversora de angiotensina e citrato de sildenafila pode minimizar a cianose e os sinais de insuficiência cardíaca congestiva direita.

REFERÊNCIAS BIBLIOGRÁFICAS

1. Walker T. The importance of breathing in brachycephalic airway syndrome. Anim Critic Care Emerg Serv. 2006:1-2.
2. Vadillo AC. Síndrome braquicefálica e paralisia laríngea em cães. In: Alonso JAM. Enfermidades Respiratórias em Pequenos Animais. São Caetano do Sul: Interbook; 2007. p. 93-8.
3. Lorinson D, Bright RM, White RAS. Brachycephalic airway obstruction syndrome – a review of 118 cases. Can Pract. 1997;22:18-21.
4. Canola RAM, Souza MG, Braz JB, Restan WAZ, Yamada DI, Silva Filho JC *et al*. Cardiorespiratory evaluation of brachycephalic syndrome in dogs. Pesq Vet Bras. 2018;38(6):1130-6.
5. Oechtering G. Síndrome braquicefálica – novas informações sobre uma antiga doença congênita. Vet Focus. 2010;20(2):2-9.
6. Fossum TW, Duprey LP. Cirurgias do Trato Respiratório Superior. In: Cirurgia de pequenos animais. 3. ed. São Paulo: Roca; 2005. p. 726-9.
7. Coyne BE, Fingland RB. Hypoplasia of the tracheal in dogs: 103 cases (1974-1990). J Am Vet Med Assoc. 1992;201:768-72.
8. Monnet E. Brachycephalic airway disease. In: Slatter DH (editor). Textbook of Small Animal Surgery. Philadelphia: W. B. Saunders; 2003. p. 808-13.
9. Hobson HP. Brachycephalic syndrome. Seminars in Vet Med Surg Small Anim. 1995;10:109-14.
10. Hedlund CS. Larynx. 4. ed. Philadelphia: Lea & Febiger; 1996.
11. Lecoindre P, Richard S. Digestive disorders associated with the chronic obstructive respiratory syndrome of brachycephalic dogs: 30 cases (1999-2001). Revue Med Vet. 2004;155:141-6.
12. Burbidge HM, Goulden BE, Dickson LR. Surgical relief of severe laryngeal malformation in an English Bulldog. New Z Vet J. 1988;36:29-31.
13. Hendricks CJ. Brachycephalic airway syndrome. In: King LG. Respiratory disease in dogs and cats. St. Louis: Sauders; 2004. p. 310-8.
14. Harvey CE, Fink E. Tracheal diameter: analysis of radiographic measurements in brachycephalic and non brachycephalic dogs. J Am Anim Hosp Assoc. 1982;18:570-6.
15. Schelling CG. Radiology of the heart. In: Tilley LP, Goodwin JK. Manual of canine and feline cardiology. 3. ed. Philadelphia: Saunders; 2001. p. 17-42.
16. Goodwin JK. Electrocardiography. In: Tilley LP, Goodwin JK. Manual of canine and feline cardiology. 3. ed. Philadelphia: Saunders; 2001. p. 43-70.
17. Carvalho AD, Araújo ACP, Gaiga LH, Cavalcante RL. Síndrome braquicefálica – estenose de narinas em cão. Acta Scientiae Vet. 2010; 38(1):69.
18. Camacho AP. Síndrome das vias respiratórias braquicefálicas [abstract]. In: Anais do 6°Congresso Paulista de Clínicos Veterinários de Pequenos Animais. São Paulo, Brasil; 2006.

BIBLIOGRAFIA

Allen DG, Mackin A. *Cor pulmonale*. In: Tilley LP, Goodwin JK. Manual of canine and feline cardiology. 3. ed. Philadelphia: Saunders; 2001. p. 197-214.

Bedford PGC. Afecções do focinho. In: Ettinger SJ, Feeldman EC. Tratado de medicina interna veterinária: moléstias do cão e do gato. 4. ed. v. 1. São Paulo: Manole; 1997. p. 791-2.

Bright RM, Sackman JE, Denovo C, Toal C. Hiatal hernia in the dog and cat: a retrospective study of 16 cases. J Small Anim Pract. 1990;31:244-50.

Buchanan JW, Bücheler J. Vertebral scale system to measure canine heart size in radiographs. J Am Vet Med Assoc. 1995;206:194-9.

Charter ME, Renaud-Farrell S. Holter monitoring: It doesn't miss a beat. Veterinary Technician. 2004;25(9):626.

Doxey S, Boswood A. Differences between breeds of dog in a measure of heart rate variability. Vet Record. 2004;154:713-7.

Ettinger SJ, Brayley KA. Afecções da traqueia. In: Ettinger SJ, Feeldman EC. Tratado de medicina interna veterinária: moléstias do cão e do gato. 4. ed. v. 1. São Paulo: Manole; 1997. p. 1064-79.

Fingland RB. Diagnóstico e tratamento cirúrgico das doenças obstrutivas da via respiratória superior. In: Birchard SJ, Sherding RG. Manual Saunders: clínica de pequenos animais. São Paulo: Roca; 1998. p. 617-26.

Gabay A. Eletrocardiografia. In: Belerenian GC, Mucha C, Camacho AA. Afecções cardiovasculares em pequenos animais. São Caetano do Sul: Interbook; 2003. p. 46-50.

Goodwin JK. Special diagnostic techniques for evaluation of cardiac disease. In: Tilley LP, Goodwin JK. Manual of canine and feline cardiology. 3. ed. Philadelphia: Saunders; 2001. p. 99-112.

Haagen AJV. Moléstias da garganta. In: Ettinger SJ, Feeldman EC. Tratado de medicina interna veterinária: moléstias do cão e do gato. 4. ed. v. 1. São Paulo: Manole; 1997. p. 809-14.

Harvey CE. Upper airway obstruction surgery. 3. Everted laryngeal saccule surgery in brachycephalic dogs. J Am Anim Hosp Assoc. 1982;18:545-57.

Lamb CR, Wikeley H, Boswood A, Pfeiffer DU. Use of breed specific ranges for the vertebral heart scale as an aid to the radiographic diagnosis of cardiac disease in dogs. Vet Record. 2001;148:701-11.

Leonard HC. Collapse of the larynx and adjacent structures in the dog. J Am Vet Med Assoc. 1960;137:360-3.

Martínez R. Síncope. In: Belerenian GC, Mucha C, Camacho AA. Afecções cardiovasculares em pequenos animais. São Caetano do Sul: Interbook; 2003. p. 200-3.

Nelson RW, Couto CG. Distúrbios da laringe. In: Nelson RW, Couto CG. Medicina interna de pequenos animais. 2. ed. Rio de Janeiro: Guanabara Koogan; 2001. p. 192-5.

Ohara VYT. Abordagem ao paciente cardiopata. In: Belerenian GC, Mucha C, Camacho AA. Afecções cardiovasculares em pequenos animais. São Caetano do Sul: Interbook; 2003. p. 34-9.

Orsher RJ. Brachycephalic airway disease. In: Bojrab, MJ. Disease mechanisms in small animal surgery. Philadelphia: Lea & Febiger; 1993. p. 369-70.

Ramirez EY, Palanca IM, Pablo-Blanco JB *et al*. Arritmias cardíacas no cão e gato. In: Belerenian GC, Mucha CJ, Camacho AA. Afecções cardiovasculares em pequenos animais. São Paulo: Interbook, 2003. p. 230-59.

Rudorf H, Lane JG, Wotton PR. Everted laryngeal saccules: ultrasonographic findings in a young Lakeland terrier. J Small Anim Pract. 1999;40:338-9.

Suter PF, Colgrove DJ, Ewing GO. Congenital hypoplasia of the canine trachea. J Am Anim Hosp Assoc. 1972;8:120-7.

Wykes PM. Brachycephalic airway obstructive syndrome. Problems in Vet Med. 1991;3:188-97.

151
Doenças da Laringe

João Pedro de Andrade Neto • Fernanda de Assis Bueno Auler • Franz Naoki Yoshitoshi

ANATOMIA E FISIOLOGIA

A laringe é um órgão tubular,[1] musculocartilaginoso,[2] relativamente curto e largo;[3] situa-se medianamente, fazendo conexão entre a faringe e a traqueia.[1] Ela está situada em posição superficial, ventralmente à primeira e à segunda vértebra cervical. Está relacionada dorsalmente com a faringe e o esôfago, lateralmente com o músculo esternotireóideo e com a glândula salivar mandibular, e ventralmente com o músculo esterno-hióideo.[3] A laringe serve como via de passagem de ar, auxilia na vocalização e previne a inspiração de corpo estranho para a traqueia.[2] A função valvular da laringe, por intermédio da epiglote, é vital, uma vez que é pela sua entrada que todas as substâncias engolidas devem passar pelo seu curso através da faringe oral e da faringe laringiana até o esôfago.[2]

A parede da laringe é formada por cartilagens que se articulam entre si por meio de ligamentos e músculos e, rostralmente, com o hioide.[1] As cartilagens da laringe formam a estrutura básica desse órgão.[1] O esqueleto da laringe consiste em três cartilagens únicas (ímpares) e três conjuntos (pares) de cartilagens no cão, e três cartilagens únicas (ímpares) e um conjunto (par) de cartilagem no gato.[3] A cartilagem laríngea apresenta um estreitamento devido às pregas vocais, sendo revestida por epitélio pavimentoso estratificado, que continua na mucosa traqueal. Sua abertura cranial é incompletamente fechada pela epiglote durante o ato de deglutição. Caudalmente, ela continua com os anéis cartilagíneos da traqueia, sem alteração do seu diâmetro.[1] Informações sensoriais da laringe terminam no trato solitário e no núcleo do trato solitário no tronco encefálico. Células do núcleo do trato solitário projetam-se para a formação reticular e o núcleo ambíguo.[4] A atividade motora da faringe e da laringe tem origem no núcleo ambíguo, localizado no bulbo; os dois terços rostrais desse núcleo estão envolvidos na deglutição por meio de impulsos motores através dos nervos glossofaríngeo e vago. O núcleo ambíguo caudal controla os músculos esofágicos e laringianos por meio dos nervos vago e acessório do vago e dos ramos do nervo vago (nervo laringiano recorrente).[5]

As cartilagens da laringe são: cricoide, tireoide e epiglótica (ímpares) e aritenoide (par). As cartilagens cuneiformes (par) estão presentes no cão, mas não no gato.[3] Os músculos extrínsecos da laringe consistem em músculos tíreo-hióideo, hipo-epiglótico e esternotireóideo. Os músculos intrínsecos são: cricotireóideo, cricoaritenóideos dorsal e lateral, aritenóideo transverso e tireoaritenóideo (vocal e vestibular).[3] Os músculos extrínsecos têm a função de movimentação da laringe como um todo, enquanto os músculos intrínsecos atuam no mecanismo de fonação.[1] A cartilagem tireoide é a maior cartilagem da laringe. Tem duas abas laterais unidas ventralmente. Em sua porção caudal, encontra-se a cartilagem cricoide, que é um anel fechado, ligando-se à traqueia. Na porção anterior, a cartilagem tireoide se liga à cartilagem epiglótica, enquanto as cartilagens aritenoides encontram-se lateral e dorsalmente.[2] A articulação cricoaritenoide permite que as duas cartilagens aritenoides, por meio de um movimento basculante lateral, ampliem a glote durante a inspiração. Na expiração, os dois ângulos das pregas vocais da aritenoide aproximam-se novamente.[1]

Durante o ato de deglutição, a epiglote evita a introdução de alimento e líquido nas vias respiratórias.[1] Durante a deglutição, a laringe é puxada para frente e a epiglote se inclina para trás, por vir contra a raiz da língua, formando uma cobertura parcial à entrada da laringe. Alimentos sólidos são rapidamente levados sobre a entrada da laringe pelos músculos faringianos, enquanto os líquidos são desviados pela epiglote através dos recessos piriformes do assoalho faríngeo.[2] Durante a respiração, ocorrem dilatação rítmica (inspiração) e constrição (expiração) da glote.[1] A dilatação da glote ou abdução ocorre após a contração do músculo cricoaritenóideo dorsal e a constrição da glote ou adução ocorre devido ao músculo cricoaritenóideo lateral.[1,2]

A glote também participa na ocorrência do espirro e da tosse. Em ambos os casos, ela é inicialmente ocluída e, após o aumento de pressão do ar expirado, repentinamente aberta. A glote é temporariamente ocluída também no caso da pressão do ventre por ocasião da micção, da defecação e, principalmente, do processo de parto.[1]

HISTÓRIA E EXAME FÍSICO

Características do histórico em animais com doença laringiana estão mais frequentemente associadas à obstrução das vias respiratórias. Mudanças no latido ou no miado, indicando perda da função das pregas vocais, são frequentemente o primeiro sinal de que os proprietários se lembram da doença, bem como tosse seca e dispneia com sons respiratórios evidentes.[4] Respiração com estridor e barulhenta associada à intolerância a exercícios sugere fortemente a possibilidade de doença laringiana. Questões adicionais são realizadas sobre a condição geral do animal, apetite, sede, atividade física, resistência e mudanças em seus hábitos, as quais, associadas ao exame físico, podem levar à impressão completa da condição do paciente.[4]

O procedimento para examinar um paciente com doença laringiana depende, em grande parte, do grau em que sua respiração estiver prejudicada. Em pacientes em estado de dispneia grave ou em dificuldade respiratória aumentando rapidamente, intubação laringotraqueal de emergência precede o exame físico.[6] Colocação de tubo de traqueostomia temporária pode ser necessária para a respiração adequada durante a recuperação anestésica. Quando a dispneia não for o sintoma predominante, o exame físico começa com a escuta da tosse ou o estridor espontâneo do paciente. Normalmente, observa-se dispneia

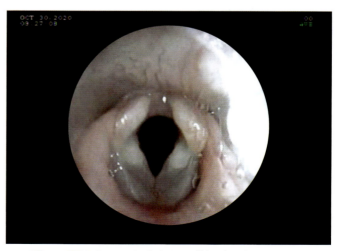

Figura 151.1 Anatomia de laringe (felino) após inspiração.

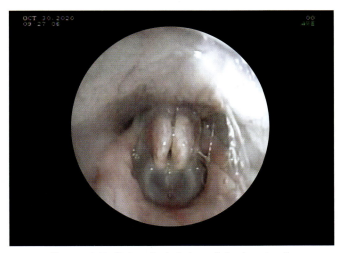

Figura 151.2 Anatomia de laringe (felino) expiração.

inspiratória, mas, em obstrução mais grave, a dispneia será inspiratória e expiratória.[6] Se os sons relatados pelos proprietários forem produzidos em certas circunstâncias, estas deverão, se possível, ser reproduzidas para fins de avaliação clínica (p. ex., esforço leve ou exercícios).[6]

Avalia-se a laringe cuidadosamente à palpação para verificar assimetria e presença de desconforto.[7] Se ocorrer irritação grave, tosse seca e intensa é produzida imediatamente após essa palpação.[6] Depois dessa avaliação inicial, realiza-se exame da função laringiana com o animal submetido à anestesia ou sedação. Em animais normais, observa-se a abdução ativa das cordas vocais durante a inspiração, mas não em pacientes com paralisia laringiana.[7]

DIAGNÓSTICO

O diagnóstico de alterações da laringe pode ser obtido por radiologia, laringoscopia ou ultrassonografia. A ultrassonografia constitui uma modalidade de imagem não invasiva para a avaliação da faringe e da laringe. Pode-se avaliar a movimentação laringiana, sendo útil para o diagnóstico de paralisia da laringe.[8]

Imagens de raios X são úteis na identificação de corpo estranho radiodenso, como agulhas e alterações ósseas adjacentes. Geralmente, obtém-se projeção lateral de laringe, nasofaringe e traqueia cervical cranial. A coluna vertebral interfere na projeção dorsoventral ou ventrodorsal.[8] Radiografias de tórax são indicadas em qualquer animal com suspeita de neoplasia ou diagnóstico de obstrução grave das vias respiratórias anteriores.

Inspeção direta da laringe via cavidade orofaringiana (laringoscopia) é o teste diagnóstico mais informativo.[6] A laringoscopia permite a visibilização de laringe e faringe, avaliando-se anormalidades estruturais e função laringiana.[8] Deve ser realizada sob anestesia superficial com barbitúricos de curta duração, a fim de permitir avaliação da função laringiana, sem pré-medicação.[6] Em gatos, os movimentos laringianos também são observados quando ocorrer perda de resistência para abrir a boca durante indução anestésica. A laringe do gato deverá ser examinada com um mínimo de manipulação da mucosa laringiana, porque esta é propensa ao desenvolvimento de edema.[6] Outro protocolo anestésico utilizado é a associação de propofol e pré-medicação com medetomidina (intravenosa [IV] em cães e intramuscular [IM] em gatos). Se os movimentos laringianos estiverem ausentes e a profundidade da anestesia puder ser a causa, a curta duração do propofol é vantajosa, porque, quando iniciar a recuperação anestésica, pode-se realizar essa inspeção.[4] Em raças braquicefálicas, o comprimento do palato mole é avaliado e a laringe é examinada por inversão da mucosa dos ventrículos laringianos. Em animais com massas na laringe, determina-se a extensão da lesão e obtêm-se amostras para exame histopatológico.

AFECÇÕES DA LARINGE

Paralisia da laringe

A paralisia da laringe refere-se à incapacidade das cartilagens aritenoides em abduzir durante a inspiração, criando obstrução das vias respiratórias extratorácicas (anteriores).[8] É uma doença respiratória comum uni ou bilateral, que primariamente afeta cães idosos de grande porte.[9] Contudo, uma forma congênita ocorre em certas raças como Bouvier de Flandres, Husky Siberiano e Malamute do Alasca. Em Dálmata, Rottweiler e Great Pireneans, polineuropatia complexa com paralisia laringiana tem sido descrita.[9,10]

Paralisia laringiana congênita foi descrita em várias raças, mas é observada com mais frequência em Bouvier de Flandres (Holanda), Husky Siberiano puro e mestiço, Dálmata (EUA e Canadá), Bull Terrier (Grã-Bretanha),[11] Rottweiler (EUA),[12] Pastor-Alemão de pelo branco,[13] em Pirenean Mountain Dog (Bélgica),[10] Leonberger Dog[14] e recentemente em American Staffordshire Terriers.[15] Em Bouvier de Flandres é de caráter hereditário, com modo de herança autossômica dominante, resultando em perda de células neuromotoras no núcleo ambíguo,[11] responsáveis pela inervação dos músculos intrínsecos da laringe e, consequentemente, atrofia muscular desses músculos devido à degeneração secundária ou walleriana dos nervos laringianos recorrentes.[16] A característica clínica da doença em Bouviers jovens é principalmente devido à disfunção dos abdutores da laringe (músculos cricoaritenóideos dorsais), podendo ocorrer uni ou bilateralmente. Um estudo envolvendo 105 cães mostrou prevalência de machos em relação às fêmeas (74 e 26%, respectivamente). O início dos sintomas clínicos relatados pelos proprietários ocorreu entre 4 e 6 meses de idade. Esses sintomas clínicos foram estridor inspiratório, dispneia ou esforço, cianose (durante os períodos de dispneia grave) e vômitos.[16] Em Husky, a doença é similar à do Bouvier de Flandres.[11] Três cães mestiços Husky Siberianos com Malamutes do Alasca apresentaram dispneia inspiratória episódica e estridor durante 4 a 8 semanas e intolerância a exercícios. Achados histopatológicos mostraram depleção de motoneurônios, degeneração neuronal e gliose moderada no núcleo ambíguo, mas não havia lesões nas raízes e nos segmentos periféricos dos nervos laringianos recorrentes.[17] Outro relato envolvendo 25 cães Husky do Alasca sugere ser uma doença de caráter hereditário com o modo de herança autossômica recessiva, com penetrância variável. A média de idade dos animais envolvidos foi de 6,4 meses. Cães severamente afetados estavam profundamente dispneicos ao nascimento ou colapsavam após exercícios breves. Cães menos afetados cansavam-se facilmente ou superaqueciam com exercícios mínimos. Exame neurológico revelou sinais de mononeuropatia do nervo laringeano recorrente e a histopatologia revelou atrofia neurogênica do músculo cricoaritenoide dorsal.[18] Em Bull Terrier está associada à doença muscular.[11]

Rottweiler, Dálmata e Pyrenean Mountain Dog apresentam paralisia laringiana associada à polineuropatia denominada "paralisia laringiana-polineuropatia complexa" (PL-PNC). Cinco Rottweilers de 3 ninhadas diferentes desenvolveram estridor respiratório com 11 a 13 semanas de idade. O exame físico mostrou tetraparesia e paralisia laringiana em todos os cães e catarata lenticular bilateral em 4 animais.[12] Atrofia muscular neurogênica foi encontrada em músculos apendiculares distais ou laringianos intrínsecos, além de alterações degenerativas em nervos periféricos e nervos laringianos recorrentes. Essa condição de mau prognóstico é, provavelmente, de natureza hereditária.[12] Em Dálmata, a condição está associada à axonopatia distal generalizada e é autossômica recessiva.[11] O início dos sintomas clínicos ocorreu em torno de 2 a 6 meses.[19] Além da paralisia de laringe, a maioria apresentou megaesôfago. Outras alterações observadas foram hiporreflexia dos reflexos espinais, atrofia dos músculos dos membros ou fasciculações, paralisia facial ou lingual, hiperextensão de membros e hipermetria.[20] Em descrição de 14 Dálmatas com essa afecção, 13 apresentaram megaesôfago associado. Polineuropatia generalizada difusa, devido à degeneração axônica, foi observada em nervos apendiculares periféricos e laringianos intrínsecos com atrofia neurogênica desses músculos. Nessa raça o prognóstico é reservado a mau.[19] Em cães da raça Pyrenean Mountain Dog, megaesôfago estava associado à paralisia laringiana em todos os animais. A idade de início variou de 2,5 a 6 meses. Os cães apresentaram vários graus de envolvimento dos sistemas respiratório, gastrintestinal e neurológico. Sintomas relatados foram estridor inspiratório, disfonia, dispneia, intolerância a exercícios, vômitos ou regurgitação, anormalidades de marcha (principalmente nos membros pélvicos), fraqueza, déficits proprioceptivos e atrofia muscular. Nenhuma anormalidade foi encontrada no tronco encefálico. Degeneração axônica foi encontrada especialmente nos nervos laringianos recorrentes.[10] Modo de herança autossômica recessiva foi suspeitado pela análise de *pedigree*. Todos os animais morreram ou foram eutanasiados até a idade de 2 anos. Os achados histopatológicos apoiam o diagnóstico de doença degenerativa, PL-PNC sensorimotora similar à dos cães Rottweilers.[10] Em Rottweiler, registrou-se também uma afecção com comprometimento de sistema nervoso central e grave atrofia da musculatura intrínseca da laringe, denominada "vacuolização neuronal" e "degeneração espinocerebelar". Animais de vários países, inclusive do Brasil,[21,22] apresentaram como característica principal estridor respiratório, fraqueza generalizada e ataxia. Essa disfunção laringiana era decorrente do comprometimento do nervo laringiano lateral.[23] A marca dessa doença é o achado histopatológico de vacúolos intraneuronais primariamente em tronco encefálico, cerebelo e substância cinzenta da medula espinal.[22] Dois cães Boxer e um mestiço apresentaram uma doença quase idêntica[22,24] (ver Capítulo 231, *Doenças Degenerativas*).

Polineuropatia simétrica distal espontânea ocorreu em Leonberger Dogs com idade variando de 1 a 9 anos. Exame histopatológico mostrou atrofia muscular neurogênica associada à neuropatia axônico-periférica. Os sintomas relatados foram fraqueza, intolerância a exercícios com marcha com passo alto em membros pélvicos, perda ou mudança do tom do latido, dispneia, marcada atrofia da musculatura distal dos membros, diminuição dos reflexos dos nervos espinais e cranianos e movimentos fracos ou ausentes das musculaturas laringiana e faringiana. As análises dos *pedigrees* dos cães envolvidos sugeriram doença hereditária relacionada com o cromossomo X.[14] Quatro cães da raça Pastor-Alemão de pelagem branca, 3 machos e 1 fêmea, apresentaram paralisia de laringe, sendo 3 bilaterais e 1 unilateral. Megaesôfago concorrente foi encontrado em um cão, apoiando a possibilidade de polineuropatia.[13] A idade de início em dois animais foi de 4 a 6 meses. Os outros dois cães foram levados ao hospital veterinário com mais de 1 ano, referindo alteração respiratória há vários meses. Os sintomas dos quatro animais foram disfonia, estridor respiratório e cianose durante exercícios prolongados em tempo quente.[13] Recentemente foi relatada a ocorrência de polineuropatia degenerativa em American Staffordshire Terriers com sinais clínicos de doença neuromuscular com envolvimento sensorial e motor generalizados, associados com sinais focais de paralisia laringiana, na maioria dos animais. A média de idade foi de 5 meses e em 11 cães, a doença foi de progressão lenta e os animais mantiveram boa qualidade de vida com habilidade para caminhar. Análise de *pedigree* foi consistente com modo de herança autossômica recessiva.[15]

Paralisia laringiana adquirida é causada por danos no nervo laringiano recorrente ou nos músculos laringianos intrínsecos decorrentes de polineuropatia, polimiopatia, trauma ou massas intra ou extratorácicas,[9] mas a forma mais comum é a idiopática.[25] Dentre as causas da polineuropatia, pode-se incluir hipotireoidismo com concorrente paralisia laringiana e polirradiculoneurite.[5] Penetração de corpo estranho, intubação orotraqueal e trauma cirúrgico após tireoidectomia bilateral, presumivelmente por lesão dos nervos laringianos recorrentes de lesão cirúrgica ou elétrica (eletrocautério), também são causas de paralisia laringiana adquirida.[26] Em gatos, a paralisia da laringe tem sido descrita secundariamente à neoplasia do nervo vago e à intoxicação por chumbo ou associada à doença neuromuscular progressiva.[27]

Afetam principalmente cães de meia-idade a idosos de raças de grande porte e gigantes como São-bernardo, Chesapeake Bay Retriever e Setter Irlandês[20] e, especialmente, em Labrador,[8] mas cães de pequeno porte e *toys* ou de médio porte também são afetados. Cães machos e castrados são mais frequentemente afetados do que as fêmeas.[20] Ocorre entre 1,5 e 13 anos e reflete angústia respiratória (principalmente inspiratória), caracterizada por intolerância a exercícios, alteração da fonação, estridor laringiano progressivo, dispneia, cianose durante o período de dispneia grave e colapso com obstrução completa das vias respiratórias.[20]

Sintomas clínicos são disfunção da musculatura laringiana e subsequente obstrução das vias respiratórias anteriores durante a inspiração.[11] Esses sintomas são alteração da fonação, engasgos ou tosse, especialmente durante o ato de comer ou beber.[11] Obstrução moderada das vias respiratórias anteriores é agravada por edema laringiano e inflamação secundária ao fluxo de ar turbulento na laringe.[28] Paralisia laringiana unilateral resulta em dispneia inspiratória e ruído inspiratório, ao passo que a paralisia laringiana bilateral leva a episódios de engasgos, cianose, dispneia inspiratória grave e colapso.[5] A maioria dos pacientes se apresenta com angústia respiratória aguda, apesar da natureza crônica e progressiva dessa enfermidade. A descompensação frequentemente é resultado de exercício, excitação ou altas temperaturas ambientais, acarretando um ciclo de aumento do esforço respiratório.[8]

O diagnóstico é obtido por ultrassonografia ou laringoscopia (Figuras 151.3 e 151.4). A investigação ultrassonográfica acurada indica presença de paralisia e confirma a natureza uni ou bilateral da doença. Achados indicativos de paralisia laringiana incluem assimetria ou ausência de motilidade dos processos cuneiformes, movimentos aritenoides anormais, movimentos paradoxais, deslocamento caudal da laringe e colapso de laringe.[29] A função laringiana é avaliada pela laringoscopia, quando o animal estiver em plano superficial de anestesia.[28] O melhor protocolo anestésico utilizado para essa avaliação é a administração do tiopental intravenoso; se utilizada acepromazina com ou sem opioide como medicação pré-anestésica, o uso de isofluorano administrado por máscara é recomendado.[30] Na paralisia laringiana, as cartilagens aritenoides e as cordas vocais permanecem fechadas durante a inspiração e abrem discretamente durante a expiração.[8] Outra modalidade diagnóstica é a laringoscopia transnasal, que consiste na passagem de um videoendoscópio pela narina esquerda, após sedação intramuscular e anestesia tópica. A abertura laríngea é observada durante respiração espontânea. A vantagem dessa técnica é a avaliação da função laringiana sem uso de anestesia geral.[31] Uma vez que a paralisia laringiana for diagnosticada, um exame neurológico completo, que inclui função faringiana e esofágica, deverá ocorrer para avaliar problemas concorrentes ou de base.[28] Radiografia torácica deverá ser indicada para identificar pneumonia por aspiração ou doença metastática.[28] A temperatura retal deverá ser obtida e todos os cães deverão ser avaliados para sintomas de insolação como hemorragias petequiais associadas a coagulação intravascular disseminada, ofegação, colapso, membranas mucosas congestas e anormalidades no estado mental, independentemente da temperatura corpórea no momento da avaliação. O principal meio de perda de calor em cães é a evaporação pela ofegação. Cães afetados por sintomas agudos de paralisia laringiana são mais suscetíveis à hipertermia decorrente da falta de dissipação de calor pelo trato respiratório obstruído.[25]

Em animais com angústia respiratória é indicado tratamento médico emergencial para aliviar a obstrução das vias respiratórias anteriores.[8] Suplementação de oxigênio deverá ser fornecida, auxiliando na redução da hipoxia.[25] Cateter intravenoso deverá ser colocado para administração de fluidos e medicamentos.[25] Cães cianóticos, gravemente dispneicos ou com hipoxia (SpO$_2$ < 95%), apesar da suplementação com oxigenoterapia, podem requerer intubação e anestesia em plano superficial até se resolver o edema laringiano. Se um período de várias horas ou mais for esperado, um tubo de traqueostomia deverá ser colocado para evitar exacerbação do edema laringiano, devido ao uso do tubo orotraqueal e para evitar período prolongado de anestesia.[25] Utilizam-se para sedação acepromazina (0,005 a 0,02 mg/kg, IV) e butorfanol (0,2 a 0,4 mg/kg, IV) ou outros sedativos.[25] Anti-inflamatórios como dexametasona (0,1 a 0,5 mg/kg) ou succinato sódico de prednisolona (0,5 a 1 mg/kg) podem ser administrados pela via intravenosa se a suspeita for edema laringiano.[25] Após a estabilização e a avaliação diagnóstica detalhada, a cirurgia é, em geral, o tratamento de escolha.[8] O objetivo da cirurgia é fornecer abertura adequada para o fluxo de ar, mas não tão ampla a ponto de o animal ficar predisposto à aspiração e ao desenvolvimento de pneumonia.[8] Cirurgia corretiva de paralisia laringiana pode estar associada a altas taxas de complicações pós-cirúrgicas e de mortalidade.[32] Pneumonia por aspiração pós-cirúrgica é a complicação mais comum em cães submetidos à cirurgia;[32,33] ocorre mais frequentemente nas primeiras semanas, embora esses cães tenham o risco de apresentar essa complicação pelo resto da vida.[2] Cães podem vir a óbito por essa complicação após 1 ano da cirurgia.[32] Outras complicações pós-cirúrgicas menores são tosse ou engasgos não resolvidos, intolerância a exercícios contínua, vômitos e formação de edema.[33] Várias técnicas de laringoplastia foram descritas, incluindo procedimento de lateralização da aritenoide (retroligadura), laringectomia parcial e laringoplastia encastelada.[8] O procedimento de escolha é a lateralização aritenoide unilateral, técnica mais recomendada que a lateralização aritenoide bilateral e a laringectomia parcial.[28] Na lateralização aritenoide bilateral é mais provável que ocorra o desenvolvimento de complicações e menor possibilidade de sobrevivência em relação às outras técnicas.[32] Estudo retrospectivo em 100 cães submetidos à cirurgia de lateralização aritenoide unilateral mostrou melhora da qualidade de vida dos animais durante os primeiros 6 meses pós-cirúrgicos em torno de 87,7%. Cães com menos de 10 kg apresentaram mais complicações respiratórias do que cães com mais de 10 kg.[34] Fatores que estão associados a alto risco de morte ou ao desenvolvimento de complicações são idade, colocação de traqueostomia temporária, anormalidades do trato respiratório concomitantes, doença esofágica associada, megaesôfago pós-cirúrgico, doença neoplásica ou neurológica concomitante.[32] Apesar das complicações pós-cirúrgicas, os proprietários relatam melhora na qualidade de vida, mas a média de sobrevida é de 12 meses após a cirurgia segundo pesquisa.[33] Gatos com paralisia laringiana e submetidos à lateralização aritenoide unilateral apresentaram complicações intraoperatórias em 21% dos casos e complicações pós-operatórias em 50% dos animais. O tempo médio de acompanhamento pós-cirúrgico foi de 11 meses (3 semanas a 8 anos), mostrando ser um método apropriado para essa espécie.[35]

Se a cirurgia não for uma opção, a condução médica consiste na administração de doses anti-inflamatórias de glicocorticoide de curta ação (p. ex., prednisona, 0,5 mg/kg, 2 vezes/dia, inicialmente) e repouso para reduzir a inflamação secundária e o edema de faringe e laringe, além de melhorar o fluxo de ar.[8] Cães apresentando sintomas clínicos leves ou cães assintomáticos deverão ser conduzidos de maneira conservadora, reduzindo estresse, excitação e exposição à temperatura ambiental elevada, bem como redução de peso, se necessário. Os proprietários deverão ser informados de que a paralisia laringiana é geralmente progressiva e muitos cães necessitam de cirurgia assim que os sintomas clínicos se tornarem mais graves ou a qualidade de vida for afetada.[25] Animais com dispneia moderada frequentemente responderão à oxigenoterapia, sedação com maleato de acepromazina e terapia com corticoide, além de líquidos.

Essa afecção laríngea é considerada incomum nos pacientes felinos. A apresentação clínica é semelhante à dos cães, resultando em desconforto respiratório significativo, ocorrendo mais frequentemente em gatos de meia-idade a idosos (média, 9 a 14 anos), sendo documentadas condições unilaterais e bilaterais. Existem relatos sobre a prevalência de paralisia laríngea unilateral esquerda nesses animais. Ao contrário dos cães, os gatos com disfunção unilateral podem apresentar sinais clínicos significativos e necessitar de intervenção cirúrgica. A causa específica da paralisia laríngea em gatos muitas vezes permanece indeterminada e, geralmente, tem sido associada ao trauma,

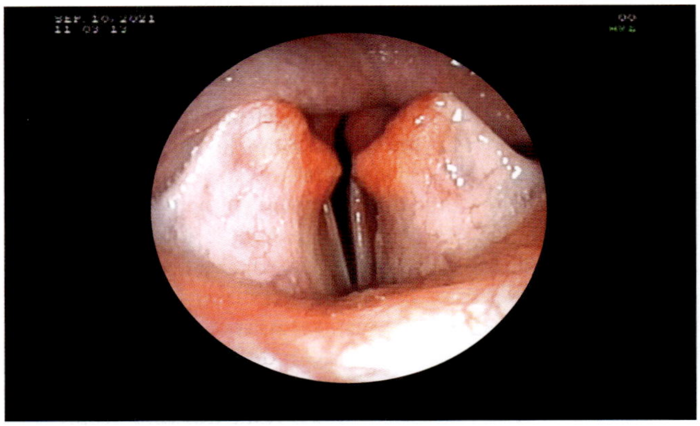

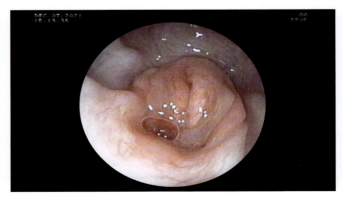

Figura 151.3 Imagem de paralisia de laringe de cão após inspiração.

Figura 151.4 Imagem de paralisia de laringe de gato não mostrando movimentos durante a inspiração e a expiração.

invasão neoplásica e lesão iatrogênica, como, por exemplo, após tireoidectomia ou correção cirúrgica da persistência de ducto arterioso. A infiltração neoplásica pode levar à obstrução laríngea fixa com dificuldade respiratória inspiratória e expiratória e ruído e deve sempre ser considerada como diagnóstico diferencial de paralisia laríngea no gato.[36]

Para a avaliação da função laríngea, os protocolos anestésicos podem incluir a alfaxalona, sendo avaliada em comparação com propofol e midazolam e cetamina para efeitos na função laríngea em gatos normais.[37] O manejo conservador de gatos com paralisia laríngea consiste na perda de peso e minimização da excitação e exercícios rigorosos. O sucesso do tratamento cirúrgico usando principalmente a lateralização unilateral da aritenoide foi descrito em vários pequenos estudos.[36]

Colapso de laringe

O colapso laríngeo é uma consequência da obstrução crônica das vias respiratórias anteriores, mais frequentemente associada à síndrome braquicefálica obstrutiva das vias respiratórias. Entretanto, o colapso laríngeo pode ocorrer isoladamente, ou estar associado à paralisia laríngea, obstrução nasal e nasofaríngea ou trauma, tanto em raças braquicefálicas quanto mesaticefálicas. A obstrução crônica das vias respiratórias anteriores causa aumento da resistência das vias respiratórias e aumento da pressão luminal intraglótica negativa. Com o tempo, isso resulta em colapso laríngeo causado pela fadiga e degeneração da cartilagem. O início precoce do colapso laríngeo foi relatado em cães braquicefálicos com menos de 6 meses de idade. Paralisia laríngea concomitante e colapso laríngeo foram relatados em um pequeno grupo de cães não braquicefálicos de raças pequenas.[38] O início precoce do colapso laríngeo já foi relatado em Norwich Terriers, identificados como uma raça específica que pode ter anormalidades laríngeas consistindo em dobras supra-aritenoides redundantes, colapso laríngeo, sáculos laríngeos evertidos e aberturas laríngeas estreitas.[39,40]

O diagnóstico de colapso laríngeo requer exame oral da laringe sob sedação intensa ou um plano leve de anestesia geral sem intubação. O exame funcional e estrutural da laringe deve ser realizado por laringoscopia. Outra técnica de avaliação descrita, recentemente introduzida, é a de tomografia computadorizada (TC) de alta velocidade chamada "tomografia dinâmica com renderização interna tridimensional" (3D), permitindo a avaliação morfológica da laringe e da gravidade do colapso laríngeo.[41] Essa técnica pode ser usada para distinguir os três estágios do colapso laríngeo, eversão dos sáculos laríngeos (estágio I), (Figuras 151.5, 151.6 e 151.7) perda de rigidez e

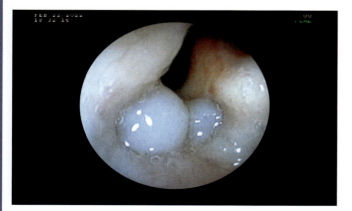

Figura 151.5 Imagem de laringoscopia de eversão de sáculos laríngeos em cão da raça Pug (colapso grau I), com prolongamento de palato mole e desvio da rima glótica pelo aprisionamento da aritenoide esquerda.

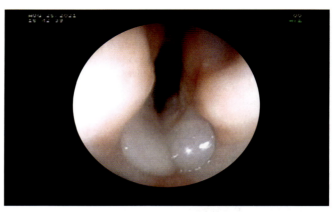

Figura 151.6 Imagem de laringoscopia na qual é vista a eversão de sáculos laríngeos em raça Bulldog Inglês.

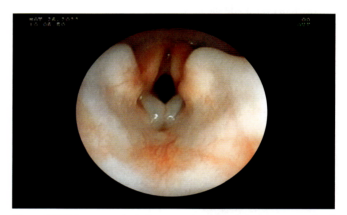

Figura 151.7 Imagem de laringoscopia na qual é vista a eversão de sáculos laríngeos em cão da raça Pequinês.

deslocamento medial dos processos cuneiformes da cartilagem aritenoide (estágio II) (Figura 151.8) e colapso dos processos corniculados da cartilagem aritenoide com perda do arco dorsal da rima glótica (estágio III)[42] (Figura 151.9). A avaliação do movimento da laringofaringe na síndrome do braquicefálico também pode ser avaliada com imagens dinâmicas de 4D-CT a partir de imagens 3D-CT de respiração livre em cães. A fase inicial do colapso laríngeo é passível de tratamento cirúrgico, com a ressecção dos sáculos laríngeos evertidos que é relativamente simples. As opções para o tratamento de estágios avançados de colapso laríngeo devem ser consideradas, assim como os componentes subjacentes da síndrome obstrutiva das vias respiratórias em raças braquicefálicas.[43]

Laringite

Laringite é um processo inflamatório da laringe comum em cães e gatos.[28] Caracteriza-se pela vermelhidão da mucosa devido à dilatação dos capilares e à infiltração leucocitária.[4] A laringite aguda caracteriza-se por tosse contínua.[28] Pode ser uma doença isolada ou um dos sintomas de uma doença infecciosa sistêmica.[4] A causa mais comum é decorrente de agentes infecciosos, como traqueobronquite infecciosa canina, geralmente denominada "tosse dos canis", ou "agentes do complexo respiratório felino", no caso de gatos.[28] *Bordetella bronchiseptica* está frequentemente associada à doença respiratória e sua predileção pelo epitélio aéreo ciliado resulta em associação comum a laringite, traqueíte e pneumonia.[44] Estomatite crônica tem sido associada a esta doença.[45] Doenças bacterianas/virais causam inflamação em laringe, traqueia e, algumas vezes, mucosa brônquica. Os

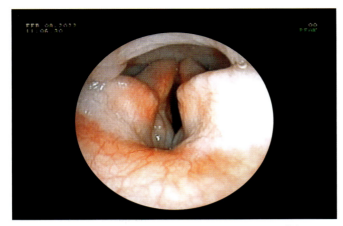

Figura 151.8 Imagem de laringoscopia de cão da raça Bulldog Francês com deslocamento de processo cuneiforme para linha média com discreta eversão de sáculo laríngeo (colapso grau II).

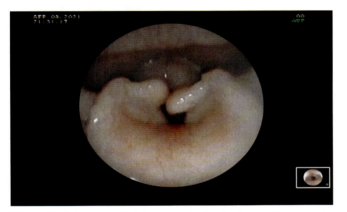

Figura 151.9 Imagem de laringoscopia de cão da raça Pug com deslocamento de processo cuneiforme e corniculado para linha média e perda do arco dorsal da rima glótica (colapso grau III).

sintomas clínicos estão relacionados com laringite aguda e traqueíte. Esses sintomas podem persistir por 3 semanas ou mais.[6] Outras causas de laringite são intubação orotraqueal, picada de insetos, penetração de corpo estranho ou trauma por mordeduras, lesões por estrangulamento ou coleiras e atropelamento por automóveis,[28] alergia ou idiopática.[4] Também pode ocorrer em cães irritação local da laringe causada por latido ou ofegação contínua durante um dia.[6] Em picadas de insetos pode ocorrer edema grave de laringe, levando a aumento rápido de dispneia inspiratória e expiratória, bem como estridor. O progresso é imprevisível e pode ter risco de morte. Nesse caso, a administração de corticosteroide, preferencialmente intravenoso, é o primeiro passo; intubação e traqueostomia deverão ser realizadas se ocorrer piora da dispneia.[6] Penetração de corpo estranho (agulha, osso de peixe ou vareta) pode levar a um abscesso laringiano, mas isso é um achado raro.[6]

Traqueobronquite infecciosa canina (TBI) é o resultado de coinfecção de *B. bronchiseptica* com o vírus da *parainfluenza* canina ou adenovírus canino tipo 2 (CAV-2, *canine adenovirus type 2*).[16] Reovírus, herpes-vírus e vírus da *influenza* também podem estar implicados nessa doença infecciosa de natureza múltipla.[46] CAV-2 é um DNA-vírus da família Adenoviridae, enquanto o vírus da *parainfluenza* canina (CPiV, *canine parainfluenza virus*) é um RNA-vírus pertencente à família Paramyxoviridae.[47] Ambos os vírus são transmitidos pela exposição oronasal mediante contato direto de secreções respiratórias contaminadas por vírus e fômites ambientais, assim como inalação de gotículas de aerossóis produzidas por espirro ou tosse. Os sintomas clínicos típicos são tosse seca com mímica de vômito e corrimento nasal seroso ou mucoso.[47] Muitas vezes, o único sintoma desta afecção é tosse paroxística em cão saudável.[28] A tosse pode estar associada a hiporexia e pouca ingestão de líquidos, podendo levar o animal à desidratação leve. A voz do cão afetado poderá estar áspera. A doença geralmente é autolimitante em 3 semanas. Complicações podem levar à bronquite e mesmo à broncopneumonia com febre, bem como mal-estar.[4]

As duas principais doenças respiratórias virais em gatos são causadas pelo vírus da rinotraqueíte felina (FHV-1, *feline herpesvirus type 1*) e pelo calicivírus felino (FCV, *feline calicivirus*),[45] raramente resultando em tosse seca e sim em respiração com estridor, causada por edema da mucosa laringiana.[28] FHV-1 é um DNA-vírus pertencente à família Herpesviridae, responsável por doença viral febril e altamente contagiosa.[48] Nessa espécie, os sintomas estão frequentemente associados a outros sintomas clínicos, como febre, corrimentos ocular e nasal, tosse ou espirros, ptialismo, desidratação e perda de peso. Exame físico nesses gatos pode também revelar presença de úlceras orais ou linguais.[44] Ocasionalmente, podem ocorrer pneumonia e doença generalizada.[45] FCV é um RNA-vírus pertencente à família Picornaviridae, que se multiplica na região da laringe. É eliminado pelas mucosas nasal e conjuntival, sendo transmitido por meio de gotículas. Os sintomas são mais brandos do que os da rinotraqueíte felina, com ligeiras secreções nasal e lacrimal (conjuntivite serosa). Pode ocorrer elevação da temperatura durante alguns dias.[49] Uma vez que FCV tem número grande de cepas diferentes, há alguma variação em relação aos sintomas clínicos. Algumas cepas podem produzir pneumonia intersticial, enquanto outras cepas parecem ser assintomáticas.

Infiltração não neoplásica da laringe com células inflamatórias pode ocorrer em cães e gatos, causando proliferação irregular, hiperemia e edema da laringe. Essa afecção, denominada "laringite obstrutiva"[8] ou "doença inflamatória obstrutiva",[28] apresenta aspecto grosseiramente neoplásico durante a laringoscopia. Diferencia-se da neoplasia apenas na avaliação histopatológica de amostras de biopsia.[8] Os infiltrados podem ser granulomatosos, piogranulomatosos ou linfocítico-plasmocíticos.[8] A causa de base dessa afecção é desconhecida. Vírus da imunodeficiência felina e vírus da leucemia felina não têm sido encontrados associados a essa doença.[28] O complexo granuloma eosinofílico parece ser uma possível etiologia de base nessa espécie, levando à formação de massa inflamatória laringiana.[44]

Devido à inflamação da laringe, ocorrerá tosse, que é alta, estridente, semelhante ao grasnar de ganso. Ocasionalmente, o animal estará febril, letárgico ou inapetente.[28] Quando a irritação for grave, tosse paroxística frequentemente leva a engasgos. O cão tenta latir e o gato tenta ronronar, mas isso também provoca tosse seca característica.[6]

Laringite em cães e gatos frequentemente tem excelente prognóstico.[44] O tratamento da laringite varia de acordo com a causa de base, assim como em relação à gravidade da inflamação. Em cães com *B. bronchiseptica* ou laringite secundária ao abuso da voz ou intubação, a doença é frequentemente autolimitante e se resolve com o tempo.[44] Se a laringite ocorrer secundariamente à picada de inseto, uso de corticoides durante a fase aguda é o tratamento de escolha no controle de inflamação e do subsequente edema, os quais, se não forem tratados, podem levar a obstrução das vias respiratórias anteriores e morte.[44] A TBI também é frequentemente autolimitante, mas a gravidade da tosse, combinada com a possibilidade de pneumonia complicando a doença, justifica o tratamento.[28]

Deve-se manter o cão em repouso e evitar excitação.[6] Como a ingestão de água provoca tosse e vômitos, os cães tendem a evitar o bebedouro. Contudo, a ingestão de água ativa as glândulas, que umedecem a mucosa laringiana, diminuindo a irritação; então, água deverá ser administrada oralmente (20 mℓ para cão de 15 kg), várias vezes ao dia, de acordo com a frequência da tosse.[4] Doxiciclina (5 a 10 mg/kg, VO, 1 vez/dia) é o fármaco de escolha contra *B. bronchiseptica*. Não há indicação para corticoideterapia,[6] embora a administração de anti-inflamatórios corticoides possa ser efetiva para diminuir edema laringiano.[16] Se não ocorrer pneumonia, antitussígenos, como butorfanol ou hidrocodona, são efetivos para diminuir a intensidade da tosse.[28] Tosse excessiva deverá ser tratada com sedativos, especialmente durante a noite.[4] Fenobarbital será satisfatório na dose de 2 mg/kg, 1 ou 2 vezes/dia, dependendo do efeito.[4] Um ambiente úmido e a ingestão adicional de água diminuem a irritação da mucosa e, consequentemente, a tosse.[6] Em gatos, o objetivo do tratamento é manter a hidratação, o estado nutricional do animal e utilizar antibióticos efetivos contra infecções bacterianas secundárias.[4] Portanto, o tratamento para gatos com doenças do complexo respiratório felino consiste em antibioticoterapia, fluidos parenterais e terapia sintomática.[6] Animais com laringite obstrutiva podem responder à terapia com glicocorticoides, como prednisona ou prednisolona,[8] e, ocasionalmente, ressecção cirúrgica do tecido proliferativo é indicada.[26] O prognóstico, nesses casos, é reservado, com alta taxa de mortalidade durante o período de diagnóstico inicial e o período de tratamento.[28] Abscessos deverão ser incisionados e drenados, seguidos de um período curto de antibioticoterapia.[6]

Vacinas contra o FHV-1 não previnem completamente a infecção, mas são efetivas na redução dos sintomas clínicos. Vacina contra FCV protege o gato, mas há subtipos do vírus contra os quais a vacina não proporciona nenhuma proteção.[4]

Trauma da laringe

Há poucas referências originais na literatura veterinária abordando trauma laringiano; desse modo, a escassez de informações veterinárias específicas enfatiza a raridade do trauma de laringe em pacientes veterinários.[50] Trauma de laringe pode ser intrínseco ou extrínseco. A causa mais comum do trauma intrínseco é a intubação brusca de um paciente para anestesia ou exame broncoscópico. Intubação por longo período ou repetidas vezes causa trauma da mucosa, dos processos aritenoides e das pregas vocais, resultando em hiperemia, edema e ulceração da mucosa laringiana, além da produção de tecido de granulação. A obstrução resultante pode não se tornar aparente até que o animal seja extubado ou semanas após a cicatrização.[51] Trauma iatrogênico inclui complicações após cirurgia laringiana e danos dos nervos laringianos. Uma das principais complicações temidas é a formação de membrana laringiana, que é um tecido cicatricial, estreitando a passagem aérea laringiana. Essa membrana ocorre quando a mucosa da parte glótica é interrompida. Estenose resultante dessa membrana é difícil de ser tratada, porque novo tecido cicatricial frequentemente se forma quando a membrana inicial é removida.[6] Corpos estranhos geralmente se alojam na região faringiana e no esôfago do que na laringe, mas varetas, agulhas, material de plantas e osso têm sido extraídos da laringe de cães e gatos.[51]

Em relação ao trauma extrínseco da laringe em cães, geralmente a causa mais comum é por mordedura por outro cão,[4] enquanto trauma devido a acidentes automobilísticos é raro porque a laringe desta espécie é bem protegida. Outras possibilidades são asfixia pela coleira e lesões por armas de fogo.[51] Em gatos, geralmente a lesão ocorre longe da vista do proprietário e, dessa maneira, com frequência as circunstâncias e o tempo exato em que ocorreu o trauma são desconhecidos.[4] Estreitamento do lúmen laringiano causado por esmagamento, fraturas de cartilagens, hemorragia e inchaço devido à inflamação ou ao edema

resultam em aumento da resistência ao fluxo de ar. Ferimentos penetrantes causados por mordedura por outro animal, faca ou projétil podem envolver a laringe e outras estruturas cervicais. As lesões podem ser mais extensas do que aparentam em relação às feridas na pele. Enfisema subcutâneo é o sinal mais importante de trauma grave de doença laringiana penetrante.[4] Sangue no lúmen laringiano secundário ao trauma pode ser aspirado para dentro dos pulmões, aumentando o risco de pneumonia subsequente. Obstrução do fluxo de ar pode também resultar no desenvolvimento de edema pulmonar não cardiogênico, exacerbando a troca gasosa anormal.[50] Os sintomas clínicos que sugerem trauma de laringe são dispneia associada a hematomas e lesões na pele no pescoço.[4] Perfuração da mucosa pode ocasionar enfisema subcutâneo.[6]

Manejo inicial depende do grau de comprometimento respiratório e da gravidade das lesões concorrentes. Um jogo de traqueostomia e uma variedade de tubos endotraqueais, incluindo tubos de pequeno diâmetro e tubos sem balão inflável, deverão estar facilmente acessíveis. Cateter intravenoso deverá ser colocado com um mínimo de contensão. O animal deverá ser anestesiado levemente e a laringe deve ser rapidamente inspecionada usando um laringoscópio. Um tubo de diâmetro pequeno ou sem balão inflável poderá ser utilizado em animais com deformação grave da laringe ou fraturas secundárias à lesão por esmagamento.[50] Exploração cirúrgica do trauma laringiano começa com incisão média ventral e longa da pele acima da laringe e da traqueia. O objetivo da cirurgia é explorar a área para determinar a integridade de traqueia, faringe e esôfago.[4]

Neoplasia da laringe

Tumores primários da laringe em cães e gatos ocorrem raramente.[28] Os mais comuns são tumores originados de tecidos adjacentes à laringe, como carcinoma de tireoide e linfoma que podem comprimir, invadir ou deslocar as estruturas laríngeas normais.[8] Em cães, os tumores laringianos mais comuns são tumores epiteliais malignos e rabdomiomas.[28] Outros tumores laringianos benignos relatados além do rabdomioma são condroma, mixocondroma, fibropapiloma, liomioma, lipoma e oncocitoma.[52] Tumores laringianos malignos são rabdomiossarcoma, linfossarcoma, plasmocitoma extramedular, condrossarcoma, carcinoma indiferenciado, adenocarcinoma, melanoma maligno, mastocitoma, mioblastoma de células granulares, carcinoma das células escamosas,[52] osteossarcoma e outros sarcomas.[8] Rabdomiossarcoma pode ser localizado e se desenvolver por um período longo. O oncocitoma canino geralmente se desenvolve como massa bem circunscrita, embora possa se tornar muito grande e protrair para o ventrículo da laringe. Histologicamente, ele é composto de camadas de células epitelioides grandes com citoplasma granular e acidófilo, como visto na submucosa. Elas são divididas em lóbulos pelo estroma fibrovascular. Áreas de hemorragia e necrose são comuns, fazendo com que o hemangiossarcoma seja um importante diferencial, mas a mucosa da borda geralmente está intacta.[53] Nenhuma síndrome paraneoplásica é comumente associada a tumores laringianos.[53]

Em gatos, linfossarcoma é o mais comum, seguido do carcinoma das células escamosas.[28] Além desses tumores, adenocarcinoma[51,53] e carcinomas indiferenciados têm sido descritos nessa espécie.[54]

Há maior incidência de tumores laringianos em cães e gatos machos do que em fêmeas.[55] A maioria dos animais é idosa, sendo a média de idade de 7 (4 a 12 anos)[52] a 8 anos[28] em cães, embora o oncocitoma ocorra em cães jovens adultos.[43] Em gatos, a idade média é de 11 anos (3 a 16 anos).[52] Os sintomas clínicos de neoplasia de laringe são similares àqueles de outras doenças laríngeas e incluem respiração ruidosa, estridor, esforço inspiratório, cianose, síncope e alteração no latido ou miado.[8] Lesões expansivas podem também ocasionar disfagia concomitante, pneumonia por aspiração ou massas visíveis ou palpáveis na parte ventral do pescoço.[8]

O diagnóstico dos tumores pode ser obtido pela palpação em casos de massas extralaringianas. Tumores laringianos primários podem ser identificados por meio de laringoscopia, radiologia, ultrassonografia ou tomografia computadorizada.[8] Exames de imagem têm valor diagnóstico na determinação da extensão da doença e na presença de metástases.[28] Raios X simples servem para avaliação inicial e diagnóstico, fornecendo informação a respeito do tamanho e da extensão. Geralmente aparecem com densidade semelhante à de tecidos moles, distintos e lobulados.[52] Se necessário, administração oral de bário pode fornecer informação adicional pelo esboço do esôfago.[52] O diagnóstico definitivo deverá ser feito pela histopatologia e não com base na aparência grosseira somente, pois os achados podem ser decorrentes de doença granulomatosa.[28] Os tumores laringianos geralmente podem ser biopsiados sob visibilização direta; pequenas amostras ou apenas a citologia podem fornecer resultados falso-negativos.[54] Obtêm-se melhores resultados realizando biopsia pela via orofaringe sob anestesia geral. Deve-se ter cuidado para minimizar hemorragia ou inflamação e inchaço pós-operatório. Após o procedimento de biopsia, a dexametasona pode ser útil.[53] Tanto a tomografia computadorizada quanto a ressonância magnética mostram excelentes detalhes anatômicos, fornecendo informação útil acerca da invasão da cartilagem, da invasão da base da língua ou outras extensões extralaringianas, além do *status* dos linfonodos. Contudo, a laringe dos gatos é pequena e essas técnicas podem não fornecer informações detalhadas das estruturas ou distinguir linfonodos pequenos. Esses exames de imagem deverão ser considerados complementares e não substituem exame físico e laringoscopia.[4] (Figuras 151.10, 151.11 e 151.12.)

O tratamento depende do tipo de tumor identificado histologicamente. Tumores benignos devem ser removidos cirurgicamente.[6] Com exceção do rabdomioma em cães, os outros tumores são muito invasivos localmente e têm potencial metastático.[54] Carcinomas de células escamosas frequentemente invadem os tecidos laringianos rapidamente e, em geral, são inoperáveis sem a remoção de grande parte da laringe ou ressecção laringiana total.[6] Na retirada de rabdomiossarcoma raramente ocorre recidiva.[6] Várias técnicas são descritas para a retirada cirúrgica de tumores laringianos: hemilaringectomia segmental, laringectomia total, *flap* miocutâneo *rotary door* ou *flap* miocutâneo ampliado, que consiste na colocação de um retalho a partir da região cervical ventral.[51] Laringectomia completa e a traqueostomia permanente podem ser consideradas em alguns casos específicos.[8] Gatos com comprometimento

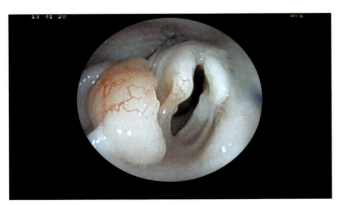

Figura 151.10 Imagem de laringoscopia de gato da raça Mainee Coon com proliferação tecidual em laringe com diagnóstico de linfoma.

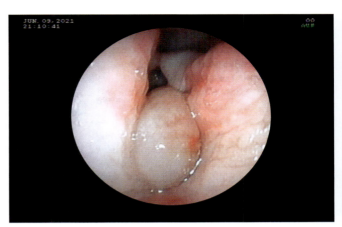

Figura 151.11 Imagem de laringoscopia de cão da raça Bulldog Inglês com formação benigna em região de prega vocal com diagnóstico de mucocele laríngea.

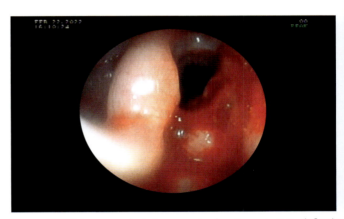

Figura 151.12 Imagem de laringoscopia de cão sem raça definida com proliferação tecidual em região de aritenoide esquerda, com sangramento, diagnosticado como carcinoma pelo estudo histopatológico através da biopsia realizada durante procedimento.

respiratório grave, secundário ao linfossarcoma, responderão bem à quimioterapia.[28] Dependendo da sua resposta à radiação, tumores invasivos podem ser tratados com radioterapia para preservar a função laringiana.[53] Linfoma deverá ser tratado com radiação em cães e gatos.[32]

Tumores benignos têm bom prognóstico se a ressecção completa for bem-sucedida; neoplasias laringianas malignas têm mau prognóstico.[28]

REFERÊNCIAS BIBLIOGRÁFICAS

1. Konig HE, Liebich HG. Aparelho respiratório. In: Konig HE, Liebich HG (editors). Anatomia dos animais domésticos. São Paulo: Artmed; 1999. p. 81-102.
2. Dyce KM, Sack OW, Wensing CJG. Tratado de anatomia veterinária. 2. ed. Rio de Janeiro: Guanabara Koogan; 1996.
3. Hare WCD. Sistema respiratório do carnívoro. Getty R (editor). Sisson & Grossman Anatomia dos animais domésticos. 5. ed. Rio de Janeiro: Guanabara Koogan; 1986. p. 1465-80.
4. Venker-van Haagen AJ. Ear, throat, and tracheobonchial disease in dogs and cats. Hannover: Schlutersche Verlagsgesellschaft & Co.; 2005.
5. Lorenz MD, Kornegay JN. Handbook of veterinary neurology. Saunders: Missouri; 2004. p. 297-322.
6. Venker-van Haagen AJ. Disease of the larynx. Vet Clin North Am Small Anim Pract. 1992;22:1155-72.
7. McGorum BC, Dixon PM, Radostits OM, Abbott JA. Exame clínico do trato respiratório. In: Radostits OM, Mayhew IGJ, Houston DM. Exame clínico e diagnóstico em veterinária. Rio de Janeiro: Guanabara Koogan; 2002. p. 231-69.

8. Hawkins EC. Distúrbios do sistema respiratório. In: Nelson RW, Couto CG (editores). Medicina Interna de pequenos animais. 4. ed. Rio de Janeiro: Elsevier; 2010. p. 207-349.

9. Macphail CM, Monnet E. Laryngeal diseases. In: Bonagura JD, Twedt DC, editors. Kirk's current veterinary therapy. Missouri: Saunders. 14. ed. 2009; p. 627-30.

10. Gabriel A, Poncelet L, Van Ham L, Cierck C, Braund KG, Bhatti S, et.al. Laryngeal paralysis-polyneuropathy complex in young related Pyrenean mountain dogs. J Small Anim Pract. 2006;47:144-9.

11. Turnwald GH. O sistema respiratório In: Hoskins JD. Veterinary pediatrics. 3. ed. Philadelphia: W. B. Saunders Co.; 2001. p. 79-104.

12. Mahony OM, Knowles KE, Braund KG, Averill Jr. DR, Frimberger AE. Laryngeal paralysis-polyneuropathy complex in young rottweilers. J Vet Int Med. 1998;12:330-7.

13. Ridyard AE, Corcoran BM, Tasker S, Willis R, Welsh EM, Demetrtou JL et al. Spontaneous laryngeal paralysis in four white-coated German shepherd. J Small Anim Pract. 2000;41:558-61.

14. Shelton GD, Podell M, Poncelet L, Schatzberg S, Patterson E, Podell HC et al. Inherited polyneuropathy in Leonberger dogs: a mixed or intermediated form of Charcot-Marie-Tooth disease? Muscle & Nerve 2003;27:471-7.

15. Vandenberghe H, Escriou C, Rosati M, Porcarelli L, Caride AR, Añor S et al. Juvenile-onset polyneuropathy in American Staffordshire Terriers. J. Vet, Intern, Med. 2018;32(6): 2003-12.

16. Venker-van Haagen AJ, Hartman W, Goedegebuure SA. Spontaneous laryngeal paralysis in young Bouviers. J Am Anim Hosp Assoc. 1978:14;714-20.

17. Polizopoulou Z, Koutinas AF, Papadopoulos GC, Saridomichelakis MN. Juvenile laryngeal paralysis in three Siberian husky X Alaskan malamute puppies. Vet Rec. 2003;153:624-7.

18. von Pfeil DJF, Zellner E, Fritz MC, Langohr I, Driffitts C, Stanley BJ et al. Congenital laryngeal paralysis in Alaskan Huskies: 25 cases (2009–2014). Journal of the American Veterinary Medical Association. 2018;253(8):1057-65.

19. Braund KG, Shores A, Cochrane S, Forrester D, Kwiecien JM, Steiss JE. Laryngeal paralysis polyneuropathy-complex in young dalmatians. Am J Vet Res. 1994;55:534-42.

20. Braund KG. Clinical syndromes in veterinary neurology. 2. ed. St. Louis: Mosby; 1994. p. 227-8.

21. Andrade-Neto JP, Jardim LS, Alessi AC. Neuronal vacuolation in young rottweilers. The Veterinary Record. 1998:116.

22. Dewey CW. Encephalopaties: disorders of the brain. In: Dewey CW.A Practical Guide to Canine & Feline Neurology. 2. ed. Iowa: Wiley-Blackwell; 2008. p. 115-220.

23. De Lahunta A, Summers BA. The laryngeal lesion in young dogs with neuronal vacuolation and spinocerebellar degeneration. Vet Pathol. 1998;35:316-7.

24. Geiger DA, Miller AD, Cutter-Schatzberg K, Shelton GD, de Lahunta A, Schatzberg SJ. Encephalomyelopathy and polyneuropathy associated with neuronal vacuolation in two Boxer littermates. Vet Pathol. 2009; 46:1160-5.

25. Millard RP, Tobias KM. Laryngeal paralysis in dogs. Comp Cont Ed Vet. 2009;31(5):212-9.

26. Holt DE, Brockman D. Laryngeal paralysis. In: King LG (editor). Textbook of respiratory disease in dogs and cats. Missouri: Elsevier; 2004. p. 319-28.

27. Schachter S, Norris CR. Laryngeal paralysis in cats: 16 cases (1990-1999). J Am Vet Med Assoc. 2000;219:1100-3.

28. Parnell NK. Diseases of the throat. In: Ettinger SJ, Feldman EC (editors). Textbook of veterinary internal medicine. 7. ed. Missouri: Saunders-Elsevier; 2010. p. 1040-7.

29. Rudorf H, Barr FJ, Lane JG. The role of ultrasound in the assessment of laryngeal paralysis in the dog. Vet Radiol Ultras. 2001;42:338-43.

30. Jackson AM, Tobias K, Long C, Bartges J, Harvey R. Effects of various anesthetic agents on laryngeal motion during laryncoscopy in normal dogs. Vet Surg. 2004;33:102-6.

31. Radlinsky MAG, Mason DE, Hodgson D. Transnasal laryngocopy for the diagnosis of laryngeal paralysis in dogs. J Am Anim Hosp Assoc. 2004;40:211-5.

32. McPhail CM, Monnet E. Outcome of and postoperative complications in dogs undergoing surgical treatment of laryngeal paralysis: 140 cases (1985-1998). J Am Vet Med Assoc. 2001;218:1949-56.

33. Hammel SP, Hottinger HA, Novo RE. Postoperative results of unilateral arytenoid lateralization for treatment of idiopathic laryngeal paralysis in dogs: 39 cases (1996-2002). J Am Vet Med Assoc. 2006;228:1215-20.

34. Snelling SR, Edwards GA. A retrospective study of unilateral arytenoids lateralization in the treatment of laryngeal paralysis in 100 dogs (1992-2000). Austr Vet J. 2003;81:464-8.

35. Thunberg B, Lantz GC. Evaluation of Unilateral Arytenoid Lateralization for the Treatment of Laryngeal Paralysis in 14 Cats. J. Am. Anim. Hosp. Asoc. 2010;46(6): 418-24.

36. MacPhail, C. M. Laryngeal disease in dogs and cats: an update. Vet Clin Small Anim. 2019; p.1-16. https://doi.org/10.1016/j.cvsm.2019.11.001

37. Nelissen P, Corletto F, Aprea F et al. Effect of three anesthetic induction protocols on laryngeal motion during laryngoscopy in normal cats. Vet Surg. 2012;41: 876–83.

38. Nelissen P, White RA. Arytenoid lateralization for management of combined laryngeal paralysis and laryngeal collapse in small dogs. Vet Surg. 2012;41:261–5.

39. Johnson LR, Mayhew PD, Steffey MA et al. Upper airway obstruction in Norwich Terriers: 16 cases. J Vet Intern Med 2013;27:1409–15.

40. Koch DA, Rosaspina M, Wiestner T et al. Comparative investigations on the up- per respiratory tract in Norwich terriers, brachycephalic and mesaticephalic dogs. Schweiz Arch Tierheilkd 2014;156:119–24.

41. Stadler K, Hartman S, Matheson J et al. Computed tomographic imaging of dogs with primary laryngeal or tracheal airway obstruction. Vet Radiol Ultrasound. 2011; 52:377–84.

42. Leonard HC. Collapse of the larynx and adjacent structures in the dog. J Am Vet Med Assoc. 1960;137:360-3. PMID: 14415784.

43. Hara Y, Teshima K, Seki M, Asano K, Yamaya Y. Pharyngeal contraction secondary to its collapse in dogs with brachycephalic airway syndrome. J Vet Med Sci. 2020;82(1):64-7.

44. Costello M. Laryngitis. In: King LG (editor). Textbook of Respiratory Disease in Dogs and Cats. Missouri: Elsevier; 2004. p. 335-8.

45. Gaskell RM, Dawson S, Radford A. Other feline viral diseases. In: Ettinger SJ, Feldman EC (editors). Textbook of Veterinary Internal Medicine. Philadelphia: Saunders; 2010. p. 946-51.

46. Bauman G. Traqueobronquite infecciosa do cão – tosse dos canis. In: Beer J (editor). Doenças infecciosas em animais domésticos. São Paulo: Roca; 1999. p. 145-8.

47. Crawford PC, Sellon RK. Canine viral diseases. In: Ettinger SJ, Feldman EC (editors). Textbook of Veterinary Internal Medicine. Philadelphia: Saunders; 2010. p. 958-71.

48. Liebermann H. Rinotraqueíte feline. In: Beer J (editor). Doenças infecciosas em animais domésticos. São Paulo: Roca; 1999. p. 315-6.

49. Liebermann H. Calicivírus felino. In: Beer J (editor). Doenças infecciosas em animais domésticos. São Paulo: Roca; 1999. p. 29.

50. Holt DE. Laryngeal trauma. In: King LG (editor). Textbook of respiratory disease in dogs and cats. Missouri: Elsevier; 2004. p. 332-5.

51. Nelson AW. Laryngeal trauma and stenosis. In: Slatter D (editor). Textbook of Small Animal Surgery. 3. ed. Philadelphia: Saunders; 2003. p. 845-57.

52. Clifford CA, Sorenmo KU. Tumors of the larynx and trachea. In: King LG (editor). Textbook of respiratory disease in dogs and cats. Missouri: Elsevier; 2004. p. 339-45.

53. Morris J, Dobson J. Oncologia em Pequenos Animais. São Paulo: Roca; 2007.

54. Withrow SJ. Cancer of the larynx and trachea. In: Withrow SJ, Vail DM. Withrow & MacEwen's Small animal clinical oncology. Missouri: Saunders Elsevier. 4. ed. 2007; p. 515-7.

55. Greenfield CL. Respiratory tract neoplasia. In: Slatter D (editor). Textbook of small animal surgery. 3. ed. Philadelphia: Saunders; 2003. p. 2474-87.

BIBLIOGRAFIA

Schaller O. Nomenclatura anatômica veterinária ilustrada. São Paulo: Manole; 1999.

152
Doenças de Traqueia e Brônquios em Gatos

Archivaldo Reche Júnior • Fabiana Cecília Cassiano

TRAQUEIA

Doenças específicas da traqueia são incomuns em gatos. Ao contrário do cão, a traqueíte é raramente diagnosticada e, quando ocorre, provavelmente é secundária à infecção viral do trato respiratório anterior.[1]

Outros processos traqueais relatados em gatos incluem parasitas, trauma, corpo estranho, traqueíte não infecciosa, neoplasias e, muito raramente, colapso de traqueia.[1]

Parasitas traqueais

A forma adulta do nematóideo *Capillaria aerophila* pode alojar-se sob o epitélio traqueal de gatos, causando tosse seca, a qual pode ser estimulada pela palpação traqueal. Porém, muitos gatos permanecem assintomáticos.[1] O diagnóstico pode ser realizado por demonstração de ovos nas fezes ou no fluido de lavado traqueobrônquico. O febendazol (25 a 50 mg/kg, 2 vezes/dia, durante 10 dias) é o tratamento de escolha.[1]

Traqueíte não infecciosa

A traqueíte é a inflamação da porção epitelial da traqueia, podendo ser primária ou secundária. É rara em gatos e quando ocorre normalmente está relacionada com infecção respiratória. Afecção alérgica das vias respiratórias posteriores também pode ter a traqueíte como consequência.[2]

A traqueíte primária pode ocorrer devido à inalação de fumaça ou outros gases nocivos.

A maioria dos animais é assintomática, mas pode haver manifestação de tosse e miado rouco. Quando isso ocorre, o tratamento pode ser realizado com antitussígenos e expectorantes. Ocasionalmente, o tratamento a curto prazo com corticoides pode ser realizado. Caso a tosse esteja cronificada, o tratamento com nebulização (inalador ou vapor quente do chuveiro) pode ser instituído. Porém, não se deve esquecer de tratar a causa base do processo, se possível.[2]

Trauma traqueal

O trauma traqueal ocorre quando aplicação de força causa perfuração ou compromete a integridade estrutural da traqueia.[3] Pode resultar de lesões compressivas ou penetrantes,[1] como mordedura de outros animais ou projéteis de arma de fogo.[4] Os resultados são principalmente obstruções, lacerações e rupturas, sendo a última constantemente associada a enfisema subcutâneo.[1,3,5,6]

Em gatos, especificamente, a ruptura intratorácica de traqueia tem sido associada a trauma contuso, principalmente quando há hiperextensão da cabeça ou do pescoço (p. ex., em atropelamentos). A carina traqueal é relativamente fixa, o que facilita a ocorrência de ruptura em casos de hiperextensão, normalmente próxima cranialmente a esta.[5] A ruptura de traqueia intratorácica tem sido esporadicamente relatada na literatura, com 11 casos de 1972 a 1999, sendo mais comum em gatos jovens, já que estes sofrem atropelamentos com maior frequência, se comparados a gatos adultos.[5]

Superinsuflação do *cuff* de tubos traqueais, colocação imprópria do tubo, não desinsuflação do *cuff* antes da retirada ou reposicionamento do tubo e lesões traqueais pelo uso de bisturi são iatrogenias citadas como causas de trauma traqueal em gatos.[3] A superinsuflação do *cuff* também pode causar estenose iatrogênica de traqueia, na qual o gato apresenta dispneia progressiva após o procedimento cirúrgico.[1]

Na ruptura traqueal, uma fina membrana de camada adventícia normalmente permanece intacta, o que mantém a via de transporte aéreo patente.[5] Acredita-se que a lesão traqueal ainda permita que o ar chegue até o pulmão, mas impeça parcialmente sua saída, o que explica o aspecto de campos pulmonares superinsuflados nas radiografias.[5] As manifestações clínicas incluem taquipneia, dispneia, intolerância ao exercício, respiração com boca aberta e cianose. Em estudo de Lawrence *et al.*,[5] gatos que sofreram ruptura de traqueia iniciaram a manifestação de dispneia em um período que variou de 1 a 28 dias após o trauma, e a maioria demorou aproximadamente 10 dias para demonstrar desconforto respiratório. O encontro de enfisema subcutâneo durante o exame físico é um forte indício da ocorrência de trauma traqueal.[3] Os testes diagnósticos mais indicados são radiografias do tórax e pescoço em projeção laterolateral.[3] Apesar de enfisema subcutâneo e pneumomediastino estarem frequentemente presentes, sua ausência pode dificultar o diagnóstico radiográfico de ruptura traqueal.[1] Em alguns casos, faringoscopia, laringoscopia, esofagoscopia e traqueobroncoscopia podem ser necessárias para confirmar o diagnóstico.

Animais com dispneia grave podem beneficiar-se de sedação ou anestesia para realização dos exames. Segundo Lawrence *et al.*,[5] o uso de protocolos anestésicos adequados é de extrema importância, sendo que os autores recomendam medicação pré-anestésica com opioide de curta duração, como fentanila, oximorfina ou butorfanol, em conjunto com diazepam; pré-oxigenação via máscara facial, se o gato permitir; rápida indução com propofol ou tiopental; e manutenção com isofluorano e 100% de oxigênio. A intubação traqueal deve ser feita com extrema cautela e utilizando-se sonda com diâmetro substancialmente menor que o lúmen traqueal.[3]

A correção cirúrgica de ruptura traqueal deve ser realizada assim que possível, pois outras lesões estenóticas e degenerativas poderão se desenvolver e prejudicar a correção cirúrgica posterior.[5] O melhor acesso cirúrgico, no caso de ruptura da traqueia intratorácica, seria por toracotomia lateral direita, na altura do quarto espaço intercostal.[5] A técnica envolve colocação de tubo intratraqueal estéril via toracotomia e ressecção do segmento desvitalizado, com anastomose dos segmentos proximal e distal.[3,5] No caso de trauma traqueal resultando apenas em pequenas lacerações, estas devem ser debridadas e suturadas com fio absorvível monofilamentado.[3] Em gatos com trauma traqueal secundário à intubação, tanto o tratamento cirúrgico quanto o conservador foram relatados.[7,8] O tratamento conservador envolve repouso em gaiola, suplementação de oxigênio, sedativos e monitoramento respiratório. O tratamento cirúrgico é potencialmente indicado quando há dispneia grave. O sucesso do tratamento depende grandemente do procedimento emergencial e da manutenção anestésica: na maioria dos casos em que a traqueia foi reparada, os animais voltaram a respirar normalmente.[3] Em casos de estenose traqueal, o tratamento envolve ressecção cirúrgica e anastomose. No entanto, o prognóstico é ruim, pois muitos gatos morrem por complicações após o procedimento cirúrgico.[1] Nos casos de trauma traqueal resultando em obstrução, deve-se intervir rapidamente, já que é uma condição de risco para o paciente. Nesses casos, a traqueostomia é indicada emergencialmente, muito embora gatos tenham grande risco de complicações com o uso dessa técnica.[6] As principais complicações pós-cirúrgicas traqueais são redução do diâmetro e hemiplegia laríngea.[5]

Quando ocorrer ruptura traqueal, não se recomenda o tratamento conservador, pois as manifestações respiratórias podem piorar posteriormente.[5] Segundo Lawrence *et al.*,[5] caso o gato receba a devida atenção clínica e a correta aplicação das técnicas cirúrgicas e anestésicas, o prognóstico para ruptura traqueal é excelente.

Neoplasias traqueais

A neoplasia traqueal é rara em gatos, mas deve ser considerada no diagnóstico diferencial de dificuldade respiratória envolvendo o trato respiratório anterior.[1] As neoplasias mais frequentes incluem linfomas e carcinomas.[9] Linfomas e timomas anteriores no mediastino podem causar compressão traqueal secundária, sendo frequentemente acompanhados de efusão pleural, o que deteriora a função respiratória.[1,10]

Traqueobronquite infecciosa

A traqueobronquite infecciosa é muito mais comum em cães, nos quais é conhecida como "tosse dos canis", do que na espécie felina.[11] No gato, o patógeno que desempenha maior papel na doença é a *Bordetella bronchiseptica*, principalmente em filhotes.[11]

A *Bordetella bronchiseptica* é um cocobacilo aeróbio gram-negativo, transmitida por aerossol de secreções respiratórias e fômites contaminados, como potes de alimentação e mãos humanas. A bactéria tem vários mecanismos intrínsecos para driblar as respostas imunes do hospedeiro.[12] A patogênese envolve colonização da superfície das células epiteliais ciliadas pela *B. bronchiseptica*, onde são liberadas exotoxinas e endotoxinas que impedem o correto funcionamento do epitélio respiratório, comprometendo, portanto, a habilidade do hospedeiro contaminado de eliminar a infecção.[12,13]

Apesar de ser residente da cavidade oral e do trato respiratório de gatos e ter sido isolada em filhotes (e, ocasionalmente, em gatos adultos) com manifestações clínicas de doença do trato respiratório, o verdadeiro papel da *B. bronchiseptica* como agente primário da doença em gatos ainda não foi completamente elucidado.[11] Portanto, a vacinação contra essa bactéria somente é recomendada em ambientes com muitos gatos, onde se acredita que a bactéria possa estar envolvida com as manifestações de doença respiratória nos animais (especialmente tosse).[11]

Em gatos, a principal manifestação clínica da infecção é a tosse. Muitos relatos de infecção respiratória grave associada a *B. bronchiseptica* envolvem filhotes que vivem em contato com muitos outros gatos. No entanto, há pouca literatura descrevendo os fatores de risco da infecção e a incidência na população geral de gatos.[11] Pesquisas sorológicas mostraram taxas de soropositividade variando de 30 a 85% em ambientes com múltiplos gatos.[14] No entanto, a presença de anticorpos contra o agente no sangue não é indicativa de infecção ativa.[11]

A *B. bronchiseptica* é, em geral, resistente a penicilina, cefalosporinas e ampicilina e, em geral, sensível a tetraciclinas, enrofloxacino, amoxicilina + ácido clavulânico, cloranfenicol e gentamicina.

Rinotraqueíte infecciosa

A rinotraqueíte é causada principalmente pelo herpes-vírus felino (FHV-1), porém as manifestações clínicas mais frequentes são secreções oculonasais, conjuntivite, esternutação e, apenas em alguns casos, observa-se tosse devido à traqueíte.[15]

BRÔNQUIOS

Doenças brônquicas em felinos são comuns, porém muitas permanecem com etiologia indefinida.[1] A dificuldade em se estabelecer diagnóstico definitivo leva a uma nomenclatura confusa para descrição das doenças dos brônquios em felinos. Muitas vezes, o diagnóstico somente será confirmado após avaliação da resposta do animal ao tratamento.[1]

Bronquiectasia

Bronquiectasia é a destruição patológica do tecido elástico e muscular da parede brônquica, levando a dilatação e distorção anormal crônica dos brônquios.[16] Várias condições congênitas e adquiridas em gatos são descritas como causadoras de um ciclo de infecção e inflamação crônica das vias respiratórias, resultando em bronquiectasia.[17]

O dano às células epiteliais leva a metaplasia e perda ciliar, resultando em disfunção do aparato mucociliar. Como consequência, há acúmulo de muco, exsudato e microrganismos nas vias respiratórias distais. Pode ocorrer inclusive obstrução das vias respiratórias devido ao acúmulo de muco, hemorragia, células inflamatórias, tecido necrótico ou até em decorrência do aumento de linfonodos adjacentes.[17]

A perda da função mucociliar predispõe infecções secundárias, que propagam o círculo vicioso de dano e produção de muco.[18]

Apesar de bronquite alérgica felina (asma felina) e bronquite crônica serem muito comuns em gatos, a bronquiectasia raramente é encontrada em associação a essas doenças.[18] Em estudo retrospectivo avaliando gatos com diagnóstico histológico de bronquiectasia, somente 12 casos foram encontrados em um período de 12 anos.[19]

Apesar de a bronquiectasia no gato ser uma sequela rara de doença broncopulmonar, as doenças secundárias mais comumente observadas incluem bronquite crônica, neoplasia e broncopneumonia.[19]

Um estudo de gatos com bronquiectasia relatou idade média de 12 anos, aparente predisposição pela raça Siamesa e maior frequência em gatos machos.[19] Somente 5 dos 12 gatos com bronquiectasia apresentaram manifestações clínicas da doença, que incluíram tosse, taquipneia e dispneia.[19]

A bronquiectasia pode ser diagnosticada por radiografia torácica, broncografia, tomografia computadorizada, broncoscopia e análise histopatológica.[18]

Como a alteração é irreversível, o objetivo do tratamento é controlar as manifestações clínicas para permitir melhor qualidade de vida ao animal e desacelerar a progressão da doença.[16] Porém, em pacientes com bronquiectasia focal, a remoção cirúrgica do lobo pulmonar afetado pode ser curativa.[17,19]

É importante pesquisar a existência de doença secundária à bronquiectasia e tratá-la, caso exista.[18] O tratamento de infecções bacterianas recorrentes é essencial para quebrar o ciclo da resposta inflamatória do hospedeiro e a consequente destruição da parede brônquica.[18] A umidificação das vias respiratórias ajuda a liberar as secreções e previne a obstrução.[19] Se a afecção secundária for inflamatória (p. ex., asma felina), o uso de fármacos anti-inflamatórios, como os corticosteroides, é indicado.[18]

Doença brônquica felina | Asma felina e bronquite crônica

O termo geral doença brônquica felina normalmente é utilizado para se referir a qualquer doença nas vias respiratórias distais à bifurcação traqueal. No entanto, também pode ser utilizado para enfermidades inflamatórias das vias respiratórias sem etiologia definida.[20] As doenças brônquicas inflamatórias felinas incluem a asma e a bronquite crônica.[20,21] Apesar de as manifestações clínicas serem muito similares entre as duas doenças, ainda é controverso se a bronquite crônica e a asma felina são duas condições diferentes ou se compartilham a mesma fisiopatologia com diferentes perfis inflamatórios, já que a bronquite crônica tem citologia de lavado broncoalveolar frequentemente neutrofílico, enquanto a asma é frequentemente caracterizada por maior número de eosinófilos, mesmo com grande número de neutrófilos concomitantes.[22-24] Clinicamente, observa-se que na bronquite crônica a manifestação de tosse é constante, enquanto na asma é intermitente.[20] Porém, as doenças brônquicas felinas não são síndromes homogêneas, e suas características clínico-patológicas e radiográficas podem ser variáveis entre os indivíduos.[25]

A bronquite crônica e a asma felina são as doenças respiratórias mais comuns em gatos.[20] Apesar de a asma e a bronquite crônica apresentarem diferentes prognósticos e protocolos terapêuticos, é difícil realizar uma clara distinção entre elas; portanto, os termos gerais doença das vias respiratórias posteriores felina e doença brônquica felina têm sido utilizados para ambas.[21]

Existem relatos na literatura de que o brometo de potássio possa induzir doença brônquica potencialmente fatal em gatos, portanto seu uso deve ser evitado.[26,27]

Asma felina

A asma felina de ocorrência natural é reconhecida como entidade clínica desde 1906, por Hill.[28] A literatura pode referir-se à doença por outros nomes além de asma felina, como bronquite,[29] síndrome asma felina,[1] bronquite alérgica, doença brônquica felina[25] ou doença das vias respiratórias posteriores felina.[30] Neste capítulo, a doença será referida pelo termo asma felina, que é o mais comum na prática clínica.

A asma é uma das doenças respiratórias mais comuns em gatos, atingindo 1% da população de gatos da América do Norte.[2] Em estudo de Swift et al.,[31] a asma foi uma das causas respiratórias mais frequentes de dispneia em gatos, correspondendo a 7% dos 90 casos. A doença caracteriza-se por inflamação das vias respiratórias posteriores sem causa óbvia,[29] presumidamente de etiologia alérgica.[1] Há limitação reversível do fluxo de ar, causada por hiper-reatividade das vias respiratórias, aumento da produção de muco e hipertrofia de músculo liso como consequência da inflamação das vias respiratórias posteriores.[20] Apresenta-se clinicamente como tosse, espirros, intolerância ao exercício e dificuldade respiratória,[29] principalmente durante a expiração, devido ao adelgaçamento do lúmen de brônquios menores.[1] Há acúmulo de muco e broncoconstrição, o que afeta a função pulmonar, impedindo o influxo de ar.[32]

Gatos jovens e de meia-idade são mais afetados. Em estudo de Foster et al.,[25] a média de idade dos gatos afetados foi de 9 anos. Dye et al.[33] demonstraram não existir diferença em gatos jovens e idosos quanto à gravidade da doença. Parece existir predisposição para a ocorrência de doenças brônquicas entre os gatos Siameses, além de ser a raça em que a doença mostrou-se mais grave e progressiva,[23,26,33] apesar de que gatos de qualquer raça são suscetíveis.[29]

O gato é a única espécie animal que desenvolve asma com características similares às dos humanos, com inflamação eosinofílica, broncoconstrição espontânea e remodelamento das vias respiratórias.[23,33,34] Existe a hipótese de que a asma possa ser causada por vários fatores ambientais comuns entre essas duas espécies.[34] Por isso, é possível que informações a respeito de causas, mecanismos e tratamento da asma felina sejam relevantes também para a doença humana.[34]

A asma é associada a substancial morbidade e ocasional mortalidade em gatos, portanto, requer avaliação completa do paciente, diagnóstico diferencial e tratamento vigoroso.[2,33]

Patogenia

Acredita-se que a asma felina seja uma reação de hipersensibilidade tipo I, acionada pela inalação de alergênios e com provável predisposição genética.[2] A doença é caracterizada pelo acúmulo localizado de células inflamatórias nas vias respiratórias, particularmente eosinófilos e linfócitos ativados, sendo que os eosinófilos aparentemente são as células primariamente efetoras na fisiopatologia da asma em gatos, assim como em humanos.[29] A alergia é uma desregulação do sistema imune, na qual uma substância que deveria ser considerada inócua (alergênio) causa uma resposta Th2 alergênio-específica. As células Th2 são derivadas das células T helper CD4+ naïve (Th0), que desempenham papel central nas respostas imunes celulares e humorais. A células Th2 secretam citocinas implicadas na resposta alérgica, como interleucina-4 (IL-4), IL-5, IL-6 e IL-10.[18] Após a exposição ao alergênio, os níveis de imunoglobulina E (IgE) específicos aumentam no soro, sendo a base do diagnóstico nos testes dérmicos e sorológicos.[18] A IgE alergênio-específica circula no sangue até realizar uma ligação estável com a superfície de mastócitos. Quando há reexposição ao alergênio, a IgE ligada ao mastócito envia estímulos químicos para sua degranulação, com consequente liberação de mediadores, como eicosanoides e citocinas na circulação, causando broncoconstrição, aumento de permeabilidade vascular, hipersecreção de muco e recrutamento de eosinófilos para as vias respiratórias.[20,34]

A serotonina é um mediador mastocitário primário, que aparentemente contribui para a contração do músculo liso das vias respiratórias no gato.[35] No entanto, ainda não foi estabelecido se a serotonina exerce papel importante na doença de ocorrência natural.[29]

Apesar de se considerar os eosinófilos as células primárias na fisiopatologia da asma felina, evidências sugerem que essas células podem, na verdade, modular a atividade de uma variedade de tipos celulares, por exemplo, células Th2 e Th1 e, ainda, podem atuar como apresentadores de antígeno mediante a expressão de complexo de histocompatibilidade principal (MHC) II na superfície.[20] Portanto, ainda são necessários mais estudos acerca das características patofisiológicas específicas da asma em gatos.[20]

Entende-se por alergênio qualquer substância capaz de gerar resposta alérgica, sendo que pode penetrar no corpo por via respiratória (inalado) ou digestiva (ingerido). O papel de alergênios e de substâncias irritantes não específicas na patogênese da asma felina ainda não é completamente conhecido; no entanto, sabe-se que podem exacerbar ou iniciar a inflamação e a obstrução de vias respiratórias. Fatores estimulantes incluem alergênios, ar poluído e aerossóis.[29] Entre os alergênios mais comuns citam-se poeira doméstica, poeira com ácaros, capim-bermuda, novo substrato da caixa sanitária (principalmente perfumados), fumaça de cigarro, produtos de limpeza perfumados ou polens sazonais.[18,29,34] Interessantemente, alguns dos alergênios citados (principalmente poeira, ácaros e polens) também estão implicados na asma alérgica humana.[36] A similaridade dos alergênios e respostas sugere que asma pode manifestar-se ao mesmo tempo no humano e no gato que compartilham o mesmo ambiente.[34]

Em gatos, infecções virais, bacterianas, por Mycoplasma spp. ou parasitos nas vias respiratórias também são potenciais inicializadores da resposta inflamatória exacerbada das vias respiratórias.[29] A relação entre infecção do trato respiratório anterior e asma permanece incerta, embora um estudo tenha identificado que 25% dos gatos avaliados para sinais de asma também possuíam manifestações clínicas compatíveis com infecção do trato respiratório anterior.[33] Sinais de infecção do trato respiratório anterior em gatos com asma também foram notados em estudos de Foster et al.,[25] Corcoran et al.[24] e Moise et al.,[23] e relação temporal entre infecção viral do trato respiratório anterior (rinite) e o desenvolvimento de asma foi notada em estudo de Dye et al.[33] O estudo[33] revelou a presença de infecção do trato respiratório posterior por Mycoplasma spp., porém, como o trato respiratório não é estéril, a significância das culturas positivas é questionável.[25]

Manifestações clínicas

As manifestações clínicas podem variar de tosse intermitente até dificuldade respiratória grave, que são atribuídas à obstrução das vias respiratórias devido à inflamação brônquica, com subsequente constrição da musculatura lisa, edema epitelial e hipertrofia e hiperatividade das glândulas mucosas.[33] Vômitos após episódios de tosse paroxística foram relatados em 10 a 15% dos casos.[23,24] A tosse é iniciada devido à estimulação de receptores por excesso de muco ou mediadores inflamatórios em vias respiratórias inflamadas e constritas.

A tosse é mais comum em gatos com doenças em vias respiratórias do que com doenças pulmonares parenquimatosas ou insuficiência cardíaca congestiva devido à presença dos receptores de tosse nas vias respiratórias, mas não nos alvéolos.[37] Além disso, pelo fato de o coração felino ser mais horizontalizado na caixa torácica, dificilmente a cardiomegalia estimulará os receptores de tosse da traqueia e brônquios.

As manifestações normalmente são crônicas ou lentamente progressivas, embora gatos com exacerbações graves possam apresentar-se com manifestações agudas (crise asmática), como respiração com boca aberta, dispneia e cianose devido à broncoconstrição. Isso pode ocorrer devido à exposição aguda a potenciais alergênios ou substâncias irritantes.[18,29]

Inicialmente de natureza aguda, os episódios podem tornar-se recorrentes e regulares, frequentemente com sibilo expiratório audível, inspiração ruidosa, tosse episódica, dispneia e taquipneia com esforço expiratório, desta vez sem evento inicial associado.[2]

Perda de peso pode ser aparente em gatos sofrendo de asma crônica, no entanto, gatos com atividade restrita devido à dificuldade respiratória podem apresentar-se com sobrepeso.[29]

A obstrução grave das vias respiratórias posteriores em gatos com asma pode levar à hiperinsuflação (aprisionamento de ar) do pulmão, pois o ar não é completamente exalado pelas vias estreitadas. Isso aumenta significativamente a pressão intraluminal e, se persistir por muito tempo, pode levar a bronquiectasia e enfisema.[29] A completa obstrução de um brônquio principal pode causar atelectasia do lobo pulmonar correspondente, pois o ar é impedido de entrar ou sair e o ar residual é reabsorvido.[29]

A inflamação crônica pode levar à doença permanente em alguns gatos.[38]

Diagnóstico

Não há um teste específico padrão-ouro que permita diagnóstico definitivo da asma felina.[1] Dados adquiridos por meio de exame físico, radiografia torácica, broncoscopia e lavagem broncoalveolar têm sido utilizados para dar suporte ao diagnóstico no dia a dia da clínica.[20]

Ao exame físico podem ser detectados: fase de expiração longa, sibilos e crepitação audível à auscultação pulmonar, tórax com aspecto de "barril" devido ao acúmulo de ar e reflexo de tosse positivo à palpação traqueal.[33]

No leucograma, 20% dos gatos apresentam eosinofilia;[33] além disso, pode haver leucograma de estresse e, no hemograma, aumento de hematócrito devido à hipoxemia crônica.[29]

Exame de fezes deve ser realizado para excluir vermes pulmonares como *Paragonimus kellicotti*, *Aerulostrongylus abtrusus*, *Eucoleus aerophilla* ou *Capillaria*.[26,29] Além disso, em áreas endêmicas, o teste sorológico para *Dirofilaria immitis* deve ser realizado.[26]

Achados radiográficos incluem padrão brônquico e intersticial clássico (Figura 152.1), com excesso de muco e atelectasia de lobo pulmonar, frequentemente do lobo médio direito,[2] além de diminuição de lúmen de brônquios e inflamação.[29] O acúmulo de ar resulta em pulmões hiperlucentes e hiperinsuflados, além de diafragma verticalizado.[2] Muitas vezes há presença de mineralização da parede brônquica.[2]

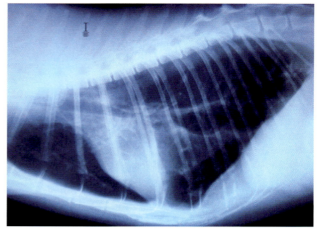

Figura 152.1 Radiografia de felino com bronquite asmática em decúbito lateral. Observe densificação de paredes brônquicas, interstício pulmonar e consolidação de lobo médio.

Na tomografia computadorizada, verifica-se adelgaçamento de paredes brônquicas, brônquios preenchidos por muco, regiões atelectásicas do pulmão e hiperinsuflação pulmonar.[2] A ecocardiografia pode auxiliar na distinção de doença cardíaca.[2]

O teste plasmático da porção N-terminal do peptídio cerebral natriurético (NT-proBNP) recentemente foi identificado como um poderoso teste para diferenciar síndromes de estresse respiratório de origem cardíaca ou respiratória em gatos.[2]

Na avaliação citológica do lavado orotraqueal broncoalveolar, frequentemente há evidências de inflamação de vias respiratórias, com grande número de neutrófilos e eosinófilos.[29] Em estudo de Foster et al.,[25] 13 de 26 casos de doença brônquica felina possuíram predominância de neutrófilos na citologia de lavado broncoalveolar, e 8 gatos tinham mais de 60% de eosinófilos. Porém, os resultados da citologia do lavado são particularmente confusos e controversos, uma vez que gatos "saudáveis" foram relatados com mais de 25% de eosinófilos.[39] No entanto, o estudo definiu gatos "saudáveis" como aqueles "livres de qualquer manifestação clínica da doença", sendo que é bem conhecido em humanos com asma que a inflamação das vias respiratórias pode persistir na ausência de sintomas.[40,41] Portanto, Reinero et al.[34] concluem que, embora a inflamação das vias respiratórias seja uma característica significativa da asma felina, não existem estudos que interpretem a magnitude da eosinofilia nos lavados.

Nos testes de função pulmonar, pode-se evidenciar resistência na fase de expiração, compatível com doença pulmonar obstrutiva.[29]

Ao exame histopatológico, inflamações brônquicas eosinofílica e neutrofílica e com presença de células T CD4+, além de hiperplasia do músculo liso, são achados comuns em gatos com asma.[18,29]

Um método de diagnóstico considerado recentemente seria a avaliação de lesão oxidativa por meio da análise do condensado de ar expirado.[20]

Métodos de diagnóstico imunológico para determinação de aeroalergênios ambientais têm sido utilizados, como o teste intradérmico e a avaliação de IgE alergênio-específica sérica.[18] O teste intradérmico, que envolve a injeção intradérmica de determinado alergênio liofilizado, havia sido considerado previamente como método padrão-ouro para teste da alergia; no entanto, poucos estudos foram publicados para sustentar essa afirmação.[42]

A determinação sérica de IgE envolve a comparação da quantidade de IgE no sangue do paciente antes e após a sensibilização a um alergênio específico. Esse teste tem a vantagem de ser minimamente invasivo e necessitar de somente uma amostra de sangue.[42]

Em estudo de Lee-Fowler *et al.*[42] foi demonstrado que o teste intradérmico tem grande sensibilidade e o teste de determinação sérica de IgE tem grande especificidade em gatos com asma experimental. Portanto, o teste intradérmico funciona como um bom teste de triagem, enquanto a determinação sérica de IgE específica seria adequada para selecionar alergênios para terapia.[42] Esse fato é importante para avaliação de terapia imunológica alergênio-específica em gatos com asma de ocorrência natural. A terapia imunológica pode ser a resposta para curar a asma felina.[42]

É importante destacar que, devido às vias respiratórias hiper-responsivas e ao frágil estado do gato, a manipulação para a realização de qualquer exame pode causar estresse respiratório grave. Por isso, extrema cautela é sempre necessária na contenção dos animais.[2]

O diagnóstico da asma felina deve ser feito pela exclusão de outras reconhecidas causas de sinais respiratórios e interseção de fatores clínicos com resultados laboratoriais, em conjunto com a resposta à terapia, e não por constatações isoladas.[1,34]

Tratamento

Inflamação, acúmulo de secreções, edema, infiltrado celular e constrição da musculatura lisa nos brônquios causam menor passagem de ar, o que leva às manifestações clínicas. Portanto, uma terapia que leve a aumento no diâmetro brônquico pode melhorar dramaticamente o fluxo de ar e reduzir as manifestações clínicas.[29]

Apesar de as estratégias de tratamento serem didaticamente divididas para doenças aguda e crônica, algumas medidas básicas são aplicáveis a ambos os casos. Por exemplo, o controle de peso para garantir uma conformação corpórea ideal é vital,[2] uma vez que gatos obesos têm menor expansão torácica. Estudos em humanos determinaram que a obesidade infantil aumenta a probabilidade de doença asmática concomitante,[43] o que é pertinente considerar em medicina veterinária, uma vez que a asma humana tem muitas características em comum com a asma felina e a incidência de obesidade está crescendo entre os gatos.[20]

Outra medida geral seria retirar o gato de ambientes hiperalergênicos e minimizar os alergênios inalados. O proprietário pode utilizar filtros de limpeza de ar e evitar fumar dentro de casa.[2] É importante também que seja realizada a profilaxia para dirofilariose em áreas endêmicas, além de vermifugação contra vermes pulmonares utilizando agentes seguros e eficazes, como o febendazol, o que contribui para o diagnóstico diferencial.[2]

Tratamento da doença aguda | Broncospasmo

Em gatos com dificuldade respiratória exacerbada devido à crise asmática, o tratamento deve ser emergencial[29] e a manipulação extremamente cuidadosa.[2] É importante a colocação de cateter intravenoso imediatamente, pois permite a administração de medicamentos da maneira menos estressante.[29] Testes diagnósticos e manipulação excessiva devem ser evitados nesse momento.[2]

Caso o gato apresente grande ansiedade e estresse, a sedação com tramadol ou buprenorfina pode ser benéfica, porém sempre atentando para a depressão respiratória.[2] Inicialmente, deve ser instituída terapia broncodilatadora, por exemplo, terbutalina, um agonista beta-2-adrenérgico, na dose de 0,01 mg/kg, por via intravenosa (IV), intramuscular (IM) ou subcutânea (SC).[2] A terbutalina pode ser repetida em uma hora, se necessário, e pode ser administrada mais de 6 vezes/dia até se obter controle das manifestações clínicas.[2] Os beta-2-agonistas causam alívio rápido da broncoconstrição devido à sua ação direta no relaxamento do músculo liso que reveste brônquios e bronquíolos.[29] Efeitos adversos potenciais incluem taquicardia, agitação, tremores, hipopotassemia e hipotensão devido à leve ação beta-1-agonista.[20,29]

A atropina é um broncodilatador efetivo, no entanto, seus efeitos anticolinérgicos podem causar taquicardia e estímulo de produção de muco brônquico, o que pode piorar a obstrução de vias respiratórias.[2]

A epinefrina também é um potente broncodilatador, porém somente deve ser utilizada em gatos em fase terminal ou naqueles nos quais a doença cardíaca foi excluída, pois sua ação em receptores beta-1 pode causar arritmias, vasoconstrição e hipertensão sistêmica.

A aminofilina tem atividade broncodilatadora mais fraca do que a terbutalina e não é recomendada em situações emergenciais, segundo Bay *et al.*[29] Porém, Kerins *et al.*[1] recomendam aminofilina, na dose de 5 mg/kg, IV, para pacientes com cianose aguda, com oxigênio e dexametasona na dose de 0,2 a 2,2 mg/kg, IV ou IM. Após a terapia com broncodilatadores, é esperada uma resposta positiva depois de 30 a 45 minutos, indicada pela diminuição da frequência respiratória e do esforço. Em gatos que não respondem bem nesse período, outra dose de broncodilatador deve ser aplicada com corticoide de ação rápida, como dexametasona, na dose de 0,2 a 0,5 mg/kg, IV ou IM,[2] embora Kerins *et al.*[1] indiquem dexametasona na dose de 0,2 a 2,2 mg/kg, IV ou IM.

É importante destacar que o uso combinado desses fármacos pode interferir em análises laboratoriais futuras; portanto, seu uso está somente indicado em gatos que não responderam ao tratamento de broncodilatação e sedação.[2] Se o gato permanecer gravemente dispneico, intubação e ventilação com pressão positiva com 100% de oxigênio pode ser necessária, inclusive para se proceder com testes diagnósticos, a fim de investigar outras causas de dispneia.[29] O uso de betabloqueadores (p. ex., propranolol e atenolol) não é indicado.[2]

Se o gato permitir a colocação de cateter nasal, este é utilizado para fornecer oxigênio intranasal.[2] A insistência em se utilizar máscara facial de oxigênio em um gato que resiste à sua colocação pode ser prejudicial, pois vai aumentar a ansiedade do animal.[2]

A nebulização com albuterol, um agonista beta-2-adrenérgico, é um excelente método para conseguir broncodilatação em gatos em crise aguda e pode ser administrado por máscara facial especial para gatos, com espaçador (Figura 152.2).

Uma a duas sessões são realizadas a cada 30 a 60 minutos, enquanto o gato apresentar manifestações de broncospasmo.[2]

Caso o gato continue a deteriorar sua situação clínica ou falhe em responder a todos os tratamentos citados anteriormente, epinefrina pode ser administrada na dose total de 0,1 mg por gato, SC, IV ou IM, porém arritmias cardíacas podem ser uma consequência.[2]

Gatos com diagnóstico prévio de asma e com crises constantes podem receber tratamento emergencial em casa. Uma injeção de terbutalina ou uma dose inalada de albuterol podem ser administradas pelo proprietário. No entanto, se o gato não apresentar melhora em 15 a 30 minutos, o animal deve ser levado imediatamente a uma emergência veterinária.[29]

Tratamento de doença crônica

O tratamento crônico da asma envolve a combinação de fármacos e manejo ambiental.[2,29] Bay *et al.*[29] recomendam seguir esquema adaptado da medicina humana, que consiste em quatro componentes:

- Mensurar a função pulmonar para conhecimento da gravidade da asma no paciente e para monitorar a terapia

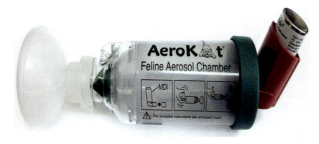

Figura 152.2 Espaçador para uso de medicamentos inalados – Aerokat® (www.aerokat.com).

- Estabelecer medidas de controle ambiental para evitar ou eliminar fatores que precipitam ou exacerbam sintomas de asma (p. ex., penas, fumaça de cigarro, *sprays* em aerossol, poeira do granulado sanitário)[1]
- Utilizar terapia farmacológica por períodos prolongados para reverter e prevenir inflamação das vias respiratórias
- Educar o proprietário.

É importante reduzir a exposição do gato a alergênios ambientais e substâncias potencialmente irritantes, já que são importantes fatores de risco para iniciar ou exacerbar a asma em felinos.[29] Pode-se tentar isolar temporariamente o gato em um cômodo onde os alergênios estão minimizados para avaliar o grau de influência de determinado alergênio na manifestação da doença. É recomendável também mudar o granulado sanitário do gato, visando eliminar poeira e perfumes, o que pode ajudar na remissão das manifestações clínicas.[29] Em alguns casos, a remoção do alergênio pode reduzir ou abolir a necessidade de terapia crônica.[1]

Quando há necessidade de utilizar medicamentos, um dos tratamentos mais efetivos e confiáveis é com corticosteroides por via oral e por longos períodos, pois são responsáveis por reduzir a inflamação brônquica.[29]

A terapia com glicocorticoides é indicada apenas para gatos cujas manifestações clínicas ocorram pelo menos 2 vezes/semana.[20] Felizmente, a maioria dos gatos é relativamente resistente aos efeitos adversos dos corticosteroides, que podem ser utilizados com segurança por longos períodos.

Alguns efeitos colaterais relatados incluem poliúria, polidipsia, polifagia, alopecia, atopia, ganho de peso, cicatrização retardada e aumento da suscetibilidade à infecção.[20]

Recomenda-se o uso de prednisolona oral, na dose de 1 a 2 mg/kg, 2 vezes/dia, durante 7 a 10 dias. A dose pode ser gradualmente reduzida em 2 a 3 meses em gatos responsivos ao tratamento.[2,20,29] Kerins *et al.*[1] recomendam a prednisolona, na dose de 0,5 a 1 mg/kg, (VO, 2 vezes/dia). Não foram relatados benefícios no uso de corticoides orais de ação longa.[29]

O acetato de metilprednisolona (Predi-Medrol®) pode ser administrado na dose de 10 a 20 mg/gato, IM ou SC, a cada 2 a 4 semanas, para gatos que não permitem a medicação oral.[2,29] Porém, como esse medicamento é administrado a cada 14 a 21 dias, gatos aparentemente tornam-se resistentes a ele após certo tempo.[2] A administração sistêmica de glicocorticoides é contraindicada em gatos com diabetes *mellitus*, doença cardíaca (como cardiomiopatia hipertrófica) ou infecção ativa. Nesses casos, é preferível optar pelo tratamento com inalação de corticoides.[21]

Apesar de o uso de glicocorticoides por via oral ainda ser umas das bases do tratamento da asma felina, estudo de Cocayne *et al.*[44] mostrou que 70% dos gatos que tiveram resolução das manifestações clínicas como tosse, sibilos ou dispneia episódica com terapia utilizando altas doses de glicocorticoides por via oral ainda apresentaram sinais de inflamação neutrofílica ou eosinofílica na análise do lavado broncoalveolar. Isso mostra que não se deve correlacionar a resolução das manifestações clínicas à resolução total da inflamação das vias respiratórias. Os autores citam, ainda, que a diminuição da dose dos glicocorticoides baseando-se na resolução das manifestações pode ser prematura, uma vez que a inflamação subclínica ainda pode estar presente, causando inflamação e remodelamento das vias respiratórias, o que é prejudicial a longo prazo.[44]

Os broncodilatadores parecem ser mais úteis em pacientes com agudização de sintomas causada pela broncoconstrição (crise), mas também podem ser utilizados no tratamento crônico para reduzir a dose dos corticosteroides ou quando somente o uso desses não causa remissão satisfatória das manifestações clínicas.[29] Derivados de metilxantinas (como teofilina e aminofilina) podem ser utilizados, pois, além de causarem broncodilatação, inibem a degranulação de mastócitos e diminuem a constrição da musculatura lisa.[29] A teofilina é utilizada na dose de 6 a 10 mg/kg, VO, 2 ou 3 vezes/dia,[20,29] ou preparações orais de longa ação, na dose de 20 a 25 mg/kg, VO,

a cada 24 horas.[30] A aminofilina pode ser administrada na dose de 6,6 mg/kg, VO, 2 vezes/dia.[1] Efeitos adversos ao uso de metilxantinas incluem taquiarritmias, aumento da secreção gástrica e estimulação do sistema nervoso central.[20] Outro tipo de broncodilatadores são os agonistas beta-2-adrenérgicos, pois esses aliviam as manifestações clínicas associadas a broncospasmo. O sulfato de terbutalina pode ser utilizado na dose de 0,1 a 0,2 mg/kg, VO, a cada 8 a 12 horas cronicamente para gatos cujas manifestações clínicas são de difícil controle. Os efeitos adversos incluem taquicardia, estimulação do sistema nervoso central, tremores e hipopotassemia.

Portanto, esse tipo de medicação deve ser usado com cautela em animais com doença cardíaca, diabetes *mellitus*, hipertireoidismo, hipertensão e convulsões.[20]

A cipro-heptadina também é indicada, pois é antagonista de serotonina, um mediador oriundo de mastócitos que parece contribuir para a constrição da musculatura lisa dos brônquios.[35] A dose de 1 a 4 mg/gato, VO, 2 vezes/dia, pode ser utilizada em gatos que não respondem a altas doses de corticoides e broncodilatadores.[2] Efeitos colaterais possíveis incluem letargia e aumento de apetite. É importante atentar que vários dias podem ser necessários para o fármaco atingir concentrações plasmáticas suficientes para produzir melhora clínica do paciente.[29]

A ciclosporina, um potente inibidor da ativação de células T, pode ser efetiva em gatos com asma, uma vez que essas células participam com os eosinófilos na inflamação das vias respiratórias,[18,29] sendo indicada principalmente para gatos não responsivos aos outros tratamentos ou em fase terminal de doença brônquica. Estudos em gatos com asma induzida recomendam a dose inicial de 3 mg/kg, VO, 2 vezes/dia (Sandimmun Neoral®).[45,46] Preferencialmente deve ser administrada refeição rica em gordura na mesma hora de administração de ciclosporina, para aumentar sua biodisponibilidade.[29] Porém, mais estudos precisam ser realizados para determinar a eficácia e segurança do uso de ciclosporina na asma felina.[23]

Os leucotrienos são mediadores inflamatórios que contribuem na fisiopatologia da asma por meio de contração da musculatura lisa brônquica, aumento de permeabilidade vascular, estímulo à secreção de muco, quimiotaxia de eosinófilos e diminuição da função mucociliar. Por isso, existe a hipótese de que antagonistas de receptores destas substâncias possam reduzir as manifestações clínicas de felinos asmáticos. Um estudo[47] sobre a eficácia de bloqueadores de leucotrienos foi realizado em gatos com asma induzida experimentalmente; no entanto, não foram encontrados benefícios na terapia. Portanto, estudos duplos-cegos adicionais são necessários em gatos com asma adquirida naturalmente.[48] Por isso, o uso dessa classe de fármacos não é indicado para bronquite ou asma felina no momento.[2,29] Segundo Venema *et al.*,[20] antileucotrienos, anti-histamínicos e antisserotoninérgicos não são considerados alternativas seguras e eficientes para o tratamento da asma felina.

A interleucina-5 (IL-5) é uma citocina secretada por células T e participa da fisiopatologia da asma por meio de migração de eosinófilos e hiper-reatividade brônquica.[49] No entanto, mais estudos clínicos são necessários antes da recomendação de substâncias anti-IL-5 no tratamento da asma felina.[29]

Imunoterapia

Atualmente, a única terapia com possível caráter curativo para doenças alérgicas como a asma felina é a imunoterapia alergênio-específica.[42] A imunoterapia envolve a administração de concentrações graduais do alergênio implicado na doença do paciente por um período de semanas a meses.[50] A terapia alergênio-específica objetiva normalizar a resposta imune de células efetoras e restabelecer a tolerância periférica ao alergênio.[50] Esse tipo de tratamento mostrou-se eficiente na maioria dos gatos tratados,[51] assim como para evitar os alergênios que possam causar a condição.[34]

A imunoterapia rápida é uma terapia intensa que envolve a hipossensibilização de um animal a um alergênio específico em um período de horas a dias, em vez de semanas ou meses, como na imunoterapia tradicional. Sua intenção é curar a alergia de um animal em um curto período de tempo.[50] Em estudo de Reinero *et al.*[50] sobre a imunoterapia rápida na asma felina houve decréscimo da inflamação eosinofílica das vias respiratórias de gatos tratados, em comparação aos não tratados, e poucos efeitos colaterais foram notados. Em concordância, um estudo realizado por Lee-Fowler *et al.*[42] demonstrou eficácia na redução da inflamação eosinofílica em gatos com asma induzida experimentalmente e tratados por meio de imunoterapia rápida subcutânea e intranasal.

No entanto, a limitação atual para o uso dessa terapia na asma felina é a dificuldade em se estabelecer o alergênio específico responsável pela síndrome em cada animal.[42,48] Alguns estudos tentaram estabelecer o alergênio específico causador da inflamação brônquica em gatos. Por exemplo, Norris *et al.*[52] observaram que gatos com asma experimental desenvolveram respostas imunes local e sistêmica (mediadas por IgE e IgA) contra um único alergênio, o capim-bermuda. Testes sorológicos para IgE alergênio-específica podem ser um método promissor para identificação dos alergênios específicos e monitoramento da resposta à imunoterapia.[20]

Em conjunto com a mensuração sorológica de IgE, o teste intradérmico pode ser utilizado no diagnóstico da doença alérgica das vias respiratórias, podendo ser usado principalmente como teste de triagem para detectar sensibilização ao alergênio.[20]

Terapia inalatória

A terapia por aerossóis é desejável como método de administração de fármacos, pois limita a absorção sistêmica e age diretamente na fonte do problema.[48] A inalação de medicamentos em gatos tem a vantagem de uso de maiores doses e menor risco de efeitos adversos sistêmicos dos glicocorticoides, mas tem a desvantagem da necessidade do uso de máscaras ou espaçadores (Figura 152.2), equipamentos aos quais maioria dos gatos não é tolerante, principalmente em situações de estresse respiratório agudo.[29] A morte por complicações devido ao tratamento é de menor ocorrência com medicamentos inalatórios em comparação com o uso de glicocorticoide por via oral.[25]

Medicamentos inalatórios recomendados incluem albuterol (Aerolin®), salmeterol (broncodilatador) e/ou propionato de fluticasona (corticosteroide) (Flixotide®, 50 a 100 µg/dose).[2,29,53]

Para a realização de inalação de medicamentos podem ser utilizados espaçadores pediátricos ou espaçadores específicos para gatos (Figura 152.2).[29] É recomendado que o gato realize 7 a 10 inspirações com máscara envolvendo nariz e boca.[53]

Em estudo de Cohn *et al.*,[21] diferentes doses de fluticasona (44, 110 e 220 µg) foram administradas por meio de inalação para gatos com asma induzida, e se observou eficiente redução da eosinofilia e, portanto, da inflamação das vias respiratórias em todas as dosagens.

Devido à sua baixa biodisponibilidade oral, a fluticasona não está associada aos efeitos adversos que podem ocorrer com o uso de prednisolona por longos períodos.[53]

A mesma dose de fluticasona utilizada para crianças asmáticas (250 µg) foi utilizada por meio de inalação em gatos com asma e bronquite crônica por Kirschvink *et al.*,[22] que observaram eficiente controle da resposta inflamatória eosinofílica da asma e na neutrofílica da bronquite. Além disso, não foram observados efeitos adversos após 2 semanas de tratamento.

Em gatos com doença asmática moderada, prednisolona na dose de 1 a 2 mg/kg, 2 vezes/dia, pode ser administrada concomitantemente à terapia com glicocorticoide inalado nos primeiros 10 a 14 dias, para permitir que a fluticasona tenha o período de tempo necessário para atingir seu efeito máximo.[20]

Terapia em aerossol de broncodilatadores também pode ser usada como prevenção à broncoconstrição, que pode ocorrer durante procedimentos diagnósticos, como broncoscopia e coleta de líquido broncoalveolar.[48]

A inalação com N-acetilcisteína, um medicamento com propriedades mucolíticas e antioxidantes, não é indicada para gatos com asma, pois leva à limitação da função das vias respiratórias e a efeitos adversos, como aumento da resistência à passagem do ar. Esse efeito é particularmente indesejável no gato asmático, cujas vias respiratórias já têm predisposição de sofrer hiper-reatividade e estreitamento devido à inflamação.[32]

É recomendável alertar o proprietário que a terapia com glicocorticoides inalados é onerosa, particularmente quando comparada ao tratamento com prednisolona oral.[48]

Outras opções de tratamento

Outras terapias anti-inflamatórias, como uso de ácido graxo ômega-3 poli-insaturado, têm sido utilizadas na abordagem de dermatite atópica e podem ser benéficas para o tratamento da asma felina, pois competem com o ácido araquidônico pela lipo-oxigenase, resultando em redução da produção de eicosanoides pró-inflamatórios.[20]

Antibióticos raramente são recomendados no tratamento de gatos com doença brônquica, pois raramente há infecção bacteriana respiratória concomitante.[29] No entanto, se houver crescimento massivo de bactérias ou crescimento de *Mycoplasma* spp. na cultura de aspirado traqueobrônquico, o uso de doxiciclina na dose de 5 mg/kg, VO, 2 vezes/dia, por 3 semanas, é indicado.[2,29]

Antileucotrienos, anti-histamínicos e antisserotoninérgicos aparentemente não são alternativas seguras e efetivas à terapia com glicocorticoides na asma felina.[20] Portanto, não são indicados como monoterapia para essa enfermidade, mas podem ser usados como tratamentos complementares ao uso de corticoides.[20]

O tripeptídio feG (Phe-Glu-Gly) é uma molécula que presumidamente reduz a expressão das moléculas do complexo de histocompatibilidade principal (MHC, do inglês *major histocompatibility complex*), em geral, induzida pela alergia. Em estudo de DeClue *et al.*,[54] a administração de feG para gatos asmáticos reduziu significativamente o grau de inflamação eosinofílica nas vias respiratórias, em comparação ao placebo. Esses resultados favoráveis não foram notados com tratamento crônico, sugerindo que a administração de feG seja mais válida como método de prevenir manifestação aguda de asma quando a exposição a um alergênio for provável.[55] No entanto, a realização de mais estudos sobre o uso de feG em gatos com asma de ocorrência natural é necessária antes de se indicar o tratamento.[20]

O monitoramento do paciente para avaliação da resposta clínica a todo o tratamento é primordial para garantir seu sucesso. A terapia efetiva deve eliminar ou reduzir significativamente as manifestações clínicas.

Se não houver melhora em 1 a 2 semanas com o tratamento instituído, recomenda-se reavaliar o diagnóstico de doença brônquica.[29] É importante também verificar se o proprietário está conseguindo realizar as medicações em casa, conforme prescrito. Se forem excluídas outras doenças, recomenda-se a tentativa de injeção de acetato de metilprednisolona e mensuração da função pulmonar, se disponível.[29]

Bronquite crônica

A bronquite crônica é uma condição progressiva causada por inflamação idiopática das vias respiratórias, que leva a produção excessiva de muco e tosse crônica.[1] É clinicamente difícil diferenciá-la da asma felina e, portanto, muitas vezes, ambas as doenças são referidas como "doença brônquica felina".[29]

O diagnóstico é feito por exclusão de outras causas de tosse crônica, como neoplasia pulmonar e broncopneumonia, pois os resultados dos testes diagnósticos normalmente são inespecíficos.[1]

A bronquite crônica é comumente associada à fibrose, levando a uma resposta menos favorável ao tratamento, que é composto basicamente da combinação de corticosteroides e broncodilatadores (ver seção "Doença brônquica felina | Asma felina e bronquite crônica, item Tratamento"), podendo a antibioticoterapia ser indicada de acordo com os resultados de cultura e antibiograma.[1]

Prognóstico

O prognóstico geralmente é bom quanto à vida, sendo que alguns gatos podem ter as doses de medicamentos reduzidas sem aparente volta das manifestações clínicas. Uma pequena porcentagem de gatos pode sucumbir devido a broncoconstrição grave e aguda, especialmente quando o tratamento emergencial não for instituído.[29]

REFERÊNCIAS BIBLIOGRÁFICAS

1. Kerins AM, Breathnach R. The respiratory system. In: Chandler EA, Gaskell RM, Gaskell CJ (editors). Feline medicine & therapeutics. 3. ed. Oxford: Blackwell Publishing; 2004. p. 329-32.
2. Ettinger SJ. Diseases of trachea and upper airways. In: Ettinger SJ, Feldman EC (editors). Textbook of veterinary internal medicine. 7. ed. St. Louis: Saunders Elsevier; 2010. p. 1085-86.
3. Holt DE. Tracheal trauma. In: King LG (editor). Textbook of respiratory disease in dogs and cats. St. Louis: Saunders; 2004. p. 359-63.
4. Kellager REB, White RAS. Tracheal rupture in a dog. J Small Animal Pract. 1987;28:29.
5. Lawrence DT, Lang J, Culvenor J et al. Intrathoracic tracheal rupture. J Fel Med Surg 1999;1:43-51.
6. Guenther-Yenke CL, Rozanski EA. Tracheostomy in cats: 23 cases (1998-2006). J Fel Med Surg 2007;9:451-57.
7. Hardie EM, Spodnick GJ, Gilson SD et al. Tracheal rupture in cats: 16 cases. J Am Vet Med Assoc. 1999;214:508-12.
8. Wong WT, Brock KA. Tracheal laceration from endotracheal intubation in a cat. Veterinary Record. 1994;34(24):622-24.
9. Carlisle CH, Biery DN, Thrall DE. Tracheal and laryngeal tumours in the dog and cat: literature review and 13 additional patients. Veterinary Radiology. 1991;32:229-35.
10. Carpenter JL, Holzworth J. Thymoma in 11 cats. J Am Vet Med Assoc. 1982;181:248-51.
11. Ford RB. Infectious tracheobronchitis. In: King LG. Textbook of respiratory disease in dogs and cats. St. Louis: Saunders; 2004. p. 364-72.
12. Keil DJ, Fenwick B. Role of Bordetella bronchiseptica in infectious tracheobronchitis in dogs. J Am Vet Assoc. 1998;212(2):200-7.
13. Bemis DA. Bordetella and Mycoplasma respiratory infections in dogs and cats. Vet Clin N Am Small Anim Pract. 1992;22(5):1173-86.
14. Hoskins JD, Willians J, Roy AF et al. Isolation and characterization of Bordetella bronchiseptica from cats in southern Louisiana. Vet Immunol Immunopathol. 1998;65:173-76.
15. Gaskell RM, Dawson S, Radford A. Other feline viral diseases. In: Ettinger SJ, Feldman EC (editors). Textbook of Veterinary Internal Medicine. 7. ed. St. Louis: Saunders Elsevier; 2010. p. 2785-86.
16. Swartz M. Bronchiectasis. In: Fishman A (editor). Fishman's pulmonary diseases and disorders. New York: McGraw-Hill; 1998.
17. Hamerslag K, Evans S, Dubielzig R. Acquired cystic bronchiectasis in the dog: a case history report. Vet Radiol. 1982;23:64-8.
18. Norris Reinero C, Decile K, Berghaus R, Willians K, Leutenegger C, Walby W et al. An experimental model of allergic asthma in cats sensitized to housedust mite or Bermud agrass allergen. International Archives in Allergy and Immunology. 2004;135:117-31.
19. Norris CR, Samii V. Clinical, radiographic, and pathologic features of bronchiectasis in cats: 12 cases (1987-1999). J Am Vet Med Assoc. 2000;216:530-34.
20. Venema C, Patterson C. Feline asthma: what's new and where might clinical practice be heading? J Fel Med Surg 2010;12:681-92.
21. Cohn LA, DeClue AE, Cohen RL, Reinero CR. Effects of fluticasone propionate dosage in an experimental model of feline asthma. J Fel Med Surg. 2010;12:91-6.
22. Kirschvink N, Leemans J, Delvaux F, Snaps F, Jaspart S, Evrard B et al. Inhaled fluticasone reduces bronchial responsiveness and airway inflammation in cats with mild chronic bronchitis. J Fel Med Surg. 2006;8:45-54.
23. Moise NS, Wiedenkeller D, Yeager AE, Blue JT, Scarlett J. Clinical, radiographic, and bronchial cytologic features of cats with bronchial disease: 65 cases (1980-1986). J Am Vet Med Assoc. 1989;194(10):1467-73.
24. Corcoran B, Foster D, Fuentes V. Feline asthma syndrome: a retrospective study of the clinical presentation in 29 cats. J Sm Anim Pract. 1995;36:481-88.
25. Foster SF, Allan GS, Martin P, Robertson ID, Malik R. Twenty-five cases of feline bronchial disease (1995-2000). J Fel Med Surg. 2004;6(3):181-88.
26. Adamama-Moraitou KK, Patsikas MN, Koutinas AF. Feline lower airway disease: a retrospective study of 22 naturally occurring cases from Greece. J Fel Med Surg. 2004;6:227-33.
27. Boothe DM, George KL, Couch P. Disposition and clinical use of bromide in cats. J Am Vet Med Assoc. 2002;221:1131-35.
28. Hill J. Diseases of respiratory organs. In: Jenkins WR (editor). The diseases of the cat. New York: The Library of Congress; 1906. p. 11-21.
29. Bay JD, Johnson LR. Feline bronchial disease/asthma. In: King LG (editor). Textbook of respiratory disease in dogs and cats. St. Louis: Saunders; 2004. p. 388-96.
30. Dye JA, McKiernan BC, Jones SD et al. Sustained-release theophylline pharmacokinetics in the cats. J Vet Pharmacol Therapy 1989;12:133-40.
31. Swift S, Dukes-McEwan J, Fonfara S, Loureiro JF, Burrow R. Aetiology and outcome in 90 cats presenting with dyspnea in a referral population. J Sm Anim Pract. 2009;50:466-73.
32. Reinero CR, Lee-Fowler TM, Dodam JR, Cohn LA, DeClue AE, Guntur VP. Endotracheal nebulization of N-acetylcysteine increases airway resistance in cats with experimental asthma. J Fel Med Surg. 2011;13:69-73.
33. Dye JA, McKiernan BC, Rozanski EA et al. Bronchopulmonary disease in the cat: historical, physical, radiographic, clinicopathologic, and pulmonary functional evaluation of 24 affected and 15 healthy cats. J Vet Int Med. 1996;10(6):385-400.
34. Reinero CR, DeClue AE, Rabinowitz P. Asthma in humans and cats: is there a common sensitivity to aeroallergens in shared environments? Environmental Research. 2009;109:634-40.
35. Padrid PA, Mitchell RW, Ndukwu IM et al. Cyproeptadine-induced attenuation of type-I immediate-hypersensivity reactions of airway smooth muscle from immune-sensitized cats. Am J Vet Residence. 1995;56(1):109-15.
36. Adler T, Beall G, Heiner D, Sabharwal DC, Swanson K. Immunological and clinical correlates of bronchial challenge responses to Bermuda grass pollen extracts. J Allergy Clin Immun. 1985;75:31-6.
37. Korpas J, Tomori Z. Cough and other respiratory reflexes. In: Herzog H (editor). Progress in respiration research. Basel: S. Karger; 1979. v. 12.
38. Howard EB, Ryan CP. Chronic obstructive pulmonary disease in the domestic cats. Califonian Vet. 1982;6:7-11.
39. Padrid PA, Feldman BF, Funk KA, Samitz EM, Cross CE. Feline broncho-alveolar lavage: results of cytologic, microbiologic, and biochemical analysis from 24 clinically health cats. Am J Vet Res. 1991;52:1300-7.
40. Obase Y, Shimoda T, Kawano T, Saeki S, Tomari S, Izaki K et al. Bronchialhy perresponsiveness and airway inflammation in adolescents with asymptomatic childhood asthma. Allergy. 2003;58(3):213-20.
41. Reinero CR, DeClue AE, Rabinowitz P. Asthma in humans and cats: is there a common sensitivity to aeroallergens in shared environments? Environm Res. 2009;109:634.
42. Lee-Fowler TM, Cohn LA, DeClue AE, Spinka CM, Renero CR. Evaluation of subcutaneous versus mucosal (intranasal) allergen-specific rush immunotherapy in experimental feline asthma. Vet Immunol Immunopathol. 2009;129:49-56.
43. Ahmad N, Biswas S, Bae S, Meador KES, Huang R, Singh KP. Allergen-specific IgE determination in an experimental model of feline asthma. Vet Immunol Immunopathol. 2009;132:46-52.
44. Cocayne CG, Reinero CR, DeClue AE. Subclinical airway inflammation despite high-dose oral corticosteroid therapy in cats with lower airway disease. J Feline Med Surg. 2011;13:558-63.
45. Mitchell RW, Cozzi P, Ndukwu IM et al. Differential effects of cyclosporine A after acute antigen challenge in sensitized cats in vivo and ex vivo. British J Pharmacol. 1998;123:1198-204.
46. Padrid PA, Cozzi P, Leff AR. Cyclosporine A innibits airway reactivity and remodeling after chronic antigen challenge in cats. Am J Respiratory Critical Care Med. 1996;154:1812-18.
47. Reinero CR, Decile KC, Byerly JR et al. Effects of drug treatment on inflammation and hyperactivity of airways and on immune variables in cats with experimentally induced asthma. Am J Vet Residence 2005;66:1121-27.
48. Rozanski AE, Bach JF, Shaw SP. Advances in Respiratory Therapy. Vet Clin N Am Sm Anim Pract 2007;37:963-974.
49. Weller P. The immunobiology of eosinophils. N England J Med. 1991;324:1110-18.
50. Reinero CR, Buerly JR, Berhaus RD et al. Rush immunotherapy in an experimental model of feline allergic asthma. Vet Immunol Immunopathol. 2006;53:110-41.
51. Prost C. Treatment of feline asthma with allergen avoidance and specific immunotherapy: experience with 20 cats. Rev Fr Allergol Immunol Clin. 2008;48(5):409-13.
52. Norris CR, Byerly JR, Decile KC, Berghaus RD, Walby WF, Schelegle ES et al. Allergen-specific IgG and IgA in serum and bronchoalveolar lavage fluid in a model of experimental feline asthma. J Vet Immunol Immunopathol. 2003;96:119-27.
53. Padrid P. Feline asthma: diagnosis and treatment. Vet Clin N Am Sm Anim Pract. 2000;30(6):1279-93.
54. DeClue AE, Schooley E, Nafe LA, Reinero CR. feG-COOH blunts eosinophilic airway inflammation in a feline model of allergic asthma. Inflammation Research. 2009;58:457-62.
55. Eberhardt JM, DeClue AE, Reinero CR. Chronic use of the immunomodulating tripeptide feG-COOH in experimental feline asthma. Vet Immunol Immunopathol. 2009;132:175-80.

BIBLIOGRAFIA

Padrid P. Chronic bronchitis and asthma in cats. In: Bonagura JD, Twedt DC (editors). Current veterinary therapy XIV. Philadelphia: WB Saunders; 2009. p. 650-58.

Wegener CD, Gundel RH, Reilly P et al. Intercelullar adhesion molecule-1 (ICAM-1) in the pathogenesis of asthma. Science. 1990;247:456-59.

153
Doenças de Traqueia e Brônquios em Cães

Khadine Kazue Kanayama

ANATOMIA DA TRAQUEIA

A traqueia é um órgão circular constituído por uma série de anéis de cartilagem rígidos em formato de C e seu lúmen é mantido aberto durante todas as fases da respiração pelos anéis traqueais cartilaginosos que se conectam uns aos outros por ligamentos anulares fibroelásticos conduzidos longitudinalmente que permitem a flexibilidade. A porção dorsal dos anéis cartilaginosos é incompleta e constituída pelo músculo traqueal disposto transversalmente e pelo tecido conjuntivo. A traqueia serve principalmente para conduzir o ar em direção às vias respiratórias posteriores, por meio de um sistema de baixa resistência. A árvore mucociliar do epitélio traqueal consiste em cílios microscópicos que se movimentam em direção à cavidade oral auxiliando na remoção de secreções e detritos das vias respiratórias posteriores. Os nervos sensoriais que revestem o epitélio traqueal e a laringe auxiliam a estimular o reflexo da tosse.[1] A traqueia inicia-se na região da cartilagem cricoide, ocupa a região cervical, adentra o mediastino anterior e termina na região do ângulo esternal, onde se divide para formar os brônquios.[2]

TRAQUEOBRONQUITE INFECCIOSA CANINA
Etiologia

As doenças infecciosas respiratórias em cães são um desafio constante devido às causas multifatoriais como o envolvimento de vários patógenos e fatores ambientais especialmente entre cães alojados em grupo, tais como lojas de animais, animais de reprodução, animais internados em canis, abrigos, centros de pesquisa ou clínicas veterinárias. Geralmente é diagnosticada como traqueobronquite infecciosa canina ou, mais comumente, como "tosse dos canis" devido à natureza altamente contagiosa. As vias respiratórias anteriores estão infectadas por agentes únicos ou, na maioria dos casos, agentes múltiplos. É considerada cada vez mais como uma infecção complexa, mas a doença geralmente não é fatal. Os principais agentes virais envolvidos são o adenovírus canino tipo 2 (CAV tipo 2), o vírus da parainfluenza (VPI) e o herpesvírus canino tipo 1 (CHV tipo 1), além da bactéria *Bordetella bronchiseptica*, que também pode estar associada.[3-7] Os agentes infecciosos normalmente atuam sequencialmente ou em sinergia, porém nem todos patógenos envolvidos podem estar presentes em todos os surtos.[8] Estudos recentes demonstram o envolvimento de agentes emergentes como coronavírus canino respiratório (CRcoV), pneumovírus canino (CnPnV), vírus da influenza canina (CIV), coronavírus canino pantrópico (CCoV), *Streptococcus equi* subsp. *zooepidemicus* (S. *zooepidemicus*) e *Mycoplasma cyno* considerados importantes agentes etiológicos.[9,7] O CRCoV é antigenicamente e geneticamente distinto do coronavírus canino entérico (CCoV), e é encontrado em América do Norte, Europa e Japão.[3,5,7,10,11] As infecções por *Streptococcus equi* subsp. *zooepidemicus* causam infecções mistas mais graves com morte súbita dentro de 24 a 48 horas após as primeiras manifestações clínicas, e, ocasionalmente, esta deterioração súbita é observada sem quaisquer sinais anteriores.[3,7,8]

Na doença respiratória infecciosa canina, como os agentes infecciosos envolvidos são diversos e em evolução, o papel de novos microrganismos deve ser avaliado a fim de permitir o desenvolvimento de ferramentas de diagnóstico e vacinas eficazes apropriadas.[8]

Características clínicas

Os agentes apresentam tropismo preferencial pelos tecidos respiratórios caninos, especialmente os das vias respiratórias anteriores. Os sintomas respiratórios são consistentes com os danos das células epiteliais de laringe, traqueia, brônquios e, ocasionalmente, do trato respiratório posterior.[12] A principal fonte de contaminação é via aerossol ou contato direto. A manifestação clínica mais importante é a tosse, que pode ser frequente, do tipo produtivo (mais comum) ou improdutivo, de início súbito e que se desenvolve de 3 a 5 dias após exposição recente a outros animais. Normalmente é autolimitante. Pode ser agravada após agitação, exercício físico ou palpação da traqueia. Alguns pacientes podem apresentar ainda secreção nasal, anorexia, febre, esternutação, conjuntivite e mímica de vômito após a tosse, mas a maioria não apresenta manifestações clínicas sistêmicas importantes.[4,8,9] As formas complicadas são mais comuns em cães filhotes imunocomprometidos, e em situações que envolvam o tecido pulmonar por infecções bacterianas secundárias que se sobrepõem a infecção viral. Nesses casos a tosse é geralmente associada a descargas mucoides a mucopurulentas. A condição pode evoluir para broncopneumonia e, nos casos mais graves, ao óbito.[10,12] Os surtos de vírus da cinomose canina (CDV) normalmente são também caracterizados por sintomas respiratórios, porém mais graves e podem ser acompanhados de manifestações clínicas associadas aos sistemas nervoso central e gastrintestinal.[8]

Diagnóstico

O diagnóstico da traqueobronquite infecciosa canina é baseado nas evidências circunstanciais, elaborado a partir de dados fornecidos pelo proprietário durante a anamnese, como tosse de início súbito, histórico recente de contato com outros animais sintomáticos ou animais alojados em grupo. O exame físico normalmente não demonstra alterações dignas de nota. Os exames complementares como hemograma e radiografia torácica normalmente são inespecíficos, não apresentando alterações dignas de nota. O exame citológico da secreção traqueal obtida por lavado traqueobrônquico pode revelar neutrófilos e bactérias, mas normalmente é desnecessário. São indicados para pacientes que apresentam manifestações clínicas sistêmicas e progressivas como anorexia, diarreia, coriorretinite, febre, convulsões e perda de peso, que podem estar associadas a doenças mais graves como cinomose e pneumonia bacteriana (Figura 153.1).[13,14]

Tratamento

Quando a doença é simples, ela normalmente é autolimitante e tende a se resolver em torno de 7 dias de maneira espontânea, independentemente de qualquer tratamento instituído. São indicadas medidas que minimizem a agitação e exercícios,

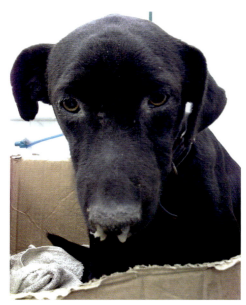

Figura 153.1 Paciente canino, sem raça definida, com 4 meses de vida, apresentando secreção nasal purulenta associada a cinomose e pneumonia bacteriana (Fonte: Hospital Veterinário da Faculdade de Medicina Veterinária e Zootecnia da Universidade de São Paulo.)

já que a tosse pode ser exacerbada. Caso o paciente apresente a forma não complicada da traqueobronquite infecciosa canina e se a tosse persistente for do tipo improdutivo, esta pode ser tratada com antitussígenos como a codeína (0,25 mg/kg por via oral a cada 6 a 12 horas) ou o butorfanol (0,5 mg/kg/por via oral a cada 6 a 12 horas), indicados como terapia única ou em associação a broncodilatadores como aminofilina, teofilina, terbutalina e albuterol, fármacos que também auxiliam na supressão da tosse por evitarem o broncospasmo (doses no Quadro 153.1). Os antitussígenos não são recomendados em casos de tosse produtiva ou pneumonia concomitante. Os pacientes se beneficiam do uso de aparelhos de inalação e nebulizadores utilizando solução salina ou em associação a agentes mucolíticos, sendo eficazes em cães que apresentem excessivo acúmulo de secreções traqueais e brônquicas.[12-14]

Nos casos não complicados normalmente não há necessidade do uso de antibióticos, já que a doença normalmente é autolimitante e tende a se resolver espontaneamente. Alguns autores recomendam a terapia profilática devido ao papel da bactéria *Bordetella bronchiseptica* na infecção. A terapia antimicrobiana é recomendada nas formas complicadas em que o paciente apresenta manifestações clínicas sistêmicas ou quando o trato respiratório posterior parece estar envolvido. O ideal é que a escolha dos fármacos esteja baseada nos resultados de cultivo bacteriano ou testes de sensibilidade. Como as possíveis bactérias envolvidas frequentemente estão presentes nos cílios das células epiteliais respiratórias há a necessidade de escolher um antibiótico que atinja o epitélio brônquico como a doxiciclina (indicada quando há a suspeita de envolvimento do micoplasma), cloranfenicol, fluroquinolonas, cefalosporinas e azitromicina, administrados no mínimo por 10 dias a 15 dias.[13,14] Não há um consenso entre os autores sobre o uso de corticoides. Se utilizados, podem suprimir a tosse por sua ação antinflamatória, mas seu uso deve ser indicado apenas em casos de traqueobronquite infecciosa simples. Se as manifestações clínicas não se resolverem dentro de um prazo de 15 dias ou o paciente apresentar piora clínica progressiva, este deve ser reavaliado e aventada a possibilidade de associação a doenças mais graves como pneumonia bacteriana, cinomose ou associação a outros agentes.[7,13,14]

Prognóstico e prevenção

O prognóstico para a traqueobronquite infecciosa não complicada é excelente. As medidas preventivas que auxiliam a redução da propagação dos agentes infecciosos incluem programas completos de vacinação, limpeza completa e desinfecção de canis após surtos de doença respiratória, manutenção da higiene das mãos após o manuseio de animais doentes, quarentena de cães recém-chegados, isolamento dos animais doentes ou suspeitos, evitar exposição do animal a outros cães, evitar superpopulação de animais, nutrição adequada, higiene dos animais e manutenção de ambiente ventilado.[3]

Várias vacinas polivalentes oferecem proteção contra CAV tipo 2, VPI, CHV tipo 1 e *Bordetella bronchiseptica*, patógenos esses conhecidos; no entanto, apesar do uso de vacinas de rotina, surtos de doenças respiratórias ainda ocorrem em cães, sugerindo o papel de outros patógenos na traqueobronquite infecciosa canina.[7]

COLAPSO DE TRAQUEIA

Etiologia

A etiologia do colapso de traqueia não é conhecida, mas sabe-se que o tipo de doença adquirida é o mais comum e em geral acomete animais de idade média a idade avançada. Há relatos de animais jovens com lesões congênitas. O colapso de traqueia é caracterizado por estreitamento ou deformidade da traqueia, em que a membrana traqueal dorsal prolapsa para dentro do lúmen. Isso ocorre por deficiência ou ausência de sulfato de condroitina e glicosaminoglicanos alterando a matriz orgânica dos anéis traqueais. Estes se tornam hipocelulares, perdem a eficiência em reter água, o que leva à diminuição da capacidade de manter a rigidez funcional, causando enfraquecimento e achatamento dos anéis da traqueia. Fatores como compressão extrínseca, inflamação crônica e alterações nas fibras elásticas da membrana traqueal dorsal e dos ligamentos anulares também foram considerados possíveis causas contribuintes para o desenvolvimento do colapso.[15-18]

A traqueia pode se apresentar colapsada apenas na região cervical, mas na maioria das vezes, as regiões cervical e torácica estão acometidas. Devido ao esforço respiratório que os animais acometidos apresentam, ocorre colapso dinâmico da membrana da traqueia dorsal para dentro do lúmen e, consequentemente, irritação e inflamação da mucosa, insuficiência do aparelho mucociliar e aumento do risco de extensão do colapso traqueal para os brônquios e região de carina.[22] Quando os brônquios principais também estão envolvidos, a condição é denominada "traqueobroncomalacia". A broncomalacia é reconhecida em pessoas e cães. É um defeito dos brônquios principais e outras vias respiratórias menores fundamentadas por cartilagem que provoca estreitamento e perda de dimensões luminais nas vias respiratórias intratorácicas e redução na capacidade de eliminar as secreções.[19,20]

QUADRO 153.1 Broncodilatadores utilizados nas doenças respiratórias em cães.		
Fármaco	**Mecanismo de ação**	**Dose (cão)**
Aminofilina	Mecanismo específico não conhecido	11 mg/kg/3 vezes/dia
Teofilina	Mecanismo específico não conhecido	9 a 10 mg/kg/2 vezes/dia a 3 vezes/dia
Terbutalina	Receptor agonista beta-2-adrenérgico	0,625 a 5 mg/cão/2 vezes/dia a 3 vezes/dia
Albuterol	Receptor agonista beta-2-adrenérgico	0,02 a 0,05 mg/kg/2 vezes/dia a 3 vezes/dia

O colapso de traqueia pode estar associado a diversas outras condições como bronquite crônica, doença cardíaca crônica (como insuficiência da valva mitral), traumatismo traqueal, obesidade, aumento do tecido adiposo mediastinal e massas torácicas.[14]

Características clínicas

O colapso traqueal é uma das causas mais comuns de obstrução das vias respiratórias nos cães de raças pequenas e é uma causa frequente de morbidade e mortalidade.[17,21] A idade média do diagnóstico inclui animais de meia-idade a idosos, embora cães jovens possam ser diagnosticados em casos de lesão congênita. As raças de pequeno porte e miniatura (*toys*), como Chihuahua, Lulu da Pomerânia, Poodle miniatura, Shih-tzu, Lhasa Apso e Yorkshire Terrier são as mais acometidas. Não há predisposição sexual.[14,16,19,23]

O colapso de traqueia pode causar síndrome de angústia respiratória. Normalmente os pacientes apresentam histórico de tosse crônica e paroxística, de alta sonoridade, muitas vezes descrita pelo proprietário como um "grasnar de ganso" ou um engasgo, como se o animal quisesse eliminar algo. Esse sintoma pode ser exacerbado após agitação, compressão da traqueia (coleiras) e após a ingestão de água e alimento. O agravamento da doença pode conduzir a taquipneia, intolerância ao exercício e desconforto respiratório que tendem a ocorrer durante esforço físico, estresse térmico ou em condições úmidas. Cianose e síncope também podem ocorrer devido a obstrução completa das vias respiratórias, síncope vagal ou hipertensão pulmonar.[16,18,23,24]

Durante a realização do exame físico, caso o paciente se apresente com agitação extrema ou em angústia respiratória, este pode manifestar cianose, distrição respiratória inspiratória e febre. A avaliação da temperatura corporal é fundamental em animais com sintomas de obstrução das vias respiratórias, pois a hipoventilação está associada à diminuição da capacidade de dissipar o calor. A hipertermia grave pode ser fatal e pode exigir terapia de refrigeração específica. O exame físico completo deve ser realizado uma vez que a estabilidade do paciente seja alcançada.[17] Em pacientes estáveis, o padrão respiratório é frequentemente normal, mas alguns pacientes podem apresentar aumento do esforço respiratório devido ao colapso das vias respiratórias. O colapso traqueal cervical geralmente provoca dificuldade respiratória na inspiração, enquanto o colapso intratorácico resulta em esforço expiratório. Alguns pacientes podem apresentar tosse que imita um "grasnar de ganso" durante a consulta, e esta manifestação clínica pode ser provocada com a palpação da traqueia na região da entrada do tórax. A auscultação sobre a traqueia pode revelar ruídos como estridores na inspiração e expiração devido ao estreitamento do diâmetro traqueal extratorácico e devem ser diferenciados de outras causas de obstrução das vias respiratórias anteriores. A ausculta pulmonar pode variar com a ocorrência de murmúrio vesicular, ruídos crepitantes, estridores, estertores e sibilos.[18] A auscultação cardíaca pode revelar sopro em foco mitral associado à regurgitação mitral. Pacientes com colapso das vias respiratórias frequentemente apresentam doença cardíaca esquerda concomitante.[19] A palpação abdominal pode revelar hepatomegalia ocorrendo em uma grande porcentagem dos pacientes. Em alguns animais pode estar associada à deposição de gordura no fígado, mas a associação entre hepatomegalia e colapso de traqueia não está elucidada de maneira clara.[14]

Diagnóstico

O diagnóstico é baseado em identificação, achados de anamnese, exame físico e exames complementares. Os exames radiográficos para a avaliação da traqueia colapsada devem ser realizados em projeções dorsoventral e lateral das regiões cervical e torácica (Figura 153.2). Por ser um processo dinâmico, a avaliação deve ser feita durante as fases de inspiração e expiração. O segmento do colapso traqueal cervical é melhor observado durante a inspiração, devido à pressão negativa intrapleural expandir o lúmen das vias respiratórias intratorácicas, enquanto a pressão luminal cervical torna-se negativa. Assim, a traqueia cervical tende a entrar em colapso na inspiração. Em contraste o colapso traqueal torácico é melhor avaliado durante a expiração, quando a pressão intrapleural aumenta, tornando-se positiva. Uma vez que a pressão intrapleural exceda a pressão de abertura das vias respiratórias, o gradiente de pressão sobre a parede da traqueia torácica pode levar ao colapso de traqueia torácica em cães predispostos.[16,17,19] Normalmente a região envolvida pelo colapso envolve cerca de um terço do segmento do comprimento da traqueia, e é caracterizada por membrana traqueal dorsal que se invagina para o lúmen traqueal, observada por radiopacidade de tecido mole ao longo da margem dorsal da traqueia.[14] A radiografia torácica é indicada também para a avaliação de outras anormalidades bronquiais, do parênquima pulmonar ou cardíaca.[17]

A traqueoscopia revela diminuição do diâmetro dorsoventral da traqueia, colapso intratorácico, deformidade/achatamento dos anéis traqueais, mucosa traqueal hiperêmica e, eventualmente, exsudato mucopurulento pode estar presente.[14] É realizada com o paciente em anestesia geral e esta abordagem

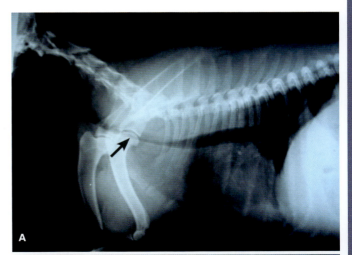

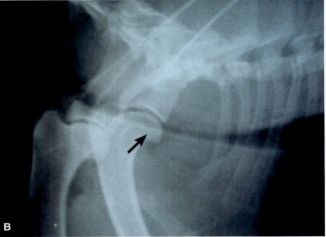

Figura 153.2 A. Exame radiográfico demonstrando o colapso traqueal (*seta*) em um cão da raça Yorkshire Terrirer. **B.** Detalhe do colapso traqueal. (Fonte: Hospital Veterinário da Faculdade de Medicina Veterinária e Zootecnia da Universidade de São Paulo – Serviço de Imagem, 2013.)

é mais indicada em casos nos quais não há diagnóstico definitivo estabelecido ou em candidatos ao tratamento cirúrgico.[13]

A fluoroscopia é um estudo dinâmico em tempo real da função respiratória, o que permite a avaliação da traqueia de maneira contínua ao longo de todas as fases da respiração, bem como durante a tosse. Com base nos achados da fluoroscopia, este exame pode revelar a magnitude do colapso e auxiliará na colocação de possível *stent* posteriormente, mas esta técnica só está disponível em universidades e grandes hospitais de referência.[17]

Apesar de pouco utilizada, a ultrassonografia também pode auxiliar a avaliação da movimentação dinâmica da traqueia, assim como a fluoroscopia. A vantagem da ultrassonografia é que este exame não expõe o animal à radiação, podendo ser realizada com pouca ou nenhuma sedação. O exame ultrassonográfico pode identificar simples alterações no formato da traqueia, de modo a caracterizar a lesão no momento do colapso. Embora limitado ao colapso traqueal cervical, é uma técnica complementar útil para discriminar um diagnóstico radiográfico ambíguo do colapso traqueal.[21]

Os diagnósticos diferenciais de colapso de traqueia incluem tonsilite, paralisia de laringe (relatada em até 60% dos cães com colapso traqueal), estenose de narinas ou traqueia, eversão de sacos laríngeos, prolongamento de palato mole, corpo estranho traqueal e outras causas de tosse crônica.[14]

Tratamento

A terapia para o colapso de traqueia é dividida em abordagem aguda e terapia crônica. A abordagem aguda é indicada para animais que se apresentam em distrição respiratória. É uma emergência médica e requer intervenção terapêutica rápida para estabilização do paciente, sendo fundamental para alcançar resultados positivos antes mesmo do diagnóstico definitivo.[17] Estresse, ansiedade e agitação do animal devem ser minimizados rapidamente, bem como o veterinário deve acalmar o proprietário, já que o estresse transmitido pelo proprietário ao animal pode piorar a agitação e a clínica do paciente. Em alguns casos, há a necessidade de retirar o proprietário durante o atendimento emergencial agudo.[14] A avaliação inicial de todos os animais que se apresentam em caráter de emergência começa com a triagem; a manipulação do paciente deve ser delicada e direcionada à estabilização, enfocando os principais sistemas do organismo (cardiovascular, respiratório e sistema nervoso central).[17] O fármaco de escolha para iniciar a sedação é o butorfanol injetável (0,05 a 0,1 mg/kg por via subcutânea [SC] a cada 4 a 6 horas), pois é um fármaco que apresenta também potente ação antitussígena. Pode ser utilizado como agente único ou associado à acepromazina (0,01 a 0,1 mg/kg, SC, a cada 4 a 6 horas). Outros fármacos injetáveis como morfina e diazepam também podem ser utilizados.[14,18] Para os pacientes que se apresentam em distrição respiratória e cianose, é necessário o suprimento de uma fonte de oxigênio umidificado e a colocação de acesso venoso para aplicação de fármacos emergenciais. Alguns pacientes necessitam de intubação orotraqueal. Muitas vezes há hesitação em prosseguir com a indução da anestesia e intubação orotraqueal por causa da preocupação de que extubação do paciente possa ser difícil, podendo estar associada a sinais graves. Embora esta seja uma preocupação válida, a prioridade do procedimento é preservar a vida. Uma vez que o paciente esteja fisiologicamente estável, com via respiratória permeável, as tentativas de extubação podem ser feitas para recuperar lentamente o paciente com o tratamento médico concomitante. Se essas tentativas falharem, o paciente pode ser anestesiado novamente, reintubado e este animal poderá ser um candidato à realização de um procedimento que irá proporcionar via respiratória permeável a longo prazo, como a colocação de um *stent* autoexpansível.[17] Os cães devem ser mantidos em um ambiente fresco e arejado, pois como dito, pacientes com obstrução das vias respiratórias anteriores são predispostos a hipertermia. Devido ao esforço respiratório, podem ocorrer ainda edema traqueal e inflamação da laringe, e nesses casos preconiza-se o uso de corticoides de ação rápida.[18] O início da terapia com dexametasona (0,04 mg/kg por via intravenosa), pode ajudar a gerenciar a inflamação e contribuir para a melhora das manifestações clínicas. Os broncodilatadores (ver Quadro 153.1) são indicados por diminuírem os espasmos das vias respiratórias menores, reduzirem a pressão intratorácica e a tendência das vias respiratórias maiores a entrarem em colapso. Adicionalmente estes fármacos melhoram a depuração mucociliar e diminuem a fadiga diafragmática.[14,18]

A terapia crônica é indicada para pacientes estáveis e envolve basicamente a diminuição da ansiedade com o uso de antitussígenos, broncodilatadores (ver Quadro 153.1), nebulização ou inalação com solução salina, evitar contato com fatores alérgicos, identificação e tratamento de doenças concomitantes. A terapia deve ser individualizada para cada paciente.

Os antitussígenos são indicados quando a infecção e a inflamação foram tratadas de maneira adequada. Estes fármacos reduzem a irritação crônica e inibem a tosse; incluem o butorfanol (0,5 mg/kg por via oral a cada 6 a 12 horas) e a codeína (0,25 mg/kg por via oral a cada 6 a 12 horas). Ao tratar um animal com supressores de tosse, recomenda-se começar com um intervalo de dosagem frequente e, gradualmente, prolongar o tempo entre cada administração, até que a dose eficaz mais baixa seja utilizada em intervalo mais longo. Os efeitos secundários destes fármacos incluem sedação, constipação intestinal e desenvolvimento de tolerância ao fármaco.[13,18]

O uso de glicocorticoides na terapia crônica deve ser eventual, pois apesar de aliviarem os sintomas pelo seu efeito anti-inflamatório, eles podem contribuir para o ganho de peso, além de propiciar a ocorrência de respiração ofegante, o que provoca pressão adicional sobre o sistema respiratório.[13,16,18] Quando recomendados devem ser utilizados em uma dose anti-inflamatória de prednisona (0,5 mg/kg, por via oral a cada 12 horas) ou esteroides inalados (propionato de fluticasona, 110 μg, administrado por máscara (Figura 153.3), durante 5 a 7 dias. Corticoides inalatórios em vez dos de ação sistêmica podem ser utilizados para minimizar os efeitos colaterais.[18]

Como um complemento ao tratamento médico crônico, mudanças ambientais devem ser instituídas para manter o animal em um ambiente fresco com umidade mínima. Deve-se evitar que o paciente apresente aumento de temperatura corpórea (passeios em horários quentes do dia ou que permaneça dentro do carro, por exemplo). A redução de peso em pacientes obesos é extremamente benéfica ao aumentar a complacência da parede torácica por redução de tecido adiposo torácico e intra-abdominal, diminuindo consequentemente a tosse e a dificuldade respiratória. Recomenda-se ainda a utilização de coleira peitoral

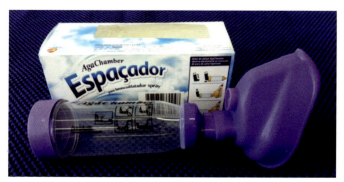

Figura 153.3 Espaçador acoplado a máscara utilizado na administração de medicamentos inalados.

em vez de coleira cervical, o que reduz a estimulação direta por compressão da traqueia. A maioria dos pacientes se beneficia da terapia medicamentosa crônica desde que o proprietário desempenhe todas essas recomendações.[13,18,25]

Como dito, o tratamento médico é a terapia de escolha e a reparação cirúrgica é considerada apenas para pacientes que não se beneficiam da terapia crônica medicamentosa ou que apresentam quadros muito graves de colapso traqueal. Essa indicação deve ser feita após ampla investigação das outras causas de tosse e possíveis comorbidades, além da consideração de todos os possíveis efeitos adversos.[16]

O principal objetivo da cirurgia é restaurar o diâmetro normal traqueal sem interromper o fluxo mucociliar.[16] Os métodos cirúrgicos relatados em literatura incluem a aplicação de membrana traqueal dorsal, próteses de anéis traqueais extraluminais e dispositivos intraluminais. As próteses extraluminais de polipropileno são indicadas para colapso traqueal cervical. Apesar do sucesso da estabilização extraluminal, com uma taxa de recuperação de 75 a 85%, este procedimento é invasivo, pois o método requer cirurgia aberta, o que pode levar a complicações adicionais, tais como tosse persistente, paralisia laríngea iatrogênica, dispneia e óbito. Paralisia laríngea pós-operatória pode ocorrer como um problema em potencial por causa da lesão do nervo laríngeo recorrente, e se estridor ou distrição respiratória inspiratória ocorrerem após a colocação dos anéis extraluminais, a lateralização da laringe é geralmente necessária. Se o suprimento sanguíneo for comprometido, a necrose traqueal também pode ser evidenciada a longo prazo. Se colapso traqueal intratorácico for diagnosticado e não responder clinicamente ao tratamento medicamentoso, a colocação de um dispositivo intraluminal de nitinol autoexpansível (liga de níquel-titânio) do tipo *stent* pode ser considerada. O nitinol é um material flexível e elástico e tem propriedades físicas semelhantes às da cartilagem da traqueia.[23] Após a implantação do *stent* no interior do lúmen traqueal, este dispositivo se adapta gradualmente ao tamanho do lúmen. Os *stents* intraluminais foram relatados com excelentes resultados a curto e longo prazo. As vantagens deste processo, em comparação com a estabilização cirúrgica, são de que este procedimento não é considerado invasivo, não necessita de cuidados intensivos após o implante, e é rápido, dependendo da habilidade do clínico. No entanto, os *stents* podem estar associados a várias complicações que incluem tosse, traqueíte bacteriana, espasmo da laringe, perfuração da mucosa traqueal, desenvolvimento de tecido de granulação obstrutivo, fratura e migração do dispositivo.[16–18,24,25]

HIPOPLASIA DE TRAQUEIA

Etiologia

Os primeiros relatos de hipoplasia traqueal foram diagnosticados como estenose traqueal difusa. A terminologia posteriormente alterada para hipoplasia traqueal é definida como anomalia congênita rara caracterizada por defeito resultante do crescimento inadequado dos anéis traqueais. A hipoplasia normalmente envolve toda a traqueia, com lúmen uniformemente estreitado da laringe à carina, pela sobreposição de extremidades dos anéis e membrana traqueal dorsal estreita ou ausente.[2,26] Normalmente é observada em animais braquicefálicos jovens e pode estar associada a um cenário maior, conhecido como a síndrome das vias respiratórias dos cães braquicefálicos, sendo a hipolasia de traqueia o defeito considerado menos comum, ocorrendo em 13% dos casos. É de suma importância o reconhecimento precoce de outras anormalidades anatômicas primárias que incluem narinas estenóticas, palato mole alongado (encontrados na síndrome), além de defeitos cardíacos (incluindo a estenose subaórtica) e megaesôfago, o que permitiria ao clínico fazer as primeiras recomendações para a gestão médica e cirúrgica, podendo auxiliar na qualidade de vida dos animais afetados.[27,28]

Características clínicas

Por ser uma doença congênita, as manifestações clínicas aparecem no início da vida em graus variados, dependendo da intensidade da hipoplasia. É relatada com mais frequência em raças braquicefálicas tais como o Buldogue, Boston Terrier e Boxer; dentre essas raças, os Buldogues são os mais acometidos. As raças não braquicefálicas previamente relatadas com hipoplasia traqueal incluem Cavalier King Charles Spaniel, Basset Hound, Pastor-Alemão, Weimaraner, Labrador Retriever e Rottweiler.[14,26]

A tosse é um sintoma comum e pode ser exacerbada após atividade física ou excitação, tornando-se intensa ao longo do dia. Pela diminuição do diâmetro traqueal há aumento da resistência das vias respiratórias, levando ao desenvolvimento de intolerância ao exercício, estridor respiratório, possível cianose e distrição respiratória. Alguns pacientes podem apresentar tosse produtiva, febre e crepitação à auscultação pulmonar, associada à broncopneumonia.[2] Porém, ao contrário do pressuposto inicial de que a hipoplasia traqueal predisponha cães a infecção do trato respiratório secundária e broncopneumonia, uma série de casos publicados demonstrou que a pneumonia ocorreu em uma minoria da população de cães com hipoplasia traqueal.[26] Apesar disso, hipoplasia traqueal tem sido considerada um indicador de prognóstico negativo quando ocorre em associação a síndrome das vias respiratórias dos braquicefálicos ou broncopneumonia.[27]

Se o paciente estiver estável e tranquilo, o exame físico pode não demonstrar alterações dignas de nota. Eventualmente a palpação da traqueia pode revelar sensibilidade dolorosa, reflexo de tosse positivo ou traqueia de pequeno calibre. A auscultação cardiopulmonar normalmente não revela alterações, exceto havendo malformação cardíaca congênita associada.[14] Pacientes em angústia respiratória podem apresentar aumento da frequência respiratória, mucosa de coloração cianótica ou pálida, hipertermia, distrição respiratória e posição ortopneica.[28]

Diagnóstico

O diagnóstico de hipoplasia traqueal congênita é baseado em um alto grau de suspeição mediante dados de identificação, principalmente animais jovens braquicefálicos, sendo a idade média do diagnóstico em torno de 5 meses de vida, relatos de anamnese, achados de exame físico e exames complementares. Os exames radiográficos realizados em projeções dorsoventral e lateral do tórax e laterais da região cervical fornecem o diagnóstico definitivo, que é estabelecido quando o diâmetro do lúmen da traqueia é inferior a duas a três vezes a largura do segmento da terceira costela e menor que o lúmen da região caudal da laringe.[26] O exame radiográfico deve ser avaliado com cautela em pacientes muito jovens cujo lúmen traqueal ainda não atingiu o diâmetro de um animal adulto, bem como essa avaliação minuciosa deve ser realizada em animais em crise muito sintomáticos. Nesses casos o diâmetro do lúmen traqueal pode estar diminuído pela inflamação e pelo acúmulo de exsudato e/ou muco que revestem a traqueia inflamada, mimetizando radiograficamente lúmen traqueal menor.[14] Há ainda a possibilidade de realização de endoscopia via broncoscópio flexível pediátrico e fluoroscopia. A tomografia computadorizada e a ressonância magnética são exames que permitem a formação de imagens em reconstrução tridimensional, fornecendo informações precisas sobre a área da seção transversal da traqueia, bem como a extensão da lesão. Auxiliam também na avaliação do mediastino e tórax por completo, o que pode apoiar o diagnóstico de malformações congênitas associadas. Apesar disso, não são realizados rotineiramente devido ao custo e à necessidade de sedação ou anestesia do paciente.[2,27]

Tratamento

O tratamento dos pacientes com hipoplasia traqueal bem como seu prognóstico dependerão da existência de defeitos congênitos cardíacos concomitantes, do grau de hipoplasia e da ocorrência de outros defeitos congênitos associados que possam causar uma condição obstrutiva concomitante do trato respiratório anterior. Muitos animais com hipoplasia traqueal de intensidade discreta a moderada podem viver normalmente e com qualidade de vida, necessitando eventualmente de terapia sintomática com o uso de antibióticos e broncodilatadores. Em cães normais o teor de proteoglicano da cartilagem da traqueia aumenta com a idade, enquanto o conteúdo de água diminui, o que conduz a diminuição do relaxamento e aumento da rigidez da cartilagem traqueal, o que pode contribuir para a expansão da traqueia hipoplásica quando o animal amadurece. A falta de variabilidade na composição da cartilagem ao longo do comprimento da traqueia pode explicar por que pode haver melhoria uniforme do diâmetro luminal ao longo de toda a traqueia.[2,27] Deve-se se evitar desenvolvimento de broncopneumonia, ganho excessivo de peso corporal e acasalamento de pacientes acometidos. Os proprietários devem ainda ser orientados a evitar estresse e agitação, além de preconizar-se o uso de coleiras peitorais.[14]

Em humanos há ampla variedade de abordagens terapêuticas para o tratamento da estenose traqueal congênita. Estes procedimentos têm sido realizados isoladamente ou em combinação, incluindo traqueoplastia, dilatação por balão, ressecção com anastomose extremidade a extremidade e utilização de enxertos com cartilagem costal ou de pericárdio.[29]

OBSTRUÇÃO TRAQUEAL

Etiologia

As obstruções traqueais podem ocorrer secundariamente a etiologias diversas. Em cães, elas podem acontecer devido a formações traqueais intraluminais como tumores traqueais primários, corpos estranhos, nódulos, granulomas, parasitas (*Spirocerca lupi*, *Oslerus osleri*, *Onchocerca* sp.), abscessos e pólipos que podem causar obstrução dinâmica da traqueia.[30,31] As formações extraluminais na região cervical e região mediastinal cranial também podem causar obstrução devido a compressão e deslocamento da traqueia, como timoma e tumores esofágicos.

Os tumores traqueais primários obstrutivos são considerados raros em cães e gatos. Podem ser malignos e benignos e abrangem osteossarcoma, condrossarcoma, fibrosarcoma, mastocitoma, carcinoma de células escamosas, linfoma (Figura 153.4), plasmocitoma e liomioma.[32-35]

O diagnóstico diferencial mais comum para as massas cervicais craniais em cães inclui neoplasia de tireoide, paratireoide, das glândulas salivares, mandibular, linfoadenomegalia de linfonodos mandibulares, retrofaríngeos ou cervical superficial, abscesso ou granulomas, sialoadenites e, com menor frequência, rabdomiossarcoma de laringe, sarcoma de esôfago secundário a infestação por *Spirocerca lupi*, tumores do corpo carotídeo, cistos, formação tímica ectópica e carcinoma do ducto tireoglosso.[36]

Os corpos estranhos traqueais não são considerados comuns, mas também podem causar obstrução intraluminal. Quando são pequenos o suficiente podem atravessar a bifurcação traqueal e causar pneumonia por aspiração. Quando são grandes podem se instalar na região da carina.[14]

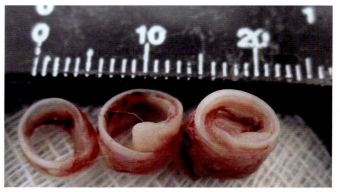

Figura 153.4 Anéis traqueais retirados após intervenção cirúrgica de paciente felino que apresentava obstrução traqueal devido a neoplasia de crescimento intraluminal. O diagnóstico histopatológico foi compatível com linfoma. (Fonte: Hospital Veterinário da Faculdade de Medicina Veterinária e Zootecnia da Universidade de São Paulo.)

Características clínicas

A idade da ocorrência de obstrução traqueal é variável. A ocorrência de corpos estranhos é mais frequente em animais jovens e filhotes, enquanto os tumores traqueais não apresentam predisposição de idade, sexo ou raça, com a exceção de predisposição para o osteocondroma que pode acometer animais jovens de 3 a 11 meses de vida.[31,33]

A obstrução da via respiratória principal é frequentemente associada à morbidade significativa. Independentemente da sua natureza, lesões obstruindo as vias respiratórias causam bloqueio impedindo a passagem do ar. As manifestações clínicas apresentadas dependem do grau de obstrução. Os sintomas aparecem após a oclusão de metade do lúmen traqueal. Os animais acometidos podem ter história aguda ou crônica, progressiva ou intermitente de obstrução das vias respiratórias anteriores, incluindo distrição respiratória, estridor, intolerância ao exercício, tosse e cianose.[31,33]

Alguns pacientes podem apresentar tosse durante o atendimento clínico e à inspeção do animal pode ser observado um padrão respiratório do tipo inspiratório obstrutivo com estridores. Em casos de obstruções maiores, os pacientes podem apresentar distrição respiratória e posição ortopneica. O exame físico deve ser direcionado, evitando ao máximo a manipulação desnecessária do paciente para que não ocorra agravamento de sua condição clínica. Caso o paciente apresente lesão traqueal obstrutiva intraluminal, o paciente pode emitir um estridor alto que pode ser mais audível durante a auscultação da traqueia. A região da traqueia pode ser palpada delicadamente a fim de avaliar possíveis aumentos de volume nessa região.[14]

Diagnóstico

O diagnóstico destas afecções é uma questão desafiadora para o veterinário. A suspeita de obstrução traqueal é embasada nos dados de anamnese e exame físico, e são suficientes para indicar a obstrução das vias respiratórias anteriores; no entanto, é difícil distinguir se a lesão é intratorácica ou extratorácica, necessitando ser confirmada por exames de imagem. A radiografia é o primeiro exame de escolha e as projeções dorsoventrais e laterais devem ser realizadas de acordo com a tolerância do paciente ao posicionamento. No caso das massas intratraqueais as radiografias de região cervical e tórax podem fornecer imagem da massa nas vias respiratórias com o ar intraluminal servindo como meio de contraste (Figura 153.5). No entanto, o diagnóstico pode ser difícil quando as lesões não obstruírem

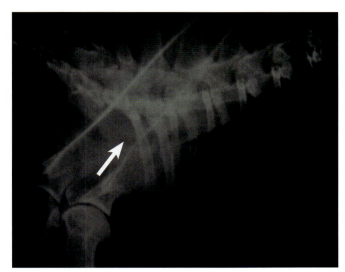

Figura 153.5 Radiografia da região cervical de um paciente felino que apresentava área de radiopacidade com densidade água, abaulada, ocluindo o lúmen da traqueia na região cervicotorácica (*seta*), medindo aproximadamente 1,0 × 0,5 cm de diâmetro, compatível com obstrução traqueal intraluminal. (Fonte: Hospital Veterinário da Faculdade de Medicina Veterinária e Zootecnia da Universidade de São Paulo.)

gravemente as vias respiratórias.[31] As massas extraluminais podem ser visibilizadas nas radiografias causando obstrução da traqueia por diminuição do diâmetro do lúmen por compressão ou causar seu deslocamento. Os corpos estranhos não radiopacos podem não ser visibilizados se ocorrer deslocamento dos mesmos muito distalmente ao brônquio, resultando em atelectasia do lobo obstruído.[14]

Em alguns casos a traqueobroncoscopia pode ser indicada para diferenciar a causa da obstrução traqueal quando a radiografia torácica não especificar, principalmente em casos de corpos estranhos radiolucentes. Além de estabelecer um diagnóstico definitivo, a traqueobroncoscopia (Figura 153.6) auxilia na coleta de material para citologia e exame histopatológico e na remoção de corpos estranhos e massas.[14]

Tratamento

O tratamento a ser definido vai depender da etiologia de base. Nos casos em que o paciente se apresente em distrição respiratória, este pode ser beneficiado com sedação (butorfanol, acepromazina), suplementação de oxigênio, e, em alguns casos faz-se necessário a anestesia do paciente para realização de traqueostomia distal à lesão obstrutiva. Como descrito, a broncoscopia auxilia tanto no diagnóstico como na terapia, assessorando na remoção de corpos estranhos e massas. No caso de tumores grandes, tumores que exibam crescimento intra e extraluminal e tumores aderidos, a ressecção cirúrgica pode ser indicada (Figura 153.7).[14,33] O sucesso do tratamento dos tumores traqueais ainda não foi descrito em medicina veterinária. No entanto, casos semelhantes em medicina humana têm sido tratados com sucesso mediante uso de quimioterapia agressiva, radioterapia e cirurgia.[34]

TRAUMATISMO TRAQUEAL

Etiologia

O traumatismo traqueal, embora incomum, normalmente está associado a feridas por mordedura na região cervical secundárias a brigas e mais raramente relacionado com causas iatrogênicas como nos lavados traqueobrônquicos e laceração inadvertida da traqueia durante a punção da veia jugular. Nos casos de traumas nessa região pode-se observar enfisema subcutâneo adjacente ou em uma extensão maior, pois o ar escapa da traqueia perfurada e adentra o tecido.[14]

As mordidas são amplamente reconhecidas como sendo um desafio de gestão à medida que produzem uma combinação de tensão, forças de tração e compressão que se manifestam como lacerações de tecidos, rasgos e perfurações.[37,38] As mordidas cervicais estão associadas a maiores taxas de mortalidade e complicações devido às possíveis estruturas que podem ser acometidas nessa região, além de, normalmente, estarem associadas a lesões das vias respiratórias.[38]

Nos seres humanos há muitos relatos de estenose traqueal ou danos, incluindo ruptura que ocorre secundariamente a necrose devido à pressão causada pelo excesso de insuflação do balão do tubo orotraqueal. A vasculatura traqueal é sensível à pressão exercida pelo tubo orotraqueal e esta pressão pode reduzir ou obstruir os capilares na parede da traqueia, provocando necrose isquêmica da mucosa ou cartilagem. A hipotensão (pressão arterial média de cerca de 50 mmHg) também é um fator adicional para redução no fluxo sanguíneo traqueal em cães, além de os produtos químicos utilizados pra limpeza dos tubos traqueais poderem contribuir para as lesões na traqueia. Os problemas

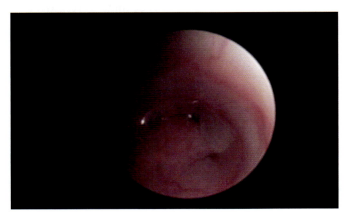

Figura 153.6 Traqueoscopia de um paciente felino que apresentava distrição respiratória de padrão obstrutivo inspiratório e radiografia cervical compatível com obstrução traqueal intraluminal. (Fonte: Hospital Veterinário da Faculdade de Medicina Veterinária e Zootecnia da Universidade de São Paulo.)

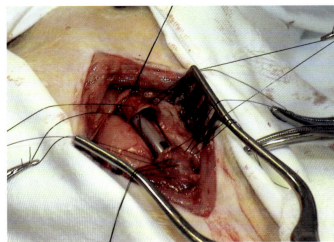

Figura 153.7 Acesso cirúrgico para realização de traqueostomia em paciente felino que apresentava obstrução traqueal intraluminal devido a linfoma traqueal. (Fonte: Hospital Veterinário da Faculdade de Medicina Veterinária e Zootecnia da Universidade de São Paulo.)

surgem devido a longos períodos de intubação (definidos como intubação por mais de 24 horas), o que raramente é encontrado em anestesia veterinária.[39]

Características clínicas

A laceração do ligamento anular pode produzir secundariamente enfisema subcutâneo na região peritraqueal ou ao logo de todo o corpo, que pode ser evidenciado durante a palpação do paciente, identificado pela sensação de crepitação do tecido. O paciente pode ainda apresentar dor e incômodo local. Em casos graves pode manifestar distrição respiratória, cianose e posição ortopneica.[14]

Diagnóstico

O diagnóstico é baseado no histórico de brigas, venopunção ou realização de lavado traqueobrônquico recente e nos achados de exame físico. Uma lesão da via respiratória não pode ser descartada com base na ausência de ferida penetrante. É importante que a lesão seja prontamente identificada e tratada. A observação de dor local na região cervical associado a enfisema subcutâneo detectado ao exame físico deve aumentar a preocupação com lesões nas vias respiratórias. Na suspeita recomenda-se que a região seja tricotomizada para avaliar uma possível lesão por mordedura.[14,38]

As radiografias torácica e cervical devem ser consideradas em todos os animais que sofreram mordida na região do pescoço e/ou que apresentam feridas com ar nos planos fasciais. O exame radiográfico pode demonstrar enfisema subcutâneo, separação focal do lúmen traqueal durante a inspiração e estreitamento durante a expiração. O pneumomediastino pode estar presente. A broncoscopia avalia o ponto e a extensão da lesão.[14,37,38]

Tratamento

Alguns pacientes podem ser beneficiados com a traqueostomia temporária. Em casos de rupturas de grande extensão, indica-se exploração cirúrgica completa via linha média cervical ventral, a fim de identificar e reparar a traqueia lacerada. O manejo para a involução do enfisema subcutâneo envolve o repouso do paciente, que deve permanecer restrito à gaiola. Nos casos graves em que há contínuo extravasamento de ar, pode ser indicado o uso de agulhas de grande calibre para auxiliar na drenagem do ar, além do uso de bandagens elásticas compressivas que envolvam a área afetada, tomando-se o cuidado de não restringir mecanicamente a respiração.[14,38]

Para os pacientes com histórico de trauma, fazem-se necessário o uso de analgésicos, a exploração das feridas para avaliar sua extensão, o desbridamento de tecidos desvitalizados e a limpeza abundante com soro fisiológico estéril, bem como o uso de antibióticos sistêmicos.[14,37,38,40]

OSLERUS OSLERI

Etiologia

O *Oslerus osleri*, anteriormente classificado como *Filaroides osleri*, é um nematoide metastrôngilo que apresenta distribuição cosmopolita. É um parasita pulmonar capaz de causar doença respiratória em canídeos domésticos e selvagens.[41-43]

A transmissão ocorre por via direta pela ingestão de larvas de primeiro estágio via saliva e secreções de vias respiratórias. O parasita não apresenta hospedeiro intermediário e infecção intrauterina não ocorre. Os ovos e larvas infectadas de primeiro estádio são transportados pelo aparelho mucociliar a partir da bifurcação traqueal para a orofaringe, onde serão ingeridos e eliminados pela saliva ou, em menor grau, pelas fezes. Acredita-se que a transmissão fecal-oral possa ocorrer, mas com caráter menos infeccioso, já que as larvas nas fezes muitas vezes se encontram mortas. Em cães domésticos, o modo mais provável de transmissão é por meio de secreções respiratórias, enquanto em canídeos selvagens, os filhotes se infectam quando consomem alimentos regurgitados pelos pais contaminados pelo parasita. Após a ingestão, as larvas de primeiro estágio sofrem muda e migram através da parede do intestino e se deslocam para o átrio direito por intermédio dos vasos linfáticos ou circulação porta-hepática. A partir do lado direito do coração, as larvas entram pelos capilares pulmonares e alvéolos, e depois migram para o tecido traqueobrônquico na região da carina e se desenvolvem no pulmão do cão. Após um período pré-patente de 10 a 21 semanas, a fêmea do parasita deposita ovos embrionados no lúmen traqueal e estes então eclodem em larvas de primeiro estágio. Dentro de 2 a 3 meses, o parasita estimula resposta granulomatosa, produzindo lesão nodular contendo parasitas.[41-43]

Características clínicas

Considerando os modos de transmissão, não é surpreendente que a infecção ocorra normalmente em animais jovens com idade inferior a 2 anos principalmente em animais que vivem em canis, embora todas as faixas etárias sejam suscetíveis. A infestação pode persistir em animais adultos, porém normalmente sem efeito fisiopatológico na maioria dos casos. Segundo a literatura não há predileção por sexo ou raça,[42] mas talvez os Greyhounds sejam mais acometidos.[14,40]

Os pacientes acometidos normalmente apresentam manifestações clínicas discretas não progressivas e nem todos os animais que desenvolvem nódulos são sintomáticos. Alguns cães apresentam sintomas moderados a graves. O sintoma mais comum apresentado é a tosse crônica, que pode ser dos tipos improdutivo ou produtivo, com eliminação de secreção mucosa de coloração branca a sanguinolenta, caracterizada por um ruído traqueobrônquico grosseiro associado à mímica de vômito ao final. Alguns cães podem manifestar sibilos, prostração e ocasionalmente intolerância a exercícios. Respiração ofegante e distrição respiratória são observadas em estágios avançados. Raramente pneumonia bacteriana, pneumotórax ou pneumomediastino ocorrem.[42,44]

Diagnóstico

O diagnóstico é baseado em identificação, histórico clínico do paciente e exame físico, no qual, durante a palpação da traqueia, pode ser observada sensibilidade, porém nem sempre vista em todos os pacientes. A auscultação cardíaca não revela alterações dignas de nota e a ausculta pulmonar pode revelar ruídos respiratórios como roncos, sibilos ou crepitação pulmonar.[14]

O exame radiográfico pode evidenciar nódulos semicirculares de aproximadamente 2 a 10 mm, pouco definidos, prolongando-se para o interior do lúmen. Em alguns casos as massas intraluminais podem não ser visíveis na radiografia. Outra alteração radiográfica observada é o aumento do padrão bronquiolar. A broncoscopia permite a visibilização da lesão traqueal caracterizada por nódulos de 1 a 5 mm de coloração esbranquiçada, bem como a oportunidade de obter material para exame citológico e auxiliar na coleta por biopsias. O exame citológico por escovação ou evidência histopatológica de *O. osleri* são o padrão-ouro de diagnóstico. Resultados de materiais de biopsia podem revelar ovos, larvas ou tecido inflamatório crônico granulomatoso. Eventualmente larvas e ovos são detectados nas fezes.[14,42]

As dificuldades inerentes ao diagnóstico dos *Filaroidis* em cães domésticos podem resultar em diagnósticos subestimados.

Apesar de a infecção de cães por *O. osleri* ser considerada incomum ela deve ser incluída nos diagnósticos diferenciais como causa de traqueobronquite.[41,42]

Tratamento

Recomenda-se a terapia com anti-helmínticos que é geralmente eficaz. Os critérios para o tratamento bem-sucedido incluem: desaparecimento das manifestações clínicas como tosse e dispneia, interrupção da produção de larvas e resolução dos nódulos da traqueia e brônquios. Na maioria dos casos, há resolução dos sintomas dentro de 1 ou 2 semanas de tratamento, apesar de a resolução dos nódulos submucosos demorar semanas a meses. Várias classes de agentes anti-helmínticos, principalmente os benzimidazóis e as lactonas macrocíclicas, têm sido utilizadas (Quadro 153.2). A ivermectina pode ser utilizada tomando-se cuidado em algumas raças, especialmente em cães da raça Collie. Doses mais elevadas geralmente apresentam o melhor resultado, porém podem aumentar o risco de vômitos. O albendazol é evitado quando possível devido ao risco de toxicidade para a medula óssea. A maioria dos animais responde bem ao tratamento médico.[41,42] Alguns destes medicamentos requerem período prolongado de tratamento, a fim de produzir a remissão clínica, aumentando o risco de efeitos adversos.[43]

A cirurgia pode ser considerada em casos de obstrução grave das vias respiratórias, no entanto esta medida pode ser desnecessária, já que grandes massas poderão regredir com o tratamento médico.[42]

ANATOMIA DOS BRÔNQUIOS

Os brônquios se ramificam em brônquios lobares. No lado esquerdo do tórax, o brônquio esquerdo dá origem aos brônquios lobares, correspondendo aos lobos pulmonares cranial esquerdo e caudal esquerdo. No outro hemitórax, o brônquio direito dá origem aos brônquios lobares, correspondendo aos lobos pulmonares cranial direito, médio direito, acessório e caudal direito. Cada brônquio lobar se ramifica em brônquios segmentares, que então se submetem a mais ramificações para formar os bronquíolos menores. Os bronquíolos dão origem aos ductos alveolares, aos sacos alveolares e aos alvéolos.[1]

BRONQUITE CRÔNICA CANINA

A bronquite crônica canina é definida como tosse que ocorre diariamente, por dois ou mais meses consecutivos na ausência de qualquer outra causa identificada. Existem muitas causas de base possíveis para a tosse em cães, portanto, é extremamente importante a exclusão das outras causas antes de se estabelecer um diagnóstico definitivo de bronquite crônica. Pode também

coexistir com outras doenças cardiopulmonares, tais como regurgitação mitral ou colapso das vias respiratórias, ou ainda levar a hipertensão pulmonar (*cor pulmonale*) e bronquiectasia à medida que a doença progride.[13,14,40]

Presume-se que a bronquite crônica canina seja consequência de um processo inflamatório de longa data iniciado por infecção, alergia, inalação de substâncias irritantes ou toxinas, resultado em alterações inflamatórias das vias respiratórias posteriores, mais precisamente dos brônquios, incluindo a inflamação neutrofílica e evidente aumento da produção de muco. O espessamento da parede brônquica e malacia podem contribuir para obstrução do fluxo de ar e piorar o desenvolvimento da inflamação. A resposta inflamatória também perpetua tosse e contribui para o declínio progressivo da função pulmonar.[15,45]

Características clínicas

A bronquite crônica ocorre mais comumente em animais de meia-idade a idosos e de raças pequenas. As raças mais comumente afetadas incluem Terriers, Poodle e Cocker Spaniel. Em alguns cães, especialmente os cães de raças pequenas, a tosse, que é a manifestação clínica mais comum, é aceita como normal por muitos proprietários e uma avaliação mais aprofundada não é investigada até que os sintomas estejam mais avançados. A tosse caracteriza-se por ser crônica progredindo de maneira lenta por meses a anos sem a associação a sintomas de doença sistêmica como anorexia, perda de peso ou letargia. À medida que a doença progride, torna-se evidente a intolerância ao exercício, seguida de crises incessantes de tosse e possível angústia respiratória pelo esforço expiratório acentuado devido ao colapso das vias respiratórias intratorácicas. Pode ser do tipo seco ou produtivo, paroxístico, constante ou intermitente, podendo ter relação ou não com alimentação e atividade física. Durante a anamnese, o proprietário deve ser questionado sobre as características da tosse e evolução, análise das condições ambientais como, por exemplo, exposição do paciente a fumantes, contato com possíveis substâncias irritantes, alergênios ou toxinas, outros contactantes assintomáticos e medicações previamente utilizadas, bem como a resposta clínica à terapia.[13,45,46]

Um exame físico completo deve ser realizado com ênfase sobre o sistema cardiopulmonar na tentativa de identificar sinais da doença. A ausculta dos pulmões pode fornecer informações de acometimento das vias respiratórias posteriores, embora uma variedade de resultados deva ser prevista, variando de sons pulmonares normais a sons ásperos, além de crepitações ou sibilos expiratórios. Pacientes em distrição respiratória podem manifestar um padrão respiratório com marcado esforço expiratório devido a estreitamento e colapso das vias respiratórias maiores intratorácicas. A arritmia respiratória é um achado auscultatório comum em cães com bronquite crônica, devido ao tônus vagal aumentado. Tosse geralmente é induzida por palpação da traqueia, o que é útil para melhor caracterizar a tosse e para excluir outras condições que poderiam ser confundidas com tosse, tais como espirro reverso. Febre ou outros sinais sistêmicos podem sugerir outras doenças associadas, como, por exemplo, pneumonia.[13,45]

Diagnóstico

O diagnóstico baseia-se na avaliação das características clínicas e na exclusão dos diagnósticos diferenciais que englobem todas as causas de tosse crônica como tumores pulmonares, derrame pleural, disfunção das vias respiratórias anteriores, doença pulmonar intersticial e insuficiência cardíaca congestiva. Dentre os tumores de pulmão são frequentes os adenocarcinomas

QUADRO 153.2	Anti-helmínticos utilizados no tratamento de *Oslerus osleri*.		
Anti-helmíntico	**Dose**	**Duração (dias)**	**Via**
Albendazol	9,5 mg/kg/dia	55	Oral
Febendazol	50 mg/kg/dia	10 a 26	Oral
Oxfendazol	10 mg/kg/dia	28	Oral
Tiabendazol	32 a 70 mg/kg/dia	5 a 24	Oral
Tiabendazol + Levamisol	32 mg/kg/dia	10	Oral
Levamisol	40 a 120 mg/dia	10 a 30	Oral
Ivermectina	0,3 mg/kg	3 a 4 doses a cada 21 dias	SC
Doramectina	0,2 mg/kg	Dose única	SC

SC: subcutânea.

brônquicos, e, como tal, eles crescem em torno dos brônquios. Nesses casos muco e detritos podem fluir para dentro do lúmen das vias respiratórias e causar tosse. O derrame pleural é uma causa menos frequente de tosse, mas pode provocar tosse por irritação do diafragma ou por causa da compressão das vias respiratórias associada a colapso pulmonar. As disfunções das vias respiratórias anteriores incluem paralisia da laringe, colapso de traqueia, estenose traqueal e síndrome dos braquicefálicos. A doença pulmonar intersticial mais frequentemente causa taquipneia e intolerância ao exercício, embora a tosse possa estar presente em alguns cães. Na insuficiência cardíaca congestiva é esperado o desenvolvimento de tosse devido ao aumento do átrio esquerdo que pode comprimir a traqueia e o brônquio principal.[45]

Embora as radiografias de tórax possam muitas vezes confirmar a suspeita de bronquite crônica, radiografias normais não descartam a doença crônica das vias respiratórias. O exame radiográfico pode evidenciar espessamento da parede brônquica em corte longitudinal. Características adicionais consistentes com bronquite crônica incluem obesidade, bronquiectasia, infiltração peribronquial e calcificação bronquial, e, menos comumente, hiperinflação e formações de lesões circulares não vasculares em corte transversal conhecidas como *donuts* (rosquinhas, anéis). As radiografias de tórax também são úteis para excluir outras condições que causem tosse. Embora a cardiomegalia do lado direito seja vista em cães com doença crônica das vias respiratórias associada a hipertensão pulmonar e/ou *cor pulmonale*, esse achado muitas vezes frequente em raças de pequeno e médio porte tem sido observado em casos de insuficiência valvar crônica de mitral concomitante com aumento de átrio esquerdo.[14,47]

Outros exames podem ser realizados, como fluoroscopia e tomografia computadorizada, que fornecem melhores detalhes das vias respiratórias em comparação às radiografias torácicas de rotina. A broncoscopia, se disponível, é a técnica de escolha para avaliar e visibilizar as vias respiratórias, podendo demonstrar mucosas com superfícies irregulares e espessadas, hiperemia dos vasos, muco excessivo e colapso parcial dos brônquios durante a expiração. A broncoscopia permite ainda a coleta de material para realização de citologia e cultura bacteriana, exames úteis para caracterizar ainda mais a bronquite crônica ou excluir outras causas de tosse. A análise citológica do lavado broncoalveolar de um cão com bronquite crônica tipicamente revela a predominância de infiltrado neutrofílico com muco excessivo, pequeno número de linfócitos, eosinófilos, células caliciformes, células ciliadas e células epiteliais; números variáveis de macrófagos alveolares também são comumente observados. Se uma amostra apresentar marcada eosinofilia, broncopneumopatia eosinofílica ou infecção parasitária devem ser consideradas. A cultura bacteriana é comumente realizada em associação à citologia das vias respiratórias para descartar causa infecciosa de tosse. A detecção de números reduzidos de bactérias é comum e não reflete infecção verdadeira, já que as vias respiratórias posteriores não são estéreis. Os resultados de culturas bacterianas positivas devem ser avaliados em conjunto com a clínica do paciente. A associação de um exame citológico à existência de vários neutrófilos degenerados com bactérias intracelulares concomitante a uma cultura bacteriana positiva fornece informação útil para o tratamento desse paciente. A ultrassonografia não é um exame útil para avaliação de bronquite.[45,46,48]

Outros procedimentos diagnósticos são indicados para descartar outras causas potenciais de tosse crônica e a escolha de outros exames complementares depende das manifestações clínicas adicionais e dos resultados dos testes diagnósticos discutidos anteriormente. A análise adicional inclui a avaliação cardiológica (ecocardiograma e pesquisa de dirofilariose), exame coproparasitológico de fezes para avalição de possíveis parasitas pulmonares e avaliação sistêmica geral com a realização de hemograma com contagem de plaquetas, painel bioquímico geral e exame de urina.[13]

Tratamento

O diagnóstico precoce bem como o tratamento da doença estão associados a melhor resultado do que esperar até que a tosse seja intratável. Os objetivos da terapia dos pacientes com bronquite crônica estão direcionados ao alívio sintomático e incluem redução da inflamação, restrição da tosse e melhora da intolerância ao exercício. O tratamento também previne ou retarda a progressão da doença e o remodelamento das vias respiratórias associadas.[45]

Acredita-se que a irritação crônica das vias respiratórias por condução de substâncias inaladas seja um fator-chave na manutenção da bronquite crônica; com isso, todos os poluentes ambientais devem ser eliminados. Os proprietários devem ser orientados a não fumar dentro de casa, bem como o fumante não deve ser a pessoa a medicar o paciente, e a limitar a exposição dos cães a quaisquer substâncias irritantes como perfumes, talcos, incensos, produtos químicos, poeira ou poluição do ar. Devem ser motivados a melhorar a qualidade do ar em sua casa, com a higiene de tapetes, móveis, cortinas, limpeza e substituição frequente dos filtros de ar. A exposição dos pacientes a animais potencialmente doentes em viagens, parques, *pet shops* e canis deve ser limitada para evitar o desenvolvimento de possíveis doenças infecciosas. Ambientes muito úmidos podem desenvolver fungos e bolores, fatores que podem agravar o quadro, devendo ser considerados.[45,48]

É essencial a manutenção da hidratação das vias respiratórias para facilitar a limpeza mucociliar. Deve-se garantir adequada hidratação sistêmica e preconiza-se a inalação, visto que as partículas de ar com o uso do inalador conseguem adentrar mais profundamente as vias respiratórias menores. Para pacientes que não aceitam a inalação indica-se que o paciente permaneça por um período dentro de um banheiro com vapor ou em um recinto fechado com um vaporizador, pois essas medidas podem promover alívio sintomático, já que as gotículas de ar eliminadas são maiores e não penetram tão profundamente nas vias respiratórias. Indica-se também a realização de fisioterapia pulmonar (tapotagem) no sentido caudocranial em ambos os hemitórax para estimular a tosse e a eliminação de secreções, preferencialmente após a inalação.[13]

A obesidade deve ser tratada agressivamente, pois agrava os quadros de tosse e da função pulmonar. Coleiras peitorais devem ser indicadas em vez de coleiras cervicais e episódios de latidos excessivos devem ser reduzidos com a modificação do comportamento apropriado, pois estímulos como agitação e estresse podem exacerbar os sintomas, devendo ser evitados. Os proprietários devem ser orientados a inicialmente realizar caminhadas curtas com os pacientes, nos horários em que a temperatura for mais amena e adequada, como no início da manhã ou ao fim do dia.[14,45]

A terapia medicamentosa inclui diversos fármacos, mas os medicamentos a serem prescritos devem ser avaliados de acordo com as necessidades individuais de cada paciente e o ideal é que sejam iniciados um de cada vez para avaliar o fármaco ou a combinação mais eficaz. Os glicocorticoides são indicados por reduzirem a inflamação, o que ameniza a tosse. Podem apresentar potenciais efeitos adversos, incluindo suscetibilidade aumentada a infecções em animais debilitados, tendência à obesidade, hepatomegalia e fraqueza muscular, que pode adversamente prejudicar a ventilação, e maior predisposição ao desenvolvimento de tromboembolismo pulmonar; por conseguinte os glicocorticoides de curta ação são os mais indicados. Podem ser administrados por via oral ou por via inalatória. A prednisona é mais comumente utilizada e é administrada em doses de 1 a 2 mg/kg/dia inicialmente e em seguida reduzida para doses menores e eficazes que controlem as manifestações clínicas. Caso o paciente responda satisfatoriamente, a dose deve ser diminuída em 25% a cada 2 a 3 semanas, até que, de maneira ideal, chegue-se à dose mais baixa possível. A redução deve ser gradual para permitir a normalização do eixo hipotálamo-hipófise-adrenal. As formulações inalatórias têm sido amplamente utilizadas e são preferidas em vez dos esteroides sistêmicos, uma vez que apresentam a vantagem de permitir a absorção direta, resultando em elevada concentração local do fármaco em ambos os tecidos pulmonares centrais e periféricos, enquanto a concentração no plasma se mantém baixa, diminuindo assim os efeitos sistêmicos. A maioria dos cães é facilmente treinada a tolerar uma máscara facial. A fluticasona na dose de 10 a 20 mg/kg pode ser borrifada na máscara facial acoplada a um espaçador (ver Figura 153.3) e utilizada 2 vezes/dia. O dipropionato de beclometasona é aproximadamente 30 a 50 vezes mais potente em melhorar o controle do que a prednisona oral. Pode ser utilizado na dose de 250 mg, 2 vezes/dia, mantendo-se o paciente no espaçador até que realize de cinco a dez movimentos respiratórios.[15,45,49]

Os broncodilatadores são comumente prescritos. A teofilina tem sido relatada a ter efeitos não específicos que poderiam ter benefício na bronquite, como diminuição da fadiga dos músculos respiratórios, aumento da depuração mucociliar e liberação de mediadores inflamatórios como os mastócitos. A teofilina de liberação lenta pode ser administrada a uma dose de 10 mg/kg/por via oral a cada 12 horas. Como efeitos adversos pode causar sintomas gastrintestinais, arritmia cardíaca, ansiedade e inquietação. Alguns fármacos como as fluroquinolonas e o cloranfenicol podem retardar a depuração da teofilina, predispondo à ocorrência de toxicidade se a dose não for reduzida a um terço ou metade da dose preconizada.[45]

Fármacos simpatomiméticos como a terbutalina (1,25 a 5 mg/cão por via oral a cada 8 a 12 horas) e o sulfato de salbutamol (albuterol, 0,02 a 0,05 mg/kg por via oral a cada 8 a 12 horas, iniciando com a menor dose) são broncodilatadores beta-2-adrenérgico seletivos com menores efeitos cardíacos. Os potenciais efeitos adversos incluem agitação, tremores, hipotensão e taquicardia. Atuam principalmente no músculo liso das vias respiratórias, resultando em relaxamento dentro de 1 a 5 minutos.[13]

Os antibióticos são necessários em cães com exacerbação aguda da bronquite crônica e suspeita de infecção associada. A doxiciclina é uma boa opção para cães com bronquite crônica, assim como a azitromicina, pois esses fármacos além das propriedades antimicrobianas, apresentam também efeitos anti-inflamatórios. As quinolonas apresentam boa penetração nas vias respiratórias e podem ser úteis em bronquite crônica, embora o uso excessivo desta classe de fármaco leve a um aumento da resistência bacteriana.[14,45]

Os supressores da tosse devem ser prescritos de maneira cautelosa porque a tosse é um mecanismo importante de defesa para a remoção da secreção das vias respiratórias. Contudo, a tosse contínua e exaustiva promove piora da inflamação, o que resulta em mais tosse, promovendo um ciclo contínuo de inflamação e possível colapso brônquico. A terapia pode ser instituída quando a inflamação for aceitavelmente controlada. Os antitussígenos (Quadro 153.3) são úteis para melhorar a qualidade de vida dos pacientes, fornecendo algum alívio, facilitando a ventilação e diminuindo a ansiedade. Os antitussígenos opioides são mais eficazes do que os não opioides e as doses podem ser tituladas

QUADRO 153.3	Antitussígenos opioides e não opioides utilizados para o tratamento de bronquite crônica em cães.	
Fármaco	**Dose**	**Comentários**
Opioides		
Butorfanol	0,25 a 1,1 mg/kg/a cada 8 a 12 h	Caro; titular dose para cima
Hidrocodona	0,2 a 0,3 mg/kg a cada 6 a 12 h	–
Tramadol	2 a 5 mg/kg a cada 8 a 12 h	Menos eficaz, baixo custo
Não opioides		
Gabapentina	2 a 5 mg/kg a cada 8 h	Eficácia não estabelecida
Metocarbamol	15 a 30 mg/kg a cada 12 h	Eficácia não estabelecida

para cima conforme a necessidade. Alguns pacientes podem desenvolver tolerância aos fármacos e o efeito colateral normalmente está relacionado principalmente com sedação excessiva.[45]

Doenças pulmonares crônicas resultam em hipertensão pulmonar, em parte, devido à vasoconstrição pulmonar hipóxica, levando a hipertrofia medial permanente, além da liberação de mediadores inflamatórios e agentes vasoconstritores. Cães com bronquite crônica podem desenvolver hipertensão pulmonar, mas a porcentagem é desconhecida. Deve ser considerada em cães com bronquite que apresentam síncope ou intolerância grave ao exercício. Em casos de hipertensão pulmonar documentada por ecocardiograma preconiza-se a associação a sildenafila ou outros inibidores competitivos da fosfodiesterase do tipo 5. A dose oral recomendada para sildenafila é de 2 a 5 mg/kg cada 8 horas. Os efeitos colaterais de doses superiores são hipotensão e sildenafila não deve ser combinado com nitratos.[45]

Prognóstico

O curso clínico de bronquite crônica é variável. É uma doença crônica que pode ser controlada. Na maioria dos cães, há alterações permanentes nas vias respiratórias no momento do diagnóstico, e a doença não pode ser curada. O tratamento médico adequado geralmente melhora as manifestações clínicas ou retarda a progressão do dano brônquico. Quadros periódicos de recidivas de tosse são comuns e exigem ajustes no protocolo de tratamento, tais como aumento temporário do uso de glicocorticoides ou adição de broncodilatadores, antibióticos ou antitussígenos, até melhora dos sintomas. A bronquite não controlada pode conduzir a bronquiectasia, predisposição a infecções secundárias e risco para o desenvolvimento de hipertensão pulmonar devido a hipoxia crônica e/ou remodelamento vascular.[14,40,45]

BRONQUITE ALÉRGICA

Etiologia

A infiltração das vias respiratórias ou do parênquima pulmonar por eosinófilos já foi descrita em cães como infiltração pulmonar de eosinófilos, eosinofilia pulmonar, pneumonia eosinofílica e broncopneumopatia eosinofílica, no entanto, até o momento, não está claro o método de classificação existente.[50,51]

Infiltrado inflamatório pulmonar com eosinófilos inclui uma série de doenças diferentes com muitas apresentações clínicas de discretas a graves, de fugazes a crônicas e de autolimitantes a por vezes fatais. Todas essas doenças apresentam manifestações relacionadas com a reação de hipersensibilidade imunológica.[50]

A broncopneumopatia eosinofílica (BPE) é uma doença caracterizada por infiltração eosinofílica do pulmão e da mucosa brônquica demonstrada pela análise citológica do fluido broncoalveolar ou exame histológico da mucosa brônquica. Embora a causa exata da BPE seja desconhecida, há a suspeita de hipersensibilidade a alergênios inalados. Muitas vezes os fatores antigênicos envolvidos não são identificados e em alguns casos a doença é considerada idiopática. Os agentes suspeitos incluem fungos ou bolores, substâncias, bactérias e parasitas. Acredita-se que a exposição antigênica persistente resulte em irritação crônica da traqueia e mucosas dos brônquios, promovendo inflamação, com eventual descamação epitelial, hiperplasia das glândulas mucosas e obstrução das vias respiratórias. Estas mudanças prejudicam o transporte mucociliar e predispõem a infecções bacterianas.[51–54]

Características clínicas

Os cães afetados com BPE são geralmente adultos jovens (4 a 6 anos). A idade no início da doença varia de 3 meses a 13 anos, e o intervalo entre o início da doença e o diagnóstico varia de 3 semanas a 6 anos. A predisposição racial inclui os cães de grande porte como Husky Siberiano, Malamute do Alasca, Labrador Retriever, Rottweiler e Pastor-Alemão, bem como raças pequenas como Fox, Jack Russell Terrier e Dachshund. Com relação ao sexo, as fêmeas aparentemente são mais frequentemente afetadas do que os cães do sexo masculino.[50,51,53]

Na apresentação inicial, tosse é considerada a manifestação clínica mais comum, ocorrendo em 95 a 100% dos casos. A tosse geralmente é ruidosa, persistente e frequentemente é seguida de engasgos e mímicas de vômito, podendo ser confundida com um distúrbio do trato digestório. Outros sintomas frequentemente relatados incluem dificuldade respiratória, intolerância a exercícios, secreção nasal serosa, mucoide ou mucopurulenta. Pode estar associada à rinite eosinofílica concomitante em alguns casos. De maneira geral, os pacientes acometidos não apresentam manifestações clínicas sistêmicas. O prurido, com ou sem lesões de pele, é outra queixa clínica ocasionalmente relatada. Ao exame físico, a ausculta torácica pode ser normal, mas aumento dos sons pulmonares, sibilos e crepitação podem ser encontrados.[50,52]

Diagnóstico

A BPE pode ser suspeitada com base nas manifestações clínicas e no histórico de tosse responsiva ao uso de corticoides. O diagnóstico baseia-se em achados radiológicos, broncoscopia, citologia do lavado broncoalveolar e exame histopatológico, além da exclusão das outras causas de infiltração eosinofílica das vias respiratórias posteriores. O diagnóstico da BPE deve ser confirmado antes do início do tratamento, pois como os corticoides são necessários a longo prazo para controlar as manifestações clínicas, eles podem acabar mascarando o quadro clínico.[51]

As anormalidades hematológicas incluem leucocitose em 30 a 50% dos casos, a eosinofilia em 50 a 60%, neutrofilia em 25 a 30% e basofilia em 0 a 55%. A ausência de eosinofilia periférica não exclui o diagnóstico de BPE.[50–52]

Os exames radiográficos podem revelar difusos infiltrados de intensidade variável (alveolar, intersticial e brônquico). Outras doenças pulmonares podem apresentar essas mesmas anormalidades, sendo necessária a utilização de outras ferramentas diagnósticas para a diferenciação, em especial o lavado broncoalveolar. O espessamento peribrônquico é uma lesão frequente (ocorrendo em aproximadamente 20% dos casos), bem como espessamento marcado das paredes brônquicas, infiltração alveolar (identificada em até 40% dos casos) e bronquiectasia nos casos crônicos. O escore de gravidade radiográfica correlaciona-se significativamente à contagem total de células no lavado broncoalveolar caracterizada por ocorrência marcada de eosinófilos.[50,51]

O exame de broncoscopia é particularmente útil porque permite a observação de achados macroscópicos típicos como moderada a grande quantidade de secreções purulentas, alterações da mucosa com moderado a grave espessamento, aparência irregular ou polipoide, hiperemia das vias respiratórias e, com menos frequência, colapso das vias respiratórias durante a expiração concêntrica. A broncoscopia permite ainda a coleta de material (biopsias da mucosa) para exame histopatológico.[52] Os achados histopatológicos são classificados de acordo com a gravidade e a existência de infiltrado inflamatório eosinofílico: grau 1 (discreto), grau 2 (moderado) e grau 3 (grave). Hiperplasia, metaplasia escamosa, ulceração epitelial, micro-hemorragia, hemossiderina em macrófagos, colagenólise e fibrose também podem ser vistas no grau 3.[51]

O material coletado via lavado broncoalveolar deve ser imediatamente centrifugado com a finalidade de obter amostras citológicas de boa qualidade. Alternativamente, a coleta do material pode ser realizada com o auxílio de uma escova de cateter inserida através do canal do broncoscópio. A avaliação do lavado broncoalveolar é considerada um fator determinante para caracterizar a doença já que há predomínio maior de eosinófilos na contagem absoluta e relativa, representando o maior grupo celular. O aumento dos eosinófilos é tão marcante que os valores relativos de macrófagos, linfócitos e mastócitos diminuem, e os valores de neutrófilos e células epiteliais se mantêm no mesmo nível, mesmo que as suas contagens absolutas estejam elevadas. Os eosinófilos representam um papel importante na patogênese da broncopneumonia eosinofílica, pois são capazes de secretar grandes quantidades de mediadores inflamatórios que podem causar graves danos aos tecidos. Indica-se ainda a realização de cultura bacteriana e fúngica das amostras obtidas.[50,51,53]

Preconiza-se ainda a realização de exames coproparasitológicos, já que helmintos parasitas estão implicados em reações broncopulmonares eosinofílicas por infecção primária ou por migração através dos tecidos do pulmão durante o desenvolvimento. Um exame fecal negativo por qualquer método não é determinante, sendo aconselhável a realização de exames seriados em pacientes suspeitos, bem como a utilização de terapia antiparasitária.[51]

Tratamento

A ausência total das manifestações clínicas é rara e a terapia deve ser prolongada por meses. O proprietário deve ser orientado a assumir a responsabilidade e participar ativamente no cuidado do paciente.[52]

A bronquite eosinofílica é caracterizada por tosse responsiva a corticoide, logo, o tratamento de escolha é à base de corticoides orais como prednisona ou prednisolona. O tratamento pode ser iniciado a uma dose de 1 mg/kg administrado por via oral a cada 12 horas durante 7 dias. Após este período, a frequência de administração pode ser reduzida para 1 mg/kg administrado por via oral a cada 24 horas, durante 7 dias (segunda semana). A terceira semana pode ser iniciada com a administração do medicamento em dias alternados, e se o paciente estiver bem controlado clinicamente, a dose pode ser gradualmente reduzida, bem como a frequência de administração, de acordo com a resposta do paciente, permanecendo com uma dose mínima de manutenção por um período. Caso o animal permaneça estável durante a terapia de manutenção, o fármaco pode ser suspenso, porém recidivas dos sintomas podem ocorrer dentro de semanas ou meses após a interrupção do fármaco, mas alguns cães parecem não apresentar recidivas em tão pouco tempo.[51]

A maioria dos cães exibe excelente resposta à terapia com corticoides, no entanto, os efeitos colaterais associados ao hipercortisolismo podem ser um fator limitante para a manutenção crônica da terapia. Nestes casos, os corticoides inalatórios podem ser benéficos. São administrados por meio de inalação (os mesmos corticoides indicados na terapia do colapso traqueal e bronquite crônica) utilizando um espaçador de baixa resistência ligado a uma máscara facial (ver Figura 153.3). Esses medicamentos exibem a vantagem de fornecer altas concentrações do fármaco diretamente nas vias respiratórias, atenuando os efeitos colaterais sistêmicos. Novas abordagens terapêuticas estão sendo estudadas, incluindo o uso de terapia com ciclosporina e fármacos imunomoduladores.[51]

Os antibióticos são indicados em casos de infecções bacterianas secundárias ou nos casos de cultura bacteriana positiva. É difícil avaliar se infecção bacteriana dos brônquios ou pulmão desempenha um papel importante na doença broncopulmonar eosinofílica em cães, pois em literatura a maioria dos pacientes tratados com antibióticos que apresentaram melhora clínica fazia uso concomitante de corticoides.[52]

O prognóstico para cães com BPE geralmente é bom, porque a resposta à corticoterapia oral é excelente na maioria dos casos, embora os efeitos colaterais sistêmicos dos esteroides possam ser limitantes.[51]

BRONQUIECTASIA

Etiologia

A bronquiectasia é um termo utilizado para definir a dilatação irreversível de brônquios de diâmetro médio com acúmulo de secreções após perda da integridade estrutural das paredes brônquicas. É uma afecção rara em cães, com prevalência de 0,05 a 0,08%.[54]

De maneira geral, todas as vias respiratórias maiores encontram-se dilatadas, mas ocasionalmente é localizada. Este achado é uma consequência secundária e não específica à exposição crônica das vias respiratórias a inflamação, infecções e obstrução das vias respiratórias. As causas de inflamação crônica das vias respiratórias que podem ocasionar a bronquiectasia incluem broncopneumopatia eosinofílica, parasitas pulmonares, dirofilariose, aspergilose, pneumopatias alérgicas e inalação de fumaça. As causas infeciosas estão relacionadas com pneumonia bacteriana e as obstrutivas com neoplasias e colapso da traqueia. Pode ainda estar associada a certas anormalidades congênitas como discinesia ciliar primária. A inflamação crônica conduz à destruição das estruturas de suporte (muscular e elástica) das vias respiratórias. Os tecidos pulmonares adjacentes exercem uma força contrátil que distende os brônquios, mantendo-os dilatados.[13,14,55,56]

Características clínicas

A bronquiectasia é mais corriqueira em cães de idade média a avançada com histórico de inflamação crônica das vias respiratórias ou em caninos jovens com discinesia ciliar primária. As raças mais relatadas que apresentam predisposição a essa condição incluem Cocker Spaniel Americano, West Highland White Terrier, Husky Siberiano e o Pastor de Shetland.[14]

A manifestação clínica mais comum relatada na anamnese é a tosse produtiva ou improdutiva, mímica de vômito prosseguindo a tosse, e alguns pacientes podem apresentar histórico recidivante de pneumonia. Alguns pacientes podem manifestar ainda hemoptise, taquipneia e distrição respiratória. O exame físico caracteriza-se por crepitação pulmonar, produzindo ruídos grosseiros, ásperos e sibilos expiratórios. A ausculta cardíaca pode ser dificultada devido ao ruído respiratório. A secreção nasal purulenta pode ser vista em discinesia ciliar primária ou pneumonia.[14]

Diagnóstico

O achado radiográfico clássico é a dilatação permanente dos brônquios com acúmulo de secreção. As mudanças de tamanho e formato (sacular ou cilíndrico ao longo do eixo do comprimento) no lúmen e anormal estreitamento na periferia são achados considerados clássicos. Não é incomum a observação dos padrões radiográficos mistos, brônquico, intersticial e alveolar, no entanto, as radiografias podem ser insuficientes para o diagnóstico de bronquiectasia de grau leve.[14,55]

A tomografia computadorizada fornece achados mais precoces do que as radiografias torácicas devido à formação de imagem mais precisas e visibilização prontamente dos brônquios e bronquíolos. A broncoscopia é o método mais confiável, considerado padrão-ouro para determinar o diagnóstico de bronquiectasia. Em humanos é relatado apresentar sensibilidade entre 84 e 90% para determinar o diagnóstico. Este exame pode identificar dilatação bronquial, hiperemia, irregularidade da mucosa, acúmulo de secreção e extensão da doença. O lavado broncoalveolar é caracterizado por inflamação com neutrófilos e monócitos. As amostras podem indicar inflamação supurativa e todas as amostras devem ser encaminhadas para a realização de cultura (para bactérias aeróbias e anaeróbias) e antibiograma.[14,54-56]

Quatro padrões de bronquiectasia foram descritos: cilíndrico (o mais comum em cães, gatos e pessoas), sacular, cística e varicoso. O padrão cilíndrico é devido a dilatação uniforme e perda do afilamento distal dos brônquios maiores; a bronquiectasia sacular tem aparência de "cacho de uva" resultante das saculações circunscritas das paredes brônquicas em sua porção terminal, e os brônquios de tamanho intermediário são os mais afetados; o padrão cístico é encontrado em estágios mais avançados da bronquiectasia sacular, envolvendo principalmente os brônquios terminais. A bronquiectasia varicosa, o único padrão não relatados em cães e gatos, ocorre devido à dilatação dos brônquios com constrições circunferenciais, resultando em uma aparência de "frisado".[54]

O reconhecimento da bronquiectasia como um componente de sequela de doença pulmonar subjacente é importante porque os pacientes com esta condição apresentam maior risco em desenvolver infecções pulmonares de repetição, devido à diminuição do transporte mucociliar.[56]

Tratamento

Não há cura para a bronquiectasia e o tratamento é crônico. A terapia inclui o uso de antibióticos de maneira intermitente, por longos períodos ou uso contínuo baseado em resultados de cultura e antibiograma. Os fármacos preconizados são os mesmos indicados para a terapia de bronquite crônica, colapso traqueal e traqueobronquite, com exceção dos antitussígenos que, por inibirem a tosse, agravam o acúmulo de secreção. Orienta-se ainda a terapia complementar com inalação e fisioterapia pulmonar.[14,40]

REFERÊNCIAS BIBLIOGRÁFICAS

1. Miller CJ. Approach to the respiratory patient. Veterinary Clinics of North America Small Animal Practice. 2007; 37(5):861-78.
2. Sandu K, Monnier P. Congenital tracheal anomalies. Otolaryngologic Clinics of North America. 2007; 40(1):193-217.
3. Erles K, Brownlie J. Canine respiratory coronavirus: an emerging pathogen in the canine infectious respiratory disease complex. Veterinary Clinics of North America Small Animal Practice. 2008; 38(4):815-25.
4. Mochizuk, M, Yachi A, Ohshima T, Ohuchi A, Ishida T. Etiologic study of upper respiratory infections of household dogs. Journal of Veterinary Medical Science. 2008; 70(6):563-9.
5. An DJ, Jeoung HY, Jeong W, Chae S, Song DS, Oh JS, Park BK. A serological survey of canine respiratory coronavirus and canine influenza virus in Korean dogs. Journal of Veterinary Medical Science. 2010; 72(9):1217-9.

6. Kawakami K, Ogawa H, Maeda K, Imai A, Ohashi E, Matsunaga S, Tohya Y, Ohshima T, Mochizuki M. Nosocomial outbreak of serious canine infectious tracheobronchitis (kennel cough) caused by canine herpesvirus infection.. Journal of Clinical Microbiology. 2010; 48(4):1176-81.

7. Priestnall SL, Mitchell JA, Walker CA, Erles K, Brownlie J. New and Emerging Pathogens in Canine Infectious Respiratory Disease. Veterinary Pathology. 2013.

8. Erles K, Dubovi EJ, Brooks HW, Brownlie J. Longitudinal study of viruses associated with canine infectious respiratory disease. Journal of Clinical Microbiology. 2004; 42(10):4524-9.

9. Mitchell JA, Cardwell JM, Renshaw RW, Dubovi EJ, Brownlie J. Detection of canine pneumovirus in dogs with canine infectious respiratory disease. Journal of Clinical Microbiology. 2013; 51(12):4112-9.

10. Ellis JA, Mclean N, Hupaelo R, Haines DM. Detection of coronavirus in cases of tracheobronchitis in dogs: a retrospective study from 1971 to 2003. Canadian Veterinary Journal. 2005; 46(5):447-8.

11. Knesl O, Allan FJ, Shields S. The seroprevalence of canine respiratory coronavirus and canine influenza virus in dogs in New Zealand. New Zealand Veterinary Journal. 2009; 57(5):295-8.

12. Decaro N, Martella V, Buonavoglia C. Canine adenoviruses and herpesvirus. Veterinary Clinics of North America Small Animal Practice. 2008; 38(4):799-814.

13. Nelson RW, Couto CG. Small animal internal medicine. 4. ed. St. Louis, Missouri, 2009. p. 285-301.

14. Ettinger SJ, Feldman EC. Textbook of veterinary internal medicine. 7. ed. St. Louis: Missouri, 2010. p 1066-96.

15. Padrid P. Use of inhaled medications to treat respiratory diseases in dogs and cats. Journal of the American Animal Hospital Association. 2006; 42(2):165-9.

16. Sun F, Usón J, Ezquerra J, Crisóstomo V, Luis L, Maynar M. Endotracheal stenting therapy in dogs with tracheal collapse. Veterinary Journal. 2008; 175(2):186-93.

17. Beal MW. Tracheal stent placement for the emergency management of tracheal collapse in dogs. Topics in Companion Animal Medicine. 2013; 28(3):106-11.

18. Maggiore AD. Tracheal and airway collapse in dogs. Veterinary Clinics of North America Small Animal Practice. 2014; 44(1):117-27.

19. Johnson LR, Pollard RE. Tracheal collapse and bronchomalacia in dogs: 58 cases (7/2001-1/2008). Journal Veteterinary Internal Medicine. 2010; 24(2):298-305.

20. Adamama-Moraitou KK, Pardali D, Day MJ, Prassinos NN, Kritsepi-Konstantinou M, Patsikas MN, Rallis TS. Canine bronchomalacia: a clinicopathological study of 18 cases diagnosed by endoscopy. Veterinary Journal. 2012; 191(2):261-6.

21. Eom K, Moon S, Seong Y, Oh T, Yi S, Lee K, Jang K. Ultrasonographic evaluation of tracheal collapse in dogs. Journal Veteterinary Scienci. 2008; 9(4):401-5.

22. (Ettinger; Maggiore, 2014)

23. Durant AM, Sura P, Rohrbach B, Bohling MW. Use of nitinol stents for end-stage tracheal collapse in dogs. Veterinary Surgery. 2012; 41(7):807-17.

24. Kim JY, Han HJ, Yun HY, Lee B, Jang HY, Eom KD, Park HM, Jeong SW. The safety and efficacy of a new self-expandable intratracheal nitinol stent for the tracheal collapse in dogs. Journal Veteterinary Scienci. 2008; 9(1):91-3.

25. Woo HM, Kim MJ, Lee SG, Nam HS, Kwak HH, Lee JS, Park IC, Hyun C. Intraluminal tracheal stent fracture in a Yorkshire terrier. Canadian Veteterinary Journal. 2007; 48(10):1063-6.

26. Reed SD, Evans DE. Tracheal hypoplasia with a discrete subaortic septal ridge in a Rottweiler puppy. Journal of Veterinary Diagnostic Investigation. 2009; 21(1):117-9.

27. Clarke DL, Holt DE, King LG. Partial resolution of hypoplastic trachea in six english bulldog puppies with bronchopneumonia. Journal American Animal Hospital Associaction. 2011; 47(5):329-35.

28. Meola SD. Brachycephalic airway syndrome. Topics in Companion Animal Medicine. 2013; 28(3):91-6.

29. Oue T, Kamata S, Usui N, Okuyama H, Nose K, Okada A. Histopathologic changes after tracheobronchial reconstruction with costal cartilage graft for congenital tracheal stenosis. Journal Pediatric Surgery. 2001; 36(2):329-33.

30. Papaioannou N, Psalla D, Papadopoulos E, Adamama-Moraitou KK, Petanidis T, Rallis T, Vlemmas I. Obstructive, granulomatous tracheitis caused by Onchocerca sp. in a dog. Journal of Veterinary Medicine. A, Physiology, Pathology, Clinical Medicine. 2004; 51(7-8):354-7.

31. Adamama-Moraitou KK, Pardali D, Prassinos NN, Papazoglou LG, Makris D, Gourgoulianis KI, Papaioannou N, Rallis TS. Analysis of tidal breathing flow volume loop in dogs with tracheal masses. Australian Veteterinary Journal. 2010; 88(9):351-6.

32. Hill JE, Mahaffey EA, Farrell RL. Tracheal carcinoma in a dog. Journal of Comparative Pacholology. 1987; 97(6):705-7.

33. Mahler SP, Mootoo NF, Reece JL, Cooper JE. Surgical resection of a primary tracheal fibrosarcoma in a dog. Journal Small Animal Practice. 2006; 47(9):537-40.

34. Jones ID, Klein A. What is your diagnosis? Large air-way neoplasia (undifferentiated sarcoma) resulting in obstruction of the distal trachea. Journal Small Animal Practice. 2007; 48(3):177-9.

35. Jelinek F, Vozkova D. Carcinoma of the trachea in a cat. J Comp Pathol. Journal of Comparative Pathology. 2012; 147(2-3):177-80.

36. Faisca P, Henriques J, Dias TM, Resende L, Mestrinho L. Ectopic cervical thymic carcinoma in a dog. Journal Small Animal Practice. 2011; 52(5):266-70.

37. Risselada M, De Rooster H, Taeymans O, Van Bree H. Penetrating injuries in dogs and cats. A study of 16 cases. Veterinary and Comparative Orthopaedics and Traumatology. 2008; 21(5):434-9.

38. Jordan CJ, Halfacree ZJ, Tivers MS. Airway injury associated with cervical bite wounds in dogs and cats: 56 cases. Veterinary and comparative orthopaedics and traumatology. ; 26(2):89-93, 2013.

39. Alderson B, Senior JM, Dugdale AH. Tracheal necrosis following tracheal intubation in a dog. Journal Small Animal Practice. 2006; 47(12):754-6.

40. (Feldman, 2010)

41. Yao C, O'Toole D, Driscoll M, Mcfarland W, Fox J, Cornish T, Jolley W. Filaroides osleri (Oslerus osleri): two case reports and a review of canid infections in North America. Veterinary Parasitology. 2011; 179(1 a 3):123-9.

42. Reagan JK, Aronsohn MG. Acute onset of dyspnea associated with Oslerus osleri infection in a dog. Journal of Veterinary Emergency and Critical Care (San Antonio). 2012; 22(2):267-72.

43. Verocai GG, Schock DM, Lejeune M, Warren AL, Duignan PJ, Kutz SJ. Oslerus osleri (metastrongyloidea; filaroididae) in gray wolves (Canis lupus) from Banff National Park, Alberta, Canada. Journal of Wildlife Diseases. 2013; 49(2):422-6.

44. Outerbridge CA, Taylor SM. Oslerus osleri tracheobronchitis: treatment with ivermectin in 4 dogs. Canadian Veterinary Journal. 1998; 39(4):238-40.

45. Rozanski E. Canine chronic bronchitis. Veterinary Clinics of North America Small Animal Practice. 2014; 44(1):107-16.

46. Mantis P, Lamb CR, Boswood A. Assessment of the accuracy of thoracic radiography in the diagnosis of canine chronic bronchitis. Journal Small Animal Practice. 1998; 39(11):518-20.

47. Bolognin M, Kirschvink N, Leemans J, De Buscher V, Snaps F, Gustin P, Peeters D, Clercx C. Characterisation of the acute and reversible airway inflammation induced by cadmium chloride inhalation in healthy dogs and evaluation of the effects of salbutamol and prednisolone. Veterinary Journal. 2007; 179(3):443-50.

48. Nikula KJ, Green FH. Animal models of chronic bronchitis and their relevance to studies of particle-induced disease. Inhalation Toxicology. 2000; 12(4):123-53.

49. Bexfield NH, Foale RD, Davison LJ, Watson PJ, Skelly BJ, Herrtage ME. Management of 13 cases of canine respiratory disease with inhaled corticosteroids. Journal Small Animal Practice. 2006; 47(7):377-82.

50. Rajamäki MM, Järvinen AK, Sorsa T, Maisi P. Clinical findings, bronchoalveolar lavage fluid cytology and matrix metalloproteinase-2 and -9 in canine pulmonary eosinophilia. Veterinary Journal. 2002; 163(2):168-81.

51. Clercx C, Peeters D. Canine eosinophilic bronchopneumopathy. Veterinary Clinics of North America Small Animal Practice. 2007; 37(5):917-35.

52. Clercx C, Peeters D, Snaps F, Hansen P, Mcentee K, Detilleux J, Henroteaux M, Day MJ. Eosinophilic bronchopneumopathy in dogs. Journal Veterinary Internal Medicine. 2000; 14(3):282-91.

53. Rajamäki MM, Järvinen AK, Sorsa T, Maisi P. Collagenolytic activity in bronchoalveolar lavage fluid in canine pulmonary eosinophilia. Journal Veterinary Internal Medicine. 2002; 16(6):658-64.

54. Meler E, Pressler BM, Heng HG, Baird DK. Diffuse cylindrical bronchiectasis due to eosinophilic bronchopneumopathy in a dog. Canadian Veteterinary Journal. 2010; 51(7):753-6.

55. Marolf A, Blaik M, Specht A. A retrospective study of the relationship between tracheal collapse and bronchiectasis in dogs. Veterinary Radiology & Ultrasound. 2007; 48(3):199-203.

56. Cannon MS, Johnson LR, Pesavento PA, Kass PH, Wisner ER. Quantitative and qualitative computed tomographic characteristics of bronchiectasis in 12 dogs. Veterinary Radiology & Ultrasound. 2013; 54(4):351-7.

57. Clercx C, Peeters D, German AJ, Khelil Y, Mcentee K, Vanderplasschen A, Schynts F, Hansen P, Detilleux J, Day MJ. An immunologic investigation of canine eosinophilic bronchopneumopathy. Journal Veterinary Internal Medicine. 2002; 16(3):229-37.

58. Tsugawa C, Kimura K, Muraji T, Nishijima E, Matsumoto Y, Murata H. Congenital stenosis involving a long segment of the trachea: further experience in reconstructive surgery. Journal of Pediatric Surgery. 1988; 23(5):471-5.

59. Weese JS, Stull J. Respiratory disease outbreak in a veterinary hospital associated with canine parainfluenza virus infection. Canadian Veterinary Journal. 2013; 54(1):79-82.

154
Pneumonia Bacteriana

Denise Maria Nunes Simões

PNEUMONIA

Definição

Doença pulmonar inflamatória causada por diversos agentes etiológicos (bactérias, vírus, fungos e parasitas), por aspiração de fluidos ou alimentos, por infiltrado de células inflamatórias ou de origem idiopática. É uma doença que causa um quadro de hipoxemia (Figuras 154.1 e 154.2).[1]

Fisiopatologia da hipoxemia

O termo hipoxemia refere-se à oxigenação insuficiente do sangue, necessária para realizar os requerimentos metabólicos. A pneumonia determina hipoxemia, cuja causa é determinada por razão ventilação (V): perfusão (Q) inadequada. A baixa razão V/Q determina que áreas do pulmão podem ser perfundidas, mas não são bem ventiladas.[2,3]

Patogênese | Mecanismos de defesa

A junção broncoalveolar é o local de maior vulnerabilidade no trato respiratório posterior, especialmente pelo dano causado por partículas inaladas e vapores, incluindo gotas contendo agentes infecciosos. Esse é o local de maior depósito de pequenas partículas (0,5 a 3 mm no diâmetro) capazes de atingirem o pulmão profundamente. O epitélio bronquiolar não é protegido pela camada mucosa das vias respiratórias maiores e/ou por um sistema eficaz de macrófagos alveolares. O material facilmente forma um tampão no lúmen bronquiolar.[4,5]

Defesas físicas

As defesas físicas do trato respiratório incluem os padrões de fluxo de ar e as barreiras anatômicas por onde o ar deve passar antes de atingir os pulmões; reflexos protetores, incluindo tosse e espirro; a barreira epitelial e os mecanismos do *clearance* mucociliar. As vias respiratórias anteriores removem muitas partículas inaladas. O fluxo de ar turbulento resulta na retenção de partículas na superfície da mucosa da cavidade nasal e da nasofaringe. O fechamento da glote protege as vias respiratórias durante a deglutição. A presença de substâncias irritantes que escapam das barreiras iniciais dispara o reflexo de espirro ou a tosse, resultando na expulsão das partículas das vias respiratórias. O aparato do *clearance* mucociliar remove as partículas implantadas, incluindo os microrganismos. O próprio epitélio é composto de uma variedade de tipos de células, cada qual com funções distintas. As células epiteliais estão ligadas por *tight junctions*, que formam um selo de proteção e excelente barreira física contra a entrada de patógenos. O epitélio pseudoestratificado ciliar também oferece proteção, pois esses cílios batem de maneira direcional coordenada para deslocar o muco, que contém partículas aderidas, para fora do trato respiratório.[5]

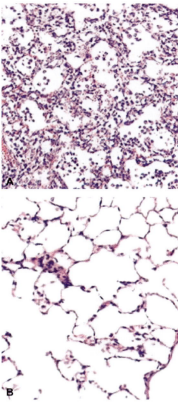

Figura 154.1 Exame histológico de pulmão com intenso infiltrado inflamatório (**A**) encontrado na pneumonia em comparação com pulmão normal (**B**). (Fonte: New pneumonic cartoon.jpg.)

Defesas imunológicas inatas

Quando ocorre falha nas barreiras físicas na eliminação de partículas e agentes, a resposta imunológica funciona como a próxima linha de defesa. Essas defesas não requerem contato prévio com o patógeno para serem eficazes, mas também não conferem proteção futura. Essas defesas incluem os componentes químicos antimicrobianos secretados do epitélio e de outras células locais (defensinas, lactoferrina, lisozima e catelicidinas), a cascata inflamatória e seu complemento, as células fagocitárias e *killer*. Além disso, o epitélio respiratório e as glândulas da submucosa produzem e modificam a superfície líquida das vias respiratórias. As maiores células fagocitárias da defesa inata são os neutrófilos e os macrófagos. Essas células ligam-se a, ingerem e destroem os potenciais patógenos. O sistema imune inato é responsável por fornecer uma resposta imediata ao contato inicial com o patógeno.[5]

Defesas imunológicas adaptativas

Os agentes infecciosos que escapam das defesas físicas e inatas enfrentam as defesas imunológicas adaptativas. A resposta dessas defesas requer vários dias para maturação, diferenciação e expansão clonal dos linfócitos T efetores e dos plasmócitos (linfócitos B produtores de anticorpos). Esse mecanismo de defesa é altamente específico para patógenos e resulta em memória imunológica, o que auxilia na proteção do hospedeiro mais eficazmente durante uma próxima exposição ao agente. Essas defesas adaptativas abrangem a imunidade celular (IC) e a humoral (IH). A IC é adequada para responder a patógenos intracelulares e a IH é importante na prevenção da infecção e na resolução de determinadas infecções estabelecidas. A imunoglobulina A (IgA) é a mais importante nas vias respiratórias

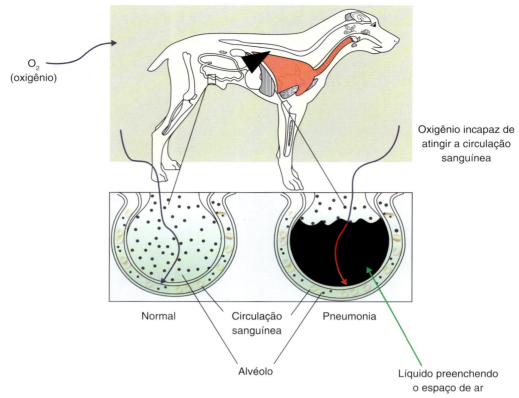

Figura 154.2 Representação de cão com quadro de pneumonia. (Fontes: dawghousedogdaycare.wordpress.com e new pneumonic cartoon. Jpg.)

anteriores e protege a superfície da mucosa pelo bloqueio da adesão epitélio-agente e por facilitar o *clearance* mucociliar de agentes aglutinados e também por neutralizar agentes e toxinas locais. As imunoglobulinas (IgM e IgG) assumem maior importância no parênquima pulmonar. Ambas são opsoninas eficazes, que facilitam o mecanismo fagocitário de agentes e ativam a cascata do complemento.[5]

Falhas da defesa

Falhas da defesa respiratória

Apesar de o trato respiratório ter vários mecanismos de defesa contra os patógenos, as infecções podem acontecer. As anormalidades sistêmicas e das defesas respiratórias específicas predispõem a infecções respiratórias. Uma ampla variedade de condições (p. ex., diabetes *mellitus*, uremia, infecções por retrovírus em gatos), uso de medicamentos (p. ex., glicocorticoides, quimioterápicos) e, mais raramente, o estado de imunodeficiência congênita (p. ex., defeito de função dos neutrófilos, deficiências de imunoglobulinas) resultam em comprometimento imunológico sistêmico. Frequentemente, os defeitos nas defesas respiratórias (falhas nos mecanismos protetores mecânicos e físicos) são relatados.[5]

Falhas das defesas físicas

A quebra significativa e sustentada da primeira e mais importante barreira para a infecção respiratória, as defesas mecânicas e físicas, frequentemente leva à infecção. Pode-se citar, por exemplo, intubação prolongada, paralisia de laringe, lesão dos turbinados nasais devido à neoplasia, corpo estranho, infecção fúngica, complexo respiratório felino, dano epitelial das vias respiratórias por fungos (aspergilose), inflamação (asma), inalação de substâncias tóxicas (fumaça) ou aspiração de substâncias cáusticas (p. ex., ácido gástrico). Os defeitos de função mucociliar frequentemente levam à infecção. Essa função pode ser comprometida pelo dano do epitélio das vias respiratórias, por alterações na característica do muco ou por alterações no movimento ciliar. A má função dos cílios pode ser decorrente de dano adquirido ou de defeito congênito. A inalação de toxinas, tais como as encontradas no cigarro, bem como as produzidas por agentes infecciosos (p. ex., *Bordetella bronchiseptica*), lesionam os cílios. A discinesia ciliar primária (DCP) é uma síndrome descrita em muitas raças de cães e, ocasionalmente, em gatos, a qual resulta em pneumonia, sinusite e rinite bacteriana recorrente, devido a anormalidades ultraestruturais dos cílios.[5]

Falhas das imunidades inata e adaptativa

As falhas das imunidades inata e adaptativa, congênitas ou adquiridas, levam a infecções de múltiplos sistemas, em vez da infecção isolada do sistema respiratório. As infecções repetidas com patógenos oportunistas devem ser prontamente consideradas como defeito imunológico. A deficiência de imunoglobulina A (IgA) é uma imunodeficiência congênita que tem sido descrita em várias raças de cães (Pastor-Alemão, Irish Wolfhound e Weimaraner).[5]

Lesão causada pelas defesas respiratórias

O trato respiratório, especialmente as vias respiratórias anteriores, está em contato contínuo com as partículas inaladas. Muitas dessas partículas são inócuas e não representam uma resposta agressiva dos sistemas imunes, inato ou adaptativo. Quando esses sistemas falham, as respostas inflamatória e imunológica a antígenos inócuos ocorrem, o que pode determinar a doença. Embora a inflamação possa auxiliar na eliminação da infecção, a lesão tecidual e a perda da função são propriedades inerentes a ela. Nas vias respiratórias, a inflamação pode levar à irritação com aumento da produção de muco, espirro, tosse ou broncoconstrição. Nos pulmões, a inflamação pode levar a troca gasosa inadequada e insuficiência respiratória.[6]

PNEUMONIA BACTERIANA

Definição

A pneumonia bacteriana é a inflamação das vias respiratórias posteriores, secundária à infecção bacteriana. A broncopneumonia bacteriana é caracterizada pela inflamação originária da junção broncoalveolar.[6]

Incidência

A pneumonia bacteriana é a doença infecciosa do parênquima pulmonar mais comum em cães e pouco frequente em gatos.

Em estudo retrospectivo foi observada baixa incidência de pneumonia causada por agentes infecciosos em gatos, mas dentre as causas infecciosas a infecção bacteriana era a mais comum, e os agentes aeróbios representavam a grande maioria, sendo os mais frequentes o *Streptococcus* spp. e a *Pasteurella* spp. Em seguida, vieram as infecções virais (coronavírus) e as causadas por fungos (*Cryptococcus* sp.).[1]

Etiologia e fatores de risco

Os fatores de risco que contribuem para maior morbidade da doença incluem estado imunitário, idade dos animais, estado nutricional inadequado, distúrbios congênitos (megaesôfago, discinesia ciliar) e ambientais (abrigos de animais, saneamento e ventilação), exposição a agrupamentos de cães e coinfecção (outras doenças respiratórias associadas, tais como complexo respiratório felino, cinomose). A pneumonia por aspiração é comumente associada a megaesôfago, à miastenia *gravis* e à paralisia de laringe. As infecções sistêmicas e locais (bacteriemia, flebite ou periodontite), apesar de pouco frequentes, também são um fator de risco para a pneumonia bacteriana.[6,7]

Mecanismos de ação dos patógenos

Os agentes infecciosos apresentam mecanismos de ação para tentar invadir o hospedeiro e enganar o sistema imunológico. Existe a produção de endotoxinas, as quais diminuem a qualidade e a quantidade de surfactante, que tem um papel muito importante na defesa alveolar *in situ*. O surfactante apresenta ação antibacteriana contra *Staphylococcus* e algumas bactérias gram-negativas. Esses agentes também podem produzir exotoxinas, que apresentam efeito prejudicial direto sobre o epitélio. Muitos desses agentes têm proteínas de adesão, que facilitam o ataque ao epitélio do trato respiratório, e outros, ainda, apresentam uma cápsula de polissacarídio, que inibe a fagocitose do agente.[6]

Agentes infecciosos

Diversas são as bactérias isoladas de cães e gatos que apresentam pneumonia (Quadro 154.1). As bactérias aeróbias gram-positivas e negativas são comumente encontradas. Os agentes anaeróbios são menos comumente relatados. Em geral, os quadros de pneumonia apresentam infecção polimicrobiana. A pneumonia bacteriana que se desenvolve após a aspiração de conteúdo gástrico ou infecção oportunista é mais comumente associada a bactérias gram-negativas.[7]

Histórico

É muito importante avaliar detalhadamente o histórico do paciente, iniciando pela resenha do animal (idade, raça, sexo), dados do início e da evolução do quadro respiratório (período

QUADRO 154.1	Patógenos comumente associados à pneumonia bacteriana em cães e gatos.[7]
Cão	**Gato**
Bordetella bronchiseptica	*Pausteurella* spp.
Staphylococcus spp.	*Bordetella bronchiseptica*
Streptococcus spp.	*Streptococcus equi*
Enterococcus spp.	*Streptococcus zooepidemicus*
Escherichia coli	*Pseudomonas* spp.
Pseudomonas spp.	*Mycoplasma* spp.
Pausteurella spp.	
Klebsiella spp.	
Bacteroides	

de tempo: dias, semanas; agudo ou crônico; recidivante), fatores de risco associados, primoinfecção ou reinfecção, tratamentos anteriores, tempo de terapia e resposta ao tratamento instituído. Por meio dessas informações, os clínicos podem compreender melhor a doença e direcionar a escolha dos meios diagnósticos e da terapia.

Manifestações clínicas e alterações no exame físico

As manifestações clínicas são variáveis e dependem da gravidade do quadro, do estado imunológico do animal e da presença de doenças concorrentes. Os cães e gatos com pneumonia bacteriana podem apresentam alterações respiratórias e/ou sistêmicas (Quadro 154.2).[6]

O reflexo da tosse é desencadeado por estímulo inflamatório, por meio do qual ocorre a liberação de mediadores inflamatórios (taquicininas e substância P), que são detectados por receptores presentes na árvore brônquica e que, via nervo vago, chegam até o centro da tosse presente no tronco encefálico para desencadear o reflexo.

O exame físico do paciente é baseado na avaliação dos parâmetros vitais (pulso, frequências cardíaca e respiratória), na aferição da temperatura, no tempo de preenchimento capilar, na inspeção para a avaliação do padrão respiratório e da coloração das mucosas, na auscultação cardiopulmonar para identificação ou não de sopros cardíacos e/ou sons pulmonares anormais e na avaliação completa dos demais sistemas (geniturinário, ototegumentar, neurológico, locomotor, gastrintestinal).

No exame físico do animal com pneumonia pode-se observar taquipneia e esforço respiratório aumentado. O padrão respiratório é classificado como restritivo, caracterizado pelo aumento da frequência respiratória (taquipneia) e pela diminuição da

QUADRO 154.2	Manifestações clínicas comumente associadas à pneumonia bacteriana em cães e gatos.[6]
Cão	**Gato**
Tosse	Infecção do trato respiratório anterior
Corrimento nasal	Corrimento nasal
Taquipneia/desconforto respiratório	Desconforto respiratório grave
Manifestações sistêmicas	Manifestações sistêmicas
• Febre	• Febre (variável)
• Anorexia	• Anorexia
• Letargia	• Letargia
• Perda de peso	• Dor à palpação abdominal
• Desidratação	

profundidade, o que acarreta respiração rápida e superficial. As crepitações podem estar presentes nos pacientes com pneumonia, mas a ausência delas não exclui a doença. Também podem ser identificados pela auscultação pulmonar os sons broncovesiculares aumentados ou os chiados. A ausência de sons respiratórios normais ou assimetria marcante de sons respiratórios entre o lado direito e o esquerdo é um achado clínico adicional, que sustenta o diagnóstico de pneumonia bacteriana com consolidação pulmonar. A tosse pode ser estimulada pela compressão da traqueia cervical. A evidência de corrimento ocular e/ou nasal em animal com letargia pode sugerir alteração no trato respiratório posterior. A febre pode ou não estar presente em animais com pneumonia.[7]

Diagnóstico

O diagnóstico de pneumonia na medicina veterinária é baseado na combinação dos sintomas, dos achados radiográficos, da citologia e do isolamento da bactéria pela cultura. O padrão-ouro de diagnóstico em qualquer espécie é a confirmação histológica.[6]

Radiografias torácicas

O exame radiográfico é fundamental para estabelecer o diagnóstico em cães e gatos. Os achados radiográficos clássicos de broncopneumonia bacteriana incluem distribuição cranioventral da doença alveolar (Figura 154.3).[6] As características radiográficas da broncopneumonia são variáveis e se caracterizam em difusa, padrão pulmonar broncointersticial para densidade alveolar parcial ou completa até consolidação.[7] Uma diversidade de padrões radiográficos pode ser observada com a broncopneumonia, especialmente em gatos.[6,7] Distribuição multifocal, alterações alveolares e intersticiais irregulares podem ser evidentes, e até mesmo nódulos grandes, similares àqueles observados em doença pulmonar metastática, podem ser identificados nos gatos com pneumonia.[7] As lesões presentes em lobos caudais podem sugerir disseminação por via hematógena ou infecção inalada.

A presença de ar no esôfago pode simplesmente significar aerofagia, mas a persistente dilatação esofágica pode indicar distúrbio esofágico principal, tal como megaesôfago ou miastenia *gravis*.

Isolamento bacteriano

Embora os resultados de cultura e antibiograma realizados de amostras coletadas pelos diferentes tipos de lavado do trato respiratório (lavado transtraqueal [LTT], lavado orotraqueal [LET], lavado broncoalveolar [LBA]) forneçam uma excelente diretriz para a escolha do tratamento antimicrobiano, muitos animais são tratados empiricamente na prática clínica. Isso acontece por várias razões, incluindo o risco inerente associado aos lavados realizados em animais com desconforto respiratório, nos casos de primoinfecção ou quando os sintomas ou achados radiográficos não sugerem pneumonia bacteriana.[7] Além disso, o processamento da amostra para cultura (crescimento, identificação e antibiograma) leva aproximadamente 5 a 7 dias.

A amostra coletada pelo lavado deve ser examinada citologicamente. Os leucócitos com bactérias intracelulares confirmam o diagnóstico de pneumonia bacteriana; entretanto, a ausência de bactérias não exclui a doença. Contagem de neutrófilos elevada, especialmente com mudanças degenerativas, é consistente com inflamação ativa. A presença de grande quantidade da bactéria *Simonsiella* sp. na cultura indica contaminação da região da orofaringe durante o procedimento de coleta (Figura 154.4).[7]

Os macrófagos alveolares são vistos em cães e gatos saudáveis, bem como em animais com pneumonia.[6]

A utilização da coloração pelo Gram pode auxiliar a direcionar a escolha da terapia antimicrobiana.

A cultura para agentes anaeróbios é indicada especialmente em animais com abscessos pulmonares.

Estudo correlacionou a evidência histológica de pneumonia aos resultados de cultura quantitativa obtida por diferentes métodos de coleta de material do trato respiratório posterior de gatos (Quadro 154.3).[8]

Outro autor sugere que as culturas aeróbias quantitativas maiores que $1,7 \times 10^3$ UFC/mℓ são consistentes com infecção do trato respiratório posterior em cães.[9]

Outros exames

No hemograma de pacientes com pneumonia bacteriana pode-se encontrar leucograma normal, quadro de leucocitose por neutrofilia com ou sem desvio à esquerda e presença de toxicidade neutrofílica moderada a intensa ou até mesmo leucopenia (em pacientes com quadros graves). Nos gatos gravemente doentes pode-se observar anemia decorrente da inflamação. A hipoalbuminemia ocorre nos animais crônica e gravemente doentes devido à produção de proteínas de fase aguda e ao aumento da permeabilidade vascular, que leva à perda de albumina para o interstício.[6]

Tratamento

Oxigenoterapia

A suplementação de oxigênio tem função fundamental no tratamento da hipoxemia e da insuficiência respiratória, mas a resposta do paciente à terapia varia significantemente, dependendo

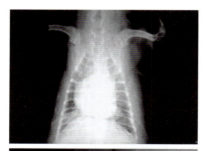
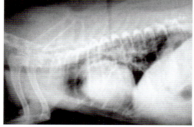

Figura 154.3 Aumento globoso da silhueta cardíaca (margem direita) com desvio dorsal da traqueia. Campos pulmonares poucos insuflados com opacificação intersticioalveolar difusa e generalizada. Espessamento de paredes de brônquios. (Fonte: Faculdade de Medicina Veterinária e Zootecnia da Universidade de São Paulo.)

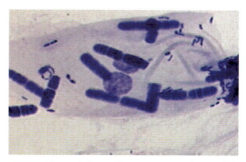

Figura 154.4 *Simonsiella* sp. (Fonte: www.axiomvetlab.com.)

QUADRO 154.3	Correlação histológica de pneumonia a cultura quantitativa obtida dos diferentes métodos.[8]
UFC/mℓ	**Método de obtenção do material**
10³ ou >	Escova estéril
10⁴ ou >	Líquido de LBA
10⁵ ou >	Aspirado orotraqueal

LBA: lavado broncoalveolar.

da causa principal do comprometimento respiratório. É um método simples de aumentar a fração de oxigênio inspirado (FiO$_2$) na tentativa de elevar a pressão parcial de oxigênio (Pao$_2$) e a saturação de hemoglobina, o que determina aumento da distribuição de oxigênio aos tecidos.[10]

Os sintomas de desconforto respiratório e hipoxemia podem incluir ansiedade, cabeça e pescoço estendidos, respiração de boca aberta, membros anteriores abduzidos, esforços respiratório e abdominal aumentados, bem como taquipneia. A cianose pode ser um indicador pouco sensível de hipoxemia, pois ela não está evidente até que a Pao$_2$ seja menor do que 50 mmHg e por não poder ser detectada em pacientes com anemia grave. Os sintomas de hipoxia podem incluir taquicardia, incoordenação, distúrbio gastrintestinal e inquietação.[10]

Existem diversas técnicas de administração de oxigênio e a escolha de uma delas dependerá da aceitação do paciente com desconforto respiratório. Pode-se utilizar máscaras, que são uma técnica útil e eficaz para períodos curtos de suplementação de oxigênio. A velocidade de fluxo de 1 ℓ/min pode ser adequada para cães de porte pequeno e para cães de porte grande a velocidade é de 5 a 10 ℓ/min. Outro método é a suplementação direta de oxigênio com auxílio de mangueira. É menos eficaz que a máscara, mas pode ser mais bem tolerada por animais dispneicos. A velocidade de fluxo recomendada é de 2 a 5 ℓ/min com a mangueira posicionada a uma distância de 2 a 4 cm do nariz ou da boca. O oxigênio nasal é utilizado para pacientes que tolerem sua colocação e que requeiram vários dias de oxigenoterapia. Os pacientes com sintomas de doença do trato respiratório anterior ou cães braquicefálicos não devem ser considerados para a utilização dessa técnica. A velocidade do fluxo nasal deve ser baixa, 50 a 100 mℓ/kg/min. O colar elizabetano também pode ser utilizado como forma de suplementação de oxigênio. Deve-se administrar um fluxo alto de oxigênio por pelo menos 1 a 2 minutos para preencher rapidamente o espaço e, então, manter a uma velocidade de 0,75 a 1 ℓ/min. A gaiola de oxigênio é um compartimento fechado com mecanismos para regular a concentração de oxigênio, a temperatura ambiental, a umidade e a eliminação do CO$_2$ expirado. Em geral, o fluxo de oxigênio na gaiola deve fornecer uma FiO$_2$ de 40 a 60%.[10]

O suporte ventilatório é geralmente requerido para pacientes com insuficiência ventilatória ou falha de oxigenação pulmonar devido à doença pulmonar. Os pacientes com requerimento de FiO$_2$ por períodos longos, fadiga ou parada respiratória, coma, pressão intracraniana aumentada ou falha em responder a suplementação de oxigênio podem requerer a ventilação com pressão positiva.[10]

O oxigênio que o paciente recebe deve ser umidificado, caso contrário, causa ressecamento das mucosas e prejudica o *clearance* mucociliar. Além disso, aumenta a viscosidade das secreções, causa degeneração do epitélio respiratório e aumenta o risco de infecção.

Fluidoterapia

A fluidoterapia é utilizada em pacientes com doenças pulmonares para tratar hipoperfusão, desidratação e distúrbios acidobásicos e eletrolíticos.[11] Ela também é comumente indicada para pacientes adípsicos e anoréxicos.[6]

Inflamação, febre e perda de fluido não perceptível (dor) sugerem a necessidade de manter a hidratação do paciente com pneumonia bacteriana. Os pacientes que se tornam desidratados podem apresentar esvaziamento alveolar e *clearance* mucociliar diminuídos. A fluidoterapia intravenosa deve ser monitorada cuidadosamente em pacientes com pneumonia bacteriana, com o objetivo de evitar a super-hidratação. Este quadro é mais decisivo nos pacientes com infecção pulmonar difusa, na qual a permeabilidade capilar pulmonar aumentada pode estar presente. Em muitos animais, o fluido deve ser administrado na velocidade de manutenção somente, caso contrário, a hiper-hidratação pode causar comprometimento da função pulmonar.[7]

Antibioticoterapia

O critério mais importante para a seleção de um antibiótico é a identificação do agente infeccioso, mas o tratamento é iniciado em qualquer paciente com suspeita de pneumonia bacteriana, mesmo na ausência de diagnóstico microbiológico. A decisão de se iniciar a terapia empírica é justificada quando o risco do paciente associado ao período de tempo requerido para o resultado da cultura representa um potencial prejuízo na qualidade de vida.[6] Na primoinfecção (cães), pode-se utilizar, empiricamente, a cefalexina, na dose de 20 a 40 mg/kg, a cada 8 horas, ou a amoxicilina associada ao ácido clavulânico, na dose de 22 mg/kg, a cada 8 horas.

A escolha da via de administração do antibiótico depende do estado do paciente, com base em doença clínica, apetite e pouca ou nenhuma necessidade de terapia de suporte. Os antibióticos em suspensão são mais recomendados para uso em filhotes e adultos de pequeno porte. A utilização de antibióticos por via intravenosa e a fluidoterapia concomitantes são necessárias para pacientes com doença avançada. A associação de dois ou mais antibióticos é indicada em pacientes gravemente comprometidos, em especial quando os testes de suscetibilidade bacteriana não são exequíveis. A dose de antibiótico deve ser aumentada nos pacientes leucopênicos, pois há evidências que sugerem correlação entre os leucócitos circulantes diminuídos e os macrófagos alveolares diminuídos. No Quadro 154.4 estão sumarizadas as recomendações para a administração empírica de antibióticos em cães e gatos com suspeita de pneumonia bacteriana.[6]

O uso de fluorquinolonas nas doenças respiratórias é indicado por várias razões, que incluem penetração excelente no sistema respiratório, acúmulo no líquido do revestimento epitelial e nos macrófagos e amplo espectro de ação contra muitos organismos gram-negativos e *Mycoplasma*. Como as fluorquinolonas não são eficazes contra espécies de *Streptococcus* ou anaeróbios, elas devem ser combinadas com outros antibióticos, como amoxicilina. Considerações importantes para os clínicos quanto ao uso das fluorquinolonas incluem os efeitos colaterais reconhecidos, como a cegueira, que tem sido relatada em gatos em associação ao uso de enrofloxacino, e a potencial anormalidade associada à cartilagem em animais de raças grandes e gigantes em fase de crescimento. O uso concomitante de ciprofloxacino ou enrofloxacino e teofilina reduz o metabolismo da teofilina, o que pode desencadear toxicidade, em decorrência do aumento da concentração plasmática do fármaco.[12]

A azitromicina é eficaz contra organismos gram-positivos e *Mycoplasma* spp., tem alguma atividade contra gram-negativos e eficácia satisfatória contra anaeróbios. A dose recomendada é de 5 a 10 mg/kg, 1 vez/dia, durante 5 a 7 dias.[12]

Não existe uma recomendação padrão para a duração da terapia com antibióticos para a pneumonia bacteriana, mas,

QUADRO 154.4 Opções para tratamento empírico de pneumonia bacteriana em cães e gatos.[6]

Tratamento de primeira escolha (pneumonia não complicada)	Tratamentos alternativos (pneumonia grave com complicações)
Cães	
Doxiciclina, 5 mg/kg, VO (recomenda-se suspensão para filhotes), a cada 12 h	Enrofloxacino, 5 mg/kg, VO, a cada 12 h (uso restrito em filhotes)
Sulfonamida/trimetoprima, 15 mg/kg, VO ou SC, a cada 12 h	Enrofloxacino, 5 mg/kg, VO, a cada 12 h + Amoxicilina + ácido clavulânico, 15 mg/kg, VO, a cada 12 h
Cefalexina, 22 a 44 mg/kg, VO, a cada 8 h	Enrofloxacino, 5 a 10 mg/kg, IV, a cada 12 h + Imipeném, 3 a 10 mg/kg, IV, a cada 8 h
	Cloranfenicol, 50 mg/kg, VO, IV ou SC, a cada 6 h
Gatos	
Azitromicina, 5 a 10 mg/kg, VO, 1 vez/dia	Clindamicina, 10 a 15 mg/kg, VO, a cada 12 h
Amoxicilina + ácido clavulânico, 15 mg/kg, VO, a cada 12 h	Cloranfenicol, 50 mg/kg (total), VO ou IV, a cada 12 h
Cefalexina, 22 a 44 mg/kg, VO, a cada 8 h	
Sulfonamida/trimetoprima, 15 mg/kg, VO ou SC, a cada 12 h	Ticarcilina + clavulanato, 30 a 50 mg/kg, IV, a cada 8 h

IV: intravenosa; SC: subcutânea; VO: via oral.

nos filhotes, pode ser necessário administrar por somente 5 a 7 dias. Nos animais adultos, com sintomas recorrentes de pneumonia associados a um distúrbio principal, como o megaesôfago, o período de tratamento pode se estender para 1 mês ou mais. A decisão de descontinuar a terapia antimicrobiana está baseada na atividade do paciente, no apetite e na evidência de resolução da pneumonia estabelecido pelas radiografias torácicas frequentes. Geralmente, o tratamento é mantido por 1 a 2 semanas seguidas da resolução das lesões radiográficas. Recomenda-se que as radiografias torácicas sejam realizadas 2 semanas após a descontinuidade do tratamento para confirmar se a pneumonia não recidivou.[6]

Broncodilatadores

O uso de broncodilatadores na pneumonia bacteriana é controverso. Metilxantinas (teofilina) e broncodilatadores β-agonistas (terbutalina, albuterol) têm sido utilizados no tratamento auxiliar de animais com pneumonia bacteriana. Os benefícios propostos pela utilização das metilxantinas incluem aumento do fluxo de ar, melhora da atividade ciliar, aumento do componente seroso das secreções bronquiais, inibição da degranulação de mastócitos e diminuição da perda microvascular, além do aumento da força do músculo diafragmático.[8,13] A teofilina de liberação prolongada é fornecida para cães na dose de 10 mg/kg, por via oral, a cada 12 horas, e para gatos, na dose de 15 mg/kg (comprimidos) e 9 mg/kg (cápsulas), por via oral, a cada 24 horas, preferencialmente à noite.[12] Os efeitos colaterais da teofilina em cães são taquicardia, estimulação do sistema nervoso central (agitação e excitação) e vômito. Nos gatos, os sintomas mais comuns são salivação e vômito. Esses efeitos colaterais são dose-dependentes e podem ser evitados pelo ajuste da dose.[13]

Fluidificantes

A N-acetilcisteína tem a função de quebrar as ligações de dissulfeto no muco da via respiratória espessada e é um precursor da glutationa, um antioxidante contra radicais livres associados à inflamação. Os pacientes com fibrose pulmonar podem se beneficiar de seu uso. A dose por via oral utilizada é de 5 mg/kg, 3 vezes/dia.[13]

A N-acetilcisteína administrada por aerossol ou inoculação direta na traqueia é um irritante e pode causar reflexo de bronconstrição.[8]

Os benefícios desse fármaco não têm sido demonstrados na literatura clínica veterinária.[6]

Nebulização

A nebulização é a distribuição de gotas de água para as vias respiratórias posteriores para aumentar a hidratação do sistema mucociliar.[6] Ela tem pouco efeito no paciente desidratado e é comumente realizada com nebulizador ultrassônico, que produz gotas minúsculas de água que atingem os bronquíolos e os alvéolos.[10]

A nebulização de salina, 10 a 15 mℓ, administrada acima de 15 a 20 minutos, 2 a 3 vezes/dia, parece fornecer alívio ao paciente com pneumonia bacteriana e pode facilitar o *clearance* das secreções acumuladas nas vias respiratórias posteriores. Os antibióticos podem ser administrados por nebulização. Os fármacos utilizados são pouco absorvidos pela mucosa respiratória e, geralmente, não são recomendados para uso sistêmico, devido ao seu risco de toxicidade. Como exemplos temos a gentamicina (50 mg em 5 mℓ de solução salina, 2 vezes/dia), a canamicina (250 mg em 5 mℓ de solução salina, nebulizada 2 vezes/dia) e a polimixina B (333.000 unidades em 5 mℓ de solução salina, 2 vezes/dia). O pré-tratamento com albuterol inalado pode reduzir a irritação e, consequentemente, a constrição brônquica.[10]

Fisioterapia pulmonar

A tapotagem torácica é uma forma de fisioterapia destinada a estimular o reflexo da tosse. Uma técnica realizada eficazmente consegue mobilizar as secreções das vias respiratórias.[6]

O posicionamento das mãos (discretamente encurvadas) é importante, de modo que exista um espaço de ar entre elas e a parede torácica do animal. Movimentos firmes sobre a parede torácica devem ser realizados, de tal modo que deverão produzir um som semelhante ao galope de cavalo. Pode-se utilizar uma única mão de cada lado para os animais de pequeno porte e gatos ou ambas do mesmo lado do tórax para cães de médio e grande porte. Pode ser feito um hemitórax de cada vez ou alternando os lados no mesmo procedimento. No momento em que o animal começa a tossir há a mobilização das secreções (Figura 154.5).

Os pacientes em decúbito devem ser alternados de posição (decúbito lateral direito, decúbito esternal e decúbito lateral esquerdo), a cada 1 a 2 horas, e sustentados de maneira correta várias vezes ao dia. Esse tipo de procedimento é recomendado para evitar a atelectasia, que pode exacerbar a insuficiência respiratória.[6]

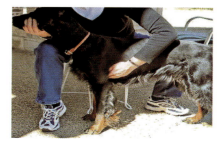

Figura 154.5 Fisioterapia pulmonar (tapotagem).

Outros tratamentos

Expectorantes

Os expectorantes, como o iodeto de potássio, aumentam a fluidez das secreções respiratórias por diversos mecanismos e são frequentemente utilizados como adjuvantes no tratamento da tosse.[13] O uso de expectorantes apresenta valor questionável para cães e gatos.

Glicocorticoides, supressores da tosse e diuréticos são contraindicados em pacientes com pneumonia bacteriana.[14]

Falha da terapia

O clínico deve ficar atento à resposta do paciente à terapia, especialmente naqueles em que a terapia empírica foi utilizada. A deterioração do animal em tratamento, que pode ocorrer dentro de 24 horas, é capaz de culminar na morte do paciente, caso este não seja manejado adequada e prontamente.[7] Determinado grupo de animais pode não responder à terapia instituída, e os que apresentam maior fator de risco são os pacientes pediátricos, geriátricos e aqueles com imunossupressão concomitante, mas há também uma pequena parcela de animais que pareciam estar em boa condição.[6] É importante considerar que as alterações primárias (neoplasia pulmonar, regurgitação recorrente com aspiração, discinesia ciliar, paralisia de laringe e infecção com microrganismos atípicos) podem ser a razão da falha na terapia. Outro motivo seria a escolha de um antibiótico ineficaz. Deve-se considerar, ainda, a presença de patógenos virais e fúngicos associados, a consolidação de lobos pulmonares, os abscessos pulmonares, o diagnóstico incorreto e o desenvolvimento de sepse.[6]

A ultrassonografia torácica pode ser útil para identificar o foco da infecção, como lobo consolidado ou abscessos. A lobectomia pulmonar pode ser uma opção de terapia para cães e gatos nos casos refratários, devido à presença de consolidação pulmonar e pneumonias crônicas.[6]

A broncopneumonia grave pode desencadear síndrome do desconforto respiratório agudo (SDRA) ou choque séptico em cães e gatos.

Os pacientes que não respondem à terapia inicial instituída e que não apresentam um distúrbio primário devem receber terapia antimicrobiana agressiva, preferencialmente administrada por via parenteral até que o organismo determinante da infecção seja identificado.[7]

Abscessos pulmonares

Os abscessos pulmonares podem originar-se de broncopneumonia grave, corpos estranhos, trauma, infecções parasitárias ou neoplasias. As lesões cavitárias e nodulares podem ser visíveis no exame radiográfico e, na imagem ultrassonográfica, observam-se estruturas preenchidas por líquido. O tratamento para abscesso pulmonar é a intervenção cirúrgica, pois existe risco de ruptura e consequente desenvolvimento de piotórax (Figura 154.6).[6]

Prognóstico

O prognóstico é bom nos casos em que o paciente com pneumonia bacteriana responde adequadamente à terapia apropriada. É mais reservado nos animais cujo problema principal predisponha à recidiva das infecções.[14] Pode ser considerado reservado a mau nos pacientes debilitados e imunossuprimidos.

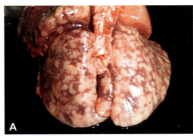
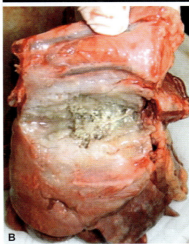

Figura 154.6 A. Pulmão com diversos pontos esbranquiçados por toda a superfície pulmonar. **B.** Ao corte do tecido pulmonar, presença de material caseoso em cão com abscesso pulmonar. (Fonte: Faculdade de Medicina Veterinária e Zootecnia da Universidade de São Paulo.)

REFERÊNCIAS BIBLIOGRÁFICAS

1. Macdonald ES, Norris CR, Berghaus RB, Griffey SM. Clinicopathologic and radiographic features and etiologic agents in cats with histologically confirmed infectious pneumonia: 39 cases (1991-200). J Am Vet Med Assoc. 2003;223(8):1142-50.
2. Lee JA, Drobatz KJ. Respiratory distress and cyanosis in dogs. In: King LG. Textbook of respiratory disease in dogs and cats. St. Louis: Elsevier; 2004. p. 1-12.
3. Rozanski E, Chan DL. Approach to the patient with respiratory distress. Vet Clin Small Anim Pract. 2005;35:307-17.
4. Harpster NK. Physical examination of respiratory tract. In: King LG. Textbook of respiratory disease in dogs and cats. St. Louis: Elsevier; 2004. p. 67-72.
5. Reinero CR, Cohn LA. Intersticial lung diseases. Vet Clin Small Anim Pract. 2007;37:845-60.
6. Brady AC. Bacterial pneumonia in dogs and cats. In: Bonagura JD, Twedt DC. Kirk's current veterinary therapy XIV. St. Louis: Elsevier; 2009. p. 412-21.
7. Ford RB. Bacterial pneumonia. In: Bonagura JD, Twedt DC. Kirk's current veterinary therapy XIV. St. Louis: Elsevier; 2009. p. 658-62.
8. Padrid PA, Feldman BF, Funk K, Samitz EM, Reil D, Cross CE. Cytologic, microbiologic, and biochemical analysis of lavage bronchoalveolar fluid obtained from 24 healthy cats. Am J Vet Res. 1991;52(8):1300-7.
9. Peeters DE, McKiernan BC, Weisiger RM, Schaeffer DJ, Clercx C. Quantitative bacterial cultures and cytological examination of bronchoalveolar lavage specimens in dogs. J Vet Intern Med. 2000;14(5):542-5.
10. Tseng LW, Drobatz KJ. Oxygen supplementation and humidification. In: King LG. Textbook of respiratory disease in dogs and cats. St. Louis: Elsevier; 2004. p. 205-13.
11. Hughes D. Fluid therapy in animals with lung disease. In: King LG. Textbook of respiratory disease in dogs and cats. St. Louis: Elsevier; 2004. p. 262-7.
12. Rozanski EA, Bach JF, Shaw SP. Advances in respiratory therapy. Vet Clin Small Anim Pract. 2007;37:963-74.
13. Boothe DM. Drugs affecting the respiratory system. In: King LG. Textbook of respiratory disease in dogs and cats. St. Louis: Elsevier; 2004. p. 229-52.
14. Nelson RW, Couto CG. Disorders of the pulmonary parenchyma and vasculature. In: Nelson RW, Couto CG. Small animal internal medicine. 4. ed. St. Louis: Elsevier; 2009. p. 302-22.

155
Pneumonia Viral

Denise Maria Nunes Simões • Ricardo Duarte Silva

DEFINIÇÃO

A pneumonia viral é definida como a inflamação de epitélio alveolar, interstício pulmonar e endotélio capilar pulmonar, resultado de uma infecção viral primária. Os processos inflamatórios na pneumonia viral também envolvem as vias respiratórias terminais, o que determina um quadro de bronquiolite.[1]

Muitas infecções virais de cães e gatos comumente causam doenças do trato respiratório anterior (p. ex., laringotraqueítes, complexo respiratório felino, "tosse dos canis"). As doenças de parênquima e vias respiratórias posteriores causadas por agentes virais são raras, mas podem ocorrer em pacientes imunocomprometidos.

Diferentemente das infecções respiratórias bacterianas, a doença respiratória viral é causada predominantemente por patógenos primários e, por conseguinte, costumam ser contagiosas.[2]

ETIOLOGIA

Os agentes virais que desencadeiam o quadro de pneumonia variam entre as espécies e sua localização geográfica, mas, como no homem, podem variar conforme a idade e o estado imunológico do paciente.

O acesso do agente infeccioso ao hospedeiro é feito por meio da rota inalada e orofaríngea. O parênquima pulmonar pode ser afetado pela invasão direta do epitélio respiratório por meio das vias respiratórias ou secundariamente a um quadro de viremia. A transmissão transplacentária também tem sido descrita. No Quadro 155.1 estão representados os agentes infecciosos virais em cães e gatos.[1]

FISIOPATOLOGIA

A evidência epidemiológica sugere que a maioria das infecções virais de pulmão em animais é assintomática. A imunização efetiva promovida pela vacinação também minimiza a morbidade das infecções O vírus pode se replicar primariamente no trato respiratório sem a disseminação ou em locais

QUADRO 155.1	Agentes infecciosos virais em cães e gatos.[1]
Cão	**Gato**
Vírus da cinomose*	Herpesvírus*
Adenovírus tipo II*	Calicivírus*
Vírus da *parainfluenza**	Poxvírus*
Retrovírus	Vírus da imunodeficiência felina
Parvovírus	Vírus da leucemia felina
Herpes-vírus	Vírus da peritonite infecciosa felina
Coronavírus	Vírus da *influenza*
Vírus da *influenza*	

*Mais comuns.

extrapulmonares antes de se disseminar para o epitélio respiratório. Os pulmões apresentam os sistemas imunes, inato e adquirido, com a função de defesa e resposta contra a infecção viral. O mecanismo de *clearance* mucociliar retira as partículas virais que estão aprisionadas na camada fluida da superfície das vias respiratórias para fora do pulmão. As imunoglobulinas podem neutralizar os vírus pela prevenção da fixação e da penetração. A fixação do complemento pode causar a lise dos vírus envelopados maiores. Outro mecanismo de defesa são as interferonas, que podem inibir a replicação viral, promover a degradação do RNA mensageiro e inibir o início da síntese proteica. Os linfócitos também são essenciais para produzir a resposta antiviral máxima. Os macrófagos alveolares são as células fagocíticas incumbidas de manter os espaços alveolares livres de debris e microrganismos potencialmente prejudiciais, além de ser uma fonte importante de citocinas e quimiocinas. Quando as defesas antivirais são inadequadas, demoradas ou excessivamente ativadas, a pneumonia viral pode ocorrer. A lesão inicial causada pelo vírus no trato respiratório (brônquico, bronquiolar e de células alveolares) leva ao influxo de neutrófilos. A lesão direta e a posterior resposta inflamatória levam à descamação de células epiteliais e o lúmen dessas regiões fica preenchido por células descamadas, macrófagos, neutrófilos e mononucleares. O dano tecidual também promove a perda de fluido rico em proteína para o espaço de ar (broncopneumonia).[1,2]

As lesões na pneumonia viral são difusas, em comparação com a distribuição cranioventral das lesões da pneumonia bacteriana.

A gravidade e a duração da doença, frequentemente, dependem de uma quantidade do vírus distribuído no trato respiratório.

A pneumonia viral não complicada geralmente determina doença moderada e autolimitante, mas a infecção bacteriana secundária é uma complicação muito comum, o que resulta no aumento da morbidade e da mortalidade. Os agentes infecciosos bacterianos e virais agem sinergicamente no pulmão. Os patógenos virais podem prejudicar significativamente as defesas antibacterianas pulmonares.

EPIDEMIOLOGIA

A pneumonia viral é uma doença de animais jovens, provavelmente devido à exposição viral antes do processo de imunização e quando já ocorreu a queda dos anticorpos protetores maternais.

Os fatores ambientais e de manejo contribuem de modo preponderante nas doenças respiratórias virais, como, por exemplo, a superpopulação, os ambientes pouco ventilados e o estresse.

DIAGNÓSTICO

O diagnóstico das pneumonias virais é baseado no histórico clínico do paciente, nas manifestações clínicas, nos exames laboratoriais, nos testes sorológicos, no isolamento do agente e nos achados histopatológicos.

Diagnóstico diferencial

O diagnóstico diferencial para as pneumonias virais inclui condições que podem produzir lesão alveolar difusa ou pneumonia intersticial aguda. Essas condições estão listadas no Quadro 155.2.[1]

QUADRO 155.2 Diagnóstico diferencial dos infiltrados pulmonares multifocais/difusos agudos.[1]

Causas não infecciosas (cães e gatos)	Causas infecciosas
Toxinas inaladas, por exemplo, cigarro	Pneumonia bacteriana/por micoplasma/por micobacteriose/micótica/por protozoários
Toxinas ingeridas, por exemplo, *paraquat* (herbicida)	
Reação adversa aos fármacos	Pneumonia viral (cão):
Pneumonite	• Vírus da cinomose
Toxinas metabólicas/endógenas	• Adenovírus canino tipo II
Edema pulmonar cardiogênico: ICCE	• Vírus da *parainfluenza* tipo II
Edema pulmonar não cardiogênico:	Pneumonia viral (gatos):
• SARA	• Herpes-vírus felino
• Edema pulmonar neurogênico	• Calicivírus
• Obstrução de vias respiratórias anteriores	• Poxvírus
Doença autoimune (lúpus eritematoso)	

ICCE: insuficiência cardíaca congestiva esquerda; SARA: síndrome da angústia respiratória aguda.

PNEUMONIA VIRAL EM CÃES

Cinomose

O vírus da cinomose é o agente mais comumente associado à pneumonia viral debilitante e crônica em cães. A exposição ocorre via aerossol e perdigotos. O vírus replica-se no tecido linfoide (tonsilas e linfonodos bronquiais). Após a replicação viral ocorre a viremia e a distribuição do agente pelos tecidos linfoides periféricos. O vírus, que é epiteliotrófico, invade uma ampla variedade de tecidos e tipos celulares. A infecção bacteriana secundária é muito comum após a infecção pelo vírus da cinomose.

Histórico e manifestações clínicas

Na anamnese evidencia-se imunização desatualizada, acesso à rua, contato com outro animal com sintomas respiratórios, gastrintestinais ou neurológicos. Os sintomas incluem alterações respiratórias (tosse, corrimento nasal e/ou ocular, dispneia), alterações gastrintestinais (vômito e diarreia), emagrecimento, desidratação, alterações neurológicas (mioclonias, convulsões, perda de visão) e alterações cutâneas (impetigo, piodermite, hiperqueratose de coxim e focinho).

Testes diagnósticos

O diagnóstico da doença é baseado no histórico e nas manifestações clínicas. No leucograma, a linfopenia pode aparecer dependendo da cepa viral e do tempo de decurso da infecção. A radiografia torácica pode mostrar inicialmente um padrão intersticial difuso, que progride para padrões alveolar e brônquico difusos, caso a broncopneumonia secundária bacteriana se desenvolva.[1]

O diagnóstico definitivo pode ser feito por imuno-histoquímica, isolamento do vírus, ou reação em cadeia da polimerase (PCR).

Tratamento

A terapia de suporte e sintomática é indicada para o controle da doença (ver o item *Tratamento* do Capítulo 154, *Pneumonia Bacteriana*).

Prognóstico

O prognóstico para cinomose é reservado a mau e a pneumonia frequentemente ocorre nos casos mais graves.

Adenovírus canino tipo 2

Outro viral agente que pode causar alterações respiratórias em cães. O CAV-2 é o agente causal da hepatite infecciosa canina, considerada uma doença comum e altamente contagiosa. Nos casos mais graves, bronquiolite e pneumonia intersticial podem ocorrer. A coexistência com o vírus da cinomose tem sido relatada.[1] A infecção por CAV-2 é adquirida pela inalação de gotas aerossolisadas. O vírus prolifera dentro do trato respiratório sem a disseminação para locais extrapulmonares e é eliminado nas secreções respiratórias, podendo persistir dentro do pulmão por até 1 mês sem sintomatologia.

Histórico e manifestações clínicas

Os animais que desenvolvem pneumonia por adenovírus geralmente apresentam histórico de exposição a outros cães no canil ou em aglomerações de animais dentro de um período de 1 mês. Os sintomas incluem febre discreta, secreção oculonasal, tosse e perda de peso.

Testes diagnósticos

O diagnóstico da pneumonia por adenovírus é baseado no histórico e nos sintomas. A radiografia torácica revela padrão broncointersticial e, se a pneumonia bacteriana se desenvolver, aparece um infiltrado alveolar cranioventral. Os esfregaços nasal e ocular e a citologia de tonsilas podem fornecer diagnóstico viral específico. Os corpúsculos de inclusão do CAV-2 são basofílicos e localizados no núcleo. O diagnóstico definitivo pode ser realizado por isolamento do vírus e metodologias de anticorpo marcado. Os testes de hemaglutinação, de fixação de complemento e observação do efeito citopatogênico (ECP) em cultura celular canina podem indicar a presença de partículas virais patogênicas, mas a identificação específica é feita pelo teste de neutralização viral (NV). Como o vírus persiste no trato respiratório por várias semanas após a recuperação, sua identificação pode indicar a recomendação de um período maior de isolamento do animal dos demais.[1]

Tratamento

O tratamento médico para pneumonia causada por adenovírus é de suporte. Geralmente, os cães com pneumonia frequentemente apresentam poucos sintomas sistêmicos quando comparados aos cães com cinomose. Os casos mais graves são aqueles com infecção conjunta pelo vírus da cinomose e pneumonia bacteriana secundária. O uso de ribavirina para esses animais não apresenta resultados consistentes.

Prognóstico

O prognóstico para cães com doenças respiratórias causadas por adenovírus é favorável.

Vírus da parainfluenza canina

A *parainfluenza* canina está entre uma das causas de tosse virais em canis. A transmissão do vírus ocorre por inalação de gotas aerossolisadas. O vírus replica-se no trato respiratório e é disseminado na secreção respiratória, causando infecção local.

Histórico e manifestações clínicas

É geralmente diagnosticada em animais jovens e naqueles com histórico recente de exposição a locais de aglomeração de animais (canis, feiras e competições). Os sintomas são característicos de rinite e traqueobronquite, com conjuntivite e broncopneumonia, sendo esta última manifestação encontrada mais raramente.

Testes diagnósticos

As radiografias torácicas revelam um padrão broncointersticial. O agente causa infecção localizada do trato respiratório e da conjuntiva. A citologia do lavado broncoalveolar (LBA) e do transtraqueal demonstra infiltrado de células misto (neutrófilos e linfócitos). Os corpúsculos de inclusão são citoplasmáticos. O isolamento do vírus pode ser realizado por inoculação de ovos de galinhas embrionários. Como o vírus apresenta uma proteína hemaglutinina, o teste de inibição da hemaglutinação pode ser utilizado para a identificação do vírus.[1]

Tratamento

A terapia nos animais doentes é semelhante à dos animais infectados por adenovírus.

Prognóstico

O prognóstico para a doença causada pelo vírus da *parainfluenza* é excelente, se não for complicado pela presença de outros agentes virais ou acompanhado de pneumonia bacteriana secundária.

PNEUMONIA VIRAL EM GATOS

Os agentes infecciosos primários do trato respiratório anterior dos felinos (TRAF) (herpes-vírus tipo 1 [HVF-1], calicivírus e *Chlamydophila felis* [previamente chamada "*Chlamydia psittaci*"]) agem sozinhos ou em combinação.[1,3]

Herpes-vírus felino tipo 1

O HVF-1 está associado à rinotraqueíte, sendo as manifestações oculares as mais graves da doença. A exposição ao vírus é feita pela rota oronasal ou conjuntival, e a transmissão ocorre por via direta (gato a gato). Após a inoculação primária, ocorre a rápida replicação do vírus dentro das células epiteliais, que induz citólise. Raramente ocorre a disseminação do vírus, mas a extensão e a gravidade da doença podem ser agravadas por infecção concorrente com o vírus da leucemia felina (FeLV) ou da imunodeficiência felina (FIV). O período de incubação varia de 2 a 10 dias.[1,3]

Histórico e manifestações clínicas

A doença pode se manifestar em animais suscetíveis recentemente expostos ou ocorre recrudescimento da infecção em gatos portadores submetidos a uma condição de estresse ou de imunossupressão.

O curso da doença é autolimitante acima de um período de 1 a 3 semanas. As manifestações clínicas típicas da doença são ceratoconjuntivite e doença de vias respiratórias anteriores. Os gatos apresentam febre, letargia, espirro, corrimento oculonasal e, ocasionalmente, hipersalivação. Nas fêmeas gestantes que adquirem a infecção, pode haver abortamento. A pneumonia pode se desenvolver nos pacientes mais jovens e causar tosse. Nos animais jovens pode ocorrer dano do epitélio do trato respiratório e osteólise dos ossos turbinados nasais, o que irá determinar um quadro de rinite e sinusite bacteriana recorrente.

Testes diagnósticos

O diagnóstico é baseado no histórico e nas manifestações clínicas. Os exames laboratoriais de rotina (hemograma, perfil bioquímico e urina) não apresentam alterações significativas e específicas. As radiografias torácicas podem mostrar padrão broncointersticial. O isolamento do vírus pode ser obtido do esfregaço da região orofaríngea, nasal ou conjuntival. Outros testes sorológicos, tais como ELISA e soroneutralização, podem ser realizados.[1,3]

Tratamento

Os quadros de gatos com pneumonia causada por HVF-1 são considerados graves e a mortalidade está associada a desidratação, má nutrição e infecção bacteriana secundária. O suporte nutricional, a fluidoterapia e o uso de antibióticos de amplo espectro são pontos importantes na terapia do paciente.

A escolha do antibiótico é baseada na sua atividade contra a *Chlamydophila*, o *Mycoplasma* e a *Bordetella* spp. As tetraciclinas são a primeira escolha de tratamento. Em gatinhos, a hipoglicemia pode estar presente e deve ser monitorada, sendo que a reposição de glicose deve ser realizada juntamente com a fluidoterapia.

Prognóstico

O prognóstico dos gatos infectados por HVF-1 é variável. Os gatinhos que adquirem a infecção pelo vírus e desenvolvem a síndrome do definhamento dos filhotes é reservado. Os gatos que desenvolvem manifestações clínicas de vias respiratórias anteriores têm baixa mortalidade e alta morbidade. O processo da doença pode se tornar crônico, principalmente em locais de superpopulação. Quando o quadro progride para pneumonia, o prognóstico é desfavorável.[1]

Calicivírus felino

O calicivírus felino (CVF, *feline calicivirus*) é uma causa comum de doença do trato respiratório anterior, mas, em casos graves, pode resultar em pneumonia. O contato do gato com o vírus é feito por via direta com outros animais e menos comumente por inalação de aerossóis. Existe somente um sorotipo e múltiplos subtipos. Algumas cepas apresentam maior tropismo pelos pneumócitos do que outras. A coinfecção entre vírus da imunodeficiência felina (FIV) e CVF aumenta a gravidade da doença.[1,3]

Histórico e manifestações clínicas

O histórico e as manifestações são geralmente semelhantes aos do HVF-1. Acomete mais comumente os filhotes e está associado à aglomeração de muitos animais. Os gatinhos, introduzidos em um ambiente contaminado, iniciam o quadro de manifestações clínicas relacionadas com as vias respiratórias anteriores dentro de dias a semanas do contato. O principal sintoma é a perda de apetite em decorrência de formações de úlceras na cavidade oral, que são extremamente dolorosas (Figura 155.1).

Espirros, febre discreta, secreções ocular e nasal, rinite e conjuntivite também são característicos dessa doença. Nos casos de pneumonia, os gatos podem apresentar tosse e dispneia. O CVF não causa queratite, assim como o HVF-1 raramente desenvolve úlceras na cavidade oral.[1]

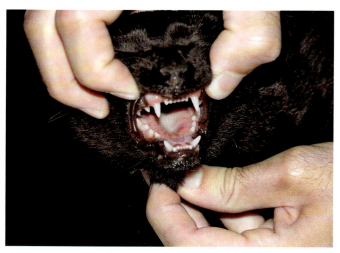

Figura 155.1 Lesão ulcerativa em borda de língua de gato (CVF). (Fonte: Ricardo Duarte – arquivo pessoal.)

Testes diagnósticos

O diagnóstico de CVF é difícil sem os testes específicos, porque os sintomas são semelhantes aos de outras doenças respiratórias de gatos, especialmente a rinotraqueíte felina viral. A constatação de estomatite pode sugerir CVF. Testes específicos incluem cultura de vírus, reação em cadeia da polimerase e imuno-histoquímica.

Tratamento

Não existe tratamento específico para CVF. Podem-se usar antibióticos para as infecções bacterianas secundárias e imunomoduladores. Cuidados de enfermagem e de reidratação são usados para gatos desidratados e anoréxicos. Muitas vezes, a estomatite é de difícil tratamento. Antibióticos, corticosteroides e exodontias têm sido utilizados com sucesso variável.[2]

Vírus da influenza

Até recentemente, os gatos eram considerados imunes ao vírus da gripe. Agora, a infecção natural de gatos com gripe aviária tem sido reconhecida na Ásia e na Europa, sendo que os primeiros relatos vieram da Tailândia, onde a gripe aviária H5N1 infectou tigres e leopardos alojados em um zoológico, os quais se infectaram após ingerirem aves contaminadas.[2]

Histórico e manifestações clínicas

A maioria dos animais permanece bem quando expostos a baixas cargas virais. Porém, quando a exposição é grande, sintomas inespecíficos, como febre, depressão, conjuntivite e secreção nasal, costumam estar presentes. Também pode haver o desenvolvimento de pneumonia grave, com hemorragia e necrose multifocais, além de encefalite supurativa, com convulsões e ataxia.

Diagnóstico e tratamento

Embora existam causas mais prováveis de afecções respiratórias nos gatos (herpes-vírus, calicivírus, pneumonia bacteriana), deve-se estar atento à possibilidade de infecção por gripe felina. Infecções documentadas em aves na região, febre alta e acesso ao ar livre tornam a situação possível. O diagnóstico pode ser por isolamento viral, a partir de amostras de orofaringe ou retal, espécimes de necropsia ou PCR com transcriptase reversa (RT-PCR). Diagnóstico sorológico, imuno-histoquímica e hemaglutinação podem ser utilizados. O tratamento seria em grande parte de suporte, embora a instituição de tratamento em gato com infecção confirmada seja questionável, considerando o potencial zoonótico da doença.[2]

REFERÊNCIAS BIBLIOGRÁFICAS

1. Mellema MS. Viral pneumonia. In: King LG. Textbook of respiratory disease in dogs and cats. St. Louis: Elsevier; 2004. p. 431-45.
2. Cohn LA. Pulmonary parenchymal disease. In: Ettinger SJ, Feldman EC. Textbook of veterinary internal medicine. St. Louis: Elsevier; 2010. p. 1097-119.
3. Greene CE. Infectious diseases of the dog and cat. 3. ed. Philadelphia: Saunders; 2006.

156
Pneumonias Parasitárias

Denise Maria Nunes Simões • Ricardo Duarte Silva • Melissa Sanches Sansoni

INTRODUÇÃO

Vários parasitas podem causar doença pulmonar. As infecções ocorrem como resultado da ingestão da forma infectante, geralmente com o hospedeiro intermediário, que subsequentemente migra para os pulmões. Uma resposta inflamatória geralmente ocorre com os pulmões, causando sintomas em alguns animais infectados, mas não em todos. O diagnóstico definitivo é feito por meio da identificação de ovos ou larvas ou da amostra do trato respiratório ou fezes. O prognóstico, na maioria dos casos, é bom.

Certos parasitas intestinais, especialmente o *Toxocara canis*, também podem causar pneumonias transitórias em animais jovens. Além disso, infecções com *Dirofilaria immitis,* que vive primariamente no coração ou na artéria pulmonar, podem resultar em doença pulmonar grave mediante inflamação e trombose. O *Toxocara canis* migra pelos pulmões dos cães após a infecção. Neste estágio, em geral, não são observados sinais e sintomas, mas, em infecções maciças, os sinais pulmonares podem resultar da lesão provocada por larvas em migração e da reação inflamatória contra estas larvas. Tosse e dispneia geralmente são observadas em filhotes de cães com idade inferior a 6 semanas. O exame fecal pode revelar ovos característicos, mas as larvas iniciam a migração antes da excreção dos ovos. A eosinofilia periférica pode estar presente. Outros parasitas intestinais que migram pelos pulmões como parte de seu ciclo evolutivo incluem *Ancylostoma caninum* e *Strongyloides stercoralis*. Sinais transitórios, como tosse, podem ser observados. Nenhum tratamento específico é recomendado para o envolvimento pulmonar.

Por outro lado, muitas parasitoses relevantes em cães e gatos têm os pulmões e as vias respiratórias como destino final. As pneumonias parasitárias podem ser confundidas com broncopneumonia eosinofílica, abscessos pulmonares e neoplasias[1] (ver Quadro 156.1).

CAPILLARIA AEROPHILA

Capillaria aerophila, também conhecido como *Eucoleus aerophila*, é um pequeno nematoide que habita traqueia e brônquios de cães e gatos. Os sintomas se desenvolvem em poucos animais infectados, e a doença é comumente identificada pela descoberta dos ovos durante o exame fecal. Em raros casos ocorre desenvolvimento de sinais de bronquite alérgica. As radiografias torácicas são geralmente normais, apesar de poder ser visto um padrão brônquico. O fluido do lavado traqueal pode mostrar inflamação eosinofílica. O diagnóstico é feito pelos ovos no líquido do lavado traqueal ou exame de amostras fecais.

O tratamento de escolha é fembendazol (50 mg/kg por via oral [VO], a cada 24 horas, durante 14 dias). Levamisol (8 mg/kg, VO, por 10 a 20 dias) também tem sido usado com sucesso em cães. Ivermectina tem sido sugerida para tratamento, mas uma dose eficaz não foi estabelecida. O prognóstico é excelente.

PARAGONIMUS KELLICOTTI

Paragonimus kellicotti é um pequeno trematódeo. Caramujos e camarão-de-água-doce são hospedeiros intermediários necessários; portanto, a doença limita-se aos animais residentes na região dos grandes lagos, no meio-oeste e no sul dos EUA. Os parasitas adultos vivem em cistos dentro do parênquima pulmonar, com conexão a uma via respiratória para permitir a passagem dos ovos. Uma reação granulomatosa local pode ocorrer ao redor dos parasitas adultos, resultando em lesão pulmonar.

A infecção é mais comum em gatos do que em cães. Alguns animais não apresentam sintomas iniciais. Quando os sintomas estão presentes, eles podem ser os mesmos daqueles vistos em animais com bronquite alérgica, como tosse e sibilos. Alternativamente, sinais de pneumotórax espontâneo podem ser decorrentes da ruptura de cistos.

A anormalidade radiográfica é representada por lesão sólida ou massa cavitária, mais comumente observada no

QUADRO 156.1	Principais parasitoses pulmonares de cães e gatos.				
Parasita	**Espécies acometidas**	**Sinais e sintomas**	**Achados radiográficos**	**Diagnóstico**	**Tratamento**
Capillaria aerophila	Cães e gatos	Bronquite alérgica (raro)	Normais ou padrão brônquico	Ovos no líquido do lavado traqueal, exame fecal	Fembendazol (50 mg/kg, VO, 1 vez/dia, por 14 dias); levamisol (8 mg/kg, VO, 1 vez/dia, por 10 a 20 dias)
Paragonimus kellicotti	Mais comum em gatos	Tosse, dispneia, bronquite, pneumotórax	Lesão sólida/massa cavitária pulmonar Padrão brônquico intersticial (reticular ou nodular) ou alveolar	Ovos na amostra fecal, líquido do lavado traqueal	Fembendazol, 25 a 50 mg/kg, 2 vezes/dia, por 10 a 14 dias; praziquantel, 25 mg/kg, 3 vezes/dia, por 3 dias
Aelurostrongylus abstrusus	Gatos	Bronquite	Bronquites, padrão miliar difuso ou intersticial nodular	Identificação da larva na amostra fecal pela técnica de Baermann, amostra do lavado traqueal	Fembendazol, 25 a 50 mg/kg, 1 vez/dia, por 10 a 14 dias; Glicocorticoides e broncodilatadores (em casos sintomáticos)
Filaroides hirthi	Cães	Pneumonia intersticial subclínica, tosse, dispneia (ocasional)	Padrão intersticial miliar, difuso ou nódulos focais	Larva ou ovos larvados na amostra de lavado traqueal ou nas fezes pelo método de flotação em sulfato de zinco	Fembendazol, 25 a 50 mg/kg, 1 vez/dia, por 14 a 21 dias; ivermectina, 400 μg/kg, VO ou SC, a cada 2 semanas, totalizando 3 doses
Crenosoma vulpis	Cães	Traqueobronquite, broncopneumonia, espirros e secreção nasal	Padrão broncointersticial	Larvas no líquido de lavado traqueal ou em amostras fecais pela técnica de Baermann	Dietilcarbamazina, 80 mg/kg, VO, 2 vezes/dia, por 3 dias; levamisol, 8 mg/kg, VO, em dose única; Fembendazol, 50 mg/kg, VO, 1 vez/dia, por 3 dias

SC: subcutânea; VO: via oral.

lobo caudal direito. Outra anormalidade vista pode ser um padrão brônquico, intersticial (reticular ou nodular) ou alveolar, dependendo da gravidade da resposta inflamatória.

O diagnóstico definitivo é feito por meio da identificação dos ovos na amostra fecal ou no líquido do lavado traqueal. Múltiplas amostras fecais devem ser examinadas na suspeita da doença, já que os ovos nem sempre estão presentes. Em alguns casos, o diagnóstico presuntivo é necessário.

O fembendazol é o fármaco usado para tratamento, na dose de 25 a 50 mg/kg, a cada 12 horas, por 10 a 14 dias, assim como o praziquantel, na dose de 25 mg/kg, a cada 8 horas, por 3 dias. A toracocentese deve ser usada para estabilizar animais com pneumotórax. Se o ar continua a se acumular no espaço pleural, pode ser necessário colocar dreno torácico para realização de sucção até que o vazamento possa ser fechado. Raramente, a intervenção cirúrgica é necessária.

A resposta ao tratamento é monitorada pela radiografia torácica e pelo exame coproparasitológico periódico. O tratamento pode ser repetido em alguns casos. O prognóstico é excelente.

AELUROSTRONGYLUS ABSTRUSUS

O *Aelurostrongylus abstrusus* é um pequeno verme que infecta as vias respiratórias menores e o parênquima pulmonar nos felinos. Caramujos ou lesmas são os hospedeiros intermediários. Muitos gatos com infecção não apresentam sintomas, e aqueles que manifestam costumam ser jovens. Os sintomas geralmente são de bronquite felina. As anormalidades vistas na radiografia incluem bronquites, apesar de um padrão miliar difuso ou intersticial nodular estar presente em alguns gatos. O exame do líquido do lavado traqueal pode revelar inflamação eosinofílica.

O diagnóstico definitivo é feito mediante identificação da larva, que pode estar presente na amostra fecal, usando a técnica de Baermann, ou na amostra obtida pelo lavado traqueal. Múltiplas amostras fecais devem ser examinadas em casos suspeitos, já que a larva nem sempre está presente.

O tratamento recomendado é o fembendazol, na dose de 25 a 50 mg/kg, a cada 24 horas, por 10 a 14 dias. A resposta ao tratamento é monitorada pela radiografia torácica e pelo exame fecal periódico. O tratamento pode ser repetido em alguns casos.

A terapia anti-inflamatória isolada com glicocorticoides geralmente resolve os sintomas. Entretanto, a eliminação da doença parasitária subjacente é o tratamento principal. Além disso, a terapia com glicocorticoides pode interferir na eficácia do fármaco antiparasitário. Broncodilatadores podem aliviar os sintomas sem interferir na ação dos fármacos antiparasitários. O prognóstico nos animais com a infecção é excelente.

FILAROIDES HIRTHI

Filaroides hirthi é um pequeno nematódeo que vive no parênquima pulmonar (bronquíolos e alvéolos) de cães, causando pneumonite intersticial difusa, podendo esta ser eosinofílica, mononuclear ou granulomatosa. As larvas são expectoradas, deglutidas e excretadas nas fezes. O desenvolvimento larval fora do cão não é necessário, e a autoinfecção por coprofagia pode aumentar a carga parasitária dentro do animal.

Os sintomas geralmente são de pneumonia intersticial subclínica, mas, ocasionalmente, os cães afetados apresentam sinais agudos ou crônicos de tosse ou dispneia. Fatalidades têm sido relatadas em infecções graves, especialmente em cães imunocomprometidos tratados com corticosteroides e de raças *toy*.

As radiografias torácicas podem revelar padrão intersticial miliar, difuso ou nódulos focais. O diagnóstico definitivo é baseado no achado da larva, dos ovos larvados na amostra de lavado traqueal

ou nas fezes. O método mais indicado é o de flotação em sulfato de zinco, sendo mais eficiente que o método de Baermann.

O tratamento pode ser feito com fembendazol, na dose de 50 mg/kg, a cada 24 horas, por 14 a 21 dias, ou ivermectina, 400 µg/kg, VO ou SC, repetida a cada 2 semanas, em um total de 3 doses.

CRENOSOMA VULPIS

O *Crenosoma vulpis* é um verme que habita a traqueia, os brônquios e os bronquíolos de cães. As larvas são expectoradas, deglutidas e excretadas nas fezes. Os moluscos atuam como hospedeiros intermediários. Os cães apresentam sinais de traqueobronquite, podendo ocorrer broncopneumonia, espirros e secreção nasal.

A radiografia torácica, em geral, revela um padrão broncointersticial, que pode ser indistinguível de outras causas de bronquite crônica. Achados hematológicos incluem eosinofilia, basofilia ou monocitose.

O diagnóstico é estabelecido mediante identificação das larvas no líquido do lavado traqueal ou em amostras fecais examinadas pela técnica de Baermann. As larvas têm caudas retas, ao contrário daquelas de *Filaroides* spp.

Os fármacos utilizados para o tratamento são dietilcarbamazina (80 mg/kg, a cada 12 horas, durante 3 dias), levamisol (8 mg/kg, VO, em dose única) e fembendazol (50 mg/kg, VO, a cada 24 horas, durante 3 dias).

PNEUMONIAS FÚNGICAS

As pneumonias fúngicas ou infecções micóticas podem ser pulmonares primárias ou secundárias (oportunistas). As infecções micóticas primárias são causadas por *Histoplasma capsulatum*, *Blastomyces dermatitidis*, *Coccidioides immitis*, *Cryptococcus neoformans* e *Aspergillus* sp. As infecções secundárias estão associadas à condição de imunossupressão.

As manifestações clínicas estão associadas à localização do agente fúngico no trato respiratório e, quando os agentes fúngicos encontram-se alojados no trato respiratório posterior, tosse, taquipneia, dispneia e intolerância ao exercício são frequentemente observadas. As alterações hematológicas não são específicas, mas, nos achados bioquímicos, os animais podem apresentar hipoalbuminemia, hipergamaglobulinemia e hipocalcemia. O padrão radiográfico depende do agente etiológico envolvido e da resposta imunológica do animal. Os exames de imagem radiográfica podem revelar um padrão misto, intersticial, alveolar ou bronquiolar. Consolidação pulmonar lobar, lesões cavitárias ou nodulares, linfadenopatia hilar, efusão pleural ou pleurite e pneumotórax são outros achados encontrados no animal com infecção micótica.

Os métodos diagnósticos das infecções fúngicas utilizados dependem do agente envolvido e compreendem sorologia (coccidioidomicose e criptococose), citologia de material obtido por lavado traqueal ou broncoalveolar (LBA), aspirado de agulha fina do parênquima pulmonar, líquido pleural coletado por toracocentese e histologia de material obtido por biopsia. Recomenda-se a utilização de colorações específicas para fungos, tais como ácido periódico de Schiff, Grocott – metinamina prata, Wright, mucicarmin de Mayer. O diagnóstico definitivo é obtido por meio de cultura fúngica.

Histoplasmose

O agente etiológico da histoplasmose é o *Histoplasma capsulatum*, um fungo dimórfico, presente no solo (micélio de vida livre) ou no tecido do hospedeiro. Ele é endêmico nos vales dos rios Mississippi, Missouri e Ohio. O animal adquire o fungo pela inalação do micélio infectante e esse agente será fagocitado pelos macrófagos alveolares, onde haverá a replicação intracelular. A infecção pode ficar limitada ao trato respiratório ou se disseminar por via hematógena ou linfática. O período de incubação da doença é de 12 a 16 dias. As características da doença se encontram resumidas no Quadro 156.2.

Blastomicose

É uma doença fúngica causada pelo *Blastomyces dermatidis*, um fungo dimórfico, saprófito de vida livre, encontrado geograficamente nas regiões próximas a rios da América do Norte. A infecção ocorre pela inalação de conidióforos aerossolizados, que são posteriormente depositados nos alvéolos e fagocitados por macrófagos alveolares. A blastomicoce determina uma inflamação piogranulomatosa intensa e o período de incubação varia de 5 a 12 semanas. As características da doença se encontram resumidas no Quadro 156.3.

Coccidioidomicose

A coccidioidomicose é causada pelo agente etiológico *Coccidioides immitis*, encontrado em regiões de Califórnia, Arizona, Utah, Novo México, Nevada e Texas. Os animais apresentam sinais de lesão do trato respiratório inferior, com progressão lenta.

As radiografias torácicas mostram padrão intersticial difuso, podendo ser observada linfadenopatia hilar em aproximadamente 70% dos casos, além de efusão ou espessamento pleural em 47% dos animais infectados. O diagnóstico definitivo ocorre por avaliação citológica e identificação do microrganismo do líquido do lavado traqueal ou por sorologia. Outras amostras podem sem coletadas, como biopsias pulmonares, líquido de lavados broncoalveolares e líquido pleural. As características da doença bem como o tratamento estão resumidos no Quadro 156.4.

Criptococose

O *Cryptococcus neoformans* geralmente infecta cavidade nasal, olhos, pele ou encéfalo dos gatos e sistema nervoso central ou olhos dos cães. É a infecção fúngica sistêmica mais comum em felinos. A via de transmissão é por inalação. Os sintomas dos tratos respiratórios anterior e posterior são comuns; no entanto, pode ocorrer um estado de portador inaparente. Na maioria dos casos, as radiografias torácicas estão normais e as alterações, como formações nodulares, são observadas em necropsia[3] (ver Quadro 156.5).

QUADRO 156.3	Características clínicas da blastomicose em cães e gatos.	
Características	**Canina**	**Felina**
Idade	Jovens, caça (rios)	Jovens (rara). Abissínio e Havana > risco
Sintomas	Tosse, angústia respiratória e intolerância ao exercício (inflamação piogranulomatosa)	Angústia respiratória, tosse
Localização	Restrita ao pulmão (88%), fagocitada pelo macrófago alveolar	Restrita ao pulmão
Radiografia torácica	Padrão intersticial, nodular miliar, multifocal, → linfonodo esternal, hilar, efusão pleural, pneumotórax	Nódulos pulmonares, padrão intersticial, efusão pleural
Diagnóstico	Sorologia, citologia, exame histológico	Sorologia, citologia, exame histológico, positivo para FeLV (10%)
Tratamento	Itraconazol, anfotericina B (lipídico)	Difícil avaliar

QUADRO 156.4	Características clínicas da coccidioidomicose em cães e gatos.	
Características	**Canina**	**Felina**
Idade	Machos jovens Boxer, Dobermann	Qualquer idade
Sintomas	Respiratórios (assintomáticos ou autolimitantes) Disseminação: imunidade celular inadequada	Respiratórios (25%) Dermatológicos (56%)
Localização	Trato respiratório, pele etc.	Pele, entre outros tecidos
Radiografia torácica	Padrão intersticial (nódulos) Padrão misto → linfonodo hilar	Linfonodo hilar, efusão pleural
Diagnóstico	Sorologia, citologia e exame histológico	Sorologia, citologia e exame histológico
Tratamento	Anfotericina B, cetoconazol e itraconazol (6 a 12 meses)	Cetoconazol, itraconazol e fluconazol (terapia prolongada)

QUADRO 156.5	Características clínicas da criptococose em cães e gatos.	
Características	**Canina**	**Felina**
Idade	Jovens (< 4 anos) Dobermann, Pastor-Alemão e Dogue Alemão	Qualquer idade, machos são mais predispostos
Sintomas	Tosse seca, pneumonia isolada (rara)	Positivo para FIV e FeLV: > risco
Radiografia torácica	Linfonodo hilar Pequenos múltiplos nódulos	Sem alterações
Diagnóstico	*Antemortem*: raro Cultura	Citologia, sorologia e cultura
Tratamento	Azóis Itraconazol, cetoconazol	Azóis e anfotericina B, cetoconazol, itraconazol

FIV: vírus da imunodeficiência dos felinos; FeLV: vírus da leucemia felina.

BIBLIOGRAFIA

Ettinger SJ, Feldman EC. Tratado de medicina interna veterinária. 5. ed. Rio de Janeiro: Guanabara Koogan; 2004. p. 1127-30.

Nelson RW, Couto CG. Medicina interna de pequenos animais. 3. ed. Rio de Janeiro: Elsevier; 2006. p. 292-3.

Nelson RW, Couto CG. Small animal internal medicine. 4. ed. St. Louis: Mosby Elsevier; 2009. p. 307.

Sherding RG. Respiratory parasites. In: Bonagura JD, Twedt DC. Kirk's current veterinary therapy XIV. St. Louis: Saunders Elsevier; 2009. p. 667-71.

QUADRO 156.2	Características clínicas da histoplasmose em cães e gatos.	
Características	**Canina**	**Felina**
Idade	Jovens	Qualquer idade, mais comum em fêmeas
Sintomas	Tosse, dispneia	Dispneia, taquipneia, tosse
Localização	Neutrófilos, monócitos e eosinófilos	
Radiografia torácica	Pneumonia intersticial, alveolar, brônquica Nódulos < 5 mm → linfonodos Consolidação pulmonar Efusão pleural	Infiltrado intersticial difuso ou miliar
Diagnóstico	Fixação de complemento, imunodifusão em ágar-gel, sorologia Definitivo: identificação do agente mononuclear (mais comum) e dos granulócitos Cultura, citologia e histologia	Sorologia, citologia e histologia 12,5% associado (FeLV)
Tratamento	Cetoconazol, itraconazol, anfotericina B (lipídico)	Cetoconazol, itraconazol, anfotericina B (lipídico)

FeLV: vírus da leucemia felina.

157
Cavidade Pleural | Manifestações Clínicas e Classificação dos Líquidos Pleurais

Denise Maria Nunes Simões • Khadine Kazue Kanayama

EFUSÃO PLEURAL

Definição

A efusão pleural é o acúmulo anormal de líquido dentro da cavidade torácica, mais especificamente no espaço pleural. É uma anormalidade comum na espécie felina e pode representar a manifestação sutil de uma doença grave ou uma emergência médica.[1]

As condições mais frequentemente encontradas em associação a acúmulo de líquido pleural nos gatos são quilotórax (idiopático ou secundário à drenagem linfática diminuída), piotórax (séptico), neoplasia intratorácica (principalmente, linfoma mediastinal), cardiomiopatia hipertrófica e peritonite infecciosa felina (PIF).[2] Em cães, as causas mais frequentes são piotórax, efusão pericárdica idiopática, presença de massas no mediastino cranial, quilotórax (principalmente idiopático) secundário a metástase pulmonar e cardiomiopatia dilatada.[3]

Anatomia e fisiologia do espaço pleural

A superfície de revestimento de pulmões, diafragma e mediastino é chamada "pleura visceral", ao passo que o revestimento interno da parede torácica é referido como pleura parietal (Figura 157.1). A superfície é fenestrada, ou seja, apresenta orifícios, tanto no cão quanto no gato. Isso significa que o ar e o líquido não viscoso que se desenvolvem unilateralmente podem distribuir-se igualmente para ambos os hemitórax. Os distúrbios inflamatórios, causados por inflamação ou neoplasias, geralmente produzem um líquido espesso e a pleura inflamada pode determinar que a superfície pleural fique efetivamente selada e o líquido pode somente acumular-se de um único lado.[4] Há uma pequena quantidade de líquido transudativo livre (cerca de 3 mℓ) dentro da cavidade pleural, que é formada e reabsorvida dentro do espaço pleural de maneira contínua e dinâmica. O líquido pleural tem como principal função a lubrificação da superfície pleural, para prevenir o atrito, mas também atua como meio de transporte.[4]

A dinâmica do líquido pleural é estimada ser 0,15 mℓ/kg/h. O líquido é produzido na pleura parietal e reabsorvido pelos linfáticos dessa mesma pleura. A velocidade de fluxo dos linfáticos da pleura pode aumentar em resposta a aumento na filtração do líquido pleural. Tal controle é muito eficiente, com aumento de 10 vezes mais na velocidade de filtração, o que resultaria somente em aumento de volume de líquido pleural de 15%. Quando a filtração excede o fluxo linfático pleural máximo, a efusão pleural

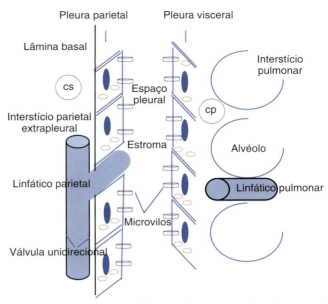

Figura 157.1 Esquema morfofuncional do espaço pleural. cp: capilar pulmonar; cs: capilar sistêmico.[5]

ocorre.[5,6] A formação da efusão cavitária é, portanto, dependente das forças da lei de Starling, da permeabilidade vascular e da drenagem linfática. A força hidrostática (pressão positiva), tal como aquelas geradas pelas pressões sanguíneas pulmonar e sistêmica (Figura 157.2), tende a forçar a saída do líquido do leito capilar. A pressão oncótica, determinada primariamente pela albumina intravascular, tende a manter o líquido dentro da vasculatura. A permeabilidade vascular afeta o movimento de células, proteínas e sangue total da árvore vascular. Geralmente, ela está aumentada em decorrência da inflamação e determina o tamanho das moléculas que podem deixar os vasos sanguíneos, bem como a velocidade de escape. E, por último, a drenagem linfática governa o escape das grandes moléculas.[4,7–9] Essas alterações podem ocorrer isoladamente ou em associação.

Fisiopatogenia

Existem cinco processos patológicos que são responsáveis pela formação das efusões: transudação, exsudação, hemorragia, linforragia e processos múltiplos. A *transudação* está relacionada com o aumento da pressão hidrostática ou a diminuição da pressão oncótica. O acúmulo de líquido pode ocorrer também quando a drenagem linfática encontrar-se prejudicada. Os transudatos são pobres em proteínas (< 2 g/dℓ), particularmente se a hipoproteinemia estiver presente e a hipoalbuminemia for marcante (albumina sérica < 1,5 g/dℓ), mas a transudação pode criar um transudato rico em proteína. Esse último tipicamente ocorre quando a pressão plasmática hidrostática aumenta nos pulmões devido à congestão venosa em decorrência da ICC.[9] A *exsudação* está associada à formação de um exsudato e ocorre devido ao aumento da permeabilidade vascular e à vasodilatação causada pelos mediadores inflamatórios. A exsudação de líquido rico em proteínas é acompanhada de migração de leucócitos (principalmente neutrófilos). Se a inflamação envolve os vasos sanguíneos (vasculite), esses vasos tornam-se muito permeáveis às proteínas plasmáticas. Os exsudatos podem ser decorrentes de causas infecciosas (bacterianas, fúngicas, virais e protozoários) ou não infecciosas (tecido necrótico, corpo estranho estéril, ou líquido corpóreo irritante, tal como a bile).[9] A *hemorragia* pode ocorrer devido ao dano vascular associado à

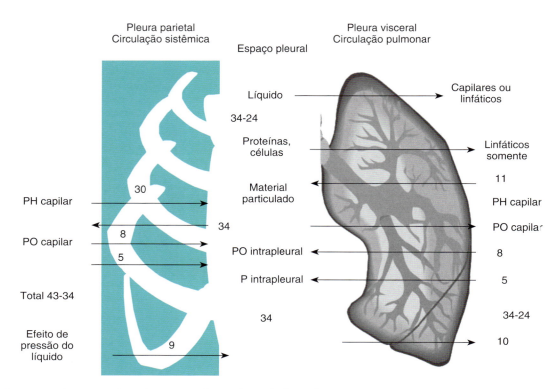

Figura 157.2 Representação esquemática das pressões (cmH$_2$O) envolvidas na formação do líquido pleural. PH: pressão hidrostática; PO: pressão oncótica; P: pressão.[7]

inflamação e, sendo ela a causa primária para a efusão, pode-se chamá-la de efusão hemorrágica. Ela, geralmente, corresponde a 20% do seu volume em sangue. Os vasos linfáticos tentam reabsorver a água, o soluto e os eritrócitos; portanto, o volume e a composição da efusão mudam com o tempo.[9] A *linforragia* é o termo usado para o escape de linfa dos vasos sanguíneos e pode ser decorrente de causa traumática ou não traumática. A efusão linforrágica não traumática ocorre quando há estase de linfa, hipertensão linfática, alteração da função da válvula linfática devido aos vasos linfáticos dilatados e aumento da permeabilidade dos vasos linfáticos. A efusão pode ser classificada como quilosa ou com base na presença ou ausência de quilomícrons na efusão. A efusão quilosa é produzida quando a linfa rica em quilomícrons extravasa dos vasos linfáticos e entra na cavidade pleural para formar o quilotórax.[9] Os *processos múltiplos* são decorrentes da associação de mais de um processo patológico já citado, como, por exemplo, um processo neoplásico, que pode induzir hemorragia, necrose e inflamação tecidual associada à exsudação, e drenagem linfática prejudicada.[9]

Avaliação laboratorial

As efusões pleurais podem ser avaliadas laboratorialmente por meio de análises física, química e citológica do líquido pleural, além da estimativa da concentração de proteína total do líquido (refratometria ou método bioquímico), da mensuração do hematócrito e da concentração de eritrócitos.[8]

A análise física do líquido é feita utilizando-se alguns critérios, tais como, cor, transparência ou turbidez, odor, coágulos ou grumos e fibrina. As características físicas do líquido variam, dependendo da causa da efusão.[8]

A análise química do líquido não é feita rotineiramente, mas, em casos selecionados e na dependência da suspeita diagnóstica, ela pode ser solicitada. Pode ser feita a dosagem de triglicerídios e colesterol, de eletrólitos, de proteínas (proteína total e albumina) e, ocasionalmente, de outras substâncias.[9]

No exame citológico é feita a contagem diferencial de células nucleadas e a concentração total de células nucleadas (CTCN), que inclui a presença de células mesoteliais e outras células nucleadas.

As características físicas, a proteína total e a CTCN são utilizadas para classificar os líquidos como transudatos puros, transudatos modificados ou exsudatos.[10]

O hematócrito e a concentração de eritrócitos são parâmetros mensurados quando a coloração do líquido é rósea a avermelhada, o que indica a presença de eritrócitos. Quando a hemorragia é o fator que mais contribui para a formação da efusão, o hematócrito do líquido pode aproximar-se do hematócrito do sangue do animal. Com a cronicidade da efusão, ocorre diminuição do valor do hematócrito, pois os eritrócitos são absorvidos pelos vasos linfáticos e os gradientes de pressão oncótica alterados promovem o movimento do líquido do interstício para cavidade torácica.

Classificação do líquido

Transudatos puros

Os transudatos puros são líquidos claros, incolores, com baixa concentração de proteína (menor que 1,5 g/dℓ) e de células nucleadas (menor do que 1.500 cél./μℓ) e com densidade < 1,013.[8] Outros autores consideram o valor da concentração de proteína e a concentração de células nucleadas < 3 g/dℓ e < 500 cél./μℓ[11] e < 2,5 g/dℓ, 1.500 cél./μℓ, respectivamente, e com densidade < 1,017.[12] Os tipos celulares básicos são poucos neutrófilos não degenerados e células mononucleares grandes (macrófagos e células mesoteliais isoladas e em grumos). As efusões transudativas resultam mais comumente da estase venosa e menos frequentemente da hipoalbuminemia e da obstrução linfática.[11] Os transudatos são formados como resultado do aumento da pressão hidrostática, da diminuição da pressão oncótica ou da obstrução linfática.[13]

Transudatos modificados

A presença de líquido transudativo na cavidade torácica causa aumento de pressão, o que é irritante para as células mesoteliais do revestimento do espaço, as quais se proliferam e se desprendem para a efusão. Essas células mesoteliais desprendidas morrem e liberam substâncias quimiotáticas que atraem pequeno número de fagócitos na efusão para a remoção dos debris celulares. O resultado é um aumento moderado em ambos, proteína total (3 a 5 g/dℓ) e concentração de células nucleadas (< 5.000 cél./$\mu\ell$), sendo caracterizado como um transudato modificado. As características do líquido podem mudar o suficiente para que o líquido seja classificado como exsudato.[11] Os valores da concentração de proteína e da concentração de células nucleadas dos transudatos modificados podem variar, segundo autores, entre 2,5 a 7,5 g/dℓ e 1.000 a 7.000 cél./$\mu\ell$[8] e entre 2,5 a 5 g/dℓ e 500 a 10.000 cél./$\mu\ell$, respectivamente, e a densidade entre 1,017 a 1,025.[12]

Os transudatos modificados apresentam coloração variada (leitosa, vermelha, branca, marrom ou amarela), dependendo da causa. Os neutrófilos não degenerados, as células mononucleares grandes (macrófagos e células mesoteliais isoladas e em grumos) e os linfócitos pequenos são as células mais frequentes. As causas correlacionadas aos transudatos modificados são as doenças cardiovasculares, a neoplasia, a contaminação com sangue periférico e a perda de linfa com nível de proteína elevado.

Exsudatos

Os exsudatos apresentam coloração variada (âmbar, branca, vermelha), com aumento de turbidez, concentração de proteína elevada (3 a 7 g/dℓ) e número elevado de células nucleadas (> 7.000 cél./$\mu\ell$).[8] Segundo outros autores, os valores da concentração de proteína e da concentração de células nucleadas variam entre 3 e 7 g/dℓ e até 100.000 cél./$\mu\ell$[11] e > 3 g/dℓ e > 5.000 cél./$\mu\ell$, respectivamente, e densidade > 1,025.[12] A formação dos exsudatos ocorre devido à inflamação associada ao dano vascular (incluindo o linfático); desta maneira, tanto o hemotórax quanto o quilotórax são classificados como exsudatos, com base nas características físicas e na patogênese.

Os exsudatos podem ser divididos em inflamatórios e não inflamatórios. As efusões inflamatórias são classificadas de acordo com as características de inflamação, como aguda, subaguda ou crônica ativa e crônica. Nos quadros agudos, os neutrófilos (degenerados ou não) predominam e, nos quadros subagudos, há neutrófilos e macrófagos. Já na inflamação crônica, os macrófagos são as células predominantes. Por serem altamente irritativas para a cavidade, as efusões inflamatórias apresentam certo grau de hiperplasia das células mesoteliais reativas.[11]

Nos exsudatos sépticos, as contagens de células nucleadas são muito elevadas (p. ex., 50.000 a mais de 100.000 cél./$\mu\ell$), com o predomínio dos neutrófilos degenerados e tóxicos. As bactérias podem ser comumente observadas no interior de neutrófilos e macrófagos, bem como no meio extracelular.[13]

O aumento da formação de fibrina ocorre nos exsudatos inflamatórios crônicos, devido ao aumento da permeabilidade capilar e da descamação das células mesoteliais, bem como da deflagração de ambas as vias da cascata da coagulação. Além disso, a presença crônica do líquido pleural pode levar à diminuição da fibrinólise decorrente da lesão direta às células mesoteliais, diminuindo sua atividade fibrinolítica e a diluição do fator ativador local de plasminogênio.[14]

As causas associadas aos exsudatos são os processos inflamatórios, as rupturas de abscessos e a peritonite infecciosa felina (PIF).[14]

A PIF pode ser classificada como um exsudato inflamatório, com base na presença de proteína total extremamente alta, o que se reflete similarmente na proteína sérica, apesar de apresentar líquido de baixa celularidade.

Os diagnósticos diferenciais em animais com exsudatos assépticos incluem a PIF, a neoplasia, a ruptura diafragmática crônica, a torção de lobo pulmonar e os exsudatos sépticos em processo de resolução.[13]

Efusão quilosa

A efusão quilosa é considerada um exsudato não inflamatório e é resultado da perda de linfa para a cavidade torácica (quilotórax). A neoplasia linfoide e o acúmulo de linfa são causas comuns dessa efusão e podem ser diferenciadas microscopicamente. Os linfócitos neoplásicos são geralmente grandes ou intermediários, com citoplasma basofílico, cromatina finamente pontilhada e nucléolo evidente. Os acúmulos não neoplásicos consistem predominantemente em linfócitos típicos e presença de formas reativas.[9] O líquido pleural, normalmente, é de coloração branco-leitosa, que não se torna transparente após a centrifugação, mas pode apresentar outras variações de cor, dependendo do tipo de conteúdo de gordura na dieta e da presença de hemorragia concomitante (Figura 157.3). A concentração de proteína do líquido é moderadamente aumentada (3,5 a 4,5 g/dℓ), mas de baixa celularidade. A efusão quilosa é um líquido irritante, que, com a cronificação do processo, pode conter moderado número de células mesoteliais reativas e outras células inflamatórias, bem como a presença de eosinófilos.[11] A concentração de triglicerídio é maior na efusão do que no soro e a relação colesterol:triglicerídios é mais baixa (< 1).

Efusão hemorrágica

A efusão hemorrágica apresenta coloração que varia de vermelha a serossanguinolenta, dependendo do tempo de formação do exsudato e da extensão da hemorragia. A presença de eritrócitos na amostra da efusão pode ser decorrente de causa iatrogênica (durante a coleta) ou hemorragia. A citologia é necessária para diferenciar o exsudato hemorrágico verdadeiro de uma amostra contaminada no momento da coleta. O exsudato hemorrágico contém predominantemente eritrócitos, com menor número de células nucleadas. O indicador mais significativo da hemorragia verdadeira é a presença de macrófagos ativados contendo eritrócitos fagocitados (eritrofagocitose), mas ainda pode-se observar os cristais de hematoidina ou a presença de hemossiderina.[7–9,11] Se o hematócrito do líquido for maior do que 3%, a hemorragia por qualquer causa pode ser um fator significativo

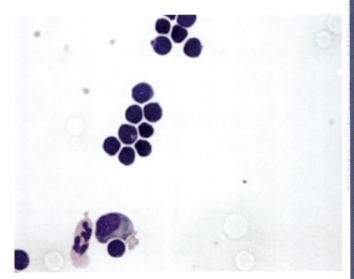

Figura 157.3 Citologia de efusão pleural: predomínio de pequenos linfócitos e efusão quilosa, respectivamente. (Fonte: www.vet.uga.edu.)

que contribui para a efusão.[9] Outra observação importante é a presença ou não de plaquetas. O exsudato hemorrágico verdadeiro é isento de plaquetas, mas elas são comumente observadas em amostras contaminadas (no esfregaço do líquido fresco).

Efusão neoplásica

As características da efusão podem variar de somente células neoplásicas raras entre muitas células inflamatórias a concentrações extremamente elevadas de células neoplásicas. Elas podem ser acompanhadas por hemorragia ou inflamação, mas geralmente não são inflamatórias. O líquido pode ser claro, turvo ou hemorrágico. As células neoplásicas que podem ser detectadas nas efusões incluem linfócitos, células de carcinoma, células mesoteliais, mastócitos e melanócitos (Figura 157.4). As células esfoliativas do carcinoma geralmente têm características pleomórficas, como nos tecidos, mas pode ser difícil diferenciar as células de carcinoma das células mesoteliais neoplásicas ou altamente reativas encontradas em efusões não neoplásicas. Os sarcomas tipicamente não esfoliam ou causam efusões, mas os hemangiossarcomas podem romper-se e causar efusão hemorrágica.[9]

O nível de proteína total na efusão neoplásica é elevado, mas a concentração de células nucleadas é altamente variável.

Manifestações clínicas

As manifestações clínicas associadas à efusão pleural variam em função da etiologia, da rapidez do acúmulo e do volume do líquido. A maioria dos animais não demonstra sintomas até que ocorra significativo prejuízo à ventilação. Na efusão pleural, a intolerância ao exercício é um sintoma precoce, mas, com a progressão da doença, ocorre desconforto respiratório evidente.[13]

O desconforto respiratório é o sintoma mais comum observado, sendo caracterizado por um padrão restritivo (taquipneia e diminuição da complacência). Associado a esse padrão respiratório, também pode-se observar movimento abdominal exagerado.[14] Outros sintomas, tais como cianose, respiração com a boca aberta, posição ortopneica e tosse, também são observados. A tosse pode ser o resultado da irritação causada pela efusão ou relacionada com a doença principal (p. ex., cardiomiopatia, neoplasia torácica)[1,10] (Figura 157.5). Os achados adicionais encontrados nos pacientes com efusão pleural podem incluir febre, depressão, anorexia, perda de peso, mucosas pálidas, arritmias, sepse, sopros, ascite e efusão pericárdica.

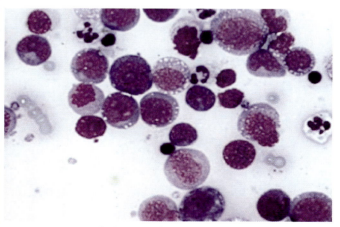

Figura 157.4 Linfoblastos (linfoma). (Fonte: www.vet.uga.edu.)

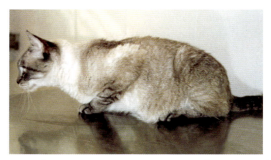

Figura 157.5 Gato em posição ortopneica em decorrência do desconforto respiratório.

Exame físico

O exame físico dos pacientes com efusão pleural deve incluir a avaliação minuciosa dos sistemas cardíaco e respiratório. A percussão torácica pode revelar hiporressonância na presença de quantidade moderada a grave de líquido pleural (cães). A compressão torácica deve ser realizada em todos os felinos com suspeita de efusão pleural. Diminuição perceptível na compressibilidade do tórax anterior ocorre em muitos gatos com massas mediastínicas craniais. A auscultação torácica pode revelar ruídos cardíacos e pulmonares abafados, especialmente na região ventral. As anormalidades cardiovasculares, tais como sopros e arritmias, podem estar presentes em alguns animais. Outras alterações no exame físico podem estar relacionadas com anormalidades sistêmicas.[10]

REFERÊNCIAS BIBLIOGRÁFICAS

1. Hawkins EC, Fossum TW. Pleural effusion. In: Bonagura JD, Twedt DC. Kirk´s current veterinary therapy XIV. St. Louis: Elsevier; 2009. p. 675-84.
2. Davies C, Forrester SD. Pleural effusion in cats: 82 cases (1987 to 1995). J Small Anim Pract. 1996;37(5):217-24.
3. Mellanby RJ, Villiers E, Herrtage ME. Canine pleural and mediastinal effusions: a retrospective study of 81 cases. J Small Anim Pract. 2002;43:447-51.
4. Padrid P. Canine and feline pleural disease. Vet Clin North Am Small Anim Pract. 2000;30(6):1295-307.
5. Miserocchi G. Physiology and pathophysiology of pleural fluid turnover. Euro Resp J. 1997;10(1):219-25.
6. Gao ZC, Xue PL, Zhang Y, Shen DH, Wang J, He Q. Potential role of human visceral pleura in pleural fluid turnover. Chinese Med J. 2006;119(3):250-4.
7. Forrester SD, Troy CG, Fossum TW. Pleural effusion: pathophysiology and diagnostic considerations. Comped Contin Educ Pract Vet. 1988;10(2):121-36.
8. Tontis D. Pleural and peritoneal fluid analysis. In: Proceedings of 29th World Congress of the World Small Animal Veterinary Association (WSAVA), 2004, oct 6-9, Rhodes, Greece, Blackwell Publishing, p. 271-9. Disponível em http://www.vin.com/proceedings. Acesso em 01 de maio de 2008.
9. Scott MA, Stockham SL. Cavitary effusions in the dog & cat: formation, analysis & classification. In: Proccedings of the 26th American College Veterinary Internal Medicine; 2008. San Antonio, EUA. p. 590-4.
10. Fossum TW. Doenças pleurais e extrapleurais. In: Ettinger SJ, Feldman EC. Tratado de medicina interna veterinária. vol. 2. 5. ed. Rio de Janeiro: Guanabara Koogan; 2004. p. 1159-73.
11. Rebar AH, De Nicola DB. Cytology of body fluids. In: Proceedings of the North American Veterinary Conference (NAVC); 2007. Florida, EUA. p. 247-51. Disponível em http://www.ivis.org. Acesso em 01 de maio de 2008.
12. Raskin RE. Maximizing diagnostic yield from pleural effusion specimens. In: Proceedings of the 25th American College Veterinary Internal Medicine; 2007. Seattle, EUA. p. 705-7.
13. Nelson RW, Couto CG. Manifestações clínicas da doença mediastinal e da cavidade pleural. In: Nelson RW, Couto CG. Medicina interna de pequenos animais. 3. ed. Rio de Janeiro: Elsevier; 2006. p. 305-9.
14. Hawkins EC. Rescuing patients in respiratory distress. In: Proceedings of the North American Veterinary Conference (NAVC); 2006, v. 20, p. 1297-9. Florida, EUA. Disponível em http://www.ivis.org. Acesso em 01 de maio de 2008.

158
Distúrbios da Cavidade Pleural

Denise Maria Nunes Simões • Khadine Kazue Kanayama

QUILOTÓRAX

Definição

É uma doença complexa caracterizada pelo acúmulo de linfa na cavidade pleural.

Etiologia

A causa do quilotórax anteriormente era conhecida como resultado da ruptura do ducto torácico secundária ao trauma; entretanto, isso agora parece ser uma causa rara em animais. As causas do quilotórax não traumático são: linfangiectasia sistêmica, inflamação e obstrução do fluxo linfático. Os vasos linfáticos dilatados podem se formar em resposta ao fluxo linfático aumentado ou à diminuição da drenagem linfática para dentro do sistema venoso devido a pressões venosas elevadas. Todas as doenças e os processos que aumentam a pressão venosa sistêmica podem causar o quilotórax, como as doenças cardíacas (insuficiência cardíaca congestiva direita e esquerda [ICCD e ICCE], cardiomiopatias, efusão pericárdica, anormalidades cardíacas congênitas e dirofilariose), neoplasias mediastínicas (linfoma e timoma) e trombos ou granulomas na veia cava cranial.[1,2] A torção do lobo pulmonar (TLP) é uma enfermidade rara em cães e gatos. A torção acontece quando o lobo pulmonar rotaciona em torno do pedículo broncovascular de modo irreversível. As veias facilmente se obliteram e as artérias mantêm seu fluxo para o interior do pulmão, resultando em grave congestão e consolidação, associadas à efusão pleural. A etiologia da TLP é desconhecida e acredita-se que esteja associada a efusão pleural, pneumotórax, trauma, pneumonia ou manipulação cirúrgica, com aumento de ar ou fluido ao redor do lobo, predispondo à sua rotação.[3]

Na maioria dos animais, apesar da tentativa diagnóstica, a etiologia principal pode não ser determinada; nesse caso, estabelece-se o diagnóstico de quilotórax idiopático.[4,5]

Frequência

Todas as raças podem ser acometidas, mas suspeita-se de predisposição racial em cães da raça Afghan Hound (quilotórax congênito) e Shiba. Entre os felinos, as raças orientais (Himalaio e Siamês) parecem apresentar prevalência maior. O quilotórax pode acometer animais de qualquer idade, mas nos gatos pode ser mais frequente em animais idosos, sendo secundária à neoplasia.[5]

Manifestações clínicas e achados no exame físico

Os animais com quilotórax, geralmente, apresentam temperatura corpórea normal, a menos que estejam muito agitados ou gravemente deprimidos. Os achados adicionais podem incluir tosse, sons cardíacos abafados, depressão, anorexia, perda de peso, palidez de mucosas, arritmias, sopros e efusão pericárdica. A tosse é geralmente a primeira e, ocasionalmente, a única anormalidade notada pelo proprietário até o animal tornar-se dispneico.[6] Um importante achado no exame físico nos animais com ICCD ou massa mediastinal é a distensão venosa jugular. Essas afecções causam a compressão da veia cava cranial.[7]

Diagnóstico

O diagnóstico é baseado em histórico, manifestações clínicas, achados do exame físico e de imagem e achados laboratoriais (ver Capítulo 157, *Cavidade Pleural | Manifestações Clínicas e Classificação dos Líquidos Pleurais*). A efusão quilosa será confirmada pelas provas laboratoriais (análise física, bioquímica e citológica, já descritas anteriormente) após sua drenagem pela toracocentese (Figura 158.1). É muito importante fazer o diagnóstico diferencial de todas as doenças que causam as efusões quilosas. O diagnóstico clínico do quilotórax idiopático é feito após a exclusão das demais causas de efusão quilosa.

Nos pacientes com cardiomiopatia associada ao quilotórax, recomenda-se a realização de radiografias torácicas, o eletrocardiograma (ECG), o ecocardiograma (ECO) e a mensuração da pressão arterial, bem como os testes para dirofilariose e a dosagem de tiroxina (T4) total em gatos com hipertrofia ventricular secundária ao hipertireoidismo.[7]

O diagnóstico da TLP é realizado por meio de radiografias torácicas, onde se pode visibilizar um ou mais lobos pulmonares consolidados, mas a ultrassonografia e a tomografia torácica têm sido mais utilizadas atualmente.[3]

Nos animais em que, após a retirada do fluido quiloso, não se consegue a reexpansão dos lobos pulmonares ou naqueles animais em que a angústia respiratória persiste diante de uma quantidade mínima de fluido pleural, deve-se suspeitar de pleurite fibrosante, cujo diagnóstico é difícil. Os lobos atelectásicos, ao exame radiográfico, podem ser confundidos com neoplasia pulmonar primária ou metastática, torção de lobo pulmonar ou linfadenopatia hilar.[2,5]

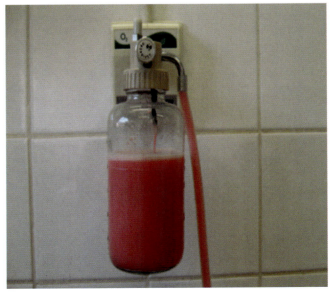

Figura 158.1 Efusão quilosa. (Cedida pelo Serviço de Pronto Atendimento Médico de Pequenos Animais do Hospital Veterinário da Faculdade de Medicina Veterinária e Zootecnia da Universidade de São Paulo.)

Tratamento

O tratamento está direcionado para a causa de base e, se ela for tratada eficazmente, a efusão pleural geralmente se resolve. Entretanto, a completa resolução pode levar vários meses, necessitando de toracocenteses intermitentes para o controle da efusão.[6]

O tratamento de gatos com cardiomiopatia e quilotórax é sintomático e está direcionado a controlar a doença cardíaca, com uso de terapias apropriadas para melhora do débito cardíaco e diminuição da pressão venosa.[8]

As terapias específicas (p. ex., radioterapia, quimioterapia, terapia antifúngica e cirurgia) devem ser instituídas de acordo com os achados.[8]

A terapia dietética pode auxiliar no tratamento dos animais com quilotórax crônico.[2] Uma dieta comercial com baixa gordura é preferida sobre uma dieta caseira, pois ela pode diminuir a quantidade de gordura na efusão, melhorando a habilidade do animal para reabsorver o fluido da cavidade torácica.

O uso de óleo rico em triglicerídios de cadeia média (TCM) já foi recomendado como um suplemento alimentar para animais com quilotórax, mas ensaios clínicos realizados em cães demonstraram que o TCM é absorvido pelos vasos linfáticos intestinais e, portanto, tem pouco benefício para cães com quilotórax.[9]

A suplementação com uma benzopirona (50 a 100 mg/kg, por via oral, 3 vezes/dia) pode ser indicada na terapia de animais com quilotórax.[5,10] A rutina é uma substância nutracêutica derivada da flavona, extraída de uma planta. O exato mecanismo de ação é desconhecido, entretanto, tem sido proposto que a rutina reduz a perda dos vasos sanguíneos, aumenta a remoção da proteína pelos vasos linfáticos, aumenta a quantidade de macrófagos nos tecidos e sua ação fagocítica, além de aumentar a proteólise e a remoção da proteína dos tecidos. O último desses mecanismos parece ser o mais provável e eficaz, embora os outros mecanismos envolvidos com os macrófagos também sejam um importante fator contribuidor.[9-12] Se após 5 a 10 dias de tratamento médico não ocorrer melhora, a intervenção cirúrgica é a opção de escolha.

Os análogos da somatostatina têm sido usados com sucesso para pacientes humanos com quilotórax traumático ou pós-operatório (diminuem o fluxo linfático do ducto torácico). O mecanismo pelo qual o quilotórax não traumático pode se beneficiar desse tratamento não é claro; entretanto, a resolução de fluido pleural tem sido relatada em gatos com quilotórax idiopático, no qual a octreotida tem sido administrada. A octreotida (sandostatina, 10 μg/kg, por via subcutânea, a cada 8 horas, por 2 a 3 semanas) é um análogo sintético da somatostatina, que tem meia-vida prolongada e efeitos colaterais mínimos. O tratamento prolongado (acima de 4 semanas) deve ser evitado, pois tem sido associado à formação de cálculo na vesícula biliar no ser humano.[5]

Não existe um tratamento específico altamente eficaz para o quilotórax idiopático em cães e gatos, mas essa condição pode resolver-se espontaneamente após várias semanas ou meses.

As intervenções cirúrgicas para o tratamento dessa condição requerem alto nível de *expertise* para alcançar o sucesso desejado e, mesmo assim, os resultados podem não ser totalmente satisfatórios.[13] Elas são indicadas para os pacientes que não apresentam doenças concorrentes ou que não obtiveram uma resposta satisfatória com o tratamento clínico.[2]

As opções cirúrgicas para o quilotórax idiopático incluem: desvio pleuroperitoneal passivo, desvio pleuroperitoneal ativo ou pleurovenoso, ligadura do ducto torácico (LDT) associada a exame contrastado (linfangiografia mesentérica), pleurodese, omentalização e pericardectomia parcial associada à LDT (técnica mais recomendada).[13-15]

PIOTÓRAX

Definição

O piotórax é definido como acúmulo de material purulento séptico (exsudato séptico) dentro do espaço pleural. Outros termos menos comuns incluem pleurite purulenta, empiema torácico e empiema. Em medicina veterinária, o piotórax permanece como uma doença de curso insidioso e de manifestação crônica, que requer um diagnóstico e um tratamento imediato para o sucesso do resultado.[16]

Características

O piotórax acomete, predominantemente, animais jovens (média de idade: 4 a 5 anos), embora essa afecção possa afetar animais de qualquer idade.[17] Não há predisposição racial ou sexual em gatos[18] e cães, mas algumas raças de caça, como Labrador, Springer Spaniels e Border Collies são relatadas com maior frequência por seus hábitos de vida junto à natureza.[17,19,20] Há probabilidade 3,8 vezes maior de gatos com piotórax serem provenientes de um ambiente com vários gatos, quando comparados a um grupo-controle.[21] Uma explicação alternativa para o aumento do risco de piotórax nesses ambientes pode ser relatado pelo maior risco do desenvolvimento de infecções virais do trato respiratório anterior (TRA). As infecções do TRA têm sido reconhecidas como um evento predisponente em 15 a 26% dos casos de piotórax felino.[22]

Etiologia e fisiopatologia

O desenvolvimento do piotórax ocorre devido a mudanças na permeabilidade capilar e na função linfática prejudicada. Por meio dos mediadores, tais como cininas e histaminas, e a temperatura corpórea aumentada, as condições inflamatórias da pleura danificam o revestimento endotelial dos capilares. Essas aumentam a permeabilidade e o coeficiente de filtração dos capilares. O resultado final é um aumento do influxo de fluidos, proteínas, células e macromoléculas no espaço pleural. Adicionalmente, o aumento do fluxo sanguíneo local, associado à inflamação, pode aumentar a pressão hidrostática capilar e favorecer o movimento de fluido adicional no espaço pleural. A obstrução do fluxo linfático altera a dinâmica do fluido pleural de duas maneiras: a drenagem do fluido pode ser impedida quando inflamação, edema e deposição de fibrina levam ao espessamento da pleura parietal; e o ponto de drenagem linfática maior nos cães e gatos e a reabsorção diminuída da proteína podem ocorrer quando o sistema de drenagem linfática é bloqueado.[16,17]

Evidências sugerem que a distribuição parapneumônica é comumente a via mais comum de infecção do espaço pleural (gatos) e poderia acontecer se a inoculação do pulmão ocorreu durante a mordida. As vias possíveis de infecção em cães e gatos incluem extensão a estruturas adjacentes (broncopneumonia, discoespondilite), ruptura esofágica (p. ex., *Spirocerca lupi* [cão], mediastinite ou infecção subfrênica), inoculação direta (trauma penetrante, migração de corpo estranho), iatrogênicas (toracocentese ou cirurgia torácica), migração parasitária via hematógena ou linfática de um foco séptico.[17,18]

As bactérias isoladas da maioria dos casos de piotórax são polimicrobianas (bactérias anaeróbias facultativas e obrigatórias), similares à microbiota orofaringiana felina normal.[23] A microbiota orofaringiana pode chegar ao espaço pleural por diversas vias, mas a aspiração é a via mais significativa.[18] Diversas bactérias têm sido associadas ao piotórax canino. As bactérias anaeróbias obrigatórias ou um conjunto de anaeróbias obrigatórias com aeróbias facultativas são as causas mais comumente relacionadas em cães e gatos.[17]

O bastonete gram-negativo facultativo mais comumente isolado de gatos com piotórax é a *Pasteurella* spp. (63% das culturas de piotórax felino).[23] Nos cães, as bactérias mais comumente isoladas são *Escherichia coli*, *Pasteurella* spp. e organismos filamentosos como *Actinomyces* spp. e *Nocardia* spp.[17,24] Outros organismos identificados em cães e gatos incluem *Bacteroides* spp., *Fusobacterium* spp., *Peptostreptococcus* spp., *Clostridium* spp., *Porphyromonas* spp., *Prevotella* spp., *Enterobacter* spp., *Klebsiella* spp., *Staphylococcus* spp. e *Streptococcus* spp.[17] (Quadro 158.1).

Histórico e achados clínicos

O histórico e os achados clínicos não são específicos. A dispneia, a inapetência, a perda de peso e a letargia são os achados mais comumente relatados, afetando aproximadamente 80% dos casos.[21–23] A efusão pleural e a atelectasia causam um padrão respiratório restritivo com respiração superficial e os animais adotam uma posição ortopneica. A condição corpórea ruim, a desidratação e as anormalidades na auscultação (sons pulmonares anormais ou sons cardíacos abafados) são também comuns.[21–23] A tosse é relatada em 14 a 30% dos casos, refletindo pleurite ou pneumonia concorrente.[22,23] A pirexia tem sido relatada em 28 a 50% dos casos.[22,23] A hipotermia pode ocorrer e deve ser um alerta ao clínico para a possibilidade de sepse grave, particularmente quando acompanhada por bradicardia.[21]

Diagnóstico

O diagnóstico do piotórax é realizado pela combinação do histórico e dos achados no exame físico, pela avaliação radiográfica e pelo exame do fluido pleural.[17] Ele é confirmado pela identificação de um exsudato séptico.[6]

As mudanças sutis relativamente observadas na manifestação dos sintomas podem explicar, parcialmente, porque 10 a 33% dos casos de piotórax examinados no *post mortem* não haviam sido diagnosticados no *antemortem*.[21]

Os resultados dos exames de hematologia, bioquímica, urina e teste para retrovírus (no caso de gatos) não são cruciais para o diagnóstico de piotórax, mas devem fazer parte dos exames complementares mínimos para o manejo do paciente.

A infecção por *Spirocerca lupi* deve ser incluída no diagnóstico diferencial de piotórax canino em regiões endêmicas.[16,25]

Hematologia

A leucocitose por neutrofilia com desvio à esquerda é o achado hematológico mais comum (36 a 73%), mas a ausência dessas mudanças não exclui o diagnóstico de piotórax.[22,23] A neutropenia com desvio à esquerda degenerativo ocorre na sepse avançada e quando há sequestro de neutrófilos no espaço pleural. Mudanças tóxicas nos neutrófilos são, em geral, identificadas no exame de esfregaço.[26] Anemia discreta a moderada é observada[22,23] e pode também estar associada à doença inflamatória, sendo esta classificada como não regenerativa, geralmente, normocítica e normocrômica, e, ocasionalmente, microcítica e hipocrômica. A resolução do quadro de anemia decorrente de um quadro inflamatório é variável e depende da causa de base. A terapia com suplementação de ferro nesse quadro não é recomendada, pois o ferro representa um fator de crescimento essencial para a proliferação de tecidos e de microrganismos. A ativação do sistema imune por antígenos de origem diversa e trauma pode estimular a produção de citocinas, que reduzem a produção de eritropoetina (EPO) e seu efeito sobre as células precursoras na medula óssea.[26]

Bioquímica

As anormalidades mais comumente observadas na bioquímica sérica são hipoalbuminemia, hiperglobulinemia, hipo ou hiperglicemia, hiponatremia, hipocloremia, hipocalcemia, elevação moderada de aspartato aminotransferase (AST) e bilirrubina.[21,23] A hipoalbuminemia é um achado comum na sepse, atribuída à permeabilidade vascular aumentada e à síntese hepática diminuída, devido ao desvio positivo para a síntese de proteína de fase aguda.[27]

Teste para retrovírus

Dados sobre a condição dos vírus da leucemia felina (FeLV) e da imunodeficiência felina (FIV) de gatos com piotórax são limitados. A associação entre infecção de FIV e piotórax não tem sido comprovada nos gatos, tampouco como um evento predisponente ou como um indicador prognóstico.[18]

Exames de imagem

O exame radiográfico deve ser realizado somente após a estabilização do paciente e a toracocentese terapêutica. Geralmente, ele irá auxiliar na verificação do grau da efusão pleural, na determinação do envolvimento unilateral ou bilateral e na avaliação de massas pulmonares ou mediastinais, bem como em caso de pneumotórax, pneumomediastino, corpo estranho, pneumonia e atelectasia. O aspecto da efusão na radiografia torácica depende de volume, característica e distribuição do fluido.[17]

A ultrassonografia torácica pode auxiliar na identificação de consolidação pulmonar no caso de massas mediastinais, abscessos ou neoplasias nodulares pulmonares, na avaliação da quantidade de líquido pleural e auxiliar na identificação do melhor local para a realização da toracocentese terapêutica.[17,20]

Tanto a tomografia computadorizada como a ressonância magnética não são exames realizados de rotina para o diagnóstico de piotórax, mas podem auxiliar na determinação da extensão da infecção, avaliar se há fluidos pleurais e identificar causas subjacentes.[17,28]

Análise da efusão pleural

O fluido pleural característico de piotórax é opaco e floculento, pode ser hemorrágico e apresentar odor fétido. A coloração é extremamente variável (Figura 158.2). As demais características já foram discorridas no Capítulo 147, *Testes Diagnósticos e Procedimentos para a Cavidade Pleural*. É necessário que se proceda com a coleta do material do fluido pleural para análise citológica (avaliação da existência de neutrófilos degenerados e de bactérias intracelulares e extracelulares) e cultura e antibiograma.[17]

QUADRO 158.1 Agentes infecciosos associados ao piotórax.[17,18]	
Tipo/local	Agentes
Bactérias anaeróbias facultativas e obrigatórias	Bacteroidaceae (*Bacteroides* spp., *Porphyromonas* spp., *Prevotella* spp.), *Fusobacterium* spp., *Peptostreptococcus* spp., *Clostridium* spp., *Actinomyces* spp., *Eubacterium* spp., *Propionibacterium* spp., *Filifactor villosus*, *Pasteurella multocida*, *Streptococcus* spp., *Mycoplasma* spp. e *Staphylococcus* spp.
Bactérias entéricas	Gram-negativas: *Escherichia coli*, *Salmonella* spp., *Klebsiella* spp., *Proteus* spp.
Bactérias não entéricas	Gram-negativa: *Pseudomonas* spp.
Protozoário	*Toxoplasma gondii* (gato)
Fungos	*Cryptococcus* spp., *Candida albicans* e *Blastomyces dermatitidis*

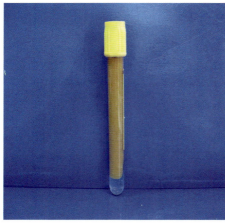
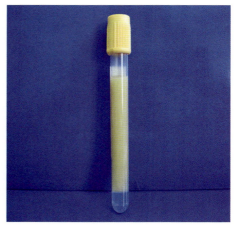

Figura 158.2 Variações de coloração no piotórax. (Cedida pelo Serviço de Pronto Atendimento Médico de Pequenos Animais do Hospital Veterinário da Faculdade de Medicina Veterinária e Zootecnia da Universidade de São Paulo.)

Tratamento

A estabilização inicial do paciente é o ponto-chave da terapia, em que a insuficiência respiratória, a sepse ou a síndrome da resposta inflamatória sistêmica podem contribuir para a morte do animal com piotórax. A saturação de hemoglobina < 90% nos pacientes indica hipoxemia grave, e a suplementação de oxigênio nasal umidificado deve ser indicada. É importante também identificar e corrigir os distúrbios hidreletrolíticos. Além disso, o controle de hipoglicemia, hipotermia e hipotensão é necessário na sepse grave.[21]

A terapia agressiva é iniciada imediatamente após o diagnóstico do piotórax para minimizar a formação de aderências, que interferem na drenagem e diminuem a probabilidade de sucesso no tratamento médico.[6]

O tratamento de piotórax inclui terapia de suporte, antibióticos de amplo espectro por via parenteral e drenagem torácica do fluido pleural (toracocentese, dreno torácico ou toracotomia).[17] A toracocentese no piotórax deve ser realizada do lado do hemitórax acometido e, nos alguns casos em que o processo se instalou bilateralmente, deve ser feita em ambos os hemitórax. O mesmo se aplica para a colocação dos tubos torácicos (ver Capítulo 147, *Testes Diagnósticos e Procedimentos para a Cavidade Pleural*). As radiografias devem ser realizadas após a colocação do tubo para acessar a posição de drenagem e identificar doença pulmonar primária. As complicações da colocação do tubo torácico podem incluir pneumotórax, falha de drenagem devido ao posicionamento incorreto do tubo, à torção ou à adesão do tubo, ao edema ou ao abscesso subcutâneo e ao abscesso da parede torácica no local da inserção de drenagem.[22]

A lavagem torácica intermitente é recomendada por muitos pesquisadores[22,29] e seus benefícios incluem: facilitar a drenagem do exsudato, prevenir a obstrução do tubo torácico por exsudatos espessos, desbridamento hidráulico da pleura, incluindo quebra das aderências e diluição das bactérias e dos mediadores inflamatórios.[19] Espera-se recuperação de 75% ou mais da solução de lavagem instilada, mas, se pequenos volumes de fluido são recuperados, a radiografia e/ou a ultrassonografia são indicadas para investigar as complicações do tubo torácico ou a identificação de bolsas de fluido devido às aderências. Após a colocação do tubo torácico, sucção e lavagem intermitente devem ser realizadas a cada 4 horas nas primeiras 24 a 48 horas ou, pelo menos, 2 a 3 vezes/dia. O volume e o aspecto do fluido aspirado são úteis para guiar a frequência de sucção e lavagem. Utiliza-se para a lavagem solução fisiológica a 0,9% aquecida na temperatura corpórea, a qual pode ser seguramente infundida no tubo torácico, no volume de 10 a 25 mℓ/kg por lavagem,[22,29] devendo permanecer 5 a 10 minutos na cavidade pleural antes de ser drenada.[17] O volume de fluido de lavagem não deve exceder 25 mℓ/kg. A hipopotassemia (gatos) é uma complicação potencial da lavagem da cavidade torácica.[22] O tubo geralmente é removido após 4 a 6 dias, segundo alguns critérios: redução da efusão pleural até alcançar aproximadamente 2 mℓ/kg/dia; resolução da efusão pleural, detectada por radiografia ou ultrassonografia torácica; resolução citológica da infecção (por ausência de microrganismos e redução da quantidade de neutrófilos degenerados e de macrófagos).

O uso de fibrinolítico (estreptoquinase e uroquinase) na terapia adjunta do piotórax não tem sido comprovado quanto à sua eficácia. A analgesia é recomendada após a colocação do tubo torácico. A infiltração de anestésico local (p. ex., 1% de lidocaína ou 0,25% de bupivacaína) deve ser usada antes de se colocar o tubo, mesmo em paciente anestesiado.

A toracotomia exploratória pode ser indicada no momento do diagnóstico de piotórax se houver a detecção de abscessos pulmonares ou mediastinais ou se a efusão for detectada extensivamente na ultrassonografia ou na radiografia torácica pós-drenagem.[21,23] Ela também é indicada se ocorrer falha no tratamento médico (determinada pela persistência de efusão localizada ou generalizada 3 a 7 dias após a realização da drenagem) e se houver o desenvolvimento de pneumotórax ou de obstrução da drenagem causada por aderência pleural.[23] Os objetivos da toracotomia exploratória são remover o fluido e o tecido infectado ou necrótico, debridar a superfície pleural, identificar e remover qualquer corpo estranho, proceder à lavagem da cavidade pleural para diminuir a quantidade de bactérias e favorecer a penetração dos antibióticos, além de quebrar a fibrina ou as aderências fibrosas que possam estar isolando áreas da cavidade torácica e assegurar o adequado posicionamento do tubo torácico. A lobectomia pulmonar ou a pericardectomia subtotal podem ser indicadas caso estes tecidos se encontrem espessados ou abscedados.[17]

A toracoscopia é um procedimento minimamente invasivo, não utilizado de rotina em medicina veterinária, mas tem sido usado para tratar a efusão pleural séptica no ser humano. As vantagens de sua utilização são: possibilitar a exploração da cavidade torácica, desfazer as aderências, realizar a completa drenagem da cavidade torácica e otimizar a colocação do tubo torácico.[17]

A terapia antimicrobiana inicial deve ser de amplo espectro, já que múltiplos organismos podem estar envolvidos.[17] Ela pode ser empírica ou baseada na citologia do fluido pleural e deve ser modificada, se necessário, após o resultado da cultura e do antibiograma. Os critérios utilizados para a escolha do antibiótico são: bactericida ou bacteriostático, espectro de ação, terapia combinada, dose, via, frequência e duração de administração. Os antibióticos devem ser idealmente eficazes tanto contra bactérias facultativas quanto contra anaeróbios obrigatórios.[19] Os anaeróbios são, inerentemente, resistentes aos aminoglicosídios. A geração mais nova das fluoroquinolonas, a cefalexina e outras cefalosporinas têm baixa atividade e somente ação intermediária contra os anaeróbios obrigatórios, respectivamente. A penicilina e seus derivados são realmente eficazes contra os anaeróbios obrigatórios não produtores de betalactamase. Os antibióticos eficazes contra muitos anaeróbios produtores de betalactamase, tais como o grupo de *Bacteroides fragilis*, incluem as penicilinas potencializadas, tais como amoxicilina-ácido clavulânico, ticarcilina-ácido clavulânico e metronidazol. Deve-se tomar cuidado com o uso crônico ou altas doses do metronidazol com a finalidade de prevenir possíveis intoxicações. Os sintomas neurológicos associados à possível intoxicação com metronidazol incluem déficit de propriocepção, nistagmo e inclinação lateral da cabeça. A ampicilina apresenta espectro semelhante ao da amoxicilina, podendo ser utilizada sozinha ou combinada com o metronidazol.[20] A terapia empírica com um aminoglicosídio (gentamicina ou amicacina) ou uma fluorquinolona tem sido recomendada para o tratamento de piotórax em gatos causado por agente bacteriano gram-negativo facultativo.[30] As fluoroquinolonas utilizadas em medicina veterinária são enrofloxacino, orbifloxacino, ciprofloxacino, danofloxacino, marbofloxacino, difloxacino e pradofloxacino. *Pasteurella* spp. é suscetível à penicilina e aos seus derivados, como também às fluoroquinolonas e aos aminoglicosídios, mas é resistente à ação da cefalexina e de outras cefalosporinas de terceira geração.[19]

Nas fases iniciais, os antibióticos devem ser administrados, preferencialmente, por via parenteral, sendo a via intravenosa (IV) de primeira escolha, seguida das vias intramuscular (IM) ou subcutânea (SC). Os antibióticos utilizados empiricamente para o tratamento do piotórax contra os diversos agentes microbianos estão representados no Quadro 158.2.

O tratamento de infecções por anaeróbios associados a tecidos desvitalizados requer doses elevadas de antimicrobianos administrados por longos períodos. Existe o risco de recidiva, se a terapia for descontinuada prematuramente. Uma vez que a melhora clínica do paciente seja observada e ele já se alimente bem, os antibióticos por via itravenosa podem ser substituídos pelos de via oral. A duração da terapia antimicrobiana para piotórax é longa (maior que 6 semanas).[17,22,23]

As radiografias torácicas devem ser realizadas 1 a 2 semanas após a liberação hospitalar, e o término da terapia antimicrobiana aguarda a completa resolução da infecção.

Prognóstico

O prognóstico para o piotórax é muito variável, dependendo do método de tratamento utilizado, do estado imunológico do paciente, da idade do animal e da ocorrência de doenças concomitantes. Ele será bom se o quadro for identificado precocemente e tratado de maneira intensiva.[31]

EFUSÃO NEOPLÁSICA

Etiologia

Qualquer neoplasia intratorácica pode resultar em efusão pleural por meio de obstrução da drenagem linfática ou venosa, inflamação, infecção secundária ou hemorragia. Os tipos de efusão incluem transudatos modificados, exsudatos e efusões hemorrágicas. O termo efusão neoplásica deve ser utilizado apenas quando se identifica a existência de células neoplásicas no fluido.[1]

As efusões podem estar associadas a tumores primários, como os de células redondas (principalmente o linfoma mediastinal), o mesotelioma pleural e o hemangiossarcoma, e a tumores metastáticos (carcinoma metastático).[1,6,32]

O mesotelioma é um tumor maligno raro em cães e gatos, originado do revestimento de células do mesoderma da superfície pleural, peritoneal ou pericárdica[33] (Figura 158.3). O mesotelioma é altamente metastático e pode invadir o diafragma e implantar-se em estruturas abdominais.[31]

O mesotelioma ocorre em cães idosos, com média de idade de 8 anos, mas já foi descrito em animais jovens. Os cães das raças Bouvier de Flandres, Irish Setter e Pastor-Alemão parecem ter maior risco do desenvolvimento do tumor. Ele é mais comum em machos do que em fêmeas. A exposição aos asbestos, tal como no ser humano, também pode ser um fator que contribui significativamente para o desenvolvimento de mesotelioma em cães. Outra provável causa é a exposição a certas substâncias químicas (p. ex., pentaclorofenol, usado como herbicida, germicida e fungicida).[34]

O hemangiossarcoma pode se disseminar pela cavidade torácica, metastático de uma neoplasia abdominal, geralmente proveniente do baço.

Manifestações clínicas

Os sintomas nesses pacientes, muitas vezes, são secundários ao líquido, que se acumula rapidamente após a toracocentese, e não ao crescimento do tumor por si só na pleura, nos pulmões ou na parede torácica.[2]

A dispneia é um sintoma frequente, secundário à efusão pleural ou à existência de uma grande massa ocupando o espaço

QUADRO 158.2 Antibióticos utilizados no tratamento de piotórax contra diversos agentes microbianos.		
Antibiótico	**Dose (cão)**	**Dose (gato)**
Penicilina G potássica/sódica	20.000 a 40.000 UI/kg, por via intravenosa, 6 h	40.000 UI/kg, por via oral, 6 h
Metronidazol	10 mg/kg, por via intraveosa ou oral, 8 h	10 mg/kg, por via intravenosa ou oral, 8 h
Amoxicilina	22 a 33 mg/kg, por via intravenosa, intramuscular ou subcutânea; 8 h	10 a 20 mg/kg, por via intravenosa, subcutânea ou oral; 12 h
Ticarcilina + ácido clavulânico	20 a 50 mg/kg, por via intravenosa, 6 a 8 h	40 mg/kg, por via intravenosa, 6 h
Ampicilina + sulbactam	50 mg/kg, por via intravenosa, 6 a 8 h	50 mg/kg, por via intravenosa, 6 a 8 h
Amoxicilina + ácido clavulânico	22 mg/kg, por via oral, 8 a 12 h	12 a 20 mg/kg, por via oral, 8 h
Ampicilina	20 a 40 mg/kg, por via intravenosa, intramuscular ou subcutânea; 6 a 8 h	7 a 11 mg/kg, por via intravenosa, intramuscular ou subcutâea; 8 a 12 h
Clindamicina	5 a 11 mg/kg, por via intravenosa, subcutânea ou oral; 12 h	5 a 11 mg/kg, por via intravenosa, subcutânea ou oral; 12 h
Ceftriaxona	15 a 50 mg/kg, por via intramuscular ou intravenosa	25 a 50 mg/kg, por via intravenosa ou intramuscular, 12 h

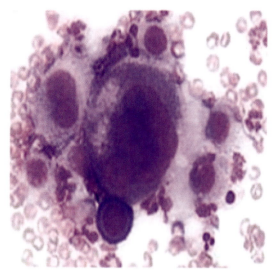
Figura 158.3 Mesotelioma. (Fonte: www.vet.uga.edu.)

pleural. A efusão é o resultado da exsudação de fluido da superfície do tumor ou da obstrução linfática. Ela determina desconforto respiratório, tosse, taquipneia e intolerância ao exercício.

Diagnóstico

A análise citológica da efusão pleural pode auxiliar o diagnóstico, mas nem sempre a existência das células neoplásicas é evidenciada, já que algumas neoplasias que determinam a formação de efusão pleural não são esfoliativas.[1] Nesses casos há apenas a caracterização de um líquido inflamatório crônico. A diferenciação entre hiperplasia de célula mesotelial e mesotelioma pode ser difícil ou impossível.

Para o diagnóstico definitivo de neoplasia associada à efusão pleural, a combinação de achados de exames de imagem (após realização de toracocentese), citologia do fluido e do aspirado com agulha fina da massa torácica deve ser realizada.[33] As células mesoteliais reativas podem parecer malignas, mas a citologia do fluido geralmente não fornece o diagnóstico definitivo.[31] Muitas vezes, todos esses exames não são conclusivos para o diagnóstico e deve-se realizar uma biopsia por meio de toracotomia ou toracoscopia.[2] O mesotelioma localizado deve ser considerado como um possível diagnóstico diferencial para a síndrome da veia cava.[35]

Tratamento

O tratamento das efusões pleurais neoplásicas deve ser direcionado ao controle do tumor primário. Quando não existe tratamento sistêmico eficaz e os sintomas relacionados com a efusão predominam, o tratamento da efusão pode ser indicado com a finalidade de prolongar a vida do animal.

O linfoma mediastinal apresenta maior incidência em gatos do que em cães. O tratamento é baseado em protocolos quimioterápicos combinados. A resposta ao tratamento é variável, mas, caso ela ocorra, há significativa resolução do desconforto respiratório em 48 a 72 horas.[6]

A cisplatina, a mitoxantrona e a carboplatina intracavitárias têm sido descritas em cães para reduzir a efusão pleural de várias causas.[31]

O mesotelioma em gatos pode ser tratado com a carboplatina intracavitária, que não tem sido associada à toxicidade pulmonar e tem potencial para ser eficaz como infusão intracavitária.[33] A cisplatina não é recomendada para administração em gatos devido à toxicidade pulmonar aguda.[6]

Ambos, tratamentos médico e cirúrgico, têm sido instituídos como terapia para o mesotelioma em cães. A excisão cirúrgica geralmente não é fácil de ser realizada, pois o tumor é, em geral, multifocal, invasivo localmente e sofre metástase com facilidade por via linfática ou implantação. Pode ser realizada a toracocentese ou a pericardiocentese para aliviar o desconforto respiratório. A pericardectomia parcial ou total pode ser paliativa nos pacientes com efusão pericárdica, podendo prolongar a sobrevida desses animais. Os protocolos quimioterápicos com mitoxantrona e doxorrubicina tem resultado em completa remissão. A cisplatina intracavitária comumente é o tratamento de escolha para o mesotelioma canino.[34]

A cirurgia citorredutiva pode ser usada para massas grandes antes da terapia intracavitária.[31]

A pleurodese tem sido proposta para controlar as efusões neoplásicas em cães e gatos, mas técnicas eficazes não foram estabelecidas.[6]

Prognóstico

O prognóstico geralmente é de reservado a mau e está dependente da possibilidade de tratamento cirúrgico, quimioterápico e/ou radioterápico, para proporcionar qualidade de vida e aumento da sobrevida. O prognóstico é mau para o mesotelioma primário ou para doenças metastáticas da pleura.[31]

HEMOTÓRAX

Etiologia

O hemotórax em medicina veterinária está mais frequentemente associado ao resultado da ruptura traumática de vasos sanguíneos, embora possa estar associado a fatores não traumáticos, incluindo torção de órgãos, distúrbios de coagulação ou erosão da parede de um vaso por processos inflamatórios, neoplásicos ou tóxicos, e a casos de dirofilariose.[36]

As efusões hemorrágicas associadas ao trauma podem estar relacionadas com complicações pós-cirúrgicas e com lesão traumática em órgãos internos. Quanto mais vascularizado for o parênquima do órgão, mais suscetível à hemorragia ele será, como é o caso do pulmão e do coração. As alterações de coagulação também podem causar hemotórax em pequenos animais, como em doenças que envolvem coagulopatias e intoxicações por antagonistas da vitamina K (p. ex., intoxicação por dicumarínicos).[1]

Manifestações clínicas

O animal com hemotórax, além da dispneia em decorrência do líquido que se acumula rapidamente, pode apresentar intensa letargia e prostração, taquipneia e mucosas hipocoradas em decorrência da anemia (Figura 158.4). A angústia respiratória aguda causada pelo hemotórax pode ser o único sintoma. Dependendo da gravidade da hemorragia, o animal pode apresentar sintomas de choque hipovolêmico (pulso fraco, taquicardia, taquipneia, vasoconstrição periférica, hipotermia, extremidades frias e tempo de refil capilar prolongado).[37]

Diagnóstico

O diagnóstico de hemotórax baseia-se em histórico, dados de anamnese, exame físico, análise do líquido pleural, exames laboratoriais e de imagem.

Quando se está diante de uma efusão hemorrágica é muito importante que se faça a diferenciação entre um sangramento

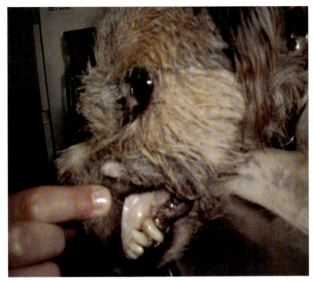

Figura 158.4 Canino com mucosa hipocorada secundária à anemia associada ao hemotórax. (Cedida pelo Serviço de Pronto Atendimento Médico de Pequenos Animais do Hospital Veterinário da Faculdade de Medicina Veterinária e Zootecnia da Universidade de São Paulo.)

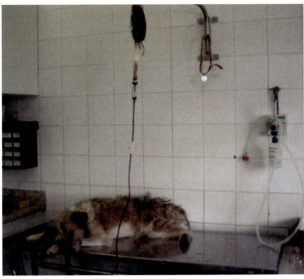

Figura 158.5 Transfusão sanguínea em cão com hemotórax e anemia secundária à coagulopatia. (Cedida pelo Serviço de Pronto Atendimento Médico de Pequenos Animais do Hospital Veterinário da Faculdade de Medicina Veterinária e Zootecnia da Universidade de São Paulo.)

iatrogênico e um sangramento ativo agudo e crônico (ver Capítulo 157, *Cavidade Pleural | Manifestações Clínicas e Classificação dos Líquidos Pleurais*).

Os exames de imagem podem auxiliar na identificação de massas, contusões pulmonares, entre outras alterações.

Tratamento

O objetivo do tratamento do paciente com hemotórax é controlar a hemostasia, proporcionar um conforto respiratório e dar qualidade de vida. O tratamento de suporte, tais como a fluidoterapia, o controle da hipotensão com fármacos vasoativos, a oxigenoterapia e o monitoramento do paciente, devem ser realizados para a estabilização do quadro do animal.

É recomendada, quando necessário e após a realização do hemograma e das provas de coagulação, a reposição dos hemocomponentes (papa de hemácias, plaquetas e plasma) e a suplementação de vitamina K_1, caso o quadro de intoxicação por dicumarínico (rodenticida) seja suspeitado (ver Figura 158.5). A dose utilizada para cães e gatos de vitamina K_1 é de 2,5 mg/kg/dia, por via subcutânea, durante 2 a 4 semanas.[38] Em situações em que o quadro de hemorragia na cavidade torácica não seja possível de ser controlado, a opção cirúrgica (toracotomia exploratória) será indicada.

Prognóstico

O prognóstico é variável, na dependência da causa principal.

PERITONITE INFECCIOSA FELINA

Etiologia

A peritonite infecciosa felina (PIF) é causada pela mutação ocorrida no coronavírus entérico (RNA-vírus). Os coronavírus, que são capazes de infectar os monócitos, podem causar viremia e disseminação sistêmica, resultando potencialmente na PIF. A maioria dos casos de PIF ocorre em ambientes de aglomerações de gatos (gatis e criatórios). A forma da PIF, efusiva ou não efusiva, irá se manifestar dependendo do tipo de resposta imunológica celular fraca e parcial, respectivamente. A forma efusiva é caracterizada por vasculite devido à deposição de imunocomplexos e o derrame do líquido pode ocorrer em espaço pleural, cavidade peritoneal, saco pericárdico e espaço subcapsular dos rins.[39]

Patogênese

A infecção por coronavírus felino (CoVF) ocorre por via oral, geralmente pelo contato com a caixa sanitária de gatos infectados pelo vírus. O CoVF é altamente infeccioso e, em ambiente doméstico com vários gatos, acima de 90% dos felinos irão fazer soroconversão (2 a 21 dias após a infecção). O vírus é eliminado nas fezes e, por si só, não causa maior dano, mas a reação imune do próprio gato desencadeia as consequências fatais. Ao redor de 14 dias após a mutação ter ocorrido, o vírus distribui-se por macrófagos e afeta todo o organismo, sendo encontrado em ceco, intestino, cólon, linfonodos intestinais, baço, fígado e sistema nervoso central (SNC).[40]

A infecção pode ser inaparente ou acompanhada de sintomas do trato respiratório anterior ou diarreia. Os gatos podem eliminar o vírus após 2 a 3 meses da infecção, enquanto alguns animais tornam-se persistentemente infectados (portadores sãos).

A doença clínica associada ao vírus da PIF pode ser influenciada por vários fatores, incluindo virulência da cepa, carga viral, via de infecção, estado imune do hospedeiro, fatores do hospedeiro determinados geneticamente, idade e outras infecções concorrentes.[40]

Manifestações clínicas

A PIF é uma doença que acomete gatos jovens (menos de 1 ano) e idosos, pois o sistema imune está em desenvolvimento e imunocomprometido, respectivamente.

As manifestações clínicas da PIF são variáveis, dependendo dos órgãos afetados, incluindo fígado, rins, pâncreas, olhos e SNC. Os sintomas e os achados patológicos que ocorrem na PIF são uma consequência direta da vasculite e da falência de órgãos resultantes do dano dos vasos sanguíneos que os nutrem.

Os achados no exame físico podem revelar desconforto respiratório, taquipneia, cianose, abafamento de sons cardíacos na auscultação (efusão pleural), aumento de volume abdominal (efusão abdominal), coriorretinite, uveíte, icterícia, anemia, linfonodomegalia mesentérica, entre outros.

Diagnóstico

Os gatos com sintomas inespecíficos, tais como anorexia, perda de peso, depressão e febre de origem desconhecida recorrente ou resistente ao tratamento com antibióticos, devem ser incluídos no diagnóstico diferencial para PIF.

O teste diagnóstico *in vivo* é necessário para o manejo adequado dos gatos doentes. A análise de dados clínicos (histórico, idade, sintomas) e achados laboratoriais auxiliam no diagnóstico. As alterações encontradas em gatos com PIF não são específicas e são detectáveis em gatos com muitas outras doenças.

Hematologia

As alterações hematológicas não são específicas. Os leucócitos podem estar diminuídos ou aumentados, embora linfopenia e neutropenia sejam um achado frequente (leucograma de estresse). A anemia é um achado comum em gatos com PIF, caracterizada como regenerativa, devido à anemia hemolítica imunomediada secundária ou não regenerativa decorrente de inflamação crônica. A trombocitopenia pode ser encontrada como resultado da coagulação intravascular disseminada (CID).[40]

Bioquímica

O achado laboratorial mais consistente nos gatos com PIF é um aumento na concentração sérica de proteína total. Cerca de 50% dos gatos com efusão e 70% dos gatos sem efusão apresentam hiperproteinemia por hiperglobulinemia, principalmente gamaglobulinas.[40] Outros parâmetros laboratoriais, como, por exemplo, enzimas hepáticas, bilirrubina, ureia, creatinina, podem estar aumentados na dependência do grau e da localização do dano no órgão.

Análise do líquido pleural

Os gatos com PIF efusiva geralmente apresentam fluido de coloração amarelada, denso e com grande quantidade de fibrina. As efusões geralmente apresentam nível de proteína de 3,5 g/dℓ, que é considerado o valor de corte para diagnóstico de PIF. Uma relação albumina:globulina < 0,8 pode sugerir PIF.

A citologia dos fluidos que eram sugestivos da doença apresentava neutrófilos degenerados, linfócitos, macrófagos e células mesoteliais, bem como precipitado proteico granular.[27]

A análise da efusão, quando ocorre, permanece uma das mais confiáveis ferramentas diagnósticas (Capítulo 157). A detecção do RNA viral nos fluidos corpóreos utilizando o ensaio *nested-PCR* poderia sugerir a existência do vírus da PIF, mas resultados falso-negativos e falso-positivos podem ocorrer usando sangue ou efusão. A análise semiquantitativa da proteína do fluido tem sido considerada um teste conclusivo somente para testes efusivos.

Outros testes

Outros exames laboratoriais podem ser utilizados na tentativa de auxiliar o diagnóstico de PIF, tais como reação de polimerização em cadeia pela transcriptase reversa (RT-PCR, do inglês *reverse transcriptase polymerase chain reaction*) em efusão, sangue ou fezes; detecção do complexo antígeno-anticorpo (ELISA), detecção do antígeno CoVF na efusão pelo método de imunofluorescência e imuno-histoquímica no tecido.[40]

Exame histopatológico

A histologia é considerada o único exame diagnóstico para a PIF, e somente a detecção do antígeno viral por técnicas imuno-histológicas fornece o diagnóstico etiológico definitivo.

Tratamento e prognóstico

A PIF clínica é causada pela resposta inflamatória e imunomediada do gato ao CoVF. A terapia é direcionada para a supressão dessas respostas, geralmente, com corticosteroides. Esse fármaco promove a supressão da resposta imune não seletivamente, ou seja, tanto a resposta imune celular quanto a humoral, mas o que se deseja é manter a resposta celular, pelo menos na PIF efusiva.

O uso de interferona felina e prednisolona pode determinar a recuperação ou a remissão por meses em alguns gatos, mas também não foi possível demonstrar um efeito sobre o tempo de sobrevida ou qualidade de vida em outros gatos com PIF. A interferona apresenta propriedades antivirais, estimula a atividade natural das células *killer* e aumenta a expressão de antígenos do complexo de histocompatibilidade maior classe I.[41]

Um número de outros fármacos apresenta, teoricamente, uma aplicação no tratamento de gatos com PIF, mas eles devem ser usados com cautela, pois não foram ainda aprovados para gatos.

Prevenção e manejo

A prevenção da PIF é extremamente difícil. O manejo da PIF deve ser direcionado a minimizar o impacto da população, fazer o diagnóstico acurado e o suporte individual dos gatos afetados. Existem diferentes estratégias que devem ser adotadas, dependendo do ambiente e da quantidade de animais presentes. Medidas diferenciadas serão empregadas no caso de gatis e criatórios, em comparação com locais em que exista um único animal.

PNEUMOTÓRAX

Definição

O pneumotórax é uma anormalidade comum da cavidade pleural em cães e gatos, sendo caracterizado pela existência de ar no espaço pleural.[39,42] Nos animais hígidos, a cavidade pleural apresenta pressão negativa, o que possibilita a expansão dos pulmões. Se ocorrer a comunicação do ar (atmosférico ou dos pulmões) com a cavidade pleural, os pulmões tornam-se colapsados.[39]

Classificação

A classificação do pneumotórax é baseada na condição do tórax (aberto ou fechado) e na etiologia (traumático, tensional, espontâneo ou iatrogênico).[42]

O pneumotórax aberto ocorre quando há comunicação livre entre o ambiente externo e o espaço pleural, possibilitando o influxo de ar para o interior do espaço pleural quando o animal inspira, colabando os pulmões. No pneumotórax fechado (tipo mais comum) ocorre ruptura direta de pulmão ou brônquios e, consequentemente, extravasamento de ar para a cavidade pleural.[2]

A causa mais comum de pneumotórax em cães e gatos é a traumática. Os dados de anamnese e os achados no exame físico auxiliam a suspeita diagnóstica.[39,43] O traumatismo contuso ou penetrante do tórax é a causa mais frequente e se caracteriza pela ruptura da parede torácica (acidentes automobilísticos, fraturas de costelas, feridas por mordeduras, armas de fogo ou materiais perfurantes e cortantes) e pela laceração direta pulmonar ou da árvore brônquica (secundária à compressão torácica com a glote mantida fechada).

O pneumotórax tensional desenvolve-se quando a ruptura de via respiratória, parênquima pulmonar ou parede torácica funciona como uma válvula unidirecional. Isso leva a perda progressiva de ar e elevação da pressão intrapleural, causando rápida deterioração do paciente, o que pode ser fatal. Os animais apresentam angústia e dispneia grave e progressiva, fraqueza, respiração superficial e parede torácica em forma de barril. A radiografia torácica mostra grande quantidade de ar livre e deslocamento do diafragma caudalmente.[44]

O pneumotórax espontâneo é definido como o acúmulo de ar no espaço pleural, que não está associado à lesão traumática do trato respiratório ou da parede torácica. É uma condição rara de ocorrer em cães, mas tem sido descrito em maior frequência em cães da raça Husky Siberiano. O pneumotórax espontâneo pode ser secundário ao parasitismo (p. ex., *Dirofilaria immitis*), à pneumonia viral e bacteriana, à neoplasia e ao abscesso pulmonar, e primário pela ruptura de bolhas de ar dentro da pleura visceral ou pela ruptura de sáculos alveolares confluentes. Cerca de um terço dos cães com pneumotórax espontâneo tem pneumotórax tensional.[44]

A ocorrência de pneumotórax iatrogênico pode estar associada a complicações resultantes de procedimentos diagnósticos e terapêuticos, como, por exemplo, toracocentese (laceração do parênquima pulmonar), aspiração por agulha fina, aspiração transtraqueal, broncoscopia e biopsia pulmonar transbroncoscópica, ventilação mecânica, biopsia hepática transtorácica, bloqueio de nervo intercostal, traqueostomia, aplicação de cânulas venosas centrais e colocação de marca-passo. Se após a realização desses procedimentos o paciente apresentar desconforto respiratório, taquicardia, hipotensão ou cianose, a formação de pneumotórax deve ser suspeitada.[2]

Frequência

O pneumotórax traumático é mais frequente em cães jovens, sendo os machos mais acometidos do que as fêmeas. Essa maior incidência, provavelmente, deve-se ao fato de cães jovens e machos apresentarem estilo de vida livre, sendo mais propensos a traumatismos. Os gatos também podem ser acometidos, mas em menor proporção do que os cães. É observado mais frequentemente em cães de grande porte e com tórax profundo.[2]

Manifestações clínicas e achados de exame físico

As manifestações clínicas associadas ao pneumotórax podem variar dependendo da etiologia, mas, em geral, são as mesmas da efusão pleural, caracterizadas por desconforto respiratório agudo com esforço inspiratório e expiração curta e sem esforço.[2,39]

Os achados de exame físico associados ao pneumotórax incluem desconforto respiratório de grau variado, porém visível à inspeção, com padrão respiratório restritivo, cianose (hipoxemia), hipofonese de sons pulmonares, principalmente na porção dorsal, onde os sons podem estar diminuídos a ausentes. Nos casos associados a trauma, pode-se evidenciar enfisema subcutâneo à palpação do tórax e, na percussão, o tórax mostra-se ressonante.[2]

Diagnóstico

O diagnóstico é baseado no histórico (trauma ou doenças prévias), nas manifestações clínicas, nos achados dos exames físico e de imagem.[2]

O diagnóstico do pneumotórax pode ser confirmado por meio de radiografia torácica, toracocentese diagnóstica, tomografia computadorizada, ultrassonografia torácica, toracoscopia e toracotomia exploratória.[28,39] Informações detalhadas podem ser obtidas no Capítulo 147, *Testes Diagnósticos e Procedimentos para a Cavidade Pleural*.

Tratamento

O tratamento do pneumotórax vai depender da causa do problema, da ocorrência ou não de complicações e do grau de desconforto respiratório.[39] Inicialmente, a abordagem clínica consiste em avaliar a existência e o grau de desconforto respiratório. Se presente, a remoção do acúmulo de ar por meio de toracocentese é indicada.[2]

Cães e gatos com pneumotórax traumático recente podem ser manejados de modo conservador, mantendo-se o paciente em repouso, com restrição de espaço físico, fornecimento de oxigênio, realização de toracocenteses periódicas e uso de analgésicos.[39] Deve-se realizar o acompanhamento do paciente por monitoramento clínico e exames de imagem. Caso ocorra rápida piora do paciente e do padrão respiratório, a colocação de sonda torácica seguida de drenagem deve ser instituída.[2,39] Informações detalhadas podem ser obtidas no Capítulo 147 *Testes Diagnósticos e Procedimentos para a Cavidade Pleural*. No caso de ferida de tórax aberto, deve-se fazer a correção cirúrgica imediatamente.[2]

Em pacientes com pneumotórax espontâneo, as possibilidades terapêuticas são variáveis na dependência da estabilidade do paciente. Se o animal encontra-se estável, ou seja, assintomático, sem desconforto respiratório, febre ou efusão pleural, pode permanecer em observação. Caso o animal apresente desconforto respiratório, a toracocentese terapêutica deve ser realizada para a remoção do ar pleural e a expansão dos pulmões. Com recidivas frequentes da dispneia, indica-se a colocação de sonda torácica com sucção contínua. Outra opção terapêutica seria a pleurodese.[2,39] Recentemente, a toracoscopia tem sido usada para localizar com sucesso e retirar cirurgicamente os lobos pulmonares afetados com pneumotórax espontâneo primário.[44]

O tratamento do pneumotórax tensional deve ser realizado imediatamente pela toracocentese, seguida da colocação de tubo torácico por toracoscopia para sucção contínua ou intermitente do ar. A válvula (Heimlich) pode ser usada como alternativa para a sucção contínua (Figura 158.6). Uma toracotomia exploratória para o tratamento definitivo deve ser considerada somente após essas medidas terem falhado para estabilizar o animal.[44]

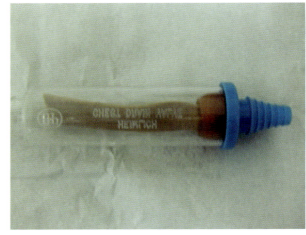

Figura 158.6 Válvula de Heimlich. (Arquivo pessoal.)

RUPTURA DIAFRAGMÁTICA

Definição

É a ruptura parcial ou total do diafragma, de modo que os órgãos abdominais possam migrar para a cavidade torácica.[45]

A ruptura diafragmática é uma sequela comum de acidentes automobilísticos. Muitas dessas rupturas são diagnosticadas logo após o incidente traumático e subsequente reparação cirúrgica. A maioria dos casos de ruptura diafragmática é aguda, mas uma pequena quantidade delas pode ser crônica.[46]

Atualmente, a ruptura diafragmática traumática não apresenta predisposição racial e nem sexual. A duração dessa afecção pode variar de horas a anos. Muitas são diagnosticadas semanas após o trauma.[45]

Os defeitos diafragmáticos podem ser congênitos ou adquiridos, embora o último seja o mais comum, tipicamente por trauma.

Fisiopatogenia

O aumento abrupto da pressão intra-abdominal após um golpe potente na parede abdominal leva os pulmões a rapidamente se esvaziarem (se a glote estiver aberta), produzindo grande gradiente de pressão pleuroperitoneal. Esse gradiente de pressão que ocorre entre o tórax e o abdome pode causar a ruptura do diafragma. A ruptura ocorre no ponto mais fraco do diafragma, geralmente a porção muscular. A localização e o tamanho da ruptura dependem da posição do animal no momento do impacto e da localização da víscera.[45]

Manifestações clínicas e achados no exame físico

Os sintomas de animais com ruptura diafragmática recente estão associados ao choque (mucosas pálidas ou cianóticas, taquipneia, taquicardia e/ou oligúria). Arritmias cardíacas podem ocorrer. Outros sintomas irão depender de quais órgãos foram herniados. O fígado é o órgão mais comumente encontrado na cavidade torácica e essa condição está associada ao hidrotórax, devido à oclusão do sistema venoso.[47]

As manifestações clínicas que podem estar associadas à ruptura diafragmática crônica incluem tosse, taquipneia, dispneia, vômito, letargia, anorexia e perda de peso. Os achados no exame físico de animais com ruptura diafragmática crônica são sons pulmonares e cardíacos diminuídos, dispneia, perda de peso e caquexia, taquipneia, icterícia, choque, letargia e depressão.

Muitos animais apresentam movimento abdominal paradoxal durante a respiração (abdome é sugado na inspiração) e, além disso, o abdome pode parecer vazio na palpação.[48]

Os achados cirúrgicos que são considerados indicativos de cronicidade incluem ausência de contusão ou hematoma na parede ou diafragma, ausência de sangue na cavidade torácica ou abdominal, existência de aderências maduras entre os tecidos herniados e de fibrose.[46]

Diagnóstico

O diagnóstico de ruptura diafragmática é baseado em dados da anamnese, em exames físico e de imagem (radiografia torácica e ultrassonografia). Na radiografia torácica, padrões de gás gástrico ou de intestino na cavidade torácica (atravessando o plano do diafragma) tornam o diagnóstico simples. A ocorrência de efusão pleural ou tecido pode prejudicar a visibilização da cúpula diafragmática completamente.[48]

Os métodos alternativos para o diagnóstico de ruptura diafragmática incluem exame contrastado com bário e celiografia de contraste positivo. O principal diagnóstico diferencial considerado para essa alteração radiográfica é massa pulmonar.[47]

A ruptura diafragmática traumática aguda pode escapar da detecção, pois os proprietários podem não saber do incidente traumático ocorrido, pois a condição pode ser assintomática e o diagnóstico radiográfico definitivo pode ser difícil para estabelecer. Por essa razão, todos os animais que sofrem trauma automobilístico e trauma penetrante de tórax e abdome devem ser radiografados no momento da avaliação inicial para triagem de ruptura diafragmática aguda, bem como outras lesões torácicas.[46]

Tratamento

O tratamento inicial do paciente com ruptura diafragmática é a estabilização do estado cardiovascular e respiratório. Os pacientes com grave desconforto respiratório frequentemente têm grande porcentagem do seu conteúdo abdominal no tórax. Nesses casos, a ventilação mecânica pode ser necessária para corrigir a hipoxemia. A correção cirúrgica da ruptura diafragmática, em geral, deve ser realizada logo que o paciente se encontre estável.[48]

As principais indicações para a emergência cirúrgica incluem desconforto respiratório grave não aliviado por toracocentese e administração de oxigênio, estômago na cavidade torácica e obstrução do trato gastrintestinal. O animal com dispneia grave pode desenvolver fadiga muscular e evoluir para insuficiência respiratória. Esses animais podem necessitar de intubação e ventilação controlada para estabilização antes da cirurgia. A complicação pós-operatória mais comum é o pneumotórax. Outras complicações transitórias de ruptura diafragmática (crônica) são anemia secundária à perda de peso, febre e arritmias cardíacas. A ruptura diafragmática crônica geralmente é mais difícil para reduzir e reparar do que a aguda. Poderá haver a necessidade de realizar lobectomia do fígado ou do pulmão parcial ou completa ou enterectomia e anastomose do trato intestinal.[46]

Prognóstico

A ruptura diafragmática crônica pode ter mortalidade mais alta do que a aguda; entretanto, o prognóstico é, em ambos, bom a excelente com a cirurgia. A recorrência da ruptura é rara com a utilização da técnica adequada.[45]

REFERÊNCIAS BIBLIOGRÁFICAS

1. Alleman AR. Abdominal, thoracic, and pericardial effusions. Vet Clin Small Anim Pract. 2003; 33:89-118.
2. Fossum TW. Doenças pleurais e extrapleurais. In: Ettinger SJ, Feldman EC. Tratado de medicina interna. vol. 2. 5. ed. Rio de Janeiro: Guanabara Koogan AS; 2004. p. 1159-73.
3. Calixto R, De Souza HJM, Corgozinho KB. Quilotórax associado à torção de lobo pulmonar em gata. Acta Scientiae Veterinariae. 2007; 35(2):233-7.
4. Fossum TW, Forrester SD, Swenson CL, Miller MW, Cohen ND, Boothe HW et al. Chylothorax in cats: 37 cases (1969-1989). J Am Vet Med Assoc. 1991; 198(4):672-8.
5. Fossum TW. Chylothorax. In: August JR. Feline internal medicine. vol. 5. St. Louis: Elsevier; 2006. p. 369-74.
6. Hawkins EC, Fossum TW. Pleural effusion. In: Bonagura JD, Twedt DC. Kirk's current veterinary therapy XIV. 14. ed. St. Louis: Elsevier; 2009. p. 675-84.
7. Fossum TW, Miller MW, Rogers KS, Bonagura JD, Meurs KM. Chylothorax associated with right-sided heart failure in five cats. J Am Vet Med Assoc. 1994; 204(1):84-9.
8. Fossum TW. Chylothorax in cats: is there a role for surgery? J Fel Med Surg. 2001; 3(2):73-9.

9. Birchard SJ, Smeak DD, McLoughlin MA. Treatment of idiopathic chylothorax in dogs and cats. J Am Vet Med Assoc. 1998; 212(5):652-7.
10. Thompson MS, Cohn LA, Jordan RC. Use of rutin for medical management of idiopathic chylothorax in four cats. J Am Vet Med Assoc. 1999; 215(3):345-8.
11. Gould L. The medical management of idiopathic chylothorax in a domestic long-haired cat. Canadian Vet J. 2004; 45(1):51-4.
12. Kopko SH. The use of rutin in a cat with idiopathic chylothorax. Canadian Vet J. 2005; 46(8):729-31.
13. Fossum TW, Mertens MM, Miller MW, Peacock JT, Saunders A, Gordon S et al. Thoracic duct ligation and pericardectomy for treatment of idiopathic chylothorax. J Vet Internal Med. 2004; 18(3):307-10.
14. Carobbi B, White RAS, Romanelli G. Treatment of idiopathic chylothorax in 14 dogs by ligation of the thoracic duct and partial pericardiectomy. Vet Record 2008; 163:743-5.
15. Bussadori R, Provera A, Martano M, Morello E, Gonzalo-Orden JM, La Rosa G et al. Pleural omentalisation with en bloc ligation of the thoracic duct and pericardiectomy for idiopathic chylothorax in nine dogs and four cats. Vet J. 2010;17 de junho [publicação eletrônica anterior à impressão].
16. Scott JA, Macintire DK. Canine pyothorax: pleural anatomy and pathophysiology. Compendium on Continuing Education for the Practicing Veterinarian. 2003; 25(3):172-8.
17. Macphail CM. Medical and surgical management of piothorax. Vet Clin North Am Small Anim Pract. 2007; 37(5):975-88.
18. Barrs VR, Beatty JA. Feline pyothorax – New insights into an old problem: part 1. Aetiopathogenesis and diagnostic investigation. Vet J. 2009; 179(2):163-70.
19. Barrs VR, Beatty JA. Feline pyothorax – New insights into an old problem: part 2. Treatment recommendations and prophylaxis. Vet J. 2009; 179(2):171-8.
20. Johnson MS, Martin MWS. Successful medical treatment of 15 dogs with pyothorax. J Small Animal Pract. 2007; 48:12-6.
21. Waddell LS, Brady CA, Drobatz KJ. Risk factors, prognostic indicators, and outcome of pyothorax in cats: 80 cases (1986-1999). J Am Vet Med Assoc. 2002; 221(6):819-24.
22. Barrs VR, Allan GS, Martin P, Beatty JA, Malik R. Feline pyothorax: a retrospective study of 27 cases in Australia. J Feline Med Surgery 2005; 7(4):211-22.
23. Demetriou JL, Foale RD, Ladlow J, Mcgrotty Y, Faulkner J, Kirby BM. Canine and feline pyothorax: a retrospective study of 50 cases in the UK and Ireland. J Small Anim Pract. 2002; 43(9):388-94.
24. Mellanby RJ, Villiers E, Herrtage ME. Canine pleural and mediastinal effusions: a retrospective study of 81 cases. J Small Anim Pract. 2002; 43:447-51.
25. Klainbart S, Mazaki-Tovi M, Auerbach N, Aizenberg I, Bruchim Y, Dank G et al. Spirocercosis-associated pyothorax in dogs. Vet J. 2007; 173:209-14.
26. Ottenjann M, Weingart C, Arndt G, Kohn B. Characterization of the anemia of inflammatory disease in cats with abscesses, pyothorax, or fat necrosis. J Vet Inter Med. 2006; 20(5):1143-50.
27. Paltrinieri S, Parodi MC, Cammarata G. In vivo diagnosis of feline infectious peritonitis by comparison of protein content, cytology, and direct immunofluorescence test on peritoneal and pleural effusions. J Vet Diag Investig. 1999; 11(4):358-61.
28. Johnson EG, Wisner ER. Advances in respiratory imaging. Vet Clin Small Anim Pract. 2007; 37:879-900.
29. Padrid P. Canine and feline pleural disease. Vet Clin North Am Small Anim Pract. 2000; 30(6):1295-307.
30. Walker AL, Jang SS, Hirsh DC. Bacteria associated with pyothorax of dogs and cats: 98 cases (1989-1998). J Am Vet Med Assoc. 2000; 216(3):359-63.
31. Nelson RW, Couto CG. Doenças virais polissistêmicas. In: Nelson RW, Couto CG. Medicina interna de pequenos animais. 3. ed. Rio de Janeiro: Elsevier; 2006. p. 1235-47.
32. Hahn KA, Axiak SM. Pulmonary neoplasia In: Bonagura JD, Twedt DC. Kirk's current veterinary therapy XIV. St. Louis: Elsevier; 2009. p. 354-5.
33. Sparkes A, Murphy S, Mcconnell F, Smith K, Blunden AS, Papasouliotis K et al. Palliative intracavitary carboplatina therapy in a cat with suspected pleural mesothelioma. J Feline Med Surg. 2005; 7(5):313-6.
34. Kavula LA, Latimer KS, Bain PJ. Mesothelioma in dogs. In: Veterinary Clinical Pathology Clerkship Program. College of Veterinary Medicine. Athens: University of Georgia; 2007. Disponível em www.vet.uga.edu/vpp/clerk/kavula/. Acesso em 12/09/2010.
35. Espino L, Vazquez S, Faílde D, Barreiro A, Miño N, Goicoa A. Localized pleural mesothelioma causing cranial vena cava syndrome in a dog. J Vet Diagn Invest. 2010; 22(2):309-12.
36. Sierra E, Rodríguez F, Herráez P, Fernández A, Espinosa de los Monteros A. Post-traumatic fat embolism causing haemothorax in a cat. Vet Rec. 2007; 161(5):170-2.
37. Malouin A, Siverstein D. Shock. In: Bonagura JD, Twedt DC. Kirk's current veterinary therapy XIV. 14. ed. St. Louis: Elsevier; 2009. p. 2-8.
38. Murphy MJ. Rodenticides. Vet Clin North Am Small Anim Pract. 2002; 32(2):469-84.
39. Greene CE, Hartmann K, Calpin J. Antimicrobial drug formulation. Appendix 8. In: Greene CE. Infectious disease of the dog and cat. 3. ed. St. Louis: Elsevier; 2006. p. 1186-333.
40. Hartmann K. Feline infectious peritonitis. Vet Clin North Am Small Anim Pract. 2005; 35(1):39-79.
41. Addie DD, Ishida T. Feline infectious peritonitis: therapy and prevention. In: Bonagura JD, Twedt DC. Kirk's current veterinary therapy XIV. St. Louis: Elsevier; 2009. p. 1295-9.
42. Sobel KE, Williams JE. Pneumothorax secondary to pulmonary thromboembolism in a dog. J Vet Emerg Crit Care 2009; 19(1):120-6.
43. Rozanski E, Chan DL. Approach to the patient with respiratory distress. Vet Clin Small Anim Pract. 2005; 35:307-17.
44. Valentine AK, Smeak DD. Pneumothorax. In: Bonagura JD, Twedt DC. Kirk's current veterinary therapy XIV. St. Louis: Elsevier; 2009. p. 1295-9.
45. Fossum TW, Hedlund CS, Johnson Al, Schulz KS, Seim HB, Willard MD et al. Surgery of the lower respiratory system: pleural cavity and diafragm In: Fossum TW, Hedlund CS, Johnson Al, Schulz KS, Seim HB, Willard MD et al. Small animal surgery. 3. ed. St. Louis: Elsevier; 2007. p. 903-6.
46. Minihan AC, Berg J, Evans KL. Chronic diaphragmatic hernia in 34 dogs and 16 cats. J Am Anim Hosp Assoc. 2004; 40(1):51-63.
47. White JD, Tisdall PL, Norris JM, Malik R. Diaphragmatic hernia in a cat mimicking a pulmonary mass. J Feline Med Surg. 2003; 5(3):197-201.
48. Shaw SP. Thoracic trauma. In: Bonagura JD, Twedt DC. Kirk's current veterinary therapy XIV. St. Louis: Elsevier; 2009. p. 86-7.

159
Distúrbios do Mediastino

Denise Maria Nunes Simões • Khadine Kazue Kanayama

INTRODUÇÃO

O mediastino é a porção central da cavidade torácica; separa fisicamente os hemitórax direito e esquerdo.[1]

A doença mediastinal caudodorsal e, em particular, aquela que causa efeito de massa, primariamente envolvem o esôfago. As anormalidades incluem corpo estranho em regiões endêmicas para nódulos de *Spirocerca lupi* e transformação neoplásica, megaesôfago preenchido por líquido ou alimento, hérnia de hiato, intussuscepção gastresofágica, neoplasia primária e metastática e divertículo esofágico. Efeito de massa mediastinal caudodorsal também pode ser decorrente de hérnia paraesofágica, ruptura diafragmática, abscesso ou hematoma, neoplasia de origem de corpo vertebral ou neural, migração de corpo estranho e mediastinite secundária à perfuração esofágica. As causas vasculares de massa mediastinal caudodorsal incluem aneurisma aórtico, geralmente secundário à migração da larva de *Spirocerca lupi* e veia ázigo marcadamente distendida, secundária a veia cava caudal pré-hepática ausente ou *shunt* porto-ázigo.[2]

MEDIASTINO

Anatomia

O mediastino, considerado incompleto nos cães, anatomicamente é um espaço virtual localizado centralmente entre as cavidades pleurais esquerda e direita, onde sua porção cranial é delimitada pela entrada do tórax, caudalmente pelo diafragma, dorsalmente pela coluna torácica e ventralmente pelo esterno. Ele contém numerosas estruturas vitais, incluindo coração, traqueia, esôfago, grandes vasos, linfáticos, linfonodos mediastínicos e esternais, brônquios do tronco principal, nervo vago e timo. O mediastino comunica-se cranialmente com o plano fascial cervical por meio da entrada de tórax e com o espaço retroperitoneal por meio do hiato aórtico. Essas comunicações facilitam a disseminação de doenças entre essas áreas.[1,3]

Manifestações clínicas

As manifestações clínicas relacionadas com as doenças mediastínicas são inespecíficas, dependentes da localização e do tamanho das lesões e das alterações vasculares periféricas presentes. Os sintomas mais comuns relacionados com as doenças mediastinais são as alterações respiratórias secundárias à compressão das vias respiratórias ou do parênquima pulmonar. Pode-se incluir como manifestações clínicas alteração da fonação, tosse, síndrome de Horner, estridores respiratórios, disfagia, regurgitação, desconforto respiratório (associado às massas mediastinais, à dor, à efusão pleural ou ao pneumotórax), síndrome da veia cava (edemas simétricos de cabeça, pescoço e membros torácicos secundários às obstruções venosa e linfática devido à presença de massas dos mediastinos ventral e cranial), além de sintomas associados à doença sistêmica ou multicêntrica (p. ex., anorexia, emagrecimento, poliúria).[1]

Diagnóstico

A avaliação diagnóstica do mediastino inclui anamnese, exames de imagem (radiografia, ultrassonografia e tomografia) e endoscopia. O mediastino, por estar localizado no interior do tórax, não é facilmente acessado durante o exame físico.[1]

Exames de imagem para avaliação do mediastino

Radiografia torácica

O exame radiográfico é a técnica de imagem não invasiva de escolha para avaliação do mediastino (tamanho, forma, posição e opacidade), avaliação das estruturas internas e avaliação das doenças mediastínicas. Entretanto, muitas vezes, a avaliação do mediastino é difícil, devido ao fato de todas as estruturas apresentarem densidade de tecido mole, não havendo contraste, com exceção da traqueia, que se apresenta repleta de ar.[1]

As projeções radiográficas dorsoventrais e ventrodorsais avaliam melhor as doenças mediastinais do que as projeções laterais.[2] As alterações radiográficas mais comuns observadas no mediastino são deslocamento mediastínico, pneumomediastino, alargamento difuso ou focal do mediastino e alterações envolvendo as estruturas dentro do mediastino.[1,4]

O deslocamento mediastínico envolve o posicionamento anormal do mediastino, identificado radiograficamente por uma diferença de tamanho entre os dois hemitórax, e o deslocamento lateral de estruturas, como, por exemplo, o coração e a traqueia. Essa alteração pode estar associada à presença de massa intratorácica ou à insuflação irregular dos pulmões.[1]

O pneumomediastino é caracterizado pelo acúmulo de ar no mediastino, que fornece um meio de contraste às estruturas de tecido mole adjacentes. Devido a esse contraste com o ar livre no mediastino, algumas estruturas que em condições normais não poderiam ser avaliadas passam a ser vistas, como é o caso do esôfago, do ramo principal do arco aórtico, da veia cava cranial e da porção externa da traqueia. As radiografias de pneumomediastino mostram áreas de hipertransparência nos campos pulmonares com deslocamento de mediastino, diafragma e silhueta cardíaca (Figura 159.1).

O alargamento do mediastino se refere ao aumento de tamanho do mediastino. Pode ser difuso (associado a inflamação, edema, hemorragia, infiltração tumoral ou gordura, presença de efusão pleural) ou focal (associado a neoplasias, cistos, abscessos e granulomas).[1,4]

As anormalidades mais comuns envolvendo as estruturas caudais dentro do mediastino são megaesôfago e ruptura diafragmática.[1,4]

Os exames radiográficos contrastados são métodos diagnósticos auxiliares na avaliação de estruturas internas do mediastino que não podem ser avaliadas pelas radiografias simples.[1]

Ultrassonografia

A ultrassonografia torácica, muitas vezes, não oferece imagem satisfatória do mediastino normal, devido à presença de ar nos pulmões, o que dificulta a transmissão de ondas sonoras. As principais indicações para avaliação do mediastino incluem identificação de massas mediastinais, diferenciação entre efusão pleural e massa mediastinal, realização de citologia transtorácica por aspirado com agulha fina ou biopsia, identificação da presença de ruptura diafragmática.[1,4,5]

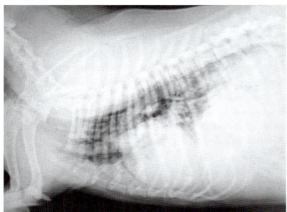

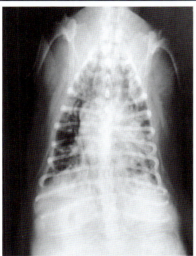

Figura 159.1 Opacificação do interstício alveolar difusa e generalizada. Discreto espessamento de paredes de brônquios e dilatação de lúmen de brônquios (regiões hilar e peri-hilar). Conteúdo gasoso moderado no mediastino cranial, individualizando estruturas vasculares (pneumomediastino). (Cedida pelo Serviço de Diagnóstico por Imagem do Hospital Veterinário da Faculdade de Medicina e Zootecnia da Universidade de São Paulo.)

Além da identificação de massa mediastínica, a ultrassonografia auxilia na definição de sua arquitetura interna (sólida, cística, cavitária, presença de coleção líquida e sua ecogenicidade) e na vascularização.[1]

Tomografia computadorizada

A tomografia computadorizada (TC) é o teste-ouro, pois fornece uma análise tridimensional e mais detalhada das estruturas mediastínicas.[1] As indicações para o exame tomográfico são as mesmas do exame radiográfico.

Para a avaliação do mediastino, a TC é indicada se uma anormalidade precisa ou possível for encontrada na radiografia torácica. Uma segunda indicação mais comum é procurar por anormalidade clinicamente suspeita, mas não detectada na radiografia torácica. Além disso, a TC fornece o estadiamento acurado do tumor. A localização, o número de massas, as características atenuantes, o melhor contraste e as anormalidades extramediastinais associadas são importantes na definição da etiologia da massa mediastinal. A TC é o melhor exame de imagem para localizar e revelar a exata extensão das anormalidades mediastinais. Podem ser realizadas aspiração por agulha fina e biopsia percutânea de massas guiadas pela TC. O maior erro interpretativo está centrado na presença ou ausência de invasão da veia cava cranial.[6] A TC consegue delimitar o tamanho das lesões e das margens, avaliar o deslocamento de estruturas e a presença de infiltrações adjacentes (acometimento de linfonodos e metástases), bem como auxiliar no melhor planejamento cirúrgico.[1,7]

PNEUMOMEDIASTINO

Definição

O pneumomediastino refere-se à presença de ar livre ou gás dentro dos limites do mediastino, geralmente secundário a ruptura ou laceração de traqueia, brônquios ou alvéolos.[3]

Classificação

Assim como o pneumotórax, o pneumomediastino pode ocorrer de maneira espontânea, traumática ou iatrogênica.[1,4]

O pneumomediastino pode resultar de uma variedade de defeitos nas vias respiratórias, no pulmão, na orofaringe, no esôfago, no espaço retroperitoneal ou no plano fascial do pescoço, bem como de feridas penetrantes, infecção com organismos produtores de gás ou lesões iatrogênicas, tais como intubação traumática, *cuff* do tubo orotraqueal superinsuflado, ventilação com pressão positiva, procedimentos de lavagem transtraqueal, dilatação esofágica e venipunção de jugular. O pneumomediastino espontâneo já foi relatado em cães de corrida da raça Greyhound. A tosse paroxística típica da infecção por *B. bronchiseptica* poderia resultar nas mudanças do gradiente de pressão, as quais levam a desenvolvimento da ruptura de alvéolos e subsequente pneumomediastino.[3]

Fisiopatogenia

Aumento na pressão intra-alveolar ou diminuição na pressão intersticial perivascular pode criar um gradiente que leva à ruptura alveolar. Doença de parênquima pulmonar preexistente predispõe o indivíduo à ruptura alveolar. Se o ar dos alvéolos rompidos entrar na adventícia perivascular ou peribrônquica, a diferença de pressão entre o mediastino e o parênquima pulmonar periférico forçará o ar a cortar caminho pelos tecidos conjuntivos e, eventualmente, pelo mediastino. Como a porção cranial do mediastino é contínua com o plano fascial cervical, a extensão de ar livre do mediastino para os tecidos subcutâneos pode ocorrer. A pressão mediastinal aumentada devido à presença de ar livre ou gás pode também romper a pleura mediastinal, causando pneumotórax.[3]

Manifestações clínicas

Os animais com pneumomediastino apresentam dispneia, cansaço fácil, intolerância ao exercício, cianose, tosse (seca, paroxística) e enfisema subcutâneo.

Diagnóstico

O diagnóstico de animais com suspeita de pneumomediastino é feito por histórico, exame físico e exames de imagem (radiografia torácica, ultrassonografia e tomografia).

O exame fecal, com as técnicas de flotação com sulfato de zinco, bem como de Baerman, deve ser realizado para investigar a possibilidade de doença pulmonar parasitária resultando em pneumomediastino.[3]

Tratamento

O tratamento deve ter como objetivo a causa de base, uma vez que o pneumomediastino não necessita de terapia específica.

O pneumomediastino espontâneo em ambos, homem e animais, é geralmente autolimitante. Portanto, ele é, em geral, tratado conservadoramente, com resolução espontânea ocorrendo acima de 2 semanas. Recomenda-se apenas o repouso com restrição de espaço físico para facilitar a vedação natural da laceração. Se ocorrer piora do quadro clínico e aparecimento ou piora do enfisema subcutâneo, o que significa fonte ativa de ar mediastinal, recomenda-se a toracotomia exploratória para ambos, diagnóstico e tratamento.[3]

MASSA MEDIASTINAL

As massas mediastinais são comuns em cães e gatos e incluem neoplasias primárias e metástases envolvendo estruturas internas do mediastino. As linfadenopatias, os granulomas, os abscessos, os cistos e os hematomas são considerados massas mediastinais de origem não neoplásica.[1,4]

Os tumores mediastinais em cães e gatos incluem tumor neurogênico, tumor paraespinal, tumor ectópico de tireoide ou paratireoide, timoma, tumor de base de coração e linfoma.[6]

Os dois diferenciais mais comuns para massas mediastinais são timoma e linfoma. O timoma é um tumor de ocorrência rara em cães e gatos, originado no epitélio tímico e infiltrado com linfócitos. Existe, portanto, a dificuldade de diferenciação entre timoma e linfoma. A porção epitelial do tecido tímico é a considerada neoplásica. Os timomas benignos são não invasivos e bem encapsulados, enquanto os timomas malignos são invasivos localmente e agressivos. Carcinoma ectópico de tireoide e quemodectoma também podem ocorrer, mas são menos comuns.[8] O quemodectoma é um tumor de base de coração envolvendo grandes vasos (aorta e carótida).[1]

O carcinoma ectópico de tireoide geralmente origina-se da base do coração e, então, comprime ou invade estruturas do mediastino cranial, em vez de originar-se primariamente dele. A formação do tecido de tireoide acessório é comum durante o desenvolvimento da glândula em cães. O tecido de tireoide ectópico tem comportamentos fisiológico e patológico idênticos ao da glândula tireoide normal. Os carcinomas de tireoide podem originar-se do tecido de tireoide ectópico na língua, na traqueia distal, na entrada do tórax, no mediastino cranial, no pericárdio, na aorta descendente e na base do coração. A porcentagem de metástase dos carcinomas de tireoide é variável e depende do tamanho do tumor e da sua capacidade de invasibilidade.[9]

As massas mediastinais podem causar desconforto respiratório devido ao deslocamento dos pulmões e à diminuição da expansão pulmonar, secundária à efusão pleural. Nos gatos, algumas massas mediastinais podem ser palpadas durante a compressão discreta do tórax anterior.

Frequência

A incidência de massa mediastinal é baixa em cães e gatos. A média de idade para aparecimento dessas formações é de 9 anos no cão e 10 anos no gato. Os gatos que apresentam linfoma mediastinal geralmente são jovens (média de idade de 2 anos) e positivos para o vírus da leucemia felina (FeLV).[8]

Os carcinomas mediastinais craniais afetam mais comumente cães de meia-idade a idosos e de raças de porte grande.[9]

Manifestações clínicas e achados no exame físico

Os sintomas de animais com massas mediastinais incluem tosse, taquipneia, dispneia, síndrome da veia cava anterior, fraqueza muscular ou megaesôfago causado por miastenia *gravis* (síndrome paraneoplásica associada ao timoma). Os achados do exame físico incluem edema marcante de cabeça e pescoço ou membros torácicos (síndrome da veia cava) (Figura 159.2). Os sons pulmonares podem estar diminuídos devido à compressão dos pulmões pela massa ou associados à efusão pleural. A linfonodomegalia periférica pode estar presente em cães com linfoma. A síndrome de Horner, de ocorrência rara, pode dever-se à compressão dos nervos simpáticos ascendentes.[8] Alguns animais com quemodectoma podem apresentar ainda disfagia, desconforto respiratório (associado à efusão pericárdica e/ou pleural) e insuficiência cardíaca.[1]

Diagnóstico

O diagnóstico de animais com suspeita de massas mediastinais é feito por meio de histórico, exame físico, exames laboratoriais (bioquímico, sorologias, citologias para identificação das células neoplásicas da massa obtida via aspiração com agulha fina ou em amostras do líquido pleural), exames de imagem (radiografia torácica, ultrassonografia e tomografia) e biopsia.[8]

A cintigrafia nuclear é particularmente útil na identificação de carcinomas de tireoide ectópicos e pode também fornecer uma indicação da probabilidade de esses tumores responderem ao tratamento com iodo radioativo ou radioterapia.[9]

Em gatos com linfoma mediastinal é importante que se realize a sorologia para o vírus da imunodeficiência (FIV) e para o vírus da leucemia felina (FeLV) como fator prognóstico.

A hipercalcemia em associação ao linfoma mediastinal é comum, com uma frequência de incidência de 25 a 50% nos cães. A citologia de timoma geralmente pode revelar linfócitos maduros e, algumas vezes, mastócitos, ao passo que no linfoma frequentemente revela linfoblastos. A obtenção de um diagnóstico definitivo com a citologia é difícil e a biopsia deve ser considerada.

A imuno-histoquímica é recomendada para o diagnóstico definitivo de tumores de base de coração e dos tipos celulares dos carcinomas de tireoide ectópicos.[9]

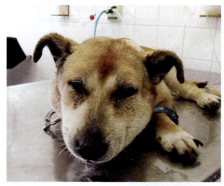

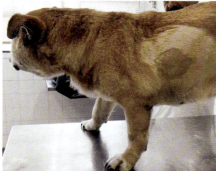

Figura 159.2 Edema de face, pescoço e membros torácicos (síndrome da veia cava) em animal com suspeita de massa mediastinal. (Cedida pelo Serviço de Pronto Atendimento Médico de Pequenos Animais do Hospital Veterinário da Faculdade de Medicina e Zootecnia da Universidade de São Paulo.)

De maneira geral, as massas mediastinais são identificadas radiograficamente por opacificação de tecido mole no mediastino anterior (Figura 159.3). Essa identificação é prejudicada na presença de efusão pleural concomitante. Nesses casos, deve-se realizar a toracocentese previamente ao exame radiográfico e à análise do líquido pleural. No caso da ultrassonografia, a presença da efusão pleural é útil na identificação de massas, na avaliação da extensão e na determinação do possível acometimento de estruturas adjacentes. Informações adicionais podem ser obtidas no Capítulo 147, *Testes Diagnósticos e Procedimentos para a Cavidade Pleural*.[1,4]

O diagnóstico diferencial para massas mediastinais inclui abscessos, granuloma, linfadenopatia, hematoma, tecido de tireoide ectópico e cisto.

Tratamento

A terapia específica (p. ex., radioterapia, quimioterapia, terapia antifúngica, cirurgia) deve ser instituída de acordo com os achados. A excisão cirúrgica é o tratamento de escolha para o timoma e pode ser curativa. A radioterapia é usada se a remoção cirúrgica não tiver sido completa. A quimioterapia para o componente maligno (epitelial) do timoma não tem se mostrado eficaz em cães e gatos.

O fator clínico mais importante na decisão da remoção cirúrgica em cães com carcinoma de tireoide baseia-se no fato de o tumor ser não invasivo e móvel ou invasivo e aderido. Outro critério utilizado para a ressecção cirúrgica é quanto à origem celular (folicular ou medular). Os carcinomas de tireoide de origem celular medular são geralmente bem encapsulados e mais fáceis de remover.[9]

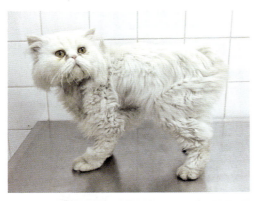

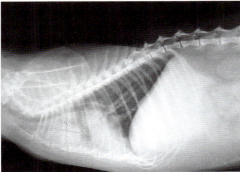

Figura 159.3 Gato Persa, com 2 anos, FeLV-positivo, com massa mediastinal (projeção laterolateral) deslocando o coração caudalmente e a traqueia dorsalmente, com presença discreta de efusão pleural. (Cedida pelo Serviço de Pronto Atendimento Médico de Pequenos Animais e Serviço de Diagnóstico por Imagem do Hospital Veterinário da Faculdade de Medicina e Zootecnia da Universidade de São Paulo.)

Prognóstico

O prognóstico para o timoma benigno retirado cirurgicamente e sem miastenia *gravis* é bom. O prognóstico é ruim para gatos com linfoma mediastinal e FeLV-positivo.

No caso do carcinoma ectópico da tireoide, o prognóstico é bom a reservado, caso ele não seja invasivo e móvel, mas é mau se for invasivo e aderido.

CISTO MEDIASTINAL

Os cistos localizados no mediastino cranial podem originar-se de várias tecidos, os quais podem incluir paratireoide, tireoglosso (tecido tireoidiano), timo e pleura. Os cistos de paratireoide são caracterizados histologicamente por epitélio colunar pseudoestratificado e contêm material proteináceo. Os cistos tireoglossos são compostos de epitélio de multicamadas tireoidogênico, que frequentemente tem folículos contendo coloide; e os cistos branquiais tímicos são compostos de epitélio ciliado encontrado no timo. Embora a avaliação histológica seja necessária para confirmar a origem do cisto, os achados clínicos podem ser úteis. Dispneia, efusão pleural e aspiração de fluido do tipo mucinoso com ou sem células inflamatórias têm sido relacionados com cisto branquial tímico, além de sua aparência multilobulada (gato). O cisto de aparência multicística tem sido relacionado com linfangiomas e timomas císticos.[10]

O fluido do conteúdo dos cistos é classificado como acelular ou pouco celular, contendo neutrófilos, hemácias, plaquetas, linfócitos pequenos e/ou macrófagos em combinações variadas.

Manifestações clínicas

As manifestações clínicas em animais que apresentam cistos mediastinais podem ser inaparentes, ou seja, achados incidentais, bem como podem apresentar sintomas de dispneia, muitas vezes relacionados com a presença de efusão pleural. Essa efusão pleural poderia ser decorrente do rompimento dos cistos, resultando em reação inflamatória crônica grave, hemorragia e edema. Esses sintomas mais graves parecem estar mais relacionados com os cistos branquiais tímicos.[10]

Diagnóstico

O diagnóstico é baseado em sintomas, histórico e achados nos exames físico e de imagem (radiografia e ultrassonografia). A identificação radiográfica do cisto é variável e ele pode mimetizar uma lesão do tipo massa sólida.[1] Recomenda-se realizar três projeções (laterolateral [LL], direita e esquerda, e ventrodorsal [VD]). O cisto é mais bem visibilizado na projeção ventrodorsal. A aparência radiográfica do cisto pode variar de opacidade de tecido mole com margem bem definida discreta, opacidade cranial ao coração até aumento de opacidade de tecido mole pouco definido no mediastino torácico cranial. Em alguns animais pode haver deslocamento da silhueta cardíaca. Apesar da visibilização da estrutura pela imagem radiográfica, a ultrassonografia (US) é importante para diferenciar cisto de massa sólida. A US identifica uma estrutura de parede fina, ovaloide a bilobada anecoica, com realce distal e diminuição de tamanho após a aspiração. Alternativamente, a aspiração guiada por outros métodos (fluoroscopia) poderia também ser útil.[10]

Tratamento

O cisto mediastinal benigno apresenta bom prognóstico com drenagem transtorácica com agulha.

A cirurgia para a remoção dos cistos tem sido relatada e recomendada para cistos funcionais (p. ex., paratireoide), nos casos em que determinam compressão traqueal ou vascular e nos casos de cisto branquial tímico.

MEDIASTINITE

A mediastinite é a inflamação do mediastino associada à perfuração esofágica ou traqueal e às infecções que se estendem ao mediastino cranial, como infecções do tecido mole cervical, infecções do pericárdio, do parênquima pulmonar ou do espaço pleural.[1]

A mediastinite granulomatosa pode ser causada por agentes bacterianos, como *Actinomyces*, *Corynebacterium* e *Nocardia*, ou por fungos, como *Blastomyces*, *Cryptococcus*, *Histoplasma* e *Coccidioides*.[1]

Manifestações clínicas

As manifestações clínicas relacionadas com a mediastinite incluem taquipneia (relacionada com a dor), desconforto respiratório, tosse, edema de cabeça e pescoço, febre, regurgitação e alteração da fonação.[1]

Diagnóstico

O diagnóstico é baseado em sintomas, histórico, achados no exame físico e achados nos exames de imagem (radiografia e ultrassonografia). Radiograficamente, a inflamação do mediastino manifesta-se como alargamento mediastínico focal ou difuso.[1]

Tratamento

O tratamento da mediastinite deve ser baseado em eliminar a causa de base, sendo associado à terapia de suporte e antimicrobiana e à colocação de sondas torácicas nos casos de mediastinite infecciosa. O tratamento cirúrgico é indicado para a remoção de abscessos e granulomas mediastínicos.[1]

REFERÊNCIAS BIBLIOGRÁFICAS

1. Biller DS. Doença do mediastino. In: Ettinger SJ, Feldman EC. Tratado de medicina interna. vol. 2. 5. ed. Rio de Janeiro: Guanabara Koogan AS; 2004. p. 1152-8.
2. Kirberger RM, Dvir E, Van der Merwe LL. The effect of positioning on the radiographic appearance of caudodorsal mediastinal masses in the dog. Vet Radiol Ultrasound. 2009;50(6):630-4.
3. Stephens JA, Parnell NK, Clarke K, Blevins WE, DeNicola D. Subcutaneous emphysema, pneumomediastinum, and pulmonary emphysema in a young schipperke. J Am Anim Hosp Assoc. 2002;38:121-4.
4. Nelson RW, Couto CG. Manifestações clínicas da doença mediastinal e da cavidade pleural. In: Nelson RW, Couto CG. Medicina interna de pequenos animais. 3. ed. Rio de Janeiro: Elsevier; 2006. p. 305-9, 1083-6.
5. Miller CJ. Approach to the respiratory patient. Vet Clin Small Anim Pract. 2007;37:861-78.
6. Yoon J, Feeney DA, Cronk DE, Anderson KL, Ziegler LE. Computed tomographic evaluation of canine and feline mediastinal masses in 14 patients. Radiology & Ultrasound. 2004;45(6):542-6.
7. Johnson EG, Wisner ER. Advances in respiratory imaging. Vet Clin Small Anim Pract. 2007;37:879-900.
8. Hahn KA, Axiak SM. Pulmonary neoplasia. In: Bonagura JD, Twedt DC. Kirk's current veterinary therapy XIV. St. Louis: Elsevier; 2009. p. 354-5.
9. Liptak JM, Kamstock DA, Dernell WS, Ehrhart EJ, Rizzo AS, Withrow SJ. Cranial mediastinal carcinomas in nine dogs. Vet Comp Oncol. 2008;6(1):19-30.
10. Zekas LJ, Adams WM. Cranial mediastinal cysts in nine cats. Vet Radiol Ultrasound. 2002;43(5):413-8.

160
Tromboembolismo Pulmonar

Denise Maria Nunes Simões

DEFINIÇÃO

Tromboembolismo pulmonar (TEP) é a obstrução de um ou mais vasos pulmonares por um trombo. O termo tromboembolismo pulmonar abrange tanto a formação de um trombo local (trombose pulmonar primária) como a translocação de um trombo formado em qualquer outra parte do sistema vascular (embolia pulmonar).[1] Ele é um evento dinâmico, em que o trombo pode sofrer lise, fragmentação ou crescimento.

FISIOLOGIA

O êmbolo pode consistir em tecido, agregado de células, bactéria, gordura, parasitas, pelos, corpos estranhos e coágulo sanguíneo.[1] O trombo obstrui mecanicamente o fluxo sanguíneo arterial, libera fatores humorais e estimula reflexos neurogênicos. Os fatores humorais são liberados por plaquetas ativadas na superfície do trombo. Alterações subsequentes das funções respiratória e hemodinâmica são responsáveis pelas manifestações clínicas. Esses trombos podem representar condições que variam de incidental, doença clinicamente insignificante a embolismo massivo e morte.[2]

INCIDÊNCIA

A ocorrência do TEP em pequenos animais é desconhecida. Muitos casos de TEP são identificados na necropsia, mas outros não são visibilizados *post mortem*, pois a lise do trombo rapidamente ocorre após a morte (dissolução de 50% dentro de 3 horas).[2] É muito importante reconhecer as condições que determinam o surgimento de trombos e os riscos para o tromboembolismo, a fim de que se possa diagnosticar e adotar medidas profiláticas. A taxa de mortalidade do TEP não é certa, mas provavelmente significativa. A sobrevida do paciente depende de diagnóstico rápido e terapia apropriada instituída imediatamente.[3]

ETIOLOGIA

A trombose depende de três fatores de risco: lesão endotelial, estase sanguínea e alterações nos constituintes do sangue que favorecem a trombose (hipercoagulabilidade). O conceito é conhecido como tríade de Virchow. A lesão endotelial tem sido associada a insultos infecciosos, imunológicos e tóxicos, e pode desencadear o início das vias de coagulação (intrínseca ou extrínseca). O dano endotelial pode resultar da quimiotaxia de macrófagos e neutrófilos e de fagocitose, quando produtos celulares são liberados no espaço extracelular (mediadores inflamatórios).[4] A hipercoagulabilidade refere-se a um defeito quantitativo ou qualitativo no sistema da coagulação (trombocitose,

hiperagregação plaquetária, ativação excessiva ou remoção diminuída dos fatores de coagulação, deficiência de anticoagulantes naturais [antitrombina, proteína C] ou defeito na fibrinólise). A causa desse estado de hipercoagulabilidade em cães e gatos está associada a distúrbios adquiridos (multifatorial), nos quais a doença sistêmica principal desencadeia o quadro de trombose. O Quadro 160.1 lista as diversas condições associadas ao TEP em cães e gatos.

FISIOPATOLOGIA

A fisiopatologia do trombo venoso envolve mais de uma anormalidade na tríade de Virchow. O leito vascular filtra o sangue venoso; consequentemente, o trombo na circulação venosa torna-se aprisionado na vasculatura pulmonar. A capacidade de reserva da vasculatura pulmonar é grande, portanto pequenas oclusões são toleradas. Se um grande número de oclusões ocorre em pulmão e coração já doentes, as consequências são significativas, determinando alterações pulmonares e/ou hemodinâmicas.[2]

O TEP pode induzir várias alterações no sistema pulmonar, resultando em hipoxemia, hiperventilação e dispneia. A hipoxemia arterial é secundária à relação ventilação-perfusão (V:Q) anormal dentro dos pulmões afetados. A V:Q inadequada ocorre devido à broncoconstrição, à produção reduzida de surfactante e ao desenvolvimento de atelectasia e edema pulmonar. As alterações hemodinâmicas estão na dependência da magnitude da obstrução e na presença ou não de doenças nos sistemas pulmonar e cardiovascular. Há uma substancial capacidade de reserva na vasculatura pulmonar e, quando essa capacidade é excedida, a resistência vascular aumenta. A oclusão vascular pulmonar importante leva à hipertensão arterial pulmonar e ao aumento da pós-carga do ventrículo direito (VD), que se dilata e se torna insuficiente. Essas alterações do VD determinam alterações também no ventrículo esquerdo (redução do enchimento), que levam à diminuição no retorno venoso e no débito cardíaco.[1]

MANIFESTAÇÕES CLÍNICAS

Os sintomas do TEP são variáveis e inespecíficos. A gravidade dos sintomas reflete a magnitude de comprometimento dos sistemas respiratório e cardíaco e a habilidade de compensação desses sistemas à lesão (reserva fisiológica pulmonar). As manifestações clínicas podem variar de moderadas a graves e as mais comuns são dispneia, taquipneia e depressão. Os animais ainda podem apresentar tosse ou hemoptise ou ambos, cianose, síncope, colapso, choque e morte súbita.[1,2]

No exame físico, pode-se evidenciar sons pulmonares anormais nos animais com edema pulmonar, hemorragia e

QUADRO 160.1	Condições mórbidas associadas ao tromboembolismo pulmonar em cães e gatos.[2]
Cães	**Gatos**
Nefropatia com perda proteica	Nefropatia com perda proteica
Doença cardíaca	Enteropatia com perda proteica
Pancreatite	Doença cardíaca
Anemia hemolítica imunomediada	Pancreatite
Hipercortisolismo	Anemia hemolítica imunomediada
Diabetes *mellitus*	Hipercortisolismo
Aterosclerose	Sepse/trauma
Procedimentos cirúrgicos grandes	Peritonite infecciosa felina

broncoconstrição. Os sons pulmonares e cardíacos, nas porções ventrais do tórax, podem encontrar-se abafados devido à presença de efusão pleural. Na auscultação cardíaca, a taquicardia com desdobramento de segunda bulha pode ser notada ou a segunda bulha alta associada à hipertensão pulmonar. Podem ser encontrados sinais compatíveis com insuficiência cardíaca direita (distensão da jugular, ascite) ou esquerda (qualidade do pulso periférico fraco, palidez, tempo de preenchimento capilar prolongado).[1,2]

DIAGNÓSTICO

O diagnóstico de TEP é muito difícil. Ele pode mimetizar muitas outras alterações do parênquima pulmonar, como, por exemplo, pneumonia, edema pulmonar, hemorragia, neoplasia, entre outras. Os achados clínicos geralmente são inespecíficos e é necessária a utilização de técnicas mais invasivas e não disponíveis.

O diagnóstico é baseado na anamnese, em que o histórico de sintomas respiratórios de início súbito, sem evidência anterior de doença respiratória, pode ser uma forte suspeita para o TEP. Outro dado importante do histórico do paciente é a presença de doenças preexistentes que possam determinar um estado de hipercoagulabilidade ou, até mesmo, a realização recente de um procedimento cirúrgico de grande extensão, como, por exemplo, mastectomia.

Os exames complementares que devem fazer parte da abordagem inicial do paciente são: radiografias torácicas, hemogasometria arterial e exames laboratoriais de rotina (hematológicos e bioquímicos). Caso os resultados dos exames solicitados sugiram o TEP ou descartem outras doenças, devem-se realizar outros exames subsidiários: avaliação cardíaca (ecocardiograma), determinação da concentração de dímeros D e testes para avaliação do estado de hipercoagulabilidade, quando for possível.

Radiografia torácica

Os pacientes com TEP podem ou não apresentar alterações radiográficas visíveis (o que não exclui o diagnóstico de TEP) e, quando presentes, elas não são específicas. Os padrões radiográficos encontrados mais comumente são região pulmonar hipovascular e infiltrado pulmonar. A região pulmonar hipovascular mostra-se com áreas de radioluscência e representa a trama vascular reduzida distal à oclusão do trombo. Esse padrão é mais bem visibilizado nas projeções ventrodorsais ou dorsoventrais. O infiltrado pulmonar mostra-se como áreas de hemorragia e atelectasia ou infarto, em que o padrão alveolar é o mais frequente, mas pode haver um padrão intersticial ou misto. Eles podem ser solitários ou múltiplos e podem acometer mais de um lobo pulmonar. O local de maior ocorrência dos infiltrados é no lobo caudal direito. Podem ocorrer mudanças nos vasos pulmonares, que se mostram mais evidentes. A cardiomegalia pode ocorrer, mas a presença de efusão pleural é rara em cães e gatos.[1,2]

Hemogasometria arterial

A hemogasometria pode auxiliar no diagnóstico e no manejo desses pacientes, mas as alterações encontradas não são específicas da doença. As alterações mais comuns são: aumento no gradiente de tensão de oxigênio arterial-alveolar, hipoxemia e hipocapnia. A hipoxemia secundária ao TEP pode ser fracamente responsiva à terapia com oxigênio. A presença de resultado normal de hemogasometria também não exclui a doença.[1,2]

Exames laboratoriais

Esses exames apresentam valor limitado para o diagnóstico, nos quais a constatação de alterações pode significar inflamação, hipoxemia ou estresse. Os exames bioquímicos e hematológicos podem ser úteis para identificar as condições predisponentes (Quadro 160.1).

Ecocardiograma

O ecocardiograma (ECO) pode mostrar alterações consistentes com TEP. Raramente, ele demonstra o trombo, mas sim as mudanças que sugerem a doença e a hipertensão pulmonar. Essas alterações incluem: dilatação do ventrículo direito, da artéria pulmonar ou da veia cava inferior; baixa contratilidade ventricular direita; regurgitação da tricúspide; e movimento anormal da parede septal.[2,3] Se as alterações no ECO não forem demonstradas, isso não exclui o TEP.

Dímeros D

O dímero D tem sido uma ferramenta importante no diagnóstico de TEP no homem. Ele é o produto de degradação da fibrina, quando esta é lisada pela plasmina (específica para coagulação ativa e fibrinólise). Devido à sua meia-vida curta (ao redor de 5 horas), o dímero D só é utilizado para a detecção de TEP agudo. Em medicina veterinária, sua utilidade pode ser similar. O resultado negativo não exclui completamente o TEP, mas o resultado positivo deve estar associado a outros achados clínicos.[2,3]

Teste para avaliar hipercoagulabilidade

Se a hipercoagulabilidade for realmente detectada, ela indica que o tromboembolismo (TE) é possível e, quando associado a outros achados clínicos, pode ajudar a direcionar o diagnóstico. Um dos métodos utilizados para essa avaliação é a tromboelastografia (TEG), que fornece informação sobre o estado de coagulação e a fibrinólise. A TEG pode auxiliar a predizer o prognóstico e direcionar a decisão clínica para utilização de um anticoagulante.[5]

A avaliação do fibrinogênio também pode ser realizada e, quando existe aumento marcante (presente em alguns casos de pancreatite e sepse), pode sugerir hipercoagulabilidade, mas muitos animais com TEP não apresentam esse aumento.

O teste de atividade ou concentração de antitrombina pode auxiliar em alguns casos. A deficiência de antitrombina pode estar relacionada com o risco trombótico.

Exames específicos para diagnóstico de tromboembolismo pulmonar

A cintigrafia pulmonar tem sido utilizada em cães e gatos no auxílio diagnóstico de TEP. O princípio da técnica é que a oclusão de vasos pulmonares por trombo resulta em áreas do pulmão que continuam a ser ventiladas, apesar da ausência de perfusão.

A angiografia pulmonar seletiva continua sendo o teste-ouro para o diagnóstico do TEP no homem, mas, por necessitar de anestesia geral, limita seu uso na prática veterinária, por constituir um risco ao paciente.

TRATAMENTO

Os objetivos do tratamento incluem terapia de suporte direcionada para os sistemas respiratório e cardiovascular, prevenção da propagação e recorrência do trombo e da trombólise.

Sistemas respiratório e cardiovascular

A suplementação de oxigênio deve ser realizada em pacientes com dispneia e quando a pressão arterial parcial de oxigênio (Pao_2) for menor do 70 mmHg ou a saturação arterial de oxigênio (Sao_2) for menor do que 92%. Ela tem a finalidade de dilatar os vasos pulmonares, melhorar a hemodinâmica, reduzir a hipertensão pulmonar e melhorar a função ventricular direita.

A metilxantina, tal como a teofilina, tem função broncodilatadora, causa vasodilatação pulmonar, melhora a contratilidade do diafragma em cães e reduz a fadiga muscular.

Vários estudos têm demonstrado os efeitos benéficos da sildenafila (um específico inibidor da fosfodiesterase tipo 5) em pacientes com hipertensão pulmonar. Em cães, esse fármaco produz vasodilatação arterial pulmonar seletiva, atenuando, portanto, a hipertensão pulmonar. Os efeitos colaterais desse medicamento incluem hipotensão sistêmica e vômito. Se associada à heparina, pode aumentar o risco de hemorragia.[1]

Prevenção de propagação e recorrência do trombo

O paciente com TEP tem a tendência de formar novos trombos e a prevenção dessas novas ocorrências deve ser feita.

Anticoagulantes

Os anticoagulantes, de maneira geral, não destroem o trombo já existente, mas são indicados para inibir a propagação e prevenir a recorrência de trombose venosa. Eles estão descritos a seguir.

Heparina não fracionada (HNF). É o fármaco de escolha para o TEP. Ela é composta de mucopolissacarídios de pesos moleculares variados. O mecanismo de ação primário é a potencialização da atividade da antitrombina, levando à inativação da fibrina (fator IIa) e de outros fatores da coagulação. Outros efeitos da heparina são reduzir a viscosidade do sangue, diminuir a função plaquetária, aumentar a permeabilidade vascular e aumentar a fibrinólise. O sucesso da terapia com heparina depende do monitoramento da resposta anticoagulante e da titulação da dose para cada paciente. A dose de heparina indicada é de 80 a 100 unidades/kg, por via intravenosa, seguida de velocidade de infusão contínua de 18 unidades/kg/h. O tempo de pró-trombina (TP) é analisado seis horas após o início da terapia e sua avaliação é feita dependendo do resultado dos ajustes de dose. A via subcutânea de administração não é recomendada para casos de TEP agudo, somente na impossibilidade de acesso venoso. A dose utilizada por essa via é de 200 unidades/kg, a cada seis horas, com ajustes da dose baseados no TP. Nos gatos parece não haver correlação do TP com a concentração de heparina no plasma.[2]

Heparina de baixo peso molecular (HBPM). São moléculas menores e essa característica determina seus efeitos, tais como maior biodisponibilidade por via subcutânea, meia-vida mais prolongada, resposta antitrombótica previsível, menor efeito sobre a função plaquetária e a permeabilidade vascular, o que a torna mais segura (hemorragias). A dose inicial recomendada para cães é de 150 unidades/kg, a cada 8 a 12 horas, por via subcutânea, e 100 unidades/kg, a cada 8 horas, para gatos.[2]

Antiplaquetários

Os antiplaquetários inibem a agregação plaquetária, prevenindo a formação do tampão plaquetário primário. As plaquetas ativadas no trombo venoso causam liberação de serotonina, difosfato de adenosina (ADP) e tromboxano A_2, o que determina bronco e vasoconstrição, bem como hipertensão pulmonar. O ácido acetilsalicílico é um inibidor da ciclo-oxigenase e, portanto, previne a formação de várias prostaglandinas. Nos cães, a dose utilizada é de 0,5 mg/kg, a cada 24 horas, e nos gatos é de 81 mg/gato, a cada 3 dias, ou na dose mais baixa de 5 mg/gato, a cada 3 dias.[2]

As tienopiridinas (p. ex., clopidogrel) têm sido utilizadas mais amplamente no homem pelos seus efeitos (maior potência, início de ação mais rápido e menor efeitos colaterais). Não existem muitos estudos desses medicamentos em medicina veterinária.

Trombólise

Os agentes trombolíticos são ativadores do plasminogênio, que resultam na produção de plasmina e na subsequente dissolução do trombo de fibrina. O objetivo da terapia trombolítica é restaurar rapidamente a circulação. Essa terapia é indicada para pacientes que não sobreviveriam sem a rápida reperfusão (hemodinamicamente instáveis). As contraindicações do uso dessas medicações são: sangramento interno, hipertensão, cirurgias ou biopsias de órgãos recentes (dentro de 2 a 3 semanas) e ulceração gastrintestinal. Como exemplos desses agentes trombolíticos, pode-se citar a estreptoquinase, a uroquinase e o ativador de plasminogênio tecidual. O uso dessas medicações em medicina veterinária ainda é muito limitado e existe grande variação no protocolo de doses.[2]

No Quadro 160.2 estão listados os fármacos que podem ser utilizados como terapia no TEP.

QUADRO 160.2	Terapia utilizada em tromboembolismo pulmonar (TEP) em cães e gatos.					
Fármaco	**Mecanismo de ação**	**Indicação do TEP**	**Dose (cão)**	**Dose (gato)**	**Via**	**Frequência**
Dobutamina	Inotrópico positivo	Insuficiência do miocárdio, choque cardiogênico	1 a 10 µg/kg/min	1 a 3 µg/kg/min	IV, IC	–
Sildenafila	Vasodilatador pulmonar	Hipertensão pulmonar	0,3 a 3 mg/kg	–	VO	A cada 6 a 8 h
Metilxantinas (teofilina, (aminofilina)	Broncodilatador	Broncoconstrição	9 a 11 mg/kg	2 a 5 mg/kg	IV	Dose única
Alteplase	Trombolítico (PA-t)	Trombólise	0,4 a 1 mg/kg, a cada 1 h, 4 a 10 doses, acima de 1 a 2 dias	0,25 a 1 mg/kg/h; dose total, 1 a 10 mg/kg	IV, IC	–
Estreptoquinase	Trombolítico	Trombólise	90.000 U, acima de 30 min; então, 45.000 U/h, IC, acima de 6 a 12 h	90.000 U, acima de 20 min; então, 45.000 U/h, IC, acima de 2 a 24 h	IV, IC	Não repetir dentro de 6 meses

(Continua)

QUADRO 160.2 Terapia utilizada em tromboembolismo pulmonar (TEP) em cães e gatos. (*continuação*)

Fármaco	Mecanismo de ação	Indicação do TEP	Dose (cão)	Dose (gato)	Via	Frequência
Uroquinase	Trombolítico	Trombólise	4.400 U, acima de 10 min; então, 4.400 U	–	IV	–
Dalteparina	Anticoagulante parenteral (HBPM)	Terapia de TEP agudo, manutenção	150 U/kg	150 U/kg	SC	A cada 6 h (em cães); a cada 4 h (em gatos)
Enoxaparina	Anticoagulante parenteral (HBPM)	Terapia de TEP agudo, manutenção	0,8 mg/kg	1,5 mg/kg	SC	A cada 6 h (tanto em cães quanto em gatos)
Heparina não fracionada	Heparina anticoagulante parenteral	Terapia de TEP agudo Tromboprofilaxia durante terapia de indução (varfarina)	250 U/kg 18 U/kg/h; 200 a 500 U/kg	175 a 475 U/kg 18 U/kg/h 200 a 500 U/kg	IV	A cada 6 h (em cães); a cada 6 a 8 h (em gatos) IC, a cada 8 h
Varfarina	Anticoagulante oral	Anticoagulante (manutenção)	0,2 mg/kg; então, 0,05 a 0,1 mg/kg	0,1 a 0,2 mg/kg	IV, IC, SC	A cada 24 h
Ácido acetilsalicílico	Antiplaquetário oral	Tromboprofilaxia	0,5 mg/kg	5 mg (dose total)	VO	A cada 24 h (em cães), a cada 72 h (em gatos)
Clopidrogel	Antiplaquetário oral	Tromboprofilaxia	?	18,75 mg/kg	VO	A cada 24 h

HBPM: heparina de baixo peso molecular; IC: infusão contínua; PA-t: ativador de plasminogênio tecidual; VO: via oral; IV: intravenosa; SC: subcutânea.

PREVENÇÃO

A frequência de mortalidade é alta e muitos animais morrem rapidamente, mesmo antes de o diagnóstico ser confirmado. A prevenção deve ser direcionada para os três aspectos da tríade de Virchow, que incluem: minimizar a estase vascular com a manutenção de adequada perfusão; minimizar a lesão vascular com a manipulação apropriada dos cateteres venosos e alterar a via do sistema hemostático com o uso adequado de fármacos.

Terapia profilática

A profilaxia pode ser realizada com os seguintes fármacos: heparina subcutânea, varfarina e HBPM. A dose recomendada de heparina para pequenos animais é de 100 a 200 unidades/kg, a cada 8 a 12 horas, por via subcutânea. Esse protocolo não requer monitoramento laboratorial. A varfarina é utilizada para paciente ambulatorial e tem como mecanismo de ação inibir a ativação de fatores dependentes da vitamina K. Devido à meia-vida desses fatores, a varfarina não tem efeito imediato; portanto, a terapia com heparina deve ser iniciada conjuntamente. A dose inicial de varfarina é de 0,05 a 0,1 mg/kg, a cada 24 horas, para cães e gatos. É feito o monitoramento da terapia com a avaliação do TP. A HBPM é uma alternativa para a varfarina. Fármacos antiplaquetários em dose ultrabaixa também são utilizados como terapia profilática.[2]

REFERÊNCIAS BIBLIOGRÁFICAS

1. Goggs R, Benigni L, Fuentes VL, Chan DL. Pulmonary thromboembolism. J Vet Emerg Crit Care. 2009;19(1):30-52.
2. Hackner SG. Pulmonary thromboembolism. In: Bonagura JD, Twedt DC. Kirk's current veterinary therapy XIV. St. Louis: Saunders Elsevier; 2009. p. 689-97.
3. Nelson OL. Use of the D-dimer assay for diagnosing thromboembolic disease in the dog. J Am Anim Hosp Assoc. 2005;41(3):145-9.
4. McGuire NC, Visky A, Daly CM, Behr MJ. Pulmonary thromboembolism associated with Blastomyces dermatitidis in a dog. J Am Anim Hosp Assoc. 2002;38:425-30.
5. Sinnott VB, Otto CM. Use of thromboelastography in dogs with immune-mediated hemolytic anemia: 39 cases (200 a 2008). J Vet Emerg Crit Care 2009;19(5):484-8.

PARTE 16
Sistema Urinário

Márcia Mery Kogika

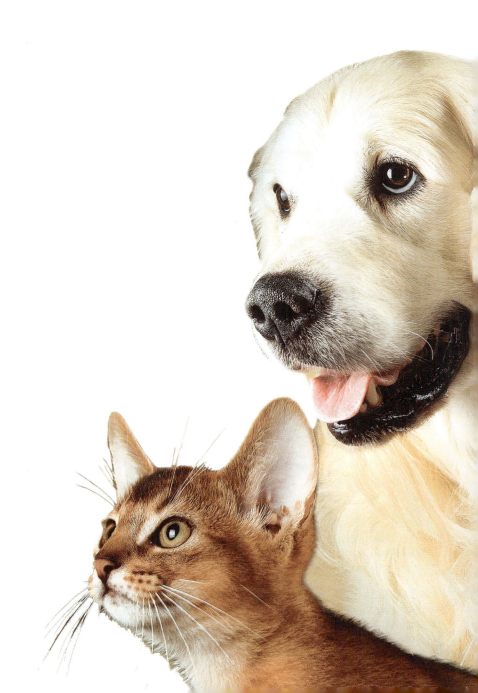

161
Exame de Urina

Regina Kiomi Takahira

INTRODUÇÃO

O sistema urinário frequentemente é avaliado diante de uma diversidade de manifestações clínicas associadas a ele (p. ex., hematúria, polaciúria, poliúria, incontinência) ou de sintomas sistêmicos (como vômito, diarreia, emagrecimento). Embora as afecções do sistema urinário possam acometer animais de qualquer idade, as doenças renais são mais frequentes em animais mais velhos, especialmente em felinos, sendo observadas em 30% ou mais dos gatos acima de 15 anos.[1] A alta incidência dessas condições evidencia a necessidade da avaliação precoce dos animais com suspeita de alguma nefropatia ou distúrbios do sistema urinário.

Nesse contexto, a avaliação laboratorial é uma das ferramentas mais úteis para a rotina do clínico de pequenos animais. O exame de urina avalia muito mais que os sistemas renal e urinário, sendo, portanto, considerado um exame de triagem em diversas condições clínicas. Apesar disso, sua importância é menosprezada na avaliação de animais com suspeita de doença renal, sendo, muitas vezes, preterido em relação aos exames de bioquímica sérica. No entanto, o exame de urina pode fornecer informações complementares aos exames bioquímicos, visto que, além da avaliação funcional, ele permite avaliar a estrutura do sistema urinário, detectando a doença renal em estágios iniciais.[2] Em algumas situações, os resultados do exame de urina também podem auxiliar no esclarecimento da etiologia da doença renal. Essa ferramenta diagnóstica, aliada a um exame clínico completo e a outros exames complementares, como os de imagem, microbiológicos e sorológicos, tem grande importância para estabelecer diagnóstico, manejo, estratégia de tratamento e monitoramento do paciente.

ANATOMIA E FISIOLOGIA

O sistema urinário compreende rins, ureteres, bexiga e uretra. Os rins recebem um grande volume de sangue por dia, correspondendo a cerca de 20% do débito cardíaco.[3] O número de néfrons, a unidade funcional do rim, varia de acordo com o tamanho do animal, sendo cerca de 175 mil em gatos e de 300 mil a 700 mil em cães.[4,5] Os rins dos gatos apresentam maior proporção de néfrons justaglomerulares em relação aos dos cães. Os segmentos tubulares desses néfrons adentram mais profundamente a camada medular e, assim, têm maior capacidade de concentração urinária, de modo que felinos com doença renal apresentam menor frequência de poliúria e isostenúria que os cães.[6,7]

A grande variedade de funções que os rins exercem explica a diversidade de manifestações clínicas associadas à doença renal. Embora a composição da urina sofra influência de diversos órgãos, os rins são responsáveis pela excreção de produtos do metabolismo e pela regulação do equilíbrio hídrico, eletrolítico e acidobásico. Assim, a urina é produzida por processos de filtração e posterior modificação do filtrado, nos túbulos renais, por reabsorção e secreção de substâncias.

Filtração glomerular

Nem todo o volume sanguíneo que chega aos rins é efetivamente filtrado. Cerca de 20 a 30% do fluxo plasmático renal compõem o filtrado glomerular, correspondendo à taxa de filtração glomerular (TFG).[2] O fluxo de sangue através dos rins é regulado pelo sistema renina-angiotensina-aldosterona. Quando a pressão sanguínea declina, a renina (enzima produzida nos rins) provoca a produção de aldosterona (pelo córtex da adrenal), o que aumenta a reabsorção de sódio e água e a retenção de água, elevando a pressão; ocorre o oposto com a elevação da pressão.

A perfusão renal se mantém praticamente estável em animais sadios, apesar das variações na pressão sanguínea. Esse equilíbrio é o resultado do controle da vasoconstrição ou vasodilatação das arteríolas glomerulares aferentes e eferentes, garantindo pressão hidrostática constante no glomérulo.[8] Todavia, animais com doença renal ou variações extremas na pressão arterial podem não conseguir manter tal equilíbrio.

O potencial para que uma substância passe pela barreira de filtração glomerular do plasma para o filtrado glomerular depende de seu tamanho molecular e de sua carga elétrica, de modo que a albumina, que tem tamanho molecular próximo ao limiar da barreira de filtração (aproximadamente 69 mil dáltons e 3,5 nm de diâmetro) e carga negativa, não é esperada na urina de gatos e de grandes animais. Por outro lado, uma pequena quantidade pode ser encontrada na urina de cães; essa condição, denominada "albuminúria", pode representar doença subclínica ou variação da espécie.[9] Glicose, proteínas de menor peso molecular e outros peptídios e aminoácidos passam livremente pela barreira glomerular, porém sua concentração é baixa na urina, devido à reabsorção tubular. A hemoglobina é uma molécula de baixo peso molecular, porém ela normalmente não alcança o filtrado glomerular, pois, em geral, está ligada à haptoglobina, que é uma proteína transportadora de maior peso molecular, de modo que a hemoglobinúria somente será notada depois que as moléculas de haptoglobina forem saturadas.

Reabsorção e secreção tubular

O volume de filtrado glomerular diário excede em muitas vezes o volume do líquido extracelular total do animal. Porém, a grande capacidade de reabsorção tubular é responsável pela conservação da água no organismo, além de reabsorção e conservação de eletrólitos, glicose e outras substâncias.[3] A reabsorção de água se dá em todos os segmentos do néfron, exceto na alça ascendente de Henle. Cerca de 1% do filtrado glomerular é efetivamente eliminado na urina, o restante é reabsorvido pelos túbulos.[10]

O túbulo contornado proximal é o segmento que apresenta a maior atividade metabólica, pois é responsável pela maioria dos processos de reabsorção e secreção renais. Nesse segmento, dá-se a reabsorção de substâncias essenciais, como água, glicose, aminoácidos e eletrólitos, por meio de transporte passivo e ativo. No transporte ativo, proteínas transportadoras transferem as substâncias através das membranas celulares de volta ao sangue. No transporte passivo, as substâncias fluem através das membranas como resultado das diferenças de concentração e/ou das cargas elétricas.

A secreção tubular é um processo ativo que promove a excreção de substâncias não filtradas pelo glomérulo e permite a regulação do equilíbrio acidobásico por intermédio da secreção de íons hidrogênio (H^+). Já os íons bicarbonato (HCO_3^-) são filtrados livremente pelo glomérulo e reabsorvidos principalmente no túbulo contornado proximal. Os rins são uns dos órgãos mais importantes para a regulação do equilíbrio acido-básico do organismo.

A concentração da urina se torna possível pelo denominado "mecanismo de contracorrente". Cerca de 75% da água do ultra-filtrado são reabsorvidos passivamente pelos túbulos proximais em razão de uma diferença de gradiente osmótico. A concentração de solutos não se altera muito nesse segmento, mas o volume de fluido tubular diminui acentuadamente. A secreção de íons de sódio (Na^+), íons de cloro (Cl^-) e ureia pelas células tubulares da porção descendente da alça de Henle promove a máxima concentração do fluido tubular em sua porção inferior. Em seguida, o fluido tubular alcança o segmento diluidor do néfron (ramo ascendente da alça de Henle), que é relativamente impermeável à água, mas transporta ativamente Cl^- e Na^+ do fluido tubular para o fluido intersticial. Desse modo, o fluido tubular perde soluto e o fluido intersticial torna-se mais hipertônico, o que permite a manutenção da tonicidade medular.

O túbulo contornado distal apresenta mínima permeabilidade à água e a reabsorção de Na^+ e Cl^- continua a reduzir a osmolalidade do fluido tubular. A concentração da urina é determinada pela permeabilidade à água do túbulo distal em resposta ao hormônio antidiurético (ADH).[9] Isso demonstra que tanto a diluição quanto a concentração da urina dependem de néfrons funcionais, assim, um animal com insuficiência renal produzirá urina com osmolalidade semelhante à do plasma.

Os rins também apresentam atividade de biossíntese de hormônios e substâncias importantes para a homeostasia do organismo, como renina, eritropoetina, prostaglandinas e vitamina D_3.

Algumas particularidades anatômicas e fisiológicas de cães e gatos devem ser levadas em consideração ao se analisarem os resultados do exame de urina. Além das diferenças na capacidade de concentração urinária, os felinos apresentam limiares de excreção renal de glicose e de bilirrubina maiores que os de cães, de modo que glicosúria e bilirrubinúria mostram maior importância clínica em gatos, comparativamente a cães.

DEFINIÇÃO E SINONÍMIA

A urinálise ou uroanálise é um teste diagnóstico de baixo custo que consiste na avaliação físico-química e microscópica da urina. A composição desse material biológico sofre influência da função renal, da integridade das vias urinárias (ureteres, bexiga, uretra), do sistema genital e do metabolismo e da integridade de outros órgãos, como o fígado e as adrenais, e de sistemas como o circulatório e o muscular. O exame de urina de rotina pressupõe coleta e análise de uma amostra de urina aleatória, porém a análise de amostras seriadas ou a coleta da urina formada durante um intervalo de tempo pode ser necessária para a avaliação quantitativa.

ETIOLOGIA E FISIOPATOGENIA

O sistema urinário pode ser acometido por distúrbios inflamatórios, infecciosos, obstrutivos, isquêmicos, tóxicos, neoplásicos, de malformação ou rupturas que podem ocorrer em todas as suas estruturas, além de diversas alterações sistêmicas que podem interferir na função renal. O termo *doença renal* implica a existência de lesão renal, sem referência a etiologia, gravidade ou alteração funcional. A insuficiência renal é caracterizada por falha dos rins para atender às demandas metabólicas, de excreção, secreção e reabsorção.

A International Renal Interest Society (IRIS) propôs um sistema de classificação da lesão renal aguda (IRA) e da doença renal crônica (DRC) em cinco e quatro estágios, respectivamente, com base nos achados clínicos e laboratoriais.[7] Nesse sistema, o estadiamento da doença renal apresenta valor prognóstico e leva em consideração os níveis de marcadores séricos de função renal, como a creatinina e o dimetilarginina simétrica (SDMA, sigla em inglês). Não obstante, o exame de urina continua sendo relevante para o diagnóstico, a identificação do segmento lesado e o subestadiamento (com ou sem proteinúria) da doença renal.

Algumas disfunções renais podem ter caráter transitório ou reversível, ou ser secundárias às alterações renais primárias, contribuindo para a incapacidade do órgão. É o caso da perda da tonicidade medular que ocorre secundariamente à falência renal ou à diurese prolongada observada nos casos de insuficiência renal crônica e hiperadrenocorticismo. É relevante pontuar que as doenças do trato urinário inferior dos cães e dos gatos abrangem as afecções da bexiga e da uretra e mostram peculiaridades distintas entre as espécies. Além dos processos descritos, os distúrbios obstrutivos constituem um desafio clínico relevante.

MANIFESTAÇÕES CLÍNICAS

A necessidade de um exame de urina pode se originar de manifestações clínicas como poliúria (PU) e polidipsia (PD), disúria, urina de coloração ou odor alterado, dor lombar, vômitos, perda de apetite ou em qualquer situação em que se suspeite de doença do trato urinário. É importante destacar que, especialmente nos estágios iniciais da DRC, os animais podem se apresentar assintomáticos. Em princípio, cães com DRC perdem a capacidade de concentração urinária antes da capacidade de excreção, apresentando PU/PD antes da azotemia, porém essa manifestação clínica nem sempre é notada pelos tutores. O exame de urina também pode ser utilizado como um teste de triagem clínica diante de sintomas clínicos inespecíficos ou para avaliação de outros sistemas e órgãos, pois sua composição pode evidenciar diversas alterações sistêmicas.

COMENTÁRIOS GERAIS SOBRE O EXAME DE URINA

Os procedimentos laboratoriais e as análises realizados durante o exame de urina podem variar de laboratório para laboratório, assim, é imprescindível que se adote uma padronização da metodologia. Os componentes de um exame de urina de rotina são exames físico, químico e do sedimento. Exames adicionais como relação proteína/creatinina urinária (RPC), detecção da microalbuminúria, eletroforese de proteínas urinárias, testes de excreção fracionada, citologia do lavado vesical e exames microbiológicos podem ser solicitados, quando indicado. As particularidades dos procedimentos técnicos não serão discutidas neste capítulo.

As amostras de urina colhidas logo pela manhã apresentam vantagens sobre aquelas colhidas aleatoriamente a qualquer hora do dia, pois elas tendem a ser mais concentradas e, portanto, com maior chance de exibir substâncias ou elementos de significado clínico em concentração suficiente.

A urina pode ser obtida por micção natural, cistocentese ou cateterização. O método de coleta deve ser informado e registrado para a interpretação dos resultados do exame. Algumas bactérias, células epiteliais e leucócitos podem ser encontrados em urinas colhidas por *micção natural*, mesmo que se tomem as medidas preventivas para evitar a contaminação da genitália externa e se desprezem os primeiros jatos. A urina obtida por *cateterismo* e *cistocentese* pode conter hemácias decorrentes de hemorragia iatrogênica durante a coleta. A coleta da urina do chão ou de outras superfícies não é aceitável, exceto quando a superfície for preparada e limpa para tal fim, como em coleta de urina de felinos a partir das caixas sanitárias sem areia ou com granulado de vidro limpo. Nesse caso, a amostra não poderá ser utilizada para fins de cultivo microbiológico.

O melhor método de coleta para o exame de urina e para o cultivo bacteriano é a cistocentese. Porém, se a urina colhida por cateterismo ou micção natural for cultivada, o número e o tipo de bactérias devem ser levados em conta para diferenciar infecção de contaminação.[11]

O exame deve ser preferencialmente realizado em amostra fresca, em até uma hora após a coleta ou micção. Se não for possível dentro desse prazo, a urina deve ser armazenada refrigerada.[12] O armazenamento prolongado, no entanto, pode promover deterioração de células, dissolução de cilindros, proliferação bacteriana, alteração de algumas características físico-químicas, como densidade, turbidez e pH, e a formação de cristais *in vitro*[9,13,14] Além da refrigeração, alguns conservantes, como formaldeído, clorofórmio, timol, tolueno e agentes antimicrobianos ou acidificantes foram propostos, todavia, esses se prestam somente à preservação morfológica do sedimento, pois todos eles provocam algum tipo de alteração na composição química da urina. A exposição à luz por tempo prolongado pode causar degradação da bilirrubina e do urobilinogênio presentes na amostra.[9,12] O melhor recipiente para o acondicionamento da urina é a própria seringa utilizada para a coleta ou frascos de coleta próprios, hermeticamente fechados.

Exame físico

O exame físico consiste em avaliar volume, coloração, aspecto e densidade da urina. Alguns laboratórios também incluem a análise do odor, embora isso esteja caindo em desuso.

O volume produzido pelo animal pode ter relação com a função renal ou com fatores extrarrenais e, normalmente, tem relação inversa com a densidade urinária, exceto em diurese osmótica. O volume urinário anotado no laudo representa apenas o volume submetido à análise, não o volume de urina produzido pelo animal. Essa informação serve para indicar se a amostra enviada foi suficiente para uma análise quantitativa completa. O volume mínimo exigido varia de laboratório para laboratório, mas costuma ser de, no mínimo, 5 mℓ.

A coloração da urina de um cão ou gato sadio varia do amarelo-claro ao amarelo-escuro (Quadro 161.1) e, apesar de apresentar certa correlação com sua concentração, não deve substituir a análise da densidade. Alguns laboratórios adotam denominações específicas para as variações do amarelo, como amarelo-citrino ou amarelo-ouro. Entretanto, qualquer que seja a nomenclatura utilizada, ela serve para refletir a intensidade da cor que é considerada normal para as espécies. Outras colorações estão associadas a pigmentos ou estruturas anormais na urina. Nem sempre é possível identificar a composição da urina por meio da análise de sua coloração, sendo importante fazer o exame químico e do sedimento. Urina de coloração acastanhada pode representar bilirrubinúria, hemoglobinúria ou mioglobinúria, por exemplo. As alterações de coloração mais comuns e os elementos responsáveis por elas estão descritos no Quadro 161.2 e na Figura 161.1.

A avaliação do aspecto ou da transparência da urina deve ser feita em amostras frescas, pois o armazenamento sob refrigeração quase sempre resulta em precipitação de cristais e turvação da urina. A urina de cães e gatos costuma ser límpida a discretamente turva. A turbidez da urina (ver Figura 161.1 A e C) indica presença de células, cilindros, bactérias e/ou cristais, mas a diferenciação desses elementos somente pode ser obtida por análise microscópica do sedimento.

QUADRO 161.1 Resultados esperados no exame de urina de cães e gatos sadios.

Análise	Resultado
Coloração	Amarelo-claro a amarelo-escuro
Aspecto	Límpido a discretamente turvo
Densidade	1,015 a 1,045 (cães); 1,035 a 1,060 (gatos)
Ph	5,5 a 7,5
Proteína,* glicose, cetona, bilirrubina* e sangue oculto	Negativo
Hemácias por CGA	< 5
Leucócitos por CGA	< 5
Cilindros	Raros cilindros hialinos
Bactérias**	Raras
Células epiteliais**	Ausentes a raras
Cristais	Fosfato triplo, oxalato de cálcio e outros

CGA: campo de grande aumento (×400). *Cães com urina concentrada podem apresentar reações – a + para proteína e bilirrubina (especialmente machos). **Dependente do método de coleta.

QUADRO 161.2 Principais interpretações para as alterações de coloração mais comuns na urina de cães e gatos.

Coloração	Interpretação	Observações
Vermelha	Presença de hemácias, hemoglobina ou mioglobina	A fita reagente não diferencia as três condições (ver Figura 161.6)
Acastanhada	Presença de hemácias, hemoglobina, mioglobina ou bilirrubina	A exposição prolongada ao ar promove a oxidação da hemoglobina ou mioglobina e consequentemente a alteração da coloração original
Enegrecida	Presença de hemoglobina ou mioglobina oxidada	Indica hemoglobinúria ou mioglobinúria aguda e intensa
Alaranjada	Presença de bilirrubina ou medicamentos do complexo B	A exposição prolongada à luz pode degradar a bilirrubina presente

Observação: necessita-se da avaliação do sedimento, do hemograma ou de outras análises bioquímicas mais específicas para confirmação da causa da alteração de coloração.

A densidade da urina, mais referida como densidade relativa ou simplesmente densidade urinária, é um dos parâmetros mais importantes para a interpretação do exame, seja para avaliar a capacidade de concentração urinária, seja para dimensionar a importância de outros achados como proteinúria ou outras alterações químicas e do sedimento. Ela indica o grau de concentração de solutos, especialmente de eletrólitos, ureia e creatinina na urina; porém, é importante salientar que a presença de grande quantidade de glicose ou proteína resulta em aumento da densidade, podendo superestimar a capacidade renal de concentração urinária.

A densidade deve ser avaliada com refratômetro de urina calibrado para tal, nunca pelo método da fita reagente, que produz resultados equivocados. A refratometria é um método bastante acurado, pois o índice de refração apresenta alta correlação com a densidade da urina. A densidade verdadeira não se altera após a centrifugação da amostra, pois ela depende apenas dos elementos dissolvidos, porém, cristais ou pigmentos em excesso podem dificultar e até mesmo alterar a leitura da densidade. Desse modo, a avaliação da densidade depois da centrifugação é medida recomendada.

Os intervalos de referência (ver Quadro 161.1) para a densidade urinária disponíveis na literatura referem-se a animais com hidratação normal, porém o rim de um animal sadio apresenta amplitude bem maior de resultados possíveis para a densidade,

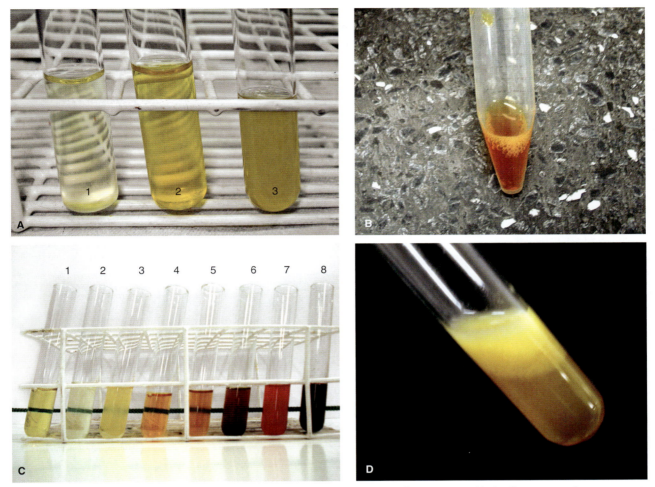

Figura 161.1 Características macroscópicas da urina de cães e gatos. **A.** Urinas com coloração normal (tubo 1) e aspecto discretamente turvo (tubo 2) e turvo (tubo 3: precipitação de cristais causada pela refrigeração da amostra). **B.** Urina com coloração alaranjada de cão com bilirrubinúria e icterícia. Notar a pigmentação alaranjada da espuma. **C.** Diferentes aspectos e colorações de urina. Notar o aspecto turvo (não visibilização do cordão verde) das amostras dos tubos 3, 6, 7 e 8. Colorações normais (diferentes intensidades do amarelo: tubos 1 a 5), acastanhada (6), avermelhada (7) e enegrecida (8). **D.** Lipidúria intensa em urina de felino apresentando bilirrubinúria e icterícia decorrente de lipidose hepática.

partindo de valores entre 1,001 e 1,060 em cães e > 1,080 em gatos.[9] Além disso, filhotes de cães e de gatos podem ter menor concentração e maior volume de produção urinária em relação aos adultos. A osmolalidade urinária e a plasmática aumentam com a idade, alcançando valores de adultos por volta de 11 semanas de vida em cães e de 13 a 19 semanas em gatos. Não se sabe se isso decorre da menor capacidade de concentração ou da quantidade de água presente na dieta nessa fase da vida.[15]

A concentração de solutos na urina produzida pode ser descrita como hiperestenúria, isostenúria ou hipostenúria, de acordo com a sua osmolalidade em relação ao plasma. O rim sadio deve ser capaz não apenas de concentrar, mas também de diluir a urina.

Uma das questões primordiais na interpretação do exame de urina é se uma densidade considerada diminuída representa, de fato, a inabilidade do rim em concentrar a urina ou se essa diminuição é resultante de fatores externos. Os principais mecanismos responsáveis pela densidade reduzida, e poliúria acompanhante, incluem: deficiência na produção de ADH em casos de diabetes *insipidus* central; não responsividade tubular renal ao ADH, nos casos de diabetes *insipidus* nefrogênico); hidratação excessiva; e perda da hipertonicidade medular renal.

Mais de um mecanismo pode estar envolvido na patogenia da diminuição da densidade observada em doenças poliúricas de cães e gatos (Quadro 161.3). A densidade urinária é influenciada por muitas variáveis e a sua interpretação depende de uma análise conjunta de outras informações clínicas e laboratoriais como o estado de hidratação do animal e a composição da urina (Figura 161.2).

De modo geral, uma densidade > 1,030 em cães e > 1,035 em gatos indica que a capacidade de concentração renal está preservada, sendo isso uma resposta à ação do ADH diante de aumento da osmolalidade do plasma ou da hipovolemia. Por outro lado, densidade abaixo dos limites citados em um animal desidratado sugere incapacidade de concentração da urina, que pode ter origem renal ou extrarrenal (ver Quadro 161.3).

Animais com diurese osmótica, como a causada pelo diabetes *mellitus*, costumam mostrar densidade urinária dentro do intervalo de referência (em geral, entre 1,020 e 1,035), pois solutos em excesso inibem a reabsorção passiva de água, mas conferem tonicidade ao filtrado. Os estágios iniciais de falência renal, hiperadrenocorticismo e diabetes *insipidus* também podem resultar em densidades urinárias dentro do intervalo de referência.

A denominada "faixa de isostenúria" (1,008 a 1,012), em que a urina apresenta osmolalidade semelhante ao filtrado glomerular e, portanto, plasmática, pode indicar ausência de capacidade de concentração e diluição, sugerindo falência renal. Essa condição pode ser confirmada pela verificação de azotemia concomitante, contudo, no estágio inicial da doença renal

QUADRO 161.3 Principais distúrbios associados à poliúria em cães e gatos e mecanismos envolvidos em sua patogenia.

Distúrbio	Mecanismos
Diabetes *insipidus* central*	A. Administração exógena de ADH sintético deve corrigir o defeito. Provável hipostenúria
Diabetes *mellitus**	C. Glicose em excesso inibe a absorção de água nos túbulos, promovendo diurese osmótica. Provável normostenúria, exceto se associado a comorbidades como hiperadrenocorticismo
Lesão renal aguda	B. Azotemia concomitante é diagnosticada; porém, inicialmente, os animais apresentarão oligúria nessa fase. Densidade inapropriada para o grau de hidratação
Doença renal crônica	B, C, D. O defeito tubular é o mecanismo principal, mas a alta concentração de ureia no fluido tubular (diurese osmótica) e o fluxo tubular aumentado (inibindo a reabsorção de solutos e diminuindo a tonicidade medular) podem contribuir, parcialmente, para a poliúria
Hiperadrenocorticismo*	B. A patogenia não está completamente esclarecida, mas o cortisol parece promover redução da resposta tubular ao ADH
Hipoadrenocorticismo	A, D. A patogenia ainda não está esclarecida, mas a hiponatremia e a hipocloremia parecem inibir o estímulo à produção do ADH e diminuir a liberação de Na⁺ e Cl⁻ para a alça de Henle, comprometendo a manutenção da tonicidade medular
Insuficiência hepática	D. Diminuição da síntese de ureia pode levar à redução da concentração medular da ureia e, portanto, a uma menor tonicidade medular
Diurese pós-desobstrutiva	C. Alta concentração de ureia (devido à azotemia pós-renal) no fluido tubular inibe a reabsorção de água e promove diurese osmótica transitória. Defeitos tubulares podem estar envolvidos
Polidipsia psicogênica*	E. A privação hídrica deve corrigir a poliúria. Hipostenúria
Piometra	B. Os túbulos renais ficam refratários ou fracamente responsivos ao ADH sob ação de endotoxinas bacterianas

A: deficiência de ADH; *B*: diminuição da resposta ao ADH nos túbulos renais; *C*: diurese osmótica; *D*: redução da tonicidade medular renal; *E*: hidratação excessiva; ADH: hormônio antidiurético. *O fluxo tubular aumentado e prolongado pode prejudicar a reabsorção de sódio, cloro e ureia e causar redução da tonicidade medular, que também pode contribuir para a poliúria.

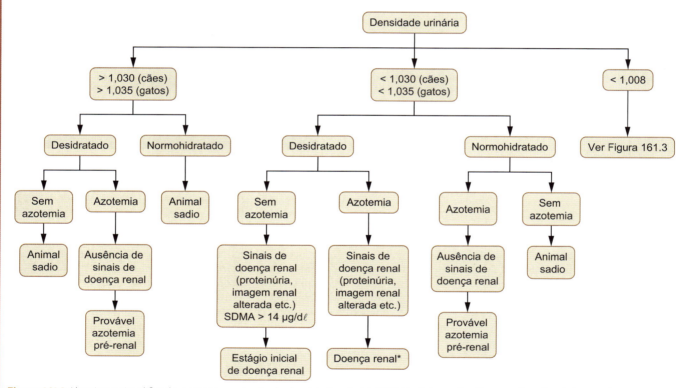

Figura 161.2 Algoritmo simplificado para interpretação da densidade urinária.[7] SDMA: sigla em inglês para dimetilarginina simétrica. *Doença renal com perda suficiente de néfrons para indicar insuficiência renal. (Para mais informações, acesse: www.iris-kidney.com.)

crônica (estágio I), o cão apresenta poliúria sem azotemia. Os gatos, por sua vez, demoram mais tempo para perder a capacidade de concentração e demonstram poliúria com menor frequência que os cães. A oligúria também pode estar presente nesse estágio inicial.

No estágio terminal da doença renal (estágio IV), o animal pode voltar a apresentar oligúria devido à perda de grande número de néfrons, porém a azotemia será evidente. É importante lembrar que animais saudáveis e animais com distúrbios extrarrenais, como piometra e hiperadrenocorticismo, também podem manifestar isostenúria sem azotemia, ou azotemia de origem pré-renal.

Densidades inferiores aos limites de referência, incluindo a faixa de hipostenúria (< 1,008), geralmente estão associadas à: deficiência na produção do ADH (diabetes *insipidus* central); inibição de sua ação (hiperadrenocorticismo, piometra, diabetes *insipidus* nefrogênico); diminuição da tonicidade da medula (insuficiência hepática); ou a outras condições, como administração de fluidos intravenosos, diuréticos e polidipsia psicogênica. Não se espera hipostenúria em animais com insuficiência renal, pois isso indicaria capacidade de diluição renal preservada.

A prova de privação hídrica é um teste de avaliação da função tubular que consiste na mensuração seriada da densidade urinária de um animal sem acesso à água. Ela é indicada a animais com isostenúria ou hipostenúria persistentes de causa indeterminada, em casos de suspeita de diabetes *insipidus* central ou nefrogênico e polidipsia psicogênica. A aplicação do teste em animais desidratados e azotêmicos é contraindicada e perigosa. Além do mais, isso indicaria que o animal já falhou no teste de concentração. O grau de desidratação e o da densidade urinária são monitorados e a bexiga deve ser esvaziada após cada análise. O teste deve continuar até que o animal perca entre 3 e 5% do peso vivo por desidratação ou a urina apresente densidade superior a 1,030, o que pode ocorrer em poucas horas ou apenas nos dias seguintes.

Pode-se administrar Ddavp® (ADH sintético, 5 mg, por via subcutânea [SC]) a animais que falharam no teste para a diferenciação entre o diabetes *insipidus* central e o nefrogênico. Os rins devem responder ao ADH em diabetes *insipidus* central, mas não no nefrogênico. Animais que apresentem perda da tonicidade medular também não irão responder à privação hídrica ou ao ADH. A esses casos recomenda-se o teste de privação hídrica lenta, para permitir que a medula restabeleça sua tonicidade.[9] Deve-se proceder à retirada gradual de cerca de 10% do volume de água por dia de animais em boas condições de saúde e com acesso à ração seca à vontade. A interpretação dos resultados está ilustrada na Figura 161.3.

Exame químico

O exame químico de rotina é realizado pelo método da fita reagente, em que as alterações de cor nos blocos ou nas tiras reagentes indicam as concentrações das substâncias em questão. Pigmentos como hemoglobina, mioglobina e bilirrubina em grande quantidade podem interferir na leitura das alterações de cor em várias reações da fita reagente. Algumas marcas de fitas e equipamentos de leitura apresentam mecanismos de compensação para esse tipo de interferência, mas a intensidade das reações de cor deve ser considerada apenas uma análise semiquantitativa. Os resultados da análise da fita reagente podem ser bastante diferentes da verdadeira concentração da substância em questão. Uma reação 1+ de proteína, por exemplo, indica haver proteína suficiente para apresentar uma reação 1+ (30 mg/dℓ), mas não o suficiente para uma reação 2+ (100 mg/dℓ), ou seja, tanto pode haver concentração de cerca de 20 mg/dℓ quanto concentração de cerca de 100 mg/dℓ, pois essa avaliação é apenas uma estimativa e não deve ser considerada rigidamente para o monitoramento da progressão do caso. Para o cálculo da RPC, a determinação da concentração da proteína e creatinina urinárias precisa ser realizada por meio de *kits* e técnicas quantitativas. Além

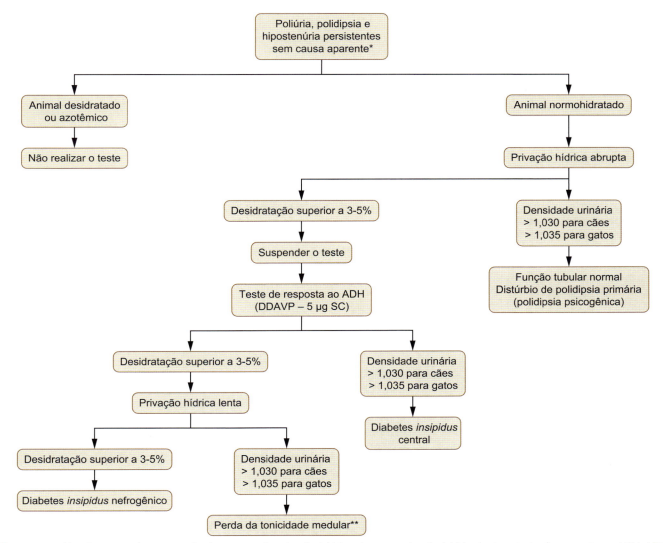

Figura 161.3 Algoritmo para interpretação das provas de privação hídrica abrupta, privação hídrica lenta e teste de resposta ao ADH. ADH: hormônio antidiurético; DDAVP®: acetato de desmopressina (ADH sintético); SC: via subcutânea. *Descartar hiperadrenocorticismo, hipoadrenocorticismo, insuficiência hepática, piometra, administração de diuréticos e corticoides etc. **Animais com polidipsia psicogênica podem responder apenas à privação hídrica lenta devido à perda de tonicidade medular concomitante.

disso, a interpretação de qualquer achado no exame químico não depende apenas da quantidade da substância excretada, mas também do volume de urina formado.

pH

O pH da urina de cães e gatos tende a ser ácido, variando de 6 a 7,5, mas os rins são capazes de produzir urina com pH entre 4,5 e 8,5, já que eles são um dos principais órgãos responsáveis pelo equilíbrio acidobásico do organismo. As alterações do pH podem advir tanto de condições renais quanto extrarrenais, como o pH do sangue e a dieta. O pH urinário auxilia na identificação dos cristais e da composição de eventuais urólitos e com frequência é manipulado terapeuticamente, para dissolver ou prevenir a formação desses urólitos ou como antissépticos urinários. A observação do pH também deve ser considerada na interpretação do exame de urina, visto que algumas estruturas de importância diagnóstica, como as hemácias e os cilindros, tendem a se desintegrar em pH alcalino.

As infecções do trato urinário costumam estar associadas a pH alcalino, mas isso somente ocorre quando há envolvimento de bactérias produtoras de urease, como *Staphylococcus* e *Proteus*. Porém, a maioria das infecções do trato urinário é causada por *Escherichia coli* e, portanto, apresenta pH ácido.[16] As principais causas de alteração do pH urinário são apresentadas no Quadro161.4.

Proteína

A urina de cães sadios pode conter pequena quantidade de proteína.[17] A quantificação da proteinúria tem ganhado maior importância desde que estudos recentes indicaram que proteinúria persistente está associada a maior morbidade e mortalidade em cães e gatos com doença renal, em relação direta entre intensidade e gravidade e a progressão da doença. Ainda não foi comprovado se a proteinúria em si é apenas um indicador prognóstico da doença ou se ela própria é um agente causador de lesão glomerular ou tubular.[18]

A análise de rotina pela fita reagente fornece apenas uma estimativa da concentração de proteína na urina. Além disso, também se deve levar em conta o volume de urina produzido diariamente. Assim, um animal com proteinúria de 30 mg/dℓ, poliúria e urina com densidade diminuída pode apresentar maior perda diária de proteína que um animal com proteinúria de 100 mg/dℓ e oligúria. O cálculo da perda diária de proteína (em mg) pode ser feito pela multiplicação do volume total de urina (em mℓ) produzido em 24 horas pela concentração da proteína na urina (em mg/dℓ) dividido por 100 (p. ex., concentração de proteína de 80 mg/dℓ em um animal com produção de 650 mℓ de urina/dia: perda de 520 mg de proteína urinária por dia).

A fita reagente é mais sensível à albumina que às globulinas e não detecta a proteína de Bence-Jones (cadeias leves de imunoglobulina). Dessa maneira, para a correta quantificação da proteinúria, devem ser utilizados métodos quantitativos específicos, com adequado limiar de detecção. Reagentes para determinação da concentração de proteínas séricas não devem ser empregados. A determinação da RPC urinária demonstrou alta correlação aos estudos de excreção de 24 horas e tem sido a modalidade mais usada para quantificar a proteinúria em pequenos animais. Valores superiores a 0,5, em cães, e superiores a 0,4, em gatos, são considerados aumentados.[18-20]

Há várias formas de classificação da origem das proteinúrias.[9,18,20] Aqui serão classificadas em pré-renal, renal (glomerular e tubular) e pós-renal (Quadro 161.5). A *proteinúria pré-renal*, também denominada "extrarrenal", surge por aumento da pressão hidrostática, como em exercício intenso, mas também pode decorrer do aumento da concentração sérica de proteínas de baixo peso molecular, como hemoglobina, mioglobina e cadeias leves de imunoglobulina. Ela não provoca hipoproteinemia e geralmente é transitória.

A *lesão glomerular* é a principal causa de proteinúria renal e é responsável por RPC urinária maior que 2, em cães, e maior que 1, em gatos.[18] A principal proteína perdida é a albumina, e os animais podem apresentar hipoproteinemia significativa (Figura 161.4). As principais condições associadas a ela são glomerulonefrite e amiloidose; além disso, podem ser observados cilindros hialinos. Se um número suficiente de glomérulos for destruído, irá se instalar azotemia.

Proteinúria de origem tubular decorre da falha de reabsorção das proteínas de baixo peso molecular e de pequena quantidade de albumina, mas os animais não apresentam hipoalbuminemia. A RPC urinária geralmente está entre 0,5 e 1, e os cilindros granulosos podem ser formados em decorrência da degeneração celular tubular. Esse tipo de proteinúria pode estar associado à glicosúria com normoglicemia e à perda de eletrólitos e outros aminoácidos, e está normalmente associado à lesão tubular aguda de origem hipóxica, tóxica ou a alterações tubulares congênitas, como a síndrome de Fanconi. O aumento da atividade da gamaglutamil transferase (GGT) urinária e a detecção de proteínas de peso molecular inferior ao da albumina, por meio de eletroforese da urina em dodecil sulfato de sódio pela técnica de eletroforese em gel de poliacrilamida (SDS-PAGE, do inglês *sodium dodecyl sulfate-polyacrylamide gel electrophoresis*), também têm sido associados às lesões tubulares em várias condições.[21,22]

Doenças inflamatórias e infiltrativas do rim, como pielonefrite ou neoplasias, também podem causar proteinúria devido à transudação de proteínas através dos capilares peritubulares. Os processos inflamatórios e as hemorragias do trato genital ou urinário inferior podem provocar proteinúria de grande magnitude, alcançando RPCs maiores que 2.[23,24] Um estudo mais recente demonstrou que, quando existe piúria sem hematúria evidente, a albumina urinária não se eleva; além disso, o estudo demonstrou que, mesmo quando a piúria está associada a bacteriúria e hematúria, a RPC pode não aumentar.[25] Apesar disso, é importante que outras informações clínicas, bem como exames de imagem e o exame completo do sedimento, sejam utilizadas em conjunto com a RPC para diferenciar a origem da proteinúria.[9]

QUADRO 161.4	Principais condições associadas à alteração do pH urinário em cães e gatos.	
Ácido		**Alcalino**
Acidose respiratória ou metabólica		Alcalose respiratória ou metabólica
Cetoacidose diabética		Infecção por bactérias urease positivas
Catabolismo proteico aumentado		Armazenamento prolongado da urina
Medicamentos (ácido ascórbico, furosemida)		Medicamentos (bicarbonato, lactato)

QUADRO 161.5	Principais causas de proteinúria em cães e gatos.	
Origem	**Causa**	**Condições associadas**
Pré-renal	Extrarrenal	Exercício intenso, convulsões, hipertermia, hemoglobinúria, mioglobinúria, proteinúria de Bence-Jones
Renal*	Glomerular	Glomerulonefrite Amiloidose
	Tubular	Lesões tubulares agudas adquiridas (tóxica, hipóxica ou isquêmica) ou congênitas
Pós-renal	Extrarrenal	Doença do trato urinário inferior (DTUI), cistites bacterianas, prostatite, urólitos, neoplasias vesicais ou genitais, piometra, presença de líquido seminal

*Neoplasias e inflamações intersticiais renais também podem causar proteinúria.

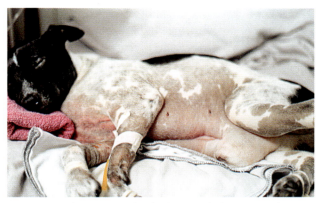

Figura 161.4 Edema generalizado (anasarca) decorrente de intensa hipoproteinemia e hipoalbuminemia causada por proteinúria glomerular em cão com síndrome nefrótica.

Técnicas imunológicas (como o teste ELISA e a nefelometria) foram desenvolvidas ou validadas para quantificar concentrações diminutas de albumina na urina de cães e gatos, como um indicador de fator de risco para a progressão da doença renal. A denominada "microalbuminúria" refere-se a concentrações de albumina urinária entre 1 mg/dℓ e 30 mg/dℓ (o limiar inferior de detecção das fitas reagentes) quando a densidade da amostra é normalizada para 1,010. A concentração normal para albumina urinária normalizada (Alb_{un}) é considerada, portanto, menor que 1 mg/dℓ em cães e gatos.[26] Outros autores utilizam a RPC urinária como parâmetro, considerando valores inferiores a 0,03 como referência para cães sadios.[27,28]

Proteinúria e albuminúria, por si sós, não podem ser tidas como indicadores confiáveis de doença renal. Proteinúria, albuminúria ou microalbuminúria persistentes, que não podem ser explicadas por alterações pré-renais ou pós-renais, é que conferem essa interpretação.[18] Em animais com DRC diagnosticada, entretanto, a detecção da microalbuminúria tem sido avaliada para estabelecer prognósticos e monitorar o tratamento e a progressão da doença.[28,29]

Glicose

Uma pequena quantidade de glicose pode ser encontrada na urina de cães e gatos saudáveis, porém em concentrações muito baixas para ser detectada pelos métodos de rotina. O primeiro passo da interpretação da glicosúria é a determinação da concentração da glicose sanguínea (Figura 161.5). Em condições de hiperglicemia, a capacidade de reabsorção tubular pode ser ultrapassada. O limiar de excreção renal de glicose é maior em felinos (cerca de 290 mg/dℓ) do que em cães (180 a 220 mg/dℓ).[30]

A hiperglicemia persistente observada em diabetes *mellitus* não controlado está associada à glicosúria. Hiperadrenocorticismo e feocromocitoma também podem causar um estado hiperglicêmico persistente; entretanto, em condições de hiperglicemia transitória ou intermitente, como na administração de corticoides ou de fluido contendo solução glicosada, o animal pode não estar hiperglicêmico por ocasião do esvaziamento tardio da bexiga para obtenção da amostra de urina. Da mesma maneira, a mensuração da glicose urinária não deve ser utilizada para adequar a dose de insulina a animais diabéticos, pois a relação entre glicemia e glicosúria é bastante variável.[12]

Felinos estressados raramente apresentam glicosúria, apesar de os níveis séricos chegarem a ultrapassar os 300 mg/dℓ. Situações de estresse prolongado podem, todavia, resultar em glicosúria. As manifestações clínicas e a hiperglicemia persistente devem estar presentes nos casos de diabetes *mellitus*, mas, se houver dúvida, podem-se dosar os níveis séricos de frutosamina ou reavaliar a presença de glicosúria.[31]

Glicosúria de origem renal caracteriza-se por glicosúria persistente sem hiperglicemia. Ela indica incapacidade de reabsorção tubular, que pode ser causada por doenças renais congênitas, como a síndrome de Fanconi e a glicosúria renal primária, ou adquiridas, como as lesões tubulares e a necrose tubular aguda induzida por isquemia, toxinas ou fármacos, como os aminoglicosídeos e anfotericina B. Nesses casos, a densidade urinária pode estar diminuída em relação ao grau de hidratação do paciente.

Glicose em excesso no fluido tubular irá causar diurese osmótica e poliúria, mas não se espera densidade urinária diminuída devido à alta concentração de solutos (glicose) no fluido tubular.

Cetona

Os corpos cetônicos abrangem acetona, acetoacetato e ácido beta-hidroxibutírico. Eles são produzidos em condições de déficit de energia que resultem em maior mobilização e catabolismo de lipídios ocasionados pelo consumo inadequado de carboidratos, hipoglicemia prolongada (insulinoma) ou incapacidade de utilização da glicose endógena (diabetes *mellitus* não controlado). O acúmulo de corpos cetônicos no sangue

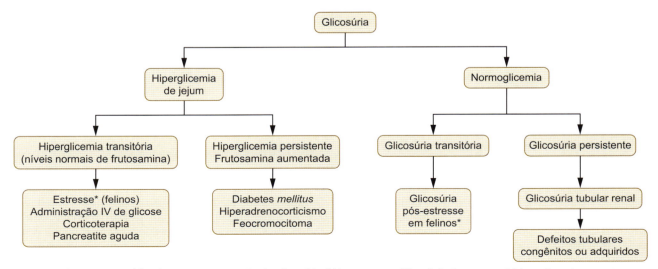

Figura 161.5 Algoritmo simplificado para interpretação da glicosúria. IV: intravenosa. *Condição incomum. A hiperglicemia por estresse pode ultrapassar o limiar de reabsorção tubular, porém normalmente apresenta duração muito curta para causar glicosúria significativa.

(cetonemia) resulta em cetonúria, caso a capacidade de reabsorção tubular seja ultrapassada, pois eles são livremente filtrados pela barreira glomerular. A fita reagente é mais sensível à cetona e ao acetoacetato que ao ácido beta-hidroxibutírico, que é produzido em maior quantidade. Assim, uma reação positiva para cetona está associada a uma elevação significativa de cetona no sangue. Se a cetose estiver associada à acidose, tem-se um quadro de cetoacidose, cujo achado confere um prognóstico mais reservado ao diabetes *mellitus*.

Bilirrubina

Cães sadios, especialmente os machos, podem apresentar bilirrubinúria em urinas concentradas (principalmente se > 1.040), talvez pela capacidade de os rins caninos converterem a hemoglobina em bilirrubina. A bilirrubinúria (ver Figura 161.1 B) com frequência precede a icterícia em cães. Por outro lado, não se espera bilirrubinúria em felinos sadios. Ou seja, gatos com bilirrubinúria (ver Figura 161.1 D) sempre estarão com hiperbilirrubinemia e quase sempre ictéricos. Esse comportamento também se deve à diferença entre os limiares de excreção renal da bilirrubina nas duas espécies. A exposição da urina desprotegida à luz ultravioleta promove a degradação da bilirrubina a uma velocidade de cerca de 50% a cada hora.

Embora se considere que apenas a bilirrubina conjugada (que é hidrossolúvel e não está ligada à albumina) passe livremente pelo glomérulo íntegro, não é possível diferenciar a origem da hiperbilirrubinemia pela ocorrência de bilirrubinúria. Apesar de as icterícias de origem hepática e pós-hepática (colestase) serem responsáveis pelas bilirrubinúrias mais significativas, as icterícias de origem hemolítica também podem causar bilirrubinúria. Isso se deve a que a bilirrubina conjugada também pode se elevar consideravelmente em anemias hemolíticas. A correta interpretação do significado clínico da bilirrubinúria depende de outros achados clínicos e laboratoriais, como anemia, elevação sérica da atividade das enzimas hepáticas, presença de cristais de urato de amônio no sedimento, entre outros.

Sangue oculto

O teste para sangue oculto por meio de fita reagente detecta a fração heme presente nas moléculas de hemoglobina e mioglobina. Uma reação positiva para sangue oculto pode estar associada a hematúria, hemoglobinúria ou mioglobinúria. Outrossim, reações falso-positivas podem decorrer do contato com o hipoclorito de sódio, já as reações falso-negativas podem acontecer em urinas com densidade elevada, contaminadas com ácido ascórbico, formaldeído ou que não foram adequadamente homogeneizadas, pois as hemácias sedimentam rapidamente no fundo do tubo.

A diferenciação entre hematúria, hemoglobinúria e mioglobinúria deve ser preferencialmente obtida por interpretação de outros achados clínicos e laboratoriais (Figura 161.6). O teste de precipitação com sulfato de amônio, eventualmente utilizado para diferenciar a hemoglobinúria da mioglobinúria, pode resultar em classificações errôneas, e outros testes mais específicos (imunológicos, eletroforéticos ou espectrofotométricos) não estão disponíveis para exames de rotina.[32]

Necessita-se de quantidade superior a 5 hemácias/$\mu\ell$ para que a fita reagente mostre reação positiva e, desse modo, o exame microscópico do sedimento seja capaz de identificar a hematúria. Hemoglobinúria proveniente de hemólise intravascular ocorrerá somente após a saturação da haptoglobina, sua proteína carreadora, pois somente a hemoglobina livre é capaz de passar pela barreira glomerular. Se a hemólise for suficiente, o animal deverá apresentar anemia. Se houver hemólise extravascular significativa concomitante e tempo de evolução suficiente também podem ser detectadas bilirrubinúria e/ou

icterícia. Em comparação à hemoglobinúria, a mioglobinúria surgirá mais rapidamente, pois não se liga a nenhuma proteína transportadora, e assim o plasma pode não exibir mudança de coloração por ocasião da detecção da mioglobinúria. A ruptura de hemácias *in vitro* pode promover a liberação de hemoglobina na urina depois de sua formação.

Sais biliares

O teste de precipitação do enxofre para detecção de sais biliares na urina (teste de Hay) é, apesar de simples e antigo, um teste sensível realizado na intenção de detectar o aumento da concentração sérica dos ácidos biliares, a forma não dissociada dos sais biliares.[33] Há aumento dos ácidos biliares em insuficiência hepática, colestase e desvios portossistêmicos congênitos ou adquiridos. O aumento transitório (pós-prandial) em alguns casos de desvio portossistêmico pode fazer com que os sais biliares não estejam presentes em amostras aleatórias de urina. Além disso, resíduos de detergente nos tubos de teste podem originar resultado falso-positivo. Apesar de suas limitações, sais biliares na urina, por vezes, são responsáveis por trazer à tona a suspeita de comprometimento hepático na avaliação clínica de triagem.

Outras análises

As reações da fita reagente para leucócitos, urobilinogênio e nitrito têm sido cada vez menos relatadas nas análises de urina de rotina, devido à inconsistência ou à falta de correlação clínica de seus resultados.[9] O urobilinogênio deriva da degradação bacteriana da bilirrubina no intestino e sua excreção na urina decorre do acúmulo no sangue por incapacidade de captação pelos hepatócitos. A fita reagente, no entanto, não detecta reduções da concentração do urobilinogênio, pois seu limite de detecção é inferior à concentração esperada na urina de animais sadios. O aumento da concentração de urobilinogênio na urina costuma ser associado a distúrbios hemolíticos, porém seu achado não é consistente.

A reação de nitrito foi bastante utilizada para identificar uma possível infecção bacteriana. Algumas, porém nem todas, bactérias gram-negativas reduzem o nitrato em nitrito, causando reação positiva na fita reagente. Dessa maneira, a falta de consistência nos resultados fez com que o teste deixasse de fazer parte do exame de urina de rotina.[11] Já a reação de esterase leucocitária das fitas reagentes não é adequada para a detecção de piúria, devido aos resultados falso-negativos e falso-positivos em cães e gatos, respectivamente. O diagnóstico de piúria deve ser obtido pelo exame microscópico do sedimento urinário.[12]

A excreção fracionada (EF) de uma substância corresponde à fração de excreção urinária dessa substância em relação à creatinina. Se ela for filtrada e, em seguida, não for reabsorvida nem excretada, como ocorre com a creatinina, a EF será igual a 1. Pode-se empregar a EF para avaliar o estado de equilíbrio ou não de substâncias como cálcio, fósforo, sódio e potássio no organismo. Apesar da interferência de fatores externos como a dieta, seu valor diagnóstico tem sido estudado em animais.[34]

Exame do sedimento

O exame microscópico do sedimento urinário é primordial para a compreensão e interpretação do exame de urina como um todo. A correta interpretação de alguns dos resultados da análise físico-química, como coloração, densidade, aspecto, e das reações positivas para proteína ou sangue oculto depende do conhecimento da composição do sedimento urinário. A avaliação do sedimento permite, entre outras interpretações, diferenciar um quadro de hematúria de uma hemoglobinúria ou, ainda, identificar a origem da proteinúria.

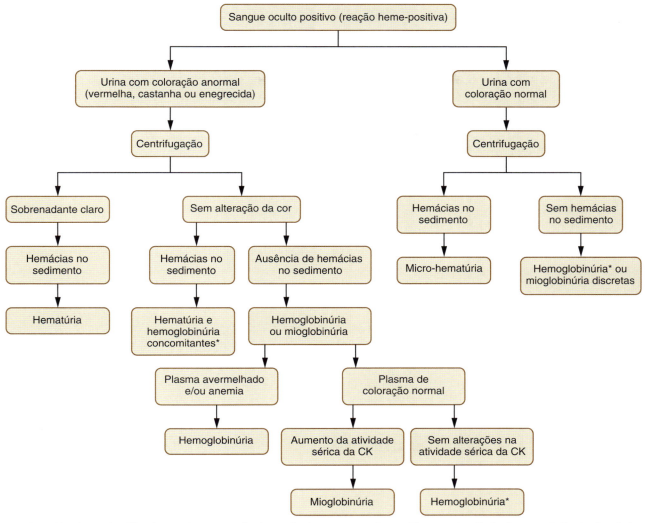

Figura 161.6 Algoritmo simplificado para interpretação da reação de sangue oculto positivo na urina. Pode decorrer da lise *in vitro* de hemácias na urina (urina de densidade muito baixa ou pH alcalino). CK: creatinoquinase.

O procedimento para avaliação do sedimento deve ser padronizado. Um volume padrão de urina homogeneizada (geralmente 5 mℓ) é transferido para um tubo cônico e centrifugado a 1.500 rpm por 5 minutos. O sobrenadante é descartado ou utilizado para outras análises e um volume padrão (0,5 mℓ) do sedimento é homogeneizado e observado entre lâmina e lamínula à microscopia óptica em menor (×100) e maior (×400) aumento, para identificação e quantificação das estruturas celulares, cilindros, cristais, bactérias e outros elementos. Os resultados são expressos de modo semiquantitativo em escores (ausentes, raras, + a +++) ou em quantidade média de células por CGA, sempre de maneira padronizada pela equipe técnica. Pode haver pequenas variações da técnica entre laboratórios diferentes.

Na análise de rotina, o sedimento costuma ser avaliado em preparações úmidas, não coradas. Esse tipo de exame permite a avaliação adequada da maioria das amostras, desde que feita apropriadamente por um técnico capacitado. Entretanto, a coloração do sedimento em amostras úmidas ou fixadas pode ser útil apenas em algumas condições específicas, especialmente em suspeita de neoplasias e na identificação de microrganismos.

Coleta e conservação adequadas da amostra de urina são fundamentais para a qualidade do exame do sedimento. Amostras colhidas por micção natural podem sofrer contaminação por secreções do trato genital. Armazenamento prolongado propicia a degeneração de estruturas de importância diagnóstica e o crescimento bacteriano, além de favorecer a precipitação de cristais.

O sedimento urinário de animais saudáveis pode conter alguns tipos celulares, cristais e outros elementos sem maiores significados clínicos. Do mesmo modo que os demais componentes do exame de urina, a interpretação dos achados do sedimento deve ser feita com apoio de resultados do exame físico-químico da urina e com as demais observações clínicas de cada caso. A detecção de proteinúria, mesmo que expressiva, sem as informações dos achados microscópicos, pode levar à interpretação errônea de sua origem. A presença de cilindros granulosos, por exemplo, pode sugerir que a origem da proteinúria seja renal.

Hemácias

Animais sadios podem mostrar pequena quantidade de hemácias no sedimento (< 5/campo de ×400). Pode-se notar hematúria ao exame macroscópico (ver Figura 161.1 C) ou apenas ao exame microscópico (Figura 161.7 A), quando é denominada "micro-hematúria". A hematúria macroscópica nem sempre pode ser distinguida de hemoglobinúria ou mioglobinúria. Hemácias lisadas podem não ser detectadas ao exame microscópico. A lise das hemácias pode ser um fenômeno *in vivo* (anemia hemolítica) ou *in vitro*. Urinas com densidades muito baixas e/ou pH alcalino frequentemente causam hemólise.

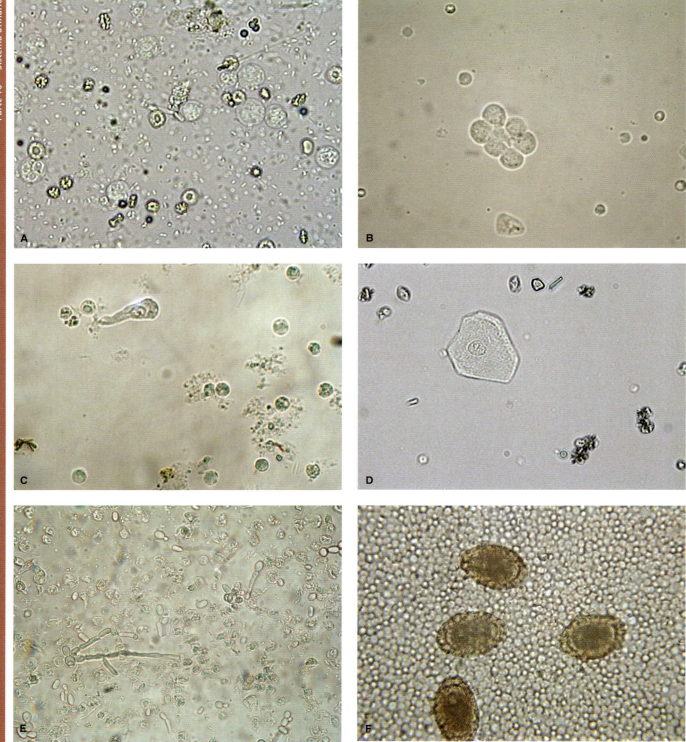

Figura 161.7 Sedimentos urinários não corados. **A.** Hemácias (*setas*), leucócitos, bactérias. **B.** Aglomerado de células epiteliais. **C.** Leucócitos e célula epitelial caudada (*seta*). Possível origem da pelve renal. **D.** Célula descamativa em formato hexagonal característico. **E.** Leveduras em urina de cão diabético. **F.** Ovos de *Dioctophyma renale* e grande quantidade de hemácias no fundo da lâmina (aumento de ×400).

Hemácias íntegras em maior quantidade podem ter origem em qualquer segmento do trato urinário, ou genital, no caso de amostras colhidas por micção natural. As principais causas de hematúria em cães e gatos incluem processos traumáticos, inflamatórios, infecciosos, neoplásicos e parasitários (Quadro 161.6).

A interpretação da provável origem da hematúria deve levar em consideração os resultados do exame completo de urina e do exame clínico. A hematúria observada no início do processo de micção tende a ter origem no trato genital ou na uretra, ao passo que as que ocorrem ao fim sugerem lesão na porção dorsal ou dorsolateral da bexiga (urólitos, pólipos). A presença de sangue durante toda a micção pode ter origem em rins, ureter ou bexiga, estar associada a lesões graves de próstata ou uretra, com refluxo do sangue para a bexiga, ou ainda a distúrbios hemostáticos (trombocitopenias e coagulopatias). A descarga

QUADRO 161.6 Principais causas de hematúria em cães e gatos.

Causa	Origem	Observações
Iatrogênica	Bexiga e uretra	Causada por cistocentese ou cateterismo traumáticos
Estro	Trato genital	Em urinas colhidas de cadelas por micção natural
Trauma	Qualquer localização	Traumas acidentais ou cirúrgicos
Urolitíase	Qualquer localização	Distúrbios de micção (disúria, anúria) e dor à palpação renal podem estar associados
Doença renal	Renal	Glomerulonefrite, lesão tubular aguda
Cistite hemorrágica asséptica	Bexiga	Associada à administração de ciclofosfamida
Infecção	Qualquer localização*	Geralmente está associada à presença de leucócitos, bactérias** e proteinúria
Neoplasia	Qualquer localização*	A realização de lavado vesical, citologia aspirativa por agulha fina e exames por imagem podem ser necessários
Distúrbios hemostáticos	Qualquer localização	Associados a trombocitopenias, coagulopatias etc.
Dioctophyma renale	Renal	A presença dos ovos do parasita é diagnóstica

*Inclusive no trato genital, se a urina for colhida por micção espontânea. **A ausência de visibilização de bactérias no exame do sedimento não descarta a possibilidade de infecção.

de sangue independente da micção pode se originar na uretra ou no sistema genital, como próstata, útero ou vagina.[35]

A morfologia das hemácias tem sido utilizada em medicina humana para diferenciar as hematúrias de origem glomerular das não glomerulares. Hemácias dismórficas, fragmentadas e pequenas foram associadas à passagem pelas paredes dos capilares glomerulares. O valor diagnóstico desse achado ainda é questionável em humanos e ainda não há comprovação de seu valor em animais.[36]

Leucócitos

Animais sadios podem ter pequena quantidade de leucócitos no sedimento (< 5/campo de ×400). A presença significativa de leucócitos na urina (piúria) está associada à inflamação em qualquer segmento do trato urinário ou genital, em amostras colhidas por micção natural, e pode estar acompanhada de hematúria (ver Figura 161.7 A) e proteinúria. Bactérias sugerem a natureza infecciosa da reação inflamatória, desde que a urina tenha sido colhida de maneira asséptica e avaliada rapidamente. Processos inflamatórios assépticos como os causados por neoplasias ou urólitos podem se apresentar com um quadro de hematúria mais intensa que a piúria.

Células epiteliais

A urina de cães e gatos sadios pode apresentar raras células epiteliais oriundas da descamação de túbulos renais, pelve, ureteres, bexiga, uretra e células escamosas da uretra distal e vagina, em urinas obtidas por micção natural. A diferenciação dos tipos celulares nem sempre é possível ao exame a fresco e alguns laboratórios optam por quantificá-las genericamente como células epiteliais, células caudadas (da pelve) e células descamativas (Figura 161.7 B a D). As células prostáticas e as neoplásicas são mais bem identificadas em preparações coradas do sedimento. As células neoplásicas raramente são observadas no exame de urina; pode ser preciso lavado vesical ou citologia aspirativa por agulha fina guiada por ultrassom.

Cilindros

Cilindros são estruturas compostas de matriz proteica formadas no lúmen dos túbulos renais, o que lhes confere o formato cilíndrico característico. A matriz proteica é constituída primariamente pela mucoproteína de Tamm-Horsfall, secretada pelas células epiteliais tubulares dos segmentos médios e distais do néfron. Os cilindros são classificados em hialinos, epiteliais, granulosos, céreos, hemáticos, leucocitários e mistos, de acordo com sua composição, e têm importância diagnóstica para a caracterização da eventual lesão renal (Figura 161.8).

A eliminação intermitente dos cilindros não permite estabelecer correlação direta entre sua quantidade e a gravidade da condição. Grande quantidade de cilindros geralmente indica doença renal ativa e aguda, que pode ou não ser reversível.[12] A ausência de cilindros, entretanto, não descarta a possibilidade de lesão tubular renal.

Os cilindros hialinos podem ser observados em animais com doença renal de gravidade variável, mas também aparecem em animais sadios e em casos de proteinúria extrarrenal. Os cilindros epiteliais estão associados à degeneração e necrose das células epiteliais tubulares renais. Por fim, os granulosos são formados pela precipitação de proteínas na matriz de mucoproteínas de Tamm-Horsfall e incorporação dessas células epiteliais degeneradas. Alguns autores consideram a presença de raros cilindros granulosos como um achado normal.[9,12] Outros elementos podem se incorporar aos cilindros, como cristais, bactérias e pigmentos como a hemoglobina e a bilirrubina. Cilindros hemáticos e leucocitários indicam que a origem dessas células é renal, sugerindo, portanto, hemorragia ou inflamação renal.

O tipo de cilindro reflete o tempo de permanência no lúmen tubular, não a gravidade da lesão. Assim, os cilindros vão se transformando de epiteliais em granulosos grosseiros, granulosos finos e, finalmente, em cilindros céreos. O achado de cilindros céreos caracteriza, portanto, estase tubular mais prolongada, o que, de certa forma, confere um prognóstico mais reservado ao caso.[12]

Bactérias

A urina da bexiga é isenta de bactérias, mas pode haver contaminação pelas bactérias da microbiota natural do trato urinário inferior e genital, ou até mesmo da pele. A correta identificação de bactérias no sedimento deve ser feita por um técnico treinado. Ainda assim, qualquer resultado positivo ou negativo deve ser interpretado com cautela, pois cristais amorfos podem ser confundidos com cocos bacterianos e uma grande quantidade de bactérias precisa estar presente para que possam ser visibilizadas com segurança. Os bastões são identificados mais facilmente que os cocos, devido ao tamanho maior e ao formato diferenciado. A cultura da urina visa confirmar a existência de infecção bacteriana, identificar o tipo bacteriano em questão e estabelecer a sensibilidade aos antimicrobianos.

O método de coleta deve ser levado em consideração ao se interpretar o resultado da análise. O acondicionamento inadequado ou prolongado da amostra pode levar ao crescimento bacteriano exacerbado *in vitro* e à interpretação errônea do achado. As infecções bacterianas significativas geralmente são

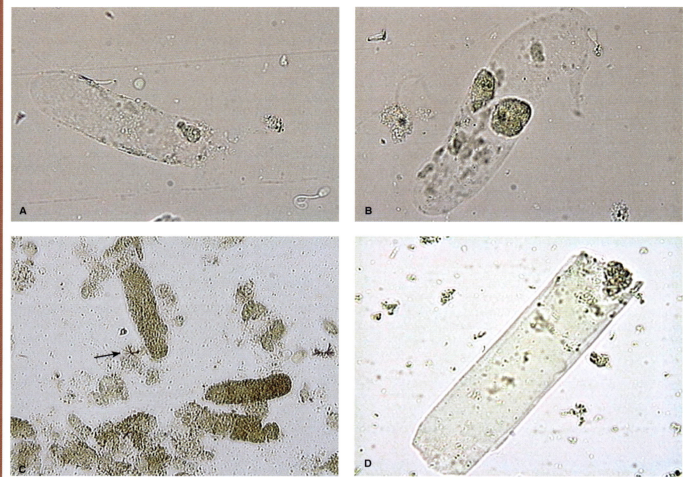

Figura 161.8 Sedimentos urinários contendo cilindros. **A.** Cilindro hialino (aumento de ×400). **B.** Cilindro hialino contendo duas células epiteliais (aumento de ×400). **C.** Cilindros granulosos grosseiros (aumento de ×200) e um cristal de bilirrubina (seta). **D.** Cilindro céreo (aumento de ×400).

acompanhadas de leucócitos, hemácias (ver Figura 161.7 A) e proteinúria.

A Sociedade Internacional para Doenças Infecciosas de Animais de Companhia (ISCAID, do inglês *International Society for Companion Animal Infectious Diseases*) estabeleceu diretrizes para o diagnóstico e manejo de infecções do trato urinário de cães e gatos e destaca a importância da associação dos achados laboratoriais ao histórico e a sinais clínicos. Para o diagnóstico da pielonefrite, por exemplo, são necessários exame de urina, hemograma, cultura e exames de imagem, com o cuidado para não superestimar esse último, pois a dilatação da pelve pode ser observada em animais sadios ou com outras afecções renais.[37]

Fungos, parasitas e outros microrganismos

Leveduras e outros fungos raramente são observados na urina de cães e gatos. Na maioria das vezes, sua presença está associada a animais com diabetes *mellitus* e glicosúria persistente, já que a glicose favorece a proliferação desses microrganismos. Eles podem ser identificados como estruturas arredondadas ou em forma de hifas (ver Figura 161.7 E), com ou sem brotamentos. Colorações de preparados fixados e cultivo podem ser necessários para a classificação do microrganismo.

Dioctophyma renale (ver Figura 161.7 F) é o parasita patogênico mais identificado em urina de cães. A presença de grande quantidade de hemácias é um achado comum em infecções por *D. renale*. Normalmente, vê-se uma quantidade significativa de ovos que apresentam casca espessa. Outros parasitas que podem ser identificados na urina são *Capillaria plica* e *Capillaria felis*. Parasitas contaminantes como *Demodex* sp. também podem ser encontrados ao exame microscópico.

Cristais

Cristais no sedimento urinário não indicam urólitos. Entretanto, diante de urólitos, os cristais observados podem elucidar a composição do cálculo e auxiliar na estratégia terapêutica medicamentosa. A maioria dos cristais da urina de cães e gatos não tem significado clínico, enquanto outros apresentam elevado valor diagnóstico (Quadro 161.7 e Figura 161.9 A a F). Seu aparecimento depende, em grande parte, do pH da urina.

É importante salientar que o armazenamento prolongado da urina, mesmo sob refrigeração, propicia a precipitação de cristais, cuja presença, em tal situação, mesmo de cristais considerados patológicos, não tem significado clínico. Os cristais de estruvita (fosfato triplo ou fosfato amoníaco-magnesiano) (Figura 161.9 A) são os mais comuns na urina de animais sadios ou com doenças do trato urinário inferior (DTUI) e são o principal componente dos urólitos.[38] Há uma relação entre cristalúria e a ocorrência de DTUI em gatos, porém não se sabe se os cristais participam do desenvolvimento do processo inflamatório observado nos animais ou se ocorrem secundariamente à alteração do pH da urina.[39]

O aparecimento de urólitos compostos, cuja composição do núcleo difere da porção externa, torna necessária uma avaliação de todas as suas camadas para que a estratégia terapêutica seja realizada de modo eficiente.

QUADRO 161.7 Principais cristais encontrados na urina de cães e gatos e seu significado clínico.

Cristal	pH da urina	Significado clínico*
Fosfato triplo (estruvita)	Alcalino	Achado ocasional em animais sadios
Fosfato amorfo	Alcalino	Achado ocasional em animais sadios e com hematúria
Oxalato de cálcio	Ácido	Achado ocasional em animais sadios. A forma mono-hidratada sugere intoxicação por etilenoglicol
Bilirrubina	Ácido	Indica aumento sérico da bilirrubina
Tirosina, leucina	Ácido	Raro. Sugere doença hepática
Cistina	Ácido	Pode estar associado à cistinúria (distúrbio metabólico), associado ou não a urólitos. Sugere doença hepática
(Bi)urato de amônio	Geralmente ácido	Comum em Dálmatas. Sugere doença hepática ou desvio portossistêmico
Urato amorfo e ácido úrico	Geralmente ácido	Comum em Dálmatas. Sugere doença hepática ou desvio portossistêmico

*A observação isolada de cristalúria não tem significado clínico, porém, diante de urolitíase concomitante, o tipo de cristal pode indicar a composição do urólito.

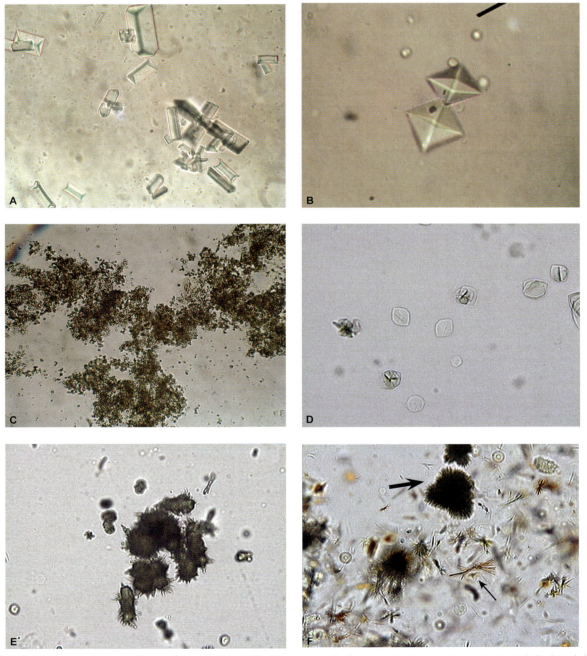

Figura 161.9 Sedimentos urinários não corados. **A.** Cristal de fosfato triplo ou fosfato amoníaco-magnesiano (estruvita). **B.** Cristal de oxalato de cálcio. **C.** Cristal de fosfato amorfo. **D.** Cristais de ácido úrico em cão com doença hepática. **E.** Cristais de (bi)urato de amônio em cão com doença hepática. **F.** Cristais de tirosina, de coloração enegrecida (*seta grossa*), e de bilirrubina, de coloração alaranjada (*seta fina*) em cão com doença hepática (aumento de ×400).

Outras estruturas

Gotículas de gordura em pequena quantidade é um achado comum em felinos, que estocam triglicerídeos nas células tubulares renais, mas também podem resultar do uso de lubrificantes no momento da cateterização. A lipidúria macroscópica (ver Figura 161.1 D) é rara e pode estar associada a distúrbios endócrinos ou metabólicos. Os espermatozoides são achados esperados, principalmente na urina de cães colhida por micção natural, porém presença concomitante de líquido seminal acarreta proteinúria pós-renal. O muco não é comumente observado na urina de pequenos animais e está mais associado à inflamação do trato urinário ou genital.

CONSIDERAÇÕES FINAIS

Apesar dos constantes avanços das técnicas diagnósticas, o exame de urina ainda é uma das ferramentas diagnósticas mais úteis na clínica veterinária. Como todo exame laboratorial, ele requer cuidados quanto a coleta e acondicionamento das amostras, ademais sua interpretação deve ser sistemática, apoiada em dados clínicos e resultados de outros exames diagnósticos. Nesse sentido, além do exame clínico, a avaliação da bioquímica sérica, os exames de diagnóstico por imagem, a análise da composição dos urólitos, os exames microbiológicos, as provas funcionais e as técnicas de quantificação e fracionamento eletroforético das proteínas urinárias complementam e se fazem complementar pelo exame de urina. Indicadores prognósticos derivados dessas análises têm sido propostos e o monitoramento mais completo dos casos clínicos tem contribuído para aumentar a sobrevida e a qualidade de vida dos portadores de doenças renais. Um recente estudo de meta-análise sugere que a mortalidade nos casos de IRA devido a condições não infecciosas é maior que a mortalidade decorrente de condições infecciosas em cães e gatos.[40] Além disso, o diagnóstico precoce quase sempre favorece a eficácia do tratamento.

REFERÊNCIAS BIBLIOGRÁFICAS

1. Krawiec DR, Gelberg HB. Chronic renal disease in cats In: Kirk RW, Bonagura JD. editors. Current veterinary therapy X – small animal practice. Philadelphia: Saunders; 1989. p. 1170-3.
2. Braun JP, Lefebvre HP. Early detection of renal disease in the canine patient. Eur J Comp Anim Pract. 1993;15:59-64.
3. Verlander JW. Fisiologia renal. In: Cunningham JG, Klein BG. Tratado de fisiologia veterinária. Rio de Janeiro: Elsevier; 2007. p. 531-70.
4. Brown SA, Barsanti JA, Finco DR. Determinants of glomerular ultrafiltration in cats. Am J Vet Res. 1993;54(6):970-5.
5. Finco DR, Duncan JR. Relationship of glomerular number and diameter to body size of the dog. Am J Vet Res. 1972;33:2447-50.
6. Osborne CA, Fletcher TF. Applied anatomy of the urinary system with clinicopathologic correlation. In: Osborne CA, Finco DR. Canine and feline nephrology and urology. Philadelphia: Williams & Wilkins; 1995. p. 3-28.
7. IRIS. IRIS Guidelines; 2019. Disponível em: http://www.iris-kidney.com/guidelines/index.html. Acesso em: 12 dez. 2020.
8. Brown SA, Finco DR, Navar LG. Impaired renal autoregulatory ability in dogs with reduced renal mass. J Am Soc Nephrol. 1995;5(10):1768-74.
9. Stockham SL, Scott MA. Urinary system. In: Stockham SL, Scott MA, editors. Fundamentals of veterinary clinical pathology. Iowa: Blackwell Publishing; 2008. p. 415-94.
10. Reece WO. The urinary system. In: Reece WO. Functional anatomy and physiology of domestic animals. 2. ed. Philadelphia: Lippincott Williams & Wilkins; 2005. p. 269-311.
11. Grauer FG. Urinary tract disorders. In: Nelson GC, Couto CG, editors. Small animal internal medicine. St Louis: Mosby; 2009. p. 660-6.
12. Osborne CA, Stevens JB, Lulich JP, Lulich LK, Bird KA, Koehler LA et al. A clinician's analysis of urinalysis. In: Osborne CA, Finco DR. Canine and feline nephrology and urology. Philadelphia: Williams & Wilkins; 1995. p. 136-205.
13. Albasan H, Lulich JP, Osborne CA, Lekcharoensuk C, Lrich LK, Carpenter KA. Effects of storage time and temperature on pH, specific gravity, and crystal formation in urine samples from dogs and cats. J Am Vet Med Assoc. 2003;222(2):176-9.
14. Steinberg E, Drobatz K, Aronson L. The effect of substrate composition and storage time on urine specific gravity in dogs. J Small Anim Pract. 2009;50(10):536-9.
15. Gordon JM, Kutzler MA. The urinary system. In: Peterson ME, Kutzler MA. Small animal pediatrics – the first 12 months of life. St Louis: Elsevier Saunders; 2011. p. 391-404.
16. Ling GV, Norris CR, Franti CE, Eisele PH, Johnson DL, Ruby AL et al. Interrelations of organism prevalence, specimen collection method, and host age, sex, and breed among 8,354 canine urinary tract infections (1969-1995). J Vet Intern Med. 2001;15(4):341-7.
17. Barsanti JA, Finco DR. Protein concentration in urine of normal dogs. Am J Vet Res. 1979;40(11):1583-6.
18. Lees GE, Brown SA, Elliott J, Grauer GE, Vaden SL. Assessment and management of proteinuria in dogs and cats: 2004 ACVIM Forum Consensus Statement (small animal). J Vet Intern Med. 2005;19(3):377-85.
19. Grauer GF, Thomas CB, Eicker SW. Estimation of quantitative proteinuria in the dog, using the urine protein-creatinine ratio from a random voided sample. Am J Vet Res. 1985;46(10):2116-9.
20. Grauer GF. Proteinuria. In: Ettinger SJ, Feldman EC. Textbook of veterinary internal medicine. St Louis: Elsevier Saunders; 2005. p. 114-6.
21. Heiene R, Moe L, Mølmen G. Calculation of urinary enzyme excretion, with renal structure and function in dogs with pyometra. Res Vet Sci. 2001;70(2):129-37.
22. Santin F, Moutinho FQ, Amaral AS, Takahira RK. Acompanhamento laboratorial da função renal de cães sadios tratados experimentalmente com doses terapêuticas de anfotericina B. Cienc Rural. 2006;36(6):1816-23.
23. Fettman MJ. Comparison of urinary protein concentration and protein/creatinine ratio vs routine microscopy in urinalysis of dogs: 500 cases (1987-1988). J Am Vet Med Assoc. 1989;195(7):972-6.
24. Rodney S, Bagley DVM, Sharon A, Center DVM, Robert M, Lewis DVM et al. The effect of experimental cystitis and iatrogenic blood contamination on the urine protein/creatinine ratio in the dog. J Vet Intern Med. 1991;5(2):66-70.
25. Vaden SL, Pressler BM, Lappin MR, Jensen WA. Effects of urinary tract inflammation and sample blood contamination on urine albumin and total protein concentrations in canine urine samples. Vet Clin Pathol. 2004;33(1):14-9.
26. Lees GE. Early diagnosis of renal disease and renal failure. Vet Clin North Am Small Anim. 2004;34(4):867-85.
27. Whittemore JC, Miyoshi Z, Jensen WA, Radecki SV, Lappin MR. Association of microalbuminuria and the urine albumina-to-creatinine ratio with systemic disease in cats. J Am Vet Med Assoc. 2007;230(8):1165-9.
28. Bacic A, Kogika MM, Barbaro KC, Iuamoto CS, Simões DMN, Santoro ML. Evaluation of albuminuria and its relationship with blood pressure in dogs with chronic kidney disease. Vet Clin Pathol. 2010;39(2):203-9.
29. Jepson RE, Brodbelt D, Vallance C, Syme HM, Elliott J. Evaluation of Predictors of the Development of Azotemia in Cats. J Vet Intern Med. 2009;23(4):806-13.
30. Feldman EC, Nelson RW. Diabetes mellitus. In: Feldman EC, Nelson RW. Canine and feline endocrinology and reproduction. WB Saunders: Philadelphia; 1996. p. 339-91.
31. Nelson, R.W. Disorders of the endocrine pancreas. In: Nelson, G.C., Couto, C.G. (eds.) Small animal internal medicine. 4. ed. Mosby: St Louis; 2009. p. 764-809.
32. Adams EC. Differentiation of myoglobin and hemoglobin in biological fluids. Ann Clin Lab Sci. 1971;1(3):208-21.
33. Allen GD. The determination of the bile salts in urine by means of the surface tension method. J Biol Chem. 1915;22:505-24.
34. Lefebvre HP, Dossin O, Trumel C, Braun JP. Fractional excretion tests: a critical review of methods and applications in domestic animals. Vet Clin Pathol. 2008;37(1):4-20.
35. Forrester SD. Diagnostic approach to hematuria in dogs and cats. Vet Clin North Am Small Anim 2004;34(4):849-66.
36. Crop MJ, Rijke YB, Verhagen PC, Cransberg K, Zietse R. Diagnostic value of urinary dysmorphic erythrocytes in clinical practice. Nephron Clin Pract. 2010;115(3):203-12.
37. Weese JS, Blondeau J, Boothe D, Guardabassi LG, Gumley N, Papich M et al. International Society for Companion Animal Infectious Diseases (ISCAID) guidelines for the diagnosis and management of bacterial urinary tract infections in dogs and cats. The Vet J. 2019;247:8-25.
38. Oyafuso MK, Kogika MM, Waki MF, Prosser CS, Cavalcante CZ, Wirth VABF. Canine urolithiasis: quantitative evaluation of mineral composition of 156 uroliths. Cienc Rural. 2010;40:102-8.
39. Reche Jr A, Hagiwara MK, Mamizuka E. Clinical study of lower urinary tract disease of domestic cats of São Paulo. Braz J Vet Res Anim Sci. 1988; 35(2):69-74.
40. Legatti SAM, El Dib R, Legatti E, Botan AG, Camargo SEA Agarwal A et al. Acute kidney injury in cats and dogs: A proportional meta-analysis of case series studies. PLoS One. 2018;13(1):1-18.

162
Insuficiência Renal Aguda

Marileda Bonafim Carvalho

ANATOMIA E FISIOLOGIA RENAL APLICADA

O parênquima renal é constituído pelo córtex, localizado imediatamente abaixo da cápsula renal, e pela medula, que é dividida em zona externa, em contato direto com o córtex, e em zona interna, que se estende até a pelve renal. Compondo o parênquima renal existem unidades denominadas néfrons e um sistema vascular ímpar, arranjados convenientemente em meio ao interstício escasso.

O néfron, unidade funcional do rim, tem um polo de filtração denominado corpúsculo renal, constituído de glomérulo e cápsula de Bowman, e túbulos que terminam em conexão com o ducto coletor. Os túbulos são compostos de diversos segmentos que se distinguem por seus aspectos morfológicos e funcionais. Partindo da cápsula de Bowman, tem início o túbulo contornado proximal composto de três segmentos (S1, S2 e S3). Segue-se a alça de Henle, que termina onde está localizada a mácula densa. A partir desse ponto tem início o néfron distal, que compreende o túbulo contornado distal, o túbulo conector e o ducto coletor cortical e medular.[1]

A arquitetura da vasculatura renal é marcada por particularidades que viabilizam um processo fisiológico admirável, que vai muito além da simples perfusão sanguínea. O sangue arterial, que chega ao rim pela artéria renal, segue pelas artérias interlobares, através da medula, e chega às artérias arqueadas localizadas na interface corticomedular. Dessas, emergem as artérias interlobulares que, ao longo de trajeto perpendicular em direção à superfície renal, dão origem às arteríolas aferentes. Cada arteríola aferente supre uma rede capilar glomerular que conflui para uma arteríola eferente que, por sua vez, dá origem à rede capilar peritubular (os *vasa recta*, que seguem o mesmo trajeto das alças de Henle, e os capilares intertubulares). O arranjo de duas arteríolas em série, separadas por uma rede capilar, propicia a condição ideal para que ocorra a ultrafiltração. Uma vez que a perfusão sanguínea peritubular é feita pela rede capilar pós-glomerular, as funções tubulares de reabsorção e secreção são favorecidas. O sangue que deixa os capilares peritubulares segue pela rede venosa que compreende veias interlobulares, veias arqueadas e veias interlobares, que são drenadas pela veia renal.[1]

O fluxo sanguíneo renal basal é de aproximadamente 20% do volume-minuto cardíaco, quantidade muito superior à da maioria dos demais órgãos. O sangue que chega aos rins segue diretamente para os capilares glomerulares. Somente depois desta passagem obrigatória, o parênquima renal é suprido por sangue levado pelos capilares peritubulares. O córtex renal recebe cerca de 90% desse sangue e os 10% restantes são distribuídos na medula, sendo que somente 1 a 2% chegam à papila (anatomicamente denominada crista medular no rim monopiramidal, como é o caso de cães e gatos). O maior aporte de sangue para o córtex serve tanto aos propósitos da filtração glomerular e trabalho tubular como também ao atendimento das demandas metabólicas. O córtex é dependente do metabolismo aeróbico, o que o torna particularmente sensível à privação de oxigênio, enquanto a medula tem menor necessidade de oxigênio, uma vez que seu metabolismo é principalmente anaeróbico. Não obstante, a isquemia medular pode resultar em lesões graves, especialmente na medula interna e papila, onde o fluxo sanguíneo é muito pequeno.[1]

Função glomerular

O glomérulo, suprido pela arteríola aferente e drenado pela arteríola eferente, é um tufo capilar de constituição e função únicas no organismo. Ele produz o ultrafiltrado, líquido primário que será transformado em urina nos túbulos. Em contato interno direto com o mesângio e recobertos externamente pelos podócitos, os capilares glomerulares dispõem de estruturas físicas e funcionais apropriadas para regular a taxa de filtração de acordo com as necessidades de cada momento. Tal regulação é dependente da ação de substâncias vasoativas, a maioria produzida nos rins, e dos mecanismos de autorregulação glomerulotubular e tubuloglomerular.[1,2] Entretanto, os mecanismos autorregulatórios deixam de ser efetivos quando a pressão arterial média fica menor que 80 mmHg (hipotensão).[3] A força que determina a filtração glomerular é dada pela diferença entre a pressão hidráulica transcapilar, que favorece a filtração, e a pressão oncótica, que se opõe. A taxa de filtração glomerular (TFG) resulta do produto do coeficiente de ultrafiltração glomerular e da média da pressão efetiva de filtração ao longo da rede capilar. O coeficiente de ultrafiltração glomerular, por sua vez, é o produto da permeabilidade hidráulica da parede capilar e da área de superfície disponível para filtração, em parte controlados pelo mesângio e pelos podócitos. A pressão oncótica efetiva é igual à diferença entre a pressão oncótica do plasma dentro do capilar glomerular e a pressão oncótica do filtrado glomerular dentro do espaço de Bowman. A pressão hidráulica transcapilar efetiva é igual à diferença entre a pressão hidráulica dentro do capilar glomerular e a pressão hidráulica dentro do espaço de Bowman que, por sua vez, é praticamente idêntica à do túbulo contornado proximal.[1] Por conseguinte, qualquer impedimento para o fluxo tubular faz cessar a filtração glomerular. Esta condição é observada quando o lúmen tubular é obstruído por cilindros, células, cristais ou inflamação (tubular ou peritubular).[1,2]

Função tubular

Ao passar pelos seguimentos tubulares, o filtrado glomerular vai sendo gradualmente transformado até que esteja pronta a urina, o produto final. Para tanto, as células tubulares reabsorvem algumas substâncias do filtrado que retornam ao sangue através dos capilares peritubulares. Ainda como parte do processo, as células tubulares secretam, para o líquido tubular, substâncias provenientes do sangue ou de seu próprio metabolismo. No lúmen tubular permanecem as substâncias que devem ser excretadas. Estes passos constituem a síntese da formação de urina e, embora pareçam simples, envolvem uma dinâmica altamente complexa, da qual depende a homeostase do meio interno, imprescindível para a manutenção da vida.[2] As reabsorções de sódio e água em cada segmento tubular são fundamentais para o processo que determina o volume e, em grande parte, a composição da urina.

O túbulo contornado proximal, que desempenha as transformações iniciais do filtrado glomerular, realiza reabsorção osmótica de cerca de dois terços a três quartos do volume filtrado inicial. Neste segmento ocorre reabsorção ativa de sódio, além de reabsorção de cloro, bicarbonato, potássio, fosfato e de vários compostos orgânicos presentes no filtrado (como glicose, vitaminas, aminoácidos e proteínas). Enquanto compostos como a glicose e os aminoácidos podem retornar íntegros para a circulação, as proteínas de baixo peso molecular devem ser metabolizadas no epitélio tubular, para que os aminoácidos resultantes retornem, então, à circulação.[1] Nas membranas basolaterais das células do túbulo contornado proximal existem sistemas de transporte ativo de bases e ácidos orgânicos do sangue para dentro das células tubulares, de onde as substâncias seguem para o lúmen tubular. Muitos fármacos são secretados por esta via, o que pode explicar eventuais problemas relativos à farmacocinética em caso de lesão tubular.[2] Considerando a dimensão qualiquantitativa do processo de reabsorção do túbulo contornado proximal, é possível antever modificação da composição e aumento do volume do líquido luminal se houver lesão das células tubulares. Em função da especificidade de cada segmento tubular, as falhas oriundas do túbulo contornado proximal não podem ser compensadas e, fatalmente, haverá modificação patológica da urina final.

Após a passagem pelo túbulo contornado proximal, o líquido tubular adentra a alça de Henle, onde os movimentos de água e solutos resultam em diluição e acidificação. Esse processo é fundamental para a hipertonicidade da medula renal dada pelo efeito multiplicador de contracorrente. Os ajustes finais na composição do líquido tubular, necessários para manter a homeostase, são feitos no néfron distal. Embora somente 10 a 15% do total de cloreto de sódio filtrado sejam absorvidos neste segmento sob as ações de mineralocorticoides e da vasopressina (hormônio antidiurético), o néfron distal tem muita importância para o controle da excreção renal de sal. A regulação final da tonicidade da urina é dada por reabsorção de água no ducto coletor medular, sob ação da vasopressina.[1] Os ajustes finais das quantidades de sódio e de água feitos pelo néfron distal, embora pareçam pequenos, são partes do mecanismo de regulação da homeostase hidrossalina. Por tal razão, estão sob controle dos mineralocorticoides e da vasopressina, de modo a garantir a eliminação dos excessos ou a preservação do que for necessário. Nas lesões renais tubulointersticiais não há resposta adequada aos estímulos hormonais e a perda de água e sódio pode ser suficientemente grande para produzir desidratação e hipovolemia.

Assim, os rins são órgãos efetores essenciais para a homeostase da água e dos solutos provenientes do metabolismo ou do meio externo. Dentre outras funções, os rins também são locais de síntese de diversas substâncias, incluindo hormônios que agem no metabolismo de cálcio e fósforo, na eritropoese e no controle da pressão arterial sistêmica. A população de néfrons em cada rim é de aproximadamente 190.000, no gato, 400.000, no cão e 1.000.000, no homem.[1] O número de néfrons, em cada espécie, é cerca de 70% superior ao necessário para o desempenho funcional básico. Portanto, a perda parcial de néfrons por doença ou trauma nem sempre traz prejuízo imediato para o organismo. Contudo, existem condições mórbidas que podem comprometer a totalidade de néfrons e provocar falha funcional, com redução crítica da capacidade de manter a homeostase. Quando tais eventos ocorrem de forma abrupta, a condição é denominada insuficiência renal aguda.

DEFINIÇÕES E SINONÍMIAS

A criação dos termos médicos é imperativa para viabilizar e uniformizar os procedimentos científicos geradores das informações necessárias à prevenção, tratamento e controle das condições que perturbam ou ameaçam a vida. Entretanto, à luz dos avanços científicos, amplia-se o conhecimento e, como consequência, criam-se e modificam-se os conceitos e termos médicos. Quanto maior o avanço em determinada área, tanto maior será a produção de termos e conceitos novos que irão, invariavelmente, coexistir na literatura por muitas décadas até que, finalmente, possam ser descartados os obsoletos. Guardadas as particularidades inerentes aos pacientes e aos aspectos técnicos das profissões, a medicina veterinária e a medicina, sem dúvida, são beneficiadas pela uniformização de suas linguagens e demais ferramentas médicas e científicas. Em nefrologia, apesar da existência de termos e conceitos fisiológicos praticamente "imutáveis" desde a década de 1930, o mesmo não ocorre em relação à fisiopatologia e ao diagnóstico. As questões mais críticas estão relacionadas, direta ou indiretamente, com os termos e os conceitos para caracterização da insuficiência renal aguda. O uso de nomenclatura imprópria e conflitante com os aspectos morfológicos, funcionais e linguísticos já dura, no mínimo, quatro décadas, no mundo todo. Considerando que os termos e os conceitos modernos têm sido criados por cientistas que usam língua não latina, o problema agrava-se para quem deve usar a língua portuguesa. Termos que originalmente já guardavam imperfeições podem ser traduzidos ou versados para o português de modo que passam a veicular um novo "erro" de conceito. Assim, parece prudente, ao ler um livro-texto ou um artigo científico, considerar atentamente o conceito descrito pelo autor, independentemente do termo que tenha sido elegido para expressá-lo. No texto que se segue abordam-se alguns dos termos e conceitos relevantes para este capítulo, incluindo os que estão, até o momento, bem estabelecidos e os que ainda são polêmicos. Não há pretensão de oferecer um padrão para normatizar a linguagem, tarefa que só pode ser executada por um fórum de especialistas, mas apenas o intuito de trazer alguma notícia sobre a miríade de propostas e opiniões que ainda carecem de padronização e validação em nefrologia.

Os processos fisiológicos que caracterizam a atividade renal compreendem dois grupos funcionais distintos, ambos destinados à manutenção da homeostase, ou seja, da capacidade de manter o organismo em equilíbrio estável a despeito das alterações exteriores. A produção de urina, que é a manifestação mais óbvia do trabalho renal, é viabilizada por meio de funções complexas desempenhadas pelos néfrons, com a finalidade de manter o balanço de água e eletrólitos e de excretar os resíduos do metabolismo. Concomitantemente, os rins são secretores de hormônios envolvidos na regulação da pressão arterial sistêmica, da eritropoese e do balanço de cálcio e fósforo. Ademais, os rins têm habilidade para modificar, momento a momento, suas respostas funcionais por meio da secreção de substâncias autacoides implicadas nos processos de autorregulação, em atendimento aos estímulos hormonais, nervosos e outros relacionados com a composição do sangue. Qualquer condição que determine redução da filtração glomerular a ponto de comprometer o trabalho dos néfrons, acarreta incapacidade funcional. A partir do momento em que o déficit funcional renal resulta em quebra da homeostase, fica caracterizada a condição denominada *insuficiência renal*.

Independentemente do tipo de doença renal que tenha causado as lesões e do grau de comprometimento glomerular, tubular ou intersticial, a insuficiência renal é marcada por diminuição da TFG. O impacto imediato do déficit funcional, que caracteriza a insuficiência renal, se faz notar sobre a capacidade de manter o equilíbrio hidreletrolítico e de excretar os resíduos do metabolismo. Outras consequências são observadas somente em processos de longa duração e, em geral, ocorrem tardiamente.[4,5]

Uma questão importante para assegurar a padronização dos termos aqui empregados refere-se à diferença entre *insuficiência* renal (do inglês *renal failure* ou *kidney insufficiency*) e *falência renal* (relacionada com o inglês *end-stage kidney disease*). A palavra *falência* encerra o conceito de falecimento, ou seja, interrupção completa e definitiva das funções reguladoras da homeostase e, portanto, o termo *falência renal* fica mais bem empregado para pacientes que só poderão permanecer vivos se houver terapia de substituição ou transplante renal, sendo, então, equivalente a *doença renal terminal*. Já o termo *insuficiência renal* pressupõe uma condição na qual o órgão, de modo temporário ou mesmo definitivo, apresenta perda parcial de suas funções reguladoras da homeostase. Clinicamente, distinguem-se a insuficiência renal aguda e a insuficiência renal crônica.[4,5] A forma aguda pode evoluir para cura ou para a forma crônica, que é irreversível e progressiva, e ambas as formas podem evoluir para falência renal. Apesar de a insuficiência renal aguda estar associada a grande risco de morte, existe possibilidade de cura desde que o paciente seja plenamente assistido e a causa seja passível de eliminação ou controle.

Insuficiência renal aguda (IRA), por definição, é uma síndrome resultante de diminuição abrupta e persistente da TFG, cujas manifestações incluem aumento progressivo das concentrações séricas de ureia e creatinina.[4-7] Como se pode verificar em diversas publicações de medicina humana, e também de medicina veterinária, a denominação *insuficiência renal aguda* tem sido empregada para definir uma condição que pode ser classificada como pré-renal (resposta funcional do rim estruturalmente normal, nos casos de hipoperfusão), renal intrínseca (decorrente de lesão do parênquima renal) ou pós-renal (diminuição da TFG em consequência de obstrução do trato urinário).[4,8,9] Contudo, diversos outros textos reservam a classificação de pré-renal, renal intrínseca e pós-renal somente para definir as causas de azotemia.[5] O termo *azotemia*, por sua vez, indica aumento das concentrações séricas de substâncias nitrogenadas não proteicas, especificamente a ureia e a creatinina. Trata-se de um achado laboratorial cujas causas possíveis devem ser investigadas por avaliação clínica do paciente e dos exames complementares que se fizerem necessários (Quadro 162.1). Pode existir azotemia (pré-renal e pós-renal) sem que haja doença renal e pode existir doença renal sem que haja azotemia. As diferentes causas de azotemia podem coexistir; portanto, a detecção de azotemia renal intrínseca não exclui a existência de azotemia pré ou pós-renal ou vice-versa.[5]

A IRA, tanto em humanos quanto em cães e gatos, embora possa decorrer de diversos tipos de doença renal, tem como causa mais frequente a lesão tubular aguda resultante de agressão isquêmica ou tóxica. Este tipo de afecção renal tem sido denominada *necrose tubular aguda* (NTA), ou *nefrose* (isquêmica ou química). Possivelmente por sua importância como doença renal generalizada que, quando já estabelecida, invariavelmente culmina em IRA, são comuns os textos médicos que tratam NTA e IRA como sinônimos. Contudo, em função de que a IRA pode decorrer de diversos outros tipos de doenças ou lesões renais (Quadro 162.2) as quais requerem cuidados médicos específicos diferentes dos recomendados para a NTA, o ideal é considerar os dois termos de maneira distinta.

Propôs-se nova nomenclatura para tratar, de modo coletivo, as afecções que afetam agudamente os rins de seres humanos.[10] A tendência atual indica o uso do termo *lesão renal aguda* (LRA) – do inglês, *acute kidney injury* (AKI) – para designar os distúrbios renais complexos, com causas e condições de apresentação muito variadas, cujas manifestações clinicas vão desde aumento discreto e persistente da concentração sérica de creatinina até insuficiência renal anúrica.[9] A condição denominada LRA, por definição, exclui os casos de azotemia pré-renal e pós-renal, uma vez que a existência de lesão de parênquima renal é obrigatória.[9] Entretanto, até o momento não existe uma definição plenamente aceita e os termos LRA e IRA têm sido utilizados praticamente como sinônimos e, quase sempre, como substitutos para necrose tubular aguda, fato que ainda gera alguma dificuldade para a compreensão.[9,10] Quanto ao termo *necrose tubular aguda*, mais especificamente a forma isquêmica, existe a proposta de que seja substituído por LRA, pois, como identificado em biopsias renais de humanos, necrose franca de célula tubular é encontrada raramente, o que torna impróprio o uso da palavra "necrose".[9] Em medicina veterinária, as publicações mais recentes estão aderindo a essa nova nomenclatura e, do mesmo modo, fica claro que os critérios de utilização do termo não estão plenamente estabelecidos.[3,11,12]

A insuficiência renal é um processo dinâmico passível de modificação ao longo do tempo, mesmo nos casos agudos. Os pacientes sob risco e aqueles com IRA já estabelecida podem ser classificados de acordo com a gravidade da condição, de modo a tornar possível a padronização de critérios para prevenção, intervenção terapêutica e estabelecimento do prognóstico. Para seres humanos, o grupo de trabalho denominado Acute Dialysis Quality Initiative definiu um sistema de classificação para IRA, descrita pela acronímia RIFLE (*risk of renal dysfunction, injury of the kidney, failure or loss of kidney function, and end-stage of kidney disease*). Desde então, os pesquisadores têm aplicado o sistema RIFLE para a avaliação clínica da IRA, embora a classificação não tenha sido concebida, originalmente, com este propósito. O sistema RIFLE já passou por retificação e,

---

QUADRO 162.1 Classificação e caracterização da azotemia (aumento das concentrações séricas de creatinina e ureia).

Tipos de azotemia	Mecanismo envolvido	Causas mais comuns	Manifestações clínicas e laboratoriais
Pré-renal	Diminuição da TFG por déficit hemodinâmico (pressão arterial média < 60 mmHg) Rins morfologicamente normais e capazes de desempenhar suas funções	Desidratação, insuficiência cardíaca congestiva, choque hipovolêmico ou séptico, redução da pressão coloidosmótica	Azotemia leve ou moderada (creatinina sérica < 4 mg/dℓ e ureia sérica < 170 mg/dℓ) Sódio urinário < 20 mEq/ℓ Excreção fracionada de sódio < 1% Oligúria fisiológica Densidade urinária alta (cão > 1,035; gato > 1,040) Pode variar se houver comorbidade
Renal intrínseca	Alterações morfológicas e funcionais de ambos os rins	Diminuição da TFG em decorrência de lesão renal (insuficiência renal aguda ou crônica)	Azotemia varia de acordo com o tempo e tipo de evolução (de leve a grave) Uremia* aguda ou crônica, geralmente presente Os demais parâmetros variam de acordo com a doença renal de base e as comorbidades
Pós-renal	Retenção de urina Rins morfologicamente normais e capazes de desempenhar suas funções	Obstrução ou ruptura de ambos os ureteres ou da bexiga Obstrução uretral	Azotemia varia de leve até grave, dependendo do tempo de evolução. Pode haver uremia Ausência ou alteração da micção de acordo com a causa

TFG: taxa de filtração glomerular. *Uremia: constelação de sinais adversos decorrentes de insuficiência renal avançada ou das outras causas de azotemia grave. Azotemia é um dos inúmeros sinais de uremia.

QUADRO 162.2 Causas de insuficiência renal aguda em cães e gatos.

Causa	Decorrente de
Lesão renal aguda (sinonímia: necrose tubular aguda ou nefrose)	Isquemia, nefrotoxina, isquemia e nefrotoxina
Nefrite intersticial aguda	Leptospirose, reação de hipersensibilidade a medicamentos, doenças sistêmicas (lúpus eritematoso, síndrome paraneoplásica), imunomediada (sem causa detectável)
Pielonefrite aguda	Infecção bacteriana do parênquima renal
Glomerulonefrite aguda	Doenças sistêmicas (infecciosas, parasitárias, inflamatórias), imunomediada, idiopática
Doenças oclusivas dos vasos renais	Vasculites, doenças infecciosas, reação de hipersensibilidade (medicamentos e outros), doença imunomediada, doença polissistêmica (poliarterite nodosa e outras), tromboembolia, vasculites, hipercoagulabilidade (síndrome nefrótica, hiperadrenocorticismo, diabetes *mellitus*, neoplasias, doenças imunoproliferativas)
Outras causas	Hipercalcemia, obstrução tubular por precipitação de cristais, hiperfosfatemia (fosfato de cálcio), sulfonamidas e outros, avulsão renal bilateral

atualmente, está em processo de substituição. O novo sistema, proposto pelo grupo denominado Acute Kidney Injury Network (AKIN), emprega o termo LRA, já mencionado, visando definir uma nova nomenclatura e também a estabelecer um sistema de classificação dos casos agudos.[10] O sistema emprega a forma de estágios, que guarda semelhança estrutural com o sistema de estágios existente para a doença renal crônica. Em medicina veterinária, embora exista menção ao RIFLE, acredita-se que não seja útil para a nefrologia de cães e gatos.[11] Mas já existe uma primeira proposta para a veterinária, que consiste em um esquema arbitrário de estadiamento para a LRA (*staging system for acute kidney injury in dogs and cats*).[3] A utilidade de tais sistemas classificatórios para a medicina veterinária depende, entretanto, de ratificação por grupos de especialistas e, posteriormente, de validação pelo uso científico e clínico.

No presente texto, dá-se enfoque à insuficiência renal aguda de causa renal intrínseca, ou seja, à condição de diminuição grave da TFG determinada por lesão renal propriamente dita. Emprega-se o termo *IRA* para designar o distúrbio funcional de aparecimento abrupto, independentemente da causa e do tipo de alteração morfológica dos rins. O termo *LRA* é usado para designar qualquer das alterações morfológicas graves, de instalação aguda em ambos os rins, que resultam em perturbação funcional, independentemente da causa ou doença renal envolvida. Para os casos específicos de distúrbios renais causados por isquemia ou nefrotoxinas são empregados os termos *LRA isquêmica* e *LRA tóxica*, respectivamente. Os termos *necrose tubular aguda* e *nefrose* foram citados nos subtítulos apenas como uma referência, para facilitar o cotejamento com outros textos durante este período de transição e busca de nomenclatura apropriada.

ASPECTOS EPIDEMIOLÓGICOS

A IRA tem taxas altas de morbidade e mortalidade em cães, gatos e humanos. De acordo com a causa determinante da doença renal de base, alguns grupos de indivíduos podem ser mais suscetíveis. As lesões renais com potencial para desencadear IRA afetam principalmente pacientes com idade avançada ou com algumas condições clínicas preexistentes, como:[3]

- Acidose
- Desequilíbrio hidreletrolítico
- Desidratação
- Diabetes *mellitus*
- Doença cardiovascular
- Doença hepática
- Doença renal preexistente
- Febre alta e persistente
- Hiperadrenocorticismo
- Hipoalbuminemia
- Hipotensão
- Hipovolemia
- Idade avançada
- Paciente cirúrgico
- Paciente em terapia intensiva
- Septicemia
- Síndrome da hiperviscosidade.

A LRA induzida por isquemia ou por nefrotoxina representa a grande maioria dos casos de IRA. Embora haja consenso sobre a importância da insuficiência renal na prática veterinária, existem pouquíssimas publicações que tratam dos aspectos epidemiológicos da IRA em cães e gatos. De acordo com um estudo retrospectivo de 29 cães que desenvolveram IRA durante hospitalização, a morbidade foi maior entre os idosos e a causa mais frequente foi LRA determinada por medicamentos com potencial nefrotóxico.[13] Já em outro estudo que incluiu 99 cães com IRA adquirida tanto antes quanto durante a hospitalização, as causas isquêmicas foram as mais frequentes.[14] Em gatos, em um estudo de 32 casos de IRA, a nefrotoxicidade foi apontada como a causa mais frequente.[15]

A questão relativa às taxas de mortalidade em decorrência de IRA é muito complexa e ainda difícil de ser respondida para pacientes veterinários. Os dados obtidos em estudos de medicina humana não são comparáveis com os de medicina veterinária, por diversos motivos. Primeiramente, sabe-se que os números de pacientes humanos submetidos a cirurgias complexas ou tratados em unidade de terapia intensiva (UTI) são incomparavelmente maiores do que os de pacientes veterinários com acesso a esses recursos. Cirurgias complexas, terapia intensiva e prolongamento da vida de paciente em estado crítico, de certo modo, aumentam a probabilidade de haver LRA e a própria chance de óbito.[16] Sob condições mais específicas de análise, por exemplo, a mortalidade pode chegar a 73% em humanos com sepse ou a 81% quando a IRA se apresenta em pacientes que já estejam há mais de 1 semana na UTI.[16] Quando considerados pacientes humanos que necessitam de internação, mas não se encontram em estado crítico, a comparação entre aqueles que têm e os que não têm LRA revela que a condição renal implica risco de morte sete vezes maior e que as necessidades de hospitalização por período superior a 1 semana ou de transferência para UTI são quatro vezes maiores.[17] Em 75,9% dos pacientes com LRA que não estejam em estado crítico são diagnosticadas duas ou mais comorbidades e os diagnósticos das condições clínicas primárias mais frequentes são de problemas circulatórios (30,5%), condições relacionadas com doenças infecciosas (18%) e trauma, envenenamentos e outros (33%).[17]

Um segundo fator que interfere drasticamente nos resultados relativos ao número de pacientes humanos que sobrevivem a um episódio de IRA é a possibilidade de manter, por tempo indefinido, indivíduos que tenham tido falência renal. A possibilidade de realizar três sessões de hemodiálise por semana, além dos demais tratamentos e suporte especializado, durante anos, é uma realidade para humanos que vivem em centros urbanos desenvolvidos, mas não para cães e gatos. Portanto, para os humanos, a mortalidade de pacientes de UTI com LRA está muito mais relacionada com as comorbidades e à idade avançada do que à própria IRA.[16] Estudo retrospectivo de 29 casos de cães que desenvolveram IRA durante hospitalização revelou sobrevivência de 38% dos pacientes.[13] Outro estudo retrospectivo de 99 cães com IRA, que incluiu todas as categorias de pacientes, apontou 43% de sobrevivência.[14] Em gatos com IRA a sobrevivência pode ser de 53%, como apontado por estudo retrospectivo de 32 pacientes.[15] Os dados disponíveis sobre morbidade e mortalidade de pacientes veterinários com IRA constam de poucos estudo retrospectivos provenientes de centros de referência e, portanto, não refletem a situação geral que se apresenta na prática veterinária. No que tange ao uso das taxas de mortalidade para o estabelecimento de prognóstico, ainda deve ser destacado que, diferentemente do que se passa na medicina, os dados de pacientes veterinários incluem tanto morte natural quanto eutanásia realizada por falta de recursos ou por conveniência dos proprietários.

ETIOLOGIA E FISIOPATOLOGIA

A IRA é caracterizada por diminuição abrupta e persistente da TFG, que resulta em desequilíbrio hidreletrolítico e acúmulo de resíduos do metabolismo, sinalizado por azotemia que pode ser estabelecida em poucas horas ou dias. A deterioração rápida, grave e persistente da função renal resulta em comprometimento sistêmico que se traduz por uremia aguda. Embora a IRA seja potencialmente reversível, o risco de morte é alto.

Qualquer tipo de agente ou condição clínica grave que tenha potencial para causar lesão renal extensa e grave em poucas horas ou dias pode dar início à condição denominada IRA. As lesões iniciais podem ser predominantemente tubulares, túbulointersticiais, glomerulares ou vasculares. A lesão renal mais diagnosticada como causa da IRA é a lesão tubular aguda isquêmica ou tóxica (antes referida como necrose tubular aguda ou nefrose), mas a condição pode sobrevir de doenças tubulointersticiais (nefrite intersticial aguda e pielonefrite aguda), glomerulonefrite aguda ou doenças oclusivas dos vasos renais (ver Quadro 162.2).[3,5–7,18] Algumas doenças, envenenamentos ou intoxicações desencadeiam IRA multifatorial tanto no que se refere ao número de fatores desencadeantes, quanto aos tipos e localizações das lesões renais (Quadro 162.3). Em muitos casos clínicos de IRA, o tipo e a abrangência das lesões renais são tão particulares que a terminologia existente não se aplica à condição. Para estes casos têm sido adotados termos que contemplam a causa da lesão (p. ex., nefropatia hipercalcêmica; nefrite da doença de Lyme; IRA isquêmica), ou o nome da lesão predominante (p. ex., necrose papilar) ou, ainda, é feita simplesmente a descrição das diversas lesões renais encontradas.[19]

Lesão renal aguda isquêmica ou tóxica | Necrose tubular aguda ou nefrose

A LRA, determinada por fatores isquêmicos, fatores químicos ou por ambos, caracteriza-se pela associação de lesão tubular e distúrbio hemodinâmico intrarrenal, que culmina em diminuição da TFG suficientemente intensa para causar IRA. A LRA isquêmica decorre da redução da perfusão sanguínea renal determinada por fator hemodinâmico pré-renal ou intrarrenal. A LRA tóxica resulta de distúrbio do metabolismo celular determinado por fator químico exógeno ou endógeno. Muitas vezes, a preexistência de déficit hemodinâmico serve como fator predisponente para ocorrência ou agravamento das lesões tóxicas. Esta combinação de fatores de lesão tubular é particularmente relevante para pacientes que já se encontram sob cuidados médicos e se devem tomar todas as precauções para prevenir tal situação. Outra condição que merece destaque em nefrologia é a possibilidade de haver LRA em pacientes que já tenham doença renal crônica (DRC).[3,11,12] As condições ou substâncias implicadas como causa de LRA isquêmica ou tóxica em cães e gatos são muitas (Quadro 162.4).

QUADRO 162.4	Causas de lesão renal aguda (LRA)* em cães e gatos.
LRA isquêmica (diminuição da perfusão sanguínea renal)	**LRA tóxica (LRA por nefrotoxinas)**
Choque	*Substâncias de uso médico para tratamento ou diagnóstico*
Hipovolêmico	
Hemorrágico	Antimicrobianos (aminoglicosídios, cefalosporinas, polimixinas, sulfonamidas, tetraciclinas, anfotericina B)
Hipotensivo	
Séptico	
Diminuição do débito cardíaco	Anestésicos inalatórios (metoxiflurano, enflurano)
Insuficiência cardíaca congestiva	
Arritmia cardíaca	Anti-helmíntico
Tamponamento cardíaco	Contraste radiográfico (lesão isquêmica e tóxica)
Diminuição da volemia e do fluxo plasmático renal	Quimioterápicos (cisplatina, metotrexato, doxorrubicina)
Desidratação grave	*Pigmentos endógenos*
Anestesia profunda com cirurgia de longa duração	Hemoglobina (hemólise causada por leptospirose, borreliose, babesiose, veneno de cobra e outros)
Hipertermia ou hipotermia prolongada	Mioglobina (rabdomiólise induzida por babesiose, exercício físico extenuante, isoniazida)
Queimadura cutânea extensa	
Síndrome de hiperviscosidade sanguínea (policitemia, mieloma múltiplo)	*Venenos de origem animal*
	Veneno de cobra
Distúrbio vascular renal bilateral	Veneno de abelha (ataque por enxame)
Oclusão vascular intrarrenal (trombose, microtrombose)	*Vegetais/alimentos tóxicos*
	Lírios (algumas variedades de lírio e de plantas com flores semelhantes ao lírio)
Trombose das artérias renais	Uvas frescas ou uvas-passas
Avulsão renal	Cogumelos
Distúrbio hemodinâmico renal causado por medicamentos	*Compostos orgânicos*
	Clorofórmio
Anti-inflamatórios não esteroides (AINEs)	Etilenoglicol
	Herbicidas
Inibidores da enzima conversora de angiotensina	Pesticidas
	Tetracloreto de carbono
	Outros solventes
	Melamina
	Metais pesados
	Arsênio
	Cádmio
	Chumbo
	Cromo
	Mercúrio
	Tálio

*Sinonímia: necrose tubular aguda; nefrose isquêmica ou nefrose tóxica.

QUADRO 162.3	Causas de insuficiência renal aguda multifatorial em cães ou gatos.
Causa	**Fatores implicados em lesões renais**
Babesiose	Hipoxia anêmica, hipovolemia, hemoglobinúria e mioglobinúria
Borreliose	Glomerulonefrite imunomediada, necrose tubular difusa, nefrite intersticial linfocítico-plasmocítica
Leptospirose	Nefrite tubulointersticial, lesão vascular e coagulopatia
Piometra	Glomerulopatia e lesão tubular
Veneno de cobra (*Vipera aspis*)	Necrose tubular aguda, hipercelularidade glomerular e lise mesangial
Veneno de cobra (geral)	Isquemia renal, coagulopatia
Vitamina D (intoxicação por)	Nefropatia hipercalcêmica (necrose e mineralização tubular)

A característica mais marcante da patogenia da LRA isquêmica ou tóxica relaciona-se com o fato de que as alterações atingem somente alguns segmentos específicos dos túbulos renais, embora os fatores desencadeantes não tenham, eles próprios, especificidade por sítio de ação. A suscetibilidade celular aos agentes agressores depende da particularidade funcional do epitélio de cada segmento exposto.[8]

Independentemente da causa, uma vez estabelecido o distúrbio celular inicial, interrompe-se a geração de energia para o transporte ativo de sódio. Assim, fica impossível manter o equilíbrio entre as concentrações eletrolíticas intra e extracelulares. Há diminuição da concentração de potássio e aumento da concentração de sódio do meio intracelular, além de despolarização da membrana. Nesta condição, as células perdem a habilidade de manter a estabilidade de volume e surge edema celular (osmose) e, mesmo que a causa inicial seja eliminada e haja restabelecimento do volume celular, persistem diversos defeitos funcionais desencadeados pelos movimentos iônicos. A despolarização da membrana resulta em aumento do influxo de cálcio ionizado e depleção de cálcio das mitocôndrias, que perdem o íon para o citosol. O aumento da concentração intracelular de cálcio, juntamente com a falta de energia, causa desarranjo da arquitetura do citoesqueleto. Outro problema observado tanto em hipoxia quanto em lesão tóxica é a acidose celular por aumento do consumo de tampões e por falha da extrusão de hidrogênio.[4,8] Os eventos que se seguem à agressão inicial levam à perda de propriedades funcionais e estruturais que culminam com a morte celular (necrose). Além da morte celular iniciada pelo processo de osmose, também ocorre eliminação celular por apoptose (morte celular programada), principalmente na fase de reparação tecidual, embora os dois processos coexistam.[20] As figuras de necrose de células tubulares têm ocorrência modesta e são restritas à região medular externa. Já a morte celular por apoptose é um achado consistente em túbulos proximais e distais, tanto em LRA isquêmica quanto na tóxica, em humanos.[9] A apoptose é importante durante a nefrogênese e também tem destaque em casos de lesão renal tais como as que acontecem em LRA e glomerulonefrite aguda. As respostas biológicas às lesões renais implicam, em primeira instância, infiltração e proliferação celular que devem ser corrigidas para viabilizar a remodelagem que se segue à agressão. Por meio da apoptose são removidos leucócitos, excessos de células mesangiais, miofibroblastos intersticiais e células epiteliais tubulares. Este processo é benéfico, contudo a apoptose também tem o lado negativo. Pode haver eliminação indesejável de células renais nativas quando a atividade apoptótica persiste de maneira leve, porém duradoura, no período pós-inflamatório. Na ausência de regeneração celular, a apoptose persistente resulta em atrofia tubular, hipocelularidade e fibrose intersticial ou esclerose glomerular.[20] Este evento indesejável está relacionado, em muitos casos, com deficiência ou incapacidade funcional irreversível, e algumas vezes progressiva, observadas em pacientes que sobrevivem a um episódio de LRA.

A IRA resultante da LRA deve-se à diminuição acentuada da TFG decorrente de quatro mecanismos que podem agir separada ou conjuntamente: vasoconstrição intrarrenal, redução do coeficiente de ultrafiltração glomerular, obstrução tubular e extravasamento de filtrado glomerular para o interstício.[4,6,8]

Os mecanismos vasoconstritores envolvidos na LRA provavelmente dependam primariamente da ativação do sistema renina-angiotensina intrarrenal. Mas, diversos outros fatores são relevantes em todo o processo, principalmente após o restabelecimento do fluxo sanguíneo renal no caso da LRA isquêmica. A epinefrina e a adenosina podem promover vasoconstrição em sítios renais específicos, embora causem vasodilatação em

outros órgãos.[8] A patogênese provavelmente envolva constrição arteriolar aferente com possível dilatação arteriolar eferente, redução do coeficiente de ultrafiltração glomerular por contração mesangial e redução da pressão hidráulica efetiva.[22] Esta, por sua vez, deve-se à obstrução tubular determinada por inflamação (tubular ou peritubular) e acúmulo de material sólido no lúmen (cilindros, células, cristais) que resultam em interrupção do fluxo luminal; fator marcante da LRA isquêmica.[8,9,19] Os cilindros são elementos importantes da fisiopatologia da LRA e a detecção de cilindrúria auxilia o diagnóstico. A proteína de Tamm-Horsfall, normalmente secretada pelo ramo ascendente espesso da alça de Henle, será mais abundantemente convertida em polímero, semelhante a gel, devido ao aumento da concentração luminal de sódio no néfron distal, que ocorre na LRA isquêmica ou tóxica. A inclusão de fragmentos celulares ou de células epiteliais descamadas na matriz formada pelo polímero dá origem aos cilindros que causam obstrução tubular e são tipicamente encontrados na urina de pacientes com LRA.[9]

Nos casos de IRA desencadeados por medicamentos, deve-se diferenciar LRA isquêmica ou tóxica de nefrite intersticial aguda induzida por reação de hipersensibilidade a medicamentos, abordada, neste capítulo, no item sobre doença tubulointersticial aguda.

Lesão renal aguda isquêmica

A isquemia renal é uma causa muito comum de LRA. O grau e o tempo de duração do estado de hipoperfusão sanguínea renal, necessários para causar LRA, variam bastante entre os indivíduos e em função da existência de condições predisponentes. Alguns pacientes podem resistir a períodos prolongados de isquemia renal grave, desenvolvendo somente azotemia pré-renal, enquanto outros apresentam LRA em decorrência de alterações moderadas da pressão sanguínea. A LRA isquêmica pode surgir quando houver diminuição persistente da perfusão sanguínea renal em consequência de distúrbios circulatórios sistêmicos desencadeados por redução do volume sanguíneo, diminuição do débito cardíaco, hipotensão arterial sistêmica, hiperviscosidade sanguínea, lesões da vasculatura renal ou alteração da hemodinâmica renal induzida por medicação (ver Quadro 162.4).[4-6,18]

As células epiteliais tubulares, principalmente as do túbulo contornado proximal e as do ramo ascendente da alça de Henle, têm atividades de transporte muito intensas e taxa metabólica alta e, portanto, são muito sensíveis às reduções dos suprimentos de oxigênio e de substrato para obtenção de energia. As fontes de energia metabólica para os rins são obtidas por extração de substratos presentes no sangue arterial, tais como ácidos graxos, corpos cetônicos, glutamina, lactato, citrato e glicose. O túbulo contornado proximal ainda tem como fonte adicional de energia os substratos obtidos por reabsorção luminal. Por outro lado, o túbulo contornado proximal é muito mais suscetível à anoxia em função da extensa reabsorção do íon sódio, que se faz por transporte ativo mediado pela Na^+,K^+-ATPase, induzido pelo trifosfato de adenosina (ATP) celular proveniente do metabolismo oxidativo. Embora os rins também possam obter energia por glicólise e descarboxilação oxidativa anaeróbica, o transporte de sódio e, consequentemente, o de água e solutos, está relacionado diretamente com o consumo renal de oxigênio.[4,8] Em oposição à forte demanda cortical por oxigênio, 50 a 70% do metabolismo medular são anaeróbicos. Entretanto, a medula renal está sujeita à lesão isquêmica mesmo que a diminuição do fluxo sanguíneo medular seja relativamente pequena. Nos casos de isquemia renal aguda, imediatamente após restabelecimento da perfusão sanguínea (reperfusão), a liberação de superóxidos causa deterioração das membranas capilares, que provoca isquemia medular secundária.[22] Este evento também contribui para a vasoconstrição intrarrenal que resulta em diminuição da TFG e do fluxo tubular.

Sob condições que não excedam a capacidade fisiológica de preservação anatômica e funcional, a redução do fluxo sanguíneo renal causa diminuição da TFG e, por consequência, da carga de sódio filtrado. Como resultado, há redução do consumo de oxigênio para transporte de sódio e, mesmo que o fluxo sanguíneo seja reduzido a um sexto do normal, será mantida a integridade das células.[8]

Porém, a hipoperfusão acentuada e prolongada pode dar início à lesão celular. A TFG pode diminuir rápida e progressivamente nas primeiras horas que se seguem à lesão inicial e permanecer reduzida, apesar do aumento da perfusão sanguínea renal que ocorre nas horas subsequentes.[22] Após um episódio isquêmico, os rins apresentam alteração dos padrões regionais de fluxo sanguíneo.[9] A distribuição e o arranjo dos *vasa recta* através da medula renal e os efeitos do mecanismo de contracorrente criam um *shunt* de oxigênio na medula externa, fazendo com que a tensão de oxigênio na papila seja bem menor do que a existente no sistema venoso. Em caso de déficit circulatório, a baixa tensão de oxigênio nessa área pode atingir nível crítico e os néfrons de alça longa são os primeiros a ter a função interrompida. Paralelamente, há congestão e estase nos vasos da medula externa, possivelmente relacionadas com o edema celular determinado pela hipoxia, que persistem mesmo depois de haver aumento do fluxo sanguíneo cortical durante a reperfusão pós-isquêmica.[9] Nos capilares dessa região há perda de plasma para o interstício, hemoconcentração e agregação dos eritrócitos. Essa condição medular piora a hipoxia e prolonga a agressão e morte celular no segmento S3 do tubular proximal e no ramo ascendente espesso da alça de Henle.[9] Quando o fluxo sanguíneo renal é restabelecido, a perfusão capilar da medula externa continua sendo muito pequena, possivelmente pelo empilhamento e aprisionamento dos eritrócitos, enquanto a perfusão dos *vasa recta* da medula interna pode permanecer inalterada ou até aumentar. Nesse momento há restabelecimento da concentração de oxigênio o que resulta em uma segunda onda de lesão renal, caracterizando a lesão de reperfusão. O mecanismo implicado nas alterações hemodinâmicas está relacionado com a lesão endotelial que resulta em aumento de substâncias vasoconstritoras, como a endotelina e diminuição de vasodilatadores, como o óxido nítrico. Mas, provavelmente, o papel das alterações microvasculares seja mais relevante do que o das alterações macro-hemodinâmicas, uma vez que aumento do fluxo sanguíneo renal total determinado por vasodilatadores tais como a dopamina não melhoram a TFG em IRA.[9] O resultado é redução pós-isquêmica da TFG e manutenção da congestão vascular que confere coloração vermelha à medula externa (Figura 162.1).[8]

Quanto às alterações morfológicas, a LRA isquêmica caracteriza-se pelo predomínio de lesões tubulares, com áreas focais de necrose e apoptose celular e frequente ruptura de membrana basal do epitélio tubular (*tubulorrhexis*).[6] As alterações incluem achatamento e perda da bordadura em escova das células tubulares proximais, perdas focais de células tubulares, dilatação de segmentos de túbulo proximal, cilindros em túbulo distal e áreas de regeneração tubular.[9] Podem existir episódios sucessivos de isquemia antes que se instale a IRA. Este quadro é caracterizado pela presença de áreas tubulares focais com figuras de mitose (processo de regeneração tubular) mesclados com necroses recentes.[6]

As lesões afetam segmentos pequenos dos túbulos; a maior parte do epitélio tubular se apresenta normal e nem todos os néfrons são atingidos. A área mais atingida é a *pars recta* do túbulo proximal.[6] Alterações de capilares peritubulares abrangendo congestão, lesão endotelial e acúmulo de leucócitos também fazem parte das alterações morfológicas. Entretanto, apesar da diminuição da TFG, não há alteração morfológica dos glomérulos, exceto quando existe doença glomerular prévia.[9]

Lesão renal aguda isquêmica induzida por medicamentos
Anti-inflamatório não esteroide

As lesões renais causadas pelos anti-inflamatórios não esteroides (AINEs) constituem uma exceção, uma vez que se trata de efeitos produzidos por medicamentos, mas com mecanismo primário inteiramente hemodinâmico. Ou seja, existe inicialmente uma alteração funcional cujos efeitos que mais se destacam são as reduções da TFG e do fluxo sanguíneo renal; as lesões sobrevêm em decorrência de isquemia. Os AINEs são medicamentos de uso corrente em medicina veterinária porque suas propriedades anti-inflamatórias e analgésicas podem ser úteis para uma variedade muito grande de condições clínicas ou cirúrgicas. Em cães, AINEs podem causar ulcerações e hemorragias gastrintestinais ou, eventualmente, lesão hepática. Mas esses não são os únicos efeitos adversos possíveis; alguns pacientes podem desenvolver LRA, tanto por sobredosagem como pelo emprego de doses terapêuticas. A ação farmacológica dos AINEs é exercida por meio de inibição da ciclo-oxigenase (COX), enzima envolvida na produção de prostaglandinas e outros mediadores inflamatórios e sinalizadores de dor. As prostaglandinas, além da ação pró-inflamatória, que constitui o alvo primário da medicação, participam de diversas funções fisiológicas em todo o organismo.[3,19]

Nos rins de mamíferos as prostaglandinas são moduladores fisiológicos do tônus vascular e dos processos de reabsorção de água e sódio. As ações locais específicas exercidas pelas prostaglandinas nos rins são garantidas pela distribuição conveniente das isoformas COX-1 e COX-2 no córtex e na medula. A isoforma COX-1, responsável pela produção de prostaglandina para regulação de fluxo sanguíneo, está presente em endotélio, glomérulo e ducto coletor, enquanto a COX-2, envolvida com a produção de mediadores inflamatórios, é encontrada na mácula densa e em células do interstício medular. Nas situações em que existe ativação do sistema renina-angiotensina-aldosterona nos rins, com vistas à adequação de volume, há aumento da síntese local de prostaglandinas, de modo a garantir a manutenção do fluxo sanguíneo renal e da TFG. Este mecanismo é particularmente importante nas situações em que a função renal depende da regulação hemodinâmica glomerular feita pela prostaglandina (desidratação, hipovolemia, insuficiência cardíaca congestiva, restrição de sal na dieta, uso de diurético, cirrose hepática, hipertensão, anestesia em paciente com redução do volume sanguíneo, síndrome nefrótica, DRC, e a própria IRA já instalada). Nestes casos, a limitação dos efeitos vasodilatadores

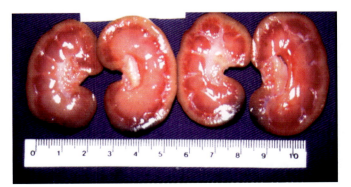

Figura 162.1 Rins de cão com lesão renal aguda isquêmica, na fase de extensão, com anúria persistente e óbito. Notar faixa vermelha na medula externa, próximo à junção corticomedular, decorrente de congestão vascular e empilhamento de eritrócitos.

das prostaglandinas, causada pela administração de AINE, resulta em prevalência da vasoconstrição renal determinada pela ativação do sistema renina-angiotensina-aldosterona.[3,19] Consequentemente, a administração de AINE, mesmo em dose terapêutica, a pacientes sob tais circunstâncias pode desencadear LRA. Os anti-inflamatórios mais recentes, que agem por inibição específica da COX-2, podem ter menos efeitos adversos em seres humanos. Contudo, existem algumas diferenças importantes quanto à distribuição renal e expressão das isoformas COX-1 e COX-2, se comparados cães e humanos. Essa característica dos cães os torna igualmente suscetíveis aos AINEs convencionais e aos inibidores seletivos de COX-2.[3,19]

A distribuição e o arranjo dos *vasa recta* através da medula renal, dentre outras características, fazem com que a tensão de oxigênio na medula interna seja bem menor do que a existente no sistema venoso e, em caso de déficit circulatório, a baixa tensão de oxigênio nessa área pode atingir nível crítico, especialmente na papila.[8] A constituição unipapilar e a distribuição medular das isoformas de COX torna os cães particularmente suscetíveis à isquemia medular e o uso de AINE pode causar necrose papilar (Figura 162.2).[3,4,19]

Inibidor da enzima conversora de angiotensina e bloqueador de receptor de angiotensina

Os tratamentos com inibidor da enzima conversora de angiotensina (IECA) e com bloqueadores do receptor de angiotensina (BRA) podem causar IRA por alteração da hemodinâmica glomerular, hipoperfusão renal e lesão tubular por isquemia. Esses fármacos provocam diminuição da resposta de vasoconstrição da arteríola eferente mediada pela angiotensina II, o que resulta em redução da resistência arteriolar eferente, da pressão capilar glomerular e da TFG. Como consequência, ocorre azotemia aguda e possível LRA.[3] O potencial nefrotóxico de IECA e BRA pode ser aumentado em caso de depleção de sódio, uso de diurético ou insuficiência cardíaca congestiva, e agravado se houver, concomitantemente, DRC ou uso de AINE.[3,18] Na prática, não são raros os casos de IRA em cães cardiopatas recém-submetidos a tratamento com IECA ou BRA, furosemida e dieta hipossódica.

Lesão renal aguda tóxica

As células tubulares também estão sujeitas a alterações metabólicas letais desencadeadas por substâncias que podem interferir negativamente em seus processos bioquímicos. Tais substâncias, em função de seu potencial para causar lesões que acometem especificamente as células renais, são coletivamente denominadas nefrotoxinas. A grande maioria destas substâncias exerce seu efeito indesejável por atingir concentrações renais muito altas. As células tubulares reabsorvem sódio do filtrado glomerular e, por conseguinte, água, fazendo com que haja concentração dos outros solutos do líquido tubular. A reabsorção de sódio também produz transporte acoplado de solutos orgânicos, incluindo as substâncias nefrotóxicas. Os mecanismos tubulares podem, assim, aumentar muitíssimo a concentração de substâncias tóxicas nos túbulos, ampliando seu potencial deletério. Tal concentração de nefrotoxinas pode resultar tanto em distúrbio bioquímico celular como em precipitação de cristais e interrupção do fluxo luminal. A LRA tóxica pode ser causada por substâncias de uso médico para diagnóstico ou tratamento, pigmentos endógenos, venenos de origem animal, vegetais tóxicos, compostos orgânicos ou metais pesados (ver Quadro 162.4).[4–8,18,19]

A lesão renal causada por substância de uso médico com potencial nefrotóxico tem início com uma reação química entre o fármaco, ou um de seus metabólitos, e algum constituinte celular. O fármaco pode chegar às células renais ainda sob sua forma química original ou como um composto intermediário estável. O composto intermediário reativo, que está envolvido com as lesões, será formado pelo metabolismo celular renal a partir da molécula original ou por ativação do composto intermediário.[8]

Os mecanismos de transporte e sistemas enzimáticos das células tubulares renais são muitos e há diferenças marcantes quanto às suas ocorrências nos segmentos tubulares. Essa grande variedade faz com que muitos xenobióticos encontrem uma via adequada de transporte e um modo de serem inseridos no metabolismo celular renal em algum dos segmentos tubulares. Eventualmente o resultado é deletério, não só pelas características químicas inerentes ao fármaco, mas também pela quantidade excessiva (sobredosagem), que acaba por esgotar as possíveis defesas celulares, ou por já haver dificuldade gerada por desequilíbrios hidreletrolíticos ou hipoperfusão. O túbulo contornado proximal é o segmento com a maior e mais variada atividade metabólica e, portanto, o mais sujeito aos efeitos das nefrotoxinas. Contudo, algumas substâncias causam lesões especificamente no néfron distal.[2,4,8] Muitas vezes, as lesões renais por medicamentos são consequência da própria ação farmacológica prevista, que acaba por constituir agressão em função da intensidade e duração (sobredosagem ou diminuição do volume de distribuição). Entretanto, as lesões podem sobrevir como resultado da combinação com efeito de outro medicamento administrado simultaneamente ou da existência prévia de distúrbio renal.

Lesão renal aguda tóxica causada por antibióticos

Os *aminoglicosídios* são os antibióticos que mais se destacam como causa de IRA. Dentre eles, a neomicina tem o maior potencial para causar lesão renal e a estreptomicina o menor, embora a nefrotoxicidade seja um efeito adverso de todos os aminoglicosídios. A neomicina, por ser muito nefrotóxica, não é administrada por via parenteral, mas pode ser utilizada por via oral para esterilização intestinal, pois a absorção é mínima. Contudo, tal segurança deixa de existir se o paciente já for insuficiente renal.[6] Considerando os aminoglicosídios indicados ao uso parenteral, a ocorrência de LRA está relacionada com a dose e ao tempo de duração da administração do fármaco e à condição do paciente. O risco de LRA em pacientes sob tratamento com aminoglicosídios é maior com

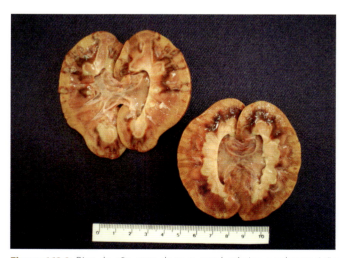

Figura 162.2 Rins de cão com doença renal crônica e sobreposição de lesão renal aguda isquêmica associada à administração de anti-inflamatório não esteroide e desidratação. Notar alteração circulatória cortical e medular e necrose papilar (faixa esbranquiçada envolvendo crista renal e medula interna).

idade avançada, insuficiência renal preexistente, retração de volume circulante, doença hepática e administração simultânea de outros medicamentos tais como cefalotina ou furosemida.[6,23] Os aminoglicosídios são excretados principalmente por via urinária. Uma vez no filtrado glomerular, são reabsorvidos pelas células do túbulo contornado proximal, onde atingem concentrações altas e causam os efeitos tóxicos. As alterações celulares incluem distúrbios da função mitocondrial e da síntese de proteínas, perda da integridade lisossomal e alteração estrutural das membranas fosfolipídicas.[23] A redução da TFG, que se segue, pode decorrer tanto das anormalidades tubulares quanto de mecanismos hemodinâmicos. A gentamicina em doses baixas afeta a filtração glomerular por diminuição da perfusão glomerular (constrição arteriolar) e redução do coeficiente de ultrafiltração glomerular. Em doses altas, os fatores de obstrução tubular e extravasamento de conteúdo tubular contribuem para a redução da função renal.[23]

As *cefalosporinas*, incluindo as de segunda e terceira gerações, podem causar LRA se forem administradas em superdoses, mas a ocorrência é rara.[4,6,18] Entretanto, a cefalotina aumenta a nefrotoxicidade dos aminoglicosídios e, portanto, tal associação deve ser evitada. As cefalosporinas também podem ocasionar IRA por lesão renal distinta das que caracterizam a LRA tóxica, como é o caso da cefaloridina e da cefalotina, que podem causar nefrite intersticial aguda.[6]

A *anfotericina B*, administrada em doses altas, pode causar LRA por efeito acumulativo.[4,18] As lesões atingem principalmente os túbulos distais e também ocorre vasoconstrição intrarrenal. Em decorrência das alterações funcionais tubulares, pode haver espoliação de potássio com desenvolvimento de hipopotassemia, acidose tubular renal e defeitos de concentração urinária antes mesmo que seja detectada azotemia. O quadro clínico da LRA causada pela anfotericina B é do tipo não oligúrico e, embora as lesões possam regredir em 1 a 2 meses após a interrupção da administração do fármaco, o déficit funcional permanente não é raro.[6]

As *tetraciclinas* podem induzir elevação da concentração sérica de ureia, por aumento da produção, sem alteração da TFG, em pacientes com DRC em estágio 2 ou mais avançado. Entretanto, em alguns casos, as tetraciclinas da provocam LRA nesses pacientes.[6]

Lesão renal aguda tóxica causada por contraste radiográfico

A lesão renal por contrastes radiográficos iodados (diatrizoatos, iodotalamatos e iodoipuratos) pode ocorrer após aplicação venosa, arterial ou oral.[4–6,18] Os riscos de haver LRA são maiores em insuficientes renais crônicos, em pacientes com nefropatia diabética, principalmente se houver desidratação, e em casos de hiponatremia. Os sinais podem aparecer em 1 ou 2 dias após a exposição. Os mecanismos fisiopatológicos da IRA induzida por radiocontrastes não são bem conhecidos, mas incluem isquemia renal, lesão direta de células epiteliais renais e obstrução tubular renal por precipitação de proteínas.[6] Em cães, a aplicação intravenosa de contraste radiográfico está associada à vasoconstrição renal, e o problema pode ser minimizado se forem utilizados contrastes com osmolalidade baixa.[7]

Lesão renal aguda tóxica causada por solventes orgânicos e metais pesados

O *tetracloreto de carbono*, um solvente para limpeza, se inalado, absorvido pela pele ou ingerido, pode causar LRA por acometimento grave de túbulo contornado proximal. A ingestão de *etilenoglicol*, um anticongelante, causa necrose e degeneração celular, predominantemente do túbulo contornado proximal. Ambos os solventes orgânicos citados são associados a quadro

agudo de intoxicação, cujos sinais neurológicos, dentre outros, geralmente antecedem as manifestações de IRA.[4,6,18]

Os *metais pesados*, tais como mercúrio, bismuto e arsênico, são causas conhecidas de LRA, mas as intoxicações por esses agentes não são comuns.[6] A *cisplatina*, um quimioterápico usado para combate ao câncer, contém o metal pesado platina, que é citotóxico.[4,6,18,22]

Lesão renal aguda tóxica causada por pigmentos endógenos

A precipitação de pigmentos heme no lúmen tubular está associada ao desenvolvimento de IRA em casos de hemoglobinúria ou mioglobinúria. Mas, o desenvolvimento de LRA parece depender de fatores predisponentes tais como desidratação, choque, acidose ou anemia.[6] Há mioglobinúria em lesões musculares agudas e extensas (rabdomiólise), com liberação de conteúdo celular para o plasma e a hemoglobinúria resulta de hemólise intravascular com liberação de hemoglobina livre na circulação.[4,6,18] As lesões por pigmentos endógenos também já foram observadas em cães com IRA, como consequência de babesiose (hemoglobinúria) ou de intoxicação por isoniazida (mioglobinúria por rabdomiólise decorrente de convulsão).[19]

Lesão renal aguda tóxica causada por melamina e ácido cianúrico

Melamina, uma substância de uso industrial empregada na produção de plástico, produtos de limpeza, fertilizantes e pesticidas, dentre outros, é uma molécula com grande quantidade de nitrogênio (66% de sua massa). Embora não tenha valor nutritivo, a melamina tem sido adicionada a produtos destinados à alimentação humana ou animal, a fim de adulterar os resultados de testes de teor proteico. O ácido cianúrico, também empregado na indústria como componente de alvejantes, desinfetantes e herbicidas, tem sido encontrado em produtos destinados ao consumo humano e animal. A coexistência de melamina e ácido cianúrico no alimento ingerido resulta na precipitação tubular de cristais de cianurato de melamina, e a ação lesiva é muito maior do que a da melamina ou do ácido cianúrico isoladamente. Já ocorreram dois surtos de insuficiência renal aguda, em cães e gatos, relacionados com a ingestão de ração adulterada pela adição de melamina aos componentes vegetais. O primeiro foi na Ásia, em 2004, atingindo cerca de 6.000 animais e o segundo, em 2007, nos EUA, pode ter afetado mais de dez mil. Em ambos os surtos foram detectados quadro clinicolaboratorial clássico de uremia e sinais histopatológicos indicativos de LRA.[24] Em análises de tecidos de animais afetados detectaram-se melamina e ácido cianúrico. Diferentemente do que acontece na maioria dos casos de LRA por nefrotoxinas, as lesões causadas por cianurato de melamina afetam somente os túbulos renais distais, determinando necrose, dilatação tubular e acúmulo intratubular de cristais.[3,24]

Curso clínico e manifestações da lesão renal aguda isquêmica ou tóxica

O curso clínico da LRA compreende três fases distintas – indução (iniciação), manutenção e recuperação. Além das três fases, classicamente descritas, foi proposta a inclusão da fase de "extensão", que pode ocorrer em LRA causada por isquemia seguida de reperfusão.[9]

O padrão temporal das alterações funcionais e estruturais da LRA, que permite a classificação nas três fases principais, é particularmente caracterizado nas lesões desencadeadas por isquemia.[3,9] Contudo, o curso clínico da LRA tóxica também tem sido descrito do mesmo modo. Ocorre que, imediatamente após o primeiro evento desencadeado pelas nefrotoxinas, caracterizado por lesão de células tubulares, seguem-se alterações hemodinâmicas resultantes de lesão endotelial secundária ao processo de resposta inflamatória. Assim, os fenômenos de hipoxia estarão presentes tanto em LRA tóxica quanto em LRA isquêmica, embora os tipos e a distribuição das lesões primárias predominantes possam variar de acordo com a toxina.

Fase de indução da lesão renal aguda

Clinicamente, o processo tem início no momento em que o agente agressor isquêmico ou tóxico, encontrando-se suficientemente intenso, desencadeia os eventos que resultarão em LRA. A fase de indução pode durar horas ou dias e compreende o período em que o paciente está sujeito ao fator agressor. As lesões, conquanto já iniciadas, ainda não se desenvolveram completamente, mas as funções renais começam a declinar.[3–5,9] A fase de indução é caracterizada por depleção de ATP intracelular e predomínio de lesões subletais das células epiteliais tubulares e das células endoteliais. Tem início a produção de espécies reativas do metabolismo de oxigênio e dos mecanismos inflamatórios. Nessa fase também já são ativados os mecanismos citoprotetores.[9]

Durante a fase de indução, o paciente pode permanecer assintomático, a menos que a causa esteja relacionada com outra condição mórbida predisponente ou desencadeante. Neste caso, o paciente apresentará as manifestações clínicas e laboratoriais pertinentes ao problema primário e, não raramente, tais sinais poderão mascarar, pelo menos temporariamente, as manifestações da IRA. O processo pode ser interrompido ou minimizado no início da fase de indução mas, se não for possível, segue-se a fase de manutenção, que caracteriza a LRA estabelecida.[3,4,6] Também pode haver a fase de "extensão" imediatamente após a de indução.[9]

Fase de "extensão" da lesão renal aguda

A fase de "extensão" (observada na LRA isquêmica), que se segue à fase de indução da LRA isquêmica, caracteriza-se por amplificação do processo determinado pela agressão inicial, em decorrência de isquemia prolongada seguida de reperfusão. Sob tal circunstância, ao retornar o fluxo sanguíneo cortical, tem início o processo regenerativo, mas, também, os túbulos sofrem morte celular como resultado da "lesão de reperfusão" secundária à formação de radicais livres. Contudo, lesão endotelial e disfunção da vasculatura renal parecem ter um papel ainda mais relevante do que a reperfusão no desencadeamento da fase de extensão. Apesar do restabelecimento da perfusão, a medula renal permanece com intensa redução do fluxo sanguíneo. A persistência da hipoxia, mais precisamente na medula externa ou área próxima à junção corticomedular, parece ser a causa principal do agravamento das lesões. Como consequência, dá-se a morte de células epiteliais de outros segmentos tubulares, com descamação e obstrução tubular, lesão endotelial com perda celular e aumento da vasoconstrição, e ampliação do processo inflamatório. Embora haja agravamento das lesões e redução progressiva da TFG, o diagnóstico nesta fase da LRA ainda é considerado precoce, pois viabiliza intervenção terapêutica ativa.[9]

Fase de manutenção da lesão renal aguda

Na fase de manutenção, as lesões do parênquima renal já estão estabelecidas, a TFG se mantém baixa, o que resulta em azotemia progressiva e uremia.[4,6,9] Tanto o epitélio tubular quanto o endotélio experimentam, simultaneamente, lesão (necrose e apoptose) e regeneração celular. O equilíbrio entre estes dois eventos determinará a gravidade e a duração dessa fase.[9] Comumente, a fase de manutenção tem duração de 1 a 2 semanas, mas este período pode variar de alguns dias até 4 a 6 semanas. O volume de urina produzido nessa fase é influenciado tanto pela causa da LRA como pela gravidade das lesões. Alguns pacientes apresentam LRA anúrica ou oligúrica, enquanto outros produzem volume de urina maior, caracterizando o quadro denominado LRA não oligúrica. As medidas terapêuticas que tenham sido adotadas na fase de indução e as utilizadas durante a fase de manutenção podem modificar substancialmente a produção de urina. De modo geral, pacientes com lesões de gravidade moderada, com nefrotoxicidade por aminoglicosídios e aqueles que receberam diuréticos potentes durante a fase de indução são do tipo não oligúrico. Nos casos de oligúria, ou mesmo anúria, a condição pode ser revertida para LRA não oligúrica, se a causa for removida ou controlada, se o estado geral do paciente for favorável e se a intervenção terapêutica for apropriada.[4,6–8]

O volume de urina do paciente não oligúrico é um aspecto muito relevante para as considerações clínicas. Em muitos pacientes, a urina eliminada alcança o volume normal ou até atinge proporções poliúricas, enquanto os sinais de uremia seguem inalterados ou pioram. Este tipo de apresentação clínica, observada na maioria das vezes, é associado à lesão do túbulo contornado proximal. Enquanto o epitélio não for regenerado, este segmento tubular deixa de fazer a reabsorção adequada de água (75% no túbulo contornado proximal normal) e, mesmo com um número insuficiente de néfrons funcionantes, o volume de urina fica alto.

Durante a fase de manutenção, as taxas do aumento progressivo das concentrações séricas de ureia e creatinina (azotemia) e da produção de ácidos fixos (acidose metabólica), estão relacionadas com as causas da LRA e às complicações metabólicas da IRA. Nos pacientes hipermetabólicos em decorrência de sepse, trauma extenso ou queimaduras, o aumento da ureia sérica pode ser mais rápido e relativamente maior.[6] Em rabdomiólise com LRA secundária à mioglobinúria, há liberação de creatinina, fósforo e potássio da musculatura esquelética, o que resulta em aumento rápido da creatinina sérica, além de hiperpotassemia grave e hiperfosfatemia. Em muitos casos de IRA ocorre hipocalcemia, entretanto a tetania hipocalcêmica não é comum. É possível que as crises tetânicas sejam prevenidas por redução da irritabilidade neuromuscular dada pela acidose e hipermagnesemia. O estado de acidose também pode reduzir a quantidade de cálcio ligado à albumina, e aumentar a fração de cálcio ionizado. Outra consequência do estado catabólico é a liberação do potássio intracelular, que pode provocar hiperpotassemia, independentemente da causa da LRA ou das fontes exógenas de potássio.[6]

O conjunto de alterações da composição dos líquidos do organismo, marcada por faltas e excessos decorrentes da grave redução da TFG e das falhas funcionais tubulares, resulta no desenvolvimento de uremia.[5] Os primeiros sinais da uremia aguda são anorexia, náuseas e vômito. As ulcerações gastrentéricas são comuns e pode haver melena. Em ocorrências mais graves, principalmente se o paciente já tiver gastrite, defeito funcional plaquetário ou estiver sob tratamento com AINE[19], o sangramento das úlceras pode causar a morte (Figura 162.3).[5,19] O sistema circulatório não é afetado diretamente pelas toxinas urêmicas, mas se houver sobrecarga de volume pode surgir insuficiência cardíaca congestiva e hipertensão. Algumas vezes ocorrem arritmias cardíacas consequentes a distúrbio eletrolítico ou por intoxicação em pacientes sob tratamento com digitálicos. Raramente se observa pericardite. As manifestações neurológicas vão de letargia a estupor, além de coma e convulsão. Pode existir anemia nos casos de perda de sangue pelo sistema digestório, principalmente se houver defeito funcional de plaquetas.[5]

As infecções são causas comuns de morte em IRA, especialmente com trauma ou curso clínico longo. Os pacientes urêmicos são muito mais suscetíveis às infecções, inclusive do próprio sistema urinário, e seus processos de cicatrização de feridas e de reparação de fraturas são pouco eficientes, fatos que complicam a recuperação de muitos dos pacientes com LRA.[5,6]

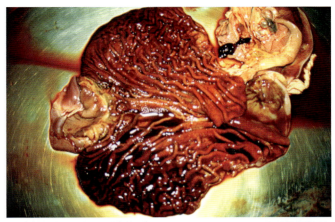

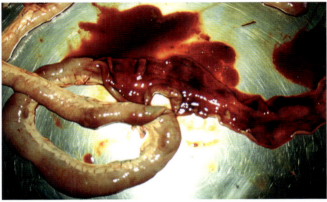

Figura 162.3 Hemorragia em estômago e intestino de cão devido à insuficiência renal aguda associada à administração de anti-inflamatório não esteroide. A hemorragia aguda determinou o óbito por choque hipovolêmico.

Fase de recuperação da lesão renal aguda tóxica ou isquêmica

A LRA tóxica ou isquêmica é um processo potencialmente reversível e a fase de recuperação se caracteriza por regeneração celular e reparo tubular com aumento progressivo da TFG em direção à normalidade.[6,9] O tempo de reparação tubular varia entre poucos dias a 2 semanas, mas pode ser maior dependendo da gravidade das lesões. Durante a fase ativa das lesões (fase de manutenção), a TFG está intensamente reduzida e, na medida em que se dá a reparação tubular (fase de recuperação), vai havendo diminuição de NaCl no líquido tubular apresentado à mácula densa, o que é a sinalização para aumentar a TFG.[8]

A melhora rápida e progressiva da função renal manifesta-se por diminuição na taxa de aumento das concentrações séricas de ureia e creatinina, seguida de queda destes valores. No início da fase de recuperação ainda existem disfunções tubulares e glomerulares e, assim, o balanço hidreletrolítico continua a merecer atenção máxima.[6,7] Nos acometimentos de LRA inicialmente anúrica ou oligúrica decorrente de perda celular intensa (necrose e apoptose do epitélio tubular), conforme vai sendo solucionado o processo de obstrução, em cada túbulo individualmente, restabelece-se o fluxo luminal. Contudo, por não ter sido completada, ainda, a regeneração celular, há falha de reabsorção de água e sódio. Estes eventos vão acontecendo em número cada vez maior de néfrons e, como consequência, o paciente apresenta aumento progressivo do volume urinário, caracterizando a "fase diurética" da LRA. Naqueles que desenvolveram uremia grave e acúmulo de água, sódio e ureia durante a fase de manutenção, a diurese subsequente pode ser excessiva e comprometedora.[6–8]

Havendo progressão satisfatória dos processos de restauração tubular em combinação com o restabelecimento da TFG em direção à normalidade, verifica-se que o paciente começa a produzir urina cada vez mais adequada às necessidades do organismo. Desaparecem a azotemia e as manifestações clínicas da uremia; aumenta a disposição geral e o paciente volta a ter apetite. A urina, antes volumosa e com densidade baixa, gradativamente fica mais concentrada. Contudo, nos casos mais graves, o processo de reparação pode ser lento e, muitas vezes, incompleto marcado por perdas de microvasculatura e túbulos.[4,6–9] Após a alta, sinais de melhora adicional da função renal podem ser observados durante os meses subsequentes. Apesar da recuperação da capacidade de manter a homeostase, muitos pacientes ficam com a TFG persistentemente abaixo do valor normal em razão da perda de néfons. Também são comuns os déficits moderados e permanentes das capacidades de concentrar e de acidificar a urina.[4,6–9]

Doença tubulointersticial aguda

Dentre as doenças renais caracterizadas morfologicamente como tubulointersticiais, destacam-se, como causas de IRA, a pielonefrite aguda e a nefrite tubulointersticial aguda ou, simplesmente, nefrite intersticial aguda (NIA). Enquanto a pielonefrite tem como causa a infecção bacteriana do parênquima renal, a NIA pode ser determinada por uma variedade relativamente ampla de agentes causais ou se apresentar como enfermidade idiopática (ver Quadro 162.3).[4,6,18]

Nefrite intersticial aguda

NIA pode ser parte das manifestações de algumas enfermidades infecciosas ou de doenças imunomediadas ou, ainda, decorrer de reações adversas a medicamentos.[3,6,22,25,26] De modo geral, as causas sistêmicas (infecciosas ou imunomediadas) desencadeiam doença renal por retenção de antígenos ou complexo antígeno-anticorpo nos glomérulos. Porém, em alguns casos, a deposição se faz em componentes tubulares ou intersticiais, onde desencadeiam lesões de curso crônico ou, mais raramente, NIA e possível IRA, como observado em lúpus.[6,26] A infecção por leptospira constitui uma exceção, pois além das várias alterações sistêmicas que podem trazer consequências renais, o microrganismo infecta preferencialmente o parênquima renal. Há evidências de que no homem a maioria das nefrites intersticiais de causa conhecida são induzidas por medicamentos, embora as doenças infecciosas tenham sido as principais causas diagnosticadas no passado.[6] Em cães, a leptospirose é uma causa comum de NIA e deve ser considerada nas ocorrências de IRA.[19,25] Por outro lado, a incidência de NIA provocada por reação de hipersensibilidade a medicamentos em cães e gatos permanece como uma interrogação. Provavelmente, a escassez de relatos em medicina veterinária se deva à falta de diagnóstico e à possível confusão com necrose tubular aguda (LRA). De fato, existem medicamentos, como por exemplo AINE, diuréticos, sulfas, antibióticos, dentre muitos outros, que podem causar LRA isquêmica ou tóxica, como também NIA por reação de hipersensibilidade.[3,4,18,25,26] A questão do diagnóstico diferencial entre as duas doenças pode ser fundamental para alguns pacientes que poderiam ser beneficiados por tratamento específico.

Todas as formas de nefrites tubulointersticiais são caracterizadas por processo imunomediado que desencadeia reação inflamatória intersticial e tubular em menor escala. As lesões imunomediadas têm como alvo a membrana basal, as células tubulares ou a matriz extracelular. As células implicadas com maior frequência nas reações iniciais são as do túbulo contornado proximal, mas em alguns pacientes ficam comprometidas células do ramo ascendente da alça de Henle e do túbulo contornado distal (provável relação com a proteína de Tamm-Horsfall). As reações imunes contra componentes renais estão relacionadas com antígenos exógenos tais como medicamentos e produtos de agentes infecciosos. Os mecanismos imunopatogênicos envolvem respostas imunes com diferentes graus de participação tanto humoral quanto celular. Em cada caso, o tipo e a localização das lesões tubulointersticiais estão relacionadas com a natureza do antígeno e a sua distribuição no parênquima renal (matriz extracelular, superfície celular, membrana basal etc.).[26] Assim, a distribuição das lesões intersticiais é bem variada e o comprometimento tubular pode ser generalizado ou afetar apenas determinado segmento. Portanto, o conjunto de lesões pode diferir muito de um caso para outro.

Essa doença se caracteriza morfologicamente por edema, infiltração celular no interstício renal (difusa ou multifocal), lesões tubulares e ausência de fibrose. O infiltrado celular, composto de linfócitos, monócitos e eosinófilos, circunda os túbulos e pode haver ruptura da membrana basal. Nos túbulos são observadas áreas de necrose, regeneração celular e atrofia. No lúmen tubular podem ser encontrados cilindros leucocitários e, ocasionalmente, cilindros hemáticos de sangue oriundo do interstício. Nas ocorrências de IRA determinada por NIA, há diminuição da TFG, entretanto, a patogênese não está bem definida, pois os glomérulos e vasos costumam estar normais.[6] É possível que a filtração glomerular seja reduzida por fatores como edema intersticial, obstrução tubular e liberação de agentes vasoativos.[22]

Nefrite intersticial aguda induzida por medicamentos

As lesões da nefrite intersticial causadas por medicamentos não são mediadas por toxicidade direta como ocorre em LRA tóxica, mas sim por reação de hipersensibilidade. Qualquer medicamento tem potencial para causar reação de hipersensibilidade com envolvimento renal, mas os mais implicados em humanos são alguns antimicrobianos e diuréticos (Quadro 162.5).[26] As reações de hipersensibilidade aos medicamentos são classicamente representadas por aquelas causadas pela meticilina.[6,26] As sulfas, embora conhecidas como causa potencial de insuficiência renal determinada por precipitação de cristais nos túbulos renais, também podem acarretar NIA por reação de hipersensibilidade, com manifestações similares às determinadas pela meticilina. Os diuréticos em geral causam IRA por distúrbios inicialmente pré-renais, mas as tiazidas e a furosemida têm maior potencial para causar NIA por reação de hipersensibilidade, conquanto as ocorrências sejam raras.[6]

A gravidade da NIA induzida por medicamentos é variável. Pode haver de simples anormalidade do sedimento urinário até desenvolvimento de IRA. Os mecanismos imunes por meio dos quais os fármacos ou um de seus metabólitos induzem a NIA podem variar de acordo com o agente, conforme tem sido demonstrado em modelos experimentais. A substância pode:

- Ligar-se a um componente normal da membrana basal tubular e agir como um hapteno
- Mimetizar um antígeno normalmente presente na membrana basal tubular ou no interstício e induzir resposta imune
- Ligar-se à membrana basal ou depositar-se no interstício e agir como um antígeno
- Induzir a produção de anticorpos e a formação de imunocomplexos circulantes que seriam depositados no interstício.[26]

As características histológicas de NIA induzida por medicamentos, descritas cuidadosamente em humanos e em modelos experimentais, podem ser referências para exame de amostras provenientes de pacientes veterinários. O infiltrado inflamatório

QUADRO 162.5	Medicamentos já descritos como causa de nefrite tubulointersticial em humanos.
Antibióticos	Penicilina, meticilina, ampicilina, amoxicilina, cefalosporinas, sulfonamidas, tetraciclinas, eritromicina, kanamicina, gentamicina
Analgésicos e anti-inflamatórios não esteroides	Ácido acetilsalicílico, paracetamol, ibuprofeno, carprofeno, naproxeno, flunexima-meglumina, fenilbutazona, fenacetina
Diuréticos	Tiazida, furosemida, triantereno
Outros	Alopurinol, captopril, cimetidina, diazepam, D-penicilamina, fenobarbital, losartana, omeprazol

interstícial pode ser difuso, mas geralmente se apresenta em padrão focal distribuído principalmente no córtex interno e na medula externa. Os elementos predominantes são células T e monócitos/macrófagos, mas também são encontrados plasmócitos, eosinófilos e poucos neutrófilos. Eventualmente, o infiltrado dá origem a granulomas não necróticos. Também se encontra lesão denominada tubulite, caracterizada pela infiltração de células T através da membrana basal tubular. As lesões tubulares variam desde grau leve até necrose celular extensa e rompimento de membrana basal, além de haver aumento do espaço entre túbulos por edema intersticial. Os glomérulos e outros vasos sanguíneos parecem normais à microscopia óptica comum.[26]

Curso clínico e manifestações

Ainda não existem dados específicos sobre a NIA por medicamentos em cães e gatos. Este tipo de doença surge quando o paciente apresenta reação adversa a um medicamento administrado de acordo com as recomendações terapêuticas e, portanto, requerem-se muitos relatos bem investigados até que se possam identificar os sinais que caracterizam a doença. Para nortear o clínico em suspeita da NIA por medicamento, sugerem-se os dados obtidos de modelos experimentais e de pacientes humanos, como se segue.

As manifestações clínicas de NIA induzida por medicamentos têm início cerca de 3 semanas ou mais após o começo do tratamento, ou logo depois, se utilizado um medicamento que já tenha sido administrado ao paciente em outra ocasião. As lesões renais podem ser leves e sem consequências imediatas, mas também podem ser graves e resultar em NIA estabelecida e IRA. As manifestações da insuficiência renal são as mesmas observadas em outras doenças renais agudas, mas os sinais inerentes à doença renal, no caso a NIA, variam tanto em função da causa (tipo de medicamento) quanto das respostas individuais dos pacientes.[6,26] Sabe-se que, nas reações de hipersensibilidade aos antibióticos, os sinais de NIA podem persistir dias ou semanas após a suspensão da medicação.[6] Assim, é possível receber um paciente com sinais da doença e que já não esteja recebendo qualquer medicação há algumas semanas. Ou seja, nessa situação, o histórico pode vir a ser a única pista sobre a causa da disfunção renal.

Em seres humanos, alguns casos são marcados por sinais extrarrenais da reação de hipersensibilidade ao medicamento, que incluem febre, erupções cutâneas e dores articulares. Contudo, a maioria dos pacientes apresenta somente um ou nenhum destes sinais, restando apenas o histórico de exposição ao fármaco coincidindo com os da doença renal e da uremia. Independentemente dos sinais manifestados e do histórico, o diagnóstico definitivo é feito por biopsia.[26]

As manifestações clínicas da NIA induzida por medicamentos podem ser dor renal, febre persistente e redução do volume de urina.[22,26] Entretanto, estes sinais são muito variáveis e nem sempre se manifestam conjuntamente. A urinálise é importante para o diagnóstico de NIA e os achados são piúria, hematúria, eosinofilúria e proteinúria leve. Cilindros leucocitários podem aparecer na urina.[22,26] Em NIA induzida por AINE, contudo, a proteinúria pode ser grave, pois existe lesão glomerular mínima.[26] Para humanos, se os eosinófilos constituem mais que 10% do número total de leucócitos encontrados no sedimento urinário, aumenta a probabilidade de ser NIA induzida por medicamento. A identificação de eosinófilos ao exame de sedimento urinário requer coloração específica da lâmina.[26] Não há relatos sobre a importância da eosinofilúria para o diagnóstico de NIA induzida por medicamentos em cães e gatos.

Nefrite intersticial aguda induzida por leptospira

Leptospirose, doença infecciosa que pode provocar a morte, é uma zoonose importante pela ampla possibilidade de contágio humano, uma vez que acomete animais de companhia, de rebanho e silvestres. Principalmente em zonas endêmicas ou sob surto epidêmico, a leptospirose é uma causa frequente de IRA em cães, no mundo todo.[6,19] Os gatos, embora sejam mais resistentes, também podem adquirir a doença e desenvolver NIA e IRA.[25] A leptospirose em cães pode ser causada por diversos sorovares patogênicos (*canicola, icterohaemorrhagiae, bratislava, grippotyphosa, hardjo, pomona, australis, ballum e autumnalis*) de espiroquetas do gênero *Leptospira* das espécies *L. interrogans* e *L. kirscheneri*.[19,25] A infecção pode ser assintomática ou originar enfermidade caracterizada por alterações do sangue e vasos sanguíneos, fígado e rins em proporções e combinações variadas. A maioria dos cães com leptospirose apresenta a forma renal com ou sem alteração de outros órgãos.[19,25] As lesões renais são clássicas de NIA e comumente os sinais de IRA são precedidos pelas manifestações sistêmicas da leptospirose.

Curso clínico e manifestações

Os cães são reservatório natural para o sorovar canicola e também servem de hospedeiro secundário para muitos outros sorovares de leptospira. Após infecção, o cão pode permanecer assintomático ou desenvolver quadro clínico de leptospirose, que varia em intensidade e abrangência de acordo com o sorovar envolvido e o *status* imunológico do paciente.[19] O quadro de IRA comumente é precedido e acompanhado pelas manifestações sistêmicas da leptospirose (febre, apatia, inapetência, dores no corpo, leucocitose e, eventualmente, hemorragias petequiais), muitas das quais podem ser agravadas pela uremia (Figura 162.4). Os pacientes perdem peso rapidamente por desidratação e também por hipercatabolismo grave (Figura 162.5 A e B) A duração das manifestações clínicas varia de 1 a 3 semanas. O quadro de icterícia, com muita frequência lembrado como um dos sinais mais relevantes da leptospirose, na verdade ocorre em um percentual relativamente pequeno de cães afetados pela doença em nosso meio.

As manifestações clínicas mais observadas em cães com leptospirose são comuns a outras enfermidades que também causam IRA. Assim, recomenda-se sempre o diagnóstico etiológico. O emprego de testes sorológicos é muito difundido e os resultados são excelentes.

O prognóstico é reservado pois, embora a enfermidade possa causar a morte, a maioria dos pacientes tratados adequadamente recupera as funções renais normais.[6,19] Todavia, é possível que haja lesão permanente e déficit funcional renal, além de outras sequelas da leptospirose. Em alguns pacientes, as lesões vasculares são muito graves e pode haver necrose de língua e, eventualmente, morte súbita por tromboembolia mesmo após a recuperação da função renal.

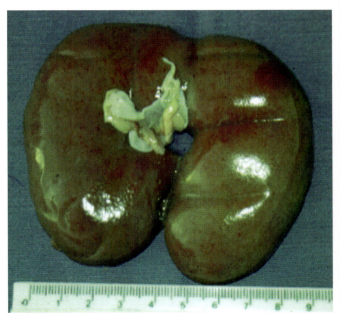

Figura 162.4 Rim de cão com nefrite intersticial aguda causada por leptospirose. Notar hemorragia puntiforme (petéquias) distribuída na superfície renal (cápsula renal removida).

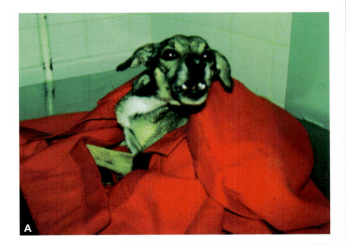

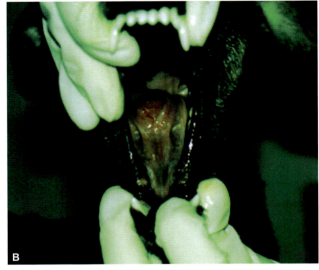

Figura 162.5 Cão com insuficiência renal aguda decorrente de nefrite intersticial aguda causada por leptospirose. Notar perda de massa muscular que torna a cabeça e a área de escápula mais angulosas (paciente adequadamente hidratado) (**A**) e perda de toda a porção livre da língua após necrose (**B**).

Pielonefrite aguda

A pielonefrite aguda, eventualmente denominada apenas nefrite, é causada por infecção dos rins.[3] Ainda que seja uma doença renal tubulointersticial bastante comum, dificilmente resulta em IRA.[4,6,25] Em parte, isso se deve a que a pielonefrite aguda costuma ser unilateral. No entanto, pielonefrite aguda em paciente com doença renal preexistente culmina em IRA.[5,6]

A maioria das pielonefrites é causada pela *Escherichia coli*, mas também são diagnosticadas infecções do trato urinário por bactérias dos gêneros *Staphylococcus*, *Streptococcus*, *Proteus*, *Pseudomonas*, *Enterococcus* e *Klebsiella*. Muito raramente são descritas infecções por fungos. Os agentes infecciosos podem atingir o parênquima renal por via ascendente, a partir do trato urinário inferior ou do trato genital, ou por via hematógena. A pielonefrite aguda se caracteriza por inflamação intersticial e necrose celular de distribuição difusa ou multifocal.[3,25] Diferindo dos demais tipos de NIA, o infiltrado celular do interstício renal em pielonefrite aguda é constituído principalmente de polimorfonucleares.[6] Podem surgir abscessos que, eventualmente, resultem em deformidade renal se forem suficientemente grandes (Figura 162.6).

As pielonefrites são mais comuns em indivíduos que apresentem algum fator predisponente ao acesso de bactérias e à colonização do urotélio. Esses fatores são defeitos anatômicos do trato urinário, distúrbios da micção, cateterização urinária, terapia imunossupressora, diabetes *mellitus*, hiperadrenocorticismo, insuficiência renal crônica, urolitíase, infecção do trato urinário inferior e outros.[3,25]

Curso clínico e manifestações

A semelhança entre as diversas formas de nefrite tubulointersticial é grande, o que dificulta a diferenciação clínica.[25] Os pacientes com pielonefrite aguda apresentam dor renal, febre e leucocitose, mas estes sinais também ocorrem em leptospirose e em reações de hipersensibilidade aos medicamentos. A piometra, afecção muito comum em cadelas, marcada por leucocitose, frequentemente resulta em IRA e, portanto, também deve ser considerada no diagnóstico diferencial de pielonefrite. Algumas vezes, o paciente com pielonefrite aguda mostra quadro clínico muito grave em decorrência de septicemia e o óbito é provável.

Glomerulopatias e outros distúrbios da vasculatura renal

Qualquer alteração vascular persistente que diminua intensamente o fluxo sanguíneo renal e cause redução abrupta e persistente da TFG pode resultar em IRA. Os problemas vasculares renais podem ser restritos aos capilares glomerulares (glomerulopatias) ou estar relacionados com oclusões vasculares determinadas por êmbolos, trombos ou vasculites na rede arterial.

Glomerulopatias

As doenças glomerulares podem ser primárias, idiopáticas ou secundárias a um grande número de doenças sistêmicas (infecciosas, parasitárias, inflamatórias, endócrinas, metabólicas, neoplásicas e familiais). O curso clínico pode ser agudo ou crônico e as consequências possíveis incluem síndrome nefrótica e insuficiência renal.[27] As lesões glomerulares primárias podem provocar IRA de modo direto ou indireto. De acordo com a classificação morfológica, que é a mais usada para cães e gatos, as glomerulopatias que podem ser causa direta de IRA são as formas agudas de glomerulonefrite proliferativa (GNP) e glomerulonefrite membranoproliferativa (GNMP).[27] Na maioria das vezes, a GNMP é induzida por doença infecciosa persistente e a GNP é secundária a diversas doenças sistêmicas.[27] As glomerulopatias de curso agudo podem resultar em IRA por redução da TFG devido à vasoconstrição intrarrenal e à diminuição do coeficiente de ultrafiltração glomerular.[6]

Algumas doenças infecciosas ou inflamatórias têm sido relacionadas com a doença glomerular aguda e IRA, muitas vezes de curso fatal. São citadas a glomerulopatia por reação imune observada na infecção por *Borrelia burgdorferi* e a glomerulonefrite grave que surge em leishmaniose. Também há descrição da síndrome denominada vasculopatia cutânea e glomerular do Greyhound, cujas lesões renais são semelhantes às da síndrome hemolítico-urêmica, relatada em seres humanos, causada por uma cepa de *E. coli* produtora da toxina Shiga.[3] Embora não haja citação detalhada, a glomerulopatia por lesão mínima observada em erliquiose aguda também está incluída como possível causa de IRA.[3]

Em humanos, é bem descrito o quadro de GNP difusa aguda pós-estreptocócica, denominado síndrome nefrítica (diferenciar de síndrome nefrótica), caracterizado por hematúria glomerular reconhecida pela presença de cilindros hemáticos, diminuição da TFG, olig úria, hipertensão, proteinúria leve e

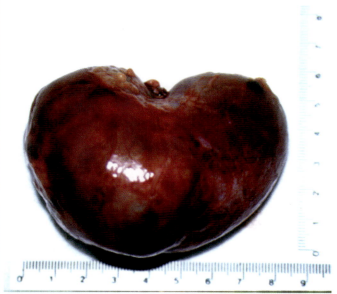

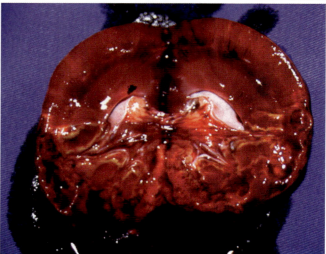

Figura 162.6 Pielonefrite aguda em rim de cão com insuficiência renal aguda. Notar abscesso e hiperemia intensa. O paciente foi a óbito por choque séptico.

azotemia.[6] Contudo, não existem informações consistentes sobre as etiologias e formas de apresentação clínica da GNP em cães e gatos.[27]

As doenças descritas como glomerulonefrite membranosa, glomerulonefrite por lesões mínimas e amiloidose renal, além das já mencionadas GNMP e GNP, podem ser crônicas. Uma característica marcante dessas doenças glomerulares é a proteinúria intensa. Em muitos casos, a perda de proteínas plasmáticas é suficientemente intensa para causar síndrome nefrótica.[27] Tromboembolia é uma complicação comum da síndrome nefrótica consequente à perda urinária de proteínas plasmáticas de baixo peso molecular. A deficiência de antitrombina III, provocada pela perda urinária, resulta em hipercoagulabilidade e os próprios rins, já doentes, podem ser alvo dos trombos.[28] Nesses casos, pode haver IRA por trombose renal como consequência direta da síndrome nefrótica e não da doença glomerular preexistente.[6,27]

Curso clínico e manifestações

Além dos sinais relacionados com a insuficiência renal, o paciente com glomerulonefrite aguda (GNA) apresenta redução do volume de urina e pode haver hipertensão arterial.[27] Há redução da excreção de sódio e água. A retenção de sódio, que complica o quadro de GNA, parece resultar da combinação entre diminuição da carga filtrada, devido à insuficiência glomerular, e manutenção ou aumento da reabsorção de sódio pelo túbulo distal. Os mecanismos não estão bem estabelecidos, entretanto, como demonstrado em cães, parecem envolver fatores intrarrenais e não hormônios circulantes.[22] Os pacientes com GNA grave apresentam modificação do sedimento urinário, devido à passagem de proteínas e células para o filtrado glomerular. Eritrócitos e cilindros são encontrados à sedimentoscopia.[22,27]

Doenças oclusivas dos vasos renais

Os vasos sanguíneos renais podem ser obstruídos por êmbolos ou trombos e também estão sujeitos às vasculites. A etiologia das tromboses inclui lesão endotelial, anormalidades do fluxo sanguíneo e hipersensibilidade ou falha dos mecanismos hemostáticos.[3,28] As oclusões trombóticas bilaterais agudas que comprometem a circulação de áreas renais extensas ou os glomérulos, assim como a vasculite renal, podem resultar em IRA. Em pequenos animais, as causas mais comuns das condições trombóticas são as lesões de endotélio vascular por agentes infecciosos ou por deposição vascular de imunocomplexos.[28] Mas a trombose também pode ser uma complicação da síndrome nefrótica decorrente de glomerulopatia crônica, e de doenças tais como hiperadrenocorticismo, diabetes *mellitus*, enteropatia com perda de proteína, neoplasias e doenças mieloproliferativas.[28]

A vasculite, caracterizada por inflamação e necrose de vasos sanguíneos, é um fator importante em muitas doenças de cães e gatos, e em algumas síndromes pode ocorrer IRA.[3] Os vasos alvos da vasculite renal diferem, dependendo da síndrome presente. Podem estar implicadas as artérias interlobulares e arqueadas, capilares e vênulas, somente capilares peritubulares, ou capilares glomerulares.[6] Vasculites podem ser secundárias a doenças infecciosas, reações a medicamentos ou a doenças tais como o lúpus eritematoso, mas em muitos casos tem causa desconhecida.[29] A vasculite por hipersensibilidade, que envolve mecanismos imunomediados, é a forma mais comum nos animais. Esta síndrome acomete muitos órgãos, mas há predomínio das formas cutâneas. Quando os rins estão comprometidos, são afetados os capilares glomerulares. Raramente existem lesões cutânea e renal simultaneamente.[29] Poliarterite nodosa é uma doença polissistêmica, de causa desconhecida, associada à vasculite necrosante. Além de outros órgãos, os rins são afetados e as manifestações da síndrome podem incluir IRA.[29] As arterites podem ser secundárias a doenças infecciosas, reações a medicamentos ou a doenças tais como o lúpus eritematoso, e assim ter etiologia conhecida, mas muitas vezes a causa é desconhecida.[6,29]

Curso clínico e manifestações

Estenose arterial, oclusão parcial por êmbolo ou trombo e vasculite de vasos de calibre grande ou médio acarretam manifestações semelhantes às da azotemia pré-renal e a urinálise não mostra alterações significativas. As vasculites de vasos pequenos, além dos distúrbios isquêmicos, podem originar inflamação glomerular com achados de sedimentoscopia semelhantes aos da glomerulonefrite proliferativa aguda.[22] Outros sinais podem ser apresentados pelo paciente de acordo com os demais órgãos ou sistemas também envolvidos. Tanto em tromboses de artérias quanto em vasculites, dor na região do flanco pode ser o único sinal manifestado pelo paciente na fase inicial, e o diagnóstico definitivo requer arteriografia renal.[6,28]

As veias renais podem sofrer oclusão por trombos e nos acometimentos bilaterais agudos a IRA é uma possibilidade. Os sinais podem ser dor na região do flanco e geralmente há hematúria e proteinúria, mas o diagnóstico definitivo requer venografia renal.[6,28]

Outras causas

A hipercalcemia pode causar IRA por vasoconstrição intrarrenal por efeito direto do cálcio sobre a vasculatura renal. Adicionalmente, há diminuição da capacidade tubular de reabsorção de sódio e da responsividade do ducto coletor à vasopressina, resultando em natriurese e diurese com possibilidade de retração de volume. O quadro de IRA pode ser revertido pela reposição de volume e correção da hipercalcemia.[6] Em algumas circunstâncias existe ainda hiperfosfatemia grave, que resulta em precipitação intratubular de fosfato de cálcio, aumentando a possibilidade de ocorrer IRA.[6] Em cães e gatos, as causas mais frequentes de aparecimento de hipercalcemia com desenvolvimento de IRA estão relacionadas com a ingestão acidental ou administração de superdose de vitamina D (Figura 162.7).[19]

Alguns medicamentos podem causar IRA por precipitação intratubular. As sulfonamidas são mais apontadas, mas

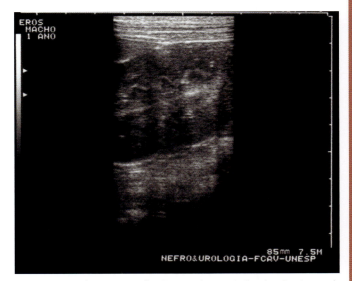

Figura 162.7 Ultrassonografia de rim de cão Labrador Retriever, de 1 ano, com insuficiência renal aguda. Havia histórico de administração de vitamina D a intervalos de 15 dias. Notar a nefrocalcinose medular e tubular, caracterizada por áreas hiperecoicas e sombras acústicas discretas.

outros fármacos também podem obstruir os túbulos. Hidratação adequada do paciente, durante o tratamento, pode prevenir a precipitação.[6]

DIAGNÓSTICO

O primeiro desafio para o veterinário, ao examinar um paciente com sinais de IRA, é o de levantar a hipótese de que os rins possam estar envolvidos no problema. Isto se deve à falta de especificidade das manifestações clínicas de IRA ou à aparente dissociação entre as manifestações e a incapacidade funcional dos rins. De fato, o paciente com insuficiência renal manifesta os sinais de síndrome urêmica que traduzem as dificuldades funcionais de diversos tecidos, órgãos e sistemas em razão de quebra da homeostase provocada pela incapacidade renal. Os sinais da síndrome urêmica são de natureza sistêmica e estão relacionados com as alterações da composição dos líquidos orgânicos.[5]

Além dos sinais da síndrome urêmica, as demais manifestações clínicas e laboratoriais apresentadas pelo paciente podem variar amplamente em função da causa ou do tipo de doença renal aguda, das complicações, da preexistência de DRC e das possíveis comorbidades. Considerando o conjunto de informações, achados clínicos e laboratoriais do paciente com surto de azotemia, é possível categorizar o quadro como:

- Insuficiência circulatória – azotemia pré-renal
- IRA – azotemia renal
- IRA complicada por insuficiência circulatória – azotemia renal e pré-renal
- Agravamento abrupto de DRC – azotemia renal
- DRC complicada por insuficiência circulatória – azotemia renal e pré-renal
- Retenção urinária – azotemia pós-renal.[3]

Para o paciente com uremia aguda de causa renal, o plano diagnóstico deve abranger:

- Identificação imediata de condições que requeiram tratamento de urgência
- Identificação do tipo e da etiologia da doença renal em curso
- Investigação de possíveis comorbidades e fatores agravantes.

No momento da admissão do paciente, a avaliação deve incluir histórico, exame físico e exames complementares essenciais – urinálise, avaliação do débito urinário, estimativa das excreções urinárias de sódio e de proteína, perfil bioquímico sérico e hemograma. O diagnóstico por imagem, sempre indicado, pode ser feito de imediato ou nas horas subsequentes. Devem ser realizados outros exames que se fizerem necessários para cada caso em particular, de modo a caracterizar melhor a condição do paciente (p. ex., testes de função renal, hemogasometria; testes de coagulabilidade, perfil bioquímico sérico para avaliação hepática e muscular etc.), investigar a etiologia (p. ex., cultura de urina, exame toxicológico, sorologia para leptospirose, biopsia renal etc.) ou para diagnosticar comorbidades (p. ex., ecocardiografia).[3–5,12,30,31]

Histórico

O relato mais frequente é o de aparecimento súbito de sinais que se agravam rapidamente. O período decorrido desde o início dos sinais costuma ser menor que 1 semana. Comumente são mencionados os sinais típicos de uremia aguda: inicialmente apatia e anorexia, que seguem acompanhadas de vômito (mais comum em cães) e diarreia (geralmente leve), fraqueza e perda rápida de peso por desidratação.[3,5] Outros sinais menos comuns

como síncope, bradicardia, dispneia, ataxia ou convulsão podem ser observados.[3] Pacientes com enfermidades renais ou extrarrenais preexistentes podem mostrar outros sinais e alguma dificuldade para se precisar o momento exato das manifestações relacionadas com o surto urêmico.

Às vezes, as informações apontam unicamente para a condição primária desencadeante (p. ex., histórico de diabetes, sinais neurológicos e gastrentéricos sugestivos de intoxicação, alterações indicativas de piometra, procedimento cirúrgico) sem qualquer referência aos sinais de doença renal, que serão revelados somente pelo exame médico. Outras vezes, os dados sobre as manifestações que motivaram a consulta são sugestivos de insuficiência renal (p. ex., anúria, hálito urêmico), mas não há pistas sobre uma possível causa. Eventualmente, a IRA é determinada por lesão renal idiopática ou a causa já não está presente e nem deixou sinais. Porém, tendo em vista que se houver uma causa primária vigente (como desidratação, doença infecciosa ou imunomediada, uso de substância nefrotóxica) o tratamento, obrigatoriamente, deve incluir medidas para sua extinção ou controle, a investigação criteriosa é imprescindível. O histórico dos últimos 30 dias sobre os possíveis fatores etiológicos da IRA pode ser decisivo. Igualmente, o conhecimento sobre a existência de doenças crônicas (renal ou extrarrenal) e tratamentos de longa duração é útil para a interpretação de sinais aparentemente conflitantes. Os pacientes com DRC são muito sujeitos à ocorrência de crise urêmica por descompensação ou mesmo por sobreposição de LRA, e a anamnese deve ser direcionada, também, para investigar essa possibilidade. Nesse caso, podem ser obtidas informações indicativas de DRC preexistente (p. ex., poliúria/polidipsia) e relato de intercorrência recente (como outra doença, administração de medicamento, qualquer causa de desidratação, hipovolemia ou hipotensão). Além das informações fornecidas pelo responsável, se já existir registro médico ou se tratar de paciente internado, a revisão do prontuário é necessária, inclusive para acessar resultados anteriores de exame físico e testes laboratoriais.[3,5,18,30]

Raramente o informante relata oligúria ou anúria, pois estas alterações podem não ocorrer (doença renal não oligúrica) ou já ter desaparecido (progressão para fase não oligúrica) antes da manifestação clara de uremia. Entretanto, em pacientes que já se encontrem sob tratamento médico e estejam sob risco de desenvolver LRA, será fácil detectar qualquer diminuição da produção de urina. Histórico de tentativas repetidas de micção sem eliminação de urina (iscúria), por outro lado, é muito comum e geralmente está relacionado com a obstrução do trato urinário inferior e não à doença renal. Deve-se destacar que o informante dificilmente fará qualquer reclamação do trato urinário, uma vez que o paciente com IRA não apresenta disúria e a urina, na maioria das vezes, tem aspecto e volume aparentemente normais. As exceções podem ser observadas nos casos de insuficiência renal decorrente de doenças como pielonefrite aguda ou nefrite intersticial aguda por leptospirose, que podem cursar com alterações macroscópicas da urina. Com LRA decorrente de hemoglobinúria ou mioglobinúria, e mais raramente com glomerulonefrite aguda, pode ser referida urina avermelhada ou amarronzada.[32]

Exame físico

O exame físico deve ser completo e visar não somente ao diagnóstico da doença renal em curso e das manifestações da uremia, mas também à detecção de outras enfermidades que possam ser a causa das lesões renais, ou uma comorbidade que contribua para o agravamento do quadro clínico geral. Ao exame físico devem ser avaliadas as condições cardiocirculatórias, a pressão arterial sistêmica e o estado de hidratação.[3,11] Em sua maioria, os pacientes com IRA apresentam-se desidratados à primeira consulta (diminuição do turgor cutâneo e da umidade das mucosas, taquicardia, alteração do pulso, aumento do tempo de reperfusão capilar, hipotensão). Mas se houver histórico de fluidoterapia vigente, poderão existir sinais de hiper-hidratação (mucosas úmidas, secreção nasal serosa, aumento de turgor cutâneo, edema periférico, aumento de peso, taquipneia, hipertensão, abafamento de bulhas cardíacas, dispneia, ascite, quemose).[3,11] As reduções de volume plasmático surgidas em desidratações e as insuficiências circulatórias podem resultar em azotemia pré-renal ou, mesmo, causar LRA por isquemia.[4,31] Muitas vezes, os pacientes estão urêmicos em decorrência de problema pós-renal e nem sempre há sinais evidentes ou informações consistentes. Sempre devem ser investigadas as possibilidades de obstrução parcial ou total das vias urinárias inferiores, muito comuns em cães e gatos, ou de ruptura dos ureteres, da bexiga ou da uretra.[3,5,30]

Quando os rins são palpáveis (gatos e alguns cães), pode-se perceber dor renal, mas a ausência desse sinal não exclui a possibilidade de haver doença renal aguda. Dor renal leve ou moderada pode acompanhar LRA, NIA e GNA. A dor renal intensa, por vezes acompanhada de ligeiro arqueamento do dorso, é mais comum em pielonefrite aguda ou NIA por leptospirose que, em geral, cursam com febre e leucocitose. Contudo, as chamadas "dores no flanco" que podem indicar doença renal são facilmente confundidas com dores agudas originárias de problemas de coluna ou de doença inflamatória intestinal idiopática.[3]

Em pacientes com LRA, os dados da anamnese ou do prontuário podem revelar a causa desencadeante das lesões renais, mas nem sempre. Ao exame físico, devem ser investigados sinais externos de acidente com animais peçonhentos ou odores indicativos de contato com substância tóxica eventualmente impregnada nos pelos. Sinais sistêmicos sugestivos de doença infecciosa, doença autoimune ou sinais de reação de hipersensibilidade são observados, eventualmente, ao exame físico completo.[30]

Os pacientes com IRA quase sempre têm condição corporal boa e pelame normal, apesar dos sinais de desidratação, fato que favorece o diagnóstico de processo agudo. Contudo, em IRA sobreposta a DRC preexistente, a condição corporal pode ser ruim.[3] Mas, ressalte-se, existem outras causas para deterioração da condição corporal a serem consideradas (idade avançada, subnutrição, doenças crônicas debilitantes).

Exames e testes complementares

Para os exames laboratoriais, a primeira coleta de amostras deve ser feita antes do início do tratamento para avaliação básica rápida, sendo recomendada uma segunda coleta assim que o paciente estiver adequadamente hidratado e em estado mais apropriado para completar a investigação. Esta conduta permite a diferenciação entre as alterações hidreletrolíticas decorrentes das causas pré-renais e as das causas renais intrínsecas que, em geral, coexistem com a IRA. Ao longo do tratamento devem ser repetidos os exames essenciais para orientar a terapia, identificar complicações e verificar a evolução clínica da IRA. Deve ser evidenciado que é conveniente reservar alíquotas das amostras iniciais de soro e urina para outros exames que se fizerem necessários.

Urinálise

A urinálise é um exame essencial, pois traz informações sobre os rins e também sobre possíveis comorbidades, envolvidas ou não com a IRA. A densidade urinária é relevante para interpretação dos achados sedimentoscópicos, para o diagnóstico diferencial entre azotemia pré-renal e renal (ver Quadro 162.1) e para o diagnóstico da doença renal em curso.[3,11,12,30,33] Em LRA, a densidade urinária é baixa mesmo que houver desidratação. O uso desta informação como ferramenta diagnóstica, entretanto, não é simples. A densidade urinária de indivíduos normais pode atingir valores realmente extremos (cães: 1,001 a 1,065; gatos: 1,001 a 1,080) para garantir a homeostase de água nas mais diversas condições.[30,32] Para a rotina diagnóstica, contudo, os valores de densidade urinária $\geq$ 1,035, para cães e $\geq$ 1,040, para gatos constituem os limites indicativos de que os rins estão em condição de concentrar adequadamente a urina. Valores menores do que os do filtrado glomerular (< 1,008 a 1,012) são indicativos de que os rins são capazes de diluir a urina para excretar excesso de água livre. Para interpretar adequadamente a densidade urinária é preciso, portanto, considerar o estado de hidratação do paciente durante o período em que a urina foi produzida. Se houver desidratação, a densidade urinária deverá ser alta, caso contrário, o paciente estará padecendo de incapacidade renal de produzir urina concentrada.[32] A possibilidade de haver causa extrarrenal de produção de urina pouco concentrada deve ser considerada (uso de corticoide ou diurético, dieta hipossódica, diabetes *insipidus*, insuficiência hepática).[33] A maioria dos pacientes com IRA estabelecida produz urina isostenúrica (1,008 a 1,012) e a minoria produz urina hiperestenúrica (> 1,012). É possível que os pacientes com urina hipertônica tenham mais lesões glomerulares do que tubulares. Mas, independentemente da distribuição das lesões, a TFG é significativamente mais alta em pacientes não oligúricos que nos oligúricos, pois existe correlação positiva entre o volume de urina produzida e a TFG.[22]

Os testes bioquímicos feitos com tiras reagentes podem indicar alterações decorrentes da doença renal ou de outras enfermidades implicadas na etiologia da IRA. Em LRA pode haver glicosúria normoglicêmica e proteinúria leve. Proteinúria mais acentuada pode ocorrer nas doenças com predomínio de lesão glomerular ou do componente inflamatório.[3,14,32] Outras alterações bioquímicas podem ser indicativas de doenças implicadas como condição predisponente ou como causa da LRA.[3,32]

Os achados da sedimentoscopia, com destaque para a cilindrúria, são altamente relevantes para o diagnóstico de doença renal aguda e para a identificação de elementos que possam estar relacionados com a causa das lesões. Os cilindros granulosos são os mais frequentes em qualquer uma das doenças renais agudas e, embora indiquem lesão renal, não são específicos quanto à causa. Mas, os cilindros celulares e os hialinos, quando presentes, podem auxiliar na identificação do tipo de lesão renal existente. Os cilindros epiteliais indicam lesão tubular e são mais comuns em LRA tóxica ou isquêmica; os cilindros leucocitários são encontrados em doenças tubulointersticiais com componente inflamatório grave; os cilindros hemáticos aparecem mais em glomerulopatias, mas também podem ocorrer em lesões tubulointersticiais; os cilindros hialinos surgem em doenças glomerulares. Qualquer quantidade de cilindros celulares (epitelial, hemático ou leucocitário) ou a presença de pelo menos um cilindro granuloso por campo, é indicativa de lesão renal.[30–32] Por outro lado, ausência de cilindros em amostra de urina não exclui a possibilidade de haver lesão aguda de parênquima renal. Em cães com IRA, é possível que somente um em cada três pacientes apresente cilindrúria à avaliação inicial.[12,14] Em LRA tóxica ou isquêmica, tipicamente, a eliminação de cilindros varia ao longo das fases da doença em função do momento de restabelecimento do fluxo tubular de cada néfron. Em alguns pacientes, podem ser identificados cristais relacionados com a substância nefrotóxica (endógena ou exógena) que tenha desencadeado as lesões renais. Tais cristais não são encontrados rotineiramente na urina e, assim, podem não ser identificados corretamente. Contudo, uma vez reconhecidos, desempenham papel decisivo no diagnóstico.[30–32] Em intoxicações por etilenoglicol, encontram-se cristais de oxalato de cálcio em abundância.[3,12,32] Em algumas intoxicações por melamina-ácido cianúrico os cristais de cianurato de melamina, que tipicamente aparecem nos túbulos renais, também podem ser encontrados ao exame do sedimento urinário.[3]

Encontrando-se sinais e sintomas clínicos ou laboratoriais sugestivos de infecção urinária, deve ser feito exame microbiológico da urina (cultura e antibiograma), a partir de amostra coletada no dia da admissão, antes do início do tratamento com antibiótico.

Perfil bioquímico sérico

Em função da redução da TFG e da reabsorção tubular, que caracterizam a IRA, ocorrem alterações das concentrações séricas de dezenas de substâncias. Destas, algumas são essenciais para o estabelecimento do diagnóstico de IRA, e para a determinação das possíveis causas e complicações existentes. O perfil bioquímico sérico inicial deve incluir creatinina, ureia, sódio, potássio, cálcio, fósforo, proteína total, albumina, bicarbonato, glicose, bilirrubina e transaminases hepáticas. A evolução clínica da IRA é muito rápida e a composição química do sangue pode mudar em questão de horas. Assim, algumas avaliações devem ser repetidas diariamente para caracterizar a condição clínica e orientar a intervenção terapêutica.[3]

As variações das concentrações séricas de creatinina e ureia constituem o indicador mais simples e fundamental da filtração glomerular. A concentração plasmática de creatinina é bem estável em indivíduos sadios e varia em relação inversa com a TFG. Embora a creatinina sérica possa superestimar a TFG se houver perda de massa muscular ou hiper-hidratação, ela é reconhecida como o biomarcador mais fidedigno dentre os que são prontamente disponíveis para a prática clínica. Diferentemente da creatinina, a concentração sérica de ureia varia amplamente sob a influência de diversos fatores extrarrenais, mas, apesar de não ser um bom marcador da filtração glomerular, sua utilidade como dado acessório à creatinina é notória. A concentração de ureia no plasma, que resulta das taxas de geração e excreção e do volume de distribuição, é uma variável dependente do metabolismo de proteínas endógenas e exógenas, da função hepática, do estado de hidratação, da produção de urina e da TFG.[3,33] Embora existam algumas diferenças dos valores adotados por laboratórios ou grupos de especialistas, os valores de referência para normalidade de creatinina sérica podem variar de 0,4 a 1,5 mg/dℓ, para os cães e de 0,8 a 1,8 mg/dℓ, para os gatos e os de ureia sérica podem variar de 15 a 65 mg/dℓ, para cães e de 30 a 75 mg/dℓ, para gatos. Caracteristicamente, a IRA estabelecida é marcada por aumento rápido e progressivo das concentrações séricas de creatinina e ureia. Contudo, o diagnóstico de IRA não pode ser excluído se não houver azotemia, pois, uma vez ocorrida a lesão renal, podem ser necessários cerca de 4 dias para que as concentrações séricas de creatinina ultrapassem os limites de normalidade.[3,11,12] Por outro lado, aumentos abruptos da creatinina sérica, mesmo que não seja superado o limite superior dos valores de referência, são fortes indicativos de IRA. Para detecção de tais aumentos são necessárias mensurações seriadas da creatinina sérica, procedimento este que fica indicado aos pacientes com risco de sofrer LRA ou com suspeita de já terem sido afetados. Para a mensuração seriada ser útil, as mostras devem ser coletadas sob as mesmas condições (paciente em jejum; mesma hora do dia) e analisadas no mesmo laboratório e pelo mesmo método. Mesmo que os valores de creatinina estejam dentro dos limites de referência, aumento repentino de pelo menos 0,4 mg/dℓ é indicativo de diminuição da TFG.[33] Eventualmente, ocorre alguma inconsistência entre aumentos relativos das concentrações séricas de ureia e creatinina. No insuficiente renal com sangramento gastrentérico, a ureia sérica pode ter aumento desproporcional. E o inverso pode acontecer em pacientes com lesão muscular extensa e liberação de quantidades grandes de creatinina na circulação. Alguns medicamentos também podem interferir tanto no paciente com função renal normal quanto no insuficiente renal. As cefalosporinas tais como cefoxitina, cefaloridina, cefalotina e cefacetrila podem causar aumento espúrio da concentração sérica de creatinina. Nesses casos, não há redução da TFG e o aumento da creatinina sérica não deve ser interpretado como IRA.[6] As tetraciclinas podem determinar aumento na concentração sérica de ureia de pacientes com insuficiência renal crônica, sem que haja alteração da TFG ou da concentração sérica de creatinina.[6]

Com insuficiência renal, a incapacidade de regulação da excreção de íons e eletrólitos pode refletir-se diretamente nas concentrações séricas de fosfato, potássio, sódio, cálcio e bicarbonato. Nos casos agudos, as variações são mais intensas que as observadas em DRC e estão associadas a manifestações e consequências mais graves. Com IRA, há aumento da concentração sérica de fósforo e, frequentemente, os valores ultrapassam o limite de referência, caracterizando a hiperfosfatemia. Tem-se observado hiperfosfatemia no momento da admissão em, pelo menos, 75% dos cães e gatos com IRA.[3] Em alguns casos também existe hipocalcemia que, talvez, possa estar relacionada com o aumento abrupto do fósforo sérico.[14] A concentração sérica de cálcio está normal na maioria dos pacientes, aumentada em IRA induzida por hipercalcemia e pode estar reduzida em IRA induzida por etilenoglicol.[11] Hipocalcemia aparece em cerca de 25% dos cães com IRA e pode chegar a 50% nas intoxicações por etilenoglicol.[3] Não há correlação entre a magnitude da azotemia e a taxa de mortalidade em cães ou gatos, ou seja, o paciente pode sobreviver mesmo que mostre valores muito altos de creatinina e ureia séricas, ou ir a óbito apesar de estar com azotemia leve ou moderada.[14,15] Contudo, o quadro de azotemia grave associada a hipocalcemia e perda urinária de proteína parece estar relacionado com a incapacidade de recuperação de cães com IRA.[14] O sódio sérico pode estar normal, elevado ou reduzido, em função da causa, das perdas por vômito ou diarreia e dos tratamentos que já possam ter sido feitos.[11] A concentração sérica de potássio é diretamente influenciada pelo volume de urina eliminado, pela existência de vômito e pelo volume e composição das soluções empregadas na fluidoterapia. Hiperpotassemia em IRA, no momento da admissão, está relacionada principalmente com anúria ou oligúria. Contudo, a perda de potássio por vômitos persistentes pode impedir que o potássio sérico aumente de maneira crítica.[3,12] Em gatos com IRA, de acordo com estudo retrospectivo de casos clínicos, para cada unidade (mEq/ℓ) de potássio acima do intervalo de referência (3,9 a 5,3 mEq/ℓ), a chance de sobrevivência diminuiu 57%.[15] Havendo hiperpotessemia com azotemia, deve-se fazer diagnóstico diferencial entre retenção urinária (obstrução ou ruptura de trato urinário) e hiperadrenocorticismo.[11] Com IRA já estabelecida (fase de manutenção), geralmente ocorre acidose metabólica de grau moderado ou grave.[11,12] A concentração sérica de bicarbonato tende a diminuir em função do agravamento do quadro de IRA.[3] As concentrações séricas de proteína total e de albumina podem estar reduzidas em paciente com IRA decorrente de problemas preexistentes como, por exemplo, síndrome nefrótica ou insuficiência hepática, ou estar aumentadas devido à desidratação. O prognóstico de sobrevivência piora se houver hipoalbuminemia, como observado em gatos.[15]

Hemograma

O hemograma não tem papel diretamente relacionado com o diagnóstico de IRA, mas pode auxiliar no diagnóstico da doença renal de base e de possíveis comorbidades e complicações. A IRA geralmente não cursa com anemia, a menos que tenha havido perda de sangue por hemorragias intensas, episódios de hemólise intravascular (envenenamentos, leptospirose, reação idiossincrásica e outros) ou DRC preexistente.[3,5,12] Alterações do número de eritrócitos, do hematócrito e da concentração de hemoglobina podem ser observadas em consequência de hemoconcentração decorrente de desidratação, fato que pode mascarar perda aguda de sangue ou anemias preexistentes. De modo análogo, os estados de hiper-hidratação ocasionados por excesso de administração de líquidos a pacientes oligúricos ou anúricos podem causar diminuição espúria dos parâmetros eritrocitários.[3] Como a desidratação, ou mesmo a hiper-hidratação, são problemas comuns em IRA, o acompanhamento dos valores de hematócrito, juntamente com o de proteína sérica total, é muito útil.

O leucograma pode estar normal, revelar neutrofilia e linfopenia relativas oriundas de uremia ou leucocitose relacionada com a causa da lesão renal.[11,12,26] Leucocitose com neutrofilia em pacientes com IRA é sugestiva de pielonefrite aguda, de nefrite intersticial aguda por leptospirose ou de doença renal com lesões glomerulares e tubulares decorrente de piometra. Com nefrite intersticial aguda por reação de hipersensibilidade a medicamentos pode haver eosinofilia.[26]

Diagnóstico por imagem

O objetivo do diagnóstico por imagem é verificar o tamanho e a forma dos rins e a possível existência de alterações do parênquima ou da pelve renal, de ruptura de vias urinárias ou de obstrução do fluxo urinário. De modo geral, as lesões agudas de parênquima renal não cursam com sinais que possam ser detectados ao exame por imagem. Contudo, existem algumas exceções, além de o prognóstico e a conduta terapêutica poderem ser fortemente modificados se forem detectados sinais de impedimento do fluxo urinário, DRC ou alguma comorbidade extraurinária.

As avaliações radiográficas e ultrassonográficas oferecem informações complementares e ambas são indicadas à avaliação de casos de IRA. A radiografia abdominal não contrastada é útil para avaliar a forma e o tamanho dos rins e identificar urólitos radiopacos. A urografia excretora pode evidenciar pielectasia e facilitar a localização de obstruções das vias urinárias, contudo, dificilmente será efetiva em pacientes com IRA, em função da diminuição da TFG e da dificuldade de concentrar a urina, além de ser contraindicada a paciente desidratado.[3,11] A ultrassonografia é útil para detectar alterações do parênquima e da pelve renal e impedimentos de fluxo ureteral, mas na maioria dos pacientes com a doença os rins têm aparência normal ou apresentam alterações discretas e inconclusivas.[11,12] Às vezes pode haver acúmulo subcapsular de líquido (processo inflamatório, infecção e linfoma). Podem-se encontrar alterações inespecíficas como aumento da ecogenicidade cortical e medular, redução da diferenciação corticomedular, pielectasia e aumento do tamanho dos rins. Um achado tido como indicativo de LRA por etilenoglicol é a "bordadura" medular hiperecoica.[11] Trata-se de uma banda hiperecoica, contínua ou interrompida, com trajeto paralelo à junção corticomedular, localizada na medula externa. Porém, a "bordadura" medular hiperecoica também é detectada em diversas outras situações, incluindo LRA por outras causas, nefrocalcinose, peritonite infecciosa felina e nefrite intersticial crônica, além ser um achado sem significado clínico em alguns animais.

Para doenças oclusivas dos vasos renais (estenose, trombose ou vasculite), o diagnóstico definitivo requer arteriografia ou venografia renal.[6,28] Mas as alterações regionais do fluxo sanguíneo renal durante a fase de desenvolvimento e reparação das lesões podem ser verificadas por ultrassonografia com Doppler duplo.[3] Os exames mais complexos, como tomografia computadorizada e ressonância magnética, requerem anestesia geral, são onerosos e não têm vantagem sobre a ultrassonografia para diagnóstico de doença renal aguda em cães e gatos.[11]

Biopsia renal

Quando indicado, podem ser obtidos fragmentos de parênquima renal para avaliação histopatológica por biopsia percutânea guiada por ultrassom. A técnica é rápida e de baixo risco, mesmo para pacientes com IRA. Os achados morfológicos indicam tipo, localização, distribuição e gravidade das lesões, viabilizando o diagnóstico da doença renal em curso, mas não são bons preditores de evolução clínica e desfecho em pacientes com IRA, uma vez que a reversibilidade não é, necessariamente, relacionada com a extensão e gravidade das lesões. A histopatologia renal tem aplicabilidade clínica restrita, pois, na grande maioria dos casos, pouco acrescenta aos resultados de exames e testes de rotina no que concerne às informações necessárias para tratamento do paciente. Em alguns casos específicos, entretanto, os resultados da histopatologia podem ser decisivos para o estabelecimento da causa da doença renal aguda e para o diagnóstico de lesão crônica (DRC preexistente), além de constituir ferramenta auxiliar para tomada de decisão sobre a conveniência de manter ou não o paciente que se encontre em estado crítico.[3,11,12,30]

Testes e outros marcadores de função renal

Avaliação e monitoramento da produção de urina

A quantificação da produção de urina é parte de destaque nos procedimentos de avaliação e monitoramento do paciente com IRA. Apesar de ser um dos procedimentos mais importantes em IRA, a mensuração do débito urinário tem sido negligenciada em veterinária, o que possivelmente contribua para aumentar as taxas de mortalidade.[11] Os dados sobre volume e taxa de produção de urina são úteis para estabelecimento de diagnóstico e prognóstico e são essenciais para a definição da intervenção terapêutica e para o acompanhamento da resposta ao tratamento. O paciente com IRA pode apresentar anúria, oligúria, volume de urina normal ou poliúria. Seja qual for o caso, a condição comumente muda ao longo do tempo, em função da própria evolução da enfermidade e dos efeitos do tratamento. Anúria não responsiva à fluidoterapia não é comum no paciente veterinário com IRA, mas oligúria pode ser observada com mais frequência tanto em LRA como em glomerulonefrites, nefrites tubulointersticiais e distúrbios vasculares renais.[4,31] O prognóstico é de óbito para pacientes com oligúria ou anúria resistente ao tratamento.[14,15] Os casos de poliúria, muito frequentes, são característicos do período de diurese da LRA, que ocorre na fase de manutenção e no início da recuperação. Mas, embora a poliúria seja comum em LRA, outras causas podem coexistir: uso de diurético, diabetes *insipidus*, polidipsia psicogênica ou diminuição da resposta ao hormônio antidiurético (ADH) por hipotonicidade medular (dieta hipossódica, DRC preexistente) ou interferência na ligação ADH-receptor (hiperpotassemia, glicocorticoide endógeno ou exógeno, endotoxina de *E. coli*).[4,31]

Para avaliar a produção de urina deve ser medido o volume produzido em 24 horas, mas é possível estimar a produção por período mais curto, levando em conta o débito urinário. A média normal para a taxa de excreção de urina é de 1 a 2 mℓ/kg/h (taxa < 0,27 mℓ/kg/h indica oligúria e < 0,08 mℓ/kg/h indica anúria).[4,31] Para o monitoramento contínuo da produção de urina, o paciente pode ficar em gaiola metabólica ou ser submetido a cateterizações vesicais intermitentes. Contudo, para pacientes em estado crítico ou em fluidoterapia, é preferível o procedimento de cateterização vesical transuretral e coleta contínua de urina em sistema fechado.[4] Além da verificação da taxa de produção de urina, a determinação do volume total produzido a cada 4 a 6 hora é imperativa para o cálculo das perdas a serem repostas pela fluidoterapia.[7]

Estimativa da taxa de filtração glomerular

Para os casos em que a concentração sérica de creatinina não seja elucidativa e a condição exija avaliação mais acurada, indica-se a mensuração do *clearance* de um marcador da filtração glomerular. A mensuração da TFG é a maneira mais efetiva para avaliar a perda de função renal, principalmente pelo fato de as concentrações séricas de creatinina não terem correlação linear à TFG. Existem vários métodos para determinar ou estimar a TFG. O mais simples e acessível para a prática clínica é o *clearance* de creatinina, mas há muita variação entre os indivíduos e, portanto, o intervalo de referência é grande. A mensuração do *clearance* de creatinina, então, será útil somente se for feita de forma seriada para comparação do indivíduo com ele mesmo.[33]

Estimativa das excreções urinárias de sódio e de proteína

A quantificação das excreções urinárias de sódio e proteína pode auxiliar na investigação das causas de IRA. As análises podem ser feitas em urina de 24 horas, entretanto, a estimativa feita em amostras pontuais são mais rápidas e eficientes para a avaliação inicial. Ambas as análises podem ser feitas sempre que forem requeridos outros exames bioquímicos e urinálise, inclusive para evitar duplicação de coletas e de exames bioquímicos. Contudo, para as análises de sódio e de proteína, as amostras devem ser coletadas após 12 horas de jejum (comumente, os pacientes com IRA já estão em jejum prolongado em função da anorexia).

O aumento da excreção fracionada de sódio (EF_{Na}) é considerado um sinal diagnóstico definitivo para diferenciar IRA de causa intrínseca de azotemia pré-renal. A EF_{Na} é normal (< 1%) em azotemia pré-renal, elevada em LRA, e pode estar reduzida em GNA.[4,1127,31] Para avaliar a EF_{Na}, a técnica requer coletas simultâneas de urina (recém-produzida) e de sangue (soro).[32] Nas duas amostras, de urina (U) e de soro (S), são feitas dosagens de sódio (Na) e creatinina (cr) e os resultados são aplicados à fórmula:

$$EF_{Na} (\%) = [(U_{Na} \times S_{cr})/(U_{cr} \times S_{Na})] \times 100$$

As doenças renais agudas causam proteinúria por falha de reabsorção no túbulo contornado proximal (LRA), por aumento da secreção de proteínas pelo urotélio em decorrência de inflamação (NIA) ou por aumento da filtração glomerular de proteínas (lesão glomerular).[32] De modo geral, as doenças que causam IRA são caracterizadas por proteinúria leve. Porém, em alguns casos pode haver proteinúria moderada ou intensa, como, por exemplo, em NIA induzida por AINE, GNA e trombose venosa.[26–28] A avaliação mais precisa da proteinúria requer coleta de urina de 24 horas, mas a razão proteína/creatinina, em amostra isolada, oferece um índice alternativo bastante prático e útil[4,33]. É necessária uma amostra de urina recém-produzida, na qual são feitas as dosagens de proteína e creatinina.

Marcadores precoces de lesão renal aguda
Enzimúria

As células do epitélio tubular proximal possuem algumas enzimas, localizadas na bordadeira em escova e nos lisossomos, cujas eliminações pela urina podem aumentar muito se houver lesão epitelial aguda extensa. Assim, durante a fase de indução da LRA, quando ainda não estarão presentes os sinais e sintomas clínicos e laboratoriais investigados na rotina, as lesões tubulares podem ser sinalizadas por enzimúria. Portanto, aumento da concentração urinária da enzima tubular pode servir como marcador precoce de lesão tubular.[7,12,31] As enzimas mais citadas como marcadores potenciais de LRA em humanos e animais de laboratório são N-acetilglicosamina, betaglicuronidase e gamaglutamil transferase urinária. Entretanto, até o momento, por diversas razões, a enzimúria só tem tido aplicação experimental.[7,31,33] Primeiro, não existem valores de referência e a interpretação exige análises antes e após a agressão celular. Segundo, mesmo sob condições controladas existem resultados falso-positivos, quando há lesão glomerular e filtração de enzimas presentes no plasma, e falso-negativos, quando já foram depletados os estoques de enzimas tubulares.[7] E, por fim, até o momento, apesar de haver alguns relatos sobre o assunto na literatura médica e veterinária, não existem *kits* comerciais de provas colorimétricas de baixo custo, como os disponíveis para análise de soro, que sejam indicados ou validados para amostras de urina. Várias pesquisas e testes para validação de *kit* específico para cães vêm sendo desenvolvidas e, eventualmente, a enzimúria poderá vir a ser utilizada clinicamente como biomarcador precoce de lesão tubular renal.

Cistatina C

Molécula pequena produzida por todas as células nucleadas, é um inibidor da cisteína proteinase não glicosilada, que vem sendo considerado como biomarcador para a filtração glomerular. A cistatina C, em tese, seria um marcador precoce, já que sua concentração plasmática pode aumentar em pacientes com IRA antes que seja possível caracterizar a azotemia. Contudo, resultados recentes de pesquisas revelam não haver vantagem da cistatina C sobre a creatinina para avaliação da função renal de cães.[33]

PROGNÓSTICO

De modo geral, o prognóstico da IRA varia entre reservado e mau, pois a evolução clínica depende da doença renal em curso, da gravidade das lesões renais, das características e condição médica prévia do paciente e dos recursos disponíveis para diagnóstico precoce e tratamento efetivo. A mortalidade por LRA depende fundamentalmente da natureza da causa primária e do número e gravidade dos problemas coexistentes. A mortalidade é alta para LRA precipitada por trauma extenso, procedimento cirúrgico, sepse, insuficiência cardíaca ou insuficiência hepática; é relativamente menor para nefrotoxicidade sem outras complicações. Para doenças glomerulares ou tubulointersticiais, o prognóstico é reservado, mas a variação é mais ampla. O prognóstico é ruim para todos os casos, independentemente da causa primária, se houver complicações tais como infecção secundária, hemorragia gastrentérica, insuficiência de outros órgãos ou doença renal crônica preexistente. Também, independentemente da causa primária, o prognóstico é melhor para os pacientes jovens e para as apresentações não oligúricas.[4,6–8]

PREVENÇÃO DA LESÃO RENAL AGUDA ISQUÊMICA OU TÓXICA

O paciente com IRA requer tratamento intensivo e oneroso e, embora a condição seja potencialmente reversível, o prognóstico é reservado ou ruim, porque o risco de óbito e a possibilidade de haver perda funcional irreparável persistem, a despeito dos recursos terapêuticos que venham a ser utilizados. Portanto, a prevenção, quando possível, deve ser sempre considerada.

A identificação dos pacientes com risco de desenvolver IRA é muito importante, uma vez que existem medidas preventivas, especialmente para agressões tóxicas ou isquêmicas que possam resultar em LRA.[4,6,7,18,31] Havendo ingestão de substâncias tóxicas de origem industrial ou vegetal, podem ser feitas manobras para remoção do que restar no trato digestório. A administração de antídoto é possível em alguns casos de envenenamento e em acidente ofídico. Considerando os mecanismos do estabelecimento da LRA tóxica, fluidoterapia e diurese podem prevenir ou minimizar as lesões. Pacientes internados em estado crítico e os que vão ser submetidos a anestesias de longa duração são mais sujeitos à hipoperfusão sanguínea renal. Nesta condição há redução da TFG, aumento da reabsorção tubular de água e diminuição aguda da produção de urina. O monitoramento da produção de urina e da pressão arterial sistêmica permite identificação precoce da hipoperfusão e execução de manobras que melhorem a hemodinâmica.[31]

A *fluidoterapia*, dentre todas as medidas possíveis para proteção renal, é a que melhor se destaca pelos bons resultados. A manutenção do paciente em excelente estado de hidratação não só auxilia na prevenção da IRA por isquemia renal, como também do desenvolvimento de IRA durante administração de substâncias que sejam potencialmente nefrotóxicas.[3,6,31] O mesmo se dá em relação aos pigmentos endógenos, pois em pacientes com hemoglobinúria ou com mioglobinúria a hidratação vigorosa pode prevenir o desenvolvimento de LRA.[6]

Diuréticos, em associação com a fluidoterapia, são indicados, em medicina, para prevenir IRA em pacientes de risco. Essa combinação parece conferir proteção funcional por meio de melhora das condições hemodinâmicas e redução da obstrução tubular. Mesmo quando não seja possível evitar a LRA, o tratamento prévio pode minimizar a diminuição da TFG e reduzir o tempo de recuperação. Em animais com LRA induzida experimentalmente, tanto o manitol quanto a furosemida são efetivos para prevenir queda acentuada na TFG, quando administrados antes da agressão tóxica ou isquêmica. A furosemida pode não ser efetiva para alguns casos, ao passo que o manitol parece ter um efeito benéfico uniforme.[3,6] Entretanto, a eficiência de um ou do outro diurético parece variar de acordo com a causa da agressão renal. Em cães, a inclusão de fluidoterapia antes e durante as sessões de tratamento com cisplatina confere proteção aos rins, e a administração conjunta de furosemida confere proteção adicional.[21] Ainda quanto aos diuréticos, em especial a furosemida, os pacientes de risco que apresentem distúrbios hemodinâmicos e estejam sob tratamento com diurético não estarão protegidos se sobrevier um fator de agressão isquêmica ou tóxica. Pelo contrário, estarão mais suscetíveis, o que exige outras medidas preventivas, tais como fluidoterapia e adequação das doses e dos medicamentos na medida do possível. Naturalmente, o mais apropriado é buscar uma alternativa para o novo medicamento que deva ser introduzido. Por exemplo, havendo necessidade de usar um aminoglicosídio, será menos prejudicial prescrever amicacina, e não gentamicina. Se for preciso controle da dor, será preferível empregar um analgésico de ação central a um inibidor de prostaglandinas, e assim por diante.

É possível que a concentração de *proteína da dieta* tenha alguma influência sobre a suscetibilidade aos fatores isquêmicos ou tóxicos de LRA. Após digestão e absorção de proteínas presentes na dieta, ocorre aumento da concentração plasmática de aminoácidos, o que resulta em aumento da TFG e da quantidade de proteína filtrada pelos glomérulos e ofertada para o túbulo contornado proximal. Tais efeitos são maiores quanto maior for a quantidade de proteína da dieta. Com relação a esses eventos biológicos, existem evidências experimentais (ratos) de que, se os rins estiverem condicionados a uma dieta com baixa concentração de proteína por pelo menos 1 semana, haverá proteção contra agressões isquêmicas ou tóxicas (gentamicina). A explicação possível seria que a baixa ingestão de proteína resultaria em diminuição da atividade renal, com redução da TFG, do metabolismo tubular e da reabsorção tubular da nefrotoxina.[4] Por outro lado, o mesmo benefício foi observado em ratos condicionados a uma dieta com concentração alta de proteína e que passaram para dieta com baixa concentração de proteína quando iniciado o tratamento com gentamicina.[4] Mas outros estudos em cães indicam que a ingestão de dieta com alto teor de proteína diminui a nefrotoxicidade e aumenta o *clearance* de gentamicina; provavelmente porque a ingestão de quantidades grandes de proteínas aumenta a TFG e a filtração de proteínas plasmáticas, as quais competiriam pela reabsorção tubular com a nefrotoxina. Contudo, deve-se ressaltar que cães com insuficiência renal prévia podem ser prejudicados se for aumentada a ingestão de proteína.[7] Assim, os dados disponíveis são contraditórios e de aplicação clínica questionável, já que qualquer das manobras exigiria que o paciente tivesse bom apetite para aceitar a dieta antes do início do tratamento. Outra advertência deve ser feita quanto à possível ausência de benefício e ao potencial para aumentar o risco de lesão renal, se forem consideradas as nefrotoxinas em geral. Na verdade, o número de substâncias classificadas como nefrotoxinas é bem grande e os mecanismos envolvidos nas induções das lesões tubulares são muito variados e podem demandar medidas preventivas distintas. A questão da proteinúria induzida pela dieta com alto teor proteico, embora transitória, pode contribuir para aumentar a ocorrência de apoptose de células do epitélio tubular.[20] Assim, não se recomenda extrapolar, em todas as situações similares (exposição a nefrotoxinas), uma observação experimental feita com desafio por gentamicina em animais sadios.

TRATAMENTO

O protocolo de tratamento da IRA é complexo porque requer ajustes frequentes, além de variar em função da causa das lesões, das complicações e das possíveis comorbidades. Como regra geral, esse tratamento requer a observação de dois princípios básicos: (1) deve ser instituída terapia específica para eliminar ou controlar a causa; e (2) a terapia de suporte deve ser considerada como essencial para todos os casos.

Outros aspectos ou fatores devem ser considerados, como:

- Qualquer que seja a causa da IRA, a abordagem terapêutica deve ser norteada pelo monitoramento contínuo do paciente em relação aos aspectos físicos (produção de urina, peso corporal, hidratação, pressão arterial, sinais gastrentéricos e neurológicos) e aos resultados dos exames complementares (concentrações séricas de eletrólitos e creatinina, hematócrito, proteína total sérica e indicadores do balanço acidobásico)
- A fluidoterapia é a base fundamental do tratamento da IRA e, juntamente com o restabelecimento do fluxo urinário, constitui intervenção essencial para todos os casos
- A terapia de suporte varia de acordo com o quadro clínico inicial e com a evolução. A cada momento, deve priorizar as necessidades imediatas – renais e hemodinâmicas –, de modo a evitar lesão renal adicional ou o óbito e propiciar reparação dos tecidos
- Uma vez confirmado o diagnóstico de IRA, devem ser ajustadas as doses dos medicamentos excretados por via renal que estejam sendo, ou que venham a ser, administrados ao paciente durante o período

- Qualquer fármaco, principalmente os conhecidos como causa de lesão renal, distúrbio circulatório ou nervoso, só pode ser administrado ao paciente com IRA se houver indicação específica e for imprescindível no momento.

Terapia específica para combater a causa

Em alguns casos não é possível estabelecer a etiologia da lesão renal que resultou em IRA. Contudo, sempre que a causa for evidenciada ou houver suspeita razoável, o tratamento específico, quando disponível, deve ser instituído.[3,4,7,11,12,18]

A restauração da volemia e a correção dos distúrbios hemodinâmicos são imperativos nos casos de LRA isquêmica, além de essenciais para prevenir lesões adicionais em qualquer outra situação. Havendo LRA tóxica por medicamentos ainda em uso, o tratamento deve ser suspenso.

Em doenças renais infecciosas tais como pieleonefrite e nefrite intersticial por leptospirose, antibióticos apropriados devem ser iniciados imediatamente. A dosagem, contudo, requer ajustes em conformidade com a capacidade renal de excreção ao longo do período de tratamento. Enquanto houver qualquer sinal de insuficiência renal, deve-se preferir os antibióticos com o menor potencial nefrotóxico.

Os corticoides, como regra geral, não têm serventia para o tratamento de IRA, contudo, existem poucos casos nos quais o tratamento para combater a causa das lesões renais deve incluir a corticoterapia. À NIA por reação de hipersensibilidade a medicamento indica-se prednisona (1 mg/kg/dia).[26] Para síndrome de vasculite por hipersensibilidade, que pode ser causa de IRA, o tratamento com doses imunossupressoras de glicocorticoide, com ou sem associação a antibióticos, tem dado bons resultados.[29] Os glicocorticoides também são recomendados para poliarterite nodosa, que é uma doença polissistêmica, de causa desconhecida, associada à vasculite necrosante e possível IRA.[29]

Os anticoagulantes são tratamento de eleição para embolia unilateral da artéria renal e podem também ser a única escolha viável para a ocorrência bilateral. Trombos das artérias renais, consequentes a trauma, são mais bem tratados por cirurgia, mas o prognóstico é mau.[6] Porém, para trombos nas veias renais, o tratamento conservador somado a anticoagulantes pode dar resultados desejáveis e as cirurgias não são recomendadas.[6,28]

Terapia de suporte

Cuidados com a hidratação | Fluidoterapia

Com IRA, o paciente encontra-se em desequilíbrio hidreletrolítico decorrente da incapacitação funcional renal para realizar, na medida necessária, a eliminação dos excessos e a retenção do que deve ser preservado. Os distúrbios resultantes da dificuldade renal são, ainda, agravados pela diminuição ou ausência de ingresso de água e alimentos, e aumento das perdas ocasionadas por vômitos e, eventualmente, diarreias. Enquanto perdurarem as causas de desequilíbrio de volume e composição dos líquidos orgânicos, a fluidoterapia será essencial para manter a vida.

A desidratação acomete a grande maioria dos cães e gatos com IRA estabelecida e, consequentemente, o objetivo inicial da fluidoterapia é reposição de volume. Alguns pacientes também apresentam alterações das concentrações séricas de eletrólitos e acidose metabólica, que podem constituir ameaça à vida, exigindo intervenção terapêutica imediata. Superados os problemas iniciais e estando completada a reidratação, a fluidoterapia deve ser replanejada com vistas à manutenção da homeostase de água e eletrólitos. Nessa segunda etapa do tratamento, o monitoramento do paciente continua sendo essencial para que possam ser atendidas as necessidades por meio da adequação do volume e da composição das soluções empregadas na fluidoterapia a cada dia.

Ao ser iniciado o atendimento, a fluidoterapia para reidratação deve ser planejada tendo como base o estado de hidratação aferido pelo exame físico e pelas informações obtidas à anamese. Até que não estejam disponíveis os resultados laboratoriais relativos às concentrações séricas de eletrólitos e à gasometria, só é possível estimar o déficit de volume (água). Sob tal condição, a reposição de volume deve ser feita pela administração intravascular de solução de NaCl a 0,9%, que tem concentração apropriada de sódio (154 mEq/ℓ), e é isenta de potássio.[3,11,12] O cálculo do volume a ser administrado é feito com base no peso corporal e inclui o percentual de desidratação estimado e as perdas insensíveis previstas para o período de fluidoterapia, conforme exemplo apresentado no Boxe *Fluidoterapia | Fórmulas e exemplo para cálculo de reposição de volume para o paciente desidratado*. A fim de garantir a perfusão sanguínea renal de modo a evitar lesão isquêmica adicional, é aconselhável que a reposição de volume seja feita em um período de 4 a 8 horas. A qualquer momento, desde que existam evidências laboratoriais e manifestações clínicas de distúrbio grave, a solução de NaCl a 0,9% poderá ser modificada ou substituída para melhor atender às necessidades. Todavia, se a condição não for de urgência, será mais prudente aguardar até que esteja completada a reidratação com a solução de NaCl a 0,9%, quando, então, a composição dos líquidos orgânicos terá alcançado estabilidade e, possivelmente, estará mais próxima da normalidade. Durante a reidratação, procede-se ao monitoramento da produção de urina e, ao término da administração do volume calculado, o paciente deve ser reavaliado por exames físico e laboratorial. Com base nos resultados deve-se fazer outro cálculo para estabelecer a fluidoterapia para as horas subsequentes (ver Boxe *Fluidoterapia | Fórmulas e exemplo para cálculo de reposição de volume para o paciente desidratado*).

Após a reidratação, inicia-se a fluidoterapia de manutenção. Para esta segunda etapa, o cálculo de volume baseia-se nas perdas insensíveis previstas para o período (20 a 22 mℓ/kg/dia), acrescentando-se os volumes mensuráveis (urina e eventuais vômitos ou diarreia) que tenham sido perdidos nas 4 a 6 horas anteriores, como exemplificado no Boxe *Fluidoterapia de manutenção | Fórmulas e exemplo para cálculo de volume a ser administrado ao paciente que já foi reidratado*.[6,7,11,12]

Para as ocasiões em que não for possível instalar ou manter sonda de demora e não houver outro meio de mensurar o débito urinário, modifica-se a base de cálculo. O volume de

---

Fluidoterapia | Fórmulas e exemplo para cálculo de reposição de volume para o paciente desidratado.

Cálculo para volume de reidratação a ser completada em 6 h
Exemplo: cão de 20 kg com 7% de desidratação.
1. Déficit de volume (desidratação):
Razão centesimal do percentual de desidratação × peso corporal (kg) = volume (ℓ)

$$\frac{7}{100} \times 20 = 1,4 \, \ell = 1.400 \, m\ell$$

2. Perda insensível (20 mℓ/kg/dia) prevista para o período de 6 h:
Perda estimada(mℓ)/h × peso corporal (kg) × tempo de reidratação = volume (mℓ)

$$\frac{10}{24} \times 6 = 100 \, m\ell$$

3. Volume total a ser administrado em um período de 6 h:
Déficit existente (mℓ) + perda insensível prevista (mℓ) = volume total (mℓ)
$$1.400 + 100 = 1.500 \, m\ell$$

> ### Fluidoterapia de manutenção | Fórmulas e exemplo para cálculo de volume a ser administrado ao paciente que já foi reidratado.
>
> *Cálculo para volume de manutenção para cada período de 6 h*
> Exemplo: cão de 20 kg, previamente reidratado, com poliúria e vômito, mas sem diarreia. Resultado do monitoramento nas 6 h precedentes: 800 mℓ de produção de urina e três vômitos de, aproximadamente, 125 mℓ.
> 1. Perdas mensuráveis ocorridas no período anterior de 6 h:
> Produção de urina (mℓ) + vômito (mℓ) + diarreia (mℓ) = volume (mℓ)
>
> $$800 + 375 + 0 = 1.175 \, m\ell$$
>
> 2. Perda insensível (20 mℓ/kg/dia) prevista para o período vindouro de 6 h:
> Perda estimada(mℓ)/h × peso corporal (kg) × tempo de reidratação = volume (mℓ)
>
> $$\frac{20}{24} \times 6 = 100 \, m\ell$$
>
> 3. Volume total a ser administrado em um período de 6 h:
> Déficit por perda mensurável (mℓ) + perda insensível prevista = volume total (mℓ)
>
> $$1.175 + 100 = 1.275 \, m\ell \longrightarrow 1,3 \, \ell$$

> ### Taxas de administração intravenosa para fluidoterapia de paciente com insuficiência renal aguda, de acordo com a condição/necessidade clínica.
>
> Choque hipovolêmico:
> • 3 mℓ/kg/min* nos primeiros 20 min; continuar com a taxa para desidratação.
> Desidratação:
> • 10 a 15 mℓ/kg/h para reidratação rápida; diminuir se necessário.
> Manutenção:
> • 5 mℓ/kg/h – seria a taxa ideal
> • 10 mℓ/kg/h – infusão mais rápida para facilitar a administração, se necessário.
>
> *Para taxas altas, a infusão deve ser feita na veia jugular e pode ser preciso bomba de infusão ou administração simultânea em dois vasos. Usar somente solução isotônica de cloreto de sódio (NaCl a 0,9%).

> ### Como converter taxa de infusão em gotas/min.
>
> Fórmula para o cálculo e exemplo:
>
> (Taxa de infusão × peso corporal)/60 × gotas dispensadas pelo equipo = gotas/min
>
> Em que: taxa de infusão = o valor calculado em mℓ/kg/h; peso corporal = valor em quilogramas; gotas dispensadas pelo equipo = número de gotas necessárias para totalizar 1 mℓ.
> Exemplo: cão de 12 kg de peso corporal, que deve receber fluidoterapia em taxa de 10 mℓ/kg/h, por intermédio de um equipo que dispensa 15 gotas para totalizar 1 mℓ.
>
> $$\frac{10 \times 12}{60} \times 15 = 30 \, gotas/min$$

> ### Taxas máximas de infusão intravenosa para fluidoterapia de urgência.
>
> As taxas máximas são:
> • Cães: 90 mℓ/kg durante uma hora não causam problemas
> • Gatos: 40 a 50 mℓ/kg/h, no máximo.
> Observação: a infusão deve ser reduzida, ou mesmo interrompida, se houver sinal de edema pulmonar ou aparecimento de secreção nasal.

fluidoterapia de manutenção passa a ser 44 a 66 mℓ/kg/dia, desde que a produção de urina pareça normal ou aumentada (paciente não oligúrico), com adição das perdas mensuráveis oriundas de vômito e diarreia.[11] Se a concentração sérica de sódio estiver próxima ao limite superior ou houver hipernatremia, fica recomendada solução com NaCl a 0,45% e glicose a 2,5%.[11,12] Especialmente para gatos, para prevenir hipernatremia, pode-se administrar solução com 0,45% de sódio em 2,5% de glicose preparada a partir de solução de Ringer com lactato.[11] Por outro lado, se verificado que o paciente, cão ou gato, se encontra em estado não oligúrico, uma solução poli-iônica como a de Ringer com lactato é mais indicada.[11,7] A concentração sérica de potássio deve ser reavaliada com frequência para ajustar a suplementação.[12] É importante salientar que o paciente com IRA não pode receber fluidoterapia constituída unicamente por solução glicosada a 5%. Este tipo de solução, isenta de sódio, é indicado somente aos casos que requeiram administração de água livre (p. ex., em hipernatremia grave – concentração sérica de sódio > 170 mEq/ℓ). Em IRA, principalmente, os rins não estão aptos a fazer *clearance* de água livre e pode haver edema cerebral por excesso de água.

A taxa de administração para fluidoterapia deve ser adequada para cada finalidade – correção de hipovolemia grave, reidratação ou manutenção da hidratação (Boxe *Taxas de administração intravenosa para fluidoterapia de paciente com insuficiência renal aguda, de acordo com a condição/necessidade clínica*). Para administrar as soluções hidratantes de acordo com a taxa requerida, em sistema não automático, podem ser calculadas as gotas/min necessárias para a taxa de infusão, conforme exemplo apresentado no Boxe *Como converter taxa de infusão em gotas/min*. No tratamento de urgência de paciente hipovolêmico, fica indicada a taxa mais alta que puder ser suportada (Boxe *Taxas máximas de infusão intravenosa para fluidoterapia de urgência*). Para reidratação, usa-se taxa intermediária e para fluidoterapia de manutenção as taxas devem ser menores e orientadas pelo débito urinário de modo a evitar hiper-hidratação. Embora seja divulgada a ideia de que a administração mais rápida, para obter hiper-hidratação leve, possa melhorar a TFG, não existe comprovação do benefício. De acordo com dados recentes, a sobrecarga por fluidoterapia está associada a efeitos adversos e diminuição da sobrevivência em humanos com IRA. Apesar de não haver tais dados sobre pacientes veterinários, é provável que ocorra algo semelhante com cães e gatos.[11]

A fluidoterapia deve ser mantida enquanto persistirem ausência ou diminuição da ingestão de alimentos e as alterações de produção de urina, pois a recuperação da função renal, após eliminação ou controle da causa, ocorre de maneira lenta e gradativa. No período de recuperação vão desaparecendo os sinais e sintomas clínicos e laboratoriais de uremia, e a produção de urina modifica-se, a cada dia, em direção à normalidade. Portanto, a reposição hidreletrolítica requerida deverá diminuir na mesma proporção, até o momento em que a fluidoterapia já não seja mais necessária. Alguns pacientes, contudo, não recuperarão completamente a capacidade de concentrar a urina e outros, adicionalmente, permanecerão azotêmicos. Nestes casos, a decisão de iniciar a redução gradativa da fluidoterapia deverá ser feita com base na melhora do estado geral e apetite do paciente, apesar da persistência de poliúria e azotemia.

Cuidados para evitar hiper-hidratação

Uma vez que o paciente tenha sido hidratado, a fluidoterapia deve ser cuidadosamente monitorada para evitar sobrecarga.[3,6,12] Obviamente, o risco de hiper-hidratação é maior para o paciente anúrico ou oligúrico, mas em LRA não oligúrica também pode haver sobrecarga de volume. Por definição, o paciente não oligúrico tem volume de urina normal ou elevado. Entretanto, a quantidade de urina produzida resulta, principalmente, da falha de reabsorção tubular e da incapacidade de regulação. Na verdade, os rins não estarão aptos a preservar água e tampouco a responder apropriadamente à expansão de volume. Por conseguinte, a fluidoterapia com volume excessivo pode resultar em edema pulmonar tanto no paciente oligúrico quanto no paciente não oligúrico.[6] O monitoramento do débito urinário constitui ferramenta essencial para prevenir a hiper-hidratação. Depois de completada a hidratação, o débito urinário do paciente não oligúrico sob fluidoterapia deverá variar entre 2 e 5 mℓ/kg/h (valor < 2 mℓ/kg/h indicará oligúria relativa).[11,12] O monitoramento do peso corporal é muito útil para identificar retenção de líquido. Em IRA, em função da falta de ingestão de alimentos e do estado de catabolismo ou hipercatabolismo, espera-se perda diária de peso corporal. Portanto, se o paciente ganhar ou mesmo manter o peso corporal, fica caracterizado excesso de ingresso e retenção de líquidos. Em seres humanos adultos com IRA, estima-se que seja perdido 0,5 kg de peso corporal por dia, em função do catabolismo dos tecidos.[6]

Cuidados adicionais para restabelecer a diurese | Diuréticos

Há evidências de que os diuréticos são úteis para:

- Prevenir LRA em pacientes de alto risco
- Reverter os quadros iniciais de LRA
- Controlar os casos de pacientes com LRA estabelecida.

Os diuréticos de escolha para tratamento são a furosemida e o manitol, cuja indicação mais frequente em veterinária tem sido a conversão do estado de oligúria para o de não oligúria. Entretanto, sempre cabe uma advertência – os diuréticos só podem ser administrados a pacientes adequadamente hidratados que continuem sob fluidoterapia para prevenir retração subsequente de volume e lesão renal adicional.[3,7,11,12]

A promoção de diurese pela associação de diurético com fluidoterapia, em paciente já hidratado, deve resultar em desobstrução tubular, favorecimento da filtração glomerular e, consequentemente, restabelecimento do fluxo tubular. Contudo, ainda está por ser esclarecido se os diuréticos realmente exercem uma função benéfica em IRA estabelecida ou se eles apenas se comportam como indicadores das chances de sobrevida. O fato é que a oligúria persistente está associada a risco de morte mais alto do que o da não oligúria, mas o uso de diurético parece não modificar tal previsão.[7]

A furosemida, um diurético de alça, é mais utilizada pela facilidade de administração e por ser considerada mais segura, inclusive para tratamento repetido e uso prolongado. Por outro lado, o manitol pode ser mais efetivo como diurético além de ter outros efeitos desejáveis, mas sua administração é mais trabalhosa e mais restrita. Ambos os diuréticos promovem a desobstrução tubular e, por conseguinte, aumento do fluxo tubular e da TFG, o que resulta em incremento da excreção de água, eletrólitos e solutos acumulados. O manitol pode ser mais efetivo para remoção de cilindros intratubulares do que o diurético de alça, além de, possivelmente, reduzir o edema das células tubulares e vasculares lesadas, por ser osmoticamente ativo. Adicionalmente, o manitol promove aumento discreto do fluxo sanguíneo renal e da taxa de filtração glomerular, age como antioxidante, reduz o aumento de cálcio intramitocondrial e pode induzir aumento benéfico do peptídio natriurético atrial.[7,11] Deve-se ressaltar, contudo, que o manitol é contraindicado não só à anúria, mas também a pacientes hiper-hidratados, pois há risco de distúrbios hemodinâmicos sistêmicos e edema pulmonar; a furosemida é contraindicada à LRA causada por gentamicina, por estar relacionada com o aumento da nefrotoxicidade deste aminoglicosídio, e os dois diuréticos podem ser causa de lesão renal.[7] Os protocolos de administração de furosemida ou manitol mais indicados a pacientes com IRA estão no Quadro 162.6.

A dopamina, substância vasoativa antes considerada um bom coadjuvante para promoção da diurese, na verdade tem resultados imprevisíveis sobre a hemodinâmica renal e pode desencadear complicações circulatórias sistêmicas graves.[4] Afora os efeitos indesejáveis, não há confirmação de que a dopamina resulte nos benefícios esperados, o que contraindica seu uso em IRA de cães e gatos.[7,11]

Correção da acidose

A falha da excreção renal de H$^+$ resulta em acidose metabólica, que é parcialmente recompensada pela eliminação pulmonar de CO_2 e minimizada pela eliminação de ácido clorídrico com o vômito. Comumente, a acidose leve ou moderada (bicarbonato sérico > 15 mEq/ℓ) é corrigida pela reidratação. Assim, não é necessário tratamento com bicarbonato, a não ser em acidose metabólica grave ou persistente (pH < 7,2 ou CO_2 total < 12 mEq/ℓ ou bicarbonato < 14 mEq/ℓ), mais comum em pacientes oligúricos. A reposição de bicarbonato, entretanto, pode acarretar complicações tais como acidose paradoxal do líquido cefalorraquidiano, hipernatremia, hiperosmolalidade, alcalose metabólica e diminuição da concentração sérica de cálcio ionizado. Portanto, para maior segurança, o déficit de bicarbonato deve ser avaliado com base na concentração sérica de bicarbonato e na hemogasometria. Quando o tratamento for indicado, a meta deve ser a minimização do déficit e não a correção. O objetivo da terapia alcalinizante é alcançar pH sérico de aproximadamente 7,2 e bicarbonato sérico de 14 a

QUADRO 162.6 Diuréticos indicados para promover diurese em insuficiência renal aguda oligúrica não responsiva à reidratação.	
Fármaco	**Indicações de uso e dosagem**
Furosemida (contraindicada se houver desidratação)	Dose geral para promover diurese: Cão: 2,2 a 4,4 mg/kg; VO, IV, IM ou SC, 1 a 3 vezes/dia Gato: 2,2 mg/kg; VO, IV, IM ou SC, 1 a 3 vezes/dia
	Oligúria (produção de urina < 0,27 mℓ/kg/h) persistente após reidratação: Cão: 2 a 6 mg/kg IV; se em 30 min não for iniciada produção de urina maior que 1 mℓ/kg/h, a dose pode ser repetida. Outras repetições podem ser feitas desde que o somatório das doses não ultrapasse 12 mg/kg. Para manter a diurese obtida, repetir a dose inicial a cada 6 a 8 h. A manutenção também pode ser feita por infusão contínua na taxa de 0,25 a 1,0 mg/kg/h por mais 24 a 48 h. Monitoramento da produção de urina e manutenção do equilíbrio hidreletrolítico são imperativos durante todo o procedimento
Manitol (contraindicado se houver anúria, desidratação, hiper-hidratação ou doença pulmonar)	Oligúria (produção de urina < 0,27 mℓ/kg/h) persistente após reidratação: Cão: 0,25 a 1 g/kg, em solução a 20 ou 25% IV, em *bolus* lento; se em 30 a 60 min for iniciada produção de urina maior que 1 mℓ/kg/h, a aplicação pode ser continuada com *bolus* IV de 0,25 a 0,5 g/kg a cada 4 a 6 h, ou pela infusão contínua na taxa de 1 a 2 mg/kg/min por mais 24 a 48 h. Monitoramento da produção de urina e manutenção do equilíbrio hidreletrolítico são imperativos durante todo o procedimento. Se não houver a diurese esperada em 60 min após a primeira aplicação, pode ser feita uma segunda e última tentativa, com 0,25 a 0,5 g/kg Não havendo resultado, outras aplicações são contraindicadas, pois podem existir expansão do volume extracelular, hemodiluição, hipervolemia e toxicidade pelo manitol

VO: via oral; IV: via intravenosa; IM: via intramuscular; SC: via subcutânea.

16 mEq/ℓ.[3,6,7,11] O cálculo do déficit de bicarbonato pode ser feito pela fórmula:

$$\text{Bicarbonato requerido (mEq)} = 0,3 \times \text{peso corporal (kg)} \times \text{déficit de base (mEq/}\ell)$$

Em que o déficit de base é dado por: bicarbonato desejado – bicarbonato mensurado.

A administração da dose calculada deve ser feita em duas etapas: a primeira metade intravenosa (IV), lenta, ao longo de 30 minutos, e a metade restante ao longo de 2 a 4 horas. O bicarbonato de sódio pode ser adicionado à solução de hidratação que não contenha cálcio.[3,11]

A condição de acidose metabólica é muito dinâmica e pode haver mudança brusca da composição sanguínea, em função das trocas entre os compartimentos intra e extracelular, em resposta aos demais tratamentos em curso. Portanto, durante a terapia alcalinizante deve ser feito monitoramento, pois o uso desnecessário ou excessivo de bicarbonato de sódio pode resultar em sobrecarga de volume, insuficiência cardíaca congestiva, hipernatremia e precipitar tetania.[6,7,11]

Correção do desequilíbrio eletrolítico

As concentrações séricas de eletrólitos dos pacientes com IRA estabelecida podem estar normais inicialmente e variar ao longo do tempo, em função da capacidade tubular renal, da acidose, das perdas de líquidos (vômito e diarreia) e da fluidoterapia. Portanto, as intervenções devem-se basear em resultados laboratoriais, tendo em mente que a reidratação inicial com solução de NaCl a 0,9% muda substancialmente a distribuição e, por conseguinte, a concentração sérica dos eletrólitos, em direção à normalidade. Os pacientes que ficam oligúricos ou anúricos por tempo prolongado podem ser prejudicados tanto pela administração excessiva de soluções hidratantes e outros medicamentos, quanto por reposição insuficiente da água e dos eletrólitos perdidos (vômito, diarreia e perdas insensíveis). Por outro lado, os pacientes em fase não oligúrica e os poliúricos estão mais sujeitos às retrações de volume extracelular e depleção de eletrólitos (especialmente sódio e potássio), principalmente se for mantido o uso de diurético.[3,7,11,12]

Potássio

Os pacientes com anúria ou oligúria prolongada podem desenvolver hiperpotassemia e consequente comprometimento das funções cardíacas.[3,11,12] As alterações possíveis incluem distúrbios de condução e do ritmo cardíaco, fibrilação e assistolia.

O eletrocardiograma (ECG) é indicado não só ao diagnóstico de comprometimento cardíaco, como também ao monitoramento da resposta ao tratamento de urgência. As manifestações da hiperpotassemia no ECG podem incluir bradicardia, ausência de onda P e, nos casos mais graves, onda T espiculada e ritmo sinoventricular.[12]

A hiperpotassemia leve (potássio sérico < 6 mEq/ℓ) não é preocupante, pois pode ser resolvida pela reidratação com solução de NaCl a 0,9%, que favorece o restabelecimento do equilíbrio eletrolítico e acidobásico. Nos casos de hiperpotassemia moderada (potássio sérico de 6 a 7 mEq/ℓ) o problema poderá ser resolvido, temporariamente, por meio de intervenções que favoreçam a mudança do potássio do compartimento extracelular para o intracelular. Isto pode ser obtido pela associação de fluidoterapia com solução isotônica isenta de potássio e furosemida na dose de 1 a 2 mg/kg IV, a cada 6 horas, em pacientes não oligúricos. Para efeito mais rápido ou para os casos em que não for possível promover a diurese, a troca de compartimento pode ser apressada pela administração de glicose e insulina (1 unidade de insulina regular, IV, por quilograma de peso corporal, seguida de 2 g de glicose para cada unidade de insulina intravenosa, em *bolus*). A insulina ativa a Na^+,K^+-ATPase favorecendo, assim, a captação celular de potássio. Em hiperpotassemia intensa (potássio sérico > 8 mEq/ℓ), principalmente se houver associação com hiponatremia, hipocalcemia e acidose, há risco iminente de morte em decorrência das alterações cardíacas. Então, a aplicação de gliconato de cálcio a 10% (0,5 a 1 mℓ/kg de peso corporal, IV, em 10 a 15 minutos) poderá conferir proteção imediata, apesar de transitória, ao coração. A injeção lenta de gliconato de cálcio a 10% não altera a concentração sérica de potássio, mas modifica o efeito da hiperpotassemia sobre o coração. Em resposta ao tratamento, há aumento do limiar do potencial de excitação cardíaca, correção da bradicardia e normalização do eletrocardiograma (Quadro 162.7).[3,11,12]

Independentemente das estratégias que possam ser usadas para minimizar os efeitos nocivos da hiperpotassemia do paciente com IRA, a restauração da homeostase de potássio só será obtida quando for restaurada a homeostase dos demais íons e eletrólitos envolvidos na distribuição dos líquidos intra e extracelulares e no potencial de membrana celular. Portanto, pode ser preciso repetir os procedimentos de urgência enquanto perdurar a hiperpotassemia. Ademais, se a quantidade total de potássio no organismo estiver acima do normal, o excesso deverá ser removido. Para tanto, a única forma natural é a eliminação de potássio na urina. Nos casos de hiperpotassemia intensa e anúria

---

QUADRO 162.7 Intervenções para controle temporário da hiperpotassemia ou de suas consequências, em pacientes anúricos ou com retenção urinária.

Medicação ou procedimento (tempo de ação)	Efeito sobre o potássio sérico	Dosagem
Glicose hipertônica e insulina (efeito tem início em 30 min e dura várias horas)	O potássio fica retido nas células (glicogênio)	Cães: insulina regular 5 U/kg, IV, combinada com 2 g de glicose/U de insulina Gatos: insulina regular 0,5 U/kg, IV, combinado com 2 g de glicose/U de insulina Cães: 0,5 a 1 g de glicose/kg, sem insulina, também é benéfico
Gliconato de cálcio (efeito cardíaco imediato com duração de 10 a 15 min)	Nenhum	Cães: gliconato de cálcio (10%), ± 0,5 a 1 mℓ/kg, em 10 a 20 min, IV (monitorar com ECG)
Bicarbonato de sódio quando houver acidose (efeito tem início em poucos minutos)	O potássio é deslocado para o espaço intracelular	Cães e gatos: repor 1/2 do déficit calculado* Com déficit não conhecido: 2 a 3 mEq/kg, IV, em 30 min (se não houver diabetes cetoacidótico)
Poliestireno sulfonato de sódio (requerem-se horas ou dias para início do efeito)	Pode ser conseguida remoção quase completa do potássio em excesso	Cães: 2 g de resina/kg, VO, enema de retenção (até 6 a 8 g/kg, em casos graves), dividido em três doses diárias**
Diálise (efeito imediato)	É possível remover quase todo o excesso de potássio	Iniciar sem potássio no líquido de diálise

IV: via intravenosa; ECG: eletrocardiograma; VO: via oral. *O cálculo é feito pelo déficit sérico de bicarbonato multiplicado pelo volume estimado de água corporal total. **Uso oral: misturar 3 a 4 mℓ de sorbitol/grama de resina evita constipação intestinal. Enema de retenção: preparar uma solução (3 a 4 mℓ de água para cada grama de resina) ou usar suspensões prontas. Não adicionar catárticos; o enema deve permanecer no cólon por pelo menos 30 minutos.

ou oligúria persistentes e refratárias ao tratamento médico, a única opção é a remoção do excesso de potássio por meio de hemofiltração ou diálise. Contudo, deve ser ressaltado que tal condição é rara, uma vez que em IRA o mais provável é que ocorra balanço de potássio normal ou negativo (falta de ingresso devido à anorexia e perda por vômito e diarreia).

Em LRA não oligúrica pode haver hipopotassemia a qualquer momento, desde que a perda de potássio seja maior que o ingresso (balanço negativo). A perda excessiva por aumento da excreção urinária de potássio é mais comum no período de poliúria que se segue à retenção de líquido e substâncias osmoticamente ativas. Outras causas de perda de potássio são uso excessivo de furosemida, falta de ingestão de alimentos, vômitos e diarreia. Comumente, as concentrações séricas de potássio estão normais ou há hipopotassemia leve. Os sintomas clínicos, contudo, só aparecem quando o potássio sérico for < 2,5 mEq/ℓ. Em hipopotassemia com manifestação clínica podem ocorrer fadiga, fraqueza muscular, anorexia, vômito, disritmia cardíaca e adinamia gastrintestinal. Se o potássio perdido não for reposto pela alimentação, fica indicada a suplementação que deve ser feita sob monitoramento para evitar hiperpotassemia.[3,11] O fornecimento de potássio por fluidoterapia pode prevenir, ou mesmo reverter, a hipopotassemia.

Sódio

A concentração sérica de sódio geralmente está normal ou com alteração leve que será rapidamente corrigida pela fluidoterapia. Entretanto, se houver perda de líquido hipotônico, ocorrerá hipernatremia hipovolêmica (sódio sérico > 156 mEq/ℓ, em cães e > 161 mEq/ℓ, em gatos). As causas da perda de água em excesso sobre o sódio, em IRA, são vômito, diarreia e produção de urina em volume normal ou aumentado. O paciente pode chegar para o primeiro atendimento já com este quadro clínico. A fluidoterapia com solução de NaCl a 0,9% administrada no primeiro momento do atendimento, antes que estejam disponíveis os resultados de exames laboratoriais, não acarretará piora do quadro, pois a solução é isotônica. Contudo, se for necessário administrar bicarbonato de sódio, haverá agravamento da hipernatremia e, portanto, a concentração sérica de sódio deve ser avaliada antes desse procedimento.[7] Para corrigir a hipernatremia, a hidratação pode ser feita, temporariamente, com solução contendo NaCl a 0,45% e glicose a 2,5%.[7,11,12]

Em alguns pacientes pode ocorrer hiponatremia, principalmente em função do tipo de solução empregada na fluidoterapia

e do uso de diurético. O déficit pode ser corrigido lentamente com ajuste da terapia hidreletrolítica. Porém, será preciso tratamento específico se houver manifestação neurológica (demência progressiva ou convulsão).[11]

Cálcio, fósforo e magnésio

Comumente, a concentração sérica de cálcio está normal em pacientes com IRA. Em poucos casos, contudo, pode haver hipocalcemia resultante da diurese promovida pela administração de solução de NaCl a 0,9% e furosemida. Esta condição não requer tratamento imediato, a menos que haja manifestação neurológica.[6,11] Eventualmente, pode ser detectada hipercalcemia à avaliação inicial. Este achado, quase sempre relacionado com a neoplasia ou intoxicação por vitamina D, deve ser investigado como provável causa da LRA.[7]

A ocorrência de hiperfosfatemia, que é comum em IRA oligúrica, pode vir acompanhada de hipermagnesemia;[3,7,11,12] entretanto, ambas as condições são revertidas naturalmente assim que ocorre diurese. Contudo, antiácidos que contenham magnésio devem ser evitados, para prevenir o agravamento da hipermagnesemia.[6] Administração de hidróxido de alumínio junto com a alimentação para prevenir hiperfosfatemia, como é indicado à DRC, não tem aplicação imediata em IRA. Seu uso, entretanto, pode ser considerado para pacientes que passem da condição aguda para a crônica.

Controle das manifestações do sistema digestório

As primeiras manifestações clínicas de IRA são anorexia, náuseas e vômito decorrentes da ação central de toxinas urêmicas e da gastrite urêmica, cuja patogênese inclui hiperacidez gástrica. Estes sinais serão abrandados à medida que houver resposta ao tratamento específico para a causa da IRA e à fluidoterapia. Neste ínterim, outras intervenções são indicadas para prevenir perdas por vômito e melhorar a condição gástrica com vista à redução da náuseas e dos vômitos, ao restabelecimento do apetite e à minimização do desconforto. Alguns pacientes respondem bem ao tratamento com medicamentos que diminuam a produção de ácido gástrico. A maioria, porém, necessita da adição de antiemético de ação central para que os vômitos sejam controlados.[3,11] Enquanto houver vômito, toda medicação deve ser injetável e também ficam suspensos alimentos e água por via oral. Na Quadro 162.8 são apresentados os fármacos mais utilizados para pacientes urêmicos.

QUADRO 162.8 Medicamentos para tratamento da gastrite e controle dos vômitos em insuficiência renal aguda.			
Mecanismo de ação	**Medicamento**	**Dosagem (cães)**	**Dosagem (gatos)**
Inibidor de produção de ácido gástrico (antagonista de receptor H2)	Ranitidina	0,5 a 2 mg/kg, IV, VO, a cada 8 a 12 h	0,5 a 2,5 mg/kg, IV, IM, SC, VO, a cada 12 h
	Cimetidina	5 a 10 mg/kg, IV, IM VO, a cada 4 a 6 h	5 a 10 mg/kg, IV, IM, VO, a cada 6 a 8 h
	Famotidina	0,5 a 1 mg/kg, IV, IM, VO, a cada 12 a 24 h	0,25 a 0,5 mg/kg, SC, VO, a cada 24 h
Inibidor de produção de ácido gástrico (inibidor de bomba de prótons)	Omeprazol	0,5 a 1 mg/kg, VO, a cada 24 h	0,7 mg/kg, VO, a cada 24 h
	Pantoprazol	0,5 a 1 mg/kg, IV, em 15 min, a cada 24 h	0,5 a 1 mg/kg, IV, em 15 min, a cada 24 h
	Lansoprazol	0,6 a 1 mg/kg, IV, a cada 24 h	–
Antiemético de ação central	Metoclopramida	0,1 a 0,5 mg/kg, IM, SC, VO, a cada 6 a 8 h ou infusão de 0,01 a 0,02 mg/kg/h	0,2 a 0,4 mg/kg, SC, VO, a cada 6 a 8 h ou infusão de 0,01 a 0,02 mg/kg/h
	Ondansetrona	0,1 mg/kg, VO, a cada 12 a 24 h ou 0,1 a 0,2 mg/kg, IV lento, a cada 8 a 12 h	0,1 mg/kg, VO, a cada 12 a 24 h ou 0,1 a 0,2 mg/kg, IV, lento, a cada 8 a 12 h
	Dolasetrona	0,5 mg/kg, IV, SC, VO, a cada 24 h	0,5 mg/kg, IV, SC, VO, a cada 24 h
	Maropitant	2 mg/kg, VO, a cada 24 h, por 2 dias ou 1 mg/kg, SC, a cada 24 h, por 5 dias	0,5 mg/kg, SC, a cada 24 h, por 5 dias*
Derivados fenotiazínicos com efeito antiemético	Clorpromazina	0,2 a 0,5 mg/kg, IM, SC, a cada 6 a 8 h	0,2 a 0,5 mg/kg, IM, SC, a cada 8 h
	Acepromazina	0,01 a 0,05 mg/kg, IM SC, a cada 8 a 12 h	–

IV: via intravenosa; VO: via oral; IM: via intramuscular; SC: via subcutânea. *Maropitant não está liberado para gatos (dosagem recomendada por Cowgill e Langston).[3]

O tratamento para redução da produção de ácido gástrico é efetivo para controlar a gastrite, as erosões e ulcerações gástricas ou duodenais, a esofagite e os vômitos desencadeados pela gastrite. Podem ser utilizados os antagonistas de receptor H$_2$ (ranitidina, cimetidina, famotidina), ou os inibidores de bomba de prótons (omeprazol, pantoprazol, lansoprazol). Para o tratamento inicial, os fármacos mais usados são cimetidina e ranitidina, cujos efeitos são mais conhecidos e pela possibilidade de aplicação parenteral.[3,11]

Se os vômitos não forem controlados pelo tratamento da gastrite, ficam indicados os antieméticos de ação central. Metoclopramida, o fármaco mais empregado, é um antagonista de dopamina que age por bloqueio de receptores dopaminérgicos centrais e periféricos e atua diretamente no centro do vômito e nos quimiorreceptores da zona de gatilho. Além da ação antiemética, a metoclopramida tem efeito pró-cinético, que facilita o esvaziamento do estômago. Outros antieméticos de ação central que podem ser usados em pacientes com IRA são ondansetrona, dolasetrona, maropitant e derivados fenotiazínicos (clorpromazina, acepromazina).[3,11] Destes, o maropitant tem apresentado resultados muito eficientes em cães e gatos urêmicos, embora esteja liberado somente para cães.[3]

A anorexia do animal com IRA pode persistir muitos dias ou semanas. As consequências da anorexia e da má nutrição incluem aumento do catabolismo proteico e agravamento da uremia, perda de massa muscular e fraqueza, imunossupressão, alteração do metabolismo de medicamentos e diminuição da capacidade de síntese e reparação dos tecidos.[3,11] A partir de 3 dias sem ingestão de alimentos, o animal pode ser considerado malnutrido e fica justificada a instituição de suporte nutricional.[3] Enquanto persistirem os vômitos, fica contraindicado qualquer tipo de alimentação por sonda ou tubo, mas pode ser feito suporte nutricional por via parenteral. O fornecimento de solução de glicose (a 10%) e de aminoácidos por via parenteral pode aumentar as chances de sobrevida dos pacientes que não estejam comendo. Embora não haja evidência científica de que a alimentação parenteral completa melhore o desfecho clínico dos pacientes com IRA, este procedimento pode ser considerado para pacientes com curso clínico longo, especialmente se o tratamento for baseado em terapia de substituição renal.[3,11,12] Quando já não houver vômito e o apetite começar a retornar, deve ser iniciada alimentação oral à base de proteína de alto valor biológico e outras fontes de caloria. Não há dieta comercial que tenha sido elaborada para atender às necessidades específicas de cães ou gatos com IRA, mesmo porque a anorexia é parte do problema. Há quem defenda o uso de ração terapêutica para DRC.[3] Contudo, a prática tem demonstrado que tanto cães quanto gatos com IRA recusam esse tipo de alimento. Para a reintrodução da alimentação oral é importante lembrar que se trata de paciente convalescente e, geralmente, com pouco apetite. Durante essa fase o alimento, oferecido em porções pequenas, deve ser de fácil digestão e, principalmente, muito palatável. O sucesso do programa de reintrodução da alimentação depende, em grande parte, do atendimento às necessidades e preferências do paciente, a cada momento.

Cuidados com a hipertensão

Pode haver hipertensão em animais com IRA, principalmente se existirem anúria ou oligúria e sobrecarga de volume (hiper-hidratação), mas não é comum. Se ocorrer, o tratamento deve incluir diminuição da taxa de administração de líquidos e aplicação de furosemida. Em hipertensão grave, pode ser administrado anti-hipertensivo parenteral (como nitroprussiato de sódio, hidralazina) sob monitoramento criterioso da pressão arterial. A metabolização do nitroprussiato resulta na formação de substâncias tóxicas, de eliminação renal, que podem causar sinais neurológicos gravíssimos (p. ex., convulsão e coma). Para o paciente hiper-hidratado e anúrico, a diálise para remoção de excesso de água pode ser uma opção. Entretanto, se a anúria não for revertida para não oligúria, o prognóstico é muito ruim, independentemente da remoção do excesso de água. Em humanos com IRA, o uso de medicamento anti-hipertensivo tem sido associado a complicações neurológicas graves ou piora da função renal.[11]

Terapia de substituição renal

A indicação mais comum à terapia de substituição renal (TSR), em nefrologia de cães e gatos, é a IRA, quando os pacientes não respondem ao tratamento médico. Tais condições podem ser identificadas clinicamente como sobrecarga intensa de volume, distúrbio eletrolítico e ácido-base grave, uremia muito intensa, hiperpotassemia e anúria não responsivas ao tratamento.[3,11] Com o tratamento médico convencional de pacientes com IRA, afora os fatores inerentes à doença e ao paciente, podem ocorrer problemas em consequência de falha diagnóstica ou de inadequação do tratamento instituído. A TSR, embora possa propiciar a recuperação de pacientes que não teriam sobrevivido com o tratamento médico, também pode resultar em agravamento do quadro e morte por complicações inerentes à técnica e aos procedimentos adotados.

Ainda não estão estabelecidos os indicadores clínicos e laboratoriais que evidenciem o momento adequado para dar início à TSR em cães e gatos. Acredita-se, entretanto, que quando os sinais da síndrome urêmica forem muito graves e a concentração sérica de creatinina for ≥ 10 mg/dℓ, já existirão disfunções de outros órgãos e a TSR não poderá ser útil para garantir a sobrevivência. Portanto, a indicação de TSR deve ser feita quando as condições clínicas e laboratoriais do paciente ainda forem favoráveis.[3]

Outra questão limitante aventada por especialistas relaciona-se à dificuldade técnica e logística de oferecer o tipo de TSR mais adequado para cada paciente. A exemplo do que existe na medicina, as modalidades de intervenção incluem hemofiltração, diálise peritoneal e hemodiálise, que podem ser feitas de forma contínua ou intermitente, ou pela combinação sequencial de ambas.[3] A decisão sobre o que é apropriado para cada caso depende do diagnóstico da causa de IRA, da condição vigente, das complicações e comorbidades existentes e das características do paciente.

A TSR não é tratamento curativo, mas pode ser útil para eliminação dos excessos de água, eletrólitos e toxinas urêmicas que ameaçam a vida. Assim, é indicada para manter vivo o paciente com anúria ou oligúria persistente ou que não responda à fluidoterapia e demais medicações, enquanto não houver reparação renal.[3,11] Em estudo retrospectivo de 32 casos de gatos com IRA, relatou-se que, de oito gatos que receberam diálise como parte do tratamento, cinco morreram, um foi submetido a eutanásia e dois receberam alta com azotemia persistente.[15]

O tempo necessário para recuperação das funções renais varia muito em função de causa e gravidade das lesões renais, dentre outros inúmeros fatores (como idade, estado nutricional, comorbidades, adequação da terapia de suporte etc.). Em pacientes sob tratamento médico convencional, são necessárias 2 a 4 semanas para comprovação de recuperação da função renal ou da impossibilidade de manter a vida. Este período será estendido se for adotada a TSR. Em alguns casos, principalmente em LRA tóxica, a TSR deverá ser mantida por 2 a 6 meses para que haja recuperação parcial ou completa das funções renais.[3]

REFERÊNCIAS BIBLIOGRÁFICAS

1. Osborne CA, Fletcher TF. Applied anatomy of the urinary system with clinicopathologic correlation. In: Osborne CA, Finco DR, editors. Canine and feline nephrology and urology. Baltimore: Williams & Wilkins; 1995. p. 3-28.
2. Weinstein AM. Sodium and chloride transport, proximal nephron. In: Seldin DW, Giebisch G, editors. The kidney, physiology and pathophysiology. 2. ed. New York: Raven Press; 1992. p. 1925-73.
3. Cowgill LD, Langston C. Acute kidney insufficiency. In: Bartges J, Polzin DJ. Nephrology and urology of small animals. Ames: Wiley-Blackwell; 2011. p. 472-523.
4. Grauer GF, Lane IF. Acute renal failure: ischemic and chemical nephrosis. In: Osborne CA, Finco DR, editors. Canine and feline nephrology and urology. Baltimore: Williams-Wilkins; 1995. p. 441-59.
5. Polzin DJ, Osborne CA. Pathophysiology of renal failure and uremia. In: Osborne CA, Finco DR, editors. Canine and feline nephrology and urology. Baltimore: Williams-Wilkins; 1995. p. 335-67.
6. Lieberthal W, Levinsky NG. Acute clinical renal failure. In: Seldin DW, Giebisch G, editors. The Kidney, physiology and pathophysiology. 2. ed. New York: Raven Press; 1992. p. 3181-225.
7. Grauer GF. Management of acute renal failure. In: Elliott J, Grauer GF, editors. BSAVA Manual of canine and feline nephrology and urology. 2. ed. Gloucester: British Small Animal Veterinary Association; 2007. p. 215-22.
8. Beck F, Thurau K, Gstraunthaler G. Pathophysiology and pathobiochemistry of acute renal failure. In: Seldin DW, Giebisch MD, editors. The kidney: physiology and pathology. 2. ed. New York: Raven Press; 1992. p. 3157-79.
9. Devarajan P. Update on mechanisms of ischemic acute kidney injury. J Am Soc Nephrol. 2006; 17:1503-20.
10. Mehta RL, Kellum JA, Shah SV, Molitoris BA, Ronco C, Warnock DG, Levin A. Acute kidney injury network: report of an initiative to improve outcomes in acute kidney injury. Crit Care. 2007; 11(2):R31.
11. Ross L. Acute kidney injury in dogs and cats. Vet Clin Small Anim. 2011; 41:1-14.
12. Chew DJ, Dibartola SP, Schenck PA. Canine and feline nephrology and urology. 2. ed. St. Louis: Elsevier-Saunders; 2011. p. 63-144.
13. Behrend EN, Grauer GF, Mani I, Groman RP, Salman MD, Greco DS. Hospital-acquired acute renal failure in dogs: 29 cases (1983-1992). J Am Vet Med Assoc. 1996 Feb 15; 208(4):537-41.
14. Vaden SL, Levine J, Breitschwerdt EB. A retrospective case-control of acute renal failure in 99 dogs. J Vet Intern Med. 1997 Mar-Apr; 11(2):58-64.
15. Worwag S, Langston CE. Acute intrinsic renal failure in cats: 32 cases (1997-2004). JAVMA. 2008 Mar 1; 232(5):728-32.
16. Waikar SS, Liu KD, Chertow GM. Diagnosis, epidemiology and outcome of acute kidney injury. Clin J Am Soc Nephrol. 2008; 3:844-61.
17. Barrantes F, Feng Y, Ivanov O, Yalamanchili HB, Patel J, Buenafe X et al. Acute kidney injury predicts outcomes of non-critically ill patients. Mayo Clin Proc. 2009 May; 84(5):410-6.
18. Cowgill LD, Francey T. Acute uremia. In: Ettinger SJ, Feldman EC, editors. Veterinary internal medicine. St. Louis: Elsevier Saunders, 6. ed. 2005. p. 1731-51.
19. Stokes JE, Forrester SD. New and unusual causes of acute renal failure in dogs and cats. Vet Clin Small Anim. 2004; 909-22.
20. Hughes J. Life and death in the kidney: prospects for future therapy. Nephrol Dial Transplant. 2001; 16:879-82.
21. Martins MR, Daleck CR, Carvalho MB, Calado EB, Zilloto L, Francisco MMS. Avaliação da função renal de cães sob dois protocolos para administração da cisplatina. Acta Cirúrg. Bras. 2003; 18(4):314-9.
22. Narins RG, Krishna, GG, Riley-Jr LJ. Assessment of renal function: characterics of the functional and organic forms of acute renal failure. In: Seldin DW, Giebisch MD, editors. The kidney: physiology and pathology. 2. ed. New York: Raven Press; 1992. p. 3063-84.
23. Humes HD, Weinberg JM, Knauss C. Clinical and pathophysiologic aspects of aminoglycoside nephrotoxicity. Am J Kidney Dis. 1982; 2:5-29.
24. Brown CA, Jeong K-S, Poppenga RH, Puschner B, Miller DM, Ellis AE et al. Outbreaks of renal failure associated with melamine and cyanuric acid in dogs and cats in 2004 and 2007. J Vet Diagn Invest. 2007; 19(5):525-31.
25. Finco DR, Brown CA. Primary tubulo-interstitial diseases of the kidney. In: Osborne CA, Finco DR, editors. Canine and feline nephrology and urology. Baltimore: Williams-Wilkins; 1995. p. 386-91.
26. Rossert J. Drug-induced acute interstitial nephritis. Kidney Int. 2001; 60:804-17.
27. Vaden SL. Glomerular disease. In: Ettinger SJ, Feldman EC, editors. Veterinary internal medicine. 6. ed. St. Louis: Elsevier-Saunders; 2005. p 1786-800.
28. Green RA, Thomas JS. Hemostatic disorders, coagulopathies and thrombosis. In: Ettinger SJ, Feldman EC, editors. Textbook of veterinary internal medicine. 4. ed. Philadelphia: Saunders; 1995. p. 1946-63.
29. Suter PF, Fox PR. Peripheral vascular disease. In: Ettinger SJ, Feldman EC, editors. Textbook of veterinary internal medicine. 4. ed. Philadelphia: Saunders; 1995. p. 1068-81.
30. Carvalho MB. Semiologia do sistema urinário. In: Feitosa FLF, editor. Semiologia veterinária, a arte do diagnóstico. 2. ed. São Paulo: Roca; 2008. p. 389-409.
31. Grauer GF. Early detection of renal damage and disease in dogs and cats. Vet Clin Small Anim. 2005; 35:581-96.
32. Osborne CA, Stevens JB, Lulich JP, Ulrich LK, Bird KA, Koehler LA, Swanson LL. A clinician's analysis of urinalysis. In: Osborne CA, Finco DR, editors. Canine and feline nephrology and urology. Baltimore: Williams & Wilkins; 1995. p. 136-205.
33. Heiene R, Lefebvre HP. Assesment of renal function. In: Elliott J, Grauer GF, editors. BSAVA Manual of canine and feline nephrology and urology. 2. ed. Gloucester: British Small Animal Veterinary Association; 2007. p. 117-25.

163
Doença Renal Crônica em Gatos

Fernanda Chicharo Chacar • Bruna Ruberti • Márcia Mery Kogika

INTRODUÇÃO

As melhorias nos cuidados veterinários, o manejo nutricional adequado e as ações de imunoprofilaxia contribuíram para a longevidade dos animais de companhia nas últimas décadas. Contudo, a maior sobrevida dos cães e gatos trouxe consigo o aumento significativo na prevalência de doenças relacionadas ao envelhecimento, a exemplo da doença renal crônica (DRC).[1,2]

Na medicina de felinos particularmente, a DRC é uma condição de extrema relevância clínica, uma vez que é a doença metabólica mais comum nessa espécie, ou seja, é o principal diagnóstico sobretudo em gatos acima de 15 anos; nessa população, estima-se que a prevalência de DRC seja de 80%[3-5] (Figura 163.1). Esse dado alarmante suscitou questionamentos quanto à etiopatogenia da DRC nessa faixa etária, e os resultados de estudos recentes corroboram a hipótese de que a senescência possa estar intimamente envolvida no desenvolvimento dessa síndrome em felinos geriátricos.[6,7] Em gatos jovens, entretanto, as causas de DRC costumam ter origem congênita ou infecciosa.[8]

Os mecanismos fisiopatológicos da DRC envolvem a perda irreversível de néfrons, o que desencadeia desordens hemodinâmicas, neuro-humorais e imunoinflamatórias. Por conseguinte, esses eventos culminam em glomeruloesclerose e fibrose tubulointersticial, as quais constituem alterações histopatológicas de vias finais comuns às diferentes etiologias da DRC.[6,9,10]

Devido à natureza insidiosa, os gatos acometidos permanecem assintomáticos no curso inicial da DRC, o que pode dificultar o diagnóstico precoce e a instituição de medidas terapêuticas que visem retardar a sua progressão.[11] Diante disso, a International Renal Interest Society (IRIS) estabeleceu o sistema de estadiamento da DRC, que objetiva classificá-la conforme a progressão e a gravidade, melhorar a sensibilidade e a precocidade diagnóstica, nortear o tratamento e auxiliar no prognóstico.[12]

O período de sobrevida após o diagnóstico para os estadios iniciais da DRC é de aproximadamente 1.150 dias. Por sua vez, quando o diagnóstico ocorre em fases mais tardias, estadios 3 e 4, as medianas de sobrevida já relatadas foram de 700 e 100 dias, respectivamente.[13]

Hipertensão arterial sistêmica, anemia, proteinúria, acidose metabólica e distúrbios do metabolismo ósseo-mineral (DOMs) são considerados fatores prognósticos da DRC, pois contribuem para a piora da progressão.[14-17] Dessa forma, o tratamento da DRC é sintomático, assim como o manejo, que visa controlar essas complicações, com o intuito de melhorar a qualidade de vida dos pacientes e retardar a velocidade de perda dos néfrons.[16]

No decorrer deste capítulo, serão abordados a etiopatogenia, a epidemiologia, as manifestações clínicas, o diagnóstico, o estadiamento de acordo com a IRIS, o tratamento e o prognóstico, além das perspectivas da DRC em felinos.

DEFINIÇÃO

Entre todas as doenças renais reconhecidas, a DRC é a mais comum em gatos e uma das mais comuns entre todas as doenças em felinos idosos. No entanto, a doença pode acometer animais de qualquer idade, sendo caracterizada pelo comprometimento estrutural e/ou funcional de um ou ambos os rins, ou apenas de alguma região renal específica, onde o comprometimento funcional nem sempre reflete a perda de estrutura. Para ser classificada dessa forma, as alterações devem persistir por um período mínimo de 3 meses, acarretando, portanto, lesões irreversíveis e de natureza progressiva.[18,19]

Diante dessa definição, sabe-se que o impacto clínico das lesões estruturais, quando não há perda de função, é muito menor do que aqueles que culminam em comprometimento funcional.[19] A cronicidade da doença acarreta a perda contínua e lenta de néfrons (unidades funcionais do rim), observando-se, ainda, a possibilidade de ocorrer períodos de descompensação aguda devido à associação de alterações de cunho pré ou pós-renais, que são complicações comuns durante a vida de um animal com DRC.[18,20] Com o declínio lento da função renal, é comum que os animais manifestem sinais clínicos somente nos estadios mais avançados da doença, muitas vezes após meses ou até anos do seu início, principalmente pela maneira com que o curso da doença evolui nos felinos por meio de mecanismos adaptativos.[20,21] Sendo assim, diferentemente da medicina humana, em que a DRC é classificada, entre outros atributos, com base na causa, categorização da taxa de filtração glomerular (TFG) e albuminúria, na medicina veterinária a causa de base normalmente não é identificada no momento do diagnóstico.[19,22]

A DRC resulta em grande morbidade e mortalidade entre os felinos, o que aumenta o anseio pelo diagnóstico precoce. Apesar de se tratar de uma doença que culmina com perdas estruturais e/ou funcionais progressivas e irreversíveis, pacientes com DRC podem passar de meses a anos com uma boa qualidade de vida. Intervenções terapêuticas com o objetivo de amenizar as manifestações clínicas e retardar a velocidade de avanço da doença são instituídas a depender do estadio em que o animal se encontra.[19,21]

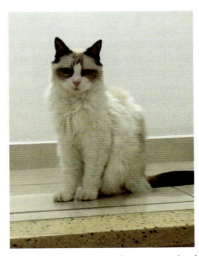

Figura 163.1 Gata aos 20 anos com doença renal crônica; diagnóstico de DRC, estadio 2, aos 13 anos. (Imagem gentilmente cedida pela Dra. Márcia M. Kogika.)

ETIOLOGIA

A DRC compreende múltiplas etiologias, as quais podem estar associadas a fatores genéticos, individuais e ambientais.[6] Em gatos de até 3 anos, as causas tidas como primárias, a exemplo das enfermidades congênitas, são as mais prevalentes.[3] As causas secundárias, ou adquiridas, compreendem os fenômenos infecciosos, tóxicos, obstrutivos, metabólicos, vasculares, neoplásicos e imunomediados e acometem os felinos em diferentes faixas etárias.[15]

O nexo de causalidade entre os eventos supracitados e o desenvolvimento da DRC em gatos ainda não foi muito bem estabelecido; dado o caráter insidioso dessa enfermidade, o diagnóstico costuma ser tardio, o que dificulta o reconhecimento dos fatores desencadeantes. Assim, a origem da DRC em felinos, na maioria dos casos, é classificada como idiopática.[3,23]

Independentemente da causa, o desenvolvimento de fibrose renal e nefrite tubulointersticial constitui os achados estruturais típicos da DRC em gatos, sobretudo nos idosos. A senescência desempenha importante papel no desenvolvimento da DRC e, em felinos, alguns fatores relacionados ao envelhecimento já foram identificados, a exemplo do encurtamento dos telômeros.[3,6,7] A seguir, serão abordadas as principais etiologias da DRC em gatos, classificando-as em primárias e secundárias.

Causas primárias

Doenças congênitas, por definição, são condições mórbidas presentes ao nascimento, as quais podem ser geneticamente determinadas ou decorrentes da exposição do feto a fatores ambientais durante o período de desenvolvimento.[24]

As doenças renais congênitas são mais frequentes em cães do que em gatos e, em sua maioria, são genéticas e de caráter hereditário. Nefropatia familial é o nome genérico das doenças renais congênitas que ocorrem entre parentes com maior frequência do que a esperada ao acaso e que costumam ter caráter hereditário.[23,25,26]

No nascimento, os rins dos indivíduos portadores de alguma nefropatia familial podem parecer normais, entretanto, as alterações funcionais e estruturais manifestam-se antes dos 5 anos e costumam resultar em DRC terminal, com variabilidade individual quanto ao decurso. Desse modo, no geral, os animais permanecem assintomáticos e adaptam-se à perda gradativa da função renal; no entanto, à medida que progridem para estadios mais avançados, as manifestações clínicas da DRC tornam-se evidentes.[24,26]

As doenças renais familiais podem ser classificadas quanto ao mecanismo patogênico em desordens primariamente funcionais ou estruturais. As tubulopatias primárias são consideradas anomalias funcionais e geralmente apresentam melhor prognóstico, pois podem progredir ou não para a DRC.[24,25]

Por sua vez, as principais doenças renais familiais de caráter estrutural já relatadas em felinos são: agenesia, hipoplasia, aplasia e displasia renais, além de amiloidose, doença renal policística, glomerulonefrite proliferativa focal e neoplasia renal primária.[25,27] A agenesia renal bilateral culmina em morte perinatal; quando unilateral, o animal pode permanecer assintomático, uma vez que ocorre a hipertrofia compensatória do rim contralateral, entretanto, se houver hipoplasia ou displasia concomitante, é comum a evolução para a DRC.[25] Outras anomalias no trato geniturinário podem estar presentes nesses casos, como ureter ectópico, hipoplasia de vesícula urinária e agenesia de cornos uterinos. A agenesia renal unilateral já foi relatada em gatos de pelo curto e Himalaios, predominantemente em fêmeas.[27]

A *displasia renal* consiste na diferenciação anormal ou assíncrona do tecido renal, com consequente persistência de estruturas imaturas, como glomérulos fetais e ductos metanéfricos, e desenvolvimento desorganizado do parênquima.[28,29] Por definição, essa entidade clínica contempla muitas das nefropatias familiais, sendo o termo "doença renal juvenil" genericamente empregado para designá-la.[29] A herança familial da displasia dos rins em felinos é pouco conhecida; até onde se sabe, há um relato iraniano sobre a ocorrência de displasia renal congênita, de caráter hereditário, em um gato cuja raça não é relatada.[30] Em outro relato, que descreveu o caso de displasia renal em um felino Norueguês da Floresta, a herança familial não foi verificada.[31]

A *amiloidose renal* envolve a deposição extracelular de fibrilas formadas pela polimerização de proteínas de estrutura terciária. Em animais de companhia, a proteína geralmente envolvida é a amiloide A, produzida a partir da polimerização da porção N-terminal da amiloide A sérica, proteína de fase aguda sintetizada no fígado que está intimamente associada a condições inflamatórias crônicas.[29] Quando em excesso, isoformas são parcialmente clivadas em fragmentos com maior propensão de formar agregados fibrilares de amiloide, os quais depositam-se principalmente no fígado, baço e rins.[32] A amiloidose renal de origem familial já foi relatada em gatos Abissínios, cuja herança é autossômica dominante, e em Siameses, que apresentam maior predileção para o depósito hepático de amiloide A, o que pode ser explicado por diferenças discretas no sequenciamento de aminoácidos dessa proteína entre as duas raças.[25,29,33] O local primário de depósito de amiloide renal em Abissínios e Siameses é o interstício medular, assim, a ocorrência de proteinúria pode não ser um achado clinicamente relevante, como seria esperado nos casos inflamatórios crônicos, em que o depósito de amiloide costuma ocorrer nos glomérulos.[25,32,34]

A *doença renal policística autossômica dominante* (DRPAD) caracteriza-se pela presença de cistos, que podem variar em número e tamanho, em um ou ambos os rins.[35] Em geral, são múltiplos e difundem-se pelo córtex e medula renal, conferindo formato irregular aos rins. Cistos de dimensões aumentadas podem comprimir o parênquima e comprometer progressivamente a função renal, de modo que a média de idade para o desenvolvimento da DRC nos animais acometidos é de 7 anos.[29,36] A DRPAD é altamente prevalente em gatos Persas; de acordo com estudos realizados na França, na Itália, na Eslovênia e em Taiwan, bem como no Reino Unido, a prevalência nessa raça variou de 25 a 50%.[36] No Brasil, a prevalência relatada é de 5,03% para persas e 1,6% para raças correlatas.[37]

A DRPAD é a doença genética mais comum em gatos, e, até o momento, uma única mutação no gene *PKD1* felino, ortólogo ao gene humano de mesmo nome, foi identificada.[29,37,38] Essa variante consiste na troca de nucleotídios (C → A) na posição 3284 no éxon 29, o que introduz um códon de parada prematura. O gene *PKD1* codifica a glicoproteína integral de membrana policistina-1 (PC1), a qual está presente nos túbulos renais, e atua nas fases de proliferação e diferenciação celular; na DRPAD, acredita-se que disfunções na PC1, ou mesmo sua ausência, possam acarretar defeitos nos processos de remodelamento tubular, o que culmina na formação dos cistos.[29,36,39]

Recentemente, um estudo estabeleceu critérios ultrassonográficos baseados na idade para o diagnóstico da DRPAD em persas, com o intuito de permitir a identificação dessa condição na rotina clínica e em larga escala, uma vez que o teste genético pode ser oneroso e de difícil acesso. Assim, de acordo com um estudo, o diagnóstico ultrassonográfico de DRPAD em persas, em conformidade com variadas faixas etárias, pôde ser realizado como descrito a seguir: ao menos um cisto renal em indivíduos com 15 meses ou menos; dois ou mais cistos em um ou ambos os rins em gatos com 16 a 32 meses; ao menos três cistos renais, uni ou bilaterais, em animais com 33 a 49 meses; quatro cistos ou mais, em um ou ambos os rins, nos felinos com 50 a 66 meses.[36]

Causas secundárias

Doenças infecciosas

As enfermidades de origem infecciosa têm sido relatadas como possíveis causas de DRC em gatos. Imunodeficiência viral felina (FIV), leucemia viral felina (FeLV), peritonite infecciosa felina (PIF) e morbilivirose felina (MVFe) são doenças virais que podem estar associadas ao desenvolvimento da DRC na espécie felina.[40]

Estudos que avaliaram a histopatologia renal de gatos FIV positivos demonstraram a presença de glomerulonefrite por imunocomplexos (GNIC), além de amiloidose glomerular e intersticial, nefrite tubulointersticial e fibrose.[40-43] O mecanismo provável de lesão renal induzida pela FIV é a deposição de imunocomplexos, formados pelos antígenos virais e pelos anticorpos do hospedeiro, hipótese essa corroborada pelo aumento significativo de complexos imunes circulantes em gatos FIV positivos, relatado em um estudo caso-controle. A replicação viral em células tubulares renais de animais naturalmente infectados também já foi identificada, o que endossa a associação entre a FIV e o desenvolvimento de DRC nessa espécie;[44] entretanto, o nexo de causalidade entre elas ainda não pôde ser determinado, em virtude dos delineamentos adotados nos estudos disponíveis até o momento.[6,40]

FeLV é um retrovírus oncogênico causador do linfoma renal, que, por sua vez, é a principal causa de DRC de etiologia neoplásica em gatos. Acredita-se que o dano estrutural ocasionado pelo linfoma renal seja o principal mecanismo patogênico responsável pelo desenvolvimento da DRC em gatos infectados pelo FeLV, e não de lesão direta ocasionada pelo vírus ao hospedeiro.[40]

A PIF pode levar à DRC por meio de lesões estruturais. As formações granulomatosas, características dessa infecção, quando presentes no parênquima renal, levam ao comprometimento da função de filtração e, por conseguinte, à azotemia. A deposição de imunocomplexos é outro mecanismo patogênico já descrito, levando à ocorrência de glomerulonefrite membranosa (GNM) e mesangioproliferativa (GNMSP).[40,45,46]

A associação entre DRC e a MVFe foi aventada em um estudo caso-controle, com um número limitado de animais, no qual se verificou o aumento da frequência de nefrite tubulointersticial em gatos positivos para o morbilivírus felino.[47,48] Seu efeito citopático foi demonstrado in vitro, e a detecção viral já foi relatada no tecido renal de gatos com DRC de ocorrência natural.[49] Embora esses achados possam demonstrar a associação entre a ocorrência de MVFe e DRC, mais estudos com adequado delineamento são necessários para que o nexo de causalidade seja estabelecido entre essas enfermidades.[6]

Além das etiologias virais, infecções bacterianas também têm sido aventadas como possíveis causas de DRC em felinos.[6,15] Um estudo observou que gatos doentes renais crônicos apresentaram maior frequência de sorologia positiva para Leptospira spp. em comparação ao grupo controle;[50] outro estudo, entretanto, não identificou diferença na soroprevalência entre felinos azotêmicos e não azotêmicos.[51] Dada a metodologia caso-controle dos referidos estudos, as evidências disponíveis até o momento são insuficientes para afirmar que haja nexo de causalidade entre a infecção por Leptospira spp. e DRC em gatos.

A pielonefrite é caracterizada pela inflamação do parênquima renal e da pelve. A doença decorre principalmente de infecção do trato urinário (ITU) por via ascendente, de origem bacteriana; dentre os agentes envolvidos, os mais comuns são Escherichia coli, Staphylococcus spp., Proteus spp., Streptococcus spp., Klebsiella spp., Enterobacter spp. e Pseudomonas aeruginosa. A participação da pielonefrite como uma das possíveis causas de DRC em gatos ainda está sob investigação. Um estudo realizado recentemente demonstrou, inclusive, não haver diferença na progressão da DRC em gatos com urocultura positiva ou negativa.[52]

Doenças metabólicas

Urolitíase, hipertireoidismo e diabetes mellitus são exemplos de doenças metabólicas associadas ao desenvolvimento de DRC em felinos.[6,15] O aumento da prevalência de nefrolitíase e/ou ureterolitíase tem sido relatado em gatos desde o início dos anos 1990 e, em mais de 98% dos casos, a composição dos cálculos é de oxalato de cálcio (OxCa).[53] A ocorrência concomitante de nefrolitíase e DRC é frequente em felinos, todavia, não há evidências que estabeleçam o nexo de causalidade entre a presença de cálculo renal e o desenvolvimento, bem como o agravamento, da DRC nessa espécie.[54] O processo obstrutivo crônico ocasionado por ureterolitíase, por sua vez, pode levar à hidronefrose, com danos permanentes ao parênquima renal, culminando, assim, na redução irreversível da TFG.[55]

O hipertireoidismo é uma enfermidade comum em gatos idosos. Seus efeitos deletérios sobre a hemodinâmica renal já foram demonstrados em estudos experimentais.[56] O excesso dos hormônios tireoidianos leva ao aumento da perfusão renal, com consequente aumento da pressão intraglomerular e hiperfiltração, aumentando, assim, a TFG. A longo prazo, o estado hiperdinâmico induzido pela tireotoxicose culmina em lesão renal progressiva, caracterizada por proteinúria, estresse oxidativo e glomeruloesclerose.[57] Quanto ao diabetes mellitus, até o momento, o desenvolvimento de nefropatia diabética é desconhecido em gatos, o que pode ser atribuído à menor expectativa de vida dos felinos diabéticos em comparação aos humanos.[6]

Medicamentos nefrotóxicos

Aminoglicosídeos, anfotericina B, cisplatina e os anti-inflamatórios não esteroidais (AINEs) são exemplos de fármacos com potencial efeito nefrotóxico, extensamente relatado em gatos. Entre estes, pode-se destacar o uso dos AINEs, o qual é amplamente difundido na prática clínica e frequentemente associado aos quadros de lesão renal aguda (IRA), muitas vezes pela prescrição indiscriminada, ou mesmo pelo uso crônico.[58,59]

As ações analgésicas, anti-inflamatórias e antipiréticas dos AINEs são decorrentes da inibição das ciclo-oxigenases (COXs); a isoforma COX-1 está intimamente envolvida na função de perfusão e na de filtração glomerular, e a COX-2, também expressa nos rins, tem sua atividade estimulada pela resposta inflamatória, bem como pela contração do volume arterial efetivo, o que leva à síntese de prostaglandina e, assim, aos ajustes na hemodinâmica renal. O uso dose-dependente dos AINEs pode comprometer, portanto, o mecanismo de autorregulação renal e ocasionar a redução abrupta da TFG, ocasionando, desse modo, a IRA. A ocorrência de nefrite intersticial aguda (NIA) é outra causa de IRA pelo uso de AINEs, cujo mecanismo é pouco elucidado, mas que provavelmente decorre de reação de hipersensibilidade tardia. A longo prazo, o uso de AINEs pode levar ao desenvolvimento de DRC.[58,59]

Recentemente, um clinical trial avaliou o uso de meloxicam na dose de 0,02 mg/kg em gatos doentes renais crônicos nos estadios 2 e 3, durante 6 meses, e observou que houve aumento nos valores da relação proteína/creatinina urinária (RPCU) no último tempo de avaliação no grupo tratado. Dessa forma, o uso de AINEs em pacientes com DRC preexistente pode agravar o risco de lesão renal.[60]

Lesão renal aguda

A IRA é caracterizada pela perda abrupta da função renal e pode ser uma das causas para o desenvolvimento de DRC nos casos em que há má adaptação celular em resposta às lesões. As células epiteliais tubulares, após um evento tóxico e/ou isquêmico, podem sofrer necrose e/ou apoptose, podem se proliferar e reparar o epitélio danificado ou, ainda, permanecer no estado estacionário G2/M do ciclo celular. Nesse último caso, estimulam as vias pró-inflamatórias e, por conseguinte, a proliferação de miofibroblastos e fibrose intersticial, culminando, assim, no desenvolvimento de DRC.[10] Mecanismos imunológicos podem estar envolvidos na má resposta adaptativa celular às lesões, como o predomínio do fenótipo M1 de macrófagos, que exercem efeitos pró-inflamatórios, em oposição àqueles do tipo M2, cujo papel é fundamental na fase de recuperação da IRA, ao produzir fatores de crescimento e fibronectina, que auxiliam na proliferação e reparação tecidual.[6,61]

Dessa forma, a ocorrência de IRA episódica ou a persistência contínua da lesão renal aguda, seguida de má resposta adaptativa celular de reparação tecidual, têm sido fatos aventados como importantes causas de DRC de caráter progressivo.[6,10]

EPIDEMIOLOGIA

A DRC é uma enfermidade de distribuição mundial, cujo aumento da prevalência tem sido observado nas últimas décadas. Após 40 anos, a frequência de DRC passou de 0,04% para 3%, o que representa um aumento de 75 vezes; isso também pode ser atribuído à melhoria dos meios e das técnicas de diagnóstico.[62]

Em gatos, a DRC é ainda mais frequente, quando comparada aos cães.[3] Estudos demonstraram diferentes resultados quanto à frequência dessa condição na população felina, especialmente na faixa etária geriátrica e, assim, estima-se que a prevalência de gatos com DRC acima de 15 anos possa variar de 30 a 80%.[5] Embora seja uma doença que acomete predominantemente animais idosos, a ocorrência de DRC em concomitância com nefrolitíase tem sido observada em animais jovens e de meia-idade.[54,63]

Quanto à predisposição racial, Siameses, Abissínios, Persas, Maine Coon, Birmaneses e Azuis Russos podem apresentar maior risco para o desenvolvimento de DRC. No geral, o gênero não costuma ser um fator de risco, entretanto, há um estudo que relatou maior frequência de DRC em gatos machos entre 9 e 11 anos.[15]

Outros fatores de risco para o desenvolvimento da DRC em gatos incluem algumas comorbidades, como hipercalcemia, cardiopatia, doença periodontal, cistite, urolitíase e hipertireoidismo. O uso de dietas deficientes em potássio, ou com altos teores de fósforo, também já foi associado ao desenvolvimento de DRC;[3,64] outrossim, mais recentemente, tem-se aventado a possibilidade de o uso de dietas com altos teores de fósforo inorgânico estar associado ao desenvolvimento de lesão renal em felinos.[65,66]

FISIOPATOLOGIA

Com o crescente número de animais diagnosticados com DRC nas últimas décadas, entender os mecanismos associados ao desenvolvimento e à progressão dessa doença tem se tornado um grande desafio aos pesquisadores da área. Devido à capacidade que os néfrons têm em desenvolver mecanismos compensatórios e adaptativos, além de apresentarem interdependência funcional e, ainda, os néfrons remanescentes realizarem a hiperfiltração com o intuito de compensar a função daqueles néfrons que foram perdidos, observa-se que há muita dificuldade em detectar a causa primária que acarretou a DRC.[3,10]

Processos de adaptação e reparo celular em casos de lesões previamente ocorridas aos néfrons fazem com que a maioria dos felinos apresente lesões renais inespecíficas diante de diagnósticos morfológicos, manifestando sinais principalmente correlacionados à fibrose tubulointersticial, assim como já descrito em outras espécies animais, inclusive em humanos.[67,68] Esse reestabelecimento celular faz com que ocorra proliferação de células epiteliais ao longo de uma estrutura formada pela membrana basal. Entretanto, por meio de um mecanismo ainda pouco conhecido, especula-se que, no paciente com DRC, esse processo de reparo celular não é descontinuado.[6,15,69]

Com a presença de células inflamatórias, há a produção de mediadores pró-inflamatórios e pró-fibróticos, como o fator de crescimento transformador beta 1 (TGF-β1), o que promove ativação das células produtoras de matriz extracelular e seus componentes (como colágeno, fibronectina e glicoproteínas) e, então, fibrogênese. Com a deflagração desse mecanismo, há resposta fibrogênica exacerbada, principalmente dos chamados "miofibroblastos", fazendo com que a estrutura celular que se encontrava normal seja destruída pela vasta expansão da matriz extracelular.[6,69-71] De modo secundário ao extenso acúmulo de matriz extracelular na região tubulointersticial, há perda da microcirculação regional, infiltrado de células inflamatórias mononucleares, dilatação e atrofia tubular, além de mineralização. Após a instauração desse ciclo, alguns fatores estão envolvidos na progressão da fibrose renal, fazendo com que haja perpetuação desses mecanismos, como anemia secundária à hipoxia tecidual, proteinúria, hiperfosfatemia, hipertensão arterial sistêmica (HAS) e inflamação crônica, além de idade avançada caracterizada por mudanças morfológicas de ocorrência progressiva, e sendo alguns dos aspectos que contribuem para esse avanço.[6,68,69] Embora haja evidências de que os aspectos anteriormente citados possam contribuir para a progressão da fibrose renal após sua instauração, especula-se que a lesão renal inicial também pode ser desencadeada por um ou mais desses fatores.[72,73]

Mediadores endócrinos responsáveis pela regulação do fosfato – como o fator de crescimento de fibroblasto-23 (FGF-23), hormônio fosfatúrico que, em concentrações elevadas, pode predizer o desenvolvimento de azotemia em animais mais idosos –, também podem estar correlacionados ao início da fibrogênese renal nos felinos.[74,75] Estudos em humanos demonstraram que pacientes com DRC também apresentam aumento de FGF-23 e, além disso, podem ter deficiência em seu correceptor, conhecido como Klotho. Até a presente data, não se sabe se isso se estende aos pacientes felinos, porém já se sabe que, no tecido renal de gatos saudáveis, há expressão de Klotho. Mais pesquisas são necessárias a fim de demonstrar se gatos com DRC têm ou não essa deficiência, como também a associação.[76,77]

Doenças glomerulares primárias, apesar de serem descritas, são raras em felinos. Geralmente, nessa espécie a DRC está associada a doenças sistêmicas na maioria dos casos, portanto são glomerulopatias secundárias, como ocorrem nas infecções, nos processos inflamatórios ou não inflamatórios e nas neoplasias.[15,78] Em humanos e cães, o cenário é oposto: estudos indicam que uma variedade de glomerulopatias, primárias e secundárias, podem ser as responsáveis pela maioria dos casos de DRC.[79-82]

As respostas adaptativas renais ante a perda de néfrons, embora vantajosas pelo menos a curto prazo por colaborarem na sustentação da função renal como um todo, são deletérias ao longo do tempo porque levam à perda adicional de néfrons e, por conseguinte, a um declínio progressivo da função renal. Com a hipertrofia dos néfrons remanescentes, é possível, inclusive, verificar que os valores de marcadores renais bioquímicos indiretos podem se apresentar normais por determinado período. Somente após uma redução substancial e progressiva na função renal (mais de dois terços do número de néfrons em felinos) é possível detectar a azotemia renal.[3,20]

O aumento de compostos nitrogenados não proteicos no sangue (toxinas urêmicas), avaliados pelos marcadores bioquímicos indiretos como creatinina e ureia, reflete a diminuição da TFG, o que é denominado "azotemia". Quando 66% dos néfrons forem perdidos na espécie felina, ocorrerá perda significativa da capacidade de excreção de diversos metabólitos tóxicos, além de alterações no volume e na composição dos fluidos corporais e excesso ou deficiência de vários hormônios, culminando em consequências sistêmicas graves.[20,24] Gatos com DRC espontânea podem passar longos períodos com a função renal estável antes de haver descompensação. Porém, quando esta ocorre, por se tratar de uma síndrome polissistêmica, muitos sinais podem ser deflagrados, o que é conhecido então como uremia ou síndrome urêmica.[15,20]

Desse modo, diversos sistemas do organismo passam a apresentar alterações, como o trato gastrintestinal (TGI) e os sistemas endócrino, cardiorrespiratório, nervoso central e periférico, além de haver desequilíbrio acidobásico, comprometimento nutricional e alterações no metabolismo do cálcio e fósforo, no equilíbrio eletrolítico e no sistema hematológico (ver seção "Manifestações clínicas").[20,23,24]

MANIFESTAÇÕES CLÍNICAS

A apresentação clínica de um felino com DRC é semelhante, independentemente da causa inicial da doença. Geralmente esses animais tendem a apresentar manifestações clínicas somente em estadios mais avançados, pois, no decorrer do curso da DRC, mecanismos adaptativos foram desenvolvidos com o intuito de manter o equilíbrio no organismo. Diferentemente do que ocorre com os cães, os gatos têm néfrons com grande capacidade de concentração urinária, podendo a poliúria (PU) passar despercebida ou ser observada somente nos estadios mais avançados da doença, principalmente quando o animal tem acesso à rua ou não tem o hábito de usar a caixa de areia de maneira exclusiva. A polidipsia (PD) causada pela PU pode não ser notada pelo tutor, principalmente nos estadios iniciais da doença. Quando o gato se torna incapaz de repor a perda hídrica causada pela PU, tende a desidratar, agravando ainda mais o quadro clínico devido ao desenvolvimento e à associação com azotemia pré-renal. Desidratação, por sua vez, pode causar desde manifestações gastrentéricas até outras condições, como anorexia, disorexia e mesmo constipação intestinal, observadas com frequência, além de letargia, fraqueza, intensificação da azotemia devido a hipoperfusão renal, isquemia e morte celular.[15,18,20,83]

Sinais gastrintestinais estão entre as manifestações clínicas mais comuns, principalmente quando o animal encontra-se em crise urêmica, ou seja, quando o organismo está "intoxicado" pelo excesso de metabólitos, os quais deveriam ter sido excretados pelos rins. Geralmente, a diminuição do apetite ou o apetite seletivo, que pode estar acompanhado de náuseas, são sintomas que precedem as demais manifestações clínicas; porém, na maioria dos casos, somente são percebidos pelos tutores quando em estadios mais avançados, como a anorexia. O desencadeamento da anorexia se dá por inúmeros fatores, entre eles, desidratação, gastrite, acidose metabólica, anemia, hipopotassemia, alterações no olfato e paladar, erosões ou ulcerações orais (mucosa bucal e língua), necrose em extremidades da língua, perda de apetite mediada centralmente, além de gastropatia causada por distúrbios minerais.[20,24,83]

Apesar de infrequente, a êmese ocorre em cerca de um quarto a um terço dos gatos urêmicos. Outrossim, como a gastrite urêmica ainda pode ser ulcerativa, o aparecimento de hematêmese pode também ser uma manifestação a ser observada em situações mais graves.[20,24] A diarreia pode ocorrer em alguns casos nos estadios mais avançados, apesar de ser mais rara em gatos. Em contraste, felinos tendem a apresentar constipação intestinal, que é relativamente comum na DRC, como já mencionado anteriormente, e pode estar relacionada aos efeitos colaterais da administração oral de quelantes de fósforo ou apenas em consequência à desidratação, ocasionada pela perda de líquidos e/ou ingestão inadequada de água e por hipopotassemia.[20]

Pelagem sem brilho e com aspecto seco também faz parte das alterações clínicas comumente manifestadas por gatos doentes renais crônicos, o que normalmente é percebido pelos tutores com a notória perda de peso e de massa magra (baixos escores corporal e muscular) (Figura 163.2). Os sinais clínicos de má nutrição podem ter ocorrido devido ao estado crônico de acidose metabólica, visto que essa alteração é comum entre os felinos com DRC quando em estadio mais avançado. Em virtude de o catabolismo proteico poder estar acentuado, a perda de massa muscular e a má nutrição são as manifestações clínicas que refletem esse processo.[20,23]

Palidez de mucosas, fadiga, letargia, fraqueza e anorexia são comumente detectadas como consequência da anemia que os gatos com DRC tendem a apresentar com o avançar da doença. A magnitude dessa alteração hematológica dependerá do grau de comprometimento dos rins segundo o estadio da DRC, podendo a anemia ser classificada em normocrômica, normocítica e não regenerativa. Ressalta-se que, quando o animal está desidratado, é preciso ter cautela na interpretação dos valores da contagem de hemácias e do hematócrito devido à hemoconcentração.[20,23,24] Estima-se que 30 a 65% dos gatos que evoluem com DRC desenvolverão anemia durante a progressão da doença, em decorrência de alguns fatores que contribuem para essa alteração, como: falha na produção de eritropoetina (EPO), má nutrição ou falha na absorção dos nutrientes necessários, menor tempo de vida dos eritrócitos e seus precursores devido ao ambiente urêmico, perda gastrintestinal de sangue, alterações metabólicas e mielofibrose.[15,84]

O desenvolvimento dos distúrbios do metabolismo ósseomineral é altamente prevalente em gatos doentes renais crônicos, principalmente nos estadiamentos tardios. O mais frequente deles é o hiperparatireoidismo secundário renal (HPTSR), em que a manifestação clínica possível de ser notada pelo tutor corresponde à osteodistrofia fibrosa, a qual é raramente observada em gatos; entretanto, as alterações laboratoriais relacionadas aos distúrbios ósseo-minerais são passíveis de serem detectadas.[85,86]

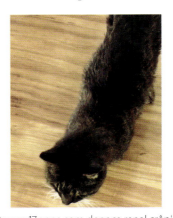

Figura 163.2 Gato aos 17 anos com doença renal crônica apresentando pelos sem brilho e ressecados e com baixos escores corporal e massa muscular. (Imagem gentilmente cedida por Alexandre M. Ruiz.)

A HAS está intimamente associada aos gatos com DRC. Quando não controlada, pode comprometer ainda mais a função renal por induzir a hipertensão glomerular e até mesmo glomeruloesclerose, corroborando, portanto, ainda mais a perda progressiva de néfrons. Sinais clínicos associados a lesões em órgãos-alvo podem ser evidenciados em pacientes com hipertensão; hipertrofia concêntrica de ventrículo esquerdo e isquemia de miocárdio são possibilidades de lesões e devem ser investigadas. Na área oftalmológica, atentar para a possibilidade de hifema e, no exame de fundo de olho, para a presença de vasos tortuosos e/ou ingurgitados, além de deslocamento e ou/pontos hemorrágicos em retina, condições essas que podem causar cegueira abrupta. Hemorragia cerebrovascular, demência e até mesmo encefalopatia hipertensiva podem ser os sinais demonstrados quando as lesões envolvem o sistema neurológico.[87,88] Como consequência da hipertensão, felinos também podem apresentar proteinúria renal.

DIAGNÓSTICO

Histórico clínico

O diagnóstico da DRC baseia-se nas informações da resenha, da anamnese e do exame clínico, além dos exames complementares, laboratoriais e de imagem. No contexto clínico, deve-se ter atenção primeiramente ao perfil epidemiológico do animal, uma vez que idade, raça e comorbidades podem constituir fatores de risco para o desenvolvimento da DRC.

No atinente à *idade*, as afecções congênitas são as mais prevalentes em gatos de até 3 anos;[3,64] em indivíduos de meia-idade, a ureteropatia obstrutiva, ocasionada por litíase de OxCa, ocorre em mais de 98% dos casos, sendo um achado frequente;[89] nos felinos idosos, a nefrite tubulointersticial crônica de origem idiopática é a causa mais provável para a maioria dos casos.[3,6]

As principais raças predispostas ao desenvolvimento da DRC são Persas, Exóticos, Himalaios, Maine Coon e Ragdoll, os quais apresentam predileção para DRPAD, e os Abissínios, Siameses e Orientais, que são predispostos à amiloidose. Entre as *comorbidades*, hipertireoidismo e hipercalcemia idiopática são exemplos de condições associadas à DRC e que devem ser consideradas na investigação diagnóstica.[15]

Além da identificação do perfil epidemiológico do paciente, o conhecimento detalhado do histórico clínico é de grande valia, uma vez que informações relevantes podem ser extraídas, como o uso de medicações nefrotóxicas, ou mesmo o relato de episódio prévio de IRA, ambas circunstâncias responsáveis pelo desencadeamento da DRC em gatos.[6,10]

Diagnóstico laboratorial

Os testes indiretos de função renal, como as mensurações da creatinina e ureia séricas, são rotineiramente utilizados para estimar a TFG. A avaliação e a interpretação desses marcadores devem ser feitas à luz do estado de hidratação e da dieta, pois esses fatores podem influenciar os resultados de modo significativo. O escore de massa muscular também deve ser considerado durante a interpretação dos valores de creatinina sérica, uma vez que esta é sintetizada a partir da degradação da creatina e do fosfato de creatina, ambos presentes principalmente no músculo. Dessa forma, em gatos idosos, em que a ocorrência de sarcopenia já é esperada, a interpretação isolada da concentração de creatinina sérica pode subestimar a deterioração da função renal e, assim, dificultar o diagnóstico de DRC. Além disso, muitos felinos doentes renais crônicos encontram-se caquéticos, devido ao estado pró-inflamatório permanente e

à acidose metabólica crônica, o que também pode mascarar a real estimativa da função renal. Desse modo, a interpretação dos resultados dos valores séricos de creatinina deve ser feita com o apoio da análise clínica, a fim de mitigar possíveis erros diagnósticos.[90]

A mensuração de dimetilarginina simétrica (SDMA) sérica, outro teste indireto de TFG, pode auxiliar no diagnóstico da DRC, especialmente nos casos em que há perda marcante de massa muscular. A SDMA é sintetizada em todas as células a partir da metilação de resíduos de arginina, sendo posteriormente liberada na circulação sanguínea durante proteólise; seu *clearance* renal é de aproximadamente 90%, sem aparente reabsorção tubular.[90,91]

Estudos que analisaram gatos saudáveis e doentes renais crônicos evidenciaram que os resultados das mensurações séricas de SDMA não tiveram influência da massa muscular ou da dieta, ainda que esse marcador tenha detectado o declínio na TGF em até 48 meses antes do desenvolvimento de azotemia, demonstrando, portanto, precocidade diagnóstica. Em comparação à creatinina sérica, cujos valores se alteram somente quando há o comprometimento de 66% do parênquima renal, o aumento nas concentrações séricas de SDMA já pode ser verificado quando essa perda ainda é de 25 a 40%.[90,91]

Embora a SDMA se mostre promissora, mais estudos ainda são necessários para esclarecer a interferência dos fatores extrarrenais em seus resultados. Relatos recentes demonstraram que houve aumento de suas concentrações séricas em cães saudáveis desidratados, o que também foi observado em cães com linfoma; no caso do linfoma, hipotetizou-se que a alta taxa de proliferação celular, típica de quadros neoplásicos, possa ter influenciado os resultados, uma vez que a SDMA é sintetizada em todas as células nucleadas.[91] Em gatos, até onde se sabe, ainda não há estudos relativos à influência dos fatores extrarrenais.

Sendo assim, para que o diagnóstico da DRC seja realizado de modo mais acurado, as avaliações séricas de SDMA, bem como de creatinina e ureia, devem ser realizadas de forma conjunta, aliada à interpretação dos resultados dos demais marcadores renais, a exemplo daqueles de lesão, os quais serão abordados a seguir, durante a discussão sobre o exame de urina. Ainda, a avaliação seriada desses marcadores renais, ou seja, acompanhados ao longo da evolução da doença, poderá trazer informações e interpretações fidedignas.

A ocorrência de isostenúria (1,035 a 1,008) ou hipostenúria (< 1,008), glicosúria, proteinúria e cilindrúria são alterações passíveis de detecção no exame de urina, exame laboratorial acessível, de baixo custo, e que pode ser extremamente útil para auxiliar no diagnóstico da DRC em gatos. A densidade urinária (DU) é um parâmetro físico que reflete a capacidade de concentração da urina e, portanto, pode refletir a função de reabsorção e secreção tubular. As alterações na DU ocorrem quando 75% do parênquima renal já foi comprometido na espécie felina. Vale ressaltar, ainda, a importância da interpretação desse parâmetro à luz do estado de hidratação, da ingesta hídrica e do uso de medicamentos com efeito diurético.[92]

A identificação de glicosúria por meio da tira reagente de urina, durante a etapa bioquímica do exame de urina, mediante normoglicemia, também é um importante marcador de lesão tubular. Nesse caso especificamente, é possível definir o local da lesão renal, uma vez que a reabsorção urinária de glicose ocorre no túbulo proximal, por meio do cotransportador sódio-glicose (SGLT). A ocorrência de proteinúria também pode ser verificada por meio da tira reagente de urina, sensível para a detecção de albumina. Os cuidados na interpretação desse parâmetro referem-se, principalmente, a possíveis interferências do pH e dos elementos presentes no sedimento (para avaliação das proteinúrias de origem pré, pós e renal); pH alcalino e ácido induzem, respectivamente, resultados falso-positivos e falso-negativos, e quanto ao sedimento, quando presentes determinados elementos (> 5 hemácias/campo; > 10 leucócitos/campo; > 2 células epiteliais/campo), pode levar a resultados falso-positivos.[92]

Para quantificar a proteinúria, na rotina clínica, preconiza-se a determinação da RPCU em uma amostra de urina, e o valor obtido apresenta alta correlação com a excreção urinária de proteínas em 24 horas; a obtenção de todo o volume urinário produzido em 24 horas somente seria possível em condições experimentais com o uso de gaiola metabólica. Para a confirmação de proteinúria de origem renal patológica, são necessárias ao menos duas avaliações pontuais da RPCU, com o intervalo mínimo de 15 dias consecutivos, como também a exclusão de causas de proteinúria pré e pós-renais. Vale ressaltar a necessidade de realizar o exame de urina da mesma amostra em que foi determinada a RPCU para a interpretação adequada da origem da proteinúria. Valores de RPCU menores que 0,2 não caracterizam proteinúria; valores compreendidos entre 0,2 e 0,4 correspondem à proteinúria limítrofe; mensurações acima de 0,4 são indicativas de proteinúria. De acordo com a IRIS, os valores persistentes de RPCU nas faixas consideradas não proteinúrica e proteinúrica limítrofe podem configurar microalbuminúria, assim, é recomendado o monitoramento contínuo do paciente. Exames mais específicos para identificar a origem da proteinúria, como a eletroforese de proteínas urinárias e o Western blotting, podem ser empregados, entretanto são procedimentos de técnica laboratorial mais elaborada.[12,93,94]

Por fim, a detecção de cilindros na sedimentoscopia, que constitui uma das etapas do exame de urina, também pode ser um marcador de lesão renal. Os cilindros são condensados de debris celulares e matriz orgânica, formados no interior do lúmen tubular renal. A depender da natureza, podem ter composição majoritária de determinadas substâncias, a exemplo do cilindro hialino, o qual é formado principalmente por albumina e Tamm-Horsfall, proteína sintetizada na porção final do néfron. Assim, a presença de cilindro hialino pode indicar a ocorrência de proteinúria. Os cilindros granulosos, por sua vez, são constituídos de células epiteliais tubulares descamadas, devido à ocorrência de necrose tubular, e podem ser detectados, portanto, nos casos de lesão renal isquêmica ou tóxica. Os cilindros céreos resultam de grave estase urinária e, no geral, são encontrados em quadros de lesão renal avançada com oligúria.[92,95]

A avaliação do perfil sanguíneo eletrolítico e acidobásico também deve fazer parte da investigação diagnóstica e do acompanhamento clínico-laboratorial do paciente doente renal crônico, uma vez que desequilíbrios dessa natureza costumam ser frequentes; acidose metabólica normoclorêmica (ânion gap alto) ou hiperclorêmica podem ser constatadas na hemogasometria com mensuração de eletrólitos, sendo alterações determinantes para a orientação de conduta terapêutica, no que se refere especialmente à suplementação com bicarbonato de sódio, a ser discutida nos próximos itens deste capítulo.[96,97]

As alterações eletrolíticas (sódio, cloreto, potássio, magnésio, cálcio e fósforo) podem ocorrer, principalmente, nos estadiamentos mais avançados. Em felinos submetidos à fluidoterapia subcutânea com volume de manutenção, discreta hipernatremia em geral pode ser observada, como também associada à oligodipsia, ou mesmo quando empregada a suplementação com bicarbonato de sódio. A hiponatremia, por sua vez, pode ocorrer em casos de perda de fluido gástrico (êmeses frequentes) ou pela não ingestão de sódio (anorexia). Quanto aos distúrbios do cloro, bicarbonatúria pode resultar em hipercloremia, ao passo

que episódios eméticos frequentes podem ocasionar hipocloremia devido à perda de ácido clorídrico. Conforme mencionado anteriormente, a ocorrência de hipopotassemia é comum em gatos doentes renais crônicos que apresentam PU e/ou anorexia, já a hiperpotassemia pode estar associada à oligúria ou anúria, principalmente nos casos de descompensação súbita da função renal (fase de agudização) ou, ainda, nos casos de acidose metabólica, devido ao shift extracelular de potássio.[98-102]

Alterações relativas ao magnésio, cálcio e fósforo geralmente também são observadas em gatos com DRC, particularmente naqueles com distúrbios do metabolismo ósseo-mineral. A hipermagnesemia pode ocorrer quando há grave comprometimento da TFG, e a hipomagnesemia, por sua vez, pode ser resultante de anorexia, desnutrição, diarreia crônica e PU; ambas as alterações nas concentrações sanguíneas de magnésio já foram associadas à diminuição do tempo da sobrevida em gatos doentes renais crônicos.[98,103,104]

Quanto ao cálcio, a ocorrência de hipocalcemia em geral está associada à hipovitaminose D e ao desenvolvimento de HPTSR nos gatos com DRC. Já a hipercalcemia pode ser observada em casos de hipervitaminose D, decorrente de suplementação inadequada ou, menos frequentemente, nos casos de hiperparatireoidismo persistente.[105-107] Ainda, o diagnóstico diferencial de hipercalcemia idiopática felina (HIF) deve ser considerado, uma vez que essa condição pode ocorrer em até 30% dos casos de DRC e nefrolitíase.[108]

A hiperfosfatemia é uma grave consequência da DRC e denota redução significativa da TFG. Embora seja identificada em fase mais tardia, os distúrbios do metabolismo do fósforo ocorrem desde os estadiamentos iniciais da DRC, quando as concentrações séricas de FGF-23 e, a posteriori, de paratormônio (PTH) já encontram-se aumentadas.[74,109,110] Essas duas fosfatoninas atuam na regulação das concentrações sanguíneas de fósforo e com os metabólitos da vitamina D_3 – $25(OH)D_3$; $1,25(OH)_2 D_3$; $24,25(OH)_2 D_3$; e $1,24,25(OH)_2 D_3$ – constituem, juntas, as variáveis laboratoriais a serem avaliadas sempre que possível, para a investigação dos DMOMs-DRC;[105,111] entretanto, devido ao alto custo e à necessidade de padronização da técnica/método laboratorial, esses parâmetros ainda não costumam ser rotineiramente mensurados.

Além da avaliação dos marcadores de função e lesão renal, dos perfis acidobásico e eletrolítico, bem como das variáveis laboratoriais relacionadas ao DMOM-DRC, a análise do perfil hematológico dos gatos doentes renais crônicos é fundamental, tanto para corroborar o diagnóstico como para o acompanhamento clínico. Isso porque a detecção de anemia normocítica, normocrômica e arregenerativa (hemograma com contagem plaquetária e contagem de reticulócitos) é relativamente frequente, estando associada, principalmente, à deficiência de eritropoetina.[84]

Diagnóstico por imagem

Os exames de imagem, a exemplo da radiografia e da ultrassonografia abdominal, são indispensáveis para o estabelecimento do diagnóstico de DRC, uma vez que auxiliam na visibilização de lesões renais estruturais. Em gatos, a radiografia e a ultrassonografia abdominal podem ser relevantes quando há suspeita de nefrolitíase e/ou ureterolitíase concomitante; nesses casos, em mais de 98% das vezes, os cálculos são compostos de OxCa e, assim, costumam ser facilmente identificados pela aparência radiopaca e formadora de sombra acústica.[112,113]

O exame ultrassonográfico abdominal pode fornecer informações relevantes quanto a tamanho, forma e contorno dos rins e dos ureteres, além de permitir a visibilização da cavidade retroperitoneal. Em gatos no estadiamento avançado da DRC, associada à nefrite tubulointersticial crônica, amiloidose renal, glomerulonefrite crônica ou pielonefrite crônica, é possível observar o aumento de ecogenicidade da região cortical dos rins e, frequentemente, da região medular, o que resulta na redução ou perda da relação corticomedular. Nesses casos de DRC avançada, os rins podem apresentar tamanho reduzido e contornos irregulares, com arquitetura pouco definida; também é comum a ocorrência de mineralização do parênquima renal (nefrocalcinose), o que pode dificultar a diferenciação entre microcálculos em pelve em alguns casos. A hipoecogenicidade da cortical, por sua vez, pode ocorrer em pacientes com linfoma renal, acompanhada de renomegalia, massas ou nódulos hipoecoicos.[114]

O sinal de margem medular, caracterizado por uma faixa localizada na região externa da medula renal, paralelamente à junção corticomedular, pode ser encontrado em casos de nefrite tubulointersticial crônica, no entanto, é considerado um achado pouco específico, pois também já foi identificado em indivíduos saudáveis, com necrose tubular aguda (NTA), PIF e linfoma renal.[114]

O exame ultrassonográfico abdominal pode ser igualmente empregado para o diagnóstico de DRC associada às lesões de caráter cavitário, como nos quadros de cistos reais, DRPAD e pseudocisto perinéfrico. Nos dois primeiros casos, os cistos são visibilizados como estruturas de paredes finas, esféricas ou ovoides, de tamanhos variáveis e conteúdo anecoico. Nos casos de pseudocisto perinéfrico, há acúmulo de fluido entre o córtex e a cápsula renal, resultante de doença parenquimatosa subjacente, normalmente DRC. Assim, o exame ultrassonográfico abdominal é o método considerado padrão-ouro para identificar as referidas alterações.[114]

É importante ressaltar que nem sempre as alterações estruturais visibilizadas por meio do exame ultrassonográfico dos rins serão acompanhadas de alterações funcionais, identificadas nos testes laboratoriais; sendo assim, os resultados dos exames complementares, tanto de imagem como laboratoriais, devem ser interpretados com base nos dados da anamnese e do exame clínico.[114]

ESTADIAMENTO DA DOENÇA RENAL CRÔNICA

O estadiamento da DRC é pautado pelos critérios propostos pela IRIS, que classifica a doença de acordo com estadios baseados na função renal, proteinúria e pressão arterial sistêmica (Quadro 163.1); para as avaliações mencionadas, o paciente deve estar hidratado e não estressado para que os resultados obtidos sejam precisos para a correta categorização, estabelecimento de prognóstico e indicação de manejo adequado para cada fase da doença ou do estadio em que o paciente se encontra.[12]

São indicadas pelo menos duas mensurações séricas de creatinina, comumente utilizada para estimar indiretamente a TFG em cães, gatos e humanos.[12,22] Essas mensurações devem ser realizadas com um intervalo de 2 a 4 semanas e quando os resultados apresentarem uma variância menor do que 20 a 25% e o paciente encontrar-se estável; nessa condição, então, pode ser definida a classificação de acordo com os estadios propostos pela IRIS.[12]

Os valores de creatinina podem apresentar variações interlaboratoriais, como também em face das características específicas de cada paciente, como raça, idade, gênero, escore de condição corporal e escore de massa muscular, além de causas pré e pós-renais. Com a progressão da DRC, uma manifestação clínica muito comum é a perda de massa muscular, principalmente em gatos, sendo essa alteração de grande valia no momento da interpretação dos resultados laboratoriais.[19]

Em 2019, foram incluídos como parte do estadiamento inicial os valores séricos de SDMA, os quais também devem ser acessados em pelo menos dois momentos distintos, quando necessário. A utilização desse biomarcador é indicada para complementar os exames já existentes, e estudos recentes demonstram ter boa correlação com a TFG, principalmente quando mensurado em animais que apresentam sarcopenia.[90,91,115] Ademais, é um marcador muito sensível, que parece ter mínimo impacto em relação à massa muscular ou à dieta; outrossim, segundo alguns estudos realizados em cães e gatos, demonstrou ser mais precoce frente ao diagnóstico quando comparado à creatinina. Porém, embora pareça ser muito promissor, segundo a IRIS, a recomendação ideal é de que esses dois marcadores (creatinina e SDMA) sejam mensurados de maneira concomitante quando se julgar necessário, pois ainda não são completamente elucidados os fatores que possam influenciar seus resultados.[12,90]

Para o subestadiamento da DRC, os animais são avaliados quanto à ausência ou presença de proteinúria pela determinação da RPCU e quanto à presença ou não de HAS.[12]

No estadio 1, o animal não apresenta azotemia. A concentração de creatinina sérica fica na faixa de normalidade e a de SDMA sérico é normal ou discretamente aumentada. Alguma outra anormalidade renal estará presente, como a incapacidade de concentração urinária (ao se descartar uma causa extrarrenal), palpação renal anormal ou achados anormais na imagem renal, proteinúria de origem renal e resultados anormais obtidos em casos de biopsia renal. Já no estadio 2 da DRC, a creatinina sérica apresenta-se na faixa de normalidade ou discretamente aumentada, assim, o animal possivelmente apresentará discreta azotemia renal, o SDMA, por sua vez, poderá estar discretamente aumentado; nessa fase, o felino com DRC pode ou não apresentar manifestações clínicas como perda de apetite, emagrecimento e inclusive êmese, além de discreta PU e PD. No estadio 3, o animal apresentará azotemia renal de magnitude moderada; nessa fase, além das manifestações referentes às disfunções renais, poderá também ocorrer manifestações por causas extrarrenais, sendo estas de caráter individual. Na sequência, quando no estadio 4 da DRC, há maior possibilidade de serem observadas manifestações clínicas sistêmicas, além de crises urêmicas.[12]

Quanto ao subestadiamento da DRC, consideram-se para a avaliação a magnitude da proteinúria e a da HAS. Para obter resultado confiável da RPCU, deve-se realizar, na mesma amostra de urina em que foi determinada a RPCU, a urinálise e a cultura da urina para confirmar a ausência de infecção bacteriana, sangramento ou inflamação, pois essas condições

QUADRO 163.1	Definições apresentadas pela IRIS para classificação da DRC em gatos.		
Estadiamento da DRC em felinos – IRIS			
Baseado nas concentrações séricas de creatinina (mg/dℓ) e SDMA (μg/dℓ)			
Estadio I	**Estadio II**	**Estadio III**	**Estadio IV**
Creatinina < 1,6	Creatinina 1,6 a 2,8	Creatinina 2,9 a 5	Creatinina > 5
SDMA < 18	SDMA 18 a 25	SDMA 26 a 38	SDMA > 38
Subestadiamento da DRC em felinos			
Baseado na proteinúria (RPCU)			
Não proteinúrico	**Proteinúria limítrofe – questionável**		**Proteinúria**
< 0,2	0,2 a 0,4		> 0,4
Subestadiamento da DRC em felinos			
Baseado na mensuração da pressão arterial sistêmica (PAS)			
Normotensão	**Pré-hipertensão**	**Hipertensão**	**Hipertensão grave**
< 140 mmHg	140 a 159 mmHg	160 a 179 mmHg	≥ 180 mmHg

podem aumentar falsamente os valores de RPCU, ou seja, não deve haver elementos no sedimento urinário, denominado na literatura como "sedimento ativo", que possam interferir na mensuração da proteína. Resultados de RPCU < 0,2 são classificados como não proteinúricos; entre 0,2 e 0,4 são considerados *borderliner*, isto é, a proteinúria encontra-se no valor limítrofe e deve ser reavaliada em 2 meses; e, no caso de a proteinúria ser persistente, com valores de RPCU superiores a 0,4, classifica-se como proteinúricos.[12] A menos que a RPCU esteja acentuadamente elevada ou inferior a 0,2, a persistência ou a ausência da proteinúria deve ser confirmada pela repetição da RPCU, realizada por 2 a 3 vezes, durante o período de pelo menos 2 semanas. A média obtida dessas determinações deve ser considerada para classificar o paciente como não proteinúrico, *borderline* proteinúrico ou proteinúrico.[19] Estudos já demonstraram que a persistência da proteinúria (valores de RPCU superiores a 0,4) tem associação com o aumento de mortalidade, além de maior progressão da doença renal em felinos.[17]

Com relação à pressão arterial sistêmica sistólica (PAS), a classificação ocorre da seguinte forma:[12]

- Normotensos: quando as mensurações de PAS se mantiverem abaixo de 140 mmHg
- Pré-hipertensos: quando as mensurações oscilarem entre 140 e 159 mmHg
- Hipertensos: quando as mensurações de PAS apresentarem-se no intervalo de 160 a 179 mmHg
- Hipertensos graves: quando valores de PAS forem iguais ou superiores a 180 mmHg.

Assim como para a proteinúria, para confirmação dos valores fidedignos da pressão arterial as mensurações devem ser realizadas conforme as recomendações dos procedimentos e das técnicas[116] ainda em 2 a 3 vezes durante o decorrer de uma 1 ou 2 semanas, em ambiente calmo e sem estresse (Figura 163.3). Hipertensão está associada com aumento do risco de doenças cardiovasculares, além do risco de lesões em órgãos-alvo como cérebro, coração, rins e olhos.[19,87,88]

TRATAMENTO DE ROTINA

Os objetivos para preconização do tratamento rotineiro da DRC em gatos são o controle e a manutenção do estado clínico, como também a redução da velocidade de progressão ou da perda de néfrons. Assim, os pilares a serem considerados consistem em: (a) manejo nutricional adequado; (b) manutenção do equilíbrio hidreletrolítico e acidobásico; (c) retardo do desenvolvimento dos DMOMs; (d) controle da pressão arterial sistêmica; (e) redução da proteinúria; e (f) correção da anemia.[11,18,29,113]

Manejo nutricional

O manejo nutricional adequado de gatos com DRC objetiva: atender às necessidades nutricionais e energéticas; evitar ou atenuar as manifestações e consequências clínicas da uremia; mitigar os distúrbios hidreletrolíticos, acidobásico e minerais; retardar a progressão da DRC; e aumentar a sobrevida.[117,118]

A dieta de prescrição para nefropatas é uma das mais importantes condutas. São dietas alcalinizantes que apresentam baixos teores de proteína e fosfato, além de serem enriquecidas com ômega-3. Resultados de estudos clínicos demonstraram que o uso em pacientes felinos doentes renais crônicos reduziu a acidose metabólica e os episódios de crises urêmicas, como também retardou o desenvolvimento dos DMOMs e aumentou a sobrevida. Apesar de promissores, esses resultados devem ser interpretados à luz de um importante viés: os efeitos benéficos obtidos nos estudos devem-se aos teores restritos de proteína com alto valor biológico e de fosfato.[119-121]

Recentemente, um estudo *crossover* buscou elucidar, ao menos em parte, esse viés. Para tanto, 23 gatos com DRC de ocorrência natural, no estadiamento 1, receberam dietas com teores de fósforo semelhantes e com teores de proteína variados (25,9%, 36,8% e 31,9%). Comparativamente, foi observada redução significativa nas concentrações plasmáticas de toxinas urêmicas e nos valores da RPCU relacionadas com a dieta com menor teor de proteína, entretanto, as concentrações de creatinina sérica não diferiram.[122] Dessa forma, até o conhecimento atual, os efeitos isolados da restrição proteica e de fosfato sobre a função renal e a sobrevida, a longo prazo, de gatos nos estadiamentos iniciais da DRC ainda precisam ser elucidados.

Para gatos, a introdução de dietas de prescrição para nefropatas, segundo a IRIS, é recomendada a partir do estadiamento 2 da DRC. No Brasil, está disponível uma dieta comercial (Purina Pro Plan® Veterinary Diets – NF Kidney Function Early Care) com teores normais de proteína e restrição de fosfato, o que pode auxiliar, simultaneamente, na manutenção do escore de massa muscular (relevante preocupação no caso de felinos, carnívoros estritos) e no controle das concentrações séricas de fósforo. O uso de dietas úmidas deve ser sempre recomendado, com o intuito de proporcionar a ingestão hídrica.

É importante ressaltar que a dieta de prescrição para nefropatas deve ser recomendada para animais estáveis clinicamente, uma vez que a aversão ao alimento pode ocorrer naqueles casos em que o paciente esteja internado devido à descompensação da função renal ou à crise urêmica, pois em geral apresentam-se nauseados. Para esses casos, os antieméticos de ação central, como citrato de maropitant, mirtazapina e ondansetrona, podem ser indicados. Dentre os medicamentos supracitados, destaca-se o efeito da mirtazapina em felinos doentes renais crônicos nos estadiamentos 2 e 3; quando administrado na dose de 1,88 mg/gato, por via oral (VO), a cada 48 horas, por 3 semanas, esse fármaco foi eficaz em reduzir os episódios eméticos e melhorar o apetite, com ganho de peso.[123] Ademais, é importante salientar que, embora não haja evidências para a recomendação profilática de protetores gástricos, o inibidor da bomba de próton, omeprazol, pode ser administrado na dose de 0,5 a 1 mg/kg, a cada 12 a 24 horas, caso o médico-veterinário considere necessário.[124] Também sugere-se oferecer alimentos ou dieta de prescrição com diferentes apresentações para que o gato tenha a opção de escolher a que melhor se adapta, ou

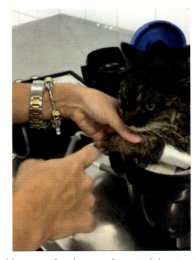

Figura 163.3 Mensuração da pressão arterial em gato com doença renal crônica em posição esternal, em ambiente sem estresse, com o uso de Doppler. (Imagem gentilmente cedida por Alexandre M. Ruiz.)

seja, seca ou úmida, principalmente no estadio avançado, a fim de evitar a desnutrição e o aumento do catabolismo proteico endógeno (Figura 163.4).

Nos casos de disorexia ou anorexia, a instituição de nutrição enteral, por meio de sonda nasoesofágica a curto prazo ou sonda esofágica ou gástrica a longo prazo pode ser preconizada. Como vantagens, a sonda esofágica fornece o adequado suporte nutricional, auxilia na manutenção da hidratação por meio da oferta de água livre e ainda facilita o manejo medicamentoso da DRC, o que, por sua vez, pode melhorar a aderência do tutor ao tratamento.[16]

Manutenção do equilíbrio hidreletrolítico e acidobásico

À medida que a DRC progride, os desequilíbrios hidreletrolíticos e acidobásico agravam-se, haja vista o papel fundamental que os rins exercem na regulação da água e de solutos. Inicialmente, o estímulo à ingestão hídrica por meio do uso de fontes de água (Figura 163.5) ou oferta de dieta úmida pode auxiliar na manutenção da hidratação. Entretanto, a recomendação de fluidoterapia pode ser necessária nos casos em que a ingesta hídrica já é insuficiente para manter a homeostase;[16] essa recomendação deve ser criteriosa, pois a administração de fluidos sem necessidade pode causar hipervolemia e efeitos adversos, como HAS, dispneia decorrente de efusão pleural e edema de subcutâneo.[125]

Em casos de discreta desidratação, soluções isotônicas poliônicas, como a de Lactato de Ringer ou de solução fisiológica (NaCl a 0,9%), podem ser indicadas por via subcutânea (SC); já nos quadros de desidratação moderada a intensa, recomenda-se a fluidoterapia por via intravenosa (IV) ou, dependendo da avaliação do quadro clínico geral, pela via SC na desidratação moderada. A necessidade de fluidoterapia pode ser frequente nos pacientes que apresentam desidratação persistente, devido à perda significativa da capacidade renal de concentração urinária; nesses casos, a fluidoterapia pela via SC, realizada de 2 a 3 vezes/semana, com o volume de infusão variando de 75 a 150 mℓ/gato (a depender do estado de hidratação e da tolerância do paciente), pode ser realizada em domicílio pelo próprio tutor, devidamente orientado pelo médico-veterinário, com o intuito de amenizar o estresse do animal ocasionado pela ida ao consultório.[16,97,126]

Como já comentado anteriormente, no caso de felinos, deve-se dar atenção especial ao monitoramento da fluidoterapia, uma vez que a sobrecarga volêmica pode ocorrer com frequência em gatos em decorrência do leito vascular reduzido quando comparado aos cães. Dessa forma, é necessário buscar sempre o balanço neutro de fluidos, a fim de evitar complicações, principalmente efusão pleural e HAS.[16,126] Como medida de avaliação indireta durante a fluidoterapia, a aferição do peso corporal poderá trazer informações adicionais, possibilitando verificar, por exemplo, se o aumento do peso em curto espaço de tempo estaria relacionado ao excesso de administração de volume, e não ao ganho de peso pelo aumento da massa muscular ou do tecido adiposo.[125]

Ainda, para avaliar adequadamente a desidratação, deve-se considerar o conjunto dos parâmetros clínicos e laboratoriais. O emagrecimento e a caquexia, por exemplo, causam diminuição da elasticidade da pele que pode não estar relacionada com a perda de água no meio intersticial.[125]

Quanto às alterações eletrolíticas, os gatos doentes renais crônicos frequentemente apresentam hipopotassemia. Quando há déficit significativo (K$^+$ sérico inferior a 3,5 mEq/ℓ), a correção poderá ser feita por meio da realização de fluidoterapia com solução cristaloide isotônica, acrescida de cloreto de potássio, respeitando-se a velocidade de infusão máxima de 0,5 mEq/kg/h, IV (Quadro 163.2). A suplementação de cloreto de potássio também pode ser realizada por meio de fluidoterapia com solução cristaloide isotônica pela via SC, com a ressalva de que a concentração da solução não deve ultrapassar 35 mEq/ℓ.[97,126]

Nos casos de hipopotassemia persistente (K$^+$ sérico abaixo de 3,5 mEq/ℓ), comumente associada à PU e anorexia, o uso de gliconato de potássio (1 a 2 mmol/kg/dia) ou de citrato de potássio (40 a 60 mg/kg/dia, dose subdividida 2 ou 3 vezes/dia), VO, pode ser recomendado, e a administração deve ser feita preferencialmente nas refeições.[11]

A prescrição de citrato de potássio, na dose de 150 mg/kg/dia, VO, pode ser particularmente interessante nos casos em que haja ocorrência concomitante de hipopotassemia e acidose metabólica, pois além de auxiliar na correção do potássio sérico, pela propriedade alcalinizante, também contribuirá na correção da acidose. Assim, a indicação de um único medicamento a ser

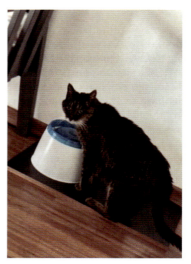

Figura 163.5 Uso de fonte elétrica de água para manter e estimular a ingestão de água por gato com doença renal crônica. (Imagem gentilmente cedida por Alexandre M. Ruiz.)

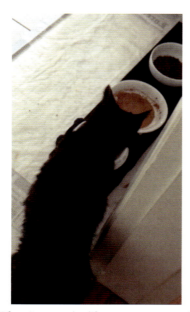

Figura 163.4 Oferecimento de diferentes apresentações de alimentos para o gato com doença renal crônica, com o intuito de estimular a ingestão. (Imagem gentilmente cedida por Alexandre M. Ruiz.)

QUADRO 163.2	Suplementação intravenosa de cloreto de potássio em 250 mℓ de solução isotônica.*	
K⁺ sérico (mEq/ℓ)	mEq de K⁺ em 250 mℓ	Velocidade máxima de inf. (0,5 mEq/kg/h)
< 2	20	6 mℓ/kg/h
2,1 a 2,5	15	8 mℓ/kg/h
2,6 a 3	10	12 mℓ/kg/h
3,1 a 3,5	7	18 mℓ/kg/h
3,6 a 4,9	5	25 mℓ/kg/h

*Considerar a ampola de cloreto de potássio (KCl) de 10 mℓ a 19,1%. (Adaptado de di Bartola, 2012.[97])

administrado para corrigir dois desequilíbrios simultâneos pode amenizar o estresse do paciente e contribuir para a aderência do tutor à terapia.[11,127]

O bicarbonato de sódio, na dose de 8 a 12 mg/kg, VO, de 1 a 4 vezes/dia, pode ser preconizado quando a concentração do bicarbonato sanguíneo (venoso) for inferior a 16 mmol/ℓ em pacientes clinicamente estáveis.[11,16] Nos casos de acidose metabólica grave (pH < 7,2) e/ou bicarbonato < 12 mEq/ℓ, a suplementação de bicarbonato de sódio por via IV deve ser indicada; o volume a ser infundido pode ser calculado a partir do déficit de base multiplicado pelo peso vivo (PV) em quilogramas, e o total obtido deve ser então multiplicado pela constante 0,3, conforme demonstrado a seguir:

$$\text{Reposição intravenosa de bicarbonato de sódio (mℓ)} = \text{déficit de base} \times \text{PV} \times 0,3$$

Recomenda-se, inicialmente, a reposição de um terço da quantidade de bicarbonato de sódio calculada, seguida da reavaliação clínica e laboratorial do animal, com o intuito de verificar a real necessidade de reposição do volume total. Ressalta-se a necessidade da diluição do volume de bicarbonato de sódio a ser infundido em solução livre de cálcio, preferencialmente de água destilada ou NaCl a 0,9%, não sendo indicadas as soluções de Ringer que contêm cálcio. Os principais efeitos adversos relatados com o uso do bicarbonato de sódio são: hiperosmolaridade, hipernatremia, hipopotassemia e hipocalcemia.[128]

Tratamento dos distúrbios do metabolismo ósseo-mineral

Os DMOMs são caracterizados por alterações clínicas, bioquímicas, ósseas e extraósseas frequentemente presentes na DRC. O distúrbio mais prevalente em gatos doentes renais crônicos é o HPTSR, o qual se manifesta tardiamente, embora seu desenvolvimento já ocorra no curso inicial da DRC.[86,129] Os DMOMs contribuem diretamente para a progressão da DRC e, por conseguinte, para o aumento da mortalidade; diante disso, intervenções que visam postergá-los são fundamentais para o adequado tratamento da DRC.[86]

As principais medidas terapêuticas que objetivam atenuar ou retardar o desenvolvimento dos DMOMs são:[11,14]

- Uso de dieta de prescrição para nefropatas
- Utilização de quelantes de fósforo
- Suplementação com calcitriol.

Segundo a IRIS, as concentrações de fósforo sérico devem ser mantidas dentro de faixas de referências específicas para essa afecção, de acordo com o estadiamento da DRC, não baseadas nos valores de referências atribuídos à população saudável, no geral apresentados nos laudos pelos laboratórios. Nos estadios 1 e 2, a concentração sérica de fósforo deve ser mantida inferior a 4,6 mg/dℓ e acima de 2,7 mg/dℓ, respectivamente; no estadio 3, deve ser mantida entre 2,7 e 5 mg/dℓ; no estadio 4, recomenda-se que a concentração sérica de fósforo seja de 2,7 a 6 mg/dℓ.[11]

A dieta de prescrição para nefropatas é considerada a primeira linha de tratamento para o controle da hiperfosfatemia. Após 30 dias de ingestão exclusiva da dieta, caso o paciente ainda apresente concentrações séricas de fósforo superiores ao esperado, recomenda-se, então, a administração associada de quelantes de fósforo, administrados nas refeições com o intuito de reduzir a biodisponibilidade do mineral para a absorção intestinal. Dentre os quelantes de fósforo recomendados para os felinos, o mais comumente indicado é o hidróxido de alumínio, cuja dose recomendada é de 30 a 60 mg/kg/dia, podendo ser fracionada de 2 a 4 vezes, a depender da frequência do hábito alimentar.[130]

O calcitriol é a forma ativa da vitamina D_3, que exerce importantes efeitos no metabolismo do cálcio, entre eles, inibir a síntese e a liberação do PTH. Dessa forma, a suplementação com calcitriol pode colaborar para o retardo do desenvolvimento do HPTSR, conforme observado em estudos prévios em humanos e em cães.[131,132] Em gatos doentes renais crônicos, entretanto, os efeitos benéficos da suplementação com calcitriol ainda não foram robustamente comprovados.[133] Por essa razão (embora o uso do calcitriol seja fortemente recomendado para cães doentes renais crônicos nos estadios 3 e 4), suscita-se que as evidências para a indicação nos felinos ainda são fracas, de modo que as atuais diretrizes da IRIS não recomendam a prescrição de calcitriol no tratamento da DRC na referida espécie.[11]

Tratamento da hipertensão arterial sistêmica

A HAS pode levar ao desenvolvimento de lesões cardiovasculares, renais, oculares e no sistema nervoso central, as quais são denominadas "lesões em órgãos-alvo"; o risco para o desenvolvimento dessas lesões aumenta conforme a gravidade da hipertensão, assim, dada a prevalência de 60% de HAS em gatos doentes renais crônicos, as diretrizes da IRIS recomendam que esses pacientes sejam subestadiados conforme os valores de pressão arterial sistólica (PAsist) e que o tratamento anti-hipertensivo seja indicado mediante a identificação de lesões em órgãos-alvo ou se a PAsist se mantiver persistentemente acima de 160 mmHg, em avaliações prospectivas.

O besilato de anlodipino, um bloqueador do canal de cálcio (BCC), na dose de 0,125 mg/kg a 0,25 mg/kg, 1 vez/dia, ou a telmisartana, um bloqueador do receptor de angiotensina II (BRA), na dose de 2 mg/kg, 1 vez/dia, podem ser recomendados para o controle da HAS. Para o monitoramento da terapia anti-hipertensiva, o animal deve ser reavaliado clinicamente dentro de 7 a 10 dias; porém, quando há lesão em órgão-alvo, a reavaliação deverá ser feita em até 3 dias. O objetivo é manter a PAS entre 120 mmHg e 140 mmHg; caso seja constatada PAS superior a 160 mmHg, deve-se considerar o aumento da dose ou, ainda, a associação de duas classes de anti-hipertensivos, ressaltando que há contraindicação para o uso dos BCCs e BRAs em pacientes desidratados, pois há o risco de desenvolver azotemia pré-renal e renal de etiologia isquêmica, ou seja, piora da função renal.[11,134,135]

Tratamento da proteinúria

Os gatos doentes renais crônicos são subestadiados de acordo com os valores da RPCU, conforme as diretrizes da IRIS; assim, esses animais podem ser então classificados como não proteinúricos (RPCU < 0,2), proteinúricos na faixa limítrofe (0,2 ≤ RPCU

≤ 0,4) ou proteinúricos (RPCU > 0,4). Como a proteinúria e a sua magnitude estão intimamente associadas à progressão da DRC, é recomendado que o manejo e a conduta terapêutica dos gatos proteinúricos consistam em dieta de prescrição para nefropatas e administração de fármacos cuja atuação diminua a pressão glomerular, pois trata-se de proteinúria de origem glomerular. Aqueles considerados não proteinúricos ou proteinúricos na faixa limítrofe, por sua vez, não requerem intervenção terapêutica, devendo ser apenas monitorados.[11,17,136]

Os inibidores da enzima conversora de angiotensina (IECA), na dose de 0,25 a 0,50 mg/kg, 2 vezes/dia, ou dos BRAs, na dose de 1 mg/kg, 1 vez/dia, podem ser preconizados. Entretanto, após 7 dias do início da medicação, para o controle de efeitos adversos, as concentrações séricas de creatinina e de potássio devem ser determinadas, sendo considerado como tolerável o aumento de até 30% acima do valor basal da creatinina sérica (observado antes do início da terapia), para os animais nos estadios 1 e 2 da DRC. No estadio 3, o aumento de creatinina sérica dos gatos deve ser de até 10%; no estadio 4, o aumento na creatinina sérica, em comparação ao valor basal, não deve ser tolerado. A concentração sérica de potássio não deve exceder 6 mmol/ℓ, em qualquer estadio, sob o risco de desenvolvimento de arritmias cardíacas.[11,94,136,137]

No atinente à eficácia da terapia medicamentosa, espera-se que haja a diminuição dos valores da RPCU, com a redução de pelo menos 50% dos patamares iniciais e acompanhada da ausência de importantes alterações nas concentrações de creatinina sérica. Não obstante, caso não ocorra a redução dos valores da RPCU, ou seja, caso os valores permaneçam superiores a 0,4, pode ser considerado aumentar a dose do IECA para o valor maior do intervalo da posologia, isto é, de 0,5 mg/kg/dia, pois em geral, para início da terapia, é recomendada a dose menor (0,25 mg/kg). Nos casos de hipoalbuminemia intensa (albumina sérica < 2 g/dℓ) concomitante à proteinúria, recomenda-se o uso de clopidogrel, na dose de 10 a 18,75 mg/dia, devido ao risco de eventos tromboembólicos.[11,138].

Tratamento da anemia

A EPO, hormônio produzido pelos fibroblastos peritubulares, é responsável pela síntese e diferenciação de hemácias. Gatos doentes renais crônicos, particularmente nos estadios tardios, podem apresentar deficiência na eritropoese, sendo essa a principal causa de anemia arregenerativa. Além da deficiência na síntese de EPO, a mielofibrose induzida pelo HPTSR também pode comprometer a eritropoese. Outras causas de anemia na DRC incluem: a redução da meia-vida das hemácias, o que pode estar associado à acidose metabólica e ao ambiente urêmico (ação das toxinas urêmicas); e às perdas sanguíneas, causadas por ulcerações gastrintestinais. Desse modo, a abordagem terapêutica da anemia na DRC deve ser direcionada de modo a considerar a origem multifatorial da anemia.[84]

Considerando a deficiência na síntese de eritropoetina como a principal causa de anemia na DRC, indica-se a administração dos estimulantes da eritropoese quando os valores do hematócrito (Ht) persistem menores ou iguais a 20% (Ht ≤ 20%). Pode ser recomendada a eritropoetina recombinante humana (rh-EPO), que apresenta cerca de 89% de homologia com a felina, ou a darbepoetina alfa. A dose da rh-EPO é de 100 UI/kg, SC, 3 vezes/semana, até que o HT atinja valores iguais ou superiores a 25% (≥ 25%); posteriormente, recomenda-se a continuidade com a dose de manutenção de 50 a 100 UI/kg, 1 a 2 vezes/semana, sempre com acompanhamento das determinações do Ht. Duas importantes complicações da terapia com rh-EPO consistem no desenvolvimento de HAS e de aplasia pura de células vermelhas.[16,84]

A darbepoetina alfa estimula a eritropoese, sendo o fármaco de eleição para os felinos, na dose inicial de 1 µg/kg, SC, 1 vez/semana, até alcançar Ht ≥ 25%; na sequência, preconiza-se a manutenção da dose, mas com frequência de administração maior, a cada 2 ou 3 semanas; outra possibilidade seria reduzir a dose para 0,05 µg/kg e adotar a frequência de aplicação semanal.[84,139]

A administração dos fármacos estimulantes da eritropoese deve estar associada à suplementação de ferro elementar, na dose de 50 a 100 mg/gato, VO, a cada 24 horas; caso ocorra pouca efetividade, devido à baixa absorção intestinal de ferro, a suplementação de ferro dextrana pode ser preconizada por via intramuscular (IM), mensalmente, na dose de 50 mg/gato.[16,84]

Atentar ainda para a possibilidade de suplementação com vitaminas hidrossolúveis do complexo B, haja vista a presença de PU ou fluidoterapia acompanhada de diurese. Essas situações culminam na perda dessas vitaminas pela urina, que, além de anemia, podem cursar com anorexia.[20]

PROGNÓSTICO

Muitos gatos doentes renais crônicos costumam conviver bem com a enfermidade, mantendo-se clinicamente estáveis por longos períodos, apesar da etiologia multifatorial da DRC. A resposta individual deve ser considerada como inerente ao paciente, mas também é vulnerável a outros fatores, como: empenho do tutor em aderir ao tratamento (manejo e terapia); efeitos adversos dos medicamentos, que podem afetar a função renal; causas pré-renais de diversas etiologias; e, por fim, resposta do animal às intervenções terapêuticas instituídas.[113,127] Entretanto, nos casos de DRC de rápida evolução ou cujo diagnóstico ocorre tardiamente, o prognóstico da doença é de reservado a mau, dada a natureza irreversível das lesões, com sobrevida média de 6 meses a 1 ano.[3,10,16] Constituem fatores prognósticos negativos da DRC: ocorrência de anemia, proteinúria, HAS, acidose metabólica e hipopotassemia.[16,140]

PERSPECTIVAS

O uso terapêutico das células tronco-mesenquimais (CTMs) na medicina regenerativa mostrou-se atrativo, pois, além das características de autorrenovação e diferenciação, esse tipo celular apresenta a capacidade de migrar para os locais de lesão tecidual e de modular a resposta imunoinflamatória. Os efeitos desejáveis das CTMs envolvem ainda a síntese e a secreção de moléculas bioativas, que apresentam potencial pró-regenerativo e mostraram-se benéficas em diversos estudos. Dois ensaios clínicos em felinos com DRC demonstraram a eficácia e a segurança da aplicação de CTMs provenientes de tecido adiposo. Os efeitos da terapia celular sobre a função renal, entretanto, não foram conclusivos em ambos os estudos, provavelmente devido ao limitado número de animais utilizados e ao curto tempo de acompanhamento clínico.[141,142] Nesse contexto, ainda há muito a ser investigado, principalmente em relação à caracterização e à obtenção adequadas das CTMs, pois antes de sua aplicação é preciso haver a certificação e, portanto, o desenvolvimento de estudos robustos que atestem a qualidade e a propriedade das CTMs.

O importante papel do microbioma intestinal e sua inter-relação com a DRC também têm ganhado muito espaço e atenção frente à possibilidade de novas estratégias terapêuticas a serem utilizadas como alternativas promissoras na DRC.[143,144] Visto que uma grande variabilidade de microrganismos habita o TGI dos animais, desempenhando papéis muito importantes na manutenção da saúde do hospedeiro e influenciando a nutrição, o metabolismo, o sistema imune e até mesmo o comportamento desses animais, entender o papel da microbiota intestinal e sua relação com a DRC pode ser uma estratégia na elucidação desse sistema, direcionando a novas alternativas terapêuticas tanto de prevenção como de manutenção.[143,145,146]

Com o anseio de identificar e diagnosticar cada vez mais precocemente a DRC, novas possibilidades de avaliação laboratorial também estão sendo aprimoradas na área da nefrologia veterinária. A metabolômica é uma dessas estratégias, a qual envolve a identificação e a quantificação de pequenas moléculas presentes em amostras biológicas. Tendo como objetivo a sinalização de alterações no metabolismo animal sob diferentes condições, esse método se mostra muito promissor para o entendimento da fisiopatologia de doenças crônicas, como a DRC.[147,148]

REFERÊNCIAS BIBLIOGRÁFICAS

1. Cianciolo RE, Benali SL, Aresu L. Aging in the canine kidney. Vet Path. 2016;53(2):299-308.
2. Day MJ. Ageing, immunosenescence and inflammageing in the dog and cat. J Comp Pathol. 2010;142(1):S60-9.
3. Brown CA, Elliott J, Schmiedt CW, Brown SA. Chronic kidney disease in aged cats:clinical features, morphology, and proposed pathogeneses. Vet Path. 2016;53(2):309-26.
4. Lund EM, Armstrong PJ, Kirk CA, Kolar LM, Klausner JS. Health *status* and population characteristics of dogs and cats examined at private veterinary practices in the United States. J Am Vet Med Assoc. 1999;214(9):1336-41.
5. Marino CL, Lascelles BDX, Vaden SL, Gruen ME, Marks SL. Prevalence and classification of chronic kidney disease in cats randomly selected from four age groups and in cats recruited for degenerative joint disease studies. J Feline Med Surg. 2014;16(6):465-72.
6. Jepson RE. Current understanding of the pathogenesis of progressive chronic kidney disease in cats. Vet Clin North Am Small Anim Pract. 2016;46(6):1015-48.
7. Quimby JM, Maranon DG, Battaglia CLR, McLeland SM, Brock WT, Bailey SM. Feline chronic kidney disease is associated with shortened telomeres and increased cellular senescence. Am J Physiol Renal Physiol. 2013;305(3):295-303.
8. Bellows J, Center S, Daristotle L, Estrada AH, Flickinger EA, Horwitz DF *et al.* Aging in cats:common physical and functional changes. J Feline Med Surg. 2016;18(7):533-50.
9. Romagnani P, Remuzzi G, Glassock R, Levin A, Jager KJ, Tonelli M *et al.* Chronic kidney disease. Nat Rev Dis Primers. 2017;3:17088.
10. Cowgill LD, Polzin DJ, Elliott J, Nabity MB, Segev G, Grauer GF *et al.* Is progressive chronic kidney disease a slow acute kidney injury? Vet Clin North Am Small Anim Pract. 2016;46(6):995-1013.
11. International Renal Interest Society. Staging of CKD based on blood creatinine and SDMA concentrations; 2019. Disponível em: http://www.iriskidney.com/pdf/IRIS_Staging_of_CKD_modified_2019.pdf. Acesso em: 07 jul. 2022.
12. Elliott J, White J. Overview of the IRIS staging system for CKD; 2019. Disponível em: http://www.iriskidney.com/education/education/staging_system.html. Acesso em: 07 jul. 2022.
13. Boyd LM, Langston C, Thompson K, Zivin K, Imanishi M. Survival in cats with naturally occurring chronic kidney disease (2000-2002). J Vet Intern Med. 2008;22(5):1111-7.
14. Foster JD. Update on mineral and bone disorders in chronic kidney disease. Vet Clin North Am Small Anim Pract. 2016;46(6):1131-49.
15. Reynolds BS, Lefebvre HP. Feline CKD:pathophysiology and risk factors – what do we know? J Feline Med Surg. 2013;15(1):3-14.
16. Sparkes AH, Caney S, Chalhoub S, Elliott J, Finch N, Gajanayake I *et al.* ISFM consensus guidelines on the diagnosis and management of feline chronic kidney disease. J Feline Med Surg. 2016;18(3):219-39.
17. Syme HM. Proteinuria in cats. Prognostic marker or mediator? J Feline Med Surg. 2009;11(3):211-18.
18. Bartges JW. Chronic kidney disease in dogs and cats. Vet Clin North Am Small Anim Pract. 2012;42(4):669-92.
19. Polzin DJ. Chronic kidney disease. In:Bartges J, Polzin D (Orgs.). Nephrology and urology of small animals. West Sussex, UK: Wiley-Blackwell; 2011. p. 433-71.
20. Polzin DJ. Chronic kidney disease. In:Ettinger SJ, Feldman EC, Côté E (Orgs.). Textbook of veterinary internal medicine. 8. ed. St Louis: Elsevier; 2017. p. 4693-734.
21. Finch NC, Syme HM, Elliott J. Risk factors for development of chronic kidney disease in cats. J Vet Intern Med. 2016;30(2):602-10.
22. KDIGO 2012 Clinical Practice Guideline for the Evaluation and Management of Chronic Kidney Disease; 2012 [cited 2021 Dec 23]. Disponível em: https://www.kidney-international.org/
23. Bartges J, Polzin DJ (Orgs.). Nephrology and urology of small animals. Chichester, West Sussex, UK: Blackwell Publishing Ltd; 2011.
24. Chew DJ, Dibartola SP, Schenck P. Canine and feline nephrology and urology. 2. ed. St. Louis, Mo: Elsevier Saunders; 2011.
25. Greco DS. Congenital and inherited renal disease of small animals. Vet Clin North Am Small Anim Pract. 2001;31(2):393-99.
26. Lees GE. Congenital renal diseases. Vet Clin North Am Small Anim Pract. 1996;26(6):1379-99.
27. Lulich JP, Osborne CA, Lawler DF, O'Brien TD, Johnston GR, O'Leary TP. Urologic disorders of immature cats. Vet Clin North Am Small Anim Pract. 1987;17(3):663-96.
28. Seiler GS, Rhodes J, Cianciolo R, Casal ML. Ultrasonographic findings in cairn terriers with preclinical renal dysplasia. Vet Radiol Ultrasound. 2010;51(4):453-7.
29. Elliott J, Grauer GF, Westropp JL (Orgs.). BSAVA manual of canine and feline nephrology and urology. 3. ed. Quedgeley: British Small Animal Veterinary Association; 2017.
30. Azizi S, Kheirandish R, Yazdanpour H. Histopathologic features of a unilateral renal dysplasia in a cat (Felis domestica). Comp Clin Pathol. 2010;19(5):445-7.
31. Aresu L, Zanatta R, Pregel P, Caliari D, Tursi M, Valenza F *et al.* Bilateral juvenile renal dysplasia in a Norwegian Forest Cat. J Feline Med Surg. 2009;11(4):530-4.
32. Woldemeskel M. A Concise review of amyloidosis in animals. Vet Med Int. 2012;2012:1-11.
33. van der Linde-Sipman JS, Niewold TA, Tooten PCJ, de Neijs-Backer M, Gruys E. Generalized AA-amyloidosis in siamese and oriental cats. Vet Immunol Immunopathol. 1997;56(1-2):1-10.
34. Boyce JT, DiBartola SP, Chew DJ, Gasper PW. Familial renal amyloidosis in abyssinian cats. Vet Pathol. 1984;21(1):33-8.
35. Cornec-Le Gall E, Alam A, Perrone RD. Autosomal dominant polycystic kidney disease. Lancet. 2019;393(10174):919-35.
36. Guerra JM, Freitas MF, Daniel AG, Pellegrino A, Cardoso NC, de Castro I *et al.* Age-based ultrasonographic criteria for diagnosis of autosomal dominant polycystic kidney disease in Persian cats. J Feline Med Surg. 2019;21(2):156-64.
37. Guerra JM, Cardoso NC, Daniel AGT, Onuchic LF, Cogliati B. Prevalence of autosomal dominant polycystic kidney disease in Persian and Persian-related cats in Brazil. Braz J Biol. 2020;81(2):392-97.
38. Lyons LA. Feline polycystic kidney disease mutation identified in PKD1. J Am Soc Nephrol. 2004;15(10):2548-55.
39. Bilgen N, Bişkin Türkmen M, Çınar Kul B, Isparta S, Şen Y, Akkurt MY *et al.* Prevalence of PKD1 gene mutation in cats in Turkey and pathogenesis of feline polycystic kidney disease. J Vet Diagn Invest. 2020;32(4):549-55.
40. Hartmann K, Pennisi MG, Dorsch R. Infectious agents in feline chronic kidney disease. Adv Small Anim Care. 2020;1:189-206.
41. Poli A, Tozon N, Guidi G, Pistello M. Renal alterations in feline immuno-deficiency virus (FIV)-infected cats:a natural model of lentivirus-induced renal disease changes. Viruses. 2012;4(9):1372-89.
42. Poli A, Falcone ML, Bigalli L, Massi C, Hofmann-Lehmann R, Lombardi S *et al.* Circulating immune complexes and analysis of renal immune deposits in feline immunodeficiency virus-infected cats. Clin Exp Immunol. 1995;101(2):254-58.
43. Rossi F, Aresu L, Martini V, Trez D, Zanetti R, Coppola LM *et al.* Immune-complex glomerulonephritis in cats:a retrospective study based on clinico-pathological data, histopathology and ultrastructural features. BMC Vet Res. 2019;15(1):303.
44. Poli A, Abramo F, Matteucci D, Baldinotti F, Pistello M, Lombardi S *et al.* Renal involvement in feline immunodeficiency virus infection: p24 antigen detection, virus isolation and PCR analysis. Vet Immunol Immunopathol. 1995;46(1-2):13-20.
45. Kipar A, Bellmann S, Kremendahl J, Köhler K, Reinacher M. Cellular composition, coronavirus antigen expression and production of specific antibodies in lesions in feline infectious peritonitis. Vet Immunol Immunopathol. 1998;65(2-4):243-57.
46. Riemer F, Kuehner KA, Ritz S, Sauter-Louis C, Hartmann K. Clinical and laboratory features of cats with feline infectious peritonitis – a retrospective study of 231 confirmed cases (2000–2010). J Feline Med Surg. 2016;18(4):348-56.
47. Sutummaporn K, Suzuki K, Machida N, Mizutani T, Park E, Morikawa S *et al.* Association of feline morbillivirus infection with defined pathological changes in cat kidney tissues. Vet Microbiol. 2019;228:12-9.
48. Woo PCY, Lau SKP, Wong BHL, Fan RYY, Wong AYP, Zhang AJX *et al.* Feline morbillivirus, a previously undescribed paramyxovirus associated with tubulointerstitial nephritis in domestic cats. Proc Natl Acad Sci. 2012;109(14):5435-40.

49. De Luca E, Crisi PE, Di Domenico M, Malatesta D, Vincifori G, Di Tommaso M et al. A real-time RT-PCR assay for molecular identification and quantitation of feline morbillivirus RNA from biological specimens. J Virol Methods. 2018;258:24-8.

50. Rodriguez J, Blais M-C, Lapointe C, Arsenault J, Carioto L, Harel J. Serologic and urinary PCR survey of leptospirosis in healthy cats and in cats with kidney disease. J Vet Intern Med. 2014;28(2):284-93.

51. Shropshire SB, Veir JK, Morris AK, Lappin MR. Evaluation of the Leptospira species microscopic agglutination test in experimentally vaccinated cats and Leptospira species seropositivity in aged azotemic client-owned cats. J Feline Med Surg. 2016;18(10):768-72.

52. Hindar C, Chang Y, Syme HM, Jepson RE. The association of bacteriuria with survival and disease progression in cats with azotemic chronic kidney disease. J Vet Intern Med. 2020;34(6):2516-24.

53. Cannon AB, Westropp JL, Ruby AL, Kass PH. Evaluation of trends in urolith composition in cats: 5,230 cases (1985–2004). J Am Vet Med Assoc. 2007;231(4):570-76.

54. Ross SJ, Osborne CA, Lekcharoensuk C, Koehler LA, Polzin DJ. A case-control study of the effects of nephrolithiasis in cats with chronic kidney disease. J Am Vet Med Assoc. 2007;230(12):1854-59.

55. Berent A. New techniques on the horizon. J Feline Med Surg. 16(1):51-65.

56. Adams WH, Daniel GB, Legendre AM. Investigation of the effects of hyperthyroidism on renal function in the cat. Can J Vet Res. 1997;61(1):53-6.

57. Chacar FC, Guimarães-Okamoto PTC, Melchert A. Implicações renais do hipertireoidismo felino – revisão. Vet Zootec. 2015;22(1):8-14.

58. Baker M, Perazella MA. NSAIDs in CKD: are they safe? Am J Kidney Dis. 2020;76(4):546-57.

59. Monteiro B, Steagall PVM, Lascelles BDX, Robertson S, Murrell JC, Kronen PW et al. Long-term use of non-steroidal anti-inflammatory drugs in cats with chronic kidney disease: from controversy to optimism. J Small Anim Pract. 2019;60(8):459-62.

60. KuKanich K, George C, Roush JK, Sharp S, Farace G, Yerramilli M et al. Effects of low-dose meloxicam in cats with chronic kidney disease. J Feline Med Surg. 2021;23(2):138-48.

61. Ferenbach DA, Bonventre JV. Mechanisms of maladaptive repair after AKI leading to accelerated kidney ageing and CKD. Nat Rev Nephrol. 2015;11(5):264-76.

62. Stenvinkel P, Painer J, Kuro-o M, Lanaspa M, Arnold W, Ruf T et al. Novel treatment strategies for chronic kidney disease: insights from the animal kingdom. Nat Rev Nephrol. 2018;14(4):265-84.

63. Pimenta MM, Reche-Júnior A, Freitas MF, Kogika MM, Hagiwara MK. Estudo da ocorrência de litíase renal e ureteral em gatos com doença renal crônica. Pesqui Vet Bras. 2014;34(6):555-61.

64. Böswald LF, Kienzle E, Dobenecker B. Observation about phosphorus and protein supply in cats and dogs prior to the diagnosis of chronic kidney disease. J Anim Physiol Anim Nutr. 2018;102(1):31-6.

65. Alexander J, Stockman J, Atwal J, Butterwick R, Colyer A, Elliott D et al. Effects of the long-term feeding of diets enriched with inorganic phosphorus on the adult feline kidney and phosphorus metabolism. Br J Nutr. 2019;121(3):249-69.

66. Dobenecker B, Webel A, Reese S, Kienzle E. Effect of a high phosphorus diet on indicators of renal health in cats. J Feline Med Surg. 2018;20(4):339-43.

67. Liu Y. Cellular and molecular mechanisms of renal fibrosis. Nat Rev Nephrol. 2011;7(12):684-96.

68. Chakrabarti S, Syme HM, Brown CA, Elliott J. Histomorphometry of feline chronic kidney disease and correlation with markers of renal dysfunction. Vet Pathol. 2013;50(1):147-55.

69. Lawson J, Elliott J, Wheeler-Jones C, Syme H, Jepson R. Renal fibrosis in feline chronic kidney disease: known mediators and mechanisms of injury. Vet J. 2015;203(1):18-26.

70. Kramann R, DiRocco DP, Maarouf OH, Humphreys BD. Matrix-producing cells in chronic kidney disease:origin, regulation, and activation. Curr Pathobiol Rep. 2013;1(4):301-11.

71. Lawson JS, Liu HH, Syme HM, Purcell R, Wheeler-Jones CPD, Elliott J. The cat as a naturally occurring model of renal interstitial fibrosis: characterisation of primary feline proximal tubular epithelial cells and comparative pro-fibrotic effects of TGF-β1. PLoS One. 2018;13(8):1-24.

72. Bijsmans ES, Jepson RE, Chang YM, Syme HM, Elliott J. Changes in systolic blood pressure over time in healthy cats and cats with chronic kidney disease. J Vet Intern Med. 2015;29(3):855-61.

73. Bodey AR, Sansom J. Epidemiological study of blood pressure in domestic cats. J Small Anim Pract. 1998;39(12):567-73.

74. Finch NC, Geddes RF, Syme HM, Elliott J. Fibroblast growth factor 23 (FGF-23) concentrations in cats with early nonazotemic chronic kidney disease (CKD) and in healthy geriatric cats. J Vet Intern Med. 2013;27(2):227-33.

75. Hardcastle MR, Dittmer KE. Fibroblast growth factor 23: a new dimension to diseases of calcium-phosphorus metabolism. Vet Pathol. 2015;52(5):770-84.

76. Hu MC, Shi M, Zhang J, Quiñones H, Griffith C, Kuro-o M et al. Klotho deficiency causes vascular calcification in chronic kidney disease. J Ame Soc Nephrol. 2011;22(1):124-36.

77. Lindberg K, Amin R, Moe OW, Hu MC, Erben RG, Wernerson AÖ et al. The kidney is the principal organ mediating Klotho effects. Hist Environ:Policy Pract. 2014;5(2):210-25.

78. Vaden SL. Glomerular Disease. Top Companion Anim Med. 2011;26(3):128-34.

79. Ahmad J. Management of diabetic nephropathy: recent progress and future perspective. Diabetes Metab Synd. 2015;9(4):343-58.

80. Sumnu A. Primary glomerular diseases in the elderly. World J Nephrol. 2015;4(2):263.

81. Cianciolo RE, Brown CA, Mohr FC, Spangler WL, Aresu L, van der Lugt JJ et al. Pathologic evaluation of canine renal biopsies: methods for identifying features that differentiate immune-mediated glomerulonephrites from other categories of glomerular diseases. J Vet Intern Med. 2013;27(1):S10-8.

82. Klosterman ES, Moore GE, de Brito Galvao JF, DiBartola SP, Groman RP, Whittemore JC et al. Comparison of signalment, clinicopathologic findings, histologic diagnosis, and prognosis in dogs with glomerular disease with or without nephrotic syndrome. J Vet Intern Med. 2011;25(2):206-14.

83. Little SE (Org.). The cat. St Louis, Missouri: Elsevier; 2011.

84. Chalhoub S, Langston CE, Eatroff A. Anemia of renal disease. What it is, what to do and what's new. J Feline Med Surg. 2011;13(9):629-40.

85. Gnudi G, Bertoni G, Luppi A, Cantoni AM. Unusual hyperparathyroidism in a cat. Vet Radiol Ultrasound. 2001;42(3):250-53.

86. Segev G, Meltzer H, Shipov A. Does secondary renal osteopathy exist in companion animals? Vet Clin North Am Small Anim Pract. 2016;46(6):1151-62.

87. Finco DR. Association of systemic hypertension with renal injury in dogs with induced renal failure. J Vet Intern Med. 2004;18(3):289-94.

88. Bartges JW, Willis AM, Polzin DJ. Hypertension and renal disease. Vet Clin North Am Small Anim Pract. 1996;26(6):1331-45.

89. Berent AC. Ureteral obstructions in dogs and cats: a review of traditional and new interventional diagnostic and therapeutic options. J Vet Emerg Crit Care. 2011;21(2):86-103.

90. Hall JA, Yerramilli M, Obare E, Yerramilli M, Jewell DE. Comparison of serum concentrations of symmetric dimethylarginine and creatinine as kidney function biomarkers in cats with chronic kidney disease. J Vet Intern Med. 2014;28(6):1676-83.

91. Sargent HJ, Elliott J, Jepson RE. The new age of renal biomarkers: does SDMA solve all of our problems? J Small Anim Pract. 2021;62(2):71-81.

92. Reppas G, Foster SF. Practical urinalysis in the cat. J Feline Med Surg. 2016;18(3):190-202.

93. Chacar F, Kogika M, Sanches TR, Caragelasco D, Martorelli C, Rodrigues C et al. Urinary Tamm-Horsfall protein, albumin, vitamin D-binding protein, and retinol-binding protein as early biomarkers of chronic kidney disease in dogs. Physiol Rep. 2017;5(11):e13262.

94. IRIS Canine Study Group, Brown S, Elliott J, Francey T, Polzin D et al. Consensus recommendations for standard therapy of glomerular disease in dogs. J Vet Intern Med. 2013;27:S27-43.

95. Reppas G, Foster SF. Practical urinalysis in the cat. J Feline Med Surg. 2016;18(5):373-85.

96. Elliott J, Syme HM, Markwell PJ. Acid-base balance of cats with chronic renal failure: effect of deterioration in renal function. J Small Anim Pract. 2003;44(6):261-68.

97. di Bartola SP. Fluid, electrolyte, and acid-base disorders in small animal practice. Elsevier; 2012.

98. Bateman SW. Magnesium: a quick reference. Vet ClinNorth Am Small Anim Pract. 2008;38(3):467-70.

99. Biondo AW, de Morais HA. Chloride: a quick reference. Vet Clin North Am Small Anim Pract. 2008;38(3):459-65.

100. de Morais HA, DiBartola SP. Hypernatremia: a quick reference. Vet Clin North Am Small Anim Pract. 2008;38(3):485-89.

101. de Morais HA, DiBartola SP. Hyponatremia: a quick reference. Vet Clin North Am Small Anim Pract. 2008;38(3):491-95.

102. Kogika MM, de Morais HA. Hypokalemia: a quick reference. Vet Clin North Am Small Anim Pract. 2008;38(3):481-84.

103. Chacar FC, Kogika MM, Ferreira AC, Kanayama KK, Reche A. Total serum magnesium in cats with chronic kidney disease with nephrolithiasis. J Feline Med Surg. 2019;21(12):1172-80.

104. van den Broek DHN, Chang Y-M, Elliott J, Jepson RE. Prognostic importance of plasma total magnesium in a cohort of cats with azotemic chronic kidney disease. J Vet Intern Med. 2018;32(4):1359-71.

105. Chacar FC, Kogika MM, Zafalon RVA, Brunetto MA. Vitamin D metabolism and its role in mineral and bone disorders in chronic kidney disease in humans, dogs and cats. Metabol. 2020;10(12):499.

106. Parker VJ, Rudinsky AJ, Chew DJ. Vitamin D metabolism in canine and feline medicine. J Am Vet Med Assoc. 2017;250(11):1259-69.

107. van den Broek DHN, Chang Y-M, Elliott J, Jepson RE. Chronic kidney disease in cats and the risk of total hypercalcemia. J Vet Intern Med. 2017;31(2):465-75.

108. Midkiff AM, Chew DJ, Randolph JF, Center SA, DiBartola SP. Idiopathic hypercalcemia in cats. J Vet Intern Med. 2000;14(6):619-26.

109. Brito Galvao JF, Nagode LA, Schenck PA, Chew DJ. Calcitriol, calcidiol, parathyroid hormone, and fibroblast growth factor-23 interactions in chronic kidney disease. J Vet Emerg Crit Care. 2013;23(2):134-62.

110. Finch NC, Syme HM, Elliott J. Parathyroid hormone concentration in geriatric cats with various degrees of renal function. J Am Vet Med Assoc. 2012;241(10):1326-35.

111. Zafalon RVA, Risolia LW, Pedrinelli V, Vendramini THA, Rodrigues RBA, Amaral AR et al. Vitamin D metabolism in dogs and cats and its relation to diseases not associated with bone metabolism. J Anim Physiol Anim Nutr. 2020;104(1):322-42.

112. Lulich JP, Osborne CA. Changing paradigms in the diagnosis of urolithiasis. Vet Clin North Am Small Anim Pract. 2009;39(1):79-91.

113. Polzin DJ. Chronic kidney disease in small animals. Vet Clin North Am Small Anim Pract. 2011;41(1):15-30.

114. Griffin S. Feline abdominal ultrasonography: what's normal? What's abnormal? The kidneys and perinephric space. J Feline Med Surg. 2020;22(5):409-27.

115. Braff J, Obare E, Yerramilli M, Elliott J, Yerramilli M. Relationship between serum symmetric dimethylarginine concentration and glomerular filtration rate in cats. J Vet Intern Med. 2014;28(6):1699-701.

116. Taylor SS, Sparkes AH, Briscoe K, Carter J, Sala SC, Jepson RE et al. ISFM consensus guidelines on the diagnosis and management of hypertension in cats. J Feline Med Surg. 2017;19(3):288-303.

117. Elliott DA. Nutritional management of chronic renal disease in dogs and cats. Vet Clin North Am Small Anim Pract. 2006;36(6):1377-84.

118. Parker VJ. Nutritional management for dogs and cats with chronic kidney disease. Vet Clin North Am Small Anim Pract. 2021;51(3):685-710.

119. Elliott J, Rawlings JM, Markwell PJ, Barber PJ. Survival of cats with naturally occurring chronic renal failure:effect of dietary management. J Small Anim Pract. 2000;41(6):235-42.

120. Geddes RF, Elliott J, Syme HM. The effect of feeding a renal diet on plasma fibroblast growth factor 23 concentrations in cats with stable azotemic chronic kidney disease. J Vet Intern Med. 2013;27(6):1354-61.

121. Ross SJ, Osborne CA, Kirk CA, Lowry SR, Koehler LA, Polzin DJ. Clinical evaluation of dietary modification for treatment of spontaneous chronic kidney disease in cats. J Am Vet Med Assoc. 2006;229(6):949-57.

122. Ephraim E, Jewell DE. High protein consumption with controlled phosphorus level increases plasma concentrations of uremic toxins in cats with early chronic kidney disease. Food Sci Nutr. 2021;7(2):1-8.

123. Quimby JM, Lunn KF. Mirtazapine as an appetite stimulant and antiemetic in cats with chronic kidney disease:a masked placebo-controlled crossover clinical trial. Vet J. 2013;197(3):651-5.

124. Marks SL, Kook PH, Papich MG, Tolbert MK, Willard MD. ACVIM consensus statement: support for rational administration of gastrointestinal protectants to dogs and cats. J Vet Intern Med. 2018;32(6):1823-40.

125. Langston C, Eatroff A. Less is more – fluid therapy for kidney disease. J Feline Med Surg. 2012;14(11):773.

126. Langston C. Managing fluid and electrolyte disorders in kidney disease. Vet Clin North Am Small Anim Pract. 2017;47(2):471-90.

127. Polzin DJ. Evidence-based step-wise approach to managing chronic kidney disease in dogs and cats. J Vet Emerg Crit Care. 2013;23(2):205-15.

128. Hopper K. Is bicarbonate therapy useful? Vet Clin North Am Small Anim Pract. 2017;47(2):343-49.

129. Kidney Disease: improving Global Outcomes (KDIGO) CKD Work Group, 2017. Clinical practice guideline update for the diagnosis, evaluation, prevention, and treatment of chronic kidney disease–mineral and bone disorder (CKD-MBD). Kidney International Supplement. 7(1):60.

130. Kidder AC, Chew D. Treatment options for hyperphosphatemia in feline CKD: what's out there? J Feline Med Surg. 2009;11(11):913-24.

131. Coyne DW, Goldberg S, Faber M, Ghossein C, Sprague SM. A randomized multicenter trial of paricalcitol *versus* calcitriol for secondary hyperparathyroidism in stages 3-4 CKD. Clin J Am Soc Nephrol. 2014;9(9):1620-26.

132. Polzin DJ, Ross S, Osborne C, Lulich J, Swanson L. Clinical benefit of calcitriol in canine chronic kidney disease. J Vet Intern Med. 2005;19(433).

133. Hostutler RA, DiBartola SP, Chew DJ, Nagode LA, Schenck PA, Rajala-Schultz PJ et al. Comparison of the effects of daily and intermittent-dose calcitriol on serum parathyroid hormone and ionized calcium concentrations in normal cats and cats with chronic renal failure. J Vet Intern Med. 2006;20(6):1307-13.

134. Acierno MJ, Brown S, Coleman AE, Jepson RE, Papich M, Stepien RL et al. ACVIM consensus statement: guidelines for the identification, evaluation, and management of systemic hypertension in dogs and cats. J Vet Intern Med. 2018;32(6):1803-22.

135. Glaus TM, Elliott J, Herberich E, Zimmering T, Albrecht B. Efficacy of long-term oral telmisartan treatment in cats with hypertension:results of a prospective European clinical trial. J Vet Intern Med. 2019;33(2):413-22.

136. Vaden SL, Elliott J. Management of proteinuria in dogs and cats with chronic kidney disease. Vet Clin North Am Small Anim Pract. 2016; 46(6):1115-30.

137. Lees GE, Brown SA, Elliott J, Grauer GF, Vaden SL. Assessment and management of proteinuria in dogs and cats:2004 ACVIM Forum Consensus Statement (Small Animal). J Vet Intern Med. 2005;19(3):377-85.

138. Quimby J. Management of chronic kidney disease. In: Clinical Small Animal Internal Medicine. Wiley; 2020. p. 1165-73.

139. Chalhoub S, Langston CE, Farrelly J. The use of darbepoetin to stimulate erythropoiesis in anemia of chronic kidney disease in cats: 25 cases. J Vet Intern Med. 2012;26(2):363-9.

140. Chakrabarti S, Syme HM, Elliott J. Clinicopathological variables predicting progression of azotemia in cats with chronic kidney disease. J Vet Intern Med. 2012;26(2):275-81.

141. Quimby JM, Webb TL, Randall E, Marolf A, Valdes-Martinez A, Dow SW. Assessment of intravenous adipose-derived allogeneic mesenchymal stem cells for the treatment of feline chronic kidney disease:a randomized, placebo-controlled clinical trial in eight cats. J Feline Med Surg. 2016;18(2):165-71.

142. Thomson AL, Berent AC, Weisse C, Langston CE. Intra-arterial renal infusion of autologous mesenchymal stem cells for treatment of chronic kidney disease in cats: phase I clinical trial. J Vet Intern Med. 2019;33(3):1353-61.

143. Ramezani A, Raj DS. The gut microbiome, kidney disease, and targeted interventions. J Am Soc Nephrol. 2014;25(4):657-70.

144. Sampaio-Maia B, Simões-Silva L, Pestana M, Araujo R, Soares-Silva IJ. The role of the gut microbiome on chronic kidney disease. Adv Appl Microbiol. 2016;96:65-94.

145. Suchodolski JS, Camacho J, Steiner JM. Analysis of bacterial diversity in the canine duodenum, jejunum, ileum, and colon by comparative 16S rRNA gene analysis. FEMS Microbiol Ecol. 2008;66(3):567-78.

146. Nallu A, Sharma S, Ramezani A, Muralidharan J, Raj D. Gut microbiome in chronic kidney disease: challenges and opportunities. Transl Res. 2017;179:24-37.

147. Rivera-Vélez SM, Villarino NF. Feline urine metabolomic signature: characterization of low-molecular-weight substances in urine from domestic cats. J Feline Med Surg. 2018;20(2):155-63.

148. Weiss RH, Kim K. Metabolomics in the study of kidney diseases. Nat Rev Nephrol. 2012;8(1):22-33.

164
Nefrolitíase em Gatos

Fernanda Chicharo Chacar • Bruna Ruberti • Marcio Antonio Brunetto • Márcia Mery Kogika

INTRODUÇÃO

Desde 1990, tem sido observado um aumento na frequência de cálculos urinários de oxalato de cálcio (OxCa) em gatos. Paralelamente, uma maior ocorrência de cálculos no trato urinário superior também tem sido relatada, com a composição de OxCa sendo responsável por até 98% dos casos. Uma possível razão para o aumento da urolitíase por OxCa em gatos foi o uso de dietas comerciais acidificantes.[1]

Dietas acidificantes com restrição de magnésio foram amplamente prescritas para o manejo da urolitíase por estruvita, uma vez que os cálculos à base de fosfato triplo magnesiano eram os mais prevalentes antes da década de 1990. Todavia, essas dietas podem levar ao aumento do *turnover* ósseo e à hipercalciúria, a qual, por sua vez, é considerada o fator de risco mais importante para a ocorrência de cálculos renais à base de cálcio em gatos.[1,2]

Embora a dieta e a hipercalciúria possam contribuir para o desenvolvimento de nefrolitíase, sabe-se que sua origem é multifatorial, ou seja, diversos fatores (ambientais, genéticos e metabólicos) podem estar envolvidos nessa síndrome.[3,4] A identificação dos referidos fatores nos pacientes acometidos é de suma importância para a adequada instituição terapêutica e manejo preventivo, dadas as complicações inerentes à nefrolitíase e suas repercussões clínicas, tal como a ocorrência de ureterolitíase, com consequente obstrução ureteral.[5]

O processo obstrutivo compromete o fluxo urinário na pelve renal e nos ureteres, o que pode levar à redução do fluxo sanguíneo renal (FSR) em mais de 40% nas primeiras 24 horas e, após 15 dias, à diminuição da taxa de filtração glomerular (TFG) em mais de 50%. Além disso, também predispõe ao desenvolvimento de hidronefrose e pielonefrite.[6,7]

Atualmente, os exames de imagem e as técnicas minimamente invasivas, a exemplo dos recursos na área de endourologia, possibilitam maior acurácia diagnóstica e melhores resultados quanto ao tratamento da ureterolitíase; entretanto, ainda hoje, as taxas de recorrência mantêm-se acima de 40%,[6,8] motivo pelo qual se faz necessário o estudo cada vez mais aprofundado da etiopatogenia da nefrolitíase em gatos e seus mecanismos. Este capítulo objetiva, então, discutir os principais aspectos da nefrolitíase em felinos e suas peculiaridades, com informações úteis para a prática clínica e com ilustrações de casos interessantes de rotina.

EPIDEMIOLOGIA

A nefrolitíase é comum em gatos de meia-idade a idosos, no entanto, maior frequência nos adultos jovens tem sido observada.[9-11] Comparativamente, em humanos, a taxa de incidência de nefrolitíase pediátrica vem aumentando em todo o mundo. A causa permanece obscura e, como em gatos, os cálculos renais à base de cálcio são os mais comuns em crianças, com taxas de recorrência semelhantes, cerca de 40%.[12] Nesses casos, anormalidades genéticas ou metabólicas foram associadas ao desenvolvimento dos cálculos. Até onde se sabe, nenhum distúrbio genético é conhecido em gatos; já em cães, recentemente, a urolitíase hereditária por OxCa tipo I foi relatada, a qual é caracterizada pelo defeito na reabsorção tubular distal de cálcio, levando à hipercalciúria.[13] Em felinos, alterações metabólicas foram relatadas como um fator associado a cálculos renais nessa espécie, a exemplo da hipercalcemia idiopática felina (HIF), cujo papel no desenvolvimento de nefrolitíase será discutido adiante.[3]

Quanto à predisposição racial, gatos de pelo longo, a exemplo dos Persas e Himalaios, são propensos a formar cálculos à base de OxCa;[14] gatos mestiços, por sua vez, são menos predispostos a desenvolverem nefrolitíase em comparação às demais raças.[15] O gênero não influencia a predisposição.[6,11,14]

A obesidade é considerada um dos fatores de risco mais significativos associados ao desenvolvimento de cálculos.[14,16,17] Entretanto, gatos com nefrolitíase podem apresentar baixo escore de condição corporal (ECC), pois, em mais de 50% dos casos, apresentam doença renal crônica (DRC) concomitante; no caso dos animais idosos, há a tendência natural de baixo peso e menor escore de massa muscular (EMM), a qual deve-se ao desenvolvimento de sarcopenia.[18]

Um estudo recente avaliou os fatores de risco para a obstrução ureteral em gatos. Nesse estudo, idade, sexo, raça, acesso à rua e alterações do metabolismo do cálcio não revelaram relação com a obstrução, ao passo que o uso predominante de dieta úmida reduziu em 15,9 vezes as chances dos animais apresentarem obstrução ureteral, em comparação à dieta seca.[19]

ETIOPATOGENIA

A síndrome da urolitíase é multifatorial. Assim, à ocasião do diagnóstico, diversas causas devem ser consideradas, como as de cunho ambiental, dietético, genético e metabólico.[4] O aumento da incidência de nefrolitíase tem sido observado em todo o mundo, não somente em felinos, mas também em cães e seres humanos. Acredita-se que o estilo de vida sedentário e fatores ambientais, como o aquecimento global, possam estar envolvidos; o aumento da temperatura em áreas com acesso restrito à agua potável, por exemplo, é um fator que pode contribuir para a desidratação e para a redução da ingestão hídrica, as quais, por sua vez, acarretam redução do volume urinário, favorecendo a formação dos cálculos renais.[20-23]

Nesse contexto, o desenvolvimento da nefrolitíase em gatos é ainda mais peculiar, a julgar pelas relações filogênicas desse animal com seu ancestral, proveniente de regiões desérticas do norte da África;[24] assim, os felinos domésticos são carnívoros estritos, ingerem pouca água e apresentam alta capacidade de concentração urinária, características que interferem no pH, na densidade e no volume urinários.[23] Outrossim, o consumo de proteína, a depender da fonte incluída no alimento, pode interferir no pH urinário, tornando-o ácido, o que pode favorecer a formação dos cálculos de OxCa. A ingestão de água livre e voluntária tende a ser limitada nessa espécie, devido à sua alta capacidade de obter esse nutriente a partir do metabolismo de proteínas, gorduras e carboidratos.[25] Além disso, alimentos comerciais de qualidade inferior tendem a apresentar maior conteúdo de minerais. Como resultado, tem-se o aumento da supersaturação urinária relativa, índice não determinado rotineiramente, mas que pode ser inferido por meio da avaliação da densidade urinária (DU). Quanto maior for a densidade, maiores serão a quantidade de solutos e a saturação. A urina supersaturada promove a nucleação heterogênea dos cristais, que é a base para a formação dos cálculos, a ser discutida em detalhes mais adiante.[23,26]

Quanto aos substratos oxalato (Ox) e cálcio (Ca), o primeiro, em animais onívoros, pode ser obtido principalmente por meio de fontes dietéticas; entretanto, em felinos, a maior fonte de Ox é proveniente do metabolismo endógeno, associado ao consumo de dietas com maiores teores de carboidrato.[27] Um estudo realizado em gatos demonstrou que a concentração de Ox na urina foi significativamente influenciada pelo alto consumo de amido, o que também foi associado ao aumento da supersaturação urinária relativa de OxCa.[28] O Ox endógeno também pode ser originado a partir da precursora glicina, presente nos petiscos feitos de couro bovino, que costumam ser menos apreciados pelos gatos, em comparação aos cães.[29]

A maior absorção intestinal de Ox leva à hiperoxalúria, considerada um dos mecanismos patogênicos da nefrolitíase em humanos; a população de bactérias *Oxalobacter formigenes*, que utiliza o Ox como substrato energético, diminuindo, assim, a sua biodisponibilidade para a absorção intestinal, é reduzida em indivíduos com cálculo renal, em comparação aos indivíduos saudáveis, o que também é observado em cães;[29,30] no entanto, em gatos, até onde se sabe, o papel dessas bactérias na prevenção da litíase formada por OxCa ainda precisa ser elucidado. De modo interessante, pacientes humanos com doença inflamatória intestinal (DII) podem apresentar nefrolitíase em quase 40% dos casos, o que sugere alguma associação entre essas comorbidades.[31]

A comunicação entre intestino, rins e ossos tem sido objeto de estudo na patogênese da nefrolitíase em humanos já há algum tempo. Formadores de cálculos renais à base de OxCa que apresentam hipercalciúria idiopática têm aumento do *turnover* ósseo, hiperabsorção intestinal e defeitos na reabsorção renal de cálcio.[32] Em gatos, a hipercalciúria é considerada o fator de risco mais importante para o desenvolvimento de nefrolitíase.[3,16]

Um estudo realizado no Brasil demonstrou a ocorrência de hipercalciúria em 14% dos gatos doentes renais crônicos no estadiamento 2 e 3 com nefrolitíase concomitante, e hipercalcemia foi identificada em 34% dos casos.[11] Os dados provenientes de estudos no exterior são semelhantes e mostram que aproximadamente 35% dos gatos com cálculo renal apresentam hipercalcemia de origem desconhecida; portanto, a HIF tem sido considerada uma causa subjacente de nefrolitíase.[1,33]

A HIF é uma condição caracterizada pelo aumento discreto a grave, persistente, dos valores de cálcio ionizado, com complicações clínicas que variam desde a ocorrência de anorexia até o desenvolvimento de DRC e nefrolitíase, a qual pode estar associada ao aumento da excreção urinária de cálcio, em resposta à hipercalcemia.[1]

Alterações do metabolismo do cálcio podem contribuir para o desenvolvimento da calculose renal em humanos. A hipervitaminose D, por excesso de calcitriol, em associação com a hipercalcemia, por exemplo, já foi relatada em pacientes humanos com cálculos renais formados por OxCa.[34,35] Mutações genéticas nas enzimas de degradação da via catabólica da vitamina D têm sido atribuídas como potenciais causas nesses casos.[36,37] Mutações nos receptores da vitamina D (VDRs, do inglês *vitamin D receptors*) também foram relatadas como causas genéticas de hipercalciúria em ratos e humanos com cálculos renais; não obstante, em felinos, essas mutações ainda não foram descritas.[38,39] Além das alterações no metabolismo da vitamina D, o desenvolvimento de hiperparatireoidismo (HPT) também pode ocasionar nefrolitíase, devido ao efeito hipercalcemiante desse hormônio.[40]

Mecanismos de formação dos cálculos renais

A formação dos cálculos renais compreende a nucleação, o crescimento e a agregação, bem como a retenção dos cristais no ducto coletor, com posterior agregação e/ou nucleação secundária de mais cristais. A *nucleação* é a etapa inicial da formação dos urólitos, processo pelo qual íons livres se associam, gerando partículas microscópicas; os núcleos formam, então, os primeiros cristais que não se dissolvem, sob condições de metassaturação urinária. Na urina, os núcleos geralmente formam alguma superfície, o que é denominado "nucleação heterogênea"; dessa forma, células epiteliais, cilindros urinários, eritrócitos e outros cristais podem atuar como catalizadores da nucleação. A nucleação heterogênea pode ocorrer em níveis menores de saturação urinária, em comparação à homogênea, uma vez que a lesão de células tubulares renais pode promover a formação de cristais de OxCa ao fornecer substrato para a ocorrência da nucleação heterogênea.[26,41]

O *crescimento e a agregação* são caracterizados pela aglomeração de cristais que se formam em uma solução, isto é, os cristais agrupam-se em partículas maiores, compostas essencialmente de matriz mineral e outros componentes orgânicos. Nessa etapa, também pode ocorrer o fenômeno da nucleação secundária, que origina a nucleação de novos cristais na superfície dos previamente formados.[26,41]

A *retenção* consiste na fixação ou ancoragem dos cristais já crescidos nas células epiteliais do túbulo proximal; por isso, essa etapa também é conhecida como *interação cristal-célula*. A interação dos cristais de OxCa com a superfície das células tubulares epiteliais pode lesioná-las, o que contribui para a celeridade do processo de cristalização, por mecanismos ainda pouco elucidados; acredita-se que vias imunoinflamatórias e de estresse oxidativo possam estar envolvidas.[42]

Dessa forma, os cristais formam-se no fluido tubular renal ou no fluido intersticial renal, que se encontram supersaturados dos minerais constituintes do urólito. A supersaturação desses fluidos é decorrente da combinação de vários fatores, como maior excreção urinária do mineral, redução do volume urinário, alterações do pH urinário, entre outros. A supersaturação é o evento físico-químico que favorece a *nucleação heterogênea* e o *crescimento espontâneo dos cristais*, os quais, acrescidos de mais matéria mineral e orgânica, resultam no urólito.[41,43,44]

A supersaturação é expressa como a razão entre a concentração urinária de OxCa ou de fosfato de cálcio e sua solubilidade. Em níveis de supersaturação acima de 1, os cristais podem sofrer os processos de nucleação e crescimento, promovendo a formação dos urólitos, ao passo que se dissolvem em níveis abaixo de 1. A supersaturação de OxCa é independente do pH da urina; entretanto, a supersaturação de fosfato de cálcio aumenta rapidamente em faixas mais alcalinas de pH urinário (pH = 7). Os urólitos de OxCa monoidratados costumam formar-se, inclusive, sobre uma camada inicial de fosfato de cálcio (apatita), originando a placa de Randall.[26,41]

A Placa de Randall origina-se inicialmente a partir de um núcleo, composto de apatita e matriz orgânica, que se encontra na membrana basal da alça de Henle descendente, e, posteriormente, propaga-se para o interstício da papila renal. O dano às células epiteliais expõe a placa à urina supersaturada e, assim, os cálculos de OxCa crescem. O modelo da placa de Randall, a teoria das partículas livres e a das partículas fixas constituem as três hipóteses mais aceitas para explicar a litogênese.[43-45]

Em todas as etapas supracitadas, há a atuação de substâncias naturalmente presentes no fluido tubular e na urina, que interferem de modo a estimular ou a inibir o processo de formação dos cálculos. O aumento da saturação urinária, as variações do pH, a alta concentração de minerais, como cálcio e fosfato, além do baixo volume urinário, são exemplos de promotores da nucleação, crescimento, agregação e retenção dos cristais; já os moduladores podem ser ânions orgânicos e inorgânicos, cátions polivalentes e macromoléculas. O citrato, por exemplo, liga-se ao cálcio, formando um sal solúvel; o pirofosfato inibe a cristalização do OxCa e fosfato de cálcio; o magnésio liga-se ao

Ox e origina um composto solúvel, além de diminuir a disponibilidade deste para a ligação com o cálcio; e a osteopontina e a Tamm-Horsfall são glicoproteínas que agem nas fases de nucleação, crescimento e agregação, inibindo-as.[3,26] A formação dos cálculos renais, em última análise, decorre do desequilíbrio entre as forças litogênicas e as moduladoras.[46]

A Figura 164.1 resume os pontos-chave sobre a etiopatogenia e os mecanismos de formação dos cálculos renais.

MANIFESTAÇÕES CLÍNICAS DA NEFROLITÍASE E URETEROLITÍASE EM GATOS

As manifestações clínicas associadas aos urólitos localizados no trato urinário superior podem ser silenciosas ou inespecíficas, resultando, assim, no diagnóstico tardio, o que pode retardar a implementação das medidas terapêuticas e preventivas.[47-49]

De modo geral, as manifestações clínicas da calculose renal dependem da localização, da quantidade e do tamanho dos urólitos, que podem estar presentes de forma uni ou bilateral, levando à obstrução ureteral parcial ou total. Não obstante, a gravidade das manifestações clínicas dependerá da função do rim contralateral (em casos de obstrução unilateral), além de comorbidades que o paciente venha a apresentar concomitantemente.[47-49]

Como a maioria dos animais com nefrolitíase permanece assintomática, exceto nos casos de condições concomitantes, a exemplo da pielonefrite ou hidronefrose, será dada ênfase às manifestações clínicas observadas nos casos de ureterolitíase, cursando com obstrução aguda ou crônica do ureter.

Manifestações clínicas da obstrução ureteral aguda

Considerado um quadro de emergência na medicina veterinária, a obstrução ureteral aguda (OUA) em felinos necessita de um diagnóstico rápido e preciso para que o manejo terapêutico seja instituído rapidamente.

Presente de forma frequente em situações em que um dos ureteres já se apresenta cronicamente obstruído, a obstrução ureteral contralateral é comum, sendo um quadro agudo que deve ser manejado o mais rápido possível.[5]

As manifestações clínicas relacionadas à uremia, incluindo anorexia e, por vezes, êmese, hipersalivação, hálito urêmico, letargia e nível alterado de consciência, são parte dos sinais que animais com OUA podem apresentar. Essas manifestações também podem ser correlacionadas a episódios de dor abdominal, assim interpretados pelo tutor, em que o animal pode apresentar diminuição ou ausência de micção. No entanto, animais com OUA também podem apresentar poliúria ou volume normal de urina, a depender do grau de obstrução.[50]

Dor aguda também pode ser manifestada como consequência da renomegalia. Com a obstrução, haverá distensão da cápsula renal, onde estão localizados os nociceptores, assim, o animal pode apresentar sinais de dor muitas vezes inespecíficos e não correlacionados à obstrução ureteral.[5]

Manifestações clínicas da obstrução ureteral crônica

Nefrólitos ou ureterólitos que não obstruem a passagem de urina podem persistir por anos nos felinos sem mudanças substanciais tanto na estrutura quanto na função renal, principalmente quando o rim contralateral tem a função preservada. No entanto, quando ocorrem processos obstrutivos ureterais crônicos (OUC), mesmo que o animal não manifeste sinais clínicos inicialmente, ou os sinais sejam inespecíficos e não notados pelo tutor, haverá perda progressiva da função do rim afetado (ou do rim contralateral em casos de compensação do rim oposto) e consequentemente hidronefrose e pielonefrite podem se fazer presentes.[51]

As manifestações clínicas da OUC geralmente são inespecíficas ou mesmo inexistentes; desse modo, o diagnóstico é um achado incidental. Quando há manifestações clínicas, podem ocorrer hematúria, macro ou microscópica. Além disso, a lambedura excessiva da região dorsolombar ou abdominal e vocalização já foram sinais relatados em alguns casos.[48]

Estudo que avaliou um total de 163 felinos com OUC entre os anos de 1984 e 2002 observou os seguintes sinais: anorexia em 45% dos gatos; êmese em 42%; letargia em 31%; perda de peso em 27%; e poliúria e polidipsia em 18%. Outras manifestações, como estrangúria e polaciúria, hematúria e dor à palpação abdominal, fizeram-se presentes em menos de 9% do total.[52]

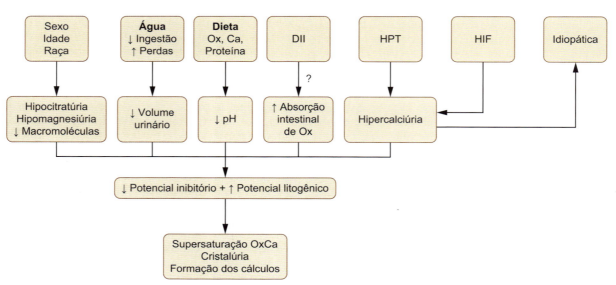

Figura 164.1 Etiologia dos cálculos renais de oxalato de cálcio. DII: doença intestinal inflamatória; PTH: paratormônio; HPT: hiperparatireoidismo; HIF: hipercalcemia idiopática felina; Ox: oxalato; Ca: cálcio. (Adaptada.[46])

ABORDAGEM DIAGNÓSTICA DA NEFROLITÍASE EM GATOS

A abordagem diagnóstica da nefrolitíase em gatos baseia-se no histórico clínico e nos exames laboratoriais e de imagem. Muitos animais podem apresentar-se assintomáticos, e o diagnóstico, muitas vezes, ocorre de modo incidental; outros, entretanto, podem apresentar manifestações inespecíficas, como anorexia, êmese e vocalização, quando há obstrução ureteral.[6]

Exames laboratoriais podem evidenciar azotemia, principalmente se houver DRC concomitante e ureterolitíase.[9] O papel da dimetilarginina simétrica (SDMA, do inglês *symmetric dimethylarginine*), um biomarcador precoce que apresenta boa correlação com a TFG, foi avaliado em um estudo em gatos com nefrolitíase; como resultado, observou-se um aumento das concentrações séricas do SDMA em 92% dos animais, à ocasião do diagnóstico da calculose renal, comparado à creatinina sérica, que aumentou em 17% dos casos. A partir desses resultados, os autores concluíram que o SDMA pode indicar a diminuição da TFG em gatos com nefrolitíase de modo mais precoce do que a creatinina sérica, com a média de até 27 meses de antecedência.[53] Vale ressaltar, entretanto, que, com base no delineamento do estudo, não é possível afirmar que os efeitos observados sobre a TFG, refletidos pelos resultados do SDMA sérico, sejam ocasionados pela presença da nefrolitíase isoladamente ou pela coexistência de DRC nos animais nesse estudo. Em um outro estudo caso-controle, a ocorrência de calculose renal não afetou a progressão da DRC em gatos.[9]

Além dos testes de função renal, é necessário investigar possíveis distúrbios do metabolismo mineral, uma vez que os cálculos costumam ser de OxCa nesses casos.[2,3,50] A mensuração prospectiva do cálcio ionizado, com persistência de hipercalcemia, pode sugerir a ocorrência de HIF;[1] a avaliação do PTH também pode auxiliar na identificação da origem da hipercalcemia, bem como a presença de HPT, primário ou persistente, que pode levar ao desenvolvimento de cálculos de OxCa, cujo núcleo é composto de apatita.[9,50] As alterações no metabolismo da vitamina D_3 já foram associadas à ocorrência de nefrolitíase por OxCa em humanos e cães,[34,54] mas verificaram-se resultados semelhantes em um estudo realizado com alguns gatos.[55] Sendo assim, recomenda-se a avaliação dos metabólitos da vitamina D_3 sempre que possível, especialmente do calcidiol – 25(OH)D_3 –, o qual reflete o *pool* circulante dessa vitamina.[56]

O exame de urina é uma ferramenta indispensável para o diagnóstico e acompanhamento clínico da nefrolitíase em gatos, pois fornece dados a respeito de densidade, pH e componentes orgânicos e minerais da urina, entre outras informações de relevância clínica. A *densidade* pode funcionar como uma medida indireta da saturação e do volume urinários, assim, caso haja hiperestenúria, por exemplo, é provável que o animal apresente supersaturação e baixo volume urinário, os quais constituem fatores predisponentes para a litogênese, conforme discutido nos tópicos anteriores.[3,50]

O *pH*, por sua vez, é um parâmetro físico-químico que deve ser monitorado, pois os cálculos podem desenvolver-se em faixas de valores específicos: os urólitos à base de OxCa, por exemplo, tendem a formar-se quando o pH urinário é menor do que 6,8 em felinos, embora também possam crescer em pH alcalino, especialmente se o núcleo do cálculo for composto de fosfato de cálcio. É importante ressaltar que o pH deve ser acompanhado sequencialmente, já que está sujeito às variações em função de dieta, horário da refeição, quantidade de alimento ingerida ou uso de medicamentos.[3] Além do pH, outro achado relevante na análise química da urina é a ocorrência de glicosúria mediante normoglicemia, resultado relativamente comum nos casos de OUC grave e que indica lesão tubular.[57]

Na análise do sedimento, podem ser observadas células de pelve se houver pielonefrite concorrente, bem como células epiteliais tubulares e cilindrúria nos casos de ureterolitíase, sinalizando, assim, lesão tubular ativa, o que costuma ocorrer mediante a presença de hidronefrose.[58,59]

Hematúria intermitente é uma manifestação clínica frequente em felinos com nefrolitíase ou ureterolitíase e está associada ao desenvolvimento dos cálculos de sangue seco solidificado (DSBC, do inglês *dried solidified blood calculi*), que se formam por meio de nucleação heterogênea e cuja origem ainda é pouco elucidada nessa espécie. Dessa forma, hematúria pode ser verificada na sedimentoscopia.[60,61]

A identificação de cristais na urina em pacientes com nefrolitíase ou ureterolitíase pode ter validade diagnóstica ao sugerir a natureza da composição do cálculo. Vale ressaltar, contudo, que a formação dos cristais pode ocorrer na ausência de urólitos, ou mesmo *in vitro*, razão pela qual a amostra deve ser fresca e processada dentro de 30 minutos após a coleta, para que os resultados obtidos sejam fidedignos. Sob as referidas condições pré-analíticas adequadas, a identificação de cristalúria também pode ser útil no monitoramento clínico, pois indica que o processo de cristalização da urina continua a ocorrer, o que, por sua vez, sinaliza ao médico-veterinário possíveis dificuldades quanto à implementação do manejo terapêutico e preventivo por parte do tutor, indicando, inclusive, a viabilidade de aplicá-lo conforme o comportamento e a tolerância do animal.[62]

Outro exame laboratorial de grande utilidade no diagnóstico da nefrolitíase em gatos e de sua etiopatogenia é a fração de excreção urinária de cálcio (FECa%), indicada para investigar a ocorrência de hipercalciúria. A FECa% é definida como a fração do cálcio filtrado não reabsorvida, e a interpretação dos seus resultados deve ser feita principalmente considerando-se a dieta do animal. Além disso, o processo analítico para a realização da FECa% necessita de alguns cuidados, como a acidificação da amostra de urina, caso contrário, os resultados podem ser subestimados; ainda, até onde se sabe, não há validação da técnica de mensuração da FECa% em gatos, fatores esses que inviabilizam seu emprego na prática clínica (ver Capítulo 166).[63]

Os exames de imagem empregados rotineiramente, como raios X e ultrassonografia (US), são fundamentais para o diagnóstico da nefrolitíase, uma vez que permitem a visibilização do cálculo e sua topografia. O exame de raios X permite avaliar o trato urinário em toda a sua extensão, incluindo a uretra, além de fornecer informações importantes sobre quantidade, forma, contorno e densidade de urólito.[62]

No exame radiográfico, os gatos com nefrolitíase ou ureterolitíase costumam apresentar múltiplos microcálculos, com tamanhos variados, de contornos lisos a irregulares, formatos arredondados a espiculados, e de caráter radiopacos. Em mais de 50% dos casos, os felinos com nefrolitíase e/ou ureterolitíase apresentam DRC concomitante, dessa maneira, ambos os rins podem apresentar dimensões reduzidas, ou o rim ipsilateral diminuído (devido à atrofia e fibrose), e o contralateral ao cálculo aumentado (decorrente do mecanismo compensatório de hipertrofia). Esses achados são compatíveis com a "síndrome do rim grande, rim pequeno" (BKLK, do inglês *big kidney-little kidney*), comum nos casos de OUC.[49,62]

Os cuidados na interpretação do exame radiográfico nos quadros de nefrolitíase em gatos envolvem o emprego das técnicas adequadas de posicionamento e de qualidade da imagem, o que pode ser especialmente relevante diante de cálculos de dimensões reduzidas. A sensibilidade do exame radiográfico é maior quando os cálculos têm acima de 3 mm de diâmetro e alta radiopacidade, dessa forma, a complementariedade dos métodos diagnósticos de imagem é necessária para a melhor acurácia diagnóstica.[62]

A ultrassonografia (USG) abdominal pode ser útil para confirmar os resultados obtidos na realização dos raios X dos rins e das vias urinárias; além disso, a USG é indicada para o acompanhamento clínico de quadros de obstrução ureteral, devido ao seu caráter dinâmico. Nefromegalia, pielectasia, dilatação de ureter e presença de líquido retroperitoneal constituem achados frequentes nesse último caso. A avaliação da dilatação da pelve renal pode ser útil para avaliar a presença de obstrução ureteral, entretanto, ela pode ocorrer mesmo com valores normais de mensuração; ainda, a dilatação de pelve constitui um achado pouco específico para o diagnóstico de obstrução ureteral, uma vez que também pode ser observada em outras condições, como DRC e pielonefrite.[64,65] A Figura 164.2 A e B ilustra um quadro de hidronefrose grave associada à obstrução ureteral.

Quando associados, a sensibilidade dos raios X e da USG abdominal para a detecção de ureterolitíase é de 90%. Assim, outros exames de imagem, a exemplo da tomografia computadorizada (TC), podem ser indicados em casos de suspeita clínica não confirmada pelos métodos diagnósticos de rotina. Um estudo recente demonstrou que a TC não contrastada foi capaz de detectar maior número de cálculos em comparação à USG, independentemente da localização anatômica.[66] A endourologia é outro recurso a ser considerado e que possibilita, de forma simultânea, o diagnóstico e a intervenção minimamente invasivos nos casos de urolitíases.[8]

Para identificar a composição do cálculo, é necessário submetê-lo à análise quantitativa e qualitativa. É importante ressaltar que não há indicação para nefrotomia ou nefrectomia, nos casos de nefrolitíase, para a remoção do cálculo;[67] nos casos de obstrução ureteral, em que o animal seja submetido à ureterotomia, é possível obter uma amostra, que deve ser delicadamente lavada e deixada para secar ao ar livre. O urólito deve ser, então, acondicionado em um recipiente hermeticamente fechado, resistente e identificado.[68]

O diagrama a seguir pode auxiliar na compreensão do passo a passo da abordagem diagnóstica da nefrolitíase em gatos (Figura 164.3).

MANEJO TERAPÊUTICO E PREVENTIVO DA NEFROLITÍASE EM GATOS

Com o conhecimento atual firmado de que a composição de mais de 98% dos nefrólitos em felinos é de OxCa, cuja etiologia é multifatorial, não há dieta ou tratamento clínico que promova sua dissolução, pois se trata de um sal de natureza insolúvel.[50,69] Entretanto, a implementação de dieta adequada é recomendada para o manejo preventivo.[67]

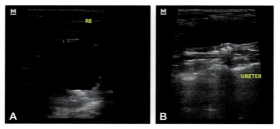

Figura 164.2 Ultrassonografia abdominal de gato com obstrução ureteral. **A.** Grave hidronefrose de rim esquerdo (RE). **B.** Estrutura produtora de sombra acústica (cálculo ureteral). (Créditos das imagens: médica-veterinária Letícia Gomes.)

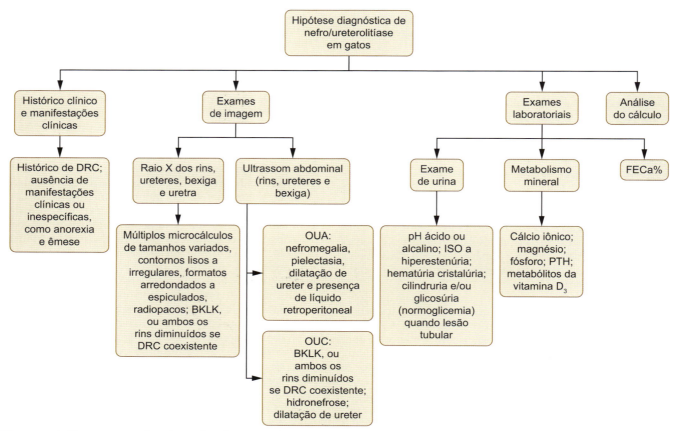

Figura 164.3 Diagrama para diagnóstico da nefro/ureterolitíase em gatos. A adequada interpretação da cristalúria somente pode ser feita com a amostra de urina fresca. DRC: doença renal crônica; BKLK: *big kidney-little kidney syndrome*; OUA: obstrução ureteral aguda; OUC: obstrução ureteral crônica; PTH: paratormônio; FECa%: fração de excreção urinária de cálcio.

De acordo com o consenso do Colégio Americano de Medicina Veterinária Interna (ACVIM), que determina as diretrizes para o diagnóstico, tratamento e prevenção da urolitíase em pequenos animais, o uso de dietas com teores reduzidos de proteína e maiores teores de umidade deve ser preconizado nos casos de cálculos à base de OxCa.[67]

A ingestão de alimentos contendo altas quantidades de proteína de origem animal (> 10 g/100 kcal) pode promover a formação dos cálculos de OxCa, pois esses alimentos aumentam a excreção urinária de cálcio, ao passo que comprometem a citratúria, a qual é um importante modulador; um estudo demonstrou que, em relação ao teor de proteína em uma dada dieta, o acréscimo de 35% para 57% (matéria seca), aumentou a concentração urinária de cálcio em 35% e reduziu a de citrato em 45% em gatos. Além disso, o consumo de dietas ricas em proteína também contribui para a acidificação urinária.[67,70]

É relevante destacar, porém, que a preconização do menor consumo proteico nos casos de urolitíase à base de OxCa é controversa em gatos, uma vez que os estudos disponíveis apresentam limitações, de modo que a generalização dessa recomendação deve ser evitada, além de se considerar a qualidade da proteína.

Com o intuito de aumentar o volume e o fluxo urinários, a recomendação de estímulo à ingestão hídrica é fundamental em gatos com maior predisposição à formação de cálculos de OxCa. Dietas com alto teor de umidade (aquelas com mais de 75% de água em sua composição) devem ser indicadas para manter a DU menor que 1,030 nos pacientes felinos, pois estudos já comprovaram que pacientes sob regime de dieta úmida apresentaram até 60% de redução nos riscos de desenvolver litíase, quando comparados aos animais que foram alimentados exclusivamente com dieta seca.[71,72] Caso o uso de dietas úmidas não seja possível, pode-se considerar a adição de água ao alimento seco.[71]

É importante salientar que a prescrição de dietas com alto teor de sódio (> 375 mg/100 kcal), com base no aumento da ingesta hídrica e na diluição urinária que promovem, não é recomendada. As dietas com esse perfil podem promover a calciurese, agravando, assim, a hipercalciúria. Além disso, dietas com altos teores de sódio não devem ser utilizadas como "substitutas" do alimento úmido, salvo em raras exceções, a serem avaliadas caso a caso.[71] De modo interessante, alimentos úmidos podem conter altos teores de sódio, conforme os resultados de um estudo que avaliou 25 dietas comerciais, sendo 13 para cães e 12 para gatos. Os dados foram então comparados com as recomendações da Federação Europeia da Indústria de Alimentos para Animais de Estimação (FEDIAF), de 2018, e observou-se que três dos alimentos destinados a gatos excediam 375 mg/100 kcal.[73]

Outro ponto refere-se ao uso da dieta de prescrição para nefropatas, para o manejo preventivo da urolitíase por OxCa. Costumava-se utilizar essa dieta nesses casos, dado o seu perfil alcalinizante e com teores reduzidos de proteína. Todavia, atualmente, seu uso não é recomendado, pois a restrição de fosfato, outra característica dessa dieta, pode reduzir as concentrações urinárias de pirofosfato (um importante modulador) e ainda estimular a síntese de calcitriol, forma ativa da vitamina D_3, a qual promove a absorção intestinal de cálcio. A preconização de suplementos vitamínicos e minerais contendo análogos da vitamina D_3 e cálcio também deve ser evitada.[74]

A dieta utilizada nos casos de urolitíase por OxCa deve ter teores adequados de vitamina B_6, pois a deficiência dessa vitamina promove a produção endógena e a subsequente excreção urinária de Ox. Espera-se que as dietas comerciais formuladas para gatos tenham teores adequados de vitamina B_6, no entanto, sua suplementação pode ser necessária em dietas caseiras. Apesar de não haver evidências de que a suplementação de vitamina B_6, para além das necessidades nutricionais, possa prevenir a formação dos cálculos de OxCa, a sua preconização pode ser feita nos casos em que há alta taxa de recorrência de litíase. A dose recomendada é de 2 a 4 mg/kg, por via oral (VO), a cada 24 ou 48 horas.[3,74]

Nos gatos com nefrolitíase e HIF, as dietas com altos teores de fibra podem auxiliar no controle da hipercalcemia e, portanto, podem ser indicadas nesses casos; acredita-se que a alteração do tempo de trânsito e a menor biodisponibilidade do cálcio para a absorção intestinal sejam os mecanismos pelos quais essas dietas possam contribuir para a normocalcemia.[1] Além da dieta, nos quadros de HIF associada à nefrolitíase, deve-se considerar a terapia com alendronato, na dose de 10 mg/gato, 1 vez/semana. É importante ressaltar que a medicação deve ser administrada em jejum (de 12 a 18 horas), e o uso de manteiga besuntada no focinho ou nos lábios pode auxiliar na prevenção da esofagite, complicação comum em humanos que fazem uso crônico dessa medicação; ademais, preconiza-se a ingestão de 10 mℓ de água após a administração do medicamento. O alendronato é um bifosfonado que inibe a reabsorção óssea; dessa forma, objetiva-se controlar as concentrações sanguíneas de cálcio e impedir a recorrência da urolitíase por OxCa.[71]

Nos pacientes normocalcêmicos e hipercalciúricos, recomenda-se o uso de hidroclorotiazida, na dose de 1 a 2 mg/kg, a cada 12 horas, especialmente nos casos de litíase recorrente. A racionalidade para seu uso nesses quadros é que esse fármaco promove a redução da excreção urinária de cálcio.[3]

O uso de alcalinizantes, a exemplo do citrato de potássio, deve ser recomendado para o manejo preventivo da nefrolitíase em gatos. Isso porque o citrato é um modulador da cristalização, além de formar complexos solúveis quando ligado ao cálcio, impedindo, assim, a nucleação, o crescimento e a agregação dos cristais. Dessa forma, preconiza-se a suplementação com citrato de potássio, na dose de 75 mg/kg, 2 vezes/dia, especialmente nos casos em que o pH urinário mantém-se persistentemente abaixo de 6,2.[3,71]

Por fim, mas não menos importante, destacam-se as medidas de estímulo à ingestão hídrica e à micção. O uso de fontes elétricas e bebedouros, bem como a distribuição de potes com água potável e fresca em vários pontos da casa, com o intuito de facilitar o acesso e aumentar o consumo hídrico, podem auxiliar no aumento do volume urinário; outrossim, o estímulo à micção com a implementação de duas liteiras/gato e a manutenção de sua limpeza é importante para aumentar o fluxo urinário.[75]

Em suma, a abordagem terapêutica e preventiva da nefrolitíase em gatos baseia-se no tratamento dietético e medicamentoso e no manejo hídrico, a partir do estímulo ao consumo de água e à micção. A intervenção cirúrgica para a remoção do cálculo é contraindicada. Recomenda-se intervir somente nos quadros de "urólitos problemáticos", os quais representam menos de 5% da casuística. Esses urólitos são aqueles que causam complicações, como obstrução do fluxo urinário, piora progressiva da função renal, dor e pielonefrite. Nesses casos, o emprego de técnicas minimamente invasivas, a exemplo do desvio ureteral subcutâneo (SUB, do inglês *subcutaneous ureteral bypass*), é considerado o tratamento de eleição nos casos de obstrução ureteral, conforme será visto no próximo tópico.[71]

A Figura 164.4 busca ilustrar e resumir as principais medidas terapêuticas e preventivas a serem adotadas nos casos de gatos com nefrolitíase.

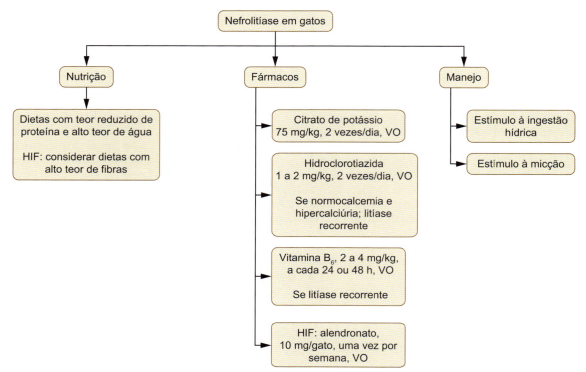

Figura 164.4 Medidas preventivas e terapêuticas em gatos com nefrolitíase. HIF: hipercalcemia idiopática felina.

MANEJO TERAPÊUTICO DA OBSTRUÇÃO URETERAL

A obstrução ureteral ocasionada por ureterolitíase impede parcial ou totalmente o fluxo urinário, o que, por sua vez, acarreta graves consequências clínicas, relacionadas ao desenvolvimento de azotemia, alterações hidreletrolíticas e acidobásicas, dor e piora progressiva da função renal.[8]

Nas primeiras 48 horas, pode-se tentar o manejo conservativo, baseado na realização de fluidoterapia, associada à terapia medicamentosa. Recomenda-se a fluidoterapia intravenosa (IV), na taxa de 4 mℓ/kg/h, devendo o paciente ser monitorado cuidadosamente, devido ao risco de efusão pleural em gatos nesses casos. O intuito da fluidoterapia, além de corrigir a desidratação, é promover o aumento do fluxo urinário, com o objetivo de movimentar o cálculo.[8,76]

Manitol em infusão contínua na dose de 1 mg/kg/min por 24 horas, iniciando-se com um *bolus* de 0,25 a 0,5 g/kg, em 30 minutos, pode ser usado em pacientes devidamente hidratados, sem cardiopatia, em associação com a prazosina, na dose de 0,25 mg/gato, a cada 12 horas.[8] O uso de amitriptilina e glucagon também já foi relatado em gatos com obstrução ureteral; a amitriptilina pode ter efeito miorrelaxante sobre a musculatura lisa ureteral, segundo estudos experimentais, e o glucagon tem efeito semelhante, além de induzir diurese moderada.[76,77] É relevante pontuar que a evidência para o uso das terapias medicamentosas mencionadas é anedótica.

Cerca de 17% dos cálculos movem-se com a instituição do manejo conservativo, e 7,7% passam desobstruindo o ureter.[78] Essa terapia costuma apresentar melhores taxas de sucesso quando há um único cálculo, preferencialmente na porção distal do ureter.[79] O manejo conservativo deve ser interrompido, ou mesmo não considerado, quando os cálculos apresentarem mais do que 1 cm, na presença de sobrecarga volêmica ou graves alterações hidreletrolíticas, oligúria e dilatação progressiva da pelve (acima de 0,5 cm).[71]

Atualmente, os métodos minimamente invasivos são considerados de eleição para o tratamento da obstrução ureteral por múltiplos cálculos. Dentre eles, o SUB é o padrão-ouro para gatos. Esse método desvia o fluxo urinário do ureter obstruído, levando a urina da pelve renal para a bexiga.[8] No Brasil, ainda é uma técnica onerosa, motivo pelo qual a ureterotomia acaba sendo realizada em muitos casos, com maior taxa de sucesso quando há um único cálculo (na porção proximal do ureter) e com o bom funcionamento do rim contralateral.[79]

Algumas complicações relacionadas ao uso do SUB incluem: extravasamento de urina (menos de 5% dos casos); obstrução por coágulo ou mineralização, especialmente nos casos de HIF (5% dos casos); e persistência de azotemia (4% dos casos). Relatos vêm demonstrando resultados promissores quanto ao desfecho de alta hospitalar: menos de 5,6% de mortalidade após 7 dias e sobrevida com média de 963 dias.[7,8] As principais complicações inerentes à ureterotomia já relatadas em gatos incluem: ocorrência de uroabdome (6% a 15% dos casos); e obstrução ureteral persistente, devido a estenose, edema ou cálculos remanescentes (7% dos casos). Em caso de ureterotomia, no 7º dia de alta hospitalar a mortalidade relatada é de 21%, com sobrevida de 50% ao fim de 1 ano e taxa de recorrência de 40%.[6,8]

A Figura 164.5 ilustra as possíveis condutas terapêuticas a serem adotadas em quadro de obstrução ureteral em gatos.

PERSPECTIVAS PARA A NEFROLITÍASE EM GATOS: PAPEL DO MICROBIOMA E DAS "OMBS"

O trato gastrintestinal de humanos e animais é constituído por um conjunto de microrganismos. Estudos moleculares revelaram que esse ecossistema é composto de bactérias (espécie mais abundante), arqueas, fungos, protozoários e vírus, sendo o conteúdo gênico desses micróbios definido como *microbioma intestinal*.[80-83] Nos últimos anos, tornou-se cada vez mais evidente que esse microbioma dos animais apresenta impacto de

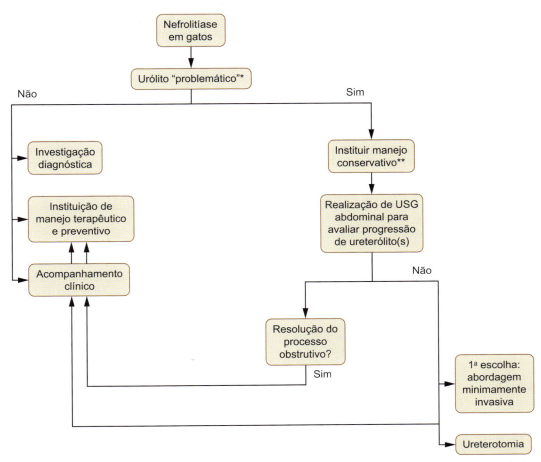

Figura 164.5 Conduta terapêutica para obstrução ureteral em gatos. *Urólito "problemático": dor, pielonefrite recorrente, hidronefrose/hidroureter, obstrução ureteral, piora progressiva da função renal. **Contraindicação do manejo conservativo: cálculo > 1 cm, oligúria, sobrecarga volêmica, dilatação de pelve progressiva (> 0,5 cm), graves alterações eletrolíticas. USG: ultrassonografia.

longo alcance na fisiologia do hospedeiro e já é considerado por alguns autores como um "órgão" endógeno e metabolicamente ativo, cuja capacidade metabólica pode exceder à do fígado.[82,84,85]

Assim, entender a composição e a dinâmica desse ambiente e seus agentes microbianos pode trazer grandes benefícios à prevenção e terapia, inclusive da nefrolitíase. Sabe-se da possibilidade, por exemplo, do emprego dos probióticos como contribuintes na redução da oxalúria (um fator de risco conhecido para a formação dos urólitos), sendo um dos novos aliados às demais terapias coadjuvantes já existentes. Ademais, estudos sobre inflamação e estresse oxidativo ocasionados pelos cálculos de Ox instalados nos rins demonstraram que o uso de probióticos pode amenizar as lesões decorrentes da DRC avançada, melhorando consideravelmente a qualidade de vida e a sobrevida dos felinos.[86]

O microbioma intestinal varia muito entre indivíduos, e sua composição pode ter influência da raça do animal, idade, ambiente onde vive, medicamentos (principalmente antibióticos) e sobretudo da dieta.[81,87,88] Novos métodos de diagnóstico surgem constantemente na medicina veterinária a fim de aperfeiçoar e alcançar avanços promissores. Na medicina humana, um estudo realizou o sequenciamento metagenômico fecal e evidenciou que a microbiota intestinal apresenta oscilações em sua composição ao longo do dia, sendo influenciada pela ingestão alimentar. Além disso, foi demonstrado que os genes bacterianos envolvidos no metabolismo energético e na síntese de proteínas são abundantes durante o dia, ao passo que os genes relacionados à desintoxicação se tornam abundantes no período da noite.[89,90]

A metabolômica também tem se tornado uma abordagem emergente para identificar metabólitos bacterianos, como também do hospedeiro. A identificação desses metabólitos permite melhores correlações entre alterações metabólicas no animal e alterações no microbioma, com a vantagem de que essas análises possam ser realizadas em várias amostras de um mesmo animal (p. ex., soro, urina e fezes).[91,92]

A composição da dieta é um dos principais fatores que determinam a diversidade microbiana entérica e sua capacidade metabólica. Vários estudos mostraram que as dietas podem afetar a saúde intestinal e levar ao aumento do teor de água e/ou altas concentrações de amônia nas fezes. Essas alterações devem-se principalmente à fonte e concentração de proteínas, seguidas pela concentração de carboidratos da dieta, além da inclusão ou não de fibras nesses alimentos. Um estudo demonstrou que diferentes proporções proteína/carboidrato causam impacto na microbiota de gatos em crescimento.[93] Uma dieta rica em proteínas e pobre em carboidratos levou ao aumento na diversidade de espécies quando comparada com uma dieta moderada em proteínas e carboidratos, além de terem sido identificadas diferenças funcionais relacionadas ao metabolismo e à biossíntese de aminoácidos entre os grupos.[94,93]

O entendimento do microbioma intestinal e sua relação com a nefrolitíase é de suma importância, visto que a elucidação desse sistema pode direcionar a preconização de novas alternativas terapêuticas de prevenção e manutenção. Foi por meio do estudo do microbioma fecal de cães saudáveis e cães com urólitos de OxCa que se elucidou o papel das espécies de bactérias metabolizadoras de OxCa (OMBS, do inglês *oxalate-metabolizing bacterial specie*) na formação desses urólitos. As OMBS utilizam o Ox como substrato e, assim, desempenham papel fundamental no metabolismo desse mineral, pois podem influenciar diretamente a sua biodisponibilidade.

Entre as OMBS mais conhecidas e estudadas está a *Oxalobacter formigenes*, bactéria Gram-negativa, anaeróbica, que utiliza o Ox como substrato energético. Na ausência dessa bactéria, há menor degradação do Ox no lúmen intestinal, o que aumenta sua biodisponibilidade, elevando as concentrações plasmáticas desse mineral e, consequentemente, levando à oxalúria, que, conforme visto anteriormente, é um fator de risco para o desenvolvimento de litíase por OxCa.[86,95,96]

Em humanos e cães, já se sabe que, além da *O. formigenes*, outras bactérias, como as do gênero *Lactobacillus*, podem exercer papel sobre o metabolismo do Ox, conforme demonstrado *in vitro*; as bactérias do gênero *Lactobacillus* mostraram-se efetivas em reduzir significativamente as concentrações de OxCa. Porém, estudos *in vivo* e na espécie felina ainda são necessários para elucidar o papel do *Lactobacillus* no manejo preventivo da nefrolitíase em gatos.[97-99]

Desse modo, o uso de probióticos no manejo preventivo das urolitíases está sob investigação, sendo necessários outros estudos para esclarecer o papel de certas bactérias presentes no trato gastrintestinal e sua correlação com o Ox no organismo dos felinos.

CASOS CLÍNICOS

Caso clínico 1 (Serviço de Clínica Médica do Hovet/FMVZ-USP)

R. felina, fêmea, Himalaio, 3 anos, FIV/FeLV negativos. Conduzida à consulta por tutor, com a queixa de anorexia e êmese há 4 dias. Nos exames laboratoriais, constatou-se azotemia grave (creatinina sérica: 4,65 mg/dℓ; e ureia sérica: 348 mg/dℓ). Foram solicitados exame de urina e USG abdominal, cujos resultados são apresentados a seguir.

Exames laboratoriais e de imagem

O método de coleta utilizado foi cistocentese. O exame revelou os seguintes resultados:

- Odor: *sui generis*
- Aspecto: turvo
- Cor: amarelo-palha
- pH: 7,5
- Densidade: 1,006
- Proteínas: ++ − −
- Glicose: ++− −
- Corpos cetônicos: − − − −
- Hemácias: 50 a 60/campo
- Leucócitos: 2 a 4/campo
- Células de epitélio renal: ausentes
- Células de pelve renal: ausentes
- Células de descamação de vias urinárias: ausentes
- Células de transição da bexiga: ausentes
- Células de epitélio vaginal: ausentes
- Cristais: ausentes
- Cilindros: ausentes
- Bactérias: raras.

A USG abdominal trouxe os seguintes achados:

- Rim esquerdo: dimensões reduzidas (2,83 cm de comprimento), contornos e limites corticomedulares pouco definidos, ecogenicidade discretamente elevada, formato globoso. Pelve discreta a moderadamente dilatada por conteúdo anecoico, medindo aproximadamente 1,27 cm × 0,69 cm. Ureter discretamente dilatado, medindo aproximadamente 0,2 cm de diâmetro em terço cranial; 0,32 cm de diâmetro em terço médio; e 0,21 cm em terço médio-caudal. Observou-se parede ligeiramente irregular com vários pontos hiperecoicos em diversas regiões – microcálculos. Não foi possível acompanhar seu trajeto até a inserção da bexiga
- Rim direito: dimensões aumentadas (4,65 cm de comprimento), limites corticomedulares pouco definidos, ecogenicidade elevada. Pelve acentuadamente dilatada, medindo aproximadamente 4,29 cm × 3,8 cm, conteúdo anecoico com pontos hiperecoicos em suspensão (sedimentos), além de algumas estruturas hiperecoicas ao fundo, produtoras de sombra acústica – cálculos. Ureter dilatado medindo 0,5 cm de diâmetro em região proximal, até onde se observam várias estruturas hiperecoicas produtoras de sombra acústica – cálculos de até 0,5 cm. Ligeiramente caudal a estes, observa-se outro cálculo, medindo aproximadamente 0,62 cm, arredondado. Caudalmente a este, o ureter apresenta abrupta diminuição de calibre. Não foi possível acompanhar seu trajeto até a inserção da bexiga.

Desfecho do caso clínico 1

O histórico clínico, associado aos exames laboratoriais e ultrassonográfico, apontou como diagnóstico nefrolitíase e obstrução ureteral bilateral, por ureterolitíase. Os achados mais relevantes no exame de urina foram: hipostenúria, glicosúria (mediante normoglicemia) e hematúria microscópica. Cálculos costumam formar-se em condições de supersaturação urinária, assim, alta DU poderia ser esperada nesse caso; entretanto, o processo obstrutivo ureteral crônico prejudicou a capacidade tubular de reabsorção de água (e solutos), o que justifica os baixos valores observados. A glicosúria (mediante normoglicemia) reforça a presença de lesão tubular, decorrente da obstrução ureteral ocasionada pela ureterolitíase. A hematúria microscópica pode ocorrer nos casos de nefrolitíase ou ureterolitíase.

Quanto ao resultado da USG abdominal, verificou-se a presença de múltiplos cálculos em pelve (rim direito) e em ambos os ureteres, sendo o processo obstrutivo mais importante verificado no ureter direito. Foi possível verificar a ocorrência da "síndrome do rim grande, rim pequeno", o que sugere um processo obstrutivo crônico. Vale ressaltar que o ureter dos felinos mede em torno de 0,4 cm; dessa forma, a progressão dos cálculos ao longo do ureter não seria esperada, havendo a necessidade de intervenção minimamente invasiva, de preferência.

A evolução clínica nesse caso foi desfavorável, e o tutor optou pela realização da eutanásia, sendo autorizada a necropsia, ocasião em que os cálculos foram coletados e enviados para análise qualitativa e quantitativa (Minnesota Urolith Center). O resultado da necropsia revelou: corpo composto de 100% de OxCa monoidratado; parede composta de 85% de OxCa monoidratado e 15% de OxCa di-hidratado.

Diante desses achados, é importante salientar que o corpo é a região mais robusta do urólito, devendo ser alvo do manejo terapêutico e preventivo; a parede "reveste" o corpo e é resultado dos processos mais recentes de litogênese. Nesses quadros, sugere-se investigar o metabolismo mineral. A paciente era normocalcêmica, e as mensurações de PTH e metabólitos da vitamina D_3 não foram possíveis. Dessa forma, a etiopatogenia da calculose renal não pôde ser estabelecida.

Caso clínico 2 (Serviço de Clínica Médica do Hovet/FMVZ-USP)

H. felina, fêmea, Himalaio, 10 anos, FIV/FeLV negativos. Diagnóstico de DRC, nefrolitíase e ureterolitíase.

Exames laboratoriais e de imagem

As análises laboratoriais de acompanhamento clínico revelaram hipercalcemia iônica grave de caráter persistente. Considerou-se a hipótese diagnóstica de HIF, sendo realizado o diagnóstico de exclusão por meio da mensuração de T4 total (2,5 µg/dℓ), PTH (0,01 pmol/ℓ), de um metabólito da vitamina D_3 (calcidiol: 22,2 ng/mℓ), bem como exames de imagem, como raios X de tórax, que visibilizaram a mineralização de anéis traqueais, e USG, que excluiu possíveis causas granulomatosas ou neoplásicas em foco abdominal.

Também foi realizada a FECa%, durante um estudo de validação da técnica laboratorial (dados não publicados), sendo verificada hipercalciúria (FECa%: 1,82). Não foi possível identificar a causa da hipercalcemia por meio dos resultados dos exames supracitados, assim, por exclusão, considerou-se o diagnóstico de HIF.

Desfecho do caso clínico 2

Preconizou-se a terapia com alendronato (10 mg/gato, 1 vez/semana), durante 3 meses, não havendo redução significativa nas mensurações do cálcio iônico, tendo a paciente apresentado reações adversas ao incremento de dose (ceratoconjuntivite seca e ulcerações no esôfago). A medicação foi suspensa, e a paciente veio a falecer meses depois devido à obstrução ureteral (Figura 164.6).

Os tutores autorizaram a necropsia, ocasião em que os cálculos foram enviados para a análise qualitativa e quantitativa (Minnesota Urolith Center). O resultado da necropsia revelou corpo composto de 60% de OxCa monoidratado e 40% de miscelânea; superfície composta de 100% de OxCa monoidratado.

Nesse exemplo, vê-se um caso de nefrolitíase associada à HIF. É provável que a hipercalciúria seja decorrente da hipercalcemia, cuja origem não pôde ser estabelecida. O hipertireoidismo pode levar à hipercalcemia pelo estímulo ao *turnover* ósseo, efeito provavelmente mediado pelo PTH; entretanto, os valores de T4 total estavam normais (referência: 1,20 a 4,0 µg/dℓ), e os de PTH, suprimidos (referência: 0,40 a 2,50 pmol/ℓ). Esse resultado mostra que a origem da hipercalcemia, nesse caso, é PTH-independente. Hipervitaminose D poderia justificar o aumento do cálcio iônico, o que também não foi verificado, uma vez que a concentração sérica de calcidiol estava abaixo do intervalo de referência para a espécie (referência: 34,24 a 73,18 ng/mℓ),[100] provavelmente pelo efeito de *feedback* negativo, exercido pela hipercalcemia. A grave hipercalciúria nesse caso (referência: FECa%: 0,06 a 0,10)[63] pode ter sido decorrente da HIF; a hipercalciúria é o fator de risco mais importante para o desenvolvimento de calculose renal em gatos.

O alendronato é um bifosfonado que inibe a reabsorção óssea, razão pela qual é o tratamento de escolha na HIF; os efeitos adversos observados na paciente são raros, embora alguns relatos de osteonecrose de mandíbula, associada ao uso prolongado do fármaco, tenham sido relatados em gatos recentemente.[101-104] Quanto à análise do cálculo, *miscelânea* refere-se à presença de material orgânico, constituído de hemácias degeneradas e coágulos solidificados, os quais podem sofrer mineralização associada ao fosfato de cálcio.

Caso clínico 3 (Serviço de Clínica Médica do Hovet/FMVZ-USP)

D. felina, fêmea, sem raça determinada (SRD), 5 anos, FIV/FeLV negativos. Diagnóstico de DRC, nefrolitíase e ureterolitíase, atendida pela primeira vez em outubro de 2015, devido a quadro de obstrução ureteral; na avaliação do cálcio iônico, normocalcêmica (referência do cálcio iônico: 1,2 a 1,4 mmol/ℓ) (Figura 164.7).

Exames de imagem

Foi realizado USG abdominal e da paratireoide, o que revelou:

- Rim esquerdo: dimensão de 4,08 cm de comprimento, contornos e limites corticomedulares pouco definidos, ecogenicidade discretamente elevada. Pelve discretamente dilatada por conteúdo anecoico, com estrutura alongada hiperecoica produtora de sombra acústica – cálculo de dimensões aproximadas de 0,53 cm por 0,14 cm
- Rim direito: dimensões reduzidas (2,52 cm de comprimento), contornos pouco definidos. Pelve moderada a acentuadamente dilatada por conteúdo anecoico, medindo aproximadamente 1,54 cm em seu maior eixo. Ureter dilatado (0,31 cm de diâmetro), até onde se observa, estrutura hiperecoica irregular produtora de sombra acústica – cálculo de dimensões aproximadas de 0,2 cm, localizado a 1,42 cm da junção pieloureteral
- Paratireoide: foi possível visibilizar a paratireoide direita, que mediu aproximadamente 0,23 cm de diâmetro; tamanho preservado. Não foi possível visibilizar a paratireoide esquerda.

Desfecho do caso clínico 3

Foi instituído o manejo conservativo, havendo progressão do cálculo ureteral, visibilizado na USG abdominal realizada para controle. Paralelamente, instituiu-se o manejo preventivo e terapêutico, com estímulo à ingestão hídrica (dieta úmida e uso de fontes elétricas de água), mudança dietética (dieta comercial com menores teores de proteína e teor controlado de minerais) e suplementação com citrato de potássio (75 mg/kg, VO, 2 vezes/dia).

Nos meses subsequentes de reavaliação clínica, a paciente manteve-se no estadiamento 2 da DRC. Quanto à investigação laboratorial do metabolismo mineral, os valores de cálcio iônico, mensurados de modo prospectivo, permaneceram em torno de 1,3 mmol/ℓ; o resultado para a concentração sérica de calcidiol foi de 38,1 ng/mℓ; a FECa% também foi avaliada, sendo de 0,11.

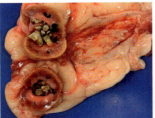
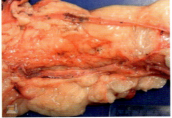

Figura 164.6 Cálculos renais e ureterais em felino. (Créditos da imagem: VPT/FMVZ-USP.)

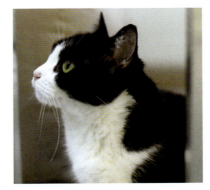

Figura 164.7 Paciente felina com doença renal crônica, nefrolitíase e ureterolitíase. (Crédito da imagem: médica-veterinária Letícia Gomes.)

A USG permitiu a visibilização de dois cálculos, um na pelve do rim esquerdo, de aproximadamente 0,5 cm, e outro no ureter direito, de 0,2 cm. A tentativa do manejo conservativo foi possível nesse caso pois o ureterólito apresentava dimensões relativamente pequenas, considerando-se que o ureter do gato tem 0,4 cm de diâmetro; além disso, de acordo com o exame de imagem, o processo obstrutivo era ocasionado por um único cálculo.

A realização da USG da paratireoide, por operador experiente, em um paciente colaborativo, pode ser útil na investigação da etiopatogenia da nefrolitíase em gatos, uma vez que o HPT é um dos possíveis diagnósticos. Vale ressaltar que a avaliação morfológica da glândula não substitui a dosagem hormonal de PTH, a qual não foi possível ser realizada nesse caso clínico. A paciente era normocalcêmica, motivo pelo qual a hipótese diagnóstica de HIF foi descartada. Após o manejo conservativo/terapêutico, o valor do calcidiol estava dentro da normalidade (referência: 34,24 a 73,18 ng/mℓ);[100] em humanos, sabe-se que formadores de cálculos renais de OxCa podem ter alterações no metabolismo da vitamina D; entretanto, em gatos, as evidências a respeito ainda são anedóticas.[34,55] A paciente apresentava discreta hipercalciúria (FECa% = 0,11; referência 0,06 a 0,10);[63] contudo, como a FECa% foi avaliada pontualmente, não é possível afirmar que se tratava de hipercalciúria persistente.

A prescrição do citrato de potássio nesse caso atendeu a dois objetivos: a alcalinização urinária, uma vez que a paciente apresentou pH de 5,5 no exame de urina; e a reposição do potássio, pois o animal apresentava episódios recorrentes de hipopotassemia. Atualmente, a paciente tem 6 anos de sobrevida desde o diagnóstico de DRC e nefrolitíase e, apesar das medidas preventivas e terapêuticas, ainda apresenta episódios recorrentes de ureterolitíase. A calculose renal em felinos é um grande desafio na rotina clínica, desse modo, maiores esforços devem ser direcionados para elucidar suas possíveis causas nessa espécie.

REFERÊNCIAS BIBLIOGRÁFICAS

1. Midkiff AM, Chew DJ, Randolph JF, Center SA, DiBartola SP. Idiopathic hypercalcemia in cats. J Vet Intern Med. 2000;14(6):619-26.
2. Cari AO, Jody PL, Rosama T, Lisa KU, Lori AK, Kathleen AB et al. Feline urolithiasis: etiology and pathophysiology. Vet ClinNorth Am Small Anim Pract. 1996;26(2):217-32.
3. Bartges JW. Feline calcium oxalate urolithiasis: risk factors and rational treatment approaches. J Feline Med Surg. 2016;18(9):712-22.
4. Bartges JW, Callens AJ. Urolithiasis. Vet Clin North Am Small Anim Pract. 2015;45(4):747-68.
5. Fischer JR. Acute ureteral obstruction. In: August JR (Org.). Consultations in feline internal medicine. 5. ed. St Louis, Missouri: Elsevier Saunders; 2006. p. 379-87.
6. Kyles AE, Hardie EM, Wooden BG, Adin CA, Stone EA, Gregory CR et al. Clinical, clinicopathologic, radiographic, and ultrasonographic abnormalities in cats with ureteral calculi:163 cases (1984-2002). J Am Vet Med Assoc. 2005;226(6):932-36.
7. Berent AC. Ureteral obstructions in dogs and cats: a review of traditional and new interventional diagnostic and therapeutic options: image-guided interventions in ureteral obstructions. J Vet Emerg Crit Care. 2011;21(2):86-103.
8. Berent A. New techniques on the horizon: interventional radiology and interventional endoscopy of the urinary tract ('endourology'). J Feline Med Surg. 2014;16(1):51-65.
9. Ross SJ, Osborne CA, Lekcharoensuk C, Koehler LA, Polzin DJ. A case-control study of the effects of nephrolithiasis in cats with chronic kidney disease. J Am Vet Med Assoc. 2007;230(12):1854-59.
10. Horowitz C, Berent A, Weisse C, Langston C, Bagley D. Predictors of outcome for cats with ureteral obstructions after interventional management using ureteral stents or a subcutaneous ureteral bypass device. J Feline Med Surg. 2013;15(12):1052-62.
11. Pimenta MM, Reche-Júnior A, Freitas MF, Kogika MM, Hagiwara MK. Estudo da ocorrência de litíase renal e ureteral em gatos com doença renal crônica. Pesq Vet Bras. 2014;34(6):555-61.

12. Hernandez JD, Ellison JS, Lendvay TS. Current trends, evaluation, and management of pediatric nephrolithiasis. JAMA Pediatr. 2015;169(10):964.
13. Saver A, Lulich JP, Van Buren S, Furrow E. Calcium oxalate urolithiasis in juvenile dogs. Vet Rec. 2021 [cited 2021 Dec 29]. Disponível em: https://onlinelibrary.wiley.com/doi/10.1002/vetr.141.
14. Palm CA, Westropp JL. Cats and calcium oxalate:strategies for managing lower and upper tract disease. J Feline Med Surg. 2011;13(9):651-60.
15. Ling GV, Ruby AL, Johnson DL, Thurmond M, Franti CE. Renal calculi in dogs and cats: prevalence, mineral type, breed, age, and gender interrelationships (1981-1993). J Vet Intern Med. 1998;12(1):11-21.
16. Lulich JP, Osborne CA, Lekcharoensuk C, Kirk CA, Bartges JW. Effects of diet on urine composition of cats with calcium oxalate urolithiasis. J Am Anim Hosp Assoc. 2004;40(3):185-91.
17. Bartges JW, Kirk CA, Cox SK, Moyers TD. Influence of acidifying or alkalinizing diets on bone mineral density and urine relative supersaturation with calcium oxalate and struvite in healthy cats. Am J Vet Res. 2013;74(10):1347-52.
18. Vogt AH, Rodan I, Brown M, Brown S, Buffington CAT, Forman MJL et al. AAFP-AAHA: feline life stage guidelines. J Feline Med Surg. 2010; 12(1):43-54.
19. Kennedy AJ, White JD. Feline ureteral obstruction: a case-control study of risk factors (2016-2019). J Feline Med Surg. 2021;1098612X2110174.
20. Alford A, Furrow E, Borofsky M, Lulich J. Animal models of naturally occurring stone disease. Nat Rev Urol. 2020;17(12):691-705.
21. Brikowski TH, Lotan Y, Pearle MS. Climate-related increase in the prevalence of urolithiasis in the United States. Proc Natl Acad Sc. 2008;105(28):9841-46.
22. Coresh J, Selvin E, Stevens LA, Manzi J, Kusek JW, Eggers P et al. Prevalence of chronic kidney disease in the united states. JAMA. 2007;298(17):2038-47.
23. Buckley CMF, Hawthorne A, Colyer A, Stevenson AE. Effect of dietary water intake on urinary output, specific gravity and relative supersaturation for calcium oxalate and struvite in the cat. Br J Nutr. 2011;106(S1):S128-30.
24. Ottoni C, Van Neer W, De Cupere B, Daligault J, Guimaraes S, Peters J et al. The palaeogenetics of cat dispersal in the ancient world. Nat Ecol Evol. 2017;1(7):0139.
25. DiBartola S. Fluid, electrolyte, and acid-base disorders in small animal practice. Elsevier; 2012. Disponível em: https://linkinghub.elsevier.com/retrieve/pii/C20090601331. Acesso em: 01 jul. 2022.
26. Ratkalkar VN, Kleinman JG. Mechanisms of stone formation. Clinic Rev Bone Miner Metab. 2011;9(3-4):187-97.
27. Dijcker JC, Plantinga EA, van Baal J, Hendriks WH. Influence of nutrition on feline calcium oxalate urolithiasis with emphasis on endogenous oxalate synthesis. Nutr Res Rev. 2011;24(1):96-110.
28. Mendonça F. Consumo de hidroxiprolina e amido e supersaturação urinária para oxalato de cálcio em gatos [Dissertação de mestrado]. Jaboticabal:Faculdade de Ciências Agrárias e Veterinárias, Universidade Estadual Paulista; 2016. 39 p.
29. Villaverde Haro C, Abad Hervera M. Urolitiasis. In: Villaverde Haro C, Abad Hervera M. Manual Práctico de Nutrición Clínica en el Perro y el Gato. Multimedica ediciones veterinarias; 2015. p. 63-77.
30. Gnanandarajah JS, Abrahante JE, Lulich JP, Murtaugh MP. Presence of Oxalobacter formigenes in the intestinal tract is associated with the absence of calcium oxalate urolith formation in dogs. Urol Res. 2012;40(5):467-73.
31. Milliner D, Hoppe B, Groothoff J. A randomised Phase II/III study to evaluate the efficacy and safety of orally administered Oxalobacter formigenes to treat primary hyperoxaluria. Urolithiasis. 2018;46(4):313-23.
32. Cury D, Moss A, Schor N. Nephrolithiasis in patients with inflammatory bowel disease in the community. Int J Nephrol Renovasc Dis. 2013;6:139-42.
33. Vezzoli G, Macrina L, Rubinacci A, Spotti D, Arcidiacono T. Intestinal calcium absorption among hypercalciuric patients with or without calcium kidney stones. Clin J Am Soc Nephrol. 2016;11(8):1450-55.
34. Aronson LR, Kyles AE, Preston A, Drobatz KJ, Gregory CR. Renal transplantation in cats with calcium oxalate urolithiasis: 19 cases (1997-2004). J Am Vet M Assoc. 2006;228(5):743-49.
35. Ketha H, Singh RJ, Grebe SK, Bergstralh EJ, Rule AD, Lieske JC et al. Altered calcium and vitamin d homeostasis in first-time calcium kidney stoneformers. Tordjman KM (Org.). PLoS ONE. 2015;10(9):e0137350.
36. Ferraro PM, Taylor EN, Gambaro G, Curhan GC. Vitamin D intake and the risk of incident kidney stones. J Urol. 2017;197(2):405-10.
37. Dinour D, Beckerman P, Ganon L, Tordjman K, Eisenstein Z, Holtzman EJ. Loss-of-function mutations of CYP24A1, the vitamin D 24-hydroxylase gene, cause long-standing hypercalciuric nephrolithiasis and nephrocalcinosis. J Urol. 2013;190(2):552-57.
38. Schlingmann KP et al. Mutations in CYP24A1 and Idiopathic Infantile Hypercalcemia. NEJM. 2011;365(5).
39. Devuyst O, Pirson Y. Genetics of hypercalciuric stone forming diseases. Kidney Int. 2007;72(9):1065-72.
40. Frick KK, Asplin JR, Favus MJ, Culbertson C, Krieger NS, Bushinsky DA. Increased biological response to $1,25(OH)_2 D_3$ in genetic hypercalciuric stone-forming rats. Am J Physiol Renal Physiol. 2013;304(6):F718-26.

41. Berger AD, Wu W, Eisner BH, Cooperberg MR, Duh Q-Y, Stoller ML. Patients with primary hyperparathyroidism–why do some form stones? J Urol. 2009;181(5):2141-45.

42. Aggarwal KP, Narula S, Kakkar M, Tandon C. Nephrolithiasis: molecular mechanism of renal stone formation and the critical role played by modulators. BioMed Res Int. 2013;2013:1-21.

43. Khan SR, Canales BK, Dominguez-Gutierrez PR. Randall's plaque and calcium oxalate stone formation:role for immunity and inflammation. Nat Rev Nephrol. 2021;17(6):417-33.

44. Coe FL, Worcester EM, Evan AP. Idiopathic hypercalciuria and formation of calcium renal stones. Nat Rev Nephrol. 2016;12(9):519-33.

45. Khan SR, Pearle MS, Robertson WG, Gambaro G, Canales BK, Doizi S et al. Kidney stones. Nat Rev Dis Primers. 2016;2(1):16008.

46. Principais aspectos da litogênese. Aragão IA, Resende Jr JAD, Conte PHP, Alves RRV, Ribeiro CAF. In: Damião R, Dornas MC, Carrerette F, Schiavinni J. Urologia geral: diagnóstico e tratamento. 2019. Formato digital. Hospital Universitário Pedro Ernesto – Unidade Docente Assistencial de Urologia. Disponível em: https://www.urologiauerj.com.br/livro-uro/livro-urologia-geral-final.pdf. Acesso em: 07 jul. 2022.

47. Grasso M, Goldfarb DS (Orgs.). Urinary stones: medical and surgical management. Chichester, West Sussex, UK: John Wiley & Sons, Inc.; 2014.

48. Houston DM, Moore A, Elliott DA, Biourge VC. Stone disease in animals. In: Urinary tract stone disease. London: Springer London; 2010. p. 131-50.

49. Little SE (Org.). The cat. St Louis, Missouri: Elsevier; 2011.

50. Clarke DL. Feline ureteral obstructions Part 1: medical management. J Small Anim Pract. 2018;59(6):324-33.

51. Palm CA, Westropp JL. Cats and calcium oxalate. J Feline Med Surg. 2011;13(9):651-60.

52. Lulich JP, Osborne CA. Upper tract uroliths: questions, answers, questions. In: August JR (Org.). Consultations in feline internal medicine. 5. ed. St Louis, Missouri: Elsevier Saunders; 2006. p. 399-406.

53. Kyles AE, Hardie EM, Wooden BG, Adin CA, Stone EA, Gregory CR et al. Management and outcome of cats with ureteral calculi: 153 cases (1984-2002). J Am Vet Med Assoc. 2005;226(6):937-44.

54. Hall JA, Yerramilli M, Obare E, Li J, Yerramilli M, Jewell de. Serum concentrations of symmetric dimethylarginine and creatinine in cats with kidney stones. Aguilera AI (Org.). PLoS ONE. 2017;12(4):e0174854.

55. Groth EM, Lulich JP, Chew DJ, Parker VJ, Furrow E. Vitamin D metabolism in dogs with and without hypercalciuric calcium oxalate urolithiasis. J Vet Intern Med. 2019;33(2):758-63.

56. Chacar F, Kogika MM, Chew DJ, de Brito Galvao JF, Autran H, Toribio RE et al. Vitamin D metabolites in chronic kidney disease cats with nephrolithiasis. In ACVIM Forum Research Abstract Program; 2018 Jun 14-15; Seattle, Washington, EUA. Hoboken: Wiley-Blackwell Publishing, Inc. J Vet Intern Med. 32(6):22-80.

57. Parker VJ, Rudinsky AJ, Chew DJ. Vitamin D metabolism in canine and feline medicine. J Am Vet Med Assoc. 2017;250(11):1259-69.

58. Chevalier RL. Pathogenesis of renal injury in obstructive uropathy. Curr Opin Pediatr. 2006;18(2):153-60.

59. Reppas G, Foster SF. Practical urinalysis in the cat: 1: urine macroscopic examination 'tips and traps'. J Feline Med Surg. 2016;18(3):190-202.

60. Reppas G, Foster SF. Practical urinalysis in the cat: 2: urine microscopic examination 'tips and traps'. J Feline Med Surg. 2016;18(5):373-85.

61. Westropp JL, Ruby AL, Bailiff NL, Kyles AE, Ling GV. Dried solidified blood calculi in the urinary tract of cats. 2006;20(4):828-34.

62. Osborne CA, Clinton CW. Urolithiasis: terms and concepts. Vet Clin North Am Small Anim Pract. 1986;16(1):3-17.

63. Lulich JP, Osborne CA. Changing paradigms in the diagnosis of urolithiasis. Vet Clin North Am Small Anim Pract. 2009;39(1):79-91.

64. Lefebvre HP, Dossin O, Trumel C, Braun J-P. Fractional excretion tests: a critical review of methods and applications in domestic animals. Vet Clin Pathol. 2008;37(1):4-20.

65. Griffin S. Feline abdominal ultrasonography: what's normal? What's abnormal? The kidneys and perinephric space. J Feline Med Surg. 2020;22(5):409-27.

66. Lamb CR, Cortellini S, Halfacree Z. Ultrasonography in the diagnosis and management of cats with ureteral obstruction. J Feline Med Surg. 2018;20(1):15-22.

67. Testault I, Gatel L, Vanel M. Comparison of nonenhanced computed tomography and ultrasonography for detection of ureteral calculi in cats: a prospective study. J Vet Intern Med. 2021;35(5):2241-48.

68. Lulich JP, Berent AC, Adams LG, Westropp JL, Bartges JW, Osborne CA. ACVIM small animal consensus recommendations on the treatment and prevention of uroliths in dogs and cats. J Vet Intern Med. 2016;30(5): 1564-74.

69. Minnesota Urolith Center. How to prepare and package samples. Minnesota Urolith Center; 2021 [cited 2021 Jul 2021]. Disponível em: https://vetmed.umn.edu/sites/vetmed.umn.edu/files/urolith_how_to_presentation-final.pdf.

70. Cannon AB, Westropp JL, Ruby AL, Kass PH. Evaluation of trends in urolith composition in cats: 5,230 cases (1985–2004). J Am Vet Med Assoc. 2007;231(4):570-76.

71. Paßlack N, Burmeier H, Brenten T, Neumann K, Zentek J. Relevance of dietary protein concentration and quality as risk factors for the formation of calcium oxalate stones in cats. J Nutr Sci. 2014;3:e51.

72. Lulich JP, Berent AC, Adams LG, Westropp JL, Bartges JW, Osborne CA. ACVIM small animal consensus recommendations on the treatment and prevention of uroliths in dogs and cats. J Vet Intern Med. 2016;30(5): 1564-74.

73. Lekcharoensuk C, Osborne CA, Lulich JP, Pusoonthornthum R, Kirk CA, Ulrich LK et al. Association between dietary factors and calcium oxalate and magnesium ammonium phosphate urolithiasis in cats. J Am Vet Med Assoc. 2001;219(9):1228-37.

74. Brunetto MA, Zafalon RVA, Teixeira FA, Vendramini THA, Rentas MF, Pedrinelli V et al. Phosphorus and sodium contents in commercial wet foods for dogs and cats. Vet Med Sci. 2019;5(4):494-99.

75. Minnesota Urolith Center. Minnesota Urolith Center – treatment recommendations [Internet]. Feline treatment recommendations: calcium oxalate uroliths. [cited 2021 Jul 21]. Disponível em: https://vetmed.umn.edu/centers-programs/minnesota-urolith-center/urolith-analysis/treatment-recommendations.

76. Grant DC. Effect of water source on intake and urine concentration in healthy cats. J Feline Med Surg. 2010;12(6):431-34.

77. Clarke DL. Feline ureteral obstructions Part 1: medical management: feline ureteral obstructions. J Small Anim Pract. 2018;59(6):324-33.

78. Santos CRGR, Silva SL, Cavalcanti AR, Carrasco LPS, Moreira CM do R, Souza HJM de. Uso de glucagon no manejo de obstrução ureteral em um gato com doença renal crônica: relato de caso. Braz J Vet Med. 2017; 39(4):292-99.

79. Ikuta C. Ureteral obstruction in small animals. VCA West Coast Specialty and Emergency Animal Hospital. 2021. [cited 2021 Jul 21]. Disponível em: https://vcahospitals.com/west-coast/-/media/vca/documents/hospitals/california/west-coast/ureteral_obstruction_ppt.ashx?la=en.

80. August JR. Consultations in feline internal medicine. vol. 6. St. Louis, Mo.: Saunders/Elsevier; 2010.

81. Frank DN, Amand ALS, Feldman RA, Boedeker EC, Harpaz N, Pace NR. Molecular-phylogenetic characterization of microbial community imbalances in human inflammatory bowel diseases. Pnas. 2007;104(34):13780-5.

82. Suchodolski JS, Camacho J, Steiner JM. Analysis of bacterial diversity in the canine duodenum, jejunum, ileum, and colon by comparative 16S rRNA gene analysis. FEMS Microbiol Ecol. 2008;66(3):567-78.

83. Suchodolski JS. Intestinal microbiota of dogs and cats: a bigger world than we thought. Vet Clin North Am Small Anim Pract. 2011;41(2):261-72.

84. Handl S, Dowd SE, Garcia-Mazcorro JF, Steiner JM, Suchodolski JS. Massive parallel 16S rRNA gene pyrosequencing reveals highly diverse fecal bacterial and fungal communities in healthy dogs and cats. FEMS Microbiol Ecol. 2011;76(2):301-10.

85. Sampaio-Maia B, Simões-Silva L, Pestana M, Araujo R, Soares-Silva IJ. The role of the gut microbiome on chronic kidney disease. Adv Appl Microbiol. 2016;96:65-94.

86. Al Khodor S, Shatat IF. Gut microbiome and kidney disease: a bidirectional relationship. Pediatri Nephrol. 2017;32(6):921-31.

87. Giardina S, Scilironi C, Michelotti A, Samuele A, Borella F, Daglia M et al. In vitro anti-inflammatory activity of selected oxalate-degrading probiotic bacteria: potential applications in the prevention and treatment of hyperoxaluria. J Food Sc. 2014;79(3):M384-90.

88. Deng P, Swanson KS. Gut microbiota of humans, dogs and cats:current knowledge and future opportunities and challenges. Br J Nutr. 2015; 113:S6-17.

89. Camerotto C, Cupisti A, D'Alessandro C, Muzio F, Gallieni M. Dietary fiber and gut microbiota in renal diets. Nutr. 2019;11(9):1-15.

90. Thaiss CA, Zeevi D, Levy M, Zilberman-Schapira G, Suez J, Tengeler AC et al. Transkingdom control of microbiota diurnal oscillations promotes metabolic homeostasis. Cell. 2014;159(3):514-29.

91. Nallu A, Sharma S, Ramezani A, Muralidharan J, Raj D. Gut microbiome in chronic kidney disease: challenges and opportunities. Transl Res. 2017;179:24-37.

92. Weckwerth W. Metabolomics in systems biology. Annu Rev Plant Biol. 2003;54(1):669-89.

93. Deusch O, O'Flynn C, Colyer A, Morris P, Allaway D, Jones PG et al. Deep illumina-based shotgun sequencing reveals dietary effects on the structure and function of the fecal microbiome of growing kittens. PLoS One. 2014;9(7):e101021.

94. Blake AB, Suchodolski JS. Importance of gut microbiota for the health and disease of dogs and cats. Anim Front. 2016;6(3) 37-42.

95. Schmitz S, Suchodolski J. Understanding the canine intestinal microbiota and its modification by pro-, pre- and synbiotics – what is the evidence? Vet Med Sci. 2016;2(2):71-94.

96. Gnanandarajah JS, Abrahante JE, Lulich JP, Murtaugh MP. Presence of *Oxalobacter formigenes* in the intestinal tract is associated with the absence of calcium oxalate urolith formation in dogs. Urol Res. 2012;40(5):467-73.

97. Ivanovski O, Drüeke TB. A new era in the treatment of calcium oxalate stones? Kidney Int. 2013;83(6):998-1000.

98. Borghi L, Nouvenne A, Meschi T. Probiotics and dietary manipulations in calcium oxalate nephrolithiasis: two sides of the same coin? Kidney Int. 2010;78(11):1063-65.

99. Cho JG, Gebhart CJ, Furrow E, Lulich JP. Assessment of *in vitro* oxalate degradation by lactobacillus species cultured from veterinary probiotics. Am J Vet Res. 2015;76(9):801-6.

100. Gomathi S, Sasikumar P, Anbazhagan K, Neha SA, Sasikumar S, Selvi MS *et al*. Oral administration of indigenous oxalate degrading lactic acid bacteria and quercetin prevents calcium oxalate stone formation in rats fed with oxalate rich diet. J Funct Foods. 2015;17:43-54.

101. Paβlack N, Schmiedchen B, Raila J, Schweigert FJ, Stumpff F, Kohn B *et al*. Impact of increasing dietary calcium levels on calcium excretion and vitamin D metabolites in the blood of healthy adult cats. PLoS One. 2016;11(2):e0149-190.

102. Council N, Dyce J, Drost WT, de Brito Galvao JF, Rosol TJ, Chew DJ. Bilateral patellar fractures and increased cortical bone thickness associated with long-term oral alendronate treatment in a cat. J Feline Med Surg Open Rep. 2017;3(2):2055116917727137.

103. Rogers-Smith E, Whitley N, Elwood C, Reese D, Wong P. Suspected bisphosphate-related osteonecrosis of the jaw in a cat being treated with alendronate for idiopathic hypercalcaemia. Vet Rec Case Rep. 2019;7(3):e000798.

104. Larson MJ, Oakes AB, Epperson E, Chew DJ. Medication-related osteonecrosis of the jaw after long-term bisphosphonate treatment in a cat. J Vet Intern Med. 2019;33(2):862-67.

165
Hemodiálise em Cães e Gatos

Patrícia Erdmann Mosko • Paula Carolina Martins • Priscylla Tatiana Chalfun Guimarães Okamoto • Suellen Rodrigues Maia

INTRODUÇÃO

O termo hemodiálise (HD) é amplamente utilizado na medicina para nomear o procedimento de depuração de endo e exotoxinas da circulação sanguínea.[1] Essa é uma técnica de circulação extracorpórea, na qual se utiliza uma linha de condução do sangue venoso até um filtro de depuração (chamado "dialisador ou capilar"), onde o sangue terá contato com um plasma artificial através de uma membrana semipermeável. As substâncias tóxicas e/ou em alta concentração plasmática passarão por princípios físicos para o plasma artificial, sendo assim removidas da circulação sanguínea. Após esse processo, o sangue depurado é devolvido para o paciente por outra linha de condução do sangue venoso.[1,2]

Existem diversas modalidades terapêuticas que podem ser utilizadas para substituir as funções renais perdidas aguda ou cronicamente.[3,4] O conjunto das técnicas é chamado "terapias de substituição renal (TSRs)", compreendendo técnicas extracorpóreas, intracorpóreas e transplante.[1,4-6] Classificação, nomeação, vantagens e desvantagens de cada técnica estão dispostas no Quadro 165.1.

A técnica de HD mais comumente utilizada é denominada "hemodiálise intermitente", utilizada para reposição das funções metabólicas renais, como equilíbrio hídrico, eletrolítico e acidobásico; e remoção de substâncias de baixo peso molecular, hidrossolúveis, tóxicas ou em altas concentrações sanguíneas, oriundas do próprio metabolismo ou de origem externa – de forma bastante similar à filtração glomerular. A HD intermitente é realizada em sessões com duração de 1 a 6 horas diariamente (ou conforme necessidade e prescrição) para pacientes com lesão renal aguda (IRA) ou intoxicados, ou 2 a 3 vezes/semana em pacientes com doença renal crônica (DRC).[1] É sobre essa modalidade que este capítulo discorrerá.

HISTÓRICO

A história da HD iniciou-se com Thomas Graham em 1748, quando o cientista realizou pela primeira vez a transferência de água e pequenos solutos através de uma membrana semipermeável.[7] Esse processo foi então denominado "diálise", cujo conceito foi utilizado muitos anos mais tarde, em 1913, por Abel, Rowntree e Turner, os quais dialisaram cães nefrectomizados, removendo o sangue do corpo do paciente para passá-lo através de membranas de celulose. Naquela ocasião, ficou comprovada a remoção de compostos nitrogenados pela técnica, mas complicações como coagulação do sistema, dificuldade de esterilização das membranas (que eram muito grossas) e infecção foram descritas. o experimento foi divulgado pelos jornais The Times, em Londres, e pelo The New York Times, em Nova York, o que causou grande expectativa na população.[8]

A primeira aplicação em seres humanos aconteceu em 1926 com o médico alemão Haas. O paciente era um soldado holandês que desenvolveu IRA na guerra. Desde então, pequenas aprimorações na técnica começaram a ser realizadas, como uso de heparina como anticoagulante (em 1928) e aumento do número de passagens do sangue através da membrana, até que, em 1945, descreveu-se a sobrevivência de uma mulher com IRA após ter sido dialisada com 11 passagens do sangue pelas membranas. Apenas em 1965 a hemodiálise passou a ser utilizada em doentes renais crônicos na Europa, e naquela época o sangue ainda era removido do paciente por gravidade para circular dentro dos filtros.[8]

A HD intermitente foi realizada pela primeira vez em cães, ainda de forma experimental, no início da década de 1970 por Cowgill e Thronhill nos EUA. Esses dois pesquisadores podem ser considerados "os pais" da hemodiálise veterinária, pois foram precursores não apenas do desenvolvimento e aperfeiçoamento da técnica, mas também do desenvolvimento de tipos diferentes de dialisadores, de acessos vasculares e de sistemas de filtração. O serviço de diálise foi instituído na Universidade de Davis, na Califórnia, pelos mesmos pesquisadores e simultaneamente no hospital veterinário Animal Medical Center, em Nova York, pela professora Langston, na década de 1990.[9]

Contar a história da HD é importante pois ilustra claramente que essa modalidade terapêutica é recente, tem menos de 100 anos de desenvolvimento e, na medicina veterinária, pouco mais de 40 anos de implementação. Hoje, é possível observar grande avanço no desenvolvimento de equipamentos, insumos e técnica, contudo, especialmente na medicina veterinária, é imperativo executar a técnica de forma bastante atenta e cuidadosa, adotando protocolos seguros e efetivos para os pacientes com IRA e especialmente portadores de DRC.

PRINCÍPIOS FÍSICOS

A diálise pode ser definida como a filtração de substâncias do sangue para o dialisato através de uma membrana semipermeável.[9] Isso significa que há dois meios: o sangue e um líquido artificial – formulado com água e eletrólitos em concentrações semelhantes à do plasma sanguíneo (chamado "dialisato") –, separados por uma membrana artificial dotada de poros com espessura e diâmetro predeterminados.[1] Água e pequenos solutos com peso molecular < 500 Da passarão facilmente através da membrana, ao passo que moléculas maiores (como proteínas) e células permanecerão no meio sangue.[10]

Esse processo de filtração é muito semelhante ao que ocorre dentro de cada glomérulo renal: o sangue chega a uma membrana semipermeável (a parede do capilar glomerular) composta de três camadas (endotélio, membrana basal glomerular e epitélio visceral, ou podócitos) e a atravessa para o meio espaço urinário na dependência de fatores ligados à circulação (como a pressão hidrostática e a pressão oncótica do meio sangue) e das características da própria membrana (como tamanho dos poros e carga elétrica).

Para que uma molécula atravesse os poros da membrana artificial, são necessárias forças físicas (especialmente ligadas ao movimento cinético das moléculas) que as façam migrar de um lado para o outro. Essas forças são: difusão, osmose, ultrafiltração e convecção; além disso, determinantes da filtração, como tamanho molecular, permeabilidade da membrana e características do dialisato, influenciam a troca.[10] É sobre esses fatores que esta seção discorrerá.

QUADRO 165.1 Classificação, nomeação, vantagens e desvantagens das terapias de substituição renal utilizadas na medicina veterinária.

Modalidades	Tipos	Vantagens	Desvantagens
Extracorpórea (ERRT, do inglês *extracorporeal renal replacement therapy*)	HD intermitente (IHD, do inglês *intermittent haemodialysis*)	Modalidade mais eficiente para remoção de pequenos solutos	A rápida remoção de solutos pode facilmente levar ao desenvolvimento da síndrome do desequilíbrio osmótico
		Mais indicada para controle metabólico	Não pode ser realizada em pacientes instáveis hemodinamicamente
		Grande volume de sangue é depurado por hora	Nos períodos interdiálises, o paciente volta a acumular toxinas urêmicas na circulação
	Terapia de substituição contínua (CRRT, do inglês *continuous renal replacement therapy*)	Muito bem indicada para pacientes severamente urêmicos, com excesso de volumes muito grandes e pacientes instáveis hemodinamicamente	Equipamentos de custo mais elevado
		A depuração é lenta, mas contínua ao longo de 24 h	Demanda de mão de obra especializada 24 h
			Paciente deve ser mantido em unidade de terapia intensiva
		Capaz de remover substâncias de médio peso molecular (toxinas exógenas, citocinas inflamatórias)	Menor eficiência na redução de toxinas de baixo peso molecular por unidade de tempo
	Terapia mista (PIRRT, do inglês *prolonged intermittent renal replacement therapy*)	Bem indicada para pacientes instáveis hemodinamicamente	Demanda de mão de obra especializada 24 h
		Usa mesmo equipamento de CRRT, mas em tempos menores (8 a 16 h) e com maior fluxo de sangue quando comparado com CRRT	Paciente deve ser mantido em unidade de terapia intensiva
Intracorpórea	Diálise peritoneal	Bem indicada para pacientes instáveis hemodinamicamente	Menor eficiência em comparação a todas as modalidades
		Bem indicada para pacientes de pequeno porte, para os quais o volume de sangue extracorpóreo a ser tratado na modalidade extracorpórea é muito grande e pode provocar instabilidade hemodinâmica	A remoção de solutos depende da qualidade e integridade do peritônio
Transplante	Doador vivo	Substitui definitivamente todas as funções renais: metabólicas e endócrinas	Discussão ética sobre o consentimento da doação do órgão pelo doador
			Protocolo imunossupressor não bem definido na espécie canina
			Na DRC, o tempo de sobrevida do transplantado não é maior do que o tempo de sobrevida com o tratamento conservador

Difusão e osmose

Difusão é o termo utilizado para nomear um fenômeno de transporte ou processo de troca de solutos entre meios com diferentes concentrações. Osmose, por sua vez, designa a troca de solvente (especificamente água), nas mesmas condições. Esse processo de troca ocorre porque todas as moléculas apresentam energia cinética, devido à agitação produzida pelo calor.[11]

O movimento térmico das moléculas nos dois meios (sangue e dialisato) promove o encontro aleatório com a área da membrana e ocasionalmente com um poro, acarretando a transferência de moléculas de um lado para o outro (como se as moléculas atravessassem uma "porta aberta"). Isso ocorre facilmente quando a molécula apresenta tamanho inferior ao do poro; quanto menor, mais facilmente essa troca ocorrerá, por exemplo: a ureia é um pequeno soluto, com peso molecular igual a 60 Da, já a creatinina é uma molécula com peso molecular de 113 Da, isso quer dizer que o potencial de difusão da ureia é maior do que o da creatinina.[10,11]

Outrossim, quanto maior for a concentração de um soluto no meio, maior é a chance de ocorrer o encontro aleatório com um poro, ou seja, quanto maior a concentração de uma substância, maior será a taxa de transferência[10,11] – essa é a definição usada tradicionalmente na química, a qual ensina que uma molécula será difundida do meio mais concentrado para o menos concentrado. A troca é bidirecional, e esse conceito deve ser utilizado na prescrição da terapia dialítica tanto na expectativa de remoção de solutos do meio sangue quanto para a reposição a partir do dialisato. A velocidade de troca é influenciada pela concentração e pelo tamanho da molécula, sendo mais *rápida* com moléculas de tamanho < 500 Da (como sódio, com 20 Da, e glicose, com 180 Da), *média* para moléculas com tamanho entre 500 e 15.000 Da (como vitamina B_{12}, com 1.355 Da) e *muito baixa* ou *nula* para moléculas de tamanho molecular > 15.000 Da (como albumina, com 66.000 Da).[1]

A transferência de moléculas de água (osmose) segue os mesmos princípios: quanto maior a quantidade de água, maior será a taxa de transferência, assim, considerando-se que o peso molecular da água é 18 Da, o transporte através dos poros é facilitado.

Quando as concentrações entre os meios se igualam, a taxa de transferência fica igual, e, portanto, o potencial de difusão para. A fim de que a taxa de transferência não pare durante a terapia dialítica, é necessário manter os dois meios (sangue e dialisato) em constante movimento, pois isso assegura que ambos estarão em diferentes concentrações a todo momento e aumenta bastante a eficiência do processo.[11]

Ultrafiltração

O sangue sai do corpo do paciente por meio da ação da bomba de sangue existente na máquina de HD. A força criada pelo bombeamento "empurra" o sangue através do circuito criando pressão hidrostática, transmitida também para a membrana do dialisador. A pressão hidrostática facilita a transferência de moléculas de água e qualquer outro soluto que esteja dissolvido no meio sangue e que tenha tamanho molecular adequado para atravessar os poros. Como o dialisato está passando em contrafluxo do outro lado da membrana, cria-se uma força adicional de atração de moléculas (como se fosse vácuo), o que facilita o processo de filtração.[11] Esse processo é denominado "ultrafiltração (UF)" e é um dos componentes mais importantes a serem considerados na prescrição da diálise.

A UF é extremamente útil para todos os pacientes que necessitam da diálise para remoção de líquido, ou seja, que estão super-hidratados. Sendo assim, deve ser criteriosamente avaliado o paciente que inicia a diálise em hidratação adequada, pois a UF sempre acontecerá, isto é, jamais será igual a zero (mesmo que a programação do equipamento sugira isso), logo, esse paciente sairá da diálise com déficit hídrico ou desidratado. Dessa maneira, a avaliação do equilíbrio hídrico transdiálise deve ser realizada, e o paciente deverá ser hidratado durante o processo para evitar complicações como a desidratação e a hipotensão transdiálise.[1,10,11]

A quantidade de água movida pelo processo de UF pode ser calculada considerando-se a permeabilidade hidráulica da membrana, a área de superfície do capilar e o gradiente hidrostático através da membrana. O valor é representado pelo coeficiente de ultrafiltração (KUf), que quantifica em $m\ell$ a quantidade de fluido que pode ser transferida por mm de pressão transmembrana por hora (mmHg/h). A taxa de UF/h pode ser calculada multiplicando-se o KUf pela pressão transmembrana (avaliada pela máquina de hemodiálise). Se essa pressão for positiva, ocorre remoção de água e soluto, se for negativa, acontece a reposição de água para o paciente. A pressão transmembrana minimamente necessária para se sobrepor à pressão oncótica do meio sangue é de + 25 mmHg, contudo o ideal é que a pressão transmembrana se mantenha em torno de + 200 a 300 mmHg, do contrário, a diálise será menos eficiente para a remoção de solutos. O KUf esperado vem descrito na bula de cada dialisador.[1,10-12]

É a UF que determina se um dialisador é de alto ou baixo fluxo: se a KUf for alta, o dialisador tem grande capacidade de remoção de água e solutos, sendo considerado de alta eficiência (remove mais toxinas por unidade de tempo – alto fluxo); se a KUf for baixa, o dialisador é de menor eficiência (remove menos toxinas por unidade de tempo – baixo fluxo). Essa informação deve ser usada com bastante atenção, pois, quanto maior a eficiência, maior o risco do desenvolvimento de complicações como a síndrome do desequilíbrio osmótico (SDO), que será abordada adiante neste capítulo (ver "Síndrome do desequilíbrio osmótico").

A UF deve ser calculada para todos os pacientes, em especial para os seguintes grupos: hidratados ou com déficit hídrico; indivíduos muito pequenos, sob risco de desenvolver hipovolemia rapidamente; pacientes seriamente azotêmicos, pois a taxa de remoção pode ser demasiadamente alta e provocar a SDO; e indivíduos que apresentem hemoconcentração durante a diálise, uma vez que isso aumenta o risco de coagulação do sistema.[13] O cálculo para a prescrição da UF será descrito a seguir.

Convecção

Convecção é uma força criada pelo movimento das moléculas. Quando uma molécula se move, pode colidir com outra e a movimentar também, o que aumenta a chance de troca entre meios através dos poros da membrana do capilar. A quantidade e a movimentação das moléculas de água criam pressão hidrostática, fundamental para que a convecção se estabeleça. Como são "empurradas" em direção à membrana, as moléculas de peso molecular médio (500 a 15.000 Da) e até maiores podem ser trocadas, já que a convecção independe do tamanho da molécula e do gradiente de concentração. Sendo assim, esse processo é utilizado para remoção de moléculas de até 40.000 Da, como citocinas inflamatórias, lactato e toxinas urêmicas maiores.[13,14] Para assegurar a convecção, o paciente deverá estar adequadamente hidratado.[1,11]

Para aumentar a convecção de moléculas de médio peso molecular, é possível usar uma técnica associada à hemodiálise convencional. Nessa técnica, denominada "hemodiafiltração",[11] administra-se um fluido isotônico por via intravenosa (IV) e calcula-se a UF para remoção do fluido infundido (até 35 $m\ell$/kg). Quando essa técnica for utilizada, é preciso estar atento à concentração sérica de albumina, pois pode haver redução importante.

Características da membrana

As características da membrana capilar influenciam sua permeabilidade: a quantidade e a qualidade dos poros, a área da membrana e também a composição.[10] A membrana considerada ideal é aquela produzida com material biocompatível, ou seja, que provoque menor reação imune quando em contato com o sangue. Quanto menor a compatibilidade, maior a ativação de sistema complemento e de agregação plaquetária, com formação de coágulos sobre a superfície, e, portanto, maior a perda de superfície de filtração, pois os poros estarão obstruídos. Em geral, as membranas são confeccionadas com polisulfona e poliacrilonitrilo, considerados materiais mais biocompatíveis quando comparados com os antigos capilares de acetato de celulose.[15,16] O número de poros/área e a área total do capilar, assim como a qualidade do poro, influenciam a quantidade de soluto trocado. Poros com superfície regular facilitam a passagem das moléculas através da membrana. Nesse sentido, atualmente membranas têm sido desenvolvidas utilizando-se nanotecnologia, a fim de melhorar a regularidade da superfície e, por conseguinte, a eficiência das membranas.

Dialisato

É o meio com o qual o sangue realizará as trocas. É constituído basicamente de água ultrapura e eletrólitos. Idealmente, deve ser formulado para normalizar as concentrações plasmáticas dos eletrólitos pré-diálise, minimizar variações eletrolíticas, corrigir o desequilíbrio acidobásico e garantir a remoção de toxinas. São considerados elementos-chave da prescrição da HD: composição, temperatura e fluxo do dialisato.[10,12,17]

O dialisato é constituído pela máquina de HD com base em um galão de solução ácida e um galão de solução básica (acoplados ao equipamento), bem como água ultrapura (produzida pelo equipamento de osmose reversa). Existe uma composição padrão para cães e gatos, que inclui sódio, potássio, bicarbonato, cloreto, cálcio, magnésio, fosfato e dextrose (Quadro 165.2). Porém, a prescrição da concentração de cada elemento pode variar e ser ajustada conforme a necessidade de cada animal.[10,12]

A solução ácida pode ser chamada "banho ácido" ou "concentrado polieletrolítico para hemodiálise (CPHD)". Contém água, cloreto de sódio, cloreto de potássio, cálcio e magnésio e pode ou não conter glicose. A solução básica, também chamada "banho básico" ou "CPHD básico", é composta de bicarbonato de sódio (bolsas com apenas o sal concentrado) ou água e bicarbonato de sódio a 8,4% (galão de CPHD básico). Os banhos ácido e básico são separados por três motivos: 1. a

QUADRO 165.2	Composição padrão do dialisato para cães e gatos.		
Cão		**Gato**	
Eletrólito	**Concentração**	**Eletrólito**	**Concentração**
Sódio	145 mmol/ℓ	Sódio	150 mmol/ℓ
Potássio	0 a 3 mmol/ℓ	Potássio	0 a 3 mmol/ℓ
Cloreto	113 mmol/ℓ	Cloreto	117 mmol/ℓ
Cálcio	1,5 mmol/ℓ	Cálcio	1,5 mmol/ℓ
Magnésio	1 mmol/ℓ	Magnésio	1 mmol/ℓ
Fosfato	0 mg/dℓ	Fosfato	0 mg/dℓ
Dextrose	200 mg/dℓ	Dextrose	200 mg/dℓ
Bicarbonato	28 a 40 mEq/ℓ	Bicarbonato	28 a 40 mEq/ℓ

solução básica tem menor tempo de validade, pois há maior risco de contaminação, especialmente depois de aberta – deve ser usada no máximo em 2 dias (mas, preferencialmente, deve ser descartada após o término da sessão); 2. o bicarbonato de sódio precipita com o cálcio da solução ácida; e 3. tê-las separadamente permite adequar as concentrações eletrolíticas individualmente conforme necessidade do paciente. Os equipamentos de HD atuais são previamente programados pelo técnico para as concentrações-padrão das soluções comerciais existentes no mercado (Farmarin® e Fresenius®, nas proporções 1:34 e 1:44); por isso, sempre que a programação da sessão for realizada, a marca do CPHD deve ser selecionada no equipamento. Ambos os banhos devem ser armazenados em ambiente fresco, abrigados da luz do sol e em temperatura de 10 a 35°C.

Geralmente, no início da diálise, a remoção de solutos do compartimento sangue é mais intensa (pois a concentração sérica de compostos nitrogenados é maior), o que pode alterar a tonicidade (soma das concentrações de todos os solutos). Diante disso, convém lembrar que a movimentação de água entre os compartimentos intra e extracelular (interstício e plasma) depende da tonicidade dos meios, ou seja, a movimentação de água se dará pela pressão osmótica. Logo, se ocorre rápida remoção de solutos do meio sangue, a água tenderá a mover-se para os meios mais concentrados – como o interstício e o interior das células –, o que alterará a tonicidade do sangue, desencadeando a SDO (que será discutida a seguir) em todos os tecidos do corpo. Esse desequilíbrio pode se manifestar como hipotensão, cólicas, náuseas, êmese, vocalização, nistagmo e até mesmo crise convulsiva.[10,12,17,18]

Para evitar que a pressão osmótica se modifique drasticamente, é possível utilizar a prescrição do sódio como medida preventiva, pois esse sal em maior concentração no dialisato evita grande movimentação de água entre os compartimentos, sangue para interstício e para o interior da célula.[10] Orienta-se que o perfil de sódio seja programado para iniciar discretamente aumentado, sendo reduzido gradualmente durante a diálise, para que, ao fim da sessão, o paciente não esteja hipernatrêmico. Para cães, indica-se que o perfil de sódio seja ajustado para variar entre 155 e 150 a 145 mmol/ℓ; para gatos, a indicação é de 160-155-150 mmol/ℓ; esse protocolo, porém, deve ser evitado em pacientes hipernatrêmicos. A hipernatremia raramente ocorre, contudo, sinais como sede pós-diálise, ganho de peso interdiálise, hiperpotassemia e hipertensão devem ser monitorados.[10,12,18]

A concentração padrão de potássio do dialisato é de 2 a 3 mEq/ℓ. Nessa concentração, raramente os pacientes desenvolvem modificações importantes no potássio sérico e, por isso, dificilmente ocorrem alterações no potencial de ação cardíaco e no traçado eletrocardiográfico; contudo, soluções com concentração inferior a 1 mEq/ℓ aumentam o risco de alterações do ritmo cardíaco, havendo inclusive risco de morte súbita.[10,12] Atenção especial deve ser dada aos pacientes hipopotassêmicos; se for necessária, a suplementação transdiálise pode ser realizada adicionando-se cloreto de potássio a 19,1% ao CPHD ácido. Nesse caso, sugere-se que o traçado eletrocardiográfico do paciente seja monitorado durante toda a sessão e no pós-imediato. Aos pacientes com potássio sérico acima de 6 mEq/ℓ, recomenda-se o uso de CPHD contendo zero de potássio.[12]

A concentração de bicarbonato padrão em humanos é de 35 mEq/ℓ.[17] Em cães, porém, essa concentração provoca dispneia e pode levar à acidose central paroxística e SDO. Na medicina veterinária, sugere-se uso de bicarbonato inicial na concentração de 25 a 30 mEq/ℓ,[10,12] iniciando-se com uma concentração menor para pacientes seriamente acidóticos (bicarbonato < 12 mEq/ℓ, para evitar acidose central paroxística pela correção muito rápida). A concentração recomendada para cães e gatos é alta quando comparada com a concentração sérica normal (até 24 mEq/ℓ), todavia, essa solução não é usada apenas para reposição de bases para o paciente doente renal em acidose metabólica, mas também para tamponar a solução ácida utilizada na formulação do dialisato.[10,12] A prescrição de dialisato contendo 30 mEq/ℓ de bicarbonato resulta em bicarbonato sérico pós-diálise de 23 mEq/ℓ no paciente.[12] É importante destacar que a gasometria do paciente deve ser monitorada para o desenvolvimento de alcalose metabólica pós-diálise.

A concentração padrão de fosfato no dialisato é zero; todavia, nos pacientes com indicação de HD para remoção de toxinas exógenas e que não estejam azotêmicos, o fosfato pode ser adicionado ao galão ácido, para que o dialisato contenha fósforo e o paciente não desenvolva hipofosfatemia trans ou pós-diálise – o que pode ser grave por levar à depleção de adenosina trifosfato (ATP, do inglês *adenosine triphosphate*) e anemia hemolítica quando o fósforo sérico estiver inferior a 1 mg/dℓ.[10,12,19] Para pacientes não azotêmicos que necessitem de HD, sugere-se a adição de 16 mℓ de fosfato de sódio neutro (solução de *fleet* enema) por ℓ de CPHD ácida, a fim de obter a concentração de 2 mg/dℓ no dialisato.[10,12]

O fluxo do dialisato deve estar entre 300 e 800 mℓ/min, no sentido contrário ao do sangue – contracorrente. O *clearance* pode ser alterado com a variação do fluxo, contudo a modificação é considerada mínima. Quanto menor a velocidade do dialisato, menor a eficiência de troca; quanto maior, maior a eficiência de troca. Tradicionalmente, inicia-se a sessão com fluxo de dialisato em 500 mℓ/min.[10,12] Quando a eficiência da HD precisa ser reduzida, sob risco de desenvolvimento da SDO (em pacientes seriamente azotêmicos, nas primeiras três sessões de HD), o fluxo concorrente pode ser usado; estima-se que a eficiência seja reduzida em 10% com essa prática.[12]

O sangue em contato com o dialisato trocará não apenas água e solutos, mas também calor. Quando o dialisato está aquecido acima de 38°C, o paciente também será aquecido, o que pode provocar vasodilatação periférica e redução da pressão arterial durante o procedimento, portanto, a temperatura do dialisato deve ser ajustada entre 36 e 38°C, pois a temperatura mais baixa em relação ao sangue do paciente assegura a estabilidade hemodinâmica. Se o paciente apresentar predisposição à hipotensão, pode-se reduzir a temperatura do dialisato em 0,5 a 1,5°C para provocar vasoconstrição periférica e redistribuição sanguínea central.[10,12]

MATERIAIS NECESSÁRIOS

A implementação da hemodiálise é uma prática tecnicamente exigente que requer uma gama de materiais (equipamentos e insumos) e ambiente (unidade de hemodiálise) (Figura 165.1)

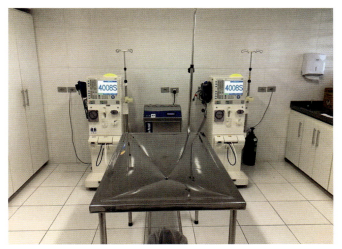

Figura 165.1 Unidade de hemodiálise, ambiente específico para a realização do tratamento munido de todos os equipamentos e insumos necessários. (Fonte: Priscylla Tatiana Chalfun Guimarães-Okamoto.)

específicos, garantindo, assim, a integridade e segurança do procedimento.[20] Dentro dessa gama de materiais, é necessário despender atenção especial às máquinas de diálise, ao sistema de tratamento de água, bem como aos equipamentos de monitoramento e insumos de trocas, entrega e retorno (filtros, circuitos extracorpóreos e cateteres).

Equipamentos

Máquinas de diálise

Diversos tipos de máquinas de diálise (Figura 165.2 A e B) se encontram atualmente disponíveis, incluindo desde máquinas específicas para HD intermitente ou contínua até máquinas consideradas híbridas, capazes de fornecer ambas as modalidades terapêuticas;[3,13,21] de modo geral, ainda são máquinas projetadas para uso em humanos, mas podem ser aplicadas de forma segura, confiável e eficaz em terapias dialíticas na medicina veterinária.[14]

Embora haja, evidentemente, diferenças importantes entre as máquinas de acordo com a modalidade de tratamento a que se aplicam, alguns recursos são compartilhados, como tela de exibição, bomba de sangue, bomba de seringa, configuração para remoção de fluido e sistema de sensores e de alarmes integrados.[1,3,22]

A bomba de sangue é o componente responsável por remover e devolver o sangue ao paciente, mantendo uma velocidade que impacta em pressões e fluxo específicos de sangue no interior das linhas. A velocidade da bomba de sangue nos tratamentos intermitentes gira em torno de 10 a 600 mℓ/min na maioria das máquinas, já nos tratamentos contínuos é empregada uma taxa de fluxo sanguíneo de 10 a 180 mℓ/min (máquina Prisma) ou de 10 a 450 mℓ/min (máquina PrismaFlex). Para evitar a coagulação do circuito, a maioria dos pacientes recebe heparinização sistêmica, sendo a bomba de seringa um componente comum das máquinas para o fornecimento do anticoagulante. A configuração de remoção de fluido determina o processo de UF (ver seção "Ultrafiltração"), e nela a pressão hidrostática é intensificada a partir de um vácuo no fluxo de saída do dialisato. As máquinas de terapias de substituição contínua apresentam maior efetividade na realização desse processo.[3]

Por fim, os sistemas de sensores e alarmes são responsáveis por informar qualquer complicação que represente risco ao paciente, por meio do monitoramento de alterações de pressão no circuito, vazamentos, presença de ar na linha de retorno e temperatura do dialisato.[3,21] Mesmo sendo capazes de informar e interromper o tratamento diante de quaisquer sinais de alterações ameaçadoras, as máquinas de diálise devem ser operadas somente por profissionais capacitados, os quais solucionarão adequadamente os possíveis problemas e complicações apontados durante o procedimento.[3,21]

Sistema de tratamento de água

Sabendo que na HD intermitente a produção do dialisato envolve a combinação de solutos concentrados (eletrólitos e solução-tampão de bicarbonato) e água ultrapurificada (formando uma solução dialisante adequada para o tratamento),[1,13,20,21] torna-se nítida a importância de um sistema de tratamento de água, uma vez que contaminantes e componentes químicos (minerais, metais pesados, eletrólitos etc.) presentes nesse solvente podem difundir para o sangue do animal, alterar a composição do dialisato final e causar diversos efeitos prejudiciais.[3,20]

Um sistema de tratamento de água destinado à HD pode ser desde uma pequena unidade móvel (Figura 165.3 A) acoplada à máquina de diálise até sistemas que ocupam grandes espaços promovendo simultaneamente a purificação da água para diversas máquinas. No entanto, independentemente do tamanho do sistema, há componentes e recursos em comum, os quais envolvem tipicamente filtros de sedimento (remoção de partículas e detritos), tanque de troca iônica (absorção de cátions e ânions, liberação de sódio e cloreto, além de remoção de cálcio e magnésio), tanque de carbono (adsorção de elementos orgânicos, incluindo cloro e cloraminas) e filtro de osmose reversa (remoção de contaminantes e íons residuais)[3,20,21] (Figura 165.3 B). O processo de osmose reversa é geralmente a etapa final de purificação da água, em que uma pressão aplicada sobre a água força a sua passagem por uma membrana semipermeável que promove a remoção de contaminantes. Nessa etapa, também ocorre a deionização,[21] processo no qual cátions e ânions são ligados liberando, respectivamente, H^+ e OH^-.

Para garantir a segurança do procedimento dialítico (quanto à qualidade da água utilizada), monitoramento diário deve ser aplicado à água que procede do sistema de purificação, sendo os testes específicos dependentes da unidade de tratamento. Ademais, exame de cultura deve ser agendado com periodicidade semanal ou quinzenal, bem como avaliações semanais da constituição química da água para assegurar níveis seguros dos componentes presentes nesse solvente.[3,20,21] Outro ponto fundamental é a manutenção do sistema de encanamento também livre de contaminantes químicos e microrganismos, a fim de evitar que a água já tratada seja alterada no seu trajeto para a máquina de diálise.[20]

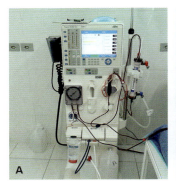 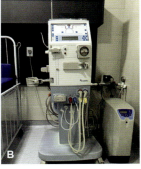

Figura 165.2 A. Máquina de hemodiálise F4008S-V10-Fresenius Medical Care. (Fonte: Priscylla Tatiana Chalfun Guimarães-Okamoto.) **B.** Máquina de hemodiálise AK-96 – Gambro. (Fonte: Patrícia Erdmann Mosko.)

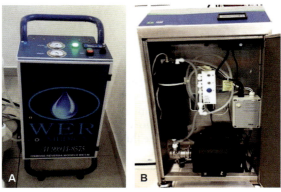

Figura 165.3 A. Unidade móvel de tratamento de água para hemodiálise (osmose reversa portátil) (Fonte: Waine Barbosa.) **B.** Os componentes envolvem tipicamente filtros de sedimento, tanque de troca iônica, tanque de carbono e filtro de osmose reversa. (Fonte: Priscylla Tatiana Chalfun Guimarães-Okamoto.)

Atualmente, máquinas de diálise modernas são capazes de produzir um dialisato denominado "ultrapuro", obtido pela combinação habitual entre solutos concentrados e água purificada, associado, posteriormente, a uma nova filtração antes de ser entregue ao dialisador, intensificando, assim, a remoção de quaisquer contaminantes e endotoxinas.[3,21]

Equipamentos de monitoramento

Monitoramento da pressão arterial

Métodos de monitoramento da pressão arterial são indispensáveis ao procedimento dialítico, já que é o parâmetro mais propenso a alterações, devido tanto à debilidade dos pacientes como ao próprio procedimento de circulação extracorpórea e UF.[3] Sendo assim, ferramentas de monitoramento desse parâmetro devem estar obrigatoriamente disponíveis na unidade de HD.[1,3] Os monitores não invasivos são a modalidade comumente utilizada nesse cenário,[20] sendo o monitor *Doppler* ultrassônico o principal representante para o monitoramento de cães e gatos pequenos, demonstrando valores de pressão arterial sistólica. Animais maiores também podem ser monitorados com aparelhos oscilométricos, que captam tanto a pressão arterial sistólica e diastólica como a média.[3]

Monitoramento da coagulação

A fluidez do sangue extracorpóreo, mesmo este exposto a diversos materiais passíveis de ativar a coagulação, é mantida por manobras de anticoagulação despendidas durante o procedimento de diálise (ver seção "Anticoagulação padrão: anticoagulante, monitoramento e prescrição"), assim, monitorar esse parâmetro é crucial para a segurança da terapia.[3]

A heparina não fracionada (HNF) é o anticoagulante comumente empregado nos tratamentos dialíticos veterinários. Em animais, o protocolo de uso e a sua ação anticoagulante são determinados por meio da avaliação do tempo de coagulação ativada (TCA).[1,20,22] Esse valor é mensurado por meio de um monitor de bancada específico para esse fim (monitor de coagulação ativada) (Figura 165.4), que deve ficar disponível no local reservado à terapia dialítica, sendo também de uso exclusivo da unidade, uma vez que as avaliações desse parâmetro precisam ser feitas em intervalos de 15 a 60 minutos.[3]

Quando a anticoagulação é feita com o citrato, o adequado monitoramento envolve a mensuração de cálcio ionizado no circuito extracorpóreo, visto que o citrato atua sobre esse componente da coagulação. Além disso, o citrato residual que pode

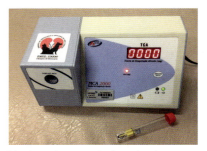

Figura 165.4 Monitor de coagulação ativada comumente empregado no monitoramento do tempo de coagulação ativada para prescrição e avaliação da ação anticoagulante da heparina não fracionada. (Fonte: Priscylla Tatiana Chalfun Guimarães-Okamoto.)

ganhar a circulação sistêmica é convertido em bicarbonato, de modo que, além das avaliações de cálcio ionizado, são necessárias também avaliações do pH sanguíneo. Sendo assim, um analisador químico é essencial e deve estar prontamente disponível.[3]

Insumos

Filtros

Também denominados "dialisadores", "hemodialisadores" ou "capilares", os filtros são considerados os "rins artificiais" durante o procedimento de HD, pois é justamente neles que ocorre o ápice da terapia dialítica: trocas de substâncias por difusão, convecção e UF entre o plasma do paciente e o dialisato.[1,21] O conceito de depuração de um dialisador consiste em quanto determinado soluto foi removido durante uma única passagem completa do sangue por ele e equivale identicamente ao conceito de depuração renal.[21]

Esses dispositivos consistem basicamente em um compartimento selado com conexões de fluxo em suas extremidades, uma formada por abertura de ápice e de base (arterial e venosa) e outra por abertura lateral superior e inferior, cada qual recebe determinado tipo de fluido, sangue e dialisato respectivamente[1] (Figura 165.5).

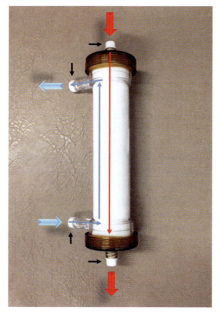

Figura 165.5 Filtro. Extremidades de fluxo: aberturas de ápice e base (*setas pretas horizontais*) – fluxo de sangue (*setas vermelhas grossas*); e abertura lateral inferior e superior (*setas pretas verticais*) – fluxo de dialisato (*setas azuis grossas*). Direção do fluxo de sangue (*seta vermelha fina*) e do dialisato (*setas azuis finas*) adquirindo sentido contracorrente.

Seu interior é constituído por milhares de fibras capilares ocas, as quais são formadas por membrana semipermeável sintética (Figura 165.6) ou à base de celulose, sendo esta última de uso mais antigo. As membranas sintéticas (polissulfona, polimetilmetacrilato [PMMA], policarbonato, poliamida, poliacrilonitrila/metalil sulfonato [AN-69] e poliacrilonitrila [PAN]) são mais biocompatíveis do que as membranas celulósicas (cupropano, acetato de celulose, triacetato de celulose, celulose regenerada e hemofano)[20] e, embora também sejam mais onerosas, representam o principal tipo de membrana empregado atualmente, já que, sendo o local de maior área de superfície de contato do sangue, as membranas são provavelmente o componente de maior indução reacional do organismo, principalmente quanto à ativação do sistema complemento.[1,21]

Durante o fluxo da diálise, o sangue geralmente flui pela abertura de ápice do filtro (abertura arterial) e percorre o interior das fibras capilares semipermeáveis preenchendo o seu lúmen; pela abertura de base (abertura venosa), o sangue deixa esse compartimento. O dialisato, por sua vez, flui geralmente pela abertura lateral inferior do filtro banhando as fibras capilares externamente; em seguida, deixa esse compartimento pela abertura lateral superior (Figura 165.6). Dessa maneira, uma direção contracorrente é instaurada, maximizando o gradiente de concentração e consequentemente a efetividade de trocas.[1,21] Sendo assim, as fibras capilares funcionam como uma barreira mecânica entre o sangue (mantido em seu interior) e o dialisato (disperso ao seu redor), de modo a evitar que haja contato direto entre esses dois fluidos, mas possibilitando, em virtude de sua característica semipermeável, as trocas entre os meios.[1,21]

As trocas promovidas pela membrana semipermeável são influenciadas pelo tamanho dos poros contidos nela. Essa particularidade classifica os dialisadores em alto fluxo e baixo fluxo. Dialisadores de alto fluxo têm poros grandes em sua membrana e permitem a troca de moléculas intermediárias e água, já os de baixo fluxo apresentam poros pequenos, permitindo, consequentemente, o transporte apenas de pequenos solutos entre os fluidos.[1] Idealmente, o tamanho dos poros de um dialisador deve ser grande o bastante para permitir o transporte de toxinas urêmicas pequenas e médias, mas pequeno ao ponto de evitar a perda de albumina.[21]

Outro fator que desempenha importante influência sobre as trocas é o tamanho do dialisador: quanto maior a unidade dialisadora, maior a superfície de contato disponível da membrana para as trocas e, consequentemente, mais eficiente torna-se a sessão de diálise. No entanto, proporcionalmente, maior quantidade de sangue é necessária para o preenchimento das fibras capilares, repercutindo em maior volume de sangue extracorpóreo do paciente.[1] Essa informação é particularmente relevante no caso de pacientes pequenos, que não suportam uma grande quantidade de sangue extracorpóreo,[12] de modo que a escolha do dialisador, quanto ao seu tamanho, deve ser minuciosamente pensada para promover, simultaneamente, a maximização da eficiência da sessão e a redução de altos volumes de sangue fora do corpo.[1]

Embora atualmente essa prática esteja em desuso, em humanos, os dialisadores são reutilizados, seguindo um protocolo rígido de esterilização; entretanto, na veterinária, os dialisadores são utilizados somente em uma única sessão, sendo posteriormente descartados.[21]

Algumas características aqui mencionadas estão descritas especificamente no Quadro 165.3, considerando os dialisadores mais utilizados no âmbito veterinário.

Circuitos extracorpóreos arterial e venoso

As linhas que transportam o sangue do paciente ao dialisador (linha arterial) e o retorna ao animal a partir deste (linha venosa) formam o circuito extracorpóreo[1,20,21] (Figura 165.7 A e B). O material utilizado para a confecção desses componentes também deve ser idealmente não trombogênico.[21]

Cada circuito extracorpóreo apresenta volume predeterminado de sangue necessário para o seu completo preenchimento, que, em conjunto do volume necessário para o preenchimento

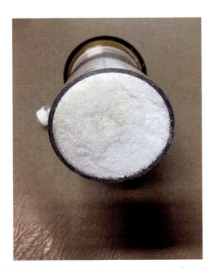

Figura 165.6 Dialisador em corte transverso evidenciando as fibras capilares ocas feitas por membrana semipermeável sintética (polissulfona) nesse caso. (Fonte: Priscylla Tatiana Chalfun Guimarães-Okamoto.)

QUADRO 165.3	Dialisadores comumente usados em terapias de substituição renal na medicina veterinária (Adaptado[19]).			
Fabricante/ Máquina	Dialisador	Membrana	Área de superfície (m^2)	Volume de sangue extracorpóreo no dialisador (mℓ)
Convencional				
Gambro	100 HG	Hemofano	0,22	18
Fresenius	F3	Polissulfona	0,4	28
Fresenius	F4	Polissulfona	0,7	42
Fresenius	F5	Polissulfona	1	63
Fresenius	F6	Polissulfona	1,3	82
Fresenius	F7	Polissulfona	1,6	98
Alta eficiência				
Gambro	500 HG	Hemofano	1,1	58
Fresenius	F8	Polissulfona	1,8	110
Médio fluxo				
Fresenius	F40	Polissulfona	0,7	42
Fresenius	F80 M	Polissulfona	1,8	110
Alto fluxo				
Fresenius	F160 NR	Polissulfona	1,5	84
Fresenius	F180 NR	Polissulfona	1,8	105
Fresenius	F200 NR	Polissulfona	2	112
Gambro	Polyflux 140 H	Poliamix™*	1,4	94
Gambro	Polyflux 170 H	Poliamix™*	1,7	115
Prisma CRRT				
Gambro	M10	AN-69	0,042	3,5
Gambro	M60	AN-69	0,6	48
Gambro	M100	AN-69	0,9	65

*Poliamix™ (poliariletersulfona, polivinilpirrolidona e poliamida).

do dialisador, determina a quantidade de sangue total que estará em circulação extracorpórea durante o procedimento dialítico.[1] Em vista disso, a escolha das linhas e do dialisador deve considerar veementemente essa informação,[1] tendo como base o tamanho do paciente,[21] uma vez que, para reduzir os riscos hemodinâmicos (hipotensão e hipovolemia) durante a sessão, recomenda-se que menos de 10% do volume de sangue do paciente esteja em circulação extracorpórea.[1,20]

Há disponível, de acordo com o tamanho do paciente, linhas adultas, pediátricas e neonatais, sendo estas últimas frequentemente empregadas em pacientes veterinários. As linhas neonatais necessitam de um preenchimento mínimo de 50 mℓ de sangue, que, mesmo sendo o menor volume possível, pode ainda representar mais do que 10% da volemia de pacientes pequenos (< 7 kg).[1] Nesse cenário, soluções expansivas (sangue total ou fluidos coloides) podem ser usadas para preencher previamente o circuito e minimizar a ocorrência de complicações hemodinâmicas.[1,20]

A interação das linhas com a plataforma de diálise é fundamentalmente útil para garantir a segurança do tratamento. Isso porque, a partir dela, detectam-se quaisquer condições possivelmente comprometedoras ao procedimento ou de risco ao paciente, como desconexão ou oclusão da linha, presença de bolha de ar em seu interior ou até mesmo risco potencial de trombose na interface sangue-ar do sistema, acionando alarme e/ou interrompendo automaticamente a continuidade da terapia.[2] A fim de assegurar essa interação, há locais específicos nas próprias linhas que possibilitam manobras para manter a constância do fluxo sanguíneo durante a sessão, a citar: bomba de infusão de heparina (linha arterial) (Figura 165.7 A), detector de ar (linha venosa) (Figura 165.7 B) e segmentos próprios para a atuação de bombas de pressão.[20]

Cateteres

Os cateteres de diálise são indispensáveis para garantir – aliados a um adequado manejo e implantação – (ver seção "Acesso vascular") a obtenção e a manutenção de um bom acesso vascular. São, em grande maioria, cateteres de duplo lúmen, com uma via de entrada e uma via de saída que possibilitam o fluxo contínuo do sangue extracorpóreo[21,23] (Figura 165.8). Uma infinidade de materiais pode ser utilizada para minimizar a trombogenicidade, quadros de irritação e, ainda, propiciar o equilíbrio entre flexibilidade e rigidez, permitindo sua implantação percutânea. Entre os materiais, citam-se poliuretano, polietileno, politetrafluoretileno (PTFE), silicone e carbonato,[21] os quais podem ter sua resistência diminuída com o uso de pomadas antibióticas que contêm álcool em sua constituição.[23]

Cateteres de polietileno são rígidos, dobrando apenas quando se imprime manobra para isso, sendo uma boa escolha para cateterização temporária, mas não para uso prolongado. Nesse caso, cateteres de poliuretano são os mais indicados, pois, embora apresentem certa rigidez para sua implantação, a partir do momento em que entram em contato com o sangue (temperatura corporal), tornam-se macios e flexíveis.[23]

Cateteres temporários geralmente têm a extremidade distal afilada para facilitar sua implantação percutânea, já cateteres permanentes podem apresentar as extremidades distais dos lumens separadas, como se fossem dois cateteres distintos, porém com suas extremidades proximais externas unidas, de modo a possibilitar que maior quantidade de aberturas, em sua porção IV, seja aplicada, além de propiciar maior mobilidade das extremidades, minimizando a formação de fibrina.[21]

A configuração interna do lúmen do cateter pode impactar no volume de sangue que flui em seu interior (Quadro 165.4), assim como no grau de cisalhamento que pode estar presente durante a passagem do sangue. Geralmente, a configuração *duplo D* é a que fornece maior volume sanguíneo e menor estresse de cisalhamento, no entanto, outras configurações também são rotineiramente utilizadas, representadas por lumens redondos ou em formato de "C"[21,23] (Figura 165.9 A-D).

EQUIPE

Mesmo com os diversos avanços da HD nos últimos anos, principalmente considerando a promoção de maior segurança ao procedimento e maior facilidade da interação médico-

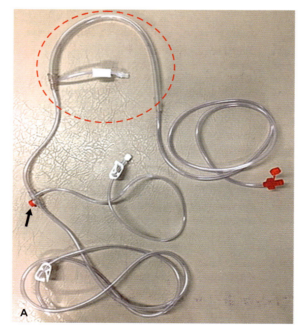
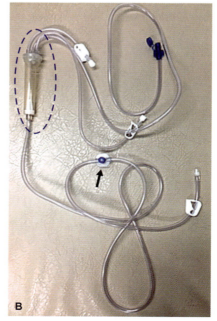

Figura 165.7 Circuito extracorpóreo. **A.** Linha arterial (*linha de saída*); em evidência segmento próprio para atuação de bomba de pressão (*círculo pontilhado*) e bomba para infusão de heparina (*seta*). **B.** Linha venosa (*linha de retorno*); em evidência detector de bolhas de ar (*círculo pontilhado*) e local para infusão ou coleta de material (*seta*). (Fonte: Priscylla Tatiana Chalfun Guimarães-Okamoto.)

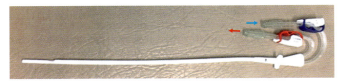

Figura 165.8 Cateter de duplo lúmen para hemodiálise. Acesso arterial – via de saída (*seta vermelha*) e acesso venoso – via de entrada (*seta azul*). (Fonte: Priscylla Tatiana Chalfun Guimarães-Okamoto.)

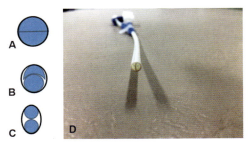

Figura 165.9 Ilustração esquemática das possíveis configurações internas dos lumens e representação do corte transversal do cateter. **A.** Configuração "duplo D". **B.** Configuração com lúmen em forma de "C" e com lúmen redondo. **C.** Configuração de lumens redondos (Adaptada[23]). **D.** Corte transversal do cateter de lúmen "duplo D". (Fonte: Priscylla Tatiana Chalfun Guimarães-Okamoto.)

paciente-terapia extracorpórea, a HD ainda representa um desafio de complexidade técnica, abrangendo de forma holística a exigência de profissionais capacitados e o compreendimento profundo das condições fisiológicas e metabólicas do paciente.[14,22]

Os profissionais que promovem a condução de um procedimento de terapia extracorpórea não são aqueles que simplesmente conhecem a questão operacional da máquina, pois, embora esta seja relevante, trata-se de um quesito pouco complicado e facilmente aprendido em algumas sessões práticas. Os responsáveis por essa terapêutica precisam dominar, além da operação mecânica, todas as vertentes que se vinculam à técnica, como o entendimento da biocompatibilidade dos materiais, estabelecimento e manutenção do acesso vascular, anticoagulação adequada, prescrição (eficiência e cinética da diálise) e cuidados nefrointensivos.[14] Além de treinamento específico, que exige compromisso semestral e chega a durar cerca de 2 anos, recomenda-se que os profissionais à frente da HD tenham como exigência mínima a participação ativa em ao menos 100 procedimentos dessa natureza.[14]

A equipe que atua com HD é formada por pelo menos dois profissionais: um médico responsável por instituir a terapia e monitorar o paciente constantemente e um técnico da HD. Idealmente, um bom grupo conta com dois médicos clínicos, um nefrologista diplomado (a especialidade ainda não é determinada no Brasil) e uma proporção mínima técnico-paciente de 1:1, mas que, em escala de plantão, pode demandar de dois a três técnicos por paciente.[1,14] O técnico opera a máquina, supervisiona a purificação e os testes de água, gerencia o sistema de entrega e está disponível de forma imediata e de plantão o tempo todo.[1,14] Mesmo que haja um número maior de profissionais envolvidos (o que geralmente ocorre), a equipe é constituída sempre por pessoal treinado e dedicado 24 horas por dia e 7 dias por semana, que identifica os casos passíveis de indicação da terapia extracorpórea, desenvolve prescrições individualizadas e específicas, executa atividades técnicas durante e entre as sessões de diálise, além disso, os profissionais estão preparados para manejar situações emergenciais que podem ocorrer e entendem o paciente, o tutor e toda a complexidade inerente ao procedimento.[1]

INDICAÇÃO

A principal indicação para HD envolve a remoção de solutos e líquidos retidos no organismo devido à funcionalidade renal drasticamente reduzida e que não responde à terapia médica padrão.[12,14,21] Entretanto, a técnica também pode ser aplicada em condições de sobrecarga hídrica, sobredosagem aguda de medicamentos, envenenamentos e ingestão de toxinas.[12,21]

Lesão renal aguda e/ou doença renal crônica em crise urêmica

Considerando as disfunções renais, a HD é, na veterinária, intensamente indicada nos quadros de IRA, em que a perda abrupta e rápida da funcionalidade renal promove, consequentemente, a rápida instalação de desequilíbrios (advindos do acúmulo de toxinas urêmicas e metabólicas), como desequilíbrios hidreletrolítico e acidobásico.[1,12] Sabe-se que a IRA é uma condição secundária, de modo que, além da necessidade de reconhecimento da condição em si, a causa de base que a incitou (doenças infecciosas, inflamatórias, ingestão ou administração

QUADRO 165.4	Características dos cateteres comumente empregados em terapia de substituição renal (Adaptado[23]).					
Fabricante		**Tipo**	**Lumens**	**French**	**Comprimento (cm)**	**Fluxo sanguíneo máximo (mℓ/min)**
Quinton PermCath (Covidien Mansfield, MA, EUA)		Com *cuff*	2	15	45	370
Quinton PermCath		Com *cuff*	2	15	40	400
Quinton PermCath		Com *cuff*	2	15	36	410
MedComp Pediatric (Medical Components Inc., Harleysville)		Com *cuff*	2	8	18	120
MedComp Temporário		Sem *cuff*	2	11,5	24	360
Mila International (Inc, Erlanger, KY, EUA)		Sem *cuff*	2	7	20	–
Arrow International (Inc, Reading, PA, EUA)		Sem *cuff*	2	7	20	100
Arrow, 20 ga lumen		Sem *cuff*	3	5,5	13	40
Arrow, 22 ga lumen		Sem *cuff*	3	5,5	13	20
Arrow, 20 ga lumen		Sem *cuff*	3	5,5	8	50
Arrow, 22 ga lumen		Sem *cuff*	3	5,5	8	30
Intracath (BD, Franklin LAKES, Nova Jersey, EUA)		Sem *cuff*	1	19 ga	30,5	20

de agentes nefrotóxicos, quadros obstrutivos ou hemodinamicamente instáveis etc.) deve ser investigada, a fim de instituir tratamento clínico de suporte ao quadro e direcionado à causa primária de forma prévia à indicação da terapia dialítica propriamente dita.[1]

Não há um momento preciso determinado para a inclusão da HD em pacientes com IRA. Porém, sabe-se que protocolos tardios podem ser desvantajosos nesses quadros,[21] uma vez que, embora seja possível reverter o dano causado ao rim, os pacientes podem evoluir a óbito, em decorrência das complicações urêmicas, antes que exista tempo suficiente de recuperação.[1] Assim, caso o tratamento médico tenha sido instituído sem sucesso, a diálise deve ser considerada o mais breve possível (em poucas horas).[13,21] Os critérios apontados para a implementação da terapia dialítica incluem nesse cenário: insucesso do tratamento clínico para a correção da azotemia (várias literaturas trazem valores diferentes de corte, contudo, pacientes classificados em grau III (IRIS AKI) – creatinina de 2,6 a 5 mg/dℓ – ou acima, em progressão, apesar da terapia clínica, são possíveis candidatos); oligúria (< 1 mℓ/kg/h) ou anúria (ausência de produção de urina) refratária (período superior a 6 horas) a reposição hídrica, fármacos diuréticos, ou vasodilatadores renais; e alterações hidreletrolíticas e acidobásicas ameaçadoras à vida (edema pulmonar, hiperpotassemia, hipernatremia, hiponatremia e acidose metabólica grave).[1,12,24]

Doença renal crônica

Em humanos, a DRC em estádio terminal é a principal indicação da HD.[21] Nesse caso, a terapia dialítica é mantida por anos a fim de que o paciente possa se beneficiar de um transplante renal. No entanto, essa ainda não é a realidade do manejo de animais nessa mesma condição, uma vez que o transplante renal não se encontra amplamente disponível nem mesmo demonstra taxas de êxito importantes, principalmente para cães.[13,25] Contudo, esses animais também podem se beneficiar da HD (Figura 165.10), principalmente no cenário de descompensação e síndrome urêmica (sinais de uremia refratários ao manejo clínico) na DRC, nas quais a terapia de substituição renal pode reduzir os desequilíbrios e estender o período de sobrevida, para que o paciente se mantenha estável na doença ou então tenha dias de qualidade em sua sobrevida, respectivamente.[1,12,21]

Considerando que na DRC a HD intermitente é necessária por tempo indeterminado, objetiva-se com o tratamento atingir valores séricos de nitrogênio ureico (BUN, do inglês *blood urea nitrogen*) menores do que 100 mg/dℓ nos pacientes marcadamente urêmicos, quando, então, um tratamento dialítico crônico pode ser ponderado pretendendo-se manter valores de BUN pré-diálise abaixo de 90 mg/dℓ, pós-diálise inferior a 10 mg/dℓ e interdialítico menores do que 50 mg/dℓ.[10] O fator de conversão entre a ureia (mg/dℓ) – valor normalmente obtido laboratorialmente – e o BUN (mg/dℓ) é de 0,467 (1 ÷ 2,14). Desse modo, para obter valores de BUN por meio da ureia, multiplica-se esta última por 0,467, ao passo que, para obter valores de ureia por meio do BUN, multiplica-se este último por 2,14.[26]

Estudo conduzido pelo grupo de pesquisa da Faculdade de Medicina Veterinária e Zootecnia da Universidade Estadual Paulista Júlio de Mesquita Filho, *campus* de Botucatu demonstrou que a HD intermitente destinada a cães com DRC em estádio III não impactou em aumento da sobrevida dos animais em comparação com o grupo que não recebeu a terapia dialítica, mas repercutiu em melhora laboratorial importante, de modo que, estando o paciente DRC estádio III compensado em terapia clínica, não há sustentação para indicação da HD precoce nesses casos.[27]

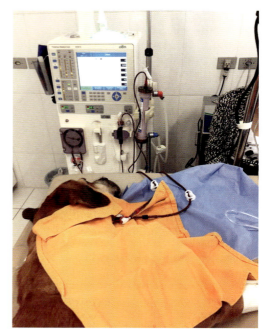

Figura 165.10 Sessão de hemodiálise intermitente em paciente doente renal crônico – Centro de diálise da FMVZ-Botucatu/SP. (Fonte: Priscylla Tatiana Chalfun Guimarães-Okamoto.)

Intoxicações

Com os avanços na área de conhecimento da HD, uma série de moléculas (medicamentos e toxinas) potencialmente dialisáveis se tornou conhecida, dentre as quais destacam-se os aminoglicosídeos, antiepilépticos, sedativos hipnóticos, teofilina, metanol, lítio, paracetamol, salicilatos e a metformina.[28,29] A indicação da HD nesse cenário inclui: o histórico ou a exposição conhecida à substância tóxica dialisável, a persistência de concentrações altas da substância na corrente sanguínea mesmo com o tratamento clínico e a falta de um antídoto disponível.[12] Embora seja menos frequente no Brasil, a intoxicação de animais por etilenoglicol assume uma importante indicação para a hemodiálise;[30] a terapia dialítica nesse caso é capaz de promover não somente a remoção do composto tóxico em questão, mas também de seus metabólitos ativos.[30] Ademais, alguns casos do uso da HD em intoxicação por lírio e uva em gatos e cães, respectivamente,[31,32] não foram capazes de demonstrar a diálise das substâncias em si, uma vez que o princípio tóxico de cada uma delas ainda permanece desconhecido; a hemodiálise atua nesses casos como terapia adjuvante para a lesão renal aguda secundária.[30,32]

Desequilíbrios eletrolíticos e acidobásicos

Anormalidades eletrolíticas são frequentes em pacientes urêmicos, a citar acidose metabólica, hiponatremia, hipocalcemia e hiperpotassemia, sendo justamente o incremento de potássio o distúrbio que configura complicação comum e de elevado risco em animais com uma dessas condições. Enquanto as terapias convencionais para o manejo da hiperpotassemia são destinadas a promover a movimentação do potássio do meio intravascular para o intracelular, ou então estabilizar as membranas cardíacas (o que pode ser um desafio no controle dessa situação e representar risco iminente de óbito se não responsivas), a HD é capaz de remover transitoriamente o excesso de potássio de ambos os compartimentos, garantindo a estabilidade do quadro. As condições de desequilíbrios envolvendo o sódio (Na^+) e o pH, quando refratárias à terapia conservadora, podem ser manejadas pela HD por meio da formulação específica do dialisato, envolvendo os níveis constituintes de sódio e de bicarbonato de sódio da solução.[10]

Sobrecarga de volume

Pacientes oligúricos ou anúricos em decorrência de quadros de IRA, bem como pacientes cardiopatas, são predispostos a condições graves de sobrecarga de volume, sobretudo derivadas do manejo inadvertido de fluidos. Ascite, anasarca, efusão pleural, hipertensão sistêmica e edema pulmonar são algumas das consequências observadas, sendo principalmente esta última ameaçadora à vida caso não responda ao tratamento clínico (administração de diuréticos e suspensão da infusão de fluidos). Nesse cenário, a HD assume importante indicação terapêutica, pois sua capacidade de remoção de líquidos (calculada especificamente) (ver seção "Ultrafiltração") promove o alcance da restauração do equilíbrio hídrico.[12]

CONTRAINDICAÇÕES

Embora sejam poucas, as contraindicações são basicamente: impossibilidade de obtenção e manutenção de acesso vascular apropriado (vasos intensamente traumatizados e complicações trombóticas e/ou infecciosas do cateter); quadros de intolerância à terapia anticoagulante (sangramento importante);[33] e instabilidade neurológica, gastrintestinal e hemodinâmica proibitiva (hipotensão e hipovolemia).[34]

Acesso vascular

Requisito mínimo em qualquer terapia extracorpórea,[1,14] o acesso vascular, diferentemente do que é preferido utilizar em humanos (fístulas arteriovenosas),[11,23] é feito em animais, na maioria dos casos, pela implantação de um cateter vascular específico no leito venoso central.[13,14] Considerando a importância que o acesso vascular assume nessas condições, cuidado minucioso deve ser aplicado à seleção, implantação e manutenção dos cateteres, uma vez que a garantia do bom funcionamento do acesso possibilita o manejo eficiente do animal durante o procedimento,[1,21,23] da mesma forma que um funcionamento inadequado e a impossibilidade de manutenção do acesso vascular podem impactar de modo negativo nos resultados finais da terapia e até mesmo inviabilizar a indicação do tratamento, respectivamente.[33]

Os cateteres que costumam ser usados têm duplo lúmen (ver seção "Materiais necessários"), o qual permite a remoção e o retorno simultâneo do sangue durante sua circulação extracorpórea; mesmo o sangue estando inserido em leito venoso, o lúmen que fornece a via de remoção do sangue (saída) é denominado "acesso arterial", ao passo que o de retorno (entrada) recebe a classificação "acesso venoso".[20,23] Algumas particularidades presentes nas extremidades dos cateteres reduzem a possibilidade de recirculação (circulação de sangue já tratado):[35] uma extremidade mais curta do lúmen arterial em relação ao venoso,[23] ou então extremidades distais separadas.[11] Em alguns cenários, de forma menos usual, é possível utilizar dois cateteres de lúmen único em acessos venosos distintos.[23]

Ademais, duas modalidades de cateterização podem ser adotadas: a cateterização temporária e a permanente.[1] A escolha depende dos objetivos e impacta secundariamente no tipo de cateter empregado e, por consequência, na sua forma de implantação.[21,23] A cateterização temporária é indicada em quadros agudos, nos quais a previsão do tratamento envolve algumas poucas semanas. Já a cateterização permanente é indicada em condições crônicas, nas quais há o interesse do tutor em manter o tratamento; nesses casos, o cateter pode ser mantido por até 2 anos.[1,21]

O acesso vascular para a implantação do cateter de diálise é geralmente a veia jugular externa, e visa-se garantir que o cateter alcance a junção entre a veia cava e o átrio direito (Figura 165.11). Cateteres de diálise temporária, denominados mais precisamente "não tunelados e sem balão (*cuff*)", são implantados de forma percutânea (rigorosamente asséptica) seguindo a técnica de Seldinger modificada;[36,37] essa técnica consiste em: punção venosa, inserção de fio-guia, remoção da agulha, utilização do dilatador vascular, implantação do cateter sobre o fio-guia e remoção deste último. Nesses casos, a necessidade de sedação e/ou anestesia leva em consideração o estado clínico e comportamental do paciente, sendo que a condição de debilidade dos animais geralmente submetidos ao procedimento, associada à rápida aplicação da técnica, pode propiciar a implantação do cateter não tunelado apenas com anestesia local.[1,20,23] Em contrapartida, a implantação de cateteres permanentes, em pacientes veterinários, geralmente demanda o uso de anestesia geral, sendo uma técnica cirúrgica de maior manipulação e aplicada idealmente em sala cirúrgica sob condições estéreis.[1,21] Cateteres permanentes têm pequeno balão (*cuff*) em sua porção externa, o qual é colocado em uma tunelização subcutânea que se distancia vários centímetros da entrada do cateter no vaso. Essas particularidades permitem que o cateter se torne mais fixo, além de diminuir a possibilidade de infecção na abertura do vaso.[11,23]

Para maximizar o fluxo sanguíneo, o diâmetro do cateter e seu comprimento são fatores a serem considerados.[1,11,23] De modo geral, recomenda-se optar sempre pelo maior diâmetro possível e seguro para o paciente, sendo essa escolha altamente correlacionada ao tamanho do animal.[35]

O comprimento é importante pois, quanto mais próximo da junção veia cava-átrio direito, melhor será a captação de sangue pelo cateter,[1] de modo que não se recomenda, mesmo em animais pequenos, comprimentos menores do que 10 cm;[11] em contrapartida, cateteres muito longos podem resultar em alta resistência ao fluxo.[1] Idealmente, um fluxo sanguíneo maior do que 15 mℓ/kg/min é adequado em tratamentos intermitentes, ao passo que fluxos de 3 a 5 mℓ/kg/min é a recomendação ideal para tratamentos contínuos.[23]

Por fim, é importante ressaltar os cuidados mínimos necessários para garantir a patência e a manutenção adequada do acesso vascular, a começar por sua utilização, que deve ser exclusiva para os procedimentos dialíticos e manejada também de forma exclusiva pela equipe da diálise.[1,20,23] Em toda a manipulação, prévia e subsequente ao tratamento, o local da implantação

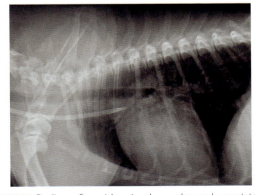

Figura 165.11 Radiografia evidenciando o adequado posicionamento do cateter de diálise (junção entre a veia cava e o átrio direito). (Fonte: Priscylla Tatiana Chalfun Guimarães-Okamoto.)

deve ser inspecionado e limpo, assim como os portais do cateter (sempre da forma mais asséptica possível), estes últimos por 3 a 5 minutos. Enquanto não estiver em uso, uma bandagem curativa deve cobrir todo o cateter, e os lumens devem ser preenchidos por solução anticoagulante (HNF ou citrato) até a necessidade de um novo procedimento.[1,23]

Geralmente, para manter a patência do cateter entre os tratamentos, emprega-se com frequência o uso da HNF, nas concentrações de 500 a 1.000 U/mℓ em gatos e de 1.000 a 5.000 U/mℓ em cães.[23] Essa solução deve ser removida sempre antes de o cateter ser novamente utilizado, evitando que o anticoagulante de bloqueio seja infundido no paciente. Após a retirada da solução de bloqueio, deve-se lavar o interior dos lumens com solução salina ou heparinizada. Para minimizar o processo de trombose inerente ao cateter, o emprego de ácido acetilsalicílico (agente antiplaquetário) é uma conduta frequentemente considerada.[20,23]

Apesar de serem confeccionados com material minimamente trombogênico, ainda assim, altas taxas de trombose ocasionadas pelos cateteres de diálise configuram uma das principais complicações atribuídas a ele. Além disso, a infecção do cateter é também causa explícita de aumento da morbidade dos pacientes e complicação potencial, o que pode ser minimizado seguindo rigorosa antissepsia e cuidado durante o manejo do acesso vascular.[23]

PRESCRIÇÃO

Formular uma prescrição de diálise refere-se ao ato de definir quais serão os parâmetros fornecidos em cada sessão a depender das necessidades específicas de cada animal.[1,21] Desse modo, a prescrição varia tanto entre os pacientes quanto entre as sessões, de acordo com as características físicas (espécie, tamanho, escore de condição corporal, idade etc.), clínicas (temperatura corporal, grau de desidratação, pressão arterial, estado mental, tratamentos fornecidos, histórico cirúrgico e dialítico – se houver) e laboratoriais (grau de azotemia, grau de anemia/hematócrito, desequilíbrio hídrico, acidobásico e eletrolítico, estado de coagulação, grau de intoxicação etc.), bem como com o distúrbio de base e comorbidades existentes no momento do procedimento.[12,13,21]

Para que a diálise seja prescrita de forma eficiente, os objetivos pretendidos devem ser claros e alcançáveis com segurança, uma vez que os resultados obtidos podem representar a resolução do quadro de forma permanente (nos casos de intoxicações e sobrecarga hídrica) ou de forma transitória (nos casos de acúmulo contínuo de toxinas metabólicas – disfunção renal – ou de líquido – disfunção cardíaca.[12] No entanto, em todos os casos, a prescrição da diálise é sempre uma estimativa do que se pretende alcançar de resultado e não uma verdade absoluta predita.[12]

Embora uma gama de toxinas urêmicas esteja potencialmente incrementada durante os quadros de disfunção renal, a maior parte delas não é rotineiramente mensurada ou mesmo precisamente conhecida, de modo que a mensuração da ureia assume o principal índice de avaliação devido à sua representatividade como biomarcador indireto de todas as outras possíveis toxinas; outrossim, considerando seu baixo peso molecular e fácil remoção extrarrenal, é exatamente a redução de ureia um dos principais objetivos da prescrição e monitoramento das terapias dialíticas.[12,35]

De forma geral, os parâmetros básicos que devem constituir a prescrição adequada da HD incluem: modalidade (intermitente ou contínua), dialisador, intensidade (taxa de depuração e quantidade de sangue dialisado), tempo de diálise, fluxo extracorpóreo e taxa de ultrafiltração.[12,20,21]

Modalidade de tratamento

Considerando as características distintas entre a HD intermitente e a terapia de substituição contínua, a prescrição da diálise também envolve condições diferentes em cada uma. No entanto, devido à sua maior exigência quanto à disponibilidade de profissionais e elevado custo, a prescrição da terapia de substituição contínua não será o foco da discussão neste capítulo, visto que essas exigências e onerosidade ainda são fatores limitantes da sua aplicabilidade em animais. Entretanto, ambas as modalidades dialíticas apresentam como uma das bases da prescrição a avaliação da dinâmica da ureia durante o procedimento, estimando sua eventual redução ao fim do processo.[12,22] Nesse ponto, é preciso ressaltar uma diferença fundamental entre as técnicas. Enquanto na HD intermitente a taxa de redução da ureia (URR, do inglês *urea reduction ratio*) é o parâmetro amplamente utilizado para estabelecer a intensidade da prescrição, na terapia dialítica contínua é a depuração da ureia ao longo do tempo (mℓ/min) (Kt), normalizada pelo volume de sua distribuição no paciente (V), em mℓ, que constitui esse parâmetro. A normalização do Kt é representada pela fórmula a seguir:

$$Kt/V$$

Embora não haja estudos suficientes em animais que possam precisar o valor ideal de Kt/V, assume-se que valores entre 1,4 e 3 produzem redução satisfatória na concentração da ureia, além de atuar adequadamente no controle do equilíbrio acidobásico e eletrolítico em pacientes com alterações na produção urinária (oligúricos ou anúricos).[22,35]

O conhecimento dessa particularidade é especialmente útil durante o monitoramento da eficácia dos procedimentos, pois, embora a fórmula Kt/V também possa ser usada na modalidade intermitente,[1] a fórmula da URR traz muitas limitações se considerada nas modalidades contínuas.[24] A URR não leva em consideração a ureia que está sendo gerada durante o procedimento dialítico, ou mesmo sendo removida por convecção, e, ainda que esses fatos não representem importância ao procedimento intermitente, eles não podem ser negligenciados no procedimento contínuo. Em contrapartida, a URR fornece com precisão a ureia removida de forma extracorpórea em tempo real.[1,12,22,35]

Dialisador

A prescrição do dialisador envolve principalmente a adequação desse componente com base no tamanho do paciente, devendo prever o volume de sangue que será minimamente necessário para preencher o seu interior (Quadro 165.5). Especialmente em animais pequenos (< 6 kg), essa informação é de grande relevância, visto que o volume de sangue extracorpóreo mínimo necessário para preencher o dialisador pode, muitas vezes, representar uma porcentagem considerável do volume vascular do paciente. Geralmente, nessas condições, dialisadores que albergam um volume menor do que 30 mℓ de sangue e têm área de superfície entre 0,2 e 0,4 m² são bem tolerados.[10,12] Ademais, a escolha de um dialisador com menor área de superfície também é justificável em pacientes marcadamente urêmicos, porque a diminuição da área de trocas reduz a eficiência da diálise e consequentemente a intensidade do tratamento, condição almejada nesses casos, uma vez que, seguindo a cinética de ordem inicial, esses pacientes vivenciam trocas rápidas e acentuadas decorrentes da magnitude das alterações plasmáticas.[12]

Ainda, a seleção do dialisador envolve secundariamente suas propriedades de trocas (difusivas e convectivas) e sua biocompatibilidade[10] (ver seção "Materiais necessários").

QUADRO 165.5	Recomendação do volume de sangue no dialisador de acordo com o peso corporal de cães e gatos (Adaptado[19]).		
	Peso corporal (kg)	Volume de sangue no dialisador (mℓ)	Volemia (%)
Cães e gatos	< 6	< 20	13 a 40
Gatos	> 6	< 30	< 23
Cães	6 a 12	< 45	9 a 19
Cães	12 a 20	< 80	6 a 17
Cães	20 a 30	< 120	6 a 13
Cães	> 30	> 80	6 a 10

QUADRO 165.6	Guia operacional para a prescrição de intensidade do tratamento (Adaptado[12]).		
Tratamento	Concentração de BUN plasmático	Recomendação de URR total	Taxas de URR recomendadas
Tratamento inicial	< 200 mg/dℓ	< 0,5	< 0,1 URR/h
	200 a 300 mg/dℓ	0,5 a 0,3	< 0,1 URR/h
	> 300 mg/dℓ	≤ 0,4	0,05 a 0,07 URR/h
Segundo tratamento	< 200 mg/dℓ	0,6 a 0,7	0,12 a 0,15 URR/h
	200 a 300 mg/dℓ	0,6 a 0,4	0,05 a 0,1 URR/h
	> 300 mg/dℓ	≤ 0,4	0,05 a 0,1 URR/h
Tratamentos subsequentes	< 150 mg/dℓ	> 0,8	> 0,15 URR/h
	150 a 300 mg/dℓ	0,5 a 0,6	0,1 a 0,15 URR/h
	> 300 mg/dℓ	0,5 a 0,6	< 0,1 URR/h

Intensidade do tratamento

Esse é o ponto mais importante da prescrição da diálise, pois é a partir do estabelecimento da intensidade que os outros componentes da prescrição são ajustados visando garantir que a intensidade calculada não se altere. Um princípio de importante conhecimento nesse contexto é o de que tratamentos dialíticos iniciais são normalmente menos intensos do que aqueles subsequentes.[1,12,20] A justificativa para essa consideração está pautada na magnitude das concentrações plasmáticas eletrolíticas e de metabólitos ureicos geralmente observadas nos pacientes que serão submetidos à diálise pela primeira vez. Como é justamente a diferença de concentrações entre o plasma e o dialisato que promove, em parte, a eficiência da HD (trocas por difusão), a tendência é de que as trocas iniciais ocorram de uma forma extremamente rápida, sendo essa mudança súbita da composição plasmática do paciente capaz de incitar o desenvolvimento de sinais clínicos advindos do desequilíbrio osmótico, inclusive atrelados ao sistema nervoso, levando ao que se chama de síndrome do desequilíbrio, que pode levar o animal a óbito durante ou após a sessão de hemodiálise.[1,20]

Com base nessa premissa e considerando o biomarcador indireto de toxinas da uremia, o estabelecimento da intensidade do tratamento é dependente do quão alta se encontra a ureia do paciente no momento do procedimento, representada principalmente pelo BUN, de modo que, por meio da URR, torna-se possível orientar a prescrição da intensidade de acordo com as diferentes gravidades de uremia encontrada.[12]

A URR representa a redução percentual da ureia após o procedimento dialítico, e seu valor é obtido pela seguinte fórmula:[22]

$$ URR = \frac{(\text{ureia sérica pré-hemodiálise}) - (\text{ureia sérica pós-hemodiálise})}{\text{ureia sérica pré-hemodiálise}} \times 100 $$

No entanto, a obtenção desse resultado de forma prévia ao procedimento não se faz atualmente necessária, pois há um guia operacional de prescrição (Quadro 165.6).

Por meio do emprego da URR, a quantidade estimada para a redução da ureia durante a sessão é obtida determinando, consequentemente, a quantidade de sangue necessária a ser dialisada para alcançar essa estimativa. Para tanto, a URR total pretendida, conforme o grau de uremia, é usada em um cálculo de ℓ/kg, ou seja, um paciente de 20 kg, com URR pretendida de 0,4 (40%), terá como volume total de sangue a ser tratado o equivalente a 0,4 ℓ/kg, totalizando um volume sanguíneo final de 8 ℓ.[10] Além disso, o tempo de sessão e o fluxo sanguíneo extracorpóreo também são derivados da obtenção da URR[1] e seguem descritos em sequência neste capítulo. A mensuração da eficácia do tratamento após o procedimento dialítico, no qual observa-se o alcance ou não do alvo terapêutico previamente estabelecido, pode ser obtida por meio da fórmula da URR anteriormente descrita; caso resultados satisfatórios não sejam observados, pode-se inferir que houve possíveis falhas da efetividade.[22]

Tempo de diálise

Conhecendo a URR total adequada, é possível definir a quantidade mínima de horas que o procedimento deve durar por meio da taxa de URR/h (ver Quadro 165.5).[1,12] Para isso, o valor alvo de URR total é dividido pelo valor máximo de URR/h, de modo a obter a quantidade necessária em horas para alcançar a URR total, o que é denominado "sessão".[12]

O tempo da sessão impacta diretamente na intensidade do tratamento, por isso, nos quadros de uremia, principalmente graves, seguir o tempo máximo definido pela URR/h, anteriormente descrita, é fortemente recomendado, para que a segurança (relacionada às trocas) do procedimento não seja afetada.[12]

Sessões realizadas em um tempo menor geralmente determinam taxas altas de fluxo sanguíneo extracorpóreo e consequentemente maior intensidade do tratamento, ou seja, redução rápida das concentrações do BUN, muitas vezes superando as taxas máximas de URR/h. Esta última condição é justamente a que representa o maior risco de desenvolvimento da síndrome do desequilíbrio e desfechos negativos ao paciente. No entanto, da mesma forma, sessões longas e consequentemente lentas também estão associadas a maiores remoções de ureia (de forma gradual), assim como de líquidos (ultrafiltração), e até mesmo possibilidades maiores de coagulação sanguínea no circuito.[12]

Desse modo, a meta segura de URR/h envolve a combinação ótima entre o tempo da sessão e o fluxo sanguíneo. A recomendação preferível é que as sessões iniciais sejam mais curtas e associadas a menores fluxos sanguíneos, já que a URR calculada será menos intensa (devido aos níveis mais elevados da uremia). As sessões subsequentes são geralmente mais longas, porém associadas a um maior fluxo sanguíneo, para que valores maiores de URR sejam alcançados, uma vez que os níveis de ureia estarão menos pronunciados. Sendo assim, dependendo da magnitude da uremia e de qual sessão na linha do tempo o procedimento se aplica, a HD intermitente pode variar desde sessões de 1 hora e 50 minutos a sessões de até 6 horas;[1] contudo, tradicionalmente, a maioria das sessões gira em torno de 3 a 6 horas.[14]

Em quadros de intoxicação que não cursam com elevação grave da ureia, o objetivo da terapia dialítica é remover a maior porcentagem de toxina no menor tempo possível, o que pode corresponder, por exemplo, nos casos de intoxicação por etilenoglicol, a uma depuração de 90 a 100% da toxina envolvida em uma única sessão intensiva de diálise.[12,20] As recomendações da URR também podem ser aplicadas para predizer a remoção de toxinas, pois, nesse caso, são moléculas de tamanho e distribuição semelhantes.[12]

Fluxo sanguíneo extracorpóreo

Último parâmetro intimamente relacionado com a intensidade do tratamento, o fluxo sanguíneo extracorpóreo é também derivado da URR calculada, tendo sua definição a partir do volume total de sangue a ser tratado em relação ao tempo da sessão. Quando uma URR/h alvo de primeiro tratamento é definida, sua segurança pode ser aumentada reduzindo o fluxo sanguíneo extracorpóreo e aumentando o tempo de sessão.[12]

No entanto, além das determinações da URR, esse parâmetro de prescrição pode ser influenciado pelo cateter e pelo tamanho do paciente. Cateteres de maior diâmetro e posicionados adequadamente possibilitam altos volumes de fluxo extracorpóreo; caso haja um menor fluxo atribuído a problemas no cateter (coágulos, posicionamento etc.), pode ser necessário estender a sessão a fim de que a meta de depuração seja alcançada.[21]

Em contrapartida, gatos e cães pequenos com uremia grave geralmente podem demandar fluxos extracorpóreos extremamente baixos, de modo que o ajuste com precisão do fluxo à máquina pode não ser possível, da mesma forma que o aumento do fluxo sanguíneo, mesmo que pequeno, poderá repercutir na intensificação do tratamento e riscos importantes ao paciente.[12] Nesses casos, é possível fornecer alternativamente, durante a sessão, períodos de tratamento dialítico intercalados por períodos de desvio (fluxo de dialisato suspenso, também chamado "modo *by pass*"), a fim de se manter um fluxo sanguíneo minimamente aceitável sem que haja intensificação da depuração sanguínea.[12,13]

TAXA DE ULTRAFILTRAÇÃO

Embora a HD seja comumente abordada como técnica para remover solutos (ureia, creatinina, potássio etc.), seu emprego para a remoção de líquidos também é uma aplicabilidade importante da técnica, sendo particularmente útil em pacientes com sobrecarga de volume.[1] Essa remoção hídrica, durante o processo dialítico, é denominada "UF" e consiste em uma das formas pelas quais ocorrem as movimentações de trocas, nesse caso de líquidos, entre o dialisato e o plasma do paciente. A UF é obtida por meio da redução do gradiente de pressão do dialisato em contraste com a alta pressão hidrostática do plasma sanguíneo.[5]

A UF é um processo que ocorre normalmente durante terapias dialíticas, no entanto, sua aplicação com o propósito terapêutico, em casos de sobrecarga de volume, envolve a necessidade de conhecimento das condições do paciente, da plataforma utilizada e do funcionamento desta no que diz respeito ao processo de remoção de líquidos, assim como do ajuste adequado da pressão transmembrana e da intensidade do tratamento considerando as características hemodinâmicas presentes no momento da terapia.[11,20] Quando disponíveis, a utilização de monitores em linha do volume de sangue é de extrema importância para a avaliação da eficácia e da segurança da UF.[12]

Impreterivelmente, a quantidade necessária de remoção de líquidos envolve o *status* hídrico do paciente, de modo que o cálculo leva em consideração a porcentagem de sobrecarga de volume existente,[1] sendo este representado a seguir:

$$m\ell \text{ de remoção} = \% \text{ de sobrecarga de volume} \times \text{peso corporal (kg)} \times 10$$

O resultado obtido reflete a quantidade de líquido (em $m\ell$) que deve ser removida, porém a taxa de UF não deve ultrapassar 20 $m\ell$/kg/h,[21] sendo geralmente bem toleradas, em cães e gatos, taxas entre 5 e 10 $m\ell$/kg/h.[12] Pacientes submetidos a taxas próximas ou superiores a esse limite são propensos à hipovolemia e hipotensão intradialíticas, o que pode levar o animal a óbito.[12] Sendo assim, geralmente, o excesso de líquido existente não pode ser removido em uma única sessão,[21] o que demanda sessões subsequentes para atingir de forma segura a necessidade adequada de UF.

A fim de alcançar os objetivos requeridos para a remoção de líquido, é válido ajustar os parâmetros de UF na máquina para que essa remoção ocorra de maneira mais proeminente no início da sessão e diminuindo ao fim, porque os animais costumam suportar melhor a ultrafiltragem nesse esquema de protocolo.[12]

ANTICOAGULAÇÃO

Uma das grandes preocupações durante a HD é a possibilidade de coagulação extracorpórea (sangue presente no circuito), pois, embora haja grande biocompatibilidade de cateteres, linhas, câmaras e membranas utilizados, esses materiais ainda são, em variados graus, trombogênicos.[38] Atrelado a isso, fluxo extracorpóreo turbulento e alto estresse de cisalhamento (atrito do fluxo sanguíneo contra a parede) podem potencializar a coagulação dentro do circuito.[39,40] Notoriamente avanços relevantes nesse cenário foram cruciais para a expansão da prática hemodialítica, tornando-a cada vez mais segura e eficiente. Todavia, o equilíbrio necessário para evitar a ocorrência de trombose no circuito extracorpóreo, ao mesmo tempo que impede sangramentos importantes do organismo, ainda representa potencial desafio desse tratamento.[38] Para que a anticoagulação seja aplicada de forma adequada e entendida amplamente na realidade individual dos pacientes hemodialisados, são cruciais conhecimentos acerca de coagulação, efeitos da uremia sobre a hemostasia, alvos do tratamento, anticoagulantes, protocolos, monitoramento, estratégias, alternativas e complicações.[40,41]

Efeitos da uremia sobre a hemostasia

A influência da uremia sobre a hemostasia em animais com disfunção renal, seja esta aguda, seja crônica, reflete uma condição paradoxal complexa, pois, ao mesmo tempo que alterações potencialmente hemorrágicas podem se fazer presentes, esses animais também podem apresentar um estado hipercoagulativo.[41,42]

O potencial hemorrágico no quadro urêmico é considerado multifatorial e envolve, em importante parcela, alterações plaquetárias em todas as fases da hemostasia (adesão, secreção e agregação).[38] Esses defeitos podem ser advindos tanto do acometimento direto das plaquetas (influxo anormal de cálcio, redução dos níveis de adenosina disfosfato [ADP, do inglês *adenosine disphosphate*] e serotonina, assim como do conteúdo dos grânulos densos) como de fatores relacionados à parede do vaso (defeito funcional do fator de von Willebrand e consequente prejuízo à sua interação com glicoproteínas IIb-IIIa, bem como incremento da produção de óxido nítrico e prostaciclinas) que afetam a atuação plaquetária indiretamente. Há fatores também relacionados ao próprio sangue, como a anemia, que pode se instalar, em parte, pela deficiência de eritropoetina, principalmente em nefropatias crônicas.[38,43]

Em contrapartida, o estado de hipercoagulabilidade geralmente se dá pela deficiência das proteínas C e S, assim como pela perda da antitrombina decorrente de proteinúria (normalmente presente e intensa).[41] O quadro inflamatório sistêmico oriundo da perda da homeostase renal, e consequente acúmulo de toxinas urêmicas, incita lesão endotelial difusa, que, por sua vez, culmina na ativação da coagulação. Constituindo ainda parte dos eventos pró-coagulantes na uremia, a quantidade de micropartículas expressoras de fator tecidual encontra-se aumentada, principalmente micropartículas plaquetárias, observando-se também hiperfibrinogenemia nesses pacientes.[42,43] À medida que a disfunção renal evolui, o estado de hipercoagulabilidade torna-se ainda mais evidente, ressaltando sua importância, sobretudo nos doentes renais crônicos em estádios avançados da doença.[42]

Circuitos extracorpóreos e coagulação

A possibilidade de coagulação no circuito extracorpóreo é determinada por dois principais gatilhos: a coagulação de contato e a ativação do fator tecidual.[38-40] A coagulação de contato está relacionada tanto às superfícies artificiais com as quais o sangue entra literalmente em contato quanto ao fluxo turbulento e estresse de cisalhamento que ocorrem no interior do circuito.[38,41] Nesse caso, a coagulação é induzida pelas plaquetas que aderem à superfície artificial do circuito e se ligam ao receptor GPIIb/IIIa, resultando na produção de trombina. Há ainda liberação dos seus grânulos e intensificação da agregação. A ativação plaquetária, assim como de leucócitos, que ocorre com a agregação à membrana do dialisador, pode resultar na expressão do fator tecidual em suas membranas, o que tem sido considerado um gatilho bastante importante (exposição do fator tecidual em membranas celulares ativadas).[15,41,44]

Todos os componentes constituintes do circuito (linhas sanguíneas, membrana do dialisador, dialisador, cateteres de diálise e câmaras de pressão arterial e venosa), em diferentes graus, apresentam potencial trombogênico,[39] sendo este particularmente presente nas câmaras de pressão, uma vez que há maior chance de estase sanguínea nessa região, além da possibilidade de interação sangue-ar.[38]

A coagulação extracorpórea pode ainda ter como fator de base um fluxo sanguíneo extracorpóreo demasiadamente lento.[41] Essa condição pode ocorrer nos casos de interrupções frequentes ocasionadas por: alarme da máquina, mau posicionamento do cateter, hemoconcentração, taxa de fluxo muito baixa, alta taxa de hemofiltração e transfusões intradialíticas.[38] Evidências da coagulação (gradual ou súbita) no interior do circuito podem ser notadas durante as monitorações frequentes do sistema e incluem desde a visualização direta de coágulos, estrias ou fibrina nas câmaras de pressão, cabeçalho do dialisador, ou o próprio dialisador, até a mudança da coloração do sangue (sangue mais escuro) e das pressões nas linhas e câmaras (sem comprometimento posicional do cateter).[38,39]

Anticoagulação padrão: anticoagulante, monitoramento e prescrição

Embora a anticoagulação seja uma abordagem individualizada cuja adequação depende das condições clínicas do paciente, do ambiente para o tratamento e do conhecimento das características do anticoagulante, a heparinização sistêmica, com o uso de HNF, tem sido até hoje o protocolo de anticoagulação mais comumente empregado para evitar a trombose do circuito extracorpóreo na HD.[12,20,35,38,45,46]

Dentre as características que fazem da HNF um fármaco importante para esquemas antitrombóticos, citam-se seu baixo custo, tempo de meia-vida relativamente curto (1 hora e 50 minutos em administração por via intravenosa) e a fácil administração.[39] Seu mecanismo de ação envolve a ligação

à antitrombina (anticoagulante natural), ativando-a e consequentemente inibindo a atividade de fatores como a trombina e o fator Xa, e em menor grau, fatores VII, IXa, XIa e XIIa. Sua utilização pode incrementar a ação da antitrombina de 1.000 até 4.000 vezes.[1,38,41] No entanto, é importante ressaltar que a HNF não provocará a inativação indireta da trombina ou do fator Xa se estes já estiverem localizados no trombo ou então ligados à fibrina ou a plaquetas.[41]

Em cenários típicos, a anticoagulação é eficaz e segura, mas os riscos de sangramentos podem ser precipitados em pacientes altamente instáveis ou quando altas doses de HNF são administradas.[10,38,39] Da mesma forma, subdoses também originam problemas, nesse caso representados por trombose do circuito, perda do sangue retido e diminuição da eficiência do tratamento.[10,12,38] Sendo assim, considerando o estreito intervalo entre as doses terapêuticas adequadas, um monitoramento constante por meio de testes laboratoriais relativamente rápidos se faz necessário.[10,38]

Cumprindo as exigências necessárias, o TCA tem sido o teste empregado para monitoramento do *status* básico da hemostasia antes e durante a sessão de HD. O TCA é um teste laboratorial de ponto (presente no próprio ambiente da unidade de terapia dialítica) que mede o tempo necessário para que haja a formação do coágulo quando a amostra é submetida a um ativador da via extrínseca da cascata (ver seção "Materiais necessários").[1,20,35,38,40,46]

Visando sustentar a fluidez do sangue extracorpóreo, ou seja, evitar a coagulação do circuito, sem que haja sangramento importante do organismo, recomenda-se manter o TCA entre 150 e 180 segundos, ou alternativamente promover um incremento de 140 a 180% do valor basal desse parâmetro.[38]

O tempo de tromboplastina parcial ativada (TTPa) também é um teste passível de uso para avaliar a anticoagulação, porém resultados pouco consistentes ocorrem sobretudo quando há altas concentrações séricas de heparina. Entretanto, trata-se de um teste particularmente útil após a diálise, quando pacientes hemodialisados podem ser submetidos a procedimentos cirúrgicos.[38]

O protocolo de heparinização sistêmica para a HD em pacientes veterinários inclui instituir uma dose inicial padrão (25 a 50 UI/kg em cães e 10 a 25 UI/kg em gatos) feita em *bolus*, 5 minutos antes do início da sessão, seguida de um esquema de manutenção.[10,38] A manutenção da anticoagulação é alcançada por meio do monitoramento do TCA a cada 15 a 30 minutos enquanto a heparina é infundida continuamente (50 a 100 UI/kg/h em cães e 20 a 50 UI/kg/h em gatos) na linha arterial do circuito, ou então em *bolus* (10 a 50 UI/kg) a cada 30 minutos. O objetivo, em ambos os protocolos, é manter o TCA entre 150 (gatos)/160 (cães) e 180 segundos.[10,38] O encerramento do protocolo anticoagulante dependerá do risco de sangramento ou coagulação de cada paciente, podendo ser descontinuado 30 minutos antes ou mantido até o término da sessão. Geralmente as máquinas de diálise são programadas para que a interrupção da anticoagulação ocorra cerca de 30 a 60 minutos antes do término do procedimento, possibilitando que o tempo de coagulação volte para valores próximo à mensuração basal.[21] De maneira geral, o monitoramento minucioso do paciente, circuito extracorpóreo e do TCA, garante que a anticoagulação seja realizada de forma adequada e segura durante todo o procedimento.[38]

Estratégias para pacientes em estado crítico

Quando o paciente indicado à HD apresenta histórico passível de se agravar ou capaz de potencializar a ocorrência de sangramentos importantes, a anticoagulação sistêmica para o procedimento é contraindicada. Animais nessa categoria incluem aqueles previamente submetidos a cirurgia, biopsia ou procedimentos invasivos (menos de 48 horas), com histórico de possível trauma craniano, contusão pulmonar, hemorragia gastrintestinal ou evidências de hemorragia ativa.[38] Nesses casos, para que a anticoagulação padrão não seja fator impeditivo ao procedimento, estratégias como a anticoagulação regional (impedimento da anticoagulação sistêmica restringindo a ação do anticoagulante)[48] ou até mesmo a HD sem heparina podem ser consideradas.[38]

Anticoagulação regional por citrato

O princípio desse tipo de anticoagulação consiste em promover, através da infusão de citrato trissódico (na linha arterial) e sua consequente ligação ao cálcio ionizado plasmático, potente inibição da coagulação.[21,41] O complexo citrato-cálcio, advindo dessa interação, pode ser parcialmente dialisado durante o procedimento, sendo essa remoção intensificada quando o dialisato utilizado é pobre em cálcio.[39,48] Além da infusão do citrato na linha arterial, o protocolo envolve infusão de cloreto de cálcio na linha venosa, objetivando evitar qualquer efeito residual do citrato que possa retornar ao paciente.[21,39] O monitoramento, nesse caso, envolve tanto a avaliação do TCA, preconizando valores de 200 segundos na linha arterial,[38] como frequente avaliação (a cada 2 horas) do cálcio plasmático para evitar a ocorrência de hiper ou hipocalcemia.[38,39,48] Há ainda a possibilidade de utilizar uma solução hipertônica de citrato trissódico em conjunto com dialisatos contendo cálcio (3 mEq/ℓ) na tentativa de diminuir a infusão de cálcio ao paciente. De toda forma, como o citrato é metabolizado em bicarbonato de sódio[13] e também induz uma hipernatremia, o dialisato precisa ter sua concentração de bicarbonato e de sódio ajustada para minimizar a ocorrência de alcalose metabólica.[35] Em comparação com a heparinização sistêmica padrão, a anticoagulação regional por citrato apresenta reduzida incidência de sangramentos em pacientes críticos e tem sido uma estratégia interessante nesses quadros.[38]

Hemodiálise sem heparina

Embora seja bastante trabalhosa, em humanos, a HD sem heparina tem sido a principal maneira de fornecer um tratamento hemodialítico a pacientes com alto potencial hemorrágico. Nesse caso, a fluidez do sangue no interior das linhas é obtida por meio de lavagens frequentes do circuito (a cada 15 ou 30 minutos) com cerca de 30 a 50 mℓ de solução salina,[38,39] aliadas a uma alta taxa de fluxo sanguíneo extracorpóreo,[46] possibilitando a remoção de fios de fibrinas e minimizando a coagulação. Esse tipo de abordagem requer ainda um tratamento prévio das linhas com HNF (2.000 a 5.000 UI) seguido de sua lavagem (com solução salina) durante a fase de preparação da máquina.[38,39]

O monitoramento necessário nesse protocolo engloba avaliações criteriosas das pressões arterial e venosa, assim como do *status* hídrico do paciente. Em caso de sobrecarga de volume, a UF deve ser preconizada. Além disso, a coagulação do circuito extracorpóreo representa um potencial risco, de modo que, se houver o reconhecimento precoce de evidências que sustentem essa complicação, deve-se interromper o procedimento e instituir a anticoagulação com heparina em baixa dose, na tentativa de evitar a extensão da coagulação e a perda considerável de sangue. Tanto na medicina humana quanto na veterinária, a HD sem heparina tem sido relatada com sucesso, sem, no entanto, atingir uma aplicabilidade rotineira em animais.[38]

Alternativas de anticoagulação

Em decorrência dos efeitos adversos da HNF na anticoagulação, principalmente no que concerne à síndrome da trombocitopenia induzida por heparina, um esforço de pesquisas médicas tem sido adotado para estabelecer métodos de anticoagulação alternativos. Entre os métodos, citam-se: anticoagulação com heparina de baixo peso molecular, prostaciclina e inibidores diretos da trombina.[39,41,46] Embora sejam métodos já amplamente empregados em humanos, há pouca descrição em animais, além disso, o elevado custo dos agentes em evidência inviabiliza a utilização destes em protocolos veterinários.[38]

COMPLICAÇÕES

A terapia hemodialítica é realizada por meio de circulação extracorpórea, e o sangue entra em contato com superfícies trombogênicas como as linhas de sangue, as membranas de filtração e a superfície interna do cateter de hemodiálise. Há extensão do comprimento e da área de trânsito do sangue, o que pode levar a alterações de pressão e instabilidade hemodinâmica. Ainda, há rápida remoção de solutos e, com isso, importante mudança na osmolaridade sanguínea, o que pode acarretar mudanças na distribuição do volume de água entre os compartimentos intra e extracelular. Dessa maneira, é possível imaginar que existam complicações atinentes à realização da técnica, que podem ocorrer durante a diálise ou entre os tratamentos dialíticos e que estas complicações podem ocorrer com o fluxo de sangue para a circulação extracorpórea, com o cateter, com as linhas e capilares sanguíneos, e com o próprio paciente devido à alteração de osmolaridade sanguínea e a distribuição de líquidos no corpo. As complicações que podem ser observadas estão listadas no Quadro 165.7, e as principais complicações serão discutidas a seguir.

Hipotensão

É a complicação mais comum: ocorre em 15 a 30% dos casos. Quanto menor o porte do paciente, maior é a incidência, sendo mais frequente em felinos (chegando a 50%).[1] É mais comum no início da diálise (nos primeiros 30 minutos) e pode autorregular-se em até 1 hora sem necessidade de intervenção terapêutica. Pode ser provocada por: alta taxa de UF (acima de 20 mℓ/kg/h); alto volume de circulação extracorpóreo (próximo a 35%); alta temperatura do dialisato, que provocará aquecimento do paciente e vasodilatação periférica; uso de vasodilatadores; e por reação de hipersensibilidade ao material do circuito extracorpóreo ou às substâncias usadas para esterilização (reação de bioincompatibilidade)[48] – no primeiro caso, haverá a ativação do sistema complemento com aumento da circulação de C3a, C5a e cininas, que provocarão vasodilatação periférica e instabilidade hemodinâmica. Nos casos de bioincompatibilidade, o paciente poderá apresentar hipotensão, hipertermia, prurido e angioedema.

Outrossim, o paciente pode apresentar êmese e desmaio intradialítico. Não obstante, para diagnóstico precoce, recomenda-se o monitoramento da pressão arterial nos momentos pré-diálise imediatos: 15 minutos, 30 minutos e depois a cada hora até o término. O monitoramento do hematócrito também pode ser útil, observando-se no paciente hemoconcentração.[48]

Para prevenir a hipotensão, sugere-se, em animais de porte pequeno: utilizar preenchimento das linhas de sangue (*priming*) com solução coloide ou sangue total, evitar a administração de vasodilatadores antes da diálise, manter o dialisato em temperatura inferior a 38°C, não alimentar o paciente durante a sessão (para não desviar o fluxo de sangue para o trato gastrintestinal) e, se o paciente estiver hidratado, manter UF de 5 mℓ/kg/h e fluido de reposição de 5 mℓ/kg/h. Quando a hipotensão acontecer, sugere-se uso de solução fisiológica em *bolus* na dose de 20 mℓ/kg em cães e 10 mℓ/kg em gatos (prova de carga) ou

QUADRO 165.7 Complicações da terapia hemodialítica descritas em cães e gatos.

- Formação de coágulos no sistema (cateter, linhas de sangue e hemodialisador)
- Problemas com o acesso vascular
  - Dobra do cateter
  - Mau posicionamento do cateter
  - Infecção
- Sangramento/hemorragia
- Anemia
- Hipotensão
- Hipovolemia
- Arritmia (por distúrbios do potássio/desidratação)
- Alterações neuromusculares
  - Acidente vascular encefálico (AVE) hemorrágico
  - Câimbras
  - Síndrome do desequilíbrio
- Alterações respiratórias
  - Pneumonite
  - Edema pulmonar
  - Efusão pleural
  - Hemorragia pulmonar
  - Hipoxemia (lesão pulmonar aguda secundária à reação de hipersensibilidade)
  - Tromboembolismo pulmonar
- Alterações gastrintestinais
  - Êmese
  - Náuseas
  - Anorexia
- Alterações hematológicas
  - Anemia
  - Trombocitopenia
  - Leucopenia
- Edema
  - Super-hidratação
  - Oclusão da veia cava cranial
  - Hipoalbuminemia
- Desnutrição
  - Anorexia
  - Perda de taurina e carnitina transdiálise
- Complicações técnicas
  - Qualidade e manutenção dos equipamentos
  - Qualidade da água
  - Treinamento da equipe
  - Ambiente de trabalho

o uso de solução hipertônica de cloreto de sódio a 20% na dose de 4 a 5 mℓ/kg em cães e 2 a 4 mℓ/kg em gatos. Esse protocolo deve ser evitado no paciente com hipernatremia.

Hemorragia

É uma complicação da técnica de anticoagulação (esta necessária para a realização do procedimento).[20] É mais comum quando realizada com heparina, com incidência estimada de 8%.[48] Ocorre geralmente como exacerbação de sangramentos preexistentes – como em ulcerações gastrintestinais, sangramento do cateter ou tubo esofágico –, mas também pode ser espontânea (pulmonar, ocular e pericárdico).

No caso de hemorragia em paciente anticoagulado com heparina, é possível usar o sulfato de protamina como reversor (na dose de 1 a 1,5 UI para cada 100 UI de heparina administradas por via intravenosa, em infusão durante 60 minutos) e, se necessário, pode-se fazer uso de transfusão de plasma ou papa de hemácias.[50]

Anemia

As perdas de sangue durante as sessões de HD são frequentes, não apenas pela adesão de hemácias às paredes da membrana do capilar, mas também pelas repetidas punções para coleta de amostras para análise laboratorial.[50] A anemia pode ser evitada usando-se o preenchimento das linhas (*primming*) com sangue total e coletando-se o mínimo de volume de sangue para as análises laboratoriais. Se houver necessidade de transfusão, deve-se evitar a realização intradialítica, pois se exacerba o risco de desencadear a hipotensão.[48,49]

Coagulação

A formação de coágulos pode acontecer em qualquer parte do sistema, pois as superfícies são trombogênicas.[7] Estima-se que ocorra mais frequentemente dentro do dialisador (por causa da maior área de contato), em aproximadamente 60% dos casos, podendo ocorrer formação: discreta de coágulos (em 34% dos casos), moderada (em 17% dos casos) e grave (em 11% dos casos). Estima-se, ainda, que a coagulação das linhas ocorra em 7% dos pacientes e do cateter também em 7%.[51] A prevenção deve ser realizada pela escolha adequada do protocolo de anticoagulação (ver seção "Anticoagulação").

Complicações com o cateter

Os problemas que podem ocorrer com o cateter são: oclusão por coágulos, mau posicionamento, difícil colocação e infecção.[20] Estima-se que ocorram em 20% dos pacientes e especialmente no *port* arterial do cateter de HD.[48] A formação de coágulos pode ser intra ou extraluminal, sendo mais frequente nos indivíduos que permanecem com o cateter por mais de 3 semanas, mas pode ocorrer já na primeira semana de uso.[51] A maior preocupação é com a migração dos trombos para a circulação pulmonar provocando insuficiência respiratória.[20]

A infecção do cateter pode ocorrer por bactérias da microbiota cutânea, como *Staphylococcus* spp., ou por migração do trato urinário, como *Escherichia coli* ou *Klebsiella* spp.[51] Estima-se que ocorra em 25 a 40% dos pacientes.[23] Deve ser prevenida adotando-se as seguintes condutas: manipulação estéril do cateter, uso do cateter exclusivamente para as sessões de HD; e aplicação diária de pomadas com antibiótico ao redor da inserção do cateter. A infecção do cateter está diretamente relacionada ao aumento da incidência de formação de trombos, pela formação de biofilme.

A infecção mostrará sinais locais ou sistêmicos, como eritema no local de inserção, presença de secreção de aspecto purulento, febre, hipotensão, alterações leucocitárias e sepse. Sempre que houver suspeita de infecção, sugere-se a realização de hemocultura e, para respostas mais rápidas, a realização de citologia da solução de *primming*. Nos casos de sinais locais, indica-se o uso de *primming* com antibióticos e a administração de antibióticos sistêmicos. Quando o paciente apresentar febre ou sinais sistêmicos, sugere-se a troca do cateter de forma associada ao uso de antibióticos sistêmicos; nos casos de sepse, indica-se a remoção do cateter e a recolocação em outro local somente após 3 dias, de maneira associada ao uso de antibiótico sistêmico.[20,23] A terapia antibiótica deverá ser empírica até o resultado da hemocultura. O *primming* com antibiótico não deve ser usado de forma profilática. Sugestões de tratamento são:

- Gentamicina 0,32 mg/mℓ + citrato trissódico 4%
- Taurolidine 1,35% + citrato trissódico 4% + heparina sódica 500 U/mℓ
- Vancomicina 25 mg/mℓ + gentamicina 40 mg/mℓ + heparina sódica 500 U/mℓ
- Cefotaxima 10 mg/mℓ + heparina sódica 500 U/mℓ
- Cefazolina 10 mg/mℓ + gentamicina 5 mg/mℓ + heparina sódica 100 U/mℓ.

Alterações neuromusculares

Podem ocorrer secundariamente à uremia e também secundariamente à terapia hemodialítica, por isso o reconhecimento dos sinais torna-se importante. As alterações neuromusculares da uremia são encefalopatia urêmica, neuropatia periférica e encefalopatia hipertensiva, e as alterações secundárias à terapia hemodialítica são a síndrome do desequilíbrio osmótico, AVE hemorrágico e cãibras.[1]

As cãibras podem ser resultantes de hiposmolaridade, hipopotassemia e deficiência de carnitina e geralmente ocorrem ao fim da diálise. Como tratamento, sugere-se o uso de solução salina hipertônica, dextrose hipertônica (para promover vasodilatação dos músculos) e adequação da dieta.[20] A SDO é uma das complicações mais frequentes e mais graves, especialmente nas primeiras sessões em pacientes severamente azotêmicos, por esse motivo será abordada no item a seguir.

Síndrome do desequilíbrio osmótico

A SDO, também denominada "síndrome do desequilíbrio pós-diálise", consiste na manifestação de alterações neurológicas provocadas pelo edema cerebral e aumento da pressão intracraniana (PIC) durante ou até 48 horas após a realização do procedimento de HD.[52-54] Relatada pela primeira vez em 1962 por Kennedy et al., a SDO ocorre geralmente nas primeiras sessões de HD e tem como fatores predisponentes uremia grave, desidratação, animais de pequeno porte, tamanho e composição do dialisador, além da velocidade de realização do procedimento.[21,53,55] A rápida remoção de moléculas osmoticamente ativas, como a ureia, pode desencadear um gradiente osmótico entre cérebro e sangue, aumentando o fluxo de água para o líquido cefalorraquidiano (LCR), o que, por conseguinte, acarreta edema cerebral.[52]

Os mecanismos para desenvolvimento da SDO ainda não são bem definidos, sendo elencadas três teorias para explicar a fisiopatologia: 1. efeito reverso da retirada da ureia; 2. acúmulo de osmoles idiogênicos; e 3. acidose intracerebral.[56,57]

Para entender a teoria do *efeito reverso* da retirada de ureia, é preciso lembrar que a ureia é um composto orgânico produto da degradação da amônia no fígado, que deve ser transportada até os rins para ser filtrada pelo glomérulo e eliminada livremente na urina.[53] Por ter baixa solubilidade lipídica, são necessários transportadores de ureia (UT, do inglês *urea transporter*), distribuídos pelo organismo permitindo a difusão da ureia no meio intracelular.[58] Os UTs são glicoproteínas de membrana responsáveis pela concentração e homeostase celular da ureia, duas classes são conhecidas: UT-A, presente nos rins, coração, fígado, testículos e cólon; e os UT-B, que estão localizados no cérebro, *vasa recta*, coração, pâncreas, cólon, vesícula urinária, medula óssea e cóclea.[59,60] O UT-B é o principal responsável pela homeostase da ureia no sistema nervoso central (SNC) e pelo metabolismo de astrócitos cerebrais.[58] Além do UT-B, os canais de aquaporina (AQP) desempenham importante função na homeostase do SNC por meio da difusão de água na presença de um gradiente osmótico. Existem 13 diferentes canais de AQP distribuídos pelo organismo, no SNC estão presentes o AQP-1, AQP-4 e AQP-9, sendo o AQP-4 o principal canal localizado nos astrócitos e responsável pelo desenvolvimento e pela resolução do edema cerebral.[61]

A concentração de ureia presente no sangue é muito similar à presente no LCR, mesmo em pacientes urêmicos. Desse modo, não há deslocamento de água entre os tecidos por gradiente de concentração.[53] No entanto, na uremia, há redução de 50% da expressão de UT-B em células do SNC, dificultando a translocação da ureia para fora da célula, o que torna o ambiente intracelular mais concentrado em ureia, quando comparado com o meio extracelular. Ainda, há aumento, na mesma proporção, na expressão dos AQPs-4, levando consequentemente ao aumento da difusão de água, mais precisamente para dentro da célula, por gradiente osmótico.[53,62] Diante desse mecanismo, postula-se a teoria do efeito reverso, ou seja, uma vez que a remoção de ureia do meio sangue é realizada de forma rápida pela técnica de HD, a retirada da ureia do SNC para a corrente sanguínea é bastante lenta, pela deficiência de UT-B, criando gradiente de concentração, e, com o aumento das AQPs, há facilidade da entrada de água para o meio intracelular no SNC,[63] resultando na formação de edema cerebral.[56,63]

A fim de compreender a teoria do *acúmulo de osmoles idiogênicos*, é preciso saber que os osmoles idiogênicos são solutos produzidos pelo córtex cerebral como uma resposta adaptativa à hiperosmolaridade sanguínea presente nos quadros crônicos de hipernatremia e hiperglicemia. Os principais exemplos desses solutos são glutamina, glutamato, taurina e mio-inositol, entre outros, os quais têm por objetivo reduzir o gradiente osmótico e, assim, impedir a desidratação cerebral. Entretanto, a rápida correção desses quadros leva à alteração do gradiente osmótico entre cérebro e plasma, predispondo ao desenvolvimento de edema cerebral.[53] Essa hipótese foi proposta por Arieff et al. em 1973,[64] em um estudo que avaliou cães urêmicos após a ligação de ureteres submetidos aos procedimentos de HD rápida (100 minutos) e lenta (200 minutos), ambos com o mesmo objetivo de extração de ureia. Os grupos foram avaliados 72 horas após a HD, constatando-se que o grupo do procedimento mais rápido apresentou osmolaridade do tecido cerebral maior que a do sangue. Segundo os autores, as alterações em ureia e eletrólitos não seriam capazes de alterar o gradiente osmótico, propondo a produção de osmoles idiogênicos, os quais seriam responsáveis pelo desenvolvimento do edema cerebral citotóxico.[64] Contudo, o estudo de Silver avaliou ratos 48 horas após serem submetidos ao procedimento de HD e não encontrou concentrações de osmoles capazes de promoverem edema cerebral.[65] Chen et al. refutaram a teoria da produção de osmoles idiogênicos em estudo que avaliou o tipo de edema cerebral presente na SDO; a avaliação foi feita com ressonância magnética por difusão e constatada a presença de edema cerebral intersticial e não citotóxico, uma vez que houve aumento da produção de LCR, o que é característico do edema intersticial.[66]

Para compreender a teoria da *acidose paradoxal cerebral*, é preciso saber que, na HD, o aumento do pH sanguíneo pode ocorrer pela alta concentração de bicarbonato (HCO_3^-) na composição do dialisato. Assim como a ureia, a correção do pH do LCR é mais lenta quando comparada ao pH do sangue, ou seja, procedimentos rápidos de HD com HCO_3^- podem levar ao desenvolvimento da acidose paradoxal cerebral.[10,67] Segundo essa teoria, o aumento do pH sanguíneo diminui o sistema de compensação, como a hiperventilação, desencadeando a elevação da pressão do dióxido de carbono (PCO_2). O CO_2 é uma molécula que se difunde rapidamente no LCR e no cérebro, diminuindo o pH desses tecidos. O excesso de íons de hidrogênio (H^+) atrai moléculas de sódio (Na^+) e potássio (K^+), os quais, com os ácidos orgânicos, aumentam a osmolaridade intracelular promovendo o edema cerebral.[52,57]

O diagnóstico da SDO é clínico e de exclusão, uma vez que não há exames laboratoriais ou de imagem específicos a serem realizados. A confirmação do edema cerebral pode ser realizada por meio de ressonância magnética e tomografia computadorizada, mas a causa desse evento não é esclarecida por esses exames.[54] Assim, na medicina veterinária, a formação do diagnóstico limita-se ao histórico e ao reconhecimento das manifestações dos sinais clínicos.[21]

Os sinais clínicos neurológicos manifestados na SDO estão relacionados à presença e intensidade do edema cerebral e consequentemente do desenvolvimento do aumento da PIC. Os sinais mais comuns são pressionamento de cabeça, náuseas e êmese, hipertensão, vocalização, agitação, desorientação, pupilas dilatadas ou anisocóricas, cegueira aguda, dismetria, alterações no nível de consciência, fasciculações musculares, convulsões, coma e morte por parada respiratória em razão de herniação do tronco encefálico ou compressão do cerebelo.[10,68]

As manifestações clínicas podem ocorrer durante o procedimento ou em até 48 horas após o término da sessão.[21] Os cães geralmente apresentam vocalização e agitação antes de exibirem sinais mais graves, já os felinos podem evoluir diretamente para o coma ou morte sem a manifestação de outros sinais clínicos.[1,10,48]

A escolha do tratamento depende da intensidade dos sinais manifestados, devendo ser direcionado para a redução do edema cerebral e da PIC.[67] Se o paciente apresentar sinais leves de alteração neurológica, a redução da velocidade do procedimento pode ser suficiente para corrigir o quadro.[53] Contudo, é indicado que a sessão seja interrompida imediatamente diante de qualquer manifestação e deve ser iniciada terapia de suporte.[10,69]

A terapia hiperosmolar é considerada essencial no tratamento de hipertensão cerebral aguda, uma vez que soluções hipertônicas (cloreto de sódio de até 23,4% ou manitol) são capazes de reduzir o volume de líquido livre no tecido cerebral e consequentemente da PIC, por meio da criação de um gradiente osmótico na vasculatura cerebral que aumenta a permeabilidade da barreira hematencefálica.[70,71] A permeabilidade da barreira hematencefálica a determinado soluto é representada pelo coeficiente de reflexão, que varia de zero para solutos totalmente permeáveis, ou seja, que passam livremente pela barreira, e um para solutos impermeáveis.[70] O manitol é um fármaco que apresenta alto coeficiente de reflexão (0,9); além da força osmótica, o manitol auxilia na correção do edema cerebral e redução da PIC por meio da vasoconstrição de arteríolas cerebrais, redução de radicais livres e aumento do refluxo sanguíneo.[71]

Completando a terapêutica hiperosmolar, a administração de solução hipertônica de sódio com concentrações que podem variar de 3 a 23,4% pode ser utilizada na correção do edema cerebral. A força osmótica é maior em razão do coeficiente de reflexão superior ao manitol (1). Além de induzir a vasoconstrição arteriolar cerebral reflexa, é responsável por melhorar a deformabilidade de eritrócitos, melhorando a microcirculação, e apresentar efeito anti-inflamatório.[71,72] Estudos como o de Zepeda-Orozco e Quigley (2012) e Mistry (2019) apresentam o manitol e a solução salina hipertônica como terapias alternativas, ou seja, uma em detrimento da outra para a correção do edema cerebral na SDO.[53,67] Seguindo essa linha terapêutica, Lund et al. (2017) utilizaram apenas solução salina hipertônica em paciente sedado e com suporte ventilatório,[73] ao passo que Tuchman, Klandemian e Mistry (2013) utilizaram apenas manitol no protocolo terapêutico.[62] No entanto, o manitol e a solução hipertônica de sódio vêm sendo aplicados concomitantemente em humanos para corrigir edema cerebral decorrente de SDO.[52,63]

Os estudos realizados por Langston, Cowgill e Spano verificaram desenvolvimento da SDO em 38% dos felinos, dos quais 78% dos pacientes foram responsivos à administração de manitol por via IV, 13% não manifestaram alteração no estado mental após a infusão e 8% morreram em decorrência do edema cerebral.[48] O manitol pode ser usado na dose de 0,25 a 0,5 g/kg em 10 minutos e replicado a cada 6 horas.[1,10,21].

A hiperventilação pode ser uma opção terapêutica em pacientes que tiveram a acidemia metabólica plasmática corrigida com o procedimento de HD.[74] Considerada um método rápido e eficaz, a hiperventilação é responsável por reduzir a PCO_2, induzir vasoconstrição das arteríolas cerebrais e diminuir o LCR. Apesar de os efeitos serem praticamente imediatos,

a duração é limitada a 24 horas e deve ser retirada de forma lenta e gradual (de 4 a 6 horas), sob o risco de vasodilatação das arteríolas cerebrais e aumento rebote da PIC.[71] O edema cerebral pode desencadear parada respiratória pela compressão do tronco encefálico, local em que está localizado o centro respiratório. Assim, obrigatoriamente, deve ser instituído o suporte ventilatório com ventilação mecânica.[10]

Ademais, pacientes com SDO podem apresentar quadros convulsivos. Sendo assim, é necessário instituir terapia com benzodiazepínicos, como o diazepam.[10] A cabeça do paciente deve ser mantida a 30°, de forma que a jugular interna não seja comprimida e ocorra drenagem venosa cerebral adequada.[71]

Para prevenção da SDO, preconiza-se a manutenção da homeostase dos meios sangue e intracelular cerebral utilizando-se técnicas como a hemodiafiltração. Outros meios preventivos são: realizar a redução lenta da concentração de ureia ou fazer a adição de agentes osmóticos ao dialisato.[67]

A redução lenta da concentração de ureia é a técnica de prevenção preconizada. Para obtê-la, deve-se reduzir a eficácia do procedimento de HD nas primeiras sessões, para, assim, evitar a criação de gradiente osmótico entre os compartimentos intra e extracelular, principalmente entre o sistema nervoso e a corrente sanguínea.[10,21,53] Desse modo, o primeiro procedimento deve ser realizado para obter uma redução máxima de 50% do valor da ureia, que se traduz em URR de 0,5; com relação ao segundo tratamento, a redução deve se limitar a 70% (ou URR de 0,7). A partir do terceiro procedimento, a maioria dos animais suporta o tratamento com uma eficácia maior (URR até 0,8),[11] como descrito na seção "Intensidade do tratamento" deste capítulo.

O tempo de duração da HD também é fator preventivo da SDO.[10,53] O estudo com cães de Arieff et al. (1973) determinou que a velocidade de extração da ureia, ou seja, a velocidade da HD também interfere na manifestação de sinais clínicos. Os animais foram divididos em dois grupos com a mesma taxa de extração da ureia, mas em velocidades diferentes: em um grupo, a extração foi realizada em 100 minutos; em outro, em 200 minutos. Apesar de os dois grupos apresentarem aumento da PIC, apenas o grupo submetido ao procedimento de diálise mais rápido (procedimento em 100 minutos) manifestou sinais clínicos da SDO.[64]

A adição de agentes osmóticos pode ser medida preventiva e baseia-se na adição de um componente osmótico ao dialisato para prevenir o desenvolvimento do gradiente osmótico entre cérebro e sangue. O melhor exemplo de componente osmótico é o sódio, mas podem ser citados também glicose, glicerol, albumina, ureia, frutose ou manitol.[63] O uso de perfil decrescente de sódio é bem indicado pois mantém a estabilidade hemodinâmica.[11] A prescrição do perfil decrescente de sódio indicada em cães é 150 a 140 mEq/ℓ, já em gatos é de 160 a 150 mEq/ℓ. O terço inicial do procedimento inicia-se com perfil hipernatrêmico que será reduzido durante a diálise. No entanto, se o paciente apresentar uma osmolaridade sanguínea mais alta, pode ser utilizado um perfil decrescente com valores mais elevados.[11] Outro método preventivo é o uso de manitol em bolus em pacientes com peso inferior a 5 kg, com alterações neurológicas preexistentes ou severamente urêmicos. O manitol é capaz de aumentar a osmolaridade sanguínea e reduzir o risco de edema cerebral.[1]

O prognóstico da SDO depende da intensidade da manifestação dos sinais clínicos e do tempo para apresentar melhora terapêutica. O reconhecimento precoce da deterioração neurológica e a adoção de intervenções terapêuticas adequadas e em tempo hábil são fundamentais para obter um prognóstico melhor.[67] Contudo, tanto em humanos quanto em animais, podem ocorrer óbitos súbitos, especialmente logo após o término da sessão de HD.[21,53]

PROGNÓSTICO

O prognóstico do paciente em terapia dialítica facilmente se confunde com o prognóstico da IRA, pois esta é a principal indicação para realização da HD em animais. As causas da IRA podem influenciar o prognóstico, e a anúria e oligúria são consideradas fatores preditivos negativos nos pacientes felinos.[1,2,10] Curiosamente, a hiperpotassemia, a hipotermia e mesmo a intensidade da azotemia podem não se correlacionar à taxa de sobrevivência.[1,2]

Para traçar prognóstico adequado, é preciso considerar uma série de fatores, como: causa da IRA, extensão da lesão renal, presença de comorbidades, número de complicações sistêmicas, disponibilidade do serviço e pessoal capacitado. A HD utilizada para controle da uremia provocada por nefropatia obstrutiva mostra taxa de recuperação de 70 a 75%. As causas infecciosas apresentam bom prognóstico, com taxa de sobrevida variando de 58 a 100%, dependendo do estudo. As causas hemodinâmicas e metabólicas apresentam de 40 a 72% de taxa de sobrevivência. Outras causas sistêmicas com impacto sobre o funcionamento renal (p. ex., cardiopatia, coagulação intravascular disseminada [CID], síndrome da resposta inflamatória sistêmica, sepse e pancreatite) mostram taxa de sobrevivência de 29 a 56%, ao passo que as causas tóxicas, 20 a 40%. Em média, a taxa de sobrevivência varia entre 41 e 52% em cães e gatos submetidos à HD por IRA.[2,10]

Aproximadamente 80% dos pacientes que não sobrevivem são submetidos a eutanásia por: complicações sistêmicas, como pancreatite; complicações respiratórias; não recuperação da função renal; ou restrições financeiras dos tutores. Os restantes 20% morrem por complicações da falência renal ou da terapia dialítica.[2,10]

Cães com doença renal crônica podem permanecer em diálise por 6 meses a 1,5 ano. Os fatores que atuam como limitadores nesses pacientes são a anemia e o acesso vascular.[10]

A melhora clínica do paciente submetido à HD poderá ocorrer entre a primeira e a terceira sessão. Entretanto, pode ocorrer piora clínica após a primeira sessão, devido à redução da osmolaridade sanguínea e a ocorrência da SDO. É necessário prever ao tutor tempo de hospitalização mínimo de 1 semana para que melhora efetiva (clínica e laboratorial) possa ser observada.[47] Se não houver melhora clínica do paciente em 2 semanas, sugere-se que a técnica seja descontinuada.[2]

Vale ressaltar que a indicação da HD deve ser pautada na possibilidade de reversão da causa, devendo considerar: presença de comorbidades, complicações concorrentes, disponibilidade de equipamento e pessoal capacitado, além do prognóstico.

A HD é uma modalidade terapêutica bastante útil e realmente melhora a sobrevida dos pacientes com uremia grave e que não respondem à terapia convencional. Contudo, é preciso lembrar que a HD é uma modalidade terapêutica, entre outras chamadas "conservadoras", que devem ser utilizadas para corrigir a causa da IRA e reduzir as complicações da intoxicação urêmica, do excesso de fluido e dos distúrbios eletrolíticos. Dessa maneira, a técnica não pode ser considerada como único tratamento para os pacientes com insuficiência ou falência renal aguda ou crônica. A terapia conservadora deve ser mantida, e o paciente assistido de forma criteriosa nos períodos interdiálise até que o quadro tenha um desfecho, seja cura ou a manutenção da vida mesmo que portador de DRC, seja o óbito.

REFERÊNCIAS BIBLIOGRÁFICAS

1. Bloom CA, Labato MA. Intermittent hemodialysis for small animals. Vet Clin North Am Small Anim Pract. 2011;41(1):115-33.
2. Eatroff AE, Langston CE, Chalhoub S, Poeppel K, Mitelberg E. Long-term outcome of cats and dogs with acute kidney injury treated with intermittent hemodialysis: 135 cases (1997-2010). J Am Vet Med Assoc. 2012;241(11):1471-78.
3. Poeppel K, Langston CE, Chalhoub S. Equipment commonly used in veterinary renal replacement therapy. Vet Clin North Am Small Anim Pract. 2011;41(1):177-91.
4. Tandukar S, Palevsky PM. Continuous renal replacement therapy: who, when, why, and how. Chest. 2019;155(3):626-38.
5. Sam R. Hemodialysis:diffusion and ultrafiltration. Austin J Nephrol Hypertens. 2014;1(1):1010-2.
6. O'Reilly P, Tolwani A. Renal replacement therapy III:IHD, CRRT, SLED. Crit Care Clin. 2005;21(2):367-78.
7. Cameron JS. Thomas Graham (1805-1869) – The "father" of dialysis. Dial. Hist. Dev. Promise. 2012;19-26.
8. Fernandes C, Ramos J, Ladeira L, Gomes R. História da hemodiálise. In: Fresenius Medical Care (editors). Manual de Enfermagem para Enfermeiros; 2011. p. 13-23.
9. Cowgill LD, Langston CE. History of hemodialysis in dogs and other companion animals. In: Ing TS, Rahman MA, Kjellstrand CM (editors). Dialysis History, Development and Promise. Singapore: World Scientific Publishing; 2012. p. 901-13.
10. Cowgill LD, Francey T. Hemodialysis and extracorporeal blood purification. 4. ed. Elsevier Saunders Inc.; 2012.
11. Fischer JR, Pantaleo V, Francey T, Cowgill LD. Veterinary hemodialysis: advances in management and technology. Vet Clin North Am Small Anim Pract. 2004;34(4):935-67.
12. Cowgill LD. Urea kinetics and intermittent dialysis prescription in small animals. Vet Clin North Am Small Anim Pract. 2011;41(1):193-225.
13. Ross S, Langston C. Haemodialysis and peritoneal dialysis. In: Elliott J, Grauer GF, Westropp J (editors). BSAVA Manual of canine and feline nephrology and urology; 2017. p. 254-62.
14. Cowgill LD, Guillaumin J. Extracorporeal renal replacement therapy and blood purification in critical care. J Vet Emerg Crit Care. 2013;23(2):194-204.
15. Frank RD, Weber J, Dresbach H, Thelen H, Weiss C, Floege J. Role of contact system activation in hemodialyzer-induced thrombogenicity. Kidney Int. 2001;60(5):1972-81.
16. Meneses AMC, Pereira EC, Melchert A, Brant JR de AC, Barretti P, Takahira RK et al. Evaluation of the biocompatibility of the dialyzer membrane in dogs with acute kidney injury induced by gentamicin treated by hemodialysis. Rev Soc Dev. 2021;10(3):e15410312361.
17. Locatelli F, La Milia V, Violo L, Del Vecchio L, Di Filippo S. Optimizing haemodialysate composition. Clin Kidney J. 2015;8(5):580-89.
18. Foster JD, Drobatz KJ, Cowgill LD. Associations between dialysate sodium concentration and plasma sodium concentration of dogs receiving intermittent hemodialysis treatments. Am J Vet Res. 2018;79(4):450-4.
19. DiBartola SP, Willard MD. Disorders of phosphorus:hypophosphatemia and hyperphosphatemia. In: DiBartola SP. Fluid, electrolyte, and acid-base disorders in small animal practice. Saunders; 2011. p. 195-212.
20. Elliott DA. Hemodialysis. Clin Tech Small Anim Pract. 2000;15(3):136-48.
21. Langston C. Therapeutic techniques. In: Bartges J, Polzin DJ (editors). Nephrology and urology of small animals. Wiley-Backwell; 2011. p. 253-85.
22. Acierno MJ, Labato MA. Continuous renal replacement therapy/hemodialysis. In: Ettinger SJ, Feldman EC, Côté E (editors). Textbook of veterinary internal medicine:diseases of the dog and the cat. Elsevier; 2017. p. 1194-204.
23. Chalhoub S, Langston CE, Poeppel K. Vascular access for extracorporeal renal replacement therapy in veterinary patients. Vet Clin North Am Small Anim Pract. 2011;41(1):147-61.
24. Cowgill L. International renal interest society:grading of acute kidney injury. 2016. Disponível em: http://www.iris-kidney.com/pdf/4_ldc_revised-grading-of-acute-kidney-injury.pdf. Acesso em: 05 jul. 2022.
25. Gregory CR, Kyles AE, Bernsteen L, Mehl M. Results of clinical renal transplantation in 15 dogs using triple drug immunosuppressive therapy. Vet Surg. 2006;35(2):105-12.
26. Wiener lab. Urea UV cinética AA para a determinação de ureia em soro, plasma ou urina. 2000. Disponível em: http://www.wiener-lab.com.ar/VademecumDocumentos/Vademecum portugues/urea_uv_cinetica_aa_po.pdf. Acesso em: 05 jul. 2022.
27. Melchert A, Geraldes SS, Vieira ANLS, Takahira RK, Ramos PRR, Barretti P et al. Intermittent hemodialysis in dogs with chronic kidney disease stage III. Cienc Rural. 2017;47(10):1-7.
28. Bayliss G. Dialysis in the poisoned patient. Hemodial Int. 2010;14(2):158-67.
29. Holubek WJ, Hoffman RS, Goldfarb DS, Nelson LS. Use of hemodialysis and hemoperfusion in poisoned patients. Kidney Int. 2008;74(10):1327-34.
30. Monaghan KN, Acierno MJ. Extracorporeal removal of drugs and toxins. Vet Clin North Am Small Anim Pract. 2011;41(1):227-38.
31. Stanley SW, Langston CE. Hemodialysis in a dog with acute renal failure from currant toxicity. Can Vet J. 2008;49(1):63-6.
32. Langston CE. Acute renal failure caused by lily ingestion in six cats. J Am Vet Med Assoc. 2002;220(1):49-52.

33. Li R, Mugford A, Humm K. Acute kidney injury in dogs and cats 2. Management, treatment and outcome. In Pract. 2013;35(6):302-16.

34. Chan CT, Blankestijn PJ, Dember LM, Gallieni M, Harris DCH, Lok CE *et al.* Dialysis initiation, modality choice, access, and prescription:conclusions from a Kidney Disease:Improving Global Outcomes (KDIGO) Controversies Conference. Kidney Int. 2019;96(1):37-47.

35. Acierno MJ. Continuous renal replacement therapy in dogs and cats. Vet Clin North Am Small Anim Pract. 2011;41(1):135-46.

36. Seldinger SI. Catheter replacement of the needle in percutaneous arteriography:a new technique. Acta Radiol. 1953;39(5):368-76.

37. Taylor RW, Palagiri AV. Central venous catheterization. Crit Care Med 2007;35(5):1390-6.

38. Ross S. Anticoagulation in intermittent hemodialysis:pathways, protocols, and pitfalls. Vet Clin North Am Small Anim Pract. 2011;41(1):163-75.

39. Suranyi M, Chow JSF. Review:anticoagulation for haemodialysis. Nephrol. 2010;15(4):38692.

40. Black K. Anticoagulation for haemodialysis:educational supplement. Ren Soc Australas J. 2008;4(3):95-8.

41. Fischer KG. Essentials of anticoagulation in hemodialysis. Hemodial Int. 2007;11(2):178-89.

42. Gonçalves DS, Geraldes SS, Duarte RCF, Graças Carvalho M Das, Guimarães-Okamoto PTC, Takahira RK. Thrombin generation and thromboelastometry tests in dogs with chronic kidney disease. Pesq Vet Bras. 2020;40(2):113-20.

43. Małyszko J, Małyszko JS, Myśliwiec M, Buczko W. Hemostasis in chronic renal failure. Rocz Akad Med. Białymst. 2005;50:126-31.

44. Ho KM, Pavey W. Applying the cell-based coagulation model in the management of critical bleeding. Anaesth Intensive Care. 2017;45(2):166-76.

45. Welsh L. Haemodialysis:techniques, anticoagulation and nursing. Vet Nurse 2017;8(10):553-7.

46. Vos JY De. A nursing view of future haemodialysis anticoagulation treatments. EDTNA-ERCA J. 2000;26(4):10-2.

47. Francey T, Schweighauser A. Regional citrate anticoagulation for intermittent hemodialysis in dogs. J Vet Intern Med. 2018;32(1):147-56.

48. Langston C, Cowgill LD, Spano JA. Applications and outcome of hemodialysis in cats:a review of 29 cases. J Vet Intern Med. 1997;11(6):348-55.

49. Langston C, Cook A, Eatroff A, Mitelberg E, Chalhoub S. Blood transfusions in dogs and cats receiving hemodialysis:230 cases (june 1997-september 2012). J Vet Intern Med. 2017;31:402-9.

50. Cowgill LD, Langston CE. Role of hemodialysis in the management of dogs and cats with renal failure. Vet Clin North Am Small Anim Pract. 1996;26(6):1347-78.

51. Langston C, Eatroff A, Poeppel K. Use of tissue plasminogen activator in catheters used for extracorporeal renal replacement therapy. J Vet Intern Med. 2014;28(2):270-6.

52. Adapa S, Konala VM;Aeddula NR;Gayam V, Naramala S. Dialysis disequilibrium syndrome:rare serious complication of hemodialysis and effective management. Cureus. 2019;11(6):e5000.

53. Mistry K. Dialysis disequilibrium syndrome prevention and management. Int J Nephrol Renovasc Dis. 2019; 12:69-77.

54. Bhandari B, Komanduri S. Dilaysis disequilibrium syndrome. StatPearls Treasure Island (FL):StatPearls Publishing; 2021.

55. Kennedy AC, Linton AL, Eaton JC. Urea levels in cerebrospinal fluid after haemodialysis. Lancet; 1962. Disponível em: https://www.thelancet.com/journals/lancet/article/PIIS0140-6736(62)91365-X/fulltext. Acesso em 05 jul. 2022.

56. Saha M, Allon M. Diagnosis, treatment, and prevention of hemodialysis emergencies. Clin J Am Soc Nephrol. 2017;12(2):357-69.

57. Ali M, Bakhsi U. A vanishing complication of haemodialysis: dialysis disequilibrium syndrome. J Intensive Care Soc. 2020;21(1):92-5.

58. Yu L, Liu T, Fu S, Li L, Meng X, Su X *et al.* Physiological functions of urea transporter B. Eur J Physiol. 2019;471:1359-68.

59. Trinh-trang-tan M, Cartron JP, Bankir L. Molecular basis for the dialysis disequilibrium syndrome:altered aquaporin and urea transporter expression in the brain. Nephrol Dial Transplant. 2005;20(9):1984-8.

60. Klein JD, Blount MA, Sands JM. Molecular mechanisms of urea transport in health and disease. Pflugers Arch. 2012;464(6):561-72.

61. Zelenina M. Regulation of brain aquaporins. Neurochem Int. 2010;57(4):468-88.

62. Tuchman S, Khademian ZP, Mistry K. Dialysis disequilibrium syndrome occurring during continuous renal replacement therapy. Clin Kidney J. 2013;6(5):526-9.

63. Dalia T, Tuffaha AM. Dialysis disequilibrium syndrome leading to sudden brain death in a chronic hemodialysis patient. Hemodial Int. 2018;22(3):E39-E44.

64. Arieff AI, Massry SG, Barriento A, Kleeman CR. Brain water and electrolyte metabolismo in uremia:effects of slow and rapid hemodialysis. Kidney Int. 1973;4(3):177-87.

65. Silver StM. Cerebral edema after rapid dialysis is not caused by an increase in brain organic osmolytes. J Am Soc Nephrol. 1995;6(6):1600-6.

66. Chen CL, Lai PH, Chou KJ, Lee PT, Chung HM, Fang HC. A preliminar reporto f brain edema in patients with uremia at first hemodialysis: evaluation by diffusion-weighted MR imaging. Am J Neuroradiol. 2007;28(1):68-71.

67. Zepeda-orozco D, Quigley R. Dialysis disequilibrium syndrome. Pediatr Nephrol. 2012;27(12):2205-11.

68. Patel N, Dalal P, Panesar M. Dialysis disequilibium syndrome:a narrative review. Semin Dial. 2008;20(3):493-98.

69. Greenberg KI, Choi MJ. Hemodialysis emergencies: core currriculum X. Am J Kidney Dis. 2021;77(5):796-809.

70. Halstead MR, Geocadin RG. The medical management of cerebral edema: past, presente, and future therapies. Neurotherapeutics. 2019;16(4):1133-48.

71. Schizodimos T, Soulountsi V, Iasonidou C, Kapravelos N. An overview of management of intracranial hypertension in the intensive care unit. J Anesth. 2020;34(5):741-57.

72. Freeman WD. Management of intracranial pressure. Neurocrit Care. 2015;21(5):1299-323.

73. Lund A, Damholt MB, Strange DG, Kelsen J, Moller-sorensen H, Mollr K. Increased intracranial pressure during hemodialysis in a patient with anoxic brain injury. Case Rep Crit Care. 2017:5378928.

74. Adeva MM, Souto G, Donapetry C, Portals M, Rodriguez A, Lamas D. Brain edema in diseases of different etiology. Neurochem Int. 2012;61(2):166-74.

166
Marcadores Laboratoriais de Lesão e Função Renal

Ricardo Duarte Lopes • Bruna Ruberti • Fernanda Chicharo Chacar • Márcia Mery Kogika

INTRODUÇÃO

Os marcadores renais laboratoriais, biomarcadores, são indicados para detectar lesões e alterações da função renal com o intuito de definir o diagnóstico da doença renal, como também de monitorar o paciente ao longo da evolução. Portanto, além de auxiliar na definição do diagnóstico, os marcadores possibilitam a detecção precoce da presença de lesão renal, o que é de grande valia para o estabelecimento de medidas de manejo e terapia que podem colaborar na diminuição da velocidade de progressão da lesão e da disfunção renal, além disso, os biomarcadores permitem a definição do estadiamento da doença renal aguda e crônica.

Os biomarcadores renais avaliam a taxa de filtração glomerular (TFG) e a disfunção ou lesão glomerular ou tubular. Entretanto, eles podem apresentar algumas limitações. Sendo assim, é importante o entendimento de cada um dos marcadores, suas limitações, como também a interpretação do conjunto de dois ou mais marcadores para análise da fisiopatologia da evolução da doença renal.[1]

Laboratorialmente, as maiores dificuldades na mensuração dos marcadores consistem no fato de muitas vezes as metodologias/técnicas apresentarem coeficientes de variação muito elevados, além de não haver uma padronização mundial, diferentemente do que ocorre com outros analitos empregados na medicina humana. Segundo o Comitê de Qualidade e Padronização do American Society for Veterinary Clinical Pathology (ASVCP), coeficientes de variação de até 20% são aceitos para os laboratórios que participam do referido programa de qualidade, mas, na prática, na maioria das situações, esses valores podem ser calculados ou extrapolados em função de diversos fatores, como: uso de diferentes equipamentos, variações da temperatura do ambiente e do equipamento, variabilidade de marcas de equipamentos (como também dos *kits* oriundos de diferentes laboratórios), assim como padronização das amostras para a realização do controle de qualidade e calibração dos equipamentos. Em suma, há uma grande variedade de fatores a serem considerados e, portanto, justificada a grande dificuldade na padronização mundial.[2,3]

Novos biomarcadores renais estão sendo estudados e descritos para auxiliar na detecção das lesões renais, mas, como ressaltado, o grande desafio está na padronização das técnicas laboratoriais, o que dificulta sobremaneira a correlação dos resultados obtidos nas diferentes metodologias com o estágio da doença. Assim, ainda se faz necessária uma longa etapa de estudos, a qual consiste em descoberta, validação laboratorial, validação clínica e, por fim, a disponibilização dos biomarcadores nas rotinas laboratorial e clínica; além disso, é preciso considerar que as técnicas não devem ser onerosas, ou seja, o custo precisa ser acessível.

O maior desafio é a demora para disponibilizar os novos biomarcadores na rotina clínica, pois isso depende de estudos e de interesse entre os pesquisadores e as empresas para o desenvolvimento desses produtos, uma vez que requerem altos investimentos. Contudo, observa-se que, ao longo do tempo, tem ocorrido um avanço no conhecimento sobre os novos biomarcadores para a detecção mais precoce e, consequentemente, a melhora no prognóstico, além de suscitar novas terapias.[3]

USO DE BIOMARCADORES RENAIS

Baseando-se nos conceitos já conhecidos e findados sobre a doença renal e seus estádios, sabe-se que as lesões renais podem estar presentes de forma concomitante ou não à perda de função e que o contrário também é verdadeiro.[4,5] A lesão renal é definida como uma lesão/um dano causado ao tecido renal, que pode ser temporário e não progressivo ou ser persistente e ainda permanente; ainda, a depender da extensão do acometimento, pode levar a danos mais graves e que culminem em futura perda de função. O animal pode ser um doente assintomático ou apresentar sinais brandos e muitas vezes não percebidos pelo tutor. Não obstante, as funções renais, que são múltiplas, têm como objetivo a filtração, manutenção do equilíbrio hídrico, eletrolítico e acidobásico, além de controlar vitamina D, pressão arterial e produção de eritropoetina. Desse modo, estas, quando afetadas, alteram diretamente o funcionamento não somente do órgão, mas do organismo como um todo, cursando com progressão constante e em geral com perdas irreversíveis.[4,6]

Devido à enorme reserva funcional e capacidade de adaptação frente às lesões ou à perda de tecido renal, não é incomum um animal ser diagnosticado com doença renal crônica (DRC) somente quando 66% em gatos ou 75% nos cães da função renal já foi perdida.[7,8] Muitos são os fatores limitantes frente aos marcadores séricos indiretos de função renal comumente utilizados na rotina clínica veterinária, como ureia e creatinina, por exemplo. Apesar de excelentes exames, estes são frequentemente utilizados de maneira isolada (sem a combinação com demais análises) e não repetidamente, ou seja, não avaliados sequencialmente, ao longo de um período. Isso limita particularmente a possibilidade de detecção precoce de doença renal e, por conseguinte, retarda a intervenção terapêutica e a adoção de cuidados adicionais prévios ao animal.[5,6,9]

Marcadores adicionais de TFG e de dano glomerular e tubular são cada vez mais investigados no meio da pesquisa veterinária. Sabe-se que muitos já estão presentes na rotina auxiliando nos diagnósticos há anos, no entanto, são pouco explorados ou carentes de interpretação. Vale ressaltar que os biomarcadores séricos mais frequentemente utilizados na rotina clínica têm influência de diversos fatores extrarrenais (causas pré e pós-renais) e que, ainda, podem ter inclusive variação interlaboratorial (conforme já mencionado), comprometendo a interpretação adequada e o estabelecimento de diagnóstico precoce por parte do clínico.[5,6]

Na busca incessante por novos biomarcadores, observa-se a escassez de solicitações de uma importante ferramenta, presente há anos na rotina clínica tanto humana quanto veterinária, que pode trazer informações valiosas sobre a possível presença de lesão renal, de alteração na função ou de ambas: o exame de urina. Infelizmente, na atualidade, esse exame ainda é muito pouco explorado, porém pode ser útil tanto para a investigação de nefropatias agudas quanto crônicas, além de possibilitar o acompanhamento de evolução em caso de doenças já instauradas, como a DRC. É um exame de custo mais acessível, de fácil execução, pois não requer o uso de equipamentos sofisticados, e que, se interpretado de maneira correta, agrega muitas informações para o diagnóstico.[4-6]

O exame de urina pode trazer informações importantíssimas. Todavia, os parâmetros urinários devem sempre ser interpretados à luz dos dados obtidos desde a anamnese até a avaliação física do animal. Assim, devem ser considerados: tempo de jejum alimentar e hídrico, alimento fornecido no decorrer dos dias e previamente ao exame, medicações fornecidas e todo possível histórico pregresso, pois são dados que podem fazer total diferença no momento da coleta. Ademais, saber se o animal está hidratado ou não, cor, odor, volume e frequência urinária também são exemplos de referências extremamente valiosas para a interpretação, além de informações sobre o método de coleta adotado (caso este não tenha sido realizado pelo clínico responsável pela posterior interpretação).[7]

Um exemplo de situação importante a ser salientada é a necessidade de monitoramento do fluxo urinário em pacientes anestesiados, sobretudo nos animais que têm maiores riscos de desenvolver imediata e/ou futura alterações renais, visto que a insuficiência renal aguda (IRA) é constantemente resultado de isquemia e alvo da ação de potenciais agentes nefrotóxicos (como algumas classes de antibióticos e anti-inflamatórios não esteroidais) e/ou infecciosos, o que pode afetar diretamente o glomérulo ou os seguimentos tubulares dos néfrons de cães e gatos.[9]

Demais indicadores de IRA – a qual pode culminar em perda de função renal se não detectada e resolvida em tempo hábil – são as alterações do sedimento urinário, como: presença de leucocitúria, hematúria, células epiteliais renais e cilindrúria (cilindros epiteliais, granulosos, hialinos e céreos). Além disso, glicosúria com normoglicemia, enzimúria (aumento das concentrações urinárias de gama glutamil transferase [GGT]. N-acetil-beta-D-glucosaminidase [NAG]) e proteinúria podem ser indicativos de IRA. Tais exames serão abordados no decorrer deste capítulo. Não obstante, vale destacar a importância da interpretação dos elementos encontrados no exame de urina sempre com o apoio da análise da densidade urinária (DU), pois essa variável reflete o número total de solutos e evidencia mais informações inclusive a respeito da função renal na reabsorção de água. A DU deve ser sempre estimada por refratometria haja vista as diferentes propriedades refratométricas entre cães, gatos e humanos, ou seja, não se pode levar em conta o valor da densidade determinado pela análise da fita reagente urinária utilizada por ocasião da determinação dos demais parâmetros químicos do exame de urina.[7,9]

Conhecer os fatores de risco que podem acometer cada paciente de maneira única e individual é de suma importância, visando indicar exames direcionados especificamente a cada paciente. Ademais, convém destacar que não existe exame perfeito, outrossim, se realizado de maneira isolada (de maneira única e sem repetição), não fornecerá informações confiáveis e precisas a respeito de alteração de função renal. O diagnóstico, para ser o mais fidedigno possível, deve ser executado por profissional capacitado e realizado com a combinação de exames clínico, laboratorial e de imagem, com intervalos adequados e em laboratórios com validações para tais.[3,9]

MARCADORES DE LESÃO RENAL

Exame de urina

A urinálise é um exame de fácil execução, custo baixo e muitas vezes utilizado como triagem de diversas doenças em que é possível detectar alterações no início da evolução dos processos patológicos, enquanto outros exames ainda não estão alterados. Normalmente, o exame de urina é realizado como forma de avaliação geral do estado de saúde do paciente (*check-up*), pois, por meio dele, podem ser detectadas alterações que podem servir como indicativo para possibilidades diagnósticas de diversas doenças; lesões renais, por exemplo, podem ser detectadas antes mesmo de ocorrer alterações dos exames específicos que denotem alteração da função renal.[10]

No exame de urina, são realizadas diversas análises, como as avaliações física, química e dos elementos figurados (sedimento urinário). Entretanto, neste capítulo, o foco serão as alterações sugestivas de lesão renal. As particularidades quanto à análise geral do exame urinário estão apresentadas em capítulo específico (ver seção "Exame de urina").

Proteína urinária na fita reagente e sedimentoscopia

É um importante marcador de lesão renal e, na urinálise, é avaliada pela bioquímica da urina, com o uso de uma fita reagente. Nessa metodologia, a proteína detectada predominantemente é a albumina e expressa de forma semiquantitativa (escore). A interpretação da quantificação deve ser feita atentamente, sendo necessário um cuidado redobrado em amostras de urina com densidades muito baixas ou muito altas. No geral, é considerado como um excelente método para a triagem da proteinúria.[10-12] Falso-positivo e falso-negativo podem ser detectados na fita reagente, sendo, nesse caso, necessária a confirmação por outros métodos para assegurar acurácia da presença da proteinúria, a exemplo da determinação da razão proteína/creatinina urinária (RPCU), em que a proteína é mensurada por técnica bioquímica específica. Alterações no pH urinário (urina alcalina) e na coloração da urina, bem como presença de alguns feromônios (cauxina em gatos) e de sangue, entre outras alterações ou substâncias, podem falsamente aumentar os valores observados nas fitas reagentes. Por outro lado, a presença da proteína de Bence-Jones, ou de outras globulinas e urina de pH muito ácido podem apresentar valores falsamente diminuídos na fita reagente. Entretanto, com o entendimento das possibilidades de ocorrer as referidas alterações (falsas) e com a interpretação adequada, o exame de urina é considerado um marcador não específico bastante sensível e muito útil na triagem da proteinúria.[10,12]

Na interpretação da proteinúria, é importante classificá-la quanto à origem, que pode ser renal (importante marcador da lesão renal), pré ou pós-renal. A proteinúria de origem pré-renal normalmente está associada ao aumento da concentração de proteínas livres no plasma que foram filtradas pelos glomérulos, como exemplos mioglobina, hemoglobina e proteína de Bence-Jones, assim como de outras globulinas. Na proteinúria pós-renal, ocorre a adição de proteínas na urina durante o trajeto, após a pelve renal, ao longo de todo o trato urinário, sendo comum nos processos hemorrágicos ou exsudativos, pela presença de sangue, bactérias, muco, entre outros.[10-13]

A proteinúria de origem *renal* pode ocorrer por fatores transitórios e funcionais. Entretanto, quando persistente, indica lesão renal e está relacionada com o comprometimento de glomérulos, túbulos e interstício.[10,13] Detalhes são apresentados em capítulo específico sobre proteinúria (ver seção "Proteinúria: avaliação da origem e possíveis causas").

A análise do sedimento urinário é um importante aliado na identificação de lesão renal. A presença de células renais ou globosas, por exemplo, é indicativa de lesão em células epiteliais tubulares e podem ser observadas antes mesmo de ocorrer alterações em outros marcadores renais. Ademais, cilindrúria também pode ser um indicativo de lesão renal. Uma pequena quantidade de cilindros hialinos pode ser observada em animais sem alterações renais, pois esses tipos de cilindros podem ser formados por uma matriz mucoproteica (proteína de Tamm-Horsfall, também chamada "uromodulina"), normalmente secretada pelas células tubulares. Entretanto, a detecção do aumento do número de cilindros, principalmente associada a outros tipos de cilindros, como os granulares, granulosos e céreos, sugere presença de lesões tubulares mais graves e/ou crônicas, ressaltando-se, novamente, seu papel como um importante marcador de lesão renal, capaz de constatar lesões tubulares antes mesmo da detecção de alterações de outros marcadores renais.[10,12]

Glicosúria renal

A presença de glicose na urina (glicosúria) é de concentração extremamente baixa em condições fisiológicas normais, tanto em cães quanto em gatos, e dificilmente é detectada pelos métodos tradicionais, pois praticamente toda a glicose filtrada pelos glomérulos é reabsorvida pelas células tubulares renais. Desse modo, grandes quantidades de glicose na urina podem estar relacionadas a algumas doenças renais específicas.[12]

Uma das causas de glicosúria (presença de glicose na urina) pode estar relacionada com o comprometimento da capacidade máxima de reabsorção da glicose pelos túbulos renais no segmento proximal do néfron. O limiar normal de reabsorção tubular da glicose ocorre nas concentrações séricas de glicose de 180 a 220 mg/dℓ em cães e de 250 a 300 mg/dℓ nos gatos. Glicemia com valores superiores aos citados e/ou hiperglicemia persistente são observadas no diabetes *mellitus*, na infusão de soro glicosado e na hiperglicemia por estresse em felinos.[10,12]

Glicosúria também pode ocorrer em casos que há diminuição da capacidade de transporte da glicose pelas células tubulares em pacientes com normoglicemia, o que pode ser observado, de forma primária, na síndrome de Fanconi e nas doenças renais congênitas. Ainda, pode ocorrer secundariamente, de forma induzida, devido a lesões tubulares decorrentes de doença renal aguda, DRC em fase avançada (por causa da exaustão dos néfrons remanescentes), na isquemia renal e na nefrotoxicose por toxinas ou fármacos.[10,12]

A glicosúria acarreta diurese osmótica e, consequentemente, poliúria. Em geral, observa-se o valor da DU mais elevada em amostras de urina com coloração mais clara e aparentemente diluída. Isso ocorre devido à grande quantidade de soluto na urina, em que, pelo método da refratometria, a presença de glicose falsamente aumenta o valor da DU.[14]

A detecção da glicose na urina normalmente é realizada pelo uso das fitas reagentes, apesar da possibilidade de ocorrem falso-positivo e negativo. Nos casos em que há administração de alguns antibióticos, como cefalexina e enrofloxacino, a alta concentração dos fármacos pode ser detectada como reação positiva à glicose em algumas marcas comerciais de fitas reagentes. Diante disso, é importante ter cautela na interpretação de um exame isolado e sem o acompanhamento clínico do animal, sendo indicado realizar a mensuração também por outros métodos. Falso-positivos também são relatados quando há contaminação da amostra de urina com hipoclorito e peróxido de hidrogênio, e falso-negativos quando há ácido ascórbico ou nos pacientes em terapia com tetraciclina.[12]

Razão proteína/creatinina urinária

A determinação da RPC é o método mais recomendado para a avaliação da proteinúria renal, sendo uma alternativa mais acessível na rotina clínica do que a mensuração pelo teste de depuração de proteína em 24 horas.[11,12] Em um estudo, foi avaliada a proteína detectada na fita reagente de modo concomitante à DU, o resultado não evidenciou correlação positiva entre essas duas variáveis.[15]

Para a adequada interpretação da RPC, é necessária inicialmente a avaliação do exame de urina com atenção aos achados dos elementos figurados do sedimento urinário, a fim de analisar e identificar a origem da proteinúria (pré-renal, renal ou pós-renal). É importante ressaltar que a amostra de urina deve ser coletada por cistocentese, para que haja problemas na coleta que causem lesões ou falsa hematúria; embora alguns estudos tenham relatado que a micção espontânea não apresentou alterações relevantes, esse método de coleta deve ser apenas uma alternativa quando a cistocentese não for possível de ser realizada, devendo-se ter o cuidado na obtenção de urina de forma mais asséptica possível, para que não ocorra contaminação bacteriana ou adição de muco e outros detritos ao longo do trato urinário inferior.[16-18]

Segundo a International Renal Interest Society (IRIS), o valor normal da RPC é inferior a 0,2; assim, valores entre 0,2 e 0,5 em cães e de 0,2 e 0,4 em gatos são considerados suspeitos (ou denominados "*borderline*"). Valores superiores a 0,5 em cães e a 0,4 em gatos são considerados proteinúricos. Novamente, é preciso destacar a necessidade de avaliação mais criteriosa da origem da proteinúria por meio de exame de urina/sedimento urinário e urocultura negativa.[19]

Ainda, para a verticalização da avaliação da proteína e sua origem, o conhecimento do peso molecular ou mesmo da identificação das proteínas (albumina, proteínas ligadas à vitamina D ou ao retinol, proteína de Tamm-Horsfall etc.) é de grande valia, sendo esse assunto abordado em capítulo específico (ver seção "Proteinúria | avaliação da origem e possíveis causas").

Enzimas urinárias

Gama glutamil transferase e fosfatase alcalina urinária

As enzimas GGT e fosfatase alcalina (FA) foram identificadas nas células com bordadura em escova presentes no túbulo proximal dos néfrons em cães.[20] Ressalta-se que a GGT e a FA presentes na corrente sanguínea não ultrapassam a barreira glomerular, portanto, a presença do aumento dessas enzimas na urina estaria intimamente associada a lesões das células tubulares renais.[21] Diversos estudos com diferentes modelos de indução de lesão renal vêm sendo publicados sobre a importância da mensuração dessas enzimas na urina, sugerindo serem bons marcadores de IRA; entretanto, uma das grandes dificuldades está no fato de existirem diferentes valores de referência e de métodos laboratoriais para a obtenção e a expressão dos resultados; alguns autores utilizam a relação com a creatinina urinária e outros, com a DU.[22-24]

Ainda não há consenso e referência adequados para a razão dos valores de GGT urinária/creatinina urinária (uGGT/uCr), como também da relação ou razão da FA urinária/creatinina urinária (uFA/uCr), e as informações sobre a interferência do pH urinário nos valores obtidos, quando pH inferior a 5 e superior a 7, ainda necessitam de mais investigações.[25,26] A interferência do pH no valor da uFA, por exemplo, seria na mensuração no fluido prostático na presença de epididimite, em que os valores poderiam se encontrar falsamente aumentados.[27,23]

Em um estudo em que foram investigados os valores das razões uGGT/uCr e uFA/uCr em cães com IRA de curso natural, em cães com DRC e em cães com infecções do trato urinário inferior, constatou-se que não houve alterações nas referidas variáveis em cães com infecção do trato urinário inferior, nem nos com DRC, sendo constatada alteração apenas nos cães com IRA. No entanto, a sensibilidade e a especificidade não foram muito boas, pois quanto maior a especificidade, menor a sensibilidade do teste e um resultado normal dessa razão não indicaria ausência de lesão, sendo relevante a realização concomitante de outros exames complementares para que mais informações sejam agregadas, a fim de possibilitar uma análise mais adequada do quadro clínico. Os resultados obtidos no estudo referido foram:[23]

- uGGT/uCr com ponto de corte de 0,0008, sensibilidade de 85% e especificidade de 27%
- Ponto de corte de 0,3442, sensibilidade de 59% e especificidade de 75%
- Ponto de corte de 0,7228, sensibilidade de 41% e especificidade de 90%.

Para a razão uFA/uCr, obtiveram-se os seguintes números:[23]

- Ponto de corte de 0,0124, sensibilidade de 87% e especificidade de 42%
- Ponto de corte de 0,0852, sensibilidade de 59% e especificidade de 79%
- Ponto de corte de 0,2003, sensibilidade de 41% e especificidade de 90%.

Em algumas doenças oriundas de modelos experimentais, a uGGT/uCR foi considerada como um bom marcador de lesão tubular, a exemplo no uso de fármaco nefrotóxico como os aminoglicosídeos,[29] sendo que as mensurações realizadas de forma sequencial seriam as indicadas para o acompanhamento e avaliação mais adequada. Contudo, não há publicações no que concerne a lesão renal em doenças de curso natural; há estudos, por exemplo, na pancreatite aguda em que não foi constatado o aumento da razão uGGT/uCR, como também não foi observado o aumento da razão com a proteína urinária.[24] Em contrapartida, o aumento da razão uGGT/uCR foi detectada em cães com leishmaniose,[22] com piometra[30] e no pós-anestesia e cirurgia.[31]

Outros marcadores

Lipocalina associada à gelatinase neutrofílica

A gelatinase neutrofílica (NGAL, do inglês *neutrophil gelatinase*) é uma molécula proteica ligada à lipocalina, que foi primeiramente identificada em grânulos específicos de neutrófilos, mas também está presente em outras células, como hepatócitos, adipócitos, células epiteliais, células intestinais do cólon e nas células tubulares renais. No caso do tecido renal, especificamente, está intimamente associada a lesões estruturais nos néfrons. É uma proteína de baixo peso molecular, que passa livremente através da barreira glomerular e, em condições normais, é reabsorvida pelas células tubulares. Eventualmente em animais com proteinúria, ocorre uma sobrecarga das células tubulares, e a NGAL não é reabsorvida, sendo eliminada em maior quantidade na urina.[3,6]

Além da lesão das células tubulares renais, a lesão tubulointersticial também pode expressar a NGAL em resposta a ela, situação frequente que ocorre durante a progressão da doença renal. Portanto, a detecção de NGAL na urina pode ser considerada um importante marcador de lesão renal, antes mesmo de haver alterações em outros biomarcadores (como aqueles que detectam diminuição da TFG), apresentando um poder preditivo na progressão da doença renal. Sugere-se que níveis aumentados de NGAL também possam estar associados a lesões na alça de Henle e nos túbulos contorcidos distais.[6,32]

Por se tratar de um marcador precoce, alguns estudos sugerem a mensuração da NGAL no soro e não somente na urina, calculando ou não a sua razão com a creatinina urinária, com o intuito de detectar a IRA. Um estudo relatou que a NGAL foi um marcador mais eficaz, quando comparado à creatinina na IRA, capaz de detectar o aumento da NGAL de 24 a 48 horas antes da constatação de azotemia em alguns animais.[33-35]

Com relação ao método laboratorial, a mensuração da NGAL foi somente validada com *kits* de ELISA específico para cães e gatos, utilizando-se o soro e a urina. Constatou-se que a proteína é estável quando armazenada e conservada, entretanto estudos mais verticalizados ainda são necessários para verificar a estabilidade da amostra sob condições de refrigeração e congelamento.[6,34,36]

A interpretação da NGAL deve ser feita com precaução, devido ao fato de que ela pode estar presente em diversos tecidos. no soro, o aumento de NGAL pode estar relacionado com algumas doenças inflamatórias, como periodontite, eczema e colite ulcerativa, assim como doenças metabólicas, como obesidade e diabetes tipo 2, ou em algumas neoplasias, as quais foram descritas apenas em estudos em humanos. A mensuração da NGAL na urina pode ter influência de contaminações de leucócitos, principalmente em animais com piúria, e, portanto, indicar falso aumento de NGAL, porém esses valores foram menores quando comparados na presença de doença renal. Outras doenças como gastrite, doença hepática, enterite, *shunt*, fratura óssea e doença do disco vertebral parecem não influenciar a mensuração da NGAL na urina.[6]

Algumas formas moleculares diferentes de NGAL são descritas, assim, o aumento de cada determinada forma molecular pode estar relacionado com alguma doença específica. Na medicina veterinária, estudos futuros poderão colaborar para essa diferenciação, mensurando proteínas específicas de NGAL para doenças renais, o que permitirá diminuir sua reação cruzada com causas extrarrenais.[34,36]

Molécula de lesão renal 1

A molécula de lesão renal 1 (KIM-1, do inglês *kidney injury molecule-1*) é uma glicoproteína transmembrana do tipo 1, com um domínio de imunoglobulina e mucina, que não é detectada no tecido renal saudável ou na urina. Essa molécula é expressa em níveis muito elevados em células diferenciadas das células epiteliais do túbulo proximal renal após lesão isquêmica ou tóxica. O aumento da concentração de proteínas no filtrado glomerular contribui para a formação de ulcerações nas células tubulares como também de lesões glomerulares, que são fatores de ação direta para a indução da KIM-1.[32]

Em humanos, o aumento de KIM-1 na urina foi observado após 2 horas da lesão renal, permanecendo elevada por até 48 horas após o início da lesão. Em um estudo comparando cães saudáveis com cães com doença renal aguda, constatou-se aumento dos valores urinários de KIM-1 antes da detecção da azotemia, sugerindo ser um marcador promissor de IRA; ainda, o estudo demonstrou correlação positiva entre KIM-1 e mensuração da GGT urinária, indicando que, quando avaliadas conjuntamente, podem apresentar maior sensibilidade e especificidade. No referido estudo também foi avaliado o aumento de KIM-1 em pacientes com DRC e com alterações no trato urinário inferior, porém a sensibilidade e especificidade foram menores, alertando cautela na interpretação dos resultados.[37]

Em felinos, por métodos histopatológicos e imuno-histoquímicos, a expressão de KIM-1 foi verificada em gatos saudáveis e em gatos com IRA induzida ou adquirida de curso natural, indicando que a presença dessa glicoproteína demonstrou ser um marcador sensível para detectar IRA em felinos.[38] Testes a serem realizados durante o atendimento do paciente, à beira do leito (*point of care*), estão sendo validados para que no futuro possam ser indicados como teste para detecção precoce de IRA.[39]

Em um outro estudo, foi observado o aumento de KIM-1 em cães com babesiose (*Babesia canis*) que foram comparados com pacientes saudáveis, assim como observou-se o aumento de outros marcadores renais considerados para detecção precoce.[40]

Outros biomarcadores

Outros marcadores de lesão renal estão em estudo na medicina veterinária para que, no futuro, possam ser disponibilizados comercialmente, uma vez que podem ser mais promissores. Alguns exemplos de marcadores são: proteína ligada ao retinol (RBP, do em inglês *retinol binding protein*), proteína de Tamm-Horsfall (urumodulina), clusterina urinária, NAG, MicroRNAs, cistatina B (soro ou urina), inosina, entre outros.[1,3,6,32]

Fração de excreção urinária de eletrólitos

A fração de excreção urinária (FEu) de uma dada substância é definida como a fração proveniente do ultrafiltrado glomerular que não sofreu reabsorção tubular e, portanto, foi eliminada na urina; dessa forma, a FEu de determinado eletrólito (FEue) é dada em função da razão entre os *clearances* (depuração) do eletrólito e da creatinina,[41,42] conforme demonstrado a seguir:

$$FEue_{(\%)} = \frac{[E_{urina}] \times [Cr_{plasma}]}{[E_{plasma}] \times [Cr_{urina}]} \times 100$$

Em que $[E_{urina}]$ é a concentração urinária de eletrólitos; $[Cr_{plasma}]$ é a concentração plasmática de creatinina; $[E_{plasma}]$ é a concentração plasmática de eletrólitos; e $[Cr_{urina}]$ é a concentração urinária de creatinina.

A mensuração da FEue pode ser útil no diagnóstico das doenças renais, especialmente das tubulopatias, a exemplo da síndrome de Fanconi, e de condições extrarrenais, de origem metabólica, como no caso do hiperaldosteronismo; entretanto, é preciso estar atento à interpretação dos resultados, pois fatores como espécie, idade, dieta, medicamentos e hormônios podem influenciá-la.[41,42]

Quanto ao seu uso na prática clínica, considerando-se os fatores de interferência supracitados para a análise, amostras pontuais de plasma e de urina, colhidas no mesmo momento, podem fornecer resultados correspondentes à FEue esperada em um período de 24 horas, de modo acurado e com pouca variabilidade. Apesar disso, o uso na rotina é pouco difundido, e há necessidade de estudos de validação da técnica nas diferentes espécies.[41,43]

A seguir, serão apresentadas as FEu de sódio (FEuNa), potássio (FEuK), fósforo (FEuP) e de cálcio (FEuCa), suas indicações, particularidades e o papel de cada uma para a avaliação das diferentes nefropatias.

Fração de excreção urinária de sódio

A FEuNa pode ser indicada para avaliar a capacidade reabsortiva renal de sódio e de água, e admite-se que o valor de referência em cães e gatos seja < 1%. A FEuNa pode ser aplicada para diferenciar os casos de IRA pré-renal e renal (IRA intrínseca), como também para o diagnóstico de tubulopatias, como a síndrome de Fanconi, além de auxiliar no monitoramento da evolução da DRC e apresentar potencial prognóstico nos casos de IRA em cães.[44,45]

Em casos de IRA pré-renal associada à hipovolemia, os valores da FEuNa são baixos, dada a avidez dos néfrons para reabsorver sódio e água, com o intuito de restabelecer o equilíbrio hídrico. Entretanto, na IRA renal, devido à presença de lesão intrínseca, mesmo sob condições de hipovolemia, o comprometimento da função reabsortiva tubular culmina em maior perda urinária de sódio e água, o que resulta em maiores valores da FEuNa. No caso da síndrome de Fanconi, a reabsorção proximal de sódio e de outros eletrólitos, além de glicose e aminoácidos, é comprometida, assim, maiores valores da FEuNa são esperados.[44]

Em um estudo realizado com cães doentes renais crônicos, a FEuNa manteve-se normal (< 1%) nos animais nos estádios 1 e 2 da DRC, ao passo que, nos estádios 3 e 4, houve aumento significativo desses valores. Esses achados demonstraram que cães no curso inicial da doença podem apresentar função tubular preservada, o que já não se observa no curso mais avançado da enfermidade, quando ocorre o comprometimento da capacidade renal de concentração urinária. A perda massiva de água e de solutos, como o sódio, resulta em poliúria, com polidipsia compensatória, manifestações frequentemente observadas na DRC terminal.[46]

Em outro estudo, realizado em cães com IRA, valores menores da FEuNa foram associados ao aumento da sobrevida, indicando ser um marcador prognóstico de recuperação da função renal. Nesses animais avaliados, o retorno à normalidade dos valores da FEuNa foi observado antes mesmo da resolução da azotemia ou da suspensão da terapia dialítica, o que evidenciou não somente o caráter prognóstico do marcador, mas também a sua precocidade.[45]

Dentre os fatores que podem afetar a mensuração da FEuNa, citam-se: volemia, uso de dieta hipossódica, ingestão excessiva de sal, uso de diuréticos, a exemplo da furosemida, e fluidoterapia.[41]

Fração de excreção urinária de potássio

A FEuK normal esperada para cães e gatos é maior do que 25% (FEuK > 25%). Nos felinos, especial cuidado deve ser tomado no que se refere à mensuração do potássio pelo método eletrodo íon-seletivo, pois os valores podem ser subestimados. Além do método laboratorial, a dieta também pode influenciar nos resultados da FEuK, sendo observado o aumento dos valores no período pós-prandial.[41]

Na DRC, os valores da FEuK podem variar: nos estadiamentos iniciais, são esperados valores normais, ao passo que nos estadiamentos tardios ocorre o aumento significativo da FEuK. A perda urinária de potássio associada à poliúria constituem importante causa de hipopotassemia, um distúrbio eletrolítico frequente na DRC, principalmente em fase avançada e terminal. Na síndrome de Fanconi, os valores de FEuK descritos em cães variaram de 8,9 a 97,5%.[41]

Fração de excreção urinária de fósforo

Os rins desempenham papel central na regulação do metabolismo mineral. Assim, a DRC pode levar ao desenvolvimento de distúrbios que se manifestam por meio de alterações clínica, laboratorial, óssea e vascular, as quais estão compreendidas na síndrome denominada "distúrbios do metabolismo ósseo-mineral" da DRC (DMOM-DRC).[47,48]

Para o diagnóstico rotineiro do DMOM-DRC, além das manifestações clínicas, as quais costumam ser inaparentes no curso inicial da doença, tem-se à disposição a mensuração de parâmetros laboratoriais, a exemplo do fósforo sérico, cuja avaliação é recomendada, inclusive, no monitoramento do tratamento de cães e gatos doentes renais crônicos; todavia, as alterações do fósforo sérico costumam ocorrer tardiamente, quando a síndrome já está presente. A FEuP pode ser um exame complementar nesses casos, a ser utilizado como um marcador mais precoce de DMOM-DRC, conforme já demonstrado em um estudo prévio, realizado com cães.[49]

Nesse estudo, nos estadiamentos iniciais da DRC, apesar dos valores de normalidade da concentração de fósforo sérico, o aumento nos valores da FEuP já foi observado em alguns indivíduos; nos estadiamentos tardios, foi observada hiperfosfatemia em todos os animais, com aumento da FEuP na maioria deles. Esses resultados devem-se ao fato de que, no curso inicial da doença, a homeostase do fósforo é mantida às custas da ação do hormônio fator de crescimento fibroblástico (FGF-23, do inglês *fibroblast growth factor 23*), que exerce efeito fosfatúrico; entretanto, à medida que a DRC progride, há perda massiva de parênquima renal, e ainda que ocorra o aumento das concentrações de FGF-23 e, a essa altura, de outro hormônio fosfatúrico, o paratormônio (PTH), a excreção urinária de fósforo é insuficiente para manter a normofosfatemia.[49-51]

Em cães e gatos, o valor de normalidade para a FEuP é < 40% e, conforme supracitado, as mensurações da FEuP podem ser afetadas pela ação hormonal do FGF-23 e PTH, além da dieta, principal fator de interferência nos resultados.[41,49]

Fração de excreção urinária de cálcio

A hipercalciúria é de suma importância para a investigação do DMOM-DRC e nos casos de urolitíase, especialmente nesse último, em que o aumento da excreção urinária de cálcio é considerado o principal fator de risco para a formação de cálculos de oxalato de cálcio.[52]

Apesar da relevância da mensuração da fração de excreção urinária de cálcio (FEuCa) para a rotina clínica, não há relatos de validação de métodos utilizados para mensurar as concentrações urinárias desse mineral nas espécies domésticas. Diante disso, técnicas laboratoriais adotadas para a análise de eletrólitos na urina de humanos são frequentemente utilizadas na medicina veterinária, dentre elas a acidificação urinária pré-analítica, empregada para determinar a concentração de cálcio.[41]

Um estudo de validação realizado pelo grupo de pesquisa formado pelos autores deste capítulo, da Faculdade de Medicina Veterinária e Zootecnia da Universidade de São Paulo (FMVZ-USP), utilizando o método colorimétrico para quantificar o cálcio urinário em gatos, concluiu que a acidificação pré-analítica de amostras de urina congeladas é necessária e que o ácido nítrico pode ser utilizado para a acidificação (dados não publicados).

A faixa de referência de normalidade para a FEuCa em cães varia muito conforme os estudos, sendo relatados valores de 0,06 a 0,5%. Em gatos, a FEuCa pode variar de 0,05 a 0,26%.[41,43]

Os hormônios calcitonina e PTH, bem como o calcitriol, podem interferir nas análises da FEuCa, além da dieta e do ritmo circadiano.[41]

MARCADORES DE FUNÇÃO TUBULAR

Densidade urinária

A DU é um indicativo da concentração de substâncias sólidas e sais minerais contidos na urina. Quanto maior o valor da DU, mais concentrada a urina se encontra. A densidade da água destilada é de 1, já a densidade normal da urina de caninos é de > 1,030 e de felinos > 1,035.[9]

A mensuração da DU é de suma importância para a avaliação da função tubular, ou seja, da capacidade renal de concentração urinária. Não obstante, há diversas causas extrarrenais que podem influenciar o resultado, dentre elas: estado de hidratação do animal, ingestão de líquidos previamente ao exame, uso de corticoide ou de diuréticos, dietas hipossódicas, além de algumas doenças, como diabetes *mellitus* e *insipidus*, insuficiência hepática e patologias endócrinas, como o hiperadrenocorticismo e o hipertireoidismo.[12,53]

A osmolaridade é o método chamado "padrão-ouro" para a avaliação fidedigna da habilidade renal de concentração urinária (relação soluto e solvente sem interferências). Contudo, não é muito utilizado na rotina laboratorial devido ao alto custo dos equipamentos. Na rotina médica, portanto, é empregado, na maioria das vezes, o refratômetro, pois, além da fácil execução da técnica, apresenta também baixo custo e boa sensibilidade.[10]

A mensuração da DU comparada com a osmolaridade urinária demonstrou boa correlação e não apresentou interferência significativa na presença de proteínas, quando em concentrações < 1 g/dℓ. Entretanto, em amostras de urina com concentrações de proteínas superiores a 1 g/dℓ e de glicose > 1 g/dℓ, observou-se interferência nos resultados, ocorrendo o aumento da densidade entre 0,003 e 0,005.[53]

MARCADORES INDIRETOS DA FUNÇÃO DE FILTRAÇÃO GLOMERULAR

A determinação da TFG é importante para estimar a função renal, pois pode estar alterada em lesões renais agudas ou crônicas, auxiliando no estadiamento, principalmente, da DRC.

Cada marcador apresenta vantagens e desvantagens, e cada um deles pode estar alterado de acordo com a porcentagem da função renal comprometida. Assim, dependendo do marcador, não serão detectadas alterações em sua mensuração, mesmo na presença de diminuição da função renal. Ademais, quando os biomarcadores não são específicos, o aumento detectado pode estar relacionado com outra afecção, e não a de origem renal. Ainda, situações como a não realização de jejum, particularidades em algumas raças e condição corpórea (muscular), entre outros fatores devem ser consideradas para a análise da interferência nas mensurações.[3,54]

A seguir, serão apresentados os principais biomarcadores em relação a principais interferentes na mensuração, falso-positivos e negativos etc. Posteriormente, no Quadro 166.1, será apresentado um resumo dos principais exames de marcadores.

Ureia

É uma molécula hidrossolúvel sintetizada no fígado, proveniente do metabolismo das proteínas, sendo livremente filtrada pelos glomérulos e reabsorvida passivamente pelos túbulos renais.[55]

No soro e no plasma, a ureia é estável na espécie canina por até 3 dias em temperatura de 20°C[56] e por 8 meses em temperaturas entre −20 e −70°C. Em humanos, para armazenamento e estabilidade da amostra, indicam-se: 18 a 28°C por 24 horas, 2 a 8°C até 5 dias e < −18°C até 6 meses.

Dietas ricas em proteínas assim como a ausência de jejum podem causar o aumento das concentrações de ureia sérica, por outro lado, uma dieta hipoproteica pode diminuir os valores, sendo, portanto, indicado o jejum para a realização do exame (Quadro 166.1).

Concentrações séricas de ureia inferiores aos valores de referência podem estar relacionadas à insuficiência hepática, como também à poliúria e polidipsia em animais. Por sua vez, o aumento das concentrações pode estar relacionado a causas pré-renais, como diminuição do fluxo sanguíneo, desidratação hemoconcentração, insuficiência cardiovascular, choque, dietas altamente proteicas e hemorragia do trato gastrintestinal, bem como a causas renais e pós-renais (ruptura ou obstrução do trato urinário).

Creatinina

É formada durante o metabolismo muscular, a partir da degradação da creatina e da fosfatase creatina. Além disso, nos animais carnívoros e onívoros, a creatinina pode ser proveniente da alimentação. Essa substância circula livremente no plasma, sendo filtrada livremente pelo glomérulo; em gatos, não é

QUADRO 166.1 — Resumo dos principais exames de marcadores indiretos da função de filtração glomerular.

Exame	Material	Jejum	Conservação/estabilidade	Interferentes
Ureia	Soro ou plasma	Indicado	2 a 8°C 20°C (por até 3 dias em cães)	Hemólise
Creatinina	Soro ou plasma	Indicado	2 a 8°C −20° ou −70°C (por até 8 meses em cães)	Glicose, cetonas, hipoproteinemia (no método de Jaffe), lipemia e icterícia. Cefalosporinas, aminoglicosídeos, trimetropima
SDMA	Soro ou plasma	Indicado	21°C (por até 7 dias) 4°C (14 dias)	Hemólise

SDMA: dimetilarginina simétrica.

secretada nem reabsorvida, em relação aos cães, já foi relatada uma discreta secreção em túbulo proximal, mas apenas em machos.[55]

Uma das grandes limitações da indicação da creatinina sérica na medicina veterinária é o fato de existir grande variação nos valores de referências observados nas diferentes raças, pois a quantidade de musculatura presente varia muito em relação ao porte, o que dificulta o uso de uma única fórmula, como empregado na medicina humana para o cálculo aproximado da TFG. Na medicina veterinária, ainda não há fatores para o cálculo considerando essas particularidades e não existem referências específicas para cada raça canina ou felina.[1]

Além do escore de massa muscular, a alimentação também deve ser levada em consideração, pois a ingestão de alimento caseiro ou de rações comerciais poderia elevar ou diminuir os valores de creatinina sanguínea, de acordo com a composição nutricional delas, sendo mais um fator que dificultaria a obtenção de valores de referência mais precisos.[55]

Alguns fármacos podem diminuir ou aumentar os valores séricos de creatinina, principalmente aqueles que podem comprometer a TFG. Exemplos: cães que receberam tratamento com corticoide ou aqueles com hipercortisolismo endógeno podem apresentar diminuição da creatinina sérica; por outro lado, animais que receberam furosemida podem apresentar moderado aumento de creatinina.[55]

Ainda, estudos demonstraram a existência de pequena variação individual de creatinina sérica e uma grande variação de paciente para paciente, desse modo, se um mesmo animal apresentar pequenas variações em exames sequenciais, isso pode ser interpretado como uma alteração importante da TFG. Também é importante considerar que as mensurações e análises tenham sido realizadas segundo uma mesma metodologia, mesmo equipamento e mesma temperatura em que se desenvolveu a reação química para a leitura do resultado final da creatinina, ou seja, deve-se assegurar a eliminação de qualquer variação analítica. Exemplo: um aumento de 0,3 mg/dℓ de creatinina sérica, quando comparada a mensuração prévia, pode indicar uma diminuição da TFG e perda da função renal. Assim, considerando as ponderações exaradas, a creatinina sérica apresenta boa sensibilidade e especificidade na avaliação individual quando realizadas mensurações seriadas ou sequenciais, demonstrando ser eficaz quando comparada aos novos marcadores de TFG que preconizam ser mais precoces, os quais ainda serão discutidos neste capítulo (ver seções "Cistatina C" e "Dimetilarginina simétrica").[6,57]

Em um estudo recente, em que foram comparados creatinina, dimetilarginina simétrica (SDMA) e cistatina C, observou-se boa sensibilidade e especificidade em relação à creatinina no que se refere à detecção da diminuição da TFG, apresentando sensibilidade de 90% (igualmente a SDMA e cistatina C) e especificidade de 90% (SDMA = 87%; cistatina C = 72%).[58] Os resultados demonstram a importância da mensuração dos dois analitos para uma análise mais acurada. A cistatina C, nesse estudo, apresentou uma menor especificidade (72%), conforme visto, frente às demais análises.[58]

Outro fator muito importante que se deve considerar nos pacientes renais crônicos é a possível diminuição da concentração sérica de creatinina decorrente da perda de massa muscular, portanto, é fundamental avaliar concomitantemente o escore de massa muscular para a adequada interpretação dos resultados, pois a creatinina sérica pode indicar a diminuição da TFG e, assim, a perda de néfrons funcionais e a progressão da doença renal.[6]

A discussão é analítica, mas de relevância para o conhecimento do clínico veterinário, pois uma das maiores dificuldades na mensuração da creatinina está relacionada ao coeficiente de variação. Em uma mesma amostra biológica, realizada em um mesmo equipamento, é aceitável um coeficiente de variação de até 0,45 mg/dℓ; em uma mesma amostra, mas determinadas em diferentes laboratórios, o coeficiente aceitável é de até 0,57 mg/dℓ, o que pode causar grande dificuldade na interpretação.[59,60]

Uma das metodologias mais utilizadas para mensurar a creatinina é a reação de Jaffe, sendo amplamente realizada nos laboratórios veterinários. A formação de sua reação final, porém, ainda não é completamente compreendida, pois algumas substâncias como ácido ascórbico (em humanos), acetona, glicose e proteínas (nos animais) podem interferir na reação química causando um valor superestimado da creatinina. Ademais, icterícia e lipemia podem interferir na leitura óptica, diminuindo os valores, ao passo que alguns fármacos, como cefalosporinas, aminoglicosídeos e trimetropima (ver Quadro 166.1), podem causar uma falsa elevação da concentração de creatinina. Atualmente existem novas metodologias para mensurar a creatinina por reações enzimáticas e/ou pela química seca, em que se observa uma menor interferência, mas essas metodologias têm um custo mais elevado, dificultando a sua viabilização na prática laboratorial. É importante destacar, por fim, que ainda são escassos os estudos sobre interferentes na medicina veterinária.[3,61]

Dimetilarginina simétrica

O SDMA é uma arginina metilada liberada durante a proteólise de diversas células, sendo excretada predominantemente pelos rins. É considerado um bom marcador de TFG quando comparado com técnicas padrão-ouro, como a mensuração da taxa de filtração pelo ioexol, além de apresentar forte correlação com a creatinina em cães e gatos.[62,63]

Em um estudo, o SDMA foi comparado com a creatinina em cães normais com relação ao peso e índice de massa corpórea, sendo observada diferença estatística apenas nos valores de creatinina. O estudo demonstrou pouca influência do SDMA sobre o índice de massa corpórea e peso, o que contribui na avaliação dos casos em que a creatinina pode ser comprometida pelos fatores anteriormente comentados.[64]

Alguns estudos demonstraram a precocidade do aumento do SDMA antes da elevação da concentração sérica de creatinina em cães e gatos com DRC.[54,65] Entretanto, outros estudos indicaram não haver detecção precoce ou diferença estatística importante tanto na sensibilidade quanto na especificidade em relação à creatinina.[58,66,67] Contudo, por se tratar de um marcador novo na rotina laboratorial, estudos mais robustos ainda estão sendo conduzidos para compreender a correlação entre os biomarcadores, pois se que, em alguns casos, os valores séricos de SDMA estão normais e não acompanham concomitantemente os aumentos da concentração da creatinina sérica, como descrito em um cão com leptospirose[68] e em felinos com hipertireoidismo.[69]

Ainda, estudos em pacientes saudáveis (caninos e felinos) em que foram detectados aumentos intermitentes ou esporádicos do SDMA sérico, seguidos de diminuição ou retorno aos valores de normalidade após alguns dias, sugerem a importância da interpretação da referida variável laboratorial com base nos sintomas clínicos e nos achados de outros exames laboratoriais, como creatinina sérica, urinálise, DU e/ou RPC urinária, para adequada conclusão clínica. Estudos ainda estão sendo conduzidos para avaliar os possíveis interferentes na mensuração do SDMA, assim como a sua elevação em causas não renais.[1,57,66,70,71]

Recentemente, estudos preliminares relacionados ao SDMA e à insuficiência renal aguda relataram a precocidade desse marcador em alguns casos em que ainda não havia sido detectada azotemia; em outros casos, observou-se que a sua relação com a creatinina é bastante positiva, havendo, não obstante, variação individual em cada caso.[71,72]

Para a raça de cães Greyhound[73] foram estabelecidos como valores de referência do SDMA 6,3 a 19,9 $\mu g/d\ell$, para gatos da raça birmanes, de 3,4 a 19,2 $\mu g/d\ell$.[74] Essas raças apresentam valores mais elevados de creatinina e de SDMA quando comparadas a outras, assim como em comparação com filhotes de cães e gatos, portanto, a interpretação desses valores requer atenção para a análise e conclusões adequadas, principalmente quando se observa discreta elevação em relação aos valores de referência.[63] Também foi relatado que cães com diagnóstico de hipotireoidismo apresentaram valores séricos mais elevados de SDMA e de creatinina antes do tratamento, retornando aos valores de normalidade após o tratamento com levotiroxina.[75]

Em um estudo sobre SDMA sérico com cães saudáveis e outro com felinos também saudáveis, foi observada a média de coeficientes de variação individual de 14,0% em cães e de 19,1% (16,7 a 21,6%) em felinos.[57,76]

O SDMA, para mensuração laboratorial, apresenta boa estabilidade em amostras mantidas em temperatura ambiente (20°C) por 7 dias. Esse período aumenta para 14 dias quando o marcador é armazenado em temperatura de refrigeração (4°C), assim como nas condições de três ciclos de congelamento por 3 dias consecutivos, sendo mensurado por espectrometria de massa (ver Quadro 166.1).[63] Icterícia e lipemia não interferiram nos resultados, mas a hemólise pode causar falsa diminuição dos valores.

Cistatina C

É uma proteína de baixo peso molecular (13 kDa) sintetizada por todas as células nucleadas. Em humanos, assim como a creatinina, a cistatina C é um importante marcador endógeno indireto para a estimativa da TFG, devido ao fato de ser filtrada pelo glomérulo e reabsorvida nos túbulos proximais dos néfrons. Portanto, aumento da concentração de cistatina C na urina pode ser um indicativo de lesão tubular proximal. Em contrapartida, à medida que a TFG diminui, ocorre a diminuição da excreção da cistatina C pela filtração glomerular e, assim, há o aumento de sua concentração sérica.[57,77]

Em um estudo em cães com hiperadrenocorticismo e diabetes *mellitus* não foi demonstrada boa correlação da cistatina C com as concentrações séricas de creatinina e o *clearence* de creatina exógena, não sendo considerada um bom marcador para as referidas doenças.[78] Ainda, foi observada diferença nas concentrações séricas de cães com peso corpóreo inferior a 20 kg, quando comparados com cães de mais de 20 kg e que apresentaram valores mais baixos de cistatina C, relação semelhante foi observada com a creatinina, fato que não foi relatado em humanos.[79]

Não foi observada diferença estatística comparando-se gatos saudáveis com gatos doentes renais crônicos no atinente à cistatina C sérica. Diante disso, essa proteína não demonstrou ser um bom biomarcador para avaliar a TFG na referida espécie e, ainda, a cistatina C urinária não foi detectada nos gatos com DRC. Futuras investigações ainda são necessárias para melhor avaliação desse biomarcador nos felinos.[77]

Em cães, a cistatina C sérica foi um marcador que detectou a diminuição da TFG, apresentando 90% (73 a 98%) de sensibilidade e 74% (61 a 81%) de especificidade, quando comparada com a determinação da TFG pela cintilografia renal.[58]

Na IRA, a cistatina C sérica foi um marcador mais eficaz que a creatinina sérica, pois detectou mais precocemente a doença. Porém, nesse estudo, não foi avaliada a TFG por nenhum outro método que apresentasse melhor acurácia, pois havia limitações para outros procedimentos devido ao estado de gravidade dos pacientes. Diante disso, são necessários mais estudos para compreender melhor o papel do referido marcador na detecção de IRA.[80]

Por fim, a influência de fatores pré-renais e de medicamentos na determinação da cistatina C ainda é desconhecida na rotina veterinária, sendo necessário conduzir mais estudos a respeito.

Outros testes para determinação da taxa de filtração glomerular

Várias técnicas já foram validadas para determinar a TFG em cães e gatos. No geral, os biomarcadores que foram citados nos itens anteriores deste capítulo podem apresentar diversos fatores que comprometem a mensuração mais precisa, incluindo a influência de raça, sexo, idade, ingestão de proteínas na dieta, ritmo circadiano, além de fatores pré e pós-renais. Os testes mais fidedignos incluem o uso de substâncias exógenas ou coleta de urina produzida no período de 24 horas, o que pode ter altos custos para as análises e/ou dificuldade para o procedimento, principalmente na coleta de urina, não sendo praticada no uso clínico rotineiro, mas somente em trabalhos de pesquisa ou em casos clínicos específicos.[81]

A seguir, serão descritos alguns testes para determinar a TFG. O método de imagem para a mensuração da TFG pela cintilografia não será abordado neste capítulo.

Clearance de creatinina

A depuração, ou *clearance*, de creatinina é realizada pela determinação da concentração dessa substância no volume de urina produzido em determinado período, em geral 24 horas. Para tanto, é necessário que o animal permaneça em gaiola metabólica ou, quando internado, a coleta deve ser obtida pelo cateterismo vesical (fixação de sonda uretral).[81] Esse teste não é um procedimento de rotina, principalmente pela dificuldade de obtenção da urina.

A mensuração de creatinina na urina pode ter algumas interferências analíticas que já foram mencionadas anteriormente, as quais podem comprometer a interpretação do teste. Para minimizar as interferências quando o teste é realizado com a mensuração da creatinina endógena e também para evitar a interferência dos cromógenos, a administração de creatinina exógena através de infusão venosa constante ou em *bolus* (ou mesmo pela administração por via subcutânea) pode ser uma opção, mas a dificuldade na coleta de urina ainda persiste.[81]

Mensuração do ioexol

O ioexol é um contraste iodado não iônico, seguro e com uma meia-vida longa. A vantagem está no fato de que essa substância, após administrada pela via intravenosa, é excretada na urina de forma inalterada, possibilitando a obtenção de informações mais precisas quanto à hemodinâmica.[81]

A mensuração do ioexol é determinada por cromatografia líquida de alta eficiência (HPLC, do inglês *high performance liquid chromatography*) ou pela espectrofotometria de massa, métodos que apresentam melhor reprodutibilidade e precisão.[81]

Na prática clínica, para adoção do procedimento, são necessárias apenas a aplicação do ioexol e a coleta de sangue em determinado período de tempo. A técnica já foi validada tanto para cães como para gatos, observando-se, principalmente nos felinos, melhor acurácia quando comparada à depuração renal com a creatinina exógena.[81] Existem algumas padronizações de coletas de sangue para o cálculo da TFG, mas sugere-se o procedimento de duas coletas, realizadas em 5 e 120 minutos após a infusão do ioexol em cães e de 20 e 180 minutos em gatos.[82] Outros protocolos incluem as coletas de sangue 2, 3 e 4 horas após a infusão do ioexol tanto para cães quanto para gatos.[83]

BIOMARCADORES RENAIS INDIRETOS

Outros biomarcadores também devem ser avaliados, devido à grande importância das funções dos rins em participar ativamente na filtração, eliminação e/ou produção desses biomarcadores.

Um dos biomarcadores mais importantes é aquele relacionado com a homeostase do equilíbrio acidobásico sanguíneo: o bicarbonato sanguíneo, um dos principais envolvidos nas alterações dos distúrbios renais. A hemogasometria é uma importante ferramenta para avaliação do equilíbrio acidobásico para os pacientes com doença renal.[84,85]

Os rins também são responsáveis pelo equilíbrio eletrolítico, e o aumento ou diminuição dos eletrólitos podem estar presentes nas doenças renais. Sendo assim, a mensuração das concentrações séricas de sódio, potássio, cloreto, cálcio iônico e fósforo é de extrema importância para avaliação indireta da função e da excreção renal.[46,84,85]

A avaliação da série vermelha, como a contagem de eritrócitos, as determinações da hemoglobina e do hematócrito e a contagem de reticulócitos, deve ser levada em consideração nos pacientes renais, pois fatores indiretos, como o comprometimento da produção de hormônios, por exemplo, a eritropoetina, e a presença concomitante de desequilíbrios inflamatórios e metabólicos podem favorecer a presença de anemia em pacientes renais.[46,86]

Por fim, a albumina sérica também pode ser considerada como um biomarcador indireto renal, pois nas glomerulopatias pode ocorrer a perda dessa proteína pela barreira glomerular, como também nas tubulopatias em que a perda da albumina decorre do comprometimento da reabsorção pelas células tubulares. Assim, os pacientes com doença renal podem desenvolver hipoalbuminemia, principalmente nos casos de glomerulopatias. Nesses casos de proteinúria intensa, também podem ser observados o aumento de colesterol sanguíneo e a diminuição da antitrombina.[86]

REFERÊNCIAS BIBLIOGRÁFICAS

1. Nabity MB. Traditional renal biomarkers and new approaches to diagnostics. Toxicol Pathol. 2018;46(8):999-1001.
2. Harr K, Nabity MB, Freeman KP. ASVCP guidelines :allowable total error guidelines for biochemistry. 2013;42(4):424-36.
3. Yerramilli M, Farace G, Quinn John, Yerramilli M. Kidney disease and the nexus of chronic kidney diseas e and acute kidney injury the role of novel biomarkers as early and accurate diagnostics. Vet Clin North Am Small Anim Pract. 2016;46(6):961-93.
4. Heiene R, Lefebvre HP. Assessment of renal function. In: Elliott J, Grauer GF, editors. BSAVA Manual of canine and feline nephrology and urology. 2. Business Park, Quedgeley, Gloucester:British Small Animal Veterinary Association; 2007. p. 117-25.
5. De Loor J, Daminet S, Smets P, Maddens B, Meyer E. Urinary biomarkers for acute kidney injury in dogs. J Vet Intern Med. 2013;27(5):998-1010.
6. Hokamp JA, Nabity MB. Renal biomarkers in domestic species. Vet Clin Pathol. 2016;45(1):28-56.
7. Chew DJ, Dibartola SP, Schenck P. Canine and feline nephrology and urology. 2. ed. St. Louis, Mo:Elsevier Saunders; 2011.
8. Polzin DJ. Chronic kidney disease. In: Ettinger SJ, Feldman EC, Côté E (editors) Textbook of veterinary internal medicine. 8. ed. St Louis:Elsevier; 2017. p. 4693-734.
9. Grauer GF. Early detection of renal damage and disease in dogs and cats. Vet Clin North Am Small Anim Pract. 2005;35(3):581-96.
10. Yadav SN, Ahmed N, Nath AJ, Mahanta D, Kalita MK. Urinalysis in dog and cat: a review. Vet World. 2020;13(10):2133-41.
11. Grauer GF. Proteinuria:measurement and interpretation. Top Companion Anim Med. 2011;26(3):121-27.
12. Piech TL, Wycislo KL. Importance of urinalysis. Vet Clin North Am Small Anim Pract. 2019;49(2):233-45.
13. Lees GE, Brown SA, Elliot J, Grauer G, Valden SL. Assessment and management of proteinuria in dogs and cats: 2004 ACVIM forum consensus statement (small animal). J Vet Intern Med. 2005;19(3):377-85.
14. Behrend EM, Botsford AN, Mueller SA, Hofmeister EH, Lee HP. Effect on urine specific gravity of the addition of glucose to urine samples of dogs and cats. Am J Vet Res. 2019;80(10):907-11.
15. Meindl AG, Lourenço BN, Coleman AE, Creevy K. Relationships among urinary protein-to-creatinine ratio, urine specific gravity, and bacteriuria in canine urine samples. J Vet Intern Med. 2019;33(1):192-9.
16. Beatrice L, Nizi F, Callegari D, Paltrinieri S, Zini E, D'Ippolito P et al. Comparison of urine protein-to-creatinine ration in urine samples collected by cystocentesis *versus* free catch in dogs. J Am Vet Med Assoc. 2010;236(11):1221-24.
17. Duffy ME, Specht A, Hill RC. Comparison between urine protein:creatinine ratios of samples obtained from dogs in home and hospital settings. J Vet Intern Med. 2015;29(4):1029-35.
18. Shropshire S, Quimby J, Cerda R. Comparison of single, averaged, and pooled urine protein:creatinine ratios in proteinuric dogs undergoing medical treatment. J Vet Intern Med. 2018;32(1):288-94.
19. International Renal Interest Society. IRIS Staging of CKD (modified 2019). 2019. Disponível em: http://www.iris-kidney.com/pdf/IRIS_Staging_of_CKD_modified_2019.pdf. Acesso em: 7 jan. 2022.
20. Clemo FAS. Urinary enzyme evaluation of nephrotoxicity in the dog. Toxico Pathol. 1998;26(1):29-32.
21. Heiene R, Biewenga WJ, Koeman JP. Urinary alkaline phosphatase and gama-glutamyl transferase as indicators of acute renal damage in dogs. J Small Anim Prac. 1991;32(10):521-24.
22. Ibba F, Mangiagalli G, Paltrinieri S. Urinary gamma-glutamyl transferase (GGT) as a marker of tubular proteinuria in dogs with canine leishmaniasis, using sodium dodecylsulphate (SDS) electrophoresis as a reference method. Vet J. 2016;210:89-91.
23. Nivy R, Avital Y, Aroch I, Segev G. Utility of urinary alkaline phosphatase and γ-glutamyl transpeptidase in diagnosing acute kidney injury in dogs. Vet J. 2017;220:43-7.
24. Gori E, Pierini A, Lippi I, Boffa N, Perondi F, Marchetti V. Urinalysis and urinary GGT-to-urinary creatinine ratio in dogs with acute pancreatitis. Vet Sci. 2019;6(1):27.
25. Jung K, Pergande M, Schreiber G, Schröder K. Stability of enzymes in urine at 37°C. Clin Chim Acta. 1983;131(3):185-91.
26. Brunker JD, Ponzio NM, Payton ME. Indices of urine N-acetil-beta-D-glucosaminidase and Gama-glutamil transpeptidase activities in Clinically Normal Adult Dogs. Am J Vet Res. 2009;70(2):297-301.
27. Frenette G, Dubé JY, Tremblay RR. Origin of alkaline phosphatase of canine seminal plasma. Syst Biol Reprod. 1986;15(3):235-41.
28. Schäfer-Somi S, Fröhlich T, Schwendenwein I. Measurement of alkaline phosphatase in canine seminal plasma – an update. Reprod Domest Anim. 2013;48(1):1-3.
29. Rivers BJ, Walter PA, O'Brien TD, King VL, Polzin DJ. Evaluation of urine gamma-glutamyl transpeptidase-to-creatinine ratio as a diagnostic tool in an experimental model of aminoglycoside-induced acute renal failure in the dog. J Am Anim Hosp Assoc. 1996;32(4):323-26.
30. Heiene R, Moe L, Mølmen G. Calculation of urinary enzyme excretion, with renal structure and function in dogs with pyometra. Res Vet Sci. 2001;70(2):129-37.
31. Lobetti R, Lambrechts N. Effects of general anesthesia and surgery on renal function in healthy dogs. Am J Vet Res. 2000;61(2):121-4.
32. Rysz J, Gluba-Brzózka A, Franczyk B, Jablonowski Z, Cialkowska-Rys A. Novel biomarkers in the diagnosis of chronic kidney disease and the prediction of its outcome. Intern J Mol Sci. 2017;18(8):1702.
33. Hokamp JA, Cianciolo RE, Boggess M, Lees GE, Benali SL, Kovarsky M et al. Correlation of urine and serum biomarkers with renal damage and survival

in dogs with naturally occurring proteinuric chronic kidney disease. J Vet Intern Med. 2016;30(2):591-601.

34. Wu PH, Hsu WL, Tsai PSJ, Wu VC, Tsai HJ, Lee YJ. Identification of urine neutrophil gelatinase-associated lipocalin molecular forms and their association with different urinary diseases in cats. BMC Vet Res. 2019;15(306).

35. Scheemaeker S, Meyer E, Schoeman JP, Defauw P, Duchateau L, Daminet S. Urinary neutrophil gelatinase-associated lipocalin as an early biomarker for acute kidney injury in dogs. Vet J. 2020;255:105423.

36. Miguel MC, Giménez ME, Meder AR. Neutrophil gelatinase-associated lipocalin (NGAL):Biomarker of acute kidney injury in dogs. Braz J Anim Env Res. 2021;4(2):2490-503.

37. Lippi I, Perondi F, Meucci V, Bruno B, Gazzano V, Guidi G. Clinical utility of urine kidney injury molecule-1 (KIM-1) and gamma-glutamyl transferase (GGT) in the diagnosis of canine acute kidney injury. Vet Res Commun. 2018;42 (2):95-100.

38. Bland SK, Schmiedt CW, Clark ME, DeLay J, Bienzle D. Expression of kidney injury molecule-1 in healthy and diseased feline kidney tissue. Vet Pathol. 2017;54(3):490-510.

39. Bland SK, Clark ME, Côté Olivier, Bienzle D. A specific immunoassay for detection of feline kidney injury molecule 1. J Feline Med Surg. 2019;21(12):1069-79.

40. Kules J, Bilic P, Ljubic CB, Gotic J, Crnogaj M, Brkljacic M et al. Glomerular and tubular kidney damage markers in canine babesiosis caused by Babesia canis. Ticks Tick Borne Dis. 2018;9(6):1508-17.

41. Lefebvre HP, Dossin O, Trumel C, Braun JP. Fractional excretion tests:A critical review of methods and applications in domestic animals. Vet Clin Pathol. 2008;37(1):4-20.

42. Pressler BM. Clinical approach to advanced renal function testing in dogs and cats. Clin Lab Med. 2015;35(3):487-502.

43. Adams LG, Polzin DJ, Osborne CA, O'Brien TD. Comparison of fractional excretion and 24-hour urinary excretion of sodium and potassium in clinically normal cats and cats with induced chronic renal failure. Am J Vet R. 1991;52(5):718-22.

44. Steiner RW. Interpreting the fractional excretion of sodium. Am J Med. 1984;77(4):699-702.

45. Brown N, Segev G, Francey T, Kass P, Cowgill LD. Glomerular filtration rate, urine production, and fractional clearance of electrolytes in acute kidney injury in dogs and their association with survival. J Vet Intern Med. 2015;29(1):28-34.

46. Sparkes AH, Caney S, Chalhoub S, Elliott J, Finch N, Gajanayake I et al. ISFM consensus guidelines on the diagnosis and management of feline chronic kidney disease. J Feline Med Surg. 2016;18(3):219-39.

47. Segev G, Meltzer H, Shipov A. Does secondary renal osteopathy exist in companion animals? Vet. Clin Small Anim Pract. 2016;46(6):1151-62.

48. Isakova T, Nicholas TL, Denburg M, Yarlagadda S, Weiner DE, Gutiérrez OM et al. KDOQI US Commentary on the 2017 KDIGO clinical practice guideline update for the diagnosis, evaluation, prevention, and treatment of chronic kidney disease–mineral and bone disorder (CKD-MBD). Am J Kidney Dis. 2017;70(6):737-51.

49. Martorelli CR, Kogika MM, Chacar FC, Caragelasco DS, Pinto ABCF, Lorigados CAB et al. Urinary fractional excretion of phosphorus in dogs with spontaneous chronic kidney disease. Vet Sci. 2017;4(4):67.

50. Finch C, Geddes RF, Syme HM, Elliott J. Fibroblast growth factor 23 (FGF-23) concentrations in cats with early nonazotemic chronic kidney disease (CKD) and in healthy geriatric cats. J Vet Intern Med. 2013;27(2):227-33.

51. Parker VJ, Harjes LM, Dembek K, Young GS, Chew DJ, Toribio RE. Association of vitamin D metabolites with parathyroid hormone, fibroblast growth factor-23, calcium, and phosphorus in dogs with various stages of chronic kidney disease. J Vet Intern Med. 2017;31(3):791-8.

52. Bartges JW. Feline calcium oxalate urolithiasis: risk factors and rational treatment approaches. J Feline Med Surg. 2016;18(9):712-22.

53. Jacob J. Urinalysis in animals:a review. J Entomol Zool Stud. 2020;8(6):1650-53.

54. Hall JA, Yerramilli, Obare E, Yerramilli M, Jewell DE. Comparison of serum concentrations of symmetric dimethylarginine and creatinine as kidney function biomarkers in cats with chronic kidney disease. J Vet Intern Med. 2014;28(6):1676-83.

55. Kaneko JJ, Harvey JW, Bruss ML. Clinical biochemistry of domestic animals. 6. ed. Academic Press; 2008.

56. Thoresen SI, Havre GN, Morberg H, Mowinckel P. Effects of storage time on chemistry results from canine whole blood, heparinized whole blood, serum and heparinized plasma Vet Clin Pathol. 1992;21(3):88-94.

57. Kopke MA, Burchell R, Ruaux CG, Burton SE, Lopez-Villalobos N, Gal A. Variability of symmetric dimethylarginine in apparently health dogs. J Vet Intern Med. 2018;32(2):736-42.

58. Pelander L, Häggström J, Larsson A, Syme H, Elliott J, Heiene R et al. Comparison of the diagnostic value of symmetric dimethylarginine, cystatin C, and creatinine for detection of decreased glomerular filtration rate in dogs. J Vet Intern Med. 2019;33(2):630-39.

59. Braun J, Cabé E, Geffré A, Lefebvre HP, Trumel C. Comparison of plasma creatinine values measured by different veterinary practices. Vet Rec. 2008;162(7):215-6.

60. Ulleberg T, Robben J, Nordahl KM, Ulleberg T, Heiene R. Plasma creatinine in dogs:intra- and inter- laboratory variation in 10 European veterinary laboratories. Acta Vet Scand. 2011;53(25):1-13.

61. Sodre F, Costa JCB, Lima JCC. Avaliação da função e da lesão renal: um desafio laboratorial. J Bras Patol Med Lab. 2007;43(5):329-37.

62. Braff J, Obare E, Yerramilli M, Elliott J, Yerramilly M. Relationship between serum symmetric dimethylarginine concentration and glomerular filtration rate in cats. J Vet Intern Med. 2014;28(6):1699-701.

63. Nabity MB, Lees GE, Boggess MM, Yerramilli M, Obare E, Yerramilli M et al. Symmetric dimethylarginine assay validation, stability, and evaluation as a marker for the early detection of chronic kidney disease in dogs. J Vet Intern Med. 2015;29(4):1036-44.

64. Hall JA, Yerramilli M, Obare E, Yerramilli M, Melendez LD, Jewell DE. Relationship between lean body mass and serum renal biomarkers in healthy dogs. J Vet Intern Med. 2015;29(3):808-14.

65. Hall JA, Yerramilli M, Obare E, Yerramilli M, Almes K, Jewell DE. Serum concentrations of symmetric dimethylarginine and creatinine in dogs with naturally occurring chronic kidney disease. J Vet Intern Med. 2016;30(3):794-802.

66. Giapitzoglou S, Saridomichelakis MN, Leontides LS, Kasabalis D, Chatziz M, Apostolidis K et al. Evaluation of serum symmetric dimethylarginine as a biomarker of kidney disease in canine leishmaniosis due to Leishmania infantum. Vet Parasitol. 2020;277:109015.

67. Silva LR, Rodrigues GB, Del Barrio, MAM, Brisola ML. Avaliação da dimetilarginina simétrica (SDMA) como marcador de filtração glomerular em cães e gatos pré-azotêmicos. Braz J Anim Env Res. 2021;4(1):157-69.

68. Dahlem DP, Neiger R, Schweighauser A, Francey T, Yerramilli M, Obare E et al. Plasma symmetric dimethylarginine concentration in dogs with acute kidney injury and chronic kidney disease. J Vet Intern Med. 2017;31(3):799-804.

69. Szlosek D, Robertson J, Quimby J, Mack R, Ogeer J, Clements C et al. A retrospective evaluation of the relationship between symmetric dimethylarginine, creatinine and body weight in hyperthyroid cats. PLoS ONE. 2020;15(1):1-13.

70. Coyne M, Szlosek D, Clements C, McCrann D, Olavessen L. Association between breed and renal biomarkers of glomerular filtration rate in dogs. Vet Rec. 2020;187(10):e82.

71. Sargent HJ, Elliott J, Jepson RE. The new age of renal biomarkers: does SDMA solve all of our problems? J Small Anim Pract. 2021;62(2):71-81.

72. Gori E, Pierini A, Lippi I, Meucci V, Perondi F, Marchetti V. Evaluation of symmetric dimethylarginine (SDMA) in dogs with acute pancreatitis. Vet Sci. 2020;7(2):72.

73. Liffman R, Johnstone T, Tennent-Brown B, Hepworth G, Courtman N. Establishment of reference intervals for serum symmetric dimethylarginine in adult nonracing Greyhounds. Vet Clin Pathol. 2018;47(3):458-63.

74. Paltrinieri S, Girald M, ProloA, Scarpa P, Piseddu E, Becatti M et al. Serum symmetric dimethylarginine and creatinine in Birman cats compared with cats of other breeds. J Feline Med Surg. 2018;20(10):905-12.

75. Di Paola A, Carotenutu G, Dondi F, Corsini A, Corradini S, Fracassi F. Symmetric dimethylarginine concentrations in dogs with hypothyroidism before and after treatement with levothyroxine. J Small Anim Pract. 2021;62(2):89-96.

76. Prieto JM, Carney PC, Miller ML, Rishniw M, Randolph JF, Farace G et al. Biologic variation of symmetric dimethylarginine and creatinine in clinically healthy cats. Vet Clin Pathol. 2020;49(3):401-6.

77. Ghys LFE, Paepe D, Lefbvre HP, Reynolds BS, Croubels S, Meyer E et al. Evaluation of cystatin C for the detection of chronic kidney disease in cats. J Vet Intern Med. 2016;30(4):1074-82.

78. Marynissen SJJ, Smets PMY, Ghys LFE, Paep D, Delanghe J, Galac S et al. Long-term follow-up of renal function assessing serum cystatin C in dogs with diabetes mellitus or hyperadrenocorticism. Vet Clin Pathol. 2016;45(2):320-29.

79. Miyagawa Y, Akabane R, Ogawa M, Nagakawa M, Miyakawa H, Takemura N. Serum cystatin C concentration can be used to evaluate glomerular filtration rate in small dogs. J Vet Med Sci. 2020;82(12):1828-34.

80. Souza EM, Arndt MHL, Gomes MG, Costa Val AP, Leme FOP. Cistatina C sérica em cães criticamente enfermos em UTI. Pesq Vet Bras. 2018;38(10):1981-88.

81. Hendy-Wilson VE, Pressler BM. An overview of glomerular filtration rate testing in dogs and cats. Vet J. 2011;188(2):156-65.

82. Goy-Thollot I, Besse S, Garnier F, Marignan M, Barthez PY. Simplified methods for estimation of plasma clearance of iohexol in dogs and cats. J Vet Intern Med. 2006;20(1):52-6.

83. Bexfield NH, Heiene R, Gerritsen RJ, Risøen U, Eliassen KA, Herrtage ME et al. Glomerular filtration rate estimated by 3-sample plasma clearance of iohexol in 118 healthy dogs. J Vet Intern Med. 2008;22(1):66-73.

84. Funes S, De Morais HA. A quick reference on high anion gap metabolic acidosis. Vet Clin North Am Small Anim Pract. 2017;47(2):205-7.

85. Artero CT. A quick reference on anion gap and strong ion gap. Vet Clin North Am Small Anim Pract. 2017;47(2):191-4.

86. Littman MP, Daminet S, Grauer GF, Lees GE, Van Dongen AM. Consensus Recommendations for the Diagnostic Investigation of Dogs with Suspected Glomerular Disease. J Vet Intern Med. 2013;27(1):19-26.

167

Proteinúria | Avaliação da Origem e Possíveis Causas

Natalia Garla Nascimento • Ricardo Duarte Lopes • Fernanda Chicharo Chacar • Bruna Ruberti • Márcia Mery Kogika

PROTEINÚRIA E FISIOLOGIA

A perda anormal ou em excesso de proteínas por meio da urina é denominada "proteinúria".[1] Existe, normalmente, uma pequena fração de proteínas que é eliminada na urina, compreendida por pouquíssimas quantidades de albumina e outras proteínas de alto peso molecular, a exemplo das imunoglobulinas e proteína de Tamm-Horsfall (uromodulina), e as de baixo peso molecular, como a proteína ligada ao retinol.[2-4]

O néfron pode ser dividido em segmentos de acordo com sua característica e função. A ultrafiltração glomerular e a reabsorção tubular são as funções que limitam o aparecimento de proteínas na urina. Em relação ao segmento tubular, o túbulo contorcido proximal é o principal responsável pela reabsorção de proteínas.

A barreira de ultrafiltração glomerular é formada por três estruturas: 1) o *endotélio capilar glomerular*, que tem fenestras as quais limitam a passagem de moléculas de acordo com seu tamanho ou peso molecular, assim macromoléculas ficam retidas. Além disso, na superfície das células endoteliais, existe uma camada constituída de proteoglicanos e glicoproteínas (glicocálix), que apresenta carga elétrica negativa, portanto, seleciona as moléculas por sua carga elétrica; 2) a *membrana basal glomerular*, constituída de fibras de colágeno tipo IV, proteoglicanos, glicosaminoglicano, entre outros, que também restringem a filtração de macromoléculas e moléculas de carga elétrica negativa; e 3) os *podócitos* (epitélio), que, por suas características, além de restringir a passagem de macromoléculas, também repele moléculas de carga elétrica negativa. Portanto, em situações fisiológicas, as proteínas, além de serem pouco filtradas por sua carga elétrica negativa, são também selecionadas por seu peso molecular. Dessa forma, as proteínas de alto peso molecular (superior a 60 kDa) ficam retidas na barreira de ultrafiltração, havendo uma pequena passagem, para o filtrado glomerular, de proteínas de peso molecular baixo (inferior a 60 kDa) ou intermediário, semelhante à albumina (67 kDa).[5,6]

Nas células do túbulo contorcido proximal, existem receptores proteicos: a megalina e a cubilina. Esses receptores promovem a reabsorção das proteínas que venceram a barreira glomerular, ou seja, de proteínas de peso molecular baixo (< 60 kDa), dentre elas estão presentes as proteínas carreadoras de vitaminas (vitamina D, folato, retinol, B_{12}), a própria albumina (em pequena quantidade), alguns fármacos, cálcio iônico, fatores de coagulação, algumas proteínas do sistema imune, hormônios, mioglobina, hemoglobina, transferrina, lactoferrina, entre outros.[7-11] A reabsorção nesse segmento ocorre pelo processo de endocitose e degradação lisossomal das proteínas, e, por fim, os aminoácidos liberados nesse processo retornam à circulação.[4,12]

CLASSIFICAÇÃO DA PROTEINÚRIA E PROCESSOS FISIOPATOLÓGICOS

A depender de sua classificação, a proteinúria é frequentemente relacionada, na clínica de cães e gatos, a maior morbidade e mortalidade, refletindo, assim, no prognóstico da doença. Dessa forma, a proteinúria deve ser corretamente avaliada e classificada, considerando-se sua origem, persistência e magnitude.

A proteinúria pode ser de origem pré-renal, renal ou pós-renal. A *pré-renal* ocorre devido ao aumento de proteínas livres no plasma (hiperproteinemia), portanto, na ausência de lesão renal. São exemplos: presença de mioglobina, hemoglobina e proteínas de Bence-Jones.[1]

A *proteinúria renal* caracteriza-se por lesões funcionais e/ou estruturais nos rins. Pode ser subdividida em processos que resultem em: alterações funcionais transitórias (fisiológicas), como a febre, hipertermia ou exercícios extenuantes, apresentando baixa magnitude e não persistência; e alterações patológicas. A proteinúria renal patológica é persistente e está relacionada ao comprometimento glomerular, tubular ou intersticial.[1]

A proteinúria glomerular ocorre pelo comprometimento da permeabilidade seletiva da barreira glomerular, caracterizada pela perda de proteínas de alto peso molecular, como também a albumina.[1,13] Os mecanismos envolvidos na alteração da seletividade da barreira glomerular são: inflamação do endotélio vascular, formação e deposição de imunocomplexos e aumento da pressão intraglomerular. Outrossim, a alteração da seletividade da barreira pode decorrer de alterações estruturais hereditárias, como o defeito hereditário na formação do colágeno IV, que é a causa da nefropatia ligada ao cromossomo X.[5,14-16]

Quanto às causas imunomediadas da proteinúria glomerular, destacam-se as glomerulonefrites em cães, representando entre 43 e 90% das glomerulopatias nessa espécie. Entre os efeitos vasculares, a hipertensão intraglomerular pode ser intrínseca ou decorrente da hipertensão arterial sistêmica (HAS), o que leva à compressão da membrana basal, permitindo uma maior permeabilidade de macromoléculas e, portanto, de proteínas de alto peso molecular.[1,11,17,18]

Proteinúria de origem tubular pode ser oriunda da proteinúria glomerular, pelo processo de saturação dos receptores megalina e cubilina, na tentativa de reabsorver as proteínas que passaram pela filtração glomerular comprometida. Nesse caso, aparecem na urina as proteínas de baixo peso molecular e as de alto peso molecular, configurando a proteinúria mista. Existem ainda alterações tubulares primárias que comprometem a reabsorção das proteínas nesse segmento, cujo principal mecanismo é a deficiência de megalina e cubilina.[1,6,12]

A proteinúria de *origem pós-renal* ocorre pela adição de proteínas na urina após a pelve renal, a partir de processos hemorrágicos ou exsudativos, decorrentes de inflamações, infecções, neoplasias ou obstruções, que podem ser urinários ou extraurinários (sistema genital). A presença de sangue, bactérias e/ou muco podem interferir na mensuração dessa proteinúria, sendo assim, as coletas devem ser realizadas de forma padronizada e sem esses interferentes para a correta diferenciação da origem da proteinúria.[1,5]

A magnitude da proteinúria, ou seja, a quantificação de proteínas na urina, e a caracterização de sua persistência, são determinadas pelas avaliações seriadas da relação proteína/creatinina urinária (RPCu), conforme será visto nos itens a seguir.

A proteinúria é um importante fator que contribui para a progressão da doença renal crônica (DRC), o mecanismo ocorre pelo dano às células tubulares, associado à inflamação e fibrose decorrentes do estímulo de liberação de mediadores inflamatórios e ativação do sistema complemento.[19] A seguir, o esquema ilustra a classificação das proteinúrias, de acordo com sua origem e conforme sua natureza, fisiológica ou patológica (Figura 167.1).

DIAGNÓSTICO: MONITORAMENTO E INVESTIGAÇÃO

A investigação da proteinúria objetiva: monitorar o aparecimento dessa condição, confirmar a proteinúria de origem renal, determinar sua persistência e magnitude descobrir qual ou quais segmentos do néfron foram comprometidos pela qualificação das proteínas e, por fim, mapear os possíveis processos envolvidos na lesão renal que levaram à perda urinária das proteínas.

Métodos semiquantitativos e quantitativos

O primeiro método de avaliação da proteinúria na rotina clínica é o semiquantitativo, por ser um teste de maior disponibilidade, normalmente utilizado como triagem, fácil execução e com custo baixo. Esse método se baseia no uso de fitas reagentes/bioquímicas, e geralmente é realizado na urinálise. Nesse teste, a mudança de cor que ocorre por uma alteração bioquímica, na presença de proteínas na amostra, é comparada a um padrão, levando a uma análise subjetiva da proteinúria. Essa avaliação, entretanto, sempre deve ser realizada de modo associado à determinação da densidade urinária (DU), uma vez que amostras com DUs muito baixas ou altas podem apresentar resultados não condizentes com a clínica do paciente (sub ou superestimados). Além da análise da DU, deve-se também analisar o sedimento urinário inativo, de forma associada às informações obtidas pelo exame clínico do animal, visando, assim, excluir proteinúrias de origem pré ou pós-renais.[5,20]

Ademais, a magnitude da proteinúria de origem renal é mensurada por testes *quantitativos*, como o exame da relação proteína/creatinina urinária (RPCu), cujo cálculo permite estimar qual seria a perda de proteínas em um período de 24 horas. Esse é um teste mais utilizado na rotina clínica, em comparação ao teste de depuração de proteína e creatinina em 24 horas que demanda a sondagem do paciente e a coleta de urina durante esse período.[1,5] Ainda, a persistência da proteinúria renal deve ser confirmada pela determinação da RPCu em três momentos, que devem respeitar o intervalo de 2 a 4 semanas entre eles, eliminando, dessa forma, a presença de uma proteinúria transitória.[1]

A coleta de urina por cistocentese é o método de escolha para a mensuração da RPCu, entretanto, alguns estudos não demonstraram alterações relevantes em comparação com amostras obtidas por micção espontânea, justificando sua utilização em alguns casos de contraindicação da cistocentese.[21] A coleta por micção espontânea deve, porém, ser realizada com cautela, a fim de evitar a contaminação da amostra com bactérias tanto da microbiota genital quanto do meio externo; nesse método, suscita-se ainda a vantagem de eliminação do fator estresse sobre a qualidade da amostra.[22,23]

Para ser considerada normal, a RPCu, segundo a International Renal Interest Society (IRIS),[24] deve apresentar valores menores que 0,2, assim, animais nessa faixa são considerados não proteinúricos. Valores de RPCu entre 0,2 e 0,5 em cães e entre 0,2 e 0,4 em gatos são considerados suspeitos ou indicam proteinúria na faixa limítrofe; valores acima de 0,5 em cães e de 0,4 em gatos indicam proteinúria. Essas faixas são utilizadas, inclusive, para subclassificação da DRC em proteinúricos, *borderline* ou não proteinúricos. Ainda, a magnitude dos resultados de RPCu foi utilizada para predizer qual segmento do néfron poderia estar acometido por lesão, desse modo: RPCu de baixa magnitude (0,5 a 1,0) indicaria proteinúria de origem tubular (caracterizada por proteínas de baixo peso molecular); RPCu acima de 1,0 e < 2,0, proteinúria por acometimento tubular ou glomerular; e RPCu acima de 2,0 indicaria fortemente a proteinúria glomerular, ou seja, de alto peso molecular.

Contudo, outros estudos na medicina veterinária já demonstraram que, por ser um método quantitativo, a mensuração da RPCu não é suficiente para caracterizar qual ou quais proteínas poderiam estar presentes na urina, sendo necessária uma avaliação qualitativa para tal identificação.[11,25,26]

Ainda, a mensuração da albumina urinária, que permitiria, portanto, não apenas avaliar a magnitude da proteinúria, mas também identificar essa proteína, requer *kits* espécie-específicos. No entanto, na atualidade, esses *kits* comerciais não estão facilmente disponíveis para a mensuração quantitativa e são indicados somente para uso em pesquisa. Desse modo, o desenvolvimento e a validação de novos *kits* comerciais poderão ser promissores.[5,25,27,28]

Métodos qualitativos

A avaliação qualitativa da proteinúria é indicada para determinar os tipos de proteínas presentes na urina e, assim, auxiliar no diagnóstico de qual ou quais segmentos do néfron foram acometidos, permitindo, por conseguinte, a indicação correta de terapia com base no processo fisiopatológico que pode ter levado à lesão.[2,13]

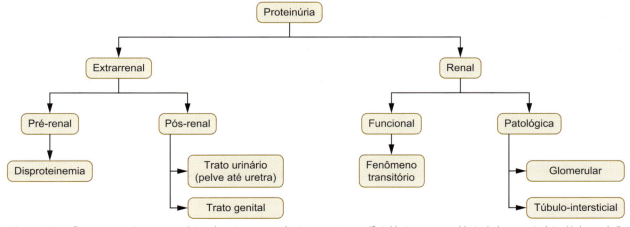

Figura 167.1 Representação esquemática da origem anatômica e natureza (fisiológica ou patológica) da proteinúria. (Adaptada.[1])

Eletroforese de proteínas urinárias

O principal método qualitativo para investigação da origem das proteínas urinárias é a eletroforese em gel de poliacrilamida com dodecil sulfato de sódio (SDS-PAGE, do inglês *sodium dodecyl sulfate-polyacrylamide gel electrophoresis*). Nesse método, ocorre a separação das proteínas com base em seu peso molecular. A identificação dos pesos moleculares obtidos no gel após corrida da eletroforese é feita em comparação com um padrão de pesos moleculares, assim, proteínas com peso molecular ≥ 60 kDa são consideradas proteínas de alto peso molecular, incluindo entre elas a albumina (67 kDa), ao passo que proteínas com peso abaixo dessa faixa (< 60 kDa) são consideradas de baixo peso molecular (Figura 167.2). Com base na fisiopatologia da proteinúria, entende-se que as proteínas de baixo peso molecular são decorrentes de lesão do segmento tubular do néfron, já as proteínas de alto peso molecular indicam lesão glomerular.[25-27,29]

Na medicina veterinária, estudos que avaliaram a eletroforese de amostras de urina com proteinúria demonstraram que mesmo em casos de RPCu > 2,0 houve predomínio de proteínas de baixo peso molecular, e não de alto peso. Também foi observado, em alguns casos, um padrão misto de proteinúria (baixo e alto pesos moleculares). Diante disso, evidenciou-se que a RPCu de forma isolada não é suficiente para avaliar e determinar a origem da lesão renal; ademais, mesmo em presença de alta magnitude de proteinúria, pode ocorrer o comprometimento apenas do glomérulo ou do segmento tubular dos néfrons, ou ainda o acometimento de ambos os segmentos (tubular e glomerular). Com isso, é necessária a associação com o método qualitativo da eletroforese para identificação dos pesos moleculares e determinação da origem das proteínas urinárias.[11,25,26]

Existem estudos sobre padronização da eletroforese de proteínas urinárias com uso de diversas metodologias, como o SDS-PAGE, gel de agarose contendo sódio dodecil sulfato (SDS-AGE, do inglês *sodium dodecyl sulfate-agarose gel*) e *Western blotting* (WB).[30-32] Um estudo recente de validação do método de eletroforese em gel de poliacrilamida, que comparou o uso de diferentes colorações, demonstrou que o sistema Stain-Free® foi um método com menores coeficientes de variação.[33] Ademais, a eletroforese de proteínas urinárias tem demonstrado ser uma alternativa menos invasiva e de triagem antes da indicação da biopsia renal.[33]

Western blotting de proteínas urinárias

A técnica WB, ou *imunoblotting*, como também é conhecida, baseia-se na transferência de proteínas, a partir do SDS-PAGE, para uma membrana adsorvente; em seguida, por meio do uso de anticorpos capazes de reconhecer tais proteínas torna-se possível a identificação, com maior especificidade, de uma ampla variedade de moléculas dessa natureza.[34]

Dessa forma, a WB permite a imunodetecção de proteínas específicas e apresenta alta sensibilidade. Assim, no caso da DRC, uma vez determinada na urina a presença de proteínas exclusivamente sintetizadas ou reabsorvidas em determinados segmentos do néfron, é possível identificar com precisão o local da lesão renal.[35]

Na WB, a eficiência da transferência das proteínas do SDS-PAGE para a membrana adsorvente depende da natureza do gel, da massa molecular das proteínas e da membrana utilizada. Atualmente, as membranas de difluoreto de polivinilideno (PVDF, do inglês *polyvinylidene difluoride*) são as mais indicadas em virtude de sua alta capacidade de ligação às proteínas, resistência física e estabilidade química.[34]

Conforme supracitado, além das particularidades do aparato necessário para a realização da técnica WB, é importante ressaltar que a sua execução requer conhecimento e experiência na área de biologia molecular. Outrossim, cabe salientar que, dada a sua complexidade, seu uso ainda permanece apenas no âmbito da pesquisa.

TERAPIA

A proteinúria persistente está relacionada à alta morbidade e mortalidade nos pacientes com doença renal; quanto maior sua magnitude, maior a progressão da lesão renal. Assim, a adequada avaliação da proteinúria é necessária para indicar terapias precisas que possam reduzir ou controlar a progressão da doença, promovendo melhora na sobrevida do paciente.[1,5]

Baseado no consenso do American College of Veterinary Internal Medicine (ACVIM) de 2005,[1] terapias que visem ao controle da proteinúria devem ser indicadas para cães e gatos azotêmicos quando RPCu ≥ 0,5 e RPCu ≥ 0,4, respectivamente, bem como para animais não azotêmicos que apresentem proteinúria persistente e RPCu ≥ 2,0. Entretanto, animais não azotêmicos que apresentem proteinúria persistente de menor magnitude devem ser apenas monitorados para avaliar a progressão da doença; em caso de microalbuminúria progressiva ou RPCu ≥ 1,0, deve-se investigar as possíveis causas de base ou definir mais precisamente a doença renal do animal.

No entanto, um recente estudo na medicina veterinária avaliou qualitativamente a composição das proteínas presentes na urina de cães e demonstrou que 70% dos animais não azotêmicos e não proteinúricos já apresentavam proteínas tubulares, avaliadas pela técnica WB. Isso evidencia que a lesão do segmento tubular do néfron já estava instalada, sendo a investigação precoce importante e necessária, uma vez que a lesão renal é progressiva. Dessa forma, podem existir benefícios para o animal ao se identificar a causa de base responsável pela lesão tubular, possibilitando, se for pertinente, a introdução de terapia precoce a fim de retardar o avanço da lesão.[2]

A terapia preconizada para animais proteinúricos baseia-se inicialmente em estabelecimento de dieta reduzida em proteína, porém com uso de proteínas de alta qualidade, como as dietas renais, de modo associado à suplementação com ômega-3.[1]

Segundo as recomendações da IRIS de 2019,[36] cães e gatos com DRC a partir do estágio 1 e proteinúria > 0,5 e > 0,4, respectivamente, já podem se beneficiar de terapia antiproteinúrica, com uso de inibidores do sistema renina-angiotensina, como os inibidores da enzima conversora de angiotensina (IECAs). Esses fármacos agem reduzindo a pressão intraglomerular e, assim, a taxa de filtração de substâncias através dos glomérulos, diminuindo, por conseguinte, a proteinúria; as doses recomendadas

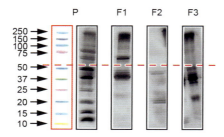

Figura 167.2 Exemplo de traçado eletroforético de proteínas urinárias em SDS-PAGE (do inglês *sodium dodecyl sulfate-polyacrylamide gel electrophoresis*), em que as bandas de proteínas presentes são classificadas conforme o peso molecular frente a uma amostra padrão. P: padrão de pesos moleculares; F1: faixa 1, proteinúria de origem glomerular; F2: faixa 2, proteinúria de origem tubular; F3: faixa 3, proteinúria mista.

são de 0,25 a 0,50 mg/kg, 1 a 2 vezes/dia. Podem ser preconizados os bloqueadores de receptor da angiotensina (BRAs), na dose de 1 mg/kg, 1 vez/dia.

Porém, após o início da terapia, o médico-veterinário deve estar ciente de que a medicação também pode levar à progressão da azotemia, aumento de potássio sérico e até mesmo hipotensão, podendo ocasionar outros efeitos adversos. Sendo assim, após 7 dias do início do tratamento, deve ocorrer o monitoramento da creatinina e do potássio (bioquímica sanguínea), além da RPCu, urinálise e da pressão arterial sistêmica (PAS), a fim de evidenciar se há benefício com o tratamento e/ou se é necessário o ajuste de dose. São tolerados aumentos de até 30% acima do valor basal de creatinina sérica (valor basal determinado antes do início da terapia) para os animais nos estádios 1 e 2 da DRC. Em pacientes no estádio 3 da doença renal, há relatos de que a variação da creatinina pode ser de até 10%. Contudo, para pacientes no estádio 4 da DRC, o aumento na creatinina sérica, em comparação ao valor basal, não deve ser tolerado. A concentração sérica de potássio, por sua vez, não deve exceder 6 mmol/ℓ em gatos e 6,5 mmol/ℓ em cães, devido ao risco de desenvolvimento de arritmias cardíacas. Cabe ressaltar que, para a instituição da terapia medicamentosa, os animais devem estar normovolêmicos, já que a desidratação traz maior risco de progressão da azotemia.[1,36-39]

Tal terapia, no entanto, baseia-se na extrapolação da indicação na medicina humana, em que há predomínio de lesões em segmento glomerular do néfron, bem como de estudos realizados em populações de cães com glomerulopatias e que, portanto, se beneficiariam dessa terapia. Porém, nos estudos realizados na medicina veterinária, o padrão de proteinúria se mostrou mais variável, havendo, em alguns casos, predomínio de proteínas de origem tubular ou ainda do padrão misto, como descrito anteriormente neste capítulo. Pela fisiologia, animais com proteinúria tubular não se beneficiariam, portanto, da mencionada terapia.[11,26]

Com relação ao monitoramento dos animais que se beneficiam da terapia medicamentosa, é esperado que haja redução nos valores de RPCu para < 0,4 em gatos e < 0,5 em cães ou que haja redução de pelo menos 50% do valor em relação aos parâmetros iniciais, além da estabilidade dos demais parâmetros já mencionados (creatinina sérica, potássio e PAS). Todavia, caso não ocorra redução dos valores e os demais marcadores mantenham-se estáveis, pode-se optar pelo ajuste de dose e/ou frequência do medicamento. Em situações em que o animal não responde bem ao tratamento devido ao comprometimento de demais marcadores ou não se adapte ao ajuste de dose, recomenda-se terapia alternativa com diferente classe medicamentosa da primeira instaurada.[1,36-39]

CASO CLÍNICO (SERVIÇO DE CLÍNICA MÉDICA DO HOVET/FMVZ-USP)

J., cão, macho, sem raça definida (SRD), 3 anos. Animal adotado pelo tutor há 6 meses e sem histórico pregresso. Conduzido à consulta clínica após encaminhamento do Serviço de Clínica Cirúrgica do Hospital Veterinário (Hovet) da Faculdade de Medicina Veterinária e Zootecnia da Universidade de São Paulo (FMVZ-USP) dadas as alterações em exames laboratoriais realizados para acompanhamento do paciente (visto ter histórico de problemas ortopédicos tratados pelo setor). À realização dos exames laboratoriais de acompanhamento clínico, foram identificadas proteinúria e cilindrúria persistentes, a seguir apresentadas pelo primeiro exame de urina realizado no Serviço de Clínica Médica (Quadros 167.1 e 167.2). Na urocultura e no antibiograma, não houve crescimento.

QUADRO 167.1 Resultado do exame físico-químico e análise de sedimento urinário do J., cão, macho, sem raça definida (SRD), 3 anos.

Físico-químico	Resultado	Referência
Odor	*Sui generis*	*Sui generis*
Aspecto	Ligeiramente turvo	Límpido
Cor	Amarelo-ouro	–
pH	6	Depende da dieta e do momento da coleta
Densidade	1,027	Depende da ingestão de água e hidratação
Proteínas	+ + +	
Glicose	Negativo	
Corpos cetônicos	Negativo	
Urobilinogênio	Negativo	
Pigmentos biliares	+ + –	
Hemoglobina	Negativo	
Sedimentoscopia		
Hemácias (/campo ×400)	0 a 3	
Leucócitos (/campo ×400)	0 a 3	
Células do epitélio renal	Ausentes	
Células de pelve renal	Ausentes	
Células de descamação de vias urinárias	+ – –	
Células de transição da bexiga	Ausentes	
Células de próstata	Ausentes	
Cristais	Ausentes	
Cilindros	Hialino + + – Granuloso + + –	
Bactérias	+ – –	
Gotículas de gordura	Raras	

Observação: amostra de urina coletada por cistocentese.

QUADRO 167.2 Resultado das concentrações de proteína e de creatinina urinárias do J., cão, macho, sem raça definida (SRD), 3 anos.

Proteína (mg/dℓ) método colorimétrico – vermelho de pirogalol	565	
Creatinina (mg/dℓ) método picrato alcalino	61,4	
Relação proteína/creatinina	9,2	< 0,2 (normal)

O histórico clínico e demais exames laboratoriais e ultrassonográfico (sem alterações dignas de nota) indicaram o diagnóstico inicial como de proteinúria de origem a esclarecer. Foi realizado teste sorológico para identificação de hematozoários (*Ehrlichia canis, Dirofilária immitis, Anaplasma phagocytophilum, Borrelia burgdorferi*), porém o resultado foi negativo. Além disso, foram excluídas causas pré e pós-renais de proteinúria, concluindo sua origem de cunho renal. Os achados mais relevantes no exame de urina foram a proteinúria de alta magnitude e a presença de cilindros hialinos e granulosos. Foi realizado o exame de eletroforese de proteínas urinárias, com o intuito de investigar a origem da perda de proteínas (se proteinúria de origem glomerular, tubular ou mista) (Quadro 167.3).

A intensa e persistente perda de proteína na urina observada à investigação diagnóstica levou à conclusão de presença de proteinúria mista (de origem tubular e glomerular). Foi então realizada prescrição de enalapril (0,5 mg/kg, 1 vez/dia) e ômega-3. Realizados acompanhamento e monitoramento a

QUADRO 167.3 Eletroforese de proteínas urinárias do J., cão, macho, sem raça definida (SRD), 3 anos.

Proteínas de alto peso molecular		Proteínas de baixo peso molecular	
Peso molecular (kDa)	Porcentagem (%)	Peso molecular (kDa)	Porcentagem (%)
83,78	46,99	48,41	11,65
61,7	11,98	38,63	9,99
		30,55	19,39
Total	58,97	Total	41,03

cada 2 meses, observou-se que a proteinúria persistia, porém de menor magnitude, com valores de RPCu variando entre 9,2 (primeira mensuração) e 2,29 (após 8 meses da instituição de terapia medicamentosa).

REFERÊNCIAS BIBLIOGRÁFICAS

1. Lees GE, Brown SA, Elliott J, Grauer GF, Vaden SL. Assessment and management of proteinuria in dogs and cats: 2004 ACVIM forum consensus statement (small animal). J Vet Intern Med. 2005;19(3): 377-85.
2. Chacar F, Kogika M, Sanches TR, Caragelasco D, Martorelli C, Rodrigues C *et al*. Urinary Tamm-Horsfall protein, albumin, vitamin D-binding protein, and retinol-binding protein as early biomarkers of chronic kidney disease in dogs. Physiol Rep. 2017;5(11):1-9.
3. Yalçin A, Çetin M. Electrophoretic separation of urine proteins of healthy dogs and dogs with nephropathy and detection of some urine proteins of dogs using immunoblotting. Rev Med Vet. 2004;155(2): 104-12.
4. Zatz R. Bases anatômicas e funcionais das proteinúrias. In: Zatz R, Seguro AC, Malnic G, organizadores. Bases fisiológicas da nefrologia. São Paulo: Atheneu; 2011. p. 315-31.
5. Grauer GF. Proteinuria: measurement and interpretation. Topics in companion animal medicine. 2011;26(3): 121-27.
6. Littman MP. Protein-losing nephropathy in small animals. Vet Clin North Am Small Anim Pract. 2011;41(1):31-62.
7. Verroust PJ. Pathophysiology of cubilin: of rats, dogs and men. Nephrol Dial Transplant. 2002;17(9):55-6.
8. Birn H, Christensen EI. Renal albumin absorption in physiology and pathology. Kidney Int. 2006;69(3):440-9.
9. Tojo A, Kinugasa S. Mechanisms of glomerular albumin filtration and tubular reabsorption. Int J Nephrol. 2012:481520.
10. Nielsen R, Christensen EI, Birn H. Megalin and cubilin in proximal tubule protein reabsorption: from experimental models to human disease. Kidney Int. 2016;89(1):58-67.
11. Caragelasco DS, Kogika MMM, Martorelli CRCR, Kanayama KK, Simões DMN. Urine protein electrophoresis study in dogs with pituitary dependent hyperadrenocorticism during therapy with trilostane. Pesq Vet Bras. 2017;37(7):734-40.
12. Christensen EI, Birn H, Storm T, Weyer K, Nielsen R. Endocytic receptors in the renal proximal tubule. Physiol. 2012;27(4):223-36.
13. Zaragoza C, Barrera R, Centeno F, Tapia JA, Mañé MC. Characterization of renal damage in canine leptospirosis by sodium dodecyl sulphate-polyacrylamide gel electrophoresis (SDS-PAGE) and western *blot*ting of the urinary proteins. J Comp Pathol. 2003;129(2-3):169-78.
14. Vinge L, Lees GE, Nielsen R, Kashtan CE, Bahr A, Christensen EI. The effect of progressive glomerular disease on megalin-mediated endocytosis in the kidney. Nephrol Dial Transplant. 2010;25(8):2458-67.
15. Lavoué R, Trumel C, Smets PMYY, Braun JP, Aresu L, Daminet S *et al*. Characterization of proteinuria in dogue de bordeaux dogs, a breed predisposed to a familial glomerulonephropathy: a retrospective study. Plos One. 2015;10(7):1-16.
16. Sugahara G, Naito I, Miyagawa Y, Komiyama T, Takemura N, Kobayashi R *et al*. Pathological features of proteinuric nephropathy resembling Alport syndrome in a young Pyrenean Mountain dog. J Vet Med Sci. 2015;77(9):1175-8.

17. Fissell WH, Miner JH. What is the glomerular ultrafiltration barrier? J Am Soc Nephrol. 2018;29(9):2262-64.
18. Zaragoza C, Barrera R, Centeno F, Tapia JA, Man MC. Characterization of renal damage in canine leptospirosis by sodium dodecyl sulphate – polyacrylamide gel electrophoresis (SDS-PAGE) and western *blot*ting of the urinary proteins. J Comp Pathol. 2003;129(3):169-78.
19. Yousefzadeh P, Shapses SA, Wang X. Vitamin D binding protein impact on 25-hydroxyvitamin D levels under different physiologic and pathologic conditions. Int J Endocrinol. 2014:981581.
20. Piech TL, Wycislo KL. Importance of urinalysis. Vet Clin North Am Small Anim Pract. 2019;49(2):233-45.
21. Beatrice L, Nizi F, Callegari D, Paltrinieri S, Zini E, Zatelli A. Comparison of urina protein-to-creatinine ration in urine samples collected by cystocentesis *versus* free catch in dogs. J Am Vet Med Assoc. 2010;236(11):1221-4.
22. Duffy ME, Specht A, Hill RC. Comparison between urine protein: creatinine ratios of samples obtained from dogs in home and hospital settings. J Vet Intern Med. 2015;29(4):1029-35.
23. Shropshire S, Quimby J, Cerda R. Comparison of single, averaged, and pooled urine protein: creatinine ratios in proteinuric dogs undergoing medical treatment. J Vet Intern Med. 2018;32(1):288-94.
24. International Renal Interest Society. IRIS Staging of CKD (modified 2019) [Internet]; 2019 [cited 2022 Jan 11]. p. 1-5. Available from: http://www.iris-kidney.com/pdf/IRIS_Staging_of_CKD_modified_2019.pdf.
25. Cavalcante CZ, Kogika MM, Bacic A, Santoro ML, Miyashiro SI, Sault JP *et al*. Avaliação da albuminúria e da eletroforese de proteínas urinárias de cães com hiperadrenocorticismo e a relação com a pressão arterial sistêmica. Pesq Vet Bras. 2013;33(11):1357-63.
26. Waki MF. Estudo da progressão da donça renal crônica em cães, segundo a classificação em estágios, pela avaliação sequencial de proteinúria pela eletroforese de proteina urinárias e determinação de albuminúria [dissertação de mestrado]. São Paulo: Faculdade de Medicina Veterinária e Zootecnia, Universidade de São Paulo; 2013. 194 p.
27. Smets PMY, Lefebvre HP, Kooistra HS, Meyer E, Croubels S, Maddens BEJ *et al*. Hypercortisolism affects glomerular and tubular function in dogs. Vet J. 2012;192(3):532-34.
28. Martorelli CR, Kogika MM, Caragelasco DS, Simões DMN, Kanayama KK. Sequential evaluation of proteinuria, albuminuria and urinary protein electrophoresis in dogs with diabetes mellitus. Online J Vet Res. 2016;20(8):547-56.
29. Schultze AE, Jensen RK. Sodium dodecyl sulfate polyacrylamide gel electrophoresis of canine urinary proteins for the analysis and differentiation of tubular and glomerular diseases. Vet Clin Pathol. 1989;18(4):93-7.
30. Taylor SC, Berkelman T, Yadav G, Hammond M. A defined methodology for reliable quantification of western *blot* data. Mol Biotechnol. 2013;55(3):217-26.
31. Hokamp JA, Leidy SA, Gaynanova I, Cianciolo RE, Nabity MB. Correlation of electrophoretic urine protein banding patterns with severity of renal damage in dogs with proteinuric chronic kidney disease. Vet Clin Pathol. 2018;47(3):425-34.
32. Giraldi M, Paltrinieri S, Scarpa P. Electrophoretic patterns of proteinuria in feline spontaneous chronic kidney disease. J Feline Med Surg. 2020;22(2):114-21.
33. Lopes RD. Validação laboratorial da eletroforese de proteína urinária de cães em gel de poliacrilamida, contendo duodecil sulfato de sódio (SDS-PAGE) [dissertação de mestrado]. São Paulo: Faculdade de Medicina Veterinária e Zootecnia, Universidade de São Paulo; 2020. 130 p.
34. Kurien B, Scofield R. *Western blot*ting. Methods. 2006;38(4):283-93.
35. Forterre S, Raila J, Schweigert FJ. Protein profiling of urine from dogs with renal disease using proteinchip analysis. J Vet Diagn Invest. 2004;16(4):271-7.
36. International Renal Interest Society. Staging of chronic kidney disease. International Renal Interest Society. 2019;(10213173):1-8.
37. IRIS Canine GN Study Group Standard Therapy Subgroup, S. Brown, chair, J. Elliott, T. Francey, D. Polzin, Vaden S. Consensus recommendations for standard therapy of glomerular disease in dogs iris. J Vet Intern Med. 2013;27(1):27-43.
38. Vaden SL, Elliott J. Management of proteinuria in dogs and cats with chronic kidney disease. Vet Clin North Am Small Anim Pract. 2016;46(6):1115-30.
39. Syme HM. Proteinuria in cats: prognostic marker or mediator? J Feline Med Surg. 2009;11(3):211-18.

168
Particularidades no Manejo Dietético na Doença Renal Crônica em Gatos

Vivian Pedrinelli • Marcio Antonio Brunetto

INTRODUÇÃO

A doença renal crônica (DRC) pode ser considerada uma das afecções do trato urinário mais comuns em felinos. É definida como uma síndrome clínica progressiva, presente por pelo menos 3 meses, causada por alterações morfológicas e funcionais dos rins, cujas manifestações clínicas e laboratoriais geralmente ocorrem quando há comprometimento de 70% ou mais dos néfrons. Sua origem pode ser congênita ou adquirida. Ocorre em gatos de qualquer idade, sendo mais comum em animais com idade superior a 7 anos.[1-3] Essa doença pode acometer de 1 a 3% dos gatos, e sua prevalência pode chegar a 80% em gatos com mais de 12 anos.[4]

A International Renal Interest Society (IRIS) sugere a classificação da DRC em 4 estágios (Quadro 168.1). Esses estágios são muito importantes tanto para o tratamento convencional da DRC quanto para o estabelecimento do plano nutricional do animal, uma vez que existem recomendações específicas com base nos estágios e suas subclassificações, como hipertensão e proteinúria.

O adequado manejo nutricional do paciente felino com DRC pode auxiliar na redução de sinais clínicos causados pela uremia e reduzir a taxa de progressão da doença. Há consenso de que a nutrição é um fator coadjuvante ao tratamento da DRC. Ademais, tão importante quanto fazer o manejo nutricional específico é o momento de início desse manejo. A IRIS recomenda que seja considerada a introdução de alimento coadjuvante para DRC a partir do estágio 2.[6]

Os principais benefícios da utilização de dietas coadjuvantes em gatos com DRC é a menor incidência de crises urêmicas, menores concentrações de ureia e creatinina e maior concentração de bicarbonato.[7] Também foi observada maior sobrevida em gatos com DRC adquirida que consumiram alimento coadjuvante para DRC, além de menores concentrações de fósforo e de paratormônio (PTH).[8,9]

AVALIAÇÃO NUTRICIONAL DO PACIENTE FELINO COM DOENÇA RENAL CRÔNICA

O histórico é parte importante da avaliação nutricional do paciente com DRC. Além da anamnese clínica completa, a anamnese nutricional é necessária para determinar pontos-chave da alimentação e estabelecer a a ação mais adequada. A presença de sinais clínicos que podem influenciar na alimentação, como náuseas, êmese e hiporexia ou anorexia, deve ser descrita com detalhes de frequência e tempo de duração. Além disso, informações sobre rotina alimentar devem constar na anamnese, como marca do alimento, quantidade fornecida e se consome outros alimentos.

O exame físico também é um aspecto essencial na avaliação do paciente com DRC. A avaliação da hidratação e a determinação do escore de condição corporal (ECC) e a do escore de massa muscular (EMM) são fatores que auxiliam no estabelecimento do plano nutricional, devendo ser considerados em todos os pacientes e de preferência em todos os atendimentos. É importante lembrar que o ECC e o EMM não estão clinicamente associados, ou seja, é possível observar, por exemplo, um animal obeso com perda de massa muscular. Esses dois parâmetros, em conjunto com o peso corporal, são necessários para acompanhamento da eficácia do manejo nutricional instituído.

Quando se considera que a DRC é uma doença de longo curso, deve-se levar em conta que pode haver perda muscular decorrente do catabolismo causado pela ingestão insuficiente de energia e da falha adaptativa do organismo. Em animais saudáveis, após um período de inanição, especialmente carnívoros como os felinos, os estoques de glicogênio são rapidamente utilizados como fonte de energia, e a mobilização de aminoácidos é iniciada. Se a inanição continuar, o metabolismo de um animal saudável se adapta e passa a utilizar preferencialmente a gordura corporal como fonte de energia, poupando, dessa maneira, a depleção de massa muscular para esse fim. Em animais doentes, no entanto, a resposta inflamatória pode levar o metabolismo para um estado catabólico, no qual não ocorre a adaptação para o uso de gordura, e a proteólise passa a ser a fonte principal de energia; assim, esses animais podem manter seus depósitos de gordura corporal e perder massa muscular, tornando importante a avaliação de ECC e EMM em conjunto.[10]

Além de serem parâmetros importantes para o acompanhamento do plano nutricional, o ECC e o EMM já foram associados com a sobrevivência em cães. No momento do diagnóstico, cães com ECC abaixo do ideal apresentaram menor sobrevida quando comparados a cães com ECC ideal ou acima do ideal. O mesmo foi observado em cães com perda muscular, que apresentaram sobrevida menor quando comparados com cães sem perda muscular.[11-13] As informações que relacionam *status* nutricional e DRC na espécie felina são escassas, mas espera-se que as respostas sejam similares às de cães quanto à sobrevida em relação ao ECC e ao EMM.

QUADRO 168.1	Estadiamento da doença renal crônica proposto pela International Renal Interest Society (IRIS). (Adaptado[5])		
Estágio	Creatinina sérica (mg/dℓ)	SDMA (µg/dℓ)	Observações
1	< 1,6	< 18	Ausência de azotemia e SDMA dentro da referência ou levemente aumentada. Geralmente não há sinais clínicos
2	1,6 a 2,8	18 a 25	Azotemia leve e SDMA levemente aumentada. Sinais clínicos leves ou ausentes
3	2,8 a 5	26 a 38	Moderada azotemia renal e SDMA aumentada. Sinais clínicos presentes, sendo que a gravidade e intensidade podem variar
4	> 5	> 38	Aumento de risco de crises urêmicas e sinais clínicos sistêmicos

SDMA: dimetilarginina simétrica.

Nutrientes importantes para felinos com doença renal crônica

Os objetivos principais do manejo nutricional de gatos com DRC são: garantir ingestão adequada de nutrientes e energia; auxiliar no controle de sinais clínicos causados pela uremia; reduzir os distúrbios relacionados a desidratação, eletrólitos e desequilíbrio acidobásico; e auxiliar na redução da taxa de progressão da doença.[14]

Para atingir esses objetivos, alguns nutrientes já são avaliados como nutrientes-chave de acordo com estudos conduzidos *in vivo*. Os teores recomendados desses nutrientes são baseados em estudos realizados com alimentos comerciais e dietas experimentais, mas poucas pesquisas foram realizadas considerando esses nutrientes de forma isolada. O uso de alimentos coadjuvantes comerciais, no entanto, já foi associado com os objetivos citados anteriormente, sendo inclusive relacionado com melhora na qualidade de vida e maior sobrevida de gatos com DRC.[7] Portanto, a utilização de um alimento especialmente formulado para as necessidades de animais com DRC deve ser considerada uma conduta coadjuvante ao tratamento clínico.

Alimentos coadjuvantes, quando comparados com alimentos de manutenção para gatos adultos, geralmente têm menores teores de proteína, fósforo e sódio e apresentam maiores teores de gordura, ácidos graxos ômegas-3, potássio e alcalinizantes. Deve-se lembrar que cada caso precisa ser considerado individualmente e acompanhado conforme a evolução do estado de saúde do animal, a fim de se obter os melhores resultados.

A seguir, serão apresentados os nutrientes considerados mais importantes para felinos com DRC.

Energia

O consumo de energia adequado é um dos principais pontos do manejo nutricional do paciente com DRC, pois auxilia na prevenção do catabolismo proteico associado à doença crônica.[15] Para isso, é preciso estimar e acompanhar a quantidade de alimento a ser consumida diariamente para avaliar se o consumo voluntário de alimento é satisfatório. Há diversas equações para a estimativa de energia diária de gatos. Entre elas, as mais utilizadas são para estimativa da taxa metabólica basal e para gatos adultos em ECC ideal ou abaixo do ideal, apresentadas a seguir, respectivamente:[16]

$$70 \text{ kcal} \times \text{peso corporal}^{0,75}$$

$$100 \text{ kcal} \times \text{peso corporal}^{0,67}$$

Com base nessas estimativas e na energia metabolizável do alimento escolhido, é possível calcular a quantidade diária de alimento a ser ingerida. Cada caso deve ser acompanhado quanto ao peso, ECC e EMM para verificar se o consumo é suficiente, ou se é necessário realizar ajustes na quantidade.

A energia de alimentos para gatos é proveniente de proteína, carboidratos e gordura. A gordura é a fonte mais eficiente de energia: a energia por grama de gordura é quase o dobro da energia fornecida por g de carboidrato ou mesmo de proteína.[16] Assim, alimentos com maiores quantidades de gordura geralmente têm maior densidade energética e, desse modo, garantem o fornecimento da energia estimada exigindo uma menor quantidade de alimento. Essa menor quantidade ingerida pode ser vantajosa para gatos com DRC, uma vez que a hiporexia ou mesmo a náuseas e a êmese podem interferir na quantidade consumida. Sendo assim, alimentos com maiores teores de gordura e mais energéticos são mais indicados nesses casos.

A quantidade mínima de gordura de acordo com o National Renal Care (NRC)[16] e a Federação Europeia da Indústria de Alimentos para Animais de Estimação (FEDIAF, do francês *Fédération Européenne de l'Industrie des Aliments pour Animaux Familiers*)[17] é 22,5 g/1.000 kcal, independentemente se a ingestão calórica recomendada é de 100 ou 75 kcal/kg[3,67]. Os alimentos coadjuvantes disponíveis no mercado brasileiro têm, no mínimo, entre 35 e 60 g de gordura por 1.000 kcal, colocando-os acima das recomendações do NRC[16] e da FEDIAF.[17]

Grande parte dos gatos com DRC é mais velha e pode ter menor digestibilidade da gordura. Um estudo apontou que cerca de 10 a 15% dos gatos com idade entre 7 e 12 anos aparentaram ter redução na digestibilidade da gordura do alimento avaliado e, aproximadamente, 33% dos gatos acima de 12 anos apresentaram redução na digestibilidade de gorduras.[18] Diante disso, é recomendado indicar alimentos com aporte de gordura moderado a alto em pacientes felinos idosos com DRC, também para compensar essa possível redução do aproveitamento desse nutriente.

Proteína e aminoácidos

A proteína é tradicionalmente o nutriente mais conhecido quando se trata de nutrição de pacientes com DRC. Diversos sinais clínicos da DRC em gatos são provenientes da uremia, que é resultado do acúmulo de metabólitos resultantes do catabolismo proteico. Portanto, é esperado que a redução na quantidade de proteína ingerida possa auxiliar no controle de sinais relacionados à uremia. O excesso de proteína consumido é metabolizado em ureia e outros compostos nitrogenados, que são normalmente excretados pelos rins. No entanto, para manter o balanço nitrogenado, proteínas endógenas como as da musculatura podem ser degradadas caso haja ingestão insuficiente de proteína e aminoácidos.[19] Assim, o objetivo do fornecimento de proteínas e aminoácidos para o paciente felino com DRC é manter o balanço nitrogenado sem promover acúmulo excessivo de compostos nitrogenados.[20]

O debate sobre a real eficácia da redução de proteína em pacientes com DRC ocorre há algumas décadas. Estudos em ratos e em pacientes com DRC induzida (e não naturalmente adquirida) são a base dos resultados que avaliaram a proteína como nutriente individual, isto é, não associada a outras alterações na dieta, como redução de fósforo. Todavia, o modelo de doença induzida pode não refletir a realidade da doença adquirida. Por isso, deve-se ter cautela em extrapolar dados de outras espécies, como seres humanos, roedores e cães, e de estudos baseados em doença induzida.[21] Um estudo conduzido por Adams e colaboradores[22] avaliou a ingestão de duas dietas com teores diferentes de proteína, uma com 27,6% e outra com 51,7%, por gatos nefrectomizados, e os autores observaram que os gatos alimentados com maiores quantidades de proteína apresentaram menores concentrações séricas de creatinina e mantiveram peso corporal mais adequado, em comparação àqueles que consumiram menos proteína, não obstante apresentaram mais proteinúria e lesões morfológicas nos rins; nesse mesmo estudo, porém, foi constatado que mais da metade dos animais apresentou sinais clínicos de hipopotassemia, que pode causar alterações na função renal.[23] Outro estudo,[24] realizado em gatos nefrectomizados, observou que a adoção de dietas com alta ou baixa proteína não influenciou a lesão renal de gatos, ademais, não houve diferença quanto à proteinúria nesses animais. Atualmente, não constam estudos que avaliaram apenas a influência da proteína em gatos com DRC, portanto não é possível concluir se a restrição de proteína é benéfica para esses pacientes.

A quantidade mínima de proteína de acordo com o NRC[16] é de 40 g/1.000 kcal, e a quantidade recomendada é de 50 g/1.000 kcal. Já a FEDIAF[17] recomenda de 62,5 a 83,3 g/1.000 kcal, dependendo da ingestão calórica recomendada, se é de 100 ou 75 kcal/kg[0,67]. Os alimentos coadjuvantes disponíveis no mercado brasileiro têm, no mínimo, entre 40 e 60 g de proteína por 1.000 kcal, colocando-os próximo à recomendação do NRC[16] e abaixo das recomendações da FEDIAF.[17] O objetivo, portanto, é fornecer proteína suficiente para suprir as necessidades de aminoácidos, evitando o excesso e, por conseguinte, o aumento do risco de crises urêmicas.[21]

A qualidade da proteína, e não somente a quantidade, é importante em alimentos para gatos com DRC. Contudo, a biodisponibilidade de aminoácidos tanto dos ingredientes quanto dos alimentos como um todo, muitas vezes, não é conhecida. Ademais, assim como acontece com a gordura, gatos mais velhos podem apresentar menor capacidade de digerir proteína. De acordo com uma pesquisa,[18] um em cada cinco gatos com idade superior a 14 anos apresentou redução na digestibilidade das proteínas. Quando somados os fatores, redução de digestibilidade e o fato de que gatos com DRC geralmente são idosos, deve-se ter cuidado redobrado ao reduzir a oferta de proteína para esses pacientes, pois pode exacerbar a perda muscular como consequência da caquexia e mesmo sarcopenia.

Em relação aos aminoácidos, há evidências de alterações em seu metabolismo em gatos com DRC adquirida,[25] porém isso ainda não foi totalmente elucidado atualmente. Um estudo mais recente[26] avaliou o consumo de duas dietas coadjuvantes para DRC, com níveis similares de proteína, mas diferente composição de aminoácidos, por gatos com DRC nos estágios 1 e 2. Foi observado que felinos que consumiram a dieta com maiores teores de isoleucina, leucina, lisina, fenilalanina, treonina, triptofano, valina e taurina, além de L-carnitina, apresentaram maior consumo voluntário de calorias e menor perda de peso e de massa muscular ao longo de 6 meses quando comparados aos animais que consumiram a dieta sem a suplementação desses aminoácidos. É importante apontar que ambas as dietas utilizadas supriram as necessidades de proteína e aminoácidos essenciais recomendadas para gatos adultos.

Fibras

São compostos vegetais que fazem parte do grupo dos carboidratos e que não são digeridas pelo sistema gastrintestinal. Quanto à fermentação, fibras podem ser classificadas como de rápida, moderada ou lenta fermentabilidade. Fibras rapidamente fermentáveis produzem mais ácidos graxos de cadeia curta (AGCC) e gases em um menor tempo, e, quanto maior a fermentação, menores o tempo de trânsito e o bolo fecal. Já em termos de solubilidade (capacidade de uma fibra de se dissolver em água), grande parte das fibras rapidamente fermentáveis é solúvel.[16]

As funções das fibras são variadas e incluem: suporte à microbiota, regulação do tempo de trânsito intestinal e indiretamente a nutrição de colonócitos por seus produtos de fermentação. Apesar dessas funções importantes, não há quantidade de fibras explicitamente recomendada para a alimentação de cães e gatos.[16,17]

Em gatos com DRC, pode ocorrer constipação intestinal decorrente de desidratação, redução na motilidade intestinal e uso de medicações e quelantes de fósforo. Nesses casos, deve-se acompanhar individualmente a necessidade de suplementação e o tipo de fibra a ser utilizado, além de garantir a hidratação do paciente sobretudo por via oral (VO) para evitar a constipação intestinal. Há também uma hipótese de que a suplementação de fibras fermentáveis em gatos com DRC pode auxiliar na redução de concentrações circulantes de ureia, uma vez que aumentaria a excreção fecal de nitrogênio após sua fermentação bacteriana. Essa hipótese ainda não foi comprovada em gatos com DRC, e os reais benefícios não são conhecidos, considerando que a ureia é um marcador do metabolismo de nitrogênio e não é considerada uma toxina urêmica.[15]

Estudos mais recentes envolvendo metabolômica observaram a influência de diferentes tipos de fibra no metaboloma de gatos com DRC.[27,28] Em relação ao metaboloma fecal, a variação entre gatos saudáveis e aqueles com DRC não foi significativa quando comparados apenas em relação uns aos outros.[27] A principal diferença observada, independentemente da doença, foi em relação às fibras fornecidas: quando os animais consumiram dietas com betaglucanos ou frutooligossacarídeos (FOS), metabólitos associados à redução de inflamação e endotoxemia estiveram mais presentes. Já quanto aos metabólitos plasmáticos, foram observadas diferenças entre os gatos saudáveis e os gatos com DRC,[28] além de diferenças entre os grupos depois do fornecimento de diferentes fibras. Após o consumo do alimento com FOS, os gatos com DRC apresentaram menores concentrações de toxinas urêmicas, como o sulfato de guaiacol, do que quando consumiram polpa de maçã e apresentaram maiores concentrações de esfingolipídios inflamatórios. Esses resultados sugerem que fibras de fermentação mais rápida podem ser mais benéficas para gatos com DRC.

Fósforo

As quantidades de fósforo em alimentos coadjuvantes para DRC geralmente são reduzidas para auxiliar no controle da hiperfosfatemia, ou acúmulo de fósforo circulante, que é ocasionada pela redução da filtração glomerular desse elemento. A hiperfosfatemia é uma das principais consequências da DRC e tem papel importante na progressão da doença, pois está envolvida no desenvolvimento de hiperparatireoidismo secundário renal (HSR), hipocalcemia e deficiência de 1,25-di-hidroxicolecalciferol. Além disso, a concentração circulante de fósforo pode ser um preditor de sobrevida: a cada 1 unidade (em mg/dℓ) a mais na concentração circulante, há risco 11,8% maior de óbito.[29]

O aumento de fósforo sérico e intracelular leva ao aumento da secreção de PTH (Figura 168.1). As ações desse hormônio são diversas e incluem o estímulo da excreção de fósforo e absorção de cálcio pelos rins e reabsorção óssea. Essa última contribui para a maior concentração de fósforo circulante consequente à reabsorção óssea, que não é compensada pelo estímulo de excreção renal desse mineral. Tal estímulo à produção de PTH, portanto, é retroalimentado e contribui para a progressão da DRC.[15]

De acordo com um estudo, gatos que consumiram uma dieta com redução de proteína e fósforo apresentaram redução nas concentrações plasmáticas de fósforo quando comparados a animais que consumiram alimentos de manutenção.[8] Ainda, conforme esse mesmo estudo, felinos que consumiram as dietas de manutenção apresentaram maiores concentrações séricas de PTH, ao passo que os gatos que consumiram alimentos com menos proteína e menos fósforo não apresentaram diferença nas concentrações desse hormônio no início do estudo e no tempo de sobrevida. Outros estudos[31,32] também encontraram resultados semelhantes, demonstrando que gatos manejados com alimento coadjuvante apresentaram redução nas concentrações plasmáticas de fósforo e PTH quando comparados aos que consumiram dietas de manutenção. Ademais, dietas coadjuvantes renais também foram associadas à redução das concentrações de fator de crescimento fibroblástico 23 (FGF-23, do inglês fibroblast growth factor), uma fosfatonina que está envolvida na regulação do fósforo e no metabolismo da vitamina D.[32] Assim como feito em relação aos resultados referentes à redução dietética de proteína, é importante salientar que não foram realizados estudos que avaliaram apenas a restrição de fósforo. A maior parte das publicações que apontam os efeitos da alimentação na DRC em gatos utilizou dietas coadjuvantes que, além da restrição de fósforo, apresentavam redução de proteína e outras diferenças de composição quando comparadas

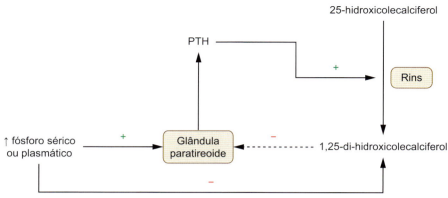

Figura 168.1 Relação entre aumento do fósforo sérico e paratormônio (PTH) que pode ocorrer na doença renal crônica em felinos. (Adaptada[30])

a dietas de manutenção. Desse modo, não se pode atribuir o efeito das dietas somente aos teores de fósforo nelas contidos.

A quantidade mínima de fósforo necessária para gatos adultos segundo o NRC[16] é de 0,35 g/1.000 kcal, e a quantidade recomendada é de 0,64 g/1.000 kcal. Já a FEDIAF[17] recomenda de 0,64 a 0,85 g/1.000 kcal, dependendo da ingestão calórica recomendada, 100 ou 75 kcal/kg[0,67]. Os alimentos coadjuvantes disponíveis no mercado brasileiro têm, no mínimo, entre 0,3 e 0,9 g de fósforo por 1.000 kcal, o que os coloca acima da recomendação mínima do NRC.[16]

A redução de fósforo circulante pode ser obtida por meio do uso de alimentos com menor teor desse mineral ou por meio do uso de quelantes. É sugerido que gatos com DRC apresentem concentrações plasmáticas de fósforo entre 2,7 e 4,6 mg/dℓ. Essa meta é importante, pois alguns gatos, principalmente em estágio 2 da DRC, podem apresentar valores de fósforo dentro do intervalo de referência laboratorial, mas já manifestar aumento de PTH. Em gatos com concentrações superiores a 4,6 mg/dℓ, sugere-se primeiro fazer a introdução de alimento reduzido em fósforo; o uso de quelantes entéricos de fósforo é recomendado apenas se a hiperfosfatemia persistir após 2 semanas da dieta com valores reduzidos de fósforo.[6,15]

Os quelantes entéricos de fósforo são substâncias que se ligam ao fósforo dietético contido nas secreções digestivas e, assim, formam compostos insolúveis que são excretados nas fezes.[15] Exemplos de quelantes incluem hidróxido de alumínio e carbonato de cálcio. As dosagens recomendadas podem variar de 30 a 60 mg/kg de peso corporal/dia, de acordo com o estágio da doença e a quantidade de fósforo dietético a ser quelado. A quantidade de quelante deve ser dividida pelo número de refeições diárias e fornecida misturada à alimentação, para maior efetividade. As concentrações de fósforo plasmático devem ser determinadas a cada 2 a 4 semanas, e ajustes na dosagem devem ser realizados conforme os resultados dos exames e baseados nas recomendações da IRIS.[6,15]

Potássio

É um nutriente importante na DRC, uma vez que a hipopotassemia já foi bem estabelecida como uma complicação da doença. As causas da hipopotassemia associada à DRC em felinos, entretanto, ainda não estão bem estabelecidas, mas podem incluir: consumo inadequado desse mineral, uso de dietas alcalinizantes e aumento da excreção urinária de potássio.[15] O uso de dieta deficiente em potássio também foi associado ao desenvolvimento de alterações renais,[23] e a hipopotassemia pode estar associada à fraqueza muscular, perda de peso e poliúria por redução da resposta renal ao hormônio antidiurético (ADH).[15]

A hiperpotassemia é menos comum em gatos com DRC, mas, quando presente, é necessário conduzir uma anamnese clínica e nutricional para investigar usos de medicações e histórico alimentar.[15] Caso a hiperpotassemia persista, pode ser necessária a introdução de uma dieta específica com redução de potássio. No caso de hipopotassemia, a suplementação de potássio é recomendada quando a concentração sérica do nutriente é menor do que 4 mEq/L[15] e pode ser feita com gliconato ou citrato de potássio, na dosagem de 1 a 2 mmol/kg de peso corporal/dia.[6] O acompanhamento de potássio sérico deve ser feito a cada 2 a 4 semanas, e a dosagem deve ser ajustada de acordo com a resposta clínica e a concentração sérica atingida.[20]

A quantidade recomendada de potássio de acordo com o NRC[16] é de 1,3 g/1.000 kcal. Já a FEDIAF[17] recomenda de 1,5 a 2 g/1.000 kcal, dependendo da ingestão calórica recomendada, 100 ou 75 kcal/kg[0,67]. Os alimentos coadjuvantes disponíveis no mercado brasileiro têm, no mínimo, entre 1 e 2,2 g de potássio por 1.000 kcal, o que coloca a maioria deles acima da recomendação do NRC.[16]

De acordo com as evidências atuais, não se pode fazer uma recomendação de consumo de potássio que atenda à necessidade de todos os pacientes felinos com DRC, visto que podem desenvolver tanto hipopotassemia quanto hiperpotassemia. Assim, os pacientes devem ser avaliados individualmente, a fim de se decidir caso a caso a melhor conduta a ser adotada. É importante também apontar que o *status* de potássio está associado ao equilíbrio acidobásico e, por isso, esse parâmetro deve ser avaliado e corrigido, se necessário, antes da avaliação das concentrações de potássio.[33]

Sódio

O raciocínio por trás da recomendação de restrição de sódio em pacientes com DRC inclui motivos diversos, dentre eles o fato de que os néfrons remanescentes apresentam maior dificuldade para excretar sódio e que pode ocorrer como consequência o desenvolvimento ou agravamento da hipertensão.[15] Tal recomendação é bastante importante, considerando que há relatos de que cerca de 19% de felinos com DRC apresentam PAS maior do que 175 mmHg.[34]

Um estudo avaliou dois grupos de felinos, com média de idade de 10 anos, que consumiram o mesmo alimento por 2 anos, com diferença apenas na quantidade de sódio.[35] O grupo de maior teor de sódio no alimento consumiu 3,1 g/1.000 kcal desse elemento, e o grupo de menor teor consumiu 1 g/1.000 kcal de sódio. Todavia, a taxa de filtração glomerular (TFG) e a PAS não foram afetadas pelas diferentes concentrações de sódio na dieta em nenhum dos tempos de avaliação (3, 6, 12 e 24 meses). Outro estudo[36] realizado com gatos com função renal reduzida a partir de nefrectomia observou que o sistema renina-angiotensina-aldosterona (SRAA) foi estimulado no período experimental de 7 dias após ter sido oferecida dieta com 0,50 g/kg de alimento (abaixo da recomendação mínima de 0,65 g/kg [em matéria seca], segundo o NRC).[16] Assim, não há evidência suficiente para recomendar a restrição de sódio como controle de hipertensão em felinos com DRC, segundo a IRIS.[6]

A quantidade mínima de sódio de acordo com o NRC[16] é de 0,16 g/1.000 kcal, e a quantidade recomendada é de 0,17 g/1.000 kcal. Já a FEDIAF[17] recomenda de 0,19 a 0,25 g/1.000 kcal, dependendo da ingestão calórica recomendada, 100 ou 75 kcal/kg^{0,67}. Os alimentos coadjuvantes disponíveis no Brasil têm, no mínimo, entre 0,12 e 1,3 g de sódio por 1.000 kcal, o que coloca a maioria deles acima das recomendações do NRC[16] e da FEDIAF.[17]

Equilíbrio acidobásico

Os rins têm papel importante na excreção de metabólitos acidificantes e na reabsorção de bicarbonato. Os compostos acidificantes podem ser provenientes de diversas fontes, inclusive de aminoácidos sulfurados presentes na dieta e também do catabolismo proteico gerado por consumo insuficiente de energia.[20] Com a redução da função renal, a capacidade de excreção de hidrogênio e compostos acidificantes, assim como a capacidade de reabsorção de bicarbonato, também é reduzida, levando à acidose metabólica, que está associada com a progressão da DRC.[15] Ademais, a acidose metabólica pode aumentar o catabolismo e a degradação de proteínas musculares e levar à reabsorção óssea, além de aumentar o risco de hipopotassemia por promover a entrada de potássio nas células.[15,37]

Um estudo apontou que cerca de 15% dos gatos com DRC no estágio 3 e 53% dos gatos com DRC no estágio 4 apresentaram evidências de acidose metabólica.[38] Sinais como anorexia, náuseas, êmese, fraqueza, perda de peso e perda de massa muscular foram associados a acidose metabólica.[39] A correção da acidose pode reduzir esses sinais, desse modo, é um ponto importante no tratamento de gatos com DRC.

Os alimentos coadjuvantes podem apresentar composição específica para auxiliar na alcalinização metabólica e, dessa maneira, colaborar no controle da acidose metabólica.[40] A redução da quantidade de proteína, especialmente de aminoácidos sulfurados, é um dos fatores utilizados nesse tipo de alimento. Porém, sozinho, esse fator raramente é suficiente para levar à resolução da acidose. Nesses casos, a utilização de alcalinizantes, como citrato de potássio e bicarbonato de sódio, é recomendada, caso a concentração de bicarbonato seja menor do que 18 mmol/ℓ,[15] e deve ser acompanhada individualmente.

Ácidos graxos

Dietas com altas concentrações de ácidos graxos ômega-3, especificamente os ácidos docosa-hexaenoico (DHA) e eicosapentaenoico (EPA), podem levar à competição desses ácidos graxos com o ácido araquidônico e alterar a produção de eicosanoides e leucotrienos.[41] Essa suplementação tem se mostrado efetiva em cães, mas poucos estudos avaliaram a suplementação desses nutrientes em gatos com DRC.

Um estudo retrospectivo[9] incluiu gatos que consumiram sete alimentos comerciais coadjuvantes para DRC e observou que o alimento associado à maior sobrevida continha as maiores concentrações de EPA. Deve-se lembrar, porém, que os alimentos coadjuvantes avaliados no estudo apresentavam outras diferenças e, portanto, não se pode atribuir o resultado exclusivamente ao EPA. Outro estudo mais recente[42] avaliou gatos com DRC nos estágios 2 a 4 que consumiram alimentos coadjuvantes para DRC com maior inclusão de EPA e DHA e observou que os animais não apresentaram concentrações séricas maiores de EPA e DHA quando comparados a gatos saudáveis pareados por idade e gatos com DRC que consumiam um alimento de manutenção.

Esses resultados sugerem que a suplementação de EPA e DHA, nas quantidades fornecidas, não foi suficiente para aumentar as concentrações circulantes desses ácidos graxos.

Vitamina D

A 1,25-di-hidroxivitamina D, ou calcitriol, está intimamente relacionada com o HSR. Essa vitamina é sintetizada pelos rins, e sua concentração pode estar reduzida em pacientes com DRC tanto pela redução da massa renal funcional quanto pela hiperfosfatemia, pois ambas reduzem a conversão da 25-hidroxivitamina D em calcitriol.[20]

Um estudo[43] avaliou gatos com e sem DRC e não observou diferença nas concentrações séricas de PTH após tratamento VO com calcitriol durante 14 dias. Em acordo com essa informação, a IRIS[6] comenta que os benefícios de doses baixas de calcitriol ainda não foram elucidados em felinos, sendo assim, sua suplementação não é recomendada.

Água

A ingestão hídrica adequada é essencial para a manutenção da qualidade de vida, pois, dentre algumas de suas funções, estão: excreção de toxinas, auxílio na digestão e controle da temperatura corporal. Em pacientes com DRC, ocorre a perda de água pela urina para auxiliar na eliminação da carga de osmolalidade, acarretando poliúria, seguida de polidipsia compensatória. Alguns animais, porém, não conseguem ingerir a quantidade de água necessária para suprir essa maior demanda. Esse processo, a longo prazo, pode levar à desidratação do animal, o que consequentemente pode agravar o quadro de DRC.[20]

A água é um nutriente frequentemente esquecido, apesar de ser um dos maiores constituintes do organismo, pois geralmente é oferecido à vontade.[44] Pode ser proveniente sobretudo da ingestão voluntária, mas também da ingestão pelo alimento. A ingestão voluntária é a quantidade que o animal consome do bebedouro ou outras fontes, e a ingestão pelo alimento corresponde ao quanto de umidade está presente no alimento consumido.[16]

A ingestão de água recomendada por dia é de 1 mℓ para cada kcal ingerida de alimento. Pode-se também utilizar a recomendação de 50 mℓ/kg/dia para gatos adultos.[16] Baseado no alimento fornecido e a sua quantidade total diária ingerida, é possível calcular quanto o animal precisa ingerir de água voluntariamente para atingir a recomendação. Por exemplo, se o alimento tem 10% de umidade e um gato de 5 kg de peso corporal consome 70 gramas desse alimento por dia, pode-se considerar que o animal consome 7 mℓ de água provenientes do alimento. Com base no peso do animal, é possível fazer a diferença e assim estabelecer a recomendação da ingestão de água restante para o dia.

Em relação ao modo de disponibilizar a água, não há consenso de que o consumo desse nutriente seja maior de acordo com o tipo de bebedouro. Em gatos saudáveis de tutores, o consumo de água foi maior quando oferecida em fonte em vez de bebedouro comum de água parada, porém a osmolalidade da urina não foi diferente entre os grupos.[45] Em gatos saudáveis de laboratório, não há evidência de aumento de consumo de água total quando comparados os bebedouros tradicional, de água circulante e de água em queda livre.[46] Não há evidências, porém, da efetividade de fontes de água quanto ao consumo hídrico total em pacientes com DRC, portanto o acompanhamento da ingestão hídrica independentemente do tipo de bebedouro é importante para evitar a desidratação do paciente.

Suporte nutricional enteral

Gatos com DRC podem apresentar hiporexia, o que leva a consumo reduzido de energia e nutrientes. Nesses casos, o uso de estimulantes de apetite pode ser recomendado. A mirtazapina é um estimulante de apetite considerado seguro para gatos com DRC.[47] Em um estudo[48] que avaliou a eficácia desse fármaco como estimulante de apetite em gatos com DRC, foi observado que seu uso oral na dosagem de 1,88 mg em dias alternados aumentou o apetite e a atividade, bem como reduziu a incidência de êmese após 3 semanas de tratamento. Nesse mesmo estudo, gatos que consumiram mirtazapina também ganharam mais peso quando comparados aos que consumiram placebo.

No entanto, caso o apetite não seja estimulado satisfatoriamente após o uso de medicações específicas, é preciso considerar a necessidade de intervenção nutricional. Isso porque a baixa ingestão voluntária de alimentos, conjuntamente ao aumento das necessidades nutricionais (causado por aumento de perdas por vômito, diarreia ou urina, por exemplo), menor absorção ou aumento do catabolismo, pode levar ao balanço energético negativo. Tal balanço, quando prolongado, pode acarretar perda de peso e principalmente de massa magra.[49]

A intervenção nutricional deve ser realizada assim que a desnutrição for observada ou pode ser antecipada. Não há um tempo específico para aguardar antes de iniciar a intervenção nutricional, porém, há algumas recomendações. Quando o animal está há 1 ou 2 dias sem se alimentar de maneira habitual, é possível fazer uma prescrição e acompanhar a aceitação do animal diariamente. Entre 3 e 5 dias sem se alimentar adequadamente, deve-se considerar o suporte nutricional por tubos ou por via parenteral. Caso o animal esteja há 5 dias ou mais sem se alimentar, a intervenção alimentar deve ser feita.[50] Animais obesos, principalmente gatos, devem ter atenção especial e não se deve esperar mais do que 2 dias para a intervenção.

Os métodos mais utilizados de suporte nutricional enteral são as sondas nasoesofágicas/nasogástricas e esofágicas.[51] Podem ser utilizadas para alimentação e para alguns tipos de medicação, e o manejo pode ser feito na internação ou em casa pelo tutor. As sondas não impedem a alimentação ou a ingestão de água voluntárias, ou seja, o animal pode se alimentar ou beber água sem o auxílio da sonda.

Para gatos com sondas alimentares, o cálculo da necessidade energética é realizado inicialmente de acordo com a necessidade energética de repouso (NER) (70 kcal/peso corporal^{0,75})[52] e pode ser aumentado gradualmente. Em casos de animais que apresentavam anorexia por 3 dias ou mais, é recomendado que a alimentação seja iniciada de maneira gradual de acordo com o tempo que ficaram sem ingerir o alimento, a fim de evitar a síndrome de realimentação.

CONSIDERAÇÕES FINAIS

O acompanhamento frequente de gatos com DRC é importante para garantir a ingestão adequada de energia e nutrientes e, assim, evitar a perda de peso e a perda de massa muscular, que são fatores associados a uma menor sobrevida em pacientes felinos com a doença. A partir das evidências atuais, é possível concluir que a dieta tem um papel importante em gatos com DRC. Nesse cenário, a alimentação coadjuvante é recomendada e apresenta benefícios significativos, sendo necessário um adequado plano nutricional, o que pode auxiliar na redução de sinais clínicos e complicações da doença, além de melhorar a qualidade de vida e aumentar a sobrevida desses pacientes.

REFERÊNCIAS BIBLIOGRÁFICAS

1. Brown SA, Crowell WA, Brown CA, Barsanti JA, Finco DR. Pathophysiology and management of progressive renal disease. Vet J. 1997;154(2):93-109.
2. Polzin DJ. Chronic kidney disease in small animals. Vet Clin North Am Small Anim Pract. 2011;41:15-30.
3. Bartges JW. Chronic kidney disease in dogs and cats. Vet Clin North Am Small Anim Pract. 2012;42(4):669-92.
4. Roura X. Risk factors in dogs and cats for development of chronic kidney disease. Barcelona: IRIS; 2019. Disponível em: http://www.iris-kidney.com/education/risk_factors.html. Acesso em: 12 jul. 2020.
5. International Renal Interes Society. Staging of CKD. IRIS; 2019. p. 1-5. Disponível em: http://www.iris-kidney.com/guidelines/staging.html. Acesso em 12 jan. 2022.
6. International Renal Interes Society. Treatment recommendations for CKD in cats. IRIS; 2019. p. 1-16. Disponível em: http://www.iris-kidney.com/pdf/IRIS_CAT_Treatment_Recommendations_2019.pdf. Acesso em 12 jan. 2022.
7. Ross SJ, Osborne CA, Kirk CA, Lowry SR, Koehler LA, Polzin DJ. Clinical evaluation of dietary modification for treatment of spontaneous chronic kidney disease in cats. J Am Vet Med Assoc. 2006;229(6):949-57.
8. Elliott J, Rawlings JM, Markwell PJ, Barber PJ. Survival of cats with naturally occurring chronic renal failure: effect of dietary management. J Small Anim Pract. 2000;41(6):235-42.
9. Plantinga EA, Everts H, Kastelein AMC, Beynen AC. Retrospective study of the survival of cats with acquired chronic renal insufficiency offered different commercial diets. Vet Rec. 2005;157(7):185-7.
10. Chan DL, Freeman LM. Nutrition in critical illness. Vet Clin North Am Small Anim Pract. 2006;36(6):1225-41.
11. Rudinsky AJ, Harjes LM, Byron J, Chew DJ, Toribio RE, Langston C et al. Factors associated with survival in dogs with chronic kidney disease. J Vet Intern Med. 2018;32(6):1977-82.
12. Pedrinelli V, Lima DM, Duarte CN, Teixeira FA, Porsani MYH, Zarif C et al. Nutritional and laboratory parameters affect the survival of dogs with chronic kidney disease. PLoS One. 2020;15(6):e0234712.
13. Parker VJ, Freeman LM. Association between body condition and survival in dogs with acquired chronic kidney disease. J Vet Intern Med. 2011;25(6):1306-11.
14. Polzin DJ. Chronic kidney disease. In: Ettinger SJ, Feldman EC, Cote E (editors). Textbook of veterinary internal medicine. 8. ed. Philadelphia, EUA: Saunders; 2017. p. 1938-58.
15. Elliott DA. Nutritional management of kidney disease. In: Fascetti AJ, Delaney SJ (editors). Applied veterinary clinical nutrition. West Sussex, UK: John Wiley & Sons; 2012. p. 251-67.
16. NRC. Nutrient requirements of dogs and cats. National Research Council (editor). Washington, D.C.: National Academy Press; 2006. 398 p.
17. Fédération Européenne de l'Industrie des Aliments pour Animaux Familiers (FEDIAF). Nutritional guidelines for complete and complementary pet food for cats and dogs. Brussels: Fédération Européenne de l'Industrie des Aliments pour Animaux Familiers; 2020. 96 p.
18. Perez-Camargo G. Cat nutrition: what is new in the old? Compend Contin Educ Pract Vet. 2004;26(2):5-10.
19. Laflamme DP, Hannah SS. Discrepancy between use of lean body mass or nitrogen balance to determine protein requirements for adult cats. J Feline Med Surg. 2013;15(8):691-7.
20. Forrester SD, Adams LG, Allen TA. Chronic kidney disease. In: Hand MS, Thatcher CD, Remillard RL, Roudebush P, Novotny BJ (editors). Small Animal Clinical Nutrition. 5. ed. Top: Mark Morris Institute; 2010. p. 765-810.
21. Larsen JA. Controversies in veterinary nephrology: differing viewpoints: role of dietary protein in the management of feline chronic kidney disease. Vet Clin North Am Small Anim Pract. 2016;46(6):1095-98.
22. Adams LG, Polzin DJ, Osborne CA, O'Brien TD, Hostetter TH. Influence of dietary protein/calorie intake on renal morphology and function in cats with 5/6 nephrectomy. Lab Investig. 1994;70(3):347-57.
23. DiBartola SP, Buffington CA, Chew DJ, McLoughlin MA, Sparks RA. Development of chronic renal disease in cats fed a commercial diet. J Am Vet Med Assoc. 1993;202(5):744-51.
24. Finco DR, Brown SA, Brown CA, Crowell WA, Sunvold G, Cooper TL. Protein and calorie effects on progression of induced chronic renal failure in cats. Am J Vet Res. 1998;59(5):575-82.
25. Goldstein RE, Marks SL, Cowgill LD, Kass PH, Rogers QR. Plasma amino acid profiles in cats with naturally acquired chronic renal failure. Am J Vet Res. 1999;60(1):109-13.
26. Hall JA, Fritsch DA, Jewell DE, Burris PA, Gross KL. Cats with IRIS stage 1 and 2 chronic kidney disease maintain body weight and lean muscle mass when fed food having increased caloric density, and enhanced concentrations of carnitine and essential amino acids. Vet Rec. 2019;184(6):190.
27. Hall JA, Jewell DE, Ephraim E. Changes in the fecal metabolome are associated with feeding fiber not health status in cats with chronic kidney disease. Metabolites. 2020;10(7):1-21.
28. Hall JA, Jackson MI, Jewell DE, Ephraim E. Chronic kidney disease in cats alters response of the plasma metabolome and fecal microbiome to dietary fiber. PLoS One. 2020;15(7):1-22.
29. Boyd LM, Langston C, Thompson K, Zivin K, Imanishi M. Survival in cats with naturally occurring chronic kidney disease (2000-2002). J Vet Intern Med. 2008;22(5):1111-7.

30. Kidder A, Chew DJ. Treatment options for hyperphosphatemia in feline CKD: what's out there? J Feline Med Surg. 2009;11(11):913-24.

31. Barber PJ, Rawlings JM, Markwell PJ, Elliott J. Effect of dietary phosphate restriction on renal secondary hyperparathyroidism in the cat. J Small Anim Pract. 1999;40(2):62-70.

32. Geddes RF, Elliott J, Syme HM. The effect of feeding a renal diet on plasma fibroblast growth factor 23 concentrations in cats with stable azotemic chronic kidney disease. J Vet Intern Med. 2013;27(6):1354-61.

33. Scherk MA, Laflamme DP. Controversies in veterinary nephrology: renal diets are indicated for cats with International Renal Interest Society chronic kidney disease stages 2 to 4: the con view. Vet Clin North Am Small Anim Pract. 2016;46(6):1067-94.

34. Syme HM, Barber PJ, Markwell PJ, Elliott J. Prevalence of systolic hypertension in cats with chronic renal failure at initial evaluation. J Am Vet Med Assoc. 2002;220(12):1799-804.

35. Reynolds BS, Chetboul V, Nguyen P, Testault I, Concordet DV, Sampedrano C et al. Effects of dietary salt intake on renal function: a 2-year study in healthy aged cats. J Vet Intern Med. 2013;27(3):507-15.

36. Buranakarl C, Mathur S, Brown SA. Effects of dietary sodium chloride intake on renal function and blood pressure in cats with normal and reduced renal function. Am J Vet Res. 2004;65(5):620-7.

37. Dow SW, Fettman MJ, LeCouteur RA, Hamar DW. Potassium depletion in cats: renal and dietary influences. J Am Vet Med Assoc. 1987;191(12):1569-75.

38. Elliott J, Syme HM, Reubens E, Markwell PJ. Assessment of acid-base *status* of cats with naturally occurring chronic renal failure. J Small Anim Pract. 2003;44(2):65-70.

39. Polzin DJ, Osborne CA, Ross S, Jacob F. Dietary management of feline chronic renal failure: where are we now? In what direction are we headed? J Feline Med Surg. 2000;2(2):75-82.

40. Burkholder WJ. Dietary considerations for dogs and cats with renal disease. J Am Vet Med Assoc. 2000;216(11):1730-4.

41. Bauer JE, Markwell PJ, Rawlings JM, Senior DE. Effects of dietary fat and polyunsaturated fatty acids in dogs with naturally developing chronic renal failure. J Am Vet Med Assoc. 1999;215(11):1588-91.

42. Tonkin L, Parnell N. Evaluation of serum fatty acids in cats with chronic kidney disease. J Vet Intern Med. 2015;29(4):1217.

43. Hostutler RA, DiBartola SP, Chew DJ, Nagode LA, Schenck PA, Rajala-Schultz PJ et al. Comparison of the effects of daily and intermittent-dose calcitriol on serum parathyroid hormone and ionized calcium concentrations in normal cats and cats with chronic renal failure. J Vet Intern Med. 2018;20(6):1307-13.

44. Gross KL, Yamka RM, Khoo C, Friesen KG, Jewell DE, Schoenherr WD et al. Macronutrients. In: Hand MS, Thatcher CD, Remillard RL, Roudebush P, Novotny BJ (editors). Small Animal Clinical Nutrition. 5. ed. Topeka, EUA: Mark Morris Institute; 2010. p. 49-105.

45. Grant DC. Effect of water source on intake and urine concentration in healthy cats. J Feline Med Surg. 2010;12(6):431-4.

46. Robbins MT, Cline MG, Bartges JW, Felty E, Saker KE, Bastian R et al. Quantified water intake in laboratory cats from still, free-falling and circulating water bowls, and its effects on selected urinary parameters. J Feline Med Surg. 2019;21(8):682-90.

47. Quimby JM, Gustafson DL, Lunn KF. The pharmacokinetics of mirtazapine in cats with chronic kidney disease and in age-matched control cats. J Vet Intern Med. 2011;25(5):985-9.

48. Quimby JM, Lunn KF. Mirtazapine as an appetite stimulant and anti-emetic in cats with chronic kidney disease: a masked placebo-controlled crossover clinical trial. Vet J. 2013;197(3):651-5.

49. Ross S. Utilization of feeding tubes in the management of feline chronic kidney disease. Vet Clin North Am Small Anim Pract. 2016;46(6):1099-114.

50. World Small Animal Veterinary Association (WSAVA). Feeding guide for hospitalized dogs and cats. WSAVA Global Nutrition Committee. 2013. p. 1-2. Disponível em: https://wsava.org/wp-content/uploads/2020/01/Feeding-Guide-for-Hospitalized-Dogs-and-Cats.pdf. Acesso em: 9 maio 2022.

51. Larsen JA. Enteral nutrition and tube feeding. In: Fascetti AJ, Delaney SJ (editors). Applied Veterinary Clinical Nutrition. Chichester, EUA: Wiley-Blackwell; 2012. p. 329-52.

52. Kleiber M. The Fire of life. New York: John Wiley & Sons; 1961. 454 p.

169
Glomerulopatias

Carolina Zaghi Cavalcante • Patrícia Erdmann Mosko •
Leonardo Gaspareto dos Santos • Cínthia Ribas Martorelli

ANATOMIA E FISIOLOGIA

Os rins são órgãos que exercem múltiplas funções orgânicas a fim de promover a manutenção da homeostase hídrica, acidobásica e eletrolítica do corpo. Além disso, recebem aproximadamente 25% do débito cardíaco para atuarem como filtro e promoverem a excreção de resíduos metabólicos. Ainda, os rins atuam em sistemas hormonais importantes, como a ativação do sistema renina-angiotensina-aldosterona (SRAA) – que regula a quantidade de água do corpo e atua sobre o diâmetro dos vasos sanguíneos –, influenciando diretamente a pressão arterial; ademais, participam do controle hormonal do cálcio e fósforo, especialmente ativando a vitamina D por meio da síntese da enzima 1-alfa-hidroxilase, além de sintetizarem a eritropoetina (EPO) para estímulo à eritropoese.[1,2]

Para a realização de todas essas funções, o rim é composto de uma variedade de células altamente especializadas e organizadas de maneira específica, formando a unidade funcional do rim, chamada "néfron". Essa unidade renal é composta do corpúsculo renal ou glomérulo e de uma sequência de túbulos (túbulo contorcido proximal, alça de Henle e túbulo contorcido distal) circundados por um interstício hiperosmolar e grande quantidade de vasos sanguíneos.

A função de filtração é dada pelo corpúsculo renal ou glomérulo, que é formado pela cápsula de Bowman, a qual circunda uma rede de vasos sanguíneos muito particular. Nessa rede, há uma arteríola aferente por onde o sangue chega ao glomérulo para ser filtrado e que dá origem ao tufo de capilares altamente especializados, chamados "capilares glomerulares". Esses capilares constituem o verdadeiro filtro sanguíneo. Os capilares se unem novamente fundindo-se e formando a arteríola eferente, por onde o sangue sai de dentro do glomérulo e passa a formar os capilares peritubulares, que irão nutrir as células renais e participar do processo de reabsorção tubular.[1]

Todos os capilares do corpo são compostos de células endoteliais dispostas em apenas uma camada, com a finalidade de permitir trocas do meio sangue com o interstício; contudo, nos capilares glomerulares, como o objetivo é a filtração seletiva, a composição de parede muda, sendo constituída por três camadas de filtração, que permitirão a passagem de moléculas de baixo peso molecular (como água e pequenos solutos) e reterão no meio sangue células e macromoléculas (como as proteínas).[3]

As camadas que compõem a parede do capilar glomerular são: (1) endotélio capilar, composto de células endoteliais – é a mais interna, está em contato com o sangue e é dotada de poros ou fenestras; (2) membrana basal, composta de três lâminas acelulares, sendo formada por glicoproteínas com diferentes tipos de colágenos, proteoglicanos, laminina, fibronectina e entactina – é a camada central, dotada de carga elétrica negativa; e (3) epitélio visceral, composto de células viscerais, também chamadas "podócitos", que apresentam prolongamentos citoplasmáticos denominados "processos podais" – é a camada mais externa, que envolve o capilar glomerular. Essa é a última camada de filtração para uma molécula antes de passar ao espaço urinário, compreendido entre os podócitos e a face interna da cápsula de Bowman.[1]

Nessa região dos capilares glomerulares, há ainda as células mesangiais, com formato irregular e localizadas em alguma porção do endotélio e a membrana basal. Sua função é fagocitar e eliminar debris do mesângio, ancorar a membrana basal glomerular (MBG), auxiliar na modulação da filtração local (pois apresenta propriedade contrátil), fagocitar proteínas e imunocomplexos, além de formar matriz e mediadores inflamatórios; de forma geral, as células mesangiais atuam no processo de limpeza e reparação local.[1] Essas estruturas estão ilustradas na Figura 169.1. O líquido ou filtrado formado no tufo glomerular cai no espaço de Bowman ou espaço urinário, de onde é conduzido aos túbulos renais para sofrer os processos de reabsorção e secreção e posteriormente se transformar em urina.[1]

A filtração glomerular é determinada por diversos fatores, didaticamente separados em: (1) fatores ligados à circulação sanguínea e (2) fatores de membrana. Os fatores ligados à circulação sanguínea são regidos pelas forças de Starling, ou seja, dependem da pressão hidrostática e da pressão oncótica do meio sangue e do espaço de Bowman. A quantidade de água do meio sangue (que é efetivamente a pressão hidrostática) é um fator que favorece a filtração do sangue pela parede capilar, e a quantidade de proteínas (que determina a pressão oncótica) constitui força de oposição à filtração. A pressão hidrostática é ligeiramente superior à pressão oncótica e por isso a filtração glomerular acontece. Logo, em um paciente hidratado e com a quantidade de proteínas normal no meio sangue, a filtração de água e pequenos solutos acontece normalmente.[2,4]

Quanto aos fatores ligados à membrana glomerular, existem dois componentes importantes que determinarão se uma molécula será ou não filtrada: o tamanho ou peso molecular e a carga elétrica da molécula. Os poros dessa membrana têm tamanho aproximado de 60.000 a 70.000 dáltons, dessa forma, moléculas menores passam livremente pelos poros e moléculas maiores são retidas e mantidas na circulação sanguínea. Contudo, moléculas de tamanho aproximado ao tamanho do poro, como a albumina com 69.000 dáltons, não conseguem passar a barreira por causa da carga elétrica. A barreira de filtração glomerular é constituída por proteínas de carga elétrica negativa e, portanto, repelem as moléculas de mesma carga elétrica (como a albumina), permitindo apenas a passagem de moléculas positivas.[2,4]

O glomérulo tem dois sistemas de autorregulação da taxa de filtração glomerular (TFG) descritos, que funcionam como sistemas de defesa e de "controle de qualidade". O primeiro é o reflexo miogênico: para entendê-lo, é preciso saber que as células endoteliais das arteríolas aferente (especialmente) e eferente (discretamente) são dotadas de musculatura lisa e de sensores de estiramento – quando há variações da pressão arterial sistêmica (PAS), a musculatura lisa é influenciada para contrair ou relaxar para a adaptar a área (ou luz) da arteríola, influenciando a entrada de maior ou menor quantidade de sangue e, com isso, promovendo maior ou menor filtração do sangue que entrou dentro dos capilares. O segundo é o mecanismo de retroalimentação túbulo-glomerular: uma porção do túbulo contorcido distal passa por entre as arteríolas aferente e eferente e liga-se a elas pelo aparelho justaglomerular. Nessa região, existem células altamente especializadas, chamadas "células da mácula densa", que são sensores capazes de detectar a concentração de sódio que está passando por dentro do túbulo. Se a concentração de sódio é mais alta que a desejável (ou seja, há menos água), a mensagem transmitida pelas células da mácula densa às células

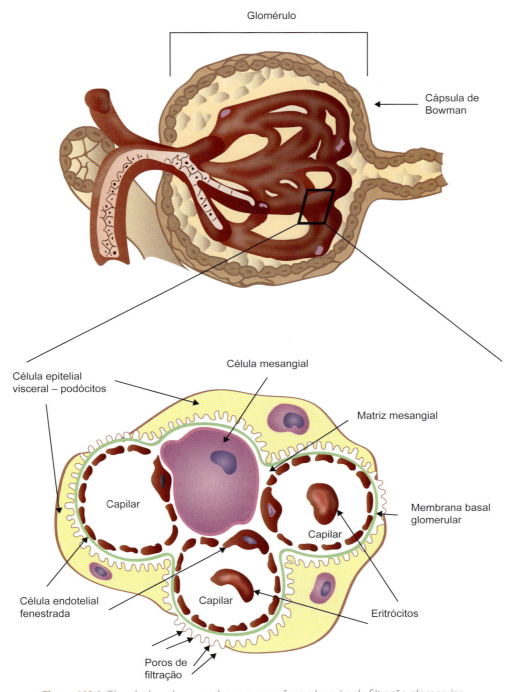

Figura 169.1 Glomérulo e das camadas que compõem a barreira de filtração glomerular.

justaglomerulares e às musculares da arteríola aferente é que é necessário filtrar mais água. Com isso, há síntese de substâncias locais como prostaglandinas e óxido nítrico para promover o relaxamento da musculatura lisa e permitir maior entrada de sangue para ser filtrado. Quando há redução da quantidade de sódio no filtrado (ou seja, há mais água), a mensagem transmitida é que há necessidade de filtrar menos, então as células justaglomerulares produzem e liberam renina, a qual promoverá a contração da musculatura da arteríola aferente para que menos sangue chegue para ser filtrado e menos água passe. Esse é um mecanismo complexo de controle de qualidade do produto (quase urina) que está chegando ao túbulo contornado distal. Desse modo, cada néfron é capaz de manter o equilíbrio da hemodinâmica da microcirculação renal e de impedir que alterações na PAS interfiram diretamente na filtração glomerular a curto prazo.[5,6]

DEFINIÇÃO E SINONÍMIA

O termo *glomerulopatia* define um conjunto de doenças que acometem a estrutura e o funcionamento do glomérulo.[7-9] Segundo Yhee *et al.* (2010), a terminologia *glomerulonefrite* pode ser definida como degeneração ou inflamação do glomérulo renal, caracterizada por alterações proliferativas ou não na MBG associadas à degeneração hialina.[2] Em relação às alterações histológicas encontradas, pode-se observar proliferação celular, expansão da matriz mesangial e espessamento da parede capilar.[7] O principal achado laboratorial de uma glomerulopatia é a perda urinária de proteína.[1,3,4]

Essas doenças podem ser classificadas de acordo com diversos fatores, como: tempo de evolução (se aguda ou crônica); origem (hereditária ou adquirida); acometimento primário ou secundário do glomérulo; e quanto ao aspecto histológico (lesões com participação do sistema imune, sem a participação desse sistema ou com depósito de substância amiloide).[4,8-10]

As lesões adquiridas são resultantes da formação ou do depósito de imunocomplexos no glomérulo (como a glomerulonefrite membranosa e a proliferativa) ou de alterações sistêmicas não imunomediadas que afetam o glomérulo (como a amiloidose, a glomeruloesclerose segmentar focal e a glomerulopatia de lesões mínimas).[9] Podem ser secundárias a diferentes processos de doenças sistêmicas, como distúrbios neoplásicos, infecciosos ou inflamatórios não infecciosos.[11] Já as lesões primárias são aquelas em que há formação de anticorpos diretamente contra alguma porção da membrana glomerular (como a glomerulonefrite imunomediada do Rottweiler, Bernese ou Bullmastiff) ou quando ocorre o desarranjo histológico de determinada região do glomérulo (como a nefrite hereditária do Cocker Spaniel ou a síndrome de Alport).[12]

Na medicina humana, doenças renais denominadas "proteinúricas" são caracterizadas histologicamente por microscopia de luz, imuno-histoquímica e microscopia eletrônica. Essa caracterização é preconizada para identificar, na maioria dos casos, a causa que incitou a doença, como também para definir o protocolo terapêutico e estabelecer o prognóstico.[13] Na medicina veterinária, em 2016, a Associação Mundial de Veterinários de Pequenos Animais (WSAVA, do inglês World Small Animal Veterinary Association) publicou um artigo sugerindo a classificação histológica para as doenças glomerulares com o objetivo de padronizar as lesões glomerulares observadas em cães proteinúricos, pois a classificação histológica utilizada até então baseava-se apenas nas alterações observadas na microscopia de luz e sem padronização específica, o que colaborava para o uso infrequente das modalidades avançadas de diagnóstico. Hoje, para o diagnóstico, preconiza-se o uso de técnicas ultraestruturais, à semelhança da medicina, incluindo análise à microscopia de luz, microscopia eletrônica e imunofluorescência ou imuno-histoquímica, para conseguir diferenciar as glomerulopatias imunomediadas, das não imunomediadas e da amiloidose.[12] É essa abordagem classificatória que este capítulo descreverá.

Acredita-se que agentes infecciosos e as doenças sistêmicas sejam responsáveis por, no mínimo, 50% das lesões glomerulares[7] (Quadros 169.1 e 169.2), e as glomerulopatias, por aproximadamente 50% dos casos que progridem para doença renal crônica (DRC).[4] Por esse motivo, o diagnóstico deve ser realizado de forma bastante criteriosa, buscando-se a identificação de possíveis enfermidades sistêmicas incitadoras das lesões glomerulares e a instituição de terapêutica assertiva, esperando-se a cura ou, ao menos, redução da velocidade de progressão da doença.

As glomerulopatias já descritas em cães e gatos estão listadas no Quadro 169.3.

Glomerulonefrites imunomediadas

São as glomerulopatias mais comumente encontradas em cães e gatos.[14] São todas aquelas lesões glomerulares em que se identifica a presença de diferentes imunocomplexos depositados no glomérulo, em região subepitelial (abaixo dos podócitos), subendotelial (abaixo da membrana basal), mesangial ou mesmo dentro do tufo capilar[14] (Figura 169.2). Pode-se encontrar depósito de imunoglobulina A (IgA), imunoglobulina G (IgG) e imunoglobulina M (IgM), associado ou não a um componente do sistema complemento (C3), embora os

QUADRO 169.1	Agentes infecciosos que devem ser investigados para determinar a causa de glomerulopatia secundária em cães e gatos.
Cães	**Gatos**
Adenovírus tipo I	Herpes-vírus bovino tipo 4
Herpes-vírus	Calicivírus felino
Leishmania spp.	Vírus da imunodeficiência felina (FIV)
Anaplasma spp.	Coronavírus felino (PIF)
Babesia spp.	Vírus da leucemia felina (FeLV)
Bartonella spp.	Vírus espumoso felino (FFV) ou vírus sincicial felino
Borrelia spp.	Gamma-herpes-vírus
Brucella spp.	Morbilivírus felino
Dirofilaria immitis	*Dirofilaria immitis*
Ehrlichia spp.	*Leptospira Sejroe*
Blastomyces spp.	*Ehrlichia* spp.
Hepatozoon spp.	
Leptospira interrogans	
Mycoplasma spp.	
Rickettsia rickettsii	
Trypanosoma spp.	
Coccidioides spp.	
Heterobilharzia americana	

antígenos sejam raramente identificados.[4,12] A deposição de imunocomplexos promove diversos efeitos deletérios ao glomérulo, como a inflamação, representada pela glomerulonefrite e desencadeada por diferentes mediadores químicos, células inflamatórias, ativação plaquetária, do sistema complemento e do SRAA, com respostas humoral e celular, que influenciam a função fagocitária das células mesangiais.[4] Além disso, as lesões glomerulares são categorizadas dependentemente do quanto cada glomérulo foi acometido (segmentar ou global) e de quantos glomérulos foram lesados (focal ou difuso), bem como da presença de infiltrado inflamatório ou proliferação das células mesangiais.[4]

As glomerulonefrites imunomediadas podem ser adquiridas (quando houver formação de anticorpos antimembrana glomerular de maneira espontânea ou induzida por fármacos ou outras doenças sistêmicas) ou hereditárias (quando há formações de anticorpos antimembrana ou formação de imunocomplexos que se depositam na membrana glomerular por alterações no código genético). Ademais, podem ser primárias (quando o corpo deixa de reconhecer a membrana glomerular como própria e passa a produzir anticorpos antimembrana) ou secundárias (quando há uma enfermidade imunomediada sistêmica com formação de complexos antígeno-anticorpo ou há formação de anticorpos que, por reação cruzada, lesionam a membrana glomerular).

A microscopia de luz pode revelar muitas das lesões imunomediadas dessas glomerulonefrites, contudo somente os resultados da imunofluorescência e da microscopia eletrônica podem confirmar o diagnóstico.[14]

Existem muitas glomerulonefrites imunomediadas descritas na literatura, dentre elas estão: glomerulonefrite crescêntica, glomerulonefrites proliferativas (endocapilar e mesangioproliferativa), glomerulonefrite membranoproliferativa, glomerulonefrite de lesões mínimas, glomerulonefrites imunomediadas e glomerulonefropatia membranosa.[15-20]

QUADRO 169.2 — Causas sistêmicas associadas às glomerulopatias.

Cães	Gatos
Infecções bacterianas	
Endocardite	Piometra
Sepse	Endocardite
Pielonefrite	Dermatite crônica
Piometra	Pioderma
Pioderma	Poliartrite por micoplasma
Dermatite crônica	Gengivite crônica
Doença periodontal e gengivite	
Osteomielite	
Broncopneumonia	
Infecções bacterianas crônicas	
Neoplasias	
Leucemia	Leucemia
Linfossarcoma	Linfossarcoma
Mastocitose	Linfoma
Eritrocitose primária	Mastocitose
Histiocitose sistêmica	Outras neoplasias, especialmente as malignas
Outras neoplasias, especialmente as malignas	
Doenças inflamatórias e imunomediadas	
Doença inflamatória intestinal	Pancreatite crônica
Pancreatite	Colângio-hepatite
Doença periodontal e gengivite	Poliartrite
Hiperadrenocorticismo	
Poliartrite	Lúpus eritematoso sistêmico
Lúpus eritematoso sistêmico	Outras doenças imunomediadas
Outras doenças imunomediadas	
Outras causas	
Excesso de glicocorticoides	Diabetes *mellitus*
Sulfa-trimetropima	Acromegalia
Deficiência congênita de C3	Intoxicação por mercúrio
Hiperlipidemia	
Doenças familiais	
Excesso de vacinação	

C3: componente 3 do sistema complemento.

Glomerulonefropatia membranosa

Caracteriza-se por proteinúria intensa e pelo depósito de imunocomplexos, principalmente IgG, na porção subepitelial da MBG, distante dos capilares glomerulares, havendo espessamento da MBG e consequentemente lesão glomerular.[2] As alças dos capilares se tornam espessadas, porém a hipercelularidade é ausente ou mínima;[2,12] a hipercelularidade mesangial em geral é mínima a leve na maioria dos casos.[12] Nesse tipo de glomerulonefrite, a lesão glomerular é causada por mecanismos dependentes do sistema complemento e não por infiltrado de células inflamatórias. Além disso, o depósito de imunocomplexos no glomérulo geralmente é secundário a outras doenças caracterizadas por estimulação antigênica crônica, como doenças infecciosas, inflamatórias, neoplásicas e até reações adversas provenientes da administração de certos medicamentos.[14] Imunocomplexos na parede do capilar glomerular podem estimular a proliferação celular glomerular e o espessamento

QUADRO 169.3 — Doenças glomerulares de cães e gatos, enfermidades correlacionadas e as raças descritas como predispostas.

Classificação histológica	Enfermidades correlacionadas com as glomerulopatias em cães e gatos	Raças de cães e gatos descritos com a forma hereditária da doença
Amiloidose: depósito de substância amiloide A		
	Linfossarcoma	Beagle
	Neoplasias	Foxhound Inglês
	Infusão contínua crônica de insulina	Shar-pei
	Lúpus eritematoso sistêmico	Poliartrite juvenil do Beagle
	Gamopatia monoclonal	Poliartrite no Akita
	Hematopoese cíclica	Dermatomiosite no Collie
	Poliartrite	Lupus sistêmico no Schnauzer
	Doença periodontal	Siamês
	Pancreatite	Abissínio
	Dermatite crônica	Hematopoese cíclica do Grey Collie
	Osteomielite	
	Broncopneumonia	
	Coccidioidomicose	
	Blastomicose	
	Dirofilariose	
	Leishmaniose	
	Erliquiose	
	Hepatozoonose	
	Borreliose	
	Infecções bacterianas crônicas	
	Pioderma	
	Piometra	
	Pielonefrite	
Glomerulopatia imunomediada: depósitos imunes em locais subepiteliais, subendoteliais, intramembranosos ou mesangiais		
Glomerulonefrite crescêntica	Nefropatia por IgA / Leishmaniose / Imunomediada primária	
Glomerulonefrite proliferativa (do tipo membranoproliferativa)	Leishmaniose / Borreliose de Lyme / Febre maculosa das Montanhas Rochosas / Babesiose / Erliquiose / Hepatozoonose / Adenovírus do tipo 1 / Leptospirose / Dirofilariose / Tripanossomíase / Esquistossomose / Infecção bacteriana crônica / Neoplasias / FIV / FeLV / PIF	Beagle / Doença autossômica recessiva dos Berneses / Deficiência de complemento do Britany Spaniel / Secundário ao uso de sulfa em Doberman Pinscher / Associado à borreliose em Labrador Retriever, Pastor de Shetland e Golden Retriever / Secundária à leishmaniose em American Foxhound
Glomerulonefrite proliferativa (do tipo mesangioproliferativa)	Leishmaniose / Esquistossomose / Adenovírus canino do tipo 1 / Diabetes *mellitus*	
Glomerulopatia de lesões mínimas	Erliquiose / Pós-vacinal / Mesilato de imatinibe / Eritrocitose primária	
Glomerulonefrite imunomediada		Bernese / Bullmastiff / Rottweiler
Glomerulonefropatia membranosa	Neoplasias / Leishmaniose / Dirofilariose / Lúpus eritematoso sistêmico / Rejeição ao transplante / Idiopática/autoimune	Doberman Pinscher

(continua)

QUADRO 169.3	Doenças glomerulares de cães e gatos, enfermidades correlacionadas e as raças descritas como predispostas. (Continuação)	
Classificação histológica	Enfermidades correlacionadas com as glomerulopatias em cães e gatos	Raças de cães e gatos descritos com a forma hereditária da doença
Glomerulopatia não imunomediada: lesões glomerulares sem a presença de anticorpos ou substância amiloide. Na esclerose, há depósito de matriz fibrosa na porção periférica do capilar, pode haver defeitos conformacionais na membrana glomerular decorrentes de alterações genéticas		
Glomeruloesclerose		
Focal Segmentar Global	Esquistossomose Hipertensão arterial sistêmica Hiperadrenocorticismo Nefrectomia unilateral DRC Obesidade Idiopática/hereditária (?)	Doberman Pinscher Newfoundland Bullmastiff Terra-nova
Glomerulopatia familial		
Nefrite hereditária		Bull Terrier Cocker Spaniel Dálmata Samoieda
Atrofia glomerular cística		Doberman Pinscher
Glomerulopatia atrófica		Rottweiler
Vasculopatia glomerular		Greyhound Pembroke Welsh Corgi
Glomerulonefrite proliferativa e esclerosante		Soft-Coated Wheaten Terrier
Síndrome de Alport		Beagle Bull Terrier Dálmata Doberman Pinscher Samoieda Terra-nova Cocker Spaniel Abissínios

IgA: imunoglobulina A.

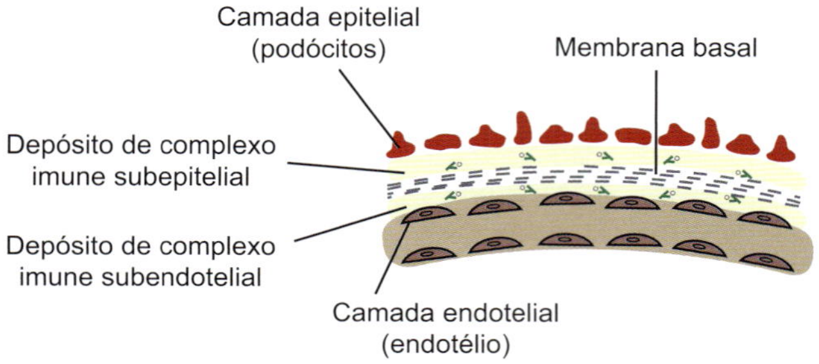

Figura 169.2 Ilustração da localização dos infiltrados imunes na membrana glomerular.

da parede capilar, acarretando hialinização e esclerose glomerular.[8] À histologia, é possível observar imunocomplexos como depósitos nodulares avermelhados, que induzem a produção de nova MBG ao seu redor, conferindo-lhe aparência de espículas. Remodelamentos mais acentuados da camada basal glomerular sugerem doença crônica ou de maior gravidade. À microscopia eletrônica, nota-se a presença de depósitos de imunocomplexos.[12] Alterações irreversíveis no glomérulo comprometem a função glomerular com posterior redução da TFG, além de azotemia e falência renal.[8]

Como a glomerulonefrite membranosa é caracterizada por proteinúria intensa, pode ser frequente o desenvolvimento de síndrome nefrótica, a qual foi previamente identificada em 30% dos cães que apresentavam proteinúria. O tempo de sobrevida pode variar de 4 dias a 3 anos. À imunofluorescência, foram detectadas IgG, IgM e C3 no mesângio e junto da MBG. Em relação aos gatos, foi interessante observar que aqueles que tinham depósito apenas de IgG e/ou C3 evoluíram com sobrevida menor quando comparados com aqueles em que havia depósito de IgA ou IgM.[4,7,12]

Glomerulonefrites proliferativas

Nesse tipo, há proliferação da matriz mesangial na região endocapilar ou das células mesangiais. Ocorre comumente em pacientes humanos com lúpus eritematoso sistêmico, na nefropatia por IgA ou nas glomerulonefrites pós-infecção. A endocapilar caracteriza-se pela proliferação mesangial e é definida pela presença de quatro ou mais células mononucleares ou mesangiais por área, geralmente associada à expansão da matriz mesangial. Ao exame por imunofluorescência e microscopia eletrônica, observa-se depósito granular fino de IgG e/ou IgM na região subepitelial da MBG e no mesângio.[4] A forma mesangioproliferativa caracteriza-se por hiperplasia das células mesangiais, geralmente associada ao aumento da matriz mesangial.[8,18] (Figura 169.3) A IgA é o principal componente implicado nessa doença, sendo denominada "nefropatia por IgA". Em um estudo com cães, doenças entéricas e hepáticas foram associadas a aumento de IgA circulante e nefropatia por IgA.[4,7]

Glomerulonefrite membranoproliferativa

À microscopia óptica, caracteriza-se por hipercelularidade endocapilar glomerular, com aumento do número de células internas à MBG (p. ex., leucócitos, células endoteliais e/ou células mesangiais interpostas) e invasão ou obliteração dos lúmens capilares periféricos.[12] Com o auxílio da microscopia eletrônica, pode-se classificá-la em diferentes tipos. A glomerulonefrite membranoproliferativa tipo I caracteriza-se pelo depósito de imunocomplexos na região subendotelial da MBG; a do tipo III é definida pelo depósito adicional no mesângio ou na porção subepitelial da MBG. A do tipo II é caracterizada pelo depósito de material denso na MBG, e não está associada a doenças infecciosas.[7,8] Casos de glomerulonefrite membranoproliferativa em que há depósitos de imunocomplexos subepiteliais e subendoteliais à microscopia óptica são considerados como uma variante chamada "glomerulonefrite membranoproliferativa mista".[12] Ainda, o depósito granular de imunocomplexos (IgA, IgG, IgM ou combinação dessas) torna a MBG espessada.[4] Os glomérulos apresentam-se com alta celularidade devido ao aumento do número de células endoteliais e/ou mesangiais comparados com os do rim normal.[2] Também é possível observar o inchaço das células endoteliais e a obliteração do lúmen.[12] Esse tipo de glomerulonefrite tem sido associado ao uso de sulfas, a doenças neoplásicas, inflamatórias e a uma variedade de doenças infecciosas, como infecção bacteriana crônica (bartonelose, brucelose, endocardite), hemoparasitoses (babesiose, erliquiose, doença de Lyme), doenças virais (leucemia felina, imunodeficiência felina, peritonite infecciosa felina e adenovírus canino) e doenças parasitárias (dirofilariose).[4,21]

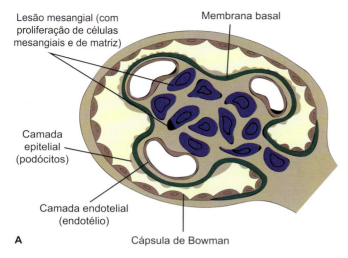

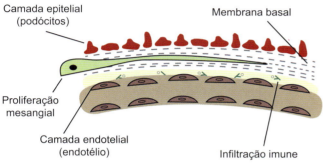

Figura 169.3 Proliferação e infiltração de células mesangiais na membrana glomerular. **A.** Glomérulo com a proliferação mesangial. **B.** Camadas que compõem a parede glomerular, demonstrando a projeção das células mesangiais na membrana basal.

Glomerulopatia de lesões mínimas

Caracterizada por proliferação mesangial discreta a moderada, associada a anormalidades nos podócitos, essa glomerulopatias pode ser causada por erliquiose, com típica proteinúria grave (decorrente da perda da carga elétrica negativa da MBG) e posterior desenvolvimento de síndrome nefrótica.[4] Não foram encontradas lesões tubulares nos animais com esse tipo de lesão.[21] Para confirmação do diagnóstico, a microscopia eletrônica é prioritária. Além disso, esse tipo de doença glomerular, assim como a glomeruloesclerose, é pouco reconhecido na medicina veterinária.[4,22,23] Em um artigo, observou-se que a maioria dos casos de glomerulopatia com mínimas alterações acontecia em cães com histórico de infecção do trato urinário, mas não foi possível esclarecer se a lesão levou à infecção ou o contrário.[23]

Amiloidose

Embora seja pouco frequente em pequenos animais, trata-se de uma doença progressiva que geralmente evolui para DRC e se caracteriza pelo depósito extracelular de proteína amiloide AA, uma proteína de fase aguda inflamatória, sintetizada pelo fígado em resposta à lesão, que pode se depositar em diversos órgãos, principalmente fígado e baço, além dos rins.[7] Amiloidose reativa costuma estar associada à proteinúria grave secundária ao depósito amiloide glomerular.[4] Hipoalbuminemia e hipoproteinemia também são relativamente comuns, e o paciente pode evoluir para síndrome nefrótica.[24]

Na histopatologia dos rins, a substância amiloide é refringente à luz polarizada quando corada com vermelho congo. A deposição extracelular de material proteico no glomérulo ocorre primariamente nas células mesangiais e, eventualmente, na região subendotelial.[25,26] Há compressão de capilares periféricos pelo material congofílico e é possível observar a presença de pequenas adesões.[12]

À microscopia eletrônica, a deposição de amiloide é caracterizada pela presença de fibrilas não ramificadas no interior do mesângio e na parede dos capilares, com obliteração dos processos podais.[12] A amiloidose acontece de forma familial por aparente predisposição genética em algumas espécies animais, com predisposição à deposição nos tecidos renais em cães Shar-pei e em gatos abissínios.[27] Observou-se que em cães da raça Shar-pei há elevação da concentração sérica de interleucina-6 associada à amiloidose.[4] Também apresenta tendência a ocorrer em animais com idade um pouco mais avançada.[15,28]

Glomerulonefrites não imunomediadas

São todas aquelas que não apresentam depósito de complexos imunes (anticorpo, complexo antígeno-anticorpo ou sistema complemento) nem presença de substância amiloide AA.[14] Incluem-se nessa categoria todas as glomeruloescleroses (focal, segmentar ou global), lipidose glomerular e defeitos estruturais de origem genética, como: glomerulopatia atrófica, vasculopatia glomerular, atrofia glomerular cística, nefrite hereditária e síndrome de Alport, por exemplo.[14,17]

Glomeruloesclerose

Pode ser primária (defeito genético) ou secundária à hipertensão arterial sistêmica e às lesões glomerulares de outras origens. É caracterizada por lesão glomerular avançada associada à redução do parênquima renal funcional, representada por declínio progressivo da função renal. Por meio de microscopia, observam-se hiperplasia das células mesangiais e expansão da matriz mesangial, que são secundárias à hialinização e à esclerose com adesão à cápsula de Bowman[7,1] (Figura 169.4).

Um subtipo desse tipo de doença glomerular é a glomeruloesclerose segmentar focal, considerada uma das principais causas de síndrome nefrótica e da progressão da DRC para o estágio terminal em pacientes humanos.[29] Em cães, trata-se da doença glomerular mais comum dentre as que não são provocadas pela deposição de imunocomplexos.[15,17] Histologicamente, caracteriza-se por solidificação de uma porção do tufo capilar, que pode variar conforme a amostra, em pelo menos um glomérulo, atribuída à expansão da matriz mesangial e obliteração

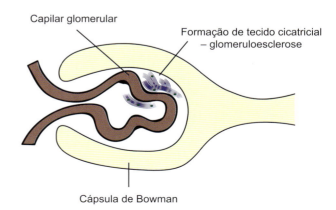

Figura 169.4 Formação de tecido cicatricial entre o capilar glomerular e a face interna da cápsula de Bowman, levando à aderência do capilar à cápsula e à formação da glomeruloesclerose focal.

do lúmen capilar, frequentemente associadas a algum grau de hipercelularidade mesangial.[12] Outros achados são hialinose segmentar, presença de sinéquias (área onde o desnudamento da MBG provoca a sua aderência à cápsula de Bowman), expansão da matriz mesangial, debris nucleares e depósito de imunoglobulinas, principalmente IgM e C3. Pode haver, ainda, espessamento da parede capilar de gravidade leve a moderada. Além disso, o principal achado laboratorial é a proteinúria, a qual é seguida pelo desenvolvimento de síndrome nefrótica e perda progressiva da função renal.[12,18]

O desenvolvimento de glomeruloesclerose segmentar focal está relacionado com a alteração de podócitos (como fusão dos processos podais), seguida de liberação de citocinas com consequente esclerose glomerular.[18] Ademais, a fusão dos processos podais promove redução da permeabilidade glomerular e proteinúria por conseguinte, e o grau de lesão nesse componente do glomérulo está correlacionado à concentração sérica de albumina em pacientes humanos com síndrome nefrótica.[19] À microscopia eletrônica, as principais lesões identificadas em cães incluem enrugamento e rarefação da MBG, interposição de células mesangiais e alteração das microvilosidades dos podócitos.[12,20] Ainda, o infiltrado inflamatório promove deposição de matriz mesangial e colapso do glomérulo. Posteriormente, ocorre lesão tubular, em que as células tubulares podem ser diferenciadas em células mesenquimais, que contribuem para o estabelecimento de fibrose. A esclerose glomerular pode ser consequência da hipertensão arterial sistêmica e da formação exacerbada de matriz mesangial.[18]

O advento de técnicas mais avançadas de diagnóstico de lesões renais na medicina veterinária permitiu descobrir que a glomeruloesclerose segmentar focal primária é causa comum de doença glomerular em cães. Origina-se de defeitos inatos nos podócitos, genes ou, ainda, nas proteínas do diafragma de fenda.[12] A forma secundária de glomeruloesclerose segmentar focal pode ocorrer em doenças renais com perda de néfrons, como nefrectomia unilateral, e obesidade. Após a perda de néfrons, instala-se a hipertrofia compensatória dos glomérulos remanescentes, resultando em aumento do volume e da pressão glomerular. O processo adaptativo pode se tornar deletério, com lesão e descolamento dos podócitos, hipertensão sistêmica, associados a colapso capilar e esclerose mesangial.[12,23] A forma secundária também pode ser induzida por imunocomplexos, que eventualmente não são detectáveis à microscopia óptica. Portanto, a microscopia eletrônica se torna especialmente importante nesses casos.[12] Um estudo encontrou sobrevidas significativamente menores em cães com essa lesão cujos valores de creatinina sérica foram maiores ou iguais a 2,1 mg/dℓ e que estavam severamente hipoalbuminêmicos (concentração sérica de albumina menor do que 2 g/dℓ).[21] Hipertensão arterial sistêmica é um achado comum nos pacientes com glomeruloesclerose segmentar focal e está associado ao aumento do risco de crises urêmicas, além de menor tempo de vida.[12,21]

Outras glomerulopatias

Existem diversos tipos de nefropatias colágeno-fibróticas e glomerulopatias com envolvimento de fibronectinas em pacientes humanos, denominadas "glomerulonefropatias colágeno-fibróticas". Tal nefropatia caracteriza-se por significativa infiltração e acúmulo de colágeno do tipo III ou de fibronectina no mesângio, na matriz mesangial e no subendotélio dos capilares glomerulares. Há importante expansão do mesângio e leve a moderada atrofia tubular, com fibrose intersticial moderada e atrofia periglomerular grave. Ultraestruturalmente, observa-se massivo acúmulo de colágeno fibrótico. Em medicina veterinária, há poucos relatos desse tipo de glomerulopatia, que já foi descrita nas espécies canina, felina, suína e em primatas. O acúmulo de colágeno nos glomérulos com glomeruloesclerose já foi relatado em três cães da raça Terra-nova.[4,10,30]

A origem da deposição de colágeno tipo III nos glomérulos não é totalmente conhecida, porém se pressupõe que possa ser formado in situ ou a partir de mecanismos extrarrenais, como doença sistêmica associada a uma anormalidade no metabolismo de colágeno. Os cães com glomerulopatia colágeno-fibrótica geralmente apresentam síndrome nefrótica, com proteinúria e hipertensão, assim como os humanos. Por meio do exame ultraestrutural dos rins, observaram-se espessamento da MBG e lesão de podócitos secundária à deposição de colágeno. Ainda, os podócitos são responsáveis pela regulação da permeabilidade dos capilares glomerulares, por isso lesão nessas células resulta em proteinúria grave.[10,30]

PREVALÊNCIA

A frequência da doença glomerular em cães varia de 43 a 90% e aumenta de acordo com a idade. Os gatos também podem desenvolvê-la, contudo é menos usual.[7,9] Em cães, a idade mais comum no momento do diagnóstico é aproximadamente 8 anos.[30] o que pode variar dependendo do tipo de lesão desenvolvida. Um trabalho observou que cães com glomerulonefropatia membranosa têm média de idade de 5 anos; na glomerulonefrite membranoproliferativa e na glomeruloesclerose segmentar focal, a média é de 6 anos; casos de amiloidose foram diagnosticados, em média, aos 9 anos.[14] Em estudo prévio com cães foi demonstrado que 90% dos pacientes que exibiam ou não manifestação clínica proveniente de doença renal apresentavam lesão glomerular; entre os cães com DRC, 52% tinham lesão glomerular.[4] Já em felinos com glomerulonefrite, a idade média é de 4 anos, dos quais 75% são machos; todavia, não parece haver predisposição racial. Quanto ao sexo, alguns autores afirmam que não existe predisposição para doenças glomerulares.[4,15,31] Entretanto, estudos encontraram maior predisposição em fêmeas para o desenvolvimento de glomeruloesclerose.[17,24,26]

Em razão da dificuldade do emprego de métodos diagnósticos mais elaborados, como microscopia eletrônica, imunofluorescência e imuno-histoquímica, a prevalência dos tipos de glomerulopatia não é precisa em medicina veterinária.[4] Esforços têm sido realizados para popularizar esses métodos entre os médicos-veterinários e, dessa forma, incrementar informações que possam proporcionar a compreensão das doenças glomerulares em animais de companhia.[12,14,21] Cerca de metade das lesões encontradas é causada por deposição de imunocomplexos, consistindo no tipo mais diagnosticado, seguido da glomeruloesclerose e da amiloidose.[12,15,17,21]

Antigamente, acreditava-se que a glomerulonefrite membranosa era a doença glomerular mais comum em cães.[18] No entanto, em estudos mais recentes, verificou-se que a glomerulonefrite membranoproliferativa é a forma mais comum de doença glomerular em cães, acometendo 20 a 60% dos casos, porém é rara na espécie felina.[4,7,14]

Já a glomerulonefrite membranosa, também denominada "glomerulonefropatia membranosa", é a doença glomerular mais comum em felinos (46%), principalmente nas fêmeas, e atinge 10 a 45% dos casos de glomerulonefrite relatados em cães (ocupando o segundo lugar entre as doenças glomerulares mais comuns em cães).[4,7,24] Em gatos doentes renais crônicos, a glomeruloesclerose é o achado mais comum, e o grau piora progressivamente conforme o estágio da doença avança; nesses pacientes, outros tipos de lesão glomerular são incomuns.[31]

A glomerulonefrite mesangioproliferativa é responsável pelo acometimento de 2 a 16% das lesões glomerulares em cães com idade média entre 7 e 9 anos,[32] ao passo que a prevalência de glomerulonefrite proliferativa na espécie canina é de 2 a 16%. Por último, a prevalência de glomeruloesclerose também aumenta de acordo com a idade do animal.[4] Ademais, em um estudo com cães com DRC, detectou-se glomeruloesclerose segmentar focal concomitante à amiloidose renal em 2,9% dos casos.[13]

Quanto à amiloidose, relata-se frequência de 5 a 25% em cães, sendo rara em gatos. A amiloidose reativa é a forma mais comum em cães e gatos, mais frequente em animais idosos, e as fêmeas são as mais acometidas.[7,12,14,24,25] Nos cães da raça Shar-pei e nos gatos abissínios, a amiloidose pode ter origem familiar, em que se observa o depósito de substância amiloide na região medular renal, ou seja, extraglomerular.[7] Na raça Shar-pei, a idade média ao diagnóstico é de 4,1 anos, 25 a 43% exibem proteinúria, e 64% apresentam algum tipo de lesão glomerular.[4] Hipoalbuminemia também é um achado comum.[15] Outras raças de cães com maior risco são Buldogues Ingleses, Beagles e Collies, geralmente com idade superior a 5 anos no momento do diagnóstico.[4,7,17,21]

Em relação à síndrome nefrótica, observou-se que apenas 15% dos pacientes caninos a apresentam em decorrência da hipoalbuminemia consequente à proteinúria, além de hipercolesterolemia e edema.[25] Está associada à lesão nos processos podais em cães com glomeruloesclerose segmentar focal.[12] Já em pacientes da espécie felina, a síndrome nefrótica é considerada mais frequente (62 a 75%).[4] Há hipoalbuminemia em 60 a 70% dos cães com glomerulonefrite e amiloidose, respectivamente.[26] Síndrome nefrótica é mais frequente em cães com amiloidose, nefropatia membranosa e nefrite hereditária decorrente de proteinúria intensa, que é característica dessas afecções.[8] Corroborando outro estudo, a síndrome nefrótica foi detectada em 15 a 41% dos casos. Ademais, edema periférico ou ascite foram vistos em apenas 3,7% dos cães com glomerulonefrite.[4] Cães com síndrome nefrótica têm menor sobrevida do que aqueles que não a apresentam.[33,34]

ETIOLOGIA E FISIOPATOGENIA

Em cães e gatos, a maior parte das glomerulopatias é mediada por mecanismos imunogênicos. O depósito de imunocomplexos é responsável pela lesão glomerular inicial e pelo desenvolvimento de proteinúria. Esse depósito pode surgir por três maneiras diferentes:

1. Depósito de imunocomplexos solúveis na MBG, o que acontece na maior parte das doenças infecciosas e inflamatórias.
2. Formação in situ de imunocomplexos sobre a MBG, com a formação de anticorpos antimembrana glomerular, a qual também é chamada "glomerulonefrite imunomediada primária".
3. Formação in situ de imunocomplexos sobre a MBG, porém com anticorpos não específicos que reagem com antígenos "inseridos" na membrana ou antígenos semelhantes ao alvo, presentes na membrana.

A formação de anticorpos in situ já foi relatada em dirofilariose canina, pois os antígenos da Dirofilaria spp. têm afinidade pela membrana e se depositam nesse local, onde serão reconhecidos e atingidos pelo sistema imune.[35] Imunocomplexos podem ser depositados em sítios subepiteliais, subendoteliais, intramembranosos ou no mesângio. Fatores relacionados ao tamanho dos complexos, à sua carga elétrica, à remoção por fagocitose e ao dano à própria membrana afetam a localização da deposição. Por exemplo, depósitos subepiteliais são associados a complexos pequenos, com equivalência de tamanho entre antígeno e anticorpo; já os subendoteliais são grandes ou com carga elétrica fortemente negativa, o que dificulta a passagem através da MBG.[36]

As principais doenças relacionadas com a formação e deposição desses imunocomplexos, característicos das glomerulonefrites em cães e gatos, são de origem infecciosa (ver Quadro 169.1), inflamatória, neoplásica, idiopática, familiar e hormonal, como hiperadrenocorticismo (espontâneo ou iatrogênico) e diabetes mellitus (ver Quadro 169.2). Em cães, as principais doenças infecciosas implicadas são: erliquiose, leishmaniose, brucelose, piometra, sepse, endocardite bacteriana, dirofilariose e outras infecções bacterianas crônicas, como piodermite e gengivite. Em gatos, observam-se outras doenças, como leucemia viral felina, imunodeficiência viral felina, peritonite infecciosa felina, infecções bacterianas crônicas e poliartrite causada por micoplasma. Em relação às doenças inflamatórias, nos cães, as principais são pancreatite, lúpus eritematoso sistêmico, prostatite, hepatite, doença inflamatória intestinal, bem como doenças de caráter imunomediado. Paralelamente, nos gatos, as principais doenças inflamatórias incluem pancreatite, lúpus eritematoso sistêmico, dermatopatias crônicas e outras doenças imunomediadas.[35] Quanto à origem neoplásica, Pressler et al. demonstraram que existe relação significativa entre doenças glomerulares e linfoma e osteossarcoma.[37]

Tanto a glomerulonefrite membranoproliferativa quanto a glomerulonefropatia membranosa ativam a cascata do complemento abaixo do endotélio, o que resulta em hipercelularidade.[12] A lesão glomerular promove liberação de mediadores inflamatórios, associada à mobilização de macrófagos no local da lesão, e estimula a produção de citocinas pró-inflamatórias, substâncias vasoativas, fatores de crescimento, proteases e proteínas de matriz celular, que contribuem para a progressão da lesão no glomérulo. Além disso, a ativação do SRAA causa alterações hemodinâmicas e não hemodinâmicas. As consequências das alterações hemodinâmicas abrangem hipertensão glomerular, secundária à vasoconstrição da arteríola eferente, e hipertensão sistêmica, decorrente da estimulação persistente do SRAA (o mais importante dos sistemas regulatórios renais). A angiotensina e a aldosterona apresentam propriedades pró-inflamatórias e estimulam a proliferação celular e a fibrogênese. Ademais, outros fatores determinantes da lesão glomerular incluem ativação do sistema complemento e da cascata de coagulação, agregação plaquetária e depósito de fibrinas na região glomerular.[35]

A ativação e a agregação plaquetárias ocorrem secundariamente à lesão endotelial e à deposição de imunocomplexos. As plaquetas, por sua vez, agravam a lesão, pois estimulam a liberação de substâncias vasoativas e inflamatórias e são capazes de liberar fatores de crescimento com consequente proliferação das células endoteliais. Assim, a resposta glomerular manifesta-se por meio de proliferação celular e espessamento da membrana basal; se a agressão persistir, ocorrerá hialinização e esclerose glomerular, sendo esse fato importante, pois a proliferação de células mesangiais, associada à expansão de matriz mesangial, é fator responsável pelo desenvolvimento de glomeruloesclerose.[35]

A diferenciação entre proliferação celular endotelial e proliferação celular mesangial é importante. Na primeira, há aumento do número de células inflamatórias com hipertrofia ou hiperplasia de células endoteliais e/ou interposição de células mesangiais dentro de capilares periféricos. Já a hipercelularidade mesangial é confinada à matriz mesangial central. Ambas as lesões não são mutuamente excludentes e podem ser observadas em casos de glomerulonefrite membranoproliferativa, por exemplo. Servem, inclusive, para diferenciar esse tipo de lesão da glomerulonefropatia membranosa, que pode ter apenas proliferação de células mesangiais de forma leve.[12]

Acredita-se que lesões de podócitos possam incitar o desenvolvimento de glomeruloesclerose. Isso pode acontecer tanto por motivos primários, como defeitos genéticos, quanto secundárias à deposição de imunocomplexos.[38] A glomeruloesclerose acontece como resposta patofisiológica a alguma lesão, provocando prolapso dos capilares e descolamento dos podócitos, que se perdem para o espaço urinário. A MBG fica exposta e se adere à cápsula de Bowman, formando sinequias. Há síntese de matriz extracelular, que migra e se deposita no segmento onde houve desnudamento pela perda dos processos podais (glomeruloesclerose segmentar focal).[23,39] Em seres humanos com glomerulopatias, o aumento da concentração de podócitos na urina está relacionado com a gravidade e a progressão da doença. Apesar de terem capacidade regenerativa, quando são eliminados na urina, o processo se torna irreversível. O descolamento progressivo dos processos podais leva à proteinúria e, posteriormente, à DRC. Na medicina, acredita-se que a obliteração glomerular seja irreversível quando mais de 40% dos podócitos são perdidos com glomeruloesclerose segmentar focal.[39]

A proteinúria glomerular pode decorrer de alterações nos sistemas de poros, da perda de cargas fixas eletronegativas ou da combinação dos dois mecanismos, resultante da lesão na membrana glomerular e da presença de hipertensão intraglomerular. Sabe-se que a proteinúria, por sua vez, pode promover lesões tanto glomerulares quanto tubulares, colaborando, assim, para a perda progressiva dos néfrons. As lesões glomerulares surgem quando as proteínas plasmáticas que atravessam a parede do capilar glomerular ficam retidas no tufo glomerular e estimulam a proliferação celular mesangial, resultando no aumento da síntese de matriz mesangial. As lesões tubulares ocorrem pelo contato das proteínas com as células tubulares, levando a aumento da produção de fatores quimiotáticos inflamatórios, induzindo a apoptose precoce dessas células, que, desprendidas, caem na luz tubular e podem promover obstrução e, ainda, ruptura lisossomal, ativando lesões pelo sistema complemento e peroxidases, bem como aumentando a produção de citocinas e fatores de crescimento locais.[8,26] Em alguns cães, foi possível observar ausência de proteinúria mesmo na presença de lesões glomerulares, o que pode sugerir maior capacidade de reabsorção tubular.[14]

Caso haja lesão irreversível em muitos néfrons, tornando-os não funcionais, ocorre diminuição da TFG, podendo levar à azotemia. Como consequência, ocorre hiperfiltração pelos néfrons viáveis remanescentes, que, associada à hipertensão glomerular e sistêmica e aos mecanismos compensatórios, promovendo hialinização e alterações na estrutura dos podócitos, o que contribui para a esclerose segmentar focal tanto na forma primária quanto na secundária, com perda adicional de néfrons, levando à DRC ou maior velocidade de progressão da DRC preexistente.[8,39]

Em proteinúrias maciças, ou de alta intensidade, em que a perda supera a capacidade hepática de reposição, pode ocorrer hipoalbuminemia (concentração sérica de albumina inferior a 1,5 mg/dℓ); nesse caso, há redução da pressão oncótica sistêmica e, por consequência, perda de líquidos para o terceiro espaço. O fígado, por sua vez, aumenta a síntese de lipoproteínas, elevando a concentração plasmática de colesterol e causando hipercolesterolemia.[5] Em geral, cães com glomerulopatias por deposição de imunocomplexos apresentam hipoalbuminemia mais grave do que aqueles com glomeruloesclerose segmentar focal, provavelmente pela gravidade da proteinúria.[12,14,23]

Nas proteinúrias glomerulares, há também perda urinária de antitrombina III, um cofator da heparina com peso molecular aproximado de 65.000 dáltons. Trata-se de uma proteína inibitória do processo de coagulação, sobretudo dos fatores II, IX, X, XI e XII, e que exerce ação regulatória sobre a produção de fibrinogênio e trombina. Sua falta contribui para a gênese de tromboses vasculares. Adicionalmente, a hipoalbuminemia e a hiperfibrinogenemia podem aumentar a agregação plaquetária e contribuir para o estado de hipercoagulabilidade sanguínea.[8,40] Contudo, um estudo encontrou apenas fraca correlação entre a albumina sérica e a concentração de antitrombina III, bem como a antitrombina III não demonstrou ser preditiva para o risco de tromboembolismo. Mesmo com concentrações séricas normais em ambas, cães com nefropatias com perda proteica apresentaram alterações à tromboelastografia que confirmaram maior tendência a desenvolverem hipercoagulabilidade.[41]

Para o desenvolvimento da amiloidose, é necessário que haja inflamação crônica, com produção de substância amiloide AA de maneira prolongada. O depósito da proteína amiloide AA ocorre nos rins, mas pode ocorrer em órgãos como fígado, baço, glândulas adrenais e no trato gastrintestinal, e não se sabe o que provoca o tropismo dessa proteína por esses tecidos especificamente.[42,43] O acúmulo dessa substância no espaço extracelular destrói a arquitetura tecidual e prejudica a função do órgão.[28] Quanto maior a concentração de substância amiloide AA na circulação, maior é a deposição tissular. As doenças inflamatórias relacionadas com o desenvolvimento da amiloidose são infecções fúngicas sistêmicas (como blastomicose e coccidioidomicose), doenças inflamatórias crônicas ou doenças imunomediadas (como pancreatite crônica e lúpus eritematoso sistêmico), infecções bacterianas crônicas (osteomielite, pielonefrite, artrite supurativa, broncopneumonia, estomatite crônica, entre outras) e infecções parasitárias crônicas (como dirofilariose).[42] A amiloidose pode também se associar a processos inflamatórios ou neoplásicos assintomáticos, além de ser concomitante a outras doenças, como neutropenia cíclica, discinesia ciliar ou infecção recorrente do sistema respiratório em cães.[43]

Amiloidose em cães das raças Shar-pei, Beagles, English Foxhounds e em gatos Abissínios geralmente inicia-se na região medular renal, caracterizada por ausência de proteinúria. Ademais, sabe-se que nos cães Shar-pei, a amiloidose renal se associa à elevação da concentração sérica de interleucina-6.[4,9] Em outros cães, a amiloidose renal é caracterizada por estimulação crônica de macrófagos com consequente produção de interleucina-1, interleucina-6 e fator de necrose tumoral, os quais resultam na produção hepática de precursores amiloides, favorecendo a perpetuação da amiloidose nos rins.[13] Em uma pesquisa, a síndrome nefrótica foi mais frequente em cães de outras raças quando comparados aos Shar-peis. A explicação possivelmente seja o sítio da deposição de amiloide, que pode iniciar na medular renal e posteriormente progredir ao glomérulo, o que explicaria a presença de proteinúria e aumento da relação proteína/creatinina urinária.[12,15,44] Essa razão também se demonstrou super-representada em buldogues ingleses em um artigo que avaliou biopsias renais de 501 cães.[14]

MANIFESTAÇÕES CLÍNICAS

O quadro clínico é variável e dependente da magnitude da proteinúria e da presença ou não de azotemia renal (Quadro 169.4).[25,32] Geralmente, os animais com manifestações clínicas têm idade média de 10 anos. Entretanto, as manifestações clínicas poderão surgir no estágio inicial da doença quando a glomerulopatia for de origem familiar.[9] Não obstante, Shar-peis com amiloidose, por exemplo, desenvolvem sinais mais precocemente do que animais de outras raças.[44]

QUADRO 169.4	Manifestações clínicas associadas às glomerulopatias.
Alteração presente	Manifestações clínicas possíveis
Proteinúria discreta	Assintomático Perda de peso Perda de massa muscular Má qualidade da pelagem Letargia Manifestações relacionadas com doenças inflamatórias ou infecciosas de base
Proteinúria moderada	Assintomático Perda de peso Perda de massa muscular Má qualidade da pelagem Letargia Manifestações relacionadas com doenças inflamatórias ou infecciosas de base
Proteinúria intensa	Assintomático Perda de peso Perda de massa muscular Má qualidade da pelagem Letargia Manifestações relacionadas com doenças inflamatórias ou infecciosas de base
Síndrome nefrótica	Ascite Edema de membros Derrame pleural Anasarca
Tromboembolia	Dispneia e dor aguda
Hipertensão arterial sistêmica	Risco de acidente vascular encefálico Risco de descolamento de retina e hemorragia ocular Hipertrofia ventricular esquerda concêntrica
Síndrome urêmica	Poliúria Polidipsia Anorexia Vômito

O tipo de lesão encontrado pode influenciar na magnitude das manifestações clínicas. Em um estudo, cães com glomerulonefrite membranoproliferativa apresentaram sinais mais graves do que aqueles com outras lesões. Já os cães com amiloidose apresentaram hipertensão com menor frequência.[12] Infecções de trato urinário foram documentadas com maior frequência em cães com glomeruloesclerose segmentar focal do que naqueles com deposição de imunocomplexos; contudo, não se sabe se a bactéria foi a causa ou a consequência da lesão.[13]

Glomerulopatias podem provocar diversas síndromes renais diferentes, como DRC, injúria renal aguda (IRA), síndrome nefrótica ou apenas proteinúria.[29,45] Em estudo prévio realizado com cães com doença glomerular, as manifestações clínicas mais comuns foram anorexia, perda de peso e vômito, decorrentes da uremia, possivelmente, uma vez que glomerulopatia é uma causa potencial de DRC. Sendo assim, a doença glomerular, em geral, apresenta manifestação clínica inespecífica e pode evoluir para DRC e uremia e, assim, manifestar poliúria, polidipsia, anorexia e vômito.[25,32] A maioria dos animais com doença glomerular é assintomática, e a proteinúria – o principal indicador da presença de lesão glomerular – será detectada durante exame de triagem. Alguns animais podem apresentar manifestações clínicas relacionadas a uma doença primária inflamatória, infecciosa ou neoplásica.[13]

Frequentemente não se observam alterações ao exame físico, nem sinais de alguma doença específica. Animais com sinais avançados de doença renal podem apresentar palidez de mucosas, desidratação e úlceras orais, com alterações à palpação renal que incluem forma irregular e diminuição de tamanho nos doentes renais crônicos. No entanto, pacientes com doença inicial podem ter um dos rins aumentado de tamanho (assumindo forma vicariante) e outro reduzido ou ainda ter ambos aumentados nos casos de doenças inflamatórias agudas.[46]

A manifestação clínica resultante de proteinúria discreta a moderada geralmente é inespecífica e inclui perda de peso, especialmente perda de massa magra, e letargia. Contudo, havendo proteinúria intensa, associada com nível sérico de albumina inferior a 1,5 mg/dℓ, a manifestação clínica é mais evidente, caracterizada por edema e/ou ascite (Figura 169.5).[25]

Edema ou ascite em glomerulopatias pode resultar da combinação entre redução da pressão plasmática oncótica e hiperatividade da aldosterona (como em hiperaldosteronismo primário), com consequente retenção de sódio. Todavia, podem existir mecanismos extrarrenais, independentes da aldosterona, que podem colaborar para a retenção de sódio.[21] Além disso, hipertensão arterial e/ou vasculite secundária a doenças inflamatórias, infecciosas ou imunomediadas podem aumentar o risco de edema ou derrame.[4] Em um estudo, observou-se que a ascite acontece com maior frequência em cães com glomerulonefrites por imunocomplexos do que naqueles com outras glomerulopatias.[14]

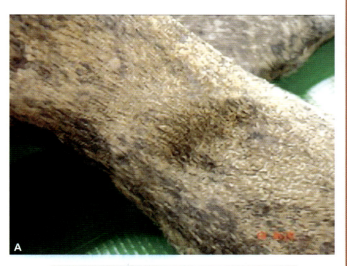

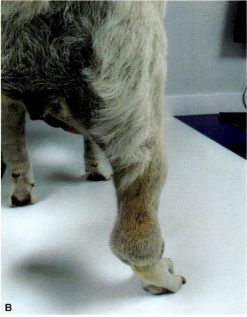

Figura 169.5 Edema em cão. **A.** Sinal de Godet positivo. (Fonte: Carolina Zaghi.) **B.** Edema de jarrete. (Fonte: Patrícia Mosko.)

Em cães e gatos com glomerulopatia, uma outra manifestação clínica possível é a dispneia aguda, que pode ser causada por tromboembolia pulmonar (Figura 169.6). A tromboembolia associada à síndrome nefrótica pode resultar de uma série de anormalidades hemostáticas. A hipoalbuminemia induz a hipersensibilidade plaquetária, promovendo maior adesão e agregação plaquetárias, que é proporcional à magnitude da hipoalbuminemia. Além disso, a perda urinária de antitrombina III, que apresenta tamanho e carga similares aos da albumina, também contribui para o desenvolvimento de hipercoagulabilidade sanguínea. O sistema arterial pulmonar é o local mais comum de doença tromboembólica em cães com doença glomerular. Esses cães geralmente apresentam dispneia, porém as anormalidades radiográficas são discretas.[4,26] Lesão vascular espontânea causada por vasculite, hipertensão ou iatrogênica por venopunção também pode iniciar a formação de trombos.[4]

A síndrome nefrótica é definida pela presença concomitante de proteinúria, hipoproteinemia (hipoalbuminemia), hipercolesterolemia e edema ou ascite, os quais são secundários ao acúmulo de fluido extravascular.[21,26] Paralelamente, as glomerulopatias com maior risco de desenvolvimento de síndrome nefrótica são amiloidose, glomerulonefrite membranosa e glomerulopatia de mínimas alterações, por conta da proteinúria grave.[33]

A hipertensão arterial pode ser tanto uma complicação quanto uma causa de glomerulopatia e já foi descrita na glomerulonefrite imunomediada, na glomeruloesclerose e na amiloidose. Acredita-se que ocorra por diferentes mecanismos:

1. Ativação do SRAA.
2. Diminuição da produção de prostaglandinas vasodilatadoras.
3. Maior responsividade à vasopressina.

O controle da pressão arterial é importante para o manejo da doença glomerular.[21,26] Em um estudo com cães com doença glomerular, 84% dos animais apresentavam hipertensão sistêmica. O diagnóstico da hipertensão deve ser realizado pela mensuração indireta da pressão, contudo sinais de lesão em órgão-alvo, como rins, olhos, coração e cérebro, podem ser identificados.[33,45,47,48] Descolamento e hemorragia retiniana, além de cegueira súbita, caracterizam as manifestações oculares, e a hipertrofia concêntrica de ventrículo esquerdo é o achado cardíaco mais comum.[47,48]

Nos rins, a hipertensão arterial sistêmica pode ser propagada para os capilares glomerulares, resultando em hipertensão intraglomerular, o que pode exacerbar a perda de proteínas plasmáticas. Pode haver também autoperpetuação da hipertensão sistêmica, promovida por glomeruloesclerose e aumento da resistência periférica total, resultante de anormalidades vasculares como arteriosclerose e aterosclerose.[4,47] Tanto a hipertensão quanto a proteinúria são associadas à progressão mais rápida da DRC e à redução do tempo de sobrevida.[48]

Na amiloidose renal, a manifestação clínica depende dos órgãos acometidos, da quantidade de amiloide presente e da reação dos órgãos comprometidos frente à deposição de amiloide. Em cães e gatos, os depósitos de amiloide nos rins evoluem para doença renal progressiva. Entretanto, esses depósitos em outros tecidos geralmente não causam manifestação clínica.[25] Shar-peis com amiloidose podem apresentar histórico prévio de uma síndrome conhecida como febre do Shar-pei, caracterizada por edema nas articulações e febre alta que costuma se resolver espontaneamente em alguns dias.[36]

DIAGNÓSTICO

A importância e a utilidade dos testes diagnósticos para doenças glomerulares variam de acordo com as circunstâncias e devem respeitar uma ordem hierárquica. Cada exame deve cumprir ao menos um de três objetivos:

1. Identificar comorbidades (infecciosas, inflamatórias, vasculares, neoplásicas, endócrinas, tóxicas ou genéticas) que possam provocar doença glomerular.
2. Detectar e avaliar a gravidade de sinais secundários à doença glomerular que possam necessitar de manejo.
3. Caracterizar alterações renais patológicas que influenciem nas opções diagnósticas e terapêuticas da glomerulopatia e no prognóstico do paciente.[49]

O grande indicador de possível doença glomerular é a detecção de proteína na urina. Diante disso, há necessidade de se realizar o diagnóstico diferencial para a proteinúria: se fisiológica ou funcional, se pré-renal, pós-renal ou renal; se for determinada origem renal, é preciso definir se glomerular ou tubulointersticial.[50] É preciso lembrar ainda que em cães clinicamente normais, pequenas quantidades de proteína na urina são consideradas normais.[51]

A proteinúria renal funcional é definida como uma alteração renal fisiológica em resposta a um fenômeno transitório, como exercício intenso ou febre, assim não é atribuída à presença de lesão renal.[50] Observa-se proteinúria pré-renal quando existe maior concentração plasmática de proteínas, as quais ultrapassam a barreira glomerular. As proteínas de origem pré-renal que podem ser encontradas na urina são hemoglobina, mioglobina e os fragmentos de imunoglobulinas (como as proteínas de Bence-Jones).[50,49] Orienta-se a realização de hemograma, em busca de alterações leucocitárias que sugiram inflamação/infecção, contudo é comum leucogramas com resultados inespecíficos. De acordo com Center et al., em estudo com 41 cães com doença glomerular, cerca de 18 animais (44%) apresentaram anemia regenerativa, e 11 (27%), leucocitose por neutrofilia.[52]

A proteinúria pós-renal é definida como a presença de proteínas inflamatórias adicionadas à urina após a saída dos ductos coletores. Ela deriva de processos inflamatórios, exsudativos ou hemorrágicos da pelve renal, ureter, bexiga urinária ou uretra. Já a proteinúria pós-renal extraurinária decorre de processos

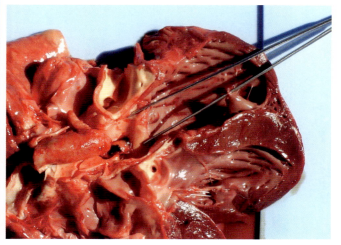

Figura 169.6 Tromboembolismo pulmonar em cão. (Fonte: Carolina Zaghi.)

exsudativos ou hemorrágicos oriundos do trato genital ou da genitália externa.[50]

O exame de urina deve ser realizado na construção diagnóstica, sendo a avaliação do sedimento urinário de suma importância, pois a presença de piúria ou hematúria poderá resultar em proteinúria não renal clinicamente significativa.[3] Cilindros granulosos ou hialinos são altamente sugestivos de doença renal. Havendo leucócitos, é necessário realizar urocultura e antibiograma. Para amostras de urina que contêm apenas proteína e poucos elementos no sedimento urinário, recomenda-se a quantificação da proteinúria.[3,53]

Uma vez que a proteinúria foi detectada, é essencial a investigação de três elementos-chave: localização, persistência e magnitude da perda.[51,54] A proteinúria renal patológica (glomerular, tubular e intersticial) é persistente e indicativa de alteração funcional e/ou estrutural nos rins, independentemente de sua magnitude e duração. A proteinúria glomerular pode ser secundária à alteração na permeabilidade seletiva da parede capilar glomerular e é caracterizada pela perda de proteínas de alto peso molecular, como a albumina. Já a proteinúria tubular decorre de lesões que comprometem a reabsorção tubular de proteínas, as quais apresentam tipicamente baixo peso molecular. Por último, a proteinúria intersticial é causada por lesões inflamatórias ou outras doenças, como a nefrite intersticial aguda, que induzem exsudação de proteínas para o espaço urinário.[50] O método diagnóstico utilizado para determinar a origem é a eletroforese em gel de poliacrilamida, um método qualitativo, sensível, que é capaz de detectar ampla variedade de proteínas com base no peso molecular.[55] Atualmente, no Brasil, esse exame é oferecido comercialmente em laboratórios de São Paulo e em Minais Gerais e deve ser utilizado sempre que o poder aquisitivo do cliente permitir.

A detecção da proteinúria na urina pode ser feita por meio de métodos semiquantitativos e quantitativos. O semiquantitativo inclui o uso das fitas reagentes, comumente usadas nas análises de urina, entretanto, pode apresentar resultados falso-positivos (em urinas alcalinas), sendo indicado apenas como método de triagem.[51] A avaliação quantitativa da proteína urinária pode ser realizada por meio de métodos turbidimétricos, de ligação a corantes e químicos. O azul brilhante de Coomassie, por exemplo, é um método de ligação a corantes que permite detectar concentrações de proteína de até 0,25 mg/dℓ, considerado o mais sensível.[53] No entanto, técnicas em analisadores automatizados são corriqueiramente utilizadas na rotina.[54]

Define-se proteinúria persistente aquela detectada em três ou mais mensurações laboratoriais, as quais devem ser realizadas com intervalo mínimo de 15 dias entre elas.[26,50] A determinação da concentração de proteína urinária pode não refletir a magnitude da proteinúria, pois pode haver flutuações no volume da urina e influência dos ritmos circadianos; por isso, indica-se a coleta das amostras de urina em período de 24 horas.[51] Não obstante, Rego referiu que tais coletas requerem procedimentos como o uso de gaiola metabólica, passagem repetida ou fixação de cateter uretral, que, além de trabalhosos e onerosos, predispõem o animal a infecções iatrogênicas.[55]

Em um estudo, observou-se a existência de alta correlação entre o valor de excreção de proteína urinária em 24 horas e a razão proteína/creatinina urinária (RPCur) de amostras de urinas aleatórias. Diante disso, uma vez que a creatinina, produzida em taxa constante, é livremente filtrada pelo glomérulo e não é secretada nem reabsorvida pelos túbulos renais, usar a concentração (em mg/dℓ) como fator para divisão da concentração de proteína urinária (mg/mℓ) anula o efeito do volume

de água na urina sobre a concentração de proteína, tornando o resultado mais confiável.[56] Logo, a determinação da quantidade de proteína e a de creatinina na amostra de urina devem ser utilizadas para determinar a RPCur.

É importante lembrar que essa razão pode ser influenciada por: método de coleta da urina, dieta, presença de hemorragias, inflamação e exercícios físicos.[57] Em cães, o valor normal da RPCur preconizado é menor que 0,5 e em gatos menor que 0,4.[8,47] Ainda, é descrito que valores da RPCur superiores a 2 são importantes indicadores de doença glomerular.[4,58] Cães com glomerulonefrite imunomediada apresentam tendência a ter maior RPCur do que aqueles com doença glomerular sem depósito de imunocomplexos. Em um estudo, a RPCur acima de 12,5 foi encontrada em 21,1% dos cães com glomerulopatias por complexos imunes.[14]

Outra possibilidade de avaliação da proteinúria é a determinação de albuminúria. A albumina geralmente está presente na urina em ínfimas quantidades; se presente de forma persistente, pode indicar lesão glomerular, devendo ser investigada a causa dessa perda.[50] Em cães, a perda de pequenas quantidades de albumina é chamada "microalbuminúria", definida como a concentração de albumina urinária entre 1 e 30 mg/dℓ, concentração urinária de albumina acima do valor citado também é anormal e é denominada "macroalbuminúria".[50]

Em medicina, a microalbuminúria é comum em pacientes com nefropatia diabética, hipertensão arterial sistêmica e glomerulopatias, as quais apresentam caráter progressivo e lesão na barreira de filtração glomerular, com consequente perda adicional de proteína na urina. Mardell e Sparkes defendem que a albuminúria sugere a existência de lesão glomerular precocemente, que não pode ser detectada por meio do cálculo de RPCur; portanto, pode ser considerada um marcador de prognóstico negativo.[59,60] A microalbuminúria pode ser encontrada em aproximadamente 25% dos pacientes caninos e felinos, e a prevalência aumenta com a idade. Cerca de 36% dos cães manifestam-na entre 9 e 11 anos; 49% têm mais de 12 anos e cerca de 65% dos gatos têm mais de 16 anos. Entretanto, o significado clínico da microalbuminúria ainda não é conhecido.[4,13,60]

A excreção de albumina na urina também é influenciada pelo ritmo circadiano, dessa forma, a avaliação ideal da albuminúria deve ser realizada em urina coletada ao longo de 24 horas. No entanto, similarmente ao que acontece com a proteína urinária, a concentração de albumina deve ser ajustada quanto às diferenças no volume e na concentração das amostras de urina, realizando-se a razão albumina urinária/ creatinina urinária (RACur). O cálculo da RACur é empregado para monitorar o tratamento clínico de pequenos animais e de seres humanos.[55]

Em pessoas, a quantificação da albumina na urina pode ser obtida por outras técnicas, como radioimunoensaio, nefelometria, imunoturbidimetria e ensaios imunoenzimáticos (ELISA). Entretanto, o método mais usado para a determinação da albumina urinária em cães é o ELISA de captura.[55,61] Kogika et al. avaliaram, por meio do método semiquantitativo, a microalbuminúria em cães com diabetes mellitus e observaram frequência de resultados negativos em 52,9% (n=27) e altos positivos em 17,6% (n = 9) do total de 51 cães diabéticos.[62]

Na avaliação do perfil bioquímico, a hipoalbuminemia pode ocorrer se a perda urinária for maior do que a capacidade de síntese hepática, sendo uma das principais alterações características da síndrome nefrótica.[59] A hipercolesterolemia pode ser encontrada quando a perda de albumina urinária for importante e provocar redução da pressão oncótica. Esse mecanismo compensatório visa aumentar a síntese hepática de lipoproteínas (um radical aminoácido associado a um radical colesterol) com a finalidade de elevar a pressão oncótica novamente. É um achado importante nas glomerulopatias, especialmente naquelas que evoluem para síndrome nefrótica.[4,21,33,63] Center *et al.* relataram que 76% dos cães com doença glomerular apresentaram hipercolesterolemia.[52] Por fim, as doenças glomerulares podem aumentar o risco de aterosclerose, que está associada a hipercolesterolemia, hiperlipidemia, aumento da agregação plaquetária e hipercoagulabilidade.[26,32]

A doença glomerular pode levar ao declínio da TFG por perda de néfrons, bem como da área de superfície de filtração glomerular, desenvolvendo azotemia como consequência. Grant e Forrester relataram que 49 a 53% dos cães com glomerulopatia encontravam-se azotêmicos.[24] Dessa forma, orienta-se a avaliação seriada de biomarcadores da TFG, como a creatinina, a ureia e a dimetilarginina simétrica (SDMA, do inglês *symmetric dimethylarginine*).

Especialmente nos pacientes com DRC, a avaliação de eletrólitos, como sódio, cálcio, fósforo e potássio, é importante. Ainda, sabe-se que a acidose metabólica crônica pode aumentar o catabolismo proteico, levando à perda de massa magra e imunossupressão. Acredita-se que possa ser um fator agravante da perda urinária de proteínas.[49,64]

A aferição da pressão arterial deve ser realizada de forma padronizada, com apoio do ecocardiograma, além de incluir avaliação da retina.[48,49] Para tal procedimento, é importante que os animais estejam confortáveis, aclimatados e em ambiente tranquilo e silencioso. O manguito precisa ter entre 30 e 40% da circunferência do membro, cuja altura preferencialmente seja a mesma que a da base do coração. Para evitar mudanças subjetivas, o responsável pelas aferições deve ser preferencialmente sempre o mesmo animal, o qual deve ser devidamente treinado. Em pacientes cuja pressão arterial sistólica não esteja estável, ou seja, variando mais do que 20 mmHg entre as avaliações, deve-se desconsiderar todas as avaliações antes de um platô ser atingido. Após essa estabilização, cinco a sete averiguações consecutivas devem ser realizadas; o valor final será a média das aferições consistentes. Se o paciente não chegar a atingir o platô de estabilidade, a avaliação deve ser suspensa e planejada para outro momento, se necessário em ambiente ainda mais calmo e seguro para o paciente, de forma a tornar o resultado da avaliação bastante fidedigno.[48]

Para o adequado diagnóstico, a hipertensão deve ser detectada em, no mínimo, duas avaliações consecutivas. Animais são considerados normotensos (mínimo risco de lesão em órgãos-alvo) quando a pressão arterial sistólica está menor do que 140 mmHg; pré-hipertensos (baixo risco de lesão em órgãos-alvo) com pressão arterial sistólica entre 140 mmHg e 159 mmHg; hipertensos (moderado risco de lesão em órgãos-alvo) com valores entre 160 mmHg e 179 mmHg; e severamente hipertensos (alto risco de lesão em órgãos-alvo) com pressão arterial sistólica maior do que 180 mmHg. As aferições podem ser repetidas com intervalos de 4 a 8 semanas, à exceção dos pacientes que apresentaram alto risco de lesão em órgãos-alvo na primeira averiguação, que devem ser reavaliados em, no máximo, 1 a 2 semanas.[48] Animais hipertensos devem ser avaliados para causas extrarrenais que provoquem elevação da pressão de forma primária ou secundária. A hipertensão raramente é causa primária de proteinúria quando houver ausência de hipoalbuminemia e desidratação. Deve-se considerar afecções como hiperadrenocorticismo, feocromocitoma, hiperaldosteronismo, excesso de fluido e/ou sal, efeitos adversos de fármacos, entre outras

causas. Quando houver suspeita de hipertensão e o paciente não permitir a mensuração confiável pelos métodos indiretos (como *Doppler* ou oscilométrico), a pesquisa de lesão em órgão-alvo é bem-indicada, como a avaliação de fundo de olho e a ecocardiografia.[49]

Nos casos de tromboembolia pulmonar, o exame radiográfico geralmente está sem alterações; entretanto, apesar de infrequentes, podem-se observar anormalidades como derrame pleural e vasos pulmonares com diferentes diâmetros.[65] Em estudo radiográfico de 21 cães com tromboembolia pulmonar, confirmada por exame necroscópico, foi visto padrão alveolar em todos os cães. Assim, para obtenção do diagnóstico definitivo de tromboembolia pulmonar, são necessárias a cintigrafia e a angiografia pulmonar.[66]

Cães com suspeita de doenças glomerulares provavelmente são os maiores beneficiados com as biopsias renais, especialmente indicadas nos casos de proteinúria persistente de origem renal idiopática. Devem ser realizadas preferencialmente antes da progressão para DRC estágio IV, quando a fibrose e a nefrite intersticial podem mascarar a origem da glomerulopatia, além da probabilidade de sucesso terapêutico ser baixa.[49] Esse exame possibilita a identificação das diferentes formas de doenças glomerulares, bem como a classificação das glomerulonefrites, a fim de estabelecer o diagnóstico e o prognóstico dos pacientes. A biopsia renal deve ser considerada após a confirmação da persistência e da magnitude da proteinúria, da confirmação da origem renal e da pesquisa de focos inflamatórios infecciosos/inflamatórios ativos. Antes da realização da biopsia, é necessário excluir tendências hemorrágicas, pielonefrites, hidronefrose, abscesso renal, rim único, anúria e neoplasias malignas com alto potencial metastático, pois são consideradas contraindicações para o procedimento.[8] Caso o paciente utilize antitrombótico, o fármaco deve ser descontinuado ao menos 3 dias previamente à realização do exame. Em animais hipertensos, essa condição também deve estar devidamente controlada antes do exame.[49] As principais complicações do procedimento são hemorragias, hematúria, hidronefrose, isquemia ou infarto renal.[67]

A técnica da biopsia limita-se ao tecido cortical, evitando ultrapassar as artérias arqueadas que delimitam a região medular. Por se tratar de vaso calibroso, o risco de hemorragia é aumentado quando o limite cortical é extrapolado. O método depende da condição geral do paciente, da experiência do profissional e da avaliação dos riscos-benefícios ao paciente naquele momento. A biopsia cirúrgica, por laparotomia, apresenta desvantagens como a necessidade de anestesia geral e possível piora da hipoproteinemia. Contudo, as vantagens são: visibilização direta de anormalidades físicas renais, possibilidade de obtenção de grande quantidade de material e rápida detecção e correção de hemorragias. Outra técnica é a biopsia percutânea, que pode ser ou não guiada pelo ultrassom. A visibilização dos rins pelo exame ultrassonográfico pode evitar lesão em estruturas vitais e pode detectar hemorragias. Em geral, para essa técnica, é preciso anestesia de curta duração, por conta da rapidez do procedimento.[67]

O material coletado pela biopsia requer análise histológica ao microscópio de luz, ultraestrutural (ao microscópio eletrônico) e à imunofluorescência. Para aumentar a acurácia da análise, o patologista veterinário deve ser especializado em nefropatologia. As análises realizadas apenas por microscopia de luz são incapazes de identificar a deposição de imunocomplexos, que podem ser caracterizados ultraestruturalmente e por meio da imunofluorescência. Sem essa possibilidade, torna-se difícil diferenciar glomerulonefropatias imunomediadas das não imunomediadas. Eventualmente, pode haver deposição de complexos imunes sem remodelamento da MBG, o que mantém a aparência normal na análise pelo microscópio de luz.[67] A diferenciação da lesão encontrada é importante porque auxilia o clínico a tomar a melhor decisão terapêutica e evitar o uso de imunossupressores em animais que não precisam.[49] A imunofluorescência deve ser realizada com o objetivo de buscar imunoglobulinas de cadeia pesada (IgA, IgM, IgG) e o C3, presentes nas glomerulonefrites por imunocomplexos; Cadeias leves do tipo lambda e C1q também estão presentes nesses casos. O diagnóstico de amiloidose, por sua vez, pode ser realizado apenas pela microscopia de luz.[67]

A experiência do nefropatologista é importante porque a interpretação correta pode ser difícil. Imunocomplexos eletrodensos, por exemplo, têm aparência ultraestrutural específica que os diferencia de hialinoses.[67] Um estudo com 89 cães provocou mudanças na classificação das glomerulopatias de 22 (25%) biopsias que haviam sido analisadas pelo microscópio de luz após passarem por microscopia eletrônica.[12] Em outro, de 162 cães, 71 tiveram o diagnóstico definitivo alterado depois da análise ultraestrutural.[14]

A pesquisa de anormalidades extrarrenais concomitantes que possam causar glomerulopatias secundárias é recomendável. Assim, em 2013, foram lançadas recomendações para a investigação diagnóstica de cães com suspeita de doença glomerular. A partir disso, os cães foram classificados em três classes de acordo com as manifestações clínicas e alterações laboratoriais durante a investigação.[49] Ressalta-se a importância de avaliar os pacientes depois da estabilização e hidratação, se necessário. Pacientes de classe I apresentam proteinúria renal subclínica persistente sem hipoalbuminemia ou azotemia; esta classe é subdividida em I-A: proteinúria renal persistente sem quaisquer sinais ou sequelas associados a danos renais e I-B: proteinúria renal persistente com hipertensão sendo o único sinal discernível, com ou sem evidências de lesão em órgão-alvo. Na classe II, os pacientes apresentam

proteinúria renal com hipoalbuminemia, sem azotemia; a classe é subdividida em II-A: proteinúria renal persistente com ou sem complicações associadas à hipoalbuminemia (principalmente edema e eventos tromboembólicos), sem hipertensão ou azotemia e II-B: proteinúria renal persistente com ou sem complicações associadas à hipoalbuminemia, mais hipertensão (com ou sem evidência de lesão em órgãos-alvo), sem azotemia. Na classe III, a proteinúria renal está associada à azotemia renal, subdividindo-se em III-A: proteinúria renal com azotemia renal, mas sem hipertensão ou hipoalbuminemia, III-B: proteinúria renal com azotemia renal e hipertensão (com ou sem evidências de lesão em órgãos-alvo), mas sem hipoalbuminemia, e III-C: proteinúria renal com azotemia renal e hipoalbuminemia, com ou sem suas complicações e/ou sequelas (principalmente edema e eventos tromboembólicos), frequentemente (mas nem sempre) acompanhada de hipertensão (com ou sem evidências de lesão em órgãos-alvo). Pacientes nas classes II e III, que têm complicações mais graves, devem passar por pesquisas mais exaustivas do que os da camada I.[49]

Por fim, diagnósticos adicionais são recomendados para identificar comorbidades que potencialmente estejam relacionadas às glomerulopatias.[49] A ultrassonografia abdominal deve ser realizada para a avaliação da arquitetura renal (tamanho, forma e ecogenicidade) e adrenal, além da busca por efusão e organomegalia. A radiografia torácica é importante para a pesquisa de infiltrações e efusões.[3,35,49] A busca por doenças contagiosas também deve ser realizada. Nos hipoalbuminêmicos, azotêmicos ou ambos, a pesquisa por neoplasias deve ser feita, além de serem investigadas outras possíveis causas de hipoalbuminemia, como doença hepática, perdas gastrintestinais e desnutrição; ainda, é importante caracterizar causa, tempo e estabilidade das azotemias, identificadas como extrarrenais, IRA, DRC ou doença renal crônica agudizada. Alguns exames potencialmente úteis incluem a mensuração de antitrombina, tromboelastografia e testes de DNA em raças predispostas,[49] conforme descrito nos Quadros 169.5 e 169.6.

QUADRO 169.5	Métodos diagnósticos utilizados na investigação das glomerulopatias.	
Método	**Porque utilizar**	**Importância**
Monitoramento do peso e da CMM	Paciente com proteinúria pode perder massa magra Paciente com proteinúria exacerbada pode reter líquido no interstício (terceiro espaço)	Perda de massa magra pode ser um indicativo do déficit proteico, o monitoramento pode modificar a terapia dietética Paciente em déficit proteico é mais predisposto à imunossupressão e às infecções oportunistas Ganho de peso por retenção hídrica deve ser um sinal de alerta e de monitoramento estreita. O extravasamento de líquido do compartimento sangue pode levar à redução da volemia, da pressão arterial e da TFG
Exame físico criterioso	Busca de focos inflamatórios, especialmente orais e anais Avaliação do padrão respiratório e coloração de mucosas	Doenças periodontais graves, gengivite e neoplasias em ânus podem ser causas de proteinúria pré-renal, bem como de glomerulonefrite secundária
Avaliação e monitoramento da pressão arterial sistêmica Avaliação de fundo de olho e ecocardiografia	Hipertensão pode ser causa ou consequência das lesões glomerulares e é considerada frequente nas doenças glomerulares	Hipertensão arterial pode manter o círculo vicioso de lesões adicionais e ainda provocar lesão em órgãos-alvo, como cérebro (levando ao AVE), coração (hipertrofia concêntrica de ventrículo esquerdo), olhos (hemorragia, descolamento de retina e cegueira súbita) e rins (glomeruloesclerose e maior diurese de pressão, o que pode resultar em maior perda urinária de água e desidratação)
Hemogasometria	Avaliação da presença de acidose metabólica	Paciente com acidose metabólica faz catabolismo proteico, a qual pode ser uma causa de exacerbação da proteinúria
Ultrassom de abdome	Avaliação de focos inflamatórios ou neoplásicos abdominais ou do trato geniturinário (como espessamento e/ou irregularidade da parede vesical, ureteral ou uretral; presença de massas ou urólitos; alterações prostáticas, testiculares ou uterinas e ovarianas)	O exame deve ser feito ainda na fase de triagem e de diferenciação da origem da proteinúria, especialmente para causas pós-renais. É bastante comum a necessidade de repetição desse exame como avaliação da resposta à terapia inicial para enfermidades inflamatórias presentes

(continua)

QUADRO 169.5 Métodos diagnósticos utilizados na investigação das glomerulopatias. (*Continuação*)

Método	Porque utilizar	Importância
Radiografia de tórax	Avaliação de focos inflamatórios ou neoplásicos torácicos Investigação de complicações pulmonares como tromboembolismo Investigação de efusão pleural ou edema pulmonar secundário à redução de pressão oncótica.	O exame deve ser solicitado para investigar possíveis causas pré-renais de proteinúria e para avaliar complicações da proteinúria, especialmente quando o paciente apresentar dispneia, crepitação à ausculta pulmonar ou cianose
Razão proteína/creatinina urinária e exame de urina	Razão proteína/creatinina urinária é um exame de quantificação do total de proteínas eliminadas na urina. Como o resultado pode sofrer influência do sedimento urinário e do pH da urina, é fundamental fazê-lo sempre pareado com o exame de urina	Devem ser realizados para diagnóstico de magnitude da proteinúria e são fundamentais para acompanhamento da resposta terapêutica
Albumina sérica	Proteínas perdidas pelo glomérulo lesionado geralmente têm peso molecular igual ou inferior ao da albumina. A avaliação da concentração sérica de albumina é importante para detectar deficiência de proteína secundária à perda urinária	Paciente com hipoalbuminemia deve ser conduzido de forma diferenciada daquele que apresenta concentração de albumina sérica normal; por isso, o acompanhamento é fundamental, pois modificações no protocolo terapêutico poderão ser necessárias
Colesterol sérico	Colesterol pode aumentar na circulação secundariamente à perda urinária de proteína, especialmente de albumina	Aumento do colesterol é uma adaptação do corpo à redução da pressão oncótica decorrente da perda urinária de proteína. Na tentativa de manter a pressão oncótica, o corpo passa a produzir mais lipoproteínas (um radical aminoácido associado a um radical de colesterol). Isso indica que o corpo está ativando mecanismo de compensação
Creatinina, ureia e SDMA	Monitoramento de todos os marcadores de TFG é bem-indicada, sempre que o paciente vir para as reavaliações clínicas e laboratoriais	Todas as doenças renais, inclusive as situadas em glomérulo, podem levar à perda de néfrons. A perda continuada pode levar o paciente a evoluir para perda de funções renais, incluindo a filtração glomerular
Hemograma	Deve ser solicitado especialmente no início das investigações, em busca de sinais hematológicos de processos inflamatórios e/ou infecciosos Deve ser repetido periodicamente para acompanhamento do paciente, principalmente daqueles com histórico de formação de trombos ou uso de medicações anticoagulantes	Glomerulonefrites secundárias são as mais comumente encontradas na medicina veterinária, por isso a busca de indícios de inflamação e/ou infecção é tão importante Pacientes que usam anticoagulantes podem desenvolver perdas ocultas e contínuas de sangue, assim, monitorar o eritrograma pode ser ferramenta útil no diagnóstico das complicações
Urocultura	Verificar se há presença de microrganismos que podem provocar inflamação e proteinúria pós-renal	Direciona o tratamento das ITUs e exclui componente pós-renal da proteinúria
Razão albumina/creatinina urinária	Razão albumina/creatinina urinária pode ser um método valioso na identificação da lesão glomerular, pois a albumina somente é perdida na urina quando passa pela membrana glomerular lesionada ou quando é "empurrada" pelo aumento de pressão intraglomerular ou sistêmica	Identificação e quantificação da albumina na urina é um indicador forte da origem glomerular da proteinúria, contudo não é suficiente para identificar o padrão histológico de lesão nem a causa
Eletroforese de proteína urinária (SDS-Page)	O exame determinará o peso molecular e a proporção das proteínas presentes na urina	O exame orienta a localização renal da lesão perdedora de proteína: se de alto peso molecular, sugere lesão glomerular; se de baixo peso molecular, indica lesão tubulointersticial; se mista, sugere lesão em ambos os sítios
Eletroforese de proteína sérica	Avalia proteínas inflamatórias de fase aguda e as frações alfa, beta e gama	Pode ser usado para avaliar a presença de proteínas inflamatórias de fase aguda no soro e revelar se essas proteínas estão alteradas aguda ou cronicamente; ainda, pode ser usado para diferenciar processos inflamatórios de estimulação imune e ainda como fator prognóstico. Pode orientar a busca de agentes causais das glomerulopatias.
Pesquisa de proteína de Bence-Jones	Detecta cadeias leves de imunoglobulinas monoclonais	É um exame que poderá sugerir proteinúria secundária à presença de mieloma múltiplo
Pesquisa de agentes infecciosos	Muitos agentes infecciosos levam ao depósito de imunocomplexos na membrana glomerular ou à formação de anticorpos antimembrana por reação cruzada, provocando glomerulonefrite secundária	Como a glomerulonefrite pode ocorrer secundariamente às doenças infecciosas, o diagnóstico e o tratamento assertivos podem levar à cura da lesão glomerular ou reduzir a velocidade de progressão da lesão provocada
Biopsia renal para histopatológico e imunofluorescência	Biopsia renal para análise histopatológica por microscopia de luz ou ultraestrutural (por microscopia eletrônica) revelará o padrão histológico de lesão, ou seja, qual ou quais camadas que compõem o glomérulo estão afetadas e qual é o padrão celular encontrado; contudo, nem sempre há lesão estrutural visível, sobretudo nas lesões mínimas, em que o único achado é o depósito de imunocomplexos, de anticorpos ou componentes do sistema complemento, para essa identificação é necessária a realização da imunofluorescência	Histopatologia é o método diagnóstico de eleição para amiloidose, especialmente quando se usa o corante vermelho congo Para as glomerulonefrites, o uso da análise histopatológica revela exatamente a localização da lesão e o padrão celular, mas nem sempre é capaz de indicar a causa, principalmente nas glomerulonefrites secundárias. Existem estudos que descrevem o padrão histológico correlacionando-o às causas, dessa forma, é possível direcionar a investigação para o agente causal
Pesquisa genética	A identificação da alteração genética associada à presença de proteinúria fecha o diagnóstico de causa da glomerulopatia	Há testes disponíveis para diversas raças, alguns para diagnóstico definitivo, outros ainda em fase de estudos. Existem alguns laboratórios que realizam essas pesquisas, como o Antagene, na França (www.antagene.com); o Paw Print nos EUA (www.pawprintgenetics.com); o Van Haeringen, na Holanda (www.vhlgenetics.com); o Genindexe, na França (www.genindexe.com); e o Genomia, na República Checa (www.genomia.cz). Existem testes para investigação de amiloidose em gatos abissínios e siameses e para cães da raça Shar-pei; bem como para investigação de nefropatia familiar do Cocker Spaniel Inglês

(*continua*)

QUADRO 169.5 Métodos diagnósticos utilizados na investigação das glomerulopatias. (*Continuação*)

Método	Porque utilizar	Importância
Dosagem de antitrombina III	Utilizada para avaliar o estado de hipercoagulabilidade, sobretudo nos pacientes com proteinúria maciça ou síndrome nefrótica	A antitrombina III é uma proteína trombolítica de baixo peso molecular, facilmente perdida pelo glomérulo lesionado. Nos casos de deficiência de antitrombina III, o paciente desenvolve um estado de hipercoagulabilidade, o que leva a alto risco de desenvolvimento de tromboembolismo
Tromboelastografia	Avalia todas as etapas da hemostasia (celular e bioquímica), realizado com sangue total	Auxilia no diagnóstico das alterações de coagulação dos pacientes proteinúricos, hipoproteinêmicos e urêmicos, além de auxiliar na identificação precisa da origem do distúrbio hemostático
Pesquisa de doenças autoimunes	Pesquisa de anticorpos como anticorpo antinuclear (ANA), teste de Coombs e fator reumatoide	O diagnóstico de doenças autoimunes é um desafio na clínica, e poucos exames são capazes de dar o diagnóstico definitivo; por isso, é importante estar atento a sinais sistêmicos associados à proteinúria, como: febre de origem inespecífica, dor articular e lesões inflamatórias e erosivas articulares, anemia com morfologia eritrocitária alterada (presença de esferócitos ou poiquilócitos, por exemplo), sugestão de anemia hemolítica, trombocitopenia e algumas lesões dermatológicas. Nesses casos, a presença da proteinúria indica que o acometimento glomerular está incluído nas alterações multissistêmicas da doença autoimune de base Quando há proteinúria renal, glomerular, sem nenhuma causa aparente, as doenças imunomediadas devem ser consideradas dentro dos diferenciais, contudo os resultados devem ser interpretados com cautela para nortear as decisões terapêuticas

CMM: condição de massa magra; TFG: taxa de filtração glomerular; AVE: acidente vascular encefálico; SDMA: dimetilarginina simétrica; ITUs: infecções do trato urinário; SDS-Page: eletroforese em gel de policrialamida com dodecil sulfato de sódio.

QUADRO 169.6 Orientações para condução diagnóstica das glomerulopatias.

Proteinúria é o primeiro indício clínico da presença de doenças glomerulares

Passo a passo: ponto de partida		O que e como procurar	
1º Diagnóstico de origem	Avalie o paciente sistemicamente para excluir focos inflamatórios em outras partes do corpo (origem pré-renal da proteinúria)	Doença periodontal, dermatopatias, cirurgias recentes, doenças infecciosas, processos inflamatórios recentes, doenças endócrinas, presença de neoplasias	Faça uma anamnese criteriosa, perguntando a respeito de enfermidades recentes, uso de fármacos, histórico de vacinas e viagens a locais endêmicos para doenças infecciosas.
	Avalie o paciente criteriosamente para excluir focos de inflamação no trato urinário inferior (origem pós-renal da proteinúria)	Presença de sedimento ativo na urinálise (hematúria, descamação de células transicionais, de pelve ou renais, leucócitos ou microrganismos). Parede vesical espessada ou presença de urólitos em qualquer parte do trato urinário	Faça avaliação cuidadosa da pressão arterial (em dois momentos distintos e em condições adequadas). Faça avaliação de fundo de olho e ecocardiografia em busca de sinais de lesão em órgão-alvo, secundárias à hipertensão Solicite ultrassom de abdome e radiografia de tórax em busca de focos inflamatórios ou neoplasias
	Avalie cuidadosamente para excluir causas fisiológicas ou funcionais de proteinúria	Questione sobre atividade física acentuada, febre, uso de glicocorticoides, sulfonamidas ou transfusões recentes e sobre excesso de proteínas na dieta	Faça exame físico completo incluindo inspeção da cavidade oral e ânus Solicite cultura da urina. Peça hemograma com contagem de plaquetas, creatinina, ureia, albumina, colesterol, triglicerídeos, globulinas, glicose, eletrólitos, bilirrubinas, fósforo e hemogasometria Aqui a preocupação é avaliar a saúde sistêmica do paciente, buscando causas de aumento da produção de proteína sérica e aumento do catabolismo proteico
2º Diagnóstico de persistência e magnitude	Reavalie e quantifique a proteinúria	Depois de excluídas as causas pré-renais, pós-renais e fisiológicas de proteinúria, reavalie o paciente buscando saber se a proteinúria persiste Se o paciente apresentava focos inflamatórios e foi tratado ou se é hipertenso verdadeiro e está sendo tratado, reavalie para saber se a proteinúria realmente reduziu ou foi debelada Faça exames de repetição (no mínimo mais dois após a primeira detecção): urinálise + razão proteína/creatinina urinária com intervalo de tempo mínimo de 15 dias entre eles	
3º Diagnóstico de causa e origem, monitoramento de complicações	Avalie se a proteinúria foi persistente e/ou de magnitude moderada ou alta (RPC > 2)	Monitore: • Pressão arterial • Funções renais (sobretudo creatinina e equilíbrio acidobásico) • Albumina e colesterol séricos • Peso do paciente e sinais de edema ou perda de líquido para o terceiro° espaço Considere realizar a eletroforese de proteínas urinárias para verificar o tamanho molecular das proteínas presentes na urina Procure por doenças infecciosas latentes (principalmente as transmitidas por vetores, como carrapatos ou mosquitos) Se a RPC for > 3,5, progressiva ou irresponsiva ao tratamento, considere a realização de biopsia para histopatologia e imunofluorescência	

RPC: razão proteína/creatinina urinária.

TRATAMENTO

Em 2013, foram publicadas recomendações para o manejo de cães com doenças glomerulares. Embora muitas sejam indicadas para todas as doenças que afetam os glomérulos, alguns fatores ligados ao paciente devem ser considerados, como a magnitude da proteinúria, principalmente nas doenças mais precoces. Portanto, a terapia deve ser instituída quando o paciente glomerulopata tiver RPCur persistentemente maior do que 0,5, com o objetivo de reduzi-la abaixo desse limiar ou, ao menos, em 50% sem que haja deterioração da função renal.[68]

O objetivo do tratamento da glomerulonefrite secundária é remover o estímulo antigênico e minimizar os mecanismos imunopatogênicos.[8] A terapia específica para a doença de base, quando a causa subjacente é conhecida, pode incluir: antibióticos para infecções bacterianas ou por riquétsias; antiparasitários para o tratamento da dirofilariose; e quimioterápicos para as neoplasias.[4] Geralmente, não é possível eliminar o estímulo antigênico, pois muitas vezes não se pode identificá-lo.[8] Em um estudo retrospectivo com 106 cães com glomerulonefrite, 43% não apresentavam doença identificável concomitante e em 19% o diagnóstico foi neoplasia.[32] Ainda, frequentemente são identificadas infecções, poliartrite, hepatite, anemia imunomediada e hiperadrenocorticismo, sendo assim necessária a terapia apropriada para cada uma das enfermidades.[8,32]

O tratamento para cães com glomerulonefrite deve ser individualizado, uma vez que a terapia empregada dependerá das alterações sistêmicas associadas com a doença, como explanado anteriormente, quando se discutiu sobre as classes I, II e III. A princípio, animais com proteinúria transitória não necessitam de tratamento. Entretanto, deve-se considerar a terapia específica para pacientes com proteinúria patológica renal persistente, quando a causa não puder ser identificada, revertida, ou quando já tiver sido eliminada.[35] O principal alvo terapêutico nesses casos é a inibição do SRAA, com o objetivo de diminuir a influência das forças hemodinâmicas sobre o glomérulo. Os fármacos que agem nesse mecanismo são inibidores da enzima conversora de angiotensina (iECAs), como o enalapril e o benazepril, os bloqueadores dos receptores de angiotensina II (BRAs), como a telmisartana, e os bloqueadores dos receptores de aldosterona (espironolactona).[68]

Inibidores da enzima conversora de angiotensina

São os fármacos recomendados para iniciar a terapia em cães com doença glomerular.[68] Promovem regressão da proteinúria, por diminuição da pressão intraglomerular pelo controle da arteríola eferente; como há diminuição da conversão para a angiotensina II, há redução da ação pró-inflamatória desse hormônio, resultando em mecanismos anti-inflamatórios e de proteção renal.[69] Ademais, segundo Grauer, a redução da produção de angiotensina e de aldosterona minimiza a fibrose renal.[8]

Um estudo comparou os efeitos do tratamento com enalapril e com placebo em cães com diagnóstico de glomerulonefrite idiopática. Assim, observou-se redução da magnitude da proteinúria e retardo da manifestação clínica naqueles animais que receberam enalapril (0,5 mg/kg, a cada 12 ou 24 horas). Ambos os grupos receberam ácido acetilsalicílico, associado à dieta restrita em proteínas, fósforo e sódio. A utilização de baixas doses de ácido acetilsalicílico também foi benéfica nos dois grupos; entretanto, a utilização da dieta foi controversa na progressão da DRC.[69] De acordo com Grauer, o enalapril ou o benazepril podem ser utilizados na dose de 0,5 a 1 mg/kg, a cada 24 horas.[70] Como o benazepril é majoritariamente eliminado por vias biliares, o seu *clearance* não é afetado por cães cuja função renal é prejudicada.[68]

Inicialmente, os iECA podem ser instituídos 1 vez/dia, mas a maior parte dos cães provavelmente necessitará ampliar a administração para 2 vezes/dia e, talvez, ajustes adicionais de dose. Deve-se monitorar a concentração sérica de creatinina, uma vez que pode piorar ou provocar azotemia. Aumentos acima de 30% do valor basal (pré-tratamento) são considerados graves e indicam a necessidade de reajuste de dose ou retirada do fármaco. Esse risco é especialmente alto nos pacientes desidratados.[68] Um estudo com gatos doentes renais crônicos detectou aumentos graves da concentração sérica de creatinina em 23,8% dos pacientes, o que reforça a necessidade de monitoramento.[71]

Bloqueadores dos receptores de angiotensina

Os BRA reduzem a proteinúria por meio da inibição do receptor tipo I da angiotensina II.[71] O efeito é similar ao provocado por iECA, com a vantagem de não serem afetados por possíveis vias alternativas que diminuem o efeito do fármaco, tal como acontece com o enalapril e o benazepril.[72] Uma série de artigos têm sido publicados recentemente demonstrando a efetividade dessa classe na redução da RPCur em cães e gatos. Sent *et al.* obtiveram maior sucesso na diminuição da proteinúria em gatos doentes renais crônicos pelo uso da telmisartana (1 mg/kg, a cada 24 horas) em comparação com o benazepril (0,5 a 1 mg/kg, a cada 24 horas).[73] Estudos mais recentes também demonstraram sucesso na redução da proteinúria em cães,[74-76] inclusive sugerindo superioridade em comparação ao enalapril.[74]

A terapia com iECA e BRA combinados pode ser benéfica a pacientes com proteinúria. O bloqueio do receptor I da angiotensina II pode aumentar a atividade da renina de forma compensatória. Ao mesmo tempo, a inibição da enzima conversora de angiotensina pode não acontecer de forma completa. Dessa forma, utilizar ambas as classes de fármacos pode promover bloqueio mais amplo do SRAA, o que confere melhor resposta contra a proteinúria.[68] Em um artigo, o uso de telmisartana e iECA (enalapril ou benazepril) de forma conjunta esteve associado a menores médias de RPCur em cães proteinúricos.[76] Contudo, não há consenso sobre a dose efetiva para a telmisartana: apesar de a dose sugerida ser de 1 mg/kg, a cada 24 horas, quantidades mais baixas administradas diariamente também foram efetivas no tratamento, o que sugere a necessidade de estudos adicionais para averiguar se esse efeito é dose-dependente.[76]

Tanto BRA quanto iECA têm como possível efeito adverso a hiperpotassemia. Cães que a apresentem de forma moderada ou grave (maior do que 6 mmol/ℓ) podem precisar de redução da dose utilizada ou descontinuação da administração do fármaco.[75] Nesses casos, a realização de eletrocardiograma é importante para avaliação do risco de distúrbios da condução cardíaca. Alguns cães com doenças glomerulares podem apresentar pseudo-hiperpotassemia decorrente de alta quantidade de potássio no interior das células; a eliminação dessa possibilidade pode ser realizada por meio da mensuração da concentração desse eletrólito em amostra de plasma coletado em heparina de lítio.[68]

Monitoramento da inibição do sistema renina-angiotensina-aldosterona

O efeito dos fármacos que inibem o SRAA deve ser monitorado 1 ou 2 semanas após a instituição do medicamento ou ajuste de doses. Dentre os exames que devem ser solicitados, estão: RPCur, albumina e creatinina séricas, aferição de pressão arterial e concentração de potássio (em amostras de jejum). O objetivo é verificar se o efeito terapêutico desejado foi alcançado e averiguar possíveis efeitos adversos, como o aumento da concentração de creatinina acima de 30%, hiperpotassemia ou hipotensão. Como a RPCur pode sofrer variações de acordo com o ciclo circadiano (especialmente nos animais cuja razão é maior do que 4), pode-se realizá-la por meio de um pool com duas ou três coletas de urina ou fazer a média de dois ou três cálculos seriados. Mesmo que não haja mudanças na terapia instituída, deve-se monitorar esses parâmetros trimestralmente.[68]

Pacientes nos estágios iniciais da doença renal crônica conseguem ser tolerantes a aumentos leves na concentração sérica de creatinina. Contudo, aqueles que estão nos estágios 3 e 4 são mais suscetíveis a alterações da função renal, e a instituição de IECA ou BRA podem trazer consequências clínicas. Naqueles em que aumentos podem ser tolerados e o objetivo terapêutico não for alcançado, reajustes de dose podem ser instituídos a cada 4 a 6 semanas.[68]

Imunossupressores

A patogenia da glomerulonefrite não está bem elucidada.[3] Não obstante, sabe-se que a terapia com imunossupressores não deve ser instituída nos seguintes casos: se a proteinúria não for de origem glomerular, se a raça do animal for associada a glomerulopatias familiais não imunomediadas e se o diagnóstico mais provável for amiloidose.[77] O uso deve ser considerado em cães que estejam recebendo a terapia padrão e não tenham passado por biopsia renal quando a concentração sérica de creatinina estiver maior do que 3 mg/dℓ, a azotemia for progressiva ou se a hipoalbuminemia for grave (menor do que 2 g/dℓ).[77]

Seres humanos com glomerulonefrite membranoproliferativa e membranosa podem se beneficiar do uso de imunossupressores.[77] Estudos indicam que cerca de metade das doenças glomerulares em cães é causada por imunocomplexos[12,14,24] e, portanto, eles também podem ser candidatos a essa estratégia terapêutica. Na ausência de biopsia renal, caso se decida pela instituição de terapia imunossupressora, os tutores devem ser comunicados sobre eventuais riscos e benefícios da administração. Se não houver resposta ao tratamento após 8 a 12 semanas, deve-se descontinuá-lo, e a possibilidade de biopsia deve ser reconsiderada.[77] Na presença de doença glomerular imunomediada documentada por biopsia renal, a estratégia terapêutica deve ser baseada na sua gravidade e velocidade de progressão.[78]

O imunossupressor mais recomendado para primeira escolha terapêutica em animais com doenças glomerulares imunomediadas de comportamento agressivo é o micofenolato (10 mg/kg, a cada 12 horas). Apresenta baixas taxas de complicações graves em comparação a outras alternativas.[78] Em um estudo que avaliou biopsias renais de cães com glomerulonefrites por imunocomplexos, 66% dos pacientes que receberam micofenolato, de modo combinado a outros fármacos ou não, obtiveram sucesso terapêutico. Todavia, o número de animais que passou por esse tratamento (seis cães) era muito baixo.[34] Nos casos em que o micofenolato não prover resposta efetiva, a ciclofosfamida como monoterapia ou combinada à prednisolona pode ser utilizada. Entretanto, os efeitos adversos são mais agressivos e, portanto, requer monitoramento mais estreita.[78] Quando a doença glomerular for lentamente progressiva e imunomediada com resposta insuficiente à terapia padrão, pode-se utilizar terapia de indução, com: micofenolato ou clorambucila (0,2 mg/kg, a cada 24 ou 48 horas), sozinho ou em combinação com azatioprina (1 a 2 mg/kg, a cada 48 horas) em dias alternados; ou ciclofosfamida com glicocorticoides; ou, ainda, com ciclosporina.[78]

Pacientes humanos que apresentam glomerulonefrite com alterações mínimas mostram redução da proteinúria de aproximadamente 80 a 90% quando tratados com corticosteroide.

Segundo Littman, os esteroides são benéficos para humanos com nefropatia por IgA.[4] Nos casos de glomerulonefrite membranosa, a utilização de agentes citotóxicos promove maior redução da proteinúria. Segundo Center et al., em um estudo retrospectivo de cães com glomerulonefrite idiopática, o tratamento com corticosteroides aparentemente foi prejudicial, com consequente azotemia e piora da proteinúria.[52] Desse modo, a monoterapia com glicocorticoides não é recomendada; o uso deve ser concomitante à administração de micofenolato ou ciclofosfamida e na menor dose efetiva, para que a descontinuação ocorra o mais cedo possível.[78]

A administração de glicocorticoides por períodos curtos pode ser considerada em casos fulminantes, quando houver necessidade de minimizar efeitos adversos.[78] Um estudo com nove cães normais, que receberam tratamento com prednisona na dose de 2,2 mg/kg, por via oral (VO), a cada 12 horas, durante 42 dias, demonstrou a ocorrência de proteinúria significativa e alterações glomerulares.[79]

As monitorações da terapia devem iniciar, no máximo, entre 1 e 2 semanas após a sua instituição; em seguida, a avaliação deve ser feita a cada 2 semanas até a 6ª semana; após, a cada 4 semanas até completar 3 meses de terapia; por fim, as reavaliações serão trimestrais até a resolução da doença.[78] O sucesso terapêutico será considerado com a redução da RPCur e da concentração sérica de creatinina, preferencialmente normalizada. Caso o valor normal não seja atingido, a diminuição em 25% ou mais, em comparação com a basal, indica resposta parcialmente positiva. Outro parâmetro que se deve considerar é a albuminemia, cujo valor desejável deve ser maior do que 2,5 g/dℓ, sendo que respostas devem ser consideradas parciais quando a concentração sérica estiver entre 2 e 2,5 g/dℓ ou houver aumento maior do que 50%.[78] Imunossupressores não devem ser administrados em pacientes com comorbidades cuja imunossupressão é contraindicada, como diabetes, hiperadrenocorticismo, infecções bacterianas e fúngicas. Glicocorticoides devem ser evitados em cães com pancreatite ou hipertensão não controlada; do mesmo modo, a azatioprina é contraindicada para cães com supressão da medula óssea, disfunção hepática e pancreatite.[77]

Terapia de suporte

É baseada no controle da hipertensão arterial sistêmica, na redução de edema/ascite/derrame e na tendência de desenvolvimento de tromboembolia. A seguir, serão descritas as terapias de suporte para algumas condições relacionadas a glomerulopatias.

Hipertensão arterial sistêmica

É identificada em aproximadamente 80% dos pacientes com glomerulopatias. A terapia anti-hipertensiva baseia-se em um conjunto de ações, pois, em cães, raramente a monoterapia é suficiente para o controle.[42]

O tratamento para a hipertensão arterial sistêmica (HAS) inclui vasodilatadores, como os inibidores da enzima conversora de angiotensina, bloqueadores de canal de cálcio (BCC) e bloqueadores dos receptores da aldosterona.[42,67] O principal objetivo do tratamento é reduzir a pressão arterial aos níveis de normalidade para evitar lesão em órgãos-alvo e corrigir alterações preexistentes, dentre elas a proteinúria. A pressão arterial sistólica deve ser mantida abaixo de 140 mmHg; se não for possível, deve-se procurar mantê-la abaixo de 160 mmHg.[53]

Diretrizes publicadas em 2018 recomendam iECA (benazepril ou enalapril, 0,5 a 2 mg/kg, a cada 12 horas) e BCC (anlodipino 0,1 a 0,5 mg/kg, a cada 24 horas) como agentes anti-hipertensivos para uso em cães. Alternativamente, BRA podem ser utilizados (telmisartana, 1 mg/kg, a cada 24 horas) para a inibição do SRAA e diminuição da pressão intraglomerular. Quando os animais forem severamente hipertensos (pressão arterial sistólica acima de 200 mmHg), deve-se utilizar como terapia inicial a administração conjunta de iECA com BCC. Como o BCC também provoca dilatação da arteríola aferente, o que confere aumento na pressão intraglomerular, o uso como monoterapia deve ser evitado. O uso de anti-hipertensivos deve ser cauteloso em animais desidratados, uma vez que pode provocar redução importante na TFG.[48]

Para gatos hipertensos com DRC, a terapia de eleição é anlodipino, o qual apresenta propriedades diuréticas e natriuréticas que colaboram para o controle da pressão arterial; na maioria das vezes, a monoterapia com esse fármaco é suficiente para esses animais.[3,8] Quando a pressão arterial sistólica for menor que 200 mmHg, a dose de 0,625 mg/gato/dia parece ser efetiva; se for superior a esse valor, recomenda-se 1,25 mg/gato/dia. O uso de iECA como primeira opção terapêutica em gatos não é recomendado por promover reduções insuficientes na pressão arterial.[48]

Mais recentemente, estudos demonstraram a eficácia da telmisartana na redução da pressão tanto em cães quanto em gatos.[75,76,80,81] A combinação do iECA com o BRA em cães teve a capacidade de reduzir a pressão arterial de forma mais efetiva do que quando os fármacos foram utilizados sem combinação.[76] Alguns animais que utilizam anlodipino podem ter hiperplasia gengival como efeito adverso. Em um relato de caso, o uso da telmisartana como alternativa ao BCC resolveu esse problema e foi eficaz no controle da hipertensão arterial sistêmica.[82]

O tratamento para HAS deve ser introduzido com um único medicamento anti-hipertensivo na dose mais baixa e eficaz, para que possa ser aumentada gradualmente de acordo com a necessidade e com o monitoramento da pressão sanguínea. Em caso de hipotensão, a dose deve ser reduzida, pois essa condição pode promover azotemia pré-renal e precipitar o aparecimento de crise urêmica; por isso, a concentração sérica de ureia e creatinina deve ser monitorada durante o tratamento anti-hipertensivo.[3]

Em humanos, a primeira recomendação para o controle é a dieta hipossódica, mas isso ainda é controverso em medicina veterinária. Alguns estudos indicam que a pressão arterial em cães e gatos somente é sensível à ingestão de sal se as concentrações ingeridas forem muito altas ou se houver comorbidade.[40] Diretrizes recomendam a restrição de sal na dieta, mas ressaltam a necessidade de incluir outros fatores, como tratamento de comorbidades.[48]

Tromboembolia

O tratamento consiste especialmente na prevenção, reduzindo o colesterol sérico e a perda de proteínas urinárias, além de promover a manutenção da hidratação. A utilização rotineira de anticoagulantes (ácido acetilsalicílico, heparina, derivados cumarínicos e dextrana) é considerada medida de prevenção da tromboembolia.[65]

O ácido acetilsalicílico inibe a produção das prostaglandinas endoteliais e a formação de tromboxano A_2. No entanto, em baixas doses, não ocorre essa inibição, provocando inibição da agregação plaquetária e diminuindo o dano à superfície endotelial.[83] Segundo Littman, a agregação plaquetária é parte do processo inflamatório que aumenta o dano renal, assim, a inibição desses fatores reduz proteinúria e fibrose.[4] O mesmo autor relatou que uma dose antitrombótica é importante para todos os animais com hipoalbuminemia, por causa do risco de tromboembolia. Doses recomendadas para cães são de 1 a 5 mg/kg/dia.[65] Não há evidências que suportem a superioridade do clopidogrel sobre o ácido acetilsalicílico em cães, mas sugere-se que possa ser mais efetivo para aqueles sob risco de tromboembolismo aórtico. A dose recomendada de clopidogrel nessa ocasião é de 1,1 a 3 mg/kg/dia. Pode-se administrar uma dose de indução de 4 a 10 mg/kg para obtenção mais rápida das concentrações plasmáticas.[84]

Gatos sob risco de tromboembolismo aórtico devem receber clopidogrel (18,75 mg/dia), mas não há evidências de que seja melhor do que o ácido acetilsalicílico para tromboembolismo venoso. Assim como nos cães, uma dose de indução de 37,5 mg por gato pode ser administrada.

Heparina previne a proliferação do estado trombótico, no entanto, ela depende da antitrombina III, um cofator deficiente nos pacientes com doenças glomerulares.[83] Em cães, recomenda-se a administração em bolus intravenoso (IV) de 100 UI/kg. Após, 480 a 900 UI/kg, a cada 24 horas em infusão contínua (20 a 37,5 UI/kg/h). Quando administrado por via subcutânea (SC), a dosagem inicial sugerida é 150 a 300 UI/kg, a cada 6 horas. Em gatos, apenas a via SC é recomendada, na dose inicial de 250 UI/kg, a cada 6 horas.[80] A precaução é evitar o uso intramuscular em razão da possibilidade de hematomas, e deve-se avaliar o risco de hemorragias.[83]

A varfarina é um derivado cumarínico que inibe a ativação hepática da vitamina K. O uso em cães e gatos não é recomendado, pois: não há dados consistentes sobre sua eficácia, o risco de complicações é alto e existe marcada variação individual em felinos.[84]

Estreptoquinase e uroquinase são fármacos trombolíticos que desempenham efeito na formação do plasminogênio, sendo de ampla utilização em humanos.[4,83]

Síndrome nefrótica

A terapia deve ser direcionada ao tratamento da etiologia e redução da proteinúria. Quando houver complicações pelo acúmulo de líquido (dispneia ou desconforto abdominal), pode-se recorrer também à terapia para edema e ascite. Diuréticos de alça são recomendados para pacientes nefróticos com sobrecarga volêmica que apresentem edema pulmonar ou hiperpotassemia, com o objetivo de produzir natriurese. A furosemida pode ser administrada na dosagem inicial de 1 mg/kg, a cada 6 ou 12 horas. Caso haja necessidade, pode-se manter a dose em 0,5 a 1 mg/kg, a cada 6 ou 12 horas, ou administrar uma dose de indução de 2 mg/kg, seguida de infusão contínua (2 a 15 µg/kg/min) via IV.[68] Em cães com efusão pleural ou abdominal, pode-se utilizar espironolactona 1 mg/kg, a cada 12 ou 24 horas e, se necessário, recorrer a aumentos de 1 mg/kg, a cada 12 ou 24 horas, até o máximo de 4 mg/kg na mesma frequência.[68]

A fluidoterapia para reposição volêmica deve ser realizada com cautela em pacientes nefróticos para evitar o risco de sobrecarga volêmica. Contudo, há indicação de cristaloides para a estabilização hemodinâmica em pacientes desidratados e com baixa perfusão tecidual. Após o restabelecimento da anormalidade detectada, a reposição deve ser finalizada.[68]

Edema e ascite

O acúmulo excessivo de líquido extracelular é evidenciado por edema subcutâneo e/ou derrame pleural ou peritoneal.[63] Está associado à hiperidratação ou à má distribuição intercompartimental decorrente da redução da pressão oncótica pela hipoalbuminemia. Por esse motivo, restabelecer a adequada homeostase em pacientes nessas condições pode ser desafiador. Antes de se estabelecer terapia diurética, é importante avaliar se não há hiperidratação, por meio de exame físico minucioso e avaliação do histórico.[68]

Edema leve e transitório, que não esteja causando prejuízo ao paciente, deve ser tratado somente com restrição de sódio na dieta. Em casos de edema moderado a grave, com dispneia e/ou desconforto abdominal, recomendam-se diuréticos e paracentese.[63,68]

Dieta

O objetivo da terapia dietética em pacientes com glomerulopatias é a diminuição do aporte proteico para diminuir a proteinúria, com o cuidado de não contribuir para a perda de massa muscular.[85] As recomendações dietéticas ainda incluem restrição de sódio e de fósforo. Os benefícios clínicos da dieta com restrição proteica são representados pela diminuição de toxinas urêmicas (derivadas do metabolismo proteico), redução da hipertensão e da hiperfiltração glomerular, a fim de mitigar danos estruturais nos glomérulos remanescentes e, assim, retardar a progressão da DRC.[63,85]

O grau de restrição dietética depende fortemente da dieta fornecida ao paciente previamente ao diagnóstico, dada a alta variabilidade da quantidade de proteínas disponíveis nas formulações comerciais. Se o paciente recebia alto aporte proteico (p. ex., peito de frango) ou petiscos antes do desenvolvimento da doença glomerular, a transição para a dieta terapêutica pode ser desnecessária, e apenas a retirada do excesso pode ser suficiente. Por esse motivo, a obtenção minuciosa do histórico dietético é importante.[85]

Segundo Grant e Forrester, a restrição de proteínas na dieta é capaz de minimizar a magnitude da proteinúria com posterior aumento da concentração sérica de albumina em humanos com síndrome nefrótica.[67] Para a dieta de cães com DRC, recomenda-se cerca de 2 a 3 g/kg/dia de proteínas com alto valor biológico. Em um estudo com 23 cães com DRC, avaliaram-se três diferentes dietas (hiperproteica, normoproteica e hipoproteica) e se observou que a dieta hipoproteica diminuiu a morbidade e a mortalidade associada à síndrome urêmica, resultando em redução dos níveis séricos de ureia quando comparados com os pacientes que receberam altos níveis de proteína na dieta.[86]

Grauer descreveu que em pacientes não azotêmicos, com RPCur entre 1 e 3 e alteração primária desconhecida, a dieta com restrição de proteínas é necessária.[70] O mesmo autor afirmou que pacientes azotêmicos com RPCur acima de 0,5, para cães, e 0,4, para gatos, devem fazer uso também de dieta com restrição de proteínas.

Aos cães com DRC, a suplementação com ácidos graxos ômega-3 proporciona diversos benefícios e suas ações incluem:

- Diminuição do nível sérico de colesterol nos casos de hipercolesterolemia
- Supressão do processo inflamatório e da coagulação, pois são capazes de interferir na produção de substâncias pró-inflamatórias e pró-coagulantes, além de prostaglandinas, tromboxanos e leucotrienos
- Redução da pressão sanguínea
- Efeito positivo na hemodinâmica renal
- Ação antioxidante
- Limitação da calcificação do parênquima renal.

É capaz, ainda, de atuar sobre o metabolismo lipídico, contra a hipertrofia e a hipertensão intraglomerular, e sobre metabolismo dos eicosanoides urinários.[87]

Em humanos com DRC, a suplementação causa decréscimo na proteinúria.[67] Além disso, diminui a concentração sanguínea de triglicerídios e a agregação plaquetária na síndrome nefrótica, bem como promove redução da mortalidade e minimiza as anormalidades estruturais observadas ao exame histopatológico.[3]

O ômega-6, por seu turno, pode aumentar a TFG de cães com DRC a curto prazo. Contudo, age competitivamente com o ômega-3. Preconiza-se suplementar ambos os ácidos graxos na relação (ômega-6:ômega-3) de aproximadamente 5:1.[68]

Amiloidose

A terapia é baseada na identificação do processo inflamatório ou neoplásico subjacente, que deve ser tratado; entretanto, a terapia dificilmente altera o curso da amiloidose em cães e gatos com DRC.[3]

Colchicina reduz a liberação da proteína amiloide AA pelos hepatócitos, mediante sua ligação aos microtúbulos, e interfere na produção do fator favorecedor de amiloide. Assim, promove a estabilização da função renal em pacientes com síndrome nefrótica que não apresentam uremia. Contudo, pode mostrar efeitos colaterais como vômito, diarreia e náuseas.[3] A dose recomendada é de 0,01 a 0,03 mg/kg, a cada 24 horas.[7]

O dimetilsulfóxido (DMSO) pode beneficiar alguns pacientes com amiloidose por meio da atenuação do processo inflamatório e da fibrose intersticial, com consequentes diminuição da proteinúria e melhora da função renal.[7,43] Entretanto, a administração de DMSO pode resultar em náuseas e em odor desagradável causado pelo sulfeto de dimetila. Em decorrência, pode causar anorexia, oligodipsia e azotemia pré-renal.[43] Ainda, convém ressaltar, a administração de DMSO para tratamento da amiloidose é controversa, uma vez que a resposta benéfica é observada em um número limitado de cães.[7] A dose recomendada é de 90 mg/kg, 3 vezes/semana.

PROGNÓSTICO

Para cães com glomerulonefrite, o prognóstico é variável e deve ser estabelecido com base em: alterações funcionais dos rins, gravidade da proteinúria, resposta à terapia estabelecida e achados histopatológicos observados à biopsia renal. Assim, significa que quanto maiores as alterações funcionais, sobretudo associadas à azotemia, maior será a magnitude da proteinúria. Ademais, existe correlação positiva entre lesões renais (vistas ao exame histopatológico) e a resposta terapêutica inadequada e um prognóstico ruim. Cães que apresentavam concentração sérica de albumina menor que 2 g/dℓ e de creatinina maior ou igual a 2,1 mg/dℓ apresentaram sobrevida significativamente menor em um estudo.[23]

Atualmente, sabe-se que a doença glomerular tem caráter progressivo e pode levar à DRC, porém também se espera resolução terapêutica e até mesmo remissão espontânea. De qualquer modo, a velocidade de progressão da doença pode ser reduzida, sobretudo quando o diagnóstico e o protocolo terapêutico forem estabelecidos precocemente e de maneira adequada.

REFERÊNCIAS BIBLIOGRÁFICAS

1. Verlander JW. Filtração glomerular. In: Cunningham JC, Klein BG (editors). 4. ed. Tratado de fisiologia veterinária. Barcelona:Elsevier; 2009. p. 527-36.
2. Yhee J, Chi-Ho Y, Kim JK, Im KS, Chon, SK, Sur, JH. Histopathological retrospective study of canine renal disease in Korea, 2003-2008. J Vet Sci. 2010;11(4):277-83.
3. Vaden SL. Glomerular disease. In: Ettinger SJ, Feldman EC, editors. Textbook of veterinary internal medicine. St. Louis:Elsevier; 2005. p. 1786-800.
4. Littman MP. Protein-losing nephropathy in small animals. Vet Clin North Am Small Anim Pract. 2011;41(1):31-62.
5. Zatz R. Distúrbios da filtração glomerular. Fisiopatologia renal. 2. ed. São Paulo: Atheneu; 2002.
6. Haddad SJ, Boim MA, Schor N. Fisiopatologia do glomérulo. In: Schor N, Biom MA, dos Santos OFP, editores. Insuficiência renal aguda:fisiopatologia clínica e tratamento. São Paulo: Sarvier; 1997. p. 9-12.

7. Vaden SL, Brown CA. Glomerular diseases. In: Bonagura JD, Twedt D (editors). Kirks's current veterinary therapy XIV. Philadelphia: Saunders Elsevier; 2009. p. 863-8.

8. Grauer GF. Canine glomerulonephritis: new thoughts on proteinuria and treatment. J Small Anim Pract. 2005;46(10):469-78.

9. Vaden SL. Glomerular diseases. In: Ettinger SJ, Feldman EC (editors). Textbook of veterinary internal medicine. 7. ed. Canada: Saunders; 2010. vol. 2. p. 2021-36.

10. Rørtveit R, Eggertsdóttir A, Thomassen R, Lingaas F, Jansen J. A clinical study of canine collagen type III glomerulopathy. BMC Vet Res. 2013;9:218.

11. Vaden SL. Glomerular disease. Top Companion Anim Med. 2011;26(3):128-34.

12. Cianciolo RE, Mohr FC, Aresu L, Brown CA, James C, Jansen JH et al. World small animal veterinary association renal pathology initiative: classification of glomerular diseases in dogs. Vet Pathol. 2016;53(1):113-35.

13. Acierno MJ, Labato A, Stern LC, Mukherjee J, Jarowski RM, Ross LA. Serum concentrations of the third component of complement in healthy dogs and dogs with protein-losing nephropathy. Am J Vet Res. 2006;67(7):1105-9.

14. Schneider SM, Cianciolo RE, Nabity MB, Clubb Jr FJ, Brown CA, Lees GE. Prevalence of immune-complex glomerulonephritides in dogs biopsied for suspected glomerular disease: 501 cases (2007-2012). J Vet Intern Med. 2013;27(1):S67-75.

15. Finco DR, Brown SA, Brown CA, Crowell WA, Cooper TA, Barsanti JA. Progression of renal chronic in the dog. J Vet Intern Med. 1999;13(6):516-28.

16. Ruth J. Heterobilharzia americana infection and glomerulonephritis in a dog. J Am Anim Hosp Assoc. 2010;46(3):203-8.

17. Macdougall DF, Cook T, Steward AP, Cattell V. Canine chronic renal disease: prevalence and types of glomerulonephritis in the dog. Kidney Int. 1986;29(6):1144-51.

18. Rossi F, Aresu L, Martini V, Trez D, Zanetti R, Coppola LM et al. Immune-complex glomerulonephritis in cats: a retrospective study based on clinico-pathological data, histopathology and ultrastructural features. BMC Vet Res. 2019;15(1):303-12.

19. Paes-de-Almeida EC, Ferreira AMR, Labarthe NV, Caldas MLR, McCall JW. Kidney ultrastructural lesions in dogs experimentally infected with *Dirofilaria immitis* (Leidy, 1856). Vet Parasitol. 2003;113(2):157-68.

20. Beaudu-Lange C, Lange E. Unusual clinical presentation of leptospirosis in a cat. Rev Vét Clin. 2014;49(3):115-22.

21. Aresu L, Martini V, Benali SL, Brovida C, Cianciolo RE, Dalla Riva et al. European veterinary renal pathology service:a survey over a 7-year period (2008-2015). J Vet Intern Med. 2017;31(5):1459-68.

22. Bohman SO, Jaremko G, Bohlin AB, Berg A. Foot process fusion and glomerular filtration rate in minimal change nephrotic syndrome. Kidney Int. 1984;25(4):696-700.

23. Lorbach SK, Hokamp JA, Quimby JM, Cianciolo RE. Clinicopathologic characteristics, pathology, and prognosis of 77 dogs with focal segmental glomerulosclerosis. J Vet Intern Med. 2020;34(5):1948-56.

24. Grant DC, Forrester SD. Glomerulonephritis in dogs and cats. Compend Contin Educ Vet. 2001;23(9):739-47.

25. Dibartola SP, Tarr MJ, Parker AT, Powers JD, Pultz JA. Clinicopathologic findings in dogs with renal amyloidosis:59 cases (1976-1986). J Am Vet Med Assoc. 1989;195(3):358-64.

26. Grauer GF. Management of glomerulonephritis. In: Elliot JA, Grauer GF (editors). BSAVA Manual of canine and feline nephrology and urology. 2. ed. British Small Animal Veterinary Association. Gloucester: England; 2007. p. 218-239.

27. Woldemeskel M. A concise review of amyloidosis in animals. Vet Med Int. 2012;2012:1-11.

28. Bartges J, Wall J. Amyloidosis. In: Bartges J, Polzin DJ (editors). Nephrology and urology of small animals. Ames: Blackwell Publishing; 2011. p. 547-54.

29. Aresu L, Zanatta R, Luciani L, Trez D, Castagnaro M. Severe renal failure in a dog resembling human focal segmental glomeruloesc-lerosis. J Compend Pathol. 2010;143(2-3):190-4.

30. Kammie J, Yasuno K, Ogihara K, Nakamura A, Tamahara S, Fujino Y et al. Collagenofibrotic glomerulonephropathy with fibronectin deposition in a dog. Vet Pathol. 2009;46(4):688-92.

31. McLeland SM, Cianciolo RE, Duncan CG, Quimby JM. A comparison of biochemical and histopathologic staging in cats with chronic kidney disease. Vet Pathol. 2015;52(3):524-34.

32. Cook AK, Cowgill LD. Clinical and pathological features of protein-losing glomerular disease in the dog: a review of 137 cases (1985-1992). J Am Anim Hosp Assoc. 1996;32(4):313-22.

33. Klosterman ES, Moore GE, Brito GJF, DiBartola SP, Groman RP, Whittemore JC et al. Comparison of signalment, clinicopathologic findings, histologic diagnosis, and prognosis in dogs with glomerular disease with or without nephrotic syndrome. J Vet Intern Med. 2011;25(2):206-14.

34. Vessieres F, Cianciolo RE, Gkoka ZG, Kisielewicz C, Bazelle J, Seth M et al. Occurrence, management and outcome of immune-complex glomerulonephritis in dogs with suspected glomerulopathy in the UK. J Small Anim Pract. 2019;60(11):683-90.

35. Grauer GF. Glomerulonephropathies. In: Nelson RW, Couto CG (editors). Small animal internal medicine. 4. ed. St. Louis: Mosby Elsevier; 2009. p. 637-44.

36. Chew DJ, DiBartola SP, Schenck P. Diseases of the glomerulus. In: Chew DJ, DiBartola SP, Schenck P (editors). Canine and feline nephrology and urology. 2. ed. St. Louis: Elsevier Saunders; 2011. p. 218-39.

37. Pressler BM, Proulx DA, Williams LE, Jensen WA, Vaden SL. Urine albumin concentration is increased in dogs with lymphoma or osteosarcoma. J Vet Intern Med. 2003;17(3)17-404.

38. Cianciolo RE, Brown CA, Mohr FC, Spangler WL, Aresu L, van der Lugt JJ et al. Pathologic evaluation of canine renal biopsies: methods for identifying features that differentiate immune-mediated glomerulonephritides from other categories of glomerular diseases. J Vet Intern Med. 2013;27(1):S10-8.

39. Thimarchi H. Mechanisms of podocyte detachment, podocyturia, and risk of progression of glomerulopathies. Kidney Dis. 2020;6(5):324-29.

40. Brown SA. Primary diseases of glomerular. In: Osborne CA, Finco DR (editors). Canine and feline nephrology and urology. Baltimore: Willians & Wilkins; 1995. p. 368-85.

41. Lennon EM, Hanel RM, Walker JM, Vaden SL. Hypercoagulability in dogs with protein-losing nephropathy as assessed by thromboelastography. J Vet Intern Med. 2013;27(3):462-8.

42. Bartges JW, Osborne CA. Canine and feline renal biopsy. In: Osborne CA, Finco DR (editors). Canine and feline nephrology and urology. Baltimore: Willians &Wilkins; 1995. p. 277-302.

43. DiBartola SP. Renal amyloidosis. In: Osborne CA, Finco DR (editors). Canine and feline nephrology and urology. Baltimore:Willians & Wilkins; 1995. p. 400-15.

44. Segev G, Cowgill LD, Jessen S, Berkowitz A, Mohr CF, Aroch I. Renal amyloidosis in dogs: a retrospective study of 91 cases with comparison of the disease between shar-pei and non-shar-pei dogs. J Vet Intern Med. 2012;26(2):259-68.

45. Polzin DJ, Cowgill LD. Development of clinical guidelines for management of glomerular disease in dogs. J Vet Intern Med. 2013;27(1):S2-4.

46. Vaden SL, Grauer GF. Glomerular disease. In:Bartges J, Polzin DJ (editors). Nephrology and urology of small animals. Ames: Blackwell Publishing; 2011. p. 538-46.

47. Brown S, Atkins C, Bagley R, Carr A, Cowgill L, Davidson M et al. Guidelines for identification, evaluation, and management of hypertension systemic in dogs and cats. J Vet Intern Med. 2007;21(3):542-58.

48. Acierno MJ, Brown S, Coleman AE, Jepson RE, Papich M, Stepien RL et al. ACVIM consensus statement: guidelines for the identification, evaluation, and management of systemic hypertension in dogs and cats. J Vet Intern Med. 2018;32(6):1803-22.

49. Littman MP, Daminet S, Grauer GF, Lees GE, van Dongen AM. Consensus recommendations for the diagnostic investigation of dogs with suspected glomerular disease. J Vet Intern Med. 2013;27(1):S19-26.

50. Lees GE, Brown SA, Elliott J, Grauer GF, Vaden SL. Assessment and management of proteinuria in dogs and cats:2004 ACVIM Forum Consensus Statement (Small Animal). J Vet Intern Med. 2005;19(3):377-85.

51. Finco DR. Urinary protein loss. In: Osborne CA, Finco DR (editors). Canine and feline nephrology and urology. Baltimore: Willians & Wilkins; 1995. p. 211-5.

52. Center SA, Smith CA, Wilkinson E, Erb HN, Lewis RM. Clinicopathologic, renal immunofluorescent, and light microscopic features of glomerulonephritis in the dog: 41 cases (1975-1985). J Am Vet Med Assoc. 1987;190(1):81-90.

53. Hohnadel DC. Urine protein total. In: Kaplan LA, Pesce AJ (editors). Clinical chemistry: theory analysis and correlation. 2. ed. Ohio: Mosby; 1989. p. 1060-65.

54. Moyle PS, Specht A, Hill R. Effect of common storage temperatures and container types on urine protein: creatinine ratios in urine samples of proteinuric dogs. J Vet Intern Med. 2018;32(5):1652-58.

55. Rego ABAS. Microalbuminúria em cães com insuficiência renal crônica: relação com pressão sanguínea sistêmica [tese de doutorado]. São Paulo: Universidade de São Paulo, Faculdade de Medicina Veterinária e Zootecnia; 2006. 108 p.

56. White V, Olivier NB, Reimann K, Johnson C. Use of protein to creatinina in a single urine specimen for quantification of canine proteinuria. J Am Vet Med Assoc. 1984;185(8):882-5.

57. Hurley KJ, Vaden SL. Evaluation of urine protein content in dogs with pituitary-dependent hyperadrenocorticism. J Am Vet Med Assoc. 1998;212(3):369-73.

58. Polzin D. 11 Guidelines for conservatively treating chronic kidney disease. Vet Med. 2007;102(12):788-99.

59. Rego AB, Kogika MM, Santoro ML, Hagiwara MK, Mirandola RM. Eletroforese das proteínas urinárias de cães normais e de cães com doença renal em gel de sódio-dodecil-sulfato poliacrilamida (SDS-PAGE). Vet Notic. 2001;7:65-72.

60. Mardell EJ, Sparkes AH. Evaluation of a comercial in-house test *kit* for the semi-quantitative assessment of microalbuminuria in cats. J Feline Med Surg. 2006:8(4):269-78.

61. Pressler BM, Vaden SL, Jensen WA, Simpson D. Detection of canine microalbuminuria using semiquantitative tests strips designed for use with human urine. Vet Clin Pathol. 2002;31(2):56-60.

62. Kogika MM, Cavalcante CZ, Simões DMN, Kanashiro MO, Prosser CS *et al.* Microalbuminuria in dogs with diabetes mellitus. J Vet Intern Med. 2007;21:647.

63. Relford RL, Lees GE. Nephrotic syndrome in dogs: diagnosis and treatment. Compend Contin Educ Vet. 1996;18:279-93.

64. Kraut JA, Madias NE. Metabolic acidosis of CKD: an update. Am J Kidney Dis. 2016;67(2):307-17.

65. Baty CJ, Hardie EM. Pulmonary thromboembolism: diagnosis and treatment. Current veterinary therapy XI. Philadelphia: WB Saunders Company; 1992. p. 137-42.

66. Fluckiger MA, Gomez JA. Radiographic findings in dogs with spontaneous thrombosis or embolism:a retrospective radiographic review of 21 dogs with pulmonary thrombosis or embolism. Vet Radiol. 1984;25:124.

67. Grant DC, Forrester SD. Glomerulonephritis in dogs and cats: diagnostic and treatment. Compend Contin Educ Vet. 2001;23(9):798-804.

68. Brown S, Elliott J, Francey T, Polzin D, Vaden S. Consensus recommendations for standard therapy of glomerular disease in dogs. J Vet Intern Med. 2013;27(1):S27-43.

69. Grauer GF, Greco DC, Getzy DM, Cowgill LD, Vaden SL, Chew DJ, Polzin DJ *et al.* Effects of enalapril *versus* placebo as a treatment for canine idiopathic glomerulonephritis. J Vet Intern Med. 2000;14(5):526-33.

70. Grauer GF. Proteinuria: implications for management. In: Bonagura, JD, Twedt DC (editors). Philadelphia: Saunders Elsevier; 2009. p. 860-3.

71. King JN, Font A, Rousselot JF, Ash RA, Bonfanti U, Brovida C, Crowe ED *et al.* Effects of benazepril on survival of dogs with chronic kidney disease: a multicenter, randomized, blinded, placebo-controlled clinical trial. J Vet Intern Med. 2017;31(4):1113-22.

72. Sabbah ZA, Mansoor A, Kaul U. Angiotensin receptor blockers – advantages of the new sartans. J Assoc Physicians India. 2013;61(7):464-70.

73. Sent U, Gössl R, Elliott J, Syme HM, Zimmering T. Comparison of efficacy of long-term oral treatment with telmisartan and benazepril in cats with chronic kidney disease. J Vet Intern Med. 2015;29(6):1479-87.

74. Lourenço BN, Coleman AE, Brown SA, Schmiedt CW, Parkanzky MC, Creevy KE. Efficacy of telmisartan for the treatment of persistent renal proteinuria in dogs: a double-masked, randomized clinical trial. J Vet Intern Med. 2020;34(6):2478-96.

75. Miyagawa Y, Akabane R, Sakatani A, Ogawa M, Nagakawa M, Miyakawa H *et al.* Effects of telmisartan on proteinuria and systolic blood pressure in dogs with chronic kidney disease. Res Vet Sci. 2020;133:150-6.

76. Fowler BL, Stefanovski D, Hess RS, McGonigle K. Effect of telmisartan, angiotensin-converting enzyme inhibition, or both, on proteinuria and blood pressure in dogs. J Vet Intern Med. 2021;35(3):1231-37.

77. Pressler B, Vaden S, Gerber B, Langston C, Polzin D. Consensus guidelines for immunosuppressive treatment of dogs with glomerular disease absent a pathologic diagnosis. J Vet Intern Med. 2013;27(1):S55-9.

78. Segev G, Cowgill LD, Heiene R, Polzin DJ. Consensus recommendations for immunosuppressive treatment of dogs with glomerular disease based on established pathology. J Vet Intern Med. 2013;27(1):S44-54.

79. Waters CB, Adams LG, Scott-Moncrieff C, DeNicola D, Snyder PW, White M *et al.* Effects of glucocorticoid on urine protein-to-creatinine ratios and renal morphology in dogs. J Vet Inter Med. 1997;11(3):172-7.

80. Coleman AE, Brown SA, Traas AM, Bryson L, Zimmering T, Zimmerman A. Safety and efficacy of orally administered telmisartan for the treatment of systemic hypertension in cats: results of a double-blind, placebo-controlled, randomized clinical trial. J Vet Intern Med. 2019;33(2):478-88.

81. Glaus TM, Elliott J, Herberich E, Zimmering T, Albrecht B. Efficacy of long-term oral telmisartan treatment in cats with hypertension:results of a prospective European clinical trial. J Vet Intern Med. 2019;33(2):413-22.

82. Desmet L, van der Meer J. Antihypertensive treatment with telmisartan in a cat with amlodipine-induced gingival hyperplasia. JFMS Open Rep. 2017;3(2):1-5.

83. Rasedee A. Hemostatic abnormalities in nephrotic syndrome. Vet Clin North Am Small Animal Pract. 1988;18(1):105-13.

84. Goggs R, Blais MC, Brainard BM, Chan DL, deLaforcade AM, Rozanski E *et al.* American College of Veterinary Emergency and Critical Care (ACVECC) consensus on the rational use of antithrombotics in veterinary critical care (CURATIVE) guidelines: Small animal. J Vet Emerg Crit Care. 2019;29(1):12-36.

85. Parker V. Nutritional management for dogs and cats with chronic kidney disease. Vet Clin Small Anim Pract. 2021;51(3):685-710.

86. Polzin DJ, Osborne CA, Hayden DW, Stevens JB. Influence of reduce protein diets on morbidity, mortality, and renal function in dogs with induced chronic renal failure. Am J Vet Res. 1983;45(3):506-17.

87. Wheeler DC, Nair DR, Persaud JW, Jeremy JY, Chappell ME, Varghese Z *et al.* Effects of dietary fatty acids in an animal model of focal glomerulosclerosis. Kidney Int. 1991;39(5):930-37.

170
Doenças Tubulointersticiais

Maria Cristina Nobre e Castro

ANATOMIA E FISIOLOGIA

O processo de formação da urina se inicia com a ultrafiltração glomerular seguida do intenso processamento desse filtrado pelos túbulos, por intermédio dos mecanismos de reabsorção e secreção tubular.[1] As quantidades de substâncias reabsorvidas ou secretadas dependem de fatores como a capacidade fisiológica dos túbulos, necessidades do organismo em relação à substância, e alterações funcionais decorrentes de doenças.[2]

A reabsorção tubular de substâncias como sódio, potássio, fosfato, bicarbonato, glicose e aminoácidos ocorre de modo ativo e requer energia.[2] Cerca de 65% da carga filtrada são reabsorvidos no túbulo proximal.[1] Macromoléculas podem ser reabsorvidas por um tipo especial de transporte ativo: a endocitose. No túbulo contornado proximal, o transporte de macromoléculas é representado principalmente pela reabsorção de proteínas filtradas pelo glomérulo.[3] Cerca de dois terços de toda a água e sódio filtrados pelos glomérulos são reabsorvidos ao longo do túbulo proximal.[4] A reabsorção passiva de água se dá em vários segmentos do néfron, secundariamente ao gradiente osmótico criado pelo transporte ativo de solutos.[2] A alça de Henle tem grande importância para concentração da urina, participando da criação do mecanismo contracorrente pela criação de um interstício medular hipertônico.[5] Alguns hormônios podem influenciar a reabsorção tubular. O hormônio antidiurético (ADH) altera a permeabilidade das células tubulares distais e dos ductos coletores à água; a aldosterona estimula a reabsorção de sódio e a secreção de potássio pelas células tubulares; o paratormônio ou hormônio paratireóideo (PTH) estimula a reabsorção de cálcio e inibe a reabsorção de fósforo.[2]

Além dos processos de reabsorção, o mecanismo de secreção tubular é importante e se caracteriza pelo transporte de substâncias do espaço peritubular (vasos e interstício) para o lúmen tubular.[3] Esse mecanismo é significativo para a manutenção do equilíbrio acidobásico, para excreção de substâncias endógenas, como o ácido úrico, e de fármacos, como a penicilina e outros antibióticos, potássio e outros íons orgânicos. No túbulo proximal ocorre secreção ativa de alguns fármacos, e no túbulo distal também há secreção relevante de H^+ (importante para o mecanismo de acidificação urinária) e potássio.[2,4]

O interstício renal é limitado pelas membranas basais dos vasos e túbulos, envolvendo-os. O interstício não só fornece suporte estrutural como também funciona como modulador de trocas que ocorrem ao longo dos vasos capilares e túbulos. É importante para o mecanismo de *feedback* tubuloglomerular e produz substâncias autacoides e hormônios de ação local, como adenosina e prostaglandinas, e sistêmica, como a eritropoetina.[5]

GLICOSÚRIA RENAL

Normalmente, não há glicose na urina, pois toda a carga filtrada de glicose é reabsorvida no túbulo proximal. Em hiperglicemia por diabetes *mellitus*, a quantidade de soluto apresentada aos túbulos ultrapassa a capacidade máxima de transporte tubular por saturação dos sistemas específicos de transporte, o que determina o aparecimento de glicose na urina, podendo ocorrer em hiperglicemia por estresse em gatos.[2,6] Em cães, essa capacidade é ultrapassada quando a glicose sérica é de 180 a 220 mg/dℓ e, em gatos, de 260 a 310 mg/dℓ.[6] Pode haver também diminuição anormal na capacidade máxima de transporte pelas células tubulares. Nesses casos, mesmo com quantidades normais de glicose sérica, haverá perda de glicose na urina pelo defeito tubular de reabsorção.[1,6] Esse defeito de transporte tubular, denominado "glicosúria renal", tem sido relatado em algumas raças como doença congênita (glicosúria renal primária), mas pode ocorrer de modo adquirido, em casos de doença renal aguda, na dependência da magnitude de lesão tubular presente, e também em doença renal crônica.[7,8] Porém, a glicosúria renal está mais associada a defeitos tubulares de reabsorção de outras substâncias, como aminoácidos e eletrólitos. A ocorrência de defeitos múltiplos de transporte tubular é denominada "síndrome de Fanconi".[9,10]

AMINOACIDÚRIA

Alguns aminoácidos são reabsorvidos pelos mesmos mecanismos de transporte, enquanto outros têm mecanismos específicos de reabsorção. Raramente há aminoacidúria generalizada com perda de cistina, lisina, ornitina e arginina, sendo mais comuns deficiências específicas de transporte. Cistinúria surge por deficiência na reabsorção de cistina, podendo acarretar cristalização desse aminoácido na urina, com possibilidade de formação de cálculos urinários.[1,2,11] A formação dos cálculos se dá preferencialmente na urina ácida, uma vez que a cistina é menos solúvel nesse pH.[12] Em estudo de análise de cálculos no período de 1981-2007, os cálculos de cistina representaram 1% dos casos, em cães e 0,1% dos casos de urolítiase, em gatos.[13] Geralmente, esse defeito é hereditário, ocorre em raças específicas e com maior frequência em machos. As raças mais relatadas são Buldogue Inglês (18%), mestiços (6%), Dachshunds (6%), Staffordshiren Bull Terriers (6%), Mastiffs (6%) e Chihuahuas (6%). A magnitude da cistinúria é variável e pode diminuir com a idade. A idade de apresentação de litíase por cistina varia de 1 a 7 anos, porém nem todos que têm cistinúria vão formar cálculos. O diagnóstico é feito pela presença de cristais de cistina na urina.[11] Apesar da perda urinária, os pacientes não demonstram manifestações clínicas de deficiência de cistina.[14]

Mais raramente pode haver perda concomitante de carnitina em pacientes com cistinúria. A excreção prolongada de carnitina na urina pode, eventualmente, acarretar cardiomiopatia por depleção desse aminoácido.[15] Um estudo demonstrou carnitinúria em três de cinco cães que apresentavam cistinúria. Nesses pacientes, apesar dos níveis séricos de taurina abaixo da normalidade, não se observou taurinúria. Porém, como a cistina é o precursor desse aminoácido, cistinúria pode prejudicar a síntese de taurina.[14]

SÍNDROME DE FANCONI

Síndrome de Fanconi é definida como um defeito generalizado e não seletivo do túbulo proximal. Observa-se diminuição da reabsorção de vários aminoácidos, glicose e fosfato, podendo ainda cursar com deficiência na reabsorção de bicarbonato (causando acidose tubular), ácido úrico, potássio, cálcio, proteína tubular e ausência de resposta do rim ao hormônio antidiurético (diabetes *insipidus* nefrogênico).[1,15,16] Em cães, são descritos dois padrões de aminoacidúria na síndrome de Fanconi. A forma mais comum é a aminoacidúria generalizada, com perda de aminoácidos ácidos, básicos e neutros, porém há casos em que predomina o defeito na reabsorção tubular de cistina e, em menor proporção, de metionina, glicina e alguns aminoácidos dibásicos.[17,18]

Em humanos e em cães, a origem dessa síndrome pode ser idiopática ou adquirida. A forma idiopática familial é mais relatada na raça Basenji, porém há citações em outras raças como Norvegian Elkhound, Shetland Sheepdog, Schnauzers Whippet e Yorkshire Terrier.[9,15,19–22] A forma adquirida pode decorrer de lesão tubular por toxinas ou fármacos, ou ainda de lesões isquêmicas.[1] Em humanos, as causas adquiridas mais comumente citadas são intoxicação por metais pesados (chumbo, cádmio, urânio e mercúrio), antibióticos (tetraciclina vencida, gentamicina e cefalosporina), cisplatina, azotioprina, agentes químicos (ácido maleico, nitrobenzeno, lisol), mieloma múltiplo, tumores mesenquimais, hiperparatireoidismo, hipovitaminose D, doença de Wilson (hepatopatia por acúmulo de cobre), transplantes renais, dentre outras.[16] Em cães, a forma adquirida já foi relatada como consequência de lesão renal por gentamicina, doses altas de amoxicilina, hipoparatireoidismo primário, intoxicação por etilenoglicol, em casos com suspeita de pielonefrite, e intoxicações de origem desconhecida.[10,15,18,20,23–25] A síndrome de Fanconi também tem sido associada a casos de hepatopatia por acúmulo de cobre (primária ou secundária) em diferentes raças.[26,27] A síndrome de Fanconi foi diagnosticada em quatro cães que consumiam diariamente petiscos à base de carne de frango desidratada (*chicken jerky*). Outras causas foram descartadas para glicosúria com normoglicemia, aminoacidúria e acidose metabólica. Os animais apresentavam-se azotêmicos. O tratamento foi de suporte e sintomático; três cães tiveram melhora completa e um cão manteve a azotemia resultando no diagnóstico de doença renal crônica.[28]

As manifestações clínicas descritas incluem poliúria e polidipsia decorrentes da diurese osmótica causada pela glicosúria e/ou diabetes *insipidus* concomitante, anorexia, perda de peso, desidratação e, em casos graves, sinais de uremia.[9,17,28] Em humanos, alterações ósseas são comumente citadas devido a hipofosfatemia, hipocalcemia e acidose metabólica. Em crianças, pode ocorrer raquitismo e, em adultos, osteomalacia e fraturas espontâneas.[16] Essas alterações ósseas não são comumente relatadas em cães, porém já foram descritas. Dois cães da mesma ninhada da raça Border Terrier, com 10 semanas de vida, foram diagnosticados com síndrome de Fanconi e displasia renal, e apresentavam lesões ósseas semelhantes às encontradas em crianças com síndrome de Fanconi.[29] A hipopotassemia pode determinar sintomas clínicos relacionados com a fraqueza muscular, tanto em pacientes humanos quanto em cães.[9,15,16] Nos casos adquiridos, outras manifestações clínicas relacionadas com a causa primária podem ser estar presentes.

Obtém-se o diagnóstico da síndrome de Fanconi com testes que documentem a perda urinária excessiva de proteínas, aminoácidos, sódio, fosfato, potássio, bicarbonato e ácido úrico. As alterações urinárias que podem ser observadas são glicosúria persistente com normoglicemia, cetonúria, isostenúria, urina alcalina e aminoacidúria. As anormalidades sanguíneas que podem ser encontradas incluem hipofosfatemia, hipopotassemia, hipocalcemia, hipobicarbonatemia. Pode existir azotemia em casos mais graves, quando houver extensa lesão renal.[9,16,17,19]

A síndrome de Fanconi idiopática não tem cura. O tratamento é sintomático e muitos pacientes progridem para doença renal crônica, em meses ou anos.[9] Os casos adquiridos geralmente são transitórios e pode haver resolução das alterações clínicas e laboratoriais, com o tratamento da doença primária, em semanas ou meses de tratamento; por esse motivo, deve-se proceder à investigação diagnóstica detalhada para elucidar e tratar a possível causa da lesão tubular nos pacientes com essa síndrome, evitando a progressão para doença renal crônica.[18,25–29] Menos comumente, casos fatais são descritos.[17,22,29] As perdas de glicose, aminoácidos e proteínas são importantes para o diagnóstico, porém não acarretam consequências clínicas que requeiram intervenção terapêutica específica.[20]

ACIDOSE TUBULAR RENAL

Acidose tubular renal (ATR) é uma síndrome clínica caracterizada por acidose hiperclorêmica, com taxa de filtração glomerular e intervalo aniônico (*anion gap*) normais, que ocorre secundariamente a uma anormalidade na acidificação renal.[16] Em insuficiência renal, a acidose costuma estar associada à diminuição da taxa de filtração glomerular e ao aumento do intervalo aniônico devido ao acúmulo de fosfatos, sulfatos e outros ânions orgânicos. Normalmente, para regulação do equilíbrio acidobásico, o rim deve reabsorver quantidades adequadas de bicarbonato, secretar íons hidrogênio, reabsorver sódio, produzir novo bicarbonato, responder adequadamente à aldosterona e produzir amônia.[16,30] A amônia (NH_3), produzida no túbulo proximal a partir da glutamina, funciona como um tampão, juntamente com seu íon amônio (NH_4^+), sendo essa formação importante para excreção de hidrogênio no túbulo distal.[31] Para cada bicarbonato reabsorvido, um íon hidrogênio é secretado. Cerca de 85% do bicarbonato são reabsorvidos no túbulo proximal, 10% no porção espessa da alça de Henle e os restantes no túbulo distal e ducto coletor.[1]

Em humanos, três tipos de acidose tubular são descritos: acidose tubular renal proximal ou tipo II, acidose tubular renal distal ou tipo I e acidose tubular renal distal hiperpotassêmica ou tipo IV.[16] Em cães descrevem-se apenas ATR proximal e distal.

Assim como acontece com outros solutos, existe capacidade máxima tubular para reabsorção de bicarbonato. Nos cães normais, essa capacidade reabsortiva é mantida até valores plasmáticos de bicarbonato de 24 a 26 mEq/ℓ. Somente acima desses valores o cão normal elimina bicarbonato na urina. A ATR proximal se caracteriza pela diminuição do limiar renal para a reabsorção do bicarbonato. Nos cães com ATR proximal o limiar de reabsorção de bicarbonato é reduzido para 12 a 20 mEq/ℓ. À medida que a concentração de bicarbonato sérico diminui, a carga filtrada reduz-se a um nível que o túbulo defeituoso pode reabsorver e o equilíbrio é recuperado, desde que o túbulo distal esteja intacto para a produção de bicarbonato. Desse modo, haverá produção de urina ácida pela eliminação de íons hidrogênio, o que é adequado para a situação de acidose. Se o bicarbonato sérico estiver acima da capacidade máxima do túbulo defeituoso, haverá menor reabsorção e perda de bicarbonato na urina. Logo, nesse caso, haverá produção de urina alcalina, apesar da acidose metabólica. A bicarbonatúria determina aumento da secreção distal de potássio, podendo acarretar hipopotassemia, que pode ainda ser agravada pela liberação de aldosterona em decorrência da hipovolemia.[16,30]

A ATR proximal primária é rara. Geralmente, essa anormalidade está associada a outros defeitos tubulares, como na síndrome de Fanconi hereditária ou adquirida.[9,10] Antibióticos, quimioterápicos, toxinas e condições associadas à hipocalcemia, como hipoparatireoidismo, deficiência de vitamina D e doença renal crônica, podem causar ATR proximal. As manifestações clínicas possíveis são aquelas citadas para a síndrome de Fanconi, além dos sinais relacionados com a causa primária. A acidose crônica está relacionada com alterações ósseas em humanos, mas não é comumente descrita em cães. Faz-se o diagnóstico pela observação de urina ácida (pH < 5,5 a 6) na presença de acidose hiperclorêmica. Uma vez que a ATR isolada é menos frequente, outras alterações como glicosúria e aminoacidúria auxiliam o diagnóstico.[30] O tratamento deve ser direcionado para a resolução da causa primária. A acidose pode requerer terapia com bicarbonato. Porém, à medida que os níveis séricos de bicarbonato aumentam com a terapia, o limiar máximo de reabsorção do túbulo defeituoso é atingido, levando a maior perda urinária, o que acarreta a necessidade de doses maiores. Pode-se precisar de doses superiores a 10 mEq/kg/dia. A terapia com bicarbonato pode agravar as perdas urinárias de potássio, e muitos pacientes necessitam da reposição concomitante de gliconato de potássio.[9,16,30,32]

Na ATR distal, o defeito básico consiste na incapacidade do túbulo distal em estabelecer gradientes adequados de secreção de íons hidrogênio e, consequentemente, de acidificar o pH urinário.[16] A ART distal é progressiva e pode provocar acidose grave. A incapacidade em produzir o bicarbonato pode surgir por diversas alterações. Defeito na reabsorção de sódio no túbulo distal acarreta alterações na voltagem do lúmen tubular e consequente acúmulo de hidrogênio e potássio nas células, o que determina acidose metabólica e hiperpotassemia. Pode haver também defeito (congênito ou adquirido) na bomba H^+ ATPase e, nesse caso, o H^+ não é bombeado para fora da célula, promovendo acidose e também aumento da excreção de potássio. Há também a possibilidade de alteração na permeabilidade da membrana das células tubulares distais. Os íons H^+ secretados para o lúmen pela bomba H^+-ATPase retornam para as células distais devido ao aumento anormal da permeabilidade da membrana, deixando de ser excretado. Esse H^+ utiliza o hidróxido formando água e, em condições normais, o hidróxido é utilizado para formação de bicarbonato. Essa alteração de permeabilidade das membranas celulares também facilita a perda de potássio.[30]

A ATR distal já foi relatada em três cães que apresentavam anemia hemolítica imunomediada, condição já conhecida em humanos.[34]

Os sintomas clínicos podem estar relacionados com a acidose crônica, como hiporexia, náuseas, perda de peso, sinais neurológicos, fraqueza muscular quando há hipopotassemia, e sinais relacionados com as causas primárias nos casos adquiridos.[30,35] ATR distal foi descrita em um gato como consequência de pielonefrite por *Escherichia coli*.[33] As alterações ósseas graves relatadas em humanos, decorrentes da reabsorção óssea de cálcio e fosfato, não são citadas em cães e gatos.[16] Além da hipercalciúria, a urina alcalina diminui a solubilidade do cálcio e do fosfato na urina, predispondo à formação de cálculos renais e nefrocalcinose. Hipocitratúria pode ocorrer e aumenta a possibilidade de nefrolitíase, pois o citrato é considerado um inibidor para formação de urólitos de cálcio. É possível também haver formação de urólitos de estruvita.[30] O diagnóstico da ATR distal é obtido com acidose metabólica hiperclorêmica e urina alcalina (pH > 6), em contraposição à ATR proximal, em que o pH urinário geralmente está menor que 6. O bicarbonato sérico costuma estar abaixo de 10 a 12 mEq/ℓ. A visualização do sedimento urinário pode revelar cristais. Pode ocorrer tanto hipo quanto hiperpotassemia. O diagnóstico também pode incluir o teste de desafio com bicarbonato e/ou amônia. A ATR distal não está relacionada com a síndrome de Fanconi, como a ATR proximal; logo, não se espera encontrar glicosúria e/ou aminoacidúria. O tratamento requer suplementação com bicarbonato, porém a dose necessária em geral não ultrapassa 3 mEq/kg/dia. As litíases devem ser tratadas adequadamente.[30,32]

DIABETES *INSIPIDUS* NEFROGÊNICO

Diabetes *insipidus* (DI) é uma doença que compromete o metabolismo da água e se caracteriza por poliúria, com eliminação de urina diluída, e polidipsia. Pode decorrer da deficiência do hormônio antidiurétco (diabetes *insipidus* central), mas também da insensibilidade, parcial ou completa, dos receptores renais a esse hormônio (diabetes *insipidus* nefrogênico).[16,36]

O DI nefrogênico raramente é primário e há raros relatos de casos. Em cães da raça Husky foi descrito um caso da doença com caráter familial.[37]

O diabetes *insipidus* nefrogênico (DIN) adquirido é mais observado em cães e gatos e ocorre pela interferência na ação do ADH com os receptores renais, ou pela perda de hipertonicidade da região medular renal, que é essencial para o mecanismo de concentração urinária. Toxinas bacterianas, principalmente *Escherichia coli* em casos de piometra, competem com o ADH pelos receptores celulares nas membranas celulares renais. Esse mecanismo também pode surgir em casos de pielonefrite, abscessos prostáticos e septicemia.[37] Alguns fármacos ou toxinas (lítio, dexametasona, dopamina, anfotericina B, rifampicina, ciclofosfamida, metotrexato, colchicina, agentes de contraste, mesalazina e outros), hipopotassemia, hipercalcemia, hiperaldosteronismo hipoadrenocorticismo e hiperadrenocorticismo já foram relacionados com o DIN.[15,35–39] Há também a possibilidade de alteração dos receptores de ADH em casos de neoplasia. DIN foi relatado em associação a leiomiossarcoma intestinal em cão.[39]

As manifestações clínicas de poliúria e polidipsia aparecem logo após o nascimento em casos de DIN congênito, porém, nos adquiridos, podem surgir em qualquer idade, pois são dependentes da causa primária.[38] Raramente a poliúria determinará desidratação evidente, porque a perda inicial de água estimula o mecanismo de sede, acarretando polidipsia.[16] Nos casos induzidos por toxinas ou fármacos, desidratação e insuficiência renal subsequente podem aumentar os riscos de intoxicação grave.[38]

A hipostenúria, observada no exame de urina, é o único achado laboratorial específico. O teste de privação hídrica, com posterior aplicação de ADH, pode ser realizado para diferenciar os casos de DI central, DI nefrogênico primário e polidipsia primária. O teste só deve ser feito depois de se descartar outras causas de poliúria e polidpsia e possíveis causas adquiridas de DIN. Antes do início do teste, pode-se fazer um preparo que consiste em medir a quantidade total de água ingerida em 24 horas e, em seguida, promover a diminuição gradual da ingestão hídrica até que o animal esteja ingerindo apenas 100 mℓ/kg/24 h, ou apresente sede exagerada. Esse processo pode ser feito por 3 a 5 dias, e é útil para minimizar as dúvidas no diagnóstico quando há perda da hipertonicidade da medular renal. Em seguida, o paciente é mantido em jejum hídrico e alimentar. A cada duas horas, o animal deve ser pesado e a densidade urinária mensurada. A privação hídrica é interrompida quando o paciente demonstra sintomas clínicos de desidratação, ou a densidade urinária atingir valores iguais ou superiores a 1,030, ou após perda de 3 a 5% de peso, o que geralmente leva de 3 a 10 horas. A urina é novamente coletada, a densidade urinária mensurada e se deve também proceder à dosagem sérica de eletrólitos, ureia e creatinina. Quando a densidade urinária mensurada atingir valores acima de 1,030 significa que houve secreção adequada de ADH e resposta renal à ação do hormônio; logo, o diagnóstico é polidipsia primária. A incapacidade de concentração urinária indica DI central ou nefrogênico. O paciente é mantido em jejum e, em seguida, o ADH é aplicado (vasopressina: 2 a 5 U/animal). A urina é coletada 30, 60 e 120 minutos após a aplicação. Nos casos de DI central a densidade urinária apresenta aumento de 50 a 60% em comparação com o exame inicial. Em DI nefrogênico, a urina mantém-se diluída, apesar do ADH. É importante que outras causas de poliúria e polidipsia (doença renal crônica, hiperadrenocorticismo, piometra) sejam descartadas antes do exame.[34,37]

DIN congênito não tem cura, e a sobrevivência do paciente depende da integridade do mecanismo da sede e, consequentemente, do livre acesso à água.[40] A instituição de dieta com restrição de sódio e proteína pode ser benéfica pela diminuição da quantidade de soluto que é diariamente apresentada ao rim para excreção urinária, reduzindo a quantidade de água que seria eliminada. O uso de diuréticos tiazídicos também pode contribuir para redução do volume urinário e pode ser indicado quando a poliúria é intensa e inaceitável para o proprietário.[35] O mecanismo exato de ação não é claro, mas a depleção de sódio determinada pelo diurético causa diminuição da volemia, do fluxo renal e da taxa de filtração glomerular. Como a taxa reabsortiva do túbulo proximal está normal ou até elevada, a quantidade de fluido apresentada à porção espessa da alça de Henle e demais segmentos distais diminui, e a quantidade de urina produzida pode ser reduzida em até 50%. A dose preconizada de clorotiazida é de 20 a 40 mg/kg, 2 vezes/dia, em associação a dieta restrita em sódio.[37,40]

O tratamento do DIN adquirido deve ser direcionado para a resolução da causa primária.[37]

NEFROPATIA TÓXICA TUBULOINTERSTICIAL

As causas mais frequentes de lesão ao componente tubulointersticial dos rins estão relacionadas com fármacos e toxinas.[41] A fisiologia e a anatomia renal explicam a suscetibilidade desse órgão às lesões tóxicas e isquêmicas. Os rins dos cães recebem normalmente 20% do débito cardíaco, o que representa um fluxo sanguíneo renal de 20 mℓ/kg/min, ou um fluxo plasmático renal de 12 mℓ/kg/min. A região cortical recebe aproximadamente 90% desse sangue. Esse fluxo intenso é necessário para a manutenção das funções do órgão, e para a correta nutrição e oxigenação das células renais.[2] Por esse motivo, a superfície endotelial glomerular é constantemente exposta a substâncias tóxicas presentes na circulação. Os processos de metabolização renal também podem potencializar a toxicidade de algumas substâncias pela dissociação das proteínas carreadoras, ou por metabolização em subprodutos tóxicos às células tubulares. Os mecanismos de concentração urinária realizados pelos túbulos renais podem expor as células renais a níveis extremamente elevados de algumas toxinas e os mecanismos de transporte tubular facilitam a entrada de toxinas nas células desse epitélio.[42] Os mecanismos de transporte dependem de sistemas enzimáticos intracelulares de produção de energia e a interferência nesses sistemas determina lesão celular. As lesões nefrotóxicas podem surgir por redução do fluxo sanguíneo renal, por lesão direta à membrana celular, ou por interferência nos mecanismos enzimáticos. Os agentes tóxicos podem aderir a locais da membrana luminal ou basolateral ou, ainda, às organelas intracelulares. A função celular é rompida pela lesão de membrana e do sistema de transporte, havendo interferência na produção de energia celular com geração de radicais livres de oxigênio que causam lesão de estruturas intracelulares, que culminará em morte celular.[42,43]

Na maioria das vezes, as nefropatias induzidas por fármacos causam lesões em túbulos e interstício e, raramente, lesões vasculares e glomerulares.[44]

Em virtude da grande capacidade de reserva funcional dos rins, essas lesões renais podem cursar apenas como uma doença renal, sem interferência na função renal. Dependendo da quantidade de parênquima renal afetado e da gravidade e duração das lesões, poderá ou não ocorrer progressão para a síndrome de insuficiência renal aguda.[45]

Geralmente, o diagnóstico da lesão renal nefrotóxica só é feito quando já existir comprometimento da função renal. Atualmente, em medicina humana intensiva, um novo critério para diagnóstico da lesão renal aguda (*RIFLE criteria*) visa facilitar a detecção precoce da lesão antes da progressão para as fases mais tardias, em que o paciente apresenta quadro de insuficiência e alto risco de morte.[46] Critério semelhante foi proposto em medicina veterinária com o estadiamento da lesão renal aguda (IRA) em cinco estágios de acordo com a creatinina sérica. No estágio 1 da IRA o paciente apresenta níveis de creatinina normais, porém há evidências de lesão renal por meio do diagnóstico por imagem, ou urinálise, ou ainda o aumento de 0,3 mg/dℓ nos níveis séricos de creatinina em 48 horas. Dessa maneira, pretende-se identificar a perda da função renal mais precocemente.[35] Novos marcadores estão sendo investigados para a detecção da lesão renal, pois a dosagem de creatinina sérica, o método mais utilizado para avaliação da função renal, é um marcador pouco sensível para lesão, pois se eleva significantemente apenas quando a taxa de filtração glomerular diminui para valores 30 a 50% abaixo do normal.[42] Os marcadores NGAL (*neutrophil gelatinase-associated lipocalin*), interleucina-18, cistatina C, dentre outros, têm sido estudados em humanos como indicadores de lesão renal precoce.[47] Cistatina C é uma proteína de baixo peso molecular produzida constantemente em todas as células nucleadas. É livremente filtrada pelos glomérulos e não é reabsorvida ou secretada pelos túbulos. Porém, é quase totalmente metabolizada pelas células dos túbulos proximais. Portanto, em pacientes saudáveis a quantidade de cistatina C na urina é mínima ou ausente. Consequentemente, redução da taxa de filtração glomerular determina aumento nos níveis séricos dessa proteína. Essa alteração ocorre mais cedo que o aumento de creatinina. Os níveis urinários de cistatina C também são indicados para avaliação de lesão renal, quantificando a gravidade da lesão tubular.[48] O teste humano para dosagem de cistatina C já foi validado para cães. Foram estudados 60 cães apresentando diferentes doenças. A correlação entre os valores da enzima e da taxa de filtração glomerular medida pelo *clearance* plasmático de creatinina exógena (CPCE) foi avaliada. A correlação entre cistatina C e *clearance* de creatinina foi mais alta quando comparada com a correlação à creatinina.[49]

As lesões renais causadas por fármacos e toxinas podem decorrer de nefrite tubular aguda, nos casos em que a substância determina uma reação alérgica, levando a inflamação intersticial e lesão tubular. Também pode haver necrose tubular aguda, quando há toxicidade direta da substância no epitélio tubular, sem inflamação.[44]

Toxicidade de fármacos anti-infecciosos

Vários antibióticos têm potencial nefrotóxico. Os aminoglicosídios (gentamicina, tobramicina, amicacina, netilmicina) são bactericidas e extremamente eficazes contra infecções por bactérias gram-negativas. Esses fármacos apresentam fraca ligação com as proteínas plasmáticas e são excretados livremente pela filtração glomerular. Em seguida, uma pequena parte da carga filtrada liga-se a receptores celulares do epitélio do túbulo proximal e é carreada para o interior das células por pinocitose. Esse mecanismo de transporte tem como consequência o acúmulo desse fármaco no córtex renal, que pode ser de 10 a 100 vezes superior à sua concentração plasmática. Os mecanismos de nefrotoxicidade da gentamicina ainda não estão totalmente esclarecidos. Interferências na função de lisossomos, mitocôndrias e produção de radicais livres de oxigênio podem estar envolvidas.[42,50] A lesão nefrotóxica da gentamicina em cães é dependente da dose e da duração do tratamento.[51] Existem vários fatores de risco para nefrotoxicidade por gentamicina que devem ser observados e evitados. O tempo de tratamento deve ser o mínimo necessário. Já se comprovou que dose única diária é suficiente para atingir níveis séricos adequados para o tratamento das infecções por bactérias gram-negativas suscetíveis a esse antibiótico, com mínima ou nenhuma ocorrência de nefrotoxicidade.[52] O uso concomitante de outros fármacos como furosemida, anti-inflamatórios não esteroides, e/ou presença de desidratação, hipopotassemia, acidose e hipotensão também podem potencializar a nefrotoxicidade.[42,51] Estudo com cães demonstrou que a utilização dos antioxidantes vitamina E e silimarina foi benéfica para reduzir a nefrotoxicidade da gentamicina.[50] Os relatos de nefrotoxicidade por gentamicina têm sido menos frequentes nas últimas décadas, provavelmente pela maior conscientização dos médicos-veterinários.[53] Apesar de rara, pode haver absorção cutânea de gentamicina, determinando níveis séricos nefrotóxicos. Lesão renal aguda e fatal ocorreu em um gato tratado com gentamicina tópica em ferida cutânea aberta. Os níveis séricos desse antibiótico atingiram cinco vezes a concentração terapêutica. Por tal motivo, a dose de gentamicina em formulações tópicas aplicada em lesões que apresentam solução de continuidade não deve ultrapassar a dose terapêutica recomendada.[54] A paromomicina é outro aminoglicosídio que pode ser usado na forma tópica, como pomada, e em formulações orais. A forma oral, apesar de pouco absorvida pelo sistema digestório, já foi relacionada com lesão renal aguda reversível, quando utilizada para tratamento de tricomoníase ou criptosporidiose entérica em quatro gatos.[55]

Penicilinas (ampicilina e oxacilina) também podem exercer nefrotoxicidade nas células tubulares, pois são excretadas pelo sistema tubular transportador. Normalmente, a lesão é reversível com a interrupção do tratamento.[42]

As cefalosporinas são consideradas potencialmente nefrotóxicas, porém os casos de insuficiência renal relatados foram relacionados com a cefaloridina, que não é mais utilizada.[42,51]

As fluoroquinolonas podem, raramente, causar lesão renal por precipitação do fármaco ou metabólitos com magnésio e proteínas, causando lesão tubular, porém, casos de nefrite intersticial aguda são relatados em humanos tratados com ciprofloxacino.[42]

Outros antibióticos, como vancomicina, carbapenéns, tetraciclinas e sulfonamidas, e o antifúngico anfotericina B também apresentam potencial nefrotóxico.[56]

Anti-inflamatórios não esteroides

Os anti-inflamatórios não esteroides (AINE) estão entre os fármacos mais prescritos em medicina humana e veterinária. Estão indicados para efeitos analgésicos, anti-inflamatórios e antineoplásicos.[57] Além das indicações terapêuticas, algumas características dos AINE os tornam fármacos amplamente empregados, tais como rápido início de ação e efeito duradouro, facilidade de administração oral ou parenteral, ausência de efeitos imunossupressores e possibilidade de uso prolongado.[58]

O mecanismo de ação dos AINE é basicamente o bloqueio da expressão celular da enzima ciclo-oxigenase (COX) nas membranas celulares. Essa enzima converte o ácido araquidônico em prostaglandinas, prostaciclina e tromboxano.[44] Existem dois tipos de COX. A enzima COX-1, presente em praticamente todos os tecidos, é considerada constitutiva e está relacionada com a produção de prostaglandinas importantes para a homeostasia de diversos sistemas como rins, trato digestório

e atividade plaquetária.[53,58] A COX-2 é produzida por estímulos pró-inflamatórios, como endotoxinas bacterianas, citocinas e fatores de crescimento e determina a produção de prostaglandinas inflamatórias. Porém, ela também é importante para a função de manutenção da homeostasia em alguns órgãos como rins, cérebro, ovários e útero.[58]

As prostaglandinas (PG) participam de diversos processos fisiológicos importantes nos rins. Em condições de redução da perfusão renal, prostaglandina E_2 (PGE_2) e prostaciclina (PGI_2) determinam a vasodilatação das arteríolas aferentes para manutenção da perfusão renal adequada na presença de vasoconstrição sistêmica.[57]

As PG também são importantes para liberação de renina pelas células justaglomerulares. A renina estimula a liberação de aldosterona, importante para secreção tubular de potássio. Consequentemente, as PG participam da homeostase de potássio.[58] A excreção de NaCl também sofre regulação pelas PG, pois desempenham atividade natriurética. Prostaglandinas induzem queda da reabsorção de NaCl e ureia, diminuindo o gradiente osmótico da região medular intersticial, facilitando a excreção de água, além de antagonizar os efeitos do hormônio antidiurético.[59,60]

O uso de AINE seletivos para COX-2 diminuiu em até 50% os riscos de efeitos adversos gastrintestinais em humanos, quando comparados com os não seletivos, e é provável que o mesmo ocorra em cães. Porém, não há evidências de que a seletividade para COX-2 reduza o potencial nefrotóxico desses fármacos em humanos e em cães.[58] Quando comparados com os humanos, os cães são mais suscetíveis a lesão renal aguda pelo uso de AINE, tanto seletivos quando não seletivos para COX-2. Fatores como anatomia renal, distribuição dessa enzima no tecido e expressão da COX-2 em pacientes desidratados são alguns dos relacionados com essa maior toxicidade. As células intersticiais são as mais afetadas.[53] Os mecanismos de nefrotoxicidade dos AINE ainda não estão totalmente esclarecidos e podem não estar relacionados exatamente com a seletividade para COX-1 ou COX-2. Doença renal crônica pode ser agravada com AINE. A utilização concomitante de outros fármacos nefrotóxicos como a gentamicina deve ser evitada. Também se deve evitar o uso conjunto desses fármacos com os corticosteroides ou outros AINE, e em pacientes desidratados ou com alterações de coagulação.[57,58]

Os anti-inflamatórios que já foram relacionados com a lesão renal em cães incluem ácido acetilsalicílico, carprofeno, flunixino-meglumina, naproxeno, fenilbutazona, meloxicam e, principalmente, ibuprofeno.[56,57,61]

Nenhuma alteração na função renal foi encontrada em estudo para avaliação dos efeitos renais do meloxicam em oito cães sadios submetidos à hipotensão pelo uso associado dos anestésicos acepromazina, tiopental e isoflurano. Nesse estudo, a função renal foi avaliada por urinálise, razão fosfatase alcalina:creatinina urinárias e dosagens bioquímicas, e a taxa de filtração glomerular foi avaliada por cintigrafia.[62]

Em relato de 16 casos, lesão renal aguda foi relacionada com o uso de AINE em pré e pós-operatório de cirurgias para castração de gatos jovens. Os anti-inflamatórios utilizados (na forma injetável e/ou oral) foram meloxicam (n = 9), carprofeno (n = 5), meloxicam e carprofeno (n = 1) e cetoprofeno (n = 1). Porém, os animais, cuja idade variava de 3 a 8 meses, não foram submetidos a exames pré-operatórios e não foram monitorados quanto à pressão arterial durante a anestesia, além de terem sido empregadas doses acima das recomendadas em alguns dos casos citados.[61]

Nenhuma alteração renal foi encontrada com a administração crônica dos anti-inflamatórios flunixino-meglumina, cetoprofeno, etodolac, carprofeno e meloxicam em cães. Foram avaliados 36 cães e a duração do tratamento com cada fármaco foi de 90 dias. Não houve alteração nos valores séricos de ureia e creatinina, assim como na densidade urinária, antes, durante e depois do tratamento.[63]

O meloxicam também mostrou-se seguro a longo prazo em gatos com osteoartrite. Quarenta gatos diagnosticados com essa doença, com média de idade de 12,9 ± 4,2 anos, foram submetidos ao tratamento oral com doses de 0,01 a 0,03 mg/kg/dia de meloxicam. Nenhuma alteração na função renal foi observada durante o estudo. A progressão da doença renal crônica, em três gatos que já tinham essa doença antes do início do tratamento, não ocorreu de maneira mais rápida quando comparados com gatos do grupo-controle, apesar de o número pequeno de animais nessa situação não ter permitido análise estatística.[64]

O diagnóstico da lesão renal aguda induzida por AINE deve ser obtido a partir de histórico, anamnese e exames físico e laboratorial. Os sinais de ulcerações gastrintestinais são comuns e geralmente surgem antes da manifestação da lesão renal. A avaliação laboratorial pode revelar azotemia.[56,57,65] A densidade urinária pode estar normal, elevada ou reduzida, dependendo do grau de desidratação e comprometimento renal.[65]

O tratamento dos animais com lesão renal aguda por AINE é sintomático e de suporte e pode haver recuperação em 5 a 10 dias. A administração do fármaco deve ser suspensa e instituída fluidoterapia. Diuréticos são contraindicados, uma vez que a oligúria não é comumente observada. Em geral, o prognóstico é favorável quando outros fatores de risco tais como desidratação, doença cardíaca e/ou renal, insuficiência hepática, hipotensão, sepse e uso concomitante não estão presentes. Além desses fatores deve-se ter cautela com a utilização concomitante de outros fármacos como diuréticos, corticosteroides e anestesias.[35,57]

Intoxicação por uvas ou passas

Intoxicações por ingestão de uvas e/ou passas causando lesão renal aguda têm sido relatadas em cães desde 1998. Os casos ocorreram nos EUA e no Reino Unido.[53,66] A toxicidade foi relacionada com a ingestão de uvas frescas ou secas (passas), claras ou escuras. A quantidade ingerida foi maior ou igual a 3 g/kg (matéria seca). Os pacientes podem apresentar apenas os sinais gastrintestinais (vômitos, diarreia), e a lesão renal aguda pode surgir em 24 a 72 horas após a ingestão.[56] Em relato de 10 casos, observou-se anúria em sete dos animais intoxicados. Os achados histopatológicos revelaram necrose tubular aguda, principalmente em túbulo proximal, associada à ausência de lesão da membrana basal. Em cinco casos verificou-se regeneração tubular, o que indica a possibilidade de recuperação se a anúria for revertida e o paciente, mantido estabilizado.[67] Outro estudo mostrou as características da intoxicação por uvas ou passas em 43 cães. As raças comumente envolvidas foram Labrador (13/43), Golden Retriever (4/43), e os sem raça definida (4/43). A idade dos pacientes variou de 0,6 a 13 anos (média de 4 anos) e o peso, de 1 a 48 kg (média de 25 kg). Desses animais, 28 ingeriram passas e, 13, uvas. A gravidade dos casos não foi relacionada com a quantidade de uvas ou passas ingeridas. O sintoma mais comum foi vômito (100%), seguido de letargia (77%), anorexia (72%) e diarreia (51%). Houve redução da produção urinária em 49% dos pacientes. Além da azotemia presente em todos os animais, 95% deles apresentavam produto cálcio/fósforo elevado. A hiperfosfatemia foi observada em 90% dos casos e a hipercalcemia em 62,5%. O tratamento preconizado foi de suporte e sintomático, incluindo indução da diurese com furosemida, dopamina, manitol ou combinação desses

medicamentos. Fez-se diálise peritoneal em dois pacientes e hemodiálise em um. Vinte e três cães sobreviveram, 5 morreram e 15 foram submetidos à eutanásia. À histopatologia realizada em 16 casos, a alteração mais encontrada foi degeneração difusa dos túbulos renais, principalmente de túbulos proximais.[68] O princípio tóxico que acarreta a lesão renal nesses casos ainda é desconhecido. Algumas possibilidades são contaminação dos produtos com toxinas como a ocratoxina, altas concentrações de vitamina D ou compostos similares, contaminação com pesticidas, metais pesados ou outra toxina presente no ambiente ou na própria uva/passa.[35,56,66]

Nem todos os cães que ingerem uvas ou passas desenvolvem lesão renal aguda, porém medidas preventivas como indução da êmese, administração de carvão ativado e fluidoterapia devem ser consideradas quando um paciente é atendido com histórico de ingestão recente de uvas ou passas.[68]

Intoxicação por lírios

Desde 1989, a intoxicação por lírios tem sido considerada causa de lesão renal aguda em gatos. Em estudo de 36 casos de lesão renal aguda em gatos, as nefrotoxinas foram responsáveis por 56% deles, e a intoxicação por lírios foi a causa mais comum.[68]

As espécies *Lilium* spp. e *Hemerocallis* spp. devem ser consideradas potencialmente tóxicas para felinos. Outras plantas, como o copo-de-leite e o lírio-da-paz, também conhecidas como lírios, não são consideradas tóxicas.[56] Essas plantas não são da família Liliaceae. Ambas contêm cristais de oxalato que são irritantes à orofaringe e ao trato gastrintestinal. Os gatos que ingerem essas plantas podem apresentar estomatite, o que, naturalmente, limita a ingestão de grandes quantidades. Por esse motivo, não é comum lesão renal induzida pelos cristais presentes na planta.[70]

Todas as partes dos lírios são tóxicas, embora as flores tenham maior potencial tóxico. A dose mínima para causar lesão renal não foi estabelecida, mas casos de intoxicação após ingestão de uma única flor ou oito folhas já foram citados. A toxina ainda não foi elucidada.[35,70] O grau de toxicidade pode ser influenciado por características individuais como absorção intestinal e presença de doença renal.[53] Em estudo de um centro americano de referência em intoxicações, 301 casos de intoxicação por lírio foram identificados, sendo que 83% foram em gatos.[71]

Na maioria das vezes, as manifestações clínicas iniciais estão relacionados com o sistema gastrintestinal e surgem rapidamente após a ingestão da planta. Vômitos, anorexia, adinamia e ptialismo são relatos comuns. A lesão renal aguda ocorre entre 24 e 96 horas depois do consumo da planta. O paciente pode apresentar anorexia, vômitos, diarreia, apatia, fraqueza muscular. Desidratação também decorre da poliúria que, em geral, acontece nas primeiras 12 horas. Acredita-se que a desidratação contribua para que o paciente entre na fase anúrica da doença.[72] Em seguida, oligúria ou anúria podem ser observadas, além dos sinais de desidratação, sensibilidade renal à palpação e renomegalia.[56,70] Sinais neurológicos também são citados: ataxia, convulsões, tremores e depressão.[53,71]

A lesão renal decorre principalmente de necrose tubular, especialmente nos túbulos proximais. Cilindros granulosos ou hialinos e restos celulares se acumulam nos túbulos. A membrana basal é preservada. Frequentemente notam-se sinais de regeneração tubular.[53]

Obtém-se o diagnóstico pelo histórico de ingestão da planta e sintomas. Os achados da urinálise incluem isostenúria, glicosúria, proteinúria e cilindrúria e a bioquímica sérica revela azotemia. Geralmente, a creatinina sérica está bem mais elevada que a ureia. Há possibilidade de essa desproporção não ser real, e sim por interferência de algum metabólito da planta no teste de creatinina.[70] Pode haver hiperfosfatemia e hiperpotassemia. Hipercalcemia não é comum. O hemograma pode mostrar hematócrito elevado devido à desidratação, porém quase sempre está normal.[53,70]

O tratamento é sintomático e de suporte. Descontaminação gastrintestinal e fluidoterapia para indução da diurese até 6 horas após a ingestão da planta podem evitar o desenvolvimento de lesão renal aguda. Recomendam-se indução de vômito, administração de adsorventes como carvão ativado, catárticos, e indução da diurese em animais com oligúria.[53,70] O índice de mortalidade dos gatos intoxicados por lírios é alto em decorrência da lesão renal aguda. Um relato cita a recuperação do paciente após terapia intensiva de suporte e hemodiálise.[73] As observações em necropsias revelam sinais de regeneração tubular, sugerindo que a recuperação do epitélio seja possível, desde que instituída terapia intensiva.[70]

REFERÊNCIAS BIBLIOGRÁFICAS

1. Guyton AC, Hall JE. Textbook of medicine physiology. 9. ed. Philadelphia: Saunders; 1998. 1147p.
2. Finco DR. Applied physiology of the kidney. In: Osborne CA, Finco DR, editors. Canine and feline nephrology and urology. Baltimore: Lea & Febiger; 1995a. p. 29-46.
3. Seguro AS, Kudo LK, Helou CMB. Função tubular. In: Riella MC, editor. Princípios de nefrologia e distúrbios hidroeletrolíticos. 4. ed. Rio de Janeiro: Guanabara Koogan; 2003. p. 37-48.
4. Seguro AS, Magaldi AJB, Helou CMB, Malnic G, Zatz R. Processamento de água e eletrólitos pelos túbulos renais. In: Zatz R, editor. Fisiopatologia renal. São Paulo: Atheneu; 2000. p. 71-96.
5. Riella LV, Ribeiro LA, Riella MC. Anatomia renal. In: Riella MC, editor. Princípios de nefrologia e distúrbios hidroeletrolíticos. 4. ed. Rio de Janeiro: Guanabara Koogan; 2003. p. 1-19.
6. Feldman EC, Nelson RW. Canine diabetes mellitus. In: Feldman EC, Nelson RW (editors). Canine and feline endocrinology and reproduction. 3. ed. St. Louis: Saunders; 2004. p. 486-538.
7. Osborne CA, Stevens JB, Lulich JP, Ulrich LK, Bird KA, Koehler LA, Swanson LL. A clinician's analysis of urinalysis. In: Osborne CA, Finco DR, editors. Canine and feline nephrology and urology. Baltimore: Lea & Febiger; 1995. p. 136-205.
8. Reine NJ, Langston CE. Urinalysis interpretation: how to squeeze out the maximum information from a small sample. Clin Tech Small Anim Pract. 2005; 20:2-10.
9. Finco DR. Congenital, inherited, and familial renal diseases. In: Osborne CA, Finco DR, editors. Canine and feline nephrology and urology. Baltimore: Lea & Febiger; 1995b. p. 471-83.
10. Hostutler RA, DiBartola SP, Eaton KA. Transient proximal renal tubular acidosis and Fanconi syndrome in a dog. J Am Vet Med Assoc. 2004; 224:1611-4.
11. Koehler LA, Osborne CA, Buettner MT, Lulich JP, Behnke R. Canine uroliths: frequently asked questions and their answers. Vet Clin North Am Small Anim Pract. 2008; 39:161-81.
12. Palatto V, Wood M, Grinden C. Urine sediment from a Chihuahua. Vet Clin Pathol. 2005; 34:425-8.
13. Osborne CA, Lulich JP, Forrester D, Albasan H. Paradigm changes in the role of nutrition for the management of canine and feline urolithiasis. Vet Clin North Am Small Anim Pract. 2008; 39:127-41.
14. Sanderson SL, Osborne CA, Lulich JP, Bartges JW et al. Evaluation of urinary carnitina and taurine excretion in 5 cystinuric dogs with carnitine and taurine deficiency. J Vet Intern Med. 2001; 15:94-100.
15. Kerl ME. Renal tubular diseases. In: Ettinger SJ, Feldman E, editors. Textbook of Veterinary internal medicine. 6. ed. Philadelphia: Saunders; 2005. p. 1824-8.
16. Zunino D. Tubulopatias hereditárias. In: Riella MC, editor. Princípios de nefrologia e distúrbios hidroeletrolíticos. 4. ed. Rio de Janeiro: Guanabara Koogan; 2003. p. 557-79.
17. Escolar E, Perez-Alenza D, Diaz M, Rodriguez A. Canine Fanconi syndrome. J Small Anim Pract. 1993; 34:567-70.
18. Abraham LA, Tyrrel D, Charles JA. Transient tubulopathy in a racing greyhound. Aust Vet J. 2006; 84:398-401.
19. Yearley JH, Hancock DD, Mealey K. Survival time, lifespan, and quality of life in dogs with idiopathic Fanconi syndrome. J Am Vet Med Assoc. 2004; 225:377-83.
20. Brown SA. Fanconi's syndrome: inherited and acquired. In: Kirk RW, Bonagura J. editors. Current veterinary therapy X: small animal practice. Philadelphia: Saunders; 1989, p. 1163-5.
21. Mackenzie CP, Broak VD. The Fanconi syndrome in a Whippet. J Small Anim Pract. 1982; 23:469-74.
22. McEwan NA, MaCartney L. Fanconi's syndrome in a Yorkshire Terrier. J Small Anim Pract. 1987; 28:737-42.
23. Bark H, Perk R. Fanconi syndrome associated with amoxicillin therapy in the dog. Canine Pract. 1995; 20(3):19-22.
24. Freeman LM, Breitschwerdt EB, Keene BW. Fanconi's syndrome in a dog with primary hipoparathyroidism. J Vet Intern Med. 1994; 8:349-54.
25. Jamieson PM, Chandler ML. Transient renal tubulopathy in a Labrador retriever. J Small Anim Prac. 2001; 42:546-9.
26. Appleman EH, Cianciolo R, Mosenco AS, Baunds ME, Al-Ghazlat S. Transient acquired Fanconi syndrome associated with copper storage hepatopathy in 3 dogs. J Vet Intern Med. 2008; 22:1038-42.
27. Hill TL, Breitschwerdt EB, Cecere T, Vaden S. Concurrent hepatic copper toxicosis and Fanconi's syndrome in a dog. J Vet Intern Med. 2008; 22:229-32.
28. Hooper AN, Roberts BK. Fanconi syndrome in four non-basenji dog exposed to chicken jerky treats. J Am Anim Hosp Assoc. 2011; 47:178-87.
29. Darrigrand-Haag RA, Center SA, Randolph JF, Lewis RM, Wood PA. Congenital Fanconi's syndrome associated with renal dysplasia in two Border Terriers. J Vet Intern Med. 1996; 10:412-9.
30. Riordan R, Schaer M. Tubular acidosis. Compend Contin Educ Pract Vet. 2005; 27:513-29.
31. Zatz R, Malnic G. Distúrbios do equilíbrio ácido-base. In: Zatz R, editor. Fisiopatologia renal. São Paulo: Atheneu; 2000. p. 209-44.
32. DiBartola SP. Metabolic acid-base disorders. In: DiBartola SP (editor). Fluid therapy in small animal practice. 2nd ed. Philadelphia: Saunders; 2000. p. 211-61.
33. Watson JA, Culvenor DJ, Rothwell TL. Distal renal tubular acidosis in a cat with pyelonephritis. Vet Rec. 1986; 119:65-8.
34. Shearer LR, Boudreau AE, Holowaychuk MK. Distal renal tubular acidosis and immune-mediated hemolytic anemia in 3 dogs. J Vet Intern Med. 2009; 23:1284-8.
35. Bartges J, Polzin D. Nephrology and urology of small animals. West Sussex: Blackwell; 2011. 904p.
36. Nichol SR. Diabetes Insipidus. In: Kirk RW, Bonagura J, editors. Current veterinary therapy X: small animal practice. Philadelphia: Saunders; 1989. p. 973-8.
37. Feldman EC, Nelson RW. Water metabolism and diabetes Insipidus. In: Feldman EC, Nelson RW (editors). Canine and feline endocrinology and reproduction. 3. ed. St. Louis: Saunders; 2004. p. 2-44.
38. Garofeanu CG, Mathew W, Rosas-Arellano P, Henson G, Garg AX, Clark WF. Causes of reversible nephrogenic diabetes Insipidus: a systematic review. Am J Kidney Dis. 2005; 45:626-37.
39. Cohen M, Post GS. Nephrogenic diabetes insipidus in a dog with intestinal leiomyosarcoma. J Am Vet Med Assoc. 1999; 215:1618-820.
40. Seguro CA, Zatz R. Distúrbios da tonicidade do meio interno: regulação do balanço de água. In: Zatz R, editor. Fisiopatologia renal. São Paulo: Atheneu; 2000. p. 189-208.
41. Beck LH, Salant DJ. Glomerular and tubulointerstitial diseases. Prim Care Clin Office Pract. 2008; 35:265-96.
42. Burdmann EA, Junior JMV, Vidal EC. Nefropatia tóxica e tubulointersticial. In: Riella MC, editor. Princípios de nefrologia e distúrbios hidroeletrolíticos. 4. ed. Rio de Janeiro: Guanabara Koogan; 2003. p. 450-89.
43. Grauer GF, Lane IF. Acute renal failure: ischemic and chemical nephrosis. In: Osborne CA, Finco DR, editors. Canine and feline nephrology and urology. Baltimore: Lea & Febiger; 1995. p. 441-59.
44. Markowitz GS, Perazella MA. Drud-induced renal failure: a focus on tubulointerstitial disease. Clin Chim Acta. 2005; 351:31-47.
45. Polzin DJ, Osborne CA. Pathophysiology of renal failure and uremia. In: Osborne CA, Finco DR, editors. Canine and feline nephrology and urology. Baltimore: Lea & Febiger; 1995. p. 335-67.
46. Kellum JA. Acute kidney injury. Crit. Care Med. 2008; 36:S141-S145.
47. Ronco C, House AA, Haapio M. Cardiorenal syndrome: refining the definition of a complex symbiosis gone wrong. Intens Care Med. 2008; 34:957-62.
48. Bagshaw SM, Gibney N. Conventional markers of kidney function. Crit Care Med. 2008; 36:S152-S158.
49. Wehner A, Hartmann K, Hirschberger J. Utility of serum cystatin C as a clinical measure of renal function in dogs. J Am Anim Hosp Assoc. 2008; 44:131-8.
50. Varzi HN, Esmailzadeh S, Morovvati H, Avizeh R, Shahriari A, Givi ME. Effect of slymarin and vitamin E on gentamicin-induced nephrotoxicity in dogs. J Vet Pharm Therap. 2007; 30:477-81.
51. Kraje AC. Helping patients that have acute renal failure. Vet Med. 2002; 97:461-74.
52. Albarellos G, Montoya L, Ambros L, Kreil V, Hallu R, Rebuelto M. Multiple once-daily dose pharmacokinetics and renal safety of gentamicin in dogs. J Vet Pharmacol Therap. 2004; 27:21-5.

53. Stokes JE, Forrester SD. New and unusual causes of acute renal failure in dogs and cats. Vet Clin North Am Small Anim Pract. 2004; 34:909-22.

54. Mealey KL, Boothe DM. Nephrotoxicocis associated with topical administration of gentamicin in a cat. J Am Vet Med Assoc. 1994; 204:1919-21.

55. Gookin JL, Rivieri JE, Gilger BC, Papich MG. Acute renal failure in four cats treated with paromomycin. J Am Vet Med Assoc. 1999; 215:1821-23.

56. Stokes JE, Bartges JW. Causes of acute renal failure. Comp Contin Educ Pract Vet. 2006; 28:387-97.

57. Forrester SD, Troy GC. Renal effects of nonsteroidal anti-inflammatory drugs. Comp Contin Educ Pract Vet. 1999; 21:910-9.

58. Lascelles BDX, McFarland JM, Swann H. Guidelenes for safe and effective use of NSAIDs in dogs. Vet Therap 2005; 06:237-49.

59. Rubin SI. Nonsteroidal anti-inflammatory drugs, prostaglandins, and kidney. J Am Vet Med Assoc. 1986; 188:1065-8.

60. Thomas MC, Harris DCH. Renal effects of cyclo-oxygenase-2 inhibition. Nephrol. 2002; 7:281-6.

61. Robson M, Chew D, Aalst S. Intrinsic acute renal failure associated with non-steroidal anti-inflammatory drug (NSAID) use in juvenile cats undergoing routine desexing-16 Cases 1998-2005. Proceedings of American College of Veterinary Internal Medicine Forum- ACVIM; 2006 May 31- June 03; Louisville. Kentucky; 2006. Disponível em: http://www.vin.com/Members/Proceedings/Proceedings.plx?CID=acvim2006&PID=pr13223&O=VIN.

62. Boström IM, Nyman G, Hoppe A, Lord P. Effects of meloxican on renal function in dogs with hypotension during anaesthesia. Vet Anaesth Analg. 2006; 33:62-9.

63. Luna SPL, Basílio AC, Steagall PVM, Machado LP, Moutinho FQ, Takahira RK, Brandão CVS. Evaluation of adverse effects of long-term oral adminis-

tration of carprofen, etodolac, flunixin meglumine, ketoprofen and meloxican in dogs. Am J Vet Res. 2007; 68: 258-64.

64. Gunew MN, Menrath VH, Marshall RD. Long-term safety, efficacy and palatability of oral meloxican at 0.01-0.03mg/kg m for treatment of osteoarthritic pain in cats. J Fel Med Surg. 2008; 10:235-41.

65. Potter M, MacIntire DK. NSAID toxicity in dogs. Comp Contin Educ Pract Vet. 2008, 10:8-12.

66. Gwaltney-Brant S, Holding JK, Donaldson CW, Eugib PA, Khan SA. Renal failure associated with ingestion of grapes or raisins in dogs. J Am Vet Med Assoc. 2001; 218:1555-6.

67. Morrow CMK, Valli VE, Volmer P, Eugib PA. Canine renal pathology associated with grape or raisin ingestion: 10 cases. J Vet Diagn Invest. 2005; 17:223-31.

68. Eugib PA, Brady MS, Gwaltney-Brand SM, Khan SA, Mazaferro EM, Morrow CMK. Acute renal failure in dogs after the ingestion of grapes or raisins: a retrospective evaluation of 43 dogs (1992-2002). J Vet Intern Med. 2005; 19:663-74.

69. Worwag S, Langston CE. Acute intrinsic renal failure in cats: 32 cases (1997-2004). J Am Vet Med Assoc. 2008; 232:728-32.

70. Tefft K. Lily nephrotoxicity in cats. Comp Contin Educ Pract Vet. 2004; 26:149-5.

71. Milewsky LM, Khan S.A. An overview of potentially life-threatening poisons plants in dogs and cats. J Vet Emerg Crit Care. 2006; 16:25-33.

72. Hall JO. Lily toxicosis. In: August JR, editor. Consultations in feline internal medicine 4. Philadelphia: Saunders; 2001. p. 308-10.

73. Berg IMR, Francey T, Segev G. Resolution of acute kidney injury in a cat after Lily (*Lilium lancifolium*) intoxication. J Vet Intern Med. 2007; 21:857-9.

171
Distúrbios do Metabolismo Ósseo-Mineral na Doença Renal Crônica de Cães e Gatos

Fernanda Chicharo Chacar

INTRODUÇÃO

O desenvolvimento da medicina veterinária, o manejo nutricional adequado e as ações de imunoprofilaxia contribuíram para a longevidade dos animais de companhia nas últimas décadas. A maior sobrevida de cães e gatos, por sua vez, trouxe o aumento significativo na incidência das morbidades relacionadas ao envelhecimento, a exemplo da doença renal crônica (DRC).[1]

A DRC é caracterizada por alterações estruturais e/ou funcionais em um ou ambos os rins, persistentes por 3 meses ou mais, que culminam na perda permanente de néfrons.[2,3] A natureza irreversível da DRC implica adoção de medidas terapêuticas que visam retardar sua progressão, como o controle da anemia, acidose metabólica, proteinúria e hiperfosfatemia, as quais constituem fatores prognósticos.[4]

A hiperfosfatemia está intimamente associada ao desenvolvimento do hiperparatireoidismo secundário renal (HPTSR), condição debilitante que reduz de modo significativo a sobrevida de cães e gatos doentes renais crônicos, sendo o distúrbio do metabolismo ósseo-mineral na DRC (DMOM-DRC) de maior frequência em cães e gatos.[5-8] O DMOM-DRC, por sua vez, é definido pelo conjunto de alterações clínicas, laboratoriais, ósseas e extraósseas observadas na DRC,[9] sobre as quais serão versadas neste capítulo.

FISIOLOGIA DO METABOLISMO ÓSSEO-MINERAL

Papel do paratormônio e da vitamina D

A regulação do metabolismo do cálcio é complexa. A fração ionizada, os receptores sensíveis ao cálcio (CaSRs, do inglês *calcium-sensing receptor*) e a calcitonina desempenham papel fundamental na homeostase do cálcio, mas os principais reguladores de seu metabolismo são o paratormônio (PTH) e os metabólitos da vitamina D.[10]

O PTH exerce o controle "minuto a minuto" dos níveis sanguíneos de cálcio. Esse hormônio é sintetizado pelas glândulas paratireoides em resposta às baixas concentrações sanguíneas de cálcio iônico. O mecanismo molecular envolvido nesse processo é mediado pelos CaSRs, que funcionam como sensores. Assim, o principal papel fisiológico do PTH é aumentar as concentrações sanguíneas de cálcio, por meio da: 1. absorção intestinal, 2. reabsorção renal e 3. reabsorção óssea.[11]

O PTH promove indiretamente a absorção intestinal de cálcio, ao estimular a conversão do precursor $25(OH)D_3$ (calcidiol) em $1,25(OH)_2D_3$ (calcitriol), por meio da enzima 1-alfa-hidroxilase. O calcitriol é a forma ativa da vitamina D_3 e promove a absorção intestinal de cálcio ao se ligar aos receptores para a vitamina D (VDRs, do inglês *vitamin D receptors*), ativando-os (VDRA, do inglês *vitamin D receptors activation*). Os VDRAs estimulam o influxo de cálcio por meio da inserção de canais específicos, como o receptor vaniloide de potencial transitório subtipo 6 (TRPV6, do inglês *vanilloid receptors transient potential 6*), na membrana apical dos enterócitos, seguido pelo transporte intracelular mediado pela proteína carreadora calbindina (CaBP-D28 K, do inglês *calcium binding-protein D28 K*). Além disso, os VDRAs também promovem o efluxo de cálcio na membrana basolateral do enterócito, por meio da bomba Ca-ATPase.[12,13]

A reabsorção renal de cálcio mediada por PTH também envolve o metabólito $1,25(OH)_2D_3$. A forma ativa da vitamina D_3 atua no néfron distal de maneira semelhante, ao ligar-se nos VDRs promovendo a reabsorção de cálcio por meio da inserção dos canais TRPV5 (receptor vaniloide de potencial transitório subtipo 5) na membrana luminal. O cálcio é então transportado no meio intracelular pela proteína carreadora CaBP-D28 K, e a saída ocorre através da membrana basolateral pelo trocador sódio-cálcio 1 (NCX-1, do inglês *sodium-calcium exchanger 1*).[14]

Outro mecanismo de reabsorção renal de cálcio, mediado por PTH, ao longo do néfron, está relacionado à atuação desse hormônio na regulação da expressão de NHE3 (do inglês *sodium-hydrogen exchanger 3*) no túbulo proximal, um trocador envolvido no transporte de sódio e hidrogênio. O gradiente eletroquímico gerado pelo NHE3 na membrana apical, associado à Na/K-ATPase na membrana basolateral, possibilita a reabsorção passiva de cálcio. No ramo ascendente espesso da alça de Henle, acredita-se que o PTH atue sobre as claudinas, de modo a promover a reabsorção paracelular de cálcio.[14,15]

Por fim, o PTH também exerce o seu efeito hipercalcemiante ao estimular a reabsorção óssea, de forma a promover a atividade osteoclástica, por meio da via OPG-RANKL-RANK (osteoprotegerina-ligante do receptor do ativador do fator nuclear kappa B-receptor do ativador nuclear kappa). O RANKL, expresso na superfície das células do estroma ou osteoblastos, liga-se ao seu receptor RANK, que, por sua vez, é expresso na superfície dos progenitores dos osteoclastos. A ligação entre RANKL-RANK estimula a diferenciação e a ativação de osteoclastos. Por outro lado, a OPG liga-se ao RANKL, de modo a "bloquear" a via RANKL-RANK e, por conseguinte, a diferenciação das células progenitoras em osteoclastos, inibindo, assim, a reabsorção óssea.[16]

O PTH estimula a expressão de RANKL, ao passo que inibe a expressão de OPG.[17,18] O complexo $1,25(OH)_2D_3$-VDRs (VDRAs) também promove a osteoclastogênese em condições de hipocalcemia, ao atuar de modo similar ao PTH.

O metabolismo da vitamina D, por sua vez, na maioria dos mamíferos, inicia-se a partir da conversão do 7-di-hidrocolesterol (7-DHC) em pré-vitamina D_3, sob a radiação ultravioleta solar. Entretanto, em cães, todo o conteúdo corporal de vitamina D é exclusivamente oriundo da dieta, pois esses animais não são capazes de realizar a fotossíntese da vitamina D, uma vez que há baixa disponibilidade de 7-DHC.[19,20]

Após a ingestão, o colecalciferol é transportado para o fígado, por meio do sistema portal e dos vasos linfáticos intestinais. No fígado, a enzima 25-hidroxilase (CYP27A1) converte o colecalciferol em

25(OH)D (calcidiol), que forma um complexo com a proteína transportadora VDBP (do inglês *vitamin D-binding protein*), responsável por carrear o calcidiol até os rins.[10,12,16]

Nos rins, o complexo 25(OH)D-VDBP é endocitado pelos receptores megalina-cubilina, localizados na borda em escova dos túbulos proximais. Após a internalização, a VDBP é degradada, e a molécula de 25(OH)D é liberada para, então, ser convertida em $1,25(OH)_2D_3$ (calcitriol), por ação da enzima 1-alfa-hidroxilase (CYP27B1). O calcitriol é a forma ativa da vitamina D, e é transportada pela VDBP-1 até os órgãos-alvo, como intestino, ossos e rins. Os efeitos de $1,25(OH)_2D_3$ nesses órgãos são mediados pelos VDRs, os quais, quando ativados por meio da ligação com o calcitriol, passam a ser denominados "VDRA"; os VDRAs promovem a absorção intestinal, bem como a reabsorção renal e óssea de cálcio.[10,12,16]

O calcitriol exerce o efeito de retroalimentação em sua própria síntese, promovendo, assim, a autorregulação do metabolismo da vitamina D. Outros fatores podem influenciar o catabolismo dos metabólitos da vitamina D, como o fator de crescimento de fibroblastos-23 (FGF-23, do inglês *fibroblast growth factor*), sobre o qual será discutido detalhadamente no item "Metabolismo do fósforo e as influências dietéticas e hormonais".[12] A Figura 171.1 a seguir resume e ilustra os efeitos hipercalcemiantes dos hormônios PTH e calcitriol.

Metabolismo do fósforo e as influências dietéticas e hormonais

Os reguladores mais importantes do metabolismo do fósforo são a dieta, o PTH, o calcitriol e o eixo Klotho-FGF-23. Mais de 70% do fósforo proveniente de fontes externas (alimentação) é absorvido no intestino delgado, especialmente no jejuno, de modo passivo. A absorção de fósforo intestinal por meio do transporte ativo também ocorre, basicamente por dois mecanismos.[10,22]

O *primeiro* deles envolve a Na/K-ATPase, presente na membrana basolateral do enterócito, que, associado ao conteúdo do sódio luminal, mantém o gradiente eletroquímico favorável para a absorção do fósforo; o *segundo* mecanismo está relacionado à atuação dos cotransportadores sódio-fósforo do tipo 2b (NaPi-2b), presentes na membrana apical do enterócito, os quais são diretamente estimulados pelo calcitriol.[10]

Semelhantemente ao intestino, os rins também apresentam os cotransportadores sódio-fósforo, mas de diferentes subfamílias. NaPi-2ª e NaPi-2 c estão localizados no túbulo proximal e sofrem tanto influência hormonal quanto dos teores dietéticos de fósforo e de outros minerais, a exemplo do magnésio. PTH, FGF-23 e o conteúdo de fósforo proveniente da alimentação inibem a expressão de NaPi-2ª, já os teores dietéticos de fósforo, magnésio e a ação da fosfatonina FGF-23 inibem a expressão de NaPi-2 c, o que induz a fosfatúria.[23]

O FGF-23 é uma fosfatonina, sintetizada principalmente por osteócitos, que atua junto ao cofator Klotho. Esse cofator é uma proteína transmembrana altamente expressa nos rins, necessária para a ativação dos receptores de FGF (FGFR). Em resposta ao aumento das concentrações de fósforo no lúmen intestinal, os osteócitos sintetizam FGF-23, o qual se liga ao receptor FGFR, de modo a formar o complexo FGFR-Klotho no túbulo distal. Uma vez que o complexo tenha sido ativado, ocorre a inibição da expressão de NaPi-2ª e NaPi-2 c no túbulo proximal, provavelmente por efeitos parácrinos.[24]

O metabolismo do fósforo é regido, portanto, pela complexa interação entre intestino, ossos e rins. Entretanto, os mecanismos moleculares de comunicação entre esses órgãos ainda não são completamente compreendidos. É curioso que o FGF-23 seja sintetizado pelo osteócito em resposta ao conteúdo luminal de fósforo no intestino, o que evidencia a estreita relação entre o osso e o intestino. Acredita-se que as partículas calcioproteicas (CPPs, do inglês *calciprotein particle*) possam estar envolvidas nesse processo. Essas nanopartículas circulam ligadas à fetuína A e evitam que ocorra a precipitação de cristais de fosfato de cálcio no espaço extracelular, principalmente no período pós-prandial. Aventa-se a hipótese de que as CPPs poderiam sensibilizar os osteócitos, os quais responderiam com a síntese de FGF-23. O papel das CPPs na homeostase do fósforo permanece sob investigação.[25]

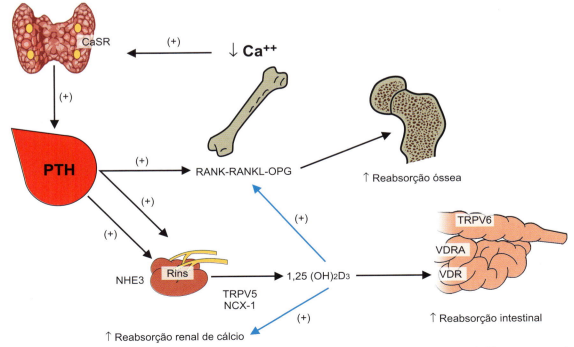

Figura 171.1 Mecanismos de ação do PTH e do calcitriol, e seus efeitos hipercalcemiantes. PTH: paratormônio; CaSR: receptor sensível ao cálcio; TRPV5: receptor vaniloide de potencial transitório subtipo 5; TRPV6: receptor vaniloide de potencial transitório subtipo 6. (Adaptada.[21])

O esquema a seguir ilustra o possível papel das CPPs e seus efeitos sob a síntese de FGF-23, bem como a complexa interação entre essa fosfatonina, o PTH e o calcitriol (Figura 171.2).

DISTÚRBIOS DO METABOLISMO ÓSSEO-MINERAL NA DOENÇA RENAL CRÔNICA

Os rins desempenham papel central na regulação do metabolismo mineral, pois controlam a reabsorção e a excreção urinária de cálcio e fósforo, e são responsáveis pela síntese de calcitriol, a forma ativa da vitamina D. Ainda, são os órgãos-alvo de atuação do PTH e do FGF-23. Além disso, é nos rins em que há a maior expressão da proteína transmembrana denominada "Klotho", mais precisamente nos túbulos distais.[10,23,26]

O estudo do Dr. Kuro-o et al., publicado em 1997, demonstrou que os camundongos *knockout* para o gene Klotho apresentavam fenótipo envelhecido, com calcificação vascular, gônadas atrofiadas e osteoporose.[27] Mais tarde, em outro estudo, foi demonstrado que pacientes humanos em diferentes estágios da DRC apresentavam baixa imunodetecção urinária de Klotho, o que foi diretamente correlacionado à taxa de filtração glomerular (TFG) dos indivíduos, ao longo da progressão da doença. Os autores concluíram naquela ocasião que a DRC é um estado permanente de deficiência de Klotho, e que essa deficiência seria o gatilho para o desenvolvimento dos distúrbios ósseos-minerais na DRC.[28]

De acordo com a visão klothocêntrica, a expressão de Klotho reduz conforme a DRC progride. A perda contínua de massa renal, aliada à menor expressão do cofator Klotho, induz resistência à ação do FGF-23, o que compromete a fosfatúria e, por conseguinte, leva à retenção fosfórica. Ocorre, então, o estímulo para a síntese persistente de FGF-23 por parte dos osteócitos, com o intuito de manter a normofosfatemia. As altas concentrações sanguíneas de FGF-23, por sua vez, promovem a degradação de calcitriol, por meio do estímulo da enzima 24-hidroxilase, ao passo que inibem a síntese da forma ativa da vitamina D, via supressão da enzima 1-alfa-hidroxilase.[10,29]

A deficiência de calcitriol, por seu turno, promove a síntese de PTH, o qual estimula a produção de FGF-23. À medida que a DRC progride, há o comprometimento cada vez maior da massa renal, assim, mesmo diante de altas concentrações séricas de PTH e FGF-23, a fosfatúria promovida por esses dois hormônios passa a ser insuficiente para garantir o controle dos níveis sanguíneos de fósforo, desencadeando a hiperfosfatemia[29,28] (Figura 171.3).

Os distúrbios do metabolismo ósseo-mineral são, portanto, uma síndrome que engloba alterações clínicas, bioquímicas (relativas a cálcio, PTH, vitamina D, fósforo e FGF-23), ósseas (relativas a remodelação, mineralização e volume ósseo) e extraósseas (calcificações vasculares) presentes na DRC.[9] Entre as diferentes etiologias, a ocorrência do HPTSR é o principal distúrbio do metabolismo mineral em cães e gatos. Desse modo, dada a sua relevância clínica, será tratado detalhadamente no item a seguir.

Hiperparatireoidismo secundário renal em cães e gatos: aspectos clínicos e laboratoriais

O HPTSR é caracterizado pelo aumento das concentrações séricas de PTH em um animal doente renal crônico.[30] A prevalência geral de HPTSR varia de 76 a 84% em cães e gatos; nos casos de DRC terminal, há relatos de que ocorra em 100% dos casos.[8,21,31,32] O desenvolvimento de HPTSR também já foi relatado no estadiamento 1 da DRC.[31]

Além do aumento das concentrações de PTH no curso inicial da DRC, as mensurações elevadas de FGF-23 também já foram relatadas, tanto em cães quanto em gatos; nesses últimos, o aumento do FGF-23 foi verificado antes mesmo do desenvolvimento de azotemia.[31,33-35] Um estudo realizado em cães demonstrou que aproximadamente 40% dos pacientes com DRC no estadio 1 já apresentavam HPTSR, ainda que hiperfosfatemia tenha sido observada somente em 18% dos casos.[6]

A manutenção da normofosfatemia nos estadiamentos iniciais da DRC se dá por meio do aumento da fração de excreção urinária de fósforo (FE_{up}), o que já foi relatado em cães com DRC de ocorrência natural nos estadios 1 e 2.[36]

As diversas manifestações clínicas do HPTSR podem incluir alterações ósseas e vasculares. As manifestações ósseas estão agrupadas sob a designação "osteodistrofia renal", que em humanos contempla ampla diversidade de osteopatias, como osteomalacia, osteopenia, osteoporose, osteíte fibrosa e doença óssea adinâmica.[31,32]

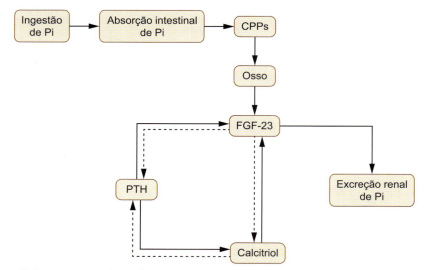

Figura 171.2 Homeostase do fósforo e o possível papel das CPPs. O estímulo é mostrado pela seta preenchida, já a inibição é apontada pela seta pontilhada. Em resposta à ingestão e à absorção intestinal de Pi, os osteócitos secretam FGF-23, o que provavelmente é mediado pela ação das CPPs. O FGF-23 promove fosfatúria, ao inibir o cotransportador sódio-fósforo do tipo 2ª, nos túbulos proximais; inibe a síntese e a secreção de PTH por parte das glândulas paratireoides; inibe a síntese e a secreção de calcitriol pelos rins. Pi: fosfato inorgânico; CPPs: partículas calcioproteicas; FGF-23: fator de crescimento de fibroblastos-23; PTH: paratormônio. (Adaptada.[25])

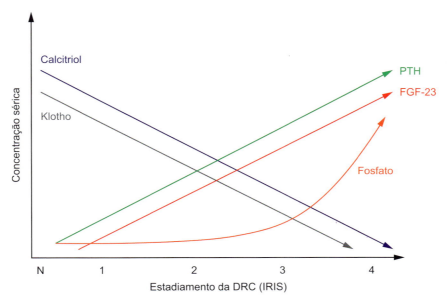

Figura 171.3 Concentrações séricas de Klotho, FGF-23, calcitriol e PTH de acordo com o estadiamento da DRC. (1) Klotho (*reta cinza*); (2) FGF-23 (*reta vermelha*); (3) Calcitriol (*reta azul*); (4) PTH (*reta verde*); (5) Fosfato (*curva*). PTH: paratormônio; FGF-23: fator de crescimento de fibroblastos-23; DRC: doença renal crônica; IRIS: International Renal Interest Society. (Adaptada.[29])

Em animais de companhia, a osteodistrofia fibrosa renal, por exemplo, é mais frequentemente relatada em cães; já em felinos, os relatos são raros. Nessa condição, o osso sofre desmineralização decorrente da ação reabsortiva do PTH, consequentemente, há substituição da matriz óssea-mineral por tecido fibroso, o que costuma ocorrer na mandíbula e na maxila, por motivos ainda desconhecidas. A principal manifestação clínica da osteodistrofia renal canina é a deformidade facial, e, na experiência da autora do capítulo, dor óssea e fraturas também podem ocorrer. Embora essa osteodistrofia possa ocorrer em qualquer faixa etária, os cães com DRC juvenil são considerados predispostos, sendo o prognóstico, nesses casos, mau.[8,30-32]

O Quadro 171.1 a seguir apresenta as principais alterações no HPTSR em cães e gatos.

TRATAMENTO DOS DISTÚRBIOS DO METABOLISMO ÓSSEO-MINERAL NA DOENÇA RENAL CRÔNICA

Os princípios do tratamento para o DMOM-DRC baseiam-se em: controle da hiperfosfatemia, manutenção do balanço de cálcio, prevenção da calcificação vascular e da desmineralização óssea. Para tanto, objetiva-se normalizar, ou atenuar, a depender do estágio da DRC, as concentrações séricas de fósforo, cálcio, calcitriol e PTH.[31]

A instituição de dieta com baixos teores de fósforo é a estratégia inicial no tratamento do DMOM-DRC e deve ser recomendada a partir do estágio 2 da doença (IRIS). Os valores de fósforo sérico desejáveis nos cães e gatos doentes renais crônicos após a preconização da terapia dietética variam de 2,7 a 4,6 mg/dℓ, sendo as mensurações de 5 mg/dℓ e 6 mg/dℓ aceitáveis nos estágios 3 e 4, respectivamente, em uma perspectiva clínica mais realista. Após 30 dias, se a concentração sérica de fósforo permanecer acima das referências supracitadas, a associação de quelante de fósforo à terapia dietética deve ser implementada.[4]

Para a adequada escolha do quelante de fósforo a ser utilizado, também é preciso atentar-se à concentração sanguínea de cálcio iônico, que corresponde à fração biologicamente ativa do cálcio. Dessa forma, nos casos em que há hiperfosfatemia e hipocalcemia, recomenda-se utilizar os quelantes de fósforo à base de cálcio, como é o caso do carbonato de cálcio, por exemplo; quando hiperfosfatemia e normo/hipocalcemia coexistirem, recomenda-se o uso de hidróxido de alumínio, cloridrato de sevelamer ou carbonato de lantânio.[4,31,37] Dentre esses, o mais comumente utilizado é o hidróxido de alumínio, cuja dose indicada é de 30 a 60 mg/kg/dia, podendo ser fracionada de 2 a 4 vezes. Os quelantes devem ser administrados por via oral (VO) no momento das refeições, pois, dessa forma, reduz-se a biodisponibilidade do fósforo para a absorção intestinal.[4,37]

A associação da dieta de prescrição para nefropatas e de quelantes de fósforo também é recomendada nos casos em que a concentração sérica de PTH está acima do limite superior de referência, mesmo diante de normofosfatemia. Especialmente nesses casos, cães doentes renais crônicos podem beneficiar-se da suplementação com calcitriol (2 a 5 ng/kg, a cada 24 horas), fortemente recomendada nos estágios 3 e 4.[4,31] Em felinos, entretanto, as evidências para o uso do calcitriol são fracas, de modo que as atuais diretrizes da IRIS para o tratamento da DRC não recomendam sua prescrição para gatos.[4]

QUADRO 171.1	Principais alterações clínico-laboratoriais esperadas no HPTSR em cães e gatos.		
HPTSR em cães e gatos			
Manifestação clínica		**Cão**	**Gato**
Osteodistrofia fibrosa renal		Deformidade facial, dor óssea e fraturas	Raramente relatada
Diagnóstico laboratorial			
Cálcio total e/ou iônico		N* ou ↓	N ou ↓
Fósforo sérico		N ou ↑	N ou ↑
PTH sérico		↑	↑
FGF-23 sérico		↑	↑
Calcitriol sérico		N ou ↓	N ou ↓
FE_{uP} (%)		N, ↑ ou ↓	Desconhecido**

*N: normal. **Até o presente momento, a avaliação da FE_{uP} é desconhecida em gatos com DMOM-DRC.

CASO CLÍNICO (SERVIÇO DE CLÍNICA MÉDICA DO HOVET/FMVZ-USP)

R., felina, sem raça definida (SRD), fêmea, 8 anos, DRC estágio 4 (IRIS). À avaliação clínica, o animal apresentava mau estado geral, e aos exames laboratoriais, constataram-se: azotemia grave (ureia sérica: 400 mg/dℓ; creatinina sérica: 10 mg/dℓ), hipercalcemia (cálcio total: 12,30 mg/dℓ) e hiperfosfatemia (fósforo sérico: 16,44 mg/dℓ). O animal foi a óbito, e a necropsia foi autorizada pelo tutor. Os resultados relevantes seguem descritos:

- Macroscopia: coração apresentava discreta quantidade de coágulos cruóricos em todas as câmaras. À abertura da aorta, notou-se concreção endurecida intramural de superfície irregular medindo aproximadamente 0,3 cm de diâmetro. (…) Rim esquerdo aumentado de tamanho, com aproximadamente 4,0×2,0×2,0 cm; apresentando superfície acastanhada clara e irregular. À abertura, a cápsula desprendeu-se facilmente e a consistência era firme. A região cortical exibe coloração acastanhada clara, já a região medular, avermelhada a acinzentada; a relação corticomedular estava marcadamente aumentada. (…) Rim direito com 1,0×0,5×0,5 cm, apresentando cápsula lisa, formato regular e superfície acastanhada. À abertura, a cápsula desprendeu-se facilmente e a consistência era firme. A região cortical apresentava coloração acastanhada, e a região medular, esbranquiçada; a relação corticomedular estava mantida
- Microscopia: espessamento moderado da parede vascular da aorta associado a áreas de calcificação discretas multifocais, infiltrado linfoplasmocítico discreto multifocal. (…) Rim direito (hipoplásico): nefrite intersticial moderada difusa, glomeruloesclerose global marcante multifocal, calcificação moderada multifocal; observou-se também deposição de material amorfo eosinofílico hialino. Além disso, havia degeneração tubular marcante multifocal a focalmente extensa, material eosinofílico amorfo hialino proteináceo intratubular (proteinúria), espessamento e laminação da cápsula de Bowman discreto multifocal. (…) Rim esquerdo: nefrite intersticial moderada multifocal, calcificação moderada multifocal, degeneração tubular marcante multifocal e discreta deposição de material eosinofílico amorfo hialino proteináceo intratubular (proteinúria).

Discussão

O animal apresentava DRC terminal, e, ainda que não tenha sido possível mensurar a concentração sérica de PTH, os demais parâmetros rotineiramente utilizados para avaliar o metabolismo mineral foram solicitados, sendo verificadas hipercalcemia e hiperfosfatemia. Embora nos casos se HPTSR seja mais frequente o achado de normocalcemia no estadiamento inicial da DRC, e hipocalcemia no estadiamento tardio, o aumento nas concentrações sanguíneas de cálcio pode ser observado em casos de DRC de curso prolongado.[30] Nesses casos, a hipercalcemia está associada à secreção excessiva e autônoma de PTH pela glândula paratireoide, sendo utilizado o termo "hiperparatireoidismo renal persistente", antigamente denominado "hiperparatireoidismo terciário".[30] O produto cálcio-fósforo desse animal era maior do que 200 mg^2/dℓ^2, havendo alto risco de ocorrer calcificação vascular e tecidual, o que de fato foi verificado, haja vista a mineralização aórtica e calcificação em ambos os rins, à ocasião do exame histopatológico. Em cães, um estudo recente demonstrou que o produto cálcio-fósforo acima de 70 mg^2/dℓ^2 esteve associado a maior taxa de mortalidade.[31,38] A ocorrência de calcificação vascular em cães e gatos doentes renais crônicos é rara, entretanto, em humanos, é frequentemente relatada, sendo uma das principais causas de óbito nesses casos.[8,31,32]

REFERÊNCIAS BIBLIOGRÁFICAS

1. Day MJ. Ageing, immunosenescence and inflammaging in the dog and cat. J Comp Pathol. 2010;142(1):S60-9.
2. Polzin DJ. Chronic kidney disease in small animals. Vet Clin North Am Small Anim Pract. 2011;41(1):15-30.
3. Bartges JW. Chronic kidney disease in dogs and cats. Vet Clin North Am Small Anim Pract. 2012;42(4):669-92.
4. International Renal Interest Society. IRIS Treatment Recommendations for CKD in cats (2019). 2020. Disponível em: http://www.iris-kidney.com/pdf/IRIS_CAT_Treatment_Recommendations_2019.pdf. Acesso em: 18 jan. 2022.
5. Elliott J, Rawlings JM, Markwell PJ, Barber PJ. Survival of cats with naturally occurring chronic renal failure: effect of dietary management. J Small Animal Pract. 2000;41(6):235-42.
6. Cortadellas O, Fernandez del Palacio MJ, Talavera J, BayónA. Calcium and phosphorus homeostasis in dogs with spontaneous chronic kidney disease at different stages of severity. J Vet Intern Med. 2010;24(1):73-9.
7. Finch NC, Syme HM, Elliott J. Parathyroid hormone concentration in geriatric cats with various degrees of renal function. J Am Vet Med Assoc. 2012;241(10):1326-35.
8. Segev G, Meltzer H, Shipov A. Does secondary renal osteopathy exist in companion animals? Vet Clin North Am Small Anim Pract. 2016;46(6):1151-62.
9. Kidney Disease: Improving Global Outcomes (KDIGO) CKD Work Group. KDIGO 2017 Clinical Practice Guideline Update for the Diagnosis, Evaluation, Prevention, and Treatment of Chronic Kidney Disease–Mineral and Bone Disorder (CKD-MBD). Kidney International Supplements. 2017;7(1):1-59.
10. de Brito Galvao JF, Nagode LA, Schenck PA, Chew DJ. Calcitriol, calcidiol, parathyroid hormone, and fibroblast growth factor-23 interactions in chronic kidney disease: Calcitriol, calcidiol, PTH, and FGF-23 in CKD. J Vet Emerg Critic Care. 2013;23(2):134-62.
11. Peacock M. Calcium metabolism in health and disease. Clin J Am Soc Nephrol. 2010;5(1):S23-30.
12. Christakos S, Dhawan P, Porta A, Mady LJ, Seth T. Vitamin D and intestinal calcium absorption. Mol Cellular Endocrinol. 2011; 347(1-2):25-9.
13. Toka HR, Pollak MR, Houillier P. Calcium sensing in the renal tubule. Physiol. 2015;30(4):317-26.
14. Moor MB, Bonny O. Ways of calcium reabsorption in the kidney. Am J Physiol Renal Physiol. 2016;310(11):F1337-50.
15. Sato T, Courbebaisse M, Ide N, Fan Y, Hanai J, Kaludjerovic J et al. Parathyroid hormone controls paracellular Ca^{2+} transport in the thick ascending limb by regulating the tight-junction protein Claudin14. Proc Natl Acad Sci EUA. 2017;114(16):E3344-53.
16. Dusso AS, Brown AJ, Slatopolsky E. Vitamin D. Am J Physiol Renal Physiol. 2005;289(1):F8-28.
17. Gomes SA, dos Reis LM, Noronha IL, Jorgetti V, Heilberg IP. RANKL is a mediator of bone resorption in idiopathic hypercalciuria. Clin J Am Soc Nephrol. 2008;3(5):1446-52.
18. Silva BC, Bilezikian JP. Parathyroid hormone: anabolic and catabolic actions on the skeleton. Curr Opin Pharmacol. 2015;22:41-50.
19. How KL, Hazewinkel HAW, Mol JA. Dietary vitamin d dependence of cat and dog due to inadequate cutaneous synthesis of vitamin D. Gen Comp Endocrinol. 1994;96(1):12-8.
20. Corbee RJ, Vaandrager AB, Kik MJ, Hazewinkel HA. Cutaneous vitamin D synthesis in carnivorous species. J Vet Med Res. 2015;2(4):1031.
21. Chacar FC, Kogika MM, Zafalon RVA, Brunetto MA. Vitamin D metabolism and its role in mineral and bone disorders in chronic kidney disease in humans, dogs and cats. Metabolites. 2020;10(12):499.
22. Razzaque MS. The FGF23–Klotho axis: endocrine regulation of phosphate homeostasis. Nat Rev Endocrinol. 2009;5(11):611-19.
23. Penido MGMG, Alon US. Phosphate homeostasis and its role in bone health. Pediatr Nephrol. 2012;27(11):2039-48.
24. Donate-Correa J, Muros-de-Fuentes M, Mora-Fernández C, Navarro-González JF. FGF23/Klotho axis: phosphorus, mineral metabolism and beyond. Cytokine & Growth Factor Rev. 2012;23(1-2):37-46.
25. Kuro-o M. The Klotho proteins in health and disease. Nat Rev Nephrol. 2019;15(1):27-44.
26. Kuro-o M. Klotho, phosphate and FGF-23 in ageing and disturbed mineral metabolism. Nat Rev Nephrol. 2013;9(11):650-60.
27. Kuro-o M, Matsumura Y, Aizawa H, Kawaguchi H, Suga T, Utsugi T et al. Mutation of the mouse klotho gene leads to a syndrome resembling ageing. Nature. 1997;390(6655):45-51.
28. Hu MC, Shi M, Zhang J, Quiñones H, Griffith C, Kuro-o M et al. Klotho deficiency causes vascular calcification in chronic kidney disease. J Am Soc Nephrol. 2011;22(1):124-36.
29. Block GA, Ix JH, Ketteler M, Martin KJ, Thadhani RI, Tonelli M et al. Phosphate homeostasis in CKD: report of a scientific symposium sponsored by the National Kidney Foundation. Am J Kidney Dis. 2013;62(3):457-73.

30. Parker VJ, Gilor C, Chew DJ. Feline hyperparathyroidism: pathophysiology, diagnosis and treatment of primary and secondary disease. J Feline Med Surg. 2015;17(5):427-39.

31. Foster JD. Update on mineral and bone disorders in chronic kidney disease. Vet Clin North Am Small Anim Pract. 2016;46(6):1131-49.

32. Shipov A, Shahar R, Sugar N, Segev G. The influence of chronic kidney disease on the structural and mechanical properties of canine bone. J Vet Intern Med. 2018;32(1):280-87.

33. Geddes RF, Finch NC, Elliott J, Syme HM. Fibroblast growth factor 23 in feline chronic kidney disease. J Vet Intern Med. 2013;27(2):234-41.

34. Finch NC, Geddes RF, Syme HM, Elliott J. Fibroblast growth factor 23 (FGF-23) concentrations in cats with early nonazotemic chronic kidney disease (CKD) and in healthy geriatric cats. J Vet Intern Med. 2013;27(2):227-33.

35. Parker VJ, Harjes LM, Dembek K, Young GS, Chew DJ, Toribio RE. Association of vitamin D metabolites with parathyroid hormone, fibroblast growth factor-23, calcium, and phosphorus in dogs with various stages of chronic kidney disease. J Vet Intern Med. 2017;31(3):791-98.

36. Martorelli C, Kogika M, Chacar F, Caragelasco D, de Campos Fonseca Pinto A, Lorigados C et al. Urinary fractional excretion of phosphorus in dogs with spontaneous chronic kidney disease. Vet Sc. 2017;4(4):67.

37. Kidder AC, Chew D. Treatment options for hyperphosphatemia in feline CKD: what's out there? J Feline Med Surg. 2009;11(11):913-24.

38. Lippi I, Guidi G, Marchetti V, Tognetti R, Meucci V. Prognostic role of the product of serum calcium and phosphorus concentrations in dogs with chronic kidney disease: 31 cases (2008-2010). J Am Vet Med Assoc. 2014;245(10):1135-40.

172
Interpretação da Hemogasometria na Doença e na Insuficiência Renal

Bruna Maria Pereira Coelho Silva • Fernanda Chicharo Chacar

INTRODUÇÃO

Os distúrbios acidobásicos decorrem de alterações nas concentrações sanguíneas de dióxido de carbono (CO_2), indiretamente mensuradas por meio da pressão parcial desse gás (PCO_2), ou de bicarbonato (HCO_3^-), as quais culminam em valores anormais do pH. Essas alterações são frequentes em pacientes em estado crítico de qualquer etiologia, incluindo aqueles portadores de doenças crônicas, como afecções renais e urinárias, endócrinas, neurológicas, gastrintestinais e cardiorrespiratórias.[1]

Esses distúrbios podem ser identificados e confirmados por meio do uso da hemogasometria, exame laboratorial que mensura diretamente a PCO_2, a pressão parcial de oxigênio (PO_2) e o pH sanguíneo, bem como, indiretamente, o HCO_3^- e o *ânion gap* (AG).[2] Além da avaliação das alterações acidobásicas e da função respiratória, a hemogasometria pode fornecer dados sobre as condições de perfusão tecidual, por meio da mensuração de lactato, e sobre os distúrbios eletrolíticos, a partir da avaliação do sódio, cloreto, potássio e cálcio iônico.[3]

Identificar as alterações dos perfis acidobásico e eletrolítico por meio do exame de hemogasometria pode auxiliar no diagnóstico, na avaliação do estado clínico no momento da coleta e na elaboração da conduta terapêutica. A maioria dos distúrbios acidobásicos, eletrolíticos e respiratórios pode ser detectada pela hemogasometria e associada com variados e sutis achados clínicos. Dessa forma, é possível avaliar as alterações e as respostas compensatórias fisiológicas esperadas, o que permite uma análise da abordagem terapêutica como um todo.[1]

Nesse contexto, o exame de hemogasometria é especialmente importante nos pacientes nefropatas, uma vez que os rins desempenham papel central na regulação do equilíbrio hidreletrolítico e acidobásico, por meio dos processos de retenção e secreção de ácidos fixos, regeneração de HCO_3^- e amoniogênese. Assim, indivíduos com insuficiência renal, ocasionada pela progressão de doença renal crônica (DRC) ou pela ocorrência de lesão renal aguda (IRA), podem apresentar grave comprometimento dessas funções, o que culmina no desenvolvimento de distúrbios acidobásicos, sobretudo a acidose metabólica.[3,4]

Diante da relevância clínica da hemogasometria no diagnóstico e tratamento dos distúrbios acidobásicos de pacientes com doença ou insuficiência renal, este capítulo versará sobre esse importante exame laboratorial e sua interpretação na rotina clínica de cães e gatos nefropatas.

RINS E A FISIOLOGIA DO EQUILÍBRIO ACIDOBÁSICO

Os organismos complexos, como o de cães e gatos, sintetizam ácidos continuamente, por meio de processos metabólicos e respiratórios, essenciais para a manutenção de sua fisiologia. A decomposição de ácidos nucleicos, o metabolismo da glicose ou de proteínas, são exemplos de processos fisiológicos que geram ácidos fosfórico, láctico e sulfúrico, respectivamente, os quais são denominados "ácidos fixos"; os rins exercem importante papel na secreção desses ácidos. O sistema respiratório, por sua vez, é responsável por eliminar, por meio da hematose e da ventilação, o CO_2, um ácido volátil, que representa cerca de 99% da carga ácida gerada.[5] Desse modo, para manter o pH sanguíneo em limites compatíveis com os processos vitais, o organismo lança mão de uma série de mecanismos reguladores, orquestrados pelo sistema respiratório, minuto a minuto, e pelos rins, diariamente.[6]

Dentre os sistemas-tampão extracelulares existentes, o mais importante é o sistema HCO_3^-/H_2CO_3, o qual sempre prevalecerá sobre os demais. Nesse sistema, o H^+ é neutralizado pelo HCO_3^-, gerando o ácido fraco H_2CO_3, que se dissocia em meio aquoso em CO_2 e H_2O. Essas reações são catalisadas pela enzima anidrase carbônica, presente na hemoglobina, nos rins e pulmões ($CO_2 + H_2O \leftrightarrow H_2CO_3 \leftrightarrow H^+ + HCO_3^-$). Os quimiorreceptores periféricos e centrais detectam alterações no CO_2, O_2 e pH e enviam sinais aferentes para o centro respiratório no cérebro, o qual, por sua vez, emite sinais eferentes para os músculos respiratórios, mudando, assim, a frequência e o padrão respiratórios, de modo a afetar a troca de CO_2 alveolar. Pode-se dizer que o sistema HCO_3^-/H_2CO_3 é o mais importante justamente porque o ácido volátil gerado é facilmente eliminado pelos pulmões e, portanto, mantido constante no organismo.[5]

O contrário ocorre com os tampões fixos, cuja capacidade de neutralização é limitada, uma vez que, mediante o incremento de carga ácida, há o acúmulo de ácidos fixos, cujo excedente somente poderá ser eliminado pelos rins, conforme será discutido adiante. Os tampões fixos, também denominados "tampões químicos", são compostos, por exemplo, de albumina, hemoglobina e fosfatos, os quais agem rapidamente, de modo a mitigar variações muito bruscas do pH sanguíneo.[5]

Assim, resumidamente, para a regulação do pH sanguíneo, o organismo apresenta três mecanismos contra a sobrecarga ácida: 1. tampões químicos, os quais são limitados, mas capazes de agir rapidamente, mitigando variações do pH; 2. hematose e ventilação pulmonar, que eliminam o ácido volátil CO_2, constantemente; 3. excreção de ácidos fixos, regeneração de HCO_3^- e amoniogênese, as quais são realizadas pelos rins, em horas e dias.[5,6]

Os rins têm papel fundamental na manutenção do pH sanguíneo por meio da excreção de íons de hidrogênio (H^+) e da regeneração de HCO_3^-. O H^+, em condições normais, é excretado por meio da eliminação de amônio (NH_4) de modo conjunto ao processo de amoniogênese, ou com o fosfato, na forma de $H_2PO_4^-$.[7] A regeneração do HCO_3^-, por sua vez, ocorre principalmente no túbulo proximal, em que mais de 85% é reabsorvido nesse seguimento. O ramo ascendente espesso da alça de Henle e os túbulos convoluto distal, de conexão e ducto coletor também são responsáveis por regenerar HCO_3^-, por meio do processo de acidificação urinária. Mais precisamente, nesses três últimos seguimentos, é pouca a quantidade de HCO_3^- remanescente, em virtude da intensa reabsorção nos seguimentos anteriores. Diante disso, a secreção de íons H^+ nesses seguimentos é equivalente à geração de um novo íon HCO_3^-, o que ressalta o importante papel dos rins na manutenção do equilíbrio acidobásico: a geração de HCO_3^-, em contrapartida à excreção urinária de prótons (H^+) no processo de acidificação urinária, neutraliza os ácidos fixos, impedindo, portanto, o seu acúmulo no organismo.[5]

A amoniogênese é o processo pelo qual os rins são capazes de gerar dois novos íons HCO_3^-, para cada dois íons de NH_4, o qual é derivado da glutamina, que adentra o túbulo proximal, em cotransporte com o sódio. Além de gerar novos íons HCO_3^-, o processo de amoniogênese auxilia no controle da acidose ao promover a eliminação de prótons.[5]

Apesar de apresentarem melhor resposta à sobrecarga ácida, os rins também são capazes de responder ao excesso de álcali, ao reduzir a excreção de ácidos fixos e NH_4 e, ainda, secretar HCO_3^- por meio das células intercaladas-beta.[5]

DOENÇA E INSUFICIÊNCIA RENAL: O DESENVOLVIMENTO DOS DISTÚRBIOS ACIDOBÁSICOS

É comum as confusões com os termos que designam o mau funcionamento dos rins. Com frequência, os termos lesão, doença e insuficiência renal são erroneamente utilizados como sinônimos. O emprego da nomenclatura apropriada é necessário, portanto, para a compreensão do curso clínico da enfermidade em questão, a fim de estabelecer o diagnóstico precoce e instituir conduta terapêutica adequada.[8,9]

O termo "lesão" refere-se à ocorrência de lesão renal que, a depender da extensão, pode levar à redução abrupta da taxa de filtração glomerular (TFG), o que caracteriza o quadro de lesão renal aguda (IRA). A taxa de mortalidade nesses casos é de 50%, e nos casos em que há recuperação, o desfecho é o desenvolvimento de DRC nos estadiamentos iniciais (estádios 1 ao 3, de acordo com a International Renal Interest Society [IRIS]) ou mesmo DRC terminal (estádio 4, conforme a IRIS).[10]

DRC é a sigla utilizada para designar o desenvolvimento de nefropatia crônica, cuja origem é multifatorial, que cursa com fibrose renal. Conceitualmente, a DRC é caracterizada por alterações estrutural e/ou funcional de um ou ambos os rins, persistentes por no mínimo 3 meses, e que culminam na perda progressiva e irreversível de néfrons.[11]

A insuficiência renal, por sua vez, é definida como a falha das múltiplas funções dos rins, como: filtração e excreção de resíduos nitrogenados; produção hormonal, relacionada à eritropoese, síntese de calcitriol e de renina; regulação do metabolismo ósseo-mineral; regulação do equilíbrio acidobásico e hidreletrolítico.[9]

Cães e gatos com IRA ou DRC, principalmente em estadiamentos avançados, quando já apresentam insuficiência renal, desenvolvem a acidose metabólica como o principal distúrbio acidobásico. Os fatores que propiciam a instalação da acidose metabólica nesses casos são a perda urinária, ou a não regeneração do HCO_3^-, comuns nos casos das tubulopatias, a excreção ineficiente de H^+ e o comprometimento da amoniogênese. Além disso, a acidose metabólica também pode estar associada à acidose láctica, decorrente da desidratação e da má perfusão.[7]

Embora a acidose metabólica seja a alteração acidobásica mais frequente nos casos de doença renal, ou insuficiência, outros distúrbios, como a alcalose metabólica, podem estar presentes de forma isolada ou simultânea. A fim de identificar essas alterações, é necessária a coleta de amostra sanguínea, para a realização do exame de hemogasometria, o qual será tratado a seguir.

COLETA DE AMOSTRAS PARA A REALIZAÇÃO DA HEMOGASOMETRIA

A amostra biológica utilizada para o exame de hemogasometria pode ser proveniente de sangue arterial ou venoso, a depender da indicação, entretanto, a amostra proveniente de sangue arterial é considerada o padrão-ouro para o diagnóstico dos distúrbios acidobásicos.[2]

Amostras venosas são mais fáceis de serem obtidas e podem ser coletadas por meio de venopunção direta ou pela utilização de cateter venoso. Tal amostra pode ser usada para avaliar distúrbios metabólicos e eletrolíticos, além de dar informações sobre o estado de ventilação do paciente, mas não é útil para avaliar sua oxigenação. Sendo assim, nesses casos, deve-se utilizar amostra de sangue arterial, indicada para aferir a função pulmonar, bem como para avaliar distúrbios metabólicos, eletrolíticos e ventilatórios.[1,12]

É importante ressaltar também que as amostras de sangue venoso podem ser comprometidas por alterações de metabolismo na circulação periférica, assim, se possível, a coleta de cateter venoso central é a melhor opção, quando comparada ao periférico; porém, se a perfusão estiver adequada, a amostra de veia periférica é considerada fidedigna. Atenção especial deve ser dada ao uso de garrote prolongado (estase sanguínea), pois isso pode levar ao aumento da concentração de CO_2 e, dessa forma, a alterações nas mensurações da PCO_2.[1]

Estão disponíveis comercialmente seringas apropriadas para a coleta de amostras de sangue para realização do exame de hemogasometria, as quais contêm heparina de lítio, que não interfere na mensuração dos eletrólitos. Logo após a coleta do sangue, em até 30 segundos, é importante remover qualquer bolha de ar da seringa. Em seguida, a seringa deve ser ocluída para evitar a exposição da amostra ao ar atmosférico, o que levaria a um falso aumento da PO_2 e difusão do CO_2, causando, assim, a diminuição da PCO_2. Outro ponto de destaque quanto à fase pré-analítica do exame de hemogasometria é o volume de sangue colhido, que deve ser suficiente, conforme indicação do fabricante, para que erros dilucionais não ocorram, como redução de PCO_2, PO_2, *base excess* (BE) e potássio, e aumento de sódio e cloreto.[1,13]

Quanto ao tempo de processamento, a amostra deve ser analisada imediatamente sempre que possível. Contudo, caso a análise *point-of-care* (POC) não seja possível, a amostra pode ser refrigerada por até 2 horas, havendo risco de metabolização contínua do O_2 por parte das células, o que causaria diminuição da PO_2 e aumento da PCO_2, além de aumento de lactato e diminuição da glicose.[1,14]

Vários aparelhos de gasometria portáteis e de bancada estão disponíveis, com variáveis tamanhos resultados acurados, rápidos e fáceis de utilizar. Ao se utilizar um aparelho de hemogasometria de bancada, é muito importante assegurar que não haja bolhas de ar, ou coágulos na amostra, e que a manutenção e a calibração do equipamento sejam regularmente realizadas.[1]

MÉTODOS DE INTERPRETAÇÃO DA HEMOGASOMETRIA

O primeiro passo para analisar os resultados da hemogasometria é verificar o tipo de amostra coletada, se é arterial ou venosa. Por causa da proximidade anatômica de artérias e veias, uma amostra venosa pode ser coletada erroneamente ao se tentar puncionar a artéria. Para diferenciar as amostras, deve-se observar a PO_2, se essa for mais baixa, provavelmente é sangue venoso; logo, se o objetivo também for avaliar a oxigenação do paciente, uma nova amostra, agora de sangue arterial, deve ser coletada, se possível.[1]

Para a adequada interpretação dos resultados, é necessário compreender os conceitos dos parâmetros a serem avaliados; dessa forma, no Quadro 172.1, constam as definições das variáveis mensuradas de modo direto, ou indiretamente, por meio do exame de hemogasometria.

Uma vez estabelecidos os devidos conceitos, é necessário adotar um método de interpretação do exame de hemogasometria. Os três mais consagrados são: método de interpretação da Escola de Boston, que se baseia na equação de Henderson-Hasselbalch; método de interpretação que se baseia no *standard base excess* (SBE), também denominado "sistema de Copenhagen"; e método que se baseia na abordagem físico-química de Stewart.[2] Recentemente, em medicina veterinária, validou-se o método de Fencl-Stewart, o qual adaptou a abordagem de Stewart para os sistemas orgânicos e tornou sua aplicação mais factível para a prática das ciências biológicas.[15,16]

O primeiro dos métodos supracitados é o mais utilizado na rotina clínica, universalmente. O método de Henderson-Hasselbalch permite a identificação dos distúrbios simples ou duplos e, diferentemente dos demais, é o único que possibilita o diagnóstico dos distúrbios tríplices.[2] Esse método utiliza a PCO_2 e o HCO_3^- para avaliar as alterações do pH. A análise do BE e a do AG também podem ser incorporadas à interpretação, de acordo com essa metodologia.[12]

O método que se baseia no sistema de Copenhagen estabelece que a constatação do distúrbio acidobásico deve ser definida por meio do BE, além do pH e da PCO_2. O BE designa o excesso ou o déficit de base, ou seja, quão mais positivo for o seu valor, maior é o acúmulo de base, assim, nesse caso, é esperada alcalose metabólica; quão mais negativo, maior é o déficit de base, desse modo, o animal pode apresentar acidose metabólica. O BE indica, portanto, o componente metabólico puro de um distúrbio ácido ou básico.[2,17] Um estudo retrospectivo, que analisou dados de 753 cães e 134 gatos atendidos no Hospital Veterinário da Universidade de Davis, avaliou os distúrbios acidobásicos desses pacientes pelo sistema de Copenhagen, e a acidose metabólica primária foi a alteração mais frequente.[18]

O SBE é calculado pelo aparelho de hemogasometria utilizando-se a equação de Van Slyke,[2] a qual, de acordo com Hopper, não foi validada em espécies animais. Deve-se considerar que, comparativamente aos humanos, os herbívoros têm, fisiologicamente, o BE mais positivo, enquanto os carnívoros apresentam BE mais negativo. A maior vantagem em utilizar o BE para a avaliação dos distúrbios metabólicos, em relação ao HCO_3^-, é que, ao contrário deste, seus valores independem das variações do sistema respiratório. Dessa forma, quando as alterações na PCO_2 são irrelevantes, os parâmetros BE e HCO_3^- correlacionam-se bem; entretanto, quando as variações na PCO_2 são significativas, o BE pode ser um parâmetro mais realista para avaliar o componente metabólico do distúrbio acidobásico do que o HCO_3^-.[19]

O método de Stewart aborda a interpretação da hemogasometria sob o ponto de vista físico-químico, baseando-se no princípio da eletroneutralidade das soluções e no efeito dos eletrólitos sobre a constante de dissociação da água, que é a maior fonte de prótons (H^+) no organismo. Segundo esse método, há três variáveis independentes determinantes do pH: *strong íon difference* (SID), que representa a diferença entre os principais cátions (Na^+, K^+, Ca^{++} e Mg^{++}) e ânions (Cl^-); ácidos fracos totais (A_{TOT}); e PCO_2.[2] De modo resumido, qualquer variação abaixo do valor de referência do SID representa a ocorrência de acidose metabólica, devido ao predomínio de ânions medidos, como o Cl^-, e não medidos, a exemplo do lactato, fosfato e beta-hidroxibutirato; do contrário, caso haja predomínio de cátions e, portanto, variação mais positiva do SID, ocorre alcalose metabólica.[2] O valor de referência do SID é 36 em cães e 29 em gatos.[20]

A abordagem de Stewart-Fencl utiliza o pH, a PCO_2 e os eletrólitos, avaliando também as diferenças nos íons fortes e a quantidade de ácidos fracos, incluindo albumina, globulinas e fósforo, o que é muito útil para avaliar os distúrbios mistos ou, ainda, quando há alterações nos ácidos fracos. O uso do Cl^- sérico corrigido e o HCO_3^- podem colaborar na identificação de anormalidades acidobásicas em consequência de mudanças no balanço hídrico ou no AG.[12]

Neste capítulo, o foco da abordagem, nos tópicos subsequentes, será o método tradicional de interpretação da hemogasometria, o da Escola de Boston, com enfoque no paciente com doença e insuficiência renal.

QUADRO 172.1 Principais parâmetros obtidos à realização do exame de hemogasometria e seus respectivos conceitos, com os valores de referência esperados para a espécie. (Adaptado[2])

Parâmetro	Conceito	Valores de referência[3] (sangue arterial)	
		Cão	Gato
pH (do inglês *power of hydrogen*)	Dado pela função logarítmica negativa da concentração de H^+ (40 nmol/ℓ)	7,407 (7,351 a 7,463)	7,386 (7,310 a 7,462)
PCO_2 (mmHg)	Pressão parcial do CO_2. A pressão parcial de um gás é aquela exercida por esse gás em um meio aquoso; mede indiretamente as concentrações sanguíneas de CO_2	36,8 (30,8 a 42,8)	31 (25,2 a 36,8)
PO_2 (mmHg)	Pressão parcial do O_2. Pressão parcial de um gás é aquela exercida por esse gás em um meio aquoso; mede indiretamente as concentrações sanguíneas de O_2	92,1 (80,9 a 103,3)	106,8 (95,4 a 118,2)
Bicarbonato real ($HCO_{3\ act}^-$) (mEq/ℓ)	Concentração de HCO_3^- calculada nas condições reais do animal; parâmetro que deve ser considerado para a avaliação	22,2 (18,8 a 25,6)	18 (14,4 a 21,6)
Bicarbonato *standard* ($HCO_{3\ std}^-$) (mEq/ℓ)	Concentração de HCO_3^- calculada em condições ideais (temperatura corporal de 37°C, PCO_2 de 40 mmHg e saturação de oxigênio normal)	–	–
Buffer base (BB)	Quantidade calculada do total de tampões plasmáticos	–	–
Base excess (BE)	Quantidade calculada de ácido ou álcali necessária para normalizar o pH plasmático *in vitro*	−1,8 +/− 1,6	−5 a 0
Standard base excess (SBE)	BE calculado em função da hemoglobina (Hb = 5 g/dℓ), nos casos de anemia. Baseia-se no princípio de que a Hb tampona todo o espaço extracelular	−4 a −1*	−5 a 0*
Ânion gap (AG) mmol/ℓ	Diferença entre os ânions e cátions não mensurados. Pode ser calculado pela fórmula: $[(Na^+ + K^+) - (Cl^- + HCO_3^-)]$	9 a 16*	16 a 20*

*Sangue venoso.[1] act: bicarbonato real; std: bicarbonato standard; mEql/ℓ: miliequivalente.

INTERPRETAÇÃO DA HEMOGASOMETRIA SEGUNDO O MÉTODO BASEADO NA EQUAÇÃO DE HENDERSON-HASSELBALCH

O primeiro passo para a interpretação da hemogasometria é determinar se há acidemia ou alcalemia, atentando-se ao pH. Valores abaixo do limite inferior da referência indicam acidemia, ao passo que valores acima do limite superior de referência indicam alcalemia. O pH de cães varia de 7,351 a 7,463, e o pH de gatos varia de 7,310 a 7,462.[1,3]

Em seguida, deve-se determinar qual processo está causando a mudança de pH, se é de origem metabólica ou de origem respiratória. Então, se o paciente apresenta acidemia, é preciso verificar se o distúrbio responsável pela redução do pH é a ocorrência de acidose metabólica, caracterizada pela redução das concentrações de HCO_3^-, ou acidose respiratória, definida pelo aumento das concentrações da PCO_2. Caso o animal apresente alcalemia, por sua vez, é necessária a observação das concentrações de HCO_3 que devem estar aumentadas, se a origem do distúrbio for metabólica, o que caracteriza a existência de alcalose metabólica; por outro lado, as concentrações da PCO_2 devem estar baixas, se a origem for respiratória, indicando a presença de alcalose respiratória.[3,21]

É importante notar que, em distúrbios mistos, caracterizados pela coexistência independente de distúrbios metabólicos e respiratórios, pode haver a normalização dos valores de pH, pois um distúrbio pode "neutralizar" o efeito do outro.[2] Os distúrbios mistos serão discutidos mais detalhadamente adiante.

A acidose metabólica é ocasionada pelo acúmulo de ácidos fixos (não voláteis) e/ou pela perda de HCO_3^-. Sendo assim, pode ser identificada à análise da hemogasometria a partir da redução da concentração de HCO_3^- e da diminuição do BE. Outrossim, esse distúrbio pode ser causado pela produção metabólica de um ácido endógeno (lactato ou cetonas), diminuição da excreção urinária de ácidos endógenos (fosfatos e sulfatos), adição de ácidos exógenos (etilenoglicol ou salicilatos) ou a perda de HCO_3^- pelos rins ou intestino.[1]

A acidose metabólica pode ser classificada em normoclorêmica (AG alto) ou hiperclorêmica. No primeiro caso, a acidose metabólica normoclorêmica decorre do acúmulo de ácidos, como o ácido láctico, ácido fosfórico, ácido sulfúrico, beta-hidroxibutirato, acetoacetato etc. Esses ácidos, denominados "ânions não mensurados", estão contidos no AG, motivo pelo qual a acidose metabólica desse tipo também é chamada "acidose metabólica de AG alto". Sob essas condições, o Cl^- não se altera.[2]

É importante ressaltar que a albumina é o maior componente do AG, por isso, condições clínicas que possam levar à hipoalbuminemia, como quadros inflamatórios crônicos, ou hiperalbuminemia, a exemplo de desidratação, podem sub ou superestimar os valores do AG. Portanto, recomenda-se a correção do AG nos casos em que a albumina esteja alterada, de acordo com a fórmula a seguir, que foi validada para cães:

$$AG_{corrigido\ pela\ albumina} = AG + 4,2 \times (3,77 - albumina\ do\ paciente)^{22}$$

O AG também pode ser corrigido em função dos valores de fósforo, uma vez que o ácido fosfórico também é um dos seus componentes. Em casos de hiperfosfatemia, deve-se corrigir o AG, pois, do contrário, as alterações nas concentrações de outros ânions não mensurados podem ser perdidas. Em cães, pode-se utilizar a seguinte fórmula:

$$AG_{corrigido\ pelo\ fósforo} = AG + (2,52 - 0,58 \times fosfato\ do\ paciente)^{22}$$

A acidose metabólica de AG alto com ganho de ácidos pode ser observada nas seguintes afecções: insuficiência renal, cetoacidose diabética, acidose láctica e no acúmulo de metabólitos do etilenoglicol.[18,22]

Por sua vez, a acidose metabólica hiperclorêmica é ocasionada pela retenção de Cl^-, associada à perda de HCO_3^-, pelas vias urinárias ou digestórias; para a manutenção do princípio da eletroneutralidade, a perda do ânion HCO_3^- será compensada pela retenção de Cl^-, o ânion mais abundante. A acidose metabólica hiperclorêmica ocasionada pela perda urinária de HCO_3^- é comum nos quadros de DRC, acidose tubular renal e síndrome de Fanconi. A acidose metabólica hiperclorêmica ocasionada pela perda digestiva de HCO_3^- ocorre especialmente nos quadros de diarreia secretória.[2,5,23] Outra causa é o ganho excessivo de Cl^-, em relação ao sódio, em pacientes sob fluidoterapia com soluções de NaCl (a 0,9% ou 7,2%) ou ainda com suplementação de cloreto de potássio (KCl).[22]

A alcalose metabólica é caracterizada pelo aumento do pH, associado ao aumento de HCO_3^- e BE. Esse distúrbio é mais comumente ocasionado pela perda de Cl^-, o que leva à retenção de HCO_3^-. A perda de Cl^- pode ocorrer pelas vias urinárias, por ação de diuréticos, como a furosemida, ou pela via digestória, nos casos de êmese, em que há a perda de ácido clorídrico (HCl), sendo essa a causa mais comum de alcalose metabólica.[1]

A acidose respiratória é caracterizada pela diminuição do pH em consequência do aumento da PCO_2, que resulta, comumente, de hipoventilação e falência respiratória. A hipoventilação leva ao aumento das concentrações sanguíneas do ácido volátil CO_2, o que caracteriza hipercapnia. As causas de acidose respiratória são as condições que inibem o centro respiratório, como: aumento de pressão intracraniana decorrente de trauma cranioencefálico, lesões do tronco cerebral, doença da junção neuromuscular (ou fraqueza muscular grave), obstrução de vias respiratórias ou troca de gases prejudicada por graves doenças do parênquima pulmonar.[1]

Alcalose respiratória é caracterizada pelo aumento do pH ocasionado pela diminuição da PCO_2, como resultado de hipocapnia e hiperventilação. As causas de alcalose respiratória incluem: estresse, dor, hipoxemia, doença pulmonar (tromboembolismo pulmonar) ou hiperventilação mediada por alterações do sistema nervoso central (SNC), especialmente o centro respiratório.[1]

Acidose metabólica, acidose respiratória, alcalose metabólica e alcalose respiratória são consideradas distúrbios simples, quando ocorrem isoladamente. Todo distúrbio simples é acompanhado por uma resposta fisiológica compensatória, com o intuito de atenuar as variações do pH. Nos casos de acidose metabólica, por exemplo, espera-se que haja uma resposta respiratória, isto é, que ocorra aumento da ventilação e, portanto, eliminação do ácido volátil CO_2, na tentativa de reduzir a carga ácida presente no organismo e, assim, aumentar o pH, na tentativa de normalizá-lo. Assim, nos casos de acidose metabólica primária, espera-se que haja resposta ventilatória "compensatória", que deve ocorrer dentro de uma faixa fisiológica. Nos cães, essa resposta fisiológica costuma ocorrer nos casos de acidose metabólica primária, já nos gatos, esse distúrbio primário não é "compensado" com hiperventilação.[3,21]

Diante disso, para interpretar a hemogasometria, as regras de compensação demonstradas a seguir, no Quadro 172.2, não devem ser extrapoladas, isto é, o que vale para cães não deve ser aplicado a gatos que apresentem acidose metabólica. Para gatos nessa condição, a PCO_2 também deve ser avaliada: se estiver no valor de referência, o distúrbio é considerado simples; se a PCO_2 estiver fora dos valores de referência, há, então, um distúrbio misto.[3,21]

A resposta respiratória fisiológica tanto em cães quanto em gatos é esperada nos casos de alcalose metabólica primária. Espera-se que haja resposta ventilatória compensatória, que, nesse caso, deve ser de hipoventilação, com o intuito de reter o ácido volátil CO_2, aumentando, assim, as concentrações sanguíneas de PCO_2, de modo a diminuir o pH. Para distúrbios primários respiratórios, a resposta fisiológica metabólica também é esperada; no caso de acidose respiratória, esperam-se o aumento da excreção renal de ácidos e a retenção de bases e HCO_3^-; no caso de alcalose respiratória, são esperados retenção de ácidos e aumento da excreção urinária de bases e HCO_3^- pelos rins. É crucial ressaltar que, nos distúrbios respiratórios primários agudos, não há tempo hábil para que a resposta compensatória renal ocorra.[2,3,5,21]

Como mencionado anteriormente, é esperado que a resposta fisiológica a um distúrbio primário, de natureza metabólica ou respiratória, ocorra dentro de uma faixa de referência, a qual pode ser calculada, conforme demonstra o Quadro 172.2.

Cientes da faixa de resposta fisiológica esperada mediante um distúrbio primário, de natureza metabólica ou respiratória, em cães e gatos, serão apresentados, a seguir, casos clínicos, para a melhor compreensão do cálculo matemático. É importante que o cálculo da resposta fisiológica seja realizado quando houver qualquer distúrbio acidobásico a fim de verificar se o distúrbio é simples, isto é, se há uma única alteração do equilíbrio acidobásico ocorrendo de modo isolado. Caso o distúrbio seja misto, quando dois ou três distúrbios coexistem de modo independente, a abordagem diagnóstica e a terapêutica poderão diferir, portanto, é relevante realizar os cálculos, de acordo com as referências para cada espécie, conforme demonstrado no Quadro 172.2.[2,3,21]

CASO CLÍNICO 1 (SERVIÇO DE CLÍNICA MÉDICA DO HOVET/FMVZ-USP)

Canino, macho, sem raça definida (SRD), 13 anos, 24 kg. Ao exame físico, detectaram-se caquexia, desidratação intensa e halitose urêmica. Diagnóstico presuntivo de DRC em fase avançada e descompensada. À realização dos exames laboratoriais, constatou-se azotemia intensa (ureia sérica: 739 mg/dℓ; creatinina sérica: 10,6 mg/dℓ). Realizado exame de hemogasometria e eletrólitos, conforme Quadro 172.3.

Interpretando o exame de hemogasometria e eletrólitos, passo a passo:

1. Verificar o pH: acidemia (pH abaixo do valor de referência para a espécie).
2. Verificar a origem do distúrbio primário, se metabólico ou respiratório:
   - Se metabólico, HCO_3^- alterado
   - Se respiratório, PCO_2 alterado
3. No caso clínico 1, HCO_3^- encontra-se abaixo do valor de referência, logo a origem do distúrbio é metabólica (acidose metabólica).
4. Calcular se a resposta fisiológica respiratória está dentro da faixa esperada.

Para o cálculo, serão considerados os valores de normalidade de $HCO_3^- = 22$ mEq/ℓ e $PCO_2 = 40$ mmHg.

$$\Delta HCO_3^- = 22 - HCO_{3\,paciente} = 22 - 6 = 16 \text{ mEq/}\ell$$

Em seguida, com os dados do Quadro 172.2, deve-se realizar a seguinte regra de três:

$$1 \text{ mEq/}\ell \text{ HCO}_3^- \text{ ----------- } 0,7 \text{ mmHg PCO}_2$$
$$16 \text{ mEq/}\ell \text{ HCO}_3^- \text{ ----------- } \times \text{PCO}_2$$
$$x = 11,2 \text{ mmHg PCO}_2$$

O valor de × encontrado significa que, para a amplitude de variação do HCO_3, é esperado que a PCO_2 reduza 11,2 mmHg, a partir da mediana de sua faixa de referência de normalidade. Então:

$$\Delta PCO_2 = 40 - 11,2 = 28,8 \text{ mmHg}$$

Considera-se a variação de +/− 2. Logo, a PCO_2 pode variar de 26,8 a 30,8 mmHg nesse exemplo.

Agora, é necessário comparar a PCO_2 calculada com a PCO_2 do paciente (29,5 mmHg).

QUADRO 172.2 Valores de referência para o cálculo da resposta fisiológica a um distúrbio primário de origem metabólica ou respiratória.

Distúrbio primário	Parâmetro na hemogasometria	Resposta compensatória	Cão	Gato
Acidose metabólica	↓ pH ↓ HCO_3^-	↓ PCO_2	Para cada 1 mEq/ℓ de HCO_3^- que diminui abaixo do valor de referência*, a PCO_2 deve diminuir 0,7 mmHg	Não há resposta fisiológica respiratória
Alcalose metabólica	↑ pH ↑ HCO_3^-	↑ PCO_2	Para cada 1 mEq/ℓ de HCO_3^- que aumenta acima do valor de referência*, a PCO_2 deve aumentar 0,7 mmHg	Para cada 1 mEq/ℓ HCO_3^- que aumenta acima do valor de referência*, a PCO_2 deve aumentar 0,7 mmHg
Acidose respiratória	↓ pH ↑ PCO_2	↑ HCO_3^-	Aguda: para cada 1 mmHg da PCO_2 que aumenta acima do valor de referência*, o HCO_3^- deve aumentar 0,15 mEq/ℓ	Aguda: para cada 1 mmHg da PCO_2 que aumenta acima do valor de referência*, o HCO_3^- deve aumentar 0,15 mEq/ℓ
			Crônica: para cada 1 mmHg da PCO_2 que aumenta acima do valor de referência*, o HCO_3^- deve aumentar 0,35 mEq/ℓ	Crônica: não há definição
Alcalose respiratória	↑ pH ↓ PCO_2	↓ HCO_3^-	Aguda: para cada 1 mmHg da PCO_2 que diminui abaixo do valor de referência*, o HCO_3^- deve diminuir 0,25 mEq/ℓ	Aguda: para cada 1 mmHg da PCO_2 que diminui abaixo do valor de referência*, o HCO_3^- deve diminuir 0,25 mEq/ℓ
			Crônica: para cada 1 mmHg da PCO_2 que diminui abaixo do valor de referência*, o HCO_3^- deve diminuir 0,55 mEq/ℓ	Crônica: para cada 1 mmHg da PCO_2 que diminui abaixo do valor de referência*, o HCO_3^- deve diminuir 0,55 mEq/ℓ

*Deve-se considerar a mediana da faixa de referência; na literatura, esses valores variam de 22 a 24 mEq/ℓ para o HCO_3^- e 36 a 40 mmHg para a PCO_2.[3,21]

QUADRO 172.3	Resultados dos exames de hemogasometria e eletrólitos — caso clínico 1.	
Parâmetros	**Valores do paciente**	**Valores de referência* (sangue venoso)**
pH	6,9	7,3 a 7,45
PO_2 (mmHg)	46,2	26 a 65
PCO_2 (mmHg)	29,5	29 a 52
HCO_3^- (mEq/ℓ)	6	18 a 27
Osm (mOsm/kg)	306,2	290 a 310
BE	−24,2	−1 a +7
AG (mmol/ℓ)	35,7	8 a 21
Na^+ (mEq/ℓ)	154,7	143 a 148
K^+ (mEq/ℓ)	5,96	3,9 a 5,8
Cl^- (mEq/ℓ)	111,7	107 a 115
$Ca_{iônico}$ (mEq/ℓ)	1,475	1,2 a 1,5

*Valores de referência do laboratório clínico do Hovet/FMVZ-USP. Osm: osmolalidade.

A interpretação da hemogasometria, nesse caso, é: acidose metabólica com resposta fisiológica respiratória dentro do esperado. Dessa forma, é possível concluir que se trata de um distúrbio simples.

A acidose metabólica encontrada pode ser classificada como acidose metabólica de AG alto, provavelmente pelo aumento de ácido láctico, ácido sulfúrico e fosfórico, acumulados em decorrência da disfunção renal grave. É importante notar o BE, cujo valor muito negativo corrobora o quadro de acidose metabólica.

Esse caso clínico permitiu exemplificar uma alteração acidobásica compatível com acidose metabólica. Como a resposta respiratória fisiológica ocorreu dentro do esperado, o distúrbio é caracterizado como simples; entretanto, na rotina clínica, especialmente em pacientes com DRC em fase terminal, ou com insuficiência renal, é comum a ocorrência de distúrbios duplos, ou mesmo triplos, dada a presença de comorbidades e complicações inerentes à própria DRC.[2,24]

Conforme visto anteriormente, os distúrbios mistos são caracterizados por alterações acidobásicas que coexistem de modo independente. No caso dos distúrbios duplos, ocorrem: alcalose mista, quando há simultaneamente a alcalose metabólica e a respiratória; ou acidose mista, em que se observam a acidose metabólica e a respiratória concomitantemente.[3]

Os distúrbios mistos também podem ser observados quando o valor da variável apresentada pelo paciente não corresponde à faixa da resposta fisiológica calculada. No exemplo do caso clínico 1, se o valor da PCO_2 apresentado pelo paciente diferisse da faixa de referência calculada, a resposta respiratória não estaria dentro dos limites fisiológicos esperados e, assim, haveria um distúrbio acidobásico misto; explicadamente: haveria acidose metabólica e acidose respiratória, se os valores da PCO_2 do paciente estivessem acima do limite calculado; ou alcalose metabólica e respiratória, se os valores da PCO_2 do paciente estivessem abaixo do limite calculado.

Com o intuito de facilitar a compreensão dos distúrbios mistos, a seguir será apresentado um segundo caso clínico, em que serão descritos como os distúrbios mistos podem ocorrer em pacientes doentes renais crônicos.

CASO CLÍNICO 2 (SERVIÇO DE CLÍNICA MÉDICA DO HOVET/FMVZ-USP)

Canino, macho, sem raça definida (SRD), 10 anos, 8 kg. Histórico de erliquiose há 5 anos. À ocasião da consulta, foram

observadas prostração e anorexia, além de desidratação intensa e mucosas pálidas ao exame físico. À realização dos exames laboratoriais, verificou-se azotemia intensa (ureia sérica: 530 mg/dℓ; creatinina sérica: 7 mg/dℓ). Com hipótese diagnóstica de DRC descompensada, foi realizada hemogasometria e determinação de eletrólitos, cujos dados são apresentados no Quadro 172.4.

Interpretando a hemogasometria e eletrólitos, passo a passo:

1. Verificar o pH: acidemia (pH abaixo do valor de referência para a espécie).
2. Verificar a origem do distúrbio primário, se metabólico ou respiratório:
   - Se metabólico, HCO_3^- alterado
   - Se respiratório, PCO_2 alterado.
3. Nesse caso, HCO_3^- encontra-se abaixo do valor de referência, logo a origem do distúrbio é metabólica (acidose metabólica).
4. Calcular se a resposta fisiológica respiratória está dentro da faixa esperada.

Para o cálculo, serão considerados os valores de normalidade de HCO_3^- = 22 mEq/ℓ e PCO_2 = 40 mmHg.

$$\Delta\,HCO_3^- = 22 - HCO_{3\,paciente} = 22 - 10 = 12\ mEq/\ell$$

Em seguida, com os dados do Quadro 172.2, deve-se fazer a seguinte regra de três:

$$1\ mEq/\ell\ HCO_3^- \text{ ----------- } 0,7\ mmHg\ PCO_2$$
$$12\ mEq/\ell\ HCO_3^- \text{ ----------- } \times\ PCO_2$$
$$x = 8,4\ mmHg\ PCO_2$$

O valor de × encontrado significa que, para a amplitude de variação do HCO_3, é esperado que a PCO_2 reduza 8,4 mmHg, a partir da mediana de sua faixa de referência de normalidade. Então:

$$\Delta\,PCO_2 = 40 - 8,4 = 31,6\ mmHg$$

Considera-se a variação de +/− 2. Logo, a PCO_2 pode variar de 29,6 a 33,6 mmHg nesse exemplo.

Em seguida, deve-se comparar a PCO_2 calculada, com a PCO_2 do paciente (36,5 mmHg).

Os valores da PCO_2 do paciente excedem a faixa de referência da resposta fisiológica respiratória calculada (PCO_2 = 29,6 a 33,6 mmHg). Logo, há um distúrbio respiratório simultâneo à acidose metabólica, ocorrendo de modo independente.

QUADRO 172.4	Resultados dos exames de hemogasometria e eletrólitos — caso clínico 2.	
Parâmetros	**Valores do paciente**	**Valores de referência* (sangue venoso)**
pH	7,06	7,3 a 7,45
PO_2 (mmHg)	38,5	26 a 65
PCO_2 (mmHg)	36,5	29 a 52
HCO_3^- (mEq/ℓ)	10	18 a 27
Osm (mOsm/Kg)	289,4	290 a 310
BE	−19,5	−1 a +7
AG (mmol/ℓ)	32	8 a 21
Na^+ (mEq/ℓ)	145,6	143 a 148
K^+ (mEq/ℓ)	6,53	3,9 a 5,8
Cl^- (mEq/ℓ)	110,4	107 a 115
$Ca_{ionizado}$ (mEq/ℓ)	1,027	1,2 a 1,5

*Valores de referência do laboratório clínico do Hovet/FMVZ-USP. Osm: osmolalidade.

Portanto, a interpretação da hemogasometria, nesse caso, é: acidose metabólica e acidose respiratória. Assim, é possível concluir que é um distúrbio misto.

A acidose metabólica encontrada pode ser classificada como acidose metabólica de AG alto e provavelmente deve-se ao quadro de descompensação da DRC (agudizada), com provável aumento sanguíneo de ácido láctico, sulfúrico e fosfórico.

Deve-se ressaltar, ainda, o valor muito negativo do BE, o que corrobora o quadro de acidose metabólica.

Em relação à acidose respiratória, o paciente apresentava efusão pleural moderada, o que comprometia a adequada ventilação.

DISTÚRBIOS ACIDOBÁSICO E ELETROLÍTICO NOS PACIENTES NEFROPATAS, DOENTES E INSUFICIENTES RENAIS

A acidose metabólica é o principal distúrbio acidobásico observado em pacientes doentes renais crônicos. Em gatos, estima-se que acometa pelo menos 50% dos casos, especialmente no estadiamento tardio da DRC. Isso se deve ao fato de que, à medida que a DRC progride e o número de néfrons funcionantes reduz, a habilidade dos rins de promover a excreção de H^+ fica comprometida; além disso, algumas tubulopatias podem comprometer o processo de acidificação urinária e, portanto, a secreção de H^+ no lúmen tubular, o que, por sua vez, interfere na regeneração de HCO_3^- ao longo do néfron.[4]

Desse modo, as duas possíveis causas de acidose metabólica em nefropatas é a retenção de ácidos e a perda urinária de HCO_3^-. No primeiro caso, o distúrbio é classificado como acidose metabólica de AG alto (normoclorêmica), no segundo, acidose metabólica hiperclorêmica. A acidose metabólica de AG alto é a apresentação mais comum em doentes e insuficientes renais, uma vez que parte das toxinas urêmicas são ânions, como sulfato, hipurato e fosfato, os quais são componentes do AG.[2]

O segundo tipo de acidose é menos frequentemente relatado na medicina veterinária e refere-se às tubulopatias, mais especificamente à acidose tubular renal (ATR), definida como a ocorrência de acidose metabólica hiperclorêmica na presença de TFG normal. A ATR pode ser: proximal, quando há deficiência na reabsorção de HCO_3^- no túbulo proximal; ou distal, quando deriva da menor síntese de HCO_3^- no túbulo distal. As ATRs podem ser permanentes ou transitórias; nesse último caso, secundária à comorbidade ou decorrente do uso de medicamentos (nefrotoxicidade). Quando ATR proximal (ATR tipo II) é acompanhada de fosfatúria, aminoacidúria e glicosúria, denomina-se síndrome de Fanconi, secundária a doenças infecciosas e sistêmicas e ao uso de determinados fármacos, a exemplo do clorambucila, conforme relato recente em gatos.[25,26]

A ocorrência de ATR distal, por sua vez, já foi relatada em cães concomitantemente a urolitíase. Na ATR distal completa, há o desenvolvimento de acidose metabólica, com o comprometimento do processo de acidificação urinária, levando à formação de urina alcalina, acompanhada de hipercalciúria, hiperfosfatúria e hipocitratúria, as quais contribuem, principalmente, para o crescimento de urólitos à base de fosfato de cálcio.[25,27]

Dadas as diferentes etiologias da acidose metabólica de AG alto (normoclorêmica) e hiperclorêmica, é necessária a adequada interpretação da hemogasometria, considerando-se os valores do Cl^-. É importante ressaltar que o balanço positivo ou negativo de água pode influenciar as mensurações de Cl^-, o qual deve ser corrigido em função das concentrações sanguíneas de Na^+. Para tanto, as seguintes fórmulas podem ser aplicadas, para cães e gatos, nessa ordem, respectivamente:[3]

$$Cl^-_{corrigido} = [(146/Na^+_{mensurado})*(Cl^-_{mensurado})]$$

$$Cl^-_{corrigido} = [(156/Na^+_{mensurado})*(Cl^-_{mensurado})]$$

A seguir, no caso clínico 3, será ilustrada a importância da correção do Cl^- na investigação da origem da acidose metabólica, especialmente nos pacientes nefropatas; também será enfatizada a interpretação dos resultados dos outros eletrólitos, incluindo análise sobre como esses podem influenciar a causa e o curso clínico dos distúrbios acidobásicos.

CASO CLÍNICO 3*

Felino, fêmea, sem raça definida (SRD), 9 anos, FIV/FeLV negativos. Histórico de uso de clorambucila nos últimos 3 meses por causa de doença inflamatória intestinal. Há 2 dias havia iniciado quadro de hiporexia e diarreia. Ao exame físico, verificou-se desidratação moderada. O Quadro 172.5 mostra os resultados do exame de hemogasometria e eletrólitos por ocasião da internação.

Interpretando os resultados do exame de hemogasometria e eletrólitos, passo a passo:

1. Verificar o pH: acidemia (pH abaixo do valor de referência para a espécie).
2. Verificar a origem do distúrbio primário, se metabólico ou respiratório:
   - Se metabólico, HCO_3^- alterado
   - Se respiratório, PCO_2 alterado.
3. O HCO_3^- encontra-se abaixo do valor de referência, logo a origem do distúrbio é metabólica (acidose metabólica).
4. Calcular se a resposta fisiológica respiratória está no intervalo da faixa esperada.

Nesse caso, deve-se lembrar que se trata de um paciente felino; portanto, não há resposta respiratória fisiológica mediante um quadro de acidose metabólica.

Diante disso, deve-se prosseguir diretamente para a avalição da PCO_2, a qual encontra-se abaixo do valor de referência para a espécie, o que caracteriza alcalose respiratória.

Portanto, a interpretação da hemogasometria, nesse caso, é: acidose metabólica e alcalose respiratória. Com isso, pode-se concluir que é um distúrbio misto.

Na sequência, para fins diagnóstico e terapêutico, deve-se classificar a origem da acidose metabólica, que pode ser acidose metabólica de AG alto (normoclorêmica) ou acidose metabólica hiperclorêmica.

QUADRO 172.5	Resultados dos exames de hemogasometria e eletrólitos – caso clínico 3.	
Parâmetros	**Valores do paciente**	**Valores de referência**[3,28,29] **(sangue venoso)**
Ph	7,125	7,310 a 7,462
PCO_2 (mmHg)	15,8	25,2 a 36,8
HCO_3^- (mEq/ℓ)	5,2	14,4 a 21,6
BE	−24	−5 a 0
AG (mmol/ℓ)	25	13 a 27
Na^+ (mEq/ℓ)	144	147 a 156
K^+ (mEq/ℓ)	3,5	3,9 a 5,8
Cl^- (mEq/ℓ)	117	117 a 123

_____

*Créditos do caso clínico: M.V. Camila Rodrigues Pires.

Para tanto, é preciso avaliar o valor do AG que, nesse caso, encontra-se no intervalo da faixa de referência, e do Cl⁻, cujo valor necessita de correção de acordo com a fórmula abaixo:

$$Cl^-_{corrigido\ (gatos)} = [(156/Na^+_{mensurado})^*(Cl^-_{mensurado})] =$$
$$[(156/144)^*(117)] = 126,75\ mEq/\ell$$

Nesse exemplo, ressalta-se a importância da correção do Cl⁻, pois a hipercloremia somente pode ser identificada a partir do cálculo realizado. Feito isso, constatou-se que, nesse caso, a paciente tem acidose metabólica hiperclorêmica.

Quanto aos demais eletrólitos, como o sódio e o potássio, observa-se que, além da acidose metabólica hiperclorêmica, há hiponatremia e hipopotassemia, o que pode caracterizar a presença de ATR proximal. Como a referida gata fazia uso de clorambucila, a hipótese diagnóstica levantada foi síndrome de Fanconi adquirida. Para elucidação desses quadros, o exame de urina pode ser uma ferramenta útil, pois a disfunção do túbulo proximal, observada na ATR tipo II, pode levar a falhas na reabsorção de HCO_3^- e glicose, resultando em pH urinário alcalino e glicosúria. Nesse caso clínico, a paciente apresentava pH urinário de 8,5 e glicosúria (+++ −), além de cilindros hialinos, os quais corroboram a existência de lesão tubular ativa.

Conforme discutido no caso clínico 3, a interpretação do exame de hemogasometria deve ser feita de modo conjunto à análise de eletrólitos. Além do Cl⁻, deve-se estar atento aos distúrbios do sódio, potássio, magnésio, cálcio e fósforo, sobre os quais será discutido separadamente a seguir.

A hipernatremia é frequentemente ocasionada pela perda de água livre, como nos casos de hipertermia, febre ou taquipneia. Nas nefropatias, especialmente, pode ser decorrente de diabetes *insipidus* nefrogênico, pielonefrite e DRC terminal. Nos pacientes doentes renais crônicos, pode ser observada especialmente nos felinos submetidos a fluidoterapia subcutânea prolongada, sobretudo com NaCl a 0,9%, os quais podem apresentar aumento concomitante de Na^+ e Cl^-. Nos pacientes insuficientes renais, quando ocorre uremia, a hipernatremia também pode ser observada, principalmente nos quadros de torpor, em que os indivíduos não apresentam ingestão hídrica voluntária em decorrência da alteração do estado mental.[30] Vale ressaltar que a hipernatremia pode resultar em neurotoxicidade, além de ser um fator prognóstico.[31] Hipernatremia pode estar associada à alcalose metabólica, em razão do efeito de contração da água livre, ao passo que hiponatremia é associada à acidose metabólica, em razão do efeito diluicional da água livre.[32]

A alcalose metabólica acompanhada de hiponatremia, hipocloremia e hipopotassemia é observada principalmente nos casos de êmese persistente ou de uso de diuréticos de alça, a exemplo da furosemida, ambas as situações são comuns em pacientes doentes renais crônicos, nos estadiamentos 3 e 4, ou com síndrome cardiorrenal. A hipopotassemia pode ocasionar alcalose metabólica, ou mesmo perpetuá-la, razão pela qual esse distúrbio eletrolítico deve ser prontamente corrigido. Isso ocorre porque há troca de íons potássio, para o meio extracelular, às custas da entrada de H^+, o que leva à acidificação celular; ainda, no néfron distal, mais precisamente pela ação da H^+/K^+ATP_{ase}, ocorre a expoliação de H^+ em troca da reabsorção de K^+.[5]

No exemplo do caso clínico 4, a seguir, será apresentada a interpretação do exame de hemogasometria e dos eletrólitos de uma paciente felina com DRC no estadiamento 2 (IRIS) e com linfoma, com o intuito de ilustrar os efeitos dos distúrbios do Na^+, K^+ e Cl^- sobre o equilíbrio acidobásico.

CASO CLÍNICO 4 (SERVIÇO DE CLÍNICA MÉDICA DO HOVET/FMVZ-USP)

Felino, fêmea, sem raça definida (SRD), 12 anos, FIV/FeLV negativos. Histórico de episódios eméticos incoercíveis nas últimas 48 horas. Ao exame físico, observaram-se desidratação moderada e discreto abafamento de bulhas cardíacas à auscultação, bem como diminuição do murmúrio vesicular. O Quadro 172.6 mostra os resultados da hemogasometria e dos eletrólitos.

Interpretando os resultados da hemogasometria e dos eletrólitos, passo a passo:

1. Verificar o pH: pH tendendo à alcalemia (pH próximo ao limite superior de referência para a espécie).
2. Verificar a origem do distúrbio primário, se metabólico ou respiratório:
   - Se metabólico, HCO_3^- alterado
   - Se respiratório, PCO_2 alterado.

O HCO_3^- encontra-se acima do valor de referência. Logo, a origem do distúrbio é metabólica (alcalose metabólica). Deve-se ater ao BE, cujo valor muito positivo corrobora o quadro de alcalose metabólica.

3. Calcular se a resposta fisiológica respiratória está no intervalo da faixa esperada.

Para o cálculo, serão considerados valores de normalidade de $HCO_3^- = 22\ mEq/\ell$ e $PCO_2 = 40\ mmHg$.

$$\Delta HCO_3^- = 22 - HCO_{3\ paciente} = 22 - 39,6 = 17,6\ mEq/\ell$$
$$(desprezar\ o\ sinal)$$

Em seguida, com os dados do Quadro 172.2, deve-se fazer a seguinte regra de três:

$$1\ mEq/\ell\ HCO_3^- \text{-----------} 0,7\ mmHg\ PCO_2$$
$$17,6\ mEq/\ell\ HCO_3^- \text{-----------} \times PCO_2$$
$$x = 12,32\ mmHg\ PCO_2$$

O valor de × encontrado indica que, para a amplitude de variação do HCO_3, é esperado que a PCO_2 aumente 12,32 mmHg, a partir da mediana de sua faixa de referência de normalidade. Então:

$$\Delta PCO_2 = 40 + 12,32 = 52,32\ mmHg$$

Considera-se a variação de +/− 2. Logo, a PCO_2 pode variar de 50,32 a 54,32 mmHg nesse exemplo.

QUADRO 172.6	Resultados dos exames de hemogasometria e eletrólitos – caso clínico 4.	
Parâmetros	**Valores do paciente**	**Valores de referência[3,28,29] (sangue venoso)**
Ph	7,44	7,310 a 7,462
PCO_2 (mmHg)	59	25,2 a 36,8
HCO_3^- (mEq/ℓ)	39,6	14,4 a 21,6
BE	+12,7	−5 a 0
AG (mmol/ℓ)	13,9	13 a 27
Na^+ (mEq/ℓ)	143,2	147 a 156
K^+ (mEq/ℓ)	3,2	3,9 a 5,8
Cl^- (mEq/ℓ)	92,9	117 a 123
$Ca_{ionizado}$ (mEq/ℓ)	1	1,1 a 1,4

Assim, comparando-se a PCO_2 calculada com a PCO_2 do paciente (59 mmHg), os valores da PCO_2 do paciente excedem a faixa de referência da resposta fisiológica respiratória calculada (PCO_2 = 50,32 a 54,32 mmHg). Logo, há um distúrbio respiratório simultâneo à alcalose metabólica, ocorrendo de modo independente.

A interpretação da hemogasometria, nesse caso, é: alcalose metabólica e acidose respiratória. Dessa forma, pode-se concluir que é um distúrbio misto.

Nesse caso, a origem da acidose respiratória foi a presença de efusão pleural, possivelmente associada ao quadro de linfoma.

Em relação à análise dos eletrólitos, a discussão será iniciada pela apresentação do cálculo de correção do Cl^-:

$$Cl^-_{corrigido\ (gatos)} = [(156/Na^+_{mensurado})^*(Cl^-_{mensurado})] =$$
$$[(156/143,2)^*(92,9)] = 101,2\ mEq/\ell$$

Além de hipocloremia, a paciente também apresentava hiponatremia e hipopotassemia; essas alterações podem ser justificadas pelos episódios incoercíveis de êmese, com perdas de ácido clorídrico (HCl^-), Na^+ e K^+. As perdas de H^+ e de Cl^- resultam em alcalose metabólica decorrente da redução das concentrações sanguíneas de prótons e de maior reabsorção renal de HCO_3^-, para compensar a perda de Cl^-, a fim de manter o princípio da eletroneutralidade. A hipopotassemia contribui, por sua vez, para o desenvolvimento da alcalose metabólica em razão do *shift* intracelular de H^+.

Outrossim, o animal também apresentava hipocalcemia, o que pode ser identificado por meio das baixas mensurações de $Ca_{iônico}$. Essa condição está associada à alcalose metabólica, pois nesse distúrbio acidobásico há maior avidez na ligação entre a albumina e o cálcio, diminuindo, assim, a biodisponibilidade desse íon, o que justifica as baixas concentrações sanguíneas da fração biologicamente ativa do cálcio, o $Ca_{iônico}$, no exemplo dado.[5]

A hipopotassemia é um distúrbio eletrolítico frequente em gatos doentes renais crônicos e pode ser decorrente de anorexia e poliúria. Já a hiperpotassemia costuma ocorrer nos casos de DRC terminal, ou insuficiência renal, em associação ao desenvolvimento de acidose metabólica grave, oligúria ou mesmo anúria.[33,34]

As alterações do cálcio e do fósforo fazem parte da síndrome dos distúrbios ósseo-minerais da DRC (DMOM-DRC), a qual, dada a relevância clínica, é discutida neste livro em um capítulo à parte. A hipocalcemia nesses casos está associada à deficiência dos metabólitos da vitamina D3, os quais são responsáveis pela absorção intestinal e reabsorção renal de cálcio, além de promoverem a reabsorção óssea. Como consequência, pode haver o desenvolvimento do hiperparatireoidismo secundário renal (HPTSR), em razão de maior síntese e liberação de paratormônio (PTH), por parte das glândulas paratireoides, com o objetivo de normalizar as concentrações sanguíneas desse íon. O PTH também promove fosfatúria, com o intuito de manter a homeostase do fósforo, entretanto, à medida que a DRC progride e a massa renal funcionante diminui, há retenção desse mineral.[35]

A manifestação óssea do HPTSR é a osteodistrofia fibrosa, a qual é agravada pela acidose metabólica, que estimula o *turnover* ósseo. Ainda no atinente aos DMOMs-DRC e distúrbios acidobásicos, vale ressaltar o papel da hiperfosfatemia no desenvolvimento de acidose metabólica de AG alto; na DRC em fase avançada, os rins perdem a capacidade de excretar o ácido fosfórico, retendo-o, assim, a concentração sanguínea desse ácido fixo aumenta, elevando também os valores do AG.[36]

O magnésio, tido como o "íon esquecido", também deve ser avaliado em pacientes nefropatas, especialmente naqueles com DRC, pois estudos demonstraram que tanto a hipo quanto a hipermagnesemia impactam negativamente a sobrevida, independentemente do estádio da doença. A hipomagnesemia pode ocorrer por causa de anorexia, já o aumento das concentrações sanguíneas de magnésio decorre, principalmente, da redução da TFG e, por isso, costuma ser observada nos estadiamentos tardios da DRC.[37-39]

MANIFESTAÇÕES CLÍNICAS DOS DISTÚRBIOS ACIDOBÁSICO E ELETROLÍTICO EM DOENTES E INSUFICIENTES RENAIS

Cães que apresentam acidose metabólica poderão manifestar respiração ofegante, taquipneia ou hiperventilação na tentativa de eliminar o CO_2; gatos não manifestam esse comportamento, pois não apresentam resposta fisiológica respiratória nos casos de acidose metabólica. É importante ressaltar que nem todos os pacientes com acidose metabólica não manifestarão, necessariamente, as alterações clínicas decorrentes desse distúrbio. O que ocorre, em geral, é que as principais manifestações clínicas estão relacionadas à doença de base, por exemplo, na síndrome urêmica, em que os animais insuficientes renais apresentam anorexia, êmese, diarreia e oligúria.[3,21,24]

Quanto aos distúrbios eletrolíticos, a ocorrência de hipopotassemia pode ser percebida especialmente em felinos doentes renais crônicos, os quais podem apresentar ventroflexão cervical quando as concentrações de potássio sérico são inferiores a 2,5 mEq/ℓ.[33]

TRATAMENTO DOS DISTÚRBIOS ACIDOBÁSICOS NOS PACIENTES DOENTES E INSUFICIENTES RENAIS

O principal distúrbio acidobásico dos doentes renais crônicos é a acidose metabólica. Nesses casos, o tratamento é indicado quando as concentrações sanguíneas de HCO_3^- forem menores que 18 mEq/ℓ nos cães e inferiores a 16 mEq/ℓ nos gatos.[40] Agentes alcalinizantes orais podem ser utilizados para tratar os quadros de acidose metabólica crônica: o citrato de potássio (40 a 75 mg/kg, VO, a cada 12 horas) corrige simultaneamente a acidose metabólica e a hipopotassemia; bicarbonato de sódio (8 a 12 mg/kg, VO, a cada 12 horas) também pode ser recomendado, devendo a dose ser ajustada de acordo com a resposta do paciente.[7,41]

Os pacientes em estado grave, como nos casos de insuficiência renal, podem necessitar da suplementação com bicarbonato de sódio pela por via intravenosa (IV); vale ressaltar, entretanto, que o restabelecimento da hidratação e da perfusão é necessário para que, então, seja avaliada a real necessidade da suplementação de bicarbonato de sódio, por essa via, nesses casos.[7] A cautela deve-se aos possíveis efeitos adversos associados à terapia de reposição.

O bicarbonato de sódio a 8,4% é uma solução hiperosmolar, motivo pelo qual deve ser diluída, em solução livre de cálcio, preferencialmente em água destilada, antes da administração por via IV. Ainda, sua suplementação é contraindicada nos casos de hipernatremia, hipopotassemia e hipocalcemia.[2] Além disso, o tratamento com bicarbonato de sódio é direcionado para que o próton (H^+) combine-se com o HCO_3^-, de modo que o ácido carbônico ($H_2CO_3^-$) resultante se dissocie em H_2O e CO_2. Se os pulmões não forem capazes de eliminar o CO_2 gerado, esse processo não ocorre, e a administração de bicarbonato de sódio nessa situação pode aumentar a PCO_2 e levar à acidose do SNC, pelo fato de o CO_2 difundir-se pelo SNC, sendo novamente convertido em H^+.[7,41]

A terapia de reposição IV com o bicarbonato de sódio em doentes renais crônicos é indicada quando pH < 7,2 e HCO_3^- < 12 mEq/ℓ, pois esses parâmetros caracterizam a ocorrência de acidose metabólica grave. O volume de bicarbonato de sódio a ser infundido (mℓ) pode ser calculado com base no déficit de base do paciente ($24 - HCO_{3\ paciente}^-$), multiplicado pelo seu peso vivo (PV) em quilogramas; o total obtido deve ser então multiplicado pela constante 0,3. Recomenda-se, inicialmente, a reposição de $^1/_3$ da quantidade de bicarbonato de sódio calculada, seguida da reavaliação clínica e laboratorial do paciente, com o intuito de verificar a real necessidade de reposição do volume total.[41]

REFERÊNCIAS BIBLIOGRÁFICAS

1. Gonzalez AL, Waddell LS. Blood gas analyzers. Top Companion Anim Med. 2016;31(1):27-34.
2. Gomes CP, Andrade L, Graciano ML, Rocha PN. Distúrbios do equilíbrio hidreletrolítico e ácido-base: diagnóstico e tratamento da Sociedade Brasileira de Nefrologia. São Paulo: Manole; 2021. vol. 1. 391 p.
3. DiBartola SP. Fluid, electrolyte, and acid-base disorders in small animal practice. Elsevier; 2012. Disponível em: https://linkinghub.elsevier.com/retrieve/pii/C20090601331
4. Elliott J, Syme HM, Markwell PJ. Acid-base balance of cats with chronic renal failure: effect of deterioration in renal function. J Small Anim Pract. 2003;44(6):261-8.
5. Zatz R, Seguro AC, Gerhard M. Bases fisiológicas da nefrologia. São Paulo: Atheneu; 2011. vol. 1. 408 p.
6. Furoni RM, Pinto Neto SM, Giorgi RB, Guerra EMM. Distúrbios do equilíbrio ácido-básico. Rev Fac Cienc Med Sorocaba. 2010;12(1):5-12.
7. Langston C. Managing fluid and electrolyte disorders in kidney disease. Vet Clin North Am Small Anim Pract. 2017;47(2):471-90.
8. Elliott J, Grauer GF, Westropp JL, British Small Animal Veterinary Association, organizadores. BSAVA manual of canine and feline nephrology and urology. 3. ed. Quedgeley: British Small Animal Veterinary Association; 2017. 360 p.
9. Cowgill L. Grading of acute kidney injury. International Renal Interest Society; 2019. Disponível em: http://www.iris-kidney.com/pdf/4_ldc-revised-grading-of-acute-kidney-injury.pdf.
10. Elliott J, White J. Overview of the IRIS staging system for CKD (revised 2019). International Renal Interest Society; 2020. Disponível em: http://www.iris-kidney.com/education/staging_system.html.
11. Polzin DJ. Chronic kidney disease in small animals. Vet Clin North Am Small Anim Pract. 2011;41(1):15-30.
12. Monnig AA. Practical acid-base in veterinary patients. Vet Clin North Am Small Anim Pract. 2013;43(6):1273-86.
13. Baird G. Preanalytical considerations in blood gas analysis. Biochem Med. 2013;23(1):19-27.
14. Bateman SW. Making sense of blood gas results. Vet Clin North Am Small Anim Pract. 2008;38(3):543-57.
15. Fencl V, Leith DE. Stewart's quantitative acid-base chemistry: applications in biology and medicine. Respir Physiol. 1993;91(1):1-16.
16. Burchell RK, Gal A, Friedlein R, Leisewitz AL. Role of electrolyte abnormalities and unmeasured anions in the metabolic acid-base abnormalities in dogs with parvoviral enteritis. J Vet Intern Med. 2020;34(2):857-66.

17. Juern J, Khatri V, Weigelt J. Base excess: a review. J Trauma Acute Care Surg. 2012;73(1):27-32.
18. Hopper K, Epstein SE. Incidence, nature, and etiology of metabolic acidosis in dogs and cats. J Vet Intern Med. 2012;26(5):1107-14.
19. Hopper K. Traditional acid-base analysis. In: Small Animal Critical Care Medicine. Elsevier; 2015. p. 289-95. Disponível em: https://linkinghub.elsevier.com/retrieve/pii/B9781455703067000544.
20. Russell KE, Hansen BD, Stevens JB. Strong ion difference approach to acid-base imbalances with clinical applications to dogs and cats. Vet Clin North Am Small Anim Pract. 1996;26(5):1185-201.
21. De Caro CC, de Morais HA. Compensation for acid-base disorders. Vet Clin North Am Small Anim Pract. 2017;47(2):313-23.
22. Funes S, de Morais HA. A quick reference on high anion *gap* metabolic acidosis. Vet Clin North Am Small Anim Pract. 2017;47(2):205-7.
23. Funes S, de Morais HA. A quick reference on hyperchloremic metabolic acidosis. Vet Clin North Am Small Animal Pract. 2017;47(2):201-3.
24. Dhondup T, Qian Q. Electrolyte and Acid-base disorders in chronic kidney disease and end-stage kidney failure. Blood Purif. 2017;43(1-3):179-88.
25. Riordan L, Schaer M. Renal tubular acidosis. Vet Compend. 2005;27(7).
26. Reinert NC, Feldman DG. Acquired Fanconi syndrome in four cats treated with chlorambucil. J Feline Med Surg. 2016;18(12):1034-40.
27. Polzin DJ, Osborne CA, Bell FW. Canine distal renal tubular acidosis and urolithiasis. Vet Clin North Am Small Anim Pract. 1986;16(2):241-50.
28. Torrente AC. A quick reference on anion *gap* and strong ion *gap*. Vet Clin North Am Small Anim Pract. 2017;47(2):191-6.
29. Bohn AA, de Morais HA. A quick reference on chloride. Vet Clin North Am Small Anim Pract. 2017;47(2):219-22.
30. Guillaumin J, DiBartola SP. Disorders of sodium and water homeostasis. Vet Clin North Am Small Anim Pract. 2017;47(2):293-312.
31. Ueda Y, Hopper K, Epstein SE. Incidence, severity and prognosis associated with hypernatremia in dogs and cats. J Vet Intern Med. 2015;29(3):794-800.
32. Hopper K. Nontraditional acid-base analysis. In: Small Animal Critical Care Medicine. Elsevier; 2015. p. 296-9. Disponível em: https://linkinghub.elsevier.com/retrieve/pii/B9781455703067000556.
33. Kogika MM, de Morais HA. A quick reference on hypokalemia. Vet Clin North Am Small Anim Pract. 2017;47(2):229-34.
34. Kogika MM, de Morais HA. A quick reference on hyperkalemia. Vet Clin North Am Small Anim Pract. 2017;47(2):223-28.
35. de Brito Galvao JF, Nagode LA, Schenck PA, Chew DJ. Calcitriol, calcidiol, parathyroid hormone, and fibroblast growth factor-23 interactions in chronic kidney disease: calcitriol, calcidiol, PTH, and FGF-23 in CKD. J Vet Emerg Crit Care. 2013;23(2):134-62.
36. Wesson DE, Buysse JM, Bushinsky DA. mechanisms of metabolic acidosis–induced kidney injury in chronic kidney disease. J Am Soc Nephrol. 2020;31(3):469-82.
37. Bateman SW. Magnesium: a quick reference. Vet Clin North Am Small Anim Pract. 2008;38(3):467-70.
38. Chacar FC, Kogika MM, Ferreira AC, Kanayama KK, Reche A. Total serum magnesium in cats with chronic kidney disease with nephrolithiasis. J Feline Med Surg. 2019;21(12):1172-80.
39. van den Broek DHN, Chang Y-M, Elliott J, Jepson RE. Prognostic importance of plasma total magnesium in a cohort of cats with azotemic chronic kidney disease. J Vet Intern Med. 2018;32(4):1359-71.
40. International Renal Interest Society. IRIS Treatment Recommendations for CKD. IRIS; 2020. Disponível em: http://www.iris-idney.com/pdf/IRIS_CAT_Treatment_Recommendations_2019.pdf.
41. Hopper K. Is bicarbonate therapy useful? Vet Clin North Am Small Anim Pract. 2017;47(2):343-9.

173
Infecção do Trato Urinário | Classificação e Tratamento

Bruna Ruberti • Márcia Mery Kogika

INTRODUÇÃO

A proposta deste capítulo é de apresentar as principais atualizações sobre a classificação e o tratamento da infecção do trato urinário (ITU). Detalhes sobre anatomia e fisiologia foram já abordados na primeira edição deste livro, no Capítulo 166.[1]

É importante ressaltar que a correta classificação da ITU, com a identificação dos fatores predisponentes, poderá assegurar indicação mais adequada da terapia e, por conseguinte, maior êxito atrelado ao tratamento, principalmente quando é possível corrigir as causas de base, isto é, a etiologia dos processos que acarretaram a ITU. É relevante destacar que a ITU se refere à colonização microbiana de todo o trato urinário, com exceção da uretra distal, que apresenta microbiota ou flora normal; portanto, as bactérias poderão ser oriundas dos rins, ureteres e da bexiga urinária.[1,2]

CLASSIFICAÇÃO

A ITU pode ser classificada em: ITU/cistite bacteriana esporádica (anteriormente denominada "cistite simples ou não complicada"); ITU/cistite bacteriana recorrente (anteriormente conhecida também como complicada); e bacteriúria subclínica (anteriormente denominada "bacteriúria assintomática").

A cistite bacteriana esporádica é aquela em que o diagnóstico da ITU é estabelecido pela primeira vez, ou quando há histórico de ITU, mas as infecções relatadas ocorreram de forma esporádica (menos de três episódios de cistite nos 12 meses precedentes), e em geral a causa foi identificada e corrigida. Nessa classificação, geralmente, a ITU está relacionada com causas transitórias, como aquelas decorrentes de: cateterização uretral/vesical prévia realizada de forma inadequada (p. ex., sem cuidados de assepsia); procedimentos frequentes de cateterização uretral; episódio de retenção urinária transitória; episódios de diarreia profusa em que o material fecal possa ter contaminado a região genital e, consequentemente, causado infecção por via ascendente. A cistite bacteriana esporádica em geral não é acompanhada de alterações anatômicas ou funcionais do trato urinário, ou seja, não há, por exemplo, manifestações como: incontinência ou retenção urinária permanente; persistência de úraco; ureter ectópico; posição anormal da bexiga em cavidade pélvica etc. As manifestações clínicas presentes, em geral, são compatíveis com sinais de inflamação de trato urinário inferior, tanto em cães quanto em gatos, podendo cursar com estrangúria, hematúria, polaciúria, disúria ou uma combinação de dois ou mais desses sinais.[1,3,4]

Na cistite bacteriana recorrente, há sempre o histórico de infecções urinárias prévias, ou seja, trata-se de quadros de recidiva e, portanto, há relatos de que houve a detecção prévia de bacteriúria e a realização de tratamento. Assim, a cistite bacteriana recorrente caracteriza-se pela identificação de episódios de ITU com maior frequência: três ou mais episódios no período de 1 ano ou dois ou mais episódios nos 6 meses anteriores, sendo que, nesses casos, a ITU em geral está associada a falhas no uso do antimicrobiano e/ou associada ao comprometimento dos mecanismos de defesa decorrentes de alterações anatômicas e/ou funcionais que não foram identificadas ou mesmo corrigidas ou controladas. A cistite bacteriana recorrente é subclassificada em persistente, recidivante, reinfecção e superinfecção,[3,5-7] as quais serão descritas a seguir.

- ITU persistente: caracteriza-se pela identificação de bacteriúria, durante a terapia antimicrobiana, causada pela mesma bactéria que foi identificada previamente à terapia
- ITU recidivante (anteriormente denominada "reincidente"): ocorre quando há remissão da bacteriúria e das manifestações clínicas após o término da terapia antimicrobiana preconizada; entretanto, após semanas, ao acompanhamento da evolução clínica pós-terapia, a mesma bactéria é novamente identificada na urocultura, sugerindo que não foi completamente erradicada
- ITU por reinfecção: identifica-se bacteriúria após meses do término da terapia antimicrobiana, ressaltando que a referida terapia foi eficaz; todavia, no acompanhamento clínico e na reavaliação após meses do tratamento, identifica-se novamente, na urocultura, bacteriúria, tratando-se de outra ou nova infecção, e a bactéria poderá ser da mesma cepa da ITU prévia ou de outra cepa, sendo que mais em geral identifica-se outra bactéria (uma nova infecção)
- ITU por superinfecção: está relacionada com a identificação, na urocultura, de mais de um tipo de bactéria.

Bacteriúria subclínica, por sua vez, consiste na identificação de bacteriúria pela urocultura em amostra obtida por cistocentese, e não pelo exame de urina (sedimentoscopia), descartando-se qualquer possibilidade de contaminação da amostra de urina. No exame de urina, a contaminação pode ocorrer com certa frequência em razão de métodos de coleta (cateterismo ou micção espontânea), armazenamento indevido e procedimento durante a realização do exame. Caso haja dúvida em relação à procedência da amostra, recomenda-se a realização de novo exame; do contrário, não há indicação de nova cultura para comprovação, mesmo em casos em que foi realizado tratamento.[1,3,8] Ainda, é importante destacar que a contagem do número de colônias por mℓ de urina não diferencia a bacteriúria subclínica da ITU, pois valores superiores a 100.000 unidades formadoras de colônias (UFC) por mℓ podem ser observados na bacteriúria subclínica. Nessa condição, não há associação com manifestações clínicas de comprometimento do trato urinário inferior, como disúria, polaciúria, hematúria etc.[2,3,9] A Figura 173.1 apresenta, de maneira resumida, a classificação das ITUs.

FATORES PREDISPONENTES OU CAUSAS ASSOCIADAS À INFECÇÃO DE TRATO URINÁRIO CONFORME A CLASSIFICAÇÃO

Cistite bacteriana esporádica

Como visto anteriormente, está associada a causas transitórias. Uma vez identificadas e corrigidas as causas, haverá êxito na remissão da ITU; ainda, a resolução pode ocorrer de

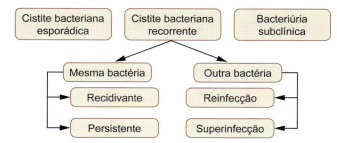

Figura 173.1 Classificação das infecções do trato urinário. (Adaptada.[3])

forma espontânea, ou seja, mesmo sem terapia antimicrobiana. Sendo assim, cabe ressaltar, nessa situação, que, à presença de bacteriúria, não se deve indicar de forma direta e simplista o imediato tratamento com antimicrobiano, sendo necessário avaliar as causas que possam ter acarretado a ITU a fim de corrigi-las. Dentre as causas transitórias, citam-se: corticoideterapia, pós-cateterização, fixação prolongada de sonda uretral, retenção urinária, alterações gastrintestinais, além de outras alterações que cursem com decréscimo no sistema imune de maneira pontual e passageira.[2-4,10]

Cistite bacteriana recorrente subclassificada em persistente ou recidivante

Em geral estão relacionadas com falhas no uso dos antimicrobianos relativas a: indicações, formas de administração e fatores inerentes à manipulação do antimicrobiano. Entre as falhas no uso dos antimicrobianos, destacam-se:[2-4,7,11,12]

- Escolha inadequada do antimicrobiano, por exemplo: para Gram+ ou Gram−; não se ater à cinética e dinâmica (aqueles com baixa porcentagem de excreção renal/urinária não seriam indicados)
- Escolha inadequada de: dose, intervalos entre as doses (frequência), posologia ou cálculo por kg de peso
- Interações com alimentação ou medicamentos que comprometem a absorção do antimicrobiano no trato gastrintestinal, por exemplo:
  - Ampicilina: o alimento compromete a absorção desse fármaco, desse modo, deve ser administrado em jejum e, mesmo assim, a absorção ocorre em torno de 50%; ainda, sabe-se também que a ampicilina não é recomendada para o tratamento da ITU
  - Amoxicilina: não apresenta interferência do alimento, na forma de suspensão ou cápsula a taxa de absorção é de 77% e 68%, respectivamente; porém, com outros medicamentos, como o uso concomitante de inibidores de H_2 e protetores de mucosa à base de alumínio e ferro, há interferência na absorção do antimicrobiano
- Ausência de verificação quanto a: melhor ação do antimicrobiano de acordo com o pH urinário; e viabilidade do antimicrobiano após reconstituição (p. ex., amoxicilina e amoxicilina com ácido clavulânico na forma de suspensão oral após reconstituídas apresentam viabilidade média de 14 e 10 dias, respectivamente)
- Período de terapia não seguido conforme prescrito (p. ex., na cistite bacteriana esporádica, o período de administração do antimicrobiano é de 3 a 5 dias; na cistite bacteriana recorrente, pode chegar até 4 semanas – para mais detalhes, ver item Tratamento)
- Presença concomitante de infecção bacteriana nos rins e/ou na próstata, o que requer indicação específica de antimicrobianos para êxito no controle e na remissão da ITU.

Cistite bacteriana recorrente subclassificada em reinfecção ou superinfecção

Comumente estão relacionadas com falhas na identificação e na correção dos fatores predisponentes, sobretudo aquelas relacionadas com os mecanismos de defesa ou decorrentes da presença de bactérias resistentes.[2-4,7,13]

Em relação aos mecanismos de defesa, é importante observar se ocorrem interferências em:

- Micção: a preservação da frequência de micções adequada e manutenção de fluxo urinário, como também de volume residual vesical normal, colaboram sobremaneira para o mecanismo de eliminação das bactérias
- Estruturas anatômicas e funcionais do trato urinário: integridade na zona de pressão da uretra; ausência de comprometimento do uroepitélio; preservação do peristaltismo uretral; presença de fluido prostático; comprimento da uretra mais longo, o que dificulta infecção ascendente; posição adequada da vesícula urinária na região hipogástrica (p. ex., a bexiga urinária projetada para a região pélvica pode estar associada a incontinência urinária e volume residual anormal); integridade da válvula ureterovesical e do peristaltismo ureteral; e ausência de refluxo vesicoureteral
- Barreira da mucosa uretral e vesical: pela ação dos anticorpos, pode haver interferências na adesão e colonização das bactérias, preservação da esfoliação de células epiteliais e presença da camada de glicosaminoglicanos
- Propriedades antimicrobianas da urina que dificultam o crescimento bacteriano: pH extremos, hiperosmolalidade (p. ex., quando ocorre diminuição da osmolalidade na poliúria, o crescimento bacteriano é favorecido) e altas concentrações de ureia e de ácidos orgânicos
- Rins: atuação das células mesangiais glomerulares e manutenção do fluxo sanguíneo renal.

Outrossim, há alterações no trato urinário que predispõem à ITU e devem ser consideradas:

- Retenção urinária ocasionada por: atonia vesical; vesícula urinária repleta decorrente de retroposicionamento por ser parte do conteúdo de hérnia perineal; obstrução ou estenose uretral (urolitíase); aumento de volume da próstata; e neoplasias do uroepitélio que acarrete estenose da uretra
- Anormalidades anatômicas: ureter ectópico, persistência de úraco, uretrostomia com evolução para estenose e divertículo vesical
- Comprometimento da imunocompetência: congênita, adquirida (hipercortisolismo endógeno, hipotireoidismo, FeLV [do inglês *feline leukemia virus*] e FIV [do inglês *feline immunodeficiency virus*]) e iatrogênica (hipercortisolismo exógeno, quimioterapia).

Bacteriúria subclínica

Trata-se de uma condição não tão incomum e pode estar presente inclusive em animais que apresentam fatores que predisponham à ITU, como: animais que têm diabetes *mellitus*; tratados com medicações imunossupressoras, como glicocorticoides e ciclosporina; animais com problemas como obesidade ou mesmo condições que dificultam sua locomoção (p. ex., hérnias de disco ou paralisia crônica).[14-17] Além disso, não há estudos que comprovem possível correlação entre a presença de bacteriúria subclínica e o subsequente desenvolvimento de cistite ou demais complicações.[3]

DIAGNÓSTICO

De forma sucinta, deve basear-se em: anamnese, exame físico e exames complementares (laboratorial e de imagem).

Anamnese

Na ITU inferior, podem ser relatadas disúria, polaciúria, incontinência urinária, hematúria (observada principalmente no fim da micção), urina turva e de odor intenso; porém, não há manifestações sistêmicas. Na ITU superior, podem ser mencionadas poliúria e polidipsia, além de antecedentes de cistite bacteriana recorrente, comorbidades como a doença renal crônica (DRC) e infecção bacteriana sistêmica.[1-3]

Exame físico

Na ITU inferior, não há alterações evidentes. Na cistite crônica, eventualmente, observam-se: espessamento de parede da vesícula urinária, sensibilidade na região vesical (hipogástrica), retenção urinária, incontinência urinária e detecção de estruturas/concreções em vesícula urinária. Na ITU superior também não há, em geral, alterações evidentes sistêmicas ou de sensibilidade renal.[1-3]

Exames complementares

Principais exames são: urocultura (fundamental na ITU recorrente), exame de urina (bacteriúria, piúria, hematúria, pH urinário não compatível com a alimentação ou momento de coleta da amostra, bem como presença de bactérias urease positiva), além de ultrassonografia e radiografia.[1-3]

É importante ressaltar que a detecção de bacteriúria não identifica o local da infecção no trato urinário, pois, normalmente, essa condição está associada à ITU inferior, sendo escassa a possibilidade de detecção de bacteriúria na ITU somente da porção superior do trato urinário. Sendo assim, para identificar pielonefrite, sugere-se que a urocultura seja realizada em amostra de urina obtida da pelve renal, entretanto, na rotina, esse procedimento apresenta limitações para o acesso. Ainda no exame de urina, a depender da diluição da amostra, podem não ser observadas bacteriúria ou piúria e cilindrúria; outrossim, na sedimentoscopia, deve-se ter cautela na interpretação do achado de células de morfologias caudadas, pois essas podem não representar as verdadeiras células de pelve renal, ressaltando que, na região do trígono vesical, também há células morfologicamente semelhantes. Diante disso, para interpretar adequadamente os resultados e identificar pielonefrite, é necessário associar com hipostenúria, condição geralmente presente nessa doença inflamatória em razão do comprometimento dos receptores de hormônio antidiurético (ADH, do inglês *antidiuretic hormone*) pela ação das toxinas bacterianas. Ademais, é necessário associar com azotemia renal, que pode estar presente ou não, bem como com os achados nos exames de imagem (ultrassonografias/radiografias) compatíveis. Vale salientar que, para descartar qualquer possibilidade de contaminação da amostra de urina – o que pode ocorrer com certa frequência em decorrência dos métodos de coleta (cateterismo ou micção espontânea) –, é indicado realizar a coleta via cistocentese, a menos que haja alguma contraindicação ou dificuldade que impeça esse método de coleta. Ainda, uma amostra deve ser refrigerada quando não puder ser processada imediatamente, e o processamento para cultura deve ser feito em, no máximo, 24 horas (quando realizada por cistocentese) após sua coleta, segundo as novas recomendações; entretanto, na rotina de atendimento, na experiência em si, quanto menor o tempo de armazenamento/refrigeração, mais fidedigno será o resultado.[2,3,7,18]

A ultrassonografia, além de ser uma ferramenta que pode ser utilizada como facilitadora no processo de coleta de urina via cistocentese (coleta de urina guiada por ultrassom), é também considerada um exame de investigação e observação de todo o trato urinário, capaz de identificar se há alguma anormalidade como a presença de massas ou urólitos, por exemplo. Ademais, exames radiográficos simples ou contrastados e até mesmo a possibilidade de cistoscopia devem ser considerados principalmente nos casos de cistite bacteriana recorrente, em busca de causas e possíveis comorbidades adjacentes.[3,19]

TRATAMENTO

Cistite bacteriana esporádica

Nesse caso, é possível indicar antimicrobiano sem o resultado da urocultura e do antibiograma, pois não houve uma terapia antimicrobiana prévia, principalmente nas 4 a 6 semanas anteriores. O período de tratamento preconizado atualmente é de 3 a 5 dias (anteriormente, sugeria-se um período um pouco maior, de 5 a 7 dias), inclusive há relato de estudos com a administração de enrofloxacino 20 mg/kg por via oral (VO), por 3 dias em dose alta.[3,9,20] No entanto, no caso da existência concomitante de prostatopatia bacteriana, recomenda-se reavaliar a terapia antimicrobiana, analisando tempo da administração do antimicrobiano e a capacidade deste de alcançar concentrações terapêuticas no parênquima prostático.[3,7,21]

No geral, para a cistite bacteriana esporádica, as recomendações atuais são focadas principalmente no menor tempo de terapia. Considerando-se que as bactérias mais frequentemente associadas com a ITU são *E. coli*, *Staphylococcus intermedius*, *Streptococcus* spp., *Proteus* spp. e *Klebsiella pneumoniae*, a indicação inicial do antimicrobiano é a amoxicilina, por apresentar efetividade para *E. coli*, *Staphylococcus* spp. e *Streptococcus* spp. Ainda, por se tratar de uma condição em que os sinais clínicos manifestados pelos pacientes são em decorrência de um processo inflamatório, há evidências na medicina humana que denotam apenas uso de analgésicos; assim, são empregados anti-inflamatórios não esteroidais (AINEs) sem o uso concomitante de antibióticos nos primeiros 3 a 4 dias de tratamento. Paralelamente, é aguardado o resultado da urocultura (quando as amostras são submetidas) e acrescido antibioticoterapia caso os sinais clínicos persistam ou piorem. De acordo com as atuais recomendações na medicina veterinária, por ser uma situação não complicada, essas recomendações podem ser implementadas tanto para cães quanto para gatos; não obstante, deve-se atentar aos cuidados em relação ao uso de AINEs sobretudo em pacientes felinos e em animais que podem apresentar comorbidades até então não conhecidas, como DRC, por exemplo.[3,22]

Cistite bacteriana recorrente

A escolha para a indicação do antimicrobiano sempre deve ser baseada nos resultados da urocultura e do antibiograma. Assim como para a cistite bacteriana esporádica, deve-se ter atenção quanto a: dose e frequência de administração; interações com medicamentos (p. ex., comprometimento da absorção do antimicrobiano pode ser prejudicado com a administração concomitante de inibidores de H_2, ferro, alumínio etc.); viabilidade do fármaco, principalmente do tempo após a reconstituição da suspensão para aqueles que se apresentam sob a forma liofilizada; identificação e correção dos mecanismos de defesa comprometidos. Estudos prévios sugeriam como período de tratamento um total de 4 semanas de terapia, porém cada caso deve ser avaliado quanto à necessidade de extensão do tratamento; é importante salientar, contudo, que o uso prolongado e sem controle ou reavaliação poderá acarretar resistência bacteriana.[2,4,9] Muitos casos podem responder mais rapidamente à terapia do que outros a depender da gravidade dos sinais clínicos e das condições que possam estar associadas à ITU. Conforme já mencionado, a escolha para a indicação do antimicrobiano sempre deve ser baseada nos resultados da urocultura e do antibiograma, porém, durante o período em que se aguarda o resultado desses exames, a depender da situação em que se encontra o animal, pode-se recomendar o uso de analgésicos (AINEs, conforme indicado no tratamento da cistite bacteriana esporádica). Ademais, em casos necessários, é encorajada a prescrição de terapia antibiótica empírica, a qual deve ser reavaliada assim que os resultados estiverem disponíveis.[3]

A indicação do tratamento deve sempre ser alicerçada na cinética e na dinâmica do antimicrobiano. Para a ITU inferior, os antimicrobianos de escolha devem ser aqueles que apresentam maior excreção renal, com o intuito de obter maior concentração urinária; para a ITU superior, os antimicrobianos de escolha devem ser os que apresentam menor excreção renal e que, portanto, mantêm altas concentrações plasmáticas. Desse modo, o sucesso da terapia está na concentração do antimicrobiano no parênquima ou local-alvo, a qual deve ser de 2 a 4 vezes a concentração inibitória mínima (CIM); com base nesses conceitos, suscita-se a possibilidade de indicar antimicrobiano quando o resultado do antibiograma for "resistente". Assim, considerando-se que a CIM é a menor dose para inibir o crescimento bacteriano, caso a dose seja aumentada, haverá a possibilidade, portanto, de maiores concentrações do antimicrobiano serem alcançadas no local-alvo. No caso da ITU inferior, na vesícula urinária, além do aumento da dose, deve-se considerar a escolha de antimicrobianos que apresentam alta excreção urinária. Dessa forma, sugere-se não subestimar o resultado, levando em conta somente a sensibilidade *in vitro* pela CIM (antibiograma), pois a sensibilidade *in vivo* na urina poderá existir mesmo quando o resultado for *resistente in vitro*. A dose maior a ser recomendada seria aquela do intervalo superior apresentada na posologia para a espécie, considerando-se também o aumento da frequência de administração, ou seja, diminuir o intervalo de doses, por exemplo de 2 para 1 vez(es)/dia, a fim de assegurar que maiores concentrações do antimicrobiano possam alcançar o órgão-alvo, como também para corroborar a adequação do pH urinário para a melhor ação do antimicrobiano.[2,3,23] (Quadro 173.1).

Por exemplo: amoxicilina apresenta maior excreção renal quando comparada à enrofloxacino, entretanto, a concentração urinária alcançada pela enrofloxacino na forma ativa é efetiva. É importante pontuar que, nesse cenário, para o sucesso da terapia, é imprescindível que haja a colaboração do tutor, a fim de assegurar a administração recomendada do antimicrobiano quanto a: dose, conservação do fármaco, frequência de administração, período completo da terapia e, ainda, oferecer oportunidades de micções.[23]

Para o monitoramento da terapia na cistite bacteriana recorrente, sobretudo as ITU de longa duração, recomenda-se realizar urocultura no período de 5 a 7 dias após o início da terapia antimicrobiana. Caso o resultado seja positivo, constata-se que há uma persistência da ITU e, nesse caso, não se deve simplesmente realizar a troca do antibiótico, sendo necessário também investigar o motivo pelo qual a bactéria ainda não foi eliminada, principalmente quando há melhora clínica. Quando o resultado for negativo, significa resposta adequada ao tratamento e recomenda-se continuar

QUADRO 173.1	Média da concentração urinária observada segundo a dose administrada e a via de administração de diferentes fármacos.		
Fármaco	**Dose (mg/kg, a cada 8 h)**	**Via de administração**	**Média da concentração urinária (mg/mℓ)**
Amicacina	15 (dose diária)	SC	342 (± 143)
Amoxicilina	12	VO	202 (± 93)
Ampicilina	25	VO	309 (± 55)
Cefalexina	35	VO	500
Cloranfenicol	35	VO	124 (± 40)
Enrofloxacino	2,5	VO	40 (± 10)
Penicilina G	35.000 U	VO	295 (± 211)
Trimetoprima-sulfadiazina	26	VO	55 (± 19)
Cefovecina	8 (dose a cada 14 dias)	SC	–

SC: via subcutânea; VO: via oral. (Adaptado de Osborne e Lees;[24] apresentado em Kogika e Waki, 2015[1].)

com a terapia. A suspensão da administração do antimicrobiano, após o período de terapia que foi preconizado, somente deve ocorrer quando o resultado da urocultura for negativo, devendo a amostra de urina ser coletada 3 a 5 dias antes da previsão do término da terapia.[3]

No caso de cistite bacteriana recorrente, o monitoramento e a reavaliação pós-terapia, especialmente quando há remissão dos sinais clínicos, são recomendadas (5 a 7 dias após cessar o uso do antibiótico). Quando o resultado for positivo, esse será o método que auxiliará a diferenciar os casos de ITU recidivante, persistente ou ITU por reinfecção, e, assim, deve-se investigar e identificar os fatores predisponentes.[3]

Bacteriúria subclínica

No conceito geral, não se recomenda a administração dos antimicrobianos, pois poderá ocorrer a resolução espontânea, já que os fatores predisponentes são transitórios e as próprias defesas orgânicas atuarão. Sendo assim, normalmente, não deve ser tratada quando apresentar somente piúria, sem manifestação clínica de comprometimento do trato urinário. Entretanto, cada caso deve ser avaliado, principalmente em relação a algumas circunstâncias, sendo importante identificar os fatores predisponentes e avaliar se esses foram debelados ou controlados. Algumas situações devem ser avaliadas de forma mais criteriosa, especialmente quando há o risco de infecção ascendente para os rins ou infecção sistêmica, por exemplo na imunossupressão e na DRC. Ainda, há casos em que o tutor não consegue ter certeza ou diferenciar se o animal está manifestando ou não sinais clínicos de cistite, assim, nessas situações, a utilização de antibióticos por um período curto (3 a 5 dias) poderá ser considerada, sendo indicado o tratamento recomendado para cistite bacteriana esporádica.[3,25]

Outrossim, deve-se ter cautela na indicação da terapia antimicrobiana para animais com lesão em medula espinal que podem não manifestar alterações clínicas, pois poderá ocorrer resistência bacteriana; nesses pacientes, febre e alterações na coloração e no odor da urina podem colaborar na detecção de ITU. No entanto, curtos períodos de terapia (3 a 5 dias), por vezes, podem ser indicados.[3]

No caso de ser isolada a *Corynebacterium urealyticum* na bacteriúria subclínica, recomenda-se, com base na medicina humana, a terapia antimicrobiana em razão da grande possibilidade de evoluir para ITU e uropatia obstrutiva, observadas em pacientes pós-transplante renal.[3]

O Quadro 173.2 apresenta informações para a interpretação da urocultura de acordo com o método de coleta da urina e o número de UFC/mℓ de urina. No Quadro 173.3, são apresentadas informações relativas ao pH urinário favorável para a melhor ação do antimicrobiano. Nos Quadros 173.4 e 173.5, estão listados os principais antimicrobianos recomendados para o tratamento da ITU de cães e gatos e respectivas observações.

QUADRO 173.2 Identificação de infecção do trato urinário de cães e gatos na urocultura de acordo com o método de coleta de urina e o número de unidades formadoras de colônia por mililitro de urina.						
	Significativo		**Suspeito**		**Contaminação**	
Método de coleta	**Cão**	**Gato**	**Cão**	**Gato**	**Cão**	**Gato**
Cistocentese	≥ 1.000	≥ 1.000	100 a 1.000	100 a 1.000	≤ 100	≤ 100
Cateterização	≥ 10.000	≥ 1.000	1.000 a 10.000	100 a 1.000	≤ 1.000	≤ 100
Micção espontânea	≥ 100.000	≥ 10.000	10.000 a 90.000	1.000 a 10.000	≤ 10.000	≤ 1.000
Compressão manual	≥ 100.000	≥ 10.000	10.000 a 90.000	1.000 a 10.000	≤ 10.000	≤ 1.000

Adaptado de Osborne e Lees[24] (apresentado em Kogika e Waki, 2015[1]).

QUADRO 173.3 Melhor ação ou atividade do antimicrobiano de acordo com o pH urinário.		
Ácido	**Alcalino**	**Ácido ou alcalino**
Clortetraciclina	Canamicina	Ácido nalidíxico
Nitrofurantoína	Eritromicina	Cefalosporina
Oxitetraciclina	Estreptomicina	Cloranfenicol
Penicilina G	Gentamicina	Sulfonamidas
Tetraciclina	Quinolonas	

Adaptado de Osborne e Lees[24] (apresentado em Kogika e Waki, 2015[1]).

QUADRO 173.4 Principais antimicrobianos recomendados para o tratamento da infecção do trato urinário de cães e gatos e respectivas observações. (Adaptado[3].)		
Fármaco	**Dose**	**Observações**
Ampicilina	–	• Não recomendado porque há pouca absorção no sistema gastrintestinal • Utilizado no antibiograma para predizer atividade da amoxicilina
Amoxicilina	11 a 15 mg/kg, VO, 2 ou 3 vezes/dia	• Primeira opção para a ITU/cistite bacteriana esporádica • Na função renal preservada, apresenta alta excreção renal e, portanto, alta concentração urinária na sua forma ativa • *Klebsiella* spp. são resistentes • Nos testes de suscetibilidade (antibiograma), o resultado da ampicilina pode ser usado para predizer a suscetibilidade à amoxicilina • Não recomendado para pielonefrite e prostatite
Amoxicilina + ácido clavulânico	12,5 a 25 mg/kg,* VO, 2 vezes/dia	• Ainda não há evidências de que há vantagens em relação à administração somente de amoxicilina na cistite bacteriana esporádica • Opção empírica no caso de cistite quando se observam resistência à amoxicilina e sensibilidade à amoxicilina + ácido clavulânico • Não recomendado para pielonefrite e prostatite • Alta excreção renal/urinária
Ciprofloxacino	–	• Recomendação da dose é empírica e há poucos estudos sobre sua farmacocinética em cães e gatos • Pouca viabilidade de absorção no sistema gastrintestinal quando comparada às outras fluorquinolonas aprovadas para uso veterinário • Uso inicial foi preconizado pelo baixo custo em comparação às demais fluorquinolonas • Não é recomendado para a prostatite
Enrofloxacino	Cães: 5 a 20 mg/kg	• Excreção urinária predominantemente na forma ativa • Indicação para as infecções resistentes aos fármacos de primeira escolha • Não recomendado para cistite bacteriana esporádica como primeira escolha • Primeira opção para pielonefrite e prostatite (maiores doses da posologia no intervalo da dose) • Não recomendado para *Enterococcus* spp. • Não recomendado para gatos, pois apresenta alto risco para retinopatia; caso seja indicado, nunca exceder a dose diária de 5 mg/kg • Resistência pode ser induzida com o uso de baixas doses ou não referentes à posologia
Marbofloxacino	2,7 a 5,5 mg/kg, VO, 1 vez/dia	• Para infecções por bactérias resistentes • Excreção urinária predominantemente na forma ativa • Boa opção para pielonefrite e prostatite • Não recomendado para *Enterococcus* spp. • Evitar o uso de baixas doses principalmente para *Pseudomonas*

(continua)

QUADRO 173.4 Principais antimicrobianos recomendados para o tratamento da infecção do trato urinário de cães e gatos e respectivas observações. (Adaptado[3].) (*Continuação*)

Fármaco	Dose	Observações
Orbifloxacina	Cães: 2,5 a 7,5 mg/kg, 1 vez/dia Gatos: 7,5 mg/kg, 1 vez/dia (suspensão)	• Excreção urinária predominantemente na forma ativa • Boa opção para pielonefrite e prostatite • Para infecções por bactérias resistentes • Não recomendado para *Enterococcus* spp. • Doses baixas devem ser evitadas nas infecções por *Pseudomonas*
Pradofloxacino	Gatos: 3 a 5 mg/kg, VO, 1 vez/dia (comprimidos) ou 5 a 7,5 mg/kg, VO, 1 vez/dia (suspensão) Cães: 3 a 5 mg/kg, VO, 1 vez/dia	• Teoricamente, boa opção para pielonefrite, sobretudo em gatos (aprovado nos EUA em forma de suspensão) • Excreção urinária do princípio ativo • Para os casos de infecções por bactérias resistentes • Doses baixas devem ser evitadas principalmente na infecção por *Pseudomonas* • Não recomendado para *Enterococcus* spp. • Melhor ação contra algumas bactérias em comparação a outras fluorquinolonas (enrofloxacino, marbofloxacino e orbifloxacina)
Trimetoprima-sulfadiazina/ Sulfametoxazol- trimetoprima/ Ormetoprima- sulfadimetoxina	15 a 30 mg/kg,** VO, 2 vezes/dia	• Primeira opção empírica • Avaliar possibilidade de idiossincrasia e efeitos adversos imunomediados, principalmente em terapia longa • Quando administrado por mais de 7 dias, recomenda-se o teste de Schirmer • Evitar nos casos de CCS, hepatopatia, hipersensibilidade e lesões cutâneas • Atividade na urina contra o *Enterococcus* sp. é controversa e recomenda-se evitar a indicação • Opção para a terapia da prostatite

*Dose do produto total (combinação dos fármacos).**Dose do produto total (trimetoprima + sulfadiazina). VO: via oral; SC: via subcutânea; CCS: ceratoconjuntivite seca.

QUADRO 173.5 Antimicrobianos de indicações excepcionais (*não de uso rotineiro*) para o tratamento da infecção do trato urinário de cães e gatos e respectivas observações. (Adaptado.[3])

Fármaco	Dose	Observações
Amicacina	Cães: 15 a 30 mg/kg, por via, IV, IM ou SC, a cada 24 h Gatos: 10 a 14 mg/kg, IV, IM ou SC, a cada 24 h	• Tratamento nos casos de bactérias multirresistentes • Potencial nefrotóxico e contraindicado para pacientes com diminuição da taxa de filtração glomerular e DRC • Não utilizar concomitantemente a anti-inflamatório não esteroide ou fármacos nefrotóxicos
Ceftiofur	Cães: 2 mg/kg, SC, 2 ou 1 vez(es)/dia Gatos: dose não estabelecida	• Aprovado o uso em algumas regiões dos EUA, mas ainda há poucas referências bibliográficas • *Enterococcus* spp. são resistentes
Cefalexina/cefadroxila	12 a 25 mg/kg, VO, 2 vezes/dia	• Pouco espectro de atividades • *Enterococcus* spp. são resistentes • Sem atuação para *Enterobacteriaceae*, entretanto estudos na medicina humana sugerem ser efetiva com doses maiores
Cefovecina	8 mg/kg, SC, dose única. Repetir após 7 a 14 dias	• Observações importantes a serem consideradas: • Não recomendado para uso rotineiro • Tempo de ação prolongada (cão por 14 dias e gato por 21 dias) • Somente recomendado em situações excepcionais quando a terapia por via oral não é possível • *Enterococcus* spp. são resistentes
Cloranfenicol	Cães: 40 a 50 mg/kg, VO, 3 vezes/dia Gatos: 12,5 a 20 mg/kg, VO, 2 vezes/dia	• Somente em raras situações de infecção por bactérias multirresistentes • Pode ocorrer mielossupressão, com período de terapia superior a 28 dias • Inibe a biotransformação de alguns fármacos • Evitar o contato do fármaco com humanos pela possibilidade, ainda que rara, de induzir anemia aplásica idiossincrásica
Fosfomicina	Cães: 40 mg/kg, VO, 2 vezes/dia, com alimento	• Não indicado para gatos • Eficácia para cães ainda não determinada • Somente para infecções multirresistentes • Opção para pielonefrite e prostatite na frequência de administração a cada 8 h (3 vezes/dia)
Imipeném-cilastatina	5 mg/kg, IV ou IM, a cada 6 a 8 h	• Indicação em situações excepcionais, com acompanhamento de profissional experiente na área • Reservado somente para infecções multirresistentes, principalmente por *Enterobacteriaceae* produtora de ESBL ou *Pseudomonas aeruginosa* • Resistente ao *Enterococcus faecium*
Meropeném	Cães: 8,5 mg/kg, SC ou IV, 2 ou 3 vezes/dia Gatos: 10 mg/kg, IV, SC ou IM, 2 vezes/dia	• Indicação em situações excepcionais, com acompanhamento de profissional experiente na área • Reservado somente para infecções multirresistentes, sobretudo por *Enterobacteriaceae* produtora de ESBL ou *Pseudomonas aeruginosa* • Resistente ao *Enterococcus faecium*
Nitrofurantoína	4,4 a 5 mg/kg, VO, 3 vezes/dia	• Opção para a cistite esporádica ou transitória por bactérias multirresistentes • Não recomendado para pielonefrite

DRC: doença renal crônica; ESBL: extended-spectrum betalactamase (betalactamases de espectro estendido); IM: intramuscular; IV: intravenosa; SC: subcutânea; VO: via oral.

Ainda, é relevante listar algumas considerações:[1–4,6,7,26,27]

- Antimicrobiano não deve ser administrado quando a sonda uretral estiver fixada
- Bacteriúria não indica local da infecção no trato urinário
- Cuidados na assepsia e nos procedimentos para obtenção de amostras de urina são primordiais
- Extrato ou suco de *cranberry* não é eficaz na terapia da ITU
- Genes de resistência antimicrobiana não são sempre relacionados com os fatores de virulência, além disso, as bactérias resistentes nem sempre causam a doença (manifestação clínica), portanto, há sugestão de suspender a antibioticoterapia para que haja a possibilidade de colonização por outra bactéria e, assim, permitir a melhor ação dos antimicrobianos indicados para uso rotineiro
- Principais complicações observadas na cistite bacteriana recorrente: resistência bacteriana, cistite polipoide, cistite enfisematosa, predisposição à urolitíase por estruvita (quando há infecção por bactérias urease positiva), pielonefrite, prostatite bacteriana, e abscesso prostático
- Combinação de sulfa + trimetoprima não é indicada para cães da raça dobermann por estarem associadas a quadros de reações alérgicas graves
- Doxiciclina não é recomendada, pois apresenta baixa excreção renal
- Ampicilina não é indicada, pois apresenta baixa absorção no sistema gastrintestinal
- Indicação da amoxicilina deve ser considerada como de primeira escolha para a cistite bacteriana esporádica e para a cistite bacteriana recorrente
- Fluorquinolonas são antimicrobianos de primeira escolha para pielonefrite
- Uso empírico das fluorquinolonas na cistite bacteriana esporádica ou cistite bacteriana recorrente não é recomendado porque bactérias gram-positivas adquirem resistência
- Infusões de substâncias via sonda uretral para o interior da bexiga urinária (como antimicrobianos e anti-inflamatórios) não são recomendadas.

REFERÊNCIAS BIBLIOGRÁFICAS

1. Kogika MM, Waki MF. Infecção do trato urinário de cães. In: Jericó MM, Andrade Neto JP, Kogika MM (editores). Tratado de medicina interna de cães e gatos. São Paulo: Roca; 2015. p. 4436-62.
2. Chew DJ, Dibartola SP, Schenck P. Canine and feline nephrology and urology. 2. ed. St. Louis, Mo: Elsevier Saunders; 2011.
3. Weese JS, Blondeau J, Boothe D, Guardabassi LG, Gumley N, Papich M et al. International Society for Companion Animal Infectious Diseases (ISCAID) guidelines for the diagnosis and management of bacterial urinary tract infections in dogs and cats. Vet J. 2019;247:8-25.
4. Wood MW. Lower urinary tract infections. In: Ettinger SJ, Feldman EC, Côté E (editors). Veterinary internal medicine. 8. ed. St Louis, Missouri: Elsevier; 2017. p. 4809-20.
5. Arnold JJ, Hehn LE, Klein DA. Common questions about recurrent urinary tract infections in women. Am Fam Physician. 2016;93(7):560-69.

6. Dorsch R, Teichmann-Knorrn S, Sjetne Lund H. Urinary tract infection and subclinical bacteriuria in cats: a clinical update. J Feline Med Surg. 2019;21(11):1023-38.
7. Olin SJ, Bartges JW. Urinary tract infections. Vet Clin North Am Small Anim Pract. 2015;45(4):721-46.
8. Puchot ML, Cook AK, Pohlit C. Subclinical bacteriuria in cats: prevalence, findings on contemporaneous urinalyses and clinical risk factors. J Feline Med Surg. 2017;19(12):1238-44.
9. Weese JS, Blondeau JM, Boothe D, Breitschwerdt EB, Guardabassi L, Hillier A et al. Antimicrobial use guidelines for treatment of urinary tract disease in dogs and cats: antimicrobial guidelines working group of the international society for companion animal infectious diseases. Vet Med Int. 2011:1-9.
10. White JD, Stevenson M, Malik R, Snow D, Norris JM. Urinary tract infections in cats with chronic kidney disease. J Feline Med Surg. 2013;15(6):459-65
11. Norris C, Williams B, Ling G, Franti C, Johnson, Ruby A. Recurrent and persistent urinary tract infections in dogs: 383 cases (1969-1995). J Am Anim Hosp Assoc. 2000;36(6):484-92.
12. Senior D. Urinary tract infection – bacterial. In: Bartges JW, Polzin DJ (editors). Nephrology and urology of small animals. Iowa: Wiley-Blackwell; 2011.
13. Seguin MA, Vaden SL, Altier C, Stone E, Levine JF. Persistent urinary tract infections and reinfections in 100 dogs (1989-1999). J Vet Intern Med. 2003;17(5):622-31.
14. Rafatpanah BS, Vaden S, Olby NJ. The frequency and clinical implications of bacteriuria in chronically paralyzed dogs. J Vet Intern Med. 2017;31(6):1790-5.
15. Wynn SG, Witzel AL, Bartges JW, Moyers TS, Kirk CA. Prevalence of asymptomatic urinary tract infections in morbidly obese dogs. PeerJ. 2016;4:e1711.
16. McGuire NC, Schulman R, Ridgway MD, Bollero G. Detection of occult urinary tract infections in dogs with diabetes melito. J Am Anim Hosp Assoc. 2002;38(6):541-4.
17. Peterson AL, Torres SMF, Rendahl A, Koch SN. Frequency of urinary tract infection in dogs with inflammatory skin disorders treated with ciclosporina alone or in combination with glucocorticoid therapy: a retrospective study. Vet Dermatol. 2012;23(3):201-e43.
18. Patterson CA, Bishop MA, Pack JD, Cook AK, Lawhon SD. Effects of processing delay, temperature, and transport tube type on results of quantitative bacterial culture of canine urine. J Am Vet Med Assoc. 2016;248(2):183-7.
19. Lawrentschuk N, Ooi J, Pang A, Naidu KS, Bolton DM. Cystoscopy in women with recurrent urinary tract infection. Int J Urol. 2006;13(4):350-3.
20. Westropp JL, Sykes JE, Irom S, Daniels JB, Smith A, Keil D et al. Evaluation of the efficacy and safety of high dose short duration enrofloxacino treatment regimen for uncomplicated urinary tract infections in dogs. J Vet Intern Med. 2012;26(3):506-12.
21. Barsanti JA, Finco DR. Canine prostatic diseases. Vet Clin North Am Small Anim Pract. 1986; 6(3):587-99.
22. Bleidorn J, Hummers-Pradier E, Schmiemann G, Wiese B, Gágyor I. Recurrent urinary tract infections and complications after symptomatic *versus* antibiotic treatment: follow-up of a randomised controlled trial. Ger Med Sci. 2016;14:Doc01.
23. Papich MG. Antimicrobials, susceptibility testing, and minimum inhibitory concentrations (mic) in veterinary infection treatment. Vet Clin North Am Small Anim Pract. 2013;43(5):1079-89.
24. Osborne CA, Lees GE. Bacterial infections of the canine and feline urinary tract. In: Osborne CA, Finco DR, editors. Canine and feline nephrology and urology. Baltimore; 1995. p. 759-97.
25. Nicolle LE, Bradley S, Colgan R, Rice JC, Schaeffer A, Hooton TM. Infectious diseases society of america guidelines for the diagnosis and treatment of asymptomatic bacteriuria in adults. Clin Infect Dis. 2005;40(5):643-54.
26. Giger U, Werner LL, Millichamp NJ, Gorman NT. Sulfadiazine-induced allergy in six Doberman pinschers. J Am Vet Med Assoc. 1985;186(5):479-84.
27. Litster A, Moss S, Honnery M, Rees B, Edingloh M, Trott D. Clinical efficacy and palatability of pradofloxacino 2.5% oral suspension for the treatment of bacterial lower urinary tract infections in cats. J Vet Intern Med. 2007;21(5):990-5.

174
Cistite Intersticial Felina | Doença do Trato Urinário Inferior dos Felinos

Archivaldo Reche Júnior • Renata Beccaccia Camozzi

INTRODUÇÃO

O termo doença do trato urinário inferior dos felinos (DTUIF) – antigamente denominada "síndrome urológica felina (SUF)" – descreve uma série de manifestações clínicas relacionadas à inflamação da bexiga urinária e/ou da uretra, independentemente da causa.[1] Os sintomas da DTUIF raramente indicam uma doença em particular, uma vez que a resposta do trato urinário aos insultos é limitada.[2] Seja qual for a causa de base, os sintomas são muito similares, o que impossibilita o diagnóstico da doença de origem a partir apenas da observação deles. As manifestações clínicas incluem hematúria (macro ou microscópica), disúria/estrangúria, polaciúria, periúria e/ou obstrução uretral completa ou incompleta.

Embora infecções do trato urinário (ITUs), neoplasias, *plugs* uretrais, urólitos, malformações anatômicas, alterações comportamentais, alterações neurológicas e traumatismos possam causar manifestações de DTUIF, em aproximadamente dois terços dos gatos a causa da inflamação não é identificada, e a doença é designada como idiopática.[3-6] Apesar da etiologia exata ainda ser desconhecida, muitos estudos apresentam semelhanças dessa doença com a cistite intersticial da mulher.[7] Hoje, os termos doença idiopática do trato urinário inferior (DITUI) e, mais recentemente, cistite idiopática (ou intersticial) felina (CIF) são utilizados nos casos de DTUIF em que se desconhece a causa da inflamação.[7,8]

Entretanto, esses termos são muito vagos e focados apenas no órgão-alvo mais óbvio, em detrimento de uma terminologia que expresse de forma mais abrangente a complexidade da doença. Estudos das duas últimas décadas têm demonstrado que a CIF corresponde a uma interação complexa entre os sistemas urinário e neuroendócrino com o ambiente onde o gato vive, manifestando-se por sintomas do trato urinário inferior em si, mas também de outros órgãos distantes. Isso reflete as comorbidades frequentemente observadas em trato gastrintestinal, respiratório, cardiovascular, de sistema nervoso central (SNC), bem como tegumentar e imunológicas. Por esse motivo, em 2011, o termo "síndrome de Pandora" foi proposto para substituir os termos anteriores.[9] Esse nome foi escolhido por basicamente dois motivos: desvincular a ideia de que o problema começa e termina exclusivamente no trato urinário inferior e expressar a importância de se compreender que os pacientes devam ser abordados de maneira mais ampla.[9,10]

O termo síndrome de Pandora deve ser usado quando o gato apresentar:

- Manifestações clínicas referentes à DTUIF e a outros sistemas
- Manifestações clínicas recorrentes (melhoras e pioras) associadas a eventos estressores
- Melhora ou resolução dos sintomas após manejo ambiental apropriado.

É urgente que tanto a anamnese e exame físico quanto as abordagens diagnóstica e terapêutica sejam conduzidos de forma mais abrangente. Acredita-se que, ampliando o sentido do termo utilizado, os clínicos passem a ter mais consciência sobre a complexidade da síndrome e passem a abordar esses pacientes de maneira global.

As DTUIFs podem ser classificadas em obstrutivas ou não obstrutivas, de acordo com a presença ou ausência de obstrução uretral, respectivamente. A uropatia obstrutiva é mais comum nos gatos machos, uma vez que possuem a uretra mais longa e estreita, sendo rara nas fêmeas. Já a não obstrutiva não apresenta predisposição sexual. Como possíveis causas de DTUIF não obstrutiva, podem-se citar, em ordem de ocorrência: cistite idiopática não obstrutiva (65%), urólitos (15%), anormalidades anatômicas/neoplasia/outros (10%), alterações comportamentais (< 10%) e infecção bacteriana (< 2%).[2] As causas de DTUIF obstrutiva são:- cistite idiopática obstrutiva (29 a 53%), *plugs* uretrais (23 a 59%), urólitos (10 a 18%) e urólitos associados a infecções bacterianas (2%).[2,11]

A CIF pode ocorrer em gatos de qualquer raça, sexo e idade, mas na maioria dos casos acomete pacientes de meia idade (2 a 8 anos), sendo incomum em animais com menos de 1 ano e com mais de 10 anos.[12]

Grande parte dos casos de CIF não obstrutiva é autolimitada e tende a se resolver em 2 a 7 dias, porém cerca de 30 a 70% dos gatos acometidos apresentam recidivas dos sintomas.[13] Com o passar dos anos, as manifestações clínicas geralmente diminuem em frequência e gravidade.[2]

A taxa de mortalidade relatada varia de 5 a 36% para os felinos com CIF, sendo a hiperpotassemia e a uremia as causas mais comuns de óbito nos pacientes obstruídos.[13]

ANATOMIA E FISIOLOGIA

A bexiga urinária, órgão cujo objetivo é o armazenamento de urina, localiza-se na cavidade pélvica quando vazia e, quando repleta, desvia-se cranialmente para a cavidade abdominal. A inervação sensorial da bexiga urinária provém dos nervos hipogástricos e pélvicos e de suas conexões centrais no corno dorsal da coluna lombar e sacra.[14]

A uretra do gato constitui-se em um tubo fibromuscular que tem como objetivo transportar a urina da bexiga urinária para o exterior, durante a micção. No entanto, quando a urina está armazenada na bexiga, a uretra funciona como uma válvula, impedindo o fluxo urinário.

Na fêmea, a uretra é mais curta e larga e tem trajeto mais linear quando comparada à dos machos. Nesses, a uretra corre caudalmente pelo assoalho pélvico, é circundada pelas glândulas bulbouretrais e realiza um trajeto caudoventral para adentrar o pênis. Quanto mais próxima ao pênis, mais estreito o seu diâmetro e maior é o risco de obstrução uretral.

FISIOPATOGENIA

A etiologia das doenças do trato urinário dos felinos é multifatorial, complexa e, muitas vezes, indeterminada,[15,16] sendo o diagnóstico um um grande desafio para o profissional.

Durante mais de 30 anos, as pesquisas falharam em identificar uma etiologia específica para a inflamação do trato urinário inferior dos felinos.[2] Hipóteses mais antigas consideram infecções virais na fisiopatogenia da CIF.[17] Contudo, as hipóteses mais recentes sugerem que múltiplas anormalidades da bexiga urinária bem como componentes neuroendócrinos possam levar às manifestações clínicas da DTUIF. As hipóteses mais aceitas para explicar a inflamação vesical na CIF incluem: inflamação neurogênica, com a participação de mastócitos; alterações no eixo hipotálamo-hipófise-adrenal; e defeito na camada superficial da mucosa urinária de glicosaminoglicanas (GAG).[18]

Inflamação neurogênica e os mecanismos neuroendócrinos

A inflamação direta ou indiretamente mediada por neurotransmissores é reconhecida como de origem neurogênica. O uroepitélio vesical encontra-se sob a camada muscular e repousa sobre uma camada de glicosaminoglicanas, responsável por inibir a adesão bacteriana e proteger o uroepitélio dos constituintes nocivos da urina[18] (Figura 174.1). Se houver comprometimento dessa camada ou do uroepitélio vesical, os constituintes nocivos da urina podem entrar em contato com os neurônios sensoriais localizados na submucosa, resultando em inflamação neurogênica vesical (Figura 174.2).

Há evidências de que os gatos com CIF apresentem diminuição significativa da excreção urinária de glicosaminoglicanas,[19] assim como as mulheres com cistite intersticial. Esses pacientes demonstram diminuição quali e quantitativa dessa camada e, portanto, maior suscetibilidade à inflamação vesical por ação dos componentes urinários nas camadas subepiteliais. A baixa repleção urinária por uma urina altamente concentrada permite um maior e mais prolongado contato dos componentes urinários com o tecido uroepitelial, o que pode acarretar o desenvolvimento das manifestações clínicas nos pacientes predispostos.

A recrudescência ou o agravamento das manifestações clínicas em situações de estresse sugere o envolvimento do sistema nervoso simpático (SNS) na fisiopatogenia da CIF. A evidenciação do aumento de fibras simpáticas na bexiga urinária de gatos com CIF embasa a participação do SNS na patogenia da doença.[20]

Qualquer alteração brusca no manejo ambiental, viagens, introdução de novos animais ou moradores na propriedade, participações em exposições e até mesmo mudanças climáticas podem ser consideradas situações estressantes para alguns gatos.[20]

Os neurônios que inervam a bexiga urinária são compostos, primariamente, por fibras amielinizadas (fibras C)[18] que, uma vez ativadas, podem levar à liberação de neuropeptídios (p. ex., substância P) e resultar em dor intrapélvica, vasodilatação intramural, aumento da permeabilidade vascular e da parede vesical, edema da submucosa, contração da musculatura lisa e degranulação de mastócitos. Esse último evento resulta na liberação de uma série de mediadores inflamatórios (como histamina, heparina, serotonina, citocinas, prostaglandinas) que podem, então, exacerbar os efeitos das fibras C2. A liberação de tais substâncias constitui a base fisiológica para o aparecimento de petéquias em região subepitelial da bexiga em pacientes humanos, fato também observado nos gatos com CIF.[21,22]

As terminações nervosas podem ser ativadas tanto em resposta a um estímulo central (p. ex., estresse) quanto local (p. ex., pH urinário ácido e altas concentrações de potássio, magnésio e cálcio urinários).

O *locus coeruleus* e o núcleo paraventricular, localizados respectivamente na ponte (parte integrante do tronco encefálico) e no hipotálamo, foram relacionados à patogenia da CIF, uma vez que estão envolvidos no controle das atividades periféricas do SNS.[7,18] A norepinefrina é o principal neurotransmissor produzido e liberado pelas células que compõem o *locus coeruleus*, e o hormônio liberador de corticotropina (CRH, do inglês *corticotropin-releasing hormone*) é o principal componente do núcleo paraventricular.[16] O *locus coeruleus* é responsável pela estimulação excitatória da bexiga urinária e é ativado quando essa sofre distensão.[18]

O estresse resulta em liberação de CRH pelo hipotálamo (núcleo paraventricular), que, por sua vez, estimula a liberação de hormônio adrenocorticotrófico (ACTH, do inglês *adrenocorticotropic hormone*) pela hipófise e ativação do SNS pelo tronco encefálico (*locus coeruleus*), resultando na liberação de catecolaminas (epinefrina e norepinefrina). Em condições normais, o cortisol exerce um efeito de *feedback* negativo sobre o hipotálamo, hipófise e tronco cerebral. Entretanto, essa resposta é prejudicada nos gatos com CIF, o que tende a perpetuar a liberação de CRH. Em suma, a resposta hipotálamo-hipófise-adrenal em gatos com CIF é caracterizada pela liberação excessiva de catecolaminas e resposta diminuída ao cortisol.[23]

Em um estudo, a avaliação imuno-histoquímica do complexo *locus coeruleus* de gatos com CIF, na fase quiescente ou assintomática da doença, demonstrou aumento bastante significativo da imunorreatividade para a enzima tirosina hidroxilase (TH-IR),[21] sugerindo, de fato, aumento da síntese de catecolaminas. Segundo os autores do referido estudo, pode existir uma população de felinos que apresente hiperatividade do SNS que, aliada a outros fatores predisponentes, poderia determinar o aparecimento ou mesmo o agravamento das manifestações clínicas da doença urinária felina.[21]

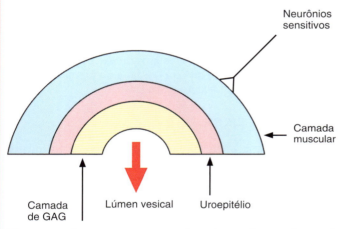

Figura 174.1 Representação esquemática da parede vesical normal. O uroepitélio e a camada de glicosaminoglicanas (GAG) protegem as demais camadas da bexiga contra os agentes nocivos da urina. (Adaptada.[13,18])

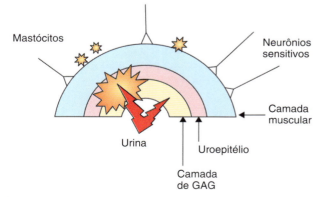

Figura 174.2 Representação esquemática da parede vesical na doença do trato urinário inferior de felinos. Esse esquema demonstra a perda de integridade da camada de glicosaminoglicanas (GAG) e do uroepitélio, o que leva a recrutamento de neurônios sensoriais, ativação de mastócitos e alterações no sistema nervoso, acarretando os sintomas da cistite intersticial felina. (Adaptada.[13,18])

Os adrenorreceptores α₂ também parecem ter papel importante no desenvolvimento da cistite idiopática. Esses receptores estão presentes de modo central no *locus coeruleus* e na medula espinal, onde inibem, respectivamente, a liberação de catecolaminas e a transmissão do estímulo doloroso para o cérebro, e *perifericamente* na mucosa vesical, onde parecem regular o fluxo sanguíneo local. A dessensibilização dos adrenorreceptores α₂ centrais em decorrência do estímulo crônico e excessivo de liberação de catecolaminas pela bexiga foi relatada[23] e pode resultar na potencialização da resposta inflamatória[13,18] (Figura 174.3).

Infecções virais

Em contrapartida à teoria da inflamação neurogênica da vesícula urinária está a teoria do envolvimento de infecções virais na etiopatogenia da CIF. No fim dos anos 1960 e início da década de 1970, o calicivírus felino (CVF), o vírus formador de sincício (VFS) – um tipo de retrovírus – e o gama-herpes-vírus (GHV) foram isolados da urina e de tecidos de gatos com DTUIF, sugerindo o envolvimento desses agentes na etiopatogenia da doença.[17]

Ao infectar gatos sadios com o CVF em um estudo,[24] 80% dos animais desenvolveram obstrução uretral; porém, após o quarto dia da infecção, não foi mais possível o isolamento desse agente, mas sim do VFS. Esse fato levou os pesquisadores à hipótese de que o CVF não era um agente primário, mas que ele incitava vírus latentes no trato urinário a induzir a obstrução uretral.

Na tentativa de provar o envolvimento do VFS na etiopatogenia das DTUIFs, esse vírus foi inoculado em animais hígidos. Em alguns estudos, isso resultou em obstrução uretral; em outros, nenhuma manifestação clínica foi observada após inoculação intraperitoneal, intramuscular, intra-articular ou subcutânea do agente. Entretanto, a frequência relativamente alta com que o VFS tem sido isolado de gatos com DTUIF e a prevalência de anticorpos contra tal agente, tanto em animais sadios quanto naqueles com manifestações da doença, sugerem um importante papel no desenvolvimento da cistite idiopática.[17]

O GHV também foi inoculado em bexigas urinárias de gatos, machos e fêmeas, hígidos e livres de patógenos.[25] Os resultados desse estudo indicaram que esse agente foi capaz de estabelecer infecções persistentes de baixo grau ou latentes. No entanto, trabalhos anteriores demonstraram que as manifestações clínicas de DTUIF não são comumente associadas a infecções persistentes por herpes-vírus.

Além disso, a inabilidade de isolar esse vírus em gatos com doença do trato urinário de ocorrência natural ou de induzir manifestações clínicas de DTUIF em gatos hígidos exclui o GHV como agente primário da cistite idiopática.[17]

Conclui-se que, embora várias pesquisas sugiram a participação desses agentes no desenvolvimento da doença, ainda há escassez de estudos que provem o real papel desses vírus como causadores da cistite idiopática dos felinos.[17]

Obstruções uretrais

Podem ser: mecânicas, causadas por *plugs* uretrais, cristais, urólitos, massas extraluminais, neoplasias e estenose uretral; ou funcionais, provocadas por inflamação da mucosa uretral ou espasmos musculares. A dor pode levar ao espasmo uretral e criar, assim, um círculo vicioso: inflamação-obstrução-dor-espasmo-obstrução. Espasmo uretral por dor e o edema da mucosa pela inflamação são as principais causas de reobstrução nos gatos com cistite idiopática.[26]

A maioria dos *plugs* contém grandes quantidades de matriz (mucoproteínas, muco e debris inflamatórios) e minerais. O muco é secretado em excesso pela mucosa da bexiga e da uretra em resposta a um estímulo irritante ou inflamatório. A matriz do *plug* pode ser formada também por debris celulares, sangue, células inflamatórias e mucoproteína de Tamm-Horsfall proveniente das células tubulares renais[27] (Figura 174.4).

Independentemente do motivo, a obstrução prolongada resulta em azotemia pós-renal, alterações hídricas que prejudicam a perfusão tecidual e alterações eletrolíticas e acidobásicas graves, como acidose metabólica, hiperpotassemia, hiperfosfatemia e hipocalcemia.[28]

A acidose metabólica decorre da inabilidade em excretar íons hidrogênio pelo trato urinário. Quando grave (pH < 7,2), provoca efeitos deletérios nos sistemas cardiovascular (p. ex., arritmias e diminuição da contratilidade cardíaca) e nervoso (p. ex., depressão e coma), levando ao aumento da frequência respiratória como mecanismo compensatório.[29] A acidose láctica secundária ao baixo débito cardíaco pode contribuir para a piora desse quadro.

A hiperpotassemia é a alteração eletrolítica mais comum na obstrução uretral. Resulta tanto da diminuição da excreção renal

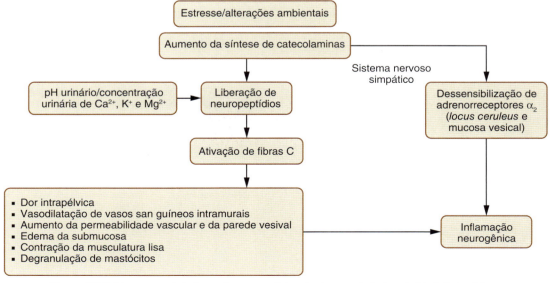

Figura 174.3 Ideograma da inflamação neurogênica da doença do trato urinário inferior felino.

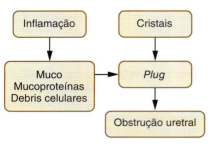

Figura 174.4 Esquema representando a formação do *plug* uretral. A obstrução é mais comum em machos, cuja uretra é mais longa e estreita, e costuma ocorrer na extremidade do pênis, caudalmente à glândula bulbouretral ou entre a bexiga e a próstata,[27] locais onde a uretra tem diâmetro luminal menor. Contudo, pode ocorrer em qualquer parte da uretra.

como da translocação do potássio do espaço intra para o extracelular em resposta à acidose. Clinicamente, pode-se observar fraqueza muscular generalizada e alterações hemodinâmicas em decorrência de alterações no sistema de condução cardíaca. As alterações eletrocardiográficas de um paciente com hiperpotassemia incluem bradicardia, ondas achatadas, intervalo PR prolongado, complexos QRS largos, ondas T espiculadas e arritmias. A baixa concentração sérica de cálcio iônico piora as manifestações clínicas da hiperpotassemia,[30] podendo ocasionar hiperexcitabilidade neuromuscular, diminuição da contratilidade cardíaca e vasodilatação periférica.[31]

Por fim, a hiperfosfatemia decorre da redução da depuração renal de fósforo e pode contribuir para o desenvolvimento da hipocalcemia e da acidose metabólica.[32]

DIAGNÓSTICO

Os termos cistite intersticial/idiopática felina ou doença idiopática do trato urinário inferior somente podem ser utilizados se os métodos diagnósticos falharem em determinar outras causas possíveis de DTUIF, as quais incluem:

- Infecções bacterianas do trato urinário
- Defeitos anatômicos (p. ex., divertículo vesical congênito ou secundário a aumento de pressão intravesical decorrente de obstrução uretral, úraco patente e cisto uracal)
- Neoplasias (sendo o carcinoma de células transicionais a mais frequente)
- Causas neurológicas, em razão de alterações na inervação do músculo detrusor da vesícula urinária (p. ex., hipotonia ou atonia vesical)
- *Plugs* ou espasmos uretrais
- Cistites pseudomembranosas
- Causas comportamentais.

O diagnóstico da CIF é, portanto, de exclusão e baseia-se em anamnese – incluindo tempo de evolução da doença, epidemiologia e manifestações clínicas –, exame físico e exames complementares. Esses últimos devem ser realizados após a estabilização do paciente e envolvem: exame de urina com avaliação de sedimento, cultura e antibiograma; e exame diagnóstico por imagem, como radiografia simples e contrastada (urografia excretora e uretrocistografia retrógrada) do trato urinário, ultrassonografia e uroendoscopia (uretroscopia e cistoscopia). No caso de obstrução uretral, é importante valer-se de glicemia, hemogasometria, perfil renal (ureia e creatinina) e eletrólitos (cálcio iônico, potássio, sódio, cloreto e fósforo) e, se possível, pressão arterial sistêmica (PAS) e eletrocardiografia para avaliação dos efeitos cardiovasculares das alterações metabólicas e eletrolíticas.

Se houver suspeita de doença concomitante ou mesmo para avaliação do estado geral do paciente – sobretudo se houver obstrução uretral –, outros testes devem ser realizados, como hemograma e bioquímica sérica. Caso contrário, esses testes não fornecem informações relevantes a respeito da CIF especificamente.

Anamnese e manifestações clínicas

As manifestações clínicas do gato com CIF são, basicamente, as mesmas das outras DTUIFs e podem incluir hematúria, disúria/estrangúria, polaciúria, periúria, iscúria e obstrução uretral completa ou incompleta.

Periúria corresponde à micção fora do local habitual. Essa é a queixa mais frequente dos proprietários de gatos com CIF. Em 50% dos casos de animais com periúria como única queixa, o diagnóstico de CIF foi determinado por uroendoscopia.[33]

As manifestações clínicas associadas à obstrução uretral incluem estrangúria/disúria ou retenção urinária (iscúria), vocalização, lambedura excessiva da região perineal, pênis e prepúcio congestos e manifestações de uremia pós-renal e acidose metabólica, como letargia, anorexia, êmese, fraqueza, diarreia, desidratação, hipotermia e taquipneia (Quadro 174.1). Os achados mais comuns do exame físico envolvem bexiga urinária extremamente repleta à palpação abdominal, aumento da frequência respiratória, pulso periférico fraco, bradi ou taquicardia, hipo ou hipertermia. Nos pacientes não obstruídos, pode-se palpar uma bexiga pouco repleta e com paredes espessadas.

Em relação ao tempo de evolução dos sintomas, nos casos iniciais de CIF em que não há obstrução uretral, a resolução das manifestações clínicas ocorre em aproximadamente 2 a 7 dias, com ou sem tratamento. O animal obstruído, por sua vez, também pode sofrer remissão espontânea do quadro, dependendo da causa da obstrução; no entanto, maior atenção deve ser voltada a esse paciente, pois frequentemente há alterações hidreletrolíticas e acidobásicas graves envolvidas. Outras doenças, como urolitíase, neoplasias e ITU bacteriana costumam apresentar decurso mais prolongado e podem ser progressivamente agravadas caso a terapia adequada não seja instituída.

Visto que a síndrome de Pandora cursa com sintomas referentes a outros sistemas e está relacionada a fatores estressantes, uma anamnese abrangente deve ser realizada pelo clínico em busca de alterações gastrintestinais, cardiovasculares, dermatológicas, imunológicas, comportamentais, entre outras. A avaliação ambiental e a busca por eventuais fatores estressantes desencadeadores do quadro clínico também devem fazer parte da anamnese.

QUADRO 174.1	Manifestações clínicas dos gatos com doença idiopática do trato urinário inferior. (Adaptado.[9,13])
Sem obstrução uretral	**Com obstrução uretral**
Periúria	Disúria/estrangúria ou incapacidade de urinar
Hematúria	Vocalização
Disúria/estrangúria	Lambedura da genitália
Polaciúria	Pênis congesto
Lambedura da genitália	Sintomas de uremia pós-renal
	Letargia
	Anorexia
	Êmese e diarreia
	Desidratação
	Hipotermia
	Taquipneia
	Bradicardia/taquicardia

Epidemiologia

No Brasil, praticamente não existem estudos clínicos ou epidemiológicos sobre a DTUIF. Desse modo, o clínico brasileiro depende totalmente dos dados da literatura estrangeira.[34] Em estudos norte-americanos,[35,36] a prevalência das DTUIFs varia de 1,5 a 8%, ao passo que a incidência varia de 0,3 a 0,64%.[13,35-39]

A idade é um fator epidemiológico importante para o diagnóstico. Gatos de meia-idade (2 a 8 anos) com manifestações de DTUIF apresentam grande probabilidade de terem a forma idiopática da inflamação vesical. Já em animais com menos de 1 ano, são mais comuns defeitos anatômicos congênitos. Em relação aos gatos com mais de 10 anos com sintomas de DTUIF, 50% têm ITU bacteriana[40] e menos de 5% têm cistite idiopática.

Essa síndrome é mais observada em animais com sobrepeso, sedentários, sem acesso à rua, alimentados com ração seca e que, geralmente, vivem em colônias.[4,5,12,39,41-45] Apesar do estresse ambiental influenciar a manifestação dos sintomas, esse fator isoladamente não é capaz de desencadear a doença se os gatos não forem suscetíveis.

Exame de urina

Nenhum achado é patognomônico de CIF e de nenhuma outra DTUIF. Na forma idiopática, o exame de urina pode identificar hematúria e proteinúria pós-renal, cuja gravidade pode variar substancialmente ao longo do dia ou do período de evolução da doença. A ausência de hematúria não exclui o diagnóstico de DTUIF. No sedimento urinário, é possível encontrar poucos leucócitos, e a cristalúria é variável. Se essa última for observada na ausência de urólitos e de *plugs* uretrais, não há significado patológico, uma vez que os cristais *per se* não danificam o uroepitélio.[18] Inclusive, a cristalúria por si somente pode ser considerada normal nos gatos, dada a alta capacidade de concentração urinária da espécie, e não deve ser tratada a não ser que haja sintomas relacionados. Por fim, a cristalúria pode ser apenas um artefato de refrigeração e de tempo de armazenamento; por isso, é recomendável que o exame de urina seja processado em até 60 minutos após a coleta.

A presença de bactérias, muitas vezes, é um resultado falso-positivo da técnica laboratorial, pois algumas partículas, como pequenos cristais ou debris celulares, apresentam movimentos *brownianos* e podem ser confundidas com microrganismos. A cultura de urina na CIF é geralmente negativa, a não ser que haja infecção secundária. A densidade urinária normal de felinos deve ser maior que 1,025 em gatos alimentados com dieta úmida e maior que 1,035 em gatos alimentados com ração seca.[18] Nos gatos com CIF, a urina tende a ser bastante concentrada, refletindo a baixa ingestão hídrica de alguns pacientes.

Radiografias

Envolvem os exames radiográficos simples e contrastados (urografia excretora e uretrocistografia retrógrada). Aproximadamente 85% dos exames radiográficos de gatos com CIF são normais.[18]

Ao examinar radiologicamente as vias urinárias de gatos que apresentavam sintomas de DTUIF, mais da metade dos animais apresentou espessamento da parede vesical, sugerindo uma inflamação crônica da bexiga.[7] As radiografias contrastadas são indicadas nos gatos com manifestações recorrentes ou prolongadas e podem ser úteis para evidenciar cálculos radiotransparentes, divertículos uretrais e neoplasias, assim como espessamento da parede vesical, estenoses ou obstruções uretrais.[18] O espessamento difuso ou focal da parede vesical é observado em alguns casos, e o contraste pode ser visibilizado entremeando-se à parede em alguns poucos animais.

Ultrassonografia

O exame ultrassonográfico nos casos de CIF frequentemente indica espessamento generalizado ou, menos comumente, focal da parede vesical, mas em muitos casos pode estar normal. A ultrassonografia é menos invasiva que as radiografias contrastadas e possibilita a avaliação de todo o trato urinário bem como de outros órgãos abdominais. É útil em diferenciar os pólipos, neoplasias e cálculos como a causa dos sintomas, porém fornece pouca informação sobre a uretra.

Uroendoscopia

Esse meio diagnóstico permite a avaliação da mucosa uretral e vesical. Possibilita a visualização de cálculos não evidenciados na ultrassonografia ou radiografia, defeitos anatômicos e formações vesicais, além de estenoses, constrições, *plugs* e cálculos uretrais. É útil, portanto, para o diagnóstico diferencial de outras DTUIFs.

A uroendoscopia tanto de fêmeas quanto de machos uretrostomizados é preferencialmente realizada com um cistoscópio pediátrico rígido. Por ser mais facilmente manipulado, o cistoscópio pediátrico rígido permite a obtenção de informações mais precisas do que o uretroscópio flexível, geralmente utilizado em machos não uretrostomizados.[18]

No exame cistoscópico da bexiga de felinos com CIF, observou-se edema de mucosa e presença de petéquias na lâmina própria.[46] No entanto, as petéquias não são observadas em todos os animais com cistite idiopática e, por outro lado, podem ser vistas em gatos assintomáticos submetidos recentemente a algum episódio de estresse.[47] Outros achados da CIF incluem debris no lúmen vesical e aumento da vascularidade. A gravidade das lesões não parece se correlacionar às manifestações observadas pelo proprietário; porém, a cistoscopia raramente volta a ser realizada uma vez que o diagnóstico tenha sido feito, o que dificulta a avaliação comparativa antes e após a resolução dos sintomas.

A presença de edema de mucosa e de petéquias também foi observada em humanos com cistite intersticial. Alguns autores consideram tais achados patognomônicos de cistite intersticial,[48] outros os consideram achados inespecíficos, já que também podem estar presentes em cistites bacterianas e tumores vesicais.[49] Levando em conta tais discrepâncias, Reche e Hagiwara[7] consideraram que, por mais que a cistoscopia seja um método diagnóstico pouco invasivo, as informações obtidas são inespecíficas e, portanto, de pouca valia no diagnóstico da doença. Por outro lado, esse exame constitui um importante meio para a coleta de material para a análise histopatológica e deve ser levado em consideração nos animais com cistite recidivante.

Histopatologia

São raras as publicações disponíveis sobre a histopatologia da CIF. Nos poucos trabalhos em que a análise histopatológica da bexiga de gatos com CIF foi realizada, observou-se pronunciado edema da lâmina própria, infiltrado inflamatório mononuclear, aumento do número de mastócitos na mucosa vesical, pregueamento epitelial, petéquias subepiteliais e inflamação perineural.[22,40,50] A análise morfométrica das bexigas dos gatos com CIF confirmou significativo espessamento da mucosa e da camada muscular da bexiga dos gatos com CIF em relação aos gatos sem a doença.[22]

TRATAMENTO

A maioria dos casos de CIF é autolimitada e se resolve em 2 a 7 dias, com ou sem tratamento. No entanto, indica-se tratar, pois a cistite causa dor e estresse ao animal e pode evoluir para a obstrução uretral, autotraumatismos perineais e alterações comportamentais, como perda do aprendizado do uso da caixa sanitária.[17]

O tratamento também pode ser preventivo, isto é, ser posto em prática quando o tutor detecta manifestações prodrômicas ou quando sabe que o gato passará por alguma situação estressante[2] (p. ex., ida ao veterinário, alterações no ambiente, introdução de um contatante). Esses sintomas podem durar horas a dias e incluem auto-higienização perineal mais frequente e/ou intensa, bem como alterações comportamentais relacionadas a dor ou desconforto.

O manejo da CIF depende de diversos fatores: se é o primeiro episódio da doença ou uma recidiva, se o animal está obstruído ou não, do estado clínico do paciente, entre outros. Sendo assim, cada caso deve ser avaliado individualmente, e a terapia instituída deve ser voltada para o animal em questão.

Paciente não obstruído

Redução do estresse

O estresse exerce papel importante na fisiopatogenia da cistite idiopática. Alterações repentinas na dieta, superlotação de animais, estresse do tutor,[2] mudanças bruscas no manejo ambiental, viagens, introdução de novos animais ou moradores na propriedade, participações em exposições e até mesmo mudanças climáticas podem ser consideradas situações estressantes para alguns gatos.[19]

Um estudo realizado por Buffington *et al.*[19] sobre a avaliação de alterações multimodais no ambiente de gatos com CIF demonstrou significativa redução nas manifestações clínicas da doença, além de melhora de alguns aspectos comportamentais dos gatos, bem como dos sintomas relacionados a outros sistemas, com a adoção de algumas medidas. Algumas alterações ambientais e de manejo que podem ser realizadas incluem:

- Evitar a punição do gato
- Enriquecer o ambiente com estruturas adequadas e seguras para o gato escalar, arranhar e dormir
- Disponibilizar esconderijos seguros
- Estimular o hábito de caça e as atividades físicas
- Aumentar a interação do tutor com o animal – alguns gatos gostam de ser acariciados, ao passo que outros não
- Identificar e solucionar problemas de interação entre animais que vivem em colônias
- Oferecer recursos suficientes e ambientes setorizados aos gatos da colônia:
  - Determinar a localização ideal e permitir o distanciamento das caixas sanitárias e dos potes de ração e água, a fim de minimizar disputas territoriais
  - Manter a caixa sanitária limpa e sem odores
  - Oferecer pelo menos uma caixa sanitária, um pote de comida e um de água a mais que o número total de gatos da colônia
  - Distribuir os recursos pelo ambiente de maneira setorizada
  - Colocar a caixa sanitária e os potes de água e de alimento em locais calmos, que não sejam de passagem.

É importante que as alterações sejam introduzidas lenta e progressivamente para que o paciente se adapte, sem que isso aumente ainda mais o estresse.

Os análogos sintéticos de feromônio facial felino (FFF) têm sido utilizados e recomendados como parte do manejo dos gatos com cistite idiopática, conjugados a alterações ambientais apropriadas e aumento da ingestão hídrica. Ainda que ele pareça estar relacionado à diminuição da gravidade das manifestações clínicas e redução das recidivas dos sintomas, um trabalho randomizado, duplo-cego, placebo-controlado[51] utilizando o FFF no manejo da CIF não mostrou diferenças estatísticas entre os grupos controle e dos gatos em que o FFF foi utilizado. Até o momento, não há dados estatísticos suficientes para embasar seu uso,[52] embora muitos especialistas o recomendem.

Alteração alimentar e aumento da ingestão hídrica

As mudanças dietéticas podem afetar a concentração, o volume, o conteúdo mineral e o pH urinário. Embora alterações no pH e na concentração de cálcio e magnésio na urina sempre tenham sido alvos de maior atenção no manejo das DTUIFs, não há comprovação científica de que os cristais de estruvita danifiquem o uroepitélio ou piorem a cistite preexistente. Sendo assim, acredita-se que o fator mais importante do manejo alimentar seja o aumento da ingestão hídrica, para que a urina formada seja mais diluída e, consequentemente, a concentração dos agentes nocivos na bexiga seja menor.

Deve-se, por isso, estimular a ingestão hídrica do gato. Isso pode ser feito por meio da maior disponibilidade de recipientes de água dispostos no ambiente, de superfície ampla e rasos; de água corrente, como fontes próprias para animais; ou até aumentando a concentração de sal na dieta. A própria ração úmida já contém concentração maior de água, sendo assim, constitui uma forma indireta – e bastante eficaz – de estimular a ingestão hídrica.

Ao se considerar a dieta do gato, três pontos devem ser ponderados:[18]

- Consistência (refere-se à concentração de água do alimento): um estudo demonstrou que gatos alimentados com a formulação úmida de uma ração apresentaram taxa de recidiva das manifestações clínicas de 11% em até 1 ano, ao passo que os alimentados com a formulação seca da mesma ração apresentaram 39% de recidiva durante o mesmo período[53]
- Constância (refere-se à manutenção da dieta do gato, sem variações frequentes do tipo de alimento oferecido): ainda que a ração úmida seja considerada melhor para o animal nessa situação, por aumentar a ingestão de líquidos, a mudança deve respeitar a escolha do próprio paciente. É importante que, durante o período de transição entre as dietas seca e úmida, ambas estejam disponíveis em potes separados, para que o gato se acostume à nova alimentação aos poucos e, gradativamente, prefira uma à outra
- Composição (refere-se ao conteúdo nutricional): alimentos que acidifiquem muito a urina podem levar à ativação de fibras nervosas sensoriais no uroepitélio.[18] Dietas comerciais formuladas com o intuito de diminuir a ansiedade (enriquecidas com alfacasozepina e triptofano), consideradas "antiestresse", e aquelas próprias para os distúrbios urinários já foram testadas em gatos com CIF. Entretanto, há necessidade de futuras investigações mais detalhadas sobre sua eficácia.[54,55]

O aumento da concentração do cloreto de sódio na alimentação deve ser considerado no caso de gatos com cistite idiopática se as manifestações clínicas continuarem após a redução do estresse e da mudança para dieta úmida com o objetivo de obter uma urina mais diluída. Acredita-se que, contanto que o gato tenha acesso ilimitado à água, ele é capaz de tolerar uma dieta com alto teor de sódio. O limite da concentração de sódio para um felino saudável é de 1,5% da matéria seca; todavia, não se conhece o limite seguro para pacientes com doença renal ou hipertensão arterial sistêmica, por isso deve-se evitar esse tipo de dieta para esses pacientes.[38] Embora até o presente momento não tenham sido identificados efeitos deletérios nos gatos alimentados com esse tipo de dieta, recomenda-se monitorar a função renal e a PAS em todos os animais tratados.

Terapia medicamentosa

A resposta aos medicamentos, à exceção dos analgésicos, tem sido cada vez mais questionada no tratamento da CIF. Deve-se considerar o uso para gatos cujas manifestações clínicas permanecem mesmo após o manejo ambiental, a redução do estresse, o aumento da ingestão hídrica e o manejo dietético adequado. O uso dos fármacos a longo prazo deve ser reservado aos animais com persistência dos sintomas ou recidivas frequentes.

Analgésicos e anti-inflamatórios

O uso de analgésicos é recomendado no manejo do desconforto e da dor em todos os gatos com CIF, principalmente durante os episódios de crise. Os fármacos que podem ser usados para o manejo da dor inicial incluem tramal (2 a 4 mg/kg, a cada 12 horas),[56] dipirona (25 mg/kg, a cada 24 horas, ou 12,5 mg/kg, a cada 12 horas) e butorfanol (0,2 a 0,4 mg/kg, por VO, a cada 8 horas, durante 3 a 4 dias), entre outros opioides. Na literatura estrangeira, a buprenorfina é uma das primeiras escolhas.

Os anti-inflamatórios não esteroidais (AINEs), em especial o meloxicam em dose baixa (0,025 mg/kg, VO, a cada 24 horas, por 3 a 7 dias), costumavam ser recomendados na terapia analgésica multimodal dos gatos com CIF, desde que adequadamente hidratados. Entretanto, estudos recentes mostraram resultados desanimadores em minimizar os sintomas ou recidivas de quadros obstrutivos. Além do mais, o risco de lesão renal aguda (IRA) em gatos desidratados e com baixa perfusão renal é um fator que deve ser levado em consideração na escolha dessa classe de medicamentos. Por fim, os AINEs não se mostraram eficazes em controlar a dor em pacientes humanos com cistite intersticial, diante disso, não têm sido mais recomendados nas diretrizes de tratamento dessa síndrome em seres humanos.[57-59]

O uso da prednisolona em gatos com cistite idiopática se mostrou ineficaz em controlar os sintomas.[60] Até o presente momento, não há evidências de que os corticoides proporcionem qualquer efeito benéfico para pacientes com CIF.

Psicoativos

Os antidepressivos tricíclicos, como a amitriptilina, podem ser usados em casos graves e refratários de CIF, em que o manejo ambiental e o aumento da ingestão hídrica não tenham sido suficientes para melhorar os sintomas da doença. Em curto prazo, porém, não apresentam efeitos benéficos.[61,62] Alguns autores consideram seu uso como uma alternativa à eutanásia em casos graves.[63] Isso se deve às suas propriedades anticolinérgicas (em razão da inibição da recaptação de serotonina), anti-inflamatórias (por conta da estabilização de mastócitos), analgésicas (por meio da diminuição da transmissão nervosa pelas fibras C sensoriais), anti-alfa-adrenérgicas e antidepressivas.

O intervalo da dose de amitriptilina varia de 2,5 a 10 mg/gato, VO, a cada 24 horas, mas, em geral, inicia-se o tratamento na menor dose e aumenta-se gradualmente até que se observe melhora das manifestações clínicas. A clomipramina, também um antidepressivo tricíclico, pode ser usada na dose de 0,25 a 0,5 mg/kg, VO, a cada 24 horas. Ambas as medicações podem levar algumas semanas até que um efeito benéfico seja notado. Contudo, caso não seja evidenciada melhora do quadro clínico ou o tratamento não esteja sendo tolerado pelo gato ou pelo tutor, a medicação deve ser gradualmente diminuída ao longo de 1 a 2 semanas.

Em virtude da potencial hepatotoxicidade da amitriptilina, o perfil bioquímico hepático deve ser realizado antes e 1, 2 e 6 meses após o início do tratamento com esse fármaco. Os efeitos colaterais incluem sonolência, retenção urinária decorrente de propriedades anticolinérgicas e aumento da atividade das enzimas hepáticas.[18]

A fluoxetina (0,5 a 1 mg/kg, VO, a cada 24 horas), um inibidor da recaptação de serotonina, mostrou-se eficaz em diminuir a marcação urinária em gatos quando usada a longo prazo. Dessa maneira, pode ser ser considerada para administração em gatos que apresentem esse sintoma em que não haja resposta adequada apenas com o manejo ambiental.[64]

Suplementação com glicosaminoglicanas

Em teoria, as GAGs administradas por via oral são excretadas na urina e atingem assim o uroepitélio; poderiam, portanto, repor a camada comprometida de GAGs que compõem a mucosa vesical.[2,18] Consequentemente, haveria diminuição da permeabilidade vesical e da inflamação neurogênica.

Entretanto, o polissulfato de pentosana – um polímero semissintético similar em função e estrutura às GAGs – já foi testado por via oral, parenteral e intravesical em gatos com CIF, mas por nenhuma das vias se mostrou eficaz estatisticamente em diminuir a gravidade ou a taxa de recidiva dos sintomas.[65-68]

Paciente com obstrução uretral

A obstrução uretral é uma emergência médica. Se não for tratada rapidamente, pode causar alterações hidreletrolíticas e acidobásicas graves, que podem culminar na morte do animal. Se persistir por 24 horas ou mais, resulta em uremia pós-renal, com consequente aumento da retropressão renal, prejuízo da filtração glomerular, do fluxo sanguíneo renal e da função tubular.[69]

A terapia baseia-se na correção das alterações hidreletrolíticas, acidobásicas e da azotemia e no restabelecimento do fluxo urinário. Se adequadamente implementada, a taxa de sucesso é relatada em 91 a 94%.[11,28,43]

Fluidoterapia

Gatos com obstrução uretral frequentemente apresentam-se desidratados, azotêmicos e acidóticos. A fluidoterapia intravenosa (IV) é indicada especialmente para pacientes com azotemia e hiperpotassemia; portanto, é importante a mensuração sérica de ureia, creatinina e potássio, sempre que possível. A administração subcutânea de solução eletrolítica balanceada pode ser realizada nos felinos com obstrução recente que estejam clinicamente bem e com uremia discreta ou ausente.[13]

A solução salina (NaCl a 0,9%) costumava ser preconizada nos pacientes obstruídos em virtude da ausência de potássio; no entanto, é um fluido acidificante e pode contribuir para a acidose metabólica (acidose hiperclorêmica). Os trabalhos mais recentes demonstram que uma solução eletrolítica balanceada, como o Ringer com lactato, ainda que contenha potássio (4 a 5 mEq/ℓ), não é suficiente para piorar a hiperpotassemia e a correção da acidose é mais rápida.[70]

Pacientes com colapso cardiovascular devem receber doses de choque (40 a 60 mℓ/kg) em frações de *bolus* ($^1/_4$-$^1/_3$ da dose de choque em 15 a 20 minutos a ser repetida conforme necessidade) para restabelecer o volume vascular.[26] As terapias de manutenção (aproximadamente 40 a 50 mℓ/kg/dia) e de reposição (volume em ℓ a ser administrado = porcentagem de desidratação × peso corporal [em kg]) devem ser administradas por via intravenosa ao longo de 24 horas, para evitar sobrecarga volumétrica cardíaca. A mensuração do débito urinário a cada 4 a 6 horas é indicada, pois ajuda a direcionar a taxa de fluidoterapia.[13]

Atenção especial deve ser dada aos gatos cardiopatas, em que o volume infundido deverá ser menor e o fluido de escolha deverá conter baixas concentrações de sódio. Cardiopatia preexistente, desenvolvimento de sopro ou ritmo de galope e administração de *bolus* com altas taxas de fluido constituem fatores de risco para a sobrecarga volumétrica, o que consequentemente aumenta o tempo e o custo de internação.[71,72]

A diurese pós-obstrutiva (débito urinário > 2 mℓ/kg/h) é frequente nos animais com obstrução uretral, principalmente aqueles em acidemia (pH < 7,35).[73] Ainda que não haja consensos a respeito da taxa de fluidoterapia a ser administrada nesses pacientes, isso deve ser levado em consideração na determinação do volume de fluido a ser infundido, o qual deve ser superior ao requerido para um animal sem tais alterações.[32]

Os níveis séricos de ureia, creatinina e potássio devem ser monitorados para avaliação da resposta ao tratamento e da necessidade de terapias adicionais. Se a diurese pós-obstrutiva for intensa, poderá ocorrer hipopotassemia e isso deverá ser corrigido. Se o paciente persistir com hematúria, o hematócrito também deverá ser monitorado.

Correção da hipocalcemia

A administração por via intravenosa de 5 a 15 mg/kg de gliconato de cálcio a 10%, em 5 a 15 minutos (0,5 a 1 mg/kg),[74] corrige a deficiência de cálcio iônico. Não obstante, na maior parte dos casos, não há necessidade de suplementação, pois, com o restabelecimento da função renal, ocorre normalização espontânea dos níveis séricos de cálcio. Durante a administração, o monitoramento cardíaca é indicada para acompanhamento de possíveis arritmias. Se ocorrer bradicardia ou diminuição do intervalo QT, deve-se descontinuar temporariamente a infusão.

Correção da hiperpotassemia

Deve ser corrigida quando for ameaçadora à vida, pois os níveis séricos de potássio naturalmente decaem após o restabelecimento do fluxo urinário e há uma tendência à hipopotassemia.

Existem diferentes formas de manejar esse distúrbio eletrolítico. Recomenda-se inicialmente a fluidoterapia IV de reposição; caso não ocorra o efeito desejado, e a concentração sérica de potássio permaneça muito alta (> 8 mEq/g), deve-se intervir de maneira mais agressiva.

A administração por via intravenosa de insulina regular promove a translocação da glicose do espaço extra para o intracelular, transportando o potássio concomitantemente. Sendo assim, é importante administrar glicose 50% logo após a insulina, para que não ocorra hipoglicemia, já que a ação da insulina IV pode perdurar por 2 a 4 horas. A glicose pode ser fornecida em *bolus* (2 a 4 mg/U de insulina diluída 1:1 em solução de NaCl a 0,9%), imediatamente após a administração de insulina (0,1 a 0,5 U/kg, IV), e/ou ser suplementada como glicose a 2,5% no fluido (50 mℓ de glicose a 50%/ℓ de fluido).[75]

A administração de bicarbonato de sódio diminui a hiperpotassemia por trocar o potássio extracelular por íons de hidrogênio intracelular, conforme consta a seguir:

Total de bicarbonato de sódio [mEq] necessário para corrigir o pH para 7,4 = 0,3 × déficit de base × peso corporal [kg])

A terapia com bicarbonato de sódio auxilia também no tratamento da acidose metabólica, mas é contraindicada em pacientes com pH ≥ H6,9, pois leva à diminuição da metabolização do lactato e pode resultar em alcalose iatrogênica. Os efeitos dessa terapia são observados em 30 a 60 minutos e persistem por horas.

Por fim, a administração por via intravenosa de gliconato de cálcio a 10%[74] trata os efeitos cardiovasculares da hiperpotassemia, trazendo benefícios imediatos,[75] mas não diminui os níveis séricos de potássio. Essa opção de tratamento deve ser feita se houver arritmia ameaçadora à vida.[76].

Restabelecimento do fluxo urinário

Uma vez que o paciente esteja hemodinamicamente estável, deve-se instituir a terapia específica para alívio da obstrução uretral. Em ordem de prioridade, os procedimentos recomendados para o restabelecimento da patência uretral em um macho obstruído são:

- Massagem da uretra distal
- Suave compressão vesical com o objetivo de esvaziar a bexiga
- Colocação de um cateter urinário e retrolavagem uretral
- Combinações dos três primeiros procedimentos
- Exames de imagem para determinar se a obstrução é intramural, mural ou extramural
- Intervenção cirúrgica se for absolutamente necessária.

Em alguns felinos, a obstrução uretral pode ser corrigida por meio da simples massagem peniana, com o objetivo de eliminar *plugs* ou pequenos cálculos. Caso isso não seja suficiente, pode-se, suavemente, comprimir a bexiga urinária na tentativa de atingir o mesmo objetivo. Se o fluxo urinário não for restabelecido, o próximo passo será a hidropropulsão vesical, com a injeção de solução salina estéril a 0,9% por meio de um cateter uretral. O intuito é dissolver ou fragmentar o material que esteja ocluindo a uretra (coágulo, *plug*, urólito etc.) ou, ainda, deslocá-lo para o interior da bexiga.

A colocação dessa sonda é desconfortável e dolorida para o animal. Sendo assim, é fundamental que o paciente seja sedado. A escolha dos agentes anestésicos/sedativos dependerá do estado clínico e dos exames laboratoriais do gato. A cateterização uretral somente poderá ser realizada quando o quadro clínico permitir a sedação.

A anestesia epidural constitui uma boa escolha, já que proporciona adequada anestesia local com mínimos efeitos sistêmicos. A lidocaína (5 mg/kg), associada ou não à morfina (0,1 mg/kg), diluída até o volume de 0,26 mℓ/kg, pode ser utilizada para essa técnica. Se o paciente estiver agitado, pode-se realizar, antes da anestesia epidural, sedação com acepromazina (0,05 mg/kg) associada a diazepam (0,5 mg/kg) ou butorfanol (0,4 mg/kg). Caso o clínico opte pelo butorfanol, a anestesia epidural deverá ser realizada sem morfina. A utilização de propofol (5 mg/kg, IV) e agentes inalatórios, em vez da anestesia epidural, também pode ser eficaz.

A assepsia é fundamental para a sondagem uretral e a hidropropulsão vesical, a fim de prevenir infecções iatrogênicas do trato urinário. As sondas mais comumente usadas são as de polipropileno (Tom-cat®, Kendall Co., Mansfield, MA), polivinil atóxica (PVC), politetrafluoretileno (PTFE) e poliuretano (PU). As de polipropileno são as mais rígidas e, por mais que possam facilitar a sondagem, apresentam um grande risco de trauma uretral, especialmente se não usadas com cautela. As de PVC são mais flexíveis, mas têm a extremidade fechada e orifícios laterais, o que dificulta a sondagem. As de PTFE e PU são mais firmes à temperatura ambiente e flexíveis na temperatura corporal, sendo as mais indicadas, pois podem ser utilizadas tanto para a desobstrução quanto para fixação. Elas têm um orifício na extremidade que facilita a hidropropulsão e são menos irritantes, porém ainda são pouco disponíveis no Brasil. A utilização de lubrificantes auxilia a progressão da sonda. Sob circunstância alguma o cateter deve ser forçado através da uretra, pois isso pode causar ruptura iatrogênica ou até inflamação e consequente estenose do lúmen uretral. A sonda escolhida deve ser do menor diâmetro possível (3,5 a 5 Fr), pois cateteres maiores são mais irritadiços à uretra. Além disso, o uso de cateteres menores foi associado a menor taxa de reobstrução.[76]

Se a hidropropulsão não for possível, pode-se realizar a cistocentese. Ainda que esse procedimento seja criticado por alguns profissionais pelo risco de ruptura da bexiga ou vazamento de urina em uma bexiga muito distendida e inflamada, ele tem se mostrado seguro nessas condições e benéfico em diminuir a pressão intravesical e permitir a retroexpulsão do tampão para a bexiga.[77,78] Além disso, a cistocentese permite coleta de uma amostra estéril de urina para análise.

Concomitantemente à hidropropulsão, o pênis deve ser retraído caudalmente a fim de tornar linear a flexura normal presente na uretra felina. Ao sondar uma fêmea, é importante saber que a uretra se localiza no assoalho do vestíbulo vaginal e ali se encontram dois pequenos recessos de fundo cego.[79]

Algumas vezes, é necessária a colocação de sondas de espera em felinos que sofreram obstrução. Nesses casos, as sondas de politetrafluoretileno e poliuretano ou, como segunda opção, de PVC, são escolhidas. Esse procedimento deve ser evitado sempre que possível, pois a própria presença da sonda pode levar a desconforto, inflamação do trato urinário inferior e risco de infecção. A manutenção da sonda deve ser levada em consideração nos seguintes casos:

- Fluxo urinário insatisfatório após a desobstrução uretral
- Presença de hematúria ou cristalúria intensas, com risco de reobstrução
- Suspeita de ruptura de uretra, com risco de extravasamento de urina para a cavidade abdominal e consequentemente inflamação, infecção e/ou necrose dos tecidos
- Quantidade excessiva de debris que não possam ser removidos por meio de lavagens vesicais.

Atonia do detrusor é comum em felinos obstruídos por mais de 24 horas e está associada à distensão excessiva da bexiga urinária. Nesses casos, a bexiga deve ser comprimida manualmente 4 a 6 vezes/dia para a eliminação de urina. Caso a compressão não possa ser realizada pelo menos 4 vezes/dia, também há a necessidade da colocação de uma sonda de espera.[13]

Essa sonda não deve ser muito longa, devendo atingir apenas o colo vesical, tanto para evitar o risco de que ela forme um nó dentro da bexiga, obrigando à intervenção cirúrgica para removê-la, quanto para evitar a lesão da mucosa do trato urinário pela sua presença. A capacidade de aspirar urina indica a colocação apropriada do cateter.

A sonda deve permanecer fixada pelo menor tempo possível, em média de 24 a 48 horas (máximo de 72 horas), até que a inflamação e o aspecto da urina melhorem, ou, em casos de ruptura uretral, de 7 a 10 dias, mas cada caso deve ser avaliado individualmente. Um sistema de coleta de urina fechado deve ser acoplado à sonda, possibilitando a análise diária do sedimento urinário e pesquisa de bactérias e leucócitos. É importante que o gato permaneça com colar elizabetano durante todo o tempo de permanência da sonda.

A antibioticoterapia durante a permanência do cateter de espera no animal não é recomendada, devendo ser instituída somente após a retirada da sonda, para que não haja seleção de microrganismos resistentes. O exame de cultura e antibiograma da urina deve ser realizado no momento da retirada da sonda de espera, coletado pela própria sonda ou por cistocentese.

Insucesso da sondagem uretral

Nos gatos em que a sondagem não foi possível, o manejo terapêutico deve visar à estabilização do quadro clínico do animal, de modo a permitir a cateterização futura. Cooper *et al.* propuseram um protocolo no intuito de reduzir os custos inerentes à cirurgia e evitar a eutanásia em pacientes obstruídos.[77] De acordo com o estudo realizado por eles, o paciente deve ser hospitalizado para a realização de cistocentese terapêutica 2 vezes/dia, por no máximo 3 dias, além de monitoramento dos níveis eletrolíticos (com intervalo variando de a cada 4 horas a 1 vez/dia, dependendo do estado geral do paciente), eletrocardiograma (ECG) contínuo e mensuração de PAS.[32] Deve-se ainda associar ao protocolo o uso de analgésicos, como o butorfanol (0,2 a 0,4 mg/kg), tramal (2 a 4 mg/kg, a cada 12 horas),[56] metadona (0,1 a 0,2 mg/kg, a cada 4 a 6 horas) e a dipirona (25 mg/kg, a cada 24 horas, ou 12,5 mg/kg, a cada 12 horas).

No tônus uretral, há o envolvimento tanto de fibras musculares lisas quanto esqueléticas. Portanto, alguns autores relatam o uso de antiespasmódicos de musculatura lisa, como acepromazina (0,1 mg/kg por via intramuscular [IM], a cada 24 horas), prazosina (0,5 mg/gato, VO, a cada 8 a 24 horas) ou fenoxibenzamina (0,5 a 1 mg/kg, VO, a cada 12 horas), e/ou de musculatura esquelética, como dantrolene (0,5 a 2 mg/kg, VO, a cada 12 horas, ou 0,5 a 1 mg/kg, IV), que pode ser considerado nos casos de espasmo uretral. É importante destacar, porém, que todos os relaxantes musculares podem causar hipotensão.

Após 3 dias de manejo intensivo, tenta-se uma nova sondagem. Nessa ocasião, espera-se que o quadro clínico do animal esteja melhor. Caso a sondagem não seja possível novamente, o animal deve ser encaminhado para a penectomia e uretrostomia perineal (Figura 174.5). A uretrotomia não é um procedimento cirúrgico indicado no gato.

A uretrostomia perineal, embora não seja necessária com frequência, é indicada especialmente em gatos machos com obstruções recidivantes, para diminuir a chance de morte por uremia pós-renal. No entanto, a realização dessa técnica cirúrgica proporciona a solução de apenas um dos sintomas da DTUIF, que é a obstrução uretral, e não reduz a recidiva dos sintomas. As complicações pós-operatórias são comuns e incluem estenose cicatricial, dermatite periuretral, fístulas retouretrais, hérnia perineal, incontinência urinária e, mais comumente, infecções urinárias crônicas ou recorrentes. Sendo assim, o procedimento cirúrgico deve ser evitado a todo custo, sendo realizado como última opção para o tratamento do quadro obstrutivo apenas quando as medidas conservadoras falharam em reverter o quadro ou prevenir reobstruções.

RECIDIVAS

As taxas de recidiva em machos com uropatia obstrutiva foram relatadas em 22 a 45% dentro de 6 meses[43,80,81] e 39 a 65% dentro de 1 a 2 anos nos gatos com uropatias não obstrutivas.[9,17] A implementação de medidas preventivas (manejo ambiental e/ou aumento da ingestão hídrica e/ou modificação da dieta) se mostrou eficaz em reduzir significativamente a taxa de recidiva em um estudo, independentemente da causa da DTUIF.[82]

Diversos protocolos já foram testados para a prevenção de novos episódios obstrutivos, porém sem resultados animadores. O meloxicam, que já foi bastante recomendado no passado, mostrou-se ineficaz em diferentes trabalhos em minimizar os sintomas ou o risco de reobstruções.[57-59] Além disso, o risco de dano renal pelo uso de AINEs em pacientes desidratados ou hipovolêmicos deve, por si só, contraindicar a sua administração nesses pacientes. O uso intravesical de lidocaína em pacientes com CIF obstrutiva também foi testado, mas não mostrou efeitos benéficos em reduzir a gravidade dos sintomas ou a taxa de recidiva nesses pacientes.[83]

Os antiespasmódicos alfa-1 antagonistas, como fenoxibenzamina, acepromazina e prazosina, promovem o relaxamento da musculatura lisa uretral e em teoria poderiam ser úteis em prevenir novos episódios de obstrução. Como a fenoxibenzamina leva mais tempo para fazer efeito e a acepromazina causa sedação, a prazosina acaba sendo preferida. Entretanto, os alfa-1 antagonistas promovem relaxamento da musculatura lisa, que

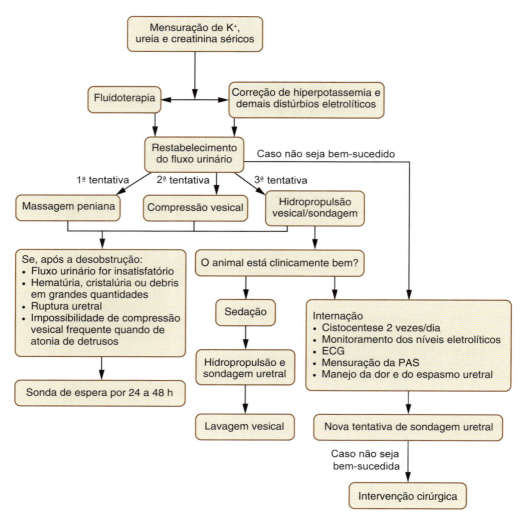

Figura 174.5 Fluxograma de tratamento do paciente felino com obstrução uretral. ECG: eletrocardiograma; PAS: pressão arterial sistêmica.

corresponde apenas ao $1/4$ a $1/3$ proximal da uretra, sendo o restante composto por musculatura estriada. Sendo assim, essa classe de medicação apresenta mínimo efeito na uretra distal (peniana), que é onde ocorre a maior parte das obstruções.

Há autores[2,32] que recomendam a utilização de antiespasmódicos como dantrolene (relaxante da musculatura estriada) associado à prazosina, por 7 a 14 dias após a desobstrução ou por períodos mais longos ou intermitentes. No entanto, o uso dessas medicações tem sido questionado em relação à eficácia em prevenir novos episódios obstrutivos.[84] São efeitos colaterais do uso da prazosina: letargia, ptialismo, diarreia e anorexia.[84]

PROGNÓSTICO

Para os gatos com CIF não obstrutiva, o prognóstico é bom, uma vez que os sintomas tendem a se resolver espontaneamente em 2 a 7 dias, e a doença raramente traz riscos para a vida do animal. Já no caso da uropatia obstrutiva, o prognóstico varia de reservado a mau, pois as consequências da uremia e hiperpotassemia persistentes podem ter efeitos deletérios sobre o animal, consistindo nas principais causas de morte. Além disso, repetidas cateterizações podem levar a ITUs inferior e pielonefrite ascendente. A doença renal crônica também constitui uma importante complicação da doença.

Com base em um estudo retrospectivo recente,[85] o prognóstico, a longo prazo, para gatos com CIF é considerado bom, visto que aproximadamente 70% dos pacientes se recupera completamente sem demais sintomas de DTUIF ou apresenta poucos episódios de recidiva.

As taxas de mortalidade variam de 5 a 36% nos animais com DTUIF, sendo pior nos gatos com uropatia obstrutiva.[11,12,43,82]

REFERÊNCIAS BIBLIOGRÁFICAS

1. Krueger JM, Osborne CA, Goyal SM, Wickstrom SL, Johnston GR, Fletcher TF et al. Clinical evaluation of cats with lower urinary tract disease. J Am Vet Med Assoc. 1991;199(2):211-16.
2. Gunn-Moore DA. Feline lower urinary tract disease. J Feline Med Surg. 2003;5(2): 133-38.
3. Buffington CA, Chew DJ, Kendall MS, Scrivani PV, Thompson SB, Blaisdell JL et al. Clinical evaluation of cats with nonobstructive urinary tract diseases. J Am Vet Med Assoc. 1997;210(1):46-50.
4. Gerber B, Boretti FS, Kley S, Laluha P, Müller C, Sieber N et al. Evaluation of clinical signs and causes of lower urinary tract disease in European cats. J Small Anim Pract. 2005;46(12):571-77.
5. Saevik BK, Trangerud C, Ottesen N, Sørum H, Eggertsdóttir AV. Causes of lower urinary tract disease in Norwegian cats. J Feline Med Surg. 2011;13(6):410-17.
6. Sparkes A. Understanding feline idiopathic cystitis. Vet Rec. 2018;182(17):486.
7. Reche Jr A, Hagiwara MK. Semelhanças entre a doença idiopática do trato urinário inferior dos felinos e a cistite intersticial humana. Ciênc Rural. 2004;34(1):315-21.
8. Osborne CA, Kruger JM, Lulich JP, Polzin DJ. Feline urologic syndrome, feline lower urinary tract disease, feline interstitial cystitis: What's in a name? J Am Vet Med Assoc. 1999;214(10):1470-80.
9. Buffington CA. Idiopathic cystitis in domestic cats-beyond the lower urinary tract. J Vet Intern Med. 2011;25(4):784-96.

10. Buffington CAT. Pandora syndrome in cats: diagnosis and treatment. Today's Vet Pract. 2018;8:31-41.
11. Gerber B, Eichenberger S, Reusch CE. Guarded long-term prognosis in male cats with urethral obstruction. J Feline Med Surg. 2008;10(1):16-23.
12. Defauw PA, Van de Maele I, Duchateau L, Polis IE, Saunders JM, Daminet S. Risk factors and clinical presentation of cats with feline idiopathic cystitis. J Feline Med Surg. 2011;13(12):967-75.
13. Ware WA. Feline lower urinary tract inflammation. In: Nelson RW, Couto CG (editors). Small animal internal medicine. 3. ed. Missouri: Mosby; 2003.
14. Groat WC, Yoshimura N. Pharmacology of the lower urinary tract. Annu Rev Pharmacol Toxicol. 2001;41:691-721.
15. Chew DJ et al. Management of nonobstructive lower urinary tract disease in cats. A supplement to compendium on continuing education for the practicing veterinarian. Comp Cont Educ Pract Vet. 1997;19(3):53-61.
16. Osborne CA, Kruger JM, Lulich JP. Feline lower urinary tract disorders: definition of terms and concepts. Vet Clin North Am Small Anim Pract. 1996; 26(2):169-79.
17. Krueger JM, Osborne CA, Lulich JP. Changing paradigms of feline idiopathic cystitis. Vet Clin North Am Small Anim Pract. 2009;39(1):15-40.
18. Hostutler RA, Chew DJ, DiBartola SP. Recent concepts in feline lower urinary tract disease. Vet Clin North Am Small Anim Pract. 2005;35(1):147-70.
19. Buffington CA, Blaisdell JL, Binns Jr SP, Woodworth BE. Decreased urine glycosaminoglycan excretion in cats with interstitial cystitis. J Urol. 1996;155(5):1801-4.
20. Buffington CAT, Westropp JL, Chew DJ, Bolus RR. Clinical evaluation of multimodal modification (MEMO) in the management of cats with idiopathic cystitis. J Feline Med Surg. 2006;8(4):261-68.
21. Reche Jr A, Buffington CA. Increased tyrosine hydroxylase immunoreactivity in the locus coeruleus of cats with interstitial cystitis. J Urol. 1998;159(3):1045-48.
22. Reche Jr A, Hagiwara MK. Histopatologia e morfometria da bexiga de gatos com doença idiopática do trato urinário inferior (DITUI). Ciênc Rural. 2001;31(6):1045-49.
23. Westropp JL, Tony Buffington CA. Feline idiopathic cystitis: current understanding of pathophysiology and management. Vet Clin North Am Small Anim Pract. 2004;34(4):1043-55.
24. Rich LJ, Fabricant CG, Gillespie JH. Virus induced urolithiasis in male cats. Cornell Vet. 1971; 61: 542-53. Retratação em: Krueger JM, Osborne CA, Lulich JP. Changing paradigms of feline idiopathic cystitis. Vet Clin North Am Small Anim. 2009;39(1):15-40.
25. Kruger JM, Osborne CA, Goyal et al. Herpesvirus induced urinary tract infection in SPF cats given methylprednisolone. Am J Vet Res. 1990;51:878-85.
26. Cooper ES. Controversies in the management of feline urethral obstruction. J Vet Emerg Crit Care. 2015;25(1):130-37.
27. Osborne CA, Lulich JP, Kruger JM, Ulrich LK, Bird KA, Koehler. Feline urethral plugs. Etiology and pathophysiology. Vet Clin North Am Small Anim Pract. 1996;26(2):233-53.
28. Lee JL, Drobatz KJ. Characterization of the clinical characteristics, electrolytes, acid-base, and renal parameters in male cats with urethral obstruction. J Vet Emerg Crit Care. 2003;134(4):227-33.
29. Rose BD, Post TW. Introduction to disorders of potassium balance. In: Rose BD, Post TW. Clinical physiology of acid-base and electrolyte disorders. 5. ed. New York: McGraw-Hill; 2001. p. 718-25. Retratação em: Rieser MT. Urinary tract emergencies. Vet Clin North Am Small Anim Pract. 2005;35(2):359-73.
30. Rose BD, Post TW. Hyperkalemia. Retratação em: Rose BD, Post TW (editors). Clinical physiology of acid-base and electrolyte disorders. 5. ed. New York: McGraw-Hill; 2001. Retratação em: Rieser MT. Urinary tract emergencies. Vet Clin North Am Small Anim Pract. 2005;35(2):359-73.
31. Zaloga GP, Robert PR. Calcium, magnesium, and phosphorus disorders. Retratação em: Shoemaker WC, Ayres SM, Grenvik A, Holbrook PR (editors). Textbook of critical care. Philadelphia: WB Saunders; 2000.
32. Rieser MT. Urinary tract emergencies. Vet Clin North Am Small Anim Pract. 2005;35(2):359-73.
33. Scrivani PV, Chew DJ, Buffington CA et al. Results of double-contrast cystography in cats with idiopathic cystitis, nonobstructive lower urinary tract disease and their association with pathogenesis. J Am Vet Med Assoc. 1997;211:741-48.
34. Reche Jr A, Hagiwara MK, Mamizuka E. Estudo clínico da doença do trato urinário inferior em gatos domésticos de São Paulo. Braz J Vet Res Anim Sci. 1998;35(2):69-74.
35. Thumchai R, Lulich JP, Osborne CA, King VL, Lund EM, Marsh WE et al. Epizootiologic evaluation of urolithiasis in cats: 3498 cases (1982-1992). J Am Vet Med Assoc. 1996;208(4):547-51.
36. Ross LA. Feline urologic syndrome: understanding and diagnosing this enigmatic disease. Vet Med Int. 1990;85(11):1194-1203.
37. Lekcharoensuk C, Osborne CA, Lulich JP. Epidemiologic study of risk factors for lower urinary tract diseases in cats. J Am Vet Med Assoc. 2001;218(9):1429-35.

38. Forrester SD, Roudebush P. Evidence-based management of feline lower urinary tract disease. Vet Clin North Am Small Anim Pract. 2007;37(3):533-58.
39. Lund HS, Saevik BK, Finstad OW, Grøntvedt ET, Vatne T, Eggertsdóttir AV. Risk factors for idiopathic cystitis in Norwegian cats: a matched case-control study. J Feline Med Surg. 2016;18(6):483-91.
40. Jones B, Sanson RL, Morris RS. Elucidating the risk factors of feline urologic syndrome. NZ Vet J. 1997;45(3):100-8.
41. Cameron ME, Casey RA, Bradshaw JW, Waran NK, Gunn-Moore DA. A study of environmental and behavioural factors that may be associated with feline idiopathic cystitis. J Small Anim Pract. 2004;45(3):144-47.
42. Buffington CAT, Westropp JL, Chew DJ, Bolus RR. Risk factors associated with clinical signs of lower urinary tract disease in indoor-housed cats. J Am Vet Med Assoc. 2006;228(5):722-25.
43. Segev G, Livne H, Ranen E, Lavy E. Urethral obstruction in cats: predisposing factors, clinical, clinicopathological characteristics and prognosis. J Feline Med Surg. 2011;13(2):101-8.
44. Kim Y, Kim H, Pfeiffer D, Brodbelt D. Epidemiological study of feline idiopathic cystitis in Seoul, South Korea. J Feline Med Surg. 2018;20(10):913-21
45. Piyarungsri K, Tangtrongsup S, Thitaram N, Lekklar P, Kittinuntasilp A. Prevalence and risk factors of feline lower urinary tract disease in Chiang Mai, Thailand. Sci Rep. 2020;10(1):196.
46. Buffington CAT, Chew DJ. Presence of mast cells in submucosa and detrusor of cats with idiopathic lower urinary tract disease. J Vet Intern Med. 1993;7(2):126.
47. Chew DJ, Buffington CA, Kendall MS, DiBartola SP, Woodworth BE. Amitriptyline treatment for severe recurrent idiopathic cystitis in cats. J Am Vet Med Assoc. 1998; 213(9):1282-86.
48. Messing EM, Stamey TA. Interstitial cystitis: early diagnosis, pathology and treatment. Urology. 1978;12(4):381-92. Retratação em: Reche Jr A, Hagiwara MK. Semelhanças entre a doença idiopática do trato urinário inferior dos felinos e a cistite interstcial humana. Ciênc Rural. 2004;34(1):315-21.
49. Johansson SL, Fall M. Clinical features and spectrum of light microscopic changes in interstitial cystitis. J Urol. 1990;143(6):1118-24. Retratação em: Reche Jr A, Hagiwara MK. Semelhanças entre a doença idiopática do trato urinário inferior dos felinos e a cistite interstcial humana. Ciênc Rural. 2004;34(1):315-21.
50. Caston HT. Stress and the feline urological syndrome. Feline Pract. 1973;4:14-22.
51. Gunn-Moore DA, Cameron ME. A pilot study using feline facial pheromone for the management of feline idiopathic cystitis. J Feline Med Surg. 2004;6(3):133-38.
52. Griffith CA, Steigerwald ES, Buffington CA. Effects of a synthetic facial pheromone on behavior of cats. J Am Vet Med Assoc. 2000;217(8):1154-56.
53. Markwell PJ, Buffington CA, Chew DL, Kendall MS, Harte JG, DiBartola SP. Clinical evaluation of commercially available urinary acidification diets in the management of idiopathic cystitis in cats. J Am Vet Med Assoc. 1999;214(3):361-65.
54. Kruger JM, Lulich JP, MacLeay J, Merrills J, Paetau-Robinson I, Brejda J et al. Comparison of foods with differing nutritional profiles for long-term management of acute nonobstructive idiopathic cystitis in cats. J Am Vet Med Assoc. 2015;247(5):508-17.
55. Naarden B, Cobre RJ. The effect of a therapeutic urinary stress diet on the short-term recurrence of feline idiopathic cystitis. Vet Med Sci. 2020;6(1):32-8.
56. Plumb DC. Plumb's Veterinary Drug Handbook. 6. ed. Iowa: Blackwell Publishing; 2008.
57. Hanno PM, Erickson D, Moldwin R, Faraday MM. Diagnosis and treatment of interstitial cystitis/bladder pain syndrome: AUA guideline amendment. J Urol. 2015;193(5):1545-53.
58. Tirlapur SA, Birch JV, Carberry CL, Kan Ks, Latthe PM, Jha S et al. Management of bladder pain syndrome. BJOG. 2016;124(2):e46-72.
59. Nivy R, Segev G, Rimer D, Bruchim Y, Aroch I, Mazaki-Tovi M. A prospective randomized study of efficacy of 2 treatment protocols in preventing recurrence of clinical signs in 51 male cats with obstructive idiopathic cystitis. J Vet Intern Med. 2019;33(5):2117-23.
60. Osborne CA, Kruger JM, Lulich JP, Johnston GR, Polzin DJ, Ulrich LK et al. Prednisolone therapy of idiopathic feline lower urinary tract disease: a double-blind clinical study. Vet Clin North Am Small Anim Pract. 1996;26(3):563-69.
61. Kraijer M, Fink-Gremmels J, Nickel RF. The short-term clinical efficacy of amitriptyline in the management of idiopathic feline lower urinary tract disease: a controlled clinical study. J Feline Med Surg. 2003;5(3):191-96.
62. Kruger JM, Conway TS, Kaneene JB, Perry RL, Hagenlocker E, Golombek A et al. Randomized controlled trial of the efficacy of short-term amitriptyline administration for treatment of acute, nonobstructive, idiopathic lower urinary tract disease in cats. J Am Vet Med Assoc. 2003;222(6):749-58.
63. Westropp JL, Delgado M, Buffington CAT. Chronic lower urinary tract signs in cats: current understanding of pathophysiology and management. Vet Clin Small Anim. 2019;49(2):187-209.

64. Hart BL, Cliff KD, Tynes VV, Bergman L. Control of urine marking by use of long-term treatment with fluoxetine or clomipramine in cats. J Am Vet Med Assoc. 2005;226(3):378-82.

65. Gunn-Moore DA, Shemov CM. Oral glucosamine and the management of feline idiopathic cystitis. J Feline Med Surg. 2004;6(4):219-25.

66. Wallius BM, Tidholm AE. Use of pentosan polysulphate in cats with idiopathic, non-obstructive lower urinary tract disease: a double-blind, randomised, placebo-controlled trial. J Feline Med Surg. 2009;11(6):409-12.

67. Bradley AM, Lappin MR. Intravesical glycosaminoglycans for obstructive feline idiopathic cystitis: a pilot study. J Feline Med Surg. 2014;16(6):504-6.

68. Delille M, Fröhlic L, Müller RS, Hartmann K, Dorsch R. Efficacy of intravesical pentosan polysulfate sodium in cats with obstructive feline idiopathic cystitis. J Feline Med Surg. 2016;18(6):492-500.

69. Osborne CA et al. Afecções do trato urinário inferior dos felinos. In: Ettinger SJ, Feldman EC (editors). Tratado de medicina interna veterinária: doenças do cão e do gato. 5. ed. Rio de Janeiro: Guanabara Koogan; 2004.

70. Drobatz KJ, Cole SG. The influence of crystalloid type on acid-base and electrolyte *status* of cats with urethral obstruction. J Vet Emerg Crit Care. 2008;18(4):355-61.

71. Cunha MGC, Freitas GC, Carregaro AB, Gomes K, Cunha JPM, Beckmann DV et al. Renal and cardiores piratory effects of treatment with lactated Ringer's solution or physiologic saline (0.9% NaCl) solution in cats with experimentally induced urethral obstruction. Am J Vet Res. 2010;71(7):840-46.

72. Ostroski CJ, Drobatz KJ, Reineke EL. Retrospective evaluation of and risk factor analysis for presumed fluid overload in cats with urethral obstruction: 11 cases (2002-2012). J Vet Emerg Crit Care. 2017;27(5):561-68.

73. Fröhlich L, Hartmann K, Sautter-Louis C, Dorsch R. Postobstructive diuresis in cats with naturally occurring lower urinary tract obstruction: Incidence, severity and association with laboratory parameters on admission. J Feline Med Surg. 2016;18(10):809-17.

74. Abrams-Ogg A. The cat with acute depression, anorexia or dehydration. In: Rand J, editor. Problem-based feline medicine. 1. ed. London: Elsevier Saunders; 2006.

75. Phillips SL, Polzin DJ. Clinical disorders of potassium homeostasis: hyperkalemia and hypokalemia. Vet Clin North Am Small Anim Pract. 1998;28(3):545-64.

76. Hetrick PF, Davidow EB. Initial treatment factors associated with feline urethral obstruction recurrence rate: 192 cases (2004-2010). J Am Vet Med Assoc. 2013;243(4):512-19.

77. Cooper ES, Owens TJ, Chew DJ, Buffington CAT. A protocol for managing urethral obstruction in male cats without urethral catheterization. J Am Vet Med Assoc. 2010;237(11):1261-66.

78. Cooper ES, Weder C, Butler A, et al. Incidence of abdominal effusion associated with decompressive cystocentesis in male cats with urethral obstruction. J Vet Emerg Crit Care. 2013;23(S1):S4.

79. Michell AR, Watkins PE. Urinary system. An introduction to veterinary anatomy and physiology. Br Small Anim Vet Assoc. 1993;7:82-6.

80. Bovée KC, Reif JS, Maguire TG, Gaskell CJ, Batt RM. Recurrence of feline urethral obstruction. J Am Vet Med Assoc. 1979;174(1):93-6.

81. Dorsch R, Zellner F, Schulz B, Sauter-Louis C, Hartmann K. Evaluation of meloxicam for the treatment of obstructive feline idiopathic cystitis. J Feline Med Surg. 2016;18(11):925-33.

82. Kaul E, Hartmann K, Reese S, Dorsch R. Recurrence rate and long-term course of cats with feline lower urinary tract disease. J Feline Med Surg. 2020;22(6):544-56.

83. Zezza L, Reusch CE, Gerber B. Intravesical application of lidocaine and sodium bicarbonate in the treatment of obstructive idiopathic lower urinary tract disease in cats. J Vet Intern Med. 2012;26(3):526-31.

84. Reineke EL, Thomas EK, Syring RS, Savini J, Drobatz KJ. The effect of prazosin on outcome in feline urethral obstruction. J Vet Emerg Crit Care. 2017;27(4):387-96.

85. Eggertsdóttir AV, Blankvandsbråten S, Gretarsson P, Olofsson AE, Lund HS. Retrospective interview-based long-term follow-up study of cats diagnosed with idiopathic cystitis in 2003-2009. J Feline Med Surg. 2021;23(10):945-51.

175
Neoplasias do Sistema Urinário | Rins e Bexiga

Rodrigo Ubukata • Sílvia Regina Ricci Lucas

INTRODUÇÃO

As neoplasias do sistema urinário representam um grupo de doenças que podem acometer os diversos segmentos do sistema, com diferentes tipos histológicos e causadas por diferentes anormalidades genéticas, além de fatores ambientais. Não são tão comuns, mas têm sido diagnosticadas com maior frequência, tanto pelo aumento da população de animais quanto pelo aumento da longevidade e desenvolvimento de técnicas diagnósticas. As neoplasias de bexiga urinária respondem pela maior parte dos casos, ao passo que as neoplasias primárias de ureteres são extremamente raras.

As manifestações clínicas de cães e gatos com neoplasias do sistema urinário são muito similares às de outras enfermidades do sistema, caracterizando-se pelo mesmo conjunto de sintomas. Por isso, a hipótese de neoplasia deve ser aventada no diagnóstico diferencial, sobretudo nos animais idosos. Deve-se atentar ao fato de que a maioria das neoplasias é maligna, sendo importante realizar o diagnóstico precocemente e estadiar de modo adequado, pois é alta a probabilidade de metástases na evolução da doença.

NEOPLASIAS RENAIS PRIMÁRIAS

Incidência e etiologia

Neoplasias renais primárias em cães são diagnosticadas com pouca frequência. Não existem estudos no Brasil sobre a prevalência. As neoplasias podem surgir a partir do tecido epitelial ou mesenquimal renal ou de tecido embrionário de origem mista.[1]

Em estudo retrospectivo envolvendo diversas instituições norte-americanas, 82 cães com neoplasia primária renal foram analisados. Quarenta e nove foram diagnosticados com carcinoma, incluindo carcinoma renal (n = 16), carcinoma de células de transição (n = 9), adenocarcinoma tubular (n = 7), adenocarcinoma tubulopapilar (n = 6), adenocarcinoma renal (n = 5), carcinoma tubular renal (n = 4), carcinoma renal de células claras (n = 1) e cistadenocarcinoma papilar (n = 1). Em 28 cães, obteve-se o diagnóstico de sarcoma, incluindo hemangiossarcoma (n = 12), sarcoma renal (n = 7), liomiossarcoma (n = 4), fibro-histiocitoma maligno (n = 3), sarcoma fusocelular (n = 1) e fibroliomiossarcoma (n = 1). Cinco cães apresentaram nefroblastomas. Em cães com diagnóstico de carcinoma, não houve diferença entre machos e fêmeas; já no caso dos sarcomas, machos foram menos acometidos que fêmeas, particularmente as castradas. A idade média foi de 8,1 anos, independentemente do tipo histológico da neoplasia, embora o nefroblastoma particularmente possa ocorrer em animais jovens. Quanto às raças, foram mais acometidos animais sem definição racial, seguidos de Cocker Spaniel, Labrador, Rottweiler, Golden Retriever, Pastor-Alemão e Poodle.[1]

Em gatos, o linfoma é a neoplasia renal mais frequente; entretanto, deve-se considerá-lo uma doença sistêmica, já que se trata de uma neoplasia hematopoética, mais que uma neoplasia renal primária.[2] Estudo retrospectivo com 19 casos de neoplasia primária renal em gatos revelou que os tipos histológicos mais frequentes foram o carcinoma tubular renal (n = 11), carcinoma de células de transição (n = 3), carcinoma tubulopapilar (n = 2), nefroblastoma (n = 1), hemangiossarcoma (n = 1) e adenoma (n = 1). A idade média foi de 11 anos (variação de 6 a 16 anos) e, embora tenham sido encontrados mais machos acometidos que fêmeas, nenhuma predisposição estatisticamente relevante foi demonstrada. As raças representadas foram o gato doméstico de pelo curto (n = 12), gato doméstico de pelo longo (n = 2), Himalaio (n = 3), Persa (n = 1) e Manx (n = 1). As neoplasias ocorreram unilateralmente em 18 dos 19 gatos,[3] diferentemente do que se observa nos casos de linfoma.

Nenhum fator etiológico foi descrito em gatos com neoplasias renais. Em cães, estudo realizado para determinar se a mutação do gene de von Hippel-Lindau estaria associado ao processo de oncogênese em casos de carcinomas renais, assim como em humanos, demonstrou que a baixa prevalência de mutação desse gene sugere que o desenvolvimento dessas neoplasias difere entre as duas espécies, apesar da similaridade entre os tumores.[4] Entretanto, sabe-se que outros genes podem estar envolvidos no processo, como o *FLCN* nos casos de cães com cistadenocarcinoma renal associado a dermatofibrose nodular, pois em seres humanos com a síndrome de Birt-Hogg-Dubé (doença similar) estudos sugerem que esse gene possa atuar como supressor de tumor, mas ainda não se tem uma definição precisa sobre seu papel nesse processo.[5,6]

Manifestações clínicas

Animais com neoplasias renais apresentam sintomas inespecíficos, como perda de peso, anorexia e letargia. Em cães, outros sintomas incluem hematúria, presença de massa abdominal à palpação, polidipsia, poliúria, êmese, dor à palpação e mudanças de comportamento.[1] Em gatos com tumores renais primários – excluindo-se, portanto, os linfomas –, os sintomas também são inespecíficos, mas relatam-se sinais neurológicos consequentes a policitemia, dor abdominal, cegueira e distrição respiratória.[3] Em gatos com linfoma, a renomegalia costuma ser evidente e, embora os rins não necessariamente apresentem o mesmo tamanho, ambos estão acometidos (Figuras 175.1 e 175.2). Esses animais geralmente são negativos em testes sorológicos para retroviroses.

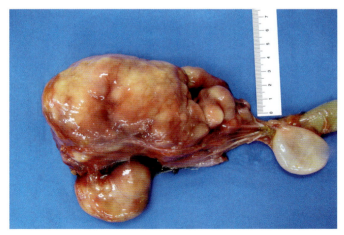

Figura 175.1 Aspecto macroscópico de linfoma renal em gato sem raça definida, macho, 5 anos. (Fonte: Serviço de Clínica Médica HOVET/FMVZ-USP.)

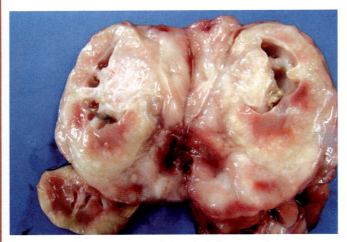

Figura 175.2 Aspecto macroscópico de linfoma renal em gato sem raça definida, macho, 5 anos. (Fonte: Serviço de Clínica Médica HOVET/FMVZ-USP.)

Com relação às síndromes paraneoplásicas, a dermatofibrose nodular é a mais observada, principalmente no Pastor-Alemão com cistadenocarcinoma renal.[7] Policitemia (possivelmente resultante do aumento da produção de eritropoetina),[8] febre e hipercalcemia também são relatadas.[9] Leucocitose por neutrofilia (reação leucemoide) consequente à produção de fator estimulante de colônia e hipoglicemia também foram descritas.[10,11]

Osteopatia hipertrófica foi descrita em cão com carcinoma renal com metástases disseminadas (pulmão, vértebras torácicas, costelas e adrenal direita) e em cão com carcinoma de células de transição de pelve renal sem evidências de metástases.[12,13] As síndromes paraneoplásicas em gatos com neoplasias renais são raras.[9]

Diagnóstico

O exame citológico de material obtido por punção aspirativa com agulha fina é um método simples, rápido, seguro, de baixo custo e pode definir o tipo de neoplasia.[14] Entretanto, o padrão-ouro para o diagnóstico definitivo das neoplasias renais é o exame histopatológico.

Alterações observadas em avaliações hematológicas são inespecíficas tanto em cães como em gatos.[1,3] Em cães, anemia, leucocitose, linfopenia, trombocitopenia e monocitose são as alterações mais observadas.[1] Em gatos, a anemia parece ser a alteração mais frequente.[3,15] Os achados das análises bioquímicas séricas também são inespecíficos, sendo a azotemia a anormalidade mais comum.[1,3,15] Ressalta-se que, em gatos com neoplasias renais não linfomatosas – acometendo, portanto, apenas um dos rins –, a azotemia pode ser um componente pré-renal.[3]

Em cães, o exame de urina revela proteinúria e hematúria em igual frequência. A piúria pode ser observada em casos de infecção secundária às neoplasias renais.[1] A hematúria também foi observada na maioria dos exames de urina realizados em gatos com neoplasias renais e pode levar à suspeição da doença; entretanto, é um achado inespecífico[3,15] e pode se confundir com sintomas de doença do trato urinário inferior.

Os locais mais frequentes de metástases, no caso de neoplasias renais, são os pulmões e os próprios órgãos abdominais; portanto, para o estadiamento clínico da doença, são necessárias radiografias torácicas, em duas ou três posições, e ultrassonografia abdominal. Em cães, a ocorrência de metástases é da ordem de 69% para carcinomas, 88% para sarcomas e 75% nos nefroblastomas.[1] Em gatos, a ocorrência de metástases relatada nas neoplasias renais é variável, de 27 a 64%.[3,15]

Na ausência de detecção de metástases, além dos exames já citados, tomografia computadorizada e urografia excretora podem ser necessárias para o planejamento cirúrgico, caso seja essa a indicação de tratamento. Determinar a taxa de filtração glomerular do rim contralateral, geralmente por meio de cintigrafia, é muito importante quando se considera a nefrectomia. Em alguns casos, o rim alterado e que tem indicação para nefrectomia é aquele que mantém a função renal dentro da normalidade.

Tratamento e prognóstico

A nefrectomia é o tratamento de escolha para neoplasias unilaterais, nos casos em que não foram detectadas metástases. A cirurgia pode incluir a remoção do ureter e de tecido retroperitoneal se a neoplasia se estender além da cápsula renal e invadir tecidos ao redor.[16]

Estudo comparando a quimioterapia antineoplásica adjuvante em cães nefrectomizados não demonstrou aumento de sobrevivência estatisticamente significativo em relação aos animais submetidos apenas à nefrectomia. Limitações desse estudo, além do número de animais, referem-se à utilização de diversos agentes antineoplásicos sem protocolos de tratamento padronizados. Dentre os fármacos utilizados, destacam-se a doxorrubicina associada ou não a ciclofosfamida, carboplatina, mitoxantrona ou paclitaxel como agentes únicos e a combinação de carboplatina, mitoxantrona e piroxicam ou carprofeno isolado.[1] Do mesmo modo, em gatos, a eficiência da quimioterapia adjuvante e imunoterapia ainda não foi estabelecida.[3] Nas duas espécies, os linfomas renais, como doença sistêmica, são tratados com quimioterapia antineoplásica com base no uso de vincristina, doxorrubicina, ciclofosfamida e prednisona.

O prognóstico para pacientes com neoplasias renais ainda não está claramente definido, mas na opinião dos autores varia de reservado a mau, considerando-se que a maioria dos casos é atendida em estado avançado de evolução. A exceção seriam as neoplasias benignas e o nefroblastoma, nos quais a nefrectomia pode levar à cura.

NEOPLASIAS DA BEXIGA URINÁRIA

Neoplasias da bexiga urinária devem ser consideradas no diagnóstico diferencial em cães e gatos com doença do trato urinário inferior, principalmente nos animais idosos, uma vez que, apesar de pouco frequente, o câncer de bexiga urinária apresenta mau prognóstico.

Incidência e etiologia

A idade média dos cães com neoplasias de bexiga urinária é de 10 anos.[17,18] Em estudo retrospectivo, a ocorrência foi de 0,47% em cães com mais de 7 anos (20 casos em 4.231), 0,57% em cães com mais de 10 anos (12 casos de 2.101) e 2,4% em cães com mais de 15 anos (3 casos de 123), sugerindo que o risco para esse tipo de neoplasia aumente com a idade.[17] Em gatos, a idade varia de 6,5 a 18,5 anos (média de 15,2 anos).[15]

Cães sem raça definida são os mais acometidos. Entre as raças puras, Airedale Terrier, Beagle e Scottish Terrier foram as mais observadas.[18] Entre os gatos, os domésticos de pelo curto, os domésticos de pelo longo e os Siameses são as raças descritas como de maior ocorrência.[15]

A proporção de casos da doença entre fêmeas e machos é de 1,95:1. Atribui-se a essa maior predisposição das fêmeas o fato de machos urinarem com mais frequência, diminuindo assim o tempo de contato entre o epitélio vesical e carcinógenos que podem estar presentes na urina.[18,19] Do mesmo modo, fêmeas obesas retêm carcinógenos ambientais lipofílicos, o que as predispõe ao desenvolvimento do processo.[19] O aumento do risco em machos e fêmeas castrados ainda não foi justificado.[19] Os relatos de casos ainda são insuficientes para estabelecer se existe predisposição sexual em felinos; contudo, em estudo com 20 casos, 65% eram machos castrados.[15]

Em estudo retrospectivo com 115 casos de neoplasias vesicais em cães, as neoplasias benignas corresponderam a 3% dos casos. Os 97% restantes corresponderam aos casos malignos. Neoplasias de origem epitelial são as mais comuns e 87% correspondem a carcinoma de células de transição (Figuras 175.3 e 175.4). Adenocarcinoma, carcinoma de células escamosas e carcinomas indiferenciados também foram descritos. Nesse mesmo estudo, neoplasias mesenquimais malignas (Figura 175.5) e benignas foram incomuns e os tipos histológicos foram o liomiossarcoma e o liomioma.[18] Tumores metastáticos na bexiga urinária também são observados e o mais comum é o adenocarcinoma prostático.[17]

Considerando-se o carcinoma de células de transição – a neoplasia mais frequentemente descrita –, um estudo com 102 cães demonstrou que, além da bexiga urinária, a uretra está envolvida

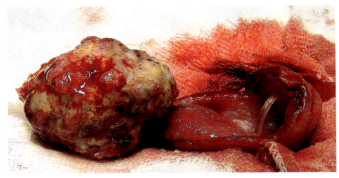

Figura 175.5 Aspecto intraoperatório de sarcoma pleomórfico (tumor mesenquimal maligno) em bexiga urinária (parede ventral) de cão Pequinês, macho, 9 anos. (Fonte: Serviço de Oncologia Veterinária – PROVET.)

em 56% dos casos e a próstata em 29% dos machos. No momento do diagnóstico, 14% dos animais apresentavam metástases e, na necropsia, metástases distantes foram detectadas em 50% dos casos. Nos cães, a localização mais frequente é a região do trígono, o que pode levar à obstrução do trato urinário.[20]

Em gatos, o carcinoma de células de transição também é o tipo histológico mais observado.[15] Hemangiomas, hemangiossarcomas, fibromas e fibrossarcomas são as outras neoplasias descritas. Linfoma afetando a bexiga urinária em cães e gatos também foi descrito.[15,21] Com relação à localização, no caso de carcinoma de células de transição, lesões distantes do trígono parecem ser mais frequentes no gato do que no cão, o que leva à menor ocorrência de invasão da uretra nos felinos.[15]

A etiologia das neoplasias de bexiga urinária é multifatorial. Fatores de risco foram identificados e incluem exposição a inseticidas tópicos e herbicidas, obesidade e uso de ciclofosfamida.[19,22,23] Acredita-se que os metabólitos da ciclofosfamida (acroleína) poderiam contribuir com um efeito carcinogênico para a ocorrência dessa neoplasia em cães,[19] embora existam apenas poucos casos descritos.

Estudo recente demonstrou que a proteína survivina, membro da família de inibidores de apoptose, com alta expressão em carcinomas de células de transição de bexiga urinária e outras malignidades em seres humanos, também está presente em carcinomas de células de transição na espécie canina, mas não no urotélio normal da bexiga urinária, podendo ser um dos mecanismos envolvidos no processo e provável alvo terapêutico a ser estudado.[24]

Manifestações clínicas

Neoplasias que obstruem a uretra podem causar anúria.[17] Na ausência de obstrução, hematúria, disúria e estrangúria são sintomas presentes em pacientes com neoplasias vesicais;[17,18] entretanto, esses sintomas são associados com muito mais frequência à infecção do sistema urinário do que ao câncer.[17] Muitos animais com câncer vesical apresentam infecção urinária concomitante, inclusive os gatos.[15] Portanto, uma resposta favorável, com controle temporário dos sintomas, é obtida com antibioticoterapia, o que faz com que essas neoplasias sejam diagnosticadas mais tardiamente.

Nos gatos, é difícil diferenciar clinicamente as neoplasias vesicais de outras anormalidades do sistema urinário, como a doença do trato urinário inferior felino ou infecções do trato urinário. A hematúria é o sintoma mais frequente; estrangúria e polaciúria também podem ocorrer. Sintomas inespecíficos, como anorexia e prostração, também são relatados, e 50% dos gatos podem ter insuficiência renal crônica.[15]

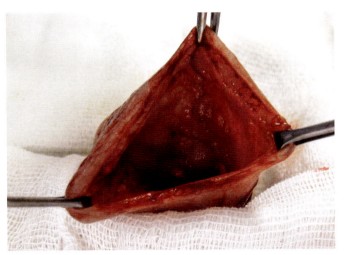

Figura 175.3 Aspecto intraoperatório de carcinoma de células de transição em bexiga urinária (parede ventral) de cão Beagle, macho, 13 anos. (Fonte: Serviço de Oncologia Veterinária – PROVET.)

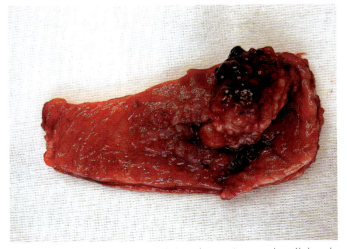

Figura 175.4 Aspecto macroscópico do carcinoma de células de transição após ressecção. (Fonte: Serviço de Oncologia Veterinária – PROVET.)

No exame físico, a palpação abdominal pode revelar massa na bexiga urinária; entretanto, neoplasias vesicais nem sempre são detectadas dessa forma. Exame retal deve ser realizado em cães machos e fêmeas para possível identificação de neoplasias que se estendem para o interior da uretra e para avaliar linfonodomegalia sublombar (ilíaca).[17,19] Nesses casos, a uretroscopia pode ser indicada para o diagnóstico dos carcinomas que avançam do trígono para a uretra.

Associados a essas neoplasias, foram relatados em cães hipercalcemia, caquexia, hiperestrogenismo e osteopatia hipertrófica como síndromes paraneoplásicas mais observadas.[18]

Diagnóstico

O primeiro exame laboratorial solicitado é o exame de urina. Em cerca de 30% dos casos, as células neoplásicas podem ser identificadas no sedimento urinário.[18] Quando o exame de urina tiver por objetivo a identificação de células neoplásicas, o ideal é que seja colhida a primeira urina do dia, que deve conter maior quantidade de células esfoliadas. Células epiteliais neoplásicas de transição têm núcleo excêntrico e aumento da relação núcleo:citoplasma; entretanto, o diagnóstico citológico não deve ser usado como conclusivo, pois o epitélio de transição hipoplásico pode resultar em diagnóstico falso-positivo.[17] No exame de urina observam-se também hematúria, piúria, proteinúria e/ou presença de bactérias.[18] A urina deve ser colhida por micção espontânea ou por meio de cateter, devendo-se evitar a cistocentese.

Todos os cães com mais de 8 anos e sintomas relacionados com o trato urinário devem ter o sedimento urinário avaliado cuidadosamente. Após o exame de urina, exame ultrassonográfico para avaliação da bexiga urinária é fundamental. Cães com infecção urinária recorrente ou que não respondem ao tratamento com antibiótico adequado devem ser avaliados ultrassonograficamente ou por exame radiográfico contrastado (uretrocistografia – Figura 175.6).[17] O exame ultrassonográfico parece ser superior ao radiográfico para detectar massas na bexiga urinária. Exceções são as lesões mineralizadas, que podem atenuar as ondas sonoras, e as uretrais, que, pela localização anatômica, não permitem uma boa janela acústica para avaliação.[19]

Um teste de triagem para detecção de antígeno tumoral na urina em casos de carcinoma de células de transição da bexiga foi disponibilizado comercialmente. Segundo um estudo realizado com 20 cães com neoplasia e 19 controles, a sensibilidade do teste foi de 90% e a especificidade de 78%. Falsos resultados positivos ocorreram na presença de hematúria, proteinúria e glicosúria, que são achados comuns nas afecções do trato urinário, sugerindo a necessidade de avaliação cuidadosa tanto da indicação quanto da interpretação do teste.[25]

Com relação à avaliação hematológica e bioquímica sérica, os achados são inespecíficos e, entre as alterações mais observadas, estão neutrofilia (com ou sem desvio à esquerda), anemia (regenerativa ou não regenerativa), aumento de enzimas hepáticas (fosfatase alcalina e alanina aminotransferase) e aumento de ureia e de cálcio sérico.[18]

A identificação do tipo celular da neoplasia requer avaliação histológica de material que pode ser obtido por cistotomia, cistoscopia ou cateterização (Figura 175.7).[17,19] Coletas de material para citologia e/ou histopatológico por métodos percutâneos devem ser evitadas pelo risco de semeadura da neoplasia para outros locais (p. ex., cavidade abdominal).[19] Identificado o tipo neoplásico, segue-se com os exames de imagem para pesquisa de metástases, como radiografias torácicas, de coluna e ultrassonografia abdominal.[17-19] Os locais mais frequentemente descritos como acometidos por metástases de neoplasias de bexiga urinária são os pulmões, os linfonodos sublombares e, mais raramente, os ossos (principalmente vértebras lombares e pelve).[18]

Tratamento e prognóstico

O tratamento das neoplasias de bexiga urinária pode ser paliativo (para conforto do animal), com uso de antibióticos para tratar infecções urinárias, remoção cirúrgica de parte do tumor e quimioterapia antineoplásica sistêmica ou intravesical; ou curativo, no qual se elimina e previne a recidiva do tumor. Para se estabelecer a estratégia terapêutica, a neoplasia deve ser estadiada, de acordo com a Organização Mundial da Saúde[26] (Quadro 175.1). Em geral, a cura só é obtida nos casos de neoplasias benignas.[17]

Assim como em outras neoplasias, a remoção de todo ou pelo menos parte do tumor da bexiga urinária é o principal objetivo. Entretanto, isso nem sempre é possível, em virtude da localização anatômica (mais frequente na região do trígono) ou do diagnóstico em estágio muito avançado, quando compromete todo o órgão.[17,19] Animais com neoplasias localizadas fora da região do trígono podem ser submetidos a cistotomia parcial, lembrando que a neoplasia tem características infiltrativas e a localização fora da região do trígono não é o único pré-requisito para indicação do procedimento cirúrgico.

Recentemente, uma técnica cirúrgica foi descrita em cães para ressecção de tumores invasivos de bexiga urinária.

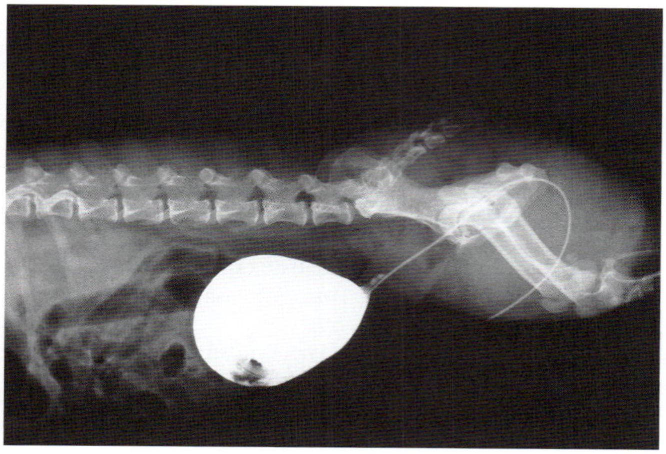

Figura 175.6 Exame radiográfico contrastado de bexiga urinária e uretra (uretrocistografia) para identificação de formação intravesical de cão. (Fonte: Serviço de Diagnóstico por Imagem – PROVET.)

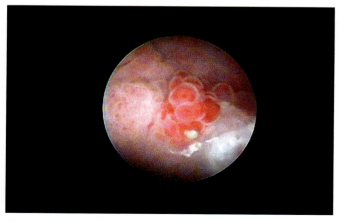

Figura 175.7 Cistoscopia de canino para coleta de exame histopatológico (carcinoma de células de transição). (Fonte: Serviço de Endoscopia e Videocirurgia – PROVET.) (Imagem cedida pelo médico-veterinário Franz Naoki Yoshitoshi.)

QUADRO 175.1	Sistema de estadiamento clínico TNM para neoplasias da bexiga urinária.		
T: neoplasia (tumor) primária	**N: linfonodo regional**	**M: metástase a distância**	
T_{is}: carcinoma in situ T_0: sem evidência de neoplasia T_1: neoplasia papilar superficial T_2: neoplasia invadindo a parede da bexiga urinária T_3: neoplasia infiltrando órgãos adjacentes (próstata, útero, vagina, pelve)	N_0: sem envolvimento de linfonodo regional N_1: linfonodo regional envolvido N_2: linfonodos regional e adjacentes envolvidos	M_0: sem evidência de metástase a distância M_1: presença de metástase a distância	

A técnica consiste na remoção de todo o colo da bexiga urinária, incluindo o trígono e a uretra proximal, aliviando assim os sintomas de obstrução que podem ocorrer e evitando a incontinência urinária e a necrose da parede vesical, pela preservação da vascularização dorsal do órgão e sua inervação.[27]

A quimioterapia antineoplásica sistêmica pode ser utilizada para diminuir o potencial metastático e/ou recidivas; no entanto, como ainda não se estabeleceu um protocolo padrão e o carcinoma de células de transição é considerado pouco responsivo, os resultados são inconsistentes.[19] Dentre os antineoplásicos mais utilizados, destacam-se doxorrubicina, cisplatina (contraindicada para gatos) e carboplatina. Estudo recente demonstrou a sensibilidade do carcinoma de células de transição à vimblastina.[28]

Inibidores da ciclo-oxigenase não seletivos ou seletivos (inibidores de COX-2) podem ser utilizados para o tratamento. O piroxicam (inibidor de COX) é utilizado como tratamento paliativo para cães com carcinoma de células de transição.[19] Acredita-se que as ciclo-oxigenases estejam envolvidas na transformação maligna, principalmente nos carcinomas de células de transição.[29] Administra-se piroxicam para cães na dose de 0,3 mg/kg por via oral (VO), 1 vez/dia. Apesar de bem tolerado, cuidados devem ser observados no que se refere à toxicidade gastrintestinal, particularmente ulcerações. Se êmese, melena e anorexia ocorrerem, deve-se suspender o medicamento e instituir tratamento de suporte até que os sintomas de toxicidade se resolvam. Se o piroxicam for reinstituído, a administração concomitante de protetores de mucosa gastrintestinal deve ser recomendada. Em gatos, um estudo com piroxicam em animais sadios demonstrou que a dose de 0,3 mg/kg, a cada 24 horas, por 10 dias é bem tolerada.[30] Em outro estudo, em gatos com carcinoma de células de transição da bexiga, a mesma dose foi administrada a cada 48 horas, sem muitos efeitos colaterais.[15] Em cães, inibidores seletivos de COX-2, a exemplo de deracoxibe[31] e firocoxibe, parecem ter os mesmos efeitos do piroxicam. Estudos mais profundos sobre seus efeitos terapêuticos estão sendo realizados.

Também em cães, protocolo quimioterápico combinando carboplatina (300 mg/m², a cada 3 semanas) e piroxicam (0,3 mg/kg, 1 vez/dia) demonstrou remissão de carcinoma de células de transição em 40% dos pacientes submetidos a esse tratamento, mostrando melhores resultados que o tratamento exclusivo com antineoplásicos.[32]

A radioterapia (teleterapia) em doses fracionadas pós-cirurgia, associada ou não à quimioterapia ou mesmo à radioterapia intraoperatória, continua sendo estudada. Existem dificuldades em manter a padronização do campo de radiação pela variação de tamanho da bexiga e também relacionadas com a sensibilidade dos órgãos adjacentes à radiação, podendo ocorrer efeitos tardios como estenose de ureter e fibrose da bexiga.

O prognóstico para cães e gatos com câncer de bexiga urinária é considerado mau.[17] A mediana de sobrevivência de cães com carcinoma de células de transição após o diagnóstico é de 6 meses.[19] A mediana para gatos é de cerca de 8 meses.[15] A sobrevida é menor com a invasão da uretra e metástases.

NEOPLASIAS DE URETRA

As neoplasias de uretra são pouco frequentes e as mais relatadas são os carcinomas de célula de transição e de células escamosas, embora também existam relatos de hemangiossarcoma e adenocarcinoma.[33-35] Muitas vezes, as neoplasias se estendem da bexiga urinária até a uretra e, nesse caso, o prognóstico é pior. As neoplasias uretrais devem ser cuidadosamente diferenciadas de processos inflamatórios como as uretrites proliferativas.[36] O diagnóstico diferencial depende de uretroscospia com a coleta de material para biopsia.[36,37]

Nos casos de carcinoma de células de transição, uma vez que o diagnóstico tenha sido estabelecido, a sensibilidade aos antineoplásicos e inibidores de COX é similar àquela observada nas neoplasias de bexiga urinária. Entretanto, independentemente da resposta e considerando que os animais podem apresentar obstrução aguda, o tratamento paliativo pode ser fundamental para a desobstrução da uretra e o conforto do animal. Algumas técnicas têm sido utilizadas, como a colocação de stent e a ablação endoscópica com laser. No caso dos stents, a colocação pode ser guiada por fluoroscopia, tendo o stent diâmetro máximo até 10% superior ao diâmetro da uretra.[38] O stent pode ser utilizado tanto em cães quanto em gatos.[38,39]

Na ablação por laser, utiliza-se o fibroscópio, que é guiado por ultrassom. É uma técnica minimamente invasiva e libera o fluxo urinário local de imediato. O uso do ultrassom permite a determinação precisa do local de aplicação do laser, diminuindo as chances de complicações secundárias.[40]

REFERÊNCIAS BIBLIOGRÁFICAS

1. Bryan JN, Henry CJ, Turnquist SE, Tyler JW, Liptak JM, Rizzo SA et al. Primary renal neoplasia of dogs. J Vet Intern Med. 2006; 20:1155-60.
2. Mooney SC, Hayes AA, Matus RE, MacEwen EG. Renal lymphoma in cats: 28 cases (1977-1984). J Am Vet Med Assoc. 1987; 191:1473-7.
3. Henry CJ, Turnquist SE, Smith A, Graham JC, Thamm DH, O'Brien M et al. Primary renal tumours in cats: 19 cases (1992-1998). J Feline Med Surg. 1999; 1:165-70.
4. Pressler BM, Williams LE, Ramos-Vara JA, Anderson KI. Sequencing of the von Hippel-Lindau gene in canine renal carcinoma. J Vet Intern Med. 2009; 23:592-7.
5. Jónasdóttir TJ, Mellersh CS, Moe L, Heggeb R, Gamlem H, Ostrander EA et al. Genetic mapping of a naturally occruing hereditary renal cancer syndrome in dogs. Proc Natl Acad Sci USA. 2000; 97(8):4132-7.
6. Lingaas F, Comstock KE, Kirkness EF, Sorensen A, Aarskaug T, Hitte C et al. A mutation in the canine BHD gene is associated with hereditary multifocal renal cystadenocarcinoma and nodular dermatofibrosis in the German shepherd dog. Hum Mol Genet. 2003; 12(23):3043-53.
7. Lium B, Moe L. Hereditary multifocal renal cystadenocarcinomas and nodular dermatofibrosis in the German shepherd dog: macroscopic and histopathologic changes. Vet Pathol 1985; 22:447-55.
8. Peterson ME, Zanjani ED. Inappropriate erythropoietin production from a renal carcinoma in a dog with polycythemia. J Am Vet Med Assoc. 1981; 179:995-6.
9. Morrison WB. Cancers of the urinary tract. In: Morrison WB, editor. Cancer in dogs and cats: medical and surgical management. Wyoming: Teton New Media; 2002.
10. Lappin MR, Latimer KS. Hematuria and extreme neutrophilic leukocytosis in a dog with renal tubular carcinoma. J Am Vet Med Assoc. 1988; 192:1289-92.
11. Battaglia L, Petterino C, Zappulli V, Castagnaro M. Hypoglicemia as a paraneoplastic syndrome associated with renal adenocarcinoma in a dog. Vet Res Commun. 2005; 29:671-5.
12. Chiang YC, Liu CH, Ho SY, Lin CT, Yeh LS. Hypertrophic osteopathy associated with disseminated metastases of renal cell carcinoma in the dog: a case report. J Vet Med Sci. 2007; 69:209-12.

13. Grillo TP, Brandão CVS, Mamprim MJ, De Jesus CMN, Santos TC, Minto BW. Hypertrophic osteopathy associated with renal pelvis transitional cell carcinoma in a dog. Can Vet J. 2007; 48:745-7.

14. Borjesson DL. Renal cytology. Vet Clin Small Anim. 2003; 33:119-34.

15. Wilson HM, Chun R, Larson VS, Kurzman ID, Vail DM. Clinical signs, treatments, and outcome in cats with transitional cell carcinoma of the urinary bladder: 20 cases (1990-2004). J Am Vet Med. Assoc. 2007; 231:101-6.

16. Tillson M, Tobias KM. Kidneys. In: Tobias KM, Johnston SA, editors. Veterinary surgery small animal. St Louis: Elsevier Saunders; 2012.

17. Krawiec DR. Canine bladder tumors: the incidence, diagnosis, therapy, and prognosis. Vet Med. 1991; 86:47-54.

18. Norris AM, Laing EJ, Valli VEO, Withrow SJ, Macy DW, Ogilvie GK et al. Canine bladder and urethral tumors: a retrospective study of 115 cases (1980-1985). J Vet Inter Med. 1992; 6:145-53.

19. Mutsaers AJ, Widmider WR, Knapp DW. Canine transitional cell carcinoma. J Vet Intern Med. 2003; 17:136-44.

20. Knapp DW, Glickman NW, DeNicola DB et al. Naturally-ocurring canine transitional cell carcinoma of the urinary bladder: a relevant model of human invasive bladder cancer. Urol Oncol. 2000; 5:47-59.

21. Benigni L, Lamb CR, Corzo-Menendez N, Holloway A, Eastwood JM. Lymphoma affecting the urinary bladder in three dogs and a cat. Vet Radiol Ultrasound. 2006; 47:592-6.

22. Weller RE, Wold AM, Dyjido A. Transitional cell carcinoma of the bladder associated with cyclophosphamide therapy in a dog. J Am Anim Hosp Assoc. 1979; 5:733-6.

23. Macy DW, Withrow SJ, Hoopes J. Transitional cell carcinoma of the bladder associated with cyclophosphamide administration. J Am Anim Hosp Assoc. 1983; 19:965-9.

24. Rankin WV, Henry CJ, Turnquist SE, Turk JR, Beissenherz ME, Tyler JW et al. Identification of survivin, an inhibitor of apoptosis, in canine urinary bladder transitional cell carcinoma. Vet Comp Oncol. 2008; 6:141-50.

25. Billet JPHG, Moore AH, Holt PE. Evaluation of a bladder tumor antigen test for the diagnosis of lower urinary tract and malignancies in dogs. Am J Vet Res. 2002; 63:370-3.

26. Owen LN. TNM Classification of tumors in domestic animals. Geneva: World Health Organization; 1980.

27. Saulnier-Troff FG, Busoni V, Hamaide A. A technique for resection of invasive tumors involving the trigone area of the bladder in dogs: preliminary results in two dogs. Vet Surg. 2008; 37:427-37.

28. Arnold EJ, Childress MO, Fourez LM, Tan KM, Stewart PL, Bonney PL et al. Clinical trial of vinblastine in dogs with transitional cell carcinoma of the urinary bladder. J Vet Inter Med. 2011; 25:580-8.

29. Knottenbelt C, Mellor D, Nixon C, Thompson H, Argyle DJ. Cohort study of COX-1 and COX-2 expression in canine rectal and bladder tumours. J Small Anim Pract. 2006; 47:196-200.

30. Heeb HL, Chun R, Kock DE et al. Multiple dose pharmakocinetics and acute safety of piroxicam and cimetidine in the cat. J Vet Pharmacol Ther. 2005; 28:447-52.

31. McMillan SK, Boria P, Moore GE, Widmer WR, Bonney PL, Knapp DW. Antitumor effects of deracoxib treatment in 26 dogs with transitional cell carcinoma of the urinary bladder. J Am Vet Med Assoc. 2011;239:1084-9.

32. Boria PA, Glickman NW, Schmidt BR, Widmer WR, Mutsaers AJ, Adams LG et al. Carboplatin and piroxicam therapy in 31 dogs with transitional cell carcinoma of the urinary bladder. Vet Comp. Oncol. 2005;3:73-80.

33. Davies JV, Read HM. Urethral tumours in dogs. J Small Anim Pract. 1990;31:131-6.

34. Mellanby RJ, Chantrey J, Baines EA, Ailsby R, Herrtage ME. Urethral hemangiosarcoma in a boxer. J Small Anim Pract. 2004;45:154-6.

35. Tarvin G, Patnaik A, Greene R. Primary urethral tumors in dogs. J Am Vet Med Assoc. 1978;172:931-3.

36. Hostutler RA, Chew DJ, Eaton KA, DiBartola SP. Cystoscopic appearance of proliferative urethritis in 2 dogs before and after treatment. J Vet Intern Med. 2004;18:113-6.

37. Salinardi BJ, Marks SL, Davidson JR, Senior DF. The use of a low-profile cystostomy tube to relieve urethral obstruction in a dog. J Am Anim Hosp Assoc. 2003;39:403-5.

38. Newman RG, Mehler SJ, Kitchell BE, Beal MW. Use of a balloon-expandable metallic stent to relieve malignant urethral obstruction in a cat. J Am Vet Med Assoc. 2009:234;236-9.

39. Weisse C, Berent A, Todd K, Clifford C, Solomon J. Evaluation of palliative stenting for management of malignant urethral obstructions in dogs. J Am Vet Med Assoc. 2006;229:226-34.

40. Cerf DJ, Lindquist EC. Palliative ultrasound-guided endoscopic laser diodo ablation of transitional cell carcinomas of the lower urinary tract in dogs. J Am Vet Med Assoc. 2012;240:51-60.

PARTE 17
Sistema Genital e Reprodutor

Clair Motos de Oliveira

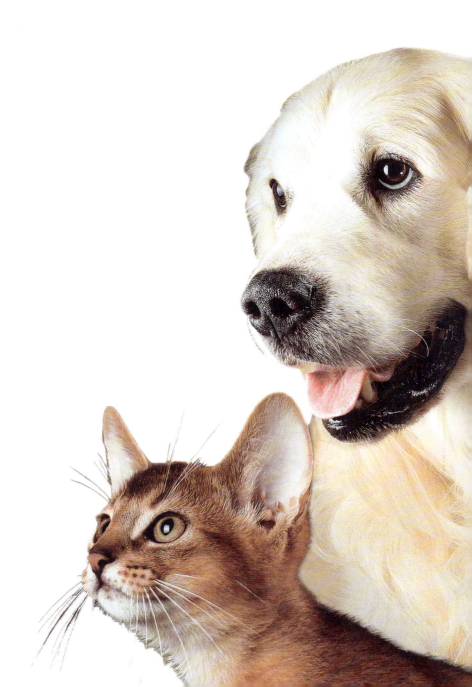

176

Importância de Anamnese, Exame Físico e Procedimentos Diagnósticos em Ginecologia e Obstetrícia Veterinária

Clair Motos de Oliveira

INTRODUÇÃO

O diagnóstico médico envolve três elementos básicos: a história obtida do paciente, os sinais observados no exame físico e os resultados da investigação complementar. Uma abordagem que integre os três elementos é fundamental para um diagnóstico acurado. Embora o paciente do médico-veterinário seja o animal, é importante o estabelecimento da relação entre o profissional e o tutor do animal, outro elemento importante no processo de diagnóstico e tratamento médico. Essa relação deve ser baseada no conhecimento e na habilidade de comunicação entre as pessoas, assim como no respeito aos padrões éticos que determinam a conduta dos participantes dessa relação.

ANAMNESE

Etimologicamente, a palavra anamnese vem do grego *anamnesis* e significa recordar.[1] A anamnese, na prática clínica, consiste na rememoração dos eventos pregressos relacionados com a saúde e na identificação das manifestações clínicas atuais no intuito principal de fazer entender, com a maior precisão possível, a história da doença atual que traz o paciente à consulta. A anamnese mantém a posição de ser a mais importante fonte de informação.[2] Enganam-se os que insistem em buscar o diagnóstico essencialmente no exame físico ou, pior ainda, baseando-se apenas nos exames complementares. As informações obtidas pelo médico durante a anamnese não poderão ser obtidas de nenhuma outra fonte.[3] É frequente se observar a inquietante preocupação dos iniciantes em medicina veterinária em fazer o exame físico antes de se preocuparem em obter uma boa anamnese que os norteará na pesquisa dos sinais físicos e orientar sobre quais exames complementares devem ser solicitados.[4]

A anamnese marca o primeiro contato do veterinário com o proprietário do animal, possibilita o registro das manifestações clínicas que motivaram a consulta, direciona para onde se deve fazer o exame físico mais detalhado e informa dados paralelos que são imprescindíveis à formulação do diagnóstico correto.[5] Na anamnese, o tutor do animal toma parte ativa na consulta, fornecendo os dados espontaneamente. O médico, no entanto, precisa orientar tal informação, a fim de coletar os elementos realmente úteis, mas deve evitar interromper o relato, pois ao fazer isso pode obscurecer indícios importantes ou outros problemas que poderiam ter contribuído para as razões que motivaram a consulta.

Na anamnese, é importante saber o que perguntar e como perguntar, deve-se adequar as perguntas para que o proprietário as entenda e responda corretamente, pois algumas vezes os termos técnicos não são compreendidos e o tutor, por receio, acaba fornecendo informação incorreta. A organização e o registro dos dados obtidos relativos a anamnese, exame físico, dados laboratoriais, lista de problemas, elaboração do diagnóstico e evolução médica do paciente devem estar claramente anotados no prontuário do animal para que todos tenham acesso a essas informações, quando necessário.

Com a finalidade de clareza nas informações e de estabelecer uma ordem na exposição dos diferentes fatos informados, é de praxe se desenvolver a anamnese por etapas. Ela começa com a identificação e a queixa principal, geralmente o sinal-chave para o diagnóstico, em torno do qual giram todas as informações complementares da história clínica. A seguir, inquire-se sobre a história da doença atual propriamente dita. A anamnese é complementada pelos antecedentes fisiológicos, familiais, epidemiológicos e patológicos, que evidenciam fatos pretéritos ou atuais do paciente precursores da enfermidade ou a sua ligação com a doença atual.

Etapas da anamnese

Identificação

Os principais elementos de identificação na anamnese geral são: idade, raça, porte e procedência do animal.

O conhecimento da idade da fêmea forma o cenário para a queixa e a abordagem do caso, pois, evidentemente, os problemas e a abordagem variam nas diferentes fases da vida do animal (puberdade, adulto, idoso).

A raça é um dado importante, uma vez que fatores anatômicos e algumas doenças são particularidades de determinadas raças.

A procedência do animal também pode ser um fator capaz de indicar a possibilidade de doenças que poderão influenciar a gestação ou a fertilidade.

Queixa principal

Sucintamente, deve-se registrar o(s) motivo(s) que levou(aram) o tutor do animal a procurar auxílio médico.

Após a anamnese geral, tem início o questionário especializado. A inter-relação ginecologia-obstetrícia é inegável na clínica diária. Assim, é preciso apurar o passado ginecológico e obstétrico da paciente de modo pormenorizado, conforme será descrito a seguir.

História da doença atual

Consiste na descrição cronológica e organizada dos fatos que levaram o proprietário do animal a consultar o médico-veterinário, incluindo dados anteriores sobre a doença atual e tratamentos feitos previamente, a fim de possibilitar o entendimento da evolução da enfermidade.

História clínica pregressa

É importante conhecer a história clínica pregressa, dados sobre afecções atuais ou passadas que, necessariamente, não precisam estar relacionadas com a queixa principal, mas também são relevantes.

História cirúrgica

Inclui o questionamento sobre operações, as datas em que foram realizadas e se houve intercorrências.

História familial

Deve fazer parte da anamnese e, quando possível, deve incluir dados sobre os ancestrais mais próximos, porque algumas doenças têm caráter genético.

Fármacos recebidos

O veterinário deve questionar o tutor e descrever todos os fármacos que foram ou estão sendo utilizados quando as manifestações começaram. É fundamental dar atenção ao uso de hormônios, corticoides e outros compostos que possam influenciar o sistema reprodutor.

História ginecológica
Antecedentes do ciclo estral

Idade do primeiro estro, intervalo entre os ciclos, duração, volume e característica do corrimento, irregularidades e data do último estro são os dados a serem obrigatoriamente registrados no histórico. O ciclo estral tem início geralmente entre 6 e 12 meses de vida, em cadelas de portes pequeno e médio, e em até 24 meses de vida em algumas raças de porte grande; nas gatas, entre 6 e 12 meses ou assim que alcançarem condição corporal de animal adulto. O intervalo varia de 3 a 12 meses nas cadelas, e nas gatas depende de ovulação e fertilização (sem ovulação, 8 a 10 dias). É preciso lembrar que no primeiro ciclo estral de cadelas a fase proestro pode ser longa, com duração de 30 a 40 dias ou mais, e que as cadelas idosas podem não mostrar sinais externos de estro, mas continuam ciclando.

Antecedentes sexuais

Esses antecedentes são importantes, pois algumas doenças podem ser transmitidas sexualmente; além disso, alguns animais podem mostrar comportamento sexual diferente do esperado durante o estro. É preciso registrar se houve cobertura (monta natural ou não), corrimento genital atual ou não (quantidade, aspecto, período em que apareceu) ou alteração em glândulas mamárias (aumento, secreção, formação).

História obstétrica

No processo de obtenção da história obstétrica, é importante documentar se a fêmea é nulípara ou não, a quantidade de gestações, partos, tipo de nascimento e quaisquer complicações.

Revisão de sistemas

É a última parte da história clínica, quando o examinador irá revisar todos os sinais específicos ligados aos diversos sistemas e a regiões do corpo. Algum aspecto relevante não informado ou não valorizado na história da doença atual ou pregressa poderá aparecer na revisão de sistemas.

EXAME FÍSICO

Avaliação geral

Na rotina médica, seja por um problema específico, seja por um exame de rotina ou uma consulta de retorno por um problema diagnosticado anteriormente, é necessário pesar o animal, medir a temperatura corporal, observar as mucosas, verificar o estado de hidratação, observar se há edema, palpar os linfonodos e aferir a pressão arterial (dado importante, porém pouco avaliado). O exame do tórax deve incluir inspeção visual para detectar lesões cutâneas e assimetria dos movimentos. A ausculta e a percussão dos pulmões são fundamentais para excluir distúrbios pulmonares primários (principalmente em felinos); o exame do coração inclui percussão para determinar o tamanho, além de ausculta para detectar arritmias e/ou sopros relevantes.

Exame das glândulas mamárias

Deve ser um componente rotineiro do exame físico, isto é, não deve ser realizado somente quando for a queixa principal do tutor. As glândulas mamárias, principalmente após o ciclo estral, devem ser avaliadas quanto à presença de secreção, alteração cutânea, nódulo, tumor ou sensibilidade.

Exame do abdome

A inspeção deve detectar irregularidades de contorno. A ausculta deve ser efetuada depois da inspeção, mas deve preceder a palpação porque essa pode alterar as características dessa região. Fatores como acuidade auditiva do examinador, espessura do panículo adiposo e quantidade de líquido podem dificultar a avaliação abdominal. A palpação deve avaliar o animal em estação e em decúbito, mas fica restrita se o animal for muito obeso, agitado, bravo ou sentir dor. A palpação de todo o abdome, de início suavemente e depois com mais firmeza, se houver necessidade, deve detectar rigidez, defesa voluntária, formações e sensibilidade. Uma área dolorida deve ser examinada por último, caso contrário, todo o abdome se contrai voluntariamente. A percussão deve ser feita para detectar presença de líquido.

Exame vaginal

A avaliação vaginal pode ser realizada por:

- Exame digital, sempre com luva esterilizada e lubrificada
- Com auxílio de *espéculo* (lubrificado e as valvas colocadas no sentido dorsal e ventral da vagina até o local desejado e, então, girado e aberto, minimizando o desconforto)
- Com auxílio de vaginoscópio, também lubrificado, o exame digital pode ser realizado por via vaginal ou retal. A vagina permite avaliar formações localizadas em região caudal (antes da pelve), já a via retal permite avaliar aquelas localizadas em região cranial (após a pelve).

Genitália externa

Deve ser examinada por inspeção e palpação e avaliada quanto a tamanho, forma, consistência, presença de ferimento, cicatriz ou tumor.

PROCEDIMENTOS DIAGNÓSTICOS NO CONSULTÓRIO

Alguns procedimentos diagnósticos podem ser realizados no consultório, porque não exigem equipamentos complexos ou anestesia geral.

O material para cultura pode ser obtido por meio de *swab*, aspirado por agulha ou biopsia. A amostra obtida deve ser representativa do processo infeccioso investigado, coletada do melhor local da lesão, evitando-se contaminação com as áreas adjacentes, e, transferida para o meio de transporte apropriado.

O pH vaginal pode ser avaliado por meio de fitas para medir pH. Em cadelas, durante o ciclo estral, o pH vaginal sofre modificações dependentes do hormônio circulante, sendo ácido por causa da ação estrogênica (proestro/estro) e neutro ou alcalino nas outras fases (diestro/anestro).[6,7]

A citologia pode ser utilizada para avaliar ação estrogênica, endógena ou exógena, no epitélio vaginal, sendo útil para acompanhar o ciclo estral, avaliar a resposta do epitélio a tratamento hormonal instituído, presença de células sugestivas de neoplasia ou inflamação/infecção.[8,9]

A biopsia vulvar ou vaginal, incisional ou por aspiração, é realizada com ou sem anestesia local ou regional, dependendo do material a ser coletado. O profissional deve escolher a melhor área da lesão para fazer a biopsia, assim como determinar adequadamente a extensão da coleta e o material a ser coletado. O sangramento é controlado aplicando-se pressão no local, mas, algumas vezes, a sutura pode ser necessária. O material coletado deverá ser conservado em solução de formol e posteriormente enviado a um laboratório.

Vaginoscopia também pode ser utilizada, a fim de avaliar a vagina utilizando vaginoscópio ou anuscópio. Outros procedimentos rotineiros ainda incluem coleta de sangue e de urina.

Outros exames específicos

Exames laboratoriais diagnósticos específicos podem ser indicados para algumas doenças, como brucelose, herpes-vírus, micoplasma, ureaplasma.[10-13]

Exames diagnósticos por imagem

Existem alguns procedimentos radiológicos comuns que podem ser úteis ao diagnóstico de doenças pélvicas. As radiografias simples mostram lesões calcificadas ou indicam outras formações pélvicas, que obscurecem ou deslocam as alças intestinais. O uso de contraste também está indicado para ajudar a delinear formações ou malformações pélvicas. Cister opaco, radiografias contrastadas do trato gastrintestinal, urografia excretora, cistografia e vaginograma também podem ser úteis na elucidação de alterações em região pélvica.

A ultrassonografia ou ecografia utiliza ondas ultrassônicas que, ao atravessarem os tecidos dos órgãos estudados, retornam em forma de ecos fornecendo imagens instantâneas durante o exame. É um procedimento simples e indolor. Essa modalidade de exame é particularmente útil a pacientes em que o exame abdominal ou pélvico adequado é difícil. A ultrassonografia tem várias indicações na área obstétrica e ginecológica e abrange o diagnóstico precoce de gestação, avalia anormalidades da gestação, alterações uterinas e pélvicas, tumores, cistos e folículos ovarianos.

A tomografia computadorizada (TC) é uma técnica de diagnóstico por imagem que fornece imagens bidimensionais com alta resolução. A TC registra imagens em corte transversal ao longo do corpo a intervalos muito curtos, de modo que é possível obter vários "cortes" da região avaliada.

Os contrastes podem ser administrados por via oral, intravenosa ou retal para delinear os sistemas gastrintestinal e urinário e ajudar a diferenciar de outras estruturas de localização pélvica.

CONSIDERAÇÕES FINAIS

Dos três elementos básicos, anamnese, exame físico e investigação complementar, a anamnese é, ainda hoje, considerada o elemento mais importante da clínica, havendo maior concordância entre o diagnóstico inicial obtido por meio do histórico e o diagnóstico definitivo do que aquele feito principalmente com o exame físico e o laboratorial.[14,15] Esses dados não diminuem a importância dos exames físico e complementares, mas ressaltam que histórico, exame físico e investigação complementar têm limitações dependentes da etapa da investigação médica e do contexto clínico específico; assim, uma abordagem que integre os três elementos é importante para o diagnóstico correto. Em tempo de tanta tecnologia disponível na área médica, não se deve esquecer da importância do exame clínico para o diagnóstico e o tratamento de doenças.

REFERÊNCIAS BIBLIOGRÁFICAS

1. Ramos JR. Anamnese. In: Ramos JR. Semiotécnica da observação clínica. São Paulo: Sarvier; 1977.
2. López M. Introdução ao diagnóstico clínico. In: López M, Laurentys-Medeiros J (editores). Semiologia médica: as bases do diagnóstico clínico. 2. ed. Rio de Janeiro: Atheneu; 1986.
3. Schechter G, Blank LL, Godwin Jr HA, LaCombe MA, Novack DH, Rosse WF. Refocusing on history-taking skills during internal medicine training. Am J Med. 1996;101(2):210-16.
4. Sandller G. Costs of unnecessary tests. Br Med J. 1979;2(6181):21-4.
5. Sackett DL, Rennie D. The science of the art of the clinical examination. J Am Med Assoc. 1992;267(19):2650-52.
6. Oliveira CM, Costa EO, Silva JAP. Flora aeróbica em fêmeas caninas hígidas durante o ciclo estral. Avaliação da sensibilidade aos antimicrobianos. Rev Bras Med Vet. 1998;20(2):78-84.
7. Oliveira CM, Costa EO, Silva JAP. O pH vaginal em fêmeas caninas hígidas durante o ciclo estral. Rev Bras Med Vet. 1998;20(1):32-4.
8. Olson PN, Thrall MA, Wykes PM et al. Vaginal cytology. Part I. A useful tool for staging the canine estrous cycle. Comp Cont Ed. 1984;6(4):288-97.
9. Olson PN, Thrall MA, Wykes PM et al. Vaginal cytology. Part II. Diagnosing canine reproductive disorders. Compend Contin Educ Pract Vet. 1984;6(4):385-90.
10. Escobar GI, Boeri EJ, Ayala SM, Lucero NE. The feasibility of using antigens prepared with rough Brucella strains for diagnosis of canine brucellosis. Rev Argent Microbiol. 2010;42(1):35-40.
11. Smith KC. Herpesviral abortion in domestic animals. Vet J. 1997;153(3): 253-68.
12. L'Abee-Lund TM, Sørum H, Heiene R et al. Mycoplasma canis and urogenital disease in dogs in Norway. Vet Rec. 2003;153(8):231-5.
13. Harasawa R, Imada Y, Kotani H, Koshimizu K, Barile MF. Ureaplasma canigenitalium SP. nov., isolated from dogs. Int J Syst Bacteriol. 1993; 43(4):640-4.
14. Hampton JR, Harrison MJG, Mitchell JRA et al. Relative contributions of history-taking, physical examination, and laboratory investigation to diagnosis and management of medical outpatients. Br Med J. 1975;2(5969): 486-9.
15. Roshan M, Rao AP. A study on relative contributions of the history, physical examination and investigations in making medical diagnosis. J Assoc Physicians India. 2000;48(8):771-5.

177
Radiologia do Sistema Genital e Reprodutor

Ana Carolina Brandão de Campos Fonseca Pinto • Carla Aparecida Batista Lorigados

INTRODUÇÃO

O exame radiográfico é uma ferramenta diagnóstica que, ainda hoje, quando já se dispõe de outras ferramentas mais elaboradas e complexas, como a ultrassonografia, a tomografia computadorizada (TC), a ressonância magnética e a medicina nuclear, apresenta excelente relação custo-benefício para avaliações panorâmicas, de triagem e complementares da cavidade abdominal. No que diz respeito ao sistema genital, atualmente a ultrassonografia é a modalidade de imagem que acaba por oferecer uma avaliação mais pormenorizada. Todavia, existem afecções nas quais a radiografia contribuirá sobremaneira para o estabelecimento do diagnóstico definitivo.

Este capítulo tem como objetivo explorar e ilustrar a importância do exame radiográfico como ferramenta diagnóstica na avaliação do sistema genital das fêmeas e dos machos. O exame radiográfico primariamente possibilita a avaliação de radiopacidade, tamanho, forma, número, margens e relação topográfica/localização dos órgãos abdominais. No entanto, vários órgãos que compõem o sistema genital, tanto das fêmeas como dos machos, não são individualizados pelo exame radiográfico simples, devido ao seu tamanho e/ou à radiopacidade em relação às estruturas adjacentes. Por outro lado, quando cursam afecções que promovem o aumento de seu tamanho, alterações de sua forma, margens, radiopacidade ou de sua localização, inclusive de órgãos adjacentes, o exame radiográfico acaba por incrementar o diagnóstico.

Antes que aspectos relacionados com as afecções passíveis de serem diagnosticadas por meio de radiografias sejam apresentados, vale ressaltar que, para o exame ser explorado com todo o seu potencial, a qualidade técnica deve ser a ideal. A adequada qualidade técnica é aquela cuja seleção dos parâmetros tensão (kVp), corrente e tempo (mAs) no aparelho possibilite a obtenção de radiografias com baixo contraste e que, portanto, ofereçam maior quantidade de tonalidades de cinza na cavidade abdominal, propiciando melhor distinção entre as estruturas abdominais.[1]

O posicionamento do paciente é um elemento fundamental para a obtenção de radiografias de qualidade diagnóstica. Centralizar a região meso-hipogástrica e evitar que os membros pélvicos estejam sobrepostos às áreas de pesquisa são medidas que facilitam muito a interpretação das imagens.

O preparo do paciente, sempre que possível, também é uma questão importante. Recomenda-se que o estômago, o cólon e o reto estejam vazios, evitando assim a superposição desses órgãos preenchidos por conteúdo em regiões de interesse para a avaliação radiográfica. Dessa maneira, os animais devem ser submetidos a jejum prévio e, quando necessário, enema para o esvaziamento do cólon e do reto.[1] Existem situações nas quais técnicas simples e de custo acessível, como a de compressão abdominal, ou técnicas contrastadas do trato urinário, como a

urografia excretora, a uretrocistografia retrógrada, a cistografia e a vaginouretrocistografia retrógrada, complementam as informações do exame simples, de modo a possibilitar o estabelecimento do diagnóstico. Cabe ressaltar que a maioria dessas técnicas contrastadas faz uso de meios de contraste iodados e não causam artefatos na imagem ultrassonográfica, caso essa modalidade de exame seja realizada posteriormente.

SISTEMA GENITAL E REPRODUTOR FEMININO

Os órgãos que constituem o sistema genital e reprodutor feminino são os ovários, as tubas uterinas, o útero (cornos e corpo uterino), a vagina, o vestíbulo e a vulva.

Nos carnívoros, o ovário, de formato arredondado ou ovalado, situa-se na extremidade de cada corno uterino. Topograficamente, localiza-se na região dorsal do abdome, caudal ao polo caudal dos rins. Não é possível avaliar esse órgão radiograficamente. Afecções que podem aumentar o seu volume, em casos de neoplasias ovarianas, podem ser suspeitadas com base em sua topografia e no deslocamento de órgãos adjacentes; além disso, neoplasias ovarianas podem ocasionalmente conter áreas calcificadas. Há relatos de teratomas e teratocarcinomas ovarianos contendo fragmentos ósseos e dentes, identificados radiograficamente.[2] Muitas vezes, dependendo das proporções da formação, é muito difícil determinar seu órgão de origem. Deve-se ressaltar que a avaliação ultrassonográfica é a mais indicada para a avaliação dos ovários.

Na cadela e na gata, o útero é formado por um corpo e dois cornos uterinos. O corpo uterino é um segmento curto, localizado dorsal à bexiga urinária e ventral ao cólon descendente. O corpo se bifurca em dois cornos uterinos, imediatamente cranial à bexiga urinária, e seguem de modo tubular, retilíneo e divergente, estendendo-se até a região mesogástrica do abdome. Em condições normais, o corpo e os cornos uterinos não são visualizados em radiografias simples.[2-4] A radiopacidade do útero normal não gravídico é a mesma dos segmentos intestinais, de tecidos moles, e não pode ser diferenciada radiograficamente. Na cadela, seu diâmetro é metade do diâmetro de uma alça do intestino delgado (aproximadamente 1 cm).[2] Sua identificação somente é possível com o aumento de volume do órgão, seja por condições mórbidas, seja na gestação. A realização de radiografias abdominais sob compressão, utilizando-se pás, colheres de madeira ou balão de borracha preenchido com ar, pode ser de grande valia na tentativa de se isolar o órgão em questão (Figura 177.1).

O aspecto do útero gravídico em radiografias simples, em termos de tamanho, formato e radiopacidade, é variável principalmente com o estágio da gestação. Na cadela, o aumento dos cornos uterinos pode ser identificado aproximadamente entre 30 e 35 dias após a fecundação.[5] Algumas vezes, aumentos localizados de formato esférico, correspondentes aos sacos gestacionais, podem ser identificados entre 30 e 40 dias de gestação.[5] A maneira mais comum de serem identificados é com aspecto tubular, radiopacidade de tecidos moles homogênea, detectados aproximadamente entre 38 e 45 dias de gestação.[5] A visibilização radiográfica da mineralização dos fetos é possível a partir de 41 dias de gestação[2] (Figura 177.2), embora aos 45 dias essa ossificação seja mais evidente[5] (Figuras 177.3 e 177.4). Os ossos do metacarpo e do metatarso são os últimos a sofrerem ossificação, por volta de 59 dias de gestação na espécie canina, indicando gestação quase a termo.[6] Na gata, o útero gravídico é detectado por radiografia aproximadamente entre 25 e 35 dias de gestação, e a mineralização fetal, entre 35 e

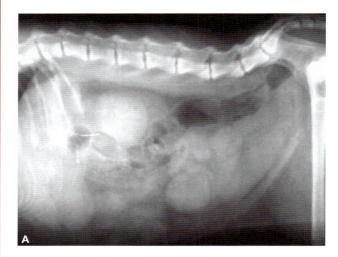

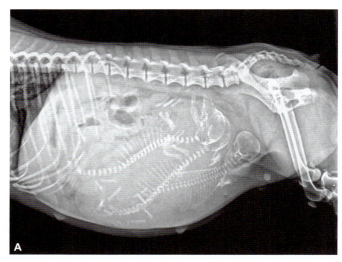

Figura 177.1 Radiografias da cavidade abdominal em projeção laterolateral de um animal da espécie canina, fêmea. **A.** Radiografia sem compressão abdominal. **B.** Radiografia com técnica de compressão abdominal. A compressão com o balão promove afastamento das estruturas abdominais e redução da sobreposição entre elas; nesse caso, pôde-se comprovar o aumento do tamanho uterino (*seta*). (Cedidas pelo Serviço de Diagnóstico por Imagem da FMVZ/USP.)

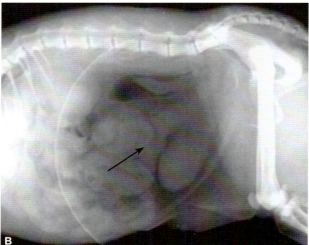

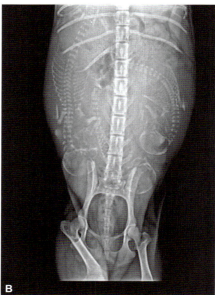

Figura 177.3 Radiografias da cavidade abdominal de um animal da espécie canina, fêmea. **A.** Projeção laterolateral. **B.** Projeção ventrodorsal. Nas imagens, observam-se três fetos a termo. (Cedidas pelo Serviço de Diagnóstico por Imagem da FMVZ/USP.)

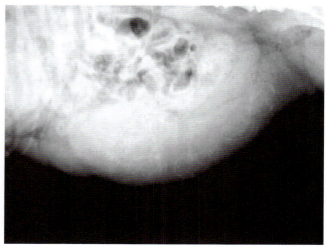

Figura 177.2 Radiografia da cavidade abdominal de um animal da espécie canina, fêmea, em projeção laterolateral, apresentando aumento das dimensões de cornos uterinos, nos quais se observa presença de fetos em estágio inicial de ossificação. (Cedida pelo Serviço de Diagnóstico por Imagem da FMVZ/USP.)

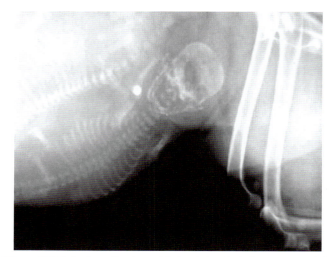

Figura 177.4 Radiografia da cavidade abdominal de um animal da espécie canina, fêmea, em projeção laterolateral aproximada, ilustra um feto a termo no qual se observam detalhes das estruturas ósseas, dentre elas os alvéolos dentários. (Cedida pelo Serviço de Diagnóstico por Imagem da FMVZ/USP.)

45 dias.[7] A maneira mais precisa de se estimar a quantidade de fetos é a partir de radiografias, com mais de 45 dias na cadela[5] e entre 35 e 45 dias na gata.[7] A contagem da quantidade de fetos é realizada de maneira mais adequada identificando-se as calotas cranianas.

Embora o exame radiográfico não seja o de eleição para avaliar a viabilidade fetal, o bom alinhamento das estruturas ósseas do esqueleto axial e apendicular dos fetos (vértebras, costelas, membros e ossos do crânio) deve ser analisado para diferenciar um feto viável de um feto morto.[2-4] Em condições normais, o feto assume um posicionamento esticado ou ligeiramente curvado, dependendo da quantidade de fetos.

Em casos precoces de morte fetal, nenhuma alteração radiográfica será detectada; contudo, em fases mais tardias, há várias alterações radiográficas que indicam morte fetal. O exame radiográfico tem relevância no estabelecimento das diferentes sequências de morte fetal, sendo possível a definição de fetos macerados, fetos enfisematosos e fetos mumificados. A existência de gás no interior do útero (fisometra) e/ou do feto indica morte fetal.[2-4] Esse gás é proveniente da putrefação dos tecidos fetais e/ou de bactérias produtoras de gás e é denominado feto enfisematoso (Figura 177.5). Gás no coração, nas veias e artérias fetais e nos vasos umbilicais pode ser observado 6 horas após a morte fetal. O gás também pode ser observado nas cavidades corporais ou ao redor do feto dentro do útero. A avaliação da presença de gás nos fetos ou no útero deve ser realizada em duas projeções ortogonais, para diferenciar daquele presente nas alças intestinais da mãe, o que pode se sobrepor ao útero.[8] Às vezes, ar livre na cavidade peritoneal (pneumoperitônio) pode estar associado a fetos enfisematosos, sendo um forte indicativo de ruptura uterina[3] (Figura 177.6).

O desalinhamento e a desestruturação do esqueleto fetal também são indicativos de morte fetal. Esse desalinhamento pode ser mais discreto, observando-se apenas sobreposição dos ossos da calota craniana (sinal de *Spalding*)[4] (Figura 177.7), ou bastante acentuado, com estruturas ósseas fetais desorganizadas no interior do útero (Figura 177.8). Essa última condição é conhecida como fetos macerados.

Fetos mumificados apresentam radiograficamente radiopacidade óssea mais elevada, acentuadamente curvados[2-4] (Figura 177.9). Podem estar localizados em topografia uterina

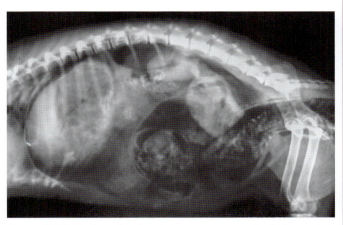

Figura 177.6 Radiografia do abdome de um animal da espécie canina, fêmea, em projeção laterolateral, mostra presença de gás no interior do corno uterino e do feto que se insinua no canal pélvico (feto enfisematoso). Há gás livre no espaço peritoneal (pneumoperitônio), indicando ruptura uterina. (Cedida pelo Serviço de Diagnóstico por Imagem da FMVZ/USP.)

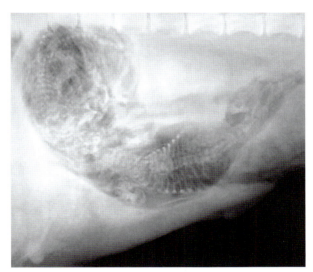

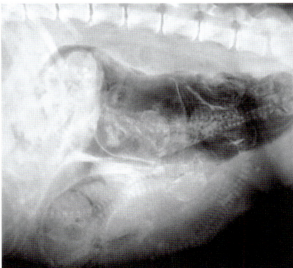

Figura 177.5 Radiografias da cavidade abdominal de dois animais da espécie canina, fêmeas, em projeção laterolateral, apresentam estruturas fetais envoltas por gás, caracterizando morte fetal (fetos enfisematosos). (Cedidas pelo Serviço de Diagnóstico por Imagem da FMVZ/USP.)

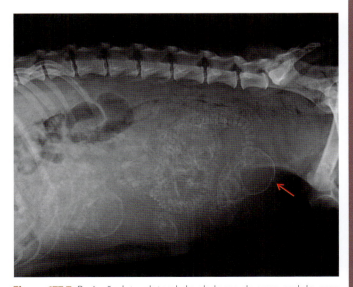

Figura 177.7 Projeção laterolateral do abdome de uma cadela, sem raça definida, com sinais de morte fetal. A seta vermelha mostra a sobreposição dos ossos da calota craniana (*sinal de Spalding*). (Cedida pelo Serviço de Diagnóstico por Imagem da FMVZ/USP.)

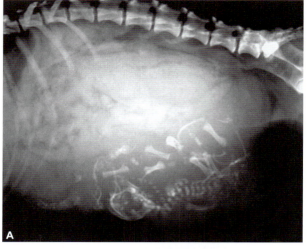
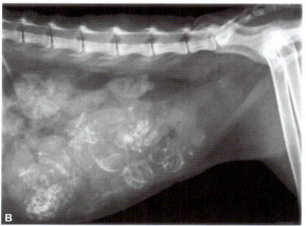

Figura 177.8 Radiografias da cavidade abdominal em projeção laterolateral, de duas fêmeas, de espécies diferentes. **A.** Espécie canina. **B.** Espécie felina. As imagens evidenciam estruturas fetais desestruturadas, caracterizando morte fetal (fetos macerados). (Cedidas pelo Serviço de Diagnóstico por Imagem da FMVZ/USP.)

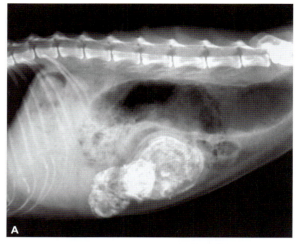
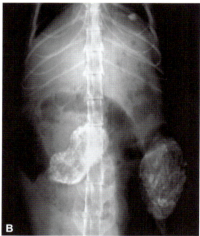

Figura 177.9 Radiografias da cavidade abdominal de um animal da espécie felina, fêmea. **A.** Projeção laterolateral. **B.** Projeção ventrodorsal. Notam-se estruturas fetais encurvadas, de radiopacidade aumentada, caracterizando morte fetal (fetos mumificados). (Cedidas pelo Serviço de Diagnóstico por Imagem da FMVZ/USP.)

ou fora do órgão (Figura 177.10). Pequenas rupturas uterinas podem ocorrer durante o parto e algum feto se deslocar para a cavidade peritoneal, ocorrer a reabsorção da parte orgânica e restar apenas a matriz óssea fetal. Algumas vezes, podem ser encontrados como um achado incidental.

Outra indicação do exame radiográfico na prática veterinária é na avaliação de retenção fetal após o término do trabalho de parto,[3] embora não seja possível avaliar sua viabilidade.

É importante lembrar que a visibilização radiográfica de útero aumentado de volume, na ausência de mineralização fetal, pode indicar tanto uma gestação em seu curso inicial como uma condição mórbida. Mais comumente, piometra, hemometra, mucometra, hidrometra, hiperplasia endometrial cística, torção uterina levam ao aumento difuso dos cornos uterinos e radiograficamente poderão ser identificados como estruturas tubulares de radiopacidade de tecidos moles homogênea, de tamanho variável[2-4] (Figura 177.11). O aumento uterino localizado pode ser compatível com inúmeras doenças, incluindo neoplasias, piometra localizada, abscesso e granuloma de coto.[3] Radiograficamente, a piometra localizada pode mimetizar neoplasia uterina (Figura 177.12). De modo menos comum, o gás pode ser identificado no interior do útero, na piometra enfisematosa.[9]

O deslocamento do útero normal para conteúdos herniários[10,11] ou em eventrações não é comum. O ligamento largo do útero, embora propicie certa mobilidade ao órgão,[12] acaba limitando seu deslocamento. As fêmeas são mais predispostas a hérnias inguinais, pois seu canal inguinal é mais curto e mais largo que o dos machos. O deslocamento do útero aumentado de volume, seja por uma afecção, seja por gestação, para uma hérnia inguinal é um achado mais frequente[2] (Figura 177.13).

As causas associadas à distocia são variadas, podendo ser inerentes à mãe e/ou aos fetos. A utilização da radiografia para avaliar essa condição restringe-se à avaliação de apresentação fetal, tamanho dos fetos[13] e alterações relacionadas com o coxal que possam comprometer o canal pélvico, como fraturas antigas ou diminuição do diâmetro pélvico, como sequela de doenças nutricionais.

Quanto à vagina, embora seja um órgão mais bem avaliado por meio de inspeção e de vaginoscopia, a vaginouretrografia retrógrada é um exame radiográfico contrastado que possibilita a visibilização dessa região. Em condições normais, a vagina, o vestíbulo e a uretra são preenchidos pelo meio de contraste iodado.[14] Ocasionalmente, o contraste pode preencher os cornos uterinos.[2] Ao ser preenchida pelo contraste, a vagina se expande, apresentando formato fusiforme, com margens regulares, lisas, e discreto estreitamento pode ser observado na junção entre o vestíbulo e a vagina, cranial ao orifício uretral. Esse exame tem sido indicado no caso de massas vaginais, fístula retovaginal, estenoses, rupturas (Figura 177.14) e na pesquisa de ureter

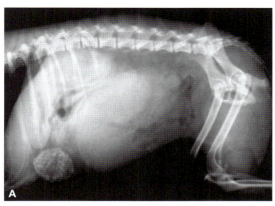 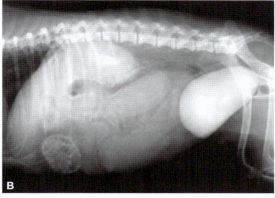

Figura 177.10 Radiografias convencionais da cavidade abdominal de um animal da espécie canina, fêmea, em projeção laterolateral. **A.** Radiografia simples. **B.** Radiografia contrastada – urografia excretora. Observa-se estrutura fetal livre na cavidade abdominal, encurvada, caracterizando morte fetal (feto mumificado). Os cornos uterinos encontram-se aumentados de volume, de radiopacidade homogênea de tecidos moles. (Cedidas pelo Serviço de Diagnóstico por Imagem da FMVZ/USP.)

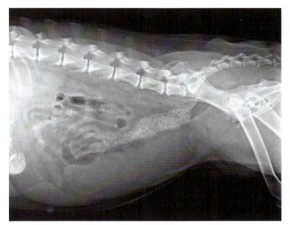 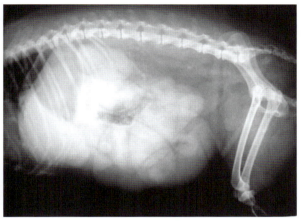

Figura 177.11 Radiografias da cavidade abdominal de dois animais da espécie canina, fêmeas, em projeção laterolateral, apresentando aumento das dimensões de cornos uterinos com radiopacidade homogênea de tecidos moles. (Cedidas pelo Serviço de Diagnóstico por Imagem da FMVZ/USP.)

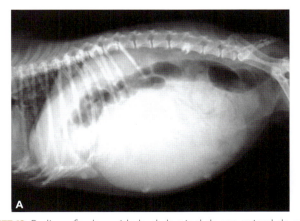 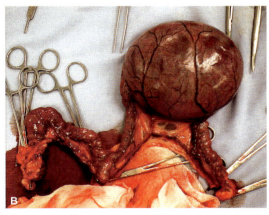

Figura 177.12 Radiografia da cavidade abdominal de um animal da espécie canina, fêmea, em projeção laterolateral. **A.** A imagem mostra uma grande formação de radiopacidade homogênea de tecidos moles, que desloca as alças intestinais cranial e dorsalmente. **B.** A formação observada ao exame radiográfico correspondia a uma piometra localizada. O animal foi submetido a exame ultrassonográfico antes do procedimento cirúrgico. (Cedidas pela Profa. Dra. Carla Ap. Batista Lorigados.)

ectópico, principalmente quando há a suspeita de inserção ureteral na vagina.[2-4]

O exame radiográfico também pode contribuir para o estabelecimento do diagnóstico das complicações pós-operatórias de cirurgias do sistema genital como a ovariossalpingo-histerectomia (OSH), assim, aderências, reações e formações de granulomas associados a fios cirúrgicos, infecções e suas repercussões podem ser observadas. Em casos mais graves, em que se pode notar a ocorrência de fístulas na pele, a fistulografia pode ser uma ferramenta importante na determinação do trajeto fistuloso e sua possível extensão para a cavidade abdominal.

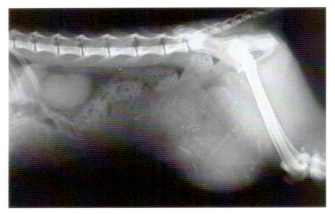

Figura 177.13 Radiografia da cavidade abdominal de um animal da espécie felina, fêmea, em projeção laterolateral, na qual se observam aumento de volume em região inguinal e estruturas fetais sobrepostas, caracterizando histerocele inguinal gravídica. (Cedida pelo Serviço de Diagnóstico por Imagem da FMVZ/USP.)

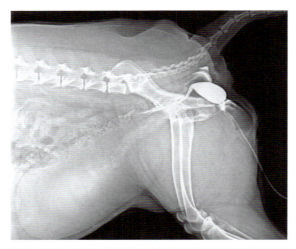

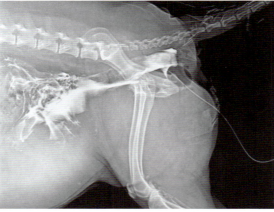

Figura 177.14 Radiografias contrastadas – vaginografia em projeção laterolateral da região caudal do abdome de uma fêmea da espécie canina, na qual se observa ruptura da vagina e extravasamento do contraste para a cavidade abdominal. (Cedida pelo Serviço de Diagnóstico por Imagem do Hovet da FMVZ/USP.)

SISTEMA GENITAL E REPRODUTOR DOS MACHOS

Atualmente, o potencial do exame radiográfico do sistema genital e reprodutor dos machos está especialmente relacionado com a possibilidade de avaliação panorâmica dos órgãos com ele relacionados, bem como sua inter-relação com as estruturas adjacentes, que podem se apresentar também alteradas e aumentar o valor diagnóstico de alguns achados radiográficos.

Os órgãos que formam o sistema genital e reprodutor dos machos são os testículos, o epidídimo, o pênis e as glândulas anexas. O cão tem as glândulas ampolares e a prostática, já o gato tem a próstata, e as bulbouretrais são vestigiais.[12]

Os testículos e o epidídimo são avaliados de modo mais preciso por exame ultrassonográfico. Todavia, o exame radiográfico também pode contribuir para a avaliação de machos que apresentem criptorquidismo uni ou bilateral com suspeita de transformação neoplásica dos testículos na cavidade abdominal, pela observação de massa intra-abdominal de radiopacidade de tecidos moles no exame radiográfico.

A próstata nos carnívoros é bilobada, mais arredondada em sua região ventral e pouco mais achatada dorsalmente.[15] No cão, o segmento prostático da uretra atravessa a glândula em sua região central. Localiza-se imediatamente caudal à bexiga urinária e ventral ao cólon e ao reto. No gato, há uma longa porção da uretra entre o colo vesical e a próstata, a uretra pré-prostática, a uretra prostática não é completamente envolvida por essa glândula em sua região ventral.[15] A próstata no gato não é visibilizada em radiografias abdominais, em razão de seu pequeno tamanho.[15]

Radiograficamente, aspectos como tamanho, radiopacidade, margem e posicionamento da próstata podem ser avaliados. Além disso, a observação de proliferação periosteal nas últimas vértebras lombares e linfonodomegalias sublombares pode ser de grande valia, especialmente quando se suspeita de acometimento neoplásico da próstata.[16]

No cão, a próstata em condições normais apresenta-se em localização intrapélvica, de formato esférico, radiopacidade homogênea de tecidos moles e tamanho que pode ser bastante variável. Mensurar a próstata não é uma tarefa fácil, frente à grande variação entre raças, idade, *status* reprodutivo.[15,16] Cães da raça Scottish Terrier podem apresentar uma glândula prostática até quatro vezes maior que outras raças de mesmo porte.[15] A próstata aumenta de volume com a idade, em decorrência do estímulo androgênico, não obstante, em animais castrados normalmente ela tem um tamanho reduzido, podendo não ser identificada. A mensuração da próstata por meio do exame radiográfico foi proposta previamente. Em projeção laterolateral, suas dimensões (comprimento ou altura) em cães não castrados não devem ultrapassar 70% da distância entre o púbis e o promontório do sacro[17] (Figura 177.15); já em projeção radiográfica ventrodorsal, não devem ultrapassar 50% do diâmetro do canal pélvico.[16] Alguns autores relatam que a mensuração do comprimento é um indicador mais adequado de prostatomegalia em relação à altura e que essa medida pode ser comparável àquela obtida por exame ultrassonográfico.[18]

Sua localização pode também variar em condições normais, dependendo da repleção da bexiga urinária. A próstata pode se deslocar cranialmente (intra-abdominal), quando a bexiga urinária está moderadamente distendida, não devendo esse achado ser confundido com prostatomegalia. Quando a bexiga está vazia, a próstata localiza-se mais caudalmente (intrapélvica).[15]

Aumentos de tamanho da glândula prostática podem representar hiperplasia prostática benigna, prostatite, abscesso, cisto, cisto paraprostático ou neoplasia[16,19] (Figuras 177.16, 177.17 e 177.18). O aumento do volume prostático pode ser simétrico (difuso) ou assimétrico (focal) ou uma combinação dos dois.[16] Embora isso não seja uma regra, aumentos simétricos estão mais relacionados com hipertrofia e prostatites, ao passo que aumentos assimétricos estão associados a neoplasias, cistos ou abscessos.[16] A uretrografia retrógrada pode auxiliar a diferenciar esse aumento ao favorecer a visibilização do posicionamento da uretra prostática em relação à glândula, lembrando que na espécie

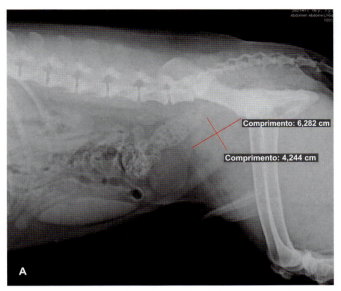
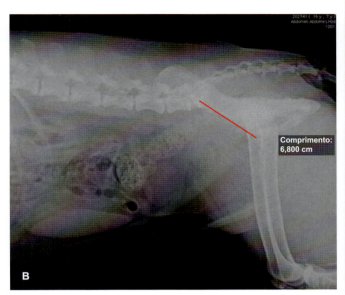

Figura 177.15 Projeções laterolaterais do abdome de um cão, sem raça definida, 7 anos, com prostatomegalia. **A.** Observa-se a próstata extrapélvica com suas dimensões em comprimento (6,28 cm) e altura (4,24 cm). **B.** Dimensão da distância entre o promontório do sacro e o púbis (6,8 cm). (Cedidas pelo Serviço de Diagnóstico por Imagem da FMVZ/USP.)

canina e, em condições normais, sua posição é centralizada na glândula. Além disso, pode-se avaliar estenose ou irregularidades da superfície mucosa da uretra, que podem ser indicativas de processos inflamatórios ou invasão neoplásica,[16] principalmente quando associadas a aumentos de volume prostático. Deve-se diferenciar essa alteração de uma pequena irregularidade que pode ser observada normalmente na parede dorsal da uretra no centro da próstata, a qual representa o colículo seminal, região de inserção dos ductos deferentes.[15,16] O extravasamento do meio de contraste para os ductos prostáticos (Figura 177.19), algumas vezes, pode ser observado em animais com próstatas normais.[15,16] Entretanto, a existência de cavidades preenchidas por contraste no interior do parênquima prostático não deve ser considerada normal, podendo representar lesões cavitárias associadas a cistos, abscessos ou neoplasias que se comunicam com a uretra prostática.[16,19] É importante destacar, também, que a próstata é um órgão que pode sofrer deslocamento de sua topografia habitual, fazendo parte do conteúdo herniário nos casos de hérnias perineais (Figura 177.20).

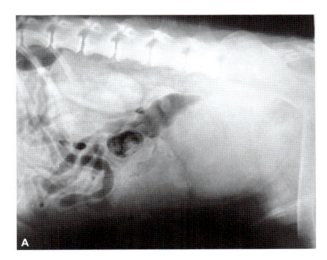

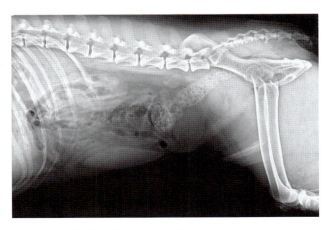

Figura 177.16 Radiografia da cavidade abdominal de um animal da espécie canina, macho, em projeção laterolateral, ilustra aumento da próstata que se apresenta projetada cranialmente. (Cedida pelo Serviço de Diagnóstico por Imagem da FMVZ/USP.)

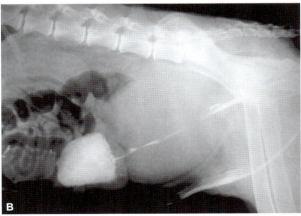

Figura 177.17 Radiografias da cavidade abdominal de um animal da espécie canina, macho, em projeção laterolateral. **A.** Radiografia simples. **B.** Radiografia contrastada – uretrocistografia retrógrada. Ilustra acentuado aumento assimétrico da próstata, deslocando a bexiga urinária cranialmente. Observe a diminuição do diâmetro da uretra prostática. (Cedidas pelo Serviço de Diagnóstico por Imagem da FMVZ/USP.)

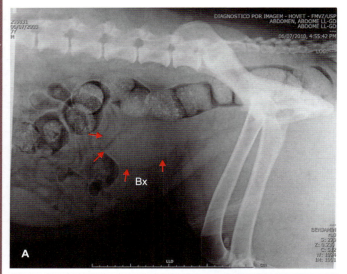

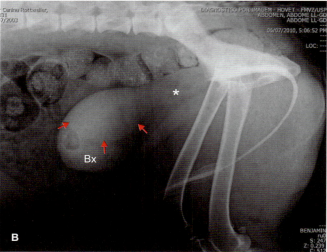

Figura 177.18 Imagens de um cão da raça Rottweiler, de 7 anos. **A.** Radiografia simples. **B.** Uretrocistografia. É possível observar estrutura arredondada de radiopacidade de tecidos moles superposta à bexiga urinária (*setas*: cisto paraprostático). Ao exame contrastado, observam-se espessamento e irregularidade da parede cranial da bexiga (Bx). Caudal à bexiga, a estrutura alongada de radiopacidade de tecidos moles representa a próstata (*) e há estreitamento do lúmen da uretra prostática. (Cedidas pelo Serviço de Diagnóstico por Imagem da FMVZ/USP.)

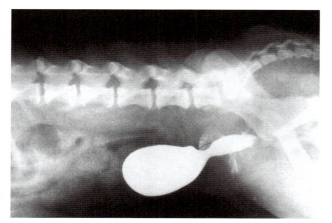

Figura 177.19 Radiografia contrastada (uretrocistografia), magnificada, da cavidade abdominal de um animal da espécie canina, macho, em projeção laterolateral, ilustrando próstata extrapélvica, aumentada de tamanho e extravasamento de contraste para os canalículos prostáticos. (Cedida pelo Serviço de Diagnóstico por Imagem da FMVZ/USP.)

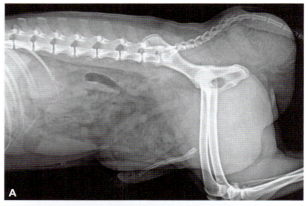

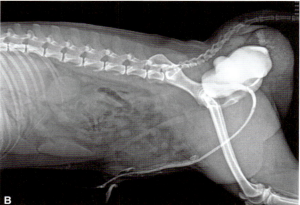

Figura 177.20 Radiografias simples (**A**) e contrastada – uretrocistografia retrógrada (**B**) da cavidade abdominal caudal de um animal da espécie canina, macho, em projeção laterolateral, na qual se observa aumento de volume em região perineal, com deslocamento caudal da próstata e da bexiga urinária. (Cedida pelo Serviço de Diagnóstico por Imagem, FMVZ/USP.)

O incremento na radiopacidade da próstata é um achado mais frequente do que a diminuição de radiopacidade e pode estar relacionado com processos infecciosos ou neoplásicos.[15,16] Ainda que raramente observadas radiograficamente, calcificações do parênquima prostático estão associadas, com mais frequência, a processos neoplásicos do que a prostatites;[15] no entanto, o diagnóstico definitivo é fornecido pelos exames citológicos ou histológicos. Em cães castrados, a mineralização prostática tem 100% de valor preditivo positivo para neoplasia.[20] A osteopatia hipertrófica associada ao adenocarcinoma prostático, sem ocorrer metástase pulmonar, já foi descrita.[21] Um grau variado de calcificação da parede de cistos paraprostáticos pode ocorrer, levando a um aspecto radiográfico de "casca de ovo".[22]

No que diz respeito ao pênis, aumentos de tamanho, calcificações, lise ou fratura do osso peniano (Figura 177.21) podem ser avaliados ao exame radiográfico simples.[23] Às vezes, um núcleo de ossificação pode ocorrer na região cranial ou caudal do osso peniano, não devendo ser confundido com cálculo uretral ou fratura.[23] Cabe ressaltar que, com a TC (Figura 177.22) e os novos sistemas de radiografia digital, o osso peniano se torna passível de observação também nos felinos, o que pode confundir a avaliação radiográfica por seu diminuto tamanho e, algumas vezes, por sua radiopacidade.[24] Alterações na regularidade da mucosa uretral, obstruções ou lacerações nessa estrutura podem ser observadas à uretrocistografia. Nos casos de ruptura da uretra peniana, o contraste extravasado pode ser identificado em tecido subcutâneo adjacente ou no interior do corpo esponjoso do pênis, por onde passa a uretra (Figura 177.23).

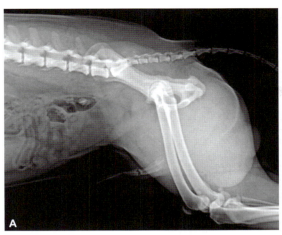 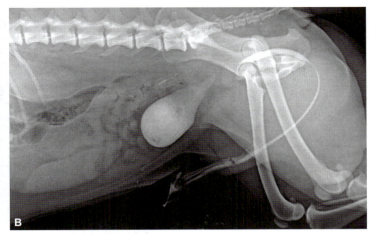

Figura 177.21 Radiografias em projeção laterolateral da região caudal do abdome de um animal da espécie canina, macho, que apresenta fratura do osso peniano sem evidências de ruptura uretral. **A.** Radiografia simples. **B.** Radiografia contrastada – uretrocistografia retrógrada. (Cedidas pelo Serviço de Diagnóstico por Imagem da FMVZ/USP.)

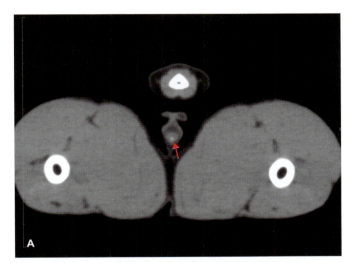

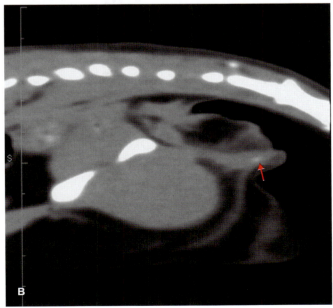

Figura 177.22 Tomografia computadorizada da região perineal de um felino, Maine Coon. **A.** Plano transversal. **B.** Plano sagital. A seta aponta para uma pequena estrutura hiperatenuante no interior do pênis, correspondente ao osso peniano. (Cedidas pelo Serviço de Diagnóstico por Imagem da FMVZ/USP.)

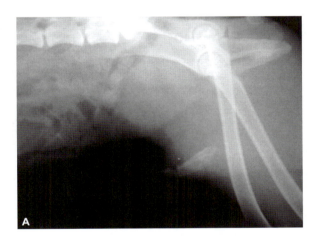

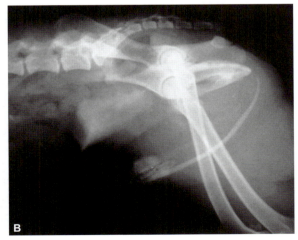

Figura 177.23 Radiografias em projeção laterolateral da região caudal do abdome de um animal da espécie canina, macho, que apresenta fratura do osso peniano. **A.** Radiografia simples. **B.** Radiografia contrastada – uretrocistografia retrógrada. Há extravasamento do contraste para o interior do corpo esponjoso do pênis, indicando ruptura uretral. (Cedidas pelo Serviço de Diagnóstico por Imagem da FMVZ/USP.)

CONSIDERAÇÕES FINAIS

É importante ressaltar que a indicação de uma modalidade diagnóstica por imagem diante da suspeita de alterações que possam envolver órgãos do sistema genital e reprodutor deve ser realizada criteriosamente, evitando assim a realização de exames inadequados que somente irão onerar o proprietário, retardar o diagnóstico e expor o paciente e os demais envolvidos nos exames, muitas vezes, a procedimentos desnecessários.

REFERÊNCIAS BIBLIOGRÁFICAS

1. McConell J. Fraser abdominal radiography. In: O'Brien R, Barr F (editors). Manual of canine and feline abdominal imaging. London: BSAVA; 2009. p. 5-17.
2. Gawain H. The female reproductive system. In: O'Brien R, Barr F (editors). Manual of canine and feline abdominal imaging. London: BSAVA; 2009. p. 222-36.
3. Feeney DA, Johnston RG. The uterus, ovaries and testes. In: Thrall DE (editor). Textbook of veterinary diagnostic radiology. 5. ed. Missouri: Saunders Elsevier; 2007. p. 738-49.
4. Kealy JK, McAllister H, Graham JP. The abdome. In: Kealy JK, McAllister H, Graham JP (editors). Diagnostic radiology and ultrasonography of the dog and cat. Missouri: Saunders Elsevier; 2011. p. 23-198.
5. Rendano VJ. Radiographic evaluation of fetal development in the bitch and fetal death in the bitch and queen. In: Kirk RW, editor. Current veterinary therapy VIII. Philadelphia: Saunders; 1983. p. 947.
6. Miles K. Imaging pregnant dogs and cats [1995]. Compend Contin Educati Pract Vet. 1995;17(10):1217-20.
7. Boyd JS. Radiographic identification of the various stages of pregnancy in domestic cats. J Small Anim Pract. 1971;12(9):501-6.
8. Farrow CS, Morgan JP, Story EC. Late term fetal death in the dog: early radiographic diagnosis. Vet Radiol, 1976;17(1):11-7.
9. Hernadez JL, Besso JG, Rault DN, Cohen AH, Guionnet A, Begon D et al. Emphysematous pyometra in a dog. Vet Radiol Ultrasound. 2003;44(2):196-98.
10. Iwasaki M, Sterman FA, Pinto ACBCF. What is your diagnosis? J Am Vet Med Assoc. 1999;214:1-3.
11. Oliveira ST, Mendonça CS, Faria MAR. Histerocele inguinal com gestação em cadela – relato de dois casos. Clin Vet. 2000;25:27-31.
12. Dyce KM, Sack WO, Wensing CJG. Pelve e órgãos reprodutores dos carnívoros. In: Dyce KM, Sack WO, Wensing CJG (editors). Tratado de anatomia veterinária. Rio de Janeiro: Elsevier; 2002. p. 425-42.
13. Smeak DD. Abdominal hernias. In: Slatter D (editor). Textbook of small animal surgery. Philadelphia: Saunders; 1993. p. 433-54.
14. Allen WE, France C. Contrast radiographic study of the vagina and uterus of the normal bitch. J Small Anim Pract. 1985;26(3):153-66.
15. Costelo M. The male reproductive system. In: O'Brien R, Barr F (editors). Manual of canine and feline abdominal imaging. London: BSAVA; 2009. p. 237-45.
16. Lattiner JC, Essman SC. The prostate. In: Thrall DE (editor). Textbook of veterinary diagnostic radiology. Missouri: Saunders Elsevier; 2007. p. 729-37.
17. Feeney DA, Johnston GR, Klausner JS, Perman V, Leininger JR, Tomlinson MJ. Canine prostatic disease-comparison of radiographic appearance with morphologic and microbiologic findings: 30 cases (1981-1985). J Ame Vet Med Assoc. 1987;190(8):1018-26.
18. Atalan G, Barr FJ, Holt PE. Comparison of ultrasonographic and radiographic measurements of canine prostate dimensions. Vet Radiol Ultrasound. 1999;40(4):408-12.
19. Johnston GR, Feeney DA, Rivers B, Walter PA. Diagnostic imaging of the male canine reproductive organs. Methods and limitations. Vet Clin North Am Small Anim Pract. 1991;21(3):553-89.
20. Bradbury CA, Westropp JL, Pollard RE. Relationship between prostatomegaly, prostatic mineralization, and cytologic diagnosis, Vet Radiol Ultrasound. 2009;50(2):167-71.
21. Rendano TV, Slauson DO. Hypertrophic osteopathy in a dog with prostatic adenocarcinoma and without thoracic metastasis. J Am Anim Hosp Assoc. 1982;18:905-9.
22. Zekas LJ, Forrest LJ, Swainson S, Phillips LA. Radiographic diagnosis: mineralized paraprostatic cyst in a dog. Vet Radiol Ultrasound. 2004;45(4):310-11.
23. Farrow CS. Scrotal, testicular and penile disease. In: Farrow CS (editor). Veterinary diagnostic imaging the dog and cat. Missouri: Mosby; 2003. v. 1. p. 716-18.
24. Piola V, Posch B, Aghte P, Caine A, Herrtage ME. Radiographic characterization of the os penis in the cat. Vet Radiol Ultras. 2011;52(3):270-72.

178
Ultrassonografia dos Sistemas Genitais e Reprodutores Feminino e Masculino

Cláudia de Oliveira Domingos Schaeffter

FEMININO

A ultrassonografia é método amplamente utilizado para avaliação dos ovários e do útero. As tubas uterinas normalmente são muito pequenas para serem visibilizadas, já a vagina e a vulva, por serem de difícil abordagem ultrassonográfica intrapélvica, são mais bem avaliadas durante exame físico.

Atualmente, equipamentos de ultrassonografia mais sofisticados e a disponibilidade de transdutores de alta frequência proporcionam detalhamento mais acurado de pequenas estruturas, porém, mesmo o ultrassonografista habilidoso pode encontrar dificuldade na localização do ovário e na avaliação completa de cornos uterinos de cadelas ou gatas, principalmente as de porte muito pequeno.

Animais submetidos à ultrassonografia abdominal devem ter preparo prévio que inclui jejum alimentar de 8 horas. Ademais, bexiga urinária repleta durante a realização do exame facilita a visibilização do corpo uterino e início dos cornos uterinos.

Animais obesos e com grande quantidade de gases em alças intestinais podem ser pacientes de difícil localização dos ovários e cornos uterinos normais.

Ovários

Aspecto normal

Os ovários se apresentam como estruturas ovaladas, hipoecogênicas, localizadas em proximidade ao polo caudal dos rins, e medem aproximadamente 2 cm de comprimento na cadela e menos de 1 cm de comprimento na gata.[1] Embora cadelas de grande porte apresentem ovários ligeiramente maiores que as cadelas de pequeno porte, a diferença média[2] tem sido descrita como menor que 0,2 cm.

O aspecto ultrassonográfico dos ovários é variável durante as diferentes fases do ciclo estral. Estudos demonstram alterações discretas de tamanho, formato e ecotextura. Na fase folicular, a detecção dos ovários pode ser facilitada pela presença de folículos que aparecem como estruturas arredondadas e anecogênicas com diâmetro máximo de 6 a 9 mm. Na fase seguinte, o corpo lúteo aparece proeminente e hipoecogênico. No anestro, os ovários são pequenos e hipoecogênicos. Os estudos, porém, são unânimes em afirmar ser difícil e trabalhoso o estabelecimento do período exato da ovulação na cadela por meio do exame ultrassonográfico.[2-4]

Doenças ovarianas
Cistos ovarianos

Têm aspecto ultrassonográfico de fácil caracterização, apresentando paredes finas, conteúdo anecogênico homogêneo e reforço acústico posterior. Podem variar em dimensão, ser únicos ou múltiplos e uni ou bilaterais. A diferenciação ultrassonográfica dos vários tipos de cistos não é possível; folículos grandes e corpos lúteos podem ser confundidos com cistos ovarianos, desse modo, a relação com as manifestações clínicas é fundamental para o estabelecimento do adequado diagnóstico.[1] Com grande frequência, ovários policísticos (Figura 178.1) são identificados em associação a alterações uterinas, como hiperplasia endometrial cística e piometra.

Neoplasias ovarianas

As neoplasias ovarianas (tumores epiteliais, tumores de cordão sexual e estroma gonádico e tumores de células germinativas) não podem ser diferenciadas ultrassonograficamente, apesar de os teratomas e teratocarcinomas terem tendência a se tornar muito grandes e conter calcificações.[1]

Ovários de dimensões aumentadas, ecotextura heterogênea, com componentes císticos e complexos, podem sugerir neoplasia. A determinação de origem ovariana pode ser mais difícil se a formação alcançar grandes proporções, assim, o diagnóstico deve ser feito por exclusão. Deve haver preocupação na investigação de disseminação local ou regional, verificando se há ou não implantação peritoneal, coleções de fluidos e nódulos em outros órgãos abdominais.[5]

Granulomas ovarianos

Os granulomas de pedículo ovariano podem ser encontrados em cadelas com ovário-histerectomia antecedente. Podem variar em dimensão e normalmente apresentam ecotextura grosseira, podendo ou não estar associados à existência de cistos. Pontos hiperecogênicos entremeados habitualmente representam pontos de sutura. As complicações secundárias ao granuloma de pedículo ovariano incluem a oclusão de ureter adjacente seguida de hidronefrose[6] e, menos frequentemente, obstrução de alça intestinal.

Útero

Aspecto normal

O útero não gravídico pode ser visibilizado por meio do exame ultrassonográfico, ainda que possa haver maior dificuldade em cadelas de pequeno porte e em gatas. O corpo uterino é

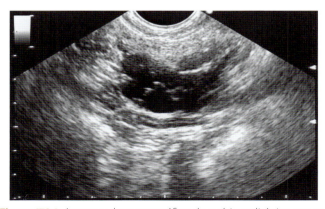

Figura 178.1 Aspecto ultrassonográfico de ovário policístico em cadela.

visibilizado com maior frequência, uma vez que se localiza dorsalmente à bexiga urinária, a qual, quando repleta, pode funcionar como janela acústica. Os cornos uterinos podem ser visibilizados ocasionalmente próximo aos ovários.

Essas informações devem ser levadas em consideração pelo médico-veterinário solicitante de ultrassonografia abdominal quando o objetivo for estabelecer a existência ou não de útero e ovários em animais sem histórico anterior, como os recolhidos de rua. A não localização desses órgãos não exclui, ainda que remota, a possibilidade de não estarem sendo visibilizados durante a realização do exame ultrassonográfico.

O útero normal tem aspecto hipoecogênico homogêneo e seu tamanho pode variar de acordo com o tamanho do animal, quantidade de gestações anteriores e fase do ciclo estral. Em termos práticos, as variações são discretas. Em cadelas de grande porte, é considerado normal o útero de até 1 cm de diâmetro. Em animais em estro, pode-se observar discreto aumento de tamanho de diâmetro uterino associado a uma diminuição difusa de ecogenicidade.

Gestação

A ultrassonografia é considerada método ideal para diagnóstico e acompanhamento das gestações em cadelas e gatas. A disponibilidade atual de equipamentos de alta definição de imagem traz a possibilidade de diagnóstico precoce.

Ainda existem controvérsias em relação ao período exato para diagnóstico inicial da gestação, principalmente porque é difícil estabelecer a data exata de concepção nas cadelas.[1,6]

As referências mais utilizadas para estabelecimento do período gestacional utilizam a quantidade de dias após o pico de hormônio luteinizante (LH) nas cadelas e a quantidade de dias após cobertura nas gatas.[5] Porém, geralmente, essas informações nem sempre estão disponíveis a tutores e ultrassonografistas. Quando a data de cobertura for conhecida e não houver sinais ultrassonográficos de gestação, pode-se descartar essa possibilidade 30 a 33 dias após cobertura nas cadelas e 15 a 20 dias após cobertura nas gatas.[1]

É consenso que a ultrassonografia não pode estabelecer a quantidade precisa de fetos, mas, ainda assim, o melhor período para essa determinação se encontra entre o 28º e o 35º dia de gestação.[6] Por ser um exame dinâmico e de abordagem segmentada, o ultrassonografista encontra dificuldades em estabelecer qual feto já foi ou não contado. Essa dificuldade é menor em gestações com quantidade reduzida de fetos e maior em cadelas com mais de seis ou sete fetos.

Habitualmente, o tutor é informado da quantidade aproximada de fetos e deve ser orientado a realizar radiografia abdominal em período final de gestação, se a intenção for conhecer a quantidade absoluta de fetos.

O aspecto ultrassonográfico do desenvolvimento fetal canino e a determinação da idade gestacional têm sido descritos por vários autores.[1,5-9] Cornos uterinos, com vesículas gestacionais representadas por estruturas milimétricas, arredondadas, com conteúdo anecogênico, são considerados sinais iniciais de gestação (Figura 178.2). O embrião pode ser identificado entre o 23º e o 25º dia na cadela e entre o 16º e o 18º dia na gata.[1,6]

A viabilidade fetal pode ser estabelecida no mesmo período em que o embrião é identificado pela visibilização dos batimentos cardíacos. A frequência cardíaca fetal deve ser aproximadamente o dobro da frequência materna,[10] além disso, o aumento ou a diminuição do batimento cardíaco podem indicar estresse fetal. O movimento fetal é observado entre o 33º e o 35º dia.[9]

A partir do 30º dia de gestação, o feto se desenvolve rapidamente. É possível identificar cabeça e corpo, e, após alguns dias, os membros (Figura 178.3).[9] A calcificação do esqueleto fetal

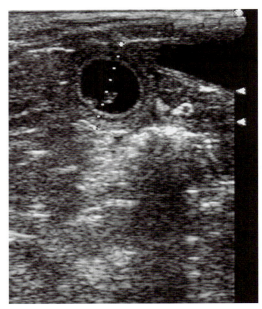

Figura 178.2 Aspecto ultrassonográfico de vesícula gestacional de aproximadamente 18 dias em cadela.

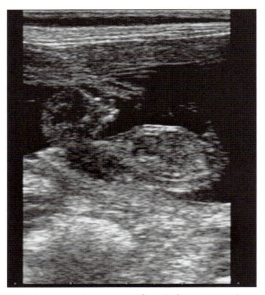

Figura 178.3 Aspecto ultrassonográfico de feto canino de aproximadamente 35 dias.

ocorre entre o 33º e o 39º dia, quando principalmente cabeça e coluna passam a ser identificadas como estruturas hiperecogênicas produtoras de sombra acústica.[8]

A bexiga e o estômago são os primeiros órgãos abdominais a serem identificados, entre o 35º e o 39º dia, e têm aspecto anecogênico. As quatro câmaras cardíacas são visibilizadas por volta do 40º dia (Figura 178.4). Aproximadamente no mesmo período, o pulmão se torna mais ecogênico que o fígado. Rins e olhos são visibilizados entre o 39º e o 47º dia, e as alças intestinais observadas mais tarde, entre o 57º e o 63º dia.[9]

A mensuração ultrassonográfica fetal no cão e no gato já foi descrita por vários autores.[6,8,9,11] O diâmetro do saco gestacional é mensurado até aproximadamente o 40º dia no cão, sendo considerado o mais acurado indicador de idade gestacional entre o 20º e o 37º dia. Do 38º ao 60º dia, o diâmetro da cabeça do feto é o indicador mais acurado de idade gestacional.[10]

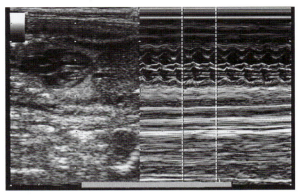

Figura 178.4 Aspecto ultrassonográfico em modo B e em modo M, demonstrando atividade cardíaca fetal.

Essas fórmulas devem ser utilizadas com bom senso e sempre de maneira comparativa às informações do desenvolvimento fetal. De maneira geral, são bastante fiéis quando há conhecimento da data de cobertura, mas também têm sido utilizadas para estabelecimento do período gestacional e data provável do parto em situações em que a gestação não havia sido programada.

Útero pós-parto

O aspecto ultrassonográfico da involução uterina foi descrito detalhadamente tanto na cadela como na gata. Tem duração de 3 a 4 semanas nas cadelas e de aproximadamente 24 dias nas gatas.[12-14]

O útero pós-parto recente tem aspecto ultrassonográfico característico e de fácil identificação. Apresenta-se aumentado, com conteúdo líquido heterogêneo correspondente aos restos das membranas fetais e materna (Figura 178.5). Os locais de placentação são ovais, hiperecogênicos e maiores que o útero interplacentário. Com o progresso da involução, a parede uterina vai se tornando mais fina, e o conteúdo luminal, mais homogêneo.

Após a involução, o útero volta a ter aspecto ultrassonográfico normal, podendo até não ser mais identificado.

Gestação anormal

O exame ultrassonográfico contribui para o diagnóstico de inúmeras situações passíveis de ocorrer durante gestações anormais. As alterações mais frequentes são reabsorção fetal (quando há morte embrionária até o 25º dia de gestação) e aborto (morte fetal após o 35º de gestação).[15]

A reabsorção fetal é representada principalmente por redução do tamanho do saco gestacional e ausência de batimentos cardíacos. Pode acontecer em apenas um concepto, sendo o diagnóstico facilitado pela comparação com conceptos próximos, ou, ocasionalmente, ocorrer em todos os conceptos como diagnóstico acidental, sem que o tutor tivesse conhecimento da gestação.

A morte fetal depois de 35 dias resulta em aborto, mas geralmente não afeta toda a ninhada.[15] Os fetos mortos perdem rapidamente o aspecto ultrassonográfico normal e são eliminados em poucos dias.[6]

A morte fetal próxima ao parto ou durante o parto é facilmente reconhecida pela ausência tanto de batimentos cardíacos como de movimentos fetais. Em 1 ou 2 dias após a morte, os órgãos fetais torácicos e abdominais passam a ser de difícil identificação e somente as estruturas ósseas hiperecogênicas são visibilizadas (Figura 178.6). Restos esqueléticos fetais podem ser achados acidentais durante exame ultrassonográfico abdominal e, nesses casos, a realização de exame radiográfico pode contribuir para o diagnóstico, principalmente quando não existirem informações disponíveis a respeito de cobertura.

A diminuição da frequência cardíaca fetal é indicativa de sofrimento. Embora a frequência cardíaca fetal normal esteja estabelecida como sendo o dobro da frequência cardíaca materna, não foram encontrados trabalhos em literatura compilada que estabeleçam um valor ou uma relação para associação da bradicardia ao estresse por hipoxia. Fetos considerados bradicárdicos, principalmente se a gestação não se encontrar a termo, devem ser monitorados e essa informação fornecida por ultrassonografia deve ser utilizada em conjunto com outras informações disponíveis.

Algumas anormalidades fetais podem ser diagnosticadas por ultrassonografia, mas raros são os relatos em pequenos animais.[16] Na rotina, foram observados fetos com efusão pleural e grave hidronefrose, porém concorda-se com a literatura disponível de que a importância do reconhecimento de anormalidades fetais em medicina veterinária não é tão notável quanto em medicina humana.[6]

Hiperplasia endometrial cística

Essa condição precede a piometra em cadelas com mais de 6 anos, ao passo que cadelas mais jovens podem desenvolver piometra sem hiperplasia endometrial cística associada.[17] Tem aspecto ultrassonográfico caracterizado pelo aumento de diâmetro uterino, geralmente discreto a moderado, com endométrio espessado e com cistos (Figura 178.7). Pode haver conteúdo líquido (anecogênico) intraluminal que, quando infectado, resulta em piometra.

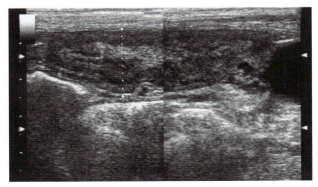

Figura 178.5 Aspecto ultrassonográfico de útero pós-parto em cadela.

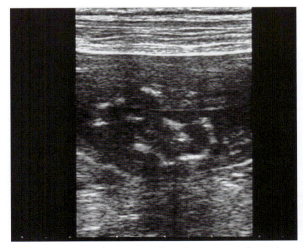

Figura 178.6 Aspecto ultrassonográfico de estruturas fetais desarranjadas em útero de cadela.

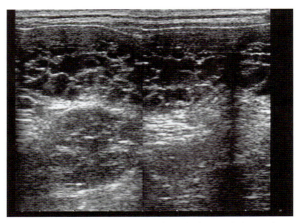

Figura 178.7 Aspecto ultrassonográfico de hiperplasia endometrial cística em cadela.

Piometra

A ultrassonografia é o método ideal para o diagnóstico de piometra. Os cornos uterinos apresentam aumento de volume que pode variar enormemente, e o conteúdo líquido pode ser anecogênico ou hipoecogênico. As paredes podem variar em espessura e regularidade (Figura 178.8).

Os diagnósticos diferenciais para cornos uterinos preenchidos por líquido incluem hidrometra, mucometra e hemometra. Apesar de a literatura sugerir possibilidade de diferenciação entre essas condições, levando em consideração a ecogenicidade do fluido (anecogênico: hidrometra e mucometra; ecogênico: hemometra e piometra),[1] em termos práticos, isso não é viável.

A piometra de coto uterino pode ser diagnosticada durante o exame ultrassonográfico como estrutura arredondada ou ovalada, de conteúdo anecogênico, localizada entre a bexiga urinária e o cólon. Nessa situação, é importante que seja feita uma varredura completa da região topográfica correspondente aos ovários para verificação de granuloma em pedículo ovariano ou resquício de ovário muitas vezes associado à existência de cistos.

Neoplasias uterinas

As neoplasias uterinas (leiomiomas, leiomiossarcomas e adenocarcinomas) são descritas como raras em cadelas e gatas. Têm aspecto variável e inespecífico e podem estar associadas ao acúmulo líquido em lúmen.[1]

As formações vaginais podem ser visibilizadas a partir do momento que são deslocadas da região pélvica para a abdominal. Em função da localização, podem comprimir o colo vesical e causar retenção urinária.

Assim como em outros órgãos, a diferenciação ultrassonográfica entre processos benignos e malignos, bem como entre tipos tumorais, não é possível.

MASCULINO

A ultrassonografia é método valioso na avaliação das doenças da próstata e dos testículos de cães. Ocasionalmente, o pênis pode ser avaliado para investigação de sua integridade e identificação de alterações em uretra. O uso desse método no sistema reprodutor de gatos fica praticamente restrito à busca por testículos ectópicos e, mesmo assim, raramente.

As indicações para a realização do exame ultrassonográfico do sistema reprodutor masculino incluem avaliação andrológica em reprodutores, identificação de testículos ectópicos, dificuldade em urinar ou defecar, dor ou desconforto abdominal, escrotal ou peniano, formação em abdome caudal, hérnia perineal, sintomas de desequilíbrio hormonal (hiperestrogenismo), trauma escrotal ou peniano e palpação escrotal anormal.[18,19]

Tanto a próstata como os testículos habitualmente são de fácil abordagem ultrassonográfica. A bexiga urinária repleta funciona como janela acústica facilitando a visibilização da próstata. Pode também deslocar levemente essa glândula da região pélvica para a região abdominal caudal, o que também facilita a avaliação prostática.

Os testículos devem ser avaliados com transdutores de alta frequência que permitam obtenção de imagens superficiais de qualidade satisfatória.

Próstata

A próstata normal tem aspecto ultrassonográfico bastante conhecido.[18-20] Pode variar em localização, tamanho e aspecto, em função da idade, doenças anteriores e se o cão é castrado ou não.

Habitualmente, o cão jovem não castrado apresenta próstata de contornos definidos, parênquima homogêneo ou discretamente grosseiro, e hipoecogênica (Figura 178.9). Ao corte longitudinal, apresenta formato ovalado e, com o uso de transdutores de alta frequência, a uretra prostática pode ser visibilizada como fina linha central hiperecogênica. Ao corte transversal, apresenta aspecto bilobado, e a uretra aparece como estrutura arredondada, hiperecogênica, localizada na região central da glândula, mais facilmente visibilizada em abordagem próxima à margem caudal.

O tamanho e a posição da próstata normal podem variar com a idade e com o fato de o animal ser castrado ou não. Habitualmente, em cães castrados, a glândula prostática tem tamanho menor e ecogenicidade reduzida em relação ao cão adulto não castrado (Figura 178.10).

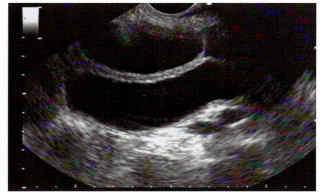

Figura 178.8 Aspecto ultrassonográfico sugestivo de piometra. Aumento de volume de cornos uterinos com conteúdo anecogênico.

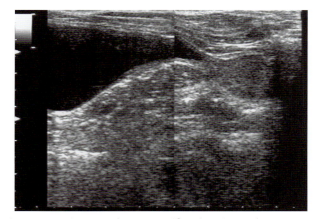

Figura 178.9 Aspecto ultrassonográfico da próstata de cão jovem.

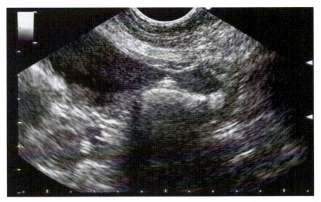

Figura 178.10 Aspecto ultrassonográfico da próstata de cão castrado.

Em cães não castrados, o tamanho da próstata tem correlação positiva ao tamanho do corpo e com a idade,[21-23] mas não estão estabelecidos valores de normalidade para o tamanho da próstata dos cães de diferentes raças, tamanho, peso e idade. Poucos estudos correlacionam o tamanho da próstata à raça. Os cães da raça Scottish Terrier são descritos como tendo a maior próstata entre todas as raças.[22] Estudo com cães da raça Pastor-Alemão, com idade entre 1 e 7 anos, e pesando entre 27 e 48 kg, descreve os valores médios para a glândula prostática como 3,59 cm de comprimento, 3,45 cm de altura e 4,63 cm de largura.[24]

As medidas obtidas durante o exame ultrassonográfico, principalmente quando sugerem discreta variação, devem ser correlacionadas a outros aspectos ultrassonográficos e informações de anamnese e exame físico.

Hiperplasia prostática benigna

É caracterizada pelo aumento da próstata que ocorre espontaneamente em cães com mais de 4 anos. Com frequência, é um achado acidental durante o exame físico, porém os aumentos importantes podem causar dificuldade em micção e defecação.[20,25]

Ao exame ultrassonográfico, a próstata encontra-se com aumento de tamanho, que pode variar de discreto a grave, além de ser simétrico ou assimétrico. Os contornos devem permanecer bem definidos. Habitualmente, tem parênquima homogêneo ou discretamente grosseiro, e a ecogenicidade é normal a levemente aumentada. Os cistos, normalmente de pequenas proporções, podem ser encontrados distribuídos pelo parênquima prostático (Figura 178.11). As calcificações não são achados associados frequentes. A linfonodomegalia sublombar não deve ocorrer.

Havendo alterações mais significativas em relação à ecotextura e à ecogenicidade, deve ser considerada a possibilidade de associação da hiperplasia prostática benigna à prostatite. Nessas situações, é comum encontrar sinais de cistite concomitante.

A ultrassonografia pode servir de guia para procedimentos necessários ao diagnóstico definitivo, como citologia ou biopsia e cultura.

Prostatite

A infecção prostática bacteriana pode ser um processo agudo ou crônico. Normalmente está associada à infecção ascendente do trato urinário, embora possa ocorrer infecção descendente do trato urinário ou extensão de doenças testiculares ou epididimais.[20]

Na prostatite, a próstata pode ter tamanho normal ou aumentado. As variações de ecotextura e ecogenicidade tendem a ser mais evidentes do que nos casos de hiperplasia prostática benigna. A ecotextura é heterogênea, com áreas mal definidas de maior ou menor ecogenicidade. Podem estar associados cistos de diâmetros variados e áreas cavitárias com conteúdo anecogênico ou hipoecogênico, que podem ser abscessos (Figura 178.12).

Em alguns casos de prostatite aguda, pode ser observado aumento de ecogenicidade de gordura ou pequeno acúmulo líquido em periferia da glândula, já a mineralização distrófica pode ser um achado nos processos crônicos.[25] Outrossim, a linfonodomegalia sublombar reacional pode ser encontrada.

A ultrassonografia pode ser utilizada como método para avaliação da próstata após tratamento, principalmente quando houve castração e há expectativa de redução do tamanho da glândula.

Cistos paraprostáticos

Esses cistos são remanescentes embriológicos dos ductos de Müller e ocorrem predominantemente em cães mais velhos de grande porte.[26]

São caracterizados por localização em margem da glândula e, embora possam variar em tamanho, normalmente são muito grandes, quando diagnosticados como causadores do quadro clínico investigado. Inicialmente, podem ser confundidos com a bexiga urinária, uma vez que apresentam paredes finas e conteúdo anecogênico (Figura 178.13). Pode haver variações desse aspecto, sobretudo em processos crônicos, quando houver infecção bacteriana associada ou doença prostática preexistente.

Quando pedunculados à margem cranial da próstata, podem comprimir região de colo vesical e trígono, causando obstrução urinária e até hidronefrose.

Neoplasia prostática

Tem aspecto ultrassonográfico variável e pode acontecer mesmo em cães castrados. Assim como em outros órgãos, esse método

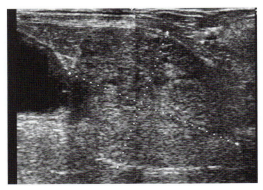

Figura 178.11 Aspecto ultrassonográfico de hiperplasia prostática benigna em cão.

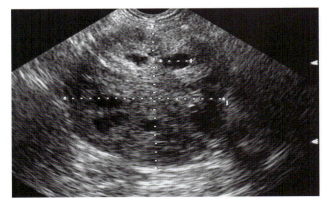

Figura 178.12 Aspecto ultrassonográfico de prostatite em cão.

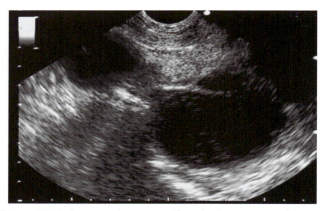

Figura 178.13 Aspecto ultrassonográfico de cisto paraprostático em cão.

não tem possibilidade de diferenciar o processo benigno do maligno, e não há correlação entre os diferentes tipos tumorais e o aspecto ultrassonográfico.

Os achados ultrassonográficos incluem próstata aumentada, de contornos irregulares e ecotextura heterogênea. Esse aumento pode ser assimétrico, sendo encontrados frequentemente pontos hiperecogênicos sugerindo mineralização (Figura 178.14).

Extensão das lesões para uretra ou colo vesical e linfonodos regionais aumentados são achados sugestivos de neoplasia prostática.[20]

Testículos

Os testículos normais são hipoecogênicos, de ecotextura homogênea, envolvidos por fina linha hiperecogênica, que representa a túnica albugínea. Em corte longitudinal, uma linha central hiperecogênica caracteriza o mediastino.

A cabeça e a cauda do epidídimo estão localizadas nos polos cranial e caudal dos testículos, respectivamente, ao passo que o corpo tem localização dorsal. O cordão espermático pode ser acompanhado desde a cabeça do epidídimo até o anel inguinal e é caracterizado por inúmeras estruturas vasculares tortuosas do plexo pampiniforme.[25] O mapeamento por *Doppler* colorido pode ser utilizado para avaliar a vascularização dessa região.

A detecção de anormalidade testicular justifica o exame dos órgãos abdominais para evidência de lesões metastáticas ou doenças sistêmicas. Os testículos também devem ser avaliados quando se suspeita de doença prostática ou quando ela já existe.[20]

Criptorquidismo
Habitualmente, o testículo ectópico apresenta dimensões e ecogenicidade reduzidas. Transdutores de alta frequência, como os de 10 e 12 MHz, têm proporcionado identificação segura do testículo ectópico, que pode estar localizado em cavidade abdominal ou em região inguinal (Figura 178.15). Quando em cavidade abdominal, costumam estar próximos à bexiga urinária, o que pode facilitar o diagnóstico. Ocasionalmente, o ultrassonografista pode não localizar um suposto testículo ectópico, principalmente se o órgão estiver atrofiado e/ou próximo a segmentos intestinais com conteúdo gasoso e fezes.

Orquite e epididimite
Podem ocorrer separada ou simultaneamente no cão, causadas por infecção por via hematógena, inflamação em trato urinário ou próstata ou por trauma em bolsa escrotal. O aspecto ultrassonográfico pode variar muito, incluindo desde alterações de ecogenicidade dos testículos e/ou epidídimos até formações heterogêneas associadas à ocorrência de abscessos.[27,28]

Embora, em alguns casos, possa haver semelhanças com processos neoplásicos, é comum, nas orquites, ocorrer acúmulo de fluido extratesticular e espessamento de bolsa escrotal.

Torção
O testículo torcido apresenta aumento de tamanho e redução de ecogenicidade, além de aumento do epidídimo e do cordão espermático e ausência de vascularização ao mapeamento por *Doppler* colorido. O comprometimento do fluxo vascular é informação importante na diferenciação entre torção e orquite/epididimite.

Neoplasias testiculares
São frequentes, porém, apresentam aspecto ultrassonográfico variado e inespecífico. A correlação entre o tipo tumoral e a aparência ultrassonográfica se torna ainda mais difícil, porque podem ocorrer tumores mistos.

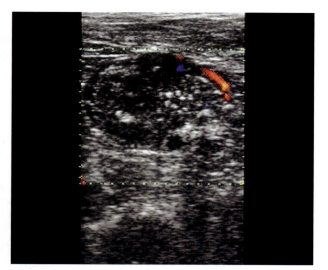

Figura 178.14 Aspecto ultrassonográfico de adenocarcinoma prostático em cão.

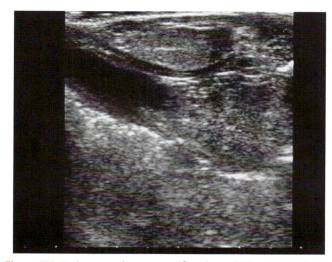

Figura 178.15 Aspecto ultrassonográfico de testículo ectópico localizado em região inguinal em cão.

O aspecto ultrassonográfico das neoplasias testiculares pode variar de pequeno nódulo arredondado a grande formação complexa com perda de arquitetura testicular (Figura 178.16).[29]

Os tumores de células de Leydig e de células intersticiais são achados acidentais em cães mais velhos, podendo ocorrer bilateralmente, e, de modo geral, são benignos.[24]

Os seminomas e tumores de células de Sertoli podem afetar um testículo ectópico e alcançar grandes dimensões quando estão intra-abdominais. São descritos como mais agressivos, podendo causar alterações hormonais e metástases.[20,25]

Pênis

O exame ultrassonográfico pode complementar informações de exame radiográfico simples e contrastado na avaliação da porção distal do pênis. Transdutores de alta frequência favorecem a diferenciação entre tecidos moles e o osso peniano. A uretra é visibilizada somente quando dilatada.

As principais possibilidades de diagnóstico descritas são: cálculos uretrais (Figura 178.17), fratura ou neoplasia do osso peniano e estenose ou neoplasia de uretra.[25]

Ainda que a ultrassonografia possa contribuir para localização de cálculo em uretra peniana, não substitui o exame radiográfico convencional.

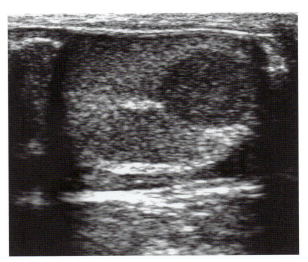

Figura 178.16 Aspecto ultrassonográfico de neoplasia testicular em cão.

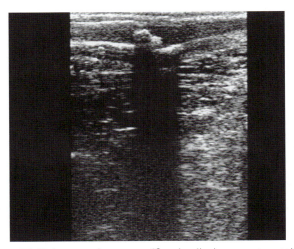

Figura 178.17 Aspecto ultrassonográfico de cálculo em uretra peniana.

CONSIDERAÇÕES FINAIS

Ao longo dos anos, a ultrassonografia consolidou-se como método fundamental na avaliação do sistema reprodutor. Em associação a procedimentos intervencionistas, funciona como guia, auxiliando a coleta segura de material para análise citológica e histopatológica, assim como nas drenagens percutâneas.

Apesar da disponibilidade atual de equipamentos de excelente resolução de imagem, a ultrassonografia deve ser utilizada de maneira criteriosa e adequada.

REFERÊNCIAS BIBLIOGRÁFICAS

1. Hecht S. Female reproductive tract. In: Penninck DG, D'Anjou MA (editors). Atlas of small animal ultrasonography. Blackwell Publishing; 2008. p. 397-416.
2. Wallace SS, Mahaffey MB, Miller DM, Thompson FN, Chakraborty PK. Ultrasonographic appearance of the ovaries of dogs during the follicular and luteal phases of the estrous cycle. Am J Vet Res. 1992;53(2):209-15.
3. Silva LCM, Onclin K, Verstegen JP. Assessment of ovarian changes around ovulation in bitches by ultrasonography, laparoscopy and hormonal assays. Vet Radiol Ultrasound. 1996;37(4):313-20.
4. Conze T, Wehrend A. Sonographic imaging of physiological ovaries in the dog. Tieraeztl. Prax Ausg K Kleintiere Heimtiere. 2018;46(3):195-200.
5. Feeney, DA, Johnston GR. Útero, ovários e testículos. In: Thrall DE (editor). Diagnóstico de radiologia veterinária. Rio de Janeiro: Elsevier; 2010. p. 738-49.
6. Mattoon JS, Nyland TG. Ovários e útero. In: Mattoon JS, Nyland TG. Ultrassom diagnóstico em pequenos animais. São Paulo: Roca; 2005. p. 235-53.
7. Bondestam S, Alitalo I, Kärkkäinen M. Real-time ultrasound pregnancy diagnosis in the bitch. J Small Anim Pract. 1983;24(3):145-51.
8. England GCW, Allen WE, Porter DJ. Studies on canine pregnancy using B-mode ultrasound: development of the conceptus and determination of gestacional age. J Small Anim Pract. 1992;31(7):324-9.
9. Yeager AE, Mohammed HO, Meyers-Wallen V, Vannerson L, Concannon PW. Ultrasonographic appearance of the uterus, placenta, fetus, and fetal membranes throughout accurately timed pregnancy in beagles. Am J Vet Res. 1992;53(3):342-51.
10. Barr FJ. Pregnancy diagnosis and assessment of fetal viability in the dog: a review. J Small Anim Pract. 1988;29(10):647-56.
11. Beck KA, Baldwin CJ, Bosu WTK. Ultrasound prediction of parturition in the queen. Vet Radiol. 1990;31(1):32-5.
12. Yeager AE, Concannon PW. Serial ultrasonographic appearance of postpartum uterine involution in beagle dogs. Theriogenol. 1990;34(3):523-33.
13. Pharr JW, Post K. Ultrasonography and radiography of the canine postpartum uterus. Vet Radiol Ultrasound. 1992;33(1):35-40.
14. Ferretti LM, Newel SM, Graham JP, Roberts GD. Radiographic and ultrasonographic evaluation of the normal feline postpartum uterus. Vet Radiol Ultrasound. 2000;41(3):287-91.
15. England GCW. Ultrasonographic assessment of abnormal pregnancy. Vet Clin North Am Anim Pract. 1998;28(4):849-68.
16. Allen WE, England GCW, White KB. Hydrops foetalis diagnosed by real time ultrasonography in a Bichon Frise bitch. J Small Anim Pract. 1989;30(8):465-7.
17. Feldman EC. O complexo hiperplasia endometrial cística/piometra e infertilidade em candelas. In: Ettinger SJ, Feldman EC (editores). Tratado de medicina interna veterinária – doença do cão e do gato. Rio de Janeiro: Guanabara Koogan; 2004, v. 2. p. 1632-49.
18. Cartee RE, Rowles T. Transabdominal sonographic evaluation of the canine prostate. Vet Radiol Ultrasound. 1983;24(4):156-64.
19. Feeney DA, Johnston GR, Walter PA. Ultrasonography of the kidney and prostate gland. Has gray-scale ultrasonography replaced contrast radiography? Problems in Vet Med. 1991;3(4):619-46.
20. Mattoon JS, Nyland TG. Próstata e testículos. In: Mattoon JS, Nyland TG. Ultrassom diagnóstico em pequenos animais. São Paulo: Roca; 2005. p. 255-71.
21. Ruel Y, Barthez PY, Mailles A, Begon D. Ultrasonographic evaluation of the prostate in healthy intact dogs. Vet Radiol Ultrasound. 1998;39(3):212-6.
22. Atalan G, Holt PE, Barr FJ, Brown PJ. Ultrasonographic estimation of prostatic size in canine cadavers. Res Vet Sci. 1999;67(1):7-15.
23. O'Shea JD. Studies on the canine prostate gland. Factors influencing its size and weight. J Comp Pathol. 1962;72:321-31.

24. Schaeffter COD. Aspectos ultrassonográficos da próstata de cães da raça Pastor Alemão. [tese de doutorado]. São Paulo: Faculdade de Medicina Veterinária e Zootecnia da Universidade de São Paulo, São Paulo; 2000. 96 p.

25. Hecht S. Male reproductive tract. In: Penninck DG, D'Anjou MA (editors). Atlas of small animal ultrasonography. Blackwell Publishing; 2008. p. 417-43.

26. Stowater JL, Lamb CR. Ultrasonographic features of paraprostatic cysts in nine dogs. Vet Radio. 190;30(5):232-9.

27. Pugh CR, Konde LJ. Sonographic evaluation of canine testicular and scrotal abnormalities: a review of 26 case histories. Vet Radiol. 1991;32(5):243-50.

28. Ober CP, Spaulding K, Breitschwerdt EB, Malarkey DE, Hegarty BC. Orchitis in two dogs with Rocky Mountain spotted fever. Vet Radiol Ultras. 2004;45(5):458-65.

29. Johnston GR, Feeney DA, Johnston SD, O'Brien TD. Ultrasonographic features of testicular neoplasia in dogs: 16 cases (1980-1988). J Am Vet Med Assoc. 1991;198(10):1779-84.

179
Patologias da Gestação, Parto Distócico e Puerpério Patológico em Cadelas e Gatas

Nereu Carlos Prestes • Luciana da Silva Leal Karolewski

INTRODUÇÃO

Cadelas

A gestação nas cadelas dura, em média, 63 dias, podendo variar de 58 a 66 dias (63,9 ± 0,2 dia). A raça, a linhagem e a quantidade de fetos podem também influenciar a duração da gestação. Inicia-se com a fertilização, que ocorre na ampola do oviduto, sendo necessário um ovócito secundário que alcança esse estágio aproximadamente 108 horas após a ovulação, quando acontece a segunda divisão meiótica. Os embriões permanecem no oviduto por 6 a 12 dias até alcançarem o estágio de mórula tardia ou blastocisto inicial (64 células) para posteriormente migrarem para o útero.[1-3]

Alguns autores afirmaram que oócitos/embriões de cadelas requerem longa permanência na tuba, quando comparados a embriões de outras espécies de animais domésticos: 8 a 10 dias para cadelas; 2 dias para porcas e 3 a 4 dias na vaca e no camundongo. Além disso, o desenvolvimento embrionário e o período pré-implantação são particularmente longos em cães.[4] Nesse período, receberão nutrientes contidos no saco vitelínico, reservas nos ovócitos e secreções uterinas conhecidas como histiotrofos; nessa fase, não utilizam glicose, mas sim ácidos láctico e cítrico.[2,3]

Os embriões transitam no corno uterino ipsilateral à ovulação durante 6 dias, crescendo de 0,3 até 2,0 mm para se implantarem definitivamente entre 17 e 21 dias após a fecundação, distribuindo-se pelos dois cornos independentemente de que lado provieram originalmente (Figura 179.1).[4,5]

O útero apresenta locais de implantação de cerca de 1 cm de diâmetro, exibindo edema inflamatório onde se estabelecem as conexões placentárias materno-fetais, histologicamente classificadas como endoteliocoriais, constituídas de quatro folhetos: o endotélio materno, o córion, o mesênquima e o endotélio fetal. A placenta é zonária e forma uma cinta completa na cadela e incompleta na gata, apresentando a interface materno-fetal lamelar com projeções interdigitando-se com o septo materno. A partir do 45º dia da gestação até o seu final, a complexidade da organização lamelar e a densidade dos capilares aumentam drasticamente, correspondendo ao período de maior necessidade de nutrientes para completar a expansão corporal dos fetos[6] (Figura 179.2).

Não existe um mecanismo de reconhecimento materno da gestação, assim como não há diferença nos níveis de progesterona entre a cadela gestante e a não gestante. Os níveis plasmáticos de progesterona produzida exclusivamente pelos corpos lúteos são essenciais para a manutenção da gestação, mas nas fêmeas não gestantes essa condição impede o início do novo ciclo, uma vez que esse hormônio inibe o eixo hipotálamo-hipófise. Durante a gestação, a progesterona é necessária de maneira contínua, atuando na diferenciação endometrial, na secreção de suas glândulas e na manutenção da integridade endometrial, além de promover a fixação placentária e suprimir a contratilidade uterina.[1,5,7-9]

A duração da gestação na cadela é variável, pois não se tem de modo prático, pelos métodos semiológicos convencionais, como precisar o momento da ovulação, aliado ao fato de que o sêmen do cão, uma vez depositado no sistema genital da fêmea, apresenta alta durabilidade e viabilidade, acrescido ao tempo exigido para que o ovócito I evolua para ovócito II fecundável, no exato instante da ocorrência do pico pré-ovulatório de hormônio luteinizante (LH).[1,5,7-10]

Gatas

Apresentam particularidades que as distinguem dos demais mamíferos. A ovulação ocorre 48 a 52 horas após o pico de LH, estimulada por várias cópulas para chegar ao nível sérico ideal. A gata apresenta, portanto, ovulação induzida pela cobertura. Após a ovulação, os ovócitos em metáfise II permanecem no oviduto, onde ocorre a fecundação por aproximadamente 30 horas. O índice de ovulação é de 2 a 21 ovócitos com médias de 4,5 ± 0,4 e 5,6 ± 1,9, enquanto nas cadelas, a taxa de ovulação varia de 5,7 ± 0,3 a 7,7 ± 0,6.[4]

Após 5 a 6 dias da fecundação, alcançam o útero como mórulas compactas e no 8º dia estarão na forma de blastocisto, movendo-se livremente pelos cornos uterinos em busca

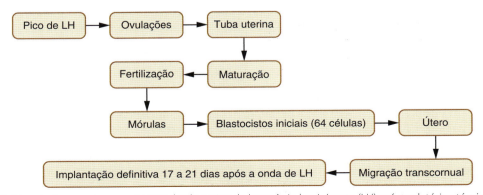

Figura 179.1 Súmula dos eventos sequenciais desde o pico de hormônio luteinizante (LH) pré-ovulatório até a implantação.

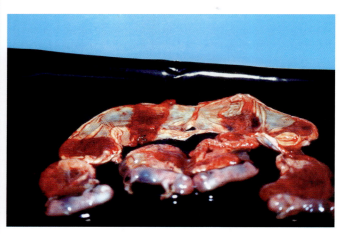

Figura 179.2 Peça anatômica de útero de cadela gestante. Evidenciam-se a placenta zonária, com seus locais de implantação, e fetos imaturos.

de uma distribuição igualitária dos embriões previamente à implantação, que se inicia 12 ou 13 dias após a cobertura. Histologicamente, a placenta da gata é endoteliocorial e macroscopicamente classificada como zonária. A duração da gestação varia entre 64 e 67 dias, mantida pelos corpos lúteos e consequente produção de progesterona; 48 a 72 horas após a primeira cobertura, os níveis plasmáticos desse progestágeno são superiores a 1 ng/mℓ, alcançando valores máximos acima de 25 ng/mℓ entre 13 e 21 dias, seguindo-se um lento declínio até o final da gestação.[1,5,8-12]

As principais funções da progesterona são a supressão da atividade contrátil do endométrio e a estimulação de sua atividade secretora. Ademais, atua sinergicamente com o estrógeno no crescimento mamário e adquire atividade imunossupressora em algumas espécies. O período gestacional nas gatas é mais bem definido, uma vez que a ovulação é influenciada pela cópula.[1,5,11]

Mudanças fisiológicas de cadelas e gatas

O principal sinal da suposta gestação é o ganho de peso, que, nas cadelas, acontece entre 30 e 40 dias, evoluindo até o final da gestação, ocorrendo mais cedo nas gatas, pois os animais requerem a ingestão de maior quantidade de energia e proteína. Em decorrência da distensão uterina paulatina, há notável e progressiva compressão sobre o diafragma, resultando na adoção de uma postura de conforto, a "posição de cão sentado", para facilitar os movimentos respiratórios. Os animais gestantes manifestam taquipneia compensatória. Ademais, por conta da dilatação vascular abdominal e uterina pode ser encontrado livre volume variável de transudato fisiológico. Alguns animais podem exibir micção frequente, pois a vesícula urinária tem pouco espaço para a distensão de armazenamento.[1,5,9]

O diagnóstico de gestação pela ausência de estro utilizado para outras espécies não é válido para as cadelas, pois o intervalo interestro é idêntico para as fêmeas gestantes e não gestantes. A falha do retorno ao estro após 45 dias, nas gatas, pode ser indicativa de prenhez, embora nesse período a gestação positiva possa ser facilmente identificada pela aparência física. Outras maneiras de identificar a gestação incluem alterações comportamentais, palpação abdominal, auscultação dos batimentos cardíacos fetais (cuja frequência é dobrada em relação à materna), além de radiografia, testes endócrinos e ultrassonografia como métodos rotineiramente utilizados.[1,5,9,13]

Envoltórios e líquidos fetais de cadelas e gatas

Nas cadelas e gatas, pelo fato de serem mamíferos superiores eutérios, o embrião realiza trocas com o organismo materno pela placenta. A célula-ovo original é minúscula e praticamente desprovida de vitelo. Desse modo, os anexos fetais desempenham funções diferentes daquelas exercidas nas espécies ovíparas. O saco vitelínico é vestigial, o âmnio e o alantoide protegem o feto de choques mecânicos e desidratação, armazenam parte da urina fetal, auxiliam na dilatação e lubrificação do parto, desempenham papel bactericida e evitam aderências.[10,14]

Pelas características dos líquidos fetais, dentre os seus constituintes, é possível reconhecer e proceder a determinações bioquímicas analíticas de proteínas totais, ureia, creatinina, cloretos, fósforo, potássio, cálcio, magnésio e glicose, os quais estão bem determinados em cadelas, havendo sincronia entre os líquidos amniótico e alantóideo para manter o equilíbrio hidreletrolítico.[15-18]

As células existentes nos fluidos fetais são consideradas elementos em suspensão e resultantes da esfoliação natural da superfície fetal e dos pulmões. A análise da citologia do líquido amniótico é utilizada em medicina humana para a avaliação e caracterização epidermal dos fetos em gestação avançada e diagnóstico citogenético.[10,15-18]

A avaliação citológica dos fluidos fetais de cadelas no momento da cesariana, pela coloração hematoxilina-Shorr, demonstrou quatro tipos celulares:

- Células imaturas profundas
- Células medianamente maturas intermediárias
- Células maduras não cornificadas (nucleadas)
- Células hipermaduras anucleadas cornificadas (escamas), relacionadas com a maturidade fetal. Em amostras com mais de 90% de células hipermaduras, é possível confirmar maturidade fetal.[10,15-18]

Envoltórios, líquidos fetais, cordão umbilical e vesícula vitelínica representam uma fonte alternativa de células-tronco mesenquimais.

Parto normal de cadelas e gatas

O exato mecanismo endócrino do parto não está bem definido para cadelas e gatas, mas ao que tudo indica não difere muito entre essas duas espécies. O trabalho de parto nas cadelas pode demorar de 4 a 24 horas ou mais, dependendo de condições fisiológicas, ambientais, interferência humana e tamanho da ninhada; nas gatas, costuma ser mais rápido. Nas últimas 8 a 24 horas antes da expulsão há aumento dos níveis de cortisol fetal. As concentrações de progesterona declinam nos últimos 30 dias da gestação em cadelas, sofrendo queda acentuada entre 12 e 40 horas prévias ao parto, sendo aparentemente resultante da liberação de prostaglandina produzida no endométrio uterino em resposta à secreção de cortisol fetal. No entanto, não está bem determinado como age o cortisol na produção de esteroides, uma vez que não se verifica aumento significativo dos níveis de estrógeno que se mantêm constantes no transcurso da prenhez, iniciando um declínio de sua concentração 2 dias antes do parto. A concentração de prolactina aumenta nos dias que antecedem o parto, sendo coincidente com o declínio da progesterona[1,5,9] (Figura 179.3).

Na gata, a concentração de progesterona é alta durante a gestação, declinando no período final, sendo abrupta a queda antes do parto, a níveis não detectáveis. O estrógeno aumenta ligeiramente no pré-parto imediato.[1,5,9]

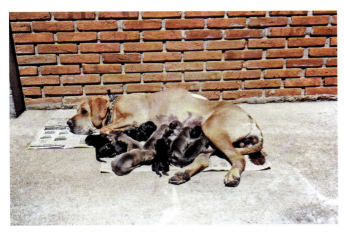

Figura 179.3 Cadela ao final de um parto normal. Nota-se a ocorrência de corrimento loquial sendo expelido pela vulva.

PATOLOGIAS DA GESTAÇÃO

Muitos fármacos e toxinas podem causar morte fetal ou anormalidades congênitas. Dentre as mais conhecidas, destacam-se corticoides, estrógeno, prostaglandina, griseofulvina, pesticidas, mercuriais, anticoncepcionais e substâncias anestésicas.[19,20] Os fatores genéticos são responsáveis por anomalias originárias dos cromossomos autossômicos e sexuais (Figuras 179.4 e 179.5).

Anormalidades em cadelas

Alguns eventos fisiológicos acontecem durante a gestação, podendo ser interpretados como anormalidades. As cadelas exibem anemia normocítica e normocrômica decorrente de redução do volume plasmático, eventual redução do apetite e possível corrimento vulvar mucoide.

Falha na concepção

Muitos técnicos admitem que a falha em conceber, a despeito de uma cobertura efetiva, seja decorrente de contaminação bacteriana vaginal ou prepucial. Culturas bacterianas demonstraram que 99% das bactérias isoladas desses locais são comensais e seu tratamento é desnecessário e contraindicado por redundar em resistência bacteriana ou contaminação por fungo oportunista. Contudo, a principal razão para a falha na concepção reside em cobertura no momento inapropriado, exigindo o emprego dos mais variados métodos para confirmar a proximidade da ovulação.[1,5,9,13]

Pseudogestação ou pseudociese

É um distúrbio endócrino, no qual a fêmea não gestante comporta-se como se estivesse prenhe, em trabalho de parto ou recém-parida; esse evento é observado em cadelas principalmente e nas gatas após cobertura infértil ou estímulo vaginal artificial durante o cio.

As cadelas apresentam aumento de peso e do volume abdominal, impaciência, preparo do ninho, edema das mamas com produção láctea e adoção de objetos ou filhotes de outras cadelas recém-paridas.

Os sinais podem regredir espontaneamente, porém pode ser necessário o uso de antibiótico e anti-inflamatório preventivo das mastites, compressas de água fria nas mamas, redução da ingestão de ração e aplicação de antiprolactínicos.

Cadelas com consecutivas pseudogestações apresentam risco de desenvolvimento de piometra futura[21] (Figura 179.6).

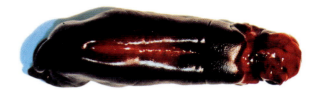
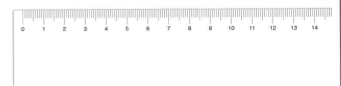

Figura 179.4 Anomalia congênita em filhote de cadela. Note a ausência de calota craniana e o defeito na coluna vertebral.

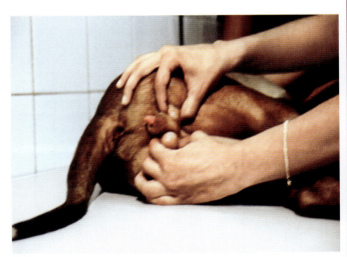

Figura 179.5 Cão adulto da raça Pit Bull pseudo-hermafrodita masculino. Podem ser observados dois testículos lateralmente à vulva e a exposição de um pênis atrofiado pela abertura vulvar.

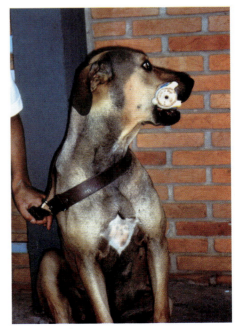

Figura 179.6 Cadela com pseudogestação adotando um objeto.

Absorção embrionária

A real frequência dessa condição é desconhecida. A diferença entre a quantidade de ovócitos liberados e a de filhotes nascidos é um bom indicador e admite-se que a reabsorção de um ou dois embriões aconteça em 10% das gestações, tendo como causas principais: anormalidades embrionárias, ambiente inadequado, agentes infecciosos e competição pelo espaço no interior do útero.[1,5,9,13]

Abortamento infeccioso

Consiste na expulsão de fetos imaturos, com corrimento vulvar vermelho-escuro ou esverdeado abundante. Na maioria das vezes, não se observam contrações uterinas e abdominais similares às do parto normal. As causas são os defeitos congênitos, agentes infecciosos, traumatismo, medicamentos que provoquem contrações da musculatura uterina e doenças sistêmicas maternas. O exame de raios X e a ultrassonografia podem ser utilizados como auxiliares do diagnóstico. Uma vez desencadeada a expulsão, cabe ao profissional utilizar medicamentos ecbólicos, no intuito de esvaziar o conteúdo uterino. O uso de progesterona na tentativa de manter a gestação é contraindicado, pois ocasiona o fechamento cervical, podendo provocar toxemia grave pela retenção de fetos inviáveis com todas as suas implicações. Exames sorológicos e microbiológicos devem ser realizados de amostras colhidas dos fetos, lóquios e sangue materno. A expulsão de produtos vivos, mas inviáveis à sobrevida no período final da gestação, caracteriza um parto prematuro.[1,5,9]

Dos agentes infecciosos causadores de abortamento, parto prematuro ou morte logo após o parto, destacam-se:[1,5,9,22]

- *Brucella canis*: a via de infecção mais comum é venérea, provocando abortamento entre 45 e 55 dias da gestação. Pode causar reabsorção embrionário-fetal ou natimortos
- *Toxoplasma gondii*: raramente provoca abortamento em cadelas, contudo tem muita importância para a saúde dos profissionais e a saúde pública
- Herpes-vírus canino: as manifestações dependem do momento gestacional em que ocorre a infecção. No início da prenhez, resulta em morte e mumificação fetal, já no período final ocorre parto prematuro com expulsão de filhotes que não sobrevivem
- Vírus da diarreia canina: não se conhece sua frequência natural, porém, em condições experimentais, os animais manifestam doença clínica, inclusive os filhotes nascidos
- Adenovírus canino: a infecção resulta no nascimento de filhotes mortos ou vivos que vêm a óbito logo após o parto.

Abortamento espontâneo

Nesse tipo de abortamento, deve-se proceder a um rigoroso diagnóstico diferencial com as outras possíveis causas desse evento. Repetições da casuística indicam comprometimento uterino ou placentário ou, ainda, distúrbios de funcionamento do corpo do útero, sendo necessária a concentração de 6 nmol/ℓ ou 2 ng/mℓ de progesterona para a manutenção da gestação em cadelas. A aplicação de progesterona exógena nos animais problemáticos pode redundar em masculinização dos filhotes fêmeas e criptorquidismo nos machos, além de interferir no desencadeamento fisiológico do parto normal, prolongando a gestação além do prazo, com consequente morte fetal. Nos casos de insuficiência lútea comprovada pela dosagem hormonal específica, a suplementação de progesterona de curta duração pode ser efetuada por via oral.[1,5,9,22]

Diabetes *mellitus*

Durante a gestação, algumas cadelas podem manifestar um quadro de diabetes tipo II, reversível e passageiro, ocasionado pela liberação de antagonistas da insulina. Para outros autores, essa doença em cadelas gestantes poderia estar relacionada com insensibilidade à insulina ou intolerância aos açúcares mediada pela progesterona, sendo o abortamento uma manifestação comum. Em outros animais, nas ovelhas em especial, o diabetes pode influir no peso dos produtos, resultando em fetos maiores e mais pesados, requerendo cesariana. Essa possibilidade deve ser considerada para as cadelas, bem como a possibilidade da transmissão hereditária desse distúrbio; por essa razão, indica-se a castração das fêmeas.[1,5,9]

Por outro lado, algumas cadelas podem exibir hipoglicemia no final da gestação que prontamente se reverte pela suplementação intravenosa de glicose. A acetonemia decorrente de utilização da gordura corporal como fonte energética é rara nas cadelas, sem sinais patognomônicos como aqueles que se manifestam na toxemia da prenhez em pequenos ruminantes ou acetonemia clássica que acomete as vacas.[10]

Hipoglicemia

Essa condição é pouco frequente em cadelas gestantes. De etiologia incerta, é surpreendente a sua manifestação, pois, durante a fase progesterônica, as concentrações de glicose estão normalmente elevadas. Pode ocorrer hipoglicemia associada a hipocalcemia no final da gestação; nesses casos, alguns autores preconizam a aplicação de glicose e cálcio em associação.[1,5,9]

Torção de útero

Consiste na rotação do órgão sobre seu eixo longitudinal, obliterando parcial ou totalmente a passagem dos fetos. Geralmente, ocorrem no final da gestação ou durante o início do parto. É uma condição rara nas cadelas e gatas, afetando um dos cornos uterinos, de difícil diagnóstico clínico, mesmo com o auxílio de ultrassonografia e raios X, com giro para a esquerda ou direita e em graus variáveis.[9,10,12,23,24]

Os sinais de dor e desconforto abdominal são claros logo após a torção e normalmente o diagnóstico definitivo somente é realizado por laparotomia exploratória objetivando a cesariana em razão da não expulsão dos fetos.[10]

Graus variáveis de desvitalização uterina e morte fetal são achados frequentes, variando com o tempo de evolução do processo. Na maioria dos casos, a cesariana radical (com ovariossalpingo-histerectomia [OSH]) é a solução mais indicada. Para os grandes animais, as causas estão bem determinadas. Para as cadelas e gatas, supõe-se que os pesos dos fetos ao longo dos cornos uterinos, fatores mecânicos, como contrações e rolamento do animal, possam contribuir para a torção. De qualquer maneira, é um evento raro, até porque no interior do abdome de cadelas ou gatas gestantes não há espaço plausível que permita o útero girar 180°[10,12,23] (Figura 179.7).

Histerocele gravídica

Trata-se de uma hérnia cujo conteúdo é o útero gravídico, ocorrendo em pontos anatômicos específicos, como na região inguinal, umbilical e diafragmática; nesse último caso, ocorre em cadelas e gatas vítimas de atropelamento. Os sinais são variáveis, com aumento de volume local, podendo-se palpar os fetos no subcutâneo. Nas hérnias diafragmáticas, o desconforto respiratório é evidente. O anel herniário pode dilatar-se pela laceração muscular, evoluindo para eventração.[1,5,10]

Ademais, nas hérnias diafragmáticas, por sua gravidade, é necessária intervenção cirúrgica de urgência, havendo sérios riscos na manutenção da gestação por causa do evento em si e do protocolo anestésico exigido. Nos casos de histerocele inguinal ou umbilical, a avaliação deve ser individual, levando-se em consideração volume, viabilidade fetal, tempo gestacional, redutibilidade do conteúdo, entre outros aspectos. A possibilidade

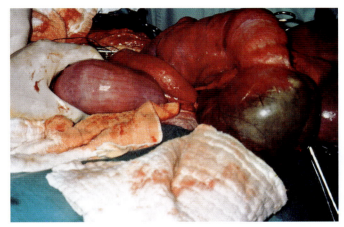

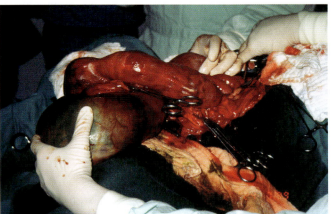

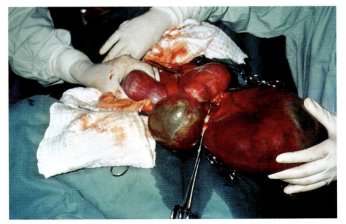

Figura 179.7 Torção uterina em cadela. Observa-se o aumento de volume da extremidade do corno uterino, exibindo extensa área escura típica e necrose.

de colocação de faixa compressiva, suspensório ou outro artifício deve ser considerada para dar maior conforto à gestante. Ao parto, espera-se que ocorra atonia uterina primária, com necessidade de cesariana, sendo esse o momento utilizado para a herniorrafia.[1,5,10,12]

A opção pela OSH concomitante dependerá do médico-veterinário, da gravidade do processo, do risco futuro a uma nova gestação e do risco cirúrgico imediato; porém o tutor deve ser esclarecido sobre a possibilidade da transmissão hereditária dessa propensão, justificando-se a castração dos animais.[1,5,10,12] Evisceração uterina é uma condição rara, mas também pode necessitar de urgente intervenção (Figura 179.8).

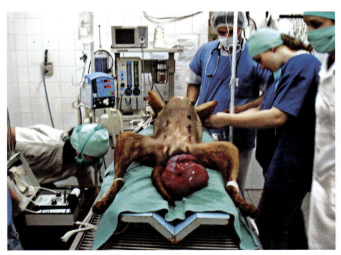

Figura 179.8 Cadela gestante com evisceração uterina, decorrente de ruptura do corno uterino de causa incerta, sendo preparada para a laparotomia.

Ruptura uterina

É um acidente de rara ocorrência durante o parto normal, acometendo mais as cadelas que as gatas, mas, quando há feto(s) remanescente(s) no útero por longo período, eles se tornam enfisematosos, ocorre necrose da parede uterina com possibilidade de ruptura e peritonite, sendo de ocorrência frequente em animais de tutores negligentes que demoram em procurar auxílio profissional.

A ruptura uterina, se ocorrer durante o parto, pode ser decorrente de distocia, uso de dose excessiva de ocitocina em distocia de causa fetal não constatada, traumatismo ou uso inadequado de fórceps ou pinças na tentativa de remover um feto. Há dor abdominal com possível distensão e rápida deterioração do estado geral da parturiente. Recomenda-se laparotomia como tratamento necessário, não de suporte.[1,5,9,10]

Tipos especiais de gestação

Superfecundação

Caracteriza-se pela fecundação de mais de um ovócito por um ou diferentes machos, podendo ocorrer nas cadelas e com menor frequência nas gatas. A condição é constatada após o parto, com o nascimento de filhotes de diferentes raças e, portanto, características fenotípicas distintas. É corriqueira sua observação em animais sem raça definida (SRD) errantes.[10,12,23,25]

Superfetação

Acontece quando há fertilização de ovócitos em cios diferentes pela possibilidade de manifestação de ovulação durante a prenhez em algumas espécies. Ao parto, nota-se o nascimento de fetos maduros e imaturos, sendo uma condição incomum em cadelas e gatas.[10,12,23,25]

Gestação múltipla patológica

Ocorre quando a quantidade de fetos ultrapassa aquela considerada normal para a espécie ou raça. De modo geral, as cadelas de pequeno porte gestam de 2 a 4 filhotes, já as de grande porte de 6 a 10; por sua vez, na gata, são de 2 a 5 por cria. A causa é a aptidão hereditária para ovulações múltiplas somada a fatores ambientais, nutricionais ou tratamentos hormonais.

Pela exagerada distensão uterina, observam-se as seguintes manifestações: taquipneia, distúrbios digestórios, alteração cardiorrespiratória, edema e transudato cavitário, enfraquecimento da gestante, distúrbios metabólicos, decúbito permanente, atonia uterina primária ou ruptura uterina.[10,12,23,25] Duas cadelas gestando 16 e 17 filhotes respectivamente foram atendidas no serviço ambulatorial (Figura 179.9).

Hidropisia dos envoltórios fetais

Ocorre no interior dos envoltórios fetais o acúmulo exagerado de líquido, que pode ser hidroâmnion, hidroalantoide ou associação de ambos, tendo como causas gerais distúrbios nutricionais, torção do cordão umbilical, desequilíbrio hidreletrolítico ou doenças renais do feto. Essa condição é raramente observada em cadelas e gatas, mas quando se manifesta determina atonia uterina pela excessiva distensão do órgão, e o(s) feto(s) exibirá(ão) anasarca[10] (Figura 179.10).

Gestação extrauterina ou ectópica

Define-se como prenhez ectópica quando o feto se encontra fora da cavidade uterina. Na espécie humana, a sede mais comum são as trompas, constituindo a gravidez tubária, respondendo por mais de 95% de todas as ectopias gestacionais; contudo, pode ainda acontecer no ovário ou na cavidade abdominal.[10,12,23,25]

Na mulher, o evento não é raro: acontece uma vez em cada 100 a 150 gestações em consequência da inflamação crônica das tubas. Pode haver hemorragia intraperitoneal, dor intensa por ruptura da tuba, reabsorção fetal ou, se ocorrer morte fetal em fase gestacional avançada, poderá ficar retido, ser calcificado ou mumificado, formando um litopédio (*líthos* = pedra).

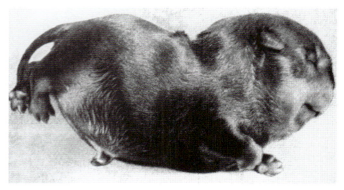

Figura 179.10 Aspecto típico de um produto em anasarca associada à hidropisia dos envoltórios fetais.

Nas cadelas, assim como em outros animais domesticados, não há similaridade dessa afecção com a da espécie humana. As gestações ectópicas dos animais são secundárias à ruptura da parede uterina, na maioria das vezes provocadas por acidentes ou outros processos traumáticos. Nas gestações iniciais, ocorre reabsorção e, quando há calcificação fetal, visibilizada ao exame de raios X por volta do 40º dia, pode ocorrer mumificação fetal e, em raras situações, a sua calcificação (feto calcificado com litopédio: Figuras 179.11 e 179.12). A morte da gestante pode ocorrer se houver hemorragia interna grave; além disso, se ocorrer ruptura uterina no final da gestação, recomenda-se laparotomia exploratória[10,12,23,25] (Figura 179.13).

Anormalidades em gatas

As gatas expressam manifestações fisiológicas à medida que a gestação progride, havendo aumento do volume abdominal. Pode ser constatada a liberação de discreta quantidade de muco pela vulva, contudo essa secreção pode não ser observada pelo hábito do animal lamber-se constantemente.

Falha na concepção

A causa mais importante para as gatas é a baixa concentração de LH após a cobertura para estimular a ovulação. O tempo entre a cobertura e a ovulação é dependente da qualidade e da intensidade das reações fisiológicas da fêmea em resposta à cobertura, que influi sobremaneira nas concentrações de LH. O momento da cobertura durante a fase do cio redunda na liberação de

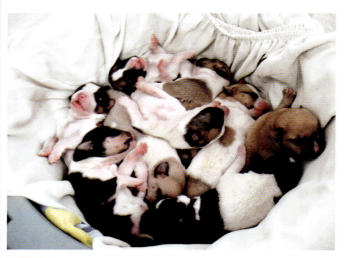

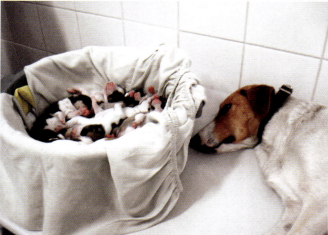

Figura 179.9 Filhotes de cadela recém-nascidos, cuja mãe era de porte médio e exibia os sinais típicos de gestação múltipla patológica.

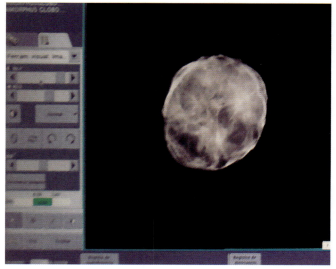

Figura 179.11 Exame tomográfico de um feto calcificado.

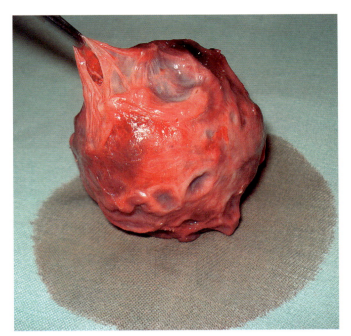
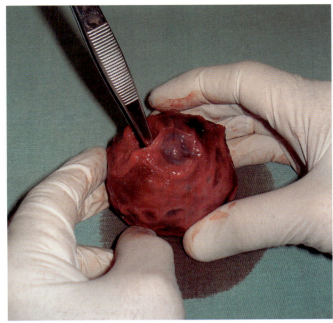

Figura 179.12 Litopédio.

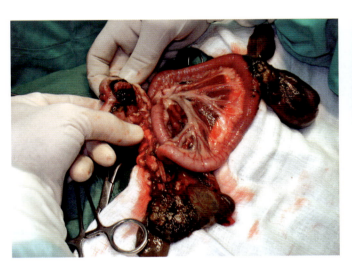
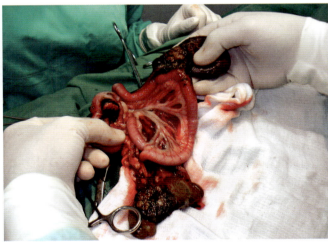

Figura 179.13 Gestação ectópica. Achado em laparotomia exploratória.

ovócitos mais ou menos maduros e, portanto, com maior ou menor probabilidade de fertilização. Segundo alguns autores, um método alternativo de diagnóstico da falha de ovulação seria a dosagem de progesterona 7 a 10 dias após a cobertura: se esses níveis forem baixos, demonstram ausência de tecido lúteo e, por conseguinte, falha na ovulação. Para esses animais, é indicada a administração de gonadotrofina coriônica humana (HCG, do inglês *human chorionic gonadotropin* [500 UI]), que simularia a liberação do LH, resultando em ovulação. De modo geral, é possível afirmar que as gatas constituem uma espécie de alta fecundidade e prolificidade.[1,5,9]

Reabsorção embrionária

Pode acontecer mais frequentemente a reabsorção isolada de um ou mais fetos, o que pode ser evidenciado por exames ultrassonográficos sequenciais de gatas gestantes. As causas são multifatoriais e se confundem com aquelas que provocam abortamento, incluindo-se aspectos infecciosos, genéticos, nutricionais e ambientais.

Muitos aspectos são negligenciados rotineiramente porque não se instituem, em medicina veterinária, exames pré-natais aos moldes da espécie humana; por essa razão, não há dados estatisticamente fidedignos dessa ocorrência nos pequenos animais domésticos.[1,5,9]

Abortamento infeccioso

Pode ocorrer por:

- Vírus da leucemia felina (FELV, do inglês *feline leukemia virus*): pode causar várias doenças no sistema reprodutor, como abortamento, reabsorção embrionária precoce ou nascimento de filhotes portadores do vírus. O agente viral pode atravessar a placenta, resultando em contaminação bacteriana secundária induzida pela imunossupressão viral e consequentemente expulsão de fetos prematuros mortos. A prevenção é realizada mediante vacinação
- Herpes-vírus felino: é transmitido por via respiratória e cerca de 80% dos gatos expostos permanecem cronicamente infectados, provocando abortamento na metade da gestação.

A contaminação pode ser confirmada pelo isolamento do vírus em cultura, pelas lesões placentárias e por corpos de inclusão nuclear no esfregaço nasal ou conjuntival detectados pelo método de imunofluorescência indireta. Somente a vacina garante proteção

- Vírus da peritonite infecciosa felina: provoca abortamento mais precoce ou endometrite, parto prematuro e doenças do sistema respiratório superior
- Toxoplasmose: *Toxoplasma gondii* raramente provoca abortamento em gatas, porém alguns filhotes podem nascer contaminados por esse protozoário
- Clamidiose: *Chlamydia psittaci* pode causar abortamento em gatas, embora muitos aspectos da etiologia e transmissão ainda sejam ignorados. Títulos de anticorpos altos devem ser interpretados com cuidado, podendo ser apenas uma resposta a agentes oportunistas.[1,5,9]

Abortamento espontâneo

Muitos casos de abortamento espontâneo são consequência de ambiente uterino inadequado. Alguns autores creditam o evento aos baixos níveis plasmáticos de progesterona. A administração de progesterona de maneira preventiva deve ser cuidadosamente ponderada, pois pode induzir masculinização dos fetos fêmeas e criptorquidismo nos machos; além disso, esse hormônio pode interferir no desencadeamento do parto, podendo prolongar a gestação e ocorrer morte intrauterina dos fetos, o que resultaria em mumificação ou maceração, exigindo intervenção cirúrgica.[1,5,9]

Hipocalcemia

Ao contrário da cadela, a tetania é raramente observada nas gatas no período pré-parto ou mesmo na fase de aleitamento. Uma vez diagnosticada, a aplicação intravenosa lenta de 2 a 5 mℓ de gliconato de cálcio a 10%, com monitoramento da frequência cardíaca, reverte o quadro clínico.[1,5,9]

DISTOCIA

É definida classicamente como dificuldade para parir ou incapacidade de expulsar naturalmente os filhotes através do canal do parto sem assistência ou auxílio, sendo mais frequente nas cadelas que nas gatas; pode ter incidência de 100% em algumas raças. O risco de distocia é maior nas raças puras, quando comparadas aos animais SRD.[1,5,9,10,26-28]

Constata-se na rotina ambulatorial, principalmente em cadelas de mínimo porte mantidas dentro de casa ou apartamento, maior incidência da necessidade de intervenção profissional durante o parto, em razão de excessiva artificialização ambiental, o que altera o comportamento instintivo natural desses animais esperado para o parto. Atonia uterina primária é o evento mais evidenciado, aliada à inabilidade materna com possível rejeição dos filhotes.

Procedimentos iniciais

Diante de distocia em cadela ou gata, uma criteriosa anamnese inquiridora ou espontânea é um requisito fundamental para definir o procedimento a ser executado. Muitas vezes, o tutor, para se eximir de responsabilidade ou sensação de culpa, distorce datas e horários. No caso específico das gatas, a data precisa da cobertura não é observada algumas vezes, pois o animal sai do domicílio no período do cio. O profissional deve filtrar a informação e utilizar seu conhecimento e experiência para fazer um diagnóstico preciso. Inicia-se pela aferição da temperatura retal e procede-se aos exames obstétricos externo e interno específico.

O exame externo consiste em inspeção, palpação e exame geral da parturiente. Observam-se: distensão abdominal, comportamento, contrações abdominais e uterinas perceptíveis, glândula mamária e o conjunto vulva/períneo, caracterizando a secreção por quantidade, cor e odor. Palpa-se o abdome, procurando estimar tônus uterino, quantidade de fetos, grau de distensão e possíveis movimentos fetais indicativos de viabilidade. O clínico não deve subestimar o estetoscópio como modo de auscultar batimento cardíaco fetal, que alcança 180 a 240 bpm e decresce com o grau de depressão dos produtos.

O exame interno específico é feito com o dedo enluvado e lubrificado para detectar obstruções, verificar se há feto na vagina e precisar a apresentação anterior ou posterior do feto disposto no canal pélvico ou corpo uterino. Se durante a manobra digital pela vagina, a cadela reagir com contrações reflexas, isso deve ser encarado como um bom indicador de resposta contrátil uterina e, muitas vezes, apenas utilizando-se esse recurso há a expulsão do feto pelo estímulo ao reflexo de Ferguson. Deve ser lembrado que as gatas são relutantes ao toque digital vaginal e, quando possível e estritamente necessário, utiliza-se o dedo mínimo.

Exames complementares podem ser realizados por raios X e, de maneira mais apropriada, pelos recursos do ultrassom, uma ferramenta auxiliar para avaliação geral, inclusive possibilitando a sexagem dos fetos.

As distocias podem ser de causa materna, fetal ou uma associação entre essas duas. As distocias maternas mais comuns em cadelas e gatas são: inércia uterina primária completa ou incompleta, inércia uterina secundária e estreitamento do canal do parto com dilatação insuficiente da via fetal mole ou dura. São pouco frequentes: torção uterina, prolapso vaginal e/ou uterino, hidropisia dos envoltórios fetais e obstruções. Os animais desnutridos e com histórico de atropelamento anteriormente sofrido merecem especial atenção à via fetal dura. Os tumores vaginais podem constituir uma barreira mecânica para a evolução do parto normal; os mais comuns são o tumor venéreo transmissível e o leiomioma[28,29] (Figuras 179.14 a 179.18).

A aplasia segmentar de corno uterino é uma condição rara diagnosticada na realização da cesariana[30] (Figura 179.19).

As distocias de causa fetal incluem defeitos na estática fetal (apresentação anterior, posterior e transversa), malformações, fetos absolutos ou relativos grandes, assim como morte fetal e sua possibilidade de evolução com *rigor mortis*, fetos enfisematosos ou macerados, com frequência muito parecida em cadelas e gatas. A insinuação de dois fetos simultaneamente no corpo do útero também deve ser considerada, surgindo muitas vezes duas vesículas fetais pela vulva[1,5,9,26,27] (Figuras 179.20 e 179.21).

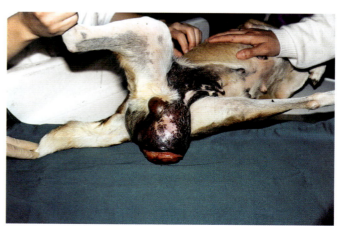

Figura 179.14 Tumor vaginal em cadela criando uma barreira mecânica à progressão de um parto normal.

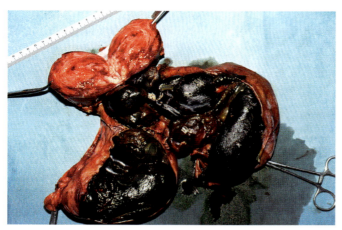

Figura 179.15 Feto em início de putrefação em função do bloqueio da evolução do parto por tumor de corpo uterino em cadela.

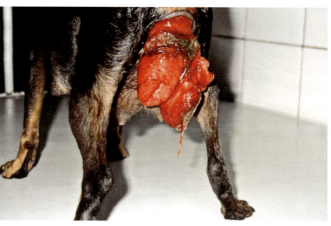

Figura 179.18 Prolapso parcial de dois cornos uterinos em cadela, podendo ser visibilizada a área de implantação placentária.

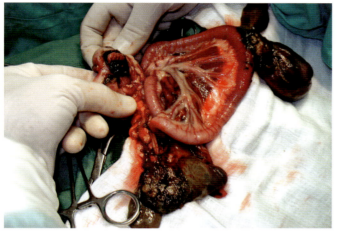

Figura 179.16 Prolapso de corpo uterino em cadela durante o parto. Note a vesícula fetal insinuada e retida.

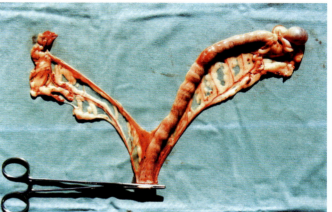

Figura 179.19 Peça cirúrgica removida de ovariossalpingo-histerectomia (OSH) de conveniência, em que se observa agenesia de um dos cornos uterinos.

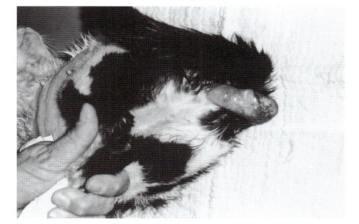

Figura 179.17 Prolapso de corpo uterino em gata no início do trabalho de parto.

Intervenção

Para cadelas e gatas, é mais fácil responder à pergunta "como intervir?" do que "quando intervir?".

A intervenção no parto, nessas espécies, é restrita ao estímulo às contrações, cuidadosa tração dos fetos, eventual episiotomia, discutível uso de fórceps e cesariana como modo de terminar um parto (Figuras 179.22 a 179.29). Pequenas correções de

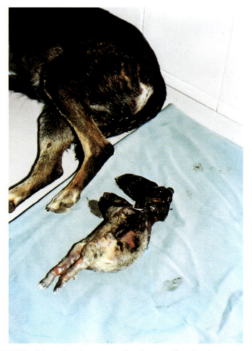

Figura 179.20 Distocia de causa fetal com flexão de cabeça e pescoço. Feto removido com tração manual.

distocia da estática fetal podem ser feitas com os dedos em cadelas com tamanho compatível para a realização dessa manobra obstétrica. De maneira generalista, é possível afirmar que o momento decisivo é marcado pela ruptura das bolsas ou vesículas fetais. As gatas, pelo fato de a ovulação ser induzida, têm um período gestacional mais bem definido, quando comparadas às cadelas, bem como uma fisiologia peculiar de estro, ovulação e fecundação.[26,27,31] Em algumas raças, a cesariana é necessária em 100% dos casos, porém o assunto ainda gera polêmica nas cesarianas eletivas.

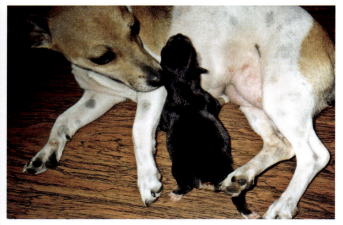

Figura 179.21 Síndrome do feto único em cadela, sendo o produto um feto absoluto grande.

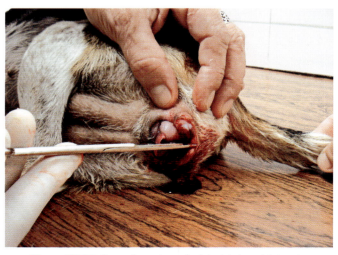

Figura 179.24 Procedimento ambulatorial de episiotomia.

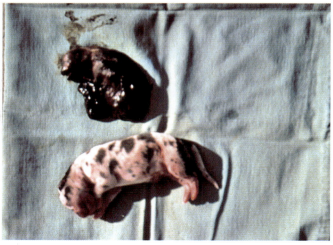

Figura 179.22 Feto mumificado acompanhado de feto normal, ambos expulsos durante o parto de uma cadela.

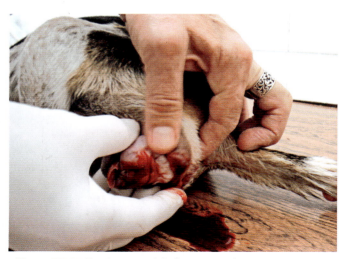

Figura 179.25 Tração manual de feto insinuado após episiotomia.

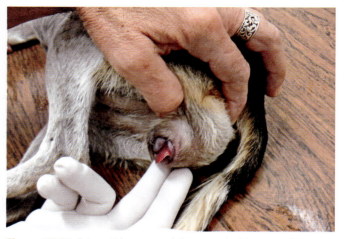

Figura 179.23 Feto retido no canal do parto devido a estreitamento vulvar.

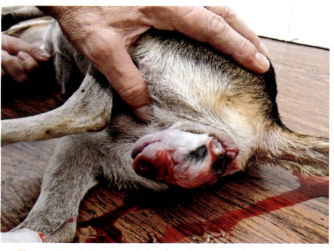

Figura 179.26 Feto exteriorizado pela vulva após episiotomia.

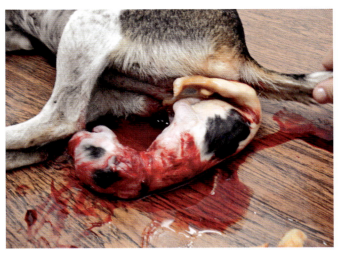
Figura 179.27 Feto sendo expulso após episiotomia.

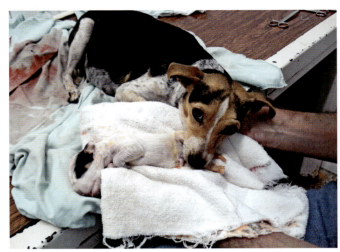
Figura 179.29 Primeiros cuidados maternos da cadela submetida à episiotomia com o filhote.

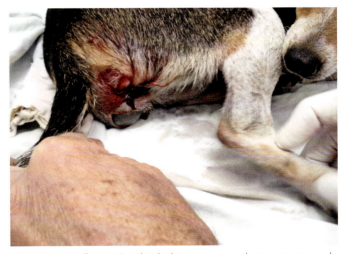
Figura 179.28 Exposição das bolsas correspondentes ao segundo filhote de cadela submetida à episiotomia.

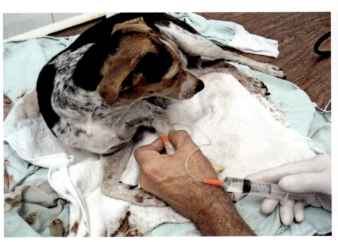
Figura 179.30 Aplicação intravenosa (IV) lenta de gliconato de cálcio a 10% adicionado a glicose a 50% para estimular contrações uterinas em cadelas.

Inércia uterina

Pode ser classificada em:[1,5,8,9,14,32]

- Primária: decorre da falha do útero em se contrair em resposta aos estímulos endógenos típicos do parto. Pode acontecer em síndrome do feto único, excesso de líquidos fetais, fetos absolutos ou relativos grandes, distúrbio nutricional, infiltração de gordura, disfunção hormonal ou doenças sistêmicas, entre outros
- Secundária: ocasionada pela exaustão do miométrio, causada pela obstrução do canal do parto por dilatação insuficiente, tumores, fetos retidos na via fetal ou distocia fetal intrauterina. Na maioria dos casos, o útero não reage à medicação, e um exame minucioso prévio é necessário para evitar possível ruptura da parede uterina.

Como terapia para a inércia uterina primária, preconiza-se a injeção intravenosa (IV) lenta de gliconato de cálcio a 10% na dose de 2 a 20 mℓ para cadelas e de 2 a 5 mℓ para gatas, em volume variável com o porte do animal, adicionado ou não a 5 a 20 mℓ de glicose a 10 a 20%. Se essa tentativa inicial fracassar, pode-se repetir o cálcio ou aplicar 1 a 5 UI IV de ocitocina para cadelas e 0,5 UI IV ou intramuscular (IM) para gatas (Figura 179.30).

Não havendo a expulsão de todos os filhotes, recorre-se à cesariana. Em primíparas agitadas, é possível ocorrer inibição nervosa voluntária das contrações por estresse, podendo ser necessária a aplicação de uma dose baixa de tranquilizante.

Observa-se alguma inibição das contrações em animais recém-chegados ao ambulatório, que permanecem atentos ao ambiente e pessoal estranho. Sempre que possível, o auxílio às contrações deve ser realizado no local onde o animal vive, cuja resposta é mais efetiva. O excesso de curiosos no local pode também ter efeito retardatário durante a fase expulsiva.

Em alguns animais, a ocitocina induz contrações prolongadas que podem ocasionar descolamento precoce da placenta, estenose cervical ou ruptura uterina. Ergotaminas de longa duração não devem ser utilizadas durante o parto.

O emprego do fórceps em cadelas e gatas é limitado e desencorajado por se tratar de um procedimento sem controle visual e com indicações restritas. O uso de pinças hemostáticas para fracionar um feto deve ser abolido.

Em geral, os profissionais recorrem à cesariana como modo de finalizar um parto distócico em cadelas e gatas.

São indicações gerais para cesariana (Figuras 179.31 e 179.32):

- Inércia uterina primária completa não responsiva ao tratamento
- Inércia uterina primária parcial, refratária à medicação

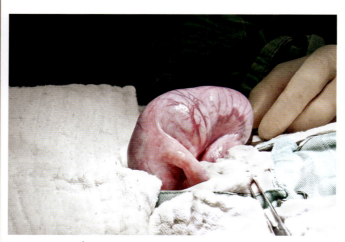

Figura 179.31 Útero de gata gestante sendo exposto da cavidade abdominal durante cesariana.

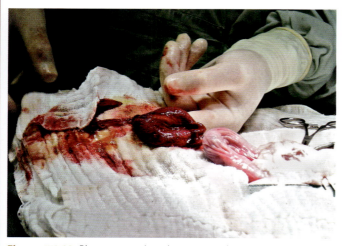

Figura 179.32 Placenta zonária de gata sendo removida do corno uterino gestante durante a realização de cesariana.

- Inércia uterina secundária
- Estenose pélvica ou da via fetal mole
- Fetos absolutos ou relativos grandes
- Excesso ou deficiência de líquidos fetais
- Defeitos de apresentação, posição ou atitude
- Morte ou decomposição fetal
- Estado geral ou doença da parturiente
- Partos demorados por negligência do tutor
- Profilática, quando o caso requer.

PRINCIPAIS DISTÚRBIOS PUERPERAIS

A total involução uterina requer cerca de 90 dias para se completar e restabelecer o ciclo estral. Os locais placentários têm aspecto rugoso e granular, com acúmulo de muco sanguíneo durante a primeira semana. Na quarta semana, diminuem de tamanho, aparecendo como áreas nodulares recobertas por muco claro. Na sétima semana, apresentam-se como manchas de coloração marrom. Histologicamente, na primeira semana pós-parto, os locais placentários são recobertos por massa necrótica de colágeno e eosinófilos, desfazendo-se completamente na nona semana.[1,5,8,9]

O tutor deve ser alertado para observar as cadelas e gatas no período pós-parto, principalmente em relação ao comportamento materno e cuidados dispensados aos neonatos.

É esperada a permanência constante da parturiente junto aos filhotes, executando movimentos suaves, posicionando-se em decúbito lateral para facilitar o acesso da ninhada às tetas, saindo apenas para urinar e defecar, porém vigilante, retornando de imediato. Essa atitude persiste por cerca de 2 semanas.[10,33-36]

Pode ocorrer redução do apetite no período pós-parto imediato, aumento da temperatura até 40°C, refletindo a inflamação puerperal normal, incluindo o aumento do volume mamário decorrente do edema inicial e da produção de leite.[1,5,8,9,37]

O lóquio inicial é de coloração vermelha, evolui para achocolatado mucoso e diminui de volume paulatinamente, desaparecendo em 2 ou 3 semanas em resposta à involução uterina estimulada pela ocitocina endógena liberada pelo reflexo neuroendócrino da mamada.[1,5,9]

Nas gatas, durante a expulsão da placenta e dos envoltórios, há corrimento vaginal marrom, passando a avermelhado ou amarelo-âmbar. A involução uterina é mais rápida que nas cadelas, tanto que gatas recém-paridas não lactantes manifestam cio após 20 a 30 dias pós-parto.[1,5,9]

O comportamento materno é instintivo, iniciando-se no momento do parto. Todavia, pode ser influenciado negativamente por excessiva interferência humana, dor ou trauma na fase de expulsão e anestésicos. Matar e comer os filhotes é um comportamento extremo, porém algumas cadelas ingerem eventualmente um filhote que morreu ou o colocam longe dos outros produtos. É comum as cadelas e gatas levarem os filhotes cuidadosamente com a boca de um local para outro sem um motivo plausível. Nas cadelas agressivas ou nervosas, indica-se o uso de benzodiazepínicos[1,5,9,32,34,36] (Figuras 179.33 e 179.34).

Durante um episódio de estresse, a liberação de epinefrina pode causar vasoconstrição, dificultando a entrada de ocitocina na glândula mamária, o que interfere negativamente na ejeção do leite e, portanto, na mamada. Se os filhotes estão quietos e quentes, é indicativo de que estão satisfeitos[1,5,9] (Figuras 179.35 e 179.36).

Espera-se das cadelas e gatas a lambedura da região perineal e umbilical dos filhotes, estimulando a defecação e a micção.

Para fêmeas muito agitadas, preconiza-se a acepromazina (0,01 a 0,02 mg/kg), com mínima interferência sobre a prolactina ou sedação nos neonatos por conta de sua eliminação pelo leite.[1,5,9]

Prolapso uterino

Considerando-se a forma, a disposição anatômica e o sistema de fixação representado pelo ligamento largo do útero e pedículo ovariano, o prolapso uterino não ocorreria nas espécies canina e

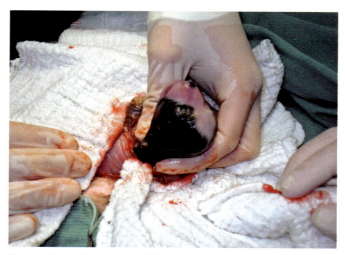

Figura 179.33 Remoção de filhote de gato por meio da incisão do corno uterino durante a cesariana.

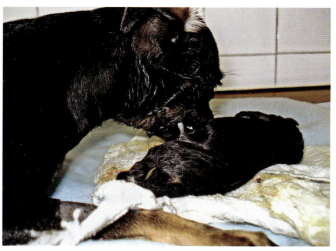

Figura 179.34 Cadela seccionando o cordão umbilical de um filhote após parto normal.

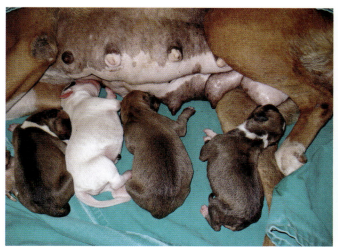

Figura 179.36 Neonatos sendo amamentados por cadela imediatamente após a cesariana.

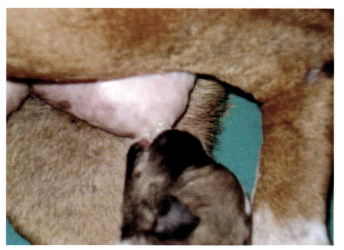

Figura 179.35 Amamentação de filhote canino.

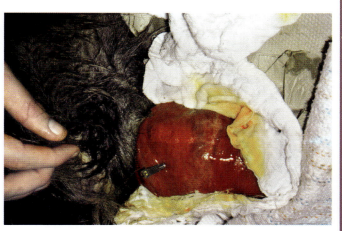

Figura 179.37 Prolapso de corpo do útero com deslocamento da bexiga urinária para o interior uterino.

felina. Contudo, embora aconteça raramente, já foi evidenciado inúmeras vezes e, contrariando relatos internacionais, é mais frequente em cadelas do que em gatas, podendo ser parcial ou total. É provável que a causa principal seja o esforço expulsivo no momento do parto ou processos irritativos que provocam contrações exageradas e vigorosas. Entre os principais fatores responsáveis pelo prolapso uterino, destacam-se ainda: dificuldade de parição, falta de exercício durante a prenhez, flacidez dos ligamentos uterinos após múltiplas gestações, segundo estágio do parto prolongado, separação incompleta da placenta ou produto relativamente grande.[38,39] É uma condição que exige laparotomia imediata, pois pode ocorrer ruptura dos ligamentos com hemorragia interna exigindo OSH. Nos prolapsos parciais, fetos podem ficar retidos dentro do útero, exigindo meticuloso exame obstétrico e tratamento planejado. Tentativas de redução manual por via vaginal, como preconizado para grandes animais, são desaconselhadas. As alças intestinais ou a bexiga urinária podem se interiorizar no útero prolapsado (Figuras 179.37 e 179.38).

Subinvolução dos sítios placentários

A completa involução uterina acontece 12 semanas após o parto. Suspeita-se de subinvolução dos locais em que houve contato entre o cório fetal e o endométrio uterino na vigência de

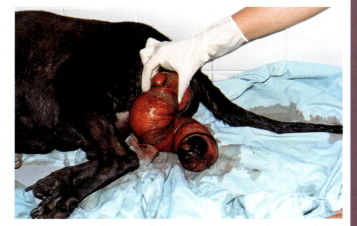

Figura 179.38 Prolapso total de um corno uterino durante trabalho de parto em cadela.

corrimento vaginal sanguinolento durante 6 semanas pós-parto. A etiologia não é clara, e as cadelas não manifestam sinais ou sintomas. A condição afeta particularmente as primíparas, sem comprometer a fertilidade futura do animal. Na maioria dos casos há resolução espontânea. Deve ser feito diagnóstico diferencial com hemoparasitose. Preconiza-se a administração de antibiótico preventivo de metrite e derivados do *ergot* para estimular a retração uterina com consequente vasoconstrição, evitando o risco de anemia. A OSH é indicada nas hemorragias não responsivas ao tratamento ou à ocorrência de metrite grave[1,5,9,10,12] (Figuras 179.39 e 179.40).

Hemorragia

O sangramento vaginal excessivo pós-parto pode indicar laceração uterina, vaginal, ruptura vascular ou distúrbios da coagulação sanguínea.

Se o tratamento sintomático com uterotônicos e anti-hemorrágicos não der resultado, a transfusão sanguínea seguida de laparotomia exploratória é o recurso derradeiro. Em casos de hemorragia após cesariana radical (com OSH), deve-se suspeitar de rejeição ao fio utilizado na ligadura do corpo uterino e instituir imediata laparotomia.[1,5,9,10,12]

Retenção placentária ou fetal

A retenção de placenta é rara nas gatas, podendo acontecer em cadelas. Contudo, não constitui uma condição grave e não apresenta a mesma fisiopatologia que envolve a similar condição nos grandes animais. Pode ser diagnosticada pela palpação abdominal, raios X e ultrassonografia. O tratamento com gliconato de cálcio e ocitocina é efetivo, podendo-se instituir cobertura antibiótica preventiva. Ergotamina deve ser evitada, pois pode levar ao fechamento prematuro da cérvice. Fetos retidos devem ser removidos do útero pelo estímulo às contrações ou por cesariana. Exame obstétrico digital, via vaginal, pode ser realizado nas suspeitas de feto retido no canal do parto, podendo este ser tracionado com fórceps.

Fetos retidos no útero morrerão, entrando em *rigor mortis*; se não houver intervenção, acumulam gás no subcutâneo e nos órgãos cavitários, tornando-se enfisematosos. Nesses casos, evoluem para putrefação com liquefação dos tecidos moles, exalando odor característico com expulsão de pelos e ossos. Essa condição é de ocorrência comum em gatas que recebem inadvertidamente injeção de anticoncepcional estando prenhes, o que propicia o aparecimento de maceração fetal[1,5,9,10,12,20] (Figuras 179.41 e 179.42).

Metrite aguda

É uma infecção bacteriana ascendente, provocada por microrganismos gram-negativos que afetam o útero no período pós-parto, aproveitando-se da cérvice aberta. Pode ser consequência de manipulação obstétrica, fetos retidos ou puerpério patológico. A citologia vaginal revela neutrófilos degenerados, hemácias, bactérias e *debris* celulares. Ao exame de sangue, há leucocitose com desvio à esquerda.[1,5,29,40-42]

Os sinais e sintomas incluem: febre, desidratação, apatia, anorexia, queda na produção láctea e secreção vaginal purulenta. Reposição de eletrólitos e administração de antibiótico sistêmico e medicamentos uterotônicos são preconizados. As metrites negligenciadas podem evoluir para piometra, exigindo OSH[1,5,29,40-42] (Figura 179.43).

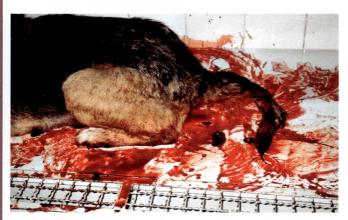

Figura 179.39 Hemorragia profusa em cadela por via vaginal após realização de cesariana em razão de hemoparasitose associada à atonia uterina, exigindo nova intervenção para a realização de ovariossalpingo-histerectomia (OSH).

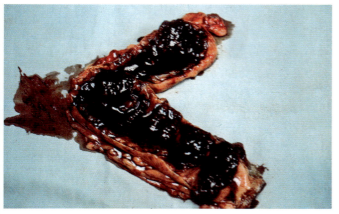

Figura 179.40 Peça cirúrgica com conteúdo sanguinolento no interior do útero.

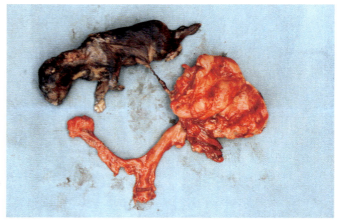

Figura 179.41 Feto em mumificação retido no útero de cadela.

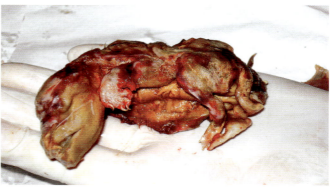

Figura 179.42 Feto em início de mumificação removido do útero de cadela gestante durante a realização de cesariana.

Deve ser lembrado que, nas condições patológicas do útero, as toxinas produzidas são liberadas pelo leite, assim como a maioria dos resíduos de medicamentos aplicados na mãe com reflexos no bem-estar dos filhotes, podendo levar à síndrome do leite tóxico.[32,35,36]

Tetania puerperal

Essa manifestação, também denominada "eclâmpsia", é uma hipocalcemia que ocorre com mais frequência no final da gestação e no início da lactação.

O termo eclâmpsia, entretanto, deve ser evitado, pois caracteriza a toxemia gravídica na espécie humana com elevação da pressão arterial, proteinúria e edema, acompanhados frequentemente por transtornos gastrintestinais e do sistema nervoso central (SNC). Em algumas pacientes, adquire caráter grave, evoluindo para estado comatoso franco. Outras têm episódios convulsivos graves, com possíveis lesões no fígado, rins, miocárdio, placenta e muitas vezes no cérebro. Admite-se como causa a sensibilização da paciente por proteínas de origem placentária ou por um antígeno similar a uma toxina bacteriana, com subsequente reação de choque, em decorrência da liberação do antígeno por descolamento prematuro da placenta ou lesão focal desta.

Nas cadelas, de maneira totalmente diferente, as manifestações clínicas iniciais incluem inquietação, sialorreia, progredindo para fasciculação muscular, prostração e pirexia. A causa advém da perda de cálcio materno para o desenvolvimento esquelético dos fetos ou no leite associada a dieta deficiente nesse mineral[32] (Figura 179.44).

Dietas muito ricas em cálcio, ao contrário, podem redundar em reduzida absorção intestinal desse elemento, bem como inibir a secreção de paratormônio responsável pela regulação do metabolismo cálcico.

A administração por via intravenosa de gliconato de cálcio a 10% (5 a 10 mℓ) é efetiva na supressão dos sintomas, tendo-se o cuidado de proceder à injeção lentamente, monitorando a frequência cardíaca. Muitas cadelas regurgitam durante a aplicação por causa da contração da musculatura lisa. Repetidas injeções de cálcio nas manifestações de tetania ao final da gestação podem eventualmente induzir contrações uterinas antes da completa fase preparativa do parto. Sendo assim, suplementação oral ou subcutânea nessa condição constitui procedimento de menor risco.[1,5,9,32]

Patologias da glândula mamária

A produção de leite depende de constituição anatômica e desenvolvimento glandular, qualidade e quantidade de alimento disponível e ingestão de água. Dentre as morbidades, podem ser observadas:

- Congestão: o aumento de volume e o edema fisiológico pré-parto acometem principalmente as cadelas que exibem aumento da temperatura local e corporal, assim como sensibilidade dolorosa, afetando a produção de leite. Os animais acometidos podem apresentar reversão espontânea ou ser necessária aplicação de antibiótico preventivo, anti-inflamatório e compressas de água fria. É importante observar se o teto não está obliterado ou invaginado e se há possíveis ferimentos ou dermatoses[10]
- Agalactia: a falta completa ou insuficiente produção láctea causada pelo subdesenvolvimento glandular, distúrbios de ejeção, fatores nutricionais e/ou comportamentais, mastites anteriores ou doenças sistêmicas, exigindo tratamento e suplementação alimentar aos filhotes[10]
- Mastite: não é comum nas cadelas e gatas e está associada à retenção láctea e precária condição sanitária ambiental. As mamas apresentam-se aumentadas de volume e com alteração no aspecto da secreção, que pode ser serosa, purulenta ou sanguinolenta. Nos casos extremos, evolui para necrose e abscessos[10]
- Hiperplasia mamária benigna: manifesta-se em gatas jovens, ciclando, gestantes ou naquelas submetidas a tratamento hormonal prolongado com estrógenos. Ocorre aumento exagerado das glândulas, edema e extrema sensibilidade dolorosa. Sugerem-se OSH e terapia com antiprolactínicos nas fêmeas nessa condição (Figuras 179.45 e 179.46).

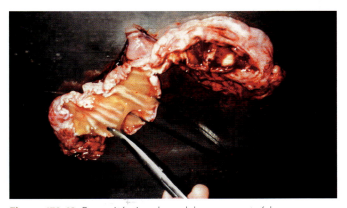

Figura 179.43 Peça cirúrgica de cadela com conteúdo mucopurulento no útero.

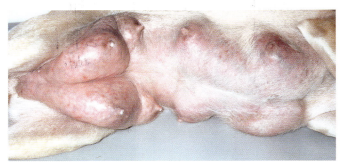

Figura 179.44 Cadela com excessiva produção de leite no pós-parto imediato, estando sujeita à mastite e hipocalcemia.

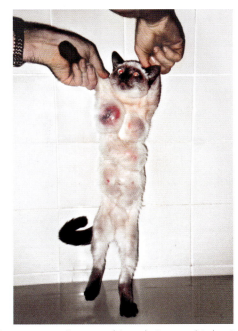

Figura 179.45 Gata com hiperplasia mamária benigna.

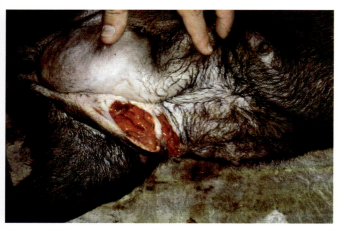

Figura 179.46 Mama de cadela com mastite que ulcerou devido à contaminação.

REFERÊNCIAS BIBLIOGRÁFICAS

1. England GCW. Pregnancy diagnosis, abnormalities of pregnancy and pregnancy termination. In: Simpsom G, England G, Harvey M (editors). Manual of small animal reproduction and neonatology. Cheltenham: BSAVA; 1998. p. 113-25.
2. Tsutsui T, Hori T, Endo S, Hayama A, Kawakami E. Intrauterine transfer of early canine embryos. Theriogenol. 2006;66(6-7):1703-5.
3. Tsutsui T, Hori T, Kirihara N, Kawakami E, Concannon PW. Relation between mating or ovulation and the duration of gestation in dogs. Theriogenol. 2006;66(6-7):1706-8.
4. Reynaud K, Fontbonne A, Marseloo N, Lesegno CV, Saint-Dizier M, Chastant-Maillard S. *In vivo* canine oocytes maturation, fertilization and early embryogenesis: a review. Theriogenol. 2006;66(6-7):1685-93.
5. Lacroix CFE. Gestación en la perra. In: Gobello C (editor). Temas de reproducción de caninos y felinos por autores latinoamericanos. Buenos Aires: Grafica Latina; 2004. p. 191-201.
6. Miglino MA, Ambrósio CE, Martins DS, Wenceslau CV. The carnivore pregnancy: the development of the embryo and fetal membranes. Theriogenol. 2006;66(6-7):1699-702.
7. Freitas EP, Lopes MD, Prestes NC *et al*. Influência do *status* reprodutivo das doadoras, sobre a quantidade e qualidade de ovócitos na espécie canina. Rev Bras Reprod Anim. 2004;28:48-53.
8. Linde-Forsberg C, Eneroth A. Parturition. In: Simpsom G, England G, Harvey M (editors). Manual of small animal reproduction and neonatology. Cheltenham: BSAVA; 1998. p. 127-42.
9. Wallace MS, Davidson AP. Abnormalities in pregnancy, parturition, and the periparturient period. In: Ettinger SJ, Feldman EC (editors). Textbook of veterinary internal medicine: diseases of the dog and cat. Philadelphia: WB Saunders Company; 1995. p. 1614-24.
10. Prestes NC, Landim-Alvarenga FC. Obstetrícia veterinária. 2. ed. Rio de Janeiro: Guanabara Koogan; 2017.
11. Tebet JM, Bicudo SD, Prestes NC *et al*. Sazonalidade reprodutiva em gatas domésticas – levantamento retrospectivo de ocorrências obstétricas registradas nos arquivos da FMVZ – Botucatu. Rev Bras Reprod Anim. 1997;21:27-9.
12. Toniollo GH, Vicente WRR. Manual de obstetrícia veterinária. São Paulo: Varela; 1993.
13. England GCW, Russo M. Ultrasonographic characteristics of early pregnancy failure in bitches. Theriogenol. 2006;66(6-7):1694-8.
14. Martin I, Prestes NC, Ferreira JCP, Lopes MD, Trinca LA. Estudo da correlação entre o peso dos neonatos, envoltórios e líquidos fetais com o peso total de cadelas gestantes submetidas à cesariana. ARS Veterinária. 2005;21(2):281-6.
15. Barreto CS, Souza FF, Macedo LP *et al*. Cytology of canine amniotic and alantoidean fluids. In: Verstegen LJ, Onclin K, Linde-Forsberg C (editors). Anais of Third EVSSAR European Congress; 2002; Liége:Belgium; 2002. p. 166-7.
16. Barreto CS, Souza FF, Prestes NC. Avaliação bioquímica dos fluidos amniótico e alantoideano de cadelas entre 30 e 40 dias de gestação. Rev Port Cienc Vet. 2006;101:215-7.
17. Martins LR, Prestes NC, Lopes MD. Análise comparativa dos componentes bioquímicos no líquido amniótico de fetos e soro de cadelas. ARS Vet. 2004;20:115-22.
18. Martins LR, Prestes NC. Ensaio sobre exame citológico do líquido amniótico de cadelas (*Cannis familiaris*) colhido no momento da cesariana. ARS Vet. 2003;19:294-9.
19. Prestes NC, Leal LS, Jorge P, Derussi AAP, Mota LSS, Oba E. Pseudo-hermafroditismo masculino canino – Relato de três casos. Vet Zootec. 2005;12(1/2):14-9.
20. Prestes NC. Anticoncepcionais em medicina veterinária: indicações e efeitos colaterais – revisão. Ciênc Anim. 2001;10:118-21.
21. Landim-Alvarenga FC, Bicudo SD, Prestes NC, Ferreira JCP, Lima MCC, Fuck EJ *et al*. Diagnóstico ultrassonográfico de piometra em cadelas. Braz J Vet Res Anim Sci. 1995;32(2):105-8.
22. Megid J, Ribeiro MG, Moraes CCG, Nardi Junior G, Paes AC, Prestes NC *et al*. Brucelose canina – relato de caso. Arq Inst Biol. 2002;69(4):103-6.
23. Grunert E, Birgel EH. Obstetrícia veterinária. 3. ed. Porto Alegre: Sulina; 1989.
24. Prestes NC. Semiologia do sistema reprodutor feminino. In: Feitosa FLF (editor). 3. ed. Semiologia veterinária – a arte do diagnóstico. São Paulo: Roca; 2014. p. 307-20.
25. Bicudo SD, Prestes NC, Cesario MD *et al*. Superfetação em gata da raça Siamesa In: CBRA (editor). Anais do VII Congresso Brasileiro de Reprodução Animal; 1987; Belo Horizonte: Brasil; 1987. p. 32.
26. Prestes NC. Como e quando intervir no parto de cadelas. Rev Educ Cont Med Vet Zootec do CRMV-SP. 2001;4(2):60-4.
27. Prestes NC. Manejo clínico do parto. Braz J Vet Res Anim Sci. 2003;40:96-8.
28. Daleck CR, de Nardi AB. Oncologia em cães e gatos. 2. ed. Rio de Janeiro: Roca; 2017. 746 p.
29. Moya CF, Lopes M D, Prestes NC, Araújo GHM, Rodrigues MMP Tumor venéreo transmissível canino: revisão de literatura e descrição de caso. MEDVEP Rev Cient Med Vet. 2005;3(10):138-44.
30. Prestes NC, Bicudo SD, Landin-Alvarenga FC, Sartori Filho R, Castilho C. Aplasia segmentar de um corno uterino associada à piometra em cadela. Vet Not. 1997;3(1):133-4.
31. Apparício M, Vicente WRR. Reprodução e obstetrícia: veterinária em cães e gatos. São Paulo: MedVet; 2015. 458 p.
32. Machado LHA, Prestes NC, Brisola ML. Hormonal profile and calcium metabolism in bitches during gestation and puerperal period. Vet Zootec. 2007;14():260-70.
33. Barreto CS, Prestes NC. Imunidade e nutrição neonatal canina. MEDVEP Rev Cient Med Vet. 2004;2(5):57-60.
34. Leal LS, Prestes NC, Oba E. Cuidado com o neonato canino e felino – revisão. MEDVEP Rev Cient Med Vet. 2005;3(10):116-21.
35. Miagava K, Prestes NC, Fagliari JJ. Determinação da concentração de imunoglobulinas do colostro e soro sanguíneo de cadelas por eletroforese em gel de poliacrilamida In: UNESP (editor). CD dos Anais do XVIII Congresso de Iniciação Científica; 2006; Botucatu: Brasil; 2006.
36. Prestes NC. Manejo higiênico-sanitário do neonato. Braz J Vet Res Anim Sci. 2003;40:98-9.
37. Ribeiro MG, Lopes MD, Prestes NC, Siqueira AK *et al*. Mastite infecciosa canina. Relato de quatro casos e revisão de literatura. Clin Vet. 2005;57:64-72.
38. Leal LS, Oba E, Prestes NC *et al*. Prolapso uterino em gata – relato de três casos. Clin Vet. 2003;46:56-8.
39. Prestes NC. Hiperplasia e prolapso vaginal: alterações reprodutivas em fêmeas jovens. In: Anclivepa-SP (editor). Anais do IV Congresso Paulista de Clínicos Veterinários de Pequenos Animais; 2004; São Paulo: Brasil; 2004. p. 112-3.
40. Lopes MD, Prestes NC, Paes AC *et al*. Aspectos microbiológicos da secreção uterina e da urina de animais com piometra canina. Rev Bras Reprod Anim. 2002;26:123-24.
41. Siqueira AK, Ribeiro MG, Leite DS, Tiba MR, Moura C, Lopes MD *et al*. Virulence factors in *Escherichia coli* strains isolated from urinary tract infection and pyometra cases and from feces of healthy dogs. Res Vet Sci. 2009;86(2):206-10.
42. Siqueira AK, Ribeiro MG, Salerno T, Takahira RK, Lopes MD, Prestes NC *et al*. Perfil de sensibilidade e multirresistência em linhagens de *Escherichia coli* isoladas do trato urinário, piometra e fezes de cães. Arq Bras Med Vet Zootec. 2008;60(5):1263-6.

180
Afecções do Sistema Genital da Fêmea e Glândulas Mamárias

Clair Motos de Oliveira

SISTEMA GENITAL

Considerações gerais

O sistema genital e o trato urinário de animais adultos são anatômica e funcionalmente independentes. Contudo, durante o desenvolvimento, estão diretamente relacionados, já que a formação de ambos depende da expressão de genes comuns.[1] A complexidade das etapas de desenvolvimento desses animais é evidenciada pela separação incompleta do sistema genital e do trato urinário observada em algumas anomalias congênitas. A diferenciação sexual do sistema genital ocorre em uma sequência essencialmente progressiva: genética, gonádica, ductal e genital. O sexo genético é determinado no momento da fecundação pelo complemento dos cromossomos sexuais XY (masculino) e XX (feminino). Entretanto, há um período indiferenciado quando ainda não foi imposta a diferenciação preferencial para um sexo às estruturas primordiais assexuadas. Quando a influência do sexo genético tiver sido expressa na gônada indiferenciada, o sexo gonádico estará estabelecido. O gene *SRY*, localizado no cromossomo Y, é considerado o candidato mais provável para a codificação genética do fator de determinação testicular (FDT), o qual, por sua vez, desencadeia os eventos que resultam na diferenciação da gônada em testículo, com produção subsequente do hormônio antimülleriano (HAM) e da testosterona, o que influencia o desenvolvimento da masculinidade somática.[2] As fêmeas não têm o gene *SRY*, mas, em humanos, a gônada indiferenciada parece depender de dois cromossomos X para se transformar em ovário. O estabelecimento do sexo ductal masculino ou feminino depende da presença ou ausência, respectivamente, dos produtos testiculares (HAM e testosterona) e da sensibilidade dos tecidos a esses produtos. A estimulação pela testosterona influencia a persistência e a diferenciação dos ductos mesonéfricos masculinos, ao passo que o HAM estimula a regressão dos ductos paramesonéfricos femininos. A ausência desses hormônios em condição normal determina a persistência dos ductos müllerianos, ou seja, a iniciação do desenvolvimento do útero e das tubas uterinas. Mais tarde, o sexo genital desenvolve-se de acordo com a ausência ou presença de andrógenos. Desse modo, a gônada indiferenciada é dirigida para a feminização somática, a menos que seja influenciada por fatores masculinizantes (cromossomo Y, HAM e esteroides androgênicos).[2]

Na embriologia do sistema genital, a crista urogenital forma a crista gonádica, que dá origem a gônada indiferenciada, cordão nefrogênico, ductos mesonéfrico e paramesonéfrico. A gônada indiferenciada forma ovário ou testículo; o cordão nefrogênico forma o rim; do ducto paramesonéfrico formam-se tuba uterina, útero, cérvice e vagina cranial; e do mesonéfrico, ureter,

ducto genital masculino e vesícula seminal. O seio urogenital, derivado do endoderma, forma a bexiga, uretra, próstata e glândulas bulbouretrais, no macho, e vagina caudal, glândulas vestibulares e vestíbulo, na fêmea. A junção dos ductos paramesonéfricos com o seio urogenital forma o hímen; do tubérculo genital formam-se clitóris, corpo cavernoso e esponjoso do pênis, albugínea e osso peniano; a protuberância genital forma o escroto; e a prega urogenital forma a uretra peniana e a vulva.[3]

O estímulo hormonal cíclico acarreta mudanças na aparência macroscópica e microscópica dos órgãos genitais. O epitélio vaginal sofre fenômenos de proliferação, diferenciação e descamação sob a influência de estímulos hormonais. Comprovadamente o estrógeno tem efeito altamente maturativo sobre o epitélio vaginal, assim, as células imaturas das camadas mais profundas do epitélio vaginal transformam-se em células superficiais diferenciadas ou maduras em quantidade que variam de acordo com a duração da ação estrogênica. O epitélio vaginal sob a ação da progesterona mostra proliferação da camada intermediária, e as células do tipo intermediário carregadas de glicogênio predominam, há produção de muco espesso e os leucócitos migram para o lúmen da vagina. As células de descamação da vagina podem ser identificadas no esfregaço e utilizadas para diagnóstico funcional e de afecções.[4] O pH vaginal também é influenciado pelos hormônios circulantes durante o ciclo estral, sendo ácido na fase proliferativa, o que favorece o equilíbrio da microbiota vaginal normal, e neutro ou alcalino na fase secretória e no anestro.[5]

Afecções da vulva e da vagina

As alterações em vulva e vagina são comuns na prática obstétrica e ginecológica e podem levar ao aparecimento de sinais significativos ou não. A maior parte dessas alterações pode ser observada durante o exame físico do animal, por isso o conhecimento detalhado da fisiopatologia vulvar e vaginal é importante do ponto de vista clínico visando ao diagnóstico e ao tratamento de eventuais distúrbios. Algumas vezes, é difícil diferenciar as afecções da vulva das afecções do vestíbulo e da vagina porque as estruturas anatômicas são contíguas e podem ser afetadas pelo mesmo processo. A avaliação de pacientes com sinais vulvares ou vaginais requer anamnese e exame físico detalhados, já que doenças sistêmicas e afecções de pele podem acometer a genitália secundariamente.

Afecções da vulva
Hipoplasia e estenose

O subdesenvolvimento de um tecido ou órgão é chamado "hipoplasia", que, no caso da vulva, é descrita como vulva pequena ou infantil. Pode ser congênita ou adquirida (secundária a ovário-histerectomia).

A estenose vulvar pode resultar da fusão anormal do tecido vulvar (congênita ou adquirida) ou por tumefação. O estreitamento da vulva por hipoplasia ou por estenose causa problema para a fêmea destinada à reprodução, no momento da cobertura ou no parto. O tratamento no caso de fêmea gestante é a cesariana programada ou episiotomia durante o parto; em ambos os casos, é feita a plastia posteriormente. Na estenose grave, que compromete a saída da urina, o tratamento também é cirúrgico.[1]

Retração

A retração da vulva ocorre quando ela está envolvida por tecido perivulvar, podendo ou não ser hipoplásica. A patogênese dessa retração não está provada, mas se aceita que a castração precoce possa levar ao desenvolvimento do quadro em alguns animais, assim como a obesidade, pelo aumento de pregas perivulvares.[6,7] Esses animais apresentam com frequência vaginite e/ou dermatite perivulvar, resultante de lambedura constante da região, que, além de traumatizar o tecido, deixa a região úmida, favorecendo o crescimento de bactérias. Os animais ainda podem apresentar urovagina e gotejamento. A resolução da vaginite e da dermatite perivulvar após a vulvoperineoplastia sugere que a retração da vulva seja o fator predisponente nesses casos.[7]

Edema

O tegumento frouxo da vulva predispõe ao desenvolvimento de edema. O quadro pode ocorrer no terço final da gestação, por ação estrogênica, obstrução vascular ou linfática, traumatismo, reação alérgica por agentes que provocam irritação local ou induzem a sensibilidade de contato ou, mais raramente, por doenças sistêmicas como insuficiência cardíaca congestiva e síndrome nefrótica. O tratamento tem como base a abordagem da causa primária, quando a causa for fisiológica, deve-se aguardar a resolução espontânea (Figura 180.1).

Hematoma e abscesso

A vulva tem irrigação sanguínea abundante que se origina de vasos pudendos, se houver ruptura de um vaso, pode haver sangramento significativo e formação de hematoma por causa da natureza distensível dos tecidos vulvares. Após o traumatismo, deve-se comprimir delicadamente a região até controlar o sangramento. Se o sangramento continuar e o hematoma aumentar, a região precisa ser incisada e o(s) vaso(s), ligado(s). Os abscessos devem ser drenados, a região lavada com solução fisiológica e instituído tratamento antimicrobiano.

Neoplasias

Não são frequentes e muitas vezes a vulva está envolvida por processos neoplásicos primários da vagina e/ou vestíbulo. Primariamente, as neoplasias que acometem a vulva com maior frequência são as benignas: leiomioma, lipoma, adenoma sebáceo; as malignas incluem leiomiossarcoma, mastocitoma, carcinoma, tumor venéreo transmissível, linfoma, melanoma. A vulva ainda pode ser acometida secundariamente por neoplasia cutânea ou mamária.[8]

O diagnóstico inclui inspeção, palpação, biopsia aspirativa, incisional ou excisional. Os exames por imagem são importantes para avaliar se existem metástases distantes. Geralmente o tratamento é a exérese das formações benignas ou vulvectomia nas malignas. A radioterapia é indicação para os tumores responsivos nos quais não é possível a exérese. O prognóstico é bom nos casos em que os tumores são benignos, e mau nos malignos pela possibilidade de recorrência local ou metástases distantes.[9]

Anomalias do desenvolvimento

O desenvolvimento anormal da vulva, embora pouco frequente, ocorre. O diagnóstico é feito por inspeção e palpação, importantes para verificar se existem outras alterações, associado a exames de imagem, para avaliação de alterações internas, e ao cariótipo do animal. O tratamento cirúrgico está indicado em alguns casos de anormalidade do desenvolvimento ainda no período neonatal (raro) ou puberdade e, em outros, o procedimento pode ser postergado para depois da puberdade.[10] Nas gatas, as alterações que acometem a vulva são raras e muitas vezes têm origem traumática (Figura 180.2).

Afecções da vagina

O primeiro sinal de irritação vaginal é a lambedura constante da vulva. Qualquer variação na descarga genital fisiológica deve ser avaliada. O corrimento genital é considerado anormal se houver aumento de volume, odor detectável ou alteração de consistência ou cor.

Vaginite

Também chamada "vulvovaginite", é uma inflamação ou infecção da vagina. Normalmente, a microbiota vaginal é mista, composta de bactérias oriundas da pele ou do intestino. A distribuição da população bacteriana normal varia com a fase do ciclo estral, assim como o pH, que também sofre influência hormonal.[5,11] Pode acometer fêmeas em qualquer idade, ovário-histerectomizadas ou não. Vários fatores podem predispor ao quadro, como ausência de ovários, presença de corpos estranhos, traumatismos, malformação vulvovaginal, doenças sistêmicas, de pele, do trato urinário, compostos irritantes utilizados no animal ou no ambiente. Inflamação e infecção da vagina são mais frequentes em cadelas do que em gatas.

Manifestações clínicas, exame clínico, diagnóstico e tratamento

As alterações incluem: lambedura constante da vulva; os pelos da região perivulvar podem estar unidos ou úmidos; edema ou ferimento pela lambedura constante; e corrimento que pode ou não estar presente. A inspeção da vagina deve ser feita com o auxílio de vaginoscópio para avaliar coloração da mucosa (geralmente hiperêmica), presença de vesículas, úlceras, hipertrofia dos folículos linfoides, malformações, corpo estranho, restos fetais ou neoplasia. A citologia vaginal não fecha o diagnóstico,

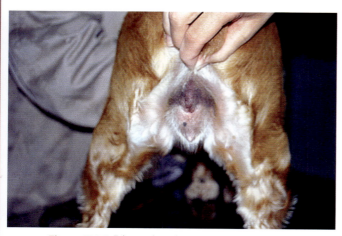

Figura 180.1 Edema de vulva por ação estrogênica.

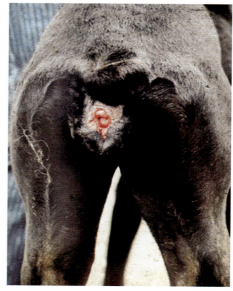

Figura 180.2 Malformação vulvoperineal.

apenas auxilia, uma vez que não diz a origem do corrimento, que pode ser vaginal, uterino ou de vias urinárias. O quadro citológico é formado por células intermediárias, parabasais, neutrófilos (alguns fragmentados) e bactérias, mas deve-se levar em consideração a fase do ciclo estral em que o animal se encontra, pois os leucócitos são abundantes no início do diestro, mas diminuem drasticamente à medida que o diestro evolui. A cultura para isolamento do microrganismo e avaliação de sua sensibilidade aos antimicrobianos são importantes para medicar o animal corretamente, sobretudo na vaginite recorrente. Em razão da proximidade entre vagina e vias urinárias, a urinálise está indicada para os animais com histórico de alteração na micção, pois alguns animais também podem apresentar cistite causada pelo mesmo agente. Outros agentes, como micoplasma, ureaplasma, brucella e herpes-vírus, também podem causar vaginite.[12,13] Complementando o exame, ainda se pode mensurar o pH vaginal (útil quando se quer alterar o pH como forma de tratamento). O pH pode ser medido por meio de fita colorimétrica de mudança da acidez, que pode variar de 1 em 1 unidade de pH ou de 0,3 em 0,3 unidade (mais fidedigna). Coloca-se a fita em contato com a mucosa no terço médio superior ou lateral da vagina por um tempo não inferior a 30 segundos, para que a fita fique umedecida, e compara-se com o padrão oferecido pelo laboratório. Na vaginite, o estado geral do animal é bom e normalmente os exames laboratoriais não estão alterados. O diferencial deve ser feito com infecção uterina ou do coto uterino e das vias urinárias.

O tratamento visa aliviar os sintomas e restabelecer o equilíbrio da microbiota vaginal. Geralmente a vaginite nas cadelas impúberes tem resolução espontânea após o primeiro ciclo estral, por causa da ação estrogênica no epitélio vaginal, que torna o pH ácido e equilibra a microbiota. Se o animal estiver próximo do estro, pode-se adotar conduta expectante e acompanhar a evolução da doença. O uso de estrógeno é contraindicado por causa dos efeitos colaterais.

Se o pH vaginal for alcalino, pode-se tentar acidificar a região. Nesse caso, alguns animais respondem bem ao tratamento com vitamina C, na dose de 100 a 500 mg/animal a cada 8 horas, por 15 a 20 dias, e/ou lavagem da vulva e do vestíbulo com *Lactobacillus acidophilus* diluído em água previamente fervida (esses migram para a vagina e acidificam o local);[14] outra opção é utilizar antimicrobianos sistêmicos, preferencialmente após cultura e antibiograma. Se a vaginite for secundária a outra doença, trata-se a causa primária também. Nas cadelas, o tratamento com duchas ou cremes vaginais que contenham antibiótico ou antisséptico não é eficaz, porque a anatomia da região dificulta a deposição do medicamento na vagina, além de poder causar irritação local e piorar o quadro. O uso de cremes ou pomadas contendo estrogênio pode auxiliar, uma vez que o hormônio modifica o pH vaginal, favorecendo o restabelecimento da microbiota local; entretanto, além da dificuldade anatômica, não se deve esquecer de que os cães são sensíveis à ação dos estrogênios e se desconhece se há absorção local do hormônio (em humanos o estrogênio aplicado por via vaginal é absorvido pela circulação sistêmica).[15] Resultado animador foi observado pela autora com o uso de pomada de progesterona natural a 2% aplicada na região axilar ou na parte interna do pavilhão auricular, 1 vez/dia, por 15 dias. Em fêmeas ovário-histerectomizadas que receberam o tratamento, não se observou aumento nos níveis de estrógeno circulante (dados não publicados).

Neoplasias vaginais

São o segundo tumor mais frequente do sistema reprodutor de cadelas depois da neoplasia mamária. É menos frequente em gatas. Acomete geralmente animais acima de 6 anos, exceção feita ao tumor venéreo transmissível (TVT), que pode acometer fêmeas adultas em qualquer idade. A maior porcentagem desses tumores é benigna e inclui leiomioma, fibropapiloma (pólipo), fibroma, fibroleiomioma, sendo mais frequente o leiomioma. Outras neoplasias benignas que podem acometer a vagina são lipoma, adenoma sebáceo, histiocitoma, melanoma benigno, mixoma e mixofibroma. Pode ocorrer como massa solitária ou múltipla, pedunculada (pólipo) ou séssil, de crescimento intra ou extraluminal e localizada em vagina cranial ou caudal. A incidência de neoplasias malignas é menor e inclui leiomiossarcoma, adenocarcinoma, hemangiossarcoma, osteossarcoma, mastocitoma, carcinoma epidermoide e carcinoma de células escamosas com possibilidade de metástases distantes.[16]

Manifestações clínicas, exame clínico, diagnóstico e tratamento

Os sinais que podem ser observados dependem da localização e das dimensões do tumor e envolvem corrimento genital, lambedura constante da vulva, disúria, disquezia, hematúria, cistite, poliúria/polidipsia. O tumor localizado em vagina caudal pode se exteriorizar ou crescer em direção ao períneo, já o tumor de localização cranial pode levar ao aumento de volume abdominal por retenção de fezes e/ou urina. Os tumores pequenos ou exteriorizados normalmente não causam sinais sistêmicos graves, exceto vaginite e desconforto. Naqueles de grandes dimensões localizados em vagina cranial ou caudal, a retenção de urina pode levar à lesão renal[17] (Figuras 180.3 a 180.6).

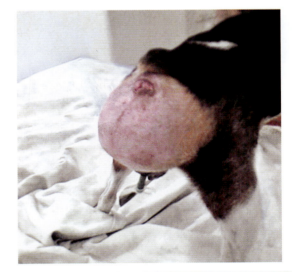

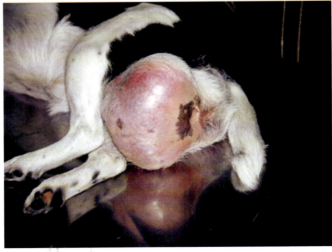

Figura 180.3 Neoplasia localizada em vagina caudal.

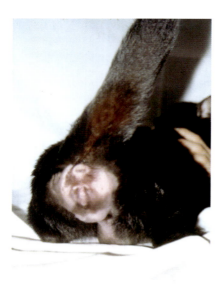

Figura 180.4 Neoplasia vaginal em gata.

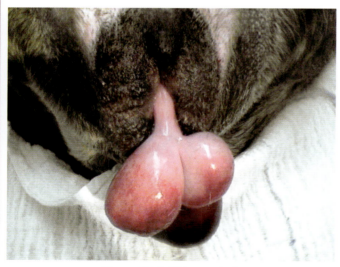

Figura 180.5 Pólipo vaginal.

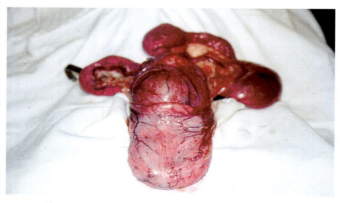

Figura 180.6 Neoplasia localizada em vagina cranial.

Os tumores localizados em região caudal da vagina são geralmente diagnosticados pelo exame digital e, se necessário, inspeção com o auxílio de instrumentos. Para o diagnóstico de formação localizada em região cranial, a palpação abdominal e o exame digital vaginal ou preferencialmente retal são suficientes.

Deve-se avaliar também a região pélvica e os linfonodos regionais. Exames radiográficos ou ultrassonográficos são importantes para confirmar a localização, observar alterações causadas em outros órgãos ou metástases distantes. A citologia aspirativa pode ser utilizada na suspeita de malignidade. O diagnóstico definitivo é dado pelo exame histopatológico. O diagnóstico diferencial deve ser feito com prolapso vaginal parcial, neoplasia uretral, prolapso uterino parcial, abscesso ou hematoma.

A exérese é o tratamento de escolha para os tumores benignos.[17] Os pólipos podem ser excisados sob anestesia local, enquanto os sésseis ou os pediculados próximos ao óstio uretral devem ser retirados sob anestesia geral. O acesso cirúrgico para os tumores pequenos localizados em vagina caudal é vaginal; naqueles onde é impossível a exérese por via vaginal, o acesso é feito pelo períneo, e nos tumores localizados em vagina cranial o acesso é pela via abdominal. O uso de cateter na bexiga urinária, durante a cirurgia, é obrigatório para evitar lesões na uretra. Nos tumores malignos, o tratamento é mais complicado, em função da invasão do tecido periférico, e inclui a vaginectomia parcial ou vulvovaginectomia com uretrostomia perineal e linfonodectomia. Não há indicação cirúrgica se houver metástases distantes. Em humanos, os protocolos de tratamento incluem 5-fluoruracila, cisplatina e radioterapia. O prognóstico é bom nos tumores benignos, mas reservado ou mau naqueles malignos por causa de recorrência local ou metástases. Aproximadamente 30% dos tumores vaginais benignos expressam receptores hormonais principalmente para progesterona, isso talvez explique o crescimento de alguns tumores após o estro.[18,19]

Tumor venéreo transmissível

Dos tumores vulvovaginais, o TVT é o mais frequente em nosso meio. É um tumor de células redondas de origem incerta e acomete principalmente a genitália externa e, com menor frequência, as regiões extragenitais de cães sexualmente ativos.

A célula neoplásica é transmitida de animal para animal durante a cópula, mas pode ser transmitida também pelo hábito de cheirar ou lamber. A transferência é facilitada pela presença de lesões em mucosa genital ou extragenital.[20] Embora as metástases não sejam frequentes, o acometimento de linfonodos e da pele regional pode acompanhar o quadro, assim como metástases distantes. O crescimento do tumor se inicia entre 15 e 60 dias depois da implantação e pode ter crescimento lento ou ser rápido, invasivo e com metástases.

Há diferença na linhagem celular do TVT que influencia o seu comportamento biológico. O TVT classificado como plasmocitoide apresenta porcentagem maior de células ovoides, com citoplasma abundante e núcleo excêntrico, sendo o mais agressivo; o TVT linfocitoide apresenta porcentagem maior de células redondas com núcleo central, citoplasma escasso e vacúolos, cromatina frouxa e figuras de mitoses.[21]

Estudos imunológicos têm demonstrado que as células do tumor em fase de crescimento são diferentes das células tumorais em fase de regressão, o tipo celular que inicialmente é redondo com microvilosidades passa para transicional fusiforme durante a regressão; as células em regressão expressam antígenos de histocompatibilidade tipos I e II e, além disso, os tumores em regressão têm número maior de linfócitos T que parecem estar envolvidos na diferenciação celular e na regressão do tumor.[22,23]

Manifestações clínicas, exame clínico, diagnóstico e tratamento

O tumor pode estar localizado em vulva, vestíbulo e vagina caudal, sendo menos frequente em vagina cranial e raro no útero. Os sintomas clínicos variam de acordo com a localização, que pode ser intra ou extravaginal. A formação pode ser única ou múltipla, geralmente é friável, sangra com facilidade e pequenos fragmentos podem se destacar durante a palpação; entretanto, o tumor crônico pode ter aspecto diferente. Se a perda sanguínea for grande ou crônica pode causar anemia.

Para chegar ao diagnóstico, associa-se o histórico ao exame macroscópico da lesão e à citologia. A impressão sobre lâmina *imprint*, citologia esfoliativa com *swab* ou citologia aspirativa com agulha fina revelam uma população de células redondas ou ovoides, com relação núcleo/citoplasma pequena, vacúolos citoplasmáticos, figuras de mitoses, nucléolo(s) proeminente(s), anisocariose. Nos casos de localização extragenital, o diagnóstico clínico pode ser mais difícil, dependendo da localização anatômica do tumor (Figuras 180.7 e 180.8).

A quimioterapia é eficaz, e o sulfato de vincristina, o fármaco de primeira escolha.[24] A vincristina é administrada por via intravenosa (IV) semanalmente, na dose de 0,5 a 0,7 mg/m² de superfície corporal ou 0,0125 a 0,025 mg/kg. O período de remissão completa é variável (4 a 16 aplicações), mas essa pode não ocorrer se houver resistência à ação do fármaco. Alguns fatores podem interferir na resposta ao tratamento, como períodos quentes e úmidos do ano, subdose, interrupção do tratamento ou estro.[25,26] Sugere-se a ovariectomia ou ovário-histerectomia antes do início da quimioterapia, pois o ciclo estral modifica a expressão de receptores para estrógenos e progesterona na vagina de cadelas com TVT e interfere na resposta ao medicamento[26] (Figura 180.9).

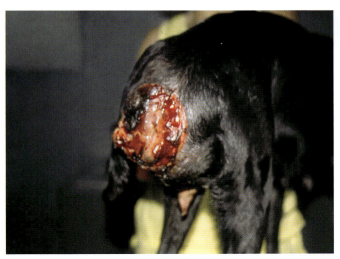

Figura 180.7 Tumor venéreo transmissível.

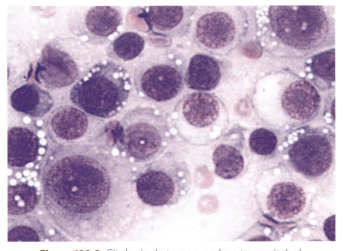

Figura 180.8 Citologia de tumor venéreo transmissível.

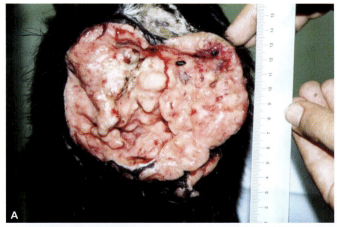

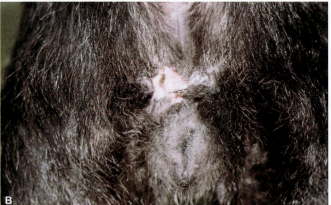

Figura 180.9 Tumor venéreo transmissível. **A.** Antes do tratamento. **B.** Após tratamento com vincristina.

Se houver resistência do tumor ao tratamento, outros quimioterápicos podem ser utilizados associados ou não à vincristina, como ciclofosfamida, metotrexato, doxorrubicina. O tratamento do TVT resistente também pode ser associado aos corticoides, empregados nos protocolos de tratamento de outros tumores de células redondas, pois, além do efeito anti-inflamatório, têm ação antineoplásica (prednisona/prednisolona na dose de 0,5 a 1 mg/kg/dia);[27] ou aos inibidores da glicoproteína P. Os quimioterápicos, como a vincristina, podem causar necrose perivascular, distúrbios digestivos, neuropatia periférica e principalmente mielotoxicidade, resultando em leucopenia, por isso é necessária a avaliação laboratorial (hemograma completo) antes da primeira aplicação do fármaco e da relação neutrófilos/leucócitos antes das aplicações subsequentes. Quando a contagem de leucócitos for inferior a 4.000/mm³ e a de neutrófilos inferior a 2.500/mm³, deve-se adiar a administração por 4 a 5 dias para que a produção de leucócitos se normalize.[24,27] Nos casos refratários ao tratamento, a radioterapia é uma boa opção. A exérese somente se justifica quando a radioterapia não estiver disponível. A exérese do tumor deve ser acompanhada por citologia esfoliativa sequencial até se conseguir esfregaço livre de células neoplásicas. A mucosa vaginal perdida pode ser substituída por pericárdio para evitar a estenose vulvovaginal (dados não publicados). Entretanto, em alguns casos, pode ocorrer rejeição do implante e desenvolvimento de estenose. A retirada cirúrgica da formação deve ser seguida de uma a três aplicações do quimioterápico, pois a vincristina é um agente fase-dependente que atua durante a mitose e a cirurgia é um agente recrutador porque ao reduzir o volume tumoral aciona a fase de multiplicação celular.[27] Atualmente, outras formas de tratamento são investigadas tendo por finalidade diminuir as aplicações do quimioterápico ou excluir seu uso[28-33] (Figura 180.10).

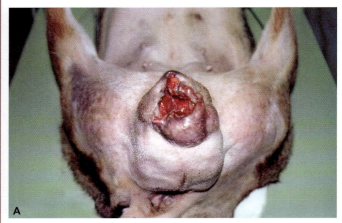
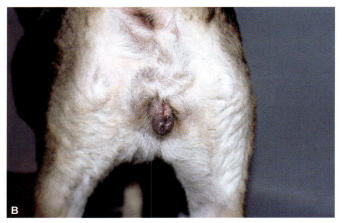

Figura 180.10 Tumor venéreo transmissível resistente ao tratamento quimioterápico. **A.** Antes da exérese. **B.** Após a exérese.

Anomalias congênitas da vagina

O sistema genital e o trato urinário dos animais adultos são anatômica e funcionalmente independentes, mas durante o desenvolvimento, estão diretamente relacionados. Os elementos primordiais do trato urinário participam da formação de estruturas genitais, imbricação inicial essencial ao desenvolvimento dos dois sistemas. A cascata de eventos que ocorre durante o desenvolvimento urogenital envolve genes comuns, o que é evidenciado pela separação incompleta do sistema urinário e do trato genital em algumas anomalias congênitas.[1,34] A vagina é formada pela interação entre o primórdio uterovaginal (parte caudal dos ductos müllerianos) e a parte pélvica do seio urogenital.

A agenesia vaginal total ou segmentar, embora rara, pode ocorrer se a porção caudal dos ductos müllerianos não entrar em contato com o seio genital. O septo vaginal transversal deriva de anomalia na fusão ou canalização do seio urogenital com os ductos müllerianos e o septo longitudinal se forma quando as extremidades distais dos ductos müllerianos não se fundem por inteiro. O septo longitudinal pode ocorrer em um segmento ou em toda a extensão da vagina, já o septo transverso pode ocorrer em qualquer segmento dela. O septo transversal pode ser perfurado ou imperfurado e, nesse caso, pela obstrução que causa e dependendo da localização, leva à formação de hematocolpo, urinocolpo ou mucocolpo.[35-37] Algumas vezes, essas anormalidades da vagina podem vir associadas a defeitos nas vias urinárias e parte final do intestino. As anomalias da vagina também podem ser adquiridas. A herança das anomalias vaginais em cães e gatos ainda não está bem definida, todavia, em humanos, ela é relatada.[38]

Manifestações clínicas, exame clínico, diagnóstico e tratamento

Os animais podem manifestar incontinência urinária, infecção crônica do trato urinário, distocia, infertilidade, dificuldade para cobertura, genitália ambígua, aumento de volume perineal ou não apresentar sinal algum. O diagnóstico pode ser feito por meio de exame digital vaginal, vaginoscopia, uretrocistografia retrógrada ou vaginograma. Animais de porte pequeno ou bravos ou que demonstrem desconforto, além de local da lesão difícil de examinar, necessitam de sedação.

Os defeitos congênitos da vagina podem ou não ser corrigidos, na dependência de causarem ou não manifestações clínicas indesejáveis ou, embora não se aconselhe, o animal for para reprodução. Os septos assintomáticos não precisam ser corrigidos. A correção somente está indicada se a obstrução impedir a saída de urina, cobertura ou parto vaginal. O tratamento é cirúrgico. O acesso cirúrgico para a correção do defeito depende de sua localização. Nas alterações localizadas em vagina caudal, o acesso se faz por episiotomia, e naquelas localizadas em vagina cranial, por celiotomia. No septo longitudinal, que ocorre em toda a extensão da vagina, a cirurgia deve ser realizada em duas etapas: plastia da vagina caudal e depois da vagina cranial.[35,39]

O tratamento do septo vaginal transversal imperfurado deve ser feito antes do primeiro estro para evitar formação de hematocolpo e mais precocemente se a localização for distal e ocluir o óstio uretral; contudo, tendo em vista as dificuldades técnicas na realização da cirurgia intravaginal em estruturas imaturas, principalmente em animais de porte pequeno, pode-se limitar o procedimento apenas ao restabelecimento da drenagem vaginal e proceder à correção cirúrgica quando o animal for adulto e se necessário. A membrana no local da estenose deve ser excisada com seu anel circundante de tecido conjuntivo subepitelial. Em seguida, deve ser realizada anastomose terminoterminal entre os segmentos cranial e caudal. Para evitar a estenose vaginal, a sutura é feita em dois planos: no primeiro, realiza-se a sutura com ponto simples interrompido, no segundo, com a sutura de Lembert interrompida, ambas com fio absorvível ou, então, apenas um plano de sutura com ponto simples interrompido e nó invertido.

Agenesia vaginal

É uma condição congênita do sistema reprodutivo e se deve à malformação dos ductos de Müller. Caracteriza-se pela ausência de desenvolvimento do canal vaginal. Associado a essa desordem, pode-se encontrar útero hipoplásico ou ausente. A agenesia vaginal total ou parcial, embora possa ocorrer, é rara em cadelas e gatas. Se houver confirmação do diagnóstico de agenesia, deve-se avaliar o sistema genital e o trato urinário do animal, já que algumas malformações envolvem genes comuns aos dois sistemas, associado ao cariótipo e à dosagem de testosterona, importante para diferenciar do pseudo-hermafrodita masculino. O tratamento depende dos resultados dos exames complementares e do grau de interferência da malformação na qualidade de vida do animal. Inclui correção das vias urinárias (se houver alteração), gonadectomia e vaginoplastia. A reconstrução da vagina, utilizando pericárdio ou tubo de silicone, pode não ser satisfatória por causa de rejeição e estreitamento da região.

Clitoromegalia

Consiste no aumento anormal do clitóris. Pode ocorrer em fêmeas sob a ação de hormônio masculinizante endógeno ou exógeno (andrógeno/progestágeno), na intersexualidade, em filhotes de mãe que recebeu hormônio masculinizante durante a gestação, decorrente de processos irritativos que levam à lambedura constante da região ou por neoplasia.[40]

Manifestações clínicas, exame clínico, diagnóstico e tratamento

Os sinais observados são: lambedura frequente da região, vaginite, hiperemia da mucosa do vestíbulo vaginal, desconforto e irritabilidade nos animais com protrusão do clitóris.

No exame físico do animal, deve-se avaliar a distância entre o ânus e a vagina, localizar o óstio uretral, cateterizar a bexiga urinária para estabelecer o trajeto da uretra e palpar a região à procura de massa que possa sugerir testículo. O cariótipo do animal também é importante para definir o sexo genético, assim como exames de imagem para avaliar os genitais internos e as vias urinárias.

Nos animais pseudo-hermafroditas femininos ou que receberam hormônio, a clitoridectomia resolve o problema; nos animais com genitália ambígua nos quais o exame de imagem revela gônadas alteradas (pseudo-hermafrodita, hermafrodita verdadeiro e sexo reverso), deve-se proceder à gonadectomia, porém a clitoridectomia somente será realizada se a uretra não estiver localizada na formação (micropênis), se a conduta cirúrgica estiver indicada é a plastia no prepúcio e no pênis malformados. Na clitoromegalia secundária a processo irritativo, deve-se retirar a causa primária e acompanhar a evolução do quadro. A conduta nos casos de neoplasia depende do tipo de tumor: nos benignos, a exérese da massa; nos malignos, a clitoridectomia se não houver invasão de vagina e vulva (Figura 180.11).

Prolapso vaginal

Chama-se prolapso vaginal a queda ou o descenso de uma parte ou de todo o órgão no sentido caudal, em direção ao hiato genital. Pode ocorrer quando o órgão está sob ação estrogênica, por causa de edema e hiperplasia da mucosa vaginal; quando há aumento de pressão abdominal, como na gestação, ascite, neoplasia; por esforços intensos durante o trabalho de parto; ou, ainda, por traumatismo. O prolapso influenciado pelo estrogênio ocorre geralmente em animais jovens entre o primeiro e o terceiro ciclo estral. Pode ser parcial ou total e ocorrer com ou sem exteriorização da vagina. O prolapso decorrente de ação estrogênica sempre tem origem no assoalho ventral da vagina e cranial ao óstio uretral; por isso, o óstio uretral sempre está envolvido quando a vagina se desloca[41-44] (Figuras 180.12 e 180.13).

Manifestações clínicas, exame clínico, diagnóstico e tratamento

A principal alteração observada é o deslocamento parcial ou total da vagina, com ou sem exteriorização da mucosa, acompanhado ou não por corrimento vaginal, disúria, ferimentos, necrose e miíase.

O diagnóstico geralmente é feito com base em histórico, inspeção e palpação. O exame diferencial principal deve ser realizado com neoplasia vaginal, mas deve-se diferenciar também a causa do prolapso, pois a conduta terapêutica é diferente, conforme descrito a seguir:

- Se o animal ainda estiver sob ação estrogênica (proestro ou estro), a citologia esfoliativa mostra células superficiais que indicam ação estrogênica. O tratamento é feito com progesterona na dose de 5, 10 ou 20 mg/animal, por via oral (VO), dependendo do porte do paciente, 1 vez/dia, durante 10 dias). O animal deve ser reavaliado 15 a 20 dias após o início do tratamento
- Se o animal não estiver sob ação estrogênica, existem duas possibilidades: a de estar sob ação progestacional – nesse caso, a conduta é expectante com reavaliação posterior – ou já ter saído da fase progestacional, mas o prolapso permanece.

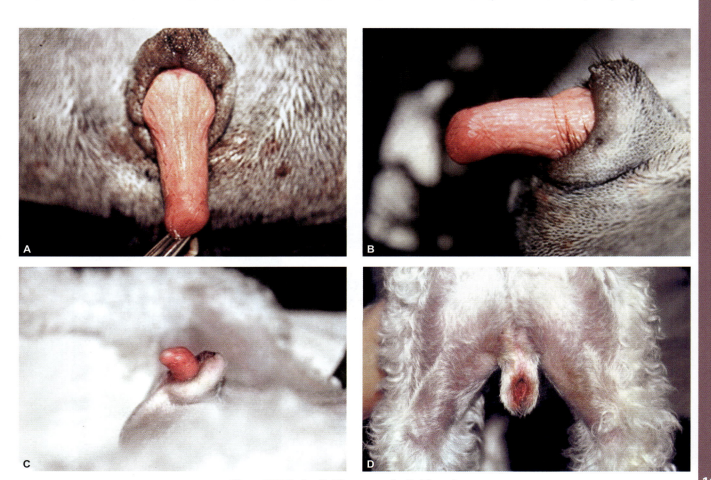

Figura 180.11 A a **C.** Clitoromegalia. **D.** Pós-exérese.

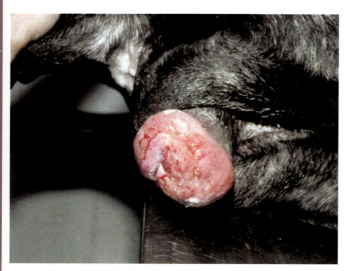

Figura 180.12 Prolapso vaginal por ação estrogênica.

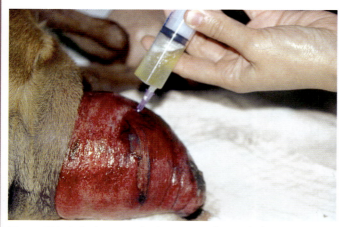

Figura 180.13 Prolapso vaginal com retroflexão da bexiga urinária, durante trabalho de parto.

Nos casos em que a vagina permanece exteriorizada, o tratamento indicado é a colpoplastia (exérese do tecido excedente). A fim de evitar a estenose vaginal, realiza-se a sutura da mucosa em dois planos: no primeiro, é feita a sutura com ponto simples interrompido, no segundo, é realizada a sutura de Lembert interrompida, ambas com fio absorvível, ou, então, apenas um plano de sutura com ponto simples interrompido e nó invertido (esse último preferido pela autora). No tecido vaginal não exteriorizado, mas sem involução completa, faz-se a exérese do tecido somente se houver distúrbios principalmente de vias urinárias.

A terapia também está direcionada à proteção da mucosa exposta, que deve ser mantida limpa, úmida e protegida para evitar traumatismos e miíase.

A redução do prolapso por meio de sutura em "bolsa de fumo" não é indicada porque a vagina pode, ainda, aumentar de volume e impedir a micção, causar laceração dos lábios vulvares ou necrosar. A ovário-histerectomia é o procedimento que impede a recidiva nos animais não destinados para a reprodução.

No prolapso consequente à gestação, a opção pelo tipo de tratamento depende das condições do tecido, sendo necessário avaliar o grau de exteriorização e o tempo de gestação. Pode-se interromper a gestação ou aguardar o parto se estiver próximo e somente intervir se houver distocia. No prolapso durante o trabalho de parto, pode ocorrer concomitantemente a retroflexão da bexiga urinária e, nesses casos, pode-se tentar cateterizar a bexiga, esvaziar, recolocar o órgão em sua posição anatômica e acompanhar a evolução do parto; alternativamente, o tratamento pode ser cirúrgico, com retirada dos fetos, drenagem da urina, muitas vezes por punção, porque a uretra está retrofletida dificultando a passagem do cateter, e recondução do órgão ao seu local de origem. O animal deve permanecer com o cateter por 5 dias. No prolapso secundário à neoplasia ou ascite, é preciso tratar a causa primária.

Traumatismo

Os traumatismos genitais ocorrem. Alguns têm pouco significado, ao passo que outros são potencialmente fatais e exigem intervenção cirúrgica. Nas lesões traumáticas que causam apenas sangramento leve, o quadro se resolve sem problemas. As lacerações vaginais que se limitam à mucosa e à submucosa são reparadas com sutura após hemostasia. Se a laceração atingir a vagina cranial, a exploração da cavidade pélvica é necessária para excluir acometimento de órgãos internos ou formação de hematoma perivaginal (Figura 180.14). Traumas mais graves podem ocasionar ruptura de artéria vaginal ou uterina, sendo grave a ruptura de artéria uterina porque pode não haver tempo de parar o sangramento.

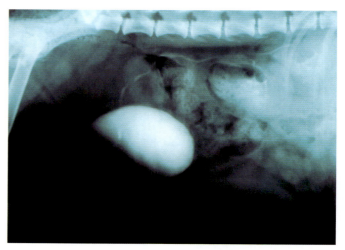

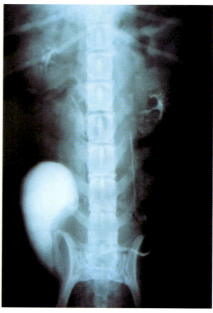

Figura 180.14 Hematoma perivaginal.

Manifestações clínicas, exame clínico, diagnóstico e tratamento

O hematoma da parede vaginal, originado de um vaso pequeno, pode parar de sangrar espontaneamente. Os vasos maiores podem formar hematoma volumoso que distende a vagina e, nesse caso, deve ser drenado seguido de ligadura do vaso. Quando o vaso estiver lacerado acima do assoalho pélvico, pode ocorrer formação de hematoma retroperitoneal ou perivaginal. Se o hematoma estiver aumentando de volume deve-se, por laparotomia, ligar o vaso e retirar o coágulo, pois se ele permanecer pode comprimir os ureteres, desviar a uretra e comprometer os rins (obsv. pessoal).

A ruptura da vagina cranial pode ocorrer por objetos introduzidos no canal vaginal, cobertura ou distocia (não dilatação cervical) e pode permitir a exteriorização de órgãos abdominais, como bexiga urinária, segmento intestinal, omento, útero (Figura 180.15). O diagnóstico é feito pela inspeção, por meio da qual se observa o órgão exteriorizado, por palpação e, se necessário, exame de imagem. O tratamento é cirúrgico. Por acesso abdominal, localiza-se o ponto de ruptura da vagina e se reconduz o órgão, depois de limpo, para o abdome ou, dependendo do órgão e das condições do tecido, é excisado total ou parcialmente e em seguida procede-se à síntese da parede vaginal rompida e da cavidade abdominal.[45]

Afecções da cérvice

São raras tanto em cadelas quanto em gatas, mas as de ocorrência provável são: não dilatação durante o trabalho de parto, neoplasia (rara), estenose adquirida (cirurgia, lacerações). Geralmente o envolvimento da cérvice é secundário a processos que acometem a vagina cranial ou o corpo do útero (neoplasias, infecções).

Afecções do útero e do corpo uterino
Anomalias congênitas do útero

Não são frequentes e, quando ocorrem, resultam de agenesia do ducto mülleriano ou de anormalidades na fusão. Geralmente são observadas durante a ovário-histerectomia. A ausência do corno uterino pode ser unilateral ou bilateral e pode estar ou não associada à ausência do(s) ovário(s). O desenvolvimento anormal do útero também é observado em animais intersexo (pseudo-hermafrodita, hermafrodita verdadeiro, sexo reverso).[1,34,46]

Hiperplasia endometrial cística, hidrometra/mucometra, hematometra e piometra

Hiperplasia endometrial cística (HEC), hematometra, hidro/mucometra e piometra são distúrbios que podem acometer o útero de fêmeas nulíparas ou não. Supõe-se que mucometra, hidrometra e hematometra ocorram associadas à HEC e se diferenciam de piometra porque o conteúdo uterino é estéril.[47] Segundo Debosschere et al.,[48] o complexo hiperplasia endometrial cística-piometra pode ser dividido em duas entidades: complexo hiperplasia endometrial cística-mucometra e complexo endometrite-piometra.

A HEC é uma alteração do endométrio que pode favorecer o desenvolvimento de infecção uterina, se for invadido por bactérias oportunistas. Na HEC, o endométrio se espessa por aumento no número e nas dimensões das glândulas. Essas glândulas endometriais aumentam sua atividade secretória e o fluido estéril produzido por elas pode se acumular no lúmen do útero, resultando em mucometra ou hidrometra, dependendo da viscosidade do fluido.[49] A atuação crônica, ou repetida, da progesterona leva à resposta exacerbada do endométrio, característica da HEC.[50] A incidência de muco/hidrometra é desconhecida porque essa condição é um achado durante a ovário-histerectomia eletiva ou exame ultrassonográfico de fêmeas em diestro ou anestro (observação pessoal). Em algumas ocasiões, o quadro é diagnosticado porque há aumento do abdome, percebido pelo proprietário e interpretado como gestação[51] (Figuras 180.16 e 180.17).

Manifestações clínicas, exame clínico, diagnóstico e tratamento

Os animais não apresentam sinais de doença, e o diagnóstico é feito com base no histórico, palpação abdominal, exame ultrassonográfico, em que se observa aumento das dimensões do órgão, com conteúdo anecogênico em seu interior, e hemograma normal. O tratamento se restringe ao acompanhamento do paciente até a resolução do quadro. Somente se opta por ovário-histerectomia se o aumento uterino causar desconforto

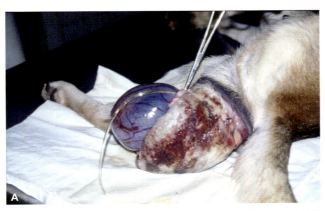
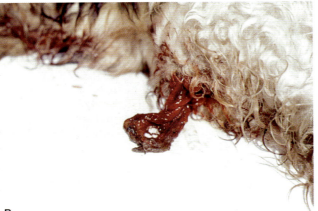

Figura 180.15 A. Ruptura da vagina com exteriorização da bexiga urinária. **B.** Epiplon.

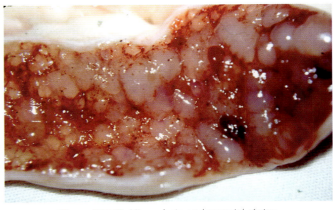

Figura 180.16 Hiperplasia endometrial cística.

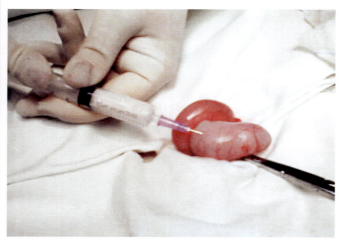

Figura 180.17 Mucometra.

ao animal por distensão abdominal e compressão de órgãos ou se durante o acompanhamento a cérvice abrir e o animal apresentar sinais de que houve contaminação. O exame diferencial deve ser feito com a gestação em fase inicial quando ainda não se visualizam fetos.

Hematometra ou hemometra

Consiste na coleção de sangue dentro do lúmen uterino. A etiologia é desconhecida, mas pode estar ligada a subinvolução dos sítios placentários (SISP), distúrbios de coagulação, disendocrinopatias, estrogênios endógenos ou exógenos, rodenticidas, anticoagulantes ou hematozoários. A gravidade do quadro depende da perda sanguínea. Para se chegar ao diagnóstico, histórico clínico, exame físico e exames laboratoriais (hematológico e bioquímico) são importantes, já que as causas são diversas. Deve-se tratar a causa primária, repor o volume sanguíneo e, quando houver indicação, a ovário-histerectomia.[51-53]

Piometra

Por definição, o termo piometra significa acúmulo de pus no lúmen uterino. É considerada uma doença do diestro, embora alguns animais em anestro possam apresentar a afecção; nesse caso, fica a dúvida se a fase lútea teve duração normal ou foi menor por causa da produção endógena de prostaglandinas em resposta à inflamação uterina[48,54,55] ou, ainda, se o agente é de baixa virulência e o animal demora a apresentar sinais da doença e quando o faz está em anestro (obsv. pessoal).[56] É mais frequente em cadelas do que em gatas.[57] Ocorre principalmente em fêmeas idosas, mas pode acometer fêmeas jovens sob estímulo hormonal exógeno ou de ciclo estral irregular. A cérvice pode estar aberta (de colo aberto) ou fechada (de colo fechado), sendo a piometra de colo fechado mais grave. É considerada uma emergência, pois se não for tratada a tempo pode evoluir para sepse e morte.[58] O envolvimento hormonal parece claro, mas o mecanismo do desenvolvimento da doença ainda é discutível.[47-50,59] Historicamente, é precedida pela HEC, mas sabe-se que essa não progride para piometra em todas as fêmeas, sugerindo que sejam entidades independentes.[48] *Escherichia coli* é o agente isolado com maior frequência nas culturas do conteúdo uterino.[56] Genes ligados ao fator de virulência uropatogênico (UVF, do inglês *uropathogenic virulence factor*) favorecem a ligação de *E. coli* a locais específicos encontrados no endométrio e que são favorecidos pela progesterona.[60-63] Acredita-se, até prova contrária, que a piometra resulte da interação entre bactérias patogênicas e ação hormonal no endométrio.[48,58,59] A proliferação e apoptose têm papel importante nas alterações que ocorrem no endométrio canino saudável, além disso, proteínas da família Bcl-2 e Bax estão envolvidas tanto nos processos regenerativos fisiológicos do endométrio canino cíclico quanto na desregulação da proliferação e apoptose na HEC e na piometra.[64]

Manifestações clínicas

Os sintomas na piometra dependem de a cérvice estar ou não aberta. Se estiver aberta, observa-se corrimento genital purulento, sanguíneo, serossanguíneo, sanguinopurulento ou mucopurulento. Outras manifestações clínicas que podem acompanhar a doença incluem anorexia/disorexia, poliúria, polidipsia, vômito, diarreia, depressão, letargia. A febre pode ou não estar presente, assim como a distensão abdominal, a qual depende das dimensões do útero. Os quadros mais graves podem vir acompanhados por hipotermia, hiper ou hipoglicemia, desidratação, septicemia, toxemia e choque. Aparentemente, a gravidade do quadro parece estar mais relacionada com a virulência do agente bacteriano do que com as dimensões do útero[56] (Figura 180.18).

Alterações sistêmicas causadas por piometra

Classicamente acompanham a piometra alterações laboratoriais características: leucocitose por neutrofilia com desvio à esquerda, granulações tóxicas em neutrófilos e monocitose. Entretanto, alguns animais podem apresentar leucograma normal ou leucopenia (por intoxicação da medula óssea). A anemia normocítica normocrômica não regenerativa ocorre pela associação de vários fatores e inclui a diminuição da eritropoese (efeitos tóxicos da doença sobre a medula óssea), perda de eritrócitos pelo útero, função renal alterada e diminuição da concentração sérica de ferro.[65] O quadro é mais grave se houver desidratação.[66] As concentrações de ureia e creatinina podem estar elevadas por desidratação e/ou toxemia. A azotemia pré-renal geralmente está associada a quadro mais grave e pode ser revertida após fluidoterapia na maioria dos animais, porém outros, além da reposição de fluidos, necessitam de cuidados intensivos com correção de eletrólitos, controle da pressão arterial, temperatura, nutrição parenteral e antimicrobianos intravenosos. Alguns animais se curam da doença, mas tornam-se doentes renais crônicos, e outros, nos quais não há reversão da insuficiência renal, evoluem para óbito. A lesão tubular e intersticial ocorre na piometra, mas a glomerulonefrite imunomediada é discutível.[67] Independentemente de a azotemia estar ou não presente, a filtração glomerular está diminuída na piometra, sugerindo que a doença afeta a perfusão renal.[68] Estudo em humanos mostrou que a proteinúria é um fator preditor de doença renal.[69] Esse achado sugere que a avaliação da excreção de proteína urinária em animais com piometra submetidos a cirurgia pode ser um importante indicador prognóstico.[70] Níveis aumentados de fosfatase alcalina, alanina aminotransferase (ALT), bilirrubina total, colesterol e triglicerídios indicam dano hepatocelular em resposta à toxemia ou diminuição da circulação hepática por desidratação. Pode ocorrer também hipoalbuminemia (perda pela urina), hiperproteinemia (resposta à desidratação) e hiperglobulinemia (estímulo antigênico crônico). Outros achados que podem acompanhar o quadro são plaquetopenia e alterações em P_{CO_2}, P_{O_2} e HCO_3.[71] (Figuras 180.19 e 180.20).

Diagnóstico

Para se chegar ao diagnóstico, a inspeção, palpação e os exames complementares são importantes. Na piometra de colo aberto, a associação da anamnese com a palpação de útero aumentado e

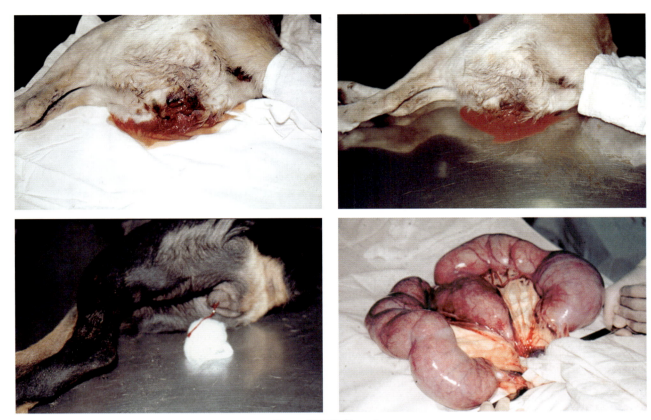

Figura 180.18 Piometra.

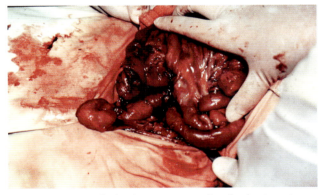

Figura 180.19 Peritonite como complicação da piometra.

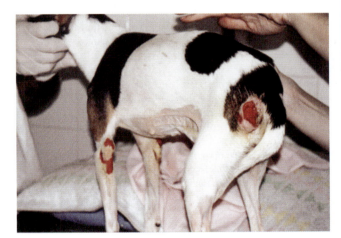

corrimento genital purulento ou hemorrágico fecha o diagnóstico, entretanto os exames de imagem confirmam o diagnóstico de piometra. A ultrassonografia é a técnica de diagnóstico por imagem preferida porque fornece informações detalhadas não apenas sobre as dimensões do útero, mas também sobre a espessura da parede uterina, características do fluido uterino, presença de líquido livre em abdome, além de fazer o diferencial com gestação, HEC (fluxo sanguíneo uterino)[72,73] e neoplasia. Os exames laboratoriais são importantes porque fornecem informação sobre as condições sistêmicas, auxiliando na conduta de tratamento perioperatório.[66]

O diagnóstico diferencial deve ser feito principalmente com doenças que levam à poliúria/polidipsia, sendo a principal a insuficiência renal, seguida de diabetes *mellitus*, diabetes *insipidus*, hiperadrenocorticismo. Outro diferencial deve ser feito com gestação e vaginite, entretanto esses quadros não comprometem o estado geral do animal a não ser que ocorra complicação.

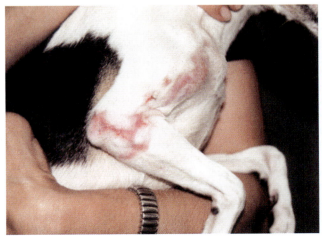

Figura 180.20 Alteração circulatória causada por sepse como complicação da piometra.

Tratamento

Embora existam vários protocolos para o tratamento, a ovário-histerectomia ainda é o tratamento recomendado para cadelas e gatas com piometra, sobretudo para aquelas em que não é possível instituir tratamento medicamentoso em razão da gravidade do quadro ou para os animais em que não há interesse reprodutivo. O tratamento cirúrgico não deve ser protelado, mas o paciente deve ser estabilizado antes da cirurgia com administração de fluido e antimicrobiano. Hematócrito, função renal, função hepática e plaquetas devem ser avaliados, e as alterações encontradas devem ser tratadas. O tratamento de suporte deve continuar, durante e após a cirurgia, e o antimicrobiano mantido por 7 a 10 dias dependendo da evolução. O tratamento da piometra com medicamentos que promovem a expulsão de pus do útero, combinados a antimicrobianos, é uma opção em alguns casos, dependendo das condições do útero (difícil de avaliar), das condições gerais da fêmea e do resultado dos exames complementares (laboratorial, cardiológico e de imagem).[74,75] Os protocolos de tratamento referem doses baixas e repetidas de prostaglandina, contudo o risco de ruptura uterina existe na piometra de cérvice aberta ou fechada, pois é impossível avaliar a fragilidade da parede uterina, o grau de comprometimento do órgão e o tempo para abertura da cérvice. Outros efeitos indesejáveis podem ser observados, uma vez que a prostaglandina atua em outros órgãos: pode, por exemplo, causar danos, agravar os existentes ou mesmo causar a morte do animal cardiopata ou nefropata. A escolha do antimicrobiano para o tratamento da piometra deve ser baseada em conhecimento prévio do agente e de sua sensibilidade, obtido por meio de cultura e antibiograma, caso contrário deve-se utilizar antimicrobiano de amplo espectro que não seja nefrotóxico ou hepatotóxico. Outrossim, deve-se evitar a administração de estrógeno para abertura da cérvice porque causa aumento da vascularização e vasodilatação, favorecendo a absorção de toxinas, além de poder causar aplasia medular.[76,77]

Os protocolos atuais para tratamento associam os antimicrobianos a fármacos que diminuem os níveis de progesterona circulante, induzindo a luteólise diretamente (prostaglandina), indiretamente (cabergolina, metergolina) ou impedindo sua atuação pelo bloqueio de seus receptores (aglepristona, mefepristona).[78] Em humanos, o uso de prostaglandina intravaginal para abertura da cérvice tem bons resultados e poucos efeitos colaterais;[79,80] em veterinária é até citado, mas sua eficiência ainda não foi comprovada.[81]

O que há de novo sobre diagnóstico e tratamento de piometra?

Houve avanço no tratamento cirúrgico e no medicamentoso. Demonstrou-se que a ovário-histerectomia assistida por laparoscopia é viável em casos selecionados nos quais não há peritonite ou outras complicações, desde que o cirurgião tenha experiência com o procedimento; a técnica pode ser uma opção para casos mais brandos visando diminuir o tempo de recuperação e as respostas ao estresse e dor.[82-85] Protocolos que associam medicamentos administrados durante a analgesia e anestesia (cetamina) podem auxiliar diminuindo a resposta inflamatória induzida pela doença (principalmente sepse) ou trauma cirúrgico.[86] A determinação de variáveis inflamatórias e o seu comportamento durante a recuperação pode ser útil para a detecção precoce de complicações. A persistência ou o aumento nas concentrações de mediadores inflamatórios circulantes podem ser medidos, como proteínas de fase aguda, citocinas ou metabólitos do triptofano.[87,88] É importante diminuir o efeito da inflamação porque ela induz quadros graves como coagulação intravascular disseminada (CID), disfunção de múltiplos órgãos, choque e morte.[89] É preciso estar ciente de que algumas complicações e disfunções orgânicas na piometra não estão associadas à inflamação sistêmica e, portanto, precisam de outros métodos de detecção.[90-92]

Quanto ao tratamento médico, um novo protocolo utilizando o aglepristone, administrado com mais frequência associado à terapia antimicrobiana de 6 dias, mostrou resultados promissores. O novo protocolo se mostrou bem-sucedido e sem relato de recorrência 2 anos após o tratamento.[93] Nos últimos anos, novas tecnologias genômicas e métodos de sequenciamento rápido foram desenvolvidos, gerando possibilidades para novos estudos.[94-96]

O tratamento local com infusão intravaginal de prostaglandina 2-alfa (PGF2α) e antibiótico, ou aglepristone e antibiótico, parece ser viável, assim como uso da prostaglandina E2 (PGE2) local ou oral; porém, são pouco utilizados, havendo necessidade de mais estudos principalmente em gatas, sobre as quais não há relato.[81,97,98] Sendo assim, ainda são necessárias mais pesquisas para desenvolver protocolos e rotinas de tratamento para a piometra.

Evolução da piometra

O animal submetido a tratamento medicamentoso deve ser monitorado. O controle inclui perfil hematológico, bioquímico e de imagem. Os leucócitos podem normalizar ou, se não houver resposta satisfatória, aumentar ou diminuir; pode também vir acompanhado de plaquetopenia e piora na série vermelha. As funções renal e hepática também precisam ser avaliadas. A ultrassonografia pode mostrar diminuição dos diâmetros uterinos ou aumento se a resposta ao tratamento não for satisfatória. O animal deve receber tratamento cirúrgico se os exames indicarem agravamento do quadro. Não se deve esquecer de que os resultados dos exames precisam sempre estar associados aos sinais que o animal apresenta, mesmo havendo diminuição nos diâmetros dos cornos uterinos.[99] A recorrência da doença após tratamento medicamentoso ainda é discutível.[100] Todavia, a resposta ao tratamento depende das condições sistêmicas do animal, assim como outras alterações verificadas em ovários e útero que acompanham o quadro e não são as mesmas para todos os animais que desenvolvem a doença.[100,101] Da mesma maneira, é questionável diagnosticar como portadores de piometra todos os animais que apresentam corrimento genital purulento. Alguns animais mais jovens, que respondem bem ao tratamento medicamentoso e voltam a se reproduzir, talvez sejam portadores de endometrite e não piometra, que pode ocorrer após o estro ou cobertura infértil, mas de diagnóstico difícil. A fertilidade após o tratamento também é controversa.[100,102]

Sepse e choque séptico na piometra

O consenso de 2016 (Sepsis-3) removeu o conceito de sepse grave e deixou de utilizar os critérios de síndrome de resposta inflamatória sistêmica (SRIS) para auxiliar no diagnóstico de sepse em humanos. Segundo esse consenso, a sepse é definida como uma disfunção orgânica potencialmente fatal causada por uma resposta desregulada do hospedeiro à infecção, por sua vez, o choque séptico é definido como um subconjunto de sepse com disfunção circulatória e celular/metabólica associada a maior risco de mortalidade.[103-105] Na medicina humana, mesmo com validação, ainda há dificuldades para aplicação total do Sepsis-3. No cenário veterinário, os escores propostos no consenso Sepsis-3 ainda carecem de validação com evidências, portanto, em veterinária, ainda não é possível sua aplicação direta. Desse modo, é utilizada a definição de sepse associada à lista de disfunções orgânicas proposta pelo Sepsis-1 e 2 adaptada inicialmente por Rabelo (2012) e Boller e Otto (2015).[106,107]

Quanto à piometra, apesar do tratamento instituído, a morte pode ocorrer como consequência de disfunção orgânica grave incontrolável causada pela infecção. A liberação de mediadores inflamatórios em resposta à agressão sofrida pelo organismo é acompanhada por vários sinais como vasodilatação periférica, aumento da permeabilidade capilar e redução da atividade do coração. Em medicina veterinária, os critérios clínicos para a SRIS, baseados em uma adaptação dos critérios humanos, são definidos pela presença de pelo menos duas das seguintes evidências clínicas:[108]

- Cães: taquicardia (> 120 bpm), taquipneia (> 20 mpm), febre (> 39,2°C) ou hipotermia (< 38,1°C), leucocitose (> 18.000 WBC/µℓ) ou leucopenia (< 5.000 WBC/µℓ)
- Gatos (os critérios SRIS são diferentes daqueles definidos para os cães): bradicardia (< 140 bpm) ou taquicardia (> 225 bpm), taquipneia (> 40 mpm), febre (> 40°C) ou hipotermia (< 37,7°C), leucocitose (> 19.000 WBC/µℓ) ou leucopenia (< 5.000 WBC/µℓ).

A sepse resulta da complexa interação entre o microrganismo infectante e as respostas imune, pró-inflamatória e pró-coagulante do hospedeiro. A resposta do hospedeiro e as características do organismo infectante são as principais variáveis fisiopatológicas da sepse. Dessa maneira, ocorre progressão da sepse quando o hospedeiro não consegue conter a infecção primária por resistência a: opsonização, fagocitose, antibióticos e por presença de superantígenos.[109] Além da inflamação, as bactérias também ativam a cascata de coagulação aumentando os fatores pró-coagulantes e reduzindo os anticoagulantes.[110,111] As alterações no metabolismo celular afetam o metabolismo lipídico, dos carboidratos e das proteínas.[112] A oferta inadequada de oxigênio aos tecidos, decorrente da queda do fluxo sanguíneo nos capilares e da redução do débito cardíaco, contribui para o aumento do metabolismo anaeróbico e hiperlactatemia.[113] No curso da sepse, ocorre tardiamente uma fase de imunossupressão que pode ser sequela de anergia, linfopenia, hipotermia ou da infecção. A concomitância de, no mínimo, dois critérios de SRIS com um foco infeccioso presumido ou evidente confirma o diagnóstico de sepse.[109] As manifestações clínicas mais comuns são: febre ou hipotermia, taquicardia ou taquipneia, hipotensão, vasodilatação, extremidades frias, oligúria, alteração do estado de consciência, vômito e diarreia. A disfunção de múltiplos órgãos envolve pulmões, rins, sistema cardiovascular, sistema nervoso central (SNC) e trato digestório.[114] Os achados laboratoriais são importantes e incluem lactato sérico (≥ 2,5 mmol/ℓ), aumento ou redução do tempo de coagulação, hemocultura positiva (insignificante se for negativa), pH normal ou reduzido. Em humanos, os biomarcadores procalcitonina (PCT), proteína C, endotoxinas, fator de necrose tumoral (TNF), que ainda estão em estudo, parecem desempenhar papel importante indicando a presença ou ausência de gravidade na sepse.[115,116] Depois de identificada a SRIS, o tratamento deve ser imediato para prevenir complicações, como o dano endotelial, que permite a saída de água e coloides dos vasos para o compartimento intersticial, hipotensão, choque e CID, um marcador de infecção grave.

- *Tratamento do animal em choque séptico*

Não há diretrizes específicas para a fluidoterapia intravenosa em animais com sinais de SRIS ou sepse, as recomendações de fluidoterapia são adaptadas das diretrizes internacionais para tratamento de sepse e choque séptico em pessoas, mas algumas das recomendações da Campanha Sobrevivendo à Sepse são baseadas em estudos com animais em sepse.[117]

Reanimação inicial

É fundamental para reverter a hipoperfusão tecidual induzida pela sepse. Uma vez reconhecida essa situação, o tratamento deve ser iniciado prontamente. A reposição de volume deve ser rápida e agressiva. O volume aumenta a pré-carga e o débito cardíaco elevando a oferta de oxigênio para os tecidos e minimizando a hipoxia tecidual comum na sepse.[118] Contudo, essa conduta de reanimação requer um direcionamento individual para as necessidades de cada paciente. Em humanos, as atuais diretrizes da Campanha Sobrevivendo à Sepse recomendam o uso de cristaloides como fluidos de primeira linha para reanimação no choque séptico. Entretanto, não há consenso sobre qual solução cristaloide (balanceada ou não balanceada) é a mais adequada para uso nessas condições.[117] Em humanos, a reanimação de pacientes críticos sépticos e não sépticos com cristaloides não balanceados, principalmente a solução salina a 0,9%, tem sido associada a uma incidência maior de desordens do equilíbrio acidobásico e a distúrbios eletrolíticos, além de poder se associar a maior incidência de lesão renal aguda, maior necessidade de terapia de substituição renal e mortalidade.[119-122] Além de cristaloides, as soluções coloides (albumina, dextrana, gelatinas e o amido hidroxietílico) também podem ser utilizadas nesses pacientes.[123-125] Todavia, em humanos, há algumas limitações para o uso amplo de soluções de albumina, como custo alto, risco potencial de transmissão de microrganismos e efeitos alergênicos quando comparada com soluções cristaloides.[117,126]

A seguir, são descritas doses sugeridas para cães e gatos:[127]

- Cristaloides isotônicos:
  - Hipovolemia grave (perda de 30 a 40% de volume sanguíneo): cães – 60 a 90 mℓ/kg; gatos – 40 a 60 mℓ/kg
  - Hipovolemia moderada (perda de 20 a 30% de volume sanguíneo): cães – 40 a 60 mℓ/kg; gatos – 20 a 40 mℓ/kg
  - Hipovolemia leve (perda de 10 a 20% de volume sanguíneo): cães – 20 a 40 mℓ/kg; gatos – 10 a 20 mℓ/kg
  - Choque séptico: cães – 60 a 90 mℓ/kg; gatos – 40 a 60 mℓ/kg
- Coloides (não indicados na hipovolemia leve):
  - Hipovolemia grave (perda de 30 a 40% de volume sanguíneo): cães – 20 mℓ/kg/dia (*bolus* 5 a 10 mℓ/kg, reavaliar); gatos – 15 mℓ/kg/dia (*bolus* 2,5 a 5 mℓ/kg, reavaliar)
  - Hipovolemia moderada (perda de 20 a 30% de volume sanguíneo): cães – 5 a 10 mℓ/kg; gatos – 2,5 a 5 mℓ/kg/*bolus*
  - Choque séptico: cães – 15 a 20 mℓ/kg/dia; gatos – 5 a 15 mℓ/kg/dia.

Oxigenoterapia | ventilação mecânica

Recomenda-se o uso de ventilação mecânica em caso de desconforto respiratório agudo induzido por sepse. A lesão pulmonar aguda frequentemente complica a sepse, sendo a ventilação mecânica protetora (uso de volume corrente baixo) outro aspecto importante da estratégia de tratamento, pois reduz a mortalidade. Entretanto, volume corrente excessivo e abertura e fechamento repetido dos alvéolos durante a ventilação mecânica também causam lesão pulmonar aguda.[111,128] Deve-se manter a oxigenação adequada: Pao$_2$ > 80 mmHg ou Spo$_2$ > 95%, preferencialmente por meio de máscara ou cateter nasal.[127] Em humanos, pelas diretrizes atuais, não se faz recomendação alguma sobre o uso de máscara não invasiva para ventilação.[117,129]

Hemotransfusão

Considerar a hemotransfusão, se necessária, mantendo hematócrito (Ht) > 25%. Sangue total 10 a 25 mℓ/kg ou 1 a 10 mℓ/kg/min se houver risco de vida.[127]

Imunoglobulinas, purificação sanguínea, anticoagulantes e terapia de bicarbonato

Em humanos, as diretrizes não recomendam nem sugerem o uso de imunoglobulinas, técnicas de purificação sanguínea e anticoagulantes no tratamento e no manejo de sepse e choque séptico, também não recomendam usar terapia de bicarbonato buscando melhora hemodinâmica ou redução da necessidade de vasopressores em pacientes com acidose láctica por causa da perfusão e com pH ≥ 15.[117]

Identificação do agente infeccioso

Obter material para cultura antes do início da administração de antibióticos. Devem ser coletadas duas ou mais amostras sanguíneas em acesso vascular periférico distinto. Amostras de outros locais podem ser coletadas conforme indicação clínica.[129]

Antibioticoterapia

A antibioticoterapia IV empírica deve ser iniciada assim que as amostras para cultura forem coletadas. Nos pacientes humanos em choque séptico, a administração de antibiótico na primeira hora da hipotensão aumenta a sobrevida.[117] Recomenda-se o uso combinado ou não de betalactâmicos com aminoglicosídeos, fluoquinolonas ou macrolídeos.[106,127] A terapia empírica inicial deve ser mantida e reavaliada assim que o perfil de sensibilidade aos antimicrobianos for conhecido e, com base nos dados clínicos e microbiológicos, a opção de tratamento pode ser pela manutenção do antibiótico inicial, associação com outro antibiótico ou substituição. Recomenda-se que o tratamento não ultrapasse 7 a 10 dias, prolongando-se apenas no paciente com resposta clínica lenta. A terapia antimicrobiana deve ser reavaliada diariamente, visando melhorar a atividade, prevenir o desenvolvimento de resistência, reduzir a toxicidade e os custos.[127,130]

Vasopressores

Devem ser empregados se a hipotensão for grave. Com base nas diretrizes internacionais para a gestão de sepse e choque séptico de 2016 (Sepsis-3), a norepinefrina é o vasopressor de primeira escolha, porque mostrou menor mortalidade e arritmias.[117,131] A dopamina pode ser útil em pacientes com função sistólica comprometida, mas causa mais taquicardia e pode ser mais arritmogênica do que a norepinefrina. Ainda, segundo as diretrizes de 2016, não há recomendação para o uso de dose baixa de dopamina apenas para proteção renal.

A seguir, são descritas doses sugeridas para cães e gatos:[127]

- Epinefrina: 0,05 a 1 mcg/kg/min/infusão contínua – iniciar com dose baixa e aumentar lentamente 0,1 mcg/kg/min, de 3 a 5 minutos até a dose máxima
- Norepinefrina: 0,5 a 2 mcg/kg/min/infusão contínua – iniciar com dose baixa e aumentar lentamente 0,1 mcg/kg/min, de 3 a 5 minutos até a dose máxima
- Dopamina em animais com insuficiência renal: 1 a 3 mcg/kg/min/infusão contínua – iniciar com dose baixa e aumentar lentamente de 10 a 15 minutos até a dose máxima (15 mcg/kg/min). Em animais com pressão baixa: 5 a 20 mcg/kg/min. Em humanos, estudos mostraram resultados conflitantes quanto ao uso da dopamina em choque séptico.[130]

Terapia inotrópica

Se a evidência de hipoperfusão tecidual persistir, apesar do volume intravascular e da pressão arterial média (PAM) adequados, uma alternativa sugerida para humanos, embora de recomendação fraca em razão da baixa qualidade de evidência, é adicionar terapia inotrópica. A substância inotrópica de escolha é a dobutamina.[130] Utilizada de maneira precoce mostrou ser uma importante estratégia para reversão da hipoperfusão antes do avanço da doença e da disfunção de múltiplos órgãos,[132] entretanto, não deve ser utilizada para normalizar variáveis hemodinâmicas de forma tardia.[131]

A seguir, são descritas doses sugeridas de dobutamina para cães e gatos:[127]

- Cães: 5 a 10 mcg/kg/min – iniciar com dose baixa e aumentar lentamente 2 mcg/kg/min, de 10 a 15 minutos até a dose máxima
- Gatos: a dose máxima é de 5 mcg/kg/min, por causa do risco de convulsão.

Corticoideterapia

O emprego de corticoides é controverso e está justificado somente naqueles pacientes que já foram reanimados com fluidos e não responderam ao vasopressor, permanecendo em choque.[133]

Em medicina humana, demonstrou-se que os corticoides diminuem a necessidade de vasopressores durante o choque séptico naqueles pacientes com insuficiência adrenal relativa, entretanto os relatos sobre a mortalidade variaram. A recomendação para uso IV não é sugerida para tratar pacientes em choque séptico se a reanimação e a terapia vasopressora forem capazes de restaurar a estabilidade hemodinâmica. A recomendação para seu uso é fraca em consequência da baixa qualidade de evidências.[117] Não se sabe se os corticoides podem ser uma terapia adjuvante apropriada em cães e principalmente em gatos e não há dose estabelecida.[133] Deve-se tomar cuidado no uso de corticoides em choque séptico, exceto em casos raros em que a insuficiência adrenal é altamente suspeita e/ou documentada. O metabolismo do cortisol e a resposta a esteroides exógenos são diferentes entre as espécies, indicando que são necessários estudos para que recomendações específicas possam ser feitas quanto ao uso de corticoides em animais de companhia.[133]

Distúrbios de coagulação

Administra-se plasma fresco em pacientes com risco de morte e disfunção de múltiplos órgãos que apresentem hipocoagulação; naqueles com hipercoagulação, se a fase hipercoagulável inicial da CID puder ser identificada, a heparina é sugerida para diminuir a produção de trombina,[134] a dose é variável, mas, em geral, não há indicação para o uso de agentes antifibrinolíticos no tratamento da CID. As contraindicações ao uso de medicamentos anticoagulantes devem ser observadas quando há risco aumentado de sangramento. Em pacientes humanos, essa terapia é contraindicada quando há baixo risco de morte e disfunção de apenas um órgão.[129] Ainda, em humanos, as diretrizes publicadas em 2016 não recomendam o uso de eritropoetina para tratar anemia associada à sepse, e o plasma fresco congelado somente deve ser administrado em pacientes com anormalidades de coagulação sanguínea acompanhadas de sangramento ativo ou quando é necessário executar procedimentos invasivos.[117,130]

Controle glicêmico e alteração de potássio ou cálcio

O controle glicêmico é importante no paciente com sepse porque a hiperglicemia participa de vários processos que causam danos ao organismo.[135] A recomendação para controle dos níveis glicêmicos é administrar a insulina assim que forem obtidas duas medições de nível glicêmico no sangue > 180 mg/dℓ a fim de manter a glicemia ≤ 180 mg/dℓ. Até a estabilização da taxa de infusão de insulina e dos níveis de glicose sérica, a avaliação dos valores de glicemia deve ocorrer a cada 1 a 2 horas e depois a cada 4 horas, preferindo-se, se possível, utilização de sangue arterial (mais preciso) ao sangue capilar para as medições.[117,130] Sugere-se, baseado em referências de estudos em humanos, que se trate a hiperglicemia quando os níveis ultrapassarem 180 mg/dℓ em cães e 250 mg/dℓ em gatos por meio de infusão contínua de insulina regular (1 UI/mℓ) iniciada com 0,05 UI/kg/h, seguida de monitoramento contínua dos níveis de glicose e potássio para evitar efeitos iatrogênicos negativos.[136] A glicemia deve ser mantida entre 80 e 160 mg/dℓ. No evento de hipoglicemia (< 60 mg/dℓ), a paciente deve receber glicose 50% em bolus adicionada ao soro de manutenção (0,2 mℓ/kg/IV) e/ou infusão contínua de glicose (2,5 a 10%). O animal que após a estabilização inicial apresentar hiperglicemia deve receber insulina IV.

Além do controle da glicemia, o suporte nutricional deve ser instituído. Sugere-se que se inicie após 48 horas do restabelecimento da perfusão sanguínea, por via enteral ou oral.[130,135] Devem-se avaliar potássio e cálcio: se houver hipopotassemia grave (< 3 mmol), é necessário infundir 2 mEq/mℓ de KCl (0,25 a 0,5 mEq/kg/h), com monitoramento ecocardiográfica (ECG) constante e verificar a cada 30 ou 60 minutos; no caso de hipocalcemia grave, deve-se administrar lentamente gluconato de cálcio 10% (1 mℓ/kg/IV) diluído em solução salina, também com monitoramento.[137]

Acidose

Definir a causa da acidose é importante. Se for metabólica, deve-se calcular o *ânion gap* sempre. O uso de bicarbonato sem a correção da causa que levou à acidose acarreta mais problemas do que soluções. Em humanos, a reposição de bicarbonato no paciente crítico com acidemia aguda é uma prática relativamente frequente em terapia intensiva, porém essa opção ainda é cercada de controvérsias e somente é recomendada se, após tratar a causa primária, persistir pH < 7,15 e bicarbonato < 10 mE/ℓ.[138] Segundo as diretrizes da Campanha de Sobrevivência à Sepse de 2016, "O efeito da administração de bicarbonato de sódio sobre os requisitos hemodinâmicos e a necessidade de vasopressores em pH mais baixo, bem como o efeito nos desfechos clínicos em qualquer nível de pH, é desconhecido, e nenhum estudo examinou o efeito da administração de bicarbonato sobre os resultados".[117] Em animais, recomenda-se administrar metade da dose calculada (mEq) e repetir a gasometria após 60 minutos, se o bicarbonato ainda estiver baixo (< 12 a 14 mEq/ℓ), deve-se administrar o restante no intervalo de 12 a 24 horas.[127] Na administração de bicarbonato, alguns cuidados são necessários, como nunca misturar com soluções contendo cálcio (Lactato de Ringer) e a aplicação intravenosa em *bolus* deve ser sempre lenta (20 a 30 minutos).

Proteção gastrintestinal

Recomenda-se a profilaxia de úlcera de estresse se houver risco para sangramento gastrintestinal.[117] Para proteção do sistema gastrintestinal, é permitido utilizar bloqueadores H_2 (ranitidina), inibidores de bomba de prótons (omeprazol) ou sucralfato;[127,129] se houver vômito, recomenda-se o uso de cerenia (1 mg/kg/por via subcutânea [SC]/< 5 dias) para cães ou ondansetrona (0,5 a 1 mg/kg/SC, IV) para cães e gatos. Se houver preocupação com gastroparesia e vômito, pode-se colocar tubo para alimentação enteral.

Restauração e manutenção adequada da função renal

A fluidoterapia é importante para manter a pressão venosa central (PVC) ao redor de 8 a 10 cm H_2O e a pressão arterial adequada (PAM > 80 mmHg), sem vasoconstrição periférica excessiva. Restaurar e manter a função renal adequada (diurese > 1 a 2 mℓ/kg/h) e considerar o uso de diuréticos se após restauração do volume sanguíneo houver oligúria.[127,129] Em humanos com sepse e lesão renal aguda, a terapia renal substitutiva não está indicada em razão dos efeitos indesejáveis e custos.[117,130]

Sedação e analgesia

Se for necessária a sedação ou analgesia da paciente, os opioides são a melhor opção por terem poucos efeitos cardiovasculares: oximorfona (0,02 a 0,05 mg/kg/4 a 8 horas/IM, SC ou IV); hidromorfona (0,05 a 0,2 mg/kg/4 a 8 horas/IM ou IV); morfina (0,2 a 0,5 mg/kg/4 horas/IM ou IV); bupremorfina, para dor leve (0,01 a 0,03 mg/kg/8 horas/IM, SC ou IV).[127,137] Em humanos, recomenda-se limitar o uso de sedação em pacientes críticos com ventilação mecânica.[117,130]

Em gatos com quadro grave, é possível fazer uso de buprenorfina (0,005 a 0,02 mg/kg/4 a 8 horas/IV ou IM), butorfanol (0,1 a 0,4 mg/kg/1,5 a 4 horas/IM ou SC), fentanila (2 a 4 mcg/kg/h) e morfina ou metadona (0,1 a 0,5 mg/kg/2 a 6 horas/IM ou SC).[139]

Nutrição

O suporte nutricional deve ser instituído assim que for possível. Sugere-se que se inicie 48 horas após o restabelecimento da perfusão sanguínea por via enteral ou oral. A nutrição plena não é recomendada na primeira semana, mas apenas a nutrição trófica, cuja finalidade é manter somente o trofismo dos enterócitos e não a de suprir as necessidades do paciente.[30,135] A nutrição enteral precoce deve ser iniciada naqueles pacientes que podem ser alimentados dessa maneira, evitando, assim, a nutrição parenteral precoce exclusiva ou combinada a dieta enteral, jejum completo ou apenas glicose intravenosa.[130] Na primeira semana, a sugestão é, se necessário, usar glicose IV e seguir introduzindo alimentos entéricos conforme a tolerância; introduzir uma dieta primária hipocalórica.[130,117,135,140] Recentemente se tem recomendado, para humanos, a suplementação com glutamina por via IV, a qual tem efeito de ativação da resposta efetora Th1 nas células do sistema imunológico e Th2 nos enterócitos.[141,142]

Estratégias visando inibir a ativação da coagulação ou restauração de vias anticoagulantes/de mecanismos anticoagulantes fisiológicos foram benéficas em estudos clínicos iniciais experimentais em humanos, mas seu efeito sobre resultados clinicamente relevantes ainda precisa ser confirmado.[143] A suplementação com antioxidantes na sepse tem mostrado resultados animadores aumentando a taxa de sobrevida.[144,145] A PCT tem sido proposta como um biomarcador para prognóstico específico de infecções bacterianas.[146,147] Uma combinação de vitamina C, hidrocortisona e tiamina como terapia adjuvante na sepse mostrou resultados promissores em recentes estudos experimentais e clínicos,[148] assim como tratamento com bloqueio β de ação curta com esmolol.[149]

Conclui-se que a sepse é uma síndrome associada a fatores que alteram os mecanismos de defesa do animal. Sua fisiopatologia é complexa e envolve imunidade, mecanismos inflamatórios e cascata de coagulação, culminando em estado de intensa alteração da homeostasia em seu estágio mais avançado. Pelo consenso atual, pacientes humanos em sepse ou choque séptico devem receber o protocolo de tratamento na primeira hora após a triagem e ser reavaliado ao longo das primeiras 6 horas, conduta importante para que haja melhora na evolução do quadro.[117] A terapia com antimicrobianos é a abordagem inicial do problema, mas não é suficiente sozinha, sendo necessárias outras medidas associadas que incluem a reanimação hemodinâmica, ventilação e transfusão de produtos sanguíneos.

Ainda há, sem dúvida, muito a ser discutido e aperfeiçoado sobre o tema apesar dos inúmeros estudos e conceitos que surgiram ao longo do tempo sobre sepse e choque séptico.

Sangramento uterino anormal

Múltiplos fatores podem causar sangramento uterino anormal, como cistos ovarianos produtores de estrógeno, disendocrinias, SISP, tumores, distúrbios de coagulação, hemometra/hematometra, abortamento, estrogênio exógeno, hemoparasitose, traumatismo. Algumas causas de sangramento anormal são sugeridas claramente apenas pela história. É o caso da SISP, em que há o relato de parto recente, presença de parasitas (carrapatos) ou cobertura recente com administração de estrógeno (Figura 180.21).

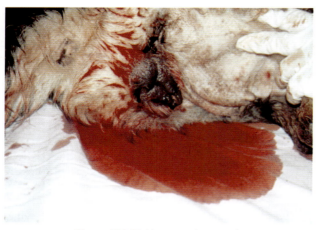

Figura 180.21 Hemorragia genital.

Manifestações clínicas, exame clínico, diagnóstico e tratamento

Além de exame físico geral, o exame físico específico deve avaliar, por inspeção, se existe aumento de volume abdominal e, por palpação, se o aumento uterino é regular ou irregular. A vulva e a vagina também devem ser avaliadas, pois o sangramento pode ter origem nesses segmentos e ser interpretado como de origem uterina.

Os exames complementares incluem o exame digital vaginal ou retal, citologia esfoliativa vaginal, para avaliar ação estrogênica ou células tumorais, ultrassonografia, vaginoscopia, perfil hematológico e bioquímico.

Durante a investigação diagnóstica, a anamnese e o exame físico cuidadoso são importantes porque deles depende a conduta de tratamento. O tratamento é a ovário-histerectomia desde que o diagnóstico seja preciso, evitando, dessa maneira, tratar sangramento uterino de outra etiologia com a retirada cirúrgica de ovários e útero; por isso, o diagnóstico diferencial deve ser feito com distúrbios urológicos, envenenamento, hemoparasitose, estrógeno exógeno, outrossim, não se deve esquecer das doenças hepáticas, pois o órgão está envolvido no metabolismo dos estrógenos e na coagulação sanguínea.

Neoplasias uterinas

São pouco frequentes em cães e gatos. Quando ocorrem, o leiomioma é o mais frequente (85 a 90%), seguido pelo leiomiossarcoma (10%). Outros tipos, como adenoma, adenocarcinoma, fibroma, fibrossarcoma e pólipo endometrial, também podem ser encontrados[150] (Figura 180.22).

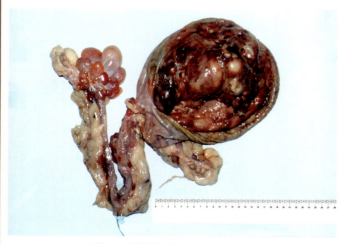

Figura 180.22 Neoplasia uterina.

Manifestações clínicas, exame clínico, diagnóstico e tratamento

Corrimento genital sanguíneo, purulento ou mucoide pode ser observado em animais com a doença, associado ou não a distensão abdominal. Pode ser grande e comprimir vísceras adjacentes, causando desconforto ou dor. Entretanto, alguns animais podem não mostrar sinais, assim, o tumor somente é observado durante a ovário-histerectomia. A palpação abdominal identifica formação em região de cornos uterinos. A radiografia ou ultrassonografia confirma a presença de formação em útero. O tratamento recomendado é a ovário-histerectomia. O diagnóstico definitivo é obtido pelo exame histológico do material excisado, que deve ser realizado, pois, embora a massa tenha macroscopicamente aspecto tumoral, o resultado histológico pode ser de hiperplasia endometrial. O prognóstico é bom para os animais com diagnóstico de tumor benigno ou de tumor maligno sem evidência de metástases.

Afecções dos ovários e das tubas uterinas

Anomalias congênitas dos ovários

As anomalias congênitas dos ovários incluem vários distúrbios de desenvolvimento, que levam à ausência total de ovário(s), gônada vestigial, tecido ovariano acessório, ovário supranumerário e desenvolvimento atípico (ovotéstis). Geralmente, as diversas variações dos distúrbios gonadais são subdivididas dentro da classificação de anormalidades da diferenciação sexual.[151]

A ausência congênita de ovário é rara. A gônada vestigial é uma consequência da formação da gônada primordial, seguida de falência na diferenciação, que pode ocorrer em várias etapas do desenvolvimento. Em geral, a gônada aparece como um cordão fibroso de elementos mistos (sem células germinativas), localizada paralela à tuba uterina. As gônadas vestigiais são típicas de disgenesia gonádica e do cariótipo 77,X0 (cão) e 37,X0 (gato).[152,153] O tecido ovariano acessório e os ovários supranumerários são condições raras; a primeira anomalia ocorre por desagregação do ovário embrionário, já a última se origina da crista urogenital.

Manifestações clínicas, exame clínico, diagnóstico e tratamento

A manifestação depende do tipo de alteração gonadal. A gônada vestigial unilateral não interfere no ciclo estral e na fertilidade, sendo identificada durante ovário-histerectomia ou cesariana. Genitália infantil e anestro primário são sinais observados em animais com gônadas ausentes ou vestigiais, ao passo que ciclo estral normal, ausente ou irregular associado à genitália ambígua pode ser observado em animais intersexo. Sempre que houver suspeita de alteração congênita dos ovários, o animal deve ser submetido a exame cuidadoso da genitália externa e interna. Os exames complementares envolvem citologia vaginal, determinação do cariótipo, exames de imagem para verificar presença de corpo lúteo, avaliação hormonal com dosagem de progesterona (> 1 ng/mℓ, presença de corpo lúteo) ou de gonadotrofinas (aumento de hormônios foliculoestimulante [FSH] e luteinizante [LH], por incapacidade de regulação dos hormônios hipofisários). A avaliação histológica do tecido gonádico excisado acompanhada do cariótipo do animal é fundamental para o diagnóstico definitivo de alteração ovariana. O tratamento depende do diagnóstico final. A ausência de gônadas ou gônadas vestigiais são quadros irreversíveis. Nos animais intersexo, o tratamento inclui plastia do genital malformado e gonadectomia, se necessária.

Cistos ovarianos

Cisto é um espaço fechado dentro de um tecido ou órgão, revestido por epitélio e com fluido em seu interior. Pode ser normal ou não: os normais incluem os folículos e a cavidade central do corpo lúteo; o anormal pode ocorrer no ovário ou fora dele, ser único ou múltiplo, uni ou bilateral e de diâmetro variável. Os cistos anormais incluem os cistos da superfície epitelial, cisto folicular, cisto folicular luteinizado, cisto da rede ovariana (*rete ovarii*) e paraovariano, este derivado de estruturas remanescentes do ducto de Wolff ou de Müller. Os cistos foliculares ou os cistos foliculares luteinizados secretam esteroides sexuais, ao passo que os outros tipos não são secretores de hormônios, mas alguns podem alterar o tecido ovariano e comprometer a função gonadal.[154] De acordo com Knauf et al. (2014),[154] nenhum cisto ovariano secretor de hormônios produz apenas estradiol ou progesterona, mas ambos, o que varia de cisto para cisto é a concentração de cada hormônio no fluido cístico.

A patogênese dos cistos foliculares no ovário canino ou felino é desconhecida, mas pode ser resultado de falha na ovulação, por distúrbios na liberação de gonadotrofinas hipofisárias ou diferenças entre expressão para receptores de esteroides ou proteínas apoptóticas[155,156] (Figura 180.23).

Manifestações clínicas, exame clínico, diagnóstico e tratamento

A doença acomete principalmente fêmeas idosas. As manifestações clínicas são variáveis e estão na dependência de o cisto secretar ou não hormônio ou de seu tamanho, que pode causar dor e/ou desconforto.

O histórico do animal inclui relato de proestro/estro prolongado ou ciclo estral irregular. As manifestações clínicas observadas com frequência são: edema vulvar, corrimento genital sanguíneo, serossanguíneo ou sanguinopurulento; distensão abdominal e alterações em pele são menos frequentes. A exposição prolongada ou frequente do endométrio à ação do estrógeno leva à HEC, piometra e, em casos mais graves, à aplasia medular. O diagnóstico diferencial deve ser feito com neoplasia ovariana (tumor de células da granulosa), também produtora de estrógeno.

A citologia esfoliativa vaginal com presença de células queratinizadas confirma a ação estrogênica e é preferível à dosagem de estrógeno sérico; não obstante, é o exame ultrassonográfico que vai diferenciar o cisto da neoplasia, lembrando que cistos muito pequenos podem não ser visibilizados. O diagnóstico definitivo é dado pelo exame histopatológico.

O tratamento de escolha para o cisto folicular é a ovário-histerectomia.[157] Antes da abordagem cirúrgica, é preciso realizar hemograma completo, incluindo contagem de plaquetas, pois a concentração elevada ou circulação persistente de estrógeno resulta em leucopenia, trombocitopenia e/ou anemia. Inicialmente, há a possibilidade de tratamento hormonal, desde que se excluam infecções uterinas e alterações hematológicas induzidas pelo estrógeno, com substâncias luteinizantes como gonadotrofina coriônica humana (hCG, do inglês *human chorionic gonadotropin*) ou com análogos de hormônio liberador de gonadotrofinas (GnRH, do inglês *gonadotropin-releasing hormone*). No entanto, a resposta à terapia é controversa[154] e geralmente ineficaz (obsv. pessoal); outro agravante é que a luteinização do cisto pode levar ao desenvolvimento de piometra. Embora pouco relatado, em animais que têm alto valor reprodutivo e apresentam cisto único, é possível fazer a cistectomia ou a ovariectomia parcial ou unilateral em cisto único ou não.[158] A aspiração do cisto é relatada, entretanto pode ocorrer recidiva.[159] Em fêmeas recém-saídas do ciclo estral com diagnóstico de cisto ovariano, recomenda-se adotar conduta expectante porque alguns cistos observados depois do estro (folículo persistente) podem regredir espontaneamente.

O cisto produtor de progesterona leva ao anestro persistente porque inibe o eixo hipotalâmico-hipofisário-gonadal. A circulação elevada ou constante de progesterona pode levar o animal a desenvolver diabetes ou acromegalia, porque favorece a produção de hormônios e fatores hiperglicemiantes e de crescimento.[160] O diagnóstico é feito pela dosagem de progesterona; e a forma de tratamento pode ser cirúrgica, incluindo a ovariectomia, cistectomia, ovário-histerectomia ou terapêutica por indução da luteólise.[159] A ovário-histerectomia é de escolha para os animais com piometra simultânea, e protocolos que incluem as prostaglandinas não devem ser utilizados em animais portadores de nefropatias, hepatopatias e/ou cardiopatias.

O cisto de inclusão epitelial se localiza no córtex do ovário e parece não causar problemas; cistos da rede ovariana se formam na parte hilar do ovário e por compressão podem comprometer a reprodução; cistos paraovarianos se desenvolvem em resquício embrionário de tecido remanescente dos tubos mesonéfricos ou paramesonéfricos ao redor do ovário e não alteram a função ovariana.[161]

Síndrome do ovário remanescente

Ocorre quando o ovário ou parte dele permanece após ovário-histerectomia. A posição mais cranial do ovário direito, associada ao porte ou à obesidade do animal, e as condições da cirurgia (habilidade do cirurgião e/ou falta de assistente, anestesia inadequada) dificultam a sua retirada.[162] O quadro é mais comum em cadelas do que em gatas. A ovário-histerectomia, embora considerada por muitos uma cirurgia tecnicamente simples, é um procedimento com complicações intra e pós-cirúrgicas, por vezes, gravíssimas.

Manifestações clínicas, exame clínico, diagnóstico e tratamento

As complicações podem ser precoces ou tardias. O sinal mais frequente é o estro após ovário-histerectomia, entretanto algumas fêmeas podem exibir apenas edema vulvar ou somente atrair os machos. Cadelas com ovário remanescente podem ainda mostrar sinais de pseudogestação ou desenvolver piometra de coto (se permanecer parte do útero).

Para o diagnóstico, a citologia esfoliativa vaginal é importante porque mostra células características de ação estrogênica (superficiais nucleadas ou anucleadas) que somente aparecem na avaliação citológica se houver estrógeno em circulação. Pode-se ainda associar a citologia vaginal seriada à dosagem de progesterona (> 1 ng/mℓ) naqueles animais em que não há sinais externos evidentes de estro ou, ainda, a ultrassonografia

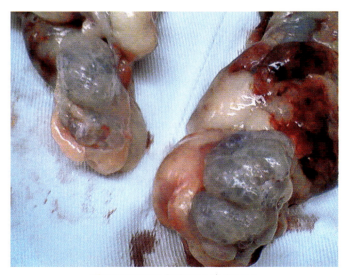

Figura 180.23 Ovários policísticos.

no período correspondente ao proestro/estro, para avaliar a presença de folículos ovarianos. O diagnóstico diferencial é feito com doenças que causam corrimento genital e podem atrair os machos, principalmente vaginite. O tratamento indicado é a ovariectomia, se o proprietário assim preferir. Os dois pedículos devem ser examinados, mesmo que o exame de imagem identifique resquício de apenas um ovário.

Neoplasias de ovário

Segundo a literatura, a incidência de neoplasia ovariana em cadelas e gatas é baixa. A incidência baixa se deve provavelmente à ovário-histerectomia de grande parte da população desses animais em alguns países. Os animais que apresentam tumor ovariano estão na faixa etária entre 4 e 16 anos. As neoplasias de ovário são classificadas, de acordo com o tipo celular de origem, em: tumor de células do epitélio celômico, tumor de células germinativas, tumor de células do estroma especializado (estroma e cordão sexual), tumor de células do estroma inespecífico e tumores metastáticos. Os tumores de células epiteliais e do estroma e cordão sexual ocorrem com maior frequência.[150,163,164]

As neoplasias epiteliais representam 40 a 50% de todas as neoplasias ovarianas caninas. Originam-se de células mesoteliais da superfície ovariana e incluem os tumores serosos e mucinosos (adenocarcinoma, cistadenocarcinoma papilar, cistadenocarcinoma seroso, adenoma e adenocarcinoma papilar, cistadenoma seroso ou pseudomucinoso, carcinoma indiferenciado e misto). Os tumores epiteliais podem ou não ser císticos e acometem um ou ambos os ovários. A efusão se forma por extravasamento de fluido através da cápsula do tumor causado por edema, obstrução de vasos linfáticos ou secreção de metástases.

As neoplasias de células germinativas compreendem 6 a 12% dos tumores ovarianos. Originam-se dos elementos celulares germinativos (ecto, meso ou endoderma) do ovário e incluem o disgerminoma, o teratoma e o carcinoma embrionário. Os disgerminomas são tumores sólidos derivados do epitélio ovariano indiferenciado similar aos seminomas, ao passo que os teratomas podem ser bem diferenciados e maduros (benignos) ou indiferenciados e imaturos (malignos).[150]

As neoplasias de células do estroma gonádico e cordão sexual compreendem o tumor de células da teca-granulosa, tecoma, luteoma, tumor de células lipídicas e tumor de células de Sertoli/Leydig (androblastoma) no ovário. Os tumores do estroma e cordão sexual são potencialmente produtores de hormônios esteroides. Os tecomas e luteomas são menos frequentes e benignos. Os tumores mesenquimais ovarianos incluem fibroma, hemangioma, leiomioma, lipoma, linfoma e sarcoma[150,163] (Figura 180.24). O ovário também pode ser acometido por metástases de outros tumores, como mamário, do endométrio e linfoma ou ainda apresentar lesões semelhantes a tumor como a hiperplasia adenomatosa da rede ovariana, hiperplasia papilar da superfície epitelial, hiperplasia estromal e hemartoma vascular. Em felinos, as neoplasias de ovário também se originam de células epiteliais, germinativas ou de células do estroma e cordão sexual, sendo essa última mais comum.

Manifestações clínicas, exame clínico, diagnóstico e tratamento

Em geral, a neoplasia ovariana se desenvolve como uma doença insidiosa com poucos sinais de alerta. A maioria dos tumores causa poucas manifestações até que a doença esteja disseminada. A história e os sintomas apresentados dependem do tecido de origem do tumor. Com exceção do teratoma, que pode acometer animais jovens, os tumores geralmente acometem animais de meia-idade ou idosos.

Muitos tumores de células epiteliais são assintomáticos até aumentarem de volume, causando compressão ou produzindo efusão. Nos tumores de células germinativas, embora eles

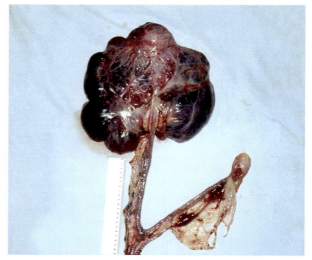
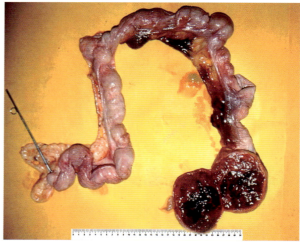

Figura 180.24 Neoplasia no ovário.

possam estar associados à disfunção hormonal, normalmente as alterações observadas estão mais associadas às dimensões. Os tumores do estroma e cordão sexual podem ou não produzir hormônios esteroides. Nos tumores produtores de estrógeno, pode-se observar aumento vulvar, corrimento genital sanguíneo, estro persistente, alopecia, pancitopenia aplásica. Naqueles produtores de progesterona, pode-se notar anestro persistente, HEC e/ou piometra e raramente comportamento masculino ou diabetes.

O exame do abdome geralmente fornece informações importantes, como distensão abdominal, ascite e/ou formação epimesogástrica móvel ou não. Na suspeita de neoplasia ovariana, o abdome não deve ser palpado, mas se for, o exame deve ser realizado com muito cuidado para evitar ruptura do tumor e disseminação de células neoplásicas. A formação abdominal pode ser visibilizada por radiografia e preferencialmente por ultrassonografia. Avaliação torácica e abdominal pré-cirúrgica deve ser feita para pesquisa de metástases.

De todos os animais com suspeita clínica de tumor ovariano, deve-se fazer hemograma completo e contagem de plaquetas. Se existir suspeita de neoplasia funcional, deve-se avaliar se há ação de estrógenos, por citologia vaginal ou por dosagem de progesterona. A punção aspirativa não é recomendada como procedimento de rotina, porque há risco de disseminar as células malignas, facilitando o aparecimento de novos focos do tumor. Se os indícios forem fortes, recomenda-se a laparotomia exploratória. O diagnóstico definitivo somente é possível com a avaliação histopatológica da formação.

Independentemente do tipo celular, o tratamento é a exérese completa de ovários e útero, assim como o exame cuidadoso da cavidade abdominal e a remoção das metástases quando possível. A omentectomia é recomendada, mesmo que não haja lesões tumorais macroscópicas, porque o omento é uma estrutura acometida frequentemente por metástases microscópicas. Além disso, facilita a distribuição de quimioterápicos se forem administrados por via intraperitoneal. Durante o procedimento cirúrgico, existem vários aspectos que facilitam a diferenciação entre formações anexiais benignas e malignas (Quadro 180.1). Todavia, o aspecto macroscópico da lesão nunca substitui o exame histopatológico. É importante realizar o estadiamento da doença, como realizado em humanos,[165] (Quadro 180.2) assim como exames laboratoriais e de imagem antes de definir o tratamento para avaliar a extensão da doença. Em medicina humana e veterinária, os protocolos de tratamento incluem derivados da platina (cisplatina e carboplatina),[166] doxorrubicina lipossomal peguilada associada à carboplatina; carboplatina associada a paclitaxel e antiangiogênicos. A quimioterapia intraperitoneal hipertérmica, técnica que utiliza o antineoplásico associado à hipertermia, cria condições para maior eficácia dos agentes quimioterápicos, potencializados pela ação do calor, que, por si somente, também exerce efeito citotóxico. Apesar da comprovada ação benéfica relatada por estudos experimentais, sua utilização ainda não é empregada na clínica médica veterinária em larga escala. Isso se deve a inúmeros questionamentos formulados e ainda não elucidados ou difundidos relacionados à sua utilização.[167,168]

Na última década, em humanos, algumas terapias alternativas têm sido utilizadas no tratamento do tumor ovariano epitelial. As modalidades de imunoterapia incluem a administração intraperitoneal ou sistêmica de citocinas recombinantes, terapia genética ou supressão dos oncogenes superexpressos no tumor ovariano. Entretanto, essas terapias alternativas, com resultados aparentemente promissores, estão em fase de estudos.[169]

O prognóstico depende do tipo histológico do tumor e do estádio da doença. Em geral, os tumores de células germinativas estão associados a índices melhores de sobrevivência. O prognóstico é bom nos tumores benignos; nos malignos, o prognóstico também é bom quando o tumor é único, não há evidência de metástases e pode ser retirado completamente durante o procedimento cirúrgico; se houver metástase, o prognóstico é mau.

Distúrbios das tubas uterinas

Não são frequentes em cães e gatos, mas podem ocorrer por anomalias do desenvolvimento, processo infeccioso (salpingite), geralmente secundários à piometra ou a tratamento de piometra de colo fechado com prostaglandina.

Afecções das glândulas mamárias

As mamas são glândulas reprodutivas secundárias e têm origem nas células sudoríparas modificadas do ectoderma. A irrigação é feita pelos ramos esternais das artérias: torácica interna, torácica lateral, epigástrica superficial cranial, epigástrica superficial caudal e pudenda externa. A drenagem linfática é complexa e

QUADRO 180.1	Diferenciação intraoperatória de massas benignas e malignas.
Massa benigna	**Massa maligna**
Cisto simples	Aderências
Unilateral	Ruptura
Sem aderências	Ascite
Superfície lisa	Áreas sólidas
Cápsula íntegra	Áreas de hemorragia ou necrose
	Massa multilobada

QUADRO 180.2	Estadiamento da Federação Internacional de Ginecologia e Obstetrícia (FIGO) para neoplasias de ovário em mulheres.[165]
Estádio	**Características**
Estádio I	Crescimento limitado aos ovários
	Ia – crescimento limitado a um ovário. Não há ascite. O tumor não atinge a superfície externa. A cápsula está intacta
	Ib – crescimento limitado aos dois ovários. Não há ascite. O tumor não atinge a superfície externa. A cápsula está intacta
	Ic – tumores enquadrados nos estádios Ia ou Ib, mas atingindo a superfície externa de um ou dos dois ovários, ou com ruptura da cápsula. Pode haver ascite com presença de células malignas ou lavado peritoneal positivo
Estádio II	Crescimento do tumor envolvendo um ou dois ovários com extensão pélvica
	IIa – extensão e/ou metástases para o útero e/ou tuba uterina
	IIb – extensão para outros tecidos pélvicos
	IIc – tumores enquadrados nos estádios IIa ou IIb atingindo a superfície de um ovário ou lavado peritoneal positivo
Estádio III	Tumor envolvendo um ou ambos os ovários com implantes peritoneais fora da pelve e/ou nódulos retroperitoneais ou inguinais positivos. Metástase superficial no fígado enquadra o tumor no estádio III. O tumor está limitado à pelve verdadeira, mas há comprovação histológica de extensão maligna ao intestino delgado ou omento e implantes microscópicos na superfície peritoneal abdominal
	IIIa – tumor macroscopicamente limitado à pelve verdadeira com nódulos negativos
	IIIb – tumor atingindo um ou ambos os ovários com comprovação histológica de implantes na superfície peritoneal com diâmetro não superior a 2 cm. Nódulos negativos
	IIIc – implantes abdominais com diâmetro superior a 2 cm e/ou nódulos retroperitoneais positivos
Estádio IV	Tumor envolvendo um ou ambos os ovários com metástases a distância. Metástases do parênquima hepático enquadram o caso no estágio IV

diferente nas cadelas e nas gatas.[170,171] As doenças que incidem sobre as glândulas mamárias incluem afecções neoplásicas e não neoplásicas.

A seguir, serão descritas doenças não neoplásicas das glândulas mamárias.

Galactorreia

É definida como a produção de leite pelas glândulas mamárias de fêmeas que não estão em período de lactação. A produção de prolactina é fisiológica na lactação, mas pode ocorrer como consequência de tumor hipofisário, hipotireoidismo, falsa gestação ou uso de medicamentos que: 1. bloqueiam os receptores de dopamina ou histamina (butifenonas, metoclopramida, fenotiazinas); 2. diminuem o estoque de dopamina (metildopa); 3. inibem a liberação de dopamina (cimetidina, codeína); ou 4. estimulam os lactótrofos (verapamil). O quadro é mais frequente em cadelas do que em gatas e ocorre geralmente por falsa gestação (Figura 180.25).

Manifestações clínicas, exame clínico, diagnóstico e tratamento

O diagnóstico é feito pelo histórico, exame físico e, se necessário, imagem para diferenciar de gestação. O tratamento não é necessário em animais com pouca produção láctea, pois a remissão espontânea ocorre quando a concentração de prolactina circulante diminui. Os animais com alta produção láctea ou comportamento alterado devem ser tratados. O tratamento é feito com medicamentos inibidores da prolactina e inclui os agonistas seletivos (carbegolina) e os não seletivos (bromocriptina) da dopamina e os antagonistas serotoninérgicos (metergolina). A carbegolina é utilizada na dose de 5 mg/kg, VO, 1 vez/dia, durante 5 a 7 dias. A cabergolina de uso veterinário

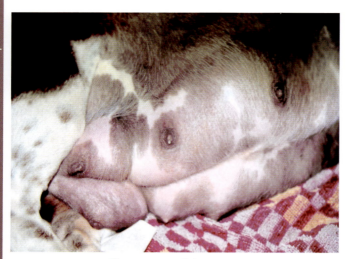
Figura 180.25 Galactorreia.

é encontrada apenas na Europa e na Argentina. No Brasil, a medicação disponível é de uso humano (Dostinex® e contém 0,5 mg do princípio ativo). De uso veterinário, a metergolina é utilizada em cadelas na dose de 0,1 mg/kg de peso corporal, VO, a cada 12 horas, ou 0,2 mg/kg de peso corporal, a cada 24 horas, por 4 a 8 dias, e em gatas na dose de 0,125 mg/kg de peso corporal, a cada 12 horas. Um dos efeitos colaterais do medicamento é agitação e agressividade; nesses casos, pode ser utilizado o ácido gama-aminobutírico na dose de 250 mg (cães pequenos e gatos) ou 500 a 1.000 mg (cães médios e grandes), a cada 12 horas, por 10 dias (protocolo utilizado pela autora). Deve-se evitar estimular as glândulas mamárias (lambedura, drenagem), porque ocorre liberação de prolactina, anulando o efeito do medicamento utilizado. O tratamento definitivo é cirúrgico, com a exérese das gônadas por ovário-histerectomia, salpingo-ovariectomia ou ovariectomia.

Estase láctea

Ocorre porque o leite não é removido prontamente da glândula mamária. Leva ao ingurgitamento (endurecimento ou "leite empedrado") glandular, com margem bem demarcada no local de sua implantação no tórax, com endurecimento, edema e dor à palpação. Além da dor, pode ser porta de entrada para agentes contaminantes, facilitadores de complicações do tipo mastite e abscesso. Pode ter diversas causas, como obstrução dos ductos, dificuldade de ejeção láctea, teto malformado, ferimento, perda da ninhada ou ninhada pequena. As medidas profiláticas e curativas visam ao estabelecimento do equilíbrio entre produção e drenagem.

Em lactantes, nos quadros iniciais em que há apenas estase láctea sem dor, coloca-se o filhote para mamar fazendo com que a drenagem se restabeleça. Se o filhote não conseguir mamar por causa do endurecimento da mama, deve-se fazer a drenagem manual do leite e depois colocar o filhote para mamar. O uso de bomba para extrair leite humano é contraindicado porque a pressão negativa não é controlada e pode causar lesões na glândula mamária. Se houver processo inflamatório ou contaminação por bactéria, deve-se suspender a amamentação, inibir a lactação e tratar com antimicrobiano, anti-inflamatório e analgésico. Após o tratamento, se ainda houver condições, a fêmea pode voltar a amamentar. Nas fêmeas pseudogestantes, inibe-se a produção láctea e tratam-se as alterações já instaladas.

Alguns procedimentos para tratamento do ingurgitamento mamário realizados em humanos são controversos, como a administração de ocitocina, contraindicada porque quando ocorre estase láctea nos alvéolos somente a contração das células mioepiteliais não remove o acúmulo de leite, pois ele também se acumula nos ductos excretores que necessitam de movimentação das partículas para fluir e isso somente é possível pela aplicação de movimentos na parte externa da glândula, ou seja, com a retirada manual do leite.

O calor é utilizado porque alivia a dor, aumenta a circulação local, ajuda o metabolismo e reduz o edema. A aplicação do calor moderado na pele leva à vasodilatação e diminuição da viscosidade do sangue, com consequente aumento da velocidade do fluxo e dilatação dos ductos galactóforos, facilitando a drenagem do leite. Contudo, com o aumento da circulação sanguínea, o metabolismo celular também aumenta e há maior produção de leite e, nessa fase, o objetivo é conseguir o equilíbrio entre a produção e a drenagem. Não se conhece o efeito real da ação do calor na eficácia da drenagem e aumento da produção láctea. Deve-se alertar também quanto aos cuidados para evitar a queimadura, pois a dor provocada pelo ingurgitamento pode alterar a sensibilidade da pele ao calor e provocar queimaduras. Na prática, a aplicação de compressas mornas na fase inicial do processo ajuda a desfazer o endurecimento do leite (obsv. pessoal).

O frio é utilizado com o objetivo de diminuir a produção de leite, porque aumenta a viscosidade do sangue, diminui o fluxo sanguíneo e, consequentemente, diminui o metabolismo. Entretanto, o procedimento não é recomendado porque a constrição dos ductos lactíferos dificulta a drenagem láctea exacerbando o quadro de ingurgitamento mamário.[172-174]

Mastite/abscesso

Habitualmente, as condições inflamatórias mamárias são classificadas em lactacionais e não lactacionais. O termo mastite pode estar associado a situações clínicas em que existe condição inflamatória, mas sem a presença de bactérias, e naquelas nas quais há secreção purulenta característica de supuração. O processo envolve o desenvolvimento de tumoração mamária endurecida associada a alterações inflamatórias na pele. Sinais de comprometimento sistêmico do processo infeccioso podem ser observados se o agente chegar à circulação.

Os fatores que predispõem ao quadro englobam: traumatismo (ferimento, ordenha); leite residual, que favorece o crescimento de bactérias; e fatores anatômicos, como a conformação do teto. A mastite pode ser aguda ou crônica. Na mastite aguda, os sinais normalmente observados são: febre, apatia, anorexia, dor, tumefação, rubor, calor e rejeição da ninhada, se houver. A mastite aguda que não foi completamente debelada torna-se crônica. Nesses casos, palpa-se glândula mamária firme, aderida aos planos superficial e profundo, podendo ocorrer também retração do tecido. O exame físico deve ser cuidadoso e pode sugerir a presença ou não de coleção supurativa. Embora seu uso não seja frequente, o exame ultrassonográfico pode ser empregado, tanto para confirmar a presença e a extensão de coleções como para orientar a punção para coleta de material para cultura e antibiograma. O tratamento tem por objetivo prevenir ou combater a infecção, inibir a lactação, se houver leite, e combater o processo inflamatório. O emprego de antibióticos de amplo espectro, quando iniciado precocemente, permite o controle da infecção e o não desenvolvimento de abscesso. Entretanto, na presença de abscesso, há necessidade de drenagem cirúrgica. A drenagem deve ser efetuada com incisão adequada, permitindo a exploração de toda a loja do abscesso, casos extremos nos quais toda a cadeia mamária está envolvida necessitam de múltiplas incisões. O tecido necrótico e de granulação presentes devem ser retirados, em seguida, deve-se fazer a hemostasia adequada do tecido viável remanescente, seguida de lavagem da região com solução fisiológica (Figura 180.26).

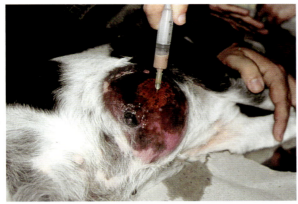
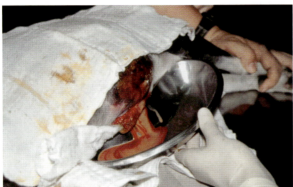

Figura 180.26 Abscesso mamário.

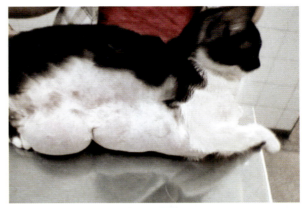
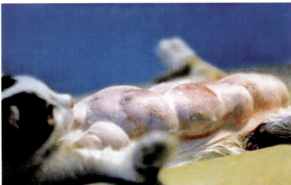

Figura 180.27 Hiperplasia mamária em gata.

A retirada do tecido necrótico favorece a difusão e a melhor concentração de antibióticos nos tecidos viáveis ao redor do abscesso. A manutenção de dreno de penrose é facultativa. Realizam-se curativos diários com retirada de tecido necrótico até a resolução do quadro. Nos casos graves, em que há necrose de toda a glândula ou na mastite crônica, o tratamento indicado é a exérese. Não se deve esquecer de que carcinomas mamários podem sofrer necrose e mimetizar abscessos piogênicos. O diagnóstico diferencial deve ser feito também com o carcinoma inflamatório.[175,176]

Hiperplasia mamária felina

Hiperplasia mamária felina (HMF) é a proliferação benigna, não neoplásica dos ductos mamários e do tecido conjuntivo periductal. A condição é caracterizada por crescimento rápido de uma, algumas ou todas as glândulas mamárias, decorrente da proliferação dos ductos e estroma mamário, sob influência de progesterona.[176,177] Normalmente é observada em gatas jovens gestantes, com menos de 2 anos, após o tratamento com progestágenos ou na gestação. Pode acometer também gatos machos sob ação de progesterona e, mais raramente, cadelas (Figuras 180.27 e 180.28).

São receptores para progesterona, estrógeno, hormônio de crescimento (GH, do inglês *growth hormone*) e fator de crescimento semelhante a insulina tipo-1 (IGF-1, do inglês *insulin-like growth factor-1*), sugerindo etiologia endócrina.[178]

Manifestações clínicas, exame clínico, diagnóstico e tratamento

A alteração mais evidente é o crescimento rápido da(s) glândula(s) mamária(s). A linfonodomegalia pode acompanhar os quadros mais graves consequentes à estase circulatória.

Complicações como necrose, ulceração, contaminação por bactéria e bacteriemia podem acompanhar o quadro. Em casos mais graves, pode ocorrer a morte do animal por trombose ou anemia causada por hemorragias intramamária e cutânea.

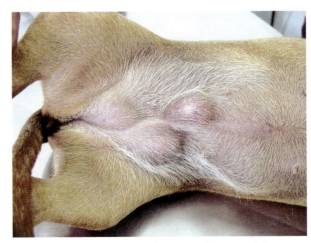

Figura 180.28 Hiperplasia mamária em cadela.

O diagnóstico clínico é obtido com base nos sinais manifestados pelo animal associados a: idade, histórico de uso de progesterona ou de cobertura e palpação das glândulas mamárias. O diagnóstico definitivo é dado pela biopsia, que mostra quadro histológico de hiperplasia fibroepitelial difusa, caracterizada por vários graus de proliferação de epitélio ductal mamário intralobular e estroma interlobular. Ocorrem múltiplos cistos revestidos por epitélio cilíndrico ou cúbico estratificado, sem atipias, com persistência de células mioepiteliais e formação de papilas com abundante estroma circundante fibroblástico muito vascularizado. O diagnóstico diferencial deve incluir neoplasias mamárias malignas de crescimento rápido (rara nessa faixa etária) e mastite.

A HMF regride espontaneamente após o parto ou nos animais não gestantes após declínio da progesterona circulante. Entretanto, em razão do crescimento rápido das mamas e das complicações graves que podem ocorrer, os animais devem ser tratados. Na dependência da extensão da doença, o tratamento pode incluir somente a observação do animal (quadro leve no fim de gestação e que não recebeu hormônio exógeno) ou o uso de bloqueadores de receptores para progesterona (aglepristona) no macho ou fêmea sob ação de progestágeno exógeno, fêmea gestante (cerca de 30 dias) ou pseudogestante. A mastectomia fica restrita aos casos nos quais a necrose é extensa. Preferencialmente, se for possível, recomenda-se medicar o animal com antiprogestágeno e somente depois submetê-lo ao tratamento cirúrgico. Em gatas gestantes, o antiprogestágeno é utilizado na dose de 0,5 mℓ (15 mg)/kg/dia, SC, a cada 24 horas, por 2 dias; em animais sob ação de P_4 exógena, a dose é de 0,5 mℓ (15 mg)/kg/dia, SC, a cada 10 dias até a resolução do quadro (protocolo utilizado pela autora); em geral 1 ou 2 aplicações são suficientes. Em cadelas que também podem desenvolver o quadro, embora raro, a dose é de 0,33 mℓ (10 mg)/kg por 10 dias. Aproximadamente 80% da dose administrada é excretada em 24 dias, ou seja, a eliminação se faz de maneira lenta, em decorrência da marcante lipofilia do fármaco.

Mastose

Esse distúrbio, conhecido como displasia cística mamária, doença fibrocística mamária, ectasia ductal mamária ou doença cística crônica, é a condição benigna mais comum em mulheres. A alteração fibrocística em humanos parece estar relacionada com a atividade ovariana. Nos animais, a doença é pouco frequente e acomete gatas idosas. Caracteriza-se pelo aparecimento de cistos mamários contendo líquido claro, róseo ou azulado no parênquima mamário. Em humanos, a alteração parece estar ligada à ação estrogênica,[179] já em gatas acredita-se que ocorra sob influência progestacional.[180,181]

Manifestações clínicas, exame clínico, diagnóstico e tratamento

Embora essa seja uma alteração rara, suas características macroscópicas peculiares permitem um diagnóstico clínico relativamente fácil, que pode ser confirmado pelo exame histológico. Como aparentemente há o envolvimento de hormônio no desenvolvimento da afecção, ovariectomia ou ovário-histerectomia deve ser a conduta de tratamento e, dependendo do grau de envolvimento das glândulas mamárias, associada à mastectomia. A drenagem ou exérese de cistos pequenos e únicos pode ser praticada, mas existe a possibilidade de recidiva ou formação de novos cistos. Em gatas, não se sabe se a lesão pode levar a uma possível evolução neoplásica,[181] como foi documentado em humanos.[179,182]

Neoplasia mamária

Com exceção das neoplasias cutâneas em cadelas e cutâneas e do tecido linfoide em gatas, a neoplasia mamária é o tipo de tumor mais frequente nessas espécies. Pode acometer uma porcentagem baixa de cães machos e está associada a tumores testiculares. A doença é pouco comum em animais abaixo de 5 anos, mas a hiperplasia mamária pode ser observada em animais jovens e não deve ser confundida com neoplasia. Há evidências, mas a probabilidade maior ou menor de animais castrados ou não desenvolverem a doença é discutível, o que se deve às evidências limitadas disponíveis e ao risco de viés nos resultados publicados[183] (Figura 180.29).

A etiologia da neoplasia mamária pode estar entre as mais complicadas, porque envolve muitos fatores, como idade, raça, hormonais, genéticos, nutricionais, ambientais e provavelmente outros ainda não determinados.[184-190]

Com relação à idade, o risco aumenta a partir dos 6 anos. Não há um consenso na literatura quanto à predisposição racial: alguns autores afirmam que essa predisposição não existe;[191]

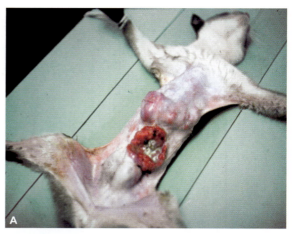
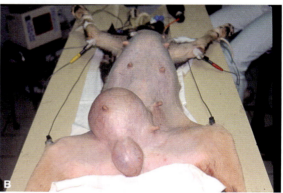
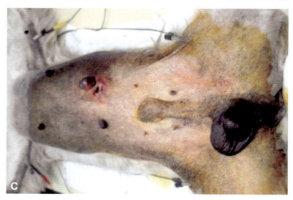

Figura 180.29 Neoplasia mamária. **A.** Em gata. **B.** Cadela. **C.** Cão.

outros afirmam que raças de caça provavelmente têm maior predisposição para a enfermidade.[192] Misdorp (2002) afirma que raças puras e endogâmicas são mais acometidas e corroboram a existência de algumas raças com maior risco de desenvolvimento neoplásico.[193]

Quanto à influência hormonal, os estrógenos e a progesterona estão envolvidos no desenvolvimento das glândulas mamárias normais, mas também estão envolvidos na tumorigênese. Os estrógenos são promotores da multiplicação celular e regularizam a transcrição de vários proto-oncogenes nucleares, além de estarem envolvidos na transformação maligna inicial das células, já a progesterona, além da proliferação celular e transformação maligna das células,[194] atua na regulação do GH produzido na glândula mamária.[195,196] O GH, além de estimular diretamente o crescimento do tecido mamário, age de forma indireta no IGF-1 ou somatomedina C, uma proteína produzida no fígado em resposta ao GH. A IGF-1 atua na proliferação celular normal, mas sua superexpressão pode levar ao desenvolvimento anormal da glândula mamária e aumentar a incidência de tumores porque interfere na apoptose, além de ser um potente mitogênico.[194-197]

A prolactina, envolvida na capacidade secretória da glândula mamária, mas não na proliferação celular, sensibiliza as células epiteliais da glândula mamária ao estrógeno e, dessa forma, poderia ser outro fator envolvido no crescimento de tumores mamários. Entretanto, os dados encontrados na literatura são conflitantes.[198]

Os genes podem sofrer alterações hereditárias (mutações germinativas) ou adquiridas (mutações somáticas). Sabe-se que a mutação em alguns genes pode predispor o organismo a desenvolver tumor na mama em humanos.[199-204]

As alterações genéticas que promovem o desenvolvimento de câncer mamário ocorrem em duas classes de genes reguladores do crescimento que estão presentes em células normais: os proto-oncogenes, que promovem o crescimento, e os genes supressores de tumor, que inibem o crescimento celular. Alterações nos proto-oncogenes e nos genes supressores de tumor podem provocar desenvolvimento de células com crescimento descontrolado. A mutação do gene supressor de tumor *TP53* que codifica a proteína p53 é discutível.[205-208] O gene *HER2/neu* (do inglês *human epidermal growth factor receptor 2*), conhecido também como *ErbB2*, é um oncogene que se expressa em tumores mamários malignos humanos e de animais.[209-212] A expressão desse oncogene está associada à progressão e evolução desfavorável do câncer de mama, mas existe terapia-alvo para o câncer de mama humano *HER2+*; já em cães, mais estudos são necessários.[211,212] *BRCA1* e *BRCA2* são genes supressores de tumor e suas proteínas estão associadas com o reparo celular e prevenção do câncer de mama, mas, se houver mutação nesses genes, as proteínas podem não ser produzidas ou serem produzidas de forma anormal, favorecendo o crescimento e a divisão descontrolada das células, o que origina o tumor.[200,213] Mutações nos genes também são observadas em animais.[200,205]

A dieta rica em fibras, vitaminas, minerais e ômega-3 é preferível à dieta rica em gorduras saturadas, trans e colesterol. A obesidade pode aumentar o risco de tumor mamário por vários fatores, sendo um deles a hiperinsulinemia, porque eleva os níveis de IGF-1 e diminui os níveis séricos de globulinas carreadoras de hormônios sexuais (SHBG, do inglês *sex hormone-binding globulin*), aumentando, portanto, os níveis de estrógeno livre e o risco de desenvolver a doença.[214-216]

Humanos e cães têm reações semelhantes com relação aos agentes cancerígenos. A convivência estreita entre ambos faz com que os animais estejam expostos a esses agentes, embora muitas vezes de maneira indireta ou passiva.[217] Não se pode afirmar que cães com neoplasia mamária possam ter desenvolvido a doença por estar em ambiente poluído, mas alguns autores citam a possibilidade de os poluentes ambientais estarem envolvidos na etiologia das neoplasias.[218-220]

Marcadores tumorais

Os marcadores tumorais (ou marcadores biológicos) são substâncias presentes no tumor, no sangue ou em outros líquidos biológicos produzidos primariamente por ele ou pelo paciente em resposta à presença do tumor. Esses marcadores indicam presença de tumor e incluem antígenos de superfície celular, proteínas citoplasmáticas, enzimas, receptores hormonais, marcadores de apoptose celular, de angiogênese, de proliferação celular, mioepiteliais, de supressão tumoral[221] e recentemente a identificação de células-tronco cancerígenas ou células iniciadoras de tumor (CITs).[222,223] A principal utilidade dos marcadores é como teste laboratorial para apoiar o diagnóstico e alguns para determinar a resposta ao tratamento instituído ou recidiva tanto em humanos quanto em animais.

Os anticorpos marcadores desenvolvidos nos últimos anos foram preparados para reconhecer antígenos humanos, mas vários podem ser utilizados em medicina veterinária, porque se expressam nos tumores mamários caninos; entretanto, alguns ainda não podem ser utilizados para classificação e avaliação do comportamento do tumor, resposta a terapias instituídas e sobrevida, pois existem diferenças entre tumores mamários humanos e de animais, sinalizando que mais investigações são necessárias nessa área em medicina veterinária.[221,224]

Tipo histológico

A classificação do tipo histológico de tumores mamários é importante porque fornece informações que facilitam o diagnóstico e o prognóstico, sendo um fator de contribuição a ser levado em conta na estimativa da evolução clínica da doença.

A classificação histológica dos tumores em cães e gatos feita pela Organização Mundial da Saúde (OMS) combina a classificação morfológica, histogênica e descritiva. Ao exame histopatológico, são identificados vários subtipos de tumores mamários, que são diferenciados por seu aspecto histológico e pelo padrão de crescimento do tumor. A primeira classificação dos tumores mamários de animais domésticos foi feita em 1974.[225] Essa classificação foi modificada em 1999,[226] e, em 2011, Goldsmith *et al.*[227] e Cassali *et al.*[228] propuseram nova classificação (Quadro 180.3).

A maioria dos tumores mamários caninos é de origem epitelial (adenoma simples/carcinoma simples), alguns são formados por tecido epitelial e mesenquimal (adenoma complexo/carcinoma complexo), outros são de origem mesenquimal (fibroadenoma/fibrossarcoma/oeteossarcoma/outros sarcomas) e frequentemente se observa uma combinação de tecido epitelial e mesenquimal (tumores benignos mistos/carcinossarcoma).[225,193]

A diferenciação histopatológica dos tumores epiteliais é importante para o prognóstico da doença. O carcinoma *in situ* e o adenocarcinoma, mais diferenciados, têm prognóstico melhor do que o carcinoma anaplásico e o inflamatório, menos diferenciados. O mioepitelioma ou carcinoma de células fusiformes é um tumor maligno de células mioepiteliais do tecido mamário, é raro e difícil de diferenciar do fibrossarcoma. Os sarcomas (osteossarcoma, fibrossarcoma, condrossarcoma e lipossarcoma) não são comuns, mas têm prognóstico pior. Cadelas portadoras de carcinoma simples também têm prognóstico pior do que aquelas com outros carcinomas.[229] As neoplasias de crescimento rápido têm evolução subclínica mais curta e tendência maior a produzir metástases para linfonodos regionais ou locais mais distantes. A neoplasia mamária benigna pode se tornar maligna, outrossim, na mesma cadeia mamária, é possível ter tipos neoplásicos diferentes.[229] O potencial de crescimento do tumor e a resistência do hospedeiro variam amplamente entre as pacientes.

Estadiamento

O estadiamento, processo que determina a extensão da neoplasia no corpo, deve ser realizado antes do início do tratamento para avaliar a fase de evolução tumoral. As neoplasias malignas, apesar da sua grande variedade, mostram um comportamento biológico semelhante, que consiste em crescimento, invasão local, invasão de órgãos vizinhos, disseminação regional e sistêmica. O tempo para a evolução dessas fases depende tanto do ritmo de crescimento tumoral como de fatores constitucionais do hospedeiro. O conhecimento da biologia dos tumores levou a Union for International Cancer Control (UICC) a desenvolver um sistema que permite classificar a evolução das neoplasias malignas, determinar o tratamento mais adequado e avaliar a sobrevida dos pacientes. Esse sistema tem como base a avaliação da dimensão do tumor primário (T), a extensão de sua disseminação para os linfonodos regionais (N) e a presença ou não de metástase distantes (M), sendo conhecido como sistema TNM de classificação de tumores malignos.[230] O estadiamento

QUADRO 180.3	Tipos histológicos dos tumores mamários em cadelas propostos por Goldschmidt *et al.* (2011) e Cassali *et al.* (2011).[227,228]
Tipo de neoplasia	**Classificação**
1. Neoplasia epitelial maligna	Carcinoma *in situ* Carcinoma simples: • Tubular • Tubulopapilar • Cisticopapilar • Cribriforme Carcinoma micropapilar invasivo Carcinoma sólido Comedocarcinoma Carcinoma anaplásico Carcinoma que se apresenta como adenoma complexo/tumor misto (a parte benigna também é vista no corte) Carcinoma tipo complexo: • Epitélio maligno e mioepitélio benigno Carcinoma e mioepitelioma maligno: • Componente epitelial e mioepitelial são malignos Carcinoma tipo misto: • Epitélio maligno, mioepitélio e mesênquima benignos; mesênquima composto de cartilagem ou osso Carcinoma ductal – componente maligno no adenoma ductal Carcinoma papilar intraductal – componente maligno no adenoma papilar intraductal
2. Neoplasia epitelial maligna: tipo especial	Carcinoma de células escamosas Carcinoma adenoescamoso Carcinoma mucinoso Carcinoma (secretor) rico em lipídios Carcinoma de células fusiformes: • Mioepitelioma maligno • Carcinoma de células escamosas – variação da célula fusiforme • Carcinoma: variação da célula fusiforme Carcinoma inflamatório
3. Neoplasia mesenquimal maligna: sarcomas	Osteossarcoma Condrossarcoma Fibrossarcoma Hemangiossarcoma Outros sarcomas
4. Neoplasia mamária mista maligna	Carcinossarcoma
5. Neoplasias benignas	Adenoma simples Adenoma papilar intraductal (papiloma ductal) Adenoma ductal (adenoma basaloide) Fibroadenoma Mioepitelioma Adenoma complexo Tumor misto benigno
6. Hiperplasia/displasia	Ectasia do ducto Hiperplasia lobular (adenose): • Regular • Com atividade secretória (lactacional) • Com fibrose – tecido conjuntivo fibroso interlobular • Com atipia Epiteliose Papilomatose Alteração fibroadenomatosa Ginecomastia
7. Neoplasia do mamilo	Adenoma Carcinoma Carcinoma com infiltração epidermal (semelhante à doença de Paget)
8. Hiperplasia/displasia do mamilo	Melanose da pele do mamilo

clínico (TNM) é importante para planejar o tratamento e associado ao estadiamento histopatológico (pTNM), que é determinado depois da cirurgia, ajuda a determinar o prognóstico (Quadros 180.4 a 180.7).

Manifestações clínicas, exame clínico, diagnóstico e tratamento

De maneira geral, os animais que desenvolvem neoplasia mamária são idosos. O tumor pode ser observado pelo proprietário ou ser notado durante exame físico de rotina. O aparecimento de tumor na mama varia de poucos dias a alguns meses e aqueles com menor tempo de evolução são mais agressivos e de

QUADRO 180.4	Estadiamento clínico da neoplasia mamária canina (sistema TNM-OMS).
Evento clínico	**Classificação**
T – tumor primário	T0: tumor não detectável T1, T2, T3, T4: tamanho crescente e/ou extensão local do tumor primário T1 (< 3 cm), T2 (3 a 5 cm), T3 (> 5 cm), T4 (qualquer tamanho com metástase ou carcinoma inflamatório): • Não fixo à pele • Fixo à pele • Fixo ao músculo
N – linfonodos regionais	NX: os linfonodos regionais não podem ser avaliados N0: ausência de metástase em linfonodos regionais N1: linfonodo ipsilateral envolvido N2: linfonodos bilaterais envolvidos A extensão direta do tumor primário para o linfonodo é classificada como metástase linfonodal. Metástase em qualquer linfonodo que não seja regional é classificada como metástase a distância
M – metástase a distância	M0: ausência de metástase a distância M1: metástase a distância

Fonte: Owen LN. The TNM classification of tumors in domestic animals. World Health Organization. Geneva; 1980. p. 16. Document VPH/CMO/80, 20.

QUADRO 180.5	Classificação histopatológica humana (pTNM).
Evento clínico	**Classificação**
pT – tumor primário	pTX: o tumor primário não pode ser avaliado histologicamente pT0: não há evidência histológica de tumor primário pTis: carcinoma *in situ* pT1, pT2, pT3, pT4: aumento crescente do tamanho e/ou extensão local do tumor primário, comprovado histologicamente
pN – linfonodos regionais	pNX: os linfonodos regionais não podem ser avaliados histologicamente pN0: histologicamente, não há metástase em linfonodos regionais pN1, pN2, pN3: comprometimento crescente dos linfonodos regionais, comprovado histologicamente
pM – metástase a distância	pMX: a presença de metástase a distância não pode ser avaliada microscopicamente pM0: ausência de metástase a distância, microscopicamente pM1: metástase a distância, microscopicamente
G – graduação histopatológica	GX: o grau de diferenciação não pode ser avaliado G1: bem diferenciado G2: moderadamente diferenciado G3: pouco diferenciado G4: indiferenciado

Eisenberg ALA. TNM: classificação de tumores malignos Brasil. Ministério da Saúde. Secretaria de Atenção à Saúde. Instituto Nacional de Câncer. Traduzido por Ana Lúcia Amaral Eisenberg. 6. ed. Rio de Janeiro: INCA; 2004. 254 p.

QUADRO 180.6	Classificação histopatológica da neoplasia mamária canina, com base na classificação humana de Elston e Ellis (1991).
Grau	Classificação
0	Não infiltrativo – carcinoma *in situ*
I	Invasão do estroma sem invasão vascular ou linfática
II	Invasão vascular ou linfática e/ou metástases para linfonodo regional
III	Invasão vascular ou linfática e/ou metástases para linfonodo regional
IV	Metástases distantes

Elston CW, Ellis IO. Pathological prognostic factors in breast cancer. I. The value of histological grade in breast cancer: experience from a large study with long-term follow-up. Histopathol. 1991;19(5):403-10.

QUADRO 180.7	Classificação por estádio da neoplasia mamária canina.		
Estádio	T (tamanho)	N (linfonodo)	M (metástase)
I	$T_{1(a,b\ ou\ c)}$	N_0	M_0
II	$T_{2(a,b\ ou\ c)}$	N_0	M_0
III	T_3	N_0	M_0
IV	T_{1-3}	N_1	M_0
V	T_{1-3}	N_{0-1}	M_1

Adaptado de Owen LN. The TNM classification of tumors in domestic animals. World Health Organization. Geneva; 1980. p. 16. Document VPH/CMO/80, 20 1980.

houver processo inflamatório instalado. Secreção mamilar, dor, erosão, crescimento da mama após o estro são outros sinais relatados. Alterações sistêmicas, como tosse, cansaço e/ou emagrecimento, sugerem a possibilidade de metástases, que podem envolver qualquer órgão, mas preferencialmente acometem os pulmões. Alterações locais, como eritema, erosão, endurecimento da mama ou de toda a cadeia, sugerem metástase local (Figura 180.30). Quanto mais avançado estiver o tumor em termos de invasão local e comprometimento dos linfonodos regionais, maior será a incidência de disseminação metastática para locais distantes. O acometimento de linfonodo(s), invasão vascular ou linfática são fatores prognósticos significativos.[231]

A inspeção do animal e das glândulas mamárias é a primeira etapa do exame físico e deve ser realizada com o animal em estação e em decúbito lateral ou dorsal. Deve-se observar, além do aumento de volume mamário, se há alteração em pele, alteração respiratória ou edema de membros. Em seguida, palpam-se todas as glândulas da cadeia mamária com movimentos suaves para avaliar se existe nódulo ou endurecimento e a região inguinal e axilar para avaliar os linfonodos. O exame digital retal também pode ser efetuado para avaliar linfonodos ilíacos internos. É importante lembrar que as glândulas mamárias são um pouco irregulares por causa dos lobos mamários, que podem aumentar no estro ou após o estro, mas depois normalizam. A neoplasia mamária de cadelas e gatas geralmente é composta de nódulo indolor, firme ou cístico. Edema, eritema, ulceração na pele, aderência a planos profundos, linfonodopatia, edema de membros e metástases distantes são sinais típicos de tumor mamário avançado. Em cadelas e gatas não existe como em mulheres uma avaliação periódica das glândulas mamárias, entretanto a palpação pode ser realizada pelo médico-veterinário anualmente, no momento da vacinação do animal, ou pelo tutor, que pode ser orientado a palpar as glândulas, principalmente após o estro quando nódulo muito pequeno pode crescer e ser notado.

prognóstico pior. A avaliação clínica deve incluir o estudo da lesão localizada e a pesquisa para sinais de metástases em linfonodos regionais ou em órgãos distantes. Por essa razão, antes de tomar qualquer decisão sobre o tratamento, todos os dados clínicos disponíveis devem ser utilizados para determinar a extensão da doença, inclusive a idade do animal.

A queixa principal do proprietário é o aparecimento de um ou mais nódulos mamários, geralmente indolores, se não

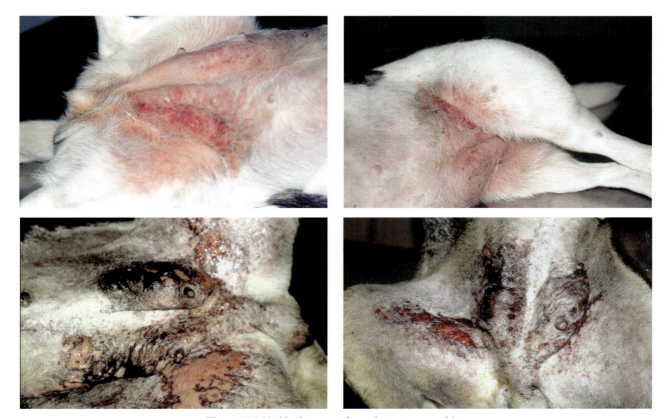

Figura 180.30 Metástase cutânea de tumor mamário.

O meio auxiliar para se chegar ao diagnóstico envolve exames de imagem e laboratoriais. As radiografias torácicas nas projeções ventrodorsal, lateral direita e esquerda avaliam se existe acometimento pulmonar, sob a forma de metástases parenquimatosas, espessamento ou velamento, linfonodomegalia e derrame pleural; a ultrassonografia abdominal avalia o comprometimento dos órgãos abdominais e linfonodos; e a tomografia ou a ressonância não são exames solicitados rotineiramente, embora ajudem a obter informações importantes sobre a extensão da doença e a planejar o tratamento.[232] A solicitação de exames laboratoriais visa avaliar as funções orgânicas, o tumor primário, a ocorrência de outras doenças e auxiliar no diagnóstico preciso. Inclui hemograma completo, perfil bioquímico e exames de coagulação, pois as neoplasias levam ao desenvolvimento de quadro de CID e, consequentemente, hemorragia.[233] O diagnóstico final de tumor mamário depende do exame dos tecidos obtidos por biopsia aspirativa, incisional ou excisional. A técnica mais simples é a biopsia por agulha, seja aspiração de células tumorais por agulha fina, seja remoção de um pequeno fragmento central de tecido por agulha grossa. Se o resultado for negativo, procede-se à biopsia aberta. Preferencialmente, se deve encaminhar uma porção representativa da lesão (incisional) ou totalidade da lesão (excisional) para análise histopatológica. Na biopsia excisional, é importante enviar todo o tecido extirpado para análise, porque os tipos tumorais podem ser diferentes, além de permitir a avaliação de margens de segurança.

Quanto à avaliação de marcadores, embora sejam úteis porque alguns auxiliam no diagnóstico e outros na avaliação da resposta ao tratamento instituído ou recidiva, em medicina veterinária a sua avaliação é experimental e ainda não faz parte da rotina.[209,192,234]

Os receptores hormonais para estrogênio (RE) e progesterona (RP) podem ser avaliados nos tumores mamários benignos e malignos.[235] Os animais com tumores mamários que expressam RE têm taxa de sobrevida maior e são candidatos a hormonioterapia.[236] A presença de receptores em tumores mamários de cadelas sugere que a terapia hormonal pode ser um tratamento alternativo para esses animais. Entretanto, é necessário avaliar o benefício terapêutico antiestrogênico na medicina veterinária, pois relatos indicam ser diferente de humanos.[229,237,238]

Diagnóstico

Para o diagnóstico, associa-se o exame físico aos exames complementares. O exame diferencial deve ser feito com outras doenças da glândula mamária, como endurecimento da glândula, em decorrência da estase láctea, mastite (algumas vezes confundida com o carcinoma inflamatório), lipoma, mastocitoma e HMF. Nos casos duvidosos, recorre-se à biopsia.

Tratamento

O tratamento do animal com neoplasia mamária tem por objetivo curar, aumentar a sobrevida ou melhorar a qualidade de vida. O estádio clínico, histopatológico e a agressividade biológica do tumor são os determinantes principais para orientar o tratamento local, a abordagem terapêutica e os resultados. Em medicina humana, existe um documento de consenso que recomenda o uso de radioterapia, quimioterapia e terapia hormonal em mulheres em vários estádios da doença.[239] Em medicina veterinária, já existem recomendações para a conduta de tratamento em animais com tumor na mama[228] (Quadro 180.8). O tratamento para os animais com neoplasia mamária é cirúrgico. Não existe indicação cirúrgica para animais com metástases ou carcinoma inflamatório. A extensão da operação, isto é, lumpectomia, mastectomia simples, regional, total (uni ou bilateral), depende das dimensões do tumor e da extensão da doença, mas a idade e as condições gerais do animal influenciam a escolha. Existem prós e contras quanto à exérese total das glândulas mamárias, mastectomia simples ou regional, mas se sabe que a recidiva é maior nos animais submetidos à mastectomia simples ou regional.[240] Em gatos, recomenda-se a mastectomia total uni ou bilateral, em razão do comportamento biológico do tumor.[241,242] A biopsia excisional deve fornecer tecido para avaliação histopatológica e controle das margens de segurança. É importante enviar todo o material retirado, nódulos, pele e linfonodo(s), para avaliação histopatológica, pois os nódulos podem ser de tipos histológicos diferentes e ter comportamento biológico distinto, a margem de segurança pode estar comprometida e o linfonodo alterado. O resultado dessa avaliação auxilia no prognóstico e no tratamento da doença. A exérese pode ser curativa em animais em estádio I da doença e em carcinomas pequenos, não invasivos e bem diferenciados. Nos estádios mais avançados da doença, a probabilidade de desenvolvimento de doença metastática aumenta e, nesses casos, a terapia adjuvante é sugerida.[208]

QUADRO 180.8	Diretrizes para tratamento de tumores mamários caninos malignos em função de fatores prognósticos estabelecidos, resultado de estudos veterinários publicados e recomendações para o tratamento do câncer na mama em mulheres.[208]				
Tamanho do tumor	Estádio do tumor	Tipo de tumor	Diferenciação histológica	Tratamento recomendado
< 3 cm	I	Carcinoma	Bem diferenciado Tubular/papilar	Exérese total
< 3 cm	I	Carcinoma	Indiferenciado	OH Exérese total + OH Quimioterapia ou ensaio clínico
> 3 cm	II a III	Carcinoma	Qualquer	Exérese total + OH
Qualquer	IV	Carcinoma	Qualquer	Exérese total + linfonodo + OH Quimioterapia ou ensaio clínico
Qualquer	V	Carcinoma	Qualquer	Tratamento cirúrgico (paliativo) Quimioterapia (paliativa)
Qualquer	Qualquer	Carcinoma	Inflamatório	Tratamento cirúrgico? (paliativo) Analgésicos, AINEs Quimioterapia ou ensaio clínico
Qualquer	III	Sarcoma, carcinossarcoma	Qualquer	Exérese ampla total Radioterapia, se exérese incompleta Quimioterapia ou ensaio clínico

OH: ovário-histerectomia; AINEs: anti-inflamatórios não esteroides.

A abordagem cirúrgica para cães com tumor na glândula mamária inclui:

- Mastectomia total unilateral ou bilateral: esse procedimento cirúrgico inclui a remoção em bloco das glândulas mamárias
- Mastectomia regional: proposta originalmente baseada no conhecimento da drenagem linfática das glândulas mamárias (embora a drenagem linfática do tumor mamário canino seja complexa)[170]
- Mastectomia simples ou mamectomia: remoção da glândula acometida por tumor maior do que 1 cm
- Nodulectomia/lumpectomia: está indicada para tumores pequenos (≤ 1 cm), firmes, superficiais, não aderidos a planos profundos e benignos.

O linfonodo inguinal superficial deve ser removido se estiver aumentado, se a citologia for positiva para neoplasia maligna ou se não houver avaliação citológica. Os linfonodos axilares são retirados se houver alteração: devem ser retirados tantos quantos forem necessários até encontrar o linfonodo com características macroscópicas ou microscópicas normais. Existem dois métodos classicamente aceitos para a abordagem cirúrgica dos tumores mamários caninos, tendo por base a drenagem linfática das cadeias mamárias (Quadro 180.9).

Alguns cuidados são importantes na operação oncológica, como:

- Proceder à ligadura precoce dos pedículos vasculares para diminuir a probabilidade de formação de êmbolos ou disseminação de células neoplásicas
- Evitar a compressão e ruptura do tumor
- Lavar o leito operatório após a ressecção
- Trocar as luvas no fechamento da ferida operatória.

O controle da dor após exérese do tumor é importante. Deve ser feito com anti-inflamatórios não esteroides (AINEs), analgésicos narcóticos, injeção epidural única antes da cirurgia ou cateter epidural, além de outros protocolos para controle da dor.

A complicação pós-cirúrgica mais comum é a formação de seroma, mas também pode ocorrer deiscência de pontos (contaminação da ferida ou falha de antibiótico), recidiva (exérese sem margem de segurança), metástase em pele (embolização tumoral em vasos linfáticos dérmicos) e metástases distantes.

Quimioterapia como tratamento adjuvante

É oferecida para todas as mulheres com câncer na mama em alto risco de desenvolver metástases distantes. Em meados da década de 1970, ciclofosfamida, metotrexato e 5-fluoruracila foram utilizados em mulheres e resultaram em aumento da sobrevida, tornando-se prática comum na terapia do câncer de mama humano. Em animais, também há relato de aumento na sobrevida de cães tratados com 5-fluoruracila e ciclofosfamida.[243] Na última década, os principais componentes da terapia adjuvante do câncer de mama em mulheres foram as antraciclinas (doxorrubicina, epirrubicina). Em medicina veterinária, parece que o adenocarcinoma mamário mostra alguma resposta ao tratamento com doxorrubicina associada ou não à ciclofosfamida, entretanto estudos adicionais são necessários para determinar o(s) melhor(es) agente(s) quimioterápico(s) para tratar a neoplasia mamária de cães e gatos, principalmente para os animais com metástases ou sem indicação cirúrgica.[243-245,229] A quimioterapia primária antes do procedimento cirúrgico deve ser evitada se o tipo histológico do tumor for desconhecido. Está indicada nos casos em que os critérios histológicos incluem a presença de êmbolos vasculares, adenocarcinoma de graus II e III, tumores indiferenciados e sarcomas. Embora haja indicação para a quimioterapia, cada caso deve ser avaliado individualmente e o proprietário deve ser informado adequadamente sobre os riscos e as vantagens antes de se tomar qualquer decisão.[27]

A manipulação hormonal adjuvante é recomendada para as mulheres com câncer na mama que expressa receptor hormonal; para isso, utilizam-se bloqueadores de receptores estrogênicos e inibidores da aromatase. As neoplasias mamárias de cães e gatos também são hormônio-dependentes e expressam receptores hormonais.[246] Os tumores benignos e os diferenciados expressam mais receptores estrogênicos, por outro lado, os indiferenciados e anaplásicos têm probabilidade maior de serem negativos.[247,248] Esse fato sugere que a terapia hormonal também pode ser efetiva em cães com neoplasia mamária.[249] O propósito da terapia hormonal é prevenir o estímulo estrogênico sobre as células neoplásicas. A ovário-histerectomia, ovariectomia ou salpingo-ovariectomia como tratamentos terapêuticos em cadelas com neoplasia mamária são discutíveis. A maioria dos estudos não mostrou efeito benéfico da retirada dos ovários para prevenir o desenvolvimento de tumores mamários novos ou influenciar a agressividade ou o potencial metastático de tumores mamários já existentes,[183,250,251] mas alguns estudos indicam que a retirada das gônadas no momento da ressecção do tumor deve ser considerada, pois pode ter um efeito benéfico em cães com tumores mamários benignos ou mesmo nos carcinomas.[250] A neoplasia mamária pode ser prevenida por ovário-histerectomia/ovariectomia[198] antes ou de preferência após o primeiro estro (protocolo utilizado pela autora) para evitar os efeitos secundários da castração precoce. Entretanto, segundo Beauvais *et al.* (2012) "A força dessa evidência é fraca devido à escassez de estudos publicados que abordem adequadamente esse problema",[183] além disso, para algumas raças, a castração precoce pode implicar no aumento da incidência de doenças ósseas, musculares, em órgãos sexuais, do sistema imune e de determinados neoplasmas como osteossarcoma, hemangiossarcoma, linfoma e mastocitoma cutâneo.[252] Outra maneira de impedir a atuação dos estrógenos é pelo bloqueio de receptores estrogênicos utilizando antagonistas, como o tamoxifeno, ou pela supressão da síntese de estrógeno, por meio da administração de inibidores da aromatase. Apesar do êxito terapêutico observado em medicina humana com o tamoxifeno, os estudos realizados em medicina veterinária demonstraram não haver diferença no tempo livre de doença ou na sobrevida. Diferentemente dos humanos, cadelas tratadas com tamoxifeno desenvolveram efeitos secundários indesejáveis.[238,253,254] Recentemente, uma nova formulação de paclitaxel em nanopartículas, que limita substancialmente a hipersensibilidade, recebeu a aprovação condicional do Centro de Medicina Veterinária da Food and Drug Administration (FDA) para uso em cães com carcinoma epidermoide ressecável e não ressecável e carcinoma mamário não ressecável em estádios III, IV e V.[255]

A quimioterapia metronômica ainda é pouco utilizada em medicina veterinária, ademais, são poucos os estudos realizados, sugerindo, portanto, que há necessidade de mais pesquisas na área para adequar as doses efetivas dos fármacos a cada tipo de neoplasia. Apresenta vantagens sobre a quimioterapia

QUADRO 180.9	Métodos de abordagem cirúrgica para tumores mamários caninos.[192]	
Tumor/ Glândula	Mastectomia modificada Remover	Mastectomia Remover
Torácica cranial	1	1, 2, 3
Torácica caudal	1, 2	1, 2, 3
Abdominal cranial	1, 2, 3	1, 2, 3, 4, 5
Abdominal caudal	4, 5	3, 4, 5
Inguinal	4, 5	3, 4, 5

clássica principalmente pela menor toxicidade e custo baixo. As indicações da quimioterapia metronômica são para neoplasias recidivantes, irressecáveis ou metastáticas e quando o tutor rejeita as terapias convencionais em decorrência dos riscos de efeitos colaterais.[256,257]

A migração de células cancerígenas de um tumor primário é a etapa crucial no complexo processo de metástase, diante disso, o bloqueio desse processo é atualmente a principal estratégia de tratamento. Inibidores de metástase derivados de produtos naturais, como a migrastatina, são agentes anticancerígenos muito promissores. Dois análogos totalmente sintéticos da migrastatina (MGSTA-5 e MGSTA-6) se mostraram inibidores potentes da migração e invasão de células cancerígenas mamárias caninas, sendo promissores para uso na inibição de metástases. Sendo assim, as estatinas representam potenciais agentes valiosos contra as células-tronco cancerígenas (CSCs, do inglês *cancer stem cells*), aumentando os efeitos da quimioterapia.[258,259] No entanto, mais estudos *in vivo* são necessários para verificar essa hipótese.[260]

O método de administração iontoforética (técnica de transferência de drogas mediadas por um fluxo elétrico) para terapia local de câncer de mama é uma nova abordagem para tratar lesões *in situ* de carcinoma ductal em humanos. Nos experimentos utilizando cães como modelo, os medicamentos foram administrados pelos ductos galactóforos com bons resultados quanto à distribuição da substância no local.[261] Brevemente, essa pode ser uma nova modalidade de terapia para tratar carcinomas ductais em humanos, que talvez possa ser utilizada também no tratamento de cães com neoplasia mamária.

As ciclo-oxigenases (Cox-1 e Cox-2) estão envolvidas no desenvolvimento e progressão do tumor no câncer de mama humano e também em tumores mamários caninos.[262,263] As duas ciclo-oxigenases têm funções biológicas diferentes:[264] a Cox-1 se expressa em muitos tecidos e desempenha um papel importante na regulação das funções fisiológicas normais; por sua vez, a Cox-2 geralmente está ausente nas células normais, mas pode ser induzida por fatores de crescimento, resposta inflamatória, promotores de tumores e oncogenes.[265,266] Diferentes estudos forneceram evidências de que a expressão de Cox-2 é mais frequente e mais intensa em tumores mamários caninos malignos do que em benignos,[263,265] ademais, cães com expressão elevada de Cox-2 no tumor têm menor sobrevida.[266] Não obstante, esse fato permite que animais com tumores mamários inflamados que expressam Cox-2 respondam favoravelmente ao tratamento com anti-inflamatórios.[267-269]

Diferentes tratamentos adjuvantes, como radioterapia, inibidores de Cox-2, desmopressina, terapia hormonal, quimioterapia, terapia antiangiogênica, taxanos, anticorpos monoclonais e vacinas, necessitam de mais estudos que avaliem a resposta a essas terapias, porque os dados sobre a eficácia ainda são discutíveis.[244,269-275]

Prognóstico

Fatores prognósticos são parâmetros possíveis de serem mensurados no momento do diagnóstico e servem como preditor de sobrevida do paciente. A sobrevida pode variar significativamente, dependendo das diferentes características do tumor e do hospedeiro, incluindo idade, tamanho do tumor, estádio, tipo e grau histopatológico, comportamento clínico, envolvimento linfonodal, expressão de receptores hormonais (ER e PR), expressão Cox-2, densidade de microvasos, reações celulares linfoides na vizinhança do tumor, marcadores de proliferação celular e alterações genéticas moleculares. Idealmente, diferentes parâmetros precisam ser avaliados para obter o melhor prognóstico possível. A literatura mostra resultados contraditórios sobre a superexpressão de HER2 em tumores mamários caninos (TMCs).[276-278] O papel prognóstico do *BRCA-1* também precisa ser esclarecido.[200,202,204,279] A sobrevida pode variar significativamente e a previsão pode ser feita com base nos dados do paciente, estadiamento e características do tumor.[280]

A histopatologia é considerada o método padrão-ouro para o diagnóstico de tumores mamários. Cães com tumores benignos e carcinoma que surgem em tumores benignos mistos têm bom prognóstico. Cães com carcinoma complexo ou carcinoma simples tubular também têm sobrevida prolongada. O prognóstico é mau para carcinoma adenoescamoso (média de sobrevida é 18 meses), comedocarcinoma (14 meses), carcinoma sólido (8 meses), carcinoma anaplásico e carcinossarcoma (3 meses). A recorrência local é maior para o carcinoma adenoescamoso. Segundo Rasotto (2017), o diâmetro do tumor é um forte preditor de recorrência local, metástase a distância e prognóstico. As margens de excisão são preditivas apenas de recorrência local, a invasão linfática e o grau histopatológico, por sua vez, são preditivos de recorrência local, metástase a distância e sobrevida.[281]

Carcinoma inflamatório mamário

O carcinoma inflamatório mamário (CIM) é uma forma agressiva de neoplasia (Figura 180.31). Caracteriza-se por progressão rápida associada ao desenvolvimento de metástases, tanto locais como a distância, com pouca resposta ao tratamento e taxa de sobrevida baixa.[268,269,282] O aumento de linfonodos regionais é facilmente identificado por inspeção e palpação, e o edema de membro(s) também pode ser notado quando ocorre invasão de vasos linfáticos aferentes por células neoplásicas.[283] Outros locais de metástases incluem os pulmões, fígado, rins e, com menor frequência, os ossos.[282] Cães acometidos por CIM podem mostrar as glândulas mamárias edemaciadas,[284,285] firmes ou sob forma de placa, quente e dolorosa à palpação,[286] com possível espessamento de pele e secreção serossanguínea.[287] Pode envolver toda ou parte da cadeia mamária, ser uni ou bilateral. Como os sinais clínicos não são específicos, o CIM pode ser confundido com outras afecções, sendo importante o diagnóstico diferencial com mastite, abscesso mamário ou dermatite.[284,285] O diagnóstico é obtido pelo histórico de crescimento rápido e pelos sinais clínicos.[282,288] Exames complementares que incluem radiografias torácicas e exames laboratoriais devem ser solicitados para exclusão de metástases e coagulopatias.[288,289]

O procedimento cirúrgico para animais com CIM geralmente não é indicado por causa do intenso envolvimento cutâneo, coagulopatia associada e pela dificuldade de se obter margens de segurança adequadas durante a operação.[289,290]

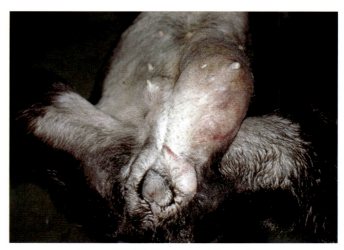

Figura 180.31 Carcinoma inflamatório.

A quimioterapia é uma modalidade terapêutica acessível e pode ser utilizada sozinha ou associada a anti-inflamatórios inibidores da COX-2, entretanto os resultados podem ou não ser satisfatórios.[268,269,275,283] Cães com ER+ e PR+ nas células do parênquima mamário neoplásico têm melhor prognóstico se comparados àqueles com receptores negativos.[249] No CIM canino, há uma proporção relativamente elevada de PR+ em relação à ER+.[291] Em humanos, a presença desses receptores permite lançar mão de anticorpos que os bloqueiam impedindo a progressão do tumor,[292] assim como a superexpressão de COX-2.[293] A presença de receptores para hormônios esteroides em altas concentrações no CIM canino e superexpressão da COX-2 sugerem que pesquisas visando novas terapias direcionadas para o bloqueio de determinadas enzimas e receptores hormonais precisam ser realizadas.[293,294]

A radioterapia também é sugerida com base nos resultados obtidos em mulheres com a enfermidade.[295] Esse procedimento ainda é pouco utilizado em animais.[208]

O CIM é extremamente maligno e de prognóstico mau devido ao seu rápido crescimento, alta ocorrência de metástases em um período curto após o aparecimento do tumor e sobrevida extremamente baixa.[268,287] Animais com CIM primário têm prognóstico pior em comparação ao CIM secundário, porque é mais agressivo, tem crescimento rápido e está associado a condição clínica desfavorável do paciente.[296]

Estudos em humanos comparando o DNA e outras moléculas do câncer de mama inflamatório com os tipos usuais de câncer de mama mostraram algumas diferenças importantes. Os pesquisadores acreditam que algumas dessas diferenças são responsáveis pela maneira única e agressiva que o câncer de mama inflamatório se desenvolve e dissemina. Entender essas diferenças levará talvez a melhor forma de abordar o CIM.[297,298]

Imunoterapia, uma promessa no tratamento de câncer

O organismo tem milhões de células que trabalham juntas para mantê-lo saudável. Um grupo específico de leucócitos, conhecidos como linfócitos T, tem como objetivo reconhecer células alteradas e atacá-las agressivamente. Uma geração de imunoterapia celular potente vem sendo proposta para tratar o câncer humano, denominada "receptor quimérico de antígeno" (CAR, do inglês *chimeric antigen receptor*).[299,300] Essa terapia requer separar as células T do sangue do paciente e, em seguida, usando um vírus desarmado, tais células são geneticamente modificadas para produzir receptores em sua superfície, chamados "receptores de antígenos quiméricos", os CARs, que as tornam capazes de reconhecer um alvo molecular específico superexpresso pelo tumor, permitindo a ativação do linfócito T e a consequente resposta imune antitumoral. Vale lembrar que imunoterapia e terapia celular CAR são coisas distintas: a primeira utiliza anticorpos monoclonais; a segunda, um receptor quimérico modificado em laboratório que capacita o linfócito T do próprio paciente a atacar a neoplasia.

Esse tipo de imunoterapia, em que os linfócitos T do paciente são modificados e utilizados para combater o próprio tumor, é a grande promessa no tratamento contra o câncer humano. Desse modo, no futuro, talvez os animais possam também se beneficiar dessa terapia.

REFERÊNCIAS BIBLIOGRÁFICAS

1. Lyle SK. Disorders of sexual development in the dog and cat. Theriogenol. 2007;68(3):338-43.
2. Meyers-Wallen VN. Review and update: genomic and molecular advances in sex determination and differentiation in small animals. Reprod Domest Anim. 2009;44(2):40-6.
3. McGeady TA, Quinn PJ, FitzPatrick ES, Ryan MT. Veterinary embryology. UK: Wiley; 2006.
4. Olson PN, Thral MA, Wykes PM et al. Vaginal cytology. Part I. A useful tool for staging the canine estrous cycle. Compend Contin Educ Pract Vet. 1984;6(4):288-98.
5. Oliveira CM, Costa EO, Silva JAP. O pH vaginal em fêmeas caninas hígidas durante o ciclo estral. Rev Bras Med Vet. 1998;20(1):32-4.
6. Lightner BA, McLoughlin MA, Chew DJ, Beardsley SM, Matthews HK. Episioplasty for the treatment of perivulvar dermatitis or recurrent urinary tract infections in dogs with excessive perivulvar skin folds: 31 cases (1983-2000). J Am Vet Med Assoc. 2001;219(11):1577-81.
7. Hammel SP, Bjorling DE. Results of vulvoplasty for treatment of recessed vulva in dogs. J Am Anim Hosp Assoc. 2002;38(1):79-83.
8. Withrow SJ, McEwen EG. Small animal clinical oncology. 3. ed. Philadelphia: Pennsylvania; 2001.
9. Bilbrey SA, Withrow SJ, Klein MK, Bennett RA, Norris AM, Gofton N et al. Vulvovaginectomy and perineal urethrostomy for neoplasms of the vulva and vagina. Vet Surg. 1989;18(6):450-3.
10. Wykes PM, Soderberg SF. Congenital abnormalities of the canine vagina and vulva. J Am Anim Hosp Assoc. 1983;19:995-1000.
11. Oliveira CM, Costa EO, Silva JAP. Flora aeróbica em fêmeas caninas hígidas durante o ciclo estral. Avaliação da sensibilidade aos antimicrobianos. Rev Bras Med Vet. 1998;20(2):78-84.
12. Soderberg SF. Vaginal disorders. Vet Clin North Am Small Anim Pract. 1986;16(3):543-59.
13. Parker NA. Clinical approach to canine vaginitis:a review. In: Proceedings of the Annual Meeting of the Society for Theriogenology. Baltimore, MD; 1998. p. 112-5.
14. Reid G, Beuerman D, Heinemann C, Bruce AW. Probiotic Lactobacillus dose required to restore and maintain a normal vaginal flora. FEMS Immunol Med Microbiol. 2001;32(1):37-41.
15. Glaser RL, Zava DT, Wurtzbacher D. Pilot study: absorption and efficacy of multiple hormones delivered in a single cream applied to the mucous membranes of the labia and vagina. Gynecol Obstet Invest. 2008;66(2):111-18.
16. Klein MK. Tumors of female reproductive system. In: Withrow SJ, Macewen EG (editors). Small animal clinical oncology. St. Louis: WB Saunders; 2001.
17. Blackwood L, Sullivan M, Thompson H. Urethral leiomyoma causing post renal failure in a bitch. Vet Record. 1992;131(18):416-7.
18. Zhao Y, Li Y, Xu Y. Clinico-pathologic analysis of 26 cases of leiomyoma of the vagina. Beijing Da Xue Xue Bao. 2003;35(1):37-40.
19. Oliveira CM. Estrogen and progesterone receptors expression in canine vaginal leiomyoma. J Vet Int Med. 2010;24(3):735.
20. Ferreira AJ, Jaggy A, Varejão AP, Ferreira ML, Correia JM, Mulas JM et al. Brain and ocular metastases from a transmissible venereal tumour in a dog. J Small Anim Pract. 2000;41(4):165-8.
21. Amaral AS. Tumor venéreo transmissível canino: critérios citológicos de malignidade e caracterização citomorfológica correlacionada com imunocitoquímica e lesões de DNA [tese de doutorado]. Botucatu: Faculdade de Medicina Veterinária e Zootecnia, Universidade Estadual Paulista; 2005. 203 p.
22. Yang TJ, Chandler JP, Dunne-Anway S. Growth stage dependent expression of MHC antigens on the canine transmissible venereal sarcoma. Br J Cancer. 1987;55(2):131-4.
23. Yang TJ, Roberts RS, Jones JB. Quantitative study of lymphoreticular infiltration into canine transmissible venereal sarcoma. Virchows Arch B Cell Pathol. 1976;20:197-204.
24. Calvet CA, Leifer CE, McEwen EG. Vincristine for the treatment of transmissible venereal tumor in the dog. J Am Vet Med Assoc. 1982;181(2):163-4.
25. Scarpelli KC, Valladão ML, Metze Konradin. Predictive factors for the regression of canine transmissible venereal tumor during vincristine therapy. Vet J. 2010;183(3):362-3.
26. Brito CP, Oliveira CM, Soares FA, Faustino M, Oliveira CA. Immunohistochemical determination of estrogen receptor-α in vaginal and tumor tissues of healthy and TVT affected bitches and their relation to serum concentrations of estradiol-17β and progesterone. Theriogenol. 2006;66(6-7):1587-92.
27. Lanore D, Delprat C. Quimioterapia anticancerígena. Roca: São Paulo; 2004.
28. Soares TMP. Efeito do syphonosporinum no tratamento do tumor venéreo transmissível na espécie canina [tese de doutorado]. Campinas: Faculdade de Ciências Médicas, Universidade Estadual de Campinas (Unicamp); 2007. 152 p.
29. Lefebvre GNF, Bonamin LV, Oliveira CM. Tratamento de tumor venéreo transmissível (TVT) canino utilizando Viscum album em associação à quimioterapia. Clin Vet. 2007;12(70):78-86.
30. Lopes DF. Utilização da espectroscopia Raman dispersiva na verificação da citotoxicidade do Viscum album em células Caco-2 in vitro [dissertação de mestrado]. São José dos Campos: Instituto de Pesquisa e Desenvolvimento da Universidade do Vale do Paraíba; 2008. 67 p.
31. Chou PC, Chuang TF, Jan TR, Gion HS, Huang YC, Lei HJ et al. Effects of immunotherapy of IL-6 and IL-15 plasmids on transmissible venereal tumor in beagles. Vet Immunol Immunopathol. 2009;15;130(1-2):25-34.
32. Chuang TF, Lee SC, Liao KW, Hsiao YW, Lo CH, Chiang BL et al. Electroporation-mediated IL-12 gene therapy in a transplantable canine cancer model. Int J Cancer. 2009;125(3):698-707.

33. Spugnini EP, Dotsinsky I, Mudrov N, Citro G, D'Avino A, Baldi A. Biphasic pulses enhance bleomycin efficacy in a spontaneous canine genital tumor model of chemoresistance:Sticker sarcoma. J Exp Clin Cancer Res. 2008;27(1):58.

34. Goo MJ, Williams BH, Hong IH, Park JK, Yang HJ, Yuan DW et al. Multiple urogenital abnormalities in a Persian cat. J Feline Med Surg. 2009;11(2):153-5.

35. Viehoff FW, Sjollema BE. Hydrocolpos in dogs:surgical treatment in two cases. J Small Anim Pract. 2003;44(9):404-7.

36. Root MV, Johnston SD, Johnston GR. Vaginal septa in dogs: 15 cases (1983-1992). J Am Vet Med Assoc. 1995;206(1):56-8.

37. Kyles AE, Vaden S, Hardi EM, Stone EA. Vestibulovaginal stenosis in dog: 18 cases (1987-1995). J Am Vet Med Assoc. 1996;209(11):1889-93.

38. Oliveira MG. Septo transverso da vagina: entidade rara ligada à herança autossômica recessiva. Radiol Bras. 1989;2(1):17-23.

39. Mathews KG. Surgery of the canine vagina and vulva. Vet Clin North Am Small Anim Pract. 2001;31(2):271-90.

40. Nowacka-Woszuk J, Nizanski W, Klimowicz M, Switonski M. Normal male chromosome complement and a lack of the SRY and SOX9 gene mutations in a male pseudohermaphrodite dog. Anim Reprod Sci. 2007;98(3-4):371-6.

41. Memon MA, Pavletic MM, Kumar MS. Chronic vaginal prolapse during pregnancy in a bitch. J Am Vet Med Assoc. 1993;202(2):295-7.

42. Sarrafzadeh-Rezaei F, Saifzadeh S, Mazaheri R, Behfar M. First report of vaginal prolapse in a bitch treated with oestrogen. Anim Reprod Sci. 2008;106(1-2):194-9.

43. Alan M, Cetin Y, Sendag S, Eski F. True vaginal prolapse in a bitch. Anim Reprod Sci. 2007;100(3-4):411-4.

44. Gouletsou PG, Galatos AD, Apostolidis K, Sideri AI. Vaginal fold prolapse during the last third of pregnancy, followed by normal parturition, in a bitch. Anim Reprod Sci. 2009;112(3-4):371-6.

45. Robinson RW. Intestinal prolapse through the vagina in a Beagle. Vet Med Small Anim Clin. 1978;73(11):1412-3.

46. Oh KS, Son CH, Kim BS, Hwang SS, Kim YJ, Park SJ et al. Segmental aplasia of uterine body in an adult mixed breed dog. J Vet Diagn Invest. 2005;17(5):490-2.

47. Schlafer DH, Gifford AT. Cystic endometrial hyperplasia, pseudoplacental endometrial hyperplasia, and other cystic conditions of the canine and feline uterus. Theriogenol. 2008;70(3):349-58.

48. De Bosschere H, Ducatelle R, Vermeirsch H, Broeck WD, Coryn M. Cystic endometrial hyperplasia-pyometra complex in the bitch:should the two entities be disconnected? Theriogenol. 2001;55(7):1509-19.

49. Dow C. The cystic hyperplasia-pyometra complex in the bitch. Vet Rec. 1958;70(49):1102-8.

50. McEntee K. Reproductive pathology of domestic mammals. San Diego: Elsevier; 1990.

51. Pretzer SD. Clinical presentation of canine pyometra and mucometra: a review. Theriogenol. 2008;70(3):359-63.

52. Barrand KR. Unilateral uterine torsion associated with haematometra and cystic endometrial hyperplasia in a bitch. Vet Rec. 2009;164(1):19-20.

53. Padgett SL, Stokes JE, Tucker RL, Wheaton LG. Hematometra secondary to anticoagulant rodenticide toxicity. J Am Anim Hosp Assoc. 1998;34(5):437-9.

54. Noakes DE, Dhaliwal G, England GCW. Cystic endometrial hyperplasia/pyometra in the dog: a review of the causes and pathogenesis. J Reprod Fertil Suppl. 2001;57:395-406.

55. Verstegen J, Dhaliwal G, Verstegen-Onclin K. Mucometra, cystic endometrial hyperplasia, and pyometra in the bitch:advances in treatment and assessment of future reproductive success. Theriogenol. 2008;70(3):364-74.

56. Carvalho V, Santos Filho JCB, Osugui L et al. Extraintestinal pathogenic E. coli (EXPEC) strains isolated from canine pyometra show pathogenic potential and similarities to human expec. In: 3rd Congress of European Microbiologists FEMS 2009. Gothenburg, Sweden; 2010.

57. Agudelo CF. Cystic endometrial hyperplasia-pyometra complex in cats. A review. Vet Quart. 2005;27(4):173-82.

58. Smith FO. Canine pyometra. Theriogenol. 2006;66(3):610-2.

59. Hagmann R. Pyometra in small animals. Vet Clin North Am Small Anim Pract. 2018;48(4):639-61.

60. Arora N. Role of uropathogenic virulence factors in the pathogenesis of E. coli-induced cystic endometrial hyperplasia/pyometra complex in the bitch [PhD thesis]. Victoria: University of Melbourne; 2007. 241 p.

61. Ishiguro K, Baba E, Torii R, Tamada H, Kawate N, Hatoya S et al. Reduction of mucin-1 gene expression associated with increased Escherichia coli adherence in the canine uterus in the early stages of dioestrus. Vet J. 2007;173(2):325-32.

62. Krekeler N, Marenda MS, Browning GF, Holden KF, Charles JA, Wright PJ. Uropathogenic virulence factor FimH facilitates binding of uteropathogenic Escherichia coli to canine endometrium. Comp Immunol Microbiol Infect Dis. 2012;35(5):461-7.

63. De Cock H, Ducatelle R, Tilmant K, Schepper J. Possible role for insulina-like growth factor-I in the pathogenesis of cystic endometrial hyperplasia pyometra complex in the bitch. Theriogenol. 2002;57(9):2271-87.

64. Reusche N, Beineke A, Urhausen C, Beyerbach M, Schmickes M, Kramer S et al. Proliferative and apoptotic changes in the healthy canine endometrium and in cystic endometrial hyperplasia. Theriogenol. 2018;114(1):14-24.

65. Thrall MA. Hematologia e bioquímica clínica veterinária. São Paulo: Roca; 2007.

66. Hagman R, Kindahl H, Fransson BA, Bergström A, Holst BS, Lagerstedt AS. Differentiation between pyometra and cystic endometrial hyperplasia/mucometra in bitches by prostaglandin F2alpha metabolite analysis. Theriogenol. 2005;66(2):198-206.

67. Heiene R, Kristiansen V, Teige J, Jansen JH. Renal histomorphology in dogs with pyometra and control dogs, and long term clinical outcome with respect to signs of kidney disease. Acta Vet Scand. 2007;49(1):13-22.

68. Obel AL, Nicander L, Åsheim A. Light and electron microscopic studies of the renal lesion in dogs with pyometra. Acta Vet Scand. 1964;5:93-125.

69. Iseki K, Ikemiya Y, Iseki C, Takishita S. Proteinuria and the risk of developing end-stage renal disease. Kidney Int. 2003;63(4):1468-74.

70. Lees GE, Brown SA, Elliott, Grauer GE, Vaden SL. Assessment and management of proteinuria in dogs and cats:2004 ACVIM Forum Consensus Statement (Small Animal). J Vet Intern Med. 2005;19(3):377-85.

71. Kaymaz M, Bastan A, Erünal N, Aslam S, Findik Murat. The use of laboratory findings in the diagnosis of ceh–pyometra complex in the bitch. Tr J Vet Anim Sci. 1999;23:127-33.

72. Tinkanen H, Kujansuu E. Doppler ultrasound findings in tubo-ovarian infectious complex. J Clin Ultrasound. 1993;21(3):175-8.

73. Batista PR, Gobelo C, Rube A, Corrada YA, Tórtora M, Blanco PG. Uterine blood flow evaluation in bitches suffering from cystic endometrial hyperplasia (CEH) and CEH-pyometra complex. Theriogenol. 2016;85(7):1258-61.

74. England GC, Freeman SL, Russo M. Treatment of spontaneous pyometra in 22 bitches with a combination of cabergoline and cloprostenol. Vet Rec. 2007;160(9):293-6.

75. Onclin O, Silva LD, Donnay I, Verstegen JP et al. Luteotrophic action of prolactin in dogs and the effects of a dopamine agonist, cabergoline. J Reprod Fertil Suppl. 1993;47:403-9.

76. Legendre AM. Estrogen-induced bone marrow hypoplasia in a dog. J Am Anim Hosp Assoc. 1976;12:525-7.

77. Sontas HB, Dokuzeylu B, Turna O, Ekici H. Estrogen-induced myelotoxicity in dogs:a review. Can Vet J. 2009;50(10):1054-8.

78. Fieni F. Clinical evaluation of the use of aglepristone, with or without cloprostenol to treat cystic endometrial hyperplasia-pyometra complex in bitches. Theriogenol. 2006;66(6-7):1550-6.

79. Liaquat NF, Javed I, Shuja S, Shoaib T, Bano K, Waheed S et al. Therapeutic termination of second trimester pregnancies with low dose misoprostol. J Coll Physicians Surg Pak. 2006;16(7):464-7.

80. Viegas OA, Singh K, Adaikan PG, Karim SM, Ratnam SS. The PGE2 vaginal film:an alternative to conventional induction in multiparae with poor cervical scores. Prostag Leukot Med. 1987;26(1):1-9.

81. Gábor G, Siver L, Szenci O. Intravaginal prostaglandin F2 alpha for the treatment of metritis and pyometra in the bitch. Acta Vet Hung. 1999;47(1):103-8.

82. Devitt CM, Cox RE, Hailey JJ. Duration, complications, stress, and pain of open ovariohysterectomy versus a simple method of laparoscopic-assisted ovariohysterectomy in dogs. J Am Vet Med Assoc. 2005;227(6):921-7.

83. Adamovich-Rippe KN, Mayhew PD, Runge JJ, Culp WT, Steffey MA, Mayhew KN et al. Evaluation of laparoscopic-assisted ovariohysterectomy for treatment of canine pyometra. Vet Surg. 2013;42(5):572-8.

84. Wallace ML, Case JB, Singh A, Ellison GW, Monnet E. Single incision, laparoscopic-assisted ovariohysterectomy for mucometra and pyometra in dogs. Vet Surg. 2015;44(1):66-70.

85. Becher-Deichsel A, Aurich JE, Schrammel N, Dupré G. A surgical glove port technique for laparoscopic-assisted ovariohysterectomy for pyometra in the bitch. Theriogenol. 2016;86(2):619-25.

86. Liao PY, Chang SC, Chen KS, Wang HS. Decreased postoperative C-reactive protein production in dogs with pyometra through the use of low-dose ketamine. J Vet Emerg Crit Care. 2014;24(3):286-90.

87. Jitpean S, Pettersson A, Höglund OV, Holst BS, Olsson U, Hagman R. Increased concentrations of serum amyloid A in dogs with sepsis caused by pyometra. BMC Vet Res. 2014;10:273.

88. Karlsson I, Hagman R, Johannisson A, Wang L, Södersten F, Wernersson S. Multiplex cytokine analyses in dogs with pyometra suggest involvement of KC-like chemokine in canine bacterial sepsis. Vet Immunol Immunopathol. 2016;170:41-6.

89. Conti-Patara A, Caldeira JA, de Mattos-Junior E, de Carvalho HS, Reinoldes A, Pedron BG et al. Changes in tissue perfusion parameters in dogs with severe sepsis/septic shock in response to goal-directed hemodynamic optimization at admission to ICU and the relation to outcome. J Vet Emerg Crit Care. 2012;22(4):409-18.

90. Marretta SM, Matthiesen DT, Nichols R. Pyometra and its complications. Probl Vet Med. 1989;1(1):50-62.

91. Wheaton LG, Johnson AL, Parker AJ, Kneller SK. Results and complications of surgical treatment of pyometra: a review of 80 cases. J Am Anim Hosp Assoc. 1989;25(5):563-8.

92. Jitpean S, Ström-Holst B, Emanuelson U, Höglund OV, Pettersson A, Alneryd-Bull C. Outcome of pyometra in female dogs and predictors of peritonitis and prolonged postoperative hospitalization in surgically treated cases. BMC Vet Res. 2014;10:6.

93. Contri A, Gloria A, Carluccio A, Pantaleo S, Robbe D. Effectiveness of a modified administration protocol for the medical treatment of canine pyometra. Vet Res Commun. 2015;39(1):1-5.

94. Silva E, Leitão S, Henriques S, Kowalewski MP, Hoffmann B, Ferreira-Dias G et al. Gene transcription of TLR2, TLR4, LPS ligands and prostaglandin synthesis enzymes are up- regulated in canine uteri with cystic endometrial hyperplasia-pyometra complex. J Reprod Immunol. 2010;84(1):66-74.

95. Bukowska D, Kempisty B, Zawierucha P, Jopek K, Piotrowska H, Antosik P et al. Microarray analysis of inflammatory response- related gene expression in the uteri of dogs with pyometra. J Biol Regul Homeost Agents. 2014;28(4):637-48.

96. Voorwald FA, Marchi FA, Villacis RA, Alves CE, Toniollo GH, Amorim RL et al. Molecular expression profile reveals potential biomarkers and therapeutic targets in canine endometrial lesions. PLoS One. 2015;10(7):e0133894.

97. Gubulak K, Pancarci M, Ekici H, Konuc C, Kirsan I, Uçmak M et al. Use of aglepristone and aglepristone + intrauterine antibiotic for the treatment of pyometra in bitches. Acta Vet Hung. 2005;53(2):249-55.

98. De Cramer KG. Surgical uterine drainage and lavage as treatment for canine piometra. J S Afr Vet Assoc. 2010;81(3):172-7.

99. Bartoskova A, Vitasek R, Leva L, Faldyna M. Hysterectomy leads to fast improvement of haematological and immunological parameters in bitches with pyometra, J Small Anim Pract. 2007;48(10):564-8.

100. Trasch K, Wehrend A, Bostedt H. Follow-up examinations of bitches after conservative treatment of pyometra with the antigestagen aglepristone. J Vet Med A Physiol. 2003;50(7):375-9.

101. Schlafer DH, Gifforda AT. Cystic endometrial hyperplasia, pseudoplacentational endometrial hyperplasia, and other cystic conditions of the canine and feline uterus. Theriogenol. 2008;70(3):349-58.

102. Gobello C, Castex G, Klima L, Rodríguez R, Corrada Y. A study of two protocols combining aglepristone and cloprostenol to treat open cervix pyometra in the bitch. Theriogenol. 2003;60(5):901-8.

103. Seymour CW, Liu VX, Iwashyna TJ, Iwashyna TJ, Brunkhorst FM, Rea TD et al. Assessment of clinical criteria for sepsis: for the third international consensus definitions for sepsis and septic shock (Sepsis-3). J Am Med Assoc. 2016;315(8):762-74.

104. Shankar-Hari M, Phillips GS, Levy ML, Seymour CW, Liu VX, Deutschman CS et al. Developing a new definition and assessing new clinical criteria for septic shock:for the third international consensus definitions for sepsis and septic shock (Sepsis-3). J Am Med Assoc. 2016;315(8):775-87.

105. Singer M, Deutschman CS, Seymour CW, Shankar-Hari M, Annane D, Bauer M et al. The third international consensus definitions for sepsis and septic shock (Sepsis-3). J Am Med Assoc. 2016;315(8):801-10.

106. Rabelo RC. Sepse, sepse grave e choque séptico. In: Rabelo RC. Emergências de pequenos animais – condutas clínicas e cirúrgicas no paciente grave. Rio de Janeiro: Elsevier; 2012.

107. Boller EM, Otto CM. Sepsis and septic shock. In: Silverstein DC, Hopper K. Small Animal Critical Care Medicine. 2. ed. Philadephia: Elsevier; 2015. p. 472-480.

108. Silverstein DC, Sanotoro-Beer K. Síndrome de resposta inflamatória sistêmica (SRIS). In: Rabelo RC. Emergências de pequenos animais – condutas clínicas e cirúrgicas no paciente grave. Rio de Janeiro: Elsevier; 2012.

109. Bonagura J, Kirk RW. Septic shock. In: Bonagura J, Kirk RW. Current veterinary therapy XII. Philadelphia: Saunders; 1995.

110. American College of Chest Physicians/Society of Critical Care Medicine Consensus Conference:definitions for sepse and organ failure and guidelines for the use of innovative therapies in sepsis. Crit Care Med. 1992;20(6):864-74.

111. Russel JA. Management of sepse. N Engl J Med. 2006;355(16):1699-713.

112. Hubbard WJ, Bland KI, Chaudry IH. The role of the mitochondrion in trauma and shock. Shock. 2004;22(5):395-402.

113. O'Brien JM, Naeem AA, Aberegg SK, Abraham E. Sepsis. Am J Med. 2007;120(12):1012-22.

114. Abraham E, Singer M. Mechanisms of sepse-induced organ dysfunction. Crit Care Med. 2007;35(10):2408-16.

115. Martin GS, Mannino DM, Eaton S, Moss Marc. The epidemiology of sepsis in the United States from 1979 through 2000. N Engl J Med. 2003;348(16):1546-54.

116. Brun-Buisson C, Meshaka P, Pinton P, Vallet B, EPISEPSIS Study Group. EPISEPSIS: a reappraisal of the epidemiology and outcome of severe sepse in French intensive care units. Intensive Care Med. 2004;30(4):580-88.

117. Rhodes A, Evans LE, Alhazzani W, Levy MM, Antonelli M, Ferrer R et al. Surviving sepsis campaign: international guidelines for management of sepsis and septic shock: 2016. Crit Care Med. 2017;45(3):486-552.

118. Alves G, Pereira Júnior GA, Marson F, Abeid M, Ostini FM, de Souza SH et al. Simpósio: Medicina intensiva I. Infecção e choque 31:349-362, jul./set. 1998. Capítulo II. Fisiopatologia da sepse e suas implicações terapêuticas. Rev Fac Med Ribeirão Preto. 1998;31(3):349-62.

119. Zhou F, Peng ZY, Bishop JV, Cove ME, Singbartl K, Kellum JA. Effects of fluid resuscitation with 0.9% saline versus a balanced electrolyte solution on acute kidney injury in a rat model of sepsis. Crit Care Med. 2014;42(4):e270-78.

120. Martensson J, Bellomo R. Are all fluids bad for the kidney? Curr Opin Crit Care. 2015;21(4):292-301.

121. Wilcox CS. Regulation of renal blood flow by plasma chloride. J Clin Invest. 1983;71(3):726-35.

122. Shaw AD, Schermer CR, Lobo DN, Munson SH, Khangulov V, Hayashida DK et al. Impact of intravenous fluid composition on outcomes in patients with systemic inflammatory response syndrome. Crit Care. 2015;19(1):334.

123. Smith CL, Ramsey NB, Carr AM et al. Evaluation of a novel canine albumin solution in normal beagles. International Veterinary Emergency and Critical Care Symposium. Chicago, September 9-13-2009.

124. Sigrist NE, Kälin N, Dreyfus A. Changes in serum creatinine concentration and acute kidney injury (AKI) grade in dogs treated with hydroxyethyl starch 130/0.4. from 2013 to 2015. J Vet Intern Med. 2017;31(2):434-41.

125. Davis H, Jensen T, Johnson A, Knowles P, Meyer R, Rucinsky R et al. 2013 AAHA/AAFP fluid therapy guidelines for dogs and cats. J Am Anim Hosp Assoc. 2013;49(3):149-59.

126. Vincent JL, Russell JA, Jacob M, Martin G, Guidet B, Wernerman J et al. Albumin administration in the acutely ill: what is new and where next? Crit Care. 2014;18(4):231.

127. Viganò F. Select topics in canine and feline emergency medicine. Italia: Royal Canin; 2008. p. 158-74.

128. Slutsky AS, Ranieri M. Ventilator-induced lung injury. N Engl J Med. 2013;369(22):2126-36.

129. Dellinger RP, Levy MM, Carlet JM, Bion J, Parker MM, Jaeschke R et al. Surviving sepsis campaign: international guidelines for management of severe sepsis and septic shock 2008. Crit Care Med. 2008;36(1):296-327.

130. Dellinger RP, Levy MM, Rhodes A, Annane D, Gerlach H, Opal SM et al. Surviving sepsis campaign international guidelines for management of severe sepsis and septic shock 2012. Crit Care Med. 2013;41(2):580-637.

131. Ramos FJS, Azevedo LCP. Suporte hemodinâmico no choque séptico. In: Azevedo LCP, Machado FR (editores). Sepse. São Paulo: Atheneu; 2014.

132. Rivers E, Nguyen B, Havstad S, Ressler JBS, Muzzin AB, Knoblich BMD et al. Early goal-directed therapy in the treatment of severe sepsis and septic shock. N Engl J Med. 2001;345(19):1368-77.

133. Creedon JMB. Controversies surrounding critical illness-related corticosteroid insufficiency in animals. J Vet Emerg Crit Care. 2015;25(1):107-12.

134. Brainard BM, Brown AJ. Defects in coagulation encountered in small animal critical care. Vet Clin North Am Small Anim Pract. 2011;41(4):783-803.

135. Coimbra KTF, Machado FR. Terapias adjuvantes na sepse. In: Azevedo LCP, Machado FR (editores). Sepse. São Paulo: Atheneu; 2014.

136. Kloss Filho JC, Rabelo RC. Controle glicêmico. In: Rabelo R (editor). Emergências de pequenos animais – condutas clínicas e cirúrgicas no paciente grave. Rio de Janeiro: Elsevier; 2013.

137. Hansen B. Severe sepsis and septic shock protocol. In: Washington DC (editor). Proceedings; 2009 [cited 2022 feb 11]. Available from: https://cvm.ncsu.edu/wp-content/uploads/2016/11/SEVERE-SEPSE-AND-SEPTIC-SHOCK-protocol-v-10-14-15.pdf.

138. Jaber S, Paugam C, Futier E, Lefrant JY, Lasocki S, Lescot T et al. Sodium bicarbonate therapy for patients with severe metabolic acidaemia in the intensive care unit (BICAR-ICU): a multicentre, open-label, randomised controlled, phase 3 trial. Lancet. 2018;392(10141):31-40.

139. Otto CM, Costello M. A fresh look at identifying sepsis in cats. 2010 [cited 2022 feb 11]. Available from: https://www.researchgate.net/publication/287920182.

140. Chan DL. Nutritional management of the septic patient. In: Chan DL (editor). Nutritional management of hospitalized small animals. Wiley-Blackwell; 2015.

141. Brasil. Agência Nacional de Saúde Suplementar (ANS), Associação Médica Brasileira (AMB). Diretrizes clínicas na saúde suplementar. [cited 2022 fev 11]. Disponível em: http://www.projetodiretrizes.org.br/ans/diretrizes.html.

142. Smith KM, Rendahl A, Sun Y, Todd JM. Retrospective evaluation of the route and timing of nutrition in dogs with septic peritonitis: 68 cases (2007-2016). J Vet Emerg Crit Care. 2019;29(3):288-95.

143. Levi M, der Poll T. Coagulation and sepsis. Thromb Research. 2017;149:38-44.

144. Berger M, Chioléro R. Antioxidant supplementation in sepsis and systemic inflammatory response syndrome. Crit Care Med. 2007;35(9):S584-90.

145. Galley HF. Bench-to-bedside review: targeting antioxidants to mitochondria in sepsis. Crit Care. 2010;14(4):230.

146. De Jong E, van Oers JA, Beishuizen A, Vos P, Vermeijden W, Haas LE et al. Efficacy and safety of procalcitonin guidance in reducing the duration of antibiotic treatment in critically ill patients: a randomised, controlled, open-label trial. Lancet Infect Dis. 2016;16(7):819-27.

147. Troia R, Giunti M, Goggs R. Plasma procalcitonin concentrations predict organ dysfunction and outcome in dogs with sepsis. BMC Vet Res. 2018;14:111.

148. Marik PE, Khangoora V, Rivera R, Hooper MH, Catravas J. Hydrocortisone, vitamin C, and thiamine for the treatment of severe sepsis and septic shock: a retrospective before-after study. Chest. 2017;151(6):1229-38.

149. Liu P, Wu Q, Tang Y. The influence of esmolol on septic shock and sepsis:a meta-analysis of randomized controlled studies. Am J Emerg Med. 2018;36(3):470-74.

150. Saba CF, Lawrence JA. Tumors of the female reproductive system. In: Vail DM, Withrow S, Page R. Withrow and MacEwen's Small Animal Clinical Oncology. 5. ed. Maryland Heights: Elsevier; 2012.

151. Johnston SD. Premature gonadal failure in female dogs and cats. J Reprod Fertil Suppl. 1989;39:65-72.

152. Lofsted RM, Buoen LC, Weber AF. Prolonged proestrus in a bitch with X chromosomal monossomy (77,X0). J Am Vet Med Assoc. 1992;200(8):1104-6.

153. Long SE, Berepubo NA. A 37,X0 complement in a kitten. J Small Anim Pract. 1980;21(11):627-31.

154. Knauf Y, Bostedt H, Failing K, Knauf S, Wehrend A. Gross pathology and endocrinology of ovarian cysts in bitches. Reprod Domest Anim. 2014;49(3):463-8.

155. MacLachlan NJ. Ovarian disorders in domestic animals. Environ Health Perspect. 1987;73:27-33.

156. Chuffa LGA, Júnior LAL, Lima AFM. Sex steroid receptors and apoptosis-related proteins are differentially expressed in polycystic ovaries of adult dogs. Tissue Cell. 2016;48(1):10-7.

157. Wehrend A, Bosted H. The meaning and treatment of the ovarian cyst syndrome in the dog. In:Kutschmann K, Vick KP, editors. Proceedings of the 48th annual meeting of the expert group small animal diseases of the DVG. August 30 to September 1; Magdeburg. Germany; 2002. p. 261-64.

158. Stratmann N, Wehrend A. Unilateral ovariectomy and cystectomy due to multiple ovarian cysts with subsequent pregnancy in a Belgian shepherd dog. Vet Rec. 2007;160(21):740-1.

159. Fontbonne A, Levy X, Fontaine E, Gilson C. Guide pratique de reproduction clinique canine et féline. Paris: Med'Com; 2007.

160. Balcazar ASC, Curi R, Nunes VA et al. Efeitos da progesterona na indução de morte das células β pancreáticas – um modelo in vitro para o estudo do diabetes gestacional. Disponível em: https://bv.fapesp.br/pt/auxilios/26484/efeito-da-progesterona-na-inducao-de-morte-de-celulas-beta-pancreaticas-um-modelo-in-vitro-para-estu/

161. McEntee K. Cysts in and around the ovary. In: Reproductive pathology of domestic animals. San Diego; 1990.

162. Pearson H. The complications of ovariohysterectomy in the bitch. J Small Anim Pract. 1973;14(5):257-66.

163. MacLachlan NJ. Ovarian disorders in domestic animals. Environ Health Perspect. 1987;73:27-33.

164. Kennedy PC, Cullen JM, Edwards IF, et al. Histological classification of tumors of the genital system of domestic animals. 2. ed. Washington, DC: Armed Forces Institute of Pathology; 1998. vol. 4.

165. Benedet JL, Bender H, Jones H III, Ngan HYS, Pecorelli S. FIGO staging classifications and critical practice guidelines in the management of gynecologic cancers. Int J Gynecol Obstetrics. 2000;70(2):209-62.

166. Best MP, Frimberger AE. Ovarian carcinomatosis in a dog managed with surgery and intraperitoneal, systemic, and intrapleural chemotherapy utilizing indwelling pleural access ports. Can Vet J. 2017;58(5):493-7.

167. Gilly FN, Carry PY, Sayag AC. Intraperitoneal chemohyperthermia with mitomycin C in dogs: general, biological and anastomotic tolerance. Int J Hyperthermia. 1992;8:659-66.

168. Macedo MF, Bezerra MB, Vicente WRR. Uso da hipertermoquimioterapia em tumores intraperitoneais e sarcomas de cães: revisão. Acta Vet Bras. 2008;2(2):28-31.

169. Cortez AJ, Tudrei P, Kujawa KA, Lisowska KM. Advances in ovarian cancer therapy. Cancer Chemother Pharmacol. 2018;81(1):17-38.

170. Pereira CT, Rahal SC, de Carvalho Balieiro JC, Ribeiro AACM. Lymphatic drainage on healthy and neoplasic mammary glands in female dogs:can it really be altered? Anat Histol Embryol. 2003;32(5):282-90.

171. Raharison F, Sautet J. The topography of the lymph vessels of mammary glands in female cats. Anat Histol Embryol. 2007;36(6):442-52.

172. Snowden HM, Renfrew MJ, Woolridge MW. Withdrawn: treatments for breast engorgement during lactation. Cochrane Database Syst Rev.2007;18(2):CD000046.

173. Mangesi L, Dowswell T. Treatments for breast engorgement during lactation. Cochrane Database Syst Rev. 2010;8(9):CD006946.

174. Arora S, Vatsa M, Dadhwal V. A comparison of cabbage leaves vs. hot and cold compresses in the treatment of breast engorgement. Indian J Comm Med. 2008;33(3):160-62.

175. World Health Organization. Mastitis: causes and management. Department of Child and Adolescent Health and Development [internet]. WHO/FCH/CAH/00.13. Geneva; 2000 [cited 2022 feb 11]. Available from: http//www.who.int/child adolescent health/documents/fch cah 0013/en/index.html.

176. Jones TC, Hunt RD, King NW. Sistema genital. In: Jones TC, Hunt RD, King NW (editors). Patologia veterinária. São Paulo: Manole; 2000.

177. Mulas JM, Millán Y, Bautista MJ. Oestrogen and progesterone receptors in feline fibroadenomatous change: an immunohistochemical study. Res Vet Sci. 2000;68(1):15-21.

178. Ordás J, Millán Y, Monteros AE, Reymundo C, Mulas JM. Immunohistochemical expression of progesterone receptors, growth hormone and insulina growth factor-I in feline fibroadenomatous change. Res Vet Sci. 2004;76(3):227-33.

179. Cotran RS, Kumar V, Collins T. A mama. In: Lester SC, Contran RS, Robbins S (editors). Patologia estrutural e funcional. Rio de Janeiro: Guanabara Koogan; 2000.

180. Filghera RA. Displasia cística mamária em uma gata. Ciênc Rural. 2005;35(2):478-80.

181. Yager JA, Scott DW. The skin and appendages. In: Jubb KVF, Kennedy PC, Palmer N (editors). Pathology of domestic animals. San Diego: Academic Press; 1993.

182. Chardot C et al. Fibro-cystic mastosis and cancer (206 cases of mastosis in possible relation with 12 cases of cancer). Bull Cancer. 1970;57(2):251-68.

183. Beauvais W, Cardwell JM, Brodbelt DC. The effect of neutering on the risk of mammary tumors in dogs-a systematic review. J Small Anim Pract. 2012;53(6):314-22.

184. Schneider R, Dorn CR, Taylor DO. Factors influencing canine mammary cancer development and postsurgical survival. J Natl Cancer Inst. 1969;43(6):1249-61.

185. Schneider R. Comparison of age, sex, and incidence rates in human and canine breast cancer. Cancer. 1970;26(2):419-26.

186. Rutteman GR. Hormones and mammary tumor disease in the female dog: an update. In Vivo. 1990;4(1):33-40.

187. Sonnenschein EG, Glickman LT, Goldschmidt MH, McKee LJ. Body conformation, diet, and risk of breast cancer in pet dogs: a case control study. Am J Epidemiol. 1991;133:694-703.

188. Pérez Alenza MD, Peña L, Castillo N, Nieto AI. Factors influencing the incidence and prognosis of canine mammary tumours. J Small Anim Pract. 2000;41(7):287-91.

189. Andrade FHE, Figueiroa FC, Bersano PRO, Bissacot DZ, Rocha NS. Malignant mammary tumor in female dogs: environmental contaminants. Diagn Pathol. 2010;5:45.

190. Malatesta FDS. Perfil da neoplasia mamária canina e sua relação com a poluição atmosférica [dissertação de mestrado]. São Paulo: Faculdade Medicina, Universidade de São Paulo; 2015. 90 p.

191. Cassali GD. Patologia da glândula mamária. In: Nascimento EF, Santos RL (editores). Patologia da reprodução dos animais domésticos. Rio de Janeiro: Guanabara Koogan; 2003.

192. Queiroga F, Lopes C. Tumores mamários caninos, pesquisa de novos factores de prognóstico. Rev Port Ciênc Vet. 2002;97(543):119-27.

193. Misdorp W. Tumors of the mammary gland. In: Meuten DJ (editor). Tumors in domestic animals. 4. ed. Ames: Iowa State; 2002. p. 575-606.

194. Rao NAS, VanWolfren ME, Gracanin A, Bhatti SFM, Krol M, Holstege FC et al. Gene expression profiles of progestin-induced canine mammary hyperplasia and spontaneous mammary tumors. J Physiol Pharmacol. 2009;60(1):73-84.

195. Mol JA, Lantinga-van Leeuwen IS, van Garderen E, Selman PJ, Oosterlaken-Dijksterhuis MA, Schalken JA et al. Mammary growth hormone and tumorigenesis-lessons from the dog. Vet Q. 1999;21(4):111-15.

196. Selman PJ, Mol JA, Rutteman GR, Garderen E, Rijnberk A. Progestin-induced growth hormone excess in the dog originates in the mammary gland. Endocrinol. 1994;134(1):287-92.

197. Millanta F, Calandrella M, Bari G, Niccolini M, Vannozzi I, Poli A. Comparison of steroid receptor expression in normal, dysplastic, and neoplastic canine and feline mammary tissues. Res Vet Sci. 2005;79(3):225-32.

198. Fonseca CS, Daleck CR. Neoplasias mamárias em cadelas: influência hormonal e efeitos da ovário-histerectomia como terapia adjuvante. Ciênc Rural. 2000;30(4):731-35.

199. Encinas G, Sabelnykova VY, Lyra EC, Katayama MLH, Maistro S, Valle PWMV et al. Somatic mutations in early onset luminal breast cancer. Oncotarget. 2018;9(32):22460-79.

200. Rivera P, Melin M, Biagi T, Fall T, Häggström J, Lindblad-Toh K et al. Mammary tumor development in dogs is associated with BRCA1 and BRCA2. Cancer Res. 2009;69(22):8770-4.

201. Vargas AC, Reis-Filho JS, Lakhani SR. Phenotype-genotype relationship in familial breast cancer. J Mammary Gland Biol and Neopl. 2011;16:27-40.

202. Nieto A, Pérez-Alenza MD, Del Castillo N, Tabanera E, Castaño M, Peña L. BRCA1 expression in canine mammary dysplasias and tumours: relationship with prognostic variables. J. Comp Pathol. 2003;128(4):260-68.

203. Klopfleisch R, Gruber A. Differential expression of cell cycle regulators p21, p27 and p53 in metastasizing canine mammary adenocarcinomas *versus* normal mammary glands. Res Vet Sci. 2009;87(1):91-6.

204. Rivera P, von Euler H. Molecular biological aspects on canine and human mammary tumors. Vet Pathol. 2011;48(1):132-46.

205. Haga S, Nakayama M, Tatsumi K. Overexpression of the p53 gene product in canine mammary gland tumors. Oncol Rep. 2001;8(6):1215-9.

206. Chu LL, Rutteman GR, Kong JM, Ghahremani M, Schmeing M, Misdorp W *et al*. Genomic organization of the canine p53 gene and its mutational *status* in canine mammary neoplasia. Breast Cancer Res Treat. 1998;50(1):11-25.

207. Wakui S, Muto T, Yokoo K. Prognostic *status* of p53 mutations in canine mammary carcinoma. Anticancer Res. 2001;21(1B):611-6.

208. Sorenmo K. Canine mammary gland tumors. Vet Clin North Am Small Anim Pract. 2003;33(3):573-96.

209. Oliveira CM. Expression of Her-2/Neu protein in mammary tumors of bitches. J Vet Inter Med. 2009;23(3):743.

210. Ahern TE, Bird RC, Bird AE, Wolfe LG. Expression of the onco-gene c-erbB-2 in canine mammary cancers and tumor-derived cell lines. Am J Vet Res. 1996;57(5):693-6.

211. Burrai GP, Tanca A, De Miglio MR, Abbondio M, Pisanu S, Polinas M *et al*. Investigation of HER2 expression in canine mammary tumors by antibody-based, transcriptomic and mass spectrometry analysis: is the dog a suitable animal model for human breast cancer? Tumour Biol. 2015;36(11):9083-91.

212. Ressel L, Puleio R, Loria GR, Vannozzi I, Millanta F, Caracappa S *et al*. HER-2 expression in canine morphologically normal, hyperplastic and neoplastic mammary tissues and its correlation with the clinical outcome. Res Vet Sci. 2013;94(2):299-305.

213. van der Groep P, van der Wall E, van Dieste PJ. Pathology of hereditary breast cancer. Cell Oncol (Dordr). 2011;34(2):71-88.

214. La Guardia M, Giammanco M. Breast cancer and obesity. Panminerva Med. 2001;43(2):123-33.

215. Tymchuk CN, Tessler SB, Barnard RJ. Changes in sex hormone-binding globulin, insulin, and serum lipids in postmenopausal women on a low-fat high-fiber diet combined with exercise. Nutr Cancer. 2000;38(2):158-62.

216. Alenza DP, Rutteman GR, Peña L, Beynen AC, Cuesta P. Relation between habitual diet and canine mammary tumors in a case-control study. J Vet Intern Med. 1998;12(3):132-9.

217. Rodaski S, Piekarz CH. Epidemiologia e etiologia do câncer. In: Daleck CR, De Nardi AB, Rodaski S (editores). Oncologia em cães e gatos. São Paulo: Roca; 2009.

218. Kimura KC. Linfoma canino: papel do meio ambiente [tese de doutorado]. São Paulo: Faculdade de Medicina Veterinária e Zootecnia, Universidade de São Paulo; 2012. 139 p.

219. Marconato L, Leo C, Girelli R, Salvi S, Abramo F, Bettini G *et al*. Association between waste management and cancer in companion animals. J Vet Intern Med. 2009;23(3):564-9.

220. Bertone-Johson ER, Procter-Gray E, Gollenberg AL, Ryan MB, Barber LG. Environmental tobacco smoke and canine urinary cotinine level. Environ Res. 2008;106(3):361-4.

221. Kaszak I, Ruszczak A, Kanafa S, Kacprzak K, Król M, Jurka P. Current biomarkers of canine mammary tumors. Acta Vet Scand. 2018;60:66.

222. Cocola C, Anastasi P, Astigiano S, Piscitelli E, Pelucchi P, Vilardo L *et al*. Isolation of canine mammary cells with stem cell properties and tumour-initiating potential. Reprod Domest Anim. 2009;44(s2):214-7.

223. Rybicka A, Król M. Identification and characterization of cancer stem cells in canine mammary tumors. Acta vet Scand. 2016;58:86.

224. Peña L, Gama A, Goldschmidt MH, Abadie J, Benazzi C, Castagnaro M *et al*. Canine mammary tumors: a review and consensus of standard guidelines on epithelial and myoepithelial phenotype markers, HER2, and hormone receptor assessment using immunohistochemistry. Vet Pathol. 2014;51(1):127-45.

225. Hampe JF, Misdorp W. Tumors and dysplasias of mammary gland. Bull World Health Org. 1974;50(1-2):111-33.

226. Misdorp W, Else RW, Hellmén E, Lipscomb TP. Histological classification of the mammary tumours of the dog and the cat. In: Shulman FI (editor). World Health Organization International Histological Classification of Tumours of Domestic Animals. Second Series. Armed Forces Institute of Pathology: Washington DC; 1999. vol. 7.

227. Goldschmidt M, Peña L, Rasotto R, Zappulli V. Classification and grading of canine mammary tumors. Vet Pathol. 2011;48(1):117-31.

228. Cassali GD, Lavalle GE, de Nardi AB, Ferreira E, Bertagnolli AC, Estrela-Lima A *et al*. Consensus for the diagnosis, prognosis and treatment of canine mammary tumors. Braz J Vet Pathol. 2011;4(2):153-80.

229. Sorenmo KU, Kristiansen VM, Cofone MA, Shofer FS, Breen AM, Langeland M *et al*. Canine mammary gland tumours;a histological continuum from benign to malignant; clinical and histopathological evidence. Vet. Comp Oncol. 2009;7(3):162-72.

230. Union for International Cancer Control (UICC). https://www.uicc.org/sites/main/files/atoms/files/How to use TNM.pdf.

231. Karayannopoulou M, Kaldrymidou E, Constantinidis TC, Dessiris A. Histological grading and prognosis in dogs with mammary carcinomas:aplication of a human grading method. J Comp Path. 2005;133(4):246-52.

232. Garamvölgyi R, Petrási Z, Hevesi A, Jakab C, Vajda Z, Bogner P *et al*. Magnetic resonance imaging technique for the examination of canine mammary tumours. Acta Vet Hung. 2006;54(2):143-59.

233. Stockhaus C, Kohn B, Rudolph R, Brunnberg L, Giger U. Correlation of hemostatic abnormalities with tumor stage and characteristics in dogs with mammary carcinoma. J Small Anim Pract. 1999;40(7):326-31.

234. Jardini FHM. Avaliação dos marcadores CEA e CA15-3 no soro e CEA no tumor e linfonodo excisado de cadelas portadoras de neoplasia mamária [dissertação de mestrado]. São Paulo: Universidade de São Paulo, Faculdade de Medicina Veterinária e Zootecnia; 2003.

235. Queiroga FL, Pérez-Alenza, González-Gil A, Silván G, Peña L, Illera JC. Serum and tissue steroid hormone levels in canine mammary tumours: clinical and prognostic implications. Reprod Domest Anim. 2015;50(5):858-65.

236. Martin PM, Cotard M, Mialot JP, André F, Raynaud JP. Animal models for hormone-dependent human breast cancer. Relationship between steroid receptor profiles in canine and feline mammary tumors and survival rate. Cancer Chemother. Pharmacol. 1984;12(1):13-7.

237. Tavares WLF, Figueiredo MS, Souza AG, Bertagnolli AC, Lavalle GE, Cavalcanti G *et al*. Evaluation of dose and side effects of tamoxifen in female dogs. Vet Comp Oncol. 2009;7:93-4.

238. Morris JS, Dobson JM, Bostock DE. Use of tamoxifen in the control of canine mammary neoplasia. Vet Rec. 1993;133(22):539-42.

239. National Institutes of Health Consensus Development Panel. National Institutes of Health Consensus Statement: adjuvant therapy for breast cancer. J Natl Cancer Inst Monogr. 2001;30:5-15.

240. Stratmann N, Failing K, Richter A, Wehrend A. Mammary tumor recurrence in bitches after regional mastectomy. Vet Surg. 2008;37(1):82-6.

241. Ito T, Kadosawa T, Mochizuki M, Matsunaga S, Nishimura R, Sasaki N. Prognosis of malignant mammary tumor in 53 cats. J Vet Med Sci. 1996;58(8):723-26.

242. De Nardi AB, Raposo-Ferreira TMM, Assunção KA. Neoplasias mamárias. In: Daleck CR, De Nardi AB (editores). Oncologia em cães e gatos. São Paulo: Roca; 2016.

243. Karayannopoulou M, Kaldrymidou E, Constantinidis TC, Dessiris A. Adjuvant post-operative chemotherapy in bitches with mammary cancer. J Vet Med Series A Physiol Pathol Clin Med. 2001;48(2):85-96.

244. Simon D, Schoenrock D, Baumgartner W, Nolte I. Postoperative adjuvant treatment of invasive malignant mammary gland tumors in dogs with doxorubicin and docetaxel. J Vet Intern Med. 2006;20(5):1184-90.

245. Simon D, Knebel JW, Baumgartner W, Aufderheid M, Meyer-Lindenberg A, Nolte I. *In vitro* efficacy of chemotherapeutics as determined by 50% inhibitory concentration in cell cultures of mammary gland tumors obtained from dogs. Am J Vet Res. 2001;62(11):1825-30.

246. Meuten DJ. Tumors in domestic animals. 4. ed. Iowa State: Univ. California; 2002.

247. Cassali GD. Estudos morfológicos, imuno-histoquímicos e citométrico de tumores mamários da cadela – aspectos comparativos com neoplasias da mama humana [Tese de doutorado]. Minas Gerais: Escola de Veterinária, UFMG; 2000.

248. Geraldes M, Gärtner F, Schmitt F. Immunohistochemical study of hormonal receptors and cell proliferation in normal canine mammary glands and spontaneous mammary tumours. Vet Rec. 2000;146(14):403-6.

249. Nieto A, Penã L, Perez-Alenza MD. Immunohistologic detection of estrogen receptor alpha in canine mammary tumors: clinical and pathological associations and prognostic significance. Vet Pathol. 2000;37(3):239-47.

250. Sorenmo KU, Shofer FS, Goldschmidt MH. Effect of spaying and timing of spaying on survival of dogs with mammary carcinoma. J Vet Intern Med. 2000;14(3):266-70.

251. Yamagami T, Kobayashi T, Takahashi K, Sugiyama M. Influence of ovariectomy at the time of mastectomy on the prognosis for canine malignant mammary tumors. J Small Anim Pract. 1996;37(10):462-4.

252. Belanger JM, Bellumori TP, Bannasch DL, Famula TR, Oberbauer AM. Correlation of neuter *status* and expression of heritable disorders. Canine Genet Epidemiol. 2017;4(1):6.

253. Baker RW. Comments to the editor on "Use of tamoxifeno in the control of canine mammary neoplasia". Vet Rec. 1994;134(1):24.

254. Tavares WLF, Lavalle GE, Figueiredo MS, Souza AG, Bertagnolli AC, Viana FAB *et al*. Evaluation of adverse effects in tamoxifeno exposed healthy female dogs. Acta Vet Scand. 2010;52(1):67.

255. Khanna C, Rosenberg M, Vail DM. A review of paclitaxel and novel formulations including those suitable for use in dogs. J Vet Int Med. 2015;29(4):1006-12.

256. Rodigheri SM, de Nardi AB. Quimioterapia metronômica em cães e gatos – revisão de literatura. Clin Vet. 2013;18(105):40-8.

257. Gaspar TB, Henriques L, Marconato L, Queiroga FL. O uso da quimioterapia metronômica de baixa dose em cães – *insight* sobre um campo de câncer moderno. Vet Comp Oncol. 2018;16:2-11.

258. Ahmadi Y, Karimian R, Panahi Y. Effects of statins on the chemoresistance – the antagonistic drug-drug interactions *versus* the anti-cancer effects. Biomed Pharmacother. 2018;108:1856-65.

259. Torres CG, Olivares A, Stoore C. Simvastatin exhibits antiproliferative effects on spheres derived from canine mammary carcinoma cells. Oncol Rep. 2015;33(5):2235-44.

260. Majchrzak K, Lo Re D, Gajewska M, Bulkowska M, Homa A, Pawlowski K *et al.* Migrastatin analogues inhibit canine mammary cancer cell migration and invasion. PLoS One. 2013;8(10):e76789.

261. Komuro M, Suzuki K, Kanebako M, Kawahara T, Otoi T, Kitazato K et al. Novel iontophoretic administration method for local therapy of breast cancer. J Control Release. 2013;168(3):298-306.

262. Doré M. Cyclooxygenase-2 expression in animal cancers. Vet Pathol. 2011;48(1):254-65.

263. Queiroga, FL, Alves A, Pires I. Expression of Cox-1 and Cox-2 in canine mammary tumors. J Comp Pathol. 2007;136(2-3):177-85.

264. Singh-Ranger G, Mokbel K. Current concepts in cyclooxygenase inhibition in breast cancer. Clin Pharm Therap. 2002;27(5):321-27.

265. Millanta F, Citi S, Della Santa D, Porciani M, Poli A. Cox-2 expression in canine and feline invasive mammary carcinomas: correlation with clinicopathological features and prognostic molecular markers. Breast Cancer Res Treat. 2006;98(1):115-20.

266. Lavalle GE, Bertagnolli AC, Tavares WLF, Cassali GD. COX-2 expression in canine mammary carcinomas:correlation with angiogenesis and overall survival. Vet Pathol. 2009;46(6):1275-80.

267. Knottenbelt C, Chambers G, Gault E, Argyle DJ. The *in vitro* effects of piroxicam and meloxicam on canine cell lines. J Small Anim Pract. 2006;47(1):14-20.

268. Marconato L, Romanelli G, Stefanello D, Giacoboni C, Bonfanti U, Bettini G *et al.* Prognostic factors for dogs with mammary inflammatory carcinoma: 43 cases (2003-2008). J Am Vet Med Assoc. 2009;235(8):967-72.

269. Souza CHM, Toledo-Piza E, Amorin R, Barboza A, Tobias KM. Inflammatory mammary carcinoma in 12 dogs: clinical features, cyclooxygenase-2 expression, and response to piroxicam treatment. The Can Vet J. 2009;50(5):506-10.

270. Peruzzia D, Mesitib G, Ciliberto G, La Monica N, Aurisicchio L. Telomerase and HER-2/neu as targets of genetic cancer vaccines in dogs. Vaccine. 2010;28(5):1201-8.

271. Marconato L, Lorenzo RM, Abramo F, Ratto A, Zini E. Adjuvant gemcitabine after surgical removal of aggressive malignant mammary tumours in dogs. Vet Comp Oncol. 2008;6(2):90-101.

272. Hermo GA, Turic E, Angelico D, Scursoni AM, Gomez DE, Gobello C *et al.* Effect of adjuvant perioperative desmopressin in locally advanced canine mammary carcinoma and its relation to histologic grade. J Am Anim Hosp Assoc. 2011;47(1):21-7.

273. Shoji K, Yoneda M, Fujiyuki T, Amagai Y, Tanaka A, Matsuda A *et al.* Development of new therapy for canine mammary cancer with recombinant measles virus. Mol Ther Oncolytics. 2016;3:15022.

274. Ali MRK, Ibrahim IM, Ali HR, Selim SA, El-Sayed MA. Treatment of natural mammary gland tumors in canines and felines using gold nanorods-assisted plasmonic photothermal therapy to induce tumor apoptosis. Int J Nanomedicine. 2016;11:4849-63.

275. Arenas C, Penã L, Granados-Soler JL, Pérez-Alenza MD. Adjuvant therapy for highly malignant canine mammary tumors: Cox-2 inhibitor *versus* chemotherapy: a case-control prospective study. Vet Rec. 2016;179(5):125.

276. Burrai GP, Tanca A, De Miglio MR, Abbondio M, Pisanu S, Polinas M *et al.* Investigation of HER2 expression in canine mammary tumors by antibodybased, transcriptomic and mass spectrometry analysis:is the dog a suitable animal model for human breast cancer? Tumour Biology. 2015;36(11):9083-91.

277. Hsu WL, Huang HM, Liao JW, Wong ML, Chang SC. Increased survival in dogs with malignant mammary tumours overexpressing HER-2 protein and detection of a silent single nucleotide polymorphism in the canine HER-2 gene. Vet J. 2009;180(1):116-23.

278. Kim JH, Im KS, Kim NH, Yhee JY, Nho WG, Sur JH. Expression of HER-2 and nuclear localization of HER-3 protein in canine mammary tumors: histopathological and immunohistochemical study. Vet J. 2011;189(3):318-22.

279. Sorenmo KU, Rasotto R, Zappulli V, Goldschmidt MH. Development, anatomy, histology, lymphaticdrainage, clinicalfeatures, and cell differentiation markers of canine mammary gland neoplasms. Vet Pathol. 2011;48(1):85-97.

280. Sleeckx N, de Rooster H, Veldhuis Kroeze EJB, Van Ginneken C, Van Brantegem L. Canine mammary tumours, an overview. Reprod Domest Anim. 2011;46(6):1112-31.

281. Rasotto R, Berlato D, Goldschmidt MH, Zappulli V. Prognostic significance of canine mammary tumor histologic subtypes:an observational cohort study of 229 cases. Vet Pathol. 2017;54(4):571-8.

282. De Nardi AB, Rodaski S, Rocha NS, Fernandes SC. Neoplasias mamárias. In: Daleck CR, De Nardi AB, Rodaski S (editores). Oncologia em cães e gatos. São Paulo: Roca; 2008.

283. Bentubo HDL, Sobral RA, Ubukata R, Honda ST, Xavier JG. Carcinoma inflamatório de mama em cadela – relato de caso. Clin Vet. 2006;65:40-4.

284. Silva JRS. Mastectomia em cadelas: variações da técnica segundo a drenagem linfática da cadeia mamária – revisão de literatura. [Monografia]. Rio de Janeiro: Universidade Castelo Branco; 2006.

285. Rutterman GR, Withrow SJ, MacEwen EG. Tumor of mammary gland. In: Withrow SJ, MacEwen (editors). Small Animal Clinical Oncology. 3. ed. Philadelphia: WB Saunders Company; 2001.

286. Pérez-Alenza MD, Jiménez A, Nieto AI, Peña L. First description of feline inflammatory mammary carcinoma: clinicopathological and immunohistochemical characteristics of three cases. Breast Cancer Res. 2004;6(4):300-7.

287. Gomes C, Voll J, Ferreira KCRS, Ferreira RR, Oliveira LO, Contesini E *et al.* Carcinoma inflamatório mamário canino. Acta Sci Vet. 2006;34(2):171-74.

288. Bergman PJ. Mammary gland tumors [internet]. Latin American Veterinary Conference. 2010 [cited 2022 feb 11]. Available from: http://www. ivis.org.

289. Susaneck S, Allen TA, Hoopes J, Withrow SJ, Macy DW. Inflammatory mammary carcinoma in the dog. J Am Anim Hosp Assoc. 1983;19(6):971-6.

290. Lana SE, Rutteman GR, Withrow SJ. Tumors of the mammary gland. In: Withrow SJ, Vail DM (editors). Small animal clinical oncology. 4. ed. Philadelphia: WB Saunders Company; 2007. p. 619-36.

291. Peña L, Silván G, Pérez-Alenza MD, Nieto A, Illera JC. Steroid hormone profile of canine inflammatory mammary carcinoma: a preliminary study. J Steroid Bioch Mol Biol. 2003;84(2-3):211-6.

292. Goldhirsch A, Wood WC, Coates AS, Gelber RD, Thurlimann B, Senn HJ. Strategies for subtypes – dealing with the diversity of breast cancer: highlights of the St Gallen International Expert Consensus on the Primary Therapy of Early Breast Cancer. Ann Oncol. 2011;22(8):1736-47.

293. Queiroga FL, Pérez-Alenza MD, Silvan G, Peña L. Cox-2 levels in canine mammary tumors, including inflammatory mammary carcinoma: clinicopathological features and prognostic significance. Anticancer Res. 2005;25(6B):4269-75.

294. Clemente M, Perez-Alenza MD, Illera JC, Pea L. Profile of steroid receptors and increased aromatase immunoexpression in canine inflammatory mammary cancer as a potential therapeutic target. Reprod Domest Anim. 2016;51(2):269-75.

295. Li ZW, Zhang M, Yang YJ, Zhou ZJ, Liu YL, Li H *et al.* Radiotherapy after mastectomy has significant survival benefits for inflammatory breast cancer: a SEER population-based retrospective study. Peer J. 2020;8:e8512.

296. Pérez-Alenza MD, Tabanera E, Peña L. Inflammatory mammary carcinoma in dogs: 33 cases (1995-1999). J Am Vet Med Assoc. 2001;219(8):1110-4.

297. Robertson FM, Bondy M, Yang W, Yamauchi H, *et al.* Inflammatory breast cancer: the disease, the biology, the treatment. CA Cancer J Clin. 2010;60(6):351-75.

298. Bertucci F, Finetti P, Vermeulen P, Van Dam P, Dirix L, Birnbaum D *et al.* Genomic profiling of inflammatory breast cancer: a review. Breast. 2014;23(5):538-45.

299. Barret DM, Singh N, Porter DL, Grupp SA, June CH. Chimeric antigen receptor therapy for cancer. Annu Rev Med. 2014;65(1):333-47.

300. Lee DW, Barrett DM, Mackall C, Orentas R, Grupp SA. the future is now: chimeric antigen receptors as new targeted therapies for childhood cancer. Clin Cancer Res. 2012;15;18(10):2780-90.

181
Principais Doenças do Trato Reprodutivo de Cães

Maria Denise Lopes • Rodrigo Volpato

INTRODUÇÃO

Este capítulo trata das principais afecções com sede nos órgãos do aparelho genital masculino de cães e gatos. Serão consideradas as doenças que acometem testículos, epidídimo, próstata, pênis e prepúcio, assim como exames complementares que auxiliam no diagnóstico de tais afecções: coleta e análise de sêmen, citologia prostática, biopsia prostática, testes para diagnóstico de brucelose canina.

DOENÇAS DOS TESTÍCULOS E EPIDÍDIMOS

Os testículos são responsáveis pela síntese e secreção dos hormônios esteroides e pela produção espermática. São formados pelo epitélio dos túbulos seminíferos, compostos de células germinativas, pelas células de Sertoli e, na zona intersticial, pelas células intersticiais ou de Leydig. Nos cães, a duração total da espermatogênese é de 61,2 dias, somados a 11,5 dias de trânsito epididimário, portanto, cada nova onda espermática precisa de, no mínimo, 73 dias para ser ejaculada.[1-4]

Entre as doenças reprodutivas, as afecções testiculares são as mais frequentes. As alterações testiculares podem ser classificadas em congênitas ou adquiridas e as descritas neste capítulo serão: testículos ectópicos – criptorquidismo, hipoplasia testicular, orquite/epididimite, tumor testicular, torção do cordão espermático.

Alterações de origem congênita

Criptorquidismo

O criptorquidismo em cães é definido como a não descida de um ou ambos os testículos para a sua localização anatômica normal, sendo considerada a anormalidade testicular mais comum em cães. O testículo ectópico pode ocupar a região inguinal, abdominal ou subcutânea, quando o testículo é palpado entre o escroto e o canal inguinal, e sua ocorrência pode ser unilateral ou bilateral. O criptorquidismo unilateral é mais frequente e o testículo direito, o mais acometido.[2,3,5-7]

O testículo embrionário desenvolve-se caudalmente aos rins. O gubernáculo testicular, um cordão mesenquimal composto de fibroblastos, fibras colágenas e substância intercelular mucoide que apresenta grande quantidade de glicosaminoglicanos, estende-se da extremidade caudal do testículo para a dobra genital, direcionando a descida do testículo no trajeto da cavidade abdominal pelo canal inguinal até o interior do escroto. De acordo com Feldman e Nelson (1996), o criptorquidismo é resultado de um subdesenvolvimento ou uma excrescência do gubernáculo e falha em regredir e tracionar o testículo para dentro do escroto.[2]

O criptorquidismo assume grande importância na clínica de pequenos animais principalmente por dois fatores: é uma doença hereditária controlada por um gene autossômico recessivo, limitado ao sexo; e por ser um fator de risco para o desenvolvimento de neoplasia testicular.[7]

O criptorquidismo tem sido associado a outras enfermidades congênitas, como subluxação patelar, displasia coxofemoral, anomalias do pênis e prepúcio, hérnia umbilical e inguinal. A prevalência do criptorquidismo varia de 1 a 15%, dependendo da distribuição racial dos cães na área de estudo.[5]

Existe discordância sobre a idade na qual ocorre a descida dos testículos para o escroto. Durante o nascimento os testículos ainda estão na cavidade abdominal, na região intermediária entre o polo caudal do rim e o anel inguinal. Aproximadamente 3 a 4 dias após o nascimento, os testículos encontram-se no canal inguinal e depois, por regressão do gubernáculo, ocorre o posicionamento final no escroto. O testículo do cão geralmente atinge o seu posicionamento final até o 35º dia de vida. Em média, o canal inguinal pode permanecer aberto até os 6 meses de vida, permitindo a livre movimentação dos testículos próximo ao escroto até o seu completo fechamento. Por isso recomenda-se que o diagnóstico de criptorquidismo não deva ser feito antes dos 6 meses de vida.[4-7]

O criptorquidismo canino é hereditário. O modo de herança, incluindo o número e a penetrância dos genes envolvidos, ainda é indefinido. Os genes responsáveis pelo controle da descida testicular são autossômicos e, portanto, podem ser carreados tanto por machos quanto por fêmeas. As causas não hereditárias do criptorquidismo canino têm sido especuladas: processos que alteram a pressão intra-abdominal, como infecção umbilical com peritonite ou causas inflamatórias ou mesmo aderências no canal inguinal ou escroto podem impedir a descida normal dos testículos.[5,7]

Algumas raças apresentam um risco maior para o criptorquidismo: Poodle *toy*, Lulu da Pomerânia, Yorkshire Terrier, Dachshund miniatura, Chihuahua, Maltês, Boxer, Buldogue, Sheepdog, Poodle miniatura, Schnauzer miniatura e Husky Siberiano.[5]

Os testículos ectópicos são menores que os testículos normais e os testículos localizados no abdome são menores do que os testículos localizados no canal inguinal. Os testículos retidos são capazes de produzir hormônios esteroides (testosterona), mas nos testículos ectópicos não há espermatogênese.[3,5,6]

Testículos ectópicos são predispostos a neoplasias. Os riscos do desenvolvimento de neoplasias em testículos ectópicos, comparado aos testículos normais, são 9,2 vezes maiores. O cordão espermático dos testículos ectópicos também são predispostos à torção.[3]

O diagnóstico de criptorquidismo é realizado por inspeção visual e palpação cuidadosa do escroto e região inguinal. Os linfonodos inguinais e as gorduras localizadas devem ser diferenciados de testículos retidos no canal inguinal. O exame cuidadoso do escroto e da área perineal para cicatriz cirúrgica pode indicar orquiectomia prévia nos machos. A ultrassonografia abdominal e do canal inguinal deve ser realizada, mas o tamanho diminuído e as várias localizações do testículo ectópico dificultam o diagnóstico.[5,6,8]

A diferenciação de criptorquidismo bilateral de cães castrados pode ser feita por palpação digital da próstata ou ensaios hormonais. Concentração sérica de testosterona menor que 0,02 ng/mℓ indica ausência de testículo; em cães criptorquídicos bilaterais, a concentração de testosterona geralmente varia entre 0,1 e 2 ng/mℓ. Cães adultos, com um ou os dois testículos no escroto, têm concentração de testosterona entre 1 e 5 ng/mℓ. Como a testosterona é liberada em pulsos, uma única dosagem hormonal não é segura o suficiente para determinação hormonal e a diferenciação dessas condições. Um teste de estimulação hormonal com hormônio liberador de gonadotrofinas (GnRH) ou gonadotrofina coriônica humana (hCG) pode ser efetuado para identificar a concentração de testosterona.[6]

Teste de estimulação hormonal | hCG/GnRH

Os procedimentos para o teste são:

- Retirar uma amostra de sangue e dosar os níveis de testosterona
- Administrar hCG (100 UI por via intramuscular) ou GnRH (50 µg por via subcutânea)
- Retirar uma amostra de sangue 12 ou 24 horas depois para dosar os níveis de testosterona
- O aumento de 2 a 4 vezes da concentração inicial de testosterona é considerado normal.

O tratamento de escolha para o criptorquidismo é a castração bilateral. Embora o cão criptorquídico bilateral seja estéril, a predisposição dos testículos ectópicos a neoplasias e torção dos cordões espermáticos torna a castração a melhor escolha para manter a saúde do animal. Animais criptorquídicos unilaterais devem ser castrados para diminuir a possibilidade de transmissão desse defeito hereditário, assim como diminuir a predisposição ao desenvolvimento de neoplasias e torção do cordão espermático. *Portanto, a orquiectomia bilateral é recomendada em todos os casos de criptorquidismo.*[5,6]

O tratamento médico para criptorquidismo canino com GnRH e fármacos com atividades de hormônio luteinizante (LH) tem sido descrito, mas carecem de estudos controlados. A terapia gonadotrófica nos cães criptorquídicos é questionável principalmente do ponto de vista ético.

GnRH de 50 a 750 µg, 1 a 6 vezes em um intervalo de 48 horas, e hCG de 100 a 1.000 UI intramuscular, 4 vezes em um período de 2 semanas, ou análogos de GnRH, 4 µg/animal intramuscular, 3 vezes a cada 2 dias, antes da 10ª semana de vida, são protocolos descritos na literatura. A idade na qual os animais devem iniciar o tratamento é entre 2 e 4 meses. Os resultados são geralmente insatisfatórios, não sendo aconselhável, portanto, o tratamento médico para o criptorquidismo canino.[6]

Hipoplasia testicular

A hipoplasia testicular é uma doença congênita, possivelmente hereditária que resulta em ausência ou marcada redução do número de espermatogônias nos testículos. A hipoplasia testicular pode resultar de subdesenvolvimento das células germinativas primitivas no saco vitelínico, falhas na migração das células germinativas para as gônadas ainda indiferenciadas, falha na habilidade dessas células de se multiplicarem nas gônadas ou sua destruição precoce durante o desenvolvimento embrionário. A hipoplasia testicular pode ser uni ou bilateral. O diagnóstico é realizado geralmente após a puberdade e deve ser diferenciado principalmente da degeneração testicular adquirida.[2]

Essa alteração pode resultar em oligospermia ou azoospermia e esterilidade. As células de Leydig em geral estão presentes em número normal, mantendo a secreção de testosterona e a libido. A gravidade da afecção depende da quantidade de tecido testicular envolvido, com hipoplasia bilateral testicular associada a azoospermia e esterilidade.[2]

O diagnóstico de hipoplasia testicular só deve ser realizada após a maturidade sexual dos cães, ou seja, com 1 a 2 anos na dependência da raça do animal. Não há tratamento. O prognóstico para a fertilidade depende da gravidade da hipoplasia e oligospermia.[3]

Alterações de origem adquirida

Orquites e epididimites

As orquites e epididimites referem-se a inflamações nos testículos e epidídimos, respectivamente. Essa condição pode ocorrer separadamente ou em conjunto. A orquite/epididimite geralmente ocorre em cães jovens; não há predisposição racial.[2–4,6]

Os cães podem apresentar orquite/epididimite aguda ou crônica. A doença aguda é caracterizada por início súbito de episódio de dor e edema do conteúdo escrotal, com hipertermia, letargia, edema escrotal e secreção prepucial purulenta. A doença crônica caracteriza-se por apresentar aumento do escroto sem dor, algumas vezes acompanhada por atrofia testicular.[6]

A patogênese da orquite/epididimite envolve a inflamação do conteúdo escrotal decorrente de infecção ou destruição autoimune do tecido testicular e epididimário. As possíveis vias de infecção incluem: movimento retrógrado dos microrganismos da próstata e trato urinário inferior, vias hematógena e direta por picada de inseto ou ferida. A infecção causa inicialmente edema testicular e epididimário com formação de numerosos abscessos intraluminais. A inflamação crônica resulta em degeneração testicular seguida de fibrose ou atrofia.[6,7]

Os microrganismos frequentemente isolados dos casos de orquite/epididimite são: *Brucella canis*, *Escherichia coli*, *Proteus vulgaris*, *Staphylococcus* sp., *Mycoplasma canis* e o vírus da cinomose canina.[6,9]

Orquite linfocítica não infecciosa também pode ocorrer nos cães. Doenças autoimunes podem ocorrer após infecção ou trauma ou ser de origem idiopática. Orquites autoimunes podem apresentar-se associadas a outras anormalidades, como a tireoidite linfocítica.[7,10]

Nos cães, as junções entre células de Sertoli formam uma barreira hematotesticular, a qual isola as células germinativas das células do sistema imune; a ruptura dessa barreira pode estimular a formação de anticorpos contra o espermatozoide maduro e infiltrados de linfócitos no parênquima testicular.[10]

O diagnóstico de orquite/epididimite é realizado por inspeção visual e palpação dos testículos e do epidídimo. Diagnósticos diferenciais incluem: hérnia escrotal, torção do cordão espermático, neoplasia testicular, hidrocele e granuloma espermático. Em casos crônicos, os testículos podem estar atrofiados, com consistência firme e irregular. O epidídimo geralmente se encontra endurecido à palpação devido à fibrose. A formação de aderências dentro do escroto pode impedir a livre movimentação dos testículos. Todos os cães com aumento de tamanho dos testículos devem ser avaliados para brucelose canina, a despeito da idade ou da condição reprodutiva.[9]

Nenhuma alteração significativa é descrita no hemograma, perfil bioquímico ou urinálise de cães com orquite/epididimite. A ultrassonografia dos testículos aumentados de tamanho permite a diferenciação de estruturas que normalmente não são palpáveis em razão de dor e edema do escroto. Testículos com alterações inflamatórias apresentam um padrão hipoecoico, os epidídimos apresentam contornos irregulares e podem conter áreas hipoecoicas e material purulento ou áreas hipo e hiperecoicas com ou sem mineralização.[9,10]

A aspiração por agulha fina (AAF) dos testículos e epidídimos para obtenção de amostras para citologia e exames microbiológicos para bactérias aeróbias, anaeróbias e micoplasma deve ser considerada.

O tratamento da orquite/epididimite requer a remoção dos testículos afetados; a antibioticoterapia isolada raramente é curativa. A orquiectomia unilateral só deve ser considerada em casos de animal de alto valor genético, mas não é recomendada. O tratamento pré-cirúrgico com antibióticos auxilia na prevenção de edema

Brucelose canina

Muitos animais afetados não apresentam sintomas da infecção; não há um método diagnóstico seguro que ateste que um cão não esteja infectado; os tratamentos são efetivos, mas sempre há necessidade de reavaliar o animal e os transtornos que essa doença causa em canis são tão graves que, na maioria das vezes, quando os reprodutores são diagnosticados como positivos levam ao término da criação. Se combinar esses quatro fatores, entende-se a importância que tal enfermidade tem e representa para a criação de cães.

Brucella canis foi isolada pela primeira vez por Leland Carmichael em 1966. É um cocobacilo gram-negativo que se diferencia de outras espécies do gênero Brucella (salvo B. ovis) por formar colônias rugosas. Afeta todos os canídeos e ocasionalmente pode afetar o homem. A bactéria pode penetrar através da mucosa genital, oronasal ou conjuntival, mas as concentrações para a infecção de um animal é diferente em cada uma dessas vias de infecção. Brucella é fagocitada por macrófagos e outras células fagocíticas e levada até os linfonodos, baço e órgãos genitais, onde se reproduz. Em 1 a 4 semanas da infecção, desenvolve-se bacteriemia que persiste por 6 meses, de modo constante, e até por 64 meses, de modo intermitente.[11]

As mamifestações clínicas são pouco evidentes; podem-se notar às vezes hipertermia, opacidade dos pelos, intolerância aos exercícios. Nos machos, as manifestações mais frequentes são as epididimites e prostatites graves. Ocorrem inicialmente, nos casos agudos, aumento de volume do epidídimo, maior sensibilidade e existência de líquido serossanguinolento. A lambedura frequente do escroto provoca edema e dermatite. Na fase crônica, o epidídimo diminui de tamanho, torna-se endurecido e o testículo apresenta-se atrofiado.[11,12]

As alterações no epitélio testicular provoca rompimento na barreira hematotesticular, permitindo que as células espermáticas entrem em contato com o sistema imunológico; como consequência são formados anticorpos antiespermatozoides que podem ser identificados no soro sanguíneo ou plasma seminal. Os anticorpos antiespermatozoides são independentes daqueles que se formam contra Brucella. Os cães apresentam queda na fertilidade, mas continuam a eliminar bactérias pelo líquido seminal.[11]

A epididimite pode desenvolver-se a partir da quinta semana pós-infecção, observando-se na avaliação seminal: teratospermia, neutrófilo e macrófago; pode ser evidenciada também por células espermáticas imaturas, alterações de acrossoma e gota protocitoplasmática. Nos cães com atrofia testicular pode ser observada azoospermia.

A brucelose é uma enfermidade difícil de ser diagnosticada: os sintomas nem sempre são evidentes, os anticorpos se comportam de maneira inconstante, as culturas nem sempre são positivas no animal infectado e, se a bacteriemia for constante nas primeiras fases da doença, poderá se tornar intermitente e o animal poderá apresentar hemocultura negativa. A partir da segunda semana de infecção começam a ser detectados anticorpos contra a parede da bactéria e contra proteínas citoplasmáticas. Tradicionalmente se utilizam quatro testes sorológicos para o diagnóstico da brucelose canina: aglutinação rápida em placa, aglutinação em tubo, imunodifusão em ágar-gel e ELISA.[12,13]

Todos esses métodos detectam anticorpos contra os lipopolissacarídios (LPS) da parede da bactéria; o antígeno utilizado pode obter-se da B. ovis, da cepa patogênica de B. canis e o da cepa menos mucosa de B. canis. Tanto os antígenos elaborados a partir de B. ovis ou B. canis (RM 6/66) são responsáveis por alta porcentagem de reações falso-negativas. Os antígenos da cepa M causam uma porcentagem menor de reação falso-negativa. As reações falso-negativas decorrem de reações cruzadas com outras bactérias, como Streptococcus, Staphylococcus e Pseudomonas. Quando se adiciona ao teste o 2ME e o exame se torna negativo, isto é indicativo de que o resultado positivo se deveu à imunoglobulina do tipo M.[11,14]

Os métodos de imunodifusão em ágar-gel e ELISA também podem ser usados com antígenos que contenham somente proteínas citoplasmática de Brucella abortus ou canis. O diagnóstico definitivo da brucelose canina é estabelecido pela recuperação da bactéria do animal suspeito. Embora os cães infectados possam apresentar-se bacterêmicos por 1 a 3 anos, o número de microrganismos circulante é pequeno. A confirmação da infecção com cultura direta é difícil em cães com doença crônica, pois a bactéria pode não estar presente nas amostras obtidas para cultura.

A reação em cadeia da polimerase (PCR) vem sendo extensamente estudada com resultados promissores na detecção de B. canis em diversos materiais de animais suspeitos. Os testes sorológicos são suficientes para indicar a ocorrência de infecção por B. canis, porém é importante enfatizar a dificuldade de se utilizarem esses testes devido à ausência de antígenos de B. canis produzidos no Brasil, havendo a necessidade de aquisição de kits importados.[12,14]

Um cão infectado com B. canis não deve ser utilizado como reprodutor, pois é uma fonte de infecção para outros cães e para o homem. B. canis é sensível a uma variedade de antibióticos, mas a terapia frequentemente resulta em falhas ou retorno da infecção. Os tratamentos são difíceis devido à localização intracelular da bactéria e à dificuldade dos antibióticos em atingirem esse local. Os proprietários de cães infectados com B. canis têm de considerar determinadas opções como tratamentos repetidos, esterilização ou eutanásia.[11,13,14]

A combinação de tetraciclina e aminoglicosídios oferece as melhores chances de eliminar a infecção. A gentamicina pode ser usada na dose de 2,2 mg/kg intramuscular 1 vez/dia na primeira semana; doxiciclina ou minociclina na dose de 55 mg/kg 2 vezes/dia, durante 2 semanas; tetraciclina oral e estreptomicina injetável: esse protocolo consiste em tetraciclina na dose de 10 mg/kg, 3 vezes/dia, durante 30 dias, com estreptomicina, 15 mg/kg, IM.[13]

A castração do animal associada à rifampicina (10 mg/kg, VO, por 30 dias) e à estreptomicina (10 mg/kg, IM, por 21 dias) foi utilizada por Megid et al. (2002) com bons resultados. A efetividade da terapia antimicrobiana aliada à castração de cães com brucelose foi relatada por Megid et al. (1999), obtendo 91,6% de cura em 12 cães naturalmente infectados e acompanhados sorologicamente 2 meses após o término do tratamento antimicrobiano.[15] Dois desses animais foram retestados sorologicamente 1 ano depois de findada a terapia, com resultados negativos. Contudo, deve-se ressaltar que a terapia de cães com brucelose deve ser rigorosamente avaliada pelo médico-veterinário e indicada exclusivamente em condições específicas.

---

pós-cirúrgico. Cães com orquite/epididimite unilateral devem ser tratados com castração bilateral; antibióticos altamente solúveis, de amplo espectro, devem ser recomendados.[2,3,9,10]

Neoplasias testiculares

Neoplasia testicular é comum nos cães. Os tipos tumorais mais comuns descritos são: tumor das células de Sertoli, seminoma e tumor das células intersticiais (Leydig). Os três são igualmente prevalentes em testículos criptorquídicos e os tumores das células de Sertoli são os mais comuns em testículos retidos no abdome.

Os tumores das células de Sertoli são associados à síndrome paraneoplásica causada pela produção de estrógenos pelo tumor, caracterizada por alopecia simétrica bilateral, ginecomastia e atração de cães machos.

Os tumores testiculares podem ser uni ou bilaterais e a existência de dois ou mais tipos tumorais conjuntamente, em um ou ambos os testículos, ocorrem em cerca de 11,2% dos casos.

As células de Sertoli suportam o desenvolvimento das células espermatogênicas e secretam hormônios responsáveis pelo feedback do hipotálamo e hipófise. A maioria dos tumores das células de Sertoli são tumores de crescimento lento e pouco invasivos; cerca de 20% são malignos. Esses tumores geralmente são firmes, nodulares e de coloração amarelada; geralmente são funcionais e secretam grandes quantidades de estrógenos e/ou inibina.[2]

Os seminomas se originam das células espermatogênicas; são de crescimento lento e também não invasivo. São afuncionais e, portanto, não produtores de hormônios, apresentam consistência amolecida, lobulados e a coloração é acinzentada a esbranquiçada.

O tumor das células intersticiais (Leydig) se origina das células responsáveis pela produção de testosterona, que se localizam no espaço intersticial; diferente dos outros dois tipos tumorais essas são descobertas acidentais, geralmente no momento da necropsia.

Embora exista grande variação em relação à incidência dos tumores testiculares, Johnston et al. (2001) relataram incidência de 44% de tumores das células de Sertoli, 31% de seminomas e 25% de tumores das células intersticiais.[6] A incidência desses tumores é maior em testículos com localização inguinal do que abdominal.[6] Diferenças na incidência desses tumores, relacionadas com a localização, podem ser devido a diferenças na temperatura do parênquima testicular, quando os testículos estão no abdome ou no canal inguinal, e aos efeitos dessa temperatura sobre a viabilidade das espermatogônias, das células de Sertoli e das células intersticiais.

A sintomatologia relacionada com esses tumores varia na dependência da atividade hormonal do tumor; em geral, os sintomas são causados pelo aumento de tamanho dos testículos, comprimindo e deslocando outros órgãos, ou pela secreção hormonal de estrógeno ou andrógeno. Na dependência do tamanho do testículo e de sua localização, o animal pode apresentar distensão abdominal, ou sinais sugestivos de torção testicular. Um quadro de infertilidade poderia resultar da pressão exercida pelo tecido neoplásico sobre o parênquima normal, ou ainda, secundário a uma reação imunomediada dirigida contra as espermatogônias, devido à quebra da barreira hematotesticular ou induzida pela atrofia testicular oriunda da secreção de estrógeno ou andrógeno pela neoplasia.[2,10]

Neoplasias testiculares podem secretar testosterona, que se acredita serem responsáveis pela alta incidência de alteração prostática e tumor perianal em cães com tumor testicular. Os andrógenos são essenciais para o crescimento e manutenção da próstata em cães e têm relação importante no desenvolvimento de hiperplasia prostática benigna (HPB). Diferentemente, os estrógenos induzem metaplasia escamosa da próstata, resultando em diminuição do tamanho prostático. A baixa incidência de tumor perianal e HPB em cães com tumor das células de Sertoli é resultado da secreção preferencial de estrógeno por esse tipo de neoplasia.

O diagnóstico das neoplasias testiculares é realizado pela inspeção. Os sinais típicos causados pelo tumor testicular são: assimetria e aumento do testículo acometido, síndrome da feminilização dos machos. Outros sinais incluem disfunção prostática, neoplasia perianal, criptorquidismo, oligospermia, azospermia, hemorragias como resultado de pancitopenia e prostatites.

Pequenos tumores intratesticulares e neoplasias em testículos ectópicos podem ser diagnosticados apenas no exame ultrassonográfico. O ultrassom do testículo afetado usando uma sonda setorial ou linear de 5 ou 7,5 mHz pode revelar densidade hiperecoica, densidade hipoecoica ou áreas císticas. Radiografias torácicas e abdominais devem ser realizadas para identificar e localizar neoplasias intra-abdominais ou para avaliação de metástases. São locais comuns de metástase: linfonodos sublombares, fígado e baço.[4]

Para determinar a origem da massa, AAF, biopsia incisional ou biopsia excisional podem ser feitas.

Orquiectomia bilateral é o tratamento de escolha. Se o cão for um reprodutor importante, a orquiectomia unilateral deve ser considerada, entretanto, se o animal for criptorquídico, ambos os testículos devem ser removidos. Se não houver evidência de metástase e o tumor for removido, o prognóstico é bom.

Torção do cordão espermático

A rotação do testículo em seu eixo horizontal resulta em torção do cordão espermático, oclusão da drenagem venosa dos testículos e subsequente ingurgitamento e necrose.

A torção do cordão espermático é rara nos cães e historicamente tem sido referida como torção testicular. Cães com torção do cordão espermático geralmente apresentam sinais de abdome agudo, incluindo dor abdominal, vômito, distensão abdominal, anorexia, disúria, hematúria e hipertermia. Outros sintomas relacionados com a torção podem estar associados à neoplasia testicular e incluem alopecia simétrica e prepúcio penduloso.[8]

A existência de neoplasia testicular é responsável por um testículo ectópico, penduloso e mais pesado, o que predispõe à rotação. Correlação semelhante não tem sido verificada entre torção testicular e testículos intraescrotais. A causa da torção testicular permanece incerta, embora a ruptura do ligamento escrotal após a ocorrência de um trauma ou atividade física excessiva pareça predispor à rotação testicular.[8]

Na dependência da duração da torção, letargia, inapetência e choque podem ocorrer. A dor abdominal é a descoberta principal durante o exame clínico; massa bastante sensível pode ser palpada no abdome caudal, se a ascite não estiver presente.

O diagnóstico presuntivo é baseado nos sintomas e na existência de testículo ectópico. A ultrassonografia mostra diminuição da ecogenicidade dos testículos com cordão espermático torcido. A ultrassonografia Doppler pode ser utilizada e demonstra ausência do fluxo sanguíneo em direção ao testículo afetado. O diagnóstico definitivo, entretanto, é realizado apenas com cirurgia exploratória. O diagnóstico diferencial inclui orquite/epididimite aguda, pancreatite, peritonite, torção esplênica ou obstrução do trato urinário ou intestinal.[6,8]

O tratamento é a remoção cirúrgica do testículo e do cordão espermático afetado. Por ser a torção do cordão espermático mais comum em cães criptorquídicos, e essa doença ser hereditária, a orquiectomia bilateral é recomendada. O prognóstico é bom desde que não esteja presente metástase testicular.

DOENÇAS PROSTÁTICAS

A próstata é a única glândula sexual acessória no cão. Ela é bilobulada, de forma ovoide e andrógeno-dependente, composta de elementos glandulares e estroma, sendo a responsável pela secreção de fluidos da primeira e terceira frações do ejaculado. O fluido prostático é secretado continuamente nos machos não castrados e essa secreção é liberada via fluxo retrógrado para a bexiga urinária ou orifício externo da uretra em volumes que variam de poucas gotas até alguns mililitros, dependendo do tamanho da glândula. Localiza-se caudalmente ao colo da bexiga, recobrindo uma porção da uretra, apoiada sobre a face dorsal do púbis.[16]

Muitos estudos acerca das principais afecções prostáticas dos cães vêm sendo realizados, principalmente pela semelhança entre a glândula prostática do cão e a do homem, e pela alta prevalência de enfermidades em ambas as espécies. Isso contribui muito para a pesquisa de novos tratamentos das doenças prostáticas no homem e, portanto, o cão é considerado um modelo experimental de grande importância.

O crescimento e a secreção prostática são modulados pela di-hidrolestosterona (DHT), um importante andrógeno, que é formado pela ação da enzima 5α-redutase sobre a testosterona.[10,17] No cão, é descrita a existência de duas isoenzimas da 5α-redutase: tipo I e tipo II. A atividade da 5α-redutase na próstata humana é muitas vezes maior no estroma do que no epitélio.

A testosterona compete pelos mesmos receptores que a DHT. Esta tem grande afinidade por receptores de andrógenos intracelulares e uma taxa de dissociação 5 vezes mais lenta que a da testosterona, por isso a DHT é ativa em nível intracelular.[17]

A incidência da hiperplasia prostática é de 2,5% em toda população de cães machos e aumenta para 8% em cães acima de 10 anos.[17]

O aspecto dorsocaudal da próstata na maioria dos cães pode ser palpada pelo reto. A glândula de tamanho normal não é facilmente observada em radiografias simples, mas pode ser identificada com técnicas contrastadas, como a retrocistografia com distensão da bexiga ou exames ultrassonográficos. Em caso de hiperplasia glandular, a próstata é geralmente visível radiograficamente. A próstata é considerada aumentada quando o seu diâmetro excede 70% da distância entre o promontório e o púbis. O volume prostático em cm^3 pode ser estimado por exame ultrassonográfico, avaliando-se as medidas craniocaudal (L), transversa (W) e dorsoventral (D) e aplicando-se a fórmula:

$$V \ (cm^3) = \frac{[(L \times W \times D) + 1,8]}{2,6}.$$

Um estudo realizado por Murashima (2001) verificou existência de associação e correlação das dimensões prostáticas (comprimento, largura, altura e volume) e a massa corporal de cães em três grupos diferentes de animais. Os resultados obtidos foram os seguintes: grupo I, massa corporal média de 3,79 ± 1,57 kg e medidas prostáticas de 2,01 ± 0,64 cm (comprimento), 1,75 ± 0,48 cm (altura), 2,38 ± 0,58 cm (largura); grupo II, massa corporal média de 10,30 ± 2,38 kg e dimensões prostáticas 2,35 ± 0,52 cm (comprimento), 2,06 ± 0,41 cm (altura) e 2,51 ± 0,52 cm (largura) e grupo III, com massa corporal média de 32,80 ± 9,69 kg, e medidas prostáticas de 3,18 ± 0,72 cm (comprimento), 3,06 ± 0,66 cm (altura) e 3,45 ± 0,59 cm (largura).[18]

As doenças prostáticas são comuns em cães idosos, não castrados. Embora pareça não haver predileção por raças, cães de grande porte, como o Pastor-Alemão e o Dobermann, apresentam prevalência aumentada, embora uma relação causal ainda não tenha sido estabelecida.[18] As doenças prostáticas discutidas aqui serão: hiperplasia prostática benigna (HPB), cistos prostáticos, prostatites, abscesso prostático e neoplasia prostática.

Hiperplasia prostática benigna

Definição
A HPB é uma doença espontânea de cães inteiros que se inicia como hiperplasia glandular a partir de 3 anos. A HPB é parte de um processo de envelhecimento que inclui aumento do número de células (hiperplasia) e o aumento do tamanho das células (hipertrofia).[18] Com o envelhecimento, quase todos os cães apresentam HPB; mais de 95% dos animais poderão estar afetados com 9 anos, entretanto, grande parte desses animais não desenvolverá sintomas clínicos.

Etiologia
A patogênese da HPB ainda não está elucidada; a HPB inicia-se com uma alteração da relação andrógeno:estrógeno secretados pelos testículos. O estrógeno promove a HPB pelo aumento dos receptores androgênicos. Produção elevada de DHT no interior da próstata é o mediador primário da HPB. A hiperplasia inicial começa como hiperplasia glandular e subsequentemente se transforma em hiperplasia cística que com frequência leva à formação de estruturas císticas dentro do parênquima da próstata, com aparência típica de favo de mel.[19]

Manifestações clínicas
Não há sintomas característicos desenvolvidos pelos cães com HPB até que a condição tenha evoluído para um ponto em que o aumento prostático cause tenesmo ou hematúria. O diagnóstico de HPB pode ser realizado após biopsia; entretanto, um diagnóstico presuntivo é feito geralmente com base no histórico do animal, exame clínico e avaliação do fluido prostático, obtido por coleta de sêmen ou massagem prostática.[8,4,18]

Diagnóstico
O diagnóstico da HPB requer a demonstração de aumento prostático e exclusão de outras alterações associadas à prostatomegalia, como as prostatites ou neoplasias. O hemograma desses animais geralmente é normal; culturas aeróbias e anaeróbias do fluido seminal são negativas, a menos que uma infecção esteja sobreposta à HPB.

A próstata dos cães é palpada pelo reto, a menos que o aumento prostático seja muito grande e a glândula se movimente para a cavidade abdominal. Neste caso, é possível a palpação da glândula pelo reto e pressão no abdome caudal.

A glândula normal não é fácil de ser observada à radiografia simples. A próstata hiperplásica pode ser observada na posição lateral e é considerada aumentada quando seu diâmetro corresponde a 70% da distância entre o púbis e o promontório sacral. A média do diâmetro normal é de 56% da distância.[6] Podem haver achados radiográficos secundários à HPB, tanto na radiografia simples quanto na contrastada, com deslocamento cranial da bexiga e/ou dorsal do cólon descendente e aumento das dimensões renais (hidronefrose). Na pneumocistografia pode-se perceber redução do diâmetro da uretra prostática, uma vez que no cão normal, sem HPB, esse diâmetro é maior que o restante da uretra.[6]

A ultrassonografia é um método confiável para se avaliarem as dimensões prostáticas, além de ser não invasivo, não ionizante, seguro e viável. É apropriado para demonstrar alterações de forma e textura prostática, evidenciando o parênquima e a ocorrência de lesões, além de servir como guia para coletas citológicas.[20]

Proteínas secretoras não têm sido identificadas nos cães normais ou com HPB.

Tratamento
A castração é o tratamento mais efetivo para retirar a influência hormonal dos cães com HPB.[6,20] A castração cirúrgica causa redução de 70% no tamanho da glândula após a cirurgia; a completa involução requer, em média, 4 meses.[19,20]

O tratamento clínico mais comum para HPB é a finasterida, um esteroide sintético, inibidor da 5α-redutase tipo II, que tem sido utilizada em medicina humana nos últimos 10 anos para o tratamento da HPB. A finasterida bloqueia a conversão da testosterona em di-hidrotestosterona. A finasterida é aprovada somente para uso no homem, mas é bem conhecida por produzir diminuição dose-dependente no tamanho da próstata também nos cães. Esse fármaco diminui o diâmetro prostático, o volume prostático e a concentração de DHT em 58%, após o tratamento por um período de 16 semanas. O tratamento com finasterida diminui o volume do ejaculado, mas a qualidade não é afetada. A dose de finasterida é de 1,5 mg/animal com peso igual ou inferior a 15 kg, ou 2,5 mg/animal com peso entre 15 e 30 kg, a cada 24 horas. A próstata de cães tratados com finasterida retorna ao tamanho anterior 2 meses após o término do tratamento. Flutamida é um fármaco antiandrogênico que causa a diminuição no tamanho da próstata, como observado por exames ultrassonográficos dentro de 10 dias. A dose de 5 mg/kg/dia por via oral, por 1 ano, não alterou a libido ou a produção espermática. Em muitos países, a flutamida não é aprovada para uso veterinário, embora pareça segura, efetiva e bem tolerada nos cães.[6]

Quando a castração não é considerada, fármacos, como os estrógenos ou antiandrógenos não esteroides ou ainda agonistas do GnRH, podem ser usados. Estrógenos agem indiretamente reduzindo as concentrações de testosterona pela inibição da secreção e liberação de gonadotrofinas pela adeno-hipófise; neste caso, o tamanho da próstata é diminuído pela redução da massa celular. O tamanho e o número de cistos intraparênquima não são afetados pelo tratamento. Devido ao risco de provocar efeitos colaterais sérios na medula óssea – anemia, leucopenia, trombocitopenia, pancitopenia –, bem como causar crescimento do estroma fibromuscular, metaplasia do epitélio glandular e estase secretória resultando em aumento e predisposição na formação de cistos, infecção bacteriana e formação de abscesso, o uso clínico de estrógeno para o tratamento de HPB não é aconselhável.[6,19,20]

Outros tratamentos médicos incluem os progestágenos, os quais reduzem as concentrações de testosterona devido ao *feedback* negativo no hipotálamo. Compostos como o acetato de megestrol, acetato de medroxiprogestrona, acetato de delmadinona são usados com sucesso nos cães. O acetato de megestrol pode ser usado na dose de 2,2 mg/kg, VO, por 2 semanas, ou na dose de 0,55 mg/kg, VO, por 4 semanas. O acetato de medroxiprogesterona pode ser usado na dose de 3 a 4 mg/kg por via subcutânea a cada 10 semanas. Estudos recentes realizados na Universidade de Piza, Itália, mostraram efeitos clínicos excelentes em cães acometidos de HPB, quando tratados com acetato de ciproterona na dose de 0,5 mg/kg, VO. Nenhum dos esteroides antiandrogênicos deve ser usado em animais em atividade reprodutiva, pois o uso prolongado pode diminuir a libido e a fertilidade.[16]

Recentemente desenvolvido para o controle de doenças prostáticas nos cães, os agonistas de GnRH diluídos em veículos oleosos agem dessensibilizando os receptores de gonadotrofinas na adeno-hipófise, portanto, suprimindo a função do eixo hipotálamo-hipotálamo-hipófise-gonadal. A supressão do eixo hipotálamo-hipotálamo-hipófise-gonadal leva à supressão de hormônio foliculoestimulante (FSH) e LH com consequente queda nas secreções de estrógeno, progesterona e testosterona. O bloqueio da esteroidogênese pode ser utilizado em pequenos animais para uma variedade de indicações, incluindo a redução do tamanho prostático, auxiliando no controle da HPB. Cães adultos implantados com acetato de deslorrelina, na dose de 0,5 a 1,0 mg/kg de peso, mostraram diminuição de aproximadamente 50% no tamanho da próstata e queda de 90% na concentração de testosterona, após 6 semanas de tratamento. Quando o tratamento foi descontinuado, a próstata retornou a seu tamanho pré-implantação após 48 semanas.[16]

Cistos prostáticos

Definição

Cisto é definido como uma estrutura cavitária benigna com uma parede distinta, contendo fluido límpido ou túrbido. Se estiver no parênquima prostático, é chamado "cisto de retenção". Se estiver adjacente a ele, cisto paraprostático.

Etiologia

A patogenia é desconhecida. Muitos mecanismos têm sido propostos para o desenvolvimento dos cistos, incluindo dilatações dos remanescentes ductos de Wolff, retenção anormal de secreção prostática devido à obstrução de ductos, com eventual extensão através da cápsula (cistos de retenção).[16]

Apesar da patogenia desconhecida, a observação de ocorrência de cisto de retenção, com tumor de células de Sertoli secretor de estrógeno, sugere que eles ocorram pela dilatação do ácino, secundária à metaplasia escamosa induzida pelo estrógeno.[6]

Manifestações clínicas e diagnósticos

Os sintomas geralmente são decorrentes da pressão exercida pelos cistos na uretra ou no cólon. É confirmado por radiografia e ultrassom. Por meio de palpação retal pode-se perceber

prostatomegalia, a menos que ela esteja deslocada para o interior da cavidade abdominal. A próstata aumentada também pode ser palpada através do abdome.[6]

Ao exame de raios X, pode-se observar os cistos, em várias localizações e número, diferentes radiodensidades e tamanhos variados. A uretrocistografia é útil para diferenciar cistos prostáticos de outras possíveis massas abdominais. A bexiga pode estar deslocada, mais comumente, dorsal ou ventral à próstata.[6] Ao ultrassom, os cistos são estruturas ovoides, grandes, com margens internas lisas e vistos como estruturas hipoecogênicas ou anecoicas. Várias aparências ultrassonográficas são encontradas, mas não existe um padrão devido à falta de dados disponíveis. Sedimentos e septos também podem ser encontrados.[19]

Tratamento

O tratamento médico para cistos não foi descrito. Pode ser realizada a drenagem dos cistos, mas esse procedimento nem sempre é recomendado por causa da cápsula frequentemente presente, o que causa recorrência.[6]

A ressecção do cisto com ou sem colocação de dreno pode ser feita, dependendo de localização, tamanho e aderência a estruturas adjacentes. A marsupialização de cistos grandes e solitários permite drenagem e consequente colapso da cápsula. Se esta persistir, pode haver recorrência. Cistos de retenção muito grandes podem requerer prostatectomia parcial. Deve-se fazer castração ou uso de finasterida antes ou com uma das técnicas anteriores, mas sua eficácia não é conhecida. Alguns efeitos colaterais dessas técnicas estão descritos, como incontinência urinária e extravasamento de urina pela uretra.[6]

Prostatites

Etiologia

A infecção prostática geralmente ocorre secundariamente a outras alterações prostáticas, sendo a HPB a alteração mais comum. A prostatite pode ser aguda ou crônica e, na maioria das vezes, é decorrente da ascensão de bactérias da uretra. *Escherichia coli* foi a bactéria identificada mais comumente nas prostatites bacterianas, seguida de *Staphylococcus aureus*, *Klebsiella* spp., *Proteus mirabilis*, *Mycoplasma canis*, *Pseudomonas aeruginosas*, *Enterobacter* spp., *Streptococcus* spp., *Pasteurela* spp. e *Haemophilus* spp. [16] *Brucella canis* também podem infectar a próstata de cães, mas essa bactéria está mais associada a casos de orquite e epididimite. Infecções por bactérias anaeróbias ou fúngicas podem ocorrer, por contiguidade hematógena, uretral ou do escroto com consequente orquite e prostatite. As prostatites são raras em animais castrados.

Manifestações clínicas

Os sintomas da prostatite aguda são: hipertermia, letargia, dor durante a micção ou defecação; os cães podem se movimentar com o dorso arqueado. Edema do escroto e de membros posteriores pode ser observado. Cães com abscesso prostático podem apresentar sintomas de choque – taquicardia, mucosas pálidas, preenchimento capilar alterado, pulso fraco e vômitos, peritonite e septicemia, em casos de ruptura do abscesso.[16,17]

As prostatites crônicas ocorrem após a fase aguda ou podem se desenvolver de modo assintomático. A suspeita de infecção crônica inclui qualidade seminal alterada, libido diminuída associada à dor decorrente de contração prostática durante a ejaculação e existência de sangue na urina ou no ejaculado.

Diagnóstico

O diagnóstico, no caso de processos agudos, é realizado com a descoberta de glândula aumentada de tamanho e dolorida, evidenciada pela palpação digital do reto e presença de bactérias na urina. A cultura de urina obtida por cistocentese auxilia na identificação do organismo causador da infecção. A sensibilidade aumentada geralmente dificulta e impede a obtenção do fluido prostático. A manipulação da próstata deve ser evitada para prevenir a disseminação da infecção bacteriana. Em casos crônicos, a próstata é menos sensível, permitindo a coleta do fluido prostático para a realização da cultura microbiológica. Alterações radiográficas e ultrassonográficas da próstata são geralmente aparentes em animais com processos crônicos; em casos nos quais a cultura do fluido prostático não identificou um microrganismo causador da infecção, mas o diagnóstico por imagem é sugestivo de doença, a biopsia da próstata deve ser realizada para confirmar o diagnóstico de prostatite.

Tratamento

O tratamento agressivo da prostatite aguda pode prevenir a evolução para rostatite crônica. O resultado da urocultura e o antibiograma podem auxiliar o clínico na escolha e seleção do antibiótico. Um crescimento de mais de 10.000 organismos/mℓ de fluido prostático ou qualquer crescimento de amostra de tecido é considerado significativo. O antibiótico selecionado deve apresentar capacidade para manter concentrações terapêuticas na urina e tecidos. O antibiótico deve ser administrado no mínimo por 3 a 4 semanas até a remissão completa da infecção. Recomenda-se que urocultura e cultura de fluido prostático sejam realizadas em 7 a 10 dias após o término do tratamento para confirmar a erradicação da infecção. Quando tratada de maneira adequada, a prostatite aguda tem bom prognóstico.

O antibiótico deve atravessar a barreira hematoprostática e, nesse aspecto, o enrofloxacino é um dos antibióticos de escolha. O uso desse antibiótico atinge concentrações que a excedem a concentração inibitória mínima nos tecidos prostáticos para a maioria dos patógenos, na dose de 5 mg/kg.[16] A dificuldade no tratamento de prostatite está no fato de que a próstata apresenta pH mais ácido que o sangue. Para que os antibióticos possam penetrar na glândula é necessário que tenham alta lipossolubilidade, baixa ligação com proteínas plasmáticas e alto índice de dissociação (pKa), permitindo a difusão da forma não ionizada do medicamento pela membrana prostática.[6] Outros antibióticos descritos para uso em prostatite são a eritromicina e a clindamicina. Eritromicina e clindamicina atuam bem contra bactérias gram-positivas; enquanto o enrofloxacino atua em gram-negativas e trimetoprima ou cloranfenicol nas gram-positivas e negativas. Em bactérias anaeróbias, apenas o cloranfenicol é eficiente.

No caso de prostatites fúngicas, deve-se administrar antifúngico sistêmico: cetoconazol na dose de 20 mg/kg, a cada 24 horas, por 60 dias, e anfotericina B, na dose de 0,5 mg/kg intravenosa, por 3 dias.[6]

A drenagem cirúrgica de abscessos com colocação de múltiplos dreno de Penrose foi descrita e mostrou sucesso no tratamento de prostatite e abscessos, mas a inserção de drenos é associada a alta porcentagem de complicações, como infecção persistente de trato urinário e incontinência urinária.

Neoplasias prostáticas

Etiologia

O adenocarcinoma prostático é uma doença rara em cães, mas quando ocorre apresenta alta incidência em animais não castrados de 8 a 10 anos. Os riscos de neoplasias em machos castrados precocemente são iguais ou ligeiramente mais altos do que em machos não castrados. Esse fato pode estar associado à observação de que os machos castrados geralmente não manifestam as modificações hiperplásicas na próstata como a dos machos não castrados e os tumores permanecem pequenos e não identificados por longos períodos, permitindo, portanto, um desenvolvimento mais invasivo.

Em cães, as neoplasias são consideradas não dependentes de hormônios, especulando-se, entretanto, que efeitos precoces da testosterona ou de testosterona de origem não testicular, de origem adrenal, tenham um papel importante no desenvolvimento e evolução da neoplasia de próstata em cães.[6,17]

Manifestações clínicas

Cães com neoplasia prostática desenvolvem sintomas compatíveis com aumento de próstata: dificuldade de micção e/ou de defecação; muitos cães apresentam anorexia e perda de peso. Dor óssea, um indicador de metástase óssea na coluna lombar, sinaliza estado terminal da doença.[6,17,19]

Diagnóstico

Em animais idosos, não castrados, a próstata aumentada, e em cães não castrados a próstata de tamanho normal são sugestivas de neoplasia prostática. AAF ou biopsia guiada por ultrassom são a melhor maneira de diagnosticar a neoplasia prostática.

Tratamento e prognóstico

Tumores avaliados como bem diferenciados no momento da biopsia podem indicar um prognóstico melhor, em termos de sobrevivência. Infelizmente, a neoplasia prostática não é diagnosticada até que os cães se apresentem em estado terminal da doença, quando as opções terapêuticas são limitadas e o prognóstico é considerado ruim.

A castração causa atrofia da porção não neoplásica da glândula, não alterando a parte afetada, nem reduzindo a progressão da doença.[6,17,20]

A cirurgia para a remoção da próstata é uma opção possível e, se a doença for detectada em estágios iniciais, essa opção pode ser curativa. Entretanto, a prostatectomia é uma cirurgia difícil e está associada à incontinência urinária crônica. O tratamento paliativo inclui castração ou terapia hormonal à base de acetato de megestrol ou finasterida para reduzir a hiperplasia prostática e aliviar os sintomas associados ao aumento da glândula.

A radiação tem sucesso limitado nesses casos, apenas aliviando o fluxo urinário e a constipação intestinal. Os animais têm sobrevida baixa.

O tratamento cirúrgico inclui prostatectomia total, mas apresenta muitas complicações pós-operatórias, como incontinência urinária e tenesmo. A inserção de cateter uretral também é paliativa, mas ajuda nos casos de infiltração do tumor.[6]

Diagnóstico das principais doenças prostáticas

Citologia prostática | Ejaculação manual ou massagem prostática

As indicações para avaliação do fluido prostático incluem algum sintoma de doença prostática: secreção sanguinolenta pelo prepúcio ou pênis não associada a micção, hematúria aparente, tenesmo retal; infertilidade e infecções recorrentes do trato urinário em machos não castrados.[21] O fluido prostático é facilmente coletado por manipulação digital. A primeira e terceira frações do ejaculado são de origem prostática e a coleta dessas amostras pode auxiliar na localização da doença.

A massagem prostática é indicada naqueles cães nos quais é difícil a coleta manual do sêmen; neste caso, a bexiga deve ser esvaziada completamente e a sedação do animal deve ser realizada, se necessário. Uma sonda urinária deve ser introduzida e a urina deve ser removida; em seguida, a lavagem da bexiga deve ser efetuada com 5 a 10 mℓ de solução salina estéril. O cateter deve ser retirado cuidadosamente até atingir a uretra prostática, guiado por palpação digital do reto. A massagem transretal deve ser feita por aproximadamente 1 minuto. Novamente, cerca de 5 mℓ de solução salina estéril devem ser injetados na sonda uretral e aspirados em seguida. As duas amostras devem ser analisadas para determinação do local da infecção – doença prostática ou infecção urinária.[6,21] A interpretação citológica das amostras do fluido prostático é complicada pela própria diluição dos tipos celulares. A centrifugação das amostras e o exame do *pellet* resultante facilitam o diagnóstico. A interpretação dos resultados pode também ser complicada pela presença de infecção do trato urinário.

Cultura do fluido prostático

A primeira e terceira frações do ejaculado são de origem prostática; a terceira fração, entretanto, é menos sujeita à contaminação pela microbiota normal da uretra distal. Portanto, coleta e cultura dessa fração do ejaculado poderiam facilitar a localização de uma infecção prostática.

Citologia prostática | Aspiração por agulha fina

A indicação de AAF da próstata recai sobre a possibilidade de se realizar um exame citológico naquelas lesões diagnosticadas por ultrassonografia. Esse procedimento deve ser realizado com cautela, pois a punção de tecido prostático infectado pode criar um trato séptico, todavia, existem muitos relatos na literatura documentando esse procedimento, sem nenhuma complicação.

O animal deve ser colocado em decúbito lateral e a área abdominal caudal deve ser cuidadosamente depilada e limpa. A próstata deve ser avaliada por ultrassom e o transdutor deve se fixar quando o técnico visibilizar a área de interesse; nesse momento uma agulha estéril deve ser transpassada ao lado do transdutor. A agulha é visível quando atinge a próstata; uma seringa estéril deve ser acoplada à agulha e pressão negativa deverá ser exercida várias vezes. Em seguida, o técnico deixa de fazer a pressão e a agulha é retirada. Às vezes, é necessário colher várias amostras.

Os efeitos colaterais desse procedimento são mínimos, sendo relatada em alguns casos hematúria por 2 a 3 dias. A técnica de AAF foi correlacionada positivamente ao diagnóstico histopatológico em 80% dos cães com adenocarcinoma prostático e em 75% de cães com prostatites.

Biopsia prostática

As indicações para a biopsia prostática são as mesmas do procedimento de AAF, ou seja, as lesões são previamente diagnosticadas por ultrassonografia. Geralmente, a biopsia prostática é realizada em casos nos quais não foi possível o diagnóstico por AAF ou para diagnosticar em definitivo os casos de adenocarcinoma associados a um prognóstico grave.[21]

O animal sedado deve ser posto em decúbito lateral; a área abdominal caudal deve ser depilada e corretamente limpa com soluções antissépticas. A próstata deve ser avaliada por ultrassom e a área de interesse deve ser visibilizada; um instrumento de biopsia, um trocarte de diâmetro adequado para o porte do animal, deve ser inserido através da pele e visibilizado no monitor, até atingir o local lesionado na próstata. Após a coleta da amostra de tecido prostático, o instrumento de biopsia deve ser retirado. A amostra deve ser avaliada antes de a sedação ser revertida; há casos em que existe a necessidade de se retirar uma segunda amostra de tecido. Hematúria pode ocorrer por 3 a 4 dias; hemospermia também já foi documentada como efeito colateral da biopsia prostática guiada por ultrassom.

Cultura de tecido prostático

As indicações para a cultura microbiológica de tecido prostático são praticamente as mesmas do procedimento de AAF

ou biopsia. A cultura de amostras de tecido prostático foi 25% mais segura do que a cultura do fluido prostático. Embora mais invasiva, a cultura de tecido prostático foi a técnica mais segura para diagnóstico de prostatites.

DOENÇAS DO PREPÚCIO E DO PÊNIS

O pênis divide-se em raiz, corpo e glande, e em estado de flacidez encontra-se totalmente dentro do prepúcio. O osso peniano é uma estrutura alongada que se encontra quase completamente dentro da glande e tem um sulco ventral que aloja a uretra peniana.[8]

O prepúcio é uma bainha tubular em contiguidade com a pele abdominal e recobre totalmente o pênis flácido, apresenta mucosa interna lisa e cobertura externa de pele com pelos que confluem no orifício pericial, cuja função é cobrir e proteger o pênis.[10]

O pênis é essencialmente constituído por três massas cilíndricas de tecido, mais a uretra, envoltas externamente por pele. Duas massas eréteis são localizadas dorsalmente e recebem o nome de corpos cavernosos do pênis. A outra, ventral, chama-se corpo cavernoso da uretra e envolve a uretra peniana em todo o seu trajeto; na sua porção terminal dilata-se, formando a glande. Os corpos cavernosos do pênis e da uretra são formados por um emaranhado de vasos sanguíneos dilatados, revestidos por endotélio. Os três corpos cavernosos encontram-se envoltos por uma resistente membrana de tecido conjuntivo denso, chamada "túnica albugínea do pênis". Esta membrana forma um septo que penetra entre os dois corpos cavernosos penianos; ela não é contínua, apresenta interrupções que estabelecem comunicação entre os corpos cavernosos penianos. Os três corpos cavernosos são formados por espaços venosos revestidos por endotélio.[1,6,10]

O prepúcio é uma prega retrátil de pele contendo tecido conjuntivo, com músculo liso no seu interior. Observam-se pequenas glândulas sebáceas em sua dobra interna e na pele que reveste a glande.[10]

As doenças do pênis e prepúcio podem ser divididas em congênitas, como hipospadia, fimose, parafimose e frênulo peniano persistente, ou adquiridas, como, por traumatismos, priapismo, balanopostites e tumores.

Doenças de origem congênita

Hipospadia

Etiologia

A hipospadia é uma condição raramente observada em cães; a etiopatogênese ainda não está completamente elucidada. O desenvolvimento do sistema urinário apresenta íntima relação com o sistema reprodutor e genitália externa. Durante a gestação ocorre a diferenciação do tubérculo e das pregas genitais em direção ao aparelho reprodutor masculino ou feminino, de acordo com a presença ou não de hormônio sexual masculino. A base etiológica da hipospadia pode ser caracterizada por deficiência de testosterona durante a fase crítica de morfogênese. Assim, além da hipoplasia dos corpos cavernosos, pode ocorrer o desenvolvimento anormal de uretra peniana, pênis, prepúcio e escroto.[3,22] Em alguns casos, os quadros de hipospadia são leves e os animais conseguem se reproduzir, mas isso não é recomendado, pois pode haver uma causa hereditária ligada aos cromossomos XX.

A hipospadia pode ser classificada em: perineal, escrotal, proximal, do eixo médio e distal ao pênis, subcoronal, coronal e glandular.

Manifestações clínicas

Defeitos pequenos e os que ocorrem na glande podem não causar problemas em cães. Alguns pacientes com hipospadia na glande e desenvolvimento prepucial anormal podem apresentar pênis cronicamente exposto.[22]

Aberturas uretrais maiores e mais caudais causam represamento urinário dentro do prepúcio ou dermatite pelo contato da pele com a urina, podendo ocorrer incontinência ou infecção urinária.[22]

Diagnóstico e tratamento

Os diagnósticos diferenciais de hipospadia incluem pseudo-hermafroditismo, hermafroditismo verdadeiro, fístula ou traumatismo uretral, persistência do frênulo peniano e hipoplasia peniana.[3,23]

A cirurgia reparadora da hipospadia visa à correção estética e funcional da genitália masculina. É recomendada para animais com idade acima dos 2 meses, podendo ser realizadas reconstrução prepucial, reconstrução uretral, amputação peniana subtotal ou total.[3,22] Orquiectomia é sempre recomendada devido às implicações genéticas da hipospadia, especialmente quando presente em conjunto com outras anormalidades de desenvolvimento.

Fimose

Etiologia

A incapacidade de protrusão do pênis a partir do prepúcio ou bainha peniana caracteriza a fimose; é uma condição em que o pênis fica retido na cavidade prepucial. Em geral ocorre quando a abertura do prepúcio é muito pequena, impedindo a exposição do pênis. Tem como sinônimo o termo estenose prepucial.[6]

Apesar de rara, a fimose geralmente resulta de uma abertura prepucial muito pequena ou ausente, podendo ocorrer por alteração do desenvolvimento ou resultar de traumatismo. Também pode ocorrer secundariamente a neoplasias penianas e prepuciais. A incapacidade de expor o pênis causa irritação e infecções prepuciais secundárias à retenção de urina no prepúcio.

Manifestações clínicas

É uma enfermidade congênita e reconhecível em neonatos, mas pode não ser detectada por meses. A fimose também pode ser adquirida, secundária a um processo inflamatório, neoplásico ou irritação química e pode ocorrer em qualquer idade. Um dos sintomas relatados é a incapacidade de copular. A incapacidade de realizar a cobertura natural é percebida rapidamente; a dor pode ser associada ao comportamento de cobertura, resultando em diminuição da libido.

Diagnóstico

O diagnóstico é realizado pela demonstração de pênis flácido que não se protrai pelo orifício prepucial; a observação do animal durante a estimulação sexual pode ser necessária antes da confirmação do diagnóstico. O diagnóstico diferencial inclui hipoplasia peniana e hermafroditismo.

Tratamento

A fimose causada por doenças inflamatórias ou infecciosas pode ser tratada por meio de compressas mornas, antibioticoterapia e desvio urinário. Se causada por estenose deve ser tratada por reconstrução do orifício prepucial. A estenose prepucial congênita tem sido verificada em cães da raça Golden Retriever, sugerindo que esta condição seja hereditária.

O tratamento da fimose é cirúrgico. O objetivo da cirurgia é aumentar o orifício prepucial, normalizando o movimento do pênis dentro e fora do prepúcio. As técnicas cirúrgicas consistem no aumento do diâmetro do óstio prepucial ou em abertura do orifício prepucial em forma de cunha. Ambas as técnicas apresentam estenose cicatricial como o maior inconveniente pós-operatório.

A fimose pode persistir, se a incisão não for suficiente. A exposição persistente da glande pode ocorrer se o prepúcio ventrocaudal for incisado. Sem cirurgia, balanopostite grave pode ocorrer, causando desconforto. Um segundo procedimento cirúrgico pode ser necessário na idade adulta.

O prognóstico da fimose congênita geralmente é favorável.

Parafimose

Etiologia

A parafimose é a condição em que o pênis é impedido de retrair-se para o interior da cavidade prepucial. Em cães é mais comum após a ereção, mas pode estar associada a cópula, traumatismo, hematoma, neoplasia ou corpo estranho.[4,6] O pênis exposto fica preso devido a formações de dobras no prepúcio. É provável que isso ocorra em consequência de aderências da pele ou dos pelos do orifício prepucial na superfície do pênis. A circulação do pênis exposto fica comprometida.[6]

O pênis traumatizado pode tornar-se fissurado, lacerado ou necrosado. No início, o pênis exposto tem aspecto normal e não há dor. Após algum tempo torna-se edemaciado e progressivamente doloroso, sua superfície se torna seca e podem surgir fissuras. A uretra não costuma ser acometida, mas a longo prazo pode resultar em gangrena ou necrose do pênis.[6]

Diagnóstico e tratamento

O diagnóstico é feito com base na inspeção visual. Os objetivos do tratamento são a recolocação do pênis em sua posição normal e a restauração da circulação. O pênis retraído deve ser coberto normalmente por, pelo menos, 1 cm de prepúcio cranialmente até o seu término.[8] Raramente é preciso aumentar o orifício prepucial; se necessário, poderá ser feita uma incisão na linha média ventral do prepúcio e, após reposicionamento do pênis, a sutura é feita em camadas separadas. Se ocorrer necrose ou gangrena peniana, é indicada a amputação.[6,8]

Deve-se fazer a diferenciação da parafimose de priapismo, trombose vascular, uretrite crônica, estiramento ou fraqueza dos músculos retratores do pênis e músculos prepuciais hipoplásicos ou danificados. Quando o pênis é facilmente reduzido, deve-se suspeitar de causas mecânicas, vasculares ou nervosas.[8]

Frênulo peniano

Etiologia

O frênulo peniano persistente é uma fina camada de tecido conjuntivo ligada ao pênis e ao prepúcio ao longo da região ventral da glande. Sob a influência da testosterona, a superfície da glande e as mucosas do prepúcio separam-se antes ou alguns meses após o nascimento. Caso essa separação não ocorra, o tecido conjuntivo permanece entre o pênis e o prepúcio.[8,24]

Em cães, a persistência do frênulo peniano costuma localizar-se na linha média ventral do pênis, podendo ser assintomática ou provocar acúmulo de urina na cavidade prepucial, incapacidade ou recusa em copular, desvio ventral ou lateral do pênis e lambedura do prepúcio.[8,24]

Manifestações clínicas

Os sintomas podem ser: o cão urina sobre os membros posteriores ou em outras direções que não a esperada, incapacidade de exteriorizar o pênis, desconforto ou dor no momento de sua exposição e lambedura excessiva do pênis e prepúcio. Se o problema não for identificado o cão pode associar a excitação sexual à dor e de maneira secundária ocorrer queda na libido.[24]

Diagnóstico e tratamento

O diagnóstico é estabelecido pelo exame visual. O tratamento consiste na excisão cirúrgica que pode ser realizada com anestesia local ou sedação, visto que o frênulo tende a ser uma membrana fina e avascular. A falha de separação entre a glande e o prepúcio, que impede a exposição total do pênis, é desfeita e o prognóstico após a cirurgia geralmente é favorável.

Doenças adquiridas

Balanites, postites e balanopostites

Etiologia

Balanopostite é uma inflamação ou infecção da cavidade prepucial e pênis, comum em cães. Os microrganismos implicados normalmente fazem parte da microbiota normal do prepúcio.[6,8]

A microbiota normal da cavidade prepucial inclui *Escherichia coli*, *Streptococcus*, *Staphylococcus*, *Pseudomonas*, *Proteus* e *Mycoplasma*. Quando ocorre desequilíbrio desse ecossistema, há proliferação de determinado tipo bacteriano, desenvolvendo-se a infecção.[24] *Mycoplasma*, *Ureaplasma* e viroses, incluindo herpes-vírus e calicivírus, também podem ser isolados de animais com balanopostites.

Manifestações clínicas

O sinal clínico dessa enfermidade é a secreção prepucial purulenta. O volume e o grau de secreção variam muito, desde o esmegma branco e escasso até grandes quantidades de material purulento esverdeado.

Diagnóstico

O diagnóstico é feito com base no exame físico da cavidade prepucial e do pênis, que devem ser examinados minuciosamente para presença de corpo estranho, neoplasia, ulcerações ou nódulos inflamatórios.[8]

O exame citológico e a cultura da secreção prepucial devem ser realizados; geralmente na cultura da secreção prepucial observa-se o crescimento de uma população bacteriana normal. Quando na cultura um único microrganismo apresenta crescimento moderado ou elevado, isso deve ser considerado relevante.

Tratamento

O tratamento depende da gravidade do quadro instalado. Quando na presença de necrose, lacerações e abscessos, pode ser indicada a penectomia. Na maioria dos casos, as infecções são mais leves e o tratamento pode ser conservador. A limpeza da cavidade prepucial com soluções antissépticas, como clorexidina e betadina, pode resolver o problema. A castração reduz a quantidade de secreção prepucial, podendo ser um meio de prevenção contra infecções recorrentes.[24] O prognóstico é bom, desde que a causa seja determinada e tratada.

Priapismo

Etiologia

O priapismo é uma ereção persistente, sem associação ao estímulo sexual. Essas ereções podem diminuir com a maturidade, se não, a castração costuma ser curativa. O tratamento com progestógenos é sugerido em animais que não respondem à castração.

As causas de priapismo podem ser idiopáticas, por tromboembolismo, infecções geniturinárias, trauma durante a cópula, obstrução do fluxo venoso por material estranho rodeando o pênis e lesões na medula espinal. A inervação parassimpática é responsável pelo estímulo da ereção, ao passo que a simpática, pela ejaculação. Lesões na coluna vertebral, anestesia geral e administração de fenotiazinas são causas de priapismo em cães e no homem.

Diagnóstico e tratamento

Deve-se realizar o diagnóstico diferencial para alterações relacionadas com aumento de volume do pênis, como edema ou hematoma. A inspeção e a palpação do pênis ajudam a diferenciar essas condições.[7,25]

O priapismo não isquêmico pode responder ao tratamento farmacológico com anticolinérgico, anti-histamínicos, ou ambos. Durante o priapismo, o pênis deve ser protegido contra traumatismos ou irritações adicionais, que podem perpetuar o problema ou levar ao aparecimento de sequelas como edema, trombose, fibrose, paralisia de pênis ou necrose.[24,25]

Traumatismo de prepúcio e pênis

Etiologia

As lesões traumáticas de pênis em cães ocorrem em virtude de brigas, atropelamentos, saltos e traumatismos durante o coito. As alterações mais comuns são: hematomas, lacerações e fraturas. O prepúcio pode ou não ser acometido em virtude da exposição do pênis no momento da lesão.

O hematoma peniano é uma coleção de sangue localizada que se acumula secundariamente a laceração ou perfuração dos tecidos cavernosos, associada ou não à fratura do osso peniano. O aumento de volume do hematoma pode provocar protrusão do pênis e a laceração ou perfuração, causar sangramento.[6]

Diagnóstico e tratamento

O diagnóstico baseia-se no exame físico e em radiografias da uretra e do osso peniano. Na presença de traumatismo peniano importante, a integridade da uretra deve ser verificada por uretrografia retrógrada. Hematomas, abscessos, granulomas e infecções fúngicas podem causar lesões semelhantes e são importantes diagnósticos diferenciais.

Embora raramente utilizada nos animais domésticos, a avaliação ultrassonográfica do pênis pode ser útil. É um método alternativo para avaliação do pênis, quando sua exposição se torna impossível. É uma técnica não invasiva que se mostra possível e fácil de ser empregada e interpretada, a anatomia é demonstrada facilmente e pode-se avaliar alterações, como hematomas, malformações e fraturas de osso peniano. O tratamento de traumas penianos consiste em limpeza da ferida e desbridamento, quando necessário. As lacerações devem ser suturadas com fio absorvível. Deve-se aplicar medicações não aderentes, como pomadas e lubrificantes, e expor o pênis pelo menos 2 vezes/dia, até a cicatrização completa da ferida, pois desse modo impede-se a formação de aderência entre ele e o prepúcio. Qualquer tipo de excitação sexual tem de ser eliminada para evitar hemorragias e deiscência de pontos.[1]

De modo geral, as fraturas de osso peniano estão associadas a obstrução do trato urinário ou laceração da uretra, devendo-se, em situações de emergência, esvaziar a bexiga por cistocentese. O tratamento dependerá da gravidade da lesão da uretra e de haver ou não deslocamento da fratura, podendo-se considerar uretrotomia ou uretrostomia para desviar de maneira temporária ou permanente o fluxo de urina. Se o traumatismo for grave, será necessária a penectomia.[1]

Neoplasia de prepúcio e pênis

No prepúcio ocorrem as neoplasias encontradas comumente na pele, como hemangiomas, papilomas, histiocitomas, melanomas, mastocitomas, hemangiossarcomas e carcinomas de células escamosas. As neoplasias penianas e da mucosa prepucial incluem carcinomas de células escamosas, hemangiossarcomas, papilomas e, mais comumente, os tumores venéreos transmissíveis (TVT).[19,20,25]

O TVT dos cães foi mencionado primeiramente em 1820 por Hüzzard e descrito em 1828 por Delabere-Blaine. Essa doença continuou sendo motivo de estudos por muitos outros autores, mas foi Sticker em 1904 que descreveu de maneira detalhada a neoplasia, caracterizando-a como um linfossarcoma, motivo pelo qual também é denominada "linfossarcoma de Sticker". Esta é umas das neoplasias que mais acomete a espécie canina, com predominância maior em animais jovens, errantes e sexualmente ativos.

Com o desenvolvimento de TVT, observa-se tecido nodular, hemorrágico e friável, pouco demarcado, e frequentemente a lesão pode apresentar ulcerações. Essa neoplasia pode apresentar aspecto de couve-flor ou placas.

Com relação ao diagnóstico, os proprietários mais atentos procuram o atendimento veterinário por ocorrer secreção peniana sanguinolenta, além de hematúria. Assim, essas alterações correspondem aos sinais precoces de TVT do cão. Como método de diagnóstico pode-se usar impressão sobre lâmina de microscopia (imprint) e citologia de AAF, sendo essas técnicas de simples e rápida execução, além do baixo custo. O TVT também pode ser diagnosticado mediante exame histopatológico, após biopsia incisional.[26]

O TVT tem aspecto microscópico semelhante às demais neoplasias de células redondas. Observam-se fileiras de células semelhantes a macrófagos, células cujo formato varia de redondo a poliédrico, medindo 15 a 30 mm de diâmetro, com citoplasma azul-claro e presença de vacúolos distintos, sendo pequena a relação citoplasma/núcleo. Nessas células, o núcleo é grande, basofílico e central.[26,27]

Em trabalho realizado na Faculdade de Medicina Veterinária e Zootecnia da Universidade Estadual Paulista (FMVZ/Unesp), Botucatu, foram colhidas amostras de 158 tumores para avaliação citológica por microscopia óptica. As massas foram avaliadas de acordo com a localização, em genitais ou extragenitais, e com o comportamento biológico, em primárias e não primárias (metastáticas ou recorrentes). A avaliação citológica incluiu a classificação de acordo com o padrão morfológico predominante, em linfocitoide (18,36%), plasmocitoide (52,53%) ou misto (29,11%). As amostras extragenitais e não primárias foram predominantemente do padrão plasmocitoide. Os resultados encontrados permitem concluir que as diferenças morfológicas nas células do tumor venéreo transmissível estão relacionadas com um comportamento biológico mais agressivo do padrão plasmocitoide.

Condutas terapêuticas vêm sendo preconizadas para TVT, entre as quais criocirurgia, radioterapia, ressecção cirúrgica e quimioterapia antineoplásica. A quimioterapia citotóxica é o método mais eficiente. Sendo menos cruenta que o tratamento cirúrgico, apresenta menor número de recidivas e, quando estas ocorrem, em geral, são lesões localizadas e sensíveis aos antineoplásicos. A terapia com sulfato de vincristina, na dose de 0,025 mg/kg por via intravenosa, a cada 7 dias, determina a regressão do tecido tumoral.

Coleta e análise de sêmen em cães

O ejaculado dos cães consiste em três frações, a primeira e a terceira frações consistem em fluido prostático, enquanto a segunda é rica em espermatozoides. A cobertura nos cães normalmente não é interrompida até que todo o fluido prostático tenha sido liberado na vagina das cadelas. Observou-se uma relação de 90% entre o número de filhotes nascidos e o número de corpos lúteos em cadelas cobertas naturalmente e ela sugere que a presença de fluido prostático no trato genital das cadelas seja compatível com altas taxas de fertilidade.[28,29]

Na ejaculação normal de cães ocorrem três processos em sequência: emissão seminal, fechamento do colo da bexiga e expulsão seminal através da uretra peniana. A emissão seminal ocorre por estimulação simpática do epidídimo e ductos deferentes, causando um fluxo de espermatozoides e de fluido seminal dentro da uretra prostática. A estimulação simpática também causa o fechamento parcial do colo da bexiga urinária; isto provoca a formação de pressão dentro da uretra que sinaliza para as fibras simpáticas um estímulo para o fechamento completo do colo da bexiga e contração da próstata. Finalmente, nervos somáticos são estimulados a iniciar contrações clônicas de músculos estriados do pênis. Ondas de contração ocorrem ao longo dos músculos isquiocavernoso e bulbocavernoso, os quais circundam a uretra peniana em toda a sua extensão, levando à expulsão de fluido seminal. Muitos agentes farmacológicos aumentam a performance reprodutiva de muitas espécies.

O método de escolha para a coleta de sêmen nos cães é a manipulação digital ou estimulação manual. Além do método de manipulação digital do pênis, os espermatozoides de cães podem ser coletados por eletroejaculação e métodos farmacológicos. A contagem total de espermatozoides demonstrada por esses dois métodos foi de: 381,7 ± 104,6 milhões e 243,4 ± 60,5 milhões, respectivamente, sem diferença significativa entre os métodos, entretanto, a motilidade espermática foi mais baixa quando comparada à técnica convencional de manipulação digital.[29]

A coleta de sêmen deve ser realizada em um ambiente calmo, confortável e com piso antiderrapante. Embora os cães possam ejacular durante a estimulação manual do pênis na ausência de uma fêmea no estro, o uso de um manequim – cadelas em "cio" são recomendadas, sempre que possível. Machos com libido diminuída podem ejacular mais facilmente na presença de uma fêmea em estro.

O uso da prostaglandina antes da coleta de sêmen pode otimizar o número de espermatozoides, pois aumenta a movimentação dos espermatozoides do epidídimo para os ductos deferentes. As dosagens de prostaglandinas e os intervalos de administração são variáveis. Quando 0,1 mg/kg de $PGF_{2\alpha}$ foi administrado por via subcutânea, 15 minutos antes da coleta de sêmen, a concentração de espermatozoides aumentou em relação ao controle. Também após a administração de $PGF_{2\alpha}$ a facilidade de coleta foi maior comparada ao controle. Em trabalho desenvolvido por Gutierrez et al. (2008)[30] foi constatada uma diferença significativa entre os valores de volume do ejaculado em mℓ, em que o grupo tratado com $PFG_{2\alpha}$ apresentou volume maior (5,12 ± 2,38 mℓ) que o grupo-controle (p < 0,05), e os autores concluíram que a $PGF_{2\alpha}$ pode ser indicada, em casos que seja necessário o aumento de volume do ejaculado: inseminação artificial, compilação de sêmen, porém, deve ser sempre administrada com cautela devido à ocorrência de efeitos colaterais.

O equipamento utilizado na coleta de sêmen de cães é simples e inclui um funil de plástico ou vidro acoplado a um tubo coletor graduado. Tanto para o plástico como para o vidro há contraindicações: o plástico parece exercer um efeito nocivo sobre a célula espermática do cão e o vidro deve ser usado com cautela, pois pode se quebrar durante o procedimento e machucar tanto o técnico como o animal. O importante é que o material esteja limpo, sem resíduos de detergente e contaminação química. O material não necessita ser estéril, visto que a mucosa peniana e a uretra distal apresentam microbiota bacteriana que contamina o ejaculado.

O cão sempre deve ser acompanhado pelo proprietário, pois além de se sentir mais seguro, mostra-se mais calmo e obediente, sem necessidade de contenção. Se o animal for de pequeno porte é interessante que a coleta aconteça sobre uma mesa revestida de borracha e, se o cão for de porte médio ou grande, a coleta de sêmen pode ocorrer no chão, sobre um tapete de borracha.

A limpeza do prepúcio com uma gaze seca é suficiente; quando existe grande quantidade de secreção purulenta – balonopostite, a lavagem com solução fisiológica poderá ser realizada na mucosa peniana e orifício prepucial. Após 10 minutos da lavagem, pode-se iniciar a coleta de sêmen.

A massagem do bulbo peniano sobre a pele deve ser realizada e pode iniciar a ereção; nesse momento, o pênis deve ser exteriorizado completamente, inclusive o bulbo peniano. Em seguida, sempre com a mão enluvada, o técnico deve rodear o bulbo peniano com a palma da mão e fechar o dedo polegar com o dedo indicador atrás do bulbo, continuando a exercer pressão moderada. Os cães podem apresentar movimentos pélvicos vigorosos por alguns minutos e ejaculam a fração pré-espermática e a fração espermática em média 20 a 30 s após o início da ereção. O macho pode descansar por um breve momento antes de ejacular a terceira fração ou a fração prostática. Alguns animais podem girar um membro posterior sobre o braço do técnico que faz a coleta, que deve permitir e redirecionar o pênis em um ângulo de 180° no plano horizontal.[21,28,31]

Inicialmente poucas gotas (1 a 2 mℓ) de um líquido claro, a fração pré-espermática, são liberadas. Em seguida é liberada a segunda fração, rica em células espermáticas (0,1 a 4 ou 5 mℓ); geralmente essas duas frações são misturadas e um ejaculado homogêneo e opalescente é obtido. A terceira fração é liberada, a maioria das vezes em jatos, aumentando o volume do ejaculado.[21,28]

Após a coleta de sêmen, a pressão exercida sobre o bulbo deve ser retirada, e o cão deve ser estimulado a se movimentar pelo ambiente e se distrair, até o pênis retornar à posição normal. O macho deve ser sempre observado, até o final da ereção, quando o pênis deve retornar completamente à sua posição anatômica normal. O cão normalmente se lambe e às vezes pode ocorrer ruptura de pequenos vasos e sangramento da mucosa peniana. Uma nova coleta pode ser repetida dentro de 60 minutos se necessário, embora alguns machos ejaculem apenas 1 vez/dia. A qualidade espermática não se altera quando o sêmen é colhido a cada 2 ou 5 dias; cães em repouso sexual podem ejacular espermatozoides com motilidade espermática diminuída.

Avaliação de sêmen

A avaliação do sêmen inclui exames macroscópicos, como volume, cor, odor e exames microscópicos, como motilidade espermática, vigor, concentração espermática, porcentagem de espermatozoides morfologicamente normais, citologia do fluido seminal e cultura microbiológica. A avaliação padrão de sêmen prevê um histórico reprodutivo anterior e um exame físico completo do animal.

A qualidade do sêmen pode variar devido a mudanças ambientais, diagnósticos de doenças sistêmicas, idade, raça. Animais jovens e ou idosos apresentam alterações na avaliação seminal.

Análise macroscópica
As especificações estão descritas a seguir.

Volume. Varia de 0,5 a 80 mℓ; o volume não é indicativo de qualidade, uma vez que é dependente da quantidade de volume prostático colhido. O volume pode ser avaliado imediatamente após a coleta, no tubo coletor graduado.[25,32]

Cor. Varia de esbranquiçada a leitosa. As amostras devem ser examinadas para presença de espermatozoides, porque ocasionalmente o ejaculado pode conter células inflamatórias, grande quantidade de bactérias, urina ou sangue, o que modifica a sua cor.

Análise microscópica
O que deve ser analisado está descrito a seguir.

Motilidade progressiva. É avaliada por meio de uma gota de sêmen depositada sobre uma lâmina histológica limpa, previamente aquecida e recoberta por uma lamínula; esse material deve ser examinado ao microscópio de contraste de fase em aumento de 100 vezes. A motilidade progressiva igual ou acima de 70% é considerada normal.[32,33]

A motilidade declina rapidamente quando o sêmen é mantido à temperatura ambiente, portanto a amostra de sêmen deve ser mantida a uma temperatura de 37 a 38°C.

Vigor espermático. É uma variável que mantém relação com a qualidade do movimento espermático; é avaliada em uma escala de 0 a 5, em que o 0 representa a célula sem vigor e o 5 representa o vigor máximo.

Concentração espermática. É o número total de espermatozoides (sptz). A concentração espermática não é um indicador da qualidade do sêmen em cães, a não ser em casos de azoopermia. A concentração espermática é dependente da quantidade de fluido prostático colhido e pode variar de 4 a 400×10^6 espermatozoide por mililitro de sêmen.[4] A concentração pode ser avaliada utilizando-se de uma câmara de Neubauer, um espectrofotômetro ou um contador de células. O quadrado central da câmara de Neubauer contém 9 quadrados grandes e 25 quadrados pequenos de 1 mm; após a diluição adequada, que pode variar de 1:20 a 1:100, a câmara é totalmente preenchida e os espermatozoides de cinco quadrados menores são contados nos dois compartimentos da câmara. A diferença entre a contagem dos cinco quadrados superiores e inferiores não deve ultrapassar 10%. Uma média aritmética entre as duas contagens deve ser feita e esse número deve ser incluído na fórmula:

$$\text{n}^{\text{o}} \text{ de sptz/mm}^3 = \frac{\text{média dos sptz contados}}{\frac{1}{20} \times \frac{1}{10} \times \frac{5}{25}}$$

Em que 1/20 = diluição usada; 5/25 = cinco quadrados contados em 25 quadrados totais; e 1/10 = altura da câmara (10 quadrados)

$$\text{n}^{\text{o}} \text{ de sptz/mm}^3 \times \text{volume} \times \text{motilidade} = \text{n}^{\text{o}} \text{ de sptz móveis no ejaculado}$$

Morfologia espermática. A estrutura espermática é avaliada melhor quando são usadas colorações especiais: Karras, Giemsa; também podem ser obtidas preparações úmidas e o exame realizado em microscópio de contraste de fase. O ejaculado deve ser examinado para alterações estruturais e nos cães admite-se como normal uma amostra com 70% ou mais de espermatozoides normais e, portanto, 30% ou menos de células com defeitos. Os defeitos espermáticos dividem-se em primários ou secundários; são primários aqueles originados da espermatogênese e secundários os originados durante o trânsito testicular, epididimário, uretral ou mesmo durante alterações produzidas durante a coleta e ou análise. Outra classificação normalmente utilizada para os defeitos espermáticos são: de cabeça, de peça intermediária e de cauda. Devem sempre ser contadas 100 ou 200 células e os defeitos são dados em porcentagem.[28]

Citologia e cultura microbiológicas. O exame citológico do plasma seminal é realizado após centrifugação da amostra. A celularidade normal inclui: espermatozoides, leucócitos, bactérias e células epiteliais. Cães com ejaculados normais podem apresentar de 10 a 20 leucócitos/campo.

O exame microbiológico é sugestivo de infecção somente quando mais de 10.000 unidades formadoras de colônias (UFC)/mℓ estiverem presentes, com exceção da *Brucella canis*. As bactérias normalmente isoladas são: *Staphylococcus*, *Streptococcus*, *E. coli*, *Proteus* e *Pasteurella*, *Moraxella*.

Integridade de membranas. A integridade das membranas dos espermatozoides caninos pode ser avaliada por diferentes métodos de coloração; até recentemente, a membrana plasmática do espermatozoide canino era rotineiramente avaliada por corantes (eosina/negrosina) e observadas em microscópio de luz. O problema maior dessa tecnologia é que alguns espermatozoides se coravam apenas parcialmente, tornando difícil a interpretação dos resultados. Corantes fluorescentes têm se tornado o método de escolha. A coloração dupla com diacetato de carboxifluoresceína (CFDA) e iodeto de propídio (IP),[34] bem como procedimentos de coloração tripla com corante fluorescente SNARF®, IP e isotiocianato de fluoresceína (FITC) conjugado com PAS são métodos considerados satisfatórios. Avaliações de amostras coradas e analisadas por citometria de fluxo resulta em melhores resultados.[28,31,33]

Coloração supravital. A preparação é realizada com uma gota de sêmen e uma gota de eosina (1 g de eosina em 100 mℓ de solução de citrato de sódio a 2,95%), homogeneizadas e confeccionado o esfregaço. A leitura é realizada em microscópio de luz (×400). Os espermatozoides que se apresentam corados de vermelho são considerados com membrana lesada e mortos, já os que não se coraram são considerados com membrana íntegra e vivos. O resultado é expresso em porcentagem de vivos.

Um método indireto para a avaliação da integridade da membrana é pela exposição do espermatozoide a condições hiposmóticas, uma vez que um número de espermatozoides com cauda enrolada/edemaciada mostrou ser inversamente proporcional ao número de espermatozoides com membranas rompidas.

Teste hiposmótico (TH). Consiste em misturar 0,1 mℓ do sêmen em 0,9 mℓ da solução hiposmótica – 150 mOsmol – (citrato de sódio 7,35 g, frutose 13,51 g, água destilada 1.000 mℓ e a osmolaridade verificada em osmômetro) e uma outra mistura, utilizada como controle, de 0,1 mℓ do sêmen em 0,9 mℓ da solução isosmótica – 300 mOsmol – (citrato de sódio 14,7 g, frutose 27,02 g, água destilada 1.000 mℓ e a osmolaridade verificada em osmômetro).

As amostras preparadas devem ser acondicionadas em tubos plásticos de 1,5 mℓ, e levadas ao banho-maria a 37°C por 30 minutos. Após a incubação, as amostras são agitadas e uma gota transferida para lâmina de vidro, recoberta por uma lamínula, e a leitura realizada sob microscópio de contraste de fase. São contadas 200 células espermáticas. Na solução hiposmótica serão considerados os espermatozoides com integridade funcional e estrutural da membrana, aqueles que apresentarem edema de cauda, vistos pelo seu enrolamento. A solução isosmótica será utilizada como controle e o resultado do teste será dado em porcentagem, em que o número de espermatozoides com a cauda enrolada, obtido na solução hiposmótica, será subtraído do número de espermatozoides com a cauda enrolada na solução isosmótica, multiplicados por 100%, e divididos por 2.

$$TH = \frac{n^{\underline{o}} \text{ sptzs cauda enrolada sol. hipo} - n^{\underline{o}} \text{ sptzs cauda enrol. sol. iso} \times 100\%}{2}.$$

REFERÊNCIAS BIBLIOGRÁFICAS

1. Ellenport CR. Aparelho urogenital do carnívoro. In: Getty R. Sisson/Grossman anatomia dos animais domésticos. Rio de Janeiro: Guanabara; 1986. p. 1481-93.
2. Feldman EC, Nelson RW. Canine and feline endocrinology and reproduction. 2. ed. Philadelphia: WB Saunders; 1996. p. 691-6.
3. Gradil CM, Yearger A, Concannon PW. Assessment of reproductive problems in the male dog. International Veterinary Information Service. Document No. A1234.0406, 2006.
4. Johnson CA. Medicina interna de pequenos animais. 2. ed. Rio de Janeiro: Guanabara Koogan; 2001. p. 712-7.
5. Batista AM, González VF, Cabrera MF et al. Morphologic and endocrinologic characteristics of retained canine testes. Canine Pract. 2000;25(3):12-5.
6. Johnston SD, Root Kustritz MV, Olson PNS. Canine and feline theriogenology. Philadelphia: WB Saunders; 2001. p. 337-55, 56-69.
7. Mickelsen WD, Memon MA. Distúrbios hereditários e congênitos dos sistemas reprodutivos do macho e da fêmea. In: Ettinger SJ, Feldman CE. Tratado de medicina interna veterinária. Moléstias do cão e do gato. São Paulo: Manole, 1997. p. 2326-31.
8. Hedlund CS. Cirurgia de pequenos animais. 2. ed. São Paulo: Roca; 2005. p. 648-72.
9. Papazoglou LG. Diseases and surgery of the canine penis and prepuce. 29th World Small Animal Veterinary Association World Congress Proceedings; 2004.
10. Junqueira LC, Carneiro J. Histologia básica. 9. ed. Rio de Janeiro: Guanabara Koogan; 1999. p. 355-66.
11. Carmichael LE, Bruner DW. Characteristics of a newly recognized species of Brucella responsible for infectious canine abortions. Cornell Vet. 1968;58:579-92.
12. Megid J, Ribeiro MG, Moraes CCG et al. Brucelose canina – relato de caso. Arq Inst Biol São Paulo. 2002 out/dez;69(4):103-6.
13. Megid J, Salgado VR, Siqueira AK et al. Abortamento canino por Brucella canis: relato de caso. Veter e Zootec. 2008;15:25-8.
14. Shin SJ, Carmichael L. Canine brucellosis caused by Brucella canis. In: Carmichael L (ed.). Recent advances in canine infectious diseases. Ithaca: International Veterinary Information Service, 1999. Disponível em: http://www.ivis.org. Acesso em: 13 de outubro 2009.
15. Megid J, Brito AF, Moraes CG, Agottani JV B. Epidemiological assessment of canine brucellosis. Arq Bras Med Veter Zootec, Belo Horizonte. 1999;51(5):439-40.
16. Romagnoli SE. Two common causes of infertility in the male dog WSAVA, FECAVA/CSVA 2006. Disponível em: http://www.ivis.org.
17. Johnston SD, Kamolpatana K, Root-Kustritz MV et al. Prostatic disorders in the dog. Animal Reproduction Science. 2000;60-61:405-15.
18. Murashima JCJ. Mensuração da próstata por ultrassonografia transabdominal, estimativa de sua massa e volume, e sua correlação com o peso corpóreo em cães clinicamente sadios. Dissertação de mestrado do Programa em Medicina Veterinária, área de Cirurgia Veterinária. FMVZ/UNESP/Botucatu. 76p. 2001.
19. Sorribas CE. Atlas de reprodução canina. São Caetano do Sul: Interbook; 2006. p. 185-200.
20. Ortega-Pacheco A, Rodriguez-Buenfil JC, Segura-Correa JC et al. Pathological conditions of the reproductive organs of male stray dogs in the tropics: Prevalence, risk factors, morphological findings and testosterone concentrations. Reprod Dom Anim. 2006; 41:429-37.
21. Kustritz MVR. Collection of tissue and culture samples from the canine reproductive tract. Theriogenol. 2006;66:567-74.
22. Angeli Al, Rocha TMM, Maia R et al. Perineal hypospadia in male English bulldog: first report. Acta Sci Veter. 2007;35(2):591-2.
23. Hess M. Documented and anecdotal effects of certain pharmaceutical agent used to enhance semen quality in the dog. Theriogenol. 2006; 66:613-7.
24. Gobello C, De Luca JC, Corrada Y et al. Penile hypoplasia in a Rottweiler: a case report. Analecta Veterinária. 2003;23(1):38-41.
25. Putte SCJ. Hypospadias and associated penile anomalies: a histopathological study and a reconstruction of the pathogenesis. J Plastic, Reconst & Aesthetic Surg. 2007;60:48-60.
26. Martins MIM, Souza FF, Gobelo C. The canine transmissible venereal tumor: etiology, pathology, diagnosis and treatment. International Veterinary Information Service. Document No. A1233.0405, 2005.
27. Silva MCV, Barbosa RR, Santos RC et al. Avaliação epidemiológica, diagnóstica e terapêutica do tumor venéreo transmissível (TVT) na população canina atendida no Hospital Veterinário da UFERSA. Acta Veter Brasil. 2007;1(1):28-32.
28. Chirinéa VH, Martins MIM, Souza FF et al. Características morfofuncionais do sêmen canino refrigerado e congelado, usando dois diferentes meios diluentes. Ciência An Bras. 2006;7:407-15.
29. Kutzler MA. Semen collection in the dog. Theriogenol. 2005;64:747-754.
30. Gutierrez RR, Lopes BV, Chirineia VH et al. Efeito da prostaglandina F$_2\alpha$ sobre as características do ejaculado canino. Trabalho apresentado no XVIII Congresso Brasileiro de Reprodução Animal (CBRA). Belo Horizonte, 2009. p. 289.
31. Peña A, Linde-Forsberg C. Effects of equex one or two dilution, and two freezing and thawing rates on post-thaw survival of dog spermatozoa. Theriogenol. 2000;54:859-75.
32. Cunha ICN, Lopes MD, Zuccari CESN. Padronização da técnica fluorescente para avaliação da integridade de membranas espermáticas na espécie canina. In: Congresso Panamericano De Ciências Veterinárias, 15, 1996, Campo Grande. Proceedings. Mato Grosso: Brasil, 1996. p. 411.
34. Macedo JR A, Srougi M. Hipospadias. Rev Assoc Méd Bras. 1998; 44(2):141-5.
34. Harrison RAP, Vickers SE. Use of fluorescent probes to assess membrane integrity in mammalian spermatozoa. J Reprod Fertil. 1990;88:343-52.

BIBLIOGRAFIA

Hecht S, King R, Tidwell AS et al. Ultrasound diagnosis: intra-abdominal torsion of a non-neoplastic testicle in a cryptorchid dog. Vet. Radiol. 2004;45(1):58-61.

Meyers-Wallen VN. Inherited abnormalities of sexual development in dogs and cats. In: Concannon PW, England G, Verstegen J. Recent advances in small reproduction. International Veterinary Information Service. 2001. Disponível em: www.ivis.org. Acesso em: 22 de agosto de 2006.

Rijsselaere T, van Soom A, Tanghe M et al. New techniques for the assessment of canine semen quality: a review. Theriogenology. 2005;64:706-19.

Silva AR. Atualidades sobre a criopreservação do sêmen de cães. Revista Brasileira de Reprodução Animal. 2007; 31(1):119-27.

182
Infertilidade em Cães

Maria Denise Lopes

INTRODUÇÃO

Pouco se conhece a respeito da infertilidade nos machos. Quando a infertilidade é completa e permanente, o cão é considerado estéril, entretanto, a fertilidade pode ser transitória. Somente 10% dos cães inférteis podem ter sua fertilidade restaurada após diagnóstico e tratamento adequado. A infertilidade nos cães que apresentam libido normal e capacidade de cobertura pode decorrer da ausência de ejaculação ou ejaculação incompleta, ou ainda da qualidade seminal alterada. A infertilidade por incapacidade de cobertura ou libido baixa pode ou não estar associada a problemas reprodutivos (problemas ortopédicos ou alterações comportamentais).

A subfertilidade é definida como uma taxa de concepção inferior a 75%, quando o cão copula apropriadamente com uma fêmea normal.[1]

INFERTILIDADE NOS CÃES
Anormalidades anatômicas

As anormalidades anatômicas podem ser:

- Hermafroditismo ou pseudo-hermafroditismo: cão com genitália externa de macho e gônadas de fêmea
- Defeitos congênitos: incluem hipoplasia testicular, aplasia segmentar epididimária, agenesia dos vasos deferentes, hipospadias. Essas afecções podem causar azoospermia ou incapacidade de cobertura natural[2]
- Criptorquidismo bilateral: causa azoospermia, enquanto a condição unilateral não causa problemas de infertilidade.

Anormalidades anatômicas adquiridas

Espermatocele ou granuloma espermático, estenoses ou obstrução dos ductos genitais, hérnia inguinal ou escrotal pode levar a azoospermia ou aspermia.

Qualidade seminal

A qualidade seminal dos cães pode ser alterada de diversas maneiras, segundo Fontbonne (2005).[1] Muitas condições podem reduzir a qualidade do sêmen: podem ser sistêmicas ou específicas do sistema genital.

Qualidade seminal alterada pode dever-se a defeitos congênitos como hipoplasia testicular, síndrome ciliar imóvel, anormalidades cromossômicas, criptorquidismo uni ou bilateral ou anormalidades do plasma seminal em decorrência de doenças prostáticas ou orquites/epididimites.[3]

Alterações prostáticas

A próstata é a única glândula acessória nos cães. A glândula bulbouretral pode estar ausente em muitos cães, portanto, o fluido prostático é o diluente natural dos espermatozoides caninos.

Quando o ejaculado é liberado, o fluido prostático se mistura com a secreção proveniente do epidídimo e com a fração espermática. Alterações prostáticas frequentemente provocam diminuição da fertilidade.

A doença prostática pode agir da seguinte maneira: diminuição do volume do ejaculado ou alteração da motilidade espermática.

Em casos de prostatites, o pH do fluido prostático é modificado, alterando a capacidade dos espermatozoides de se movimentarem livremente; agentes infecciosos podem agir diretamente sobre as células espermáticas, causando piospermia ou hematospermia.[3-6]

Problemas testiculares e epididimários

Os espermatozoides são produzidos nos testículos. A motilidade e a habilidade fertilizante são adquiridas durante o trânsito epididimário. Qualquer distúrbio afetando esses órgãos pode provocar infertilidade.

Alterações urinárias

Cistites ou uretrites podem interferir na motilidade espermática devido a alterações de pH da uretra.[4]

Ejaculação retrógrada

Consiste na ejaculação para o interior da bexiga ou vesícula urinária. Isso pode levar a um quadro de azoospermia ou oligozoospermia. Durante a ejaculação normal, o nervo hipogástrico é responsável pelo fechamento da bexiga. Uma pequena quantidade do ejaculado sempre é liberada para a bexiga. A fertilidade pode sofrer alteração quando essa quantidade é grande.

O processo ejaculatório é coordenado pela atividade simpática e parassimpática e é dividido em emissão seminal (deposição de sêmen dos ductos deferentes e glândulas acessórias para a uretra prostática) e ejaculação (passagem do sêmen pela uretra e pelo orifício uretral externo). Durante a ejaculação, o colo da bexiga urinária se contrai, impedindo o fluxo retrógrado dos espermatozoides para o interior da bexiga. Os ductos deferentes e o colo da bexiga estão sob o controle do sistema nervoso simpático. A estimulação alfa-adrenérgica causa contração, enquanto os receptores beta-adrenérgicos medeiam o relaxamento dos ductos deferentes.[4]

Nos cães, a ejaculação retrógrada não é bem documentada. Pode estar influenciada pela condição de repleção da bexiga. Geralmente as causas da ejaculação retrógrada são decorrentes de cálculo uretral, cistites, alterações locais pós-cirúrgicas.[4]

Alterações hormonais

Qualquer alteração hormonal pode intervir no eixo hipotálamo/hipófise e influenciar a espermatogênese e a fertilidade. Esse problema pode ser transitório, mas em alguns casos é bastante grave. A qualidade do sêmen diminui por períodos de semanas a meses e, se ficar sem intervenção, a qualidade do sêmen pode continuar a diminuir até a completa azoospermia. Tumores hipotalâmicos ou hipofisários podem estar envolvidos; adenomas funcionais produtores de prolactina podem ter relação negativa com a fertilidade.

Tumores testiculares podem ser responsáveis por secreção hormonal excessiva (tumores das células de Sertoli), causando a diminuição da espermatogênese, mesmo quando esses tumores são pequenos e localizados em um dos testículos. Há impacto negativo sobre a fertilidade devido a destruição direta de tecido testicular, indução da inflamação, elevação intraescrotal da temperatura e produção de estrógeno ou testosterona.[5]

O hipotireoidismo geralmente causa infertilidade, em especial nas raças grandes. A tiroxina e o hormônio tireoestimulante (TSH) devem ser sistematicamente checados quando da investigação da condição hormonal de um cão infértil. A associação entre o hipotireoidismo e a qualidade seminal ainda hoje é desconhecida. A disfunção da adrenal também pode causar infertilidade.

Doenças infecciosas

Representam a maior causa de infertilidade nos cães. As prostatites podem alterar a composição bioquímica da secreção prostática, induzindo a obstrução temporária ou permanente dos ductos prostáticos. Infecções podem provocar orquite/epididimite com subsequente alteração da qualidade seminal.[3,6]

A *brucelose canina* é geralmente responsável pela diminuição da qualidade do sêmen devido a orquite/epididimite aguda ou crônica. Em 2 a 5 semanas, aparece alta porcentagem de espermatozoides anormais (30 a 80%). Atrofia testicular pode ocorrer após um longo período em virtude de fibrose secundária. Outras infecções bacterianas podem causar infertilidade.[5,7]

Diagnóstico e tratamento

Na tentativa de solucionar problemas relacionados com a infertilidade, um histórico detalhado da saúde e da atividade reprodutiva do cão deve ser realizado. A fertilidade anterior deve ser checada cuidadosamente. O histórico clínico deve incluir sempre idade e raça do animal. Em animais jovens, a puberdade é definida como o período em que os primeiros espermatozoides são produzidos; entretanto, a qualidade seminal nesse momento é sempre baixa.[4] Cães idosos mostram redução da libido e da qualidade seminal devido à degeneração testicular.

Toda e qualquer doença sistêmica ocorrida em um prazo de até 6 meses pode influenciar a qualidade seminal. Tratamentos com corticoides, antimicóticos, esteroides e quimioterapia, administrados durante os últimos 6 meses, podem afetar a espermatogênese. Qualquer traumatismo ou doença localizada no sistema geniturinário pode ser causa de infertilidade.[4]

Um exame clínico completo deve ser conduzido, no qual todos os órgãos do sistema genital devem ser inspecionados e palpados, observando-se os seguintes fatores:

- Escroto: simetria, mobilidade das diferentes camadas, existência de pelos e pigmentação
- Testículos: tamanho, forma, simetria, posição, consistência, mobilidade, dor
- Epidídimo: cabeça, corpo, cauda (tamanho, posição, consistência e dor)
- Bainha peniana: forma, pigmentação, lesões
- Mucosa peniana: aparência e coloração
- Uretra: aderências ou prolapso.

Os exames complementares podem incluir coleta e análise de sêmen, ensaios hormonais, urinálise, ultrassonografia, radiografias com ou sem contraste, testes sorológicos, bacteriológicos e biopsias testiculares.[8]

Orientação diagnóstica

Para um bom diagnóstico, é preciso avaliar as disfunções descritas a seguir.

Astenozoospermia. Normalmente amostras de sêmen de cão devem apresentar mais do que 70% de espermatozoides com movimento retílineo vigoroso. A astenozoospermia pode ser decorrente de material de coleta lavado indevidamente e resíduos de substâncias espermicidas. O médico-veterinário deve realizar nova coleta após checar a limpeza do material.

A astenozoospermia pode ocorrer também devido à inflamação de órgãos do sistema geniturinário, como prostatites, cistites, uretrites. É necessário realizar um controle do pH do sêmen, urinálise, ultrassonografia do trato genital incluindo próstata, citologia e bacteriologia do fluido prostático.[4,7]

Azoospermia. Refere-se à completa ausência de espermatozoide no ejaculado.[5] Inicialmente deve-se considerar se é um caso de azoospermia verdadeira ou a coleta de sêmen foi incompleta, sendo ejaculada apenas a primeira fração (pré-espermática). A coleta de sêmen deve ser sempre repetida, pois o cão pode apresentar-se inseguro no momento da coleta e ejacular apenas a fração pré-espermática. A existência de vasectomia prévia deve ser suspeitada.[4]

Recomenda-se que a concentração de fosfatase alcalina no fluido seminal seja realizada. Essa concentração é mais alta no epidídimo do que nos testículos ou próstata. Um cão normal com ejaculação incompleta geralmente apresenta concentração menor que 5.000 UI/ℓ, devido à pequena quantidade de fluido epididimário ejaculada. Cães com azoospermia verdadeira devido a outras causas que não a obstrução bilateral do epidídimo geralmente apresentam concentrações de fosfatase alcalina acima desse valor. Já em machos com azoospermia obstrutiva bilateral a concentração pode ser muito baixa – menor que 10 U/ℓ.[4,5,7]

A aspiração da cauda do epidídimo pode ser realizada para a verificação da espermatogênese, mas esse procedimento pode levar a formação de granuloma espermático e produção de anticorpos antiespermatozoides.

Nos casos de azoospermia verdadeira, ultrassonografia dos testículos pode mostrar tumores testiculares ou tecido testicular com aspecto heterogêneo, o que leva o veterinário a suspeitar que a espermatogênese esteja reduzida.

Nos casos de cães azoospérmicos com alta concentração de fosfatase alcalina no fluido seminal, uma avaliação completa do animal deve ser realizada. Concentração de hormônio luteinizante sérico normal ou ligeiramente elevada pode ser indicativa de falha testicular gonádica.[4]

Oligozoospermia. Esse termo descreve a quantidade baixa de espermatozoide por ejaculado, geralmente menos de 100 milhões de espermatozoides por ejaculado.[5] A concentração espermática para um cão normal, saudável, deve estar acima de 300 milhões de espermatozoides (20 milhões/kg).[9] Para se considerar um cão fértil, a concentração deve ser no mínimo de 150 a 200 milhões de espermatozoides. Alguns cães de raças muito pequenas podem produzir menos espermatozoides e mesmo assim serem considerados normais. A oligozoospermia não é rara nos cães e não *necessariamente os cães devem ser considerados inférteis*. A concentração baixa de espermatozoides no ejaculado pode decorrer de uso excessivo do cão – ejaculações a intervalos menores que 48 horas, resultando em depleção das reservas epididimárias.[4,7] Baixa concentração espermática pode ser secundária à supressão hormonal associada a tumor de células de Sertoli, hipotireoidismo, hiperadrenocorticismo. Doenças prostáticas podem afetar tanto a qualidade como a quantidade de sêmen. Doenças infecciosas e orquites imunomediadas também são causas de oligozoospermia.

Teratozoospermia. Embora a teratozoospermia – *mais de 60% dos espermatozoides com formas morfologicamente anormais* – esteja associada à infertilidade há poucas descrições de anormalidades específicas relacionadas com a fertilidade reduzida. As morbidades normalmente citadas como responsáveis por um quadro de infertilidade são anomalias de cabeça, peça intermediária e gota citoplasmática proximal.

Os gatos são geralmente afetados por teratozoospermia e esta característica tem sido associada à diminuição da variabilidade genética e baixa concentração de testosterona.

Falha na ereção, na cópula e na ejaculação. O sucesso da cobertura natural inclui completa ereção, intromissão do pênis e ejaculação; este procedimento requer certa agilidade ou movimentação por parte do macho. Se em qualquer fase da cobertura natural o macho sentir dor, isto poderá afastá-lo da fêmea e criar um comportamento de recusa quando em uma segunda tentativa de acasalamento natural. A dor pode ser causada por fimose congênita ou adquirida, lesões penianas traumáticas, orquites, torção testicular ou prostatites agudas. Problemas osteomusculares, doenças degenerativas, doenças lombossacras podem impedir a postura correta dos machos durante a cobertura natural. A observação das coberturas possibilita ao clínico obter informações a respeito de alterações comportamentais ou existência de dor.[5]

As alterações durante a cópula normal podem ser causadas por problemas nos machos ou nas fêmeas. A idade sempre deve ser considerada; machos jovens podem ser fisiologicamente incapazes de realizar a cópula e, da mesma maneira, cães idosos podem apresentar concentrações de testosterona baixas, o que dificultaria o acasalamento natural.

Nos machos, se nenhuma condição patológica puder ser diagnosticada, causas comportamentais podem ser consideradas.

A ejaculação requer a emissão dos espermatozoides dos testículos e epidídimos para a uretra prostática, via ductos deferentes, fechamento do esfíncter da bexiga ou vesícula urinária e propulsão do ejaculado pela uretra peniana. A ausência da ejaculação no caso de ereção e comportamento ejaculatório é definida como aspermia. A aspermia pode ser causada por imaturidade sexual, dor, fatores comportamentais, alterações neurológicas ou secundárias a diabetes *mellitus*.[4,5]

REFERÊNCIAS BIBLIOGRÁFICAS

1. Fontbonne A. Courses in small animal reproduction "how investigate infertility". 2005. Disponível em: http://www.vetcontact.com/presentations/fontbonne1.
2. Meyers-Wallen VN. Inherited abnormalities of sexual development in dogs and cats. In: Concannon PW, England G, Verstegen J. Recent advances in small reproduction. International Veterinary Information Service. 2001. Disponível em: www.ivis.org.
3. Romagnoli SE. Infertility in the dog – A diagnostic approach. Congresso de Ciências Veterinárias [Proceedings of the Veterinary Sciences Congress], SPCV, Oeiras; 2002. p. 171-6.
4. Zambelli D, Levy X. Clinical approach to infertility male. In: Canine and feline reproduction and neonatology. 2. ed. Gary England and An gelika Heimendahl; Quedgeley: BSAVA; 2010. p. 70-9.
5. Feldman EC, Nelson RW. Canine and feline endocrinology and reproduction. 3. ed. Philadelphia: WB Saunders; 2004.
6. Romagnoli SE. Two common causes of infertility in the male dog. WSAVA, FECAVA/CSVA; 2006. Disponível em: http://www.ivis.org.
7. Johnson C. Conceitos actuais sobre a infertilidade no cão. Waltham Focus; 2006;10(2):2006.
8. Kutzler MA. Semen collection in the dog. Theriogenol. 2005;64:747-54.
9. Amann RP. Reproductive physiology and endocrinology of the dog. In: Morrow DA (ed.). Current therapy. Philadelphia: WB Saunders; 1986. p. 532-8.

BIBLIOGRAFIA

Johnston SD, Root-Kustritz MV, Olson PNS. Canine and feline theriogenology. Philadelphia: WB Saunders; 2001. 592 p.

183
Infertilidade em Cadelas e Gatas

Maria Denise Lopes

INTRODUÇÃO

A infertilidade é definida como a redução da capacidade de produzir filhotes. Cadelas e gatas idosas ciclam com frequência menor, as taxas de prenhez são reduzidas e as ninhadas são menores que o normal. A infertilidade pode refletir problemas associados ao macho e/ou à fêmea e estar relacionada com irregularidades do ciclo estral ou mesmo incapacidade para a realização das coberturas. A infertilidade é um sinal clínico e a etiologia do problema inclui: manejo inadequado de coberturas, alteração de comportamento, alterações da fisiologia ou anatomia do sistema genital, infecções, neoplasias e alterações de origem iatrogênicas.

A infertilidade pode ser aparente ou verdadeira e em ambos os casos pode ser tratada, desde que um diagnóstico seguro seja feito; em todos os casos, um histórico reprodutivo da fêmea deve ser realizado e questões específicas devem ser respondidas, como idade do primeiro estro (de 6 a 24 meses), intervalo interestro (de 4 a 18 meses), duração do ciclo estral, histórico reprodutivo do macho e manejo de cobertura ou inseminação utilizado (Quadro 183.1). Um exame clínico geral e específico do aparelho genital deve ser realizado; o *pedigree* da mesma maneira deve ser avaliado para a determinação do grau de consanguinidade dos reprodutores.

A falha em conceber pode trazer sérias consequências para um programa ou esquema cuidadosamente planejado de cobertura tanto nas cadelas como nas gatas.

Para maior facilidade e compreensão do assunto, o texto será dividido em tópicos, a seguir, conforme os sinais apresentados pelo animal.

FÊMEAS RECEPTIVAS COM INTERVALO INTERESTRO NORMAL (5 A 7 MESES)

Fator macho

A infertilidade masculina é responsável por cerca de 40% das falhas de concepção no homem.[1,2] Estatísticas específicas não são descritas nos cães, mas provavelmente uma situação semelhante ocorra. Quando da avaliação do histórico reprodutivo ou escolha do macho, o nascimento de filhotes em um período recente (2 a 3 meses) é a evidência mais segura de fertilidade. Quando o histórico reprodutivo do macho não é conhecido, deve ser realizada sua avaliação completa.

Cães ejaculam de 500 a 2 milhões de espermatozoides diluídos em 2 a 50 mℓ de plasma seminal. A concentração de células espermáticas, bem como a quantidade de plasma seminal, variam conforme o peso corporal e o tamanho dos testículos. A qualidade do ejaculado depende da concentração espermática, de sua motilidade e morfologia. A coleta de sêmen é realizada por meio de estimulação manual do pênis (em frasco coletor adaptado a um funil ou a um cone de látex conectado a um tubo coletor). A alteração da qualidade seminal pode ocorrer em cães adultos ou idosos, especialmente naqueles animais com problemas de próstata ou diagnóstico de orquite/epididimite.[1,3,4]

Cães jovens em suas primeiras tentativas de coberturas podem, aparentemente, não ser capazes de realizar de modo apropriado o acasalamento, ou seja, montam o flanco ou a cabeça das fêmeas, ou podem iniciar os movimentos pélvicos sem introduzir o pênis de maneira adequada na vagina. Embora isso seja considerado parte do processo normal de maturidade sexual em animais jovens, não é normal em machos adultos. Algumas vezes, o bulbo peniano pode ingurgitar fora da vagina, levando à intromissão incompleta do pênis; quando isso ocorre, a ejaculação pode ocorrer no vestíbulo da vagina, com consequente perda de sêmen devido a refluxo ou morte dos espermatozoides em decorrência do pH ácido da vagina.

Manejo de cobertura

De acordo com a maioria das publicações científicas, coberturas em momentos inadequados representam a causa mais comum de infertilidade nas cadelas. A incidência varia de 40 a 80% das

QUADRO 183.1 Questões que devem ser normalmente levantadas pelo profissional aos proprietários de fêmeas com histórico de infertilidade.	
Questões	**Importância**
Data do início do sangramento vaginal	Estimativa da ovulação
Data de início do primeiro dia de aceitação do macho	Estimativa da ovulação
Data das coberturas e ou inseminação artificial	Estimativa do potencial de fertilidade
Sêmen fresco *versus* sêmen congelado	Sêmen fresco deve ser depositado 2 dias após a ovulação
Data do primeiro dia de recusa ao macho	Estimativa do diestro citológico
Fertilidade do macho, idade do macho; cultura do sêmen	Avaliação da responsabilidade do macho na infertilidade; doenças prostáticas, orquite/epididimite
Teste de *B. canis*, na fêmea e no macho	Presenças de títulos altos causam infertilidade nos machos e fêmeas
Diagnóstico de gestação aos 28 dias	Gestação
Sinais de pseudogestação	Ovulação ou não? Pseudogestação ocorre sempre após ovulação
Gestações prévias; tamanho da ninhada	Infertilidade congênita ou adquirida
Doenças reprodutivas prévias	Causa de infertilidade
Terapia hormonal prévia	Avaliação de infertilidade por ação de progesterona

Adaptado de Romagnoli (2008).

cadelas inférteis. A fisiologia reprodutiva demonstra que as cadelas devem ser acasaladas ou inseminadas 2 a 4 dias após as ovulações para a obtenção de alta taxa de concepção e tamanho máximo de ninhada, pois coberturas ocorridas 3 dias antes ou até 5 ou 6 dias após as ovulações tenham apresentado taxas de concepção mais baixas e tamanho reduzido de ninhadas.

Momento inadequado de cobertura é a causa mais comum de infertilidade nas fêmeas. Isso ocorre devido a uma série de informações erradas utilizadas para estabelecer as datas de cobertura. A maioria das cadelas ovula no 12º dia após o início da secreção sanguinolenta, por isso há tendência de os proprietário ou criadores acasalarem suas fêmeas no 12º dia após o início do proestro, acreditando ser esse o melhor momento para a cobertura de todas as fêmeas. Entretanto, algumas fêmeas podem ovular mais cedo, nos dias 8, 6 ou mesmo 4 do início do proestro, enquanto outras cadelas podem ovular mais tarde, nos dias 17, 19 ou 22, 24.[5,6]

O manejo de cobertura requer que o criador leve sua cadela ao veterinário no início da fase de proestro para uma primeira consulta, retornando a cada 2 ou 3 dias para monitorar a evolução do proestro até as ovulações por meio de esfregaços vaginais e ensaios de progesterona. Vaginoscopia e ultrassonografia ovariana também podem auxiliar na identificação e no monitoramento do processo de ovulação.

A realização da citologia vaginal bem como a observação do comportamento da fêmea para identificar a aceitação do macho são dois critérios muito importantes na determinação do momento ideal de cobertura. Os proprietários devem ser instruídos a pôr a fêmea em contato com o macho para checar seu comportamento, o mais cedo possível após o início do proestro. As coberturas devem se iniciar quando a cadela permanecer parada na presença do macho e/ou, no esfregaço vaginal, cerca de 80% das células forem constituídas pelo tipo superficial. Entretanto, o comportamento nem sempre se correlaciona à citologia vaginal; algumas cadelas não aceitam a monta, mesmo quando a citologia vaginal é característica de estro. Nesses casos, alterações de vulva e vagina devem ser excluídas, como as estenoses vaginais. Dosagens de progesterona séricas devem ser realizadas e outros machos devem ser postos em contato com essa fêmea para excluir a possibilidade de incompatibilidade entre o casal. Algumas cadelas, entretanto, mostram-se receptivas aos machos apenas da metade para o final da fase de estro.

A melhor maneira de estimar a ovulação nas cadelas é a dosagem de progesterona sérica, a cada 2 ou 3 dias, e a cobertura deve ser indicada quando os valores forem superiores a 5 ng/mℓ. A citologia vaginal também deve ser realizada para confirmar os valores de progesterona, durante as coberturas até o primeiro dia de diestro citológico, que ocorre de 6 a 8 dias após as ovulações.[7]

A endoscopia vaginal é também uma ferramenta de auxílio para determinar as fases do ciclo estral nas cadelas. A estimulação estrogênica causa edema na mucosa vaginal, portanto, durante o proestro e início do estro, as dobras vaginais aparecem arredondadas, edemaciadas, úmidas, com secreção sanguinolenta entre elas. Quando a produção estrogênica cessa, a secreção é absorvida pela mucosa vaginal e as dobras vaginais subitamente tornam-se enrugadas, em um processo chamado "crenulação". O processo de enrugamento da mucosa vaginal é associado à diminuição nas concentrações de estradiol, mais do que ao aumento de progesterona; a crenulação é um marcador indireto da ovulação. Portanto, a endoscopia vaginal é um bom método para identificar e monitorar a curva de estradiol, mas não pode ser utilizado para determinação do processo de ovulação diretamente. A progesterona sérica continua a ser o melhor método para estimar o momento das ovulações nas cadelas.[1,3,4]

Alterações metabólicas

Toda doença, mesmo na sua manifestação subclínica, pode afetar a fertilidade. Os hormônios da tireoide estão envolvidos em vários mecanismos de *feedback,* apresentando efeitos diretos e indiretos sobre outros hormônios e sobre o metabolismo; em relação à reprodução, os hormônios da tireoide geralmente provocam aumento das concentrações de prolactina. A prolactina apresenta efeito inibitório sobre as gonadotrofinas, que são requeridas para a indução do desenvolvimento dos folículos e ovulação. Portanto, esse é um dos possíveis mecanismos pelos quais os hormônios da tireoide interferem indiretamente na ovulação nas cadelas. As avaliações desses hormônios isoladamente em geral apresentam resultados ambíguos, sendo necessário para um diagnóstico seguro de hipotireoidismo a análise completa do perfil tireoidiano, observando os seguintes fatores:

- Níveis dos hormônios da tireoide livres no soro
- Resposta à estimulação com o hormônio tireoestimulante (TSH)
- Níveis de anticorpo antitireoide.[5]

O tratamento com reposição hormonal geralmente restabelece o ciclo reprodutivo dentro de 3 a 6 meses, entretanto, a recomendação de acasalamento para cadelas com hipotireoidismo deve ser reservada, uma vez que essa condição está frequentemente associada a doença hereditária imunomediada.[5]

Outras condições sistêmicas como o hiperadrenocorticismo ou diabetes *mellitus* podem afetar a função reprodutiva. Exame físico completo, hemograma, perfil bioquímico e urinálise devem ser realizados para avaliação completa dos animais.[4,5]

Doenças infecciosas

Muitos agentes infecciosos podem induzir infertilidade em cadelas. As doenças infecciosas podem provocar infertilidade por vários mecanismos: na vagina podem apresentar atividade espermicida importante, agir na motilidade espermática ou invadir o útero durante a fase de proestro e estro. A infecção uterina provoca infiltração linfogênica da parede uterina, criando um ambiente hostil, tanto para os espermatozoides como para os embriões, levando muitas vezes a morte embrionária precoce. Durante a gestação, a endometrite e/ou as placentites podem ocorrer, levando a reabsorção fetal.

Algumas viroses apresentam papel importante na etiologia da infertilidade nas cadelas. O herpes-vírus canino (CHV) tem ação patogênica nos neonatos. Tem sido demonstrado que a infecção transplacentária pode ocorrer da metade para o final da gestação. Alguns elementos sugerem também que o CHV possa agir na infertilidade das fêmeas; outras observações, entretanto, sugerem que o CHV pode promover depressão imunológica local, favorecendo a infecção de outros agentes, como o micoplasma, este sim, importante agente de infertilidade nas fêmeas.[8]

A incidência de infecção bacteriana que causa infertilidade nas cadelas está bem documentada. *Brucela canis* é um agente que causa aborto na fase final da gestação, ou leva à morte embrionária ou fetal por endometrite. Cadelas inférteis devem ser sempre avaliadas para brucelose.

Outras doenças bacterianas específicas podem causar infertilidade nas cadelas: *Campylobacter jejuni, Salmonella* sp., *Listeria monocytogenes, Leptospira interrogans, Coxiella burnetii, Rickettsia rickettsii* e *Chlamydia*.[8,9]

Campylobacter jejuni tem sido isolado em cultura pura de fetos abortados em cadelas clinicamente sadias. Essa infecção deve ser considerada em canis, quando episódios de diarreia forem observados. *Campylobacter* requer meio de cultura específico. O tratamento de *Campylobacter* com eritromicina 10 a 15 mg/kg, 3 vezes/dia, durante 3 dias, é suficiente para a resolução dos sintomas.

Ureaplasma e *Mycoplasma* caninos são frequentemente isolados do trato genital de cadelas férteis e inférteis, mas há alta incidência desses agentes na vagina de fêmeas inférteis; talvez da mesma maneira que na mulher, a relação patogênica desses agentes dependa da concentração bacteriana. Esses agentes podem agir como oportunistas em cadelas imunodeprimidas em associação a outras bactérias ou vírus.[8]

Muitas bactérias são isoladas de cultivos vaginais de cadelas férteis, sem nenhum problema reprodutivo, constituindo a microbiota aeróbia, *Streptococcus* sp., *Escherichia coli*, *Pasteurella multocida*, *Staphylococcus* sp., *Proteus* sp., *Corynebacterium* sp. Também uma microbiota anaeróbia é isolada de fêmeas saudáveis, Bacteroidacea, *Lactobacillus* sp., *Bifidobacterium* sp., *Clostridium* sp. [10]

As infecções fúngicas são raras em cadelas, por outro lado, infecções parasitárias podem estar relacionadas com a infertilidade. *Toxoplasma gondii* causa placentite experimental durante a gestação; esse agente poderia agir como oportunista juntamente à bactéria ou infecção viral. *Neospora caninum* pode causar morte fetal em cadelas.[10]

A cultura vaginal deve ser sempre acompanhada de citologia vaginal para auxílio na interpretação dos resultados. Laparotomia para biopsia uterina e cultura são a melhor maneira para diagnosticar a infecção uterina.

Hiperplasia endometrial cística

A hiperplasia endometrial cística (HEC) se desenvolve como consequência de uma resposta exagerada do útero a repetidos estímulos progestacionais, durante a fase lútea do ciclo estral. A HEC é considerada a fase inicial de um complexo HEC/piometra e acredita-se que a HEC predisponha à piometra em cadelas.[3,11,12] Tanto a HEC como a piometra podem se desenvolver independentemente; alguns autores sugerem que a HEC e a piometra/endometrite possam ser divididas em duas entidades separadas, em virtude de suas diferenças clínicas e histopatológicas; essa separação, entretanto, nem sempre é fácil visto que a gravidade dos sintomas nem sempre se relaciona com a gravidade da doença uterina.[13]

A HEC ocorre com mais frequência em cadelas idosas e em cadelas que ciclam mais regularmente, aumentando com isso o tempo em que a cadela permanece sensibilizada pela progesterona. Se o endométrio é acometido pela HEC, um quadro de infertilidade pode resultar devido à perda de superfície para implantação embrionária e crescimento fetal. No caso de ocorrência de uma infecção ascendente, geralmente *E. coli*, em um endométrio comprometido com HEC, essa infecção resulta em piometra.

A ultrassonografia auxilia no diagnóstico de HEC, favorecendo a visibilização de paredes uterinas espessas e cistos. O diagnóstico definitivo de HEC é realizado por biopsia do endométrio. Nenhuma terapia é conhecida, embora alguns autores sugiram o uso de mibolerona por 6 meses para auxiliar o restabelecimento do útero.

Doenças da tuba uterina

Defeitos congênitos bilaterais ou aderências das tubas uterinas, em consequência de infecção ou inflamações abdominais, podem causar infertilidade. Infelizmente, a avaliação dessas estruturas é difícil nas cadelas.

Hipoluteodismo

É caracterizado por secreção insuficiente de progesterona pelo corpo lúteo, durante a gestação. Falha na manutenção de níveis críticos de progesterona pode provocar reabsorção fetal ou aborto, de acordo com o período da gestação. Essa condição tem sido relatada nas cadelas, mas é rara. Existe controvérsia entre os autores no sentido de ser a insuficiência lútea uma condição primária ou secundária a outras doenças.[1,3,4]

A gestação nas cadelas é mantida pela progesterona originada dos corpos lúteos e o útero parece não estar envolvido na regulação ou controle desses corpos lúteos, durante a fase lútea do ciclo estral ou durante a gestação, exceto nas últimas 48 horas antes do parto. Durante o final da gestação nas cadelas, ocorre aumento das concentrações dos metabólitos das prostaglandinas (PGFM), principalmente da prostaglandina $F_{2\alpha}$ ($PGF_{2\alpha}$). Tanto nas cadelas gestantes como nas cadelas cíclicas, o controle da função lútea difere entre a primeira e a segunda metade da fase lútea. Nos primeiros 30 dias da gestação ou metade do diestro cíclico, os corpos lúteos funcionam independentemente de suporte hipofisário. Durante a segunda fase, fatores luteotróficos produzidos pela hipófise, como a prolactina e possivelmente o hormônio luteinizante (LH), são necessários para a manutenção da função lútea.[6,12,14]

Durante a segunda metade da fase lútea ou gestação, a luteólise prematura pode ser induzida pela administração de inibidores de prolactina, como os agonistas da dopamina bromocriptina e cabergolina, bloqueadores dos receptores da progesterona e $PGF_{2\alpha}$. A diminuição prematura na progesterona decorrente de falha lútea é outra causa de aborto em cães.[12]

O diagnóstico de hipoluteodismo geralmente é difícil, pois a diminuição dos níveis de progesterona é uma resposta fisiológica normal ao estresse e acompanha o parto prematuro ou aborto devido a causas diversas. O diagnóstico é realizado por meio de dosagens seriadas de progesterona sérica durante a gestação; a ultrassonografia seriada também auxilia o diagnóstico. A reposição de progesterona é aconselhável.[4]

O tratamento recomendado é a suplementação com progestágenos; a administração de progestágenos para manutenção da gestação pode resultar em distocia, piometra e septicemia, principalmente nos casos de anormalidades fetais, placentites ou infecção intrauterina. A progesterona de longa ação pode prolongar a gestação, com potencial perda dos filhotes e alterações na fêmea; além disso, os progestágenos têm efeitos androgênicos, podendo causar masculinização em fetos fêmeas. A progesterona natural tem meia-vida de 72 horas, se administrada em veículo oleoso, facilitando a programação do parto. A retirada da progesterona antes do período ideal pode levar ao parto prematuro. A administração de progesterona frequentemente resulta em lactação insuficiente, necessitando de complementação.[15]

Causas diversas

As anormalidades cromossômicas fetais podem resultar em morte embrionária e reabsorção fetal. No ser humano, 50% dos abortos espontâneos são consequência de anormalidades cromossômicas. Mesmo a cariotipagem dos fetos poderia não revelar defeitos enzimáticos ligados ou controlados por genes que contribuem para a perda fetal. A avaliação do *pedigree* e do grau de consanguinidade deve ser considerada.[7]

Deficiências de vitamina A e minerais, como manganês e iodo, embora raras, podem resultar em infertilidade. A exposição a toxinas ou medicamentos durante a gestação pode resultar em perda fetal.[15]

CADELAS NÃO RECEPTIVAS COM INTERVALO INTERESTRO NORMAL

Comportamento

O comportamento é um fator importante na *performance* reprodutiva. A preferência pelo macho tem sido documentada nos cães. Frequentemente, quando o cão e a cadela são criados juntos, a cadela assume a liderança ou dominância e isso pode provocar um comportamento não receptivo, mesmo durante o estro. Algumas cadelas refutam todos os machos; nesses casos, a inseminação artificial (IA) poderia contornar esses problemas de comportamento.

Anormalidades físicas

As *alterações vaginais congênitas ou estenoses vaginais* são comuns nas cadelas. A maioria dessas alterações se desenvolve cranialmente ao meato urinário e, portanto, é palpável durante o exame de palpação digital da vagina. Dependendo da extensão da alteração, o reparo cirúrgico pode ser realizado ou o problema pode ser contornado com IA e possível cesariana. A anormalidade vaginal pode relaxar suficientemente sobre a influência da relaxina, durante a fase final da gestação e parto, e possibilitar o parto espontâneo.[14,15]

Na fêmea portadora dessas estenoses vaginais, a introdução do pênis causa dor, resultando em não aceitação do macho e incapacidade de cobertura natural.

O exame vaginal digital deve ser realizado em todas as cadelas, receptivas ou não. O exame vaginal digital deve ser realizado de preferência durante o estro, porque as estenoses aparentes durante o anestro podem desaparecer durante o estro. A vaginoscopia sem exame digital pode não diagnosticar essas alterações. Bandas vaginais são tratadas com cirurgias. Estenose vulvovestibular pode ser reconstruída, via episioplastia. Correção cirúrgica e supositórios têm sido usados, mas a fibrose consequente é grande.[1,2,5,6,14]

Os proprietários devem estar cientes de que as estenoses vaginais podem ter natureza hereditária. Vaginoscopias contrastadas podem ser utilizadas para diagnosticar esses problemas. A fêmea é preparada com jejum e enema para limpeza do reto, antes do procedimento. Sob anestesia, um cateter de Foley é introduzido no interior da vagina e o balão inflado. Aproximadamente 1 mg/kg de contraste iodado é administrado até que a válvula vaginal seja completamente distendida. Radiografias em diversas posições são realizadas para diagnóstico do tipo e extensão das estenoses vaginais.

Hiperplasia vaginal é a protrusão da mucosa vaginal edemaciada por entre os lábios vulvares. É uma condição estrógeno-dependente e geralmente ocorre durante os estros subsequentes. Cadelas com hiperplasia vaginal devem ser inseminadas artificialmente, pois os machos apresentam dificuldade no momento da introdução do pênis, devido à mucosa vaginal prolapsada. A hiperplasia vaginal pode retornar no momento do parto e pode ou não causar distocia. Também os proprietários devem estar cientes da possibilidade de essa condição ser de origem hereditária, não sendo portanto aconselhada a inseminação artificial.[1,2,5,6,14]

INTERVALO INTERESTRO CURTO

Algumas raças como Rottweiler, Pastor-Alemão e Basset Hound apresentam estro a cada 4 meses. Interestros mais curtos que 4 meses resultam em infertilidade devido a um ambiente uterino inadequado para implantação. É recomendado que nenhuma cadela seja tratada para intervalo interestro curto até 2,5 a 3 anos.[6]

Split cio

É definido como atividade de proestro por 1 ou 2 semanas, seguida de um período de anestro, com duração de aproximadamente 1 mês, antes que um estro ovulatório ocorra. Muitas cadelas jovens apresentam *split* cio. Geralmente essa condição é revertida para ciclos normais com a idade. Com a idade, essas fêmeas podem novamente apresentar *split* cio.

O *split* cio é uma fase folicular do ciclo estral dividida em duas partes: na primeira fase do *split* cio ocorre o desenvolvimento folicular normal, acompanhado por comportamento típico de proestro, sem a ocorrência das ovulações; os folículos ovarianos regridem. A cobertura ou inseminação, realizada nesse momento do estro, geralmente não resulta em concepção. Algumas semanas ou meses mais tarde (4 a 8 semanas), um novo ciclo recomeça; essa segunda fase geralmente é seguida de ovulação e, se a fêmea for acasalada ou inseminada, tem grande chance de emprenhar.[6,14]

O diagnóstico requer citologia vaginal seriada e/ou avaliação dos níveis de progesterona durante o período de anestro intermediário (concentrações de progesterona inferiores a 2 ng/mℓ indicam que as ovulações não ocorreram). A cobertura ou inseminação na segunda fase do *split* cio deve resultar em concepção.

O *split* cio só está associado a infertilidade se a fêmea for inseminada ou forçada a cobertura durante a fase anovulatória do *split* cio.

Falha de ovulação

Ocasionalmente, as ovulações podem não ocorrer em determinado ciclo em cadelas normais; em vista disso, não há fase lútea e o próximo ciclo pode se iniciar mais cedo do que o esperado. Nesse caso, o monitoramento da progesterona sérica é de valor diagnóstico. O tratamento com gonadotrofina coriônica humana (hCG) no ciclo seguinte induz ovulação, se esse problema se tornar persistente.

Cisto ovariano

Está mais associado a estro persistente, mas o cisto folicular pode causar intervalo interestro mais curto.

Causas iatrogênicas

A administração de agonista de dopamina como bromocriptina ou cabergolina está associada a intervalo interestro curto. Efeito semelhante pode ser visto em fêmeas que receberam prostaglandinas; o uso de antagonista de progesterona também pode resultar em intervalo interestro curto.[6]

INTERVALO INTERESTRO PROLONGADO

Embora o período médio do intervalo interestro seja de 7 meses, a variação normal é grande. Exceção inclui a raça Basenji que cicla a cada 12 meses; cadelas que gestaram e pariram no ciclo anterior podem retardar o início do ciclo subsequente por 1 ou 2 meses; a explicação para esse fato é desconhecida e não são todas as fêmeas que o apresentam. Cadelas idosas também ciclam menos frequentemente; intervalos interestro de até 12 meses são considerados normais. Com a idade, as cadelas aumentam o período do intervalo interestro, mas não deixam de ciclar, não apresentando fase de inatividade ovariana como as mulheres.[1,4,15]

Cios silenciosos

É o desenvolvimento folicular e ovulação na ausência de sinais de cio, como secreção sanguinolenta e edema de vulva. Algumas cadelas apresentam pouca ou nenhuma secreção vulvar ou edema de vulva durante a fase de proestro do ciclo estral. Se nenhum macho se aproximar dessa fêmea, esse ciclo poderá não ser observado pelo proprietário. O monitoramento da citologia vaginal semanalmente, por 1 ano, é necessário para identificar o cio silencioso. O nível de progesterona pode ser checado mensalmente para observação da atividade ovulatória; concentrações de progesterona sérica acima de 2 ng/mℓ indicam atividade ovariana. Cobertura/inseminação no momento apropriado, durante o cio silencioso, resulta em concepção.[1,3,4]

Doenças metabólicas

Qualquer doença pode alterar o intervalo interestro. O hipotireoidismo geralmente causa intervalo interestro prolongado.

Cisto ovariano

São estruturas que se desenvolvem de tecidos localizados no interior dos ovários. São poucos os trabalhos que relatam a incidência dos cistos ovarianos em cadelas. Os cistos podem ser estruturas afuncionais ou funcionais; se funcionais podem produzir estrógeno ou progesterona, afetando o comportamento ou a fisiologia das cadelas e gatas acometidas.

O anestro prolongado é o sinal clínico mais comum associado ao cisto ovariano de todos os tipos. Embora ocorra com cisto funcional folicular ou lúteo, é desconhecido se o anestro se deve aos efeitos da progesterona ou está associado a quantidades insuficientes de hormônios sexuais. Tem-se especulado que o anestro esteja associado à massa do cisto, mas com a habilidade de produzir hormônio; cisto da *rete ovarii* pode causar anestro como resultado de compressão do estroma ovariano.[1,3,4]

Infertilidade é outro histórico associado aos cistos ovarianos; a infertilidade em cadelas e gatas com cistos lúteos pode resultar de um efeito prolongado da progesterona secretada pelo cisto. O cisto lúteo pode estimular o desenvolvimento de HEC/piometra. Os níveis de progesterona sérica podem estar elevados no diestro normal. A ultrassonografia é a melhor opção para diagnosticar os cistos ovarianos. A existência de estruturas foliculares persistentes com diâmetro acima de 10 mm é sugestiva de cisto. As opções cirúrgicas de diagnóstico de cisto ovariano incluem a laparotomia exploratória e a laparoscopia. Cisto folicular não funcional pode causar intervalo interestro prolongado. O diagnóstico desse tipo de cisto poderia requerer avaliação histopatológica do cisto removido cirurgicamente.[1]

O tratamento é a remoção cirúrgica do cisto. A ovariossalpingo-histerectomia (OSH) completa é a melhor opção. Alternativamente, PGF$_{2\alpha}$ como agente luteolítico pode auxiliar, embora isto não esteja totalmente definido nas cadelas e gatas.

Neoplasia ovariana

Constitui 1 a 2% de todos os tumores nos cães. São mais frequentes em cadelas do que em gatas. Neoplasias ovarianas são geralmente tumores primários; metástases de outros tipos tumorais nos ovários são raras. Os tumores ovarianos são classificados de acordo com o tecido de origem; podem se originar do epitélio de superfície, das células germinativas e dos cordões gonadostromais.[1,5]

Os tumores epiteliais são os mais comuns nas cadelas – cistadenomas e cistadenocarcinomas. Três tipos de tumores se originam do estroma: tumor das células da granular, tecoma e luteoma. O tumor das células da granular é o segundo mais comum nas cadelas; são geralmente unilaterais e funcionais. Disgerminomas e teratomas são os tumores que se originam das células germinativas.[1]

Os tumores ovarianos são mais comuns em fêmeas idosas, com exceção dos teratomas. Os tumores ovarianos estão associados a uma variedade de sintomas, geralmente os tumores pequenos são inaparentes, algumas neoplasias são funcionais e a maioria deles secreta estrógenos. Os efeitos estrogênicos incluem ninfomania, estro prolongado, alopecia simétrica não pruriginosa, abdome penduloso, edema de vulva. Algumas cadelas podem inclusive apresentar sinais de hiperadrenocorticismo. HEC/piometra também podem estar associadas à neoplasia ovariana funcional nas cadelas. Nas gatas, metade das portadoras de tumor ovariano das células da granular apresenta estro prolongado ou HEC.[1]

O anestro em cadelas idosas é sempre suspeito de neoplasia ovariana. Ultrassonografia e laparotomia exploratória são os tipos de diagnóstico. O tratamento é a remoção cirúrgica.

ESTRO PERSISTENTE

Cisto ovariano

A doença ovariana cística é causada por ausência de ovulação de um folículo. A secreção persistente de estrógeno é manifestada clinicamente por estro persistente. A ocorrência de concentrações elevadas de estrógeno no soro define o diagnóstico, embora as dosagens de estrógeno nas cadelas sejam difíceis. A identificação de células superficiais na citologia vaginal por 6 semanas ou mais também sugere estro persistente. O diagnóstico pode ser realizado por meio de exame ultrassonográfico. Outra maneira de se diagnosticar o cisto folicular é a resposta ao tratamento com hormônio liberador de gonadotrofina (GnRH; 50 µg por via intramuscular) ou hCG (1.000 UI, metade da dose administrada por via intramuscular e metade intravenosa). Uma completa contagem de sangue – hemograma e eventualmente punção de medula óssea – é importante quando a fêmea está sob estimulação estrogênica prolongada.[1,2,4,5]

Neoplasia ovariana

O tumor das células da granular pode se manifestar clinicamente como estro persistente.

FALHA PARA CICLAR | ANESTRO PRIMÁRIO E SECUNDÁRIO

Uma cadela normal deve apresentar seu primeiro estro até 24 meses de vida. O anestro primário é diagnosticado naquelas cadelas que nunca apresentaram atividade ovariana. Já o anestro secundário descreve a condição na qual a fêmea apresentou um ou mais ciclos ovarianos seguidos por falha para ciclar. Como em todas as alterações reprodutivas, idade, raça, histórico reprodutivo anterior, medicações anteriores e exame físico completo devem ser realizados antes da solicitação de qualquer teste.

Animais de raça grande ou gigante podem apresentar o primeiro episódio de estro após os 2 anos, enquanto raças menores podem apresentar ciclos ovarianos com cio silencioso, antes de exibirem um ciclo manifesto. A falha para ciclar, portanto, é uma alteração que deve ser avaliada com cuidado e esperar até que as fêmeas atinjam os 24 meses de vida.

Animais com anestro secundário devem ser avaliados levando-se em consideração todas as condições descritas no item de intervalo interestro prolongado.[1,2]

Ovariossalpingo-histerectomia prévia

Se parte do histórico reprodutivo do animal for desconhecida, uma causa possível de falha para ciclar é a Ovariossalpingo-histerectomia (OSH) prévia. O exame da linha média para visualização de cicatriz é recomendado. Para confirmar a realização de OSH, o plasma sanguíneo deve ser submetido às determinações de hormônio foliculoestimulante (FSH) e LH. Uma fêmea castrada apresenta elevação persistente de FSH e LH.[1]

Cio silencioso

O cio silencioso deve ser considerado causa possível de anestro primário, especialmente se o proprietário da cadela tiver pouca ou nenhuma experiência com fêmeas não castradas, ou essa fêmea não mantiver contato com machos ou, ainda, se esse animal for pouco observado pelo proprietário. A observação visual da vulva, 1 ou 2 vezes/semana, é um método excelente para detecção de cio silencioso. Edema de vulva ou secreção sanguinolenta pelos lábios vulvares é fácil de identificar e corresponde ao início da fase de proestro.[1,4]

Anestro induzido por fármaco

O anestro pode ser induzido por fármaco específico para essa finalidade e por substâncias que resultem em anestro como efeito colateral. Esses medicamentos incluem os andrógenos, usados naqueles animais cujo proprietário tenha interesse em aumento da massa muscular; progesterona é utilizada em uma série de tratamentos, causando prolongamento do anestro (diestro) como efeito colateral. Os glicocorticoides provocam *feedback* negativo na hipófise, suprimindo a atividade gonadotrófica, inibindo o ciclo estral.[1,4]

Estresse

Estresse, treinamento físico excessivo e má nutrição são causas potenciais de falha para ciclar. Temperaturas altas, exibição frequente em *shows* ou exposições, ou viagens em excesso também podem provocar efeitos negativos sobre a atividade ovariana em algumas cadelas. Esses problemas podem ser revelados durante a anamnese e sua correção pode reverter o problema com o retorno da função ovariana.

Hipotireoidismo

O hipotireoidismo pode resultar em falha do ciclo estral. Embora exista potencial para a cadelas com diagnóstico de hipotireoidismo apresentarem anestro primário ou secundário, esses animais devem apresentar sinais de hipotireoidismo, como obesidade, letargia, apetite caprichoso, alopecia simétrica bilateral. Uma cadela alerta, ativa, é pouco provável que tenha hipotireoidismo.[2,4,5]

Animais hipotireóideos respondem rapidamente à reposição hormonal, tornando-se mais alertas dentro de poucos dias após o início do tratamento. Esses animais geralmente iniciam a atividade ovariana dentro de 3 a 6 meses após o início do tratamento. Se uma resposta positiva não for observada, ou a dose do hormônio não for adequada, um segundo problema deve existir.

Doenças subclínicas

Qualquer enfermidade, leve ou grave, tem potencial para interferir na atividade cíclica das cadelas. Por essa razão, é importante a obtenção de histórico completo do animal, exame físico completo e detalhado. Alterações identificadas durante o exame clínico devem ser valorizadas como possíveis causas de infertilidade e investigadas para tal possibilidade.

Quando cio silencioso, OSH prévia ou erro de manejo são considerados improváveis, hemograma, urinálise e perfil bioquímico devem ser considerados; outro modo de avaliação importante, em casos de falha para ciclar, é a ultrassonografia abdominal; é um exame não invasivo e a avaliação, especialmente dos ovários e do útero, é de grande importância.[1,3,4]

Cisto lúteo

É uma síndrome rara que resulta em diestro persistente, embora o proprietário do cão acredite ser um anestro prolongado. Este caso é classificado como anestro secundário, pois a cadela deve ter apresentado um ciclo anterior. Se, entretanto, for seguido de um cio silencioso, o anestro prolongado pode parecer um anestro primário. Em ambas as situações, o exame de ultrassonografia abdominal e a dosagem de progesterona sérica acima de 2 ng/mℓ confirmam o diagnóstico. O tratamento à base de prostaglandina, para lise dos corpos lúteos, na maioria das vezes, não obtém sucesso, sendo portanto recomendável a remoção cirúrgica dos ovários. A ovariectomia unilateral, em casos de cadelas de grande potencial genético, pode ser sugerida.[1]

Aplasia ovariana

A cadela que não apresentou cio (anestro primário) pode não ter ovários. A ausência congênita ou a falha no desenvolvimento de uma ou ambas as gônadas são muito raras. A hipoplasia secundária sugere que um ou mais ciclos ovarianos precederam a falha para ciclar. A longevidade funcional dos ovários das cadelas não é conhecida; em média, os ovários apresentam declínio na sua função gradualmente após a idade de 7 anos. Entretanto os ovários podem cessar sua função mais cedo, resultando em anestro permanente.[1,5,6]

O diagnóstico de falha ovariana pode ser suspeitado, quando todos os outros diagnósticos forem excluídos, mas mesmo assim é difícil confirmar esse diagnóstico. Uma maneira de se diagnosticar a aplasia ovariana é pela avaliação das concentrações de FSH e LH. A falha ovariana está associada a concentrações de FSH e LH muito altas. Alternativamente, laparotomia exploratória ou laparoscopia podem ser realizadas para inicialmente inspecionar o trato reprodutivo, e biopsias do útero e ovários poderiam ser feitas para confirmação desse diagnóstico.[1]

Ooforite imunomediada

Consiste na destruição imunomediada dos ovários. É uma doença rara nas cadelas e gatas e foi descrita pela primeira vez há 20 anos. Histologicamente se caracteriza por apresentar inflamação ovariana linfocítica, folículos e oócitos degenerados, espessamento de zona pelúcida e ausência de corpo lúteo.[6]

REFERÊNCIAS BIBLIOGRÁFICAS

1. Fontbonne A. Courses in small animal reproduction "how investigate bitch infertility" http://www.vetcontact.com/presentations/fontbonne1.
2. Freshman JL. Clinical approach to infertility in the cycling bitch. Vet Cl North Am Small An Pract. 1991;21(3):427-35.
3. Davol PA. www.labbies.com/reproduction2.htm.
4. Fayer-Hosken R, Caudle A. Evaluating the infertile breeding bitch. Vet Med. 1994;1026-38.
5. Feldman EC, Nelson RW. Canine and feline endocrinology and reproduction. 3. ed. Philadelphia: WB Saunders; 2004.
6. Johnston SD, Root-Kustritz MV, Olson PNS. Canine and feline theriogenology. Philadelphia: WB Saunders; 2001. 592p.
7. England G, Concannon PW. Determination of the optimal breeding time in the bitch: basic considerations, in "recent advances in small animal reproduction", www.ivis.org, Ithaca, New-York, EUA.
8. Doig PA, Ruhnke HL, Bosu WTK. The genital mycoplasma and ureaplasma flora in healthy and diseased dogs. Can J Comp Med.1981;45: 233-8.
9. Carmichael LE, Shin SJ. Canine brucellosis: a diagnostician "dilemma". Seminars in Vet. Med Surg (Small Animal). 1996;11(3):161-5.

10. Bjurstrom L, Linde-Forsberg C. Long term study of aerobic bacteria in the genital tract in breeding bitches. Am J Vet Res. 1992; 53(5): 665-9.

11. De Cock H, Vermeirsch H, Ducatellel R *et al*. Immunohistochemical analysis of estrogen receptors in cystic-endometritis-pyometra complex in the bitch. Theriogenol. 1997;48:1035-47.

12. Hoffman B, Hoveler R, Hasan SH *et al*. Ovarian and pituitary function in dogs after hysterectomy. J Reprod Fertil. 1992;96:837-45.

13. Hagmann RH, Kendal BA, Transonicc A *et al*. Differentiation between pyometra and cystic endometrial hyperplasia/mucometra in bitches by prostaglandin $F_{2\alpha}$ metabolite analysis. Theriogenol. 2006;66: 198-206.

14. Wright P, Watts JR. The infertile female. In: Simpson GM, England GCW, Harvey MJ. BSAVA Manual of small animal reproduction and neonatology. Gloucester: BSAVA; 1998.

15. Okkens AC, Bevers MM. Fertility problems in the bitch in Symposium in canine and feline reproduction. An Reprod Sci. 1992;28:379-87.

BIBLIOGRAFIA

Romagnoli E. Infertility in bitch. Proceeding of the SEVC. Barcelona, 2008. www.ivis.org.

184
Complicações da Ovariossalpingo-Histerectomia

Samanta Rios Melo • Julia Maria Matera

INTRODUÇÃO

O problema da superpopulação de cães e gatos errantes é mundial. Envolve questões de saúde pública e de bem-estar animal. Por volta do início da década de 1970, o dramático aumento da população de cães e gatos nas ruas provocou a necessidade de implantação de medidas que visassem ao controle populacional desses animais, como alternativa à captura e ao extermínio. Por volta dessa época, criou-se o anticoncepcional para cães e gatos.[1] Alguns anos mais tarde, os efeitos do uso do anticoncepcional em animais ficaram mais evidentes, assim, muitos veterinários passaram a contraindicar o seu uso.[2] A partir de então, a esterilização cirúrgica passou a ser o principal meio de controle da população animal.

No Brasil, um estudo retrospectivo no município de São Paulo observou que a maior parte dos animais castrados são cadelas adultas.[3] Segundo outro estudo, a razão homem:cão estimada no município de São Paulo é de 7:1, e a razão homem:gato é de 46:1.[4] Esses dados reforçam a necessidade ainda atual de controle populacional desses animais, especialmente porque a população de cães abandonados nas ruas é maciça. Alguns municípios do estado de São Paulo e diversos outros estados brasileiros vêm desenvolvendo atividades de controle de natalidade da população animal, por meio de campanhas de esterilização cirúrgica.

A ovariossalpingo-histerectomia (OSH) é um procedimento cirúrgico que consiste na remoção de ovários, trompas e cornos uterinos. É considerado um procedimento limpo-contaminado.[5] A OSH é comumente indicada como meio de esterilização eletiva, além de poder ser realizada para fins terapêuticos em afecções ovarianas e uterinas (p. ex., piometra, torção uterina, cistos ovarianos, prolapso de útero, ruptura uterina). Tanto a ovariectomia (OVE), retirada apenas dos ovários, quanto a OSH são também comumente indicadas para a prevenção das alterações hormonais que podem interferir na terapia em cadelas e gatas diabéticas ou epilépticas.

Na técnica mais comum, a incisão é feita na linha média. Há técnicas descritas que envolvem a incisão no flanco. São também descritas técnicas de laparoscopia para OVE e OSH, embora não sejam amplamente utilizadas fora dos centros de pesquisa.

A idade mais estabelecida para a castração de cadelas e gatas na prática veterinária é ao redor de 6 meses de vida, preferindo-se, em geral, que seja realizada antes ou após o primeiro estro.

O índice de complicações detectado aos 7 dias após OSH em gatas e cadelas com menos de 12 semanas de vida foi similar ao índice encontrado em gatas e cadelas castradas a partir dos 6 meses de vida.[6] Sabe-se que a gonadectomia antes do amadurecimento sexual retarda o fechamento da placa de crescimento por uma média de 9 semanas, resultando em animais com maior comprimento ósseo.[7] A vulva das cadelas castradas na sétima semana ou no sétimo mês de vida apresentava-se pequena e infantil, se comparada à de fêmeas não castradas, embora nenhum problema clínico tenha sido associado a esse fato,[7] com exceção da maior dificuldade de sondagem uretral nessas fêmeas, por meio de palpação. Ainda não foram descritos efeitos deletérios a longo prazo da gonadectomia de cadelas e gatas.

A OSH pode determinar as mesmas complicações relativas a qualquer procedimento abdominal, como complicações anestésicas, retardo na cicatrização da ferida, abscesso, infecção nas suturas e traumatismo por lambedura na ferida. As reações mais comumente observadas ao material de sutura são inflamação, seroma, cicatrizes e deiscências.

As complicações exclusivas da OSH podem ser classificadas como menores ou maiores. Como complicações menores, que são as facilmente resolvidas, podem-se citar deiscência, inflamação ou seroma. As complicações maiores são as que envolvem risco de vida e requerem tratamento intensivo ou mesmo novo procedimento cirúrgico. Nessas complicações, ocorre morte por causas anestésicas, óbito por hemorragia grave no transoperatório, hidroureter/hidronefrose, piometra de coto, estro recorrente, granuloma uterino ou ovariano, aderências e obstruções intestinais.

As complicações também podem ser classificadas de acordo com o momento de sua ocorrência, como transoperatórias, pós-operatórias imediatas ou tardias. As complicações mais frequentes são as menores, ocorrendo dentro da primeira semana de pós-operatório. As complicações maiores são menos comuns, mas são importantes e devem ser bem consideradas no momento de planejar a realização desse procedimento cirúrgico.

INFECÇÃO E INFLAMAÇÃO DA FERIDA CIRÚRGICA

As complicações da ferida cirúrgica (edema, dor, eritema, seroma, exsudação, infecção), embora sejam as complicações mais comuns associadas à OSH,[8] são consideradas de menores repercussões e tendem a ser facilmente resolvidas. Nesses casos, devem ser consideradas como causas desde a incompleta assepsia do centro cirúrgico, dos materiais cirúrgicos e da própria equipe até os cuidados pós-operatórios relativos ao proprietário, o comportamento do cão (lambedura, conviver em meio a sujidades) e o adequado manejo da ferida. A deiscência da sutura da parede abdominal geralmente ocorre durante os primeiros 7 dias e é normalmente associada a erros de técnica.[8]

Estudos mostram que há correlação positiva entre o tempo cirúrgico, o peso do animal e a ocorrência de complicações relativas à incisão. Cirurgias de OSH que se estendem de 90 a 120 minutos têm risco maior de ocorrência de complicações relacionadas à ferida cirúrgica[8] e, nesses casos, sugere-se reforço na terapia antimicrobiana. Outrossim, a habilidade do cirurgião também pode ser um fator importante para a boa evolução da ferida cirúrgica.[9]

HEMORRAGIA

É descrita como a causa mais comum de morte pós-OVE.[10] Pode-se observar sangramento profuso durante a cirurgia, o que acontece mais comumente, ou pode se desenvolver hemoperitônio no período imediatamente após a cirurgia. A hemorragia pode ser provocada durante o procedimento cirúrgico pela ruptura dos vasos ovarianos, no momento do estiramento do ligamento suspensor do ovário, pela laceração dos vasos do ligamento largo ou, ainda, pela tração excessiva do corpo do útero, ocasionando ruptura de vasos uterinos. Ligaduras incorretas ou malposicionadas, bem como fios de sutura deficientes, também podem ocasionar hemorragia durante ou imediatamente após a cirurgia. É importante observar que coagulopatias congênitas ou adquiridas podem resultar em hemorragias importantes no trans e no pós-operatório.

A saída de um muco vaginal escasso e sanguinolento pode ocorrer normalmente, alguns poucos dias após a ovário-histerectomia (OH). Contudo, erosão dos vasos uterinos ou infecção em torno das ligaduras desses vasos podem causar sangramento vaginal expressivo e intermitente 4 a 16 dias após a realização da OSH; nesses casos, a laparotomia exploratória pode ser indicada, pois o sangramento vaginal pode tornar-se intenso e grave rapidamente.

O pedículo ovariano direito é localizado em posição mais cranial no abdome do que o pedículo esquerdo. Por isso, é mais difícil a exteriorização do pedículo no lado direito, especialmente se a laparotomia não for suficientemente cranial, ou o ligamento suspensor do ovário não for inteiramente rompido. Animais obesos podem dificultar ainda mais a exteriorização desse pedículo, até para cirurgiões experientes. Em Burrow *et al.* (2005), 77% dos casos de hemorragia transoperatória ocorreram por sangramento em pedículo ovariano direito.[9]

Estudos sugerem que o maior tamanho e o peso corpóreo são relacionados com mais gordura intra-abdominal e podem representar aumento significativo para essa complicação.[8] A exposição adequada dos pedículos e a sutura cuidadosa e correta devem minimizar os riscos de hemorragias no trans e no pós-operatório. Além disso, deve-se tomar cuidado com coagulopatias e evitar a realização da OSH durante o estro, período no qual se observa aumento da vascularização do trato urogenital.

SÍNDROME DO OVÁRIO REMANESCENTE

A recorrência do estro após a OSH é causada pela sobra de tecido ovariano, caracterizando a síndrome do ovário remanescente. Em cadelas, as manifestações podem incluir edema vulvar, descarga vaginal sanguinolenta, atração por cães machos, receptividade à cruz e lactação. A piometra de coto uterino também poderá estar associada. Na cadela, o exame de citologia vaginal pode revelar queratinização das células epiteliais da vagina, evidenciando atuação de estrógeno. Em gatas, os sintomas são mais súbitos e podem incluir lordose, miados excessivos e receptividade à cruz.

A concentração de progesterona pode ser usada no diagnóstico da síndrome do ovário remanescente em cadelas, pois o ovário é a única fonte endógena de progesterona, e as concentrações desse hormônio estarão elevadas durante o diestro. A concentração de progesterona é menor que 2 ng/mℓ no proestro. Concentrações acima de 2 ng/mℓ são compatíveis com diagnóstico de corpo lúteo funcional.[11,12] Em gatas, as concentrações de progesterona em anestro não são utilizadas, pois nessa espécie a ovulação é induzida. Para o diagnóstico nas gatas, pode-se usar a administração da gonadotropina coriônica humana (hCG, do inglês *human chorionic gonadotropin*), seguida da mensuração de progesterona.[13]

Um estudo apresentou que, em cadelas, o período entre a OSH original e a recidiva dos sintomas pode variar de 2 semanas a 3 anos.[14] As possíveis causas incluem a queda de tecido ovariano dentro da cavidade ou a colocação inadequada das pinças para ligadura. Ainda não foi relatado tecido ovariano com localização anormal ("ovários ectópicos"). Ovários acessórios e tecido ovariano que se estende pelo ligamento do ovário foram descritos em vacas, cadelas e mulheres.[15]

O tratamento definitivo para ovários remanescentes é uma laparotomia exploratória para remoção de todo o tecido residual. Nesses casos, pode ser mais fácil encontrar o tecido ovariano residual se a cirurgia for realizada durante o período de estro. Estudos mostram que os tecidos ovarianos residuais geralmente encontram-se do lado direito, por ser esse o pedículo mais difícil de se exteriorizar.[16] De maneira geral, os ovários remanescentes podem ser encontrados em íntima associação com os ureteres, em posição caudal aos rins. Dessa forma, a dissecção cuidadosa das estruturas é recomendada para evitar danos ao trato urinário.[8]

PIOMETRA DE COTO

Pode ocorrer em cadelas e gatas após a OSH incompleta. Há um erro de entendimento quanto à ocorrência da piometra de coto estar associada à ressecção incompleta de corpo uterino. Entretanto, a OVE sem histerectomia não foi associada ao desenvolvimento de piometra em 72 cães, ao longo de 10 anos de acompanhamento pós-cirúrgico.[17] Assim, a piometra de coto é uma complicação rara relatada, em geral, como consequência de síndrome de ovário remanescente.[8] A piometra advém da ação da progesterona, que pode ser proveniente do tecido ovariano residual ou de compostos progestacionais exógenos.[18-21]

As manifestações clínicas envolvem letargia, depressão, inapetência, descarga vaginal serossanguinolenta a mucopurulenta, poliúria, polidipsia e êmese. O histórico pode incluir sinais de síndrome do ovário remanescente, estro nas últimas 8 a 10 semanas, ou mesmo o uso de progestacionais exógenos. As informações laboratoriais podem incluir leucograma inflamatório, azotemia, aumento da fosfatase alcalina sérica ou evidências de desidratação. Massa de tecido pode ser observada entre a bexiga e o cólon em radiografias abdominais, mas a ultrassonografia é o exame de escolha para verificação de piometra de coto.

Pode-se tentar o tratamento médico, com o uso de antibióticos de amplo espectro. Todavia, na maioria dos casos, o tratamento de eleição normalmente é cirúrgico e requer a retirada do corpo uterino residual preenchido por secreção purulenta. A ligadura uterina deve ser feita imediatamente após a cérvice, em sentido cranial.

INFLAMAÇÃO E GRANULOMA

A inflamação ou o granuloma de coto podem ser causados por materiais de sutura inadequados, excesso de material de sutura não absorvível, técnicas de assepsia ineficientes ou quantidade residual excessiva de corpo uterino. Granulomas ovarianos têm causas similares e podem se estender desde o polo caudal do rim e chegar a estenosar o ureter proximal, resultando em hidronefrose. Os granulomas uterinos podem chegar a obstruir o ureter distal.

Ainda, os granulomas podem causar aderências excessivas envolvendo intestino delgado, cólon, bexiga urinária, mesentério e omento. As manifestações clínicas podem incluir disquezia, constipação intestinal, êmese, disúria, polaciúria e incontinência urinária. Ocasionalmente, podem ocorrer peritonite difusa e choque séptico.

TRAJETOS FISTULOSOS

Esses podem formar-se como resposta inflamatória ao material de ligadura, podendo desenvolver-se anos após a cirurgia. O trajeto estende-se desde a ligadura em torno do pedículo ovariano ou do corpo uterino, passando entre os planos musculares, até alcançar a pele. Um aumento de volume de consistência macia e em geral doloroso forma-se no tecido subcutâneo, drenando de maneira intermitente secreção de líquido serossanguinolento ou purulento pelo trajeto.

Granulomas e inflamação de pedículos ovarianos estão normalmente associados a fístulas sublombares, já os granulomas uterinos estão associados a fístulas na região inguinal ou medial da coxa, ou na região abdominal média. Outras causas de trajetos fistulosos podem incluir migração sublombar de corpos estranhos, osteomielite, discoespondilite, micobactérias e neoplasias. Cultura bacteriológica, citologia por agulha fina, ultrassonografia ou mesmo biopsias podem ser realizadas para a conclusão do diagnóstico.

A antibioticoterapia poderá suspender temporariamente a drenagem da secreção e os sintomas, mas esses tendem a recidivar após a suspensão do tratamento. É em geral indicada a laparotomia exploratória para verificação de todo o trajeto e inspeção de ambos os pedículos. Toda a massa pode ser removida, se a ligadura estiver intimamente ligada ao tecido reativo. Pode ser necessária a nefrectomia em casos extremos, quando o tecido inflamatório ao redor do pedículo ovariano estiver aderido ao rim. A obstrução do ureter pelas aderências pode também causar hidronefrose.

Os granulomas e fístulas consequentes podem ser evitados por meio de manipulação cuidadosa dos tecidos, minimização de tecidos desvitalizados na cavidade e adequada assepsia.

Frank e Stanley (2009) relataram o caso de um Pastor-Alemão que se apresentou com massa fistulosa em região subcutânea de flanco. Em laparotomia exploratória, a massa foi detectada como um granuloma que envolvia o ureter esquerdo e a artéria mesentérica e aderia a múltiplas regiões do intestino.[22] O conteúdo do granuloma continha uma gaze esquecida inadvertidamente no momento da OSH do animal, há 4 anos. A existência de corpo estranho, oriundo de esquecimento do material cirúrgico dentro do animal, é uma complicação grave e desnecessária.

Em humanos, estudos indicam que a incidência de corpos estranhos iatrogênicos pela equipe cirúrgica chega a 1.000 de cada 1.500 procedimentos realizados.[23] Acredita-se que a ocorrência em medicina veterinária deve ser muito maior do que a relatada em literatura.

Protocolos cirúrgicos rigorosos e a presença de alguém da equipe cirúrgica responsável pela contagem das gazes podem contribuir para a melhora desses índices. Cirurgiões operando em condições de emergência ou em animais de sobrepeso devem considerar o uso de gazes com linhas radiopacas, contagem frequente de gazes ou usar somente gazes de tamanho grande, que se mantenham sempre com parte para fora da cavidade.

LESÕES IATROGÊNICAS AO TRATO UROGENITAL

As porções proximais e distais dos ureteres estão sujeitas a lesões iatrogênicas durante a OSH. O ureter proximal pode inadvertidamente ser incluído na ligadura do pedículo ovariano, já o ureter distal, por estar intimamente ligado ao corpo do útero, pode ser incluído na ligadura do pedículo uterino. Ainda, a ligadura inadvertida do ureter pode ocorrer quando o cirurgião pinça um pedículo ovariano hemorrágico que se retraiu para a gordura abdominal retroperitoneal caudal ao rim.[8] A obstrução de ambos os ureteres pode causar anúria e azotemia pós-renal. A ligadura unilateral resulta em súbitos sinais de dores abdominais e diminuição da produção de urina, o que pode não ser facilmente reconhecido e observado. Nefromegalia, em razão de hidronefrose, ou abscesso renal podem ser identificados subsequentemente. O diagnóstico de obstrução uretral pode ser confirmado por urografia excretora ou ultrassonografia abdominal.

A função renal e a uretral devem retornar aos valores normais em cerca de 7 dias após a remoção das ligaduras, mas obstruções uretrais que durem mais de 4 semanas estão associadas à completa perda da função renal do rim afetado.[24] Em todos os casos, a ligadura deve ser retirada e o ureter deve ser avaliado. Danos uretrais importantes requerem a ressecção do ureter e anastomose, ureteroneocistostomia ou nefroureterectomia. Hidronefroses importantes ou abscessos renais, em razão da obstrução uretral, são tratados com nefrectomia.

A inclusão do ureter distal na ligadura uterina pode também resultar na formação de uma fístula uterovaginal.[16] Os animais apresentam-se com súbita incontinência urinária nos primeiros dias após a OSH. O diagnóstico pode ser feito por urografia excretora ou vaginouretrograma retrógrada, e a fístula uterovaginal é tratada por oclusão da fístula e ureteroneocistostomia.

Os ureteres também podem ser inadvertidamente lacerados durante a cirurgia. Nesses casos, os pacientes apresentam-se com uroperitônio e devem ser tratados por ressecção do ureter e anastomose, ureteroneocistostomia ou nefrectomia unilateral.

Para evitar a ligadura acidental ou traumas, os ureteres, cornos uterinos e corpo do útero devem ser cuidadosamente identificados durante a cirurgia. No caso de pedículos ovarianos que se retraíram, a recomendação é o pinçamento cauteloso e sua elevação para longe dos ureteres antes da nova ligadura.[8] A distensão da bexiga resulta em deslocamento cranial do trígono vesical, afrouxando os ureteres e reduzindo a exposição do corpo uterino. Assim, o ideal é que a bexiga urinária seja esvaziada antes ou durante a cirurgia.

Danos acidentais a outras estruturas abdominais, como baço, pâncreas ou intestino delgado também podem ocorrer durante a ovário-histerectomia.

INCONTINÊNCIA URINÁRIA

A incontinência urinária pós-OSH é ocasionalmente causada por aderências ou granulomas do coto uterino, o que interfere no mecanismo do esfíncter ureteral, ou em consequência de fístula ureterovaginal. A causa mais comum de incontinência em cadelas castradas é a ineficiência do mecanismo do esfíncter ureteral. Pode ocorrer imediatamente após a cirurgia ou até 12 anos depois.[25-27] Estudos retrospectivos apontam que 75% das cadelas se tornaram incontinentes dentro de 3 anos após a cirurgia.[25] A etiopatogenia da perda desse mecanismo é pouco compreendida e parece ser multifatorial, mas a OSH parece ser um importante fator contributivo. Essa perda está mais associada a raças grandes, como Dobermann, Rottweiler, Weimaraner, Old English Sheepdog e Setter Irlandês.[28] A incontinência associada à OSH não está descrita em gatas.

Esse tipo de incontinência era antigamente relatado como hormônio-responsivo, por sua prevalência em cadelas castradas e responsividade à terapia estrogênica. Sabe-se, entretanto, que fêmeas não castradas também podem ser acometidas pelo problema, o defeito pode ser congênito e há animais que não respondem à terapia estrogênica.[17,26,29]

O efeito da OSH no risco de incontinência urinária foi sistematicamente avaliado em uma publicação mais recente.[30] Nessa revisão, diversos estudos foram examinados, concluindo-se que há uma fraca evidência científica de que a castração, especialmente antes dos 3 meses de vida, contribui para o aumento do risco de incontinência urinária. Essa revisão salienta ainda que as evidências não são fortes o suficiente para fazer firmes considerações a respeito da OSH (independentemente da idade em que é realizada) para o aumento do risco de incontinência urinária.[30] Sugere-se que mais estudos sejam delineados para determinar a real influência da OSH/gonadectomia na ocorrência da incontinência urinária.

As cadelas com deficiência do mecanismo do esfíncter apresentam-se com gotejamento de urina intermitente ou constante, que normalmente piora durante o sono ou quando o animal se deita. As outras causas de incontinência, como ectopia de ureter, fístula ureterovaginal, cistite ou neoplasias, devem ser investigadas por meio de cultura bacteriana, urografia excretora ou vaginouretrografia retrógrada. Como a obesidade pode agravar o quadro e dificultar o tratamento, a perda de peso é altamente recomendada.

A terapia com estrógeno pode ser usada para tratar a incontinência por deficiência de mecanismos do esfíncter ureteral. O dietilestilbestrol (na dose de 1 mg, 1 vez/dia, por 3 a 5 dias e, então, 1 mg/semana no máximo) foi utilizado com sucesso em cadelas. Caso essa medicação não esteja disponível, recomenda-se o uso de Premarin® (20 mg/kg ou 6 mg/dia, a cada 4 dias). No entanto, a resposta é variada, e a terapia inclui efeitos colaterais, como supressão de medula óssea.[31]

Outra terapia medicamentosa aceita é o uso da fenilpropanolamina (1,5 mg/kg, VO, 3 vezes/dia). Essa é uma substância alfa-agonista. A dose pode ser manejada até 2 a 3 mg/kg, 3 vezes/dia. Uma vez que a incontinência for resolvida, inicia-se fase de manutenção, reduzindo a dose para a mínima eficaz. Vale lembrar que a terapia com estrógenos pode aumentar a sensibilidade dos receptores aos medicamentos agonistas, como a fenilpropanolamina, desse modo, a terapia pode ser mais eficaz quando associados os dois.[31]

O uso da imipramina, um antidepressivo tricíclico, também tem sido realizado com sucesso. Essa medicação aumenta a capacidade vesical e o tônus uretral, podendo ser benéfica em cadelas nas quais, além da incontinência do esfíncter urinário, observa-se também a bexiga urinária pequena.

O tratamento cirúrgico pode ser recomendado em cães que não respondem à terapia medicamentosa. Várias técnicas são descritas, como a colpossuspensão.

OBSTRUÇÃO COLÔNICA

Constipação intestinal e megacólon foram descritos em cadelas e gatas após OSH.[32-34] A obstrução colônica extramural é secundária à formação de aderências e fibrose; é rara, mas potencialmente grave e requer correção cirúrgica. A causa exata da formação dessa aderência é desconhecida. A condição pode levar a sintomas como tenesmo, constipação intestinal, anorexia, êmese e dores abdominais. Há relatos de animais que permaneceram sem manifestações clínicas por anos, e a descoberta da constrição foi feita por acaso, à realização de outro procedimento cirúrgico no animal sem relação com a OSH.[32]

O primeiro relato desse caso foi em 1965, no qual se descreveu o encarceramento do cólon, necessitando ressecção e anastomose, secundário a aderências formadas ao redor do material de sutura absorvível.[35] Outros autores então relataram casos, e em todos a origem do granuloma foi tida como reação ao material de sutura contaminado, multifilamentar e não absorvível. O intervalo entre a OSH e a detecção da obstrução foi de meses a anos.

Em um caso descrito em uma gata, os cornos uterinos, deixados intactos, aderiram a cada lado do mesocólon, formando uma faixa circular ao redor do cólon e causando a obstrução. Em outra gata e em duas cadelas, um tecido conjuntivo originou-se do coto uterino e circundou apenas o cólon descendente. Em todos os casos relatados em felinos, as manifestações clínicas foram observadas a partir das 10 primeiras semanas de pós-operatório.[32,34,36,37]

Estudos mais recentes descrevem casos em que não há formação de granuloma, mas sim de um tecido fibroso organizado, que envolve o cólon, porém sem aderir à sua parede. Nesses casos, o material de sutura usado na OSH foi variável (poliglactina 910, categute cromado) e não foi encontrado material de sutura residual no momento da laparotomia exploratória para correção.[32]

A solução dos sintomas foi vista a longo prazo, em todos os casos descritos, após a realização de laparotomia exploratória para cuidadosa dissecção das aderências e liberação das alças intestinais.

O diagnóstico diferencial inclui neoplasia colônica, infecção fúngica com constrição secundária, constrição extramural pelo cólon descendente. A causa e a prevenção das aderências fibrosas que resultaram, nesses casos, em obstrução do cólon não foram identificadas.

OBESIDADE

São relatados em literatura ganhos de peso de até 38% após OSH.[38] Sugere-se, em literatura, que animais castrados têm maior risco de sobrepeso que animais inteiros, e isso se dá mais significativamente em fêmeas que em machos.[39] A idade à castração, no entanto, não tem relação direta estabelecida.[39] Estudos corroboram o fato de que, se os animais se exercitarem regularmente e a ingestão de alimentos for controlada, não há aumento significativo no peso das cadelas castradas em relação às não castradas.[40] Pode-se concluir que, embora a OSH possa diminuir a capacidade do animal de controlar sua ingestão de alimentos e leva-lo à obesidade, esse efeito pode ser evitado por manejo dietético adequado.

SÍNDROME EUNUCOIDE

Em cães de trabalho, é descrita a síndrome eunucoide, com significativa redução da agressividade e do interesse no trabalho.[41]

PSEUDOCIESE

É sabido que a castração de fêmeas no período estral pode resultar em pseudociese imediatamente após a OSH ou até de modo crônico ou recorrente.[42] A recomendação de que as cadelas devem ser castradas ao menos 3 meses após o cio é baseada em sua fisiologia endócrina: 3 meses após o estro, a fase luteínica terá acabado, e os níveis de prolactina devem ser basais ou mínimos. No entanto, em algumas cadelas, a pseudociese pode não ser notada antes de 14 semanas após o fim do estro, e os sinais podem então continuar por até mais de 5 meses.

OUTRAS COMPLICAÇÕES

Pancreatite foi uma complicação maior relatada em Burrow *et al.* (2005).[9] Afetou um animal que sofreu hemorragia transoperatória em decorrência de sangramento em pedículo ovariano direito. É possível que o duodeno descendente e o lobo direito do pâncreas tenham sido retraídos durante a cirurgia para a adequada localização e ligadura da hemorragia, tomando-se pouco cuidado no momento de manusear esses tecidos.

Ademais, a OSH antes do primeiro cio pode fazer com que a vulva permaneça infantil. A combinação de vulva infantil e excesso de tecido perivulvar, comum em cadelas obesas, pode provocar acúmulo de secreções e urina, predispondo ao crescimento bacteriano e à dermatite perivulvar. A vaginite também é mais difícil de ser tratada em cadelas castradas, pela ocorrência de subinvolução do epitélio vaginal.[43]

Alopecia endócrina não pruriginosa simétrica bilateral, que responde à terapia hormonal, é relatada em cadelas castradas e em cadelas inteiras. A importância da OSH na etiologia dessa alopecia é incerta.

Por fim, fêmeas submetidas a cirurgias obstétricas durante a fase lútea do ciclo ovariano (diestro ou gestação) estão predispostas à ocorrência de refluxo gastroesofágico durante a anestesia e consequentemente podem apresentar estenose esofágica, devido ao aumento na concentração de progesterona sanguínea.[44]

OVARIOSSALPINGO-HISTERECTOMIA *VERSUS* OVARIECTOMIA

A castração de rotina nos EUA, no Reino Unido e no Brasil é feita por OSH, mas alguns países da Europa costumam realizar OVE como procedimento de escolha para a esterilização de fêmeas. Van Goethem *et al.* (2006) revisaram a literatura, comparando as complicações relativas a cada uma dessas técnicas.[45] A conclusão desses autores é baseada em três considerações. Primeiro, a OVE é um procedimento mais fácil do que a OSH; em segundo lugar, pode ser realizada por meio de incisão menor; e, assim, em terceiro lugar, a OVE pode ser realizada de maneira mais rápida. Todas essas considerações resultariam em menos trauma ao paciente, causando menor desconforto pós-operatório e menos complicações, como seroma, edema, infecção e deiscência, quando comparada à técnica de OSH por laparotomia.

A literatura revisada por esses autores indica que a OVE, em relação à OSH, tem menos riscos de complicações a curto prazo, como hemorragias intra-abdominais, hemorragias vaginais, granuloma de coto, ligadura inadvertida de ureter ou síndrome de ovário remanescente. Já no que concerne a complicações a longo prazo, a literatura indica que ganho de peso e incontinência urinária por déficit do mecanismo ureteral são complicações com índices similares tanto na OSH quanto na OVE.

A OVE contempla a prevenção da piometra, e sua única desvantagem aparente é com relação à não prevenção de neoplasias em corpo de útero.[17] Ainda assim, esses tumores uterinos são considerados incomuns, e os malignos, ainda mais raros.

O uso de pinças eletrocirúrgicas bipolares para a execução da OVE é eficaz e reduz o tempo cirúrgico, facilitando uma hemostasia efetiva e eficiente em cadelas e gatas.[46]

A OVE em gatas pode ser realizada tanto pela linha mediana como pelo flanco, não existem fortes motivos para a escolha do acesso. Porém, as fêmeas castradas via flanco apresentam um escore de dor maior em relação àquelas operadas pela linha mediana, e também mostram uma incidência maior de edema e desconforto na região da ferida.[47]

GONADECTOMIA

Embora exista uma convenção entre médicos-veterinários de que a idade ideal para a castração é a partir de 6 meses de vida, sabe-se que não há provas científicas na literatura que corroborem essa afirmação. A gonadectomia, ou a castração antes da puberdade, já vem sendo empregada nos EUA há cerca de duas décadas, com a castração dos animais de 8 a 12 semanas de vida, a fim de otimizar o controle populacional. Efeitos a longo prazo da gonadectomia são similares a efeitos e complicações descritos quando essa cirurgia é adiada para 6 a 7 meses. Esses efeitos incluem obesidade, possível diminuição de resposta imune a agentes infecciosos de maneira temporária, prolongamento do tempo para fechamento do disco epifisário, predisposição à doença obstrutiva do trato urinário em gatas e incontinência em fêmeas caninas, bem como mudanças comportamentais.[48]

Como os hormônios gonadais atuam também no desenvolvimento de ossos do esqueleto, órgãos reprodutores e comportamento, vários estudos foram e continuam sendo realizados a fim de avaliar os possíveis efeitos colaterais da realização da gonadectomia.

Salmeri *et al.* (1991) compararam animais castrados com 7 semanas e 7 meses de vida e concluíram que a castração realizada em ambas as idades produziu os mesmos resultados em termos de desenvolvimento esquelético, físico e comportamental de cães.[7]

Spain *et al.* (2004) realizaram um estudo retrospectivo com 1.824 animais oriundos de abrigos e que foram gonadectomizados.[49] O estudo acompanhou os animais até 11 anos após a cirurgia de castração. Em fêmeas, foi observado que a gonadectomia estava associada a um alto índice de cistite e, quanto menor a idade no momento da gonadectomia, maiores eram as incidências de incontinência urinária. Nesse estudo, os autores sugerem a gonadectomia apenas a partir dos 3 meses de vida, em razão do alto índice de complicação associado ao trato geniturinário.

É sabido que cadelas castradas antes do primeiro cio têm um risco bem reduzido de desenvolver neoplasias mamárias (0,5%); esse risco aumenta gradativamente para 8% após o primeiro cio e para 26% após o segundo.[50] Pesquisas recentes investigaram a propensão genética a tumores mamários menos agressivos e responsivos a estrógeno e apontaram para a discussão sobre os benefícios relacionados à castração precoce nesses animais, com base no estudo genético.[51]

Alguns estudos apontam maior risco de desenvolvimento de neoplasias em animais gonadectomizados: riscos 2 a 4 vezes maiores para o desenvolvimento de carcinoma de bexiga em fêmeas gonadectomizadas[52,53] e de desenvolvimento de osteossarcoma de 1,3 a 2 vezes.[54,55] Para hemangiossarcomas esplênico e cardíaco, o risco relativo de aparecimento é maior em animais gonadectomizados: cadelas castradas têm 2,2 vezes mais chance de hemangiossarcoma esplênico e até 5 vezes o risco de hemangiossarcoma cardíaco, comparadas a fêmeas não castradas.[56] As relações de causa e efeito ainda não foram estabelecidas.

Embora a literatura sugira aumento de risco de algumas dessas neoplasias para animais gonadectomizados, essas são de menor ocorrência populacional (carcinoma de bexiga: 1% dos tumores malignos; osteossarcoma e hemangiossarcomas: 0,2% de incidência) quando comparadas à incidência de tumores malignos mamários em cadelas (de 3,4%), sendo este o terceiro tumor maligno mais comum em gatas (com incidência de 2,5%). Os prós e contras da indicação da gonadectomia no que concerne ao aparecimento de tumores, bem como a incidência do tipo de câncer e seu risco aumentado ou diminuído, devem ser considerados.[56,57] Pode-se registrar ainda que, em geral, animais castrados mais cedo são adotados ou comprados por tutores que tendem a ter maior preocupação com a saúde do animal e, portanto, são mais levados ao veterinário para *check-up* e consultas de acompanhamento. Estudos sugerem que o fato de animais castrados normalmente terem tutores mais dedicados e mais disponíveis financeiramente para tratamento pode resultar em aumento de tempo de vida e consequentemente maior chance de aparecimento de neoplasias.[57]

O tempo de fechamento do disco epifisário dos ossos longos é controlado em parte pelos hormônios gonadais. Em cães e gatos, a gonadectomia em qualquer idade anterior ao fechamento do disco epifisário prolonga o seu tempo de fechamento e está associada ao alongamento desses ossos, estatisticamente significativo, porém não visível e sem importância clínica relevante.[7,58-60]

Cadelas castradas antes da puberdade podem ter maiores probabilidades de manutenção de vulva juvenil. Em um estudo, cadelas castradas com 7 semanas de vida tinham vulva com aparência mais imatura, quando comparadas àquelas castradas aos 7 meses.[59] O autor considera, entretanto, que em sua experiência, cadelas adultas castradas terão atrofia vulvar e, dessa maneira, o resultado a longo prazo será o mesmo. A vulva juvenil não apresenta relevância clínica para cadelas sadias. Todavia, cadelas com sobrepeso e vulva juvenil terão maiores chances de desenvolvimento de dermatites perivulvares.

Um estudo com 983 fêmeas mostrou que a incontinência urinária, desenvolvida após a castração, era significativamente menor quando as cadelas eram castradas a partir de 3 meses de vida.[61]

As vantagens cirúrgicas do procedimento de gonadectomia incluem a existência de gordura abdominal mínima, possibilitando excelente visualização das estruturas vasculares e reprodutivas; os vasos de tamanho diminuto tornam a hemostasia precisa, reduzindo o tempo operatório; a recuperação é extremamente rápida e a morbidade é baixa.[62] As cirurgias pediátricas costumam ser, portanto, rápidas e com mínimo sangramento.[48] Em contrapartida, os tecidos pediátricos são friáveis e, portanto, devem ser manipulados delicadamente, considerando que o pequeno volume sanguíneo torna a hemostasia meticulosa de extrema importância.[63]

Durante a cirurgia de pacientes pediátricos, deve-se estar atento para a hipotermia e hipoglicemia, às quais os filhotes são predispostos, bem como ao período de jejum ao qual o animal é submetido e ao excesso de soluções antissépticas alcoólicas nos pelos. Geralmente, os pacientes pediátricos se recuperam rapidamente da anestesia e devem ser alimentados em 1 a 2 horas após o procedimento cirúrgico.[61,64]

A técnica, quando realizada adequadamente, é segura, produzindo estresse mínimo aos pacientes pediátricos.[65] Não há efeitos significativos a longo prazo que se diferenciem de efeitos e complicações da técnica realizada em animais de idade mais avançada, outrossim, a técnica favorece o controle populacional e a doação de animais de abrigos.[48] Talvez pela pouca familiarização com a realização de anestesia e cirurgia em pacientes tão jovens, os médicos-veterinários sentem-se pouco confortáveis com a ideia da realização da gonadectomia. É necessário, entretanto, como médicos-veterinários, buscar o aperfeiçoamento contínuo e ideias cada vez mais sadias para o controle da população de cães e gatos errantes.

REFERÊNCIAS BIBLIOGRÁFICAS

1. Jochle W. Pet population control in Europe. J Am Vet Med Assoc. 1991;198(7):1225-30.
2. Brodey RS, Filder IJ. Clinical and pathologic findings in bitches treated with progestational compound. J Am Vet Med Assoc. 1966;149:1406-1415.
3. Cáceres LPN. Estudo do programa de esterilização canina e felina no Município de São Paulo, de 2001-2003 [dissertação de mestrado em Saúde Pública]. São Paulo: Faculdade de Medicina Veterinária e Zootecnia – Departamento de Medicina Veterinária Preventiva e Saúde Animal da Universidade de São Paulo, São Paulo; 2004. 83 p.
4. Paranhos NT. Estudo das populações canina e felina em domicílio. Município de São Paulo; 2001 [dissertação de mestrado em Saúde Pública). São Paulo: Faculdade de Medicina Veterinária e Zootecnia – Departamento de Medicina Veterinária Preventiva e Saúde Animal da Universidade de São Paulo, São Paulo; 2002. 83 p.
5. Page CP, Bohnen JM, Fletcher JR, McManus AT, Solomkin JS, Wittman DH. Antimicrobial prophylaxis for surgical wounds: guidelines for clinical care. Arch Surg. 1993;128(1):79-88.
6. Howe LM. Short-term results and complications of prepubertal gonadectomy in dogs and cats. J Am Vet Med Assoc. 1997;211(1):57-62.
7. Salmeri KR, Bloomberg MS, Scruggs SL, Shille V. Gonadectomy in immature dogs: effects on skeletal, physical and behavioral development. J Am Vet Med Assoc. 1991;198(7):1193-203.
8. Adin CA. Complications of ovariohysterectomy and orchiectomy in companion animals. Vet Clin North Am Small Anim Pract. 2011;41(5):1023-39.
9. Burrow R, Batchelor D, Cripps P. Complications observed during and after ovariohysterectomy of 142 bitches at a veterinary teaching hospital. Vet Rec. 2005;157(26):829-33.
10. Pearson H. The complications of ovariectomy in the bitch. J Small Anim Pract. 1973;14(5):257-66.
11. Okkens AC, Kooistra HS, Nickel RF. Comparison of long-term effects of ovariectomy *versus* ovariohysterectomy in bitches. J Reprod Fertil Suppl. 1997;51:227.
12. Wallace MS. The ovarian remnant syndrome in the beach and queen. Vet Clin North Am Small Anim Pract. 1991;21(3):501-7.
13. England GC. Confirmation of ovarian remnant syndrome in the queen using hCG administration. Vet Rec.1997;141(12):309-10.
14. Miller DM et al. Polycystic ovarian tissue in a spayed bitch. Mod Vet Pract. 1983;64(9):749.
15. McEntee K. Reproductive pathology of domestic mammals. New York: Academic Press; 1990.
16. MacCoy DM, Ogilvie G, Burke T, Parker A. Postovariohysterectomy ureterovaginal fistula in a dog. J Am Anim Hosp Assoc. 1988;24(4):469-71.
17. Janssens LLA, Janssens GHRR. Bilateral flank ovariectomy in the dog – surgical technique and sequelae in 72 animals. J Small Anim Pract. 1991;32(5):249-52.
18. Long RD. Letter to the editor: pyometritis in spayed cats. Vet Rec. 1972;91:105.
19. Orhan UA. Pyometritis in spayed cats. Vet Rec. 1972;91(3):77.
20. Teale ML. Pyometritis in spayed cats. Vet Rec. 1972;91(5):129.
21. Wilkins DB. Pyometritis in spayed cats. Vet Rec. 1972;91(1):24.
22. Frank JD, Stanley BJ. Enterocutaneous fistula in a dog secondary to an intraperitoneal gauze foreign body. J Am Anim Hosp Assoc. 2009;45(2):84-8.
23. Gawande AA, Studdert DM, Orav EJ, Brennan TA, Zinner M. Risk factors for retained instruments and sponges after surgery. N Engl J Med. 2003;348(3):229-35.
24. Wilson DR. Renal function during and following obstruction. Annu Rev Med. 1977;28:329-39.
25. Arnold S, Arnold P, Hubler M, Casal M Rüsch P. Urinary incontinence in spayed bitches: prevalence and breed disposition. Scweiz Arch Tierheilkd. 1989;131(5):259-63.
26. Holt PE. Urinary incontinence in the bitch due to sphincter mechanism incompetence: prevalence in referred dogs and a retrospective analysis of sixty cases. J Small Anim Pract. 1985;26(4):181-90.
27. Borresen B. Pyometra in the dog – a pathophysiological investigation. VI. Acid-base *status* and serum electrolytes. Nord Vet Med. 1984;36(1-2):1-12.
28. Holt PE, Thrusfield MV. Association in bitches between breed, size neutering and docking, and acquired urinary incontinence due to incompetence of the urethral sphincter mechanism. Vet Rec. 1993(8);133:177-80.
29. Holt PE. Surgical management of congenital urethral sphincter mechanism incompetence in eight female cats and a bitch. Vet Surg. 1993;22(2):98-104.
30. Beauvais W, Cardwell JM, Brodbelt DC. The effect of neutering on the risk of urinary incontinence in bitches – a systematic review. J Small Anim Pract. 2012;53(4): 198-204.
31. Stone EA. Ovário e útero. In: Slatter D. Manual de cirurgia de pequenos animais. 3. ed. Barueri, SP: Manole; 2007.
32. Coolman BR, Marretta SM, Dudley MB, Averill SM. Partial colonic obstruction following ovariohysterectomy: a three cases report. J Am Anim Hosp Assoc. 1999;35(2):169-72.
33. Muir P, Goldsmid SE, Bellenger CR. Megacolon in a cat following ovariohysterectomy. Vet Rec. 1991;129(23):512-3.
34. Smith MC, Davies NL. Obstipation following ovariohysterectomy in a cat. Vet Rec. 1996;138(7):163.
35. Joshua JO. The spaying of bitches. Vet Rec. 1965;77(23):642-7.
36. Furneaux RW, Baysen BG, Mero KN. Complications of ovariohysterectomies. Can Vet J. 1973;14(4):98-9.
37. Pollari FL, Bonnett BN, Bamsey SC, Meek AH, Allen DG. Postoperative complications of elective surgeries in dogs and cats determined by examining electronic and paper medical records. J Am Vet Med Assoc. 1996;208(11):1882-6.
38. Dorn AS; Swist RA. Complications of canine ovariohysterectomy. J Am Anim Hosp Assoc. 1977;13:720.
39. Simpson M, Albrigth S, Wolfe B, Searfoss E, Street K, Diehl K et al. Age at gonadectomy and risk of overweight/obesity and orthopedic injury in a cohort of Golden Retrievers. Plus One. 2019;14(7):1-12.
40. Le Roux PH. Thyroid *status*, ostradiol level, work performance and body mass of ovariectomised bitches and bitches bearing ovarian autotransplants in the stomach wall. J S Afr Vet Assoc. 1983;54(2):115-7.
41. Le Rux PH, van der Walt LA. Ovarian autograft as na alternative to ovariectomy in bitches. J S Afr Vet Assoc. 1977;48(2):117-23.
42. Allen WE. Pseudopregnancy in the bitch – the current view on aetiology and treatment. J Small Anima Pract. 1986;27(7):419-24.
43. Salmeri KR, Olson PN, Bloomberg MS. Elective gonadectomy in dogs: a review. J Am Vet Med Assoc. 1991;198(7):1183-92.
44. Anagnostou TL, Savvas I, Kazakos GM, Ververidis HN, Psalla D, Kostakis C et al. The effect of the stage of the ovarian cycle (anoestrus or dioestrus) and of pregnancy on the incidence of gastro-oesophageal reflux in dogs undergoing ovariohysterectomy. Vet Anaesth Analg. 2015;42(5):502-11.

45. van Goethem B, Schaefers-Okkens A, Kirpensteijn J. Making a rational choice between ovariectomy and ovariohysterectomy in the dog: a discussion of the benefits of either technique. Vet Surg. 2006;35(2):136-43.
46. Watts J. The use of bipolar electrosurgical forceps for haemostasis in open surgical ovariectomy of bitches and queens and castration of dogs. J Small Anim Pract. 2018;59(8):465-73.
47. Swaffield MJ, Molloy SL, Lipscomb VJ. Prospective comparison of perioperative wound and pain score parameters in cats undergoing flank vs midline ovariectomy. J Feline Med Surg. 2020;22(2):168-77.
48. Kustritz MVR. Early spay-neuter: clinical considerations. Clin Tech Small Anim Pract. 2002;17(3):124-8.
49. Spain CV, Scarlett JM, Houpt KA. Long-term risks and benefits of early-age gonadectomy in cats. J Am Vet Med Assoc. 2004(3);224:372-9.
50. Schneider R, Dorn CR, Taylor DON. Factors influencing canine mammary cancer development and postsurgical survival. J Natl Cancer Inst. 1969;43(6):1249-61.
51. Canadas-Sousa A, Santos M, Leal B, Medeiros R, Dias-Pereira P. Estrogen receptores genotypes and canine mammary neoplasia. BMC Vet Research. 2019;15(1):325.
52. Knapp DW, Glickman NW, DeNicola DB, Bonney PL, Lin TL, Glickman LT. Naturally-occurring canine transitional cell carcinoma of the urinary bladder. Urol Oncol. 2000;5(2):47-59.
53. Norris AM, Laing EJ, Valli VE, Withrow SJ, Macy DW, Ogilvie GK et al. Canine bladder and urethral tumors: a retrospective study of 115 cases (1980-1985). J Vet Intern Med. 1992;6(3):145-53.
54. Ru G, Terracini B, Glickman LT. Host related risk factors for canine osteosarcoma. Vet J. 1998;156(1):31-9.
55. Priester WA, McKay FW. The occurrence of tumors in domestic animals. Natl Cancer Inst Monogr. 1980;54:1-210.
56. Kustritz MVR. Determining the optimal age for gonadectomy of dogs and cats. J Am Vet Med Assoc. 2007;231(11):1665-75.
57. Smith NA. The role of neutering in cancer development. Vet Clin North Am Small Anim Pract. 2014;44(5):965-75.
58. Crenshaw WE, Carter CN. Should dogs in animal shelters be neutered early? Vet Med. 1995;90:756-60.
59. Root MV, Johnston SD, Olson PN. The effect of prepuberal and postpuberal gonadectomy on radial physeal closure in male and female domestic cats. Vet Radiol Ultrasound. 1997;38(1):42-7.
60. May C, Bennett D, Downham DY. Delayed physeal closure associated with castration in cats. J Small Anim Pract. 1991;32(7):326-8.
61. Spain CV, Scarlett JM, Houpt KA. Long-term risks and benefits of early-age gonadectomy in dogs. J Am Vet Med Assoc. 2004;224(3):380-87.
62. Stubbs WP, Bloomberg MS, Scruggs SL, Shille VM, Lane TJ. Effects of prepuberal gonadectomy on physical and behavioral development in cats. J Am Vet Med Assoc. 1996;209(11):1864-71.
63. Tatarunas AC, Matera JM, Mastrocinque S et al. Gonadectomia em gatas: técnica cirúrgica. Braz J Vet Res An Sci. 2004;41(Supl):184-5.
64. Faggella AM, Aronsohn MG. Anesthetic techniques for neutering 6 to 14 week year's old kittens. J Am Vet Med Assoc. 1993;202(1):56-62.
65. Mastrocinque S, Imagawa VH, Almeida TF, Tatarunas AC, Matera JM, Fantoni DT. Gonadectomia em gatas impúberes: técnica anestésica. Braz J Vet Res Anim Sci. 2006;43(6):810-15.

BIBLIOGRAFIA

Arnold S. Relationship of incontinence to neutering. In: Kirk RW (editor). Current veterinary therapy XI. Philadelphia: Saunders; 1992. 875 p.

Berzon JL. Complications of elective ovariohysterectomies in the dog and cat at a teaching institution: clinical review of 853 cases. Vet Surg. 1979;8(3):89-91.

Freeman LJ, Pettit GD, Robinette JD, Lincoln JD, Person MW. Tissue reaction to suture material in the feline linea alba – retrospective, prospective and histologic study. Vet Surg. 1987;16(6):440-5.

Howe LM, Slater MR, Boothe HW, Hobson HP, Fossum TW. Spann AC et al. Long-term outcome of gonadectomy performed at an early age or traditional age in cats. J Am Vet Med Assoc. 2000;217(11):1661-5.

Lipowitz AJ, Caywood DD, Newton CD et al. Complications in small animal surgery. Pennsylvania: Williams & Wilkins; 1996.

Okkens AC, Dieleman SJ, Gaag IVD. Gynaecological complications following ovariohysterectomy in dogs, due to (1) partial removal of ovaries, (2) inflammation of the uterocervical stump. Tijdschr Diergeneeskd. 1981;106(22):1142-58.

Spain CV, Scarlett JM, Houpt KA. Long-term risks and benefits of early-age gonadectomy in dogs. J Am Vet Med Assoc. 2004;224(3):380-7.

Stubbs WP, Bloomberg MS. Implications of early neutering in the dog and cat. Sem Vet Med Surg Small An. 1995;10(1):8-12.

PARTE 18
Sistema Endócrino e Metabolismo

Márcia Marques Jericó

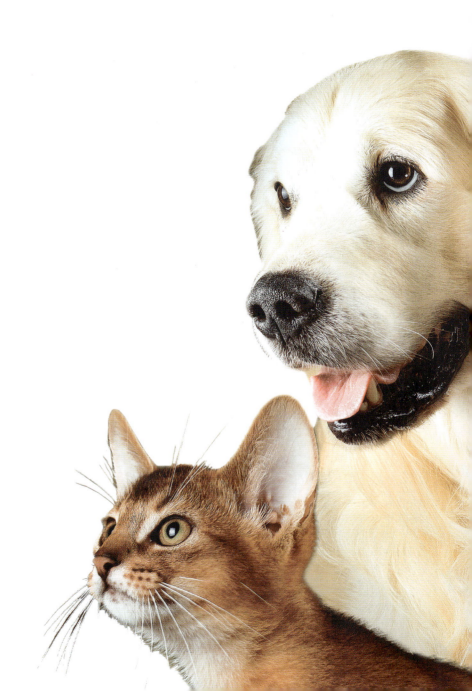

185
Introdução à Endocrinologia Clínica em Cães e Gatos

Márcia Marques Jericó

INTRODUÇÃO

A endocrinologia é o ramo da ciência biológica que estuda o funcionamento das glândulas e dos órgãos com funções endócrinas, bem como a ação dos seus produtos de secreção, os hormônios, abrangendo tanto o conhecimento da estrutura e do mecanismo de ação hormonal nos tecidos e órgãos-alvo como as manifestações clínicas resultantes das doenças endócrinas. A função do sistema endócrino é, por meio da comunicação intercelular, proporcionar ao organismo animal a capacidade de manter a integração funcional dos diversos tecidos especializados, de modo a permitir a adaptação ao ambiente, tanto no sentido individual como no da evolução da espécie.[1] Nesse contexto, a atuação hormonal se dá nos seguintes níveis: molecular, controlando a transcrição gênica e a síntese proteica; celular, influenciando a divisão, a diferenciação e a apoptose das células; e orgânico, modificando a atuação dos órgãos em geral.[2] Para tanto, a função dos hormônios atinge quatro grandes domínios: a reprodução, o crescimento e o desenvolvimento corporal, a manutenção adequada do meio interno e, finalmente, a produção, a utilização e o armazenamento de energia.[1,2] Assim, a endocrinologia clínica, mais do que muitas outras áreas da medicina interna de pequenos animais, abrange e exige o conhecimento dos vários sistemas orgânicos.

A história da endocrinologia é pontuada pela participação de pequenos animais, principalmente os cães, na observação científica e no desenvolvimento de técnicas, a exemplo de von Mering e Minkowski, que, em 1889, induziram diabetes *mellitus* em animais submetidos à pancreatectomia, ou, em 1908, quando Aschner e Crow, por meio da hipofisectomia, promoveram retardo estatural e sexual nos cães estudados. Em pequenos animais, a primeira publicação relatada em medicina veterinária, dedicada ao estudo das doenças endócrinas em animais de estimação e voltada à espécie canina, aconteceu em 1977, no livro *Endocrine disases of the dog*.[3]

ÓRGÃOS ENDÓCRINOS

Os órgãos capazes de produzir hormônios estão distribuídos pelo organismo animal sob diversas apresentações. Classicamente, as glândulas endócrinas centrais são:

- Hipófise, responsável pela produção de hormônio de crescimento (GH, do inglês *growth hormone*), hormônio tireoestimulante (TSH, do inglês *thyroid-stimulating hormone*), hormônio adrenocorticotrófico (ACTH, do inglês *adrenocorticotropic hormone*), hormônio luteinizante (LH, do inglês *luteinizing hormone*), hormônio foliculoestimulante (FSH, do inglês *follicle-stimulating hormone*), prolactina (PRL, do

inglês *prolactin*), hormônio antidiurético (ADH, do inglês *antidiuretic hormone*) e ocitocina
- Hipotálamo, incumbido da produção de peptídios secretagogos ou inibitórios dos hormônios hipofisários
- Pineal, incumbida da secreção de melatonina, que regula o ciclo sono-vigília, entre outras atividades.

Perifericamente, têm-se:

- Tireoide, responsável pela secreção de tironinas, tri-iodotironina (T3), tiroxina (T4) e calcitonina
- Paratireoides, que secretam hormônio paratireóideo (PTH, do inglês *parathyroid hormone*)
- Adrenais, com os corticosteroides e as catecolaminas
- Pâncreas endócrino, com insulina, glucagon, somatostatina e polipeptídio pancreático
- Gônadas sexuais, os testículos e os ovários, com a síntese dos esteroides sexuais, progestágenos, andrógenos e estrógenos.[1,2,4]

Por outro lado, também, tecidos ou órgãos não endócrinos, com outras funções fisiológicas primárias, podem atuar como secretores de hormônios. Observa-se esse evento nos rins, quando produzem renina, que converte angiotensinogênio em angiotensina I, e eritropoetina, que estimulará eritropoese a partir da medula óssea. O tecido adiposo é considerado um órgão endócrino dos mais profícuos, responsável pela produção de diversos hormônios que controlam a saciedade e o metabolismo energético, como a leptina, a resistina e a adiponectina, sendo as duas primeiras também relacionadas com a resposta inflamatória, como o fator de necrose tumoral alfa (TNF-a) e a interleucina-6 (IL-6), também produzidos pelos adipócitos.[5] O coração também é capaz de produzir ligantes como peptídios natriuréticos.[4] Os hormônios também podem ser ativados fora dos órgãos endócrinos, por clivagem de pró-hormônios proteicos (p. ex., no leito vascular). Outros, como di-hidrotestosterona, tri-iodotironina e estradiol, são secretados em parte pelas glândulas endócrinas, em parte transformados nos tecidos periféricos a partir dos precursores circulantes.[6]

HORMÔNIOS E SUAS CARACTERÍSTICAS

Hormônios, ou ligantes, podem ser definidos como sinalizadores celulares, secretados na circulação sanguínea, que atuarão a distância em órgãos ou tecidos-alvo. Essa é a definição clássica da atuação endócrina. Adicionalmente, os hormônios podem atuar de maneira parácrina, comunicando-se com a célula vizinha, a exemplo da testosterona, que age localmente nas células seminíferas, controlando a produção de espermatozoides.[1,2,4] (Figura 185.1). Também são conhecidas as formas de atividade autócrina e intrácrina. Na primeira, um hormônio controla o funcionamento da célula que o produz, atuando nos seus receptores por difusão, a exemplo dos fatores de crescimento, como fator de crescimento insulinossímile (IGF, do inglês *insulin-like growth factor*) e fator de crescimento derivado de plaqueta (PDGF, do inglês *platelet-derived growth factor*).[7] Na atuação intrácrina, o hormônio age internamente na célula produtora, antes de sua liberação para o meio externo, como o faz o T3 ao modular as ações da célula tireoidiana que o produz.[6]

Existem três principais categorias químicas de hormônios: os proteicos ou polipeptídicos, os esteroidais e os derivados de aminoácidos. Os hormônios proteicos variam de tamanho, desde três aminoácidos a grandes proteínas. São produzidos inicialmente como grandes pró-hormônios e convertidos no hormônio original dentro da célula antes da sua secreção.

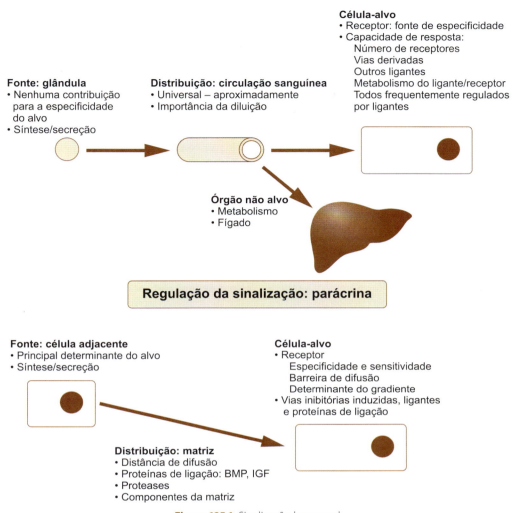

Figura 185.1 Sinalização hormonal.

O hormônio formado é armazenado em grânulos secretórios ou vesículas preparadas para liberá-lo pelo processo de exocitose e atua na célula-alvo, ligando-se a receptores proteicos localizados na superfície externa da célula. Têm-se como exemplos desse grupo o ACTH, a insulina, o PTH e o LH.[1-4]

Os hormônios esteroidais são derivados do colesterol e incluem produtos de córtex adrenal, ovários, testículos e vitamina D. Não são armazenados em grandes quantidades. Quando necessários, são rapidamente sintetizados a partir do colesterol por reações enzimáticas. Em resposta aos sintomas apropriados, os precursores são movidos para as organelas (mitocôndria e retículo endoplasmático liso), em que uma série de enzimas (a exemplo de isomerases e desidrogenases) rapidamente converte a molécula para o hormônio esteroide adequado. Os hormônios esteroidais são lipossolúveis e atravessam a membrana celular facilmente. No sangue, eles se ligam a glicoproteínas transportadoras, de 50 a 60 kDa, como globulina transportadora de cortisol (CBG, do inglês *cortisol-binding globulin*). Comparados aos hormônios proteicos/polipeptídicos, os esteroides normalmente têm meia-vida maior, de minutos até horas. Os hormônios esteroidais atuam na célula-alvo via receptores localizados no interior da célula, modificando sua expressão gênica.[1,2,4]

Os hormônios modificados de aminoácidos são feitos a partir de modificações químicas nas moléculas, principalmente a tirosina. Eles incluem os hormônios tireoidianos e as catecolaminas (epinefrina e norepinefrina). Os hormônios tireoidianos atuam em células-alvo, como os esteroides; são relativamente insolúveis em água, transportados por proteínas na circulação, como a globulina transportadora de tireoxina (TBG, do inglês *thyroxine-binding globulin*), e atuam em receptores intracelulares. As catecolaminas são produzidas por hidroxilação, descarboxilação e metilação da tirosina e são secretadas no sangue pela porção medular das adrenais. Têm meia-vida muito curta (< 5 minutos), não se ligam a proteínas e atuam nos receptores celulares de superfície.[1,2,4]

A ação hormonal somente é possível a partir da sua ligação com uma proteína receptora específica. Desse modo, a resposta de uma célula a um hormônio depende da existência ou não de receptores específicos e seletivos para o hormônio em questão, bem como de mecanismos de transmissão de sinais intracelulares, ou vias de sinalização intracelulares. Os receptores proteicos podem estar localizados na membrana, no citoplasma ou no núcleo da célula-alvo. De modo geral, os hormônios polipeptídicos atuam em receptores de membrana; e os esteroides, em receptores proteicos intracelulares. Os receptores de membrana são proteínas com domínios extracelulares, transmembranal e intracelulares, em que esses últimos ativam moléculas responsáveis por uma cascata de eventos mediados por enzimas, como tirosinas quinases, e canais iônicos, modificando a expressão gênica e a atividade da célula. Já os esteroides ligam-se diretamente a proteínas receptoras intracelulares, e o complexo hormônio ligante-receptor também é capaz de modular a expressão gênica, unindo-se a *locus* específicos do seu DNA (Figura 185.2).[1]

Cabe lembrar que vem se expandindo visão clássica de que somente os hormônios, substâncias sintetizadas em estruturas glandulares anatomicamente discretas, apresentam a função de ativar receptores em células-alvo. Assim, componentes importantes do metabolismo podem apresentar propriedades hormonais, atuando como ligantes em receptores celulares. O colesterol, os sais biliares e ácidos graxos, por exemplo, podem atuar nos chamados "receptores órfãos", como o LXR (*liver X receptor*), que sofre ligação com derivados do colesterol, influenciando o seu próprio metabolismo. Também o cálcio pode agir em receptores cálcio-sensíveis em células da paratireoide, tubulares renais e intestinais para coordenar as respostas celulares às suas concentrações.[1]

MECANISMOS DE CONTROLE

A base do funcionamento do sistema endócrino é a homeostasia, estando a síntese e a liberação dos hormônios dependentes de vários mecanismos de controle, periféricos ou centrais, na maioria das vezes autorregulatórios ou de retroalimentação (*feedback*). A essência desse pensamento é a de que os hormônios promovem efeitos biológicos que controlam sua própria produção e liberação.

Os mecanismos de *feedback* são a principal forma de controle na fisiologia orgânica e são particularmente importantes no sistema endócrino, especialmente aqueles de retroalimentação negativos, isto é, aqueles em que o efeito promovido pelo hormônio suprime sua própria secreção. Um exemplo clássico é o eixo hipotalâmico-pituitário-glândula-alvo, como o que controla a tireoide. A produção de tironinas (T3 e T4) somente é possível a partir da ligação do TSH, ou tireotrofina, com os receptores de tireócitos, e o TSH está sob a influência do hormônio liberador de tireotropina (TRH, do inglês *thyrotropin-releasing hormone*), por meio do sistema porta-hipotalâmico-hipofisário. Uma vez que as tironinas atinjam concentrações adequadas no sangue, inibem a secreção tanto de TRH como de TSH, exercendo efeito supressor. Outros exemplos desse tipo de retroalimentação negativa seriam os eixos hormônio liberador de corticotrofina (CRH, do inglês *corticotropin-releasing hormone*)-ACTH-corticosteroides (Figura 185.3) e hormônio liberador de gonadotrofina (GnRH, do inglês *gonadotropin-releasing hormone*)-FSH/LH-esteroides gonadais. O *feedback* negativo também se observa a partir de estímulos metabólicos (glicose e insulina), eletrolíticos (sódio, potássio e aldosterona) e do meio interno (osmolaridade, volemia e ADH).[1-4]

O *feedback* positivo é mais raro e observado quando o resultado da ação hormonal incrementa, potencializa sua própria produção. Um exemplo dessa retroalimentação positiva é a produção de ocitocina pela neuro-hipófise, que é iniciada quando há dilatação da cérvice e resulta em contração uterina. A contração uterina, por sua vez, resulta em maior dilatação da cérvice, que estimula ainda mais a contração uterina, e assim sucessivamente, até a saída do feto.[1-4]

A perda dessa capacidade de resposta hormonal em decorrência de uma disfunção central ou da própria glândula repercute de maneira sintomática e laboratorial, configurando as diversas doenças endócrinas. O reconhecimento e a correção dessas disfunções constituem a essência da endocrinologia clínica, que agrega o estudo das doenças endócrinas, seu reconhecimento e tratamento.

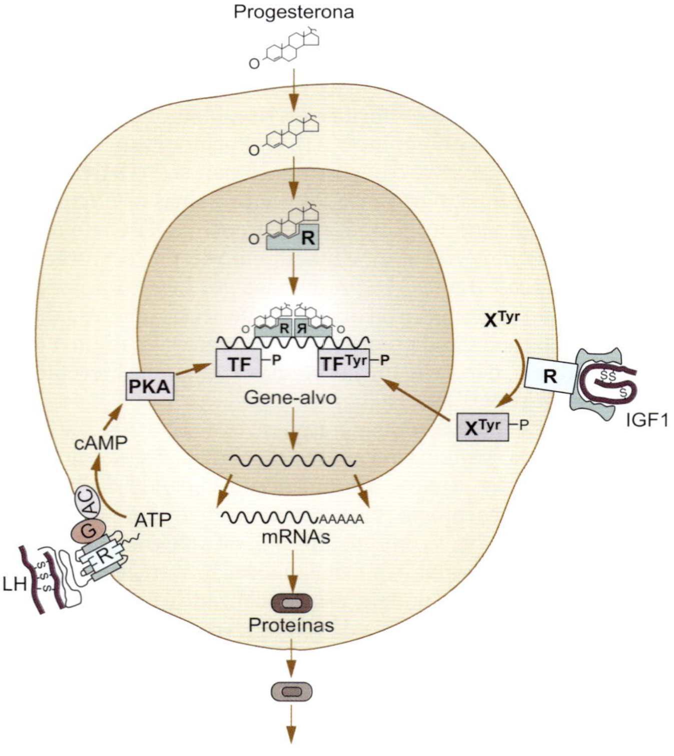

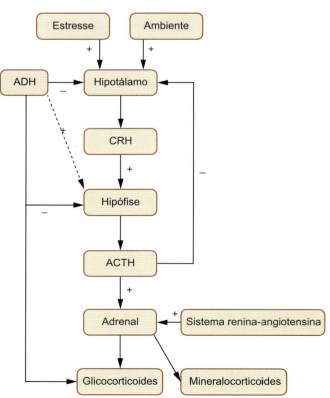

Figura 185.3 Representação dos mecanismos de controle da função endócrina. Retroalimentação negativa do eixo hipotalâmico-pituitário-adrenal, no qual o produto final (glicocorticoides) inibe a secreção dos hormônios hipotalâmico (CRH) e hipofisário (ACTH). É mostrada também a atuação estimuladora do sistema renina-angiotensina sobre a aldosterona, que pouco depende de hormônio ACTH. ADH: hormônio antidiurético; CRH: hormônio liberador de corticotrofina; ACTH: hormônio adrenocorticotrófico.

Figura 185.2 Mecanismo de ação hormonal.

DOENÇAS ENDÓCRINAS EM CÃES E GATOS

Cães e gatos de companhia apresentam as características comuns de longevidade e de repartirem o mesmo ambiente com o ser humano, expondo-se às mesmas condições de risco para as doenças endócrinas mais comuns. As endocrinopatias, genericamente, perfazem um percentual importante entre os diversos quadros mórbidos que acometem os animais de estimação. Em cães, sua incidência gira em torno de 10 a 20% da totalidade dos animais atendidos nas instituições de pesquisa e ensino americanas e em cerca de 7% da totalidade dos animais atendidos em hospitais-escola veterinários brasileiros.[8,9]

As doenças endócrinas ocorrem quando existe desproporcionalidade entre as concentrações hormonais e as necessidades fisiológicas para um dado momento ou quando ocorre resposta inapropriada dos órgãos a concentrações adequadas do hormônio.[2] Para favorecer o entendimento, as endocrinopatias podem ser classificadas e englobadas nas seguintes disfunções: hiperfunção primária ou secundária, hipofunção primária ou secundária, produção ectópica de hormônios, insuficiência de resposta das células-alvo, degradação anormal dos hormônios e excesso hormonal iatrogênico.[1-4]

Os casos de hiperfunção abrangem as neoplasias endócrinas, cujas células tumoradas mantêm e amplificam a capacidade de secreção hormonal original, como o caso das células produtoras de ACTH da hipófise, principal causa do hipercortisolismo em cães. Do mesmo modo, casos de hipertireoidismo, em gatos, e de hiperinsulinismo, em cães, podem estar associados a neoplasias. Outro modo de hipersecreção hormonal são as hiperplasias de tecido endócrino, comuns nas formas de hiperparatireoidismo secundário (HPTS) a doença renal ou a dietas desbalanceadas.[10-12]

Na hipofunção endócrina, as causas de diminuição da produção hormonal estão geralmente relacionadas com processos destrutivos e progressivos. Em cães, a forma mais comum é a autoimune, assim como em seres humanos. Os casos de hipotireoidismo e de diabetes canino são decorrentes de respostas autoimunes, em sua maioria. Gatos são menos suscetíveis às doenças imunomediadas.[10-12] Outra causa importante de diminuição da capacidade de secreção endócrina é a condição genética. Os casos de pan-hipopituitarismo canino, ou deficiência combinada de hormônios hipofisários (DCHH), associados à mutação no gene do fator de transcrição hipofisário *Lhx3*, constituem doença autossômica recessiva que leva à hipoplasia hipofisária e deficiência de GH, PRL, TSH e hormônios gonadotróficos (LH e FSH) e são comuns na raça Pastor-Alemão.[13]

A produção ectópica de hormônios é observada em algumas síndromes paraneoplásicas, como os casos de pseudo-hiperparatireoidismo, em que determinadas neoplasias, a exemplo de linfomas e adenomas de glândula circum-anais, produzem peptídios análogos ao paratormônio (PTH), as proteínas relacionadas com o PTH (PTHrp), cujas ações biológicas são muito parecidas com as do PTH.[11,12]

A insuficiência de resposta das células-alvo está diretamente relacionada com problemas de ligação com receptores ou mecanismos posteriores à ligação dos hormônios com seus respectivos sítios de recepção. Assim, são comuns os casos de resistência à ação hormonal em animais de companhia, como no diabetes *mellitus* em gatos, bem como na obesidade e na síndrome metabólica em cães e gatos, nos quais a resistência insulínica é evidenciada por intolerância à glicose e hiperinsulinemia. A elevação dos níveis séricos de leptina, ou hiperleptinemia, por resistência periférica, também é comum nos casos de obesidade canina e felina.[10]

Excesso de ação hormonal por causa iatrogênica, não medicamentosa, tem o seu melhor exemplo na produção excessiva de GH em cadelas com a utilização de progestágenos como anticonceptivos. O GH é produzido ectopicamente na glândula mamária, sob o estímulo da progesterona. Essa produção episódica e aumentada de GH tem repercussões diretas no tecido mamário, assim como efeitos sistêmicos gerais, podendo ocasionar acromegalia e resistência insulínica em algumas cadelas. O mesmo fenômeno também é observado no ciclo estral, no período de diestro, em cadelas normais.[10,12,13] Finalmente, as glândulas endócrinas podem ser afetadas por anormal*i*dades que não prejudicam a sua função. Isso inclui tumores, cistos e doenças infiltrativas que não levam a comprometimento significativo da produção hormonal.[6,10,12,13]

USO TERAPÊUTICO E DIAGNÓSTICO DOS HORMÔNIOS

Os hormônios podem ser ferramentas farmacológicas úteis, utilizadas tanto para terapias de reposição como para supressão da atividade endócrina. Assim, em condições de perda de função glandular, de ocorrência natural ou adquirida, o uso de hormônios como forma de reposição restabelece a normalidade. A terapia pode ser oral, no caso de hormônios tireoidianos e esteroidais, ou parenteral, como com os hormônios peptídicos, a exemplo do GH e da insulina injetáveis. Também pode ser tópica, como no uso cutâneo de adesivos ou pomadas esteroidais, ou por absorção por mucosa como a insulina inalada ou a desmopressina intranasal. Por outro lado, as condições de hiperfunção glandular também podem ser abordadas com terapia hormonal. Somatostatina pode ser usada para suprimir a hipersecreção de GH, nos casos de acromegalia, e insulina, nos insulinomas, por exemplo. Assim como os análogos de GnRH causam bloqueio do eixo gonadotrópico, contribuindo na terapia de neoplasias responsivas a esteroides sexuais.

Ligantes de receptores hormônios-específicos vêm sendo desenvolvidos cada vez mais, como agonistas/antagonistas estrogênicos, ligantes da somatostatina para subtipos de receptores, tornando a resposta terapêutica cada vez mais específica e direcionada. Também vêm sendo aplicadas novas formulações hormonais e sistemas de liberação destes, como insulinas ultrarrápidas e suas bombas de infusão, ou preparações de longa duração para hormônios proteicos, a exemplo de aplicações semanais de análogos de peptídio semelhante a glucagon-1 (GLP-1, do inglês *glucagon like-petide-1*) para o tratamentos da diabetes do tipo 2. A propósito, preparações distintas de um hormônio como a insulina, com diferentes tempos de biodisponibilidade, melhoram a abordagem do diabetes *mellitus*, tornando a reposição hormonal o mais próxima da fisiologia do pâncreas endócrino, melhorando, assim, o controle da doença.

De qualquer forma, é importante lembrar que hormônios são ferramentas poderosas, que efetivamente vão alterar a função de órgãos e sistemas a partir de sua administração. Portanto, eles devem ser prescritos baseados em evidências claras de necessidade de utilização e, a partir daí, seu uso deve ser acompanhado continuamente.

PROVAS DE FUNÇÃO ENDÓCRINA

Podem ser divididas em quatro categorias: amostras basais isoladas, amostras seriadas, amostras pareadas e provas dinâmicas. As amostras basais isoladas, usadas a partir de coletas randômicas, somente são confiáveis quando os níveis hormonais não flutuam significativamente ao longo de determinado período ou sob estímulos, como exemplo, têm-se os hormônios tireoidianos (T4 total e livre) e a somatomedina (IGF-1).

As amostras seriadas são úteis quando se avalia a ritmicidade da secreção de um hormônio, que flutua em um ritmo biológico previamente conhecido. Assim, essa forma de investigação é útil, por exemplo, na avaliação do ciclo estral da cadela, em que determinações periódicas de progesterona indicarão se a ovulação ocorreu ou não. As amostras pareadas são aquelas em que determinado hormônio é mensurado conjuntamente ao seu fator trófico ou regulador. As determinações pareadas de T4 e de TSH, de cálcio e PTH, de glicose e insulina, são exemplos dessa forma de avaliação.[1,11,14]

As provas de função dinâmicas são aquelas em que se lança mão de uma manobra, baseada em relações de retroalimentação (*feedback*), que estimula (prova de estimulação) ou suprime (prova de supressão) a atividade de determinado órgão endócrino. Nessas provas, são necessárias múltiplas (ou ao menos duas) coletas, respeitando-se determinado intervalo de tempo. As provas de estimulação geralmente são indicadas quando se suspeita de hipofunção endócrina, como o teste de estimulação com ACTH, útil para o diagnóstico de hipoadrenocorticismo, em que o cortisol sanguíneo é mensurado antes e após a aplicação de ACTH sintético. As provas de supressão são indicadas para os casos de suspeita de hiperfunção glandular, a exemplo do hiperadrenocorticismo canino, em que o teste de supressão com dexametasona é de grande valia para evidenciar a autonomia do eixo hipotálamo-hipófise-adrenal, mesmo diante de *feedback* negativo.[1,2,4,11,14]

Alguns exemplos de provas de função endócrina estão dispostos no Quadro 185.1.

Uma vez estabelecida a evidência da disfunção endócrina, não somente pelas provas funcionais, mas também pela resenha do animal, pelos sintomas e pelos resultados dos exames complementares, incluindo-se os exames laboratoriais de rotina e as diversas formas de exames de imagem (ultrassonografia, radiografia, tomografia computadorizada e ressonância magnética), o médico-veterinário poderá iniciar o tratamento da doença endócrina, o qual envolve não somente a resolução da hipo ou da hiperfunção glandular, mas também a abordagem das diversas comorbidades sistêmicas que acompanham, em geral, as endocrinopatias.

Finalmente, destaque-se que se vivencia no dia a dia da clínica veterinária um grande aumento do número e da complexidade de casos de natureza endócrina e metabólica. São cada vez mais frequentes as doenças da tireoide, das adrenais, o diabetes *mellitus*, as doenças do metabolismo de minerais, as dislipidemias e os distúrbios do peso. Essa tendência de crescimento e força da endocrinologia clínica se origina e vem ao encontro dos tempos modernos, que aliam abundância de recursos, confinamento e longevidade. Em outras palavras, os pacientes vivem mais, são cada vez mais humanizados e antropomorfizados; desse modo, suas doenças refletem o modo de vida moderno e ocidental, tão propício ao aparecimento das doenças endócrinas.

QUADRO 185.1 Provas de avaliação da função endócrina mais utilizadas em cães e gatos.			
Tipo	**Glândula**	**Hormônio mensurado**	**Observações**
Amostras basais	Tireoide	T4 total e T4 livre	Idade, estresse, uso de fármacos, doenças crônicas e debilitantes alteram os valores basais
	Hipófise	IGF-1	Idade, estresse, uso de fármacos, doenças crônicas e debilitantes alteram os valores basais
Amostras seriadas	Ovários	Progesterona	Avaliações periódicas mensais evidenciam ovulação e formação do corpo lúteo
	Pâncreas	Insulina	Mensurações múltiplas em um período de 24 h evidenciam hipersecreção (insulinoma)
Amostras pareadas	Tireoide	T4 e TSH	Evidenciam as relações de *feedback*
	Adrenal	Cortisol e ACTH	Evidenciam as relações de *feedback*
	Paratireoide	PTH (e calcemia)	Evidenciam as relações de *feedback*
	Pâncreas endócrino	Insulina (e glicemia)	Evidenciam as relações de *feedback*
Testes dinâmicos			
Supressão	Adrenal	Cortisol basal e pós-supressão	Uso de dexametasona para promover *feedback* negativo
	Tireoide	T4 total e livre basal e pós-supressão	Uso de T3 sintética para promover *feedback* negativo
Estimulação	Adrenal	Cortisol basal e pós-estímulo	Uso de ACTH sintético para estimulação

IGF: fator de crescimento insulinossímile; TSH: hormônio tireoestimulante; ACTH: hormônio adrenocorticotrófico; PTH: hormônio paratireóideo; T4: tiroxina; T3: tri-iodotironina.

REFERÊNCIAS BIBLIOGRÁFICAS

1. Melmed S, Koenig R, Rosen C, Auchus R, Goldfine A. Williams textbook of endocrinology. 14. ed. Philadelphia: Saunders Elsevier; 2019.
2. Goodman HM. Basic medical endocrinology. 4. ed. Elsevier; 2009. p. 309.
3. Chastain CB, Ganjam VK. Clinical endocrinology of companion animals. Philadelphia: Lea & Febiger; 1986. p. 568.
4. Gardner DG, Shoback D. Greenspan's basic & clinical endocrinology. 8. ed. Nova York: Mc Graw Hill Medical; 2007. p. 1010.
5. Radin JM, Sharkey LC, Holycross BJ. Adipokines: a review of biological and analytical principles and an update in dogs, cats, and horses. Vet Clin Pathol. 2009;38(2):136-56.
6. Rijnberk A, Kooistra HS. Clinical endocrinology of dogs and cats. 2. ed. Hannover: Schlütersche; 2010.
7. Lokker NA, Sullivan CM, Hollenbach SJ, Israel MA, Giese NA. Platelet-derived growth factor (PDGF) autocrine signaling regulates survival and mitogenic pathways in glioblastoma cells: evidence that the novel PDGF-C and PDGF-D ligands may play a role in the development of brain tumors. Cancer Res. 2002;62(13):3729-35.
8. Cantagallo KL, Ferrarias TM, Machado FAL, Gonzalez R, Jericó MM. Aspectos populacionais das principais endocrinopatias em cães da cidade de São Paulo – avaliação de 283 casos. In: 7º Congresso Brasileiro de Clínicos Veterinários de Pequenos Animais. Anais. Maceió; 2008.
9. Yanes AMSL, Candeia CFB, Jericó MM. Aspectos comparativos dos dados de exame clínico das principais endocrinopatias e da obesidade em cães. In: V Congresso Paulista de Clínicos Veterinários de Pequenos Animais. Anais. São Paulo; 2005.
10. Ettinger SJ, Feldman EC. Textbook of veterinary internal medicine. 7. ed. Philadelphia: Elsevier Saunders; 2010. p. 1992.
11. Feldman EC, Nelson RW. Canine and feline endocrinology and reproduction. 3. ed. Philadelphia: WB Saunders; 2004. p. 1089.
12. Nelson RW, Couto CG. Small animal internal medicine. 4. ed. Philadelphia: Mosby Elsevier; 2009. p. 1446.
13. Koistra HS. Growth hormone disorders: acromegaly and pituitary dwarfism. In: Ettinger SJ, Feldman EC (editors). Textbook of veterinary internal medicine. 7. ed. Saint Louis: Saunders; 2010. p. 1498.
14. Kooistra HS, Galac S, Buijtels JJCWM, Meiji BP. Endocrine diseases in animals. Horm Res. 2009;71(1):144-7.

186
Avaliação Laboratorial do Sistema Endócrino | Metodologias em Dosagens Hormonais e suas Provas de Função

Priscila Viau Furtado • Rogério Soila • Gabriela Siqueira Martins

INTRODUÇÃO

É indiscutível que, ao longo dos últimos anos, as ferramentas de diagnóstico utilizadas pelo laboratório clínico para avaliação das funções hormonais vêm sofrendo modificações extremamente importantes e significativas. As metodologias utilizadas também têm sido avaliadas e adequadas de acordo com o avanço tecnológico, com o surgimento de testes cada vez mais sensíveis e específicos, melhorando a precisão dos resultados. A técnica padrão-ouro radioimunoensaio (RIE) foi quase totalmente substituída na medicina humana por metodologias sem uso de marcadores radioativos, como quimioluminescência, ELISA, enzimaimunoensaio (EIE), *luminex plex*, desenvolvimento de marcadores para biologia molecular e a aplicação da química analítica, como a cromatografia líquida ou gasosa acoplada ou não à espectrofotometria de massa (MS e GC-MS, do inglês *liquid chromatography mass spectrometry* e *gas chromatography mass spectrometry*, respectivamente). Cabe à medicina veterinária a missão de acompanhar e adaptar-se a esse desenvolvimento, disponibilizando novas modalidades de rastreamento hormonal para permitir o diagnóstico precoce das diversas formas de doença que acometem os animais.

Para obtenção de um diagnóstico definitivo, é necessário que os ensaios utilizados sejam devidamente validados para cada espécie em estudo e que contenham os respectivos valores normais de referência. O laboratório também deve fornecer orientações específicas com relação à coleta e manipulação das amostras e protocolos dos testes funcionais, assim como apresentar informações claras sobre a metodologia empregada e a interpretação dos exames. As orientações para o preparo do animal e a coleta da matriz biológica devem ser seguidas corretamente para que os resultados possam ser considerados de alta confiabilidade. Do mesmo modo, o laboratório deve apresentar serviço e parâmetros de qualidade excelentes para a execução dos testes, devendo os resultados ser interpretados cuidadosamente com os demais achados clínicos do paciente.

METODOLOGIAS ANALÍTICAS

A seguir, serão descritos os principais imunoensaios empregados nas análises hormonais em medicina veterinária.

Radioimunoensaio

Os princípios do RIE foram estabelecidos em 1960 por Solomon Berson e Rosalyn Yalow, em Nova York, e por Roger Elkins, em Londres. Os pesquisadores norte-americanos chamaram o método de radioimunoensaio, e o inglês, de análise de saturação. Os pesquisadores norte-americanos ganharam o Prêmio Nobel pela descoberta, e esse método ainda é muito utilizado em laboratórios de pesquisa e de diagnóstico. Ambos os métodos baseiam-se no uso de um agente ligante específico e de hormônios radioativos como elementos traçadores para medir a concentração de substâncias até então não mensuráveis pelos métodos bioquímicos disponíveis.[1]

Segundo os princípios desses métodos, uma quantidade fixa de hormônio radioativo compete com o hormônio a ser medido (idêntico ao radioativo) por um número limitado (saturado) de locais de ligação de um agente ligante, como anticorpos, de alta afinidade e especificidade pelo hormônio a ser mensurado. Os antígenos marcados livres e os ligados ao anticorpo devem, então, ser separados por centrifugação e/ou decantação antes de mensurar a radioatividade dos radioisótopos ligados. A concentração de antígeno nas amostras testadas é inversamente proporcional à quantidade de radioatividade na fração ligada.[1] Alguns ensaios hormonais utilizam dois anticorpos, um ligado à fase sólida e o outro marcado com alguma substância geradora de sinal, sendo o mais utilizado o I^{125}, os quais se ligam ao hormônio em estudo. Esse ensaio não competitivo e diretamente proporcional é conhecido como imunorradiométrico (IRMA). A concentração de determinado hormônio pode ser determinada em amostras de fluidos ou extratos biológicos (p. ex., soro, plasma, saliva, fezes, urina, pelos, entre outros).

A dosagem rotineira de hormônios esteroides no soro teve início com o trabalho pioneiro de Abraham, que, em 1969, com base nos estudos de Erlanger *et al.*, 1957, descreveu o primeiro radioimunoensaio de um esteroide hormonal, o estradiol.[2]

A vantagem de dosar por RIE é a alta sensibilidade para detectar antígenos em concentrações muito pequenas, picomolares ou inferiores. A maioria dos conjuntos diagnósticos comerciais (*kits*) disponíveis no mercado foi desenvolvida para avaliação quantitativa de hormônios no soro humano, sendo necessária a validação desses *kits* de alta especificidade para o uso em veterinária, assim como qualquer outro imunoensaio que utilize anticorpos desenvolvidos para dosagem na espécie humana.

O RIE utiliza o radioisótopo I^{125}, que requer licença especial na Comissão Nacional de Energia Nuclear (CNEN), o órgão regulador. São necessárias também instalações adequadas para sua manipulação e descarte, ocasionando ainda problemas de armazenamento e, principalmente, perigo de exposição à sua radiação. Essa metodologia tem custo elevado por amostra dosada, chegando a custar, em média, 80% a mais se comparada com outras metodologias imunométricas, como a quimioluminescência.

No entanto, ainda é amplamente preconizado seu uso em veterinária, por ser um sistema aberto de dosagem, tornando-se de fácil validação, e os resultados produzidos são de alta confiabilidade.

Enzimaimunoensaio

As enzimas são os marcadores mais utilizados na atualidade. Certamente, é por esse método que se encontra uma vasta oferta de conjuntos comerciais (*kits*) com uma ampla biblioteca de anticorpos específicos para espécies de muitos animais, principalmente cães, bovinos e roedores (animais de laboratório), com as vantagens de não apresentarem riscos associados à exposição de radioisótopos, bem como a possibilidade da amplificação catalítica e da associação a outros marcadores, por exemplo, os quimioluminescentes e fluorescentes, resultando em ensaios de baixo limite de detecção.[3]

Esse sistema de análise pode operar tanto em versão competitiva como não competitiva. Na versão competitiva, antígenos marcados com enzimas competem com antígenos livres (analito) por número limitado de anticorpos imobilizados. Atualmente, utilizam-se, tanto para ensaios competitivos quanto não competitivos, sistemas que fazem, além de leitura automatizada dos diferentes poços, diluições em série e réplicas das amostras.[4]

Embora disponíveis no mercado por diversos fabricantes, ainda é uma metodologia com custo elevado para o uso na rotina de laboratórios clínicos, por duas razões principais: falta de valores de referência para as principais endocrinopatias e baixa rotatividade (demanda) de amostras que possam minimizar os custos por amostra mensurada.

Quimioluminescência

O método de quimioluminescência baseia-se em um fenômeno pelo qual se obtém energia luminosa a partir de uma reação química. Esse imunoensaio utiliza um sistema fundamentado em unidades-teste, recoberto com anticorpo específico, como ensaio em fase sólida, servindo como recipiente para a reação imune, a incubação, a lavagem e o desenvolvimento do sinal luminoso. A emissão de luz do substrato quimioluminescente reagindo com o conjugado enzimático é proporcional à quantidade de substâncias a serem analisadas. Há, porém, casos nos quais a análise é feita de maneira indireta, isto é, o analito participa da geração ou do consumo da reação química.[5]

Essa técnica tem como vantagens a praticidade de execução e a menor variação durante a pipetagem, pois o técnico somente precisa acrescentar a amostra nos tubos, sendo os demais reagentes adicionados pelo próprio equipamento. Ademais, sua implantação não exige licenças específicas para operação, o fabricante dos *kits* tem investido no desenvolvimento de novos conjuntos para o uso na medicina veterinária. Entretanto, algumas desvantagens são notadas para essa área de atuação com relação ao RIE, como menor sensibilidade para alguns analitos, dificuldades no processo de validação do método, uso de um volume maior por teste e, por ser um sistema fechado de análise, existe uma limitação na aplicação dos testes de validações, bem como necessidade de ambiente refrigerado, pois os reagentes atuam adequadamente somente em baixas temperaturas.

Não obstante, no cenário atual, é também um dos métodos em que se percebe um alto investimento por parte das empresas no mercado voltado para a medicina humana, o que reflete também na medicina veterinária, a qual é beneficiada paralelamente. É importante ressaltar que há uma diferença de valores e *performance* entre os equipamentos mais usados, como o Immulite®1000 e o Immulite®2000, desse modo, é necessário relatar ao clínico exatamente qual o modelo aplicado no laboratório que gerou aqueles resultados.

Tecnologia xMAP-Multiplex®

O xMAP-Multiplex® (*multiple analyte profile*) é uma tecnologia que foi desenvolvida pela empresa Luminex®. Envolve um processo que cora internamente microesferas magnéticas de 6,2 µm (as *beads* [contas]). São utilizadas misturas de dois ou três corantes fluorescentes. Utilizando-se uma proporção precisa desses fluorocromos, são criados 50 ou 100 conjuntos de microesferas com cores variadas, que emitem diferentes intensidades de vermelho. Cada conjunto de microesferas está acoplado com anticorpo de captura específico, que se liga ao analito em questão. As microesferas são combinadas em um único poço de reação e podem dosar até 100 analitos simultaneamente. Após a adição do anticorpo de detecção biotinilado, este se liga ao analito. O resultado final é amplificado por meio de incubação, com o conjugado estreptavidina-ficoeritrina emitindo sinal fluorescente, que é então quantificado por um dos três sistemas Luminex® (FLEXMAP 3D®; Luminex 200® ou MAGPIX®). O *software* do sistema xPONENT converte a intensidade da fluorescência na unidade desejada.

As vantagens desse sistema, quando comparado a outros imunoensaios, é a otimização dos ensaios, pois ele faz uma avaliação múltipla de biomarcadores, em menor tempo, para obtenção dos resultados por placa, com menor quantidade de amostra biológica, maior amplitude da faixa de dosagem e menor limite de detecção.[6,7]

Espectrometria de massa

A espectrometria de massa (MS, do inglês *mass spectrometry*) baseia-se na detecção e diferenciação de analitos por meio das massas características de cada composto ou classe de compostos. Para tanto, a MS converte as moléculas-alvo em íons de fase gasosa por meio da transmissão de uma carga elétrica. O fluxo resultante de íons eletricamente carregados é convertido em uma corrente elétrica proporcional. A corrente então é processada por um sistema de dados que converte a informação, exibindo-a como um espectro de massa. Recentemente, essa técnica vem sendo cada vez mais desenvolvida na aplicação de análises de esteroides, tireoideanos, vitaminas, metabolômica, entre outros, tanto para exames de rotina quanto em projetos de pesquisa. O MS também é a técnica analítica de escolha para avaliação laboratorial das catecolaminas urinária e sérica e vem substituindo os radioimunoensaios convencionais e os imunoensaios diretos nos grandes laboratórios de referência mundiais, sendo cogitados a se tornarem a nova técnica padrão-ouro para quantificação dessa classe de hormônios.[8,9]

Quando combinada aos mecanismos de separação física do *high performance liquid chromatography* (HPLC), ou cromatografia líquida de alta performance, a espectrometria de massa passa a receber a sigla MS. A utilização desse conjunto de tecnologias permite análises de alta especificidade e sensibilidade. O diferencial desses métodos combinados é determinar a identidade do analito para cada endocrinopatia que acomete cães e gatos.

Dentre as principais vantagens desse método, destacam-se o uso de pequeno volume de amostra, a possibilidade de medição de hormônios em concentrações relativamente baixas e o uso de uma biblioteca de padrões que permite a medição simultânea de vários analitos. Contudo, o acesso a essa tecnologia ainda é restrito a poucos laboratórios, principalmente em função do seu custo, tanto para implantação do sistema quanto para manutenção. Ademais, são necessários requisitos específicos do local e pessoal altamente experiente para o desenvolvimento dos testes e operacionalização dos equipamentos. Ainda, é necessária muita experiência para analisar e interpretar os dados que são obtidos, sendo imprescindível uma equipe multiprofissional.

VARIAÇÕES PRÉ-ANALÍTICAS

Os problemas pré-analíticos são aqueles que podem interferir na qualidade da dosagem hormonal e que devem ser evitados antes da obtenção da amostra que será encaminhada para análise.

Jejum

É preconizado sempre antes das coletas das amostras para dosagem hormonal, normalmente de 6 a 8 horas, porém o jejum muito prolongado pode alterar as condições fisiológicas de estresse, o que pode elevar alguns hormônios, como cortisol e desidroepiandrosterona (DHEA, do inglês *dehydroepiandrosterone*). Pode também levar a valores discretamente mais baixos em alguns hormônios hipofisários, como os hormônios tireoestimulante (TSH, do inglês *thyroid stimulating hormone*), luteinizante (LH, do inglês *luteinizing hormone*) e foliculoestimulante (FSH, do inglês *follicle-stimulating hormone*).

Ritmos biológicos

Alguns hormônios adrenais, como DHEA, apresentam ritmo biológico, assim como alguns hormônios hipofisários, como TSH, e gonadais, como testosterona. De maneira geral, como regra básica para o acompanhamento de um paciente, é muito preconizado que a coleta da amostra para a dosagem hormonal seja feita sempre aproximadamente no mesmo horário.

Fármacos que afetam a função tireoideana

Alguns fármacos utilizados no tratamento de certas doenças sistêmicas podem acabar interferindo nos mecanismos de produção e liberação dos hormônios tireoideanos, produzindo valores falsamente elevados ou diminuídos, o que pode dificultar a caracterização do *status* tireoideano. Na maior parte das vezes, os fármacos têm maior efeito sobre a fração dos hormônios ligados a proteínas.[10] Alguns medicamentos são utilizados em terapias bastante específicas, porém existem outros de uso bem comum na rotina terapêutica. A maior parte dos estudos sobre esse assunto foi realizada em humanos e ratos, havendo poucas informações sobre as demais espécies. Ainda assim, ter conhecimento sobre alguns desses fatores pode ser útil para a correta interpretação dos resultados tireoideanos ou até mesmo para evitar um diagnóstico equivocado. São eles: glicocorticoides, fenobarbital, sulfonamidas, tionamidas, fármacos anti-inflamatórios não esteroides, antidepressivos, tricíclicos, amiodarona, propranolol, furosemida, estanozolol, citocinas, agentes radiográficos e heparina.

Pacientes sob efeito de medicações

Uma condição preocupante é a dosagem de cortisol em paciente em uso de hidrocortisona, prednisona, prednisolona e metilprednisolona (exceto dexametasona), pois elevam falsamente a concentração sérica de cortisol, por conta da reação cruzada em imunoensaios. Em contrapartida, no caso de o corticoide exógeno não apresentar reatividade cruzada no ensaio do cortisol, o que ocorre praticamente com todos os outros medicamentos corticoides, os valores de cortisol são suprimidos.[11]

Hemólise, lipemia, icterícia e armazenamento da amostra para dosagem hormonal

A hemólise, ao liberar o conteúdo eritrocitário, transfere para o soro uma quantidade significativa de enzimas proteolíticas, assim, as determinações hormonais potencialmente mais suscetíveis são as dos hormônios peptídicos: insulina, glucagon, hormônios paratireoideano (PTH, do inglês *parathyroid hormone*), adrenocorticotrófico (ACTH, do inglês *adrenocorticotropic hormone*] e calcitonina. No caso da insulina, a presença de hemólise invalida a dosagem, levando a resultados falsamente

baixos. Amostras levemente lipêmicas e ictéricas causam pouca interferência na dosagem, entretanto amostras muito carregadas desses elementos devem ser evitadas. A amostra deve ser mantida sob refrigeração ou congelada até ser processada pelo laboratório de análise.

CUIDADOS METODOLÓGICOS

Levar em consideração a classe do hormônio que será analisado (natureza proteica ou esteroide) é uma informação fundamental, uma vez que o princípio básico das dosagens hormonais são os ensaios imunométricos ou imunoensaios, que utilizam um reagente específico: o anticorpo. Desse modo, é fundamental saber se o anticorpo escolhido para aquela análise (dosagem hormonal) será capaz de reconhecer e se ligar à molécula que se quer mensurar para a espécie estudada.

Por isso, o processo de validação laboratorial, bem como o de validação fisiológica ou biológica, é considerado fundamental em medicina veterinária. Isso porque a maioria dos conjuntos diagnósticos comerciais (ensaios) foi desenvolvida para dosagem em soro ou plasma para a espécie humana.

As validações dos diferentes métodos de diagnósticos hormonais vão além de uma simples comparação entre resultados de uma mesma amostra, envolvendo processos complexos e extremamente elaborados, como serão descritos a seguir.

Validação laboratorial

A validação de um conjunto diagnóstico comercial para uso em amostra sérica ou plasmática em animais como cães e gatos é avaliada por linearidade do teste, recuperação, sensibilidade analítica, precisão, exatidão e pelo método de paralelismo; este último é o que indicará se o material (soro ou plasma) está interferindo negativamente na ligação do antígeno com o anticorpo.

Validação fisiológica

Essa validação indica se as concentrações hormonais obtidas na dosagem dos hormônios e/ou seus precursores refletem a normalidade e/ou as alterações patológicas das funções tireoideana, adrenal, hipofisária e gonádica.

Valores de referência

Um resultado de exame de dosagem hormonal não tem aplicabilidade sem os dados de referência para comparação. No Brasil, não há uma legislação específica que obrigue o laboratório veterinário a estabelecer os seus próprios valores de referência (VR). O que está definido é que o laudo deve conter valor de referência, limitações, técnica e dados para interpretação. Outrossim, se o exame é terceirizado, deve ser citado o nome do laboratório de apoio para onde foi encaminhada aquela amostra para execução do teste.[12]

Sabe-se que, para uma comparação fidedigna, os VRs devem ser definidos pelo próprio laboratório. Porém, o que se observa em grande parte dos laboratórios é a utilização de valores genéricos, retirados de bulas de reagentes ou de dados obtidos da literatura.

Acredita-se que essa prática decorra da complexidade, dos custos e do tempo demandado para a elaboração dos VRs, ou até mesmo da falta de conhecimento sobre como ela deve ser feita. Todavia, isso não pode ser uma desculpa para não fazer, visto que decisões do médico-veterinário são tomadas com base na comparação do resultado do paciente com o intervalo de VR.

De forma bem simplista, destacam-se os fatores mais importantes da etapa laboratorial para definição dos VRs, a partir da escolha e da coleta de amostras representativas do grupo de pacientes de determinada espécie: metodologia, equipamento utilizado, reagentes, calibradores e controles de qualidade. É importante destacar, inclusive, que existe uma fórmula matemática específica que é empregada, além da análise estatística.[13]

AVALIAÇÃO FUNCIONAL DA GLÂNDULA TIREOIDE

Diversos fatores fisiológicos podem afetar a concentração sanguínea dos hormônios tireoideanos, como idade, raça, porte, *status* nutricional (carência alimentar ou obesidade), fase de ciclo estral, temperatura ambiente, doenças sistêmicas secundárias, presença de autoanticorpos e alguns tipos de fármacos.[11] O diagnóstico de uma alteração da função tireoideana deve ser embasado na análise das provas de função da glândula, associada aos sintomas apresentados pelo paciente.

Algumas anormalidades clinicopatológicas são bem reconhecidas quando relacionadas com o hipo ou o hipertireoidismo, cuja intensidade dos sintomas geralmente varia conforme a seriedade e a cronicidade da alteração glandular; outras alterações são mais inespecíficas e podem ser associadas a muitas outras doenças. Independentemente da situação, a presença desses sinais acrescenta evidências de suporte importantes para o diagnóstico definitivo de falha funcional da tireoide (Quadro 186.1).

A função tireoideana, do ponto de vista laboratorial, pode ser avaliada quanto aos diferentes aspectos a seguir:

- Testes de determinação da concentração sérica basal das frações hormonais de origem tireoideana: tri-iodotironina (T3) e tiroxina (T4) totais, T3 e T4 livres
- Testes de avaliação hipofisária: determinação da concentração sérica do hormônio tireoestimulante (TSH; tireotropina)
- Testes de investigação de doenças imunomediadas: identificação de anticorpos antitireoglobulinas, anti-T3 e anti-T4
- Provas funcionais para avaliação do eixo hipotalâmico-pituitário-tireoideano: teste de estimulação por hormônio liberador da tireotropina (TRH, do inglês *thyrotropin-releasing hormone*) ou TSH, teste de supressão da T3
- Teste de monitoramento da reposição hormonal: dosagem de T4 total antes e após a administração do medicamento
- Avaliação por imagem com o intuito de investigar a morfologia e a estrutura da tireoide, por meio de exames ultrassonográfico, cintilográfico, radiográfico contrastado ou por ressonância magnética.

QUADRO 186.1	Valores de referência para hormônios tireoideanos.			
Hormônio		**Canino**	**Felino**	**Unidades**
T3 total (T3T)		0,53 a 1,4	0,3 a 1,5	ng/mℓ
T3 livre (T3L)		0,29 a 0,78	0,1 a 0,39	ng/dℓ
T4 total (T4T)		1,25 a 3,9	1,2 a 4	µg/dℓ
T4 livre (T4 LD), diálise de equilíbrio		0,82 a 3,65	0,76 a 3,94	ng/dℓ
Hormônio tireoestimulante		0,1 a 0,6	0,05 a 0,5	ng/mℓ
Autoanticorpo anti-T3 (T3AA)		0 a 10	–	%
Autoanticorpo anti-T4 (T4AA)		0 a 20	–	%
Autoanticorpo antitireoglobulina (TgAA)		Ausente	Ausente	–

Adaptado de Instituto Brasileiro de Diagnóstico e Especialidades Veterinárias (PROVET). T3: tri-iodotironina; T4: tiroxina.

Provas de função tireoideana

Dosagem de tri-iodotironina

Produzida em pequena porcentagem pela glândula tireoide (aproximadamente 20%), sendo o restante resultado da conversão de T4 por desiodação em tecidos periféricos (fígado, músculos e rins). Liga-se à proteína transportadora de tireoglobulina (TBG, do inglês *thyroxine-binding globulin*) na corrente circulatória em quase sua totalidade, sendo assim chamada "T3 total (T3T)". Apresenta atividade biológica 3 a 4 vezes maior que a de T4. Sua meia-vida é de aproximadamente 2 a 3 dias.[14]

A produção e a liberação de T3 são estimuladas pelo TSH hipofisário. Uma vez na circulação, exerce autocontrole de sua concentração sérica por efeito de *feedback* negativo sobre o eixo hipotalâmico-hipofisário.[15] Sua concentração sérica pode sofrer variação em decorrência de fatores ou medicamentos que afetem a produção de proteínas carreadoras (proteína transportadora de tireoglobulina).[16] Também é descrita uma fração de T3, menos ativa biologicamente, conhecida por T3 reversa (T3R), que é formada a partir de uma desiodação particular de T4. Sua mensuração é utilizada para averiguar alguns tipos de doença tireoideana em humanos, porém não são conhecidas as aplicabilidades dessa fração em medicina veterinária.[17]

Apesar de T3 ser o hormônio mais potente em atividade celular, a mensuração de sua concentração não tem grande valia para o diagnóstico do hipotireoidismo, especialmente na fase inicial de desenvolvimento da doença. Com a diminuição da produção pela tireoide, o organismo tende a aumentar sua síntese a partir de T4, o que pode manter sua concentração dentro de limites aceitáveis durante algum período. Em fase mais crônica do quadro, ele tende a acompanhar a diminuição sérica.[18]

O teste pode ter maior utilidade como ferramenta de diagnóstico em casos de suspeita de hipertireoidismo, especialmente em felinos, ou em condições de tireotoxicose.[17] Ainda assim, seu aumento deve ser avaliado com critério, em associação aos sintomas apresentados pelo paciente, pois ele pode estar elevado em casos de tireoidite ou em processos imunomediados, como consequência da presença de autoanticorpos anti-T3, que não podem ser diferenciados pelas técnicas convencionais de dosagem por radioimunoensaio.

O hormônio também pode ser observado em maior concentração sérica em filhotes, em comparação a animais adultos, em decorrência da condição de crescimento corporal. Por causa da variação imprevisível de sua concentração sérica, não deve ser utilizado como teste de escolha no diagnóstico, mas apenas como exame complementar.[16,19]

Para sua determinação, recomenda-se utilizar soro sob condição de jejum alimentar de aproximadamente 6 a 8 horas, com amostra coletada, de preferência, no período da manhã. É possível, porém, a utilização de plasma com ácido etilenodiamino tetra-acético (EDTA, do inglês *ethylenediamine tetraacetic acid*) ou heparina, tomando-se os cuidados apropriados da coleta. Um método utilizado em medicina veterinária para sua dosagem é o radioimunoensaio.

Os conjuntos diagnósticos comerciais de uso humano podem ser empregados, desde que sejam validados previamente, conforme citado anteriormente. Métodos não isotópicos, como o da quimioluminescência, com o uso de ensaios humanos, também tiveram bom desempenho e demonstraram-se eficazes na análise desse hormônio. O método ELISA também pode ser utilizado, desde que sejam usados *kits* espécie-específicos para seu procedimento.

Dosagem de tiroxina

Produzida em sua totalidade apenas pela glândula tireoide. Uma vez na corrente circulatória, liga-se quase integralmente às proteínas carreadoras, em maior parte (aproximadamente 75%) à proteína transportadora de tireoglobulina e o restante à transtiretina (TTR) e à albumina (TBPA, do inglês *thyroxine-binding prealbumin*), sendo assim conhecida por T4 total (T4T).[15] Em razão de sua íntima ligação com as proteínas carreadoras, a concentração sérica de T4T pode sofrer variação em função da presença delas na corrente circulatória, que pode ser comprometida por condições patológicas secundárias ou iatrogênicas.[11,20]

Por ser a principal forma de expressão funcional da glândula tireoide, T4T é frequentemente utilizada pelos laboratórios como ferramenta de triagem para avaliação do seu estado funcional. Em tese, esperam-se valores diminuídos em casos de falência funcional da glândula (hipotireoidismo) e aumentados nos casos de hiperplasia (hipertireoidismo).[10] Entretanto, é importante recordar que diversos fatores podem afetar a concentração do hormônio circulante. Incongruências entre os resultados obtidos e a sintomatologia do animal requerem complementação diagnóstica pela determinação das demais frações tireoideanas.

Para suspeita de quadro de hipotireoidismo, T4T não deve ser utilizada como ferramenta única diagnóstica, principalmente nos processos em fase aguda de desenvolvimento ou de origem imunomediada. Quadros de tireoidite com presença de autoanticorpos anti-T4 podem induzir resultados falsamente elevados, uma vez que a técnica padrão do radioimunoensaio não os consegue distinguir, havendo alta reação cruzada.

Sua melhor aplicação pode ser vinculada ao diagnóstico do hipertireoidismo, especialmente em felinos. Resultados superiores à concentração de 4 mg/dℓ são esperados nos casos bem definidos. Resultados ligeiramente elevados ou normais também podem ocorrer durante o desenvolvimento da doença. Nesses casos, a sintomatologia e o aumento da tireoide devem ser levados em consideração, e os exames devem ser repetidos posteriormente.[16]

Para a determinação de T4T, também se recomenda utilizar soro sob condição de jejum alimentar de aproximadamente 6 a 8 horas, coletando-se a amostra, de preferência, no período da manhã. No entanto, ela também pode ser obtida com a utilização de plasma com EDTA ou heparina, tomando-se os devidos cuidados durante a coleta.[21]

O método válido mais aplicado em medicina veterinária para sua dosagem é a técnica do RIE. A maioria dos testes já foi validada para o uso nas espécies canina e felina, mas é necessário atentar para os valores de referência, que podem variar de acordo com a marca e/ou o fabricante. Toda vez que o laboratório optar pelo uso de um *kit* de um novo fabricante, novos testes de validação devem ser empregados. Já as técnicas não isotópicas, como a quimioluminescência, com a utilização de *kits* de uso humano, não demonstraram ser eficazes sob procedimento de validação, oferecendo valores inconstantes comparados ao RIE. O método ELISA também pode ser utilizado, desde que sejam usados *kits* espécie-específicos para seu procedimento.[5,22]

Dosagem de T3 livre e T4 livre

As formas tireoideanas livres correspondem às frações de T3 e T4 que não se encontram conjugadas a proteínas plasmáticas e coexistem em profundo equilíbrio com as formas totais.[14,18] Apesar de apresentarem-se em concentração sérica extremamente baixa, aproximadamente 0,2 a 0,5% de T3 livre (T3L) e 0,03 a 0,05% de T4 livre (T4L), com relação às frações totais correspondem a sua forma biologicamente ativa e potencialmente funcional no controle da atividade celular e do eixo funcional hipotalâmico-pituitário-tireoideano.[14,18] Enquanto as frações totais sofrem influência dos autoanticorpos tireoideanos e dos fatores que afetam as proteínas carreadoras (proteína transportadora de tireoglobulina), as formas livres ficam isentas dessas alterações e permanecem constantes na circulação.[18]

Por esse motivo, são caracterizadas como as melhores ferramentas de avaliação da função tireoideana. Convencionalmente, T4L é mais utilizada que T3L como teste de diagnóstico para animais, porém ambos os testes foram devidamente validados para utilização em amostras de cães e gatos.[23] A exatidão da dosagem está diretamente ligada à metodologia de ensaio utilizada para sua determinação. A técnica mais adequada deve ter boa sensibilidade, pois há baixa concentração de hormônio na amostra, e ser precisa quanto à separação das partículas livres das ligadas em proteínas.[23]

Para que a determinação de T4L sérica seja confiável, é importante a utilização de procedimentos predefinidos por sua sensibilidade e precisão. Dois métodos foram padronizados com segurança para a análise das amostras de cães e gatos. O primeiro, classificado como procedimento padrão-ouro, é a técnica de radioimunoensaio por diálise de equilíbrio, que se baseia na utilização de membranas de ultrafiltração para separar as partículas de T4L antes da utilização do marcador radioativo.

O segundo método é o da técnica de radioimunoensaio de fase sólida de 2 etapas (método bifásico), que se baseia na separação das frações de T4L e T4T em tubo de polipropileno, por diferença de temperatura durante um período preestabelecido de incubação antes da utilização do marcador radioativo. Os dois métodos demonstraram-se eficazes na determinação da fração livre.

Outras técnicas utilizadas para amostras humanas, como o radioimunoensaio de uma fase (método direto) sem prévia extração, a quimioluminescência e o ELISA, não demonstraram eficiência considerável para utilização em cães e gatos, sendo menos precisas e geralmente subestimando a concentração de T4L.[24]

Apesar da aparente superioridade demonstrada pela determinação de T4L sérica como ferramenta de avaliação da função tireoideana, alguns casos podem deixar dúvidas. Sempre que possível, o teste deve ser realizado em associação com outras frações, o que pode aumentar significativamente as chances de um diagnóstico correto.

Dosagem de hormônio tireoestimulante

É produzido na adeno-hipófise ou hipófise anterior após estímulo do fator estimulante da hipófise (TRH) liberado pelo hipotálamo. Sua secreção é controlada pelos níveis circulantes dos hormônios T3 e T4. O TSH é liberado em ritmo circadiano, e as maiores concentrações ocorrem nas primeiras horas da manhã. Variações de menor amplitude ocorrem ao longo de todo o dia.[14,15,25]

A dosagem do TSH sérico demonstrou-se o teste mais seguro de avaliação tireoideana em humanos, pois permite a identificação de problemas mesmo em estágios assintomáticos ou muito precoces.[18] Infelizmente, o desempenho do TSH no cão não é fidedigno quando usado como forma única de diagnóstico. Em teoria, pelo fato de a maior parte dos casos de hipotireoidismo canino ser de origem primária, as concentrações esperadas de TSH sérico deveriam estar elevadas, em decorrência da perda da relação de "*feedback* negativo", promovidas por T4 e T3.[16] Embora muitos estudos mostrem que aproximadamente 60 a 87% dos cães com sinais clínicos compatíveis com hipotireoidismo apresentem concentrações de TSH sérico elevado, eles também mostram que aproximadamente 20 a 40% dos cães com hipotireoidismo precoce apresentam concentrações do TSH dentro das referências de normalidade.[19] Além disso, aproximadamente 10 a 20% de cães eutireoideos também podem apresentar TSH elevado. Essas estatísticas reduzem a sensibilidade do ensaio para a faixa de 65 a 85%.[19] Causas possíveis que permitam que esse fato ocorra incluem hipotireoidismo secundário ou terciário, condição rara em cães, efeito de fármacos, doenças não tireoideanas concomitantes ou a flutuação diurna da concentração de TSH.[23] Para causas secundárias ou terciárias de hipotireoidismo, esperam-se concentrações de TSH diminuídas ou indetectáveis.[17] Além disso, observou-se que casos crônicos de hipotireoidismo também apresentaram diminuição da concentração sérica do TSH. Nos casos de hipertireoidismo primário, especialmente em felinos, esperam-se valores baixos ou indetectáveis do hormônio na circulação. Já nos casos de origem secundária, ele deve encontrar-se elevado.[17,25]

Apesar disso, pode-se dizer que o surgimento de *kits* específicos para a dosagem de TSH em animais revolucionou o diagnóstico para o hipotireoidismo, oferecendo uma opção relativamente boa para uso. As concentrações de TSH dificilmente são afetadas por fatores não tireoideanos. Alguns fármacos devem ter atenção especial, como a sulfa com trimetoprima, pois induzem elevações transitórias de seu nível sérico. Apesar de ainda hoje não ter sido desenvolvido um *kit* espécie-específico para a determinação do TSH felino, trabalhos mostram comportamento satisfatório do teste com a utilização do *kit* canino na maior parte dos casos, embora a sensibilidade do *kit* não seja considerada ótima para a espécie felina.[26]

Dosagem de anticorpos antitireoideanos

Os anticorpos antitireoideanos são o antitireoglobulinas (TGAA), o anti-T3 (T3AA) e o anti-T4 (T4AA). A presença de anticorpos antitireoideanos em níveis significativos no soro de um paciente indica afecção de origem imunomediada em atividade contra algum dos elementos glandulares. Esse achado pode ser de grande valia, especialmente em cães, em razão da alta incidência de processos dessa natureza. Muitas vezes, os anticorpos aparecem antes da manifestação clínica da doença, e sua determinação pode ajudar no controle precoce do quadro.[27,28]

Os resultados positivos de TGAA são quase sempre associados ao quadro de tireoidite linfocítica, de ocorrência frequente nos cães, sendo uma das principais causas da instalação do quadro de hipotireoidismo primário na espécie.[16] Na ausência de doença tireoideana clinicamente detectável, aproximadamente 1 em cada 5 cães com títulos positivos de TGAA desenvolve disfunção tireoideana e 1 em cada 20 torna-se hipotireóideo clássico em um intervalo de 1 ano de evolução.

Em muitos animais, também são desenvolvidos anticorpos contra fragmentos presentes em T3 e T4, resultando na inativação das partículas hormonais.[28] Ainda, os anticorpos T3AA e T4AA produzem reação cruzada nas técnicas de dosagem das frações totais, produzindo resultados falsamente elevados nas determinações de T3T e T4T. A incidência de T3AA parece ser maior que a de T4AA nos cães. A presença de TGAA é mais comum em cães de 2 a 4 anos, de raças com maior predisposição ao desenvolvimento do hipotireoidismo. Resultados positivos de TGAA são raros nos casos de doenças de origem não tireoideana.[27]

Para realizar os testes de identificação de anticorpos antitireoideanos, é necessária a utilização de soro sanguíneo coletado após jejum alimentar de 6 a 8 horas, evitando-se a formação de lipemia ou hemólise.

Os *kits* de uso humano não demonstraram segurança ou exatidão dos resultados. Atualmente existem *kits* comerciais no mercado, validados pela metodologia ELISA para a espécie canina, que apresentam resultados bastante satisfatórios.[27,29]

Para a melhor caracterização da função tireoideana, recomenda-se, sempre que possível, a associação de duas ou mais frações hormonais, de acordo com a suspeita clínica.[4] A utilização de T4T ou de T4L com o TSH oferece uma boa triagem para a suspeita do hipotireoidismo, assim como a combinação de T4T com T3T ou T4L também pode ser bastante útil para a suspeita de hipertireoidismo.

Para casos complicados, a determinação de todas as frações do perfil tireoideano, incluindo a detecção dos autoanticorpos, acaba sendo a melhor indicação diagnóstica.

Testes dinâmicos da função tireoideana

Esses testes consistem em exames hormonais realizados sob estímulo farmacológico, com o uso de medicamentos que exercem efeito conhecido sobre o eixo hipotalâmico-hipofisário-tireoideano (HHT). São indicados para os casos nos quais a informação obtida mediante a dosagem das frações tireoideanas basais não foi suficiente para a conclusão do diagnóstico ou quando há dúvidas sobre uma provável doença de origem não tireoideana, tornando-se necessária a utilização de um novo teste que tenha maior sensibilidade.

Os testes dinâmicos mais utilizados para avaliação da função tireoideana estão descritos a seguir.

Teste de resposta à tireotropina

Utilizado anteriormente, foi reconhecido como o melhor e mais seguro teste de avaliação da função tireoideana, servindo de padrão-ouro como base de estudo para diversas análises sobre a reserva secretora da tireoide. É utilizado mais comumente em casos de suspeita de hipotireoidismo canino, porém também pode ser utilizado como diagnóstico complementar do hipertireoidismo felino.[10,18]

O protocolo padrão recomenda a coleta prévia de uma amostra de sangue para a realização da dosagem de T4T, com posterior administração de 0,1 U/kg de TSH bovino na dose de 0,1 U/kg por via intravenosa (IV) e nova coleta de amostra de sangue aproximadamente 4 horas após a aplicação do medicamento.[27]

Os valores séricos de T4T esperados em animais normais serão normalmente superiores a 4,10 mg/dℓ (40 nmol/ℓ). Quando os valores de T4T pós-TSH são inferiores a 1,25 mg/dℓ (20 nmol/ℓ), é constatada a deficiência funcional da glândula. Nos casos de hipotireoidismo secundário, a tireoide continua responsiva em presença do TSH.[30] O teste também pode ser útil no esclarecimento de situações nas quais T4T está diminuída por efeito de fármacos ou doenças sistêmicas secundárias.[29,31] No entanto, como é um teste que avalia essencialmente a reserva tireoideana, não é indicado para os casos da doença em fase precoce. Processos crônicos de origem secundária (hipófise) ou terciária (hipotálamo) podem induzir a atrofia dos receptores tireoideanos ao TSH e acabam por exigir a utilização de 2 a 3 aplicações do produto em dias consecutivos, antes da realização do teste, para tornar a tireoide novamente responsiva.[29] Esse teste não é indicado para pacientes sob tratamento à base de levotiroxina, pois esse medicamento também induz a atrofia tireoideana. Nesse caso, a suplementação do produto deve ser interrompida por um prazo de 6 a 8 semanas antes da realização do teste.

Infelizmente, há algum tempo o TSH bovino para teste deixou de ser comercializado por apresentar risco de manifestações anafiláticas e neurológicas e por induzir resistência ao produto. Recentemente, alguns estudos com a utilização do TSH recombinante de uso humano vêm sendo avaliados como forma de substituição ao método anterior, demonstrando resultados bastante satisfatórios. Esse protocolo é muito semelhante ao anterior, porém preconiza a utilização de 50 mg do produto por via intravenosa para cães com peso inferior a 20 kg e 100 mg para cães com peso superior a esse limite.[32]

Teste de resposta ao hormônio liberador de tireotropina

O teste de resposta ao TRH foi inicialmente desenvolvido para facilitar a diferenciação do hipotireoidismo primário do hipotireoidismo de origem secundária. Para esse fim, pacientes com hipotireoidismo primário apresentam resposta exacerbada de TSH ante a administração de TRH.[26,30] Já nos pacientes com hipotireoidismo secundário, não se observa resposta significativa. Particularmente para cães, o teste também pode ser utilizado como substituto do teste de resposta ao TSH, para avaliar indiretamente o funcionamento da tireoide.

O protocolo padrão sugere a coleta de uma amostra de sangue para a dosagem de T4T basal e outra aproximadamente 4 horas após aplicação por via intravenosa de TRH sintético na dose de 0,2 mg/cão até 0,1 mg/kg. O resultado normal esperado é a observação de aumento a partir de 1,5 vez sobre o valor da concentração basal.[31] Em alguns casos, porém, pacientes com valores de T4T basal reduzidos podem apresentar elevação de sua concentração dentro dos limites de normalidade ao longo do tempo de ação do TRH.

Em teoria, o TRH deveria induzir o aumento de T4T somente quando o eixo HHT se apresentasse inalterado, ou seja, em cães normais ou com problema de hipotireoidismo terciário (hipotalâmico).[29,33] A grande limitação do teste recai sobre as situações nas quais os hormônios tireoideanos apresentam-se reduzidos em função de doenças de origem não tireoideana ou por fármacos, pois não existem estudos suficientes que comprovem o funcionamento do TRH sob essas condições. Os resultados são muito variáveis, com boa porcentagem de pacientes apresentando aumento significativo de T4T após a aplicação do medicamento. Quando essa for a suspeita clínica, o teste não deve ser recomendado.[27,29]

Teste de supressão de tri-iodotironina

O teste de supressão de T3 foi desenvolvido como método alternativo aos testes de resposta ao TSH ou ao TRH e pode ser utilizado como ferramenta complementar de diagnóstico nos casos de suspeita de hipertireoidismo, especialmente para felinos que apresentam sintomatologia clínica sugestiva do quadro, porém sem alterações significativas das concentrações hormonais séricas.

Por meio do mecanismo de autorregulação por *feedback* negativo, o organismo controla a liberação do TSH mediante as concentrações séricas dos hormônios tireoideanos. O TSH, por sua vez, regula a secreção dos hormônios T3 e T4. Por esse mecanismo, pode-se esperar que a administração de T3 exógena em gatos normais induza diminuição da secreção de TSH e, por efeito sequencial, reduza gradativamente a liberação de T4.[10,16] Em contraste, felinos com hiperfunção da tireoide por produção autônoma (independente da secreção de TSH) não respondem adequadamente à administração de T3, observando-se pouco ou nenhum efeito sobre as concentrações séricas de T4. Essa é uma verdade invariável no hipertireoidismo em gatos.[19,34]

O protocolo padrão recomenda inicialmente a coleta de uma amostra de sangue para a dosagem basal das concentrações séricas de T3T e T4T. Em seguida, devem ser administradas sete doses de T3 exógena (liotironina) na concentração de 15 a 25 mg/dose, por via oral (VO), com intervalo de 8 horas entre cada tomada. Aproximadamente 2 a 4 horas após a última dose, nova coleta de sangue deve ser realizada para avaliação das concentrações de T3T e T4T.[19] Animais normais ou com doença de origem não tireoideana apresentam redução significativa na concentração sérica de T4T após a administração do medicamento (normalmente abaixo de 20% da concentração basal). Já nos animais com suspeita de hipertireoidismo, não são observadas alterações significativas. Para que os resultados sejam confiáveis, é muito importante que o proprietário entenda a necessidade de aplicar o protocolo corretamente.[19,35]

Teste de reposição hormonal

Esse teste foi desenvolvido como forma de controle e monitoramento da terapêutica de reposição hormonal, mais comumente utilizado para controle de tratamento do hipotireoidismo. Os efeitos clínicos da suplementação serão observados aproximadamente 1 a 2 meses após o início da terapia, quando se espera melhora dos sintomas relacionados com as alterações de pele, quando presentes, e comportamento do animal. As concentrações hormonais tendem a se estabilizar 10 a 14 dias após o início do tratamento, mas os níveis de TSH tenderão a se normalizar mais tardiamente, em geral após a sexta semana. Em tratamento de longo prazo, a concentração de TSH refletirá a reposição dos últimos 2 a 4 dias.[27]

O protocolo padrão recomenda determinar a concentração sérica de T4T antes da administração do medicamento e aproximadamente 4 a 6 horas depois. As dosagens de T4T e T4L avaliarão os efeitos do uso da medicação a curto prazo (concentração terapêutica atingida) e se a dosagem utilizada será suficiente para manter os limites de normalidade, uma vez que o seu metabolismo ocorrerá de maneira rápida (8 a 12 horas) (Figura 186.1).

A investigação das outras frações tireoideanas dará informações relacionadas com a consistência da terapêutica e seus efeitos na regulação da função tireoideana, em prazo prolongado. A determinação de TSH refletirá como se comportou a reposição nos últimos 2 a 4 dias. Os níveis de T3T e T3L indicarão se está adequada a formação de metabólitos hormonais ativos.[27,35]

Para protocolos de reposição hormonal em que se administra o medicamento 2 vezes/dia, são esperados valores ligeiramente diminuídos em relação aos limites de referência na primeira dosagem e ligeira ou moderadamente aumentados na amostra de 4 a 6 horas depois da medicação. Outra forma de avaliação da terapia é mediante a verificação dos níveis séricos de TSH, sendo ideal a sua manutenção suprimida dentro dos limites de normalidade esperados (quando o TSH foi identificado elevado em fase de diagnóstico). Ocasionalmente ocorrem informações incongruentes entre os resultados de T4T e TSH obtidos. Casos com nível de T4T baixo e TSH suprimido sugerem que dose, administração ou absorção teve problemas no dia do teste, mas que o eixo hormonal está controlado. Em oposição, casos de T4T em níveis ideais e TSH elevado indicam que a terapia com T4 foi adequada no dia do teste, porém o mesmo não ocorreu nos dias precedentes. Isso pode ser resultado de falha, comprometimento do tratamento ou interferência por fatores externos, como distúrbios gastrintestinais.[35]

Animais sob condição de terapia de reposição não devem ser submetidos a testes tireoideanos para avaliação do *status* funcional da glândula. As dosagens realizadas durante esse período terão significado clínico apenas com relação à absorção e à manutenção dos níveis sanguíneos do fármaco administrado.

A suplementação exógena de T4 suprime o funcionamento normal de produção hormonal da glândula. Para ser novamente reavaliada, a medicação deve ser totalmente removida por um prazo de aproximadamente 6 semanas, sem a necessidade de a retirada ser gradativa.[35]

AVALIAÇÃO DAS GLÂNDULAS PARATIREOIDES

As glândulas paratireoides são representadas por dois pares de glândulas pequenas localizadas lateralmente na superfície posterior da tireoide. Apesar de seu posicionamento, elas são facilmente reconhecidas porque apresentam células densamente agrupadas, em contraste com a estrutura folicular que apresenta a tireoide. A principal função da paratireoide relaciona-se com a produção do hormônio paratireoideano (PTH),

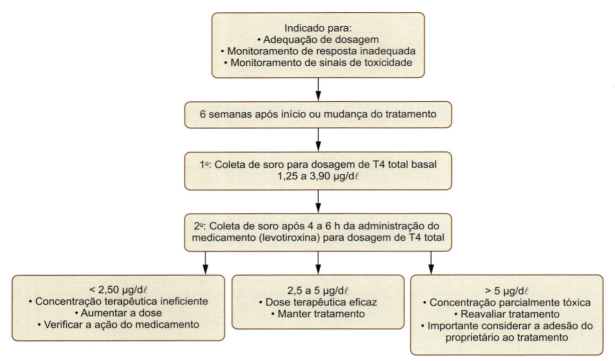

Figura 186.1 Fluxograma referente ao teste de avaliação da adequação da dose de hormônio tireoideano (tiroxina sintética) para o tratamento de hipotireoidismo canino.

ou paratormônio. Esse hormônio, em atividade conjunta com calcitonina (produzida pela tireoide) e calcitriol (forma biologicamente ativa da vitamina D produzida nos rins), é responsável pela manutenção dos níveis de cálcio do organismo, que desempenha papel significativo em diversos órgãos e tecidos.[36]

Diagnóstico dos distúrbios relacionados com a paratireoide

A correta análise diagnóstica dos distúrbios relacionados com a função paratireoideana depende de uma cuidadosa combinação de informação relacionada com bioquímica sérica, análise hormonal (Quadro 186.2) e exames de imagem, especialmente os radiográficos e, mais recentemente, os obtidos pelo uso da ressonância magnética. Por se tratar de uma doença baseada em distúrbio do metabolismo do cálcio, os achados devem ser analisados com o apoio de informações de histórico e sinais clínicos apresentados pelo paciente (Quadro 186.3).

Avaliação bioquímica sérica e urinária

As dosagens de cálcio e fósforo séricos e urinários, ureia, creatina e cloreto séricos constituem-se nos elementos básicos de diagnóstico de qualquer doença osteometabólica.[36,37] Apesar de serem dosagens de rotina em qualquer laboratório de patologia clínica, sua determinação merece uma série de considerações metodológicas. A dosagem de cálcio sérico deve ser embasada na determinação do cálcio total e da fração de cálcio ionizado, uma vez que cada fração apresenta correlação funcional diferente. Vale lembrar que o cálcio total se eleva sobre influência da concentração de albumina circulante, já o cálcio ionizado é influenciado pelo pH da amostra. Condições de acidez da amostra favorecem a presença da fração livre, ao passo que a alcalinização dela favorece a ligação do cálcio às proteínas transportadoras. Por esse motivo, a exposição ao ar da amostra coletada, por períodos prolongados, predispõe ao aumento do pH daquela, provocando a diminuição dos valores de cálcio ionizado.[38]

Com relação ao fósforo inorgânico sérico, comumente dosado nas rotinas laboratoriais, pode-se dizer que sua concentração sanguínea sofre variação ao longo do dia e que a alimentação pode induzir aumento temporário de sua concentração circulante. Por essas razões, recomenda-se que ele seja mensurado em amostras coletadas pela manhã em condição de jejum alimentar. Deve-se levar em conta também que animais jovens apresentam concentração de fósforo fisiologicamente mais elevada que animais adultos ou idosos.[38]

Dosagem sérica do paratormônio

A dosagem do PTH, que é um hormônio proteico, é uma ferramenta essencial para a caracterização direta da função glandular paratireoideana, porém seu resultado deve ser interpretado considerando-se as alterações bioquímicas e os sinais clínicos do paciente. Espera-se que sua concentração esteja elevada nos casos de hiperparatireoidismo primário ou secundário e normal ou diminuída nos casos de alteração osteometabólica não relacionada com as paratireoides.[39,40]

A determinação do PTH exige conhecimento prévio relacionado com o tipo de método de dosagem a ser utilizado, uma vez que existem *kits* com diferentes princípios de funcionamento no mercado. O teste foi validado para as espécies canina e felina pela metodologia de imunorradiométrico, com o uso da técnica de duplo anticorpo que foi inicialmente desenvolvido para dosagem de amostras séricas para espécie humana. Também podem ser encontrados ensaios comerciais

QUADRO 186.2	Valores de referência relacionados com o metabolismo do cálcio.[35]			
Hormônio		Canino	Felino	Unidades
PTH		0,5 a 5,8	0,4 a 2,5	pmol/ℓ
PTHrp		< 1	< 1	pmol/ℓ
Vitamina D [25(OH)-D$_3$]		109 a 423	65 a 170	nmol/ℓ

PTH: hormônio paratireoideano; PTHrp: proteína relacionada com o paratormônio.

QUADRO 186.3 Principais alterações observadas nos quadros de distúrbio osteometabólico.

Distúrbio	Cálcio total	Cálcio ionizável (livre)	Fósforo	Albumina	PTH	PTHrp	Vitamina D [25(OH)-D₃]
Hiperparatireoidismo primário	Aumentado	Aumentado	N ou diminuído	N	Aumentado	N	Aumentado ou N
Hiperparatireoidismo secundário nutricional	N ou diminuído	N ou diminuído	Aumentado ou N	N ou diminuído	Aumentado	N	N ou diminuído
Hiperparatireoidismo secundário renal	Aumentado, N ou diminuído	N ou diminuído	Aumentado ou N	N ou diminuído	Aumentado	N	N ou diminuído
Hipercalcemia humoral maligna	Aumentado	Aumentado	N ou diminuído	Diminuído	N ou diminuído	Aumentado ou N	Aumentado ou N
Hipercalcemia idiopática	Aumentado	Aumentado	Aumentado ou N	N	N ou diminuído	N	N
Hipervitaminose D	Aumentado	Aumentado	Aumentado ou N	N	Diminuído	N	Aumentado N
Hipercortisolismo	Aumentado	Aumentado	Aumentado ou N	N ou diminuído	N ou diminuído	N	N
Hipoparatireoidismo primário	Diminuído	Diminuído	Aumentado ou N	N ou diminuído	Diminuído	N	N ou diminuído
Pseudo-hipoparatireoidismo primário	Diminuído	N ou diminuído	Aumentado ou N	N	Aumentado	N	N
Eclâmpsia	Diminuído	Diminuído	Diminuído	N	Aumentado ou N	N	N ou diminuído
Enema de fosfato	Diminuído	Diminuído	Aumentado	N	Aumentado	N	Aumentado, N ou diminuído
Intoxicação por quelantes ou etilenoglicol	Diminuído	Diminuído	Aumentado ou N	N	Aumentado	N	N ou diminuído
Septicemia	N ou diminuído	Diminuído	Aumentado ou N	N ou diminuído	Aumentado ou N	N	N
Síndromes paraneoplásicas	Diminuído	Diminuído	Diminuído	N ou aumentado	Aumentado ou N	N	N

Adaptado de Instituto Brasileiro de Diagnóstico e Especialidades Veterinárias (PROVET). PTH: paratormônio; PTHrp: proteína relacionada com o paratormônio; OH: hidroxivitamina; N: normal.

espécie-específicos pela metodologia de EIE. A dosagem deve ser realizada em amostra sérica, a qual deve ser centrifugada e separada rapidamente após a coleta e permanecer congelada a –20°C até o procedimento para análise desse analito, evitando que ocorra uma degradação da molécula hormonal.

Dosagem da proteína relacionada com o paratormônio

Caracteriza-se como um hormônio peptídico produzido por alguns tipos de células neoplásicas, similar ao PTH, sendo responsável por induzir o quadro de hipercalcemia humoral maligna.[38,41] Apesar de sua importância, representa apenas um dos fatores envolvidos no desenvolvimento do quadro de hipercalcemia. Portanto, concentrações plasmáticas normais ou ausentes da proteína relacionada com o paratormônio (PTHrp) não descartam a possibilidade de malignidade envolvendo o processo.[42] Já o encontro de valores sanguíneos elevados desse hormônio é indicativo do quadro, uma vez que ele não é normalmente produzido ou secretado em quantidades significativas por animais saudáveis.[37,38]

Comumente são encontrados valores normais ou diminuídos do PTH, devendo a determinação do PTHrp ser realizada pela técnica IRMA de duplo anticorpo desenvolvido para dosagem em plasma humano, porém previamente validado para uso em algumas espécies animais. Recomenda-se que a dosagem seja realizada em amostra plasmática, que deve ser centrifugada, separada e congelada a –20°C imediatamente depois da coleta, por causa da instabilidade da molécula, permanecendo armazenada nessas condições até o procedimento da dosagem hormonal.

Dosagem de metabólitos de vitamina D

Os metabólitos da vitamina D representam uma ferramenta complementar para o diagnóstico das disfunções osteometabólicas que envolvem o desequilíbrio do metabolismo do cálcio. Dois tipos de metabólitos são mensuráveis em amostras de soro: 25-hidroxivitamina D (25OHD) e 1,25-di-hidroxivitamina D

(calcitriol). A 25OHD é produto da hidroxilação enzimática da vitamina D no fígado. Em cães e gatos, essa vitamina tem origem exclusivamente alimentar (colecalciferol [D₃], ergocalciferol [D₂]). Como a hidroxilação enzimática depende quase inteiramente da disponibilidade do substrato (D₂ e D₃), a mensuração de 25OHD é um excelente marcador do estado geral da vitamina D no organismo, uma vez que sua concentração acaba sendo paralela à da vitamina D. Assim, dosagem de 25OHD pode ser usada para diagnosticar tanto condições de deficiência quanto de excesso de vitamina D, sendo extremamente valiosa na investigação de distúrbios hiper e hipocalcêmicos. Outras situações nas quais se pode esperar resultados alterados de 25OHD incluem: deficiências alimentares, síndromes de má absorção e intoxicações com rodenticidas.[43]

O calcitriol, considerado a forma ativa mais potente de vitamina D, é produzido pelas células tubulares renais como resultado da ação enzimática sobre a 25OHD. A taxa desse processo, por sua vez, é controlada pelas concentrações de PTH. As principais ações biológicas do calcitriol estão relacionadas com aumento das concentrações séricas de cálcio, o que inclui o aumento da captação intestinal de cálcio. Em casos de doença renal, a falha das células tubulares em converter calcitriol contribuem para o desenvolvimento de patologias como hiperparatireoidismo secundário renal (HPTS), de modo que a sua dosagem pode ser usada no diagnóstico dessa endocrinopatia.[37,43]

A metodologia de escolha para a dosagem da 25OHD e do calcitriol é a HPLC e a cromatografia líquida de alta eficiência acoplada à espectrometria de massas sequencial (MS), contudo metodologias alternativas, como o RIE e o EIE, também são usadas na rotina de grandes laboratórios. Vale lembrar que os metabólitos da vitamina D na amostra sérica são altamente suscetíveis à degradação pela luminosidade. Assim, é de suma importância que o soro seja centrifugado rapidamente e que o material seja acondicionado protegido da luz (tubo âmbar) e congelado até o momento pré-análise.

Dosagem de calcitonina

A calcitonina é um hormônio proteico produzido pelas células parafoliculares da tireoide, conhecidas como células C. A principal função da calcitonina é atribuída à regulação dos níveis sanguíneos de cálcio.[36] Esse hormônio age como um antagonista fisiológico do PTH, impedindo que o cálcio se eleve acima dos níveis fisiológicos. Por se tratar de um hormônio polipeptídico heterólogo, a similaridade de sua estrutura molecular difere bastante entre as espécies. Desse modo, a reatividade cruzada entre ensaios de diferentes espécies é muito baixa. Trabalhos de mensuração da calcitonina canina pelo método de RIE utilizando-se *kits* de dosagem para ratos foram realizados com sucesso satisfatório, mas, devido ao critério experimental do teste, a disponibilidade desse conjunto diagnóstico comercial oferecido por laboratórios de referência é bem pequena.

A importância de sua mensuração é maior quando a suspeita é a presença de carcinoma medular da glândula tireoide. Quando a dosagem é necessária, recomenda-se a utilização de *kits* espécie-específicos pela metodologia ELISA, mas essa dosagem não é utilizada na rotina da clínica veterinária devido ao alto custo e à baixa demanda.

AVALIAÇÃO DOS HORMÔNIOS DA GLÂNDULA ADRENAL

As glândulas adrenais, ou suprarrenais, apresentam-se como duas estruturas de formato ligeiramente triangular situadas bilateralmente na região craniomedial aos rins. Sua principal função é produzir hormônios esteroides e catecolaminas, que desempenham papel fundamental no controle do funcionamento celular, atuando sobre o metabolismo de proteínas, lipídios, glicídios e minerais.[41,42]

Estruturalmente pode-se observar uma cápsula externa e seu parênquima dividido em duas regiões distintas: o córtex e a medula. A região cortical, por sua vez, é subdividida em três zonas, com funções biológicas específicas. A camada mais externa é conhecida como zona glomerulosa, sendo responsável pela produção dos hormônios mineralocorticoides. A camada intermediária, ou zona fasciculada, é responsável pela produção dos hormônios glicocorticoides.[44] A camada inferior, conhecida como zona reticular, é a região da glândula responsável pela produção dos hormônios androgênicos. Já a porção central da glândula, denominada "região medular", tem como funções a produção e a secreção dos hormônios neuroendócrinos ou catecolaminas.[44,45]

A liberação dos hormônios produzidos pelo córtex das glândulas adrenais é regulada pelo ACTH, produzido pela hipófise. A liberação desse hormônio, por sua vez, é controlada pelo hormônio liberador de corticotrofina (CRH, do inglês *corticotropin-releasing hormone*), de origem hipotalâmica. Desse modo, em condições normais, os níveis séricos desses hormônios são fisiologicamente autorreguláveis pela ação por *feedback* negativo entre a hipófise, o hipotálamo e a glândula adrenal.[44,45]

Os mineralocorticoides são originados na zona glomerulosa, a camada mais externa do córtex adrenal. Dentro desse grupo, a aldosterona destaca-se como principal hormônio, pois sua atuação está relacionada com a regulação da homeostase dos eletrólitos no líquido extracelular, principalmente o sódio e o potássio.[44,45]

Os glicocorticoides são produzidos pela zona fasciculada, a camada intermediária do córtex adrenal. Nesse grupo, o cortisol merece atenção especial pois sua atuação é muito importante para o metabolismo de todas as células do organismo. O cortisol aparece em maior concentração sérica em caninos, felinos,

equinos e ruminantes. Já em aves e roedores, a corticosterona apresenta atuação predominante. A síntese e a liberação dos glicocorticoides são estimuladas pelo ACTH hipofisário, cuja produção é controlada pelo CRH hipotalâmico. A concentração sérica dos glicocorticoides exerce influência sobre a liberação do ACTH e do CRH mediante o mecanismo de *feedback* negativo.[44,45]

Os esteroides sexuais são sintetizados pela zona reticular, a camada mais interna do córtex adrenal. Nesse grupo, estão incluídos: os hormônios androgênicos, como a DHEA, a androstenediona e a testosterona; os estrógenos, como o estriol, a estrona e o estradiol; e os progestógenos, como a pregnenolona, a 17alfa-hidroxiprogesterona e a progesterona. Em condições fisiológicas, são sintetizados em pequenas quantidades pelas adrenais, com a função de atuarem sobre o controle do metabolismo de todas as células do organismo, principalmente sobre o desenvolvimento dos tecidos. Os esteroides sexuais também são produzidos em maiores concentrações pelas gônadas, por estímulo do FSH e do LH. Os hormônios esteroides de origem gonádica apresentam maior potência funcional que os produzidos nas adrenais; sua principal função refere-se à manutenção das características sexuais e reprodutivas das espécies.[44-46]

As catecolaminas são produzidas na região medular adrenal, a porção menor e mais interna da glândula, por células cromafins de características neuroendócrinas especializadas, a partir dos aminoácidos tirosina e fenilalanina. Nesse grupo, incluem-se a dopamina, a epinefrina (adrenalina) e a norepinefrina (noradrenalina). Algumas dessas catecolaminas também são produzidas fora das adrenais pelo sistema paraganglionar, constituído por células especializadas localizadas no coração, no fígado, nos rins, nas gônadas e no próprio sistema nervoso. A maior importância recai sobre a epinefrina, que é a única fração produzida apenas nas adrenais e representa cerca de 80% das catecolaminas produzidas nesse local, embora sejam descritas algumas variações entre as espécies.[44,45]

Diagnóstico das principais alterações adrenais

Devido ao comportamento oscilatório de secreção dos hormônios ligados ao eixo hipotalâmico-pituitário-adrenal, em muitas situações a dosagem basal de hormônios relacionados com esse eixo não é suficiente para avaliar a integridade do seu funcionamento. Nos pacientes nos quais se pretende avaliar a função hipofisária ou adrenal e a integridade das vias de síntese esteroidogênica adrenal, é necessária a utilização de provas funcionais, ditas dinâmicas, com a utilização de agentes estimulantes ou supressores das glândulas adrenais. Os testes funcionais, ou dinâmicos, podem ser de grande valia para o diagnóstico diferencial desses problemas, uma vez que conseguem induzir os limites de variação funcional glandulares.

Diversos procedimentos laboratoriais podem ser empregados para o diagnóstico das doenças do eixo hipotalâmico-hipofisário-adrenal, cada um deles avaliando um aspecto particular da função glandular. Os testes devem avaliar desde as alterações sistêmicas inespecíficas, que fornecem informações básicas de triagem e comprometimento da síndrome, até provas que auxiliem a diferenciação da origem do processo, o que ajuda na escolha do protocolo de tratamento mais adequado para o caso, melhorando, desse modo, o prognóstico do paciente. Em algumas situações, fatores relacionados com doenças de origem não adrenal podem induzir resultados falso-positivos. Torna-se muito importante a observação detalhada de todos os sintomas e achados clínicos apresentados pelo paciente, assim como a aplicação de testes complementares, para a confirmação definitiva do diagnóstico. Muitas vezes, por serem exames que utilizam conjuntos diagnósticos importados, sendo assim de alto custo, os médicos-veterinários acabam optando por não realizar as provas funcionais de maneira completa, o que compromete a qualidade interpretativa do teste realizado.

Exames de rotina básica

Os animais com suspeita de alteração funcional das glândulas adrenais devem ser submetidos à análise de histórico e avaliação física detalhados. Testes iniciais devem incluir estudos hematológicos, da urina, bioquímica sérica e avaliação abdominal com exames de imagem (ultrassonografia, tomografia, ressonância magnética). A identificação das alterações e anomalias compatíveis com o quadro de comprometimento da adrenal sugere a aplicação da próxima fase do diagnóstico utilizando-se os testes funcionais com dosagens hormonais.

Exames hormonais de triagem

Após estabelecer a suspeita clínica do quadro, com base nas avaliações dos exames de rotina básica, deve-se partir para a realização de testes funcionais mais específicos, relacionados com o funcionamento do eixo hipotalâmico-hipofisário-adrenal. Nessa fase do processo de investigação clínica, alguns testes podem ser utilizados com grande valor diagnóstico, os quais visam apenas à identificação da disfunção hormonal. Posteriormente, outros testes podem ser aplicados para a caracterização da origem do quadro ou do grau de comprometimento funcional.

Teste de supressão com dexametasona de baixa dosagem

Esse teste de triagem é considerado de eleição para identificar animais com suspeita do quadro de hipercortisolismo espontâneo. Para realizar essa prova de função, o paciente deve estar livre da utilização de qualquer medicamento à base de glicocorticoides por um prazo mínimo de 60 dias. O teste torna-se importante para avaliar a integridade funcional do eixo hipotalâmico-hipofisário-adrenal e ainda pode ajudar a caracterizar a origem do processo.

O protocolo baseia-se na coleta de uma amostra de sangue prévia, preferencialmente no período da manhã, para determinar a concentração basal do cortisol sérico. Imediatamente após a coleta, recomenda-se a aplicação por via intravenosa de dexametasona na dose de 0,01 mg/kg para cães e 0,1 mg/kg para felinos. Novas amostras de sangue devem ser coletadas em um prazo de 4 e 8 horas após a aplicação do medicamento, as quais serão submetidas a análise para mensuração do cortisol sérico.[47]

Em pacientes normais, a concentração sérica do cortisol permanece suprimida a concentrações inferiores a 0,90 mg/dℓ por um período mínimo de 8 horas após a administração da dexametasona. Já pacientes com alteração do eixo hormonal geralmente são resistentes à ação de *feedback* negativo induzido pela dexametasona. Aproximadamente 90% dos animais com hiperfunção glandular apresentam valores do cortisol de 8 horas em concentrações superiores a 1,4 mg/dℓ, e outros (6 a 8%) apresentam sua concentração entre 0,90 mg/dℓ e 1,30 mg/dℓ,[45] conforme a Figura 186.2.

Esse teste pode ser utilizado como ferramenta auxiliar, além dos exames de imagem, para diferenciação dos processos de origem hipofisária ou adrenal, desde que sejam observados três critérios importantes, característicos de hipercortisolismo hipófise-dependente (HHD):[48]

- A concentração do cortisol sérico de 8 horas pós-dexametasona apresenta-se superior a 1,4 mg/dℓ, porém inferior a 50% da concentração basal
- A concentração do cortisol sérico de 4 horas pós-dexametasona apresenta-se inferior a 0,90 mg/dℓ, porém superior a esse valor na dose de 8 horas

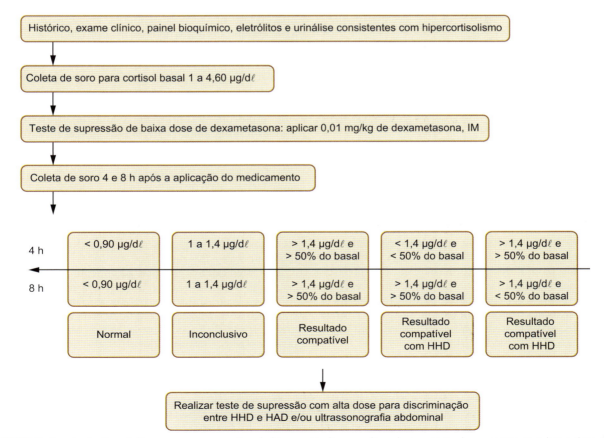

Figura 186.2 Protocolo de diagnóstico para casos suspeitos de hipercortisolismo, aplicando-se o teste de supressão com baixa dose de dexametasona (0,01 mg/kg/IV). IM: via intramuscular; HHD: hipercortisolismo hipófise-dependente; HAD: hipercortisolismo adrenal-dependente.

- A concentração do cortisol sérico de 4 horas pós-dexametasona apresenta-se superior a 0,90 mg/dℓ, porém inferior a 50% da concentração basal.

Animais com quadro adrenal-dependente são mais resistentes e, em geral, não sofrem nenhuma alteração supressora.[48,49] De qualquer modo, deve-se utilizar a avaliação ultrassonográfica das adrenais ou a aplicação de outras provas específicas em caso de necessidade de confirmação da origem do quadro. Um dado importante na realização dessa prova é que o glicocorticoide exógeno utilizado no teste não provoca interferências nos resultados, ou seja, ele não é identificado pelas técnicas padronizadas para dosagem hormonal na mensuração do cortisol sérico.

A concentração do cortisol sérico ou plasmático para caninos, felinos e equinos pode ser obtida hoje pelas técnicas de RIE, quimioluminescência e EIE, pois já foram validadas para diferentes espécies de animais domésticos.[50,51] No entanto, para alguns testes disponíveis no mercado, a sensibilidade analítica do anticorpo empregado na maioria desses ensaios comerciais tem sua dose mínima detectada a partir de 1 mg/dℓ, comprometendo, desse modo, a correta detecção dos valores abaixo dessa sensibilidade. Cabe ao laboratório a responsabilidade da adaptação dos valores de referência à respectiva metodologia adotada.

Diversos tipos de doença de origem não adrenal, como o diabetes *mellitus*, podem induzir alteração dos testes convencionais para o diagnóstico de hipercortisolismo, produzindo resultados falso-positivos. Recomenda-se inicialmente a tentativa de estabilização do quadro de diabetes, da melhor maneira possível, para, posteriormente, aplicar o teste de supressão a dexametasona de baixa dosagem, lembrando que outros sintomas e achados clínicos compatíveis com a doença devem estar presentes.

Teste de supressão com dexametasona de alta dosagem

Essa prova funcional é utilizada em gatos, preferencialmente, para o diagnóstico de hipercortisolismo e também como ferramenta complementar de diagnóstico, objetivando-se a diferenciação das origens primária (adrenal) ou secundária (hipofisária) do hipercortisolismo nos animais.[47] A importância da determinação da origem, especialmente no cão, recai sobre a possibilidade da aplicação de uma conduta terapêutica mais adequada para cada caso, o que pode influenciar em prognósticos diferentes para os pacientes envolvidos. Como já descrito anteriormente, os tumores de córtex adrenal são autônomos e de funcionamento independente da concentração de ACTH hipofisária. Nesses casos, independentemente da dose aplicada de dexametasona, não ocorrerá supressão da concentração sérica do cortisol.[50] Já nos casos de tumores hipofisários, a supressão é possível dependendo da dose de medicamento empregada. Sendo assim, doses mais elevadas de dexametasona podem, por fim, inibir a secreção do ACTH, mesmo que temporariamente.[52]

O protocolo utilizado para a realização dessa prova é similar ao utilizado para o teste de supressão com dexametasona de baixa dosagem, descrito anteriormente. As mesmas coletas e os intervalos devem ser respeitados, modificando-se apenas a concentração da dexametasona a ser aplicada por via intravenosa. Para cães, recomenda-se a utilização da dose de 0,1 mg/kg, já para felinos, uma dose de 1 mg/kg.[47]

Para casos de hipercortisolismo hipófise-dependente (secundário), esperam-se valores do cortisol de 4 e 8 horas após a aplicação do medicamento inferiores a 1,40 mg/dℓ ou a 50% da concentração sérica do cortisol basal. Para os casos de hipercortisolismo adrenal-dependente (primário), as concentrações de cortisol sérico não devem seguir nenhuma regra, permanecendo elevadas em todos os momentos.[48] De acordo com a experiência dos autores, o teste nem sempre funciona adequadamente para os felinos, pois a concentração do cortisol sérico sofre maior variabilidade em comparação ao cão, mesmo sob ação da dexametasona. Resultados até 1,4 mg/dℓ ainda podem ser inconclusivos para o diagnóstico. Quando a suspeita do quadro persiste, a dosagem do ACTH endógeno torna-se a mais indicada.

Teste de estimulação pelo hormônio adrenocorticotrófico

É uma prova funcional bastante utilizada em medicina veterinária, por ser considerado um procedimento simples e rápido. Sua aplicação pode ser direcionada para diferentes finalidades relacionadas com o diagnóstico das alterações do eixo hipotalâmico-hipofisário-adrenal. Essa técnica é mais comumente empregada para monitoramento terapêutico nos tratamentos do hipercortisolismo, porque o teste representa o único estudo com resultados significativamente confiáveis quanto aos efeitos da medicação terapêutica sobre o córtex adrenal.[53] Em contrapartida, o teste pode ser considerado o modelo padrão ideal (padrão-ouro) para o diagnóstico dos casos de suspeita de hipoadrenocorticismo primário ou secundário.[53] Pode ainda ser considerado o teste mais confiável para a diferenciação dos casos de hipercortisolismo espontâneo daqueles de origem iatrogênica.[48] A prova também pode ser utilizada como método de triagem para o diagnóstico do hipercortisolismo espontâneo, entretanto essa é a opção diagnóstica que oferece maior probabilidade de erros. Cerca de 20 a 30% dos animais com hipercortisolismo apresentam os resultados da análise dentro dos intervalos de referência para a espécie. Já outros 20 a 30% dos pacientes com o mesmo problema podem apresentar resultados considerados limítrofes, ligeiramente aumentados com relação aos parâmetros de normalidade para a espécie.

Todavia, a especificidade da resposta imposta pelo ACTH não é igualmente perfeita. Desse modo, os resultados da análise nunca devem ser interpretados sem informações prévias sobre histórico e sintomatologia apresentados pelo paciente. Além disso, o teste não fornece nenhuma característica que permita a discriminação entre o hipercortisolismo hipófise-dependente do adrenal-dependente. Pela experiência dos autores, o teste não deve ser escolhido preferencialmente como forma de diagnóstico para o hipercortisolismo, mas sim como ferramenta complementar para os casos em que as técnicas de escolha não se demonstraram determinantes.

O protocolo mais utilizado atualmente baseia-se na coleta prévia de uma amostra de sangue, preferencialmente pela manhã, para determinação da concentração sérica do cortisol. Posteriormente, aplica-se o ACTH exógeno, nesse caso, a corticotropina porcina sintética (ACTHEL®), por via intravenosa, na dose de 0,08 mg/kg para cães.[54] Em seguida, coleta-se nova amostra de sangue para mensuração do cortisol sérico, aproximadamente 1 hora após a aplicação do medicamento (Figura 186.3). Em comunicação pessoal, um dos autores utilizou dose de 0,04 mg/mℓ sem que houvesse alteração da qualidade do teste e dos resultados obtidos.[55]

Pacientes caninos normais geralmente apresentam a concentração do cortisol sérico inferior a 17 mg/dℓ após ação do ACTH exógeno. Animais em tratamento para hipercortisolismo, como no uso de trilostano ou mitotano, não devem demonstrar grande atividade nas concentrações do cortisol sérico entre as duas dosagens, e os resultados esperados, sob condições ideais do controle da doença, devem variar entre 2 e 7 mg/dℓ após ação do ACTH (Figura 186.4). Nesses casos, o teste deve ser realizado de 3 a 4 horas depois da medicação com trilostano.

Já em pacientes com suspeita de hipo ou hipercortisolismo iatrogênico, espera-se encontrar baixa atividade adrenal, com valores do cortisol sérico inferiores a 1 mg/dℓ em ambas as dosagens. Para os casos em que os valores do cortisol sérico superam a concentração de 21 mg/dℓ após a ação do ACTH

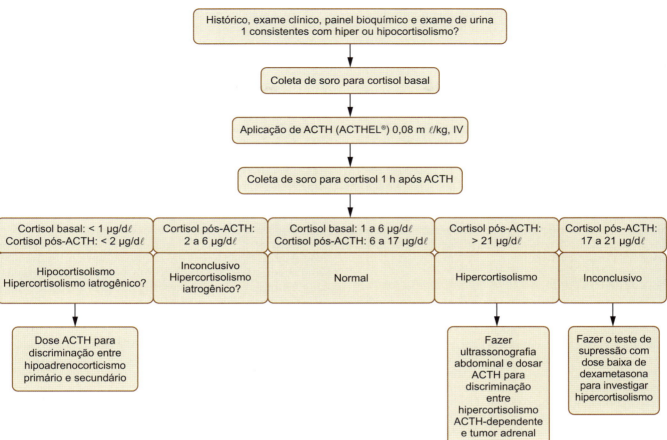

Figura 186.3 Fluxograma para interpretar o teste de estimulação pelo hormônio adrenocorticotrófico (ACTH) em cães. IV: via intravenosa.[54]

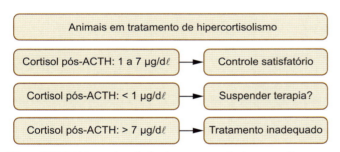

Figura 186.4 Valores de referência para o cortisol no monitoramento terapêutico de cães em tratamento de hipercortisolismo (HC). ACTH: hormônio adrenocorticotrófico.

exógeno, persiste a suspeita do hipercortisolismo espontâneo, que deve ser avaliada com os demais achados clínicos.[52]

Também é importante lembrar que alguns casos de doença de origem não adrenal podem induzir resultados falsamente elevados dos testes de estimulação ao ACTH, ou seja, os resultados encontrados devem ser devidamente correlacionados aos sintomas e outros achados clínicos apresentados pelo paciente antes da confirmação do diagnóstico laboratorial.

Em felinos, o protocolo é similar, levando-se em conta apenas a modificação na dose. Realiza-se a coleta da primeira amostra de sangue, preferencialmente pela manhã, para a determinação do cortisol sérico. Posteriormente, aplica-se o ACTH exógeno (ACTHEL®) por via intravenosa, na dose total de 125 μg/gato.[56] Em seguida, coleta-se uma nova amostra de sangue 1 hora após a aplicação do medicamento, para mensuração do cortisol sérico. Os pacientes felinos normais demonstram resultados do cortisol sérico inferiores a 13 mg/dℓ (30 minutos) e 14,5 mg/dℓ (60 minutos).

Considera-se que esse teste tem baixa sensibilidade em felinos para o diagnóstico do hipercortisolismo. Os quadros precoces podem resultar em resultados falso-negativos, assim como doenças crônicas não relacionadas com as adrenais podem produzir resultados falso-positivos. Recomenda-se a utilização desse teste com critérios rígidos, associando sempre a sintomatologia apresentada pelo paciente a outros achados atinentes à doença.

Por fim, é importante ressaltar que existem outros fármacos que podem ser utilizados para realização do teste de estimulação por ACTH. Esses fármacos têm diferentes apresentações, vias de administração e tempos de liberação, de modo que a extrapolação de protocolos como os apresentados aqui é desaconselhável. Portanto, é condição *sine qua non*, ao utilizar um medicamento alternativo para o teste de estimulação, que o clínico respeite as doses e os protocolos desenvolvidos e validados especificamente para o fármaco em questão, de modo a garantir resultados confiáveis nas análises laboratoriais.

Teste de determinação do cortisol urinário

Pode ser obtido ao se determinar a relação entre a concentração de creatinina e a de cortisol excretados na urina (UCCR, do inglês *urine cortisol:creatinine ratio*). A simplicidade da técnica permite que seja utilizada uma amostra de urina coletada pelo proprietário em sua residência, na ausência de estresse, ou uma amostragem recolhida na própria clínica.

Esse teste é bastante sensível, e a maioria dos cães com hipercortisolismo espontâneo apresenta resultado anormal (cerca de 97%).[50] Ele é considerado, porém, um exame com baixa especificidade, já que uma porcentagem significativa de cães com outras doenças não endócrinas também pode produzir resultados igualmente alterados. Alguns protocolos relatados na literatura indicam a coleta de 3 amostras sequenciais desse teste para uma maior confiabilidade, uma vez que o fator de estresse pode alterar a avaliação.[50]

Sugere-se que o teste seja aplicado como uma ferramenta de triagem, visto que raramente um animal com a doença apresentará um resultado normal.[52] A metodologia usual para a realização desse teste é a quimioluminescência.

Os valores de normalidade para esse teste devem estar abaixo de 30×10^{-6} para cães e abaixo de 10×10^{-6} para gatos.[57] Um resultado alterado serve como alerta para que seja realizada uma prova funcional complementar ou uma avaliação ultrassonográfica das adrenais. Essa prova não deve substituir, sob nenhuma hipótese, o teste de supressão pela dexametasona como forma de confirmação do diagnóstico, pela possibilidade de produzir resultados falso-positivos.

Teste de determinação da 17alfa-hidroxiprogesterona

A 17alfa-hidroxiprogesterona é uma fração hormonal produzida a partir do metabolismo do colesterol no córtex adrenal, precursor de alguns hormônios androgênicos e do próprio cortisol.[58] A aplicação desse teste é indicada para casos de manifestação do hipercortisolismo considerados atípicos, ou seja, que apresentam todos os sintomas clínicos sugestivos da doença, porém com resultados das provas funcionais de triagem (supressão pela dexametasona, estimulação por ACTH e relação cortisol-creatinina urinária) sem alterações consistentes para o diagnóstico.

Nesses casos, as concentrações de cortisol identificadas nas provas funcionais convencionais podem ser até razoavelmente baixas. A literatura cita diversos casos de tumores adrenais primários em humanos, cães e gatos cujo hormônio primário secretado é a 17α-hidroxiprogesterona.[58] São extremamente raros, porém, casos de hipercortisolismo secundário (hipófise-dependente) em que ocorre apenas a produção desse hormônio.[59]

Para obter maior confiabilidade dos resultados, recomenda-se que o teste seja aplicado em duas etapas, utilizando-se a técnica de estimulação das adrenais com o ACTH exógeno (tetracosactídeo). O protocolo utilizado é o mesmo do teste de estimulação pelo ACTH, porém devem ser obtidas as concentrações séricas da 17alfa-hidroxiprogesterona das amostras basais e 1 hora pós-ACTH. A dosagem hormonal é realizada utilizando-se a técnica convencional por RIE, sendo a maioria dos conjuntos diagnósticos comerciais previamente validada para a maioria das espécies.[58] Existe a possibilidade também do uso de *kits* comerciais que desenvolveram a dosagem desse hormônio usando o método de análise do EIE com anticorpos espécie-específicos, no entanto ainda não foram encontrados na literatura trabalhos que tenham utilizado esse imunoensaio para a dosagem desse hormônio.

Teste de determinação do ACTH endógeno

É considerada uma prova altamente sensível e específica, que avalia com segurança a função hipofisária dentro do eixo hormonal. A determinação do ACTH endógeno pode trazer informações importantes, pois diferencia, de maneira confiável, o hipercortisolismo de origem hipofisária dos tumores adrenais primários.[60]

Esse hormônio proteico é extremamente sensível e rapidamente degradado pela variação de temperatura no momento da coleta da matriz biológica, sendo isso considerado um fator limitante no uso dessa ferramenta para realizar a determinação hormonal. Assim, muitos critérios são exigidos para a obtenção dessa amostra biológica e o doseamento dela.

O ACTH endógeno deve ser coletado logo cedo pela manhã, pois é o período em que há proximidade com o pulso de liberação ocorrido ao longo da madrugada.[47] A amostra deve ser acondicionada em frasco plástico com EDTA, pois a molécula adere ao vidro, devendo todo o material para coleta dessa amostra (seringa e tubo) estar sob temperatura refrigerada. Após essa fase de coleta, o plasma deve ser imediatamente centrifugado sob refrigeração. Se a amostra não for submetida à dosagem em até 30 minutos após a coleta, ela deve ser imediatamente congelada a –20°C para manter suas características íntegras.

A técnica utilizada para a dosagem desse hormônio já foi validada pelos métodos de IRMA, quimioluminescência e EIE espécie-específico. Em decorrência das restrições impostas para seu uso, o teste é recomendado como ferramenta auxiliar de diagnóstico, devendo ser usada nos casos nos quais ocorrem informações conflitantes dos testes de triagem.

Apesar da alta especificidade do teste, alguns cães em fase inicial de desenvolvimento do quadro de hipercortisolismo, ou com manifestação atípica da doença, podem produzir resultados dentro dos valores de normalidade para a espécie (cães = 10 a 80 pg/mℓ; felinos = 10 a 60 pg/mℓ).[60]

Teste de determinação da aldosterona

A determinação desse hormônio é utilizada como ferramenta para avaliação da função mineralocorticoide adrenal, objetivando-se realizar diagnóstico diferencial entre o hipoadrenocorticismo primário e o secundário, assim como para a caracterização do hiperaldosteronismo primário.[61] Para maior confiabilidade dos resultados, recomenda-se que o estudo da aldosterona sérica seja feito em condição basal e após o efeito estimulante do ACTH.[62]

O protocolo a ser utilizado obedece às mesmas indicações do teste de estimulação pelo ACTH exógeno, e devem ser obtidas as concentrações séricas da aldosterona das amostras basais e 1 hora pós-medicamento. Em cães, o valor da amostra basal varia de 11,4 a 139,9 pg/mℓ e pós-ACTH, de 72,9 a 398,5 pg/mℓ. Em felinos, observam-se os valores basais na faixa de 69,9 a 139,8 pg/mℓ e pós-ACTH variando entre 99,8 e 259,9 pg/mℓ.

Em teoria, espera-se que, nos casos de hipoadrenocorticismo primário, encontrem-se valores baixos de aldosterona, tanto na amostra basal quanto na pós-ACTH, como consequência da destruição do córtex adrenal, levando-se em conta que o paciente apresente alterações eletrolíticas consistentes com o quadro. Já nos casos de hipoadrenocorticismo secundário, esperam-se valores normais da aldosterona, especialmente na amostra pós-ACTH, pois não há comprometimento celular do córtex adrenal.[63]

No entanto, na experiência dos autores, nem todos os casos de hipoadrenocorticismo secundário comportam-se dessa maneira, podendo-se obter valores baixos nas duas dosagens, como na forma primária. A origem da variabilidade não é bem conhecida, mas sabe-se que acontece. Para melhor caracterizar essa diferenciação, sugerem-se medidas alternativas, como a mensuração da atividade do cortisol, ACTH e renina endógenos.[50] A correlação de interação entre todas as frações eleva sensivelmente a possibilidade de confirmação do diagnóstico. As determinações desses hormônios podem ser obtidas pelas técnicas de RIE e EIE. Outra técnica, como a quimioluminescência, não deve ser empregada, uma vez que não há disponível no mercado um anticorpo que tenha boa sensibilidade, reprodutibilidade e alto desempenho para essa dosagem hormonal.

Teste de determinação dos hormônios androgênicos

Trata-se de uma prova funcional de investigação da zona reticular do córtex adrenal, com objetivo de caracterização da disfunção glandular.[59] Sua aplicação é indicada para casos atípicos de hipercortisolismo com evidências de aumento de volume em alguma das adrenais. Em tumores adrenocorticais, pode demonstrar alterações importantes nas vias de produção hormonal em razão da deficiência de enzimas envolvidas nos processos de síntese androgênica normal, resultando em acúmulo dos precursores esteroides.[64] Esses precursores podem ser responsáveis pelo desenvolvimento de sinais clínicos semelhantes aos observados em pacientes com excesso de produção do cortisol ou podem ser desviados para outras vias metabólicas, produzindo sintomas característicos de excesso androgênico.[59]

O teste baseia-se na determinação das concentrações de alguns desses precursores, como progesterona, 17alfa-hidroxiprogesterona, DHEA, androstenediona, 17beta-estradiol e testosterona, em amostra basal e 1 hora após efeito de estimulação induzido pelo ACTH exógeno, para evidenciação de valores elevados em qualquer uma das condições.

O protocolo é semelhante ao utilizado no teste de estimulação pelo ACTH, respeitando as mesmas dosagens e os tempos de coleta. De acordo com o citado anteriormente, a importância da determinação da fonte de alteração hormonal recai sobre a escolha do melhor protocolo terapêutico para cada caso. As determinações de todas as frações androgênicas devem ser realizadas pela técnica de RIE, sendo importante ressaltar a necessidade de extração prévia da amostra para dosagem do 17β-estradiol. Os valores de referência para animais castrados para essa prova funcional estão descritos no Quadro 186.4.

Diagnóstico do feocromocitoma

O diagnóstico laboratorial baseia-se na determinação das catecolaminas sanguíneas e seus resíduos metabólicos em urina para evidenciação de algum aumento significativo em suas concentrações. Ao passo que as catecolaminas sanguíneas são sensíveis à oxidação e sofrem degradação rapidamente, seus metabólitos, a metanefrina e normetanefrina, são considerados mais estáveis e podem ser encontrados em maiores concentrações tanto no plasma quanto na urina de cães doentes.[65-68] A decisão entre matrizes (urina ou plasma) deve ser baseada nas instalações técnicas disponíveis e na disponibilidade de intervalos de referência específicos para cães.[68]

A técnica de escolha para essa determinação é a MS, em razão da sensibilidade da dosagem. Infelizmente, é uma técnica ainda considerada de vanguarda e de alto custo, o que pode dificultar sua utilização em exames de laboratórios de rotina. A medição de metanefrinas urinárias em cães é feita com amostras pontuais (primeira urina do dia) e suas concentrações devem estar correlacionadas à concentração de creatinina urinária. Os valores de referência desse exame estão disponíveis no Quadro 186.5. A confirmação do diagnóstico deve ser feita por avaliação histopatológica após excisão cirúrgica da massa tumoral.

AVALIAÇÃO DA FUNÇÃO GASTRINTESTINAL

Nas últimas décadas, vários testes de laboratório foram introduzidos na medicina veterinária permitindo a avaliação minimamente invasiva de doenças do trato gastrintestinal.[69] Tradicionalmente, o painel gastrintestinal envolve a dosagem da concentração sérica de quatro componentes que juntos oferecem uma visão completa sobre a presença e a localização de doenças no pâncreas e intestino delgado: o tripsinogênio (TLI, do inglês *trypsin-like immunoreactivity*), a lipase pancreática imunorreativa (PLI, do inglês *pancreatic lipase immunoreactivity*), a vitamina B12 (cobalamina) e o ácido fólico (folato). Enquanto a dosagem da vitamina B12 e a do ácido fólico encontram ampla aplicação na prática veterinária diária, muitas vezes

QUADRO 186.4	Valores de referência relacionados com o teste de determinação dos hormônios androgênicos para machos e fêmeas nas categorias reprodutivas "castrado" e "não castrado" para a espécie canina.			
Hormônio		**Macho**	**Fêmea**	**Unidades**
Aldosterona	Basal	6,7 a 253,6	6,7 a 253,6	pg/mℓ
	1 h pós-ACTH	55,6 a 737,2	55,6 a 737,2	pg/mℓ
Cortisol	Basal	1 a 4,6	1 a 4,6	µg/dℓ
	1 h pós-ACTH	5 a 17	5 a 17	µg/dℓ
Testosterona	*Castrado*			
	Basal	0,01 a 0,4	0,01 a 0,1	ng/mℓ
	1 h pós-ACTH	0,01 a 0,4	0,01 a 0,1	ng/mℓ
	Não castrado			
	Basal	1 a 7	0,01 a 0,1	ng/mℓ
	1 h pós-ACTH	1 a 7	0,01 a 0,1	ng/mℓ
Androstenediona	*Castrado*			
	Basal	0,05 a 0,36	0,05 a 0,57	ng/mℓ
	1 h pós-ACTH	0,24 a 2,9	0,27 a 3,97	ng/mℓ
	Não Castrado			
	Basal	0,21 a 4,26	0,19 a 1,19	ng/mℓ
	1 h pós-ACTH	0,68 a 7,92	0,38 a 4,21	ng/mℓ
17OH-progesterona	*Castrado*			
	Basal	0,08 a 0,22	0,08 a 0,77	ng/mℓ
	1 h pós-ACTH	0,25 a 2,63	0,4 a 1,62	ng/mℓ
	Não castrado			
	Basal	0,08 a 0,84	0,08 a 0,89	ng/mℓ
	1 h pós-ACTH	0,37 a 2,87	0,68 a 4,44	ng/mℓ
Progesterona	*Castrado*			
	Basal	0,03 a 0,17	0,03 a 0,49	ng/mℓ
	1 h pós-ACTH	0,22 a 1,45	0,1 a 1,5	ng/mℓ
	Não castrado			
	Basal	0,03 a 0,4	0,03 a 2,16	ng/mℓ
	1 h pós-ACTH	0,55 a 1,7	0,33 a 4,33	ng/mℓ
Estradiol	*Castrado*			
	Basal	23,1 a 65,1	30,8 a 69,9	pg/mℓ
	1 h pós-ACTH	23,3 a 69,4	27,9 a 69,2	pg/mℓ
	Não castrado			
	Basal	30,1 a 65,6	31,5 a 65,4	pg/mℓ
	1 h pós-ACTH	29,1 a 67,3	30,8 a 63,1	pg/mℓ

Adaptado de Instituto Brasileiro de Diagnóstico e Especialidades Veterinárias (PROVET). ACTH: hormônio adrenocorticotrófico.

QUADRO 186.5	Valores de referência da relação metanefrina/normetanefrina/creatinina urinária e metanefrina e normetanefrina livres para a triagem do diagnóstico do feocromocitoma.			
Hormônio		**Canino**	**Felino**	**Unidades**
Relação metanefrina/creatinina urinária		18 a 359	–	µg/G
Relação normetanefrina/creatinina urinária		28 a 380	–	µg/G
Metanefrina livre		0,68 a 3,08	–	nmol/ℓ
Normetanefrina livre		1,59 a 4,17	–	nmol/ℓ

Adaptado de Instituto Brasileiro de Diagnóstico e Especialidades Veterinárias (PROVET).

pode ser rentável medir apenas um dos marcadores do pâncreas (TLI ou PLI).[69,70] Por exemplo, se a suspeita clínica for de insuficiência pancreática exócrina em um cão, em razão da presença de sinais clínicos compatíveis, pouco valor adicional é obtido da medida PLI, sendo o TLI o teste de escolha. Da mesma forma, em um cão com forte suspeita de pancreatite, geralmente há pouco valor adicional na medição de TLI, assim a dosagem de PLI passa a ser o teste de escolha.[70] A dosagem de outros hormônios, como a gastrina, é recomendada apenas em casos específicos, por exemplo na investigação de vômitos crônicos em cães, em que o gastrinoma é considerado um diagnóstico diferencial. Os valores de referência para a dosagem de marcadores da função gastrintestinal são apresentados no Quadro 186.6.

Dosagem de tripsinogênio

O tripsinogênio (forma inativa de tripsina) é sintetizado e armazenado exclusivamente pelas células acinares do pâncreas. Apesar de sua liberação ocorrer majoritariamente no lúmen do ducto pancreático, em condições fisiológicas normais, pequenas quantidades de tripsinogênio também são liberadas na circulação, tornando a sua mensuração possível em amostras de soro.[71] A dosagem do TLI sérico é uma excelente aliada na avaliação indireta da função pancreática e no diagnóstico de enfermidades como a pancreatite e, principalmente, da insuficiência pancreática exócrina.

Os danos às células acinares decorrentes de processos inflamatórios agudos (pancreatite) levam a um rápido aumento da liberação de tripsinogênio na circulação e, consequentemente, elevação das concentrações séricas de TLI. Contudo, nesse contexto, as concentrações de TLI retornam aos valores basais também de forma relativamente rápida (48 a 72 horas) de modo que valores séricos de TLI normais não excluem de forma confiável a presença de pancreatite.[72] Em contrapartida, a dosagem sérica de TLI é indispensável para o diagnóstico da insuficiência pancreática exócrina. Em cães e gatos com insuficiência pancreática, a atrofia das células acinares leva a uma diminuição drástica das concentrações séricas de TLI, sendo esse o teste de eleição para diagnóstico da doença.[73,74] Adicionalmente, recomenda-se a dosagem de vitamina B12 e ácido fólico sempre que o TLI sérico for testado, uma vez que alterações nos níveis de vitaminas séricas são comuns em cães e principalmente em gatos com insuficiência pancreática exócrina.[75]

Os imunoensaios para a medição de TLI são altamente específicos, desse modo, diferentes metodologias e ensaios específicos podem ser encontrados para cada espécie. A dosagem de TLI canino é feita em geral por meio de quimioluminescência ou RIE, ao passo que a dosagem de TLI felino é majoritariamente feita via ELISA ou RIE. O TLI sérico é extremamente estável, sendo assim, o soro pode ser enviado ao laboratório em temperatura ambiente.

Dosagem de lipase pancreática imunorreativa

Assim como acontece com o tripsinogênio, a PLI é sintetizada apenas no pâncreas exócrino.[71] O aumento da liberação dessas enzimas na circulação geralmente está relacionado com danos às células acinares típicos de quadros de pancreatite. Nesse contexto, pacientes com a doença tendem a apresentar uma maior magnitude na elevação das concentrações séricas de PLI quando comparadas às concentrações de TLI, bem como quadros de elevação mais longos.[70]

A metodologia para dosagem da PLI difere das demais lipases por não usar ensaios catalíticos, e sim imunoensaios com anticorpos específicos para lipases pancreáticas caninas (cPLI) e felinas (fPLI).[76-79] Além de serem considerados testes de alta especificidade (79 e 100%), os ensaios de cPLI e fPLI também apresentam alta sensibilidade para o diagnóstico de pancreatite em cães e gatos (dependendo da gravidade, entre 64 e 94% para cães e entre 54 e 100% para gatos), razão pela qual são considerados os testes de eleição para o diagnóstico dessa enfermidade nas duas espécies.[71,80] A avaliação da PLI sérica é particularmente importante para os gatos, uma vez que os sinais clínicos de pancreatite na espécie são frequentemente sutis ou vagos.

Dosagem de vitamina B12 e ácido fólico

A B12 e o ácido fólico são vitaminas hidrossolúveis pertencentes ao grupo das vitaminas B. Ambas as substâncias são encontradas com abundância nas mais diversas dietas comerciais para cães e gatos, de forma que a sua deficiência dificilmente está relacionada a dietas inadequadas.[69] Assim, é comum que, na prática clínica, tanto a dosagem da vitamina B12 quanto a dosagem do ácido fólico sejam usadas como parâmetro para avaliar a capacidade de absorção do intestino delgado, auxiliando no diagnóstico de distúrbios relacionados à má absorção.[69] Adicionalmente, a dosagem dessas vitaminas pode fornecer informações sobre a localização da doença intestinal, uma vez que as concentrações de ácido fólico no soro dependem da função absortiva do jejuno, ao passo que as concentrações de vitamina B12 refletem a função absortiva do íleo.[80]

A inflamação do intestino delgado, a insuficiência pancreática exócrina e o supercrescimento bacteriano do intestino delgado são algumas das enfermidades que podem levar a alterações nas concentrações séricas de cobalamina e/ou folato.[69] Distúrbios de má absorção intestinal difusos levam à redução das concentrações séricas de B12 e folato. As doenças do íleo são caracterizadas por concentrações reduzidas de B12, já as doenças do jejuno são caracterizadas por concentrações reduzidas de folato sérico. O folato elevado e as concentrações reduzidas de B12 podem indicar supercrescimento bacteriano no intestino delgado proximal (certas bactérias sintetizam o folato e se ligam à B12, tornando-a indisponível para absorção); esse padrão (alto teor de ácido fólico e baixo teor de B12) também pode ocorrer em cães com insuficiência pancreática exócrina.[69,81,82]

A técnica de eleição para a dosagem da vitamina B12 e do ácido fólico é o RIE utilizando-se o cobalto como isótopo radioativo; contudo, a quimioluminescência também pode ser utilizada para a realização do exame com confiabilidade. É importante lembrar que o ácido fólico tem estabilidade limitada à temperatura ambiente. Portanto, as amostras de soro para análise devem ser enviadas ao laboratório preferencialmente congeladas, podendo ser mantidas a 4°C por no máximo 48 horas.

Dosagem de gastrina

A gastrina é um neuropeptídeo gastrintestinal produzido pelas células G localizadas principalmente na região do antro gástrico, cujo principal efeito fisiológico é a estimulação da secreção de ácido gástrico.[83] Atualmente, a dosagem da gastrina sérica é o teste de eleição para o diagnóstico de gastrinoma. Os gastrinomas são tumores neuroendócrinos, geralmente localizados no pâncreas, que levam ao aumento da produção e da secreção de ácido gástrico e, por sua vez, podem causar úlceras gástricas

QUADRO 186.6	Valores de referência para marcadores da função gastrintestinal e pancreática.		
Hormônio	Canino	Felino	Unidades
Tripsinogênio (TLI)	5 a 32	12 a 82	ng/mℓ
Lipase pancreática imunorreativa (PLI)	0 a 200	0 a 3,5	μg/ℓ
Vitamina B12 (cobalamina)	175 a 800	950 a 2000	pg/mℓ
Ácido fólico (folato)	4 a 20	12 a 20	ng/mℓ
Gastrina (jejum)	10 a 40	–	ng/mℓ
Gastrina (pós-prandial)	30 a 100	–	ng/mℓ

Adaptado de Instituto Brasileiro de Diagnóstico e Especialidades Veterinárias (PROVET).

e duodenais que provocam vômitos crônicos, perda de peso e outros sinais clínicos de doença digestiva crônica.[84]

A técnica de eleição para a dosagem de gastrina é o RIE. Durante coleta e armazenamento de amostras de soro para a realização do exame, o clínico deve levar em conta que a gastrina não é estável à temperatura ambiente. Dessa maneira, as amostras de sangue em jejum devem ser coletadas e separadas do coágulo o mais rápido possível. O soro deve ser congelado imediatamente e transportado preferencialmente com gelo seco, sendo armazenado a –20°C. Em temperaturas de geladeira, a gastrina é estável por somente 4 horas.

HORMÔNIO ANTIDIURÉTICO

O hormônio antidiurético (ADH, do inglês *antidiuretic hormone*) ou vasopressina é um hormônio proteico produzido pelo hipotálamo e secretado pela hipófise posterior, ou neuro-hipófise, e sua principal função relaciona-se com o controle do balanço hídrico orgânico. Ele exerce efeito sobre o aparelho renal, principalmente sobre os túbulos distais e o ducto coletor, controlando a reabsorção de água e determinando, assim, a concentração e o volume urinários produzidos, de acordo com as condições do organismo. O ADH também atua como um potente vasoconstritor, que exerce efeito significativo sobre o controle da pressão e do fluxo sanguíneos. A neuro-hipófise ainda é responsável pela liberação de outro hormônio proteico, a ocitocina, cujas principais atuações relacionam-se com o funcionamento do aparelho reprodutivo e das glândulas mamárias.[85,86]

A deficiência de produção de ADH ou a falha no mecanismo de ação desse hormônio sobre os túbulos renais resulta no desequilíbrio da manutenção hídrica do organismo, conhecido como diabetes *insipidus*.[87]

Diagnóstico

Para o correto diagnóstico do quadro de diabetes *insipidus*, torna-se fundamental o recolhimento de todas as informações relacionadas com o histórico de desenvolvimento da doença, seguido de um criterioso exame clínico, para descartar outras possibilidades associadas a sintomas similares. É importante descartar quadros de insuficiência renal, diabetes *mellitus* e hipercortisolismo, em razão de sua alta ocorrência e características clínicas. As análises laboratoriais e ultrassonográficas de rotina podem ser úteis nessa fase.[87,88] Exames hematológicos, de bioquímica sérica e alguns testes de determinação hormonal podem ajudar no esclarecimento do caso, quando outros distúrbios estiverem presentes. Não deverão demonstrar, porém, alterações significativas no caso de diabetes *insipidus* ou poderão ser observados achados discretos sugestivos de desidratação. O achado laboratorial mais importante da doença relaciona-se com baixa densidade urinária, normalmente inferior a 1,008.[89] Animais com produção deficiente ou ação parcial do ADH geralmente apresentam densidade urinária entre 1,008 e 1,020.[85] A densidade urinária específica pode ser obtida mediante técnicas convencionais de refratometria ou determinação da osmolaridade urinária. No entanto, desaconselha-se o uso de tiras reagentes urinárias com essa finalidade, por apresentarem baixa sensibilidade.[85] Descartados os demais distúrbios sistêmicos relacionados, deve-se então partir para provas mais específicas do funcionamento do ADH.

A determinação do ADH pode ser útil para comprovar a capacidade de funcionamento hipotalâmico ou da hipófise posterior, mas sua liberação na corrente circulatória ocorre de modo pulsátil e de acordo com a necessidade sistêmica, o que pode dificultar sua dosagem e interpretação. Sendo assim, a dosagem sérica do ADH em animais não é rotineiramente realizada pelos laboratórios, uma vez que a técnica necessária exige procedimentos diferenciados e imunoensaios espécie-específicos; ainda não foi validado um conjunto diagnóstico comercial capaz de determinar resultados exatos e precisos. Em condições experimentais, alguns trabalhos utilizaram a metodologia ELISA.[90]

Os valores de referência para dosagem basal do ADH ou vasopressina (pg/mℓ) são:[35]

- Canino: 25,1 a 37,6
- Felino: 67,5 a 98,5.

Como modalidade de diagnóstico, recomenda-se a aplicação de uma prova funcional, baseada no princípio de função do ADH, visando à simulação da atuação hormonal.

Teste de privação de água modificado

Essa prova funcional foi desenvolvida para determinar se o ADH é liberado em resposta a condições de desidratação e se ele tem capacidade de atuar sobre os túbulos renais, produzindo resposta significativa. Em tese, pequenas alterações da osmolaridade sanguínea são suficientes para desencadear a liberação do ADH.[85,89] O teste não é indicado para pacientes portadores de doença renal, assim como para aqueles em condições comprovadas de desidratação. Além disso, recomenda-se que o teste seja realizado em clínica ou hospital veterinário, sob a supervisão de um profissional responsável, para acompanhar a variação de desidratação e perda de peso do paciente. O protocolo deve ser realizado tomando-se os seguintes cuidados:

- Fase preparatória: antes da realização do exame, o animal deve ser submetido à redução gradual do volume de ingestão de água oferecido. Disponibilizam-se aproximadamente 120 mℓ/kg/dia no terceiro dia prévio à realização do teste, seguido da redução para aproximadamente 90 mℓ/kg/dia no segundo dia prévio e para cerca de 70 mℓ/kg/dia nas últimas 24 horas. Remove-se a comida aproximadamente 12 horas antes do início do teste
- Teste de privação hídrica: deve ser iniciado pela manhã. O animal precisa ser alojado em local adequado e confortável para permanência prolongada. Retira-se todo o fornecimento de água e comida durante a realização do teste. Deve ser obtido o peso exato do paciente. A condição de hidratação deve ser cuidadosamente observada. A bexiga deve ser cateterizada para que seja esvaziada completamente antes do início do teste e novamente durante a avaliação, tomando-se o cuidado de mensurar a densidade urinária dessa amostra. Coleta-se sangue para determinação dos níveis de ureia e osmolaridade séricos. Durante o teste, a bexiga urinária deve ser esvaziada a cada 30 ou 60 minutos, o peso corporal e o grau de desidratação devem ser avaliados, além disso, a densidade urinária das amostras e os níveis de ureia e osmolaridade séricos devem ser mensurados. O teste de privação deve ser finalizado quando houver desidratação significativa ou sinais de depressão aparentes no paciente ou se houver decréscimo de aproximadamente 5% do seu peso corporal. Essa situação normalmente desenvolve-se em um período de 3 a 10 horas sob as condições descritas. A bexiga deve ser novamente esvaziada, e a densidade urinária, a ureia e a osmolaridade séricas devem ser novamente mensuradas. Deve-se partir para a terceira fase da prova, desde que o paciente apresente condições clínicas seguras para a continuação do teste[85,89]
- Resposta ao ADH exógeno: o paciente deve permanecer sem o recebimento de água ou alimento. Então, administra-se a vasopressina exógena aquosa (desmopressina) na dose de 0,5 UI/kg ou até 5 UI de dose máxima, por via intramuscular (IM).

A bexiga deve ser esvaziada a cada 30 minutos por, no máximo, 2 horas. Determinar a densidade urinária das amostras, os níveis de ureia e a osmolaridade sérica e avaliar o grau de desidratação do paciente durante esse período. Essa fase visa avaliar a ação do ADH sobre o funcionamento dos túbulos renais.[85,89]

Finalizado o teste, a hidratação deve ser restituída de maneira gradual, oferecendo-se cerca de 20 a 30 mℓ/kg a cada 30 minutos nas primeiras 2 horas. O volume oferecido deve ser gradualmente aumentado nas próximas 6 horas e, se não forem registrados problemas graves, a água pode ser liberada continuamente. A alimentação deve ser oferecida de maneira gradual nas primeiras 12 horas e depois pode ser restabelecido o comportamento normal.

HORMÔNIO DE CRESCIMENTO

O hormônio de crescimento (GH, do inglês *growth hormone*) ou somatotropina é o principal hormônio proteico produzido e secretado pela hipófise anterior. Exerce papel de destaque no crescimento ósseo e dos tecidos moles, particularmente no período pós-natal. Os efeitos biológicos do GH são, em grande parte, mediados por outro hormônio proteico, o fator de crescimento insulinossímile-1 (IGF-1, do inglês *insulin-like growth factor-1*), também conhecido por somatomedina C, que é produzido no fígado e em tecidos periféricos a partir do próprio GH.[91]

Diagnóstico

O diagnóstico das principais alterações de GH, nanismo hipofisário (hipossomatotropismo) e acromegalia (hipersomatotropismo), baseia-se essencialmente no histórico e nas manifestações clínicas observadas, uma vez que a realização de provas mais específicas pode ser de difícil acesso.[92]

As dosagens hormonais podem ser úteis, porém devem ser feitas por laboratórios de referência mediante técnicas previamente validadas, pois as dosagens exigem a utilização de ensaios *in house* empregando anticorpos espécie-específicos. Somente a dosagem do GH basal não é suficiente para a diferenciação dos animais doentes dos normais, assim como os portadores de hipossomatotropismo, pois podem apresentar valores baixos ou dentro dos parâmetros de normalidade. Os animais com distúrbios de hiperprodução ou acromegalia também podem apresentar valores dentro dos parâmetros de normalidade. Logo, a aplicação dos testes funcionais de estimulação ou supressão da adeno-hipófise pode produzir resultados mais confiáveis para a adequada avaliação da capacidade de secreção hormonal hipofisária.[93]

Para suspeita de hipossomatotropismo, o protocolo recomendado baseia-se na coleta de uma amostra de sangue, sob condições de jejum alimentar, em tubo seco, para a dosagem do GH sérico. A amostra deve permanecer refrigerada até sua centrifugação e processamento. Em seguida, podem ser utilizados os seguintes medicamentos para induzir a estimulação hipofisária:

- Xilazina, na dose de 0,1 a 0,3 mg/kg, IV
- Clonidina, na dose de 3 a 10 mg/kg, IV
- Hormônio liberador do hormônio de crescimento humano (GHRH, do inglês *growth hormone-releasing hormone*), na dose de 1 mg/kg, IV.

Devem ser coletadas novas amostras de sangue com intervalos de 5, 15, 30, 45, 60 e 90 minutos após a aplicação do medicamento, sob as mesmas condições da amostra basal, as quais devem ser submetidas à dosagem do GH plasmático.

Os valores esperados de GH basal em cães sadios devem variar entre 2 e 5 mg/ℓ (Quadro 186.7). Cães normais devem apresentar resposta com aumento da concentração plasmática do GH nos primeiros 30 a 45 minutos após aplicação dos fármacos. Após 60 minutos, observa-se a queda nos níveis plasmáticos do hormônio.[91,93]

Cães portadores de hipossomatotropismo não devem apresentar aumento substancial na concentração de GH das amostras sob efeito da estimulação farmacológica. Nessas condições, considera-se deficiente a resposta quando se encontram valores inferiores a 2 ng/mℓ.[94]

Para a confirmação da acromegalia em cães e gatos, não é necessária a aplicação de testes funcionais, muito embora eles possam produzir resultados mais confiáveis. Em tese, animais com disfunção da produção do hormônio devem apresentar concentração plasmática de GH elevada em condições basais, embora alguns pacientes com acromegalia possam apresentar valores hormonais normais.[95,96] Deve-se atentar para achados de hiperglicemia grave, conjuntamente a valores elevados de GH, que são compatíveis com o quadro, uma vez que a hiperglicemia inibe a liberação do hormônio. O teste funcional recomendado é o de supressão pela somatostatina.[91] O protocolo utilizado para sua realização é o mesmo adotado para estimulação pela xilazina, descrito anteriormente, porém utilizando-se a aplicação IV de 10 mg/kg de somatostatina e avaliando-se as dosagens de GH sérico nos mesmos tempos de coleta. Os valores esperados são bastante elevados em relação aos parâmetros de referência, e o decaimento não ocorre após 30 a 45 minutos, como em animais normais.[91,96]

A determinação da concentração de IGF-1 em condição basal também pode ser suficiente para confirmar o diagnóstico; esperam-se concentrações elevadas desse hormônio. Entretanto, podem-se encontrar valores elevados de IGF-1 em gatos com hiperglicemia e sem evidências de acromegalia. Os valores de normalidade esperados para cães são de 4 a 95 nmol/ℓ; para gatos, 12 a 92 nmol/ℓ[91] (Quadro 186.7).

QUADRO 186.7	Valores de referência para os principais hormônios relacionados com os distúrbios do crescimento.[35]		
Hormônio	**Canino**	**Felino**	**Unidades**
GH			
Basal	2 a 5	1,95 a 3,9	mg/ℓ
15 e 30 min após estimulação por xilazina, clonidina ou GHRH	> 10	> 10	mg/ℓ
IGF-1	4 a 95	12 a 92	nmol/ℓ

GH: hormônio de crescimento; IGF-1: fator de crescimento insulinossímile-1; GHRH: hormônio liberador do hormônio de crescimento humano.

REFERÊNCIAS BIBLIOGRÁFICAS

1. Thorel JI, Larson SM. Radioimmunoassay and related techniques. Saint Louis: Mosby Company; 1978. p. 289.
2. Abraham GE. Radioimmunoassay for serum estradiol. J Clin Endocrinol Metab. 1969;29:866-71.
3. Tsuji A, Maeda M, Arakawa H. Chemiluminescent enzyme immunoassay. Anal Sciences. 1989;5(5):497-506.
4. Johnnson A. Principles and practice of immunoassay. In: Pride C, Newman D (editors). New York: Macmillan; 1991, p. 300.
5. Sing AK, Jiang Y, White T, Spassova D. Validation of nonradioactive chemiluminescent immunoassay methods for the analysis of thyroxine and cortisol in blood samples obtained from dogs, cats and horses. J Vet Diag Invest. 1997;9(3):261-68.
6. Milliplex Luminex Meeting. Barueri-SP; 2013.
7. Millipore. Steroid/thyroid hormone magnetic bead panel. Billerica, MA: EMD Millipore; 2013.
8. Hoofnagle AN, Wener MH. The fundamental flaws of immunoassay and potential solutions using tandem mass spectrometry. J. Immunol Methods. 2009;347(1-2):3-11.

9. Stanczyk FZ, Clarke NJ. Advantages and challenges of mass spectrometry assays for steroid hormones. J Steroid Biochem Mol Biol. 2010;121(3-5):491-5.

10. Feldman EC, Nelson RW. Feline hyperthyroidism: thyrotoxicosis. In: Feldman EC, Nelson RW. Canine and feline endocrinology and reproduction. 3. ed. St Louis: Saunders; 2004, p. 152-218.

11. Espineira MMD, Mol JA, Peeters ME, Pollak YWEA, Iversen L, Dijk JE et al. Assessment of thyroid function in dogs with low plasma thyroxine concentration. J Vet Intern Med. 2007;21(1):25-32.

12. Conselho Federal de Medicina Veterinária. Resolução nº 1.374, de 02 de dezembro de 2020. Dispõe sobre a Responsabilidade Técnica, atividades clínico-laboratoriais, Estrutura e Funcionamento dos Laboratórios Clínicos de Diagnóstico Veterinário, Postos de Coleta, Laboratórios de Patologia Veterinária e dá outras providências. 2020; Diário Oficial da União 232, Seção 1: 174.

13. Ferreira CES, Andriolo A. Intervalos de referência no laboratório clínico. J Bras Patol Med Lab. 2008;44(1):11-6.

14. Dickson WM. Endocrinologia, reprodução, lactação. Glândulas endócrinas. In: Swenson MJ, Reece WO, Dukes (editores). Fisiologia dos animais domésticos. 11. ed. Rio de Janeiro: Guanabara Koogan; 1999. p. 572-614.

15. Greco D, Stabenfeldt GH. Endocrinologia. In: Cunningham JG (editor). Tratado de fisiologia veterinária. 2. ed. Rio de Janeiro: Guanabara Koogan; 1999, p. 325-50.

16. Mooney CT. Testing for feline hyperthyroidism and canine hypothyroidism. J Vet Science. 2008; 1(3):78-85.

17. Kantrowitz LB, Peterson ME, Melián C, Nichols CE. Serum total thyroxine, total triiodothyronine, free thyroxine, and thyrotropin concentrations in dogs with nonthyroidal disease. J Am Vet Med Assoc. 2001;219(6):765-9.

18. Feldman EC, Nelson RW. The thyroid gland. In: Feldman EC, Nelson RW. Canine and feline endocrinology & reproduction. 3. ed. Rio de Janeiro: Guanabara Koogan; 2002, p. 543.

19. Peterson ME, Melián C, Nichols R. Measurement of serum concentrations of free thyroxine, total thyroxine, and total triiodothyronine in cats with hyperthyroidism and cats with nonthyroidal disease. J Am Vet Med Assoc. 2001;218(4):529-36.

20. Aronson LP, Dodds WJ. The effect of hypothyroid function on canine behavior. Proc Int Vet Beh Med; 2005:131-8.

21. Kemppainem RJ, Birchfield JR. Measurement of total thyroxine concentration in serum from dogs and cats by use of various methods. Am J Vet Res. 2006;67(2):259-65.

22. Lurye JC, Behrend EN, Kemppainem RJ. Evaluation of an in-house enzyme linked immunosorbent assay for quantitative measurement of serum total thyroxine concentration in dogs and cats. J Am Vet Med Assoc. 2002;221(2):243-9.

23. Mooney CT, Shiel RE, Dixon RM. Thyroid hormone abnormalities and outcome in dogs with nonthyroidal illness. J Small Anim Pract. 2008;49(1):11-6.

24. Schachter S, Nelson RW, Scott Moncrief C, Ferguson D, Montgomery T, Feldman EC et al. Comparison of serum-free thyroxine concentrations determined by standard equilibrium dialysis, modified equilibrium dialysis, and 5 radioimmunoassay in dogs. J Vet Intern Med. 2004;18(3):259-64.

25. Iverson L, Jensen AL, Høier R, Aaes H. Biological variation of canine serum thyrotropin (TSH) concentration. Vet Clin Pathol. 1999;28(1):16-9.

26. Scott Moncrieff JCR, Nelson RW. Change in serum thyroid stimulating hormone concentration in response to administration of thyrotropin releasing hormone to healthy dogs, hypothyroid dogs, and euthyroid dogs with concurrent disease. J Am Vet Med Assoc. 1998;213(10):1435-8.

27. Scott Moncrief C. Canine hypothyroidism. 81 st Western Veterinary Conference. San Diego; 2009.

28. Nachreiner RF, Refsal KR, Graham PA, Bowman MM. Prevalence of serum thyroid hormone autoantibodies in dogs with clinical signs of hypothyroidism. J Am Vet Med Assoc. 2002;220:446-71.

29. Ward CR. The thyroid. In: Veterinary Clinics of North America Small Animal Practice. Philadelphia: WB Saunders; 2007. vol. 37.

30. Frank LA. Comparison of thyrotropin releasing hormone (TRH) to thyrotropin (TSH) stimulation for evaluating thyroid function in dogs. J Am Anim Hosp Assoc. 1996;32(6):481-7.

31. Willians DA, Scott Moncrieff C, Bruner J, Sustarsic D, Panosian-Sahakian N, Unver E et al. Validation of immunoassay for canine thyroid-stimulating hormone and changes in serum concentration following induction of hypothyroidism in dogs. J Am Vet Med Assoc. 1996;209(10):1730-2.

32. Daminet S, Fifle L, Paradis M, Duchateau L, Moreau M. Use of recombinant human thyroid-stimulating hormone for thyrotropin stimulation test in healthy, hypothyroid and euthyroid sick dogs. Can Vet J. 2007;48(12):1273-9

33. Paradis M, Pagé N, Larivière N, Fontaine M. Serum-free thyroxine concentrations, measured by chemiluminescence assay before and after thyrotropin administration in healthy dogs, hypothyroid dogs, and euthyroid dogs with dermatopathies. Can Vet J. 1996;37(5):289-94.

34. Cunha MGMCM, Pippi NL, Gomes K, Beckmann DV. Hipertireoidismo felino. Ciênc Rural. 2008;38(5):1486-94.

35. Michigan State University – College of Veterinary Medicine: Diagnostic Center for Population & Animal Health. Thyroid medication and monitoring. WebCD.Endo.Ref.012.01, 2009.

36. Capen CC, Rosol TJ. The calcium regulating hormones: parathyroid hormone, calcitonina and cholecalciferol. In: Pineda MH, Dooley MP (editors). McDonald's veterinary endocrinology and reproduction. 5. ed. Wiley Blackwell; 2003, p. 71-140.

37. Schenck PA, Chew DJ. Diseases of parathyroid gland and calcium metabolism. In: Birchard SJ, Sherding RG (editors). Saunders manual of small animal practice. 3. ed. Elsevier Saunders; 2006. p. 343-56.

38. Schenck PA, Chew DJ, Nagode LA, Rosol TJ. Disorders of calcium: hypercalcemia and hypocalcemia. In: Dibartola (editor0. Fluid therapy in small animal practice. 3. ed. St. Louis: Elsevier; 2006.

39. Feldman EC. Hypercalcemia and primary hyperparathyroidism (PHP) in dogs. The Royal Canin – OSU Symposium for the treatment of small animal disease – Endocrinology diseases. Ohio, EUA; 2006.

40. Lazaretti P, Kogika MM, Hagiwara MK, Lustoza MD, Mirandola RMS. Concentração sérica de paratormônio intacto em cães com insuficiência renal crônica. Arq Bras Med Vet Zoot. 2006;58(4):489-94.

41. Schenck PA. Laboratory assessment for disorders of calcium: special considerations for sample: handling and interpretation of results. The Royal Canin – OSU Symposium for the treatment of small animal disease – Endocrinology diseases. Ohio, EUA; 2006.

42. Feldman EC, Nelson RW. Parathyroid gland. In: Feldman EC, Nelson RW. Canine and Feline Endocrinology & Reproduction. 3. ed. Rio de Janeiro: Guanabara Koogan; 2004. p. 659-742.

43. Mellanby RJ. Beyond the skeleton: the role of vitamin D in companion animal health. J Small Anim Pract. 2016;57(4):175-80.

44. Greco D, Stabenfeldt GH. As glândulas adrenais. In: Cunningham JG (editor). Tratado de fisiologia veterinária. 3. ed. Rio de Janeiro: Guanabara Koogan; 2004. p. 348-60.

45. Martin PA, Crump MH. The adrenal gland. In: Pineda MH, Dooley MP (editors). McDonald's veterinary endocrinology and reproduction. 5. ed. Wiley Blackwell; 2003. p. 165-200.

46. Maschietto LA. Perfil de esteroides sexuais em cães com hiperadrenocorticismo – aspectos de diagnóstico e correlações clínicas [dissertação de mestrado em Clínica Veterinária]. São Paulo: Faculdade de Medicina Veterinária e Zootecnia da Universidade de São Paulo; 2007. 88 p.

47. Kintzer PP, Peterson ME. Diseases of the adrenal gland. In: Birchard SJ, Sherding RG (editors). Saunders manual of small animal practice. 3. ed. Elsevier Saunders; 2006. p. 357-75.

48. Peterson ME. Diagnosis of hyperadrenocorticism in dogs. Clin Tech Small Anim Prac. 2007;22(1):2-11.

49. Kooistra HS, Galac S. Recent advances in the diagnosis of Cushing's syndrome in dogs. Vet Clin North Am Small Anim Pract. 2010;40(2):259-67.

50. Feldman EC. Diagnosis of hyperadrenocorticism (Cushing's syndrome) in dogs: Which tests are best? The Royal Canin – OSU Symposium for the treatment of small animal disease – Endocrinology diseases. Ohio, EUA; 2006.

51. Jericó MM, Bilharino BM, Otsuka M, Maganin A, Larsson CE. Métodos de imunoensaio não radiométricos [fluoroimunoensaio (FIE), enzimaimunoensaio (EIE) e o radioimunoensaio (EIE)] na avaliação da função adrenal de cães normais e com hiperadrenocorticismo. Cienc Rural. 2002;32(2):259-62.

52. Mooney CT. Choosing the right diagnostic tests for hyperadrenocorticism. 28th WSAVA Congress, Bangkok, Thailand; 2003.

53. Feldman EC, Nelson RW. Canine and Feline Endocrinology and Reproduction. 3. ed. St. Louis, Missouri: WB Saunders; 2004. p. 394-439.

54. Furtado PV, Rodini DC, Soila R, Rotta PL, Fukumori R, Oliveira CA. Evaluation of corticotropin (Acthelea) effect in the ACTH stimulation test in dogs with hyperadrenocorticism (Abstract EN17). ACVIM Forum Proceeding; 2017.

55. Furtado PV. 1° Workshop Internacional Pesquisas Hormonais. 2020. Evento online.

56. Lopes, DJ. Avaliação da eficácia de diferentes doses de ACTH suíno recombinante para teste de estimulação adrenal em gatos [dissertação de mestrado em Ciências Veterinárias]. Porto Alegre: Faculdade de Veterinária da Universidade Federal do Rio Grande do Sul; 2021.

57. NationWide Specialist Laboratory. Specialist Laboratory Services Information Manual. 18. ed. Cambridge: NationWide Specialist Laboratories; 2016.

58. Ristic JME, Ramsey IK, Heath EM, Evans HJ, Herrtage ME. The use of 17 hydroxyprogesterone in the diagnosis of canine hyperadrenocorticism. J Vet Intern Med. 2002;16(4):433-9.

59. Behrend EN, Kennis R. Atypical Cushing's syndrome in dogs: arguments for and against. Vet Clin North Am Small Anim Pract. 2010;40(2):285-96.

60. Feldman EC, Nelson RW. The adrenal gland. In: Feldman EC, Nelson RW. Canine and feline endocrinology & reproduction. 3. ed. Philadelphia: Elsevier; 2004, p. 251-484.

61. Schulman R. Feline primary hyperaldosteronism. Vet Clin North Am Small Anim Pract. 2010;40(2):353-9.

62. Rijnberk A, Kooistra HS, van Vonderem IK, Mol JA, Voorhout G, van Sluijs FJ *et al*. Aldosteronoma in a dog with polyuria as the leading symptom. Domest Anim Endocrinol. 2001;20(3):227-40.

63. Kintzer PP, Peterson ME. Primary and secondary canine hypoadrenocorticism. Vet Clin North Am Small Anim Pract. 1997;27(2):349-57.

64. Reusch CE. Adrenal tumors in dogs. 31 st WSAVA Congress, Prague, Czech Republic; 2006.

65. Kook PH, Boretti FS, Hersberger M, Glaus TM, Reusch CE. Urinary catecholamine and metanephrine to creatinine ratios in healthy dogs at home and in a hospital environment and in 2 dogs with pheochromocytoma. J Vet Intern Med. 2007;21(3):388-93.

66. Kook PH, Grest P, Quante S, Boretti FS, Reusch CE. Urinary catecholamine and metadrenaline to creatinine ratios in dogs with a phaeochromocytoma. Vet Rec. 2010;166(6):169-74.

67. Gostelow R, Bridger N, Syme HM. Plasma-free metanephrine and free normetanephrine measurement for the diagnosis of pheochromocytoma in dogs. J Vet Intern Med. 2013;27(1):83-90.

68. Salesov E, Boretti FS, Sieber-Ruckstuhl NS, Rentsch KM, Riond B, Hofmann-Lehmann R *et al*. Urinary and plasma catecholamines and metanephrines in dogs with pheochromocytoma, hypercortisolism, nonadrenal disease and in healthy dogs. J Vet Intern Med. 2015;29(2): 597-602.

69. Suchodolski JS, Steiner JM. Laboratory assessment of gastrointestinal function. Clin Tech Small Anim Pract. 2003;18(4):203-10.

70. Ruaux C. The "GI Panel": use, abuse, and interpretation; 2015. Disponível em: http://www.dvm360storage.com/cvc/proceedings/full/SD15_Full_Proceedings.pdf. Acesso em: 18 out. 2022.

71. Steiner JM, Newman S, Xenoulis P, Woosley K, Suchodolski J, Williams D *et al*. Sensitivity of serum markers for pancreatitis in dogs with macroscopic evidence of pancreatitis. Vet Ther. 2008;9(4):263-73.

72. Xenoulis PG. Diagnosis of pancreatitis in dogs and cats. J Small Anim Pract. 2015;56(1):13-26.

73. Steiner JM, Williams DA. Serum feline trypsin-like immunoreactivity in cats with exocrine pancreatic insufficiency. J Vet Intern Med. 2006;14(6):627-9.

74. Williams DA, Batt RM. Exocrine pancreatic insufficiency diagnosed by radioimmunoassay of serum trypsin-like immunoreactivity in a dog with a normal BT-PABA test result. J Am Anim Hosp Assoc. 1986; 22:671-4.

75. Texas A&M University – College of Veterinary Medicine & Biomedical Sciences: Gastrointestinal Laboratory. Serum trypsin-like immunoreactivity (TLI) [internet]. 2009 [cited 2022 feb 21]. Available from: https://vetmed. tamu.edu/gilab/service/assays/tli/.

76. Huth SP, Relford R, Steiner JM, Strong-Townsend MI, Williams DA. Analytical validation of an ELISA for measurement of canine pancreas-specific lipase. Vet Clin Pathol. 2010;39(3):346-53.

77. Steiner JM, Medinger TL, Williams DA. Development and validation of a radioimmunoassay for feline trypsin-like immunoreactivity. Am J Vet Res. 1996;57(10): 1417-20.

78. Steiner JM, Gumminger SR, Rutz GM *et al*. Serum canine pancreatic lipase immunoreactivity (cPLI) concentrations in dogs with exocrine pancreatic insufficiency. J Vet Int Med. 2001;15:274.

79. Steiner JM, Williams DA. Development and validation of a radioimmunoassay for the measurement of canine pancreatic lipase immunoreactivity (cPLI) in serum. J Vet Int Med. 2000;14:378.

80. Steiner JM. Review of commonly used clinical pathology parameters for general gastrointestinal disease with emphasis on small animals. Toxicol Pathol. 2014;42(1):189-94.

81. Batchelor DJ, Noble PJM, Taylor RH, Cripps, PJ, German AJ. Prognostic factors in canine exocrine pancreatic insufficiency: prolonged survival is likely if clinical remission is achieved. J Vet Intern Med. 2007;21(1):54-60.

82. Thompson KA, Parnell NK, Hohenhaus AE, Moore GE, Rondeau MP. Feline exocrine pancreatic insufficiency: 16 Cases (1992-2007). J Feline Med Surg. 2009;11(12):935-40.

83. García-Sancho M, Rodríguez-Franco F, Sainz A, Rodríguez A, Silván G, Illera JC. Serum gastrin in canine chronic lymphocytic-plasmacytic enteritis. Can Vet J. 2005;46(7):630-4.

84. Twedt DC, Magne ML. Diseases of the stomach. In: Kirk RW (editor). Kirk's Current Veterinary Therapy. Philadelphia: WB Saunders Company; 1996. p. 1289-322.

85. Feldman EC, Nelson RW. The pituitary gland: water metabolism and diabetes insipidus. In: Feldman EC, Nelson RW. Canine and feline endocrinology & reproduction. 3. ed. Elsevier Philadelphia; 2004. p. 2-44.

86. Reimers TJ. The pituitary gland: hormone of the neurohypophysis. In: Pineda MH, Dooley MP (editors). Mcdonald's veterinary endocrinology and reproduction. 5. ed. Wiley Blackwell; 2003. p. 17-34.

87. Chew DJ, Schenck PA. Approach to polyuria and polydipsia – *diabetes insipidus*, psychogenic polydipsia. The Royal Canin – OSU Symposium for the treatment of small animal disease – Endocrinology diseases. Ohio, EUA; 2006.

88. Nelson RW. Polyuria, polydipsia and diabetes insipidus. 27th WSAVA Congress. Granada, Spain; 2002.

89. Randolph JF, Nichols R, Peterson ME. Diseases of hypothalamus and pituitary. In: Birchard SJ, Sherding RG (editors). Saunders manual of small animal practice. 3. ed. Elsevier Saunders; 2006. p. 398-404.

90. van Vonderen IK, Meyer HP, Kraus JS, Kooistra HS. Polyuria and polydipsia and disturbed vasopressin release in 2 dogs with secondary polycythemia. J Vet Intern Med. 1997;11(5):300-3.

91. Feldman EC, Nelson RW. The pituitary gland: disorders of growth hormone. In: Feldman EC, Nelson RW. Canine and feline endocrinology & reproduction. 3. ed. Philadelphia: Elsevier; 2004. p. 45-84.

92. Eigenmann JE. Moléstias hipotalâmico pituitárias. In: Ettinger SJ (editor). Tratado de medicina interna. Rio de Janeiro: Guanabara Koogan; 1992. p. 1661-82. vol. 3.

93. Hoier R, Jensen AL, Iversen L. An improved radioimmunoassay for the determination of canine growth hormone based on commercially available reagents. J Vet Med, Series A. 1995;42(8):521-30.

94. Bhatti SFM, de Vliegher SP, Mol JA, van Ham LML, Kooistra HS. Ghrelin stimulation test in the diagnosis of canine pituitary dwarfism. Res Vet Sci. 2006;81(1):24-30.

95. Randolph JF, Nichols R, Peterson ME. Diseases of hypothalamus and pituitary. In: Birchard SJ, Sherding RG (editors). Saunders manual of small animal practice. 3. ed. Elsevier Saunders; 2006. p. 398-404.

96. Fracassi F, Gandini G, Diana A, Preziosi R, van den Ingh TSGAM, Famigli Bergamini P *et al*. Acromegaly due to a somatroph adenoma in a dog. Domest Anim Endocrinol. 2007;32(1):43-54.

187
Síndrome Poliúria e Polidipsia

Luciana Arioli Maschietto • Rodrigo Gonzalez

INTRODUÇÃO

Em cães e gatos, a polidipsia é definida como o consumo de água superior a 100 mℓ/kg/dia, já a poliúria, como a produção urinária superior a 50 mℓ/kg/dia. Na maioria das vezes, apresentam-se conjuntamente, o que torna a determinação do componente primário da síndrome (ingestão de água ou produção de urina) uma das primeiras considerações diagnósticas.[1]

Não são raras as ocasiões em que o médico-veterinário é requisitado para resolver sinais e sintomas relacionados com ingestão hídrica e diferentes padrões de micção em cães e gatos. Animais que vivem em maior contato com os tutores podem ter sinais e sintomas mais precocemente observados, o que não necessariamente é regra. Em muitos casos, os sintomas podem ser acompanhados de maior comprometimento do estado geral do paciente, a depender da doença causadora das alterações.

O primeiro passo ao abordar um paciente com poliúria/polidipsia (PU/PD) é estabelecer se existe real aumento do volume de urina ou da ingestão hídrica. Muitas vezes, pacientes com sintomas relacionados com polaciúria e/ou disúria e incontinência urinária podem ser erroneamente considerados pelos proprietários como apresentando aumento no volume da produção urinária. No caso da ingestão hídrica, deve-se iniciar considerando o tipo de dieta oferecida ao animal.

Geralmente, pacientes sem alterações nosológicas apresentam consumo maior de água logo após a ingestão de ração seca, assim como acontece com animais que apresentam rotina de atividades físicas. Sutilezas do comportamento animal, em casos em que a poliúria e a polidipsia não sejam tão evidentes, devem constar de anamnese cuidadosa. Isso é ainda mais digno de atenção, já que uma grande variedade de distúrbios metabólicos pode causar PU/PD, como será visto adiante. Quando persistirem dúvidas, e mesmo para o acompanhamento da terapia que venha a ser instituída, é importante realizar a mensuração da quantidade de água ingerida em 24 horas.

A poliúria/polidipsia pode ocorrer como polidipsia primária com poliúria secundária ou poliúria primária com polidipsia compensatória.

FISIOLOGIA DO METABOLISMO HÍDRICO

Uma sofisticada rede de mecanismos fisiológicos funciona de modo a controlar a ingestão hídrica e a produção urinária. Um animal saudável ingere aproximadamente 20 a 90 mℓ/kg/dia de água, dependendo de sua alimentação, e o débito urinário normal varia entre 20 e 45 mℓ/kg/dia.[1-3]

São as interações entre a osmolaridade plasmática (principalmente a concentração de sódio plasmático), a quantidade de volume sanguíneo intravascular, o centro da sede, os rins, a glândula adrenal e o hipotálamo que controlarão o equilíbrio hídrico e o eletrolítico em animais saudáveis.

HORMÔNIO ANTIDIURÉTICO

O hormônio antidiurético (ADH, do inglês *antidiuretic hormone*), também chamado "vasopressina", aumenta a pressão sanguínea, ao induzir uma vasoconstrição moderada sobre arteríolas. É sintetizado no hipotálamo e responsável pelo controle da homeostasia cardiovascular, pela reabsorção renal de água e pela produção e concentração de urina. Também exerce ação hemostática e efeitos na termorregulação e é um secretagogo do hormônio adrenocorticotrófico (ACTH, do inglês *adrenocorticotropic hormone*). É um nonapeptídio liberado das terminações axônicas dos neurônios magnocelulares no hipotálamo, em resposta à elevação da osmolaridade plasmática, hipovolemia ou hipotensão (Figura 187.1). Provoca vasoconstrição pela interação com receptores V1 presentes na musculatura lisa vascular e exerce efeito antidiurético pela ativação de receptores V2 presentes nos ductos coletores renais. Em baixas concentrações plasmáticas, promove vasodilatação coronariana, cerebral e na circulação pulmonar.[1,2]

Ação do hormônio antidiurético

A principal função do ADH é a conservação dos fluidos corporais pela redução da taxa de produção urinária. Essa ação antidiurética é conseguida mediante a promoção da reabsorção de soluto livre de água do filtrado nos túbulos distais e túbulos coletores renais, reduzindo assim o fluxo urinário.[6,7]

Além de aumentar a reabsorção de água nos rins, esse hormônio também aumenta a permeabilidade dos ductos coletores medulares à ureia, tornando-os mais permissivos à entrada de água.

O principal mecanismo responsável pelo efeito antidiurético do ADH está relacionado com o aumento da permeabilidade à água nas porções terminais do néfron (ductos coletores). Esse efeito é mediado pela concentração do segundo mensageiro intracelular adenosina 39,59-monofosfato (cAMP, do inglês

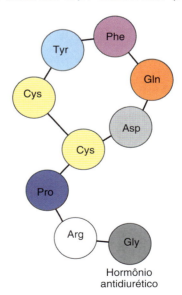

Figura 187.1 Representação gráfica da molécula do hormônio antidiurético. O estímulo para a secreção de ADH sob condições fisiológicas é a osmolalidade nos receptores do hipotálamo. Um aumento de apenas 1 a 2% na osmolalidade plasmática é suficiente para aumentar a secreção de ADH.[3,4] Uma série de variáveis não osmóticas também influencia a secreção de ADH. A secreção de ADH pode ser estimulada por depleção no volume, pelo sistema renina/angiotensina, fármacos e hormônios (principalmente os glicocorticoides).[3,5,6]

cyclic adenosine monophosphate ou AMP cíclico). O ADH se liga a receptores V2 localizados nas células epiteliais renais responsivas ao ADH e ativa a enzima adenilato ciclase para catabolizar a produção de cAMP mediante o trifosfato de adenosina (ATP, do inglês *adenosine triphosphate*). O cAMP, por sua vez, ativa o sistema enzimático da proteinoquinase, levando ao aumento da permeabilidade à água, resultado de inserções de canais de membrana, chamados "aquaporina-2" (Figura 187.2), na região apical da célula.[1] Estudos recentes têm focalizado pesquisas em experimentos para aumentar a disponibilidade desses canais de membrana e, assim, aumentar a resposta de pacientes ao ADH, sobretudo os humanos refratários à reposição hormonal habitual. Outra via, que utiliza a guanilato ciclase como segundo mensageiro e que se demonstrou independente da via clássica do cAMP no recrutamento dos canais de aquaporina-2 de células renais de cobaias, pode trazer resultados promissores, mas ainda é alvo de investigação.[8]

A capacidade do ADH para reduzir a perda da água, no entanto, é limitada. Deve existir mínima taxa de débito para garantir a excreção mínima aceitável de determinados solutos, alguns potencialmente tóxicos em níveis estreitos. Além disso, o ADH não tem capacidade de reduzir a evaporação da água dos pulmões e da saliva. Para prevenir a desidratação, algum mecanismo adicional é necessário para garantir que não ocorram perdas de água renal e extrarrenal. Essa função vital é realizada pelo mecanismo da sede.[3,5,7,9]

Regulação da sede e da secreção de hormônio antidiurético

A sede é regulada, principalmente, pelos osmorreceptores hipotalâmicos, que são extremamente sensíveis a mudanças no fluido extracelular. O limiar osmótico em que se inicia a sede é ligeiramente superior ao de estimulação da secreção do ADH. Portanto, o mecanismo da sede não é geralmente estimulado até que a máxima estimulação do ADH tenha ocorrido.[7]

ETIOLOGIA E FISIOPATOGENIA

PU e PD resultam da incapacidade de concentrar a urina. O processo fisiológico que permite a concentração da urina inclui a presença do ADH, a habilidade dos túbulos renais para responderem à ação do ADH e a presença de um gradiente osmótico entre a medula renal hipertônica e o fluido no túbulo contorcido distal e nos ductos coletores. Dessa maneira, PU e PD podem resultar de: síntese reduzida ou ausência de síntese de ADH e falência na resposta tubular renal ao ADH secretado ou redução no gradiente osmótico entre o filtrado presente no túbulo contorcido distal e o interstício medular.[10]

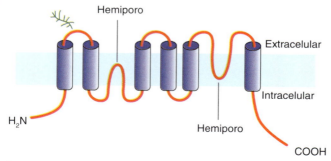

Figura 187.2 Representação gráfica das aquaporinas, em sua posição inativa, previamente à ação do hormônio antidiurético. H₂N: amina; COOH: carboxila.

Síntese reduzida ou ausência de hormônio antidiurético

Diabetes insipidus central

O diabetes *insipidus* central (também chamado "hipofisário, neurogênico ou diabetes *insipidus* responsivo ao ADH") é uma condição rara causada por deficiência parcial ou completa da secreção de ADH. A deficiência de ADH, na maioria das vezes, é causada por perda ou destruição idiopática dos neurônios produtores de ADH. Menos comumente, a doença evolui como sequela de trauma craniano, neoplasia (p. ex., tumor hipofisário invasivo ou metástases tumorais na hipófise ou no hipotálamo) ou hipofisectomia para o tratamento de hiperadrenocorticismo. Em casos de deficiência absoluta de ADH, a densidade urinária (DU) de cães e gatos geralmente mantém-se hipostenúrica (< 1,006), mesmo com desidratação grave. Na deficiência parcial da secreção de ADH, a DU raramente ultrapassa a densidade de 1,015. Em ambas as condições, o diagnóstico é feito com base na habilidade em concentrar a urina após terapia de reposição com ADH.[1,6,9,11]

Em seres humanos, é descrita uma forma hereditária rara de diabetes *insipidus* central transmitido via autossômica dominante e que demonstrou diferentes padrões de expressão nos indivíduos afetados. Em cães e gatos, embora muito bem documentado, o diabetes *insipidus* central não demonstrou componente hereditário, apesar de algumas observações sugerirem um padrão familiar em cães da raça Schnauzer.[1]

Falência na resposta tubular renal ao hormônio antidiurético secretado ou redução do gradiente osmótico entre a medula e os túbulos renais

Diabetes insipidus nefrogênico primário

O diabetes *insipidus* nefrogênico primário é um defeito congênito raro estrutural ou funcional dos rins. Nessa enfermidade, não existe resposta à administração exógena de ADH no teste de privação hídrica (ver "Teste de privação hídrica", adiante).[12]

Diabetes insipidus nefrogênico secundário

O diabetes *insipidus* nefrogênico secundário ou adquirido é a causa mais comum de poliúria e polidipsia em cães e gatos e pode ser causado por uma série de doenças renais, metabólicas e endócrinas.[1]

O Quadro 187.1 lista as várias causas de diabetes *insipidus* secundário, incluindo as principais causas de PU/PD em cães e gatos. A poliúria é o problema primário dessas doenças e o resultado da inabilidade adquirida dos túbulos renais em responderem ao ADH. Isso pode ser decorrente de uma alteração dinâmica na ligação com o receptor para o hormônio, de diminuição de tecido (células de túbulo renal) para que o hormônio exerça sua função ou de perda do gradiente osmótico entre a medula renal e os túbulos renais, pela presença de substâncias osmoticamente ativas no filtrado, como acontece em casos de glicosúria. Em nenhum dos casos descritos, o teste de privação hídrica e a resposta à administração exógena de ADH são de valor diagnóstico. Cada doença deve ser avaliada com base em testes específicos.[7]

Outras causas de poliúria e polidipsia

Polidipsia primária

Geralmente é a manifestação de um problema comportamental desencadeado por estímulo ambiental ou emocional.[1,6,7] Os animais afetados são geralmente cães hiperativos

QUADRO 187.1 Causas de diabetes *insipidus* nefrogênico em cães e gatos e mecanismos fisiopatogênicos.[10]

Causa	Mecanismo
Diabetes *melittus*	Diurese osmótica
Síndrome de Fanconi	Diurese osmótica
Doença renal crônica	Diurese osmótica
Pielonefrite	Endotoxinas bacterianas diminuem a sensibilidade ao ADH
Piometra	Endotoxinas bacterianas diminuem a sensibilidade ao ADH
Insuficiência hepática	Perda da hipertonicidade medular
Hiperadrenocorticismo	Interferência na ação do ADH
Hipoadrenocorticismo	Perda da hipertonicidade medular
Hipertireoidismo	Perda da hipertonicidade medular
Feocromocitoma	Excesso de catecolaminas
Hiperaldosteronismo	Interferência na ação do ADH

ADH: hormônio antidiurético.

mantidos em um ambiente restrito de exercício. Também é conhecida por polidipsia psicogênica ou compulsão por água. A polidipsia primária também pode resultar de um defeito no mecanismo da sede, levando à sede excessiva. A causa é geralmente idiopática, mas pode resultar de uma variedade de doenças infecciosas, neoplásicas ou lesões cerebrais traumáticas.

DIAGNÓSTICO

Plano diagnóstico para casos de poliúria e polidipsia em cães e gatos

As doenças mais comuns que causam poliúria e polidipsia em cães e gatos devem ser avaliadas primeiramente. Em cães, incluem-se doença renal crônica (DRC), diabetes *mellitus* e hiperadrenocorticismo. Em gatos, as causas mais comuns são DRC, diabetes *mellitus* e hipertireoidismo.

Algumas doenças que causam poliúria e polidipsia desenvolvem-se com mais frequência em certas faixas etárias e raças de cães e gatos. Por exemplo, o hiperadrenocorticismo – uma das causas mais comuns de poliúria e polidipsia em cães – normalmente acomete animais de meia-idade a idosos de raças pequenas, como Poodle miniatura. A maioria das outras causas comuns de poliúria e polidipsia (p. ex., diabetes *mellitus*, doença renal e piometra) também é observada em animais idosos, mas a polidipsia primária ocorre com maior frequência em jovens, de temperamento agitado e de raças grandes.[6,7] A insuficiência renal, o diabetes *mellitus* e o hipertireoidismo – as três causas mais comuns de poliúria e polidipsia em gatos – ocorrem em animais idosos.

O histórico reprodutivo também pode ajudar com dicas para as causas de poliúria e polidipsia, principalmente em cães. Por exemplo, a piometra é tipicamente uma doença de animais de meia-idade e cadelas não castradas, com sintomas clínicos de poliúria e polidipsia desenvolvidos durante a fase de diestro do ciclo estral ou imediatamente depois dessa fase.[5] Com o hiperadrenocorticismo, as cadelas não castradas podem apresentar anestro prolongado, já os machos, atrofia testicular ou diminuição da libido.

Alguns sintomas não específicos, como anorexia, polifagia, letargia e perda ou ganho de peso, podem ajudar a determinar as causas da poliúria e polidipsia.

O uso de glicocorticoide, fenobarbital, progestógenos ou diuréticos pode levar à poliúria e polidipsia.[6,7]

Avaliação da urina

Quando possível, a amostra de urina deve ser obtida por cistocentese, para evitar interferências na interpretação do exame, principalmente contaminações. Além disso, animais imunossuprimidos (sobretudo cães com hiperadrenocorticismo) podem facilmente desenvolver infecção urinária secundária ao procedimento de sondagem uretral.

A urina será considerada normalmente concentrada se sua densidade específica for superior a 1,025, na ausência de glicose (Figura 187.3). Se a amostra de urina apresentar densidade superior a 1,025 (sem glicosúria), deve-se considerar a hipótese de distúrbios relacionados com o trato urinário inferior, como infecções do trato urinário, litíase vesical, neoplasias vesicais, problemas neurológicos ou anormalidades anatômicas. Todas essas condições podem explicar as observações feitas pelo proprietário.

As características mais importantes da urinálise são DU, presença ou ausência de glicose, proteínas ou bactérias e celularidade da amostra.

A urina com DU < 1,025 em cães e < 1,030 em gatos sugere um problema na concentração e corrobora a queixa de poliúria.[6] Glicosúria persistente é indicativo de glicosúria renal primária ou, se associada à hiperglicemia, diabetes *mellitus*. Proteinúria significativa na presença de sedimento urinário inativo e urina não concentrada pode estar associada a hiperadrenocorticismo, pielonefrite, piometra ou glomerulonefrite.

Sedimento urinário ativo (piúria, hematúria ou bacteriúria) em amostra obtida por cistocentese confirma infecção do trato urinário. Os resultados são analisados do modo a seguir:

- Urina com DU < 1,008: em animais idosos, está geralmente associada a diabetes *insipidus*, polidipsia psicogênica ou hiperadrenocorticismo.[1] Primeiramente, deve-se excluir o hiperadrenocorticismo e a DRC com exames específicos, antes de realizar testes para diabetes *insipidus* central e polidipsia psicogênica. Em gatos, a DU < 1,008 pode estar associada tanto ao diabetes *insipidus* quanto ao hipertireoidismo (Figura 187.4)

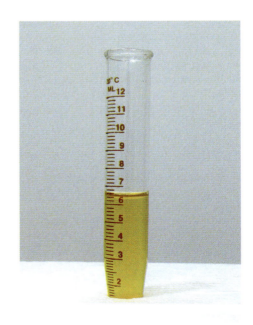

Figura 187.3 Amostra de urina concentrada em cão com densidade urinária superior a 1,040.

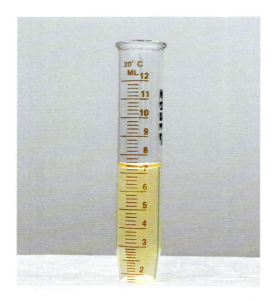

Figura 187.4 Amostra de urina de cão com densidade inferior a 1,008 (hipostenúria).

- Urina com DU entre 1,008 e 1,029: pode estar associada a hiperadrenocorticismo (cães), hipertireoidismo (gatos), insuficiência renal ou pielonefrite, bem como a polidipsia psicogênica e formas parciais de diabetes *insipidus*. Em primeiro lugar, deve-se excluir hiperadrenocorticismo, hipertireoidismo, pielonefrite e DRC, antes de avaliar o animal para polidipsia psicogênica e diabetes *insipidus* por meio do teste de privação hídrica.[1,3,6,7]

Hemograma e bioquímico

O hemograma é um exame essencial, mas inespecífico, para investigar as causas de PD/PU. O hemograma pode: excluir uma policitemia proveniente de quadro infeccioso (p. ex., piometra – nesses casos, pacientes normalmente apresentam leucocitose e neutrofilia) e evidenciar um possível hiperadrenocorticismo (leucograma de estresse e trombocitose) ou hipoadrenocorticismo (eosinofilia e ausência de linfopenia em um animal doente).

Além do hemograma, um painel bioquímico e eletrolítico deve ser realizado logo no início da investigação da PD/PU. Hiponatremia, hiperpotassemia e alteração da ureia podem ser identificadas; outrossim, azotemia e elevação da dimetilarginina podem confirmar doença renal e evidenciar possíveis doenças como hiperadrenocorticismo, diabetes *mellitus* e hipoadrenocorticismo.

Testes de cortisol

Um teste de supressão com dexametasona em dose baixa pode ser realizado para excluir ou diagnosticar o hiperadrenocorticismo. O teste de estimulação com ACTH (hormônio adrenocorticotrófico) pode ser realizado para diagnosticar tanto o hipoadrenocorticismo como o hiperadrenocorticismo. Ambos os resultados dos testes devem ser interpretados com auxílio de sintomas clínicos, histórico, exame físico, exames de imagem, bioquímicos, hemograma e exame de urina. Não devem ser os primeiros testes da triagem clínica.

Exames de imagem

O ultrassom é um exame que auxilia no diagnóstico da PD/PU, pois verifica o tamanho e a forma de útero, rins, glândulas adrenais, linfonodos abdominais e fígado. Importante lembrar que a mudança na forma (p. ex., nódulo na adrenal) pode não estar relacionada com sintomas clínicos, desse modo, o ultrassom não deve ser usado para avaliar a função dos órgãos.

Testes específicos para diferenciar diabetes *insipidus* de polidipsia primária

Várias abordagens de diagnóstico podem ser utilizadas para confirmar diabetes *insipidus* central, diabetes *insipidus* nefrogênico e polidipsia primária (psicogênica). O teste de privação hídrica era geralmente considerado, pela maioria dos autores, o melhor teste diagnóstico para diferenciar esses problemas. No entanto, por se tratar de um teste trabalhoso, intensivo e difícil de executar, pode comprometer o débito cardíaco e, consequentemente, o fluxo renal em um paciente com ou sem azotemia.[7]

Uma abordagem diagnóstica menos invasiva e com bons resultados é a avaliação da resposta do animal à terapia com o análogo do ADH, a desmopressina. Essa abordagem é menos complicada e demorada do que o teste de privação hídrica e certamente apresenta menos risco de efeitos colaterais importantes.

Teste de privação hídrica

É usado para diferenciar diabetes *insipidus* central, diabetes *insipidus* nefrogênico primário e polidipsia primária (psicogênica).[7] Esse ensaio é destinado a determinar se o ADH endógeno é liberado em resposta à desidratação e se os rins podem responder normalmente a seu aumento na circulação.

O teste de privação hídrica deve ser realizado somente após todas as outras causas de poliúria e polidipsia serem excluídas, limitando o diagnóstico diferencial para diabetes *insipidus* central, diabetes *insipidus* nefrogênico primário e polidipsia psicogênica.

Esse teste é feito de modo que o paciente seja submetido à privação hídrica até perder 5% do peso corporal, que indica o mesmo grau de desidratação. Isso geralmente demanda de 6 a 11 horas em um animal com diabetes *insipidus* e de 36 a 48 horas em um animal saudável. Durante a privação hídrica, a DU deve ser avaliada a cada hora.[12] Ele é realizado em três etapas: restrição gradual de água; privação de água e teste de resposta ao ADH (desmopressina), se necessário.

Fase 1 | Restrição gradual de água

A poliúria prolongada, não importa qual seja a sua origem, leva à perda da tonicidade da medula, prejudicando a capacidade dos túbulos renais de concentrar a urina. Isso ocorre mesmo na presença de altas concentrações de ADH circulante e que podem afetar a capacidade de diferenciação do teste de privação hídrica quanto às causas de poliúria e polidipsia.[1]

Um protocolo comum é o proprietário começar a reduzir a quantidade fornecida ao animal 3 dias antes da abrupta privação de água feita no teste, que é realizado no hospital. Durante as primeiras 24 horas, é permitido ao cão ou ao gato ingerir por duas vezes a necessidade normal diária de água: 120 a 150 mℓ/kg, divididos em seis a oito pequenas porções. Durante as próximas 24 horas, 80 a 100 mℓ/kg devem ser oferecidos, devendo, durante as últimas 24 horas, a necessidade normal de manutenção (60 a 80 mℓ/kg) ser atendida.[6] Durante o período de restrição progressiva de água, os proprietários devem dar ração seca e acompanhar o peso corporal do animal diariamente.

Fase 2 | Privação de água abrupta

O objetivo dessa fase é alcançar o máximo de secreção de ADH e de concentração de urina. Espera-se que isso ocorra depois de 3 a 5% de perda de peso corporal. Esse procedimento deve ser feito na clínica veterinária no início do dia, porque o animal deve ser avaliado com frequência.

Para iniciar o teste, a bexiga do animal é completamente esvaziada e a DU é registrada. O peso corporal exato é obtido, e todos os alimentos e a água, removidos. Após 1 a 2 horas de intervalo, a bexiga é novamente esvaziada, a DU é determinada e o animal é pesado novamente (para controlar a desidratação).

Como é utilizada sonda para esvaziar a bexiga, o uso de antibiótico profilático deve ser considerado por causa do risco de infecção urinária.

O teste de privação hídrica é continuado até que haja perda de 5% do peso corporal ou DU > 1,030 em cães (1,035 em gatos). A grande dificuldade com esse teste é que sua duração não pode ser precisamente calculada, visto que ele deve continuar até que a perda de 5% do peso corporal ou a concentração da DU seja atingida.

Para avaliar os resultados do teste, revisam-se o tempo necessário para desenvolver a desidratação e a densidade urinária final atingida. Cães e gatos com diabetes *insipidus* nefrogênico primário ou central geralmente tornam-se desidratados dentro de 3 a 10 horas e não conseguem concentrar a urina acima da densidade de 1,007, mesmo após desidratação grave. Em contrapartida, os animais com diabetes *insipidus* central parcial ou polidipsia primária (psicogênica) podem demorar muito mais tempo (1 a 4 dias) para se tornarem desidratados. Cães e gatos com diabetes *insipidus* central parcial podem concentrar a urina acima da densidade de 1,008 após desidratação, mas sua DU permanece < 1,020. Cães com polidipsia psicogênica podem geralmente aumentar sua concentração de urina acima da densidade de 1,030 no fim do teste (após perda de 5% do peso corporal) e não necessitam de investigação mais aprofundada.[6]

Fase 3 | Resposta à desmopressina

Se o cão ou o gato perder 5% ou mais do seu peso corporal inicial após a privação de água, mas a DU permanecer < 1,015, um teste de resposta ao ADH (desmopressina) deve ser realizado. A água será fornecida para a manutenção (2,5 a 3 mℓ/kg/h).

Para realizar esse teste, o análogo sintético do ADH, desmopressina, é administrado por via intravenosa (IV). Após a administração de 10 a 20 mg de desmopressina, a DU é monitorada a cada 2 horas, por 8 a 10 horas, e, em seguida, às 12 horas e às 24 horas.[1,6] A resposta máxima ocorre geralmente 4 a 8 horas após a administração, embora possa demorar 24 horas em alguns cães e gatos.

A interpretação dos resultados do teste de resposta à desmopressina também depende da DU máxima atingida, sendo uma resposta positiva o aumento expressivo na densidade da urina: DU > 1,025 (Figura 187.5). Cães e gatos com diabetes *insipidus* central total não podem concentrar a urina acima de uma DU de 1,007 após 5% de desidratação, já os animais com diabetes *insipidus* central parcial podem concentrar a urina ligeiramente após desidratação, mas a DU permanece < 1,015 a 1,020. Cães e gatos com diabetes *insipidus* central mostram resposta positiva à desmopressina (aumento na DU > 1,010 a 1,015). Os animais com diabetes *insipidus* nefrogênico congênito são incapazes de concentrar urina após a restrição da água ou a administração de desmopressina.[6]

Determinação das concentrações de hormônio antidiurético endógeno

A determinação das concentrações plasmáticas de ADH é extremamente útil na distinção dos tipos de diabetes *insipidus* de polidipsia primária em pacientes humanos. Essas determinações são particularmente úteis quando feitas antes e após a privação de água e em comparação à concentração no plasma e à osmolalidade na urina. Após 5% de desidratação, a concentração plasmática de ADH geralmente permanece baixa em pacientes com diabetes *insipidus* central, ao passo que alta concentração é encontrada em pacientes com diabetes *insipidus* nefrogênico.[4] A maioria dos pacientes com polidipsia primária tem valores circulantes de ADH dentro do intervalo de referência.

Apenas alguns relatos foram publicados sobre a determinação do ADH no plasma para o diagnóstico diferencial de poliúria e polidipsia em cães e gatos, mas os resultados parecem semelhantes àqueles encontrados em humanos doentes. No entanto, em razão de alto custo, disponibilidade limitada e manipulação especial da amostra, a determinação das concentrações plasmáticas de ADH não é um teste prático para a maioria dos veterinários ou proprietários.

Avaliação da resposta experimental com desmopressina

O método mais simples e prático de diagnóstico é a avaliação da resposta clínica ao tratamento experimental com desmopressina.[7]

Para realizar o teste, o proprietário deverá primeiramente medir a quantidade de água ingerida em 24 horas por 2 a 3 dias antes de iniciar a desmopressina, permitindo o livre acesso à ingestão da água. O cão ou gato é, em seguida, tratado com doses terapêuticas de desmopressina, que devem ser administradas por via subcutânea (SC) ou pela via conjuntival, por 5 a 7 dias. Durante esse período de tratamento, o proprietário deve continuar a mensurar a ingestão diária de água e acompanhar a excreção urinária. A concentração sérica de sódio também pode ser monitorada para garantir que não se desenvolva a hiponatremia.

As reduções drásticas da ingestão de água (> 50% da medição pré-tratamento) e da poliúria sugerem um diagnóstico de diabetes *insipidus* central; já a falta de qualquer redução na polidipsia e na poliúria é mais coerente com diabetes *insipidus* nefrogênico primário. Com o tratamento prolongado, o consumo de água e a excreção urinária devem normalizar-se completamente em animais com diabetes *insipidus* central.[7]

Cães com polidipsia primária (psicogênica) normalmente não têm ou apresentam apenas redução mínima na ingestão de água após o tratamento com desmopressina, mesmo depois da administração prolongada do fármaco. Ocasionalmente, no entanto, o tratamento com desmopressina nos cães com polidipsia primária reduz enormemente a poliúria sem afetar sua ingestão de água (polidipsia), resultando no desenvolvimento de intoxicação hídrica e hiponatremia grave.

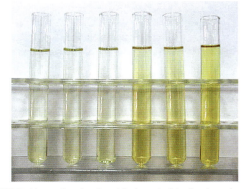

Figura 187.5 Alteração da densidade urinária (e da coloração) em cão com diabetes *insipidus*, após a utilização da desmopressina.

Diagnóstico por imagem

Os animais com diagnóstico confirmado de diabetes *insipidus* central podem ser submetidos à avaliação por imagem (ressonância magnética ou tomografia computadorizada) da região hipotalâmico-hipofisária para pesquisa de tumores.[7]

TRATAMENTO

Diabetes *insipidus* central

A desmopressina (1-desamino-8-D-arginina vasopressina), um análogo sintético da vasopressina, é considerada o tratamento de escolha para os casos de diabetes *insipidus* central. Fármacos de ação não hormonal, como clorpropamida, diuréticos, carbamazepina e clofibrato, apresentam menor eficácia e estão associados a maior risco de efeitos adversos.[8]

O tratamento com ADH ou seus análogos repõe a hipertonia medular e restaura a concentração normal urinária em animais com diabetes *insipidus* central.

Formulações de acetato de desmopressina

A desmopressina apresenta grande potência antidiurética, tempo de ação prolongado, baixo efeito pressor e resistência à ação da vasopressinase. Está disponível em apresentações para uso subcutâneo, intravenoso, intranasal e oral. A dose e o esquema de administração devem ser ajustados de modo a possibilitar o controle adequado da poliúria e da polidipsia, sem aumentar o risco de intoxicação hídrica e hiponatremia.

A solução injetável estéril de acetato de desmopressina (4 mg/mℓ) é útil para testes diagnósticos, mas pode ser usada por via subcutânea para o tratamento a longo prazo em animais que não toleram ou falham na absorção do medicamento administrado por via oral ou conjuntival. Tendo em vista que o custo da desmopressina injetável é aproximadamente 7 a 20 vezes superior por mg/g em relação à preparação intranasal, a forma de desmopressina intranasal – embora não seja concebida para uso parenteral – pode ser administrada por via subcutânea para cães e gatos, após esterilização (passar através de um filtro bacteriostático). Clinicamente, as preparações intranasal e injetável de desmopressina induzem respostas à sua administração de modo equivalente.[9]

A preparação intranasal de desmopressina é apresentada como uma solução (100 mg/mℓ), em que uma gota de solução nasal corresponde a 1,5 a 4 mg de desmopressina. A seringa de tuberculina ou de insulina pode ser utilizada para uma dosagem mais precisa. Embora a administração do medicamento para cães e gatos, por via intranasal, seja possível, não é bem tolerada por muitos animais. Outrossim, ainda que a aplicação de gotas no saco conjuntival seja possível, injetar a solução por via subcutânea (após a esterilização da solução intranasal) é uma alternativa mais adequada para a maioria dos cães e gatos.

A preparação oral de desmopressina está disponível em comprimidos de 0,1 a 0,2 mg, e cada 0,1 mg corresponde a aproximadamente 5 mg (uma gota grande) da preparação intranasal. Em alguns cães e gatos, a administração oral de desmopressina não controla os sintomas de poliúria e polidipsia tão bem como a administração subcutânea ou conjuntival do fármaco.

Diabetes *insipidus* nefrogênico primário

Os diuréticos tiazídicos foram utilizados com algum sucesso para tratar animais com diabetes *insipidus* nefrogênico primário. A administração de diuréticos tiazídicos resulta em leve desidratação, melhorando a reabsorção tubular renal proximal do sódio e diminuindo a liberação de fluido tubular ao néfron distal, com a possibilidade de causar diminuição na excreção urinária.[6]

A administração oral de clorotiazida (20 a 40 mg/kg, 2 vezes/dia) ou hidroclorotiazida (2,5 a 5 mg/kg, 2 vezes/dia) foi utilizada em cães e gatos com diabetes *insipidus* nefrogênico. A tiazida reduz o débito urinário em até 50% em alguns animais, porém é totalmente ineficaz em outros. Esses fármacos não estão amplamente disponíveis. As restrições de sódio e proteína na dieta podem reduzir a quantidade de soluto excretada na urina diária. Além disso, podem contribuir para reduzir a perda da água e a poliúria nesses animais.[7,4]

Polidipsia primária

Em cães com polidipsia primária psicogênica, podem ser feitas tentativas para reduzir gradualmente a ingestão diária de água (de 1 a 3 meses) para um volume de 60 a 80 mℓ/kg, o que está dentro dos limites normais para cães clinicamente saudáveis. O total do volume de água estimado a ser ingerido em 24 horas deve ser dividido em várias partes durante todo o dia. Em muitos cães, essa limitação na ingesta hídrica serve para quebrar o ciclo de polidipsia primária e consequente poliúria, com a ingestão de água retornando ao normal espontaneamente. Outras técnicas, como modificar o comportamento, aumentar a atividade física, trazer outro animal para casa ou mudar o cão para um ambiente maior ou para uma área em que tenha mais contato com as pessoas, podem ser úteis na resolução da polidipsia e poliúria.

REFERÊNCIAS BIBLIOGRÁFICAS

1. Barsanti JA, Dibartola SP, Finco DR. Diagnostic approach to polyuria and polydipsia. In: Nelson RW, Couto CG (editors). Kirk's current veterinary therapy. XIII Small Animal Practice. Philadelphia: WB Saunders; 2009. p. 831-5.
2. Breitschwerdt EB. Clinical abnormalities of urine concentration and dilution. Comp Cont Educ Pract Vet. 1981;3:412-4.
3. Dibartola SP. Disorders of sodium and water: hypernatrernia and hyponatremia. In: Dibartola SP. Fluid therapy in small animal practice. Philadelphia: WB Saunders; 2000. p. 45-72.
4. Robertson GL. Antidiuretic hormone. Normal and disordered function. Endocrinol Metabol Clin Am. 2001;30(3):671-94.
5. Dunn JK. The dog with polydipsia and polyuria. In: Torrance AG, Mooney CT. Manual of small animal endocrinology. 2. ed. Cheltenham: BSAVA; 1998. p. 3-9.
6. Feldman EC, Nelson RW. Water metabolism and diabetes insipidus. In: Feldman EC, Nelson RW (editors). Canine and feline endocrinology and reproduction. 2. ed. Philadelphia: WB Saunders; 2004. p. 1-37.
7. Feldman EC. Polyuria and polydipsia. In: Ettinger SJ, Feldman EC (editors). Textbook of veterinary internal medicine. 7. ed. Missouri: Elsevier; 2010. p. 156-9.
8. Mola MG, Nichiia GP, Svetto M, Spray DC, Frigeri A. Automated cell-based assay for screening of aquaporin inhibitors. Anal Chem. 2009;81(19):8219-29.
9. Fukuda I. Oral DDAVP is a good alternative therapy for patients with central diabetes insipidus: experience of five years treatment. Endocrinol J. 2003;50(4):437-43.
10. Harb MF, Nelson RW, Feldman EC, Scott-Moncrieff JC, Griffey SM. Central diabetes insipidus in dogs: 20 cases (1986-1995). J Am Vet Med Assoc. 1996;209(11):1884-8.
11. Lunn KF. Managing the patient with polyuria and polydipsia. In: Bonagura JD, Twedt DC (editors). Current veterinary therapy XIV. Missouri: Elsevier; 2009. p. 844-9.
12. Nelson RW. Disorders of the hypothalamus and pituitary gland. 4. ed. Missouri: Elsevier; 2009. p. 695-714.

188
Hormônio de Crescimento | Nanismo Hipofisário e Acromegalia

Márcia Marques Jericó

INTRODUÇÃO

O hormônio de crescimento (GH, do inglês *growth hormone*) é, em última instância, o principal fator endócrino responsável pelo crescimento corporal, pela replicação e pela regeneração celular dos animais.[1,2] Tanto em cães como nas demais espécies de mamíferos, o GH é uma molécula polipeptídica, de cadeia simples, com cerca de 190 aminoácidos e peso molecular de 22.000 dáltons. A molécula de GH guarda homologia com a prolactina, também produzida pela hipófise, e a somatomamotropina, um hormônio placentário, sugerindo que esses hormônios sejam originados de uma molécula ancestral única. A composição e sequência de aminoácidos da molécula do GH canino e do porcino são idênticas, ao passo que o GH felino difere em três aminoácidos do canino. Em seres humanos, e outros primatas, essa heterogeneidade é maior, cerca de 31% da composição de aminoácidos.[3,4] O GH é sintetizado, armazenado e liberado pelas células somatotróficas da adeno-hipófise, sendo sua liberação controlada por hormônios hipotalâmicos, como o hormônio liberador de hormônio de crescimento (GHRH, do inglês *growth hormone-releasing hormone*), de efeito estimulatório, e a somatostatina, com efeito inibitório. Na verdade, diversos fatores controlam a secreção do GH, sejam eles fisiológicos, sejam relacionados com doenças, ou, ainda, de natureza endócrina ou neuroendócrina (Quadro 188.1 e Figura 188.1). Ressalte-se que um ligante endógeno importante na produção do GH é a grelina, de origem gástrica, principalmente, a qual age em receptores diferentes dos do GHRH. A grelina é um estimulador mais potente que o GHRH em cães jovens, sendo secretada, principalmente, nos períodos de jejum alimentar, associando-se ao comportamento de procura por alimento em algumas espécies.[5] Na espécie canina, o GH é secretado de maneira pulsátil, em ritmo ultradiano, com a ocorrência de picos de produção a cada 4 a 6 horas. Também, especialmente nos cães, o GH pode ter origem na glândula mamária, a partir do epitélio dos ductos mamários, sob o estímulo dos progestágenos, sejam de origem endógena, na fase de diestro, sejam de natureza sintética, quando usados como anticoncepcionais. A molécula de GH mamário guarda 100% de homologia com o GH hipofisário, porém não apresenta padrão pulsátil de secreção como este, nem responde à estimulação com GHRH ou clonidina, ou supressão à somatostatina. A função fisiológica dessa produção mamária de GH, que age tanto de forma direta (parácrina e autócrina) como de forma indireta (pelo estímulo à produção de fatores de crescimento locais), está associada ao desenvolvimento do sistema digestório do neonato, bem como ao desenvolvimento mamário e à preparação para a lactação da fêmea.[6-8]

O mecanismo de ação do GH é similar ao de outros hormônios proteicos, com ligação ao seu receptor localizado na superfície da membrana. O receptor de GH (GHR, do inglês *growth hormone receptor*) é uma glicoproteína que, uma vez acoplada

QUADRO 188.1 Fatores que estimulam ou inibem a secreção de GH em primatas, roedores, caninos e felinos.

Estimulam	Inibem
Fisiológicos ou metabólicos	*Fisiológicos ou metabólicos*
Ritmo de secreção (ultra ou circadiano), exercício (exceto em cães), estresse, sono pós-prandial e jejum (grelina)	Hiperglicemia e aumento sérico de ácidos graxos livres pós-prandiais
Hipoglicemia insulina-induzida, hiperaminoacidemia	–
Doenças	*Doenças*
Acromegalia, hipotireoidismo (exceto em primatas), diabetes *mellitus*, insuficiência renal crônica, cirrose hepática e má nutrição (restrição proteica ou jejum prolongado)	Hipertireoidismo, hipotireoidismo (exceto em cães), hiperadrenocorticismo, obesidade e má nutrição
Endócrinas ou neuroendócrinas	*Endócrinas ou neuroendócrinas*
Hormônios peptídicos: GHRH, ADH, MSH, ACTH, glucagon, diminuição de IGF	Somatostatina, glicocorticoides, progesterona (primatas; exceto em cães), elevação de IGF, melatonina
Estímulos monoaminérgicos, alfa-adrenérgicos (clonidina, epinefrina), antagonistas beta-adrenérgicos (propranolol) e agonistas da dopamina	Antagonistas da serotonina, alfa-adrenérgicos (fentolamina), antagonistas beta-adrenérgicos (isoproterenol), antagonistas da dopamina, antagonistas da acetilcolina
Esteroides: progestágenos (cães, em especial) e estrógenos	Teofilina, cipro-heptadina, morfina e metisergida

ACTH: hormônio adrenocorticotrófico; ADH: hormônio antidiurético; IGF: fator de crescimento insulinossímile; GH: hormônio de crescimento; GHRH: hormônio liberador de GH; MSH: hormônio melanócito-estimulante.

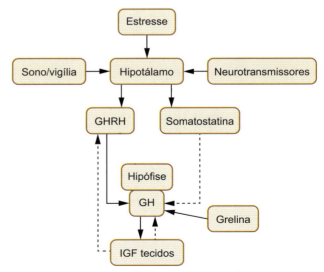

Figura 188.1 Eixo somatotrófico: mecanismos regulatórios da secreção de hormônio de crescimento e fator de crescimento insulinossímile-1 (*linha contínua* = estimulação; *linha tracejada* = inibição). GH: hormônio de crescimento; GHRH: hormônio liberador de hormônio de crescimento. IGF: somatomedina ou fator de crescimento insulinossímile.

duplamente ao hormônio, em forma de dímeros, desencadeia uma série de reações de fosforilação nos resíduos de tirosina, reações essas mediadas por uma enzima da classe das quinases (*janus quinase-2* ou JAK-2). Entre as proteínas-alvo fosforiladas estão as chamadas "STAT (*signal transduction and activation of transcription*)", que migram para o núcleo da célula e ativam a transcrição gênica. Outro grupo-alvo de proteínas são as chamadas "quinases MAP (*mitogen-activated protein*)", que também têm um papel importante na promoção da transcrição gênica, assim como os substratos dos receptores de insulina (IRS, do inglês *insulin receptor substrate*), também ativados pelo GH. Além dessas ações, o GH também promove um influxo de cálcio, ativando, mais uma vez, a transcrição gênica em genes específicos.[1,2]

Ao contrário da maioria dos hormônios hipofisários, o GH não atua em um tecido-alvo isolado ou em algum órgão específico, mas em vários órgãos. O fígado contém inúmeros receptores de GH. Vários tecidos periféricos, como o muscular e o adiposo, também os expressam, embora de maneira mais modesta. A atuação biológica do GH é bipolar, apresentando efeitos metabólicos gerais, catabólicos (rápidos) e anabólicos (prolongados). Os efeitos catabolizantes são exercidos pela ação direta do GH nas células, promovendo lipólise, gliconeogênese e resistência à ação insulínica, o que dificulta a captação da glicose. O resultado do efeito metabólico do GH é a hiperglicemia, que se presta, em última instância, à obtenção dos efeitos promotores de crescimento.[1,2]

Os efeitos anabolizantes, ou seja, crescimento e proliferação celulares, são exercidos de maneira indireta via fatores de crescimento, conhecidos como somatomedinas ou fatores de crescimento insulinossímiles, classificados em IGF-1 e IGF-2 (*insulin-like growth factor*), cuja produção é eliciada pelo GH. São peptídios pequenos, de cadeia única, com cerca de 7.500 dáltons. Sua circulação no plasma é acompanhada da ligação com proteínas transportadoras (IGFBP-1 a IGFBP-6, do inglês *insulin-like growth factor binding proteins*), de alta afinidade e que proporcionam longa permanência na circulação sanguínea. O fígado é o principal órgão produtor de IGF, mas também tecidos como músculos, ossos, cartilagens, rins e pele são capazes de produzi-lo, sob a atuação do GH, e de sofrer seus efeitos de maneiras endócrina e parácrina. A estrutura química dos IGFs tem cerca de 50% de homologia com a insulina, o que os relaciona diretamente com o fenômeno de resistência insulínica observado quando há exposição excessiva ao GH, visto que podem ocupar seus receptores reciprocamente. Dos dois, o IGF-1 é o mais diretamente relacionado com as ações do GH, sendo suas concentrações, em geral, diretamente relacionadas com a disponibilidade de GH.[1,2,4]

A essência da ação do GH é a promoção do crescimento corporal, sendo esse efeito mediado principalmente pela atuação do IGF-1 nos condroblastos e nos osteoblastos. Importante também é a promoção da síntese proteica, mediada por IGFs em diversos tecidos, incluindo fibroblastos, condrócitos, tecidos muscular e hepático e pele, representada na captação maior de aminoácidos, na aceleração da transcrição de mRNA e no aumento da síntese de DNA. Os efeitos do eixo GH-IGF sobre os tecidos resultam em regulação homeostática e de proliferação e diferenciação celular, sendo essenciais para a obtenção da estatura final em indivíduos adultos.[1,2] É importante considerar que o GH também tem efeito direto sobre o crescimento corporal, o que é evidenciado pela constatação de que filhotes de raças de maior porte apresentam períodos mais prolongados de secreção de GH do que aqueles de raças menores.[4,9] Outro elemento importante de diferenciação do tamanho nas diversas raças de cães é uma variação genética, um haplótipo simples

do gene *IGF1*, presente nas raças pequenas. O gene *IGF1* é um forte determinante genético do tamanho corporal entre mamíferos; a exemplo, camundongos geneticamente deficientes em *IGF1* têm apenas 60% do peso normal ao nascer.[10] Também cabe lembrar que o crescimento e, consequentemente, a estatura final de um animal dependem de diversos fatores, não somente do eixo GH-IGF. Assim, outros ligantes endócrinos, como os hormônios tireoidianos, os esteroides sexuais e os glicocorticoides, têm influência notória no crescimento do animal, bem como fatores não endócrinos, como a condição genética, o estado nutricional e a existência ou não de doenças crônicas, podem comprometer o crescimento corporal.[1,2] Ainda, na pele de diversas espécies estão expressos receptores de GH e de IGF-1 em queratinócitos e células foliculares, matriz pilosa das papilas dérmicas, sebócitos, melanócitos, fibroblasto e adipócitos da derme. O GH promove a multiplicação de fibroblastos e potencializa a ação de andrógenos sobre o crescimento piloso e o desenvolvimento da glândula sebácea. O IGF-1 promove proliferação de sebócitos e queratinócitos. Em filhotes de cães e gatos, a secreção adequada de GH é fundamental para a substituição do pelame de filhote (lanugo) por pelame do cão adulto, rico em pelos primários.[9] Ainda, o eixo progesterona-GH-IGF1, além de promover o desenvolvimento da glândula mamária, também tem papel importante na tumorigênese desse órgão, com expressão de GH e receptor de GH em neoplasias mamárias tanto benignas como malignas.[4]

NANISMO HIPOFISÁRIO OU HIPOSSOMATOTROPISMO

Muitas são as causas do retardo estatural em cães e gatos (Quadro 188.2). O retardo estatural por deficiência de GH, denominado "hipossomatotropismo ou nanismo hipofisário", é o exemplo mais notável da deficiência dos hormônios hipofisários.[11] O nanismo hipofisário pode ocorrer em gatos e em diferentes raças de cães, porém a sua manifestação mais frequente ocorre na raça Pastor-Alemão, como uma herança genética simples, do tipo autossômica recessiva.[4,9,12,13] Nesses casos, tem sido descrita a existência de cistos com conteúdo coloidal na região do ducto craniofaringiano residual (ou fenda de Rathke), resultantes do acúmulo de material proteináceo osmoticamente ativo. Esses cistos eram antes considerados os responsáveis pela alteração adeno-hipofisária, por conta de sua expansão e consequente compressão tecidual adjacente.[4] Atualmente, sabe-se que a disfunção pituitária (ou hipofisária) pode ser anterior à formação cística, o que também direciona a etiologia para defeito genético que acarreta diferenciação inadequada do ectoderma craniofaringiano, tecido embrionário que daria origem às células hipofisárias normais.[9,11] Em Pastores-alemães, especulou-se que essa alteração envolvia mutação genética que impede a diferenciação de células-tronco em células tróficas normais e que possa estar associada à alteração de um fator de transcrição análogo aos fatores pituitários Pit-1 (do inglês, *pituitary transcription factor-1*) e Prop-1 (do inglês, *protein prophet-1*), embora com atuação mais precoce junto ao desenvolvimento da glândula.[9,11] Atualmente, demonstra-se que essa deficiência de GH está associada a uma mutação do gene LHX3, membro de uma família de fatores de transcrição que são essenciais ao desenvolvimento embrionário da hipófise e do sistema nervoso.[14,15] Denomina-se de pan-hipopituitarismo quando os cães acometidos venham a apresentar deficiência combinada de GH, prolactina (PRL), hormônio tireoestimulante (TSH, do inglês *thyroid stimulating hormone*) e das gonadotropinas (hormônios luteinizante [LH, do inglês *luteinizing hormone*]

QUADRO 188.2	Causas de retardo estatural (nanismo) em cães e gatos.
Endócrinas	**Não endócrinas**
Hipossomatotropismo	Constitucional
Hipotireoidismo	Familiar
Hiperadrenocorticismo	Má nutrição
Hipoadrenocorticismo	Doenças gastrintestinais crônicas (síndrome de má absorção, insuficiência pancreática exócrina, parasitoses graves)
Diabetes *mellitus*	Distúrbios de deglutição (megaesôfago, anomalias de anéis vasculares)
Diabetes *insipidus*	Hepatopatias (anomalia vascular portossistêmica, doença do armazenamento do glicogênio)
Hiperparatireoidismo nutricional secundário	Cardiopatias e/ou pneumopatias
Hiper e hipovitaminose D	Doença renal crônica
Puberdade precoce	Osteo e condrodistrofias, displasia esquelética
	Neuropatias (mucopolissacaridose, hidrocefalia)

e foliculoestimulante [FSH, do inglês *follicle-stimulating hormone*]). Nesses casos, a secreção de hormônio adrenocorticotrófico (ACTH, do inglês *adrenocorticotropic hormone*) geralmente está preservada, o que faz supor que essa mutação seja posterior à diferenciação das células corticotróficas.[11]

Incidência

O nanismo hipofisário acomete, principalmente, os cães da raça Pastor-Alemão, bem como raças derivadas, como Karelian Bear e Saarloos Wolfhound, mas também pode ocorrer em gatos e várias raças de cães, como Weimaraners, Golden Retrievers, Pinschers *toys* e Spitzes. Aparentemente não existe predisposição sexual, de acordo com a literatura especializada,[4,9,12,13] embora as fêmeas tenham sido a maioria dos pacientes com nanismo hipofisário atendidos pela autora deste capítulo, desde o início de carreira até a data da redação deste texto.[16]

Manifestações clínicas

Os casos de nanismo hipofisário são caracterizados clinicamente pelo retardo estatural, observado entre 2 e 5 meses de vida, além de retenção do pelame infantil (lanugo) e ausência do pelame primário. Os animais afetados apresentam feições imaturas, podendo portar deformidades ósseas, retenção da dentição infantil, além de atrofia testicular e ausência ou irregularidades de ciclos estrais. Observam-se alopecia bilateral, hiperqueratose e hiperpigmentação progressivas em região de tronco e áreas de atrito, que têm início a partir dos 6 a 8 meses de vida. A pele apresenta descamação exagerada e os comedões e as pústulas tornam-se comuns. A região cefálica e a extremidade de membros geralmente estão preservadas.[4,8,9,12] Quando a disfunção hipofisária acomete os vários hormônios tróficos, caracterizando o pan-hipopituitarismo, os pacientes podem apresentar sintomas de hipotireoidismo, como abulia, termofilia e retardo mental. A mutação no gene LHX3 também acarreta malformação da articulação atlanto-axial, o que pode levar à instabilidade e compressão da medula espinal cervical, com sequelas neuromotoras. Podem aparecer também azotemia e consequentes sintomas de doença renal, uma vez que a deficiência de GH pode acarretar desenvolvimento glomerular inadequado. De modo geral, os cães com nanismo hipofisário começam a apresentar queda do estado geral a partir de 2 a 3 anos, em razão de complicações como perda progressiva da função hipofisária, expansão continuada do cisto na fenda de Rathke, deformações do esqueleto e/ou comprometimento da função renal[4,9,12] (Figuras 188.2 e 188.3).

Diagnóstico e exames complementares

Nos casos de deficiência isolada de GH, os resultados de exames laboratoriais de rotina apresentam-se normais de modo geral, exceto quando há comprometimento renal. Quando ocorrem deficiências de outros hormônios hipofisários, como de TSH e de PRL, podem ser observadas alterações como hipercolesterolemia, anemia e hipoglicemia.[4,9,12]

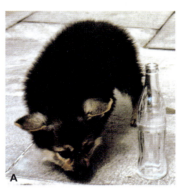

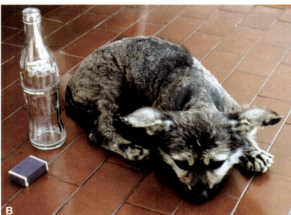

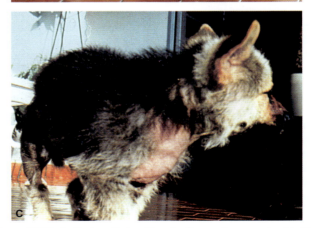

Figura 188.2 A. Canino, Pastor-Alemão, fêmea, 8 meses de vida (Tutuca), com nanismo hipofisário, exibindo retardo estatural e manutenção do pelame infantil (lanugo). **B.** O mesmo animal (Tutuca), aos 14 meses de vida, com nanismo hipofisário, exibindo retardo estatural, alopecia bilateral, hiperqueratose e hiperpigmentação. **C.** O mesmo animal, aos 20 meses de vida, após terapia de reposição hormonal com GH extraído de hipófises caninas, exibindo repilificação óbvia e ganho estatural e ponderal discreto.

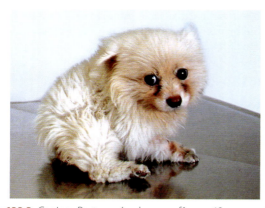

Figura 188.3 Canino, Pastor-suíço branco, fêmea, 18 meses de vida, com nanismo hipofisário, exibindo retardo estatural e manutenção do pelame infantil (lanugo).

As alterações dermato-histopatológicas observadas são típicas das endocrinopatias de modo geral, como hiperqueratose ortoqueratótica, queratose e dilatação folicular, atrofia folicular, folículos em fase telogênica, atrofia de glândula sebácea, queratinização triquilemal, melanose epidérmica e adelgaçamento da derme. A diminuição da quantidade e do tamanho das fibras de elastina é altamente sugestiva de hipossomatotropismo, bem como nos casos de hipotireoidismo associado, em que podem, também, ser observados os músculos piloeretores hipertrofiados e vacuolizados, embora nenhuma dessas últimas alterações possa ser considerada patognomônica.[17]

Na avaliação por imagem, o exame radiológico revela a não oclusão dos discos fisários, bem como diversas deformações ósseas. A ultrassonografia pode revelar hipoplasia cortical renal ou visceromegalia. Nas imagens obtidas por tomografia computadorizada (TC) ou por ressonância magnética (RM), os cistos hipofisários podem ser evidenciados. Também, a hipófise pode estar diminuída, compatível com hipoplasia hipofisária. Ressalte-se que cães hígidos, especialmente de raças braquicefálicas, também podem apresentar cistos hipofisários.[9]

Na avaliação endócrina, espera-se evidenciar a diminuição dos níveis de GH, quando utilizado imunoensaio específico para a espécie canina (ou felina). Uma vez que animais ditos normais podem apresentar valores basais de GH semelhantes àqueles de indivíduos com hipossomatotropismo, recomenda-se a utilização de testes de estímulo para o diagnóstico definitivo de nanismo hipofisário. Para tanto, utiliza-se GHRH[a] (1 mg/kg, por via intravenosa [IV]) ou substâncias alfa-adrenérgicas como clonidina[b] (10 mg/kg, IV) ou xilazina[c] (100 mg/kg, IV). As determinações de GH devem ser feitas em condições basais e a cada 15 a 30 minutos após a aplicação do secretagogo. Também, pode ser utilizada grelina como estimulação, na dose 2 mcg/kg, IV. Em cães normais, as concentrações do hormônio devem duplicar, e até quadruplicar, após o estímulo. Cães com nanismo não alteram suas concentrações de GH em quaisquer dos testes utilizados.[4,9,12,18] Na ausência de testes específicos para GH canino, podem ser mensuradas as concentrações basais de IGF-1, pois cães com nanismo hipofisário apresentam valores basais significativamente menores de IGF-1 do que os exibidos por cães normais.[4] Os mesmos testes de estímulo com clonidina ou xilazina podem ser realizados para determinações de IGF-1, com tempos de coleta similares aos das determinações de GH. A determinação de IGF-1 em cães apresenta a facilidade de se poder utilizar o imunoensaio comercial humano, desde que validado para a espécie canina. Para a avaliação do restante da função hipofisária, para se estabelecer o diagnóstico de pan-hipopituitarismo, testes de estimulação combinados, utilizando-se hormônios liberadores hipotalâmicos – hormônios liberadores de corticotrofina (CRH, do inglês *corticotropin-releasing hormone*), de tireotrofina (TRH, do inglês *thyrotropin-releasing hormone*) e de gonadotrofinas (GnRH, do inglês *gonadotropin-releasing hormone*) –, também podem ser realizados.[8] É importante ressaltar que os valores de normalidade nas determinações hormonais citadas variam conforme o tipo de imunoensaio utilizado e as características espécie-específicas.

Atualmente, um teste genético utilizado para identificar a mutação no gene LHX3 está disponibilizado pela Universidade de Utrecht, bem como por outros laboratórios internacionais. Se um cão se mostrar positivo ao realizar esse teste, tornam-se desnecessárias as mensurações de GH. A realização desse exame permite também identificar cães portadores da mutação, o que possibilita afastá-los da reprodução.

Diagnóstico diferencial e prognóstico

No diagnóstico diferencial das possíveis causas de retardo estatural em um animal, o hipossomatotropismo ou nanismo hipofisário tem a sua inclusão obrigatória, especialmente naqueles que pertencem aos grupos de risco (cães da raça Pastor-Alemão ou semelhantes). Outras causas prováveis de retardo estatural devem ser descartadas, como desnutrição, síndrome de má absorção, parasitismo intenso, doenças congênitas (hepáticas, cardíacas ou renais), condrodistrofias, mucopolissacaridose e hidrocefalia. Outras enfermidades endócrinas também podem, isoladamente, comprometer o crescimento corporal, como diabetes *mellitus* juvenil, hipotireoidismo e alterações adrenais ou gonadais[4,9,12] (ver Quadro 188.2).

O diagnóstico definitivo de hipossomatotropismo é possível mediante mensurações de GH e IGF-1 em testes dinâmicos, nos quais os animais com nanismo não apresentam resposta aos estímulos, além da exclusão das outras doenças citadas. A longo prazo, o prognóstico é reservado, dadas as várias possibilidades de complicações, como falência hipofisária múltipla, expansão do cisto hipofisário e progressão da doença renal.

Tratamento

De maneira ideal, na terapia de reposição em cães e gatos com nanismo hipofisário devem ser utilizados GH homólogos, isto é, idênticos aos da espécie, os quais devem ser introduzidos o mais precocemente possível. Contudo, os relatos de obtenção de GH canino ou felino são episódicos e para fins de pesquisa.[16] Como não existe essa opção farmacológica para comercialização, as opções são o GH humano,[d] o bovino e o suíno. As somatotropinas de origem humana ou bovina podem provocar resposta imunológica, dada a diferença na composição dos aminoácidos entre as diferentes espécies, levando à não atuação do hormônio. Como o GH suíno apresenta 100% de homologia com o da espécie canina, ele é o mais indicado para o uso contínuo, visto que a possibilidade de antigenicidade é mínima. Entretanto, o fator limitador é novamente a sua obtenção em formulações farmacológicas comerciais. A dose recomendada, para todas as preparações, é de 0,1 a 0,3 UI/kg por via subcutânea (SC), 3 vezes/semana, por 4 a 6 semanas.[4,9,19,20] De modo geral, o ganho estatural é

---

[a] N. do A.: Geref®, acetato de sermorrelina, Serono Pharma; 0,5 e 3 mg.
[b] N. do A.: Clonidina®, cloridrato de clonidina, Cristália; 150 mg/mℓ.
[c] N. do A.: Rompun®, cloridrato de xilazina, Bayer; 20 mg/mℓ.

[d] N. do A.: Genotropin®, somatotrofina recombinante humana, Pfizer; 4, 12 e 16 UI/fr.amp.

pequeno, uma vez que a maioria dos pacientes já apresenta fechamento importante das cartilagens de crescimento na ocasião do atendimento inicial. A resposta cutânea é variável, com crescimento dos pelos primários e do lanugo na maior parte das áreas alopécicas. Essa resposta acontece cerca de 6 a 9 semanas depois do início do tratamento. Os ajustes de dose devem ser feitos com base na resposta clínica e nas avaliações laboratoriais. O monitoramento inclui as determinações de glicemia, visto que o GH pode acarretar resistência insulínica e consequente hiperglicemia, bem como de IGF-1, para controle de futuras aplicações.

Na impossibilidade de acesso ao GH, o uso de progestágenos também é recomendado, visto que esses esteroides podem estimular a produção de GH na espécie canina em local ectópico à hipófise, qual seja o epitélio ductal da glândula mamária. Aplicações subcutâneas de acetato de medroxiprogesterona[e] (2,5 a 5 mg/kg), a cada 3 a 6 semanas, ou de proligestona[f] (10 mg/kg, SC), a cada 3 semanas, mostraram-se eficientes no crescimento corporal e na recobertura pilosa. Em contrapartida, podem ocorrer efeitos colaterais como diabetes *mellitus*, além de piometra, mucometra e hiperplasia endometrial cística, nas fêmeas, o que leva à recomendação de gonadectomia nas fêmeas acometidas, anteriormente ao tratamento.[9,21,22]

Nas condições de disfunções hipofisárias múltiplas (pan-hipopituitarismo), torna-se necessária a terapia de reposição hormonal abrangente, em especial a com hormônios tireoidianos, haja vista a ação sinérgica das tironinas junto ao GH em seus efeitos fisiológicos. O prognóstico a longo prazo, nesses casos, é mais reservado ainda, dadas as múltiplas alterações sistêmicas.

ACROMEGALIA/HIPERSOMATOTROPISMO

O hipersomatotropismo (HS), caracterizado pela secreção excessiva, ou exposição exagerada ao GH, no animal adulto resulta em acromegalia, uma síndrome caracterizada pelo crescimento exagerado de ossos, tecido conjuntivo e vísceras, acompanhada de resistência insulínica. O termo vem das palavras gregas *akron* (extremidade) e *megas* (grande). Quando em jovens, o excesso de GH leva ao crescimento linear e estatural exagerado, com a denominação de gigantismo.[4,9,12] Em seres humanos, são bem descritas e relatadas as duas formas de doença, porém, na clínica de pequenos animais, o gigantismo ainda não foi descrito ou demonstrado. O que se aventa é que a seleção zootécnica levou a formas de gigantismo racial, como observado em cães da raça Dogue Alemão.[23]

Em contrapartida, a acromegalia é uma forma bem descrita de endocrinopatia em cães e gatos adultos, embora a etiopatogenia costume ser diferente entre essas duas espécies.

Acromegalia canina

No cão, a causa mais comum de secreção excessiva de GH é de origem mamária e consequente à exposição prolongada a progestógenos, sejam esses de origem endógena (fase luteínica do ciclo estral), seja de origem exógena (uso de fármacos para fins anticoncepcionais). Constatam-se, também, casos de hipersecreção de GH e IGF-1, e características acromegálicas, nos estados de hipotireoidismo canino primário.[24] Eventualmente, em casos raros, a secreção excessiva pode ser decorrente de um adenoma hipofisário ou de tumores mamários, secretores de GH.[25]

Incidência

Em cães, não se evidencia predileção racial nos casos de acromegalia. A grande maioria dos casos relatados na literatura diz respeito à ocorrência em fêmeas, justamente pela influência dos progestógenos na secreção do GH, seja sob a forma iatrogênica, como anticoncepcionais, seja sob a forma espontânea, na fase luteínica do ciclo estral.[4] Em um estudo de Eigenmann e Venker-van Haagen,[26] as fêmeas acometidas tinham idade superior a 4 anos. Como anteriormente citado, os casos relacionados com tumores hipofisários secretores são raros. Até o momento, um único relato demonstrou a secreção excessiva de GH originária de adenoma hipofisário acidófilo, com consequente aumento de IGF-1, em um cão macho, da raça Dálmata, com 10 anos, com comprovação por exames anátomo-histopatológicos e imuno-histoquímica.[25] Também, outra forma rara de HS foi descrita em dois cães com neoplasias mamárias.[9]

Manifestações clínicas

A consequência clínica mais comum do hipersomatotropismo em cães é o crescimento exagerado das partes moles, dos tecidos que respondem exageradamente a estímulos à proliferação celular, em especial, tecido conjuntivo de pele, língua, orofaringe e orolaringe. Essa hipertrofia tecidual resulta em aumento de dobras cutâneas, notadamente faciais, conferindo uma expressão trágica ao paciente, além de aumento dos espaços interdentais, com desalinhamento dentário e respiração estertorosa, em razão do volume exagerado da língua e da faringe. Também podem ser observados prognatismo, aumento das articulações e visceromegalia. Por causa da resistência insulínica provocada pelo GH, muitos animais, embora anteriormente saudáveis, desenvolvem o diabetes *mellitus*, com poliúria e polidipsia, secundárias à glicosúria episódica, e até mesmo polifagia. Eventualmente, os sintomas desaparecem após o término do ciclo estral ou com a retirada dos progestógenos[4,9,12] (Figuras 188.4 e 188.5).

Diagnóstico e exames complementares

Em cães, os mais frequentes achados laboratoriais de rotina dizem respeito à ocorrência de diabetes *mellitus*, secundária à resistência insulínica que o GH acarreta e que pode acometer uma parcela considerável dos cães acromegálicos. Assim, evidências de um quadro de diabetes mal controlado podem ocorrer, como hiperglicemia persistente, hiperlipidemia, elevação das enzimas hepáticas e cetonúria eventual.[4,23]

Na avaliação por imagem, o exame radiográfico pode mostrar hiperostose da calota craniana, aumento mandibular, artropatias degenerativas e osteofitoses diversas, proporcionalmente ao tempo de evolução da doença. O exame ultrassonográfico pode revelar visceromegalia renal, adrenal e hepática, esta última mais comum e também associada ao diabetes.[4] Também constata-se a cardiomegalia radiográfica e ecocardiográfica. Os exames de imagem mais sensíveis e específicos, em especial para detecção de um tumor pituitário, são a TC e a RM. Os aumentos de volume de hipófise em região selar ou suprasselar, muitas vezes invadindo dorsalmente o diencéfalo, são indicadores de adenoma secretor de GH e passíveis de visibilização por essas técnicas na maioria dos animais acometidos. Nesse modo de avaliação por imagem, os exames com contraste são os mais indicados para melhor visibilização da hipófise.[27]

Na avaliação endócrina, espera-se evidenciar a elevação dos níveis de GH, quando utilizado imunoensaio específico para a espécie canina. A maioria dos cães e gatos acometidos apresenta valores de GH superiores a 10 ng/mℓ (valores de normalidade $\leq$ 5 ng/mℓ para ambas as espécies). Contudo, nas fases iniciais da doença, os valores da somatotropina podem ainda estar limítrofes,

---

[e] N. do A.: DepoProvera®, acetato de medroxiprogesterona, Pfizer; 50 mg/mℓ.
[f] N. do A.: Covinan®, proligestona, Intervet; 100 mg/mℓ.

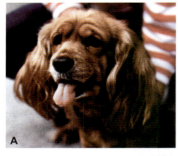
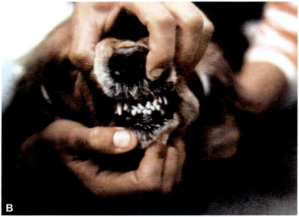
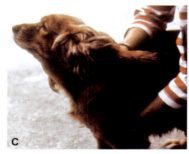

Figura 188.4 A. Canino, Cocker Spaniel, 4 anos, com acromegalia secundária à presença de ovário remanescente, exibindo aumento das dobras cutâneas e expressão facial alterada. **B.** Desalinhamento dentário devido ao crescimento de partes moles em região interdental. **C.** Aumento de volume de região cervical ventral.

isto é, entre 5 e 10 ng/mℓ. De qualquer modo, as mensurações de GH para as espécies canina e felina sofrem limitações importantes na realidade brasileira, em razão da inexistência de imunoensaios espécie-específicos para o GH, seja sob a forma de utilização para fins de pesquisa, seja para fins comerciais.

A determinação de IGF-1 apresenta a facilidade de se poder utilizar o imunoensaio comercial humano, desde que validado para a espécie canina. Valores muito elevados são diagnósticos para hipersomatotropismo. No entanto, muitos animais apresentam concentrações ainda dentro dos valores de normalidade, em especial nas fases mais precoces da doença. É recomendado, nessas situações em que se observam valores limítrofes, realizar mensurações seriadas, a cada 30 a 90 dias, visto que, nos casos de excesso de GH, as concentrações de IGF-1 tendem a se elevar progressivamente com o passar do tempo. Outrossim, é importante lembrar que as concentrações de IGF-1 apresentam correlação linear com o tamanho do animal, e os valores devem ser interpretados de acordo com seu porte ou raça. Ainda, em cães, é recomendada a mensuração de progesterona, em especial nos animais não castrados, naqueles suspeitos com história prévia de castração (síndrome do ovário remanescente) ou na possibilidade de uso de anticoncepcionais à base de progestágenos.[4,9,12]

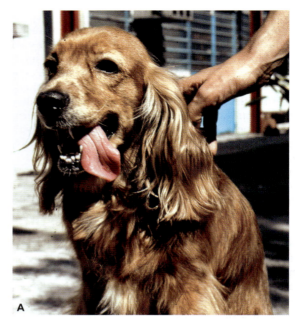
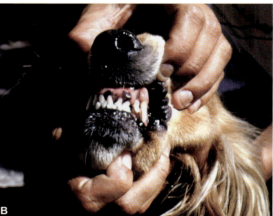
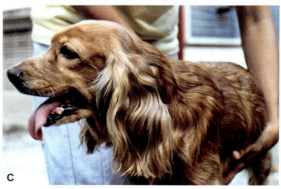

Figura 188.5 A. Canino, Cocker Spaniel, 4 anos, após 6 meses da excisão de ovário remanescente, exibindo diminuição das dobras cutâneas faciais e normalização da expressão facial. **B.** Realinhamento dentário. **C.** Diminuição de volume em região cervical ventral. Mesmo animal da Figura 188.4.

Diagnóstico diferencial e prognóstico

A ocorrência da acromegalia deve ser aventada em todo cão que começa a apresentar sintomas como respiração estertorosa e/ou ofegante, poliúria, polidipsia e ganho de peso, após o uso de progestógenos, no diestro (fase progestacional) ou até mesmo após gonadectomia, haja vista a possibilidade de ovário remanescente. Também devem ser investigadas as outras possibilidades de doença, cujas alterações fenotípicas assemelham-se às da acromegalia, como hipotireoidismo em cães.[4,9,12] Embora menos comumente do que nos felinos, cães com HS também podem se tornar diabéticos, apresentando necessidades insulínicas cada vez maiores, o que evidencia os efeitos hiperglicemiantes do GH.

O prognóstico é bom no caso dos cães com acromegalia relacionada com os progestágenos, visto que a gonadectomia ou a suspensão medicamentosa são soluções eficazes, resolvendo todas as manifestações clínicas, à exceção dos casos em que o diabetes *mellitus* insulinoprivo já está instalado. Não obstante, se ainda houver reserva insulínica, pode haver a remissão do diabetes. Nos casos de adenomas hipofisários secretores de GH, raros em cães, o prognóstico vai de reservado a ruim. O crescimento tumoral é lento, mas progressivo, e as manifestações neurológicas, as mais graves e relacionadas com a expansão da neoplasia, acontecem mais tardiamente, em estágio avançado da doença.

Tratamento

O tratamento da acromegalia na quase totalidade dos cães acometidos é relativamente simples, visto que o foco está na retirada do progestágeno, endógeno ou exógeno, que levou à hipersecreção do GH. Assim, gonadectomias e interrupção da terapia anticoncepcional são as ferramentas mais óbvias na resolução da maioria dos casos. Eventualmente, caso a esterilização não possa ser realizada, ou não for desejada pelo proprietário, podem-se utilizar bloqueadores de receptores para progestágenos, como aglepristona[g], na dose de 10 mg/kg, SC, a cada 4 semanas, por 15 vezes.[18]

Cães com acromegalia podem se tornar diabéticos, embora de maneira bem menos frequente do que os gatos com hipersomatotropismo. Quando ocorre o diabetes *mellitus* nesses animais, a terapia insulínica deve ser prontamente instituída, de modo a garantir um bom controle glicêmico. Outrossim, atuar rapidamente na remoção dos progestágenos nesses pacientes pode levar à remissão do diabetes, ou, ao menos, menores necessidades insulínicas.[4,12]

No caso dos tumores hipofisários, adenomas secretores de GH, condição rara em cães, existem três modalidades básicas de terapia: medicamentosa, radioterapia ou hipofisectomia. Idealmente, qualquer que seja a modalidade empregada, objetiva-se diminuir o tamanho da neoformação, reduzir a produção de GH e as necessidades insulínicas e preservar as outras funções da hipófise. Em seres humanos, a utilização de fármacos de longa ação de octreotida ou lanreotida, análogos de somatostatina, mostrou-se eficaz na diminuição da produção de IGF-1, na diminuição do tamanho do tumor e na melhora dos sintomas, em 50% dos casos. Uma alternativa medicamentosa promissora é o pegvisomanto,[h] um bloqueador de receptor do GH, utilizado com sucesso no tratamento da acromegalia humana.[9] A radioterapia, realizada com cobalto irradiado, promove a contração do volume do adenoma hipofisário; porém, as principais desvantagens observadas são: paucidade de centros de radioterapia veterinária, necessidade de anestesia geral em sessões repetidas, alto custo e possibilidade de recidiva.[4,9,28] Finalmente, a hipofisectomia transfenoidal tem se tornado uma manobra cirúrgica mais exequível e eficaz nos últimos anos, especialmente para os casos de hipercortisolismo secundário a adenomas hipofisários em cães e/ou gatos.[29,30] Essa é uma técnica consagrada em alguns centros de pesquisa veterinários, como o da Universidade de Utrecht, Holanda; todavia, na realidade brasileira atual, ainda não se pratica de forma regular a hipofisectomia em cães, embora alguns pesquisadores já estejam em fase de desenvolvimento e aprendizado da técnica.

---

[g] N. do A.: Alizin®, aglepristona, Virbac; 3 g/100 mg/ml.
[h] N. do A.: Sandostatin®, octreotida, Sandoz; 0,05 mg/ml, 0,1 mg/ml e 0,5 mg/ml.

Acromegalia felina

A causa predominante do hipersomatotropismo felino é a neoplasia de células somatotróficas da adeno-hipófise, sendo a maioria delas adenomas, embora carcinomas e hiperplasias também tenham sido observados. Ainda que a neoplasia hipofisária seja considerada incomum em gatos, os tumores hipofisários ainda são a terceira causa mais comum nas ocorrências intracranianas felinas (após meningioma e linfoma), em uma revisão de 160 neoplasias.[31] Fatores ambientais e genéticos têm sido apontados como justificativa para a prevalência crescente desses tumores. Assim, entre os chamados "disruptores endócrinos", encontram-se os contaminantes organo-halogenados, como os bifenóis policlorinados e brominados (PCBs e PBDEs, do inglês *polychlorinated biphenyl* e *polybrominated diphenyl ethers*, respectivamente), presentes em alimentos, mobiliários e suspensões aéreas. Esses contaminantes têm sido implicados na oncogênese em vários órgãos endócrinos; a exemplo, os mesmos disruptores têm sido associados ao hipertireoidismo felino (ver Capítulo 191, "*Hipertireoidismo Felino*"). Também, sugere-se que causas genéticas podem estar implicadas na gênese do adenoma hipofisário, como a mutação do gene *AIP*.[32]

Os progestógenos também podem promover a expressão de GH na glândula mamária de gatos, mas, aparentemente, nessa espécie não ocorre repercussão sistêmica importante da secreção ectópica de somatotropina.[4,12,32]

Incidência

Nos felinos, a acromegalia sob a forma de adenomas somatotróficos é mais frequente em machos idosos e pertencentes às raças American Short-Haired e Long-Haired, de acordo com estudos sobre morbidades proporcionais em hospitais veterinários norte-americanos.[4,32] É uma doença de prevalência crescente na espécie, em especial na população de gatos diabéticos, reportando-se incidências em 17 a 32% desses em levantamentos europeus e americanos.[33] É a forma mais comum de adenomas hipofisários em gatos, representando até 50% dos casos.[31] Ademais, de acordo com compilações americanas e europeias, cerca de 97 a 100% dos gatos acromegálicos são diabéticos.[4]

Manifestações clínicas

Nos gatos acometidos, os sintomas mais frequentes são a poliúria e a polidipsia, secundárias à instalação do diabetes *mellitus*, a mais comum das complicações relacionadas com o excesso de secreção do GH em felinos. Nos casos de hipersomatotropismo e diabetes associados, chama a atenção o fato de que os pacientes não costumam perder peso, a despeito do controle glicêmico pobre. Em outras palavras, mostram-se como diabéticos mal controlados, mas que não perdem peso. A consequente produção exagerada de IGF-1 também se faz notar pelas características de crescimento exagerado de tecidos, como prognatismo, aumento cranial e de volume abdominal e o já citado ganho de peso. Também, nota-se o contínuo crescimento corporal na maioria desses animais, em especial das extremidades, acompanhado de aumento na massa muscular. Parte dos gatos acometidos apresenta claudicação e dor articular, em razão da artropatia degenerativa, com comprometimento das articulações escapuloumeral, umerorradiulnar, de carpos, dígitos e vértebras. Uma parcela importante dos gatos acromegálicos (cerca de 40%) pode apresentar manifestações de insuficiência cardíaca congestiva, como edema pulmonar ou efusão pleural. O crescimento exagerado de dobras mucocutâneas, pela maior espessura da epiderme e da derme, pode se estender à região da orofaringe e obstruir parcialmente a ventilação, ocasionando respiração estertorosa. Manifestações neurológicas, como estupor, sonolência, andar em círculos, convulsões e mudanças no comportamento, podem aparecer, secundárias à expansão da massa pituitária, bem como neuropatias periféricas diversas. É importante observar que nem todo gato com HS apresenta características acromegálicas, especialmente aqueles na fase inicial, na qual o crescimento tecidual ainda não se fez notar[4,12,32,33] (Figuras 188.6 e 188.7). As principais características clínicas do HS felino são:

- Polifagia, poliúria e polidipsia (associadas ao diabetes *mellitus*)
- Ganho de peso (a despeito do diabetes *mellitus* de difícil controle)
- Avolumamento (crescimento) facial
- Estridor respiratório
- Prognatismo inferior
- Aumento de volume abdominal
- Claudicações e dificuldades motoras
- Sintomas neurológicos centrais (andar em círculos, convulsões, cegueira, entre outros)
- Sopros e arritmias cardíacas
- Resistência insulínica progressiva.

Diagnóstico e exames complementares

Em gatos, os principais achados laboratoriais de rotina dizem respeito à ocorrência de diabetes *mellitus*, secundária à resistência insulínica que o GH acarreta. Assim, evidências de um quadro de diabetes mal controlado podem ocorrer, como hiperglicemia persistente, hiperlipidemia, elevação das enzimas hepáticas e cetonúria eventual. Também, podem ser observadas alterações como eritrocitose e hiperfosfatemia, além de azotemia, uma indicação de comprometimento renal.[4,23]

Na avaliação por imagem, o exame radiográfico pode mostrar hiperostose da calota craniana, aumento mandibular, artropatias degenerativas e osteofitoses diversas, proporcionalmente ao tempo de evolução da doença. O exame ultrassonográfico pode revelar visceromegalia renal, adrenal e hepática, esta última mais comum e também associada ao diabetes.[4] Também constata-se a cardiomegalia radiográfica e ecocardiográfica. Os exames de imagem mais sensíveis e específicos, em especial para

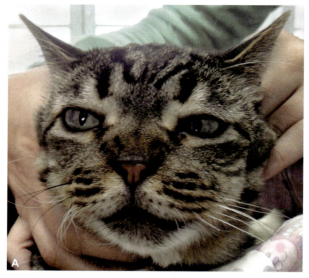
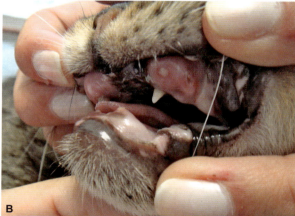

Figura 188.7 A. Felino, sem raça definida, macho, 8 anos, com acromegalia, exibindo aumento de plano nasal, discreto prognatismo. **B.** Aumento de volume de tecido gengival periodontal. (Cedidas por Camila Ferreiro Pinto.)

detecção de um tumor pituitário, são a TC e a RM. Os aumentos de volume de hipófise em região selar ou suprasselar, muitas vezes invadindo dorsalmente o diencéfalo, são indicadores dos adenomas secretores de GH e passíveis de visibilização por essas técnicas na maioria dos animais acometidos. Os casos mais crônicos podem exibir prognatismo inferior, deformação temporomandibular e espessamento da pele, do tecido cutâneo e do osso denominado "calvária".[32] Nesse modo de avaliação por imagem, os exames com contraste são os mais indicados.[27]

Na avaliação endócrina, espera-se evidenciar a elevação dos níveis de GH, quando utilizado imunoensaio específico para a espécie felina. Conforme mencionado anteriormente, a maioria dos gatos e cães acometidos apresenta valores de GH superiores a 10 ng/mℓ (valores de normalidade ≤ 5 ng/mℓ para ambas as espécies). Entretanto, é importante lembrar que, na realidade brasileira, as mensurações de GH para as espécies canina e felina sofrem limitações por não haver imunoensaios espécie-específicos para o GH, seja sob a forma de utilização para fins de pesquisa, seja para fins comerciais.

A determinação de IGF-1 em gatos, do mesmo modo que em cães, apresenta a vantagem de se poder utilizar o imunoensaio comercial humano, desde que validado para a espécie. Valores muito elevados, acima de 1.000 ng/mℓ são favoráveis ao diagnóstico, embora muitos animais possam apresentar concentrações ainda dentro da normalidade, sobretudo nos

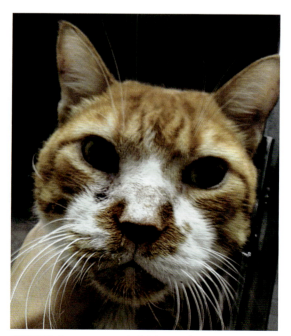

Figura 188.6 Felino, sem raça definida, macho, 14 anos, com acromegalia secundária à presença de tumor hipofisário, exibindo aumento de plano nasal e midríase bilateral. (Cedida por Flavia Manoel Tavares.)

estágios mais iniciais da doença. Em especial, os gatos diabéticos com HS podem ter valores normais de IGF-1, visto que a síntese deste pelo fígado é dependente de concentrações insulínicas adequadas no sistema porta. É recomendado, nessas situações em que se observam valores limítrofes, realizar mensurações seriadas, a cada 30 a 90 dias, visto que, nos casos de HS sustentado, e com a terapia insulínica, as concentrações de IGF-1 tendem a se elevar progressivamente, com o passar do tempo.[4,12,32] Ademais, podem ser usados outros marcadores do crescimento tecidual promovido pelo excesso de GH, a exemplo do propeptídeo procolágeno tipo III sérico (PPIII), que se mostra elevado, mesmo nos casos de HS em diabéticos. A grelina sérica, um secretagogo de GH, que estaria diminuída nos casos de HS felino, mostrou-se útil especialmente no monitoramento do tratamento com radioterapia.[32]

Diagnóstico diferencial e prognóstico

A ocorrência do HS deve ser aventada em todo gato diabético de difícil controle, com necessidades crescentes de insulina, e que, a despeito disso, não perde peso notavelmente. Também, devem ser investigadas as outras possibilidades de doença, cujos sintomas assemelham-se aos da acromegalia, como o hiperadrenocorticismo.[4,12,32] Ressalte-se que os gatos diabéticos, devido ao HS, geralmente exibem resistência insulínica, caracterizada por necessidades insulínicas acima de 1,5 UI/kg de peso corporal. Esse fato (necessidades insulínicas cada vez maiores) é o principal fator de suspeição para a acromegalia em gatos diabéticos. Aproximadamente 25% dos felinos diabéticos mal controlados apresentam níveis elevados de GH, IGF ou lesões hipofisárias nos exames de ressonância ou de tomografia.[13]

O prognóstico nos casos de adenomas hipofisários secretores de GH, comuns aos gatos, varia de bom a reservado. O crescimento tumoral geralmente é lento e as manifestações neurológicas, relacionadas com a expansão da formação, acontecem mais tardiamente. De acordo com Reusch,[4] gatos com acromegalia vivem aproximadamente 18 a 36 meses após o diagnóstico estabelecido.

Tratamento

Antes e paralelamente ao tratamento do excesso de GH, é importante saber se o animal é diabético, isto é, se apresenta hiperglicemia e glicosúria, situação comum no HS felino. Nesses casos, o controle glicêmico por meio da insulinoterapia e do manejo alimentar é prioritário, lembrando que o paciente com HS apresenta necessidades insulínicas crescentes, enquanto a situação de hipersomatotropismo não for resolvida.[4,12,32] Muitas vezes, por limitação técnica ou restrição dos tutores, as terapias definitivas voltadas à resolução do hipersomatotropismo não são possíveis, assim, cabe ao médico-veterinário se limitar ao controle do diabetes *mellitus* e das suas complicações. Para tanto, como já colocado, serão necessárias doses progressivamente maiores de insulina, objetivando o bom controle glicêmico, não havendo limitações à dose máxima a ser usada. Não obstante, doses muito elevadas de insulina incorrem em risco de hipoglicemias episódicas, visto que a secreção de GH pelos tumores pode ser pulsátil; assim, monitorar a glicemia constantemente é fundamental.

Agora, na abordagem dos adenomas hipofisários secretores de GH, existem três modalidades consagradas de terapia: radioterapia, hipofisectomia e medicamentosa. Idealmente, qualquer que seja a modalidade empregada, objetiva-se reduzir a produção de GH e as necessidades insulínicas, preservar as outras funções da hipófise e diminuir o tamanho da neoformação. A radioterapia, realizada com cobalto irradiado, tem se mostrado de eficácia questionável no tratamento da acromegalia

felina, com pouca consistência na diminuição dos valores de IGF-1 e na diminuição das necessidades insulínicas. Sua maior indicação parece ser a contração do volume dos macroadenomas hipofisários. As desvantagens da radioterapia são: baixa disponibilidade de infraestrutura e de instalações adequadas para animais, necessidade de anestesias gerais e hospitalizações repetidas, custo e possibilidade de recidiva.[4,28,32] A hipofisectomia transfenoidal tem se tornado uma manobra cirúrgica mais exequível e eficaz nos últimos anos, assim como se observa nos casos de hipercortisolismo secundário a adenomas hipofisários em cães e/ou gatos, sobretudo nos centros europeus, como o da Universidade de Utrecht, Holanda.[29,30] A abordagem é pela base do crânio, através do palato mole, com remoção total da hipófise. A taxa de mortalidade é de 10% no peri e pós-operatório. Com essa técnica, aproximadamente 85% dos gatos diabéticos entraram em remissão, segundo os estudos holandeses. Após a retirada da hipófise, os animais necessitam da terapia de reposição de corticoides (hidrocortisona) e tirexina para a vida toda, e, temporariamente, de ADH sintético (desmopressina).[32] Todavia, é importante ressaltar que, na realidade brasileira atual, ainda não se pratica a hipofisectomia em gatos. Finalmente, ainda pode-se usar a terapia medicamentosa com o objetivo de reduzir a produção de GH, a qual consiste na administração de ligantes de receptores de somatostatina, como octreotida, cuja ação supressora sobre os níveis de GH e IGF-1 foi demonstrada em gatos acromegálicos, na dose de 5 mg/kg, IV, embora de forma modesta.[28] Também, existem relatos do uso subcutâneo de octreotida, em doses entre 10 e 200 mg/kg, 2 a 3 vezes/dia, mas com alta taxa de insucesso.[4] Recentemente, bons resultados têm sido observados com outro análogo da somastotatina, a pasireotida,[i] um ligante com alta afinidade para receptores de ST (subtipos 1, 2, 3 e 5), que se mostrou eficaz em suprimir a produção de IGF-1 e em diminuir os valores médios de glicemia e frutosamina, com 25% de remissão do diabetes *mellitus* em gatos tratados.[32] Uma alternativa medicamentosa promissora é o pegvisomanto,[j] um bloqueador de receptor do GH, utilizado com sucesso no tratamento da acromegalia humana.[4]

REFERÊNCIAS BIBLIOGRÁFICAS

1. Gardner DG, Shoback D. Greenspan's basic & clinical endocrinology. 8. ed. New York: Mc Graw Hill Medical; 2007. p. 1010.
2. Goodman HM. Basic medical endocrinology. 4. ed. Elsevier; 2009. p. 309.
3. Ascacio-Martinez JA, Barrera Saldana HA. A dog growth hormone cDNA codes for a mature protein identical to pig growth hormone. Gene. 1994;143(2):277-80.
4. Reusch CE. Disorders of growth hormone. In: Feldman EC, Nelson RW (editors). Canine and feline endocrinology and reproduction. 4. ed. Philadelphia: WB Saunders; 2015. p. 37.
5. Kojima M, Ida T, Sato T. Structure of mammalian and nonmammalian ghrelins. Vitam Horm. 2008;77:31-46.
6. Selman PJ, Mol JA, Rutteman GR, van Garderen E, Rijnberk A. Progestin-induced growth hormone excess in the dog originates in the mammary gland. Endocrinol. 1994;134(1):287-92.
7. Schoenmakers I, Kooistra HS, Okkens AC, Hazewinkel HA, Bevers MM, Mol JA. Growth hormone concentrations in mammary secretions and plasma of the periparturient bitch and in plasma of the neonate. J Reprod Fertil 1997;(Suppl.)51:363-7.
8. Kooistra HS, Voorhout G, Mol JA, Rijnberk A. Combined pituitary hormone deficiency in German shepherd dogs with dwarfism. Domest Anim Endocrinol. 2000;19(3):177-90.
9. Koistra HS. Canine growth hormone disorders. In: Ettinger SJ, Feldman EC, Coté E (editors). Textbook of veterinary internal medicine. 8. ed. Saint Louis: Elsevier; 2017. p. 4146-56.
10. Sutter NB, Bustamante CD, Chase K, Gray MM, Zhao K, Zhu L et al. A single IGF1 allele is a major determinant of small size in dogs. Science. 2007;6;316(5821):112-5. doi: 10.1126/science.1137045. Erratum in: Science. 2007;1;316(5829):1284.

---

[i]N. do A.: Signofor®, pasireotida, Novartis; 20, 40 e 60 mg/mℓ.
[j]N. do A.: Somavert®, pegvisomanto, Cygna; 10 mg/mℓ.

11. Hanson JM, Mol JA, Leegwater PA, Kooistra HS, Meij BP. The leukemia inhibitory factor receptor gene is not involved in the etiology of pituitary dwarfism in German shepherd dogs. Res Vet Sci. 2006;81(3):316-20.

12. Nelson RW, Couto GC. Small animal internal medicine. 4. ed. St. Louis: Mosby Elsevier; 2009. p. 1466.

13. Greco DS. Pituitary deficiencies. Top Companion Anim Med. 2012;27(1):2-7.

14. Kooistra HS, Galac S, Buitjels JJCWM, Meiji BP. Endocrine diseases in animals. Hormone Research. 2009;71(1):144-7.

15. Voorbij AM, van Steenbeek FG, Vos-Loohuis M, Martens EE, Hanson-Nilsson JM, van Oost BA et al. A contracted DNA repeat in LHX3 intron 5 is associated with aberrant splicing and pituitary dwarfism in German shepherd dogs. PLoS One. 2011;6(11):e27940.

16. Jericó MM. Estudo do hormônio de crescimento canino (cGH) extraído de hipófises congeladas, quanto às suas características físico-químicas e propriedades biológicas [dissertação de mestrado em Fisiologia]. São Paulo: Instituto de Ciências Biomédicas, Universidade de São Paulo, São Paulo; 1992.

17. Gross TL, Ihrke PJ, Walder EJ, Affolter VK. Skin diseases of the dog and cat. Clinical and histopathologic diagnosis. 2. ed. Blackwell Publishing: Iowa; 2005. p. 494-97.

18. Bhatti SF, de Vliegher SP, Mol JA, van Ham LM, Kooistra HS. Ghrelin-stimulation test in the diagnosis of canine pituitary dwarfism. Res Vet Sci. 2006;81(1):24-30.

19. van Herpen H, Rijnberk A, Mol JA. Production of antibodies to biosynthetic human growth hormone in the dog. Vet Rec. 1994;134(7):171.

20. Behrend EN. Update on drugs used to treat endocrine diseases in small animals. Vet Clin North Am Small Anim Pract. 2006;36(5):1087-1105.

21. Kooistra HS, Voorhout G, Selman PJ, Rijnberk A. Progestin-induced growth hormone (GH) production in the treatment of dogs with congenital GH deficiency. Domest Anim Endocrinol. 1998;15(2):93-102.

22. Knottenbelt CM, Herrtage ME. Use of proligestone in the management of three German shepherd dogs with pituitary dwarfism. J Small Anim Pract. 2002;43(4):164-70.

23. Rijnberk A, Kooistra HS, Mol JA. Endocrine diseases in dogs and cats: similarities and differences with endocrine diseases in humans. Growth Horm IGF Res. 2003;13(1):S158-64.

24. Diaz-Espineira MM, Mol JA, van den Ingh TS, van der Vlugt-Meijer RH, Rijnberk A, Kooistra HS. Functional and morphological changes in the adenohypophysis of dogs with induced primary hypothyroidism; loss of TSH hypersecretion, hypersomatotropism, hypoprolactinemia, and pituitary enlargement with transdifferentiation. Domest Anim Endocrinol. 2008;35(1):98-111.

25. Fracassi F, Gandini G, Diana A, Preziosi R, Ingh TS, Famigli-Bergamini P et al. Acromegaly due to a somatotroph adenoma in a dog. Domest Anim Endocrinol. 2007;32(1):43-54.

26. Eigenmann JE, Venker-van Haagen AJ. Progestagen-induced and spontaneous canine acromegaly due to reversible growth hormone overproduction. Clinical pictures and pathogenesis. J Am Anim Hosp Assoc. 1981;17(5):813-22.

27. Gavin PR, Bagley RS. Practical small animal MRI. Singapura: Wiley-Blackwell; 2009. p. 362.

28. Slingerland LI, Voorhout G, Rijnberk A, Kooistra HS. Growth hormone excess and the effect of octreotide in cats with diabetes melitus. Domest Anim Endocrinol. 2008;35(4):352-61.

29. Meij BP, Voorhout G, van den Ingh TS, Hazewinkel HA, Teske E, Rijnberk A. Results of transsphenoidal hypophyectomy in 52 dogs with pituitary-dependent hyperadrenocorticism. Vet Surg. 1998;27(3):246-61.

30. Meij BP, Voorhout G, van den Ingh TS, Rijnberk A. Transsphenoidal hypophysectomy for treatment of pituitary-dependent hyperadrenocorticism in 7 cats. Vet Surg 2001;30(1):72-86.

31. Miller MA, Piotrowski SL, Donovan TA, Scott-Moncrieff JC, Owen TJ, McCue JP et al. Feline pituitary adenomas: correlation of histologic and immunohistochemical characteristics with clinical findings and case outcome. Vet Pathol. 2021;58(2):266-75.

32. Niessen SJM. Feline growth hormone disorders. In: Ettinger SJ, Feldman EC, Coté E (editors). Textbook of veterinary internal medicine. 8. ed. Saint Louis: Elsevier; 2017. p. 4136-45.

33. Fleeman L, Gostelow R. Updates in feline diabetes mellitus and hypersomatotropism. Vet Clin North Am Small Anim Pract. 2020;50(5):1085-1105

34. Greco DS. Feline acromegaly. Top Companion Anim Med. 2012;27(1):31-5.

189
Doenças da Paratireoide | Hipercalcemia e Hipocalcemia

Mauro José Lahm Cardoso • Paula Nassar De Marchi • Diego Dare da Silva

INTRODUÇÃO

A maioria dos animais domésticos tem dois pares de glândulas paratireoides, que, em geral, estão localizadas nos polos dos dois lobos da glândula tireoide; o par cranial de glândulas paratireoides dos cães e gatos encontra-se nos polos craniolaterais da tireoide, enquanto o par caudal localiza-se na superfície medial da tireoide.

As glândulas paratireoides são responsáveis pela secreção de paratormônio (PTH), sob estímulo da concentração do cálcio sérico. A sequência de aminoácidos do PTH felino e do canino é idêntica, tendo aproximadamente 84% de semelhança com o PTH humano. A maior parte dessa semelhança está na região aminoterminal (aminoácidos 1 a 34), a porção ativa do hormônio.

O PTH, associadamente com a calcitonina (CT) e o calcitriol (vitamina D ativa), é o responsável pela regulação da concentração de cálcio nos líquidos extracelulares. O PTH provoca o aumento das concentrações de cálcio e a diminuição das concentrações de fósforo nesses líquidos. Ele tem efeitos diretos sobre o metabolismo do cálcio nos ossos e nos rins, bem como efeitos indiretos no metabolismo do cálcio no sistema digestório (Figura 189.1). O efeito inicial do PTH sobre o osso é promover a transferência de cálcio pela membrana de osteoblastos-osteócitos. Esse nível de ação ocorre sem o movimento de fósforo, portanto, não há efeito sobre a concentração de fósforo no sangue.

O PTH age nos túbulos contornados distais dos rins para aumentar a absorção de cálcio e diminuir a reabsorção renal de fósforo. Além disso, está envolvido na ativação da vitamina D pelo rim e, dessa forma, media indiretamente a absorção de cálcio pelo intestino devido ao seu efeito sobre a vitamina D.

O principal estimulante da secreção do PTH é a diminuição da concentração sérica de cálcio ionizado. A concentração sérica de fósforo e de calcitriol regula indiretamente a secreção das paratireoides, pois influencia na concentração de cálcio. O calcitriol também provoca efeito direto nas paratireoides inibindo a síntese de PTH.

A CT é um hormônio produzido pelas células C da tireoide. A secreção desse hormônio é estimulada em resposta ao aumento do cálcio circulante, tendo como principal ação impedir a hipercalcemia pós-prandial. Além disso, a CT diminui a reabsorção óssea por reduzir o tamanho, o número e a mobilidade dos osteoclastos. O papel da CT no hiperparatireoidismo primário (HPP) permanece desconhecido, no entanto, fisiologicamente, espera-se maior secreção de CT em resposta à hipercalcemia. As células C apresentam-se hiperplásicas, provavelmente uma resposta adaptativa à nova condição.[2]

As doenças das paratireoides como o hipo e o hiperparatireoidismo primários ou secundários em cães e gatos, caracterizam-se por alterações nos níveis séricos de cálcio e/ou fósforo. O HPP ocorre secundário a neoplasias ou hiperplasias, enquanto o hiperparatireoidismo secundário pode ser de origem nutricional, renal, adrenal (hiperadrenocorticismo) e tireoideana (hipertireoidismo). Adicionalmente, os cães e os gatos podem apresentar hiper e hipocalcemia sem relação direta com as glândulas paratireoides.

HIPERCALCEMIAS

A etiologia, a fisiopatologia e as manifestações clínicas da hipercalcemia em cães e humanos são conhecidas, porém, são pouco definidas em gatos.

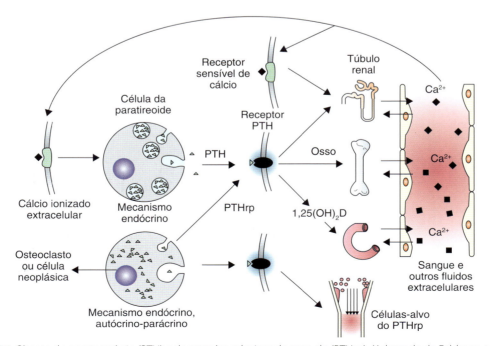

Figura 189.1 Síntese do paratormônio (PTH) e da proteína relacionada com ele (PTHrp). (Adaptada de Feldman e Nelson.[1])

As causas de hipercalcemia em cães e gatos incluem HPP, doença renal crônica (DRC), hipoadrenocorticismo, intoxicação por vitamina D_3 ou ingestão de rodenticidas contendo colicalciferol, doenças osteoclásticas, linfoma, adenocarcinoma, mieloma múltiplo, fibrossarcoma, osteossarcoma e carcinoma pulmonar, hipertireoidismo, hiperadrenocorticismo, doenças granulomatosas como criptococose ou blastomicose e hipercalcemia idiopática (Quadro 189.1 e Figuras 189.2 e 189.3).

Aproximadamente 30 a 60% dos casos de hipercalcemia em cães são secundários a neoplasias, principalmente o linfoma, representando cerca de 20 a 40% dos casos. O hipoadrenocorticismo e o HPP são as outras causas frequentes nessa espécie. Nos gatos, a hipercalcemia é mais comumente associada a carcinoma de células escamosas (29%), insuficiência renal (11 a 25%), HPP e urolitíase (15%), principalmente por oxalato de cálcio.[1,2]

O mecanismo da hipercalcemia causada por insuficiência renal, neoplasia, hiperparatireoidismo e hipoadrenocorticismo é conhecido, ao passo que a hipercalcemia associada à urolitíase por oxalato de cálcio não tem mecanismo evidente.

HIPERPARATIREOIDISMO PRIMÁRIO EM CÃES

O HPP causa hipercalcemia devido a maior secreção autônoma de PTH pela(s) glândula(s) paratireoide(s). Ele pode ser causado por adenomas solitários ou múltiplos, hiperplasia e carcinoma de glândula paratireoide. Os primeiros casos de HPP foram descritos

QUADRO 189.1 Principais causas de hipercalcemia em cães gatos.

	Cão	Gato
Linfoma	X	X
Carcinoma de células de transição		X
Hipoadrenocorticismo	X	
Hiperparatireoidismo primário	X	X
Insuficiência renal crônica	X	X
Carcinoma de glândula apócrina de sacos anais	X	
Mieloma múltiplo	X	
Intoxicação por vitamina D	X	X
Hemoconcentração	X	X
Melanoma	X	
Insuficiência renal aguda	X	X
Carcinomas pulmonar, mamário, nasal, pancreático, testicular, tireóideo, vaginal	X	
Hipertireoidismo		X
Hiperparatireoidismo secundário nutricional	X	X
Doença granulomatosa: blastomicose, histoplasmose, esquistossomose	X	
Urolitíase		X
Infecção do trato urinário inferior dos felinos		X

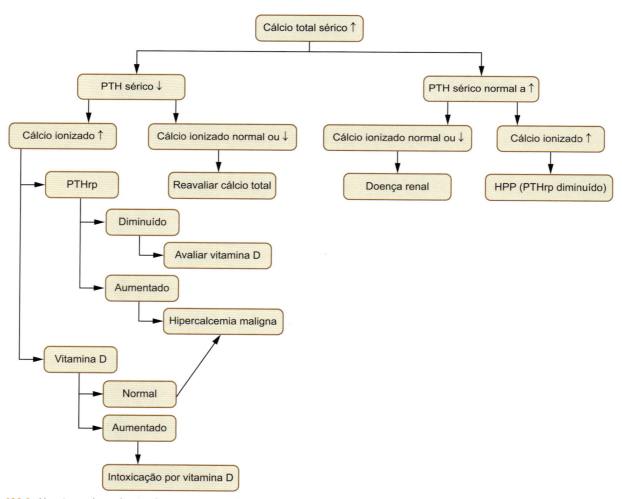

Figura 189.2 Algoritmo da avaliação do paciente com hipercalcemia. PTH: paratormônio; PTHrp: proteína relacionada com o paratormônio; HPP: hiperparatireoidismo primário.

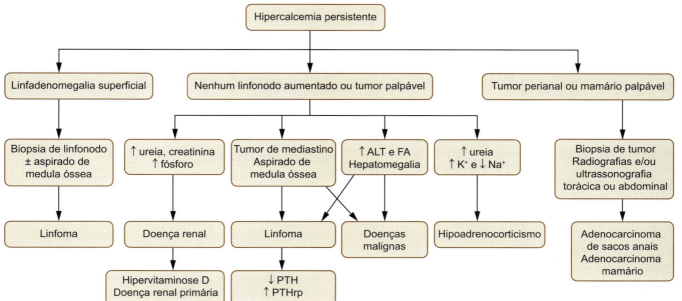

Figura 189.3 Algoritmo da avaliação do paciente com hipercalcemia persistente em cães clinicamente doentes. ALT: alanina aminotransferase; FA: fosfatose alcalina; PTH: paratormônio; PTHrp: proteína relacionada com o paratormônio.

no início da década de 1950, com o relato, desde então, de muitos casos. O HPP é incomum em cães, porém, a incidência pode ser maior que a descrita, pois alguns animais não apresentam sinais clínicos característicos. A maioria dos cães apresenta sinais clínicos relacionados com hipercalcemia, como poliúria, polidipsia, letargia, vômito, fraqueza, fraturas patológicas e/ou anorexia. Todavia, em outros cães, os sinais observados estão relacionados com infecção do trato urinário ou urolitíase. Ressalta-se que a hipercalcemia crônica pode provocar ou agravar o desenvolvimento de insuficiência renal em cães.[3,4]

Fisiopatologia

No HPP, ocorre aumento da secreção autônoma do PTH ou alteração na taxa de secreção sem retroalimentação negativa e no hiperparatireoidismo secundário nutricional (HSN), a secreção das glândulas paratireoides é suprimida pela elevação do cálcio. A ativação dos osteoclastos provoca acentuada reabsorção óssea e hipercalcemia grave, que ocorre quando a concentração de cálcio é superior a 15 mg/dℓ em cães. A atividade acelerada dos osteoclastos estimulada pelo PTH ou pela proteína relacionada com o paratormônio (PTHrp) é responsável pela maioria dos casos de hipercalcemia. Embora a absorção intestinal de cálcio não seja causa importante de hipercalcemia pode contribuir com esta na intoxicação por vitamina D. A hipercalcemia se desenvolve quando a entrada de cálcio no fluido extracelular ultrapassa os mecanismos para a manutenção da normocalcemia. Um desses mecanismos é a inibição da secreção do PTH, que não ocorre quando a hipercalcemia é causada por secreção autônoma do hormônio da paratireoide (tumor da paratireoide). Na hipercalcemia tumoral ou maligna, uma síndrome paraneoplásica, a secreção do PTH é inibida enquanto fatores humorais estimulam os osteoclastos a secretarem PTHrp, que tem atividade biológica semelhante ao PTH caracterizando a síndrome paraneoplásica. A intensa reabsorção osteoclástica e osteocítica remove o cálcio, substituindo-o por tecido fibroso conjuntivo imaturo. Esse processo leva à perda de tecido ósseo generalizada, caracterizando a osteodistrofia fibrosa denominada "mandíbula de borracha", que geralmente ocorre em pacientes mais jovens.[5,6]

Qualquer risco de elevação do cálcio é atenuado pela hipercalciúria quando as funções renal e endócrina são normais, contudo, esse processo é inibido pelo excesso de PTH que ocorre no HPP. A hipercalcemia é resultante de fatores humorais que estimulam maior absorção intestinal e reabsorção renal de cálcio, bem como uma maior reabsorção óssea desse mineral pelos osteoclastos. A capacidade de os rins excretarem cálcio ficará prejudicada quando a carga no filtrado for alta.[5,6]

A hipercalcemia também interfere nos mecanismos renais de reabsorção de sódio e água, levando ao aparecimento da poliúria. Isso ocorre pela perda de resposta ao hormônio antidiurético (ADH, do inglês *antidiuretic hormone*), também chamado "vasopressina", caracterizando o diabetes *insipidus* nefrogênico com polidipsia compensatória, frequente em cães com hipercalcemia. Embora a disorexia possa ocorrer, raramente causa anorexia ou parada da ingestão de água. A grande maioria dos animais apresenta poliúria e polidipsia moderadas, sem alteração na densidade urinária e com diminuição da densidade (< 1,007) nos casos graves de aumento do cálcio sérico.

A depleção do fluido extracelular e a redução da taxa de filtração glomerular (TFG) provocam desidratação secundária à hipercalcemia. As alterações na TFG ocorrem por contração do volume extracelular secundário a perda de líquidos, alteração na permeabilidade dos capilares do glomérulo e vasoconstrição sustentada, que pode resultar em isquemia renal, potencializando os efeitos tóxicos da hipercalcemia nas células tubulares renais. Além disso, a hipercalcemia pode provocar a mineralização da membrana basal da alça ascendente de Henle, túbulo contorcido distal e ducto coletor. Essas lesões prejudicam a reparação do tecido renal e acarretam alteração na função dos rins. Em nível celular, há mineralização de mitocôndria das células epiteliais dos túbulos renais, perda da função, morte celular e liberação de restos de células mineralizadas no lúmen do túbulo. Esses compostos podem predispor a formação de cilindros, obstrução do fluxo tubular renal e lesão dos néfrons adjacentes.[7]

Nos estágios iniciais do hiperparatireoidismo, quando a hipercalcemia é leve, a excreção de cálcio é relativamente baixa, pois o PTH eleva a reabsorção tubular de cálcio renal. Quando a concentração de cálcio estiver entre 12 e 14 mg/dℓ, a reabsorção de cálcio pelos rins é ultrapassada. Esse mecanismo adaptativo renal para correção da hipercalcemia ocorre independentemente do excesso de PTH, contudo, essa hipercalciúria não é suficiente para corrigir a hipercalcemia ou a nefrocalcinose.[7]

A nefrocalcinose moderada e reversível ou grave e progressiva pode provocar lesão renal continuada e uremia. A mineralização grave dos rins ocorre, geralmente, subjacente à junção corticomedular e apresenta-se com bandas brancas. Os achados histológicos são infiltrados intersticiais de células mononucleares, vários graus de atrofia tubular renal, calcificação, necrose e ruptura do epitélio, podendo desenvolver insuficiência renal. Quase todos os cães com HPP, porém, apresentam ureia e creatinina dentro dos parâmetros normais. Além disso, não se observou lesão renal progressiva em cães com HPP não tratados e acompanhados durante 12 a 18 meses. Ao contrário, aparentemente, há proteção da função renal,[8] porém, há necessidade de mais estudos.

Infecção do trato urinário e urolitíase

A hipercalciúria resultante do HPP contribui com o desenvolvimento de ITU e urolitíase, que ocorre em aproximadamente 25 e 30% dos cães. A redução da densidade urinária e a hipercalciúria são fatores que predispõem ao desenvolvimento de urólitos e infecção. Salienta-se que todas as causas de hipercalcemia estão associadas ao desenvolvimento de cálculos urinários. Essa diferença pode ser explicada pela cronicidade da hipercalcemia em cães com HPP, pois muitos são assintomáticos ou têm sinais leves, ao contrário da hipercalcemia aguda, como em neoplasias e intoxicação por vitamina D. Essas condições levam rapidamente ao aparecimento de sinais graves sem tempo para hipercalcemia crônica. Há outros fatores que contribuem para a formação ou a saturação do volume urinário, como o pH e a inibição da precipitação de cristais.[9]

No caso de hipercalcemia persistente, urolitíase por oxalato de cálcio recorrente e concentração do PTH normal, indica-se a exploração cirúrgica da região cervical à procura de lesões de paratireoides.

EFEITOS RENAIS DA HIPERCALCEMIA E MINERALIZAÇÃO DE TECIDOS MOLES

Vários mecanismos naturais são iniciados para tentar controlar ou corrigir a hipercalcemia associada ao HPP. Um dos mecanismos é a hipercalciúria, uma vez que a capacidade de transporte de cálcio é ultrapassada. Quando o produto da concentração de cálcio multiplicado pelo fósforo for superior a 60 a 80 mg/dℓ, inicia-se a deposição de cálcio nos tecidos moles. Essa deposição de cálcio pode ocorrer em vários tecidos ou somente nos rins. Essa alteração pode levar à disfunção orgânica, especialmente nos rins, com o desenvolvimento de nefrocalcinose.

A azotemia ocorre comumente em cães com hipercalcemia maligna, hipoadrenocorticismo, DRC e hipervitaminose D. Além disso, a hipercalcemia pode contribuir para o desenvolvimento da azotemia quando há redução do fluido extracelular pré-renal, vasoconstrição renal, necrose tubular aguda, efeitos tóxicos e isquêmicos da hipercalcemia, DRC por lesão de néfron, nefrocalcinose, inflamação tubulointersticial e fibrose intersticial.

Epidemiologia

O HPP é uma doença de cães de meia-idade a idosos, variando de 4 a 17 anos (média de 11), não castrados e sem predisposição sexual.[4]

Poucos estudos verificaram a predisposição racial, pois não foram conduzidos trabalhos epidemiológicos confiáveis para determiná-la. Os cães da raça Keeshond aparentemente têm predisposição ao HPP, sendo que a frequência nessa raça variou de 25 a 36% dos casos descritos.[4,10] Cães das raças Labrador Retriever, Pastor-Alemão, Cocker Spaniel, Golden Retriever, Springer Spaniel e Poodle também estão entre os mais acometidos.[2] O HPP hereditário neonatal foi descrito em filhotes da raça Pastor-Alemão.

Manifestações clínicas

O hiperparatireoidismo primário, tanto em cães como em humanos, caracteriza-se por sinais insidiosos, leves ou ausentes e inespecíficos. O aparecimento dos sinais, pode levar mais de 24 meses para ser percebido pelos proprietários de cães e somente é detectado quando graves. Os sinais observados no HPP e na hipercalcemia (Quadro 189.2) estão relacionados com o sistema urinário, digestório ou neuromuscular, sendo as manifestações mais comuns poliúria, polidipsia, diminuição da atividade e/ou fraqueza e sinais relacionados com urolitíase.

A ausência de resposta renal ao ADH e a deficiência na reabsorção tubular de sódio e cloro levam ao desenvolvimento de poliúria e consequente polidipsia. Essas alterações são decorrentes de hipercalcemia e elevação do PTH. Portanto, há o desenvolvimento de diabetes *insipidus* nefrogênico causado pela urina diluída e relativamente livre de soluto. A polidipsia é compensatória, para evitar a desidratação. Consequentemente, os cães com HPP apresentam densidade específica urinária menor que 1,020, bem como, na maioria dos casos, urina isostenúrica ou hipostenúrica.[4]

Os sinais relacionados com o trato urinário inferior são decorrentes de urolitíases e/ou infecções do trato urinário (ITUs) e incluem polaciúria, incontinência, hematúria, estrangúria e sinais de obstrução. Esses sinais são queixas de até 70% dos proprietários de cães.[2,4] Aproximadamente 50% dos cães com HPP apresentam apatia, depressão, fraqueza, perda de massa muscular e intolerância ao exercício. O aumento nas concentrações séricas de cálcio diminui a permeabilidade da membrana das células dos sistemas nervoso e muscular, promovendo o desenvolvimento desses sinais. Tremores, espasmos e convulsões são alterações comuns em cães com hipercalcemia de diferentes causas. Provavelmente a microtrombose cerebral, o vasospasmo cerebral ou a interferência nos mecanismos de proteção cerebral que impedem a propagação de impulsos estejam envolvidos no desenvolvimento das convulsões pela

QUADRO 189.2	Frequência dos sinais clínicos em cães com hiperparatireoidismo primário de ocorrência natural.
Sinal clínico	**Porcentagem (%)**
Poliúria/polidipsia	81
Apatia	53
Incontinência	47
Fraqueza/intolerância ao exercício	47
Sinais do sistema urinário (hematúria, polaciúria, disúria)	37
Fraqueza muscular	29
Perda de massa muscular	17
Vômito	12
Tremores musculares	10
Constipação intestinal	6
Andar rígido	5

Adaptado de Feldman e Nelson, 2004.[1]

hipercalcemia. Esses sinais podem progredir para obnubilação, confusão mental e estupor ou coma, em casos raros. Além disso, foram descritos ataxia e andar em círculo em um cão com HPP, o que pode dificultar a diferenciação entre HPP e uma doença de origem neurológica. É importante salientar que os sinais neurológicos secundários à hipercalcemia são preocupantes, principalmente quando ocorrem por outras doenças como neoplasia, hipoadrenocorticismo, doença renal e intoxicação por organofosforados ou carbamato.[2]

No mínimo, um quarto ou mais dos cães com HPP apresenta alteração do apetite.[1,4] Anorexia ou redução do apetite, vômito e constipação intestinal resultam dos efeitos diretos da hipercalcemia no sistema nervoso central (SNC) ou da diminuição da excitabilidade da musculatura lisa gastrintestinal. A anorexia e o vômito podem ser agravados na presença de azotemia, doença renal ou pancreatite, secundários à hipercalcemia.

O andar rígido e as fraturas ocorrem em número reduzido de cães com HPP.[11] A reabsorção osteoclástica excessiva induzida pelo hiperparatireoidismo crônico resulta em substituição da matriz óssea por tecido fibroso, perda e fraqueza do osso cortical e predisposição a fraturas com o mínimo de atividade ou esforço. A grave perda de massa óssea cortical pode causar claudicação ou fraturas de corpo vertebral e, consequentemente, disfunção de neurônios motores.

As alterações observadas no exame físico, normalmente, não estão relacionadas com o HPP, e sim com doenças concomitantes ou provocadas pela hipercalcemia, como a urolitíase. Os achados do exame físico são inespecíficos, incluindo caquexia, desidratação, prostração, atrofia ou fraqueza muscular. A realização adequada de anamnese e o exame físico minucioso, associados aos exames complementares, permitem que outras causas de hipercalcemia como o linfoma, o carcinoma de glândula mamária, o carcinoma de glândula apócrina de sacos anais, o hipoadrenocorticismo, o mieloma múltiplo e a intoxicação por vitamina D (veneno de rato) sejam descartados do diagnóstico. A deformidade dos ossos da face e a claudicação, resultantes de fraturas de ossos longos, raramente ocorrem.

A região cervical deve ser palpada minuciosamente à procura de aumento de volume, mas raramente esses nódulos da paratireoide são detectados em cães pela palpação.

Exames complementares

O HPP é diagnosticado por hipercalcemia (aumento do cálcio ionizado sérico) com concentrações de PTH elevadas ou dentro dos valores normais (Quadros 189.3 e 189.4). A concentração do PTH dentro da faixa de normalidade pode ocorrer pela retroalimentação negativa exercida pelo PTH secretado de forma autônoma pela paratireoide, diminuindo a secreção pelo tecido normal.

Não há alterações típicas no hemograma e na urinálise de cães com HPP, mas a urina isostenúrica ou hipostenúrica é frequente, conforme descrito em diversos estudos, e raros cães têm densidade superior a 1,024. A densidade urinária, porém, não possibilita a diferenciação entre hiperparatireoidismo primário e secundário. Conforme discutido anteriormente, isso resulta da interferência da hipercalcemia na ação do ADH e concentração urinária, causando diabetes *insipidus* nefrogênico transitório. Na presença de DRC, a concentração da urina estará alterada, devendo-se investigar se essa doença é causa ou consequência da hipercalcemia.

Hematúria, piúria, cristalúria, bacteriúria e proteinúria são achados comuns do sedimento urinário de cães com HPP. Em estudo com 168 cães com HPP, 53% tinham histórico prévio de urolitíase nos últimos 12 meses, detectada por radiografia, ultrassonografia e cirurgia, e aproximadamente 25%

QUADRO 189.3	Concentrações séricas do cálcio total, cálcio ionizado, PTH, PTHrp e calcitriol em cães e gatos sadios.	
	Cães	Gatos
Cálcio total		
mg/dℓ	9 a 11,7	8 a 10,5
nmol/ℓ	2,2 a 3,9	2 a 2,6
Cálcio ionizado		
mg/dℓ	4,6 a 5,6	4,5 a 5,5
nmol/ℓ	1,12 a 1,42	1,1 a 1,4
PTH		
pmol/ℓ	2 a 13	0 a 4
PTHrp		
pmol/ℓ	< 2	< 2
Calcitriol		
pg/mℓ	20 a 50	20 a 40

Adaptado de Feldman e Nelson, 2004;[1] Cardoso *et al.*, 2007.[12]

QUADRO 189.4	Concentrações séricas de cálcio total, cálcio ionizado e PTH em cães com HPP.		
	Cálcio total (mg/dℓ)	Cálcio ionizado (mmol/ℓ)	PTH (pmol/ℓ)
Média	14,3	1,72	11,9
Intervalo	12,1 a 23	1,22 a 2,29	3,7 a 121

dos animais apresentavam infecção do trato urinário inferior. A hipercalciúria, a acidose tubular proximal renal com falha na reabsorção de bicarbonato e a produção de urina alcalina predispõem ao desenvolvimento de cistite bacteriana e urólitos renais ou vesicais. Todos os urólitos em cães com HPP são de fosfato de cálcio ou oxalato de cálcio, ou ambos.

Perfil bioquímico sérico

A hipercalcemia é, muitas vezes, identificada em exames laboratoriais de rotina. Nos cães com suspeita de HPP ou hipercalcemia, a análise bioquímica deve incluir ureia, creatinina, enzimas hepáticas – alanina aminotransferase (ALT) e fosfatase alcalina (FA) –, proteína total, albumina, globulina, cálcio, fósforo, sódio e potássio. Esses exames contribuem para a identificação da causa do hiperparatireoidismo ou da hipercalcemia provocada por doenças neoplásicas, por exemplo. Além disso, é importante a mensuração do cálcio ionizado e do PTH sérico, pois a hipercalcemia e o aumento do PTH são compatíveis com HPP (Quadros 189.3 e 189.4).

Em cães com HPP sem comprometimento da função renal, os valores séricos da ureia e da creatinina estão dentro dos valores normais da espécie. Alguns cães com HPP apresentam elevação na atividade sérica da FA total. Essa elevação está relacionada com o uso de glicocorticoides ou a presença concomitante do hiperadrenocorticismo. Na opinião dos autores deste capítulo, a elevação da FA é decorrente da isoenzima óssea, pois, no HPP, há maior atividade osteoclástica. A FA óssea é um marcador específico da formação óssea. Essa enzima é produzida somente pelos osteoblastos, sendo essencial para a mineralização óssea, visto que apresenta importante papel na precipitação de cálcio e fósforo entre as fibras colágenas durante a formação óssea. Os níveis elevados da FA óssea ocorrem frequentemente em pacientes portadores de doenças ósseas devido ao aumento da atividade osteoclástica, como osteíte deformante, osteomalacia, hiperparatireoidismo, consolidação de fraturas e neoplasias ósseas primárias ou secundárias.[13]

Mensuração de cálcio total, cálcio ionizado e fósforo

A hipercalcemia (aumento do cálcio total e do cálcio ionizado) e a elevação do PTH são condições necessárias para a confirmação do diagnóstico definitivo do hiperparatireoidismo primário, porém, cerca de 50% dos cães têm o PTH sérico dentro dos valores normais. O diagnóstico pode ser difícil, principalmente na presença de DRC, tornando necessária a mensuração do cálcio ionizado e do fósforo (Quadro 189.5). A elevação do cálcio ionizado e a redução do fósforo excluem o hiperparatireoidismo secundário renal, pois, nessa situação, há diminuição do cálcio ionizado e hiperfosfatemia devido à incapacidade de os rins excretarem o fósforo.[14]

No organismo, o cálcio sérico total, normalmente mensurado por método colorimétrico, é a somatória do cálcio ligado às proteínas plasmáticas (40%), principalmente à albumina, cálcio quelado (10%), ou seja, formando compostos com citrato, fosfato ou sulfato e cálcio ionizado (50%) que corresponde a parcela livre do cálcio. O cálcio ionizado é a porção biologicamente ativa do cálcio, sendo a sua redução o principal estimulante da secreção de PTH.[15,16]

Para a mensuração do cálcio total, as amostras devem ser colhidas com heparina, ácido etilenodiaminotetracético (EDTA, do inglês *ethylenediamine tetraacetic acid*) ou sem anticoagulante; o citrato e o oxalato se ligam ao cálcio e, por isso, não podem ser utilizados. A condição de hipoalbuminemia pode diminuir a concentração total do cálcio sem alterar a concentração de cálcio ionizado. Nessa situação, utiliza-se uma fórmula para a correção da concentração do cálcio total, o que é necessário quando a mensuração da porção ionizada não está disponível.

Várias situações podem promover a falsa elevação nas concentrações do cálcio, como a lipemia, a hemoconcentração e a hemólise, ao passo que a bilirrubinemia provoca diminuição das concentrações do cálcio total. Idade, dieta e jejum podem afetar os níveis do cálcio total circulante. Além disso, a estocagem prolongada ou a demora no processamento podem contribuir para a redução na concentração do cálcio, já a contaminação da amostra pode causar a sua elevação. A melhor maneira de confirmar hipercalcemia é a mensuração em amostras de sangue recém-colhidas, o que minimiza os erros. Os valores do cálcio total em cães adultos são descritos no Quadro 189.2. Os animais jovens apresentam concentrações de cálcio total maiores que os adultos, variando de 11 a 12 mg/dℓ.[16]

O equilíbrio acidobásico influencia nas concentrações do cálcio ionizado, e a concentração de cálcio total no soro parece variar de forma mais ou menos paralela à mudança do cálcio ionizado. A acidose diminui a afinidade de ligação das proteínas ao cálcio, aumentando a concentração do cálcio ionizado, levando ao desenvolvimento de hipercalcemia fisiológica leve. Na alcalose, ocorre o contrário, pois há maior possibilidade de dissociação de íons H$^+$ dos grupos carboxil da albumina, visando

corrigir o desequilíbrio acidobásico. Esse evento disponibiliza maior número de sítios de ligação do cálcio na albumina e a consequente redução do cálcio sérico ionizado.[17,14]

A mensuração do cálcio ionizado é superior ao total nas seguintes condições: hiperparatireoidismo, doença renal, hipoproteinemia, hiperproteinemia, desequilíbrio acidobásico e doenças críticas. A mensuração da fração ionizada do cálcio plasmático é relativamente restrita quando comparada com a maioria dos exames laboratoriais. Isso se deve à dificuldade de acesso e disponibilidade de equipamentos bem como à necessidade de mensuração imediata e coleta do material em condições de anaerobiose. Além disso, a mensuração deve ser realizada exclusivamente utilizando soro ou com amostras heparinizadas de sangue total ou plasma.[18] Todas essas precauções têm a finalidade de evitar a alteração do pH sanguíneo e, por conseguinte, da fração de cálcio ionizado. Contudo, as amostras podem ser conservadas por 7 dias a 4°C, principalmente se forem centrifugadas imediatamente. Desse modo, o processo apresenta um custo mais elevado..

Com o recente desenvolvimento de instrumentos semiautomatizados, utilizando-se eletrodos íon seletivos, a mensuração sérica do cálcio ionizado pode ser facilmente realizada, minimizando as interferências causadas pelo magnésio, potássio, proteína e hemólise. Recomenda-se que os valores séricos de referência para o cálcio total e o ionizado devam ser determinados pelos próprios laboratórios.[3,14]

Os cães com HPP apresentam concentrações séricas elevadas de cálcio total e cálcio ionizado (Quadros 189.4 e 189.5), lembrando sempre que alterações no equilíbrio acidobásico interferem nesses resultados. Em geral, há boa correlação entre os resultados do cálcio ionizado e do cálcio total em cães com HPP. Salienta-se a importância de mensurar o cálcio ionizado em animais com hipercalcemia e hipocalcemia, pois cães hipercalcêmicos e doentes renais apresentam diminuição do cálcio ionizado (Quadro 189.5). Alguns cães apresentam o cálcio ionizado dentro dos valores normais, provavelmente por fatores externos que interferem em sua concentração, como coleta aeróbica e alteração no pH.[3,17] Os valores de referência e dos cães com HPP estão descritos no Quadro 189.4.

A hipercalcemia é considerada grave quando o produto da concentração do fósforo multiplicado pelo cálcio é superior a 60. Nesses casos há maior risco de mineralização do tecido renal, com necessidade de tratamento emergencial.

No HPP, conforme mencionado anteriormente, a concentração do fósforo sérico está diminuída ou próxima do limite inferior normal, porém, alguns animais podem apresentar aumento, na presença de DRC. A hipofosfatemia ocorre pela inibição, PTH-induzida, da reabsorção de fósforo nos túbulos renais, resultando em perda excessiva desse eletrólito na urina. A concentração sérica de fósforo deve ser avaliada com relação à concentração de cálcio sérico e da função renal. A hipofosfatemia é indicativa de HPP e síndrome paraneoplásica quando

QUADRO 189.5 Alterações laboratoriais esperadas em animais com hipercalcemia.						
	Cálcio Total	Cálcio Ionizado	PTH	25(OH)-vitamina D	Fósforo	PTHrp
Hiperparatireoidismo primário	↑	↑	Normal a ↑	Normal a levemente ↓	Normal a ↓	Negativo
Hipercalcemia maligna	↑	↑	Baixo a normal ↓	Normal a levemente ↓	Normal a ↓	Positivo
Insuficiência renal crônica	↓ normal ou ↑	Normal a ↓	Normal a ↑	Normal a levemente ↓	↑	Negativo
Hipervitaminose D (análogo da vitamina D)	↑	↑	Baixo a normal ↓	Normal a levemente ↓	Normal a ↑	Negativo
Hipervitaminose D (D$_2$ ou D$_3$)	↑	↑	Baixo a normal ↓	↑	Normal a ↑	Negativo
Hipercalcemia idiopática felina	↑	↑	Normal	Normal	Normal	Negativo
Doença granulomatosa	↑	↑	Baixo a normal ↓	Normal a levemente ↓	Normal a ↑	Negativo

↓: diminuído; ↑: aumentado; PTH: paratormônio; PTHrp: proteína relacionada com o paratormônio; OH: hidroxivitamina.

a quantidade de fósforo na dieta é adequada e o animal não está recebendo ligantes de fósforo. Existem outras causas de hipofosfatemia, como menor absorção intestinal (síndrome da má absorção, vômito, diarreia), maior excreção renal (diabetes *mellitus*, hiperadrenocorticismo, diuréticos, hiperaldosteronismo e fluidoterapia intensa livre de fósforo).[3]

A hiperfosfatemia em cães não azotêmicos sugere hipercalcemia não relacionada às paratireoides. Na presença de hiperfosfatemia e azotemia é necessário determinar se a hipercalcemia é primária com doença renal secundária, ou é primária com hipercalcemia secundária. Essa diferenciação é difícil, trabalhosa e onerosa. A determinação do cálcio ionizado possibilita essa diferenciação, pois ele estará diminuído no hiperparatireoidismo secundário renal, o que não ocorre no HPP. Filhotes de cães também apresentam concentração de fósforo maior que a de adultos, ocorrendo redução a partir do nono mês de vida.[3]

Mensuração de hormônio paratireóideo, vitamina D (calcitriol) e peptídeo análogo ao paratormônio

O PTH pode ser mensurado por teste radioimunométrico ou por quimioluminescência. Esses dois métodos estão disponíveis em alguns laboratórios clínicos veterinários no Brasil. Os testes disponíveis mensuram a porção amino e carboxiterminal do PTH. Os testes desenvolvidos para a mensuração do PTH humano podem ser utilizados em cães, pois há grande semelhança entre as moléculas de PTH dessas duas espécies.

Estudos em humanos demonstraram secreção pulsátil do PTH com ritmo circadiano bifásico correspondendo ao ritmo do cálcio, do fósforo e da renovação óssea. O horário indicado para a coleta de sangue em humanos é entre 9 e 11 horas da manhã, período no qual ocorre a secreção do PTH; esse também é o horário recomendado para a coleta em caninos e felinos.[12]

As amostras de sangue para as dosagens do PTH devem ser obtidas, processadas e congeladas entre −20 e −80°C em menos de 2 horas, já que o PTH é relativamente termolábil e qualquer erro no manuseio pode provocar resultados erroneamente reduzidos.[12,19] Além disso, as amostras devem ser enviadas congeladas ao laboratório.

A mensuração do PTH intacto foi validada em cães e gatos, sendo extremamente útil no diagnóstico do hiperparatireoidismo primário, bem como para descartar outras causas de hipercalcemia, como a síndrome paraneoplásica.[4,19]

Em cães e gatos com HPP, a concentração sérica do PTH está aumentada; porém, em alguns casos, os valores séricos estão dentro dos valores de referência (Quadros 189.4 e 189.5). Os valores séricos do PTH sempre estão relacionados com os valores do cálcio, portanto, em animais sadios, quando a concentração de cálcio aumenta, o PTH diminui. No HPP, o cálcio tem suas concentrações elevadas acompanhando a elevação do PTH e o inverso acontece no hipoparatireoidismo primário.

A maioria dos cães com hipercalcemia (usando o cálcio total e, preferencialmente, o ionizado) associada ao HPP apresenta PTHrp indetectável, calcitriol normal a aumentado e concentração sérica do PTH normal a extremamente elevada, processo associado à secreção autônoma do hormônio pela paratireoide; no entanto, 75% dos cães apresentaram o paratormônio dentro dos valores de referência, sendo assim, o uso isolado do PTH para classificar a origem da hipercalcemia é inapropriado, sendo úteis outros métodos diagnósticos adicionais para essa diferenciação.

Rotineiramente os metabólitos da vitamina D [25-hidroxivitamina D (calcidiol) e 1,25-di-hidrocolicalciferol (calcitriol)] não são utilizados no diagnóstico das alterações séricas de cálcio, porém são extremamente úteis no diagnóstico de hipovitaminose D, hipervitaminose D e DRC. Esses metabólitos são estáveis à refrigeração ou ao congelamento, quimicamente idênticos entre as espécies e podem ser mensurados por radioimunoensaio. No HPP, o calcitriol está normal a aumentado, ao passo que na hipercalcemia maligna encontra-se baixo, normal ou elevado. Nas intoxicações por rodenticidas, a vitamina D está elevada, contudo, pode haver dificuldade no diagnóstico (Quadro 189.5).

A mensuração do PTH e do PTHrp no plasma é importante para a diferenciação da hipercalcemia maligna do HPP. Entretanto, em alguns animais, o PTHrp está elevado no HPP e na DRC enquanto na hipercalcemia maligna, o PTH está baixo ou indetectável em todos os casos.[20]

Radiografia, ultrassonografia e cintilografia

A realização de exames radiográficos do tórax e abdome é importante na abordagem clínica de cães e gatos com hipercalcemia, podendo identificar neoplasias ou calcificações ectópicas não detectadas ao exame físico. O exame ultrassonográfico é mais adequado para identificação de neoplasias abdominais, porém essas duas técnicas se complementam.

As radiografias contribuem para a detecção de nódulos, tumores ou aumento de volume em linfonodos do mediastino anterior, peri-hilar, mesentério e sublombar. A linfadenomegalia, quando associada à hipercalcemia, pode indicar linfoma ou metástase de tumor, como o carcinoma de glândula dos sacos perianais. As lesões pulmonares, quando presentes, são indicativas de tumor primário ou metástase. As radiografias abdominais permitem a visualização de esplenomegalia, hepatomegalia e urólitos, que podem ocorrer em um terço dos cães com hipercalcemia, principalmente associados à hipercalcemia maligna ou ao hiperparatireoidismo secundário.[1]

Osteopenia generalizada, aumento da reabsorção óssea na superfície periosteal e formação de cistos são os achados comuns do HPP (Figura 189.4). Clinicamente, observam-se dor, fraturas patológicas, cistos ósseos e aumento ósseo localizado. Áreas osteolíticas nos ossos longos, nas costelas e nas vértebras podem indicar mieloma múltiplo ou tumores metastáticos.[1,16]

A ultrassonografia da região cervical para detectar possíveis nódulos isolados ou múltiplos da paratireoide é uma etapa importante na avaliação dos animais com hipercalcemia, auxiliando na diferenciação do hiperparatireoidismo primário e do secundário. Além disso, o exame ultrassonográfico auxilia na biopsia, por agulha fina, das lesões da paratireoide. Os nódulos da paratireoide, geralmente adenomas, podem variar de 2 a 23 mm, e a detecção precoce depende do tamanho do nódulo e

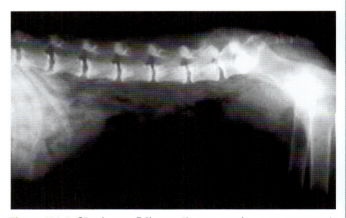

Figura 189.4 Cão da raça Dálmata, 12 anos, macho, com osteopenia de vértebras lombares, ossos da pelve e fêmur secundário ao hiperparatireoidismo primário.

1765

da experiência do profissional. A ultrassonografia de abdome à procura de metástases e/ou complicações da hipercalcemia é um passo importante da avaliação diagnóstica, permitindo a observação de urólitos, alterações em baço, fígado e linfonodos, bem como a realização de biopsia guiada.[1]

A cintilografia pode ser realizada para a identificação de adenomas de paratireoide, entretanto não está disponível na rotina clínica veterinária no Brasil.

Diagnóstico

O diagnóstico definitivo do hiperparatireoidismo primário, como descrito anteriormente, necessita de intensa investigação, incluindo anamnese e exame físico detalhados, hemograma, urinálise e análise bioquímica e hormonal. Nenhum achado ou exame isoladamente permite o diagnóstico definitivo. Em muitos casos, os animais são assintomáticos ou apresentam sinais clínicos inespecíficos e a hipercalcemia é detectada somente mediante exames de rotina ou no pré-operatório de cirurgias eletivas.

A hipercalcemia é o principal achado do HPP, porém a hipercalcemia maligna é a causa mais comum dessa alteração eletrolítica. Densidade urinária baixa, hipofosfatemia ou normofosfatemia e aumento do cálcio total, do cálcio ionizado e do PTH são os achados laboratoriais frequentes do HPP (Quadro 189.5). Grande parcela dos cães com HPP, porém, não apresenta elevação do PTH. A ureia e a creatinina estão, na maioria dos casos, dentro dos valores normais, contudo, a hipercalcemia persistente pode provocar lesão renal e, consequentemente, azotemia. A presença de hiperfosfatemia ou a diminuição do cálcio ionizado não é compatível com alteração primária de paratireoide. A ultrassonografia da região cervical e a biopsia de paratireoide são exames importantes para o diagnóstico definitivo.

Diagnóstico diferencial

A diferenciação entre o HPP e as demais causas de hipercalcemia deve incluir minuciosa anamnese, exame físico detalhado, exames laboratoriais e de imagem de tórax e abdome. A mensuração de cálcio total e ionizado, PTH e PTHrp é insuficiente para a diferenciação completa. Por exemplo, a maioria dos cães com hipercalcemia maligna apresenta outros sinais ou achados clínicos compatíveis com a neoplasia.

Tratamento

Tratamento clínico

Não há necessidade de tratar a hipercalcemia leve a moderada em animais assintomáticos antes do procedimento cirúrgico. Pacientes com níveis séricos de cálcio superiores a 14 mg/dℓ, com produto da concentração do fósforo multiplicado pelo cálcio superior a 60 e com arritmias cardíacas e/ou sinais neurológicos associados à hipercalcemia ou à azotemia devem ser tratados durante 12 a 24 horas antes da anestesia. Encefalopatia ou morte diretamente relacionada com a hipercalcemia é incomum, exceto quando ocorre a ingestão de rodenticidas contendo metabólitos da vitamina D. A hipercalcemia maligna geralmente é mais grave, necessitando de tratamento rápido. A primeira medida para controlar a elevação do cálcio é tratar a causa, por exemplo, o linfoma, quanto isso for possível.

A terapia inicial para corrigir a hipercalcemia inclui fluidoterapia associada ou não a diuréticos, bicarbonato de sódio e glicocorticoides (Quadro 189.6). A fluidoterapia intravenosa com solução fisiológica a 0,9% é a medida principal para o controle da hipercalcemia, pois estimula a diurese e não contém cálcio. A desidratação deve ser corrigida dentro de 6 a 8 horas e, então, promover a diurese usando 1,5 a 2 vezes a manutenção. Durante a fluidoterapia, hematócrito, proteína total, peso corporal e frequência respiratória devem ser monitorados 2 vezes/dia para evitar riscos de super-hidratação. O animal é considerado reidratado quando o cálcio começa a baixar. Na hipercalcemia persistente após 24 horas de fluidoterapia, é indicado o uso da furosemida, a cada 8 ou 12 horas (2 a 4 mg/kg, VO, IM, IV), para promover a excreção de cálcio renal.[16] Na experiência dos autores deste capítulo, a fluidoterapia isolada raramente diminui a hipercalcemia nas primeiras 24 horas, portanto, é recomendada a associação da fluidoterapia com a furosemida desde o início da terapia e, após 24 horas, a administração dos glicocorticoides, caso a hipercalcemia persista.

Os glicocorticoides, os biofosfatos e a CT são fármacos que podem ser usados na hipercalcemia, mas geralmente não são necessários. A hipercalcemia maligna associada a tumores hematopoéticos, como linfoma e mieloma múltiplo, doenças granulomatosas e intoxicação por vitamina D, respondem rapidamente ao tratamento com os glicocorticoides. Os pacientes com neoplasias não hematopoéticas e portadores de HPP apresentam baixa resposta aos glicocorticoides. Salienta-se que a utilização dos glicocorticoides em pacientes com neoplasia pode interferir no diagnóstico e na resposta à quimioterapia, ao

QUADRO 189.6 Fármacos e doses utilizados no tratamento da hipercalcemia e da hipocalcemia em cães e gatos.

Fármaco	Dose	Classe farmacológica
Furosemida	2 a 4 mg/kg, VO, IM, IV, 2 a 3 vezes/dia	Diurético
Prednisolona	1 a 2,2 mg/kg, VO, SC, IV, 2 vezes/dia	Anti-inflamatório esteroide
Dexametasona	0,1 a 0,22 mg/kg, VO, SC, IV, 2 vezes/dia	Anti-inflamatório esteroide
Bicarbonato de sódio	1 a 4 mEq/kg em infusão, durante 10 a 15 min	Alcalinizante
Calcitonina de salmão	4 a 8 UI/kg, 2 ou 3 vezes/dia	Hormônio
Plicamicina	0,25 a 0,5 μg/kg, em infusão contínua IV contendo glicose a 5%, durante 2 a 4 h, 1 ou 2 vezes/semana	Quimioterápico
Pamidronato	1,05 a 2 mg/kg, IV	Biofosfato
Clodronato	4 mg/kg em 150 mℓ de solução fisiológica a 0,9%, VO, SC, IV	Biofosfato
Zoledronato	0,25 mg/kg, IV	Biofosfato
Gliconato de cálcio a 10% em bolus	0,5 a 1,5 mℓ/kg ou 5 a 15 mg/kg, IV, lentamente durante 10 a 30 min	Eletrólito
Vitamina D (calcitriol)	Dose inicial: 0,02 a 0,04 μg/kg/dia, durante 3 a 5 dias Manutenção: 0,01 a 0,02 μg/kg	Hormônio
Carbonato de cálcio	Cães: 1 a 4 g/dia Gatos: 0,5 a 1 g/dia	Eletrólito

passo que no HPP, geralmente, a fluidoterapia e a furosemida são suficientes. A prednisolona (1 a 2,2 mg/kg, 2 vezes/dia) ou a dexametasona (0,1 a 0,22 mg/kg, 2 vezes/dia), IV, SC ou VO, são os glicocorticoides indicados, quando necessário.[21-23]

O controle a longo prazo da hipercalcemia requer terapias adicionais, como infusão de biofosfatos, plicamicina, CT, EDTA, bicarbonato de sódio e diálise peritoneal. O bicarbonato de sódio (1 a 4 mEq/kg, em infusão durante 10 a 15 minutos) é recomendado na hipercalcemia grave, entretanto seus efeitos são discretos e transitórios.[21-23]

A CT reduz a atividade e a formação de osteoclastos, assim, pode ser efetiva, ao menos temporariamente, no controle da hipercalcemia associada à atividade osteoclástica. Em animais, a CT é recomendada nas intoxicações por rodenticidas contendo colecalciferol. A calcitonina de salmão, na dose de 4 a 8 U/kg, 2 ou 3 vezes/dia, é utilizada em cães, porém sua meia-vida é curta.

A plicamicina é um antibiótico tricíclico pentaglicosídio que inibe a síntese do RNA dos osteoclastos, usado como agente antineoplásico, especialmente em tumores ósseos e testiculares. Esse fármaco também é usado para reduzir a hipercalcemia maligna grave ou refratária. A plicamicina tem efeitos tóxicos significativos, incluindo trombocitopenia, necrose hepática, lesão renal e hipocalcemia. A utilização da plicamicina, na dose de 0,25 a 0,5 µg/kg, em infusão contínua contendo glicose a 5%, durante 2 a 4 horas 1 ou 2 vezes/semana, é suficiente para reduzir a concentração do cálcio ionizado e total.[1]

Os biofosfatos são inibidores osteoclásticos que induzem a apoptose dos osteoclastos e, consequentemente, diminuem a reabsorção óssea. O pamidronato, o clodronato e o alendronato são biofosfatos utilizados em cães e gatos no controle da hipercalcemia causada pela intoxicação por vitamina D, na hipercalcemia maligna ou na terapia paliativa do osteossarcoma. Os biofosfatos mais usados são o pamidronato (1,05 a 2 mg/kg) por via parenteral, o clodronato (4 mg/kg, em 150 mℓ de solução fisiológica a 0,9%), VO, SC ou IV, e o zoledronato (0,25 mg/kg), IV.[6,20-23] Há necessidade, porém, de mais estudos sobre a eficácia desses fármacos. Os autores deste capítulo recomendam o uso do pamidronato em vez dos glicocorticoides na hipercalcemia secundária ao HPP até a normalização do cálcio total e, caso não seja realizada a cirurgia, são necessárias doses de manutenção a cada 3 ou 4 semanas. Antes de repetir o pamidronato, é sempre necessário mensurar o cálcio. O pamidronato deve ser administrado em infusão contínua durante 4 a 6 horas, diluído em solução fisiológica, tomando-se cuidado para que não ocorra o extravasamento do vaso sanguíneo.

Tratamento cirúrgico

Para a realização da paratireoidectomia, é necessário o conhecimento da anatomia local, pois importantes estruturas, como laringe, traqueia, nervo laríngeo recorrente, artéria carótida e veia jugular, situam-se nessa região. O animal é colocado em decúbito dorsal com o pescoço distendido e reto e, a seguir, realiza-se a incisão cirúrgica da pele – da laringe ao manúbrio –, cuidando para preservar as glândulas tireoides. É mais comum que apenas uma das quatro glândulas esteja acometida, porém todas devem ser inspecionadas minuciosamente. Quando as quatro estiverem aumentadas, como ocorre no hiperparatireoidismo secundário renal, a retirada de uma a três glândulas pode diminuir os níveis séricos do cálcio.

Os adenomas envolvem, geralmente, somente uma glândula, são extracapsulares e não invadem a glândula tireoide. Eles podem ser removidos por excisão entre o nódulo e a tireoide, deixando a cápsula desta intacta. Em grandes nódulos extra ou intracapsulares, é indicada a tireoidectomia total ou parcial. Em tumores grandes e invasivos da paratireoide, é indicada a ressecção completa. É importante a manutenção de pelo menos uma paratireoide contralateral para minimizar os efeitos da hipocalcemia, bem como evitar lesões no nervo laríngeo recorrente.[1]

A hipocalcemia é a complicação mais comum após a paratireoidectomia, ocorrendo em 58% dos casos, e tende a aparecer mais nos cães com hipercalcemia grave dentro de 1 a 2 dias após a cirurgia. Prurido facial, tremores musculares, ataxia e convulsões são os sinais mais comuns, sendo a suplementação de cálcio e a de vitamina D suficientes para a resolução da hipocalcemia. Em animais com sinais graves, recomenda-se a administração intravenosa de gliconato de cálcio a 10% em *bolus* e a manutenção com vitamina D (calcitriol). Ressalta-se que a suplementação de cálcio oral não é recomendada para animais com hipocalcemia após paratireoidectomia, pois o paciente necessita de tratamento emergencial. A suplementação de vitamina D deve ser continuada por 2 a 3 semanas, tempo suficiente para a retomada da função normal das paratireoides. Em 2 a 4 semanas após o início da terapia, os níveis séricos do cálcio deverão estar normalizados.[16]

Prognóstico

A excisão cirúrgica da glândula paratireoide alterada promove a cura em mais de 95% dos casos quando todo o tecido comprometido for removido. Doença poliglandular, tecido paratireoide ectópico, retirada incompleta da paratireoide comprometida e neoplasia maligna com presença de metástases são responsáveis pelos casos de prognóstico desfavorável.[1,16,24] Os sinais clínicos e laboratoriais de hipercalcemia são resolvidos após a cirurgia da paratireoide.

OUTRAS CAUSAS DE HIPERCALCEMIA

Doença renal crônica

A DRC é uma doença degenerativa comum. Aproximadamente 20% dos cães e 15% gatos apresentam hipercalcemia leve a moderada, entretanto, a hipocalcemia é mais comum (Figuras 189.5 e 189.6). Em ambas as espécies, o cálcio ionizado encontra-se, na maioria das vezes, normal ou reduzido. O mecanismo da hipercalcemia nessa doença é bastante complexo. Nos pacientes com DRC, há hiperplasia difusa das paratireoides, com diminuição do PTH e do cálcio após paratireoidectomia:

- A redução na TFG reduz a excreção de cálcio renal
- A elevação da concentração sérica do PTH, secundário à maior secreção e à redução no metabolismo pelos túbulos renais, eleva a reabsorção de cálcio ósseo
- A DRC ou a elevação do PTH aumenta os citratos e, consequentemente, o complexo cálcio-citrato
- Ocorre exagerada resposta da vitamina D com aumento da absorção de cálcio intestinal.

O hiperparatireoidismo secundário renal é uma síndrome que envolve a perda da capacidade de excreção de fósforo pelos rins. A retenção do fósforo reduz o cálcio extracelular para que o equilíbrio seja mantido, pois o produto do cálcio e do fósforo deve ser estável. Por sua vez, as paratireoides se tornam hiperplásicas em resposta à estimulação crônica visando manter as concentrações de cálcio extracelular normais, e a vitamina D faz retroalimentação negativa a fim de diminuir a secreção de PTH. Entretanto, na DRC a ativação da vitamina D está reduzida, pois as células tubulares renais perdem a capacidade de sintetizar a α1-hidrosilase, enzima que a torna ativa. Essa ativação reduzida ocorre antes da elevação do fósforo sérico e promove menor absorção de cálcio intestinal. A hiperfosfatemia inibe a síntese de vitamina D, contribuindo ainda mais para o aumento na secreção do PTH.[25]

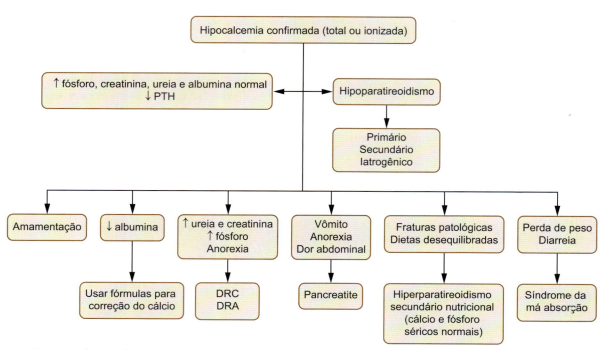

Figura 189.5 Algoritmo de identificação das causas de hipocalcemia. DRA: doença renal aguda; DRC: doença renal crônica; PTH: paratormônio.

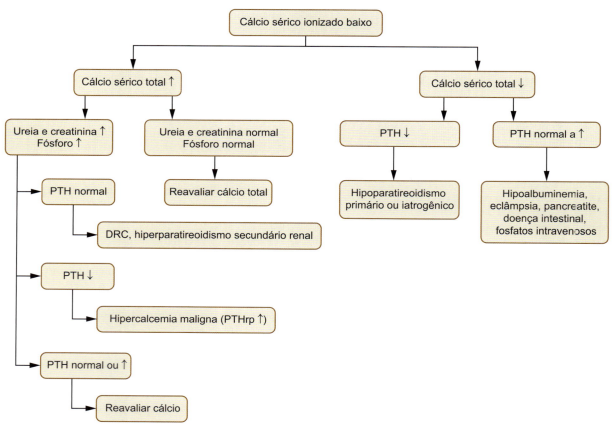

Figura 189.6 Algoritmo para determinação da causa da diminuição do cálcio ionizado. DRC: doença renal crônica; PTH: paratormônio; PTHrp: proteína relacionada com o paratormônio.

Hipoadrenocorticismo

Aproximadamente 20 a 30% dos cães com hipoadrenocorticismo (síndrome de Addison) apresentam hipercalcemia (Figura 189.3). Um estudo realizado no Brasil em 32 cães com hipoadrenocorticismo mostra que a ocorrência de hipercalcemia foi inferior a 10% (informação do autor). O mecanismo da hipercalcemia, associada ao hipoadrenocorticismo, é multifatorial, incluindo hiperproteinemia secundária a desidratação e hemoconcentração, maior ligação do cálcio às proteínas, bem como aumento da concentração dos complexos cálcio-citrato e da reabsorção de cálcio nos túbulos renais. A deficiência de cortisol pode estimular a absorção de cálcio intestinal.[1,26]

Hipercalcemia maligna

A hipercalcemia tumoral ou hipercalcemia maligna humoral (Figuras 189.3 e 189.5) é uma síndrome paraneoplásica que ocorre em diferentes neoplasias. Há três mecanismos que contribuem para o seu desenvolvimento. O primeiro e mais comum é a produção de fatores pelas células tumorais como o PTHrp. Essa proteína estimula a reabsorção osteoclástica óssea, aumenta a reabsorção de cálcio e diminui a reabsorção de fósforo renal (Figura 189.1). Outros fatores, como a IL-1, o TNF-α, os fatores de crescimento α e β ou o calcitriol, agem de modo sinérgico com o PTHrp no desenvolvimento da hipercalcemia. O segundo mecanismo envolve invasão direta das células neoplásicas ou osteólise óssea, denominada "hipercalcemia osteolítica", mecanismo presente no carcinoma ou tumores hematopoéticos que envolvem a medula óssea,como leucemias, linfoma e mieloma múltiplo. Várias citocinas, fatores parácrinos e prostaglandinas contribuem para a hipercalcemia osteolítica. O terceiro mecanismo ocorre quando o linfoma causa hipercalcemia mediante a expressão da α1-hidrosilase, que ativa a vitamina D e, dessa forma, aumenta a reabsorção de cálcio intestinal.[6,20]

O PTHrp é produzido por células de vários órgãos e células tumorais, ao contrário do PTH. Em neoplasias como linfoma, adenocarcinoma nasal, carcinoma de tireoide e tumores de glândula mamária, há ativação dos receptores do PTH, promovendo hipercalcemia. O PTHrp de cães e gatos pode ser mensurado por ensaio radioimunométrico usado para dosar essas proteínas em humanos, pois elas apresentam sequência homóloga. Essas proteínas são rapidamente degradas por proteases, portanto a mensuração deve ser realizada com sangue fresco ou plasma congelado usando EDTA como anticoagulante.[20]

Hipertireoidismo felino

No hipertireoidismo, o metabolismo ósseo e o mineral estão alterados. O hipertireoidismo é causa de alteração do metabolismo ósseo, caracterizado por aumento nas atividades osteoblástica e osteoclástica, com predomínio da reabsorção óssea e resultando em diminuição na massa óssea.[12]

O hipertireoidismo pode ou não causar hipercalcemia, porém, achados da densitometria mineral óssea e marcadores do metabolismo ósseo indicam o desenvolvimento do hiperparatireoidismo secundário ao hipertireoidismo felino.[12]

As alterações ósseas e homeostáticas do cálcio e do fósforo no hipertireoidismo são complexas. No hipertireoidismo felino, ocorre aumento das concentrações séricas da FA óssea, da osteocalcina, do PTH, do cálcio e do fósforo, diminuição da densidade mineral óssea e queda do cálcio ionizado.[27]

A reabsorção óssea induz, de forma compensatória, o decréscimo da secreção do PTH, na tentativa de manter os níveis séricos de cálcio normais. A redução dos níveis séricos do PTH circulante está correlacionada com o aumento na taxa de reabsorção tubular de fosfato. Esse parece ser o fator de maior importância para justificar a elevação dos níveis séricos de fósforo; entretanto, o aumento da mobilização de fósforo de origem óssea e dos tecidos moles também pode contribuir para isso. O hipertireoidismo é capaz de influenciar o metabolismo do cálcio, estimulando a atividade osteoclástica, proporcionando maior reabsorção óssea, redução na absorção do cálcio intestinal e hipercalciúria. Entretanto, a maioria dos pacientes tende a apresentar valores dentro dos padrões de normalidade.[12]

Hiperparatireoidismo associado ao hiperadrenocorticismo canino

O hiperadrenocorticismo (HAC) é uma endocrinopatia de grande importância clínica que provoca alterações na homeostase de cálcio. No entanto, os mecanismos fisiopatológicos que resultam nessas alterações em cães com HAC não são compreendidos. O balanço negativo de cálcio, ou seja, hipercalciúria, estimulação direta pelo cortisol, alteração do metabolismo da vitamina D ou alteração no balanço de fósforo, é a possível causa da elevação do PTH. Essa elevação das concentrações de PTH em cães com HAC muitas vezes é superior à descrita em humanos e idêntica aos valores observados em cães e gatos com HSN ou hiperparatireoidismo secundário renal. O aumento do PTH e a hiperfosfatemia com cálcio ionizado normal em cães com HAC caracterizam o hiperparatireoidismo secundário e justificam a detecção da calcificação de tecidos moles (calcinose cutânea), porém a prevalência desta é desconhecida.[28]

A mensuração do PTH não é necessária para o diagnóstico, e o tratamento de cães com hiperadrenocorticismo irá resolver a hipercalcemia. Sempre que for detectado o aumento do fósforo e do PTH, é preciso investigar as glândulas adrenais ou se o animal está recebendo glicocorticoides. Em 91 cães com hiperadrenocorticismo espontâneo, 19 apresentaram cálcio aumentando, no entanto nenhum apresentava hipercalcemia grave.

Em seres humanos, o excesso dos glicocorticoides endógenos ou exógenos provoca osteoporose e risco aumentado de fraturas. Nos cães, as mudanças na densidade óssea são discretas, raramente são visualizadas em radiografias de rotina e as fraturas não foram descritas,[28] provavelmente por não ocorrer hipercalcemia grave.

Hipercalcemia idiopática felina

A hipercalcemia idiopática em gatos é conhecida desde 1980. Alguns estudos relacionaram a hipercalcemia à ingestão de dieta acidificante para o controle de urólitos de estruvita ao desenvolvimento de urolitíase por oxalato de cálcio. Entretanto, muitos animais recebem esse tipo de alimentação, porém relativamente poucos apresentam hipercalcemia e urolitíase por oxalato de cálcio. Outros fatores, como a absorção de cálcio ou oxalato pelo sistema digestório ou a alteração tubular renal, podem provocar hipercalciúria ou hiperoxalúria e, consequentemente, contribuir para o desenvolvimento da hipercalcemia e da urolitíase por oxalato de cálcio em gatos suscetíveis. É necessário estudar a existência ou não de predisposição racial, pois, em humanos, foi descrita a hipercalcemia familiar benigna.[9]

Os gatos com hipercalcemia idiopática apresentam resultados laboratoriais semelhantes aos descritos na hipercalcemia idiopática humana. Nesses casos, os resultados mais comuns são o aumento do cálcio total e ionizado e a concentração do PTH dentro dos valores de referência ou levemente elevados. Apesar da hipercalcemia e do aumento da reabsorção tubular renal, a concentração sérica do fósforo e do calcitriol está dentro dos valores de referência ou diminuída. Além disso, A reabsorção óssea não se resolve com a retirada parcial da paratireoide. A hipercalcemia idiopática em gatos é responsiva aos glicocorticoides. Em mais de 10% dos casos, observou-se urolitíase por oxalato de cálcio, o que não ocorre em humanos.[9]

Para a confirmação do diagnóstico definitivo de hipercalcemia idiopática em gatos, é necessária ampla investigação das outras causas de hipercalcemia, como neoplasias, HPP ou excesso de vitamina D. O tratamento inclui modificação na dieta com o fornecimento de ração que tenha maior quantidade de fibras para diminuir a absorção do cálcio.[9]

HIPERPARATIREOIDISMO SECUNDÁRIO NUTRICIONAL

Etiopatogenia

As doenças nutricionais esqueléticas, como o HSN, eram comuns em pequenos animais antes da disponibilidade de alimentos comerciais equilibrados, ou seja, até meados da década de 1990. Atualmente essa doença é rara (superalimentação é mais comum), podendo ocorrer em cães e especialmente em gatos alimentados com comida caseira, restos de alimentação humana ou exclusivamente de carne, bem como alimentação vegetariana ou vegana.

O aumento na secreção do PTH no HSN é uma resposta compensatória normal induzida pela hipocalcemia (Figura 189.6). Existe a ideia de que a dieta mineral capaz de induzir essa síndrome é composta de baixo nível de cálcio ou vitamina D ou, ainda, dieta contendo excesso de fósforo com níveis de cálcio normal ou baixo. O desenvolvimento dessa alteração, porém, é mais comum após a ingestão exclusiva de dieta de carne, especialmente fígado e coração. Essas fontes de proteínas têm baixa quantidade de cálcio e grande desequilíbrio na relação cálcio:fósforo (1:20-1:50). A ingestão de alimento à base de fígado e coração promove redução sutil na concentração sérica de cálcio, o que estimula a síntese (em minutos) e secreção de PTH (em segundos) pelas glândulas paratireoides. A meia-vida do PTH é de aproximadamente 5 minutos, porém a hipocalcemia persistente promove estimulação prolongada, provocando a hiperplasia das células da paratireoide e o desenvolvimento do hiperparatireoidismo secundário. Além disso, a absorção inadequada de cálcio da dieta promove aumento na eficácia de absorção intestinal e reabsorção de cálcio ósseo, bem como a diminuição da excreção renal. Esses mecanismos de elevação da concentração sérica do cálcio são uma tentativa de normalizar a calcemia. O aumento do PTH na corrente sanguínea leva a reabsorção óssea acelerada, aumento da reabsorção renal de cálcio e fósforo, excreção renal de cálcio e síntese de vitamina D ativa (calcitriol). O calcitriol estimula a absorção intestinal de cálcio e fósforo e, com o PTH, aumenta a reabsorção óssea.[19]

Manifestações clínicas

O HSN é uma doença predominantemente de animais jovens, devido à grande necessidade de cálcio para o crescimento ósseo, e as principais alterações clínicas são ou refletem as complicações da osteopenia grave ou hipocalcemia.

Na presença de função renal normal, o hiperparatireoidismo promove menor reabsorção tubular renal de fósforo, provocando hiperfosfatúria e maior reabsorção de cálcio. Portanto, os cães e gatos com HSN, na maioria das vezes, apresentam concentração de cálcio normal a baixa e concentração de fósforo normal.

Claudicação e sinais neurológicos estão relacionados com fraturas de ossos longos e fraturas ou desvio de vértebras, respectivamente. Alguns animais, principalmente gatos, com HSN apresentam tremores, fasciculações e espasmos musculares associados à hipocalcemia. Os sinais mais graves de hipocalcemia são excitação e convulsões tetânicas. Nesses casos, o cálcio total pode estar normal e os níveis séricos de cálcio ionizado, diminuídos. Os níveis de magnésio também contribuem para o desenvolvimento dos sinais neurológicos. Esses sinais normalmente são resolvidos após a administração intravenosa de gliconato de cálcio a 10%.[29]

Diagnóstico

O diagnóstico final de HSN baseia-se em anamnese, sinais clínicos, achados radiológicos, PTH elevado e rápida recuperação clínica após a correção da dieta. O consumo de dieta equilibrada geralmente normaliza os níveis séricos de cálcio ionizado e, consequentemente, diminui a secreção do PTH em 3 dias.[1]

O método mais prático para o diagnóstico do hiperparatireoidismo secundário são os estudos radiográficos dos ossos longos e do esqueleto axial. Os achados radiográficos são osteopenia com redução do contraste entre ossos e tecidos moles, corticais finas, trabeculações diafisárias e metafisárias grosseiras. O crescimento longitudinal do membro e a aparência física são normais na maioria dos animais. Ao contrário do que ocorre no hiperparatireoidismo secundário renal, em que o crânio é predominantemente acometido, o HSN provoca desmineralização grave de ossos longos dos membros torácicos e pélvicos, ossos da pelve e vértebras. Em vários casos, há reabsorção da lâmina dental, fraturas patológicas de ossos longos, lordose lombar, fratura por compressão de vértebras e alteração de pelve com ou sem retenção fecal.[29]

Os achados laboratoriais do HSN são cálcio total normal, cálcio ionizado diminuído, hiperfosfatemia e elevação da atividade da FA, do calcitriol e do PTH. A hiperfosfatemia leve é a alteração esperada em cães e gatos saudáveis em crescimento, devido ao rápido metabolismo ósseo. O aumento em até três vezes da atividade da FA em animais jovens com HSN reflete o acelerado metabolismo ósseo secundário a maior secreção do PTH. O PTH elevado no HSN estimula a hidroxilação renal da 25(OH)-D em calcitriol, aumentando os níveis séricos deste.

Os diagnósticos diferenciais para HSN e fraturas patológicas associadas são hiperparatireoidismo secundário renal, osteogênese imperfeita e raquitismo, doença extremamente rara, causada pela deficiência de vitamina D.

Tratamento

A terapia do HSN consiste, basicamente, em fornecimento de dieta equilibrada, com níveis ideais de cálcio e fósforo, conforme o National Research Council Committee on Animal Nutrition (NRC). O prognóstico é bom na maioria dos casos, pois a dieta equilibrada resulta em mineralização normal dentro de 4 a 8 semanas. Nos casos complicados, quando há fraturas de coluna vertebral, o prognóstico é reservado a ruim, devido ao risco de lesões neurológicas.

HIPOPARATIREOIDISMO

O hipoparatireoidismo primário é uma endocrinopatia incomum em cães e rara em gatos, resultante da deficiência absoluta ou relativa na secreção do PTH. O hipoparatireoidismo foi descrito em cães e gatos associado à atrofia ou destruição grave das paratireoides por paratireoidite linfocítica, enteropatia por perda proteica, após laringectomia, tireoidectomia (principal causa em gatos) e/ou quimioterapia. A hipocalcemia secundária é mais frequente que a primária (Quadro 189.7).

A eclâmpsia ou tetania puerperal é uma condição clássica de hipocalcemia secundária grave (níveis séricos de cálcio menores que 6,5 mg/dℓ), comum em cães de raças pequenas, embora tenha sido descrita em raças grandes e em gatas. Essa alteração pode ocorrer antes, durante ou após o parto. Os sinais resultam da menor disponibilidade do cálcio para o sistema neuromuscular da fêmea devido à demanda preferencial para sua utilização na produção de leite. A má nutrição e/ou a suplementação de cálcio durante a gestação (leva à atrofia da paratireoide) estão associadas à eclâmpsia.

QUADRO 189.7	Causas de hipocalcemia em cães e gatos.
Comuns	Hipoproteinemia, insuficiência renal crônica, tetania puerperal (eclâmpsia), insuficiência renal aguda, pancreatite aguda
Ocasionais	Trauma tecidual leve ou rabdomiólise Hipoparatireoidismo primário: idiopático ou espontâneo, após tireoidectomia bilateral Hipoparatireoidismo secundário: excesso ou depleção de magnésio, após reversão de hiperpotassemia crônica Intoxicação por etilenoglicol, enema contendo fosfato, após administração de bicarbonato de sódio
Incomuns	Erros laboratoriais, coleta de amostra contendo EDTA, hiperparatireoidismo secundário nutricional, rápida infusão intravenosa de fosfatos, transfusão sanguínea (uso de citrato), hipovitaminose D, deficiência de magnésio, má absorção intestinal, síndrome da lise tumoral

Raramente a hipocalcemia associada à DRC, hipoproteinemia e pancreatite aguda provocam sinais clínicos. Sem dúvida alguma, a hipoproteinemia é a causa mais importante da hipocalcemia na medicina veterinária, por isso a importância da mensuração do cálcio ionizado, que, na maioria das vezes, permanece inalterado. Na pancreatite aguda em cães, ocorre hipocalcemia leve e subclínica e na coexistência da acidose há aumento da fração do cálcio ionizado, reduzindo a probabilidade do aparecimento de sinais clínicos. Em gatos com pancreatite, há diminuição do cálcio total e ionizado em 41% e 61% dos casos, respectivamente, superior ao observado em cães, entretanto sem manifestação clínica.

Características clínicas

Os animais com hipoparatireoidismo apresentam idade entre 6 meses e 13 anos (com média de 4,8 anos), 60% são fêmeas e sem predisposição racial.

Os sinais clínicos mais comuns relacionados com o hipoparatireoidismo ou a hipocalcemia são convulsões, tremores e fasciculações musculares, tetania muscular, andar enrijecido, cãibras ou dor nos membros pélvicos e alterações de comportamento, como letargia, ansiedade, vocalização ou agressividade, hiperventilação, prurido facial (hiperestesia) e lambedura. Eventualmente, observam-se hipertermia, dor, letargia, depressão, anorexia, taquicardia, catarata posterior e prolapso de terceira pálpebra (gatos). Poliúria, polidipsia, hipotensão, dispneia e morte são sinais incomuns.

Tetania ou convulsões, febre, rigidez muscular, fasciculações musculares, taquicardia, abafamentos dos sons cardíacos, pulso fraco, dificuldade de realizar o exame neurológico ou sua interpretação são os achados do exame físico nos animais com hipoparatireoidismo.

Diagnóstico e exames laboratoriais

O diagnóstico do hipoparatireoidismo primário, na maioria dos casos, é realizado por exclusão (Quadro 189.8 e Figura 189.5 e 189.6). Reforça-se a suspeita quando há diminuição da concentração sérica de cálcio, aumento da concentração sérica do fósforo, testes de função renal normais e diminuição absoluta ou relativa do PTH sérico. A maioria dos animais apresenta grave redução do cálcio, ou seja, entre 2,5 e 4,2 mg/dℓ. No hipoparatireoidismo primário, há redução tanto do cálcio total como do ionizado.[2]

Em cães sadios, o cálcio ligado à proteína, o cálcio formando complexos (fosfato, citrato e outros) e o cálcio ionizado representam, respectivamente, 34%, 10% e 56% do cálcio total. Como discutido anteriormente, a porção ionizada é o componente ativo, e a porção ligada à proteína, o componente de reserva de cálcio. Os laboratórios rotineiramente mensuram somente a fração total, que é influenciada quando há alteração na concentração sérica de albumina ou globulina, porém, isso não ocorre com o cálcio ionizado. Sempre que for detectada a hipocalcemia, é necessária a mensuração da proteína e da albumina sérica à procura de hipoproteinemia e/ou hipoalbuminemia. As fórmulas utilizadas na correção dos valores do cálcio total, na presença dessas alterações e na impossibilidade da mensuração da fração ionizada, são:

$$\text{Correção do cálcio total (mg/d}\ell) = \text{cálcio mensurado total (mg/d}\ell) - \text{albumina (g/d}\ell) + 3,5$$

$$\text{Correção do cálcio total (mg/d}\ell) = \text{cálcio mensurado total (mg/d}\ell) - [0,4 \times \text{proteína total (g/d}\ell)] + 3,3$$

Quando se utilizam essas fórmulas para corrigir a concentração sérica de cálcio total, 35 a 40% dos casos apresentam resultados diferentes dos observados pela mensuração do cálcio ionizado. Sua utilização demonstrou diagnóstico superestimado da hipercalcemia e da normocalcemia e subestimado da hipocalcemia. Nos cães com DRC, observou-se diagnóstico subestimado da normocalcemia e da hipocalcemia e superestimado da hipercalcemia. A mensuração do cálcio total ou o uso da fórmula para a correção do cálcio total não é fidedigno para estimar os valores do cálcio ionizado em cães com hipoparatireoidismo.[30]

A realização de eletrocardiograma (ECG) pode contribuir para o diagnóstico da hipocalcemia, pois ocorre prolongamento da duração do potencial de ação das células cardíacas, resultando em maior duração do segmento ST e QT. Observa-se correlação positiva entre a gravidade da hipocalcemia e a duração do segmento ST. Os achados eletrocardiográficos comuns na hipocalcemia são onda T ampla e profunda, prolongamento do intervalo QT e bradicardia. Entretanto, não há associação entre esses sinais e os achados cardiovasculares do exame físico como arritmias, pulso fraco ou abafamento dos sons cardíacos.[2]

Tratamento

O tratamento da hipocalcemia depende da sua gravidade e da presença de sinais clínicos. No hiperparatireoidismo secundário renal, a hipocalcemia é corrigida com alimentação, ligantes de fósforo e calcitriol, sem a necessidade da suplementação de fósforo. Nesses casos, a reposição de cálcio na presença de hiperfosfatemia eleva os riscos de mineralização dos tecidos

QUADRO 189.8	Alterações laboratoriais esperadas em animais com hipercalcemia.				
	Cálcio total	Cálcio ionizado	PTH	25(OH)-vitamina D	Fósforo
Hipoparatireoidismo primário	↓	↓	Baixo a normal ↓	Normal a levemente ↓	↑
Hiperparatireoidismo secundário nutricional	Normal a ↓	Normal a ↓	↑	Normal a ↓	Normal a ↓
Insuficiência renal crônica	↓, normal ou	Normal a ↓	Normal a	Normal a levemente ↓	↑
Eclâmpsia	↓	↓	↑	Normal a ↓	Normal a ↓

↓: diminuído; ↑: aumentado; PTH: paratormônio; OH: hidroxivitamina.

moles. No hipoparatireoidismo primário, o tratamento deve ser imediato, para reverter as manifestações clínicas, e também a longo prazo, para prevenir o reaparecimento.

Em alguns casos, a confirmação da hipocalcemia não é imediata, pois há necessidade de exames laboratoriais, porém os sinais clínicos devem ser controlados. Na presença de convulsão persistente com terapia adequada, recomenda-se a administração de diazepam. As alterações neuromusculares podem provocar hipoglicemia, portanto o uso intravenoso de cálcio e glicose é recomendado.

A tetania hipocalcêmica requer infusão contínua de gliconato de cálcio a 10% (0,5 a 1,5 mℓ/kg ou 5 a 15 mg/kg) lentamente, durante 10 a 30 minutos, e monitoramento eletrocardiográfico. As convulsões geralmente são revertidas dentro de poucos minutos do início da infusão. O nervosismo, a dor e as alterações de comportamento são revertidos lentamente em até 1 hora. A redução da hipertermia pode ser auxiliada com o resfriamento das extremidades dos animais. Em alguns casos, há necessidade de doses repetidas de cálcio até a estabilização do animal.[2]

Os efeitos da infusão intravenosa do cálcio persistem por 1 a 12 horas e, a seguir, institui-se a terapia de manutenção com suplementação oral de vitamina D e cálcio durante 24 a 96 horas após o desaparecimento dos sinais clínicos.

A terapia de manutenção do hipoparatireoidismo consiste na administração oral de vitamina D e cálcio. Há necessidade de terapia permanente com vitamina D em cães e gatos com hipoparatireoidismo primário. A suplementação de cálcio é, em muitos casos, iniciada e interrompida, visto que o cálcio da dieta é suficiente para a manutenção das necessidades do animal. A suplementação oral de vitamina D promove a absorção de cálcio intestinal e a reabsorção de cálcio renal, diminuindo a necessidade da suplementação oral. O hipoparatireoidismo iatrogênico pós-cirúrgico é transitório e a terapia permanente é desnecessária.[2]

O ergocalciferol (vitamina D_2), di-hidrotaquisterol (DHT ou vitamina D_2) e calcitriol (1,25 di-hidroxivitamina D_3) são formas de vitamina D utilizadas na terapia de manutenção do hipoparatireoidismo. A mais utilizada é o calcitriol, inicialmente na dose de 20 a 40 ng/kg/dia, durante 3 a 5 dias, e depois 10 a 20 ng/kg.

A suplementação oral de cálcio pode ser realizada com a administração de gliconato de cálcio, lactato de cálcio, cloreto de cálcio e carbonato de cálcio, cada um com suas vantagens e desvantagens. O cloreto de cálcio pode causar irritação gástrica e o carbonato de cálcio, alcalose, agravando a hipocalcemia. O carbonato de cálcio, porém, é a formulação que tem maior quantidade de cálcio, aproximadamente 40%.

O carbonato de cálcio é a formulação de escolha para a suplementação de cálcio oral em cães e gatos. Em cães, a dose é 1 a 4 g/dia e, em gatos, 0,5 a 1 g/dia. Essas doses são aproximadas, e a terapia primária para estabilizar os níveis de cálcio é a reposição de vitamina D. A redução da suplementação do cálcio, ao longo de 2 a 4 meses, é recomendada quando a suplementação de vitamina D e os níveis de cálcio na dieta são ideais.[2]

Prognóstico

O prognóstico do hipoparatireoidismo primário depende, principalmente, da dedicação do proprietário em tratar continuamente o seu animal e, também, da experiência do médico-veterinário em diagnosticar e tratar rapidamente o paciente. A intervenção rápida no paciente com hipocalcemia diminui os riscos de óbito. Após a estabilização, deve-se realizar o monitoramento do cálcio sérico a cada 1 a 3 meses. A expectativa de vida do paciente com hipoparatireoidismo primário é excelente, desde que não haja interrupção do tratamento.

HIPERCALCITONISMO

A CT é um peptídeo de 32 aminoácidos, sintetizado e secretado pelas células parafoliculares (células C) da glândula tireoide. A secreção desse hormônio é estimulada em resposta ao aumento do cálcio ionizado circulante, tendo como principal ação impedir a hipercalcemia pós-prandial; a redução do cálcio ionizado, por sua vez, diminui sua secreção. A ação da CT sobre o metabolismo de cálcio é incerta, mas os ossos parecem ser o seu principal órgão-alvo.[31] A CT auxilia o depósito de cálcio e fósforo ósseo[32] e diminui a reabsorção óssea, por reduzir o tamanho, o número e a mobilidade dos osteoclastos. O papel da CT no HPP permanece desconhecido; no entanto, fisiologicamente espera-se maior secreção de CT em resposta à hipercalcemia. As células C apresentam-se hiperplásicas, provavelmente por uma resposta adaptativa à nova condição.[2]

A secreção excessiva de CT pode ocorrer em casos de carcinomas medulares de tireoide que se originam das células parafoliculares. Esses tumores podem ser secretores de CT e foram relatados em humanos.[32] Outra causa de hipercalcitonismo, mais frequente nos pequenos animais, é o nutricional dependente que está relacionado à suplementação de cálcio em rações nutricionalmente completas e ao uso de dieta caseira feita empiricamente pelo próprio tutor.[33] Uma das práticas muito comum é a suplementação excessiva de cálcio e/ou vitamina D em cães de raça grande ou gigante, durante a fase de crescimento.[34]

A ingestão de cálcio induz o aumento da secreção de CT levando ao aumento da mobilização de cálcio para o osso, caso essa ingestão excessiva seja crônica há hiperplasia das células parafoliculares da tireoide. O hipercalcitonismo reduz a atividade osteoclástica e leva à hipermineralização óssea.[33,35] Além disso, o hipercalcitonismo pode induzir distúrbios relacionados à ossificação endocondral, levando ao não amadurecimento de condrócitos e não mineralização de substância intercelular, o que promove uma afecção conhecida como osteocondrose, em que há espessamento da cartilagem.[31,33,36]

As raças grandes e gigantes parecem ser mais acometidas e costumam apresentar manifestações clínicas mais evidentes quando comparadas às raças menores, isso provavelmente ocorre porque, nessas raças, durante a fase de crescimento, observam-se níveis mais elevados de hormônio de crescimento (GH, do inglês *growth hormone*) e fator de crescimento semelhante à insulina tipo 1 (IGF-1, do inglês *insulin like growth factor*-1), que influenciam a homeostase do cálcio, aumentando, assim, significativamente a secreção de CT.[31]

As manifestações clínicas no hipercalcitonismo estão principalmente relacionadas aos distúrbios ósseos e condrais, pelo retardo no remodelamento ósseo e na maturação da cartilagem.[31] Dentre as complicações osteomusculares, pode-se citar osteodistrofia hipertrófica, espondilomielopatia cervical, enostose, osteocondrose, síndrome do rádio curvo e osteocondrite dissecante.[33]

Estudos revelaram que cães de grande porte alimentados com dieta rica em cálcio podem apresentar anormalidades ósseas graves a partir de 14 semanas de idade.[37] Os sinais clínicos relatados são claudicação, edema de membros e articulações, marcha rígida, relutância ao movimento, dor, anorexia, emagrecimento progressivo e, no caso do desenvolvimento de osteodistrofia hipertrófica, a hipertermia também pode ser observada.[11]

Nos casos em que há alterações osteomusculares, pode-se observar o aumento da atividade sérica da FA. Outros achados em exames laboratoriais são a redução dos níveis de albumina e proteína total e a alteração na relação cálcio:fósforo.[11] Os achados radiográficos variam de acordo com o distúrbio osteomuscular apresentado, podendo ser visualizada a proliferação óssea intensa principalmente em regiões metafisárias distais dos ossos longos. Durante o tratamento, sugere-se o acompanhamento radiográfico periódico.[11] Para conclusão diagnóstica, a dosagem plasmática da CT deve ser realizada, porém, devido a sua rápida degradação, preconiza-se que a amostra seja centrifugada e processada ou congelada a -20°C imediatamente após a coleta. Essa mensuração pode ser realizada pelo método de radioimunoensaio.[38,39]

A conscientização dos tutores é a principal ferramenta para evitar a ocorrência do hipercalcitonismo. Está bem estabelecido que a quantidade de cálcio fornecida na dieta não pode ser excessiva e que o alto nível de cálcio interfere mais no desenvolvimento do hipercalcitonismo do que a alteração da relação cálcio-fósforo da dieta.[37] Os valores de cálcio e fósforo que devem ser fornecidos na dieta de gatos e cães pequenos a grandes e jovens a adultos está bem documentado pela Federação Europeia da Indústria de Alimentos para Animais de Estimação (FEDIAF), nas Diretrizes Nutricionais para alimentos completos e complementares para cães e gatos (2019),[8] e devem ser respeitados. De maneira geral, o uso de rações de qualidade do tipo super Premium é suficiente para garantir a adequada nutrição e o adequado nível de cálcio para o paciente, não havendo necessidade e sendo contraindicado qualquer tipo de suplementação adicional.

Nos casos em que houve comprometimento osteomuscular, a terapia baseia-se no controle de dor com o uso de glicocorticoides, opioides e fármacos para dor crônica, como a gabapentina.[11,40] Além disso, a suplementação adicional de cálcio deve ser suspensa imediatamente.[11]

HIPERVITAMINOSE D

A hipervitaminose D, geralmente, está relacionada à ingestão excessiva de vitamina D, seja por suplementação excessiva, em pacientes tratados para hipoparatireoidismo primário, seja por intoxicação com rodenticidas contendo colecalciferol.[31,33] Em 2013, a hipervitaminose D foi relatada em três filhotes de gatos alimentados com ração comercial, sem histórico de qualquer suplementação adicional à ração.[41] Em humanos, há alguns relatos de doenças granulomatosas levando à hipercalcemia devido à ação de macrófagos sobre a 1 alfa hidroxilase renal, responsável pela ativação da vitamina D.[42,43,44]

Os sinais clínicos estão relacionados principalmente a hipercalcemia, dentre eles poliúria, polidipsia, desidratação, fraqueza e perda de peso progressiva.[41] Sinais gastroentéricos, hipertensão arterial e sinais neurológicos, como convulsão, também podem ser observados.[45] A hipercalcemia pode levar à nefrocalcinose, deteriorando, assim, a função renal e provocando manifestações clínicas relacionadas à DRC, como êmese, diarreia, anorexia e emagrecimento.[33]

Além da nefrocalcinose, a calcificação distrófica de tecidos moles pode ocorrer, de maneira geral, levando à disfunção de todos os órgãos acometidos. Pacientes que apresentam calcinose pulmonar podem cursar com sinais respiratórios como dispneia e tosse.[41] Adicionalmente, desmineralizações ósseas, como osteomalacia e fratura patológica, também podem ser observadas.[31] Um trabalho realizado em gatos revelou que a hipervitaminose D contribui para o desenvolvimento de lesões de reabsorção dentária, pois há estímulo sobre a atividade odontoclástica.[46]

O diagnóstico presuntivo é baseado no histórico clínico e nas imagens compatíveis com calcificação distrófica.[33] Dentre os achados laboratoriais frequentes, é possível citar hipercalcemia, hiperfosfatemia e azotemia. A urinálise pode revelar diminuição da densidade urinária, hipercalciúria, proteinúria, glicosúria e presença de cilindros granulosos.[41] A radiografia torácica pode apresentar pulmões com padrão intersticial miliar generalizado e peribronquial, além de pontos de mineralização brônquica.[41] Dentre os achados ultrassonográficos, observam-se principalmente alterações renais, como pontos de calcificação, renomegalia e hiperecogenicidade das corticais, além de áreas de mineralização em tecidos moles de maneira geral.[41]

O diagnóstico definitivo apoia-se no aumento das concentrações de vitamina D (calcidiol e calcitriol) na circulação, bem como das concentrações séricas de PTH, e níveis indetectáveis da proteína relacionada com o PTH (PTHrp).[41] A mensuração do PTH pode ser realizada por quimioluminescência e ensaio imunorradiométrico, indicando-se preferencialmente o segundo método, já que a quimioluminescência parece não detectar precisamente as concentrações de PTH em cães.[47] A mensuração da vitamina D deve ser realizada por meio do soro pelo método de radioimunoensaio, quimioluminescência ou cromatografia líquida de alta performance. Devido a sua instabilidade, a amostra deve ser processada imediatamente após a coleta ou, então, congelada a −30°C até o momento do processamento.[48]

O tratamento visa reduzir a hipercalcemia por meio da diminuição de sua absorção intestinal e aumento de sua excreção renal. Dentre os fármacos que podem ser utilizados, estão os glicocorticoides, que atuam por ambos os mecanismos de ação acima mencionados. Além disso, as dietas desses pacientes devem conter baixo teor de cálcio, reduzindo assim sua absorção intestinal.[33] Em felinos filhotes com hipervitaminose D, relatou-se também o uso de sucralfato, pela sua ação ligante ao fosfato, reduzindo, assim, a sua absorção.[41]

A fluidoterapia para diluição do cálcio plasmático e indução de calciúria também pode ser indicada em casos de hipercalcemia grave. Em alguns casos, sugere-se também o uso de diuréticos como furosemida, que somente deve ser utilizado após a adequada hidratação do paciente.[41] Alguns trabalhos relatam o uso de injeções e sprays à base de CT, que reduzem a liberação de cálcio a partir dos osteoclastos, embora essa não seja a principal causa de hipercalcemia na hipervitaminose D.[49,50] Outra terapia que parece promissora, mas ainda carece de pesquisas, são os bifosfonatos, que inibem a reabsorção óssea. Dentre os mais utilizados, estão o pamidronato (1,05 a 2 mg/kg) por via parenteral, o clodronato (4 mg/kg, em 150 mℓ de solução fisiológica a 0,9%), VO, SC ou IV, e o zoledronato (0,25 mg/kg), IV.[6,21-23] Em um levantamento casuístico publicado em 2015, o uso do alendronato por via oral, pareceu ser bem tolerado e eficaz em gatos apresentando hipercalcemia, não sendo observados efeitos colaterais mesmo após 6 meses de tratamento.[51] Achados semelhantes foram relatados pelo uso de pamidronato tanto em cães quanto em gatos.[22]

Nos pacientes que apresentam nefrocalcinose e/ou calcinose ectópica grave, o prognóstico é reservado a ruim. Caso o diagnóstico seja realizado na fase inicial e o tratamento instituído rapidamente, evitando assim a ocorrência de calcificação distrófica grave, o prognóstico é bom.[33]

DEFICIÊNCIA DE VITAMINA D E SEUS METABÓLITOS EM CÃES E GATOS

A vitamina D tem um papel fundamental na fisiologia osteomineral, em especial no metabolismo do cálcio. Seus efeitos no metabolismo ósseo e homeostase do cálcio são conhecidos há aproximadamente um século. Atua junto ao PTH na regulação da concentração de cálcio e fósforo no plasma promovendo o aumento da absorção de desses dois minerais pelo intestino e o aumento da reabsorção de cálcio renal. Também promove feedback negativo nas paratireoides inibindo a síntese de paratormônio.

Embora a vitamina D seja classicamente considerada no contexto de cálcio, fósforo e homeostase esquelética, a identificação mais recente de receptores de vitamina D em ampla variedade de tecidos, incluindo células do tecido imunológico, sugere efeitos muito mais extensos do que se pensava anteriormente. Na atualidade, sabe-se que seus efeitos incluem a regulação da proliferação celular, angiogênese, secreção hormonal, controle da pressão arterial e modulação do sistema imunológico inato e adaptativo. Estudos em humanos correlacionam baixos níveis de vitamina D com diversas doenças como neoplasias, doenças cardiovasculares, acidente vascular encefálico, doenças autoimunes e endocrinopatias como o diabetes *mellitus*, embora uma relação entre causa e efeito ainda não tenha sido totalmente esclarecida.

Esse interesse pela vitamina D recentemente vem sendo aplicado na medicina veterinária com diversas pesquisas correlacionando níveis baixos de vitamina D a determinadas doenças. Em cães e gatos, alguns estudos correlacionaram baixa concentração de 25(OH)D com neoplasias, doença renal, doença intestinal inflamatória (DII), doença cardíaca e doenças infecciosas, porém, até o momento, ainda há muita discussão sobre qual seria a concentração sérica ideal de vitamina D em cães e gatos.

Metabolismo da vitamina D

Em humanos, a grande maioria da vitamina D é sintetizada endogenamente, a partir do 7-desidrocolesterol, em um processo dependente de radiação ultravioleta; o restante provém da dieta. Em cães e gatos, evidências sugerem que a produção endógena é insignificante e que apenas a ingestão alimentar deve ser considerada.[52]

Existem dois precursores da vitamina D na natureza, o ergocalciferol (vitamina D_2), de origem vegetal e o colecalciferol (vitamina D_3), de origem animal. Cães e gatos, como dispõem de produção endógena insignificante, são altamente dependentes da ingestão de D_2 ou D_3 na dieta. Essas duas moléculas sofrem uma primeira hidroxilação no fígado em 25-hidroxivitamina D ou calcidiol (25(OH)D). A molécula de calcidiol sofre um segundo processo de hidroxilação pela enzima 1-α-hidroxilase presente nos rins, sob influência do PTH, formando a 1-α,25-di-hidroxi-vitamina D (1,25(OH)2D ou calcitriol), que é a molécula metabolicamente mais ativa. A hidroxilação do calcidiol em calcitriol também ocorre fora dos rins em diversos tipos celulares onde a 1-α-hidroxilase está presente, porém esse processo extrarrenal aparentemente não sofre influência do PTH.

Quando as concentrações séricas de cálcio ionizado diminuem, ocorre um aumento na síntese de PTH, que, por sua vez, estimula a atividade da 1-α-hidroxilase nos túbulos renais proximais, resultando em aumento na síntese de calcitriol. Os fatores inibitórios da 1-α-hidroxilase são a hiperfosfatemia, o fator de crescimento de fibroblastos 23 (FGF23, do inglês *fibroblast growth factor 23*) e o próprio calcitriol.

Os efeitos biológicos do calcitriol são mediados pelo receptor de vitamina D presente nos mais diversos tipos celulares. Diversos metabólitos da vitamina D ainda mantêm sua função nesses receptores, porém com menor intensidade. Tanto o calcidiol quanto o calcitriol são inativados pela 24-hidroxilase e os metabólitos são excretados na urina e na bile.

Dosagem sérica da vitamina D

O calcidiol (25(OH)D) apesar de não ser a forma ativa, é o principal marcador utilizado para determinação da concentração sérica de vitamina D. Isso se deve a sua estabilidade e maior meia-vida plasmática quando comparado ao calcitriol.

Um outro fator é a concentração sérica picomolar do calcitriol, cerca de 1.000 vezes inferior à concentração sérica de calcidiol.[53]

Existe uma importante variabilidade de metodologias laboratoriais utilizadas na dosagem da 25(OH)D. Em humanos, a cromatografia líquida associada à espectrofotometria de massa, que permite mensurar separadamente as isoformas do calcidiol (25(OH)D2 e 25(OH)D3), parece ser um dos melhores testes. Na medicina veterinária, diversos estudos utilizaram metodologias diferentes de aferição do calcidiol como ELISA, quimioluminescência, radioimunoensaio e a cromatografia líquida associada à espectrometria de massa. Essa grande variabilidade de metodologias dificulta uma padronização, os valores de referência são específicos para a metodologia utilizada e devem ser fornecidos pelo laboratório. Os principais laboratórios veterinários brasileiros utilizam radioimunoensaio ou quimioluminescência. A concentração sérica do calcidiol estabelecida por quimioluminescência em um estudo foi entre 100 e 120 ng/mℓ.[54] Apesar desses valores serem utilizados como referência por outros trabalhos[55,56] não devem ser extrapolados para outras metodologias.

Necessidades dietéticas e suplementação de vitamina D

Uma relação entre consumo e concentração sérica de vitamina D ainda não foi estabelecida. O calcitriol é a forma mais potente da vitamina D, tem uma meia-vida de 4 a 6 horas e efeito biológico de até 4 dias, sendo a forma de eleição para suplementação de vitamina D em cães e gatos. O ergocalciferol é relativamente mais barato, porém demanda um período maior para alcançar o efeito máximo, quando comparado ao calcitriol devido a sua lipossolubilidade e acúmulo no tecido adiposo. Isso também aumenta o risco de efeitos adversos por sobredose, visto que as concentrações séricas podem demorar de 1 a 4 semanas para diminuir consideravelmente após a suspensão da medicação.

As fontes de vitamina D utilizadas em dietas comerciais são os precursores colecalciferol (D_3) e ergocalciferol (D_2). Estudos demonstram que gatos não utilizam D_2 de forma tão eficaz quanto D_3; em contrapartida, cães utilizam esses dois precursores com a mesma eficiência. Algumas fontes naturais de D_3 são vísceras e óleos de peixes. As necessidades dietéticas de vitamina D para cães e gatos fornecidas pelo NRC, em 2006, foram baseadas em estudos com filhotes, avaliando a não ocorrência de anormalidades ósseas. Não se levou em consideração outras funções da vitamina D e essa recomendação foi extrapolada para todas as idades. A recomendação é 110 UI de colecalciferol por 1.000 kcal de energia metabolizável (EM) para cães e 56 UI/1.000 kcal de EM para gatos. O limite superior seguro é de 800 UI/1.000 kcal de EM para cães e 7.520 UI/1.000 kcal de EM para gatos.[52]

Em um estudo, cães adultos saudáveis com concentração sérica de calcidiol por quimioluminescência < 100 ng/mℓ (insuficiente de acordo com Selting *et al.*)[54] foram suplementados com cerca de 5 vezes a quantidade mínima recomendada de colecalciferol pelo NRC (2006), próximo ao limite superior. Nenhum cão teve a concentração sérica de calcidiol normalizada (> 100 ng/mℓ) após 9 semanas de suplementação. Isso mostra que as recomendações utilizadas para dietas comerciais talvez não sejam as ideais para animais adultos.[55]

Doenças associadas a baixos níveis séricos de vitamina D

Diversos estudos publicados nas últimas décadas relacionam baixos níveis séricos de vitamina D a diversas afecções como DRC, insuficiência cardíaca congestiva (ICC), DII, neoplasias e doenças infecciosas semelhante ao que ocorre em humanos. No entanto, a maioria desses trabalhos não conseguiu demonstrar se essa deficiência é causa ou efeito.

O rim é a principal, senão a única, fonte de níveis circulantes de 1,25 (OH) 2D; diversos estudos têm demonstrado menores concentrações de vitamina D em cães com DRC, principalmente em estágios mais avançados, quando comparado a cães saudáveis. Com a deficiência, há diminuição do *feedback* negativo que o calcitriol promove na glândula paratireoide que continua a produzir grandes quantidades de paratormônio em resposta à diminuição do cálcio ionizado. Em humanos, sabe-se que a reposição de vitamina D tem efeito antiproteinúrico e aumenta a expectativa de vida de pacientes com DRC.

Nagode *et al.*[57] sugeriram doses entre 2,5 e 6 ng/kg/dia como seguras para supressão da secreção de paratormônio em cães com DRC em associação ao controle dos níveis de fósforo. Antes de iniciar o tratamento, o animal não deve ter aumento nos níveis de cálcio e fósforo; caso apresente hiperfosfatemia, deve-se tratá-la previamente pois a suplementação de calcitriol nesses casos pode aumentar o risco de calcificação de tecidos moles. Em gatos não houve alteração nos níveis de paratormônio ou cálcio ionizado após a administração diária de calcitriol 2,5 ng/kg, PO, a cada 24 horas ou 8,75 ng/kg, PO, a cada 84 horas (2 vezes/semana) por 14 dias.[58] Entretanto, não se sabe se são necessárias doses maiores e por um período maior.

A suplementação de vitamina D no doente renal crônico deve ser monitorada pelos níveis de fósforo, PTH e principalmente de cálcio ionizado, pois níveis elevados de vitamina D causam hipercalcemia, que, por sua vez, pode levar à necrose tubular aguda ou nefrocalcinose, que podem agravar a insuficiência renal. Mais estudos são necessários para avaliar se os benefícios relatados em humanos se aplicam a cães e gatos.

Na ICC, estudos demonstraram que a vitamina D tem um efeito cardioprotetor; níveis diminuídos de calcidiol estão associados a maior disfunção e remodelamento cardíaco. Yuan *et al.*[59] demonstraram que a vitamina D também tem efeito regulatório do sistema renina-angiotensina-aldosterona.

Cães com ICC têm menores níveis de vitamina D quando comparados a cães normais.[60] Na doença valvar crônica, a concentração sérica de vitamina D diminui antes do início da insuficiência cardíaca e está relacionada ao grau de remodelamento cardíaco.[61] Até o presente momento não existem estudos que avaliam se a suplementação com calcitriol pode alterar a progressão ou o prognóstico da ICC em cães e gatos.

Constatou-se que cães com DII e hipoalbuminemia apresentam concentrações de calcidiol significativamente inferiores aos cães com DII normoalbuminemicos hospitalizados por outras causas ou saudáveis. As principais hipóteses levantadas para essa hipovitaminose D foram a não ingestão adequada de vitamina D por esses pacientes ou a perda gastrintestinal.[62] Em cães com enteropatia e perda de proteínas, as baixas concentrações de calcitriol estão associadas a um pior prognóstico.[63]

Não se sabe, até o momento, se a deficiência de vitamina D é causa ou consequência da DII. Em um modelo experimental, percebeu-se que a vitamina D pode ter um efeito protetor contra a inflamação intestinal.[64] Isso sugere que a suplementação de calcitriol pode ser benéfica em cães e gatos com DII, porém, até o momento, não existem estudos avaliando os benefícios da suplementação em animais com enteropatias.

Uma correlação negativa entre a incidência de neoplasias e a concentração sérica de vitamina D mereceu ampla investigação nos últimos anos. Em humanos, essa associação é sugerida em diversos tipos de câncer como o de mama, de reto e de cólon. Em cães, baixos níveis de vitamina D foram encontrados em animais com linfoma, mastocitoma e hemangiossarcoma.

Os efeitos antiproliferativos, de ativação da apoptose e inibição da angiogênese conferem ao calcitriol ação antineoplásica. Isso foi confirmado *in vitro* contra vários tipos de tumores caninos como osteossarcoma, carcinoma de células escamosas e adenocarcinoma de sacos anais. *In vivo*, o calcitriol apresentou ação antineoplásica quando utilizado em altas doses no mastocitoma canino como agente único. Foi utilizado calcitriol por via oral na dose aproximada de 1,5 a 2,25 μg/kg, 1 vez/semana, alcançando remissão parcial em três casos e remissão completa em um caso de um total de 10 cães; entretanto, a frequência de efeitos adversos foi extremamente alta.[65]

Não foi avaliada a concentração sérica de vitamina D antes do desenvolvimento de neoplasias em cães e gatos. Portanto, não está claro se os cães desenvolvem deficiência de vitamina D secundária ao quadro neoplásico ou se a hipovitaminose D é um fator de risco real ao desenvolvimento de neoplasias.

Sabe-se que células do sistema imunológico apresentam receptores de vitamina D e diversos estudos demonstram sua importância imunomoduladora, regulando o sistema imune inato e adaptativo. Dessa forma, é esperado que em processos infecciosos ocorra alteração no metabolismo da vitamina D.[66] Estudos correlacionaram baixas concentrações a doenças infecciosas como espirocercose, babesiose e leishmaniose em cães e infecção pelo vírus da imunodeficiência felina ou micobacteriose em gatos. Entretanto, da mesma forma que as demais doenças citadas anteriormente, não se sabe se a deficiência de vitamina D é causa ou consequência. Estudos avaliando a suplementação de calcitriol em processos inflamatórios/parasitários em cães e gatos devem ser realizados.

As baixas concentrações de vitamina D estão relacionadas a várias doenças, porém, com os estudos publicados até o momento, ainda não é possível concluir se a baixa concentração sérica de vitamina D é causa ou consequência dessas afecções. Em medicina humana, são conhecidos os benefícios da suplementação de vitamina D em alguns casos específicos, porém, em cães e gatos, ainda há poucos estudos, embora evidências apontem certas semelhanças. É necessário descobrir qual a concentração sérica ideal de vitamina D, quais as necessidades dietéticas dessa vitamina para cães e gatos adultos e se a suplementação pode ser benéfica nas mais variadas doenças.

REFERÊNCIAS BIBLIOGRÁFICAS

1. Feldman EC, Nelson RW. Hypercalcemia and primary hyperparathyroidism. In: Feldman EC, Nelson RW, editors. Canine and feline endocrinology and reproduction. 3. ed. Philadelphia: WB Saunders; 2004, p. 660-715.
2. Feldman EC, Nelson RW. Hypocalcemia and primary hypoparathyroidism. In: Feldman EC, Nelson RW, editors. Canine and feline endocrinology and reproduction. 3. ed. Philadelphia: WB Saunders; 2004, p. 716-42.
3. Feldman EC, Hoar B, Pollard R. *et al.* Pre treatment clinical and laboratory findings in dogs with primary hyperparathyroidism: 210 cases (1987-2004). J Am Vet Med Assoc. 2005;227:756-61.
4. Gear RN, Neiger R, Skelly BJ *et al.* Primary hyperparathyroidism in 29 dogs: diagnosis, treatment, outcome and associated renal failure. J Small Anim Pract. 2005;46:10-6.
5. Vasilopulos RJ, Mackin A. Humoral hipercalcemia of malignancy: pathophysiology and clinical signs. Compend Contin Educ Pract Vet. 2003;25:122-8.
6. Fan TM. Hypercalcemia of malignancy: diagnosis and management. Proceeding of the NAVC North American Veterinary Conference, Orlando, Florida. Jan 13-27, 2007.
7. Morrow CK, Volmer PA. Hypercalcemia, hyperphopshatemia and soft tissue mineralization. Compend Contin Educ Pract Vet. 2002;24:380-8.
8. European Pet Food Industry Federation (FEDIAF). Nutritional Guidelines for complete and complementary pet foods for cats and dogs. Bruxelles: FEDIAF, 2019.
9. Midkiff AM, Chew DJ, Randolph JF *et al.* Idiopathic hipercalcemia in cats. J Vet Intern Med 2000;14:619-26.

10. Skelly BJ, Franklin RJM. Mutations in genes causing human familial isolated hyperparathyroidism do not account for hyperparathyroidism in Keeshond dogs. Met Med. 2007;174:652-4.

11. Ozer K, Altunatmaz k, Gulçubuk A. Hypertrophic Osteodystrophy in the dog: 18 cases. Turk J Vet Anim Sci. 2004;28:761-8.

12. Cardoso MJL, Costa FS, Muniz LMR, Valério MA, Melussi M. Hiperparatireoidismo em gatos com hipertireoidismo experimental. Arq Bras Med Vet Zootec, 2008;60:620-5.

13. Cardoso MJL, Muniz LMR, Gasparini TJ, Melussi M. Homeostase do cálcio e marcadores do metabolismo ósseo no hipertireoidismo felino – revisão. Archives Vet Sc. 2007;12:17-27.

14. Messinger JS, Windham WR, Ward CR. Ionized hipercalcemia in dogs: a retrospective study of 109 cases (1998-2003). J Vet Intern Med. 2009;23:514-9.

15. Schenck PA, Chew DJ. Calcium: total or ionized? Vet Clin Small Anim Pract. 2008;38:455-8.

16. Bonczynski J. Primary hyperparathyroidism in dogs and cats. Clin Tech Small Anim Pract. 2007;22:70-4.

17. Kogika MM, Lustoza MD, Notomi MK, Wirthl VABF, Mirandola RMS, Hagiwara MK. Serum ionized calcium in dogs with chronic renal failure and metabolic acidosis. Vet Clin Pathol. 2006;35:441-5.

18. Holowaychuk MK, Hansen BD, Defrancesco TC, Marks SL. Ionized hypocalcemia in critically Ill dogs. J Vet Intern Med. 2009;23:509-13.

19. Barber PJ, Elliot J, Torrance AG. Measurement of feline intact parthyroid hormone: assay validation and sample handling studies. J Small Animal Pract. 1993;34:614-20.

20. Bolliger AP, Graham PA, Richard V, Rosol TJ, Nachreiner RF, Refsal KR. Detection of parathyroid hormone-related protein in cats with humoral hypercalcemia of malignancy. Vet Clin Pathol. 2002;31:3-8.

21. Ulutas B, Voyvoda H, Pasa S, Alingan MK. Clodronate treatment of vitamin D-induced hipercalcemia in dogs. J Vet Emerg Crit Care. 2006;16:141-5.

22. Hostutler RA, Chew DJ, Jaeger JQ, Klein S, Henderson D, Dibartola SP. Uses and effectiveness of pamidronate disodium for treatment of dogs and cats with hipercalcemia. J Vet Intern Med. 2005;19:29-33.

23. Pesillo SA, Khan SA, Rozanski EA. Calcipotriene toxicosis in a dog sucessfully treated with pamidronate disodium. J Vet Emerg Crit Care. 2005;12:177-81.

24. Ham K, Greenfield CL, Barger A, Schaeffer D, Ehrhart EJ, Pinkerton M et al. Validation of a rapid parathyroid hormone assay and intraoperative measurement of parathyroid hormone in dogs with benign naturally occurring primary hyperparathyroidism. Vet Surg. 2009;38:122-32.

25. Machado LHA, Moutinho FQ, Vulcano LC. Avaliação da reabsorção óssea de membros torácicos pela técnica de densitometria óptica em imagens radiográficas no hiperparatireoidismo secundário renal canino. Vet Zootec. 2009;16:325-34.

26. Feldman EC, Nelson RW. Hypoadrenocorticism (Addison's disease). In: Feldman EC, Nelson RW, editors. Canine and feline endocrinology and reproduction. 3. ed. Philadelphia: WB Saunders; 2004, p. 394-439.

27. Cardoso MJL, Costa FS, Muniz LMR, Melussi M, Valério MA. Marcadores séricos do metabolismo ósseo no hipertireoidismo em gatos. Ciência Rural. 2008;38:1368-74.

28. Ramsey IK, Tebb A, Harris E, Evans H, Herrtage E. Hyperparathyroidism in dogs with hyperadrenocorticism. J Small Anim Pract. 2005;46:531-6.

29. Tomsa K, Glaus T, Hauser B, Fluckiger M, Arnold P, Wess G, Reusch C. Nutritional secondary hyperparathyroidism in six cats. J. Small Anim. Pract. 1999;40:533-39.

30. Lustoza MD, Kogika MM, Lazaretti P, Mirandola RMS. Avaliação dos valores séricos do cálcio ionizado pelo método eletrodo seletivo em cães hígidos. Arq Bras Med Vet Zootec. 2005;57:177-80.

31. Cline J. Calcium and Vitamina D Metabolism, Deficiency and Excess. Topics in Compan An Med. 2012;27:159-64.

32. Delling G, Schulz A. Quantitative analysis of bone changes in hypercalcitonism (C- cell carcinoma). In: Kuhlencordt F, Kruse HP. Calcium metabolism, bone, and metabolic bone diseases. Eds. Heidelberg: Springer-Verlag Berlin; 1975, p. 336-7.

33. Araujo IG. Desordens dos hormônios calciotrópicos. [livro on line] Brasília: ESBAM. [acesso em 12 de fev de 2020]. Disponível em https://www. passeidireto.com/arquivo/31247767/fisiopatologia-e-clinica-das-alteracoes--do-metabolismo-osseo-e-do-crescimento.

34. Schoenmakers I, Nap RC, Mol JA, Hazewinkel HAW. Calcium metabolism: an overview of its hormonal regulation and interrelation with skeletal integrity. Vet Quart. 1999;21:147-53.

35. Goedegebuure SA, Hazewinkel HAW. Morphological Findings in young dogs chronically fed a diet containing excess calcium. Vet Pathol. 1986;23:594-605.

36. Ytrehus B, Carlson CS, Ekman S. Etiology and pathogenesis of osteochondrosis. Vet Pathol. 2007;44:429-48.

37. Hazewinkel HAW, Van Den Brom WE, Van`t Klooster AT, Voorhout G, Van Wees, A. Calcium metabolism in great dane dogs fed diets with various calcium and phosphorus levels. J. Nutr. 1991;121:S99-S121.

38. Hazewinkel HAW, Shoenmakers I, Pelling D, Snijdlaar M, Wolfswinkel J, Mol JA. Biological potency and radioimunoassay of canine calcitonin. Domest Anim Endocrinol. 1999;17:333-44.

39. Pineda C, Aguilera-Tejero E, Raya AI, Guerrero F, Rodriguez M, Lopez I. Assessment of calcitonin response to experimentally induced hypercalcemia in cats. Am J Vet Res. 2013;74:1514-21.

40. Mathews K, Kronen PW, Lascelles D, Nolan A, Robertson S, Steagall PVM et al. Guidelines for recognition, assessment and treatment of pain. J Small Anim Pract. 2014;55(6):E-10-68.

41. Wehner A, Katzenberger J, Groth A, Dorsch R, Koelle P, Hartmann K, Weber K. Vitamin D intoxication caused by ingestion of commercial cat food in three kittens. J Feline Med Surg. 2013;15(8):730-36.

42. Tanaka K, Kanazawa I, Miyake H, Yano S, Amano C, Ishikawa N et al. Vitamin D-mediated hypercalcemia in Multicentric Castleman`s disease. J Bone Miner Metab. 2017;35(1):122-5.

43. Noreña JA, Niño CD, Gallego S, Builes-Barrera CA, Castro DC, Román-González A et al. Calcitriol-mediated hypercalcemia secondary to granulomatous disease caused by soft-tissue filler injection: a case report. Clin Cases Miner Bone Metab. 2017;14(3):340-46.

44. Zouras S, Surya A, Abusahmin H, Hassan M, Humphreys E, Nagaraja P et al. Granulomatous disease of unusual sites causing hypercalcemia: two cases reports. AACE Clinical Case Rep. 2019;5(1):e44-e49.

45. Dittmer KE, Thompson KG. Vitamin D Metabolism and Rickets in domestic animals: a review. Vet Pathol. 2011;48(2):389-407.

46. Booij-Vrieling HE, Tryfonidou MA, Riemers FM, Penning LC, Hazewinkel HAW. Inflammatory cytokines and the nucler vitamin D receptor are implicated in the pathophysiology of dental resorptive lesions in cats. Vet Immunol Immunop. 2009;132:160-6.

47. Mooney CT, Shiel RE, Fawcett K, Mattews E, Gunn E. A comparison of canine whole and intact parathyroid hormone concentrations as measured by different assays. J Small Anim Pract. 2019;60:507-13.

48. Enko D, Kriegshauser G, Stolba R, Worf E, Halwachs-Baumann G. Method evaluation study of a new generation of vitamin D assays. Biochem Medica. 2015; 25(2):203-12.

49. Singh R, Balwani MR, Godhani U, Ghule P, Tolani P, Kute V. Iatrogenic vitamin D overdose resulting in acute pancreatitis with acute kidney injury. J Parathyr Dis. 2019;6(1):29-31.

50. Ghauri MI, Bareeqa SB, Riaz A, Kumar A. Redundancy is of no good; Iatrogenic hypervitaminosis D: A rare case of persistent vomiting due to hypercalcemia. Clin Med Insights Case Rep. 2019;12:1-3.

51. Hardy BT, de Brito Galvao JF, Green TA, Braudaway SR, DiBartola SP, Lord L, Chew DJ. Treatment of ionized hypercalcemia in 12 cats (2006-2008) using PO – administered alendronate. J Vet Intern Med. 2015;29:200-06.

52. Zafalon RV, Risolia LW, Pedrinelli V, Vendramini THA, Rodrigues RB, Amaral AR et al. Vitamin D metabolism in dogs and cats and its relation to diseases not associated with bone metabolism. J Anim Physiol Anim Nut. 2020;104(1):322-42.

53. Souberbielle JC, Cavalier E, Delanaye P, Massart C, Brailly-Tabard S, Cormier C et al. Serum calcitriol concentrations measured with a new direct automated assay in a large population of adult healthy subjects and in various clinical situations. Clinica Chimica Acta. 2015;451:149-53.

54. Selting KA, Sharp CR, Ringold R, Thamm DH, Backus R. Serum 25-hydroxyvitamin D concentrations in dogs–correlation with health and cancer risk. Veterinary and Comparative Oncology. 2016;14(3):295-305.

55. Young LR, Backus RC. Oral vitamin D supplementation at five times the recommended allowance marginally affects serum 25-hydroxyvitamin D concentrations in dogs. J of Nutr Sci. 2016;5:e31.

56. Sharp CR, Selting KA, Ringold R. The effect of diet on serum 25-hydroxyvitamin D concentrations in dogs. BMC Research Notes. 2015;8(1):442.

57. Nagode LA, Chew DJ, Podell M. Benefits of calcitriol therapy and serum phosphorus control in dogs and cats with chronic renal failure: both are essential to prevent or suppress toxic hyperparathyroidism. Veterinary Clinics of North America: Small Animal Practice. 1996;26(6):1293-330.

58. Hostutler RA, DiBartola SP, Chew DJ, Nagode LA, Schenck PA, Rajala-Schultz et al. Comparison of the effects of daily and intermittent-dose calcitriol on serum parathyroid hormone and ionized calcium concentrations in normal cats and cats with chronic renal failure. Journal of Veterinary Internal Medicine. 2006;20(6):1307-13.

59. Yuan W, Pan W, Kong J, Zheng W, Szeto FL, Wong KE *et al.* 1,25-dihydroxyvitamin D3 suppresses renin gene transcription by blocking the activity of the cyclic AMP response element in the renin gene promoter. Journal of Biological Chemistry. 2007;282(41):29821-30.

60. Kraus MS, Rassnick KM, Wakshlag JJ, Gelzer ARM, Waxman A, Struble AM *et al.* Relation of vitamin D *status* to congestive heart failure and cardiovascular events in dogs. Journal of Veterinary Internal Medicine. 2014;28(1):109-15.

61. Osuga T, Nakamura K, Morita T, Lim SY, Nisa K, Yokoyama N *et al.* Vitamin D *status* in different stages of disease severity in dogs with chronic valvular heart disease. Journal of Veterinary Internal Medicine. 2015;29(6):1518-23.

62. Gow AG, Else R, Evans H, Berry JL, Herrtage ME, Mellanby RJ Hypovitaminosis D in dogs with inflammatory bowel disease and hypoalbuminaemia. Journal of Small Animal Practice. 2011;52(8):411-8.

63. Allenspach K, Rizzo J, Jergens A., Chang YM. Hypovitaminosis D is associated with negative outcome in dogs with protein losing enteropathy: a retrospective study of 43 cases. BMC Veterinary Research. 2017;13(1):96.

64. Assa A, Vong L, Pinnell LJ, Avitzur N, Johnson-Henry KC, Sherman PM. Vitamin D deficiency promotes epithelial barrier dysfunction and intestinal inflammation. The Journal of infectious diseases. 2014; 210(8):1296-305.

65. Malone EK, Rassnick KM, Wakshlag JJ, Russell DS, Al-Sarraf R, Ruslander DM *et al.* Calcitriol (1, 25-dihydroxycholecalciferol) enhances mast cell tumour chemotherapy and receptor tyrosine kinase inhibitor activity *in vitro* and has single-agent activity against spontaneously occurring canine mast cell tumours. Vet Comp Oncol. 2010;8(3):209-20.

66. Parker VJ, Rudinsky AJ, & Chew DJ. Vitamin D metabolism in canine and feline medicine. J Am Vet Med Assoc. 2017;250(11)1259-69.

190
Hipotireoidismo Canino

Flávia G. Braz da Cruz • Flavia Maria Tavares Manoel Zimmer

INTRODUÇÃO

O hipotireoidismo é um dos maiores desafios diagnósticos dentre as doenças endócrinas em pequenos animais. Se diagnosticado com precisão e tratado de maneira adequada, é uma condição que apresenta excelente prognóstico a longo prazo. No entanto, muitas vezes a doença é superdiagnosticada, devido à dificuldade na interpretação dos resultados de testes mais adequados para o diagnóstico. Soma-se a isso a ampla variação nas apresentações clínicas, que podem mimetizar diversas doenças endócrinas e não endócrinas. Consequentemente, a estimativa de prevalência do hipotireoidismo varia em estudos, mas o verdadeiro valor provavelmente situa-se entre 0,2 e 0,6% da população geral canina.[1]

ANATOMIA

Na espécie canina, a tireoide é composta de dois lobos localizados nas superfícies laterais da traqueia. O lobo direito encontra-se um pouco acima do esquerdo, muito próximo à superfície caudal da laringe, sem istmo de conexão entre os lobos.[2]

O tecido glandular é formado por um arranjo circular de células, chamado "folículo". As células que o compõem podem variar de colunares a cuboidais, dependendo, respectivamente, de maior ou menor estímulo do hormônio tireoestimulante (TSH, do inglês *thyroid stimulating hormone*). O lúmen folicular é preenchido pelo coloide, que é o principal reservatório de tireoglobulina. Essa é uma glicoproteína de alto peso molecular, contendo resíduos de iodotirosinas, que servem como precursores da síntese dos hormônios tireoidianos.[3]

FISIOLOGIA

Os hormônios da tireoide são os únicos compostos orgânicos iodetados do organismo. Portanto, a única função do iodo ingerido se volta para a síntese dos hormônios tireoidianos.[4] O iodo absorvido pelo intestino na forma de iodeto (I^-) é transportado na circulação ativamente para a glândula tireoide. Na superfície luminal da célula folicular, o I^- é oxidado por uma peroxidase, chamada "tireoperoxidase". O iodeto oxidado reage com os resíduos tirosina da tireoglobulina, ligando-se na posição 3 e/ou 5 para formar a monoiodotirosina (MIT) e a di-iodotirosina (DIT). Esse processo, chamado "organificação", ocorre dentro de segundos na tireoglobulina luminal. A ligação de duas moléculas de DIT, formando T4, ou um MIT e um DIT, formando T3, ocorre na molécula de tireoglobulina.[5]

A tireoglobulina, produzida pelas células foliculares, é armazenada no interior do folículo. Esse estoque extracelular é necessário para a manutenção das taxas dos hormônios tireoidianos no sangue, que dependem da oferta de iodeto e da demanda metabólica de T3 e T4.[4]

Sob estímulo do TSH, a tireoglobulina é captada por endocitose pela membrana apical da célula. Os fagossomos se unem aos lisossomos, formando o fagolisossomo, no qual várias proteases hidrolisam a tireoglobulina, liberando T3 e T4 na porção basal da célula, em direção ao sangue. Os aminoácidos MIT e DIT também são liberados e o iodo é removido por uma enzima, chamada "desiodinase". Esse iodo removido é reaproveitado na tireoide, constituindo um grande reservatório de iodo.[3]

Assim como a maioria dos hormônios lipofílicos, grande parte dos hormônios tireoidianos está ligada às proteínas carreadoras,[2] chamadas "globulina ligante de tiroxina", "pré-albumina ligante de tiroxina (TBPA, do inglês *thyroid-binding pre-albumin*)" e "albumina",[2,5] além de certas lipoproteínas, como a lipoproteína de alta densidade L2 (HDL2, do inglês *higher high density lipoprotein 2*). A globulina ligante de tiroxina é a proteína carreadora mais importante nos caninos, uma vez que tem alta afinidade por T4, apesar da baixa capacidade de transporte devido à baixa concentração sanguínea. Já a albumina tem baixa afinidade por T3 e T4, mas alta capacidade de transporte devido a sua alta concentração plasmática. A TBPA é específica para T4, sendo sua capacidade intermediária entre a globulina ligante de tiroxina e a albumina.[2] O hormônio ligado atuará como um grande reservatório, uma vez que ele se dissocia à medida que a fração livre no sangue é utilizada pelos tecidos.[3] No tecido, T3 penetra mais rápido nas células, sendo três a cinco vezes mais potente que T4.[6]

A síntese dos hormônios tireoidianos e a sua secreção estão reguladas por mecanismos extra (TSH) e intratireoidianos (autorregulação). O TSH é o principal regulador da atividade da tireoide, e resulta no aumento de sua secreção hormonal. Já os hormônios tireoidianos, por sua vez, regulam a secreção de TSH mediante um mecanismo de retroalimentação negativa. O ajuste do termostato da alça de retroalimentação é regulado pelo hormônio liberador da tireotropina (TRH, do inglês *thyrotropin-releasing hormone*) hipotalâmico.[3] Qualquer redução dos níveis de hormônios tireoidianos livres estimula a hipófise a produzir TSH, ao passo que o excesso desses hormônios reduz a secreção de TSH.[3]

A glândula tireoide é a glândula endócrina mais importante na regulação do metabolismo.[2] Os hormônios produzidos por ela estimulam a calorigênese, responsável pela regulação metabólica de todas as células do organismo; o crescimento; regulam a diferenciação e o metabolismo dos lipídios, incentivando seu catabolismo; estimulam o anabolismo de proteínas quando há dieta com fontes adequadas de energia e catabolismo proteico quando não há fonte de energia alimentar; regulam o metabolismo de carboidratos com efeito hiperglicemiante;[7] atuam na síntese de vitaminas e minerais e na secreção e na degradação de outros hormônios. São importantes no desenvolvimento fetal,[3] além de exercerem efeitos cronotrópicos e inotrópicos no coração[3,6] e atuam no centro respiratório, na eritropoese e nos ossos, onde estimulam tanto a formação quanto a reabsorção óssea. Em filhotes, têm ainda a função de estimular o desenvolvimento do sistema nervoso.[3]

HIPOTIREOIDISMO CANINO

O hipotireoidismo é uma doença multissistêmica,[8] que resulta do decréscimo da produção de tiroxina (T4) e tri-iodotironina (T3) pela glândula tireoide.[6] Como a produção desses hormônios é influenciada pela hipófise, pelo hipotálamo e pela própria tireoide, qualquer disfunção no eixo hipotalâmico-pituitário-tireoidiano pode acarretar o hipotireoidismo.[3]

Etiopatogenia

Hipotireoidismo primário

O hipotireoidismo é resultante, em mais de 95% dos casos, da perda progressiva do tecido tireoidiano funcional, o que caracteriza o hipotireoidismo primário.[8,9] Os dois tipos histológicos de alterações tireóideas predominantes nos cães são a tireoidite linfocítica e a atrofia folicular idiopática. Ambos levam à destruição progressiva da glândula e consequente deficiência na sua produção hormonal. Outros tipos descritos em cães incluem a hiperplasia de células foliculares, as causas iatrogênicas (tireoidectomia, fármacos antitireóideos e tratamentos com iodo radioativo), as neoplasias que levam à destruição glandular e, ainda, as causas congênitas, incluindo defeitos na formação física e funcional da glândula.[3]

A tireoidite linfocítica é caracterizada por destruição autoimune da tireoide[3] e corresponde a mais de 50% dos casos de hipotireoidismo.[10] O próprio organismo produz anticorpos contra as tireoglobulinas, a tireoperoxidase e os hormônios T3 e T4. Estudos revelam maior predisposição por determinadas raças de cães, o que sugere um padrão de herança genética, como cães Beagles e Borzóis.[3,6] Histologicamente, a glândula tireoide encontra-se infiltrada por linfócitos, plasmócitos e macrófagos, resultando em progressiva destruição glandular e, secundariamente, em fibrose. Os sinais da doença, no entanto, somente aparecem quando mais de 75% da glândula foram destruídos.[3] Isso pode demorar meses a anos, sendo variável a progressão da doença de cão para cão. Além disso, não é em todos os casos que se instala o hipotireoidismo. Existem períodos variáveis nos quais há doença tireoidiana relevante e função glandular diminuída ou ausente, mas ainda não há evidência de sinais clínicos de hipotireoidismo.[11] Estudos sobre autoimunidade da tireoide, realizados em grande número de cães, sugerem progressão da doença nos seguintes estágios:

- Tireoidite silenciosa: pesquisa de anticorpos positiva; paciente eutireóideo (todos os hormônios tireoidianos estão nos intervalos de referência normais)[11]
- Tireoidite subclínica (compensatória): pesquisa de anticorpos positiva para T3 e T4; eutireóideo (valores de T3 e T4 situam-se nos intervalos de referência normais, mas com alta concentração de TSH endógeno)
- Doença clínica: pesquisa de anticorpos positiva; sintomas evidentes de hipotireoidismo.[11]

A atrofia folicular idiopática é caracterizada por perda progressiva de células foliculares, que são substituídas por tecido adiposo.[3,6,8] Devido à ausência de fibrose ou de mínima resposta inflamatória, não se sabe ao certo se a atrofia folicular é uma síndrome distinta ou o resultado final da tireoidite linfocítica.[6,11]

Outras causas de hipotireoidismo primário incluem destruição neoplásica, medicamento antitireoide (especialmente sulfonamidas pontencializadas), radioterapia e anomalias congênitas, embora tais situações sejam incomuns em cães.[11]

O hipotireoidismo congênito, ainda que raramente, é referido como caso isolado ou como doença na família. É possível que a real prevalência seja maior do que a relatada, visto que muitos filhotes de cães acometidos morrem no início da vida sem diagnóstico. Acredita-se que a maioria dos casos seja provocada por hipoplasia de tireoide, aplasia de tireoide, disgenesia ou disormonogênese.[11] Essa última condição foi mostrada em cães das raças Fox Terrier e Rat Terrier, herdada como uma característica autossômica recessiva.[12,13]

Hipotireoidismo secundário

O hipotireoidismo secundário, que corresponde a menos de 5% dos casos, é definido pela diminuição da produção do TSH e, secundariamente, da secreção dos hormônios tireoidianos.[3,8] As principais causas são malformação congênita ou destruição da pituitária ou até mesmo sua supressão, normalmente causada por medicamentos ou outros hormônios, como os glicocorticoides.[3]

As malformações pituitárias, relatadas principalmente em cães da raça Pastor-Alemão, são causadas, em sua maioria, por hipoplasia ou formação de uma bolsa de Rathke cística na hipófise anterior, comprometendo as células tireotróficas.[3] A bolsa de Rathke é formada, no período embrionário, por invaginação do ectoderma faringiano. Com o desenvolvimento fetal, essa bolsa levará à formação da adeno-hipófise e, com isso, seu tamanho ficará reduzido a uma fenda. Caso, nessa fenda, se forme um cisto, este comprimirá a adeno-hipófise, que sofrerá atrofia.[14]

Histologicamente, a glândula tireoide dos animais com hipotireoidismo secundário é caracterizada por degeneração atrófica, apresentando distensão folicular e aplanação do epitélio folicular, prontamente distinguível das alterações típicas de atrofia de tireoide idiopática.[11]

Devido ao comprometimento da hipófise anterior, outros hormônios, notadamente o hormônio do crescimento (GH, do inglês *growth hormone*), podem ter sua produção diminuída, resultando em nanismo. Caso apenas o TSH esteja diminuído, mas a secreção do GH esteja normal, o animal desenvolverá cretinismo.[3]

Hipotireoidismo terciário

O hipotireoidismo terciário, resultado da deficiência da produção do TRH, até hoje não foi relatado em cães.[8] As causas da baixa produção de TRH são defeitos congênitos, destruição das células produtoras de TRH e defeito na molécula de TRH ou na interação do receptor TRH-TSH.[3]

Prevalência

Sem dúvida, o hipotireoidismo com início em idade adulta é uma das doenças endócrinas mais comuns em cães. Historicamente, os estudos epidemiológicos sobre a enfermidade têm sido complicados por inconsistências nos critérios diagnósticos utilizados para a confirmação da doença, em especial o emprego de testes atualmente considerados não confiáveis. Como consequência, a estimativa de prevalência de hipotireoidismo é muito variável entre os estudos.[11]

O hipotireoidismo ocorre, principalmente, em cães de meia-idade, cerca de 30% dos cães entre 4 e 6 anos.[3] Raramente é verificado em animais com menos de 2 anos. Raças que são predispostas à tireoidite linfocítica tendem a manifestar a doença em idade mais precoce.[11] Embora quase todas as raças possam desenvolver hipotireoidismo, os cães puros são os mais comumente afetados, refletindo, em parte, a influência genética no desenvolvimento da doença.[11] As raças descritas como predispostas são Dobermann, Pinscher, Golden Retriever, Labrador, Cocker Spaniel, Schnauzer miniatura, Teckel, Setter Irlandês, Boxer, Beagle, Borzói e Dogue Alemão. No entanto, a popularidade por determinadas raças pode influenciar a percepção do veterinário, que pode ou não estar correta. Nas raças de maior predisposição, a doença pode ser diagnosticada mais precocemente, em torno de 2 anos.[8] Até o momento, não parece haver predisposição sexual.[3]

Manifestações clínicas

Os sintomas do canino hipotireóideo são insidiosos, geralmente não específicos e raramente patognomônicos da doença, o que torna de extrema importância o diagnóstico preciso da hipofunção tireoidiana por meio de dosagem hormonal.[15] Além de variadas, essas alterações clínicas podem ser mais específicas, de acordo com as raças: sinais dermatológicos são predominantes em algumas raças e, em outras, tornam-se mais evidentes as alterações neuromusculares.[3] Insidiosos, os sinais metabólicos, em especial, podem não estar evidentes na história clínica do animal, uma vez que os proprietários se adaptam às mudanças do animal, as quais, muitas vezes, somente são percebidas depois de iniciado o tratamento.[16]

Os sinais metabólicos observados incluem letargia, retardo mental, intolerância ao exercício[17] e propensão ao ganho de peso, sem aumento do apetite e da ingestão de alimento.[8,18] Cerca de 40% dos hipotireóideos são obesos, mas muitos desses obesos também são superalimentados.[6] A intolerância ao frio é outro sinal clínico bastante comum, uma vez que há dificuldade em manter a temperatura corporal constante. No entanto, em um estudo envolvendo 108 cães hipotireóideos, foi observada letargia em apenas 11% e menos de 10% dos cães apresentavam obesidade ou intolerância ao frio, o que comprova a dificuldade do veterinário em reconhecer as alterações metabólicas durante o atendimento de rotina.[3]

As dermatoses hormonais perfazem até 15,6% de todas as dermatopatias, sendo os maiores percentuais (61,7%) decorrentes do hipotireoidismo.[9] Não é para menos que os sinais dermatológicos são considerados os sintomas mais comuns no hipotireóideo,[16] aparecendo em mais de 85% dos cães doentes.[19] Aproximadamente 25% dos animais acometidos apresentam alopecia simétrica bilateral (Figura 190.1).

Como o hormônio tireoidiano estimula a fase anagênica do folículo piloso, sua deficiência leva ao retardo do início dessa fase e, consequentemente, à retenção dos pelos na fase telogênica ou de descanso.[6] Esses pelos são facilmente epiláveis, principalmente em áreas de fricção, como na parte ventral do tórax, do pescoço e da cauda, ficando em aspecto de "cauda de rato", e o crescimento torna-se difícil após a tosa.[3,19] A cabeça e as extremidades costumam ser poupadas.[6] Apesar de a alopecia simétrica endócrina não causar prurido, este pode aparecer em consequência de infecção secundária, seja por bactérias ou por Malassezia sp., demodiciose e seborreia (Figura 190.2).[3,6,16] A diminuição dos ácidos graxos cutâneos e da prostaglandina E_2 e a atrofia sebácea predispõem a hiperqueratose e seborreia seca e, consequentemente, a pelos sem brilho.[20] As mudanças na produção sebácea são comuns, resultando em ressecamento, oleosidade ou dermatite seborreica.[6] A seborreia é um achado clínico importante, uma vez que em muitos hipotireóideos esse é o primeiro sinal dermatológico.[19] Devido a essas mudanças, é comum o aparecimento de otite ceruminosa, comedões e hiperpigmentação, especialmente em áreas sem pelo, axilas e região inguinal. O mecanismo de desenvolvimento da hiperpigmentação é desconhecido, mas pode estar relacionado com menor fluxo sanguíneo e/ou baixa temperatura cutânea.[20] Apesar de a alopecia endócrina não pruriginosa não ser patognomônica de hipotireoidismo, Nelson e Couto (2006) consideram esse diagnóstico bastante provável em um paciente que também apresente letargia, ganho de peso, ausência de poliúria e polidipsia.[21]

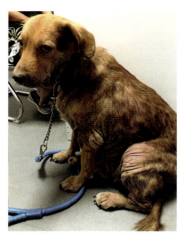

Figura 190.2 Hiperqueratose, malasseziáse e mixedema facial em cão com hipotireoidismo.

Em casos mais avançados, ocorre o espessamento da pele devido ao acúmulo de glicosaminoglicanos, chamado "mixedema", que comumente acomete pálpebras, testas e bochechas.[6] Essa alteração no hipotireóideo recebe o nome de "fácies trágica".[8,19] Alguns cães apresentam alterações físicas, como rosto e focinho mais largos, que mimetizam acromegalia. Em estudo de Diaz-Espineira et al. (2008),[22] pode-se comprovar que cães hipotireóideos têm concentrações elevadas de GH em resposta ao aumento da secreção de TRH, ao contrário de cães eutireóideos. Isso pode explicar essas alterações físicas encontradas em pacientes hipotireóideos (Figura 190.3).

As alterações neuromusculares no hipotireóideo são descritas tanto em humanos quanto nos cães.[18] Nos últimos anos, parece ter havido crescente conscientização dos sintomas neurológicos em cães com hipotireoidismo. Não ficou claro se isso é referente ao verdadeiro aumento na incidência ou mais provavelmente um aumento no índice de suspeita da endocrinopatia nesses casos. Nos seres humanos, as anormalidades clínico-neurológicas são relatadas em 75% dos doentes com hipotireoidismo. A menor incidência de sintomas clínicos neuromusculares associados a essa doença pode refletir a reduzida detecção de mais anormalidades neurológicas nas espécies.[23]

A maioria das anormalidades neuromusculares centrais e generalizadas é provavelmente um reduzido transporte adicional devido à falha da bomba de sódio-potássio.[23] As alterações no sistema nervoso central ocorrem, principalmente, devido

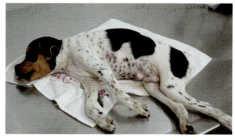

Figura 190.1 Cão de 6 meses com hipotireoidismo congênito.

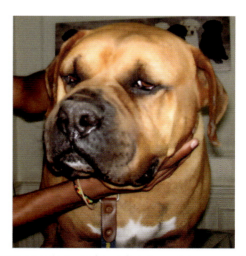

Figura 190.3 Mixedema de face e focinho mais largo em cão da raça Boxer com hipotireoidismo.

a acúmulo de mucopolissacarídios no perineuro e no endoneuro, aterosclerose ou grave hiperlipidemia.[3] Os sintomas mais comuns incluem convulsões, ataxia, andar em círculo,[20] hemiparesia, hipermetria e nistagmo,[16] que geralmente aparecem com os sinais vestibulares ou com a paralisia do nervo facial.[3] As polineuropatias associadas ao hipotireoidismo são causadas por metabolismo neuronal alterado, desmielinização e axonopatia, além de possível compressão causada por mixedema envolvendo a medula espinal e os nervos periféricos.[18] Os sintomas relacionados com a neuropatia periférica incluem paralisia do nervo facial, fraqueza, paresia, tetraparesia e dismetria, associada à hiporreflexia ou à atrofia muscular.[16]

Alterações clínicas, como megaesôfago, paralisia de laringe e miastenia gravis, já foram descritas em cães, no entanto a relação entre essas doenças e o hipotireoidismo é controversa, em primeiro lugar pela dificuldade em se comprovar que a falta dos hormônios tireoidianos as causou,[16,20] mas também porque o tratamento do hipotireoidismo foi incapaz de melhorar o quadro clínico desses animais.[3,6]

A apresentação clínica mais grave do hipotireoidismo é o coma mixedematoso, uma complicação rara do hipotireoidismo avançado que provoca graves alterações na consciência e apresenta risco de morte.[24] Os sintomas encontrados são coma ou estupor, com séria incapacidade mental, controle anormal da temperatura corporal e supressão cardiovascular e respiratória. A maioria desses casos foi relatada em Doberman Pinschers.[24] Geralmente os cães afetados apresentam hipotireoidismo durante períodos prolongados, e o coma pode ser o resultado final da doença.[23]

São raras as alterações gastrintestinais associadas ao hipotireoidismo. Quando existem, manifestam-se como constipação intestinal, que ocorre devido à diminuição de movimentos peristálticos, e diarreia.[20]

As alterações reprodutivas nos hipotireóideos aparecem, uma vez que os hormônios tireoidianos são necessários para a secreção normal de hormônios foliculoestimulante (FSH, do inglês *follicle-stimulating hormone*) e luteinizante (LH, do inglês *luteinizing hormone*).[3] Os machos hipotireóideos apresentam perda de libido, oligospermia, azoospermia e atrofia testicular. No entanto, essas alterações são incomuns no animal acometido.[6,18] Nas fêmeas, o hipotireoidismo predispõe ao aumento do intervalo interestro e à dificuldade em desenvolver ciclo estral, cios silenciosos ou com sangramento estral prolongado,[19] aborto espontâneo e nascimento de filhotes menores que o normal.[6,19] No entanto, todas essas alterações não são comuns em cadelas.[6,16] Assim como nas mulheres, o aumento do TRH em cadelas pode elevar secundariamente a produção de prolactina, ocorrendo, consequentemente, ginecomastia e galactorreia inapropriadas.[16,19] Essas alterações ocorrem em aproximadamente 25% das cadelas em anestro acometidas por hipotireoidismo.[6]

Os sintomas relacionados com o sistema cardiovascular incluem bradicardia, decréscimo dos efeitos cronotrópicos do miocárdio e aumento do tamanho ventricular,[25] que são atribuídos aos efeitos diretos da falta dos hormônios tireoidianos no miocárdio. Acredita-se que a bradicardia possa também ser consequência do baixo consumo de oxigênio.[19] As arritmias, incluindo o bloqueio atrioventricular de primeiro grau e a fibrilação atrial, também podem ocorrer.[16] Essas alterações no sistema circulatório contribuem para o decréscimo do débito cardíaco, devido ao aumento da resistência vascular sistêmica, ao decréscimo do volume vascular[19] e à aterosclerose.[3] As alterações vistas no eletrocardiograma, como ondas P e R menores que o normal[3,8,25] e inversão da onda T,[18] assim como o aumento do diâmetro ventricular esquerdo visibilizado no ecocardiograma, são achados comuns.[3,25] Apesar de o hipotireoidismo

levar a alterações visíveis no ecocardiograma, raramente ocorre insuficiência cardíaca,[19] uma vez que essas alterações são reversíveis com o tratamento.[18] A ecocardiografia pode identificar diminuição na contratilidade cardíaca, em geral discreta e assintomática, mas que pode se tornar relevante durante um procedimento cirúrgico requerendo anestesia prolongada e fluidoterapia agressiva.[21] Comumente são encontrados pacientes com hipotireoidismo e cardiomiopatia dilatada, mas até hoje não existem provas claras de relação causal, e o principal fator é que as raças predispostas sejam semelhantes para ambas as doenças. No entanto, a redução da contratilidade miocárdica é documentada em cães hipotireóideos, com melhora após tratamento adequado para a endocrinopatia.[23]

As alterações de coagulação descritas em humanos se dão por deficiência dos fatores VIII e IX e do fator de von Willebrand, redução da adesão plaquetária e aumento da fragilidade capilar.[3] Nos cães, no entanto, trabalhos recentes sugerem que o hipotireoidismo não induza nenhuma dessas deficiências.[8,16]

As alterações oftálmicas geralmente ocorrem secundariamente à hiperlipidemia e incluem lipidose corneal, ulceração de córnea, uveíte anterior, efusão lipídica no humor aquoso, glaucoma secundário, lipemia retinal e deslocamento de retina.[17]

As mudanças de comportamento estão relacionadas com as alterações neurocomportamentais, como agressividade, submissão, timidez, medo, excitabilidade, passividade, irritabilidade e temperamento instável,[3,18] mas não se consegue fazer uma associação direta dessas alterações em cães hipotireóideos testados.[19]

Devido ao fato de os sintomas do hipotireoidismo serem muito inespecíficos e difusos, o diagnóstico diferencial se torna difícil e frequentemente a doença é erroneamente diagnosticada.[17]

Diagnóstico

Para o diagnóstico correto do hipotireoidismo, torna-se necessário que os dados da anamnese, do exame físico e dos exames laboratoriais de rotina sejam aliados às determinações dos níveis hormonais, que indicarão hipofunção glandular. Em síntese, as determinações hormonais são essenciais para a identificação das endocrinopatias, de modo a possibilitar um diagnóstico preciso e, consequentemente, estabelecer a conduta terapêutica mais adequada.[15]

Procedimentos laboratoriais de triagem

O hemograma pode revelar anemia normocítica normocrômica arregenerativa em cerca de 30% dos hipotireóideos.[8,16,19] Apesar de ainda não completamente elucidado, especula-se que essa anemia seja causada pelo decréscimo do consumo de oxigênio, o que leva à diminuição da produção de eritropoetina[18] e ao aumento na concentração de 2,3-difosfoglicerato nos eritrócitos. Esses fatores diminuem a demanda da produção de eritrócitos.[3] Outros tipos de anemia comuns nos seres humanos hipotireóideos, relacionados com doença autoimune e deficiência de cobalamina, folato e ferro, não são relatados em cães.[19]

A anormalidade bioquímica mais comum é a hipercolesterolemia em jejum,[15] achado laboratorial em aproximadamente 75% dos pacientes,[3] seguida tanto de hiperlipidemia quanto de hipertrigliceridemia. A hipercolesterolemia ocorre em virtude do decréscimo do metabolismo do colesterol, da redução da utilização e do concomitante aumento da produção hepática. Devido ao decréscimo do metabolismo, ocorre redução tanto na excreção do colesterol quanto na conversão dos lipídios em ácidos biliares.[16]

No entanto, hipercolesterolemia e hipertrigliceridemia podem estar relacionadas com outros distúrbios não tireoidianos, como dieta rica em gordura, hiperadrenocorticismo, diabetes *mellitus*, síndrome nefrótica, dislipoproteinemia primária e distúrbios de colestase.[4]

A creatinoquinase (CK) foi há algum tempo referida como alteração comum no hipotireóideo, devido a uma "miopatia hipotireoidiana". No entanto, estudos de cães com hipotireoidismo, com e sem miopatias, não encontraram nenhuma relação com as concentrações de CK. Em um estudo de Dixon *et al.*,[23] 35% dos cães hipotireóideos apresentaram aumento de CK, porém cães eutireóidieos com sintomas semelhantes também apresentaram o mesmo aumento de CK em 35% dos casos. Portanto, a atividade da CK circulante parece ter pouco ou nenhum valor no diagnóstico da doença.[26]

Apesar de seres humanos hipotireóideos apresentarem valores aumentados de frutosamina, pouco se sabe a respeito do comportamento da frutosamina em cães com a mesma doença. Os valores aumentados de frutosamina em pacientes hipotireóideos ocorrem devido à redução no turnover proteico, em vez de qualquer alteração no controle glicêmico.[23] Em um estudo de Dixon *et al.*,[23] após a exclusão de diabetes *mellitus*, a frutosamina apresentava especificidade para o diagnóstico de hipotireoidismo maior que 80%. Nesses pacientes, o valor da frutosamina encontra-se próximo ao limite máximo do valor de referência (aproximadamente 300 μmol/ℓ) em vez de nitidamente acima desse limite.[27] Portanto, a frutosamina pode ser útil no rastreio de hipotireoidismo em pacientes não diabéticos.[23]

Testes de função da glândula tireoide

A função da glândula tireoide pode ser determinada tanto pelas concentrações basais dos hormônios tireoidianos quanto por testes que avaliam resposta da glândula a determinados estímulos.[3]

Concentração sérica basal de T4 total

Como toda a T4 encontrada na circulação deriva da glândula tireoide, é muito importante a mensuração dos níveis desse hormônio na avaliação da função tireoidiana. A técnica mais eficiente na mensuração dos níveis de T4 total (T4T), que é a soma da porção ligada às proteínas à fração livre no plasma, é o radioimunoensaio. A concentração de hormônio tireoidiano é calculada com base em uma curva padrão. No entanto, em um animal apresentando altos valores de anticorpos anti-T4 devido à tireoidite linfocítica, pode-se encontrar um falso-negativo, uma vez que esses anticorpos do animal se ligarão ao hormônio marcado, levando a baixa radioatividade no tubo de ensaio após a separação do anticorpo ligado ao hormônio marcado.[3]

A mensuração de T4T é rotineiramente utilizada como um teste de triagem na investigação do hipotireoidismo,[26,28] tendo 90% de sensibilidade caso esteja associada a sinais e sintomas clínicos e laboratoriais compatíveis com a doença.[26] No entanto, essa dosagem hormonal sofre interferência de uma série de doenças não tireoidianas e de certos medicamentos, como glicocorticoides e anticonvulsivantes,[28] que ocasionam a diminuição das concentrações hormonais para baixo dos valores de referência,[3] levando a um diagnóstico falso de hipotireoidismo. Geralmente, quanto menor a dosagem de T4 total, maior a probabilidade de o animal apresentar hipotireoidismo.[3,26]

O valor de referência para T4T depende de diversos fatores, como o conjunto de reagentes empregados na metodologia (*kit* laboratorial) e a técnica utilizada no laboratório. O valor utilizado na maioria dos laboratórios encontra-se entre 10 e 35 ng/mℓ (12,9 a 45 nmol/ℓ)[3] ou entre 15 e 36 ng/mℓ (19,3 a 46,3 nmol/ℓ).[6] Essa divergência com relação aos valores mínimos depende do objetivo: obter maior sensibilidade ou maior especificidade.[3,29] Se o laboratório utilizar o valor mais baixo

(10 ng/mℓ), há um risco aumentado de um animal hipotireóideo não ser diagnosticado (falso-negativo), o que leva à queda da sensibilidade. Por outro lado, se o laboratório utilizar o valor de 15 ng/mℓ, a especificidade ficará prejudicada, pois um animal eutireóideo sadio apresenta valores de T4T abaixo de 15 ng/mℓ.

Fatores como hemólise, armazenamento prolongado, congelamentos e descongelamentos repetidos não interferem na dosagem de tiroxina se acondicionada em tubos plásticos. O soro dos animais suspeitos pode ser armazenado nesses tubos por até 8 dias, em temperatura ambiente, e 5 dias, em temperatura de 37°C. No entanto, o uso de tubos de vidro, aliado à temperatura de 37°C, resultou no aumento das concentrações de T4T, se comparadas às análises a −20°C nos mesmos recipientes e em tubos plásticos a 37°C.[30] Existem ainda variações diurnas na concentração dos hormônios tireoidianos no cão, de modo que a melhor hora do dia para se diferenciar um cão hipotireóideo de um eutireóideo seria próximo ao meio-dia, quando a concentração de TSH alcança seu pico em cães normais.[3]

Os laboratórios que realizam as dosagens séricas dos hormônios tireoidianos em seres humanos não podem lançar mão da mesma metodologia para determinação acurada das concentrações dos hormônios tireoidianos caninos, uma vez que os níveis séricos normais de T4 canino equivalem de um terço a um quarto dos níveis encontrados em seres humanos. Isso imporá o uso de uma curva de padronização diferente para a faixa normal-baixa de cães. Há necessidade de validação dos testes, porque as proteínas séricas de ligação diferem entre as espécies, e esse aspecto poderá interferir no procedimento de radioimunoensaio usado.[4]

Outro método que pode ser utilizado na dosagem da tiroxina é o imunoensaio enzimático (ELISA), já muito empregado nos seres humanos. A técnica de ELISA não sofre interferência de hemólise nem de elevadas concentrações de triglicerídio, além de ser menos suscetível à interferência dos anticorpos, uma vez que utiliza anticorpos monoclonais; já o radioimunoensaio utiliza anticorpos policlonais.[3]

O teste de *in-house* ELISA (Snap T4 test *kit** e VetTest Snap Reader*; IDEXX Laboratories Inc., Westbrooke, ME) é vantajoso, por ser um método rápido, prático e econômico. No entanto, existem divergências com relação a sua sensibilidade.[3]

Existem também vários produtos criados por imunoensaios alternativos, como o fluorimunoensaio, que se torna uma opção para diagnóstico de hipotireoidismo.[15]

Concentração sérica basal de T4 livre

T4 livre (T4L) corresponde a 0,1% de T4; é denominada "livre" porque não está ligada às proteínas plasmáticas[8,9] e pode ser mensurada tanto pela técnica de radioimunoensaio quanto pela modificada de diálise de equilíbrio ou ultrafiltração. A mensuração de T4L reflete melhor a função da glândula tireoide, pois, além de o eixo pituitário-tireoidiano priorizar a manutenção dos níveis normais desse hormônio,[9] ele é que atuará diretamente nas células.[26]

O princípio da técnica de diálise é separar T4 livre, tanto das proteínas plasmáticas quanto de T4 ligada às proteínas, antes de mensurá-la.[31]

O método de diálise de equilíbrio não sofre a interferência dos autoanticorpos nem da concentração de proteínas circulantes no soro do paciente,[31] sendo por isso considerado o mais preciso na determinação de T4 livre.[16] A T4 livre por diálise é um teste mais específico que a T4 total, entretanto, a associação de T4 total e de T4 livre por diálise confere maior especificidade do que se utilizados isoladamente.[32]

As desvantagens do uso da diálise de equilíbrio são o alto custo, a demora na execução e a dificuldade de ser implantada pelos laboratórios convencionais.[6,26,28] A acurácia de T4L por diálise é maior que 90%, já a de T4T situa-se entre 75 e 85% e varia de 65 a 75% em T4L. Além disso, as mesmas desvantagens apresentadas por T4T por radioimunoensaio podem ser encontradas em T4L por radioimunoensaio.[3]

T4 livre bifásica ("DiaSorin two steps") é uma nova técnica de mensuração de T4 livre que utiliza dois períodos de incubação (37°C por 20 minutos e depois temperatura ambiente por 1 hora) para separar a fração de T4 livre da T4 ligada às proteínas. Em seguida, a T4 livre é mensurada pela técnica de radioimunoensaio.[33]

As condições de armazenamento podem interferir nas concentrações de T4L. O congelamento do plasma a –20°C leva ao aumento das concentrações desse hormônio se comparadas ao soro do mesmo animal na mesma temperatura, ao passo que o acondicionamento em tubos de vidro interfere nas dosagens quando armazenadas à temperatura de 37°C; da mesma maneira que T4T, caso o soro do paciente esteja em tubos plásticos, a amostra poderá ser enviada ao laboratório, sem necessidade de refrigeração, no prazo de 5 dias após a coleta.[30]

Concentração sérica basal de T3 total

T3 total (T3T) é a soma da fração ligada às proteínas plasmáticas à fração livre no plasma. A técnica mais utilizada pelos laboratórios comerciais é a de radioimunoensaio, na qual o valor de referência situa-se entre 0,8 e 1,5 ng/dℓ. Os anticorpos anti-T3 são encontrados em maior quantidade na circulação, por isso interferem na dosagem sérica de T3 de maneira mais acentuada que os anticorpos anti-T4 o fazem na dosagem de T4T em cães com tireoidite linfocítica.[3]

A dosagem de T3 sérica não é importante no diagnóstico do hipotireoidismo canino uma vez que estudos comprovaram que as médias de T3T em cães sadios, hipotireóideos e eutireóideos doentes são muito próximas.[3] T3 não avalia a função tireoidiana, já que a maioria da T3 circulante é produzida em tecidos extratireoidianos, pela desiodinação de T4. Além disso, no cão hipotireóideo, sob o estímulo excessivo do TSH devido à diminuição do mecanismo de *feedback* negativo, a glândula tireoide opta por produzir T3 em detrimento de T4[16] e a desiodinação de T4-T3 encontra-se aumentada.[3] Portanto, em 90% dos hipotireóideos pode-se encontrar uma concentração normal de T3.[34]

Concentração sérica basal de T3 livre

T3 livre (T3L) deriva da desiodinação pela enzima 59-desiodinase de T4L nos tecidos periféricos e, em menor concentração, na glândula tireoide. A técnica de radioimunoensaio pode ser utilizada em cães, tendo como valores de referência entre 2,5 e 6 pg/mℓ. No entanto, a sensibilidade e a especificidade do teste ainda não foram definidas em cães, assim como a utilidade desse exame no diagnóstico de hipotireoidismo. Na verdade, os mesmos problemas apresentados na dosagem de T3T se aplicam a T3L, inviabilizando seu uso.[3]

Concentração sérica basal de T3 reversa

T3 reversa (T3R) é um produto biologicamente inativo derivado da desiodinação da tiroxina, mediante a enzima 5-desiodinase, formado em momentos de baixo metabolismo tireoidiano. A maior parte de T3R é produzida dentro das células a partir de T4; a outra parte é secretada pela tireoide. Sua dosagem é feita pela técnica de radioimunoensaio, entretanto as vantagens dessa dosagem ainda não foram elucidadas nos cães. Teoricamente, T3R estaria em baixa concentração no hipotireóideo, ao passo que estaria normal ou aumentada em eutireóideos doentes ou que estivessem usando determinados medicamentos, mesmo que neles fossem detectadas baixas T4T e T4L.[3] Infelizmente, poucos estudos em cães com T3R revelaram que ela esteja aumentada em cães que apresentam doenças não tireoidianas,

entretanto esses mesmos trabalhos não avaliaram os eutireóideos sadios e os hipotireóideos.[34] Soma-se a isso o fato de estudos humanos comprovarem que existe sobreposição de valores entre eutireóideos sadios e doentes e hipotireóideos.[3]

Concentração sérica basal de TSH canino

A dosagem do TSH é a análise hormonal mais precisa no diagnóstico de hipotireoidismo humano, uma vez que favorece o diagnóstico até mesmo em estágio subclínico.[16] No entanto, essa análise no cão tem deixado a desejar, pois aproximadamente 20 a 40% dos hipotireóideos apresentam-se com TSH dentro dos limites normais.[8,16,35] As razões mais plausíveis para as concentrações de TSH estarem normais nos animais doentes seriam o hipotireoidismo secundário, a supressão devido à ação de fármacos ou doenças concomitantes, a dificuldade de se detectarem as isoformas do TSH circulante por essa técnica[6,28,35,36] e o decréscimo na produção de TSH pela pituitária no hipotireoidismo crônico.[35,36] Esse fato ocorre devido à exaustão das células tireotróficas hipofisárias, uma vez que elas passam a produzir exageradamente o TSH na falta do mecanismo de *feedback* negativo.[3] Outro fator a ser considerado é o fato de esse hormônio ter secreção pulsátil em cães hipotireóideos.[35] Da mesma maneira, o aumento de TSH em eutireóideos pode ocorrer. As principais causas desse aumento são a recuperação de uma doença que leve à queda do hormônio tireoidiano (eutireóideo doente) de modo compensatório e ao uso de substâncias que potencialmente aumentam as concentrações de TSH, especialmente aquelas que suprimem a produção de T4, como as sulfonamidas. Em alguns casos de aumento de TSH, o animal pode estar em um estágio muito inicial do hipotireoidismo, em que ainda não exista baixa dos hormônios tireoidianos nem sintomas evidentes da doença.[28]

A especificidade do teste é baixa se comparada às dosagens de T4L e T4T. Quando a tireotropina é associada a T4T, aumenta-se a acurácia do diagnóstico,[16] que fica em torno de 90%.[3] Entretanto, a dosagem única de T4L por diálise, devido a sua alta sensibilidade, mostrou-se mais precisa na detecção do hipotireoidismo do que se associada ao TSH.[16]

Devido ao fato de a análise do TSH canino ser de baixa sensibilidade e baixa especificidade, a dosagem de tireotropina deve ser analisada com T4T ou T4L, de modo a aumentar a acurácia do diagnóstico. Além disso, nunca deve ser utilizada como teste único na confirmação do hipotireoidismo.[26,37]

Teste de estimulação por TSH

Esse teste tem como objetivo estimular a atividade da tireoide mediante estímulo pelo TSH exógeno, sendo capaz de diferenciar o hipotireóideo do eutireóideo nos casos de baixa concentração hormonal no soro do paciente.[3] Apesar de essa análise ser considerada padrão no diagnóstico do hipotireoidismo, diversos fatores impedem sua utilização, como o alto custo do TSH, a dificuldade na sua obtenção[8] e a possibilidade de reações indesejáveis no animal durante o procedimento.[6]

O TSH utilizado pode ser tanto o bovino como o recombinante humano, e existem diversos protocolos estabelecidos na literatura. O tipo de teste mais utilizado consiste na dosagem de T4T basal, seguida da aplicação de 0,1 U/kg de TSH bovino (máximo de 5U), por via intravenosa. Uma nova coleta de sangue para análise de T4T é feita 6 horas após a aplicação. O resultado esperado no hipotireóideo é que tanto a primeira quanto a segunda dosagem estejam abaixo de 1,5 mg/dℓ. Já no eutireóideo, a segunda dosagem estará acima de 3 mg/dℓ.[6]

Podem ocorrer resultados inconclusivos quando T4T pós-TSH encontra-se entre 1,5 e 3 mg/dℓ. Razões para esse fato incluem hipotireoidismo em fase inicial e casos de supressão de função tireoidiana como resultado de uma doença concomitante ou de certos medicamentos.[3]

Teste de estimulação por TRH

O teste de estimulação por TRH tem como objetivo fazer a diferenciação entre o hipotireoidismo primário e o secundário, uma vez que os pacientes acometidos por disfunção tireoidiana apresentarão produção excessiva de TSH, enquanto os hipotireóideos secundários não respondem à administração do TRH.[6] Além disso, o teste pode ser também utilizado na diferenciação entre o hipotireóideo e o eutireóideo doente.[3]

Apesar de o teste de estimulação por TRH ter menor custo que o de TSH, a grande dificuldade em se conseguir o hormônio inviabiliza o teste. Além disso, o teste de estimulação por TSH produz resultados mais confiáveis do que o teste no qual se utiliza o TRH.[3] A utilização desse teste como diagnóstico é insatisfatória, uma vez que estudos em cães comprovam que T4T e TSH não aumentam consideravelmente se comparados ao mesmo teste em eutireóideos.[6,8] Entretanto, uma resposta normal na produção de T4 confirma a ausência da doença.[16]

De acordo com Diaz-Espineira et al.,[22] a administração de TRH em pacientes hipotireóideos primários eleva as concentrações plasmáticas de GH, possivelmente devido a um resultado na transdiferenciação das células somatotróficas pituitárias em tirosomatotróficas.

Testes para avaliação da tireoidite linfocítica

Os testes para avaliação da tireoidite linfocítica visam detectar anticorpos anti-T3, anti-T4 e antitireoglobulina (anti-Tg) no soro de cães que apresentam tireoidite linfocítica, além de servirem como possíveis testes de triagem nos casos de hipotireoidismo ligados à herança genética.[3] É importante também nos casos de resultados de T4 total ou livre normais a aumentados, uma vez que esses anticorpos podem interferir na técnica de radioimunoensaio.[8]

A detecção dos anticorpos contra tireoglobulina (anti-Tg) é considerada um teste sensível e específico para o diagnóstico da tireoidite linfocítica em cães, principalmente nos casos iniciais da doença. Cerca de 50% dos hipotireóideos apresentam esses anticorpos, que são mensurados pela técnica de ELISA.[3]

Apesar disso, as dosagens dos anticorpos anti-Tg não podem ser usadas como indicadores da função tireoidiana e, muito menos, utilizadas como diagnóstico único da doença, considerando-se que resultados falsos-positivos podem ocorrer em 13% dos eutireóideos, uma vez que essa porcentagem aumenta nos casos de outras doenças autoimunes e endócrinas. Soma-se a isso o fato de que a tireoidite subclínica pode permanecer por muito tempo antes de evoluir para a hipofunção da tireoide ou pode até mesmo não ocorrer a progressão da doença.[6] A vacinação de rotina pode ser um dos fatores que desencadeia as doenças autoimunes, entre elas a tireoidite linfocítica. Estudos comprovam que a vacina, principalmente a antirrábica, pode induzir respostas imunes a diversos constituintes proteicos da vacina, e esses anticorpos formados podem sofrer reação cruzada com as proteínas do hospedeiro, agindo, portanto, como autoanticorpos. Todavia, a relação entre a vacinação e as doenças autoimunes, até mesmo em humanos, ainda é muito pouco descrita.[38]

Os anticorpos contra os hormônios tireoidianos também são utilizados como indicadores da tireoidite linfocítica e geralmente estão associados aos anticorpos anti-Tg.[3] Tanto a tiroxina quanto a tri-iodotironina são haptenos e, por si sós, não são considerados antigênicos. A tireoglobulina é a proteína capaz de provocar o estímulo antigênico. Como T3 e T4 estão ligadas a ela, os anticorpos contra eles conseguem ser formados.[39]

Em estudo recente, os anticorpos contra T3 e T4 foram detectados em 6,3% de 287.948 cães hipotireóideos. Os anticorpos anti-T4 foram encontrados em 1,66% das amostras, ao passo que 5,67% dos cães apresentaram os anti-T3.[39] Não se sabe ao certo o motivo da maior incidência desses anticorpos nos hipotireóideos, mas isso se justifica, mais uma vez, porque a dosagem de T3T não é confiável.[3] Os cães jovens (entre 2 e 4 anos), de médio e grande porte, e as fêmeas apresentam maior incidência dos anticorpos contra os hormônios tireoidianos. A relação inversa entre eles e a idade podem estar relacionadas com a progressão da doença. Como o antígeno que leva à formação de anticorpos é a tireoglobulina, uma eventual atrofia da glândula resulta em baixa concentração de Tg e, consequentemente, de resposta imunomediada.[39] As dosagens dos autoanticorpos também são importantes nos casos em que T3 e T4 por radioimunoensaio encontram-se normais a aumentadas em pacientes que apresentam sintomas compatíveis com hipotireoidismo.[8]

Da mesma maneira que a dosagem dos anticorpos anti-Tg, os anticorpos anti-T3 e anti-T4 não podem ser utilizados na avaliação da resposta inflamatória nem na detecção da extensão da lesão tireoidiana, muito menos como indicador da função tireoidiana. Cães hipotireóideos podem ser negativos, ao passo que os eutireóideos podem apresentar autoanticorpos.[3]

Imagens nucleares

Poucos estudos avaliam o uso da cintigrafia no diagnóstico do hipotireoidismo canino. Marcadores tireoidianos, como a radiodina e o tecnécio, são injetados no animal de modo a analisar o tamanho, a forma e a localização do tecido tireoidiano. Apesar de a técnica não avaliar a função tireoidiana, ela é útil na diferenciação entre o hipotireóideo, o eutireóideo sadio e o eutireóideo doente. Os cães hipotireóideos não apresentam acúmulo ou apresentam forma muito pequena do tecnécio na glândula, a qual apresenta-se, muitas vezes, menor que o normal.[6] Esse método é raramente utilizado devido à disponibilidade limitada, à exposição do paciente e de profissionais a material radioativo e à segurança necessária do procedimento.[3]

Biopsia de tireoide

Apesar de raramente feita, a biopsia de tireoide é capaz de diferenciar as manifestações primária e secundária de hipotireoidismo. Devido à localização da tireoide nos cães, o procedimento deve ser cirúrgico, portanto, devem ser estudados os riscos. A citologia, feita pela técnica de aspiração por agulha fina, não é recomendada devido à dificuldade de coletar uma amostra representativa e sem contaminação por sangue.[3]

Os achados histológicos da glândula tireoide no hipotireoidismo primário são representados pela perda dos folículos ou pela infiltração de agregados linfocíticos, com destruição das células foliculares. O hipotireoidismo secundário apresenta os folículos tireoidianos bastante distendidos por coloide e revestidos por células epiteliais achatadas.[3]

Infelizmente a análise histológica nem sempre é esclarecedora, principalmente quando os sintomas e os exames laboratoriais são tão vagos quanto o resultado da biopsia. Outras desvantagens relacionadas com o procedimento incluem o alto custo ao cliente e o fato de ser um procedimento invasivo.[3]

Ultrassonografia da tireoide

A ultrassonografia é um exame simples que pode determinar o tamanho, a forma e a ecogenicidade da tireoide.[3] A técnica pode revelar atrofia da glândula, o que torna o método de grande valia no auxílio do diagnóstico de hipotireoidismo.[9]

Tanto a tireoidite linfocítica quanto a atrofia folicular tireoidiana causam diminuição no tamanho dos lobos tireoidianos, além de alterarem o formato e a ecogenicidade da glândula.[3]

Todavia, existe correlação direta entre o porte do animal e o tamanho e o volume da tireoide, ou seja, quanto menor o tamanho do animal, menor o tamanho e o volume da glândula. Por isso, presume-se que os valores de referência para o tamanho e o volume tireoidianos sejam determinados de acordo com a raça e o porte do cão a ser avaliado.[3]

Fatores que interferem nos testes da função tireoidiana

Diversos fatores, como idade, raça, temperatura, doenças concomitantes e fármacos, interferem nas dosagens séricas de T3, T4 e TSH, o que pode resultar em diagnósticos falsos-positivos para hipotireoidismo.[3] Apesar de já identificados esses fatores, ainda não se sabe exatamente a sua influência nos hormônios tireoidianos.[40] É importante analisar atentamente todos esses fatores ao interpretar os resultados da função tireoidiana.[3]

Idade

As concentrações dos hormônios tireoidianos em filhotes de até 3 meses são de duas a cinco vezes mais elevadas que as dos cães adultos.[18] Subsequentemente, essas dosagens diminuem conforme o animal envelhece, geralmente acima de 6 anos.[41] Em um estudo, cães Beagles eutireóideos acima de 15 anos mostraram declínio na resposta da tireoide à administração de TSH bovino. Suspeita-se que a pituitária aumente a sensibilidade ao mecanismo de *feedback* negativo, à medida que o animal envelhece, resultando em baixos valores de T4 livre. No entanto, T4 total encontra-se acima de 1 mg/dℓ na maioria dos idosos.[3]

Raça e tamanho corporal

Comparando-se os valores hormonais tireoidianos entre grupos de pequeno (mediana de 7,1 kg), médio (mediana de 23,3 kg) e grande (mediana 30,6 kg) porte, os valores de T4 total são maiores nos pequenos do que nos outros cães. No entanto, T3T encontra-se mais elevada nos caninos de médio porte se comparados aos restantes. Não há estudos que relacionam o tamanho e as dosagens de T4 livre e TSH.[3]

As raças Greyhound e Scottish Deerhound são conhecidas por apresentarem T4 sérica abaixo dos valores de referência determinados pelos laboratórios.[3] Outas raças como Labrador,[40] Golden Retriever, Malamute do Alaska, Saluki, Whippet, Sloughi, Basenji e Setter Inglês também podem apresentar T4 total abaixo dos valores de referência.[40]

Obesidade e caquexia

O aumento sérico dos hormônios tireoidianos, dentro dos valores de referência ou um pouco acima deles, pode ocorrer em cães obesos. Acredita-se que a principal causa seja a ingestão calórica excessiva.[18]

Em cães caquéticos, as concentrações de T4 e T3 total, mas não a de T4 livre por diálise, podem estar significativamente mais baixas que nos cães que não perderam peso. A diminuição dos hormônios tireoidianos pode estar relacionada tanto com a gravidade da doença que gerou a caquexia quanto com o estado nutricional do animal.[3]

Alterações hormonais ao longo do dia

De acordo com Capen e Martin,[42] T3 e T4 podem sofrer oscilações diurnas, sendo o seu pico máximo ao meio-dia e o mínimo à meia-noite. Outros autores relatam que ocorrem variações de T3, T4 e TSH em cães sadios, eutireóideos doentes e hipotireóideos ao longo do dia,[35] sem, no entanto, fazer o pico máximo ao meio-dia. Aproximadamente 55 a 70% dos cães sadios podem apresentar baixas concentrações de T4 total em algum momento do dia. Assim como T4, TSH pode estar normal no hipotireóideo e alterado no eutireóideo, especialmente quando este apresenta alguma doença concomitante. Essas variações diárias não foram evidenciadas até o momento quando se dosa T4 livre por diálise de equilíbrio.[3]

Exercício

Os efeitos dos exercícios aeróbicos e anaeróbicos sobre os hormônios tireoidianos no cão são mínimos. Em um estudo envolvendo cães da raça Beagle expostos a exercícios de longa distância, 13% apresentaram T4T mais baixa do que cães sedentários, mas não houve alteração de T4 livre. No trabalho de Lee et al.,[37] cães que realizavam corridas de trenó apresentaram T4 total, T4 livre e TSH mais baixos após a competição do que antes dela. Os caninos que não completaram a prova apresentaram apenas baixa de T4T. A razão para a queda hormonal é desconhecida, mas é possível que ocorra devido a uma resposta fisiológica à taxa metabólica aumentada por causa do exercício.[3]

Doenças não tireoidianas

O diagnóstico de hipotireoidismo é mais difícil nos animais enfermos, uma vez que os testes de função tireoidiana são influenciados por doenças não tireoidianas. Devido a uma série de mecanismos, essas doenças causam a diminuição das concentrações de T3 e T4 total e aumento do T3 reversa. A T4 livre por diálise geralmente encontra-se normal, mas pode estar aumentada ou diminuída, dependendo da fase e da gravidade da enfermidade. A depender da fase e da gravidade da doença, pode haver alterações no eixo hipotalâmico-pituitário e na disponibilidade dos hormônios tireoidianos, caracterizando o que se denomina "síndrome do eutireóideo doente".[34]

As principais causas da diminuição das concentrações hormonais incluem as alterações na ligação dos hormônios com as proteínas carreadoras, a redução delas, a diminuição na ação da enzima 59-desiodinase e a inibição na secreção de T3, T4, TSH6 e TRH 42. A T4 livre, por não estar ligada às proteínas plasmáticas, não se altera quando elas estão diminuídas, e pode, inclusive, estar aumentada em alguns casos.[34] Em geral, a concentração de TSH está normal a diminuída no eutireóideo doente. No entanto, em alguns pacientes ele se encontra aumentado, o que pode dificultar bastante a diferenciação entre hipotireoidismo e síndrome do eutireóideano doente. Acredita-se que os pacientes eutireoideus que apresentam TSH aumentado possam estar na fase de recuperação da doença não tireoidiana.[40]

Acredita-se que a queda hormonal no canino eutireóideo doente seja uma adaptação fisiológica do organismo visando ao decréscimo do metabolismo celular durante o curso da doença.[3] A magnitude da queda nas concentrações hormonais depende da gravidade da enfermidade. Portanto, quanto menor for a concentração de T4, pior será o prognóstico.[6,18,40] O tratamento do eutireóideo doente com a levotiroxina sódica é controverso, uma vez que estudos em seres humanos não comprovam benefício algum na suplementação hormonal.[3] Além do mais, se a baixa concentração hormonal é um mecanismo de proteção ao organismo, a reposição pode induzir um estado de hipertireoidismo.[18]

As doenças mais conhecidas por interferirem nas concentrações de T3 e T4 incluem hiperadrenocorticismo, cetoacidose diabética, hipoadrenocorticismo, insuficiência renal, doenças hepáticas,[6,18] neuropatia periférica, megaesôfago, insuficiência cardíaca, doenças infecciosas[6] e doenças imunomediadas.[3] As alterações dermatológicas (principalmente piodermas, atopia e dermatite alérgica a pulga), de acordo com Feldman e Nelson,[3] podem interferir nas concentrações hormonais, mas estas se mantêm próximas ao valor mínimo de referência no dermatopata eutireóideo e ocasionalmente encontram-se dentro dos níveis de normalidade dos hipotireóideos. No entanto, no trabalho de Manoel[37] esses animais apresentaram, em sua maioria, dosagem de T4 total abaixo de 10 ng/dℓ e T4 livre por diálise dentro dos valores de referência. Em um estudo recente de Nishii et al.,[40] 52,2% dos cães com doenças não tireoidanas apresentaram T4 abaixo do valor de referência, enquanto 21,7% apresentaram altas concentrações de TSH. A prevalência de T4 e TSH alterados foi maior do que estudos anteriores.[43]

Medicamentos que interferem na concentração de T3 e T4

A terapia medicamentosa pode dificultar ainda mais o diagnóstico de hipotireoidismo,[18] uma vez que diversas substâncias podem suprimir as concentrações hormonais tireoidianas. Os mecanismos pelos quais essas medicações influenciam as dosagens de T4 variam entre os fármacos, mas incluem a redução na conversão de T4-T3, inibição do transporte destes, supressão da secreção de TSH pela pituitária e inibição direta da função tireoidiana.[18]

Até que se prove o contrário, qualquer medicamento pode interferir nas concentrações de T3 e T4, especialmente aqueles que, conhecidamente, interferem nas dosagens séricas em seres humanos. As principais substâncias já estudadas na medicina veterinária são: flunixino meglumina, mitotano, anabolizantes, halotano, tiopental, metoxiflurano, furosemida, ácidos graxos, fenobarbital, fenilbutazona, fenitoína, sulfas, salicilatos, glicocorticoides[3] e clomipramina.[3]

Os glicocorticoides são os fármacos mais conhecidos por afetarem as concentrações de T3, T4 total e livre por radioimunoensaio e T4 livre por diálise. A administração exógena de corticoides, assim como o aumento da produção endógena, causa inibição da secreção de TSH, redução da ligação de T4 à proteína, redução da produção e degradação de T3 e inibição da conversão de T4-T3, que é feita pela enzima 59-desiodinase. A magnitude e a duração da supressão dos hormônios tireoidianos dependerão do tipo, da dosagem, do tempo e da via de administração do corticoide.[3] A aplicação de prednisona intramuscular em doses imunossupressivas (2,2 mg/kg) ou de dexametasona causou diminuição significativa nas concentrações de T3 e T4. No entanto, a administração de prednisona em doses anti-inflamatórias resultou na supressão apenas de T3.[18] Uma vez que as dosagens de T4 total e T4 livre por diálise podem estar abaixo do limite mínimo de referência, preconiza-se que os glicocorticoides sejam descontinuados 4 a 8 semanas antes das dosagens desses hormônios.[3]

As sulfonamidas também são bastante conhecidas, tanto em seres humanos quanto em cães, por alterarem a atividade da enzima peroxidase. As concentrações de T4 decaem abaixo do limite mínimo de referência em 2 a 3 semanas de terapia com esse medicamento.[3]

Em cães, o fenobarbital é responsável pela diminuição de T4 total e livre e pelo aumento do TSH. Apesar de ainda não estar totalmente elucidado em cães, acredita-se que as concentrações hormonais decaiam devido ao aumento do metabolismo e da excreção, que são secundários ao aumento do metabolismo hepático. Aproximadamente 6 semanas após a descontinuação do uso do medicamento, as dosagens hormonais voltam ao normal.[44]

Os anti-inflamatórios não esteroides podem levar à queda de T4 total e livre, T3 e TSH, uma vez que influenciam a ligação do hormônio com as proteínas carreadoras, aumentam a metabolização hepática e diminuem a desiodinação hepática. Os anti-inflamatórios mais conhecidos por alterarem a concentração hormonal são flunixino meglumina e carprofeno.[3]

O fosfato de toceranib é um inibidor da tirosinoquinase utilizado em cães no tratamento de mastocitoma e outros tumores

em cães. Hume et al.[45] evidenciaram que, após 30 dias de tratamento, foram detectados diminuição de T4 livre, aumento de TSH e diminuição na relação T4 total/T3 total, alterações essas compatíveis com hipotireoidismo primário. O mesmo foi detectado em pacientes humanos. A alteração no eixo hipotalâmico-hipofisário pode ser transitória e, por isso, a recomendação é que se monitore periodicamente a função tireoidiana nesses pacientes. A decisão sobre a suplementação de levotiroxina deve ser avaliada caso a caso, baseando-se sempre nos sinais clínicos e hematológicos que sejam compatíveis com a disfunção tireoidiana.[45]

Temperaturas ambiental e corporal

A variação da concentração dos hormônios tireoidianos em cães ao longo das estações do ano foi analisada até hoje em poucos trabalhos. Em um desses estudos, avaliou-se a influência da temperatura sobre as concentrações de T4 total e livre e TSH em Beagles no Japão, onde se pôde observar que o T4 total encontra-se mais baixo em janeiro (quando a temperatura anual é mais baixa) e aumentado em agosto e setembro. O T4 livre, por sua vez, encontra-se aumentado em janeiro e novembro e não há variação na dosagem[46] de TSH. Essa mesma alteração hormonal é observada em seres humanos que vivem no Ártico, sob exposição crônica ao frio. Especula-se que a baixa temperatura ambiental leve à diminuição na afinidade do hormônio tireoidiano pelas proteínas carreadoras e, em contrapartida, ao aumento do T4 livre, uma vez que este mantém o equilíbrio entre a concentração de T4 dentro e fora da célula.[41] No entanto, outro trabalho, na Eslováquia, sugere que, em cães, ocorre aumento de T4 total no outono e diminuição no verão. Acredita-se que esses trabalhos em animais apresentem resultados controversos devido à variação geográfica e que as influências da temperatura ambiental e do fotoperíodo são fatores importantes que contribuem para a divergência dos resultados.[46] Em humanos e ratos, a exposição aguda ao frio pode aumentar as concentrações dos hormônios tireoidianos e do TSH; já a exposição aguda ao calor tem o efeito inverso.[3]

A hipotermia e a hiperpirexia também interferem nas concentrações de T4, T3, T3R e TSH. Todavia, não se sabe se as mudanças são devidas à temperatura corporal ou se estão relacionadas com a síndrome do eutireóideo doente.[3]

Sexo e estado reprodutivo da fêmea

Nos machos, a testosterona leva ao decréscimo da globulina ligante de tiroxina, podendo interferir nas concentrações de T4 total, porém são mínimas as alterações em T4 livre. O efeito da testosterona nos resultados hormonais, entretanto, ainda é desconhecido.[3]

Nas fêmeas, a progesterona interfere nas concentrações hormonais tireoidianas, que se encontram aumentadas no diestro quando comparadas ao anestro, ao proestro e à lactação. Acredita-se que esse aumento de T3 e T4 total seja devido a uma maior afinidade das proteínas plasmáticas pelos hormônios tireoidianos, mas não se sabe até que ponto o diestro pode mascarar o diagnóstico do hipotireoidismo.[3]

Tratamento

O tratamento do hipotireoidismo tem como objetivo suplementar o hormônio tireoidiano em uma dose que controle os sintomas sem causar tireotoxicose.[10] O ideal é que o animal apresente sintomas compatíveis com a doença e exames laboratoriais que comprovem o hipotireoidismo.[23,28] O tratamento de escolha é a levotiroxina sódica (L-tiroxina), que deve ser administrada inicialmente na dosagem de 0,02 mg/kg (0,1 mg/lb), sendo o máximo de 0,8 mg por cão, a cada 12 horas.[3,6] Entretanto, alguns autores relatam que a dose pode variar de 0,011 a 0,044 mg/kg, 1 ou 2 vezes/dia.[10] A absorção da substância é menor e mais lenta se comparada aos seres humanos, o que explica por que a dose da L-tiroxina é mais alta nos cães que nos humanos.[3] A administração 2 vezes/dia é recomendada no início do tratamento, principalmente para avaliar a resposta do paciente àquela medicação.[6] A meia-vida plasmática depende da dosagem e da frequência de administração. Quanto maior ela for, menor será a meia-vida da L-tiroxina. Além disso, a ingestão do medicamento 2 vezes/dia mantém as concentrações plasmáticas de T4 total mais próximas dos níveis fisiológicos.[3] No entanto, alguns animais respondem muito bem ao tratamento de 1 vez/dia.[6,10,47] Traon et al.[10] demonstraram que a administração da levotiroxina na consistência líquida 1 vez/dia apresenta maior absorção, em comparação ao uso de comprimidos. De acordo com os mesmos autores, a administração de levotiroxina 1 vez/dia mostrou-se efetiva no controle clínico e hormonal de 79% dos cães testados.

Cães hipotireóideos que apresentam doenças concomitantes devem ter sua suplementação hormonal modificada. Esses animais devem iniciar a reposição com 25% da dose, 1 vez/dia, aumentando gradualmente em 3 a 4 semanas, objetivando a adaptação do organismo à levotiroxina.[3]

A resposta clínica do paciente é o ponto de melhor avaliação do tratamento.[37] Como cães eutireóideos também apresentam melhora temporária da pele e do pelo com a levotiroxina, a resolução das alterações dermatológicas deve estar sempre associada à melhora do estado geral do animal, que pode ser percebida nas primeiras 2 semanas de tratamento, mas a perda de peso somente é evidenciada após 8 semanas. A resposta da pele é lenta e gradativa, de modo que não são observadas grandes mudanças durante o 1º mês de tratamento, o qual deve ser continuado, uma vez que a normalização do quadro clínico ocorre em torno do 3º mês.[6] As manifestações neurológicas começam a diminuir em torno de 1 a 3 semanas, mas a completa remissão do quadro somente ocorre aos 3 meses de tratamento ou até pode não ocorrer.[3] O colesterol dos hipotireóideos volta às concentrações normais após 15 dias de tratamento.[47]

O tratamento com levotiroxina como método diagnóstico, ou seja, sem dosagens hormonais, tornou-se popular em medicina veterinária. No entanto, essa "triagem terapêutica" não é recomendada, tendo como principais desvantagens problemas posteriores no diagnóstico causados pela suplementação dos hormônios tireoidianos e também a supressão da glândula tireoide em consequência da suplementação crônica de levotiroxina. Esse estágio de hipotireoidismo funcional causado pela suplementação hormonal pode demorar semanas ou meses para se resolver após a interrupção do medicamento ou até levar a um quadro de hipotireoidismo permanente.[23] O uso de uma prova terapêutica somente é apropriado quando o grau de suspeita de hipotireoidismo permanecer alto, porém os resultados do teste diagnóstico têm se mostrado, repetidas vezes, duvidosos. Nessas situações, as provas terapêuticas precisam ser utilizadas como "último recurso".[11]

O tratamento com a T3 sintética não é recomendado devido ao alto risco de causar hipertireoidismo iatrogênico, além da desvantagem de precisar ser administrado 3 vezes/dia na dosagem de 4 a 6 mg/kg, devido a sua meia-vida curta.[6]

As dosagens séricas de T4 e TSH devem ser avaliadas de 4 a 6 horas após a administração do medicamento. A dosagem de T4 livre por diálise pode ser realizada, no entanto seu alto custo torna-a desnecessária, exceto nos casos de anticorpos anti-T4. A concentração de T4 total deverá estar entre 2,5 e 4,5 ng/dℓ. A dosagem de TSH deve estar dentro do valor de referência, independentemente da hora da coleta de sangue.[3] Caso a T4 total esteja aumentada ou diminuída, a dose da medicação deve ser reajustada.[6] Cães com hipotireoidismo que recebem tratamento de dose única diária apresentam aumento marcante do teor de T4 total circulante, cujo valor máximo é constatado cerca de 6 horas após o tratamento; em seguida, diminuem progressivamente até a próxima dose. Portanto, para detectar a concentração máxima de T4 total é fundamental que as amostras de sangue sejam obtidas, aproximadamente, 6 horas após a administração do comprimido. A determinação das concentrações de T4 total antes do fornecimento do comprimido ou no momento de menor valor desse hormônio continua sendo uma prática comum. A análise racional para isso é assegurar que o valor de T4 não diminua muito abaixo dos valores do intervalo de referência. No entanto, a manutenção da concentração de T4 total no intervalo de referência ao longo de 24 horas não é fundamental em razão da prolongada meia-vida biológica de T4, em comparação com sua meia-vida circulante. Além disso, em casos individuais, os ajustes de dose com base no baixo teor do hormônio podem levar à subdose ou à sobredose.[11]

Devido ao metabolismo rápido sofrido por T4 (10 a 16 horas no cão), à absorção intestinal incompleta e à excreção fecal do excesso de L-tiroxina, são incomuns os sinais de tireotoxicose durante o uso do fármaco em dosagens terapêuticas. Quando existentes, incluem poliúria, polidipsia, ansiedade, intolerância ao calor, diarreia, taquicardia, prurido, arquejamento e febre.[6]

REFERÊNCIAS BIBLIOGRÁFICAS

1. Panciera DL. Hypothyroidism in dogs: 66 cases (1987-1992). Journal of the American Veterinary Medical Association. 1994;204:761-7.
2. Grecco D, Stabenfeldt GH. Glândulas endócrinas e suas funções. In: Cunninghan JG. Tratado de fisiologia veterinária. 3. ed. Rio de Janeiro: Guanabara Koogan; 2004, p. 350-7.
3. Feldman EC, Nelson RW. Hypothyroidism. In: Feldman EC, Nelson RW. Canine and feline endocrinology and reproduction. 3. ed. Philadelphia: WB Saunders; 2004, p. 86-149.
4. Chastain CB, Panciera DL. Afecções hipotireóideas. In: Ettinger SJ, Feldman EC. Tratado de medicina interna veterinária. 4. ed. São Paulo: Manole; 1995, 2v, v. 2, p. 2054-72.
5. Daminet S, Ferguson DC. Influence of drugs in thyroid function in dogs. J Vet Intern Med. 2003;17:463-72.
6. Scott-Moncrieff JCR, Guptill-Yoran L. Hypothyroidism. In: Ettinger SJ, Feldman EC. Textbook of veterinary internal medicine – diseases of dog and cat. 6th ed. Missouri: Elsevier-Saunders; 2005, 2v, v. 2, Capítulo 238; p. 1535-44.
7. Colville T, Bassert JM. Anatomia e fisiologia clínica para medicina veterinária. 2 ed. Elsevier; 2008, Capítulo 15; p. 365-6.
8. Panciera DL, Peterson ME, Bichard SJ. Diseases of the thyroid gland. In: Bichard SJ, Sherding RG. Saunder's manual of small animal practice. 2. ed. Philadelphia; 2000, p. 235-42.
9. De Marco V. Hiperadrenocorticismo e hipotireoidismo na espécie canina: avaliação da histopatologia cutânea e da ultrassonografia abdominal e cervical como metodologia diagnóstica [tese]. São Paulo: Faculdade de Medicina Veterinária e Zootecnia, Universidade de São Paulo; 2001.
10. Traon G, Brennan SF, Burgaud S et al. Clinical evaluation of a novel liquid formulation of L-thyroxine for once daily treatment of dogs with hypothyroidism. J Vet Intern Med. 2009;23:43-9.
11. Mooney CT, Shield RE. Hipotireoidismo canino. In: Mooney CT, Peterson ME. Manual de endocrinologia canina e felina. 3. ed. Roca; 2015 p. 108-138
12. Frank LA. Comparison of thyrotropinreleasing hormone (TRH) to thyrotropin (TSH) stimulation for evaluating thyroid function in dogs. Journal of the American Animal Hospital Association. 1996;32:481-7.
13. Fyfe JC, Kampschmidt K, Dang V et al. Congenital hypothyroidism with goiter in toy fox terriers. Journal of Veterinary International Medicine. 2003;17:50-7.
14. Junqueira LC, Carneiro J. Histologia básica: glândulas endócrinas. 9. ed. Rio de Janeiro: Guanabara Koogan; 1999. p. 332-54.
15. Jericó MM. Avaliação das funções adrenal e tireoidiana na espécie canina: padronização e comparação entre imunoensaios [tese]. São Paulo: Faculdade de Medicina Veterinária e Zootecnia, Universidade de São Paulo; 1998.
16. Panciera DL. Is it possible to diagnose hypothyroidism? J Small Anim Pract. 1999;40:152-7.

17. Scott-Moncrieff JC. Clinical signs and concurrent diseases of hypothyroidism in dogs and cats. Vet Clin North America Small Anim Pract. 2007;37(4):709-22.
18. Ferguson DC. Hypothyroidism: internal medical perspectives. Veterinary Record. 1998:3-12.
19. Panciera DL. Conditions associated with canine hypothyroidism. Vet Clin North Am Small Anim Pract. 2001b;31(5):935-50.
20. Frank LA. Comparative dermatology–canine endocrine dermatoses. Clin Dermatol. 2006;24(4):317-25.
21. Nelson RW, Couto CG. Medicina interna de pequenos animais. 3. ed. Rio de Janeiro: Elsevier; 2006, p. 665-82.
22. Diaz-Espineira et al. Thyrotropin-releasing hormone-induced growth hormone secretion in dogs with primary hypothyroidism. Domest Anim Endocrinol. 2008; 34(2):176-81.
23. Dixon RM, Reid SWJ, Mooney CT. Epidemiological, clinical, haematological and biochemical characteristics of canine hypothyroidism. The Veterinary Record, 1999;145:481-7.
24. Dewey WC. Neurologia de cães e gatos: guia prático. São Paulo: Roca, 2006.
25. Phillips DE, Harkin KR. Hypothyroidism and myocardial failure in two Great Danes. J Am Vet Med Assoc. 2003;39(2):133-7.
26. Peterson ME, Melián C, Nichols R. Measurement of serum total thyroxine, triiodothyronine, free thyroxine and thyrotropin concentrations for diagnosis of hypothyroidism in dogs. J Am Vet Med Assoc. 1997;211(11):1396-402.
27. Reusch CE, Gerber B, Boretti FS. Serum fructosamine concentrations in dogs with hypothyroidism. Vet Res Commun. 2002;26(7):531-6.
28. Dixon RM, Mooney CT. Evaluation of serum free thyroxine and thyrotropin concentrations in the diagnosis of canine hypothyroidism. J Small Anim Pract. 1999;40:72-8.
29. Kantowitz LB et al. Serum total thyroxine, total triiodothyronine, free thyroxine and thyrotropin concentrations in dogs with nonthyroidal disease. J Am Vet Med Assoc. 2001;219(6):765-9.
30. Behrend EN, Kemppainen RJ, Young DW. Effect of storage conditions on cortisol, total thyroxine and free thyroxine concentrations in serum and plasma of dogs. J Am Vet Med Assoc. 1998;212(10):1564-8.
31. Nichols Institute Diagnostics. Free T4 – by equilibrium dialysis. San Ruan Capistrano, California, 1996.
32. Braz FG. Comparação entre os níveis de T4 total por radioimunoensaio (RIA) e T4 livre por diálise de equilíbrio em cães (Canis familiares) clínica e laboratorialmente sadios [tese]. Niterói: Faculdade de Veterinária, Universidade Federal Fluminense, 2006.
33. Schachter et al. Comparison of serum-free thyroxine concentrations determined by standard equilibrium dialysis, modified equilibrium dialysis, and 5 radioimmunoassays in dogs. J Vet Intern Med. 2004;18(3):259-64.
34. Panciera DL. Editorial: thyroid function tests – what do they really tell us? J Vet Intern Med. 2001a;15:86-8.
35. Kooistra HS et al. Secretion pattern of thyroid-stimulation hormone in dogs during euthyroidism and hypothyroidism. Domestic Animal Endocrinology. 2000;18:19-29.
36. Scott-Moncrieff JC et al. Comparison of serum concentrations of thyroid-stimulating hormone in healthy dogs, hypothyroid dogs and euthyroid dogs with concurrent disease. J Am Vet Med Assoc. 1998;212(2):387-91.
37. Manoel FMT. Comparação entre as determinações hormonais por radioimunoensaio de T4 total, T4 livre, T4 livre por diálise de equilíbrio e TSH canino, e análise histopatológica da pele em cães hipotireóideos e cães dermatopatas crônicos[tese]. Niterói: Faculdade de Veterinária, Universidade Federal Fluminense, 2003.
38. Scott-Moncrieff JC et al. Evaluation of antithyroglobulin antibodies after routine vaccination in pet and research dogs. J Am Vet Med Assoc. 2002;221(4):515-21.
39. Nachreiner RE et al. Prevalence of serum thyroid hormone autoantibodies in dogs with clinical signs of hypothyroidism. J Am Vet Med Assoc. 2002;220(4):466-71.
40. Nishii et al. Risk factors for low plasma thyroxine and high plasma thyroid-stimulating hormone concentrations in dogs with non-thyroidal diseases. J Vet Med Sci. 2019;81(8):1097-1103.
41. Lee JA, Hinchcliff KW, Piercy RJ et al. Effects of racing and nontraining on plasma thyroid hormone concentrations in sled dogs. J Am Vet Med Assoc. 2004;224(2):226-31.
42. Capen CC, Martin SL. The thyroid gland. In: Pineda MH, Dooley MP (editors). McDonalds Veterinary Endocrinology and Reproduction. 5. Ed. Ames: Iowa State Press, 2003. p.35-69.
43. Nishii N, Okada R, Matsuba M, Takashima S, Kobatake Y, Kitagawa H. Risk factors for low plasma thyroxine and high plasma thyroid-stimulating hormone concentrations in dogs with non-thyroidal diseases. J Vet Med Sci. 2019;81(8):1097-1103.
44. Geiger TL et al. Thyroid function and serum hepatic activity in dogs after phenobarbital administration. J Vet Intern Med. 2000;14:277-81.
45. Hume KR, Rizzo VL, Cawley JR, Balkman CE. Effect of Toceranib Phosphateonthe Hypothalamic- Pituitary-Thyroid Axis in Tumor-Bearing Dogs. J Vet Med. 2018;32(1):377-383.
46. Oohashi E, Yagi K, Uzuka Y et al. Seasonal changes in serum total thyroxine, free thyroxine, and canine thyroid-stimulating hormone in clinically healthy Beagles in Hokkaido. J Vet Med Sci. 2001;63(11):1241-3.
47. Dixon RM, Reid SW, Mooney CT. Treatment and therapeutic monitoring of canine hypothyroidism. J Small Anim Pract. 2002;43:334-40.

191
Hipertireoidismo Felino

Heloisa Justen Moreira de Souza • Katia Barão Corgozinho • Vanessa Pimentel de Faria

INTRODUÇÃO

O hipertireoidismo é uma enfermidade crônica causada pela excessiva produção e secreção dos hormônios tiroxina (T4) e tri-iodotironina (T3) pela glândula tireoide anormal e é a endocrinopatia mais frequentemente diagnosticada em gatos.[1,2] No Brasil, essa doença em felinos na forma natural é identificada com maior frequência e precocidade.[3,4,5]

O hipertireoidismo causa distúrbios fisiológicos múltiplos, aumentando a taxa metabólica e o consumo de oxigênio e reduzindo a resistência vascular periférica. Essa afecção acomete gatos idosos a geriátricos, principalmente aqueles com idade igual ou superior a 12 anos.[2,4,6] Os sintomas clássicos de hipertireoidismo incluem perda de peso, taquicardia, hiperatividade, polifagia, poliúria e polidipsia.[2-5,7] (Figura 191.1).

As anormalidades histológicas encontradas em glândulas tireoides de gatos hipertireóideos em mais de 98% dos casos, geralmente, são hiperplasia adenomatosa envolvendo um lobo da tireoide ou ambos, de caráter benigno.[8,6] Desse modo, a doença apresenta um prognóstico favorável quando a terapia é efetiva. Carcinoma tireóideo em gatos é um distúrbio incomum, constituindo aproximadamente 1 a 2% de todos os casos de hipertireoidismo felino.[9-11] Os carcinomas são caracterizados pela invasão vascular e capsular.[11,12]

ANATOMIA DA TIREOIDE

A tireoide é uma glândula endócrina de origem endodérmica, cujo desenvolvimento se dá precocemente na porção cefálica do tubo digestivo. No gato, a glândula tireoide tem formato achatado e elipsoidal. Consiste em um órgão bilobado de coloração castanho-amarelada. Ao contrário da glândula tireoide humana, o istmo de conexão entre os dois lobos da tireoide é inexistente nessa espécie. Os lobos se localizam adjacentes aos primeiros cinco ou seis anéis traqueais. O lobo esquerdo é levemente caudal ao direito. No gato normal, os lobos estão situados profundamente em relação ao músculo esterno-hióideo, medem em torno de 10 mm de comprimento, 4 mm de largura e 2 mm de espessura e não são palpáveis. Dorsalmente, os lobos estão em estreita proximidade com a bainha carotídea e com o tronco vagossimpático. Fibras do nervo laríngeo recorrente direito passam dorsalmente em íntima associação ao lobo tireoidiano direito. O principal aporte sanguíneo para cada lobo da tireoide é a artéria tireoidiana cranial, que se origina da artéria carótida comum. Diferentemente do cão, a artéria tireoidiana caudal não está presente na maioria dos gatos. O principal retorno venoso da glândula tireoide se faz pelas veias tireoidianas craniais e caudais, que deixam os polos cranial e caudal de cada lobo, respectivamente. A glândula tireoide tem uma cápsula distinta que é separada da glândula por dissecção e tem pequenos vasos localizados em sua superfície.[11,12]

O tecido tireoidiano acessório é muito comum no gato, e pode ser encontrado na região cervical e no tórax. Esse fato tem significado clínico, visto que a hiperplasia adenomatosa, e ocasionalmente o carcinoma, pode originar-se de tecido tireoidiano na região cervical ventral ou mediastínica anterior. Tal tecido acessório pode explicar, pelo menos em parte, por que a maioria dos gatos é eventualmente capaz de manter concentrações circulantes normais dos hormônios da tireoide sem a necessidade de terapia de reposição, após tireoidectomia bilateral.[10,13,14]

Duas glândulas paratireoides estão geralmente associadas a cada lobo tireoidiano. As glândulas paratireoides externas medem de 3 a 7 mm e podem ser diferenciadas do tecido tireoidiano por coloração clara e formato esférico. A glândula paratireoide externa geralmente situa-se na fáscia do polo cranial do lobo da tireoide, mas sua localização pode variar.[8,15] A glândula paratireoide interna está, de modo geral, inserida no parênquima tireoidiano, variando quanto à sua localização. O suprimento sanguíneo para as glândulas paratireoides consiste em diminutos vasos que se originam da artéria tireoidiana cranial. Gatos podem apresentar glândulas paratireoides acessórias.[15]

FISIOLOGIA DA TIREOIDE

A síntese dos hormônios tireoidianos ocorre extracelularmente, dentro do lúmen folicular (coloide). As células foliculares aprisionam a matéria-prima do plasma, como aminoácidos e carboidratos, para formar o coloide, que é composto, principalmente,

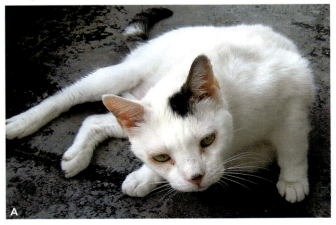
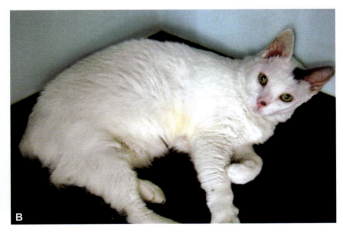

Figura 191.1 Gato hipertireóideo (T4 total: 58 ng/mℓ). **A.** O animal apresenta perda de peso e procura superfície mais fria para se deitar, mudanças observadas em um estágio mais avançado da afecção. **B.** O mesmo felino com os níveis de hormônios tireoidianos normais (estado eutireóideo).

da tireoglobulina, uma proteína de alto peso molecular sintetizada como subunidades sucessivas nos ribossomos do retículo endoplasmático das células foliculares. A tireoglobulina recém-sintetizada, que está deixando o aparelho de Golgi, é acondicionada em vesículas apicais e extruída para o lúmen folicular. O aminoácido tirosina, componente essencial dos hormônios tireoidianos, é incorporado na estrutura molecular da tireoglobulina. Cada molécula de tiroglobulina contém 70 aminoácidos tirosina. O iodo é captado pelas células foliculares e transportado até o lúmen folicular contra um gradiente de concentração. No lúmen folicular, o iodo é oxidado por uma peroxidase, nas microvilosidades, a iodo molecular. O iodo é ligado a resíduos tirosil localizados na molécula de tireoglobulina na superfície apical das células foliculares para formar, sucessivamente, monoiodotirosina (MIT) e di-iodotirosina (DIT). As MITs e as DITs resultantes combinam-se para formar as duas iodotironinas biologicamente ativas T3 e T4 secretadas pela tireoide.

A secreção dos hormônios tireoidianos do coloide luminal para a circulação é iniciada por alongamento das microvilosidades das células foliculares (localizadas na superfície das células voltadas para o lúmen) e formação de pseudópodes. Essas projeções citoplasmáticas alongadas aumentam sob ação da tireotropina, ou hormônio tireoestimulante (TSH, do inglês *thyroid stimulating hormone*), estendem-se para o lúmen folicular e fagocitam o coloide adjacente. Gotículas de coloide no interior das células foliculares fundem-se com numerosos lisossomos. T3 e T4 são liberadas da molécula de tireoglobulina, difundem-se da célula folicular e penetram nos capilares adjacentes. O controle da secreção de hormônio tireoidiano por retroalimentação negativa é realizado pela resposta coordenada à concentração de T3 e T4 pela adeno-hipófise (TSH) e por certos núcleos hipotalâmicos (hormônio liberador da tireotropina [TRH, do inglês, *thyrotropin-releasing hormone*]).

Ao se ligar nos receptores localizados na porção basal das células foliculares, o TSH aumenta o índice de reações bioquímicas relacionadas com a biossíntese e a secreção dos hormônios tireoidianos. O hormônio T3 adentra as células mais rapidamente, tem início de ação mais curto e potencial de três a cinco vezes maior do que a T4, sendo a fração biologicamente ativa. Na circulação, mais de 99% da T4 encontram-se conjugados às proteínas plasmáticas, sendo apenas 1% do hormônio livre (T4L) capaz de entrar nas células e produzir efeito biológico. T4 exerce efeito gradual no organismo, estimulando a fosforilação oxidativa mitocondrial.

O principal produto secretório da glândula tireoide consiste em T4. Apenas 20% da T3 deriva da tireoide, da qual até 60% são transformados por monodesiodinação enzimática (59-desiodação) extratireoidiana da T4. Desse modo, T4 atua como pró-hormônio, viabilizando a autorregulação individual da produção hormonal nos diversos tecidos. A desiodinação do anel mais externo de T4 produz T3, já a desiodinação do seu anel mais interno resulta na formação da T3 reversa (T3R), biologicamente inativa.

Os hormônios livres tireoidianos difundem-se no interior da célula e ligam-se a complexos receptores situados no núcleo celular. Tais receptores ligam-se ao DNA e influenciam a expressão de uma variedade de genes hormônio-tireóideo-específicos, codificadores de enzimas reguladoras que atuam no metabolismo celular. Ambas, T4 e T3, concentram-se no fígado e são excretadas na bile.

Os hormônios tireoidianos controlam a taxa metabólica corporal basal. O excesso de hormônio aumenta a taxa metabólica e o consumo de oxigênio nos tecidos. Exercem, ainda, efeitos catabólicos sobre os músculos e o tecido adiposo, estimulam

a eritropoese e regulam o metabolismo do colesterol. Sabe-se, também, que esses hormônios podem alterar a sensibilidade de alguns tecidos à ação das catecolaminas no nível dos receptores na superfície celular e/ou intracelular, exacerbando sinais simpaticomiméticos. Tem-se observado uma estreita relação entre as variações dos níveis dos hormônios tireoidianos com a evolução clínica de gatos com doenças graves, a ponto de correlacionar os valores hormonais aos seus prognósticos. As alterações na função tireoidiana são frequentes nos animais com doenças graves, verificando-se diminuição de T3 e T4.

A falta completa da secreção da tireoide, em geral, faz a taxa do metabolismo basal cair 40 a 50% abaixo do valor normal, por sua vez, os excessos extremos de secreção da tireoide podem fazer a taxa do metabolismo basal subir 60 a 100% acima do normal.[16]

PATOGENIA

A patogenia do hipertireoidismo felino ainda não está totalmente elucidada. Acredita-se que diversos fatores possam contribuir para o desenvolvimento do hipertireoidismo, entre eles os fatores genéticos, ambientais, nutricionais ou de idade. A fisiopatogenia do hipertireoidismo envolve uma subpopulação de células foliculares com grande potencial de crescimento que, eventualmente, passam a replicar-se de maneira autônoma, mantendo seu crescimento e produção hormonal, mesmo na ausência de estimulação extratireoidiana (TSH), sendo mais comum a hiperplasia nodular ou o adenoma.[1,16]

Sabe-se que, com passar do tempo, o nódulo ou adenoma tireoidiano continua a crescer e tem possibilidade de se tornar maligno transformando-se em carcinoma. O nível de T4 total aumenta com a duração do hipertireoidismo,[2,7] assim como a incidência do acometimento bilateral.[1,2]

O tamanho da tireoide aumenta com o tempo levando ao deslocamento da tireoide cervical para a entrada do tórax ou seu interior, mesmo em pacientes recebendo medicações antitireoidianas, porque essas inibem apenas a secreção hormonal e não destroem as células hiperfuncionais. A gravidade da doença está ligada ao tamanho da tireoide, quanto maior o tamanho do lobo tireoidiano, maior a gravidade da doença.[2]

PREVALÊNCIA E FATORES DE RISCO

O hipertireoidismo tem aumentado a prevalência nos últimos 35 anos.[1,2,4,5,7,17] A opinião mais difundida é que determinados fatores, como maior capacidade de diagnóstico por parte dos veterinários, melhor conhecimento da enfermidade, aumento dos anos de vida do gato e existência de um ambiente com certos fatores bociogênicos, estejam em uma importante lista da provável elevação do diagnóstico precoce dessa afecção.[1,18,19]

O hipertireoidismo é uma enfermidade que acomete gatos de meia-idade a idosos, na faixa etária de 2 a 23 anos, com média de 13 anos, sem predileção por sexo.[2,5,17] No tocante à raça dos felinos, diferentes relatos assinalam não haver predisposição racial para o desenvolvimento do hipertireoidismo.[2,4,5,7]

Estudos epidemiológicos investigando exposição nutricional e ambiental sugerem que o desenvolvimento do hipertireoidismo em gatos é multifatorial. Vários fatores de risco têm sido associados ao hipertireoidismo, incluindo dieta em lata.[18,20-22] No entanto, estudos retrospectivos têm limitações, e nenhum fator de risco foi verdadeiramente comprovado.[19]

A quantidade de iodo nas dietas comerciais para gatos é extremamente variável, sugerindo-se que grandes variações na quantidade diária de iodo ingerido podem, de algum modo, cooperar para o desenvolvimento de doença tireóidea.[1,19]

CLASSIFICAÇÃO HISTOLÓGICA DOS TUMORES TIREOIDIANOS

A tireoide pode sofrer alterações hiperplásicas ou neoplásicas. Os tumores da tireoide são classificados em epiteliais benignos e malignos, tumores não epiteliais benignos e malignos, linfoma, tumores miscelâneos, tumores secundários, tumores não classificados e lesões semelhantes a neoplasias.[23] Os tumores epiteliais que afetam a tireoide podem ser oriundos das células foliculares que produzem os hormônios tireoidianos (tri-iodotironina e tiroxina) ou das células parafoliculares ou C que produzem calcitonina e são chamados "tumores medulares".[24]

Os adenomas e as hiperplasias são bastante semelhantes, ambos constituídos de estruturas foliculares irregulares e pequenos ninhos sólidos de células foliculares, demonstrando pouca atipia nuclear ou atividade mitótica. A diferença entre essas duas alterações é que o adenoma tem cápsula e comprime o parênquima adjacente.[25] Os tumores benignos foliculares são o tipo mais comum (Figura 191.2). Microscopicamente, o adenoma pode ser classificado em normofolicular (simples), macrofolicular (coloide), microfolicular (fetal), trabecular (embrional) e sólido. O adenoma folicular é, geralmente, nódulo único, encapsulado, podendo comprimir o tecido tireoidiano normal adjacente e ser originado de um bócio nodular. Podem ocorrer lesões degenerativas como hemorragia, edema, fibrose, calcificação, formações ósseas ou císticas.[26] A variação citológica mais importante do adenoma folicular é o adenoma folicular oxifílico ou de células claras, que pode apresentar padrão de arquitetura correspondente a qualquer classificação descrita anteriormente. Esses tumores são grandes ou inteiramente compostos de células eosinofílicas, com algum pleomorfismo nuclear e nucléolo distinto. As células oxifílicas contêm grande número de mitocôndrias.[15] Adenomas foliculares com mais pronunciada proliferação celular e com padrões citológicos e de arquitetura menos regular, mas sem sinais típicos de malignidade, são referidos como adenomas atípicos. Nesses tumores, deve ser descartada a invasão da cápsula e dos vasos com o objetivo de diferenciar do carcinoma folicular.[23,26] A diferença entre adenoma e carcinoma baseia-se em identificação de invasão neoplásica da cápsula ou vascular, ou presença de metástase, tomando cuidado em diferenciar subgrupos de carcinomas pouco ou muito invasivos.[11,23,24] A presença de atipia nuclear, atividade mitótica e atipia celular ou na arquitetura não necessariamente indicam malignidade. A presença de núcleo hipercromático atípico em órgão endócrino é, geralmente, mais um reflexo de hiperestimulação do que a presença de potencial maligno.

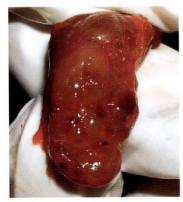

Figura 191.2 Adenoma funcional no lobo tireoidiano esquerdo de um gato (T4 total: 120 ng/mℓ). Notam-se diversos nódulos de tamanhos variados multifocais, o que leva a uma superfície irregular na glândula tireoide.

MANIFESTAÇÕES CLÍNICAS

As manifestações clínicas dos gatos hipertireóideos dependem da duração da afecção, da presença de anormalidades concomitantes e da incapacidade de algum sistema em atender às demandas impostas pelo excesso de hormônio tireoidiano. Na maioria dos gatos, a instalação do estado hipertireóideo é lenta e progressiva. Os proprietários demoram a perceber a doença, pois os gatos mantêm um ótimo apetite e permanecem ativos para sua idade até que a perda de peso se torne evidente ou até que outros sintomas que prejudiquem o estado geral do gato sejam identificados. Os sintomas clássicos de hipertireoidismo incluem taquicardia, hiperatividade, perda de peso, polifagia, poliúria, polidipsia, diarreia, fraqueza muscular, grande volume fecal, padrão respiratório ofegante, vômito, crescimento rápido das unhas, alopecia e flexão ventral de pescoço,[1,16,18] sendo os principais sintomas a perda de peso (91%) e a polifagia (79%).[5,7] Além da taquicardia, ritmo de galope e sopros sistólicos, arritmias e insuficiência cardíaca congestiva podem ocorrer devido ao efeito semelhante às catecolaminas, causado pelo excesso de tiroxina.[1,16]

Aspectos gerais

Os hormônios tireoidianos regulam os processos metabólicos da produção de calor para o metabolismo dos carboidratos, proteínas e lipídios, ocorrendo aumento de apetite, perda de peso, depleção muscular, intolerância ao calor e temperatura corporal ligeiramente aumentada.[16]

Pele e pelos

Pelagem descuidada com pelos enovelados e eriçados é notada em gatos hipertireóideos. Outros demonstram excessiva epilação, levando a extensas áreas de alopecias. Onicogrifose e pele quente são observadas em alguns felinos. A falta de cuidado com os pelos e o maior crescimento destes ocorrem em função do aumento da síntese proteica. Já a alopecia se explica pelas excessivas lambeduras induzidas pela termogênese e por motivos de ordem comportamental.[5,16]

Sistema nervoso e alterações comportamentais

Gatos com hipertireoidismo geralmente são irrequietos e podem exibir expressão de ansiedade e agressividade. Alguns se tornam de difícil manuseio durante o exame físico. Um fato que chama a atenção é a tolerância mínima desses animais diante de situações que provoquem tensão. Para alguns gatos hipertireóideos, a tensão de uma viagem de carro até a clínica ou hospital veterinário e a contenção para o exame físico podem resultar em marcante angústia respiratória e fraqueza, com o surgimento de arritmias cardíacas (e mesmo parada cardíaca) em poucos casos. Essa capacidade diminuída de lidar com a tensão precisa ser considerada ao planejar os procedimentos diagnósticos ou terapêuticos. A elevação das concentrações circulantes de hormônios tireoidianos, presumivelmente por efeito direto sobre o sistema nervoso e por aumento da atividade adrenérgica, causa hiperatividade, intranquilidade, deambulação ou irritabilidade em muitos gatos hipertireóideos. A vocalização é frequente nesses animais.

Alterações musculares

Fraqueza e presença de fadiga, queixas comuns em seres humanos hipertireóideos, são descritas com menor frequência nos gatos com hipertireoidismo. A depleção muscular generalizada que acompanha a grave perda de peso provavelmente é um fator contributivo. Em gatos hipertireóideos com outras doenças concomitantes, a perda de peso, geralmente, é um sintoma comum; não obstante, ao contrário do que se espera, pode haver redução do apetite, e não aumento. Além disso, nesses gatos, depressão e fraqueza podem substituir hiperexcitabilidade ou nervosismo como características clínicas dominantes. A presença concomitante de doença não tireóidea pode reduzir o valor de T4 a níveis normais em um gato hipertireóideo. Portanto, deve-se suspeitar de hipertireoidismo concomitante em qualquer gato de idade média a avançada com doença não tireóidea e concentrações séricas normais de T3 e T4, especialmente se também houver sintomas de hipertireoidismo. Com a estabilização ou recuperação do distúrbio não tireóideo, as concentrações séricas dos hormônios tireoidianos nesses gatos com hipertireoidismo aumentarão novamente para valores acima dos limites de referência.

Sistema gastrintestinal

A perda de peso e a polifagia devem-se ao aumento do gasto energético e do consumo de oxigênio, havendo perda de massa muscular. Alguns proprietários relatam que seus gatos roubam alimentos na cozinha e na mesa de jantar. Ingestão alimentar excessiva e rápida, comum nesses animais, parece contribuir também para casos de regurgitação. Todavia, é importante ressaltar que, em alguns gatos hipertireóideos com outras doenças concomitantes, a perda de peso geralmente é um sinal clínico comum, mas pode, conforme mencionado anteriormente, ser acompanhada de redução, e não aumento, do apetite. A hipermotilidade gastrintestinal e a ação direta de T4 sobre o centro do vômito são um dos mecanismos desencadeadores de diarreia, aumento de massa fecal e vômitos de intensidade crônica ou esporádica nos gatos hipertireóideos. Má absorção ocorre em alguns gatos hipertireóideos com aumento de gordura eliminada nas fezes. Apesar de não ser conhecido o mecanismo exato que causa a esteatorreia, uma redução reversível na função pancreática exócrina tem sido documentada em seres humanos com hipertireoidismo. Além disso, é possível que a ingestão de gordura em excesso, provocada pela polifagia, contribua para o aumento na quantidade de gordura fecal excretada que ocorre em alguns gatos.

Sistema renal

A elevação dos hormônios tireoidianos leva a mudanças hemodinâmicas pelo corpo, afetando os rins, como a ativação do sistema renina-angiotensina-aldosterona (SRAA). A elevação do hormônio T3 (hormônio biologicamente ativo) afeta diretamente a expressão do gene renina e também age diretamente na musculatura lisa dos vasos causando relaxamento e diminuição da resistência vascular periférica em mais de 50% dos casos. Secundariamente à diminuição na resistência vascular sistêmica, o volume de preenchimento arterial efetivo diminui e o SRAA é sobrecarregado no esforço de restaurar o volume de preenchimento arterial aumentando a reabsorção de sódio renal no túbulo proximal e na alça de Henle. À medida que o volume sanguíneo aumenta, aumenta também a pré-carga, o que, associado à diminuição da resistência vascular sistêmica, resulta em aumento no débito cardíaco em 60% dos casos ou mais.

Além disso, o hipertireoidismo pode estar associado a maior capacidade de resposta e a regulação positiva de receptores beta-adrenérgicos no tecido cardíaco, bem como no córtex renal, levando a um aumento da atividade do sistema nervoso simpático e aumento da atividade do SRAA. O aumento resultante da frequência cardíaca e da contratilidade do ventrículo esquerdo também tem o potencial de contribuir para aumento do débito cardíaco. O hipertireoidismo associado a resistência vascular diminuída, em combinação com aumento do débito cardíaco e aumento do volume sanguíneo total, leva ao aumento do fluxo sanguíneo renal (FSR), aumento da pressão hidrostática capilar glomerular e aumento da TFG. Além disso, a regulação positiva da TFG é aumentada secundariamente pelo hormônio tireoidiano induzindo o aumento na expressão dos RNAs mensageiros que codificam os canais de cloreto, levando ao aumento da absorção de cloreto no túbulo proximal e alça de Henle. A diminuição do cloreto intratubular é detectada no túbulo distal pela mácula densa e, via *feedback* tubuloglomerular, a TFG é ainda mais regulada.

O estado hipermetabólico que acompanha o hipertireoidismo leva ao aumento da FSR e aumento da TFG, no entanto, pode afetar a interpretação desses parâmetros. A diminuição da produção de creatinina devido a uma redução na massa muscular, bem como os aumentos acima mencionados da TFG em gatos hipertireóideos, pode atrapalhar a avaliação da função renal excretora quando avalia apenas as concentrações de creatinina sérica, antes do tratamento do hipertireoidismo, mascarando a doença renal preexistente. Além disso, o padrão-ouro para avaliação da função renal excretora é a mensuração da TFG; no entanto, os aumentos induzidos pelo hipertireoidismo no FSR e na TFG podem fazer com que a função renal pareça normal apesar da presença de doença renal crônica (DRC). Esses efeitos de mascarar podem resultar no diagnóstico de DRC somente após a restauração do quadro de eutireoidismo. A prevalência concomitante de azotemia e de hipertireoidismo antes do tratamento é de 10 a 23%, enquanto após o tratamento do hipertireoidismo é de 15 a 49%.

A concentração de creatinina sérica pode aumentar até 6 meses após o início do tratamento do hipertireoidismo, enquanto a TFG glomerular diminui em 1 mês e tende a estabilizar. Por isso, os animais que alcançam o estado de eutireóideo devem ser monitorados por 6 meses, com avaliação dos níveis séricos de creatinina.[27]

Sistema respiratório

As anormalidades no padrão respiratório provavelmente resultam de uma combinação de fraqueza muscular, intolerância ao calor e aumento da produção de dióxido de carbono. Alguns gatos com hipertireoidismo exibem dispneia, arquejamento ou hiperventilação em repouso (Figura 191.3). Esses sintomas são observados com mais frequência após situações

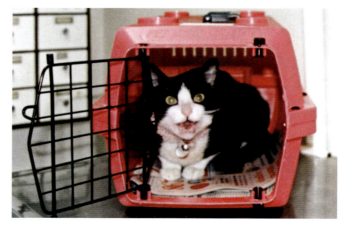

Figura 191.3 Gato hipertireóideo (T4 total: 120 ng/mℓ) com 11 anos. Notar o animal em evidência de arquejamento, devido à intolerância ao transporte e à mudança de ambiente para o consultório veterinário.

de tensão, mas são ocasionalmente percebidos pelo proprietário em casa. Em alguns poucos gatos, insuficiência cardíaca congestiva tireotóxica também contribui para a dispneia e a hiperventilação.

Sistema cardiovascular

O hipertireoidismo felino é a condição mais comum que leva à insuficiência cardíaca devido ao aumento de débito cardíaco. A tireotoxicose a longo prazo causa alterações cardiovasculares que podem ser reversíveis após o tratamento.[28] Insuficiência cardíaca associada ao hipertireoidismo pode ser manifestada como edema pulmonar, efusão pleural, falência biventricular ou arritmias. Anormalidades cardiovasculares, incluindo taquicardia, cardiomegalia, alterações eletrocardiográficas e ecocardiográficas, têm sido descritas em gatos hipertireóideos.[16] O remodelamento cardíaco compensatório resulta de alterações na síntese e na degradação de proteínas miocárdicas, o que favorece a hipertrofia. A ação direta de hormônios tireoidianos sobre o miocárdio, assim como a interação entre T3 e T4 com o sistema nervoso simpático, estimula a hipertrofia cardíaca e aumenta o volume plasmático, a pressão arterial sistêmica, o débito cardíaco, a frequência cardíaca e a contratilidade.[1,5,16,27]

Hipertensão arterial

A prevalência da hipertensão arterial sistêmica (HAS) em gatos hipertireóideos é relatada em 36% dos casos nos pacientes não tratados.[5,7] Porém, o estresse do ambiente hospitalar pode influenciar no aumento da pressão desses gatos. O mecanismo pelo qual o gato hipertireóideo desenvolve HAS ainda não está completamente esclarecido. Diminuição da resistência vascular periférica, ativação do sistema renina-angiotensina-aldosterona e aumento da frequência cardíaca e do débito cardíaco são descritos como consequências do hipertireoidismo. O desequilíbrio ou equilíbrio dessas alterações determina ou não o desenvolvimento da HAS, que foi diagnosticada em gatos com hipertireoidismo e azotemia e/ou insuficiência renal crônica. A associação entre a HAS e a doença renal crônica é bem descrita em gatos. Em gatos hipertireóideos não tratados, a TFG pode estar elevada ou normal. Já o valor da concentração sérica de ureia e/ou creatinina pode estar normal ou aumentado e o valor da densidade urinária, diminuído. Após o controle do hipertireoidismo, a TFG diminui, o valor da concentração sérica de ureia e/ou creatinina aumenta e o valor da concentração urinária diminui. No entanto, o aumento da média dos valores da concentração sérica de ureia e/ou creatinina e a diminuição da média da concentração urinária podem não ser significativos. O gato pode apresentar HAS no momento do diagnóstico de hipertireoidismo ou não. Gatos normotensos, após iniciarem o tratamento para hipertireoidismo, podem desenvolver HAS. Como possíveis causas, têm-se o aumento da resistência vascular periférica e a insuficiência renal crônica (IRC). Sistema cardiovascular, vasos cerebrais, rins e olhos são considerados órgãos-alvo da HAS. Gatos hipertensos apresentam sintomas compatíveis com afecções concomitantes (p. ex., poliúria, polidipsia, perda de peso), diretamente atribuídos à hipertensão (p. ex., edema de retina, tortuosidades e hemorragia dos vasos da retina) ou nenhum. A retinopatia hipertensiva foi relatada em 23% dos gatos com HAS e hipertireoidismo. Entretanto, cegueira e hifema não têm sido relatados, sugerindo que aumentos extremos do valor da pressão arterial são pouco comuns nesses animais, como ocorre quando acompanhados de alteração renal.

Hipertireoidismo apático

Esse estado de impassibilidade representa uma forma incomum de hipertireoidismo que ocorre em aproximadamente 10% dos gatos com hipertireoidismo.[7,16] Nesses gatos, hiperexcitabilidade ou intranquilidade é substituída por depressão, letargia, anorexia e perda de peso. Esses gatos também apresentam, com frequência, anormalidades cardíacas, inclusive arritmias e insuficiência cardíaca congestiva. Nesses gatos hipertireóideos anoréxicos, observa-se a flexão cervical ventral do pescoço geralmente responsiva à suplementação de fluido com potássio e/ou tiamina (vitamina B1).

DIAGNÓSTICO

O diagnóstico de hipertireoidismo é feito com base no histórico, na identificação dos sintomas, na avaliação clínica laboratorial e na exploração funcional dos lobos tireoidianos, por meio de testes específicos e palpação dos lobos tireoidianos.[1,4,5,16,17]

Atualmente, os médicos-veterinários diagnosticam mais e mais gatos com hipertireoidismo em um estágio inicial de sua ocorrência, mesmo antes que os donos dos animais percebam a enfermidade. Isso se deve, principalmente, ao programa preventivo de saúde para o gato idoso por meio da avaliação clínica e laboratorial feita anualmente. Esse programa tem sido recomendado pela Associação Americana de Clínicos Especialistas em Felinos e deve ser iniciado a partir da faixa etária de 7 a 10 anos e continuado por todo o resto da vida do gato.[29]

Palpação da tireoide

O aumento de um lobo da tireoide ou de ambos pode ser percebido no exame físico de até 95% dos gatos hipertireóideos, sendo um achado extremamente importante para o diagnóstico da doença.[2,7] Uma das primeiras técnicas de palpação da glândula tireoide consiste em posicionar o pescoço do gato estendido e a cabeça inclinada para trás. Usando o polegar e o dedo indicador, deve-se passar suavemente os dedos sobre ambos os lados da traqueia longitudinalmente à laringe, movendo no sentido ventral em direção à entrada do tórax.[16] Na segunda técnica, o gato permanece sentado e o clínico posiciona-se diretamente por trás do felino (Figura 191.4).[28] Para palpar o lobo da tireoide direito, a cabeça do gato deve ser segura com a mão esquerda do clínico colocada na mandíbula do animal, que é elevada em um ângulo de 45° e a cabeça é rotacionada em um ângulo de 45° para a esquerda. A ponta do dedo indicador direito do clínico desce da laringe até a entrada do tórax. Se o lobo for palpável, sente-se o lobo deslizando pelo dedo. Deve-se repetir essa manobra por quatro vezes.[30]

Uma vez que os lobos da tireoide do gato encontram-se levemente aderidos à traqueia, eles migram em direção caudal e ventral à região cervical quando aumentados de tamanho. Em gatos hipertireóideos em que não for possível a palpação de lobos aumentados, deve-se sempre considerar a possibilidade de os lobos afetados terem migrado para dentro da cavidade torácica.[2,30]

Apesar de a glândula tireoide não ser, em geral, palpável em gatos eutireóideos, a identificação de um lobo aumentado no exame físico, ou ambos, não pode ser considerada sinônimo de hipertireoidismo, uma vez que o aumento da tireoide pode ser ocasionalmente detectado em gatos sem outras evidências clínicas ou laboratoriais da doença. Apesar de alguns desses gatos permanecerem eutireóideos (por tempo prolongado), muitos gatos com aumento de glândula tireoide eventualmente desenvolvem sinais e sintomas clínicos e laboratoriais

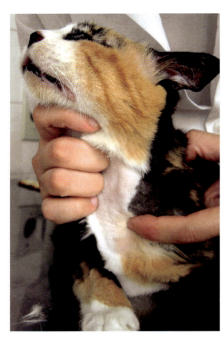

Figura 191.4 Palpação cervical dos lobos da tireoide. O gato deve permanecer sentado e o clínico posiciona-se diretamente por trás do felino. Para palpar o lobo da tireoide esquerdo, a cabeça do gato deve ser segurada com a mão direita do clínico colocada na mandíbula do animal, que é elevada em um ângulo de 45°, e a cabeça é rotacionada em um ângulo de 45° para a direita. A ponta do dedo indicador esquerdo do clínico desce da laringe até a entrada do tórax. Se o lobo for palpável, observa-se ou sente-se o lobo deslizando pelo dedo.

de hipertireoidismo à medida que os nódulos tireoidianos continuam crescendo e começam a secretar hormônios tireoidianos em excesso.[16,30,31]

O tamanho do lobo tireoidiano em gatos hipertireóideos não está correlacionado com o nível de T4 sérico, ou seja, o lobo tireoidiano pode apresentar escore elevado, porém o T4 total não necessariamente estará muito elevado.[31]

Testes específicos para confirmação do diagnóstico

Atualmente, testes dinâmicos da função tireoidiana como o teste de supressão do hormônio tireoidiano T3 e o teste de estimulação do hormônio liberador da tireotropina não são mais recomendados. São indicados, nos gatos com suspeita de hipertireoidismo, quando os valores de T4 total estiverem dentro do valor de referência por repetidas vezes, quando a concentração de T4 livre for equívoca, quando um nódulo tireoidiano não puder ser palpado ou quando a cintilografia da tireoide não estiver disponível.[32]

Tiroxina e tri-iodotironina

As concentrações séricas de T4 total e T3 são altamente correlacionadas em gatos hipertireóideos, mas a mensuração de T4 total é preferível a T3 devido à melhor sensibilidade diagnóstica.[17] Seriam esperadas elevações concomitantes de T4 e de T3 em gatos hipertireóideos. No entanto, aproximadamente 34% dos pacientes mantêm a concentração de T3 circulante dentro de valores normais.[17] A dosagem sérica de T4 total é o melhor teste para executar a exploração funcional da tireoide. A forma conjugada representa mais de 99% do total do hormônio. O valor de T4 total está elevado em 95% dos gatos acometidos. T4 total pode estar elevado em gatos eutireóideos.[17] Cerca de 5% dos gatos hipertireóideos apresentam níveis séricos de T4 dentro da variação normal,[17] seja por causa da flutuação dos níveis desse indicador (que entram e saem dos limites da normalidade), da supressão dos níveis de T4 total para os limites normais em razão de alguma enfermidade não tireóidea concomitante ou pelo fato de o hipertireoidismo estar no início ou em estágio avançado.[16] Após o tratamento da doença intercorrente, a concentração circulante de T4 tende a elevar-se até a variação tireotóxica. Sabidamente, a presença de nefropatia, diabetes *mellitus*, neoplasias sistêmicas, hepatopatia primária ou outras doenças crônicas pode suprimir as concentrações de T4 em várias intensidades, cuja gravidade influencia de modo diretamente proporcional o grau de supressão hormonal.[17] Os mecanismos desse efeito podem envolver alterações no metabolismo hormonal tireoidiano periférico ou na conjugação proteica, em vez de qualquer efeito no eixo hipotálamo-hipofisário. Desse modo, o hipertireoidismo deve ser aventado em qualquer gato de meia-idade a idoso com doença não tireoidiana grave (principalmente na presença de nódulo tireoidiano palpável), ainda que os níveis de T3 e T4 sejam normais. Quando T4 total está normal e há suspeita de hipertireoidismo, deve-se repetir a dosagem desse indicador 1 a 2 semanas depois.[1,16]

De acordo com o guia de manejo para hipertireoidismo felino,[1] desenvolvido pela Associação Americana de Clínicos de Felinos, o diagnóstico para hipertireoidismo se baseia:

- Grupo 1 – doença clínica clássica: gatos com hipertireoidismo clínico com T4 total elevado; gatos com um ou mais sinais clínicos de hipertireoidismo sem doença concomitante e com T4 total elevado. Esses animais devem ser tratados para hipertireoidismo
- Grupo 2 – possível hipertireoidismo com doença não tireoidiana associada: gatos com sinais clínicos de hipertireoidismo, mas com nível normal de T4 total. Deve-se repetir o T4 total 2 a 4 semanas após o primeiro teste e mensurar também o T4 livre. Quando o T4 total estiver acima do valor médio e o T4 livre aumentado, provavelmente o paciente tem hipertireoidismo
- Grupo 3 – lobo tireoidiano aumentado sem sinais clínicos de hipertireoidismo: se o gato não apresentar sinais clínicos de hipertireoidismo e o T4 total estiver normal, é necessário repetir o T4 total em 6 meses
- Grupo 4 – hipertireoidismo subclínico: gatos com T4 total aumentado e o exame físico sugere hipertireoidismo, mas sem sinais clínicos. É preciso repetir o teste em 1 a 2 semanas. Se o T4 total persistir aumentado, será necessário tratar a doença. Porém, se estiver no valor de referência, o exame deve ser repetido em 6 meses
- Grupo 5 – hipertireoidismo clínico com doença não tireoidiana confirmada: grupo de gatos com hipertireoidismo clínico confirmado por elevado T4 total e com uma ou mais doenças concomitantes. Esses animais devem ser tratados para o hipertireoidismo e monitorados frequentemente
- Grupo 6 – clinicamente normal: gatos sem sinais de hipertireoidismo e sem lobo tireoidiano palpável, mas com T4 total elevado. O T4 total pode estar falsamente aumentado, por isso é preferível dosar pela técnica de radioimunoensaio ou quimioluminescência enzimática. Se o T4 total estiver normal, é necessário testar novamente em 6 meses ou se os sinais de hipertireoidismo aparecerem. Porém, se o T4 total estiver aumentado na segunda dosagem, é preciso tratar o hipertireoidismo.

A forma livre (T4 livre) situa-se ao redor de 1%. Gatos hipertireóideos apresentam T4 livre aumentado em aproximadamente 95% dos casos. Existem resultados falsos-positivos em torno de 15% dos casos, ou seja, T4 livre aumentado em gatos com enfermidade não tireóidea.[17] Níveis elevados de T4 livre, em associação a T4 total normal alto ou levemente elevado, apoiam o diagnóstico de hipertireoidismo. Níveis elevados de T4 livre, em associação a T4 total normal ou baixo, apoiam o diagnóstico de enfermidade não tireóidea subjacente. Finalmente, a mensuração de T4 livre acompanhada de níveis séricos normais de T4 total em um gato com histórico consistente de hipertireoidismo pode suportar o diagnóstico de hipertireoidismo; mas, se um nódulo não for palpável ou uma doença associada não for identificada nessa situação, indica-se a realização dos testes dinâmicos de função tireóidea.[16]

Dosagem do hormônio estimulante da tireoide

A dosagem do hormônio TSH é realizada por imunoensaio, utilizando o hormônio canino, e ajuda a diagnosticar o hipertireoidismo felino. A concentração do hormônio estimulante da tireoide está mais baixa em gatos com hipertireoidismo do que em animais eutireoidianos.[17] Em 95 a 98% dos casos de hipertireoidismo, a concentração do TSH não é detectável.[17,18] Porém, 30% dos gatos idosos eutireoidianos também apresentam concentração hormonal não detectável. Concentração de TSH indetectável com alto T4 total ou livre sugere fortemente a presença de hipertireoidismo. Níveis detectáveis de TSH, mesmo associados a níveis normais-altos de T4 total ou livre, não sugerem hipertireoidismo.[17]

A dosagem de TSH pode ser realizada com a dosagem de T4 total em gatos tratados com radioiodoterapia ou com tratamento medicamentoso (metimazol) para acompanhamento da resposta ao tratamento. Geralmente, após o tratamento, o T4 total reduz e o TSH aumenta.[33-36] Gatos que apresentam hipotireoidismo iatrogênico após o tratamento tendem a ter TSH mais elevado do que os gatos que se tornam eutireóideos.[33]

Teste de supressão do hormônio tireoidiano

O teste de supressão de hormônio tireoidiano (T3) é indicado quando houver suspeita de hipertireoidismo, os níveis de T4 forem normais (acontece em 2 a 10% dos casos) e o animal apresentar sintomas e lobos tireoidianos palpáveis. O T3 inibe a liberação de TSH da glândula pituitária, diminuindo a síntese de T4. Nos gatos hipertireóideos, ocorre a liberação autônoma de modo independente da pituitária. O teste dura 3 dias. No 1º dia, pela manhã, são mensurados os níveis séricos de T4 e T3 totais basais e, depois, administram-se 25 mg/gato de liotironina sódica (Cytomel®) a cada 8 horas, perfazendo um total de sete doses. Uma segunda amostra sérica é colhida 2 a 4 horas após a última dose do fármaco. As duas amostras de soro devem ser encaminhadas ao laboratório para a determinação de T4 e T3 totais. Os gatos normais e os com enfermidade não tireóidea terão, após o teste de T4 total com supressão, valores reduzidos em mais de 50% do valor basal. Os animais hipertireóideos terão valores pós-teste de T4 total que não serão suprimidos e permanecerão acima ou ligeiramente diminuídos. Na avaliação do valor sérico de T3, esta será alta e demonstrará que realmente o proprietário administrou o fármaco ao gato.

Recomenda-se, então, que, se houver suspeita de hipertireoidismo em um gato com valores de T4 e T3 dentro da normalidade, os primeiros passos devem ser repetir a T4 dentro de, no mínimo, 1 a 2 semanas e descartar qualquer doença não tireoidiana. Se o resultado de T4 persistir dentro de um valor normal a elevado, com base nos valores de referência, e o hipertireoidismo ainda for suspeitado, deve-se considerar o teste de supressão por T3 ou teste de estimulação do TRH.[16,32]

Teste de estimulação do hormônio liberador da tireotropina

A administração intravenosa de TRH estimula a secreção hipofisária de TSH e causa subsequente aumento na concentração sérica de T4 em felinos com o eixo hipófise-tireoide normal.

Ao contrário, a resposta do TSH e da T4 sérica é diminuída ou totalmente ausente nos gatos hipertireóideos devido à crônica supressão do TSH. A avaliação dos resultados desse teste deve se basear no aumento da secreção de T4, e não nos valores de TSH, sendo a T3 sérica também pouco fidedigna, com resposta inconsistente à presença do TSH.

O protocolo de realização do teste de estimulação do TRH envolve prévia determinação da T4 sérica, seguida de outra após 4 horas da administração de TRH na dosagem de 0,1 mg/kg, IV. Comparando os resultados, os gatos com hipertireoidismo discreto apresentam aumento inconsistente ou nenhum dos valores da T4, ao passo que aumento de até duas vezes é notado nos gatos clinicamente sadios ou naqueles acometidos por doença não tireoidiana. O aumento da T4 sérica abaixo de 50% do nível basal é compatível com o hipertireoidismo discreto; já os valores acima de 60% são obtidos de gatos sadios ou daqueles acometidos por outra doença intercorrente.

A desvantagem do teste envolve efeitos colaterais, como salivação, vômito, taquicardia e defecação, decorrentes da ativação dos mecanismos colinérgicos e catecolinérgicos centrais ou de um efeito neurotransmissor direto do TRH sobre o sistema nervoso central. Os efeitos adversos ocorrem logo após a administração do TRH, mas são transitórios e resolvem-se completamente após a finalização do teste.

Estudos comparativos de avaliação da eficácia entre o teste de supressão da T3 e o teste de estimulação do TRH demonstram que ambos fornecem informações semelhantes e podem ser utilizados de maneira intercambiável ao diagnóstico do hipertireoidismo em fase inicial nos gatos. Entretanto, ambos são insatisfatórios no diagnóstico de gatos que tenham hipertireoidismo moderado ou avançado, sem doença não tireoidiana associada.[16]

Triagem quanto ao hipertireoidismo

Na avaliação laboratorial dos gatos com hipertireoidismo, as anormalidades detectadas na hematologia são eritrocitose, macrocitose e volume globular moderadamente aumentado devido ao aumento da demanda de oxigênio e à excessiva estimulação da síntese de eritropoetina. Evidenciam-se, também, linfopenia, eosinopenia e neutrofilia. No perfil bioquímico, cerca de 90% dos gatos acometidos apresentam elevação de alanina aminotransferase (ALT), aspartato aminotransferase (AST), fosfatase alcalina (FA) e lactato desidrogenase (LDH), mas isso não é considerado representativo de hepatopatia significativa porque os valores retornam ao normal depois do tratamento para o hipertireoidismo. A elevação da ALT ocorre em função de hipermetabolismo hepático, disfunção hepática, má alimentação, hipoxia hepática secundária e aumento do consumo de oxigênio pelo trato intestinal ou de forma secundária aos problemas cardíacos e os efeitos tóxicos de T3. A atividade sérica da FA está aumentada em mais de 50% dos gatos hipertireóideos, sendo proveniente de órgãos como fígado, ossos, intestino, além de outros tecidos. Sugere-se que o aumento da FA em gatos com hipertireoidismo seja proveniente do fígado e dos ossos. Em alguns gatos, observa-se hiperfosfatemia por aumento da reabsorção óssea. Alguns gatos apresentam azotemia.

Os achados radiográficos podem envolver cardiomegalia leve a grave, derrame pleural e edema pulmonar.

Nos gatos hipertireóideos, as principais anormalidades cardíacas observadas pela eletrocardiografia são taquicardia sinusal (frequência cardíaca acima de 240/min), aumento da amplitude da onda R na derivação DII (maior que 1,0 mV), defeitos de condução intraventricular, contrações prematuras atriais e fibrilações e, com menor frequência, contrações prematuras ventriculares. Mais de 50% dos gatos hipertireóideos apresentam pelo menos uma anormalidade eletrocardiográfica e mais de

33%, duas ou mais. A maioria dessas alterações é normalizada após terapia adequada. Todavia, uma pequena porcentagem de gatos permanece com alterações cardíacas e podem desenvolver cardiomiopatia congestiva. Os fatores que influenciam a função cardíaca nos gatos hipertireóideos e, assim, levam à alteração do traçado eletrocardiográfico incluem a ação direta do hormônio tireoidiano no coração, as interações com o sistema nervoso simpático e as mudanças cardíacas para compensar as alterações metabólicas teciduais. Os mecanismos que são dependentes de catecolaminas podem influenciar em muitos dos distúrbios observados no traçado eletrocardiográfico. A habilidade dos fármacos bloqueadores dos receptores beta-adrenérgicos em corrigir parcialmente as taquiarritmias, sem afetar as concentrações anormais do hormônio tireoidiano, demonstra o efeito indireto do papel das catecolaminas nos distúrbios do eletrocardiograma.

A ecocardiografia ou ultrassonografia cardíaca tem sido utilizada como método de avaliação não invasiva da anatomia e da função cardíacas. As modalidades ecocardiográficas convencionais incluem ecocardiografia bidimensional e ecocardiografia modo M. A ecocardiografia bidimensional (2D) é utilizada na avaliação qualitativa do coração e do espaço pericárdico, ao passo que a ecocardiografia modo M fornece informação quantitativa durante a sístole e a diástole e permite o cálculo de índices da função miocárdica. As modalidades de ecocardiografia modo M, 2D e *Doppler* são utilizadas em combinação para diagnosticar a doença cardíaca e monitorar a resposta ao tratamento. Os gatos hipertireóideos podem ser classificados em quatro categorias, dependendo da existência ou não de doença cardíaca, do tipo da doença e/ou do reconhecimento de anormalidade na câmara ou parede cardíaca: função hiperdinâmica do miocárdio, cardiomiopatia hipertrófica, cardiomiopatia congestiva e nenhuma anormalidade. A ecocardiografia possibilita a visibilização da espessura da parede do miocárdio, do septo interventricular, o formato e a função das válvulas cardíacas, a capacidade dos ventrículos e átrios e a velocidade e força de contração. São anormalidades ecocardiográficas comumente encontradas em gatos hipertireóideos: hipertrofia ventricular esquerda, espessamento do septo interventricular, dilatação ventricular e atrial esquerda e hipercontratilidade do miocárdio (que se manifesta pelo aumento na fração de encurtamento e na velocidade de encurtamento circunferencial das fibras).

Alguns estudos demonstram que o hipertireoidismo possa induzir a forma secundária de miocardiopatia no gato, seja uma forma hipertrófica de miocardiopatia ou, menos comumente, um tipo dilatado de miocardiopatia. Qualquer das formas de miocardiopatia pode resultar em insuficiência cardíaca congestiva, mas a insuficiência cardíaca grave que ocorre é mais comum em gatos hipertireóideos que têm cardiopatia com dilatação. Em gatos que exibam sintomas de insuficiência cardíaca congestiva, pode ser necessário tratamento com furosemida (acompanhado ou não de terapia vasodilatadora ou digitálicos).

A ultrassonografia da tireoide é um exame que revela o tamanho da tireoide, a presença de nódulos e as características estruturais deles (tamanho, forma, contornos, presença de líquido ou não). Trata-se de um exame simples e que traz muitas informações importantes, que podem ajudar o médico-veterinário a avaliar se um nódulo tem maior ou menor probabilidade de ser maligno. Ela pode diferenciar entre tumores cavitários, císticos ou sólidos, bem como identificar a presença e a localização de locais metastáticos na região cervical. A ultrassonografia cervical, normalmente, não necessita que o animal esteja sob anestesia ou sedação e deve ser realizada com um transdutor de 10 MHz. Esse exame não substitui a cintigrafia na localização de tecido ectópico ou metastático.[16]

Cintigrafia ou cintilografia de tireoide consiste em um procedimento de medicina nuclear que torna visível o tecido da tireoide funcional e se baseia na absorção seletiva de diversos radionucleotídios pelo tecido tireóideo, favorecendo visibilizar diretamente o tecido adenomatoso funcional da tireoide. Esse procedimento fornece informação valiosa com relação à anatomia e à fisiologia de ambas as tireoides e tem papel fundamental no diagnóstico e no tratamento de gatos com hipertireoidismo. A varredura nuclear da tireoide com iodo ou pertecnetato indica, com precisão, o hipertireoidismo evidente e oculto e pode diferenciar entre doença bilateral e unilateral. Também pode determinar se há envolvimento de tecido tireóideo ectópico e metástase.[2,10,37-39] É mais comum que a glândula seja a principal produtora de hormônio em excesso, principalmente pelas duas glândulas (60 a 68,2% dos casos),[2,37,39] mas pode existir tecido tireoidiano ectópico localizado comumente nas regiões sublingual, mediastinal (principal), em ambos ou cervical.[2] A glândula aumenta de volume à medida que o tempo da doença aumenta; com isso, a glândula fica mais pesada e assim vai se deslocando em sentido torácico, sendo visualizada na entrada ou no interior do tórax e não mais na região cervical.[2]

TRATAMENTO

As opções de tratamento incluem administração oral crônica de um fármaco que iniba a produção hormonal, tireoidectomia do(s) lobo(s) afetado(s) ou terapia radioativa com iodo (I^{131}). Cada uma das opções apresenta vantagens e desvantagens e diversos fatores devem ser avaliados na escolha da terapia mais apropriada. A tireoidectomia e o tratamento radioativo são os únicos métodos curativos.[1,16]

Tratamento medicamentoso

Os fármacos empregados são do grupo tiourileno e incluem o metimazol, o carbimazol e a propiltiouracila. Eles atuam inibindo a síntese dos hormônios tireoidianos T3 e T4, ou seja, são concentrados de forma ativa na glândula tireoide, onde atuam bloqueando a ligação do iodo dentro dos grupos tirosil na tireoglobulina, não permitindo a formação de T3 e T4. Esses fármacos não interferem na capacidade da glândula tireoide de concentrar ou reter o iodo inorgânico nem bloqueiam a liberação dos hormônios tireoidianos armazenados na circulação, não ocorrendo destruição do tecido da tireoide.

As vantagens desse tratamento medicamentoso a longo prazo, com relação a outras modalidades terapêuticas disponíveis (cirurgia e iodo radioativo), são a ausência de certas complicações, como o hipotireoidismo permanente e o hipoparatireoidismo pós-cirúrgico. Além disso, ao contrário da cirurgia ou do iodo radioativo, o uso desses medicamentos é preferível em algumas situações, como em gatos com insuficiência renal preexistente e também no pré-operatório da tireoidectomia, por 7 a 10 dias, com o objetivo de normalizar as concentrações de T4 e reduzir, assim, o risco de complicações transoperatórias em gatos seriamente afetados pela doença.[9,16,40] A simplicidade da administração dos fármacos e o fato de não haver necessidade de licença especial ou treinamento específico levam muitos clínicos a optar por esse tipo de terapêutica.

Atualmente, o metimazol é o fármaco de escolha (Tapazol tiamazol® 5 mg, Biolab, Taboão da Serra, SP). A concentração de T4 normaliza completamente 2 a 4 semanas após início do tratamento com metimazol, no entanto a recidiva das elevações hormonais ocorre invariavelmente dentro de 24 a 72 horas após a interrupção do tratamento. A eficácia dessa terapia é superior a 90% em gatos que tolerem o metimazol sem efeitos colaterais.[16]

O protocolo delineado com o emprego do metimazol objetiva controlar gradualmente a síndrome de hipertireoidismo enquanto minimiza a incidência dos efeitos adversos.[6,29] O hipertireoidismo felino é uma doença crônica e progressiva. A medicação não impede o crescimento dos nódulos e o aparecimento de outros. Com o tempo, o paciente apresenta concentrações de T4 total mais elevadas e requer doses mais altas da medicação.[2] A resolução aguda da doença quase nunca é necessária. Inicialmente, o metimazol deve ser administrado em uma dose inicial de 2,5 mg/gato, 2 vezes/dia, durante 2 semanas. Quando existe a preocupação com os efeitos adversos, alguns pesquisadores recomendam 2,5 mg/gato, 1 vez/dia, ou 1,25 mg/gato, 2 vezes/dia. Não é aconselhável iniciar o tratamento com uma dosagem maior que 5 mg/gato/dia. Caso o proprietário não observe nenhum efeito adverso do metimazol, a dosagem poderá ser elevada, se necessário, para 2,5 mg, 3 vezes/dia (ou 5 mg pela manhã e 2,5 mg à noite, ou vice-versa), por mais 2 semanas. O gato deve retornar ao veterinário após o término das 4 semanas de "triagem terapêutica". Uma nova avaliação do histórico e do exame clínico deve ser realizada. Amostras sanguíneas devem ser coletadas para realização do hemograma completo, contagem de plaquetas, bioquímica sérica (ureia, creatinina e AST) e mensuração da concentração de T4 total. A coleta das amostras deve ser feita 4 a 6 horas após a dose mais recente do metimazol. Caso a concentração sérica de T4 esteja entre os limites normais de referência ou perto deles, a dosagem pode ser mantida por mais 2 a 6 semanas adicionais, possibilitando nova determinação para verificar a necessidade de novos ajustes de dosagem. Caso a concentração sérica de T4 esteja abaixo dos limites normais de referência, a dosagem deverá ser reduzida. Se o hipertireoidismo não estiver controlado, a dosagem deve ser aumentada a cada 2 semanas com incremento de doses de 2,5 mg/dia. Uma vez controlado o hipertireoidismo, protocolos de dosagens por períodos longos podem ser iniciados. Se algum tipo de efeito adverso for observado, o metimazol deverá ser suspenso temporariamente. Esses efeitos podem se resolver, mas pode ser necessário escolher terapia alternativa ou simplesmente reduzir a dosagem do metimazol.

A maioria dos gatos necessita de dose de 5 ou 7 mg/dia de metimazol para controlar o hipertireoidismo. Esse fármaco é mais efetivo quando administrado a cada 8 ou 12 horas. Ocasionalmente, os gatos requerem a dose de 10 mg/dia. Não é muito comum o gato necessitar mais que 10 mg de metimazol ao dia usando esse protocolo. Quando dose de 10 mg ou mais de metimazol estiver sendo administrada ao gato e não se observar a redução da concentração sérica de T4, o veterinário deve verificar se o proprietário está administrando o medicamento corretamente.

Os efeitos adversos associados à administração do metimazol surgem predominantemente durante os primeiros 3 meses de tratamento. No geral, os efeitos mais comuns incluem anorexia (11%), vômitos (11%) e letargia (9%) de maneira moderada e transitória, o que se resolve com a administração continuada do medicamento.[5] Ocasionalmente, esses sinais podem ser graves e/ou persistentes, exigindo a suspensão do fármaco. O aumento de FA, bilirrubinas ou ALT também é observado em 2% dos gatos tratados com metimazol, sendo essas alterações reversíveis após sua interrupção. Alguns gatos apresentam reação idiossincrásica aparente ao fármaco, caracterizada por escoriações faciais autoinduzidas, durante as primeiras 4 a 8 semanas de terapia. Essa dermatopatia é parcialmente responsiva aos corticoides, mas necessita da interrupção do metimazol para a sua resolução completa.

Efeitos colaterais hematológicos durante a administração do metimazol podem incluir eosinofilia transitória, linfocitose ou linfopenia, que ocorrem tipicamente nas primeiras semanas de terapêutica. Embora essas alterações ocorram em 5 a 10% dos casos, não há efeito clínico aparente. Complicações hematológicas mais sérias ocorrem em menos de 5% dos gatos tratados e incluem trombocitopenia, diátese hemorrágica, leucopenia, anemia hemolítica e miastenia gravis.

Como os efeitos colaterais mais sérios associados ao uso do metimazol ocorrem durante os primeiros 3 meses do tratamento, é importante proceder a um rigoroso monitoramento do paciente. A avaliação deve incluir exame clínico geral, hemograma completo, perfil bioquímico sérico e concentração de T4.

A administração transdérmica de metimazol está associada à redução significativa de efeitos colaterais gastrintestinais em comparação à via oral. O metimazol por via transdérmica é uma alternativa segura e efetiva às formulações orais convencionais. Os cremes à base de organogel (plurônico) de lecitina associados ao metimazol podem ser feitos em farmácias de manipulação em qualquer tipo de concentração. O proprietário deve usar luvas e colocar na ponta do dedo a quantidade de creme necessária para o animal e passá-la no interior do pavilhão auricular. Os proprietários devem ser aconselhados a alternar os pavilhões auriculares quanto à colocação do gel.[41,42] A dose inicial de aplicação deve ser de 2,5 mg do metimazol em organogel de lecitina aplicado topicamente a cada 12 ou 24 horas e reavaliado em 2 a 4 semanas A dose é ajustada de acordo com o nível de T4 total. Como efeito colateral pode ser observado hiperemia e inflamação da pina.[41]

O carbimazol age primariamente como um profármaco do metimazol em seres humanos e gatos. A glândula tireoide é capaz de acumular apenas metimazol. A concentração sérica máxima de metimazol atingida após a administração de carbimazol é menor do que aquela atingida após a administração de dose equivalente de metimazol. No entanto, como o ingrediente ativo de ambos os fármacos é o metimazol, torna-se razoável considerar que eles são equipotentes em base por grama, com risco também equivalente de reações adversas. O carbimazol pode ser utilizado no preparo dos pacientes para a tireoidectomia e parece ser tão eficaz quanto o metimazol no tratamento clínico a longo prazo do hipertireoidismo.

A propiltiouracila foi o primeiro fármaco utilizado para terapia de hipertireoidismo no início da década de 1980. Esse é um fármaco menos potente que o metimazol e exige maiores doses para regulação dos níveis de T4. Além disso, a propiltiouracila mostrou-se associada a efeitos colaterais graves, que incluíram anemia hemolítica e trombocitopenia, podendo culminar em diátese hemorrágica. A propiltiouracila deixou de ser recomendada para uso em gatos.

Uma das maiores desvantagens do tratamento clínico consiste na falta de propriedades antineoplásicas dos fármacos empregados. Portanto, a administração oral desse tipo de medicação não reduzirá nem estacionará a progressão da forma benigna ou maligna do hipertireoidismo, ainda que as concentrações de hormônios tireoidianos sejam reduzidas e os sintomas da doença se resolvam. O tratamento com metimazol não reduz o tamanho do lobo. Na realidade, os lobos podem aumentar de tamanho ao longo do tempo, apesar da terapia clínica. A principal indicação para o uso dos fármacos para carcinoma de tireoide objetiva a estabilização da condição do animal e a redução dos sintomas antes de um tratamento cirúrgico ou radioativo. Concentrações séricas de T4 abaixo do limite de referência normal podem surgir após o tratamento com metimazol a curto e longo prazos. É de extrema importância a avaliação simultânea de T4 e função renal durante a terapia com metimazol, para avaliar se o rim é capaz de tolerar o nível de TFG associado à função normal da tireoide.[1,16,34] A insuficiência renal nítida ocorre em aproximadamente 30% dos gatos tratados para hipertireoidismo. Isso geralmente ocorre dentro de 1 mês do início do tratamento e tende a permanecer em grau leve e estável ao longo do tempo. Gatos com hipertireoidismo apresentam TFG elevada devido a uma grande variedade de efeitos fisiológicos. A terapia leva à redução da TFG, independentemente se o tratamento for medicamentoso, cirúrgico ou radioativo, na maioria dos gatos hipertireóideos. Uma vez que o tratamento com metimazol é reversível, torna-se a abordagem preferida para o tratamento inicial de animais hipertireóideos com azotemia preexistente, para determinar se a redução do valor de T4 levará a uma descompensação renal aceitável. A dosagem de metimazol recomendada inicialmente para pacientes renais com hipertireoidismo é de 2,5 mg/dia, administrado por 2 semanas (ou 1,25 mg de metimazol a cada 12 horas) e, depois, 2,5 mg/kg, a cada 12 horas, por mais 2 semanas. Na 4ª semana, deve ser feita a coleta sanguínea para realização do hemograma completo, contagem de plaquetas, ureia, creatinina, fósforo e mensuração da concentração de T4 total.

A hipertensão leve a moderada é comum em gatos com hipertireoidismo não tratado e mostra-se reversível após sucesso no tratamento do estado hipertireóideo. A hipertensão pode não se resolver imediatamente, mesmo com o valor de T4 dentro dos valores de referência, e quadros de hipertensão moderada a grave devem ser tratados.

Em alguns gatos hipertireóideos que não apresentam quadro de hipertensão no momento do diagnóstico, a hipertensão pode de fato ocorrer muitos meses após o início do tratamento para o hipertireoidismo, possivelmente devido ao reconhecimento de uma insuficiência renal de base. Portanto, é extremamente indicada a reavaliação do quadro de hipertensão 2 a 3 meses após restabelecimento do estado eutireóideo.

Tratamento radioativo

A terapia radioativa com a administração do iodo 131 (I^{131}) é o tratamento de escolha para o hipertireoidismo por causa da alta eficácia e da relativa falta de complicações. Além disso, o tratamento radioativo evita a inconveniência da administração diária da medicação e os efeitos colaterais associados aos fármacos utilizados, assim como os riscos e as complicações pós-operatórias associadas à anestesia e à tireoidectomia. Contudo, seu uso requer infraestrutura para adequado manejo dos radioisótopos, dependente de licenciamento governamental, pessoas especializadas e internação do paciente geriátrico por 7 a 10 dias após a radioiodoterapia.

O princípio básico do tratamento com o uso do iodo radioativo baseia-se na ausência de distinção, por parte das células tireoidianas, entre o iodo estável (natural) e o I^{131}. Assim, esse último é igualmente captado e concentrado pela tireoide. O I^{131} é concentrado de forma ativa pela glândula tireoide, tem meia-vida de 8 dias e emite partículas beta e radiação gama. As partículas beta causam mais de 80% de danos, mas são localmente destrutivas, movimentando-se em um máximo de 2 mm, com média de comprimento de trajeto de 400 mm. Nos gatos hipertireóideos, o I^{131} concentra-se primariamente nas células hiperplásicas ou neoplásicas, promovendo sua irradiação e destruição, tanto na área cervical quanto nos tecidos ectópicos. O tecido tireoidiano normal tende a ser protegido do efeito radioativo desde que o tecido tireoidiano sadio mantenha-se suprimido e receba pequena dose de radiação.

Tradicionalmente, o I^{131} é administrado por via intravenosa. Pode ser tentada a administração oral, mas são exigidas doses mais altas, porém os riscos de vazamento de radiação são maiores e o vômito constitui um risco potencial. O tecido celular subcutâneo é tão efetivo quanto a administração intravenosa, mas é preferido por ser mais simples de administrar, mais seguro para funcionários e menos estressante para os gatos. Vários métodos de determinação da dose do iodo radioativo têm sido empregados para gatos com hipertireoidismo. A dose de I^{131} é determinada pela gravidade dos sintomas, pelo tamanho subjetivo dos lobos tireoidianos anormais e pela concentração sérica de T4. Com base nesses critérios, as doses empregadas individualmente para gatos hipertireóideos de I^{131} são consideradas baixas (2,5 a 3,5 mCi), moderadas (3,5 a 4,5 mCi) e altas (4,5 a 6,5 mCi). De modo ideal, a administração de dose única do iodo radioativo restaura o eutireoidismo sem provocar hipotireoidismo. Caso o estado hipertireóideo perdure por 3 meses após o tratamento inicial, o paciente pode receber nova aplicação de I^{131}, já que a maioria dos gatos pode ser curada com a repetição do tratamento nessa situação.

Nos casos de carcinoma tireoidiano, o I^{131} oferece a melhor oportunidade para a cura bem-sucedida da neoplasia, concentrando-se em todas as células do tecido carcinomatoso, localizadas tanto na área cervical típica como nos locais metastáticos; nesses casos, as doses de radiação do I^{131} empregadas são extremamente mais elevadas, em torno de 10 a 30 mCi. No entanto, a capacidade de retenção de iodo por essas células é menor, se comparada à capacidade de células adenomatosas. Por esse motivo, gatos acometidos por carcinoma devem ser tratados com essas doses extremamente elevadas do I^{131}. Adicionalmente, a combinação da remoção cirúrgica, seguida da administração de I^{131}, também é relatada como efetiva nesses pacientes.

Após o tratamento com I^{131}, a redução transitória nas concentrações de T4 para níveis subnormais durante algumas semanas é comum. O hipotireoidismo permanente se desenvolve em 25 a 40% dos casos.[43,44] Os sintomas de hipotireoidismo podem incluir letargia, seborreia seca não pruriginosa, pelos malcuidados e emaranhados, e ganho de peso acentuado. Alguns gatos (5% dos casos) podem permanecer hipertireóideos após o tratamento e necessitam de um segundo tratamento.[43-45] O hipertireoidismo pode recidivar em gatos tratados com radioiodoterapia de 1 a 3 anos após o tratamento anterior.[45]

Os gatos tratados com I^{131} recebem alta após a diminuição da taxa de irradiação para nível seguro, o que ocorre geralmente após um período entre 7 e 10 dias. A sobrevida dos gatos que obtêm êxito com uso do I^{131} é considerada boa.

Um estudo avaliando o fluxo renal de gatos hipertireóideos antes e após o tratamento radioativo, demonstrou redução no fluxo renal 1 mês após o tratamento.[28,35] Alguns gatos podem ficar azotêmicos (15 a 27%) após o tratamento,[36,37,43] principalmente aqueles que apresentam concentração de T4 total baixa e sinais clínicos de hipotireoidismo iatrogênico (40% dos casos podem ficar hipotireóideos).[43] Isso se deve, provavelmente, à diminuição da TFG levando à azotemia se a doença renal crônica estiver presente nesses pacientes. Em gatos com hipotireoidismo iatrogênico, a TFG pode reduzir ainda mais, levando a um declínio adicional da função renal. Esses gatos são mais predispostos a terem azotemia do que os gatos que permanecem eutireóideos após o tratamento radioiodoterapico.[33,36,37,43,46]

O biomarcador dimertilagina simétrica (SDMA, do inglês *symmetric dimethylarginine*) é usado para avaliar a função renal em gatos com doença renal.[47] Estudos de SDMA são controversos para avaliar alterações renais após o tratamento de hipertireoidismo em gatos. Em um estudo, o SDMA parece não ser um bom avaliador da função renal em gatos hipertireóideos tratados com radioiodoterapia. Apesar da TFG ser reduzida, a creatinina se eleva em 94% dos gatos 1 mês após o tratamento radioiodoterapico, já o SDMA apresenta aumento em somente 40% deles.[35] Não ocorreu mudança significativa nos níveis de

SDMA após o tratamento comparada aos aumentos nos níveis de creatinina e da TFG.[35] Porém, em outros estudos, que avaliaram gatos tratados por 6 meses, observou-se um aumento significativo do SDMA correlacionado aos níveis séricos de creatinina, refletindo a mudança na TFG.[36,37]

Os pacientes que apresentam clínica de hipotireoidismo iatrogênico podem ser beneficiados com a suplementação de levotiroxina, havendo melhora nos sinais clínicos, redução da creatinina e elevação na concentração de T4 total.[33,45]

Tratamento dietético

Dietas com restrição de iodo são efetivas para normalizar e manter as concentrações de T4 total na maioria dos gatos com hipertireoidismo entre 61 e 180 dias após o início da dieta. Porém, esses gatos não apresentaram redução da frequência cardíaca ou aumento de peso até 180 dias do início da dieta, indicando não haver melhora do quadro de hipertireoidismo. Os valores de ureia e creatinina não reduziram de 21 a 60 dias após o início da dieta, mas reduziram entre 61 e 180 dias,[48] diferentemente do que é observado nos tratamentos medicamentosos e de radioiododoterapia.[28,33,35,43] Uma hipótese para esse fato é de que esses gatos seriam ainda fisiologicamente hipertireóideos. O valor do T4 total reduziu para o valor normal em 83% dos gatos em até 180 dias de terapia dietética. A consequência, a longo prazo, de restrição de iodo na dieta em pacientes hipertireóideos ainda não está estabelecida.[48]

Outro estudo observou redução do T4 total em 87% dos casos 8 semanas após o início da restrição da dieta, mas sem aumento de peso, sendo acompanhados por 6 meses.[49] Em outro estudo ainda, 75% dos casos apresentaram as concentrações de T4 total normais 1 mês após o consumo da dieta com restrição de iodo e tiveram aumento das concentrações da creatinina sérica em 3 a 6 meses do início da dieta.[50]

Tratamento cirúrgico

Os gatos candidatos ao procedimento cirúrgico necessitam de avaliação pré-operatória extremamente cautelosa a fim de detectar problemas concomitantes, como doença renal e cardiomiopatia, principalmente devido à faixa etária desses gatos hipertireóideos.

O tratamento cirúrgico é indicado como terapia definitiva diferente da terapia clínica. Os animais devem ser estabilizados antes da cirurgia para diminuir os riscos anestesiológicos e cirúrgicos, particularmente para aqueles que apresentam alterações cardiovasculares tireotóxicas.[8,51] Anteriormente à cirurgia, o gato deve atingir o eutireoidismo com fármacos indicados para o controle da produção hormonal. O metimazol deve ser usado por 7 a 10 dias antes da cirurgia. Os níveis séricos de T4 total devem ser reavaliados; se estiverem diminuídos ou normais, o gato pode ser submetido à cirurgia. Para um grupo seleto de animais que apresentam efeitos colaterais ou que não respondem ao tratamento com o metimazol, os efeitos cardiovasculares e neuromusculares devido ao excesso do hormônio da tireoide podem ser controlados com o uso de betabloqueadores, como propranolol, na dose de 0,5 mg/kg, a cada 8 ou 12 horas, durante 2 a 5 dias anteriores à cirurgia. Outro agente betabloqueador que pode ser empregado para gatos hipertireóideos é o atenolol, um beta-1 bloqueador adrenérgico que pode ser administrado 1 vez/dia, na dose de 6,25 a 12,5 mg por gato.[9,16,52]

O cloridrato de acepromazina, na dose de 0,1 mg/kg, IM, pode ser empregado nos protocolos anestesiológicos como pré-medicação, pois tem propriedades antiarrítmicas. A indução anestesiológica é segura e efetiva com o cloridrato de cetamina, na dose de 5 a 10 mg/kg, IM. O propofol, na dose de 2 a 4 mg/kg, IV, pode ser empregado. Barbitúricos também podem ser usados, por exercerem atividade antitireoidiana, mas podem deprimir o miocárdio e causar arritmia ventricular. O ideal é manter a anestesia com isoflurano ou halotano.[52]

A arritmia cardíaca é comum durante a anestesia desses animais, especialmente naqueles que não foram preparados para a cirurgia. Se a arritmia se desenvolver, é aconselhável reduzir o fluxo do anestésico e manter o animal sob ventilação com alto teor de oxigênio. Se a alteração persistir, podem ser administradas pequenas doses de propranolol intravenoso na dose de 0,1 mg/gato.

Há várias técnicas de tireoidectomia descritas em felinos.[1,52-54] O acesso à tireoide e o fechamento do foco cirúrgico são os mesmos para todas as técnicas. O animal é posicionado em decúbito dorsal. O acesso à tireoide é efetuado mediante incisão de pele desde a laringe ao manúbrio. O músculo platisma é incisionado e as fibras dos músculos esterno-hióideos são separadas. Um afastador de Gelpi pode ser utilizado para a exposição dos lobos tireoidianos. Os lobos tireoidianos estão caudais à laringe no aspecto medial desses músculos (Figura 191.5). Após a remoção da tireoide, as fibras musculares são aproximadas com fio absorvível em um padrão contínuo ou pontos separados. O subcutâneo é aproximado da mesma maneira e a pele é fechada com fio não absorvível.

Técnica de tireoidectomia extracapsular

A primeira técnica cirúrgica recomendada para o tratamento do hipertireoidismo felino foi, na realidade, uma tireoparatireoidectomia. Essa técnica visava à remoção de todo o tecido tireóideo, havendo, concomitantemente, a remoção de todo o tecido da paratireoide, já que a maioria dos gatos com hipertireoidismo apresentava adenomas bilaterais. Assim, a técnica de tireoidectomia extracapsular consiste em retirar a glândula tireoide e as glândulas paratireoides associadas. Após acessar a glândula, o lobo tireoidiano é isolado e os vasos tireoidianos craniais e caudais são isolados e ligados, removendo-se completamente o lobo.[52] Uma vez que os hormônios produzidos pelas glândulas paratireoides são responsáveis pela homeostase de cálcio, a remoção das quatro glândulas paratireoides ao mesmo

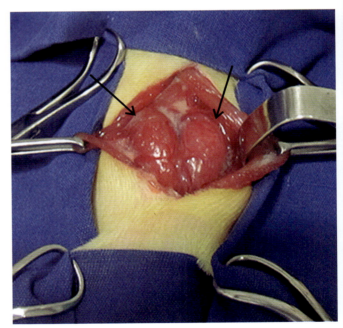

Figura 191.5 Exposição dos lobos tireoidianos após incisão dos músculos esterno-hióideos e esternotireóideos. Observa-se os dois lobos tireoidianos aumentados de tamanho (setas pretas).

tempo, no caso da tireoparatireoidectomia bilateral, é associada à grave hipocalcemia, ameaçando a vida do paciente. O risco de hipocalcemia é maior quando os dois lobos são retirados ao mesmo tempo, já que o acometimento da hiperplasia adenomatosa tireoidiana é bilateral na maioria dos casos.[53]

Técnica de tireoidectomia extracapsular modificada

Com o intuito de preservar a glândula paratireoide externa, uma incisão na cápsula tireoidiana de 300° é realizada ao redor da glândula paratireoide externa, a pelo menos 2 mm da glândula.[8] A glândula paratireoide externa é separada da glândula tireoide e da cápsula que a envolve. Pode ser utilizado eletrocautério para a separação da glândula paratireoide, tomando cuidado para não lesar a glândula ou seu suprimento. O suprimento sanguíneo tireoidiano caudal é ligado e transeccionado. O lobo tireoidiano é removido, deixando a glândula paratireoide.[52]

Técnica de tireoidectomia intracapsular

Essa técnica visa reduzir a incidência de hipocalcemia pós-operatória com a remoção da glândula tireoide, sem afetar a glândula paratireoide. O lobo tireoidiano é isolado e uma incisão horizontal na cápsula é realizada no aspecto ventral da glândula. O parênquima tireoidiano é liberado da cápsula com o auxílio de uma haste com algodão estéril na ponta embebido em solução salina, deixando intacta a glândula paratireoide e sua vascularização. O lobo tireoidiano é removido, deixando a cápsula tireoidiana e a glândula paratireoide externa. O inconveniente dessa técnica é a permanência de tecido tireoidiano na cápsula e a hiperplasia desse tecido remanescente, podendo levar ao retorno do hipertireoidismo após 1 ano da cirurgia.[52]

Técnica de tireoidectomia intracapsular modificada

No intuito de reduzir o risco de retorno ao estado de hipertireoidismo, a técnica intracapsular foi modificada, ocorrendo a remoção de quase toda a cápsula da tireoide após a remoção da glândula tireoide. Nessa técnica, após a remoção do lobo tireoidiano, a cápsula tireoidiana é excisada próximo à glândula paratireoide externa, permanecendo mínimo tecido capsular.[53,54] Em um estudo, a recidiva de hipertireoidismo ocorreu em 11 de 50 gatos submetidos a tireoidectomia intracapsular e em nenhum dos 30 submetidos à técnica intracapsular modificada.[54]

Técnica de tireoidectomia em etapas

Na tentativa de evitar o hipoparatireoidismo, nos casos de gatos que apresentam comprometimento bilateral dos lobos tireoidianos, a técnica de tireoidectomia em etapas é mais indicada.[51] Retira-se um lobo e, após 3 a 4 semanas, retira-se o outro. Tanto a técnica de tireoidectomia intracapsular modificada como a técnica de tireoidectomia extracapsular modificada podem ser empregadas. Isso permite a recuperação da glândula paratireoide externa do trauma cirúrgico. Outra vantagem dessa técnica é a ida do paciente para casa no mesmo dia sem o risco de desenvolver hipocalcemia.

O ideal é sempre medir o cálcio ionizado antes da cirurgia, pois, apesar da técnica unilateral ter menor risco de desenvolver hipocalcemia pós-cirúrgica, o cálcio ionizado pode diminuir após a técnica unilateral abaixo dos valores normais.[6,55]

Técnica de tireoidectomia com implantação da glândula paratireoide externa

Tem sido descrita uma técnica em que é feita a retirada total do lobo tireoidiano e a implantação da glândula paratireoide externa no músculo esterno-hióideo.[14,56] Realiza-se a ligadura dos vasos tireoidianos craniais e caudais com fio absorvível número 4-0. Remove-se o lobo tireoidiano e a glândula paratireoide externa (Figura 191.6). A glândula paratireoide externa é separada completamente do lobo tireoidiano com bisturi, sendo colocada em uma gaze embebida em solução salina. Uma incisão no músculo esterno-hióideo ipsilateral de 0,5 a 1 cm é realizada e a glândula é colocada nesse músculo, o qual é suturado com um ponto simples (Figura 191.7). Se o outro lobo estiver acometido, esperam-se 30 dias para a revascularização e a revitalização da paratireoide implantada. A função da paratireoide retorna em 21 dias após implantação.[8,6,14,40,55]

Complicações pós-operatórias

A hipocalcemia é a complicação mais frequente no período pós-operatório imediato após a realização da tireoidectomia bilateral. O hipoparatireoidismo pode ocorrer em 1 a 3 dias após a cirurgia em virtude da lesão na glândula paratireoide externa. Por esse motivo, recomenda-se operar os gatos com comprometimento de ambos os lobos tireoidianos em etapas, sendo o maior lobo removido primeiro e o segundo, após 3 a 4 semanas.[8,6,14,40,51,55] Desse modo, ocorrem revascularização da paratireoide e hipertrofia do tecido paratireoidiano ectópico.[57] A presença de somente uma glândula paratireoide pode manter a normocalcemia.[8,6,14,55] Quando a retirada da glândula paratireoide acontecer inadvertidamente, pode ser implantada no tecido muscular onde a revascularização e o retorno da função acontecem dentro de 2 semanas. No entanto, quando a implantação for simultaneamente bilateral, o paciente pode ter hipoparatireoidismo pós-cirúrgico devido ao tempo requerido para a glândula paratireoide se restabelecer, que é de 15 a 21 dias.[56]

Apesar de 35% dos gatos terem tecido paratireóideo acessório, a retirada das paratireoides externas e internas pode levar à hipocalcemia grave e morte dos animais não tratados em decorrência do tempo requerido para o tecido acessório compensar a função das glândulas removidas.

A hipocalcemia transiente resulta de isquemia ou dano à paratireoide durante a cirurgia. Geralmente não há requerimento permanente de suplementação de cálcio ou vitamina D depois da cirurgia em gatos com hipocalcemia pós-cirúrgica.[56] Deve-se dosar os níveis de cálcio ionizados nos primeiros

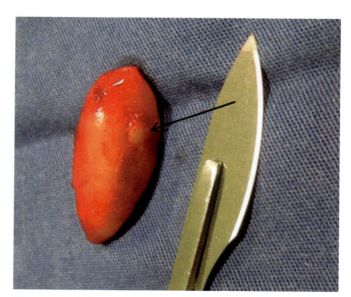

Figura 191.6 Lobo tireoidiano retirado. Observa-se estrutura ovalada esbranquiçada aderida ao parênquima tireoidiano (seta preta), glândula paratireoide externa.

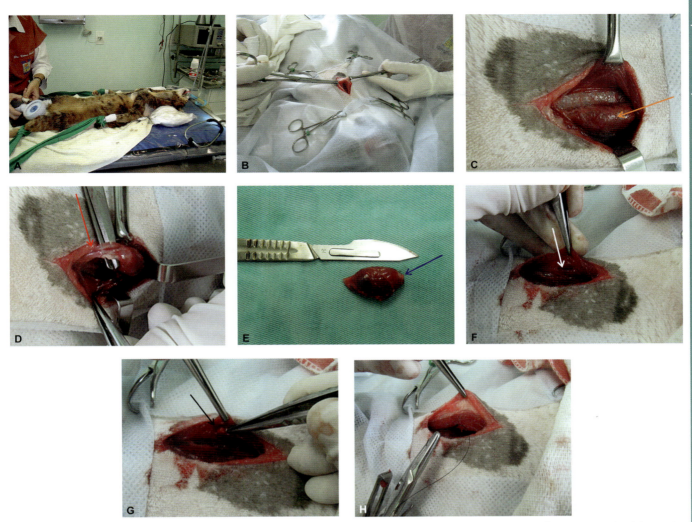

Figura 191.7 Técnica de tireoidectomia extracapsular com implantação da paratireoide. **A.** Posicionamento do gato para tireoidectomia. Animal colocado em decúbito dorsal com o pescoço estirado e com os membros anteriores estendidos caudalmente. Um travesseiro é colocado embaixo do pescoço para elevar a região a ser operada. **B.** Incisão na pele e musculatura cervical na linha média para exposição da tireoide. **C.** Exposição da traqueia e tireoide (*seta laranja*). **D.** Vascularização caudal da tireoide (*seta vermelha*). **E.** Tireoide direita retirada. Nota-se a glândula paratireoide externa (*seta azul*) localizada cranialmente no lobo tireoideano. **F.** Incisão na musculatura esterno-hióidea (*seta branca*) para a implantação da glândula paratireoide externa. **G.** Implantação da glândula paratireoide externa (*seta preta*) na musculatura esterno-hióidea. **H.** Sutura da musculatura com fio inabsorvível para identificação da localização do local de implantação da glândula paratireóidea externa.

3 dias da cirurgia. A dosagem de PTH em gatos tireoidectomizados não foi correlacionada com os níveis de cálcio após a cirurgia.[6]

Os sintomas de hipocalcemia associados ao hipoparatireoidismo iatrogênico ocorrem quando as concentrações séricas de cálcio caem abaixo de 6,5 mg/dℓ. Por isso, a suplementação de cálcio deve ser instituída quando este está abaixo de 7,5 mg/dℓ para evitar o risco de o animal apresentar tetania. O gliconato de cálcio a 10% pode ser empregado na dose de 0,5 a 1 mℓ/kg de peso, lentamente, IV, e o gato deve continuar a receber infusão venosa de uma solução contendo 8 mℓ de gliconato de cálcio em 120 mℓ de solução salina administrada em uma taxa de 15 mℓ/h. O gliconato de cálcio pode ser administrado com segurança por via subcutânea se for diluído em uma taxa de 1:1 com solução salina, porém já houve relato de calcinose cutânea. Gatos com hipoparatireoidismo devem receber 6 a 8 mℓ de cálcio diluído (3 a 4 mℓ de gliconato de cálcio a 10% diluído com 3 a 4 mℓ de solução salina), 3 a 4 vezes/dia. A dosagem deve ser ajustada para manter os níveis de cálcio sérico normal.

O hipotireoidismo é outra complicação pós-cirúrgica. Muitos gatos tratados com tireoidectomia bilateral podem manter normais os níveis de T3 e T4 sem suplementação hormonal.[51] Em um estudo em que foi feita a avaliação de T4 total 6 meses após as cirurgias, sem suplementação hormonal, foram observados níveis normais em 20 gatos e níveis baixos em 13 que não apresentaram sinais de hipotireoidismo.[54]

O retorno ao quadro de hipertireoidismo ocorre quando se retira somente um lobo e os dois estão acometidos, quando permanece tecido tireóideo funcional após a cirurgia ou pela presença de tecido tireoidiano ectópico hiperplásico.[6,40,52-55] Quando o acometimento é bilateral, as duas glândulas nem sempre estarão simétricas e, durante a cirurgia, uma delas pode ser confundida como normal. Quando isso acontece, e somente é retirada uma, o paciente se torna hipertireóideo. A recidiva do quadro de hipertireoidismo pode ser observada nos primeiros 6 meses após a cirurgia, mas pode recidivar após 2 anos da cirurgia.[9,40,51] O tecido hiperplásico tireoidiano ectópico (TTHE) às vezes não pode ser retirado quando localizado próximo a estruturas vitais como a artéria carótida. A terapia desses gatos que têm recidiva é iniciar com tratamento medicamentoso ou a retirada cirúrgica do tecido tireoidiano hiperplásico. Outras complicações pós-cirúrgicas também podem ser observadas. Já foram descritas mudança na voz e síndrome de Horner. Os gatos submetidos à terapia cirúrgica têm um prognóstico favorável. Eles geralmente melhoram o comportamento e o ganho de peso sem a necessidade de estressá-los com medicamento oral diário.

REFERÊNCIAS BIBLIOGRÁFICAS

1. Carney HC, Ward CR, Bailey SJ, Bruyette D, Dennis S, Ferguson D et al. 2016 AAFP Guidelines for the Management of Feline Hyperthyroidism. J Fel Med Surg. 2016;18(5):400-16.
2. Peterson ME, Broome MR, Rishniw M. Prevalence and degree of thyroid pathology in hyperthyroid cats increases with disease duration: a cross-sectional analysis of 2096 cats referred for radioiodine therapy. J Feline Med Surg. 2016;18(2):92-103.
3. Carlos RSA, Albuquerque GR. Hipertireoidismo felino – relato de caso. Clínica Veterinária. 2005;57:56-60.
4. Souza HJM, Rezende PP, Corgozinho KB, Pereira NA, Damico CB, Cunha SCS. Estudo preliminar do hipertireoidismo felino: perfil clínico e laboratorial de 43 casos (1999-2006). Medvep – Rev Cient Med Vet. 2007; 5(15):152-7.
5. Faria VP, Katia B. Corgozinho KB, Moreira L, Ferreira AMR, Souza HJM. Avaliação do perfil clínico e laboratorial de gatos hipertireóideos com ou sem lobo tireoidiano aumentado a palpação cervical. Pesq Vet Bras. 2013;33(1):80-5.
6. Corgozinho KB, Cunha SCS, Silva KVGC, Pimenta ALP, Siqueira R, Ferreira AMR et al. Avaliação de cálcio ionizado e paratormônio em gatos submetidos a tireoidectomia unilateral. Rev Bras Cient Vet. 2016;23(3-4):115-9.
7. Watson N, Murray JK, Fonfara S, Hibbert A. Clinicopathological features and comorbidities of cats with mild, moderate or severe hyperthyroidism: a radioiodine referral population. J Feline Med Surg. 2018;20(12):1130-7.
8. Corgozinho KB, Cunha SCS, Silva KVGC, Pimenta ALP, Siqueira R, Ferreira AMR et al. Thyroidectomy with Parathyroid Implantation: Is It an Easy Technique? Acta Scientiae Veterinariae. 2014;42:1227-30.
9. Naan EC, Kirpensteijn J, Kooistra HS, Peeters ME. Results of Thyroidectomy in 101 Cats with Hyperthyroidism. Vet Surg. 2006;35(3):287-93.
10. Hibbert AM, Gruffydd-Jones T, Barret EL, Day MJ, Harvey AM. Feline thyroid carcinoma: diagnosis and response to high-dose radioactive iodine treatment. J Fel Med Surg. 2009;11(2):116-24.
11. Leav I, Schiller AL, Rijberg A, Leg MA, Kidderen Pj. Adenomas and carcinomas of the canine and feline thyroid. Am J Pathol. 1976;83(1):61-123.
12. Lucke VM. An histological study of thyroid abnormalities in the domestic cat. J Small Anim Pract. 1964;5(4):351-8.
13. Harvey AM, Hibbert A, Barret EL, Day MJ, Quiggin AV, Brannan RM et al. Scintigraphic findings in 120 hyperthyroid cats. J Fel Med Surg. 2009;11(2):96-106.
14. Norsworthy GD. Feline thyroidectomy: a simplified technique that preserves parathyroid function. Vet Med. 1995;90(11):1055-63.
15. Nicholas JS, Swingle WW. An experimental and morphological study of the parathyroid glands of the cat. Am J Anat. 1925;34(3):469-508.
16. Feldman EC, Nelson RW. Feline hyperthyroidism (Thyrotoxicosis). In: Feldman EC, Nelson RW, Reusch C, Scott-Moncrieff JC, Behrend E. Canine and feline endocrinology and reproduction. 4. ed. Missouri: Saunders; 2015.
17. Peterson ME, Guterl JN, Nichols R, Rishniw M. Evaluation of Serum Thyroid-Stimulating Hormone Concentration as a Diagnostic Test for Hyperthyroidism in Cats. J Vet Intern Med. 2015;29(5):1327-34.
18. McLean JL, Lobetti RG, Mooney CT, Thompson PN, Schoeman JP. Prevalence of and risk factors for feline hyperthyroidism in South Africa. J Feline Med Surg. 2017;19(10):1103-9.
19. Van Hoek I, Hesta M, Biourge V. A critical review of food-associated factors proposed in the etiology of feline hyperthyroidism. J Feline Med Surg. 2015;17(10):837-47.
20. Edinboro CH, Scott-Moncrieff JC, Janovitz E, Thacker HL, Larry T Glickman LT. Epidemiologic study of relationships between consumption of commercial canned food and risk of hyperthyroidism in cats. J Am Vet Med Assoc. 2004;224(6):879-86.
21. Kass PH, Peterson ME, Levy J, James K, Becker DV, Cowgill LD. Evaluation of environmental, nutritional, and host factors in cats with hyperthyroidism. J Vet Intern Med. 1999;13(4):323-9.
22. Martin KM, Rossing MA, Ryland LM, DiGiacomo RF, Freitag WA. Evaluation of dietary and environmental risk factors for hyperthyroidism in cats. J Am Vet Med Assoc. 2000;217(6):853-6.
23. Hedinger C, Williams ED, Sobin LH. The WHO histological classification of thyroid tumors: a commentary on the second edition. Cancer. 1989;63:908-11.
24. Liska J, Altanerova V, Galbavy S, Stvrtina S, Brtko J. Thyroid tumors: histological classification and genetic factors involved in the development of thyroid cancer. Endoc Regul. 2005;39:71-83.
25. Wakeling J, Smith K, Scase T, Kirkby R, Elliott J, Syme H. Subclinical hyperthyroidism in cats: a spontaneous model of subclinical toxic nodular goiter in humans? Thyroid. 2007;17(12):1201-9.
26. Hedinger C, Williams ED, Sobin LH. Histological typing of thyroid tumors. International histological classification of tumours. 2. ed. Springer-Verlg; 1988.
27. Vaske HH, Schermerhorn T, Grauer GF. Effects of feline hyperthyroidism on kidney function: a review. J Feline Med Surg. 2016;18(2):55-9.
28. Stock E, Daminet S, Paepe D, Buresova E, Vandermeulen E, Smets P et al. Evaluation of Renal Perfusion in Hyperthyroid Cats before and after Radioiodine Treatment. J Vet Intern Med. 2017;31(6):1658-66.
29. Pitari J, Rodan I, Beekman J, Gunn-Moore D, Polzin D, Taboada J et al. American Association of Feline Practitioners: senior care guidelines. J Fel Med Surg. 2009;11(9):763-78.
30. Norsworthy GD, Adams VJ, Mcelhaney MR, Milios JA. Relationship between semi-quantitative thyroid palpation and total thyroxine concentration in cats with and without hyperthyroidism. J Feline Med Surg. 2002;4(3):139-43.
31. Wehner A, Koehler I, Ramspott S, Hartmann K. Relationship between total thyroxine, thyroid palpation and a clinical index in hyperthyroid and healthy cats and cats with other diseases. J Feline Med Surg. 2019;21(8):741-9.
32. Peterson ME. More Than Just T4: Diagnostic testing for hyperthyroidism in cats. J Feline Med Surg. 2013;15(9):765-77.
33. Peterson ME, Nichols R, Rishniw M. Serum thyroxine and thyroid-stimulating hormone concentration in hyperthyroid cats that develop azotaemia after radioiodine therapy. J Small Anim Pract. 2017;58(9):519-30.
34. Aldridge C, Behrend EN, Martin LG, Refsal K, Kemppainen RJ, Lee HP et al. Evaluation of thyroid-stimulating hormone, total thyroxine, and free thyroxine concentrations in hyperthyroid cats receiving methimazole treatment. J Vet Intern Med. 2015;29(3):862-8.
35. Buresova E, Stock E, Paepe D, Stammeleer L, Vandermeulen E, Smets P et al. Assessment of symmetric dimethylarginine as a biomarker of renal function in hyperthyroid cats treated with radioiodine. J Vet Intern Med. 2019;33(2):516-22.
36. DeMonaco SM, Panciera DL, Morre WA, Conway T, Werre S. Symmetric dimethylarginine in hyperthyroid cats before and after treatment with radioactive iodine. J Feline Med Surg. 2019;10:1098612X1985994.
37. Peterson ME, Varela FV, Rishniw M, Polzin DJ. Evaluation of Serum Symmetric Dimethylarginine Concentration as a Marker for Masked Chronic Kidney Disease in Cats With Hyperthyroidism J Vet Intern Med. 2018;32(1):295-304.
38. Peterson ME, Guterl JN, Rishniw M, Broome MR. evaluation of quantitative thyroid scintigraphy for diagnosis and staging of disease severity in cats with hyperthyroidism: comparison of the percent thyroidal uptake of pertechnetate to thyroid-to-salivary ratio and thyroid-to-background ratios. Vet Radiol Ultrasound. 2016;57(4):427-4.
39. Peterson ME, Broome MR. thyroid scintigraphy findings in 2096 cats with-hyperthyroidism. Vet Radiol Ultrasound. 2015;56(1):84-95.
40. Corgozinho KB, Souza HJM, Ferreira AM, Pereira AN, Damico CB, Cunha SCS et al. Complicações pós-operatórias em gatos hipertireóideos submetidos à tireoidectomia unilateral. Acta Scientiae Veterinariae. 2010;38(1):63-8.
41. Boretti FS, Sieber-Ruckstuhl NS, Schäfer S, Gerber B, Baumgartner C, Riond B et al. Transdermal application of methimazole in hyperthyroid cats: a long-term follow-up study. J Feline Med Surg. 2014;16(6):453-9.
42. Hill KE, Gieseg MA, Kingsbury D, Lopez-Villalobos N, Bridges J, Chambers P. The efficacy and safety of a novel lipophilic formulation of methimazole for the once daily transdermal treatment of cats with hyperthyroidism. J Vet Intern Med. 2011;25(6):1357-65.
43. Fernandez Y, Puig J, Powell R, Seth M. Prevalence of iatrogenic hypothyroidism in hyperthyroid cats treated with radioiodine using an individualised scoring system. J Feline Med Surg. 2019;22:1098612X18822396.
44. Finch NC, Stallwood J, Tasker S, Hibbert A. Thyroid and renal function in cats following low-dose radioiodine (111 Mbq) therapy. J Small Anim Pract. 2019; Jul 22.
45. Vagney M, Desquilbet L, Reyes-Gomez E, Delisle F, Devauchelle P, Rodriguez-Piñeiro MI et al. Survival times for cats with hyperthyroidism treated with 3.35 mCi iodine-131 dose: a retrospective study of 96 cases. J Feline Med Surg. 2018;20(6):528-34.
46. Williams TL, Elliott J, Syme HM. Association of iatrogenic hypothyroidism with azotemia and reduced survival time in cats treated for hyperthyroidism. J Vet Intern Med. 2010;24(5):1086-92.
47. Hall JA, Yerramilli M, Obare E, Yerramilli M, Jewell DE. Comparison of Serum Concentrations of Symmetric Dimethylarginine and Creatinine as Kidney Function Biomarkers in Cats with Chronic Kidney Disease. J Vet Intern Med. 2014;28(6):1676-83.
48. Hui TY, Bruyette DS, Moore GE, Scott-Moncrieff JC. Effect of feeding an iodine-restricted diet in cats with spontaneous hyperthyroidism. J Vet Intern Med. 2015;29(4):1063-8.

49. Scott-Moncrieff JC, Heng HG, Weng HY, Dimeo D, Jones MD. Effect of a Limited Iodine Diet on Iodine Uptake by Thyroid Glands in Hyperthyroid Cats. J Vet Intern Med. 2015;29(5):1322-6.

50. Loftus JP, DeRosa S, Struble AM, Randolph JF, Wakshlag JJ. One-year study evaluating efficacy of an iodine restricted diet for the treatment of moderate-to-severe hyperthyroidism in cats. Vet Med (Auckl). 2019;10:9-16.

51. Covey HL, Chang YM, Elliott J, Syme HM. Changes in thyroid and renal function after bilateral thyroidectomy in cats. J Vet Intern Med. 2019;33(2):508-15.

52. Flanders JA. Surgical options for the treatment of hyperthyroidism in the cat. J Feline Med Surg. 1999;1(3):127-34.

53. Flanders JA, Harvey HJ, Erb HN. Feline thyroidectomy: a comparison of postoperative hypocalcemia associated with three different surgical techniques. Vet Surg. 1987;16(5):362-6.

54. Welches CD, Scavelli TD, Matthiesen DT, Peterson ME. Occurrence of problems after three techniques of bilateral thyroidectomy in cats. Vet Surg. 1989;18(5):392-6.

55. Corgozinho KB, Cunha SCS, Neves AP, Belchior C, Damico CB, Silva CA et al. Avaliação do cálcio ionizado em gatos submetidos a tireoidectomia unilateral. Rev Bras Med Vet. 2015;37(4):345-9.

56. Padgett SL, Tobias KM, Leathers CW, Wardrop KJ. Efficacy of parathyroid gland autotransplantation in maintaining serum calcium concentrations after bilateral thyroparathyroidectomy in cats. J Am Hosp Assoc. 1998;34(3):219-24.

57. Flanders JA, Neth S, Erb HN, Kallfelz FA. Fuctional analysis of ectopic parathyroid activity in cats. Am J Vet Res. 1991;52(8):1336-40.

BIBLIOGRAFIA

Refsal KR, Nachreiner RF, Stein BE, Currigan CE, Zendel AN, Thacker EL. Use of the triiodothyronine suppression test for diagnosis of hyperthyroidism in III cats that have serum concentration of iodothyronines within normal range. J Am Vet Med Assoc. 1991;199(11):1594-601.

192
Síndrome de Cushing em Cães | Hiperadrenocorticismo

Viviani De Marco

ANATOMIA E FISIOLOGIA DO CÓRTEX ADRENAL

As principais doenças sediadas no córtex adrenal compreendem o hiperadrenocorticismo (HAC), o hipoadrenocorticismo e o hiperaldosteronismo primário. O HAC ou síndrome de Cushing (SC) caracteriza-se por atividade excessiva e crônica de glicocorticoides, sendo uma das endocrinopatias mais comumente diagnosticadas na espécie canina e, mais raramente, na felina.[1] As glândulas adrenais dos mamíferos consistem em duas partes distintas (o córtex e a medula), que diferem entre si morfológica, funcional e embriologicamente. Em cães normais, a relação corticomedular é aproximadamente 2:1.[2] O córtex adrenal, por sua vez, é constituído de três zonas distintas:

- Zona glomerulosa: a mais externa, compreendendo 15% do córtex, responsável pela secreção de mineralocorticoides, notadamente a aldosterona
- Zona fasciculada: região média, que representa 80% do volume cortical, responsável pela secreção de glicocorticoides, cujo principal representante é o cortisol
- Zona reticulada: mais interna, que compreende os 5% restantes do córtex, secreta diversos hormônios sexuais.

Cerca de 30 hormônios esteroidais são secretados pelo córtex adrenal, sob influência de diversas enzimas pertencentes à família de oxigenases do citocromo P-450, embora os mais importantes e predominantes sejam o cortisol e a aldosterona. Devido a diferenças enzimáticas entre a zona glomerulosa e as outras duas zonas mais internas, o córtex adrenal funciona como duas unidades separadas, diferindo com relação a seus produtos secretórios e sua regulação. Somente as células das zonas fasciculada e reticulada têm a atividade da enzima 17ª-hidroxilase (CYP17) e podem sintetizar a 17ª-hidroxipregnenolona e a 17ª-hidroxiprogesterona, hormônios precursores do cortisol e dos andrógenos adrenais. A conversão do colesterol em pregnenolona representa a etapa inicial da esteroidogênese adrenal, sendo regulada, primariamente, pelo hormônio adrenocorticotrófico (ACTH, do inglês *adrenocorticotropic hormone*). Já a secreção da aldosterona é regulada pelo sistema renina-angiotensina e pelas concentrações séricas de potássio.[1,2]

Eixo corticotrófico – regulação da liberação dos glicocorticoides

O hormônio liberador de corticotropina (CRH, do inglês *corticotropin-releasing hormone*), produzido e secretado pelos neurônios do núcleo paraventricular hipotalâmico, é o maior regulador do eixo hipotálamo-hipófise-adrenal (HHA). É secretado no sistema porta-hipofisário em resposta a vários estímulos,

incluindo o estresse. Quando alcança a célula corticotrófica, o CRH se liga ao seu receptor de membrana, CRHR1. Nos corticotrofos, a sinalização do CRH leva à ativação da transcrição do gene codificador de pró-opiomelanocortina (POMC) e à estimulação da liberação do ACTH. A liberação de ACTH, por sua vez, estimula a síntese e a secreção de cortisol na zona fasciculada das adrenais. O cortisol exerce efeito inibitório tanto sobre o ACTH hipofisário quanto sobre o CRH hipotalâmico em situações normais. Esse *feedback* negativo é uma característica crucial no eixo HHA. Em vigência de um tumor corticotrófico, no qual a secreção de ACTH ocorre de maneira autônoma e em concentrações mais elevadas, o *feedback* negativo hipofisário é parcialmente perdido, havendo resistência à ação dos glicocorticoides.[1]

As secreções de CRH e ACTH são episódicas e pulsáteis, tanto em cães normais quanto em cães que sofrem de hiperadrenocorticismo, resultando em concentrações flutuantes de cortisol durante todo o dia, as quais não apresentam o mesmo ritmo circadiano observado em seres humanos.[3]

O ACTH também é produzido por células B da *pars intermedia* na espécie canina e sua secreção é regulada por tônus inibitório dopaminérgico, sofrendo influência também do CRH e da serotonina.

DEFINIÇÃO E SINONÍMIA

O HAC, também conhecido como síndrome de Cushing (SC), é uma condição clínica caracterizada por hipercortisolismo crônico, de origem endógena ou exógena e sintomatologia bastante diversificada, decorrente dos efeitos gliconeogênicos, imunossupressores, anti-inflamatórios e catabólicos dos glicocorticoides em vários sistemas orgânicos. Recentemente, tem-se proposto a não utilização do termo HAC, pois a característica principal da SC é o hipercortisolismo e não a hiperfunção de toda a glândula adrenal. O hipercortisolismo pode ser espontâneo ou iatrogênico. A sua forma espontânea está associada à secreção inapropriada de ACTH (hipercortisolismo ACTH-dependente) ou à secreção autônoma de cortisol (hipercortisolismo ACTH-independente).

O termo síndrome de Cushing tem origem na descrição do primeiro paciente humano com sintomatologia clínica associada ao excesso de glicocorticoides e hiperfunção das glândulas adrenais, em 1912, pelo notável neurocirurgião de Boston, Harvey Cushing. Posteriormente, em 1932, surge sua publicação, em que ele associa essa condição clínica a um tumor basofílico na hipófise. Por esse motivo, o termo doença de Cushing é aplicado aos casos de hipercortisolismo secundário a um tumor hipofisário secretor de ACTH em seres humanos. Já a designação síndrome de Cushing se aplica às anormalidades clínicas e laboratoriais associadas ao hipercortisolismo, independentemente de sua origem.[1,4]

INCIDÊNCIA E PREVALÊNCIA

O primeiro reconhecimento dessa síndrome em cães data de 1939 quando Verstraete A. e Thoonen J. relataram os primeiros dois cães com "distúrbios hipofisários". Atualmente, ela é considerada uma das endocrinopatias mais frequentemente diagnosticadas nessa espécie.[1] A incidência em cães supera àquela observada em seres humanos, sendo estimada em 1 a 2 casos para cada 1.000 cães atendidos por ano, contra 1,2 a 2,4 casos novos para cada 1.000.000 de pessoas atendidas por ano.[5] Ocorre também, raramente, em outras espécies animais como felinos e equinos.

A prevalência do HAC estimada em uma grande população de cães (210.824) atendidos em clínicas veterinárias do Reino Unido foi de 1 caso para cada 500 cães.[6]

O hipercortisolismo de origem hipofisária acomete, principalmente, cães com mais de 6 anos, sendo a média em torno de 11 anos, não havendo franca predisposição sexual.[1,7,8] As raças mais predispostas são Bichon frise, Dachshund, Yorkshire terrier, Poodle, Scottish Terrier, Boston Terrier, Labrador e Boxer. Os cães com hipercortisolismo associado a tumores adrenocorticais tendem a ser mais velhos, sendo mais de 90% deles com idade superior a 9 anos e do sexo feminino (60 a 65% dos casos). Em contraste aos casos de hipercortisolismo hipofisário, mais de 50% dos cães com tumores adrenocorticais secretores de cortisol pesam mais de 20 kg.[1,4,9] No entanto, o peso mediano de 56 cães com tumores adrenais identificado em um estudo epidemiológico realizado recentemente por um grupo brasileiro foi de 7,7 kg (range, 3,4 a 34 kg) e as raças mais acometidas foram as de pequeno porte, como o Shih-tzu, Lhasa apso e Yorkshire.[10]

ETIOLOGIA, CLASSIFICAÇÃO E FISIOPATOGENIA

A SC é uma das doenças endócrinas mais comuns que acomete a espécie canina, mas seu diagnóstico pode ser desafiador, uma vez que ele se baseia na identificação de manifestações clínicas, alterações clinicopatológicas persistentes associadas a testes de função adrenocortical compatíveis com hipercortisolismo.[11] Os animais podem apresentar diferentes combinações de sintomas e alterações laboratoriais, além disso não há um único teste hormonal com elevada acurácia capaz de conferir um diagnóstico confiável. Por esse motivo, é de suma importância interpretar corretamente todas as informações clínicas, laboratoriais, hormonais e de imagem disponíveis sobre o animal, pois não raramente há situações conflitantes em que o cão apresenta quadro clínico sugestivo de SC, porém com testes hormonais negativos para o hipercortisolismo; ou o animal apresenta testes hormonais positivos na ausência de sintoma clínico. Diante dessas dificuldades, quando o diagnóstico não está claro, é mais prudente acompanhar a evolução do paciente com repetição seriada dos testes hormonais até que o diagnóstico seja corretamente estabelecido.

Recentemente, uma nova classificação etiológica foi sugerida por pesquisadores de diferentes países, incluindo o Brasil, participantes do projeto ALIVE, fundado pela European Society of Veterinary Endocrinology (ESVE), cujo objetivo foi uniformizar as terminologias usadas nas principais doenças endócrinas em cães e gatos. O termo "hiperadrenocorticismo" não é mais recomendado, uma vez que na SC ocorre apenas o aumento da atividade glicocorticoide, geralmente associada ao hipercortisolismo e à hiperfunção da zona fasciculada do córtex adrenal e não de toda a glândula. A classificação da SC mais atual está descrita a seguir e foi elaborada pela Sociedade Europeia de Endocrinologia Veterinária.

Síndrome de Cushing ACTH-dependente

Hipercortisolismo hipófise-dependente (HHD)

Aproximadamente 80 a 85% dos casos de hipercortisolismo endógeno ou espontâneo são secundários à secreção autônoma de ACTH pela hipófise (ou pituitária) com consequente hiperplasia adrenocortical e hipersecreção de glicocorticoides. O esperado feedback negativo sobre a secreção de ACTH, exercido pelos níveis elevados de glicocorticoides, não está presente, não havendo supressão dos níveis de ACTH endógeno, mesmo diante do hipercortisolismo.[1,7] Considera-se que mais de 90% dos cães com hipercortisolismo ACTH-dependente apresentem

tumor hipofisário (corticotrofinoma), condição essa denominada "síndrome de Cushing" em seres humanos.[2] No entanto, há relatos isolados de alguns cães com evidências clínicas e laboratoriais de hipercortisolemia e adrenomegalia bilateral sem a constatação de um tumor hipofisário à necropsia, sugerindo a presença de distúrbios na retroalimentação negativa do eixo corticotrófico ou de distúrbios hipotalâmicos como causa de hipersecreção de ACTH e hiperplasia dos corticotrofos, a exemplo do relato de um cão com SC e mutação ativadora e germinativa no receptor CRHR1.[12] No entanto, o defeito hipotalâmico não está bem-estabelecido em cães.[13]

O ACTH canino é um hormônio peptídico de 39 aminoácidos; seus primeiros 24 aminoácidos são responsáveis por sua atividade biológica, diferindo do ACTH humano em apenas um aminoácido na posição 37. O ACTH é processado a partir de uma grande molécula precursora, a POMC, cuja expressão está bastante aumentada nos corticotrofos adenomatosos.[1,14]

A transcrição do gene da POMC, bem como a liberação de ACTH pela hipófise anterior em condições normais, é controlada por fatores estimulantes, notadamente o hormônio hipotalâmico CRH e a arginina-vasopressina (AVP), bem como por fatores inibitórios representados pelos glicocorticoides. No entanto, na SC, esse controle hormonal fisiológico é parcialmente perdido.[1]

Estima-se que 71 a 80% dos tumores hipofisários originam-se a partir da pars distalis e o restante da pars intermedia. O adenoma hipofisário derivado da pars distalis é a forma mais prevalente na espécie canina. Adenomas a partir da pars intermedia compreendem aproximadamente 6,5% dos casos, sendo mais frequentes em cães idosos devido, possivelmente, a uma neurodegeneração dopaminérgica que reduz o seu efeito inibitório e favorece a secreção de ACTH.[15]

Os tumores hipofisários, em geral, são classificados em microadenomas (< 10 mm no diâmetro maior) ou macroadenomas (> 10 mm).[1] Porém, devido à grande variabilidade de tamanho e conformação das diferentes raças, tem sido utilizada mais frequentemente a relação pituitary height (mm)/brain area (mm) (P/B). Hipófises aumentadas apresentam relação P/B ratio > 0,31 e as não aumentadas relação ≤ 0,31.[16]

Em uma grande casuística de 181 cães com HHD submetidos à hipofisectomia transfenoidal, 102 (56,3%) apresentavam a hipófise aumentada com uma relação P/B superior a 0,3.[17]

Os macroadenomas têm o potencial de comprimir estruturas adjacentes e causar sintomatologia neurológica à medida que expandem dorsalmente em direção ao hipotálamo e ao tálamo. Os carcinomas hipofisários são definidos quando há metástase a distância e são extremamente raros.[1,18]

Síndrome de secreção ectópica de ACTH

Em humanos, o hipercortisolismo endógeno também pode resultar de secreção ectópica de ACTH ou CRH. Os tumores que causam secreção ectópica de ACTH são primariamente malignos e de origem celular neuroendócrina, a exemplo dos carcinomas pulmonares, tímicos, pancreáticos, medulares, tireoidianos e dos feocromocitomas. Embora extremamente raro, foi relatado um caso de tumor neuroendócrino no pâncreas com metástases no fígado, promovendo secreção ectópica de ACTH e hipercortisolismo em um cão Pastor-Alemão de 8 anos.[19]

Síndrome de Cushing subdiagnosticada ACTH-dependente

Esse termo foi proposto pelo grupo ALIVE, em substituição ao "hiperadrenocorticismo atípico" (ou "oculto"), e representa uma síndrome clínica em que o cão parece ter SC, no entanto, os testes hormonais funcionais do eixo hipófise-adrenal (como o teste de supressão com dexametasona e o teste de estimulação com ACTH) apresentam-se dentro dos valores de referência. Esses animais têm manifestações clínicas e alterações laboratoriais sugestivas de SC, como adrenomegalia bilateral e ACTH endógeno não supresso, porém o hipercortisolismo não pode ser provado.

Os critérios ALIVE para o diagnóstico de uma síndrome de Cushing ACTH-dependente subdiagnosticada são:

- Sintomas clínicos de SC
- Exclusão de outras causas desses sintomas
- Valores normais dos testes de supressão com dexametasona e do teste de estimulação com ACTH
- Concentrações plasmáticas de ACTH endógeno não suprimidas
- Imagem ultrassonográfica das glândulas adrenais não características de tumor adrenal secretor de cortisol.

É importante ressaltar que esses achados podem estar relacionados à falta de acurácia dos valores de referência do teste hormonal determinados pelo seu laboratório de acordo com o ensaio hormonal empregado.

Diante de um caso de SC subdiagnosticada, recomenda-se a repetição dos testes hormonais após 2 ou 3 meses, caso os sintomas persistam. O grupo ALIVE está ciente da utilização de ensaios terapêuticos para auxiliar no diagnóstico quando os tutores dos animais não suportam a piora do quadro clínico, porém enfatiza que a instituição de um tratamento sem um diagnóstico comprovado pode representar riscos significativos, devendo ser empregado somente quando há risco de vida significativo ou quando os tutores estão aventando a hipótese de eutanásia. Outrossim, deve ser conduzido sempre por um médico-veterinário experiente na área de endocrinologia. O tutor deve ser muito bem orientado e assinar um termo de consentimento e ciência dos riscos de tratar ou não o animal.

Entretanto, em casos de hipercortisolismo ACTH-dependente, a repetição dos testes hormonais a cada 2 ou 3 meses deve ser capaz de definir o diagnóstico em algum momento.

Síndrome de Cushing ACTH-independente

Hipercortisolismo adrenal dependente (HAD)

Os tumores adrenocorticais são responsáveis por 15 a 20% dos casos de HAC espontâneo na espécie canina. Tanto adenomas quanto adenocarcinomas desenvolvem-se autonomicamente e secretam excessivas quantidades de glicocorticoides independentemente do controle hipofisário. Desse modo, o cortisol proveniente desses tumores suprime o CRH hipotalâmico e as concentrações plasmáticas de ACTH hipofisário. Esse *feedback* negativo crônico resulta em atrofia da região cortical da glândula adrenal contralateral não neoplásica, produzindo assimetria entre as glândulas visibilizadas à ultrassonografia. Além do cortisol, os tumores adrenocorticais também podem secretar outros hormônios esteroidais como a progesterona, 17-hidroxiprogesterona, androstenediona, aldosterona, estradiol e outros, em diferentes combinações. Tumores adrenais bilaterais podem ocorrer em até 10% dos casos.[1,4]

Na ausência de metástases e invasão, a diferenciação histológica dos tumores adrenocorticais benignos e malignos pode ser difícil. Os adenomas são geralmente pequenos, bem-circunscritos, não metastatizam e não são localmente invasivos; já os adenocarcinomas tendem a ser maiores, localmente invasivos, hemorrágicos ou necróticos. As calcificações tumorais podem ocorrer em 50% dos casos, tanto em tumores benignos como em tumores malignos.[20]

Sanders *et al.* (2019)[21] criaram o Escore de Utrecht, um importante sistema de escore de parâmetros histopatológicos, que leva em consideração o valor do índice de proliferação celular Ki67, a porcentagem de células neoplásicas com citoplasma vacuolizado e claro (superior a 33%) e a presença de necrose tumoral. Usando valores de *cut-off* entre 6 e 11, foi possível distinguir três grupos distintos com sobrevidas menores conforme o escore aumenta, podendo, dessa forma, ser usado para acessar o prognóstico de cães com tumores adrenocorticais após a adrenalectomia.[21]

Hipercortisolismo associado à expressão de receptores aberrantes (ectópicos e eutópicos)

O hipercortisolismo ACTH-independente também pode ocorrer secundariamente à expressão ectópica de receptores hormonais ou à hiperatividade de receptores eutópicos. Em humanos, vários receptores de membrana adrenocorticais, acoplados à esteroidogênese, têm sido relatados como causadores do hipercortisolismo, incluindo polipeptídio inibitório gástrico (GIP, do inglês *gastric inhibitory peptide*), catecolaminas, vasopressina, serotonina e receptores de hormônio luteinizante.[22]

Galac *et al.*[23] relataram o caso de um cão da raça Vizsla, macho, 6 anos, com quadro de hipercortisolismo endógeno ACTH-independente associado a adrenomegalia bilateral e hipófise de aspecto e tamanho normais à ressonância magnética. Na ausência de evidências de tumor adrenocortical, a expressão de receptores adrenocorticais aberrantes e a possibilidade de um quadro de hipercortisolismo alimentar foram investigadas. Esse diagnóstico se confirmou com a constatação da elevação do cortisol sérico e da relação cortisol-creatinina urinária 3 horas após uma alimentação rica em proteínas (> 50% do cortisol basal). Além disso, a administração de octreotida (inibidor da liberação de GIP induzido pela alimentação) preveniu o hipercortisolismo após a dieta e a terapia com trilostano 2 horas antes da refeição se mostrou eficaz.[23]

Síndrome de Cushing subdiagnosticada ACTH-independente

Trata-se de uma síndrome clínica em que as características da SC se devem a um tumor adrenal secretor de outros hormônios esteroidais com atividade glicocorticoide, a exemplo da corticosterona,[18] desoxicortisol e progesterona. Os critérios ALIVE para esse diagnóstico incluem: sintomas clínicos sugestivos de SC, resultados de testes hormonais funcionais negativos, imagem ultrassonográfica sugestiva de tumor adrenal e ACTH endógeno supresso.

Síndrome de Cushing iatrogênica

O hipercortisolismo iatrogênico resulta da administração excessiva e crônica de glicocorticoides exógenos, prescritos para controlar diversos distúrbios inflamatórios ou imunomediados, incluindo dermatites alérgicas, otopatias, doenças respiratórias, gastrintestinais, ortopédicas, oftálmicas, além de participar de diversos protocolos quimioterápicos. Muitos corticosteroides tópicos são absorvidos sistemicamente, principalmente se aplicados em pele inflamada, sendo capazes de suprimir a função adrenocortical, de maneira mais ou menos intensa, na dependência de veículo, concentração, potência e tempo de uso, além de induzir sintomas clínicos da SC. A administração excessiva de glicocorticoides suprime as concentrações plasmáticas tanto do CRH hipotalâmico quanto do ACTH hipofisário, causando atrofia adrenal bilateral. Nessas condições, o resultado do teste de estimulação com ACTH é consistente com o diagnóstico de hipoadrenocorticismo, apesar da manifestação dos sintomas clássicos de HAC.[1]

MANIFESTAÇÕES CLÍNICAS

A exposição crônica a níveis elevados de cortisol resulta em uma combinação clássica de sintomas clínicos e achados de exame físico que se estabelecem de maneira insidiosa e progressiva. Não raramente, os animais apresentam evolução clínica da doença de pelo menos 6 meses no ato do diagnóstico. Tais características clínicas incluem: polifagia, poliúria, polidipsia, distensão abdominal secundária à obesidade visceral e hepatomegalia, taquipneia, atrofia e fraqueza muscular, letargia, cansaço fácil, intolerância ao calor, alterações no ciclo estral, atrofia testicular, além de diversas alterações cutâneas representadas por alopecia não pruriginosa, atrofia cutânea, telangiectasia, estriações, comedos, hiperpigmentação, calcinose cutânea e piodermite recidivante.[1,7,24-26]

Principais sintomas

Poliúria e polidipsia

Caracterizam-se por produção excessiva de urina (> 50 mℓ/kg/dia) e ingestão de água superior a 60 mℓ/kg/dia, respectivamente. A poliúria tende a ser um dos principais motivos que levam o proprietário a procurar o médico-veterinário, sendo documentada em aproximadamente 85% dos casos. Ocorre devido ao aumento da taxa de filtração glomerular, da inibição da liberação do hormônio antidiurético (ADH, do inglês *antidiuretic hormone*) pela neuro-hipófise (diabetes *insipidus* central), bem como pela resposta inadequada ao ADH em nível de ductos coletores renais (diabetes *insipidus* nefrogênica).[7]

Polifagia

Está presente em mais de 90% dos cães com SC, porém, inicialmente, esse achado não parece despertar tanto a atenção do proprietário, a menos que o animal apresente coprofagia, apetite depravado, ingestão de corpo estranho e ansiedade excessiva na hora de se alimentar. Representa um efeito direto dos glicocorticoides e mais evidente na espécie canina, não ocorrendo em gatos.[1,7]

Abdome pendular ou em tonel

É sintoma clássico da SC e está presente em mais de 80% dos casos (Figura 192.1). Acredita-se que seja o resultado do acúmulo de tecido adiposo em região abdominal (obesidade visceral ou central), aliado à atrofia e à astenia dos músculos abdominais, secundários ao catabolismo proteico.[1,7] A maior concentração de gordura abdominal se deve à redistribuição anormal de depósitos corporais de gordura para a região do omento e do peritônio. Os glicocorticoides exercem notável influência sobre os adipócitos, alterando tanto a mobilização lipídica quanto seu acúmulo. Além disso, os glicocorticoides desempenham um papel permissivo sobre a mobilização de gordura, estimulada por catecolaminas e pela ação aumentada da lipase hormônio-sensível, além de ter um papel sinérgico na deposição de gordura perante a hiperinsulinemia, situação bastante frequente em cães com SC. Pode ocorrer depósito de gordura, também, em mediastino e no hipoderma de face e pescoço.[24] Outros fatores que colaboram para a distensão abdominal são a hepatomegalia e a constante repleção da bexiga urinária. A hepatomegalia se deve à esteatose hepática, ao edema e à vacuolização hepatocelular, secundários ao acúmulo de glicogênio no interior dos hepatócitos, induzidos pelo hipercortisolismo (hepatopatia esteroide).[9]

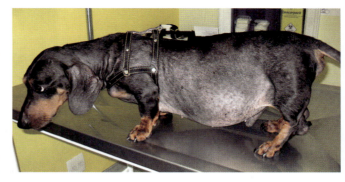
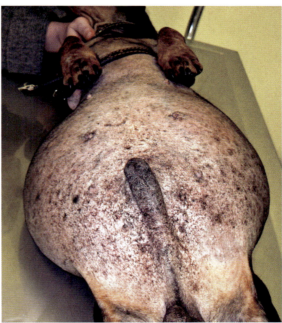

Figura 192.1 Marcante distensão abdominal, abdome pendular, alopecia e hiperpigmentação cutânea em um cão macho da raça Teckel com hiperadrenocorticismo.

Astenia e atrofia muscular

São também achados frequentes, sendo demonstradas por intolerância ao exercício, cansaço fácil e incapacidade de subir escadas. Ocorrem secundariamente aos efeitos catabólicos esteroidais e consequente atrofia muscular. Cães com SC têm incidência maior de ruptura do ligamento cruzado, e casos muito crônicos podem revelar marcante atrofia muscular também em região temporal.[26]

Dispneia e taquipneia

Cães com SC comumente demonstram intensa fadiga e dispneia após mínimo esforço físico. Tal condição resulta de uma combinação de fatores, como a redução do volume torácico pelo acúmulo de gordura na caixa torácica, o aumento da pressão exercida pelo abdome mais distendido e a fraqueza dos músculos respiratórios. Além disso, o hipercortisolismo pode provocar tromboembolismo pulmonar, uma das complicações clínicas mais graves da SC, representada por distrição respiratória aguda, muitas vezes fatal.[1]

Alterações cutâneas

As alterações clínicas envolvendo o sistema tegumentar são observadas em 60 a 90% dos casos relatados em diferentes estudos, podendo ser os primeiros sintomas referidos pelos proprietários de cães com SC. Os corticosteroides inibem a divisão celular e a síntese de DNA; diminuem a síntese de colágeno pelos fibroblastos cutâneos, *in vivo* e *in vitro*; suprimem a mitose folicular e a fase de anágeno e, também, causam supressão imunológica local, aumentando a suscetibilidade às infecções bacterianas. Essas modificações na fisiologia da célula tegumentar levam a várias alterações cutâneas, comumente observadas em cães com SC, a exemplo da alopecia (simétrica e bilateral ou não), rarefação pilosa, disqueratinização, atrofia cutânea, telangiectasia, estriações, comedos, discromia do pelame, hematomas, piodermite, má cicatrização, calcinose cutânea, entre outras (Figuras 192.2 a 192.4).[2,25]

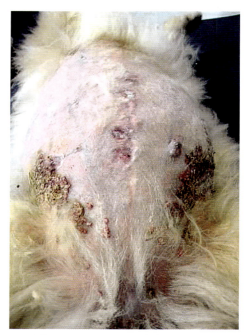

Figura 192.4 Calcinose cutânea em abdome ventral de cão da raça Pequinês com hiperadrenocorticismo.

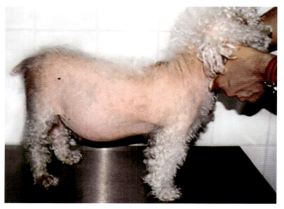

Figura 192.2 Alopecia generalizada, poupando apenas cabeça e extremidades, e abdome pendular em cão macho da raça Poodle com hiperadrenocorticismo.

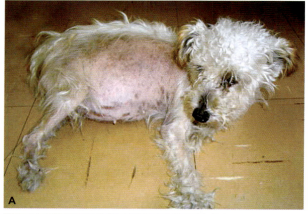

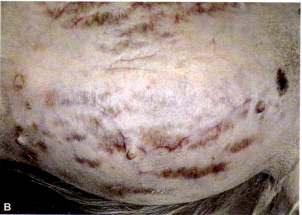

Figura 192.3 A. Atrofia muscular, abdome distendido. **B.** Atrofia cutânea, telangiectasia e estriações violáceas em abdome ventral de cão sem raça definida com hiperadrenocorticismo.

Além do quadro clínico típico, o hipercortisolismo prolongado pode predispor ao desenvolvimento de sérias complicações clínicas, como pancreatite, diabetes *mellitus*, mucocele biliar, hipertensão arterial, cistite de repetição e tromboembolismo pulmonar.[27]

DIAGNÓSTICO

A suspeita de SC em cães fundamenta-se, inicialmente, em anamnese detalhada e exame físico completo, com reconhecimento de sintomas clínicos e das alterações físicas sugestivas de hipercortisolismo. A investigação laboratorial inicial para o diagnóstico da SC deve compreender hemograma, exame de urina, glicemia, dosagem sérica de colesterol, triglicerídios, alanina aminotransferase (ALT), fosfatase alcalina (FA), mensuração de pressão arterial, além de ultrassonografia abdominal para a pesquisa de adrenomegalia uni ou bilateral. Os testes hormonais são empregados na sequência para suportar o diagnóstico presuntivo de SC preestabelecida. Um resultado hormonal compatível com hipercortisolismo endógeno, associado à sintomatologia clínica do animal, aos achados ultrassonográficos e à dosagem de ACTH plasmático, permite a consecução do diagnóstico final de hipercortisolismo ACTH-dependente ou hipercortisolismo ACTH-independente, possibilitando a escolha terapêutica mais adequada para cada paciente.

Diversas alterações hematológicas e bioquímicas podem ser identificadas em cães com SC. O hemograma geralmente revela discreta eritrocitose, leucocitose por neutrofilia sem desvio à esquerda, linfopenia, eosinopenia, monocitose e trombocitose. A urina apresenta-se diluída com densidade inferior a 1,020 em 85% dos casos, podendo ocorrer isostenúria ou hipostenúria. Além disso, os animais podem apresentar bacteriúria assintomática ou infecção do trato urinário inferior manifesta.[4] A proteinúria não relacionada com a cistite pode estar presente em 44 a 75% dos casos, devendo também ser avaliada a relação proteína-creatinina urinária.[28]

A proteinúria identificada em pacientes com SC pode ter origem glomerular e/ou tubular (padrão misto), e mesmo após controle satisfatório da doença de base, 38% dos pacientes persistem com esse parâmetro alterado após 1 ano de tratamento.[29]

As principais alterações bioquímicas séricas são: aumento da FA e da ALT, hipertrigliceridemia, hipercolesterolemia e hiperglicemia discreta.[1,7]

A elevação da FA ocorre secundariamente à colestase hepática, mas, no HAC, seu aumento se deve, principalmente, à presença de uma isoforma específica da FA induzida pelos glicocorticoides endógenos ou exógenos, que ocorre exclusivamente na espécie canina.[30] Assim como no homem, várias outras isoformas da FA são identificadas na espécie canina, como hepática, óssea, intestinal, placentária e renal. Essas três últimas não são detectadas, devido a suas baixas concentrações plasmáticas e meia-vida curta. As isoformas hepática, óssea e a induzida pelos glicocorticoides são as formas mais prevalentes, colaborando para a concentração total de FA. Valores superiores a 150 UI/ℓ são encontrados em 95% dos cães com HAC. A magnitude da hiperfosfatasemia, que, comumente, atinge níveis acima de 1.000 UI/ℓ, não se correlaciona com lesão hepatocelular na SC e tende a melhorar com a correção do hipercortisolismo, mas, muitas vezes, não atinge os valores da normalidade. Vale lembrar que a indução das isoformas da FA também ocorre em outras condições clínicas, a exemplo de diabetes *mellitus*, hiperlipidemia, neoplasias hepáticas, ósseas, hipercalcemia, administração de glicocorticoides exógenos ou fenobarbital.[1]

O aumento da ALT se deve aos danos hepatocelulares decorrentes de esteatose hepática e acúmulo de glicogênio no hepatócito. Mais de 75% dos cães com HAC apresentam hipercolesterolemia e/ou hipertrigliceridemia. A hiperlipidemia se deve à lipólise mais acentuada da gordura visceral, devido ao aumento da atividade da enzima lipase hormônio-sensível e à prejudicada remoção dos triglicerídios plasmáticos, devido à inibição da enzima lipoproteína-lipase. Discreta hiperglicemia deve resultar do aumento da gliconeogênese hepática e do antagonismo à ação da insulina exercido pelos glicocorticoides. Aproximadamente 20% dos cães desenvolvem diabetes *mellitus* concomitantemente à SC. Os níveis séricos de ureia e creatinina geralmente estão normais nos cães com SC, e um diagnóstico de insuficiência renal e HAC concomitantes raramente é estabelecido.[1,7,26]

A hipertensão sistêmica é detectada em mais de 60% dos casos, podendo, inclusive, ocorrer hipertrofia concêntrica de ventrículo esquerdo. A elevação dos níveis pressóricos ocorre secundariamente ao hipercortisolismo crônico devido à maior sensibilidade à ação das catecolaminas, à maior secreção de renina, à redução das prostaglandinas vasodilatadoras e do óxido nítrico e ao aumento da atividade mineralocorticoide, devendo ser tratada e monitorada com cautela nesses animais.[27] Em uma casuística de 66 cães com HAC espontâneo, 82% dos animais (54/66) apresentaram PA superior a 150 mmHg e 46% (30/66) hipertensão grave (> 180 mmHg).[31]

Assim como em humanos, a SC representa uma grave doença endócrina que cursa com muitas comorbidades, prejuízo da qualidade de vida e elevada mortalidade se não tratada de forma adequada. Dentre as principais comorbidades apresentadas pelos pacientes, destacam-se a síndrome metabólica representada por obesidade visceral, resistência insulínica, hiperglicemia, dislipidemia e hipertensão arterial, além de alterações musculoesqueléticas (miopatia, atrofia muscular, ruptura de ligamento e tendões, osteopenia, osteoporose), alterações neurológicas e comportamentais (depressão, ansiedade, prejuízo da cognição), infecções cutâneas, respiratórias e urinárias, maior predisposição à nefrolitíase e ao desenvolvimento de mucocele biliar.[32,33] Deve-se ter atenção especial diante de uma

investigação de hipotireoidismo em cães com SC. O hipercortisolismo, endógeno ou exógeno, suprime a secreção hipofisária de TSH, causando hipotireoidismo secundário. Além disso, o cortisol interfere na ligação do hormônio à sua proteína transportadora e diminui a taxa de metabolização periférica de T4 total em T3. Sendo assim, aproximadamente 20 a 57% dos cães com SC apresentam níveis baixos de T4 total e 11 a 62%, níveis baixos de T4 livre; porém, por se tratar de hipotireoidismo secundário, não há necessidade de suplementação hormonal, uma vez que a correção do hipercortisolismo normaliza tal situação.[1,34]

Testes hormonais

Testes endócrinos específicos devem ser realizados em animais com evidência clínica de SC. Os testes rotineiramente empregados para a confirmação do hipercortisolismo endógeno incluem teste de supressão com dose baixa de dexametasona e o teste de estimulação com ACTH, porém eles não permitem diferenciar hipercortisolismo ACTH-dependente de hipercortisolismo ACTH-independente. Para tanto, deve-se investigar a presença de neoplasia adrenal por ultrassonografia abdominal ou tomografia computadorizada e, quando possível, mensurar as concentrações plasmáticas de ACTH, além de pesquisar a presença de micro ou macroadenomas hipofisários (corticotrofinomas) mediante tomografia ou ressonância magnética.

Para a confirmação do hipercortisolismo, o eixo hipotalâmico-hipófise-adrenal deve ser avaliado por meio da integridade do *feedback* negativo, a exemplo do teste de supressão com dexametasona, ou da capacidade secretória da região adrenocortical com o teste de estimulação com ACTH. Nenhum deles é, porém, 100% efetivo, ambos apresentando vantagens e desvantagens. A dosagem sérica de cortisol basal, de maneira isolada, não é diagnóstica para o HAC, pois o estresse e diversas condições mórbidas podem elevar significativamente os níveis hormonais em animais sem doenças adrenais.[1]

Teste de supressão com dose baixa

O teste de supressão com dexametasona apresenta elevada sensibilidade, de 85 a 100%, e acurácia em torno de 95% para identificação de SC em cães,[35] porém, a presença de doenças não adrenais concomitantes aumenta o risco de se obter um resultado falso-positivo, reduzindo sua especificidade para 73%.[9,36] Baixa dose de dexametasona causa *feedback* negativo suficiente em cães clinicamente normais, suprimindo a secreção de ACTH hipofisário e, consequentemente, reduzindo a concentração de cortisol plasmático por aproximadamente 24 a 48 horas. A escolha da dexametasona se deve ao fato de ser um glicocorticoide sintético potente e não apresentar reação cruzada com o cortisol endógeno do paciente nos ensaios hormonais. O cortisol é mensurado imediatamente antes e 8 horas após a aplicação intravenosa de dexametasona, na dose de 0,01 mg/kg. Nos cães com SC hipófise-dependente ou com tumor adrenocortical, os níveis de cortisol sérico não sofrem redução abaixo do valor de referência predeterminado e utilizado pela maioria dos laboratórios, que é de 1,4 µg/dℓ.1 Esses valores de referência podem variar (1 a 1,4 µg/dℓ) de acordo com a metodologia empregada e devem ser validados e informados pelo laboratório veterinário utilizado. Cães hígidos geralmente apresentam valores de cortisol 8 horas após a administração de dexametasona inferiores a 1 µg/dℓ. Resultados entre 1 e 1,4 µg/dℓ são considerados suspeitos e, dependendo das manifestações clínicas e outras alterações laboratoriais, o médico-veterinário determinará se o paciente deve ser testado novamente ou se o teste será considerado positivo.

Embora a amostra sanguínea 8 horas após a administração de dexametasona seja a mais importante para a interpretação do teste de supressão, a coleta de uma amostra adicional, 4 horas pós-dexametasona, pode ser útil na diferenciação do HHD do HAD. Aproximadamente 60% dos cães com HHD apresentam supressão do cortisol sérico após 4 horas para valores inferiores a 1,4 µg/dℓ ou valores inferiores a 50% do cortisol basal, com posterior elevação 8 horas pós-dexametasona para valores superiores ou iguais a 1,4 µg/dℓ. Já a incapacidade de suprimir os níveis séricos de cortisol após 4 horas e 8 horas não é capaz de apontar a causa da SC.[4,7]

Teste de estimulação com hormônio adrenocorticotrófico

Resultados de teste de estimulação com ACTH encontram-se anormais em 85% dos cães com hipercortisolismo hipofisário e em 60% daqueles com tumores adrenocorticais.[4] O teste avalia a resposta da glândula adrenal ao estímulo por ACTH exógeno. Uma amostra de sangue é colhida previamente à administração do ACTH sintético, na dosagem de 5 µg/kg se for utilizado o Synacthen® (tetracosactido, 250 µg/mℓ), IV, e 1 hora após é realizada nova coleta para a mensuração de cortisol sérico. Devido à falta de disponibilidade do Synacthen®, tem sido utilizado o Acthel® (corticotropina 25 UI), cuja dose é de 1 UI/kg, o que equivale a 0,08 mℓ/kg, IV.[37] Mais recentemente, foi observado que uma dose inferior (0,5 UI/kg ou 0,04 mℓ/kg/IV) também se mostrou eficiente, sendo possível o melhor aproveitamento da ampola e redução do custo (Comunicação pessoal, Viau P., durante o 1º Workshop Internacional das Pesquisas Hormonais, 1º de julho de 2020).

Valores de cortisol 1 hora após a aplicação do ACTH superiores ou iguais a 21 µg/dℓ são compatíveis com hipercortisolismo. Valores entre 16 e 21 µg/dℓ são considerados sob suspeita e devem ser novamente testados. Valores entre 5 e 17 µg/dℓ são considerados normais (lembrando, novamente, que esses valores devem ser estabelecidos pelo laboratório utilizado).[1]

O teste de estimulação com ACTH é o único que pode ser empregado para diagnóstico de SC iatrogênica, evidenciando valores basais de cortisol, e após estímulos inferiores aos valores de referência, com mínimo incremento ou nenhum. O teste de estimulação com ACTH apresenta sensibilidade inferior ao teste de supressão com dexametasona (55 a 95% *versus* 85 a 100%), no entanto, sua especificidade é maior (64 a 93% *versus* 44 a 73%), com menor risco de resultados falsos-positivos.[1] Entre as doenças não adrenais que elevam o risco de resultados falsos-positivos tanto com o teste de supressão como com o teste de estimulação com ACTH, destacam-se diabetes *mellitus* descompensado, hepatopatias e enteropatias crônicas, pancreatite, doença renal crônica e tratamento crônico com fenobarbital.[36]

Aconselha-se a realização de teste de supressão com dexametasona em cães com suspeita clínica de SC, visto a sua maior sensibilidade e menor possibilidade de falsos-negativos. Não raramente, os resultados iniciais podem ser negativos ou conflitantes; porém, uma vez que a suspeita clínica e laboratorial de SC seja persistente, o teste hormonal deve ser repetido para nova investigação em prazo de aproximadamente 30 dias, podendo ser o teste de supressão ou o de estimulação.[38]

Relação cortisol-creatinina urinária

A avaliação da relação cortisol-creatinina urinária (RCCU) de uma única amostra de urina é capaz de estimar a excreção de cortisol urinário em um período de 24 horas. A urina deve ser coletada em casa, evitando-se, assim, o fator "estresse",

pela manhã e mantida sob refrigeração até ser encaminhada ao laboratório para dosagem de cortisol e creatinina urinárias. No entanto, como a RCCU varia consideravelmente dia a dia, recomenda-se coletar ao menos duas ou três amostras diferentes em dias consecutivos, mas essa prática aumentaria muito o custo. Trata-se de um teste bastante sensível para detectar o aumento da excreção de cortisol em cães, porém muito inespecífico, uma vez que 75% dos cães com doenças não adrenais podem apresentar valores elevados da RCCU, apresentando, portanto, um elevado valor preditivo negativo. De qualquer forma, esse teste isolado não tem valor diagnóstico, e, mesmo com valores elevados, faz-se necessária a realização de testes hormonais dinâmicos para a confirmação diagnóstica de HAC.[4,7,34,39]

Concentração plasmática de hormônio adrenocorticotrófico (ACTH)

A discriminação do hipercortisolismo endógeno ACTH-dependente do ACTH-independente não é possível com o teste de supressão com dexametasona ou teste de estimulação com ACTH. Para tanto, há necessidade da dosagem plasmática de ACTH e da avaliação ultrassonográfica das glândulas adrenais. Os tumores adrenocorticais funcionais e o hipercortisolismo iatrogênico suprimem a secreção endógena de ACTH por meio do mecanismo de *feedback* negativo, o que não acontece com os casos de hipercortisolismo ACTH-dependente resultantes da secreção excessiva de ACTH.[40]

Cães com tumores hipofisários têm concentrações de ACTH normais ou elevadas (> 25 pg/mℓ), ao passo que cães com tumores adrenocorticais têm concentrações de ACTH inferiores a 5 pg/mℓ. A realização desse exame, entretanto, encontra algumas limitações, pois a meia-vida do ACTH no plasma é extremamente curta, devendo as amostras sanguíneas ser coletadas em tubos plásticos com anticoagulantes, submetidas à centrifugação refrigerada (a 4°C) o mais rápido possível e o plasma congelado imediatamente, ou encaminhado ao laboratório em gelo seco. Caso as amostras não sejam manejadas adequadamente, os resultados não serão confiáveis.[4,7]

As concentrações plasmáticas basais normais de ACTH variam de 20 a 60 pg/mℓ em cães, de acordo com o método utilizado. Cães com hipercortisolismo pituitário-dependente apresentam valores superiores a 40 pg/mℓ em 85% dos casos, sendo os valores dos 15% restantes dentro da normalidade, porém inadequados para o hipercortisolismo endógeno.[7] Um estudo recente demonstrou que 100% dos cães com tumores adrenocorticais apresentavam níveis de ACTH inferiores a 5 pg/mℓ, ao passo que, em todos os cães com HHD, a concentração média de ACTH foi 30 pg/mℓ (variação de 5 a 1.250 pg/mℓ), não havendo sobreposição dos valores com 100% de acurácia. O ACTH foi mensurado por quimioluminescência, utilizando um *kit* novo (Immulite® ACTH), considerado o mais confiável atualmente.[41]

Mensuração de 17-hidroxiprogesterona e outros hormônios esteroidais

Embora, tradicionalmente, cães com SC apresentem níveis excessivos de cortisol sanguíneo, é provável que alguns animais com tumor adrenocortical apresentem elevação na concentração sérica de outros hormônios esteroidais, como 11-desoxicortisol, desoxicorticosterona, aldosterona, progesterona, 17-hidroxiprogesterona, androstenediona, dentre outros. A sintomatologia clínica nesses casos poderia ser atribuída à atividade glicocorticoide intrínseca que alguns progestágenos têm ou, alternativamente, às concentrações excessivas de progestágenos que podem competir com a proteína de ligação ao cortisol, implicando maior concentração de cortisol livre e sintomas clínicos de hipercortisolismo, mesmo diante de concentrações séricas de cortisol total normais ou diminuídas.[42] Cães com suspeita de SC com resultados normais de testes de supressão com dexametasona e de estimulação com ACTH são atualmente denominados "SC subdiagnosticada". Nessas condições, pode-se optar por testar mais uma vez esse paciente após 30 dias com o teste de supressão, com o teste de estimulação clássico ou realizar o teste de estimulação com ACTH, dosando não apenas o cortisol, mas também outros hormônios esteroidais, principalmente a 17-hidroxiprogesterona e a progesterona que são os hormônios mais frequentemente elevados nessa situação.

Vale ressaltar, no entanto, que a acurácia desse exame é inferior à do teste de supressão com dexametasona e do teste de estimulação com ACTH. Tais resultados devem ser interpretados com cautela e sempre em associação à sintomatologia clínica.[38,43]

Diagnóstico por imagem

Várias modalidades de imagem podem ser empregadas para auxiliar na diferenciação do hipercortisolismo proveniente de tumor hipofisário do hipercortisolismo proveniente de tumor adrenal, como a ultrassonografia (US) abdominal, a tomografia computadorizada (TC) e a ressonância magnética (RM) de crânio. A RM é considerada a técnica mais sensível para a visibilizar a hipófise, porém apresenta custo mais elevado e tempo de exame com o paciente anestesiado mais prolongado.[7]

A tomografia computadorizada, embora também exija anestesia geral, é um exame mais rápido e também permite imagens diretas da glândula hipofisária, que ficam realçadas após a administração intravenosa (IV) do meio de contraste radiográfico. No entanto, tumores muito pequenos podem não ser visualizados, portanto, a ausência de uma massa em topografia de hipófise não exclui o diagnóstico de hipercortisolismo hipófise-dependente (HHD). Grandes tumores hipofisários com extensão suprasselar são prontamente diagnosticados em imagens de TC, porém, em quase 40% dos cães com HHD, a doença é causada por um microadenoma que não altera o tamanho e a forma da glândula hipófise. Como o tamanho da glândula hipofisária varia muito em cães saudáveis de acordo com as raças e mesmo entre cães da mesma raça, atualmente é recomendado o cálculo da relação altura da hipófise/área do cérebro a partir de uma imagem de TC com contraste transversal através do centro da hipófise (relação P/B). A hipófise é considerada aumentada quando a relação P/B é superior a 0,31.[16]

Em uma grande casuística de cães com HHD, a relação P/B mediana foi de 0,39 (variação, 0,13 a 1,40). A hipófise estava aumentada em 201 cães (mediana, 0,47, intervalo, 0,32 a 1,4) e não aumentada em 100 cães (mediana, 0,25, intervalo, 0,13 a 0,31).[44]

A US abdominal é uma técnica simples, amplamente utilizada e bastante eficiente na identificação de massas abdominais, contribuindo para a identificação ou exclusão de tumores adrenais como causa de hipercortisolismo espontâneo. Rotineiramente, ambas as glândulas adrenais são visibilizadas em cães com SC ACTH-dependente, embora a glândula direita apresente topografia mais cranial e acesso mais difícil. Outros fatores que podem dificultar a visualização das adrenais são a presença de gases estomacais ou intestinais e a conformação corporal de tórax profundo.[45] A mensuração da espessura do polo caudal é considerada a mais fidedigna para a identificação de adrenomegalia do que a mensuração do seu comprimento.[46] A espessura das glândulas adrenais de cães normais varia bastante conforme o peso do animal, compreendendo valores de 0,3 a 0,8 cm, mas, geralmente, não excede 0,6 cm em cães de pequeno porte.[47] Melián et al. (2021),[48] em estudo recente, avaliou as mensurações das glândulas adrenais em cães saudáveis e cães com HAC, em 4 categorias diferentes de peso. Os valores limítrofes superiores do diâmetro da glândula adrenal esquerda em cães saudáveis foram: 5,1 mm ($\geq$ 2,5 a 5 kg), 5,5 mm (> 5 a 10 kg), 6,4 mm (> 10 a 20 kg) e 7,3 mm (> 20 a 40 kg); e os valores do limite superior da glândula adrenal direita foram 5,3 mm ($\geq$ 2,5 a 5 kg), 6,8 mm (> 5 a 10 kg), 7,5 mm (> 10 a 20 kg) e 8,7 mm (> 20 a 40 kg). A sensibilidade da US para detectar adrenomegalia em cães com SC foi de 95,6%. Na maioria dos casos, os achados ultrassonográficos foram consistentes com SC hipófise-dependente ou com tumor adrenal, mas, em 39,6% dos casos, as adrenais apresentaram assimetria equívoca.[48]

TRATAMENTO

Os objetivos principais da terapia para tratamento da SC são: reduzir ou, preferencialmente, eliminar os sintomas clínicos associados ao hipercortisolismo, reduzir as complicações clínicas que podem ocorrer a longo prazo, promover melhor qualidade de vida e, sempre que possível, eliminar a fonte de secreção autônoma excessiva de cortisol e/ou ACTH. Dessa forma, diante de um tumor na hipófise ou um tumor na glândula adrenal, o ideal seria instituir o tratamento cirúrgico, a hipofisectomia transfenoidal ou a adrenalectomia, respectivamente. No entanto, nem todos os pacientes são candidatos à cirurgia e nem todos os países dispõem de recursos técnicos e equipe multiprofissional treinada para a realização de tais procedimentos, notadamente a hipofisectomia. Mas, independentemente da forma da doença, os drásticos sintomas clínicos são causados pela atividade glicocorticoide excessiva e crônica, salvo alguns distúrbios neurológicos ou de desconforto abdominal atribuíveis à presença de grandes massas hipofisárias ou adrenais, respectivamente. Sendo assim, o objetivo inicial da terapia é reduzir os níveis sanguíneos de cortisol.[1]

A redução drástica das concentrações séricas de cortisol em um animal com HHD pode levar ao crescimento do tumor hipofisário, resultando em sintomas neurológicos, como ataxia, depressão, inapetência, cegueira aparente, convulsão e alteração do comportamento (síndrome do macrotumor de hipófise); no entanto, não está claro se esses sintomas são secundários ao tratamento ou se refletem a evolução desfavorável da doença.[2] De qualquer forma, é importante monitorar o tamanho do tumor hipofisário, caso a opção terapêutica seja a medicamentosa.

Para o hipercortisolismo hipófise-dependente, o tratamento medicamentoso é o mais utilizado mundialmente. A remoção cirúrgica do corticotrofinoma pela técnica de hipofisectomia transesfenoidal vem sendo desenvolvida há anos com resultados bastante satisfatórios, mas somente está disponível na prática clínica em alguns hospitais veterinários universitários e de referência em países europeus e norte-americanos.[49-51] Mas, em nível experimental, já existem cirurgiões brasileiros iniciando essa prática, havendo um futuro promissor.

Não há qualquer fármaco capaz de curar a SC, portanto deve-se ter em mente que a terapia será contínua. O trilostano e, menos frequentemente, o mitotano são as principais opções terapêuticas para o hipercortisolismo hipófise-dependente.

O tratamento ideal para o hipercortisolismo adrenal-dependente é a remoção cirúrgica do tumor (adrenalectomia). No entanto, alguns cães apresentam tumores inoperáveis, metástases já evidenciadas no ato do diagnóstico ou condições extremamente debilitantes para tal procedimento. Nessas condições, o mitotano ou o trilostano também são recomendados.

Trilostano

O trilostano, inicialmente utilizado na Europa em 2005, é o fármaco mais utilizado no tratamento da SC. Trata-se de um análogo de esteroide sintético que inibe competitivamente a enzima esteroidogênica 3β-hidroxiesteroide desidrogenose (3βHSD), necessária para a produção de todas as classes de hormônios adrenocorticais, incluindo o cortisol e a aldosterona (Figura 192.5). Os glicocorticoides são, particularmente, mais suscetíveis a essa ação. O trilostano parece inibir também outras enzimas da esteroidogênese, como a 11β-hydroxylase (CYP11B1) e a 11 β-hidroxiesteroide desidrogenasse (11B-HSD) que catalisa a conversão fisiológica do cortisol ativo em cortisona inativa. Tal fármaco tem se mostrado bem tolerado e eficaz na redução do hipercortisolismo em pelo menos 75% dos casos de hipercortisolismo hipófise-dependente. O trilostano é um fármaco lipossolúvel e deve ser administrado com alimento para aumentar sua taxa de absorção.[52,53]

A redução do cortisol resulta em uma perda de *feedback* negativo e um aumento compensatório na concentração plasmática de ACTH; e a redução da aldosterona, causa um aumento compensatório na atividade da renina plasmática.[54]

A duração do seu efeito sobre a supressão do cortisol sanguíneo é inferior a 12 horas na maioria dos cães, com pico de ação em torno de 1,7 a 3,8 horas após sua administração oral e, por esse motivo, deve ser administrado a cada 12 horas, preferencialmente. A dose inicial recomendada atualmente é bastante inferior àquelas utilizadas no passado e àquela preconizada pelo fabricante, reduzindo, assim, a incidência de efeitos colaterais.[34,52,55-58]

O tratamento pode ser iniciado com a dose 0,5 a 1 mg/kg, a cada 12 horas, VO; lembrando que cães de grande porte necessitam de doses menores por kg de peso em comparação aos cães de pequeno porte.[59,60]

Os estudos clínicos demonstram que o trilostano é bem tolerado pelos cães, com baixa incidência de efeitos colaterais, estimada em 10 a 15% dos casos (contra 25 a 42% dos casos tratados com mitotano), os quais incluem vômito, diarreia e prostração. Hiperpotassemia "assintomática" pode ocorrer, principalmente quando os antagonistas da aldosterona (espironolactona) ou os inibidores da enzima conversora de angiotensina são utilizados concomitantemente, devendo-se monitorar os níveis séricos de potássio.[52,58] Normalmente, o trilostano inibe mais a produção de glicocorticoides do que de mineralocorticoides, porém é possível que em alguns cães o bloqueio dos mineralocorticoides seja mais efetivo.[61]

Um estudo recente relatou que a incidência de hipoadrenocorticismo iatrogênico após o início do tratamento com o trilostano foi de 15% nos primeiros 2 anos e de 26% aos 4 anos, sendo transitória em 74% dos casos.[62]

Espera-se que os efeitos do trilostano sejam rapidamente reversíveis, por se tratar de um inibidor enzimático. No entanto, em algumas situações, a supressão adrenal pode levar semanas a meses.[63] Apesar da relativa segurança do fármaco, foi descrito

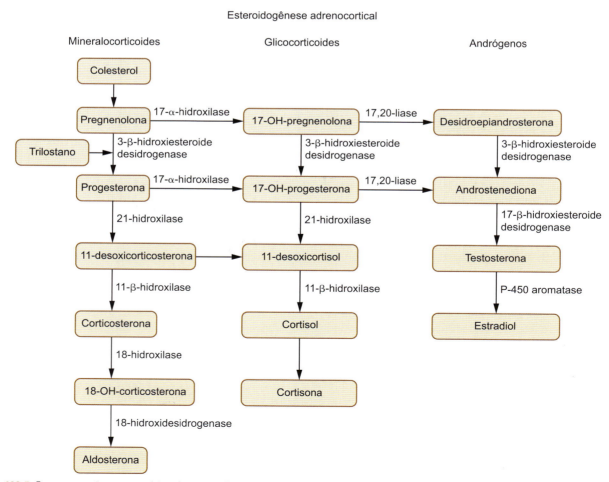

Figura 192.5 Representação esquemática da esteroidogênese adrenocortical, mostrando a inibição da enzima 3β-hidroxiesteroide desidrogenase pelo trilostano.

um caso de morte súbita em um animal tratado durante 21 dias com o trilostano; esse animal desenvolveu hemorragia e necrose aguda das glândulas adrenais.[55,64,65] Posteriormente, um trabalho publicado em 2011[66] demonstrou que a necrose adrenal observada em alguns cães se deve aos níveis elevados de ACTH, causados pela ausência de *feedback* negativo sobre a hipófise, secundário ao hipocortisolismo proporcionado pela terapia com trilostano. Por esse motivo, é importante que os níveis séricos de cortisol e de ACTH sejam criteriosamente monitorados.

A eficácia terapêutica, bem como a sobrevida dos animais com HHD tratados com mitotano ou trilostano, é similar (Figuras 192.6 a 192.8).[67] Uma diferença importante é a redução do tamanho das glândulas adrenais, observada durante a ultrassonografia abdominal em animais tratados e bem controlados com o mitotano, ao contrário do que ocorre com os animais tratados com o trilostano em que 84% dos animais, em um estudo, apresentaram aumento do tamanho das adrenais tanto em comprimento quanto em largura, além disso, em algumas, foi observada hiperplasia macronodular.[68] Sugere-se, assim, que a ultrassonografia abdominal das glândulas adrenais seja monitorada a cada 6 meses de maneira bastante criteriosa. A baixa incidência de efeitos colaterais com o uso do trilostano torna-o um fármaco mais atrativo e de primeira escolha para o hipercortisolismo hipófise-dependente.

A melhor maneira de monitorar a terapia é mediante a observação da redução da sintomatologia clínica, como a redução da poliúria, polidipsia e polifagia. A constatação da redução do hipercortisolismo ocorre por meio do teste de estimulação com ACTH, que deve ser realizado 2 a 4 horas após a administração do trilostano, 30 dias após o início da terapia. Caso o animal apresente algum efeito colateral previamente a esse período, o teste deve ser antecipado. O nível sérico de cortisol antes e pós-ACTH considerado ideal pela maioria dos autores é de 1,5 a 5,5 µg/dℓ.[1,63,58] Níveis de cortisol pós-ACTH superiores a 5,5 ou inferiores a 1,5 µg/dℓ implicam aumento ou redução da dose do trilostano, respectivamente. No entanto, existem exceções, e cortisol pós-ACTH de 7,5 µg/dℓ em um animal clinicamente bem pode ser considerado satisfatório; portanto, a terapia pode ser mantida. Testes de estimulação com ACTH devem ser realizados mensalmente nos primeiros meses de terapia e, posteriormente, a cada 3 e 6 meses continuamente.[34,52]

Apesar do seu amplo uso, o teste de estimulação com ACTH nunca foi validado para o monitoramento da terapia com o trilostano e alguns estudos clínicos não apontaram uma boa correlação entre as manifestações clínicas e os resultados dos testes hormonais. Além disso, devido ao fato do ACTH sintético (tetracosactide) apresentar custo elevado e disponibilidade variável de acordo com o país, têm sido propostas novas ferramentas laboratoriais para o monitoramento do tratamento.[69,70] Um método alternativo proposto recentemente é a mensuração do cortisol basal pré-trilostano (*pre-pill* cortisol) e do cortisol 3 horas após a administração do trilostano (*post-pill* cortisol), que apresentaram melhor correlação do que o cortisol pós ACTH na diferenciação dos grupos de cães com bom controle clínico e controle ruim.[70] No entanto, deve-se levar em consideração que mesmo animais com excelente controle clínico podem apresentar redução da capacidade da reserva adrenal, podendo apresentar crise addisoniana, quando expostos a estresse ou outras doenças sistêmicas,[62] sendo assim, a realização esporádica do teste de estimulação com ACTH ainda se faz necessária nesses pacientes.

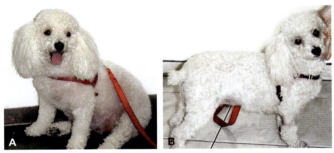

Figura 192.6 Animal da espécie canina, fêmea, da raça Poodle, com hiperadrenocorticismo. **A.** Antes do tratamento. **B.** 8 meses após tratamento com mitotano.

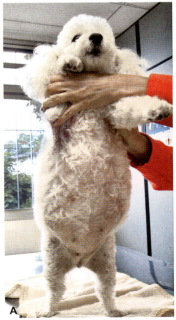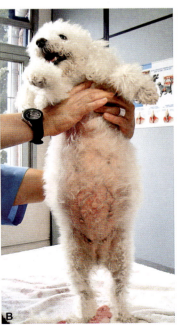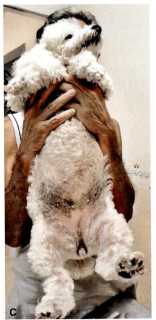

Figura 192.7 Animal da espécie canina, fêmea, da raça Poodle, com hiperadrenocorticismo. **A.** Antes do tratamento. **B.** Aos 2 meses após o tratamento. **C.** 6 meses após terapia com trilostano. Notar redução da distensão abdominal.

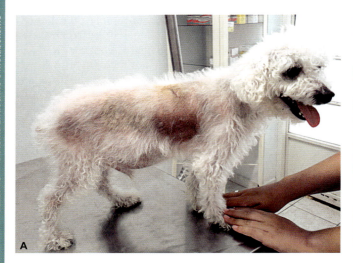
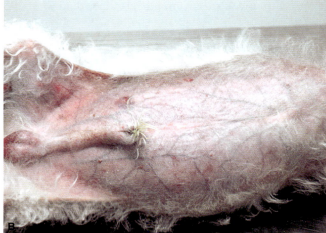
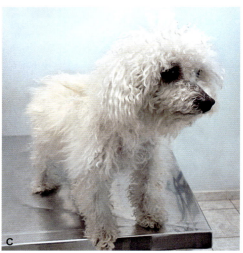
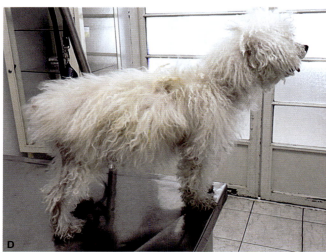

Figura 192.8 Animal da espécie canina, macho, da raça Poodle, com hiperadrenocorticismo. **A.** e **B.** Antes do tratamento. **C.** e **D.** Após 6 meses de terapia com trilostano.

Mitotano

O primeiro protocolo terapêutico com emprego do mitotano o,p'DDD data de 1972 e foi proposto por Schecter (1973). O uso do mitotano como um agente adrenocorticolítico embasou-se no trabalho de Nelson e Woodard, que, no fim dos anos 1940, observaram que cães que recebiam inseticida DDD desenvolviam grave necrose da região cortical adrenal e atrofia. Investigações subsequentes demonstraram que o isômero o,p' era o principal agente responsável pelo efeito adrenocorticolítico.[71]

O mitotano exerce efeito citotóxico direto sobre o córtex adrenal, resultando em necrose seletiva e atrofia das zonas fasciculada e reticulada, as quais secretam cortisol e hormônios sexuais, mas também pode acometer a zona glomerulosa quando usado em doses mais elevadas ou por tempo mais prolongado. O mitotano requer sua conversão em um metabólito intermediário (acil cloreto o,p'-DDA) para se tornar ativo, sob o efeito das mono-oxigenases do sistema mitocondrial P-450. Essa toxicidade é específica para as glândulas adrenais, em especial para aquelas hiperplásicas.[1]

O mitotano também inibe as enzimas esteroidogênicas do citocromo P450 de clivagem da cadeia lateral do colesterol (CYP11A1 e CYP11B1), levando à inibição da síntese de cortisol, e também induz outras enzimas do citocromo P450 (CYP3A4) que aumentam a depuração metabólica de glicocorticoides.[72] Recentemente, um estudo elucidou melhor seu mecanismo de ação, descobrindo que o mitotano é capaz de inibir a esterol-O-acil-transferase 1 (SOAT1), uma enzima que catalisa a conversão do colesterol livre em ésteres de colesterol. A inibição dessa conversão aumenta a quantidade de colesterol livre na célula, o que pode levar ao estresse do retículo endoplasmático e, posteriormente, à apoptose celular.[73] A longo prazo, o mitotano pode causar degeneração gordurosa e atrofia centrolobular do fígado. O fármaco é lipossolúvel e deve ser administrado junto às refeições com alimentos gordurosos. A manipulação dessa medicação, pelos proprietários, deve ser realizada com mãos enluvadas, evitando exposição ao fármaco, em virtude de seu potencial carcinogênico e mutagênico.[1,63]

O mitotano pode ser empregado tanto no tratamento de SC hipófise-dependente como na SC adrenal-dependente. O tratamento envolve duas fases: uma de indução ou "ataque", em que o fármaco é administrado diariamente; e outra de manutenção, com administração, inicialmente semanal, mas pode ter essa frequência aumentada para 2 a 4 vezes/semana, de acordo com os sintomas clínicos condizentes com hipercortisolismo.

Fase de indução

A dose inicial recomendada para o tratamento do HC hipófise-dependente é de 25 mg/kg, 2 vezes/dia, administrada por, aproximadamente, 7 a 10 dias, até a observação de efeitos adversos sugestivos de hipocortisolismo, como hiporexia ou apetite seletivo (sintomas mais precoces), anorexia, prostração, vômito ou diarreia, devendo o fármaco ser suspenso, nessa ocasião, por 7 dias, até que se inicie a fase de manutenção. Os proprietários devem ser orientados a monitorar o apetite, a ingestão de água e a atitude do animal, antes e durante a terapia, no intuito de facilitar a detecção precoce de alterações clínicas e a necessidade de interromper a fase de indução antes dos 7 a 10 dias propostos. Cães apresentam distinta sensibilidade individual ao mitotano durante o período de indução. Assim, o tempo necessário para reduzir adequadamente os níveis sanguíneos de cortisol pode variar de 5 dias a 2 meses.[1,71,63]

Em um estudo envolvendo 200 cães com SC[74] submetidos ao tratamento com mitotano, foram demonstradas a eficácia e a relativa segurança do fármaco. Mais de 80% dos cães tratados por pelo menos 3 meses tiveram resposta considerada boa ou excelente. Os efeitos colaterais observados com maior frequência, ao término da indução, foram anorexia, êmese, diarreia, prostração e ataxia. Um ou mais desses sintomas se desenvolveram em 25% dos animais estudados. Tais efeitos colaterais representam, na maioria das vezes, a queda brusca de cortisol aos níveis normais ou abaixo dos valores de referência, sendo reversíveis com a administração de doses fisiológicas de glicocorticoides; porém, quando manifestados nos primeiros 3 dias de tratamento, podem indicar intolerância ao fármaco, cuja dose deve ser reduzida ou fracionada.

Uma vez completada a fase de indução, o animal pode ser submetido ao teste de estimulação com ACTH, para comprovação do hipocortisolismo ou, simplesmente, a medicação deve ser suspensa durante 7 dias para dar início à fase de manutenção. Tal teste representa a forma mais fidedigna para determinar a habilidade do córtex adrenal em secretar cortisol. O objetivo do tratamento com mitotano é induzir hipoadrenocorticismo relativo, interpretado com base em resultados hormonais, com níveis de cortisol após 1 hora da estimulação com ACTH sintético entre 2 e 5 µg/dℓ.[1,26] Caso os níveis de cortisol ainda permaneçam elevados, o mitotano deve ser continuado durante mais 4 a 7 dias até a observação de sintomas compatíveis com a redução do cortisol sanguíneo. Se, por outro lado, os níveis de cortisol pós-ACTH estiverem inferiores a 2 µg/dℓ e o animal apresentar prostração, vômito e/ou diarreia, deve-se suplementar o animal com prednisona a 0,2 µg/kg, 1 vez/dia, durante 5 a 7 dias, e avaliar os níveis séricos de sódio e potássio. Se for observada hiponatremia em associação à hiperpotassemia, tem-se um caso de hipoadrenocorticismo iatrogênico, então o mitotano deve ser suspenso definitivamente e o animal deve ser submetido à terapia com glico e mineralocorticoides (Figura 192.9).

Fase de manutenção

Nessa etapa, o mitotano é continuado semanalmente, na dose de 50 mg/kg, e não mais diariamente, podendo-se dividir em 2 ou 3 doses ao longo da semana, a depender do peso do animal. Modificações na dose e na frequência de administração do fármaco, que pode variar de 25 até 100 mg/kg/semana, devem ser realizadas de acordo com a sintomatologia clínica do animal, seja ela de hiper ou hipocortisolismo, e com os resultados do teste de estimulação com ACTH. Aproximadamente 50% dos casos tratados com mitotano recidivam em prazo de 12 meses. Tal recrudescência pode ser comprovada por evidências clínicas e pelos níveis elevados de cortisol pós-ACTH, havendo necessidade de nova reindução.[74]

Para garantir um bom controle terapêutico, o teste de estimulação com ACTH, bem como um completo perfil bioquímico, deve ser realizado a cada 2 a 3 meses e os retornos para avaliação clínica e física devem ser mensais, inicialmente. Resultados de teste de estimulação com ACTH com níveis séricos de cortisol basal e pós-ACTH entre 2 e 5 µg/dℓ indicam controle terapêutico satisfatório; valores superiores a 5 µg/dℓ indicam a necessidade de aumentar a dose semanal do mitotano em 25 a 50% e valores inferiores a 2 µg/dℓ indicam que é preciso reduzir ou suspender a medicação (Figura 192.10).

Desenvolvimento de hipoadrenocorticismo iatrogênico

O efeito colateral mais drástico e indesejável associado à terapia com mitotano é o desenvolvimento de hipoadrenocorticismo iatrogênico, ou insuficiência adrenal, com deficiência tanto de glicocorticoides quanto de mineralocorticoides, que ocorre em 5 a 17% dos casos.[71,67] Deve-se suspeitar de hipoadrenocorticismo iatrogênico quando o animal, submetido à terapia adrenocorticolítica, apresentar os seguintes sintomas: anorexia, prostração intensa, êmese, diarreia e desidratação. A confirmação laboratorial se dá mediante a constatação de hiponatremia e hiperpotassemia, além de níveis basais de cortisol sérico inferiores a 1 µg/dℓ e pós-ACTH inferiores a 2 µg/dℓ. O mitotano deve ser imediatamente descontinuado e a reposição com glicocorticoides e mineralocorticoides iniciada, além de interposição de tratamento com suporte necessário, conforme a gravidade do quadro, como fluidoterapia com NaCl a 0,9%, glicose, controle emergencial da hiperpotassemia etc.[1,2,71]

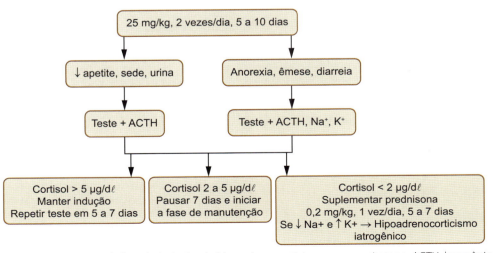

Figura 192.9 Fluxograma para o manejo da fase de indução do hiperadrenocorticismo com o mitotano. ACTH: hormônio adrenocorticotrófico. Terapia com o mitotano (fase de indução).

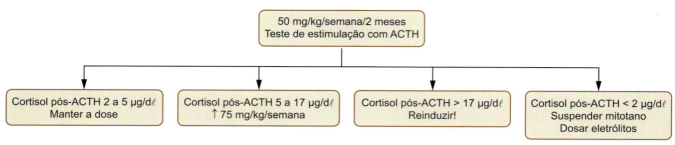

Figura 192.10 Fluxograma para o manejo da fase de manutenção do hiperadrenocorticismo com o mitotano. ACTH: hormônio adrenocorticotrófico. Terapia com o mitotano (fase de manutenção).

Cães com SC que desenvolvem completa insuficiência adrenal necessitarão de suplementação contínua com prednisona (fonte glicocorticoide) e de acetato de fludrocortisona (fonte de mineralocorticoide), sendo a administração futura de mitotano totalmente dispensável.

Outros fármacos

Como a dopamina (DA) e a somatostatina (SST) têm funções inibidoras na glândula hipofisária, drogas que atuam em seus receptores – receptor DA subtipo 2 (DRD2), receptores SST subtipo 2 (SSTR2) e subtipo 5 (SSTR5) – têm sido pesquisadas. A distribuição desses receptores é bastante variável e difere daquela observada em seres humanos. Nos adenomas corticotróficos caninos, o subtipo de receptor mais prevalente é SSTR2, enquanto DRD2 e SSTR5 são expressos em níveis muito mais baixos.[5]

Atualmente, não há medicamentos que atuem na hipófise registrados para uso na SC ACTH-dependente canina. Estudos publicados pelo grupo argentino relataram respostas satisfatórias com o uso da cabergolina, pasireotide ou ácido retinoico. Porém, há necessidade de mais estudos clínicos e, de modo geral, esses fármacos são considerados opções terapêuticas inferiores em comparação ao trilostano e ao mitotano. Contudo, é possível que a associação de fármacos que atuem em nível de adrenal (como o trilostano) com fármacos que atuem em nível de hipófise (como a cabergolina, pasireotide e ácido retinoico) possam trazer resultados promissores, devendo ser melhor investigados.

Castillo et al.[75] (2008) demonstraram que 42,5% dos cães com hipercortisolismo hipófise-dependente apresentaram melhora clínica satisfatória da SC com o uso da cabergolina, um agonista dopaminérgico, usado na dose de 0,07 mg/kg/semana, demonstrando redução do hipercortisolismo (por meio da relação cortisol creatinina urinária) e do tamanho dos adenomas hipofisários (por meio de ressonância magnética) após 1 ano de tratamento. Em outro estudo, o ácido retinoico empregado na dose de 2 mg/kg, 1 vez/dia, VO, também mostrou-se eficaz no controle do HHD, promovendo redução dos níveis plasmáticos de ACTH endógeno, do cortisol circulante, e redução do tamanho do tumor corticotrófico em alguns animais.[76] Da mesma forma, o pasireotide promoveu melhora clínica em 20 cães com HHD sem efeitos colaterais graves.[77]

Vale ressaltar que, no Brasil, o ácido retinoico não pode ser prescrito pelo médico-veterinário devido aos seus efeitos teratogênicos e o pasireotide apresenta um custo bastante elevado impossibilitando seu uso.

Tratamento do hipercortisolismo adrenal-dependente

A remoção cirúrgica completa do tumor adrenal apresenta o melhor prognóstico para os cães com hipercortisolismo adrenal-dependente. No entanto, muitas vezes, esses tumores apresentam extensa invasão vascular, tornando a adrenalectomia impraticável. Além disso, é importante verificar a presença de metástases e avaliar a condição física e laboratorial do paciente, que, muitas vezes, está bastante debilitado para o procedimento. Quando há necessidade de controle do hipercortisolismo previamente à cirurgia, em animais muito sintomáticos ou quadros muito crônicos, o trilostano deve ser empregado preferencialmente ao mitotano, pois esse último torna o tumor mais friável devido à sua ação citotóxica.

A indicação da adrenalectomia e a sua realização envolvem uma equipe multiprofissional, incluindo médico-veterinário endocrinologista, radiologista, cirurgião, anestesista, além de intensivistas para o manejo pós-operatório hospitalar, visto a complexidade da cirurgia adrenal, alterações hemodinâmicas que podem ocorrer durante o procedimento cirúrgico e risco de insuficiência adrenal. A reposição de glicocorticoide se faz necessária no trans e no pós-operatório em virtude da atrofia do córtex adrenal da glândula contralateral. Outras complicações que podem ocorrer é a pancreatite e o tromboembolismo.

A adrenalectomia pode ser realizada por laparotomia ventral ou paracostal, ou por laparoscopia, quando os tumores não são muito grandes e quando não há invasão vascular. A mortalidade perioperatória era elevada inicialmente, mas nos estudos mais recentes é estimada em torno de 6 a 8% quando realizada por equipes experientes.[78-80]

Um ponto interessante é que quando pacientes com invasão vascular sobrevivem ao período perioperatório, sua sobrevida não é diferente daqueles que não apresentavam invasão vascular.[78] Caso o tratamento cirúrgico do hipercortisolismo adrenal-dependente tenha sido descartado, pode-se utilizar o trilostano ou mitotano. Ambos são indicados para o controle do hipercortisolismo, mas o mitotano representa a melhor opção terapêutica, haja vista suas propriedades citotóxicas; no entanto, esse quimioterápico pode causar muitos efeitos colaterais, portanto deve ser usado com muito cuidado e o paciente muito bem selecionado. O mitotano pode ser empregado na dose de 50 a 75 mg/kg, dividida 2 vezes/dia; porém, geralmente, com tempo de indução mais prolongado em comparação ao HHD. A resposta terapêutica ao mitotano mostra-se bastante variável entre os animais. Alguns cães são bastante sensíveis, respondendo rapidamente à dose de 50 mg/kg/dia durante os primeiros 7 a 10 dias, e outros mais resistentes, necessitando de 75 mg/kg/dia durante um período mais prolongado (> 14 dias). Em estudo realizado por Kintzer e Peterson, mais de 60% dos cães com tumor adrenocortical funcional tiveram resposta clínica caracterizada como boa a excelente quando tratados exclusivamente com o,p'DDD. A dose de manutenção também é mais elevada, variando de 75 a 100 mg/kg/semana.[81] Os efeitos adversos do mitotano e o monitoramento hormonal são semelhantes àqueles descritos anteriormente.

Cães com tumores adrenais secretores de cortisol tratados com o trilostano apresentarão melhora das manifestações clínicas, no entanto, se o tumor for maligno, continuará crescendo e o risco de metástase ainda existirá.

Mas um estudo mostrou que não houve diferença estatisticamente significativa na sobrevida de cães com hipercortisolismo adrenal-dependente tratados com mitotano (13 cães) e trilostano (22 cães). A presença de metástases foi o principal determinante no tempo de vida desses animais.[82] A dose indicada de trilostano nos casos de tumores adrenais secretores de cortisol é de 0,5 mg/kg, 2 vezes/dia.[72]

Piora de condições clínicas responsivas aos glicocorticoides após tratamento da síndrome de Cushing

Devido às ações imunossupressoras e anti-inflamatórias geradas pelo excesso de glicocorticoides presente nos cães com SC, muitas doenças concomitantes responsivas aos glicocorticoides podem ser mascaradas. Durante o tratamento com o mitotano ou o trilostano e a consequente redução do hipercortisolismo, tais problemas tornam-se clinicamente evidentes, a exemplo das dermatites alérgicas, doenças articulares degenerativas e doenças inflamatórias intestinais crônicas (DIIC). Nesse caso, recomenda-se o uso de outros fármacos ou protocolos para controle dos sintomas, como oclacitinibe, ciclosporina, lokivetmab, hipossensibilização para a dermatite atópica; analgésicos associados aos anti-inflamatórios não esteroides para as artrites e artroses; ciclosporina, azatioprina, micofenolato e outros fármacos para a DIIC. Eventualmente, em casos refratários, doses baixas de glicocorticoides podem ser necessárias.

PROGNÓSTICO

O prognóstico para os cães com SC hipofisário depende do estado geral do animal e das prováveis complicações associadas ao hipercortisolismo, como cetoacidose diabética, tromboembolismo pulmonar, pancreatite, além do comprometimento do proprietário com a perpetuação do tratamento no que diz respeito não somente à dedicação, mas também às condições financeiras mínimas necessárias para aquisição do fármaco e realização de exames laboratoriais periódicos, para adequado monitoramento do paciente. A expectativa de vida é de aproximadamente 2 a 4 anos, tanto para cães tratados com o mitotano quanto para os tratados com o trilostano, porém, na experiência clínica da autora deste capítulo, essa sobrevida tem sido bem superior (informação pessoal), principalmente nos animais acometidos mais jovens, por apresentarem menos comorbidades e doenças geriátricas concomitantes, como doença renal crônica e insuficiência cardíaca congestiva.

Cães com adenomas adrenocorticais têm prognóstico melhor do que aqueles com adenocarcinomas. Quando submetidos à adrenalectomia, na ausência de metástases, a expectativa de vida é superior à da SC de origem hipofisária.

REFERÊNCIAS BIBLIOGRÁFICAS

1. Behrend EN. Canine Hyperadrenocorticism. In: Feldman EC, Nelson RW, Reusch CE, Scott-Moncrieff JCR, Behrend EN. Canine and feline endocrinology. 4. ed. Philadelphia: WB Saunders; 2015. p. 377-451.
2. Herrtage ME. Hiperadrenocorticismo canino. In: Mooney CT, Peterson ME, editores. Manual de endocrinologia canina e felina. 3. ed. São Paulo: Roca; 2009. p. 181-206.
3. Castillo VA, Cabrera Blatter MF, Gomez NV, Sinatra V, Gallelli MF, Ghersevich MC. Diurnal ACTH and plasma cortisol variations in healthy dogs and in those with pituitary-dependent Cushing's syndrome before and after treatment with retinoic acid. Res Vet Sci. 2009;86(2):223-9.
4. Peterson ME. Diagnosis of hyperadrenocorticism in dogs. Clin Tech Small Anim Pract. 2007;22(1):2-11.
5. De Bruin C, Meij BP, Kooistra HS, Hanson JM, Lamberts SW, Hofland LJ. Cushing's disease in dogs and humans. Horm Res. 2009;71(Suppl 1):140-3.
6. O'Neill DG, Scudder C, Faire JM, Church DB, McGreevy PD, Thomson PC et al. Epidemiology of hyperadrenocorticism among 210,824 dogs attending primary-care veterinary practices in the UK from 2009 to 2014. J Small Anim Prac. 2016;57(7):365-73.
7. Guptill L, Scott-Moncrieff JC, Widmer WR. Diagnosis of canine hyperadrenocorticism. Vet Clin North Am Small Anim Pract. 1997;27(2):215-35.
8. Ling GV, Stabenfeldt GH, Comer KM, Gribble DH, Schechter RD. Canine hyperadrenocorticism: pretreatment clinical and laboratory evaluation of 117 cases. J Am Vet Med Assoc. 1979;174(11):1211-5.
9. Behrend EN, Kemppainen RJ. Diagnosis of canine hyperadrenocorticism. Vet Clin North Am Small Anim Pract. 2001;31(5):985-1003, viii.
10. De Marco V, Ubukata R, Kahvegian M, Gonçalves C, Machado FLA, Fragoso MCBV et al. Canine Adrenal Tumors: Clinical And Histopathological Characteristics. 7th International Adrenal Cancer Symposium, Clermont 27-28 Sept, p. 71, 2019.
11. Bennaim M, Shiel RE, Mooney CT. Diagnosis of spontaneous hyperadrenocorticism in dogs. Part 1: Pathophysiology, aetiology, clinical and clinicopathological features. Vet J. 2019;252:105342.
12. De Marco V, Carvalho LR, Guzzo MF, Oliveira PS, Gomes LG, Mendonça BB. An activating mutation in the CRHR1 gene is rarely associated with pituitary-dependent hyperadrenocorticism in poodles. Clinics. 2017;72(9):575-581.
13. La Perle KMD, Capen CC. Endocrine system. In: MD M, Zachary JF, editors. Pathologic basis of veterinary disease. 4. ed. St Louis: Mosby Elsevier; 2007. p. 693-741.
14. Teshima T, Hara Y, Takekoshi S, Teramoto A, Osamura RY, Tagawa M. Expression of genes related to corticotropin production and glucocorticoid feedback in corticotroph adenomas of dogs with Cushing's disease. Domest Anim Endocrinol. 2009;36(1):3-12.
15. Gallelli MF, Cabrera Blatter MF, Castillo V. A comparative study by age and gender of the pituitary adenoma and ACTH and alpha-MSH secretion in dogs with pituitary-dependent hyperadrenocorticism. Res Vet Sci. 2010;88(1):33-40.
16. Kooistra HS, Voorhout G, Mol JA, Rijnberk A. Correlation between impairment of glucocorticoid feedback and the size of the pituitary gland in dogs with pituitary-dependent hyperadrenocorticism. J Endocrinol. 1997;152(3):387-94.
17. Hanson JM, Teske E, Voorhout G, Galac S, Kooistra HS, Meij BP. Prognostic factors for outcome after transsphenoidal hypophysectomy in dogs with pituitary-dependent hyperadrenocorticism. J Neurosurg. 2007;107(4):830-40.
18. Capen CC. The endocrine glands. In: Jubb KVF, Kennedy PC, Palmer N, editors. Pathology of domestical animals. 4. ed. San Diego: Academic Press; 1993.
19. Galac S, Kooistra HS, Voorhout G, van den Ingh TS, Mol JA, van den Berg G et al. Hyperadrenocorticism in a dog due to ectopic secretion of adrenocorticotropic hormone. Domest Anim Endocrinol. 2005;28(3):338-48.
20. Capen CC. Tumors of the endocrine glands. In: Meuten DJ, editor. Tumors in domestic animals. Iowa State: Blackwell; 2002. p. 607-21.
21. Sanders K, Cirkel K, Grinwis GCM et al. The Utrecht Score: A novel histopathological scoring system to assess the prognosis of dogs with cortisol-secreting adrenocortical tumours. Vet Comp Oncol. 2019;17(3): 329-37.
22. Lacroix A, N'Diaye N, Tremblay J, Hamet P. Ectopic and abnormal hormone receptors in adrenal Cushing's syndrome. Endocrine Reviews. 2001;22:75-110.
23. Galac S, Kars VJ, Voorhout G, Mol JA, Kooistra HS. ACTH-independent hyperadrenocorticism due to food-dependent hypercortisolemia in a dog: a case report. Vet J. 2008;177(1):141-3.
24. Yanovski JA, Cutler GB, Jr. Glucocorticoid action and the clinical features of Cushing's syndrome. Endocrinol Metab Clin North Am. 1994 Sep;23(3):487-509.
25. Stewart LJ. The integumentary changes of hyperadrenocorticism. Semin Vet Med Surg (Small Anim). 1994;9(3):123-6.
26. Nelson RW, Couto CG. Medicina interna de pequenos animais. 3. ed. Rio de Janeiro: Elsevier; 2006.
27. Nichols R. Complications and concurrent disease associated with canine hyperadrenocorticism. Vet Clin North Am Small Anim Pract. 1997;27(2):309-20.
28. De Marco V, Martorelli CR, Winkel VM. Avaliação da relação proteína/creatinina urinária e hipertensão arterial sistêmica em cães com hiperadrenocorticismo hipófise dependente. Clin Vet. 2010(86):72-6.
29. Smets PMY, Lefebvre HP, Meij BP, Croubels S, Meyer E, Van de Maele I et al. Long-Term Follow-Up of Renal Function in Dogs after Treatment for ACTH-Dependent Hyperadrenocorticism. J Vet Intern Med. 2012;26(3):565-74.
30. Solter PF, Hoffmann WE, Hungerford LL, Peterson ME, Dorner JL. Assessment of corticosteroid-induced alkaline phosphatase isoenzyme as a screening test for hyperadrenocorticism in dogs. J Am Vet Med Assoc. 1993;203(4):534-8.
31. San José PG, Bermejo CA, Moral IC, Alvaro PC, Alenza MDP. Prevalence and risk factors associated with systemic hypertension in dogs with spontaneous hyperadrenocorticism. J Vet Intern Med. 2020;34(5):1768-78.

32. Hoffman JM, Lourenço BN, Promislow DEL, Creevy KE. Canine hyperadrenocorticism associations with signalment, selected comorbidities and mortality within North American veterinary teaching hospitals. J Small Anim Pract. 2018;59(11):681-90;

33. Pivonello R, Isidori AM, De Martino MC, Newell-Price J, Biller BMK, Colao A. Complications of Cushing's syndrome: state of the art. Lancet Diabetes Endocrinol. 2016;4(7):611-29.

34. Melián C, Pérez-Alenza MD, Peterson ME. Hyperadrenocorticism in dogs. In: Ettinger SJ, Feldman EC, editors. Textbook of veterinary internal medicine. 7. ed. St Louis, Missouri: Saunders Elsevier; 2010. p. 1816-39.

35. Behrend EN, Kemppainen RJ, Clark TP, Salman MD, Peterson ME. Diagnosis of hyperadrenocorticism in dogs: a survey of internists and dermatologists. J Am Vet Med Assoc. 2002;220(11):1643-9.

36. Kaplan AJ, Peterson ME, Kemppainen RJ. Effects of disease on the results of diagnostic tests for use in detecting hyperadrenocorticism in dogs. J Am Vet Med Assoc. 1995;207(4):445-51.

37. Furtado PV, Rodini DC, Soila R, Rotta PL, Fukumori R, Oliveira CA. Evaluation of Corticotropin (ACTHEL) Effect in the ACTH Stimulation Test in Dogs with Hyperadrenocorticism (Abstract EN17). ACVIM Forum Proceeding 2017.

38. Gilor C, Graves TK. Interpretation of laboratory tests for canine Cushing's syndrome. Top Companion Anim Med. 2011;26(2):98-108.

39. Bennaim M, Shiel RE, Mooney CT. Diagnosis of spontaneous hyperadrenocorticism in dogs. Part 2: Adrenal function testing and differentiating tests. Vet J. 2019;252:105343.

40. Gould SM, Baines EA, Mannion PA, Evans H, Herrtage ME. Use of endogenous ACTH concentration and adrenal ultrasonography to distinguish the cause of canine hyperadrenocorticism. J Small Anim Pract. 2001;42(3):113-21.

41. Rodriguez Piñeiro MI, Benchekroun G, De Fornel-Thibaud P, Maurey-Guenec C, Garnier F, Rosenberg D. Accuracy of an adrenocorticotropic hormone (ACTH) immunoluminometric assay for differentiating ACTH-dependent from ACTH-independent hyperadrenocorticism in dogs. J Vet Intern Med. 2009;23(4):850-5.

42. Ristic JM, Ramsey IK, Heath EM, Evans HJ, Herrtage ME. The use of 17-hydroxyprogesterone in the diagnosis of canine hyperadrenocorticism. J Vet Intern Med. 2002;16(4):433-9.

43. Behrend EN, Kennis R. Atypical Cushing's syndrome in dogs: arguments for and against. Vet Clin North Am Small Anim Pract. 2010;40(2):285-96.

44. Van Rijn SJ, Galac S, Tryfonidou MA, Hesselink JW, Penning LC, Kooistra HS et al. The Influence of Pituitary Size on Outcome After Transsphenoidal Hypophysectomy in a Large Cohort of Dogs with Pituitary-Dependent Hypercortisolism. J Vet Intern Med. 2016;30:989-95.

45. Barthez PY, Nyland TG, Feldman EC. Ultrasonographic evaluation of the adrenal glands in dogs. J Am Vet Med Assoc. 1995;207(9):1180-3.

46. Grooters AM, Biller DS, Theisen SK, Miyabayashi T. Ultrasonographic characteristics of the adrenal glands in dogs with pituitary-dependent hyperadrenocorticism: comparison with normal dogs. J Vet Intern Med. 1996;10(3):110-5.

47. Pereira RS, De Marco V. Avaliação da ultrassonografia das glândulas adrenais em cães com hiperadrenocorticismo hipofisário e em cães hígidos. 9°Congresso Nacional de Iniciação Científica CONIC-SEMESP; 13-14 de novembro de 2009; Complexo Educacional FMU campus Liberdade – Casa Metropolitana do Direito, São Paulo – SP; 2009.

48. Melián C, Pérez-López L, Saavedra P. Ultrasound evaluation of adrenal gland size in clinically healthy dogs and in dogs with hyperadrenocorticism, Vet Rec. 2021;188(8):e80.

49. Widmer WR, Guptill L. Imaging techniques for facilitating diagnosis of hyperadrenocorticism in dogs and cats. J Am Vet Med Assoc. 1995;206(12):1857-64.

50. De Marco V. Hiperadrenocorticismo e hipotireoidismo na espécie canina: avaliação da histopatologia cutânea e da ultrassonografia abdominal e cervical como metodologia diagnóstica. São Paulo: Faculdade de Medicina Veterinária e Zootecnia, Universidade de São Paulo; 2001.

51. Meij B, Voorhout G, Rijnberk A. Progress in transsphenoidal hypophysectomy for treatment of pituitary-dependent hyperadrenocorticism in dogs and cats. Mol Cell Endocrinol. 2002;197(1-2):89-96.

52. Ramsey IK. Trilostane in dogs. Vet Clin North Am Small Anim Pract. 2010;40(2):269-83.

53. Lemetayer J, Blois S. Update on the use of trilostane in dogs. Can Vet J. 2018;59(4):397-407.

54. Galac S, Buijtels JJ, Mol JA, Kooistra HS. Effects of trilostane on the pituitary-adrenocortical and renin-aldosterone axis in dogs with pituitary-dependent hypercortisolism. Vet J. 2010;183(1):75-80.

55. Neiger R, Ramsey I, O'Connor J, Hurley KJ, Mooney CT. Trilostane treatment of 78 dogs with pituitary-dependent hyperadrenocorticism. Vet Rec. 2002;150(26):799-804.

56. Braddock JA, Church DB, Robertson ID, Watson AD. Trilostane treatment in dogs with pituitary-dependent hyperadrenocorticism. Aust Vet J. 2003;81(10):600-7.

57. Alenza DP, Arenas C, Lopez ML, Melian C. Long-term efficacy of trilostane administered twice daily in dogs with pituitary-dependent hyperadrenocorticism. J Am Anim Hosp Assoc. 2006;42(4):269-76.

58. Feldman EC. Evaluation of twice-daily lower-dose trilostane treatment administered orally in dogs with naturally occurring hyperadrenocorticism. J Am Vet Med Assoc. 2011;238(11):1441-51.

59. Feldman EC, Kass PH. Trilostane dose versus body weight in the treatment of naturally occurring pituitary-dependent hyperadrenocorticism in dogs. Journal of Veterinary Internal Medicine. 2012;26(4):1078-80.

60. Sanders K, Kooistra HS, Galac S. Treating canine Cushing's syndrome: Current options and future prospects. Veterinary Journal. 2018;241:42-51.

61. Reid LE, Behrend EN, Martin LG et al. Effect of trilostane and mitotane on aldosterone secretory reserve in dogs with pituitary-dependent hyperadrenocorticism. J Vet Intern Med. 2014;28(2):443-50.

62. King JB, Morton JM. Incidence and risk factors for hypoadrenocorticism in dogs treated with trilostane. Vet J. 2017;230:24-9.

63. Reine NJ. Medical management of pituitary-dependent hyperadrenocorticism: mitotane versus trilostane. Clin Tech Small Anim Pract. 2007;22(1):18-25.

64. Chapman PS, Kelly DF, Archer J, Brockman DJ, Neiger R. Adrenal necrosis in a dog receiving trilostane for the treatment of hyperadrenocorticism. J Small Anim Pract. 2004;45(6):307-10.

65. Ruckstuhl NS, Nett CS, Reusch CE. Results of clinical examinations, laboratory tests, and ultrasonography in dogs with pituitary-dependent hyperadrenocorticism treated with trilostane. Am J Vet Res. 2002;63(4):506-12.

66. Burkhardt WA, Guscetti F, Boretti FS, Ivos Todesco A, Aldajarov N, Lutz TA et al. Adrenocorticotropic hormone, but not trilostane, causes severe adrenal hemorrhage, vacuolization, and apoptosis in rats. Domest Anim Endocrinol. 2011;40(3):155-64.

67. Barker EN, Campbell S, Tebb AJ, Neiger R, Herrtage ME, Reid SW et al. A comparison of the survival times of dogs treated with mitotane or trilostane for pituitary-dependent hyperadrenocorticism. J Vet Intern Med. 2005;19(6):810-5.

68. Mantis P, Lamb CR, Witt AL, Neiger R. Changes in ultrasonographic appearance of adrenal glands in dogs with pituitary-dependent hyperadrenocorticism treated with trilostane. Vet Radiol Ultrasound. 2003;44(6):682-5.

69. Boretti FS, Holzthüm J, Reusch CE, Sieber-Ruckstuhl NS. Lack of association between clinical signs and laboratory parameters in dogs with hyperadrenocorticism before and during trilostane treatment. Schweiz Arch Tierheilkd. 2016;158(9):631-38.

70. MacFarlane L, Parkin T, Ramsey I. Pre-trilostane and three-hour post- trilostane cortisol to monitor trilostane therapy in dogs. Vet Rec. 2016;10;179(23):597.

71. Peterson ME, Kintzer PP. Medical treatment of pituitary-dependent hyperadrenocorticism. Mitotane. Vet Clin North Am Small Anim Pract. 1997;27(2):255-72.

72. Sanders K, Kooistra HS, Galac S. Treating canine Cushing's syndrome: Current options and future prospects. Vet J. 2018;241:42-51.

73. Sbiera S, Leich E, Liebisch G, Sbiera I, Schirbel A, Wiemer L et al. Mitotane inhibits sterol-o-acyl transferase 1 triggering lipid-mediated endoplasmic reticulum stress and apoptosis in adrenocortical carcinoma cells. Endocrinol. 2015;156(11)3895-908.

74. Kintzer PP, Peterson ME. Mitotane (o,p'- DDD) treatment of 200 dogs with pituitary-dependent hyperadrenocorticism. J Vet Intern Med. 1991;5(3):182-90.

75. Castillo VA, Gómez NV, Lalia JC, Cabrera Blatter MF, García JD. Cushing's disease in dogs: cabergoline treatment. Res Vet Sci. 2008;85(1):26-34.

76. Castillo V, Giacomini D, Paez-Pereda M, Stalla J, Labeur M, Theodoropoulou M et al. Retinoic acid as a novel medical therapy for Cushing's disease in dogs. Endocrinol. 2006;147(9):4438-44.

77. Castillo V, Theodoropoulou M, Stalla J, Gallelli MF, Cabrera-Blatter MF, Haedo MR et al. Effect of SOM230 (Pasireotide) on corticotropic cells: action in dogs with Cushing's disease. Neuroendocrinol. 2011;94(2):124-36.

78. Lang JM, Schertel E, Kennedy S, Wilson D, Barnhart M, Danielson B. Elective and emergency surgical management of adrenal gland tumors: 60 cases (1999–2006). J Am Anim Hosp Assoc. 2011;47(6):428-35.

79. Mayhew PD, Culp WTN, Hunt GB, Steffey MA, Mayhew KN, Fulle M et al. Comparison of perioperative morbidity and mortality rates in dogs with noninvasive adrenocortical masses undergoing laparoscopic versus open adrenalectomy. J Am Vet Medic Assoc. 2014;245(9):1028-35.

80. De Marco V, Ubukata R, Kahvegian M, Gonçalves C, Machado FLA, Fragoso MCBV et al. Canine adrenal tumors: clinical and histopathological characteristics. In: Adrenal Cortex Cancer Symposium, poster 3, September 27-28 Clermont-Ferrand, France, 2019.

81. Kintzer PP, Peterson ME. Mitotane treatment of 32 dogs with cortisol-secreting adrenocortical neoplasms. J Am Vet Med Assoc. 1994;205(1):54-61.

82. Helm JR, McLauchlan G, Boden LA, Frowde PE, Collings AJ, Tebb AJ et al. A comparison of factors that influence survival in dogs with adrenal-dependent hyperadrenocorticism treated with mitotane or trilostane. J Vet Intern Med. 2011;25(2):251-60.

193
Hiperadrenocorticismo Felino

Anna Maria Schnabel • Márcia Marques Jericó

INTRODUÇÃO

Em 1932, Dr. Harvey Cushing assinou a autoria de um relatório em que descrevia um grupo de pessoas com um distúrbio o qual ele definiu como "o resultado de basofilismo hipofisário". Estudos subsequentes da clínica, bioquímica e de recursos histológicos desses indivíduos indicariam que cada um havia sido afetado por uma síndrome resultante de exposição crônica a uma excessiva concentração de cortisol circulante. O epônimo síndrome de Cushing é o termo referido a essa condição em pessoas e em animais.[1] Em gatos, assim como em outras espécies, o hiperadrenocorticismo (HAC) é a soma de sintomas clínicos resultantes do excesso crônico de glicocorticoide.[2,3] O excesso de cortisol crônico pode ocorrer como uma doença natural ou secundariamente à administração exógena de glicocorticoides.[1] Este capítulo é uma revisão da condição clínica do HAC endógeno em gatos.

ETIOLOGIA

Hiperadrenocorticismo de ocorrência natural ou espontânea

As causas do HAC espontâneo em gatos são semelhantes às conhecidas em humanos e cães.[1] Ao contrário do que ocorre em cães, o HAC felino de ocorrência natural é uma endocrinopatia relativamente rara na rotina clínica.

Cerca de 80% dos gatos com HAC espontâneo apresentam a forma hipófise-dependente, enquanto a minoria, ou seja, cerca de 20%, apresenta a forma de tumor adrenocortical do HAC.

O HAC endógeno é causado pela hiperfunção primária da hipófise ou da glândula adrenal.[4] Como nos cães, o HAC hipófise-dependente em gatos é causado por um adenoma funcional na hipófise que secreta em excesso o hormônio adrenocorticotrófico (ACTH, do inglês *adrenocorticotropic hormone*), induzindo a hiperplasia bilateral das glândulas adrenais. O HAC hipófise-dependente, geralmente, é causado por um adenoma (90% dos casos) na *pars intermedia* ou *pars distalis* da hipófise. A descrição de carcinomas hipofisários tem sido rara.[1-3,5] Dos tumores de hipófise, 50% são microscópicos e os outros tumores remanescentes são grandes (3 a 4 mm) o suficiente para serem visibilizados em tomografia computadorizada, ressonância magnética, ou podem ser grosseiramente vistos em necropsias ou cirurgias.[1] Outra causa da forma endógena é o adenoma (50 a 60% dos casos) ou o carcinoma unilateral do córtex da glândula adrenal que secreta em excesso hormônios com atividade glicocorticoide, resultando em supressão da secreção hipofisária de ACTH e posterior atrofia do córtex adrenal contralateral.[4,6] Variações nessas etiologias têm sido descritas em casos individuais. Isso inclui carcinomas adrenocorticais unilaterais e bilaterais produzindo em excesso hormônios esteroides sexuais, como progesterona, androstenediona e testosterona.[5] Os sintomas clínicos são semelhantes àqueles dos gatos com tumores que secretam cortisol. Porém, assim como no cão, a determinação dos precursores de cortisol é necessária para o diagnóstico.[4]

FISIOPATOLOGIA

O eixo hipotálamo-hipófise-adrenal é bem entendido no ser humano, no cão e no gato. O sistema nervoso central estimula o hipotálamo, mediante neurotransmissores, a secretar o hormônio liberador de corticotrofina (CRH, do inglês *corticotropin-releasing hormone*), um peptídio com 41 aminoácidos. Em resposta à estimulação do CRH, o ACTH é secretado pela glândula hipófise na corrente sanguínea. O ACTH é um polipeptídio de cadeia simples com 39 aminoácidos; é secretado de maneira pulsátil em humanos, cães e gatos, entretanto, há diferenças entre as espécies. No humano, é secretado durante o dia, com níveis de pico antes de acordar e que diminui durante o dia. Cães têm de 6 a 12 picos por dia que não correspondem aos ciclos de acordar e dormir.

A ação do ACTH no córtex da glândula adrenal estimula a secreção de cortisol. Então, o cortisol cria um *feedback* negativo para que o hipotálamo diminua a secreção de CRH, o qual, por sua vez, reduz a produção de ACTH e cortisol. Esse processo é uma importante função no organismo para manter a homeostase. O cortisol é muito importante na resposta ao estresse. O aumento da secreção de cortisol, entretanto, pode causar inúmeros efeitos deletérios ao organismo pela propriedade catabólica e antagonista à insulina. No cão e no gato, o córtex adrenal é composto da zona glomerulada (ZG), a zona fasciculada (ZF) e mais no seu interior a zona reticulada (ZR). A ZG está associada à secreção de mineralocorticoide, o que é essencial para regular o sódio e reter potássio e para a sua excreção pelos rins. A secreção de cortisol por essa área é muito limitada. Quando estimulada, o papel principal da ZG é metabolizar 18-hidroxicorticosterona em aldosterona. A aldosterona, então, age diretamente nos rins para manter a homeostase de sódio e potássio, assim como as outras funções. A ZG é primeiramente estimulada pelo sistema renina-angiotensina e pelos níveis de potássio. O ACTH exerce um fraco sinal positivo para a ZG, isso porque essa área da glândula adrenal é deficiente em 17-α-hidroxilase e, portanto, não pode sintetizar cortisol.

As funções da ZF e da ZR são secretar cortisol e esteroides sexuais, respectivamente. O ACTH estimula a ZF e a ZR a sintetizarem 17-α-hidroxipregnenolona e 17-α-hidroxiprogesterona, que são os precursores do cortisol.

A produção do cortisol em resposta à estimulação do ACTH pode ocorrer rapidamente (em minutos), como uma resposta normal ao estresse. Se houver aumento irregular e crônico no ACTH, como é visto no HAC hipófise-dependente, essa estimulação excessiva levará à hiperplasia da ZF e da ZR, resultando em hipercortisolemia.

Um tumor primário na glândula adrenal na área da ZF ou da ZR pode aumentar os níveis de cortisol diretamente. Nesse caso, os níveis de ACTH estarão normais ou diminuídos por conta do *feedback* negativo do cortisol no hipotálamo.

Os glicocorticoides se ligam aos receptores de células e são rapidamente levados para o interior da célula. Depois de estabelecerem ligação com as proteínas transportadoras, são translocados ao núcleo e então se ligam diretamente ao DNA na área de elementos de resposta de glicocorticoides. Isso, por sua vez, regulará a transcrição de alguns genes. Há hipóteses de que o gato responde menos aos efeitos do glicocorticoide por ter menos receptores para glicocorticoides, especialmente na pele e no fígado, comparado aos cães. Além disso, os receptores de glicocorticoides têm diminuição de afinidade no gato quando comparado aos cães.[7]

MANIFESTAÇÕES CLÍNICAS

Os felinos acometidos, geralmente, são de meia-idade a idosos, por volta de 10 anos, e não demonstram qualquer predisposição sexual. Não foram relatadas predisposições raciais (Figura 193.1). As manifestações clínicas mais comuns associadas ao hiperadrenocorticismo são:

- Poliúria
- Polidipsia
- Polifagia
- Atrofia cutânea
- Abdome abaulado (Figura 193.2).

Nos casos mais avançados, os gatos acometidos podem apresentar alopecia bilateral simétrica, ganho de peso e atrofia muscular.[2,8-10]

O surgimento de poliúria e polidipsia é frequentemente notado tanto em gatos tratados com grandes quantidades de glicocorticoide quanto em gatos que apresentam a forma espontânea. Além disso, a poliúria geralmente coincide com o desenvolvimento de moderada a intensa hiperglicemia e glicosúria com diurese osmótica[2,4,9,11,12] (Quadro 193.1).

A maioria dos gatos com HAC apresenta perda de peso em decorrência do diabetes *mellitus*. A deficiência relativa ou absoluta de insulina que ocorre no diabetes *mellitus* causa incapacidade de utilização da glicose. A resposta fisiológica para esse problema é sintetizar glicose no fígado com produtos derivados da quebra da musculatura e da gordura, o que causa a perda de peso. A resistência insulínica é uma das marcas do hiperadrenocorticismo felino.[7]

O cortisol causa o catabolismo proteico e, portanto, a manifestação clínica de fraqueza, o que evolui para letargia (Figura 193.3). Alguns gatos apresentam andar plantígrado, uma

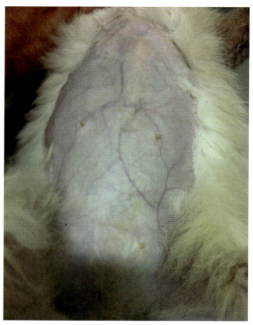

Figura 193.2 Fêmea castrada, 10 anos, Siamês, HAC hipófise-dependente. A figura indica o aumento de volume abdominal com evidente telangiectasia.

QUADRO 193.1	Manifestações clínicas e anormalidades laboratoriais em gatos com hiperadrenocorticismo.

Manifestações clínicas
Poliúria e polidipsia
Abdome abaulado
Aumento do apetite
Retenção de pelo seborreico
Perda de musculatura
Rarefação pilosa bilateral simétrica
Alopecia
Atrofia e fragilidade da pele
Letargia
Resistência insulínica
Obesidade/ganho de peso
Infecção ou sepse
Hepatomegalia
Calcinose cutânea

Hemograma completo
Linfopenia
Eosinopenia
Leucocitose
Monocitose

Bioquímica
Hiperglicemia
Hipercolesterolemia
Aumento da atividade da ALT
Aumento da atividade da FA

Urinálise
Glicosúria
Densidade urinária < 1,015
Cetonúria

ALT: alanina aminotransferase; FA: fosfatase alcalina.

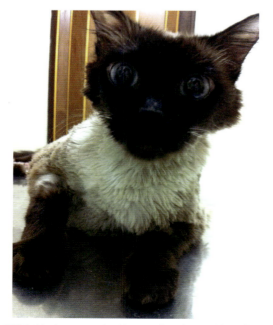

Figura 193.1 Macho castrado, 14 anos, Siamês, HAC hipófise-dependente e diabetes *mellitus*.

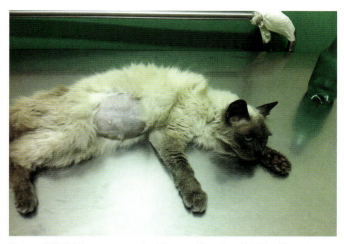

Figura 193.3 Fêmea castrada, 10 anos, Siamês, HAC hipófise-dependente com evidente fraqueza e letargia.

neuropatia frequentemente relacionada com o diabetes *mellitus*. O excesso de cortisol também é reconhecido pela redistribuição da gordura para a região abdominal e pela diminuição na capacidade de cicatrização (Figura 193.4) bem como a condição friável das veias sanguíneas.

A fragilidade cutânea é uma das principais manifestações clínicas do hiperadrenocorticismo em gatos. Nos gatos afetados, a pele tende a rasgar com a manipulação ou brincando com outros gatos pela intensa fragilidade, semelhante ao observado em gatos com astenia cutânea, ou à semelhança da síndrome de Ehlers-Danlos (Figura 193.5).[1]

Como um componente do estado catabólico do excesso crônico de cortisol, são esperadas a diminuição da resistência dos ligamentos e as alterações de tendões e estruturas cartilaginosas em geral.

A pele fina e frágil predispõe a infecções e, consequentemente, a sepse pela supressão do sistema imune do gato acometido por HAC.[1]

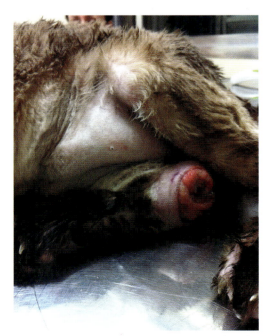

Figura 193.4 Macho castrado, 14 anos, Siamês, HAC hipófise-dependente e diabetes *mellitus*. Ferida ulcerada com difícil cicatrização em região de articulação tibiotársica.

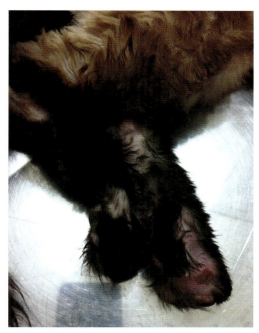

Figura 193.5 Macho castrado, 14 anos, Siamês, HAC hipófise-dependente e diabetes *mellitus*. Notam-se fragilidade cutânea e lesão ulcerada causada pela difícil cicatrização.

Em 2012, Brown *et al.*[13] documentaram cegueira súbita secundária a hipertensão arterial sistêmica causada por HAC hipófise-dependente em um gato macho castrado, da raça Birmanesa, com 7 anos.[13] As comorbidades relacionadas em pacientes felinos com hiperadrenocorticismo são:[6]

- Diabetes *mellitus*
- Acromegalia
- Infecções urinárias
- Infecções respiratórias
- Infecções da cavidade oral
- Abscesso subcutâneo
- Cetoacidose diabética
- Pancreatite
- Doença cardíaca
- Neoplasia
- Hipertireoidismo.

DIAGNÓSTICO

Exames laboratoriais de rotina

A maioria dos gatos afetados apresenta leucograma de estresse (neutrofilia, eosinopenia e linfopenia).[1]

As anormalidades mais comuns são a hiperglicemia e a glicosúria. Metade dos gatos afetados apresentam hipercolesterolemia, provavelmente causada pelo mau controle glicêmico do diabetes.[1,4,5] Em gatos com diabetes *mellitus*, a persistente hiperglicemia pode ser resultado de dose baixa de insulina, erro do proprietário na administração da insulina, efeito rebote de hiperglicemia secundária a hipoglicemia induzida pela hiperinsulinemia iatrogênica (efeito Somogyi), rápida metabolização da insulina ou resistência insulínica secundária a outra doença concomitante.[14] A resistência insulínica é uma das razões mais comuns de os médicos-veterinários desconfiarem de HAC em gatos. A resistência insulínica no diabetes *mellitus* geralmente se refere a uma síndrome clínica em que uma dose de insulina tipicamente adequada acaba falhando e não diminuindo as taxas esperadas de glicose no sangue. Não há uma dose de insulina que defina claramente a condição de resistência, no entanto, gatos com diabetes *mellitus* são considerados, geralmente, em resistência insulínica quando a concentração de glicose no sangue não diminui para menos de 300 mg/dℓ a qualquer momento após a administração de insulina.[1]

A atividade da alanina aminotransferase (ALT) está aumentada em cerca de 30 a 50% dos gatos afetados e pode estar associada à lipidose hepática com diabetes.[6]

Em relação à fosfatase alcalina (FA), diferentemente dos cães, apenas 20% dos gatos afetados apresentam elevação dessa isoenzima hepática. Esse pequeno aumento provém do diabetes malcontrolado e não da atividade direta dos glicocorticoides, e pode ser normalizado apenas com o uso da insulina.[1,2,4,9,12,15,16]

Apesar dos sintomas de poliúria e polidipsia, os gatos com HAC normalmente mantêm a densidade urinária em > 1,020. Esses gatos raramente apresentam diluição da urina, muito observada nos cães com HAC, provavelmente refletindo o fato de que, na maioria dos gatos, a poliúria é decorrente de hiperglicemia e glicosúria, não do efeito inibitório direto sobre a secreção de ADH que acontece com os cães.[1,2,4,9,12]

Testes para diagnóstico de hiperadrenocorticismo

Vários testes endócrinos são usados para distinguir se os gatos apresentam HAC endógeno ou não. Os testes mais empregados são: teste de supressão com dose baixa de dexametasona, a relação cortisol-creatinina urinária, teste de estimulação com ACTH e teste de supressão com dexametasona combinada com o teste de estimulação com ACTH.[17] Cada um desses testes tem suas vantagens e desvantagens. É importante lembrar que nenhum teste é 100% confiável se o animal não apresentar manifestações clínicas[1-5] (Quadro 193.2).

Teste de supressão com dose baixa de dexametasona

O teste de supressão com dexametasona em dose baixa é um teste 100% sensível. Para os gatos, diferentemente dos cães, é necessária uma dose 10 vezes maior de dexametasona.[1,2,4,9,12]

QUADRO 193.2	Testes para o diagnóstico de hiperadrenocorticismo felino.
Teste	**Protocolo**
Teste de estimulação com ACTH	• Coletar amostra de soro para determinar o cortisol basal • Administrar o ACTH sintético (tetracosactida 125 µg, IV) • Coletar amostra para determinação do cortisol pós-ACTH 1 h mais tarde
Relação cortisol-creatinina urinária	• Proprietários coletam amostra de urina do gato em casa e a levam para a clínica veterinária, que enviará a urina ao laboratório
Teste de supressão com dexametasona em dose baixa	• Coletar amostra de soro para determinar o cortisol basal • Administrar dexametasona (0,1 mg/kg, IV) • Coletar nova amostra para determinação de cortisol pós-dexametasona 4 e 8 h mais tarde
Teste de supressão com dexametasona associado à estimulação de ACTH	• Coletar amostra de soro para determinar o cortisol basal • Administrar dexametasona na dose de 0,1 mg/kg, IV • Coletar nova amostra para determinação de cortisol pós-dexametasona 4 h mais tarde • Imediatamente após a coleta de amostra de 4 h, administrar o ACTH sintético (tetracosactida 125 µg, IV • Coletar nova amostra de soro para determinar o cortisol após 5 h (1 h após a administração de ACTH)

ACTH: hormônio adrenocorticotrófico.

O protocolo consiste em colher amostras de sangue para determinação de cortisol basal, administrar a dexametasona na dose de 0,1 mg/kg, IV, e colher nova amostra de cortisol após 4 e 8 horas. A supressão inadequada do cortisol nas 4 ou 8 horas diagnostica o HAC e é observada em todos os gatos com tumores adrenais que secretam cortisol. As amostras que suprimirem a cortisona após 4 e 8 horas indicam gatos saudáveis e os que não suprimem com 8 horas apresentam doença não adrenal, ou seja, a maioria dos gatos com HAC hipófise-dependente também falharão na supressão de cortisol após 4 horas e somente alguns irão suprimir após 8 horas.[2,9,12]

Após 4 horas e 8 horas da administração, uma amostra de sangue é coletada para dosar os níveis de cortisol. O valor maior que 1,5 µg/dℓ é consistente com HAC.[7]

Relação cortisol-creatinina urinária

A relação cortisol-creatinina urinária parece ser um teste sensível que pode ser utilizado para ajudar a diagnosticar o HAC em gatos. No entanto, assim como acontece com o teste de estimulação com ACTH, a constatação de elevada relação na urina de cortisol-creatinina é comum em gatos com doença moderada a grave não adrenal, acarretando diagnóstico falso-positivo. Portanto, se os resultados da relação cortisol-creatinina urinária forem sugestivos de HAC, o diagnóstico deverá ser confirmado por um outro teste.[8]

O mais indicado é que o proprietário colha uma amostra da urina em casa e leve ao laboratório ou clínica veterinária, evitando, assim, o estresse da viagem ou a internação do paciente, o que poderia aumentar falsamente a relação cortisol-creatinina urinária. Para isso, o proprietário pode trocar a areia utilizada na liteira por um material não absorvente, por exemplo, pedras de aquário.[8]

Teste de estimulação com hormônio adrenocorticotrófico

Cerca de 40 a 50% dos gatos com HAC endógeno apresentam resultados dentro do intervalo de referência quando submetidos ao teste de estimulação com ACTH, sendo então considerado um teste não tão sensível para o diagnóstico de HAC em gatos como é em cães, cuja sensibilidade é de 85%.[4] Porém, se a suspeita for de HAC iatrogênico, o teste de estimulação com ACTH é o de escolha para a avaliação da supressão secundária das adrenocorticais.[2,9,12]

Um protocolo comumente empregado é coletar o sangue para determinação dos níveis séricos de cortisol basal e administrar 125 µg de ACTH sintético (tetracosactida ou cosintropina) intravenoso e após 1 hora coletar nova amostra de cortisol.[2-5] Em gatos, a administração intravenosa de ACTH induz maior e mais prolongada estimulação em relação àquela por via intramuscular e, por isso, a via intravenosa é preferida. Em gatos obesos recomenda-se o uso de doses maiores como 250 µg de ACTH, sendo atingida uma estimulação mais prolongada.[18]

Independentemente do valor obtido do cortisol basal, o diagnóstico de HAC endógeno depende dos valores de cortisol após a administração do ACTH.

Estudos têm relatado que uma variedade de doenças crônicas não associadas a HAC também pode influenciar a secreção de cortisol estimulada pelo ACTH em gatos. É provável que o "estresse" associado à doença crônica resulte em algum grau de hiperplasia adrenal bilateral em gatos doentes, o que poderia acarretar resposta exagerada à administração do ACTH.[19]

Teste de supressão com dose baixa de dexametasona combinado com teste de estimulação com hormônio adrenocorticotrófico

O teste de supressão com dexametasona na dose de 0,1 mg/kg combinado com o teste de estimulação com ACTH é útil para o diagnóstico de HAC em gatos.

Os dois testes podem ser realizados no mesmo dia, em que uma amostra de soro sanguíneo é coletada para a determinação do cortisol basal e então a dexametasona é administrada. Uma nova coleta é feita para determinar o cortisol 4 horas depois, imediatamente após essa coleta das 4 horas, o ACTH é aplicado na dose de 125 µg por via intravenosa e então uma nova amostra de cortisol pós-ACTH é coletada após 1 hora de aplicação do ACTH.

Quase todos os gatos com HAC deixam de suprimir o cortisol após a administração de dexametasona, e cerca da metade apresenta resposta exagerada à administração de ACTH. Ao mesmo tempo, gatos saudáveis e diabéticos sem HAC apresentam supressão no cortisol após a dexametasona e resposta normal ao cortisol após administração de ACTH.[2,3,9,12]

Testes para determinar a causa do hiperadrenocorticismo

Teste de supressão com dose alta de dexametasona

Em gatos positivos para HAC, o teste de supressão com dose alta de dexametasona pode ser realizado para diferenciar o HAC hipófise-dependente do tumor de adrenal. Para esse teste, uma amostra de sangue é coletada para determinar o cortisol basal e outra amostra é colhida 4 e 8 horas depois de administrar 1 mg/kg de dexametasona por via intravenosa.[2,3,9] Em gatos com neoplasia adrenocortical funcional, as altas doses de dexametasona nunca suprimem adequadamente o cortisol e suprimem cerca de 50% dos gatos com HAC hipófise-dependente. Portanto, a constatação da inadequada supressão do cortisol em um gato confirma o HAC, mas não pode determinar com certeza a causa da doença.[2,3,9]

Determinação do hormônio adrenocorticotrófico endógeno

A concentração de ACTH endógeno basal parece ser um teste valioso para diferenciar a origem do HAC em gatos com sintomas clínicos. O ACTH endógeno está normal a elevado em gatos com HAC hipófise-dependente, enquanto a concentração em gatos com tumores adrenocorticais funcionantes é baixa ou quase indetectável.

É importante lembrar que amostras de sangue para determinação do ACTH endógeno deverão ser manipuladas com cuidado, uma vez que o ACTH poderá se degradar rapidamente no plasma após a coleta. Os requisitos especiais de manipulação incluem adição de um inibidor da protease quando o sangue for colhido, rápida separação do plasma e temperatura adequada de conservação até o momento de a análise ser realizada. É um teste caro, o sangue deve ser coletado em tubos de plástico ou silicone com o anticoagulante apropriado, a amostra deve ser centrifugada imediatamente, o plasma deve ser transferido para os tubos sem tocar no vidro e as amostras devem ser mantidas congeladas. O manejo incorreto das amostras pode resultar em um valor falsamente diminuído, sugerindo um tumor de adrenal.[2,3-5,7-9]

Determinação do precursor do hormônio adrenocorticotrófico

O ACTH é derivado da pró-opiomelanocortina (POMC), precursor polipeptídico de elevado peso molecular. Esse precursor é inicialmente processado em pró-ACTH e então clivado em ACTH pela enzima pró-hormônio convertase 1 (PC1).

Em 2012, Benchekroun et al. documentaram que mensurar a concentração do precursor de ACTH é uma nova validação de um ensaio que permite confirmar o HAC hipófise-dependente em gatos.[20]

Diagnóstico por imagem

Radiografia abdominal

A radiografia e a ultrassonografia abdominais são comumente utilizadas para ajudar a diferenciar o HAC hipófise-dependente dos tumores de adrenais secretores de cortisona. A tomografia computadorizada e a ressonância magnética também têm sido úteis na detecção de tumores na hipófise e na adrenal.

A radiografia tem sido menos usada porque não possibilita visibilizar a glândula adrenal pela radiografia, a não ser que a glândula esteja calcificada ou extremamente aumentada de tamanho (ambas as situações são raras). A calcificação bilateral da glândula adrenal, quando detectada em gatos clinicamente normais, não deve ser interpretada como uma evidência de tumor de adrenal, como ocorre nos cães. Por esse motivo as glândulas adrenais de cães e gatos têm sido rotineiramente avaliadas pela ultrassonografia.[2-5]

Ultrassonografia abdominal

A avaliação ultrassonográfica do tamanho e da morfologia da glândula adrenal é extremamente útil para determinar a causa do HAC em gatos. Elas são de fácil identificação nos gatos, diferentemente dos cães.[21] Se ambas as glândulas adrenais forem grandes ou de tamanho igual, o diagnóstico é de HAC hipófise-dependente; porém, se uma glândula adrenal estiver aumentada ou deformada e a adrenal contralateral for pequena ou não visibilizada na avaliação ultrassonográfica, o diagnóstico será de um tumor em adrenal.[1,2,4] É preciso lembrar que um tumor secretor de hormônios sexuais deve ser indagado como diagnóstico diferencial em gatos com manifestações clínicas de HAC e massa em adrenal visibilizada à ultrassonografia, mesmo com resultados normais no teste de supressão desses animais. Outras doenças também estão associadas com a adrenomegalia ou neoformações adrenais, como o hiperaldosteronismo primário ou o feocromocitoma.

A ultrassonografia depende muito da experiência do médico-veterinário operador, assim como do modelo do aparelho de ultrassom usado para o exame.[5,22]

Tomografia computadorizada e ressonância magnética

Essas técnicas não invasivas fornecem a visibilização intracranial de tumores, no entanto, cada uma requer instalações especializadas, o gato deve ser anestesiado, e o valor do exame é caro. Em humanos, a ressonância magnética é o exame de escolha para diagnóstico por imagem da glândula hipófise. Comparada com a tomografia computadorizada, a ressonância magnética tem resolução anatômica superior e contraste de tecidos moles.

Tanto a ressonância magnética quanto a tomografia computadorizada são usadas para detecção de formações na hipófise, notadamente com mais 3 mm de diâmetro. Aproximadamente 50% dos casos de neoplasias hipofisárias em gatos com HAC podem ser detectados por estes métodos.[6] No entanto, o médico-veterinário deve sempre pensar no paciente, devendo escolher o método mais barato e o que requer o menor tempo de anestesia possível.[1,23]

TRATAMENTO

Tratamento do hiperadrenocorticismo hipófise-dependente

Os sintomas e as anormalidades nos exames de rotina dos gatos com HAC estão sendo cada vez mais valorizados. Os testes de blindagem para confirmar o diagnóstico e os testes para distinguir o HAC hipófise-dependente do tumor de adrenal também vêm sendo utilizados com frequência. Os itens a seguir mostrarão diferentes estratégias terapêuticas.[1]

Os tratamentos incluem cirurgia da hipófise ou da adrenal, radioterapia da hipófise e terapias medicamentosas. É possível usar um agente adrenocorticolítico ou fármacos que bloqueiem uma ou mais enzimas envolvidas na síntese de cortisol.[1-5]

Nenhuma dessas modalidades de tratamento foi empregada em um grande grupo de gatos para termos uma recomendação sólida de um tipo ou recusar outro. Para o médico-veterinário, o diagnóstico de HAC hipófise-dependente é excitante por ser uma doença rara e por se tratar de uma doença que requer atenção redobrada. No entanto, para a maioria dos gatos acometidos, é uma doença extremamente grave, normalmente descoberta quando a maioria dos animais já está em fase terminal, além de ser um tratamento caro para o proprietário[1,24-27] (Quadro 193.3).

Trilostano

O trilostano é um análogo esteroide sintético que causa inibição reversível da 3-β-hidroxiesteroide desidrogenase no córtex adrenal,[6] o que diminui a síntese de glicocorticoides e mineralocorticoides. O trilostano é um tratamento eficaz para cães com HAC.[4-7,28] A maioria dos gatos tratados com trilostano apresentou redução, mas não resolução, dos sinais clínicos (e das doses

de insulina, se diabéticos), bem como melhores resultados do teste de estimulação com ACTH.[6]

O tratamento com trilostano tem sido relatado por Witt e Neiger[29] desde 2003, utilizando doses diárias de 4,2 a 13,6 mg/kg. Os sintomas clínicos dos gatos com HAC resolveram-se após a administração do trilostano, porém em grau bastante variável.[29]

Em 2013, Mellett Keith *et al.*[30] utilizaram doses a partir de 10 mg, 1 vez/dia, em oito gatos de seu estudo e 20 mg a cada 12 horas em apenas um gato de seu estudo.[30]

O momento ideal para realizar um teste de estimulação com ACTH para controle do tratamento é de 2 horas após a administração de trilostano, mas esse procedimento não é conhecido em gatos. Foi sugerido, como objetivo, uma medição de cortisol após estimulação com ACTH 2 a 4 horas após o uso de trilostano em gatos.[6]

Embora mais investigações precisem ser feitas, o trilostano parece ser uma opção válida para o tratamento de gatos com HAC e deverá ser extremamente útil no preparo pré-operatório de adrenalectomia uni ou bilateral destes pacientes.[4]

Mitotano

O mitotano (o,p'-DDD) é um agente citolítico adrenocortical usado amplamente no tratamento de HAC em cães.[4] Existem

---

QUADRO 193.3 Opções de tratamento para gatos com hiperadrenocorticismo.

Tratamento	Indicação	Comentários
Tratamento medicamentoso		
Mitotano (o, p'-DDD)	HHD ou tumor adrenal	• O fármaco não consegue suprimir adequadamente a função adrenocortical na maioria dos gatos • Efeitos adversos são comuns • Não é recomendado
Cetoconazol	HHD ou tumor adrenal	• Ineficaz na função supressora das adrenocorticais na maioria dos gatos • Efeitos adversos são comuns • Não é recomendado
Metirapona	HHD ou tumor adrenal	• Dose inicial de 250 a 500 mg/dia • Efeitos adversos potenciais incluem êmese e anorexia • Efeitos benéficos na supressão das adrenocorticais podem ser transitórios • Mais útil na preparação pré-operatória para adrenalectomia • Indisponibilidade do fármaco é um problema frequente
Trilostano	HHD ou tumor adrenal	• Dose inicial é de 30 a 60 mg/dia • Efeitos adversos são incomuns • Eficaz na função supressora das adrenocorticais • Útil como preparação pré-operatória para adrenalectomia e possivelmente para utilização de longa duração
Radioterapia		
Tratamento com radiação hipofisária com cobalto	HHD	• Oferece cura potencial para o hiperadrenocorticismo hipófise-dependente • Pode ser o único tratamento para gatos com tumor hipofisário grande ou invasivo • A resposta ao tratamento é tipicamente demorada, sendo, por isso, recomendado tratamento médico concomitante ou adrenalectomia bilateral • Disponibilidade limitada e desvantagens com os custos
Cirurgia		
Adrenalectomia unilateral	Tumor adrenal	• A estabilização médica pré-cirúrgica (p. ex., metirapona ou trilostano) é útil • As complicações pós-operatórias podem incluir pancreatite e deiscência da ferida • Os sintomas clínicos resolvem-se após 2 a 4 meses da cirurgia • O suplemento com glicocorticoide é necessário por aproximadamente 2 meses após a cirurgia, até a recuperação da função da glândula adrenal que está atrofiada • Com a remoção completa do tumor adrenal ocorrerá a cura
Adrenalectomia bilateral	HHD	• Estabilização médica pré-cirúrgica (p. ex., com metirapona ou trilostano) é útil • Complicações pós-cirúrgicas são comuns • Sintomas clínicos resolvem-se em 2 a 4 meses da cirurgia • Necessária suplementação vitalícia de mineralocorticoides e hormônios glicocorticoides • Defeito hipofisário (p. ex., adenoma hipofisário) permanece; posteriormente pode-se desenvolver macroadenoma hipofisário
Hipofisectomia	HHD	• Oferece potencial cura para o hiperadrenocorticismo • Estabilização médica pré-cirúrgica (p. ex., metirapona ou trilostano) é útil • Necessita de cirurgião altamente qualificado e equipamentos avançados de imagem • Complicações pós-operatórias (diabetes *insípidus*) são comuns • Possível recorrência da doença

HHD: hiperadrenocorticismo hipófise-dependente.

inúmeros protocolos que usam o mitotano. O interessante é que, assim como os humanos com HAC hipófise-dependente, os felinos acometidos por essa doença não são tão sensíveis ao tratamento com mitotano, diferentemente dos cães. Quando o mitotano foi administrado em gatos saudáveis, somente 50% demonstraram supressão da adrenocortical.[1]

Na maioria dos gatos com HAC hipófise-dependente tratados com doses diárias de mitotano (25 mg/kg/2 vezes/dia, VO), o fármaco não suprimiu efetivamente a função das adrenocorticais nem aliviou os sintomas clínicos da doença, mesmo depois de longos períodos de tratamento; os efeitos colaterais como anorexia, letargia e êmese também foram vistos nesses animais, mesmo sem diminuir as concentrações séricas de cortisol.[4,25]

Cetoconazol

O cetoconazol é um derivado do imidazol, com ampla ação micolítica, administrado por via oral e muito usado em tratamentos fúngicos em humanos.[1] A administração desse fármaco em doses tipicamente recomendadas para uma infecção fúngica pode reduzir significativamente as concentrações séricas de andrógenos e em doses altas inibe o primeiro passo da biossíntese do cortisol (a clivagem da cadeia do colesterol para pregnenolona) e, em menor medida, a conversão do 11-desoxicortisol em cortisol.[4] Embora o cetoconazol tenha sido utilizado com sucesso em seres humanos e cães com HAC, esse fármaco não suprime a função normal das adrenocorticais em gatos hígidos ou com HAC, podendo causar sérios efeitos colaterais, como trombocitopenia; portanto, o cetoconazol não é recomendado para o tratamento de HAC em felinos.[2,9]

Etomidato

Etomidato é um agente anestésico de curta duração usado para indução anestésica em pacientes de alto risco por causar mínimo efeito deletério no sistema cardiovascular. Tem sido visto que a administração desse fármaco, no entanto, suprime a função adrenocortical em pessoas, cães e gatos.[1] Um estudo de Moon em 1997 com gatos demonstrou profunda supressão na função adrenocortical durante 2 horas de anestesia com halotano e 1 hora de recuperação.[24] O uso de uma forma de liberação prolongada desse fármaco pode ser um modo efetivo de terapia em gatos com HAC.[1]

Metirapona

A metirapona, um medicamento que inibe a ação da 11-β-hidroxilase (enzima que converte 11-desoxicortisol em cortisol), tem sido utilizada com resultados ambíguos em gatos com HAC. Ela reduz tanto o cortisol basal quanto o cortisol após a estimulação com ACTH e melhora os sintomas clínicos da doença. A dose total varia de 250 a 500 mg/dia, em que a maioria dos gatos parece tolerar o fármaco razoavelmente bem, porém ela pode induzir êmese e anorexia, sendo necessário interromper o tratamento em alguns casos. Por esse motivo ela é mais utilizada a curto prazo no preparo do animal para a adrenalectomia.[4,26,27]

Hipofisectomia

Em humanos, o tratamento de escolha para HAC hipófise-dependente é a remoção cirúrgica do tumor hipofisário, eliminando, assim, a lesão na hipófise causadora da secreção em excesso de ACTH. Em humanos e em cães com HAC hipófise-dependente é cada vez maior a evidência de que os tumores na hipófise são de origem primária e não resultado de excesso de estímulo hipotalâmico.[1]

A hipofisectomia anterior transfenoidal seletiva em gatos tem sido descrita em detalhes para o treinamento avançado de neurocirurgiões em microcirurgia. Os créditos desse tipo de cirurgia devem ser dados ao Dr. Bjorn Meij e à Universidade Utrecht na Holanda.[1]

Sete gatos foram manejados cirurgicamente entre 1994 e 1998, como descrito em Meij *et al.*[11] Seis dos sete gatos eram machos e pesavam entre 2,5 a 6,5 kg. O diagnóstico de HAC em cada gato e, posteriormente, o diagnóstico de que a HAC desses pacientes era hipófise-dependente foi feito mediante exames descritos e discutidos neste capítulo. Foi realizada tomografia computadorizada em cada gato previamente à cirurgia. As imagens facilitaram o procedimento cirúrgico, indicando a localização exata da hipófise.

Dos sete gatos, um não se recuperou da anestesia, entrou em coma e evoluiu para óbito. Na necropsia, foram verificadas doença renal policística e fibrose pancreática. Um segundo gato retornou ao hospital 2 semanas após a cirurgia com quadro de diarreia crônica; esse gato evoluiu para um quadro neurológico e óbito. Em sua necropsia foi diagnosticado linfoma intestinal. Cinco gatos apresentaram resolução dos sintomas de HAC. Um desses cinco gatos apresentou recorrência do HAC 19 meses após a cirurgia, mas morreu inesperadamente após 28 meses da cirurgia. Outro gato apresentou uma fístula oronasal persistente após a cirurgia que não foi tratada por não causar nenhum problema ao gato; todavia, o gato tornou-se anoréxico e anêmico 6 meses após a cirurgia e foi eutanasiado, a pedido de seu proprietário. Outro gato desenvolveu uma fístula oronasal e rinite purulenta; nesse caso, apesar das tentativas de correção cirúrgica do defeito, infecções recorrentes no nariz e na orelha média se desenvolviam e então o gato foi eutanasiado após 8 meses da hipofisectomia. Dois gatos viveram 15 a 46 meses após a cirurgia, respectivamente, e tiveram remissão do diabetes *mellitus* após a cirurgia.[11]

Em conclusão, o número de gatos tratados com hipofisectomia é limitado. No entanto, quanto mais experiência for obtida, não haverá dúvidas de que a hipofisectomia será o tratamento de escolha em gatos com HAC hipófise-dependente. Atualmente, ainda não se realizam hipofisectomias em felinos no Brasil, devido às limitações técnicas, mas já é uma realidade bem-sucedida em países da Europa e nos EUA.[1]

Radioterapia hipofisária

A radioterapia hipofisária utiliza a radiação ionizada para o tratamento local ou regional de pacientes com tumores malignos e, ocasionalmente, benignos. O objetivo da terapia com radiação é a erradicação do tumor com a preservação das estruturas teciduais normais e suas funções. O tratamento geralmente envolve a distribuição de uma dose total predeterminada de radiação em frações por algumas semanas. O princípio básico da terapia de radiação clínica é que esta deverá sempre ter um potencial benefício para o animal de estimação, embora os resultados não sejam inteiramente previsíveis. A única contraindicação é a incapacidade de um cão ou gato em tolerar as 15 anestesias em um período de 3 semanas.[1,31]

Adrenalectomia bilateral

Em 2004, Feldman e Nelson declararam que a adrenalectomia bilateral fornece a melhor resposta a longo prazo no tratamento de HAC hipófise-dependente em gatos, visto que, naquela época, a técnica de hipofisectomia ainda não era usada na rotina clínica de cães e gatos.[1]

No momento do início da cirurgia é recomendada a administração de dexametasona intravenosa na dose de 0,2 mg/kg, podendo ser repetida a mesma dose ao fim da cirurgia por via intramuscular e 0,1 mg/kg deve ser dado entre 22 horas e meia-noite. No dia seguinte, deve-se administrar 0,1 mg/kg, 2 vezes/dia, até que seja instituída a terapia por via oral com prednisona assim que o paciente começar a comer sozinho, sem apresentar êmese. Assim sendo, quando a cirurgia terminar, pivalato de desoxicorticosterona deve ser administrado na dose de 2,2 mg/kg, IM. Essa dose pode ser repetida 21 a 25 dias depois. Os eletrólitos devem ser mensurados logo após o término da cirurgia, na noite e na manhã seguintes, e, então, diariamente até o gato retornar para sua casa ou assim que iniciar a ingestão de comida sem apresentar êmese.

Algumas das mais sérias complicações pós-cirúrgicas incluem sepse, pancreatite, tromboembolismo, deiscência da ferida e insuficiência adrenocortical.

Dos 21 animais que foram submetidos a adrenalectomia bilateral, 13 apresentaram remissão completa do HAC e viveram meses ou mais de 1 ano. Cinco gatos não viveram um bom tempo após a cirurgia. Um gato foi encontrado morto em sua caixa antes de completar 24 horas da cirurgia, e outro morreu de falência renal 20 dias depois. Dois gatos morreram de sepse após 1 mês da cirurgia. Ambos apresentavam fragilidade cutânea grave. O quinto gato morreu de tromboembolismo pulmonar após 3 meses de cirurgia. Um gato morreu após 4 meses de cirurgia depois de ficar extremamente doente e ter sido diagnosticada uma grande massa intra-abdominal. Após a eutanásia foi verificado carcinoma pancreático. Dois gatos morreram aparentemente de crise de hipoadrenocorticismo, um após 3 meses e outro após 6 meses da cirurgia.

Em conclusão, o sucesso da total resolução do HAC após uma adrenalectomia bilateral é problemático, pois existe risco significativo de colocar esses animais em celiotomia. Esse risco pode ser diminuído mediante a seleção dos pacientes, terapia pré-operatória, mínimo tempo de anestesia e cirurgia e cuidados no pós-operatório. Independentemente disso, a adrenalectomia bilateal continua sendo a estratégia terapêutica de melhor duração até que a hipofisectomia esteja amplamente disponível ou até que a radioterapia hipofisária mostre sua eficácia. Esses gatos dependerão de suplementação de glicocorticoide e mineralocorticoide o resto de suas vidas.[1]

Tratamento do hiperadrenocorticismo tumoral

Adrenalectomia unilateral e bilateral

A adrenalectomia unilateral deve ser realizada em gatos com tumor unilateral secretor de cortisol. Em gatos com hiperadrenocorticismo adrenal dependente, o exame de tomografia computadorizada abdominal, antes da cirurgia, facilita a identificação de invasão do tumor em veia frenoabdominal, veia cava caudal e veia renal, assim como trombose.[6]

Infusão continua de hidrocortisona deve ser administrado por 24 a 48 horas (0,3 a 0,5 mg/kg/h, IV, seguido de prednisolona oral na dose de 0,1 a 0,3 mg/kg/dia, VO, sendo, então, reduzida gradualmente em 6 a 8 semanas nos pacientes com adrenalectomia unilateral.[6]

As complicações da adrenalectomia incluem hemorragia, tromboembolismo, deiscência de pontos, laceração de pele, sepse, pancreatite, bem como hipoglicemia e hipoadrenocorticismo iatrogênico.[6]

Aproximadamente 50 a 70% dos gatos alcançam uma sobrevida superior a 1 ano após a adrenalectomia. Os sinais clínicos se resolvem após 1 a 3 meses da cirurgia bem-sucedida.[6]

PROGNÓSTICO

HAC deve ser considerado uma doença grave, com prognóstico reservado a grave. Sem o devido tratamento, a maioria dos gatos sofrerá as consequências da doença dentro de poucas semanas a meses do diagnóstico.[2,9] As causas mais comuns de morte em gatos não tratados são as infecções de pele pela fragilidade cutânea e o atraso na cicatrização. O hipercortisolismo crônico prejudica as funções cardiovasculares, causando hipertensão arterial, tromboembolismo pulmonar e insuficiência cardíaca congestiva.[4]

REFERÊNCIAS BIBLIOGRÁFICAS

1. Feldman EC, Nelson RW. Hyperadrenocorticism in cats (cushing's disease). In: Canine and feline endocrinology and reproduction. 3. ed. Saunders 7; 2004. p. 358-93.
2. Peterson ME, Randolph JF, Mooney CT. Endocrine diseases. In: Sherding RG. The Cat: Diagnosis and Clinical Management. 2 ed. New York: Churchill Livingstone; 2009. p. 1404-506.
3. Duesberg C, Peterson ME. Adrenal disorders in cats. Vet Clin North Am Small Anim Pract. 1997;27:321-47.
4. Peterson ME, Mooney CT. Hiperadrenocorticismo felino. In: Manual de endocrinologia canina e felina. 3. ed. São Paulo. Roca; 2009. p. 249-57.
5. Niessen SJM, Church DB, Forcada Y. Hypersomatotropism, acromegaly, and hyperadrenocorticism and feline diabetes *mellitus*. Vet Clin Small Animal. 2013;43:319-50.
6. Boland LA, Barrs VR. Peculiarities of feline hyperadrenocorticismo. Update on diagnosis and treatment. J Feline Med Surg. 2017;19(9):933-47.
7. Cross E, Moreland R, Wallack S. Feline pituitary-dependent hyperadrenocorticism and insulin resistence due to a plurihormonal adenoma. Top Companion Anim Med. 2012;27:8-20.
8. Goossens MM, Meyer HP, Voorhout G, Sprang EP. Urinary excretion of glucocorticoids in the diagnosis of hyperadrenocorticism in cats. Domest Anim Endocrinol. 1995;12:355-62.
9. Duesberg CA, Nelson RW, Feldman EC, Vaden SL, Scott Moncrieff JCR. Adrenalectomy for treatment of hyperadrenocorticism in cats: 10 cases (1988-1992). J Am Vet Med Assoc. 1995;207:1066-70.
10. Watson PJ, Herrtage ME. Hyperadrenocorticism in six cats. J Small Anim Pract. 1998;39:175-84.
11. Meij BP, Voorhout G, Van Den Ingh TS, Rijnberk A. Transsphenoidal hypophysectomy for treatment of pituitary-dependent hyperadrenocorticism in 7 cats. Vet Surg. 2001;30:72-86.
12. Hoenig M. Feline Hiperadrenocorticism – where are we now? J Feline Med Surg. 2002;4:171-4.
13. Brown AL, Beatty JA, Lindsay SA, Barrs VR. Severe systemic hypertension in a cat with pituitary dependent hyperadrenocorticism. J Small Anim Pract. 2012;53:132-5.
14. Green CE *et al.* Iatrogenic hyperadrenocorticism in a cat. Feline Pract. 1995; 23:7.
15. Schaer M, Ginn PE. Iatrogenic Cushing,s syndrome and steroid hepatopathy in a cat. J Am Anim Hosp Assoc. 1999;35:48.
16. Robinson AJ, Clamann HP. Effects of glucocorticoids on motor units in cat hindlimb muscles. Muscle Nerve. 1988;11:703.
17. Henry CJ, Clark TP, Young DW, Spano JS. Urine cortisol: creatinine ratio in healthy and sick cats. J Vet Intern Med. 1996;10:123-6.
18. Schoeman JP, Evans HJ, Childs D, Herrtage ME. Cortisol responses to two different doses of intravenous synthetic ACTH (tetracosactrin) in overweight cats. J Small Anim Pract. 2000;41:552-7.
19. Zerbe CA, Refsal KR, Peterson ME, Armstrong PJ, Nachreiner RF, Schall WD. Effect of nonadrenal illness on adrenal function in the cat. Am J Vet Res. 1987;48:451-4.
20. Benchekroun G, de Fornel-Thibaud P, Dubord M, Dossin O, Fracassi F, Rannou B *et al.* Plasma ACTH precursors in cats with pituitary dependent Hyperadrenocorticism. J Vet Intern Med. 2012;26:575-81.
21. Zimmer C, Horauf A, Reusch C. Ultrasonographic examination of the adrenal gland and evaluation of the hypophyseal-adrenal axis in 20 cats. J Small Anim Pract. 2000;41:156-60.
22. Nelson RW *et al.* Hyperadrenocorticism in cats: Seven cases (1978-1987). J Am Med Assoc. 1988;193:245.
23. Boord M, Griffin C. Progesterone-secreting adrenal massin a cat with clinical signs of hyperadrenocorticism. J Am Vet Med Assoc. 1999;214:666-9.
24. Moon PF, Cortisol suppression in cats after induction of anesthesia with etomidate, compared with ketamine-diazepam combination. Am J Vet Res. 1997;58:868.
25. Schwedes CS. Mitotane (o,p,-DDD) treatment in a cat with hyperadrenocorticism, J Small Anim Pract. 1997;38:520-4.
26. Moore LE, Biller DS, Olsen DE. Hyperadrenocorticism treated with metyrapone followed by bilateral adreanalectomy in a cat. J Am Vet Med Assoc. 2000;217:691-4.
27. Daley CA, Zerbe CA, Schick RO, Powers RD. Use of metyrapone to treat pituitary-dependent hyperadrenocorticism in a cat with large cutaneous wounds. J Am Vet Med Assoc. 1993;202:956-60.
28. Skelly BJ, Petrus D, Nicholls PK. Use of Trilostane for the treatment of pituitary-dependent hyperadrenocorticism in a cat. J Small Anim Pract. 2003;44:269-72.
29. Witt A, Neiger R. Trilostane therapy in five cats with hyperadrenocorticism. Scientific Proceedings: Veterinary Programme, BSAVA Congress 2003. p. 527 (abstract).
30. Mellett Keith AM, Bruyette D, Stanley S. Trilostane therapy for treatment os spontaneous hyperadrenocorticism in cats: 15 cases (2004-2012). J Vet Intern Med. 2013;27:1471-7.
31. Theon A. Practical Radiation Therapy. In: Ettinger SJ, Feldman EC (eds): Textbook of Veterinary Internal Medicine. 5. ed. Philadelphia: WB Saunders Co; 2000. p. 489.

194
Hiperaldosteronismo Primário Felino

Vanessa Uemura da Fonseca • Carolina Zaghi Cavalcante

INTRODUÇÃO

O hiperaldosteronismo primário (HAP), também chamado "síndrome de Conn", em homenagem a Jerome W. Coon, que foi o primeiro a descrever o HAP em humanos em 1955, além de descobrir sua cura por meio da remoção cirúrgica do tumor adrenal. A síndrome de Conn caracteriza-se pela secreção autônoma de aldosterona (independente da renina, da angiotensina e dos níveis de potássio), resultando, frequentemente, em hipertensão arterial sistêmica e hipopotassemia. O primeiro relato na medicina veterinária foi em 1983, quando Eger e colaboradores relataram um gato de 17 anos com fraqueza generalizada devido à hipopotassemia grave.[1]

A prevalência de HAP em humanos é estimada em 8 a 10% do total de indivíduos hipertensos e em até 20% daqueles com hipertensão resistente ao tratamento medicamentoso. A hipertensão arterial está diretamente relacionada ao excesso de aldosterona, que leva à retenção renal de sódio e água.[2] Na medicina veterinária a prevalência do HAP entre as espécies é pouco conhecida, mas sabe-se que o gato é o animal doméstico mais prevalente para essa endocrinopatia, embora, mesmo nessa espécie, estima-se que a doença seja subdiagnosticada.[3] Acredita-se que dois fatores impactem fortemente em uma investigação precisa: o primeiro é a frequência de mensuração e acompanhamento pressórico em felinos, o segundo é que, em diversos casos, a hipertensão e a hipopotassemia podem, inicialmente, ser atribuídas à doença renal crônica como causa, sem uma posterior avaliação mais acurada.[4] Pesquisadores afirmam que, provavelmente, o HAP é o distúrbio adrenocortical mais comum em gatos.[5]

ANATOMOFISIOLOGIA

Glândulas adrenais

As glândulas adrenais (do latim *ad*, que significa "perto de"; e *renalis* "rim") são órgãos pares, localizados próximo à junção toracolombar e em posição retroperitoneal. Em gatos, as adrenais são menores e mais curtas quando comparadas às de cães, com formato similar a discos ovais. Nos cães e gatos as adrenais assumem posição craniomedial aos rins, sendo a glândula esquerda próxima à aorta abdominal e a direita próxima à veia cava caudal. A glândula adrenal direita localiza-se ventralmente ao processo transverso da última vértebra torácica, sendo os dois terços craniais cobertos pelo processo caudado do fígado. Já a adrenal esquerda está posicionada ventral ao processo transverso da segunda vértebra lombar. Na superfície dorsal das adrenais, as glândulas tocam as artérias mesentérica cranial e frênico abdominal, ao passo que na face ventral o contato com as veias frênico abdominais frequentemente forma uma depressão, conferindo um aspecto bilobado às glândulas. As adrenais são supridas difusamente por ramos oriundos da aorta abdominal, artéria renal, frênico abdominal, lombar e mesentérica cranial. A drenagem venosa da adrenal direita é feita diretamente para a veia cava, e a da esquerda dirige-se à veia renal esquerda.[6]

A glândula adrenal é histológica e funcionalmente dividida em duas camadas: córtex e medula. A embriogênese e o desenvolvimento pós-natal precoce fornecem uma estrutura contextual para a compreensão dos mecanismos envolvidos na zonação e homeostase adrenocorticais. Embora estrutural e funcionalmente distintos, o córtex adrenal, o ovário e os testículos surgem de um progenitor em comum, o primórdio adrenogonadal (AGP). O AGP é derivado de uma região especializada do epitélio celíaco conhecida como crista urogenital. Células no AGP expressam os fatores de transcrição *Wilms' tumor suppressor-1* (*WT1*), *GATA-binding protein 4* (*GATA4*) e *steroidogenic factor-1* (*SF-1*, também chamado "*AdBP4*" ou "*NR5A1*").[7-9] Com o progresso do desenvolvimento, as células progenitoras do córtex adrenal e das gônadas se separam e ativam diferentes programas transcricionais. As células progenitoras adrenais que compõem o AGP migram dorso medialmente no mesênquima subjacente, elevam a expressão de SF-1 e reduzem a expressão de WT1 e GATA4.[9,10] Em contraste, as células progenitoras gonadais no AGP migram dorso lateralmente no mesênquima subjacente e mantêm a expressão de SF-1, WT1 e GATA4. O primórdio adrenal é invadido por simpatoblastos, oriundos do ectoderma da crista neural, que dão origem às células cromafins da medula. Posteriormente, as glândulas adrenais primordiais são envolvidas por células da cápsula, que são derivadas do mesênquima circundante e das células adrenais fetais que anteriormente expressavam SF1. Após o nascimento a adrenal termina a zonação do córtex.[11,12]

Na vida intrauterina e nos primeiros meses do estágio pós-natal, o córtex ainda não está desenvolvido e diferenciado, mas na fase adulta a organização definitiva é dividida em: zona glomerulosa (ZG), mais externa; a zona fasciculada (ZF), intermediária; e a zona reticular (ZR), mais interna, em contato com a medula adrenal.[13] As três zonas do córtex adrenal secretam diferentes hormônios esteroidais e sofrem influência de diferentes ajustes hormonais e enzimáticos. A ZG constitui cerca de 25% do córtex, sendo responsável fundamentalmente pela síntese de mineralocorticoides (MRs), por exemplo a aldosterona. A ZF abrange cerca de 60%, seu principal produto dentre os glicocorticoides é o cortisol, e a ZR, apenas 15% do córtex, produz os glicocorticoides e baixa concentração de hormônios sexuais nos pequenos animais.[14]

Esteroidogênese adrenal

Todos os hormônios esteroidais são derivados da estrutura do ciclopentanoperidrofenantreno, constituído de três anéis ciclohexanos e um anel ciclopentano. Essa estrutura dá origem aos hormônios glico e mineralocorticoides com 21 carbonos, os andrógenos com 19 carbonos e os estrógenos com 18 carbonos. O colesterol é o precursor da esteroidogênese adrenal; oriundo da circulação, é internalizado na célula pelo receptor LDL colesterol. A primeira etapa limitante na síntese hormonal está relacionada com a atividade da enzima *steroidogenic acute regulatory protein* (StAR) relacionada com transporte de colesterol intracelular da membrana mitocondrial externa à interna, para que, em seguida, haja a primeira conversão em pregnenolona mediada pelo citocromo P450 *side chain cleavage* (P450 scc, transcrito do gene CYP11A1). Em humanos, é bem-estabelecido que as enzimas do citocromo P450 são classificadas em: enzimas que dependem da transferência de elétrons facilitada pela adrenodoxina, acoplada ao sistema de coenzima adrenodoxina redutase, e atuam na mitocôndria, como P450 scc, 11β-hidroxilase (transcrito do gene CYP11B1) e aldosterona sintase (transcrito do gene CYP11B2); e enzimas localizadas no retículo endoplasmático, denominadas "17α-hidroxilase" (transcrito do gene CYP17A1), "21-hidroxilase" (transcrito do gene CYP21) e "aromatase" (transcrito do gene CYP19A1), que requerem P450 oxidoredutase (POR) para transferência de elétrons do fosfato de nicotinamida adenina dinucleotídio (NADPH).[15]

No citoplasma da célula esteroidogênica, a pregnenolona é convertida para progesterona pela enzima 3β-hidroxiesteroide desidrogenase (3β-HSD) por meio de uma reação envolvendo desidrogenação do carbono 3, que tira um hidrogênio e faz uma ligação dupla do carbono 3 com o oxigênio, e isomerização da dupla ligação no carbono 5, que é transferido para o carbono 4 (por isso, passa de delta 5 a ser chamado "delta 4"). Em seguida, a progesterona é hidroxilada a 17-hidroxiprogesterona (17-OHP) pela 17α-hidroxilase. A 17α-hidroxilação é essencial para a síntese de glicocorticoides e não há expressão da CYP17A1 nas células da ZG, restringindo esta zona à produção dos MRs. Na ZG, a 21-hidroxilase converte a progesterona em desoxicorticosterona (DOC) e na ZF a 17-OHP em 11-desoxicortisol. Imaginava-se que, assim como em humanos, em cães e gatos a diferença na produção de hormônios entre as zonas estivesse relacionada à diferença de atividade de duas enzimas da família citocromo P450. A enzima mitocondrial aldosterona sintase, que converte DOC via corticosterona a aldosterona, e a 17α-hidroxilase, que faz a conversão final de 11-desoxicortisol a cortisol na ZF.[16-19] Entretanto, em um estudo recente foi sugerido que em cães há apenas um gene CYP11B, não sendo identificado CYP11B1 e CYP11B2, para as etapas finais de produção de glico e mineralocorticoides, respectivamente.[20] Dessa forma, a compreensão da esteroidogênese adrenal em pequenos animais não está completamente estabelecida.

Resposta fisiológica do sistema renina-angiotensina-aldosterona

A aldosterona é secretada pela ZG sob o controle de três principais secretagogos: a angiotensina II (Angio II), o potássio e, em menor extensão, o ACTH. Já fatores que atuam inibindo a síntese de aldosterona são heparina, somatostatina, peptídeo natriurético atrial e dopamina.[19]

O sistema renina-angiotensina-aldosterona (SRAA) é o componente central do mecanismo hormonal que regula o volume sanguíneo e a resistência vascular sistêmica. O primeiro componente desse sistema é a renina, enzima produzida e estocada em grânulos no aparato justaglomerular renal. A renina é liberada para circulação em casos de queda da pressão de perfusão detectada na arteríola aferente renal, menor concentração de sódio e cloro nas células da mácula densa, que funcionam como quimiorreceptores no túbulo contorcido distal, e atividade do sistema nervoso simpático. O angiotensinogênio produzido no fígado é o substrato para a atividade proteolítica da renina; essa clivagem gera o decapeptídeo denominado "angiotensina I" (Angio I). A conversão de Angio I inativa em um octapeptídeo ativo, denominado "angiotensina II" (Angio II), ocorre mediada pela enzima conversora de angiotensina (ECA), expressa em maior quantidade nas células endoteliais na circulação pulmonar. A angiotensina II é a principal molécula efetora desse sistema, com efeito em diferentes tipos celulares e órgãos, como, regulação da vasoconstrição por atuação em vasculatura sistêmica e renal, promove liberação da vasopressina, norepinefrina, epinefrina, secreção da aldosterona, aumento na expressão das

enzimas envolvidas com a síntese da aldosterona e estímulo de crescimento para as células da ZG. Atualmente, sabe-se que a ZG adrenal tem as proteínas necessárias para sintetizar e secretar Angio II, um sistema renina angiotensina tecidual próprio que contribui para regulação fina do sistema.[19,21]

As ações da Angio II na ZG são divididas em fase inicial, relacionada com a rápida indução da síntese da aldosterona, proporcionada pelo aumento da disponibilidade das moléculas precursoras, como colesterol e NADPH; e efeito a longo prazo, que envolve estímulo de proliferação celular e aumento na expressão de enzimas necessárias para a síntese hormonal.[22,23]

A Angio II exerce sua ação via receptores de angiotensina II do tipo 1 (AT1) e do tipo 2 (AT2), receptores com sete domínios transmembrânicos associados à proteína G. O efeito da Angio II na secreção de aldosterona é mediada pelo AT1; a atuação neste receptor deflagra a ativação de diversas cascatas de sinalização intracelular. A ativação de AT1 via Gq estimula fosfolipase C, resultando em aumento nos níveis de cálcio intracelular e diacilglicerol, que atuam como segundos mensageiros ativando calmodulina e proteinoquinase C, respectivamente. Por outro lado, o potássio aumenta o influxo de cálcio celular pela abertura dos canais de cálcio voltagem dependentes. Tanto a Angio II quanto o potássio utilizam a sinalização do cálcio como principal via de regulação da produção da aldosterona.[24,25]

A sinalização mediada por cálcio e quinases de calmodulina regulam a expressão e atividade de fatores de transcrição, que, por sua vez, atuam modulando a expressão de enzimas esteroidogênicas envolvidas com a síntese da aldosterona, como a CYP11B.[24,26]

Ações da aldosterona

A aldosterona é o principal MR sintetizado e secretado pelas células da ZG de mamífero. Esse esteroide foi, em 1948, chamado "eletrocortina", em um experimento que já evidenciava sua relação com o sódio e o potássio, até ser isolado em 1953. Sua estrutura foi descrita em 1954, mas foi em 1955, com a síndrome clínica denominada "hiperaldosteronismo", descrita por Jerome W. Coon, que a atividade da aldosterona foi mais bem compreendida.[27]

Além do clássico sítio de síntese de aldosterona, outros tecidos extra-adrenais são capazes de produzi-la, como o coração, o cérebro e os vasos sanguíneos.[28] Embora esses tecidos possam expressar a maquinaria necessária para a síntese hormonal, foi demonstrado, com experimento em ratos adrenalectomizados, que o nível plasmático da aldosterona é determinado pela produção oriunda das glândulas adrenais.[29]

A ação genômica é a via clássica de atuação da aldosterona, dada pela ligação desse hormônio a receptores MRs no citosol, formando um complexo aldosterona-MR que migra para o núcleo e se liga a elementos responsivos aos hormônios esteroides localizados em regiões regulatórias de genes específicos.[30] Vêm sendo descritas ações não genômicas da aldosterona, que são capazes de deflagrar vias de sinalização intracelular por meio de diversos segundos mensageiros.[31]

A atividade da aldosterona é integrada ao sistema renina angiotensina na regulação de funções, como controle do volume corporal, pressão arterial, equilíbrio eletrolítico e acidobásico, dado por meio da reabsorção do sódio e secreção de potássio e hidrogênio. O aumento na expressão dos canais epiteliais de sódio (ENaC) na membrana apical, principalmente em ducto coletor, é fundamental para a absorção final do sódio filtrado. O influxo de sódio e a ação da aldosterona aumentam a atividade da bomba de sódio e potássio dependente de ATP (Na^+/K^+-ATPase), que faz o transporte ativo desse íon pela membrana basolateral em troca do íon potássio. Dessa forma, estrutura-se um gradiente eletroquímico que favorece reabsorção do sódio e a secreção tubular do potássio pelos canais de potássio na membrana apical. A aldosterona estimula também a atividade do trocador Na$^+$/H$^+$-ATPase contribuindo na regulação acidobase.[30] Além da atuação nos néfrons a aldosterona aumenta a absorção de sódio na glândula salivar e no cólon.

Além da atuação fisiológica classicamente descrita da aldosterona no epitélio renal, sabe-se que a estimulação por esse hormônio pode contribuir negativamente na expressão de vários genes profibróticos e outros relacionados com hipertrofia no miocárdio, além de inflamação perivascular.[32]

Em humanos, a aldosterona tem meia-vida curta, de 15 a 20 minutos. Grande parte do hormônio é rapidamente metabolizado no fígado, cuja redução forma a tetra-hidroaldosterona, que, em seguida, passa por glicuronidação, formando o glicuronato de tetra-hidroaldosterona, o qual é eliminado na urina. Uma porção menor da aldosterona é eliminada na forma livre e na forma de aldosterona conjugada com glicuronato, ambas também eliminadas na urina.[33] A dosagem de aldosterona livre e aldosterona conjugada com glicuronato tem níveis muito baixos na urina de felinos, mostrando que essa não é a principal via de excreção hormonal dessa espécie. Entretanto, nesse estudo não foi possível dosar a tetra-hidroaldosterona. É conhecido que os felinos são deficientes em glicuronidação, portanto, são necessários mais estudos para identificar metabólitos de aldosterona no gato e elucidar suas principais vias de excreção.[34]

ETIOLOGIA

As duas principais etiologias do HAP em humanos são o adenoma produtor de aldosterona (APA) e a hiperplasia adrenal bilateral (HAB), esta última classicamente chamada "hiperaldosteronismo idiopático". Em conjunto, ambas correspondem em 95% dos casos, sendo a HAB mais prevalente (cerca de 60% dos casos).[2] Em contraste com a etiologia em humanos, a maioria dos casos relatados nos felinos é de neoplasia adrenocortical unilateral, variando de adenomas a carcinomas, que podem, em alguns casos, invadir a veia cava caudal e provocar metástase à distância. Os gatos com HAP devido à hiperplasia bilateral tem o diagnóstico definitivo apenas *post mortem*, uma vez que não é possível estabelecer clinicamente o diagnóstico e frequentemente são manejados apenas com medicamentos. A neoplasia adrenocortical também pode ocorrer bilateralmente nos felinos, mas a diferenciação com a HAB se torna de difícil estabelecimento com as ferramentas diagnósticas atuais.[5]

MANIFESTAÇÕES CLÍNICAS DO HIPERALDOSTERONISMO PRIMÁRIO FELINO

O HAP ocorre em gatos mais velhos com idade média de 12 anos (5 a 17 anos), não sendo apontada predisposição racial ou sexual.[35] As consequências patofisiológicas da secreção excessiva de aldosterona é o aumento de sódio, a retenção de água e o aumento da secreção renal de potássio, que podem resultar em hipertensão arterial e depleção de potássio, respectivamente. As principais manifestações clínicas estão relacionadas, direta ou indiretamente, com os dois achados mais frequentes: hipertensão arterial sistêmica e hipopotassemia. A depleção progressiva de potássio pode levar o paciente a um quadro de polimiopatia hipopotassêmica, cuja ocorrência é maior em pacientes que apresentam concentração plasmática do potássio inferior a 2,5 mEq/ℓ. Os gatos hipopotassêmicos podem apresentar importante fraqueza muscular em membros pélvicos, posição plantígrada, ataxia, dificuldade para pular e transpor obstáculos, e/ou ventroflexão de pescoço (Figura 194.1). Em alguns casos há a progressão para paresia flácida com hiporreflexia, hipotonia muscular, letargia, disfagia e dificuldade respiratória.[3,35] É interessante ressaltar que nem a hipopotassemia e nem a fraqueza afetaram a sobrevida nos pacientes com neoplasias adrenais.[35]

A hipertensão arterial tem elevada prevalência em gatos com HAP, variando de 50 a 100% nos casos relatados.[36] Diante de um quadro hipertensivo sistêmico há vasoconstrição dos vasos retinianos, que progressivamente resulta em dano à parede dos vasos, levando a edema retiniano, hemorragia e, possivelmente, descolamento de retina. O problema, muitas vezes, é detectado apenas quando o gato apresenta cegueira, midríase bilateral, hifema ou hemorragia vítrea (Figura 194.2), o que torna fundamental o conhecimento da fisiopatologia do problema, pois a rápida investigação, avaliação de fundo de olho e controle da pressão arterial sistêmica podem tornar reversíveis as lesões hipertensivas iniciais, enquanto as lesões avançadas, como o descolamento de retina, têm baixa probabilidade de recuperação, afetando a visão do animal.[37]

Embora menos frequentes, outros achados como poliúria, polidipsia, alterações gastroentéricas e cardíacas foram relatados.[35]

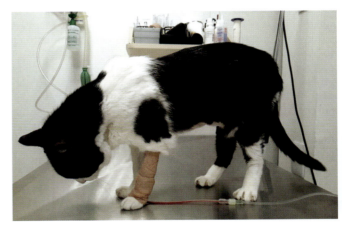

Figura 194.1 Gato, macho, SRD, 12 anos com ventroflexão de pescoço secundário a polimiopatia hipopotassêmica.

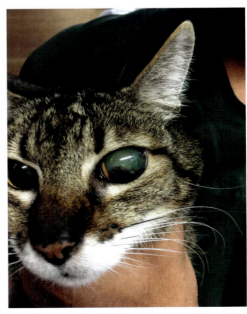

Figura 194.2 Gato, macho, SRD, 11 anos com midríase bilateral e hifema associado ao HAP. (Imagens gentilmente cedidas pela médica-veterinária Flavia Tavares.)

DIAGNÓSTICO

Aspectos gerais

A abordagem diagnóstica do HAP envolve algumas etapas, como a detecção dos casos pelos principais achados clínicos e em exames de rotina, avaliação hormonal de triagem, testes de confirmação e sugestão de origem do HAP.

A hipopotassemia (< 3,5 mEq/ℓ) foi o achado bioquímico mais frequente em gatos, estando presente em 50 a 87,5% dos casos de HAP.[4,5,35] Contudo, a normocalemia não exclui a possibilidade da doença e não deve ser utilizada como pré-requisito na triagem. Uma possível explicação para a normocalemia seria devido ao fato de o potássio ser o íon predominante intracelular e ter uma reserva corporal substancial, capaz de manter seus níveis sanguíneos normais por um tempo relativamente prolongado. A normocalemia também pode estar relacionada com a capacidade da neoplasia ou hiperplasia de secretar aldosterona. A hipopotassemia em felinos pode ter diversas causas (Quadro 194.1), o HAP deve ser considerado nos diagnósticos diferenciais, principalmente nos casos relacionados com hipertensão arterial sistêmica e/ou persistência da hipopotassemia após início de suplementação. Gatos que não consigam se alimentar normalmente ou com poliúria podem ter maior depleção do potássio e maior risco de agravamento da hipopotassemia.

Apesar de a hipopotassemia ser o achado bioquímico mais frequente, as concentrações séricas de sódio em geral são normais. A hipernatremia é um achado incomum no HAP felino, o que pode ser explicado pela expansão concomitante de volume, devido à retenção de sódio e água.[5,35] Outros distúrbios eletrolíticos foram relatados em felinos, como a hipomagnesemia, hipocloremia, hipofosfatemia, hiperfosfatemia.[5] Em humanos, é conhecido que o excesso de aldosterona pode levar a uma maior

---

QUADRO 194.1 Diagnóstico diferencial da hipopotassemia em felinos.

Perda urinária de potássio

Doença renal crônica
Diurese pós-desobstrução
Fase poliúrica da lesão renal aguda
Acidose tubular renal
Administração de diurético de alça ou tiazidas
Hiperaldosteronismo
Hipertireoidismo
Hiperadrenocorticismo

Translocação de potássio (FEC para FIC)

Administração de insulina/glicose
Alcalemia
Cetoacidose diabética
Hipotermia
Estimulação por catecolaminas
Polimiopatia hipopotassêmica nos gatos da raça Birmanês

Perda gastrintestinal de potássio

Êmese
Diarreia

Baixa ingestão de potássio

Anorexia crônica
Fluidoterapia deficiente em potássio por vários dias
Dieta com baixo nível de potássio

Outras causas

Lipidose hepática
Insuficiência hepática
Insuficiência cardíaca congestiva

FEC: fluido extracelular; FIC: fluido intracelular. Adaptado de DiBartola e Morais.[38]

---

excreção de cálcio e magnésio.[39] Na hemogasometria pode ser detectada alcalose metabólica relacionada com a excreção de íons hidrogênio mediada pela aldosterona.

A atividade da creatinoquinase pode estar elevada em gatos com miopatia hipopotassêmica, porém o grau de elevação é variável.[5] Em um estudo de casos, foi observado que a densidade urinária variou de 1,010 a 1,040.[40] Não é infrequente que a ureia e creatinina estejam elevadas no momento do diagnóstico, consequentemente, a progressão da doença renal pode ser a causa de óbito em alguns pacientes com HAP.[5,35,40] A coexistência da azotemia, hipopotassemia e a hipertensão arterial pode dificultar o diagnóstico da doença endócrina, visto que isso pode ser inicialmente entendido e manejado apenas como doença renal crônica. Secundário ao excesso de secreção de aldosterona, o agravamento progressivo da azotemia é uma observação frequente no acompanhamento clínico dos felinos; acredita-se que a piora da lesão renal ocorra em razão de hipertensão intraglomerular, esclerose glomerular, atrofia tubular, inflamação e fibrose renal.[4]

A hipertensão arterial é frequente nos pacientes com HAP, em geral é de moderado a grave o risco de lesão em órgãos-alvos.[5,36,40] As anormalidades cardíacas são comuns em gatos cronicamente hipertensos: as anormalidades no exame físico podem incluir sopro sistólico e/ou sons de galope e, no ecocardiograma, pode ser encontrada hipertrofia concêntrica de ventrículo esquerdo, embora os achados ecocardiográficos sejam variáveis.[5,36] Em humanos, são bem conhecidos os efeitos cardíacos da alta concentração de aldosterona, cuja ativação dos receptores MRs regula genes envolvidos com a fibrose cardíaca e a inflamação. Embora a doença cardíaca seja uma possível consequência do HAP, a insuficiência cardíaca congestiva foi relatada em apenas um gato com esta endocrinopatia.[41]

Exames hormonais

Concentração plasmática da aldosterona

A dosagem da aldosterona deve ser realizada nos casos em que o histórico, os achados de exame físico e exames laboratoriais sugerirem a possibilidade de hiperaldosteronismo. A maioria dos gatos com HAP devido neoplasia ou hiperplasia adrenal apresenta elevados níveis de aldosterona circulante. Não foi demonstrada maior acurácia na interpretação dos valores de aldosterona quando o paciente é submetido a um teste de estimulação com ACTH em comparação com a concentração de aldosterona basal individualmente.

Em gatos com neoplasias da ZG unilateral ou bilateral, em geral, a concentração da aldosterona plasmática (CAP) está muito alta e a atividade da renina plasmática (ARP) completamente suprimida. Em gatos com hiperplasia bilateral da ZG, o CAP pode estar apenas ligeiramente elevado ou dentro do limite superior do intervalo de referência.[4,5] Na presença de hipopotassemia, mesmo com nível levemente elevado de CAP, pode ser considerado alterado o sistema de regulação da aldosterona e fortemente sugestivo de hiperaldosteronismo. O ideal é que a CAP seja interpretada conjuntamente à ARP, como discutido adiante.

Atividade da renina plasmática e relação aldosterona: renina plasmática

Esperam-se valores de ARP elevados nos pacientes com hiperaldosteronismo secundário (também conhecido como hiperaldosteronismo hiper-reninêmico, em geral secundário a hipovolemia renal) e reduzidos nos casos de HAP.

Determinar a relação da concentração da aldosterona plasmática pela atividade da renina plasmática (RAR) é considerado o melhor parâmetro de rastreamento do HAP. Entretanto, o valor diagnóstico do RAR é determinado principalmente pela sensibilidade do ensaio da ARP, preservação da atividade da renina durante a coleta e armazenamento das amostras. As amostras de sangue devem ser coletadas em tubos refrigerados e centrifugadas em uma centrífuga também refrigerada, o plasma deve ser congelado imediatamente e mantido congelado até ser analisado. Além disso, as mensurações de ARP não estão amplamente disponíveis comercialmente e os valores de referência podem diferir entre laboratórios, dificultando a interpretação e a comparação. Outro ponto importante é a necessidade de repetição da RAR, pois um único valor de RAR dentro do intervalo de referência não exclui o HAP em gatos.[42,43]

Testes de supressão da aldosterona

A maioria dos pacientes humanos com RAR elevada são submetidos a um ou mais testes confirmatórios para o HAP.[39] Dentre os principais exames estão o teste de sobrecarga oral de sódio, teste da infusão de solução salina, teste de supressão com fludrocortisona e teste do captopril. O princípio desses testes confirmatórios é comprovar a autonomia da secreção da aldosterona, ou seja, avaliar a capacidade que dado desafio tem em suprimir o SRAA. Consequentemente, os indivíduos negativos para hiperaldosteronismo reduzem significativamente a síntese e secreção da aldosterona, o mesmo não ocorre em pacientes portadores da doença. Foi demonstrado em humanos que os diuréticos, betabloqueadores e antagonistas do receptor MR interferem na realização dos testes confirmatórios, portanto não são indicados até que a avaliação esteja concluída.[39]

Alguns desses testes confirmatórios em gatos foram publicados nos últimos anos. O teste de sobrecarga oral de sódio foi realizado em 22 gatos saudáveis, sendo administrado 0,25 g/kg de cloreto de sódio, a cada 12 horas, durante 4 dias seguidos,[44] Entretanto, esse protocolo de teste de sobrecarga oral de sódio não foi eficaz para reduzir a relação aldosterona:creatinina urinária e demonstrar a supressão da aldosterona.

No teste de supressão com fludrocortisona, a atividade mineralocorticoide da fludrocortisona promove a retenção de sódio e água, portanto, induz à expansão de volume sanguíneo. Em gatos com regulação normal do SRAA, a administração da fludrocortisona deve levar a uma supressão na liberação da renina e aldosterona. Em contraste, os gatos refratários à regulação normal da aldosterona demonstram ausência de supressão significativa. O teste de supressão com fludrocortisona foi realizado inicialmente em 3 gatos na dose de 0,025 mg/kg, a cada 12 horas, durante 4 dias; porém, um dos gatos teve redução na excreção de aldosterona urinária de apenas 23%, frente à redução dos demais de 56 e 67%.[44] O mesmo estudo realizou um novo teste de supressão com fludrocortisona na dose de 0,05 mg/kg, a cada 12 horas durante 4 dias, em 15 gatos saudáveis e 1 gato com HAP, demonstrando significativa redução na relação aldosterona:creatinina urinária em gatos saudáveis, mas não no gato com HAP confirmado. Em 2013, esse protocolo de supressão com fludrocortisona, usando a relação aldosterona:creatinina urinária antes da fludrocortisona (basal) e 4 dias após início da fludrocortisona, foi repetido em um estudo com 9 gatos hipertensos devido ao HAP e em 10 gatos hipertensos devido a outras causas.[45] Os resultados desse estudo mostraram que todos os gatos com HAP apresentaram relação aldosterona:creatinina urinária basal $> 7,5 \times 10^{-9}$. Em todos os gatos hipertensos sem HAP e relação aldosterona:creatinina urinária basal $< 7,5 \times 10^{-9}$, a administração da fludrocortisona induziu a uma supressão $> 50\%$. Por outro lado, a administração de fludrocortisona resultou em supressão $< 50\%$ em 6 de 9 gatos hipertensos devido ao HAP. Os resultados desses estudos sugerem que medir a relação aldosterona:creatinina urinária antes e após 4 dias da administração de fludrocortisona é um método prático de confirmação da maioria dos casos de HAP felino. Como o acetato de fludrocortisona pode potencialmente ter efeitos adversos na pressão arterial sistêmica e na concentração plasmática de potássio em pacientes já propensos à hipertensão arterial sistêmica ou à hipopotassemia, é essencial monitorar esses pacientes frequentemente durante o teste.

A urina não é a principal via de excreção de aldosterona e seus metabólitos nos gatos, e essa espécie excreta quantidades menores desse hormônio na urina, quando comparados com humanos ou cães.[34] Portanto, não se sabe ao certo se as concentrações urinárias de aldosterona refletem com precisão as concentrações plasmáticas. Nesse contexto, em um estudo cego, cruzado, placebo-controlado foi mensurada a concentração da aldosterona sérica de gatos saudáveis antes e depois da administração de 0,05 mg/kg de acetato de fludrocortisona durante 4 dias.[46] Esse estudo demonstrou que a máxima supressão da concentração sérica da aldosterona ocorre já na terceira dose de administração do medicamento em gatos saudáveis. Outros estudos são necessários para demonstrar a eficácia da supressão da aldosterona sérica após administração da fludrocortisona em diferenciar gatos com HAP de outras condições de hiperativação do SRAA, e potencialmente reduzir o número de dias de execução do teste.

Diagnóstico por imagem

A avaliação ultrassonográfica das glândulas adrenais na medicina felina é de grande valor como auxílio no diagnóstico e na sugestão etiológica do hiperaldosteronismo, auxiliando, dessa forma, na determinação da abordagem terapêutica. As adrenais nos gatos foram descritas no plano sagital como principalmente de formato bilobado, podendo também ser alongadas ou ovais nesse corte ultrassonográfico, conforme demonstrado na Figura 194.3.[47] Focos hiperecogênicos com ou sem sombreamento acústico foram associados à mineralização distrófica, deposição de gordura ou hemorragia focal e foram considerados achados incidentais em até 30% dos gatos saudáveis.[48] Nos estudos que analisaram as glândulas adrenais de gatos saudáveis e com doenças não endócrinas, os autores encontraram uma maior variação nas medidas dos gatos com doença não endócrina, entretanto, puderam demonstrar que não houve diferença significativa nas medidas de comprimento e largura dos polos entre ambos os grupos.[48,49] Desta forma, consideram-se normais glândulas adrenais na espécie felina cujo comprimento esteja entre 0,89 a 1,25 cm, a largura de polo cranial de 0,3 a 0,48 cm e largura de polo caudal de 0,3 a 0,45 cm.[48] Na avaliação das medidas entre as glândulas direita e esquerda, escore de condição corporal, sexos e raças não foram identificadas diferenças estatísticas.[47-49] Nos dois grupos de gatos saudáveis e doentes, como diferença estatística, foi observado um efeito da castração na medida da largura de polo caudal da glândula adrenal: sendo maior nos gatos castrados (média $0,37 \pm 0,01$ cm) do que

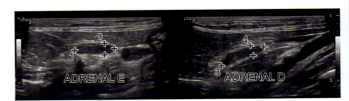

Figura 194.3 Imagens ultrassonográficas das glândulas adrenais em corte sagital, formato alongado, de uma gata sem doença adrenal. A adrenal esquerda mediu 1,18 cm de comprimento por 0,34 cm de polo caudal. Adrenal direita mediu 1,38 cm de comprimento por 0,33 cm de polo caudal. (Imagens gentilmente cedidas pela médica-veterinária Lilian Kamikawa.)

nos não castrados (média 0,34 ± 0,01 mm), porém nenhuma relevância clínica foi apontada.[48]

Em gatos com hiperaldosteronismo, os achados ultrassonográficos foram principalmente de massas unilaterais (Figura 194.4), que variaram quanto à ecogenicidade e ecotextura, não sendo, até o momento, determinadas características confiáveis que pudessem diferenciar as lesões como benignas ou malignas pelo exame de imagem. É possível que alguns casos de hiperaldosteronismo sejam diagnosticados inicialmente como massa adrenal unilateral na avaliação ultrassonográfica baseada na forma, tamanho e características da contralateral, sendo posteriormente concluído que se tratava, na verdade, de casos com alterações neoplásicas bilaterais.[40,48] Além disso, dois casos de hiperplasia bilateral confirmada não mostraram anormalidades ultrassonográficas ao diagnóstico.[4] Consequentemente, uma glândula contralateral normal à massa ou glândulas adrenais bilateralmente normais na ultrassonografia abdominal, não excluem uma infiltração neoplásica ou hiperplasia. Isso pode ser relevante se o tratamento cirúrgico for considerado, pois a adrenalectomia unilateral pode não ter sucesso se a outra glândula também estiver alterada.

Avaliações no corte transversal da tomografia computadorizada (TC) de adrenais de felinos saudáveis foram recentemente descritas quanto às dimensões, formato e valores de atenuação.[50]

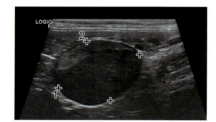

Figura 194.4 Imagem ultrassonográfica de massa em glândula adrenal esquerda em uma gata castrada, 3 anos, sem raça definida. Estrutura de contornos ovalados, aspecto predominantemente homogêneo, textura finamente grosseira e acentuadamente hipoecogênica, medindo cerca de 2,75 cm × 2,04 cm em seus maiores eixos, notando-se área moderadamente ecogênica e de limites mal definidos em sua porção ventral. (Imagens gentilmente cedidas pela médica-veterinária. Luciana Maria Campos Bulgarelli Dora.)

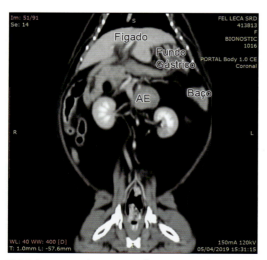

Figura 194.5 Imagem de tomografia contrastada em plano dorsal de abdome de uma gata, castrada, 16 anos, sem raça definida. Na imagem é possível observar formação em topografia de adrenal esquerda, com contorno arredondado e distribuição heterogênea do contraste. (Imagem gentilmente cedida pelo médico-veterinário Ubirajara Iobe Tasqueti e pela médica-veterinária Cíntia C. Duquesne.)

A tomografia, além de possibilitar uma análise mais acurada das adrenais permitindo a confirmação das suspeitas triadas na ultrassonografia abdominal, também se torna fundamental para o planejamento do cirurgião nos casos em que há indicação de adrenalectomia e para aumentar a acurácia na detecção de invasões vasculares, principalmente em veia frênico abdominal, que não foram detectadas na ultrassonografia.[48] Os achados na TC foram descritos em pacientes felinos com HAP[51] conforme mostra a Figura 194.5.

Em uma série de 13 casos relatados, a ressonância magnética (RM) foi realizada em dois gatos que foram indicados para o procedimento de adrenalectomia, porém o exame ultrassonográfico não conseguiu determinar se havia ocorrido invasão vascular.[40] A RM possibilitou determinar que havia compressão da veia cava caudal pelas massas adrenais sem invasão vascular.

Nos felinos, não há relato de uso de cintilografia com radionucleotídio, amostragem venosa adrenal ou tomografia com emissão de pósitron (PET/TC). A amostragem venosa adrenal é o teste de critério para distinguir entre doença unilateral e bilateral em pacientes humanos com HAP. Nessa técnica as veias adrenais são cateterizadas via veia femoral; o sangue obtido permite a dosagem dos hormônios cortisol e aldosterona, determinando a lateralização da neoplasia ou confirmando a alteração bilateral. Um recente estudo, envolvendo 35 casos de HAP em humanos, mostrou que o traçador 11C-metomidato na PET/TC pode ser uma alternativa de maior acurácia, não invasivo e de menor risco quando comparado ao cateterismo das veias adrenais.[52] A amostragem venosa adrenal é um procedimento complexo e inviável na medicina veterinária dado o calibre reduzido das veias adrenais dos gatos. Entretanto, a padronização e a disponibilização da técnica da PET/TC serão de grande valor diagnóstico no HAP em felinos e outras neoplasias endócrinas.

Dada a dificuldade em determinar a ARP e realizar os testes confirmatórios de supressão da aldosterona, as alterações clínicas e laboratoriais, a elevação da aldosterona e o aumento em uma ou ambas as glândulas adrenais nos exames de imagens são os principais subsídios clínicos para fechar o diagnóstico de HAP felino.

TRATAMENTO

O tratamento inicial do hiperaldosteronismo é o controle da hipopotassemia e da hipertensão arterial. O manejo da hipopotassemia pode ser realizado com suplementação de potássio e uso de antagonista do receptor da aldosterona, inicialmente. A suplementação de potássio, em geral, é realizada por via oral, porém, em casos de manifestações clínicas graves ou internação pré-cirúrgica, a infusão intravenosa contínua pode ser necessária. Recomenda-se a suplementação de potássio por via oral com gliconato de potássio na dose de 2 a 6 mEq por gato, a cada 12 horas. A dose dessa suplementação pode variar quanto à classificação do HAP, evolução temporal do quadro e presença de manifestações clínicas como disorexia, anorexia, emese, diarreia, poliúria e polidipsia. O Quadro 194.2 mostra a infusão contínua realizada nos casos de hipopotassemia grave e/ou internação pré-cirúrgica. Quando administrado por via intravenosa, deve-se evitar a infusão do cloreto de potássio (KCl) em taxas maiores que 0,5 mEq/kg/h, de forma a evitar potenciais arritmias.

A espironolactona é um antagonista do receptor da aldosterona e é recomendada na dose de 2 a 4 mg por kg, VO, a cada 24 horas, pois auxilia no controle da hipopotassemia e hipertensão arterial. No entanto, o anti-hipertensivo besilato de anlodipino é necessário com frequência para controle da pressão arterial, em especial naqueles pacientes com maior risco de lesão a órgãos alvos ou com lesão já presente.[36,40] A dose recomendada do besilato de anlodipino é 0,625 a 1,25 mg por

QUADRO 194.2 Taxa de reposição de potássio por via intravenosa.

Concentração sérica do potássio (mEq/ℓ)	mEq de KCl a ser adicionado em fluido de 500 mℓ	Taxa máxima de infusão contínua (mℓ/kg/h)
< 2,0	40	6
2,1 a 2,5	30	8
2,6 a 3,0	20	12
3,1 a 3,5	14	18
3,6 a 5,0	10	25

Adaptado de DiBartola e Morais.[38]

gato, VO, a cada 24 horas. Entretanto, doses maiores podem ser necessárias ao longo da evolução da doença, sendo algumas vezes a hipertensão refratária ao tratamento medicamentoso.

A dermatite facial ulcerativa e a escoriação foram relatadas como efeitos adversos raros associados ao uso de espironolactona em gatos da raça Maine Coon.[53] Entretanto, em um estudo multicêntrico duplo-cego, randomizado, placebo controlado com 20 gatos mostrou que a espironolactona é bem tolerada em gatos e as manifestações dermatológicas não foram observadas.[54]

A adrenalectomia é o tratamento de escolha nos casos de neoplasia e deve ser planejada após a estabilização do paciente. É um procedimento complexo que exige uma equipe clínica, cirúrgica, anestésica e de terapia intensiva experiente e coesa para maximizar o sucesso cirúrgico. O diagnóstico por imagem é essencial para a diferenciação entre o hiperaldosteronismo unilateral ou bilateral, bem como a identificação de qualquer invasão vascular ou metástases à distância. Dessa forma, é possível determinar a estratégia cirúrgica ideal. A adrenalectomia unilateral é o tratamento de escolha para os casos de HAP unilateral (Figura 194.6), não sendo, até o momento, relatado o tratamento cirúrgico em casos de HAP bilateral secundário à hiperplasia ou neoplasia. Para os gatos com hiperplasia bilateral de ZG, neoplasia adrenocortical unilateral inoperável ou que tenham metástases, o tratamento medicamentoso de manutenção é a opção para manejo da doença.[3]

A técnica cirúrgica envolve, em geral, abordagem por laparotomia ventral pela linha média ou acesso paracostal. A presença de trombo neoplásico na veia cava abdominal é infrequente nos casos de HAP felino, mas a adrenalectomia associada com venotomia e trombectomia já foi relatada nessa espécie.[55,56] Os tempos cirúrgico e de hospitalização foram recentemente comparados e mostraram-se menores na adrenalectomia por laparoscopia quando comparados à técnica aberta em cães.[57] A adrenalectomia por laparoscopia foi descrita recentemente como opção cirúrgica em gatos com neoplasia adrenocortical.[58] Na técnica laparoscópica, a invasão em veia frenicoabdominal não contraindica a manobra, visto que esse vaso é removido em conjunto à formação em adrenal durante a ressecção. Entretanto, a presença de trombo neoplásico em veia cava abdominal e veia renal são motivos de contraindicação de adrenalectomia por laparoscopia. A adrenalectomia por via laparoscópica foi realizada com sucesso em gatos com HAP e outros tumores, contudo, em alguns casos, pode ser necessária a conversão da cirurgia para laparotomia devido à má visualização da formação, aderência em veia cava caudal e incapacidade de manter o pneumoperitônio adequado. A cirurgia aberta ainda é a preferência da maioria dos cirurgiões veterinários devido à máxima exposição e visualização da adrenal e dos vasos sanguíneos adjacentes.

As complicações intraoperatórias e pós-operatórias relatadas na adrenalectomia por laparotomia ventral pela linha média, acesso paracostal ou laparoscopia foram hemorragia, arritmia ventricular, sepse, pancreatite, letargia, anorexia, hipotensão, hipertensão, hipoglicemia, hipotermia, tromboembolismo, acidose metabólica, lipidose hepática, pneumonia e edema pulmonar.[35,56,58]

Enquanto no pré-cirúrgico a preocupação era o controle da hipopotassemia, nas primeiras semanas pós-cirurgia deve-se evitar a hiponatremia e hiperpotassemia, secundárias à supressão crônica da secreção da aldosterona pela contralateral. A administração temporária da fludrocortisona ou pivolato de desoxicortisona (DOCP) pode ser considerada, entretanto, sua necessidade ainda não foi relatada. Os gatos com hipercortisolemia ou hiperprogesteronismo concomitante podem necessitar de reposição com glicocorticoide.

Após a remoção cirúrgica da adrenal a massa deve ser enviada para análise histopatológica e classificada em hiperplasia, adenoma ou carcinoma, baseada na ausência ou presença de invasão vascular, alterações degenerativas, taxa de mitose, padrão de crescimento e outras características de malignidade. O resultado histopatológico dos casos pós-adrenalectomia unilateral revelou que aproximadamente 50% deles são adenoma e 50% carcinomas adrenocorticais.[35,56,58] Marcadores específicos na diferenciação dos diferentes tipos de tumores adrenais e a imunomarcação de proteínas associadas à proliferação celular, como o Ki-67, ainda não foram descritos no HAP felino.

PROGNÓSTICO

O prognóstico após adrenalectomia, em geral, é excelente, sem necessidade de medicação na maioria dos casos e sem recidiva da neoplasia. A sobrevida pós cirurgia pode ser superior a 4 anos.[40,56,58] O tipo de tumor (adenoma ou carcinoma) ou a posição anatômica (esquerda ou direita) não foram apontados como fatores de risco para sobrevivência do paciente a longo prazo. Contudo, o tempo médio de sobrevida é afetado quando a anestesia se estende por período superior a 4 horas.[56,58]

Nos gatos com hiperaldosteronismo devido à hiperplasia bilateral, a normocalemia pode ser manejada por longo período com antagonista do receptor da aldosterona, anti-hipertensivo e/ou suplementação de potássio. No entanto, o tratamento conservativo, em casos de hiperplasia bilateral ou neoplasias inoperáveis, não mantém o paciente controlado permanentemente, podendo reduzir a sobrevida do paciente quando comparado ao tratamento cirúrgico, além do possível risco, descrito na literatura, de hemorragia adrenal aguda secundária a neoplasia adrenal como consequência da necrose tumoral e ruptura, o que pode causar hipovolemia e anemia grave em gatos com HAP.[59]

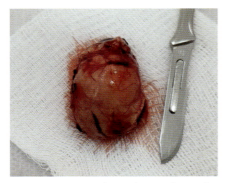

Figura 194.6 Imagem macroscópica da neoplasia adrenal esquerda após o procedimento de adrenalectomia de uma felina, castrada, 3 anos, sem raça definida, com diagnóstico de HAP devido a um carcinoma unilateral.

REFERÊNCIAS BIBLIOGRÁFICAS

1. Eger CE, Robinson WWF, Huxtable CR. Primary aldosteronism (Conn's syndrome) in a cat: a case report and review of comparative aspects. J Small Anim Pract. 1983;24:293-307.

2. Funder JW, Carey RM, Mantero F, Murad MH, Reincke M, Shibata H et al. The Management of Primary Aldosteronism: Case Detection, Diagnosis, and Treatment: An Endocrine Society Clinical Practice Guideline. J Clin Endocrinol Metab. 2016;101(5):1889-916.

3. Kooistra HS. Primary Hyperaldosteronism in Cats: An Underdiagnosed Disorder. Vet Clin North Am Small Anim Pract. 2020;50(5):1053-63.

4. Javadi S, Djajadiningrat-Laanen SC, Kooistra HS, van Dongen AM, Voorhout G, van Sluijs FJ et al. Primary hyperaldosteronism, a mediator of progressive renal disease in cats. Domest Anim Endocrinol. 2005;28(1):85-104.

5. Djajadiningrat-Laanen S, Galac S, Kooistra H. Primary hyperaldosteronism: expanding the diagnostic net. J Feline Med Surg. 2011;13(9):641-50.

6. Dyce KM, Sack WO, Wensing CJG. As glândulas endócrinas. In: Tratado de anatomia veterinária. 4. ed. Rio de Janeiro: Elsevier; 2010. p. 220-2.

7. Laufer E, Kesper D, Vortkamp A, King P. Sonic hedgehog signaling during adrenal development. Mol Cell Endocrinol. 2012;351(1):19-27.

8. Pihlajoki M, Dörner J, Cochran RS, Heikinheimo M, Wilson DB. Adrenocortical zonation, renewal, and remodeling. Front Endocrinol (Lausanne). 2015;6:1-14.

9. Bandiera R, Vidal VPI, Motamedi FJ, Clarkson M, Sahut-Barnola I, Von-Gise A et al. WT1 Maintains Adrenal-Gonadal Primordium Identity and Marks a Population of AGP-like Progenitors within the Adrenal Gland. Dev Cell. 2013;27(1):5-18.

10. Val P, Martinez-Barbera J-P, Swain A. Adrenal development is initiated by Cited2 and Wt1 through modulation of Sf-1 dosage. Development. 2007;134(12):2349-58.

11. Yates R, Katugampola H, Cavlan D, Cogger K, Meimaridou E, Hughes C et al. Adrenocortical development, maintenance, and disease. Curr Top Dev Biol. 2013;106:239-312.

12. Wood MA, Acharya A, Finco I, Swonger JM, Elston MJ, Tallquist MD et al. Fetal adrenal capsular cells serve as progenitor cells for steroidogenic and stromal adrenocortical cell lineages in M. musculus. Development. 2013;140(22):4522-32.

13. Thuróczy J. Foetal development of endocrine organs in dog. Reprod Domest Anim. 2020;55(Suppl 2):10-6.

14. Behrend EN. Canine hyperadrenocorticism. In: Feldman EC, Nelson RW, Reusch CE, Scott-Moncrieff CR, Behrend EN. Canine and Feline Endocrinology. 4. ed. St. Louis: Elsevier; 2014. p. 377-451.

15. Miller WL. Minireview: regulation of steroidogenesis by electron transfer. Endocrinol. 2005;146(6):2544-50.

16. Miller WL, Auchus RJ. The molecular biology, biochemistry, and physiology of human steroidogenesis and its disorders. Endocr Rev. 2011;32(1):81-151.

17. Payne AH, Hales DB. Overview of steroidogenic enzymes in the pathway from cholesterol to active steroid hormones. Endocr Rev. 2004;25(6):947-70.

18. Lisurek M, Bernhardt R. Modulation of aldosterone and cortisol synthesis on the molecular level. Mol Cell Endocrinol. 2004;215(1 a 2):149-59.

19. Stewart PM, Krone NP. The Adrenal Cortex. In: Melmed S, Polonsky KS, Larsen PR, Kronenberg HM. Williams Textbook of Endocrinology. 12. ed. Philadelphia: Elsevier; 2011. p. 479-500.

20. Sanders K, Mol JA, Kooistra HS, Slob A, Galac S. New Insights in the Functional Zonation of the Canine Adrenal Cortex. J Vet Intern Med. 2016;30(3):741-50.

21. Reece WO. Sistema renal, estruturas e funções. In: Reece, WO. Dukes Fisiologia dos Animais Domésticos. 13. ed. Rio de Janeiro: Guanabara Koogan; 2017. p. 153-60.

22. Bassett MH, White PC, Rainey WE. The regulation of aldosterone synthase expression. Mol Cell Endocrinol. 2004;217(1 a 2):67-74.

23. Capponi AM. The control by angiotensina II of cholesterol supply for aldosterone biosynthesis. Mol Cell Endocrinol. 2004;217(1 a 2):113-8.

24. Szekeres M, Turu G, Orient A, Szalai B, Süpeki K, Cserzo M et al. Mechanisms of angiotensina II-mediated regulation of aldosterone synthase expression in H295R human adrenocortical and rat adrenal glomerulosa cells. Mol Cell Endocrinol. 2009;302(2):244-53.

25. Spät A, Hunyady L. Control of aldosterone secretion: a model for convergence in cellular signaling pathways. Physiol Rev. 2004;84(2):489-539.

26. Nogueira EF, Vargas CA, Otis M, Gallo-Payet N, Bollag WB, Rainey WE. Angiotensina-II acute regulation of rapid response genes in human, bovine, and rat adrenocortical cells. J Mol Endocrinol. 2007;39(6):365-74.

27. Williams JS, Williams GH. 50th anniversary of aldosterone. J Clin Endocrinol Metab. 2003;88(6):2364-72.

28. MacKenzie SM, Connell JMC, Davies E. Non-adrenal synthesis of aldosterone: a reality check. Mol Cell Endocrinol. 2012;350(2):163-7.

29. Gomez-Sanchez EP, Ahmad N, Romero DG, Gomez-Sanchez CE. Origin of aldosterone in the rat heart. Endocrinology. 2004;145(11):4796-802.

30. McCormick JA, Bhalla V, Pao AC, Pearce D. SGK1: a rapid aldosterone-induced regulator of renal sodium reabsorption. Physiology (Bethesda). 2005;20:134-9.

31. Mihailidou AS, Mardini M, Funder JW. Rapid, nongenomic effects of aldosterone in the heart mediated by epsilon protein quinase C. Endocrinol. 2004;145(2):773-80.

32. Yoshida Y, Morimoto T, Takaya T, Kawamura T, Sunagawa Y, Wada H et al. Aldosterone signaling associates with p300/GATA4 transcriptional pathway during the hypertrophic response of cardiomyocytes. Circ J. 2010;74(1):156-62.

33. Cartledge S, Lawson N. Aldosterone and renina measurements. Ann Clin Biochem. 2000;37(Pt 3):262-78.

34. Syme HM, Fletcher MGR, Bailey SR, Elliott J. Measurement of aldosterone in feline, canine and human urine. J Small Anim Pract. 2007;48(4):202-8.

35. Daniel G, Mahony OM, Markovich JE, Appleman E, Monaghan KN, Lawrence YA et al. Clinical findings, diagnostics and outcome in 33 cats with adrenal neoplasia (2002-2013). J Feline Med Surg. 2016;18(2):77-84.

36. Acierno MJ, Brown S, Coleman AE, Jepson RE, Papich M, Stepien RL et al. ACVIM consensus statement: Guidelines for the identification, evaluation, and management of systemic hypertension in dogs and cats. J Vet Intern Med. 2018;32(6):1803-22.

37. Carter J. Hypertensive ocular disease in cats: A guide to fundic lesions to facilitate early diagnosis. J Feline Med Surg. 2019;21(1):35-45.

38. DiBartola SP, Morais HA. Distúrbios relacionados ao potássio: hipo e hiperpotassemia. In: DiBartola SP. Anormalidades de Fluidos, Eletrólitos e Equilíbrio Ácido-Básico na Clínica de Pequenos Animais. 3. ed. São Paulo: Roca; 2007. p. 87-114.

39. Farinelli DG, Vilar L, Kater CE. Manuseio do hiperaldosteronismo primário. In: Vilar L. Endocrinologia clínica. 7. ed. Rio de Janeiro: Guanabara Koogan; 2021. p. 537-51.

40. Ash RA, Harvey AM, Tasker S. Primary hyperaldosteronism in the cat: a series of 13 cases. J Feline Med Surg. 2005;7(3):173-82.

41. Briscoe K, Barrs VR, Foster DF, Beatty JA. Hyperaldosteronism and hyperprogesteronism in a cat. J Feline Med Surg. 2009;11(9):758-62.

42. Flood SM, Randolph JF, Gelzer AR, Refsal K. Primary hyperaldosteronism in two cats. J Am Anim Hosp Assoc. 1999;35(5):411-6.

43. Rijnberk A, Voorhout G, Kooistra HS, van der Waarden RJ, van Sluijs FJ, IJzer J et al. Hyperaldosteronism in a cat with metastasised adrenocortical tumour. Vet Q. 2001;23(1):38-43.

44. Djajadiningrat-Laanen SC, Galac S, Cammelbeeck SE, van Laar KJC, Boer P, Kooistra HS. Urinary aldosterone to creatinine ratio in cats before and after suppression with salt or fludrocortisone acetate. J Vet Intern Med. 2008;22(6):1283-8.

45. Djajadiningrat-Laanen SC, Galac S, Boevé MH, Boroffka SAEB, Naan EC, IJzer J et al. Evaluation of the oral fludrocortisone suppression test for diagnosing primary hyperaldosteronism in cats. J Vet Intern Med. 2013;27(6):1493-9.

46. Matsuda M, Behrend EN, Kemppainen R, Refsal K, Johnson A, Lee H. Serum aldosterone and cortisol concentrations before and after suppression with fludrocortisone in cats: a pilot study. J Vet Diagnostic Investig Off Publ Am Assoc Vet Lab Diagnosticians, Inc. 2015;27(3):361-8.

47. Zimmer C, Hörauf A, Reusch C. Ultrasonographic examination of the adrenal gland and evaluation of the hypophyseal-adrenal axis in 20 cats. J Small Anim Pract. 2000;41(4):156-60.

48. Combes A, Pey P, Paepe D, Rosenberg D, Daminet S, Putcuyps I et al. Ultrasonographic appearance of adrenal glands in healthy and sick cats. J Feline Med Surg. 2013;15(6):445-57.

49. Zatelli A, D'Ippolito P, Fiore I, Zini E. Ultrasonographic evaluation of the size of the adrenal glands of 24 diseased cats without endocrinopathies. Vet Rec. 2007;160(19):658-60.

50. Mallol C, Altuzarra R, Espada Y, Tobón Restrepo M, Serrano E, Novellas R. CT characterisation of feline adrenal glands. J Feline Med Surg. 2020;22(4):285-91.

51. Leshinsky J, Beatty JA, Fawcett A, Voss K, Makara M, Krockenberger MB et al. Aldosterone and progesterone-secreting adrenocortical adenocarcinoma in a cat with a concurrent meningioma. JFMS Open Reports. 2016;2(1)2055116915624448.

52. Burton TJ, Mackenzie IS, Balan K, Koo B, Bird N, Soloviev D V et al. Evaluation of the sensitivity and specificity of (11)C-metomidate pósitron emission tomography (PET)-CT for lateralizing aldosterone secretion by Conn's adenomas. J Clin Endocrinol Metab. 2012;97(1):100-9.

53. MacDonald KA, Kittleson MD, Kass PH, White SD. Effect of spironolactone on diastolic function and left ventricular mass in Maine Coon cats with familial hypertrophic cardiomyopathy. J Vet Intern Med. 2008;22(2):335-41.

54. James R, Guillot E, Garelli-Paar C, Huxley J, Grassi V, Cobb M. The SEI-SICAT study: a pilot study assessing efficacy and safety of spironolactone in cats with congestive heart failure secondary to cardiomyopathy. J Vet Cardiol Off J Eur Soc Vet Cardiol. 2018;20(1):1-12.

55. Rose SA, Kyles AE, Labelle P, Pypendop BH, Mattu JS, Foreman O et al. Adrenalectomy and caval thrombectomy in a cat with primary hyperaldosteronism. J Am Anim Hosp Assoc. 2007;43(4):209-14.

56. Lo AJ, Holt DE, Brown DC, Schlicksup MD, Orsher RJ, Agnello KA. Treatment of aldosterone-secreting adrenocortical tumors in cats by unilateral adrenalectomy: 10 cases (2002-2012). J Vet Intern Med. 2014;28(1):137-43.

57. Mayhew PD, Culp WTN, Hunt GB, Steffey MA, Mayhew KN, Fuller M et al. Comparison of perioperative morbidity and mortality rates in dogs with noninvasive adrenocortical masses undergoing laparoscopic versus open adrenalectomy. J Am Vet Med Assoc. 2014;245(9):1028-35.

58. Mitchell JW, Mayhew PD, Culp WTN, Brad Case J, Singh A, Fuller MC et al. Outcome of laparoscopic adrenalectomy for resection of unilateral noninvasive adrenocortical tumors in 11 cats. Vet Surg. 2017;46(5):714-21.

59. Kirkwood N, Boland L, Brunel L, Wardman A, Barrs VR. Acute adrenal haemorrhage in two cats with aldosterone-secreting adenocarcinomas. JFMS. 2019; 5(1):1-5.

195
Hipoadrenocorticismo

Alessandra Martins Vargas

INTRODUÇÃO

As glândulas adrenais foram descritas pela primeira vez por Eustachius, em 1563, sob a denominação "*glandular renibus incumbentes*". Em 1627, Spielius chamou-as "*capsular renales*", nome modificado por Riolan, em 1628, para *capsular suprarenalis*. Somente em 1875 passou a ser denominada "adrenal". Apesar de a existência das adrenais ser conhecida desde o século 16, sua função continuou obscura até 1855, quando Thomas Addison descreveu uma síndrome em pacientes humanos associada à insuficiência adrenal, a qual atualmente recebe seu nome (doença de Addison), também denominada "hipoadrenocorticismo".[1]

Em cães, o hipoadrenocorticismo espontâneo foi relatado pela primeira vez em 1953. No entanto, somente a partir de 1980 houve grande avanço no conhecimento de sua patogênese, diagnóstico e tratamento. Em contrapartida, em felinos a doença foi relatada apenas na década de 1980 e ainda requer muitos estudos.[2]

ETIOLOGIA E FISIOPATOGENIA

O hipoadrenocorticismo é uma endocrinopatia rara em cães e ainda mais incomum em gatos.[3] Pode ser classificado, de acordo com a origem, em primário (subdividido em clássico e atípico) e secundário.[2,4] No hipoadrenocorticismo primário clássico, tem-se deficiência na secreção de glicocorticoide (cortisol) e mineralocorticoide (aldosterona), comumente em decorrência da destruição imunomediada do córtex adrenal. A síndrome poliglandular autoimune tem sido raramente descrita no cão, mas ocorre em cerca de 50% dos seres humanos com hipoadrenocorticismo primário. Em uma série de 187 cães com hipoadrenocorticismo primário, 28 (14,9%) apresentaram ao menos mais uma endocrinopatia. Dezesseis cães tinham hipotireoidismo, 14 tinham diabetes *mellitus* insulinodependente, 3 tiveram hipoparatireoidismo e 2 apresentaram azoospermia. Vários cães tiveram mais do que 2 distúrbios endócrinos simultâneos. Embora incomum entre os cães com hipoadrenocorticismo primário, o clínico não deve descartar a possibilidade de distúrbios endócrinos simultâneos.[4]

Outras causas menos frequentes de hipoadrenocorticismo primário incluem destruição e infiltração adrenocortical por doença granulomatosa, amiloidose, neoplasias, como linfoma, metástases, hemorragia (devido a trauma ou coagulopatias), e iatrogênica. Entre as causas de hipoadrenocorticismo iatrogênico, destacam-se suspensão súbita do uso crônico de glicocorticoides, retirada cirúrgica das glândulas adrenais, destruição adrenal secundária à administração de drogas adrenocorticolíticas, como o mitotano, ou, ainda, uso de drogas que inibem a síntese do cortisol, por exemplo, o trilostano.[2,4,5]

O hipoadrenocorticismo primário atípico ocorre em apenas 10% dos casos de hipoadrenocorticismo primário. Nestes casos, estudos sugerem que o paciente apresenta inicialmente apenas deficiência de glicocorticoide (decorrente da destruição das camadas fasciculada e reticular), no entanto, a camada produtora de mineralocorticoide (glomerulosa) está preservada e, consequentemente, o paciente não apresenta alteração eletrolítica no momento do diagnóstico. Com a evolução da doença, esses pacientes podem vir a desenvolver distúrbios eletrolíticos dias ou meses após o diagnóstico inicial.[4]

Nota-se que a classificação em hipoadrenocorticismo primário atípico ainda é controversa, visto que em estudo recente foram identificadas concentrações baixas de aldosterona pós-estimulação com ACTH em pacientes diagnosticados com hipoadrenocorticismo e sem alteração eletrolítica.[6]

No hipoadrenocorticismo secundário (menos frequente), tem-se diminuição da produção ou secreção do hormônio adrenocorticotrófico (ACTH) e, consequentemente, déficit na produção de glicocorticoides. Essa forma rara da síndrome pode ser causada por anormalidades no hipotálamo ou na hipófise, as quais levarão à diminuição na liberação do hormônio liberador de corticotropina (CRH) e/ou ACTH. Essas alterações, tanto em hipófise quanto em hipotálamo, são normalmente causadas por neoplasias, mas também podem decorrer de processos traumáticos ou inflamatórios.

É importante lembrar que a secreção de glicocorticoides pelas adrenais é estimulada pelo ACTH. Na ausência desse hormônio, as camadas fasciculada e reticulada do córtex adrenal (camadas responsáveis pela produção de glicocorticoides) sofrem atrofia. Nota-se que, no hipoadrenocorticismo secundário, a produção de mineralocorticoides está preservada, uma vez que a camada responsável por sua produção (camada glomerulosa do córtex adrenal) não é controlada pelo ACTH, mas sim pelo sistema renina/angiotensina.[2,7-9]

Em todas as espécies, os principais glicocorticoides produzidos pelo córtex adrenal são o cortisol e a corticosterona. No entanto, há uma variação na proporção entre cortisol e corticosterona secretados. Os cães secretam quantidades aproximadamente iguais desses dois glicocorticoides; já os gatos e os seres humanos, predominantemente cortisol. Nota-se que a atividade glicocorticoide do cortisol é quase quatro vezes maior que a atividade desenvolvida pela corticosterona.[10]

Os glicocorticoides exercem muitas funções no metabolismo de carboidratos, lipídios e proteínas. Promovem a sensação de "bem-estar", estimulam o apetite e também apresentam efeitos sobre a pressão arterial e o volume sanguíneo. Sua deficiência resulta em diminuição da gliconeogênese (síntese de glicogênio a partir de produtos do metabolismo das proteínas e gorduras) e da glicogenólise hepática (degradação do glicogênio para formação de glicose), menor tolerância ao estresse, diminuição na sensibilidade vascular às catecolaminas, aumento da secreção de hormônio antidiurético (ADH) e redução do *clearance* de água nos rins.[7,11]

A diminuição da gliconeogênese e da glicogenólise hepática resulta em hipoglicemia, ao passo que a diminuição na sensibilidade vascular às catecolaminas predispõe à bradicardia e à hipotensão. Os sintomas da deficiência de glicocorticoides são variáveis, observando-se letargia, fraqueza e anorexia. Outros sintomas como êmese e diarreia também podem estar presentes, visto que os glicocorticoides são responsáveis pela integridade das mucosas do trato gastrintestinal. Todos esses sintomas se manifestam ou se agravam após exposição a situações de estresse.[7,9,11]

Os mineralocorticoides (p. ex., aldosterona) são responsáveis pela homeostase do sódio, do cloreto, do potássio e da água. Eles agem no túbulo renal, na mucosa intestinal e nas glândulas salivares e sudoríparas. A aldosterona age no túbulo coletor renal, aumentando a absorção de sódio. O sódio, ao ser reabsorvido pelas células epiteliais tubulares, produz um potencial elétrico que favorece a reabsorção de íons com carga negativa como o cloreto. Com a reabsorção de sódio e cloreto, haverá uma diferença de concentração entre o lúmen tubular e o interstício renal, o que promoverá a reabsorção passiva da água. Na falta de aldosterona, haverá perda intensa de sódio, cloreto e água na urina, o que levará à poliúria e à polidipsia compensatória.[7,9,10,12]

Em condições fisiológicas, o sódio, ao ser reabsorvido, levará à excreção renal de íons hidrogênio. Na falta de aldosterona, o inverso ocorrerá, ou seja, excreção de sódio e retenção de íons hidrogênio, com consequente acidose metabólica leve. A acidose torna-se mais grave em decorrência de menor perfusão renal, aumento do metabolismo anaeróbico e geração de acidose láctica.[12] A aldosterona também desempenha importante papel na absorção de sódio no trato gastrintestinal, principalmente no cólon. Na ausência da aldosterona, haverá redução na absorção intestinal de sódio e, consequentemente, na absorção de cloreto e água. A falta de absorção de sódio, cloreto e água leva ao desenvolvimento de diarreia, acompanhada de êmese. Com a perda de água decorrente da poliúria, somada à perda por diarreia e êmese, haverá hipovolemia, diminuição do débito cardíaco e até mesmo choque. Em contraposição à hiponatremia, tem-se a hiperpotassemia, inicialmente pela falta da ação direta da aldosterona, a qual é responsável pela excreção renal de potássio. Posteriormente, com o desenvolvimento da hipovolemia, haverá diminuição da taxa de filtração glomerular e redução ainda maior na excreção de potássio e piora do quadro hiperpotassêmico. Por fim, em resposta à acidose metabólica comum no hipoadrenocorticismo, ocorrerá o deslocamento do potássio do meio intracelular para o extracelular, aumentando ainda mais os níveis séricos de potássio. A hiperpotassemia provoca distúrbios na condução cardíaca e aumento no período refratário, o que pode resultar em diminuição do débito cardíaco e arritmias fatais, como assistolia e fibrilação ventricular.[2,7–10]

INCIDÊNCIA E PREVALÊNCIA

A incidência do hipoadrenocorticismo é bastante baixa. Estima-se que 1 a cada 2.000 cães atendidos em clínicas e/ou hospitais veterinários tenha a doença. As fêmeas são mais frequentemente afetadas e correspondem a aproximadamente 70% dos casos. Nota-se que tanto machos como fêmeas apresentam maior incidência da doença quando castrados (aproximadamente 3 vezes mais).[2,13] A idade de desenvolvimento do hipoadrenocorticismo varia de 1 a 14 anos, sendo mais frequente em cães jovens e de meia-idade. Algumas raças, como Great Dane, Cão d'água Português, Rottweiler, Poodle Standard, West Highland White Terrier e Wheaton Terrier, apresentam maior predisposição.[2,13] Alguns autores investigaram quais são os genes responsáveis pelo desenvolvimento do hipoadrenocorticismo nas raças predispostas.[14-16]

MANIFESTAÇÕES CLÍNICAS

Os cães portadores de hipoadrenocorticismo muitas vezes apresentam sintomas intermitentes, que podem não ser percebidos pelos proprietários. Além disso, os sintomas frequentemente são inespecíficos, podendo ser confundidos com doenças gastrintestinais, renais ou ainda infecciosas. Entre os sintomas, destacam-se êmese intermitente, diarreia, perda de peso, letargia, depressão, anorexia e fraqueza. Comumente, os sintomas de êmese e/ou diarreia são responsivos a tratamentos inespecíficos como a fluidoterapia, no entanto, recidivam em dias ou semanas. Com a progressão da doença, o paciente poderá apresentar poliúria, polidipsia, tremores, hipotermia e choque (Quadro 195.1).[13,17-19]

Alterações observadas ao exame físico também são bastante variáveis, bem como a gravidade da doença. Entre *manifestações*, encontram-se desidratação, fraqueza, letargia, caquexia, dor abdominal, bradicardia, pulso femoral fraco e aumento no tempo de preenchimento capilar (sugerindo choque)[13,17-19] (Quadro 195.2).

O exame físico é bastante importante para estimar a gravidade da doença, no entanto, não será suficiente para estabelecer o diagnóstico. Para tanto, é necessária anamnese detalhada, além da realização de exames complementares.

DIAGNÓSTICO

Alterações eletrocardiográficas

As arritmias associadas ao hipoadrenocorticismo são graves, podendo levar ao óbito do paciente. Essas arritmias decorrem da hiperpotassemia e podem ser identificadas no exame eletrocardiográfico. Nota-se que o hipoadrenocorticismo é apenas uma entre as inúmeras causas potenciais da hiperpotassemia.

Hiperpotassemia discreta (concentração sérica de potássio entre 5,7 e 6,5 mEq/ℓ) promoverá um pequeno e transitório aumento na condução cardíaca. Ocasionalmente observa-se aumento da amplitude da onda T (onda T pontiaguda) e diminuição do intervalo QT. Conforme a concentração sérica de potássio continua aumentando, haverá redução na condução elétrica do miocárdio.

Em hiperpotassemias moderadas (concentração sérica de potássio entre 6,6 e 7,5 mEq/ℓ), haverá diminuição da condução intraventricular do impulso elétrico, responsável por alterações no complexo QRS. Na ocorrência de alterações eletrocardiográficas, como onda T pontiaguda e prolongamento

QUADRO 195.1	Sintomas relacionados durante a anamnese de cães com hipoadrenocorticismo.[13,17-19]
Sintomas	**Percentual**
Letargia/depressão	80 a 95%
Apetite caprichoso/anorexia	80 a 92%
Êmese	75 a 89%
Perda de peso	41 a 48%
Diarreia	40 a 54%
Resposta prévia à terapia de suporte	35 a 36%
Tremores	13 a 29%
Poliúria/polidipsia	17 a 25%

QUADRO 195.2	Sintomas observados em cães com hipoadrenocorticismo durante o exame físico.[13,17-19]
Sintomas	**Percentual**
Depressão	86 a 87%
Fraqueza	74 a 76%
Desidratação	45 a 46%
Hipotermia	34 a 35%
Aumento no tempo de preenchimento capilar	29 a 34%
Pulso fraco	18 a 20%
Bradicardia (menos que 70 bpm)	18%
Melena	6 a 15%
Dor abdominal	6 a 10%

de QRS, deve-se suspeitar de hiperpotassemia. À medida que a concentração de potássio aumenta, a duração do complexo QRS aumenta progressivamente e, em consequência, há correlação positiva entre a duração do complexo QRS e a gravidade da hiperpotassemia.

Em concentrações séricas de potássio superiores a 7 mEq/ℓ haverá redução da amplitude da onda P e diminuição do intervalo PR. No entanto, em concentrações superiores a 8,5 mEq/ℓ frequentemente a onda P desaparece. Nota-se que a ausência da onda P é uma alteração clássica da hiperpotassemia. Caso as concentrações séricas de potássio continuem aumentando (concentrações entre 11 e 14 mEq/ℓ), haverá assistolia ventricular ou fibrilação atrial, alterações que raramente acontecem em cães portadores de hipoadrenocorticismo, visto que geralmente as concentrações séricas de potássio não são superiores a 11 mEq/ℓ.[2,19]

Alterações radiográficas

Os exames radiográficos podem demonstrar alterações associadas a hipovolemia e diminuição da perfusão tecidual, como microcardia, estreitamento da veia cava e baixa perfusão pulmonar. Megaesôfago também pode ser observado, porém raramente.[13,18,20]

Alterações ultrassonográficas

O exame ultrassonográfico de ambas as adrenais pode ser considerado um método de triagem no diagnóstico do hipoadrenocorticismo, sendo especialmente importante durante os quadros agudos, situação em que o rápido diagnóstico é fundamental para a sobrevivência do paciente. Estudos comprovaram que a atrofia das glândulas adrenais pode ser demonstrada pela identificação da redução no tamanho das adrenais durante a realização da ultrassonografia abdominal. Devido à redução no tamanho das adrenais, é mais difícil visibilizá-las. Assim, faz-se necessário um aparelho de alta qualidade e um profissional experiente.[21]

Alterações hematológicas

Geralmente, em cães portadores de hipoadrenocorticismo, encontra-se anemia normocítica normocrômica (não regenerativa), comum em doenças crônicas. No entanto, nos casos em que há perda sanguínea importante, por exemplo, hemorragia gastrintestinal, observa-se anemia regenerativa, embora a supressão medular comum no hipocortisolismo resulte na diminuição da resposta regenerativa. Devido à desidratação, a anemia pode ser subestimada ou ainda não identificada. Após a hidratação, os cães portadores de hipoadrenocorticismo geralmente apresentam hematócrito entre 20 e 35%. No leucograma, entre as alterações mais frequentes estão a linfocitose e/ou eosinofilia, bem como a ausência de leucograma de estresse, o que é esperado no cão doente.[2,13,18,22]

Alterações bioquímicas

Assim como acontece em todas as condições hipovolêmicas, os animais portadores de hipoadrenocorticismo primário desenvolvem azotemia como consequência da má perfusão renal, o que poderá levar a um diagnóstico errôneo de insuficiência renal aguda. Nota-se que, na insuficiência renal primária, a densidade urinária é baixa (varia entre 1,008 e 1,020), já no hipoadrenocorticismo há geralmente aumento compensatório na densidade urinária (frequentemente superior a 1,030), o que permite diferenciar a azotemia pré-renal da azotemia renal primária e, dessa maneira, diferenciar a insuficiência adrenal da falência renal aguda, respectivamente.

Entretanto, muitos cães com hipoadrenocorticismo têm sua capacidade de concentrar urina prejudicada em decorrência da perda urinária crônica de sódio e subsequente perda da tonicidade medular renal, o que resulta em prejuízo na reabsorção de água pelos túbulos coletores. Como resultado, alguns cães com hipoadrenocorticismo podem apresentar isostenúria e ser diagnosticados erroneamente como portadores de insuficiência renal primária.[2,13,19,22]

Outras alterações bioquímicas incluem hipoglicemia, hipoalbuminemia, hipocolesterolemia e aumento das enzimas hepáticas (alanina aminotransferase e fosfatase alcalina), o que pode levar a um diagnóstico equivocado de doença hepática primária. A hipoglicemia, como explicado anteriormente, decorre da diminuição da gliconeogênese e da glicogenólise hepáticas. A hipoalbuminemia provavelmente acontece devido à perda gastrintestinal de sangue, à má absorção intestinal ou à hepatopatia.[2,17-19]

A combinação entre o hipoadrenocorticismo e a doença hepática secundária pode ser explicada por hipotensão e má perfusão tecidual decorrente dessa endocrinopatia ou, ainda, pode estar associada à doença autoimune. Estudos recentes sugerem que, havendo hipoadrenocorticismo, há prejuízo na absorção intestinal de gordura, o que acarretará a hipocolesterolemia. Além disso, no hipoadrenocorticismo secundário, as baixas concentrações de ACTH são responsáveis pela menor atividade da enzima colesterol sintase e consequente hipocolesterolemia.[2,18,22]

Alterações eletrolíticas

As alterações eletrolíticas clássicas na síndrome de Addison são hiponatremia, hipocloremia e hiperpotassemia. Essas alterações ocorrem por conta da deficiência de aldosterona e consequente prejuízo na reabsorção de sódio e cloreto e na excreção de potássio. A hiponatremia ocorre, primariamente, pela perda renal de sódio, a qual, por sua vez, é acompanhada da perda renal de água, resultando assim em hiponatremia e desidratação. Além disso, a deficiência de hormônios adrenocorticais permite que grande quantidade de sódio se desloque para o meio intracelular e, em contrapartida, o potássio se desloque para o meio extracelular. A hiperpotassemia resulta tanto da translocação do potássio do meio intracelular para o extracelular como também da diminuição da excreção renal desse íon. Com a hiponatremia e/ou a hiperpotassemia, haverá redução na relação sódio/potássio. Os valores de normalidade dessa relação variam entre 27:1 e 40:1. A avaliação das concentrações séricas de sódio e potássio é importante na identificação de possíveis portadores de hipoadrenocorticismo. Diversos estudos retrospectivos vêm sendo realizados com o objetivo de identificar qual o valor de relação sódio/potássio que apresenta maior correlação com o diagnóstico de hipoadrenocorticismo.[2,13,17,18,22-31]

Os resultados diferem entre si, no entanto há consenso de que várias outras patogenias também promovem redução na relação sódio/potássio e devem ser investigadas (Quadro 195.3).

A relação sódio/potássio no cão portador de hipoadrenocorticismo pode apresentar alterações discretas (inferior a 27) ou mais intensas (inferior a 15). Nota-se que somente valores inferiores a 15 apresentaram boa correlação com diagnóstico de hipoadrenocorticismo. Em estudo envolvendo 34 cães com alterações eletrolíticas, todos os pacientes cuja relação sódio/potássio foi inferior a 15 tiveram diagnóstico positivo para hipoadrenocorticismo. Assim, pode-se sugerir que somente a

QUADRO 195.3	Diagnóstico diferencial da hiperpotassemia e/ou hiponatremia.[24,26-28]
Hipoadrenocorticismo	Ruptura de bexiga
Diabetes *mellitus*	Insuficiência cardíaca
Cetoacidose diabética	Efusão peritoneal
Hiperadrenocorticismo em tratamento	Quilotórax
Insuficiência renal	Parasitismo (p. ex., tricuríase)
Acidose metabólica ou respiratória severa	Neoplasia
Doença do trato gastrintestinal	Piometra
Pancreatite	Gestação

relação sódio/potássio inferior a 15 seja fortemente indicativa para o diagnóstico de hipoadrenocorticismo.[28]

A hipercalcemia é pouco frequente (acomete apenas 18 a 30% dos cães com hipoadrenocorticismo) e de causa desconhecida. Sugere-se que a hemoconcentração e a diminuição da taxa de filtração glomerular e da excreção renal do cálcio sejam responsáveis pelo desenvolvimento da hipercalcemia. Nota-se que estudos anteriores não identificaram alterações relacionadas com o paratormônio (PTH), PTH reverso (PTHR) e 1,25 di-hidroxivitamina D em pacientes portadores de hipoadrenocorticismo e que apresentavam hipercalcemia.[22,25,31,32]

Testes hormonais

Ainda que as manifestações clínicas e os exames complementares sejam compatíveis com o hipoadrenocorticismo, um diagnóstico definitivo requer a comprovação do mau funcionamento das adrenais. Para tanto, é necessária a realização de teste funcional, nesse caso, o teste de estimulação com ACTH, o qual é considerado o método de eleição no diagnóstico do hipoadrenocorticismo.[24,33-35]

O ACTH é um hormônio secretado pela hipófise, o qual estimula a secreção do cortisol pelas adrenais. Assim, em um animal sadio, a aplicação de ACTH aumenta a produção de cortisol. Em contrapartida, o paciente portador de hipoadrenocorticismo não apresentará aumento na produção de cortisol após a estimulação com ACTH.

Para a realização do teste de estimulação com ACTH, utiliza-se mais comumente o ACTH sintético, podendo-se usar também o ACTH gel. Quando se utiliza o ACTH gel, realizam-se duas mensurações séricas de cortisol: basal e 2 horas após a aplicação de ACTH por via intramuscular (IM) (2,2 U/kg). Quando se utiliza o ACTH sintético, o cortisol sérico é mensurado antes (cortisol basal) e 1 hora após a sua administração intravenosa (250 µg por animal). Estudos recentes demonstraram que doses baixas de ACTH sintético (5 µg/kg por via intravenosa [IV]) podem ser utilizadas no diagnóstico de hipoadrenocorticismo, o que torna esse teste economicamente mais viável.

Durante a realização do teste de estimulação, a fluidoterapia poderá ser mantida caso o paciente esteja internado. Nos pacientes em estado crítico, a suplementação com glicocorticoide não é contraindicada imediatamente antes ou durante o teste de estimulação, desde que o fármaco escolhido seja a dexametasona, pois é um tipo de corticoide sintético que não apresenta reação cruzada com os métodos que mensuram o cortisol. Caso o paciente esteja recebendo outro glicocorticoide (p. ex., prednisona, prednisolona ou hidrocortisona), ele deve ser substituído pela dexametasona 48 a 72 horas antes da realização do teste de estimulação, para evitar um resultado falso-negativo.

É importante ressaltar que o uso crônico de glicocorticoide poderá inibir o eixo hipotálamo-hipófise e consequentemente levar a um resultado falso-positivo.[35]

Apesar de o teste de estimulação com ACTH ser considerado o melhor teste para o diagnóstico de hipoadrenocorticismo, ele não diferencia o hipoadrenocorticismo primário do secundário. Em ambos os casos, tem-se baixas concentrações de cortisol perante a estimulação com ACTH. O diagnóstico diferencial entre hipoadrenocorticismo primário e secundário pode ser estabelecido pela ocorrência ou não de distúrbio eletrolítico, em conjunto com resultado alterado no teste de estimulação. Pacientes portadores de hipoadrenocorticismo primário apresentam alterações eletrolíticas, fato esse que raramente ocorre em pacientes portadores de hipoadrenocorticismo secundário.

A mensuração sérica de ACTH também pode ser utilizada para diferenciar o hipoadrenocorticismo primário do secundário. Os animais portadores de hipoadrenocorticismo primário, por não apresentarem *feedback* negativo do cortisol com a hipófise, apresentam concentrações elevadas de ACTH, ao passo que cães portadores de hipoadrenocorticismo secundário exibem concentrações de ACTH reduzidas ou até indetectáveis. No entanto, a mensuração sérica de ACTH não é realizada rotineiramente, por necessitar de cuidados especiais com a amostra, a qual deve ser centrifugada e congelada imediatamente após a coleta e processada no mesmo dia. A adição de um inibidor de protease (aprotinina) em tubo com EDTA também previne a degradação do ACTH, devendo a amostra ser refrigerada e processada em até 2 dias.

TRATAMENTO

Tratamento agudo

A principal manifestação do hipoadrenocorticismo agudo é o choque. Assim, o tratamento deve ter como objetivo a correção dessa condição clínica, bem como de fatores que contribuam para a perpetuação do quadro. Um tratamento adequado deve restabelecer o volume intravascular e, consequentemente, a perfusão tecidual, identificar e tratar as arritmias associadas à hiperpotassemia e corrigir o desbalanço eletrolítico, a hipoglicemia e o déficit de glicocorticoides.[2,7,9,12,22,24,36]

Correção da hipovolemia

Uma fluidoterapia adequada frequentemente é um fator determinante entre a vida e a morte do paciente em crise addisoniana. A administração intensa de soro intravenoso deve ser iniciada uma vez identificado que o paciente está em choque, mesmo antes da confirmação do diagnóstico definitivo. Nota-se que é importante realizar a sondagem uretral para que seja possível monitorar o débito urinário e identificar pacientes anúricos.

A solução salina isotônica (0,9% NaCl) é o fluido de eleição na reposição da volemia no paciente com hipoadrenocorticismo agudo, visto que essa solução apresenta elevada concentração de sódio, quando comparada a outras soluções, e não contém potássio. A fluidoterapia intensa com solução salina 0,9% será capaz de corrigir a hipovolemia, a hiponatremia e a hipocloremia, além de aumentar o volume intravascular, a pressão sanguínea e a perfusão tecidual, principalmente a perfusão renal.

Fluidos que contenham potássio (p. ex., a solução de Lactato de Ringer) não são indicados para o tratamento inicial da crise addisoniana. No entanto, se não houver outro fluido disponível, poderão ser utilizados, uma vez que promoverão a correção imediata da hipovolemia, e mais tardiamente da hiperpotassemia, por diluição e também por aumentarem a perfusão renal e, consequentemente, a excreção de potássio. Após a correção dos valores plasmáticos de sódio (o que ocorre 12 a 24 horas após o início do tratamento), a solução fisiológica poderá ser substituída por Ringer com lactato.

Na literatura, o volume de fluidoterapia preconizado varia de 20 a 90 ml/kg/h, durante 1 a 2 horas. Nesse período, alguns parâmetros, como frequência cardíaca, tempo de preenchimento capilar, concentração sérica de lactato, débito urinário, pressão arterial e/ou pressão venosa central, devem ser avaliados a cada 10 a 20 minutos. Esse volume (20 a 90 ml/kg/h) deve ser mantido até que seja obtida a estabilidade hemodinâmica do paciente.[2,7,9,24,36]

Na ausência de doença cardíaca e/ou anúria, pode-se administrar infusão rápida de 20 a 30 ml/kg de solução salina (em aproximadamente 10 minutos) enquanto o *status* de perfusão do paciente é avaliado (p. ex., tempo de preenchimento capilar e pressão). Enquanto o paciente continua instável, mantém-se esse protocolo. O ideal é que o quadro hipovolêmico seja revertido em até 30 minutos após o início do tratamento.[12] Posteriormente, restabelecida a volemia, deve-se administrar fluidoterapia na velocidade de 4 a 5 ml/kg/h durante um período de 36 a 48 horas.[2,36] Nos casos em que a gastrenterite esteja presente, dependendo do hematócrito e da resposta à fluidoterapia, pode ser necessária a realização de transfusão sanguínea.[12]

Correção da hipoglicemia

O paciente com insuficiência adrenal pode apresentar hipoglicemia discreta a moderada, a qual deve ser tratada com a adição de glicose ao fluido, de modo a obter uma solução a 2,5% ou 5% de glicose.[2,9,12,24] Em pacientes sintomáticos, além da fluidoterapia com glicose, deve-se administrar 1 a 2 ml/kg de glicose a 25% em *bolus*.[12]

Correção da hiperpotassemia

A hiperpotassemia deve ser tratada, a princípio, com fluidoterapia (preferencialmente com solução isotônica de NaCl a 0,9%), a qual reduz a concentração sérica de potássio por diluição e também por aumentar a taxa de filtração glomerular e, consequentemente, a excreção renal de potássio. Além disso, a reposição de volume intravascular por meio da fluidoterapia promoverá a correção da acidose e o deslocamento do potássio do meio extracelular para o intracelular, reduzindo assim a concentração sérica desse íon.[2,12,24]

A maioria dos pacientes em crise addisoniana não requer terapia adicional à fluidoterapia na correção da hiperpotassemia. Nota-se que o protocolo terapêutico deve ser escolhido de acordo com a ocorrência ou não de alterações eletrocardiográficas clinicamente relevantes. Outras opções terapêuticas incluem a administração de glicose concomitante ou não à utilização de insulina, à administração de gliconato de cálcio ou ainda à administração de bicarbonato de sódio. A administração de glicose em *bolus* (1 a 2 ml/kg de glicose a 25%) com frequência reduz rapidamente a concentração sérica de potássio, não sendo necessária a administração simultânea de insulina. A administração de glicose promoverá a secreção endógena de insulina. Com o aumento da concentração plasmática de insulina, haverá o deslocamento do potássio do meio extracelular para o intracelular. Geralmente a adição de glicose em *bolus* reduz a concentração sérica de potássio em 0,5 a 1,5 mEq/l em aproximadamente 1 hora, e seu efeito perdura por até 6 horas.[2,9,12,19]

Nos protocolos em que a glicose é administrada em associação com a insulina, haverá redução mais pronunciada da hiperpotassemia. Deve-se administrar simultaneamente insulina regular na dose de 0,2 U/kg por via intravenosa e glicose a 25% em *bolus* (1 a 2 ml/kg), além de manter a fluidoterapia glicosada (solução de glicose a 5%) durante 6 horas, a fim de evitar hipoglicemia iatrogênica. Nesse período, a glicemia deve ser mensurada a cada 1 hora. Lembrar que a administração de insulina deve ser realizada com muita cautela (visto que os pacientes com hipoadrenocorticismo são mais suscetíveis a hipoglicemias) e que a sua administração é contraindicada em pacientes hipoglicêmicos.[2,9,12,19]

Diante de bradicardia intensa e/ou arritmias ventriculares importantes, pode-se utilizar solução de gliconato de cálcio a 10% na dose de 0,5 a 1,5 ml/kg por via intravenosa (administrado lentamente, em aproximadamente 5 minutos), uma vez que o gliconato de cálcio antagoniza os efeitos cardiotóxicos causados pela hiperpotassemia. Durante a administração do gliconato de cálcio, deve-se manter o paciente sob monitoramento eletrocardiográfico. Assim que houver a normalização do traçado eletrocardiográfico, deve-se interromper a administração do gliconato de cálcio.[9,12]

Apesar de os efeitos do gliconato de cálcio ocorrerem imediatamente após sua aplicação, por apresentar meia-vida curta (30 a 60 minutos), sua utilização está limitada a casos em que o paciente apresenta arritmias graves que necessitam de estabilização cardíaca imediata, enquanto a fluidoterapia e a administração de glicose ainda não surtiram efeito.[2,9,12]

Estudos preliminares sugerem que o uso de albuterol (agonista beta-adrenérgico), na dose de 10 a 20 mg, diluídos em 4 ml de solução salina, administrados via nebulizador por 10 minutos ou 0,5 mg, IV, reduz a concentração sérica de potássio em pacientes humanos. No entanto, em medicina veterinária, os benefícios do uso do albuterol em pacientes portadores de hipoadrenocorticismo, bem como seus efeitos adversos, devem ser mais bem investigados, por isso ainda não é recomendada a sua administração.[12]

A administração de bicarbonato de sódio (na dose de 1 a 2 mEq/kg) é sugerida na correção da hiperpotassemia de pacientes portadores de hipoadrenocorticismo, visto que aumenta a concentração sérica de sódio e promove o deslocamento de potássio para o intracelular. No entanto, a maioria dos autores não utiliza o bicarbonato, pois geralmente a hiperpotassemia é corrigida apenas utilizando a fluidoterapia e a administração de glicose. Além disso, a infusão de bicarbonato de sódio é associada a importantes efeitos adversos relacionados com a correção eletrolítica abrupta, como lesão em sistema nervoso central.[2,12]

Em resumo, na maioria dos casos a hiperpotassemia pode ser corrigida utilizando-se apenas a fluidoterapia intensa ou, ainda, por meio da administração de glicose em *bolus*. Raramente é necessária a utilização de insulina e/ou gliconato de cálcio para corrigir a hiperpotassemia. O uso de bicarbonato de sódio também é raramente necessário, além de estar associado a efeitos colaterais.

Correção da acidose

Durante a crise addisoniana, é comum acidose metabólica discreta a moderada decorrente da baixa perfusão tecidual (e consequente acidose láctica) e diminuição na excreção renal de íons hidrogênio. Desse modo, a acidose geralmente é corrigida com a instituição de fluidoterapia, a qual melhora a perfusão tecidual e aumenta a taxa de filtração glomerular. Raramente se faz necessário o tratamento com bicarbonato de sódio. A reposição de bicarbonato é indicada apenas em situações em que sua concentração sérica for inferior a 12 mEq/l ou pH inferior a 7,15.[2,12,19,24]

Segue a fórmula para cálculo de reposição de bicarbonato. Nota-se que é necessário repor apenas 25% do déficit, sendo administrado em 6 a 8 horas.[2,19]

$$\text{Déficit (mmol)} = \text{peso (kg)} \times 0,5 \times (\text{déficit de base})$$

É importante mencionar que o bicarbonato não pode ser administrado em soluções contendo cálcio, como a solução de Ringer, visto que o cálcio precipita nessa solução.

Suplementação com glicocorticoide

A deficiência de glicocorticoide desempenha papel crucial na patogênese da crise addisoniana. Assim, a reposição de glicocorticoides deve ser realizada tão logo se desconfie da ocorrência de hipoadrenocorticismo. O fármaco de eleição é a dexametasona, pois tem ação rápida, pode ser administrada por via intravenosa, não interfere na realização do teste de estimulação com ACTH (pode ser administrada antes ou durante o teste) e sua ação glicocorticoide auxiliará na manutenção da pressão sanguínea, da euglicemia e da volemia, além de prevenir a mielinólise durante a correção da hiponatremia.

A administração de prednisona, prednisolona e hidrocortisona interfere no teste de estimulação com ACTH, por isso só podem ser utilizadas depois de confirmado o diagnóstico de hipoadrenocorticismo.

A dose da dexametasona preconizada pela literatura varia de 0,1 a 5 mg/kg por via intravenosa, a cada 12 a 24 horas.[2,12,24] O uso de doses mais baixas pode evitar o desenvolvimento de complicações associadas a altas dosagens, como úlceras gastrintestinais. No entanto, somente altas doses de dexametasona podem proteger a barreira hematencefálica, evitando assim o desenvolvimento de alterações neurológicas decorrentes da rápida correção da hiponatremia.[12]

Uma vez que a dose de dexametasona preconizada pela literatura é bastante variável, sugere-se a administração de 0,25 mg/kg em pacientes com discreta hiponatremia e a administração de 2 mg/kg em pacientes com hiponatremia moderada a grave (menor que 125 mEq/ℓ). Em ambos os casos, a dexametasona pode ser administrada simultaneamente à fluidoterapia ou até 2 horas após o início da fluidoterapia.[12]

Outros glicocorticoides podem ser utilizados, como succinato sódico de metilprednisolona (1 a 2 mg/kg, IV, a cada 2 a 6 horas), succinato de hidrocortisona ou fosfato de hidrocortisona em *bolus* (2 a 4 mg/kg por via intravenosa a cada 8 horas) ou, ainda, em infusão contínua (0,5 a 0,625 mg/kg/h)[2]. Em 3 a 5 dias, a reposição de glicocorticoides deve ser reduzida e iniciada a dose de manutenção com prednisona ou prednisolona (0,2 mg/kg/dia).

Suplementação com mineralocorticoide

A suplementação com mineralocorticoide durante uma suposta crise de hipoadrenocorticismo é indicada por alguns autores, no entanto, outros acreditam que a fluidoterapia agressiva e administrações de glicocorticoides são suficientes para estabelecer a homeostase eletrolítica nos pacientes na crise addisoniana. Não há, na literatura, estudos que comprovem os benefícios da suplementação com mineralocorticoides nos quadros de hipoadrenocorticismo agudo canino.[2,19,24]

Nos casos em que se deseja suplementar com mineralocorticoides, tem-se o pivalato de desoxicorticosterona (dose 2,2 mg/kg por via intramuscular) e o succinato sódico de hidrocortisona (dose 0,5 a 0,625 mg/kg/h, em infusão contínua). Nota-se que o succinato sódico de hidrocortisona somente poderá ser utilizado após o teste de estimulação ter sido realizado, visto que pode interferir no teste de estimulação.[2,19]

Tratamento crônico | Manutenção

A terapia de manutenção poderá ser iniciada assim que o paciente estiver estável. Os cães devem apresentar bom apetite e ausência de êmese, diarreia, fraqueza ou depressão. Além disso, as alterações eletrolíticas devem ter sido corrigidas[2]. A terapia de manutenção inclui o uso de glicocorticoides e mineralocorticoides, nos casos de hipoadrenocorticismo primário, e uso exclusivo de glicocorticoide, nos casos de hipoadrenocorticismo secundário.[2,12,19,24,36]

No hipoadrenocorticismo primário, a suplementação com mineralocorticoide é necessária para a manutenção do equilíbrio eletrolítico. Essa suplementação pode ser realizada pela administração injetável de pivalato de desoxicorticosterona (DOCP) ou oral de fludrocortisona.[2,12,19,24,36] O DOCP é um mineralocorticoide sintético de longa duração, que pode ser utilizado imediatamente após o término do teste de estimulação com ACTH. Nota-se que sua utilização na crise addisoniana não é necessária, desde que o paciente receba fluidoterapia adequada associada à reposição de glicocorticoide.[2,24]

O DOCP deve ser administrado inicialmente na dose de 2,2 mg/kg por via intramuscular (ou subcutânea, desde que o paciente esteja hidratado), a cada 25 dias. O ajuste na dose de DOCP deve ser realizado com base na avaliação eletrolítica. Os eletrólitos devem ser mensurados em 12 a 15 dias após o início da terapia com DOCP, período que compreende o pico de ação do fármaco. Nesse período, a dose do DOCP deverá receber um acréscimo de 5 a 10%, caso a concentração sérica de potássio esteja elevada e a de sódio, reduzida. As alterações na dose de DOCP modificam o pico de ação do fármaco, mas não interferem no seu período de ação. Assim, as concentrações eletrolíticas também devem ser avaliadas após 15 dias da administração do DOCP para verificar o seu pico de ação. Elevadas concentrações de potássio e/ou baixas concentrações de sódio indicam a necessidade de redução no intervalo de aplicação em um dia. Após estabilização da dose, o intervalo entre as aplicações pode ser prolongado em até 30 dias.[2,12,24,37]

Como o DOCP apresenta baixa atividade glicocorticoide, também é necessário realizar a suplementação com prednisona em dose fisiológica (0,1 a 0,22 mg/kg, a cada 12 horas) na maioria dos pacientes portadores de hipoadrenocorticismo primário. Em situações de estresse (p. ex., aumento de atividade física, cirurgia ou viagens), a dose da prednisona deve ser dobrada ou, ainda, aumentada em 5 a 10 vezes.[2,12] Durante o uso concomitante de DOCP e prednisona, alguns pacientes podem apresentar poliúria/polidipsia (PU/PD). Nesses casos, esses sintomas podem regredir com a redução na dose de prednisona.[2]

Nota-se que, apesar de o uso de DOCP ser descrito como tratamento de eleição, no Brasil essa medicação não é utilizada, por não estar disponível comercialmente. Uma opção é o uso de outro mineralocorticoide sintético, o acetato de fludrocortisona, na dose inicial de 0,01 mg/kg, a cada 12 horas, VO[2] ou 0,02 mg/kg, a cada 24 horas, VO.[12] A dose deve receber acréscimos até a obtenção de um bom controle, o qual pode ser identificado pela ausência de sintomas e pelo perfil eletrolítico normal ou bem próximo da normalidade.[2,19,24]

Os incrementos na dose de fludrocortisona acontecem frequentemente durante os 6 a 12 primeiros meses de tratamento. Nas situações em que há hiponatremia discreta associada à normocalemia, pode-se adicionar sal na dieta em vez de aumentar a dose da fludrocortisona.[24] Nos cães em tratamento com fludrocortisona, é necessário checar as concentrações séricas de sódio e potássio semanalmente, até a estabilização do quadro, e posteriormente os eletrólitos séricos devem ser avaliados 2 a 3 vezes ao ano.[2,24]

A fludrocortisona, além do efeito mineralocorticoide, também apresenta efeito glicocorticoide, no entanto em menor intensidade. Desse modo, aproximadamente 50% dos pacientes que recebem fludrocortisona também precisam de suplementação com prednisona (0,1 a 0,22 mg/kg, a cada 12 horas) para controlar os sintomas associados ao hipocortisolismo. Alguns cães desenvolvem poliúria e polidipsia durante o uso de fludrocortisona, consequentemente ao seu efeito glicocorticoide. Nesses casos, deve-se suspender a suplementação de sal e, se possível, de prednisona. Caso a poliúria e a polidipsia persistam, deve-se substituir a fludrocortisona pelo DOCP.[24]

Nos casos de hipoadrenocorticismo secundário, é necessária somente a suplementação com prednisona, visto que esses pacientes apresentam apenas deficiência de glicocorticoide. Deve-se usar o mesmo protocolo descrito na reposição de glicocorticoide em cães portadores de hipoadrenocorticismo primário.

PROGNÓSTICO

Uma vez controlada a crise addisoniana, o prognóstico do paciente portador de hipoadrenocorticismo é excelente. A maioria dos cães recupera a qualidade de vida. Quanto à expectativa, não há redução da longevidade desses pacientes. Geralmente os cães portadores de hipoadrenocorticismo morrem em decorrência de doenças não correlacionadas a essa endocrinopatia. Para o sucesso do tratamento, é importante que o proprietário seja bem orientado com relação à necessidade das suplementações (glico e/ou mineralocorticoide) para a sobrevivência do paciente.

REFERÊNCIAS BIBLIOGRÁFICAS

1. Rezende JM. Linguagem médica. 3. ed. AB Editora e Distribuidora de Livros Ltda; 2004. p. 496. In: Skinner HA. The origin of medical terms. 2. ed. Baltimore: Williams & Wilkins; 1961. p. 9.
2. Feldman EC, Nelson RW. Hypoadrenocorticism (Addison´s Disease). In: Canine and Feline Endocrinology and Reproduction. Philadelphia: Saunders; 2004. p. 394-439.
3. Sicken J, Neiger R. Addisonian crisis and severe acidosis in a cat: a case of feline hypoadrenocorticism. Journal of Feline Medicine and Surgery 2013; 15(10):941-44.
4. Klein SC; Peterson ME. Canine hypoadrenocorticism: Part I. Can Vet J 2010;51:63-9.
5. Kook PH, Grest P, Raute-Kreinsen U, Leo C, Reusch CE. Addison's disease due to bilateral adrenal malignancy in a dog. Journal of Small Animal Practice 2010;51:333-6.
6. Baumstark ME, Sieber-Ruckstuhl NS, Meuller C, Wenger M, Boretti FS, Reusch CE. Evaluation of aldosterone concentrations in dogs with hypoadrenocorticism. J Vet Intern Med 2014; 28: 154-9.
7. Vargas AM. Emergências Endócrinas. In: Santos MM, Fragata FS, editors. Emergencia e Terapia Intensiva Veterinária em Pequenos Animais. Bases para o atendimento hospitalar. Roca; 2008. p. 343-348.
8. Platt SR, Chrisman CL, Graham J, Clemmons RM. Secondary hypoadrenocorticism associated with craniocerebral trauma in a dog. J Am Anim Hosp Assoc. 1999;35(2):117-22.
9. Meeking S. Treatment of acute adrenal insufficiency. Clin Techn Small Anim Pract. 2007; 22(1):36-9.
10. Ganong WF. A medula e o córtex suprarrenais. In: Fisiologia médica. McGraw-Hill Interamericana do Brasil Ltda; 2000. p. 259-77.
11. Silva RC. Insuficiência Adrenal. In: Bandeira F, Graf H, Griz L, Faria M, Lazaretti-Castro M, editors. Endocrinologia e Diabetes. Medbook; 2009. p. 295-302.
12. Boysen SR. Fluid and electrolyte therapy in endocrine disorders: Diabetes mellitus and hypoadrenocorticism. Vet Clin North Am Small Anim Pract. 2008; 38(3):707-17.

13. Peterson ME, Kintzer PP, Kass PH. Pretreatment clinical and laboratory findings in dogs with hypoadrenocorticism: 225 cases (1979-1993). J Am Vet Med Assoc. 1996; 208(1):85-91.
14. Short A, Boag A, Catchpole B, Kennedy LJ, Massey J, Rothwell S et al. A candidate gene analysis of canine hypoadrenocorticism in 3 dog breeds. Journal of Heredity 2013; 104(6):807-20.
15. Hughes A, Bannasch DL, Kellett K, Oberbauer AM. Examination of candidate genes for hypoadrenocorticism in Nova Scotia Duck Tolling Retrievers. The Veterinary Journal 2011; 187:212-6.
16. Massey J, Boag A, Short AD, Scholey RA, Henthorn PS, Littman MP et al. MHC class II association study in eight breeds of dog with hypoadrenocorticism. Immunogenetics 2013; 65:291-7.
17. Thompson AL, Scott-Moncrieff JC, Anderson JD. Comparison of classic hypoadrenocorticism with glucocorticoid-deficient hypoadrenocorticism in dogs: 46 cases (1985-2005). J Am Vet Med Assoc. 2007; 230(8):1190-4.
18. Greco DS. Hypoadrenocorticism in small animals. Clin Techn Small Anim Pract. 2007; 22(1):32-5.
19. Melián C, Peterson ME. Diagnosis and management of naturally occurring hypoadrenocorticism in dogs. Waltham Focus. The Worldwide Journal of the Companion Animal Veterinarian. 1998; 8(1):2-7.
20. Melián C, Stefanacci J, Peterson ME, Kintzer PP. Radiographic findings in dogs with naturally-occurring primary hypoadrenocorticism. J Am Anim Hosp Assoc. 1999; 35(3):208-12.
21. Hoerauf A, Reusch CE. Ultrasonographic evaluation of the adrenal glands in six dogs with hypoadrenocorticism. J Am Anim Hosp Assoc. 1999; 35(3):214-8.
22. Koenig A. Endocrine emergencies in dogs and cats. Vet Clin Small Anim 2013; (43):869-97.
23. Seth M, Drobatz KJ, Church DB, Hess RS. White blood cell count and the sodium to potassium ratio to screen for hypoadrenocorticism in dogs. J Vet Intern Med. 2011; 25:1351-6.
24. Lathan P, Tyler J. Canine hypoadrenocorticism: diagnosis and treatment. Compendium Vet. 2005; 3:121-32.
25. Adler JA, Drobatz KJ, Hess RS. Abnormalities of serum electrolyte concentrations in dogs with hypoadrenocorticism. J Vet Intern Med. 2007; 21(6): 1168-73.
26. Pak SI. The clinical implication of sodium-potassium ratios in dogs. J Vet Sci. 2000; 1(1):61-5.
27. Nielsen L, Bell R, Zoia A, Mellor DJ, Neiger R, Ramsey I. Low ratios of sodium to potassium in the serum of 238 dogs. The Veterinary Record. 2008; 162(14):431-5.
28. Roth L, Tyler RD. Evaluation of low sodium:potassium ratios in dogs. J Vet Diagn Invest. 1999;11(1):60-4.
29. Manning AM. Electrolyte disorders. Vet Clin North Am Small Anim Pract. 2001; 31(6):1289-321.
30. Alvo M, Warnock DG. Hyperkalemia. The Western Journal of Medicine. 1984; 141(5): 666-71.
31. Gow AG, Gow DJ, Bell R, Simpson JW, Chandler ML, Evans H et al. Calcium metabolism in eight dogs with hypoadrenocorticism. Journal of Small Animal Practice. 2009; 50:426-30.
32. Adamantos S, Boag A.Total and ionised calcium concentrations in dogs with hypoadrenocorticism. The Veterinary Record. 2008; 163:25-6.
33. Lathan P, Moore GE, Zambon S, Scott-Moncrieff JC. Use of a low-dose ACTH stimulation test for diagnosis of hypoadrenocorticism in dogs. J Vet Intern Med. 2008; 22(4):1070-3.
34. Lennon EM, Boyle TE, Hutchins RG, Friedenthal A, Correa MT, Bissett SA et al. Use of basal serum or plasma cortisol concentrations to rule out a diagnosis of hypoadrenocorticism in dogs: 123 cases (2000-2005). J Am Vet Med Assoc. 2007; 231(3):413-6.
35. Klein SC, Peterson, ME. Canine hypoadrenocorticism: Part II. Can Vet J. 2010; 51:179-84.
36. Church DB. Canine hypoadrenocorticism. In: Mooney CT, Peterson ME, editors. BSAVA manual of canine and feline endocrinology. 3. ed. Quedgeley, Gloucester: British Small Animal Veterinary Association; 2004. p. 172-80.
37. Bates JA, Shottb S, Schalla WD. Lower initial dose desoxycorticosterone pivalate for treatment of canine primary hypoadrenocorticism. Australian Veterinary Journal 2013; 91(3):77-82.

196
Corticoideterapia

Silvia Franco Andrade

INTRODUÇÃO

Desde a descoberta da cortisona, em 1935, por Edward Kendal e Philip Hench, um novo capítulo da terapia de inúmeras doenças, principalmente aquelas que necessitam de imunossupressão ou ação anti-inflamatória, ocorreu tanto em medicina humana quanto em veterinária.[1-3] A corticoideterapia baseia-se no uso dos corticosteroides ou corticoides, que são hormônios sintetizados pelo córtex adrenal e classificados em glicocorticoides (produzidos principalmente pela zona fasciculada), mineralocorticoides (produzidos pela zona glomerulosa) e androgênios (produzidos principalmente pela zona reticulada). Os glicocorticoides afetam o metabolismo de carboidratos e de proteínas, já os mineralocorticoides regulam o equilíbrio hídrico e eletrolítico. O principal representante dos glicocorticoides endógenos é a cortisona (cortisol); dos mineralocorticoides, a aldosterona.[4-6] Os corticosteroides são importantes e potentes agentes anti-inflamatórios e imunossupressores, exercendo profundos efeitos sobre quase todos os sistemas orgânicos. Em virtude disso, é uma classe de fármacos com inúmeros efeitos colaterais, devendo sua administração ser bastante criteriosa tanto no uso clínico quanto na suspensão.[7-9] Portanto, a instituição dessa forma de terapia deve considerar todos os riscos e benefícios para cada paciente em particular.[10,11]

CLASSIFICAÇÃO

Os corticosteroides são geralmente classificados de acordo com sua potência relativa na retenção de Na+, efeitos sobre o metabolismo de carboidratos (deposição hepática de glicogênio e gliconeogênese) e efeitos anti-inflamatórios. Com base nessas potências diferenciadas, os corticoides são tradicionalmente divididos em glicocorticoides e mineralocorticoides e, de acordo com a duração de seus efeitos, em corticoides de ação curta, intermediária e longa (Quadro 196.1).[3,5,10,11]

MECANISMO DE AÇÃO

Os corticoides, devido a sua lipossolubilidade, são capazes de atravessar a membrana celular por difusão passiva e se ligam às proteínas receptoras, localizadas no interior do núcleo, distribuídas por todos os tecidos, modificando sua expressão gênica. Interagem com o DNA (ação genômica) ou com outras proteínas implicadas no processo de transcrição (ação não genômica, específica ou não específica).[3,10-12]

Os receptores para corticoides são proteínas citoplasmáticas com estrutura contendo domínios comuns a outros membros da superfamília de receptores nucleares.[13] Os gatos apresentam cerca de 50% menos receptores glicocorticoides quando comparados aos cães, o que implica particularidades na terapia com corticosteroides nessa espécie.[14,15]

O complexo glicocorticoide-receptor sofre transformação estrutural e se torna capaz de penetrar no núcleo celular e se ligar a certas regiões promotoras de genes, induzindo a síntese, não somente de substâncias anti-inflamatórias, como lipocortina-1 e IkB, mas também de proteínas que atuam no metabolismo sistêmico, como as proteínas que promovem gliconeogênese. Esse processo se chama transativação. Os glicocorticoides também podem atuar por meio de um mecanismo genômico chamado "transrepressão", em que monômeros de moléculas de glicocorticoides e receptores de glicocorticoides interagem com fatores de transcrição, como a proteína ativadora 1 (AP-1, do inglês *activator protein-1*) e o fator nuclear kB (NF-kB, do inglês *nuclear fator* kB), por interação proteína-proteína, e promovem efeito inibitório de suas funções. Por essa via, por exemplo, a síntese de citocinas pró-inflamatórias, com a interleucina-6 (IL-6) e a IL-2, o fator de necrose tumoral alfa (TNF-α, do inglês *tumor necrosis factor alpha*) e as prostaglandinas, é reduzida.[3,5,13] Alguns estudos demonstraram que os efeitos desejados anti-inflamatórios e imunossupressores dos glicocorticoides são desencadeados pelo mecanismo de transativação, ao passo que os efeitos adversos são relacionados com o mecanismo de transrepressão.[5,6,9]

QUADRO 196.1 Potência anti-inflamatória, de retenção de Na+ e afinidade por receptor glicocorticoide dos diversos corticosteroides, comparada com a hidrocortisona como padrão.

Corticosteroide	Potência anti-inflamatória (glicocorticoide)	Potência de retenção de Na+ (mineralocorticoide)	Afinidade por receptor glicocorticoide
Ação curta (≤ 12 h)			
Hidrocortisona	1	1	1
Cortisona	0,8	0,8	0,01
Fludrocortisona	10	125	–
Ação intermediária (12 a 36 h)			
Prednisona	4	0,8	0,05
Prednisolona	5	0,8	2,2
Metilprednisolona	5	0,5	11,9
Triancinolona	5	0	1,9
Deflazacorte	3,5	0,25	–
Ação longa (36 a 72 h)			
Betametasona	25	0	5,4
Dexametasona	25	0	7,1
Flumetasona	30	0	–

FARMACOCINÉTICA

A farmacocinética divide-se em:[10,11]

- Absorção: são rapidamente absorvidos pelo trato gastrintestinal, pela membrana mucosa e pela pele
- Distribuição: a maioria dos corticosteroides se liga às proteínas plasmáticas (globulina e albumina)
- Biotransformação: principalmente no fígado, onde ocorre o processo de oxidação, redução, hidroxilação e conjugação, sendo inativados, com exceção da cortisona e da prednisona, que utilizam as vias metabólicas hepáticas para se tornarem ativos (hidrocortisona e prednisolona). Em gatos, é preferível o uso da prednisolona porque eles têm deficiências em algumas enzimas hepáticas necessárias na conversão da prednisona (que é uma profármaco) em prednisolona (que é o princípio ativo). O rim, excepcionalmente, pode também metabolizar os corticosteroides
- Excreção: a maioria dos compostos hidrossolúveis é excretada pelos rins. Uma pequena parte é excretada com a bile pelas fezes.

Efeitos farmacológicos

Atividade glicocorticoide

- Metabolismo:
  - Aumenta a gliconeogênese
  - Aumenta a síntese de glicogênio hepático (em cães, pode ocorrer acúmulo de glicogênio hepático em demasia, induzindo degeneração hepática)
  - Inibe a captação e a utilização periférica de glicose devido ao antagonismo com a insulina
  - Aumenta o catabolismo de gordura, mobilizando os ácidos graxos e promovendo a sua oxidação. O tecido adiposo tende a se redistribuir desde as extremidades da pelve, do pescoço, do tórax e do omento
  - Diminui a síntese de colágeno e a proliferação de fibroblastos, retardando a cicatrização
  - Aumenta o catabolismo proteico
- Anti-inflamatório:
  - Diminui eosinófilos e linfócitos circulantes
  - Diminui a permeabilidade capilar e formação de edema
  - Diminui a produção de anticorpos
  - Suprime a função do linfócito T
  - Inibe a fosfolipase A2, diminuindo a liberação de ácido araquidônico, a formação de prostaglandinas, prostaciclinas, tromboxanos e leucotrienos e, dessa maneira, a hiperalgesia, a vasodilatação e a quimiotaxia
  - Inibe a liberação de pirógenos endógenos
  - Diminui a liberação de histamina
  - Pode alterar o metabolismo do complemento em algumas espécies
  - Inibe a atividade do monócito (macrófago)
  - Inibe a cascata de cininas e a ativação de plasminogênio
- Sistema nervoso central (SNC):
  - Estimula o SNC, podendo levar à euforia
- Sistema cardiovascular:
  - Aumenta a expressão e o número dos receptores adrenérgicos, elevando o débito cardíaco e a pressão arterial
  - Expande o volume plasmático devido ao fluxo aumentado de líquidos para o meio extracelular
- Músculo:
  - Em doses fisiológicas, os glicocorticoides mantêm a função muscular; entretanto, em doses terapêuticas, podem ocorrer perda de massa muscular e fraqueza

- Trato gastrintestinal:
  - Aumenta a secreção do ácido gástrico, de pepsina e do suco pancreático. No fígado, aumenta uma isoenzima da fosfatase alcalina esteroide-induzida
- Pele:
  - Devido à diminuição da síntese de colágeno e ácido hialurônico, diminui a espessura dérmica, retardando a cicatrização e a renovação celular epidérmica, podendo também ocorrer hiperqueratose e hiperpigmentação
- Osso:
  - Aumenta a reabsorção óssea, diminuindo a atividade geradora de matriz óssea pelos osteoclastos
- Sangue:
  - Policitemia: resultante do decréscimo da eritrofagocitose
  - Neutrofilia: apesar do aumento, a função do neutrófilo é suprimida
  - Eosinopenia, monocitopenia e linfocitopenia: resultantes da maior redistribuição dessas células nos sistemas do que na corrente sanguínea. Proliferação dos linfócitos B e ativação dos linfócitos T são suprimidas
- Sistema endócrino:
  - Suprime o eixo hipotalâmico-pituitário-adrenal
  - Diminui a taxa de secreção de hormônios hipofisários, como hormônios tireoestimulante (TSH), foliculoestimulante (FSH), luteinizante (LH), de crescimento (GH), antidiurético (ADH) e prolactina
  - Antagoniza a vitamina D, diminuindo a absorção intestinal de cálcio e promovendo hipercalciúria
  - Promove resistência à insulina, aumentando o risco de desenvolvimento de diabetes
  - Aumenta a ingestão alimentar e predispõe à obesidade, provavelmente devido à resistência à leptina[16]
- Outros efeitos:
  - Estabiliza as membranas celulares e as organelas
  - Induz o parto na gestação avançada
  - Induz teratogênese na gestação inicial
  - Pode induzir glaucoma e catarata.[1,6,9-11]

Atividade mineralocorticoide

Aumenta a retenção de sódio e bicarbonato e diminui a retenção de potássio e cloro pela mudança na atividade de reabsorção nos túbulos renais.[1,6,9,12]

VIAS DE ADMINISTRAÇÃO

Oral

Todos os corticosteroides sintéticos podem ser administrados por via oral (VO). A administração em dias alternados de corticosteroides de ação intermediária minimiza a redução da inibição da secreção de hormônio adrenocorticotrófico (ACTH). É a via mais segura para a administração a longo prazo.[10,11,17]

Intravenosa

Preparações hidrossolúveis (formulações succinato, fosfato e polietilenoglicol) podem ser administradas por via intravenosa (IV). É a via de escolha em casos emergenciais (p. ex., choque anafilático).[10,11,17]

Intramuscular

Em terapia de casos crônicos, a administração por via intramuscular (IM) deve ser realizada em intervalos semanais.[10,11,17]

Subcutânea

A por via subcutânea (SC) é utilizada em veterinária devido à praticidade. Recomenda-se o uso por essa via de preparações acetato ou acetonida.[10,11,17]

Subconjuntival

Muito utilizada na oftalmologia para processos inflamatórios importantes (p. ex., uveíte), de preferência a metilprednisolona.[10,11,17]

Tópica

Preparações hidrossolúveis são utilizadas em formulações em creme e unguento.[10,11,17]

Intra-articular

Utilizada em doenças ou traumas articulares em caninos para minimizar os efeitos sistêmicos. Entretanto, pode provocar inúmeros efeitos colaterais à cartilagem, como decréscimo da elasticidade, diminuição de glicosaminoglicanos com degeneração da cartilagem, depósito de cálcio na superfície hialina, adelgaçamento e fissura da cartilagem e diminuição da viscosidade do conteúdo do ácido hialurônico. As preparações mais utilizadas são a triancinolona, a betametasona, a metilprednisolona e a flumetasona.[10,11,17]

Inalatória ou nebulização

Utilizada em doenças respiratórias inflamatórias ou imunomediadas como a asma felina, apresenta a vantagem de atingir maiores concentrações teciduais, além de rápido início de ação. Os fármacos mais indicados são a fluticasona, a flunisolida e a budesonida.[10,11,17]

TEMPO DE TRATAMENTO

Depende da doença a ser tratada. Em alguns protocolos, como no tratamento do choque, geralmente o uso em dose única de hidrocortisona ou metilprednisolona já é suficiente.[3,11,18] Em outros protocolos, como no tratamento de doenças autoimunes, podem ser necessários meses de tratamento.[1,2,10,11] Sempre que a corticoideterapia exceder mais de 10 dias de tratamento ou utilizar dosagens muito altas (p. ex., > 1 mg/kg/dia de prednisona), algum processo de redução da dose inicial de corticoide será necessário para evitar a retirada abrupta e a indução de insuficiência da adrenal.[1-3,7,11]

Algumas sugestões de diminuição para a retirada da corticoideterapia seriam doses reduzidas pela metade após 2 semanas de tratamento e depois em dias alternados, ou dia sim, dia não, com a mesma dose em 1 semana após a redução e depois pela metade, dia sim, dia não, nas semanas seguintes.[1,2,6,7]

USOS CLÍNICOS

Insuficiência adrenal

A insuficiência adrenal pode ocorrer de maneira aguda (geralmente após interrupção abrupta de glicocorticoides), crônica (após cirurgias ou lesões destrutivas do córtex adrenal, mas também pode ser devido à hemorragia bilateral) e secundária à disfunção hipofisária ou hipotalâmica.[2,10,11]

Crise aguda
- Metilprednisolona: 5 mg/kg, IV, a cada 6 horas
- Dexametasona: 0,5 a 1 mg/kg, IV, a cada 24 horas
- Hidrocortisona: 5 a 20 mg/kg, a cada 2 a 6 horas, em crise hipoadrenocortical.

Terapia de manutenção
- Hidrocortisona: 0,5 a 1,1 mg/kg, IM ou SC, a cada 24 horas (reposição glico e mineralocorticoide)
- Prednisona: 0,1 a 0,2 mg/kg, VO, a cada 24 horas (reposição glicocorticoide)
- Fludrocortisona: 10 a 15 mg/kg, VO, a cada 12 horas (reposição mineralocorticoide).

Doenças autoimunes

São exemplos de doenças autoimunes em pequenos animais: lúpus eritematoso, lúpus discoide crônico, anemia e trombocitopenia autoimune, pênfigo, polimiosite e polineuropatias.[1,2,10,11] A terapia, nesses casos, é prolongada com doses imunossupressivas divididas em uma fase de indução e uma de manutenção. Na fase de indução, pode ser utilizada a prednisolona ou a prednisona na dose de 2 a 4 mg/kg/dia, VO. Nos casos mais agudos ou graves, pode-se utilizar dexametasona intravenosa, na dose de 0,3 a 0,6 mg/kg. Essa fase dura, em média, 7 a 10 dias ou até a normalização do quadro clínico. A fase de manutenção começa após a normalização do quadro, reduzindo-se as doses do corticosteroide para 2 mg/kg, VO, a cada 24 horas, durante 7 a 10 dias, depois em dias alternados. Na isoeritrólise neonatal, recomenda-se a administração de 5 a 20 mg, IM, de dexametasona. A hemólise imunomediada em adultos é rara, recomendando-se, nesses casos, dexametasona 0,1 a 0,2 mg/kg, IM ou IV, em duas administrações por 2 dias. Uma vez controlada, é possível continuar a terapia com prednisona em dias alternados.[10,11]

Doenças alérgicas e dermatológicas

Urticária, dermatite de contato, dermatite alérgica a pulga (DAP), atopia, hipersensibilidade alimentar, bronquite alérgica e alergia a picada de insetos e animais peçonhentos são exemplos de doenças alérgicas em pequenos animais com indicações de uso de corticosteroides.[2,19] São também muito utilizados por via tópica na dermatologia em casos como eczema, psoríase, dermatite de contato, prurido anal e vulvar. São recomendadas doses anti-inflamatórias menores que as imunossupressoras. É utilizada a prednisolona ou a prednisona na fase de indução, na dose de 0,5 a 1 mg/kg, VO, a cada 24 horas, por 2 a 6 dias. Depois de controlados os sintomas, passa-se para a fase de manutenção, com a dose de 0,25 a 0,5 mg/kg no início e depois em dias alternados. O deflazacorte, um corticoide com menores efeitos colaterais relatados em humanos em comparação à prednisona,[20-24] vem sendo usado empiricamente no tratamento da atopia, porém ainda não há estudos controlados nesse sentido. A dexametasona pode ser utilizada na dose de 0,1 a 0,5 mg/kg, a cada 4 ou 8 horas, em reações alérgicas agudas como picada de abelha.

Doenças articulares

Osteoartrite, poliartrite idiopática, artrite reumatoide e traumas são doenças articulares que podem acometer os animais domésticos, principalmente os cães.[2,10,11] Em cães com osteoartrite, é preferível atualmente o uso de anti-inflamatórios não esteroides seletivos para ciclo-oxigenase 2 (COX-2; carprofeno, meloxicam e firocoxibe) porque a terapia é prolongada e esse grupo provoca menos efeitos colaterais que os corticosteroides.[25]

Traumas e edemas cérebro-espinais

São muito utilizados em traumas e edemas cranianos e da coluna vertebral, além de outros distúrbios do SNC. O uso de corticosteroides, nesses casos, deve-se, principalmente, à estabilização de membrana e à redução do processo inflamatório que promovem.[1,2] As doses em casos de trauma são elevadas, principalmente no início do tratamento. No caso de trauma craniano, pode-se utilizar a prednisona na dose de 10 a 30 mg/kg, inicialmente, e depois reduzindo-se gradualmente a cada 6 ou 8 horas, e a dexametasona, de 1 a 4 mg/kg, IV, também no mesmo esquema em trauma craniano e edema cerebral. Em trauma da coluna vertebral, utiliza-se a dexametasona na dose de 1 a 3 mg/kg, IV, depois 1 mg/kg, a cada 12 ou 24 horas, SC ou IV, por 24 horas; depois, 0,2 mg/kg, a cada 12 ou 24 horas, SC, em doses decrescentes, por 5 a 7 dias. A terapia anti-inflamatória elevada, nesses casos, geralmente é de curta duração, sendo no máximo 7 dias para evitar os efeitos colaterais comuns em doses elevadas, que devem ser utilizadas somente nas primeiras 24 horas, se possível.[10,11]

Oftalmologia

O uso de corticosteroides na oftalmologia é rotineiro, principalmente no tratamento de ceratites, uveítes, coriorretinites e conjuntivites. São empregados para reduzir a inflamação ocular e preservar a visão, se utilizados de maneira adequada. São administrados por via tópica (colírios, pomadas e unguentos) para tratamento de doenças oculares do segmento anterior. Geralmente deve-se utilizar a via sistêmica para tratamento de patologias do segmento posterior do olho. Nunca utilizar em animais com úlcera de córnea porque retardam a cicatrização. Portanto, sempre proceder ao teste de fluoresceína para certificar-se de que a córnea esteja íntegra antes de prescrever corticosteroide tópico ou sistêmico em terapias oftálmicas. Evitar seu uso em pacientes com glaucoma, pois pode aumentar a pressão intraocular. Em humanos, o uso prolongado pode induzir a formação de cataratas.[10,11]

Choque

O uso de corticosteroides no choque é controverso.[1,2,18] Sua administração não deve preceder a estabilização da volemia. As razões que corroboram o uso desse grupo no choque são:[10,11,18]

- Efeito inotrópico positivo sobre o coração
- Diminuição na resistência periférica
- Aceleração no ciclo de Krebs
- Aumento da produção de energia
- Aumento do metabolismo do ácido láctico, reduzindo a acidose
- Estabilização das membranas celulares e organelas, especialmente endotélio capilar e lisossomos
- Prevenção da adesividade plaquetária e formação de microtrombo
- Prevenção da formação de anafilotoxina, bloqueando a fixação do complemento
- Inibição da liberação de peptídeos vasoativos
- Inibição da fosfolipase A2 na cascata do ácido araquidônico
- Potencialização dos efeitos das catecolaminas sobre o sistema cardiovascular.

O succinato sódico de metilprednisolona, na dose de 15 a 30 mg/kg, é o mais indicado no choque hemorrágico. O succinato sódico de hidrocortisona, na dose de 50 mg/kg, tem rápida absorção e, portanto, é mais indicado no choque vasculogênico. Fármacos veiculados em sal succinato são mais eficientes na proteção celular.[10,11]

Doenças renais

A utilidade de glicocorticoides no tratamento de algumas doenças renais também é controversa. Em medicina humana, atualmente é bem aceito o uso desses medicamentos em pacientes com síndrome nefrótica secundária à doença de alteração mínima. Seu uso em outras doenças renais, como glomerulonefrites, é ainda conflitante.[2,10,11]

Doenças hepáticas

O uso de corticosteroides em pacientes com doença hepática é altamente controverso. Estudos em medicina humana mostram benefícios nítidos na hepatite autoimune ativa crônica.[1-3] Em medicina veterinária, é controvertido se a hepatite crônica canina é comparável à hepatite ativa crônica humana, mas também, nesse caso, pode-se utilizar prednisolona, na dose de 1 a 2 mg/kg/dia, VO, até que ocorra remissão da sintomatologia, depois reduzindo-se para a dose de manutenção em dias alternados. É também utilizada a prednisolona empiricamente no tratamento de colangite linfocítica devido às suas propriedades anti-inflamatórias e imunossupressoras, na dose de 1 a 2 mg/kg/dia, VO. Se ocorrer melhora clínica, reduzir a dose na 1ª ou 2ª semana, continuando com doses baixas até o controle dos sinais clínicos.[1,11] Pode ocorrer hepatopatia induzida por corticosteroides em cães, sendo essa uma sequela de tratamentos prolongados com tal medicação. Ocorre lesão hepática reversível e benigna que, com raras exceções, não se associa à disfunção hepática clínica. Isso ocorre em virtude do acúmulo de glicogênio hepático e hepatomegalia. O tratamento consiste na suspensão do corticosteroide com resolução completa do quadro, variando de semanas a meses.[10,11]

Doenças gastrintestinais

São utilizados em enteropatias inflamatórias crônicas idiopáticas, gastrenterites eosinofílicas e colites ulcerativas crônicas, principalmente em cães e gatos. Em cães, é utilizada a prednisona, na dose de 1 a 2 mg/kg/dia, VO. Em gatos, a prednisona, na dose de 2 a 3 mg/kg/dia, ou a metilprednisolona, na dose total de 20 mg, IM, a cada 2 a 4 semanas.[2,10,11] Em casos de resistência ao fármaco ou contraindicações, dados os efeitos colaterais, uma opção adequada é a budesonida (3 mg/m², VO, a cada 24 horas, ou 0,125 mg/kg, a cada 8 a 24 horas, em cães, e 250 mg/dia, VO, a cada 8 a 24 horas, em gatos), esteroide sintético de boa atuação local, com alta afinidade pelos receptores de glicocorticoides e com 80% de metabolização na sua primeira passagem pelo fígado, minimizando os seus efeitos colaterais sistêmicos.[2,10,11,26]

Doenças respiratórias

Bronquite crônica e alérgica em cães e gatos e "asma" brônquica dos gatos são indicações para o uso de corticosteroides.[2,10,11] Pode-se utilizar a prednisona ou a prednisolona, inicialmente, na dose de 0,5 a 1 mg/kg, VO, a cada 12 ou 24 horas, por 10 a 14 dias. Depois, gradativamente, reduz-se a dose diária até a dose de manutenção efetiva mais baixa, a cada 24 ou 48 horas. Nos casos mais crônicos, pode-se, por via inalatória, lançar mão da budesonida ou da fluticasona (250 mg/dia, utilizando-se sprays dosimetrados), ambas com boa atuação local em vias respiratórias, maior biodisponibilidade pulmonar e menor biodisponibilidade sistêmica.[10,11,27]

Distúrbios musculoesqueléticos

Os corticosteroides empregados em distúrbios musculoesqueléticos incluem artrite reumatoide, artrite traumática, bursite, tendinite, miosite eosinofílica, tenossinovite, osteíte e periosteíte. Cães são muito acometidos por essas patologias. As administrações repetidas ou as preparações de longa ação podem induzir alterações degenerativas na cartilagem (artropatia esteroide).[1,2,10,11]

Transplantes de órgãos

Corticosteroides são utilizados como imunossupressores para evitar a rejeição. Prednisona é fornecida em altas doses no momento da cirurgia de transplante, de modo conjunto a outros imunossupressores; depois, o paciente recebe doses menores de manutenção.[1,2,10,11]

Protocolos antineoplásicos

A maioria dos protocolos terapêuticos antineoplásicos de cães e gatos inclui os glicocorticoides, devido à diminuição do número de linfócitos circulantes pela supressão da mitose e pelo aumento do número de células vermelhas circulantes.[1,2,10,11] Além disso, estimulam o apetite e melhoram a sensação de bem-estar. Os mais utilizados são os de ação intermediária, prednisona e prednisolona, em doses que variam de 20 a 60 mg/m^2, VO, a cada 24 ou 48 horas, dependendo do caso, principalmente no tratamento de neoplasias linforreticulares e do SNC, mastocitomas e adjuvantes em outros protocolos quimioterápicos.[10,11]

EFEITOS COLATERAIS

Os principais efeitos colaterais são:[8,10,11]

- Hipoadrenocorticismo iatrogênico em tratamentos prolongados e em altas doses
- Insuficiência adrenal aguda em casos de retirada abrupta do fármaco em tratamentos prolongados
- Poliúria e polidipsia
- Polifagia e aumento da predisposição à obesidade
- Hipertensão por aumento do volume plasmático e sensibilização às catecolaminas
- Acúmulo de gordura intra-abdominal
- Aumento da concentração urinária de potássio, levando à hipopotassemia e à alcalose metabólica
- Hiperglicemia e glicosúria
- Hiperlipidemia (hipercolesterolemia e hipertrigliceridemia)
- Aumento do tempo de cicatrização
- Osteoporose em tratamentos prolongados e fraturas ósseas devido à absorção de cálcio pelo trato gastrintestinal e maior excreção dele pelo rim
- Miopatias, com fraqueza muscular ou hipertonia
- Degeneração hepática em cães
- Aumento da viscosidade das secreções pancreáticas
- Gastrite e ulceração gastrintestinal
- Aumento da suscetibilidade às infecções devido à ação imunossupressora
- Glaucoma e catarata em terapias prolongadas
- Atrofia de pele em terapias prolongadas
- Retardo do crescimento em altas doses e em tratamento prolongado em animais jovens
- Aborto em gestação avançada
- Distúrbios de comportamento em altas doses em cães e humanos.

CONTRAINDICAÇÕES

As principais contraindicações são:[8,10,11]

- Gravidez
- Processo ulcerativo e cicatrizante (p. ex., úlcera de córnea)
- Gastrite e úlcera gástrica
- Glaucoma
- Diabetes *mellitus*
- Pancreatite
- Insuficiência cardíaca e renal
- Doenças infecciosas.

INTERAÇÕES MEDICAMENTOSAS E PRINCÍPIOS BÁSICOS PARA USO DOS CORTICOIDES

Diversos fármacos podem aumentar ou diminuir a ação farmacológica dos corticoides.[3,5] No Quadro 196.2 estão listadas algumas dessas interações farmacológicas. Os princípios básicos para o uso dos corticoides[11] estão descritos no Quadro 196.3.

Os princípios ativos, os nomes comerciais, a apresentação e as indicações dos principais corticosteroides comercializados no Brasil estão descritos no Quadro 196.4.

QUADRO 196.2	Interação entre corticoides e outros fármacos.	
Fármaco	**Interação**	**Consequência**
Antiácidos	Diminuem a disponibilidade dos corticoides	Podem diminuir o efeito farmacológico
Anti-inflamatórios não esteroides	Aumentam a incidência de alterações gastrintestinais	Aumentam a incidência de gastrite e úlceras
Digitálicos	Na hipopotassemia, os corticoides podem aumentar a toxicidade	Provocam distúrbios eletrolíticos
Diuréticos que diminuem o K$^+$	Aumentam a hipopotassemia	Estimulam sinais clínicos clássicos associados à hipopotassemia
Fenitoína, barbitúricos, carbamazepina	Aceleram o metabolismo hepático dos corticoides	Podem diminuir o efeito farmacológico
Estrógenos	Aumentam a meia-vida dos corticoides	Aumentam o efeito farmacológico
Insulina, hipoglicemiantes orais, anti-hipertensivos, antidepressivos, hipnóticos, antiglaucoma	Têm suas necessidades aumentadas pelos corticoides	Alteram pressão arterial, pressão intraocular e glicemia
Salicilatos	Diminuem os níveis plasmáticos	Diminuem a eficácia
Vacinas e toxoides	Atenuam a resposta	Potencializam a replicação dos microrganismos em vacinas de vírus vivos

Modificado de Anti *et al.*[5]

QUADRO 196.3	Princípios básicos para uso dos corticoides.

1º – Evite ao máximo a corticoideterapia em casos de contraindicação

2º – Sempre avalie os riscos e benefícios que essa terapêutica proporciona

3º – Nunca suspenda abruptamente uma terapia prolongada e/ou com altas doses de corticosteroides devido ao risco de insuficiência adrenal

4º – Monitore sempre o paciente submetido a terapia prolongada

5º – Sempre escolha o corticosteroide adequado para cada caso, na menor dose terapêutica e no menor período possível

6º – Na ausência de contraindicações, na escolha adequada do corticosteroide, em doses baixas e em poucos dias de tratamento, é menor a ocorrência de efeitos colaterais

QUADRO 196.4	Princípios ativos, nomes comerciais, apresentação e indicações dos principais corticosteroides comercializados no Brasil.			
Princípio ativo	**Nome comercial**	**Apresentação**	**Doses**	**Indicações**
Betametasona	Celestone® (H)	Comprimidos de 0,5 mg, caixa com 20; comprimidos de 2 mg, caixa com 10 Gotas-frasco com 15 mℓ, com 0,5 mg/mℓ Elixir 0,5 mg/5 mℓ, frasco com 120 mℓ Injetável ampola de 1 mℓ com 5,3 g	Cães: 0,15 mg/kg, IM, VO	Controle de prurido, alternativa ao uso de dexametasona Tratamento de processos inflamatórios articulares não sépticos
Betametasona acetato + fosfato dissódico	Celestone Soluspan® (H)	Ampola de 1 mℓ com 3 mg de acetato e 3 mg de fosfato de betametasona		
Betametasona valerato	Betnovate® (H)	Bisnaga com 15 g de creme ou pomada; loção frasco de 50 mℓ		
Budesonida	Entocort® (H)	Cápsulas de liberação controlada de 3 mg, caixa com 45	Cães: 3 mg/m² ou 0,125 mg/kg, a cada 8 a 24 h, VO Gatos: 250 mg, 1 vez/dia, ou 0,125 mg/kg, a cada 12 a 24 h, VO	Doenças inflamatórias gastrintestinais Doenças broncopulmonares inflamatórias e/ou alérgicas
	Entocort Enema® (H)	Embalagem com 7 comprimidos dispersíveis de 2,3 mg		
	Busonid® (H)	Frasco *spray* de 6 mℓ de 50 mg/dose Frasco *spray* de 10 mℓ de 100 mg/dose		
	Budecort Aqua® (H)	*Spray* nasal de 32 mg/dose ou 64 mg/dose		
Dexametasona	Dexaden® (H)	Comprimidos de 0,5 mg, embalagem com 20; elixir com 100 mℓ, 0,5 mg/5 mℓ; bisnaga com 100 g de creme	Cães e gatos: 0,11 a 0,2 mg/kg, VO, a cada 48 h (prurido); 2,2 a 4,4 mg/kg, IV (choque); 0,1 a 0,5 mg/kg, a cada 4 ou 8 h, SC, IV (reações alérgicas); 0,5 a 1 mg/kg, IV, 24/24 h, IV (crise hipoadrenocortical)	Terapêutica sistêmica anti-inflamatória e/ou imunossupressiva aguda Testes de supressão
	Azium® (V)	Estojo com 20 comprimidos de 0,5 mg; solução injetável, frasco de 5, 10 ou 20 mℓ, com 2 mg/mℓ		
Dexametasona + complexo B	Dexacitoneurin® (H)	Ampola de 1 mℓ com 4 mg de dexametasona + ampola de 2 mℓ contendo 100 mg de vitamina B_1 + 100 mg de vitamina B_6 + 5.000 mg de vitamina B_{12} (utilizar somente IM) Comprimidos de 0,5 mg de dexametasona + 100 mg de vitamina B_1 + 100 mg de vitamina B_6 + 5.000 mg de vitamina B_{12}, embalagem com 20	1 a 4 mg/kg, IV, depois reduzir gradualmente a cada 6 ou 8 h (edema cerebral); 2-3 mg/kg, IV, depois 1 mg/kg, IV, SC, a cada 24 h, depois 0,2 mg/kg, 12/12 ou 8/8 h, SC, em doses decrescentes por 5 a 7 dias (trauma da coluna vertebral); 0,25 a 0,30 mg/kg, SC, depois 0,1 a 0,15 mg/kg, 12/12 h, SC, VO, por 5 a 7 dias (trombocitopenia imunomediada)	
Fludrocortisona	Florinefe® (H)	Frasco com 100 comprimidos de 0,1 mg	Cães: 0,1 a 0,8 mg/dia, VO, ou 0,02 mg/kg/dia, VO Gatos: 0,02 mg/kg/dia, VO	Tratamento de manutenção do hipoadrenocorticismo
Fluticasona	Flixonase® (H)	*Spray* nasal com 50 mg	Cães e gatos: 250 mg por dose inalada, 12/12 ou 24/24 h	Doenças broncopulmonares inflamatórias e/ou alérgicas Dermatoses inflamatórias
	Flixotide® (H)	*Spray* 50 ou 250 mg, frasco com 60 ou 100 doses		
	Fluticaps® (H)	Embalagem com 60 cápsulas de 50 ou 250 mg com inalador		
	Flutivate® (H)	Bisnaga com 15 g de creme ou pomada		
Hidrocortisona	Cortiston® (H)	Frasco-ampola de 4 mℓ com 500 mg e frasco-ampola de 2 mℓ com 100 mg	Cães e gatos: 50 a 150 mg/kg, IV (choque); 5 a 20 mg/kg, a cada 2 a 6 h, IV (crise hipoadrenocortical); 0,5 a 1,1 mg/kg, IM ou SC (manutenção hipoadrenocortical)	De eleição na terapêutica do choque e na crise hipoadrenocortical Fraca ação anti-inflamatória
	Solu-Cortef® (H)			
Metilprednisolona	Depo-Medrol® (H)	Frasco-ampola de 2 mℓ com 40 mg/mℓ	Cães e gatos: 30 a 35 mg/kg, IV (choque); 30 mg/kg, IV, depois 15 mg/kg, IV, a cada 2 ou 6 h, depois reduzir para 2,5 mg/kg/h, por 42 h (trauma craniano); 30 mg/kg, IV, depois 15 mg/kg, IV, 2 h depois, 10 mg/kg, IV, SC, por 2 dias (trauma da coluna vertebral); 5 mg/kg, IV, 6/6 h (crise aguda hipoadrenocortical)	Choque Traumatismo craniano e da coluna vertebral Terapêutica sistêmica anti-inflamatória e/ou imunossupressiva de processos crônicos
	Solu-Medrol® (H)	Frasco-ampola de 2 mℓ com 125 mg e frasco-ampola de 8 mℓ com 500 mg		

(continua)

QUADRO 196.4 Princípios ativos, nomes comerciais, apresentação e indicações dos principais corticosteroides comercializados no Brasil. (*Continuação*)

Princípio ativo	Nome comercial	Apresentação	Doses	Indicações
Prednisolona	Cortisol® (V)	Comprimidos de 0,01 g, frasco com 20	Cães e gatos: 0,2 a 0,4 mg/kg, VO, em dias alternados (manutenção hipoadrenocortical) 0,5 a 1 mg/kg, VO (alergia); 2 a 4 mg/kg/dia, VO, depois 1 a 2 mg/kg/dia ou 48/48 h, VO (imunossupressão)	Manutenção hipoadrenocortical em cães e gatos Terapêutica sistêmica anti-inflamatória e/ou imunossupressiva de processos crônicos
	Prednisolon® (H)	Solução oral, frasco de 100 mℓ com 1 mg/mℓ		
	Prelone® (H)	Comprimidos de 5 mg, caixa com 20, e comprimidos de 20 mg, caixa com 10 Solução oral frasco com 60 ou 120 mℓ, com 3 mg/mℓ		
Prednisona	Meticorten® (H)	Comprimidos de 5 mg, estojo com 20; comprimidos de 20 mg, estojo com 10	Idem prednisolona	Idem prednisolona
	MeticortenVeterinário 5 mg® (V)	Comprimidos de 5 mg, *blister* com 10		
	Meticorten Veterinário 20 mg® (V)	Comprimidos de 20 mg, *blister* com 10		
Triancinolona	Theracort 20® (H)	Frasco-ampola de 2 mℓ com 20 mg/ml	Cães: 0,05 mg/kg, 12/12 ou 24/24 h, IM, VO Gatos: 0,25 a 0,5 mg/kg, IM, VO, 24/24 h	Terapêutica sistêmica anti-inflamatória e/ou imunossupressiva de processos crônicos
	Omcilon-A® (H)	Bisnagas c/10 g		
Triancinolona + carbinoxamina	Vetantist® (V)	Comprimidos de 1,25 mg de triancinolona e 2 mg de maleato de carbinoxamina (anti-histamínico)		

H: uso humano; V: uso veterinário; IM: intramuscular; IV: intravenosa; SC: subcutânea; VO: via oral.

REFERÊNCIAS BIBLIOGRÁFICAS

1. Boothe DM. Drogas analgésicas, antipiréticas e anti-inflamatórias. In: Adams HR. Farmacologia e terapêutica em veterinária. 8. ed. Rio de Janeiro: Guanabara Koogan; 2003. p. 361-75.
2. Calvert CA, Cornelius LM. The most common indications for using corticosteroid hormones in veterinary practice. Vet Med. 1990;84:826-45.
3. Damiani D, Kuperman H, Dichtchekenian V, Della Manna T, Setian N. Corticoideterapia e suas repercussões: a relação custo-benefício. Pediatria (São Paulo); 2001;1:71-82.
4. Allen DG, Dowling PM, Smith DA. Handbook of veterinary drugs. 3. ed. Philadelphia: Lippincott Williams & Wilkins; 2005.
5. Anti SMA, Giorgi RDN, Chahade WH. Anti-inflamatórios hormonais: glicocorticoides. Einstein. 2008;6(Supl 1):S159-S65.
6. Behrend EN, Grecco DS. Clinical applications of glucocorticoid therapy in nonendocrine disease. In: Kirk RW, Bonagura JD, editors. Kirk's current veterinary therapy XII. Philadelphia: WB Saunders; 1995. p. 406-13.
7. Grecco DS, Behrend EN. Corticosteroid withdrawal syndrome. In: Kirk RW, Bonagura JD, editors. Kirk's current veterinary therapy XII. Philadelphia: WB Saunders; 1995. p. 413-5.
8. Calvert CA, Cornelius LM. Avoiding the undesirable effects of glucocorticoid hormone therapy. Vet Med. 1990;84:846-56.
9. Calvert CA, Cornelius LM. Corticosteroids hormones: endogenous regulation and the effects of exogenous administration. Vet Med. 1990;84:810-23.
10. Jericó MM, De Marco V. Anti-inflamatórios esteroidais. In: Spinosa HS, Górniak SL, Bernardi MM. Farmacologia aplicada à medicina veterinária. 4. ed. Rio de Janeiro: Guanabara Koogan; 2006. p. 273-85.
11. Jericó MM, Andrade SF. Anti-inflamatórios. In: Andrade SF. Manual de terapêutica veterinária. 3. ed. São Paulo: Roca; 2008. p. 115-40.
12. Korolkovas A. Corticoides. Rev Bras Med. 1994;51:4-15.
13. Faria CDC, Longui CA. Aspectos moleculares da sensibilidade aos glicocorticoides. Arq Bras Endocrinol Metab. 2006;50:983-95.
14. Ployngam T, Tobias AH, Smith SA, Torres SM, Ross SJ. Hemodynamics effects of metylprednisolone acetate administration in cats. Am J Vet Res. 2006;67:583-7.
15. Lowe AD, Campbell KL, Graves T. Glucorticoids in the cat. Vet Dermatol. 2008;19:340-7.
16. Nishii N, Takasu M, Ohba Y, Maeda S, Kitoh K, Ohtsuka Y et al. Effects of administration of glucocorticoids and feeding *status* on plasma leptin concentrations in dogs. Am J Vet Res. 2006;67(2):266-70.
17. Calvert CA, Cornelius LM. The differences among glucocorticoid preparation. Vet Med. 1990;84:860-5.
18. Prigent H, Maxime V, Annane D. Clinical review: corticotherapy in sepse. Critical Care. 2004;8:122-9.
19. Bordeau P, Paragon BM. Alternatives aux corticoids en dermatologie des carnivores. Rec Méd Vét. 1992;168:645-60.
20. Joshi N, Rajeshwari K. Deflazacort. J Postgrad Med. 2009;55:296-300.
21. Alessandro A, Antonio P, Giuseppe B, Valeria P. Disposition of a new steroidal anti-inflammatory agent, deflazacort, in rat, dog and man. Eur J Drug Metab Pharmacokinet. 1980;5:207-15.
22. Martinelli E, Ferrari P, Ripamonti A, Tuan G, Perazzi A, Assandri A. Metabolism of deflazacort in the rat, dog and man. Drug Metab Dispos. 1979;7:335-9.
23. Markan A, Bryson HM. Deflazacort. A review of its pharmacological properties and therapeutic efficacy. Drugs. 1995;50:317-33.
24. Nayak S, Acharjya B. Deflazacort *versus* other glucocorticoids: a comparison. Indian J Dermatol. 2008;53:167-70.
25. McLaughlin RM, Roush JK. Medical therapy for patients with osteoarthritis. Vet Med. 2002;97:135-44.
26. Tumulty JW, Broussard JD, Steiner JM, Peterson ME, Williams DA. Clinical effects of short-term oral budesonide on the hypothalamic-pituitary-adrenal axis in dogs with inflammatory bowel disease. J Am An Hosp Assoc. 2004;40:120-3.
27. Kirschvnick N, Leemans J, Delvaux F, Snaps F, Jaspart S, Evrard B et al. Inhaled fluticasone reduces bronchial responsiveness and airway inflammation in cats with chronic bronchitis. J Fel Med Surg. 2006;8:45-54.

197
Feocromocitoma

Álan Gomes Pöppl

INTRODUÇÃO

Segundo a Organização Mundial da Saúde, os feocromocitomas são tumores originários das células cromafins da medula adrenal secretoras de catecolaminas ao passo que tumores paragranglionares de origem simpática ou parassimpática extra-adrenais são chamados "paragangliomas".[1]

Apesar de descrito em diversas espécies de mamíferos domésticos e em humanos, o feocromocitoma já foi considerado uma neoplasia bastante rara em medicina veterinária. Entretanto, a maior preocupação dos veterinários na investigação de massas adrenais, o maior conhecimento da doença pela classe veterinária e os avanços na capacidade de diagnóstico em vida e na realização de adrenalectomias de forma mais frequente na rotina médico-veterinária vêm provocando uma crescente documentação de casos em cães e gatos.[1]

Eventualmente os feocromocitomas podem ocorrer associados a outros tumores mesenquimais, ou a outros tumores endócrinos, como os que levam ao desenvolvimento de hiperadrenocorticismo pituitário-dependente, carcinomas de tireoide e hiperparatireoidismo, em apresentações típicas de neoplasias endócrinas múltiplas (MEN, do inglês *multiple endocrine neoplasia*).[1]

As MENs são síndromes coletivamente nomeadas dessa forma em humanos, associadas à formação de neoplasias benignas ou malignas em diferentes glândulas endócrinas. Existem três MENs descritas em humanos (MEN 1, MEN 2A, MEN 2B); o feocromocitoma costuma estar associado à MEN 2A ou 2B, síndromes que, apesar de já descritas em cães e gatos, têm sido denominadas, na medicina veterinária, "neoplasias endócrinas concomitantes" (NECs), e não mais "MENs".[2-4] Além disso, já foi documentada a secreção ectópica de ACTH (hormônio adrenocorticotrófico) por feocromocitoma, induzindo síndrome de Cushing.[5]

Resumindo, frequentemente um diagnóstico de feocromocitoma deve ser considerado entre diagnósticos diferenciais ou como diagnóstico adicional em endocrinopatias distintas já confirmadas.

Em humanos, os feocromocitomas secretam predominantemente norepinefrina (NA) em vez de epinefrina, ao passo que em situações fisiológicas, ocorre maior secreção de epinefrina ($^2/_3$) em relação à norepinefrina ($^1/_3$), no entanto, não se tem essa informação quanto aos tumores adrenomedulares de cães e gatos.[1,6] Os diversos efeitos da maior secreção de catecolaminas no sangue são oriundos da interação e potência de ativação dos diferentes tipos de receptores α e β dispersos pelos diferentes tecidos.[7] Ao passo que, no passado, de 27 a 85% dos diagnósticos de feocromocitoma eram realizados *post mortem*,[7] atualmente, devido aos avanços nas técnicas de diagnóstico por imagem e de adrenalectomia, bem como a maior preocupação dos médicos-veterinários em investigar massas adrenais, como já mencionado anteriormente, vêm aumentando a frequência de diagnósticos de feocromocitomas em cães e gatos.[1]

ANATOMIA E FISIOLOGIA

O papel básico das glândulas adrenais é preparar o organismo para situações de estresse agudo ou crônico, um conceito popularizado como resposta de "medo, luta ou fuga" no que diz respeito à medula adrenal, ou "reação de alerta", quanto ao papel do córtex adrenal.[1,8] Durante o estresse agudo, as catecolaminas mobilizam glicose e ácidos graxos como fonte de energia, e preparam o coração, pulmões e músculos para agir, enquanto os glicocorticoides do córtex protegem contra reações exageradas do organismo durante a resposta ao estresse. Frente a um estresse mais crônico (p. ex., privação de alimento ou água), os hormônios adrenocorticais estimulam a gliconeogênese para manter a glicemia e aumentar a reabsorção de sódio para manter o volume hídrico corporal.[6,8] Como a medula adrenal responde por cerca de 10% do tônus simpático, doenças que cursem com hipofunção da medula adrenal não têm maior importância.[1] No entanto, o feocromocitoma (tumor da medula adrenal secretor de epinefrina) é uma situação de hiperfunção da medula adrenal com repercussões que podem se tornar limitantes à vida.[1,7]

Anatomia e histologia das adrenais

As glândulas adrenais estão localizadas adjacentes à face medial de cada rim, no espaço retroperitoneal, em contato íntimo com a artéria aorta no lado esquerdo, com a veia cava abdominal no lado direito e com as artérias frênico-abdominais de ambos os lados. Além disso, as glândulas normalmente estão cobertas por tecido adiposo perirrenal.[9] Histologicamente, as glândulas adrenais são divididas em duas camadas distintas: o córtex e a medula. O córtex adrenal é subdividido em três zonas histologicamente distintas:[6,8]

- Zona glomerulosa (produção de mineralocorticoides)
- Zona fasciculada (produção de glicocorticoides)
- Zona reticular (produção de esteroides sexuais, basicamente andrógenos).

A medula adrenal representa um gânglio simpático modificado que secreta, em humanos e cães, basicamente epinefrina (cerca de 80% de sua secreção) em resposta a um estímulo, em vez de NA, como fazem os terminais simpáticos pós-ganglionares. Entretanto, os felinos secretam NA de forma mais intensa pela medula adrenal (de 30 a 60%).[10]

Fisiologia da medula adrenal

As catecolaminas (epinefrina e NA) são os hormônios secretados pelo sistema nervoso simpático. Conceitualmente, a NA é mais secretada como neurotransmissor nos terminais simpáticos pós-ganglionares, podendo chegar na circulação frente a uma hiperestimulação simpática, ao passo que a epinefrina é o principal hormônio secretado pela medula adrenal frente a situações de estresse, preparando o organismo para situações de luta ou fuga. Os efeitos das catecolaminas são mediados por receptores periféricos do tipo α e do tipo β, os quais normalmente apresentam efeitos antagônicos (p. ex., vasoconstrição-α contra vasodilatação-β).[6,8,10]

As catecolaminas são sintetizadas a partir do aminoácido tirosina que sofre três e quatro reações consecutivas para formar NA e epinefrina, respectivamente. A tirosina é convertida inicialmente em di-hidroxifenilalanina (L-DOPA) pela enzima tirosina hidroxilase, que é limitante para o processo de síntese da NA e da epinefrina. A L-DOPA é convertida enzimaticamente em dopamina pela enzima ácido aromático L-amino descarboxilase. Após sua síntese, a dopamina é transportada para vesículas intracelulares (grânulos) das células cromafins, sendo, então, convertida em NA pela enzima dopamina β-hidroxilase. Nos terminais nervosos pós-ganglionares do sistema simpático, a reação para nesse ponto, sendo a NA o produto de secreção. No entanto, na medula adrenal, a presença da enzima feniletanolamina-N-metiltransferase (PNMT) catalisa a metilação da NA à epinefrina. O sangue que irriga a medula é oriundo do córtex adrenal e apresenta uma elevada concentração de cortisol, o que estimula fortemente a expressão da enzima PNMT. A taxa de síntese das catecolaminas é regulada pela ação da enzima limitante tirosina hidroxilase. A secreção das catecolaminas, tanto nos terminais simpáticos pós-ganglionares como na medula adrenal, ocorre por despolarização das células pós-ganglionares após estímulo da acetilcolina liberada pela fibra pré-ganglionar.[6,8,10]

O destino das catecolaminas é bastante curto, apresentando meia-vida inferior a um minuto, uma vez que elas são removidas rapidamente das sinapses e da circulação por diferentes processos. Uma parte das catecolaminas secretadas é recaptada pela fibra pós-ganglionar ou pela própria célula cromafin da medula adrenal para reúso ou metabolização enquanto outra parte das catecolaminas liga-se aos seus receptores de membrana específicos. As catecolaminas restantes são metabolizadas principalmente no fígado por mecanismos de inativação que envolvem as enzimas catecolamina-O-metiltranferase (COMT) e monoamina oxidase (MAO). Os produtos são excretados basicamente por via renal, na forma de metanefrinas, normetanefrinas e ácido vanilmandélico.[1,10]

Os receptores α e β estão presentes em diversos tecidos, garantindo uma ação ampla das catecolaminas (Quadro 197.1). Tradicionalmente os receptores tipo α são divididos em α1 e α2. Os primeiros estão presentes em células-alvo, ao passo que os últimos estão presentes nos neurônios simpáticos pré-sinápticos, o que faz com que os α1 medeiem ações clássicas como a vasoconstrição, e os α2, quando ativados, inibam a secreção de NA pelos neurônios simpáticos.[8] Geneticamente definiu-se a presença de três subtipos de receptores do tipo β (β1, β2, β3), que dão uma ideia da complexidade das ações das catecolaminas.[1,8] Epinefrina e NA atuam sobre ambos os receptores, α e β, e a resposta de cada sistema dependerá da expressão relativa de cada tipo de receptor. É dessa forma que as catecolaminas determinam diferentes ações nos mais diversos tecidos. Essas ações incluem estado de alerta, dilatação das pupilas, piloereção, sudorese, dilatação bronquial, taquicardia, inibição da musculatura lisa no trato gastrintestinal, constrição de esfíncteres e relaxamento do miométrio, entre outras.[6,8,10]

Do ponto de vista metabólico, para prover energia imediatamente, as catecolaminas aumentam a disponibilidade de glicose via glicogenólise e de ácidos graxos via lipólise.[6] Como resultado desses efeitos, a taxa metabólica aumenta em 20 a 30%. Com relação aos efeitos cardiovasculares, a ação sobre os receptores α e β é amplamente utilizada na clínica médica. Por exemplo: o uso de beta-agonistas para promover dilatação bronquial em casos de asma ou o uso de betabloqueadores no tratamento da hipertensão. Da mesma forma, os agonistas endógenos epinefrina e NA são bastante empregados para controle de reações alérgicas e reanimação cardiopulmonar. A presença de uma função deficiente da medula adrenal, geralmente, não causa problemas, uma vez que a epinefrina responde por somente 10% das catecolaminas circulantes, evidenciando a existência de outras fontes de catecolaminas no sangue (p. ex., terminais nervosos pós-ganglionares). Contudo, situações de superprodução de catecolaminas, como evidenciado nos feocromocitomas (tumor da medula adrenal produtor de catecolaminas), pode promover complicações limitantes à vida em decorrência de hipertensão crônica, taquicardia, hipertrofia do miocárdio, tremores, palpitação e nervosismo acentuado, além de resistência à insulina.[1,11,12]

QUADRO 197.1	Resposta de diferentes órgãos efetores de acordo com a ativação de diferentes receptores de catecolaminas.	
Receptor	Localização tecidual	Resposta após ativação
α1	Músculo liso (vasos)	Vasoconstrição (aumento da pressão sanguínea)
	Fígado	Glicogenólise e gliconeogênese (hiperglicemia)
	Olhos	Dilatação da pupila (contração m. ciliar)
	Pele	Ereção pilosa (contração m. piloeretor)
	Útero	Aumento da contratilidade do miométrio
	Intestinos	Aumento de tônus dos esfíncteres e relaxamento muscular
	Cápsula baço	Contração do volume do baço (aumento da volemia)
α2	Nervo pré-ganglionar	Redução da liberação de neurotransmissores
	Músculo liso (vasos)	Vasoconstrição (aumento da pressão sanguínea)
	Ilhotas pancreáticas	Redução da secreção de insulina e glucagon
	Plaquetas	Aumento da agregação plaquetária
	Adipócitos	Redução da lipólise
	Encéfalo	Redução da liberação de NA
β1	Miocárdio	Aumento da força e da frequência de contração
	Rins	Aumento de secreção renina
	Adipócitos	Aumento da lipólise
	Tecidos em geral	Aumento da calorigênese
	Nervos	Aumento da velocidade de condução
β2	Músculo liso (vasos)	Reduz vasoconstrição (vasodilatação)
	Músculo liso (brônquio)	Reduz contração (broncodilatação)
	Útero não grávido	Reduz contração (relaxamento uterino)
	Fígado	Glicogenólise e gliconeogênese (hiperglicemia)
	Intestinos	Aumento de tônus de esfíncteres e relaxamento muscular
	Ilhotas pancreáticas	Aumento da secreção de insulina e glucagon
	Adipócitos	Aumento da lipólise
	Músculo estriado	Aumento da velocidade de contração e glicogenólise
	Fígado e rins	Aumento da conversão de T4 em T3
β3	Adipócitos	Aumento da lipólise
	Intestinos	Aumento da contratilidade intestinal
D1	Músculo liso (vasos)	Reduz a vasoconstrição (vasodilatação)
	Túbulos renais	Aumento da natriurese
D2	Nervos simpáticos	Inibição da liberação de NA sináptica
	Lactotrofos	Inibição da liberação de prolactina
	Trato gastrintestinal	Funções parácrinas

Adaptado de Reusch.[1]

DEFINIÇÃO

Conforme dito anteriormente, os feocromocitomas (neoplasia da medula adrenal) são tumores secretores de catecolaminas originados a partir das células cromafins da medula adrenal oriundas do neuroectoderma embrionário.

Outros tumores que, como o feocromocitoma, contêm células com sistema de captação e descarboxilação de precursores de aminas são chamados coletivamente "APUDomas" (APUD, do inglês *amine precursor uptake and decarboxylation*).[13] Os demais APUDomas bem caracterizados em humanos são o insulinoma, gastrinoma, glucagonoma, somatostatinoma, vipoma, GRFoma, quemodectoma, entre outros ainda mais raros. Em cães e gatos, o insulinoma e o feocromocitoma são os APUDomas mais frequentes.[13] Essas células são especializadas na secreção de peptídios que compartilham diversas características ultraestruturais e bioquímicas.[2] Apesar de serem tumores geralmente solitários e de crescimento lento, devem ser considerados malignos, uma vez que podem comumente invadir e/ou comprimir vasos adjacentes, além de produzir metástases distantes com frequência.[1,14,15] Embora sejam raros, é possível que ocorram feocromocitomas extra-adrenais, também chamados "paragangliomas", uma vez que os tumores secretores de catecolaminas também podem originar-se do sistema paraganglionar e da medula adrenal.[1]

INCIDÊNCIA

A ocorrência dessa patologia é rara no cão e ainda menos comum em gatos, apesar de os avanços na medicina veterinária proporcionarem um aumento de documentação e caracterização de casos. Não obstante, na literatura veterinária, há pouco mais de 200 casos, dos quais a maior parte é de relatos de casos ou pequenas séries de casos, e três trabalhos mais robustos, com um número de pacientes mais expressivo, publicados ao longo do século passado.[1,15,16] A média de idade na apresentação inicial em cães é em torno de 11 a 12 anos, mas os relatos variam entre 1 e 18 anos.[1,5,11,12,15,16] Aparentemente não há predileção sexual ou racial. No entanto, foram identificados, em uma série de 98 casos de cães com feocromocitoma, Poodle miniatura, Pastor-Alemão, Boxer, Golden Retriever, Labrador Retriever e Pinscher como as raças mais afetadas (Quadro 197.2). Contudo, essa maior frequência pode refletir apenas a maior popularidade dessas raças no país de origem do estudo, como destacado pelos autores.[1] Apesar disso, curiosamente, algumas dessas raças são também as mais afetadas por insulinomas, o que pode evidenciar sua maior predisposição a APUDomas.[13]

A literatura é ainda mais restrita a respeito da espécie felina, inviabilizando a definição de eventuais fatores de risco e perfil da população, mas nos casos relatados a idade dos gatos variou entre 7 e 15 anos.[1,17-20]

O diagnóstico de feocromocitoma já foi considerado bastante desafiador, e, dependendo da série de casos avaliada, até mais de 24 a 57% dos casos puderam ser descobertos somente na necropsia (Figura 197.1).[1,15,16,21] O diagnóstico ainda em vida é importante, uma vez que torna possível evitar as complicações limitantes à vida causadas pelos feocromocitomas.[11,12,21,22]

ETIOLOGIA E FISIOPATOGENIA

Um conhecimento básico sobre a secreção, o metabolismo e os efeitos farmacológicos das catecolaminas liberadas pelos feocromocitomas é fundamental e um pré-requisito para a compreensão da fisiopatogenia da doença. Além disso, serve como base para a compreensão de testes diagnósticos.[6,8,10] A medula adrenal é um gânglio modificado e pode ser vista como neurônios simpáticos pós-ganglionares sem axônios – as células cromafins. Dessa forma, como qualquer neurônio simpático pós-ganglionar, os tumores de células cromafins podem secretar quantidades variáveis de dopamina, epinefrina e NA.[10] No entanto, a intensa atividade da enzima PNMT, que catalisa a metilação da NA à epinefrina, faz com que a catecolamina predominante a ser secretada seja a epinefrina (80% em cães e

QUADRO 197.2	Distribuição de raças em uma série de 98 cães com feocromocitoma.
Raça	**Número de cães**
Poodle miniatura	10
Pastor-Alemão	10
Boxer	7
Golden Retriever	6
Labrador Retriever	5
Pinscher	5
Sheepdog	5
Sem raça definida	5
Schnauzer miniatura	4
Dachshund	3
Great Dane	3
Husky Siberiano	2
Chow Chow	2
Dálmata	2
Rottweiler	2
Springer Spaniel	2
Weimaraner	2
Outras raças (um de cada)	23

Adaptado de Feldman e Nelson.[23]

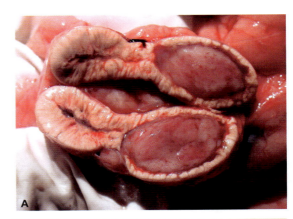

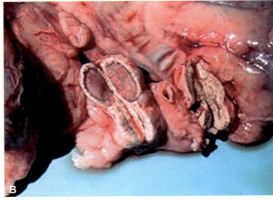

Figura 197.1 **A.** Feocromocitoma detectado na necropsia de uma Boxer de 9 anos com hiperadrenocorticismo pituitário-dependente com invasividade local em meio ao córtex hiperplásico. Observar no detalhe **B.** a hiperplasia bilateral do córtex das adrenais. A associação entre feocromocitoma e síndrome de Cushing apesar de rara é uma das associações mais bem-documentadas de neoplasias endócrinas concomitantes.

humanos, contra 40 a 70% nos gatos). A concentração de NA circulante é determinada, em parte, pela concentração oriunda dos terminais nervosos. Paragangliomas normalmente secretam mais NA.[1,17]

Do ponto de vista da fisiopatogenia, além da carcinogênese inicial em algum ponto do sistema paraganglionar ou nas células cromafins da medula adrenal, parece haver uma inibição da alça de retroalimentação ultracurta do controle da secreção das catecolaminas. Um sistema intracelular promove a inibição da enzima limitante tirosina hidroxilase secundária a elevadas concentrações de NA no citoplasma. Nos feocromocitomas, concentrações excessivas de NA no citoplasma não afetam a atividade da tirosina hidroxilase, podendo resultar em uma constante taxa de síntese. Entretanto, o sistema de inativação intracelular da NA também pode estar bastante ativo, inibindo, dessa forma, a inibição da tirosina hidroxila.

Apesar de a secreção dos feocromocitomas em cães ser predominantemente de NA, determinados fenótipos de feocromocitomas podem fugir desse padrão, provocando secreção majoritária de epinefrina, de acordo com a expressão da enzima PNMT (fenótipo adrenérgico ou noradrenérgico), ou, ainda, de dopamina (fenótipo dopaminérgico associado a deficiente expressão da enzima dopamina β-hidroxilase que catalisa a conversão de dopamina em NA).[1,11,12]

Os mecanismos que induzem a secreção de catecolaminas pelos feocromocitomas ainda são pouco compreendidos, uma vez que, diferentemente das células cromafins normais, a secreção pelos tumores não depende de impulsos nervosos (ou seja, liberação de acetilcolina por uma fibra simpática pré-ganglionar).[6] Acredita-se que a secreção pelos feocromocitomas seja por difusão, e não por exocitose como fazem as células cromafins normais após um estímulo nervoso e consequente despolarização da célula. Dessa forma, estímulos como alterações no fluxo sanguíneo tumoral, pressão física direta e certas substâncias estimulam a secreção de catecolaminas. No entanto, a resposta a estímulos estressores como hipoxia, hipotensão, hipoglicemia, medo e estresse é imprevisível. Portanto, a razão pela qual alguns tumores têm taxas constantes de secreção e outros secretam catecolaminas de forma episódica não é conhecida.[8]

As repercussões do feocromocitoma em um organismo serão diferentes em cada paciente, dependendo basicamente da quantidade, da intensidade e do tempo de duração da secreção exagerada de catecolaminas. Nos diferentes tecidos, os efeitos serão observados de acordo com a interação da NA e epinefrina com seus receptores α e β, como observado no Quadro 197.1. Além disso, a distribuição diferencial dos distintos tipos de receptores α e β nos diferentes tecidos e seu limiar de ativação variam de animal para animal, justificando as mais diversas apresentações clínicas possíveis.[6-8]

Biologicamente são tumores de crescimento lento, medindo de nódulos de 0,5 cm de diâmetro até massas com mais de 10 cm de diâmetro.[15,16] Em humanos, há uma clara correlação entre o tamanho do tumor e a magnitude das manifestações clínicas;[1] a mesma correlação pode ser considerada verdadeira em cães e gatos. Cerca de 50% dos feocromocitomas são invasivos localmente e apresentam taxas de metástases (fígado, pulmões, linfonodos, baço, coração, rins, pâncreas, ossos e sistema nervoso central) na ordem de 15 a 40%. Os locais mais comuns de invasão tumoral são o lúmen da veia cava adjacente, envolvimento e compressão da veia cava caudal ou ambos. Além disso, a invasão mural ou estreitamento de artéria aorta e/ou vasos renais, adrenais, vasos hepáticos e canal medular já foram relatados.[1,7,11,12,14-16,21] Eventualmente podem ocorrer a ruptura traumática ou não de tumores adrenais, levando a hemoperitônio, ou a hemorragia retroperitoneal, ocorrências com potencial limitante à vida. Nesses casos, a estabilização hemodinâmica seguida de adrenalectomia é o tratamento de eleição.[22]

Observa-se uma elevada frequência de outras neoplasias associadas a feocromocitomas (Quadro 197.3), o estudo de Barthez et al.,[15] por exemplo, evidenciou uma frequência de 54%, das quais muitas são MENs. Apesar de rara a associação, foram relatados na literatura diversos casos de feocromocitomas bilaterais ou associação entre hiperadrenocorticismo pituitário-dependente, síndrome de ACTH ectópico ou eventualmente adenocarcinomas adrecorticais.[3,5,21,23-26] Alguns desses casos de hiperadrenocorticismo associado a feocromocitoma tendem a ser resistentes ao tratamento com o Lisodren®.[21,25] Essa observação sustenta a hipótese de que alguns feocromocitomas podem secretar ACTH, estimulando a hiperfunção do córtex das glândulas adrenais, como é observado em alguns casos em humanos,[8] e já documentado no cão.[5] Apesar disso, o estudo de Von Dehn et al.,[23] embora tenha contado com seis animais, evidenciou que quatro deles apresentavam hiperadrenocorticismo pituitário-dependente. Em contrapartida, o cortisol é um potente estimulador da atividade da enzima PNMT, que metila a NA à epinefrina. A drenagem venosa do córtex adrenal passa pela medula adrenal antes de retornar à circulação sistêmica, de forma que a região medular fica exposta a concentrações normalmente elevadas de cortisol, ainda mais na presença de um hiperadrenocorticismo. É possível que essa característica seja um fator que estimule uma hipersecreção de catecolaminas por feocromocitomas em animais portadores de hipercortisolismo.[13]

MANIFESTAÇÕES CLÍNICAS

A maioria dos sinais clínicos observados em cães com feocromocitomas é secundária aos efeitos biológicos das catecolaminas. Contudo, alguns sinais podem ser secundários à invasão local de estruturas pelo tumor (rins, veia cava, artéria aorta, canal medular), o que pode levar, de forma mais drástica, à trombose da veia cava caudal ou à hemorragia intra-abdominal aguda; podem, ainda, ser sinais resultantes de metástases distantes.[1,11,12,14,22] Os sintomas podem ser desde brandos e aparentemente ausentes

QUADRO 197.3	Doenças associadas identificadas em 58 cães com feocromocitomas.
Doenças sistêmicas	**Neoplasias**
Diabetes *mellitus*	Adenoma adrenocortical*
Síndrome de Cushing*	Astrocitoma
Megaesôfago	Adenocarcinoma biliar
Insuficiência hepática	Fibrossarcoma
Pancreatite	Hemangioma
Insuficiência renal	Carcinoma hepatocelular
Cistite, pielonefrite	Histiocitoma
Insuficiência cardíaca congestiva	Leiomioma
Aterosclerose	Linfoma
Doença de disco intervertebral	Adenocarcinoma mamário
Espondilopatia cervical	Mastocitoma
Mielopatia degenerativa	Melanoma
Otite média	Adenocarcinoma nasal
Rinite supurativa	Osteossarcoma, condrossarcoma
Pneumonia	Adenocarcinoma pancreático*
Fraturas traumáticas	Macroadenoma pituitário*
Doença articular degenerativa	Hiperparatireodismo primário*
	Rabdomiossarcoma
	Seminoma
	Sertolioma
	Carcinoma de células escamosas
	Timoma
	Adenocarcinoma de tireoide*

*Compatível com neoplasia endócrina múltipla (MEN) verificada em humanos. Adaptado de Reusch.[1]

até graves como colapso circulatório. Do mesmo modo, os sinais podem ser agudos e episódicos ou podem ser crônicos e progressivos, dependendo da natureza secretora do tumor (intermitente ou contínua), da quantidade e do tipo de catecolamina secretada e se há ou não invasão de estruturas.[1,11,12] A duração dos sinais clínicos pode ser de horas a anos antes da apresentação inicial do paciente. Muitos dos sinais relatados poderiam ser explicados por doenças mais comuns, dificultando que o clínico considere a possibilidade de um feocromocitoma até que documente uma massa na adrenal. Dificuldade adicional pode haver se o intervalo entre crises for demasiado longo e nenhuma relação entre os episódios for estabelecida pelo tutor e/ou pelo clínico. Por fim, o fato de os tumores normalmente ocorrerem em conjunto com outras doenças graves desfavorece que um feocromocitoma associado seja considerado. Os principais sinais clínicos observados em pacientes com feocromocitomas são:[1]

- Perda de peso
- Depressão
- Colapso
- Insônia
- Ofegação
- Intolerância ao exercício
- Epistaxe
- Paraparesia
- Midríase
- Distensão abdominal
- Vômitos
- Hipertensão
- Letargia
- Tremores
- Edema de membros posteriores
- Anorexia
- Fraqueza
- Agitação
- Dispneia
- Tosse
- Cianose
- Convulsões
- Ataxia
- Poliúria e polidipsia
- Diarreia
- Taquiarritmia
- Taquipneia
- Cegueira súbita
- Epistaxe
- Adipsia.

Por todas essas razões, o feocromocitoma é considerado um grande mimetizador de outras doenças.[26] As queixas comuns envolvem perda de peso, anorexia e depressão, assim como os sinais respiratórios (Figura 197.2). As crises ou paroxismo são a clássica manifestação do feocromocitoma e são consequência da liberação de catecolaminas e subsequente estimulação dos receptores adrenérgicos. A taquicardia e as arritmias são efeitos diretos das catecolaminas. Ocorrem também outras complicações de ritmo secundárias ao dano miocárdico, como isquemia e fibrose. Cardiopatia hipertrófica secundária aos feocromocitomas também é relatada.[27] Em humanos, fortes dores de cabeça, palpitações e sudorese inapropriada episódica são sintomas típicos. Essas crises, ou paroxismo, costumam ser intercaladas por períodos sem sinais clínicos. A frequência e a duração do paroxismo em animais não são bem-documentadas, porém, em humanos, as crises podem ocorrer diversas vezes em 1 mês ou mesmo diversas vezes em 1 dia, com duração de menos de 1 minuto até algumas horas.[8] Muitos dos sinais do paroxismo são resultados de grave hipertensão produzida pelas catecolaminas, e, eventualmente, alguns pacientes veterinários podem apresentar paroxismos tão graves que causam sinais agudos fulminantes (colapso agudo, choque cardiogênico, edema pulmonar, fibrilação ventricular, cianose, epistaxe, acidentes vasculares cerebrais e convulsões) que podem culminar em óbito.[1,11,12] É importante ressaltar que a origem das convulsões nos feocromocitomas pode variar desde vasoespasmos cerebrais, acidentes hemorrágicos ou, ainda, a presença de metástases do tumor, sendo indicada realização de neuroimagem nesses casos. Além disso, pacientes que apresentem poliúria e polidipsia como sinais clínicos predominantes podem desviar a atenção do clínico para um diagnóstico de hiperadrenocorticismo ao documentar uma massa adrenal, retardando, assim, a investigação de feocromocitoma.[1]

No exame físico, nenhuma alteração é específica para o diagnóstico de feocromocitoma, e, muitas vezes, os sinais podem refletir invasão local de estruturas ou uma secreção exagerada de catecolaminas.[1] As mucosas podem estar pálidas em virtude de hemorragias e vasoconstrição. Distensão abdominal pode estar presente secundária a ascite por obstrução vascular, ou como resultado de hemorragias, apesar de alguns pacientes, mesmo com obstrução de veia cava por trombo tumoral, não manifestarem sinais clínicos devido à circulação colateral.[1] Alguns animais poderão evidenciar massas abdominais palpáveis.[7,11] A ausculta pulmonar pode evidenciar, além de taquipneia, sons anormais como aumento nos sons broncovesiculares ou alveolares, secundários a hipertensão pulmonar, levando a congestão e edema. O edema pulmonar também poderá ser cardiogênico, e a ausculta cardíaca pode evidenciar taquicardia, arritmias e murmúrios sistólicos.[7]

Eventualmente, hipertermia pode ser detectada. A avaliação oftálmica tende a evidenciar midríase, e a avaliação retiniana pode evidenciar sinais de retinopatia hipertensiva (hemorragias retinianas, descolamento de retina).[1,7,12] Apesar de comum em decorrência da vasoconstrição arteriolar e maior débito e frequência cardíacos, a hipertensão sistêmica (pressão sistólica > 160 mmHg e pressão diastólica > 100 mmHg) não tem a sua verdadeira incidência determinada podendo estar associada a distúrbios concomitantes e não ao feocromocitoma,[12] mas considera-se que apenas cerca de 50% dos casos desse tumor apresentem hipertensão crônica[1] e, com isso, a ausência de hipertensão no exame clínico não deve reduzir o grau de suspeita de feocromocitoma. Em contraste, quando ocorre hipertensão, os valores podem ser dramáticos, já tendo sido documentados valores de até 325 mmHg de pressão arterial sistólica.[1]

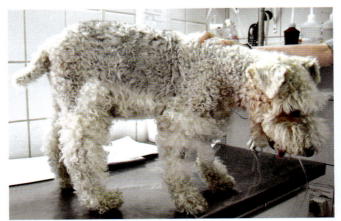

Figura 197.2 Paciente Fox Terrier com 9 anos apresentado com queixa de ofegação intermitente, agitação, nervosismo, hipertensão arterial sistêmica, poliúria e polidipsia e com imagem ecográfica sugestiva de feocromocitoma.

Alguns fatores indutores de crises de hipertensão já descritos em humanos podem desencadear o mesmo efeito em cães:

- Fatores mecânicos/físicos
- Palpação abdominal
- Mudanças de postura
- Defecação
- Procedimentos diagnósticos invasivos
- Exercícios
- Tosse ou espirros
- Atividade sexual e parto
- Cirurgia
- Medicamentos/Substâncias
- Inibidores MAO
- Betabloqueadores
- Simpaticomiméticos
- Glucagon, ACTH e glicocorticoides
- Histamina e tiramina
- Clorpromazina
- Antidepressivos tricíclicos
- Metoclopramida
- Descongestionantes nasais
- Opioides
- Álcool e nicotina
- Quimioterapia
- Dor
- Exposição ao frio
- Alimentos contendo tiramina (queijos, carnes, peixes, chocolate, banana, cerveja e vinho)
- Estresse emocional
- Outros.

A paralisia dos membros posteriores pode ser secundária a trombose, tromboembolismo aórtico ou problemas neurológicos primários ou secundários como metástases ou invasão do canal medular.[1,14] Alterações neurológicas podem surgir secundariamente a acidentes vasculares cerebrais ou metástases, como inclinação de cabeça, nistagmo, estrabismo e convulsões.[7,27] Além disso, alguns sinais podem surgir secundariamente à invasão de estruturas pelo tumor, como ascite, edema periférico dos membros posteriores ou distensão grosseira das veias epigástricas superficiais localizadas na parede ventral do abdome.[1] Apesar de poucos relatos em felinos, poliúria e polidipsia parecem sinais comuns, mas também foram descritos casos assintomáticos. Letargia e anorexia, bem como vômito e convulsões também são descritos.[1,17-20]

Como muitos dos sinais clínicos de feocromocitoma são intermitentes e podem mimetizar ou ser ofuscados por sintomas de doenças coexistentes (Quadro 197.3), o diagnóstico de feocromocitoma requer um elevado grau de precaução clínica. Por essas razões, muitos casos somente são diagnosticados durante a necropsia.[1,11,12,15,16,21] Contudo, é importante ressaltar, mais uma vez, que se espera uma correlação entre o grau das manifestações clínicas e o tamanho do tumor. Os casos assintomáticos ou com sinais leves e esporádicos são mais associados a tumores pequenos e achados de necropsia, ao passo que tumores grandes tendem a provocar sinais clínicos mais dramáticos e persistentes.[1]

DIAGNÓSTICO

Os exames laboratoriais, em geral, não trazem muitas informações úteis ao diagnóstico, apresentando alterações bastante inespecíficas que podem refletir a ativação adrenérgica ou complicações secundárias dos feocromocitomas.[7,26] Na avaliação do hemograma, achados como anemia (45% dos casos), leucograma de estresse (37% dos casos), trombocitopenia (8% dos casos) e trombocitose (6% dos casos) podem ser documentados.[1,7,26] A anemia, normalmente não regenerativa, pode ser secundária à anemia da doença crônica, ao passo que, eventualmente, policitemia pode ser documentada associada a hemoconcentração e maior secreção de eritropoetina pelo tumor, ou secundária à isquemia renal crônica.[1] A leucocitose pode ser decorrente não somente do estímulo à demarginalização dos neutrófilos, mas também ser resultado de necrose e inflamação tumoral.[7] As enzimas hepáticas fosfatase alcalina (44% dos casos), ALT (33% dos casos) e AST (27% dos casos) podem apresentar atividades séricas elevadas, porém sem evidências de massas hepáticas, ao passo que a hipoalbuminemia (21% dos casos), ocasionalmente presente, pode ser grave.[1,7,11,12] A hipercolesterolemia (23% dos casos),[1] que pode ser observada muitas vezes, costuma ser resultado da maior lipólise induzida pelas catecolaminas e consequente aumento da síntese de colesterol em decorrência da maior liberação de ácidos graxos.[11] Além disso, muitos animais podem apresentar colesterol elevado secundariamente à presença concomitante de hiperadrenocorticismo ou até mesmo de diabetes.[21,25] A ocorrência de diabetes associada ao feocromocitoma pode estar associada à inibição-α da secreção de insulina pelas catecolaminas e maior estímulo-β à gliconeogênese e glicogenólise hepáticas[6] ou, ainda, ser secundária ao hiperadrenocorticismo que pode estar associado ao feocromocitoma,[24,25] apesar de que apenas cerca de 8% dos casos apresentam hiperglicemia moderada.[1] Muitos casos apresentam azotemia (25% dos casos) e hiperfosfatemia (8% dos casos) secundária a causas pré-renais (hemorragia), ou dano renal secundário a isquemia.[1] A proteinúria normalmente está correlacionada a glomerulopatia hipertensiva.[4]

Animais com hiperadrenocorticismo associado a feocromocitomas podem ter esse fator confundidor a mais, com a tendência de se atribuir todos os sinais clínicos e alterações laboratoriais ao hipercortisolismo. Da mesma forma, a identificação de uma massa adrenal, nesses casos, pode ser interpretada como neoplasia adrenocortical e não como um feocromocitoma.[1,11,12] O diagnóstico definitivo de um feocromocitoma é bastante difícil, contudo, clinicamente é possível suspeitar tratar-se de um feocromocitoma frente a uma massa adrenal, diferenciando de tumor adrenocortical ou aldosteronoma, outras duas causas potenciais de hipertensão.[4,6,9]

Os exames de imagens, como ultrassonografia, radiografias, tomografia computadorizada e ressonância magnética, são de grande valia na determinação da presença dessas massas adrenais, bem como do grau de invasão dos tecidos adjacentes e na busca por metástases pulmonares, linfáticas ou hepáticas, por exemplo.[1,7,11,12,27-31] Rosenstein[28] considerou a tomografia computadorizada a ferramenta mais útil de diagnóstico de massas adrenais bem como das dimensões, forma, margens e grau de invasividade do tumor em cães com feocromocitoma. A visualização de uma massa adrenal unilateral com adrenal contralateral normal é um indício ecográfico de que não se trata de um tumor adrenocortical secretor de glicocorticoides, ao passo que a visualização de uma massa adrenal associada à atrofia da adrenal contralateral é um forte indicativo de tumor adrenocortical funcional.[1,11,12] Apesar de o aspecto ultrassonográfico não permitir uma diferenciação de tipo tumoral, tumores com mais de 2 cm de diâmetro com características heterogêneas e superfície irregular podem ser considerados compatíveis com malignidade, porém, ainda assim, a distinção entre feocromocitoma e adenoma ou adenocarcinoma cortical não pode ser feita (Figura 197.3).[29,30]

Feocromocitomas podem apresentar-se como simples nódulos na adrenal, massa expansiva ou invasão vascular importante

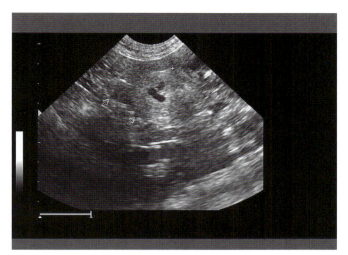

Figura 197.3 Ultrassonografia de um feocromocitoma em uma Lhasa Apso de 7 anos. A glândula adrenal esquerda apresentou uma massa arredondada em polo caudal com bordos irregulares, aspecto hiperecogênico com algumas áreas anecogênicas, formando reforço acústico posterior tênue (cistos) e sem evidência de fluxo ao estudo Doppler de amplitude. Imagem compatível com feocromocitoma. A massa mediu aproximadamente 2,9 cm × 3,1 cm. Polo cranial com bordos ligeiramente irregulares, aspecto hipoecogênico homogêneo. Mediu 1,2 cm de espessura. A adrenal esquerda mediu 4,7 cm de comprimento total. A glândula adrenal direita apresentou dimensões dentro da normalidade (2,4 × 0,7 cm). (Imagem gentilmente cedida pela Dra. Adriane Ilha.)

documentáveis pela ultrassonografia, por exemplo.[1] Além disso, os feocromocitomas costumam ocorrer associados a outras neoplasias, o que torna a interpretação das imagens bastante confusa.[1,7] Entretanto, a distinção pré-cirúrgica da origem da massa adrenal (córtex ou medula) pode ser realizada com auxílio do diagnóstico de imagem, por meio de: técnicas avançadas como ultrassonografia realçada por contraste;[30] tomografia computadorizada helicoidal trifásica;[31] ou emprego da ultrassonografia para obtenção de amostras para citologia aspirativa por agulha fina.[32,33] Aspirados com agulha fina podem ser úteis na identificação de feocromocitomas e na diferenciação das massas adrenais de origem cortical.[32] Apesar do risco de que o trauma com a agulha aumente a pressão arterial ou induza descompensação cardiovascular e de ser contraindicado em humanos quando houver suspeita de feocromocitoma, o procedimento mostrou-se relativamente seguro.[33]

Apesar de métodos bem-determinados para detecção de catecolaminas no plasma e seus metabólitos (metanefrina, normetanefrina e ácido vanilmandélico) na urina em humanos, somente recentemente esses testes passaram a ser aplicados rotineiramente na prática veterinária, tanto pelas dificuldades relacionadas ao estresse (o animal estressado aumentará a concentração de catecolaminas no plasma), como pelas dificuldades envolvendo coleta de urina ao longo de 24 horas (para determinação dos metabólitos urinários). No entanto, a principal limitação é a ausência de valores de referência para cães e gatos tanto das catecolaminas como de seus metabólitos.[1]

Os testes mencionados no passado para diagnóstico de feocromocitoma caíram em desuso (teste de supressão pela clonidina, teste de supressão pela fentolamina ou testes provocativos com histamina, tiramina, metoclopramida e glucagon) e não são mais recomendados, uma vez que colocam em risco a vida do paciente frente à hipotensão ou hipertensão graves, respectivamente.[7] Contudo, o desencadear de uma crise de hipertensão em um cão após administração de metoclopramida é sugestivo de feocromocitoma.[7]

Atualmente, o método recomendado como padrão-ouro para investigação laboratorial do feocromocitoma é a determinação urinária dos metabólitos normetanefrina e metanefrinas, por meio da avaliação das relações normetanefrinas:creatinina e metanefrinas:creatinina urinárias. Esses parâmetros e diversas outras catecolaminas foram comparados entre cães com feocromocitomas, cães com hiperadrenocorticismo, cães com doenças não adrenais e cães saudáveis, no plasma e na urina, e apresentaram desempenho superior porque, além de apresentarem resultados significativamente superiores aos dos demais grupos, não houve sobreposição de valores entre cães com feocromocitoma e cães dos demais grupos.[34] Felizmente essa metodologia já está disponível no Brasil em laboratórios de referência em mensurações hormonais, e a recomendação é que o tutor realize coletas de urina pela manhã, em casa, sem estressar o animal. Kook et al.[35] demonstraram que o estresse aumenta não somente as catecolaminas e seus metabólitos no plasma, como também na urina. Dessa forma, os autores propõem que uma coleta adequada de urina para um diagnóstico de feocromocitoma deve ser feita em casa, pelo proprietário, após o animal ter se habituado ao procedimento de coleta para evitar falsos resultados.

Por fim, o diagnóstico definitivo também pode ser obtido após a realização de adrenalectomia, pela avaliação histopatológica da adrenal removida, associada à avaliação de marcadores moleculares na imuno-histoquímica, apesar de essa abordagem molecular não predizer adequadamente malignidade, sobrevida ou invasão tumoral e ter sido considerada sem utilidade na caracterização de feocromocitomas.[36] É importante ressaltar que, devido às interações entre produtos do córtex adrenal (cortisol) e medula, cães com síndrome de Cushing podem apresentar valores elevados de catecolaminas e seus metabólitos elevados na urina, e isso pode confundir o clínico durante a investigação de massas adrenais. Apesar disso, o tratamento do hipercortisolismo com trilostano não provoca redução significativa desses valores na urina.[37]

TRATAMENTO

A adrenalectomia é o único tratamento definitivo e pode ser uma opção mesmo quando houver envolvimento bilateral, embora, nesses casos, o hipoadrenocorticismo iatrogênico permanente precise ser tratado.[1,11] Cirurgiões e anestesistas experientes deverão ser solicitados a fazer esse procedimento pelo elevado grau de infiltração dos tumores e hemorragias transoperatórias. Muitas vezes faz-se necessária a nefrectomia do rim adjacente, bem como ressecção de parte da veia cava caudal devido a infiltração tumoral, representando riscos adicionais ao procedimento.[38] Além disso, a ressecção desses tumores torna-se ainda mais complicada uma vez que esse tipo de paciente representa um elevado risco anestésico resultante da hipertensão (que pode atingir mais de 300 mmHg) e de arritmias, que tendem a piorar durante o procedimento, visto que a manipulação predispõe à liberação de mais catecolaminas.[1,11,12] Em humanos, a adrenalectomia laparoscópica é considerada a técnica padrão-ouro para tratamento de neoplasias adrenais, inclusive de feocromocitomas, desde que tenham um tamanho relativamente pequeno (inferior a 7 até 10 cm de diâmetro), o que é considerado um tamanho grande para animais de companhia, especialmente dependendo do porte do paciente.[39,40]

Em medicina veterinária, a adrenalectomia laparoscópica é uma excitante modalidade terapêutica que deve ser instigada, uma vez que está associada a menores complicações, além de permitir uma visualização inicial do quadro (metástases, invasão de estruturas adjacentes) de forma minimamente invasiva.[40,41] Contudo, uma cuidadosa escolha dos casos deve ser feita antes de indicar a laparoscopia, uma vez que essa técnica ainda não seria aplicável a pacientes com trombos ou aderências importantes; seguindo esse critério, uma excelente taxa de sucesso terapêutico pode ser esperada no manejo laparoscópico de feocromocitomas.[41] Avanços nas técnicas operatórias vêm permitindo, com frequência cada vez maior, a realização de venotomias de veia cava para retirada de trombos tumorais em pacientes com feocromocitomas ou outros tumores adrenais. Muitas vezes os trombos se estendem drasticamente ao longo da veia cava, alcançando o fígado e até, eventualmente, ultrapassando o diafragma. Apesar de essas últimas situações apresentarem um pior prognóstico, uma sobrevida razoavelmente longa pode ser esperada para os pacientes que sobrevivem ao período perioperatório quando a adrenalectomia envolver também venotomia para remoção de trombos; foi relatada uma taxa de sobrevida de 76% dos casos em uma série ampla de procedimentos realizados.[42,43]

A estabilização prévia do paciente quanto à hipertensão, ao volume sanguíneo e às arritmias cardíacas faz-se necessária para aumentar as chances de sucesso no trans e pós-operatório (Quadro 197.4). O manejo prévio da hipertensão pode ser obtido com uso de drogas α-antagonistas como a fenoxibenzamina (0,2 a 1,5 mg/kg, VO, 2 vezes/dia) ou prazozina (0,5 a 2 mg/kg, VO, 2 ou 3 vezes/dia), iniciando com as doses mais baixas e aumentando conforme a necessidade para adequado controle da hipertensão.[1,11] Recomenda-se o uso da fenoxibenzamina em dose inicial de 0,25 mg/kg a cada 12 horas, com aumento de dose a cada 3 dias até alcançar uma dose de 1 mg/kg a cada 12 horas e programação da cirurgia para cerca de 2 semanas após início da terapia, se um bom controle de pressão e taquiarritmias for alcançado.[1]

Herrera *et al.*[44] evidenciaram que a administração de fenoxibenzamina (na dose média de 0,6 mg/kg, VO, 2 vezes/dia) por cerca de 20 dias antes da adrenalectomia reduziu significativamente a mortalidade perioperatória em comparação a cães não tratados previamente com esse fármaco. Entretanto, essas medicações são de difícil obtenção no mercado nacional, e o controle da pressão arterial pode ser frustrante ao depender somente de terapias-padrão para hipertensão baseadas na inibição do sistema renina-angiotensina-aldosterona e emprego de bloqueadores de canais de cálcio.[44] Potencialmente, o controle da hipertensão em pacientes com feocromocitoma sem uso dos α-bloqueadores mencionados demandará o emprego de diferentes medicações e em doses elevadas para um controle efetivo.

A administração de betabloqueadores (p. ex., propranolol 0,2 a 1 mg/kg, VO, 3 vezes/dia ou atenolol 0,2 a 1 mg/kg, VO, 2 vezes/dia) para controle de arritmias jamais deve ser realizada sem uso prévio de α-antagonistas, sob risco de crise hipertensiva grave, uma vez que a vasoconstrição-α não estaria sofrendo oposição.[1]

Com relação ao protocolo anestésico, uma pré-anestesia à base de oximorfona e atropina ou glicopirrolato, indução com fentanila associado a um benzodiazepínico como o diazepam ou midazolam, e manutenção com uma técnica de anestesia balanceada com isoflurano e fentanila costumam ser seguras. No entanto, são imprescindíveis a habilidade e experiência do anestesista com casos dessa natureza, e o uso de diferentes medicamentos é mandatório. A leitura mais detalhada sobre anestesia no paciente com feocromocitoma é uma excelente recomendação.[1] No transoperatório poderá ser necessária a administração de fármacos com objetivo de controlar a hipertensão induzida pela manipulação, bem como as arritmias. As sugestões são o uso de drogas por via intravenosa de curta ação, como o alfabloqueador fentolamina (*bolus* 0,02 a 0,1 mg/kg) e betabloqueadores como esmolol (*bolus* 50 a 500 mcg/kg, seguido de infusão contínua 50 a 200 mcg/kg/min), respectivamente.

Arritmias ventriculares podem ser controladas com emprego de lidocaína (*bolus* 2 mg/kg, IV, seguido de infusão contínua 20 a 80 mcg/kg/min). Em caso de hipotensão, as recomendações básicas são redução ou interrupção da fentolamina, realização de provas de carga com soluções cristaloides e eventual emprego de fármacos para aumento de contratilidade do miocárdio, como a dobutamina, e vasoativos, como fenilefrina ou norepinefrina1.[43-45]

O prognóstico depende muito das características de invasividade do tumor, de seu tamanho e comportamento biológico, além, claro, do êxito trans e pós-operatório imediato. A sobrevida após cirurgia pode estender-se de 2 meses a mais de 3 anos, apesar das características malignas dos feocromocitomas e da elevada frequência de metástases.[1,11,43-47] Feldman e Nelson[45] consideram que, quanto maior o tumor, pior o prognóstico do paciente de acordo com a observação de uma extensa série de casos. Porém, cães tratados clinicamente com medicamentos podem viver por mais de 12 meses, caso o tratamento com bloqueadores alfa-adrenérgicos seja efetivo no controle dos sinais e não sejam detectadas invasões tumorais ou metástases.[45] Cães que sobrevivam à cirurgia e não tenham normalizado os sintomas, por não ressecção total do tumor, podem ser mantidos clinicamente com uso diário de antagonistas adrenérgicos. Além disso, a cirurgia tem sido efetiva em aumentar a expectativa de vida mesmo em casos com metástases ou invasão local de estruturas.[1,22,41,42] Também já foi relatado, como fator prognóstico, que quanto mais jovem o paciente, maior a chance de sucesso no procedimento.[43] No entanto, muitos cães morrem ou sofrem eutanásia por complicações causadas pela secreção excessiva de catecolaminas, trombose venosa induzida pelo tumor, invasão ou metástases a estruturas adjacentes.[1,42,45]

Por fim, uma alternativa para a quimioterapia desses pacientes foi descrita em uma pequena série de cinco casos de feocromocitoma.[48] A medicação utilizada foi o fosfato de toracenib, um inibidor de moléculas tirosinoquinase de uso veterinário (Palladia®), cujo mecanismo de ação foi demonstrado como promissor em medicina humana. De fato, feocromocitomas caninos compartilham diversas características moleculares semelhantes aos feocromocitomas em humanos.[49] Esse estudo retrospectivo apontou o toracenib como uma opção terapêutica adjunta interessante, colaborando no tratamento de todos os pacientes associado a melhora clínica, manutenção de doença estável, ou alargando o período sem progressão da doença. Todos os pacientes receberam

QUADRO 197.4	Doses e medicamentos.
Medicamento	**Dose, via e frequência**
1. alfa-antagonistas	
a. Fenoxibenzamina	0,2 a 1,5 mg/kg, VO, 2 vezes/dia
b. Prazozina	0,5 a 2 mg/kg, VO, 2 ou 3 vezes/dia
c. Fentolamina (dose inicial)	0,02 a 0,1 mg/kg, IV
d. Fentolamina (infusão contínua)	1 a 2 μg/kg/min, IV
2. Betabloqueadores	
a. Propranolol	0,2 a 1 mg/kg, VO, 3 vezes/dia
b. Atenolol	0,2 a 1 mg/kg, VO, 2 vezes/dia
c. Esmolol (dose inicial)	50 a 500 mcg/kg, IV
d. Esmolol (infusão contínua)	50 a 200 mcg/kg/min, IV
3. Antiarrítmico	
a. Lidocaína (dose inicial)	2 mg/kg, IV
b. Lidocaína (infusão contínua)	20 a 80 mcg/kg/min, IV
4. Inibidor tirosinoquinase	
a. Fosfato de toceranib	2,75 mg/kg, VO, dias alternados

uma dose inicial de 2,75 mg/kg, arredondada para a concentração de comprimido mais próxima, seguida de uso em dias alternados. Apesar da resposta clínica favorável nesses pacientes, a melhor prática para feocromocitomas inoperáveis, metastáticos ou recorrentes ainda é desconhecida.[48]

REFERÊNCIAS BIBLIOGRÁFICAS

1. Reusch CE. Phaeochromocytoma and Multiple Endocrine Neoplasia. In: Feldman EC, Nelson RW, Reusch CE, Scott-Moncrieff CR, Behrend EN. Canine & Feline Endocrinology. 4. ed. St. Louis: Elsevier Saunders; 2015. p. 521-54.
2. Thuróczy J, van Sluijs FJ, Kooistra HS, Voorhout G, Mol JA, van der Linde-Sipman JS et al. Multiple endocrine neoplasias in a dog: corticotrophic tumour, bilateral adrenocortical tumours, and pheochromocytoma. Vet Q. 1998;20(2):56-61.
3. Beatrice L, Boretti FC, Sieber-Ruckstuhl NS, Mueller C, Kümmerle-Fraune C, Hilbe M, Grest P, Reusch CE. Concurrent endocrine neoplasias in dogs and cats: a retrospective study (2004-2014). Vet Rec. 2018;182(11):1-9.
4. Galac S, Grinwis G. Concurrent endocrine neoplasia: more common than you thought? Vet Rec. 2018;182(11):320-22.
5. Lee S, Lee A, Chai SH, Lee S, Kweon OK, Kim WH. Ectopic Cushing's syndrome associated with a pheochromocytoma in a dog: a case report. BMC Vet Res. 2020;16:35:1-7.
6. Griffin JE, Ojeda SR. Textbook of endocrine physiology. 5. ed. New York: Oxford, 2004.
7. Maher ER Jr, McNiel EA. Pheochromocytoma in dogs and cats. Vet Clin North Am Small Anim Pract. 1997;27(2):359-80.
8. Ganong WF. Review of Medical Physiology. 22. ed. Connecticut: Lange, 2002.
9. Bichard SJ. Adrenalectomia. In: Slatter D. Manual de Cirurgia de Pequenos Animais. 3. ed. São Paulo: Manole; 2003. p. 1694-1700.
10. Elgenking LR. Fisiologia Endócrina e Metabólica em Medicina Veterinária. 2. ed. São Paulo: Roca, 2010.
11. Nelson RW. Distúrbios das glândulas adrenais. In: Nelson RW, Couto CG, editors. Medicina Interna de Pequenos Animais. 3. ed. Rio de Janeiro: Elsevier; 2006. p. 745-80.
12. Panciera DL, Carr AP. Endocrinologia para o Clínico de Pequenos Animais. São Paulo: Roca, 2007.
13. Pöppl AG. Feocromocitoma. In: Jerico MM, Andrade Neto JP, Kogika MM. Tratado de Medicina Interna de Cães e Gatos. 2v. Rio de Janeiro: Guanabara Koogan; 2015. p. 1728-35.
14. Platt SR, Sheppard BJ, Graham J, Uhl EW, Meeks J, Clemmons RM. Pheochromocytoma in the vertebral canal of two dogs. J Am Anim Hosp Assoc. 1998;34(5):365-71.
15. Barthez PY, Marks SL, Woo J, Feldman EC, Matteucci M. Pheochromocytoma in dogs: 61 cases (1984-1995). J Vet Intern Med. 1997;11(5):272-8.
16. Gilson SD, Withrow SJ, Wheeler SL, Twedt DC. Pheochromocytoma in 50 dogs. J Vet Intern Med. 1994;8(3):228-32.
17. Patnaik AK, Erlandson RA, Lieberman PH, Welches CD, Marretta SM. Extra-adrenal pheochromocytoma (paraganglioma) in a cat. J Am Vet Med Assoc. 1990;197(1):104-6.
18. Chun R, Jakovljevic S, Morrison WB, DeNicola DB, Cornell KK. Apocrine gland adenocarcinoma and pheochromocytoma in a cat. J Am Anim Hosp Assoc. 1997;33(1):33-6.
19. Duesberg C, Peterson ME. Adrenal diseases in cats. Vet Clin North Am Small Anim Pract. 1997;27(2):321-47.
20. Gunn-Moore D. Feline endocrinopathies. Vet Clin North Am Small Anim Pract. 2005;35(1):171-210.
21. Pöppl AG, Cavalcante LFH, Schwantes V, Oliveira ST, Driemeier D, González FHD. Hiperadrenocorticismo, feocromocitoma e insuficiência cardíaca digestiva em uma cadela da raça Boxer: relato de caso. Rev Univ Rural – Ser Ci Vi. 2007;27(supl):455-7.
22. Whittemore JC, Preston CA, Kyles AE, Hardie EM, Feldman EC. Nontraumatic rupture of an adrenal gland tumor causing intra-abdominal or retroperitoneal hemorrhage in four dogs. J Am Vet Med Assoc. 2001;219(3):329-33.
23. von Dehn BJ, Nelson RW, Feldman EC, Griffey SM. Pheocromocitoma and hyperadrenocorticism in dogs: six cases (1982-1992). J Am Vet Med Assoc. 1995;207(3):322-4.
24. Lee GW, Yoo CR, Lee D, Park HW. Favorable outcome of pheochromocytoma in a dog with atypical Cushing's syndrome and diabetes mellitus following medical treatment: a case report. BMC Vet Res. 2020;16:3:1-6.
25. Bennett PF, Norman EJ. Mitotane (o,p'-DDD) resistance in a dog with pituitary-dependent hyperadrenocorticism and phaeochromocytoma. Aust Vet J. 1998;76(2):101-3.
26. Galac S, Korpershoek E. Pheochromocytomas and paragangliomas in humans and dogs. Vet Comp Onco. 2017;15(4):1158-70.
27. Edmondson EF, Bright JM, Halsey CH, Ehrhart EJ. Pathologic and cardiovascular characterization of pheochromocytoma-associated cardiomyopathy in dogs. Vet Patol. 2015;52(2):338-43.
28. Rosenstein DS. Diagnostic imaging in canine pheochromocytoma. Vet Radiol Ultrasound. 2000;41(6):499-506.
29. Pagani E, Tursi M, Lorenzi C, Tarducci A, Bruno B, Mondino ECB et al. Ultrasonographic features of adrenal gland lesions in dogs can aid in diagnosis. BMC Vet Res. 2016:12:267:1-9.
30. Bargellini P, Orlandi R, Dentini A, Paloni C, Rubini G, Fonti P et al. Use of contrast-enhanced ultrasound in the differential diagnosis of adrenal tumors in dogs. J Am Anim Hosp Assoc. 2016;52(3):132-43.
31. Yoshida O, Kutara K, Seki M, Ishigaki K, Teshima K, Ishikawa C et al. Preoperative differential diagnosis of canine adrenal tumors using triple-phase helical computed tomography. Vet Surg. 2016;45:427-35.
32. Bertazzolo W, Didier M, Gelain ME, Rossi S, Crippa L, Avallone G et al. Accuracy of cytology in distinguishing adrenocortical tumors from pheochromocytoma in companion animals. Vet Clin Pathol. 2014;43(3):453-9.
33. Sumner JA, Lacorcia L, Rose AM, Woodward AP, Carter JE. Clinical safety of percutaneous ultrasound-guided fine-needle aspiration of adrenal gland lesions in 19 dogs. J Small Anim Pract. 2018;59:357-63.
34. Salesov E, Boretti FS, Sieber-Ruckstuhl NS, Rentsch KM, Riond B, Hofmann-Lehmann R et al. Urinary and plasma catecholamines and metanephrines in dogs with pheochromocytoma, hypercortisolism, nonadrenal disease and in healthy dogs. J Vet Intern Med. 2015;29(2):597-602.
35. Kook PH, Boretti FS, Hersberger M, Glaus TM, Reusch CE. Urinary catecholamine and metanephrine to creatinine ratios in healthy dogs at home and in a hospital environment and in 2 dogs with pheochromocytoma. J Vet Intern Med. 2007;21(3):388-93.
36. Zini E, Nolli S, Ferri F, Massari F, Gerardi G, Nicoli S et al. Pheochromocytoma in dogs undergoing adrenalectomy. Vet Patol. 2019;56(3):358-68.
37. Sieber-Ruckstuhl N, Salesov E, Quante S, Riond B, Rentsch K, Hofmann-Lehmann R et al. Effects of Trilostane on urinary Catecholamines and their metabolites in dogs with Hypercortisolism. BMC Vet Res. 2017;13:279.
38. Louvet A, Lazard P, Denis B. Phaeochromocytoma treated by en bloc resection including the suprarenal caudal vena cava in a dog. J Small Anim Pract. 2005;46(12):591-6.
39. Toniato A, Boschin I, Bernante P, Opocher G, Guolo AM, Pelizzo MR et al. Laparoscopic adrenalectomy for pheochromocytoma: is it really more difficult? Surg Endosc. 2007;21(8):1323-6.
40. Pöppl AG. Adrenalectomia laparoscópica no tratamento cirúrgico do hiperadrenocorticismo em cães: um desafio para a medicina veterinária. Med-Vep – Rev Cient Méd Vet – Peq An An Estim. 2009;7(20):37-43.
41. Pitt KA, Mayhew PD, Steffey MA, Culp WTN, Fuller MC, Maggiore AD et al. Laparoscopic adrenalectomy for removal of unilateral noninvasive pheochromocytomas in 10 dogs. Vet Surg. 2016;45(S1):O70-O76.
42. Mayhew PD, Boston SE, Zwingenberger AL, Giuffrida MA, Runge JJ, Holt DE et al. Perioperative morbidity and mortality in dogs with invasive adrenal neoplasms treated by adrenalectomy and cavotomy. Vet Surg. 2019;48(5):742-50.
43. Herrera MA, Mehl ML, Kass PH, Pascoe PJ, Feldman EC, Nelson RW. Predictive factors and the effect of phenoxybenzamine on outcome in dogs undergoing adrenalectomy for pheochromocytoma. J Vet Intern Med. 2008;22(6):1333-9.
44. Acierno MJ, Brown S, Coleman AE, Jepson RE, Papich M, Stepien RL et al. ACVIM consensus statement: Guidelines for the identification, evaluation, and management of systemic hypertension in dogs and cats. J Vet Intern Med. 2018;32(6):1803-22.
45. Feldman EC, Nelson RW. Canine and Feline Endocrinology and Reproduction. 3 ed. Missouri: Saunders, 2004.
46. Schwartz T, Kovak JR, Koprowski A, Ludwig LL, Monette S, Bergman PJ. Evaluation of prognostic factors in the surgical treatment of adrenal gland tumors in dogs: 41 cases (1999-2005). J Am Vet Med Assoc. 2008;232(1):77-84.
47. Kyles AE, Feldman EC, de Cock HEV, Kass PH, Mathews KG, Hardie EM et al. Surgical management of adrenal gland tumors with and without associated tumor thrombi in dogs: 40 cases (1994-2001). J Am Vet Med Assoc. 2003;223(5):654-62.
48. Musser ML, Taikowski KL, Johannes CD, Bergman PJ. Retrospective evaluation of toceranib phosphate (Palladia®) use in the treatment of inoperable, metastatic, or recurrent canine pheochromocytomas: 5 dogs (2014-2017). BMC Vet Res. 2018;14(1):272.
49. Korpershoek E, Dieduksman DAER, Grinwis GCM, Day MJ, Reusch CE, Hilbe M et al. Molecular alterations in dog pheochromocytomas and paraganglioma. Cancers. 2019;11(5):607.

198
Diabetes *Mellitus* em Gatos

Denise Maria Nunes Simões

DIABETES *MELLITUS*

O pâncreas é classicamente designado como uma glândula mista, por ser responsável tanto pela produção de enzimas digestivas (pâncreas exócrino) como pela produção de hormônios (pâncreas endócrino).[1]

As ilhotas pancreáticas (ilhotas de Langerhans) são estruturas formadas por pelo menos quatro tipos celulares: as células A ou α (periféricas), perfazendo 25% do total das células das ilhotas, sendo responsáveis pela síntese e pela secreção de glucagon; as células B ou β (centrais), perfazendo 60% do número total das células, produtoras e secretoras de insulina; as células D ou δ, localizadas mais na periferia e próximas a capilares, produtoras de somatostatina; e as células F ou PP, que ocupam em torno de 5% da massa celular e têm a mesma distribuição que as células D e são produtoras do polipeptídio pancreático.[1]

DEFINIÇÃO

O diabetes *mellitus* (DM) é uma síndrome que abrange uma série de doenças de etiologias diferentes e clinicamente heterogêneas, que se caracteriza pela hiperglicemia decorrente da falta de insulina ou de sua incapacidade em exercer adequadamente seus efeitos metabólicos.[2]

INCIDÊNCIA

A ocorrência do DM felino parece ter aumentado consideravelmente a partir da década de 1990, segundo um estudo retrospectivo multicêntrico realizado em hospitais de ensino nos EUA (Figura 198.1). Esse fato pode ser decorrente de alguns fatores, como o aumento do tempo de sobrevida dos gatos, por se tratar de uma doença de animais idosos; a implantação de programas de investigação e prevenção de doenças nos pacientes felinos e a maior incidência de outras condições que causam resistência insulínica como a obesidade, na população felina.[3]

ETIOLOGIA E FATORES DE RISCO

A etiologia do DM felino é multifatorial e está associada à diminuição da secreção de insulina ou ao aumento dos fatores de resistência insulínica. Os fatores iniciantes dos eventos que determinam o DM felino não estão completamente elucidados, mas comumente incluem uma combinação de fatores genéticos e ambientais, como obesidade, dieta, exposição a fármacos que causam resistência insulínica, destruição das células das ilhotas por causas imunomediadas, amiloidose ou pancreatite crônica.[3]

A amiloidose de ilhota pancreática é a característica morfológica mais comum das ilhotas pancreáticas do homem, do gato e dos macacos com diabetes *mellitus* tipo 2. Os depósitos de amiloide podem ser encontrados em mais de 90% dos pacientes humanos com DM tipo 2 e em 80 e 100% de gatos e de macacos com diabetes espontâneo. Esses depósitos de amiloide nas ilhotas são derivados de um polipeptídio amiloide de ilhota (PPAI) ou amilina. O PPAI é um produto secretório normal das células β e é cossecretado com a insulina. Os mecanismos principais da transformação de PPAI em fibrilas de amiloide (fibrilogênese) são desconhecidos, mas a importância da patogênese do diabetes nessas espécies é o fato de que o depósito de amiloide está associado à perda significativa das células β ou B das ilhotas. Especula-se que uma constante superestimulação das células β ou B, devido à resistência insulínica, possa levar à formação de amiloide pela depleção de fatores necessários para a secreção e o processamento normal do PPAI[4] (Figura 198.2).

Os fatores predisponentes para o surgimento da doença estão relacionados com o peso corporal, o sexo, a idade e possivelmente a raça. No estudo realizado por Panciera et al.,[5] avaliou-se a probabilidade de ocorrência da doença segundo o peso corporal e a faixa etária. Os gatos com peso maior que 6,8 kg apresentam o dobro de probabilidade de desenvolver a doença, como também nos animais idosos essa ocorrência aumenta 8 ou 14 vezes, dependendo da faixa etária, quando comparados com gatos com menos de 7 anos (Quadro 198.1).

Nesse mesmo estudo, também foi avaliada a predisposição sexual e racial. Com relação ao sexo, os machos inteiros apresentavam o dobro de probabilidade de ocorrência da doença quando comparados às fêmeas inteiras; a proporção de machos castrados era maior, mas não atingia o dobro de casos quando

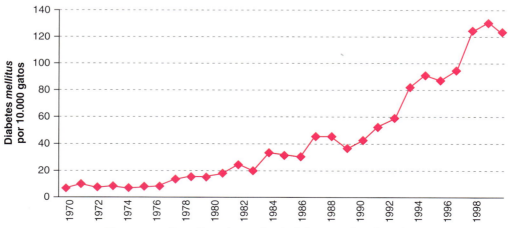

Figura 198.1 Prevalência hospitalar de diabetes *mellitus* felino.[3]

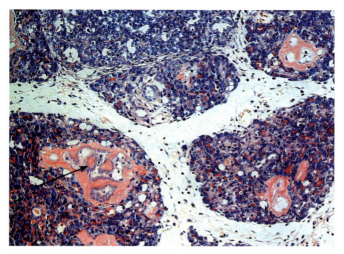

Figura 198.2 Amiloidose pancreática – corte histológico de pâncreas felino. As *setas* indicam o infiltrado de amiloide no tecido pancreático (aumento ×200).

QUADRO 198.1 Avaliação da probabilidade de diabetes *mellitus* felino segundo o peso corporal e a idade.[5]

	Categoria	Probabilidade
Peso (kg)	> 6,8	1
	> 6,8	2,2
Idade (anos)	< 7	1
	7 a 10	8,3
	> 10	14,4

comparados às fêmeas castradas. Isso pode sugerir que a castração determine um ganho de peso em ambos os sexos, o que possibilitou o surgimento da doença em maior proporção quando comparados com os animais inteiros (Quadro 198.2).

Gatos machos ganham peso mais comumente do que as fêmeas. Além disso, os machos de qualquer peso têm concentrações de insulina basal mais altas e sensibilidade à insulina mais baixa, quando comparados às fêmeas, o que pode sugerir que os machos possam ser naturalmente mais resistentes à insulina do que as fêmeas.[6] Os gatos machos acumulam maior quantidade de massa gorda do que as fêmeas devido à oxidação de glicose, glicogênese e lipogênese aumentadas em resposta à insulina.

No estudo de Panciera *et al.*,[5] não houve predisposição racial. Outros trabalhos foram realizados. No Brasil, os gatos Siameses e mestiços de Siameses apresentaram maior representatividade da ocorrência do DM felino.[7] Um estudo na Austrália também revelou maior probabilidade de ocorrência do DM felino nos gatos da raça Sagrado da Birmânia.[8]

FISIOPATOGENIA

Vários são os mecanismos envolvidos no desenvolvimento da doença. Eles incluem as alterações nas proteínas transportadoras de glicose (GLUT), na síntese e na secreção de insulina pelas células B ou β da ilhota pancreática e nos receptores de insulina (Figura 198.3).

Seja qual for o motivo pelo qual a insulina não consegue exercer adequadamente os seus efeitos biológicos, ocorrerá hiperglicemia crônica, que resulta no chamado "efeito de *glicotoxicidade*". Esse efeito contribui para a redução da secreção da insulina, determina a resistência à insulina em tecidos periféricos e interfere nos mecanismos de transporte da glicose. Todas essas alterações são reversíveis após a correção da hiperglicemia.

CLASSIFICAÇÃO

A classificação do DM em gatos baseia-se ainda no sucesso terapêutico. No estudo de Feldman e Nelson,[9] 50% dos gatos eram insulinodependentes, 30% não insulinodependentes e 20% correspondiam aos gatos com DM transitório. Esse panorama tem se modificado ao longo dos anos, e os gatos não insulinodependentes provavelmente já atingiram por volta de 50%.

Dados histológicos, clínicos e laboratoriais indicam que a forma mais frequente de diabetes em gatos é análoga ao diabetes tipo 2 no ser humano, no qual, é reconhecido que o DM tipo 2 é uma anormalidade combinada de função da célula β ou B prejudicada (secreção de insulina reduzida) e resistência insulínica.[10]

Em um estado de resistência insulínica, concentrações mais altas de insulina do que as normais são requeridas para a manutenção da normoglicemia. A demanda excessiva e prolongada de insulina pode levar à exaustão das células β ou B para produzir a insulina e o desenvolvimento do DM.[6]

É importante salientar que o mesmo animal pode apresentar mudanças no estado diabético. No período de resistência insulínica pelas razões citadas anteriormente, o gato necessita de insulina no seu tratamento inicial e, na medida em que esses fatores são eliminados, a necessidade de insulina exógena pode desaparecer (remissão do diabetes). Assim como esse processo é interrompido com a correção dos fatores de resistência, o diabetes retorna, caso esses fatores voltem a causar resistência insulínica.

MANIFESTAÇÕES CLÍNICAS

Com a hiperglicemia, o paciente diabético apresenta quantidade excessiva de glicose que passará pela filtração renal. Nos gatos, o limiar de reabsorção renal corresponde a aproximadamente 300 mg/dℓ. Acima desse valor, haverá perda de glicose na urina (glicosúria), acarretando diurese osmótica (poliúria).

QUADRO 198.2 Avaliação da probabilidade de diabetes *mellitus* felino segundo o sexo.[5]

Categoria	Probabilidade
Fêmea	1
Fêmea castrada	1,9
Macho	2,1
Macho castrado	2,8

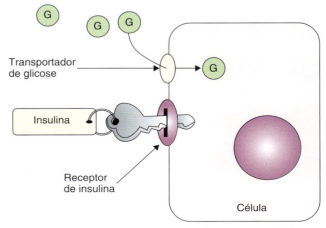

Figura 198.3 Mecanismos envolvidos na fisiopatogenia da doença.

A poliúria primária determina o aumento da ingestão hídrica (polidipsia compensatória ou secundária). Esse mecanismo compensatório não é suficiente para suprir a perda urinária e o animal pode desidratar.

A glicose é uma fonte de energia, assim sua perda determina o emagrecimento do animal. A interação do "centro da saciedade", na região ventromedial do hipotálamo, com o "centro da fome", na região lateral do hipotálamo, é a responsável pelo controle da quantidade de alimento ingerido. O centro da fome é responsável pelo comportamento de se alimentar e está funcionando cronicamente e pode ser inibido transitoriamente pelo centro de saciedade após a ingestão de alimento. A quantidade de glicose que entra nas células no centro da saciedade afeta a sensação de fome. A habilidade de a glicose entrar nas células no centro da saciedade é mediada pela insulina. Nos diabéticos com falta absoluta ou relativa de insulina, a glicose não entra no centro de saciedade, o que resulta em falta de inibição do centro da fome. Esses animais tornam-se polifágicos apesar da hiperglicemia.[11] Essas são as manifestações clássicas do diabetes *mellitus*, conhecidas como os "*quatro P*" (poliúria, polidipsia, perda de peso e polifagia).

Muitos proprietários de gatos diabéticos não observam os sintomas clássicos da doença. Às vezes, a principal manifestação clínica pode ser uma alteração locomotora decorrente de neuropatia diabética. O gato tem dificuldade para subir sofás ou outros objetos e descer deles, e grande sensibilidade ao se locomover, passando a apoiar os membros pélvicos pelos tarsos (Figura 198.4).

DIAGNÓSTICO

Nem sempre é tão simples estabelecer o diagnóstico de diabetes *mellitus* em gatos como em cães. Ele se baseia na identificação das manifestações clínicas, da hiperglicemia persistente e da glicosúria. No entanto, deve-se diferenciar da hiperglicemia induzida pelo estresse (boxe "Hiperglicemia do estresse"). Uma alternativa para auxiliar no diagnóstico é a mensuração da concentração de frutosamina (ver seção "Frutosamina", neste capítulo).

Uma alternativa no auxílio diagnóstico de gatos diabéticos é a mensuração plasmática de β-hidroxibutirato. Zeugswetter *et al.*[16] avaliaram a sensibilidade e a especificidade do β-hidroxibutirato para o diagnóstico de DM felino e constataram que cetonemia significativa é muito comum nos gatos diabéticos recém-diagnosticados. Valores acima de 0,58 mmol/ℓ claramente indicavam diabetes *mellitus* e a hiperglicemia do estresse não estava associada a cetose significativa. Esse teste pode ser recomendado para a triagem de diabetes *mellitus* em gatos hiperglicêmicos com doença aguda.[16]

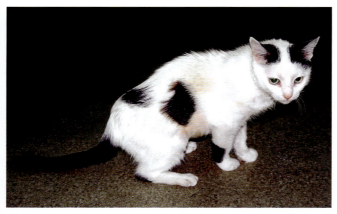

Figura 198.4 Gato em posição plantígrada; apoio dos membros pélvicos pelos tarsos (neuropatia diabética). (Fonte: arquivo pessoal.)

Hiperglicemia do estresse

A hiperglicemia do estresse é reconhecida tanto em medicina humana quanto em veterinária. Entre as espécies domésticas, os gatos parecem particularmente predispostos a desenvolver essa condição. O maior problema dessa causa é no diagnóstico do diabetes *mellitus* (DM). O achado de hiperglicemia marcante, associado à glicosúria concomitante, não é diagnóstico de DM nessa espécie, mesmo na presença de sintomas. Outras doenças podem mimetizar o quadro clínico e os gatos com hiperglicemia do estresse podem apresentar concentrações de glicose séricas bem acima do limiar de reabsorção renal. Em alguns gatos, essa hiperglicemia pode ser mantida por poucos dias.

Uma das particularidades da hiperglicemia do estresse é a não previsibilidade desse fenômeno. Alguns gatos que aparentemente demonstram estar estressados apresentam-se normoglicêmicos, já outros que demonstram estar calmos podem desenvolver hiperglicemia marcante, o que sugere que exista uma variação individual entre eles. Muitos clínicos associavam os efeitos contrarregulatórios dos hormônios do estresse, como catecolaminas e cortisol, à função de induzir resistência periférica à insulina e, portanto, causar a hiperglicemia. Entretanto, quando esse fenômeno foi observado, não pareceu haver mudança na sensibilidade à insulina, o que pode sugerir que, se a resistência à insulina é a causa da hiperglicemia, ela deve ser uma mudança muito transitória.[12]

Rand *et al.*[13] caracterizaram as mudanças das concentrações de glicose sanguínea em gatos saudáveis expostos a um fator estressor de curta duração (banho) e determinaram as associações entre as concentrações de glicose, os indicadores de comportamento de estresse e as variáveis sanguíneas implicadas na hiperglicemia do estresse (concentrações de glicose plasmática, lactato, insulina, glucagon, cortisol, epinefrina e norepinefrina). Luta e vocalização foram as respostas comportamentais mais frequentes. Havia uma forte correlação entre a luta e as concentrações de glicose e lactato, que aumentaram rápida e significativamente em todos os gatos em resposta ao banho, com o pico de concentração ocorrendo ao final do banho (glicemia basal média de 83 mg/dℓ, pico médio de 162 mg/dℓ; lactato basal de 6,3 mg/dℓ e pico médio de 64 mg/dℓ). Na maioria dos gatos, a hiperglicemia se normalizou em torno dos 90 minutos. As mudanças nas concentrações médias de glicose apresentavam forte correlação com as mudanças nas concentrações médias de lactato e de norepinefrina. A gliconeogênese estimulada pela liberação do lactato é o mecanismo comumente envolvido na hiperglicemia de estresse de gatos saudáveis em um modelo de estresse agudo.[14]

Os gatos são carnívoros verdadeiros e, como resultado, apresentam atividade mínima da enzima glucoquinase hepática (enzima hepática responsável pela fosforilação da glicose) e da enzima glicogênio sintetase hepática, o que determina conversão ineficiente de glicose em glicogênio e, portanto, podem ser mais suscetíveis a desenvolver hiperglicemia do estresse.[15]

As informações utilizadas para estabelecer o diagnóstico de diabetes *mellitus* não determinam o *status* de saúde da ilhota pancreática, a presença de glicotoxicidade, a habilidade do gato em secretar insulina ou a gravidade ou a reversibilidade da resistência insulínica concorrente.[17]

TRATAMENTO

Os três principais objetivos do tratamento do DM são reduzir as manifestações clínicas (poliúria, polidipsia, emagrecimento), atingir um bom controle glicêmico sem induzir a hipoglicemia e reduzir o desenvolvimento de complicações (cetoacidose, neuropatia diabética).[18]

Insulinas

A insulina reduz a glicemia pela inibição da produção de glicose hepática e a estimulação da utilização periférica da glicose. A insulina também inibe a lipólise no adipócito e a proteólise e aumenta a síntese proteica. Ela inibe a progressão da destruição das células β, por redução da toxicidade da glicose às células.

Nos gatos, a insulina parece prevenir a formação de depósitos de amiloide derivados do PPAI.

As insulinas comumente utilizadas em cães (*neutral protamine Hagedorn* [NPH], lenta) muitas vezes não são eficazes em gatos. Acredita-se que essas insulinas possam ter uma duração de ação curta nos felinos, mesmo que administrada 2 vezes/dia.[19]

Várias são as fontes de origem das insulinas, e a sequência de aminoácidos difere entre elas. A insulina de origem bovina é muito similar à felina (Quadro 198.3). A insulina humana difere da felina por quatro aminoácidos, mas a incidência de desenvolvimento de anticorpo anti-insulina não parece ser um problema em gatos.

A insulina é tipicamente caracterizada por sua espécie de origem, seu início, duração e intensidade de ação após a administração parenteral (Quadro 198.4).

A insulina regular pode ser administrada por vias intravenosa, intramuscular ou subcutânea. Em medicina veterinária, essa insulina é utilizada, principalmente, no tratamento da cetoacidose diabética.

As insulinas de ação intermediária (NPH) são utilizadas para o tratamento do paciente diabético não complicado, sendo a dose inicial para gatos de 1 a 2 U/gato, a cada 12 horas.

A Caninsulin® é uma insulina suína lenta, disponível no mercado na concentração de 40 U/mℓ. Um dos protocolos iniciais para gatos baseia-se no valor da glicemia. Dose de 0,25 U/kg e 0,5 U/kg, a cada 12 horas, se a glicemia for menor e maior do que 360 mg/dℓ, respectivamente.[18,20]

A insulina protamina zinco (PZI: 90% bovina e 10% suína) é uma das escolhas no tratamento do diabetes felino, mas está disponível somente nos EUA. A dose inicial recomendada é de 1 U/gato, a cada 12 horas. Também já existe no mercado norte-americano uma insulina PZI humana produzida por engenharia genética. Em um estudo, os autores concluíram que essa insulina é eficaz no controle glicêmico de gatos diabéticos.[21]

Os análogos da insulina de longa ação (glargina e detemir) são utilizados para se assemelharem à secreção relativamente constante de insulina pelo pâncreas entre as refeições (insulina basal). Fisiologicamente, a principal função dessa secreção basal é controlar a produção de glicose hepática.[22] A insulina glargina tem pH de aproximadamente 4, sendo pouco solúvel no pH fisiológico, e forma microprecipitados quando injetada no tecido subcutâneo. Devido a essa característica, pequenas quantidades da insulina são liberadas lentamente.[18] As doses recomendadas da insulina glargina para felinos estão sumarizadas na Figura 198.5.

A insulina glargina apresenta menor risco de causar hipoglicemia grave quando comparada com outras insulinas existentes no mercado.

QUADRO 198.4	Preparações de insulina.			
Produto	**Laboratório**	**Tipo**	**Espécie**	**Concentração**
Ação curta				
Novolin R®	Novo Nordisk	Regular	Humana	U-100
Humulin R®	Eli Lilly	Regular	Humana	U-100
Biohulin R®	Biobrás	Regular	Humana	U-100
Humalog®	Eli Lilly	Lispro	Análogo H	U-100
Novolog®	Novo Nordisk	Asparte	Análogo H	U-100
Ação intermediária				
Himulin N®	Eli Lilly	NPH	Humana	U-100
Novolin N®	Novo Nordisk	NPH	Humana	U-100
Biohulin N®	Biobrás	NPH	Humana	U-100
Vetsulin/Caninsulin®	Intervet	Lenta	Suína	U-40
PZI VET®*	IDEXX	PZI	Bovina-suína	U-40
Ação longa				
Lantus®	Sanofi-Aventis	Glargina	Análogo H	U-100
Levemir®	Novo Nordisk	Detemir	Análogo H	U-100

*Somente nos EUA[18]. NPH: *neutral protamine Hagedorn*; PZI: *insulina protamina zinco*.

A insulina detemir é outro análogo da insulina com ação basal. A detemir tem um ácido graxo (ácido mirístico) ligado ao aminoácido lisina na posição B29 da molécula de insulina. Essa alteração promove retardo na sua absorção após a injeção subcutânea devido à interação hidrofóbica entre os ácidos graxos. Uma vez absorvida, a detemir se liga reversivelmente à albumina e é liberada lentamente no sangue e nos tecidos.[22] Ambas as insulinas têm um período de ação menor e variabilidade maior em comparação ao homem. Em alguns gatos, o pico de ação pode ser pronunciado.[22]

Hipoglicemiante oral

Sulfonilureias

Já foram utilizadas no tratamento de pacientes diabéticos humanos tipo 2. Elas apresentam efeitos pancreáticos e extrapancreáticos. O efeito primário é a estimulação direta da secreção pelas células β ou *B* do pâncreas. Os efeitos extrapancreáticos incluem melhora da sensibilidade tecidual à insulina circulante, ou aumento direto da ligação com o receptor da insulina ou melhora da ação pós-ligação, inibição da glicogenólise hepática, aumento da utilização da glicose hepática e diminuição da extração de insulina hepática. Esses efeitos podem ser uma ação direta do fármaco ou secundária à estimulação resultante da secreção de insulina. Nos gatos diabéticos, utiliza-se uma

QUADRO 198.3	Sequência de aminoácidos das insulinas.[18]				
Posição do aminoácido	**Humana**	**Bovina**	**Suína**	**Felina**	**Glargina**
A8	Treonina	Alanina	Treonina	Alanina	Treonina
A10	Isoleucina	Valina	Isoleucina	Valina	Isoleucina
A18	Asparagina	–	Asparagina	Histidina	Asparagina
A21	Asparagina	Asparagina	Asparagina	Asparagina	Glicina
B3	Asparagina	Asparagina	Asparagina	Asparagina	–
B28	Prolina	Prolina	Prolina	Prolina	Prolina
B29	Lisina	Lisina	Lisina	Lisina	Lisina
B30	Treonina	Alanina	Alanina	Alanina	Treonina
B31	–	–	–	–	Arginina
B32	–	–	–	–	Arginina

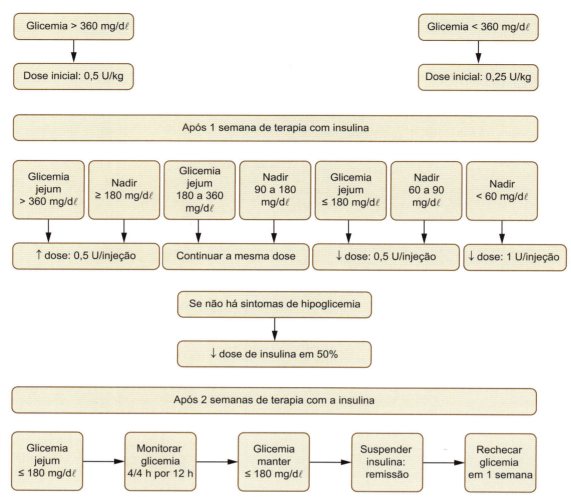

Figura 198.5 Recomendações para o uso de insulina glargina.[18]

sulfonilureia de segunda geração, a glipizida. A variabilidade de resposta ao tratamento com glipizida é esperada na dependência do tipo de diabetes, do número adequado e da maior população funcional de células β ou B.[23]

O tratamento apresenta duas fases distintas: na primeira (adaptação), inicia-se a terapia com a dose de 2,5 mg/gato, a cada 12 horas. Os efeitos colaterais da glipizida são vômito, diarreia, anorexia e icterícia. Se, nessa fase, o gato apresentar sintomas, o tratamento deve ser interrompido. Esse período de adaptação é feito por no mínimo 2 semanas. Nessa primeira fase, pode-se manter a dose de insulina diária. Caso o gato não apresente os efeitos colaterais, dá-se início à segunda fase do tratamento (terapêutica), cuja dose do fármaco passa para 5 mg/gato, a cada 12 horas. Nessa fase, a administração de insulina pode ser suspensa, se o gato não apresentar alterações clínicas, como poliúria, polidipsia, polifagia, perda de peso ou até mesmo o desenvolvimento da cetoacidose ou neuropatia diabética. Nessas duas últimas situações, a terapia com glipizida deve ser descontinuada e a terapia com insulina, reiniciada. A resposta satisfatória ao tratamento com glipizida pode ser identificada após 1 mês do início da terapia. Se houver o desenvolvimento de euglicemia ou hipoglicemia, a dose da glipizida pode ser reduzida ou descontinuada, com a reavaliação das glicemias.

Em um estudo realizado, houve associação positiva entre o tratamento do gato diabético com glipizida e o desenvolvimento da amiloidose da ilhota pancreática. Parece que a secreção aumentada de PPAI tem uma função nessa diferença. Após o tratamento dos gatos com glipizida, eles tinham três vezes a secreção de PPAI basal e cinco vezes a secreção de PPAI estimulada pela glicose mais alta, quando comparados com os gatos em tratamento com insulina.[4]

O tratamento com sulfonilureias não é recomendado para gatos recém-diagnosticados diabéticos ou para aqueles com manifestações mais graves da doença, como cetoacidose diabética, perda de peso importante e neuropatia diabética. O tratamento com hipoglicemiantes orais pode levar meses para fazer o efeito máximo, já o com insulina inicialmente visa reduzir os efeitos da glicotoxicidade.

Manejo dietético

O manejo dietético é parte fundamental do tratamento dos gatos com diabetes *mellitus*. Inicialmente, a maior parte dos pacientes precisará da administração de insulina exógena para correção da hiperglicemia crônica. Com a correção da hiperglicemia, muitos deles deixarão de precisar de insulina para manter a normoglicemia.

A escolha da dieta apropriada depende do paciente. Gatos magros devem recuperar o peso perdido. Alterações na dieta devem ser instituídas gradualmente após atingir o peso ideal.

Infelizmente, muitos gatos são obesos, o que leva à resistência insulínica e, inicialmente, ao aumento da secreção de insulina. O aumento da secreção de insulina pode causar amiloidose e destruição das ilhotas de Langerhans e redução da produção de insulina. Esse quadro é semelhante ao diabetes tipo 2 em seres humanos.

Uma série de estudos, publicados no começo desta década, demonstrou que dietas com alto teor de proteínas e baixa concentração de carboidratos são mais eficazes para controlar a glicemia de gatos diabéticos e promover perda de peso.[24,25] A administração desse tipo de dieta, além de promover melhor controle glicêmico, pode evitar os distúrbios causados pela restrição calórica (i. e., lipidose hepática).

A maior parte dos gatos domiciliados não precisa de mais do que seu requerimento energético de repouso (RER) para atingir suas necessidades nutricionais. Isso significa que a maioria dos gatos não precisa ingerir mais do que 45 a 50 kcal/kg/dia.

Gatos muito obesos podem precisar de restrição calórica abaixo desses valores, porém a perda de peso tem que ser gradual, não excedendo mais do que 1 a 2% por semana. Se esse objetivo não for conseguido, pode ser realizada uma redução adicional (10 a 20%) das calorias oferecidas.

A quantidade de calorias a ser oferecida deve ser calculada com base no peso ideal (ou abaixo do peso atual), de acordo com o programa para redução de peso de felinos, pela seguinte fórmula:

$$RER \text{ (baseado no peso ideal em kg)} = 70 \times \text{(peso ideal)}^{0,75}$$

$$[\text{ou } 40 \text{ a } 45 \times \text{peso ideal (em kg)}]$$

Se o valor calculado não for menor do que o que já está sendo consumido pelo gato, reduzir em 10 a 20%; reavaliar o paciente em 2 a 4 semanas. O objetivo é promover a perda de peso gradual de 1 a 2% por semana.

Diferentemente do cão, o gato diabético não precisa receber refeições junto dos horários de aplicação de insulina, principalmente se insulinas basais, como glargina ou detemir, estiverem sendo usadas. Gatos diabéticos com peso ideal podem ser alimentados à vontade. Gatos obesos, entretanto, devem ter sua quantidade diária de alimento fracionada em porções, oferecida várias vezes ao dia.

Estratégias como oferecer a dieta em porções predeterminadas ou pesar as porções em balanças precisas podem ser mais eficazes do que o tradicional uso de copos-medida.[26] Existe alguma evidência de que copos-medida são imprecisos, podendo ocorrer variação importante na quantidade de ração, principalmente se o alimento for fornecido por pessoas diferentes ao longo do dia.

Durante o programa de perda de peso, o monitoramento do controle glicêmico é fundamental. A dosagem de frutosamina e o monitoramento domiciliar de glicemia, glicosúria ou ambos são importantes. A tendência é que esses pacientes precisem de doses cada vez menores de insulina e muitos podem ter remissão do diabetes. Nesses casos, o risco de ocorrência de hipoglicemia é maior.

A adesão do proprietário é fundamental para o programa de perda de peso. Infelizmente muitos gatos pedem comida durante os períodos de restrição, causa comum de insucesso do tratamento. Oferecer dietas que promovam saciedade sem aumentar a densidade energética do alimento é fundamental para evitar esse comportamento.

O clínico deve incentivar o proprietário durante o programa de redução de peso, demonstrando os benefícios da perda de peso: melhora da qualidade do pelame, aumento da atividade física, melhora do controle glicêmico e diminuição da dose de insulina. A documentação da perda de peso com gráficos e fotografias é uma estratégia que aumenta a adesão do cliente.

Exercícios

Estimular o gato diabético a realizar exercícios é uma maneira de favorecer o gasto energético e melhorar o controle glicêmico. É bastante desafiador para o veterinário recomendar aos donos de gatos dispensarem um tempo para exercitar seus animais, além de ser muitas vezes frustrante para ambos.

É possível aumentar a atividade física desses gatos com brinquedos que estimulem a curiosidade deles (p. ex., ratinhos, pequenas bolas de papel, ponteira laser).

A cada ano, a fisioterapia para animais vem ganhando destaque como terapia alternativa para diferentes doenças e pode ser aplicada para o controle da obesidade em gatos.

Monitoramento do paciente diabético

Ingestão hídrica

Um dos critérios utilizados para avaliar a melhora do controle glicêmico do paciente diabético é o volume de água ingerido por dia. Alguns parâmetros foram definidos quanto ao mau e ao excelente controle de ingestão hídrica, que podem variar segundo o tipo de dieta de que o gato diabético se alimenta (úmida ou seca) (Quadro 198.5).

O que não se pode identificar é o quanto de água o gato diabético ingere quando seu controle glicêmico é regular. Esse critério só poderá ser utilizado quando o proprietário apresentar somente um animal no ambiente. O mesmo se aplica quando o gato tem o hábito de ingerir água da torneira, de fonte ou de outros locais mais inusitados, dos quais não é possível mensurar o volume.

Monitoramento da glicosúria

A avaliação da glicosúria é feita por meio de fitas reagentes que estimam a quantidade de glicose na urina pela mudança e intensidade da cor. Existem no mercado fitas destinadas para uso humano e as específicas, para utilização em animais, como a Glucotest (Purina®). O kit do teste compreende pequenos pedaços de papel reagente que são misturados à areia higiênica dos gatos, que mudam de cor ao reagirem com a glicose, se presente na urina do gato.

Outra maneira de avaliar a glicosúria é usar uma fita comercial humana e colocar no lugar da areia higiênica pedrinhas de aquário, que, por não serem absorvíveis, permitem a separação da urina e a mensuração da glicosúria.

A avaliação da glicosúria é um teste semiquantitativo, e a dose da insulina não deve ser ajustada com base nesse teste apenas. A glicosúria, quando presente, indica que o gato apresentou glicosúria desde a última micção até aquela utilizada para medição. Nesse caso, supõe-se que o gato teve, nesse período, glicemia > 300 mg/dℓ. A glicosúria negativa não diferencia hipoglicemia, normoglicemia e hiperglicemias < 300 mg/dℓ.

Frutosamina

A frutosamina é formada por uma reação não enzimática irreversível entre glicose e proteínas séricas, principalmente albumina. A concentração sérica de frutosamina é influenciada pela concentração de glicose plasmática, meia-vida média das proteínas séricas e velocidade de glicação da proteína. Nos gatos, a meia-vida da maioria das proteínas séricas é desconhecida. No entanto, mostrou-se recentemente que as concentrações de frutosamina sérica mudam mais rapidamente dentro de poucos dias depois de a concentração de glicose ter mudado. A frutosamina não é afetada por mudanças agudas na

QUADRO 198.5 Controle glicêmico com base na ingestão de água diária.[27]		
Ingestão de água/kg/dia	Tipo de dieta	Controle glicêmico
> 40 mℓ	Úmida	Ruim
> 100 mℓ	Seca	Ruim
< 20 mℓ	Úmida	Excelente
< 70 mℓ	Seca	Excelente

concentração de glicose sanguínea (poucas horas de duração), sendo útil para diferenciar hiperglicemia transitória induzida pelo estresse em gatos saudáveis de hiperglicemia persistente em gatos com DM.[28]

Várias condições fisiológicas e patológicas que influenciam a frutosamina têm sido avaliadas em gatos. Idade e sexo não têm efeitos, já a hipoproteinemia e a hipoalbuminemia podem estar correlacionadas à frutosamina baixa. A velocidade aumentada do *turnover* de proteína é provavelmente a causa da frutosamina mais baixa nos gatos com hipertireoidismo. Azotemia, hiperbilirrubinemia, hiperproteinemia e hiperlipidemia não parecem afetar a concentração sérica de frutosamina.

A frutosamina aumenta, significativamente, em 2 a 4 dias após a indução experimental de hiperglicemia em gatos, mas, quando a hiperglicemia é moderada, esse aumento só ocorre após 7 dias. Os efeitos do sobrepeso e da obesidade sobre a frutosamina em gatos são desconhecidos.[28] Os valores de frutosamina, para avaliar o controle do paciente diabético, estão resumidos no Quadro 198.6.

Glicemia pontual

A glicemia pontual pode ser realizada no hospital veterinário ou em casa pelo proprietário. Existem alguns horários em que se preconiza realizar as mensurações, como a glicemia de jejum, realizada nas primeiras horas da manhã, ou a glicemia no horário de pico da insulina, cujo resultado será o menor valor glicêmico do dia.

Curvas glicêmicas

A curva glicêmica é realizada com a coleta de múltiplas amostras de sangue durante um período de tempo definido. Em geral, as amostras são coletadas a cada 1 a 2 horas por um período de até 10 a 12 horas. Podem-se utilizar os glicosímetros portáteis que necessitam de pequenos volumes de sangue. Os locais mais utilizados em gatos, além da veia cefálica ou femoral, são o coxim palmar ou plantar e a ponta da orelha.

Não existe consenso entre os autores sobre a utilização de curvas glicêmicas para monitorar um paciente diabético. A Associação Americana de Clínicos de Felinos e a Academia de Medicina Felina afirmaram que a avaliação das curvas glicêmicas é o melhor método para determinar o tipo, a dose e a frequência de administração de insulina. Outros autores demonstraram que existe variabilidade nas curvas de concentração de glicose sanguínea, dia a dia, realizadas mesmo em casa com gatos diabéticos.[29]

A escolha de realizar uma curva glicêmica deve ser muito criteriosa, em que se busca identificar um evento (p. ex., o efeito Somogyi) e obter respostas para algumas dúvidas com relação ao controle do paciente diabético. Ela deve, preferencialmente, ser realizada em casa e, se possível, pelo proprietário, de modo que alguns fatores de estresse sejam minimizados. Não é recomendada a realização de curvas glicêmicas no hospital, pois o estresse de confinamento do animal em uma gaiola, a ausência do proprietário e o fato de que muitos gatos não se alimentarão durante o período de hospitalização são razões suficientes para excluir essa possibilidade.

QUADRO 198.6	Valores de frutosamina para o gato diabético.[9]
Controle	**Valores**
Excelente	< 400 μmol/ℓ
Bom	400 a 475 μmol/ℓ
Regular	475 a 550 μmol/ℓ
Ruim	> 550 μmol/ℓ

Sistema de monitoramento de glicose contínuo

Esse sistema mede as concentrações de glicose no fluido intersticial subcutâneo. O equipamento consiste em um sensor (colocado no tecido subcutâneo), um transmissor e um monitor. A glicose no fluido intersticial passa por uma reação eletroquímica sobre um eletrodo contendo glicose-oxidase, que gera uma pequena corrente elétrica, a qual será subsequentemente convertida à concentração de glicose.

No estudo realizado por Moretti *et al.*,[30] o sistema de monitoramento de glicose contínuo (SMGC) forneceu mensurações reprodutíveis e acuradas e mostrou-se útil para monitorar gatos em tempo real.

Remissão e recidiva da doença

O termo remissão do diabetes ou diabetes transitório é usado quando a administração de insulina pode ser suspensa por, pelo menos, 4 semanas consecutivas e as concentrações de glicose mantêm-se normais e as manifestações clínicas do diabetes desaparecem.[31]

Pode-se suspeitar de remissão diabética se a hipoglicemia persistir apesar da administração de pequenas doses de insulina, se a glicemia for < 150 mg/dℓ antes da aplicação da insulina, se a concentração de frutosamina for menor do que 350 μmol/ℓ ou se a glicosúria for negativa.

Um importante achado no estudo de Marshall *et al.*[19] foi que os gatos tratados com glargina apresentaram maior probabilidade de remissão da doença quando comparada com insulina lenta ou PZI. Esses gatos também tinham melhor controle glicêmico baseado em concentrações de glicose sanguínea médias mais baixas. A remissão determinou melhora na qualidade de vida dos gatos e de seus donos, pois as injeções de insulina não eram mais requeridas e as visitas aos veterinários eram menos frequentes. A obesidade, apesar de estar associada a maior risco de desenvolver o diabetes, não foi associada positiva ou negativamente à remissão. Um segundo importante achado foi que a probabilidade de remissão subsequente era substancialmente mais alta entre os gatos com concentrações médias de glicose de 12 horas menores. Dois fatores inter-relacionados explicam esse achado: primeiro, que esses gatos provavelmente apresentem um número maior de células β funcionais; segundo, está relacionado com a toxicidade da glicose, um fenômeno inicialmente reversível, e posteriormente torna-se irreversível devido à perda da função das células β, secundária à hiperglicemia marcante.

Segundo o estudo de Zini *et al.*,[31] 50% dos gatos diabéticos apresentaram remissão da doença (a maioria aconteceu dentro de 6 meses do diagnóstico). A remissão foi mais comum nos gatos mais idosos e menos frequente naqueles que apresentaram valores de colesterol elevados. O aumento das concentrações de colesterol também pode prejudicar a função ou a viabilidade das células β. A duração da remissão variou de alguns meses a vários anos e foi mais longa nos gatos de peso corporal maior e menos longa nos animais que tinham glicemias mais altas no diagnóstico.

Tschuor *et al.*[32] observaram que a dimensão da hiperglicemia na primeira admissão do paciente diabético era menor em gatos que apresentavam a remissão da doença. Esse resultado sugere que as concentrações de glicose sanguínea podem estar relacionadas com a propensão para a recuperação clínica de DM em gatos. A hiperglicemia excessiva eventualmente pode levar a toxicidade grave e irreversível das células β, impedindo a remissão.[32]

Resistência insulínica

Definição

A resistência insulínica é uma condição patológica na qual a magnitude da resposta biológica à insulina está diminuída (menor sensibilidade à insulina).[33] A sensibilidade à insulina é a capacidade de a insulina mediar a disponibilidade da glicose, sendo considerada um marcador de resistência insulínica.[34]

Patogênese

As causas da resistência insulínica são classificadas dependendo se há interferência na disponibilidade da insulina em ligar-se ao receptor (pré-receptor), interferência na ligação da insulina ao receptor ou fatores que influenciem a transdução do sinal após a interação da insulina com o seu receptor (pós-receptor).

A destruição da insulina após a sua administração por via subcutânea e a ligação da insulina exógena por anticorpos anti-insulina são causas potenciais de problemas de pré-receptor, mas raramente documentados em gatos.

A causa mais comum de resistência insulínica em gatos é mediada pela secreção de hormônios que antagonizam os efeitos da insulina devido a causas de receptor e pós-receptor. Glicocorticoides, progestógenos, catecolaminas, hormônio tireoidiano, hormônio de crescimento e glucagon estão comumente implicados. O papel dos hormônios sexuais e andrógenos na resistência insulínica é desconhecido.

Um estudo que comparou os efeitos diabetogênicos da dexametasona e da prednisolona em gatos concluiu que a dexametasona, quando fornecida na dose 0,55 mg/kg, por via oral (VO), para ser equipotente à prednisolona, na dose de 4,4 mg/kg, pode ser uma potente indutora do estado pré-diabético ou diabético. Os dados do trabalho sugerem que o tratamento com dexametasona resultou em concentrações de frutosamina e diminuição da sensibilidade à insulina maiores, grau menor de secreção de insulina pelas células pancreáticas β ou B e maior prevalência da glicosúria.[34]

A hiperglicemia do estresse mediada pelas catecolaminas é comum em gatos e pode mimetizar a resistência insulínica.[33]

Indicadores clínicos da resistência insulínica

As manifestações da resistência insulínica estão relacionadas com mau controle glicêmico, como poliúria, polidipsia, polifagia e perda de peso persistentes e neuropatia diabética, apesar de a dose de insulina ser superior a 1,5 U/kg (6 a 8 U por dose). Os indicadores clínicos de mau controle glicêmico são a persistência das manifestações clínicas do DM, da hipoglicemia (letargia, desorientação e convulsões), da dose elevada de insulina e da recorrência da cetoacidose diabética. Gatos com resistência insulínica apresentam hiperglicemia persistente identificada na curva glicêmica e na concentração de frutosamina sérica elevada.

A resistência insulínica deve ser diferenciada de outras causas de controle glicêmico ruim, que podem incluir manejo inadequado do proprietário de gato diabético, dose de insulina inadequada, hipoglicemia induzida pela dose excessiva de insulina (efeito Somogyi) e rápida metabolização da insulina.[33]

Causas de resistência insulínica em gatos

As doenças concorrentes identificadas nos gatos com DM ou na cetoacidose diabética (CAD) incluem a pancreatite, a lipidose hepática, a colangioepatite, as infecções do trato urinário, a doença renal crônica, o hipertireoidismo, o hiperadrenocorticismo, a doença inflamatória intestinal, a acromegalia e a doença cardíaca. O uso de glicocorticoides e de progestógenos também é identificado como causa dessa resistência (Quadro 198.7).

Infecções do trato urinário

As infecções do trato urinário dos felinos são raras e geralmente se desenvolvem como um fator de complicação de outra doença ou fármaco, que comprometa os mecanismos de defesa do trato urinário intrínsecos, altere a anatomia do trato urinário,

QUADRO 198.7	Mecanismos propostos de resistência insulínica mediada por hormônios em gatos.[8]	
Hormônio	**Mecanismos propostos de resistência**	**Doenças associadas**
Glicocorticoides	↑ gliconeogênese hepática	Estresse
	↓ uso tecidual de glicose	Hiperadrenocorticismo
	↓ afinidade do receptor para insulina	Administração exógena
	↓ número e da afinidade dos transportadores de glicose	
	↑ concentrações de glucagon e ácidos graxos livres	
Progesterona	Reduzida ligação da insulina	Administração exógena (acetato de megestrol)
Progestógenos	Reduzido transporte de glicose aos tecidos	Tumor de adrenal secretor de progestógeno
Hormônio de crescimento	↓ número de receptores de insulina	Acromegalia
	Inibição do transporte de glicose	
	↓ uso da glicose	
	↑ produção de glicose	
	Defeito no receptor pós-insulina nos tecidos periféricos	
	↑ lipólise	
Glucagon	Ativação da glicogenólise hepática	Infecção bacteriana
	↑ produção de glicose hepática	Pancreatite
		Trauma
		Insuficiência cardíaca congestiva
		Insuficiência renal
		Glucagonoma
Hormônios tireoidianos	↓ síntese e secreção de insulina	Hipertireoidismo
	Ligação do receptor da insulina prejudicado	
	Defeito pós-receptor	
	Aumento desproporcional na secreção de proinsulina	
Epinefrina	Estimulação da produção de glicose hepática e renal	Estresse
	↓ uso de glicose	Feocromocitoma
	↓ secreção de insulina	
	Mobilização de precursores gliconeogênicos	

suprima a função imune, diminua a osmolalidade da urina, ou é causada iatrogenicamente (sondagem da uretra).[35]

As infecções do trato urinário são citadas como um problema concorrente em gatos diabéticos. Função bactericida de neutrófilos prejudicada, imunidade celular anormal, capacidade de adesão das células epiteliais da bexiga aumentada e atividade antibacteriana da urina diminuída, como resultado da diluição ou da presença de glicose, podem aumentar a suscetibilidade do trato urinário do paciente diabético para a colonização por agentes infecciosos.[35]

No estudo realizado por Bailiff *et al.*,[35] o organismo mais comum identificado no trato urinário de gatos diabéticos foi a *E. coli*, seguido do *Streptococcus* sp. Independentemente, o achado de infecção do trato urinário em apenas 11% dos gatos diabéticos recém-diagnosticados garante a rotina de cultura da urina na avaliação diagnóstica inicial dos gatos diabéticos. Similarmente, a cultura de urina é indicada para os gatos diabéticos tratados com manifestações clínicas de infecção de trato urinário inferior ou na identificação de bacteriúria ou piúria no exame de urina.

Acromegalia

A acromegalia é decorrente de um adenoma somatotrópico funcional na *pars distalis* da glândula pituitária anterior produtor de secreção excessiva de hormônio de crescimento (GH). O excesso de GH causa resistência insulínica, intolerância aos carboidratos, hiperglicemia e DM e determina secreção aumentada do fator de crescimento insulino-símile-1 (IGF-1, *insulin-like growth factor-1*) do fígado e dos tecidos periféricos. O efeito anabólico do IGF-1 causa proliferação do osso, da cartilagem e dos tecidos moles, com consequente organomegalia. Muitos gatos com acromegalia são de meia-idade a idosos (média de 10 anos) e 90% são machos. Em diversos estudos, todos os gatos com acromegalia eram diabéticos no momento do diagnóstico. As manifestações clínicas incluem controle glicêmico ruim (poliúria, polidipsia e polifagia), tamanho corporal grande, ganho de peso, apesar do controle glicêmico ruim, e aumento de tamanho da cabeça e das extremidades (Figura 198.6). Estridor respiratório é uma ocorrência comum nesses gatos acromegálicos, causado pelo aumento de volume da língua e dos tecidos da região orofaringeal.[33]

No exame físico, são identificados organomegalia, prognatismo inferior, catarata, aumento da face, das patas e dos espaços entre os dentes, arritmias ou sopros cardíacos, estridor respiratório, claudicação, neuropatia periférica e manifestações neurológicas associadas ao aumento da massa pituitária. A cardiomegalia e a renomegalia podem ser evidentes nos exames de imagem. A tentativa de diagnóstico é feita pela mensuração das concentrações de GH e IGF-1.[33]

O exame de imagem do crânio deve ser realizado para confirmar o diagnóstico. Em muitos casos, pode ser feita a identificação da massa pela tomografia computadorizada ou por ressonância magnética. A radioterapia é o tratamento mais efetivo para a acromegalia.

Pancreatite

A pancreatite é um problema comum nos gatos diabéticos e causa importante de resistência insulínica. A pancreatite crônica pode causar resistência insulínica de natureza cíclica, decorrente da instabilidade da doença. A demanda de insulina e o apetite variam com a gravidade da inflamação do pâncreas exócrino, resultando em mau controle glicêmico e aumento do risco de hipoglicemia.[33]

O diagnóstico da doença pode ser difícil em alguns gatos e está baseado nas manifestações clínicas, no exame físico, na ultrassonografia abdominal, na mensuração da lipase pancreática específica e na determinação da imunorreatividade sérica da tripsina e do tripsinogênio felino.

O tratamento da pancreatite crônica em gatos combina o uso de fluidoterapia intravenosa, suporte nutricional, antieméticos e analgesia. O prognóstico é reservado.

Hiperadrenocorticismo

O hiperadrenocorticismo (HAC) é uma importante causa de resistência insulínica em gatos. É causado pela secreção excessiva de hormônios adrenocorticais, decorrente de um tumor funcional da pituitária ou do córtex da adrenal. O principal hormônio secretado é o cortisol, além de outros hormônios adrenais (androstenediona, progesterona, 17-hidroxiprogesterona, estradiol, aldosterona, testosterona).[33]

Cerca de 80% dos gatos com HAC são diabéticos no momento do diagnóstico. A doença acomete animais de meia-idade a idosos (média de 10 anos), sendo as fêmeas mais representadas. As manifestações clínicas da doença incluem evidência de controle glicêmico ruim (poliúria, polidipsia, polifagia, perda de peso e neuropatia diabética), letargia, aumento de volume abdominal, atrofia muscular, pelame opaco, alopecia simétrica bilateral, fragilidade cutânea e abscessos.[33]

No exame físico, podem-se evidenciar hepatomegalia, seborreia, pele fina e lacerações cutâneas. Essa fragilidade cutânea pode ser tão evidente que uma simples contenção do animal pode predispor à remoção dessa pele facilmente. Os achados comuns nos exames laboratoriais são o aumento da fosfatase alcalina (FA) e da alanina aminotransferase (ALT), a hipercolesterolemia, a hiperglicemia e a diminuição dos compostos nitrogenados não proteicos.

Os testes hormonais utilizados para confirmar a doença incluem os testes de estimulação com hormônio adrenocorticotrófico (ACTH) e de supressão com alta e baixa dose de dexametasona.

O tratamento para o HAC felino depende da causa da doença. A adrenalectomia é o tratamento de escolha em gatos com tumor de adrenal. O trilostano pode ser utilizado para gatos, mas nem todos respondem bem à terapia. A dose inicial recomendada é de 15 mg, a cada 24 horas, a 60 mg, a cada 12 horas. Outra opção para os gatos com HAC pituitário-dependente é a hipofisectomia ou a radioterapia.[33]

Avaliação clínica dos gatos com suspeita de resistência insulínica

O acesso aos gatos com suspeita de resistência insulínica requer a realização de curvas glicêmicas (preferencialmente realizadas em casa), para permitir a exclusão de outras causas da resposta insulínica ruim. Uma curva glicêmica típica de um gato com resistência insulínica é a obtenção de concentrações de glicose sanguínea altas, sem a identificação do nadir após a administração de insulina.[33]

Outros critérios de avaliação são as manifestações clínicas, a mensuração da concentração de frutosamina e as mudanças no exame físico (especialmente peso corporal). A realização de exames laboratoriais de rotina (hemograma, perfil bioquímico, exame de urina e urocultura, T4 total), além de exames de imagem (ultrassonografia abdominal e radiografia torácica) e testes hormonais, é fundamental para descartar outras doenças concorrentes.[33]

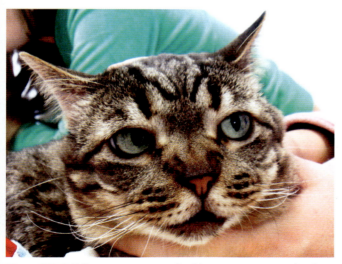

Figura 198.6 Felino com acromegalia. Observar o aumento do plano nasal e discreto prognatismo. (Foto cedida pela Profa. MSc. Camila Ferreiro Pinto.)

Se nenhuma causa de resistência insulínica foi identificada no gato, estratégias que podem ser úteis para o manejo desses animais incluem mudança da dieta ou da formulação de insulina, controle de peso nos gatos obesos e aumento cuidadoso na dose de insulina.

Complicações do diabetes em felinos

Hipoglicemia

A hipoglicemia é uma complicação comum em pacientes em terapia com insulina e pode ser assintomática ou sintomática.

Uma das causas mais comuns desse quadro é a dose excessiva de insulina, mas ela também pode ser decorrente de inapetência prolongada do animal, após a melhora súbita na resistência insulínica concorrente, e em gatos que apresentaram a remissão diabética.[9]

A hipoglicemia grave (glicemia < 54 mg/dℓ) pode desencadear manifestações clínicas, como letargia, fraqueza, ataxia, desorientação, convulsões e coma.

Nessa situação, a hipoglicemia grave pode ocorrer antes que os mecanismos contrarregulatórios (secreção de glucagon, cortisol, epinefrina e GH) estejam aptos a compensar e reverter o processo.

Esse quadro requer tratamento imediato, com a suspensão da administração da insulina e a suplementação de glicose intravenosa. Com a melhora do paciente e o retorno da hiperglicemia, recomenda-se reiniciar com a insulina reduzida em 25 a 50% da dose inicial.

Neuropatia diabética

A neuropatia diabética é uma das complicações mais comuns do gato diabético. As manifestações clínicas associadas a esse distúrbio são fraqueza de membros pélvicos, dificuldade em pular, subir ou descer de locais ou objetos (cadeiras, sofás, mesas), postura e andar plantígrados (o gato apoia e caminha com os membros pélvicos sobre os tarsos), atrofia muscular e irritabilidade à manipulação dos membros pélvicos. O quadro pode progredir para os membros torácicos.[9]

Nesse distúrbio, existem lesão das células de Schwann e posterior quadro de desmielinização. A causa da neuropatia diabética não é conhecida, mas existem hipóteses (vascular, axônica e metabólica) para explicar o quadro. Uma alteração na atividade da via dos polióis pode ter um papel importante no desenvolvimento da neuropatia diabética em gatos. Ocorrem duas reações por essa via: a primeira é a redução da glicose a sorbitol pela aldose redutase e a segunda é a oxidação do sorbitol a frutose pela sorbitol desidrogenase. A ativação dessa via pela hiperglicemia resulta na depleção de mioinositol, que tem um papel importante na função celular do nervo.[9]

Não existe um tratamento específico para a neuropatia, mas o controle da hiperglicemia diminui o risco e melhora as manifestações clínicas do quadro. É importante também que se faça o controle da dor com analgésicos.

Catarata

A catarata diabética em gatos é descrita como rara, muito menos frequente do que em cães e de início mais lento. A formação da catarata diabética deve-se, principalmente, a edema e ruptura das células da lente pela redução do excesso de glicose via hexose monofosfato, o que resulta no acúmulo intracelular de sorbitol. Ainda não se sabe o motivo pelo qual o desenvolvimento da catarata em gatos é tão infrequente. Uma possível explicação seria a distinção entre as espécies, que pode estar relacionada com a diferença na atividade da aldose redutase. Esta catalisa a redução da glicose a sorbitol. Então, a catarata diabetogênica pode não estar somente relacionada com a quantidade de glicose disponível, mas com a atividade da aldose redutase no nível das lentes. Além do efeito osmótico do sorbitol, existe a evidência de que o sorbitol também interaja diretamente com as proteínas das lentes, causando modificação de aminoácidos e insolubilidade das lentes, com posterior formação da catarata. A glicosilação pode levar a uma mudança conformacional e favorecer a sensibilidade ao estresse oxidativo das proteínas.[36]

PROGNÓSTICO

O prognóstico para os gatos diabéticos depende da adesão do proprietário ao tratamento, da presença ou não de doenças concorrentes e das complicações crônicas da doença.

Em geral, ele é bom quando há remissão da doença, reservado nos casos de difícil controle glicêmico e ruim na presença de cetoacidose ou de doenças concorrentes que causem resistência insulínica.

REFERÊNCIAS BIBLIOGRÁFICAS

1. Machado UB, Carpinelli AR, Zecchin HG, Saad MJA. Pâncreas endócrino. Capítulo 67. In: Aires MM. Fisiologia. Rio de Janeiro: Guanabara Koogan; 2008. p. 1032-50.
2. American Diabetes Association. www.diabetes.org/diabetes-basic.
3. Prahl A, Guptil L, Glickman NW, Tetrick M, Glickman LT. Time trends and risk factors for diabetes mellitus in cats presented to veterinary teaching hospitals. J Fel Med Surg. 2007;6:351-8.
4. Hoenig M, Hall G, Fergurson D, Jordan K, Henson M, Johnson K et al. A feline model of experimentally induced islet amyloidosis. Am J Pathol. 2000;157(6):2143-50.
5. Panciera DL, Thomas CB, Eicker SW, Atkins CE. Epizootiologic patterns of diabetes mellitus in cats: 33 cases (1980-1986). J Am Vet Med Assoc. 1990;197:1504-8.
6. Appleton DJ, Rand JS, Sunvold GD. Insulin sensitivity decreases with obesity, and lean cats with low insulin sensitivity are at greatest risk of glucose intolerance with gain. J Fel Med Surg. 2001;3:211-28.
7. Cavalcante CZ, Simões DMN, Kanayama KK, Oyafuso MK, Prosser CS, Kogika MM. Diabetes mellitus em gatos: estudo de 24 casos (1998-2006). In: I Congresso Paulista de Felinos, realizado no período de 25 a 27 de abril de 2007, no Sofitel Jequitimar Guarujá, São Paulo. Anais em CD-ROM.
8. Rand JS, Bobbermien LM, Hendrikz JK, Copland M. Over representation of Burmese cats with diabetes mellitus. Australian Veterinary Journal. 1997;75:402-5.
9. Feldman EC, Nelson RW. Feline diabetes mellitus. In: Feldman EC, Nelson RW. Canine and feline endocrinology and reproduction. 2. ed. Philadelphia: WB Saunders; 1997. p. 539-79.
10. Feldhahn JR, Rand JS, Martin G. Insulin sensitivity in normal and diabetic cats. J Fel Med Surg. 1999;1:107-15.
11. Feldman EC, Nelson RW. Canine diabetes mellitus. In: Feldman EC, Nelson RW. Canine and feline endocrinology and reproduction. 2. ed. Philadelphia: WB Saunders. p. 486-538.
12. Sparkes AH. Cats, diabetes and stress. J Fel Med Surg. 1999;1:197.
13. Rand JS, Kinnaird E, Baglioni A, Blackshaw J, Priest J. Acute stress hyperglycemia in cats is associated with struggling and increased concentrations of lactate and norepinephrine. J Vet Intern Med. 2002;16(2):123-32.
14. Feldhahn JR, Rand JS, Kinnaird E. The effect of interday variation and a short-term stressor on insulin sensitivity in clinically normal cats. J Fel Med Surg. 1999;1:233-40.
15. Ray CC, Callahan-Clark J, Beckel NF, Walters PC. The prevalence and significance of hyperglycemia in hospitalized cats. J Vet Emerg Crit Care. 2009;19(4):347-51.
16. Zeugswetter F, Handl S, Iben C, Schwendenwein I. Efficacy of plasma beta-hydroxybutyrate concentration as a marker for diabetes mellitus in acutely sick cats. J Fel Surg. 2010;12:300-5.
17. Nelson RW, Couto CG. Disorders of the endocrine pancreas. In: Nelson RW, Couto CG. Small animal internal medicine. Chapter 52. St Louis, Missouri: Mosby Elsevier; 2009. p. 764-809.
18. Zerrenner D, Peterson M, Crawford MA. The evolution of insulin therapy. Compendium. 2007;29(9):522-31.
19. Marshall RD, Rand JS, Morton JM. Treatment of newly diagnosed diabetic cats with glargine insulin improves glycaemic control and results in higher probability of remission than protamine zinc and lente insulins. J Fel Med Surg. 2009;11:683-91.

20. Michiels L, Reusch C, Boari A, Petrie G, Mandigers P *et al.* Treatment of 46 cats with porcine lente insulin – a prospective, multicenter study. J Fel Surg. 2008;10:439-51.

21. Nelson RW, Henley K, Cole C and PZIR Clinical Study Group. Field safety and efficacy of protemine zinc recombinant human insulin for treatment of diabetes mellitus in cats. J Vet Intern Med. 2009;23:787-93.

22. Gilor C, Ridge TK, Attermeier KJ, Graves TK. Pharmacodynamics of insulin detemir and insulin glargine assessed by an isoglycemic clamp method in healthy cats. J Vet Intern Med. 2010;24:870-4.

23. Nelson RW, Feldmann EC, Ford SL, Roemer OP. Effect of an orally administered sulfonylurea, glipizide, for treatment of diabetes mellitus in cats. J Am Vet Med Assoc. 1993;203(6):821-7.

24. Frank G *et al.* Use of a high-protein diet in the management of feline diabetes mellitus. Vet Ther. 2001;2(3):238-46.

25. Benner N *et al.* Use of a low-carbohydrate *versus* high-fiber diets in cats with diabetes mellitus. J Vet Intern Med. 2001;15:297.

26. Bissot T *et al.* Novel dietary strategies can improve the outcome of weight loss programmes in obese client-owned cats. J Fel Med Surg. 2010:12(2):104-12.

27. Rand JS, Marshall RD. Diabetes mellitus in cats. Vet Clin North Am. 2005;35(1): 211-24.

28. Gilor C, Graves TK, Lascelles BDX, Thomson AE, Simpson W. The effects of body weight, body condition score, sex, and age on serum fructosamine concentrations in clinically healthy cats. Vet Clin Pathol. 2010;39(3):322-8.

29. Alt N, Kley S, Haessig M, Reusch CE. Day-to-day variability of blood glucose concentration curves generated at home in cats with diabetes melito. JAVMA. 2007;230(7):1011-7.

30. Moretti S, Tschuor F, Osto M, Franchini M, Wichert B, Ackermann M *et al.* Evaluation of a novel real-time continuous glucose-monitoring system for use in cats. J Vet Intern Med. 2010;24:120-6.

31. Zini E, Hafner M, Osto M, Franchini M, Ackermann M, Lutz TA *et al.* Predictors of clinical remission in cats with diabetes mellitus. J Vet Intern Med. 2010;24:1314-21.

32. Tschuor F, Zini E, Schellenberg S, Wenger M, Kaufmann K, Furrer D *et al.* Remission of diabetes mellitus in cats cannot be predicted by the arginine stimulation test. J Vet Intern Med. 2011;25:83-9.

33. Scott-Moncrieff JC. Insulin resistance in cats. Vet Clin North Am Small Anim Pract. 2010;40:241-57.

34. Lowe AD, Graves TK, Campbell KL, Schaeffer DJ. A pilot study comparing the diabetogenic effects of dexamethasone and prednisolone in cats. J Am Anim Hosp Assoc. 2009;45:215-24.

35. Bailiff NL, Nelson RW, Feldman EC, Westropp JL, Ling GV, Jang SS *et al.* Frequency and risk factors for urinary tract infection in cats with diabetes mellitus. J Vet Intern Med. 2006;20:850-5.

36. Thoresen SI, Bjerkas E, Aleksandersen M, Peiffer RL. Diabetes mellitus and bilateral cataracts in a kitten. J Fel Med Surg. 2002;4:115-22.

199
Diabetes *Mellitus* em Cães

Álan Gomes Pöppl

INTRODUÇÃO

O diabetes *mellitus* canino (DMC) é uma doença que se mostra cada vez mais frequente nas rotinas clínicas. Além da maior sobrevida e cuidados dos proprietários com os animais de companhia, a maior capacidade de diagnóstico e conhecimento da doença por parte dos veterinários associada a mudanças na dieta e nos hábitos de vida de humanos e animais de estimação têm provocado maior prevalência das chamadas "doenças da civilização", como o diabetes *mellitus* (DM). Apesar de o conhecimento clínico do diabetes em humanos datar da Grécia Antiga, ainda hoje a doença mobiliza muitas pesquisas e desperta o interesse de pesquisadores em busca de novas possibilidades terapêuticas que dispensem a necessidade de aplicações de insulina e também da melhor compreensão da patogenia. A espécie canina teve uma grande importância nos estudos sobre diabetes e na descoberta da insulina.[1] Apesar do crescente aumento na incidência de obesidade e DMC nas últimas décadas, diversos fatores genéticos, inflamatórios, hormonais e imunológicos podem estar associados ao surgimento da doença em cães, sendo considerada uma patologia multifatorial na maior parte dos casos.[2] Essa tendência parece estar associada a maior contato com fatores ambientais adversos perante complexos fatores genéticos em segundo plano.[3]

ANATOMIA E FISIOLOGIA

Anatomicamente, o pâncreas endócrino é composto de diversos pequenos grupamentos celulares denominados "ilhotas de Langerhans", uma vez que são como ilhas dispersas em meio ao tecido exócrino pancreático, descritas inicialmente em 1869 por Paul Langerhans.[1] Histologicamente as ilhotas de Langerhans podem ser subdividas em quatro subtipos celulares: células alfa, beta, delta e PP. Cada subtipo é responsável pela secreção de um hormônio em particular. A principal função fisiológica do pâncreas endócrino é atuar de modo associado com outros mecanismos fisiológicos na manutenção da glicemia.[4]

Controle da glicemia

A glicose, além de servir como fonte de energia por sua total oxidação no processo de glicólise, serve como precursora de uma série de moléculas não menos importantes, como diversos aminoácidos, ácidos nucleicos, lipídios e carboidratos complexos como o glicogênio.[4] O principal efetor do controle da glicemia é o fígado, tecido primário envolvido no metabolismo da glicose, uma vez que ele pode secretar glicose para a corrente sanguínea por dois mecanismos distintos: a glicogenólise e a gliconeogênese.

Considera-se normal para cães um intervalo de referência para glicemia entre 60 e 120 mg/dℓ.[5] Um delicado sistema de controle da glicemia, chamado "glicostato hipotalâmico", auxilia na modulação da atividade do sistema nervoso autônomo e também interage com o eixo hipotalâmico-pituitário, levando à liberação de hormônios hiperglicemiantes (epinefrina, cortisol, hormônio de crescimento [GH], glucagon) diante de situações de hipoglicemia. Esses hormônios exercem seus efeitos hiperglicemiantes mediante diversos efeitos integrados nas células de diferentes tecidos, promovendo menor captação da glicose do sangue pelas células, inibição da síntese de glicogênio, estímulo direto à gliconeogênese e à glicogenólise, além de ativarem mecanismos catabólicos (proteólise, lipólise), com o objetivo de fornecer outras fontes de energia ao organismo.[4,5]

Além dos mecanismos controladores da glicemia exercidos pelo glicostato hipotalâmico, a população celular das ilhotas de Langerhans no pâncreas apresenta um papel central no controle da glicemia, sendo a própria glicose sua principal controladora. As células-alfa iniciam a secreção de glucagon perante glicemias inferiores a 50 mg/dℓ, e sua secreção é suprimida com glicemias maiores que 150 mg/dℓ, especialmente porque, ante essas glicemias, já há maior secreção de insulina, o que inibe a secreção de glucagon.[4,6] Por essa razão, um paciente diabético, mesmo em jejum, mantém-se hiperglicêmico, uma vez que é perdida a inibição da secreção de glucagon promovida pela insulina e, desse modo, a produção hepática de glicose torna-se contínua.[6]

As células betapancreáticas secretam insulina, o único hormônio hipoglicemiante. A secreção de insulina ante glicemias inferiores a 80 mg/dℓ é drasticamente reduzida e totalmente suprimida diante de glicemias menores que 30 mg/dℓ.[4,6] Contudo, o aumento na secreção de insulina é proporcional àquele na glicemia perante valores de glicose sanguínea maiores que 80 mg/dℓ. As células delta secretam somatostatina, hormônio que, por ação parácrina, inibe a secreção de insulina e glucagon. Além disso, as células PP secretam o polipeptídio pancreático.[4]

A insulina exerce seus efeitos pleiotróficos após interação com um receptor de membrana composto de duas subunidades glicoproteicas alfa, responsáveis pela interação com a insulina, e duas subunidades glicoproteicas transmembrana beta, que apresentam atividade tirosinoquinase intrínseca. Uma vez ativada, a subunidade beta ativa uma cascata de fosforilações intracelulares que resultam em diversos efeitos anabólicos, estimulando a glicogênese, a glicólise, a síntese proteica, a lipogênese, o crescimento e a diferenciação celular, além da expressão de diversos genes.[4,7] Além desses efeitos, nos tecidos adiposo e muscular, a principal forma de transporte da glicose através da membrana celular é via transportadores de glicose do tipo 4 (GLUT 4), os quais dependem da ação da insulina para sofrerem translocação do meio intracelular para a membrana da célula.[4,7] Mais detalhes sobre o controle da glicemia e ação da insulina podem ser encontrados no Capítulo 201, *Insulinoma*.

CLASSIFICAÇÃO E ETIOPATOGÊNESE

O DM, atualmente, pode não ser considerado uma doença, mas sim uma síndrome clínica caracterizada por hiperglicemia decorrente de deficiência relativa ou absoluta de insulina conforme proposto pela American Diabetes Association.[8] Os sinais clínicos associados à hiperglicemia são progressivos e, se não controlados, podem evoluir para morte. A Organização Mundial da Saúde (OMS) define o DM como um grupo de doenças metabólicas de origens múltiplas, caracterizado por hiperglicemia crônica sem o devido tratamento, associado a distúrbios no metabolismo de carboidratos, gorduras e proteínas, resultado de defeitos na secreção da insulina, na ação dela ou de ambos.[9]

A OMS classifica o DM em humanos em diferentes subtipos de acordo com as diferentes etiopatogenias conhecidas, sendo o DM tipo 1 (de origem autoimune afetando predominantemente crianças e adolescentes) e o DM tipo 2 (tipicamente associado à obesidade, secundária a resistência periférica à insulina e disfunção de células beta) as formas principais, seguidas de diversos subtipos específicos de DM.[9] Em medicina veterinária, uma classificação baseada na necessidade de terapia insulínica para estabelecer o controle glicêmico, prevenir a cetoacidose diabética e assim permitir a sobrevivência do paciente foi adotada por muito tempo.[6,8] Nessa classificação são possíveis pacientes de dois tipos: diabetes *mellitus* insulinodependentes (DMID) ou diabetes *mellitus* não insulinodependentes (DMNID). Contudo, essa classificação não é útil atualmente, uma vez que praticamente todos os cães apresentam DMID no momento do diagnóstico, o qual é caracterizado por hipoinsulinemia acompanhada de nenhum aumento nas concentrações séricas de insulina frente de um desafio com glicose, falha no controle glicêmico somente com dietas apropriadas ou com agentes hipoglicemiantes orais, bem como total necessidade de insulina para manutenção da glicemia e prevenção da cetoacidose.[6,8] Quando se aborda DM em felinos, o conceito DMID × DMNID também não é útil, pois, atualmente, preconiza-se insulinoterapia em 100% dos pacientes com objetivo de alcançar a remissão diabética.[10]

Na opinião do autor deste capítulo, uma proposta útil para classificação do DMC leva em consideração fatores etiológicos, podendo ser dividida em DM insulinodeficiente (DMID) ou DM insulinorresistente (DMIR).[11] Nesse sistema de classificação, a DMID é caracterizada por perda progressiva de função de células beta secundária a diversos processos patológicos como hipoplasia/abiotrofia congênita de células beta, pancreatite crônica, autoimunidade contra células beta (insulite imunomediada, DM-1), e processos idiopáticos (p. ex., exaustão secundária à glicotoxicidade). Glicotoxicidade refere-se a danos estruturais e funcionais nas células beta e tecidos alvo da insulina secundárias a hiperglicemia crônica. A exposição crônica a valores elevados de glicemia leva a hipoinsulinemia e diabetes apesar da existência prévia de massa funcional de células beta suficiente para manutenção da euglicemia.[8] Em contrapartida, o DMIR é resultante da presença de antagonismos à função insulínica mediada por outros hormônios e é caracterizado por uma deficiência relativa de insulina, uma vez que nesses casos as células beta inicialmente mantém sua massa funcional e capacidade secretora. Os antagonismos hormonais com potencial diabetogênicos conhecidos no cão incluem o hipercortisolismo (síndrome de Cushing), acromegalia, diestro, diabetes gestacional, obesidade, hiperlipidemia e as iatrogenias por progestágenos ou glicocorticoides.[8,11,12] Entretanto, atualmente, os subtipos específicos de DMC vêm sendo classificados simplesmente como secundários ao processo patológico de base (p. ex., DMC secundária ao diestro, DMC secundária à pancreatite, DMC secundária ao hipercortisolismo).[8]

Diversos fatores podem estar envolvidos simultaneamente na etiopatogênese do DMC, sendo considerada uma doença multifatorial. Predisposição genética, insulite imunomediada, pancreatite, obesidade, doenças ou fármacos antagônicos à insulina são implicados como fatores predisponentes ao DMC.[3,6] A rota final desses diferentes fatores é a perda de função das células beta, hipoinsulinemia e hiperglicemia. A perda de função de células beta em cães com DMID é irreversível, havendo necessidade de insulinoterapia para o resto da vida na grande maioria dos casos.[6] No entanto, eventualmente, a remissão diabética pode ser alcançada em casos de DMC secundária à progesterona (diestro, gestação, iatrogenia, síndrome do ovário remanescente, piometra) frente a eliminação da fonte de progesterona.[13]

As lesões patológicas mais comuns em cães com DM são: a redução no número e no tamanho das ilhotas de Langerhans; e o número reduzido de células beta nas ilhotas com sua degeneração hidrópica.[3,6] Ausência absoluta congênita de células beta e aplasia ou hipoplasia de ilhotas pancreáticas já foram descritas em cães com DM. Alterações menos graves nas células beta e nas ilhotas podem predispor o cão adulto ao DM diante da exposição a fatores ambientais de risco.[6] Esses fatores podem induzir degeneração de células beta secundariamente à resistência crônica à insulina ou causar liberação de proteínas celulares provenientes de células beta que se tornam alvo da destruição imunomediada nas ilhotas de Langerhans.[6,8] É provável que ocorram infiltrados leucocitários nas ilhotas pancreáticas no início do processo autoimune, embora não estejam mais presentes no momento da morte da maioria dos cães diabéticos. A identificação de que muitos cães diabéticos apresentam anticorpos anti-insulina e anticomponentes das células beta suporta a existência de autoimunidade humoral.[6,8]

O DMC compartilha algumas características do DM tipo 1 em humanos, mais precisamente com o diabetes autoimune latente do adulto (LADA, do inglês *latent autoimmune diabetes adult*), em que ocorre infiltração linfocitária de ilhotas pancreáticas no animal adulto.[3] Contudo, existem raros relatos de filhotes diabéticos com infiltrados linfocitários nas ilhotas.[14] Normalmente, cães com diabetes juvenis apresentam graus variados de hipoplasia e outras patologias de células beta.[6,12] A diferente suscetibilidade da raça canina, bem como os recentes avanços nas pesquisas com o genoma canino, levou à identificação de diferentes polimorfismos de genes codificadores do complexo principal de histocompatibilidade associados à maior predisposição/progressão da doença, muitos dos quais também associados à doença em humanos.[11] Além disso, é reconhecido que o padrão de herdabilidade do DMC em certas raças é bastante claro, contudo, essa herança genética potencialmente é poligênica e não relacionada a uma simples mutação.[15]

Eventualmente, o DMC pode estar associado à manifestação de poliendocrinopatia autoimune na presença de hipotireoidismo ou, menos comumente, hipoadrenocorticismo, por exemplo. Após episódios de pancreatite, 30% dos casos apresentam destruição de ilhotas, as quais foram substituídas por tecido fibroso. Em outros casos, ocorre degeneração de ilhotas ou nenhuma é encontrada.[16] A ativação das enzimas pancreáticas dentro dos ácinos e do sistema de ductos pancreáticos inicia a pancreatite, podendo ocorrer o envolvimento das ilhotas por extensão da necrose e inflamação pelos tecidos ao redor.[2,3] Entretanto, a discussão sobre quem surge primeiro nos casos em que o DMC e as pancreatites parecem correlacionados é um tema polêmico e repleto de incertezas, uma vez que o quadro diabético por si também pode desencadear pancreatite e, apesar do diagnóstico de diabetes ser relativamente simples, o diagnóstico de pancreatite é muito mais convoluto.[17]

Diabetes *mellitus* transitório

A remissão do DM é extremamente incomum em cães,[6] sendo as fêmeas expostas à progesterona as mais propensas a apresentar essa forma da doença.[12] Por influência da progesterona endógena ou de progestágenos sintéticos, a glândula mamária passa a secretar quantidades significativas de GH. Esse último pode passar a exercer ações nos tecidos periféricos (ação endócrina), com possibilidade, inclusive, de provocar acromegalia. A secreção de GH pelas mamas é um importante fator envolvido na resistência à insulina apresentada por cadelas durante o diestro, gestação e/ou hiperplasia endometrial cística-piometra.[18] Essa hiperplasia endometrial cística-piometra ainda acrescenta um fator séptico/inflamatório importante de resistência periférica às ações da insulina.[13]

O reconhecimento precoce da resistência à insulina nesses casos e a consequente ovário-histerectomia nos estágios iniciais podem levar à remissão do estado diabético, retornando a um estado euglicêmico sem o uso contínuo de insulina.[12] Eventualmente, algumas pacientes não castradas podem sofrer remissão espontânea ao término do diestro, porém com grande probabilidade de desenvolver DMID na próxima fase progesterônica do ciclo estral, uma vez que a quantidade de células beta funcionais é bastante reduzida nessas pacientes (diabetes subclínico).[6,13] Por esses motivos, recomenda-se a ovário-histerectomia logo após o diagnóstico de DM.[2,6,13] Essa forma de diabetes no cão remete ao DM gestacional em humanos, no qual diversos fatores nutricionais, raciais, genéticos e imunológicos podem aumentar o risco de diabetes durante o predomínio da progesterona.[19]

Uma possibilidade menos comum de diabetes transitório é secundária ao uso de glicocorticoides ou início de síndrome de Cushing em cães. Falhas em reconhecer a exposição a glicocorticoides (histórico, resposta a testes de avaliação da função adrenal) ou falha no rápido controle do quadro (interrupção da glicocorticoidoterapia ou tratamento do hipercortisolismo) também podem provocar um estado de DMC. A existência prévia de hiperadrenocorticismo já foi identificada como um importante fator de risco para o desenvolvimento de DMC em diversos estudos.[20-26] Na experiência do autor, somente dois pacientes caninos diabéticos com síndrome de Cushing alcançaram remissão diabética após o tratamento do hipercortisolismo.

EPIDEMIOLOGIA

O DMC é uma endocrinopatia bastante comum nas rotinas, apresentando prevalência variável em diferentes estudos ao redor do mundo entre de 0,15 a 1,33%.[25] O crescente número de animais nas grandes cidades e as condições de vida moderna (resultando em aumento de peso corporal, redução de atividade física e maior estresse psicológico), além, claro, do maior conhecimento da doença por parte dos veterinários, são fatores importantes implicados no aumento gradual na incidência de DMC ao longo das últimas décadas.[20,26] Ao menos no Reino Unido, uma incidência anual de DMC em cães com mais de 3 anos é de cerca de 0,09% nos últimos anos.[24] Classicamente as fêmeas são afetadas pelo menos duas vezes mais que os machos, especialmente devido as não castradas estarem diretamente expostas a quadros de diabetes secundária à progesterona.[2,24,25] Machos castrados apresentam risco maior de desenvolverem DMC que machos inteiros, assim como cães com menos de 22 kg.[20,24] O surgimento de DMC em filhotes é extremamente raro, sendo incomum o aparecimento da doença em pacientes com menos de 1 ano, por exemplo.[14]

Raças como Poodle (todos os tipos), Australian Terrier, Schnauzer, Labrador, Pinscher, Samoieda, Pug, Fox Terrier, Keeshound, Bichon Frisé, West White Highland Terrier, Border Terrier, Spitz, Husky Siberiano, Dachshund, Cavalier King Charles Spaniel e Cocker Spaniel aparecem em diferentes estudos como raças com maior risco de desenvolver DMC em comparação a cães sem raça definida. Raças como Boxer, Pastor-Alemão, Golden Retriever, American Pitbull Terrier, Collie, Pequinês e Pointer apresentam-se como as raças com menor risco de desenvolver DMC em diferentes estudos.[20,21,24,25,27]

Frequentemente cães que desenvolvem DMC apresentam histórico de alimentação excessiva e desequilibrada, bem como abuso de petiscos, e sobrepeso/obesidade.[22,28] Diferentes estudos vêm identificando o sobrepeso como um fator de risco para o DMC,[24,25,28,29] bem como a falta de atividade física frequente.[28] Apesar de diversas evidências na literatura apontarem a obesidade como uma causa importante de resistência insulínica no cão, até o momento nenhum trabalho demonstrou efetivamente o papel da obesidade no desenvolvimento do DMC, uma vez que marcadores de DM tipo 2 (amiloidose pancreática e disfunção de células beta) não são documentados nesses casos.[3,8,12]

Em um estudo de caso-controle realizado no sul do Brasil, diestro recente, obesidade/sobrepeso, alimentação não exclusiva com alimentos comerciais e abuso de petiscos foram considerados os principais fatores de risco para a doença, enquanto a castração de fêmeas foi considerada um fator de proteção.[29] A obesidade também é reconhecida como um fator de risco para DMC em cães da raça Nórdica Elkhound, a qual apresenta uma predisposição autossômica recessiva ao desenvolvimento de DMC secundária à progesterona.[30] Curiosamente, um estudo com cães Esquimós Americanos demonstrou que, além do padrão de herdabilidade ser complexo e poligênico nessa raça, a castração foi um fator de risco também para as fêmeas. Esse risco maior de DMC associado a castração, nessa raça específica, potencialmente tenha relação com os efeitos que a castração tem sobre maior incidência de doenças de fundo autoimune.[15]

Outros fatores de risco reconhecidos para a DMC são o hipercortisolismo, histórico de pancreatite, e histórico de uso de glicocorticoides.[3,16,23-25] Além desses, outros problemas médicos frequentemente associados a DMC, são o hipotireoidismo (potencialmente com uma mesma base autoimune, em muitos casos), neoplasias, dermatopatias e infecções urinárias.[24,25,31]

FISIOPATOGENIA

A Figura 199.1 sintetiza a fisiopatogenia do DMC. Uma vez estabelecida a deficiência absoluta ou relativa de insulina, ocorre redução na utilização tecidual de glicose, aminoácidos e ácidos graxos.[4-6] O fígado acelera os processos de glicogenólise e gliconeogênese, produzindo excesso de glicose no sangue. Esse processo é mediado não somente pela falta de insulina, como também pelo excesso relativo de glucagon.[4] A glicose proveniente da dieta também contribui para a hiperglicemia

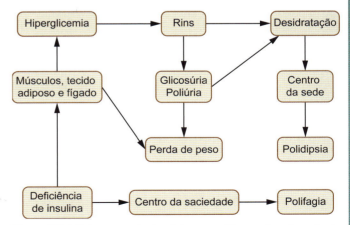

Figura 199.1 Fisiopatogenia do diabetes *mellitus* canino. A ausência relativa ou absoluta de insulina reduz a captação muscular e adiposa de glicose, bem como a metabolização da glicose nos hepatócitos, e promove maior produção hepática de glicose. Após ultrapassar o limiar de reabsorção renal (180 a 220 mg/dℓ), ocorre diurese osmótica levando a poliúria, desidratação e polidipsia compensatória estimulada pelo centro da sede hipotalâmico. A perda de glicose na urina, bem como a proteólise e a lipólise estimuladas pela deficiência de insulina, provoca a perda de peso do paciente. A deficiente ativação do centro da saciedade no hipotálamo mantém ativo o centro da fome, estimulando a polifagia típica do diabético não descompensado.

que, por sua vez, prejudica ainda mais a secreção de insulina e a sensibilidade tecidual a ela (glicotoxicidade).[8] Toda a glicose circulante é livremente filtrada nos glomérulos renais, contudo as células dos túbulos renais proximais apresentam capacidade limitada de reabsorver essa glicose do ultrafiltrado glomerular. Em cães, esse limiar é ultrapassado quando a glicemia fica acima de valores de 180 a 220 mg/dℓ. Nessa situação, ocorre perda de glicose na urina (glicosúria). A glicosúria promove diurese osmótica, impedindo a água de ser reabsorvida ao longo do néfron, levando, assim, à poliúria. O centro da sede, localizado no hipotálamo, é ativado quando detecta aumento na osmolaridade do líquido cefalorraquidiano e/ou quando recebe estímulos aferentes dos barorreceptores pulmonares, atriais, aórticos, carotídeos e renais em situações de hipovolemia, desencadeando a procura por líquidos para correção do estado hídrico corporal. Como o processo de glicosúria é constante, ocorre polidipsia compensatória à poliúria, na tentativa de prevenir a desidratação.[6]

Apesar da hiperglicemia, a reduzida utilização de glicose pelos tecidos periféricos (adiposo, muscular e hepático) decorrente da hipoinsulinemia leva o organismo a ativar vias catabólicas, como se estivesse em uma situação de jejum prolongado. A insulina suprime o sistema lipase hormônio-sensível, provocando acentuada lipólise, com a liberação de ácidos graxos livres não esterificados (utilizados como fontes de combustível oxidativo extra-hepático, também sendo assimilados pelo fígado) e glicerol (utilizado na gliconeogênese). A insulina também apresenta um efeito anabólico sobre a musculatura. Na ausência dela, ocorre catabolismo de proteínas como fonte de aminoácidos para a gliconeogênese.[4-7] A lipólise e a proteólise intensas, associadas à perda calórica representada pela glicosúria, são responsáveis pela perda de peso dos pacientes.[6] Dois centros hipotalâmicos controlam a ingestão de alimentos: o "centro da fome", na região lateral, responsável pelo controle da quantidade de alimento ingerido, e o "centro da saciedade", localizado na região ventromedial. O centro da fome está sempre ativo, evocando o comportamento de procura por alimento mediante a ativação de vias neurais eferentes orexígenas. No entanto, esse centro é temporariamente inibido pelo centro da saciedade após refeições, por vias neurais eferentes anorexígenas. A insulina é um importante regulador e ativador do centro da saciedade. Na sua ausência, em associação ao processo catabólico, ocorre estímulo à polifagia. Outros mecanismos neuroendócrinos complementam o controle do apetite e do peso corporal, incluindo a leptina, adipocina produzida pelos adipócitos.[4] Assim, tem-se a fisiopatologia dos ditos 4 P do diabetes (poliúria, polidipsia, perda de peso e polifagia).

MANIFESTAÇÕES CLÍNICAS

A história em praticamente todos os cães diabéticos envolve os sinais clínicos clássicos de poliúria, polidipsia, polifagia e perda de peso. Poliúria e polidipsia não se desenvolvem até que ocorra glicosúria.[6] Ocasionalmente, o motivo da consulta pode ser a formação abrupta de catarata diabética.[14,22] Nos casos em que o proprietário não repara o aparecimento desses sinais, o paciente corre sério risco de desenvolver cetoacidose diabética, coma e morte.[6] A cetoacidose está presente no momento do diagnóstico em aproximadamente 35 a 40% dos casos, evidenciada muitas vezes por anorexia e vômitos ao diagnóstico.[14,22] Anamnese minuciosa deve sempre ser realizada à procura de doenças concomitantes presentes na maioria dos casos de DM.[31] Em muitos cães, o antagonismo aos efeitos da insulina causado por outras doenças, como pancreatite, infecções, insuficiência cardíaca congestiva, hipercortisolismo ou até estro recente ou

piometra, é o evento que desencadeia o início da doença.[6,13,17] A identificação e o tratamento desses distúrbios são fundamentais para o sucesso da manutenção do paciente diabético.[3,6] Outras informações acerca de tratamentos anteriores com fármacos diabetogênicos, como glicocorticoides e progestágenos, devem ser questionadas à procura de possíveis fatores envolvidos. Deve-se questionar também que tipo de alimentação é fornecido ao animal e a quantidade de petiscos que ele recebe. Sabe-se que dietas ricas em carboidratos predispõem à obesidade, assim como aquelas ricas em gordura, que também podem causar pancreatite, fatores intimamente ligados ao DM em cães.[17] Frequentemente as fêmeas são apresentadas ao clínico após pouco tempo do último cio. O histórico de cio recente ao diagnóstico (menos de 2 meses) é um achado comum observado em anamneses de até 69% das fêmeas diabéticas não castradas com diagnóstico recente de DMC.[22]

Exame físico completo é imperativo em qualquer animal com DM. O cão com DM não cetoacidótico não apresenta nenhum sinal clínico clássico. Os cães podem se apresentar obesos ou em boas condições físicas. Normalmente, cães com DM sem tratamento por certo tempo apresentam perda de peso.[6] A caquexia e a emaciação estão relacionadas com doenças concomitantes, como insuficiência pancreática exócrina, por exemplo, ou deficiência crônica de insulina por meses.[6,17] Ocasionalmente o paciente pode apresentar-se caquético em decorrência da prescrição de tratamento dietético somente, sem terapia insulínica associada. Manejo nutricional sem insulinoterapia normalmente evolui para óbito em menos de 6 meses.[22] Letargia pode ser evidente. Pelos esparsos, secos e quebradiços podem estar presentes, assim como menos brilhosos e com diferentes graus de hiperqueratose. Piodermite foi considerada um achado frequente em cães diabéticos, bem como histórico prévio de dermatopatias pruriginosas.[32] Hepatomegalia devido à lipidose hepática induzida pelo DM pode ser palpável ou detectável no exame ultrassonográfico.[6] Desidratação é o achado clínico mais comum em cães diabéticos (48%), seguido de emagrecimento (44%) e catarata (40%).[6,14,22]

DIAGNÓSTICO

O diagnóstico da doença requer a presença dos sintomas apropriados (i. e., poliúria, polidipsia, polifagia e perda de peso), associados à verificação de hiperglicemia persistente após jejum de 8 horas e glicosúria.[6,14] Os diversos aparelhos portáteis para medição da glicemia disponíveis permitem o rápido diagnóstico. É importante a determinação de hiperglicemia e glicosúria. A hiperglicemia diferencia o DM da glicosúria renal primária, ao passo que a glicosúria diferencia o DM de outras causas de hiperglicemia, apesar de, tipicamente, pacientes diabéticos não complicados apresentarem glicemias em jejum entre 250 e 450 mg/dℓ.[6] Hiperglicemia moderada pode ocorrer após 2 horas da alimentação em alguns cães que tenham consumido rações pastosas, em cães estressados, em casos de resistência periférica à insulina, em pacientes com hipercortisolismo, nos obesos ou sob administração de glicocorticoides e nas fases iniciais do DM. Contudo, a terapia com insulina não é indicada a esses animais, devido à ausência de sinais clínicos de DM, os quais tipicamente somente surgem com glicemias acima de 180 a 200 mg/dℓ.[6,10] Apesar disso, alguns autores são menos tolerantes com relação aos valores de glicemia suficientes para um diagnóstico, e um ponto de corte de 144 mg/dℓ já foi sugerido como suficiente para diagnóstico de DMC, mesmo que não haja sinais clínicos associados a glicemias nessa faixa.[8] A determinação da concentração sérica de frutosamina pode representar um recurso diagnóstico em cães muito estressados ou agressivos no momento da coleta de sangue para mensuração de glicemia.[5] Entretanto, muitos pacientes com quadros ainda recentes de diabetes podem apresentar resultados de frutosamina dentro do normal, além da interferência de eventual hipoproteinemia ou hipoalbuminemia que podem subestimar os valores desse metabólito.[6,10] Dessa forma, na presença de sinais clínicos, hiperglicemia e glicosúria, jamais deve-se descartar um diagnóstico de DMC porque a frutosamina não confirmou o diagnóstico. Do mesmo modo, uma eventual elevação de frutosamina não acompanhada por hiperglicemia e glicosúria não determina um diagnóstico de DMC.

Uma avaliação completa da saúde do cão diabético é recomendada logo após o diagnóstico inicial da doença, a fim de identificar qualquer patologia concomitante que possa ser a causa da intolerância à glicose ou contribua para ela (p. ex., hipercortisolismo, piometra), que possa resultar da intolerância à glicose (p. ex., cistites bacterianas, cataratas) ou estabelecer alterações no tratamento (p. ex., pancreatite, doença renal crônica).[2,6,10] É indicado um perfil mínimo composto de ultrassonografia, hemograma, perfil bioquímico sérico e urinálise. Cultura bacteriana da urina, bem como tratamento com antimicrobianos para infecção urinária, atualmente somente são recomendados na presença de sinais clínicos de infecção urinária, apesar da urina de cães diabéticos ser um excelente meio de cultivo bacteriano.[33] A ultrassonografia é uma boa ferramenta para avaliar pâncreas, adrenomegalia, piometra e alterações hepáticas e do trato urinário (cistites, pielonefrite).[6]

Em cães diabéticos não complicados, é comum um hemograma sem alterações. Pode ocorrer policitemia leve nos casos de desidratação. Aumento na leucometria total pode ser causado por processos infecciosos ou inflamatórios. Desvio à esquerda e presença de neutrófilos degenerados ou tóxicos suportam o envolvimento de infecção na leucocitose.[6] Nos cães com DM não complicado, o painel bioquímico seria considerado normal, exceto pela hiperglicemia. O DM cronicamente descontrolado é acompanhado de aumento nas concentrações de triglicerídeos, colesterol e ácidos graxos livres devido à redução da atividade da lipase lipoproteica e deficiência de insulina com consequente ativação da lipase hormônio-sensível, respectivamente.[4,6] Hiperamilasemia e hiperlipasemia também podem estar presentes quando há pancreatite aguda intercorrente. Contudo, para melhor avaliação de eventual comprometimento pancreático, podem-se solicitar testes mais específicos, como a imunorreatividade sérica semelhante à tripsina (TLI, do inglês *trypsin-like immunoreactivity*), para avaliação da função do pâncreas exócrino, e a lipase pancreática específica canina, teste disponível em ensaios qualitativos (*Snap*) ou quantitativos.[5] As alterações mais comuns são aumento nas atividades das enzimas alanina transaminase (ALT) e fosfatase alcalina (FA). As elevações na atividade da ALT, acompanhadas de concentração reduzida de ureia, hipoalbuminemia e elevação de ácidos biliares, podem indicar outra hepatopatia além da lipidose. Hiperbilirrubinemia é indicativa de obstrução extra-hepática, provavelmente por pancreatite.[5,6] Valores muito elevados de atividade de FA podem indicar hipercortisolismo concomitante.[6] A concentração de frutosamina é a mensuração de todas as proteínas glicosiladas séricas. Como a albumina é a principal proteína plasmática e apresenta meia-vida de aproximadamente 2 semanas, a concentração de frutosamina oferece um indicador confiável da glicemia nas últimas 2 semanas.[5] A determinação de frutosamina, associada aos sinais clínicos, aos dados de anamnese e aos registros do peso corporal do paciente, oferece também um apoio no monitoramento do tratamento e embasamento para realização de ajustes na terapia insulínica.[6,10]

Na urinálise, glicosúria, cetonúria, lipúria, proteinúria, bacteriúria (com ou sem a presença de piúria) e hematúria são achados comuns em pacientes com DM. Se forem detectadas grandes quantidades de cetonas no exame químico da urina, especialmente em um animal com sinais sistêmicos de doença (letargia, vômitos, diarreia ou desidratação), deve-se realizar o diagnóstico de cetose diabética (discutida no Capítulo 200, *Cetoacidose Diabética*) e estabelecer terapia apropriada.[12,20] A presença de corpos cetônicos na urina no DM é considerada diagnóstico de cetose, mas não de diabetes ou de cetoacidose diabética. A cetonúria pode ocorrer em indivíduos saudáveis em jejum,[5] já a lipúria ocorre em doenças degenerativas dos túbulos, como acontece no DM canino.[22]

A densidade da urina de cães diabéticos é comumente maior que 1,025 a 1,035. Pacientes com diabetes e densidade urinária inferior a 1,020 são suspeitos de portar alguma outra doença associada à poliúria e à polidipsia, frequentemente hipercortisolismo ou doença renal crônica. Proteinúria frequentemente é resultado de infecções do trato urinário ou glomerulopatia hipertensiva. Casos crônicos podem apresentar algum grau de nefropatia diabética.[6]

Alguns testes hormonais podem ser interessantes em cães diabéticos. Por exemplo, a determinação de insulina sérica basal permite avaliar se o paciente é um típico canino diabético (hipoinsulinêmico) ou se é um paciente em um estado diabético ante um quadro de resistência à insulina (normo ou hiperinsulinêmico). Nessa última situação, deve-se empregar esforço na resolução da causa da resistência à insulina, pela possibilidade de remissão do estado diabético. Apesar disso, devido ao fenômeno da glicotoxicidade, casos relacionados à resistência insulínica frequentemente se apresentam já hipoinsulinêmicos. No entanto, a resolução da causa de resistência, associada à terapia insulínica, pode, eventualmente, levar à remissão diabética.[6,13] A determinação da concentração sérica de progesterona e/ou de fator de crescimento insulino-símile-1 (IGF-1, do inglês *insulin-like growth factor 1*) pode ser útil na avaliação de uma fêmea diabética recém-diagnosticada que não tenha seu histórico reprodutivo recente documentado, uma vez que pode ocorrer um estado diabético secundário ao hipersomatotropismo induzido pela progesterona. Diabetes secundários à progesterona apresentam chances de remissão se após a castração.[13] Do mesmo modo, um teste de supressão por baixa dose de dexametasona pode ser indicado de acordo com o perfil dos resultados de alterações laboratoriais (hiperfosfatasemia, baixa densidade urinária) e exame físico do paciente (alopecia simétrica bilateral, abdome pendular). Testes de avaliação da função tireoidiana (tiroxina [T4] total, T4 livre por diálise, hormônio tireoestimulante canino [TSHc]) devem aguardar o controle do estado diabético antes de serem solicitados uma vez que diabetes é uma causa comum de síndrome do eutireóideo doente.[6]

Pré-diabetes

Em medicina humana, o conceito de pré-diabetes é aplicável aos indivíduos que apresentam elevação discreta de glicemia, porém ainda não atendem a critérios para ser classificados como diabéticos. Em medicina humana, a identificação de um paciente como pré-diabético aumenta as chances de ele vir a se tornar diabético em anos posteriores, e medidas intervencionistas devem ser aplicadas para evitar esse desfecho (p. ex., mudança de hábitos alimentares, perda de peso, atividade física, medicações).[8] Esse conceito vem sendo discutido na medicina veterinária e pode ter a mesma aplicação em cães e gatos.

Em humanos, o diagnóstico de diabetes é firmado quando o paciente apresenta uma glicemia em jejum maior que 125 mg/dℓ, ou glicemia após teste de tolerância oral à glicose (TTOG) maior que 200 mg/dℓ. Dessa forma, são considerados pré-diabéticos pacientes com hiperglicemia (100 a 125 mg/dℓ)

ou intolerância à glicose (glicemia após TTOG entre 140 e 199mg/dℓ).[8] Em medicina veterinária, apesar de não haver consenso sobre a aplicabilidade desse conceito, bem como não haver padronização de avaliação de tolerância à glicose e função das células beta, é perfeitamente aplicável, apesar do baixo nível de evidência para essa recomendação. Dessa forma, considerando que o intervalo de glicemia fisiológico do cão é de 60 a 120 mg/dℓ[5] e que o diagnóstico de DMC depende da presença de sinais clínicos associados à hiperglicemia e à glicosúria (normalmente associado a glicemias maiores que 180 a 200 mg/dℓ),[6,10] é possível classificar animais com hiperglicemias crônicas a partir de 121 mg/dℓ até o limite do limiar renal de reabsorção de glicose do animal (glicemia máxima na qual ainda não há glicosúria) como pré-diabéticos.

As recomendações frente a um diagnóstico de pré-diabetes em um cão devem ser as mesmas aplicáveis à humanos. Buscar identificar qual a causa de resistência insulínica e tratá-la é imperativo (p. ex., hipercortisolismo, obesidade, diestro, hiperlipidemia, medicações). Além disso, o emprego de uma dieta com menor teor de carboidratos simples, controle do sobrepeso/obesidade, e a prática de exercícios, são medidas simples que potencialmente apresentam inúmeros outros benefícios que se sobrepõem à falta de evidências científicas para a adoção desse conceito na medicina veterinária.

TRATAMENTO

A meta primária do tratamento do DM é a eliminação dos sinais clínicos secundários à hiperglicemia e à glicosúria, bem como a recuperação do estilo de vida habitual do animal, evitar episódios de hipoglicemia e as complicações crônicas da doença.[6] No cão diabético, isso pode ser obtido com o uso de terapia insulínica apropriada, aliado a dieta adjuvante e controle de distúrbios infecciosos, inflamatórios, neoplásicos e hormonais concomitantes.[2,6] Apesar de o objetivo da terapia ser controlar a glicemia, o clínico deve sempre evitar a hipoglicemia, complicação terapêutica séria e potencialmente fatal, normalmente decorrente de sobredose de insulina. A letargia tende a se resolver rapidamente após o início da terapia insulínica, e a perda de peso normalmente cessa após a obtenção de um ótimo controle glicêmico. A resolução da poliúria e da polidipsia somente ocorre após a manutenção da glicemia em valores abaixo ou próximos do limiar renal de reabsorção de glicose (< 200 a 250 mg/dℓ) durante a maior parte do dia.[6,10] Na maioria dos cães diabéticos, o processo de formação de catarata já se iniciou antes da obtenção de um adequado controle da glicemia. No entanto, quanto mais rígido o controle glicêmico, menor será a velocidade de progressão da catarata.[2,22]

Terapia insulínica

Antes de entrar no mérito das insulinas disponíveis e nas formas de administração, cabem algumas considerações sobre o manejo desse medicamento. Apesar de as preparações de insulina serem estáveis à temperatura ambiente, refrigerá-las mantém uma condição mais constante de armazenamento, levando à maior vida útil do produto. Além disso, congelar, aquecer ou agitar vigorosamente o frasco degrada a insulina. No entanto, em relação a insulina suína de uso veterinário, a agitação antes da aplicação é recomendada para melhor homogeneização.[10] Quanto melhor a conservação da insulina, maior a duração da atividade do hormônio no frasco. Contudo, uma recomendação que pode evitar prejuízos ao tratamento por perda do efeito da medicação é a troca periódica do frasco a cada 30 a 45 dias após aberto, como recomendam as bulas de insulinas humanas,

independentemente do volume residual.[6] As insulinas recombinantes humanas são comercializadas atualmente na concentração de 100 U/mℓ, ou seja, 1 U de insulina representa um volume de 0,01 mℓ. Para as aplicações de insulina, o cliente deve estar familiarizado com seringas de aplicação de insulina (30, 50 ou 100 U – seringas de 0,3, 0,5 ou de 1 mℓ), de modo a entender qual o volume a ser administrado. Erros de dosagem na seringa são causas comuns de crises hipoglicêmicas por superdosagem de insulina. Seringas de 30 U são adequadas para a grande maioria dos pacientes, tornando mais segura a administração de doses pequenas de insulina (Figura 199.2). Além disso, existem atualmente canetas para aplicação de insulina que, além de promoverem maior precisão de dose, retiram um pouco da carga psicológica sobre o dono de estar aplicando uma "injeção" em seu animal. Dessas, uma apresentação interessante é a caneta Novopen 3 Demi® (Novo Nordisk), que permite ajuste de doses de 0,5 em 0,5 U (Figura 199.2). Devido à pandemia de obesidade em humanos, cuja resistência insulínica muitas vezes demanda a necessidade de uso de altas doses, insulinas mais concentradas passaram a ser fabricadas (300 U/mℓ, 500 U/mℓ). Essas insulinas mais concentradas e modernas estão disponíveis somente nesses dispositivos (canetas), dispensando o uso de seringas. Uma dessas apresentações que vêm ganhando espaço na medicina veterinária é a insulina glargina 300 U/mℓ – Toujeo® Solostar® (Sanofi-Aventis).

Com relação aos tipos de insulina disponíveis para o tratamento de cães diabéticos, atualmente as insulinas disponíveis para o manejo a longo prazo do paciente no mercado nacional são a insulina de ação intermediária *neutral protamine hagedorn*

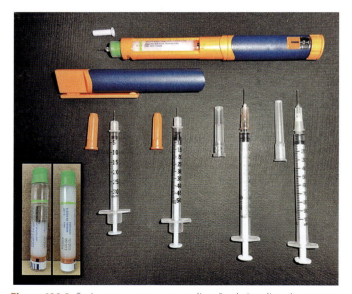

Figura 199.2 Seringas e caneta para aplicação de insulina. As canetas permitem ajuste de dose mais preciso, especialmente se contarem com a possibilidade de ajuste de dose de 0,5 em 0,5 U de insulina. As seringas de 100 U (seringas de 1 mℓ) devem ser utilizadas com cuidado. Algumas marcas trazem a escala de 2 em 2 U, já outras, de 1 em 1 U. Essas diferenças podem causar problemas caso um proprietário mude a marca da seringa e esteja acostumado a ajustar a dose com base na quantidade de traços na escala e não esteja familiarizado com a equivalência de unidades de insulina em mℓ. As seringas de 30 ou de 50 mℓ são mais precisas, pois trazem a escala de 1 em 1 U e, por serem de tamanho menor, favorecem melhor visualização da dose. Além disso, elas permitem ajuste de dose de 0,5 U, se necessário. Insulina NPH humana antes (bifásico) e após ressuspensão (líquido homogêneo) (detalhe). A insulina NPH tende a sedimentar no frasco em repouso, devendo sempre ser homogeneizada antes da aplicação. Falhas na homogeneização adequada podem trazer problemas ao paciente, como sub ou sobre dose de insulina.

(NPH), a insulina lenta Caninsulin® (MSD) e os análogos de insulina de longa ação glargina, detemir e degludec.[34-39] Essas preparações de longa ação são mais utilizadas no manejo a longo prazo do paciente diabético, por promoverem suplementação contínua por horas após uma simples injeção.[10] Já a insulina regular, bem como os análogos de insulina de ação ultrarrápida lispro, aspart e glulisina, tem um começo de ação rápida e curto tempo de duração do efeito. Essas insulinas rápidas são utilizadas em cães no controle intensivo de pacientes com cetoacidose diabética (regular, lispro e aspart) ao passo que, em humanos, têm seu principal uso durante as refeições (Quadro 199.1).[6]

Eventualmente, podem-se utilizar misturas de insulinas de longa e de curta ação disponíveis no mercado (70% NPH/30% regular ou 50% NPH/50% regular), quando preparações mais convencionais de insulina falham em estabelecer o controle glicêmico devido a pico de ação tardio, por exemplo.[6]

A insulina lenta disponível no mercado veterinário é de origem suína e apresenta a mesma sequência de aminoácidos da insulina canina, tornando-a não imunogênica para uso crônico. Contudo, sua apresentação em frascos de 40 U/mℓ cria a necessidade de seringas especiais (40 U/mℓ) para aplicação a fim de evitar erros na administração. Essas seringas são disponibilizadas pelo fabricante, mas também já são comercializadas por fabricantes de seringas para uso veterinário. Outro detalhe relacionado a esse produto é que os frascos apresentavam volume final de 2,5 mℓ, o que o tornava eventualmente oneroso para tutores de cães grandes. O lançamento da apresentação em frascos de 10 mℓ reduziu esse custo, e, no futuro, o lançamento da caneta de aplicação da Caninsulin® no mercado nacional eliminará a necessidade de seringas específicas. Na ausência de seringas 40 U/mℓ, pode-se usar seringas de 100 U/mℓ desde que se multiplique por 2,5 a dose calculada para ajustar a equivalência de volume na seringa. Por exemplo, para administrar 4 U de Caninsulin® utilizando uma seringa de 100 U/mℓ deve ser adotada a fórmula: volume = dose × fator de correção da diluição (2,5). Nesse exemplo, o volume final a ser aspirado na seringa de 100 U/mℓ é 0,1 mℓ, equivalente a 10 U (4 U × 2,5). Apesar de existir um protocolo de uso dessa apresentação com aplicação 1 vez/dia, em geral, diferentes trabalhos demonstraram período de efeito insuficiente para uso 1 vez/dia e dificuldades no controle a longo prazo dos pacientes.[37,43] Entretanto, a farmacocinética e a farmacodinâmica dessa insulina, administrada 2 vezes/dia, mostraram um excelente perfil de ação com um pico cerca de 3 horas após a aplicação e um segundo pico cerca de 8 horas após a aplicação devido a sua formulação 70% lenta/30% regular.[44]

Apesar de a insulina recombinante humana diferir em apenas um aminoácido da insulina canina, a formação de anticorpos parece ser incomum em resposta à administração por longos períodos, apesar de possível.[6,45] Em contraste, a insulina bovina difere em apenas dois aminoácidos da insulina canina e é altamente antigênica em cães, estimulando a formação de anticorpos em 40 a 65% dos pacientes diabéticos que utilizam preparações que contenham insulina bovina.[45] A insulina PZI (zinco protamina 40 U/mℓ), bastante popular nos EUA e não disponível no Brasil, era uma associação de 90% de insulina bovina e 10% de suína, porém hoje é 100% humana recombinante.[34]

Apesar de diferentes orientações na literatura quanto à dose inicial de prescrição para a insulina, a indicação da NPH ou da lenta como primeira escolha para cães ainda parece unânime. Entretanto, a opção pela terapia inicial com análogos de longa ação glargina 300 U/mℓ ou degludec também é factível apesar de não popular no Brasil. A terapia insulínica pode ser iniciada com 0,25 U/kg, de 12 em 12 horas em cães com glicemias menores que 360 mg/dℓ, ou até 0,5 U/kg, em cães com glicemias maiores que 360 mg/dℓ.[2,6,34] A maioria dos animais em uso de insulina NPH, ou insulina lenta, atingirá pleno controle glicêmico, com doses variando de 0,4 a 0,9 U/kg. Contudo, alguns cães podem precisar de doses pequenas de insulina (p. ex., 0,25 U/kg ou menos) para manter um bom controle glicêmico; doses maiores podem provocar efeito Somogyi e consequente mau controle. Apesar de que, potencialmente, mais de 95% dos pacientes precisarão de doses maiores que 0,25 U/kg para um controle satisfatório, é importante ressaltar que o objetivo inicial da terapia insulínica é habituar o tutor e o animal ao novo manejo. Alcançar a dose perfeita na primeira prescrição está longe de ser um objetivo terapêutico e, caso ocorra, provavelmente foi questão de sorte. Na experiência do autor, doses iniciais de 0,35 a 0,5 U/kg são adequadas na maioria dos casos, reservando-se a prescrição de doses maiores para cães com mais evidências clínicas de resistência insulínica (p. ex., hipercortisolismo, obesos, periodontite, diestro) ou cães de grande porte.[40] Ainda que aplicações de doses iniciais menores protejam da ocorrência de hipoglicemia, a persistência da hiperglicemia enquanto se ajusta a dose ideal, apesar da introdução da insulinoterapia, pode acelerar o surgimento da catarata diabética. O uso de insulina duas vezes por dia diminui o risco de ocorrência de problemas como hipoglicemia e efeito Somogyi, além de facilitar o controle glicêmico.[46,47]

Após a aplicação da primeira dose de insulina, sempre associada a uma refeição, não há necessidade estrita de monitoramento glicêmico. Contudo, mensurações de glicemia de 2 em 2 horas durante o período em que se espera um pico máximo de efeito da insulina (2 a 8 horas), podem ser realizadas para verificar o risco de hipoglicemia nos casos em que haja suspeita de leve resistência insulínica (p. ex., glicemias pouco elevadas). Se a glicemia se mantém acima de 150 mg/dℓ após a primeira

QUADRO 199.1	Propriedades das preparações de insulina disponíveis no Brasil usadas em cães diabéticos.[6,10,35,36,40-42]				
Tipo de insulina	**Via**	**Começo do efeito**	**Pico de ação (h)**	**Duração efeito (h)**	**Dose inicial**
Regular cristalina	IV	Imediato	½ a 2	1 a 4	0,1 a 0,2 U/kg
	IM	10 a 30 min	1 a 4	3 a 8	0,1 a 0,2 U/kg
	SC	10 a 30 min	1 a 5	4 a 10	0,1 a 0,2 U/kg
NPH	SC	½ a 2 h	1 a 8	4 a 10	0,25 a 0,5 U/kg
Lenta (Caninsulin®)	SC	½ a 2 h	2 a 8	10 a 24	0,25 a 0,5 U/kg
Glargina 100 U/mℓ (Lantus®)	SC	½ a 4 h	6 a 10	12 a 20	0,25 a 0,5 U/kg
Glargina 300 U/mℓ (Toujeo®)	SC	3 a 6 h	5 a 21	6 a 21	0,4 U/kg
Detemir (Levemir®)	SC	½ a 2 h	3 a 7	8 a > 20	0,1 U/kg
Degludec (Tresiba®)	SC	1 a 4	5 a 9	> 20	0,1 a 0,35 U/kg

IM: intramuscular; IV: intravenosa; NPH: *neutral protamine* Hagedorn; SC: subcutânea.

injeção de insulina e acima de 270 mg/dℓ no momento da próxima aplicação, é seguro liberar o paciente para ir para casa. No entanto, um tutor adequadamente orientado é completamente capaz de realizar o monitoramento glicêmico domiciliar, utilizando glicosímetros portáteis ou sistemas modernos de monitoramento de glicemia intersticial instantâneo (Freestyle Libre®, Abbot).[48,49] Redução brusca de glicemia não é desejável, pois predispõe o paciente a um episódio hipoglicêmico após sucessivas aplicações da insulina. É importante enfatizar que essas medições seriadas após a primeira dosagem de insulina podem não ser fidedignas, uma vez que a resposta máxima do paciente ao hormônio se dará após alguns dias de injeções seriadas, além disso, a não detecção de hipoglicemia após a primeira aplicação não significa que isso não poderá ocorrer dias depois. Fatores como estresse de coletas frequentes e internamento podem provocar elevações da glicemia e erros de interpretação. Do mesmo modo, não é aconselhado tentar ajustar a dose perfeita ante as medições de glicose nos primeiros dias de aplicação da insulina. Se a resposta inicial à terapia não é satisfatória, não é aconselhável aumentar a dose inicial de insulina imediatamente, deixando o cão se ajustar àquela dose durante alguns dias.[6]

O objetivo das primeiras aplicações não é atingir um controle glicêmico excelente, mas sim permitir que o organismo se acostume com a presença da insulina e que cão e proprietário de adaptem à nova rotina e ao manejo. Na rotina do autor, os clientes são orientados a como aplicar a insulina em casa e como agir em caso de hipoglicemia. Em revisão clínica ou contato telefônico após 4 a 7 dias, pode-se ter uma ideia da efetividade do tratamento e orientar pequenos ajustes iniciais, se necessário. É recomendável que essa revisão seja presencial para permitir a avaliação da técnica de aplicação do tutor.[10] A responsividade à insulina melhora com o tratamento, uma vez que a hiperglicemia crônica está resolvida. Nítida melhora clínica, com redução da letargia, da polidipsia, da poliúria e da perda de peso, é observada após o alcance de um bom controle glicêmico.[6,34]

Análogos sintéticos de insulina

As insulinas glargina, detemir e degludec são análogos sintéticos da insulina humana, com pequenas alterações estruturais que promovem diferentes características de solubilidade e farmacocinética, sendo consideradas insulinas de longa ação em virtude disso. A insulina glargina é recomendada inicialmente a uma dose de 0,25 U/kg, a cada 12 horas. No tecido subcutâneo, a glargina forma microcristais fazendo com que ela tenha liberação lenta para a circulação. Contudo, foi demonstrado que os picos de ação da glargina (nadir ou glicemia mais baixa após aplicação) variam de 0 a 12 horas após a aplicação, o que leva a considerar que essa insulina não seja uma boa escolha inicial de insulina para cães diabéticos.[38] Em contrapartida, a apresentação de insulina glargina 300 U/mℓ apresenta um perfil de ação mais estável e previsível não associado a picos de efeito em cerca de 50% dos pacientes participantes de um estudo.[41]

A insulina detemir tem liberação lenta, por unir-se a proteínas plasmáticas. Em humanos, a detemir é considerada uma insulina bastante previsível e de menor variabilidade individual de resposta. Apesar do pico de ação da detemir ocorrer cerca de 8 a 10 horas após a aplicação, sua farmacocinética é considerada menos associada a picos de ação no cão, sendo capaz de manter um efeito hipoglicemiante por mais de 24 horas. Por conta desse efeito forte e prolongado, a dose inicial recomendada de detemir é de 0,1 U/kg, não sendo, assim, recomendada para cães com menos de 10 kg ou como primeira escolha, apesar de ser capaz de promover adequado controle glicêmico.[35] Além dessas vantagens, a detemir pode atender melhor um período

mais próximo de 24 horas em pacientes que demandem insulinoterapia 1 vez ao dia por questões particulares de manejo.[41]

Os relatos de uso da insulina degludec no tratamento de cães diabéticos ainda são majoritariamente anedóticos. Esse análogo sintético forma hexâmeros subcutâneos após aplicação subcutânea e na corrente sanguínea liga-se à albumina, de forma similar ao que fazem respectivamente a glargina e a detemir.[39,42] Sua duração é bastante longa no cão, por isso é uma alternativa para um manejo associado a uma injeção diária. Contudo, a degludec tem maiores chances de não controlar hiperglicemias pós-prandiais e está mais associada a ocorrência de hipoglicemia pré-prandial.[42]

Insulinoterapia e procedimentos cirúrgicos

De modo geral, cirurgias eletivas em um paciente diabético podem ser adiadas até que se tenha um bom controle da doença.[6] Contudo, eventualmente um procedimento cirúrgico pode ser necessário diante de algum quadro limitante à vida, ou na tentativa de remissão do diabetes em cadelas que o desenvolvem durante o diestro, procedimento que faz parte do tratamento do DMC em fêmeas.[6,13] Uma conduta prática é agendar o procedimento para o turno da manhã, recomendando que a refeição da manhã não seja administrada, para que um jejum pré-operatório adequado seja respeitado e que somente metade da dose de insulina seja aplicada. A partir daí, mantém-se um controle da glicemia a cada 20 minutos com o objetivo de manter a glicemia entre 150 e 250 mg/dℓ. Para atingir esse objetivo, pode ser mantida infusão intravenosa de líquidos glicosados entre 2,5 a 5% e/ou uso de insulina regular por via intramuscular com doses em torno de 20% da dose da insulina usada em casa, ou na dose de 0,1 U/kg, de acordo com as glicemias detectadas.[6] É fundamental o monitoramento frequente da glicemia no paciente anestesiado, uma vez que a hipoglicemia pode provocar óbito e, sob anestesia, pode não haver nenhum sinal clínico de neuroglicopenia. Além disso, o procedimento anestésico estimula a produção de hormônios diabetogênicos, podendo provocar hiperglicemia, que deve ser controlada. No geral, o prognóstico é bom e os animais podem voltar a receber o mesmo protocolo de terapia com insulina utilizado em casa, no turno ou no dia seguinte ao procedimento.[6]

Manejo alimentar

A dieta terapêutica apresenta um importante papel no tratamento do DM, sendo a correção da obesidade, quando presente, e o incremento da quantidade de fibras na dieta os dois principais passos para melhorar o controle glicêmico.[6] Dietas que contêm alto teor de fibras solúveis e insolúveis demonstram efeitos benéficos no controle glicêmico de cães diabéticos, além de promover redução significativa nos níveis de colesterol plasmático, glicerol livre, frutosamina sérica e hemoglobina glicosilada, ocorrendo também melhora significativa na atividade e no comportamento dos pacientes.[50] Esses efeitos são obtidos por retardo no esvaziamento gástrico e absorção intestinal de nutrientes, resultado de efeito direto na difusão de glicose em direção às microvilosidades intestinais e efeito induzido pelas fibras sobre a liberação de hormônios gastrintestinais reguladores na circulação (incretinas).[50] Além desses efeitos, um impacto da nutrição sobre o microbioma e o consequente impacto no peso e controle glicêmico ainda precisam ser melhor compreendidos.[51] Existem no mercado diversas marcas de rações que atendem às exigências de fibras para cães diabéticos, e a quantidade de fibra nesses produtos varia de 3 a 25% sobre a matéria seca (rações normais contêm menos de 2% de fibras). No geral, dietas que contenham pelo menos 12% de fibras insolúveis ou pelo menos 8% de uma mistura de fibras solúveis e insolúveis são efetivas em melhorar o controle glicêmico de cães diabéticos.[6] Entretanto, evidências recentes têm modificado a ótica sobre o impacto dos nutrientes da dieta no controle de cães diabéticos, apontando que o teor de amido do alimento apresenta um impacto maior sobre o grau de controle glicêmico e escore de condição corporal do que o teor de fibra.[51]

Desarranjos no metabolismo das gorduras são comuns em pacientes diabéticos e incluem concentrações séricas elevadas de colesterol, triglicerídeos, lipoproteínas, quilomícrons e ácidos graxos livres, além de lipidose hepática, aterosclerose e predisposição para o desenvolvimento de pancreatite.[6,17] A ingestão de dietas ricas em gordura também leva à resistência insulínica, estimula a produção de glicose hepática e suprime a função das células beta.[51] Desse modo, é aconselhável alimentar cães diabéticos com dietas que tenham baixo teor de gordura (menos de 30% de gordura em uma base de energia metabolizável).[6] Esse tipo de dieta também ajuda a reduzir o risco de pancreatite, controlar alguns aspectos da hiperlipidemia e reduzir o incremento calórico da refeição, favorecendo a redução ou a manutenção de peso.

Algumas das opções encontradas no mercado nacional são a Royal Canin Diabetic®, Obesity® ou Satiety®; Hill's w/d® ou r/d®; Purina DM®, Purina OM® ou ProPlan Reduced Calories®; e as formuladas no Brasil como a Premier Obesidade® e Premier Diabetes®. Nesse último caso, o uso de ervilha e cevada como fontes de amido promoveu resultados muito mais favoráveis ao controle glicêmico em relação a uma dieta isocalórica e com mesmo teor aproximado de nutrientes utilizando milho como fonte de amido.[52] O emprego da ervilha e cevada como fontes exclusivas de amido também esteve associado a melhor controle de lipemia em jejum e diferentes momentos pós-prandiais.[53] No entanto, ressalva-se que é muito importante predizer uma resposta glicêmica ao alimento ingerido, uma vez que o regime terapêutico com a insulina é fixo. Dessa maneira, as refeições devem conter os mesmos ingredientes e calorias.[2,51] Eventualmente outras condições patológicas que se beneficiam de um tratamento dietético (doença renal, hepatopatias, doença inflamatória intestinal, pancreatite) podem estar presentes no mesmo paciente. Nesses casos, a dieta terapêutica para a comorbidade presente tem preferência sobre a dieta para diabéticos, uma vez que a dieta no DMC é somente um adjunto ao tratamento com insulina. Caso a dieta especial para diabéticos não possa ser administrada, basta ajustar a dose de insulina ao alimento que está sendo oferecido ao paciente.[2] A suplementação de nutracêuticos (cromo, betaglucanas e ômega-3) na alimentação dos pacientes pode trazer mais benefícios ao tratamento.[51]

A escala de alimentação deve ser realizada de modo a favorecer o efeito da insulina e minimizar a hiperglicemia pós-prandial. A ingestão calórica diária deve ser ingerida quando a insulina ainda está presente na circulação e capaz de promover a absorção da glicose absorvida da refeição. Tipicamente cães diabéticos recebem insulina 2 vezes/dia e recebem duas refeições de tamanhos iguais no horário de cada aplicação de insulina.[2,6,10] Esse regime é prático por simplificar o regime terapêutico em casa, além de oferecer maiores chances de um bom controle glicêmico. A aplicação de insulina antes da refeição mimetiza, em parte, a secreção fisiológica, e muitos proprietários entendem que estão recompensando seus cães com alimento após a aplicação da injeção.[2] Contudo, pode ser um procedimento arriscado caso o paciente não aceite o alimento após a insulina ter sido aplicada. Por segurança, o autor recomenda que a aplicação seja feita enquanto o paciente se alimenta, ou imediatamente após a refeição.

A obesidade causa redução na tolerância à glicose em cães e além de ser um importante fator de risco ao DMC e influencia nas variações de resposta à insulina em cães diabéticos.[6] A redução do peso melhora o controle glicêmico e a sensibilidade à insulina em cães por promover menor produção de adipocitocinas inflamatórias (fator de necrose tumoral alfa [TNF-a], interleucina [IL-1], IL-6) e outras adipocinas antagônicas à insulina secretadas pelo tecido adiposo.[54] O sucesso na redução do peso normalmente requer uma combinação de restrição calórica, alimentação com dietas que tenham baixo teor de gordura e aumento do gasto calórico/energético com exercícios.[6] É importante começar um regime alimentar que permita ao cão reduzir seu peso gradualmente até o peso corporal ideal. A insulina é um hormônio anabolizante, e cães que recebem altas doses podem estar predispostos à obesidade.[2] O peso ideal para o paciente pode ser estimado com base na revisão dos arquivos médicos de quando ele estava em uma condição corporal ideal ou por uso de tabelas com pesos específicos de cada raça. É muito importante estabelecer metas realistas para a perda de peso, de modo a manter a complacência do tutor do paciente.[6] Para alcançar uma perda de peso da ordem de 15%, os cães podem comer 55 × [peso atual (kg)0,75] kcal/dia durante 12 semanas.[6]

Exercícios

Atividade física é um componente auxiliar importante no controle glicêmico em cães diabéticos, uma vez que auxilia na redução de peso, eliminando, assim, a resistência insulínica induzida pela obesidade.[6,10] Além disso, exercícios estimulam a redução da glicemia por aumentar a mobilização de insulina do local de aplicação (presumivelmente via aumento nas circulações sanguínea e linfática) e, por consequência, aumentar a disponibilidade de insulina nos músculos, além de aumentar a translocação de GLUT 4 para a membrana celular.[6,55] O exercício também melhora a distribuição de glicose em pacientes hiperglicêmicos na presença de concentrações basais de insulina.[6] A atividade física regular determina, ainda, maior afinidade de ligação da insulina ao seu receptor, bem como maior expressão de substratos intracelulares importantes à propagação da sinalização insulínica intracelular.[56] A rotina diária de um paciente diabético deve incluir exercícios, de preferência na mesma hora do dia, sendo os momentos pós-prandiais mais indicados para auxiliar no controle da hiperglicemia pós-prandial.[10] Exercícios esporádicos e extenuantes podem causar hipoglicemia e devem ser evitados.[6,10] Recomenda-se a redução à metade da dose de insulina antes que o animal seja submetido a exercícios prolongados e cansativos.[6,10] É difícil acertar a dose de redução para cada animal, por isso recomenda-se fazer eventuais ajustes observando os sinais de hipoglicemia ou poliúria e polidipsia presentes nas próximas 24 a 48 horas. Os proprietários devem estar cientes dos riscos e dos sinais de hipoglicemia e ter à disposição uma fonte de glicose em caso de emergência.[6] Contudo, é imperativo que a prática de exercícios seja recomendada a pacientes em insulinoterapia bem-controlados, uma vez que a atividade física promove picos de secreção de hormônios diabetogênicos (epinefrina, glucagon, GH e cortisol) e, na ausência de insulina, a atividade física pode provocar hiperglicemia.[55]

Ajustes iniciais na terapia insulínica

Cães diabéticos requerem diversos dias para atingir um equilíbrio antes que se indique alteração na dose ou na preparação de insulina; tipicamente 3 a 5 dias são suficientes para avaliar o efeito de uma nova dose. Cães diabéticos são revisados inicialmente 1 vez/semana, devendo-se, a cada avaliação, coletar informações do proprietário relativas à ingestão de água, à produção de urina e ao estado geral do paciente. Deve-se realizar exame físico completo e registrar alterações no peso do animal. Um exame oftalmológico simples com auxílio de oftalmoscópio ou lente também é recomendável para acompanhamento de eventual evolução de cataratas. É interessante que o tutor obtenha alguns valores de glicemia durante a manhã e à tarde para verificar o andamento do tratamento.[6] Considera-se adequado controle glicêmico quando se alcança o fim dos sintomas de diabetes associado a concentrações de glicose entre 80 e 140 mg/dℓ de valores mínimos até 180 a 250 mg/dℓ de valores máximos ao longo do dia.[2,6,10] Os proprietários devem saber reconhecer os sinais de hipoglicemia e também que um animal diabético bem-controlado apresenta um bom estado corporal, não apresenta poliúria ou polidipsia, é ativo e alerta e pode apresentar algum grau de glicosúria, mas não de cetonúria.[2,6,10]

Nenhum ajuste na dose de insulina é realizado naqueles cães que permanecem hiperglicêmicos nos primeiros 3 a 5 dias, uma vez que o objetivo não é estabelecer um excelente controle glicêmico na primeira visita, mas sim iniciar a reverter o quadro metabólico provocado pela doença, permitir que o cão se adapte à terapia insulínica e à nova ração e acostumar o proprietário à nova rotina.[6,10] Certamente haverá alguma mudança na dose de insulina ao longo do tratamento, no entanto, isso somente poderá ser realizado pelo clínico após avaliações dos sintomas e de eventuais exames complementares do paciente. O objetivo básico do tratamento é evitar as complicações comuns do DMC (catarata, cetoacidose, hipoglicemia, emaciação e poliúria/polidipsia). As complicações crônicas observadas em humanos diabéticos demoram décadas para se desenvolver, sendo incomuns em cães. Assim, a exigência de manter a glicemia dentro do considerado normal não existe no DMC, pois é mantido um bom controle clínico conservando-se a glicemia entre 80 e 250 mg/dℓ.[6] Na ausência de cataratas, um cuidado maior na busca de manutenção de glicemias mais estreitas (80 a 180 mg/dℓ) é interessante para retardar a progressão da catarata, porém isso aumenta o risco de hipoglicemias. É importante debater essas questões com os tutores para que fiquem claros os principais objetivos que se busca alcançar, caso a caso.

Métodos para o monitoramento do controle do paciente

Diversos métodos podem ser utilizados para monitorar o controle glicêmico de cães diabéticos, e são as informações em conjunto que informarão melhor sobre o sucesso do tratamento.[10,57] Para o controle da glicemia dos pacientes em casa, alguns autores recomendam que todo proprietário mantenha um diário com informações sobre o apetite do cão e o comportamento geral (especialmente apatia), assim como registre o peso do animal semanalmente e verifique a presença de glicosúria e cetonúria na urina por meio de tiras reagentes.[2,10,57] Esses clientes devem ser instruídos a jamais aumentar a dose de insulina com base na quantidade de glicose na urina, devendo relatar ao veterinário a ausência de glicosúria persistente (sugestivo de hipoglicemia crônica) ou a presença de cetonúria (que pode indicar descontrole da doença). O aumento na ingestão de água e a produção de urina, associado à letargia e à perda de peso, indicam a necessidade de ajustes na terapia insulínica. Considera-se a opinião subjetiva do proprietário sobre o estado geral do animal e a resolução dos sintomas a informação mais importante na avaliação inicial do controle glicêmico.[6] Quanto ao volume de ingestão hídrica, a ingestão de um paciente bem controlado deve manter-se dentro dos limites de normalidade

(i. e., 40 a 70 mℓ/kg/24 h); a ingestão maior que 100 mℓ/kg/24 h representa polidipsia.[6]

É interessante que o proprietário de um paciente diabético tenha em casa um glicosímetro portátil para realizar mensurações de glicemia ante a suspeitas de hiperglicemia, quando suspeitar de episódios hipoglicêmicos, ou até mesmo realizar curvas glicêmicas seriadas em casa.[6] Os glicosímetros humanos são confiáveis, em sua maioria, na avaliação da glicemia de cães, não afetando consideravelmente a tomada de decisões. Apesar disso, esses aparelhos podem produzir, mais frequentemente, leituras de glicose mais baixas e eventualmente mais altas em comparação a um método de referência.[58] Os melhores locais para a obtenção de gotas de sangue são os vasos sanguíneos da pina (pode ser dolorido e necessário aquecer a orelha antes para promover vasodilatação) ou, mais facilmente, da mucosa labial, utilizando as lancetas que acompanham o glicosímetro (Figura 199.3). Ao usar amostras obtidas da mucosa labial, deve-se ter atenção para evitar a diluição da amostra com saliva, o que pode ser prevenido com uma simples fricção do lábio com um algodão seco. Punções na ponta da cauda após tricotomia também são úteis. Em contrapartida, o lancetamento das almofadas carpais é mais imprevisível quanto à quantidade de sangue obtida, sendo assim, para o procedimento, deve ser usada uma agulha hipodérmica ou os lancetadores em sua profundidade máxima. A documentação isolada de glicemia somente tem valor na detecção de hipoglicemia. Hiperglicemias per se não indicam descontrole, uma vez que excitabilidade, estresse de coleta ou a chamada "síndrome do jaleco branco" podem provocar elevações na glicemia do paciente, especialmente se o histórico e os sinais suportarem a ideia de um bom controle glicêmico em casa. A alternativa, nesses casos, pode requerer dosagem de frutosamina sérica para avaliar essa situação.[6,10,57]

A frutosamina é resultado da união estável, irreversível e não enzimática de proteínas plasmáticas com a glicose, principalmente a albumina, formando glicoproteínas. Desse modo, quanto maior a glicemia nas últimas semanas, maior a concentração de frutosamina e vice-versa. Além disso, a frutosamina é um teste barato, não influenciado por variações momentâneas de glicemia e, associado às informações clínicas do paciente, é um bom método adjunto de monitoramento a longo prazo.[2,5,6] Ao solicitar a determinação sérica de frutosamina, é importante avaliar a albuminemia (hipoalbuminemia reduz a concentração de frutosamina), bem como solicitar jejum, pois, apesar de esse metabólito não sofrer interferência em decorrência de hiperglicemia pós-prandial, a hipertrigliceridemia (> 150 mg/dℓ) pode interferir negativamente nos resultados.[6] O Quadro 199.2 apresenta valores normais de frutosamina para cães e sua interpretação em cães diabéticos em tratamento, lembrando que pacientes recém-diagnosticados podem ter valores normais até maiores que 500 μmol/ℓ, dependendo do tempo de progressão dos sintomas. Outra dica fundamental em relação à adoção da frutosamina no monitoramento terapêutico é sempre mensurar no mesmo laboratório devido a variação de resultados entre diferentes laboratórios e entre diferentes kits reagentes. Além disso, os movimentos da frutosamina devem acompanhar o sentido do tratamento. Por exemplo, se a dose foi aumentada devido ao descontrole clínico, espera-se redução subsequente de frutosamina; se a dose foi reduzida em virtude de uma hipoglicemia, e a frutosamina estava baixa concordando com hipoglicemia crônica, espera-se elevação do resultado em um próximo teste. Um intervalo mínimo de 7 a 10 dias é necessário para que se perceba variações de frutosamina após ajustes de dose, podendo levar até 14 dias para refletir completamente o ajuste.

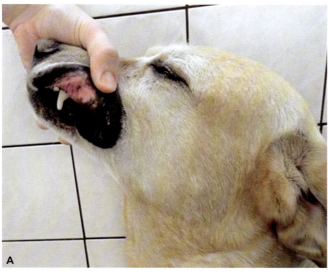
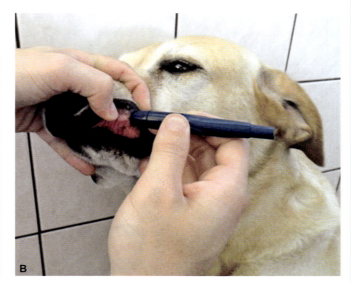
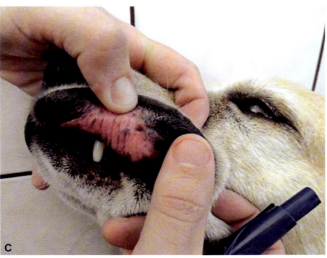
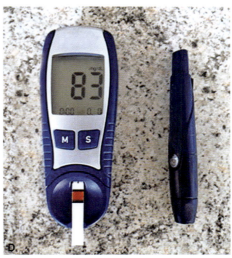

Figura 199.3 Uso do lancetador que acompanha os glicosímetros portáteis comerciais para obtenção de uma gota de sangue da mucosa labial. **A.** Exposição da mucosa labial por reversão do lábio (se a mucosa estiver muito úmida com saliva, pode ser seca rapidamente com um algodão, impedindo diluição do sangue em saliva. Muitas vezes, a simples exposição do lábio). **B.** Utiliza-se um lancetador fornecido com os glicosímetros para lancetar a mucosa, ajustado para uma profundidade pequena a média (uma leve compressão nas laterais do local de punção funciona como um garrote, aumentando o sucesso do procedimento). **C.** Após a punção, rapidamente forma-se uma gota de sangue, uma vez que é uma região altamente vascularizada. **D.** Determinação da glicemia após colocar a gota de sangue obtida em contato com a superfície de leitura da fita do glicosímetro.

QUADRO 199.2	Interpretação da concentração de frutosamina sérica em cães normais e diabéticos em tratamento.[6]
Cães	Frutosamina (µmol/ℓ)
Saudáveis	225 a 375
Diabéticos	
Excelente controle	350 a 400
Bom controle	400 a 450
Controle razoável	450 a 500
Controle insuficiente	> 500
Hipoglicemia crônica	< 300

O emprego da aferição de hemoglobina glicosilada (HbA1C) é amplamente difundido em medicina humana por predizer o risco de complicações futuras devido a descontrole glicêmico, e, ao refletir um período de 2 a 3 meses, dar indícios do grau de controle diabético a longo prazo.[59] A hemoglobina glicosilada é o produto da ligação não enzimática, irreversível e independente de insulina entre a glicose e a hemoglobina. Assim sendo, o processo de glicosilação é diretamente afetado pela concentração de glicose e disponibilidade de hemácias, refletindo um período de 10 a 14 semanas no cão.[57,59] Esse período, de cerca de 3 meses, é longo e muitas coisas podem ocorrer, tornando o emprego da HbA1C para monitoramento diabético de cães menos útil, apesar de válido.[57] No entanto, a acurácia da HbA1C para predizer bom controle glicêmico é inferior a frutosamina, e ambos os testes têm pobres performances para avaliar o grau de controle diabético quando interpretados isoladamente.[60] Valores de HbA1C superiores a 6,2% são considerados compatíveis com DMC[59] ao passo que valores menores que 5,5% são associáveis a um controle glicêmico excelente e valores entre 5,5 e 6,5% aceitáveis como controle bom.[57,60] Quanto maior o valor de HbA1C (p. ex., > 7%), pior o controle diabético.[57]

Curvas glicêmicas seriadas

Uma vez estabelecida a necessidade de ajustes na terapia insulínica após a revisão dos dados de história e exames clínicos, alterações no peso corporal e/ou concentração de frutosamina sérica, uma curva glicêmica seriada pode ser realizada com o intuito de prover diretrizes para ajustes racionais na terapia insulínica.[6,10] A realização de curvas glicêmicas pode ser útil para apontar problemas relacionados à dose e à farmacodinâmica da preparação de insulina em uso, informações que não podem ser obtidas por meio da anamnese e exame físico. No entanto, é importante enfatizar que curvas glicêmicas não são perfeitas e estão potencialmente repletas de questões obscuras que podem determinar ajustes equivocados na insulinoterapia do paciente. Minimizar a realização de curvas norteando os ajustes com base em dados clínicos (histórico, exame físico, frutosaminemia seriadas) reduz o estresse dos tutores e do paciente e minimiza a aversão a esse tipo de procedimento quando necessário, permitindo obtenção de resultados mais significativos.[6] Além disso, pode ser contraindicada a realização de curvas glicêmicas em pacientes com descontrole clínico recebendo menos de 0,5 U/kg de insulina a cada 12 horas. Nesses casos, a causa mais provável do descontrole é subdose, e o mais recomendável seria propor um ajuste na dose de insulina na ordem de 10% ou 0,5 U/aplicação a cada 7 a 10 dias até que se alcance um controle clínico satisfatório. Caso tenha sido ultrapassada uma dose acima de 0,5 U/kg sem obter um controle clínico, verificados toda técnica de administração do tutor e problemas relacionados ao manejo domiciliar (p. ex., dieta, horários, armazenamento) e excluídas causas de resistência insulínica, uma curva glicêmica seriada passa a ser indicada.[10]

Outro ponto obscuro a ser considerado refere-se à acurácia do método utilizado para aferição de glicemia. Venopunções seriadas para obtenção de amostras de sangue em tubos com fluoreto de potássio para determinação de glicemia em laboratório pelo método padrão-ouro (glicose-oxidase) não são recomendadas por serem trabalhosas, demandarem realização da curva em ambiente clínico-hospitalar, aumentarem o risco da ocorrência de flebites e potencialmente não refletirem a realidade devido à curva ser determinada em uma situação completamente atípica à rotina do cão. Dessa forma, o emprego de glicosímetros portáteis pelos tutores no ambiente domiciliar se tornou uma prática amplamente difundida, bem como seu uso na rotina clínica para rápido acesso à glicemia.[48] No entanto, a escolha do glicosímetro é fundamental para garantir uma acurácia clínica nas aferições. Há diversos aparelhos disponíveis no mercado humano, os quais apresentam graus bastante variáveis de acurácia quando aplicados à determinação glicêmica de cães. Dentre esses, os da linha AccuCheck® (Roche) costumam ser adequados para o uso clínico.[58] Ao indicar uma marca específica para o tutor, é extremamente recomendável a prévia verificação se o aparelho já foi validado para uso em cães. O AlphaTRAK® (Abbott) é um glicosímetro desenvolvido e validado especialmente para uso em animais, minimizando esses erros (Figura 199.4), porém não está disponível no mercado nacional.[6] Outros glicosímetros desenvolvidos para uso veterinário e já lançados no mercado nacional não atenderam satisfatoriamente aos critérios de acurácia clínica de acordo com a ISO 15197:2013. Essa norma prevê que, para ser considerado acurado, um glicosímetro não pode variar além de ± 15 mg/dℓ frente a glicemias de até 100 mg/dℓ e não mais de 15% frente a glicemias superiores a 100 mg/dℓ.[58,61]

Por fim, e não menos importante, curvas glicêmicas tendem a ser extremamente variáveis dia após dia e a variabilidade glicêmica documentada em 1 dia pode ser completamente diferente no dia seguinte mesmo mantendo-se estáveis todas as variáveis controláveis (alimentação, horários, dose de insulina e técnica de aplicação, incluindo precisão da seringa e homogeneização da insulina antes da aplicação). Essa variabilidade é preocupante, uma vez que em até 40% das vezes uma curva subsequente pode sugerir ajustes contrários aos determinados na primeira curva.[62] Fatores não controláveis, como a secreção de hormônios contrarregulatórios pelo paciente, a velocidade do processo digestivo e a mobilização de insulina do local de aplicação, justificam essas mudanças.[6] Dessa forma, a metáfora do poste de luz e do bêbado pode ser aplicada à interpretação de curvas glicêmicas: ou seja, a curva deve servir muito mais para iluminar o caminho do que somente como um ponto de apoio.

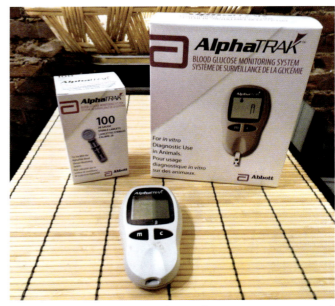

Figura 199.4 Glicosímetro portátil específico para uso em animais de estimação. Diversos modelos de uso humano estão disponíveis no mercado nacional, com relativamente boa confiabilidade nos resultados.

Caso um tutor não consiga fazer mensurações de glicemia em casa, e seja fundamental a realização de uma curva glicêmica seriada em ambiente hospitalar, solicita-se que o cliente mantenha o horário de administração da insulina e da refeição e traga o cão o mais cedo possível pela manhã. Realiza-se a primeira medida de glicose e, então, repetem-se as coletas a cada 2 horas até a próxima aplicação de insulina. As amostras de sangue podem ser obtidas, preferencialmente, de um cateter heparinizado na veia cefálica ou jugular, por venopunção direta com agulha fina ou, ainda, por meio do uso do lancetador de um glicosímetro.[2] É interessante evitar erros de interpretação decorrentes de anorexia de internamento ou administração da insulina em horário não habitual. No caso de dúvidas sobre a técnica de aplicação de insulina pelo proprietário, recomenda-se pedir que ele administre a insulina na presença de um médico-veterinário ou mimetize a aplicação usando solução salina, com sua própria seringa. Todo procedimento deve ser cautelosamente monitorado.[2,6] Contudo, o estresse promovido pela internação pode causar hiperglicemia e antagonismos aos efeitos da insulina, não permitindo a correta avaliação da resposta glicêmica do paciente.[2] Desse modo, as curvas realizadas em casa refletem com maior acuidade a eficácia da terapia insulínica e são recomendáveis em vez de curvas feitas na clínica/hospital.[2,6,48]

Uma alternativa tecnológica interessante e já disponível no mercado nacional é o uso de monitores de glicemia intersticial (*flash*) como o sistema FreeStyle Libre® (Abbott), composto de um sensor com cerca de 3 cm de diâmetro que fica preso à pele por um adesivo e apresenta um pequeno cateter que, inserido no tecido subcutâneo, é capaz de realizar leituras de glicemia intersticial minuto a minuto por até 14 dias.[49] O aparelho é bastante prático de ser operado, comunicando-se por meio da tecnologia *wireless* com um leitor vendido com o *kit* inicial. Alternativamente, alguns telefones celulares podem ser utilizados como leitores mediante o *download* do aplicativo do sistema. Ao aproximar o leitor do sensor, a leitura de glicemia intersticial é mostrada na tela do celular. Contudo, para a obtenção de gráficos detalhados minuto a minuto o tutor precisa realizar ao menos uma leitura a cada 8 horas. A Figura 199.5 apresenta

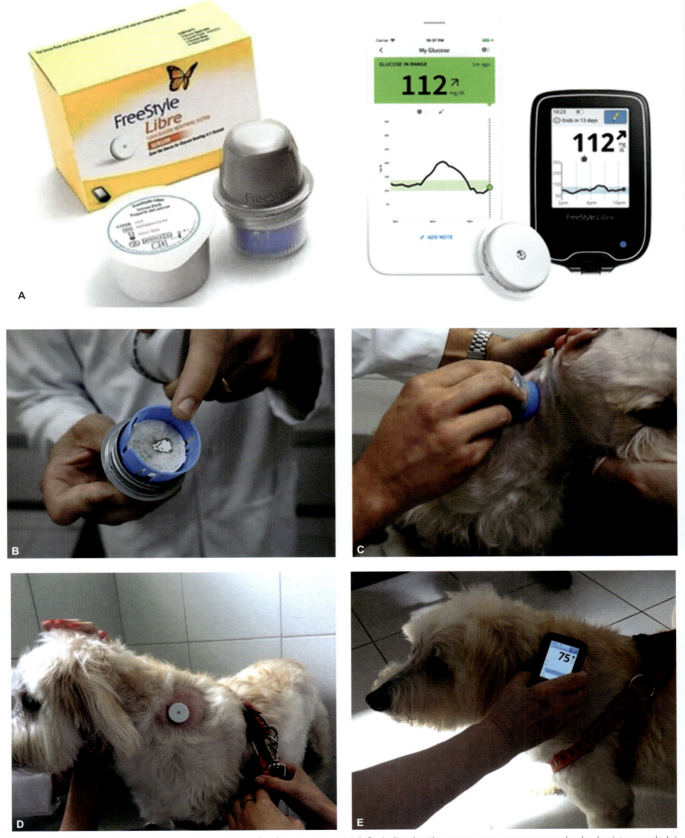

Figura 199.5 Sistema de monitoramento contínuo de glicemia intersticial. **A.** Aplicador do sensor e sensor acompanhado de sistemas de leitura (telefone celular, ou glicosímetro). **B.** Sensor dentro do aplicador pronto para ser usado; no detalhe, percebe-se o fino cateter que fica inserido no subcutâneo e a superfície adesiva do dispositivo. **C.** Uso do aplicador para colocação do sensor na região lateral do pescoço após tricotomia e antissepsia. **D.** Aspecto do sensor no paciente antes de ser protegido por uma atadura. **E.** Leitura da glicemia mediante aproximação entre o leitor e o sensor feita pela tutora do paciente, nesse caso específico, uma senhora com dificuldades em conseguir aferir a glicemia do cão usando lancetadores e glicosímetros tradicionais. (*Continua*)

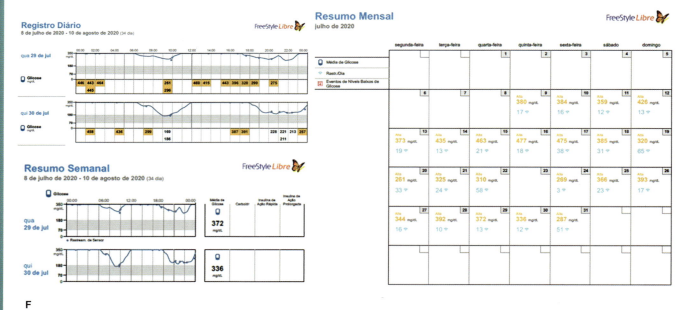

Figura 199.5 (*Continuação*) Sistema de monitoramento contínuo de glicemia intersticial. **F.** Exemplos de relatórios obtidos pelo tutor ao baixar os dados do aparelho para o computador, mostrando relatórios diários com traçado da curva e valores obtidos a cada leitura; compilação dos dados semanais com traçados das curvas dia a dia e valor de glicemia média por dia; ou, ainda, resumo mensal mostrando a média glicêmica de cada dia (amarelo), e o número de leituras realizadas pelo tutor em cada dia (azul).

o sistema e os gráficos obtidos com as leituras. A maioria dos pacientes tolera bem o uso do equipamento, e problemas como irritação local são relativamente pouco frequentes.[49] É possível o uso de cola tecidual para aumentar a adesão do sensor à pele e evitar que se desloque, porém, após tricotomia e higienização local com álcool, o adesivo do próprio sensor é suficiente para uma adequada adesão; recomenda-se mantê-lo protegido com o uso de uma bandagem. Apesar de já ter sido validado para uso na espécie canina, as mesmas ressalvas com relação a variabilidade e a eventuais leituras não acuradas se aplicam com o uso desse sistema.[49]

Os valores mais importantes na avaliação dos resultados são o nadir (menor leitura obtida) e as glicemias pré-insulina.[2] Outras vantagens da mensuração das curvas (a cada 1 ou 2 horas ou contínuo com um sistema *flash*) são a identificação do tempo para o pico de ação da insulina, a duração do efeito da insulina e a gravidade de flutuações na glicemia (variabilidade glicêmica).[6,10] Aumentos de dose da insulinoterapia baseados somente em uma ou duas mensurações de glicose não fornecem dados para avaliação adequada do efeito de determinada insulina e predispõem a episódios de hipoglicemia e efeito Somogyi. Em contrapartida, documentações isoladas de hipoglicemia, especialmente se associadas a sinais clínicos, indicam necessidade de redução de dose.[6]

Um bom controle dos sinais clínicos é obtido quando a glicose se mantém dentro de uma variação de 80 até cerca de 250 mg/dℓ durante o dia, lembrando que as glicemias mais elevadas devem ocorrer preferencialmente próximo aos horários de aplicação da insulina (Figura 199.6).[2,6,10] É importante lembrar sempre de interpretar os resultados de curvas glicêmicas com o apoio de avaliação clínica, a anamnese, e das alterações no peso corporal.[10] Utilizam-se basicamente os valores do nadir (menor glicemia detectada) e os valores de glicemia pré-aplicação de insulina para definir ajustes racionais.[2] O tempo para o nadir é importante na determinação da dose, porém pode variar consideravelmente de 1 dia para o outro. A glicemia pré-insulina é útil na verificação da sobreposição do efeito de duas doses de insulina.

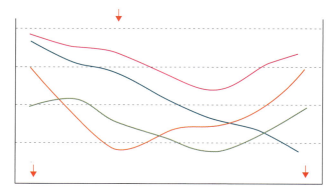

Figura 199.6 Curvas glicêmicas seriadas. Gráfico representativo de curvas glicêmicas seriadas com medições de glicemia a cada 2 horas entre as aplicações de insulina de quatro pacientes com respostas diferentes a uma dose hipotética de 0,5 U/kg de insulina NPH, aplicada a cada 12 horas associada às refeições. Nadir de 80 mg/dℓ, associado a glicemias pré-insulina ao redor de 200 mg/dℓ e período de ação ao redor de 8 horas pós-aplicação, indicando bom controle glicêmico e farmacodinâmica da insulina (linha verde). O tempo de ação da insulina é curto (ao redor de 4 horas), fazendo com que a glicemia volte a ficar muito elevada antes da próxima aplicação, apesar de um nadir adequado (linha laranja). O pico de ação da insulina é muito tardio com a ocorrência do nadir no horário da próxima aplicação. Esse tipo de resposta está tipicamente associado à ocorrência do fenômeno Somogyi. Durante a noite, a glicemia abaixa demais, provocando um rebote hiperglicêmico, o que justifica os elevados valores de glicemia pela manhã (linha azul). Apesar de o tempo de ação da insulina ser adequado, o nadir e as glicemias pré-insulina estão muito elevados, indicando que a dose de insulina precisa ser aumentada. Espera-se persistência dos sintomas em todas as situações, exceto na linha contínua (linha rosa).

Diretrizes práticas para interpretação de curvas glicêmicas seriadas

Seguem algumas diretrizes para essa interpretação:[2,10]

- Redução na dose de insulina em 50% se o nadir for menor que 55 mg/dℓ ou caso o paciente apresente sinais de hipoglicemia

- Redução na dose de insulina em 20% se o nadir estiver entre 55 e 80 mg/dℓ ou se a glicemia pré-insulina estiver menor que 180 mg/dℓ
- Não aplicação de insulina, se a glicemia pré-insulina estiver menor que 90 mg/dℓ, alimentar normalmente e, no outro dia, pela manhã, reiniciar insulinoterapia com uma dose 20% menor
- Excelente controle glicêmico com nadir entre 80 e 145 mg/dℓ, e glicemia pré-insulina maior que 180 mg/dℓ. Não mexer na dose de insulina (Figura 199.6)
- Aumento da dose de insulina em 20% se o nadir for maior que 145 mg/dℓ e as glicemias pré-insulina, maiores que 180 mg/dℓ (Figura 199.6)
- Em animais não letárgicos, com peso estável, não cetonúricos e que estiverem ingerindo menos de 60 mℓ/kg/dia, se houve indicação de alteração na dose de insulina para mais ou para menos após avaliação de uma curva glicêmica, essa alteração deve ser de apenas 1 unidade, independentemente da dose atual.

Outra consideração importante é que curvas glicêmicas seriadas e medidas isoladas de glicose não são confiáveis em animais agitados, nervosos ou agressivos em decorrência de hiperglicemia por estresse.[6] Após algum ajuste de dose de insulina, deve-se evitar repetir uma curva glicêmica seriada em dias consecutivos, pelo risco de gerar hiperglicemia de estresse e também pelo fato de que o organismo responderá melhor à nova dose após alguns dias do ajuste. Medidas de controle, como o automonitoramento para ajustes da dose de insulina dia a dia, usadas em humanos, não se aplicam a cães, sendo a avaliação clínica muito mais importante no controle crônico do paciente. Nesse sentido, as curvas glicêmicas seriadas são utilizadas quando se identifica a necessidade de mudanças no regime terapêutico.[6]

A avaliação do tempo de duração do efeito da insulina é uma informação importante, pois pode indicar duração de efeito curto ou prolongado. Tipicamente, o nadir ocorre ao redor de 6 a 10 horas após a aplicação de insulina. Um nadir muito precoce indica duração curta do efeito. Um nadir que ocorre 12 ou mais horas após a aplicação indica duração prolongada do efeito, o que pode predispor a hipoglicemia e efeito Somogyi (discutido adiante). A avaliação do período de duração do efeito da insulina permite escolha mais racional do tipo de insulina a ser usado.[6,10] Quando identificada uma ação curta (Figura 199.6), recomenda-se a troca da insulina NPH para uma de ação mais lenta (p. ex., Caninsulin® ou Toujeo®) ou dar início a um manejo de aplicações da NPH a cada 8 horas, o que pode ser trabalhoso e complicado. Em contrapartida, a identificação de um efeito de ação prolongada (Figura 199.6) sugere a realização de uma curva de 24 horas, mantendo somente a aplicação de insulina pela manhã e as refeições nos horários programados com o objetivo de avaliar a duração do efeito da insulina. Diante disso, caso se identifique um efeito de duração menor que 16 horas, pode-se reduzir a dose da insulina noturna ou, ainda, trocar o tipo de insulina para uma de ação mais rápida (p. ex., troca de glargina para NPH ou troca da NPH para uma 70% NPH/30% regular), aplicada a cada 12 horas. Outra possibilidade, nesse panorama, é a insulina lenta ou NPH aplicada 1 vez/dia, com uma aplicação de dose menor de insulina regular antes de o paciente ir dormir (16 a 18 horas após a aplicação da manhã) com o objetivo de manter um bom controle ao longo de 24 horas, porém, usando insulinas diferentes.[6] Como o leitor pode observar, não há um único protocolo correto; é possível experimentar diferentes ajustes para promoção de um bom controle, contudo, na opinião do autor deste capítulo, o manejo com a mesma dose, da mesma insulina, a cada 12 horas apresenta mais chances de sucesso. De acordo com o professor Richard Nelson, referência mundial em DMC, o tratamento do diabetes *mellitus* é muito mais uma arte do que uma ciência.

A resistência à insulina é caracterizada por valores glicêmicos extremamente elevados (> 450 mg/dℓ), sendo normalmente causada por doenças intercorrentes ou medicamentos.[46] Doses de insulina entre 1 e 1,5 U/kg não efetivas em promover redução da glicemia também devem ser consideradas casos de resistência.[6] Um valor inicial de glicemia elevado, seguido de boa resposta à insulina, sugere aumento na produção de glicose após episódio hipoglicêmico, estresse transitório ou aumento na atividade muscular, uma vez que sérios episódios de hipoglicemia resultam em hiperglicemia compensatória.[2,6,10]

Um controle glicêmico adequado é frequentemente obtido em menos de 2 meses de visitas regulares e ajustes na insulinoterapia. Um período de lua de mel após o início da terapia insulínica é descrito em cães e humanos diabéticos, caracterizado por excelente controle glicêmico com baixas doses de insulina que, com o tempo, vão se tornando inefetivas. Isso é explicado pela existência de células beta secretoras de insulina funcionais que apresentam sinergia com a terapia insulínica no começo do tratamento. Uma vez que essas células tornam-se não funcionais devido a progressão do processo patológico que as afeta (p. ex., autoimunidade, pancreatite crônica, glicotoxicidade), a dose de insulina exógena precisa ser aumentada.[6]

Complicações da terapia insulínica

Hipoglicemia

A séria hipoglicemia resultante de uma sobredose de insulina pode causar danos cerebrais irreversíveis e morte. Os sintomas de neuroglicopenia incluem fraqueza, agitação, andar acelerado ou cambaleante e perda de força nos membros. Casos mais graves evoluem para ataxia, cegueira, tremores, taquicardia, desmaios e coma (o Quadro 201.2, no Capítulo 201, *Insulinoma*, traz todos os sintomas associáveis à hipoglicemia). Episódios graves de hipoglicemia podem ocorrer em cães diabéticos que recebem mínimo controle de glicemia durante meses, por apresentarem sinais de bom controle glicêmico.[2] O risco de hipoglicemia é maior quando os cães recebem insulina uma vez por dia, em vez de duas vezes por dia,[47] e quando apresentam bom controle glicêmico, resultando em baixos valores de glicemia na hora da aplicação de uma nova dose de insulina.[2] Existe também uma variedade de fatores médicos e de manejo que podem resultar em superdosagem, incluindo incompleta mistura da suspensão de insulina, administração de insulina em intervalos irregulares, inapetência, aumento súbito na dose de insulina sem indicação, exercício excessivo e melhora na sensibilidade à insulina associada ao fim do diestro, tratamento de doenças concomitantes como o hiperadrenocorticismo ou, ainda, por remissão diabética após a castração.[2,6,13]

Qualquer pessoa na casa de um paciente diabético deve saber reconhecer os sintomas de hipoglicemia, que pode se tornar letal. Se sinais leves de hipoglicemia forem perceptíveis, o proprietário deve servir uma refeição da comida usual do cão. Se o cão estiver sem vontade de comer ou incapaz de alimentar-se, administrar um xarope por via oral com alta concentração de glicose[6] ou, então, açúcar espalhado na mucosa oral. Tão logo o cão tenha melhorado, o animal deve comer imediatamente uma refeição, e o veterinário deve ser contatado. Em geral recomenda-se, então, a redução de 25 a 50% na dose de insulina, com ajustes subsequentes de acordo com a resposta clínica e as mensurações de glicose. Caso o veterinário não tenha sido contatado até o horário da próxima aplicação de insulina, essa dose não deve ser aplicada.[2,6,10] Entretanto, somente cerca de 30%

dos pacientes hipoglicêmicos manifestam algum sinal clínico e a sobredose de insulina somente é identificada, muitas vezes, quando se detectam baixas concentrações de frutosamina (< 300 µmol/ℓ na presença de normoalbuminemia), hipoglicemia em uma curva glicêmica seriada ou após uma crise. Pacientes com diabetes transitório poderão manifestar remissão por hipoglicemia seguida de ausência persistente de glicosúria após resolução da hipoglicemia.[6] Para mais informações sobre tratamento emergencial em crises de hipoglicemia, o leitor pode consultar a seção "Tratamento do paciente hipoglicêmico não hiperinsulinêmico", no Capítulo 201, *Insulinoma*.

Persistência ou recorrência dos sintomas

Considera-se a persistência ou a recorrência dos sintomas de DM, como poliúria, polidipsia, polifagia e perda de peso, a complicação mais comum do tratamento com insulina, normalmente resultante de problemas na técnica de administração do proprietário ou inerentes ao tipo de insulina (curta duração do efeito), dose insuficiente, espécie da qual provém a insulina e frequência de administração. Relaciona-se, ainda, com a efetividade do hormônio que está sofrendo antagonismo em virtude de inflamações, infecções, neoplasias ou desordens hormonais intercorrentes.[2,6,10,46] Todas essas causas devem ser criteriosamente investigadas antes de se tomar qualquer decisão a respeito da terapia insulínica.

A inadequada absorção de insulina não é uma complicação comum da aplicação subcutânea, a menos que o paciente esteja desidratado, quando, então, existe redução no fluxo sanguíneo periférico, diminuindo a mobilização de insulina do seu local de aplicação.[6] Reações alérgicas no local da injeção são incomuns em cães, mas, quando ocorrem, a inflamação e o edema local prejudicam a absorção de insulina, sendo então indicado variar o local das aplicações, trocar a espécie de insulina por uma mais homóloga, no caso pela suína, ou por uma preparação mais purificada. A insulina deve sempre ser aplicada no dorso, por via subcutânea, variando o local de aplicação para evitar a formação de lipodistrofia no local, fenômeno associado ao desenvolvimento de hipertrofia de tecido adiposo no local da aplicação com consequente prejuízo na absorção sistêmica de insulina. Quando é identificado um paciente com lipodistrofia que apresenta descontrole dos sinais clínicos, normalmente, a modificação do local das aplicações é suficiente para restabelecer uma resposta clínica satisfatória sem modificação na dose de insulina.

Efeito Somogyi ou rebote hiperglicêmico

O efeito Somogyi, ou rebote hiperglicêmico (hiperglicemia induzida por hipoglicemia), é um fenômeno decorrente de sobredose de insulina com consequente hipoglicemia.[6,10] Caracteriza-se por um fenômeno fisiológico em resposta à redução muito rápida da glicemia, independentemente do nadir ou, então, em resposta à glicemia menor que 65 mg/dℓ. Nessas situações, são estimulados diversos mecanismos fisiológicos que interferem no efeito da insulina e estimulam a produção de glicose hepática, principalmente a liberação de epinefrina e glucagon, os quais não somente estimulam a produção de glicose como também diminuem a utilização periférica dela.[6] Dependendo da intensidade da hipoglicemia ou da velocidade de redução da glicemia, cortisol e GH também passam a ser secretados, mantendo a resposta hiperglicêmica iniciada pelo glucagon e pela epinefrina. Dessa maneira, observa-se, após o episódio hipoglicêmico, eventualmente na manhã seguinte, marcada hiperglicemia (400 a 800 mg/dℓ) com glicosúria (Figura 199.7). Frequentemente o proprietário não observa sinais de hipoglicemia que tenham provocado tal resposta.[6] Apesar de ser um

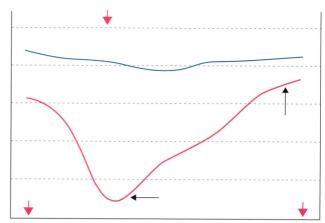

Figura 199.7 Efeito Somogyi. Gráfico representativo das flutuações na glicemia após indução de um efeito Somogyi. Rápida redução da glicemia, ou redução a um valor muito baixo, induz a liberação de epinefrina e glucagon, provocando rebote hiperglicêmico que pode ser perpetuado por alguns dias em decorrência da secreção tardia de cortisol e hormônio de crescimento (dia 1 – linha rosa). O somatório dos efeitos dos hormônios contrarregulatórios mantém resistência insulínica intensa e glicemia elevada, apesar da manutenção das aplicações de insulina na mesma dose que provocou o rebote (dias 2 a 4 – linhas azuis). Aos poucos as glicemias vão se normalizando até que um novo rebote é estimulado (dia 5 – linha rosa).

fenômeno identificável com monitoramento glicêmico regular pelos tutores, não há evidências científicas que comprovem os mecanismos acima sugeridos.[10]

A terapia para o fenômeno Somogyi envolve a redução na dose de insulina em 10 a 25% (reduzir 1 a 5 U) ou, em alguns casos, o reinício da terapia insulínica com 0,25 U/kg, 2 vezes/dia. É recomendada a reavaliação do paciente após 3 a 7 dias, uma vez que esse fenômeno pode induzir resistência à insulina por um período de 24 a 72 horas.[6] Quando um nadir superior a 80 mg/dℓ for documentado, potencialmente não haverá influência de hormônios contrarregulatórios, e o real efeito da dose de insulina ficará evidente.[10] Nesses casos, questiona-se o proprietário sobre a melhora clínica do animal. Caso não tenha havido melhora, é possível seguir com a redução gradual da dose ou recomeçar com uma dose de 0,25 U/kg. No entanto, se após redução da dose o cliente informar piora da poliúria e da polidipsia, a sobredose de insulina passa a ser uma causa menos provável para o descontrole, devendo-se pesquisar outras causas.[6]

A duração prolongada do efeito da insulina, com sobreposição de efeito entre uma dose e outra, e ajustes na dose de insulina baseados na glicosúria matinal pelos proprietários são fatores frequentemente envolvidos na ocorrência do fenômeno Somogyi, e deve ser suspeito em qualquer animal que demonstre controle glicêmico deficiente e/ou com elevadas concentrações séricas de frutosamina, apesar de receber doses elevadas de insulina (p. ex., 1 U/kg ou mais).[6] Do ponto de vista de avaliação glicêmica, é fácil suspeitar de Somogyi naqueles pacientes que historicamente alternam glicemias menores que 80 mg/dℓ com glicemias maiores que 400 mg/dℓ. Outro indicativo da ocorrência de Somogyi é naqueles pacientes que exibem curvas glicêmicas que começam com valores elevados (p. ex., 400 mg/dℓ) e que, após 2 a 3 horas da aplicação da insulina, reduzem para 100 mg/dℓ, por exemplo (Figura 199.6). Nesses pacientes, frequentemente o problema é um efeito retardado da insulina que provoca, após a aplicação da noite, hipoglicemia seguida de Somogyi, além de ocasionar hiperglicemia matinal. Apesar de ser uma ocorrência relativamente imprevisível, esses animais frequentemente apresentam valores de frutosamina bastante elevados, indicando descontrole do tratamento.[6]

O efeito Somogyi é difícil de ser demonstrado por meio de curvas glicêmicas seriadas, apesar de ser o melhor método para identificá-lo. Caso uma curva seja realizada no dia de ocorrência do fenômeno, ficará clara a hipoglicemia seguida de hiperglicemia ou a queda brusca na concentração de glicose provocando hiperglicemia em seguida. Contudo, como esse efeito hiperglicemiante associado à secreção de hormônios antagônicos à insulina pode durar por dias, nos dias seguintes à ocorrência do fenômeno as curvas glicêmicas seriadas podem somente mostrar a existência de um quadro de resistência que vai diminuindo lentamente até nova ocorrência de hipoglicemia (Figura 199.7).[6]

Anticorpos anti-insulina

A produção de anticorpos anti-insulina em cães diabéticos apresenta impacto deletério na efetividade da insulina, prejudica o controle glicêmico e, em casos extremos, provoca séria resistência à insulina, apesar de alguns animais com anticorpos anti-insulina manterem-se estáveis.[6,45] A presença desses anticorpos também tem a capacidade de causar flutuações erráticas e imprevisíveis na glicemia.[6] Anticorpos contra insulina podem afetar a farmacocinética da insulina exógena administrada por diversos mecanismos, por exemplo, prejudicando a farmacodinâmica como um carreador ou inibindo seu efeito por neutralização. Esses anticorpos desenvolvem-se em alguns animais após o início da terapia insulínica, em resposta a aplicações repetidas do hormônio, para promover o controle glicêmico. No entanto, alguns animais não desenvolvem esses anticorpos, provavelmente devido à indução de tolerância do sistema imune à proteína exógena que está sendo administrada diariamente.[45] A estrutura e a sequência de aminoácidos da insulina injetada influenciam a formação de anticorpos, embora a conformação estrutural dos epítopos da molécula pareça ser mais importante do que a simples sequência de aminoácidos.[6] Apesar de incomum, anticorpos anti-insulina devem ser suspeitos em cães com controle glicêmico precário, nos quais a causa para tal não é identificada. Em cães, a insulina suína é a menos antigênica por apresentar sequência de aminoácidos idêntica à da insulina canina. A insulina humana difere em apenas um aminoácido, já a bovina, em dois, sendo a mais imunogênica e a menos indicada para uso em cães diabéticos.[6,45] Um estudo mais recente, realizado com cães diabéticos em tratamento com diferentes formulações de insulina NPH há pelo menos 2 semanas, documentou uma prevalência de anticorpos anti-insulina em 16% dos pacientes, com uma tendência de precisarem de doses maiores (média 0,81 U/kg variando de 0,75 a 1,35 U/kg) que os diabéticos que não desenvolveram anticorpos anti-insulina (média 0,78 U/kg variando de 0,1 a 1,25 U/kg). No entanto, os autores não conseguiram determinar o impacto da presença dos anticorpos anti-insulina no controle glicêmico dos pacientes.[63]

Resistência insulínica

A resistência insulínica é uma condição na qual uma quantidade normal de insulina produz uma resposta biológica subnormal; pode ser decorrente de problemas antes da interação da insulina com seu receptor, no receptor ou, ainda, nas cascatas fosforilativas pós-receptor.[6] Os defeitos pré-receptor são resultantes de redução na quantidade de insulina metabolicamente ativa, incluindo aumento na degradação da insulina e anticorpos anti-insulina. Os defeitos de receptor incluem decréscimo na concentração de receptores de insulina na membrana plasmática ou menor afinidade de ligação hormônio-receptor, ambos levando à redução na atividade tirosinoquinase do receptor. Os defeitos pós-receptor incluem reduzida concentração e fosforilação de substrato do receptor de insulina (IRS, do inglês *insulin receptor substrate*) 1 e 2, fosfatidil-inositol 3-OH quinase, mutações nos transportadores de glicose, alterações tecido-específicas na produção de GLUT 4, defeitos na translocação intracelular de GLUT 4 ou, ainda, defeitos na vias de sinalização e enzimas intracelulares.[4,6,7] Apesar de ser desconhecido o papel de alterações nos receptores ou no pós-receptor no DMC, foram demonstradas alterações na concentração e na afinidade dos receptores de insulina em cadelas em estro, diestro ou com hiperplasia endometrial cística piometra, além de menor atividade tirosinoquinase durante o estro, diestro e piometra, fatores que justificam o ciclo estral como causadores de resistência insulínica.[19,64,65]

Considera-se a ocorrência de resistência insulínica quando há altas glicemias com pouca redução após administração de insulina, o que pode ser causado por doença intercorrente ou medicações.[2] A resistência à insulina também pode ser suspeita quando não se consegue reduzir a glicemia a valores abaixo de 300 mg/dℓ, mesmo com doses de insulina superiores a 1,5 U/kg em uma curva glicêmica seriada, assim como quando o controle glicêmico é errático e há necessidade de constantes alterações na dose de insulina dentro de semanas, na tentativa de manter o adequado controle glicêmico.[6] É importante ressaltar que hiperglicemia por estresse, fenômeno Somogyi, problemas com a terapia insulínica e doenças intercorrentes também podem levar à resistência insulínica. Em cães não diabéticos, nos quais se está investigando a ocorrência de resistência à insulina, podem ser aplicadas fórmulas simples, como o índice insulinogênico, que correlaciona a insulinemia e a glicemia (II = insulinemia (mcg/mℓ)/glicemia (mg/dℓ); valores maiores que 0,25 sugerem hiperinsulinemia relativa. Além desse, outros índices de sensibilidade à insulina podem ser utilizados com esse fim.[66]

De maneira geral, qualquer moléstia inflamatória, neoplásica, infecciosa ou hormonal pode provocar um quadro de resistência à insulina.[6] As causas mais comuns de resistência à insulina secundária a doenças em cães foram identificadas: hipercortisolismo, infecções urinárias, pancreatite, hipotireoidismo, piodermite, infecções respiratórias, obesidade, hiperlipidemia, diestro, piometra, periodontite grave e insuficiência renal.[6,10,46] Desse modo, é interessante pesquisar essas possíveis causas de resistência perante os pacientes com dificuldades de controlar a glicemia com dose de insulina menor que 1 U/kg. O tratamento é voltado contra a doença que está provocando a resistência. Assim, espera-se que uma dose de insulina que antes era ineficaz passe a ser eficiente à medida que a doença subjacente for controlada (p. ex., melhor controle glicêmico após introdução de trilostano em um paciente com hipercortisolismo). Ajustes na insulinoterapia são necessários antes (aumento de dose) e após a resolução do quadro de resistência (redução da dose) obviamente, a fim de evitar complicações como cetoacidose e hipoglicemias, respectivamente.[6,10]

COMPLICAÇÕES CRÔNICAS DO DIABETES *MELLITUS* CANINO

As complicações resultantes do diabetes *mellitus* (cataratas) ou do tratamento (hipoglicemia) são bastante comuns em cães, sendo a formação de cataratas a mais comum. Pancreatite crônica, infecções recorrentes nos tratos urinário e respiratório e na pele, hipoglicemia e cetoacidose também são frequentemente observadas.[6,31,32] Complicações crônicas comuns do diabetes em humanos e relatadas há décadas, como retinopatia, neuropatia, angiopatia, miocardiopatia e coagulopatia diabéticas, entre outras, não são comuns em cães diabéticos.[6]

Cataratas

Entre as doenças metabólicas e sistêmicas, o DM é a que mais frequentemente leva à formação de cataratas. A formação de catarata diabética normalmente é rápida e bilateral sem terapia insulínica e surge logo após o começo do desequilíbrio metabólico.[67] Essa é considerada a complicação crônica mais comum em cães diabéticos, identificada em 66% de uma população de 200 cães diabéticos e com maior incidência nas raças Poodle e Schnauzer.[67] A formação de cataratas é um processo irreversível, uma vez que se tenha iniciado, e isso pode ocorrer com muita rapidez, o que está diretamente ligado ao grau de hiperglicemia.[6] Clinicamente, os cães podem evoluir de visão normal para a cegueira em um período de dias, meses ou anos, de acordo com a capacidade de manter as glicemias controladas, e, também, potencialmente, de acordo com fatores individuais relacionados ao metabolismo do cristalino de cada paciente.[6]

O metabolismo normal do cristalino é mantido por transporte facilitado de glicose e outros metabólitos que penetram livremente na lente a partir do humor aquoso. A concentração normal de glicose no cristalino é cerca de 10% a concentração no humor aquoso. Dentro do cristalino, a glicose é convertida, de modo anaeróbico, pela enzima hexoquinase em ácido láctico, que pode sair livremente da lente. No entanto, esse sistema é facilmente saturado por altas concentrações de glicose, passando a utilizar a via do poliol. A alta concentração de glicose no cristalino aumenta a atividade da enzima aldose redutase, que reduz a glicose a sorbitol, e que então é convertido a frutose pela enzima sorbitol desidrogenase. Como o sorbitol (álcool) e a frutose (aldeído) não são livremente permeáveis na membrana celular e atuam como potentes agentes hidrofílicos, ocorre aporte de água para dentro do cristalino, causando edema (catarata intumescente) e rompimento das fibras das lentes, formando a catarata com aspecto de linhas de suturas em Y, típica do DMC (Figura 199.8).[68]

Bom controle glicêmico e flutuações mínimas de glicemia ajudam a evitar e atrasar a ocorrência de cataratas, e cães com problemas em estabelecer tal controle estão sob risco de desenvolver cataratas a despeito de estarem fazendo terapia insulínica. No entanto, praticamente todos os cães diabéticos desenvolverão cataratas ao longo dos meses/anos de tratamento. O uso tópico de um inibidor da enzima aldose-redutase, comercializado no exterior (Kinostat®), apresentou efeito favorável na inibição do desenvolvimento de catarata em cães diabéticos, assim como a suplementação oral de inibidores da enzima aldose-redutase também se mostrou eficaz em retardar a ocorrência dessa complicação. Nesse sentido, a suplementação de ácido alfa lipoico na dose de 2 mg/kg/dia, VO, manteve o grupo tratado livre de catarata por cerca de 4 meses a mais que o grupo controle.[69] Uma vez que o animal esteja cego em decorrência do processo, a necessidade de um rigoroso controle glicêmico não é mais necessária.[6] A visão é recuperada em 75 a 80% dos cães submetidos à remoção das cataratas. Fatores como controle glicêmico, atrofia e degeneração retiniana, e presença de uveíte induzida pela catarata afetam o sucesso da cirurgia.[70]

Uveíte induzida pelo cristalino

Durante a formação da catarata e a posterior reabsorção, as proteínas das lentes são expostas ao sistema imune local ocular, resultando em inflamação e uveíte. O tratamento dessa alteração consiste na diminuição da reação inflamatória e na prevenção da ocorrência de danos intraoculares.[70] Os corticosteroides oftálmicos são os fármacos mais comumente utilizados no tratamento de inflamações oculares. No entanto, essas preparações podem ser absorvidas sistemicamente e causar antagonismo à insulina, interferindo no controle glicêmico, especialmente em cães *toy* e miniatura. Como alternativa menos potente, porém sem interferências no controle glicêmico, podem ser utilizados anti-inflamatórios oftálmicos não esteroides ou ciclosporina.[6]

Hipertensão arterial sistêmica e cardiomiopatia diabética

O diabetes é causa comum de hipertensão em humanos e em animais. O mecanismo parece estar associado a vasculopatia e aumento da resistência vascular periférica.[71] Possíveis mecanismos envolvidos no desenvolvimento de hipertensão em cães diabéticos incluem distúrbios no metabolismo de lipídios, levando à redução na complacência vascular e à hiperfiltração glomerular generalizada.[6] Em cães, a hipertensão sistêmica é um achado comum, documentado em 24 a 67% dos pacientes de acordo com o estudo.[72] Em geral observa-se associação entre a hipertensão, a duração do diabetes e o aumento na relação albumina-creatinina na urina, bem como a pressão diastólica e a sanguínea médias podem ser maiores em cães com maior duração da doença.[6] Além disso, a insulina por si pode contribuir para hipertensão por meio de um efeito de retenção de sódio.[73] Em um estudo sobre parâmetros cardiovasculares em cães diabéticos documentou-se uma correlação positiva entre valores de frutosamina e de pressão arterial sistólica, apesar de que o tempo de tratamento para diabetes não influenciou os resultados dos parâmetros cardiovasculares avaliados; da mesma forma, não foi possível documentar alterações de troponina I nesses pacientes, afastando a existência de uma cardiomiopatia diabética como documentado em humanos.[74] É indicado o início de tratamento naqueles casos com pressão arterial consistentemente maior que 160 mmHg.[6]

Nefropatia diabética

A nefropatia diabética em cães é um fenômeno pouco caracterizado, e as anormalidades histológicas encontradas incluem glomerulonefropatia membranosa com fusão dos processos podais, engrossamento de membrana basal de glomérulos e túbulos, aumento no material da matriz mesangial, presença de depósitos subendoteliais, fibrose glomerular e glomeruloesclerose.[6] A anormalidade inicial pode ser hipertensão glomerular

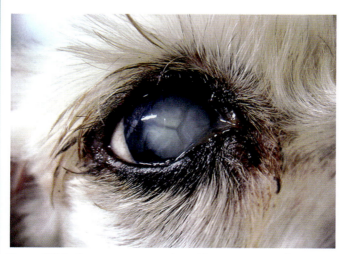

Figura 199.8 Catarata em um paciente já em terapia insulínica, com aspecto típico de catarata diabética, formando linhas de sutura em "Y". Apesar do bom controle crônico da doença, houve a formação de catarata após meses do início do tratamento.

crônica e hiperperfusão renal decorrentes da hiperglicemia crônica. Assim, o aumento na pressão glomerular resulta no depósito de proteínas no mesângio. A expansão do mesângio invade o espaço subendotelial, reduzindo o lúmen dos capilares glomerulares, o que leva a um declínio na taxa de filtração glomerular e, no fim, à glomeruloesclerose e à doença renal crônica.[6] Cães com mais de 2 anos de doença que tenham glicemia fracamente controlada podem sofrer esclerose glomerular.

A nefropatia diabética apresenta-se, normalmente, com alterações tipo proteinúria grave (albuminúria) devido à disfunção glomerular, progredindo conforme o dano glomerular, à ocorrência de azotemia e uremia. No ápice de desenvolvimento da fibrose glomerular, ocorre insuficiência renal oligúrica e anúrica. Não há tratamento específico para a nefropatia diabética, além de adequado controle glicêmico, manejo médico conservador da insuficiência renal e controle da hipertensão sistêmica associados às demais diretrizes recomendadas para doentes renais crônicos proteinúricos.[6,75]

PROGNÓSTICO

Em geral, o prognóstico para cães diabéticos depende, em parte, do compromisso do proprietário em tratar a doença, da facilidade de controlar a glicemia e da presença e reversibilidade de doenças intercorrentes, assim como de se evitarem as complicações crônicas associadas a diabetes. Pacientes com diabetes vivem, em média, 2 a 3 anos,[2,76,77] porém os que sobrevivem aos primeiros 6 meses podem facilmente viver mais do que 5 anos com a doença se houver adequado cuidado dos proprietários, avaliações frequentes pelo veterinário, além de uma boa comunicação entre os proprietários e o clínico.[76] Desse modo, cães diabéticos podem ter vida relativamente normal e, eventualmente, até remissão pode ser alcançada.[13] O diabetes *per se* não reduz a expectativa de vida desde que se mantenha um rígido controle glicêmico.[6] Alguns fatores podem predizer um risco de menor expectativa de vida, como a coexistência de hipercortisolismo[23] ou hematócrito elevado e hiperfosfatemia.[77] No entanto, na opinião do autor deste capítulo, o principal aspecto que poderá determinar uma maior sobrevida é a tríade representada pela cooperação do paciente para um tratamento adequado (permissivo com as injeções e aferições de glicose e que aceita o alimento terapêutico), a dedicação do tutor em seguir as recomendações e regras terapêuticas, e o conhecimento e empatia do veterinário responsável pelo caso para adequar o tratamento a realidade do tutor.

REFERÊNCIAS BIBLIOGRÁFICAS

1. Rosenfeld L. Insulin: discovery and controversy. Clin Chem. 2002; 48(12):2270-88.
2. Fleeman LM, Rand JS. Management of canine diabetes. Vet Clin North Am Small Anim Pract. 2001;31(5):855-79.
3. Rand JS, Fleeman LM, Farrow HA, Appleton DJ, Lederer R. Canine and feline diabetes mellitus: nature or nurture? J Nutr. 2004;134:2072S-80S.
4. Griffin JE, Ojeda SR. Textbook of endocrine physiology. 5. ed. New York: Oxford; 2004.
5. Kaneko JJ, Harvey JW, Bruss ML. Clinical biochemistry of domestic animals. 6. ed. London: Elsevier; 2008.
6. Feldman EC, Nelson RW, Reusch C, Scott-Moncrieff JCR, Behrend E. Canine and feline endocrinology. 4. ed. St. Louis: Saunders; 2015.
7. Saltiel AR, Kahn CR. Insulin signalling and the regulation of glucose and lipid metabolism. Nature. 2001;414:799-806.
8. Gillor C, Niessen SJM, Furrow E, DiBartola SP. What's in a name? Classification of diabetes mellitus in veterinary medicine and why it matters. J Vet Inter Med. 2016;30:927-40.
9. World Health Organization. Classification of diabetes mellitus. 2019;1-40.
10. Behrend E, Holford A, Lathan P, Rucinsky R, Schulman R. 2018 AAHA Diabetes Management Guidelines for Dogs and cats. J Am Anim Hosp Assoc. 2018;54:1-21.

11. Catchpole B, Kennedy LJ, Davison LJ, Ollier WER. Canine diabetes melittus: from phenotype to genotype. J Small Anim Pract. 2008;49:4-10.
12. Nelson RW, Reusch CE. Classification and etiology of diabetes in dogs and cats. J Endocrinol. 2014;222(3):T1-9.
13. Pöppl AG, Mottin TS, González FHD. Diabetes mellitus remission after resolution of inflammatory and progesterone-related conditions in bitches. Res Vet Sci. 2013;94(3):471-3.
14. Greco DS. Diagnosis of diabetes mellitus in dogs. Vet Clin North Am Small Anim Pract. 2001;31(5):844-53.
15. Cai SV, Famula TR, Oberbauer AM, Hess RS. Heritability and complex segregation analysis of diabetes mellitus in American Eskimo Dogs. J Vet Intern Med. 2019;33(5):1926-34.
16. Hoenig, M. Comparative aspects of diabetes mellitus in dogs and cats. Mol Cell Endocrinol. 2002;197(1-2):221-9.
17. Davison LJ. Diabetes mellitus and pancreatitis – cause or effect? J Small Anim Pract. 2015;56(1):50-9.
18. Rijnberk A, Kooistra HS, Mol JA. Endocrine diseases in dogs and cats: similarities and differences with endocrine diseases in humans. Growth Horm IGF Res. 2003;13(Suppl A):S158-64.
19. Pöppl AG, Araujo GG. Diestro e diabetes mellitus canina: o que há de novo? MedVep – Rev Cientif Med Vet – Peq Anim Anim Estim. 2010;8(27):704-13.
20. Guptill L, Glickman L, Glickman N. Time trends and risk factors for diabetes mellitus in dogs: analysis of veterinary medical data base records. Vet J. 2003;165(3):240-7.
21. Fall T, Hamlin HH, Hedhammar A, Kämpe O, Egenvall A. Diabetes mellitus in a population of 180,000 insured dogs: incidence, survival and breed distribution. J Vet Int Med. 2007;21(6):1209-16.
22. Pöppl AG, González FHD. Aspectos epidemiológicos e clínico-laboratoriais da diabetes mellitus em cães. Acta Sci Vet. 2005;33(1):33-40.
23. Miceli DD, Pignataro OP, Castillo VA. Concurrent hyperadrenocorticism and diabetes mellitus in dogs. Res Vet Sci. 2017;115:425-31.
24. Heeley AM, O'Neill DG, Davison LJ, Church DB, Corless LK, Brodbelt DC. Diabetes mellitus in dogs attending UK primary-care practices: frequency, risk factors and survival. Canine Medicine Genetic. 2020;7:6.
25. Yoon S, Fleeman LM, Wilson BJ, Mansfield CS, McGreevy P. Epidemiological study of dogs with diabetes mellitus attending primary care veterinary clinics in Australia. Vet Rec. 2020;187(3):e22.
26. Neuvians TP, Berger M. Diabetes care in cats and dogs. Diabet Med. 2002;19:77-9.
27. Hess RB, Kass PH, Ward CR. Breed distribution of dogs with diabetes mellitus admitted to a tertiary care facility. J Am Vet Med Assoc. 2000;216(9):1414-7.
28. Klinkenberg H, Sallander MH, Hedhammar A. Feeding, exercise and weigth identified as risk factors in canine diabetes mellitus. J Nutr. 2006;136(7Suppl):1985S-7S.
29. Pöppl AG, Carvalho GLC, Vivian IF, Corbellini LG, González FHD. Canine diabetes mellitus risk factors: A matched case-control study. Res Vet Sci. 2017;114:469-73.
30. Wejdmark AK, Bonnett B, Hedhammar Å, Fall T. Lifestyle risk factors for progesterone related diabetes mellitus in elkhounds – a case – control study. J Small Anim Pract. 2011;52(5):240-5.
31. Hess RS, Saunders HM, Van Winkle TJ, Ward CR. Concurrent disorders in dogs with diabetes mellitus: 221 cases (1993–1998). J Am Vet Med Assoc. 2000;217(8):1166-73.
32. Peikes H, Morris DO, Hess RS. Dermatologic disorders in dogs with diabetes mellitus: 45 cases (1986–2000). J Am Vet Med Assoc. 2001;219(2):203-8.
33. Weese SJ, Blondeau J, Boothe D, Guardabassi LG, Gumley N, Papich M et al. International Society for Companion Animal Infectious Diseases (ISCAID) guidelines for the diagnosis and management of bacterial urinary tract infections in dogs and cats. Vet J. 2019;247:8-25.
34. Behrend EN. Update on drugs used to treat endocrine diseases in small animals. Vet Clin Small Anim. 2006;36(5):1087-105.
35. Sako T, Mori A, Lee P, Oda H, Saeki K, Miki Y et al. Time-actions profiles of insulin detemir in normal and diabetic dogs. Res Vet Sci. 2011;90(3):396-403.
36. Mori A, Sako T, Lee P, Motoike T, Iwase K, Kanaya Y et al. Comparison of time-action profiles of insulin glardine and NPH insulin in normal and diabetic dogs. Vet Res Comm. 2008;32(7):563-73.
37. Horn B, Mitten RW. Evaluation of an insulin zinc suspension for control of naturally occurring diabetes mellitus in dogs. Aust Vet J. 2000;78(12):831-4.
38. Fracassi F, Boretti FS, Sieber-Ruckstuhl NS, Reusch CE. Use of insulin glardine in dogs with diabetes mellitus. Vet Rec. 2012;170(2):52.
39. Gillor C, Graves TK. Synthetic insulin analogs and their use in dogs and cats. Vet Clin Small Anim. 2010;40(2):297-307.
40. Schulman RL. Insulin and others therapies for diabetes mellitus. Vet Med. 2003:334-47.
41. Fink H, Herbert C, Gilor C. Pharmacodynamics and pharmacokinetics of insulin
42. detemir and insulin glargine 300 U/mℓ in healthy dogs. Domest Anim Endocrinol. 2018;64:17-30.

43. Oda H, Mori A, Ishii S, Shono S, Onozawa E, Sako T. Time-action profiles of insulin degludec in healthy dogs and its effects on glycemic control in diabetic dogs. J. Vet. Med. Sci. 2018; 80(11):1720-3.

44. Pöppl AG, Oliveira ST, Sortica MS, Ferreira RR, Barbosa PR, Lacerda LA et al. Avaliação clínico-laboratorial de uma preparação de insulina suína lenta no controle de cães diabéticos. Acta Sci Vet. 2006;34(2):125-35.

45. Fleeman LM, Rand JS, Morton JM. Pharmacokinetics and pharmacodynamics of porcine insulin zinc suspension in eight diabetic dogs. Vet Rec. 2009;164:232-7.

46. Davison LJ, Walding B, Herrtage ME, Catchpole B. Anti-insulin antibodies in diabetic dogs before and after treatment with different insulin preparations. J Vet Inter Med. 2008;22:1317-25.

47. Hess RS. Insulin resistance in dogs. Vet Cli Small Anim. 2010;40:309-16.

48. Hess RB, Ward CR. Effect of insulin dosage on glycemic response in dogs with diabetes mellitus: 221 cases (1993-1998). J Am Vet Med Assoc. 2000;216(2):217-21.

49. Van de Maele I, Rogier N, Daminet S. Retrospective study of owners' perception on homemonitoring of blood glucose in diabetic dogs and cats. Can Vet J. 2005;46:718-23.

50. Corradini S, Pilosio B, Dondi F, Linari G, Testa S, Brugnoli F et al. Accuracy of a flash glucose monitoring system in diabetic dogs. J Vet Intern Med. 2016;30(4):983-8.

51. Graham PA, Maskell IE, Rawlings JM, Nash AS, Markwell PJ. Influence of a high fibre diet on glycaemic control and quality of life in dogs with diabetes mellitus. J Small Anim Pract. 2002;43:67-73.

52. Teixeira FA, Brunetto MA. Nutritional factors related to glucose and lipid modulation in diabetic dogs: literature review. Braz J Vet Res Anim Sci. 2017;54(4):330-41.

53. Teixeira FA, Machado DP, Jeremias JT, Queiroz MR, Pontieri CFF, Brunetto MA. Effects of pea with barley and less-processed maize on glycaemic control in diabetic dogs. Br J Nutr. 2018;120(7):777-86.

54. Teixeira FA, Machado DP, Jeremias JT, Queiroz MR, Pontieri CFF, Brunetto MA. Starch sources influence lipidaemia of diabetic dogs. BMC Vet Res. 2020; 16(1):2.

55. German AJ, Hervera M, Hunter L, Holden SL, Morris PJ, Biourge V et al. Improvement in insulin resistance and reduction in plasma inflammatory adipokines after weigth loss in obese dogs. Dom An Endocri. 2000;37:214-26.

56. Koivisto V, Soman V, Nadel E, Tamborlane WV, Felig P. Exercise and insulin: insulin binding, insulin mobilization, and counterrregulatory hormone secretion. Fed Proc. 1980; 39:1481-6.

57. Chibalin AV, Jeffrey MY, Ryder JW, Song XM, Galuska D, Krook A et al. Exercise-induced changes in expression and activity of proteins involved in insulin signal transduction in skeletal muscle: differential effects on insulin-receptor substrates 1 and 2. Proc Nat Acad Sci. 2000;97(1):38-43.

58. Bennett N. Monitoring techniques for diabetes mellitus in the dog and the cat. Clin Tech Small Anim Pract. 2002;17(2);65-9.

59. Brito-Casillas Y, Figueirinhas P, Wiebe JC, López-Ríos L, Pérez-Barreto D, Melián C et al. ISO-Based assessment of accuracy and precision of glucose meters in dogs. J Vet Intern Med. 2014;28:1405-13.

60. Kim NA, An J, Jeong JK, Ji S, Hwang SH, Lee HS et al. Evaluation of a human glycated hemoglobin test in canine diabetes mellitus. J Vet Diagn Invest. 2019;31(3):408-14.

61. Del Baldo F, Magna L, Dondi F, Maramieri P, Catrina OM, Corradini S et al. Comparison of serum fructosamine and glycated hemoglobin values for assessment of glycemic control in dogs with diabetes mellitus. Am J Vet Res. 2020;81(3):233-42.

62. Pöppl AG, Valle SF, Bianchi SP, Moresco MB, Carvalho GLC. Avaliação do desempenho de três glicosímetros portáteis para mensuração de glicemia em cães: um estudo piloto. Veterinary&Science. 2015;9:37-40.

63. Fleeman LM, Rand JS. Evaluation of day-to-day variability of serial blood glucose concentration curves in diabetic dogs. J Am Vet Med Assoc. 2003;222:317-21.

64. Lester M, O'Kell AL. Exploratory analysis of anti-insulin antibodies in diabetic dogs receiving recombinant human insulin. J Small Anim Pract. 2020;61(4):236-40.

65. Pöppl AG, Valle SC, González FHD, Beck CAC, Kucharski LC, Da Silva RSM. Estrus cycle effect on muscle tyrosine kinase activity in bitches. Vet Res Commun. 2012; 36:81-4.

66. Pöppl AG, Valle SC, González FHD, Kucharski LC, Da Silva RSM. Insulin binding characteristics in canine muscle tissue: effects of the estrous cycle phases. Pesq Vet Bras. 2016:6(8):761-6.

67. Pöppl AG, Lasta CS, González FHD, Kucharski LC, Da Silva RSM. Índices de sensibilidade à insulina em fêmeas caninas: efeito do ciclo estral e da piometra. Acta Sci Vet. 2009;37(4):341-50.

68. Beam S, Correa MT, Davidson MG. A retrospective-cohort study on the development of cataracts in dogs with diabetes mellitus: 200 cases. Vet Ophtha. 1999;2(3):169-72.

69. Plummer CE, Specht A, Gelatt KN. Ocular manifestation of endocrine disease. Compendium. 2007:733-43.

70. Williams DL. Effect of oral alpha lipoic acid in preventing the genesis of canine diabetic cataract: A preliminary study. Vet Sci. 2017;4(18):1-6.

71. Bagley LH, Lavach JD. Comparison of postoperative phacoemulsification resultus in dogs with and without diabetes mellitus: 153 cases (1991-1992). J Am Vet Med Assoc. 1994;205(8):1165-9.

72. Novellas R, Gopegui RR, Espada Y. Determination of renalvascular resistance in dogs with diabetes mellitus and hyperadrenocorticism. Vet Rec. 2008;163:592-6.

73. Acierno MJ, Brown S, Coleman AE, Jepson RE, Papich M, Stepien RL et al. ACVIM consensus statement: Guidelines for the identification, evaluation, and management of systemic hypertension in dogs and cats. J Vet Intern Med. 2018;32(6):1803-22.

74. Brands MW, Manhiani MM. Sodium-retaining effect of insulin in diabetes. Am J Physiol Regul Integr Comp Physiol. 2012;303(11):R1101-9.

75. Soares FAC, Machado L, Carvalho GLC, González FHD, Pöppl AG. Cardiac troponin I, fructosamine, and cardiovascular parameters in dogs with diabetes mellitus. Austral J Vet Sci. 2018;50:129-33.

76. Vaden SL, Elliott J. Management of proteinuria in dogs and cats with chronic kidney disease. Vet Clin Small Anim. 2016;46:1115-30.

77. Pöppl AG, Meyrer B, Costa E, Hein H, Corbellini LG, González FD. Analytical accuracy of the owner's perception about exposition to risk factors for canine diabetes mellitus, and survival after its diagnosis at southern Brazil. Acta Sci Vet. 2013;41:1116(1-13).

78. Tardo AM, Del Baldo F, Dondi F, Pietra M, Chiocchetti R, Fracassi F. Survival estimates and outcome predictors in dogs with newly diagnosed diabetes mellitus treated in a veterinary teaching hospital. Vet Rec. 2019;185(22):692.

200
Cetoacidose Diabética

Ricardo Duarte Silva

INTRODUÇÃO

A cetoacidose diabética (CAD) é uma das complicações mais graves do diabetes *mellitus* em pequenos animais, sendo considerada uma emergência médica caracterizada por alterações metabólicas extremas, incluindo hiperglicemia, acidose metabólica, cetonemia, desidratação e perda de eletrólitos. A CAD ocorre quando há uma deficiência de insulina combinada a um excesso de hormônios hiperglicemiantes (catecolaminas, glucagon, cortisol e GH).[1,2] A mortalidade decorrente da cetoacidose diabética em cães é de aproximadamente 30 a 40%.[1]

FISIOPATOGENIA

Na ausência de insulina efetiva, ocorre a quebra de triglicerídios em ácidos graxos livres e glicerol (lipólise). O glicerol fornece o esqueleto carbônico para síntese de glicose no processo denominado "gliconeogênese", que ocorre no fígado e é especificamente estimulado pelo aumento das concentrações séricas do glucagon e pela hipoinsulinemia. O catabolismo proteico e a redução da síntese de proteínas, também resultantes do aumento da concentração sérica do glucagon e da diminuição da concentração da insulina, promovem o aumento dos aminoácidos circulantes, que servem como substrato para a gliconeogênese. Outros hormônios contrarreguladores contribuem para a fisiopatogenia da CAD, primariamente por promoverem antagonismo da ação da insulina em tecidos periféricos e, também, por estimularem a conversão do glicogênio em glicose (glicogenólise). Atribui-se, assim, o desenvolvimento da hiperglicemia ao aumento da gliconeogênese e glicogenólise hepáticas e ao uso inadequado da glicose pelos tecidos periféricos.[2]

A lipólise é mediada pela lipase-hormônio-sensível, cuja ação é também especificamente estimulada pelo aumento na relação glucagon:insulina.[3] Os ácidos graxos livres produzidos pela lipólise são utilizados nos tecidos periféricos como substrato de energia e, na dependência de sua concentração plasmática, também são assimilados pelo fígado, onde são convertidos em acil-CoA, que é oxidada, formando a acetil-CoA. Em condições de hipoinsulinemia a acetil-CoA é condensada à acetoacetil-CoA, formando o ácido acetoacético que, na presença do NADH, é reduzido a ácido β-hidroxibutírico. A acetona é formada a partir da descarboxilação espontânea do ácido acetoacético.[3] Em pH fisiológico, os ácidos acetoacético e β-hidroxibutírico se dissociam e os íons hidrogênio resultantes são tamponados, principalmente pelo bicarbonato plasmático. Entretanto, a carga de íons hidrogênio gerada durante a produção exagerada dos corpos cetônicos, como ocorre na CAD, rapidamente esgota a capacidade dos sistemas de tamponamento do sangue, resultando em cetose e acidose metabólica.[4]

A hiperglicemia e a cetose determinam o desenvolvimento de diurese osmótica devido à glicosúria e à eliminação de ânions cetônicos e de eletrólitos (potássio, sódio, cloro e fósforo) pela urina. A perda de água pela urina e as perdas adicionais de líquidos por êmese e hiperventilação contribuem para o desenvolvimento da desidratação. A diminuição do volume intravascular reduz a taxa de filtração glomerular, favorecendo o acúmulo de corpos cetônicos e glicose no sangue.[2] A hipovolemia grave, associada à acidose metabólica e a doenças concorrentes, contribui para o desenvolvimento de insuficiência renal aguda e choque durante a progressão da CAD (Figura 200.1).

FATORES PRECIPITANTES

A deficiência de insulina, que é o evento desencadeador da cetogênese em pacientes diabéticos, pode ser absoluta quando as concentrações plasmáticas de insulina são baixas ou não detectáveis (p. ex., DM não diagnosticado, omissão da insulinoterapia).

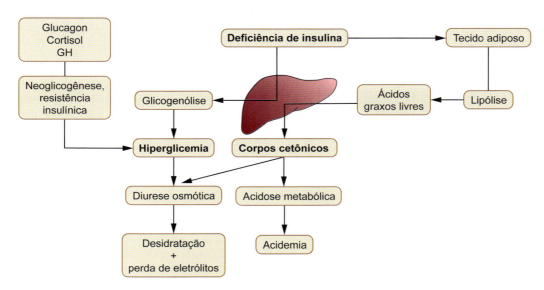

Figura 200.1 Fisiopatogenia simplificada da cetoacidose diabética. GH: hormônio do crescimento.[a]

---

[a]Todas as figuras deste capítulo estão licenciadas por uma licença Creative Commons "Atribuição-Uso Não Comercial-Não a obras derivadas" (http://creativecommons.org/licenses/by-nc-nd/3.0/br/).

Entretanto, alguns animais podem apresentar concentrações de insulina similares às observadas em indivíduos não diabéticos, mas inadequadas (hipoinsulinemia relativa) para a gravidade do quadro de hiperglicemia.[5]

A deficiência relativa de insulina também pode ocorrer em animais diabéticos que recebem a dose adequada de insulina quando há fatores de resistência à insulina, como pancreatite aguda, processos infecciosos (cistite e pneumonia), diestro (em cadelas) e hiperadrenocorticismo. Essas condições, frequentemente associadas à CAD, são fatores reconhecidos de resistência insulínica e podem descompensar o animal diabético por aumentar as concentrações circulantes dos hormônios hiperglicemiantes.

MANIFESTAÇÕES CLÍNICAS E DIAGNÓSTICO

O diagnóstico da CAD, geralmente, é simples. Os cães e gatos com CAD comumente apresentam manifestações clínicas compatíveis com doença metabólica grave, como anorexia, vômitos e prostração (Figura 200.2). Nesse cenário, a detecção de cetonúria ou cetonemia em um animal diabético pode rapidamente confirmar a suspeita de CAD, mas tem poucas implicações na abordagem posterior.

A distinção do diabético com CAD daquele portador de "cetose diabética" é essencial para a abordagem clínica correta. O diagnóstico presuntivo de cetose diabética é reservado ao animal que, apesar de aparentemente sadio, apresenta corpos cetônicos na urina. Manifestações de doença sistêmica – outras que não as atribuídas ao diabetes não tratado ou mal controlado (p. ex., poliúria, polidipsia, polifagia, emagrecimento) – estão ausentes e a acidose metabólica é discreta. Esses animais não requerem terapia intensiva e geralmente podem ser tratados no ambulatório, sem internação.

Para o diagnóstico e a avaliação do quadro de CAD em seres humanos recomenda-se a avaliação da hemogasometria arterial para confirmar a presença de acidemia (pH do sangue arterial < 7,30) ou acidose ([HCO3–] < 15 mEq/ℓ), associada(s) à presença de cetonemia ou cetonúria.[2] Critérios específicos para o diagnóstico da CAD em pequenos animais variam na literatura veterinária.[1,5,6] A hemogasometria também é indicada para avaliação da gravidade do quadro em seres humanos. No Quadro 200.1 está uma proposta para a classificação da cetoacidose diabética em cães, com a ressalva de que a gravidade da CAD depende muito das doenças concomitantes.

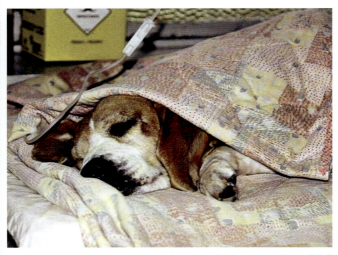

Figura 200.2 Cão prostrado em decorrência de cetoacidose diabética grave.

QUADRO 200.1 Proposta para a classificação da cetose e cetoacidose diabética em cães.

Cetose		Cetoacidose		
		Discreta	Moderada	Grave
Glicemia	> 250 mg/dℓ	> 250 mg/dℓ	> 250 mg/dℓ	> 250 mg/Dl
pH arterial	≥ 7,35	< 7,35	< 7,20	7
[HCO3–]p	≥ 18 mEq/ℓ	15 a 18 mEq/ℓ	10 a 15 mEq/ℓ	< 10 mEq/ℓ
β-OHB	≤ 1,9 mmol/ℓ	> 1,9 mmol/ℓ	> 3,8 mmol/ℓ	> 3,8 mmol/ℓ

A mensuração do β-hidroxibutirato (β-OHB) plasmático na admissão pode fornecer informações adicionais. Baseado em um estudo, cães com plasma β-OHB maior que 1,9 mmol/ℓ são suspeitos de estar em CAD e devem receber acompanhamento ambulatorial e tratamento, até que sejam obtidos os resultados de testes adicionais. Se o β-OHB for maior que 3,8 mmol/ℓ, o diagnóstico de CAD é confirmado e o paciente já deve ser internado para cuidados intensivos.[7] Coincidentemente, uma investigação em seres humanos com CAD sugeriu que o mesmo valor de corte de plasma β-OHB deve ser utilizado para o diagnóstico da CAD utilizando um medidor portátil (MediSense Optium®, Abbott Laboratories).[8] Esse dispositivo já foi validado para utilização em cães.[9]

A utilidade clínica da dosagem do β-OHB em gatos não foi estabelecida. Em um estudo, os autores sugerem que a dosagem de β-OHB pode ser útil para o diagnóstico de DM em gatos com doenças agudas.[10] Um estudo relata que gatos doentes – principalmente aqueles com lipidose hepática – podem ter valores de β-OHB semelhantes aos de gatos com CAD.[11]

Avaliação inicial do paciente

Deve ser realizado exame clínico cuidadoso, com atenção especial à patência das vias respiratórias, função cardiovascular e renal, grau de desidratação e a presença ou não de doenças concomitantes. A avaliação laboratorial inicial deve consistir em exame de urina, hemograma, ureia, creatinina, dosagem de eletrólitos e gasometria ou CO_2 total. Exames complementares devem ser requisitados na dependência do exame clínico e podem incluir radiografia torácica, ultrassom abdominal, culturas microbiológicas etc.

A detecção de doença infecciosa em cães com CAD pode ser complexa. Em um estudo, aproximadamente 60% dos cães tinham leucocitose na admissão, porém processos infecciosos somente foram comprovados em 26% dos casos.[6] Nesse estudo, a leucocitose estava associada ao pH e bicarbonato sanguíneos e, provavelmente, reflete mais a gravidade da CAD do que a presença de infecção; portanto, a decisão de administrar antibióticos ao paciente com CAD deve ser criteriosa. Isso porque muitos pacientes podem ser imunossuprimidos, como aqueles com hiperadrenocorticismo concomitante. Em outros casos, a infecção pode ser o fator de resistência insulínica que precipitou o desenvolvimento da CAD por aumentar as concentrações de hormônios hiperglicemiantes. Alguns autores recomendam a administração de antibióticos de amplo espectro a animais com CAD, porém essa medida é controversa frente à possibilidade da aquisição de infecções multirresistentes no ambiente hospitalar.

A avaliação da função renal é um ponto fundamental para a correta abordagem terapêutica do animal diabético. A hipovolemia grave associada a infecções é um dos principais eventos desencadeadores da insuficiência renal aguda e morte na CAD. De fato, grande parte dos animais cetoacidóticos está azotêmica na apresentação inicial.[12] A simples avaliação da azotemia pode não ser um método seguro para estimar o grau de comprometimento renal. Boa parte desses animais apresenta azotemia pré-renal, decorrente da hemoconcentração, e a concentração plasmática elevada de corpos cetônicos interfere com métodos automatizados empregados na determinação de creatinina sérica, resultando em valores falsamente elevados.[13,14] Portanto, é comum a concentração de ureia e a de creatinina, inicialmente elevadas, normalizarem-se no decorrer do tratamento. Nessas circunstâncias, o monitoramento do fluxo urinário é um importante aliado para melhor avaliação da função renal.

TRATAMENTO

Fluidoterapia

O primeiro passo no manejo do paciente diabético com descompensação hiperglicêmica, após a realização do exame clínico e coleta dos exames laboratoriais pertinentes, é a reidratação. A fluidoterapia beneficia o paciente reduzindo a concentração sérica da glicose e dos hormônios contrarregulatórios, tornando as células do organismo mais responsivas à subsequente insulinoterapia.[1] Há melhora do débito cardíaco e da perfusão renal, facilitando a excreção da glicose e diminuindo o estímulo para secreção de hormônios hiperglicemiantes. Quando a terapia falha em reduzir a glicemia do paciente, é mais provável que tenha ocorrido reposição inadequada de fluidos, e não uma administração insuficiente de insulina.

O objetivo da fluidoterapia inicial é a expansão do volume intravascular para restaurar o volume circulatório. O fluido de escolha no início da terapia é a solução de cloreto de sódio a 0,9% infundido, nas primeiras horas, em uma velocidade suficiente para restabelecimento do equilíbrio hemodinâmico, em geral, 10 a 20 mℓ/kg/h.

Após a correção da hipovolemia, deve ser iniciada a fluidoterapia de reposição/manutenção, calculando-se o volume necessário para abranger o déficit de fluido, manutenção e perdas adicionais (p. ex., êmese, diurese osmótica). Após a introdução da insulinoterapia, quando a glicemia alcançar aproximadamente 250 mg/dℓ devem ser iniciados fluidos contendo glicose (p. ex., glicose 5% em NaCl 0,45%), com o objetivo de manter a glicemia nesse patamar até a estabilização do paciente e remissão da cetonúria.[12]

Insulinoterapia

A insulina regular cristalina é a insulina de escolha para o tratamento dos quadros de descompensação hiperglicêmica. Nesses casos, a insulina regular deve ser administrada por via intramuscular (IM) ou intravenosa (IV). A por via subcutânea (SC) não é indicada em animais desidratados, como é o caso da maioria dos animais cetoacidóticos, devido à baixa perfusão tecidual. Em animais com mais de 10 kg, a dose inicial deve ser baseada no peso (0,25 U/kg na primeira aplicação e, então, 0,12 U/kg a cada hora). Em gatos e cães com menos de 10 kg, a dose é de 2 U, IM na primeira aplicação e, então, 1 U, IM a cada hora. As aplicações devem ser realizadas a cada 1 hora até que a glicemia atinja aproximadamente 250 mg/dℓ. A partir desse ponto, a insulina regular deverá ser administrada na dose de 0,1 a 0,4 U/kg, a cada 4 a 6 horas, pela via SC ou IM (na dependência da hidratação), e deverá ser iniciada a infusão de fluidos com glicose com o objetivo de manter a glicemia entre 100 e 250 mg/dℓ.[15]

A infusão contínua de insulina via IV é um modo bastante eficaz de controle da hiperglicemia. A taxa de infusão varia de 0,05 a 0,1 U/kg/h. A insulina regular na dose de 1,1 U/kg ou 2,2 U/kg deve ser adicionada a 250 mℓ de NaCl 0,9%.[1]

A redução rápida da glicemia deve ser evitada e, idealmente, não deve exceder 50 a 100 mg/dℓ/h, portanto deve ser realizada monitoramento cuidadosa da glicemia, que deve ser avaliada a cada hora. Animais cuja velocidade de redução da glicemia excede esses valores devem receber doses menores de insulina. O uso de doses baixas de insulina resulta em uma redução gradual da glicemia, com menor incidência de episódios de hipoglicemia e hipopotassemia iatrogênicos.[12]

A infusão deve ser iniciada à velocidade de 10 mℓ/h, com o objetivo de promover uma redução da glicemia inferior a 100 mg/dℓ/h. Quando a glicemia alcançar 250 mg/dℓ, a velocidade de infusão de insulina deve ser reduzida a 5 mℓ/h e iniciar a infusão de glicose 2,5 a 5%, a fim de manter a glicemia nesse patamar até a remissão do quadro, conforme o Quadro 200.2.

Um protocolo alternativo de insulinoterapia para felinos em CAD consiste na administração de insulina glargina na dose de 0,25 U/kg a cada 12 horas. Entre essas aplicações, os gatos eram monitorados a cada 2 a 4 horas e, sempre que a glicemia fosse maior do que 250 mg/dℓ, recebiam uma dose de 1 U de insulina regular, IM. Caso o gato apresentasse uma glicemia entre 80 e 249 mg/dℓ, era adicionada glicose até atingir uma concentração de 2,5% no fluido, IV. Os gatos cuja glicemia era menor do que 80 mg/dℓ recebiam um *bolus* de glicose 50% (0,5 mℓ/kg) e o fluido era trocado para uma solução de glicose 5%. Esse protocolo, além de mais prático do que a infusão contínua de insulina, resultou em um tempo de hospitalização menor e foi mais rápido em reduzir pH, cetonemia e hiperglicemia, ainda que, quando analisados individualmente, não tenham apresentado diferença estatística em relação a nenhuma dessas variáveis.[16]

Tratamento da acidose e cetonemia

A fluidoterapia e a insulinoterapia constituem são o tratamento específico para correção da acidose, pois, com o progresso da terapia, ocorrerá a remissão da cetogênese, a conversão metabólica dos corpos cetônicos em bicarbonato e a melhora da função renal. Vários argumentos contraindicam o uso de bicarbonato de sódio na terapia da CAD, visto que sua administração pode exacerbar a hipopotassemia, diminuir a metabolização de lactato e corpos cetônicos e causar alcalose iatrogênica. A correção rápida da acidemia pela terapia com bicarbonato na CAD determina o aumento da produção de acetoacetato no fígado e retarda a remissão da cetonemia.[17] Em um estudo, não foi demonstrado qualquer benefício da terapia com bicarbonato em pacientes com CAD e pH sanguíneo entre 6,9 e 7,1.[18]

Estudos sobre o uso do bicarbonato em pacientes com CAD e pH sanguíneo menor que 6,9 não foram publicados. Como a acidemia pode causar resistência insulínica e alterações vasculares, recomenda-se que pacientes humanos adultos recebam bicarbonato de sódio em quantidade suficiente para aumentar o pH e que o valor do pH sanguíneo seja maior que 7.

QUADRO 200.2	Taxa de infusão da solução de insulina baseada na glicemia do paciente.[12]	
Glicemia	**Taxa de infusão da solução de insulina**	**Tipo de fluido**
> 250 mg/dℓ	10 mℓ/h	NaCl 0,9%
200 a 250 mg/dℓ	7 mℓ/h	NaCl 0,45% + Glicose 2,5%
150 a 200 mg/dℓ	5 mℓ/h	NaCl 0,45% + Glicose 2,5%
100 a 150 mg/dℓ	5 mℓ/h	NaCl 0,45% + Glicose 5%
< 100 mg/dℓ	Suspender	NaCl 0,45% + Glicose 5%

Distúrbios eletrolíticos

Hipopotassemia

A hipopotassemia é o distúrbio eletrolítico mais comum em cães e gatos com CAD. As manifestações clínicas da hipopotassemia resultam de alterações na condução elétrica das membranas celulares: fraqueza muscular, arritmias cardíacas, paralisia, letargia (Figura 200.3). Essas alterações neuromusculares geralmente não se manifestam até que a concentração sérica de potássio atinja 2,5 mEq/ℓ, ou menos, e ocorrem mais frequentemente em gatos.

A depleção do potássio ocorre devido à diurese osmótica, diminuição do consumo (anorexia) e perdas por vômito ou diarreia. Os valores séricos de potássio, entretanto, podem se apresentar normais ou até discretamente elevados, na avaliação laboratorial inicial, em decorrência da insulinopenia e outros fatores como hiperosmolalidade e a liberação de potássio das células que acompanha o catabolismo proteico. Nas primeiras horas da terapia com insulina ocorre um rápido declínio das concentrações plasmáticas de potássio, devido à reentrada insulinomediada do potássio para o compartimento intracelular. A expansão do volume IV com fluidos isentos de potássio e a contínua perda devido à diurese osmótica e cetonúria também contribuem para o desenvolvimento da hipopotassemia.

Portanto animais que apresentam valores normais ou baixos são aqueles que apresentam o maior déficit total de potássio. A insulinoterapia nesses animais pode resultar em hipopotassemia grave e induzir fraqueza muscular e arritmias cardíacas graves. Esses indivíduos merecem reposição agressiva, inclusive com a adição de potássio à fluidoterapia inicial. Em animais com hipopotassemia grave (< 2,5 mEq/ℓ), além da suplementação, a insulinoterapia deve ser adiada em algumas horas até que o potássio plasmático seja maior que 3,3 mEq/ℓ, para evitar redução adicional da concentração plasmática de potássio.

Animais hiperpotassêmicos (> 5,5 mEq/ℓ) não devem receber potássio na fluidoterapia da primeira hora pois a sua administração sem insulina a um paciente hiperpotassêmico pode elevar perigosamente as concentrações séricas de potássio e precipitar a ocorrência de arritmias graves. Nesses animais, a suplementação deverá ser guiada pela subsequente dosagem do potássio sérico e avaliação do fluxo urinário.

A suplementação de potássio deve ser realizada com solução de cloreto de potássio adicionada aos fluidos, IV (Quadro 200.3). A velocidade de infusão é mais crítica do que a quantidade total infundida e não deve exceder 0,5 mEq/kg/h. Idealmente, a concentração sérica de potássio deve ser checada a cada 2 horas no

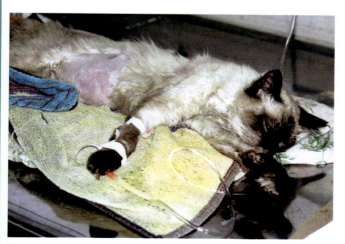

Figura 200.3 Gato com fraqueza muscular em decorrência de cetoacidose diabética e hipopotassemia (K+ < 2 mEq/ℓ).

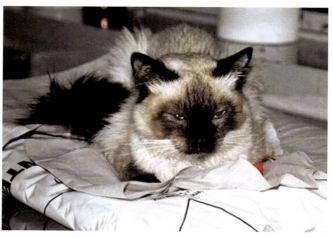

Figura 200.4 O mesmo gato da Figura 200.3, após suplementação com cloreto de potássio.

QUADRO 200.3	Diretrizes para reposição de potássio.	
Potássio sérico (mEq/ℓ)	Quantidade de potássio a adicionar a cada 250 mℓ de fluido (mEq)	Velocidade máxima de infusão (mℓ/kg/h)
< 2	20	6
2,1 a 2,5	15	8
2,6 a 3	10	12
3,1 a 3,5	7	18
3,5 a 5,5	5	25

início da terapia, quando ocorrem as alterações mais marcantes, e então a cada 4 a 6 horas. Na impossibilidade de avaliar acuradamente a concentração sérica de potássio e se o animal apresentar fluxo urinário adequado, a suplementação empírica do potássio pode ser realizada, adicionando-se 5 mEq de potássio a cada 250 mℓ de fluido.

Hipofosfatemia

A depleção de fósforo na CAD é comum e também resulta da perda pela diurese osmótica e êmese, bem como pela diminuição do aporte nutricional decorrente da anorexia. Os sintomas clínicos da hipofosfatemia aguda são raros e associados à hipofosfatemia grave (< 1,5 mg/dℓ): anemia hemolítica, fraqueza muscular e alterações neurológicas (convulsão, coma).[18] Outra complicação potencial da hipofosfatemia é a redução da concentração do 2,3-difosfoglicerato (2,3-DPG) nas hemácias. A deficiência do 2,3-DPG aumenta a afinidade da hemoglobina pelo oxigênio, resultando em hipoxia tecidual.[19]

Estudos preliminares em seres humanos com CAD sugeriram que a suplementação de fosfato estaria associada a uma melhora do estado mental e diminuição da mortalidade, mas um estudo randomizado falhou em comprovar essas teorias.[19] Foi postulado, entretanto, que pacientes com anemia, insuficiência cardíaca congestiva, pneumonia ou outras condições associadas à hipoxia, que possam ser prejudicadas pela hipofosfatemia, devem receber suplementação adequada.[6,19]

Animais cuja concentração sérica de fósforo é menor do que 2 mg/dℓ correm risco de desenvolver hipofosfatemia sintomática no decorrer do tratamento e foi sugerido que esses pacientes devam receber reposição com fosfato de potássio.[20] A dose atualmente recomendada é de 0,01 a 0,06 mmol de fosfato/kg/h. Um método alternativo para correção concomitante da hipofosfatemia e hipopotassemia é administrar $^2/_3$ da quantidade total de potássio na forma de cloreto de potássio e $^1/_3$ de fosfato de potássio. A reposição de fósforo deve ser realizada em 6 a 24 horas até que a concentração sérica de fósforo inorgânico seja maior do que 2,5 mg/dℓ.

A terapia com fosfato deve ser cuidadosa, especialmente em animais com função renal prejudicada, pois pode induzir hipocalcemia grave devido à deposição de fosfato de cálcio em tecidos moles. Idealmente, deve-se monitorar a concentração sérica de fósforo inorgânico e cálcio ionizado a cada 6 a 8 horas.[20-21]

Tratamento dos distúrbios gastrintestinais e fatores precipitantes

Manifestações gastrintestinais são comuns em pacientes com cetoacidose. Os corpos cetônicos estimulam os centros quimiorreceptores nervosos, induzindo náuseas, anorexia, êmese e dor abdominal.[22] O uso de antieméticos como a ondasetrona ou o citrato de maropitant é indicado. Nos casos de sangramento gastrintestinal, o clínico deve empregar fármacos que reduzam a acidez gástrica, como os antagonistas H2 ou inibidores da bomba de prótons.

Os fatores precipitantes e doenças concorrentes causam aumento dos hormônios hiperglicemiantes e muitas vezes a gravidade da CAD é proporcional a da doença subjacente. Os fatores precipitantes mais comumente relatados são a pancreatite aguda, processos infecciosos, diestro (em cadelas) e hiperadrenocorticismo. Nem sempre a doença concorrente pode ser tratada imediatamente. Nesses casos, a remissão da cetonemia e sua manutenção com doses mais altas de insulina intermediária, após a estabilização do quadro, é a única opção.

Hiperosmolalidade

Em circunstâncias normais, o organismo mantém o equilíbrio entre água e solutos dentro de uma faixa estreita de variação por meio de uma série de mecanismos homeostáticos complexos. A desidratação grave, que frequentemente acompanha os quadros de descompensação hiperglicêmica, reduz a taxa de filtração glomerular, favorecendo o acúmulo de substâncias osmoticamente impermeáveis (glicose e sódio, principalmente) e à elevação da osmolalidade plasmática.[22] A osmolalidade total é mensurada por meio de osmometria de ponto de congelamento e pode ser estimada por meio da fórmula:

$$\text{Osmolalidade (mOsm/kg)} = 2(Na^+ + K^+) + \frac{glicemia}{18} + \frac{ureia}{2,8}$$

A osmolalidade normal de cães é de aproximadamente 290 a 320 mOsm/kg (os valores podem variar na dependência do laboratório). O cálculo da osmolalidade em cães e gatos diabéticos por meio dessa fórmula muitas vezes superestima a gravidade da hiperosmolalidade. A maioria dos animais com CAD estão azotêmicos, alguns gravemente, e a ureia terá uma contribuição importante no cálculo da osmolalidade. Entretanto, a ureia é um soluto permeável aos tecidos orgânicos e sua contribuição para o desenvolvimento de um gradiente osmótico é pequena. A osmolalidade efetiva (ou tonicidade) corresponde à porção da osmolalidade total que tem o potencial para induzir movimento de água entre membranas celulares. É considerado um índice melhor para avaliação do risco de um paciente desenvolver alterações do estado mental. A osmolalidade efetiva pode ser calculada por meio da fórmula:

$$\text{Osmolalidade efetiva (mOsm/kg)} = 2(Na^+ + K^+) + \frac{glicemia}{18}$$

Os valores normais de osmolalidade efetiva variam de 300 a 315 mOsm/kg. Para que um animal normonatrêmico (Na^+ = 145 mEq/ℓ) apresente hiperosmolalidade efetiva grave (> 340 mOsm/kg) é necessário que a glicemia seja superior a 1.000 mg/dℓ. Se o sódio for normal, um animal com glicemia de 400 mg/dℓ apresenta uma osmolalidade efetiva de aproximadamente 320 mOsm/kg. Por outro lado, mudanças na concentração sérica do sódio implicam alterações mais marcantes na osmolalidade efetiva. Por exemplo, um cão normoglicêmico (glicemia = 100 mg/dℓ) e hipernatrêmico (Na^+ = 155 mEq/ℓ) apresenta osmolalidade efetiva igual a 324 mOsm/kg.

Valores de osmolalidade efetiva maior que 340 mOsm/kg estão associados à desidratação grave e o restabelecimento precoce da volemia é fundamental para o sucesso da terapia. A redução rápida da hiperosmolalidade deve ser evitada. Em condições de hiperosmolalidade prolongada, as células nervosas produzem substâncias osmoticamente ativas – chamadas "osmoles idiogênicos" – que "previnem" a desidratação celular. O termo "osmoles idiogênicos" refere-se, genericamente, a solutos "indeterminados" (na verdade, 99% deles são conhecidos: ureia, sódio, cloro, polióis, metilaminas). Os osmoles idiogênicos não são dissipados rapidamente e, se a osmolalidade do meio extracelular declina rapidamente (p. ex., rápida redução da glicemia ou infusão de grandes quantidades de soluções hipotônicas), ocorre a entrada de água para o compartimento intracelular, levando ao edema cerebral e deterioração da função neurológica A ocorrência de edema cerebral é uma complicação comum da CAD em crianças e ocorre infrequentemente em adultos. O manitol parece ser o único tratamento efetivo. Embora a ocorrência de edema cerebral decorrente de hipertonicidade em cães e gatos com CAD ainda não tenha sido documentada, recomenda-se o monitoramento do estado mental durante o tratamento.

A fluidoterapia inicial deve ser realizada com soluções isotônicas (que são hipotônicas em relação ao plasma do paciente) e deve prosseguir até que o equilíbrio hemodinâmico seja restabelecido. A partir desse ponto, a fluidoterapia deve ser dirigida para correção gradual do déficit de água e dos distúrbios eletrolíticos. Recomenda-se o uso de soluções hipotônicas (NaCl 0,45% ± glicose 5%) e cerca de 50% do déficit de fluido deve reposto nas primeiras 12 a 24 horas de tratamento e o restante nas próximas 24 a 48 horas.[23] A insulinoterapia deve ser adiada em 2 a 4 horas após o início da fluidoterapia e a dose de insulina deve ser reduzida (p. ex., 0,12 U/kg, IM a cada 12 horas).[24]

Transição para insulina intermediária e terapia semi-intensiva

O tempo médio de hospitalização de cães com CAD foi de 6 dias em um estudo.[6] O tempo de hospitalização foi associado à presença de doença concorrente e ao desenvolvimento de complicações durante o tratamento (hipopotassemia e hipofosfatemia).

Quando o paciente começa a comer espontaneamente (Figura 200.5), o tratamento intensivo pode ser interrompido gradualmente. A dose de insulina habitual pode ser reiniciada se o paciente já era tratado anteriormente com insulina, assumindo-se que o fator precipitante foi controlado. Para um cão recém-diagnosticado diabético, a dose inicial de insulina intermediária geralmente é de 0,5 a 1,0 U/kg a cada 12 horas, SC. A dose maior é recomendada para animais com suspeita de ainda ter um fator de resistência insulínica (p. ex., cães com hiperadrenocorticismo).

A insulina regular deve ser administrada inicialmente a cada 4 a 6 horas, conforme necessário, para manter a glicemia entre 100 e 250 mg/dℓ. A insulina NPH normalmente leva 2 a 3 horas para começar a agir. Assim, ao fazer a transição, é importante administrar a insulina regular junto da injeção de insulina

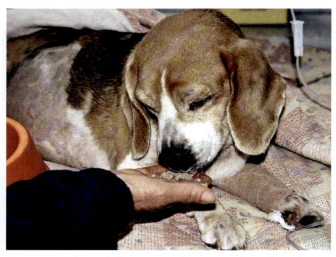

Figura 200.5 O cão da Figura 200.2 demonstrando melhora do estado mental e apetite.

intermediária ou basal. A CAD pode recidivar se a insulinoterapia for interrompida.

Para os gatos, é recomendável começar com insulina glargina associada a insulina regular complementar, mesmo para aqueles previamente tratados apenas com dieta, combinada ou não a hipoglicemiantes orais. O efeito da terapia com sulfonilureias leva semanas para começar, a cetoacidose pode recidivar em horas.

REFERÊNCIAS BIBLIOGRÁFICAS

1. Macintire DK. Treatment of diabetic ketoacidosis in dogs by continuous low-dose intravenous infusion of insulin. J Am Vet Med Assoc. 1993;202(8):1266-72.
2. Kitabchi AE, Umpierrez GE, Miles JM, Fisher JN. Hyperglycemic crises in adult patients with diabetes. Diabetes Care. 2009;32(7):1335-43.
3. Laffel L. Ketone bodies: a review of physiology, pathophysiology and application of monitoring to diabetes. Diabetes Metab Res Rev. 1999;15(6):412-26.
4. DiBartola SP. Introduction to acid-base disorders. In: Fluid, Electrolyte and Acid-Base Disorders in Small Animal Practice. 3. ed. St Louis, MO: Saunders, 2005. p. 229-51.
5. Feldman EC, Nelson RW. Canine diabetes mellitus In: Feldman EC, Nelson RW. Canine and Feline Endocrinology and Reproduction. 3. ed. Philadelphia: Saunders; 2003.
6. Hume DZ, Drobatz KJ, Hess RS. Outcome of dogs with diabetic ketoacidosis: 127 dogs (1993-2003). J Vet Intern Med. 2006;20(3):547-55.
7. Duarte R.; Simões DMN, Franchini ML, Marquezi ML, Ikesaki JH, Kogika MM. Accuracy of serum β-hydroxybutyrate measurements for the diagnosis of diabetic ketoacidosis in 116 dogs. J Vet Intern Med. 2002;16(4):411-7.
8. Sheikh-ali M, Karon BS, Basu A, Kudva YC, Muller LA, Xu J *et al.* Can serum β-hydroxybutyrate be used to diagnose diabetic ketoacidosis? Diabetes Care. 2008;31(4):643-7.
9. DiTommaso M, Aste G, Rocconi F, Guglielmini C, Boari A. Evaluation of a portable meter to measure ketonemia and comparison with ketonuria for the diagnosis of canine diabetic ketoacidosis. J Vet Intern Med. 2009;23(3):466-71.
10. Zeugswetter F, Handl S, Iben C, Schwendenwein I. Efficacy of plasma beta-hydroxybutyrate concentration as a marker for diabetes mellitus in acutely sick cats. J Feline Med Surg. 2010;12(4):300-5.
11. Aroch I, Shechter-Polak M, Segev G. A retrospective study of serum β--hydroxybutyric acid in 215 ill cats: Clinical signs, laboratory findings and diagnoses. Vet J. 2012;191(2):240-5.
12. Macintire DK. Emergency therapy of diabetic crisis: insulin overdose, diabetic ketoacidosis, and hyperosmolar coma. Vet Clin North Am Small Anim Pract. 1995;25(3):639-50.
13. Molitch ME, Rodman E, Hirsch CA, Dubinsky E. Spurious serum creatinine elevations in ketoacidosis. Ann Intern Med. 1980;93(2):280-1.
14. Kemperman FA, Weber JA, Gorgels J, van Zanten AP, Krediet RT, Arisz L. The influence of ketoacids on plasma creatinine assays in diabetic ketoacidosis. J Intern Med. 2000;248(6):511-7.
15. Chastain CB, Nichols CE. Low-dose intramuscular insulin therapy for diabetic ketoacidosis in dogs. J Am Vet Med Assoc. 1981;178(6):561-4.
16. Gallagher BR, Mahony OM, Rozanski EA, Buob S, Freeman LM A pilot study comparing a protocol using intermittent administration of glargine and regular insulin to a continuous rate infusion of regular insulin in cats with naturally occurring diabetic ketoacidosis. J Vet Emerg Crit Care (San Antonio). 2015;25(2):234-9.
17. Okuda Y, Adrogue HJ, Field JB, Nohara H, Yamashita K. Counterproductive effects of sodium bicarbonate in diabetic ketoacidosis. J Clin Endocrinol Metab. 1996;81(1):314-20.
18. Viallon A, Zeni F, Lafond P, Venet C, Tardy B, Page Y, Bertrand JC. Does bicarbonate therapy improve the management of severe diabetic ketoacidosis? Crit Care Med. 1999;27(12):2690-3.
19. Forrester SD, Moreland KJ. Hypophosphatemia. Causes and clinical consequences. J Vet Intern Med. 1989;3(3):149-59.
20. Willard MD, Zerbe CA, Schall WD, Johnson C, Crow SE, Jones R. Severe hypophosphatemia associated with diabetes mellitus in six dogs and one cat. J Am Vet Med Assoc. 1987;190(8):1007-10.
21. Fisher JN, Kitabchi AE. A randomized study of phosphate therapy in the treatment of diabetic ketoacidosis. J Clin Endocrinol Metab. 1983;57(1):177-80.
22. Bell DS, Alele J. Diabetic ketoacidosis. Why early detection and aggressive treatment are crucial. Postgrad Med. 1997;101(4):193-8.
23. Cruz-Caudillo JC, Sabatini S. Diabetic hyperosmolar syndrome. Nephron 1995;69(3):201-10.
24. Lorber D. Nonketotic hipertonicity in diabetes mellitus. Med Clin North Am. 1995;79(1):39-52.

201
Insulinoma

Álan Gomes Pöppl

INTRODUÇÃO

Os insulinomas são tumores secretores de insulina, normalmente originários de células beta das ilhotas pancreáticas, que levam à hipoglicemia persistente em decorrência da secreção excessiva e autônoma de insulina, apesar da hipoglicemia. De modo geral, é uma doença rara em cães e ainda mais incomum em felinos.[1] Normalmente os insulinomas são tumores malignos com elevada taxa de metástases já no momento do diagnóstico inicial, especialmente no fígado, nos linfonodos e omento. Apesar de a descrição inicial do insulinoma em cães datar da década de 1930, o diagnóstico dessa moléstia ainda é pouco frequente.[2]

ANATOMIA E FISIOLOGIA

Anatomicamente o pâncreas endócrino é composto de diversos pequenos grupamentos celulares denominados "ilhotas de Langerhans", uma vez que são como ilhas dispersas em meio ao tecido exócrino pancreático, descritas inicialmente em 1869 por Paul Langerhans.[3] Histologicamente as ilhotas de Langerhans podem ser subdividas em quatro subtipos celulares: células alfa, beta, delta e PP. Cada subtipo é responsável pela secreção de um dado hormônio em particular. A principal função fisiológica do pâncreas endócrino é atuar de modo conjunto a outros mecanismos fisiológicos na manutenção da glicemia.[4]

Controle da glicemia

A glicose é a principal fonte de energia para a maioria dos organismos, sendo necessária sua ingestão para posterior metabolização, consumo ou armazenamento.[4] De modo geral, a glicose é formada por seres autotróficos a partir do dióxido de carbono atmosférico e água sob estímulo da luz solar, resultando em oxigênio e glicose. A reação simplificada do processo de formação da glicose é a seguinte: $12\ H_2O + 6CO_2 \rightarrow 6O_2 + C_6H_{12}O_6 + 6\ H_2O$. Essa glicose serve como alimento/fonte de energia para diversos seres heterotróficos.[5] A glicose, além de servir como fonte de energia por sua total oxidação no processo de glicólise, serve como precursora de uma série de moléculas não menos importantes, como diversos aminoácidos, ácidos nucleicos, lipídios e carboidratos complexos, como o glicogênio.[4] Desse modo, a energia solar é transmitida pela cadeia trófica e pelos seres autotróficos até os heterotróficos, como os cães, os gatos e nós, humanos.

Contudo, organismos heterotróficos também apresentam a capacidade de sintetizar sua própria glicose. O principal efetor do controle da glicemia é o fígado, tecido primário envolvido no metabolismo da glicose, uma vez que ele pode secretar glicose para a corrente sanguínea por dois mecanismos distintos. O processo mais simples é a degradação do glicogênio hepático, em um processo denominado "glicogenólise". O glicogênio é formado pelo próprio fígado (glicogênese) e representa, na verdade, um polímero de moléculas de glicose, dispostas lado a lado e com diversas ramificações, que têm por objetivo estocar energia, sem os efeitos deletérios que a mesma quantidade de glicose teria se estivesse livre dentro da célula (o efeito osmótico faria com que o hepatócito rompesse em decorrência do grande aporte de solvente – água). A segunda maneira de o fígado sintetizar glicose é por meio da gliconeogênese, processo no qual moléculas de glicose são sintetizadas a partir de precursores não glicídicos, como aminoácidos e outros esqueletos simples de carbono.[4,5]

Diversos tecidos vitais são extremamente dependentes da glicose para o funcionamento, por exemplo, do cérebro.[2] Dessa maneira, durante a evolução, foi necessário o desenvolvimento de um sistema de controle da glicemia em uma faixa estável de acordo com cada espécie. Cães e gatos saudáveis tendem a manter glicemia entre 60 e 100 mg/dℓ. Contudo, considera-se normalmente o intervalo de referência para cães entre 60 e 120 mg/dℓ e, para gatos, de 60 a 180 mg/dℓ.[5] Um delicado sistema de controle da glicemia está presente no hipotálamo. Esse grupamento de neurônios que constantemente acompanham as variações na glicemia recebe o nome de glicostato hipotalâmico. O glicostato apresenta a capacidade de, por meio de sua interação com outros neurônios, modular a atividade do sistema nervoso autônomo e, assim, estimular o sistema nervoso simpático ou parassimpático de acordo com a situação, além de também interagir com o eixo hipotalâmico-pituitário. De forma geral, a hipoglicemia (baixa concentração de glicose sanguínea) representa uma situação de estresse metabólico e estimula a liberação de uma série de hormônios que apresentam um efeito final de aumentar a glicemia.[4,5]

Inicialmente, a detecção da hipoglicemia pelo hipotálamo desencadeia uma rápida secreção de epinefrina pelas adrenais, a qual age rapidamente para inibir a secreção de insulina pelas células beta pancreáticas, e estimular a secreção de glucagon pelas células alfa pancreáticas. Ao passo que a epinefrina exerce efeitos hiperglicemiantes diretos estimulando a glicogenólise, e indiretamente via estimulação da lipólise, o glucagon estimula a glicogenólise e gliconeogênese de forma mais efetiva para elevar a glicemia. O glucagon consegue também reduzir a captação de glicose e estimular a secreção de substratos gliconeogênicos nos tecidos periféricos.[4,6] No entanto, a elevação da glicemia provoca estímulo à secreção de insulina, o que bloqueia as ações do glucagon. Além dos efeitos mediados por epinefrina, as variações de glicemia por si também controlam a secreção hormonal de glucagon e insulina.[2] Cortisol e hormônio do crescimento (GH, do inglês *growth hormone*) são liberados algumas horas após detecção de hipoglicemia. O cortisol induz lipólise e proteólise gerando substratos para gliconeogênese, além de atuar diretamente estimulando essa via metabólica.[4,5] O GH, colabora na manutenção da euglicemia ao inibir a utilização periférica de glicose e na promoção da lipólise.[4,5,6] Além desses mecanismos mediados diretamente pelos hormônios contrarregulatórios (epinefrina, glucagon, cortisol e GH), o sistema nervoso autônomo promove sinalização eferente para estimular a produção hepática de glicose, assim como pode agir diretamente na estimulação dos eixos simpático-adrenal e hipotálamo-hipófise-adrenal para correção da hipoglicemia.[6]

Entretanto, a glicose sanguínea em excesso na circulação também causa transtornos, e um sistema hormonal hipoglicemiante é necessário. A glicose, por suas características químicas polares, não consegue atravessar a membrana plasmática das células, constituída basicamente por lipídios (apolares) e proteínas. Contudo, algumas proteínas de membrana formam verdadeiros canais transportadores de glicose.[4,7] Essa família de proteínas é coletivamente chamada "GLUT" (transportadoras de glicose), tendo-se descrito pelo menos sete subtipos de GLUT.[8] O GLUT 1 é constituinte da membrana celular de diversos tecidos do organismo, especialmente do fígado e células vasculares no sistema nervoso central. No entanto, os tecidos adiposo e muscular, dois dos principais consumidores de glicose para estoque e fonte de energia, respectivamente, apresentam o GLUT 4 como principal transportador de glicose.[4,7,8] Essa proteína é dependente do estímulo hormonal da insulina, a qual estimula a translocação das vesículas intracelulares repletas de GLUT 4 para a membrana celular, permitindo, assim, a entrada da glicose nesses tecidos.[7,8] Curiosamente, a própria expressão dos diferentes GLUTs apresenta um papel regulador importante frente a variações de glicemia. Por exemplo, ao passo que o aporte de glicose para os neurônios é dependente de GLUT 3, a difusão de glicose através da barreira hematoencefálica é dependente de GLUT 1. Em situações de hipoglicemia crônica, ocorre uma maior expressão de GLUT 1 na barreira hematoencefálica para favorecer um maior aporte de glicose ao sistema nervoso central. Em contrapartida, situações de hiperglicemia crônica estão associadas à menor expressão de GLUT 1. Esse mecanismo é conhecido como regulação glicêmica dos transportadores de glicose.[2]

Além dos mecanismos controladores da glicemia exercidos pelo glicostato hipotalâmico, a população celular das ilhotas de Langerhans no pâncreas apresenta papel central no controle da glicemia. Apesar de diversos nutrientes e hormônios apresentarem a capacidade de regular a função das células das ilhotas, o principal regulador é a glicemia. As células alfa iniciam a secreção de glucagon ante glicemias inferiores a 50 mg/dℓ, sendo sua secreção suprimida com glicemias maiores que 150 mg/dℓ, especialmente porque, diante dessas glicemias, já há maior secreção de insulina, o que também inibe a secreção de glucagon.[4]

As células beta pancreáticas secretam insulina, o único hormônio hipoglicemiante. A secreção de insulina ante glicemias inferiores a 80 mg/dℓ é praticamente abolida e totalmente suprimida a glicemias menores que 30 mg/dℓ.[1,4] Contudo, o aumento na secreção de insulina é proporcional ao aumento na glicemia diante de valores de glicose sanguínea maiores que 80 mg/dℓ. Conforme aumenta a glicemia, a glicose que entra nas células beta pancreáticas vai sendo metabolizada e metabólitos da glicose estimulam a sua despolarização. O meio interno torna-se mais eletropositivo e abrem-se canais de cálcio dependentes de voltagem. O influxo de cálcio estimula, então, a fusão das vesículas intracelulares que armazenam a insulina com a membrana plasmática. O resultado é a secreção da insulina.[2,4] As células delta secretam somatostatina (STT), hormônio que, por ação parácrina, inibe a secreção de insulina e glucagon. Além disso, as células PP secretam o polipeptídio pancreático.[4,8]

O glucagon apresenta efeitos antagônicos aos da insulina, reduzindo a captação e a utilização da glicose, estimulando a glicogenólise e a gliconeogênese, bem como a lipólise e a cetogênese. Contudo, seu efeito proteolítico é praticamente nulo. Além disso, o glucagon inibe a secreção de insulina. Ao contrário, a insulina inibe a secreção de glucagon e, além de estimular a translocação das vesículas intracitoplasmáticas de GLUT 4 para a membrana celular, é um dos mais potentes hormônios anabólicos conhecidos, estimulando a glicogênese, a glicólise, a síntese proteica, a lipogênese, o crescimento e a diferenciação celulares, além da expressão de diversos genes.[1,4,7,8] De modo geral, é a relação insulina-glucagon que regula de forma mais fina a glicemia. Poder-se-ia, inclusive, dizer que o glucagon é o principal hormônio regulador da glicemia, sendo a insulina um hormônio contrarregulador.

Efeitos celulares da insulina

A insulina, depois de secretada, atua sobre seu receptor IR (receptor de insulina). Esse receptor é uma molécula heterotetramérica composta de duas subunidades glicoproteicas alfa, responsáveis pela interação com a insulina, e duas subunidades glicoproteicas transmembrana beta, que apresentam atividade tirosinoquinase intrínseca, ambas sintetizadas por um único mRNA, que depois são separadas e unidas por pontes dissulfeto.[4,7] As subunidades alfa e beta atuam como enzimas alostéricas, em que a subunidade alfa inibe a atividade tirosinoquinase da subunidade beta. Quando a insulina interage com a subunidade alfa, causa desbloqueio da atividade tirosinoquinase da subunidade beta, que, então, autofosforila-se, levando à alteração conformacional da molécula e ao aumento adicional da sua atividade tirosinoquinase intracelular.[4,7]

Pelo menos nove substratos intracelulares do receptor de insulina já foram identificados; quatro destes pertencem à família das proteínas substrato do receptor de insulina (IRS-1, 2, 3 e 4), além dos substratos Gab-1, p60 dok, Cbl, APS e isoformas de Shc.[4,6] As tirosinas fosforiladas desses substratos atuam como locais de ligação para proteínas adaptadoras que regulam suas atividades e localização intracelular. Essas proteínas apresentam domínios SH2 (Src-homology-2) e podem ativar pequenas proteínas G. De maneira simplificada, a autofosforilação do receptor de insulina, em resposta à ligação com o hormônio, catalisa a fosforilação de proteínas celulares membros da família IRS, GAB, Shc e Cbl. A seguir à fosforilação da tirosina, essas proteínas interagem com moléculas sinalizadoras por meio de seus domínios SH2, resultando em diversas séries de vias sinalizadoras.[4,7]

As três principais vias de sinalização procedentes da fosforilação dos substratos do receptor de insulina são a do PI3 K (fosfatidilinositol-3-OH quinase), a CAP/Cbl/Tc10 e a das MAPK (proteínas-quinases ativadoras de mitoses). A ativação da via do PI3 K é responsável por muitos dos efeitos da insulina, como translocação do GLUT 4 para a membrana celular, síntese de glicogênio, lipogênese e controle de padrões de expressão gênica. A via das MAPK, apesar de apresentar um possível efeito sobre a translocação de GLUT 4 para a membrana plasmática, parece estar mais envolvida com a regulação da expressão gênica e controle do crescimento e diferenciação celular.[4,7]

DEFINIÇÃO

Os insulinomas são tumores secretores de insulina de modo autônomo e independente da concentração de glicose plasmática, principal regulador da secreção de insulina.[1,2,9] A localização desses tumores, normalmente, é pancreática a partir de neoplasia de células beta. Por esse motivo, insulinomas também são denominados "neoplasia de células beta secretora de insulina" ou "carcinoma de células beta".[2,9] Eventualmente, tumores extrapancreáticos apresentam secreção autônoma de insulina (raro) ou, mais comumente, ocorre hipoglicemia secundária a síndromes paraneoplásicas associadas a tumores como carcinoma hepatocelular, hepatomas, liomiossarcoma, liomioma, hemangiossarcoma, melanoma ou leucemia.[1,2] Quando ocorre hipoglicemia secundária a um tumor extrapancreático, normalmente os mecanismos de ação envolvem um ou mais dos seguintes processos: (1) secreção de uma substância com efeito semelhante ao da insulina; (2) utilização excessiva de glicose pelo tumor e/ou (3) inibição da glicogenólise e da gliconeogênese hepática.[1,2] A grande maioria dos insulinomas em cães é maligna, ocorrendo uma elevada taxa de metástases, o que contrasta com o observado em humanos, nos quais os insulinomas têm natureza benigna.[9] Cerca de 50% dos casos já apresentam metástases no momento do diagnóstico inicial, sendo o fígado, os linfonodos regionais e o omento os locais mais comuns.[1,2,9]

INCIDÊNCIA

De modo geral, apesar de a incidência ser desconhecida, a ocorrência de insulinomas em cães é bastante rara, sendo considerada ainda menos comum em gatos, com somente alguns relatos de ocorrência de insulinomas nessa espécie no mundo.[1,2,9-11] Nos cães, a doença é comumente observada em animais de meia-idade a idosos, com idade média ao diagnóstico entre 8,5 e 10 anos, apesar de haver relatos de insulinoma em cães com 3,5 anos.[1,2,9] Não há predileção sexual, porém algumas raças parecem mais predispostas, como identificado em uma série de 115 casos (Quadro 201.1). As raças mais prevalentes foram: Labrador (15%), Golden Retriever (10%), sem raça definida (8%), Pastor-Alemão, Boxer e Terriers (6% cada).[2] Apesar de essas prevalências poderem refletir somente maior popularidade das raças mencionadas, estudos genéticos têm buscado identificar alterações que possam ser úteis na identificação e no prognóstico desses pacientes.[12] Apesar de raros, existem alguns relatos de gatos com insulinomas; os animais afetados normalmente tinham mais de 12 anos. A raça Siamesa parece mais predisposta.[2,10,11]

ETIOLOGIA E FISIOPATOGENIA

Não são conhecidos fatores de risco ao desenvolvimento de tumores de células beta pancreáticas, exceto questões raciais, como identificado em algumas raças relacionadas com maior risco de desenvolvimento de insulinoma. A partir do desenvolvimento de uma secreção de insulina autônoma pelo tumor, a glicemia do paciente reduz drasticamente a valores considerados hipoglicêmicos (< 60 mg/dℓ).[2,6] No entanto, a secreção tumoral não responde ao eixo de retroalimentação negativo que a hipoglicemia exerce sobre as células beta em condições normais, perdurando uma secreção exagerada de insulina apesar da presença de uma hipoglicemia.[1,2] O resultado disso é a maior utilização periférica de glicose pelos tecidos e, associado também à maior captação de aminoácidos, lipídios e glicose da circulação para os tecidos adiposo e muscular. Além disso, o fígado aumenta sua síntese de glicogênio, e a metabolização da glicose mediante estímulo da insulina às enzimas envolvidas nesses processos metabólicos.[4,7] O efeito final é a maior retirada de glicose da circulação, associada à menor liberação hepática de glicose, resultando, invariavelmente, em hipoglicemia.

O crescimento de neoplasias de células beta tende a ser bastante lento e insidioso, apesar das características malignas da maioria dos insulinomas. Em virtude dessa característica, comumente demoram a surgir sinais clínicos, uma vez que o sistema nervoso central habitua-se a pequenas concentrações de glicose.[2] A ocorrência de sinais clínicos de neuroglicopenia (baixa concentração de glicose no SNC) é muito mais provável diante de uma redução brusca na glicemia para valores menores que 40 mg/dℓ, por exemplo, do que a manutenção crônica da glicemia nesse patamar devido ao mecanismo previamente descrito de regulação glicêmica dos GLUTs.[2] Esse fenômeno recebe o nome de hipoglicemia inconsciente, já que o animal, na maioria das vezes, não toma consciência de que está com valores baixos de glicose sanguínea.[6]

Apesar de os insulinomas não responderem à hipoglicemia reduzindo a secreção de insulina, eles mantêm a capacidade de responder a eventos que estimulam a secreção de insulina em animais saudáveis. No entanto, essa secreção comumente é exagerada e resulta em grave hipoglicemia.[1,2] Essa é a razão pela qual muitos pacientes desenvolvem sinais após a administração de glicose, alimento ou prática de exercícios. Além disso, a secreção de insulina é normalmente episódica, motivo pelo qual, mesmo hipoglicêmicos, a maioria dos pacientes desenvolverá sinais clínicos de hipoglicemia de forma esporádica em uma fase inicial da doença.[1,2,9]

Como exposto anteriormente, a glicose é a principal fonte de energia do organismo, sendo alguns tecidos, como o sistema nervoso central (SNC), extremamente dependentes de glicose para seu adequado funcionamento. Como o SNC não apresenta reservas adequadas de carboidratos, há necessidade de um aporte contínuo de glicose para seu funcionamento.[2,6] Diversas razões podem estar envolvidas com valores perigosamente baixos de glicose no plasma; porém, independentemente da causa, espera-se observar um repertório de sintomas de acordo com a gravidade da hipoglicemia (Quadro 201.2).[1,2] Boa parte desses sinais é decorrente da neuroglicopenia, como comportamentos bizarros, ataxia, convulsões, estupor e coma. O córtex é muito mais dependente de glicose do que as áreas vegetativas, motivo pelo qual dificilmente um animal morrerá durante um episódio hipoglicêmico.[2] Além disso, a ocorrência de hipoglicemia é um forte estímulo para a liberação de hormônios hiperglicemiantes, o que ajuda a reverter, em parte, uma hipoglicemia crítica.[1,2,4] Outros sinais clínicos são decorrentes do déficit energético muscular (fraqueza, tremores musculares, intolerância ao exercício).[1] Em humanos, os sinais secundários à ativação adrenérgica (especialmente a sudorese) normalmente acontecem antes dos sinais de neuroglicopenia, servindo como um alerta. Acredita-se que o mesmo aconteça em cães, de forma que a ativação de uma resposta contrarreguladora ante a hipoglicemia iniba a ocorrência de convulsões generalizadas ante um jejum prolongado, por exemplo.[2]

O transporte de glicose para o SNC e a entrada da glicose nos neurônios não dependem da insulina, uma vez que os transportadores de glicose da barreira hematencefálica são do tipo GLUT 1 e os transportadores de glicose dos neurônios, que facilitam a captação de glicose a partir do líquido cefalorraquidiano, do tipo GLUT 3; ambos independem da ação da insulina e apresentam alta afinidade pelo transporte de glicose.[8] Dentro dos neurônios, a oxidação da glicose resulta na produção de trifosfato de adenosina (ATP), utilizado como substrato energético para todas as funções vitais neuronais (atividade da bomba de sódio-potássio, síntese de neurotransmissores, exocitose, endocitose, entre outras).[2] Conforme a gravidade da neuroglicopenia, pode haver dano encefálico permanente, com manutenção de manifestações clínicas mesmo após resolução da hipoglicemia. Apesar de episódios rápidos de hipoglicemia não induzirem esse

QUADRO 201.1	Distribuição das raças de uma série de 115 casos de insulinoma em cães.[2]	
Raça	**Número de cães**	**Percentual (%)**
Labrador Retriever	17	15
Golden Retriever	11	10
Sem raça definida	9	8
Pastor-Alemão, Boxer, Terrier	7 (cada)	6 (cada)
Setter, Poodle, Cocker Spaniel	6 (cada)	5 (cada)
Collie, Rottweiler	5 (cada)	4 (cada)
Border Collie	4	3
Pinscher	3	3
Samoieda, Staffordshire, Dachshund	2 (cada)	2 (cada)
Outras raças (1 cão de cada raça)	16	10

tipo de lesão, a exposição a episódios hipoglicêmicos graves ou episódios brandos cronicamente pode induzir déficits neurológicos que se confundem com outras doenças neurológicas agudas. Essa síndrome é descrita como encefalopatia hipoglicêmica e, em humanos, pode ter prognóstico bastante variável, desde déficits neurológicos reversíveis a danos irreversíveis associados à indução de coma e óbito.[6] A hiperinsulinemia, ao reduzir a disponibilidade de glicose para o SNC, predispõe a alterações celulares típicas de hipoxia, com aumento da permeabilidade vascular, espasmos vasculares e edema.[2,11,13]

A morte neuronal ocorre secundariamente à anoxia que se estabelece, e as lesões histológicas ante hipoglicemias agudas são mais evidentes em córtex, hipocampo, núcleos da base e centro vasomotor.[1,2,11,13] No entanto, podem-se observar também alterações neuronais em nervos periféricos, como necrose e degeneração neuronal de moderada a grave, desmielinização e perda de fibras nervosas.[2,14] Em humanos e em cães, têm sido descritas alterações no sistema cardiovascular associadas à hipoglicemia, entre elas colapsos, bradiarritmias ventriculares e supraventriculares, sendo a fibrilação atrial a arritmia supraventricular mais comum. Apesar da compreensão de que a secreção de catecolaminas secundária à hipoglicemia possa ser arritmogênica, a patogenia das bradiarritmias, nesses casos, não é bem compreendida.[6]

Com relação ao estadiamento tumoral, a escolha do melhor tratamento, bem como prognóstico, depende do estadiamento tumoral no momento do diagnóstico. O estadiamento tumoral dos insulinomas é definido em três estágios (I-III): I, tumor restrito ao pâncreas; II, metástases nos linfonodos; e III, metástases em órgãos distantes independentemente do envolvimento de linfonodos.[2,9]

Eventualmente, a presença de um insulinoma pode fazer parte de uma síndrome de neoplasias endócrinas múltiplas, como relatado por Kiupel et al.,[15] associada a um tumor adrenocortical bilateral e a um paraganglioma aórtico em uma fêmea canina. As neoplasias endócrinas múltiplas (MEN, do inglês *multiple endocrine neoplasia*) são síndromes coletivamente nomeadas dessa maneira, associadas à formação de neoplasias benignas ou malignas em diferentes glândulas endócrinas, podendo estas ser funcionais (associadas à secreção hormonal) ou afuncionais. Existem três MENs descritas em humanos (MEN 1, 2A e 2B). Uma discussão um pouco mais detalhada sobre as MENs pode ser encontrada no Capítulo 197. Neoplasias do pâncreas endócrino normalmente ocorrem perante a MEN 1, associadas a hiperparatireoidismo, adenomas pituitários, lipomas, adenomas de tireoide, adenomas adrenais ou tumores carcinoides.[2]

MANIFESTAÇÕES CLÍNICAS

Comumente, o motivo da consulta de um cão com insulinoma são os sinais de neuroglicopenia e, menos frequentemente, os sinais da ativação adrenérgica secundária à hipoglicemia (Quadro 201.2). As convulsões normalmente são o sinal mais dramático e comum em decorrência da dependência do SNC por glicose como fonte de energia. Apesar disso, muitas vezes, a queixa dos proprietários refere-se a dificuldades ambulatórias ou simplesmente a tremores musculares.[1,2,9] Os sintomas costumam ser episódicos e associados a valores muito baixos de glicemia. Outros sinais frequentemente relatados por tutores de cães e gatos com hipoglicemia são ansiedade, ofegação, taquipneia, vocalização, tremores, vômitos e diarreia.[6] Esses pacientes normalmente passam o dia inteiro com glicemias inferiores a 60 mg/dℓ, porém os sinais clínicos surgem somente quando a glicemia baixa a valores críticos, que variam de paciente para

---

QUADRO 201.2 Principais sintomas de hipoglicemia em cães e gatos.

- Desorientação
- Comportamentos bizarros
- Andar cambaleante/postura descerebrada
- Pupilas dilatadas/taquicardia
- Letargia
- Agitação excessiva/ofego
- Colapso/estupor/coma
- Depressão
- Alucinações/nervosismo
- Vocalização excessiva
- Fraqueza/letargia/paresia
- Sono profundo
- Incontinência urinária
- Cegueira
- Tremores/fasciculações
- Convulsões/polineuropatia

---

paciente. Além disso, mesmo em um paciente em particular, pode haver modulação na magnitude da hipoglicemia necessária para provocar sinais clínicos.[6,9]

Algumas situações podem exacerbar ou provocar sintomatologia de hipoglicemia, como jejum prolongado, exercícios, estresse ou, por mais antagônico que pareça, a ingestão de alimentos também pode provocar sintomas.[2] Isso ocorre por motivos distintos. Por exemplo, um paciente em jejum prolongado depende de gliconeogênese para manter a glicemia. A insulina inibe essa via e estimula a contínua captação e metabolização de glicose pelas células, culminando em hipoglicemia clínica diante de jejum prolongado.[9,16] A prática de exercícios apresenta efeito hipoglicemiante típico, ao estimular a translocação de GLUT 4 para a membrana celular no tecido muscular.[8] Esse fenômeno, associado à hiperinsulinemia, normalmente provoca sinais clínicos em pacientes com insulinomas.[2,9] Situações de estresse (banhos em estéticas caninas, ausência do dono em casos de ansiedade por separação, visitas, contato com outros animais) que, no geral, são difíceis de avaliar, provocam hipoglicemia porque, durante o estresse, ocorre liberação de hormônios hiperglicemiantes como a epinefrina e o cortisol. Esse aumento na concentração de glicose acaba sendo um estímulo para a maior secreção de insulina pelo tumor, desencadeando sinais de hipoglicemia secundariamente.[2] Uma situação similar ocorre no período pós-prandial, especialmente se a dieta for rica em carboidratos simples e administrada em grande quantidade, o que resulta em aumento significativo na glicemia, com consequente rebote hipoglicêmico posterior.[1,2]

Normalmente, a gravidade e a duração dos sintomas dependem, principalmente, de três fatores: o valor mais baixo de glicemia, a taxa de redução da glicemia e a duração da hipoglicemia.[2,6] É comum a apresentação dos pacientes após meses de evolução dos sintomas (muitas vezes após passagem por vários veterinários) sem que fosse feito um diagnóstico definitivo, o que acarreta a presença de elevado grau de metástases no momento do diagnóstico. É importante, mediante completa avaliação do paciente, inclusive com exames complementares, descartar outras causas de hipoglicemia.[1,2,6] O Quadro 201.3 apresenta uma lista de diagnósticos diferenciais para hipoglicemia. Uma observação clínica interessante é de que cães com insulinoma comumente são obesos ou apresentam sobrepeso (Figura 201.1). Esse efeito é secundário à ação da insulina, potente hormônio anabólico e lipogênico.[4,7] Bryson et al.[16] relataram um caso de insulinoma em um cão com diagnóstico prévio de diabetes *mellitus* sob insulinoterapia. A ocorrência de episódios recorrentes de hipoglicemia, com a redução nas doses de insulina administradas, alertou para a possibilidade de hiperinsulinemia endógena, posteriormente confirmada por cirurgia e histopatologia.

Na apresentação do paciente em crise hipoglicêmica, muitas vezes fica nítida a tríade de Whipple, caracterizada por: (1) ocorrência dos sintomas após jejum ou exercício; (2) os sinais são desencadeados ante glicemias inferiores a 50 mg/dℓ; e (3)

QUADRO 201.3	Diagnósticos diferenciais para hipoglicemia.
• Insulinoma	• Neoplasia extrapancreática
• Sepse	• Hipoglicemia neonatal
• Hipoglicemia das raças *toy*	• Hipoglicemia de cães de caça
• Inanição	• Doenças hepáticas
• Hipoadrenocorticismo	• Hipopituitarismo
• Uremia	• Doenças cardíacas
• Policitemia grave	• Ingestão de salicilatos, folhas de oleandro
• Ingestão de propranolol	• Uso de hipoglicemiantes orais
• Superdosagem de insulina	• Ingestão de xilitol, álcool, ácido alfa lipoico

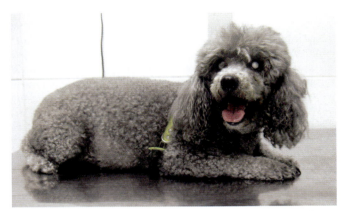

Figura 201.1 Paciente apresentada com hipoglicemia secundária a um insulinoma. A paciente não apresentava capacidade de manter a postura em estação. Além disso, chamam a atenção sinais de ativação adrenérgica, como dilatação pupilar e ofegação excessiva. A dilatação pupilar fica nítida em contraste com a catarata senil, bem como com o sobrepeso (escore corporal = 4 em uma escala de 1 a 5).

a administração de glicose ameniza os sinais clínicos. Apesar de a presença da tríade ser comum nos casos de insulinoma, outras causas de hipoglicemia podem apresentar-se da mesma maneira, não sendo possível assumir que a tríade de Whipple seja patognomônica para insulinomas.[2,6]

O exame físico de animais com insulinoma não costuma trazer nenhum achado especial, exceto sobrepeso e, eventualmente, lipomas; mas, de modo geral, os achados são pouco específicos e não suportam um diagnóstico inicial de hipoglicemia. Fraqueza e letargia são os achados mais frequentes e dificilmente poderão ser observados episódios de colapso ou convulsões. Essa ausência de alterações no exame físico fica ainda mais evidente naqueles casos em que os sinais de hipoglicemia já estão presentes por meses antes da apresentação inicial. Além disso, não há também, na maioria dos casos, alterações à palpação abdominal, mesmo na região hipogástrica. Apesar disso, essa ausência de alterações clínicas em um paciente idoso com hipoglicemia serve como fator preditivo de insulinoma. Eventualmente, alguns cães podem desenvolver polineuropatias periféricas como parte de síndrome paraneoplásica, manifestadas por paraparesia ou tetraparesia ou, eventualmente, paresia a paralisia da face. Outros sintomas, como hiporreflexia até arreflexia, hipotonia, atrofia da musculatura mastigatória/facial, bem como outros nervos sensoriais afetados, podem ser observados.[9] A Figura 201.2 evidencia um paciente com insulinoma apresentando andar plantígrado secundário a uma neuropatia periférica. Essa apresentação é similar à de felinos com neuropatia diabética. Infelizmente, apenas a correção da hipoglicemia pode não melhorar os sintomas de neuropatia,

fazendo-se necessário tratamento com glicocorticoides como a prednisona, na dose de 1 mg/kg/dia inicialmente.[2] Também já foi relatada ocorrência de icterícia associada a obstrução biliar por compressão tumoral.[9]

DIAGNÓSTICO

O diagnóstico de um insulinoma é relativamente simples, mediante a determinação de hiperinsulinemia ante hipoglicemia.[1,2,9] Fisiologicamente, a secreção de insulina é abolida perante glicemias menores que 30 mg/dℓ.[2,4] Dessa maneira, para o adequado diagnóstico, coleta-se uma amostra de sangue para determinação de insulina (faixa de referência 5 a 20 µU/mℓ) com o paciente apresentando glicemia inferior a 50 mg/dℓ. Quanto mais baixa a glicemia, maior a probabilidade de fechar o diagnóstico pela determinação de hiperinsulinemia.[2,9] O Quadro 201.4 apresenta a interpretação dos valores de insulinemia em cães suspeitos de apresentarem hipoglicemia por insulinoma. A faixa de insulinemia próxima ao limite superior é compatível com insulinoma, uma vez que, ante a hipoglicemia, a concentração sérica de insulina deveria ser praticamente indetectável. A detecção de hipoinsulinemia ante a hipoglicemia descarta a possibilidade de tratar-se de um insulinoma, e essa é a resposta fisiológica normal.[1,2,9] Contudo, amostras hemolisadas ou mal-acondicionadas podem provocar resultados falsamente reduzidos de insulina, uma vez que a lise dos eritrócitos libera uma insulinase capaz de degradar a insulina sérica.[5]

Outro cuidado que o clínico deve ter é quanto ao método de mensuração da glicemia em si. Atualmente, com frequência, são utilizados glicosímetros humanos portáteis nas rotinas clínicas, os quais podem não ser completamente acurados. Normalmente esses aparelhos superestimam hipoglicemias, porém podem sofrer influências diversas de acordo com hemoconcentração

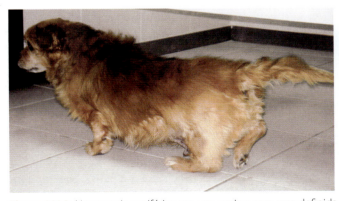

Figura 201.2 Neuropatia periférica em um canino sem raça definida secundária a hipoglicemia crônica, ou síndrome paraneoplásica promovida por insulinoma.

QUADRO 201.4	Interpretação de valores de insulinemia em cães suspeitos de apresentar insulinoma.
Concentração sérica de insulina	**Probabilidade de insulinoma***
> 20 µU/mℓ	Elevada
10 a 20 µU/mℓ	Possível
5 a 10 µU/mℓ	Pequena
< 5 µU/mℓ	Descartada

*Esse guia serve somente para avaliação de pacientes cujas amostras de sangue para determinação de insulina foram colhidas em glicemias inferiores a 50 mg/dℓ. A avaliação de insulinemia de glicemias superiores a 60 mg/dℓ não é confiável com o objetivo de diagnosticar um insulinoma. Adaptado de Nelson.[2]

(falsa redução de glicemia) ou hemodiluição da amostra (falsa elevação de glicemia), local de coleta da amostra (p. ex., coletas em coxins e ponta da cauda tendem a apontar valor de glicose menor que a glicemia venosa) e até tempo entre coleta e separação do soro (quanto mais tempo demorar, maior o consumo de glicose pelos eritrócitos da amostra, podendo reduzir em até 10% o valor de glicemia a cada hora). Esse último artefato é importante de ser considerado também frente a amostras enviadas para determinação de glicemia em laboratórios, motivo pelo qual tubos com fluoreto de sódio devem ser utilizados para avaliação laboratorial de glicemia.[6,9]

Outras anormalidades laboratoriais que podem eventualmente ser identificadas em pacientes com insulinoma incluem leve hipopotassemia associável a maior captação de potássio pelas células sob influência insulínica, bem como elevações na atividade sérica das enzimas alanina-aminotransferase (ALT) e fosfatase alcalina (FA), potencialmente associadas à presença de metástases hepáticas. Contudo, esses achados são pouco específicos para um diagnóstico de insulinoma.

Razões insulina:glicose

Apesar de a avaliação da insulinemia diante de um quadro de hipoglicemia ser considerada o melhor método para diagnóstico de um insulinoma, muitas vezes valores limítrofes de insulinemia não permitem um diagnóstico seguro, causando insatisfação no clínico que solicita o exame.[9,17] O pico de insulinemia após secreção é muito curto no plasma, durando somente alguns minutos, apesar de provocar efeitos que duram por até mais de 1 hora. Além disso, a secreção de insulina é episódica, e cães com insulinomas podem não ficar hiperinsulinêmicos o dia inteiro.[1,2,9,17] Em virtude disso, algumas fórmulas são utilizadas para calcular a razão entre insulinemia e glicemia. Uma dessas fórmulas é o índice insulinogênico (II), calculado por meio da seguinte fórmula:

$$II = insulinemia (\mu U/m\ell)/glicemia (mg/d\ell).$$

Um valor de II superior a 0,235 μU/mg é compatível com hiperinsulinemia relativa.[2,17,18] No entanto, diversos autores demonstraram que a aplicação de uma fórmula corrigida, batizada de razão insulina:glicose corrigida (RI:GC), é mais adequada em virtude de levar em consideração o fato de que, perante glicemias menores que 30 mg/dℓ, deve haver total ausência de secreção de insulina.[2,17,18] A RI:GC é calculada com a seguinte fórmula:

$$insulinemia (\mu U/m\ell) \times 100/glicemia (mg/d\ell) - 30.$$

Um valor de RI:GC superior a 30 é compatível com hiperinsulinemia relativa.[2,17,18]

Apesar das vantagens da aplicação de razões insulina:glicose no diagnóstico de insulinomas, deve-se ter cautela para firmar um diagnóstico de insulinoma com base nessas fórmulas, não sendo mais recomendado seu uso, uma vez que elas não apresentam nenhuma vantagem em relação à avaliação simultânea da insulinemia e da glicemia (Quadro 201.1).[1,2] Além disso, cães saudáveis podem apresentar valores elevados de RI:GC, assim como aqueles com insulinoma podem exibir valores normais de RI:GC sob certas circunstâncias.[9,18] Sinais clínicos adequados conjuntamente a um diagnóstico laboratorial positivo são fundamentais na avaliação de provável neoplasia de células beta.[1,2,9]

Indicadores de glicemia a longo prazo

O uso de proteínas glicosiladas no diagnóstico de insulinomas já foi evidenciado em alguns estudos e apresenta acréscimo metodológico no processo de investigação de um possível insulinoma.[1,2,16-20] A glicose no sangue apresenta a capacidade de ligar-se de maneira não enzimática e irreversível a resíduos de aminoácidos de proteínas, formando compostos estáveis. Essa reação ocorre sistematicamente em todas as proteínas sanguíneas. Como a albumina é a principal proteína plasmática, a determinação da frutosamina (proteínas plasmáticas glicosiladas) reflete a glicemia nas últimas 1 a 2 semanas, uma vez que a meia-vida da albumina é de cerca de 8 dias.[5] A frutosamina se aplica muito bem na avaliação diagnóstica de cães normoglicêmicos com sinais clínicos suspeitos de insulinoma, uma vez que alguns cães com insulinomas podem manter-se com glicemias normais.[1,2,9,16] No entanto, ao avaliar a concentração de frutosamina sérica de um dado paciente, é fundamental a avaliação concomitante da albuminemia. A presença de hipoalbuminemia pode resultar em valores reduzidos de frutosamina e, consequentemente, em falso diagnóstico de hipoglicemia persistente.[2,21]

A hemoglobina pode sofrer glicosilação secundária à ligação química entre uma molécula de glicose e a posição amino-terminal do aminoácido valina na cadeia beta da molécula de hemoglobina.[5,20] Uma pequena porcentagem de hemoglobina presente nos eritrócitos está normalmente glicosilada (HbG), sendo uma ferramenta útil na avaliação de humanos diabéticos. Quadros de hiperglicemia crônica levam a percentuais maiores de HbG, ao passo que estados de hipoglicemia crônica, como observado diante de neoplasias de células beta, estão associados a percentuais reduzidos de HbG. Como a meia-vida dos eritrócitos é de cerca de 60 a 90 dias, valores alterados de HbG refletem a presença de hiper ou hipoglicemia persistente pelo menos nos últimos 2 meses. Com relação à HbG, é fundamental observar o hematócrito dos pacientes, uma vez que os anêmicos tendem a apresentar percentuais reduzidos de HbG, o que pode levar a um falso diagnóstico de hipoglicemia crônica.[5,20]

Exames de imagens

Podem ser úteis na avaliação de pacientes com suspeita de insulinomas. Além disso, o campo da imagística aplicada ao diagnóstico de insulinomas foi um dos que tiveram maior desenvolvimento na última década. No entanto, em boa parte das vezes as lesões são muito pequenas para serem visíveis à ultrassonografia (US) ou à radiografia, por exemplo. Lamb et al.[22] evidenciaram sensibilidade de 19% na detecção de neoplasia pancreática por meio de radiografias e de 75% quando aplicada a US. A sensibilidade para detecção de metástases pelos mesmos métodos, nesse estudo, foi de 18% quando aplicada radiografia e de 55% quando aplicada US.[22] Apesar disso, é comum o insulinoma ser microscópico e não ser detectado em ecografias, laparoscopias ou mesmo laparotomias exploratórias. A Figura 201.3 apresenta uma imagem ecográfica de um insulinoma em um cão. A US realçada por contraste foi considerada um eficiente método para identificação de tumores pancreáticos em cães, além de poder sugerir o envolvimento endócrino de acordo com as características da imagem realçada pelo contraste.[23,24] Contudo, cães parecem ter uma variabilidade maior que humanos em relação às características dos insulinomas nas US realçadas por contraste.[23] Eventualmente, quando disponível, a videolaparoscopia pode representar uma ferramenta de imagem com potencial diagnóstico devido à magnificação das imagens e também terapêutico se a retirada do tumor for realizada no mesmo procedimento.

Apesar de o diagnóstico definitivo de uma neoplasia de células beta ser firmado com base na excisão cirúrgica de uma massa pancreática, seguida de exame histopatológico associado a imuno-histoquímica para detecção de insulina nas células tumorais,[2] Cordner et al.[29] demonstraram que a realização de citologia aspirativa com agulha fina pancreática realizada em

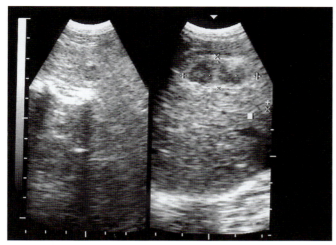

Figura 201.3 Ecografia de um tumor pancreático (insulinoma) em um cão, com evidências de metástases intrapancreáticas. Ao lado esquerdo, observam-se pequenas manchas hipoecogênicas ao longo do parênquima do lobo esquerdo pancreático compatíveis com metástases do insulinoma (setas brancas). No lado direito, observa-se massa na extremidade do lobo esquerdo do pâncreas com bordos irregulares hiperecogênicos difusos e com aspecto hipoecogênico levemente heterogêneo, medindo aproximadamente 2,80 × 1,2 cm. (Imagem gentilmente cedida pela Dra. Adriane Ilha.) Exames de imagens mais rebuscados, como tomografia computadorizada (TC) e ressonância magnética (RM), podem apresentar vantagens quando comparados à ecografia, podendo ser realizados rotineiramente com esse objetivo.[1,2,6,25] A aplicação da técnica de TC trifásica aumenta não somente a sensibilidade de detecção de massas pancreáticas, mas também de metástases em relação a técnicas de TC simples ou duplo.[26,27] Com relação às imagens de RM, os insulinomas caninos aparecem hiperintensos nas imagens ponderadas em T2 e isointensos nas imagens ponderadas em T1. No entanto, a variabilidade no aspecto das lesões primárias e metastáticas está potencialmente relacionada a variações na composição do tecido (células neoplásicas, hemorragia, estroma fibrovascular).[28]

transoperatório, por via transcutânea guiada por ultrassom ou por via transendoscópica, é segura e potencialmente auxiliar na investigação de massas pancreáticas.

Diagnóstico diferencial da hipoglicemia

De modo geral, diversos diagnósticos diferenciais para hipoglicemia devem ser realizados diante da suspeita de hipoglicemia clínica, devendo avaliar a possibilidade tanto de erro na conservação da amostra quanto de existência de um tumor secretor de insulina.[2,9] Por exemplo, uma amostra de sangue deve ser armazenada em anticoagulante à base de fluoreto de sódio para solicitar a mensuração de glicose; caso contrário, em EDTA ou heparina, os eritrócitos seguem consumindo a glicose plasmática até a realização do exame, e esperam-se reduções da ordem de 10% nos valores de glicemia a cada hora após coleta enquanto a amostra não é analisada, permitindo a ocorrência de valores falsamente reduzidos de glicose.[5] Da mesma maneira, a mensuração de glicemia com glicosímetros portáteis pode ser questionada caso a amostra obtida seja muito pequena ou esteja diluída em saliva (no caso de obtenção de uma gota de sangue da mucosa oral) ou outros líquidos (como às vezes pode ocorrer ante a obtenção de uma gota de sangue dos coxins). Além disso, os glicosímetros portáteis humanos tendem a superestimar glicemias menores.

A idade e a condição geral do paciente auxiliam bastante na investigação da causa da hipoglicemia. Animais idosos tendem a apresentar hipoglicemia diante de insulinomas ou hipoadrenocorticismo, bem como em resposta a doenças oncológicas, como manifestação de síndrome paraneoplásica. Contudo, outras doenças podem provocar hipoglicemia nesses animais, como doenças hepáticas, condições debilitantes ou sepse.[1,2,6,9] Diante da sepse, demonstrou-se que ocorre um reajuste do glicostato hipotalâmico, muitas vezes acertando a faixa que seria ideal para valores baixos, mantendo o paciente hipoglicêmico. Entretanto, é interessante comentar que quadros sépticos tendem a causar resistência à insulina, o que aumentaria a glicemia. Porém, esse aumento da glicemia é destinado às células inflamatórias que estão plenamente ativas enfrentando os agressores e, dessa forma, também podem predispor a hipoglicemia durante a sepse.[30]

Animais muito jovens podem apresentar hipoglicemia facilmente, se mantidos em jejum prolongado, uma vez que eles ainda não apresentam gliconeogênese eficiente. Isso é particularmente importante em filhotes de gatos, que rapidamente podem tornar-se hipoglicêmicos, hipotensos e com hipotermia diante da desnutrição. Nesses casos, o estupor pode aparecer como sintoma inicial de hipoglicemia; contudo, verminoses graves, desnutrição crônica, doenças hepáticas hereditárias, sepse ou alterações vasculares (*shunts* portossistêmicos) também são causas comuns de hipoglicemia em animais jovens.[2,6,9] Pacientes diabéticos sob terapia com insulina ou hipoglicemiantes orais podem experimentar sinais de hipoglicemia caso o tratamento não esteja adequado. Da mesma forma, exposição a determinados medicamentos/toxinas pode induzir hipoglicemia, como o xilitol, álcool, ácido alfa lipoico e folhas de oleandro.[6] A gravidade da manifestação de hipoglicemia será decorrente da intensidade e do tempo de duração da crise hipoglicêmica.[2,6]

Causas menos comuns de hipoglicemia relatadas incluem hipopituitarismo (secreção deficiente de GH e de hormônio adrenocorticotrófico [ACTH], com consequente precipitação de hipoglicemia, uma vez que ambos os hormônios – o ACTH mediante a secreção do cortisol – são antagônicos à insulina); deficiência de glucagon (pancreatite crônica, adenocarcinoma de pâncreas exócrino); doenças cardíacas (levando a prejuízos à função hepática e caquexia) e policitemia (maior consumo de glicose pelo elevado número de eritrócitos, associado à depleção das reservas de glicogênio). Por fim, um relato de hipoglicemia por síndrome de realimentação em um felino que estava em jejum é outra causa incomum a ser considerada.[1,2,6,9]

Abordagem ao paciente hipoglicêmico

Após a determinação e confirmação da ocorrência de hipoglicemia, torna-se fundamental a determinação da causa para o manejo adequado do paciente. Avaliação do estado geral do paciente, anamnese detalhada e exame clínico podem dar boas pistas sobre a causa do problema. Por exemplo, um filhote extremamente apático e hipoglicêmico, com abdome distendido e encontrado na rua, é extremamente sugestivo de hipoglicemia secundária a desnutrição e verminose. Hipoglicemia recorrente em cães de idade média a avançada, com sobrepeso, é bastante sugestiva de insulinoma. Contudo, desidratação, hipotensão e condição corporal magra, especialmente se somada a histórico de falta de apetite, vômitos e diarreia ocasional, podem ser sugestivos de hipoadrenocorticismo, por exemplo.[2,9] Pode-se esperar ocorrência de hipoglicemia em animais tratados com glicocorticoides há muito tempo e que tiveram a administração interrompida de maneira abrupta, ou seja, hipoadrenocorticismo iatrogênico.[2] É importante pautar a anamnese para identificação de situações como essa, bem como exposição a outras medicações/toxinas.

Tradicionalmente quanto mais graves os sintomas, mais grave a magnitude e/ou o tempo de exposição à hipoglicemia. É importante salientar que apesar de os sinais mais prevalentes de hipoglicemia, como observado em uma série de 117 casos de insulinoma em cães, terem sido fraqueza (62%), convulsões (52%), colapso (32%), tremores musculares (21%) e ataxia (19%),[2] hipoglicemia pode manifestar-se com agitação excessiva, desorientação e ofegação intensa. A ativação simpática perante a hipoglicemia fica bastante nítida com taquicardia e pupilas dilatadas (Figura 201.1).[2,9]

A realização de exames complementares é fundamental para a determinação da causa do problema, uma vez que a detecção da hipoglicemia somente explica os sinais clínicos observados. Muitos desses sinais poderiam ser causados por outras anormalidades como hipocalcemia, azotemia, encefalopatia hepática ou até mesmo por doenças primárias do SNC. Perfis hematológico, bioquímico e urinário poderão elucidar ou dar pistas da causa da hipoglicemia.[1,2,6,9] Um paciente com elevada atividade das enzimas hepáticas, hipoalbuminemia, hipocolesterolemia, valores baixos de ureia plasmática e hipoglicemia pode ser indicativo de insuficiência hepática. Já um paciente com hiperpotassemia e hiponatremia (especialmente se a relação Na:K for inferior a 27:1) é bastante sugestivo de hipoadrenocorticismo. Muitas doenças hepáticas, renais ou do trato digestório também podem causar relação Na:K reduzida, entretanto quanto menor essa relação, maior a probabilidade de tratar-se de hipoadrenocorticismo.[2] Outros testes específicos, como o dos ácidos biliares pré e pós-prandiais para função hepática e o de estimulação pelo ACTH para diagnóstico de hipoadrenocorticismo, podem se fazer necessários.[1,2,9]

TRATAMENTO

O tratamento de neoplasias de células beta pode ser frustrante de acordo com a malignidade do tumor. De modo geral, por se tratar de um problema oncológico, o tratamento cirúrgico é considerado de eleição. No entanto, diante de diversas complicações potenciais da cirurgia, além de muitos pacientes poderem não ser bons candidatos a uma abordagem cirúrgica, o tratamento médico surge como uma opção para melhorar a qualidade de vida do paciente.[1,2] A decisão de eleger tratamento médico em prol do cirúrgico está associada à menor expectativa de vida. A sobrevida de pacientes submetidos à cirurgia no tratamento de insulinomas é significativamente superior à sobrevida de pacientes mantidos sob tratamento médico.[31,32]

Tratamento do paciente hipoglicêmico não hiperinsulinêmico

Em casa, perante uma crise de hipoglicemia, deve-se administrar açúcar por via oral ou algo doce, como geleia de milho. A administração de refeições frequentes pode minimizar a ocorrência dos sinais. Em um ambiente hospitalar, a administração de bolus de glicose intravenosa é a maneira mais rápida de reverter uma hipoglicemia. A principal recomendação na terapia da hipoglicemia é a administração por via intravenosa de 0,5 a 1 g/kg de glicose 50% seguida de infusão contínua de fluido glicosado 2,5 a 5% por algumas horas. Conforme cada caso, a infusão de cristaloide glicosado pode ser ajustada entre 1,5 a 10%. Porém, administração de fluidos de concentração de glicose superior a 5% somente deve ser feita por meio de cateteres centrais.[6] Deve-se suspender o uso de solução glicosada caso a hiperglicemia fique evidente, especialmente com o objetivo de evitar transtornos neurológicos e glicosúria.[9] O ideal é evitar a administração da glicose pura por via intravenosa, pelo risco

de desenvolvimento de flebite, devendo-se diluir no mínimo duas vezes (1:2) a glicose a ser administrada. A dose preconizada de glicose em bolus é de 1 mℓ/kg de uma solução de glicose a 50%. Isso representa um volume de 10 mℓ para um cão de 10 kg, por exemplo, e esses 10 mℓ de glicose a 50% devem ser diluídos em um volume mínimo de 10 a 20 mℓ de uma solução isotônica, como o cloreto de sódio a 0,9% ou Lactato de Ringer. Isso normalmente é suficiente para reverter a hipoglicemia; porém, dependendo da causa, pode não ser. Cabe ressaltar que a administração de glicose para cães hipoglicêmicos devido a um insulinoma deve seguir alguns cuidados devido ao risco de indução de hipoglicemia rebote frente à secreção de insulina tumoral em resposta a uma rápida elevação de glicemia.

Uma alternativa que vem sendo empregada com relativo sucesso no manejo de hipoglicemias pouco responsivas ao manejo acima descrito é a administração de glucagon, por via venosa direta (50 ng/kg) e/ou infusão contínua (5 a 10 até 15 a 40 ng/kg/min).[6,33] A administração subcutânea de glucagon pelo tutor em casa pode ser útil, apesar de menos eficiente em relação à administração intravenosa.[6]

Dependendo da intensidade, a hipoglicemia pode ser fatal, especialmente se houver comprometimento de áreas importantes do SNC. Isso pode acarretar a permanência de sequelas como surdez, cegueira, coma, incoordenação motora ou alterações comportamentais após a resolução da hipoglicemia. Diante disso, a aplicação de um tratamento para redução de edema cerebral pode ser interessante, com a administração de fosfato sódico de dexametasona (1 a 2 mg/kg, IV), manitol (0,5 a 1 g/kg, IV) e furosemida (1 a 2 mg/kg, IV).[1,2,9] O manejo da hipoglicemia a longo prazo dependerá da causa. De modo geral, a resolução do problema inicial prevenirá a recidiva de hipoglicemia, por exemplo, alimentação frequente e tratamento adequado de doenças associadas de filhotes, redução da dose de insulina de um paciente diabético ou, ainda, remoção de um tumor secretor de insulina.[1,2,9]

Tratamento médico do insulinoma

Pode ser eficaz e simples em um primeiro momento, assim como extremamente frustrante, dependendo da malignidade do tumor e de sua capacidade de secreção de insulina. O objetivo dos diversos tratamentos médicos aqui discutidos não é, de modo algum, normalizar a glicemia do paciente, uma vez que isso é bastante improvável sem cirurgia, mas sim controlar os sinais clínicos da doença. Normalmente, atinge-se essa meta com glicemias consideradas baixas (inferiores a 60 mg/dℓ).[1,2,9] O Quadro 201.5 resume os principais tratamentos médicos para o insulinoma.

Crises epileptiformes não responsivas às medidas descritas representam um prognóstico sombrio, pois costumam indicar um tumor potencialmente agressivo e com alta taxa de secreção de insulina, ou simplesmente refletir que o paciente está exposto há muito tempo à hipoglicemia. Nesses casos, pode-se tentar estabilizar o paciente com a administração de infusão contínua de cristaloide com glicose de 2,5 a 5% intravenosa, e adicionando 0,5 a 1 mg/kg de dexametasona ao fluido administrado ao longo de 6 horas. A cada 12 ou 24 horas, esse procedimento pode ser repetido se houver necessidade.[2,9] Caso não tenha sucesso, pode-se ainda administrar glucagon em infusão contínua na dose de 5 a 40 ng/kg/min.[33] Análogos da somatostatina, como a octreotida, podem ser administrados na dose de 10 a 50 mg, SC, a cada 8 a 12 horas. Caso nenhuma dessas terapias obtenha resposta, deve-se considerar o emprego de antiepilépticos como levatiracetam e até eventual anestesia do paciente com pentobarbital por 4 a 8 horas, enquanto mantêm-se as demais terapias. Nesses casos, se uma cirurgia não for possível para a remoção do tumor a evolução para óbito é provável.[2]

QUADRO 201.5 Tratamento médico a longo prazo para cães com insulinoma.[2]

Tratamentos padrão

1. Tratamento dietético:

   a. Ofereça alimento seco ou úmido, preferencialmente rico em fibras, dividido em 3 a 6 pequenas refeições por dia

   b. Evite alimentos que contenham carboidratos de fácil absorção (mono e dissacarídios, propilenoglicol)

2. Limite a realização de exercícios e evite situações de estresse

3. Tratamento com glicocorticoides:

   a. Inicie com prednisona 0,25 a 0,5 mg/kg, dividido 2 vezes/dia, inicialmente

   b. Aumente gradualmente a dose e a frequência, conforme a necessidade

   c. O objetivo é controlar os sinais clínicos e não restabelecer a glicemia

   d. Considere tratamentos alternativos caso ocorram sinais de hipercortisolismo iatrogênico ou a prednisona se torne ineficaz

Tratamentos alternativos

1. Tratamento com diazóxido:

   a. Continue o tratamento padrão, porém com uma dose um pouco menor de prednisona para minimizar sinais adversos

   b. Inicie com diazóxido 5 mg/kg, 2 vezes/dia

   c. Aumente gradualmente a dose até o máximo de 60 mg/kg/dia, conforme a necessidade

   d. O objetivo é controlar os sinais clínicos e não restabelecer a glicemia

2. Tratamento com análogos da somatostatina:

   a. Continue o tratamento padrão, porém com uma dose um pouco menor de prednisona para minimizar sinais adversos

   b. Inicie com octreotida, na dose de 10 a 50 μg/cão, SC, 2 ou 3 vezes/dia

3. Tratamento quimioterápico

   a. Toceranib, 2,5 mg/kg, VO, a cada 48 h

   b. Estreptozotocina 500 mg/m² em protocolo de diurese induzida

SC: subcutânea. Diante de uma crise de hipoglicemia, a administração de *bolus* de glicose (0,5 a 1 g/kg, diluído 1:2) deve ser feita de maneira lenta e gradual ao longo de 5 a 10 minutos. A administração de uma grande quantidade de glicose, de modo rápido, pode, na verdade, exacerbar os sinais de hipoglicemia, uma vez que ocorrerá maior secreção de insulina.[2,6,9] Dessa maneira, quando ocorrer uma crise de hipoglicemia em casa, os proprietários devem saber disso e agir conforme orientação médica, sem perder a calma. Deve-se administrar açúcar em solução na boca do animal. Caso o animal esteja inconsciente, não se deve tentar fazer com que ele deglute. Assim que o paciente recuperar a consciência ou restabelecer-se dos sintomas, uma pequena refeição deve ser administrada, e o veterinário, contatado tão logo seja possível. Em um ambiente hospitalar, após administração de *bolus* de glicose, se o paciente normalizar a glicemia e aceitar comer uma pequena refeição, pode substituir infusão contínua de fluido glicosado.[1,2]

Manejo conservador

Após o diagnóstico, o tratamento inicial de um paciente com insulinoma visa reduzir as flutuações da glicemia, a fim de evitar que aumentos na glicose sanguínea venham a provocar hipoglicemia devido à maior secreção de insulina pelo tumor. Nesse sentido, a administração de refeições frequentes com dietas ricas em carboidratos complexos promove controle adequado e temporário de pacientes com insulinomas sedentários.[2] A recomendação dietética é a mesma indicada para cães com diabetes *mellitus*, uma vez que, nesse caso, o objetivo também é limitar a hiperglicemia pós-prandial e, assim, evitar as crises induzidas pela alimentação, pois a hiperglicemia pós-prandial pode provocar picos de secreção de insulina.[2,9] Deve-se administrar o mínimo de quatro pequenas refeições por dia, sendo às vezes recomendável a administração de até oito refeições por dia, sem ultrapassar as necessidades energéticas do paciente, o que poderia aumentar o risco de desenvolvimento de obesidade. Além dessa recomendação nutricional, recomenda-se que cães com insulinoma não sejam expostos a episódios estressantes ou exercício físico excessivo, uma vez que essas situações podem provocar hipoglicemia. Um passeio usando uma guia é potencialmente mais seguro do que uma caminhada/corrida sem coleira.[2]

Glicocorticoides

Nos casos em que refeições frequentes de dietas ricas em fibras não forem suficientes para controlar ou reduzir os sinais clínicos do paciente após alguns dias de tratamento, torna-se necessária a introdução de fármacos hiperglicemiantes. Na experiência do autor, a abordagem dietética como monoterapia tem curta eficácia. De acordo com a malignidade do tumor, a estabilização do paciente mediante a intervenção dietética dura de poucos dias a semanas, sendo necessário aderir a um tratamento adjunto medicamentoso. As principais e mais comuns medicações utilizadas para o tratamento de insulinoma a longo prazo são a prednisona e a prednisolona.[1,2,6,9,31,32] Além de promoverem antagonismo aos efeitos da insulina, os glicocorticoides, como a prednisona, estimulam a gliconeogênese por efeito direto sobre enzimas gliconeogênicas como a fosfoenolpiruvato carboxiquinase (PEPCK).[5] O autor preconiza a dose inicial entre 0,2 a 0,5 mg/kg, a cada 12 ou 24 horas, conforme a necessidade. O objetivo é usar a menor dose suficiente para controlar os sinais clínicos, no entanto, frequentemente doses maiores são necessárias. A melhora na qualidade de vida dos pacientes e a remissão dos sinais clínicos são facilmente detectadas após alguns dias com a medicação.[1,2] Quando necessária administração de doses maiores, os efeitos colaterais (hiperadrenocorticismo iatrogênico) normalmente são limitantes, tornando o prognóstico sombrio.

Dessa maneira, é interessante o início do tratamento com a menor dose eficaz possível. Além disso, é importante a realização de esforços no sentido de tentar a estabilização inicial com base somente em dieta, visto que os glicocorticoides, uma vez administrados inicialmente, dificilmente poderão ser retirados. O surgimento de alterações relacionadas com o hipercortisolismo iatrogênico (poliúria, polidipsia, fraqueza muscular, alopecia, imunossupressão) normalmente limita a continuidade do tratamento. Muitos proprietários optam pela eutanásia, quando esses efeitos colaterais dos glicocorticoides tornam-se intoleráveis ou estão associados a sofrimento do paciente. O tempo para o surgimento desses sinais é bastante variável de paciente para paciente, dependendo muito da dose utilizada, da frequência, da sensibilidade individual e do glicocorticoide escolhido. Quando todo esse manejo não oferece mais resultados, ainda existem opções clínicas para o tratamento, contudo o custo torna-se bastante oneroso por conta da necessidade de importação de certas substâncias úteis para tentar obter melhor controle do paciente.

Diazóxido

O diazóxido (Proglicem®), um benzotiazídico anti-hipertensivo não diurético, é uma medicação que auxilia no tratamento de pacientes cujo tratamento com dieta e corticoides não está mais sendo efetivo.[2,9,34] O principal efeito dessa medicação é impedir o influxo de cálcio intracelular que precede a secreção de insulina, inibindo, desse modo, a secreção desse hormônio. No entanto, o diazóxido não inibe a síntese da insulina, apesar de apresentar outros efeitos desejáveis, como estimular a gliconeogênese e a glicogenólise e inibir a captação periférica de glicose.[2] A dose preconizada inicialmente é de 5 a 10 mg/kg/dia, podendo ir até 60 mg/kg/dia. Entretanto, quanto maior a dose, maior o risco de ocorrência de efeitos indesejáveis como vômito, anorexia e outros efeitos tóxicos (aplasia de medula, anemia aplásica, retenção de sódio, diarreia, taquicardia e, eventualmente, hiperglicemia e cataratas).[1,2,9,34] Esses efeitos tóxicos e o custo elevado podem tornar essa opção questionável. A administração concomitante de hidroclorotiazida, na dose de 2 a 4 mg/kg/dia, dividida em duas administrações por dia, aumenta a efetividade do diazóxido.[2,9] No entanto, alguns animais podem apresentar sensibilidade aos efeitos do diazóxido e evidenciar sinais adversos, mesmo com doses menores que as indicadas na literatura.[34]

Análogos da somatostatina

A octreotida (Sandostatin®) é um análogo sintético da STT, que pode apresentar bons resultados no tratamento de cães com insulinoma. No entanto, a medicação é injetável e deve ser aplicada a cada 8 a 12 horas, na dose de 10 a 50 mg/kg, SC. Além disso, o custo da medicação é demasiado elevado, apesar de alguns proprietários estarem dispostos a pagar.[34] A somatostatina é um hormônio inibitório que inibe a síntese e a secreção da insulina.[4,5] A única premissa para a eficácia da octreotida é que o tumor secretor de insulina tenha mantido receptores de membrana para STT.[35] Alguns tumores sofrem alterações moleculares e podem não apresentar mais receptores para esse hormônio.[36] Uma vez interagindo com esses receptores, a octreotida atua como um agonista da STT, estimulando a fosforilação de proteínas inibitórias que resultam em efeito final de supressão tanto na síntese como na secreção da insulina. Depois de administrado por via subcutânea, esse fármaco tem início de efeito após cerca de 2 horas, com pico em 4 horas e ação máxima de 8 horas (Figura 201.4).[35,36] Os efeitos da octreotida – de consistentemente suprimirem a concentração de insulina, ao mesmo tempo que não afetam a concentração dos hormônios contrarreguladores glucagon, GH, ACTH e cortisol –, fazem dessa medicação uma promissora possibilidade de tratamento. Contudo, faltam estudos que tenham avaliado o uso de preparações de longa ação em cães.[9,35] Em humanos, essa medicação, em preparações de longa ação, é aplicada mensalmente para controle de tumores hipofisários secretores de GH com eficácia considerável, promovendo, inclusive, a redução do tamanho tumoral. O mesmo efeito já foi descrito em um cão com insulinoma, no qual se observou, por meio de ultrassonografias, a redução nas dimensões de massa pancreática recidivante após ressecção cirúrgica de um insulinoma com o uso contínuo de octreotida.[35]

Tratamento quimioterápico do insulinoma

No campo do tratamento quimioterápico para pacientes com insulinomas, diversos estudos em humanos demonstraram uma superexpressão de receptores da família tirosinoquinase nesse tipo de tumor, sugerindo que terapias específicas como o emprego de inibidores tirosinoquinase poderiam se tornar o futuro da terapia quimioterápica dos insulinomas.[9] Nesse sentido, Flesner et al.[37] relataram uma sobrevida de 24 meses em um paciente com insulinoma estágio III após pancreatectomia parcial, associado ao uso a longo prazo de prednisona e fosfato de toceranib (Palladia®). O toceranib é um fármaco moderno, de uso veterinário, inibidor de receptores tirosinoquinase desenvolvido e amplamente aplicado no tratamento de mastocitoma, porém sua aplicação em outros tumores como os de fundo neuroendócrino vem sendo preconizada.[9,37] A dose recomendada é de 2,5 mg/kg, VO, a cada 48 horas, uso contínuo. Apesar de promissor pelo seu mecanismo de ação e perfil molecular de expressão de receptores hormonais nos insulinomas caninos, a experiência veterinária associada ao emprego desse fármaco no tratamento de insulinomas ainda é restrita,[37] carecendo de estudos prospectivos que demonstrem um benefício em aumentar a expectativa de vida.

Outra opção no âmbito dos tratamentos quimioterápicos é a estreptozocina (STZ, Zanosar®). A STZ é um agente alquilante usado para induzir diabetes em modelos experimentais, uma vez que promove necrose das células beta pancreáticas.[1,2,6,9] O uso dessa medicação para tratamento de insulinoma em humanos já foi descrito na literatura, assim como em cães. Contudo, a medicação é extremamente tóxica, por causar necrose tubular renal e eventualmente fatal na maioria dos cães quando utilizada sem um protocolo apaziguador dos efeitos colaterais.[2] No entanto, recentemente, um protocolo de diurese salina agressivo, associado a múltiplas pequenas doses de STZ, foi preconizado com sucesso em cães com insulinoma, sem ocorrência de falência renal ou óbitos.[38] O protocolo de diurese salina consiste nos seguintes passos: pré-tratamento diurético (administrar 18,3 mℓ/kg/h de solução salina a 0,9%, IV, ao longo de 3 horas); infusão de STZ (administrar na dose de 500 mg/m², diluídos em um volume apropriado de solução salina, na mesma taxa de 18,3 mℓ/kg/h de solução salina a 0,9%, IV, ao longo de 2 horas); tratamento antiemético (administrar butorfanol, na dose de 0,4 mg/kg por via intramuscular [IM], durante ou após a infusão de STZ – outros antieméticos como ondansetrona ou maropitan funcionam bem); e pós-tratamento diurético (administrar 18,3 mℓ/kg/h de solução salina a 0,9%, IV, ao longo de 2 horas). O objetivo desse protocolo é reduzir ao máximo o tempo de contato da STZ com os túbulos renais durante a passagem pelos néfrons, reduzindo assim a toxicidade.[1,2,9,38] Aumento na atividade da gamaglutamil transferase (GGT) urinária e prejuízo nas provas de função glomerular podem ser observados após cada aplicação, assim como aumento na atividade da enzima hepática alanina aminotransferase (ALT), como observado pelo autor com o uso clínico desse protocolo em um cão com insulinoma.[39]

A recomendação é a realização de cinco tratamentos com intervalos de 3 semanas entre eles, a menos que surjam efeitos adversos, quadros patológicos ou hiperglicemia/diabetes.[2] Antes de cada sessão, é importante a realização de exames de rotina, como mensuração de atividade das enzimas ALT e FA, concentração sérica de ureia e creatinina, bem como realização de exame qualitativo de urina (urinálise, EQU). A ocorrência de valores de creatinina superiores a 1,5 mg/dℓ ou de ureia superiores a 50 mg/dℓ, bem como anemia, contraindica a manutenção do tratamento.[2] Apesar de não ter sido relatada, até o momento, a ocorrência de insuficiência renal aguda com esse protocolo, outros efeitos tóxicos, como aplasia de medula, vômitos intensos, anorexia, diarreia e hipoglicemia transiente pós-infusão, já foram relatados.[38] Essa opção terapêutica é mais reservada a pacientes com tumores não operáveis, recidivantes, ou para aqueles com múltiplas metástases que devem ser monitoradas durante o tratamento com imagens diagnósticas (ecografia, ressonância, tomografia). Um estudo prospectivo com 19 cães com insulinoma recém-operados ou que tiveram recidiva após cirurgia testou a eficácia e segurança do emprego desse protocolo a cada 2 semanas[40] com a hipótese de que, devido à aparente segurança da aplicação a cada 3 semanas,[2,38] a aplicação com um intervalo menor poderia proporcionar resultados melhores.

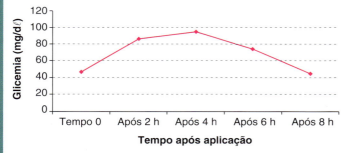

Figura 201.4 Curva glicêmica seriada em um cão com insulinoma após a aplicação de 25 mcg de octreotida subcutânea. O pico de efeito da medicação foi após cerca de 4 horas da aplicação; o efeito não durou mais que 8 horas.[27]

Apesar de nenhum paciente ter desenvolvido neutropenia ou trombocitopenia associáveis à toxicidade medular, houve ocorrência de sinais gastrintestinais leves a moderados na maior parte dos casos, indução de diabetes *mellitus* em oito animais, síndrome de Fanconi em um, e diabetes *insipidus* nefrogênica em outro (esses últimos efeitos da nefrotoxicidade). Frente a esses resultados, um intervalo de aplicação de 3 semanas parece mais adequado, devendo o tutor estar ciente dos potenciais efeitos adversos e eventuais benefícios.

É possível encontrar, na literatura especializada, referências a outros fármacos com potencial hipoglicemiante, bem como outros protocolos quimioterápicos para tratamento de insulinomas em cães,[1,2,9] contudo os aqui citados são as principais e mais eficazes opções terapêuticas para o tratamento médico de insulinomas. O Quadro 201.6 apresenta as doses e medicamentos utilizados em pacientes com insulinomas.

Tratamento cirúrgico

O tratamento inicial de eleição de insulinomas em cães e gatos é cirúrgico. Antes de submeter o paciente à cirurgia, é necessário um adequado controle dos sinais clínicos. Para isso, utilizam-se as estratégias apresentadas na seção sobre tratamento médico.[2] A descrição das técnicas cirúrgicas aplicáveis foge ao escopo desta obra, contudo, diversos princípios e condutas serão abordados. O objetivo geral do tratamento cirúrgico é remover o máximo de tecido alterado, seja massa única no pâncreas ou locais de metástases em órgãos distintos. Cerca de 90% dos casos apresentam massas únicas facilmente visíveis em laparotomia ou laparoscopia exploratória, porém, em alguns casos, não é possível identificar nenhuma anormalidade durante uma abordagem cirúrgica, mesmo na presença de hipoglicemia e hiperinsulinemia.[2] Nesses casos, às vezes, após meses ou anos, pode surgir alguma alteração (massa pancreática) visível ou palpável. Esses pacientes costumam viver relativamente bem por meses, às vezes anos, com tratamento médico somente.[41] Por essa razão, não é recomendada a eutanásia nos casos em que, durante a abordagem cirúrgica, são detectadas diversas metástases ou tumores não operáveis, uma vez que ainda existem possibilidades terapêuticas para esses pacientes.

A partir do momento em que se inicia o jejum pré-operatório, é adequada a administração de uma solução cristaloide glicosada entre 2,5 e 5%, IV, como forma de promoção de substrato para o adequado funcionamento do SNC durante o jejum e período operatório. O objetivo é manter a glicemia superior a 35 mg/dℓ durante a anestesia e a cirurgia. A administração de soluções com concentrações de glicose superiores a 5% é perigosa e contraindicada, em decorrência do risco de rebote hipoglicêmico.[1,2] Casos refratários, permanentemente hipoglicêmicos (< 30 mg/dℓ) apesar de infusão de glicose, podem ser candidatos ao uso de infusão contínua de glucagon.[2] Com relação ao protocolo anestésico, a experiência do anestesista deve ser soberana na escolha; no entanto, o emprego de agonistas alfa-2 como a detomidina no protocolo pré-anestésico (5 µg/kg) é interessante e recomendado devido ao seu efeito de suprimir a secreção de insulina, e manter a glicemia mais estável em pacientes com insulinoma.[42] A infusão de fluidos no pré-operatório apresenta a vantagem extra de proteger o pâncreas de pancreatite após manipulação, uma vez que melhorará a microcirculação pancreática. Da mesma maneira, a manutenção da fluidoterapia no trans e no pós-operatório atende a essas mesmas prerrogativas.[41]

Durante a inspeção da cavidade, comumente observa-se um nódulo isolado no pâncreas, como observado na Figura 201.5. No entanto, a cuidadosa palpação da superfície ou estrutura pancreática deve ser realizada em busca de possíveis locais de metástases, bem como na tentativa de identificação de pequenos tumores quando uma única massa não é visualizada. Qualquer manipulação menos delicada desse órgão pode provocar pancreatite fatal, motivo pelo qual é extremamente importante manipular com cuidado esse órgão. Devem-se inspecionar fígado, omento e linfonodos regionais em busca de metástases, sendo recomendada a remoção da maior parte de tecido alterado detectado.[2] Tumores localizados nas extremidades dos lobos pancreáticos são mais facilmente removidos com pequeno grau de complicações (Figura 201.5); felizmente em cerca de

QUADRO 201.6	Quadro de doses e medicamentos.
Medicamento	**Dose, via e frequência**
1. Para hipoglicemia sem hiperinsulinemia	Frequência de acordo com o caso
a. Glicose a 50%	1 mℓ/kg, diluído em igual volume de NaCl a 0,9%, IV
2. Para edema cerebral	Frequência de acordo com o caso
a. Dexametasona	1 a 2 mg/kg, IV
b. Manitol	0,5 a 1 mg/kg, IV
c. Furosemida	1 a 2 mg/kg, IV
3. Para hipoglicemia com hiperinsulinemia em ambiente hospitalar	
a. Glicose a 50%	1 a 5 mℓ, IV, lento, ao longo de 10 min
b. Dexametasona	0,5 a 1 mg/kg, diluído no líquido, IV, a cada 6 h
c. Glucagon	5 a 10 ng/kg/min, IV, infusão contínua
d. Octreotida	10 a 50 mg, SC, 2 ou 3 vezes/dia
e. Pentobarbital	2 a 5 mg/kg, IV, frequência de acordo com o caso
4. Tratamento clínico do insulinoma	
a. Prednisona	0,2 a 0,5 mg/kg, VO, 1 ou 2 vezes/dia
b. Diazóxido	5 a 60 mg/kg, VO, dividido 2 vezes/dia
c. Hidroclorotiazida	2 a 4 mg/kg, VO, dividido 2 vezes/dia
d. Estreptozocina	500 mg/m², diluído em 18,3 mℓ/kg de NaCl a 0,9% em protocolo de diurese salina, a cada 3 semanas, até normalização da glicemia ou ocorrência de sinais adversos
e. Toceranib	2,5 mg/kg, VO, a cada 48 h

IV: intravenosa; SC: subcutânea; VO: via oral.

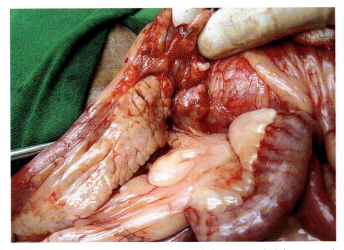

Figura 201.5 Nódulo tumoral na extremidade externa do lobo pancreático esquerdo durante transoperatório para ressecção de um insulinoma em um cão sem raça definida. Nódulos nessa localização são mais facilmente manejados, com menor grau de complicações no trans e no pós-operatório. (Imagem gentilmente cedida pelo Dr. Cristiano Gomes.)

80% dos casos a localização dos tumores é justamente nessas regiões. Tumores localizados no corpo pancreático estão presentes em menos de 20% dos casos e são mais difíceis de serem removidos, estando comumente associados à maior morbidade e mortalidade pós-operatória.[2] Apesar de raros, eventualmente os insulinomas podem formar trombo tumoral em vasos locais. A ressecção dos trombos via venotomia é factível e foi descrita em dois pacientes; não parece estar associada a piora no prognóstico.[42] Tumores e metástases não localizados durante laparotomia exploratória podem ser revelados após infusão de azul de metileno 3 g/kg diluído em 250 mℓ de solução salina e administrados ao longo de 30 a 40 minutos.[2]

A pancreatite é a principal complicação do tratamento cirúrgico, seguida de diabetes *mellitus* e eventual persistência da hipoglicemia. Algumas medidas, além da manipulação gentil do pâncreas, são recomendadas com o objetivo de reduzir a ocorrência de pancreatite, observada em aproximadamente 15% dos animais operados, apesar de todos os cuidados. A administração de líquidos com glicose entre 2,5 e 5% (60 a 100 mℓ/kg/dia) e nada mais, VO, antes, durante e após 24 a 48 horas da cirurgia, seguida de dietas pobres em gordura durante a próxima semana, minimiza bastante o risco de ocorrência de pancreatite, desde que se tenha manipulado o órgão gentilmente. A reintrodução de alimentos por via oral deve iniciar-se lentamente após 24 a 48 horas da cirurgia com a administração de pequenas quantidades de água. O momento de liberar alimentação por via oral deve ser pautado pela avaliação clínica do paciente, não havendo indicação para monitoramento por lipase pancreática específica.[2] Conforme a resposta clínica do paciente, a administração de dietas líquidas pode ser iniciada (p. ex., um caldo à base de arroz e peito de frango, sem adição de óleo). Posteriormente, então, inicia-se a administração de dietas com baixo teor de gordura por até 7 dias.[1,2]

Outras complicações da retirada de um tumor pancreático são diabetes *mellitus* (temporária ou permanente em decorrência da atrofia das demais células beta pancreáticas) e hipoglicemia persistente (normalmente resultado da atividade de metástases não identificadas durante a cirurgia). O tratamento de eventual diabetes secundário à retirada do insulinoma deve ser conservador, iniciando-se com uma dose de insulina lenta ou NPH de 0,25 U/kg, 1 vez/dia, fazendo os ajustes posteriores com base na evolução do caso, sinais clínicos e em medidas seriadas de glicemia. Os cães que não normalizarem a glicemia após a cirurgia são prováveis portadores de metástases funcionais, devendo ser mantidos em tratamento médico já no pós-operatório. O manejo alimentar deve iniciar tão cedo quanto possível, seguindo os mesmos passos descritos para o tratamento médico.[2]

A resposta clínica diante de um tratamento cirúrgico realizado com sucesso é excelente e recupera plenamente a qualidade de vida do paciente, promovendo a cura do problema.[31,32,39,41,44,45] Todavia, devido ao elevado grau de malignidade desses tumores e às metástases comumente presentes no momento do diagnóstico em decorrência da demora em chegar a um diagnóstico definitivo, a cura é temporária na maioria dos casos.[2,35,44,45] Pacientes que tiveram seu problema resolvido com a cirurgia devem permanecer persistentemente com glicemias superiores a 70 mg/dℓ. A frutosamina sérica e a HbG são ferramentas úteis para o controle do sucesso do tratamento,[21] contudo, aproximadamente 10 a 15% dos casos sofrem eutanásia ou morrem dentro de 1 mês da cirurgia em decorrência de grave doença metastática e 20 a 25% dos casos morrem ou sofrem eutanásia em até 6 meses, pelos mesmos motivos. O percentual restante (60 a 70% dos casos) vive sem sinais clínicos por mais de 6 meses, às vezes mais de 1 ano, antes da recidiva dos sinais clínicos.[2] De modo geral, a sobrevida média pós-cirurgia varia de 6 a 18 meses de acordo com o estadiamento do tumor e a detecção de metástases durante a cirurgia.[1,2,40]

Tobin *et al.*[31] avaliaram a sobrevida de cães com insulinomas tratados com medicamentos ou cirurgia. A maior sobrevida de cães submetidos a um tratamento cirúrgico (média de 381 dias, variando de 20 a 1.758 dias) é, em parte, decorrente de estágios mais avançados da doença no momento do diagnóstico, assim como a aceitação prematura de eutanásia, quando há recorrência dos sinais clínicos nos pacientes sob tratamento médico (média de 74 dias, variando de 8 a 508 dias).[31] Contudo, foi demonstrada recentemente maior sobrevida para tratamento médico (média de 196 dias) e também para o tratamento cirúrgico (média de 1.316).[44] Um estudo retrospectivo[45] com 48 pacientes submetidos a pancreatectomia tiveram sobrevida média de 372 dias (1 a 1.680), porém os pacientes com doença em estágio I tiveram sobrevida mais longa (média 652, variando de 2 a 1.680), ao passo que cães com doenças em estágios II ou III tiveram sobrevida média de 320 dias (1 a 1.260). Nessa série de casos, 33% dos pacientes desenvolveram hiperglicemia, sendo que 19% ficaram permanentemente diabéticos. Nenhum fator preditivo para ocorrência de diabetes pode ser identificado. Porém, claramente, o estadiamento da doença e a ocorrência de hipoglicemia no pós-operatório são preditivos de recidivas e menor sobrevida.[45]

Muitos cães submetidos à ressecção agressiva do insulinoma e suas metástases, mesmo que em diferentes procedimentos à medida que novas metástases são identificadas, podem viver relativamente bem por até mais de 2 anos.[2] No entanto, em alguns casos a remoção cirúrgica das metástases pode ser uma tarefa árdua, uma vez que, muitas vezes, elas estão disseminadas por vários órgãos e/ou em muitos locais em um mesmo órgão (Figura 201.6). Estudos genéticos de insulinomas altamente metastáticos em comparação com insulinomas menos agressivos têm esclarecido que o comportamento tumoral está interligado com diferentes padrões de expressão gênica pelo tumor.[12] Nesse sentido, a avaliação histológica associada à imuno-histoquímica para avaliação da presença de determinados marcadores moleculares pode trazer informações adicionais para traçar um prognóstico caso a caso.[46] A presença de atipia nuclear, por exemplo, é preditiva de tempo livre da doença após pancreatectomia, ao passo que o estadiamento tumoral, necrose e índice Ki67 são indicadores de prognóstico de sobrevida e tempo livre da doença.[46] Em decorrência das características malignas dos insulinomas, o prognóstico tende

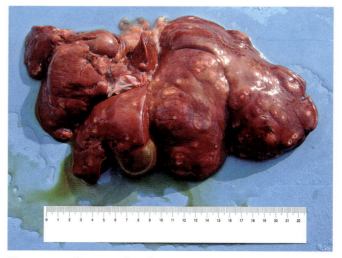

Figura 201.6 Detecção de inúmeras metástases hepáticas durante a necropsia de um canino sem raça definida, com 14 anos, que havia sido operado de um insulinoma pancreático 20 meses antes do óbito.

a ser de reservado a ruim. No entanto, o tempo de sobrevida de cães com insulinoma depende, em parte, da cooperação do proprietário em tratar o animal.[2]

REFERÊNCIAS BIBLIOGRÁFICAS

1. Kintzer PP. Diagnosis and treatment of insulinoma. In: Mooney CT, Peterson ME, editors. BSAVA manual of canine and feline endocrinology. 3. ed. Gloucester: British Small Animal Veterinary Medical Association; 2004. p. 112-29.
2. Nelson RW. Betacell neoplasia: insulinoma. In: Feldman EC, Nelson RW, Reush CE, Scott-Moncrieff JC. Canine and feline endocrinology. 4. ed. Missouri: Saunders; 2015. p. 348-376.
3. Rosenfeld L. Insulin: discovery and controversy. Clin Chem. 2002; 48(12):2270-88.
4. Griffin JE, Ojeda SR. Textbook of endocrine physiology. 5. ed. New York: Oxford; 2004.
5. Kaneko JJ, Harvey JW, Bruss MC. Clinical biochemistry of domestic animals. 5. ed. Missouri: Academic Press; 1997.
6. Morgan RK, Cortes Y, Murphy L. Pathophysiology and aetiology of hypoglycaemic crises. J Small Anim Pract. 2018;59(11):659-69.
7. Saltiel AR, Kahn CR. Insulin signalling and the regulation of glucose and lipid metabolism. Nature. 2001;414:799-806.
8. Shepherd PR, Kahn BB. Glucose tranporters and insulin action. N Engl J Med. 1999;341(4):248-57.
9. Hass R. Insulinoma in dogs. In: Rand J. Clinical Endocrinology of Companion Animals. Iowa: Wiley-Blackwell; 2013. p. 229-239.
10. Greene SN, Bright RM. Insulinoma in a cat. J Small Anim Pract. 2008;49(1):38-40.
11. Kraje AC. Hypoglicemia and irreversible neurologic complications in a cat with insulinoma. J Am Vet Med Assoc. 2003;223(6):812-4.
12. Buishand FO, Kirpensteijn J, Jaarsma AA, Speel EJ, Kik M, Mol JA. Gene expression profiling of primary canine insulinomas and their metastases. Vet J. 2013;197(2):192-7.
13. Shimada A, Morita T, Ikeda N, Torii S, Haruna A. Hypoglycaemic brain lesions in a dog with insulinoma. J Comp Pathol. 2000;122(1):67-71.
14. Braund KG, Steiss JE, Amling KA, Toivio-Kinnucan M, Case LC, Kemppainem RJ et al. Insulinoma and subclinical peripheral neuropathy in two dogs. J Vet Intern Med. 1987;1(2):86-90.
15. Kiupel M, Mueller PB, Ramos Vara J, Irizarry A, Lin TL. Multiple endocrine neoplasia in a dog. J Comp Pathol. 2000;123(2-3):210-7.
16. Mellanby RJ, Herrtage ME. Insulinoma in a normoglycaemicc dog with low serum fructosamine. J Small Anim Pract. 2002;43(11):506-8.
17. Bryson ER, Snead EC, McMillan C, MacDougall L, Allen AL. Insulinoma in a dog with pre-existing insulin-dependent diabetes mellitus. J Am Anim Hosp Assoc. 2007;43(1):65-9.
18. Siliart B, Stambouli F. Laboratory diagnostics of insulinoma in the dog: a retrospective study and a new diagnostic procedure. J Small Anim Pract. 1996;37(8):367-70.
19. Thompson JC, Jones BR, Hickson PC. The amended insulin to glucose ratio and diagnosis of insulinoma in dogs. N Z Vet J. 1995;43(6):240-3.
20. Elliot DA, Nelson RW, Feldman EC, Neal LA. Glycosilated hemoglobin concentrations in the blood of healthy dogs and dogs with naturally developing diabetes mellitus, pancreatic betacell neoplasia, hyperadrenocorticism, and anemia. J Am Vet Med Assoc. 1997;211(6):723-7.
21. Loste A, Marca MC. Study of the effect of total serum protein and albumin concentrations on canine fructosamine concentration. Can V J. 1999;63:138-41.
22. Lamb CR, Simpson KW, Boswood A, Matthewman LA. Ultrasonography of pancreatic neoplasia in the dog: a retrospective review of 16 cases. Vet Rec. 1995;137(3):65-8.
23. Nakamura K, Lim SY, Ochiai K, Yamasaki M, Ohta H, Morishita K, Takagi S, Takiguchi M. Contrast-enhanced ultrasonographic findings in three dogs with pancreatic insulinoma. Vet Radiol Ultrasound. 2015; 56(1):55-62.
24. Vanderperren K, Haers H, Van der Vekens E, Stock E, Paepe D, Daminet S et al. Description of the use of contrast enhanced ultrasonography in four dogs with pancreatic tumours. J Small Anim Pract. 2013; 55:164-9.
25. Robben JH, Pollak YW, Kirpensteijn J, Boroffka SAEB, van den Ingh TS-GAM, Teske E et al. Comparision of ultrasonography, computed tomography, and single-photon emission computed tomography for the detection of canine insulinoma. J Vet Intern Med. 2005;19(1):15-22.
26. Fukushima K, Fujiwara R, Yamamoto K, Kanemoto H, Ohno K, Tsuboi M et al. Characterization of triple-phase computed tomography in dogs with pancreatic insulinoma. J Vet Med Sci. 2015;77(12):1549-53.
27. Buishand FO, Vilaplana Grosso FR, Kirpensteijn J, van Nimwegen SA. Utility of contrast-enhanced computed tomography in the evaluation of canine insulinoma location, Vet Quart. 2018;38(1):53-62.
28. Walczak R, Paek M, Uzzle M, Taylor J, Specchi S. Canine insulinomas appear hyperintense on MRI T2-weighted images and isointense on T1-weighted images. Vet Radiol Ultrasound. 2019;60(3):330-7.
29. Cordner AP, Sharkey LC, Armstrong PJ, McAteer KD. Cytologic findings and diagnostic yield in 92 dogs undergoing fine-needle aspiration of the pancreas. J Vet Diag Invest. 2015;27(2):236-40.
30. Del Rey A, Roggero E, Randolf A, Mahuad C, McCann S, Rettori V et al. IL-1 resets glucose homeostasis at central levels. PNAS. 2006;103(43):16039-44.
31. Tobin RL, Nelson RW, Lucrov MD, Wooldridge JD, Feldman EC. Outcome of surgical *versus* medical treatment of dogs with beta cell neoplasia: 39 cases (1990-1997). J Am Vet Med Assoc. 1999;215(2):226-30.
32. Leifer CE, Peterson ME, Matus RE. Insulin-secreting tumor: diagnosis and medical and surgical management in 55 dogs. J Am Vet Med Assoc. 1986;188(1):60-4.
33. Datte K, Guillaumin J, BarrettS, Monnig A, Cooper E. Retrospective evaluation of the use of glucagon infusion as adjunctive therapy for hypoglycemia in dogs: 9 cases (2005–2014). J Vet Emerg Crit Care. 2016;26(6):775-81.
34. Pöppl AG, Oliveira ST, Gomes C, Muccillo MS, Contesini EA. Tratamento médico a longo prazo de neoplasia de célula beta com diazóxido: relato de caso. Acta Sci Vet. 2007;35(Supl 2):s456-8.
35. Pöppl AG, Gomes C, Uez F, Veiga D, Da Costa JCA, Ilha A. Redução no tamanho tumoral e adequado controle glicêmico em resposta ao uso contínuo de octreotida. Rev Univ Rural – Ser Cienc Vida. 2007; 27(Supl):518-20.
36. Robben JH, van den Brom WE, Mol JA, van Haeften TW, Rijnberk A. Effect of octreotide on plasma concentrations of glucose, insulin, glucagon, growth hormone, and cortisol in healthy dogs and dogs with insulinoma. Res Vet Sci. 2006;80:25-32.
37. Flesner BK, Fletcher JM, Smithee T, Boudreaux B. Long-term survival and glycemic control with toceranib phosphate and prednisone for a metastatic canine insulinoma. J Am Anim Hosp Assoc. 2019;55(1):e55105.
38. Moore AS, Nelson RW, Henry CJ, Rassnick KM, Kristal O, Ogilvie GK et al. Streptozocin for treatment of pancreatic islet cell tumor in dogs: 17 cases (1989-1999). J Am Vet Med Assoc. 2002;221(6):811-8.
39. Pöppl AG, Fonini AVDL, Cordova D, Ilha A, Leal JS. Tratamento quimioterápico de insulinoma com estreptozotocina em protocolo de diurese induzida em um cão. MedVep. 2011;9(30):538-43.
40. Northrup NC, Rassnick KM, Gieger TL, Kosarek CE, McFadden CW, Rosenberg MP. Prospective evaluation of biweekly streptozotocin in 19 dogs with insulinoma. J Vet Intern Med. 2013;27:483-90.
41. Gomes C, Guimaraes KM, Pöppl AG, Foerstnow L, Mucillo M, Muschner AC et al. Tratamento cirúrgico de insulinoma em um cão. Acta Sci Vet. 2007;35(Supl2):s370-1.
42. Guedes AGP, Rude EP. Effects of pre-operative administration of medetomidine on plasma insulin and glucose concentrations in healthy dogs and dogs with insulinoma. Vet Anaest Analg. 2013;40:472-81.
43. Hambrook LE, Kudnig ST. Tumor thrombus formation in two dogs with insulinomas. J Am Vet Med Assoc. 2012;241:1065-9.
44. Polton GA, White RN, Brearley MJ, Eastwood JM. Improvement survival in a retrospective cohort of 28 dogs with insulinoma. J Small Anim Pract. 2007;48(3):151-6.
45. Del Busto I, German AJ, Treggiari E, et al. Incidence of postoperative complications and outcome of 48 dogs undergoing surgical management of insulinoma. J Vet Intern Med. 2020;34(3):1135-43.
46. Buishand FO, Visser J, Kik M, Gröne A, Keesler RI, Briaire-de Bruijn IH et al. Evaluation of prognostic indicators using validated canine insulinoma tissue microarrays. Vet J. 2014;201(1):57-63.

202
Dislipidemias

Sergio Catanozi • Ana Paula Bochi • Vanessa Del Bianco de Bento

METABOLISMO DAS LIPOPROTEÍNAS

A regulação metabólica de lipídios nas células dos animais reflete a necessidade de manter um equilíbrio entre a taxa de produção e a de utilização lipídica. Uma das principais funções lipídicas é o provimento de uma fonte concentrada de energia para o metabolismo. Os mamíferos e outras classes de seres vivos desenvolveram um complexo sistema de síntese, transporte e armazenamento de lipídios, o que permite equilibrar as taxas de produção e de utilização desse substrato em todo o organismo. O armazenamento energético sob a forma lipídica, resultante do processo evolutivo, tem provido os organismos com uma potencial vantagem adaptativa para modificações ambientais. Por exemplo, pássaros e insetos migrantes dependem, fundamentalmente, do transporte de lipídios dos locais de armazenamento desse substrato energético para os músculos, permitindo-lhes percorrer grandes distâncias sem interrupções para alimentação.[1]

O intestino, o fígado e os tecidos adiposo e muscular estriado realizam a maior parte da homeostase lipídica nos animais. O controle da transferência da energia lipídica no organismo exige acurada coordenação metabólica, que se encontra sob regulação hormonal e influência do estado nutricional. O colesterol, os ácidos graxos não esterificados, também denominados "ácidos graxos livres" (AGL), os triglicerídios (TG) e os fosfolipídios (FL) são os principais componentes do processo de transferência lipídica entre os órgãos.

Uma das principais funções das lipoproteínas (LP) é possibilitar o transporte eficiente de lipídios advindos da dieta e/ou sintetizados no organismo. O transporte de lipídios no sistema circulatório, sob a forma de LP, exerce funções primordiais nos organismos pluricelulares. Embora existam sistemas distintos de transporte de LP, os quais variam conforme a filogenia dos animais, há analogias quanto aos mecanismos de síntese, secreção e transporte.

A alta hidrofobicidade dos lipídios exige seu transporte no plasma sob a forma de macroagregados moleculares denominados "LP". O arranjo estrutural das LP é conferido por componentes proteicos, solúveis em água, denominados "apolipoproteínas" (apoLP), associados a colesterol livre (CL) ou não esterificado, FL, ésteres de colesterol ou colesterol esterificado (CE) e TG. A integração específica desses compostos proteicos e lipídicos permite uma organização molecular de maneira que essas partículas globulares apresentem um núcleo apolar de TG e de CE envolvidos por um revestimento de apoLP, FL e CL. A conformação molecular decorre de associações de regiões apolares, hidrofóbicas, das apoLP com as cadeias de hidrocarboneto dos FL. Os aminoácidos das apoLP, por sua vez, interagem ionicamente com a cabeça polar dos FL.

As LP são classificadas em categorias de acordo com combinações diferenciadas de lipídios e de proteínas. A separação das LP pode ser realizada por métodos diversos e depende de tamanho e forma, carga elétrica e densidade. Considerando-se o processo de ultracentrifugação, as LP distribuem-se no intervalo entre a zona de densidade muito baixa (VLDL) e a região de alta densidade (HDL). Esse espectro de densidade das LP possibilita distribuí-las em seis classes básicas: quilomícrons (QM, d < 0,95 g/mℓ), LP de densidade muito baixa (VLDL, d < 1,006 g/mℓ), LP de densidade intermediária (IDL, d = 1,006 a 1,019 g/mℓ), LP de baixa densidade (LDL, d = 1,019 a 1,063 g/mℓ), além de subfrações da LP de alta densidade (HDL2, d = 1,063 a 1,125 g/mℓ; HDL3, d = 1,125 a 1,21 g/mℓ).

A síntese de QM ocorre no retículo endoplasmático liso (REL) das células epiteliais do intestino delgado. Os QM são produzidos a partir de monoacilgliceróis, diacilgliceróis, AGL e gliceróis, provenientes da dieta e de síntese local, que se difundem para o interior das células epiteliais da mucosa intestinal, onde são reconvertidos a TG e agrupados com o colesterol, oriundo da dieta e da bile, e com apoLP. O transporte dos TG e do colesterol ocorre com a circulação dos QM pelo sistema linfático, de onde alcançam a circulação sistêmica por meio do ducto torácico. A função central dessa classe de LP é o transporte de lipídios de origem exógena, isto é, obtidos pelo organismo por meio da dieta. Com os TG, porém em menor proporção, os CE, os FL, os CL e as apoLP também integram os QM. Entre as diferentes classes de apoLP, apenas a B-48, a E, a AI, a C II e a C III estão incluídas na constituição dos QM. Além da integração estrutural dos QM, esses componentes proteicos modulam as etapas do metabolismo da LP. A apoLP B, que se apresenta como cópia única por LP, não participa dos processos de transferência entre as LP em razão de sua interação com componentes situados no núcleo e na superfície da LP. Diferentemente da apoLP B, que tem elevado peso molecular e hidrofobicidade, as demais apoLP são passíveis de trocas com outras LP do plasma e da linfa.

Na circulação, os TG presentes nos QM são hidrolisados pela enzima lipoproteína-lipase (LPL), a qual se encontra ancorada à membrana basal das células endoteliais dos capilares presentes sobretudo no tecido adiposo, nas musculaturas cardíaca e esquelética e na glândula mamária em lactação. A ativação enzimática pela apoLP C II estimula a hidrólise dos TG, liberando glicerol e AGL para os tecidos, onde são metabolizados ou armazenados como substratos energéticos. Ressalta-se o papel das apoLP C II e C III como cofatores que, respectivamente, estimulam e inibem a LPL. Relativamente enriquecidas com colesterol, em razão da diminuição da massa de TG e, ainda, com a presença das apoLP E e B-48, as partículas que permanecem no compartimento plasmático são denominadas "remanescentes de QM" (rem-QM). No fígado, os rem-QM entram no espaço de Disse pelo endotélio sinusoide e fenestrado, o qual atua como filtro biológico, restringindo o ingresso dos QM que ainda não sofreram hidrólise dos TG por ação da LPL. A partir dessa etapa, os TG não hidrolisados contidos nos rem-QM passam a ser hidrolisados pela enzima lipoproteína-lipase hepática (LPLH), localizada principalmente na superfície luminal das células endoteliais sinusoides. Subsequentemente, os rem-QM são captados por receptores específicos, presentes nos hepatócitos, denominados "receptores de LDL" – ou receptores B/E –, e por receptores de partículas remanescentes, também chamados "proteína relacionada com o receptor de LDL" (LRP). A apoLP B-48, uma forma truncada da apoLP B-100, exerce apenas função estrutural nos rem-QM e não atua no processo de captação da LP pelos receptores (Figura 202.1). Por conseguinte, a captação dessas partículas remanescentes pelo hepatócito é inteiramente dependente do reconhecimento da sequência de aminoácidos constituintes das apoLP e pelos receptores de LDL e LRP.

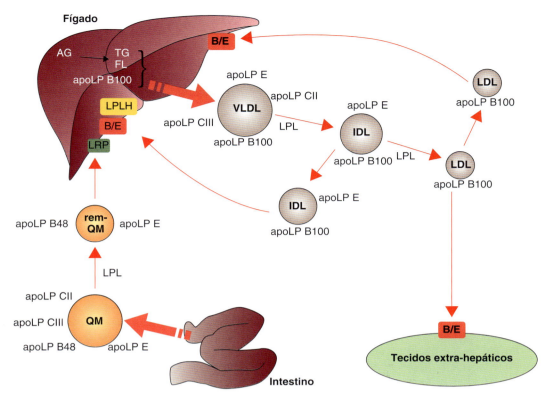

Figura 202.1 Esquema geral das principais etapas de metabolização dos quilomícrons, sintetizados no intestino, e das lipoproteínas de densidade muito baixa (VLDL); sintetizadas no fígado. AG: ácidos graxos; apoLP: apolipoproteína; LDL: lipoproteína de baixa densidade; IDL: lipoproteína de densidade intermediária; LPL: lipoproteína-lipase; LPLH: lipoproteína-lipase hepática; LRP: proteína relacionada com o receptor de LDL; QM: quilomícrons; rem-QM: remanescentes de quilomícrons.

Os TG de origem endógena são transportados, principalmente, pelas VLDL, cuja síntese ocorre no REL dos hepatócitos. A lipogênese e o maior aporte de AGL ao fígado, decorrente de lipólise no tecido adiposo ou, ainda, de acentuada captação hepática de partículas remanescentes ricas em TG, estimulam a síntese e a secreção hepáticas de VLDL. Dessa maneira, os TG sintetizados no fígado são incorporados à VLDL, que é secretada, diretamente, na circulação sistêmica. Além da massa de TG, os CL, os FL e os CE integram-se, ordenadamente, de acordo com as características químicas específicas, para constituir as VLDL. Ainda como parte desse arranjo molecular, são encontradas as apoLP B-100, E, C-II, C-III e, em menor proporção, apoLP A. Excetuando-se a apoLP B, as demais advêm, principalmente, das HDL presentes no plasma.

O processo de metabolização das VLDL é muito semelhante ao dos QM. Após a síntese e a secreção hepática das VLDL, a perfusão sanguínea garante que essa fração de LP alcance os tecidos periféricos. A hidrólise dos TG contidos na VLDL com a liberação de AGL e gliceróis, em decorrência da atividade da enzima LPL, está compreendida nessa etapa metabólica. A depleção substancial dos TG tem como consequência o aumento de densidade da LP e a perda de algumas apoLP (E e C-II), resultando no surgimento dos remanescentes de VLDL, denominados "IDL"[2] (Figura 202.1).

A IDL atinge o tecido hepático, local caracterizado por ser o principal sítio de catabolismo de LP constituídas por apoLP B. Uma das vias de remoção das IDL ocorre pelos receptores B/E, os quais interagem com resíduos de lisina da apoLP B-100 e com resíduos de arginina da apoLP E. A síntese dos receptores B/E está inversamente relacionada com a concentração do colesterol celular. A outra via de captação de IDL ocorre pelos receptores LRP, cuja síntese não depende da concentração de colesterol dos hepatócitos.

A fração de IDL não removida pelos receptores hepáticos continua sofrendo ação da enzima LPLH sobre a massa de TG e de FL. Consequentemente, a redução relativa da concentração dessas duas classes de lipídios resulta em aumento de densidade da LP, que passa a ser denominada "LDL". Além de conter apoLP B-100, as LDL são muito ricas em CE. Em humanos, essa fração representa o principal meio de transporte do colesterol circulante para os tecidos periféricos (Figura 202.1).

A menor concentração de apoLP E nas LDL apresenta, como consequência, uma taxa fracional de remoção plasmática (TFRP) mais lenta quando comparada à da IDL, uma vez que ambas são removidas pelos receptores B/E. Portanto, o maior número de cópias de apoLP E confere maior afinidade da IDL por essa classe de receptor.[3] A ligação da LDL ao seu receptor resulta em endocitose, de maneira que a LP seja degradada no lisossomo. O colesterol assimilado pela célula, por essa via, pode ser incorporado às membranas ou reesterificado pela enzima acil-colesterol:coenzima A-aciltransferase (ACAT), para armazenamento no citosol.

A concentração de colesterol na fração de LDL como um fator aterogênico é amplamente explorada na literatura. Nesse sentido, as modificações oxidativas dos ácidos graxos poli-insaturados dos FL da LP no interstício arterial são consideradas os eventos iniciais da lesão aterogênica.

Como condição agravante, sabe-se que a VLDL, a IDL e os rem-QM podem também infiltrar a íntima arterial, onde são submetidos às mesmas condições oxidativas das LDL. Existem diversos mecanismos pelos quais a hipertrigliceridemia contribui para o desenvolvimento da doença arterial coronariana (DAC). Na hipertrigliceridemia, as VLDL secretadas são maiores do que na normotrigliceridemia, favorecendo a formação de LDL pequenas e densas. Essas modificações nas propriedades físicas das LDL conferem menor afinidade da LP ao receptor hepático de LDL, maior tempo de permanência no plasma, que, por sua vez, favorecem o aumento da taxa de infiltração no espaço subendotelial, e suscetibilidade à oxidação devido a maior exposição dos epítopos da apoLP B-100 ao meio aquoso.

No interstício vascular, a captação dessas LDL modificadas ocorre por meio de receptores "lixeiros" (*scavenger receptor*) dos macrófagos, cuja síntese e atividade não são moduladas pela concentração celular de colesterol. Disso resulta a formação de células "espumosas" (*foam cell*) e lesão aterosclerótica, razões pelas quais as VLDL hiperlipidêmicas são aterogênicas.

Além dos fatores anteriormente mencionados, a concentração plasmática aumentada de TG encontra-se, geralmente, associada à hipertensão arterial, à obesidade, ao tabagismo (em humanos), à inatividade física, à resistência à insulina, além de anormalidades dos sistemas fibrinolítico e de coagulação; os dois últimos resultam em estado pró-trombótico.

Por outro lado, o acúmulo de VLDL pequenas e de IDL, na vigência de hipertrigliceridemia, pode, também, ser considerado um fator aterogênico, uma vez que essas LP são partículas relativamente enriquecidas de colesterol e, por essa razão, apresentam muitas características das LDL.

O aumento da concentração plasmática de TG está frequentemente associado à diminuição do HDL-colesterol (HDL-COL), considerado o principal fator protetor contra a DAC, devido aos seus efeitos antiaterogênicos. A HDL desempenha, basicamente, uma função inversa à da LDL, pois se encontra envolvida no processo de remoção do colesterol excedente dos tecidos extra-hepáticos. A HDL pode se originar a partir da síntese de apoLP A-I no fígado e no intestino delgado ou, ainda, da agregação dos componentes de superfície que se desprendem das LP ricas em TG (QM e VLDL) durante o processo de metabolização intravascular. Inicialmente, as HDL nascentes, ou pré-b-HDL, são partículas pequenas e discoides, relativamente ricas em proteínas e FL, porém pobres em CE. Dentre as principais apoLP, encontram-se presentes nas HDL as apoLP A-I, A-II, C-I e C-II.[4]

Na circulação sanguínea e na linfática, as HDL nascentes e as apoLP A-I interagem com membranas celulares e com diferentes classes de LP (QM, VLDL e LDL), removendo o excesso de CL (Figura 202.2). Esse processo pode ser mediado por uma proteína celular denominada "*adenosine triphosphate-binding cassete transporter A1*" (ABCA 1). Embora os mecanismos bioquímicos envolvidos nessa via não estejam ainda completamente compreendidos, tem sido proposto que, por meio da hidrólise de ATP, o transportador ABCA 1 facilite o deslocamento de FL celular para as apoLP A-I que entram em associação às membranas plasmáticas. Dessa maneira, o complexo FL-apoLP A-I poderia estimular a remoção do CL. Simultaneamente, a enzima lecitina:colesterol aciltransferase (LCAT), presente na superfície das HDL recém-sintetizadas e cujo cofator é a apoLP A-I, catalisa a esterificação do CL incorporado por essa LP a partir do ácido linoleico dos FL (fosfatidilcolina). Os CEs, por sua vez, deslocam-se da superfície da partícula para o núcleo

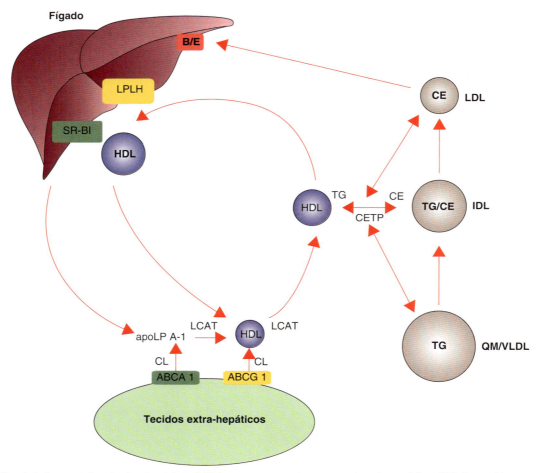

Figura 202.2 Papel da lipoproteína de alta densidade (HDL) no transporte do excesso de colesterol livre (CL) dos tecidos extra-hepáticos ao fígado. O transporte reverso de colesterol (TRC) pela via indireta está indicado com a função da proteína de transferência de CE, e o TRC pela via direta está representado pela rota da HDL ao fígado. apoLP: apolipoproteína; ABCA 1 e ABCG 1: genes codificadores de proteínas transportadoras; CETP: proteína de transferência de colesterol esterificado; IDL: lipoproteína de densidade intermediária; LCAT: lecitina-colesterol aciltransferase; LDL: lipoproteína de baixa densidade; LPLH: lipoproteína-lipase hepática; QM: quilomícrons; SR-BI: *scavenger receptor class B type I*; TG: triglicerídios; VLDL: lipoproteína de densidade muito baixa.

hidrofóbico da LP. Esse processo de enriquecimento da LP com CE é responsável pela conversão das HDL nascentes em formas gradativamente mais esféricas, denominadas, respectivamente, "HDL3" e "HDL2".[5] Outro membro da família ABC é o ABCG 1, que promove o efluxo de colesterol macrofágico para partículas de HDL2 (Figura 202.2).

Por intermédio da proteína de transferência de CE (CETP), o CE da HDL é, em parte, transferido para LP ricas em TG (QM, rem-QM, VLDL e IDL), que são rapidamente removidas pelo fígado, caracterizando, portanto, o transporte reverso de colesterol (TRC) pela via indireta (Figura 202.2). Em troca, a CETP transfere os TG no sentido inverso, ou seja, das LP ricas em TG para as HDL, acentuando, assim, a afinidade da partícula pela LPLH devido ao seu maior conteúdo de TG e FL. Nesse sentido, tem sido sugerido que, além da concentração de TG e FL das LP, as apoLP A-II modulem a atividade da LPLH. A transferência de lipídios entre as diferentes frações de LP também é mediada pela proteína de transferência de fosfolipídios (PLTP). A PLTP é um importante fator do TRC, pois transfere FL das LP ricas em TG (VLDL e QM) para as HDL, modificando, dessa maneira, o tamanho, a distribuição e as propriedades metabólicas dessa LP.

O transporte do CE da HDL para o fígado pode, também, ocorrer diretamente, sem que haja a participação de outras frações de LP nesse processo, referindo-se, assim, a um processo denominado "transporte reverso de colesterol pela via direta"[6] (Figura 202.2).

Por meio das apoLP A-I, as HDL ligam-se a receptores denominados "receptores 'lixeiros' classe B", tipo I (SR-BI, do inglês *scavenger receptor class B type I*), que medeiam a captação seletiva de CE da HDL para os hepatócitos e células esteroidogênicas. Por essa via, não há endocitose com captação e degradação lisossomal da partícula, porém uma transferência seletiva do CE e outros lipídios da HDL para as células. O SR-BI é expresso em diversos tipos de células e tecidos, incluindo hepatócitos, células esteroidogênicas, macrófagos de placas ateroscleróticas, células de Kupffer, células endoteliais, entre outras. Além de mediar a captação seletiva de CE da HDL para as células, o SR-BI possibilita um fluxo bidirecional de CL a favor de um gradiente de concentração entre as células e a HDL. Nesse sentido, o SR-BI facilita o efluxo de CL dos macrófagos da parede arterial para a HDL, assim como a captação seletiva de CE da HDL para os hepatócitos e células esteroidogênicas. Posteriormente, as partículas de HDL que sofreram depleção do conteúdo lipídico dissociam-se do SR-BI e, por meio da circulação sistêmica, continuam removendo o excesso de CL das membranas celulares e das diferentes classes de LP[7] (Figura 202.2). Parte das apoLP A-I que se dissocia das HDL é captada e degradada nas células epiteliais dos túbulos contorcidos proximais dos rins por um complexo receptor/correceptor denominado, respectivamente, "cubilina/megalina". Portanto, por meio desses mecanismos, a HDL remove e transporta o excesso de CL das membranas celulares da periferia e de outras frações de LP para o fígado, onde a maior parte desse colesterol é convertida em sais biliares.

A concentração plasmática de HDL-COL está inversamente correlacionada à prevalência da doença cardiovascular, além de ser o melhor fator preditor dos eventos cardiovasculares. Ressalta-se, ainda, que o aumento da concentração de HDL-COL está associado à estabilização e à redução da progressão das placas ateroscleróticas. O mecanismo dessa associação reflete, possivelmente, a função da HDL no TRC. Nesse contexto, a remoção do excesso de colesterol dos tecidos periféricos pela HDL é considerada um fator protetor proporcionalmente associado à concentração plasmática de HDL-COL. Todavia, tem sido demonstrado que a relação entre a HDL e a doença cardiovascular é mais complexa. A concentração plasmática de HDL-COL não é o único determinante da condição protetora dessa LP. A funcionalidade da HDL, em grande parte independente da sua concentração plasmática, pode ser mais crucial na determinação da capacidade ateroprotetora. A HDL contém uma complexa mistura de lipídios e mais de 60 proteínas diferentes que conferem à LP propriedades anti-inflamatórias, antioxidantes, vasodilatadoras e antitrombóticas.[8]

MicroRNA no metabolismo lipídico e aterosclerose

MicroRNA (miR) são pequenos RNA não codificantes que desempenham importantes funções regulatórias em diversos processos biológicos como diferenciação e desenvolvimento celular e modulação metabólica. Os miR, em geral, mas não exclusivamente, reprimem a síntese proteica por meio de seu pareamento de bases em sítios específicos do RNA mensageiro (mRNA)-alvo. Consequentemente, essa interação confere um papel de silenciador pós-transcricional que inibe a tradução e promove a desestabilização e a degradação do mRNA-alvo. Sucintamente, a biogênese dos miR inicia-se com a transcrição de miR primários (pri-miR), a partir de sequências de DNA, os quais são processados em precursores de miR (pre-miR) e, finalmente, exportados ao citoplasma, local em que são clivados em miR maduros.[9]

Nos últimos anos, tem sido identificado um número crescente de miR envolvidos na regulação do metabolismo do colesterol e das lipoproteínas. O miR-33 modula a expressão de genes envolvidos no transporte de colesterol, suprimindo a expressão do transportador de colesterol ABCA1 em hepatócitos, assim como de ABCA1 e ABCG1 em macrófagos. Tais efeitos indicam que o miR-33 controla o fluxo de colesterol por meio de coordenada regulação da expressão de ABCA1 e ABCG1, os quais regulam o efluxo de colesterol para a via do transporte reverso de colesterol.[10] Em camundongos dislipidêmicos, modelo experimental de aterosclerose, o antagonismo ao miR-33 aumenta a concentração de HDL-COL circulante e melhora o transporte reverso de colesterol, o qual foi associado à regressão e maior estabilidade das placas ateroscleróticas e redução da expressão de genes pró-inflamatórios. Os resultados sugerem uma abordagem promissora para o tratamento da doença vascular aterosclerótica,[11] entretanto o antagonismo ao miR-33 tem mostrado resultados controversos quando se considera o metabolismo de TG. Considerando-se diversificados períodos de antagonismo ao miR-33 e as diferentes espécies utilizadas nos estudos experimentais (primatas não humanos ou murinos), evidenciou-se efeitos benéficos e adversos em relação à trigliceridemia, acúmulo hepático de lipídios e expressão de enzimas que catalisam a síntese de ácidos graxos (acetil-CoA carboxilase e ácido graxo sintase).[12-14] O miR-122 constitui 70% dos miR no fígado, sendo regulador essencial do metabolismo de colesterol e ácidos graxos no tecido hepático. A inibição hepática do miR-122 aumentou a oxidação de ácidos graxos e diminuiu a síntese de ácidos graxos e colesterol nos hepatócitos.[15] O miR-27 regula o metabolismo lipídico inibindo a expressão da enzima ácido graxo sintase, fatores de transcrição (SREBP-1 e SREBP-2) e receptores nucleares (PPAR) que regulam a síntese lipídica, assim como apoLP B-100. A superexpressão do miR-27 favorece a hidrólise de TG em adipócitos, liberando glicerol e ácidos graxos livres.[16] O antagonismo ao miR-148ª endógeno em hepatócitos humanos e murinos aumentou a expressão dos receptores ABCA1 e de LDL (receptor B/E). A inibição do miR-148ª *in vivo* aumenta a expressão hepática de receptores de LDL, reduz e eleva as concentrações circulantes de LDL-COL e HDL-COL, respectivamente.[17] Estudo *in vitro* mostra que o miR-185 reduz a expressão do receptor B/E, a captação de LDL e a atividade da HMG-CoA redutase (enzima chave na síntese de colesterol celular), implicando em diminuição do colesterol celular.[18] Expresso principalmente em hepatócitos, o miR-223 reduz a expressão do receptor SR-BI, inibe a captação de HDL-COL, eleva a expressão de ABCA1 e promove o efluxo de colesterol celular pela apoLP A-I.[19] Dessa maneira, funções relevantes dos miR sobre o metabolismo lipídico têm sido notoriamente caracterizadas pela modulação de diferentes mecanismos regulatórios, como biossíntese lipídica, captação de lipoproteínas e fluxo de colesterol.

miR e aterosclerose

A concentração circulante de LDL-COL, alterações funcionais das células endoteliais e da musculatura lisa vascular e processos imunológicos vasculares desempenham papel importante na aterosclerose. Em resposta a estímulos bioquímicos e mecânicos, diferentes tipos de células expressam diversos miR, os quais exercem funções diferenciadas na aterogênese.[20,21] A aterosclerose se desenvolve, preferencialmente, em sítios do leito arterial que favorecem a constante variação de velocidade, intensidade e direção do fluxo sanguíneo (fluxo turbilhonado), como ramificações e bifurcações arteriais e a menor curvatura de grandes e médias artérias, enquanto locais caracterizados por fluxo sanguíneo laminar e unidirecional são protegidos da formação de lesões ateroscleróticas.[22] Em regiões de fluxo laminar e unidirecional, as células endoteliais exibem um fenótipo quiescente associado à produção elevada de óxido nítrico (NO), insulto oxidativo reduzido e expressão gênica pró-inflamatória limitada. Por outro lado, as regiões vasculares expostas ao fluxo de sangue turbilhonado mostram ativação endotelial, caracterizada por produção reduzida de NO, aumento de estresse oxidativo, maior taxa oxidativa de LDL no espaço subendotelial, permeabilidade e ativação pró-inflamatória.

Evidenciou-se o efeito pró-aterogênico do miR-92[a], promovendo especificamente disfunção e inflamação endotelial. A inibição do miR-92[a] em camundongos dislipidêmicos, modelo de aterosclerose experimental, reduziu a inflamação endotelial e alterou o desenvolvimento da aterosclerose, diminuindo a área das placas ateroscleróticas e promovendo lesões com fenótipo mais estável.[23] Ademais, a inibição sistêmica da expressão do miR-92[a] melhora a reendotelização e atenua a formação de neoíntima após lesão endovascular. Os efeitos protetores da inibição do miR-92[a] na recuperação endotelial sugerem que os inibidores do miR-92[a] representam uma opção terapêutica bastante promissora para o tratamento da lesão vascular.[24] A expressão de miR-126 é essencial para a resposta proliferativa das células endoteliais a lesões, mecanismo que mantém a integridade endotelial. Esse mecanismo preserva o crescimento das células endoteliais na vigência da hiperlipidemia e inibe a formação de lesões em territórios arteriais protegidos da aterosclerose. Contrariamente, o fluxo turbilhonado limita o crescimento das células endoteliais suprimindo a expressão de miR-126. A proliferação inadequada das células endoteliais, associada à hiperlipidemia, promove a formação de lesões em áreas do leito vascular com predisposição à aterosclerose. O tratamento sistêmico com miR-126 limita a formação de lesões, indicando que essa abordagem pode ser útil no tratamento da aterosclerose.[25] O miR-21 regula a dinâmica das células da musculatura lisa vascular (VSMC), incluindo apoptose e proliferação.[26] Camundongos geneticamente modificados que não expressam miR-21 mostram prejuízo de crescimento das VSMC em resposta à lesão de carótida induzida. A deficiência de miR-21 associada a hiperlipidemia implicou maior formação de células espumosas (*foam cells*), lesões ateroscleróticas acentuadas e aumento de eventos aterotrombóticos. O restabelecimento da expressão miR-21 em

placas vulneráveis pode se tornar uma abordagem terapêutica promissora e relevante para aplicações clínicas.[27]

Os macrófagos encontram-se em estado polarizado, expressando fenótipo pró-inflamatório (clássico M1) ou anti-inflamatório (alternativo M2). O fenótipo M1 é predominante na aterogênese, estando associado à secreção de citocinas pró-inflamatórias.[28] Diversos microRNA desempenham papel regulatório na polarização de macrófagos. Macrófagos polarizados M1 têm maior conteúdo de miR-181[a], miR-155-5p, miR-204-5p e miR-451, enquanto miR-125-5p, miR-146a-3p, miR-143-3p e miR-145-5p foram regulados negativamente em comparação aos macrófagos M2.[29]

Os RNA longos e não codificantes (lncRNA) são importantes reguladores da expressão gênica, controlando a transcrição no núcleo e modulando a estabilidade do mRNA, a tradução e as modificações pós-traducionais no citoplasma.[30] Os lncRNA estão envolvidos em diversos processos fisiopatológicos, incluindo a aterosclerose, entretanto, o conhecimento dos mecanismos pelos quais tais moléculas operam ainda é limitado.[31]

Evidências emergentes mostram inequivocamente que os RNA não codificantes, incluindo miR, pequenos RNA interferentes (siRNA) e lncRNA desempenham papéis críticos como reguladores da transcrição e pós-transcrição gênicas.[32] A terapia com RNA não codificantes surge como abordagem promissora no tratamento da aterosclerose.[32]

Aspectos comparativos do metabolismo das lipoproteínas

A composição e a proporção das LP são distintas entre as espécies de animais. Nesse sentido, os animais são classificados em dois grandes grupos, a saber: "animais HDL", cuja HDL representa 50% ou mais do total de LP circulantes com densidade menor que 1,21 g/mℓ (d < 1,21 g/mℓ), e "animais LDL", nos quais essa fração de LP é a principal carreadora do colesterol plasmático. Ao contrário da espécie humana, na maioria dos animais a HDL é a fração predominante e pode representar até 80% do total das LP, sendo, em poucas espécies, o colesterol transportado pela LDL. Estudos comparativos dos lipídios plasmáticos mostram que, contrariamente aos "animais LDL" (coelho, hamster, cobaia – *Cavia porcellus*, suíno, camelo, rinoceronte e a maioria dos primatas, inclusive o homem), as "espécies HDL" (cães, gatos, cavalos, ratos, camundongos, ruminantes, entre outros) são substancialmente resistentes ao desenvolvimento de hipercolesterolemia e aterosclerose. Portanto, diferentes aspectos do metabolismo lipídico entre as espécies de animais devem ser considerados. As espécies podem ser arbitrariamente divididas em três grupos: animais com baixa atividade de CETP, incluindo-se aqueles resistentes ao desenvolvimento da aterosclerose (cães, gatos, ratos, camundongos, carneiros); animais com atividade intermediária de CETP (homem, cobaia, peru, frango, lagarto, dentre outros) e o grupo com alta atividade de CETP (coelho, gambá e truta). Em particular, nos dois últimos grupos, geralmente são encontrados os animais com predisposição à aterosclerose. Além da atividade das lipases (LPL e LPLH), a CETP é um fator importante na determinação do HDL-COL, pois, como mencionado anteriormente, transfere o CE das HDL para as LP ricas em TG (VLDL e QM), com a subsequente captação hepática dessas LP (transporte reverso de colesterol pela via indireta) (Figura 202.2). Dessa maneira, a concentração de HDL-COL está inversamente relacionada com a atividade de CETP, ou seja, animais com acentuada atividade de CETP apresentam maior transferência de colesterol da HDL para a VLDL/LDL e menor concentração de HDL-COL.[33] Portanto, a função da CETP na via indireta do TRC pode ser considerada antiaterogênica, pois possibilita a transferência de colesterol excedente dos tecidos periféricos ao fígado, principal órgão de degradação e excreção de colesterol. Por outro lado, esse mecanismo diminui o HDL-COL, fator protetor contra doenças cardiovasculares, além de enriquecer as VLDL e LDL com CE, tornando as partículas mais aterogênicas e caracterizando, assim, um perfil pró-aterogênico. Por conseguinte, os mecanismos de captação de colesterol pela via direta do TRC, em que não há participação da CETP, pode ser mais desejável do que o enriquecimento de LP aterogênicas (VLDL e LDL) com colesterol, como geralmente ocorre pela via indireta (Figura 202.2). Foi considerado que o aumento do HDL-COL poderia diminuir sua capacidade aceptora de CL dos tecidos periféricos por meio do receptor ABCA 1, o qual medeia o efluxo de colesterol para partículas pobres em lipídios, comprometendo, assim, o TRC. Entretanto, outras moléculas transportadoras de lipídios pela membrana dos macrófagos, como SR-BI, ABCG 1 e ABCG 4, estimulam o efluxo de colesterol para partículas grandes de HDL (HDL2). Isso sugere que esses transportadores possam acomodar o efluxo celular de colesterol para partículas de HDL grandes, como ocorre na deficiência de CETP ou após a inibição da sua atividade. Comprovadamente, os "animais HDL" são menos suscetíveis às doenças cardiovasculares, mesmo quando estimulados experimentalmente com dietas aterogênicas, demonstrando, aparentemente, maior eficiência no metabolismo de LP quando comparados aos "animais LDL". Entretanto, deve-se enfatizar que o conhecimento sobre a capacidade do receptor SR-BI (receptor que medeia a captação seletiva de CE da HDL) nos "animais LDL", inclusive no homem, é muito incipiente para se afirmar que a inibição da atividade da CETP nesses organismos, estimulando o TRC pela via direta, seria um fator protetor contra doenças cardiovasculares. Além disso, os efeitos da inibição da CETP sobre inflamação, trombose, função endotelial e modificações oxidativas de lipídios e proteínas não são plenamente conhecidos. Por fim, diferenças de parâmetros genéticos, longevidade animal, taxa metabólica basal e contexto ambiental também contribuem para aumentar as incertezas sobre a atividade da CETP na aterogênese. Contrariamente à CETP, a atividade plasmática da PLTP é maior nos animais resistentes à aterosclerose. Sugere-se que a PLTP favoreça, simultaneamente, a formação de HDL pequenas (HDL3) – aceptoras iniciais de colesterol celular – e de HDL grandes (HDL2), associadas à diminuição de risco cardiovascular. Outro aspecto metabólico a ser considerado refere-se à síntese da apoLP B. Em alguns animais (cão, rato, camundongo e cavalo – "mamíferos HDL"), a maior parte das VLDL (cerca de 70%) apresenta apoLP B-48 em sua composição, enquanto a maioria das espécies sintetiza VLDL constituídas por apoLP B-100. Comparativamente à VLDL apoLP B-100, a VLDL apoLP B-48 tem capacidade de acomodar maior concentração de apoLP E, propriedade que confere maior afinidade das VLDL apoLP B-48 aos receptores LRP e de LDL. Portanto, a captação celular mais eficiente, em relação à VLDL apoLP B-100, resulta em remoção plasmática mais pronunciada das VLDL apoLP B-48. Esse perfil lipídico diminui o tempo de exposição das VLDL apoLP B-48 à ação da LPL, gerando, desse modo, menos LDL.

Com relação à atividade da enzima LCAT, as espécies também são comparativamente diferentes. Entre os animais, existem duas classes de LCAT que diferem quanto à arquitetura do local ativo, à afinidade ao tipo de ácido graxo (tamanho da cadeia de átomos de carbono e tipo de ligação entre os átomos de carbono), assim como à posição das ligações (sn-1 e sn-2) dos ácidos graxos na fosfatidilcolina. Essas distinções de mecanismos enzimáticos favorecem a formação de CE com ácidos graxos saturados, potencialmente mais aterogênicos, nos animais com propensão à aterogênese (coelho, suíno, cobaia, frango, babuíno, hamster, homem). Em contrapartida, nas espécies resistentes à aterosclerose (cão, gato, rato, camundongo, boi), a LCAT catalisa a síntese de CEs com ácidos graxos insaturados, potencialmente menos aterogênicos. Deve-se ressaltar que a reação de esterificação de CL catalisada pela LCAT fornece a maior parte do CE presente no plasma, embora a ACAT tecidual possa contribuir substancialmente na porcentagem de CE plasmático de algumas espécies. Dessa maneira, a composição de ácidos graxos do CE varia entre as espécies devido à ingestão de diferentes ácidos graxos e, também, a fatores endógenos.

BIOSSÍNTESE DE COLESTEROL

Três moléculas de acetato se condensam para formar 3-hidroxi-3-metilglutaril coenzima A (HMG-CoA), que, por catalisação da enzima HMG-CoA redutase, é convertida a ácido mevalônico. Por meio de uma série de etapas bioquímicas, o ácido mevalônico é, finalmente, convertido em colesterol. A atividade da HMG-CoA redutase, enzima chave na biossíntese de colesterol, é modulada pela concentração intracelular de colesterol. O aumento da concentração intracelular de colesterol diminui a atividade da HMG-CoA redutase e, consequentemente, a biossíntese de colesterol. Além disso, o incremento do conteúdo celular de colesterol livre estimula a atividade da ACAT e inibe a síntese de receptores de LDL. Portanto, a síntese de receptores de LDL está inversamente relacionada com a concentração intracelular de colesterol. Por outro lado, o aumento da demanda celular de colesterol estimula a biossíntese de colesterol e de receptor de LDL.

O excesso de colesterol livre é eliminado no intestino delgado sob a forma de ácidos biliares. Cerca de 50% do colesterol intestinal é reabsorvido e retorna ao fígado, caracterizando a circulação êntero-hepática. A enzima-chave na biossíntese de ácidos biliares é a colesterol 7ª-hidroxilase (CYP7A1), cuja atividade é modulada pela recirculação de ácidos biliares. Outra via para a biossíntese de ácidos biliares, denominada "via alternativa", é dependente do transporte de colesterol para a membrana mitocondrial interna e da atividade da enzima mitocondrial esterol 27-hidroxilase (CYP27A1). Esses mecanismos são essenciais para a manutenção da homeostase do colesterol, pois contrabalançam o processo aterosclerótico, eliminando o excesso de colesterol.[34]

Mecanismos moleculares na homeostase do colesterol celular

Embora o colesterol seja um componente essencial nas membranas celulares e um substrato para a síntese de ácidos biliares e hormônios esteroidais, o excesso de colesterol celular pode ser tóxico e contribuir para o desenvolvimento de aterosclerose e doenças cardiovasculares.

A homeostase lipídica nas células dos vertebrados é regulada por uma família de fatores de transcrição denominados "proteína de ligação ao elemento responsivo a esteroide" (SREBP, do inglês *sterol regulatory element binding protein*). A família de SREBP regula diretamente a transcrição de mais de 30 genes relacionados com a síntese e captação de colesterol, TG, ácidos graxos e FL. SREBP é uma proteína inserida na membrana do REL (Figura 202.3) cuja estrutura consiste em um domínio aminoterminal (cerca de 480 aminoácidos) e uma porção carboxiterminal (cerca de 590 aminoácidos), orientadas para o citoplasma, unidas por uma alça central (cerca de 80 aminoácidos) projetada para o lúmen da organela. Existem três isoformas de SREBP, denominadas "SREBP-1ª", "SREBP-1 c" e "SREBP-2".

A isoforma SREBP-2 modula, preferencialmente, a transcrição de genes envolvidos na homeostase do colesterol, incluindo todas as enzimas da biossíntese de esterol e receptores de LDL. SREBP-1 c regula os genes relacionados com a síntese de ácidos graxos, havendo indícios de a SREBP-1[a] estar implicada na regulação de ambas as vias. Na membrana do REL, SREBP encontra-se associada a uma proteína ativadora da clivagem de SREBP (SCAP, SREBP *cleavage-activating protein*), que tem um domínio aminoterminal sensível a esterol, atuando, dessa maneira, como um sensor de colesterol (Figura 202.3). Quando a homeostasia de colesterol celular é adequadamente mantida, a SCAP liga-se ao colesterol e permanece ancorada à membrana do REL por meio de uma proteína denominada "INSIG" (*insulin induced gene*). À medida que há depleção do colesterol celular, a SCAP dissocia-se da INSIG, migrando para o complexo de Golgi, em associação à SREBP (SCAP/SREBP). Após as etapas de clivagem pelas proteases S1 P (*site 1 protease*) e S2 P (*site 2 protease*), ocorrem liberação e migração do domínio aminoterminal da SREBP ao núcleo celular, local em que modula a transcrição dos genes necessários à síntese de colesterol[35] (Figura 202.3).

Além das SREBP, a modulação da homeostase do colesterol celular é exercida por outros fatores de transcrição. Nesse sentido, os receptores nucleares LXR (*liver X receptor*) desempenham funções importantes no controle da homeostase do colesterol. Os LXR apresentam-se nas isoformas a e b, sendo o LXRa muito expresso no fígado e, de forma mais tênue, no intestino, nos macrófagos, no tecido adiposo, nos pulmões, nas glândulas adrenais e nos rins. O LXRb é expresso de forma ubíqua; porém, mais frequentemente, no cérebro. Em resposta ao aumento da concentração celular de colesterol e de seus derivados oxigenados – óxidos de colesterol –, os LXR intensificam a transcrição de genes codificadores do ABCA 1, estimulando, assim, o efluxo de colesterol celular. No fígado e no intestino, esse efluxo reflete-se na geração de partículas de HDL nascentes que são lançadas na circulação sanguínea. Nos macrófagos, a exportação de colesterol integra mecanismos de ajustes da concentração intracelular de colesterol, impedindo a formação de células espumosas. Os LXR também promovem o transporte de colesterol no plasma e sua captação hepática por meio do aumento da expressão da apoLP E, proteína de transferência de FL, LPL e CETP; favorecem a conversão de colesterol a ácidos biliares, estimulando a expressão da enzima CYP7A1; ativam a secreção biliar de colesterol, além de inibirem a absorção intestinal de colesterol. Ao favorecer a expressão do SREBP-1 c, os LXR fomentam a síntese de ácidos graxos e TG. Além disso, os LXR ocasionam a expressão das proteínas de ligação ao elemento responsivo a carboidratos (ChREBP, do inglês *carbohydrate response element-binding protein*). A ChREBP é um fator de transcrição sensível à glicose, que provoca a conversão hepática do carboidrato excedente a lipídio.[36]

A disfunção endotelial, aliada à infiltração, à retenção e à modificação das LP que contêm apoLP B no espaço subendotelial, constitui os eventos iniciais da aterogênese. A liberação de fatores inflamatórios recruta monócitos ao espaço subendotelial que, subsequentemente, diferenciam-se em macrófagos e expressam, na membrana citoplasmática, uma gama de receptores *scavenger*, os quais mediam a captação de formas modificadas de LDL. Contrariamente à captação de LDL nativas pelos receptores B/E, cuja expressão é modulada pela concentração intracelular de colesterol, a expressão não modulada por um sistema de retroalimentação negativa atribui aos receptores *scavenger* a principal via para o desenvolvimento de células espumosas na parede arterial. Por conseguinte, o desequilíbrio entre as taxas de influxo e efluxo de colesterol macrofágico ocasiona acúmulo desse esterol e formação de células espumosas. A HDL, por intermédio do receptor ABCA 1, regula o conteúdo lipídico dos macrófagos por meio da remoção de colesterol. Contrariamente ao fígado, local em que o SR-BI media a captação seletiva do HDL-COL, nos macrófagos e em outros tipos de células periféricas o SR-BI facilita a remoção do CL para a HDL. Nesse sentido, a expressão do ABCA 1 e do SR-BI é induzida por receptores nucleares (PPAR, do inglês *peroxisome proliferator activated receptor*; LXR, do inglês *liver X receptors*), que estão diretamente envolvidos na modulação do influxo e efluxo celular de lipídios, lipogênese e

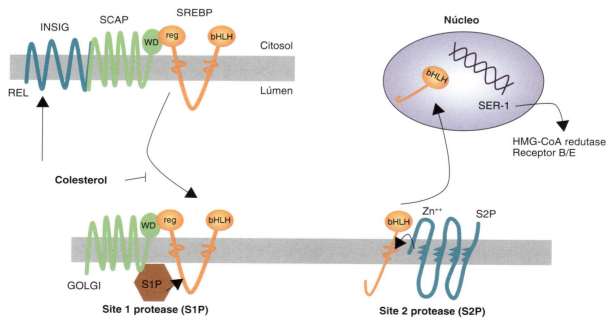

Figura 202.3 Esquema representativo da regulação molecular da homeostase do colesterol celular. A proteína de ligação ao elemento responsivo a esteroide (SREBP), localizada na membrana do retículo endoplasmático liso (REL), encontra-se associada à proteína ativadora da clivagem de SREBP. Esse complexo migra ao complexo de Golgi, no qual a SREBP é submetida a clivagens sucessivas pelas proteases S1 P e S2 P. A forma clivada da SREBP desloca-se para o núcleo celular, local em que modula a transcrição dos genes necessários à síntese de colesterol. HMG-CoA: 3-hidroxi-3-metil glutaril coenzima A; INSIG: *insulin-induced gene*; SCAP: SREBP *cleavage-activating protein*; SER-1: serina; bHLH: *basic helix-loop-helix*.

no metabolismo de LP. O conhecimento da interação dos mecanismos regulatórios serve de base para o desenvolvimento de moduladores seletivos de receptores com ações terapêuticas e efeitos colaterais reduzidos para a prevenção e o tratamento da hiperlipidemia, diabetes *mellitus* (DM) e doenças crônicas e inflamatórias como a aterosclerose.

CAUSAS GERAIS DAS HIPERLIPIDEMIAS

O termo hiperlipidemia refere-se ao aumento da concentração plasmática de colesterol e/ou triglicerídios. Em cães e gatos, a hiperlipidemia caracteriza-se por ser, predominantemente, secundária a doenças ou a qualquer fator adquirido que afete o metabolismo lipídico. As hiperlipidemias primárias, por sua vez, são decorrentes de alterações genéticas.

A manutenção do animal em jejum por um período inadequado antes da coleta de sangue é uma prática bastante comum, o que constitui causa frequente de alteração nos valores de concentração de TG plasmáticos. O fenômeno ocorre devido à hiperquilomicronemia, sendo a concentração plasmática de colesterol geralmente não alterada. Dessa maneira, a manutenção do animal 12 horas sem acesso à ração é suficiente para evitar a hipertrigliceridemia pós-prandial em animais saudáveis.

A hiperlipidemia de jejum pode ser adquirida ou causada por erros inatos do metabolismo. Alguns erros inatos do metabolismo lipídico não causam hiperlipidemia significativa até que condições adquiridas contribuam, adicionalmente, para o desenvolvimento da hiperlipidemia. A hiperlipidemia grave em humanos e animais pode resultar da interação de fatores hereditários com um ou múltiplos fatores adquiridos.[37] Além disso, a ingestão excessiva de lipídios, lipogênese e/ou lipólise exacerbadas, taxa fracional de remoção plasmática das LP diminuída ou a combinação desses fatores contribuem efetivamente para a hiperlipidemia.

Sabe-se que fatores dietéticos podem afetar a concentração plasmática de lipídios. A hipertrigliceridemia induzida por ingestão de dieta rica em carboidratos pode resultar da diminuição na taxa fracional de remoção plasmática de LP ricas em TG. Entretanto, o aumento da síntese hepática de TG é assinalado como a principal alteração metabólica desencadeante da hipertrigliceridemia induzida pela ingestão excessiva de carboidratos. Nesse contexto, o fígado converte o excesso de carboidratos em ácidos graxos e, subsequentemente, em TG. A dieta rica em carboidratos favorece a esterificação de ácidos graxos e diminui a taxa de oxidação intracelular desse substrato energético. Dessa maneira, o aumento da concentração plasmática de insulina, resultante da dieta rica em carboidratos, estimula a via bioquímica de síntese de ácidos graxos. O aumento da concentração intra-hepática de malonil-Coa, o primeiro intermediário citoplasmático na biossíntese de ácidos graxos de cadeia longa, diminui a oxidação de ácidos graxos por meio da inibição da enzima mitocondrial carnitina palmitoiltransferase-1 (CPT-1). Na membrana externa da mitocôndria, a CPT-1 catalisa a reação de transesterificação dos ácidos graxos ao grupo hidroxila da carnitina, modulando, assim, a transferência do ácido graxo de cadeia longa do citoplasma para a mitocôndria, local em que ocorre a b-oxidação.[38] Além disso, a maior concentração intracelular de glicose ativa os LXR, os quais, por sua vez, regulam a expressão da ChREBP, um fator de transcrição sensível à glicose que favorece a biossíntese de ácidos graxos e TG.[36]

A hiperquilomicronemia de jejum é o exemplo mais clássico de hipertrigliceridemia grave. Essa condição pode ser resultante de defeitos primários no metabolismo dos QM ou, ainda, secundária ao aumento da concentração de VLDL com consequente saturação da atividade da enzima LPL. Esse perfil metabólico é frequentemente observado no DM inadequadamente controlado, no qual a mobilização dos TG armazenados no tecido adiposo

intensifica o influxo de ácidos graxos ao fígado, resultando, por sua vez, em aumento da síntese hepática de VLDL e diminuição de atividade da enzima LPL. Entretanto, defeitos nos mecanismos que modulam a taxa fracional de remoção plasmática de QM são as principais causas da exacerbada e prolongada hipertrigliceridemia pós-prandial. A atividade diminuída da LPL contribui sobremaneira para a hipertrigliceridemia de cães com DM, hipotireoidismo, hiperadrenocorticismo (HAC), além da hiperquilomicronemia idiopática de Schnauzer miniatura.[39] Mutações nos genes da LPL, da apoLP C-II ou da *glycosylphosphatidylinositol anchored high density lipoprotein-binding protein 1* (GPIHBP1) podem levar a hiperquilomicronemia e hipertrigliceridemia graves. A GPIHBP1 (presente somente em mamíferos) é expressa na superfície luminal das células endoteliais dos capilares que perfundem os tecidos que desempenham papel crítico no processo lipolítico de LP ricas em TG (coração, tecido adiposo e músculo esquelético). A GPIHBP1 atua como uma plataforma para o desenvolvimento da lipólise, pois tem a capacidade de ligar a LPL e os QM, favorecendo, dessa forma, a interação entre ambos.[40]

As hiperlipidemias primárias estão associadas a raças, como Schnauzer miniatura, Beagle e Pastor de Shetland, caracterizadas por hipertrigliceridemia e/ou hipercolesterolemia. Nas raças Dobermann, Briard, Rottweiler, Rough-coated Collie e Cão das montanhas dos Pirineus há prevalência de hipercolesterolemia. A distinta distribuição geográfica associada a diferenças genéticas modulam os perfis das hiperlipidemias, não obstante, não há evidências dos mecanismos moleculares determinantes dessas alterações metabólicas em tais raças. Mutações nos genes codificantes da LPL e/ou apoLP C-II podem favorecer o desenvolvimento de hiperlipidemias. Em humanos, as mutações genéticas em LPL ou apoLP C-II são causas primárias de hiperlipidemias, porém não há evidências da prevalência desses mecanismos em cães.[41]

Assim como em humanos, gatos com deficiência completa de LPL são hipertrigliceridêmicos e, mesmo em jejum, apresentam aumento de QM no plasma. Além disso, a concentração diminuída de LDL-COL reflete geração reduzida de LDL devido a prejuízo na lipólise de VLDL em gatos e humanos com deficiência de LPL.

Xantomas eruptivos são granulomas decorrentes do acúmulo de macrófagos enriquecidos de colesterol em diversos tecidos. A formação de tais granulomas, descrita em cães, gatos e humanos, é favorecida na presença de hiperlipidemias primárias (dislipoproteinemia familiar, hipertrigliceridemia familiar, deficiência familiar de LPL) ou secundárias (DM inadequadamente controlado).

A hipertrigliceridemia, decorrente da síntese hepática de VLDL aumentada, é uma das alterações mais frequentes em humanos e animais com resistência insulínica. A resistência insulínica, uma combinação de defeitos no receptor de insulina e/ou na sequência de sinalização pós-receptor, caracteriza-se, principalmente, por lipólise exacerbada no tecido adiposo, captação prejudicada de glicose pelos músculos e ineficiente supressão hepática da gliconeogênese e da glicogenólise. Nesse contexto, a hidrólise excessiva dos TG armazenados no tecido adiposo, mediada pela enzima lipase sensível a hormônio, aumenta a concentração de AGL circulantes. O maior influxo de AGL ao fígado favorece a síntese e a incorporação de TG em VLDL, aumentando, por conseguinte, a síntese hepática de VLDL. Concomitantemente, o prejuízo da remoção plasmática de VLDL na resistência insulínica e no DM está relacionado à diminuição de atividade da LPL que hidrolisa os TG da VLDL e leva à formação de LDL. Profunda modificação do perfil lipídico tem sido observada na vigência da resistência insulínica e obesidade. À semelhança dos humanos, cães obesos e com resistência insulínica apresentam diminuição da concentração de HDL-COL, fenômeno explicado pela menor incorporação de CL e FL em HDL. A menor atividade da LPL sobre as VLDL disponibiliza menos substrato (CL e FL) para a formação de HDL. Em situação de resistência insulínica, há aumento de atividade da lipase hepática, enzima envolvida no remodelamento da HDL mediante a hidrólise dos TG e FL da partícula. O remodelamento da partícula favorece a captação hepática das HDL, contribuindo, assim, com a menor concentração plasmática de HDL-COL.[42]

A expressão diferenciada de CETP nas diferentes espécies tem sido motivo de debates científicos desde a sua descoberta. Acredita-se que espécies desprovidas ou com atividade irrelevante de CETP, como ratos, camundongos, cães e gatos, sejam imunes a doenças cardiovasculares.[43,44] Essa observação levou à hipótese de que a inibição da CETP por fármacos sintéticos, anticorpos ou outros métodos poderia aumentar o HDL-COL e reduzir as doenças cardiovasculares em humanos. Considerando-se as evidências antiaterogênicas da HDL, o desenvolvimento de terapias direcionadas à HDL tem sido de substancial interesse. A HDL promove o transporte reverso de colesterol, melhoria da função endotelial, efeitos antioxidantes, anti-inflamatórios, antitrombóticos, antiapoptóticos, reparadores das células endoteliais e antidiabéticos.[45,46]

Papel da PCSK9 no metabolismo lipídico

Embora expressos pela maioria das células, os receptores de LDL presentes na membrana plasmática dos hepatócitos constituem o mecanismo primário que regula a concentração plasmática de LDL-COL, removendo 70% das LDL circulantes.[47,48] Após a ligação da partícula de LDL ao seu receptor, o complexo LDL + receptor de LDL é internalizado pela membrana plasmática do hepatócito por meio de depressões revestidas pela proteína clatrina (*clathrin-coated pit*), originando uma vesícula endocítica. Subsequentemente, há redução do pH no interior da vesícula endocítica que leva a alterações conformacionais e, finalmente, à dissociação entre as partículas de LDL e seus receptores.[49] No interior do lisossomo, a partícula de LDL é digerida, o colesterol e os triglicerídios são desesterificados e transportados para o citosol, onde são utilizados em múltiplos processos celulares. Em contrapartida, o receptor de LDL recircula para a superfície dos hepatócitos para participar de outras etapas de ligação e endocitose de LDL.[49]

A pró-proteína convertase subtilisina/kexina tipo 9 (PCSK9, do inglês *proprotein convertase subtilisin/kexin type 9*) é uma enzima proteolítica que, indiretamente, regula a concentração de LDL-COL sérico e hepático, modulando o número de receptores de LDL na membrana plasmática. Embora a PCSK9 seja, sobretudo, de origem hepática, tecidos extra-hepáticos, como rim, intestino e sistema nervoso central, contribuem para a produção da PCSK9 e, potencialmente, para a regulação local da expressão do receptor de LDL.[50] A PCSK9 liga-se ao receptor de LDL em sítio distinto do ligante apoLP B-100. A ligação da PCSK9 ao receptor de LDL impede que a partícula de LDL e seu receptor se dissociem no interior do endossomo, favorecendo que o complexo LDL + receptor seja degradado por enzimas lisossômicas. Por conseguinte, a PCSK9 promove degradação prematura do receptor de LDL, levando a menor conteúdo de tal receptor na superfície celular e aumento da concentração circulante de LDL-COL. Por outro lado, os receptores de LDL isentos de ligação com a PCSK9 têm maior probabilidade de recircularem para a superfície celular, local em que continuarão participando da endocitose de LDL e redução das concentrações circulantes de LDL (Figuras 202.4 e 202.5).[50]

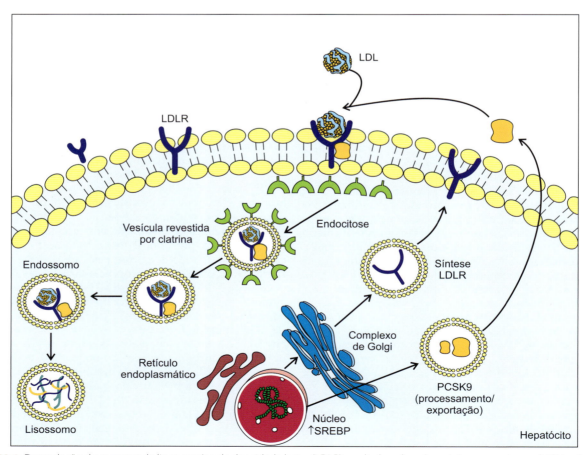

Figura 202.4 Degradação do receptor de lipoproteína de densidade baixa (LDLR) mediada pela pró-proteína convertase subtilisina/kexina tipo 9 (PCSK9). O complexo LDL-COL, LDLR e PCSK9 é internalizado pelos hepatócitos em fossas revestidas com clatrina e, subsequentemente, sofre degradação lisossômica. Proteína de ligação ao elemento responsivo a esteroide (SREBP).

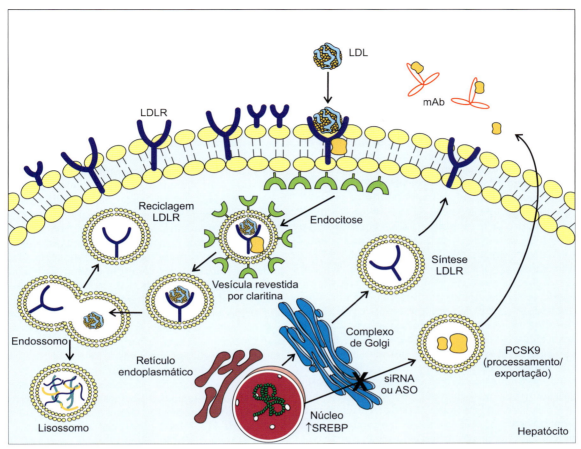

Figura 202.5 Inibição da pró-proteína convertase subtilisina/kexina tipo 9 (PCSK9). Anticorpos monoclonais (mAb, do inglês *monoclonal antibodies*) ligados à PCSK9 impedem a associação entre a PCSK9 e o receptor de lipoproteína de densidade baixa (LDLR). Após a ligação da LDL, o LDLR é internalizado e, em seguida, a partícula de LDL é degradada no lisossomo, enquanto o LDLR recircula para a membrana plasmática. Pequenos interferentes do ácido ribonucleico (siRNA); oligonucleotídios antissenso (ASO); proteína de ligação ao elemento responsivo a esteroide (SREBP).

HIPERTRIGLICERIDEMIA IDIOPÁTICA EM SCHNAUZERS MINIATURA

Muitos cães Schnauzers miniaturas apresentam hipertrigliceridemia persistente, a despeito de um período de jejum maior que 12 horas. A hiperlipidemia idiopática dessa raça é hereditária, uma vez que os cães com maior grau de parentesco são igualmente acometidos e não há evidências de doenças que causem hiperlipidemia secundária nos animais. Não há diferença de prevalência da hipertrigliceridemia idiopática entre machos e fêmeas. Além disso, tanto o percentual de Schnauzers miniatura acometido quanto a gravidade da hipertrigliceridemia aumentam com a senilidade. Estudo realizado com população norte-americana de Schnauzers miniatura saudável refere que a gravidade da hipertrigliceridemia está positivamente associada à senilidade. Mais de 75% dos cães com idade igual ou superior a 9 anos desenvolveram hipertrigliceridemia; 80 % dos animais com elevação de triglicerídios moderada a grave (maior que 400 mg/dℓ) tinham 6 anos e mostraram aumento de colesterolemia.[51] Além disso, Schnauzers miniaturas hipertriglicerídêmicos e normoglicêmicos mostraram hiperinsulinemia compensatória, indicativo de resistência insulínica.[52] O excesso de VLDL, podendo ou não ser concomitante à hiperquilomicronemia, reflete o aumento da concentração de TG circulantes. A hiperlipoproteinemia dos Schnauzers miniatura assemelha-se, em alguns aspectos, à hipertrigliceridemia familiar humana, que se caracteriza por etiologia desconhecida e remoção plasmática de VLDL diminuída. Embora possa haver hipercolesterolemia, esse achado não é frequente. Pelo fato de a LPL ser a principal enzima envolvida na modulação do metabolismo dos TG plasmáticos, sua deficiência é considerada a possível causa da hipertrigliceridemia.

Schnauzers miniatura e cães de outras raças com hiperlipidemia idiopática apresentam atividade de LPL diminuída quando comparados a animais controles. A concentração reduzida de LDL circulante é uma característica da hiperlipoproteinemia do Schnauzer miniatura, especialmente em cães que não são diabéticos. Esse perfil reflete hidrólise prejudicada da LPL sobre os TG das VLDL, resultando, por conseguinte, em redução na geração de LDL a partir dos remanescentes de VLDL. Não foram encontradas mutações no gene que codifica a apoLP C-II, cujo papel é estimular a atividade da LPL. A hipertrigliceridemia idiopática aumenta o risco de pancreatite, hepatopatias, oftalmopatias e convulsões. Schnauzers miniaturas com hipertrigliceridemia moderada a grave mostraram altas atividades de enzimas hepáticas no plasma, sugerindo comprometimento hepático.[53] Crises recidivantes de pancreatite lesam o parênquima pancreático, levando, entre outras complicações, ao desenvolvimento do DM tipo 1. Por conseguinte, cães com combinações variadas de hipertrigliceridemia idiopática, pancreatite e DM frequentemente apresentam hiperlipidemia mais grave quando comparados a animais acometidos por qualquer das condições anteriores isoladamente.[51]

HIPERLIPIDEMIAS SECUNDÁRIAS EM CÃES

DM, obesidade, pancreatite aguda, hipotireoidismo, HAC, colestase hepática, e insuficiência renal são as principais doenças associadas à hiperlipidemia secundária.

Diabetes *mellitus*

O DM é uma das doenças endócrinas mais frequentes que acometem cães e gatos e cuja prevalência continua crescendo. O DM tipo 1 aparece como a forma mais comum de diabetes canino (> 50% dos casos de DM), ao passo que o tipo 2 é prevalente em felinos (80 a 95% dos casos de DM).[54] Desde que o DM tipo 2 é predominante em felinos, a resistência insulínica apresenta-se mais prevalente em gatos quando comparados a cães. A despeito da resistência insulínica periférica e da expressão diminuída do transportador de glicose tipo 4 (GLUT4) no músculo e tecido adiposo,[55] gatos obesos, frequentemente, não mostram alterações importantes quanto às concentrações séricas de glicose e hemoglobina glicada. O aumento compensatório de secreção de insulina[56] associado à preservação da sensibilidade à insulina no tecido hepático de felinos obesos são mecanismos que inibem a elevação da síntese hepática de glicose e, consequentemente, o desenvolvimento de hiperglicemias acentuadas.[57,58] Em contrapartida, humanos obesos, com normoglicemia de jejum e intolerância à glicose, mostram menor supressão da síntese hepática de glicose mediante hiperinsulinemia quando comparados a indivíduos saudáveis,[59] indicando que a resistência hepática à insulina está presente em humanos obesos, mesmo quando há concentrações normais de glicose em jejum. A resistência insulínica está associada a um defeito celular primário na ação da insulina e ao aumento compensatório da secreção desse hormônio. A combinação de resistência insulínica e subsequente hiperinsulinemia causa alterações metabólicas e cardiovasculares que resultam em DM tipo 2, obesidade, dislipidemia, doença arterial coronariana e hipertensão. Uma combinação de fatores genéticos e ambientais contribui para a maior predisposição dos felinos em desenvolver resistência insulínica e subsequente DM tipo 2. Em consonância com a teoria carnívora, a resistência insulínica desenvolveu-se durante o período glacial para manter a euglicemia quando a alimentação era composta, basicamente, de dieta rica em proteínas e pobre em carboidratos. Embora os felinos tenham evoluído como carnívoros estritos, muitas dietas comerciais são ricas em carboidratos (> 50% das calorias). Alimentando-se gatos com dietas ricas em carboidratos a longo prazo, ocorre diminuição da saciedade e aumento da ingestão alimentar, podendo ser considerado, portanto, um fator de etiologia na obesidade felina. A mudança de hábito alimentar é acompanhada por maior confinamento dos animais nas residências e diminuição de atividade física, condições que contribuem para o desenvolvimento da obesidade, uma vez que os gatos não precisam mais caçar para obter alimento.

As principais ações da insulina estão relacionadas com a regulação das vias metabólicas de glicose, proteína e ácidos graxos. A insulina se liga às subunidades a extracelulares dos receptores de insulina, resultando em autofosforilação dos resíduos de tirosina das subunidades b dos receptores. Esse evento desencadeia a fosforilação de substratos intracelulares, como substratos dos receptores de insulina (IRS) e outros diversos substratos proteicos (p. ex., fosfatidilinositol 3-quinase [PI3-K]). Em particular, o IRS-1, o IRS-2 e a PI3-K estão implicados na prevalência de resistência insulínica e DM. Nesse sentido, a expressão de mRNA de IRS-1, IRS-2, PI3-K, assim como de enzimas chave no metabolismo da glicose e de lipídios (glicose-6-fosfato desidrogenase [G6DPH], malato desidrogenase [MDH] e ácido graxo sintase), é significativamente maior em tecidos caninos quando comparados a felinos. A concentração de mRNA transcrita pode não corresponder exatamente ao conteúdo de proteína traduzida. No entanto, as marcantes diferenças de transcrições gênicas moduladas pela insulina, existentes entre caninos e felinos, indicam maior predisposição dos gatos ao desenvolvimento da resistência insulínica.[60]

Cães e gatos com DM frequentemente apresentam aumento de trigliceridemia e colesterolemia, que, por sua vez, refletem em aumento de VLDL, LDL e diminuição de HDL. Normalmente, a resolução da hiperlipidemia é alcançada com o tratamento adequado do DM.

Obesidade

Trata-se de fator clinicamente importante que aumenta a predisposição ou exacerba muitas doenças em animais de companhia. Aproximadamente 24% dos cães do Reino Unido são qualificados como obesos e 35% dos gatos dos EUA são considerados obesos ou com sobrepeso. Embora algumas doenças (hipotireoidismo e HAC em cães) e fármacos (polifagia induzida por glicocorticoides e anticonvulsivantes) possam ser considerados fatores predisponentes, a obesidade ocorre quando a taxa de ingestão de energia é maior que a demanda energética. A ingestão alimentar excessiva e/ou a utilização inadequada de energia podem conduzir a uma condição positiva de balanço energético, podendo fatores genéticos, atividade física e conteúdo energético da dieta estar diretamente envolvidos. A obesidade tem efeitos prejudiciais sobre a saúde e a longevidade de cães e gatos, havendo predisposição a doenças ortopédicas, anormalidades metabólicas (hiperlipidemia, resistência insulínica, intolerância à glicose, síndrome metabólica, esteatose hepática – em gatos), endocrinopatias (HAC, hipotireoidismo, DM, insulinoma, hipopituitarismo), doenças cardiorrespiratórias, doenças do trato geniturinário, neoplasias, doenças dermatológicas e complicações anestésicas. Como mencionado anteriormente, pelo fato de o DM tipo 2 ser prevalente em felinos, a obesidade é um fator de risco considerável para essa espécie. De fato, foi demonstrado experimentalmente que gatos diabéticos têm menor sensibilidade insulínica quando comparados aos controles.[61] De modo semelhante, em cães a obesidade pode causar resistência insulínica e DM. No entanto, como o DM tipo 2 é menos prevalente em cães, a obesidade mais raramente resulta em sintomas evidentes de DM.[54]

O aumento de cada quilograma no peso corporal de gatos está relacionado com, aproximadamente, 30% de diminuição na sensibilidade insulínica, menor expressão de GLUT 4 e intolerância à glicose. Dessa maneira, gatos obesos apresentam resistência insulínica grave, intolerância à glicose e aumento da concentração plasmática de AGL, TG e VLDL. A concentração de LDL não foi diferente entre gatos obesos e controles, embora tenha havido um predomínio de LDL pequenas e densas no grupo obeso que, sabidamente, apresentam um perfil mais aterogênico que LDL maiores e menos densas. Além disso, a concentração de HDL circulantes foi menor nos animais com obesidade. Ainda que não tenha havido o desenvolvimento de hipertensão arterial e aterosclerose, as alterações do perfil lipídico observadas em gatos obesos são muito semelhantes àquelas verificadas na obesidade humana.[62]

Cães obesos desenvolvem hipercolesterolemia e hipertrigliceridemia. Após serem submetidos experimentalmente à dieta hiperenergética, apresentam aumento da concentração plasmática de AGL, TG e VLDL, associados a diminuição do HDL-COL e maior resistência insulínica. A elevação da concentração plasmática de TG no jejum e em estado pós-prandial, associada à preponderância de LDL pequenas e densas e redução do HDL-COL, são características marcantes da dislipidemia na obesidade. A lipólise de lipoproteínas ricas em TG encontra-se prejudicada na obesidade devido a diminuição de expressão de mRNA da LPL no tecido adiposo,[63] reduções na atividade da LPL no músculo esquelético e competição pela lipólise entre VLDL e QM.[64] Na vigência de hipertrigliceridemia, há diminuição do conteúdo de CE e aumento de TG nas LDL devido à atividade da CETP (em animais que expressam CETP). No entanto, a enzima lipase hepática hidrolisa os TG das LDL, levando à formação de LDL pequenas e densas, as quais, por terem menor afinidade pelos receptores de LDL, permanecem mais tempo no plasma, condição que aumenta sua aterogenicidade.[65] A obesidade também prejudica acentuadamente o metabolismo das HDL devido à redução da lipólise das lipoproteínas ricas em TG, implicando em aumento de remanescentes de QM e VLDL. O aumento do número de lipoproteínas ricas em TG circulantes favorece a atividade da CETP, a qual transfere CE da HDL para as VLDL e LDL e TG no sentido inverso.[66] Além disso, a lipólise das HDL enriquecidas em TG ocorre pela lipase hepática, originando HDL pequenas e pobres em apo A-I. Em última análise, haverá diminuição da concentração de HDL-C e partículas circulantes de HDL com comprometimento do transporte reverso de colesterol.[67] A adiposidade tem sido associada a concentrações aumentadas de leptina e outras adipocinas pró-inflamatórias, citocinas e proteínas da fase aguda. As informações a respeito dos efeitos da adiponectina em cães ainda são escassas e controversas. Entretanto, semelhantemente a humanos e roedores, as concentrações plasmáticas de leptina se relacionam positivamente com o conteúdo de gordura corporal em Beagles com obesidade experimental.[68,69] Por conseguinte, a leptina plasmática representa um índice de adiposidade em cães, independentemente da idade, sexo e variação da raça.[70] De fato, altas concentrações plasmáticas de leptina foram positivamente relacionadas à resistência à insulina em humanos[71] e cães.[72] O estado pró-inflamatório influencia negativamente o metabolismo de carboidratos, resultando em diminuição da sensibilidade insulínica.[73] Nesse sentido, concentrações plasmáticas de IL-6 e proteína quimiotática de monócitos-1 (MCP-1) aumentam em cães com excesso de peso.[74]

Pancreatite

Cães com pancreatite aguda frequentemente apresentam hipertrigliceridemia, caracterizada por aumento de QM e VLDL, podendo estar associada à hipercolesterolemia moderada. A fisiopatologia da relação entre hiperquilomicronemia e pancreatite ainda não está bem definida, porém um possível mecanismo seria que a inflamação do pâncreas prejudicaria temporariamente a síntese e a secreção de quantidades adequadas de insulina para manter a atividade normal da enzima LPL. Acredita-se que o aumento da concentração de AGL provenientes do metabolismo dos TG, em situação de hipertrigliceridemia, seja tóxico ao pâncreas. A menor atividade da LPL diminui a taxa de hidrólise de TG contidos nos QM e nas VLDL, refletindo, assim, em maior tempo de permanência dessas LP no plasma e hipertrigliceridemia. Por outro lado, a pancreatite aguda pode ser secundária à hipertrigliceridemia grave. Pelo fato de os QM serem partículas de dimensão grande, a hiperquilomicronemia favoreceria a oclusão transitória da microvasculatura pancreática, causando isquemia das células acinares do pâncreas com consequente extravasamento de lipase e lesão tecidual. Utilizando-se diferentes modelos de pancreatite experimental, mostrou-se, a despeito de níveis semelhantes de hipertrigliceridemia, áreas de necrose grave e aumento da concentração de AGL no pâncreas de camundongos com QM e VLDL circulantes de maior tamanho quando comparados aos animais com lipoproteínas menores. Além disso, os AGL provenientes de lipoproteínas maiores apresentaram citotoxicidade mais intensa às células acinares do pâncreas. Dessa maneira, os subtipos de hipertrigliceridemia com grandes partículas de QM e VLDL favorecem a progressão aguda da pancreatite e mostram grave citotoxicidade dos AGL.[75] Em contrapartida, evidenciou-se proeminência da fração LDL e redução nas concentrações de QM, VLDL e HDL em cães com pancreatite e ausência de outros fatores de risco para hiperlipidemia.[76] Ressalta-se que tais modificações no perfil de lipoproteínas foram observadas, inclusive, nos casos cujas concentrações séricas de TG e colesterol estavam compatíveis com seus respectivos intervalos de referência.[76] Animais com crises agudas recorrentes de pancreatite devem ser avaliados quanto à presença de alterações persistentes no metabolismo de LP, incluindo-se hiperlipidemia primária.

Hipotireoidismo

O hipotireoidismo desencadeia aumento da colesterolemia e da concentração de LDL circulantes. A despeito do menor influxo de AGL ao fígado, decorrente da diminuição da lipólise nos adipócitos, o hipotireoidismo pode causar hipertrigliceridemia devido à atividade diminuída da enzima LPL. Embora a síntese hepática de VLDL-TG não aumente pronunciadamente, a remoção plasmática dessas LP torna-se comprometida, ocorrendo, dessa maneira, hipertrigliceridemia. O hipotireoidismo provavelmente promove acúmulo de triglicerídios hepáticos,[77,78] que favorece a produção de VLDL grandes, como evidenciado na síndrome metabólica, e DM tipo 2.[79,80] Fisiologicamente, os hormônios tireoidianos favorecem o catabolismo intravascular das VLDL-TG, estimulando a atividade da LPL, e diminuem a concentração plasmática de colesterol e de LDL. A incubação de fibroblastos humanos com o hormônio tri-iodotironina promove a ligação e o catabolismo da LDL por meio do receptor de alta afinidade (receptor de LDL). Além disso, em ratos, os hormônios tireoidianos estimulam a interconversão do colesterol hepático em ácidos biliares.[81]

Os hormônios da tireoide induzem a expressão da HMGCoA-redutase, enzima chave da síntese do colesterol. O gene do receptor de LDL e um de seus principais fatores reguladores, a SREBP-2, contêm um elemento responsivo ao hormônio tireoidiano.[82] Consequentemente, a expressão do receptor LDL está sob controle duplo dos hormônios da tireoide. A remoção plasmática das LDL é aumentada pela ação dos hormônios da tireoide, implicando em menor concentração plasmática de LDL-COL no hipertireoidismo e níveis elevados no hipotireoidismo, apesar dos efeitos estimulantes dos hormônios tireoidianos na síntese hepática de colesterol.[83] A expressão PCSK9 também é regulada pelo SREBP-2.[84] A diminuição da função tireoidiana pode conferir níveis plasmáticos aumentados de PCSK9, sugerindo que a atividade tireoidiana influencia o fluxo de colesterol celular, modulando a expressão do receptor LDL por meio da regulação da PCSK9.[85] Há evidências sugestivas que o hormônio tireoestimulante (TSH) pode ter efeito direto na expressão de HMG-CoA.[86] Finalmente, a excreção biliar de colesterol e esteroides neutros diminui, enquanto a absorção intestinal de colesterol aumenta no hipotireoidismo.[87]

Os hormônios tireoidianos também estão envolvidos no metabolismo da HDL, influenciando a regulação de vários fatores proteicos, LCAT, CETP (em espécies que expressam tal proteína) e lipase hepática.[83,88-90] No hipotireoidismo grave, alterações na expressão e/ou atividade da LCAT, CETP e lipase hepática atuam em conjunto para aumentar HDL-COL e o tamanho das partículas de HDL, podendo prejudicar o papel ateroprotetor dessa lipoproteína. Alterações opostas são evidenciadas na vigência do hipertireoidismo.[83,90] As atividades plasmáticas dessas proteínas são aumentadas pelos hormônios da tireoide.[88-90]

Hiperadrenocorticismo

O aumento crônico da concentração plasmática de glicocorticoide, em decorrência da administração exógena ou aumento da síntese endógena, confere diversos efeitos adversos ao metabolismo sistêmico e ao sistema cardiovascular, os quais favorecem o desenvolvimento de hipertensão arterial sistêmica, atrofia muscular, ganho de peso, DM, disfunção na cicatrização de ferimentos, osteoporose e infecções do sistema urinário e cutâneas.[91] A hiperlipidemia de cães com HAC reflete-se em hipertrigliceridemia, hipercolesterolemia, aumento da concentração de colesterol em VLDL e diminuição do HDL-COL. Contrariamente aos cães saudáveis, nos quais a HDL é a principal carreadora de colesterol no plasma, os animais com HAC apresentam um perfil de LP com predisposição ao desenvolvimento de esteatose hepática, pancreatite, oftalmopatias, convulsões e aterosclerose.[92] A maior concentração de cortisol circulante em cães com HAC aumenta as taxas de glicogenólise, lipólise e de neoglicogênese, que, por sua vez, favorecem o desenvolvimento da hiperlipidemia. A mobilização de AGL, a partir dos adipócitos, estimula a síntese hepática de VLDL, reduz a oxidação muscular de glicose pela via glicolítica e potencializa a secreção de insulina estimulada pela glicose. Cronicamente, o efeito lipotóxico dos ácidos graxos sobre as células b do pâncreas também desempenha um importante papel na relação obesidade, resistência à insulina e DM. Além disso, os AGL diminuem a afinidade da insulina ao seu receptor, inibem várias etapas no processo de sinalização intracelular (diminuição da fosforilação do substrato de receptor de insulina 1 e 2), desfavorecem a transcrição gênica do receptor de insulina, além de diversos outros efeitos que contribuem para o desenvolvimento da resistência insulínica. Na vigência da resistência insulínica, estimula-se a atividade da enzima lipase sensível a hormônio, que contribui sobremaneira para o aumento da concentração de AGL circulantes. Os ácidos graxos circulantes competem com os TG pelo sítio ativo da LPL e formam complexos (AGL-LPL) que, por sua vez, reduzem a atividade enzimática. Dessa maneira, ocorre decréscimo da taxa fracional de remoção plasmática de VLDL. Sabe-se que a hipertrigliceridemia está frequentemente associada à diminuição de HDL-COL, uma vez que essa fração de LP pode se originar a partir de componentes de superfície que se desprendem durante a metabolização intravascular de QM e VLDL. Ainda em decorrência da resistência insulínica, ocorre aumento de atividade da enzima lipase hepática, favorecendo, assim, a captação hepática do HDL-COL. Além da redução do HDL-COL, essas alterações metabólicas favorecem o enriquecimento de colesterol nas frações de VLDL e LDL. Independentemente da resistência à insulina, concentrações fisiológicas de hidrocortisona em cultura de hepatoma humano diminuem a captação e o catabolismo de LDL por meio de redução da síntese do receptor de LDL. Esse mecanismo de ação direta do glicocorticoide sobre o receptor de LDL favorece o acúmulo de LDL no plasma e o desenvolvimento de hipercolesterolemia.

A associação de dislipidemia e hiperadrenocorticismo favorece a atividade do inibidor do ativador de plasminogênio tipo-1 (PAI-1) plasmático, principal regulador da fibrinólise e potencial biomarcador para o risco de trombose, aumentando o risco de hipercoagulabilidade sanguínea e/ou tromboembolismo.[93]

SÍNDROME NEFRÓTICA

As principais doenças glomerulares de cães e gatos são glomerulonefrite e amiloidose. Ambas podem causar perda progressiva da massa renal funcional e proteinúria pronunciada. A síndrome nefrótica é causada por doença glomerular e caracterizada por proteinúria, hipoalbuminemia, hipercolesterolemia e edema. A hipercolesterolemia e a hiperlipidemia associadas à síndrome nefrótica são causadas pela combinação de maior síntese hepática e menor catabolismo de apoLP e LP. LP enriquecidas de CE ou TG têm alto peso molecular e, por isso, não passam através dos capilares glomerulares lesados. Por outro lado, as proteínas com baixo peso molecular, como a albumina e a antitrombina III, são facilmente filtradas para a urina por meio das lesões dos capilares glomerulares. Em pacientes nefróticos, existe uma correlação inversa entre albuminemia e colesterolemia. A hipoalbuminemia, além de estimular a síntese hepática de VLDL, reduz o catabolismo hepático de LP e diminui a atividade da enzima LPL como mecanismos parcialmente compensatórios da pressão oncótica.

ESTEATOSE HEPÁTICA FELINA

A infiltração de gordura no fígado é um processo patológico frequente em poucas espécies, incluindo-se felinos e primatas. A esteatose hepática em gatos pode ocorrer como um evento primário, sendo denominada, nesse caso, "síndrome da lipidose hepática idiopática" (IHL), ou ser secundária a outro processo patológico. Além da redução do consumo alimentar, a IHL pode ser suscitada mediante condições estressantes e administração de alimentos não palatáveis. A esteatose hepática secundária, prevalente em 95% dos casos, ocorre em animais, especialmente com sobrepeso, que desenvolvem anorexia como consequência de doenças concomitantes, a saber: DM, pancreatite, doença hepatobiliar inflamatória, doença gastrintestinal, doença renal e neoplasia.[94] Em gatos com IHL, a taxa de influxo lipídico ao fígado sobrepuja sua capacidade de metabolização e/ou exportação pelos hepatócitos, havendo acúmulo lipídico nos vacúolos hepáticos. Entretanto, como o acúmulo de lipídios hepáticos é um processo inócuo a muitas espécies, processos patológicos adicionais devem atuar nos felinos para resultar em disfunção hepática.

Em animais sadios, existe um equilíbrio entre o influxo hepático de lipídios, a partir da dieta ou processos metabólicos, e a taxa de efluxo, composta de oxidação e exportação lipídica a tecidos extra-hepáticos. A concentração de lipídios no fígado aumenta após a ingestão de dieta rica em gordura, mobilização de ácidos graxos do tecido adiposo durante períodos de jejum ou, ainda, durante a lipogênese hepática a partir dos carboidratos. O efluxo hepático de lipídios ocorre por meio de oxidação intramitocondrial e/ou secreção de VLDL. A esteatose hepática desenvolve-se quando há aumento do influxo de AGL ao fígado, diminuição da síntese hepática de VLDL ou diminuição da oxidação intramitocondrial de ácidos graxos, favorecendo, assim, o acúmulo grave de lipídios. Gatos com IHL normalmente apresentam período de anorexia com restrição grave de energia e proteína favorecendo a mobilização de TG dos adipócitos e acúmulo de ácidos graxos no fígado.

Um dos mecanismos primários de eliminação hepática de TG é por meio da secreção de VLDL para a circulação. O processo complexo de incorporação dos TG às LP pode estar alterado na IHL, podendo haver formação defeituosa de apoLP ou comprometimento da secreção de VLDL. Gatos com obesidade induzida experimentalmente e posteriormente submetidos ao rápido emagrecimento não apresentaram aumento da síntese hepática de TG nem diminuição da secreção de VLDL. Portanto, foi sugerido que a contribuição desses fatores ao desenvolvimento da esteatose hepática pode ser mínima.[95] Por outro lado, existe estudo que mostra incremento da concentração plasmática de TG, VLDL e LDL em gatos com esteatose hepática, sugerindo aumento da secreção hepática de VLDL associado ao comprometimento do catabolismo de VLDL e LDL.[96] Em gatos acometidos por esteatose hepática foi evidenciado aumento e diminuição, respectivamente, da concentração circulante de LDL e HDL sem que houvesse alterações da trigliceridemia e colesterolemia,[97] caracterizando prejuízo no perfil de distribuição de colesterol entre as classes de lipoproteínas.

A maior concentração plasmática de AGL e b-hidroxibutirato (corpo cetônico) em gatos com esteatose hepática reflete lipólise de TG nos adipócitos, influxo de AGL ao fígado e cetogênese acentuados. Por conseguinte, acréscimos nas taxas de secreção hepática de VLDL e de oxidação mitocondrial de ácidos graxos são insuficientes para prevenir o acúmulo hepático de lipídios.

A esteatose hepática quase sempre se desenvolve em períodos de jejum prolongado, concomitante à obesidade. Nesse sentido, cabe ressaltar a frequente associação entre obesidade e resistência insulínica em humanos, cães, gatos e ovinos. Sabe-se que, na vigência da resistência insulínica, há aumento de síntese hepática e redução de remoção plasmática de VLDL. Além disso, a realização de teste intravenoso de tolerância à glicose mostra que o emagrecimento de gatos, decorrente de restrição calórica grave, diminui a sensibilidade insulínica e prejudica a tolerância à glicose.[98] Acrescendo-se a isso, o aumento de cortisol plasmático, como o que ocorre em jejum prolongado, e a resistência insulínica[99] diminuem a expressão dos receptores hepáticos de LDL, contribuindo, assim, para o aumento plasmático do LDL-COL. Consequentemente, a determinação do perfil de LP inerente à esteatose hepática pode tornar-se complicada devido à interferência da obesidade e da resistência insulínica.

Como mencionado anteriormente, os lipídios também podem ser eliminados dos hepatócitos por meio da oxidação intramitocondrial. Nesse caso, alterações de transferência de lipídios para a mitocôndria ou o comprometimento da função mitocondrial conferem maior predisposição à esteatose hepática. A carnitina, uma amina quaternária sintetizada a partir dos aminoácidos metionina e lisina, é necessária para que ocorra o transporte de ácidos graxos através da membrana mitocondrial. Em humanos, a deficiência de carnitina sistêmica está associada a diversos distúrbios metabólicos, inclusive a esteatose hepática. A deficiência absoluta e relativa de carnitina é indicada como causa da IHL em felinos. A concentração plasmática, muscular e hepática de carnitina é maior em gatos com IHL quando comparados aos controles, indicando que a síntese de carnitina está em curso no fígado acometido. Dessa forma, o aumento da concentração de carnitina constitui uma resposta metabólica à IHL para otimizar a oxidação de AGL, havendo, assim, um incremento da síntese de carnitina acima da demanda normal de oxidação. No entanto, se a taxa de síntese de carnitina é incapaz de atender a demanda durante o período de máxima oxidação de ácidos graxos, haverá o desenvolvimento de deficiência relativa de carnitina a despeito de sua concentração aumentada.

Maior oxidação de ácidos graxos em felinos com IHL é confirmada pela maior concentração plasmática de b-hidroxibutirato, corpo cetônico subproduto da oxidação. De fato, gatos submetidos à esteatose hepática experimental e que receberam suplementação de L-carnitina apresentaram menor concentração plasmática de AGL e de b-hidroxibutirato quando comparados ao grupo controle, alimentado com dieta contendo a mesma concentração de L-carnitina das dietas comerciais oferecidas a gatos adultos. O acúmulo excessivo de carnitina mitocondrial prejudica a conversão de acilcarnitina a acilCoA, o substrato ativo para b-oxidação e produção de corpos cetônicos. Contudo, a utilização terapêutica da L-carnitina deve ser cuidadosamente avaliada, pois seus benefícios anticetogênicos e anticetonêmicos podem ser contrapostos pela menor disponibilidade de corpos cetônicos aos tecidos extra-hepáticos como fonte energética. Além disso, a baixa concentração de L-carnitina estimula a produção de corpos cetônicos a partir da b-oxidação de ácidos graxos, já a sobredose de L-carnitina é anticetonêmica (inibe a cetogênese). Dessa maneira, torna-se evidente que a carnitina pode ser cetogênica ou anticetogênica, dependendo de sua concentração no fígado e, também, da condição homeostática do animal com relação à síntese de corpos cetônicos. Embora a suplementação com L-carnitina não tenha modificado a concentração hepática de lipídios e proteínas, houve redução da concentração plasmática de amônia e da atividade da enzima alanina aminotransferase, sugerindo um efeito protetor sobre a função hepática.[100]

A deficiência da oxidação de ácidos graxos também pode estar implicada na lesão dos peroxissomos hepáticos. O estresse oxidativo, gerado em condição de anorexia, restrição proteica e outros processos metabólicos, favorece a produção de espécies reativas de oxigênio que, por sua vez, lesam os peroxissomos. Gatos com esteatose grave apresentam alteração morfológica e redução do número de peroxissomos hepáticos. Consequentemente, parece evidente que as organelas envolvidas na exportação lipídica dos hepatócitos (aparelho de Golgi e REL) e na oxidação dos ácidos graxos (peroxissomos e mitocôndria) são comprometidas durante o emagrecimento e, dessa maneira, contribuem diretamente para o acúmulo hepático de lipídios.

Assim como outros mamíferos, os gatos não sintetizam o ácido linoleico (ácido graxo essencial). Diferentemente dos demais mamíferos, porém, os gatos têm capacidade limitada para sintetizar ácido araquidônico a partir do ácido linoleico, assim como ácido eicosapentaenoico, a partir do ácido a-linolênico, devido à atividade reduzida ou à ausência da enzima 6-dessaturase. Por conseguinte, fontes comuns de óleos vegetais, como óleo de milho, parecem ser inadequadas para atender as necessidades de ácidos graxos essenciais dos gatos. Portanto, as exigências dietéticas dos gatos conferem maior suscetibilidade à esteatose hepática em comparação a outras espécies. Nesse sentido, a deficiência de ácidos graxos essenciais induz a infiltração lipídica no fígado de gatos e outros animais.

ATEROSCLEROSE

Assim como em humanos, cães alimentados com dieta padrão apresentam VLDL, LDL e HDL como as principais frações de LP circulantes. Entretanto, o plasma dos cães contém LP que migram entre as bandas de LDL e HDL em eletroforese de papel e flutuam entre as densidades 1,030 e 1,080 g/mℓ quando isoladas por processo de ultracentrifugação, sobrepondo, dessa forma, a banda de LDL (1,006 < d < 1,063 g/mℓ). Essas LP a2 são denominadas "HDL1" como forma de distingui-las das típicas HDL, que, por sua vez, são referidas como HDL2, as principais LP encontradas no plasma de cães normais e equivalentes às HDL humanas. Quando cães hipotireóideos são alimentados com dieta contendo gordura, colesterol e sais biliares há o desenvolvimento de hipercolesterolemia, que é acompanhada de marcantes alterações no perfil das LP plasmáticas. Com o aumento da concentração plasmática de colesterol, as HDL1 tornam-se proeminentes. Dessa maneira, essas HDL1 enriquecidas de colesterol passam a ser referidas como HDLC, para diferenciá-las da HDL1 e da HDL2 presentes em cães normais. Ratos e suínos também apresentam HDLC, quando submetidos à dieta rica em colesterol. As HDLC, cuja origem ocorre no plasma e no espaço extracelular a partir das HDL1, caracteristicamente são ricas em CE e apoLP E, isentas de apoLP B, além de conterem apoLP rica em arginina e pouca apoLP A-I. Outras alterações nas LP plasmáticas incluem o surgimento de LP de densidade < 1,006 g/mℓ, que consistem predominantemente em VLDL ricas em CE com mobilidade b na eletroforese (b-VLDL), além do aumento de concentração das LP de densidade intermediária (d = 1,006 a 1,020 g/mℓ) e LDL.

A hipercolesterolemia induzida por dieta acelera a aterogênese em humanos e animais. Pelo fato de os coelhos serem herbívoros, sua principal fonte de colesterol advém da síntese hepática, e não da dieta. Dessa maneira, esse animal não apresenta um mecanismo eficiente para excreção de colesterol alimentar, constituindo-se, assim, em modelo para o desenvolvimento de aterosclerose induzida por dieta hipercolesterolêmica. Entretanto, os cães são carnívoros e desenvolveram mecanismo extremamente eficiente para manutenção da homeostase do colesterol. A exemplo dos ratos e camundongos, torna-se praticamente impossível induzir hipercolesterolemia grave em cães simplesmente adicionando colesterol à dieta. Embora os cães apresentem resistência à aterogênese, devido ao metabolismo e à composição das LP, a aterosclerose espontânea desenvolve-se na vigência de hipercolesterolemia secundária às endocrinopatias ou sob condições experimentais.

Observa-se hipercolesterolemia de grande magnitude em cães hipotireóideos alimentados com dieta composta de gordura, colesterol e sais biliares ou fornecendo-se dieta contendo colesterol e óleo de coco hidrogenado a cães eutireóideos. As modificações que ocorrem na concentração plasmática de colesterol e a distribuição das classes de LP têm sido caracterizadas em diversas espécies de animais. Embora existam variações individuais, algumas alterações são comuns na maioria das espécies investigadas. Basicamente, ocorre aumento do LDL-COL, diminuição do HDL-COL e aparecimento de b-VLDL. Contrariamente à HDL2, a HDLC liga-se avidamente ao receptor de LDL (receptor B/E) e ao receptor LRP, demonstrando, dessa forma, um perfil metabólico semelhante ao da LDL e com considerável potencial aterogênico, uma vez que cães submetidos à dieta rica em colesterol podem desenvolver aterosclerose.

O aumento da concentração de colesterol nas diferentes frações de LP circulantes favorece uma substancial deposição de CE em macrófagos. Esse fato é particularmente marcante em tecidos obtidos de cães alimentados com dieta contendo colesterol e óleo de coco, cuja colesterolemia é maior que 750 mg/dℓ. Macrófagos originários de diferentes tecidos, incluindo macrófagos de peritônio de camundongos, ratos e cães, macrófagos derivados de monócitos de sangue humano e células de Kupffer provenientes de cobaias expressam pouco receptor de LDL. Os receptores de LDL de células não macrofágicas normalmente se ligam à LP que contêm apoLP B (LDL e certos tipos de VLDL) tanto quanto à LP que apresentam apoLP E (VLDL e HDLC). Pelo fato de os macrófagos apresentarem baixa expressão dos receptores de LDL, não há deposição considerável de colesterol resultante da captação de LP normais (não modificadas). Dessa maneira, os macrófagos captam apenas pequena massa de LP normais de animais e humanos. No entanto, LDL modificadas *in vivo*, por insultos oxidativos, ou *in vitro*, por acetilação, são avidamente captadas, ocasionando, assim, pronunciado acúmulo de colesterol celular. Sabe-se que b-VLDL, obtidas de cães hiperlipidêmicos, ocasionam aumento da massa de CE no citoplasma de macrófagos. Nesse sentido, os efeitos da b-VLDL sobre o metabolismo macrofágico de CE são comparáveis aos descritos anteriormente para LDL humanas quimicamente modificadas. Esse acúmulo de CE ocorre devido à presença de sítios de alta afinidade na membrana plasmática dos macrófagos que reconhecem as b-VLDL, facilitando a captação dessas LP por endocitose e sua subsequente hidrólise nos lisossomos. Portanto, em situações de hipercolesterolemia grave – aproximadamente 750 mg/dℓ –, o potencial aterogênico das b-VLDL não deve ser negligenciado.

Diferentemente do observado em muitas outras espécies, as células da camada média vascular dos cães acumulam colesterol significativamente. A concentração intracelular de CE na musculatura lisa vascular de cães aumenta de 12 a 30 vezes quando incubada *in vitro* com b-VLDL, LDL ou HDLC, em comparação ao aumento de 3 a 7 vezes observado nas células da musculatura lisa da artéria de suínos. Esse padrão exacerbado de resposta é atribuído à fisiologia celular dos cães, e não unicamente às diferenças de propriedades das LP canídeas, uma vez que LDL de cães e suínos causam aumento similar do conteúdo de colesterol nas células da musculatura lisa de cães. Por outro lado, incubações *in vitro* dessas mesmas LP causam uma resposta significativamente menor nas células da musculatura lisa de suínos. Não obstante, foi demonstrado por ensaios *in vitro* que somente as b-VLDL, LDL e HDLC são capazes de transferir CE para as células da musculatura lisa arterial, contribuindo para o aumento da concentração intracelular de colesterol. A hipercolesterolemia é caracterizada pelo aumento da concentração de CE nas LP e/ou acúmulo anormal de LP carreadoras de colesterol. Esse evento está intimamente associado à patogenia da aterosclerose e doenças coronarianas em humanos. Distúrbios primários no metabolismo do colesterol, como a deficiência do receptor de LDL e mutações de apoLP, têm sido bastante investigados em humanos e em animais de laboratório. Em cães, a hipercolesterolemia é frequentemente secundária a doenças como hipotireoidismo, afecções hepáticas e síndrome nefrótica. A hiperlipidemia primária, incluindo a hipercolesterolemia, tem sido descrita em raças como Shetland Sheepdog, Beagle, Briard, Collie, Dobermann Pinscher, Rottweiler e Schnauzer miniatura. Embora distúrbios hereditários do metabolismo de LP tenham sido atribuídos como fatores de causa, o mecanismo primário da hipercolesterolemia não foi precisamente identificado. Sabe-se que a hipercolesterolemia dessas raças caracteriza-se por aumento acentuado da concentração de CE nas frações de HDLC e LDL. Como mencionado anteriormente, uma vez que o aumento do HDLC-COL induz acúmulo de colesterol nas células da musculatura lisa arterial tanto quanto o LDL-COL, a maior concentração dessas LP pode ser considerada um fator de risco cardiovascular para os cães. De fato, embora do ponto de vista metabólico os cães sejam considerados resistentes à aterogênese, Shetland Sheepdogs com hipercolesterolemia primária grave apresentaram lesões ateroscleróticas na parede arterial de diversos tecidos. Além disso, os defeitos primários do metabolismo de LP podem ser pronunciadamente acentuados em situações de hipercolesterolemia secundária concomitante (p. ex., hipotireoidismo). Esse contexto favorece o acúmulo de colesterol nas células da musculatura lisa arterial, indicando suscetibilidade dessas raças à aterosclerose.

Sob o aspecto morfológico, as lesões ateroscleróticas humanas e de cães são bastante análogas, uma vez que a formação das lesões origina-se a partir da deposição lipídica na túnica íntima e da infiltração de monócitos no espaço subendotelial. Os monócitos diferenciam-se em macrófagos, os quais, por sua vez, se enriquecem de CE e se acumulam no espaço subendotelial, originando as células espumosas e as estrias gordurosas. Subsequentemente, há acúmulo de macrófagos na túnica média, resultando na formação de cistos gordurosos com miólise da musculatura lisa, necrose macrofágica, mineralização e desaparecimento da lâmina elástica interna. Assim como em humanos, a deposição de LDL se inicia na túnica íntima, com posterior difusão para o espaço extracelular e células da musculatura lisa da túnica média. Células da musculatura lisa da túnica média migram, proliferam e captam LDL modificadas por meio de endocitose mediada por receptores. Assim, anormalidades do metabolismo lipídico, como a hipercolesterolemia e o aumento da concentração plasmática de LDL, são de particular importância. Obesidade, DM, sexo (macho) e senilidade são considerados fatores de risco. O aumento populacional de cães obesos e senis aumenta gradativamente a importância da aterosclerose nessa espécie. Análises de imuno-histoquímica em artérias coronarianas caninas mostraram acúmulo de produtos finais de glicação avançada (AGE) em células espumosas, macrófagos e linfócitos. Assim como no homem, essa descoberta sugere um possível papel dos AGE no desenvolvimento da aterosclerose canina.[101] Açúcares redutores como a glicose reagem não enzimaticamente com grupos amina presentes em proteínas, lipídios e ácidos nucleicos, originando moléculas heterogêneas denominadas "AGE". Os AGE prejudicam a fisiologia celular modificando estruturas intracelulares, interagindo com proteínas da matriz extracelular e influenciando adversamente a sinalização entre as moléculas da matriz e a célula, Além disso, a ligação dos AGE aos seus receptores específicos (receptores de produtos de glicação avançada – RAGE) implica aumento de estresse oxidativo, inflamação e apoptose das células musculares lisa da vasculatura, contribuindo para a doença cardiovascular.[102] Os AGE favorecem a mortalidade cardiovascular independentemente do DM.[103]

Com relação aos felinos, sabe-se que normalmente não há desenvolvimento espontâneo da doença arterial coronariana. Felinos obesos apresentam alterações de lipoproteínas semelhantes às observadas em seres humanos com síndrome metabólica, porém a dislipidemia não induz a aterosclerose, sugerindo a existência de fatores antiaterogênicos na obesidade felina.[104,105] No entanto, assim como em outras espécies de animais, os gatos, quando adequadamente estimulados por fatores genéticos e ambientais, desenvolvem aterosclerose similar aos humanos. Dessa maneira, gatos saudáveis, experimentalmente submetidos à dieta rica em colesterol, apresentam lesões ateroscleróticas.

TRATAMENTO DA HIPERLIPIDEMIA EM CÃES

Inicialmente deve ser investigado se o animal apresenta doenças que possam causar hiperlipidemia secundária. A resolução da hiperlipidemia secundária fundamenta-se no tratamento adequado da doença primária. Desde que a resolução da hiperlipidemia secundária não ocorra após o tratamento, devem ser considerados diagnóstico errôneo, tratamento ineficiente ou, ainda, hiperlipidemia primária ou secundária concomitante a outras causas. O diagnóstico presuntivo da dislipidemia primária pode ser realizado após as causas da hiperlipidemia secundária serem desconsideradas.

A primeira etapa no tratamento da hiperlipidemia primária consiste na modificação alimentar. Animais com hiperlipidemia primária devem ser cronicamente mantidos em dieta com reduzida concentração lipídica. Cães que não apresentam diminuição da concentração dos lipídios plasmáticos devem ser mantidos em dieta hipolipídica (10 a 12 g de gordura/kcal) ou, então, submetidos ao tratamento médico-veterinário.

Ácido graxo ômega-3

A suplementação com ácido graxo poli-insaturado da série n-3 (ômega-3) diminui a lipoproteinemia em humanos sadios e em animais de experimentação. Os ácidos graxos ômega-3 diminuem a síntese hepática de TG, a incorporação dos TG nas partículas de VLDL e a secreção de VLDL-TG, mecanismos que reduzem a trigliceridemia. Além disso, há diminuição da lipogênese hepática, aumento da b-oxidação de ácidos graxos e maior degradação de apoLP B-100. Estimulando-se a atividade da LPL, o ácido graxo ômega-3 aumenta a hidrólise dos TG contidos nas VLDL e nos QM, aumentando a taxa fracional de remoção plasmática dessas LP. Entretanto, as informações a respeito da eficácia desse tratamento em cães hiperlipidêmicos são escassas. Estudo recente mostra que o tratamento de humanos hipertrigliceridêmicos com altas doses (4 g/dia) do ácido graxo eicosapentaenoico (EPA) diminui o risco cardiovascular.[106] De fato, além de reduzirem a trigliceridemia, os ácidos graxos ômega-3 têm efeitos pleiotrópicos, como diminuir

o não HDL-COL (VLDL, IDL, LDL), apoLP B, apoLP C-III, mediadores pró-inflamatórios da aterogênese e vulnerabilidade da placa aterosclerótica, além de impedir a sua progressão.[107]

Fibratos

Os fibratos (ciprofibrato, bezafibrato, fenofibrato e genfibrozila) pertencem a uma classe de fármacos que exercem seus efeitos ativando receptores nucleares (PPAR) que modulam o metabolismo lipídico. Dessa maneira, os fibratos estimulam a oxidação hepática de AGL, desviando-os da via de síntese de TG e, consequentemente, reduzindo a síntese hepática de VLDL. A ativação dos receptores nucleares também induz a expressão do gene da LPL. Por conseguinte, a diminuição da trigliceridemia ocorre devido à diminuição de síntese e ao aumento da hidrólise de TG. O tratamento de cães hipertrigliceridêmicos com genfibrozila é realizado com doses fixas (200 mg/dia) e, geralmente, em combinação com a administração de dieta pobre em lipídios. Também pode ser usado o bezafibrato, na dose de 2,5 a 5,0 mg/kg, a cada 12 horas, VO.[108] O genfibrozila não tem sido amplamente utilizado no tratamento de humanos devido à interação medicamentosa com as estatinas, levando a sintomas musculares.[109] Há menor possibilidade da ocorrência de sintomas musculares mediante a utilização do fenofibrato. Entretanto, recomenda-se cuidado quando há indicação de terapia combinada com estatina. O tratamento com fibratos reduz a trigliceridemia, eleva o HDL-COL e tem modesto efeito benéfico sobre o LDL-COL.[110]

O pemafibrato é o mais novo membro dos moduladores seletivos de PPAR-alfa. Diferentemente dos fibratos disponíveis que atuam de maneira não seletiva sobre diferentes PPAR, o pemafibrato é considerado potente agonista com atividade seletiva sobre o PPAR-alfa.[111,112] O pemafibrato diminui a concentração plasmática das enzimas hepáticas alanina-aminotransferase (ALT) e gamaglutamil transferase (GGT) quando comparado ao fenofibrato, melhorando a hepatopatia gordurosa não alcoólica.[113-115] Ao contrário do fenofibrato, o pemafibrato causa elevação limitada dos níveis séricos de creatinina, portanto, pode ser potencialmente mais seguro na vigência de insuficiência renal.[113-115] O pemafibrato reduz a trigliceridemia, aumenta o HDL-COL[116] e não apresenta interação à terapia com estatinas.

Derivados do ácido nicotínico

O ácido nicotínico, também conhecido como niacina, é um derivado da vitamina B, pouco utilizado no tratamento de cães com hipertrigliceridemia primária. O ácido nicotínico inibe a lipólise nos adipócitos, que, por sua vez, diminui a disponibilidade de AGL e reduz eficazmente a síntese hepática de TG. Além disso, há diminuição do catabolismo das apoLP A-I e aumento do HDL-COL. Todavia, assim como ocorre com a suplementação de ácido graxo ômega-3, não há grandes estudos clínicos com relação à eficácia e à segurança do uso da niacina em cães com hipertrigliceridemia primária.

Ezetimiba

Bloqueia a absorção intestinal de colesterol por interação com transportadores de esterol *Niemann-Pick C1-like 1 protein* (NCP1 L1) localizados na borda em escova da membrana das células intestinais. O transportador NCP1 L1 transporta o colesterol do lúmen intestinal para os compartimentos intracelulares dos enterócitos, locais de esterificação de esteróis e incorporação aos QM. O bloqueio do transportador NCP1 L1 diminui a concentração de colesterol transportado ao fígado por meio dos QM. Esse fenômeno induz a aumento compensatório da expressão dos receptores hepáticos de LDL, maior captação hepática do LDL-COL, com consequente redução do LDL-COL plasmático. Ressalta-se que o NCP1 L1 canídeo tem 74 a 81% de homologia com o transportador humano.[117]

Resinas sequestradoras de ácidos biliares | Colestipol, colestiramina e colesevelam

São substâncias que se ligam aos ácidos biliares, formando complexos que impedem sua recirculação e facilitam a eliminação por meio da massa fecal. Compensatoriamente, o fígado aumenta a conversão de colesterol a ácidos biliares, reduzindo a colesterolemia. Após administração oral, as resinas carregadas negativamente permanecem no trato gastrintestinal e se ligam aos ácidos biliares carregados positivamente na bile, formando complexos insolúveis e não absorvíveis no intestino que são excretados nas fezes. A redução da absorção intestinal de ácidos biliares leva à depleção destes e favorece a conversão de colesterol em ácidos biliares.[118] As resinas também induzem ao aumento da expressão dos receptores de LDL que, por sua vez, promovem maior taxa de remoção plasmática das LDL.

Inibidores da HMG-CoA redutase | Estatinas

As estatinas são análogos estruturais da HMG-CoA e, dessa maneira, inibem competitivamente a HMG-CoA redutase, enzima chave da biossíntese hepática de colesterol. Além da inibição direta sobre a biossíntese de colesterol, as estatinas, indiretamente, diminuem a colesterolemia devido ao aumento da expressão dos receptores de LDL. Esse efeito é mediado pela ativação da SREBP-2, fator de transcrição que regula positivamente a expressão dos genes que codificam a enzima HMG-CoA redutase e os receptores de LDL.[35]

As estatinas também têm efeitos pleiotrópicos que compreendem ações vasodilatadoras, antitrombóticas, anti-inflamatórias e antioxidantes.

Abordagens para reduzir a PCSK9

Novas abordagens terapêuticas têm sido investigadas com o objetivo de reduzir a hipercolesterolemia e os eventos das doenças cardiovasculares. O efeito da PCSK9 sobre o receptor de LDL pode ser antagonizado por inibidores da tradução do mRNA da PCSK9 – como pequenos interferentes do ácido ribonucleico (siRNA), oligonucleotídios antissenso e pequenos inibidores moleculares (inibição intracelular) – ou inibição da atividade da PCSK9 – como peptídios miméticos, estratégias de vacinação e anticorpos monoclonais (inibição extracelular) (Figuras 202.4 e 202.5). Por conseguinte, há aumento da densidade dos receptores de LDL na membrana plasmática.[119]

Embora as terapias supracitadas encontrem-se em diferentes estágios de desenvolvimento, em humanos, os anticorpos monoclonais consistentemente demonstram eficácia notável na redução do LDL-COL ($\approx 50\%$ em monoterapia e $\approx 70\%$ em combinação com estatina) com importante cunho de segurança e tolerabilidade a curto prazo.[120] Os anticorpos monoclonais se ligam à PCSK9 livre e impedem que ela se ligue ao receptor de LDL (Figuras 202.4 e 202.5). Consequentemente, a menor disponibilidade de PCSK9 livre implica aumento da recirculação de receptores de LDL para a membrana plasmática, maior densidade de receptores de LDL na superfície do hepatócito e reduções significativas na circulação de LDL-COL.[121]

Além do fígado, a PCSK9 é expressa também em outros tecidos, incluindo rim, pâncreas e cérebro,[122] levantando indagações pertinentes a respeito do papel extra-hepático da PCSK9 e os efeitos indesejados da inibição farmacológica.[123] Mediante a eficiência do antagonismo da PCSK9 em reduzir as concentrações circulantes de LDL-COL similar às observadas em recém-nascidos e espécies não humanas, deve-se considerar a possibilidade de efeitos adversos, em seres humanos, decorrentes dos níveis extremamente baixos de LDL-COL. Dados experimentais e clínicos sugerem, também, que a PCSK9 pode não ter apenas papel de regular o colesterol plasmático.[123]

Inibidores de CETP

Substancial interesse tem sido direcionado às propriedades ateroprotetoras da HDL para dispor de abordagem terapêutica complementar à redução das lipoproteínas aterogênicas. Agentes inibidores da atividade da CETP, incluindo anacetrapibe, evacetrapibe e dalcetrapibe, têm sido testados quanto à sua capacidade de aumentar a concentração de HDL-COL e reduzir o risco de eventos cardiovasculares. Entretanto, evidenciaram-se que, a despeito da elevação do HDL-COL e redução do LDL-COL, os benefícios cardiovasculares dos inibidores de CETP são modestos.[124]

Ácido bempedoico

O ácido bempedoico (ETC.-1002) é um profármaco metabolizado rapidamente pela enzima hepática acil-CoA-sintase de cadeia longa (ACSVL1, do inglês *very long-chain acyl-CoA synthetase-1*) e convertido em derivado da coenzima A. O ETC-1002-CoA é o metabólito ativo que inibe a atividade da enzima ATP citrato liase, diminuindo a produção de acetil-coenzima A citosólica, precursor do mevalonato na via da biossíntese do colesterol.[125] A ausência da expressão de ACSVL1 no músculo esquelético impede que o ETC-1002 seja convertido em metabólito ativo e suprima a biossíntese de colesterol, fonte crítica de intermediários biológicos essenciais para manter a função normal das células musculares. Esses achados fornecem base mecanicista do ETC-1002 que impedem a miotoxicidade associada à terapia com estatinas. Por outro lado, no fígado, sítio que expressa a enzima conversora ACSVL1, o ETC-1002-CoA suprime a síntese de colesterol e promove aumento compensatório da expressão do receptor de LDL.[126] O ácido bempedoico, além de reduzir eficientemente o LDL-COL, tem excelente tolerabilidade sem ocorrência de mialgia, podendo substituir a estatina na vigência de efeitos musculares adversos.

Lomitapida

Trata-se de inibidor seletivo da proteína microsomal de transferência de triglicerídios (MTP), que se liga diretamente à MTP no lúmen do retículo endoplasmático. Crucial à síntese e secreção hepáticas de VLDL e intestinais de QM, a MTP transfere TG, CE e FL às recém-sintetizadas apoLP B-100 e B-48, respectivamente.[127] Ao bloquear a MTP, a lomitapida reduz os níveis séricos de todas as frações de lipoproteínas, incluindo VLDL e LDL.[128,129] No entanto, devido ao comprometimento acentuado da secreção hepática de TG, o principal efeito adverso da lomitapida refere-se ao acúmulo hepático de TG, suscitando o desenvolvimento de esteatose hepática. Similarmente, o tratamento com lomitapida favorece o acúmulo lipídico nos enterócitos, levando a sintomas gastrintestinais.[128,129]

Mipomersen

Oligonucleotídio antissenso sintético de cadeia simples, o mipomersen se liga ao mRNA da apoLP B-100 por meio de interações de pares de bases com sequência específica. Uma vez ligado, o oligonucleotídio antissenso inibe a síntese de apoLP B-100, essencial componente estrutural da VLDL e LDL.[130,131] A despeito dos efeitos positivos sobre o perfil lipídico, há riscos de lesões hepáticas, a longo prazo, exercidas pelo mipomersen.[132]

Volanesorsen

Proteína de 79 aminoácidos expressa no fígado e intestino, a apoLP C-III encontra-se, principalmente, em QM e VLDL; tem ação inibitória sobre a enzima LPL, contrabalançando a atividade estimuladora da apoLP C-II.[133] Além de melhorar a síntese e secreção hepáticas de VLDL,[134] a apoLP C-III bloqueia a ligação das apoLP B e E aos receptores hepáticos de LDL e LRP, levando ao acúmulo sérico de partículas remanescentes ricas em TG.[135,136] Fundamentando-se nos efeitos inibitórios da apoLP C-III sobre o catabolismo das VLDL e QM, desenvolveu-se um oligonucleotídio antissenso (volanesorsen) que inibe seletivamente a biossíntese da apoLP C-III.[137,138] Consequentemente, há redução importante dos níveis plasmáticos de apoLP C-III e TG em modelos animais e voluntários humanos,[137] sendo uma abordagem terapêutica proposta na vigência da hipertrigliceridemia acentuada e risco elevado de pancreatite aguda.[139]

ANGPTL3

Secretada pelo fígado, a proteína semelhante à angiopoietina 3 (ANGPTL3, do inglês *angiopoietin-like protein 3*) modula o metabolismo lipídico, principalmente, inibindo a atividade das enzimas LPL e lipase endotelial.[140,141] Com base nesses achados, a inativação da ANGPTL3 parece alvo promissor para a redução do risco cardiovascular. Nesse sentido, desenvolveu-se um oligonucleotídio antissenso, específico para o mRNA hepático da ANGPTL3, eficaz na diminuição da trigliceridemia, não HDL-COL (VLDL, IDL, LDL), apoLP B e C-III, conteúdo hepático de TG e progressão da aterosclerose, assim como na melhoria da sensibilidade à insulina.[142] Diante desses achados, é concebível que a inibição intra-hepática do ANGPTL3 possa beneficiar indivíduos com esteatose hepática, que frequentemente apresentam graus variados de hipertrigliceridemia e resistência insulínica. Resultados semelhantes foram obtidos mediante o desenvolvimento do evinacumabe, anticorpo monoclonal anti-ANGPTL3.[143,144]

Pradigastat

O acúmulo anormal de TG no plasma, fígado, adiposo e outros tecidos desempenha papel relevante em doenças metabólicas, como DM tipo 2, obesidade, doença cardiovascular e hepatopatia gordurosa não alcoólica, além de doenças raras, como síndrome da quilomicronemia familiar (FCS)[145,146] – caracterizada por grave hipertrigliceridemia pós-prandial e em jejum com alto risco de pancreatite aguda.[147] A enzima 1-4 Acil-coA:diacilglicerol aciltransferase 1 (DGAT1) catalisa a etapa final da biossíntese de TG.[149] A DGAT1 é predominantemente encontrada nos enterócitos do intestino delgado e no tecido adiposo; desempenha papel fundamental na ressíntese de TG a partir da gordura absorvida da dieta.[150-152] As complicações agudas e crônicas dessas doenças metabólicas podem ser mediadas, em parte, pela hipertrigliceridemia pós-prandial, a qual é impelida pela atividade da DGAT1.[153,154] Estudos pré-clínicos realizados em camundongos knockout para a DGAT1 alimentados com dieta rica em gordura mostraram redução da trigliceridemia pós-prandial,[155] resistência à obesidade induzida pela dieta[156] e melhora da sensibilidade a insulina.[149] A inibição de DGAT1 pode ser alvo terapêutico potencial para o tratamento no qual a hipertrigliceridemia pós-prandial desempenha papel fisiopatológico.

Gemcabene

O gemcabene representa uma nova classe de compostos reguladores do metabolismo lipídico. Em ratos Sprague-Dawley, esse agente reduziu os níveis de LDL-COL, TG e apoLP C-III, aumentou o HDL-COL e a atividade das enzimas peroxissômicas hepáticas. De fato, quando comparado aos fibratos clássicos ou agonistas do PPAR-alfa, o gemcabene não exerceu ativação sobre os PPAR-alfa e gama.[157,158] O gemcabene acelera o metabolismo de VLDL e diminui a concentração circulante de VLDL-COL, LDL-COL, TG e apoLP C-III. O menor conteúdo de apoLP C-III no plasma favorece aumento de atividade da enzima lipoproteína-lipase e metabolização das lipoproteínas ricas em TG (QM e VLDL). Os componentes que se desprendem da superfície de tais lipoproteínas são utilizados na síntese de HDL.[157] Ademais, em modelo murino de hepatopatia gordurosa não alcoólica, o gemcabene reduziu a expressão de genes hepáticos relacionados à inflamação, lipogênese, modulação lipídica e fibrose, implicando em efeitos hepatoprotetores na doença hepática.[159]

CONSIDERAÇÕES FINAIS

O conteúdo e a proporção das LP são significativamente diferentes entre os mamíferos, sendo, na vasta maioria, a fração HDL predominante. Estudos comparativos do metabolismo de LP em mamíferos são relevantes para a fisiologia, considerando-se que, contrariamente aos humanos e aos demais "mamíferos LDL" (apresentam LDL como principal carreadora de colesterol plasmático), as "espécies HDL" (HDL como fração proeminente no plasma) são substancialmente resistentes ao desenvolvimento de hipercolesterolemia e aterosclerose. Entretanto, o aumento da longevidade animal, decorrente do desenvolvimento da medicina veterinária, associado à nutrição inadequada e ao sedentarismo, tem exacerbado a prevalência das doenças crônico-degenerativas multifatoriais. Nesse sentido, as dislipidemias devem ser diagnosticadas e tratadas corretamente. Embora o progresso da medicina veterinária na última década seja notório, as informações referentes a mecanismos regulatórios de caráter molecular e bioquímico são incipientes. Dessa maneira, faz-se imperativa a necessidade de investigações com cunho experimental e clínico para a compreensão científica de diversos aspectos da fisiologia animal. Desenvolvimentos científicos recentes fundamentados em diversos estudos experimentais e clínicos, alguns ainda em desenvolvimento, proveem amplas perspectivas de tratamento para as dislipidemias. A eficácia e a segurança a longo prazo dos novos fármacos que modulam diferentes vias metabólicas e regulam a concentração dos lipídios plasmáticos por diferenciados mecanismos de ação, mencionados neste capítulo, devem ser testadas em ensaios clínicos randomizados e na prática clínica. Embora tenham sido demonstrados benefícios dos medicamentos novos sobre o perfil lipídico, alguns fármacos, surpreendentemente, falharam em estágio avançado de pesquisa clínica. Embora haja intensa investigação científica relacionada ao metabolismo de fármacos – absorção, metabolismo, distribuição, efeitos e liberação – em humanos e em espécies de animais de laboratório (principalmente roedores), poucas pesquisas têm sido desenvolvidas para a espécie canina, havendo ainda menor disponibilidade de estudos pertinentes aos felinos. A escassez de informações espécie-específicas referentes à eficácia e toxicidade de fármacos dificulta o engendramento de protocolos terapêuticos com doses sistematicamente estabelecidas.

REFERÊNCIAS BIBLIOGRÁFICAS

1. Van der Horst DJ, Roosendaal SD, Rodenburg KW. Circulatory lipid transport: lipoprotein assembly and function from an evolutionary perspective. Mol Cell. 2009;326:105-19.
2. Karpe F, Bickerton AS, Hodson L, Fielding BA, Tan GD, Frayn KN. Removal of triacylglycerols from chylomicrons and VLDL by capillary beds: the basis of lipoprotein remnant formation. Biochem Soc Trans. 2007;35:472-6.
3. Goldstein JL, Brown MS. The LDL receptor. Arterioscler Thromb Vasc Biol. 2009;29:431-8.
4. Rye KA, Bursill CA, Lambert G, Tabet F, Barter PJ. The metabolism and antiatherogenic properties of HDL. J Lipid Res. 2009;50:S195-S200.
5. Tall AR. Cholesterol efflux pathways and other potential mechanisms involved in the athero-protective effect of high density lipoproteins. J Intern Med. 2008;263:256-73.
6. Rader DJ, Alexander ET, Weibel GL, Billheimer J, Rothblat GH. The role of reverse cholesterol transport in animals and humans and relationship to atherosclerosis. J Lipid Res. 2009;50:S189-S94.
7. Trigatti BL, Krieger M, Rigotti A. Influence of the HDL receptor SR-BI lipoprotein metabolism and atherosclerosis. Arterioscler Thromb Vasc Biol. 2003;23:1732-8.
8. Sviridov D, Mukhamedova N, Remaley AT, Dusting JC, Nestel P. Antiatherogenic functionality of high density lipoprotein: how much *versus* how good. J Atheroscler Thromb. 2008;15:52-62.
9. Ha M, Kim VN. Regulation of microRNA biogenesis. Nat Rev Mol Cell Biol. 2014;15:509-24.
10. Aryal B, Singh AK, Rotllan N, Price N, Fernández-Hernando C. MicroRNAs and lipid metabolism. Curr Opin Lipidol. 2017;28:273-80.
11. Rayner KJ, Sheedy FJ, Esau CC, Hussain FN, Temel RE, Parathath S et al. Antagonism of miR-33 in mice promotes reverse cholesterol transport and regression of atherosclerosis. J Clin Invest. 2011;121(7):2921-31.
12. Goedeke L, Salerno A, Ramírez CM, Guo L, Allen RM, Yin X et al. Long-term therapeutic silencing of miR-33 increases circulating triglyceride levels and hepatic lipid accumulation in mice. EMBO Mol Med. 2014;6(9):1133-41.
13. Rayner KJ, Esau CC, Hussain FN, McDaniel AL, Marshall SM, van Gils JM et al. Inhibition of miR-33ª/b in non-human primates raises plasma HDL and lowers VLDL triglycerides. Nature. 2011;478:404-7.
14. Allen RM, Marquart TJ, Jesse JJ, Baldán A. Control of very low-density lipoprotein secretion by N-ethylmaleimide-sensitive factor and miR-33. Circ Res. 2014;115:10-22.
15. Esau C, Davis S, Murray SF, Yu XX, Pandey SK, Pear M et al. miR-122 regulation of lipid metabolism revealed by *in vivo* antisense targeting. Cell Metab. 2006;3(2):87-98.
16. Wang T, Li M, Guan J, Li P, Wang H, Guo Y et al. MicroRNAs miR-27ª and miR-143 regulate porcine adipocyte lipid metabolism. Int J Mol Sci. 2011;12(11):7950-9.
17. Goedeke L, Rotllan N, Canfrán-Duque A, Aranda JF, Ramírez CM, Araldi E et al. MicroRNA-148ª regulates LDL receptor and ABCA1 expression to control circulating lipoprotein levels. Nat Med. 2015;21(11):1280-9.
18. Yang M, Liu W, Pellicane C, Sahyoun C, Joseph BK, Gallo-Ebert C et al. Identification of miR-185 as a regulator of de novo cholesterol biosynthesis and low density lipoprotein uptake. J Lipid Res. 2014;55:226-38.
19. Vickers KC, Landstreet SR, Levin MG, Shoucri BM, Toth CL, Taylor RC et al. MicroRNA-223 coordinates cholesterol homeostasis. Proc Natl Acad Sci U S A. 2014;111(40):14518-23.
20. Lu Y, Thavarajah T, Gu W, Cai J, Xu Q. Impact of miRNA in Atherosclerosis. Arterioscler Thromb Vasc Biol. 2018;38:e159-70.
21. Laffont B, Rayner KJ. MicroRNAs in the Pathobiology and Therapy of Atherosclerosis. Can J Cardiol. 2017;33:313-24.
22. Yurdagul A Jr, Finney AC, Woolard MD, Orr AW. The arterial microenvironment: the where and why of atherosclerosis. Biochem J. 2016;473:1281-95.
23. Loyer X, Potteaux S, Vion AC, Guérin CL, Boulkroun S, Rautou PE et al. Inhibition of microRNA-92ª prevents endothelial dysfunction and atherosclerosis in mice. Circ Res. 2014;114:434-43.
24. Daniel JM, Penzkofer D, Teske R, Dutzmann J, Koch A, Bielenberg W et al. Inhibition of miR-92ª improves re-endothelialization and prevents neointima formation following vascular injury. Cardiovasc Res. 2014;103:564-72.
25. Schober A, Nazari-Jahantigh M, Wei Y, Bidzhekov K, Gremse F, Grommes J et al. MicroRNA-126-5p promotes endothelial proliferation and limits atherosclerosis by suppressing Dlk1. Nat Med. 2014;20:368-76.

26. Albinsson S, Sessa WC. Can microRNAs control vascular smooth muscle phenotypic modulation and the response to injury? Physiol Genomics. 2011;43:529-33.
27. Jin H, Li DY, Chernogubova E, Sun C, Busch A, Eken SM et al. Local Delivery of miR-21 Stabilizes Fibrous Caps in Vulnerable Atherosclerotic Lesions. Mol Ther. 2018;26:1040-55.
28. Moore KJ, Sheedy FJ, Fisher EA. Macrophages in atherosclerosis: a dynamic balance. Nat Rev Immunol. 2013;13:709-21.
29. Zhang Y, Zhang M, Zhong M, Suo Q, Lv K. Expression profiles of miRNAs in polarized macrophages. Int J Mol Med. 2013;31:797-802.
30. Yao RW, Wang Y, Chen LL. Cellular functions of long noncoding RNAs. Nat Cell Biol. 2019;21:542-51.
31. Jaé N, Heumüller AW, Fouani Y, Dimmeler S. Long non-coding RNAs in vascular biology and disease. Vascul Pharmacol. 2019;114:13-22.
32. Matsui M, Corey DR. Non-coding RNAs as drug targets. Nat Rev Drug Discov. 2017;16:167-79.
33. Tsutsumi K, Hagi A, Inoue Y. The relationship between plasma high density lipoprotein cholesterol levels and cholesteryl ester transfer protein activity in six species of healthy experimental animals. Biol Pharm Bull. 2001;24:579-81.
34. Hylemon PB, Zhou H, Pandak WM, Ren S, Gil G, Dent P. Bile acids as regulatory molecules. J Lipid Res. 2009;50:1509-20.
35. Shimano H. SREBPs: physiology and pathophysiology of the SREBP family. FEBS J. 2009;276:616-21.
36. Liu JP. New functions of cholesterol binding proteins. Mol Cell Endocrinol. 2009;303:1-6.
37. Hegele RA. Plasma lipoproteins: genetic influences and clinical implications. Nat Rev Genet. 2009;10:109-21.
38. Roberts R, Bickerton AS, Fielding BA, Blaak EE, Wagenmakers AJ, Chong MFF et al. Reduced oxidation of dietary fat after a short term high carbohydrate-diet. Am J Clin Nutr. 2008;87:824-31.
39. Watson TDG, Mackenzie JA, Stewart JP, Barrie J. Use of oral and intravenous fat tolerance tests to assess plasma chylomicron clearance in dogs. Res Vet Sci. 1995;58:256-62.
40. Beigneux AP, Davies BSJ, Gin P, Weinstein MM, Farber E, Qiao X et al. Glycosylphosphatidylinositol anchored high density lipoprotein binding protein 1 plays a critical role in the lipolytic processing of chylomicrons. Cell Metab. 2007;5:279-91.
41. Xenoulis PG, Steiner JM. Canine hyperlipidaemia. J Small Anim Pract. 2015;56:595-605.
42. Bailhache E, Nguyen P, Krempf M, Siliart B, Magot T, Ouguerram K. Lipoproteins abnormalities in obese insulin resistant dogs. Metabolism. 2003;52:559-64.
43. de Grooth GJ, Klerkx AH, Stroes ES, Stalenhoef AF, Kastelein JJ, Kuivenhoven JA. A review of CETP and its relation to atherosclerosis. J Lipid Res. 2004;45:1967-74.
44. Tsutsumi K, Hagi A, Inoue Y. The relationship between plasma high density lipoprotein cholesterol levels and cholesteryl ester transfer protein activity in six species of healthy experimental animals. Biol Pharm Bull. 2001;24:579-81.
45. Arora S, Patra SK, Saini R. HDL-A molecule with a multi-faceted role in coronary artery disease. Clin Chim Acta. 2016;452:66-81.
46. von Eckardstein A, Widmann C. High-density lipoprotein, beta cells, and diabetes. Cardiovasc Res. 2014;103:384-94.
47. van de Sluis B, Wijers M, Herz J. News on the molecular regulation and function of hepatic low-density lipoprotein receptor and LDLR-related protein 1. Curr Opin Lipidol. 2017;28:241-47.
48. Sniderman AD, Kiss RS, Reid T, Thanassoulis G, Watts GF. Statins, PCSK9 inhibitors and cholesterol homeostasis: a view from within the hepatocyte. Clin Sci. 2017;131:791-7.
49. Goldstein JL, Brown MS. The LDL receptor. Arterioscler Thromb Vasc Biol. 2009;29:431-8.
50. Shapiro MD, Tavori H, Fazio S. PCSK9: From Basic Science Discoveries to Clinical Trials. Circ Res. 2018;122:1420-38.
51. Xenoulis PG, Suchodolski JS, Levinski MD, Steiner JM. Investigation of hypertriglyceridemia in healthy miniature schnauzers. J Vet Intern Med. 2007;21:1224-30.
52. Xenoulis PG, Levinski MD, Suchodolski JS, Steiner JM. Association of hypertriglyceridemia with insulin resistance in healthy Miniature Schnauzers. J Am Vet Med Assoc. 2011;238:1011-6.
53. Xenoulis PG, Suchodolski JS, Levinski MD, Steiner JM. Serum liver enzyme activities in healthy Miniature Schnauzers with and without hypertriglyceridemia. J Am Vet Med Assoc. 2008;232:63-7.
54. Rand JS, Fleeman LM, Farrow HA, Appleton DJ, Lederer R. Canine and feline diabetes mellitus: nature or nurture? J Nutr. 2004;134:2072S-80S.
55. Brennan CL, Hoenig M, Ferguson DC. GLUT4 but not GLUT1 expression decreases early in the development of feline obesity. Domest Anim Endocrinol. 2004;26:291-301.
56. Hoenig M, Traas AM, Schaeffer DJ. Evaluation of routine hematology profile results and fructosamine, thyroxine, insulin, and proinsulin concentra-

56. tions in lean, overweight, obese, and diabetic cats. J Am Vet Med Assoc. 2013;243:1302-9.

57. Kley S, Hoenig M, Glushka J, Jin ES, Burgess SC, Waldron M et al. The impact of obesity, sex, and diet on hepatic glucose production in cats. Am J Physiol Regul Integr Comp Physiol. 2009;296:R936-43.

58. Hoenig M, Jordan ET, Glushka J, Kley S, Patil A, Waldron M et al. Effect of macronutrients, age, and obesity on 6- and 24-h postprandial glucose metabolism in cats. Am J Physiol Regul Integr Comp Physiol. 2011;301:R1798-807.

59. Weyer C, Bogardus C, Pratley RE. Metabolic characteristics of individuals with impaired fasting glucose and/or impaired glucose tolerance. Diabetes. 1999;48:2197-203.

60. Mori A, Lee P, Takemitsu H, Sako T, Arai T. Comparison of insulin signaling gene expression in insulin sensitive tissues between cats and dogs. Vet Res Commun. 2009;33:211-26.

61. Feldhahn JR, Rand JS, Martin G. Insulin sensitivity in normal and diabetic cats. J Feline Med Surg. 1999;1:107-15.

62. Jordan E, Kley S, Le NA, Waldron M, Hoenig M. Dyslipidemia in obese cats. Domest Anim Endocrinol. 2008;35:290-9.

63. Clemente-Postigo M, Queipo-Ortuño MI, Fernandez-Garcia D, Gomez-Huelgas R, Tinahones FJ, Cardona F. Adipose tissue gene expression of factors related to lipid processing in obesity. PLoS One. 2011;6:e24783.

64. Klop B, Wouter Jukema J, Rabelink TJ, Castro Cabezas M. A physician's guide for the management of hypertriglyceridemia: the etiology of hypertriglyceridemia determines treatment strategy. Panminerva Med. 2012;54:91-103.

65. Packard CJ. Triacylglycerol-rich lipoproteins and the generation of small, dense low-density lipoprotein. Biochem Soc Trans. 2003;31:1066-9.

66. Subramanian S, Chait A. Hypertriglyceridemia secondary to obesity and diabetes. Biochim Biophys Acta. 2012;1821:819-25.

67. Deeb SS, Zambon A, Carr MC, Ayyobi AF, Brunzell JD. Hepatic lipase and dyslipidemia: interactions among genetic variants, obesity, gender, and diet. J Lipid Res. 2003;44:1279-86.

68. Ishioka K, Soliman MM, Sagawa M, Nakadomo F, Shibata H, Honjoh T et al. Experimental and clinical studies on plasma leptin in obese dogs. J Vet Med Sci. 2002;64:349-53.

69. Sagawa MM, Nakadomo F, Honjoh T, Ishioka K, Saito M. Correlation between plasma leptin concentration and body fat content in dogs. Am J Vet Res. 2002;63:7-10.

70. Ishioka K, Hosoya K, Kitagawa H, Shibata H, Honjoh T, Kimura K et al. Plasma leptin concentration in dogs: effects of body condition score, age, gender and breeds. Res Vet Sci. 2007;82:11-5.

71. Segal KR, Landt M, Klein S. Relationship between insulin sensitivity and plasma leptin concentration in lean and obese men. Diabetes. 1996;45:988-91.

72. Jeusette IC, Detilleux J, Shibata H, Saito M, Honjoh T, Delobel A et al. Effects of chronic obesity and weight loss on plasma ghrelin and leptin concentrations in dogs. Res Vet Sci. 2005;79:169-75.

73. Antuna-Puente B, Feve B, Fellahi S, Bastard JP. Adipokines: the missing link between insulin resistance and obesity. Diabetes Metab. 2008 Feb;34(1):2-11.

74. Frank L, Mann S, Levine CB, Cummings BP, Wakshlag JJ. Increasing body condition score is positively associated interleukin-6 and monocyte chemoattractant protein-1 in Labrador retrievers. Vet Immunol Immunopathol. 2015;167:104-9.

75. Zhang Y, He W, He C, Wan J, Lin X, Zheng X et al. Large triglyceride-rich lipoproteins in hypertriglyceridemia are associated with the severity of acute pancreatitis in experimental mice. Cell Death Dis. 2019;10:728.

76. Xenoulis PG, Cammarata PJ, Walzem RL, Suchodolski JS, Steiner JM. Serum triglyceride and cholesterol concentrations and lipoprotein profiles in dogs with naturally occurring pancreatitis and healthy control dogs. J Vet Intern Med. 2020;34(2):644-52.

77. Walsh JP. Setpoints and susceptibility: do small differences in thyroid function really matter? Clin Endocrinol (Oxf). 2011;75:158-9.

78. Eshraghian A, Hamidian Jahromi A. Non-alcoholic fatty liver disease and thyroid dysfunction: a systematic review. World J Gastroenterol. 2014;20:8102-9.

79. Adiels M, Taskinen MR, Packard C, Caslake MJ, Soro-Paavonen A, Westerbacka J et al. Overproduction of large VLDL particles is driven by increased liver fat content in man. Diabetologia. 2006;49:755-65.

80. Adiels M, Olofsson SO, Taskinen MR, Borén J. Overproduction of very low-density lipoproteins is the hallmark of the dyslipidemia in the metabolic syndrome. Arterioscler Thromb Vasc Biol. 2008;28:1225-36.

81. Duntas LH, Wartofsky L. Cardiovascular risk and subclinical hypothyroidism: focus on lipids and new emerging risk factors. What is the evidence? Thyroid. 2007;17:1075-84.

82. Shin DJ, Osborne TF. Thyroid hormone regulation and cholesterol metabolism are connected through Sterol Regulatory Element-Binding Protein-2 (SREBP-2). J Biol Chem. 2003;278:34114-8.

83. Duntas LH. Thyroid disease and lipids. Thyroid. 2002;12(4):287-93.

84. Horton JD, Cohen JC, Hobbs HH. PCSK9: a convertase that coordinates LDL catabolism. J Lipid Res. 2009;50:S172-7.

85. Kwakernaak AJ, Lambert G, Muller Kobold AC, Dullaart RP. Adiposity blunts the positive relationship of thyrotropin with proprotein convertase subtilisin-kexin type 9 levels in euthyroid subjects. Thyroid. 2013;23:166-72.

86. Tian L, Song Y, Xing M, Zhang W, Ning G, Li X et al. A novel role for thyroid-stimulating hormone: up-regulation of hepatic 3-hydroxy-3-methyl-glutaryl-coenzyme A reductase expression through the cyclic adenosine monophosphate/protein kinase A/cyclic adenosine monophosphate-responsive element binding protein pathway. Hepatology. 2010;52:1401-9.

87. Gälman C, Bonde Y, Matasconi M, Angelin B, Rudling M. Dramatically increased intestinal absorption of cholesterol following hypophysectomy is normalized by thyroid hormone. Gastroenterology. 2008;134:1127-36.

88. Dullaart RP, Hoogenberg K, Groener JE, Dikkeschei LD, Erkelens DW, Doorenbos H. The activity of cholesteryl ester transfer protein is decreased in hypothyroidism: a possible contribution to alterations in high-density lipoproteins. Eur J Clin Invest. 1990;20:581-7.

89. Valdemarsson S. Plasma lipoprotein alterations in thyroid dysfunction. Roles of lipoprotein lipase, hepatic lipase and LCAT. Acta Endocrinol Suppl (Copenh). 1983;255:1-52.

90. Tan KC, Shiu SW, Kung AW. Effect of thyroid dysfunction on high-density lipoprotein subfraction metabolism: roles of hepatic lipase and cholesteryl ester transfer protein. J Clin Endocrinol Metab. 1998;83:2921-4.

91. Sieber-Ruckstuhl NS, Burla B, Spoerel S, Schmid F, Venzin C, Cazenave-Gassiot A et al. Changes in the Canine Plasma Lipidome after Short- and Long-Term Excess Glucocorticoid Exposure. Sci Rep. 2019;9:6015.

92. Jericó MM, De Camargo Chiquito F, Kajihara K, Moreira MA, Gonzales R, Machado FL et al. Chromatographic analysis of lipid fractions in healthy dogs and dogs with obesity or hyperadrenocorticism. J Vet Diagn Invest. 2009;21:203-7.

93. Wong CJ, Koch M, Behling-Kelly EL. Development of a plasminogen activator inhibitor (PAI-1) assay and comparison of plasma PAI-1 activity in hyperlipidemic/dyslipidemic dogs with either hyperadrenocorticism or diabetes mellitus, and healthy dogs. Res Vet Sci. 2017;111:1-8.

94. Armstrong PJ, Blanchard G. Hepatic lipidosis in cats. Vet Clin North Am Small Anim Pract. 2009;39:599-616.

95. Ibrahim WH, Szabo J, Sunvold GD, Kelleher JK, Bruckener GG. Effect of dietary protein quality and fatty acid composition on plasma lipoprotein concentrations and hepatic triglyceride fatty acid synthesis in obese cats undergoing rapid weight loss. Am J Vet Res. 2000;61:566-72.

96. Blanchard G, Paragon BM, Sérougne C, Férézou J, Milliat F, Lutton C. Plasma lipids, lipoprotein composition and profile during induction and treatment of hepatic lipidosis in cats and the metabolic effect of one daily meal in healthy cats. J Anim Physiol Anim Nutr. 2004;88:73-87.

97. Minamoto T, Walzem RL, Hamilton AJ, Hill SL, Payne HR, Lidbury JA, Suchodolski JS, Steiner JM. Altered lipoprotein profiles in cats with hepatic lipidosis. J Feline Med Surg. 2019;21:363-72.

98. Biourge V, Nelson RW, Feldman EC, Willits NH, Morris JG, Rogers QR. Effect of weight gain and subsequent weight loss on glucose tolerance and insulin response in healthy cats. J Vet Intern Med. 1997;11:86-91.

99. Biddinger SB, Hernandez-Ono A, Rask-Madsen C, Haas JT, Alemán JO, Suzuki R et al. Hepatic insulin resistance is sufficient to produce dyslipidemia and susceptibility to atherosclerosis. Cell Metab. 2008;7:125-34.

100. Blanchard G, Paragon BM, Milliat F, Lutton C. Dietary L-carnitine supplementation in obese cats alters carnitine metabolism and decreases ketosis during fasting and induced hepatic lipidosis. J Nutr. 2002;132:204-10.

101. Chiers K, Vandenberge V, Ducatelle R. Accumulation of advanced glycation end products in canine atherosclerosis. J Comp Pathol. 2010;143:65-9.

102. Lin L, Park S, Lakatta EG. RAGE signaling in inflammation and arterial aging. Front Biosci (Landmark Ed). 2009;14:1403-13.

103. Fishman SL, Sonmez H, Basman C, Singh V, Poretsky L. The role of advanced glycation end-products in the development of coronary artery disease in patients with and without diabetes mellitus: a review. Mol Med. 2018;24:59.

104. Jordan E, Kley S, Le NA, Waldron M, Hoenig M. Dyslipidemia in obese cats. Domest Anim Endocrinol. 2008;35:290-9.

105. Clark M, Hoenig M. Metabolic Effects of Obesity and Its Interaction with Endocrine Diseases. Vet Clin North Am Small Anim Pract. 2016;46:797-815.

106. Bhatt DL, Steg PG, Miller M, Brinton EA, Jacobson TA, Ketchum SB et al. Cardiovascular Risk Reduction with Icosapent Ethyl for Hypertriglyceridemia. N Engl J Med. 2019;380:11-22.

107. Nelson JR, True WS, Le V, Mason RP. Can pleiotropic effects of eicosapentaenoic acid (EPA) impact residual cardiovascular risk? Postgrad Med. 2017;129:822-7.

108. Jericó MM, Maschietto LA. Emprego do bezafibrato no tratamento da hiperlipidemia primária em Schnawzers. XXV Congresso Brasileiro de Clínicas Veterinários de Pequenos Animais. Gramado (RS), 2004.

109. Thompson PD, Panza G, Zaleski A, Taylor B. Statin-Associated Side Effects. J Am Coll Cardiol. 2016;67:2395-410.

110. Maki KC, Dicklin MR. Do triglyceride-lowering drugs decrease risk of cardiovascular disease? Curr Opin Lipidol. 2017;28:374-9.

111. Fruchart JC. Pemafibrate (K-877), a novel selective peroxisome proliferator-activated receptor alpha modulator for management of atherogenic dyslipidaemia. Cardiovasc Diabetol. 2017;16:124.

112. Yamamoto Y, Takei K, Arulmozhiraja S, Sladek V, Matsuo N, Han SI et al. Molecular association model of PPARα and its new specific and efficient ligand, pemafibrate: Structural basis for SPPARMα. Biochem Biophys Res Commun. 2018;499:239-45.

113. Ishibashi S, Yamashita S, Arai H, Araki E, Yokote K, Suganami H et al. Effects of K-877, a novel selective PPARα modulator (SPPARMα), in dyslipidaemic patients: A randomized, double blind, active- and placebo-controlled, phase 2 trial. Atherosclerosis. 2016;249:36-43.

114. Arai H, Yamashita S, Yokote K, Araki E, Suganami H, Ishibashi S. Efficacy and safety of K-877, a novel selective peroxisome proliferator-activated receptor α modulator (SPPARMα), in combination with statin treatment: Two randomised, double-blind, placebo-controlled clinical trials in patients with dyslipidaemia. Atherosclerosis. 2017;261:144-52.

115. Ishibashi S, Arai H, Yokote K, Araki E, Suganami H, Yamashita S; K-877 Study Group. Efficacy and safety of pemafibrate (K-877), a selective peroxisome proliferator-activated receptor α modulator, in patients with dyslipidemia: Results from a 24-week, randomized, double blind, active-controlled, phase 3 trial. J Clin Lipidol. 2018;12:173-84.

116. Yamashita S, Arai H, Yokote K, Araki E, Suganami H, Ishibashi S; K-877 Study Group. Effects of pemafibrate (K-877) on cholesterol efflux capacity and postprandial hyperlipidemia in patients with atherogenic dyslipidemia. J Clin Lipidol. 2018;12:1267-79.e4.

117. Hawes BE, O'Neill KA, Yao X, Crona JH, Davis HR Jr, Graziano MP et al. In vivo responsiviness to ezetimibe correlates with Niemann-Pick C1-like 1 protein (NCP1 L1) binding affinity: comparison of multiple species NCP1 L1 orthologs. Mol Pharmacol. 2007;71:19-29.

118. Norlin M, Wikvall K. Enzymes in the conversion of cholesterol into bile acids. Curr Mol Med. 2007;7:199-218.

119. Lin XL, Xiao LL, Tang ZH, Jiang ZS, Liu MH. Role of PCSK9 in lipid metabolism and atherosclerosis. Biomed Pharmacother. 2018;104:36-44.

120. Shapiro MD, Fazio S, Tavori H. Targeting PCSK9 for therapeutic gains. Curr Atheroscler Rep. 2015;17:499.

121. Lambert G, Sjouke B, Choque B, Kastelein JJ, Hovingh GK. The PCSK9 decade. J Lipid Res. 2012;53:2515-24.

122. Seidah NG, Benjannet S, Wickham L, Marcinkiewicz J, Jasmin SB, Stifani S et al. The secretory proprotein convertase neural apoptosis-regulated convertase 1 (NARC-1): liver regeneration and neuronal differentiation. Proc Natl Acad Sci U S A. 2003;100:928-33.

123. Olsson AG, Angelin B, Assmann G, Binder CJ, Björkhem I, Cedazo-Minguez A et al. Can LDL cholesterol be too low? Possible risks of extremely low levels. J Intern Med. 2017;281:534-53.

124. Nicholls SJ. CETP-Inhibition and HDL-Cholesterol: A Story of CV Risk or CV Benefit, or Both. Clin Pharmacol Ther. 2018;104:297-300.

125. Pinkosky SL, Groot PHE, Lalwani ND, Steinberg GR. Targeting ATP-Citrate Lyase in Hyperlipidemia and Metabolic Disorders. Trends Mol Med. 2017;23:1047-63.

126. Pinkosky SL, Newton RS, Day EA, Ford RJ, Lhotak S, Austin RC et al. Liver-specific ATP-citrate lyase inhibition by bempedoic acid decreases LDL-C and attenuates atherosclerosis. Nat Commun. 2016;7:13457.

127. Wetterau JR, Lin MC, Jamil H. Microsomal triglyceride transfer protein. Biochim Biophys Acta. 1997;1345:136-50.

128. Goulooze SC, Cohen AF, Rissmann R. Lomitapide. Br J Clin Pharmacol. 2015;80:179-81.

129. Sirtori CR, Pavanello C, Bertolini S. Microsomal transfer protein (MTP) inhibition-a novel approach to the treatment of homozygous hypercholesterolemia. Ann Med. 2014;46:464-74.

130. Bennett CF, Swayze EE. RNA targeting therapeutics: molecular mechanisms of antisense oligonucleotides as a therapeutic platform. Annu Rev Pharmacol Toxicol. 2010;50:259-93.

131. Davis RA. Cell and molecular biology of the assembly and secretion of apolipoprotein B-containing lipoproteins by the liver. Biochim Biophys Acta. 1999;1440:1-31.

132. Fogacci F, Ferri N, Toth PP, Ruscica M, Corsini A, Cicero AFG. Efficacy and Safety of Mipomersen: A Systematic Review and Meta-Analysis of Randomized Clinical Trials. Drugs. 2019;79:751-66.

133. Gangabadage CS, Zdunek J, Tessari M, Nilsson S, Olivecrona G, Wijmenga SS. Structure and dynamics of human apolipoprotein CIII. J Biol Chem. 2008;283:17416-27.

134. Yao Z, Wang Y. Apolipoprotein C-III and hepatic triglyceride-rich lipoprotein production. Curr Opin Lipidol. 2012;23:206-12.

135. Norata GD, Tsimikas S, Pirillo A, Catapano AL. Apolipoprotein C-III: From Pathophysiology to Pharmacology. Trends Pharmacol Sci. 2015;36:675-87.

136. Dallinga-Thie GM, Kroon J, Borén J, Chapman MJ. Triglyceride-Rich Lipoproteins and Remnants: Targets for Therapy? Curr Cardiol Rep. 2016;18:67.

137. Graham MJ, Lee RG, Bell TA 3rd, Fu W, Mullick AE, Alexander VJ et al. Antisense oligonucleotide inhibition of apolipoprotein C-III reduces plasma triglycerides in rodents, nonhuman primates, and humans. Circ Res. 2013;112:1479-90.

138. Huff MW, Hegele RA. Apolipoprotein C-III: going back to the future for a lipid drug target. Circ Res. 2013;112:1405-8.

139. Moulin P, Dufour R, Averna M, Arca M, Cefalù AB, Noto D et al. Identification and diagnosis of patients with familial chylomicronaemia syndrome (FCS): Expert panel recommendations and proposal of an "FCS score". Atherosclerosis. 2018;275:265-72.

140. Pessentheiner AR, Ramms B, Gordts PLSM. ANGPTL3 targeting: The power of versatile lipid-lowering. Atherosclerosis. 2018;268:185-87.

141. Liu J, Afroza H, Rader DJ, Jin W. Angiopoietin-like protein 3 inhibits lipoprotein lipase activity through enhancing its cleavage by proprotein convertases. J Biol Chem. 2010;285:27561-70.

142. Graham MJ, Lee RG, Brandt TA, Tai LJ, Fu W, Peralta R et al. Cardiovascular and Metabolic Effects of ANGPTL3 Antisense Oligonucleotides. N Engl J Med. 2017;377:222-32.

143. Wang Y, Gusarova V, Banfi S, Gromada J, Cohen JC, Hobbs HH. Inactivation of ANGPTL3 reduces hepatic VLDL-triglyceride secretion. J Lipid Res. 2015;56:1296-307.

144. Dewey FE, Gusarova V, Dunbar RL, O'Dushlaine C, Schurmann C, Gottesman O et al. Genetic and Pharmacologic Inactivation of ANGPTL3 and Cardiovascular Disease. N Engl J Med. 2017;377:211-21.

145. Chen HC, Farese RV Jr. Inhibition of triglyceride synthesis as a treatment strategy for obesity: lessons from DGAT1-deficient mice. Arterioscler Thromb Vasc Biol. 2005;25:482-6.

146. Kawano Y, Cohen DE. Mechanisms of hepatic triglyceride accumulation in non-alcoholic fatty liver disease. J Gastroenterol. 2013;48:434-41.

147. Meyers CD, Tremblay K, Amer A, Chen J, Jiang L, Gaudet D. Effect of the DGAT1 inhibitor pradigastat on triglyceride and apoB48 levels in patients with familial chylomicronemia syndrome. Lipids Health Dis. 2015;14:8.

148. Zammit VA, Buckett LK, Turnbull AV, Wure H, Proven A. Diacylglycerol acyltransferases: Potential roles as pharmacological targets. Pharmacol Ther. 2008;118:295-302.

149. Chen HC, Smith SJ, Ladha Z, Jensen DR, Ferreira LD, Pulawa LK et al. Increased insulin and leptin sensitivity in mice lacking acyl CoA:diacylglycerol acyltransferase 1. J Clin Invest. 2002;109:1049-55.

150. Unno M, Christian JF, Sjodin T, Benson DE, Macdonald ID, Sligar SG et al. Complex formation of cytochrome P450 cam with Putidaredoxin. Evidence for protein-specific interactions involving the proximal thiolate ligand. J Biol Chem. 2002;277:2547-53.

151. Cases S, Stone SJ, Zhou P, Yen E, Tow B, Lardizabal KD et al. Cloning of DGAT2, a second mammalian diacylglycerol acyltransferase, and related family members. J Biol Chem. 2001;276:38870-6.

152. Liu Q, Siloto RM, Lehner R, Stone SJ, Weselake RJ. Acyl-CoA:diacylglycerol acyltransferase: molecular biology, biochemistry and biotechnology. Prog Lipid Res. 2012;51:350-77.

153. DeVita RJ, Pinto S. Current status of the research and development of diacylglycerol O-acyltransferase 1 (DGAT1) inhibitors. J Med Chem. 2013;56:9820-5.

154. Lambert JE, Parks EJ. Postprandial metabolism of meal triglyceride in humans. Biochim Biophys Acta. 2012;1821:721-6.

155. Buhman KK, Smith SJ, Stone SJ, Repa JJ, Wong JS, Knapp FF Jr et al. DGAT1 is not essential for intestinal triacylglycerol absorption or chylomicron synthesis. J Biol Chem. 2002;277:25474-9.

156. Smith SJ, Cases S, Jensen DR, Chen HC, Sande E, Tow B et al. Obesity resistance and multiple mechanisms of triglyceride synthesis in mice lacking Dgat. Nat Genet. 2000;25:87-90.

157. Bisgaier CL, Essenburg AD, Barnett BC, Auerbach BJ, Haubenwallner S, Leff T et al. A novel compound that elevates high density lipoprotein and activates the peroxisome proliferator activated receptor. J Lipid Res. 1998;39:17-30.

158. Bisgaier CL, Oniciu DC, Srivastava RAK. Comparative Evaluation of Gemcabene and Peroxisome Proliferator-Activated Receptor Ligands in Transcriptional Assays of Peroxisome Proliferator-Activated Receptors: Implication for the Treatment of Hyperlipidemia and Cardiovascular Disease. J Cardiovasc Pharmacol. 2018;72:3-10.

159. Oniciu DC, Hashiguchi T, Shibazaki Y, Bisgaier CL. Gemcabene downregulates inflammatory, lipid-altering and cell-signaling genes in the STAM™ model of NASH. PLoS One. 2018;13:e0194568.

203
Obesidade

Fabrício Lorenzini Aranha Machado • Raquel Harue Fukumori •
Márcia Marques Jericó

INTRODUÇÃO

A obesidade, e sua associação a distúrbios metabólicos, vem aumentando em prevalência e ganhando cada vez mais importância na medicina dos animais de companhia.[1]

A obesidade é definida como o acúmulo excessivo de gordura corporal, derivada de um desequilíbrio crônico entre energia ingerida e energia gasta. Nesse desequilíbrio, estão relacionados fatores como estilo de vida (dieta e atividade física), alterações neuroendócrinas e fatores hereditários.[2] Entende-se, então, que a obesidade é consequência de um balanço energético positivo, ou seja, em que o aporte de energia excede o gasto dela, o que origina a formação de tecido adiposo excessivo.[3]

Sabe-se também que a condição genética tem um papel importante no surgimento da obesidade. O controle do peso corporal é regulado por uma interação complexa entre hormônios e neuropeptídios que controlam a rede de vias hipotalâmicas relacionadas com a ingestão alimentar e o gasto energético corporal.[4] Assim, alterações em genes que codificam a expressão de substâncias, como leptina, insulina, neuropeptídios Y (NPY), melanocortinas, peptídio YY (PYY), adiponectina, grelina, entre outras, e de genes que expressam seus respectivos receptores, propiciam o aparecimento da obesidade, como já demonstrado em roedores, cães, gatos e humanos.[4]

CLASSIFICAÇÃO DO TECIDO ADIPOSO

O excesso de energia ingerido, ao se depositar, é partilhado em dois principais compartimentos corporais: massa magra e massa gorda, ou tecido adiposo. Esse tecido adiposo, por sua vez, é distribuído para a região central ou periférica. Na região central, ele se distribui para a região intra-abdominal ou subcutânea. Em diversas espécies animais, existem dois tipos de tecido adiposo: o tecido adiposo branco, que apresenta um único vacúolo lipídico de armazenamento; e o tecido adiposo marrom, que tem numerosos vacúolos lipídicos e mitocôndrias, resultando em grande atividade termogênica quando comparado ao tecido adiposo branco, produzindo maior gasto metabólico. Quanto às características da celularidade do tecido adiposo, a obesidade pode ser classificada como hiperplásica ou hipertrófica.[5] A obesidade hiperplásica caracteriza-se pelo aumento do número e dos vários graus de aumento no tamanho da célula adiposa. Já a obesidade hipertrófica, por aumento do tamanho do adipócito devido ao excesso de depósito de gordura intracelular.[1,5]

Em humanos, o desenvolvimento de potenciais complicações pela obesidade está intimamente ligado à localização preferencial de deposição do tecido adiposo no compartimento intravisceral ou subcutâneo.[1] A ocorrência dessa deposição intra-abdominal está fortemente associada à síndrome metabólica (SM) nos seres humanos, quadro clínico caracterizado pela ocorrência simultânea de obesidade visceral, hiperlipidemia, inflamação sistêmica, resistência insulínica ou diabetes tipo 2 e aumento do risco de desenvolvimento de doenças cardiovasculares[1] (ver adiante).

CARACTERÍSTICAS E FUNÇÕES DO TECIDO ADIPOSO

A unidade anatomofuncional do tecido adiposo é denominada "adipócito", e seu diâmetro varia entre 10 e 100 µ. São as maiores células do organismo. Seu volume pode variar muito, podendo alcançar diâmetro 10 vezes maior durante um período de balanço energético positivo, fato esse que não ocorre com nenhum outro tipo de célula.[5] O tecido adiposo, como já dito anteriormente, é um órgão complexo, constituído por adipócitos (50% de todo o conteúdo celular), pré-adipócitos, células-tronco mesenquimais multipotentes, células endoteliais, células periféricas, monócitos, macrófagos e células nervosas.[1]

A principal função do tecido adiposo é o armazenamento e a disponibilização da gordura corporal, principalmente sob a forma de triglicerídeos. Cada adipócito está em contato direto com um capilar, favorecendo um intercâmbio recíproco de nutrientes.[5] Entre os vários papéis desse tecido, incluem-se a reserva energética (aproximadamente 85% da reserva de energia total do organismo é massa gorda), o isolamento térmico e a atuação como órgão endócrino.[5]

O tecido adiposo é conhecido, há muito tempo, como um local de armazenamento de energia e síntese de vários hormônios. Dessa maneira, estudos demonstraram que o tecido adiposo é um órgão endócrino ativo que produz e secreta vários polipeptídios denominados "adipocinas" ou "adipocitocinas", com efeitos locais e sistêmicos, tornando-se um importante fator na fisiopatologia e outras condições associadas à obesidade humana e dos animais de companhia.[1,6,7] Até o presente momento, já foram identificadas pelo menos 50 adipocinas. Entre elas, destacam-se a leptina, a adiponectina, a resistina e a espexina, além de outros fatores envolvidos na fisiologia das células adiposas, como adipsina, fator de necrose tumoral alfa (TNF-α, do inglês *tumor necrosis factor alpha*), inibidor de plasminogênio ativado-1, proteína C reativa, fatores envolvidos no sistema renina-angiotensina, além da interleucina-6 (IL-6).[8] Como na obesidade os depósitos de gordura corporal estão aumentados, ocorre maior expressão dessas adipocinas, proporcionalmente ao maior volume das células adiposas.[9] De modo geral, o tecido adiposo visceral (TAV), ou omental, é o mais ativo, ou seja, mais sensível à lipólise, via catecolaminas e β-adrenorreceptores, e mais resistente à ação da insulina, liberando maior concentração de ácidos graxos livres (AGL), diretamente na veia porta, colaborando, desse modo, para o desenvolvimento dos distúrbios metabólicos relacionados à obesidade.[9]

INCIDÊNCIA E PREDISPOSIÇÃO

Os diversos graus de obesidade presentes nos seres humanos e nos animais de companhia vêm tomando uma alarmante proporção epidemiológica. Paralelamente a isso, há aumento das doenças metabólicas associadas a esses estados de supernutrição, tornando-se um elemento importante de estudos e pesquisas por sua ocorrência. O aumento da incidência da obesidade em quase todos os países do mundo, nos últimos anos, mostra que ela vem se tornando uma doença de caráter epidêmico.[10,11]

A obesidade foi declarada epidemia pela Organização Mundial da Saúde (OMS) em 1997 e da mesma forma identificada como uma grande ameaça à saúde de animais de estimação pelo The World Small Animal Veterinary Association (WSAVA).[12]

Em levantamentos já realizados na Europa, o número de cães acima do peso variou entre 24 e 44% da população estudada. Nos EUA, Austrália, Espanha,[13] China,[14] Reino Unido[15] e Japão[16] a incidência de cães acima do peso foi de 22%, 41%, 40,9%, 44,4%, 59,3% e 54,9%, respectivamente. No Brasil, um estudo realizado por Jericó e Scheffer[17] em 2002 na cidade de São Paulo mostrou prevalência de 16,5% de cães obesos na população estudada. Da mesma forma, notou-se uma prevalência semelhante de cães obesos (14,6%) em trabalho recente realizado por Porsani et al.[18] (Quadro 203.1). Em gatos, estima-se que a prevalência de sobrepeso ou obesidade seja entre 18 e 52%, sendo descrita em 39% na Escócia e 52% no Reino Unido.[19] Nos últimos 10 anos, as investigações demonstram que pelo menos 33% dos cães que frequentam clínicas veterinárias estão obesos, e essa incidência deve crescer com o aumento da obesidade na população humana em geral.[1]

Os fatores determinantes que tornam um animal predisposto à obesidade incluem genética, ambiente, raça, sexo, idade e condição reprodutiva.[20] Nos felinos, a alimentação *ad libitum* e a moradia em lares com vários gatos também são fatores predisponentes para a obesidade.[21] A castração é, da mesma forma, um fator de risco para o desenvolvimento da obesidade, sendo as cadelas as mais acometidas. Na obesidade canina, o sexo feminino é mais acometido: fêmeas castradas apresentam risco duas vezes maior de desenvolvê-la quando comparadas com cadelas inteiras. E, nos felinos, os machos castrados são mais predispostos à obesidade. A castração acarreta mudanças no *status* hormonal, incluindo impactos na resposta à colecistocinina, aumento na concentração de prolactina, fator de crescimento semelhante a insulina 1 (IGF-1) e leptina. Redução nas concentrações dos hormônios sexuais também estão relacionados com a obesidade. Os motivos exatos para esses efeitos têm sido estudados em felinos, mas já é demonstrado que os hormônios sexuais, principalmente o estrógeno, é um importante regulador do metabolismo de ingestão alimentar.[21] Foi demonstrado recentemente que o estrógeno inibe lipogênese, sendo determinante na síntese de adipócitos.[1] Dessa maneira, os hormônios sexuais após a castração parecem influenciar o desenvolvimento da obesidade por sua ação direta nos centros cerebrais, afetando a saciedade (p. ex., núcleos hipotalâmicos), e, indiretamente, por sua ação no metabolismo celular e hormônios reguladores da ingestão alimentar.[1] Cães e gatos jovens tendem a apresentar balanço energético maior, direcionado aos processos anabólicos inerentes ao crescimento. Cães idosos apresentam gasto metabólico menor, o que facilita o acúmulo de energia sob a forma de gordura; por outro lado, perdem massa muscular devido à perda de capacidade anabólica decorrente do envelhecimento.[1,17] Um ganho de peso considerável em indivíduos jovens é considerado fator de risco significativo para o desenvolvimento de obesidade na fase adulta.[1]

Além disso, a frequência de atividade física, a palatabilidade e o conteúdo calórico dos alimentos são inequívocos fatores de risco para o desenvolvimento da obesidade, além de distúrbios endócrinos, como hipotireoidismo, hiperadrenocorticismo e o uso de medicações que resultam em aumento do apetite (p. ex., anticonvulsivantes e glicocorticoides).[1,17] Algumas raças predispostas à obesidade são Labrador Retriever, Boxer, Beagle, Golden Retriever, Cocker Spaniel, Daschund, Basset Hound, Cavalier King Charles Spaniel, Cairn terrier, Shetland Sheepdog, Dálmata, Collie, entre outras de porte gigante.[1,8,17]

Além disso, a percepção equivocada dos tutores de cães e gatos em relação à obesidade também é um fator predisponente ao ganho de peso. Vários trabalhos identificaram a falha na percepção do tutor em reconhecer o sobrepeso e a obesidade em seus animais, pela classificação do escore de condição corpórea, quando comparada à avaliação do médico-veterinário.[22]

QUADRO 203.1 Incidência da obesidade nas populações de cães e gatos.					
Pesquisadores	País	% (cães)	Nº de cães	% (gatos)	Nº de gatos
Mason	Reino Unido	28	1.000	NR	NR
Anderson	Reino Unido	NR	NR	9 (6 a 12)	429
Edney	Reino Unido	34	1.134	NR	NR
Meyer et al.	Alemanha	30	266	NR	NR
Steininger	Áustria	44	NR	NR	NR
Edney e Smith	Reino Unido	24	8.268	NR	NR
Scarlett et al.	EUA	NR	NR	25	2.000
Armstrong e Lund	EUA	25	23.000	24	10.000
Lund et al.	EUA	28	30.517	NR	NR
Robertson	Austrália	25	860	NR	NR
Jericó e Scheffer	Brasil	17	648	NR	NR
Porsani et al.[18]	Brasil	14,6	285	NR	NR
Montoya-Alonso et al.[47]	Espanha	40,7	93	NR	NR
Mao et al.[14]	China	44,4	2391	NR	NR
Courcier et al.[15]	Reino Unido	59,3	696	NR	NR
Courcier et al.[19]	Escócia	NR	NR	39	118
Usui et al.[16]	Japão	54,9	5605	NR	NR

NR: não realizado. Adaptado de Diez e Nguyen.[23]

BASES GENÉTICAS DA OBESIDADE

A obesidade é geralmente um traço hereditário complexo, com muitos *loci* genômicos contribuindo para modular gradativamente a suscetibilidade de um animal. Evidências do papel da genética em comandar a suscetibilidade à obesidade canina, por exemplo, surgem da constatação de que muitas raças apresentam prevalências diferentes para a obesidade, com algumas se mostrando notadamente predispostas ao ganho de peso, como Labrador, Pugs e Golden Retrievers, e outras raças são mais resistentes, como Greyhounds e Whippets. Vários estudos de genes candidatos foram realizados em cães domésticos; os mais bem caracterizados nos estudos são os genes implicados na via de sinalização neuroendócrina da leptina-melanocortina (Figura 203.1).[24] A seguir serão discutidos alguns genes e os sinalizadores expressos por eles, já identificados na gênese da obesidade canina como POMC, MSH, MC4R e FTO.

Gene da pró-ópiomelanocortina

O gene da pró-ópiomelanocortina (POMC) tem um papel crucial na sinalização da via leptina-melanocortina, uma via neuroendócrina altamente conservada entre as espécies. Raffan et al.[25] identificaram diversas variantes da POMC em cães, incluindo uma mutação em *locus* gênico (14bp deleção na posição 17:19431807-19431821) promovendo uma forma de deleção cromossômica, presente em Labrador Retrievers, mas ausente em uma ampla variedade de outras raças testadas. A exclusão desse gene mostrou correlação com mudanças de peso corporal, adiposidade e comportamento alimentar.

O gene POMC promove a expressão, no núcleo arqueado (ARC) do hipotálamo, da pró-opiomelanocortina (POMC), a qual sofre clivagem proteolítica e dá origem ao hormônio estimulador de melanócitos α e β (α-MSH, β-MSH). Esses peptídios MSH agem sobre o hipotálamo, resultando em redução na ingestão de alimentos e metabolismo energético modificado por interação com o receptor de melanocortina 4 (MC4R) expresso em neurônios de segunda ordem do núcleo paraventricular, além de várias outras vias.

Gene do receptor-4 melanocortina

O receptor-4 melanocortina (MC4R) é uma proteína constituída por 332 aminoácidos e pertence a uma família de sete receptores transmembranares acoplados à proteína G. O MC4R é expresso predominantemente nos núcleos hipotalâmicos envolvidos na regulação do aporte alimentar, integrando um sinal de saciedade fornecido pela α-MSH e um sinal antagonista (orexígenico) fornecido pela agRP. A ativação do MC4R, por agonistas naturais ou farmacológicos, leva à diminuição na ingestão de alimentos. O seu papel no equilíbrio energético tem sido bem demonstrado em estudos com ratos.[26,27] Polimorfismos do gene MC4R são identificados em várias espécies e mutações nesse gene demonstraram causar formas recessivas de obesidade monogênica, responsáveis por até 6% dos casos graves de início precoce de obesidade em seres humanos. MC4R é um gene provavelmente envolvido na gênese da obesidade devido à sua posição central na via leptina-melanocortina.[24]

Gene FTO

O gene FTO é extremamente bem conservado e encontrado em diversas espécies de vertebrados, incluindo peixes e galinhas, sugerindo que o ancestral desse gene estava presente há 450 milhões de anos e está positivamente relacionado à privação alimentar.

Inicialmente, o gene FTO foi descoberto em camundongos e recebeu o nome de FT (do inglês *fused toes*), devido a apresentarem os dedos unidos (sindactilia). Posteriormente, esse gene foi clonado e percebeu-se o seu grande tamanho (502 aminoácidos). Por isso, foi apelidado de *Fatso* ("gordinho") e abreviado para FTO. Somente com a descoberta da relação desse gene com o acúmulo excessivo de gordura corporal é que a Human Genome Organisation (Gene Nomenclature Committee) mudou o nome do gene de FTO para *fat mass and obesity associated*, porém mantendo a sigla FTO. A função exata do gene FTO ainda não foi elucidada. Em camundongos e em humanos, encontrou-se uma alta expressão desse gene no cérebro, especificamente, no núcleo arqueado e no hipotálamo, cuja regulação é promovida pelo jejum alimentar. Isso sugere um possível papel no controle da homeostase energética, com o produto do FTO atuando como regulador primário do acúmulo de gordura corporal. Relevante expressão do gene FTO também foi encontrada no tecido adiposo, pâncreas, fígado, musculatura esquelética estriada e cardíaca, rins, gônadas, entre outros. Ainda não foi identificada a estrutura da proteína que esse gene expressa nem foi encontrada nenhuma ligação com outras proteínas conhecidas. Até o momento, isso impossibilita identificar a dimensão de atuação desse gene em cada tecido.[28] Grzemski *et al.*,[29] identificaram diversos polimorfismos do gene FTO em Labradores Retrievers e tentou correlacionar com escore de condição corporal (ECC), mas não houve correlação evidente encontrada até o presente comento. Parece haver homologia em 56% de nucleotídios do gene FTO humano e canino.[24]

CONTROLE NEUROENDÓCRINO NA OBESIDADE

Mecanismos centrais

Os mecanismos fisiológicos que regulam a ingestão alimentar e o gasto energético dependem de fatores neuroendócrinos complexos, que atuam por meio de vias ou sinalizações aferentes (ou periféricas), constituídas geralmente por estimulação neuronal vagal, nutrientes (glicose, aminoácidos, lipídios), hormônios produzidos e liberados pelo trato gastrintestinal (como a ghrelina e a colecistocinina) e/ou tecido adiposo (adipocinas), transportando as informações das vias periféricas ao sistema nervoso central (SNC), e sinais eferentes (ou centrais), que transmitem a resposta do SNC às vias periféricas. Esses sinais iniciam sua ação rapidamente após o início ou o término de uma refeição, quando de origem neuronal ou gastrintestinal, resultando em produção de energia e formação do tecido adiposo, com consequente produção de adipocinas sinalizadoras. Nervos periféricos especializados, por intermédio de seus neuropeptídios mensageiros, levam essas informações aos centros cerebrais após atravessarem a barreira hematencefálica, onde neuropeptídios de segunda ordem processarão as informações e as conduzirão ao hipotálamo (núcleo arqueado), ativando ou inibindo a ingestão alimentar ou o gasto energético.[30]

Desse modo, o núcleo arqueado (ARC) desempenha papel fundamental na integração de sinais que regulam o apetite, com a barreira hematencefálica e seu papel regulador na passagem de determinados sinais ou vias de sinalização para o hipotálamo. Existem duas populações primárias de neurônios integrados com o núcleo arqueado que regulam o *status* nutricional e a homeostase do balanço energético, via expressão de neuropeptídios, como pró-ópiomelanocortina (POMC) e fator de transcrição cocaína-anfetamina-dependente (CART), com efeitos anorexígenos, e outro grupo de neuropeptídios, como o NPY e o peptídio relacionado com a cepa *agouti* (AgRP), com efeitos orexígenos. Os axônios desses neurônios projetam-se para os neurônios de segunda ordem localizados em outros núcleos hipotalâmicos, dentre eles o núcleo paraventricular (PVN), onde são secretadas as substâncias anorexígenas, hipotálamo lateral (LH) e área perifornical, onde são expressas substâncias orexígenicas. O núcleo dorsomedial (DMH) recebe projeções de NPY originadas do ARC enquanto o ventromedial recebe projeções de neurônios para NPY, AgRP e POMC.[30]

A leptina, uma das adipocinas mais bem compreendida, é liberada na circulação sanguínea agindo diretamente no núcleo arqueado do hipotálamo, estimulando neurônios anorexígenicos que expressam POMC e CART e inibe neurônios orexígenicos que expressam NPY e AgRP, o que reduz a ingestão alimentar. A adiponectina, também liberada pelos adipócitos, é capaz de estimular a saciedade por meio da ação sobre o sistema de melacortinas presente principalmente no núcleo paraventricular do hipotálamo. Há participação da ghrelina liberada pelas células oxínticas do estômago em resposta a períodos de jejum. A ghrelina é a substância, até o momento, liberada perifericamente e promove aumento da ingestão alimentar. Ela age mediante o estímulo de neurônios que expressam peptídios orexígenicos (NPY/AgRP).[31] O neuropeptídio Y é um peptídio de 36 aminoácidos que representa um dos mais potentes agentes orexígenos conhecidos. O NPY estimula primariamente a ingestão de carboidratos, agindo em receptores de núcleos hipotalâmicos. Foram identificados cinco receptores para NPY, sendo o receptor Y-5 o mais implicado na regulação da homeostase energética. A colecistocinina (CCK) é liberada pelas células duodenais, principalmente em resposta a ingestão de dietas gordurosas, age centralmente via nervo vago-núcleo trato solitário. A liberação de colecistocinina promove a redução da frequência e tamanho da refeição.[32] Outros peptídios liberados em resposta à saciedade são: oxintomodulina (OXM), polipeptídio pancreático (PP), peptídio tirosina tirosina (PYY). A OXM é liberada pelas células L do intestino em resposta a ingestão alimentar e ao conteúdo calórico da refeição. O PYY é liberado pelas células L do intestino sob duas isoformas, PYY (1-36) e PYY (3-36). A concentração de PYY é baixa durante o jejum aumentando rapidamente após a refeição. O PP é liberado pelas células pancreáticas das ilhotas de Langerhans, age

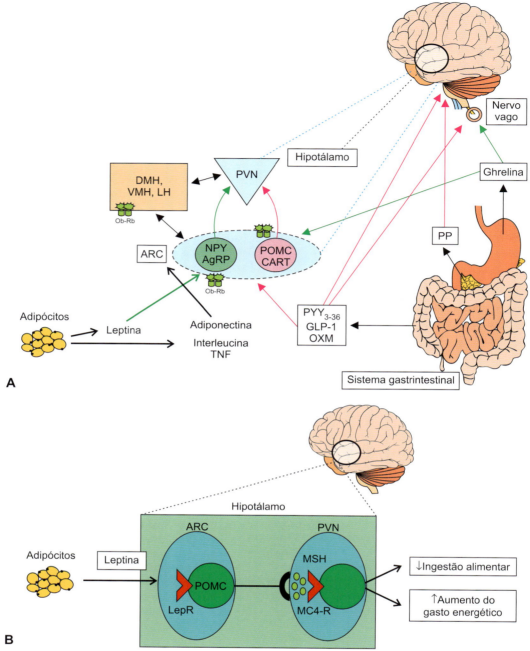

Figura 203.1 A. Esquema do circuito hipotalâmico e outras áreas cerebrais envolvidas na regulação do balanço energético. Duas grandes populações de neurônios (NPY/AgRP e POMC) são sensíveis à ação das adipocinas como a leptina, adiponectina e também dos nutrientes e hormônios secretados pelo trato gastrintestinal (PYY, GLP-1, Ghrelina e OXM). As áreas do sistema nervoso central que contêm o receptor (Ob-Rb) são sabidamente envolvidas no controle de ingestão alimentar mediada pela leptina. ARC: núcleo arqueado; PVN: núcleo paraventricular; NPY: neuropeptídio Y; AgRP: peptídio relacionado com a cepa agouti; POMC: pró-ópiomelanocortina; CART: transcrito regulado por cocaína-anfetamina; PYY: peptídio YY; OXM: oxintomodulina; GLP-1: glucagon-like-peptídio-1; SPX: espexina; PP: polipeptídio pancreático; TNF: fator de necrose tumoral; DMH: hipotálamo dorso medial; VMH: hipotálamo ventro medial; LH: hipotálamo lateral. (Adaptada de Murphy e Bloom).[35]
B. Esquema resumido do circuito hipotalâmico via leptina-melanocortina. ARC: núcleo arqueado; PVN: núcleo paraventricular; POMC: pró-ópiomelanocortina; CART: transcrito regulado por cocaína anfetamina; LepR: receptor de Leptina; MSH: hormônio estimulador de melanócitos (α-MSH, β-MSH, γ-MSH); MC4-R: receptor 4 melanocortina. (Adaptada de Raffan e Wallis).[24]

diretamente no hipotálamo e no tronco encefálico, reduzindo a ingestão alimentar.[33] O GLP-1, liberado pelo intestino, é capaz de promover redução da ingestão alimentar e retardar o esvaziamento gástrico.[34] Outras adipocinas contribuem também para o adequado controle de ingestão alimentar e gasto energético, como: interleucinas, espexina, fator de necrose tumoral, entre outras, demonstrando que diferentes sinais ou mediadores químicos são liberados perifericamente em resposta à fome ou saciedade. Serão discutidas, a seguir, as características e mecanismos de ação das principais adipocinas.

Mecanismos periféricos

Adipocinas

Diferentes secreções das adipocinas, oriundas de diferentes tipos de compartimento adiposo, e sua interação com os núcleos hipotalâmicos por meio de sinalizações periféricas e centrais também têm sido relatadas em cães e gatos,[1] conforme discutido a seguir.

Leptina

O termo leptina é originário do grego *leptos*, que significa magro ou lépido. Hormônio proteico composto de 167 aminoácidos e com peso molecular de 16 kDa, é considerado a adipocina mais bem caracterizada atualmente em cães e gatos,[1,7] tendo sua ação primariamente relacionada com a supressão do apetite e o aumento do gasto energético (via termogênese).[1,36] Sua descoberta ocorreu em meados de 1974, no contexto de investigações em modelos experimentais de obesidade. Sabe-se que existe homologia de 83 a 95% para os nucleotídios e 79 a 96% para a sequência de aminoácidos entre o gene da leptina humana e o gene encontrado nas diversas espécies de animais vertebrados.[36-38]

Sua expressão é predominantemente no tecido adiposo (> 95%), variando de acordo com o tamanho do adipócito e a massa de gordura total,[9] embora outros locais também a produzam, como estômago, sistema musculoesquelético, fígado, placenta etc.[37] Em magros e obesos, o tecido adiposo subcutâneo (TAS) tem maior expressão e secreção de leptina em relação ao tecido adiposo visceral (TAV), podendo chegar a valores duas a oito vezes maiores. Apesar de menor expressão que o TAS, a liberação da leptina é proporcional ao tamanho da massa total do TAV, ou seja, também é aumentada nesse depósito de gordura em indivíduos obesos.[37] Diversos mecanismos fisiológicos também influenciam a síntese aguda da leptina e, consequentemente, levam a oscilações na quantidade de leptina intrinsecamente associadas à massa de gordura. Jejum, atividade física moderada e frio resultam em diminuição da expressão do gene da leptina e eventual queda nas concentrações plasmáticas da proteína.[18] Alimentação após jejum, glicocorticoides e insulina são fatores que estimulam a transcrição do gene e a produção de leptina.[37]

A ação da leptina, como a de muitas outras adipocinas, começa a partir de sua ligação com seu receptor, que apresenta maior expressão nos centros da saciedade do hipotálamo, mas podem ser encontrados por todo o corpo.[1,6,37] Com relação ao balanço energético, tem como ação primária os neurônios no núcleo hipotalâmico arqueado (NHA), onde estimula a expressão de neurotransmissores e hormônios ligados aos mecanismos de inibição da ingestão alimentar e aumento do gasto energético total via ativação do sistema nervoso simpático.[9] A leptina age diretamente em quatro peptídios produzidos em neurônios do NHA: o NPY, o AGRPAgRP, o CART e a POMC. Sob a ação da leptina, a POMC sofre clivagem proteolítica, originando vários peptídios neuroativos, como os hormônios estimulantes de melanócitos (alfa e beta MSH), que se ligam o receptor MC4R, expresso nos neurônios de segunda ordem do núcleo paraventricular (PVN), resultando em diminuição da ingesta alimentar e modificação do metabolismo energético.[1,37]

Os efeitos da leptina sobre o apetite e o gasto energético sugerem que exista um defeito na atividade do hormônio em pacientes obesos.[37] Como já descrito anteriormente, a maior parte dos indivíduos obesos apresenta níveis séricos de leptina proporcionais à sua massa de tecido adiposo, ou seja, a maioria desses indivíduos obesos não sofre de deficiência de leptina. Ao contrário, obesos em geral apresentam níveis elevados dela.[39] À semelhança do que se postula para o diabetes *mellitus* não dependente de insulina (DMNDI), passou-se a considerar que a obesidade mais frequentemente encontrada na população é um estado em que há resistência aos efeitos da leptina. Dessa maneira, acredita-se que o acúmulo excessivo de leptina a

curto prazo poderia levar à diminuição da sensibilidade dos receptores centrais e ao reajuste do seu efeito inibitório sobre o apetite.[37] Concentração supranormal de leptina seria necessária para o mesmo efeito inibitório sobre o apetite. Outra possibilidade aventada é que haja insuficiência do sistema de transporte da leptina para dentro do cérebro, isso porque pacientes obesos têm diminuição das concentrações liquóricas de leptina quando comparadas com as plasmáticas do hormônio.[37]

Além de seu papel na regulação do peso corporal, a leptina parece atuar como modulador neuroendócrino durante períodos de jejum prolongados. A privação alimentar promove a hiperatividade do eixo hipotalâmico-pituitário-adrenal, a redução da fertilidade, a diminuição do metabolismo basal de repouso, a redução da atividade motora e a queda dos níveis circulantes de hormônios tireoidianos.[37] Essas modificações neuroendócrinas têm o valor adaptativo de garantir e prolongar o suprimento energético do organismo até que o alimento volte a estar disponível. De fato, Heiman *et al.*[40] demonstraram que a leptina é capaz de inibir a liberação do hormônio liberador de corticotropina (CRH) no hipotálamo perfundido de ratos, fornecendo evidências moleculares de que a leptina atua no eixo hipotalâmico-pituitário-adrenal.[37]

Com relação ao estado reprodutivo, tem-se observado que a leptina também tem ação no eixo hipotalâmico-pituitário-gonádico. Com a grande demanda energética durante a gravidez e a lactação, o organismo suprime a atividade reprodutiva quando as quantidades de gordura corporal estão escassas. Acredita-se, hoje em dia, que a leptina tenha o papel de informar o cérebro que as reservas energéticas na forma de gordura são suficientes para manter a reprodução. Mais recentemente, um estudo demonstrou que uma cepa transgênica de camundongos que expressa leptina exageradamente tem a sua puberdade acelerada.[6,37]

Em cães e gatos, as concentrações de leptina aumentam após uma refeição rica em gordura ou com alta densidade energética. Nos cães, as concentrações da leptina se elevam em duas a três vezes os valores de normalidade e exercem seus efeitos durante 8 horas.[41]

Sabe-se também que a leptina pode estimular o sistema nervoso central com consequente aumento das concentrações plasmáticas de norepinefrina e epinefrina via hipotálamo ventro-medial. Outras ações metabólicas e fisiológicas descobertas sobre a leptina envolvem processos relacionados à atividade imunológica e hematopoética. Células de linhagem linfocítica e magacariocítica foram encontradas em associação a medula óssea marrom. Na obesidade humana e animal, a secreção de leptina e outros hormônios do tecido adiposo parece determinar a desregulação da resposta imune. A leptina tem efeitos modulatórios na imunidade inata e adaptativa, atuando como uma citocina pró inflamatória de fase aguda como a interleucina IL-1, IL-6 e o fator de necrose tumoral (TNF-α) e promove a produção de espécies reativas de oxigênio. Vários estudos evidenciaram o envolvimento da leptina na ativação de macrófagos e em seu recrutamento no tecido adiposo. Além disso, esse hormônio desempenha um papel antiapoptótico, exerce atividade quimiotática sobre os neutrófilos e promove a produção de peróxido de hidrogênio intracelular. A relação entre a leptina e a obesidade também pode ser considerada parte da síndrome metabólica (SM), condição mórbida que agrupa dislipidemia, hiperglicemia e hipertensão arterial sistêmica. O desenvolvimento de resistência à leptina e de hiperleptinemia foi amplamente demonstrado em humanos e em animais domésticos obesos. O papel da leptina e das adipocinas no sistema cardiovascular foi amplamente descrito como dependente de dois mecanismos que envolvem ativação do sistema simpático sobre o coração ou de forma neuro-humoral, com elevadas concentrações de catecolaminas e citocinas inflamatórias, com consequente hipertrofia de cardiomiócitos e deposição de colágeno. A leptina também foi associada a hipertensão arterial e insuficiência cardíaca congestiva (ICC) em humanos, cães e gatos. Além disso, a leptina pode acelerar a propagação da aterosclerose. A leptina mostra efeitos angiogênicos dependentes tanto da proliferação quanto da migração de células do músculo liso vascular, promovendo a suprarregulação da expressão do fator de crescimento endotelial vascular.[42]

Além disso, a leptina e seu receptor desempenham vários papéis fisiológicos na vesícula biliar canina. A vesícula biliar não é apenas uma fonte de leptina, mas também é afetada por mecanismos autócrinos e parácrinos. Lee *et al.*[43] revelaram uma expressão aumentada de leptina e receptores de leptina em cães com mucocele da vesícula biliar, sugerindo que esse hormônio desempenha um papel como fator causal. O mesmo grupo de autores também descreveu um aumento na leptina sérica durante a ocorrência de hiperlipidemia e colelitíase em cães. A relação entre triglicerídeos/colesterol séricos e leptina ainda não é totalmente conhecida em cães.[42]

Nos felinos, os efeitos das concentrações de leptina pós-prandial não são consistentes, mas podem ser modulados por relativa resistência insulínica e pela gordura corporal.[6] De modo semelhante aos seres humanos, as concentrações plasmáticas circulantes de leptina se elevam com o aumento da adiposidade, ao passo que as concentrações de adiponectina tendem a diminuir com o ganho de peso nos animais de companhia,[44,45,46] conforme discutido a seguir.

Adiponectina

Após a leptina, a adipocina mais bem compreendida e estudada é a adiponectina, um hormônio polipeptídico (244 aminoácidos),[6] considerado de ação anti-inflamatória e responsável pela correlação negativa entre obesidade associada à aterosclerose e à resistência insulínica.[47] É conhecida também como ACRP-30 (*adipocyte complement related protein*), GBP28 e AdipoQ,[1] proteína expressa exclusivamente em adipócitos diferenciados, que se apresenta em concentração três vezes maior no sangue do que outras adipocinas. Sua concentração plasmática diminui com o aumento da gordura corporal.[1,47]

Essa adipocina está presente no sangue de humanos e de roedores sob quatro isoformas principais, com diferentes pesos moleculares:[48] a forma globular (ACRP-30), os trímeros (90 kDa), os hexâmeros (180 kDa LMW) e uma isoforma de alto peso molecular (HMW). As duas últimas representam a maior parte da ACRP-30 no soro, sendo o trímero a principal isoforma secretada pelos adipócitos.[48] A secreção de adiponectina é estimulada por insulina, fármacos como tiazolidinedionas, antagonistas do sistema endocanabinoide e constituintes da dieta, como óleo de peixe, ácido linoleico e proteína de soja.[1,6] Assim como nos humanos, a maior expressão de adiponectina entre as espécies animais ocorre no tecido adiposo branco. Nos felinos, essa maior expressão genética ocorre no compartimento adiposo visceral.[6,39]

Fêmeas apresentam maior concentração nos níveis circulantes de adiponectina em comparação aos machos.[6]

Ao contrário dos outros fatores secretados pelo tecido adiposo, a adiponectina age como fator protetor para doenças cardiovasculares e aumenta a sensibilidade à insulina. Os efeitos benéficos para o sistema cardiovascular são secundários à vasodilatação, por aumento na expressão da síntese de óxido nítrico (iNOS) e prostaciclinas no endotélio vascular.[6] Sua ação anti-inflamatória e antiaterogênica ocorre pela diminuição da expressão da molécula de adesão-1, via redução da expressão de TNF-α, e da quimiotaxia ao macrófago para formação de células gordurosas e inibição da sinalização inflamatória no tecido endotelial[9] e o desenvolvimento de placas ateroescleróticas.[39] Esses mesmos efeitos também podem fornecer alguma proteção contra a carcinogênese por meio da inibição de crescimento celular e angiogênese associados à formação tumoral.[6] Baixas concentrações de adiponectina foram observadas em humanos com tipos variados de câncer, especulando-se sua relação com o aumento e a gravidade da incidência de neoplasias na obesidade.[6] Vários estudos sugeriram também que a adiponectina tem seus efeitos como uma molécula antiaterogênica e anti-inflamatória, em parte antagonizando os efeitos pró-inflamatórios do TNF-α sobre as células endoteliais e macrófagos e, em parte, reduzindo o acúmulo de ésteres do colesterol e lipídios nos macrófagos, demonstrando ser um fator de proteção para doenças cardiovasculares.[6]

Assim como em humanos, a adiponectina foi identificada em várias espécies, incluindo ratos, camundongos, cães e primatas, apresentando alta homologia entre as espécies[6,49] anteriormente referidas (camundongos e cães: 85%; ratos e cães: 83%; humanos e cães: 87%).[49] A adiponectina felina tem forte homologia com adiponectina humana e canina.[6] Essa expressão é demonstrada por meio de sua expressão significativamente aumentada no tecido adiposo visceral comparada ao tecido adiposo subcutâneo. Um estudo demonstrou que concentrações de adiponectina séricas estão diminuídas em gatos obesos e aumentam após a perda de peso.[6]

Baixos níveis de adiponectina estão associados a distúrbios metabólicos relacionados à obesidade (DMRO) em cães e gatos, condição que se assemelha à apresentação da SM em seres humanos e que cursa com obesidade, principalmente visceral, dislipidemia e resistência insulínica.[45,46]

Fator de necrose tumoral alfa

O TNF-α, que se observa aumentado nas condições de obesidade, é uma molécula do grupo das citocinas, que são pequenas proteínas ou também denominadas "peptídios". Considerado um produto derivado do adipócito, exerce papel relevante na resistência à insulina (RI) observada na sepse e nas neoplasias, especialmente de forma parácrina.[20] Em ratos obesos, a neutralização do TNF-α causou melhora significativa na captação de glicose em resposta à ação da insulina, indicando sua relação com resistência insulínica na obesidade.[9] Em humanos obesos, há forte correlação inversa entre TNF-α e metabolismo de glicose, devido à supressão pelo TNF-α da sinalização da insulina, o que resulta em redução de síntese e translocação do transportador de glicose (GLUT 4) para a membrana celular e consequente diminuição na captação de glicose pelas células mediada pela ação da insulina. Essa redução na sensibilidade periférica à insulina aumenta a glicogênese hepática e reduz a utilização de glicose pelo músculo esquelético e pelo tecido adiposo, caracterizando-se um quadro de resistência insulínica.[1,6,9] Essa citocina tem ação no adipócito, promovendo indução de apoptose, inibindo a lipogênese, via inibição da expressão da lipase-lipoproteica (LLP), do transportador de glicose (GLUT 4) e da acetil-CoA sintetase, bem como aumento da lipólise, cumprindo, portanto, importante papel regulador no acúmulo de gordura no tecido adiposo. A expressão do mRNA e do TNF-α é elevada em animais e humanos obesos, correlacionando-se positivamente com aumento do volume das células adiposas em todos os depósitos de gordura corporal.[9]

O TNF-α também está envolvido no processo inflamatório da aterogênese, participando da migração de monócitos e sua conversão em macrófagos na parede endotelial, assim como na expressão da molécula de adesão na superfície das células endoteliais e musculares lisas.[9]

Interleucina-6

A IL-6 também é uma citocina pró-inflamatória, composta de 212 aminoácidos, secretada por monócitos, macrófagos, linfócitos e fibroblastos, e estimula a produção de células de imunoglobulina B, a proliferação de células T, a ativação do mecanismo natural de morte celular e a citotoxicidade. Os genes que expressam a IL-6 já foram identificados em humanos e roedores.[50] Sua ação estende-se também ao metabolismo de carboidratos e lipídios. A infusão de IL-6 em humanos saudáveis aumenta a lipólise, independentemente da modulação de catecolaminas, glucagon e insulina, indicando a IL-6 como fator importante no metabolismo lipídico. Como TNF-α, ela inibe a LLP e aumenta a liberação de ácidos graxos livres e glicerol. Além disso, sua expressão elevada parece estar relacionada com a supressão da leptina e estimulação da produção de proteína C reativa, bem como com a redução da expressão do GLUT 4 nos tecidos muscular e hepático. A IL-6 é secretada por macrófagos e adipócitos, sendo estes responsáveis por aproximadamente 30% de sua secreção.[9]

Sua expressão é aumentada em indivíduos obesos, tendo os depósitos de gordura visceral maior contribuição na secreção aumentada de IL-6. Em indivíduos com alto escore de condição corporal, a IL-6 sérica pode elevar em quatro vezes o risco relativo para doenças cardiovasculares.[9] Segundo German et al.,[44] os níveis plasmáticos circulantes de IL-6, em cães, provavelmente são muito menores do que em seres humanos, pois os autores do estudo demonstraram que, previamente ou após a perda de peso corporal, os valores continuam extremamente baixos.

Proteína C reativa

A proteína C reativa é uma proteína imunologicamente anômala, caracterizada pela capacidade de precipitar-se diante do polissacarídio C somático isolado de pneumococo. Surge frequentemente no soro durante a evolução de numerosos processos inflamatórios, especialmente nos de caráter agudo. Representa um indicador extremamente sensível de inflamação, sendo sua presença um sinal muito significativo de processo patológico. Assim, pode ser considerada um marcador inflamatório e preditor de risco independente para doenças cardiovasculares.[51] O tecido adiposo abdominal é considerado sinalizador de elevadas concentrações de proteína C reativa devido à significativa expressão dessa proteína nos depósitos de gordura abdominal, visceral e subcutânea. Mulheres com alto escore de condição corporal apresentam níveis séricos de proteína C reativa 12 vezes maior que aquelas com escore de condição corporal menor, representando risco aumentado de quatro vezes para doença arterial coronariana.[9] Em contrapartida, de acordo com os resultados obtidos no estudo de Veiga et al.,[52] os valores das concentrações séricas de proteína C reativa em cães obesos foram menores quando comparados com o grupo controle.[52] No conhecimento dos autores deste capítulo, existem raros relatos publicados na literatura sobre concentrações circulantes de proteína C reativa em cães e gatos.

Resistina

É uma proteína de cadeia curta composta de 92 aminoácidos nos seres humanos. Essa adipocina foi descoberta originalmente sendo secretada por adipócitos murinos (camundongos). Esse hormônio também é encontrado em adipócitos humanos, gatos e porcos.[1,6]

A secreção desse hormônio em roedores parece ser semelhante à secreção da leptina: as concentrações circulantes se elevam com o aumento da gordura corporal e após a alimentação.

A hiper-resistinemia resulta em resistência insulínica e risco de desenvolvimento do diabetes tipo 2.[1,6,39] Em cães obesos, demonstrou-se maior expressão do gene da resistina quando comparados a animais que sofreram perda de peso.[53]

Em humanos, elevações dos níveis circulantes de resistina estão associadas ao aumento da produção de citocinas pró-inflamatórias secretadas por macrófagos e com doenças ateroescleróticas.[1] Necessita-se, portanto, de mais estudos a fim de elucidar melhor o papel dessa adipocina em animais domésticos e seres humanos, principalmente sua correlação ao desenvolvimento da resistência insulínica.[1]

Espexina (SPX)

Como discutido até o momento, existem numerosos peptídios envolvidos na regulação da homeostase energética envolvendo o SNC e os tecidos periféricos. Uma descoberta mais recente destes peptídios é a chamada "espexina" (SPX), descoberta em 2007, que contém 14 aminoácidos sendo encontrados em diversas espécies animais, incluindo os mamíferos. A homologia na sequência de aminoácidos de espexina entre diferentes espécies é superior a 90%. A espexina promove inibição da ingestão de alimentos, perda de peso corporal e regulação no metabolismo do tecido adiposo com a secreção de insulina em ratos e camundongos. Ela pode ser encontrada em adipócitos e no fígado de cães obesos. De acordo com o estudo de Kolodziejski et al.,[54] foi demonstrada menor concentração de SPX em cães obesos com escore de condição corporal (ECC) 4/5 e (ECC) 5/5 em comparação aos cães de menor escore de condição corporal (ECC) 2/5 e (ECC) 3/5. Também foi demonstrado que a concentração de SPX se correlaciona com outros indicadores de obesidade, como as concentrações séricas de leptina, adiponectina, insulina, triglicerídeos, colesterol, ácidos graxos não esterificados e frutosamina. Em medicina, já é conhecido o fato de existir menor concentração de SPX em indivíduos obesos, da mesma forma observado em animais de laboratório obesos. No entanto, não existem dados da literatura que descrevam o papel desse peptídio em animais de companhia, como cães. Os dados do estudo suportam essa interação também em cães, nos quais foi encontrada uma correlação negativa entre SPX e leptina, e uma correlação positiva entre SPX e adiponectina. Esse estudo também reforça que os mecanismos para o desenvolvimento da obesidade são complexos, multifatoriais e dependem de fatores genéticos e epigenéticos (p. ex., ambientais). Dessa forma, não é possível ainda concluir como verdade absoluta as correlações apresentadas no estudo, mas elas podem ser o ponto de partida para estudos futuros sobre as possíveis interações entre SPX e outras adipocinas no metabolismo do tecido adiposo.[54]

Sistema renina-angiotensina-aldosterona

O sistema renina-angiotensina, também identificado como sistema renina-angiotensina-aldosterona (SRAA), é um conjunto de peptídios, enzimas e receptores envolvidos em especial no controle do volume de líquido extracelular e na pressão arterial, sendo considerado um dos melhores sistemas regulatórios do metabolismo corporal, como já muito bem descrito. O reconhecimento do SRAA como um mecanismo regulador no metabolismo e na diferenciação dos adipócitos foi uma importante descoberta na pesquisa sobre obesidade.[1,6] Em humanos e roedores, o tecido adiposo branco é capaz de secretar o angiotensinogênio, o receptor angiotensina I, a enzima conversora da angiotensina (ECA) e o receptor de angiotensina II1 que, em humanos obesos, apresentam-se em níveis séricos elevados. O tecido adiposo visceral parece secretar em maior quantidade angiotensinogênio, angiotensina I e receptores angiotensina I que o tecido adiposo subcutâneo.[9] O receptor angiotensina I é indutor de secreção de prostaglandinas série 2, que participam da diferenciação celular de pré-adipócitos, já a angiotensina II estimula a diferenciação de adipócitos e lipogênese no momento da conversão de angiotensina I em II, indicando a participação daqueles no processo de acúmulo de gordura corporal.[9] Ademais, a angiotensina II tem forte papel aterogênico, pois estimula diretamente a produção de molécula de adesão-1 e fator estimulador de colônia de macrófagos na parede endotelial, além de aumentar o metabolismo de óxido nítrico em radicais livres e a atividade plaquetária.[9]

Em humanos obesos, o aumento na produção de angiotensinogênio contribui para o desenvolvimento de doenças cardiovasculares e renais, com o aumento das concentrações circulantes de angiotensina II (ação vasoconstritora) e aldosterona, com consequente retenção renal de sódio e hipertensão ou disfunção renal. Estudos em roedores obesos demonstram que a disfunção do SRAA promove diminuição do fluxo sanguíneo renal e menor filtração glomerular, acarretando hipertensão e doença renal.[1,6]

Dessa maneira, a concentração elevada nos indivíduos obesos pode ser mais um ponto de relação entre a obesidade, a hipertensão e as doenças cardiovasculares, porém seu mecanismo de ação ainda não está completamente elucidado.[1,9]

Hormônios gastrintestinais

Uma grande parte dos hormônios é sintetizada pelo trato gastrintestinal (TGI), tornando-se motivo de pesquisas atuais por sua correlação com a regulação do apetite, da saciedade e do balanço energético. Portanto, os hormônios do TGI assumem um papel importante no desenvolvimento e na prevenção da obesidade. Serão discutidos alguns peptídios considerados agentes de ação periférica e as alterações em suas concentrações no sangue que podem ocorrer com o desenvolvimento da obesidade (Quadro 203.2).[7]

Ghrelina

A ghrelina é um hormônio relativamente novo, descoberto em 1999 por um grupo de pesquisadores japoneses. É um peptídio composto de 28 aminoácidos, que apresenta duas principais isoformas: a acilada e a não acilada.[7] O nome ghrelina vem do prefixo *ghre*, de origem protoindo-europeia, que dá origem à palavra *growth* do inglês (crescimento) e do sufixo *relin* (do inglês, *release*), dando um sentido semântico (liberador de GH). É sintetizada primariamente por células da camada mucosa de glândulas oxínticas presentes na região fúndica do estômago, atuando no SNC sinalizando a ingestão de alimentos. Uma porção menor também é sintetizada no hipotálamo, no duodeno, no coração, nos rins e nos pulmões.[7] Seu papel no controle do metabolismo foi estudado recentemente e observou-se que a administração de ghrelina a ratos induz ao comportamento de ingestão alimentar, redução do gasto metabólico e obesidade.[7] A secreção de ghrelina é inibida após a ingestão de nutrientes, os quais estimulam a secreção de vários outros hormônios intestinais e pancreáticos que controlariam sua liberação.[7]

A grelina pode ser reconhecida como o primeiro hormônio orexígeno do TGI, liberada pelas células oxínticas do estômago com concentrações elevadas antes da alimentação e decaimento pós-prandial.[7] A ghrelina liberada perifericamente promove aumento da ingestão alimentar. Ela age mediante o estímulo de neurônios que provocam expressão de peptídios orexigênicos (NPY/AgRP).[31] A ghrelina é um potente estimulador da liberação de hormônio de crescimento (GH), agindo diretamente nos

QUADRO 203.2	Alterações hormonais induzidas pela obesidade em humanos, cães e gatos.		
Hormônio	**Humanos**	**Cães**	**Gatos**
Eixo hipotalâmico-pituitário-glândula			
Hormônio de crescimento	↓	ND	ND
IGF-1	↑, normal, ↓	↑, normal	ND
CRH, ACTH, cortisol	↑	↑, normal	ND
TRH, TSH	↑, normal, ↓	↑, normal	normal
T3 e T4	↑, normal	↑, normal	normal
Prolactina	↑, normal	↑	↑
Testosterona total (machos)	↓	↓	ND
Testosterona total (fêmeas)	↑	↑	ND
Estrógeno	↑	ND	ND
Insulina	↑	↑	↑
Glucagon	↑	ND	ND
Amilina	↑	ND	ND
Polipeptídio pancreático	↓	ND	ND
Tecido adiposo			
Leptina	↑	↑	↑
Adiponectina	↓	↓	↓
Resistina	↑	ND	ND
TNF-a, IL-6	↑	↑	↑
Sistema gastrintestinal			
Grelina	↓	↓	ND
Colecistocinina	↑, normal, ↓	ND	ND
Glucagon-like-peptídio-1	↓	↑	ND
Peptídio YY	↓	ND	ND

↑: aumento; ↓: diminuição; ND: dados não disponíveis; IGF-1: fator de crescimento insulinossímile-1; CRH: hormônio liberador de corticotropina; ACTH: hormônio adrenocorticotrófico; TRH: hormônio liberador da tireotropina; TSH: hormônio tireoestimulante; T3: tri-iodotironina; T4: tiroxina; IL-6: interleucina-6. Adaptado de Kil e Swanson.[7]

somatotrofos hipofisários e indiretamente nos neurônios secretores de GHRH do núcleo arqueado do hipotálamo.[7] Sabe-se que indivíduos obesos apresentam menor secreção de GH e ghrelina e que a administração exógena de ghrelina não altera essa situação. Somente a dieta hipocalórica, por tempo prolongado e acentuada redução ponderal, pode restaurar os níveis plasmáticos de ambos.[7] Dessa forma, acredita-se que outros fatores estejam envolvidos na deficiência de GH e ghrelina em obesos.

Colecistocinina

A colecistocinina (CCK) é produzida no TGI, liberada pelas células duodenais, principalmente em resposta a ingestão de dietas gordurosas, age centralmente via nervo vago, promovendo redução da frequência e do tamanho da refeição.[32] Sabidamente promove digestão de nutrientes e diminui a ingestão alimentar por meio de *feedback* negativo hipotalâmico.[7] São peptídios com diferentes números de aminoácidos e estão representados por diferentes formas na circulação: CCK8, CCK22, CCK33 e CCK58.[7] A CCK33 é denominada "peptídio monitor", produzida nas células acinares pancreáticas e secretada no lúmen intestinal (fator liberador de CCK intestinal), que estimula a liberação de CCK em resposta à ingestão de proteínas ou gorduras ou a inibidores de protease. Esse sistema coordenado regula o nível de CCK no TGI. Existem dois receptores para a colecistocinina: o CCKa (localizado no TGI) e o CCKb (localizado no cérebro). Acredita-se que a CCK exerça sua ação na CCKa, no nível do piloro, determinando sua constrição e, desse modo, diminuindo a velocidade de esvaziamento gástrico. Recentemente foram descobertos benzodiazepínicos agonistas de CCK. Substâncias que diminuam a degradação da CCK e de fatores de liberação da CCK no TGI representam outra estratégia que visa aumentar o efeito da CCK sobre o esvaziamento gástrico, a distensão gástrica e/ou a ingestão alimentar. Estudos em humanos demonstram que a CCK diminui a ingestão alimentar em aproximadamente 27% em indivíduos não obesos e 21% em obesos, sendo seus efeitos colaterais basicamente gastrintestinais. Existem evidências de que as concentrações basais de CCK são semelhantes entre indivíduos não obesos, obesos, mulheres em pré-menopausa e mulheres em pós-menopausa.[7] No conhecimento dos autores deste capítulo, não há dados em literatura sobre as concentrações de CCK para cães e gatos obesos, portanto, os efeitos da obesidade na secreção da CCK continuam sendo uma questão complexa e contraditória em humanos e animais de companhia.[7]

Glucagon-like-peptídio-1

O glucagon-like-peptídio-1 (GLP-1) é um hormônio peptídico intestinal secretado pelas células endócrinas L da porção distal dos intestinos delgado e grosso. O processo de conversão de pré-pró-glucagon em pré-hormônio resulta na produção de GLP-1, GLP-2 e oxintomodulina, dependendo do local de clivagem do peptídio. O GLP-1 é clivado subsequentemente para a forma de peptídios biologicamente ativos do GLP-1 e do GLP-2.[7] Com a presença de nutrientes no lúmen do intestino delgado, o GLP-1 suprime a secreção gastropancreática e o esvaziamento gástrico sob controle do hipotálamo e, posteriormente, diminui a ingestão alimentar. O GLP-1 é também um fator conhecido como "incretinas" (hormônios liberados após a ingestão de nutrientes), estimulando a secreção de insulina e inibindo a secreção do glucagon pós-prandial.[7] A redução pós-prandial de GLP-1 é relatada em pacientes obesos e comparada com pacientes humanos magros.[7] O aumento das concentrações de glicose circulante e dos ácidos graxos livres, como consequência da obesidade, é considerado um fator para o aumento brusco de GLP-1 em resposta ao ganho de peso; entretanto, as concentrações pós-prandiais de GLP-1, glicose e ácidos graxos livres não estão fortemente correlacionadas a humanos obesos. Em contraste com os humanos, um estudo demonstrou tendência ao aumento das concentrações de GLP-1 em cães obesos quando comparados aos magros.[7]

Peptídio YY

O PYY é um hormônio peptídico intestinal secretado pelas células endócrinas do tipo L da porção distal dos intestinos delgado e grosso, semelhante ao GLP-1, no período pós-prandial, proporcionalmente à quantidade de calorias ingeridas. O PYY e o GLP-1 têm funções biológicas semelhantes, sugerindo que esses dois hormônios se completam na homeostase neuroendócrina.[7] O PYY diminui a motilidade intestinal e promove saciedade, diminuindo o apetite e a ingestão alimentar de animais roedores e seres humanos não obesos. Os obesos apresentam níveis de PYY endógenos de jejum e pós-prandiais diminuídos quando comparados aos não obesos. Sabe-se, ainda, que os núcleos paraventricular e arqueado hipotalâmicos contêm neurônios capazes de estimular ou inibir a ingestão de alimentos e que o PYY tem um papel comunicador com esses núcleos.[50]

No conhecimento dos autores deste capítulo, os efeitos da obesidade sobre o PYY não são frequentemente examinados em cães e gatos;[7] porém, em 2007, foi liberado pela Food and Drug Administration (FDA) – órgão governamental regulamentador nos EUA – o uso do dirlotapide (Slentrol® – Pfizer Animal Health – NY – EUA), agente farmacológico mais recentemente utilizado no tratamento da obesidade em cães (ver adiante).

Serotonina (5-hidroxitriptamina, 5-HT)

Pesquisas recentes têm demonstrado que concentrações de serotonina estão envolvidas na regulação hipotalâmica sobre o gasto energético. Além disso, o microbioma intestinal pode influenciar a sinalização neuronal para o cérebro por meio de neurônios vagais aferentes, demonstrando que as concentrações de serotonina no sistema nervoso central e a composição da microbiota podem estar relacionadas à obesidade. Em um estudo realizado por Park et al.,[55] as concentrações de adiponectina e 5-hidroxitriptamina do líquido cefalorraquidiano foram maiores no grupo de animais magros do que no grupo de obesos. A análise do microbioma revelou que a diversidade da comunidade microbiana foi menor no grupo de animais obesos. Micróbios do filo Firmicutes foram predominantes na microbiota intestinal de cães magros enquanto bactérias do filo Proteobactéria foram predominantes na microbiota intestinal de cães do grupo obesos.[55]

Todas as inter-relações hormonais periféricas com a obesidade descritas até o momento estão dispostas no Quadro 203.2.

DOENÇAS ASSOCIADAS À OBESIDADE EM CÃES E GATOS

O excesso de tecido adiposo leva a efeitos deletérios no metabolismo fisiológico e no funcionamento dos órgãos. A obesidade está associada como causa e progressão de neoplasias, doenças cardiorrespiratórias, doenças do sistema urogenital, endocrinopatias, doenças dermatológicas, doenças ortopédicas e distúrbios metabólicos (Quadro 203.3).[1,6-8]

QUADRO 203.3	Doenças e alterações funcionais associadas à obesidade em cães e gatos.
Endocrinopatias	Hipotireoidismo Hiperadrenocorticismo Diabetes *mellitus* Insulinoma
Sistema osteoarticular	Osteoartrites Ruptura de ligamento cruzado cranial Doença do disco intervertebral Fraturas de côndilo umeral
Doenças cardiorrespiratórias	Colapso de traqueia Paralisia de laringe Angústia respiratória Hipertensão arterial Síndrome da obstrução de vias respiratórias dos braquicefálicos
Doenças dermatológicas	Alopecia Acne felina Dermatite seborreica
Neoplasias	Tumores de mama Carcinomas de células de transição Tumores gástricos
Sistema urogenital	Urolitíase (oxalato de cálcio) Infecções de trato urinário Partos distócicos Incontinência urinária
Distúrbios metabólicos	Resistência insulínica Lipidose hepática (gatos) Dislipidemias Intolerância à glicose
Outras	Imunossupressão Aumento de risco anestésico Diminuição de qualidade de vida

De acordo com Salt et al.,[56] os animais com excesso de peso apresentam risco aumentado de óbito (um a três vezes maior) e menor expectativa de vida (aproximadamente 2 anos a menos) quando comparado a animais com escore de condição corporal ideal. O risco de desenvolver doenças metabólicas é proporcional ao excesso de gordura presente no corpo, ou seja, obesidade. Existem inúmeras evidências de que a localização ou a distribuição do excesso de gordura influencie a gravidade dessas complicações.[5] Muitas dessas doenças se caracterizam por um estado inflamatório generalizado,[44] resistência insulínica (associada ou não a diabetes *mellitus*), aumento nas concentrações dos níveis de colesterol e/ou triglicerídios, também denominadas "dislipidemias", e hipertensão arterial sistêmica. Esses desequilíbrios metabólicos associados à obesidade são denominados "SM" ou "síndrome X" ou "síndrome plurimetabólica", em seres humanos,[44,57] o que, nos últimos anos, vem sendo correlacionado a risco potencial para o desenvolvimento de aterosclerose e diabetes, além de neoplasias.[44,58] A epidemia mundial de obesidade, particularmente entre indivíduos jovens, elevará ao risco de SM e suas complicações. Atualmente, um em cada três ou quatro indivíduos adultos na espécie humana tem SM.[59] Talvez o achado mais característico da SM seja resistência insulínica ou hiperinsulinemia. A anormalidade lipídica mais encontrada nessa afecção é representada por aumento dos níveis de triglicerídios, diminuição dos níveis do colesterol de lipoproteínas de alta densidade (HDL) e aumento dos níveis do colesterol de lipoproteínas de baixa densidade (LDL). Em cães obesos, existe tendência à elevação de lipoproteínas aterogênicas, como as de muito baixa densidade (VLDL).[60]

Aproximadamente 20% dos cães obesos apresentam distúrbios metabólicos semelhantes aos observados na SM humana, uma condição conhecida como disfunção metabólica relacionada à obesidade (DMRO). Essa condição está associada à resistência à insulina, dislipidemia e diminuição das concentrações circulantes de adiponectina, mas consequências clínicas semelhantes à SM ainda não foram relatadas.[61]

Resistência insulínica e diabetes *mellitus* não dependente de insulina

A resistência insulínica está associada à obesidade em várias espécies, incluindo humanos, cães e gatos. Além disso, várias adipocinas apresentam seus níveis elevados em pacientes humanos com diabetes não dependente de insulina (tipo 2) e obesos. Entre essas adipocinas, já foi demonstrado que o TNF-α promove diferentes graus de resistência insulínica com elevados valores em cães obesos, igualmente encontrados nos pacientes humanos, sugerindo uma forte correlação entre essas espécies.[44]

Estudos recentes sugerem que a deposição de gordura em órgãos como fígado e músculos tem importante papel na determinação da resistência à insulina, que pode ser definida como uma resposta diminuída às ações biológicas da insulina, ou seja, a incapacidade da insulina em exercer suas ações não apenas no metabolismo dos carboidratos, mas, principalmente, seu papel no metabolismo lipídico e sua ação metabólica e anticatabólica. O tipo de obesidade mais relacionado com a resistência insulínica é a central ou visceral, que permite uma grande oferta de AGL ao fígado, contrapondo-se aos efeitos da insulina, aumentando a neoglicogênese e a inibição da captação de glicose e sua oxidação no tecido muscular.[57,59]

A insulina, hormônio responsável pela diminuição da produção hepática e pela captação periférica de glicose, age também no metabolismo lipídico. O mecanismo de lipólise é altamente dependente da ação da insulina, que regula os níveis de AGL. Na resistência à insulina, ocorre aumento na oferta de AGL ao fígado, o que estimulará a oxidação destes e afetará a capacidade secretora das células β pancreáticas em produzir a insulina. Concomitantemente, há aumento da produção hepática de glicose, decorrente da resistência hepática à ação da insulina em inibir a neoglicogênese, podendo evoluir para o quadro clínico de diabetes *mellitus* tipo 2 (DM2).[59]

Quando a resistência insulínica está presente, uma maior concentração de insulina é necessária para manter os mesmos níveis de glicose e captação de ácidos graxos, e também para inibir a lipólise. Estudos em felinos demonstraram que para cada quilo de peso em excesso, há uma diminuição de 30% na sensibilidade da insulina. Em geral há uma diminuição da expressão dos GLUT-4 na musculatura e no tecido adiposo, aumento dos triglicerídeos muscular e hepático e aumento da proporção lipase lipoproteica muscular:adiposo (responsável pela hidrólise dos ácidos graxos livres provenientes das moléculas de VLDLs.[62] O uso de incretinas (ou análogos de GLP-1), que aumentam a sensibilidade à insulina e promovem saciedade, tem sido aplicado no controle de obesidade em humanos e, mais recentemente, em felinos. Dois estudos placebo controlados avaliaram o uso de exanatide, um agonista GLP1, em gatos diabéticos em combinação com uso de insulina glargina e dieta com baixo teor de carboidrato. Apesar de não aumentar as taxas de remissão e nem nos índices glicêmicos, os gatos que utilizaram o fármaco tiverem maior perda de peso e necessitaram de menor dose de insulina quando comparado com o grupo controle.[62]

Dislipidemias

O termo dislipidemia, ou hiperlipidemia, refere-se ao aumento nos níveis de lipídios (colesterol e/ou triglicerídios) circulantes na corrente sanguínea. A hiperlipidemia de jejum é um achado anormal que tanto pode representar a produção acelerada quanto a degradação retardada de lipoproteínas.[57,63,64] Na SM, comum à obesidade em várias espécies, a concentração de lipoproteínas de baixa densidade (LDL) pode ser normal, porém a proporção de LDL pequenas e densas é maior. A concentração de HDL-colesterol encontra-se diminuída, e as proporções de HDL pequenas e densas permanecem aumentadas. As LDL pequenas e densas não são efetivamente captadas pelo receptor de LDL, aumentando, desse modo, sua permanência na circulação sistêmica e tornando maior o potencial de infiltração na parede arterial. As HDL pequenas e densas são rapidamente catabolizadas, conferindo diminuição significativa da concentração dessa fração lipoproteica. Alterações de caráter hormonal também refletem uma modificação importante do metabolismo lipídico. Assim, a concentração de colesterol na fração de LDL como um fator aterogênico tem sido amplamente explorada na literatura. O aumento da concentração plasmática de triacilglicerol (TAG) está frequentemente associado à diminuição do HDL-colesterol, considerado o principal fator protetor contra a doença aterosclerótica, devido aos seus efeitos antiaterogênicos. A HDL desempenha basicamente função inversa à da LDL, uma vez que se encontra envolvida no processo de remoção do colesterol excedente dos tecidos extra-hepáticos.[57,60] Níveis séricos de triglicerídios e colesterol elevados aumentam o risco do desenvolvimento de oftalmopatias, pancreatite, convulsões e doenças ateroscleróticas.[60]

Em cães e gatos, a hiperlipidemia caracteriza-se por ser, predominantemente, secundária a doenças ou a qualquer fator adquirido que afete o metabolismo lipídico. Na obesidade canina e felina, observa-se essa situação de dislipidemia, predominando o aumento de TAG, da VLDL e diminuição da HDL. Também, a elevação da leptina e a diminuição da adiponectina, observadas na obesidade canina e felina, favorecem esse panorama, na medida que diminuem a sensibilidade à insulina e favorecem a lipólise.[45,46,60]

De modo rotineiro, em medicina veterinária, não se determinam as frações específicas das lipoproteínas, porém já é relatado esse fracionamento por meio da cromatografia líquida em filtração em gel de alta resolução, no sistema FPLC (*fast protein liquid chromatography*).[60]

Doenças cardiovasculares

Com relação ao sistema cardiovascular, sabe-se que a obesidade em seres humanos está relacionada com o aumento da morbidade e da letalidade por doenças cardiovasculares associadas à hipertensão arterial, à hipertrofia cardíaca, aos distúrbios de condução elétrica, além de estados pré-trombóticos e aterogênicos.[4] As alterações cardíacas são primariamente relacionadas com a sobrecarga de volume sanguíneo decorrente do excesso de tecido adiposo.[4,44]

Segundo Jericó et al.,[4] a condição de obesidade acarreta alterações que sugerem aumento da pós-carga cardíaca com sofrimento do miocárdio, evidenciada pelo aumento da pressão arterial e pelas alterações do registro gráfico da condução elétrica ventricular. Estudos ecocardiográficos e necropsias de pacientes obesos revelam mudanças estruturais, como esteatose das células do sistema de condução, hipertrofia ventricular esquerda e direita, aumento de átrio esquerdo, além de obstruções coronarianas (Figura 203.2).[4] Muitas das evidências que ligam a adiposidade excessiva às doenças cardiovasculares foram descritas experimentalmente em cães.[4,57]

Apesar de a hipertensão arterial ocorrer em cães obesos, seu significado clínico parece ser discreto e bastante discutível. Ainda não está claro se essa diferença entre os humanos e os cães obesos é resultado de padrões diferentes de expressões das adipocinas.[39] De acordo com Chrysant,[65] que publicou uma revisão de literatura com dados compilados sobre fisiopatogenia e tratamento da hipertensão arterial relacionada a obesidade entre 2010 e 2018, a hipertensão arterial sistêmica representa cerca de 70% das complicações encontradas em pacientes obesos humanos. Dentre os mecanismos propostos para elucidar o desenvolvimento da hipertensão arterial, destacam-se alguns fatores principais: hiperleptinemia, ativação do sistema nervoso simpático e do sistema renina angiotensina aldosterona, a ação dos peptídios natriuréticos e a compressão renal por depósito de gordura intra-abdominal e retroperitoneal encontrados nesses pacientes. Pacientes obesos que apresentam aumento de gordura visceral, apresentam aumento de pressão intra-abdominal com compressão de veias renais, vasos linfáticos, ureteres e parênquima renal, pode haver incremento nos valores de pressão arterial em 35 a 40 mmHg. Dessa forma, torna-se essencial realizar controle de pressão arterial sistêmica em pacientes obesos, com possibilidade de o tratamento farmacológico ser associado ao programa de perda de peso corporal para o adequado controle de pressão. Além disso, é descrito que a perda de peso corporal em caninos obesos também demonstra melhora em parâmetros renais como creatinina, razão proteína e creatinina urinária e albumina urinária corrigida pela creatinina, em especial quando se compara com o momento anterior a perda de peso.[66]

Distúrbios metabólicos relacionados à obesidade (DMRO)

Em seres humanos, a combinação das condições de obesidade, especialmente visceral, de resistência insulínica ou intolerância à glicose, dislipidemias e hipertensão compreende o quadro de SM, condição associada a um estado inflamatório crônico e de risco aumentado para doenças cardiovasculares e DM2. Nesses indivíduos, também se observa elevação sérica da leptina, de citocinas pro-inflamatórias e diminuição da adiponectina. Em animais domésticos obesos, pode-se observar a ocorrência simultânea desses mesmos eventos (obesidade, resistência insulínica, dislipidemias e hipertensão) em parte da população, associando-se, porém, a desenlaces mórbidos diferentes. Nesse contexto, ainda é controverso o uso e a analogia direta do termo SM, e suas consequências, em outras espécies, que não o ser humano.

Nos equinos, essa condição está associada a maior incidência de laminites e alterações reprodutivas em éguas, e é denominada pela literatura especializada de "síndrome metabólica equina" (SME).[67] Em gatos, a obesidade aliada a essas disfunções citadas é considerada fator de risco preponderante para ocorrência de DM2, sendo a espécie considerada como modelo animal para a SM humana. Nesses felinos portadores de obesidade mórbida (OM), como proposto por Okada et al.,[46] observa-se aumento dos triglicerídeos e do amiloide sérico A (SAA), e diminuição da adiponectina, aliados à adiposidade visceral. Em cães obesos, cerca de 20% a 30% da população acometida apresenta o que se convencionou por chamar de distúrbios metabólicos relacionados à obesidade (DMRO ou ORMD, do inglês *obesity-related metabolic disfunction*), conforme apresentado por Tvarijonaviciute et al.,[45] em que se observa, além da obesidade, dois dos seguintes eventos: resistência insulínica, hiperlipidemia, hipertensão e diminuição da adiponectina, sugerindo que o DMRO pode estar associado a uma série de distúrbios mórbidos. No entanto, até o momento, nenhum estudo identificou qualquer associação direta entre esses distúrbios e doenças como DM e acidentes vasculares em cães, mas trabalhos mais recentes apontam maior predisposição para hepatopatias, hipertensão e hipertrofia ventricular.[56,68]

Neoplasias

Estudos epidemiológicos vêm demonstrando evidências da associação entre obesidade e câncer.[58] Um centro britânico especializado em pesquisa sobre câncer está tentando promover evidências convincentes sobre a associação entre obesidade e diversos tipos de neoplasias, como adenocarcinoma de esôfago, adenocarcinoma pancreático, carcinoma hepatocelular, carcinoma colorretal, carcinoma de bexiga urinária,

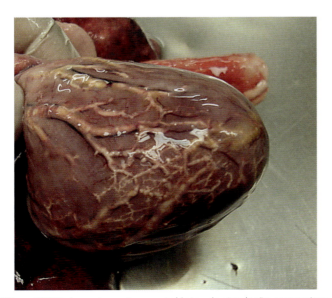

Figura 203.2 Aspecto anatomopatológico da circulação coronariana de cão obeso, evidenciando depósitos de gordura intravasculares. (Fonte: Claudia Ferreira dos Santos, 2006.)

carcinoma gástrico e adenocarcinoma renal.[58] Os mecanismos exatos sobre como a obesidade pode influenciar o desenvolvimento ou a progressão de neoplasias ainda são pouco esclarecidos. Acredita-se que uma grande variedade de proteínas, incluindo hormônios, fatores de crescimento celular, resposta imunológica, apoptose (morte celular programada) e citocinas inflamatórias, esteja envolvida nos diversos processos da gênese tumoral.[58] Acredita-se, também, que a leptina possa estimular fatores de crescimento (IGF-1) e outros secretagogos do hormônio de crescimento, promovendo proliferação e diferenciação celulares, estimulando angiogênese e a consequente formação de neoplasias.[44]

A insulina pode atuar como um agente mitogênico e vem sendo associada a diversos tipos de câncer.[58] Evidências epidemiológicas têm correlacionado câncer colorretal a resistência insulínica. Altas concentrações de citocinas produzidas pelo tecido adiposo, como TNF-α, interleucinas (IL-6) e baixas concentrações de adiponectina, têm efeitos deletérios na homeostase da glicose, promovendo resistência à insulina e consequente hiperinsulinemia.[58] A interação entre insulina, gordura corporal e sistema de liberação de fatores de crescimento (IGF) ainda não é totalmente compreendida. Acredita-se que o sistema de IGF possa mediar os efeitos da hiperinsulinemia, estimular proliferação, diferenciação e apoptose celular, tendo sido implicado na tumorogênese.[58] O alto índice de massa corporal representa um fator de risco em carcinomas inflamatórios mamários humanos e caninos, porém os mecanismos exatos ainda permanecem desconhecidos. A leptina pode estimular o crescimento de células epiteliais mamárias normais, células tumorais e promover angiogênese.[42]

O espectro geral das doenças e alterações funcionais associadas à obesidade está disposto no Quadro 203.3.

DIAGNÓSTICO E DIAGNÓSTICO DIFERENCIAL

O diagnóstico da obesidade geralmente é feito por inspeção direta. Cães e gatos devem ter costelas facilmente palpáveis em configuração de ampulheta, quando vistos de cima. Incapacidade de palpar as costelas e depósitos de gordura facilmente palpáveis na base da cauda, sobre os quadris ou na área inguinal sugerem obesidade. A relação entre o peso corporal e o peso ideal do animal, também conhecida como peso corporal relativo, é utilizada para diagnosticar obesidade, parâmetro esse mais fácil de ser mensurado que a gordura corporal. Considera-se um bom indicador do peso de um animal aquele apresentado quando ele atinge a idade adulta, logo após a puberdade.[4]

A obesidade de um animal também pode ser avaliada por alguns métodos, como o mapeamento por ressonância magnética, a tomografia computadorizada, a DEXA,[69] a hidrodensitometria, a determinação da água corporal total por diluição de isótopos, as concentrações do potássio corporal total, a ultrassonografia e a impedância bioelétrica, que, porém, ainda não são rotineiramente aplicadas no cotidiano da medicina veterinária. Podem-se, também, usar outros parâmetros clínicos na avaliação da condição corporal do animal, como o escore de condição corporal (ECC) e a análise morfométrica (AM), em que são determinadas as dimensões da circunferência pélvica (CP), a distância entre o ligamento patelar médio e a tuberosidade do calcâneo (circunferência lateral [CL]) e o peso corporal (PC).[4,70] Essas medidas são utilizadas para determinar a porcentagem de gordura corporal (%GC) (Figura 203.3). Em cães, depósitos de gordura podem ser observados, principalmente, no tecido subcutâneo e nas regiões torácica, lombar e coccígea, assim como na intra-abdominal.[4]

Com relação ao ECC, sabe-se que sua apresentação é dividida em estágios da condição corporal (escore 1 ao 9) tanto para cães quanto para os felinos, assim descritos por Laflamme (1997)[71] (Quadros 203.4 e 203.5):

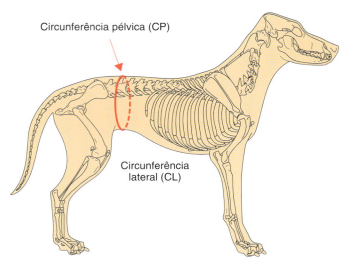

Figura 203.3 Medidas morfométricas em cão, aplicáveis à mensuração da porcentagem de gordura corporal (%GC). Adaptada de Burkholder e Toll.[70] * = %GC = – 0,0034 × (CL) 2 + 0,0027 × (CP) 2 – 1,9/PC. CP: circunferência pélvica ou cintura abdominal; CL: altura ou distância à patela e ao calcâneo.

O escore de condição corporal (ECC) correlaciona-se com a porcentagem de gordura corporal %GC), Quadro 203.4. Utilizando o ECC (escala de 1 a 9 pontos), cada aumento no ECC equivale a 5% de aumento na %GC do animal. Para cada ECC maior do que 5, cada aumento de ECC equivale a 10% de sobrepeso. Atualmente utiliza-se de forma mais frequente na rotina clínica o ECC (escala de 1 a 9 pontos).[76]

Além do ECC, o escore de condição muscular ou escore de massa magra (EMM), também deve ser avaliado concomitantemente durante o exame físico. A avaliação da massa muscular engloba o exame visual e a palpação por sobre os ossos temporais, escápulas, vértebras lombares e ossos pélvicos. A determinação da condição muscular é importante pois a perda muscular é maior em pacientes portadores da maioria das doenças crônicas e agudas. O ECC e o EMM não estão diretamente relacionados, uma vez que o paciente pode estar acima do peso, mas, ainda assim, ter perda de musculatura significativa, devendo ser avaliado com mais cautela, buscando associação com outras comorbidades.[12]

O escore de massa muscular é dividido em escala de quatro pontos, conforme descrição a seguir (Figura 203.5):

- Escore 3 – nenhuma perda de massa muscular nas regiões da escápula, vértebras lombares, crânio e ílio
- Escore 2 – suave perda de massa muscular, caracterizada por ligeira diminuição de musculatura palpável nas regiões da escápula, vértebras lombares, crânio e ílio
- Escore 1 – moderada perda de massa muscular, caracterizada por diminuição claramente visível de musculatura palpável nas regiões da escápula, vértebras lombares, crânio e ílio
- Escore 0 – acentuada perda de massa muscular, caracterizada por grande perda de musculatura palpável nas regiões da escápula, vértebras lombares, crânio (região parietal) e ílio.

A avaliação da condição corporal ou medida obtida por DEXA é considerada padrão-ouro nos estudos de validação de métodos e equações para a avaliação da composição corporal e, principalmente, por ser uma das técnicas densitométricas não invasivas mais usadas no mundo para determinação da densidade óssea. Essa técnica utiliza fótons em

QUADRO 203.4 Escore de condição corporal em cães (escore 1 a 9).

Subalimentado

Escore 1 — Costelas, vértebras lombares, ossos pélvicos e todas as saliências ósseas e visíveis à distância. Não há gordura corporal aparente. Perda evidente de massa muscular

Escore 2 — Costelas, vértebras lombares, ossos pélvicos facilmente visíveis. Não há gordura palpável. Algumas outras saliências ósseas podem estar visíveis. Perda mínima de massa muscular

Escore 3 — Costelas facilmente palpáveis podem estar visíveis sem gordura palpável. Visível o topo das vértebras lombares. Os ossos pélvicos começam a ficar visíveis. Cintura e reentrância abdominal evidentes

Ideal

Escore 4 — Costelas facilmente palpáveis com mínima cobertura de gordura. Vista de cima, a cintura é facilmente observada. Reentrância abdominal evidente

Escore 5 — Costelas palpáveis sem cobertura de gordura. Cintura observada por trás das costelas, quando vista de cima. Abdome retraído quando visto de lado

Sobrealimentado

Escore 6 — Costelas palpáveis com leve excesso de cobertura de gordura. A cintura é visível quando observada de cima, mas não é acentuada. Reentrância abdominal aparente

Escore 7 — Costelas palpáveis com dificuldade. Pesada cobertura de gordura. Depósitos de gordura evidentes sobre a área lombar e base da cauda. Ausência de cintura ou apenas visível. A reentrância abdominal pode estar presente

Escore 8 — Impossível palpar as costelas situadas sob cobertura de gordura muito densa ou palpáveis somente com pressão acentuada. Pesados depósitos de gordura sobre a área lombar e base da cauda. Cintura inexistente. Não há reentrância abdominal. Poderá existir distensão abdominal evidente

Escore 9 — Maciços depósitos de gordura sobre o tórax, espinha e base da cauda. Depósitos de gordura no pescoço e membros. Distensão abdominal evidente

Fontes: Sistema de avaliação da condição corporal desenvolvido no Centro Nestlé Purina de Pesquisa e Desenvolvimento (Nestlé Purina Pet Care Center, validado por Laflamme.);[71,72] Mawby D, Barlges JW, Mayers T et al.[73]

| **QUADRO 203.5** | Escore de condição corporal em felinos (escore 1 a 9). |

Subalimentado

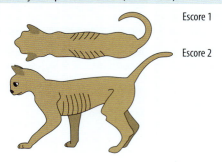

Escore 1 — Costelas visíveis nos gatos de pelo curto. Nenhuma gordura palpável. Acentuada reentrância abdominal. Vértebras lombares e asa do ilíaco facilmente palpáveis

Escore 2 — Costelas facilmente visíveis em gatos de pelo curto. Vértebras lombares são observadas com mínima massa muscular; reentrância abdominal. Não há presença de gordura palpável

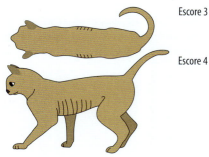

Escore 3 — Costelas facilmente palpáveis apresentam uma cobertura mínima de gordura. As vértebras lombares são visíveis. Cintura evidente depois das costelas. Mínimo de gordura abdominal

Escore 4 — Costelas palpáveis com mínima cobertura de gordura. Cintura perceptível atrás das costelas. Mínima gordura abdominal

Ideal

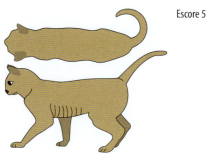

Escore 5 — Bem proporcionado. Cintura visível depois das costelas. Costelas palpáveis com pequena cobertura de gordura. Panículo adiposo abdominal mínimo

Sobrealimentado

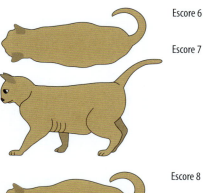

Escore 6 — Costelas palpáveis com mínima cobertura de gordura. Cintura e gordura abdominal visíveis, mas não óbvios

Escore 7 — Dificuldade de palpar as costelas que têm moderada cobertura de gordura. A cintura não é muito evidente. Arredondamento óbvio do abdome. Moderado panículo adiposo abdominal

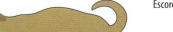

Escore 8 — Costelas não palpáveis, com excesso de cobertura de gordura. Cintura ausente. Arredondamento abdominal e presença de gordura visível. Presença de depósitos de gordura lombar

Escore 9 — Impossível palpar as costelas que se encontram sob espessa cobertura de gordura. Pesados depósitos de gordura na área lombar, face e membros. Distensão do abdome e ausência de cintura. Amplos depósitos abdominais de gordura

Fonte: Sistema de avaliação da condição corporal desenvolvido no Centro Nestlé Purina de Pesquisa e Desenvolvimento (Nestl. Purina Pet Care Center, validado por Laflamme.).[71,74,75]

QUADRO 203.6	Relação do ECC com % de gordura corpórea (GC) e % sobrepeso.		
Escala de 9 pontos	Escala de 5 pontos	% GC*	% Sobrepeso
4	2,5	15 a 19	ideal
5	3	20 a 24	–
6	3,5	25 a 29	10%
7	4	30 a 34	20%
8	4,5	35 a 39	30%
9	5	40 a 45	40%
> 9	> 5	> 45	> 40%

*%GC: % gordura corpórea = peso atual × (100 − %GC) ÷ 0,8 (sendo a massa magra considerada 80% do peso ideal, assumindo 20% de GC). Adaptado de Cline et al.[76]

dois níveis de energia (raios X) que, ao se chocarem com os diferentes tecidos corporais como o tecido ósseo mineral, o tecido lipídico e a massa magra de cada paciente, serão digitalizados sob a forma de *pixels*. Dessa maneira, algoritmos devem ser utilizados para calcular a quantidade e o tipo de tecido em cada *pixel* digitalizado. Similar a outras técnicas de composição corporal, a DEXA parte do pressuposto de que a massa magra é uniformemente hidratada a 0,73 mℓ de água/g. Estudos anteriores já haviam validado a DEXA para análise de condição corporal em cães, com resultados precisos, mas com algumas limitações, principalmente por estar disponível somente em poucos centros hospitalares de referência.[69]

A bioimpedância elétrica é um método seguro, não invasivo, rápido e portátil para a estimativa de condição corporal em cães, gatos e humanos. Essa técnica avalia a composição corporal pela capacidade de condutibilidade de uma corrente elétrica aplicada no corpo. Os líquidos corporais e os eletrólitos são responsáveis por essa condutibilidade da corrente elétrica, e o tecido adiposo apresenta menor hidratação em comparação à massa magra. Desse modo, quanto maior a proporção de tecido adiposo, menor será o volume de condutibilidade da corrente elétrica e maior será a medida da impedância detectada para a passagem da corrente.[69]

De acordo com os resultados do estudo de German et al.,[69] o monitor de bioimpedância apresentou boa precisão em cães obesos. Houve associação significativa entre os resultados obtidos pelo método DEXA e pelo monitor de bioimpedância, porém essa associação foi menor quando comparada aos resultados obtidos entre o DEXA e o escore de condição corporal.[69]

O diagnóstico diferencial da obesidade deve ser feito com o hipotireoidismo, o hiperadrenocorticismo e a acromegalia.[20]

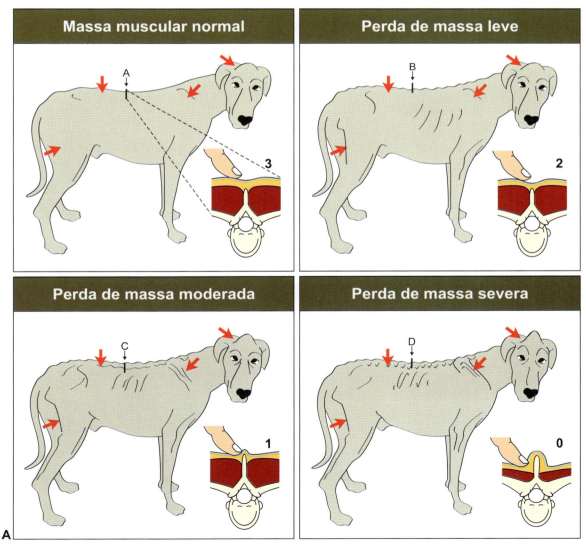

Figura 203.4 A. Escore de massa magra em cão.[12] (*continua*)

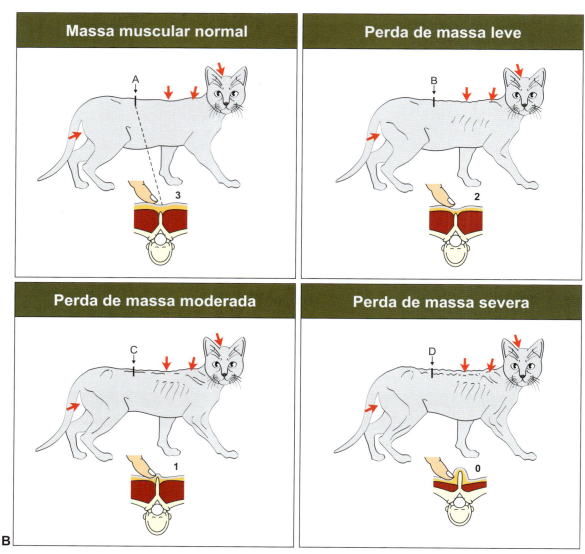

Figura 203.4 (*Continuação*) **B.** Escore de massa magra em gatos.[12]

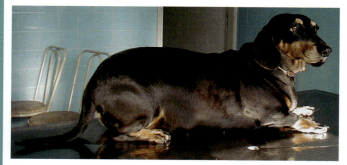

Figura 203.5 Cadela obesa, raça Teckel, 5 anos, castrada, com ECC = 9 e %GC = 33.

TRATAMENTO

Com relação aos recentes avanços no entendimento das bases genéticas da obesidade, o excesso na alimentação e ingestão energética mal-balanceada permanecem o maior elemento na origem e na manutenção do sobrepeso e da obesidade.

Dessa forma, a restrição calórica é pilar fundamental na abordagem à obesidade. Para que a perda de peso tenha sucesso, é

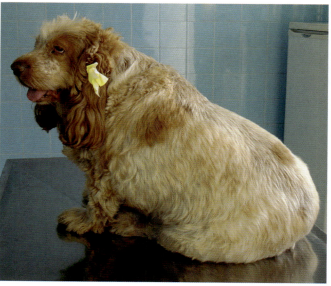

Figura 203.6 Cão obeso, raça Cocker Spaniel, 3 anos, castrado, com ECC = 9 e %GC = 38.

necessário a adesão do tutor a um programa de manejo alimentar baseado em menor oferta de alimentos, aliada à consciência do tutor de que seu *pet* está acima do peso, a educação sobre as consequências que o sobrepeso e a obesidade podem ocasionar e fatores emocionais e comportamentais que deverão ser superados. A comunicação entre tutor e veterinário é essencial para a implementação da restrição alimentar.[77]

A comunicação com o tutor durante todo o período de perda de peso é essencial para o sucesso do processo. Demonstrar todas as opções nutricionais e seus benefícios envolve o tutor na escolha do alimento e promove maior aceitação no programa. As recomendações devem ser claras e deve-se checar se o tutor entendeu todas as orientações a serem seguidas.[76]

Associada ao fator dieta, sabe-se também que a prática de atividades físicas regulares, principalmente aeróbicas, é fundamental para a manutenção da perda de peso a longo prazo, além de minimizar a perda de massa magra.[78]

Dieta de restrição calórica

Alguns estudos afirmam que o efeito da composição da dieta, ou seja, o tipo de nutriente de escolha de uma dieta, pode interferir no controle do apetite. Esse, por sua vez, é um mecanismo sensorial importante na definição do controle da ingestão de alimentos que também pode estar associado às preferências alimentares, à distribuição do nutriente nas dietas, às preferências inatas de sabor, à resposta pós-prandial do nutriente no plasma, à disponibilidade e à variedade alimentar.[79]

A adição de outros alimentos a uma dieta previamente balanceada, como a ração comercial, pode aumentar a densidade calórica do alimento.[4] Além disso, a administração de petiscos ou de substitutos alimentares como forma de interação social e afetiva entre o proprietário e o cão pode levar ao consumo excessivo de nutrientes, de modo a exceder as necessidades energéticas do animal.[17]

Um dos objetivos principais de um programa de redução de peso nos animais domésticos é minimizar a perda de tecido corporal magro ao diminuir o conteúdo de gordura corporal. Ao utilizar qualquer dieta pobre em calorias, em cães e gatos que necessitam perder peso, é necessário controlar estritamente o volume do alimento administrado. A vantagem de seguir uma dieta redutora de peso reside em que é possível administrar maior volume de alimento com menor quantidade de calorias e menor risco de produzir um transtorno nutricional.[76-78]

Cálculo da quantidade de calorias a serem ingeridas

Existem diversas fórmulas disponíveis para o cálculo da estimativa dos requerimentos energéticos de manutenção diários (ou energia metabolizável) para cães e gatos. A seguir, serão disponibilizadas duas delas, de acordo com Brook *et al.*,[78] porém outras podem ser usadas para a mesma finalidade. O cálculo do requerimento energético diário (RED) fundamenta-se no requerimento energético em repouso (RER) de um animal, modificado por um fator que leva em consideração sua atividade ou produção (p. ex., crescimento, gestação, lactação ou trabalho). O RER é calculado elevando o peso corporal do paciente a uma potência de 0,75. Deve-se lembrar que esses valores de requerimento energético devem ser utilizados como guias, ou ponto de partida, para o cálculo energético de cada animal, e não como valores absolutos. As fórmulas para obtê-los são:

RER (kcal/dia) $= 70 \times$ (peso [kg])^{0,75} ou

RER (kcal/dia) $= 30 \times$ (peso [kg] $+ 70$)
(evitar em pacientes < 2 kg ou > 25 kg)

RED (kcal/dia) $=$ RER $\times$ fator *status* de vida

O fator *status* de vida deve ser estimado de acordo com o Quadro 203.5.

QUADRO 203.7 Fator *status* de vida para base de cálculo do requerimento energético diário (RED).

Fator *status* de vida	Felinos	Caninos
Adultos castrados	1,2 a 1,4	1,4 a 1,6
Adultos inteiros	1,4 a 1,6	1,6 a 1,8
Sedentários	1	1 a 1,2
Perda de peso	0,8	1
Gestação	1,6 a 2	3
Lactação**	2 a 6	3 a 6
Crescimento	2,5	< 4 m: 3,0/> 4 m: 2,0
Trabalho		Leve: 1,6 a 2 Moderado: 2 a 5 Intenso: 5 a 11

m: meses; *Nos últimos 21 dias; **Baseado no número de filhotes e semanas de lactação. Adaptado de Cline *et. al.*[76]

Escolha do alimento

A dieta recomendada para perda de peso deve atender a todas as necessidades de nutrientes essenciais (proteínas, ácidos graxos, vitaminas e minerais) para a quantidade a ser ofertada aos animais.[77] As dietas com foco na perda de peso podem conter estratégias na composição de proteínas, gorduras, carboidratos, fibras e na umidade.

Proteínas

Uma alimentação hiperproteica reduz em 30% a perda de massa magra comparativamente a uma alimentação clássica. As proteínas utilizadas como fonte de energia beneficiam-se de um rendimento energético menor do que os glicídios. Com efeito, antes de entrar no ciclo de Krebs, os aminoácidos têm de passar por descarboxilação e desaminação; em seguida, o organismo tem de consumir energia para metabolizar os radicais nitrogenados sob a forma de ureia; esse gasto é considerado no cálculo da energia metabolizável indicada nas embalagens. Mas, entre essa última e a energia efetivamente disponível para a célula (sob a forma de trifosfato de adenosina [ATP]), ocorre um desperdício variável de acordo com os nutrientes. Para as proteínas, esse desperdício é muito importante. Dessa maneira, a energia líquida depende de aminoácidos constituintes e do seu nível de entrada no ciclo de Krebs. Em média, 1 g de proteínas fornece menos de 30% de energia líquida do que 1 g de amido, embora ambos os nutrientes sejam equivalentes em energia metabolizável. No homem, a saciedade conferida pelas proteínas depende da sua composição em aminoácidos.[80] Provavelmente esse fenômeno também ocorra nos cães, mas será alvo de futuras investigações dos pesquisadores.[80] Segundo o NRC[81] o requerimento proteico de 3,28 g/P(kg)0,75 em cães e 4,96 g/P(kg)0,67 em gatos é necessário para manutenção de massa magra e, portanto, a avaliação da quantidade proteica da dieta é necessária.

Gorduras e carboidratos

A diminuição do conteúdo de gorduras na dieta do animal produz um descenso tanto da densidade calórica como do sabor. As dietas comerciais com baixo conteúdo em gorduras contêm entre 8 e 11% de gordura em matéria seca. A diminuição da proporção de gordura deve ser suficiente, a ponto de diminuir a densidade calórica da alimentação, mantendo, ao mesmo tempo, sabor e nível de ácidos graxos adequados. Nesse tipo de dieta pobre em gorduras, os carboidratos hidrolisáveis de alta qualidade são uma fonte excelente de energia. Assim, menos da metade de sua densidade calórica está na forma de gordura. Além disso, esses carboidratos produzem maior resposta termogênica e não produzem aumento no volume e na frequência de defecação.[77]

Fibras

As dietas que contêm quantidade de gordura reduzida e aumento na quantidade de fibra não digestível produzirão diminuição na ingestão energética voluntária e na assimilação da dieta, o que, por sua vez, conduzirá à perda de peso. Deve-se ressaltar, também, que a ingestão excessiva de fibras pode produzir efeitos secundários, por exemplo, reduzir a ingestão e a disponibilidade de nutrientes, como cálcio, zinco e ferro, produzindo aumento da eliminação fecal de nutrientes e da excreção do nitrogênio.[77] O aumento do consumo de fibras também causa maior produção de gás, do volume fecal e da frequência de defecação.[77] Em resumo, o conteúdo de fibra de uma dieta que objetiva restrição calórica deve conter aproximadamente ≥ 10% em matéria seca.

Umidade

A administração de alimentação úmida apresenta algumas vantagens, principalmente em relação aos felinos, pois o aumento da quantidade de água na dieta, aumenta o volume de alimento a ser oferecido e reduz o consumo calórico. As dietas úmidas são caracterizadas por apresentarem menor teor de carboidratos, o que favorece a perda de peso.[62]

Tipos de dietas

Dietas comerciais normais

As dietas comerciais não formuladas para perda de peso geralmente não têm o conteúdo nutricional adequado quando são realizadas restrições alimentares;[77] porém, um trabalho realizado por pesquisadores franceses observou que perda de peso pode ser alcançada com dietas *light*, em animais com excesso de peso, sem comprometimento dos valores de vitaminas e minerais, o que pode facilitar a adesão dos tutores, pois as dietas terapêuticas têm um custo mais elevado. Em contrapartida, esse estudo não avaliou a restrição em animais obesos que necessitariam de uma restrição calórica maior.[82]

Dietas terapêuticas

As dietas comerciais formuladas especificamente para a perda de peso têm níveis lipídicos menores que 8 a 10% de gordura quando comparadas com as dietas normais, além disso, apresentam níveis elevados de proteína, favorecendo a manutenção da massa magra, e têm, também, níveis de vitaminas e minerais que não sofrem alterações mesmo em restrições alimentares. As dietas terapêuticas também podem conter elevados valores de fibra para diminuir a densidade calórica e promover maior saciedade.[78]

Dieta caseira

As dietas caseiras permitem a elaboração personalizada de acordo com o paladar do paciente, além de serem mais palatáveis. Muitas receitas podem ser encontradas em *websites* ou vendidas comercialmente, porém a maioria dessas receitas, quando avaliadas, não tem valores nutricionais balanceados.[78] A alimentação com dieta caseira requer um maior comprometimento do tutor, uma vez que trocar os alimentos da receita sem reformulação torna a dieta incompleta e desbalanceada, devendo sempre ser supervisionada e acompanhada por um veterinário nutricionista.[82]

Guloseimas

As guloseimas e petiscos comerciais podem ser incluídos no plano alimentar desde que não ultrapassem 10% do total de calorias diárias recomendadas, para que não haja déficit nutricional, assim como os alimentos utilizados para administrar medicações, podendo ser calculado 5% para guloseimas e 5% para administração de medicações do total de calorias a serem fornecidas diariamente.[77]

Técnicas para auxiliar na restrição alimentar

O uso de comedouros menores reduz a sensação de pouco alimento na percepção do tutor, o que facilita a continuidade do plano de restrição alimentar. Em um trabalho em que os gatos sofreram restrição alimentar, houve um aumento na velocidade e na quantidade da ingestão alimentar logo na primeira refeição, quando comparado ao grupo controle, em que recebiam alimentação *ad libitum*. A restrição calórica acarretou um aumento nas interações agonísticas (ou seja, brigas) nos períodos que antecediam a refeição; portanto, estratégias alimentares durante o período de restrição calórica devem ser utilizadas para facilitar a adesão do tutor ao programa de perda de peso, como alimentar os animais separadamente em casas com muitos animais, dividir as refeições em pequenas porções ao longo do dia e incluir o uso de alimentadores que diminuem a velocidade de alimentação para que aumente o tempo de ingestão dos alimentos.[77] Também estão disponíveis no mercado comedouros automatizados que liberam a quantidade de alimento de acordo com um sensor colocado em cada animal.

Monitoramento

O acompanhamento é essencial para verificar se o plano alimentar está sendo efetivo. Um contato na primeira semana de tratamento deve ser realizado para avaliar dificuldades encontradas, como fome ou comportamentos agressivos, não aceitação da nova dieta, frustração ou ansiedade do tutor em relação a dieta escolhida, presença de membros na casa que não contribuem para a dieta. O paciente deve ser avaliado a cada 2 a 4 semanas até atingir o peso ideal. A existência de diferentes graus de obesidade nos animais obriga que as recomendações de perda de peso sejam expressas em porcentagem do peso corporal perdido ao fim de 1 semana, e não como uma perda determinada de peso. A perda de peso deve ser gradativa, sendo o ideal a perda de 1 a 2% por semana em cães e 0,5 a 2% por semana em gatos.[77]

% perda de peso/semana = (quantidade de peso perdido/peso atual × 100/número de semanas)

Se o percentual de perda de peso não estiver dentro do esperado, deve-se avaliar a possibilidade de não adesão à dieta ou outras influências que podem interferir na perda de peso. Se nenhuma interferência estiver ocorrendo, pode-se reduzir de 10 a 20% da quantidade de calorias diárias e/ou instituir outras atividades físicas e recalcular a nova meta de peso. Os pacientes, em geral, podem tolerar restrições de até 60% do RER sobre o peso ideal sem efeitos adversos. Ao atingir o peso ideal, deve-se recalcular a quantidade de RED e uma dieta de manutenção deve ser escolhida; porém, esse paciente terá necessidades energéticas menores mesmo após atingir o ECC ideal.[78] De acordo com a experiência dos autores deste capítulo, a dieta de restrição calórica, quando bem elaborada no seu conteúdo energético e nutricional e contando com a adesão fidedigna do proprietário, é ainda a melhor e mais segura forma de promoção da redução de peso do paciente obeso (Figuras 203.7 e 203.8).

Atividade física

Há muito tempo já se sabe que a inatividade física está associada ao excesso de peso corporal e ao risco de doenças cardiovasculares. Paralelamente à associação da inatividade física à deposição de gordura, preferencialmente no compartimento

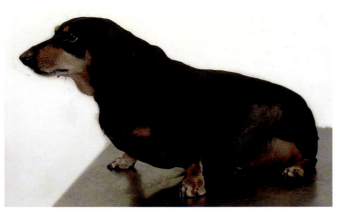

Figura 203.7 Cadela da raça Teckel, obesa, com ECC = 9 e %GC = 29, antes da dieta de restrição calórica.

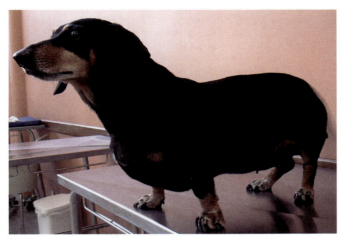

Figura 203.8 Cadela da raça Teckel, obesa, com ECC = 7,5 e %GC = 20, 6 meses, após a dieta de restrição calórica.

visceral, há evidências de que o exercício crônico esteja associado à redução de gordura intra-abdominal.[83] Hoje está muito difundido, na literatura científica, o papel protetor da atividade física para uma série de doenças, em especial as metabólicas e as cardiovasculares.

Segundo o Surgeon General's Report on Physical Activity and Health,[83] existe a recomendação de que os seres humanos acumulem 30 minutos de atividade física moderada na maior parte dos dias da semana.

Os efeitos dessa prática são múltiplos: auxiliar na manutenção do peso corporal; aumentar a sensibilidade à insulina; reduzir os níveis de pressão arterial e elevar os níveis de HDL-colesterol, reduzindo o risco de diabetes *mellitus* e doença cardiovascular; provocar hipertrofia da musculatura esquelética; reduzir a perda de massa óssea; favorecer a resposta imune, além de atenuar a depressão e a ansiedade e determinar o bem-estar. O planejamento da atividade física deve levar em consideração a duração, intensidade e o tipo de exercício físico.[18]

De acordo com Lusby e Kirk,[8] caminhadas em torno de 20 a 30 minutos, 3 a 4 vezes/semana, são um bom método de perda de calorias para os cães. Em geral, os cães gastam aproximadamente 1,1 Kcal/kg/km realizando uma caminhada na velocidade de 10 a 15 min/km. Para cães com dificuldades ortopédicas ou com mobilidade limitada, deve-se considerar exercícios de baixo impacto como a natação e terapias de reabilitação.[78] Com relação aos felinos domiciliados, que têm estilo de vida sedentário, recomenda-se estimular a atividade com brinquedos, objetos, plataformas e barreiras dentro do domicílio, uma vez que dificilmente esses animais realizarão atividade física como os cães.[78]

Os benefícios do treinamento físico, em grande parte, são atribuídos às modificações na hemodinâmica e na composição corporal, que resultam em melhora na ação da insulina.[83]

Alguns estudos mostraram que o aumento na atividade física está associado à redução da leptinemia, que pode ser atribuída à elevação das catecolaminas e à queda da insulinemia em decorrência da maior sensibilidade à leptina.[83] Com relação à adiponectina, sua resposta à atividade física é controversa. Agudamente parece não haver alteração de seus níveis; porém, após um período de treinamento, o aumento de seus níveis foi encontrado. Até o momento, também não se evidenciou alteração nos níveis de TNF-α com a prática de atividade física.[83]

Tratamento farmacológico da obesidade

O entendimento de alguns conceitos básicos é crucial em qualquer discussão sobre a utilização de medicamentos antiobesidade. O primeiro desses conceitos dita que qualquer medicação somente deve ser empregada conjuntamente à dieta de restrição calórica e mudança do estilo de vida. Outro ponto fundamental é ressaltar que os fármacos antiobesidade não curam a obesidade e, portanto, a escolha do paciente e da medicação deve ser criteriosa, por meio de acompanhamento médico constante. Por fim, é preciso lembrar que a resposta farmacológica é individual e que, após a suspensão do medicamento, pode ocorrer novamente ganho de peso.[84]

As estratégias para o controle da obesidade em todo o mundo vêm sendo direcionadas para a diminuição da quantidade de energia ingerida (controle da dieta) e o aumento da energia gasta (atividade física). Essa meta se torna eficaz quando realizada por completo e precocemente;[1] entretanto, pode ser difícil de ser conseguida por conta de comportamentos individuais e sociais, metabólicos e hormonais da obesidade em muitos cães e gatos. Nos seres humanos, as opções de manejo da obesidade incluem controle dietético, exercício físico, mudanças comportamentais de estilo de vida, terapias farmacológicas e cirurgias. Até o presente momento, não foram relatadas na literatura terapias cirúrgicas como parte de um programa de redução de peso em animais domésticos.[1]

Nos felinos, atualmente não há nenhum tratamento farmacológico seguro e eficaz no controle da obesidade.[1] Com relação aos cães, o único fármaco, até o presente momento, que teve o uso regulamentado e liberado, nos EUA, pelo órgão governamental FDA, a partir do ano de 2007, foi o dirlotapide (Slentrol®); já na Europa, o mitratapide (Yarvitan® – Janssen Pharmaceutica N.V. – Beerse – Bélgica.) foi liberado pela comissão europeia (European Medicines Agency Veterinary Medicines [EMEA]).

Dirlotapide

É um agente farmacológico mais recentemente utilizado no tratamento da obesidade em cães. Agente inibidor microsomal (intestinal) seletivo da proteína de transferência dos triglicerídios (MTP).[1] O dirlotapide reduz a absorção de gordura no intestino, retardando o agrupamento de ácidos graxos e proteínas em quilomícrons, processo esse mediado pela MTP no citoplasma dos enterócitos. O resultado da inibição da MTP é a redução da absorção de gordura do lúmen intestinal, mas esta representa apenas uma pequena fração (aproximadamente 10%) sobre os efeitos do dirlotapide na perda de peso.[1] O acúmulo intracelular de gordura, de modo associado à inibição da MTP, libera na circulação sistêmica o PYY, oriundo dos enterócitos. O PYY é um potente hormônio supressor de apetite e promotor de saciedade, atuando no hipotálamo e em outros centros cerebrais que regulam a ingestão alimentar. Sua ação primária é a redução do apetite. Em alguns ensaios clínicos com cães de proprietários selecionados, o dirlotapide reduziu em aproximadamente 10% a ingestão alimentar.[1]

Dessa maneira, como a absorção de gordura é feita dentro dos enterócitos, a esteatorreia e outros efeitos colaterais relacionados com a má absorção de gordura são pouco relatados.[1]

Mitratapide

Tem mecanismo de ação semelhante ao do dirlotapide. É um agente inibidor microssomal (intestinal) seletivo da proteína de transferência dos triglicerídios (proteína geralmente envolvida na absorção de gorduras da dieta-MTP). Devido a sua ação, a gordura oriunda da dieta é direcionada para o interior dos adipócitos, liberando na circulação sanguínea peptídios gastrintestinais que promovem saciedade.[85] Assim, o mitratapide exerce efeito na redução do apetite e aumenta a sensibilidade à insulina. Os principais efeitos colaterais são vômito, diarreia e fezes amolecidas, que desaparecem sem a necessidade de tratamento.

Fibratos

São ligantes naturais do receptor ativado por proliferador de peroxissomos alfa (PPAR-α) que se expressam preferencialmente em tecidos onde os ácidos graxos livres são oxidados, como fígado, músculo, rim e coração. A ativação do PPAR-α leva à expressão de genes envolvidos na oxidação das lipoproteínas e ácidos graxos no fígado e nos músculos. Seu principal efeito é reduzir as lipoproteínas ricas em triglicerídios. Os fibratos aumentam a captação e a oxidação dos ácidos graxos livres devido a uma maior atividade da enzima lipase lipoproteica no fígado, levando a uma melhora da sensibilidade insulínica. Os principais representantes dessa classe de fármacos são o fenofibrato, o ciprofibrato, o bezafibrato e a genfibrozila, os quais podem ser usados com segurança em cães.[84] O efeito hipolipidemiante do bezafibrato em cães já foi demonstrado após 30 dias de uso contínuo.[86]

PREVENÇÃO

A prevenção da obesidade deve sempre ser prioridade do médico-veterinário;[82] foi relatado que a necessidade energética diária de cães com doenças concomitantes diminui 9,8 kcal/P0,75 a cada ponto de aumento na ECC de 9 pontos.

No momento da castração, os animais tendem a aumentar a ingestão calórica, aliada à diminuição do gasto energético, o que promove o ganho de peso se a quantidade de calorias ingeridas não for recalculada para o novo *status* metabólico Além do reajuste na quantidade de calorias ingeridas, alterações na composição da dieta também são recomendadas, como aumento nos níveis de proteína e fibra, e redução de gorduras e carboidratos.[87]

A manutenção de uma microbiota intestinal saudável tem recebido grande importância de estudo em diversas doenças. Diversas pesquisas associaram a disbiose com a obesidade, doenças metabólicas, neoplasias, disfunções neurológicas, entre outras. Há muitas formas das disbioses influenciarem no trato gastrintestinal, assim como há várias formas de quantificar e qualificar a microbiota intestinal. A dieta pode alterar a composição do microbioma assim como doenças, principalmente relacionadas ao trato gastrintestinal. O uso de antibióticos, prebióticos e probióticos também pode afetar o microbioma intestinal.[88] Apesar da necessidade de mais estudos sobre o microbioma e a metabolomica intestinal, possibilidades terapêuticas podem contribuir para prevenção da obesidade.

REFERÊNCIAS BIBLIOGRÁFICAS

1. Zoran DL. Obesity in dogs and cats: a metabolic and endocrine disorder. Vet Clin North Am Small Anim Pract. 2010;40:221-39.
2. Marques-Lopes I, Marti A, Moreno-Aliaga MJ, Martínez A. Aspectos genéticos da obesidade. Rev Nutr. 2004;17(3).
3. Markwell PJ, Butterwick RF. Obesity. In: Wills JM, Simpson KW. El libro Waltham de nutrición clínica del perro y el gato. 1. ed. Zaragoza: Acribia S.A.; 1995. p. 153-69.
4. Jericó MM, Machado FLA, Silva MBFP. Avaliação cardiovascular em cães obesos: mensuração da pressão arterial e achados eletrocardiográficos. Rev Clin Vet. 2006;XI(61):66-72.
5. Suplicy H, Vieira AR, Godoy-Matos AF. Excesso de peso, obesidade e síndrome metabólica. In: Godoy-Matos AF. Síndrome metabólica. São Paulo: Atheneu; 2005. p. 55-64.
6. Radin MJ, Sharkey LC, Holycross BJ. Adipokines: a review of biological and analytical principles and an update in dogs, cats, and horses. Vet Clin Pathol. 2009;38(2):136-56.
7. Kil DY, Swanson KS. Endocrinology of obesity. Vet Clin North Am Small Anim Pract. 2010;40:205-19.
8. Lusby AL, Kirk CA. Obesity. In: Bonagura JD, Twedt DC, editors. Current veterinary therapy XIV. Missouri: Saunders Elsevier; 2009. p. 191-5.
9. Hermsdorff HHM, Monteiro JBR. Gordura visceral, subcutânea ou intramuscular: onde está o problema? Arq Bras Endocrinol Metab. 2004;48(6):1-19.
10. Diez M, Nguyen P. Obesity: epidemiology patophysiology and management of the obese dog. In: Pibot P, Biourge V, Elliott D, ed. Encyclopedia of canine clinical nutrition. Ed. Royal Canin; 2006. p. 2-57.
11. Gallagher EJ, Leroith D, Karnieli E. The metabolic syndrome – from insulin resistance to obesity and diabetes. Endocrinol Metabol Clin North Am. 2008;37:559-79.
12. WSAVA Nutritional Assessment Guidelines Task Force Members. WSAVA nutritional assessment guidelines. J Small Anim Pract. 2011;52(7):385-96.
13. Montoya-Alonso JA, Bautista-Castaño I, Peña C, Suárez L, Juste MC, Tvarijonaviciute A. Prevalence of Canine Obesity, Obesity-Related Metabolic Dysfunction, and Relationship with Owner Obesity in a Obesogenic Region of Spain. Front Vet Sci. 2017;4:59.
14. Mao J, Xia Z, Chen J, Yu J. Prevalence and risk factors for canine obesity surveyed in veterinary practice in Beijing, China. Prev Vet Med. 2013;112(3-4):438-42.
15. Courcier EA, Thomson RM, Mellor DJ, Yam PS. An epidemiological study of environmental factors associated with canine obesity. J Small Anim Pract. 2010;51(7):362-7.(a)
16. Usui S, Yasuda H, Koketsu Y. Characteristics of obese or overweight dogs visiting private Japonese veterinary clinics. Asian Pacific J Trop Biomed. 2016;6(4):338-43.
17. Jericó MM, Scheffer CK. Aspectos epidemiológicos dos cães obesos na cidade de São Paulo. Rev Clin Vet. 2002;7(37):25-9.
18. Porsani MYH, Teixeira FA, Oliveira VV, Pedrinelli V, Dias RA, German AJ, Brunetto MA. Prevalence of canine obesity in the city of São Paulo, Brazil. Sci Rep. 2020;10:14082.
19. Courcier EA, O'Higgins R, Mellor DJ, Yam OS. Prevalence and risks factors for feline obesity ina a first opinion practice in Glasgow, Scottland. J Feline Med Surg. 2010;12(10):746-53.(b)
20. Nelson RW, Couto CG. Medicina interna de pequenos animais. 3. ed. Rio de Janeiro: Elsevier; 2006.
21. Larsen JA. Risk of obesity in the neutered cat. J Feline Med Surg. 2017;19(8):779-83.
22. Teixeira FA, Queiroz MR, Oba PM, Olivindo RFG, Ernandes MC, Duarte CN et al. Brazilian owners perception of the body condition score of dogs and cats. BMC Vet Research. 2020;16:463.
23. Diez M, Nguyen P. The epidemiology of canine and feline obesity. Waltham Focus. 2006;16(1):2-8.
24. Raffan E, Wallis N. The Genetic Basis of Obesity and Related Metabolic Diseases in Humans and Companion Animals. Genes. 2020;11(11),1378. doi:10.3390/genes11111378.
25. Raffan E, Dennis RJ, O'Donovan CJ, Becker JM, Scott RA, Smith SP et al. A Deletion in the Canine POMC Gene Is Associated with Weight and Appetite in Obesity-Prone Labrador Retriever Dogs. Cell Metab. 2016;23(5):893-900.
26. Skorczyk A, Stachowiak M, Szczerbal I, Klukowska-Roetzler J, Schelling C, Dolf G et al. Polymorphism and chromosomal location of the MC4R (melanocortin-4 receptor) gene in the dog and red fox. Gene. 2007;392(1-2):247-52.
27. van den Berg L, van den Berg SM, Martens EECP, Hazewinkel HAW, Dijkshoorn NA, Delemarre-van de Waal HA et al. Analysis of variation in the melanocortin-4 receptor gene (mc4r) in Golden Retriever dogs. Anim. Genet. 2010;41(5):557.

28. Lima WA, Glaner MF, Taylor AP. Fenótipo da gordura, fatores associados e o polimorfismo rs9939609 do gene FTO. Rev. Bras. Cineantropom. Desempenho Hum. 2010;12(2):164-72.

29. Grzemski A, Stachowiak M, Flisikowski K, Mankowska M, Krzeminska P, Gogulski M et al. FTO and IRX3 genes are not promising markers for obesity in Labrador retriever dogs. Ann. Anim. Sci. 2019;19(2):343-57.

30. Wynne K, Stanley S, McGowan B, Bloom S. Appetite control. J Endocrinol. 2005;184:291-318.

31. Gil-Campos M, Aguilera CM, Cañete R, Gil A. Ghrelin: a hormone regulating food intake and energy homeostasis. Br J Nutr. 2006;96 (2):201-26.

32. Dockray, GJ. Cholecystokinin. Curr Opin Endocrinol Diabetes Obes. 2012;19 (1):8-12.

33. Duca FA, Sakara Y, Covasa M. The modulatory role of high fat feeding on gastrointestinal signals in obesity. J Nutr Biochem. 2013;24:1663-77.

34. Parker JA. Bloom SR. Hypothalamic neuropeptides and the regulation of appetite. Neuropharmacol. 2012;63:18-30.

35. Murphy KG, Bloom SR. Gut hormones and the regulation of energy homeostasis. Nature. 2006;444:854-9.

36. Houseknecht LK, Portocarrero CP. Leptin and its receptors: regulators of whole body energy homeostasis. Domest Anim Endocrinol. 1998;15:457-75.

37. Negrão AB, Licinio J. Leptina: o diálogo entre adipócitos e neurônios. Arq Bras Endocr e Metab. 2000;44(3):205-14.

38. Sasaki N, Shibata H, Honjoh T, Kimura K, Saito M, Ohishi I. cDNA cloning of feline leptin and its mRNA expression in adipose tissue. J Vet Med Sci. 2001;63:1115-20.

39. Neto BG, Geloneze SR, Tambascia MA. Hormônios do tecido adiposo e síndrome metabólica. In: Godoy-Matos AF. Síndrome metabólica. São Paulo: Atheneu; 2005. p. 105-18.

40. Heiman ML, Ahima RS, Craft LS, Schoner B, Stephens TW, Flier JS. Leptin Inhibition of the Hypothalamic-Pituitary-Adrenal Axis in Response to Stress. Endocrinol.1997;138(9):3859-63.

41. Ishioka K, Hatai H, Komabayashi K, Soliman MM, Shibata H, Honjoh T et al. Diurnal variations of serum leptin in dogs: effects of fasting and re-feeding. Vet J. 2005;169(1):85-90.

42. Cortese L, Terrazzano G, Pelagalli A. Leptin and Immunological Profile in Obesity and Its Associated Diseases in Dogs. Int J Mol Sci. 2019;20(10):2392.

43. Lee S, Kweon OK, Kim WH. Increased leptin and leptin receptor expression in dogs with gallbladder mucocele. J Vet Intern Med. 2017;31(1):36-42.

44. German AJ, Ryan VH, German AC, Wood IS, Trayhurn P. Obesity, its associated disorders and the role of inflammatory adipokines in companion animals. Vet J. 2010;185:4-9.

45. Tvarijonaviciute A, Ceron JJ, Holden SL, Cuthbertson DJ, Biourge V, Morris PJ et al. Obesity-related metabolic dysfunction in dogs: a comparison with human metabolic syndrome. BMC Vet Res. 2012;8:147.

46. Okada Y, Ueno H, Mizorogi T, Ohara K, Kawasumi K, Arai T. Diagnostic Criteria for Obesity Disease in Cats Front. Vet Sci. 2019;6:248.

47. Ishioka K, Omachi A, Sagawa M, Shibata H, Honjoh T, Kimura K et al. Canine adiponectin: cDNA structure, mRNA expression in adipose tissues and reduced plasma levels in obesity. Res Vet Sci. 2006;80:127-32.

48. Zecchin HG, Carvalheira JBC, Saad MJA. Bases moleculares da resistência à insulina. In: Godoy-Matos AF. Síndrome metabólica. São Paulo: Atheneu; 2005. p. 19-46.

49. Brunson BL, Zhong Q, Clarke KJ, Bedi D, Braden TD, Santen IV et al. Serum concentrations of adiponectin and characterization of adiponectin protein complexes in dogs. Am J Vet Res. 2007;68(1):57-62.

50. Chahade WH. A reação inflamatória autoimune e possibilidades de seu controle (Parte 1). Trabalho de revisão. A interleucina-6 e a Inflamação. Modificado de Mateos JL – Depto. de Informação e Documentação Médica da Thomson Reuters, publicado em Drugs of Today, 44 (Suppl. 1):1-15, 2008.

51. Haidari M, Javadi E, Sadeghi M, Hajilooi M, Ghanbili J. Evaluation of C-reactive protein, a sensitive marker of inflammation, as a risk factor for stable coronary artery disease. Clin Biochem. 2001;34(4):309-15.

52. Veiga APM, Price CA, Oliveira ST, Santos AP, Campos R, Barbosa PR et al. Association of canine obesity with reduced serum levels of C-reactive protein. J Vet Diag Invest. 2008;20(2):224-8.

53. Vendramini THA, Macedo HT, Amaral AR, Rentas MF, Macegoza MV, Zafalon RVA et al. Gene expression of the immunoinflammatory and immunological status of obese dogs before and after weight loss. PLoS One. 2020;15(9):e0238638.

54. Kolodziejski PA, Pruszynska-Oszmalek E, Nowak T, Lukomska A, Sassek M, Wlodarek J et al. Serum spexin concentration, body condition score and markers of obesity in dogs. J Vet Intern Med. 2021;35(1):397-404.

55. Park HJ, Lee SE, Kim HB, Isaacson RE, Seo KW, Song KH. Association of Obesity with Serum Leptin, Adiponectin, and Serotonin and Gut Microflora in Beagle Dogs. J Vet Int Med. 2015;29:43-50.

56. Salt C, Morris PJ, Wilson D, Lund EM, German AJ. Association between life span and body condition in neutered client-owned dogs. J Vet Int Med. 2018;33:89-99.

57. Huang PL. A comprehensive definition for metabolic syndrome. Dis Model Mech. 2009;2:231-7.

58. Donohoe CL, Pidgeon GP, Lysaght J, Reynolds JV. Obesity and gastrointestinal cancer. BJS. 2010;97:628-42.

59. Tambascia MA, Neto BG. Resistência à insulina. In: Godoy-Matos AF, editor. Síndrome metabólica. São Paulo: Atheneu; 2005. p. 47-53.

60. Jericó MM, Camargo FC, Kajihara K, Moreira MAB, Gonzalez R, Machado FLA et al. Chromatographic analysis of lipid fractions in healthy dogs and dogs with obesity or hyperadrenocorticism. J Vet Diag Invest. 2009;21(2):203-7.

61. Tvarijonaviciute A, Ceron JJ, de Torre C, Ljubić BB, Holden SL, Qyeau Y et al. Obese dogs with and without obesity-related metabolic dysfunction – a proteomic approach. BMC Vet Res. 2016;12: 211.

62. Clark M, Hoenig M. Feline Comorbities: Pathophysiology and management of the obese diabetic cat. J Feline Med Surg. 2021;23(7):639-48.

63. Ettinger ST, Feldman EC. Texbook of veterinary internal medicine. 6. ed. St. Louis: Elsevier Saunders; 2005, v. 2. p. 912-1992.

64. Passareli M, Nakandakare ER, Quintão ECR. Dislipidemia e síndrome metabólica. In: Godoy-Matos AF, editor. Síndrome metabólica. São Paulo: Atheneu; 2005. p. 75-92.

65. Chrysant SG. Pathophysiology and treatment of obesity-related hypertension. J Clin Hypertens. 2019;21:555-9.

66. Tvarijonaviciute A, Ceron JJ, Holden SL, Biourge V, Morris PJ, German AJ. Effect of Weight Loss in Obese Dogs on Indicators of Renal Function or Disease. J Vet Intern Med. 2013;27:31-8.

67. Frank N, Geor R, Bailey S, Durham A, Johnson P. Equine Metabolic Syndrome. Journ Vet Intern Med, 2010;24:467-475.

68. Piantedosi D, Di Loria A, Guccione J, De Rosa A, Fabbri S, Cortese L et al. Serum biochemistry profile, inflammatory cytokines, adipokines and cardiovascular findings in obese dogs. Vet J. 2016;216:72-8.

69. German AJ, Holden SL, Morris PJ, Biourge V. Comparison of a bioimpedance monitor with dual-energy X-ray absorptiometry for noninvasive estimation of percentage body fat in dogs. Am J Vet Res. 2010;71(4):393-8.

70. Burkholder WJ, Toll PW. Obesity. In: Hand MS, Thatcher CD, Remillard RL et al. (Editors). Small Animal Clinical Nutrition. 4. ed. Topeka: Mark Morris Institute, 2000. p. 401-430.

71. Laflamme DP. Developement and validation of a body condition score system for dogs. Canine Pract. 1997;22:10-5.

72. Kealy RD, Lawler DF, Ballam JM, Mantz SL, Biery DN, Greeley EH et al. Effects of Diet Restriction on Life Span and Age-Related Changes in Dogs. JAVMA; 2002;220(9):1315-20.

73. Mawby D, Barlges JW, Mayers T et al. Comparision of body fat estimates by dual-energy x-ray absorptiometry and deuterium oxide dilution in client owned dogs. Compendium 2001;23(9A):70.

74. Laflamme DP. Developement and validation of a body condition score system for cats: a clinical tool. Feline Pract. 1997; 25:13-18.

75. Laflamme DP, Hume E, Harrison J. Evaluation of Zoometric Measures as na Assessment of Body Composition of Dogs and Cats. Compendium 2001;23 (Suppl9A):88.

76. Cline MG, Burns KM, Coe JB, Dowing R, Durzi T, Murphy M et al. 2021 AAHA Nutrition and Weight Management Guidelines for Dogs and Cats. J Am Anim Hosp Assoc. 2021;57;153-78.

77. Shepherd M. Canine and Feline Obesity Management. Vet Clin North Am Small Animal Pract. 2021;51:653-67.

78. Brooks D, Churchill J, Fein K, Linder D, Michel KE, Tudor K et al. 2014 AAHA Weight Management Guidelines for Dogs and Cats. J Am Anim Hosp Assoc. 2014;50;1-11.

79. Mattos L, Cravo C. Síndrome metabólica e dieta. In: Godoy-Matos AF, editor. Síndrome metabólica. São Paulo: Atheneu; 2005. p. 303-11.

80. Carvalho YM. Últimas inovações em nutrição clínica. Rev Waltham Focus. Ed. Royal Canin; 2003. p. 15-20.

81. NRC. Nutrient requirements of dogs and cats. Washintong, DC: The National Academier Press; 2006.

82. Pedrinelli V, Porsani MVH, Lima DM, Teixeira FA, Duarte CN, Vendramini THA et al. Predictive equations of maintenance energy requiriment for healthy and chronicalli ill adult dogs. J Anim Physiol Anim Nutr (Berl). 2021:105(Suppl):2:63-69.

83. Ferreira SRG, Vivolo MA, Khawali C. Atividade física e síndrome metabólica. In: Godoy-Matos AF, editor. Síndrome metabólica. São Paulo: Atheneu; 2005. p. 313-22.

84. Halpern A, Mancini MC. Tratamento da obesidade na síndrome metabólica. In: Godoy-Matos AF, editor. Síndrome metabólica. São Paulo: Atheneu; 2005. p. 151-69.

85. Dobenecker B, De Bock M, Engelen M, Goossens L, Scholz A, Kienzle E. Effect of mitratapide on body composition, body measurements and glucose tolerance in obese Beagles. Vet Res Commun. 2009;33:839-47.

86. De Marco V, Noronha KSM, Casado TC, Nakandakare ER, Florio JC, Santos EZ et al. Therapy of Canine Hyperlipidemia with Bezafibrate. J Vet Intern Med. 2017;31:717-22.

87. Vendramini THA, Amaral AR, Pedrinelli V, Zafalon RVA, Rodrigues RBA, Brunetto M. Neutering in dogs and cats: current scientific evidence and importance of adequate nutritional management. Nutr Res Rev. 2020;33(1):134-44.

88. Pilla R, Suchodolski JS. The Gut Microbiome of Dogs and Cats, and the Influence of Diet. Vet Clin North Am Small Anim Pract. 2021;51(3):605-21.

PARTE 19
Hematologia e Doenças Imunomediadas

Simone Gonçalves Rodrigues Gomes

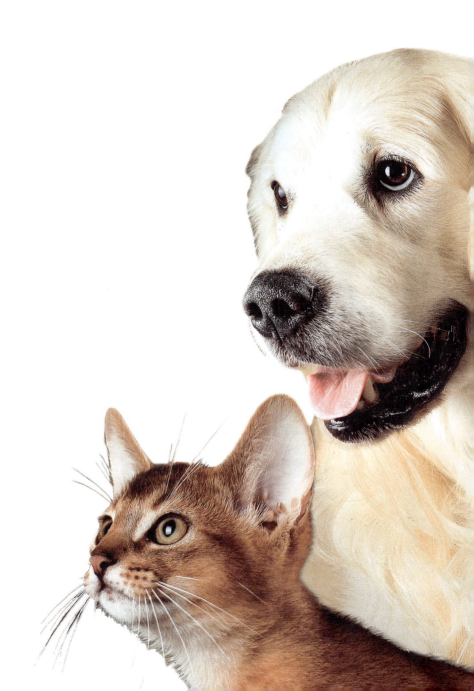

204
Anemias | Avaliação Clínica e Laboratorial

Luciana de Almeida Lacerda • Nicole Hlavac

INTRODUÇÃO

Anemia não constitui um diagnóstico isoladamente, mas é um dos achados clínicos e laboratoriais mais frequentes em medicina veterinária. O médico-veterinário deve ser capaz de entender a patogênese da anemia para que possa determinar o melhor tratamento ao paciente e propor medidas para que essa condição não volte a ocorrer.[1]

Este capítulo tem como objetivo apresentar meios clínicos e laboratoriais para investigação das principais causas de anemias em cães e gatos.

ANATOMIA E FISIOLOGIA

Ao investigar a anemia, é necessário entender a eritropoese, ou seja, o processo de produção dos eritrócitos. A eritropoese abrange três principais componentes: células-tronco, citocinas e um microambiente apropriado. Nesse microambiente estão incluídos suprimento adequado de oxigênio, nutrientes, ferro e aminoácidos. Em mamíferos adultos, a eritropoese ocorre basicamente na medula óssea, sob a influência de citocinas específicas que agem diretamente nos receptores das células-tronco eritroides. Interleucina (IL)-3, fator estimulador de colônia granulócito-macrófago (GM-CSF), IL-6 e eritropoetina são algumas das citocinas envolvidas.[1]

A eritropoetina atua no aumento do número de células-tronco eritroides, da sobrevida das células eritroides em desenvolvimento, promove a liberação dos eritrócitos maduros e assim aumenta o número de eritrócitos produzidos pela medula óssea. A ação da eritropoetina é modulada e estimulada por outros hormônios como os andrógenos e as prostaglandinas E_1 e E_2.[1]

Outros fatores podem inibir a eritropoese pela diminuição na expressão de receptores na superfície das células eritroides. A IL-1 e o fator de necrose tumoral (TNF, do inglês *tumor necrosis factor*) são fatores supressores e ambos são liberados por macrófagos durante os processos inflamatórios, infecciosos e neoplásicos. O estrógeno e a prostaglandina 2ª também inibem a eritropoese. Além disso, em felinos, o componente p15E do vírus da leucemia felina (FeLV) atua na inibição.[1-3]

DEFINIÇÃO

Anemia pode ser definida como a situação em que a massa total eritroide no sangue periférico se encontra abaixo dos valores de referência para aquele paciente, levando-se em conta gênero, idade e raça, e com consequente diminuição da habilidade de oxigenar os tecidos adequadamente por intermédio do suprimento de sangue. Valores diminuídos da concentração de hemoglobina, volume globular (VG ou hematócrito), e/ou número total de eritrócitos em um animal com hidratação normal são as três variáveis que permitem determinar o quadro de anemia (Figura 204.1).[1,4]

Ao interpretar qualquer resultado laboratorial, é necessário conhecer os fatores que os podem influenciar. Qualquer uma das três variáveis pode ser afetada por erros pré-analíticos, analíticos ou pós-analíticos. Os métodos utilizados para coleta das amostras e determinação dos valores no laboratório devem ser acurados e adequados para cada espécie. Deve-se lembrar que amostras lipêmicas e hemolisadas podem afetar a concentração de hemoglobina, causando falso aumento, e que animais desidratados apresentam valores elevados devido ao volume reduzido de plasma.[1]

Em algumas circunstâncias especiais, pode-se dizer que um animal está anêmico quando o hematócrito diminui ao longo do tempo, mesmo que ainda se encontre dentro dos valores de referência. Além disso, esses valores são baseados em 95% da população, portanto um nível reduzido (p. ex., filhotes, gestantes), ou até mesmo elevado (p. ex., raças pertencentes ao grupo dos Sighthounds, como Whippet, Greyhound, Borzoi, Afghan Hound) de qualquer uma dessas variáveis pode ser normal para determinado animal, embora deva ser investigado.[1,5] A utilização de valores de referência específicos para raça, gênero ou região são sempre recomendados.

A anemia também pode ser relativa. Casos de anemia relativa ocorrem quando há expansão do volume plasmático e não diminuição da massa eritroide (p. ex., hemodiluição por excesso na administração de fluido intravenoso e sequestro de eritrócitos por esplenomegalia).[1]

ETIOLOGIA E FISIOPATOGENIA

Anemia é manifestação clínica de uma doença subjacente, não um diagnóstico. Assim, a resposta ao tratamento da anemia é transitória, a não ser que a doença primária seja identificada. A causa da anemia é determinada por avaliação do histórico do paciente, exame clínico e resultados de exames laboratoriais. A causa específica para a anemia é importante para a terapêutica e o prognóstico de cada caso.[6]

Entender o funcionamento normal da medula óssea e a eritropoese é essencial para reconhecer as consequências sistêmicas do funcionamento inadequado e caracterizar a causa da anemia. Existem inúmeras causas para a anemia, e o uso de um conjunto de dados clínicos e laboratoriais permite elucidar a provável (Figura 204.2).[1,2,4]

A classificação da anemia segundo os mecanismos fisiopatológicos básicos é útil para o diagnóstico da provável causa.[2]

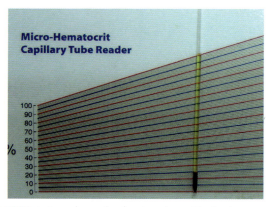

Figura 204.1 Leitura do capilar de micro-hematócrito de um paciente da espécie felina – plasma ictérico.

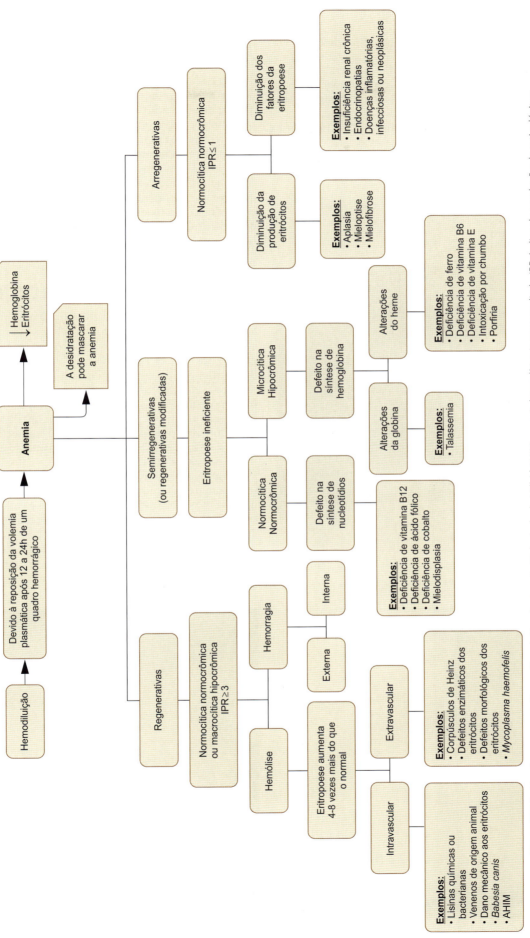

Figura 204.2 Algoritmo para auxílio no diagnóstico da anemia. (Adaptada de Mills).[1] AHIM: anemia hemolítica imunomediada; IPR: índice de produção de reticulócitos.

MANIFESTAÇÕES CLÍNICAS

As manifestações clínicas da anemia podem ser divididas em duas categorias: aquelas relacionadas diretamente com anemia e as causadas pela doença primária. Em geral, os sinais clínicos podem ser atribuídos à redução na capacidade do sangue carrear oxigênio. Alguns desses são resultados diretos da hipoxia tissular e outros estão relacionados com os mecanismos compensatórios do organismo (p. ex., aumento do débito cardíaco).[1,4,5,7]

Os sinais clínicos e achados ao exame físico sugerem que os efeitos da anemia são variados. Dentre as manifestações clínicas da anemia, destacam-se:

- Mucosas pálidas (pode haver também icterícia, petéquias e equimoses; Figuras 204.3 e 204.6)
- Letargia e anorexia
- Taquipneia
- Sintomas cardiovasculares (taquicardia, aumento do pulso jugular, sopro sistólico)
- Hepatomegalia e/ou esplenomegalia

A gravidade é determinada pela rapidez do estabelecimento do quadro, magnitude da redução do volume sanguíneo e adequação da adaptação cardiopulmonar. Alguns animais intensamente anêmicos podem não demonstrar sinais devido ao estabelecimento crônico da anemia; outros, com anemias mais leves, podem exibir sinais intensos em razão do quadro agudo.[1,4] Além desses sintomas, alguns pacientes podem procurar locais com alguma fonte de calor e apresentar transtorno alimentar de consumo persistente de substâncias não nutritivas (pica ou alotriofagia). Gatos que passam a ingerir conteúdo da caixa de areia sanitária são exemplos desse transtorno. Pirexia ou hipertermia também podem ocorrer, principalmente quando há uma causa infecciosa associada.[7,8]

DIAGNÓSTICO | EXAMES COMPLEMENTARES

Vários testes laboratoriais são utilizados para definir a causa da anemia. Desses, o hemograma com ênfase na morfologia eritrocitária, com contagem de plaquetas, contagem de reticulócitos, cálculo dos índices hematimétricos e avaliação da amplitude de distribuição do tamanho dos eritrócitos (RDW, do inglês *red blood cell distribution width*), são o ponto de partida para o diagnóstico.[1,4,5] Apesar de um exame simples e rotineiro, um hemograma bem executado depende da experiência do patologista clínico responsável pela análise. O conhecimento íntimo das bases técnicas, tecnologia dos equipamentos, bioquímica e fisiologia celular são essenciais.

O aspirado e a biopsia da medula óssea são particularmente úteis para a avaliação da causa de anemias não regenerativas inexplicáveis, sem disfunções metabólicas e endócrinas. Testes específicos para avaliar doenças imunológicas abrangem o teste de Coombs direto e de anticorpo antinuclear (ANA). Testes de coagulação, urinálise, exames ultrassonográficos e radiológicos, exame parasitológico de fezes, detecção de sangue oculto nas fezes, testes sorológicos ou de biologia molecular para agentes

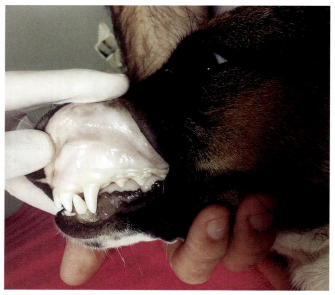

Figura 204.3 Palidez da mucosa oral de paciente anêmico da espécie canina.

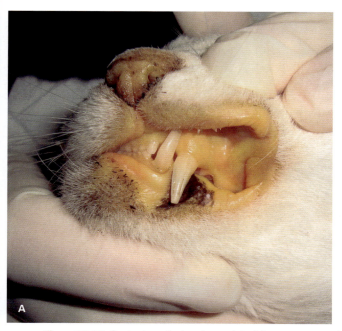

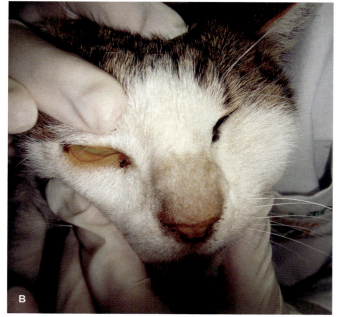

Figura 204.4 Paciente anêmico da espécie felina apresentando palidez e icterícia da mucosa oral (**A**) e da mucosa ocular (**B**).

infecciosos, determinação do perfil férrico, dosagem de vitamina B_{12}, avaliações bioquímicas da função renal, hepática, bilirrubina e frações, proteínas plasmáticas e frações e exame de derrame cavitário podem fazer parte do algoritmo diagnóstico.[1,4,5,7,8] Os exames complementares devem ser realizados por etapas. Construir um planejamento diagnóstico, solicitando os exames com critério e levando em consideração as causas mais prováveis, sustentadas pelas evidências clínicas e epidemiológicas do paciente, é a base do sucesso diagnóstico.

O entendimento da fisiopatologia das manifestações clínicas e hematológicas da anemia auxilia muito a identificação da causa e é útil para determinação do curso terapêutico e prognóstico da doença de base.

Contagem de reticulócitos

Vários sistemas de classificação são descritos e baseados na avaliação laboratorial do sangue; a contagem de reticulócitos fornece a classificação pelo grau de eritropoese.[4] Reticulócitos são eritrócitos imaturos encontrados em pequeno número na circulação periférica de animais saudáveis. Nas espécies com resposta de reticulócitos consistente (p. ex., cães e gatos), a contagem dessas células é muito útil para avaliar a resposta medular à anemia.[1,4,5,9,10] A contagem de reticulócitos pode ser feita automaticamente, por citometria de fluxo, e manualmente, com uso de corantes supravitais (novo azul de metileno ou azul de cresil brilhante) (Figura 204.5).[1,5,9,10] Algumas variáveis pré-analíticas e analíticas podem interferir nessa análise. As amostras devem estar livres de coágulos, hemólise ou outros defeitos grosseiros. A contagem automatizada de reticulócitos pode sofrer interferência pela presença de corpúsculos de Howell-Jolly, pontilhado basofílico, parasitas sanguíneos e plaquetas com RNA abundante e outros fatores que afetam a contagem de eritrócitos. Cabe ressaltar que as amostras para realização de técnica devem ser colhidas em tubo contendo anticoagulante (geralmente ácido etilenodiamino tetra-acético [EDTA]) e ficam viáveis por 24 horas se armazenadas a temperatura ambiente, e 48 horas se armazenadas a 4°C. Os esfregaços destinados à contagem manual com a amostra corada em corante supravital devem ser confeccionados em duas horas e a leitura feita no mesmo dia.[11]

Geralmente, o resultado da contagem é dado pela porcentagem corrigida ou valor absoluto de reticulócitos. A contagem absoluta de reticulócitos por unidade de volume de sangue reflete a eritropoese medular e determina se a resposta é adequada ao quadro; portanto, é preferível para interpretação. A porcentagem corrigida e o índice de produção de reticulócitos (IPR) são outros métodos de interpretação da resposta de reticulócitos quando existe diminuição variável dos eritrócitos.[1,4,5,9,10] O percentual de reticulócitos não corrigido não deve ser usado como avaliação da resposta medular.

Na técnica de contagem de reticulócitos absoluta o uso de valores de referência inclui regeneração leve, moderada e intensa

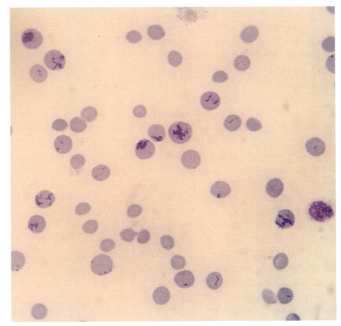

Figura 204.5 Reticulócitos pontilhados e agregados em sangue periférico de paciente da espécie canina (corante novo azul de metileno, aumento de ×1.000).

(Quadro 204.1). Já na técnica de contagem de reticulócitos relativa corrigida, obtém-se um percentual que pode ainda ser reclassificado de acordo com o índice de produção de reticulócitos (IPR), classificando a anemia em arregenerativa (IPR ≤ 1), regenerativa modificada (IPR 1-3) e regenerativa (IPR ≥ 3) (Quadro 204.1). Os pacientes com regeneração leve ou classificados como anemia regenerativa modificada (IPR 1-3) são aqueles em que doenças crônicas carenciais como deficiência de ferro e vitamina B_{12}, perda de sangue crônica, anemia da doença crônica, inflamação e/ou câncer podem ser incluídos como diagnósticos diferenciais.[12-15]

Em felinos, a resposta de reticulócitos é única, pois os reticulócitos pontilhados, com reduzido RNA em seu interior, têm vida-média longa na circulação, portanto, podem se acumular em grandes números (> 50% das células eritroides não nucleadas). Essa forma de reticulócitos existe em outras espécies, mas não se acumula em grande número na circulação a ponto de interferir na interpretação da contagem de reticulócitos totais. Por outro lado, os reticulócitos agregados de felinos apresentam resposta similar à de reticulócitos de outras espécies, mas aparecem em pequeno número (geralmente menos de 5%) e podem não ser liberados de maneira adequada caso a anemia não seja muito grave.[5,10]

Em gatos, é importante que cada tipo seja interpretado separadamente e que o laboratório indique o tipo de reticulócito

QUADRO 204.1 Avaliação da resposta medular utilizando contagem absoluta ou relativa de reticulócitos e sua correlação com o IPR e índices hematimétricos (VCM, CHCM, RDW).

Intensidade da resposta	Cão Contagem absoluta (×10³/mcℓ)	Gato* Contagem relativa (%)	Cão	Gato*	IPR	RDW	VCM	CHCM
Não regenerativo	< 60	< 15	< 1	< 0,4	< 1	Normal	Normocítico	Normocrômico
Leve	60 a 150	15 a 50	1 a 4	0,5 a 2	1 a 3	Variável	Variável	Variável
Moderada	150 a 300	50 a 100	5 a 20	3 a 4				
Intensa	> 500	> 200	21 a 50	> 5	≥ 3	Aumentado	Macrocítico	Hipocrômico

IPR: índice de produção de reticulócitos; RDW: *red blood cell distribution widht*; VCM: volume corpuscular médio; CHCM: concentração de hemoglobina corpuscular média. *Contagem de reticulócitos agregados.

identificado, pois esse dado pode auxiliar a avaliação da duração da resposta à anemia. Aumento no número de reticulócitos agregados com leve aumento dos pontilhados indica resposta recente (3 a 6 dias após o estabelecimento do quadro de anemia), ao passo que com a resposta tardia (9 a 20 dias) podem existir muitos pontilhados e poucos agregados.[5,10]

A melhor avaliação do número de reticulócitos se dá durante o pico esperado dessas células (4 a 7 dias); por isso é preciso ter cuidado ao interpretar os resultados durante o início (fase pré-regenerativa) e após o período de maior regeneração da anemia, quando os números estão diminuídos (10 a 14 dias). Nesse período, a avaliação comparativa de exames, dos índices hematimétricos e RDW podem ser úteis para interpretar a resposta regenerativa.[4,5] A fase pré-regenerativa inclui situações de perda de sangue aguda (p. ex., traumas, hemorragias) que classicamente têm boa resposta medular, entretanto pode demorar 48 horas para que evidencie reticulocitose e macrocitose nos exames.

Anemias não causadas por distúrbios da medula óssea devem ter evidência apropriada da eritropoese (regeneração ou resposta). A classificação inicial e mais importante da maior parte das anemias é regenerativa ou não regenerativa.[1,4]

As anemias regenerativas têm função medular adequada; sendo assim, a anemia deve ter sido causada por perda de sangue para fora do organismo (hemorragia externa) ou destruição dos eritrócitos dentro do organismo (hemólise ou hemorragia interna) (Figuras 204.6 e 204.7). Provas laboratoriais de regeneração adequada podem ser óbvias, mas em outros casos a classificação é complexa, devendo-se avaliar conjuntamente a gravidade da anemia, a duração do quadro, as características da espécie, os tratamentos e as múltiplas origens do quadro. As anemias não regenerativas são caracterizadas por diminuição ou ineficiente produção de eritrócitos pela medula óssea; são causadas por doenças primárias ou, mais comumente, secundárias da medula óssea.[1,4]

Avaliação morfológica

A avaliação do esfregaço sanguíneo por patologista clínico experiente é determinante na qualidade do resultado do hemograma. A discussão multidisciplinar dos achados clínicos e hematológicos deve fazer parte da rotina de atendimento dos pacientes com distúrbios hematológicos. No esfregaço será avaliada a morfologia celular, as alterações podem ser expressas de forma quantitativa e/ou qualitativa a depender do tipo de alteração e padronização do laboratório.[16,17]

Alterações fisiológicas e patológicas podem ser observadas. As mudanças de formato (poiquilócitos) podem auxiliar o clínico a direcionar o algoritmo diagnóstico (Quadro 204.2). Mudanças na cor, ou seja, na quantidade de hemoglobina podem ser relatadas como hipocromasia, policromasia e *ghost cells* (hemácias fantasmas). Mudanças no tamanho das células são relatadas como anisocitose, macrocitose ou microcitose; essa informação deve ser correlacionada com VCM e RDW (percentual e característica do histograma). Achados como anisocitose, policromasia, hipocromia, pontilhado basofílico, corpúsculos de Howell-Jolly são considerados indicativos de resposta medular. A presença de eritrócitos nucleados (metarrubrícitos, rubrícitos ou eritroblastos) também sugere resposta regenerativa, será um dado apresentado numericamente no laudo.[13,17] A correlação direta da macrocitose com regeneração deve ser cautelosa. Macrocitose sem indícios de regeneração pode estar associada a diseritropoese ou deficiência de cobalamina/ácido fólico.[18,19] Na presença de microcitose supõe-se que há eritropoese deficiente de ferro, e a avaliação do perfil férrico pode ser necessária para esclarecer essa condição antes de realizar suplementação.[20,21] A presença de esferócitos e autoaglutinação pode indicar anemia hemolítica imunomediada.[22] *Roleaux* ou autoaglutinação são consideradas mudanças no padrão eritrocitário e devem ser diferenciadas. A primeira pode indicar excesso de fibrinogênio ou imunoglobulinas, ao passo que a segunda está relacionada com resposta mediada por anticorpos (AHIM).[23]

Os corpúsculos de Heinz também são identificados na avaliação morfológica, idealmente deve-se confirmar utilizando corantes supravitais. O corpúsculo de Heinz indica dano oxidativo à hemoglobina, podendo causar anemia hemolítica. Felinos são mais suscetíveis ao dano oxidativo por ter oito grupos sulfidrilas na hemoglobina, portanto essa alteração é mais comum nessa espécie.[11]

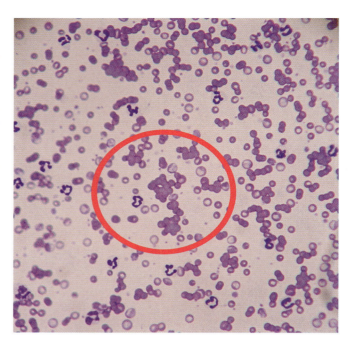

Figura 204.7 Policromasia, anisocitose, eritroblastos, esferocitose, aglutinação e trombocitopenia em esfregaço de sangue periférico de paciente da espécie canina com anemia hemolítica imunomediada (corante panóptico rápido, aumento de ×400).

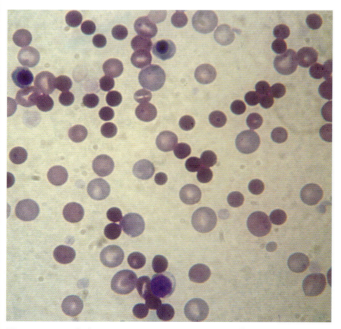

Figura 204.6 Policromasia e anisocitose em esfregaço de sangue periférico de paciente da espécie canina (corante panóptico rápido, aumento de ×1.000).

QUADRO 204.2 Alterações de morfologia eritrocitária relatadas com frequência na clínica médica de cães e gatos.

Alteração morfológica	Quando pode ser observado
Acantócitos	Hepatopatias, *shunt* portossistêmico, hemangioma/hemangiossarcoma, coagulação intravascular disseminada (CID), glomerulonefrite, dietas ricas em colesterol.
Codócitos	Cães com anemia regenerativa, ou aumento de colesterol sérico. Também podem ser vistos em animais com anemia por deficiência de ferro, hepatopatias (colestase ou insuficiência hepática) e animais esplenectomizados. Podem estar em pequeno número em cães saudáveis.
Dacriócitos	Animais com doenças mieloproliferativas, cães com glomerulonefrite.
Eliptócitos	Gatos com distúrbios da medula óssea (doenças mieloproliferativas), lipidose hepática, *shunt* portossistêmico, toxicidade por doxorrubicina; em cães com mielofibrose, síndrome mielodisplásica, glomerulonefrite.
Equinócitos	Artefato (excesso de EDTA, esfregaço inadequado ou tempo prolongado antes da realização do esfregaço), acidente ofídico, uremia, imediatamente após transfusão com sangue armazenado, cães com deficiência de piruvato quinase, glomerulonefrite, neoplasia (linfoma, hemangiossarcoma, mastocitoma, carcinoma).
Esferócitos	Anemia hemolítica imunomediada (AHIM), acidente ofídico, intoxicação por veneno de abelha, toxicidade por zinco, parasitas eritrocitários, após transfusão com sangue armazenado, diseritropoese familiar.
Esquistócitos (esquizócitos)	Anemia hemolítica microangiopática associada à coagulação intravascular disseminada (CID), anemia grave por deficiência de ferro, mielofibrose, hepatopatias, insuficiência cardíaca, glomerulonefrite, hemangiossarcoma em cães, diseritropoese adquirida e congênita, cães com deficiência de piruvato quinase esplenectomizados, desordens hemofagocíticas histiocitárias.
Estomatócitos	Estomatocitose hereditária já foi descrita em algumas raças de cães (p. ex., Malamute do Alasca, Spaniel Perdigueiro de Drente, Schnauzer miniatura), artefato (esfregaço sanguíneo muito espesso). É herdado como um traço autossômico recessivo. Além da anormalidade morfológica, a população de células vermelhas em cães homozigotos afetados é macrocítica (até 98 fℓ) e hipocrômica (26 a 28%). Os números de eritrócitos são mais baixos que o normal, mas, devido ao tamanho maior das células, os hematócritos estão dentro dos intervalos de referência. A vida útil dos glóbulos vermelhos é reduzida, com hemólise extravascular e uma leve reticulocitose, e as células são osmótica e mecanicamente frágeis. O defeito preciso é desconhecido, mas é um defeito de membrana envolvendo aumento do influxo de sódio e água. A estomatocitose poder vir acompanhada de outras alterações (condrodisplasia e consequente nanismo no Malamute; gastrite hipertrófica e anemia hemolítica por um defeito na membrana do eritrócito no Spaniel Perdigueiro de Drente). Não foram descritas outras alterações no Schnauzer miniatura.
Excentrócitos (*hemighost*)	Células relacionadas à exposição do animal a substâncias oxidantes. A suscetibilidade é individual, portanto, qualquer substância, alimento ou suplemento pode estar envolvido no processo (p. ex., antimicrobianos, inibidores da enzima conversora de angiotensina, anti-inflamatórios, analgésicos, suplementos alimentares, cebola, alho). Também foram observados em cães com diabetes, linfoma de células T, intoxicação por antagonistas da vitamina K.
Queratócitos	Um número baixo de queratócitos pode ser observado em várias situações e pode não ter um significado clínico (p. ex., gatos saudáveis podem ter alguns queratócitos). Quando presentes em números maiores ou associados a outros poiquilócitos, podem estar presentes na anemia por deficiência de ferro, hepatopatias, toxicidade por doxorrubicina em gatos, síndrome mielodisplásica, artefato (armazenamento prolongado de sangue felino em EDTA).
Siderócitos	Animais com anemia hemolítica, síndrome mielodisplásica e asplenismo. Deve ser confirmado corando a lâmina com azul da Prússia.
Eritrócito fantasma (*ghost cells*)	Sugerem anemia hemolítica imunomediada com um componente intravascular. As células fantasmas podem ser um artefato de armazenamento ou preparação de esfregaços, mas sua presença em um esfregaço sanguíneo recém realizado, com hemoglobinemia e hemoglobinúria, suporta hemólise intravascular (nesse caso, devido à fixação do complexo de ataque à membrana do complemento ou C6-9 nos eritrócitos)
Torócitos	Os torócitos não têm relevância diagnóstica e são artefatos, podem ser identificados incorretamente como glóbulos vermelhos hipocrômicos, levando a um diagnóstico errôneo de deficiência de ferro.

CDI: coagulação intravascular disseminada; AHIM: Anemia hemolítica imunomediada; EDTA: cido etilenodiamino tetra-acético.

A presença de inclusões engloba corpúsculo de Heinz, Howell Jolly, pontilhado basofílico e siderócitos que estão diretamente relacionados ao metabolismo eritrocitário. Inclusões parasitárias como *Babesia* sp., *Rangelia vitalli*, *Mycoplasma* sp., *Cytauxzoon felis* podem ser achados em hemograma, assim como o corpúsculo de Lentz relacionado à cinomose.[1,17,24]

Avaliação dos índices hematimétricos | Volume corpuscular médio e concentração de hemoglobina corpuscular média

Os índices hematimétricos são utilizados para a classificação morfológica da anemia. Eritrócitos de volumes diferentes são caracterizados como microcíticos (menores), normocíticos ou macrocíticos (maiores). Eritrócitos com concentração de hemoglobina corpuscular média (CHCM) alterada são caracterizados como hipocrômicos e normocrômicos. A caracterização como hipercrômicos não existe, pois, em geral, deve-se a erros pré-analíticos ou analíticos (p. ex., hemólise, corpúsculos de Heinz, esferócitos).[1,5]

Avaliação da RDW

A amplitude de distribuição do tamanho dos eritrócitos (RDW, do inglês *red blood cell distribution width*) também é utilizada para avaliar e classificar as anemias. Esse parâmetro é um índice de anisocitose eritrocitária, ou seja, consiste em medida do grau de variação do tamanho do eritrócito e pode ser obtido com equipamentos mais modernos empregados atualmente em hematologia veterinária. Estudos em humanos e animais mostram que a RDW pode auxiliar a diferenciação das anemias, sendo mais sensível do que o volume corpuscular médio (VCM), o qual necessita de um número grande de macrócitos para alterar seu valor, diferentemente da RDW. Utilizar todos os índices juntos (VCM, CHCM e RDW) pode levar ao diagnóstico mais seguro da origem da anemia, mas o laboratório deve se assegurar de que cada equipamento tenha valores normais para cada um desses parâmetros antes de ser usado para tais fins.[25,26]

Avaliação da medula óssea

A avaliação da medula óssea é indicada em casos de anemias nos quais o hemograma sugere alteração medular, por isso costuma ser feita em casos de anemias não regenerativas com tempo suficiente de resposta (3 a 6 dias). A avaliação da medula óssea é melhor quando baseada na avaliação citológica do aspirado, na avaliação histológica de uma secção do córtex e no hemograma do mesmo dia.[1,4,5,9,10] Colorações complementares para avaliação de ferro medular (Perls) e mielofibrose (Tricômio de Masson ou Gomori) podem ser indicadas a depender da suspeita clínica.[17,27]

A coleta de medula deve ser realizada por um profissional experiente. Se não houver qualidade e quantidade de espículas ósseas para o mielograma, ou fragmento medular adequado para o processamento histológico, o resultado pode ser inconclusivo e frustrante para o tutor e médico-veterinário solicitante.

Avaliação por citometria de fluxo, imuno-histoquímica ou imunocitoquímica são opções viáveis no Brasil e podem ser necessárias em algumas doenças hematopoéticas (p. ex., AHIM, neoplasias, síndromes mielodisplásicas).

TRATAMENTO

O tratamento da anemia se baseia principalmente em tratar a causa primária e aliviar os sintomas da anemia (Figura 204.8). Muitas vezes, a causa primária pode ser de difícil diagnóstico, portanto, estabilizar o paciente é essencial enquanto o médico-veterinário recorre a mais testes para estabelecê-lo. Os tratamentos mais utilizados para os diferentes tipos de anemia incluem transfusões de concentrado de eritrócitos, oxigenoterapia, suplementação com ferro e/ou ácido fólico, uso de esteroides (glicocorticoides e anabolizantes), outros fármacos imunossupressores ou quimioterápicos, eritropoetina recombinante, substitutos do sangue (como hemoglobina polimerizada bovina) e cirurgias (como esplenectomia). Cada um dos tipos de tratamento deve ser avaliado para cada paciente, pois há tratamentos com indicações restritas e que podem piorar o quadro.[1,4,5,7,28-33]

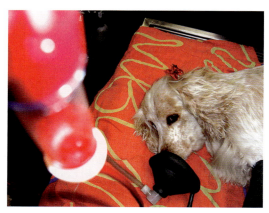

Figura 204.8 Paciente da espécie canina recebendo transfusão de sangue e oxigenoterapia.

REFERÊNCIAS BIBLIOGRÁFICAS

1. Mills J. Anaemia. In: Day MJ, Kohn B, editors. BSAVA Manual of Canine and Feline Haematology and Transfusion Medicine. 2. ed. UK: BSAVA, 2012. p. 31-44.
2. Gleich S, Hartmann K. Hematology and serum biochemistry of feline immunodeficiency virus-infected and feline leukemia virus-infected cats. J Vet Intern Med. 2009;23(3):552-8.
3. Ottenjann M, Weingart C, Arndt G, Kohn B. Characterization of the anemia of inflammatory disease in cats with abscesses, pyothorax, or fat necrosis. J Vet Intern Med. 2006;20(5):1143-50.
4. Aird B. Clinical and hematologic manifestations of anemia. In: Feldman BF, Zinkl JG, Jain NC, editors. Schalm's veterinary hematology. Philadelphia: Lippincott Williams & Wilkins; 2000. p. 140-2.
5. Couto CG. Anemia. In: Nelson RW, Couto CG. Small animal internal medicine. St. Louis: Mosby; 2003. p. 1156-80.
6. Tvedten H. Laboratory and Clinical Diagnosis of Anemia. In: Weiss D J, Wardrop KJ, editors. Schalm's: Veterinary Hematology. 6. ed. Iowa, EUA: Wiley Blackwell Ltd, 2010. p. 152-161.
7. Evans R, Gruffydd-Jones T. Anaemia in cats. In Pract. 1984;6:168-77.
8. Squires R. Differential diagnosis of anaemia in dogs. In Pract. 1993;15:29-36.
9. Ramsey IK, Gould S. Feline anaemia 1. Clinical signs and investigation. In Pract. 1999;21:411-5.
10. Knottenbelt C. Investigation of anaemia in dogs. In Pract. 2001;23:306-14.
11. Tvedten HW, Moritz A. Reticulocyte and Heinz Body Staining and Enumeration. In: Weiss DJ, Wardrop KJ, editors. Schalm's: Veterinary Hematology. 6. ed. Iowa, EUA: Wiley Blackwell Ltd, 2010. p. 1067-73.
12. Overmann JA, Weiss DJ. Non-regenerative anaemia. In: Day MJ, Kohn B, editors. BSAVA Manual of Canine and Feline Haematology and Transfusion Medicine. 2. ed. UK: BSAVA, 2012. p. 81-88.
13. Couto CG. Anemia. In: Nelson RW, Couto GC, editors. Medicina interna de pequenos animais. 5. ed. Rio de Janeiro: Elsevier, 2015.
14. Paltrinieri S, Rossi G, Manca M, Scarpa P, Vitiello T, Giordano A. Sensitivity and specificity of manual and automated measurements of reticulocyte parameters for classification of anemia in dogs: 174 cases (1993-2013). J Am Vet Med Assoc. 2016;249(7):776-86.
15. Paltrinieri S, Fossati M, Menaballi V. Diagnostic performances of manual and automated reticulocyte parameters in anaemic cats. J Feline Med Surg. 2018;20(2):122-27.
16. Zandecki M, Genevieve F, Gerard J, Godon A. Spurious counts and spurious results on haematology analysers: a review.Part II: white blood cells, red blood cells, haemoglobin, red cell indices and reticulocytes. Int J Lab Hematol. 2007; 29(1):21-41.
17. Harvey JW. Veterinary Hematology: A Diagnostic Guide and Color Atlas – by John W. Harvey. [s.l: s.n.] v. 1
18. Furman E, Leidinger E, Hooijberg EH, Bauer N, Beddies G, Moritz A. A Retrospective Study of 1,098 Blood Samples with Anemia from Adult Cats: Frequency, Classification, and Association with Serum Creatinine Concentration. J Vet Intern Med. 2014;28(5):1391-97.
19. Conrado FO, Weeden AL, Speas AL, Leissinger MK. Macrocytosis secondary to hydroxyurea therapy. Vet Clin Pathol. 2017;46(3):451-56.
20. Koury MJ, Rhodes M. How to approach chronic anemia. Hematology Am Soc Hematol Educ Program. 2012;2012(1):183-90.
21. Bohn AA. Diagnosis of Disorders of Iron Metabolism in Dogs and Cats. Clin Lab Med. 2015;35(3):579-90.
22. Garden OA, Kidd L, Mexas AM, Chang YM, Jeffery U, Blois SL et al. ACVIM consensus statement on the diagnosis of immune-mediated hemolytic anemia in dogs and cats. J Vet Intern Med. 2019;33(2):313-34.
23. Fleischman W. Anemia: determining the cause. Compend Contin Educ Vet. 2012;34(6):E1-8.
24. Maggi RG, Krämer F. A review on the occurrence of companion vector-borne diseases in pet animals in Latin America. Parasites Vectors. 2019;12(1):1-37.
25. Neiger R, Hadley J, Pfeiffer DU. Differentiation of dogs with regenerative and non-regenerative anaemia on the basis of their red cell distribution width and mean corpuscular volume. Vet Rec. 2002;150(14):431-4.
26. Matos JF, Carvalho MG, Dusse LMS, Ferreira MFR, Stubbert RVB. O papel do RDW, da morfologia eritrocitária e de parâmetros plaquetários na diferenciação entre anemias microcíticas e hipocrômicas. Rev Bras Hematol Hemoter. 2008;30(6):463-9.
27. Weiss DJ. Chronic Inflammation and Secondary Myelofibrosis. In: Weiss DJ, Wardrop KJ, editors. Schalm's Veterinary Hematology. 6. ed. Iowa, EUA: Blackwell Publishing Ltd, 2010. p. 112-17.
28. Squires R. Management of anaemia in dogs. In Pract. 1993;15(2):92-4.
29. Reimer ME, Troy GC, Warnick LD. Immune-mediated hemolytic anemia: 70 cases (1988-1996). J Am Anim Hosp Assoc. 1999;35(5):384-91.
30. Weinkle TK, Center SA, Randolph JF, Warner KL, Barr SC, Erb HN. Evaluation of prognostic factors, survival rates, and treatment protocols for immune-mediated hemolytic anemia in dogs: 151 cases (1993-2002). J Am Vet Med Assoc. 2005; 226(11):1869-80.
31. Horgan JE, Roberts BK, Schermerhorn T. Splenectomy as an adjunctive treatment for dogs with immune-mediated hemolytic anemia: ten cases (2003-2006). J Vet Emerg Crit Care. 2009;19(3):254-61.
32. Whelan MF, O'Toole TE, Chan DL, Rozanski EA, DeLaforcade AM, Crawford SL et al. Use of human immunoglobulin in addition to glucocorticoids for the initial treatment of dogs with immune-mediated hemolytic anemia. J Vet Emerg Crit Care. 2009;19(2):158-64.
33. Zambelli AB, Leisewitz AL. A prospective, randomized comparison of oxyglobin (HB-200) and packed red blood cell transfusion for canine babesiosis. J Vet Emerg Crit Care. 2009;19(1):102-12.

205
Anemias Regenerativas

Luciana de Almeida Lacerda • Nicole Hlavac

INTRODUÇÃO

As anemias podem ser classificadas de acordo com os mecanismos fisiopatológicos implicados, com a resposta da medula óssea e com os índices hematimétricos. As anemias arregenerativas estão associadas a doenças que interferem na produção dos eritrócitos, as quais serão abordadas em um capítulo à parte. A anemia é considerada regenerativa quando há uma resposta adequada da medula óssea e as células jovens são liberadas na circulação periférica.[1-3]

As anemias regenerativas podem ser subdivididas em duas causas principais: perda de sangue e hemólise. As anemias hemorrágicas podem ser agudas, resultando em hipovolemia, ou crônicas, com o potencial de originar deficiência de ferro (tornando-se regenerativas modificadas ou até arregenerativas). As anemias hemolíticas são provocadas pela destruição dos eritrócitos dentro do organismo; nesses casos, há uma forte resposta regenerativa devido à gravidade da anemia e à disponibilidade dos componentes que são reciclados.[1-3]

ANEMIAS POR PERDA DE SANGUE

Hemorragias agudas

As hemorragias agudas são comuns na rotina de atendimento dos ambulatórios de emergência e podem ser causadas por diferentes fatores (Quadro 205.1). Dentro desse escopo, deve-se considerar também os pacientes que serão submetidos a procedimentos cirúrgicos em que poderá haver perda massiva de sangue (p. ex., esplenectomia); mesmo que não tenham anemia ou sinais clínicos previamente ao procedimento, devem ser manejados considerando a hipovolemia e anemia pós-cirúrgica.[4]

Os sinais clínicos de hemorragia com perda acima de 20% do volume sanguíneo total costumam estar associados a alterações cardiovasculares (vasoconstrição periférica, taquicardia, hipotensão e colapso cardiovascular).[1]

> **QUADRO 205.1** Exemplos de causas de hemorragias agudas e crônicas.
>
> Hemorragias agudas:
> - Trauma e procedimentos cirúrgicos
> - Lesões hemorrágicas
> - Distúrbios hemostáticos
>   - Intoxicação por cumarínicos
>   - Coagulação intravascular disseminada (por várias causas)
> - Trombocitopenia (por diversas causas)
> - Parasitas internos
> - Doação de sangue acima do volume adequado
>
> Hemorragias crônicas:
> - Lesões gastrintestinais (neoplasias, úlceras, parasitismo)
> - Neoplasias com sangramento interno (cavidades e órgãos)
> - Distúrbios hemostáticos
>   - Deficiências de vitamina K e protrombina
>   - Hemofilia A
> - Trombocitopenia (por diversas causas)
> - Parasitas internos e externos
> - Doações de sangue ou flebotomias frequentes

Diagnóstico

A realização de hemograma não é a principal preocupação no manejo do paciente com hemorragia aguda. Em hemorragias agudas, o hematócrito geralmente se mantém normal, pois há perda de ambos, plasma e eritrócitos. Entretanto, o hematócrito e as proteínas plasmáticas totais (PPT) diminuem em algumas horas, devido à hemodiluição (movimento do fluido intersticial para dentro dos vasos sanguíneos). Em 48 a 96 horas após o episódio hemorrágico, há o aparecimento de reticulocitose (reticulócitos corrigidos de 3 a 10%, índice de reprodução de reticulócitos [IPR] ≥ 3), macrocitose, hipocromia e aumento do *red cell distribution width* (RDW). A concentração de PPT deve voltar ao normal em 1 semana se não houver continuidade do sangramento ou outra hemorragia. Hemorragia interna é mais difícil de ser diagnosticada; são necessários exames de imagem e análise de derrames cavitários para confirmar o diagnóstico.[1,5]

A morfologia eritrocitária geralmente apresenta-se normal, com exceção de hemorragias associadas à hemólise mecânica (p. ex., hemangiossarcoma), casos nos quais podem ser observados acantócitos e esquistócitos (ou esquizócitos) no esfregaço sanguíneo. Outros achados comuns são reticulocitose, hipoproteinemia transitória e trombocitopenia (plaquetopenia), que pode ser resultante de microangiopatia localizada (p. ex., tumor) ou coagulação intravascular disseminada (CIVD). Trombocitopenia em hemorragia aguda pode ser discreta e associada ao consumo, a trombocitose (plaquetose) reativa é mais comum nesses casos.[1,5]

Tratamento

O tratamento inclui reposição do fluido, prevenção da continuidade da hemorragia por meio da identificação de sua causa, suporte transfusional e tratamento da causa primária. Se o paciente estiver sangrando devido a um defeito hemostático sistêmico (como hemofilia, doença de von Willebrand), esse também deverá ser identificado e tratado especificamente. Fluidoterapia intravenosa agressiva com cristaloides e coloides, e/ou transfusão de concentrado de hemácias (CH) em geral são necessárias em pacientes com anemia por hemorragia.[1,5] Para transfusão de CH recomenda-se usar bolsa de doador compatível (mesmo que seja a primeira transfusão e/ou abordagem emergencial) na dose de 10 a 15 mℓ/kg, com intervalo mínimo de 24 horas, considerando o volume globular (VG) da bolsa de 55 a 80%.[6]

A decisão sobre transfundir ou não deve ser pautada na associação dos achados clínicos e laboratoriais. Evidências de choque, anemia e hipocoagulabilidade costumam ser consideradas gatilhos na decisão de realizar transfusão de concentrado de eritrócitos.

Hemorragias crônicas

A anemia por hemorragia crônica costuma ser regenerativa, mas pode se apresentar arregenerativa com o passar do tempo, resultante da deficiência de ferro (anemia ferropriva [AFP]) ou devido a alguma inflamação concomitante, anemia da doença crônica (ADC). Muitos fatores podem levar a esse tipo de anemia (Quadros 205.1 e 205.2). Como a evolução do quadro é insidiosa, os pacientes se adaptam à anemia não demonstrando sinais clínicos, fazendo com que o diagnóstico demore a ser estabelecido e, frequentemente, confundido e associado a doenças concomitantes. Os sinais clínicos incluem mucosas pálidas, intolerância ao exercício e alotrofagia (pica).

QUADRO 205.2 Causas mais comuns de distúrbios hemolíticos.

Defeitos		Raças	Transmissão	Hematócrito (%)	Reticulócitos corrigidos (%)	Meia-vida eritrocitária (dias)	Morfologia eritrocitária	Testes específicos	Características clínicas
Eritroenzimopatias	Deficiência de piruvatoquinase (PK)	Basenji, Beagle, West Highland White e Cairn Terrier, Poodle miniatura, Teckel e Pug	AR	11 a 29	5 a 95	4 a 9	Policromasia e equinócitos	Testes de DNA, mensuração de M2 PK e de intermediários da via glicolítica	Anemia hemolítica, mielofibrose e osteosclerose
		Gatos Abssínio, Somali e SRD	AR	10 a 33	1 a 33	D	Policromasia e equinócitos	Testes de DNA, atividade de PK < 20%	Anemia hemolítica intermitente
	Deficiência de fosfofrutoquinase (PFK)	Cocker Spaniel, English Springer spaniel	AR	11 a 48	5 a 23	4	Policromasia	Teste de DNA, atividade de PFK	Crises hemolíticas, miopatia moderada, pigmentúria
Defeitos na síntese de hemoglobina	Deficiência de citocromo b5-redutase (CB5R)	Diferentes raças de cães e gatos	D	Elevado	Normal	D	Irrelevante	Mensuração de CB5R e metaemoglobina	Cianose, policitemia, intolerância ao exercício
	Porfiria	Siamês	AD	10 a 25		D	Irrelevante	Porfirinas na urina e eritrócitos	Anemia e descoloração dentária
		Gatos SRD	AD	Normal	Normal a 5	D	Irrelevante	Deficiência de porfobilinogênio desaminase	Descoloração dentária, anemia moderada
Anormalidades de membrana	Estomatocitose	Malamute do Alasca miniatura, Shnauzer médio	AR	Normal	3 a 7	6 a 18	Estomatocitose e macrocitose	Estomatócitos e aumento da fragilidade osmótica	Condrodisplasia em Malamutes
	Potássio intraeritrocitário alto	Akitas e Mongrels japoneses	D	Normal	Normal	D	Irrelevante	Aumento do potássio intraeritrocitário e sérico	Pseudo-hiperpotassemia
	Microcitose familiar	Akitas	D	Normal	Normal	D	Microcitose	Índices eritrocitários	Nenhuma
	Macrocitose familiar e disematopoese	Poodle (toy e miniatura)	D	Normal	Normal	D	Macrocitose, neutrófilos hipersegmentados	Macrocitose, fragilidade osmótica normal	Nenhum, gengivite

AD: autossômica dominante; AR: autossômica recessiva; D: desconhecida; SRD: sem raça definida; M2 PK: piruvatoquinase tipo M2. Adaptado de Giger.[1]

Diagnóstico

Suspeita-se de hemorragia crônica naqueles pacientes com anemia persistente e refratária ao tratamento. Na maioria das vezes observa-se anemia normocítica ou microcítica e hipocrômica (Figura 205.1), com reticulopenia (regeneração leve, arregenerativa – IPR ≤ 1 ou regenerativa modificada – IPR 1-3), valor de RDW é variável. Em pacientes ferropênicos o aumento do RDW está associado às subpopulações de células microcíticas (Figura 205.2). Uma característica frequente nas hemorragias crônicas é a hipoproteinemia. A fisiopatogenia e achados laboratoriais específicos da AFP e ADC são descritos no Capítulo 206, *Anemias Arregenerativas*.

Tratamento

O tratamento desses pacientes se baseia inicialmente em encontrar a causa primária e interromper o sangramento. No tratamento da anemia, transfusões com CH estão indicadas apenas aos casos graves (geralmente quando a hemoglobina se encontra abaixo de 5 g/dℓ e o hematócrito se encontra abaixo de 15%) e quando existem sinais de hipoxia tecidual. Para transfusão de CH recomenda-se dose de 10 a 15 mℓ/kg, com intervalo mínimo de 24 horas, considerando VG da bolsa de 55 a 80%.[6] Esses pacientes frequentemente se encontram normovolêmicos e com alterações cardiovasculares, portanto a transfusão deve ser realizada com o menor volume necessário e lentamente, para evitar insuficiência cardíaca. A resolução da cardiomegalia surge em algumas semanas após a correção da anemia.[1,6]

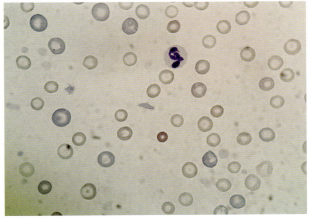

Figura 205.1 Hipocromasia em esfregaço de sangue periférico de paciente da espécie canina (corante Instant Prov, aumento de 1.000×).

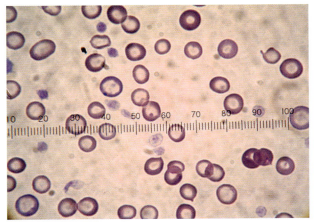

Figura 205.2 Histograma eritrocitário: dupla população com aumento de RDW em paciente da espécie canina com anemia ferropriva sob tratamento.

Fármacos ulcerogênicos podem ser descontinuados imediatamente, e recomenda-se que o controle de ecto e endoparasitas somente seja feito quando o paciente estiver estabilizado.[1]

Considerar o diagnóstico diferencial entre AFP e ADC associadas à hemorragia crônica é essencial para delinear um tratamento eficaz. Havendo deficiência de ferro, recomenda-se reposição por via oral. Se a forma oral for inadequada ou insuficiente, o ferro pode ser administrado por via parenteral intramuscular ou intravenosa (ver Capítulo 206, *Anemias Arregenerativas*). As transfusões também são uma adequada fonte de ferro, mas devem ser restritas aos pacientes gravemente anêmicos.[1,7,8,9]

ANEMIAS HEMOLÍTICAS

A meia-vida dos eritrócitos é de aproximadamente 100 a 120 dias em cães, e 70 a 78 dias em gatos, mas esse período pode ser encurtado devido a um distúrbio hemolítico por diversas causas (Quadro 205.2).[1]

A destruição dos eritrócitos pode ser intra ou extravascular, sendo essa última o modo predominante e o processo que acontece normalmente com os eritrócitos senescentes de animais saudáveis. O processo de hemólise extravascular ocorre no baço, fígado e na medula óssea por meio de fagocitose dos eritrócitos por macrófagos. É nesses órgãos que o sistema heme oxigenase é responsável pela degradação da hemoglobina e reaproveitamento de aminoácidos e ferro, com liberação de monóxido de carbono e bilirrubina. A lise intravascular dos eritrócitos é menos frequente e consequente de alterações na permeabilidade da membrana ou de fragmentação celular (p. ex., os eritrócitos sofrem lise pela ligação de anticorpos e sistema complemento, fármacos, toxinas ou fibrina). Em tais casos, a hemoglobina é liberada diretamente na circulação e removida por diversos mecanismos, mas essa condição deve ser diferenciada do falso aumento da hemoglobina plasmática causado por coleta ou processamento inadequados das amostras de sangue.[1]

Animais com anemia hemolítica apresentam manifestações clínicas gerais de anemia (como palidez, fraqueza), bem como sinais característicos de hemólise (como icterícia, hemoglobinúria).[1]

As anemias hemolíticas costumam estar associadas à produção acelerada de eritrócitos. Em humanos, a medula óssea é capaz de se tornar hiperplásica até que sua taxa de produção aumente seis a oito vezes mais do que o normal, o que também pode ocorrer em cães e gatos. Entretanto, assim como na anemia por hemorragia, pacientes com hemólise aguda podem apresentar anemia não regenerativa enquanto a medula ainda não teve tempo para responder ao processo – 3 a 4 dias são necessários para que se tenha resposta medular. Além disso, em alguns casos de hemólise imunomediada, há destruição de precursores eritroides na medula, resultando em anemias arregenerativas.[1,6]

As anemias hemolíticas podem decorrer de defeitos intrínsecos, em geral hereditários, ou de fatores extrínsecos adquiridos; portanto, a idade em que o processo teve início é um fator importante para avaliação do paciente. Na clínica de pequenos animais, a anemia hemolítica extravascular e adquirida é a mais frequente.[6]

Anemias hemolíticas por defeitos eritrocitários hereditários

Os distúrbios hematológicos adquiridos causados por intoxicações, desequilíbrio nutricional, infecções, distúrbios imunológicos e neoplásicos ocorrem com maior frequência do que doenças hematopoéticas hereditárias, mas essas adquirem crescente importância em hematologia veterinária.[1,10]

Muitos defeitos eritrocitários hereditários são descritos em cães e gatos, embora em sua maioria ocorram raramente. Com o crescente aumento da criação de animais em canis e gatis, alguns defeitos eritrocitários tornaram-se comuns em certas raças. A menos que as raças afetadas estejam intimamente relacionadas, as doenças são causadas por diferentes mutações do mesmo gene.[1,10-14]

Os defeitos eritrocitários provocam desde discreta hemólise até anemia grave com risco de morte. Existem exames laboratoriais acurados para muitos dos defeitos eritrocitários, capazes de detectar tanto os animais afetados quanto os portadores assintomáticos. Os distúrbios eritrocitários hereditários podem ser classificados em hemoglobinopatias, anormalidades de membrana e eritroenzimopatias (Quadro 205.3). Os defeitos podem ser tanto de maturação quanto de produção, e alguns podem não ter manifestações clínicas.[1,10-14]

Eritroenzimopatias

Desprovidos de núcleo e mitocôndria, os eritrócitos produzem energia por meio da glicólise anaeróbica. As enzimas piruvatoquinase (PK) e fosfofrutoquinase (PFK) são duas chaves regulatórias dessa via metabólica, entretanto sua deficiência causa dois tipos distintos de anemia em cães. A deficiência das enzimas envolvidas no metabolismo dos eritrócitos pode afetar significativamente a função e a sobrevivência dos eritrócitos. Além de interferir nas vias metabólicas, pacientes com eritroenzimopatias têm expectativa de vida reduzida. Assim, mesmo que esses distúrbios sejam causas raras de anemia, a habilidade para diagnosticá-los permite eliminar tais características indesejáveis da reprodução futura. O entendimento da evolução clínica e laboratorial das eritroenzimopatias também auxilia o diagnóstico diferencial entre anemia e metaemoglobinemia em animais.[1,10-14]

Deficiência de piruvatoquinase

Em caninos, as primeiras descrições foram em animais da raça Basenji em 1992, e o primeiro caso de deficiência de PK felina foi descrito em um gato da raça Abissínio. Entretanto, essa deficiência já foi identificada em cães de outras raças como Beagles, West Highland White (Figuras 205.3 e 205.4) e Cairn Terrier, Teckel, Pug e Poodle miniatura. As características clínicas mais observadas são intolerância ao exercício e palidez de mucosas. A deficiência de PK é autossômica recessiva e assintomática em heterozigotos.[10-14]

Diagnóstico

Depois de excluídas as causas comuns de anemia hemolítica – imunomediada, tóxica ou infecciosa –, deve ser considerada a deficiência de PK. No hemograma observa-se anemia macrocítica hipocrômica intensamente regenerativa (IPR $\geq$ 3),

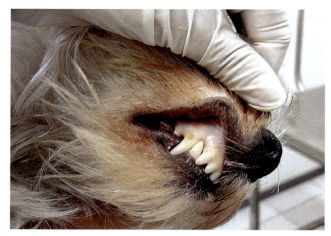

Figura 205.3 Palidez da mucosa oral de paciente da espécie canina com deficiência de piruvatoquinase (PK), raça West Highland White Terrier.

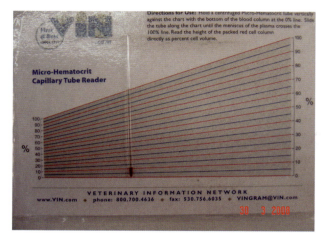

Figura 205.4 Leitura do capilar de micro-hematócrito de paciente da espécie canina com deficiência de piruvatoquinase (PK), raça West Highland White Terrier.

com o hematócrito variando de 11 a 29%. Os valores de hematócrito e reticulócitos diminuem conforme a mielofibrose e a osteoclerose ficam mais graves. Além disso, em esfregaço sanguíneo podem ser notadas policromasia e anisocitose moderada a intensa, e eritrócitos imaturos. Equinócitos podem ser vistos, assim como esquistócitos e acantócitos em animais submetidos à esplenectomia. Esferócitos estão ausentes e testes de autoanticorpos contra eritrócitos revelam resultados negativos. Na medula óssea observa-se hiperplasia eritroide refletindo intensa eritrogênese. A bioquímica sérica mostra poucas alterações, sendo mais relatada hiperbilirrubinemia não conjugada; também pode ocorrer aumento de ferro sérico e de 2,3-difosfoglicerato (2,3-DPG) em cães. Em avaliação radiográfica é observado aumento da densidade óssea, principalmente em animais mais velhos. Os animais deficientes quase sempre vão a óbito antes dos 8 anos devido à hemossiderose generalizada associada à falência hepática e medular.[10-14]

Testes biomoleculares estão disponíveis para a identificação da mutação de PK em animais afetados e carreadores, mas esses testes são mutação-específicos, estando validados para cães das raças Basenji, Beagle, Teckel, Cão Esquimó Americano, West Highland White Terrier (WHWT) e Cair Terrier, e para felinos das raças Abissínio, Somali e gatos domésticos de pelo curto. Para as demais raças são necessários testes de atividade enzimática com caracterização das isoenzimas. Os animais

---

QUADRO 205.3 Exemplos de causas de hemólise.

Hemólise
Agentes infecciosos (p. ex., babesiose, micoplasmose)

Distúrbios eritrocitários hereditários
Defeitos enzimáticos como deficiência de piruvatoquinase e de fosfofrutoquinase

Distúrbios eritrocitários adquiridos
- Alterações bioquímicas (p. ex., corpúsculo de Heinz; hipofosfatemia)
- Exposição a fármacos e outras substâncias químicas (ex. antimicrobianos, inibidores da ECA, anti-inflamatórios, analgésicos, suplementos alimentares, cebola, alho)
- Exposição a hemolisinas de animais, bactérias e plantas (como *Leptospira icterohaemorrhagiae*, veneno de aranhas e serpentes)
- Destruição imunomediada (primária ou secundária a uma série de fatores)
- Lesão mecânica (p. ex., defeitos vasculares ou valvulares, neoplasias)
- Parasitas (como *Babesia* sp., *Rangelia vitalii*, *Mycoplasma* sp., *Cytauxzoon felis*)

carreadores não devem expressar piruvatoquinase tipo M2 (M2-PK), sendo assim, esse teste pode não ser acurado. M2-PK em animais deficientes de PK não permite que o diagnóstico seja obtido a partir da mensuração da atividade eritrocitária total de PK. Contudo, níveis normais ou discretamente altos de PK em relação ao intervalo de referência em cães com reticulocitose marcante, ou anemia altamente regenerativa e osteoclerose em cães com menos de 5 anos, são extremamente sugestivos de deficiência de PK.[10-14]

Tratamento

O melhor tratamento ainda não foi cientificamente relatado, mas é basicamente sintomático. Transfusões podem ser necessárias, mas geralmente os animais se adaptam ao grau de anemia. A terapia crônica com glicocorticoides pode inibir o sistema imune e diminuir a remoção prematura de eritrócitos deficientes de PK, mas pode causar efeitos adversos graves. Outras drogas imunossupressoras e supressoras da medula óssea são potencialmente prejudiciais em cães com deficiência de PK, pois podem suprimir a resposta da medula óssea e induzir efeitos adversos adicionais, além de aumentar significativamente os gastos desnecessários. A esplenectomia não se mostrou eficaz em diminuir o grau de hemólise em cães com deficiência de PK em comparação com humanos e gatos. A quelação de ferro pode ser considerada quando a sobrecarga de ferro é excessiva, mas os cães afetados parecem ser bastante resistentes ao desenvolvimento de hemocromatose, provavelmente devido ao tempo de depuração plasmático do ferro mais curto do que em cães saudáveis. Em humanos, a sobrecarga de ferro é mais comum após transfusões repetidas.

O transplante experimental de medula óssea pode ser curativo, no entanto, a dificuldade em encontrar um doador compatível, a terapia intensiva necessária para ablação da medula óssea e imunossupressão contínua, a alta taxa de mortalidade e custos extremos tornam-no uma opção irreal para a maioria dos casos. Recentemente, cães com deficiência de PK foram usados em experimentos de terapia genética e os resultados foram promissores. O desenvolvimento de osteosclerose e mielofibrose é uma característica única observada apenas na espécie canina com deficiência de PK e sua patogênese não é clara.

O reconhecimento da deficiência enzimática eritrocitária entre outras causas de anemia hemolítica é essencial. O achado de anemia bastante regenerativa em um cão jovem razoavelmente saudável, geralmente de raças já descritas, deve levantar a suspeita para o transtorno. Em cães com deficiência de PK, um teste de Coombs e uma pesquisa de doenças infecciosas e toxicidade serão negativos, fornecendo evidências de um diagnóstico alternativo para outras causas de anemia hemolítica.[10-14]

Deficiência de fosfofrutoquinase

Essa deficiência enzimática é comum em Springer Spaniel Inglês, Cocker Spaniel, Whippets, Perdigueiro Alemão e cães sem raça definida. Caracteriza-se por um distúrbio hemolítico crônico acentuado por crises hemolíticas e miopatia. Clinicamente, observam-se estado febril (> 41°C) associado a dor, espasmo muscular, latidos seguidos, urina marrom-avermelhada e hepatoesplenomegalia moderada. Os episódios de hemólise intravascular podem resultar em hiperventilação induzida pela alcalose. Isso ocorre porque os eritrócitos deficientes em PFK são mais alcalinos e frágeis que as células de animais normais devido à intensa redução do 2,3-DPG. Os baixos níveis de 2,3-DPG induzem aumento da afinidade da hemoglobina pelo oxigênio. Durante as crises, o animal afetado fica anêmico, ictérico, anoréxico e letárgico.[10,14-16]

Diagnóstico

No hemograma, o hematócrito varia de 11 a 48%, e na maioria dos casos a anemia é macrocítica. Os animais afetados podem ter hiperbilirrubinúria e reticulocitose persistente mesmo com hematócrito normal, além disso, esses animais também têm deficiência de PFK muscular, portanto apresentam miopatia caracterizada por intolerância ao exercício, câibras musculares e moderado aumento de creatinoquinase. Deve-se monitorar a coloração da urina, a cor marrom-avermelhada está associada a hemoglobinúria e hiperbilirrubinúria.[10,14-16]

A deficiência de PFK é autossômica recessiva. Os heterozigotos têm metade da atividade normal de PFK e são clinicamente normais. Os homozigotos podem ser facilmente identificados por intermédio da mensuração da PFK eritrocitária a partir dos 3 meses de vida. Obtém-se o diagnóstico de cães afetados e carreadores com testes de DNA baseados na reação em cadeia da polimerase (PCR). O teste é validado para Springer Spaniel Inglês e Cocker Spaniel; para as demais raças mensura-se a atividade da enzima PFK.[10,14-16]

Na ausência de um teste genético específico, a evidência laboratorial de uma resposta reticulocitária excessiva, em comparação com a gravidade da anemia, associada com a hemoglobinúria após exercícios intensos pode ser usada para identificar os cães provavelmente afetados. Esse exercício intenso geralmente dura várias horas e faz com que os cães fiquem ofegantes e com hipertermia, o que pode desencadear uma crise hemolítica nos animais afetados. Os sinais de anemia hemolítica grave provavelmente obscurecem qualquer evidência de miopatia por esforço concomitante.[17]

Tratamento

Não há terapia curativa prática disponível para essa deficiência em cães, embora o transplante experimental de medula óssea de doadores compatíveis (irmãos da mesma ninhada) tenha corrigido com sucesso as anomalias hematológicas e, em certa medida, as anormalidades do músculo esquelético.[18]

As crises hemolíticas podem ser evitadas se exercícios intensos, calor, respiração ofegante e latidos excessivos forem evitados, os cães afetados podem quase atingir a expectativa de vida para a raça. O uso de dipirona é recomendado para tratar os picos febris que normalmente acompanham os episódios de hemólise intravascular e as crises hemolíticas. Fluidoterapia intravenosa também é recomendada, a fim de evitar falência renal aguda quando a hemólise intravascular for grave. Transfusões de CH em geral não são necessárias, mas podem ser feitas se a anemia representar risco de morte.[10,17-18]

Os portadores de PFK não são clinicamente afetados, mas podem passar o alelo mutante para seus descendentes.[10,17]

Hemoglobinopatias

Aparentemente, cães e gatos têm hemoglobina de origem embrionária, mas não têm hemoglobina fetal. Ao contrário do que ocorre em humanos, não são comuns as hemoglobinopatias em cães e gatos anêmicos. Metemoglobinemia e porfiria são as hemoglobinopatias mais relatadas em pequenos animais, embora tenham ocorrência rara.[1]

A metemoglobinemia pode decorrer do aumento da produção de metemoglobina por oxidantes ou diminuição da redução da metemoglobina associada à deficiência da enzima metemoglobina redutase (citocromo b5 redutase) nos eritrócitos. A metemoglobinemia resulta em membranas cianóticas e amostras de sangue de cor vermelho-escura. O sangue fica escuro após exposição ao ar devido à alta porcentagem de metemoglobina. Geralmente não se observam sinais de hipoxemia, a PO_2 pode estar normal ou aumentada. Sugere-se que a metemoglobinemia seja induzida por fármacos quando se notam manifestações clínicas de toxicidade como vômito, diarreia, aumento das frequências cardíaca e respiratória, ataxia, estupor, hemoglobinúria e/ou edema subcutâneo. No hemograma desses animais pode-se verificar anemia e, em alguns casos, anemias hemolíticas associadas a corpúsculos de Heinz.[19-21]

A deficiência de metemoglobina redutase é uma doença hereditária e já foi descrita em cães das raças Chihuahua, Borzoi, Setter Inglês e Poodle e em gatos domésticos de pelo curto. Além da aparente cianose, os animais com essa deficiência enzimática raramente manifestam outros sinais clínicos. Alguns animais podem apresentar intolerância ao exercício e o hematócrito pode estar elevado secundariamente à metemoglobinemia crônica. A concentração de metemoglobina em animais afetados varia de 13 a 41%. O diagnóstico definitivo é obtido pela mensuração da atividade enzimática da metemoglobina redutase. Os animais com essa deficiência enzimática não precisam de tratamento e têm expectativa de vida normal.[19-20]

Porfiria eritropoética congênita é um defeito na síntese do heme e já foi relatada em gatos anêmicos e não anêmicos com dentes e ossos pigmentados de rosa fluorescente. Os animais apresentam fotofobia e dermatite, e a urina tem pigmento marrom-avermelhado. O diagnóstico definitivo envolve a detecção de excesso de porfirinas em vários tecidos e líquidos cavitários. Animais protegidos da luz podem se desenvolver, reproduzir e viver alguns anos.[22,23]

Anormalidades de membrana

A membrana eritrocitária determina o tamanho e a deformabilidade celular. Devido à proteólise, os eritrócitos de caninos e felinos perdem a Na^+, K^+-ATPase durante a maturação na medula óssea. Então, os eritrócitos têm alta concentração de sódio e baixa concentração de potássio. Em cães Shebas, Akitas e de raça mista japoneses há permanência da Na^+, K^+-ATPase e, consequentemente, os eritrócitos desses animais têm alta concentração de potássio e baixa concentração de sódio. Pode existir pseudo-hiperpotassemia quando não houver separação correta do soro e plasma para análise bioquímica.[24-25]

No Malamute do Alasca miniatura, a estomatocitose pode estar associada a nanismo condrodisplásico. Entretanto, os cães Schnauzer médio e miniatura com estomatocitose não manifestam sinais clínicos, mas uma anemia regenerativa moderada pode ser observada.[26-27]

A microcitose familiar dos Akitas e a macrocitose familiar dos Poodles são defeitos eritrocitários hereditários sem nenhuma consequência clínica aparente.[28,29]

Anemias hemolíticas associadas a corpúsculos de Heinz e excentrócitos

A desnaturação oxidativa da hemoglobina resulta na formação de corpúsculos de Heinz. Os eritrócitos são particularmente sensíveis à lesão oxidativa porque transportam oxigênio e estão expostos a várias substâncias químicas no plasma. A presença desses corpúsculos é mais comum em gatos – 1 a 2% dos eritrócitos de felinos normais contêm esses corpúsculos, pois sua hemoglobina é mais suscetível à oxidação. A anemia por corpúsculos de Heinz em gatos pode estar associada a distúrbios como diabetes *mellitus*, hipertireoidismo e linfoma e a agentes oxidativos como cebola e paracetamol (acetaminofeno). Além disso, gatos podem ter corpúsculos de Heinz sem necessariamente estarem anêmicos ou terem sido expostos a medicamentos ou substâncias químicas oxidantes. Em cães, a anemia por corpúsculos de Heinz pode estar acompanhada ou não da presença de excentrócitos; muitos medicamentos e substâncias oxidantes podem estar associados a esse tipo de anemia (p. ex., antimicrobianos, inibidores da enzima conversora de angiotensina, anti-inflamatórios, analgésicos, suplementos alimentares, cebola, alho).[30-32]

As manifestações clínicas são inespecíficas, variando de acordo com a ocorrência concomitante de outra doença. Podem ser observadas apatia, depressão, mucosas pálidas ou icterícia, anorexia, vômito e diarreia. Hemoglobinúria pode ocorrer, dependendo do grau de hemólise. Alguns compostos que resultam na formação de corpúsculos de Heinz também provocam metemoglobinemia que, quando grave, se caracteriza pela coloração amarronzada do sangue e cianose.[30-32]

Diagnóstico

O hemograma geralmente indica anemia (podendo ser regenerativa ou não) e corpúsculos de Heinz. Aumento nos valores de CHCM também pode ser encontrado nesses casos, pois o corpúsculo de Heinz faz com que a célula pareça opticamente mais densa no sistema de detecção a *laser*. É importante ressaltar que, mesmo em grande quantidade, esses corpúsculos podem não estar acompanhados de anemia. Nesses casos deve-se investigar a causa da formação dos corpúsculos e acompanhar o paciente para que ele não evolua com anemia. Os corpúsculos de Heinz surgem como pequenas estruturas pálidas excêntricas nos eritrócitos e podem se projetar ligeiramente pela margem destes (Figuras 205.5 e 205.6). É difícil notar essas estruturas em esfregaços sanguíneos com colorações convencionais; as lâminas devem ser coradas com corantes supravitais (p. ex., novo azul de metileno ou azul de cresil brilhante) e observadas por um patologista clínico experiente. A existência de corpúsculos reduz a deformabilidade da célula, tornando-a mais suscetível à hemólise intra e extravascular. Muitas vezes, além dos corpúsculos de Heinz, excentrócitos podem ser vistos no esfregaço sanguíneo devido à lesão oxidativa direta na membrana eritrocitária. Quando grande número de células é afetado, pode haver anemia hemolítica grave. Em alguns casos pode-se dosar a concentração eritrocitária de glutationa redutase e superóxido dismutase para verificar o *status* antioxidante do paciente, a fim de acompanhar sua evolução.[30-32]

Tratamento

O tratamento depende da causa que predispôs a essa alteração morfológica. Caso o clínico suspeite que um medicamento, suplemento ou alimento esteja envolvido no processo, é essencial que não seja mais administrado ou oferecido ao paciente.

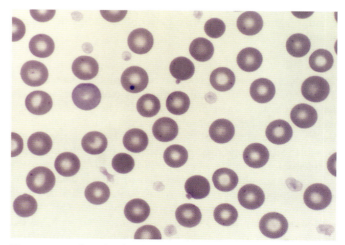

Figura 205.5 Corpúsculos de Heinz em esfregaço de sangue periférico (corante Instant Prov, aumento de 1.000×).

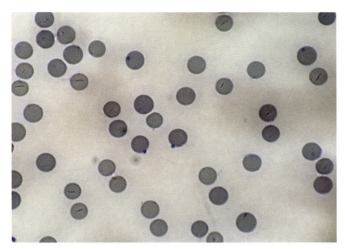

Figura 205.6 Corpúsculos de Heinz em esfregaço de sangue periférico (corante novo azul de metileno, aumento de 1.000×).

Sempre deve ser feito tratamento de suporte de acordo com os sinais clínicos e considerada a transfusão de concentrado de eritrócitos, quando necessário. Substâncias antioxidantes como S-adenosilmetionina (SAMe), N-acetilcisteína (NAC), bioflavonoides (como silimarina), vitamina E ou vitamina C podem ser utilizadas. Vitaminas do complexo B promovem diurese e previnem a formação de cristais de hemoglobina e nefrose tubular. Acompanhar a evolução clínica e laboratorial é importante até a remissão dos sinais e estabilização dos valores hematológicos.[33-35]

Anemias hemolíticas associadas a agentes infecciosos

Muitos agentes infecciosos são capazes de levar a um quadro de anemia regenerativa (Quadro 205.3). O mecanismo implicado pode ser lise direta pelo microrganismo ou mediado pelo sistema imune (anemia hemolítica imunomediada [AHIM]). Dentre os principais agentes que podem causar lise direta do eritrócito e têm importância clínica no Brasil estão *Babesia* sp., *Rangelia vitalli* em cães e *Mycoplasma* sp. em felinos. Já, *Leishmania* sp. e *Ehrlichia* spp. estão elencadas entre os fatores etiológicos de AHIM, anemias multifatoriais associadas ou não a pancitopenias. Os mecanismos de ação desses agentes são complexos e multissistêmicos, e estão descritos em capítulos específicos (Capítulo 84, *Leishmaniose visceral*, Capítulo 86, *Piroplasmoses*, Capítulo 87, *Erliquioses*, Capítulo 110, *Micoplasmose Hemotrópica Felina*). Em relação aos sinais clínicos, os pacientes podem apresentar apatia, anorexia, espleno e/ou hepatomegalia, palidez de mucosa e/ou petéquias e equimoses (a depender do agente infeccioso) e febre intermitente. Ao direcionar a suspeita clínica e solicitar exames diagnósticos deve-se considerar a epidemiologia regional e/ou histórico de viagem do paciente.[36-38]

Diagnóstico

Suspeita-se de anemia hemolítica infecciosa no paciente que apresentar anemia macrocítica normo ou hipocrômica, associada a reticulocitose; o grau de regeneração depende da fase clínica da doença. Em alguns casos, pode haver icterícia e trombocitopenia. Os achados estão relacionados com os sinais de regeneração da anemia hemolítica: anisocitose, policromasia, aumento de RDW e reticulocitose acentuadas. A medula óssea leva 3 a 5 dias para responder, por isso, naqueles casos agudos, a anemia parece não regenerativa.

A infecção por *Babesia canis vogeli* é moderada, em geral inaparente clinicamente em cães adultos. A parasitemia parece ser muito baixa, portanto, pode não ser identificada durante a avaliação de um esfregaço sanguíneo. As infecções subclínicas são comuns em adultos, mas os filhotes têm anemia significativa. A infecção por *B. canis* resulta em patogenicidade mais variada, intermediária entre *B. canis rossi* e *B. canis vogeli*. Em estudo recente, a maior parte dos cães tinha anemia e todos apresentavam trombocitopenia.[39-41]

Na forma aguda ou ictérica os piroplasmas *Rangelia vitalli* e *Babesia* sp. têm comportamento clínico e laboratorial semelhantes e não há como diferenciá-los pela morfologia da inclusão eritrocitária em esfregaço sanguíneo. *Rangelia vitalli* tem capacidade de infectar leucócitos e células do endotélio vascular sendo possível observar a forma esquizogônica extraeritrocitária, comum na fase subaguda ou hemorrágica, em que a apresentação clínica e laboratorial está associada a petéquias, equimoses, epistaxe, melena e trombocitopenia grave podendo evoluir para forma aguda cursando com anemia hemolítica.[41-43]

A trombocitopenia é um sinal frequente, associado a babesiose e rangeliose, sendo a ocorrência de petéquias e epistaxe mais comum nos casos de rangeliose ou naqueles pacientes em que há infecção concomitante por *Ehrlichia* spp. A fisiopatologia da trombocitopenia ainda não foi elucidada, mas se supõe sequestro ou consumo como possíveis causas, além de, geralmente, sua ocorrência preceder o quadro de anemia e parasitemia.[38]

Mycoplasma sp. foi relatado em cães e gatos, sendo a apresentação clínica e laboratorial semelhante ao relatado acima; o mecanismo da anemia está relacionado com a hemólise extravascular dos eritrócitos parasitados em baço, medula óssea, pulmões e fígado e pode, portanto, evoluir com icterícia. A letalidade é mais alta nos felinos infectados com *Mycoplasma haemofelis* e/ou em animais imunossuprimidos ou esplenectomizados.[44-45]

Ehrlichia canis é a única espécie do gênero isolada no país. A erliquiose é uma doença multissistêmica, sendo os sinais clínicos e achados laboratoriais variáveis de acordo com a fase da doença. A trombocitopenia ocorre em todas as fases da doença. Na fase aguda a anemia é branda e arregenerativa e está associada a uma deficiência funcional de ferro. Na fase subclínica há uma tendência a pancitopenia/hipoplasia medular. Na fase crônica os parâmetros laboratoriais indicam pancitopenia/aplasia de medula.[38,46-47]

A leishmaniose na América Latina é causada principalmente por *Leishmania infantum*; outras espécies, por exemplo, *Leishmania braziliensis*, *Leishmania amazonenses* também podem causar a doença. O estadiamento clínico e o tratamento devem seguir o consenso estabelecido pelo LeishVet.[48-49] Nesses pacientes a anemia pode estar associada à perda de sangue, inflamação, doença renal, doença autoimune ou aplasia medular; portanto, a depender do mecanismo, pode ser regenerativa ou não. Frequentemente observa-se trombocitopenia, a qual pode estar associada ou não a coinfecção por outros agentes.[46,50]

AHIM secundária a erliquiose, leishmaniose, babesiose, rangeliose e micoplasmose é frequentemente relatada. Nesses casos, o padrão do eritrograma demonstrará anemia macrocítica, regenerativa (IPR > 3), esferocitose (em cães) e desvio à esquerda neutrofílico, devido à resposta inflamatória sistêmica acentuada, autoaglutinação, hiperbilirrubinemia/bilirrubinúria ou hemoglobinemia/hemoglobinúria. Além disso, esses pacientes frequentemente têm febre e hiperglobulinemia. A babesiose aguda pode ser confundida com anemia hemolítica imunomediada primária, especialmente quando a parasitemia é baixa e o teste de Coombs é positivo, visto que cães infectados podem apresentar esse resultado.[39-40]

O diagnóstico dos casos agudos é baseado em apresentação dos sinais clínicos clássicos e observação, por patologista clínico experiente, dos parasitas intraeritrocitários (*Babesia* sp. e *Rangelia vitalli*), epieritrocitários (*Mycoplasma* sp.), mórulas em células mononucleares (*Ehrlichia* spp.) em esfregaços sanguíneos corados com corantes comumente utilizados na rotina hematológica (p. ex., Wright, Giemsa) (Figura 205.7). Raramente formas amastigotas de *Leishmania* sp. são visualizadas em esfregaços sanguíneos, a citologia aspirativa de lesões, linfonodos ou medula óssea é indicada para o diagnóstico. Em todos os casos, mas principalmente na fase crônica – na qual a parasitemia pode ser baixa –, a detecção pela microscopia é limitada, portanto outras técnicas diagnósticas (como PCR e imunofluorescência indireta) devem ser utilizadas de modo associado com anamnese e achados do exame clínico. Considerando a babesiose, leishmaniose e erliquiose, o diagnóstico não deve se basear apenas na sorologia positiva, pois cães clinicamente normais de áreas endêmicas podem apresentar resultados positivos.[39-40]

O aumento da atividade de enzimas hepáticas, como a fosfatase alcalina (ALP ou FA), alanina aminotransferase (ALT ou TGP) e aspartato aminotransferase (AST ou TGO) pode ser encontrado principalmente com icterícia acentuada, refletindo a hepatopatia concomitante. O potássio sérico geralmente está baixo e a concentração de bilirrubinas, elevada.[39-40] Hiperglobulinemia é relatada principalmente nos casos de erliquiose e leishmaniose.

Pode haver azotemia em pacientes com desidratação e naqueles com insuficiência renal aguda. A ureia sérica costuma estar elevada de modo desproporcional ao nível de creatinina por diversas causas. Bilirrubinúria, hemoglobinúria, proteinúria, células epiteliais dos túbulos renais e cilindros granulosos podem ser observados no exame de urina. Acidose metabólica (por aumento da concentração de lactato e íons cloreto) e alcalose respiratória são comuns; alterações eletrolíticas mistas são comuns em quadro grave.

Tratamento

O tratamento tem como objetivos a eliminação do agente infeccioso e a reversão do quadro anêmico grave e/ou sinais hemorrágicos. A escolha entre antimicrobianos ou antiprotozoários deve se basear nas recomendações e *guidelines* específicos para o agente diagnosticado.

Animais muito anêmicos ou com outras complicações requerem outros tratamentos de suporte, dependendo da gravidade do quadro. Isso inclui transfusões de concentrado de hemácias (10 a 15 mℓ/kg, com intervalo mínimo de 24 horas, considerando VG da bolsa de 55 a 80%) ou soluções produzidas da hemoglobina bovina polimerizada, fluidoterapia agressiva com coloides ou cristaloides (com reposição eletrolítica) e diuréticos nos casos de insuficiência renal aguda. Quase sempre se requer respiração assistida em pacientes com edema pulmonar por síndrome da angústia respiratória aguda (SARA).[39-40] A administração de imunossupressores deve ser considerada nos casos de AHIM secundária concomitante.[51-52]

O prognóstico da doença costuma ser favorável: aproximadamente 85 a 90% dos animais sobrevivem, dependendo do tratamento e do agente envolvido. A hemoterapia tem um grande impacto na recuperação dos pacientes. Pacientes com outras complicações, como SARA ou lesão renal aguda (LRA) têm prognóstico pior e a mortalidade pode chegar a 50% e até 100%, apesar do tratamento intensivo.[39-40]

As concentrações de lactato podem ser usadas como fator prognóstico. Concentrações acima de 5 mmol/ℓ na admissão do paciente estão associadas a aumento da mortalidade, mas concentração acima de 2,5 mmol/ℓ após a admissão e falha na redução a menos de 50% do valor inicial é um forte fator preditivo de óbito. Valores extremamente altos (> 10 mmol/ℓ) não são incomuns e a hiperlactatemia está associada à deterioração clínica rápida do paciente. As concentrações de lactato estão correlacionadas negativamente à glicemia.[39-40,53]

A LRA é rara. Hipotensão é comum e está associada à piora clínica do paciente, o que também está associado à hipoglicemia, que pode ser útil como fator prognóstico. Valores altos de troponina I também podem estar associados a um mau prognóstico. Estudos mostram que a concentração de cortisol também foi maior em cães que não sobreviveram, bem como as concentrações de tiroxina foram significativamente menores nesses mesmos cães.[39-40]

O controle de vetores no ambiente e nos animais é o modo mais eficaz de prevenir as doenças. Cães doadores de sangue em áreas endêmicas devem ser testados regularmente para prevenir a disseminação da doença por transfusão sanguínea.[6,54]

Anemia hemolítica imunomediada

AHIM é a forma mais comum de hemólise, e uma das doenças hematológicas mais comuns na clínica de pequenos animais. Embora existam duas categorias, primária (ou idiopática) e secundária, a maior parte dos casos em cães é primária (ou seja, a causa não pode ser encontrada após avaliações clínica e clinicopatológica exaustivas). Essa anemia é rara em gatos (apesar de sua frequência parecer estar aumentando) e a forma secundária é mais frequente.[1,5,55]

Em geral, o curso clínico é agudo, mas a apresentação clínica hiperaguda também é comum. As manifestações clínicas incluem fraqueza, letargia, intolerância ao exercício, anorexia, febre, membranas mucosas pálidas, taquipneia, taquicardia, sopro cardíaco, hepatoesplenomegalia, linfonodos aumentados, icterícia acompanhada de vômitos e dor abdominal, petéquias e equimoses (se trombocitopenia imunomediada também estiver presente – Síndrome de Evans). Os gatos podem ter transtorno alimentar por consumo persistente de substâncias não nutritivas (pica); um exemplo é a ingestão do conteúdo da caixa de areia sanitária. Pode não haver icterícia (Figuras 205.8 e 205.9), no entanto, se ela estiver presente em um caso agudo ou hiperagudo com autoaglutinação, é indício de deterioração clínica rápida (horas ou dias), resultante de doença tromboembólica multifocal ou não responsiva à terapia convencional.[1,5,56-60]

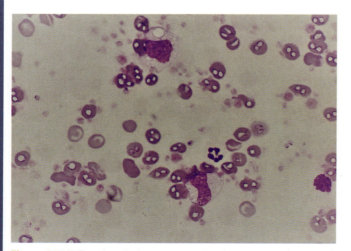

Figura 205.7 Parasitemia intensa por piroplasma em esfregaço de sangue periférico da espécie canina (corante Instant Prov, aumento de 1.000×).

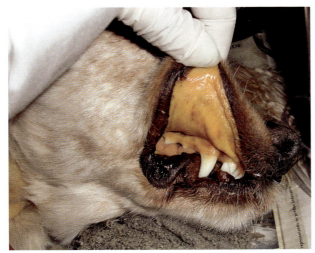

Figura 205.8 Icterícia da mucosa oral de paciente da espécie canina com anemia hemolítica imunomediada.

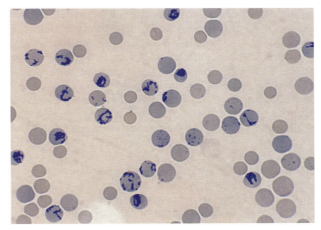

Figura 205.10 Reticulocitose em sangue periférico de paciente da espécie canina (corante novo azul de metileno, aumento de 1.000×).

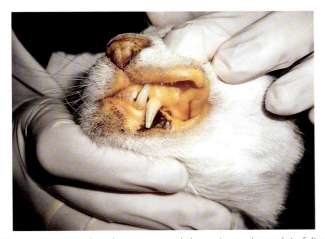

Figura 205.9 Icterícia da mucosa oral de paciente da espécie felina com anemia hemolítica imunomediada.

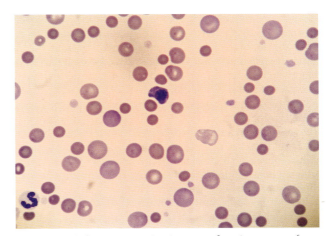

Figura 205.11 Policromasia, anisocitose e esferocitose em esfregaço de sangue periférico de paciente da espécie canina com anemia hemolítica imunomediada (corante Instant Prov, aumento de 1.000×).

Diagnóstico

Não existe um método padrão-ouro de diagnóstico na medicina veterinária, o consenso publicado em 2019 propõe algoritmos para os casos de AHIM, que se baseia na presença de: anemia, sinais de destruição imunomediada (esferocitose, aglutinação em salina positivo, presença de anticorpos antieritrocitários), evidência de hemólise (esferocitose, hiperbilirrubinemia, hemoglobinemia/hemoglobinúria, *ghost cells*). Os achados hematológicos da AHIM tipicamente compreendem anemia regenerativa (IPR > 3) (Figura 205.10), leucocitose causada por neutrofilia com desvio à esquerda e monocitose, aumento do número de eritroblastos, policromasia e esferocitose (cães) (Figura 205.11). Policromasia com autoaglutinação ou aglutinação em salina positivo (Figura 205.12) e esferocitose com anemia aguda são consideradas patognomônicas de AHIM. Na AHIM, os eritrócitos ficam cobertos primariamente de IgG, a qual leva à remoção prematura dessas células, ou parte delas, pelo sistema fagocítico monocitário (SFM), principalmente em baço e fígado. Como consequência, esferócitos são produzidos; portanto, esferócitos no esfregaço de um cão com anemia são sinais muito sugestivos de AHIM. Essas células são de difícil identificação em gatos devido ao menor volume dos eritrócitos normais dessa espécie. Apesar da associação direta com AHIM, os esferócitos também podem ser observados em outras doenças. Presença de 3 a 4 esferócitos/campo de 1.000× (ou 1+) é indicativo de AHIM em

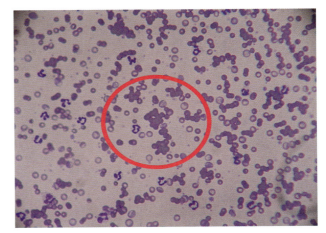

Figura 205.12 Aglutinação em esfregaço de sangue periférico de paciente da espécie canina com anemia hemolítica imunomediada (corante Instant Prov, aumento de 200×).

cães. As *ghost cells* sugerem hemólise intravascular. A concentração de proteínas séricas (ou plasmáticas) quase sempre está elevada, hemoglobinemia/hemoglobinúria e bilirrubinemia podem estar presentes.[1,5, 56-61]

Para identificação de anticorpos antieritrocitários pode ser realizado o teste de Coombs (técnicas disponíveis: imunocromatografia, microcoluna de gel, tubo capilar, microtitulação usando antiglobulinas polivalentes) ou citometria de fluxo. O teste de Coombs direto gera resultados quantitativos e permite acompanhar a evolução do caso. Tem sensibilidade 61 a 82% para cães e 82% para gatos. Nos casos de Coombs negativo, mas com anemia, sinais de hemólise, esferócitos e autoaglutinação (persistente após lavagem de células), o diagnóstico de AHIM deve ser considerado. Nesses casos, a quantidade de moléculas de imunoglobulinas ou de complemento ligadas à superfície dos eritrócitos é suficiente para induzir resposta do SFM, mas não o suficiente para um resultado positivo no teste de Coombs. Em humanos, o processo de hemólise pode ser induzido com 20 a 30 moléculas de imunoglobulina por célula, porém, o teste de Coombs somente é capaz de detectar 200 a 300 moléculas por célula. A administração prévia de corticoide exógeno e a consequente redução de anticorpos ligados aos eritrócitos seriam outra explicação para esse fato. Recomenda-se que os testes para identificação de anticorpos antieritrocitários sejam realizados previamente ao tratamento imunossupressor ou transfusão.[1,5,56-61]

Estudos demonstram que o teste de aglutinação em salina também pode auxiliar o diagnóstico, quando utilizados os procedimentos laboratoriais recomendados na literatura.[61]

Após correlacionar os achados clínicos e laboratoriais tem-se o diagnóstico de AHIM, entretanto, a investigação diagnóstica continua. A partir desse ponto, deve-se construir um algoritmo diagnóstico – considerando histórico clínico e epidemiológico – para determinar a causa da AHIM. Existe uma gama enorme de fatores etiológicos a serem considerados na AHIM secundária: agentes infecciosos, neoplasias, inflamações, drogas e vacinas. O clínico deve considerar infecções recentes e recorrentes, pois eliminar a possibilidade de infecção é prudente antes de iniciar a imunossupressão. Qualquer infecção pode desencadear desregulação imunológica. Fatores ambientais, genéticos e epigenéticos também desempenham um papel importante na doença imunomediada.[52,60]

Se o agente etiológico não puder ser identificado, o paciente deverá ser tratado para AHIM primária ou idiopática até saírem os resultados de outros testes pendentes (p. ex., testes moleculares). AHIM primária é considerada mais comum em cães do que em gatos; sendo assim, todo esforço deve ser feito para encontrar a causa de hemólise em gatos (p. ex., fármacos ou agentes infecciosos).[1,5,56-61]

Tratamento

O tratamento da AHIM secundária consiste em remoção da causa primária e tratamento de suporte (transfusão sanguínea, nutrição adequada). Os corticosteroides podem ser administrados também para suprimir o SFM enquanto o agente etiológico está sendo eliminado, embora isso não seja sempre benéfico para o paciente. A administração de doxiciclina geralmente resulta em melhora clínica de micoplasmose em gatos e em resolução de erliquiose em cães.[1,4,5,33,34]

As doses imunossupressoras de corticoides (prednisona, prednisolona, dexametasona) constituem o tratamento de primeira escolha para a AHIM primária. A dexametasona (0,2 a 0,4 mg/kg/dia, IV) pode ser utilizada no início da terapia (3 primeiros dias), principalmente se houver inapetência, mas não o deve ser para manutenção por períodos prolongados, devido ao maior potencial de causar ulceração gastrintestinal ou pancreatite. Em doses equivalentes, a dexametasona não parece exercer mais benefícios a esses animais.[1,5,62-64]

O fármaco de primeira escolha para manutenção do tratamento de pacientes com AHIM é a prednisona/prednisolona (2 mg/kg/dia, VO, 1 ou 2 vezes; cães acima de 25 kg: 1 a 1,5 mg/kg/dia). Caso seja necessário utilizar uma dose mais alta, recomenda-se que não se mantenha por mais de 2 semanas.

Uma alta porcentagem dos pacientes tratados com corticoides mostra melhora significativa em um período de 24 a 96 horas. Os corticoides atuam principalmente por três diferentes mecanismos: supressão da atividade do SFM, redução da ligação do complemento e imunoglobulinas à membrana eritrocitária e supressão da produção de imunoglobulinas. Os dois primeiros efeitos são de rápida atuação (horas), o terceiro é tardio (1 a 3 semanas).[1,5,62-64]

Um segundo medicamento imunossupressor pode ser introduzido quando houver "falha esteroide", ou seja: volume globular e hemoglobina instáveis e autoaglutinação persistente após 7 a 14 dias do início do tratamento. O aumento de bilirrubina e ureia também é indicado como preditivo de mortalidade. A literatura mostra que não há uma recomendação absoluta sobre iniciar com monoterapia ou associar dois imunossupressores. A terapia combinada pode ser benéfica em pacientes críticos, na fase inicial do tratamento.[52,65]

Como segunda opção de imunossupressor a azatioprina (2 mg/kg/dia, VO, por 2 a 3 semanas, depois aumentar o intervalo para dias alternados) é o fármaco mais citado em estudos em cães com AHIM. Poucos efeitos adversos estão relacionados com a azatioprina, mas é aconselhado acompanhamento hematológico e bioquímico devido à possibilidade de supressão da medula óssea e hepatopatia leve. É necessária a redução da dose se ocorrer mielossupressão e/ou hepatotoxicidade; ocasionalmente, o fármaco tem de ser descontinuado em cães com hepatotoxicidade. A azatioprina parece causar mielossupressão significativa em felinos, portanto não é recomendada. Outras drogas como ciclosporina (5 mg/kg, VO, 2 vezes/dia), micofenolato de mofetila (8 a 10 mg/kg, VO, 2 vezes/dia) e leflunomida (2 mg/kg/dia, VO) são frequentemente recomendadas, entretanto ainda existem poucos estudos clínicos randomizados que comprovem a eficácia desses fármacos. A ciclofosfamida não é recomendada para cães.[1,4,5,33,35,36,38] A clorambucila, para alguns autores, parece ser o fármaco de melhor indução e manutenção em gatos com AHIM refratária a corticosteroides, ou naqueles casos em que ocorre diabetes *mellitus* induzido por corticosteroides. Em tais situações, a dexametasona também pode ser utilizada de outra maneira (4 mg/kg, VO, a cada 1 ou 2 semanas).[1,7,52,65]

Em geral, cães e gatos com AHIM requerem tratamento imunossupressivo prolongado, muitas vezes pelo resto da vida. A duração do tratamento é determinada de acordo com as reavaliações periódicas do paciente. Doses altas costumam ser administradas por um período determinado, quase sempre 2 a 3 semanas, e durante esse tempo o paciente é reavaliado clínica e hematologicamente. As reavaliações podem ser diárias, se o quadro for grave, ou a cada 3 a 5 dias. Se o hematócrito não diminuir (ou se aumentar) e o animal estiver clinicamente estável, a dose poderá ser reduzida em 25 a 50%. Esse procedimento é repetido até que o(s) fármaco(s) seja(m) descontinuado(s) ou o paciente tenha uma recaída; nesse último caso, a última dose que teve efeito benéfico deve ser utilizada novamente. Alguns autores relatam que mais de 2/3 dos animais requerem tratamento pelo resto da vida.[1,7,52,65]

Muitos pacientes com AHIM aguda apresentam icterícia e autoaglutinação, e a deteriorização clínica é rápida. Frequentemente esses animais morrem de tromboembolia hepática, pulmonar ou renal, apesar do tratamento agressivo com corticoides. A tromboprofilaxia deve ser realizada nas primeiras 2 semanas após o início do tratamento, mas não é recomendada quando o paciente estiver trombocitopênico (< 30.000 plaquetas/$\mu\ell$). Recomenda-se usar heparina de baixo peso molecular (0,8 a 1 mg/kg, a cada 6 horas, IV) ou inibidor de fator Xa (Rivaroxabana, 1 a 2 mg/kg/dia, VO); se não for possível, uma alternativa é clopidogrel (1,1 a 4 mg/kg/dia, VO) associado ao ácido acetilsalicílico (0,5 a 1 mg/kg/dia). O uso de > 2 mg/kg/dia de ácido acetilsalicílico nos pacientes em corticoterapia está associado ao risco de sangramento gastrintestinal.[1,7,52,65]

Coagulograma e testes viscoelásticos devem ser realizados para monitorar a terapia. O uso de doses pequenas de heparina geralmente não resulta em aumento do tempo de coagulação ativada (TCA) ou do tempo de tromboplastina parcial ativada (TTPa), testes utilizados para monitorar a heparinização.[1,7,52,65]

Se após 7 a 14 dias de terapia combinada com imunossupressores não houver resposta clínica e laboratorial, recomenda-se investigar dose, manejo do protocolo terapêutico, lesão em trato gastrintestinal e adesão do tutor ao tratamento. Como alternativa, a imunoglobulina intravenosa humana (IGIV) tem sido descrita para tratamento de AHIM em cães. O objetivo de usar IGIV (0,5 a 1,5 g/kg) é bloquear os receptores Fc no SFM, diminuindo a fagocitose de eritrócitos cobertos de anticorpos. O tratamento parece também ter outros efeitos imunomoduladórios, entretanto esse produto é caro (chegando a mais de R$ 1.800 a dose para um cão de 5 a 10 kg), além de nem sempre estar comercialmente disponível.[1,4,5,33,36,38,39] Adicionar um terceiro imunossupressor ou esplenectomia é recomendado quando nenhuma das alternativas acima for eficiente. Outros tratamentos alternativos para casos refratários são relatados: plasmaférese terapêutica, lipossoma de clodronato, oxigenoterapia hiperbárica e melatonina; entretanto, são necessários mais estudos para determinar se esses tratamentos são eficazes e como devem ser integrados ao manejo terapêutico de AHIM.[1,7,52,65]

Uma das grandes dificuldades que o clínico encontra no tratamento da AHIM é determinar o momento de realizar uma transfusão de concentrado de hemácias. Como regra geral, em humanos e animais, a transfusão não deve ser evitada se puder salvar a vida do paciente ou, pelo menos, mantê-lo relativamente estável até que o tratamento mais adequado faça efeito. Entretanto, como pacientes com AHIM estão destruindo seus próprios eritrócitos, a transfusão deve ser feita com cautela, apenas quando o paciente realmente precisar, em dose adequada e, se possível, com sangue compatível. Geralmente, a prova de compatibilidade nesses casos é incompatível com todos os doadores devido à autoaglutinação apresentada por boa parte dos pacientes, por isso testes imunocromatográficos são mais indicados. Em humanos, recomenda-se a combinação de genotipagem e fenotipagem para evitar a exposição do paciente a outros antígenos e produção de mais anticorpos. Em cães e gatos, a fenotipagem está disponível para os principais tipos sanguíneos e pode ser realizada, embora alguns métodos (como o cartão) possam apresentar resultados falso-positivos.[1,4,5,33-37] É recomendado o uso de CH em vez do sangue total, pelo fato de permitir maior oxigenação em um pequeno volume; além disso, a sua administração não resulta em hipervolemia, uma vez que os animais com AHIM normalmente são euvolêmicos.[1,7,52,65] Recomenda-se CH fresco, de preferência entre 7 e 10 dias. Se não estiver disponível, as unidades mais antigas podem ser usadas, mas podem estar associadas a um maior risco de complicações e aumento da mortalidade associadas a lesão de estoque.[52,66]

O consenso publicado em 2019 traz delineamentos e opções terapêuticas para AHIM em cães. Muitos estudos relatam alguns fatores que, quando determinados antes da terapia imunossupressora e durante o tratamento, podem auxiliar a determinação do prognóstico de AHIM: gênero, peso, sazonalidade, hematócrito diminuído, baixa contagem de plaquetas, redução da concentração de proteínas plasmáticas totais e albumina, alta concentração de ureia e bilirrubina total, concentração reduzida de sódio, tempo de protrombina prolongado e aumento do nível de produtos de degradação da fibrina. Em um estudo recente, cães machos com peso acima de 12 kg, diagnosticados durante estações de clima quente do ano, hematócrito menor do que 20%, contagem de plaquetas menor do que 200× 10^3 mℓ e concentração de proteínas plasmáticas menor do que 6 g/dℓ apresentaram pior prognóstico.[1,7,52,65]

REFERÊNCIAS BIBLIOGRÁFICAS

1. Giger U. Anemias regenerativas causadas por hemorragia ou hemólise. In: Ettinger SJ, Feldman EC. Tratado de medicina interna veterinária – doenças do cão e do gato. 5. ed. v. 2. Rio de Janeiro: Guanabara Koogan; 2004. p. 1880-902.
2. Mills J. Anaemia. In: Day M J, Kohn B, editors. BSAVA Manual of Canine and Feline Haematology and Transfusion Medicine. 2. ed. UK: BSAVA, 2012. p. 31-44.
3. Ramsey I, Gould S. Feline anaemia 1. Clinical signs and investigation. In Pract. 1999;21:411-5.
4. Lynch AM, O'Toole TE, Hamilton J. Transfusion Practices for Treatment of Dogs Undergoing Splenectomy for Splenic Masses: 542 Cases (2001-2012). J Am Vet Med Assoc. 2015;247(6):636-42.
5. Thrall MA. Regenerative anemia. In: Thrall MA, Baker DC, Campbell TW, DeNicola D, Fettman MJ, Lassen ED et al. Veterinary hematology and clinical chemistry. Philadelphia: Lippincott Williams & Wilkins; 2004. p. 83-8.
6. Abrams-ogg ACG, Schneider A. Principles of canine and feline blood collection processing and storage. In: Weiss DJ, Wardrop KJ, editors. Schalm's: Veterinary Hematology. Transfusion Medicine. 6. ed. Iowa, EUA: Blackwell Publishing Ltd, 2010. p. 731-7.
7. Couto CG. Anemia. In: Nelson RW, Couto CG. Small animal internal medicine. St. Louis: Mosby; 2003. p. 1156-80.
8. Watson ADJ, Canfield PJ. Nutritional deficiency anemias. In: Feldman BF, Zinkl JG, Jain NC, editors. Schalm's veterinary hematology. Philadelphia: Lippincott Williams & Wilkins; 2000. p. 190-5.
9. Lewis MC, Stone M. Iron deficiency anaemia. In: Day MJ, Kohn B editors. BSAVA Manual of Canine and Feline Haematology and Transfusion Medicine. 2. ed. UK: BSAVA, 2012. p. 53-8.
10. Harvey J. Pathogenesis, laboratory diagnosis, and clinical implications of erytrocyte enzyme deficiencies in dogs, cats, and horses. Vet Clin Pathol. 2006;35(2):144-56.
11. Giger U, Noble NA. Determination of erythrocyte pyruvate kinase deficiency in Basenjis with chronic hemolytic anemia. J Am Vet Med Assoc. 1991;198(10):1755-61.
12. Hlavac NRC, Lacerda LA, Conrado FO, Hünning PS, Seibert M, González FHD et al. Hemolytic anemia caused by hereditary pyruvate kinase deficiency in a West Highland White Terrier dog. Arch Med Vet. 2012;44(2):195-200.
13. Kohn B, Fumi C. Clinical course of pyruvate kinase deficiency in Abyssinian and Somali cats. J Feline Med Surg. 2008;10(2):145-53.
14. Giger U. Hereditary Erythrocyte Enzyme Abnormalities. In: Weiss DJ, Wardrop KJ. editors. Schalm's: Veterinary Hematology. 6. ed. Iowa, EUA: Wiley Blackwell Ltd, 2010. p. 179-86.
15. Trobridge GD, Beard BC, Wu RA, Ironside C, Malik P, Kiem HP. Stem cell selection in vivo using foamy vectors cures canine pyruvate kinase deficiency [published correction appears in PLoS One. 2013;8(10). doi:10.1371/annotation/90f278b2-f474-42ec-8645- 435f7006018c]. PLoS One. 2012;7(9):e45173. doi:10.1371/journal.pone.0045173.
16. Juvet F, Giger U, Battersby I, Menaut P, Syme HM, Mooney CT. Erythrocyte pyruvate kinase deficiency in three West Highland white terriers in Ireland and the UK. Ir Vet J. 2013;66(1):12. Published 2013 Jul 10. doi:10.1186/2046-0481-66-12.
17. Hillström A, Tvedten H, Rowe A, Giger U. Hereditary phosphofructokinase deficiency in wachtelhunds. J Am Anim Hosp Assoc. 2011;47(2):145-50. doi:10.5326/JAAHA-MS-5619.
18. Gerber K, Harvey JW, D'Agorne S, Wood J, Giger U. Hemolysis, myopathy, and cardiac disease associated with hereditary phosphofructokinase deficiency in two Whippets. Vet Clin Pathol. 2009;38(1):46-51. doi:10.1111/j.1939-165X.2008.00089.x
19. Schlesinger DP. Methemoglobinemia and anemia in a dog with acetaminophen toxicity. Can Vet J. 1995;36(8):515-7.
20. Harvey JW, King RR, Berry CR, Blue JT. Methaemoglobin reductase deficiency in dogs. Comp Haematol Int. 1991;1:55-9.
21. Fine DM, Eyster GE, Anderson LK, Smitley A. Cyanosis and congenital methemoglobinemia in a puppy. J Am Anim Hosp Assoc. 1999; 35(1):33-5.
22. Clavero S, Bishop DF, Haskins ME, Giger U, Kauppinen R, Desnick RJ. Feline acute intermittent porphyria: a phenocopy masquerading as an erythropoietic porphyria due to dominant and recessive hydroxymethylbilane synthase mutations. Hum Mol Genet. 2010;19(4):584-96.
23. Wolff C, Corradini P, Cortés G. Congenital erythropoietic porphyria in an African Hedgehog (Atelerix albiventris). J Zoo Wildl Med. 2005;36(2):323-5.

24. Battison A. Apparent pseudohyperkalemia in a Chinese Shar Pei dog. Vet Clin Pathol. 2007;36(1):89-93.

25. Conrado FO, Oliveira ST, Lacerda LA, Silva MOD, Hlavac N, González FHD. Clinicopathologic and electrocardiographic features of Akita dogs with high and low erythrocyte potassium phenotypes. Vet Clin Pathol. 2014;43(1):50-4.

26. Bonfanti U, Comazzi S, Paltrinieri S, Bertazzolo W. Stomatocytosis in 7 related Standard Schnauzers. Vet Clin Pathol. 2004;33(4):234-9.

27. Paltrinieri S, Comazzi S, Ceciliani F, Prohaska R, Bonfanti U. Stomatocytosis of Standard Schnauzers is not associated with stomatin deficiency. Vet J. 2007;173(1):200-3.

28. Gookin JL, Bunch SE, Rush LJ, Grindem CB. Evaluation of microcytosis in 18 Shibas. J Am Vet Med Assoc. 1998;212(8):1258-9.

29. Hostetter SJ, Andreasen CB. Anemia. In: Cowell RL. Veterinary clinical pathology secrets. St. Louis: Elsevier Mosby; 2004. p. 12-7.

30. Barger AM. Erythrocyte morphology. In: Weiss DJ, Wardrop KJ. editors. Shalm's Veterinary Hematology. Erythrocytes. 6. ed. EUA: Wiley-Blackwell, 2010. p. 144-51.

31. Tvedten H. Laboratory and Clinical Diagnosis of Anemia. In: Weiss DJ, Wardrop KJ, editors. Schalm's: Veterinary Hematology. 6. ed. Iowa, EUA: Wiley Blackwell Ltd, 2010. p. 152-61.

32. Bexfield N, Archer J, Herrtage M. Heinz body haemolytic anaemia in a dog secondary to ingestion of a zinc toy: a case report. Vet J. 2007;174(2):414-7.

33. Terneus MV, Brown JM, Carpenter AB, Valentovic MA. Comparison of S adenosyl L methionine (SAMe) and N acetylcysteine (NAC) protective effects on hepatic damage when administered after acetaminophen overdose. Toxicology. 2008;244(1):25-34.

34. Webb CB, Twedt DC, Fettman MJ, Mason G. S adenosylmethionine (SAMe) in a feline acetaminophen model of oxidative injury. J Feline Med Surg. 2003;5(2):69-75.

35. Avizeh R, Najafzadeh H, Razijalali M, Shirali S. Evaluation of prophylactic and therapeutic effects of silymarin and N acetylcysteine in acetaminophen induced hepatotoxicity in cats. J Vet Pharmacol Ther. 2010;33(1):95-9.

36. Maggi RG, Krämer F. A review on the occurrence of companion vectorborne diseases in pet animals in Latin America. Parasites & Vectors. 2019;12(1):1-37.

37. Solano-Gallego L, Baneth G. Canine leishmaniosis. In: Day MJ, Kohn B, editors. BSAVA Manual of Canine and Feline Haematology and Transfusion Medicine. 2. ed. [s.l: s.n.] p. 174-81.

38. Attipa C, Solano-Gallego L, Leutenegger CM, Papasouliotis K, Soutter F, Balzer J et al. Associations between clinical canine leishmaniosis and multiple vector-borne co-infections: a case-control serological study. BMC Vet Res. 2019;15(331):6.

39. Boozer AL, MacIntire DK. Canine babesiosis. Vet Clin North Am Small Anim Pract. 2003;33(4):885-904.

40. Schoeman JP. Canine babesiosis. Onderstepoort J Vet Res. 2009;76(1):59-66.

41. Fournier GFSR, Pinter A, Muñoz-Leal S, Labruna MB, Lopes MG, Martins TF et al. Implications of domestic dogs in the epidemiology of Rickettsia parkeri strain atlantic rainforest and Rangelia vitalii in southeastern Brazil. Rev Bras Parasitol Vet. 2020;29(1):e022419.

42. França RT, Silva AS, Paim FC, Costa MM, Soares FS, Mazzanti CM et al. Rangelia vitalli in dogs in southern Brazil. 2010;19(4):383-7.

43. Gottlieb J, André MR, Soares JF, Gonçalves LR, Tonial de Oliveira M, Costa MM et al. Rangelia vitalii, Babesia spp. E Ehrlichia spp. em cães de Passo Fundo, estado do Rio Grande do Sul, Brasil. Rev Bras Parasitol Vet. 2016;25(2):172-8.

44. Santos AP, Guimarães AMS, Nascimento NC, SanMiguel PJ, Martin SW, Messik JB. Genome of Mycoplasma haemofelis, unraveling its strategies for survival and persistence. Vet Res. 2011;42(102).

45. Barker EN. Update on Feline Hemoplasmosis. Vet Clin North Am Small Anim Prac. 2019;49(4):733-43.

46. Chikazawa S, Dunning MD. A review of anaemia of inflammatory disease in dogs and cats. J Small Anim Prac. 2016;57(7):348-53.

47. Tominello TR, Oliveira ERA, Hussain SS, Elfert A, Wells J, Golden B et al. Emerging roles of autophagy and inflammasome in ehrlichiosis. Front Immunol. 2019;10:1011.

48. Solano-Gallego L, Miró G, Koutinas A, Cardoso L, Pennisi MG, Ferrer L, Bourdeau P et al. LeishVet guidelines for the practical management of canine leishmaniosis. Parasites & Vectors. 2011;4(1):86.

49. Pennisi MG, Cardoso L, Baneth G, Bourdeau P, Koutinas A, Miró G et al. LeishVet update and recommendations on feline leishmaniosis. Parasites & Vectors. 2015;8(1):1-18.

50. Preham O, Pinho FA, Pinto AI, Rani GF, Brown N, Hitchcock IS et al. CD4+ T Cells Alter the Stromal Microenvironment and Repress Medullary Erythropoiesis in Murine Visceral Leishmaniasis. Front Immunol. 2018;9:2958.

51. Sato M, Veir JK, Shropshire SB, Lappin MR. Ehrlichia canis in dogs experimentally infected, treated, and then immune suppressed during the acute or subclinical phases. J Vet Intern Med. 2020;34(3):1214-21.

52. Swann JW. et al. ACVIM consensus statement on the treatment of immune-mediated hemolytic anemia in dogs. J Vet Intern Med. 2019;33(3):1141-72.

53. Zambelli AB, Leisewitz AL. A prospective, randomized comparison of Oxyglobin (HB 200) and packed red blood cell transfusion for canine babesiosis. J Vet Emerg Crit Care. 2009;19(1):102-12.

54. Zaremba R, Brooks A, Thomovsky E. Transfusion Medicine: An Update on Antigens, Antibodies and Serologic Testing in Dogs and Cats. Topics in Companion Animal Medicine. 2019;34:36-46.

55. Day MJ. Immune Mediated Haemolytic Anaemia. In: Day MJ, Kohn B, editors. BSAVA Manual of Canine and Feline Haematology and Transfusion Medicine. 2. ed. uk: BSAVA, 2012. p. 59-66.

56. Tasker S, Murray JK, Knowles TG, Day MJ. Coombs', haemoplasma and retrovirus testing in feline anaemia. J Small Anim Pract. 2010;51(4):192-9.

57. Kohn B, Weingart C, Eckmann V, Ottenjann M, Leibold W. Primary immune mediated hemolytic anemia in 19 cats: diagnosis, therapy, and outcome (1998-2004). J Vet Intern Med. 2006;20(1):159-66.

58. Weinkle TK, Center SA, Randolph JF, Warner KL, Barr SC, Erb HN. Evaluation of prognostic factors, survival rates, and treatment protocols for immune mediated hemolytic anemia in dogs: 151 cases (1993-2002). J Am Vet Med Assoc. 2005;226(11):1869-80.

59. Ishihara M, Fujino Y, Setoguchi A, Takahashi M, Nakashima K, Ohno K et al. Evaluation of prognostic factors and establishment of a prognostic scoring system for canine primary immune mediated hemolytic anemia. J Vet Med Sci. 2010;72(4):465-70.

60. Garden OA, Kidd L, Mexas AM, Chang YM, Jeffery U, Blois SL et al. ACVIM consensus statement on the diagnosis of immune-mediated hemolytic anemia in dogs and cats. J Vet Intern Med. 2019;33(2):313-34.

61. Caviezel LL, Raj K, Giger U. Comparison of 4 Direct Coombs' Test Methods with Polyclonal Antiglobulins in Anemic and Nonanemic Dogs for In-Clinic or Laboratory Use. J Vet Intern Med. 2014;28(2):583-91.

62. Al Ghazlat S. Immunosuppressive therapy for canine immune mediated hemolytic anemia. Compend Contin Educ Vet. 2009;31(1):33-41.

63. Whelan MF, O'Toole TE, Chan DL, Rozanski EA, DeLaforcade AM, Crawford SL et al. Use of human immunoglobulin in addition to glucocorticoids for the initial treatment of dogs with immune mediated hemolytic anemia. J Vet Emerg Crit Care. 2009;19(2):158-64.

64. Horgan JE, Roberts BK, Schermerhorn T. Splenectomy as an adjunctive treatment for dogs with immune mediated hemolytic anemia: ten cases (2003 2006). J Vet Emerg Crit Care. 2009;19(3):254-61.

65. Swann JW, Skelly BJ. Systematic Review of Prognostic Factors for Mortality in Dogs with Immune-mediated Hemolytic Anemia. J Vet Intern Med. 2015;29(1):7-13.

66. Lacerda LAA, Hlavac NRC, Terra SR, Back FP, Wardrop KJ, González FHD. Effects of Four Additive Solutions on Canine Leukoreduced Red Cell Concentrate Quality during Storage. Vet Clin Pathol. 2014;43(3):362-70.

206
Anemias Arregenerativas

Nicole Hlavac • Luciana de Almeida Lacerda

INTRODUÇÃO

A anemia é um achado laboratorial comum na clínica médica de cães e gatos, entretanto, é necessário ter uma visão clínica e laboratorial global do paciente para melhor direcionar o diagnóstico. Frente a um quadro anêmico, o objetivo do médico-veterinário deve ser compreender a patogênese da anemia para estabelecer o diagnóstico e o tratamento eficaz de forma a prevenir reincidências. As anemias arregenerativas têm como etiologia de base doenças de evolução crônica que frequentemente exigem tratamentos prolongados, podendo ser um desafio para o clínico e tutor do paciente. Neste capítulo, as principais doenças associadas à anemia arregenerativa serão abordadas, delineando achados laboratoriais, diagnóstico e terapêutica.

MANIFESTAÇÕES CLÍNICAS

Os sinais clínicos e achados laboratoriais devem ser compilados para melhor entender a etiopatogenia da anemia. De forma geral, as manifestações incluem: mucosas pálidas, intolerância ao exercício, perda de peso, apatia, hiporexia e alotriofagia (principalmente em felinos). A informação sobre o curso dos sinais clínicos pode auxiliar no entendimento da patogênese da doença. Os pacientes crônicos ou com patologias hereditárias podem ter desenvolvido mecanismos fisiológicos compensatórios da anemia, e apesar da redução dos níveis de hemoglobina circulante – resultando em hipoxia –, podem não ter alteração significativa de frequência cardíaca ou respiratória.[1-3] Às vezes, estabelecer a etiologia da anemia arregenerativa pode ser um "quebra-cabeças"; nesses casos sugere-se que na anamnese sejam incluídas perguntas para saber se o animal está ingerindo algum fármaco que possa causar hipoplasia medular (p. ex., derivados do estrogênio, anticonvulsivantes), se teve perda de sangue nas fezes ou melena que possam estar associadas a lesões ou úlceras em trato gastrintestinal, se houve presença de ectoparasitas (p. ex., pulgas, carrapatos), se há resultados de testes para doenças infecciosas como vírus da leucemia felina (FeLV), vírus da imunodeficiência felina (FIV), *Erlichia* sp. ou *Leishmania* sp.[4-6]

ACHADOS LABORATORIAIS

A anemia é definida como redução da massa eritroide incluindo contagem de eritrócitos, hemoglobina (Hb), volume globular (VG) ou hematócrito. Com relação à classificação dos índices hematimétricos, as anemias arregenerativas são classicamente normocíticas normocrômicas e a amplitude de variação dos eritrócitos (RDW, do inglês *red blood cell distribution widht*) deve estar dentro do intervalo de referência para a espécie.[3,5,6] Na avaliação morfológica em lâmina não há variação de morfologia eritrocitária indicativa de regeneração ou resposta medular (p. ex., anisocitose, policromasia, hipocromasia ou corpúsculos de Howell-Jolly), entretanto, a ausência de resposta medular somente pode ser comprovada com a realização de contagem de reticulócitos, lembrando que a resposta medular também exige um tempo após o início do quadro. Em pacientes anêmicos, é importante que o clínico solicite a contagem de reticulócitos; esse dado auxilia na classificação etiológica da anemia e o tratamento poderá ser planejado com mais segurança. O que caracteriza a anemia arregenerativa é a contagem de reticulócitos dentro do intervalo de referência para a espécie. Em felinos, somente a contagem de reticulócitos agregados reflete a resposta medular.[1,4,6] O uso dos contadores hematológicos calibrados para a espécie, independentemente do mecanismo (impedância ou citometria), é essencial para determinação dos parâmetros hematológicos; todavia, os resultados devem ser revisados e validados por um médico-veterinário patologista clínico com subsequente avaliação morfológica em lâmina.[3,7,8] A avaliação microscópica é uma peça essencial para caracterizar a alteração eritrocitária e/ou associá-la a qualquer outra alteração hematológica concomitante.[9,10]

Classificação da resposta medular

Com os dados do hemograma em mãos, incluindo a contagem de reticulócitos, é possível direcionar os diagnósticos diferenciais do paciente. Basicamente, as anemias arregenerativas são causadas por diminuição nos fatores da eritropoese ou alteração no microambiente medular, resultando em diminuição na produção de eritrócitos.[3,8] Entretanto, existem subclassificações de resposta medular que podem ser usadas para facilitar o entendimento da anemia, como exemplificado no Capítulo 204, *Anemias | Avaliação Clínica e Laboratorial*, Quadro 204.1. O paciente com doenças crônicas carenciais (p. ex., deficiência de ferro ou B_{12}), perda de sangue crônica (p. ex., doenças do TGI), anemia da inflamação e/ou câncer, doenças crônicas primárias (p. ex., doença renal, endocrinopatias) comumente cursam com pouca ou nenhuma resposta de medula óssea. Na técnica de contagem de reticulócitos absoluta apresentarão regeneração leve ou serão classificados como arregenerativos. Já na técnica de contagem de reticulócitos relativa corrigida terão percentual indicando regeneração leve ou arregenerativos; esse dado, reclassificado de acordo com o índice de produção de reticulócitos (IPR), possivelmente indicará anemia arregenerativa (IPR ≤ 1) ou regenerativa modificada (IPR 1-3) (ver Capítulo 204, *Anemias | Avaliação Clínica e Laboratorial*, Quadro 204.1).[2,5,11,12]

Avaliação da medula óssea

Em casos de anemia arregenerativa ou regenerativa modificada em que dados de hemograma, perfil bioquímico, testes sorológicos e/ou moleculares e achados clínicos não sejam suficientes para determinar a etiologia da anemia, sugere-se citologia aspirativa de medula óssea para realização de mielograma e/ou biopsia para realização de análise histopatológica.[3,6] O Quadro 206.1 mostra condições clínicas em que a avaliação da medula óssea pode ser útil para estabelecer o diagnóstico. Em pacientes com mielofibrose ou aplasia de medula pode ser difícil obter amostra para realização do mielograma. Portanto, quando a citologia aspirativa não resultar em amostra suficiente, a biopsia é a melhor opção. Ainda, o diagnóstico de aplasia de medula, mielofibrose e identificação de alterações medulares compartimentalizadas somente é possível com análise histopatológica. O histopatológico pode ser realizado com coloração hematoxilina e eosina e colorações complementares histoquímicas como Tricômico de Masson e Gomori para mielofibrose. Havendo essas suspeitas clínicas, sugere-se realizar concomitantemente mielograma e análise histopatológica.[5,6,13,14]

QUADRO 206.1 Prováveis achados laboratoriais de pacientes com anemia não regenerativa por eritropoese ineficiente.

	PIMA	APE	Anemia aplásica	SMD	Mielodisplasia	Mielofibrose
Curso clínico	Variável	Crônico	Variável	Variável	Variável	Crônico
Resposta medular	Arregenerativa	Arregenerativa	Arregenerativa	Arregenerativa	Arregenerativa	Arregenerativa
RDW	Normal	Normal	Normal	Variável	Variável	Normal
Achados de medula óssea[§]	Normo ou hiperplasia eritroide, assincronia de maturação da linhagem eritroide, rubrifagocitose de EM e/ou EI, hiperplasia linfoide e plasmocitária, dismielopoese. Pode ocorrer MN, MF	Hipoplasia ou aplasia eritroide (< 5% EI), rubrifagocitose de EI, hiperplasia linfoide e plasmocitária	Panhipoplasia, hiperplasia linfoide e plasmocitária, reposição por tecido adiposo, MF	Variável*, comprometimento de maturação, 5 a 20% blastos, displasia em uma ou mais linhagens, MF	Hipercelular, < 5% de blastos, maturação desordenada, alterações displásicas em uma ou mais linhagens, hiperplasia linfoide (gato), plasmocitária (cão), MF focal ou difusa	Dificuldade de aquisição de material, reposição por tecido adiposo, células estromais e fibroblastos panhipoplasia
Morfologia eritrocitária[§]	Esferócitos, ovalócitos, equinócitos, acantócitos	Esferócitos, excentrócitos, ovalócitos, equinócitos, acantócitos	Excentrócitos	Alterações displásicas	Alterações displásicas	Eliptócitos, Excentrócitos
Teste de Coombs[§]	positivo em 50% casos	raramente positivo	–	–	–	–
Leucograma[§]	Leucocitose leve em 50% dos casos, pode ter leucopenia	Sem alteração	Leucopenia	Leucopenia	Leucopenia	Leucopenia
Plaquetograma[§]	Pode ter trombocitopenia	Sem alteração	trombocitopenia	trombocitopenia	trombocitopenia	trombocitopenia

PIMA: *precursor-targed imune mediated anemia;* APE: aplasia pura eritroide; AHIM: anemia hemolítica imunomediada; EI: eritroides imaturos; EM: eritroides maduros; SMD: síndrome mielodisplásica; MF: mielofibrose; MN: mielonecrose. *Ver tabela SMD. [§]Possíveis alterações, considerar variabilidade de apresentações clínicas.

A identificação de ferro medular por meio de coloração com Azul da Prússia é etapa essencial do mielograma e/ou análise histopatológica pois auxiliará no delineamento do diagnóstico diferencial nos casos de anemia por perda de sangue crônica e/ou ferropriva, e anemia da doença crônica, inflamação ou câncer[6,15] (Quadro 206.2).

ANEMIA DA DOENÇA RENAL

A doença renal caracteriza-se por causar efeitos sistêmicos envolvendo equilíbrio hídrico, eletrolítico e ácido-básico. Entre os efeitos sistêmicos destaca-se, ainda, a alteração no sistema hematopoético associada a doença renal crônica (DRC).[16] As células intersticiais dos capilares peritubulares do córtex renal são responsáveis pela produção de 90% da eritropoetina (EPO) sistêmica, hormônio glicoproteico essencial para manutenção da eritropoese. Em situações de hipoxia, o fator indutor de hipoxia (HIF, do inglês *hypoxia-inducible factor*) induz a *upregulation* do gene de transcrição da EPO, que sinalizará a célula-tronco hematopoética na medula óssea ligando-se aos receptores transmembrana dos eritroblastos induzindo proliferação, diferenciação, aceleração da maturação e prolongamento da meia-vida da linhagem eritroide.[6,17,18] No paciente renal crônico há perda gradativa e irreversível das células do córtex renal, as quais perdem a capacidade de produzir EPO. Entretanto, esse não é o único fator envolvido com o estabelecimento da anemia do paciente com DRC. Outros mecanismos também contribuem para o estabelecimento da anemia do paciente DRC, conforme segue:[16,19,20]

- Eritropoese com restrição de ferro está associada à deficiência absoluta de ferro por questões nutricionais, perda crônica de sangue em trato gastrintestinal, baixa absorção entérica e tráfego de ferro prejudicado em função da inflamação
- Deficiências nutricionais de vitamina B_{12}, folato, cobre e vitamina C também podem estar associadas a hiporexia e baixa absorção entérica
- A inflamação levará à *upregulation* da hepcidina, hormônio que regula a absorção de ferro e expressão de ferroportina fazendo com que o ferro se torne indisponível para realização de hematopoese
- Perda de sangue crônica em função de flebotomias frequentes e perda gastrintestinal
- O acúmulo de toxinas urêmicas e dano oxidativo induzem mudanças na membrana e citoesqueleto eritrocitário promovendo hemólise e redução da meia-vida eritrocitária

QUADRO 206.2 Diagnóstico diferencial de anemia da doença crônica (ADC) e anemia ferropriva (AFP).

	ADC	AFP
Hematócrito	∫	∫
VCM	normal a ∫	∫*
CHCM	normal	∫
RDW	normal	〉
Reticulócitos	∫	ausentes a ∫
Contagem de plaquetas	variável	〉
Ferro sérico	normal a ∫	∫
TIBC sérico	normal a ∫	normal a 〉
Ferritina sérica	normal a ∫	∫
% saturação transferrina	normal, 〉 ou ∫	∫
CHr ou RET-He	∫	< 20,1 pg cães < 14,6 pg gatos
Estoque de ferro medular	normal a 〉	Ausente

VCM: volume corpuscular médio; CHCM: concentração de hemoglobina corpuscular média; RDW: *red blood cell distribution width*; TIBC: capacidade total de ligação do ferro; CHr: conteúdo de hemoglobina dos reticulócitos. *Mais comum nos estágios avançados de AFP.

- Mielofibrose secundária ao hiperparatireoidismo renal contribuindo para redução do potencial eritropoético da medula óssea
- Toxicidade por fármacos e reações transfusionais.

Diagnóstico

O diagnóstico é baseado em dados de histórico, sinais clínicos, perfil hematológico e bioquímico e urinálise. A gravidade da anemia está correlacionada com o grau da doença renal, sendo o estadiamento definido pela International Renal Interest Society (IRIS)[21] baseando-se em biomarcadores séricos, urinários e pressão arterial.[22-24] O quadro hematológico caracteriza-se por uma anemia hipoproliferativa, normocítica normocrômica, com RDW e contagem de reticulócitos absoluta ou relativa dentro do intervalo de referência para a espécie, e IPR < 1.[2,18,25] Com relação à morfologia eritrocitária, a presença de equinócitos pode estar associada à uremia.[6] Avaliação de medula óssea e dosagem de EPO não são necessárias nos casos em que a DRC for confirmada. Os pacientes com estádio III e IV apresentarão graus mais acentuados de anemia.[4,25] Os pacientes renais frequentemente estão desidratados, havendo hemoconcentração e mascarando a gravidade da anemia, portanto, o eritrograma deve ser reavaliado após a hidratação. Por se tratar de uma condição crônica, mecanismos compensatórios como aumento do débito cardíaco, diminuição da resistência vascular e aumento do 2,3-DPG (difosfoglicerato) melhorarão a oxigenação e devem amenizar os sinais clínicos da anemia.[4,16,18] No diagnóstico diferencial devem ser consideradas outras patologias que cursam com azotemia, isostenúria e anemia.

Tratamento

O quadro anêmico da DRC é multifatorial, portanto, no tratamento, devem ser consideradas as alterações subjacentes. O tratamento da alteração hematológica do paciente com DRC deve ser realizado quando a anemia estiver afetando a qualidade de vida do paciente. Destaca-se que o tratamento da anemia é direcionado a melhorar o bem-estar do paciente e aliviar os sinais associados à uremia, mas não impedirá a progressão da doença renal.[4,26]

Como alternativa terapêutica pode-se usar agentes estimuladores de eritropoetina (AEE); o tratamento tem sido associado ao aumento do apetite e tolerância ao exercício dos pacientes. A eritropoetina recombinante humana não é aprovada para uso veterinário no Brasil e pode causar efeitos adversos. O uso da darbepoetina parece ser menos imunogênico, havendo menor chance de desenvolvimento de anticorpos. Estudos sugerem a dose inicial de 0,5 μg/kg a cada 7 dias, subcutânea (SC) para cães e gatos. A dose pode ser aumentada e/ou reduzida de acordo com a resposta clínica do paciente; o intervalo para cães é de 0,4 a 2,1 μg/kg e para gatos 0,4 a 1,1 μg/kg.[18,25,27,28] Os pontos negativos dos AEE estão associados ao alto custo e risco de desenvolvimento de anticorpos anti-EPO que interferirão na eritropoese e estabelecerão um quadro de anemia refratária ou aplasia pura eritroide (APE); também são relatados sinais como aumento de pressão sistólica, hiperpotassemia, trombocitose sem tromboembolismo associado, convulsão e sinais gastrintestinais. Até o momento, não existem relatos consistentes sobre a eficácia e a segurança em relação ao uso da eritropoetina recombinante espécie-específica para cães e gatos. Quando houver suspeita de aplasia pura eritroide, o tratamento com AEEs deve ser descontinuado.[2,27-29]

Quando o uso de AEE não for eficaz, esses pacientes se tornarão dependentes de transfusão. A transfusão de concentrado de hemácias (CH) (10 a 15 mℓ/kg, com intervalo mínimo de 24 horas, considerando VG da bolsa de 55 a 80%).[30-32] Por se tratar de um paciente potencialmente poli transfundido, deve-se realizar teste de compatibilidade e, se possível, tipagem sanguínea. Se o paciente apresentou reação febril não hemolítica em transfusão prévia, sugere-se o uso de CH leucorreduzido. Deve-se, ainda, ter cautela em relação à hemocromatose associada a múltiplas transfusões.[32-34]

É possível monitorar os níveis plasmáticos de ferro e saturação de transferrina, e a suplementação de ferro injetável pode ser realizada naqueles que tiverem deficiência de ferro (100 a 300 mg/dia em cães e 50 a 100 mg/dia em gatos).[35] O uso de AEE aumenta as exigências de suplementação de ferro, portanto a suplementação e monitoramento do perfil férrico é importante para o sucesso da terapia. Já no paciente poli transfundido a suplementação não é recomendada. O uso de esteroides anabolizantes parece não contribuir para o tratamento desses pacientes.[18,27,28]

A anemia aumenta o risco de hospitalização e mortalidade do paciente DRC, portanto a evolução do quadro anêmico deve ser monitorada e o protocolo terapêutico planejado cuidadosamente, a fim de prevenir ações terapêuticas emergenciais que impactem negativamente na qualidade de vida do paciente.

ANEMIA DA DOENÇA CRÔNICA

A anemia da doença crônica (ADC) também é chamada "anemia da inflamação" e "anemia do câncer". Pode estar acompanhada de causas infecciosas, não infecciosas ou neoplásicas, sendo uma das síndromes clínicas mais comuns na rotina de pequenos animais. A fisiopatogenia da ADC é multifatorial; os mecanismos associados à ativação de citocinas da resposta imune e inflamatória, e a adaptação imunológica racional para limitar o acesso de ferro aos agentes microbianos são:[4,15,36]

- A indisponibilidade de ferro para a eritropoese é explicada pela ação de IL-6 (interleucina) nos hepatócitos liberando hepcidina (proteína de fase aguda), que se ligará à ferroportina reduzindo a absorção de ferro nos enterócitos. Os monócitos ativados e macrófagos – também mediados por IL-6 – liberam hepcidina que se ligará à ferroportina internalizando o ferro nos macrófagos
- Retenção do ferro nos macrófagos também é mediada por interferona-γ e IL-1, retenção de ferro nos enterócitos mediada por interferona-γ e IL-6
- O efeito supressivo na diferenciação dos progenitores eritroides e as propriedades pró-inflamatórias, proliferativas, apoptóticas do TNF-α (do inglês *tumor necrosis factor*) são o ponto-chave que correlaciona o estabelecimento do quadro anêmico na inflamação e no câncer. TNF-α induzirá a redução da meia-vida eritrocitária por diseritropoese e eritrofagocitose. A apoptose celular em medula óssea é mediada por TNF-α, mas também por antitripsina, IL-1, interferona-γ e efeito tóxico da formação de radicais livres
- Resposta inadequada/insuficiente da medula óssea em proporção ao grau de anemia em função da redução da expressão de fatores hematopoéticos e redução dos receptores de EPO.

Diagnóstico

Suspeita-se de ADC em pacientes com anemia persistente – hematócrito em torno de 20% em cães e 15% em gatos – não regenerativa (IPR < 1) ou semirregenerativa (IPR 1 a 3). Muitas vezes há histórico de não incremento e manutenção do hematócrito após transfusão de CH. A anemia é normocítica normocrômica associada a hipoferremia com estoques de ferro adequados. A literatura associa a ADC à deficiência funcional de ferro. Os níveis séricos de cobre e zinco elevados são associados à atividade da metaloenzima superóxido dismutase.[4,36]

A avaliação do perfil férrico ajudará a diferenciar a ADC da anemia ferropriva (AFP). Quando a causa estiver associada à perda de sangue pode ocorrer ADC e AFP concomitantemente; nesses casos, pode-se observar anemia microcítica normo ou hipocrômica, hipoproteinemia e hipoferremia com estoques de ferro reduzidos[15] (Quadro 206.2). Como o perfil férrico não é rotina na maioria dos laboratórios veterinários comerciais, a avaliação do estoque de ferro na medula óssea pode ser uma alternativa para cães (Figura 206.1). Entretanto, a ausência de ferro medular não é preditiva de AFP; deve-se associar os achados clínicos e laboratoriais para o diagnóstico. A dosagem de hepcidina tem grande valor diagnóstico nesses casos, mas não é um teste disponível em laboratórios comerciais. O diagnóstico diferencial de ADC deve incluir: AFP, anemia por perda de sangue, deficiência de vitamina B_{12}, hemólise, mieloftise, doença renal, doença endócrina, exposição a drogas ou toxinas e anemia do paciente idoso.[15,37] Em pacientes oncológicos, é preciso considerar a fisiopatogenia da neoplasia e/ou os efeitos quimioterápicos para o diagnóstico diferencial da causa da anemia.

Tratamento

A melhor abordagem terapêutica é identificar e tratar a causa. Paralelamente à intervenção terapêutica pode ser necessário realizar transfusão de CH (10 a 15 mℓ/kg, com intervalo mínimo de 24 horas, considerando VG da bolsa de 55 a 80%).[30-32] A decisão de transfundir baseia-se na avaliação da condição clínica e hematológica do paciente considerando o impacto da anemia na qualidade de vida, prognóstico e efeito das drogas utilizadas para tratar a causa base.[15,32,33] Por tratar-se de um quadro crônico, o reestabelecimento dos padrões hematológicos pode demorar meses após o início do tratamento da causa primária. A suplementação de ferro somente pode ser realizada se houver deficiência de ferro associada ao quadro de ADC.[4,36,37]

ANEMIA FERROPRIVA

O ferro é um elemento vital para várias reações metabólicas, mas principalmente para o transporte de oxigênio pela hemoglobina. A absorção de ferro ocorre predominantemente no duodeno e jejuno, a absorção intestinal e a liberação do ferro dos enterócitos para a circulação é mediada pela hepcidina. A hepcidina é produzida no fígado e sua produção é influenciada pela hipoxia, níveis séricos de ferro e inflamação. A transferrina é responsável por carrear o ferro na circulação, e os receptores de transferrina são mais numerosos nos tecidos dependentes de ferro, por exemplo, células progenitoras eritroides. O ferro é incorporado ao grupamento heme e forma a hemoglobina, sendo que a divisão e maturação eritroide é afetada pela concentração de hemoglobina. Ou seja, em casos de deficiência de ferro, o precursor eritroide continua a se dividir, produzindo células menores (microcíticas) e com baixa concentração de hemoglobina (hipocrômicas). Após a degradação dos eritrócitos normais, o ferro que compunha a molécula de hemoglobina liga-se à transferrina e uma pequena porção é estocada nos macrófagos como ferritina ou hemossiderina. Uma pequena porção de ferritina, proporcional ao estoque total de ferro sérico, fica livre na circulação, sendo útil para o diagnóstico de anemia ferropriva (AFP).[38,39] Aproximadamente 65% do ferro corpóreo está ligado a hemoglobina, 5% está ligado a transferrina, mioglobina e enzimas o restante está estocado nos tecidos como hemossiderina ou ferritina e uma pequena porção de ferritina está presente no plasma.[6,40]

A AFP é a manifestação tardia/crônica do balanço de ferro negativo, consequência da eritropoese deficiente de ferro associada à redução da meia-vida dos eritrócitos deficientes em ferro, e tipicamente se desenvolve depois da perda de sangue crônica. A etiologia está associada ao aumento da demanda (crescimento, gestação e lactação),[41] dieta inadequada, perda mineral como sangramento crônico, lesões e/ou inflamações no trato gastrintestinal (TGI) e parasitismo. Como a evolução do quadro é insidiosa, os pacientes se adaptam à anemia e somente demonstram sinais clínicos quando a situação já está grave, fazendo com que o diagnóstico demore a ser estabelecido e seja frequentemente confundido e associado a doenças concomitantes. Os sinais clínicos incluem mucosas pálidas, intolerância ao exercício e alotriofagia (pica). No exame físico deve-se atentar a presença de ectoparasitas, melena, hematoquezia, e questionar o tutor em relação à dieta e quanto à possibilidade de perda de sangue crônico.[2,42,43]

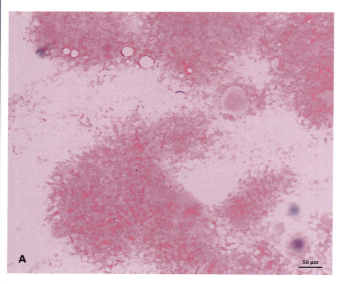

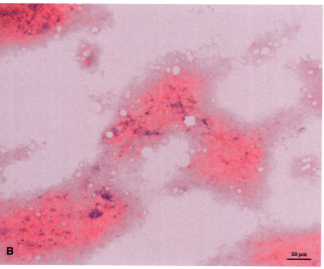

Figura 206.1 Avaliação de estoque de ferro medular de canino, aspirado de boa qualidade contendo no mínimo nove espículas, corante Azul da Prússia **A.** Ausência de coloração azulada, sugere ausência de ferro, 20×. **B.** Observar material de coloração azulada, indicando presença de ferro medular, 20×.

Diagnóstico

O diagnóstico da AFP pode ser estabelecido após anamnese e exame físico detalhado associado aos achados laboratoriais. As alterações laboratoriais clássicas incluem anemia microcítica hipocrômica, entretanto as alterações de VCM e CHCM ocorrem em pacientes com semanas a meses de balanço de ferro negativo.[40] Na maioria das vezes observa-se anemia normocítica e hipocrômica, com reticulocitopenia (regeneração leve, arregenerativa [IPR ≤ 1] ou regenerativa modificada [IPR 1-3]). Pode ocorrer aumento do RDW associado a dupla população eritrocitária (ver Figura 205.1), hipocromia, presença de leptócitos e/ou codócitos e esquizócitos, em razão do aumento da suscetibilidade à lesão oxidativa. A trombocitose (> 1 × 106/$\mu\ell$) também é um achado frequente.[2,6,43] A trombocitose e a hipoproteinemia são mais marcantes naqueles pacientes em que a causa da AFP está associada a perda de sangue crônica.[42] O conteúdo de hemoglobina dos reticulócitos (CHr) ou, em inglês, *reticulocyte hemoglobin content* (RET-He), é fornecido por alguns analisadores hematológicos e é um marcador da funcionalidade da eritropoese. Ele é útil para identificar a eritropoese deficiente de ferro de forma precoce, mecanismo que ocorre tanto na deficiência funcional (p. ex., ADC) quanto absoluta (p. ex., AFP) desse mineral. Os reticulócitos deficientes de ferro contêm menos hemoglobina do que aqueles produzidos em pacientes com estoque de ferro normal.[40] Nos pacientes com AFP, a redução do CHr ocorrerá anteriormente às alterações em VCM e CHCM.[43,44] A leucometria é variável, dependendo da causa. No mielograma observam-se hiperplasia eritroide e deficiência ou ausência de ferro; se AFP for prolongada ou intensa pode ocorrer redução da eritropoese e mielofibrose. A avaliação do estoque de ferro na medula óssea deve ser feita com uso de coloração de azul da Prússia. Em felinos normais não se observa estoque de ferro em medula óssea, por isso nessa espécie a avaliação de estoque de ferro medular não auxiliará no diagnóstico diferencial.[6,44] A avaliação do perfil férrico é a alternativa mais segura para estabelecer o diagnóstico (Quadro 206.2). A redução dos níveis de ferritina e ferro sérico são indicativos de APF, entretanto a dosagem de ferritina é espécie específica e não está disponível em todos laboratórios.[42,43]

Exames de imagem devem ser realizados para investigar lesões no TGI e outros tecidos, investigando a presença de massas, espessamento de parede ou ulcerações. A pesquisa de sangue oculto nas fezes também pode ser uma opção para associar a APF à lesão primária do TGI nos casos em que não há sinais clínicos de perda de sangue. Para evitar falso-positivos, a dieta deve ser adequada e a suplementação com ferro suspensa por ao menos 3 dias. Em casos de lesão primária no TGI pode ser necessário realizar endoscopia e/ou colonoscopia aliadas à análise histopatológica de fragmentos para obter o diagnóstico definitivo.[38,43]

O principal diagnóstico diferencial a ser considerado é a ADC, em que há uma deficiência funcional de ferro. Além das diferenças no perfil laboratorial apresentado no Quadro 206.2, um ponto a ser considerado é que o leucograma da ADC estará associado a alterações inflamatórias, como leucocitose, desvio à esquerda e neutrófilos tóxicos.[39,40] Em pacientes com ADC e APF associadas, o diagnóstico pode ser laborioso. Especificamente nesses casos pode-se observar ferritina normal em função do processo inflamatório e dos mecanismos fisiopatológicos explicados anteriormente, considerando ainda que a ferritina é uma proteína de fase aguda sendo esperado hiperferritinemia em processos inflamatórios.[42] Uma alternativa seria avaliar o percentual de saturação de transferrina, que é calculada pela razão entre ferro sérico e capacidade total de ligação de ferro (TIBC, do inglês *total iron binding capacity*) – [ferro sérico/TIBC × 100] –; em animais normais o resultado é aproximadamente 33%, entretanto deve-se considerar que não é um teste disponível em todos laboratórios clínicos e existem alterações clínicas que afetam a saturação de transferrina, uma proteína de fase aguda negativa. Em pacientes com percentual de saturação de

transferrina baixo e ferritina normal pode-se considerar associação entre ADC e APF.[38,40] Outro diagnóstico diferencial a ser considerado é a anemia sideroblástica; nesses casos, pode haver anemia microcítica, entretanto a ferritina estará alta, e no mielograma serão observados sideroblastos em anel.[6,45,46]

Tratamento

O tratamento é baseado na reposição medicamentosa de ferro, visto que as mudanças da dieta podem auxiliar, mas não são suficientes para corrigir a anemia. A reposição de ferro pode ser realizada via oral ou parenteral, a depender da causa. O foco do tratamento é investigar a doença de base, sendo a reposição de ferro um tratamento de suporte.

A necessidade dietética de ferro para cães e gatos adultos é aproximadamente 1,3 mg/kg/dia. Alguns autores sugerem que a dieta pode ser suficiente para repor o estoque de ferro desses pacientes;[2,39] entretanto, outros autores referem que em alguns casos a dieta equilibrada contendo ferro pode não ser suficiente. O uso de suplementação oral somente é eficaz naqueles pacientes que não têm lesão/inflamação no TGI.[38,42] As opções disponíveis no Brasil estão descritas no Quadro 206.3. É importante que o médico-veterinário tenha ciência da quantidade exata de ferro elementar no composto que está prescrevendo para o tratamento do seu paciente.[2,38,42,47] O ferro aminoquelado está disponível nas formulações dos complexos polivitamínicos e tem poucas reações adversas, mas tem uma biodisponibilidade variável e parece pouco eficiente para casos de AFP. A dose recomendada é 100 a 300 mg/cão e 50 a 100 mg/gato, entretanto por estar associado a complexos polivitamínicos deve-se verificar a dose na bula do fabricante. O ferro polimaltosado e ferro sulfato são mais eficientes em pacientes ferropênicos. Entre os efeitos adversos estão a presença de fezes escuras, dor abdominal, náuseas, vômito, diarreia ou constipação intestinal. Altas doses podem causar úlcera gástrica e também deve-se considerar que o ferro pode interferir na absorção oral de outras substâncias como fluoroquinolonas e tetraciclinas.[2,35,38] A absorção de ferro no TGI é reduzida se administrado concomitantemente com ovo, leite ou antiácidos; o ferro polimaltosado sofre menos influência da alimentação. Deve-se fazer um planejamento terapêutico considerando essas interações, e a resposta deve ser monitorada por meio de hemograma, contagem de reticulócitos e avaliação clínica, com reavaliações em intervalos de 10 a 14 dias, a depender da condição clínica e doença de base.[2,35,40,42]

O tratamento não é efetivo naqueles pacientes em que a doença de base não é tratada ou se houver complicações em que a contínua perda de ferro seja maior que sua capacidade de absorção. Nesse último caso, a suplementação parenteral deve ser considerada (Quadro 206.3). As indicações terapêuticas de ferro parenteral incluem: anorexia ou incapacidade de deglutir, desordem de TGI, perda de sangue maior que a capacidade de absorção do TGI, paciente com anemia da DRC utilizando EPO ou em hemodiálise.[27,29] O tratamento parenteral é sempre mais efetivo, porém é mais caro e provoca mais efeitos colaterais. Os efeitos colaterais da aplicação intramuscular incluem dor, miosite transitória e aumento dos linfonodos adjacentes. Os efeitos sistêmicos relatados são urticária, náuseas, reação anafilática ou vocalização, que pode estar associada à cefaleia e hipotensão. Para evitar efeitos sistêmicos do ferro intravenoso sugere-se infundir uma dose-teste inicialmente de forma lenta.[6,38,40]

O tratamento oral ou intramuscular deve ser realizado pelo período mínimo de 4 semanas; se após esse período não houver incremento da hemoglobina ou hematócrito, a causa da anemia deve ser reconsiderada. A duração do tratamento dependerá do tempo que o paciente leva para atingir um VG ou hemoglobina normal/adequado para sua faixa etária, raça e espécie.

QUADRO 206.3	Terapêutica sugerida para reposição de ferro oral e parenteral em pacientes com anemia ferropriva.		
Aplicação oral			
Sulfato ferroso	25 mg Fe elementar/mℓ H ou 40 a 50 mg Fe elementar/comprimido H	Cães e gatos: 2 a 5 mg Fe elementar/kg	2 ou 3 vezes/dia
Ferro quelado ou aminoquelado	4.500 a 15.000 mg Fe elementar/kg V**, 30 a 100 mg Fe elementar/comprimido H	**	**
Ferro polimaltosado ou ferripolimaltose	50 mg Fe elementar/mℓ H ou 100 mg Fe elementar/comprimido H	Cães: 100 a 300 mg/cão Gatos: 50 a 100 mg/gato	1 vez/dia
Aplicação intramuscular			
Sacarato de hidróxido férrico	50 mg Fe elementar/mℓ H	Cães: 10 a 20 mg Fe elementar/kg Gatos: 50 mg/gato	cd semana cd 3 a 4 semanas
Ferro dextrana	100 ou 200 mg Fe elementar/mℓ V	Cães: 10 a 20 mg Fe elementar/kg Gatos: 50 mg/gato	cd semana cd 3 a 4 semanas
Aplicação intravenosa			
Sacarato de hidróxido férrico	100 mg Fe elementar/5 mℓ H	Cães e gatos: 10 mg Fe elementar/kg, diluído em 200 mℓ de solução fisiológica, fazer dose teste	cd 3 semanas
Carboximaltose férrica	1.800 mg Fe elementar/10 mℓ equivalente a 50 mg de Ferro III/mℓ H		
Transfusão de CH	± 0,5 mg Fe/mℓ	10 a 15 mℓ/kg, considerando VG da bolsa de 55 a 80%	*

*Considerar avaliação clínica e hematológica, somente em casos de anemia grave. **Variável, recomenda-se ver bula e indicação do fabricante. H: formulações humanas; V: formulações veterinárias.

Uma dificuldade do tratamento é manter a motivação dos tutores para que não descontinuem a medicação precocemente, a qual pode se estender por mais de 3 meses. Além do monitoramento hematológico, a normalização da ferritina sérica no fim do tratamento é indicativo de que a abordagem terapêutica foi eficaz.[2,39,42]

Ferro não deve ser aplicado indiscriminadamente nos casos em que a causa da anemia não for identificada. Em alguns casos a transfusão de CH pode ser necessária, visto que, além de ser uma boa fonte de ferro, também melhorará a oxigenação tecidual. A infusão deve ser realizada de forma lenta. Não é necessária fluidoterapia já que esses pacientes normalmente são normovolêmicos ou hipervolêmicos.[42,43] Naqueles pacientes suspeitos de ADC e APF associadas, sugere-se realizar diagnóstico terapêutico, avaliando a resposta do tratamento em 1 a 6 meses.[15,38,40]

DEFICIÊNCIA DE COBALAMINA E ÁCIDO FÓLICO

A deficiência de cobalamina (vitamina B_{12}) ou ácido fólico (folato) pode causar anemia. Na prática clínica, muitos casos de deficiência de cobalamina e ácido fólico são subdiagnosticados.[48,49]

Em humanos, a deficiência vitamínica acarretará defeitos bioquímicos que causam diminuição na síntese de DNA, levando à produção de células megaloblásticas na medula óssea e estabelecimento do quadro de anemia. A síntese ineficaz de DNA em células precursoras hematopoéticas é o mecanismo primário; entretanto, efeitos sistêmicos também são associados ao fato de estes agirem como cofator essencial de reações enzimáticas:[48-50]

- B_{12} catalisa a isomerização de metilmalonil-CoA em succinil-CoA; sua deficiência levará a elevações de metilmalonil-CoA e, por consequência, ácido metilmalônico (AMM)
- B_{12} é cofator da enzima metionina sintase, que regenera a metionina da homocisteína, sua deficiência levará ao acúmulo de homocisteína
- B_{12} regula o balanço entre agentes neurotróficos e neurotóxicos no sistema nervoso central (SNC)

- A enzima timidilato sintase, relacionada com síntese de DNA, hematopoese e mielinização de neurônios, é dependente de folato.

Estudos em cães e gatos demonstram que o impacto da cobalamina na hematopoese é mais complexo do que em humanos. Em cães e gatos, os sinais clínicos são inespecíficos e podem ocorrer como consequência da doença de base. Os sinais mais relatados em estudos de caso são: vômito, anorexia, diarreia, falha de crescimento, ataxia e neuropatias.[48-50] A deficiência de cobalamina e de folato pode ter como causa primária a diminuição da absorção (insuficiência pancreática exócrina),[51,52] tríade felina,[53] hipertireoidismo em felinos[54] após gastrectomia ou ressecção em íleo, doenças gastrintestinais diversas (neoplasias, disbiose), alterações hereditárias em trato gastrintestinal (síndrome análoga à Imerslund-Gräsbeck de humanos), entre outras),[49,55] diminuição da ingestão (dietas veganas ou vegetarianas)[56] ou aumento da demanda (anemia hemolítica crônica, hemodiálise, gestação).[29,41,57] Tanto na medicina veterinária quanto em humanos têm sido relatadas anemias com ou sem macrocitose associada ao uso de drogas que antagonizem o folato ou interfiram na síntese de DNA, como hidroxiureia, fenitoína e inibidores de tirosinoquinase.[58-61]

Diagnóstico

Suspeita-se dessas deficiências em pacientes com anemia não regenerativa com ou sem anisocitose; a presença de macrocitose não está diretamente associada à deficiência de cobalamina e/ou folato em cães e gatos. Além disso, deve-se considerar que pacientes com deficiência de cobalamina e/ou ácido fólico podem ter deficiência de ferro ou doença crônica/inflamatória concomitante.[49] A dificuldade de identificar a causa primária e a presença de anemia arregenerativa faz com que o mielograma seja realizado em alguns casos. A medula óssea pode estar hipercelular, com grande número de células progenitoras hematopoéticas anormais, com assincronia de maturação entre núcleo e citoplasma ou ter características compatíveis com diseritropoese em casos de deficiência congênita.[62] Em alguns casos pode haver leucopenia e/ou trombocitopenia. Outro achado displásico ocasional é hipersegmentação neutrofílica. O paciente pode também evoluir para pancitopenia e falência da medula óssea.[49]

Os baixos níveis séricos de cobalamina (hipocobalaminemia) associado ao aumento de AMM sérico e urinário e/ou homocisteína plasmática são auxiliares do diagnóstico da deficiência de cobalamina. Apesar de poucos relatos em animais, a deficiência de ácido fólico pode estar associada; nesse caso serão observados baixos níveis séricos de folato sérico (hipofolatemia).[51,55] Amostras hemolisadas ou expostas à luz produzem resultados falsamente reduzidos de cobalamina e folato. Existem muitos estudos demonstrando a viabilidade das dosagens de cobalamina, folato, AMM e homocisteína em pequenos animais, todavia não são testes solicitados com frequência na rotina clínica.[48,50] O custo e a pouca disponibilidade dessas dosagens em laboratórios veterinários brasileiros podem ser os fatores associados à baixa frequência de dosagem/diagnóstico. Todavia, vale ressaltar que a quantificação e a reposição adequada de cobalamina e folato podem mudar significativamente o prognóstico dos pacientes, independentemente da causa base.

Como diagnóstico diferencial, deve-se considerar outras doenças que podem evoluir com anemia não regenerativa normo ou macrocítica (p. ex., mielodisplasia, hipertireoidismo, anemia aplásica, vírus da leucemia felina (FeLV), hipernatremia, macrocitose hereditária).[6,62,63]

Tratamento

O foco do tratamento é investigar a causa primária, sendo a reposição vitamínica uma importante terapia de suporte em função dos efeitos metabólicos associados à deficiência. Identificada a hipocobalaminemia, a reposição de cianocobalamina pode ser realizada por via oral (VO), 1 mg/10 kg para cães e 0,25 mg/gato, 1 vez/dia.[48,55,64] Dependendo da causa primária, há um baixo grau de absorção na reposição por via oral. Na terapia parenteral é aconselhado a administrar 1 mg/10 kg de hidroxo ou cianocobalamina subcutânea (SC) semanalmente,[48,64,65] no Brasil as apresentações comerciais são de uso intramuscular (IM) profundo. Em felinos pode-se usar 0,25 mg/gato de cianocobalamina, IM, semanalmente, por 6 meses, intercalando para aplicação 2 vezes/semana por mais 6 meses.[48,53,55] Estudos humanos reportam a dificuldade de adesão ao tratamento pois além de ser prolongado a reposição parenteral causa dor; a mesma problemática é relatada na clínica de pequenos animais.[48,50] O tempo e o intervalo de administração podem ser ajustados de acordo com a resposta do paciente, que pode ser avaliada mensurando a cobalamina e folato, além do acompanhamento hematológico. O período de aplicação é longo e pode durar de 6 meses a mais de 1 ano. Em pacientes com doenças hereditárias, os intervalos podem ser maiores, mas é possível que seja necessária a suplementação pela vida toda.[55,64,65]

A suplementação de vitaminas do complexo B pode aumentar as concentrações plasmáticas de folato. A reposição de folato é pouco relatada em cães e gatos, a dose sugerida para gatos é 0,25 mg/kg, 1 vez/dia.[53] Preparações multivitamínicas não contêm a quantidade adequada de cobalamina e ácido fólico, portanto não são recomendadas para esses pacientes.

A hipocobalaminemia pode ocorrer em felinos hipertireóideos, mas nem sempre está associada a anemia e por vezes trata-se de uma deficiência funcional. Portanto, a suplementação não é necessária na maioria dos casos.[54] Com relação a gestantes, um estudo demonstrou que no terço final da gestação de cadelas ocorre anemia com deficiências de folato e cobalamina, além da redução do TIBC. Entretanto, até o momento da redação deste capítulo não há informações sobre a necessidade de suplementação profilática na gestação.[41]

ANEMIA IMUNOMEDIADA CONTRA PRECURSORES ERITROIDES

Em alguns casos a resposta autoimune ocorre diretamente contra os precursores eritroides na medula óssea resultando em uma anemia imunomediada não regenerativa (AIMNR). Nesses casos, não necessariamente existem anticorpos contra eritrócitos circulantes e a maioria deles estará ligada aos precursores eritroides; entretanto, em alguns casos, há hemólise periférica comprovada com achados consistentes com AHIM, contudo, sem reticulocitose, ou seja, anemia hemolítica imunomediada não regenerativa (AHIMNR). Na tentativa de evitar confusões diagnósticas desses pacientes, uma vez que ambos têm em comum a suspeita de um fator imunomediado norteando a anemia não regenerativa e a destruição da linhagem eritroide em ambiente medular, sugere-se o termo anemia imunomediada contra precursores eritroides (PIMA, do inglês *precursor-targed imune mediated anemia*).[66]

Na AHIM clássica, 3 a 4 dias são necessários para que se tenha uma resposta medular; quando após 5 dias essa resposta não ocorre sugere-se que há falha em desenvolver reticulocitose atribuída a destruição imunomediada dos precursores eritroides.[5,67] Independentemente de haver um fator hemolítico comprovado, nos casos de PIMA a destruição imunomediada dos precursores eritroides é evidenciada pela falha maturativa em medula óssea que pode ocorrer em diversos estágios de maturação, refletindo uma eritropoese ineficiente.[6] Pesquisadores acreditam que em alguns casos o paciente da AHIM pode evoluir para AIMNR e, posteriormente, para APE ou mielofibrose.[68]

A PIMA pode ser classificada de acordo com o estágio de maturação afetado pela rubrifagocitose (de rubriblastos a metarrubricitos), celularidade eritroide e relação M:E. O mielograma será a chave do diagnóstico; poderá ser observada normo ou hiperplasia eritroide com destruição de eritroides maduros (AHNR, AHIMNR)[6,67,68] até aplasia eritroide com destruição de eritroides imaturos (classicamente classificado como aplasia pura eritroide [APE])[66,69,70] (Quadro 206.1). Como o algoritmo diagnóstico da APE tem algumas particularidades, didaticamente o diagnóstico será abordado separadamente.

Diagnóstico de anemia imunomediada contra precursores eritroides

Os achados hematológicos incluem anemia normocítica normocrômica, arregenerativa (IPR > 1), RDW normal, sem policromasia ou anisocitose. Em alguns casos pode haver neutropenia e trombocitopenia. Alguns pacientes terão apresentação clássica de AHIM que inclui esferocitose, teste de Coombs positivo e autoaglutinação eritrocitária periférica, sem alterações importantes no painel bioquímico.[5,57,67]

O mielograma indicará normo ou hiperplasia eritroide; em alguns casos haverá falha maturativa, metarrubricitos megaloblásticos, diseritropoese, relação M:E < 1:1; rubrifagocitose, hiperplasia linfoide (> 15%) e plasmocitária são relatados em cães e gatos.[5,66,67] A PIMA pode ser multifatorial, sendo que outras alterações como dismielopoese, mielofibrose, necrose, edema e inflamação aguda podem estar presentes.[6] A realização do mielograma e/ou biopsia de medula óssea são essenciais no diagnóstico diferencial, principalmente para diferenciar a AHIMNR/AIMNR da APE (Quadro 206.1). Deve-se considerar também que o paciente pode estar em uma pré-regenerativa de AHIM (3 a 4 dias), e a medula óssea ainda não respondeu com reticulocitose.[66,67]

Diagnóstico de aplasia pura eritroide

A APE é caracterizada pela falência seletiva da eritropoese, frequentemente associada a uma resposta imune adquirida, com produção de anticorpos que agem contra os precursores eritroides imaturos, e é classificada como um subtipo ou um espectro final de PIMA.[66,71] APE primária (imunomediada)/PIMA é o tipo mais relatado na clínica de cães e gatos; não há predisposição racial e parece mais comum em animais jovens a meia-idade e fêmeas. Os sinais clínicos incluem mucosas pálidas, letargia, anorexia, alotriofagia, mudança de comportamento e síncope.[5,66,71] Na maioria das vezes, são pacientes que foram transfundidos previamente em situações emergenciais e que estão sendo tratados com suplementos polivitamínicos ou abordagens terapêuticas para hemoparasitoses não exitosas.[2] Efeitos colaterais decorrentes de múltiplas transfusões e corticoterapia prolongada podem ser observados.

Além de uma doença imunomediada primária, a APE pode ser secundária à destruição ou alteração da replicação das células eritroides associadas a reações de vacinas de vírus vivo modificado, reações adversas a drogas (RAD), secundário a infecções virais (parvovirose, FeLV) ou pode ocorrer como efeito colateral do uso de eritropoetina (EPO) recombinante humana.[59,60,72,73]

Deve-se realizar anamnese minuciosa criando um algoritmo que direcione para a causa. Muitas vezes é difícil diferenciar a APE primária daquela associada às RADs devido às lacunas de informações fornecidas pelos tutores em relação a prescrições anteriores, dose e período e automedicação. A RAD também pode ter mecanismo imunomediado.[5,59,60] Quando há suspeita de APE em felinos, o primeiro passo é diferenciar se pode estar associada ao FeLV. Infecções por FeLV C interferem na maturação e replicação das células eritroides, estabelecendo um quadro clássico de APE. O diagnóstico diferencial é essencial para definir o protocolo terapêutico e estabelecer o prognóstico do paciente.[69,74] APE associada ao uso de eritropoetina recombinante humana pode ocorrer pela produção de anticorpos tentando neutralizar a EPO recombinante ou contra EPO endógena. O quadro de anemia refratária se estabelece de 4 a 16 semanas depois do início da terapia.[27,29]

De forma geral, os achados hematológicos da APE incluem anemia grave (VG cerca de 10% em cães e cerca de 7% em gatos) normocítica normocrômica, arregenerativa (IPR > 1), RDW normal, sem alterações importantes na granulopoese, trombopoese ou painel bioquímico.[2,68] O VG dos pacientes com APE costuma ser menor que o daqueles com AHIMNR/AIMNR.[67] Normalmente não há alteração do painel bioquímico. A medula óssea tem celularidade normal ou aumentada, sem alterações de linhagem granulocítica e megacariocítica, com depressão isolada da linhagem eritroide e rubrifagocitose de eritroides imaturos.[66,69] Considera-se hipoplasia eritroide quando há relação M:E > 2:1 para cães e > 3:1 para gatos; considera-se aplasia se há relação M:E > 75:1. Pode haver hiperplasia linfoide (> 15%) e plasmocitária em cães e gatos (Quadro 206.1).[67]

Tratamento de anemia imunomediada contra precursores eritroides e de aplasia pura eritroide

Uma das características dos pacientes com PIMA/APE primária é que respondem satisfatoriamente à terapia imunossupressora.[66] Os pacientes com PIMA/APE, independentemente da causa, são fortes candidatos à transfusão de CH (10 a 15 mℓ/kg, com intervalo mínimo de 24 horas, considerando VG da bolsa de 55 a 80%).[30-32] Até que se identifique a causa base ou o tratamento seja efetivo, mais de uma transfusão pode ser necessária. A frequência deve ser julgada de acordo com a apresentação clínica e laboratorial de cada caso de forma criteriosa.[32,33] Transfusões múltiplas podem resultar em acúmulo de ferro e aumentam o risco de reações transfusionais.[34] Por ser um paciente que possivelmente será politransfundido, reforça-se a necessidade de tipagem sanguínea antes da primeira transfusão e sempre deve ser feito teste de compatibilidade.[32] Em pacientes com sinais de AHIM periférica (autoaglutinação, esferócitos, Coombs positivo) é recomendado que a transfusão de CH seja realizada em doses menores e somente em estágios agudos para não exacerbar a resposta imunológica.[57,75]

O tratamento para PIMA/APE primária inclui o uso de prednisona para cães ou prednisolona para felinos (2 a 4 mg/kg/dia, VO; podendo chegar a 5 mg/kg/dia para felinos) como terapia única, ou associação com azatioprina (2 mg/kg/dia ou a cada 48 horas, VO) ou ciclosporina (5 a 10 mg/kg/dia, VO). Para felinos não é recomendado o uso de azatioprina; são relatados menos efeitos colaterais com uso de ciclofosfamida (2,5 a 3 mg/kg/dia, VO, por 4 dias seguidos de intervalo de 3 dias pelo período de 30 dias) e clorambucila (0,1 a 0,2 mg/kg, a cada 24 ou 48 horas, reduzindo a dose) ou ciclosporina.[57,69,76] Leflunomida, micofenolato de mofetila e imunoglobulina intravenosa humana podem ser opções para casos refratários.[76]

O uso prolongado de imunossupressores pode ser acompanhado de protetores do trato gastrintestinal (p. ex., inibidores de bomba de prótons, antagonista de receptor H2 ou sucralfato) para prevenir a ulceração gastrintestinal. O uso de protetores hepáticos e/ou ômega-3 também pode ser benéfico.[2,76] O tratamento é longo e pode levar de 2 a 4 semanas para que o paciente comece a responder com reticulocitose e incremento da hemoglobina e VG, sendo que a remissão pode demorar de 2 a 6 meses.[66,71] Em gatos, a remissão costuma ser mais rápida, entre 2 e 5 semanas, mas são mais propensos a recidivas quando o tratamento é descontinuado.[69]

O tratamento pode perdurar por 6 meses a 1 ano, reforçando a necessidade de colaboração e adesão do tutor ao planejamento terapêutico. A avaliação subsequente de medula óssea é citada como uma opção para verificar a eficácia do tratamento ou quando após 2 meses de tratamento o paciente não apresentar incremento dos parâmetros eritrocitários.[5,71] Sugere-se iniciar o desmame do corticosteroide somente depois de avaliações subsequentes com manutenção dos parâmetros hematológicos; reduz-se então a dose lentamente com reavaliações em intervalos de 10 a 15 dias. Recomenda-se realizar avaliação hematológica antes e 15 dias após as alterações da terapia imunossupressiva.[2,76] A dose é reduzida em uma proporção de 25 a 50%/mês até que se mantenha 0,25 mg/kg em dias alternados, sendo a duração do desmame de 3 a 6 meses dependendo da manutenção dos parâmetros hematológicos e da gravidade dos efeitos adversos.[2]

Os agentes estimuladores de eritropoetina (AEE) não parecem ser efetivos nos casos de PIMA/APE.[29,69,71,77]

Os felinos FeLV positivos não respondem à terapia imunossupressora e o prognóstico é ruim. O uso de interferona-α pode reduzir a ocorrência de complicações. É possível também mantê-los com tratamento sintomático e transfusões de CH.[73,77] Com relação aos casos de APE secundária ao uso de EPO, deve-se realizar tratamento sintomático e descontinuar a substância. Os parâmetros hematológicos devem voltar ao normal em 3 a 11 semanas.[27,29,72]

Pacientes PIMA/APE em que se identificam falha maturativa eritroide e/ou síndrome hemofagocítica parecem ter pior prognóstico.[67] O prognóstico PIMA/APE, de forma geral, é reservado, mas a mortalidade em cães e gatos é menor que 20%.[6,66]

ANEMIA APLÁSICA

A anemia aplásica (ou pancitopenia aplásica) caracteriza-se pela redução marcante dos precursores hematopoéticos na medula óssea com reposição de tecido adiposo. A patogênese da anemia aplásica é multifatorial e pode estar relacionada com lesão dos precursores hematopoéticos e/ou célula-tronco, alteração da produção de citocinas por mudanças no microambiente medular, comprometimento na produção de fatores de crescimento hematopoéticos, mutações genéticas que alterem a capacidade proliferativa da célula-tronco ou supressão imunomediada.[13,78] Pode ser idiopática (primária) ou secundária a agentes infecciosos (p. ex., *Leishmania* sp., *Erlichia* sp., parvovírus), drogas, toxinas,[59] sepse, alterações hormonais por neoplasias em sistema reprodutor[79] ou exposição à radiação.[60,74,80] Em cães e gatos, a maioria dos casos é classificada como idiopática.[5,6,78]

A anemia aplásica associada a reações adversas a drogas (RAD; Quadro 206.4) e agentes infecciosos são discutidas separadamente ao longo deste capítulo. A anemia aplásica idiopática é relativamente frequente em cães e gatos, tem apresentação crônica, os animais são de jovens a meia-idade e não há predileção por sexo ou raça. Suspeita-se que a destruição imunomediada dos precursores hematopoéticos seja o principal mecanismo, portanto os pacientes costumam responder satisfatoriamente à terapia imunossupressora. O diagnóstico é baseado nos achados hematológicos (hemograma e medula óssea) e na exclusão das outras causas de anemia aplásica (Figura 206.2).[13,77]

Os sinais clínicos são decorrentes da neutropenia grave, geralmente o paciente apresenta febre em função de infecções oportunistas ou ação do agente infeccioso primário; da trombocitopenia podendo ser observado sangramento espontâneo, petéquias e equimoses; e da anemia, cursando com dispneia e taquicardia.[5,81]

Diagnóstico

Suspeita-se de anemia aplásica quando o paciente apresentar bi ou pancitopenia. Até a redação deste capítulo não foram encontrados *guidelines* que norteiem o diagnóstico da anemia aplásica em cães e gatos. Baseando-se em *guidelines* humanos, nos casos

QUADRO 206.4 RAD | Drogas suspeitas ou confirmadas como causadoras de anemia arregenerativa.

Classe	Substância	Espécie	Mecanismo	Alteração hematológica
Antineoplásicos*	Hidroxiureia	Cão, Gato	MS, DM, MN, AA	Pancitopenia, AMB
	Ciclofosfamida			
	Citosina arabnoside			
	Doxorrubicina			
	Vimblastina			
Endócrinas	Estrógeno exógeno ou endógeno	Cão	DM, AA	Neutropenia, trombocitopenia
	Metimazole	Gato	MS, IM	Neutropenia, agranulocitose, trombocitopenia
	Propiltiouracila	Gato	MS	Neutropenia, agranulocitose, trombocitopenia
	Metimazole	Gato	MS	Trombocitopenia, agranulocitose, leucopenia
	Mitotano	Cão	MS, MN	Anemia, neutropenia
Anti-inflamatórios	Fenilbutazona	Cão, Gato	IM, MN, MF, AA	Neutropenia
	Azatioprina	Cão, Gato	MS	Anemia, neutropenia
	Carprofeno	Cão	MN, IM	Anemia, trombocitopenia
	Ac. Meclofenâmico	Cão	MS, AA	Neutropenia
Antimicrobianos	Cefalosporina	Cão	IM, MN	Neutropenia
	Sulfonamidas	Cão	IM, DE, DM, MS, AA	neutropenia, trombocitopenia
	Metronidazol	Cão	MS, MN	Pancitopenia
	Cloranfenicol	Cão, Gato	DM, APE, AA	Anemia, siderócitos
Antifúngico	Griseofulvina	Gato	MS, AA	Neutropenia ou pancitopenia
Anticonvulsivantes	Fenobarbital	Cão	DM, MS, MF, MN	Neutropenia, trombocitopenia
	Fenitoína	Cão	MS, MF	Neutropenia (hipersegmentação), trombocitopenia, AMB
Antiparasitários	Levamisole	Cão	MS	Trombocitopenia
	Albendazol	Cão, Gato	MS, AA	Pancitopenia
	Fenbendazole	Cão	MS, MN, AA	Neutropenia ou pancitopenia
	Tiacertasamida	Cão	AA	Pancitopenia
Cardiovascular	Quinidina	Cão	AA	Anemia, neutropenia
	Captopril	Cão	MS, AA	Pancitopenia
	Amiodarona	Cão	IM	Anemia, trombocitopenia
Outros	Zidovudina	Gato	MS	Anemia
	Colchicina	Cão	MF, MN	Neutropenia
	EPO humana	Cão	IM, APE	Anemia
	Fenotiazina	Cão	AA	Pancitopenia

AA: anemia aplásica; AMB: anemia megaloblástica; DM: dismielopoese; DE: diseritropoese; IM: imunomediado; MS: mielossupressão; APE: aplasia pura eritroide; MF: mielofibrose; MN: mielonecrose.
*Classe-efeito, as alterações medulares podem variar de acordo com a substância, suscetibilidade do paciente e/ou espécie; foram citadas as drogas com potencial de causar alterações mais graves.

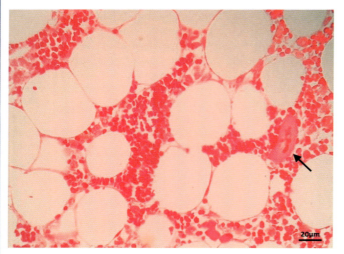

Figura 206.2 Canino, jovem, diagnosticado com parvovirose. Corte histológico de medula óssea em que é possível observar a presença de eritrócitos maduros, além de ausência massiva de precursores eritroides e mieloides, há aumento da proporção de tecido adiposo e megacariócito displásico (seta), sugerindo aplasia medular. (H&E, 400×). (Fonte: imagem gentilmente cedida pelo Laboratório de Patologia Veterinária LPV – HOSPMEV, EMEVZ, UFBA, Brasil.)

agudos haverá primeiro neutropenia (< 1.500 neutrófilos/$\mu\ell$) e trombocitopenia (< 50 × 103/$\mu\ell$) com parâmetros eritrocitários normais.[82] Esse comportamento está associado ao fato de que a meia-vida eritrocitária é mais longa do que das demais células.[6,13] Nos casos crônicos haverá o quadro clássico de pancitopenia com anemia normocítica normocrômica (hemoglobina < 10 g/dℓ), arregenerativa (reticulocitopenia e IPR > 1), RDW normal, neutropenia e trombocitopenia. No mielograma será observado baixa celularidade, pan-hipoplasia, e presença de linfócitos e plasmócitos (Quadro 206.1). Nos casos graves será observado < 500 neutrófilos/$\mu\ell$, < 20 × 103 plaquetas/$\mu\ell$ e celularidade medular < 25%.[82]

O curso agudo está associado principalmente a reações adversas a drogas ou agentes infecciosos. O curso crônico, normalmente é idiopático e associado à destruição do tecido hematopoético, podendo evoluir para mielofibrose.[13] Em muitos casos é necessário realizar biopsia de medula óssea a fim de obter amostra representativa para o diagnóstico.

Realizar o diagnóstico diferencial entre anemia aplásica idiopática ou secundária é importante para estabelecer o planejamento terapêutico. Considerando os achados dos exames laboratoriais, as doenças do Quadro 206.1 devem ser consideradas no diagnóstico diferencial, além de mieloftise ocasionada por leucemias.[5,6]

Em muitos casos de anemia aplásica, a sepse pode ocorrer de maneira secundária, como infecção oportunista. A sepse promoverá mudanças no microambiente medular e liberação de citocinas pró-inflamatórias que interferirão na hematopoese contribuindo para a consolidação do quadro de anemia aplásica.[5,83,84]

Tratamento

O tratamento é baseado na terapia de suporte com transfusões de CH (10 a 15 mℓ/kg, com intervalo mínimo de 24 horas, considerando VG da bolsa de 55 a 80%) e concentrado de plaquetas (CP, 1 unidade/10 kg/dia).[30-32] O gatilho transfusional de CP deve ser julgado de acordo com risco de sangramento. Antimicrobianoterapia de amplo espectro profilática pode ser necessária em função da neutropenia febril.

O uso de citocinas hematopoéticas estimuladoras de colônias granulocíticas recombinantes humanas (Filgrastim e Lenograstim – rHuG-CSF) e EPO recombinante humana é controverso pois há exaustão dos precursores hematopoéticos enquanto os níveis de citocinas endógenas já estão elevados. A timomodulina é um imunomodulador que auxilia na função dos granulócitos, portanto pode não ser efetiva como estímulo único da granulopoese. O uso de carbonato de lítio (10 mg/kg, VO, 2 vezes/dia), um estimulante hematopoético não específico, é uma opção mais barata. Existem relatos positivos em relação ao seu uso, entretanto deve-se dosar lítio sérico e ter cautela em relação à intoxicação. Essa substância não é recomendada para felinos.[6,79,85]

A anemia aplásica idiopática pode ser uma evolução clínica da PIMA; a base imunomediada dessa doença não está bem estabelecida. A terapia imunossupressora deve ser considerada.[6,13] Pela experiência dos autores a monoterapia com glicocorticoide não é efetiva. É necessário imunossupressão intensa ou combinações com outras drogas ou com imunomodularores como descrito no tratamento de APE ou PIMA. O prognóstico é reservado, mas alguns pacientes recuperam totalmente os parâmetros hematológicos. A Figura 206.3 representa um felino, mestiço, 8 meses, diagnosticado com anemia aplásica idiopática. O tratamento instituído incluiu transfusão de CH, prednisolona, clorambucila, além de terapia de suporte com protetor gástrico, hepático e antimicrobianoterapia profilática.

Embora as células-tronco mesenquimais apresentem um futuro promissor no tratamento de doenças hematopoéticas, a escassez e variabilidade nos resultados de alguns ensaios clínicos causam controvérsia entre os autores quanto à sua eficácia. A terapia com células-tronco mesenquimais de tecido adiposo tem sido relatada como uma possibilidade de tratamento adjuvante naqueles pacientes com aplasia ou hipoplasia medular que não são responsivos à terapia medicamentosa. As células-tronco terão ação imunomoduladora, anti-inflamatória e auxiliarão na repopulação da medula óssea. A experiência em estudos clínicos brasileiros reporta boas respostas e poucos efeitos adversos (informação pessoal Simone Gonçalves, 2020).[86] Essa terapia requer padronização e controle de qualidade específicos, portanto deve-se buscar por centros de referência confiáveis e com experiência nesses procedimentos.

Outra terapia promissora para casos refratários, mas ainda com poucos estudos clínicos em cães, é o eltrombopag, agonista de receptor de trombopoetina. Inicialmente indicado para trombocitopenia imunomediada refratária, parece ter efeito na linhagem megacariocítica e granulocítica. Um estudo recente mostra resultados satisfatórios em um cão com pancitopenia aplásica idiopática.[87]

ANEMIA ARREGENERATIVA INFECCIOSA

O Brasil é um país continental e cosmopolita com regiões de características climáticas distintas que contribuem para variabilidade e alta prevalência de doenças causadas por agentes infecciosos e seus vetores. Na clínica de pequenos animais, o transporte de animais de estimação é cada vez mais habitual, logo, a distribuição desses agentes pode ser facilmente ampliada. Neste capítulo serão abordados os mecanismos de anemia arregenerativa dos principais agentes infecciosos que ocorrem no país. Importante frisar que, além da anemia arregenerativa, essas infecções podem causar outras alterações hematológicas e/ou metabólicas, a depender da carga viral/parasitária e do curso clínico da doença.

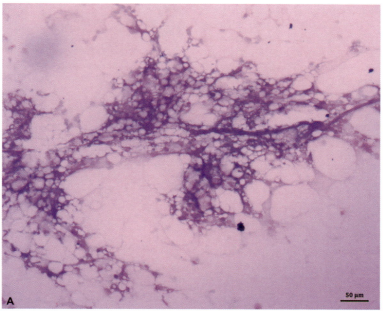
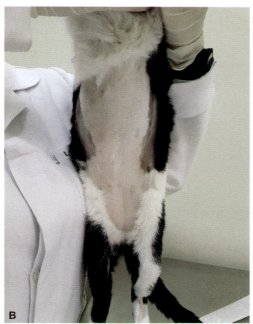
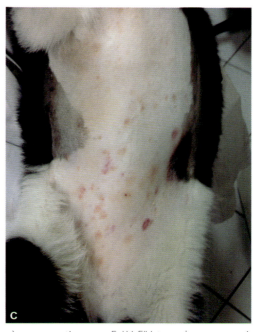

Figura 206.3 Felino, mestiço, macho, 8 meses, domiciliado, sem acesso à rua, negativo para FeLV, FIV, toxoplasmose e micoplasmose. **A.** O paciente apresentava anemia (VG 18% e hemoglobina 5,9 g/dℓ) normocítica normocrômica arregenerativa, leucopenia (270 neutrófilos/μℓ) e trombocitopenia (20 × 103 plaquetas/μℓ) e celularidade medular < 25% (Wright, 100×). **B.** Presença de petéquias e equimoses. **C.** 10 dias após início do tratamento (VG 30%, hemoglobina 10 g/dℓ, 1.200 neutrófilos/μℓ e 60 × 103 plaquetas/μℓ).

A identificação das alterações hematológicas é baseada em achados de hemograma, contagem de reticulócitos, mielograma e/ou biopsia de medula óssea. Outrossim, quando se suspeita de mecanismo imunomediado, também pode ser realizado teste de Coombs direto (teste da antiglobulina direto). De acordo com a localização geográfica e o histórico de viagens, a identificação da causa da anemia arregenerativa deve incluir a pesquisa de agentes transmitidos por vetores no diagnóstico diferencial. Em todos os casos, o diagnóstico deve seguir os princípios sugeridos para cada agente (p. ex., testes parasitológicos, sorológicos ou moleculares), e é recomendada terapia de suporte focando o controle da causa primária. Entretanto, havendo negatividade no teste diagnóstico-específico, outras causas de anemia devem ser consideradas.

Anemia por infecção viral

Em cães e gatos não vacinados a infecção por parvovírus canino e vírus da panleucopenia felina deve ser considerada. Ambos são parvovírus que causam hipoplasia medular transitória, pois tem tropismo por células com atividade mitótica. O vírus infecta os precursores hematopoéticos, levando a quadros de leucopenia e anemia arregenerativa. Ao avaliar a medula óssea serão observados hipo ou aplasia eritroide e mieloide com assincronia e parada de maturação e proliferação macrofágica. Como a célula-tronco hematopoética não é afetada e existem alterações medulares degenerativas, o quadro não é classificado como anemia aplásica verdadeira. Em alguns casos, o parvovírus canino pode causar somente aplasia eritroide, e a alteração medular ser classificada como APE. De maneira geral, nas parviroses a neutropenia está associada à infecção da linhagem mieloide e supressão da medula óssea, mas também pelo consumo periférico pelo intestino infectado, e a linfopenia pela atrofia dos tecidos linfoides e destruição dos linfócitos.[6,73] Em função da perda de sangue, dano vascular e dificuldade absortiva ocasionadas pelas lesões intestinais, esses pacientes também podem apresentar anemia ferropriva e/ou anemia da doença crônica/inflamação e trombocitopenia.[15]

O vírus da leucemia felina (FeLV) é um γ-retrovírus que infecta células hematopoéticas, linfoides e componentes celulares estruturais do microambiente medular. O vírus pode permanecer latente na linhagem mielomonocítica e nos fibroblastos do estroma medular.[73,74] O FeLV C, por exemplo, pode inicialmente infectar precursores eritroides causando APE e posteriormente outros precursores evoluindo com leucopenia e trombocitopenia.[6,88] Os testes para FIV e FeLV sempre devem ser realizados em pacientes felinos com alterações hematológicas, pois o vírus pode causar uma variedade de alterações hematopoéticas.[89] Nos FeLVs positivos deve-se considerar um algoritmo para estabelecer o diagnóstico e prognóstico do paciente. Com relação àqueles com anemia arregenerativa, pode-se direcionar o diagnóstico da seguinte forma: (1) anemia macrocítica com presença de blastos ou displasias em sangue periférico → avaliar medula óssea → suspeitar de síndrome mieloplásica (SMD) ou leucemia aguda; (2) anemia normocítica normocrômica: a) descartar presença de neoplasia linfoide e anemia do câncer/doença crônica; b) avaliar medula óssea → aplasia eritroide → suspeitar de APE; c) se houver pancitopenia → avaliar medula óssea → caracterizar de acordo com os Quadros 206.1 e 206.5 → suspeitar de hipoplasia, anemia aplásica ou SMD; d) excesso de blastos em sangue periférico → avaliar medula óssea → suspeitar de SMD ou leucemia aguda (Figura 206.4).[73,74,90,91]

O vírus da imunodeficiência felina (FIV), é um lentivírus imunossupressor. Os alvos do FIV são linfócitos CD4$^+$ e CD8$^+$ e macrófagos, e os sinais clínicos normalmente estão associados a infecções oportunistas. Nos estágios tardios da infecção observa-se neutropenia e anemia pela infecção direta as células estromais da medula óssea. A linfopenia também ocorre e está relacionada ao tropismo do vírus pelos linfócitos T.[74] Na avaliação do mielograma pode-se observar hipoplasia ou aplasia das linhagens mieloide e eritroide. A redução ou ineficácia da vigilância imune torna esses animais predispostos a desenvolver desordem mieloproliferativa e linfoproliferativa. Assim como no FeLV, o paciente pode ter anemia da doença crônica, contribuindo para o estabelecimento do quadro hematológico.[4,73,74] Outra característica do FIV e FeLV são alterações hematológicas e metabólicas associadas a coinfecções.[89,93]

Anemia por infecção riquetsial

Das doenças riquetsiais, *Ehrlichia canis* é a mais associada a alterações medulares.[73] A erliquiose é uma doença transmitida por carrapato, causada por uma bactéria gram-negativa intracelular obrigatória.[94] Na fase crônica, se replica nos precursores hematopoéticos causando anemia arregenerativa, leucopenia e trombocitopenia. O mecanismo ainda não é completamente elucidado, mas pode ter fator imunomediado associado. Na avaliação do mielograma será observada uma amostra hipocelular, com presença de poucas células estromais, fibroblastos e macrófagos. Ocasionalmente pode haver plasmocitose e mastocitose.[6,73] Em casos muito graves pode ocorrer anemia aplásica e mielonecrose.[6] Nessa fase a parasitemia é baixa e o diagnóstico pode ser feito combinando testes sorológicos e moleculares. *Ehrlichia canis* é endêmica em muitas regiões do Brasil, portanto deve ser considerada no diagnóstico diferencial de pacientes pancitopênicos.[94,95]

QUADRO 206.5	Classificação proposta de síndromes mielodisplásicas para cães e gatos.	
Sigla	**Descrição**	**Caracterização**
AR	SMD com anemia refratária	SP: anemia normocítica normocrômica, MO: hipercelular diseritropoese, número variado de rubriblastos, < 5% blastos, SA
ARSA	SMD com diferenciação sideroblástica, AR com sideroblastos em anel	SP: anemia microcítica ou macrocítica (gato), MO: normo ou hipercelular, diseritropoese com siderócitos e SA (> 15%), com características de CRDM
CRDML	Citopenia refratária com displasia de multiplas linhagens	SP: anemia normocítica normocrômica, < 1.000 monócitos/μℓ, MO: normo ou hipercelular, displasia em duas ou mais linhagens, < 5% blastos. Se tiver > 15% sideroblastos em anel, considerar CRDML-SA
AREB	SMD com excesso de blastos, AR com excesso de blastos – 1 e 2	SP: pancitopenia, < 1.000 monócitos/μℓ, AREB-1 (< 5% blastos) e AREB-2 (< 20% blastos), MO: Hipercelular, aumento M:E, displasia em todas as linhagens, AREB-1 (5 a 10% blastos) e AREB-2 (10 a 20% blastos), pode progredir para LMA
SMD-NC	SMD não classificada	SP: citopenia de uma ou mais linhagens, MO: normo ou hipercelular, displasia granulocítica e/ou megacariocítica, < 5% blastos

SP: sangue periférico; MO: medula óssea; M:E: relação mieloide eritroide; LMA: leucemia mieloide aguda; SA: sideroblastos em anel. Adaptada de Weiss.[92]

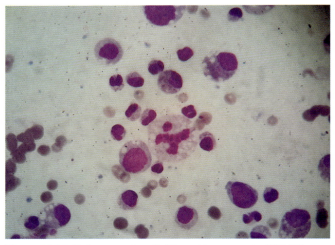

Figura 206.4 Felino, mestiço, FeLV positivo, anemia (18% VG, arregenerativa), trombocitopenia, 8.000 leucócitos/μℓ. Mielograma, panótico rápido, 100×. Observar alterações displásicas em linhagem mieloide, mesmo padrão celular foi observado em sangue periférico.

Anemia decorrente de infecção por protozoários

A leishmaniose visceral é uma doença zoonótica negligenciada. Por se tratar de um patógeno endêmico em muitas regiões brasileiras deve ser considerada no diagnóstico diferencial de cães e gatos com anemia arregenerativa.[93,96] Alterações hematológicas são frequentes nos animais infectados por *Leishmania* spp. e incluem anemia arregenerativa, leucopenia e trombocitopenia. Nos aspirados e/ou biopsias de medula óssea pode-se observar as formas amastigotas de *Leishmania* spp., aumento da relação mieloide:eritroide, desvio à esquerda de maturação mieloide e eritroide, grande quantidade de linfócitos e macrófagos (inflamação histiocítica), além de alterações displásicas, eritro e leucofagocitose e emperipolese.[6,80,97] Os granulomas também são identificados com frequência.[96] O paciente com leishmaniose pode desenvolver diversos quadros hematológicos, como AHIM clássica, PIMA que pode evoluir para anemia aplásica, além de mielodisplasia e SMD (Quadro 206.1).[96,98]

Vários mecanismos são propostos para justificar a ocorrência de pancitopenia nesses pacientes, incluindo destruição imunomediada de eritrócitos, leucócitos e plaquetas e falência medular. A anemia também pode ocorrer por dano oxidativo, eritrofagocitose ou supressão multifatorial da eritropoese medular.[80,96]

Nesses casos, o recomendado é terapia de suporte focando o controle da causa primária, seguindo a regulamentação estadual sobre tratamento de leishmaniose.[97] A Figura 206.5 representa um paciente que foi diagnosticado com *Leishmania infantum* pela presença de amastigotas no mielograma e confirmado por teste molecular. As alterações hematológicas foram compatíveis com PIMA.

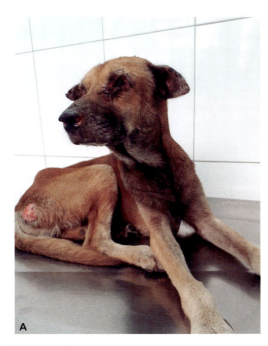

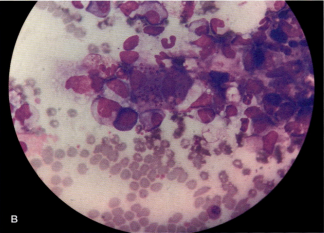

Figura 206.5 Canino, mestiço, proveniente de região endêmica para leishmaniose. **A.** Observar alopecia periocular com presença de secreção bilateral e crostas, hiperqueratose em região nasal. **B.** Presença de amastigotas de *Leishmania* sp. em mielograma (Wright-Giemsa, 100×). (Fonte: imagem gentilmente cedida pelo Ambulatório de Leishmaniose HOSPMEV, EMEVZ, UFBA, Brasil.)

REAÇÕES ADVERSAS A DROGAS

As RADs podem ser dose-dependentes (Tipo A) ou ter reação idiossincrásica não relatada pelos efeitos farmacológicos da substância (Tipo B). A reação idiossincrásica, mesmo que a medicação seja usada por prescrição do médico-veterinário, é citada como causa comum de toxicidade medular em cães e gatos levando a quadros de anemia aplásica crônica e mielonecrose. Fígado, pele e medula óssea são os principais alvos do dano por reação idiossincrásica. Com relação à medula óssea, os mecanismos incluem dano direto à atividade mitótica das células hematopoéticas e/ou resposta imunomediada contra os precursores hematopoéticos imaturos. As drogas podem causar a formação de anticorpos dirigidos contra a própria substância ou contra antígenos intrínsecos dos eritrócitos. Como exemplo de dano direto, a radioterapia e quimioterapia causam danos no DNA da célula-tronco, com consequente apoptose e lesão nas células presentes nos compartimentos de maturação e armazenamento da medula óssea.[59,60,99] Dados epidemiológicos sobre efeitos adversos dos princípios ativos devem fazer parte do direcionamento diagnóstico. O Quadro 206.4 sumariza achados hematológicos descritos por vários autores sobre drogas suspeitas ou confirmadas como causadoras de anemia arregenerativa em consequência de alterações medulares, associada a RAD tipo A ou B. Vale destacar que essas drogas podem ter outros efeitos metabólicos além dos sumarizados aqui. A toxicidade por estrógeno, por exemplo, é causa frequente de anemia aplásica e pode ser uma RAD tipo A ou B. Especificamente nesses casos, além da avaliação de medula óssea, deve-se suspeitar de liberação do hormônio por neoplasias testiculares ou ovarianas.[5,46,59,60,85,100,101]

Não existe predileção racial ou etária. O histórico médico dos pacientes é essencial para que se estabeleça o diagnóstico diferencial. Existem suscetibilidades genéticas e adquiridas. Os pacientes com eritroenzimopatias hereditárias, por exemplo, são mais suscetíveis ao dano oxidativo induzido por drogas, ao passo que nefropatias e hepatopatias podem ser consideradas suscetibilidades.[60,99] Os sinais clínicos estarão associados à alteração hematológica do paciente e podem incluir mucosas pálidas, apatia e petéquias. Pacientes neutropênicos graves podem ter febre associada a foco infeccioso secundário.

Diagnóstico

Os achados hematológicos variam de acordo com o efeito e a dose utilizada, portanto ao criar um algoritmo diagnóstico deve-se considerar o mecanismo de cada princípio ativo. Mesmo que o mecanismo não seja imunomediado, inúmeras drogas podem causar teste de Coombs positivo por levar à adsorção não imunológica de proteínas.[99] Os achados hematológicos incluem neutropenia e posteriormente trombocitopenia. A anemia se estabelecerá de forma mais lenta, em função da meia-vida eritrocitária. Associa-se à neutropenia ($< 1.500/\mu\ell$) a RAD se esta for identificada durante ou até 1 mês após uso da medicação. A trombocitopenia ($< 100 \times 10^3/\mu\ell$) é associada à RAD se for identificada até 1 mês após início da administração da medicação ou se houver remissão em até 3 meses após término do tratamento. O mielograma pode ser necessário para compreender a fisiopatogenia e confirmar o tipo de alteração medular associada ao princípio ativo (Quadro 206.4).[5,100] Existem poucas situações em que se pode realizar exames laboratoriais para identificar a presença do princípio ativo, como é o caso do estrógeno e fenobarbital.[59,79,85,101]

A coincidência temporal do uso da substância e alteração hematológica não é preditiva de RAD, deve-se avaliar cautelosamente histórico clínico e epidemiológico a fim de excluir outras etiologias. Ao confirmar a RAD, se não houver casos relatados ou efeito adverso esperado, a ANVISA e/ou o MAPA devem ser informados.

Tratamento

O protocolo terapêutico desses pacientes inclui a descontinuação da substância, e terapia de suporte. O uso profilático de antimicrobianoterapia de amplo espectro pode necessário nos pacientes neutropênicos e/ou febris. Transfusões de CH (10 a 15 mℓ/kg, com intervalo mínimo de 24 horas, considerando VG da bolsa de 55 a 80%) e concentrado de plaquetas (CP, 1 unidade/10 kg/dia) podem ser necessárias até que o paciente reestabeleça a resposta hematopoética. O gatilho transfusional de CP e CH deve ser julgado de acordo com risco de sangramento e hipovolemia/hipoxia.[30-32] Nos casos de ADR do tipo A, descontinuar a substância deve ser suficiente para a recuperação hematológica. A contagem de neutrófilos deve voltar ao normal em 72 a 96 horas.[60,77]

Nos casos de RAD tipo B, além da terapia de suporte e corretiva (p. ex., tumores) pode ser necessário usar citocinas hematopoéticas. A eficácia do uso de citocinas hematopoéticas varia de acordo com o mecanismo da toxicidade, pois normalmente há exaustão dos precursores hematopoéticos enquanto os níveis de citocinas endógenas já estão elevados. Autores sugerem uso de EPO humana ou estimulador de colônia granulocítico, a depender do mecanismo e efeito hematopoético da RAD.[60,100] O uso de carbonato de lítio (10 mg/kg, VO, 2 vezes/dia) também é sugerido para o tratamento de hipoplasias medulares em cães com bons resultados, entretanto seu efeito na linhagem granulocítica e megacariocítica não está bem elucidado. Deve-se dosar lítio sérico para garantir a concentração terapêutica e evitar toxicidade.[79,85] O tratamento com carbonato de lítio pode levar a atraso de maturação e displasia da linhagem mieloide, que não deve ser confundido com SMD.[6]

O mesmo raciocínio descrito no tratamento de APE/PIMA e anemia aplásica idiopática podem ser considerados se houver fator imunomediado concomitante.[5,99]

Muitas vezes é desafiador diferenciar a anemia aplásica idiopática ou APE imunomediada de reação idiossincrásica a drogas, especialmente porque os tutores trazem poucas informações sobre o histórico do animal e algumas vezes preferem não relatar o uso de medicações sem prescrição.

MIELODISPLASIAS

A mielodisplasia caracteriza-se pela presença de mais de 10% de células displásicas na medula óssea, em uma ou mais linhagens. Pode ser classificada como primária, chamada "síndrome mielodisplásica" (SMD) ou secundária. Ambas se estabelecem por mecanismos que envolvem apoptose dos precursores hematopoéticos com diferenciação e/ou maturação anormal resultando em hematopoese ineficiente, displasias e citopenia periférica, incluindo anemia não regenerativa. As SMDs são uma disfunção do sistema hematopoético, de origem clonal, que podem se manifestar de forma variada e são caracterizadas pela presença de citopenia periférica associada a displasia de uma ou mais linhagens celulares na medula óssea e/ou sangue periférico com presença de blastos. As SMDs estão associadas à fase pré-leucêmica ou crise blástica de leucemia hematopoética, com risco potencial de evolução para leucemia aguda. Alguns autores classificam a SMD como secundária, associando-a com alterações clonais em decorrência de exposição a toxinas, drogas (p. ex., quimioterápicos) ou radiação.[102,92] Já a mielodisplasia secundária é mais frequente na clínica de pequenos animais,

caracterizada como uma displasia não clonal com causas variadas: reações idiossincrásicas, toxicidade por drogas, exposição a toxinas ou radiação, desordens imunomediadas, neoplasias linfoides, mielofibrose e agentes infecciosos.[6,60,103]. A eritropoese ineficiente poderá ocasionar variações extremas de achados em medula óssea, que podem ir desde um paciente com dismielopoese ou SMD até aquele que evolui de AHIM clássica para APE (Quadro 206.1).

Os sinais clínicos costumam estar relacionados ao número e grau das citopenias e incluem letargia, intolerância ao exercício, febre e petéquias.

Diagnóstico

No hemograma será observada anemia macro ou normocítica normo ou hipocrômica, arregenerativa (IPR > 1), RDW pode estar normal ou aumentado. Diversas alterações morfológicas em sangue periférico são relatadas: corpúsculos de Howell-Jolly múltiplos, macrocitose marcante, sideroblastos, células em anel de Cabott, metarrubricitose, eritroblastos displásicos, eliptócitos, dacriócitos e excentrócitos. Com relação às demais linhagens, em alguns casos pode haver bi ou pancitopenia com alterações displásicas das linhagens granulocíticas e megacariocítica.[6,92] Suspeita-se de SMD ou mielodisplasia secundária pela apresentação displásica associada a bi ou pancitopenia da população periférica, contudo é necessário realizar mielograma para estabelecer o diagnóstico.[102]

A avaliação de medula óssea tem que ser cuidadosa e realizada por profissionais com experiência. Tanto na SMD como na mielodisplasia secundária, a medula óssea pode estar normo ou hipercelular e com alterações displásicas evidentes. Entretanto, na SMD destaca-se a presença de células blásticas, que devem compor entre 5 e 30% da população (algumas classificações e relatos de casos sugerem < 20%). Outra diferença está relacionada com a maturação; na SMD haverá comprometimento de maturação desordenada e incompleta, com desvio à esquerda.[6,92,104]

Para classificar o tipo de SMD é necessário associar os achados hematológicos de sangue periférico e medula óssea. A classificação humana é complexa e sua aplicação para cães e gatos não está bem estabelecida. Existem vários sistemas de classificação que são constantemente atualizados – Animal Leukemia Group, French-American-Britsh System (FAB) e Organização Mundial da Saúde –, sendo os dois últimos mais utilizados por hematologistas veterinários (Quadro 206.5).[102,92,105] As SMDs são raras em cães e gatos; a AREB é a mais frequente nessas espécies e considerada com pior prognóstico, visto que 25% dos casos evoluem para leucemia mieloide aguda. Em felinos sempre deve-se considerar a presença de FeLV associada aos casos de SMD.[5,88,92]

Na avaliação do quadro hematológico devem ser incluídas no diagnóstico diferencial todas as classificações do Quadro 206.1. Quando se suspeita de dismielopoese secundária deve-se determinar a causa.[102] Quando houver anemia não regenerativa, com formas megaloblastoides na medula óssea, é importante descartar deficiência de vitamina B_{12}. Ressalta-se ainda que, em resposta ao uso de estimuladores de colônia, cada vez mais comum na medicina veterinária, pode-se observar blastos, neutrófilos hipolobulados com granulação citoplasmática atípica em sangue periférico, o que não deve ser interpretado erroneamente como SMD.[105,106]

Tratamento

Até o momento da redação deste capítulo, não existiam *guidelines* para tratamento de SMD ou mielodisplasias em cães e gatos. A classificação do tipo de SMD e a apresentação clínica devem direcionar o prognóstico e o tratamento do paciente. Nas mielodisplasias secundárias deve-se focar a identificação e o tratamento da causa. Em humanos, preconiza-se por não tratar citopenias que não causem alterações clínicas.[77,102] O tratamento pode incluir terapia de suporte com transfusões e antimicrobianoterapia de amplo espectro profilática quando o quadro clínico incluir neutropenia e/ou febre. Em pacientes febris deve-se buscar a causa do foco infeccioso. Fatores de crescimento hematopoético recombinantes humanos como filgrastim (rHuG-CSF) e EPO humana também têm uso relatado em pacientes quando há necessidade de transfusões frequentes, mas especula-se que o uso destes em pacientes com SMD pode aumentar o risco de evolução para leucemia.[102] O uso de estimuladores de colônia é recomendado nas SMD crônicas, principalmente naquelas em que há neutropenia.

Entre as opções de tratamento está o uso de quimioterápicos direcionados ao tratamento de neoplasias mieloproliferativas e leucemias agudas como citarabina, topotecana, 6-tioguanina, e hidroxiureia.[102] Nos casos de CRDML pode haver um fator imunomediado envolvido, portanto costuma-se associar corticoterapia.[5,77] Pacientes com alto percentual de blastos e displasias envolvendo mais de uma linhagem tem mau prognóstico. O óbito dos pacientes normalmente está associado a neutropenia grave e sepse.[77]

MIELOFIBROSE

Conceitualmente, é a proliferação de fibroblastos, colágeno ou fibras de reticulina no espaço medular associadas à lesão crônica da medula óssea. A mielofibrose primária (idiopática) é rara. Em cães e gatos o curso secundário é relatado em casos de desordens mieloproliferativas (leucemias mieloproliferativas, leucemia mieloide aguda, mielodisplasia, anemia aplásica), AHIM refratária, PIMA, estágios subagudos ou crônicos de mielonecrose, mieloptise, processos inflamatórios crônicos, idiossincrasia, irradiação, evolução de eritroenzimopatias hereditárias. O mecanismo vai depender da fisiopatogenia da doença de base e ainda não está bem elucidado. Independentemente da fisiopatogenia pode haver comprometimento da hematopoese em geral. Especula-se que a patogênese da mielofibrose está associada com o estado inflamatório crônico da medula óssea. Citocinas liberadas por megacariócitos e macrófagos parecem ter ação fibrogênica e inibem a colagenólise.[14,46,66,102]

Os sinais clínicos são aqueles presentes em animais anêmicos de curso crônico e podem variar dependendo da causa primária.

Diagnóstico

No hemograma serão observados anemia normocítica normocrômica de moderada a grave, arregenerativa (IPR > 1), RDW normal, sem alterações importantes na granulopoese e pode ocorrer trombocitopenia. Normalmente não há alteração do painel bioquímico. Suspeita-se de mielofibrose nos pacientes em que há dificuldade de realizar o aspirado de medula óssea para mielograma; tentativas subsequentes em diferentes sítios de coleta resultam em amostras hipo ou acelulares com estroma medular e fibroblastos.[14,46] Em cães pode haver hemossiderose associada. O diagnóstico definitivo é estabelecido por histopatológico de medula óssea, em que as fibras de reticulina podem estar distribuídas de forma focal ou difusa; pode haver osteosclerose e necrose medular concomitante. Devem ser usadas colorações histoquímicas complementares como Gomori para identificar reticulina e Tricômio de Masson para colágeno. Esses pacientes podem ter esplenomegalia, hematopoese extramedular e metaplasia mieloide. Como a AHIM ou PIMA são as causas mais comuns de mielofibrose, deve-se fazer a triagem laboratorial descartando essas causas em todos os pacientes (Figura 206.6).[6,14]

Tratamento

A fibrose é uma mudança reativa associada ao processo de reparo da medula óssea. Fundamentalmente, o histórico do paciente deve ser investigado para descobrir a causa base e direcionar o tratamento. Se a causa for tratada, a fibrose é reversível. O tratamento inclui terapia de suporte com transfusões, imunossupressores e/ou imunomoduladores seguindo as mesmas recomendações dos casos de anemia aplásica idiopática ou PIMA. Lucidi et al.[66] demonstraram que, mesmo com mielofibrose, os cães com PIMA podem entrar em remissão se forem tratados adequadamente. Dados mostram que 50% dos animais têm recuperação hematológica; portanto, o prognóstico é reservado e dependente da causa primária. Assim sendo, não há necessidade de correlacionar os quadros de mielofibrose por colágeno com mau prognóstico imediato.[14,66,68] Em casos de septicemia, erliquiose crônica e toxicidade por drogas (p. ex., estrógenos) pode haver mielonecrose concomitante. Nesses casos, a hematopoese extramedular não parece ser efetiva para prevenir ou corrigir a pancitopenia.[102]

ANEMIA POR MIELOPTISE

O mecanismo da mieloptise é definido como eritropoese ineficiente em detrimento de falência medular resultante da destruição de precursores celulares, célula-tronco e estroma, pela infiltração da medula óssea por células malignas. Haverá alteração no microambiente medular impedindo a divisão e maturação de células hematopoéticas. A liberação de fatores fibrogênicos e citocinas supressivas contribuem para o estabelecimento do quadro. Em função da redução do espaço medular, as células pluripotenciais podem migrar para fígado e baço ocasionando hematopoese extramedular e esplenomegalia. A anemia por mieloptise é rara, faz parte da gama de alterações associadas a síndromes paraneoplásicas em pacientes com neoplasias hematopoéticas e metástases infiltrativas em medula óssea. Os poucos relatos estão associados a neoplasias linfoides, leucemias agudas, neoplasias mieloproliferativas e carcinomas metastáticos.[4,6,102,107]

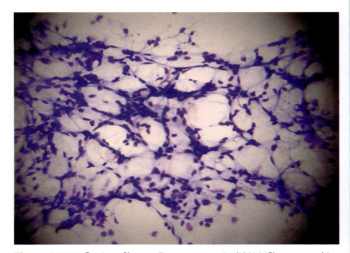

Figura 206.6 Canino, fêmea, 7 anos, anemia (19% VG), normocítica, normocrômica arregenerativa, neutropenia, trombocitopenia. Mielograma com presença de células estromais e fibroblastos (200 ×, Panótico rápido).

Suspeita-se de anemia por mieloptise em pacientes oncológicos com anemia normocítica normocrômica, arregenerativa (IPR > 1) e RDW normal; ocasionalmente poderão ser observadas trombocitopenia e neutropenia associadas. O diagnóstico definitivo é realizado pelo mielograma ou por análise histopatológica da medula óssea (Figura 206.7).[4,6]

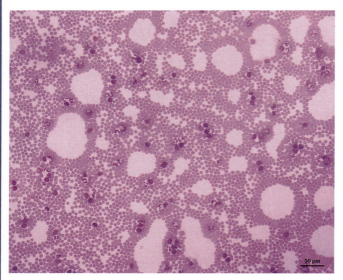

Figura 206.7 Cão, SRD, 12 anos. Leucocitose (120 × 10³/μℓ), na avaliação do esfregaço pode-se observar células blásticas. O mielograma evidenciou hipoplasia eritroide, mieloide e megacariocítica e predomínio de células blásticas, possivelmente linfoides (Whright Giemsa, 200×).

REFERÊNCIAS BIBLIOGRÁFICAS

1. Couto CG. Update on feline haematology. J Feline Med Surg. 2001;3(4):177-9.
2. Couto CG. Anemia. In: Nelson RW, Couto CG. Medicina interna de pequenos animais (orgs). Rio de Janeiro: Elsevier, 2015.
3. Tvedten H. Laboratory and Clinical Diagnosis of Anemia. In: Weiss DJ, Wardrop K J, Schalm OW (orgs.). Schalm's Veterinary Hematology. Ames: Wiley-Blackwell, 2010. p. 152-61
4. Fry MM, Grzelak AK. Anemia of Inflammatory, Neoplastic, Renal, and Endocrine Diseases. In: Weiss DJ, Wardrop KJ (orgs). Schalm's Veterinary Hematology. Wiley-Blackwell, Ames, Iowa: Blackwell Publishing Ltd, 2010. p. 246-50.
5. Overmann JA, Weiss DJ. Non-regenerative anaemia. In: Day MJ, Kohn B. (orgs.). BSAVA Manual of Canine and Feline Haematology and Transfusion Medicine. Quedgeley: BSAVA, 2012. p. 81-8.
6. Harvey JW. Veterinary Haematology: A Diagnostic Guide and Color Atlas. 1 ed. St Louis: Elsevier Saunders, 2012.
7. Hodges J, Christopher MM. Diagnostic Accuracy of Using Erythrocyte Indices and Polychromasia to Identify Regenerative Anemia in Dogs. J Am Vet Med Assoc. 2011;238(11):1452-8.
8. Christian JA. Erythrokinetics and Erythrocyte Destruction. In: Weiss DJ, Wardrop KJ (orgs.). Schalm's Veterinary Hematology. Ames: Wiley-Blackwell, 2010. p. 136-46
9. Gunn-Christie RG, Flatland B, Friedrichs KR, Szladovits B, Harr KE, Ruotsalo K et al. ASVCP quality assurance guidelines: Control of preanalytical, analytical, and postanalytical factors for urinalysis, cytology, and clinical chemistry in veterinary laboratories. Vet Clin Pathol. 41(1)18-26 (2012).
10. Vap LM, Harr KE, Arnold JE, Freeman KP, Getzy K, Lester S et al. ASVCP quality assurance guidelines: Control of preanalytical and analytical factors for hematology for mammalian and nonmammalian species, hemostasis, and crossmatching in veterinary laboratories. Vet Clin Pathol. 2012;41(1):8-17.
11. Paltrinieri S, Fossati M, Menaballi V. Diagnostic performances of manual and automated reticulocyte parameters in anaemic cats. J. Feline Med. Surg. 2018;20, 122-7.
12. Paltrinieri S, Rossi G, Manca M, Scarpa P, Vitiello T, Giordano A. Sensitivity and specificity of manual and automated measurements of reticulocyte parameters for classification of anemia in dogs: 174 cases (1993-2013). J Am Vet. Med Assoc. 2016;249(7):776-86.
13. Weiss DJ. Aplastic anemia. In: Weiss DJ, Wardrop K J (orgs). Schalm's Veterinary Hematology. Ames: Wiley-Blackwell, 2010. p. 256-60.
14. Weiss DJ. Chronic Inflammation and Secondary Myelofibrosis. In: Weiss DJ, Wardrop KJ(orgs.) Schalm's Veterinary Hematology. Ames: Wiley-Blackwell, 2010. p. 112-7.
15. Chikazawa S, Dunning MDA. A review of anaemia of inflammatory disease in dogs and cats. J Small Anim Pract. 2016;57(7):348-53.
16. Bartges JW. Chronic Kidney Disease in Dogs and Cats. Vet Clin North Am Small Anim Pract. 2012;42:669-92.
17. Littman MP, Daminet S, Grauer GF, Lees GE, van Dongen AM. Consensus recommendations for the diagnostic investigation of dogs with suspected glomerular disease. J Vet Intern Med. 2013;27:S19-26.
18. Hasle, AH. Anaemia of chronic renal disease. In: Day MJ, Kohn B. (orgs.). BSAVA Manual of Canine and Feline Haematology and Transfusion Medicine. Quedgeley: BSAVA, 2012. p. 89-94.
19. Jepson RE. Current Understanding of the Pathogenesis of Progressive Chronic Kidney Disease in Cats. Vet Clin North Am Small Anim Pract. 2016;46:1015-48.
20. Brown CA, Elliott J, Schmiedt CW, Brown SA. Chronic Kidney Disease in Aged Cats: Clinical Features, Morphology, and Proposed Pathogeneses. Vet Pathol. 2016;53:309-26.
21. International Renal Interest Society (IRIS). IRIS Staging of CKD (modified 2019). [internet] UK: IRIS; 2019: [cited 2022 Feb 5]. p. 1-5. Available from: http://www.iris-kidney.com/pdf/IRIS_Staging_of_CKD_modified_2019.pdf.
22. Hokamp JA, Nabity MB. Renal biomarkers in domestic species. Vet Clin Pathol. 2016;45(1):28-56.
23. Cianciolo R, Hokamp J, Nabity M. Advances in the evaluation of canine renal disease. Vet J. 2016;215:21-9.
24. Le Sueur ANV, Geraldes SS, Melchert A, Takahira RK, Coyne M, Murphy R et al. Symmetric dimethylarginine concentrations in dogs with International Renal Interest Society stage 4 chronic kidney disease undergoing intermittent hemodialysis. J Vet Intern Med. 2019;33(6):2635-43.
25. Chalhoub S, Langston C, Eatroff A. Anemia of renal disease: what it is, what to do and what's new. J Feline Med Surg. 2011;13(9):629-40.
26. International Renal Interest Society (IRIS). Diagnosing, Staging and Treating Chronic Kidney Disease in Dogs and Cats (Modified 2019). [internet] UK: IRIS; 2021: [cited 2022 Feb 5]. Available from: http://www.iris-kidney.com/guidelines/recommendations.html.
27. Fiocchi EH, Cowgill LD, Brown DC, Markovich JE, Tucker S, Labato MA et al. The Use of Darbepoetin to Stimulate Erythropoiesis in the Treatment of Anemia of Chronic Kidney Disease in Dogs. J Vet Intern Med. 2017;31(2):476-85.
28. Scherk M. Urinary Tract Disorders. In: Little SE (org.). The Cat: Clinical Medicine and Management. St Louis: Elsevier Saunders, 2012. p. 935-1013.
29. Randolph JF, Scarlett J, Stokol T, MacLeod JN. Clinical Efficacy and Safety of Recombinant Canine Erythropoietin in Dogs with Anemia of Chronic Renal Failure and Dogs with Recombinant Human Erythropoietin-Induced Red Cell Aplasia. J Vet Intern Med. 2004;18(1):81-91.
30. Lacerda LA, Hlavac NRC, Terra SR, Back FP, Wardrop KJ, González FHD. Effects of four additive solutions on canine leukoreduced red cell concentrate quality during storage. Vet Clin Pathol. 2014;43(3):362-70.
31. Chiaramonte D. Blood-component therapy: selection, administration and monitoring. Clin Tech Small Anim Pract. 2004;19(2):63-7.
32. Abrams-ogg ACG, Schneider A. Principles of canine and feline blood collection processing and storage. In: Weiss DJ, Wardrop KJ (orgs.). Schalm's Veterinary Hematology. Ames: Wiley-Blackwell, 2010. p. 731-7.
33. Anthony C, Abrams-Ogg. Feline Recipient Screening. In: Kenichiro Y, Holowaychuk M. Manual of Veterinary Transfusion Medicine and Blood Banking. [E-book on the internet] Hoboken: Wiley-Blackwell, 2016, p. 129-54.
34. Sprague WS, Hackett TB, Johnson JS, Swardson-Olver CJ. Hemochromatosis secondary to repeated blood transfusions in a dog. Vet Pathol. 2003;40(3):334-7.
35. Gest J, Langston C, Eatroff A. Iron Status of Cats with Chronic Kidney Disease. J Vet Intern Med. 2015;29(6):1488-93.
36. Waner T, Harrus S. Anaemia of inflammation and neoplasia. In: Day MJ, Kohn B. (orgs.). BSAVA Manual of Canine and Feline Haematology and Transfusion Medicine. Quedgeley: BSAVA, 2012. p. 95-7.
37. Radakovich LB, Pannone SC, Truelove MP, Olver CS, Santangelo KS. Hematology and biochemistry of aging-evidence of "anemia of the elderly" in old dogs. Vet Clin Pathol. 2017;46(1):34-45.
38. Lewis, M. C. & Stone, M. Iron deficiency anaemia. In: Day MJ, Kohn B. (orgs.). BSAVA Manual of Canine and Feline Haematology and Transfusion Medicine. Quedgeley: BSAVA, 2012. p. 53-8.
39. Weiss DJ. Iron and Copper Deficiencies and Disorders of Iron Metabolism. In Weiss DJ, Wardrop KJ (orgs.). Schalm's Veterinary Hematology. Ames: Wiley-Blackwell, 2010. p. 167-71.
40. Fuchs J, Moritz A, Grußendorf E, Lechner J, Neuerer F, Nickel R et al. Evaluation of reticulocyte hemoglobin content (RET-He) in the diagnosis of iron-deficient erythropoiesis in dogs. Vet Clin Pathol. 2017;46(4):558-68.

41. Nivy R, Mazaki-Tovi M, Aroch I, Tal S. Time course of serum cobalamin, folate, and total iron binding capacity concentrations in pregnant bitches and association with hematological variables and survival. J Vet Intern Med. 2019;33(4):1627-34.

42. Naigamwalla DZ, Webb J A, Giger U. Review Article Compte rendu Iron deficiency anemia. Can Vet J. 2012;53(3):250-6.

43. Bohn AA. Diagnosis of Disorders of Iron Metabolism in Dogs and Cats. Clin Lab Med. 2015;35(3):579-90.

44. Steinberg JD, Olver CS. Hematologic and biochemical abnormalities indicating iron deficiency are associated with decreased reticulocyte hemoglobin content (CHr) and reticulocyte volume (rMCV) in dogs. Vet Clin Pathol. 2005;34(1):23-7.

45. Weiss DJ. Sideroblastic Anemia in 7 Dogs (1996-2002). J Vet Intern Med. 2005; 19(3)325-8.

46. Weiss DJ. A retrospective study of the incidence and classification of bone marrow disorder in cats (1996-2004). 2006;14:179-85.

47. DeLoughery TG. Iron Deficiency Anemia. Med Clin North Am. 2017;101(2): 319-32.

48. Kempf J, Hersberger M, Melliger RH, Reusch CE, Kook PH. Effects of 6 Weeks of Parenteral Cobalamin Supplementation on Clinical and Biochemical Variables in Cats with Gastrointestinal Disease. J Vet Intern Med. 2017;31(6):1664-72.

49. Stanley E, Appleman E, Schlag A, Siegel A. Relationship between cobalamin and folate deficiencies and anemia in dogs. J Vet Intern Med. 2019;33(1):106-13.

50. Wolffenbuttel BHR, Wouters HJCM, Heiner-Fokkema MR, van der Klauw MM. The Many Faces of Cobalamin (Vitamin B12) Deficiency. Mayo Clin Proc Innov Qual Outcomes. 2019;3(2):200-14.

51. Soetart N, Rochel D, Drut A, Jaillardon L. Serum cobalamin and folate as prognostic factors in canine exocrine pancreatic insufficiency: An observational cohort study of 299 dogs. Vet J. 2019;243:15-20.

52. Xenoulis PG, Steiner JM. Canine and feline pancreatic lipase immunoreactivity. Vet Clin Pathol. 2012;41:312-24.

53. Simpson KW. Pancreatitis and triaditis in cats: Causes and treatment. J Small Anim Pract. 2015;56:40-9.

54. Cook AK, Suchodolski JS, Steiner JM, Robertson JE. The prevalence of hypocobalaminaemia in cats with spontaneous hyperthyroidism. J Small Anim Pract. 2011;52(2):101-6.

55. Toresson L, Steiner JM, Olmedal G, Larsen M, Suchodolski JS, Spillmann T. Oral cobalamin supplementation in cats with hypocobalaminaemia: a retrospective study. J Feline Med Surg. 2017;19(12):1302-6.

56. Dodd SAS, Cave NJ, Adolphe JL, Shoveller AK, Verbrugghe A. Plant-based (vegan) diets for pets: A survey of pet owner attitudes and feeding practices. PLoS One. 2019;17(5):e0210806.

57. Swann JW, Garden OA, Fellman CL, Glanemann B, Goggs R, LeVine DN et al. ACVIM consensus statement on the treatment of immune-mediated hemolytic anemia in dogs. J Vet Intern Med. 2019;33(3):1141-72.

58. Conrado FO, Weeden A, Speas AL, Leissinger MK. Macrocytosis secondary to hydroxyurea therapy. Vet Clin Pathol. 2017;46(3):451-6.

59. Trepanier LA. Idiosyncratic Drug Toxicity Affecting the Liver, Skin, and Bone Marrow in Dogs and Cats. Vet Clin North Am Small Anim Pract. 2013;43(5):1055-66.

60. Weiss DJ. Drug-Induced Blood Cell Disorders. In: Weiss DJ, Wardrop KJ (orgs.) Schalm's Veterinary Hematology. Ames: Wiley-Blackwell, 2010. p. 98-105.

61. Hesdorffer CS, Longo DL. Drug-induced megaloblastic anemia. N Engl J Med. 2015;373:1649-58.

62. Weiss DJ. Congenital Dyserythropoiesis. In: Weiss DJ, Wardrop KJ (orgs.). Schalm's Veterinary Hematology. Ames: Wiley-Blackwell, 2010. p. 196-8.

63. Barger AM. Erythrocyte morphology. In: Weiss DJ, Wardrop KJ (orgs.). Schalm's Veterinary Hematology. Ames: Wiley-Blackwell, 2010. p. 144-51.

64. Kook PH, Hersberger M. Daily oral cyanocobalamin supplementation in Beagles with hereditary cobalamin malabsorption (Imerslund-Gräsbeck syndrome) maintains normal clinical and cellular cobalamin status. J Vet Intern Med. 2019;33(2):751-7.

65. Toresson L, Steiner JM, Razdan P, Spodsberg E, Olmedal G, Suchodolski JS et al. Comparison of efficacy of oral and parenteral cobalamin supplementation in normalising low cobalamin concentrations in dogs: A randomised controlled study. Vet J. 2018;232:27-32.

66. Lucidi C A, Rezende CLE, Jutkowitz LA, Scott MA. Histologic and cytologic bone marrow findings in dogs with suspected precursor-targeted immunemediated anemia and associated phagocytosis of erythroid precursors. Vet Clin Pathol. 2017;46(3):401-15.

67. Weiss DJ. Bone Marrow Pathology in Dogs and Cats with Non-Regenerative Immune-Mediated Haemolytic Anaemia and Pure Red Cell Aplasia. J Comp Pathol. 2008;138(1):46-53.

68. Stokol T, Blue JT, French TW. Idiopatic Pure Red Cell Aplasia And Nonregenerative Immune-Mediated Anemia in Dogs: 43 Cases (1988-1999). J Am Vet Med Assoc. 2000;216(9):1429-36.

69. Stokol T, Blue JT. Pure red cell aplasia in cats: 9 cases (1989-1997). J Am Vet Med Assoc 1999;214(1):75-9.

70. Black V, Adamantos S, Barfield D, Tasker S. Feline non-regenerative immune-mediated anaemia: features and outcome in 15 cases. J Feline Med Surg. J Feline Med Surg. 2015;18(8):597-602.

71. Weiss DJ. Pure Red Cell Aplasia. In: Weiss DJ, Wardrop KJ (orgs.) Schalm's Veterinary Hematology. Ames: Wiley-Blackwell, 2010. p. 251-5.

72. Chalhoub S, Langston CE, Eatroff A. Anemia of renal disease. What it is, what to do and what's new. J. Feline Med Surg. 2011;13(9):629-40.

73. Wardrop KJ. Infectious Injury to Bone Marrow. In: Weiss DJ, Wardrop KJ (orgs.). Schalm's Veterinary Hematology. Ames: Wiley-Blackwell, 2010. p. 118-20.

74. Gleich S, Hartmann K. Hematology and serum biochemistry of feline immunodeficiency virus-infected and feline leukemia virus-infected cats. J Vet Intern Med. 2009;23(3):552-8.

75. Spurlock NK, Prittie JE. A review of current indications, adverse effects, and administration recommendations for intravenous immunoglobulin. J Vet Emerg Crit Care. 2011;21(5):471-83.

76. Viviano KR. Update On Immununosuppressive Therapies For Dogs and Cats. Vet Clin North Am Small Anim Pract. 2013;43(5):1149-70.

77. Weiss DJ. New insights into the physiology and treatment of acquired myelodysplastic syndromes and aplastic pancytopenia. Vet Clin North Am Small Anim Pract. 2003;33(6):1317-34.

78. Weiss DJ. Aplastic anemia in cats – clinicopathological features and associated disease conditions 1996-2004. J Feline Med Surg. 2006;8(3):203-6.

79. Sontas HB, Dokuzeylu B, Turna O, Ekici H. Estrogen-induced myelotoxicity in dogs: A review. Can Vet J. 2009;50(10):1054-8.

80. Preham O, Pinho FA, Pinto AI, Rani GF, Brown N, Hitchcock IS et al. CD4+ T Cells Alter the Stromal Microenvironment and Repress Medullary Erythropoiesis in Murine Visceral Leishmaniasis. Front Immunol. 2018;9:2958.

81. Weiss DJ, Evanson OA, Sykes J. A Retrospective Study of Canine Pancytopenia. Vet Clin Pathol. 1999;28(3):83-8.

82. Killick SB, Bown N, Cavenagh J, Dokal I, Foukaneli T, Hill A et al. Guidelines for the diagnosis and management of adult aplastic anaemia. Br J Haematol. 2016;172(2):187-207.

83. Anderson HL, Brodsky IE, Mangalmurti NS. The Evolving Erythrocyte: Red Blood Cells as Modulators of Innate Immunity. J Immunol. 2018;201(5):1343-51.

84. Brown MR, Rogers KS. Neutropenia in dogs and cats: a retrospective study of 261 cases. J Am Anim Hosp Assoc. 2001;37(2):131-9.

85. Conrado FDO. et al. SHORT COMMUNICATIONS. 0–1 (2009).

86. Castanheira JOL, Wenceslau CV, Barros MA, Gonçalves S, Kerkis I. Not bone marrow-derived mesenchymal stem cells in the treatment of bone marrow disorders in dogs. Rev Acad Cienc Anim. 2014;12(1):S74

87. Kelly D, Lamb V, Juvet F. Eltrombopag treatment of a dog with idiopathic aplastic pancytopenia. J Vet Intern Med. 2020;34(2):890-2.

88. Shimoda T, Shiranaga N, Mashita T, Hasegawa A. A Hematological Study on Thirteen Cats with Myelodysplastic Syndrome. J Vet Med Sci. 2000; 62(1):59-64.

89. Lacerda LC. et al. Feline Immunodeficiency Virus And Feline Leukemia Virus: Frequency And Associated Factors In Cats In Northeastern Brazil. Genet Mol Res. 2017;16(2).

90. Evans R, Gruffydd-jones T. Anaemia in cats. In Pract. 1984;6(6):168-77.

91. Hisasue M, Nahashima N, Nishigaki K, Fukuzawa I, Ura S, Katae H et al. Myelodysplastic syndromes and acute myeloid leukemia in cats infected with feline leukemia virus clone33 containing a unique long terminal repeat. Int J Cancer 2009;124(5):1133-41.

92. Weiss DJ. Myelodysplastic Syndromes. In: Weiss DJ, Wardrop KJ (orgs.). Schalm's Veterinary Hematology. Ames: Wiley-Blackwell: 2010. p. 467-74.

93. Marcondes M, Hirata KY, Vides JP, Sobrinho LSV, Azevedo JS, Vieira TSWJ et al. Infection by Mycoplasma spp., Feline Immunodeficiency Virus And Feline Leukemia Virus In Cats From An Area Endemic For Visceral Leishmaniasis. Parasites Vectors. 2018;11(1):131.

94. Souza BMPS, Leal DC, Barboza DCPM, Uzêda RS, Alcântara AC, Ferreira F et al. Prevalence of ehrlichial infection among dogs and ticks in Northeastern Brazil. Prevalência da infecção por Ehrlichia em cães e carrapatos no Nordeste do Brasil. Rev Bras Parasitol Vet. 2010;19(2):89-93.

95. Guimarães A, Raimundo J, Rodrigues RB, Peixoto MP, Santos H, André M et al. Ehrlichia spp. infection in domestic cats from Rio de Janeiro State, southeast Brazil. Rev Bras Parasitol Vet. 2019;28(1):180-5.

96. Momo C, Jacintho APP, Moreira PRR, Munari DP, Machado GF, Vasconcelos RO. Morphological changes in the bone marrow of the dogs with visceral leishmaniasis. Vet Med Int. 2014;2014:150582.

97. Solano-Gallego L, Baneth G. Canine leishmaniosis. In: Day MJ, Kohn B. (orgs.). BSAVA Manual of Canine and Feline Haematology and Transfusion Medicine. Quedgeley: BSAVA, 2012. p. 174-81.

98. Manzillo VF, Restucci B, Pagano A, Gradoni L, Oliva G. Pathological changes in the bone marrow of dogs with leishmaniosis. Vet Rec. 2006;158(20):690-4.

99. Renard D, Rosselet A. Drug-induced hemolytic anemia: Pharmacological aspects. Transfus Clin Biol. 2017;24(3):110-4.

100. Villers E. Disorders of erythrocytes. In: Day MJ, Kohn B. (orgs.). BSAVA Manual of Canine and Feline Haematology and Transfusion Medicine. Quedgeley: BSAVA, 2012. p. 38-66.

101. Charalambous M, Shivapour SK, Brodbelt DC, Volk HA. Antiepileptic drugs' tolerability and safety – a systematic review and meta-analysis of adverse effects in dogs. BMC Vet Res. 2016;12:79.

102. Young KM, Vail DM. Canine Acute Myeloid Leukemia, Myeloproliferative Neoplasms, and Myelodysplasia. In: Vail DM, Thamm DH, Liptal JM. (orgs.) Withrow And MaceEwen's Small Animal Clinical Oncology St Louis: Elsevier Saunders, 2013. p. 653-65.

103. Weiss DJ. Evaluation Of Dysmyelopoiesis In Cats: 34 Cases (1996-2005). J Am Vet Med Assoc. 2006;228(6):893-7.

104. Weiss D, Aird B. Cytologic Evaluation of Primary and Secondary Myelodysplastic Syndromes in the Dog. Vet Clin Pathol. 2001;30(2):67-75.

105. Blue JT. Myelodysplasia: Differentiating Neoplastic From Nonneoplastic Syndromes Of Ineffective Hematopoiesis In Dogs. Toxicol Pathol. 2003;31:S44-8.

106. Palacios M, Arteaga R, Calvo G. High-Dose Filgrastim Treatment of Nonregenerative Pancytopenia Associated With Chronic Canine Ehrlichiosis. Top Companion Anim Med. 2017;32(1):28-30.

107. Bergman PJ. Paraneoplastic Hypercalcemia. Top. Companion Anim Med. 2012;27(4):156-8.

207
Anemia Hemolítica Imunomediada

Patrícia Mendes Pereira • Patrick Eugênio Luz

INTRODUÇÃO

Os distúrbios imunológicos são mais comumente diagnosticados em cães (71%) do que em gatos (13%), e os mais frequentes são anemia hemolítica imunomediada, trombocitopenia idiopática e síndrome de Evans (62%), poliartrite (19%) e dermatopatias (15%).[1]

Anemia hemolítica imunomediada (AHIM) é a doença autoimune mais comum em cães, resultante de uma reação imunológica tipo II contra antígenos expressos na superfície de eritrócitos. Tais anticorpos podem facilitar a lise intravascular dos eritrócitos ou a fagocitose e destruição extravascular pelo sistema monocítico-fagocítico no fígado e no baço, resultando em hemólise extravascular (80 a 90% dos casos) e, ocasionalmente, hemólise intravascular.[2,3] É uma anemia tipicamente regenerativa, mas pode também se apresentar como anemia sem regeneração quando a destruição ocorre na medula óssea. A mortalidade é alta, variando de 21% a 83%.[1,2,4]

AHIM foi uma das primeiras doenças na qual se verificou uma alteração imune e é descrita tanto no homem como em animais.[5] Os primeiros relatos de AHIM foram feitos em 1908 e 1909, no homem, e em 1957 e 1963, no cão, sendo hoje, assim como a trombocitopenia, o distúrbio hematológico de natureza imune mais comum em cães.[5-7]

Essa doença é dividida em primária (idiopática ou autoimune) ou secundária. Recentemente o American College of Veterinary Internal Medicine propôs uma nova nomenclatura, classificando a AHIM como "não associada" e "associada" em vez de primária e secundária, em que o termo "associada" está relacionado com uma comorbidade que seja a causa do processo, ao passo que o termo "não associada" é utilizado quando comorbidades causadoras de AHIM não estão presentes, ou quando se tratam de causas primárias (idiopáticas) ou criptogênicas, sendo esse último termo utilizado quando a causa subjacente não foi identificada.[8]

O uso da terminologia "anemia hemolítica imunomediada", em veterinária, é mais apropriado pois, embora a doença primária (autoimune) seja hoje mais predominante, raramente todas as causas são elucidadas.[9] Aproximadamente 60 a 75% dos casos de AHIM em cães são classificadas em primárias ou não associadas, porém esse achado pode representar uma predominância real desses casos ou pode refletir a dificuldade de detectar a causa secundária ou associada.[10] No homem, a incidência de 81,2% de AHIM está associada a outras doenças de base.[11]

Várias etiologias para AHIM associada foram propostas, como doenças infecciosas virais, doenças infecciosas bacterianas (leptospirose, hemobartonelose, ehrlichiose, babesiose), neoplasias (linfoma, hemangiossarcoma, fibrossarcoma), helmintoses (dirofilariose, ancilostomíase), doenças infecciosas fúngicas, vacinação com vírus vivo modificado e medicamentos (ampicilinas, paracetamol, cefalosporinas, diclofenaco,

dipirona, furosemida, heparina, insulina, ranitidina, sulfas, tetraciclina, entre outros), porém o consenso do American College of Veterinary Internal Medicine[8] demonstrou que as evidências associadas a esses eventos causadores ainda é limitada (Quadro 207.1).[3,12-14]

MECANISMOS DA DOENÇA

Normalmente, as hemácias de cães têm sobrevida de 100 a 120 dias. Elas são removidas da circulação por, na sua senescência, acumularem imunoglobulinas aderidas às suas membranas celulares, sendo destruídas pelo sistema monocítico-macrofágico no baço e também no fígado.[14]

Já na AHIM ocorre a destruição precoce das hemácias em razão da presença de anticorpos patogênicos que se ligam a epítopos nas suas membranas; as principais imunoglobulinas (Ig) responsáveis por esse processo são IgG, IgM, IgA com ou sem a ativação do complemento (C3).[14-16]

Mudanças morfofuncionais dos eritrócitos ou mudanças no controle imunológico podem iniciar a adesão dessas imunoglobulinas e a destruição celular, como: alteração na estrutura da membrana do eritrócito; fármacos que induzem mudanças e expõem antígenos previamente sequestrados; agentes infecciosos que produzem complexos imunes ou alteram antígenos de membrana; alterações genéticas que provocam falhas na tolerância imunológica; falha na autorregulação adquirida; proliferação de clones celulares primários ou secundários (processos neoplásicos); eritropoese alterada ou inefetiva.[9]

Há um alto nível de evidência da destruição eritrocitária imunomediada em cães infectados por *Babesia gibsoni*. Outros protozoários como *Rangelia* spp. e *Theileria* spp. também parasitam os eritrócitos. Há poucas evidências de que *Anaplasma phagocytophilum* e *Anaplasma platys* possam induzir AHIM. Outros

QUADRO 207.1	Causas mais comuns da anemia hemolítica imunomediada secundária/associada.
Neoplasias	Hemangiossarcoma; linfoma; leucemia linfocítica; carcinomas gástrico e pulmonar; sarcoma difuso
Helmintoses	*Dirofilaria, Ancylostoma caninum*
Doenças infecciosas	Virais; bacterianas – leptospirose; anaplasma – gatos; ehrlichioses; babesiose; *Haemobartonela canis*; histoplasmose
Vacinação com vírus vivo modificado	Um quarto dos cães com AHIM havia sido vacinado há 30 dias Causa não esclarecida: • Aumento de estímulo antigênico? • Ativação de macrófagos? • Condição inflamatória?
Medicamentos	Penicilinas; sulfas; cefalosporinas; heparina; diclofenaco; dipirona; furosemida; ranitidina; levamizol; paracetamol; tetraciclinas; insulina Cefalosporinas de 2ª e 3ª geração: no homem – 50% dos casos de AHIM induzidos por medicamentos. Vários mecanismos: • Lesão na membrana, lesão em células progenitoras, produção de anticorpos • Cefalosporinas – adesão ou lesão na membrana eritrocitária, hemólise extravascular • Sulfas, paracetamol, tetraciclinas, insulina – indução na produção de IgM, hemólise intravascular
Presença de aloanticorpos	Transfusão sanguínea (incompatibilidade sanguínea); isoeritrólise neonatal

IgM: imunoglobulina M.

agentes, como *Erlichia* spp., *Mycoplasma* spp. e *Leishmania infantum*, também apresentam baixas evidências de associação com a ocorrência de AHIM em cães. Já em gatos, há um nível intermediário de confiança na associação de *Babesia felis* e a presença de AHIM, enquanto o nível de associação desta com *Micoplasma haemofelis* é alto. Em geral, gatos infectados pelo vírus da leucemia felina (FeLV) podem apresentar AHIM, mas certamente mais estudos devem ser desenvolvidos a fim de comprovar essa relação, pois, na maioria dos estudos, os pacientes apresentam comorbidades que também podem gerar AHIM. A American Association of Feline Practitioners recomenda que todos os gatos sejam testados por meio do teste de ELISA para vírus da imunodeficiência felina (FiV) e FeLV. Embora não se haja um consenso em relação a neoplasias levando a AHIM, não se pode descartar essa possibilidade.[8]

Hemólises intra e/ou extravasculares (ver box *Hemólise extra e intravascular*) podem acontecer em AHIM, mas as extravasculares predominam, sendo o baço e o fígado os órgãos primários da eritrofagocitose.[10,17] Muitos autores usam o termo hemólise intravascular para descrever a destruição de eritrócitos mediada pelo complemento na circulação sanguínea, em contraste com a destruição pelo sistema monocítico-macrofágico no baço (extravascular), porém poucas são as imunoglobulinas capazes de destruir os eritrócitos mediados pela ativação do complemento. A imunoglobulina M (IgM) tem alta afinidade pelos componentes da via clássica de ativação do complemento, enquanto são necessárias várias moléculas de imunoglobulinas G (IgG) para a completa ativação desse mesmo sistema. Se a cascata de ativação do complemento ocorrer com a via clássica, a hemólise será intravascular. Eritrócitos ligados a alguns componentes do sistema complemento são destruídos principalmente no fígado, pelas células de Kupffer. Eritrócitos sensibilizados pela IgG ou quando a IgG não ativa totalmente a cascata do complemento não são destruídos na circulação e, sim, no baço, pelo sistema monocítico-macrofágico (hemólise extravascular). Esse sistema é capaz de remover cerca de 400 mℓ de eritrócitos por dia, no homem. Os macrófagos têm receptores nas suas membranas que reconhecem especificamente algumas classes de imunoglobulinas (IgG, IgA) e certos componentes do complemento (C3b e C4b). Eritrócitos sensibilizados por IgM geralmente ativam o complemento e os eritrócitos quase sempre são hemolisados via intravascular ou removidos pelos macrófagos do baço por intermédio dos receptores para C3b (Figuras 207.1 e 207.2).[9,15,16]

MANIFESTAÇÕES CLÍNICAS

As alterações clínicas são dependentes do tempo de aparecimento (agudo ou crônico), da intensidade da anemia, da ativação dos mecanismos compensatórios, como aumento das frequências cardíaca e respiratória, da gravidade da hipoxia tecidual e da causa de base da AHIM associada.[18]

As manifestações clínicas mais comuns são intolerância ao exercício e ao frio, cansaço, fraqueza, apatia (80,95%), apetite caprichoso ou anorexia (33,33%), mucosas pálidas, icterícia (47,61%), taquicardia, taquipneia, sopro cardíaco, urina de coloração amarelo escura a marrom (bilirrubinúria – hemólise extravascular, hemoglobinúria – hemólise intravascular). Essas alterações podem estar associadas a linfadenomegalia, esplenomegalia, hepatomegalia, distúrbios hemostáticos primários (petéquias, sufusões, sangramentos em mucosas, hematúria, hemometra e sangramento no sistema digestório), distúrbios hemostáticos secundários (hematomas, hemotórax, hemoperitônio) ou, ainda, distúrbios mistos na presença de coagulação intravascular disseminada (CID).[12,16,18,19]

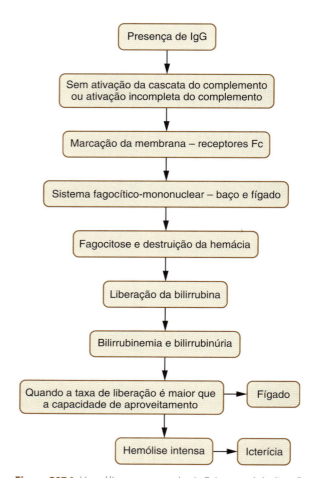

Figura 207.1 Hemólise extravascular. IgG: imunoglobulina G.

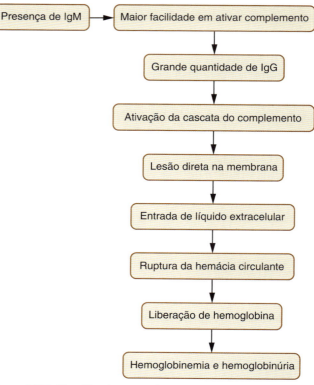

Figura 207.2 Hemólise intravascular. IGM: imunoglobulina M; IgG: imunoglobulina G.

A AHIM primária, ou não associada, ocorre principalmente em cães e as raças com alta prevalência são Cocker Spaniel, Sheepdog, Collie, Poodle, Springer Spaniel, Irish Setters, Bichon Frisé, Pinscher miniatura, Schnauzer miniatura; porém, qualquer raça pode ser acometida. Estudos indicam que 1/3 dos casos de AHIM primária acometem Cocker Spaniels (Figura 207.3).[1,12,14,20] Porém, como essa raça não é hoje tão popular, esses índices podem não representar a nossa realidade.

Cadelas de meia-idade (média de 6 anos) são mais acometidas, porém cães com 1 a 13 anos podem apresentar AHIM.[14,20] Estudo retrospectivo conduzido nos EUA mostrou incidência sazonal, sendo a maior parte dos diagnósticos feitos entre a primavera e o verão, com 40% dos casos diagnosticados durante os meses de maio e junho, podendo esse fato estar relacionado com alguma causa secundária de AHIM (Figura 207.4).[21] O tempo de evolução normalmente é agudo. Um estudo no Brasil observou média de evolução de 5 dias para AHIM primária/não associada e de 14 dias para AHIM secundária/associada.[18]

Hemólise extra e intravascular
Hemólise extravascular – IgG (mais comum – 80 a 90% dos casos)
Hemólise intravascular – presença de grandes quantidades de IgG e/ou IgM e ativação da cascata complemento (mais grave)
Hemólise intravascular com aglutinação (alta mortalidade)

DIAGNÓSTICO

Não existe um padrão-ouro para o diagnóstico da AHIM.[8] Inicialmente deve-se avaliar o paciente como um todo, realizando exames complementares como o hemograma com contagem plaquetária, dosagens de proteína total e demais componentes bioquímicos séricos, urinálise, contagem de reticulócitos (classificação da anemia em regenerativa ou não regenerativa), exame detalhado do esfregaço sanguíneo, testes de coagulação e exames para a determinação da causa de base da anemia hemolítica. Exames mais específicos para a AHIM como o teste de autoaglutinação macroscópica e microscópica, pesquisa de esferócitos, teste de fragilidade osmótica, teste da antiglobulina direta – TAD (teste de Coombs) e quando possível a citometria de fluxo devem ser realizados.[10,22]

Como um dos principais exames para detecção da anemia, o eritrograma engloba, entre outras características, contagem global de eritrócitos, volume globular/hematócrito (Ht%) e

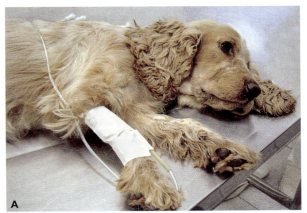
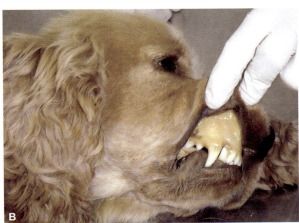
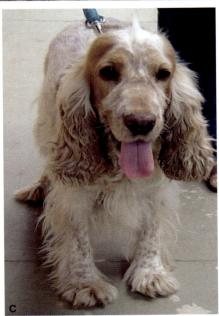

Figura 207.3 Caso clássico de AHIM primária/não associada: Cocker Spaniel Inglês, fêmea, 5 anos. **A** e **B**. Animal apresentando apatia, icterícia, bilirrubinúria, anemia grave regenerativa aguda. **C**. Animal após 6 meses de tratamento com prednisona e azatioprina. Recuperação completa da anemia com a imunossupressão.

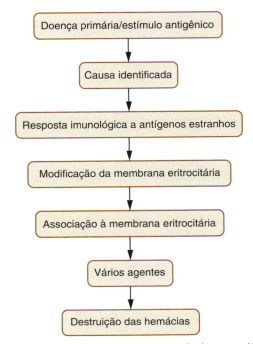

Figura 207.4 Anemia hemolítica imunomediada secundária/associada.

hemoglobina. Em um estudo foi observado que 98% dos cães com AHIM apresentavam Ht% abaixo de 25%.[23] A partir dos parâmetros hematimétricos são calculados os índices eritrocíticos que permitem a classificação das anemias em micro, normo ou macrocíticas e normo ou hipocrômicas. Anemias regenerativas podem resultar em macrocitose e leve hipocromasia decorrentes de grande quantidade de eritrócitos imaturos, que são células grandes e que ainda não atingiram o grau máximo de saturação em hemoglobina. A macrocitose pode também decorrer de diseritropoese, ou seja, assincronismo da eritropoese. Anisocitose e policromasia sugerem anemia regenerativa, com liberação de células jovens pela medula óssea.

Por outro lado, moderada a acentuada leucocitose neutrofílica com desvio à esquerda é um achado comumente encontrado em cães com AHIM. Grau de leucocitose e lesões de necrose foram correlacionados em cães com AHIM, verificando-se que acentuada leucocitose e alterações tóxicas em neutrófilos são decorrentes de lesões teciduais moderadas a graves, as quais poderiam complicar o tratamento e tornar o prognóstico mais reservado. As lesões teciduais (necróticas) parecem ser secundárias a hipoxia anêmica, doença tromboembólica ou a ambas.[12,24,25]

A AHIM, muitas vezes, cursa com trombocitopenia imunomediada (síndrome de Evans); assim, deve-se fazer a contagem plaquetária.[22] Casos mais graves são acompanhados de coagulação intravascular disseminada, agravando ainda mais o quadro da AHIM e piorando o prognóstico.[17]

A taxa de proteínas totais séricas costuma estar normal em anemias decorrentes da diminuição da produção ou do aumento da destruição de eritrócitos, enquanto em anemias causadas por perda de sangue (hemorragia), o hematócrito (Ht%) e as proteínas totais geralmente estão reduzidos pela perda concomitante de eritrócitos e proteínas plasmáticas.[22] Em contrapartida, nas doenças imunomediadas podem ser encontradas hiperglobulinemias, assim, as proteínas séricas totais devem ser avaliadas. Além disso, exames bioquímicos séricos podem revelar alterações significativas para o diagnóstico primário da anemia ou a gravidade da lesão tecidual causada pela hipoxia, por deposição de imunocomplexos e/ou eventos tromboembólicos.[14] Isso acontece porque a hipoxia tecidual aumenta o risco de lesão progressiva em coração, fígado e rins em razão da queda aguda do Ht% (abaixo de 21%), acarretando arritmias ventriculares, necrose centrolobular hepática e necrose tubular renal, ao passo que a deposição de imunocomplexos, principalmente no rim, pode causar lesão renal, agravando mais o quadro clínico do animal. Dessa forma, é importante a avaliação clínica geral para uma adequada condução do caso e estratégia de tratamento como escolha das medicações imunossupressoras, inibidores de coagulação, transfusão sanguínea e terapias de suporte ao paciente.[9]

Outro exame complementar a ser realizado é a urinálise, em geral conduzida para a verificação de bilirrubinúria decorrente de hemólise extravascular, hemoglobinúria causada por hemólise intravascular e lesão renal. Hemoglobinemia e hemoglobinúria são incomuns em AHIM, podendo ser observadas em casos graves. Hiperbilirrubinemia e bilirrubinúria podem surgir quando há acelerado catabolismo de hemoglobina causado pela hemólise acentuada.[12,18,24] O grau de acúmulo de bilirrubina é dependente da taxa de destruição de eritrócitos e integridade hepatocelular. Animais com destruição discreta dos eritrócitos geralmente apresentam concentração sérica normal de bilirrubina como resultado da reserva hepatocelular para conjugação do pigmento bilirrubínico. Mas hemólises moderadas a graves podem resultar em hiperbilirrubinemia de aproximadamente 5 mg/dℓ. Bilirrubina sérica acima de 5 a 10 mg/dℓ costuma decorrer de lesão hepatocelular associada com

hemólise extravascular.[26] Em estudo retrospectivo em cães com AHIM, no qual a mortalidade foi de 58%, as alterações laboratoriais associadas à mortalidade foram trombocitopenia, concentração de bilirrubina maior que 5 mg/dℓ e hipoalbuminemia.[20]

A maioria dos casos de AHIM é regenerativa, porém certas AHIM se mostram arregenerativas porque a destruição ocorre em células eritrocíticas precursoras, na medula óssea. Sendo assim, a ausência de anemia regenerativa não descarta AHIM. A contagem de reticulócitos deve ser conduzida para determinar o caráter regenerativo ou arregenerativo da anemia. Nas anemias regenerativas a contagem absoluta de reticulócitos deve ser maior que 60.000 mm³. Aproximadamente 30% das AHIM em cães não são regenerativas; a esses casos está indicada a punção da medula óssea, podendo-se encontrar macrófagos fagocitando hemácias e núcleos livres de hemácias jovens. Além disso, cães com perda de sangue ou hemólise aguda podem demorar até 5 dias para mostrar sinais de regeneração no sangue periférico.[1,18,19,24]

O pico da resposta regenerativa ocorre, aproximadamente, 4 dias após o desenvolvimento da anemia aguda.[1,12] Estudo retrospectivo sobre AHIM atestou que, no momento da internação, apenas 38% dos cães tinham anemia intensamente regenerativa, 29% anemia moderadamente regenerativa e 33% anemia não regenerativa (reticulócitos abaixo de 60.000 mm³), porém todos os animais que sobreviveram e sofriam de anemia arregenerativa no momento da internação desenvolveram, posteriormente, respostas regenerativas adequadas.[27]

A avaliação detalhada do esfregaço sanguíneo é parte indispensável do hemograma. Em um paciente anêmico, especial atenção deve ser dada à identificação de anormalidades nos eritrócitos que possam ajudar na identificação da causa da anemia, incluindo mudanças morfológicas, organismos no interior dos eritrócitos, ponteados basófilos que indicam eritropoese alterada na medula óssea (diseritropoese).[12] Eritrócitos caninos devem ser examinados para *Mycoplasma haemocanis* e *Babesia* sp. Em adição, leucócitos podem conter mórula de *Ehrlichia canis* ou gametócito de *Hepatozoon canis* e, ainda, poderá ser encontrado *Anaplasma platys* infectando as plaquetas.[1,24] Muitas vezes, os achados no esfregaço sanguíneo trazem evidências importantes para o diagnóstico da doença imunomediada em cães, como esferocitose e autoaglutinação das hemácias.[10,11] A anemia hemolítica caracterizada por esferócitos circulantes pode ter várias causas. Em humanos, a esferocitose é predominantemente de origem hereditária, porém outros fatores como AHIM e distúrbios adquiridos também levam à esferocitose (Quadro 207.2). Os esferócitos devem ser utilizados como critério diagnóstico apenas em cães, mesmo se o teste da antiglobulina direta for negativo. Em pacientes submetidos à transfusão sanguínea deve-se avaliar a presença de esferócitos com cautela, uma vez que produtos sanguíneos armazenados podem conter esferócitos.[8,17,28]

O teste de fragilidade osmótica consiste em testar a resistência da membrana eritrocitária a diferentes graus de osmolaridade (diferentes concentrações de NaCl em soluções aquosas),

---

QUADRO 207.2 Presença de esferócitos em processos não imunomediados.[35]

Danos oxidativos: Zinco, Paracetamol
Envenenamento
Esplenomegalia
Deficiência de piruvato-quinase
Diseritropoese
Distúrbios que geram fragmentação eritrocitária:
- Endocardite
- Hemangiossarcoma
- Síndrome urêmica

usando como fator mensurável a hemólise. Nesse tipo de ensaio foi observado que, quanto maior a quantidade de esferócitos no sangue, maior é a fragilidade osmótica. Eritrócitos de cães com AHIM têm aumento de fragilidade membranária em salina hipotônica, porém o teste é mais específico para detectar presença ou ausência de esferócitos (Figura 207.5).[14]

O teste de aglutinação (autoaglutinação) em salina é um teste simples, com alta especificidade e baixa sensibilidade. É realizado a partir da mistura de quatro gotas de solução salina com uma gota de sangue.[29] O teste também pode ser realizado avaliando o sangue no tubo de coleta (macroaglutinação) e colocando uma gota de sangue com uma gota de solução fisiológica em uma lâmina; após homogeneização, avalia-se microscopicamente (microaglutinação) (Figuras 207.6 e 207.7).[18] Autoaglutinação sugere fortemente AHIM. A autoaglutinação aparece como uma formação contendo um aglomerado de eritrócitos, dando aspecto de cacho de uva ao esfregaço sanguíneo. Deve ser distinguida da formação de *rouleaux*, que ocorre em doenças inflamatórias (Figura 207.8). Em caso de dúvida entre autoaglutinação e presença de *rouleaux*, deve-se lavar as hemácias com solução salina, centrifugar, descartar o sobrenadante, colocar uma gota do sangue na lâmina com lamínula e refazer a leitura no microscópio; se a aglutinação persistir, é confirmada a autoaglutinação. O teste de autoaglutinação pode ser falso-negativo se houver aglutininas fracas.[22] Quando há autoaglutinação não é necessário o teste de Coombs (teste da antiglobulina direta), porém é recomendado sua realização principalmente para a identificação da imunoglobulina presente (IgG e/ou IgM) e se há ativação do complemento (C3).[9] Casos de AHIM com autoaglutinação são uma forma grave da doença e a mortalidade em cães com autoaglutinação foi maior do que em cães que não apresentaram essa reação, 50% e 26% respectivamente.[21]

O teste de antiglobulina direta (TAD) foi aplicado inicialmente para uso médico, entre 1945 e 1946, e tem sido usado continuamente para confirmar o diagnóstico de AHIM. Ele detecta anticorpos ou componentes do sistema complemento na superfície da membrana eritrocitária. O reagente de Coombs, que contém anticorpos espécie-específicos contra várias classes de anticorpos e fatores do complemento, é colocado em eritrócitos lavados do paciente. Ocorre aglutinação se a taxa entre anticorpos ou complemento nos eritrócitos e antiglobulinas for adequada (Figura 207.9).[22]

O TAD é positivo em aproximadamente 60 a 70% das ocorrências de AHIM.[23] O TAD confirma a AHIM, porém não a distingue em primária (não associada) e secundária (associada).[18] Por exemplo, em 37 cães infectados por *Babesia gibsoni* e *Babesia canis*, 31 deles mostraram-se positivos para o TAD e, após o tratamento e desaparecimento do hemoparasita e da melhora dos sinais clínicos, os cães mostraram resultado negativo para o TAD.[30]

Há vários fatores que podem interferir no TAD negativo em cães com AHIM. Em alguns casos, pode haver número suficiente de moléculas de imunoglobulinas (Ig) ligadas à membrana do eritrócito para induzir o sistema monocítico-macrofágico à fagocitose, mas não há suficientes moléculas de Ig para resultar em TAD positivo. Por outro lado, se uma quantidade muito alta de moléculas de Ig estiver ligada às células, poderá ocorrer um efeito pró-zona, isto é, aglutinação em altas diluições, mas não em baixas diluições, devendo ser feitas várias diluições em animais suspeitos e negativos para o TAD.[24] Outros fatores que podem causar resultados falso-negativos do TAD são o uso de corticosteroides exógenos (diminuem a ligação dos anticorpos na superfície dos eritrócitos), a relação antiglobulina-anticorpo inadequada, o teste realizado em temperatura imprópria e o reagente espécie-específico inadequado.[22]

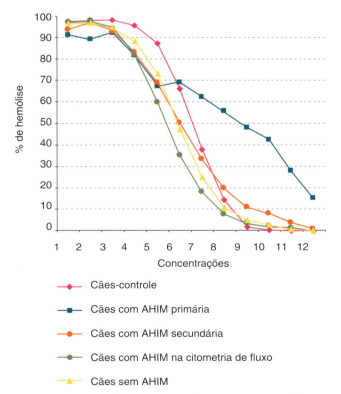

Figura 207.5 Fragilidade osmótica dos eritrócitos. O gráfico representa as diferentes curvas de cães-controle, com anemia hemolítica imunomediada (AHIM) primária, AHIM secundária, AHIM diagnosticada apenas por citometria de fluxo e de cães anêmicos sem AHIM. Nesse gráfico é possível verificar um padrão alterado na curva dos cães com AHIM primária.[19]

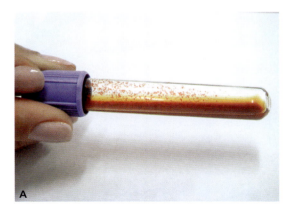

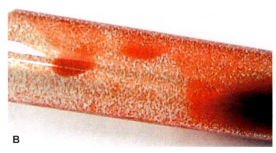

Figura 207.6 Autoaglutinação macroscópica em tubo de ensaio (**A**) e em lâmina (**B**) de um cão com anemia hemolítica imunomediada primária/não associada.

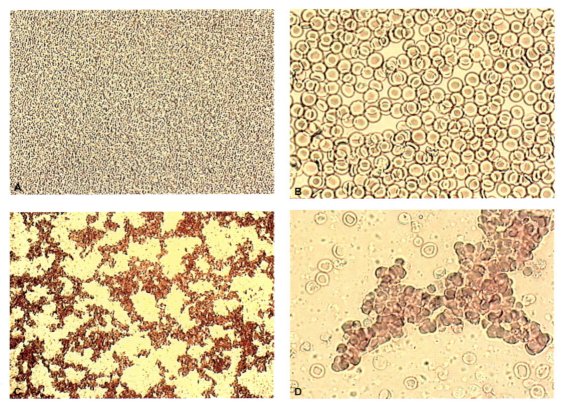

Figura 207.7 Ausência de autoaglutinação microscópica em sangue de cão-controle. **A.** Objetiva seca (×10). **B.** Objetiva seca (×40). Autoaglutinação microscópica em objetiva seca de cão com AHIM. **C.** Objetiva seca (×10). **D.** Objetiva seca (×40), mostrando formação em cacho de uva.[19]

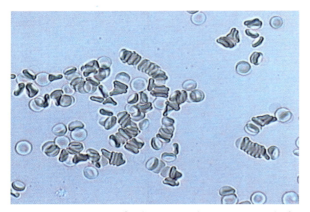

Figura 207.8 Fotomicrografia de sangue de cão mostrando formação de *rouleaux* que pode ser confundida com autoaglutinação.

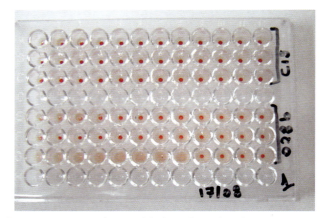

Figura 207.9 Teste da antiglobulina direta (TAD) com anticorpos policlonais-monoespecíficos (anti-C3, anti-IgM e anti-IgG) em microplaca de hemaglutinação. As primeiras três linhas representam o sangue de um cão-controle, sendo observada a formação do botão de hemácias em todos os poços (resultado negativo). As três linhas inferiores representam o sangue de um cão anêmico, observando-se ausência do botão de hemácias (tapete de hemácias) até a diluição de 1/256 (IgG), sendo confirmado o diagnóstico de AHIM. A última coluna representa o controle negativo (seta), em que é colocada somente a suspensão de hemácias.[19]

Para o homem e para animais, uma nova geração de métodos imunohematológicos está sendo desenvolvida para aumentar o conhecimento sobre os mecanismos da doença imunológica e melhorar os meios de diagnóstico. Técnicas alternativas para detectar imunoglobulinas ligadas aos eritrócitos incluem teste imunoenzimático de fase sólida (ELISA), radioimunoensaio e citometria de fluxo (Figura 207.10).[8] A citometria de fluxo é uma alternativa a ser considerada.[31,32] Esses métodos podem aumentar o desempenho da quantificação de imunoglobulinas específicas e complemento na superfície dos eritrócitos, e essa avaliação é importante, pois autores citam que pode haver correlação entre a quantidade de IgG ligada à membrana do eritrócito e o fenômeno de hemólise, porém tal correlação ainda hoje é controversa.[19,18,22] Esses avanços não somente melhoram o diagnóstico e precisão laboratorial, como ainda auxiliam o acompanhamento clínico do paciente com AHIM.[19,33]

Comparando o TAD com a citometria de fluxo, o TAD pode apresentar um número variável de resultados falso-negativos em AHIM por sua baixa sensibilidade, diminuindo sua confiabilidade, e a citometria de fluxo tem a vantagem de detectar e quantificar densidades muito pequenas de imunoglobulinas ligadas aos eritrócitos (< 30 moléculas por célula).[33] O TAD detecta acima de 200 a 300 moléculas por célula; esse dado é importante porque se sabe que pode ocorrer hemólise em

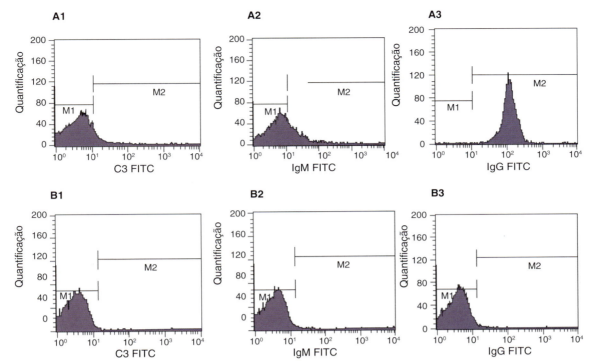

Figura 207.10 Representação gráfica da quantificação das imunoglobulinas ligadas à membrana dos eritrócitos pela avaliação citofluorométrica. **A1, A2** e **A3** – cão com anemia hemolítica imunomediada; **B1, B2** e **B3** cão-controle. **A1** e **B1** mostram a quantificação de **C3**; **A2** e **B2**, a quantificação de IgM e **A3** e **B3**, de IgG. Observa-se no cão A que as curvas dos histogramas da IgM e da IgG se deslocam para a direita, enquanto no cão B todas as curvas se encontram dentro de M1, indicando ausência de anticorpos nas membranas dos eritrócitos.[19] FITC: isotiocianato de fluoresceína.

pacientes humanos cujas hemácias detenham aproximadamente 20 a 30 moléculas de imunoglobulinas fixadas em suas membranas.[24] Assim, a citometria de fluxo permite a descoberta de baixos níveis de imunoglobulinas ligadas aos eritrócitos de pacientes com anemia hemolítica imunomediada, cujas hemácias haviam apresentado TAD negativo, o que é particularmente relevante em pacientes com autoanticorpos reativos ao calor. Além de mostrar maior sensibilidade, a citometria de fluxo também possibilita o acompanhamento da resposta ao tratamento com fármacos imunossupressores, enquanto o TAD, já no início do tratamento, pode exibir resultados falso-negativos.[16,18,33] Quando não há a possibilidade da realização do teste de antiglobulina direta, a combinação da anemia, hemólise e aglutinação são suficientes para o diagnóstico da AHIM.[8]

O Quadro 207.3 mostra os achados e alterações laboratoriais de cães com AHIM primária/não associada e AHIM secundária/associada estudados para a Tese de Doutorado da autora[19] e a Figura 207.11 apresenta um fluxograma proposto pelo último consenso da American College of Veterinary Internal Medicine para diagnóstico de anemia hemolítica imunomediada em cães e gatos.[8]

TRATAMENTO

Distinguir entre AHIM primária (não associada) de secundária (associada) é crucial para o tratamento efetivo. A doença não associada requer terapia imunossupressora agressiva. A AHIM associada raramente responde bem sem que a causa primária seja eliminada e, em alguns casos, pode piorar com terapia imunossupressora.[8,34]

Não há achados característicos para AHIM, mas se sabe que anemia com VG inferior a 25%, presença de hemoglobinúria e/ou bilirrubinúria, reticulocitose, autoaglutinação, esferócitos, TAD positivo, além da eliminação de outras causas de base e uma resposta apropriada à terapia imunossupressora confirmam o diagnóstico de AHIM não associada.[19]

O início do tratamento é recomendado assim que todas as amostras para fins diagnósticos forem colhidas.[35] Muitos animais com destruição intensa de hemácias inicialmente requerem hospitalização para monitorar e controlar a anemia. O objetivo do tratamento é a melhoria da anemia, inibindo a hemólise.[20]

O tratamento de suporte mais importante para pacientes com anemia grave é manter adequada oxigenação tecidual. Essa deve ser realizada com manutenção da volemia, já que alguns desses pacientes se encontram desidratados, além de repouso, oxigenoterapia e transfusão sanguínea.

A transfusão sanguínea é indicada quando manifestações clínicas como taquipneia, dispneia e taquicardia são intensas, demostrando grave hipoxia tecidual, sendo o concentrado de hemácias o componente sanguíneo indicado e o uso de bolsas com até 7 ou 10 dias de armazenamento, pois bolsas armazenadas por muito tempo foram associadas à diminuição da sobrevida em cães. Aproximadamente 70 a 90% dos pacientes com AHIM requerem transfusão sanguínea, com uma grande porcentagem recebendo múltiplas transfusões.[23,35]

Todos os animais que necessitam de transfusão sanguínea devem ser submetidos à tipagem sanguínea para o antígeno eritrocitário canino 1 (AEC/DEA 1) em cães e sistema A/B em gatos e reação cruzada (teste de compatibilidade). Em pacientes com autoaglutinação, a reação cruzada pode dar resultados falso-positivos devido à incapacidade de diferenciar autoaglutinação de incompatibilidade sanguínea, nesses casos a tipificação completa em cães seria o ideal. Hoje existem testes no mercado que diminuem essa interferência no teste de reação cruzada. Para cães e gatos também há no mercado teste em cartões de tipificação sanguínea para o AEC1 em cães e sistema A/B em gatos.

QUADRO 207.3	Achados e alterações laboratoriais de cães com anemias hemolíticas imunomediadas (AHIM) primária (não associada) e secundária (associada).[19]		
Alterações laboratoriais	AHIM primária	AHIM secundária	Possíveis causas
VG%	Sem diferenças entre os grupos	–	
Leucocitose	80% dos casos na AHIM primária (sem diferenças significativas entre os grupos)		Aumento da atividade da medula óssea Estresse Substâncias quimiotáticas liberadas pela cascata do complemento Necrose tecidual causada por hipoxia (Ht% < 22,5%) Septicemia
Trombocitopenia	76% dos casos na AHIM primária (sem diferenças significativas entre os grupos)		AHIM + trombocitopenia imunomediada (síndrome de Evans) Efeito pró-trombótico de citocinas inflamatórias (vasculite) Coagulação intravascular disseminada (CID)
Alanina aminotransferase	Índices mais altos	–	Necrose centrolobular hepática?
Fosfatase alcalina	Índices mais altos	–	Necrose centrolobular hepática?
Bilirrubina total/direta/indireta	Índices mais altos na AHIM primária (sem diferença significativa entre os grupos)		Maior taxa de hemólise
Creatinina	Índices mais altos na AHIM secundária (sem diferença significativa entre os grupos)		Causa secundária da AHIM?
Ureia	Índices mais altos na AHIM secundária (sem diferença significativa entre os grupos)		Causa secundária da AHIM?
Proteínas totais	Sem diferenças entre os grupos		–
Albumina	Sem diferenças entre os grupos		–
Bilirrubinúria	54%	33%	–
Hemoglobinúria	20%	Ausente	Hemólise intravascular
Autoaglutinação	100%	66%	Relacionada com a gravidade do quadro
Presença de esferócitos	88%	8,3%	Doença mediada por IgG
Presença de IgG	87,6%	77,8%	–
Presença de IgM	17,7% em associação com IgG 4,4% somente IgM	Ausente	–
AHIM	25%	75%	Busca da causa de base: linfoma; tumor de mama; neoplasia em parede de tórax; neoplasia em fígado; hemoparasitose; cinomose; leptospirose; babesiose; insuficiência renal – uremia; hepatopatia; aplasia de medula óssea

AHIM: anemias hemolíticas imunomediadas; IgG: imunoglobulina G; IgM: imunoglobulina M; Ht%: hematócrito.

O objetivo da transfusão sanguínea é a diminuição do risco de hipoxia tecidual enquanto a terapia se torna efetiva, o que pode demorar dias. É importante lembrar que, pelo caráter altamente regenerativo da AHIM, o hematócrito (Ht%) e a hemoglobina (Hb), após a transfusão sanguínea, devem atingir o máximo de 30% e 10 mg/dℓ, respectivamente, sendo a recomendação da autora deste capítulo o limiar de 25% de hematócrito e/ou a melhora dos sinais clínicos relacionados aos mecanismos compensatórios da anemia (frequência cardíaca, frequência respiratória, apatia, vasoconstrição periférica, entre outros). Esse cuidado é importante para que não haja a inibição da taxa de regeneração medular, visto que as células transfundidas têm sobrevida baixa em cães com AHIM.[24] Outro cuidado importante é a velocidade da infusão do concentrado de hemácias: quanto mais lenta for a transfusão sanguínea, maior a sobrevida das hemácias transfundidas. Muitas vezes a bolsa de concentrado de hemácias deverá ser dividida, pois a bolsa de sangue não pode ficar exposta por mais de 4 horas à temperatura ambiente. A divisão das bolsas deve ser de forma asséptica em bolsas de transferência e se o sistema for aberto a viabilidade desse concentrado é de apenas 24 horas.

A despeito de controvérsias sobre o fármaco ideal, é consenso que o tratamento da AHIM não associada envolve agentes imunossupressores para reduzir a taxa de destruição eritrocitária mediada por anticorpos.

Glicocorticoides | prednisona, prednisolona e dexametasona

Glicocorticoides são os pilares da terapia da AHIM e agem tanto na diminuição da fagocitose como na redução da produção de imunoglobulinas. A predinisona e a prednisolona são tipicamente administradas nas doses de 2 a 3 mg/kg/dia, por via oral (VO); preferencialmente essa dose deverá ser dividida a cada 12 horas, podendo também ser feita a cada 24 horas. A dexametasona também pode ser utilizada na fase inicial da terapia, particularmente em animais que não podem receber medicação oral. Por ser sete a oito vezes mais potente que a prednisona, a dexametasona deve ser administrada nas doses de 0,2 a 0,4 mg/kg a cada 24 horas.[35,36]

Doses imunossupressoras de glicocorticoides apresentam efeitos colaterais que podem limitar seu uso e frustrar os tutores. Poliúria, polidipsia, polifagia e incontinência podem ocorrer e são especialmente evidentes em cães de grande porte. Complicações mais sérias são infecções secundárias, miopatia esteroide e ulceração gástrica.[36]

A associação com outros agentes imunossupressores deve ser considerada quando os glicocorticoides falham em induzir a remissão, causam efeitos colaterais inaceitáveis ou não podem controlar a doença mesmo quando administrados em dose elevada. Essa associação de glicocorticoides e outro agente imunossupressor pode ser considerada desde o início

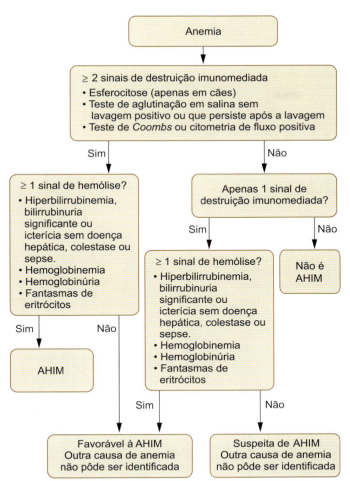

Figura 207.11 Fluxograma para diagnóstico de AHIM em cães e gatos.[8] AHIM: anemias hemolíticas imunomediadas.

do tratamento nas seguintes situações: quando há sinais clínicos graves e risco de morte iminente; quando há instabilidade nos valores de Ht%, com decréscimo de > 5% em 24 horas, durante os primeiros 7 dias de tratamento com glicocorticoides; na presença de hemólise intravascular e/ou presença de grandes quantidades de IgG ou presença de IgM e ativação do complemento; persistência de autoaglutinação; dependência de transfusões sanguíneas após 7 dias de tratamento ou desenvolvimento/alto risco de desenvolvimento de sinais colaterais devido ao uso de glicocorticoides. Como em muitos casos de AHIM há um ou mais desses critérios, muitos clínicos já iniciam o tratamento com associação de outros agentes imunossupressores.[35,37] A Figura 207.12 apresenta um fluxograma proposto pelo último consenso feito pelo American College of Veterinary Internal Medicine (2019) sobre a conduta terapêutica na anemia hemolítica imunomediada não associada em cães.[35]

A seguir, alguns agentes imunossupressores utilizados na AHIM.

Azatioprina

Apresenta excelentes resultados no tratamento da AHIM e pode melhorar o prognóstico dos pacientes que a recebem. A azatioprina é usada na dose de 2 mg/kg, VO, a cada 24 ou 48 horas. Por ter início de ação lento (7 a 14 dias), não deve ser empregada isoladamente durante o tratamento inicial. Os efeitos colaterais são infrequentes e incluem anorexia, vômitos, diarreia, mielossupressão, hepatopatias e pancreatite.[35,38]

Ciclosporina

É um imunomodulador originalmente usado para prevenir o índice de rejeições em transplantes, mas agora é utilizado como agente imunossupressor para uma variedade de condições, incluindo fístula perineal, meningoencefalite granulomatosa e doença inflamatória intestinal. É mais cara, podendo ser usada com cetoconazol para redução dos custos. A dose imunossupressora recomendada para tratamento inicial é de 5 mg/kg a cada 12 horas, no entanto há poucos estudos que relatem a eficácia da ciclosporina em pequenos animais com AHIM. A ciclosporina não causa mielossupressão e está indicada em casos de AHIM refratária e não regenerativa. Sabe-se que os efeitos adversos são raros e limitados a sinais gastrintestinais.[1,35,39]

Ciclofosfamida

É um agente alcaloide com potente efeito mielossupressor, que fez com que o fármaco fosse recomendado amplamente para tratamento de pacientes com AHIM grave. Contudo, ao contrário da azatioprina, não tem provado ser capaz de promover melhora clínica nos pacientes e está associada à redução das taxas de sobrevida. Os efeitos colaterais associados ao uso da ciclofosfamida são anorexia, vômito, diarreia, mielossupressão e cistite hemorrágica. Por existirem outros agentes imunossupressores mais seguros e com melhor eficácia, a ciclofosfamida não é mais recomendada para o tratamento da AHIM.[1,34]

Mecofenolato

O micofenolato de mofetila tem sido documentado em estudos recentes como uma boa opção no tratamento da AHIM quando utilizado em associação com a prednisona ou prednisolona. Não deve ser associado a azatioprina. Por apresentar sinais gastrintestinais, a dose recomendada é de 8 a 12 mg/kg, VO, divididos a cada 12 horas.[35]

Leflunomida

A leflunomida é uma substância de segunda escolha para o tratamento de AHIM, sendo citada como tratamento de várias doenças imunomediadas refratárias. A dose recomendada é de 2 mg/kg, VO, a cada 24 horas. Deve-se monitorar enzimas de atividade hepática a cada 2 semanas durante os primeiros 2 meses, depois pode-se monitorar a cada 1 ou 2 meses até que o medicamento seja descontinuado.[35]

Imunoglobulina intravenosa

Pode ser considerada quando a terapia com duas drogas imunossupressoras não apresentam resposta.[35] É uma imunoglobulina humana purificada e concentrada. Tem efeito imunossupressor em cães por inibir os receptores Fc dos macrófagos, é bem tolerada por cães e apresenta regressão rápida da hemólise em pacientes em estado grave e refratários. Estudos não apontam alteração na taxa de sobrevida. A dose é de 0,5 a 1 g/kg cada 6 a 12 horas. Tem alto custo, porém vários estudos encorajam o seu uso.[1]

Esplenectomia

Recomenda-se esplenectomia para pacientes não responsivos à terapia imunossupressora. Porém, há aumento do risco de sepse, hemoparasitoses e do risco cirúrgico. Além disso, ainda é debatido o papel do fígado compensando o baço na fagocitose das hemácias. Estudo comparativo usando corticoide e azatioprina

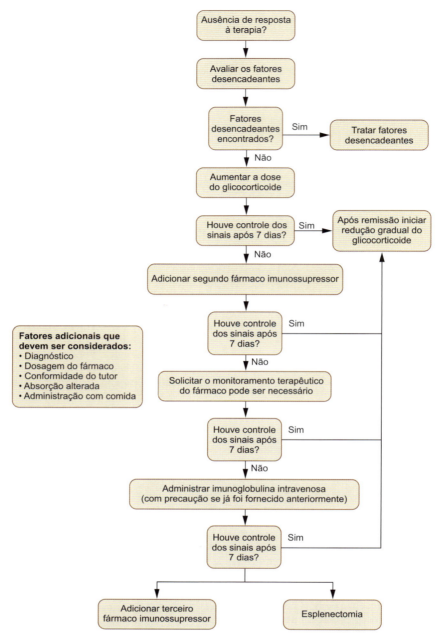

Figura 207.12 Fluxograma para tomada de decisão na ausência de resposta ao tratamento imunossupressor inicial com glicocorticoides em cães com AHIM primária/não associada.[35] AHIM: anemias hemolíticas imunomediadas.

versus corticoide, azatioprina e esplenectomia nas primeiras 48 horas mostrou aumento da melhora clínica e sobrevida do grupo com esplenectomia.[1,16,24]

Na presença de mielosupressão, quando há neutropenia sintomática, sugere-se: interromper imediatamente o medicamento imunossupressor; identificar a fonte de infecção; iniciar antibioticoterapia de amplo espectro, fazer hemocultura, fluidoterapia intravenosa e monitoramento hemodinâmica. Outros tratamentos têm sido descritos de forma episódica ou em um número limitado de pacientes, como plasmaférese, clodronato lipossômico, oxigenoterapia hiperbárica e melatonina.[35]

Tromboembolismo

Sabe-se que a coagulação intravascular disseminada (CID) e o tromboembolismo, particularmente o pulmonar, são as complicações mais comuns da AHIM. Estudos recentes com tromboelastografia verificaram que aproximadamente 50% dos cães com AHIM apresentam estado de hipercoagulação na ocasião do diagnóstico.[4,19,40,41]

Podem existir vários fatores que influenciam o desenvolvimento de trombos em pacientes com AHIM.[25] Fatores que influenciam a formação de trombos e CID em AHIM formam a tríade de Virchow com lesão endotelial vascular causada por liberação de citocinas inflamatórias decorrentes da destruição de hemácias e pela hipoxia tecidual, estase sanguínea causada pela desidratação, confinamento (hospitalização) e cateter intravenoso, além da hipercoagulação, na qual as plaquetas na AHIM são mais ativadas pelo aumento de P-selectina.[1,19]

Os trombos arteriais se formam devido a um alto fluxo sanguíneo em artérias e arteríolas e são ditos "ricos em plaquetas", por outro lado, trombos venosos se formam em condições de baixo fluxo sanguíneo nas veias e vênulas, sendo ricos em fibrina devido à ativação da cascata de coagulação.[42] A hemólise pode levar à ativação da coagulação por macrófagos induzidos por citocinas, pela expressão do fator tecidual com a ativação da cascata extrínseca. Eritrócitos anormais, plaquetas ativadas e micropartículas podem promover estase venosa, fornecendo superfícies celulares positivas para fosfatidilserina para coagulação, causando oclusão vascular.[4]

Sabe-se que ativação excessiva da cascata de coagulação em cães é acompanhada do declínio dos níveis de anticoagulantes e que os glicocorticoides utilizados no tratamento para AHIM aumentam os níveis de alguns fatores de coagulação circulantes e diminuem a fibrinólise, em particular naqueles animais que apresentam outros fatores de risco.[4,40,43]

Coagulação intravascular disseminada é um distúrbio trombo-hemorrágico sistêmico que tipicamente tem prognóstico ruim e o seu aparecimento nos quadros de AHIM varia de 14 a 45%.[1] O diagnóstico de CID baseia-se em alterações hematológicas e hemostáticas como diminuição do número de plaquetas, aumento do tempo de protrombina e tromboplastina parcial ativada, redução da concentração do fibrinogênio e aumento do número dos esquisócitos.[12,16]

As atuais recomendações para prevenir CID e a formação de trombos são uso de heparina não fracionada, heparina de baixo peso molecular, doses baixas de ácido acetilsalicílico ou clopidogrel.[17,40]

Embora não haja evidências suficientes que o clopidogrel seja mais eficiente que o ácido acetilsalicílico em cães com tromboembolismo arterial, o último consenso sobre o uso de medicamentos antitrombóticos inferiu que seu uso possa ser mais eficiente. Em gatos, o clopidogrel é indicado, em vez de ácido acetilsalicílico, para o tratamento de tromboembolismo arterial. A utilização de anticoagulantes é mais efetiva, em comparação a antiplaquetários em cães no tratamento de tromboembolismo venoso, quando há tromboembolismo arterial é preferível o uso de antiplaquetários. Não há evidências da efetividade do uso de antiplaquetários em gatos com tromboembolismo venoso, portanto quando necessário é recomendada a utilização de anticoagulantes. Em gatos com tromboembolismo arterial o uso de antiplaquetários é recomendado.[40]

A heparina não fracionada inibe os fatores Xa e II, podendo ser administrada na dose de 100 U/kg em *bolus*, seguido de uma dosagem de 20 a 37,5 U/kg/h em infusão contínua. Devido ao risco de sangramento, necessita de maior monitoramento, sendo a dose titulada por monitoramento do tempo da tromboplastina parcial ativada. Se for utilizada pela via subcutânea sugere-se a dose de 150 a 300 U/kg, 4 vezes/dia para cães, e 250 U/kg, 4 vezes/dia para gatos.[1,40,44]

O uso da heparina de baixo peso molecular como a dalteparina (100 a 175 U/kg, SC, 3 vezes/dia em cães e 75 U/kg, SC, 4 vezes/dia em gatos) e da enoxaparina (0,8 mg/kg, SC, 3 vezes/dia para cães e 0,75 a 1 mg/kg, 2 ou 3 vezes/dia para gatos), é preferível em relação a heparina não fracionada, devido a seu maior nível de confiança e biodisponibilidade em cães e gatos. Esse tipo de heparina está se popularizando em medicina humana pois apresenta excelente eficácia com poucas complicações, inibindo o fator Xa, diminuindo o risco de sangramento, além de não necessitar de intenso monitoramento do perfil hemostático.[40,44,45]

A administração de dose baixa de ácido acetilsalicílico (0,5 mg/kg a cada 24 horas) em combinação com prednisona e azatipriona foi relatada como capaz de melhorar a sobrevida de cães com AHIM, mas não se determinou se foi capaz de diminuir a prevalência da doença tromboembólica.[46]

O clopidogrel é recomendado em cães em uma dose única de ataque de 4 a 10 mg/kg seguido da dose de 1,1 a 3 mg/kg, VO, 1 vez/dia para o tratamento de tromboembolismo arterial. Em gatos, a dose única inicial é de 37,5 mg/gato, seguida de uma dose diária de 18,75 mg/gato, VO.[40,47]

Em cães e gatos deve ser considerado o uso de clopidogrel ou ácido acetilsalicílico em combinação com heparina de baixo peso molecular ou heparina não fracionada quando há grande risco de formação de trombos venosos, desde que a formação de trombos supere o risco de sangramentos. A combinação de clopidogrel ou ácido acetilsalicílico com heparina de baixo peso molecular pode ser usado quando há risco de formação de trombos arteriais.[40]

O Quadro 207.4 mostra um resumo das drogas utilizadas no tratamento de AHIM, CID e prevenção de trombos em cães e gatos.

Acompanhamento do Paciente

A orientação e a participação do tutor no controle do animal são fundamentais para a melhora do quadro clínico e a eficácia do tratamento. O tutor deve estar muito bem-informado sobre a doença, suas consequências e o longo e controlado tratamento.[18] Quando o internamento é necessário, o que acontece na maioria dos quadros iniciais, toda monitoramento deve ser realizada, avaliações diárias da gravidade e avanço da anemia, valores de bilirrubina, entre vários outros exames complementares já citados fazem parte da avaliação clínica do animal. Por outro lado, a coleta frequente de sangue, pode agravar ainda mais a anemia desses pacientes. Terapia suporte com fluidoterapia, transfusões sanguíneas, oxigenoterapia, repouso, nutrição são na maioria das vezes necessários. Antibioticoterapia deve ser utilizada para tratamento da causa associada/secundária, ou quando há suspeita de sepse como consequência da imunossupressão, nesse caso o ideal é a realização de hemocultura. O uso de antibióticos de forma preventiva não é recomendado.

Como o uso de imunossupressores aumenta o risco de sepse, a investigação de infecções bacterianas secundárias deve ser contínua e o cuidado com o cateter intravenoso deve ser redobrado. Também o confinamento e repouso leva ao aumento

QUADRO 207.4	Opções de medicamentos empregados no tratamento da AHIM, CID e prevenção de trombos em cães e gatos.	
Medicamentos	**Cães**	**Gatos**
Prednisona/Prednisolona	1 a 1,5 mg/kg/VO, 2 vezes/dia ou 2 a 3 mg/kg/VO, 1 vez/dia	
Dexametasona	0,2 a 0,4 mg/kg, 1 vez/dia	
Azatioprina	2 mg/kg/VO, 1 vez/dia ou a cada 48 h	
Ciclosporina	5 mg/kg/VO, 2 vezes/dia	
Micofenolato	8 a 12 mg/kg/VO, 2 vezes/dia	
Leflunomida	2 mg/kg/VO, 1 vez/dia	
Imunoglobulina intravenosa	0,5 a 1 g/kg, 2 ou 4 vezes/dia	–
Ácido acetilsalicílico	0,5 mg/kg/VO, 1 vez/dia	–
Clopidogrel	Dose ataque: 4 a 10 mg/kg, VO seguido de 1,1 a 3 mg/kg/VO, 1 vez/dia	Dose ataque de 37,5 mg/gato/VO seguido de 18,75 mg/gato/VO, 1 vez/dia
HNF SC	150 a 300 U/kg, 4 vezes/dia	250 U/kg, 4 vezes/dia
HNF IC	20 a 37,5 U/Kg/h	
HBPM Dalteparina Enoxaparina	100 a 175 U/kg/SC, 3 vezes/dia 0,8 mg/kg/SC, 3 vezes/dia	75 U/kg/SC, 4 vezes/dia 0,75 a 1 mg/kg, 2 ou 3 vezes/dia

HNF: heparina não fracionada; HBPM: heparina de baixo peso molecular; VO: via oral; SC: via subcutânea; IC: infusão contínua.

de eventos tromboembólicos. Dessa forma, assim que houver a melhora clínica do paciente, ele deve receber alta hospitalar. Para a alta hospitalar, o tutor deverá ser muito bem orientado quando a condução do quadro clínico e terá papel fundamental para a avaliação de qualquer piora precoce do paciente. Dessa forma, é importante deixá-lo apto a avaliar a coloração de mucosas e da urina, tremores, apatia, fraqueza e alteração no apetite. Em caso de qualquer piora desses parâmetros, o tutor deverá entrar em contato com o médico-veterinário que acompanha o caso. O acompanhamento desse paciente após a alta hospitalar deverá ser, no mínimo, semanal.

Redução da dose dos glicocorticoides e imunossupressores

Na grande maioria dos casos, primeiro se reduz a dose da prednisona ou prednisolona para depois reduzir a dose de outros agentes imunossupressores. Isso porque normalmente os glicocorticoides causam mais efeitos colaterais que as outras medicações. Em raros casos, em que os medicamentos imunossupressoras são os responsáveis pelos piores efeitos colaterais, deve-se retirá-los primeiro.[35]

Para o início da redução dos glicocorticoides o Ht% deve estar estável em no mínimo 30% e Hb 10 mg/dℓ por 3 semanas, além disso alterações como aumento de bilirrubina sérica, autoaglutinação e esferócitos devem estar ausentes. A diminuição recomendada é de 25% da dose de prednisona ou prednisolona a cada 3 semanas se não houver nenhuma piora do quadro clínico.[35] Em alguns casos em que a melhora do paciente é muito expressiva, essa redução pode ser a cada 2 semanas.

Na redução do glicocorticoide é necessário o acompanhamento semanal do animal, com a realização de hemograma, contagem plaquetária, pesquisa de esferócitos, teste de autoaglutinação e bilirrubina sérica. Se houver a alteração desses exames como piora da anemia, retorno do aumento de bilirrubina, presença de autoaglutinação e de esferócitos, a dose de prednisona ou a prednisolona deve voltar a dosagem anterior à redução. A redução é feita até retirada completa do glicocorticoide ou até a estabilização do quadro clínico. A duração do tratamento com a prednisona ou prednisolona é de 3 a 6 meses na maioria dos casos, e a duração esperada com todos imunossupressores é de 4 a 8 meses, porém em alguns pacientes não é possível a retirada completa das medicações e o seu uso pode ser por toda a vida.

Após a retirada do glicocorticoide, dois passos podem ser seguidos para a retirada ou redução do imunossupressor: a contínua administração do imunossupressor na mesma dosagem por mais 4 a 8 semanas e depois a retirada completa ou a contínua administração do imunossupressor por mais 4 a 6 semanas e a retirada gradual como descrito para a prednisona ou prednisolona (a autora sugere a segunda opção).[35] Sempre fazendo a avaliação clínica e laboratorial do paciente.

PROGNÓSTICO

A taxa de mortalidade para AHIM não associada varia, na literatura, de 26 a 70%.[21] A despeito dessa variabilidade, há consenso de que a doença tromboembólica é a maior causa de morte.[25] Estudos anatomopatológicos observaram que todos pacientes que vieram à óbito com AHIM apresentaram alterações compatíveis com a formação de trombos. As taxas de mortalidade cairão drasticamente quando forem estabelecidos métodos confiáveis para prevenir a doença tromboembólica.[46]

Infelizmente, o prognóstico para cães com AHIM é reservado. A resposta completa ao tratamento pode levar semanas a meses, e alguns pacientes podem necessitar de tratamento contínuo ao longo da vida.[19] Pode haver recidiva a despeito de terapia prévia ou atual.

Um estudo observou que 15% dos cães com AHIM que sobreviveram por 60 dias apresentaram recidiva quando o tratamento foi descontinuado.[19]

Estudos retrospectivos foram realizados para avaliar eficácia terapêutica e índices de prognóstico. Um estudo retrospectivo com 70 cães com anemia hemolítica imunomediada relatou tempo de sobrevida de 974 dias para cães que receberam prednisona e azatioprina; 57 dias para os que receberam somente prednisona; 28 dias para aqueles que receberam prednisona, ciclosfosfamida e azatioprina.[10]

Outro estudo avaliou o tempo de sobrevida associado a vários tratamentos, incluindo prednisona, dexametasona, azatioprina, danazol, ciclosporina, ciclosfosfamida, oxiglobulina e imunoglobulina intravenosa humana em 88 cães com anemia hemolítica imunomediada. Não foi notada diferença significativa nas taxas de mortalidade entre os animais que receberam um agente imunossupressor único ou associação desses, mas verificou-se aumento do risco de morte com o uso de ciclosfosfamida e oxiglobulina.[48]

Um estudo retrospectivo com 151 casos comprovou aumento na taxa de sobrevida de animais tratados com a combinação de glicocorticoides, azatioprina e baixa dose de ácido acetilsalicílico quando comparados com animais tratados com glicocorticoide e azatioprina sozinhos.[46]

Um estudo multicêntrico retrospectivo de casos avaliou dois modelos de escores para AHIM, observando maior confiabilidade no escore objetivo de anemia hemolítica em cães (CHAOS), sendo determinado que um escore > 3 está associado a maior risco de morte (Quadro 207.5).[49,50]

Outros fatores que interferem no quadro clínico do paciente com AHIM em tratamento é a imunossupressão, que pode levar a infecções secundárias e até sepse, e aumento do risco de doenças infecciosas virais como a cinomose. Assim, o controle sanitário do ambiente e do animal é muito importante.[18]

QUADRO 207.5	Escore objetivo de anemia hemolítica em cães (CHAOS).[49,50]
Idade (anos)	Se > 7: escore 2, caso contrário 0
Temperatura (ºC)	Se > 38,8: escore 1, caso contrário 0
Aglutinação	Se presente: escore 1, caso contrário 0
Albumina (g/dℓ)	Se < 3 g/dℓ: escore 1, caso contrário 0
Bilirrubina (mg/dℓ)	Se > 5 mg/dℓ: escore 2, caso contrário 0
Total	Escore máximo 7

CONSIDERAÇÕES FINAIS

A anemia hemolítica imunomediada deve ser reconhecida como uma emergência médica. A despeito das elevadas taxas de mortalidade e recidiva, o diagnóstico precoce e a intervenção terapêutica adequada são fundamentais para o sucesso do tratamento.

REFERÊNCIAS BIBLIOGRÁFICAS

1. Miller E. Immune-mediated hemolytic anemia. In: Bonagura JD, Twedt DC, editors). Kirk's current veterinary therapy XIV. St Louis: Saunders Elsevier;2009. p. 266-71.
2. Duval D, Giger U. Vaccine-associated immune-mediated hemolytic anemia in the dog. J Vet Intern Med. 1996;10(5):290-5.
3. Balch A, Mackin A. Canine immune-mediated hemolytic anemia: pathophysiology, clinical signs, and diagnosis. Compend Contin Educ Vet. 2007;29(4):217-25.
4. Kidd L, Mackman N. Prothrombotic mechanisms and anticoagulant therapy in dogs with immune-mediated hemolytic anemia. J Vet Emerg Crit Care (San Antonio). 2013;23(1):3-13.

5. Beutler E, Luzzatto L. Hemolytic anemia. Semin Hematol. 1999;36(4 Suppl 7):38-47.

6. Barker RN, Gruffydd-Jones TJ, Stokes CR, Elson CJ. Autoimmune haemolysis in the dog: Relationship between anaemia and the levels of red blood cell bound immunoglobulins and complement measured by an enzyme-linked antiglobulin test. Vet Immunol Immunopathol. 1992;34(1-2):1-20.

7. Mackenzie CP. Idiopathic (acquired) haemolytic anaemia in the dog. Vet Rec. 1969;85(13):356-61.

8. Garden OA, Kidd L, Mexas AM, Chang Y-M, Jeffery U, Blois SL et al. ACVIM consensus statement on the diagnosis of immune-mediated hemolytic anemia in dogs and cats. J Vet Intern Med. 2019;33(2):313-34.

9. Miller SA, Hohenhaus AE, Hale AS. Case-control study of blood type, breed, sex, and bacteremia in dogs with immune-mediated hemolytic anemia. J Am Vet Med Assoc. 2004;224(2):232-5.

10. Stewart AF. Immune-Mediated Hemolytic Anemi. Part I. An Overview. Continuing Education# 1. 1993;15(3).

11. Reimer ME, Troy GC, Warnick LD. Immune-mediated hemolytic anemia: 70 cases (1988-1996). J Am Anim Hosp Assoc. 1999;35(5):384-91.

12. Pirofsky B. Clinical aspects of autoimmune hemolytic anemia. Semin Hematol. 1976;13(4):251-65.

13. Tilley LP, Smith Jr. FWK. The 5-minutes Veterinary consult: Canine and feline. 3. ed. Lippincott Williams & Wilkins: Philadelphia; 2004. p. 768-9.

14. Garratty G. Review: drug-induced immune hemolytic anemia the last decade. Immunohematology. 2004;20(3):138-46.

15. Thrall MA, Weiser G, Allison R, Campbell T. Veterinary hematology and clinical chemistry. Ames:Wiley-Blackwell. 2012; p. 784.

16. Roitt IM. Imunologia. Gubert IC, tradutor. 6. ed. São Paulo: Manole, 2003. p. 10-1.

17. Petz LD, Garratty G. Immune hemolytic anemias. Immune hemolytic anemias. 2. ed. Philadelphia: Churchhill-Livingstone; 2004.

18. Da Costa L, Mohandas N, Sorette M, Grange MJ, Tchernia G, Cynober T. Temporal differences in membrane loss lead to distinct reticulocyte features in hereditary spherocytosis and in immune hemolytic anemia. Blood. 2001;98(10):2894-9.

19. Pereira PM. Avaliação de métodos diagnósticos (Citrometria de fluxo, teste da antiglobulina direta, autoaglutinação, presença de esferócitos) e achados clínico-laboratoriais na anemia hemolítica imunomediada em cães. 2006;92-2.

20. Scott-Moncrieff JC, Treadwell NG, McCullough SM, Brooks MB. Hemostatic abnormalities in dogs with primary immune-mediated hemolytic anemia. J Am Anim Hosp Assoc. 2001;37(3):220-7.

21. Carr AP, Panciera DL, Kidd L. Prognostic Factors for Mortality and Thromboembolism in Canine Immune-Mediated Hemolytic Anemia: A Retrospective Study of 72 Dogs. J Vet Intern Med. 2002;16(5):504-9.

22. Klag AR, Giger U, Shofer FS. Idiopathic immune-mediated hemolytic anemia in dogs: 42 cases (1986-1990). J Am Vet Med Assoc. 1993;202(5):783-8.

23. Honeckman AL, Knapp DW, Reagan WJ. Diagnosis of canine immune-mediated hematologic disease. The Compendium on continuing education for the practicing veterinarian (EUA). 1996;

24. Burgess K, Moore A, Rand W, Cotter SM. Treatment of Immune-Mediated Hemolytic Anemia in Dogs with Cyclophosphamide. J Vet Intern Med. 2000;14(4):456-62.

25. Couto CG. Hematologia. Nelson e Couto Medicina Interna de Pequenos Animais. 4. ed. Rio de Janeiro: Elsevier. 2010.

26. Thompson MF, Scott-Moncrieff JC, Brooks MB. Effect of a single plasma transfusion on thromboembolism in 13 dogs with primary immune-mediated hemolytic anemia. J Am Anim Hosp Assoc. 2004;40(6):446-54.

27. Arriaga SM, Mottino AD, Almará AM. Inhibitory effect of bilirubin on complement-mediated hemolysis. Biochimica et Biophysica Acta (BBA) – General Subjects. 1999;1473(2-3):329-36.

28. Sierra F DA, Melzak KA, Janetzko K, Klüter H, Suhr H, Bieback K et al. Flow morphometry to assess the red blood cell storage lesion. Cytometry A. 2017;91(9):874-82.

29. Paes G, Paepe D, Meyer E, Kristensen AT, Duchateau L, Campos M et al. The use of the rapid osmotic fragility test as an additional test to diagnose canine immune-mediated haemolytic anaemia. Acta Vet Scand. 2013;55(1):74.

30. Christopher MM, Harvey JW. Specialized hematology tests. Semin Vet Med Surg (Small Anim). 1992;7(4):301-10.

31. Carli E, Tasca S, Trotta M, Furlanello T, Caldin M, Solano-Gallego L. Detection of erythrocyte binding IgM and IgG by flow cytometry in sick dogs with Babesia canis canis or Babesia canis vogeli infection. Vet Parasitol. 2009;162(1-2):51-7.

32. Wilkerson MJ, Davis E, Shuman W, Harkin K, Cox J, Rush B. Isotype-specific antibodies in horses and dogs with immune-mediated hemolytic anemia. J Vet Intern Med. 2000;14(2):190-6.

33. Farwell GE, LeGrand EK, Cobb CC. Clinical observations on Babesia gibsoni and Babesia canis infections in dogs. J Am Vet Med Assoc. 1982;180(5):507-11.

34. Davis BH. Diagnostic advances in defining erythropoietic abnormalities and red blood cell diseases. Semin Hematol. 2001;38(2):148-59.

35. Swann JW, Garden OA, Fellman CL, Glanemann B, Goggs R, LeVine DN et al. ACVIM consensus statement on the treatment of immune-mediated hemolytic anemia in dogs. J Vet Intern Med. 2019;33(3):1141-72.

36. Melzer KJ, Wardrop KJ, Hale AS, Wong VM. A hemolytic transfusion reaction due to DEA 4 alloantibodies in a dog. J Vet Intern Med. 2003;17(6):931-3.

37. McCullough S. Immune-mediated hemolytic anemia: understanding the nemesis. Vet Clin North Am Small Anim Pract. 2003;33(6):1295-315.

38. Plumb DC. Veterinary drug handbook. Ames: Iowa State University Press; 2002.

39. Steffan J, Parks C, Seewald W. North American Veterinary Dermatology Cyclosporine Study Group. Clinical trial evaluating the efficacy and safety of cyclosporine in dogs with atopic dermatitis. J Am Vet Med Assoc. 2005;226(11):1855-63.

40. Goggs R, Blais M-C, Brainard BM, Chan DL, deLaforcade AM, Rozanski E et al. American College of Veterinary Emergency and Critical Care (ACVECC) Consensus on the Rational Use of Antithrombotics in Veterinary Critical Care (CURATIVE) guidelines: Small animal. J Vet Emerg Crit Care (San Antonio). 2019;29(1):12-36.

41. Sinnott VB, Otto CM. Use of thromboelastography in dogs with immune-mediated hemolytic anemia: 39 cases (2000-2008). J Vet Emerg Crit Care (San Antonio). 2009;19(5):484-8.

42. Mackman N, Becker RC. DVT: a new era in anticoagulant therapy. Arterioscler Thromb Vasc Biol. 2010;30(3):369-71.

43. van Zaane B, Nur E, Squizzato A, Gerdes VEA, Büller HR, Dekkers OM et al. Systematic review on the effect of glucocorticoid use on procoagulant, anticoagulant and fibrinolytic factors. J Thromb Haemost. 2010;8(11):2483-93.

44. Day TK, Macintire DK, Murtaugh RJ, Mathews KA. Differing opinions on treatment of immune-mediated hemolytic anemia. J Am Vet Med Assoc. 2001;218(9):1414-5.

45. Panek CM, Nakamura RK, Bianco D. Use of enoxaparin in dogs with primary immune-mediated hemolytic anemia: 21 cases. J Vet Emerg Crit Care (San Antonio). 2015;25(2):273-7.

46. Dunn M, Charland V, Thorneloe C. The use of a low molecular weight heparin in 6 dogs. J Vet Intern Med. 2004;18(3):389.

47. Mellett AM, Nakamura RK, Bianco D. A prospective study of clopidogrel therapy in dogs with primary immune-mediated hemolytic anemia. J Vet Intern Med. 2011;25(1):71-5.

48. Weinkle TK, Center SA, Randolph JF, Warner KL, Barr SC, Erb HN. Evaluation of prognostic factors, survival rates, and treatment protocols for immune-mediated hemolytic anemia in dogs: 151 cases (1993-2002). J Am Vet Med Assoc. 2005;226(11):1869-80.

49. Ishihara M, Fujino Y, Setoguchi A, Takahashi M, Nakashima K, Ohno K et al. Evaluation of prognostic factors and establishment of a prognostic scoring system for canine primary immune-mediated hemolytic anemia. J Vet Med Sci. 2010;72(4):465-70.

50. Goggs R, Dennis SG, Di Bella A, Humm KR, McLauchlan G, Mooney C et al. Predicting Outcome in dogs with Primary Immune-Mediated Hemolytic Anemia: Results of a Multicenter Case Registry. J Vet Intern Med. 2015;29(6):1603-10.

208
Eritrocitose

Simone Gonçalves Rodrigues Gomes

INTRODUÇÃO

Define-se eritrocitose como a elevação do número de hemácias (eritrócitos) circulantes (massa eritrocítica), representada hematologicamente pelo aumento do valor do hematócrito, ou seja, acima dos valores de referência para a espécie.[1]

Atualmente, prefere-se o termo eritrocitose para a designação das anormalidades hematológicas referentes à elevação do hematócrito em cães e gatos a policitemia, que significa aumento do número de todas as células circulantes.[1] A policitemia vera em humanos é caracterizada por eritrocitose acompanhada de neutrofilia e trombocitose. Entretanto, o número de neutrófilos e plaquetas em cães e gatos com policitemia vera é normal, logo, o termo mais apropriado é eritrocitose primária.[2]

A eritrocitose pode ser relativa, devido à diminuição do volume plasmático, ou absoluta. A eritrocitose absoluta pode resultar do aumento da concentração de eritropoetina (eritrocitose secundária) ou de uma doença mieloproliferativa denominada "eritrocitose primária" ou "policitemia vera".[2]

Existem particularidades de algumas raças, como os Greyhounds, que apresentam valores de hematócrito elevados comparados aos valores de referência adotados para a espécie canina, podendo chegar até 70%.[1] O mesmo ocorre para cães que vivem em altitudes elevadas.

CLASSIFICAÇÃO

Eritrocitose relativa

O termo eritrocitose relativa refere-se à hemoconcentração caracterizada pelo aumento do hematócrito em associação à elevação da proteína plasmática ou sérica, na maioria dos casos. Nessas situações, o número de hemácias circulantes está normal.[1] A eritrocitose relativa pode surgir em animais com diarreia aguda, queimaduras extensas, desidratação e insolação.[2]

Ocasionalmente, pode resultar de contração esplênica após estresse (dor intensa) ou exercícios. A contração esplênica ocasiona liberação de grande quantidade de hemácias para a circulação.[2]

A eritrocitose relativa é solucionada após reidratação do paciente ou remoção da causa da contração esplênica.

Eritrocitose absoluta

Eritrocitose absoluta (ou verdadeira) corresponde ao verdadeiro aumento da massa eritrocitária, ou seja, há elevação do hematócrito em consequência do aumento da massa eritrocítica.[3] É menos comum que a relativa e é classificada como secundária e primária. Em cães, a eritrocitose secundária é mais comum que a primária. Em gatos, a primária é o tipo mais comum.[2,4-6]

Eritrocitose absoluta secundária

A eritrocitose secundária resulta do aumento da produção de eritropoetina. Pode ser fisiologicamente apropriada em resposta à hipoxia sistêmica, ou fisiologicamente inapropriada, como em neoplasia renal. Nessa situação, a concentração sérica de eritropoetina normalmente está elevada.[2]

Eritrocitose secundária apropriada

Nesse caso, a produção de eritropoetina é ortotópica, ou seja, ela é produzida pelos rins[1] e decorre de hipoxia tecidual.

As causas mais comuns são doença pulmonar crônica e pacientes com desvios vasculares direita-esquerda como persistência do ducto arterioso e tetralogia de Fallot.[1,2,7] Animais que vivem em altitudes elevadas também apresentam eritrocitose secundária fisiologicamente apropriada.

As hemoglobinopatias crônicas adquiridas (como carboxiemoglobinemia secundária à intoxicação por monóxido de carbono ou metemoglobinemia) também podem provocar eritrocitose, mas são extremamente raras em cães.[3,8]

As concentrações elevadas de eritropoetina estimulam a medula óssea a produzir hemácias capazes de transportar oxigênio, na tentativa de melhorar a oxigenação tecidual inadequada.[9]

Eritrocitose secundária inapropriada

Esse tipo de eritrocitose é caracterizado pelo aumento da produção de eritropoetina sem hipoxia tecidual generalizada.[3] Geralmente, está associada a neoplasias que podem ter produção de eritropoetina ortotópica (produzida pelos rins) ou heterotópica (produzida em outros sítios) e foi observada em seres humanos com ampla variedade de tumores.[1]

A causa mais comum de eritrocitose secundária fisiologicamente inapropriada é a neoplasia renal em cães e gatos.[2] Há relatos de eritrocitose em associação a adenocarcinoma renal (ou carcinoma de célula renal) e a linfoma e fibrossarcoma renais.[1,10-13]

Apesar de raros, há relatos de neoplasias extrarrenais associadas à eritrocitose secundária em cães, como liomiossarcoma cecal, fibrossarcoma nasal e schwannoma.[9,14,15]

O mecanismo da produção de eritropoetina de maneira inapropriada não é totalmente esclarecido. Acredita-se que haja produção e secreção de eritropoetina, ou de uma substância semelhante, pelo tumor.[1,2,15]

As doenças renais não neoplásicas como cistos e hidronefrose foram reconhecidas como causas de eritrocitose secundária em humanos. Entretanto, em veterinária, há poucos casos documentados.[2] Há relatos de eritrocitose secundária em um gato com derrame capsular renal e outro com infiltração gordurosa nos rins, ambos com elevação da concentração sérica de eritropoetina.[8] Doenças renais, como pielonefrite, podem causar eritrocitose secundária.[2,16]

O hiperadrenocorticismo, em cães, e o hipertireoidismo, em gatos, podem resultar em eritrocitose discreta, pois tanto o cortisol como os hormônios tireoidianos estimulam o aumento da produção de eritropoetina.[2]

Eritrocitose absoluta primária

Denominada também "policitemia vera" é relatada em cães e gatos. É considerada um distúrbio mieloproliferativo crônico bem diferenciado, caracterizado pela proliferação clonal de células-tronco eritroides neoplásicas que requerem pouca ou nenhuma estimulação pela eritropoetina para clonagem, expansão, crescimento e diferenciação, ou seja, ocorre proliferação autônoma descontrolada dos precursores eritroides na medula óssea independentemente de eritropoetina.[2,3,8,17] Detectou-se uma mutação no gene JAK2 em cães com policitemia vera semelhante à de humanos. Essa mutação leva à ativação da quinase responsável pela elevação do hematócrito.[18] As hemácias apresentam morfologia e função normais.[2]

Assim, a maioria dos cães e gatos com eritrocitose absoluta primária apresenta concentração sérica de eritropoetina baixa e indetectável.[1]

Acomete animais de meia-idade e é mais relatada em fêmeas entre 6 e 7 anos.[9] O diagnóstico é estabelecido por exclusão das causas mais comuns de eritrocitose.

MANIFESTAÇÕES CLÍNICAS

Um excessivo número de hemácias resulta em elevação do volume e viscosidade do sangue. Capilares e veias ficam distendidos para acomodar o aumento do volume sanguíneo, ocasionando mucosas congestas.[2]

Episódios de sangramento como epistaxe, hematúria, hematêmese e hematoquezia podem ocorrer por ruptura mecânica dos capilares devido à distensão acentuada.[9]

A hiperviscosidade provoca diminuição do fluxo sanguíneo, levando à hipoxia tecidual. Os órgãos mais afetados são cérebro, rins e coração.[2]

As manifestações clínicas relacionadas com o sistema nervoso central, mais comuns, são convulsões, letargia, fraqueza, ataxia, depressão e coma.[1]

A glomerulonefropatia é consequente à hipoxia dos capilares glomerulares e intersticiais, resultando em proteinúria, poliúria e polidipsia, sendo esses dois últimos sintomas atribuídos também à redução da liberação da vasopressina.[1,2,9,10,19]

A hiperviscosidade e o aumento da resistência vascular provocam manifestações cardiovasculares associadas à hipertrofia miocárdica, progredindo para cardiomiopatia hipertrófica discreta.[2]

Sinais e sintomas oculares, como uveíte e hemorragia retiniana, podem estar presentes devido às alterações vasculares provocadas pela hiperviscosidade.[20]

Outra manifestação clínica que pode existir é o espirro paroxístico, atribuído à maior viscosidade sanguínea da mucosa nasal.[1] Hiperviscosidade pode predispor à formação de trombos.[2]

As manifestações clínicas mais comuns em cães e gatos com eritrocitose são:

- Mucosas congestas
- Sistema nervoso central: desorientação, estupor, depressão, coma, convulsões, fraqueza, cegueira, ataxia
- Sistema geniturinário (renal): poliúria e polidipsia
- Episódios de sangramento: epistaxe, hematêmese, hematúria, hematoquezia
- Oculares: vasos retinianos distendidos e tortuosos, hemorragia retiniana, congestão dos vasos da esclera
- Esplenomegalia: ocasionalmente em felinos com eritrocitose primária
- Espirros: comum em cães devido ao aumento da viscosidade da mucosa nasal.

DIAGNÓSTICO

Elevação do hematócrito maior que 55% para cães e 45% para gatos indica eritrocitose. Entretanto, o hematócrito na eritrocitose absoluta em cães e gatos normalmente é maior que 70% (70 a 90%) e, na eritrocitose relativa, em torno de 60%.[2]

Em eritrocitose absoluta pode-se encontrar reticulocitose discreta, e microcitose é evidenciada com certa frequência, devido à relativa deficiência de ferro na medula óssea ativa.[1,2]

A eritrocitose absoluta primária (policitemia vera) pode ser acompanhada de discreta trombocitose.

Em primeiro lugar, deve-se determinar se a eritrocitose é relativa, primária ou secundária.

Eritrocitose relativa é a primeira que deve ser descartada e a principal causa de desidratação. Esse tipo de eritrocitose é caracterizado, em geral, pela elevação concomitante da concentração das proteínas plasmáticas (ou séricas) e o hematócrito retorna ao normal após a reidratação do paciente.[1,2]

Uma vez descartada a eritrocitose relativa, o próximo passo é distinguir eritrocitose primária de secundária por meio da investigação das possíveis causas de eritrocitose secundária, como doenças cardiopulmonares e renais, e avaliação da concentração sérica de eritropoetina.[21]

Manifestações clínicas respiratórias (tosse, distrição respiratória) ou cardiovasculares (murmúrio cardíaco, arritmia, cianose) indicam provável eritrocitose secundária fisiologicamente apropriada.[3] Radiografias torácicas, ecocardiogramas e eletrocardiogramas auxiliarão o diagnóstico das enfermidades cardiopulmonares. A hemogasometria (sangue arterial) pode auxiliar nesses casos. A pressão parcial de oxigênio no sangue arterial (PaO_2) em um cão ou gato normal é em torno de 85 a 100 mmHg. Nos casos de eritrocitose absoluta secundária apropriada, a PaO_2 costuma estar bem reduzida (< 60 mmHg). O oxímetro de pulso pode ser utlizado para mensuração da saturação arterial de hemoglobina (SaO_2), cujo normal é 97%. Como na PaO_2, a SaO_2 é acentuadamente reduzida em eritrocitose absoluta secundária apropriada. Animais com eritrocitose primária podem ter discreta diminuição de PaO_2 e de SaO_2 graças à hiperviscosidade sanguínea, procovando redução da perfusão tecidual.[2]

Descartando-se as causas de hipoxia sistêmica, o próximo passo é investigar as causas de eritrocitose absoluta secundária inapropriada. As mais comuns são as neoplasias renais, embora doenças renais não neoplásicas sejam relatadas.[8] A ultrassonografia abdominal e/ou a tomografia computadorizada são indicadas para pesquisar neoplasias (renais e em outros órgãos), além de outras alterações renais. Deve-se complementar com dosagens séricas de ureia, creatinina e urinálise. Com doenças renais não neoplásicas torna-se difícil determinar se a doença renal é consequência de uma eritrocitose primária ou se é a desencadeante da eritrocitose. Nessa situação, a dosagem sérica de eritropoetina poderá auxiliar.[2]

O diagnóstico de eritrocitose absoluta primária é obtido após exclusão das causas de eritrocitose secundária e de as concentrações séricas de eritropoetina estarem baixas ou normais (Figura 208.1). Em geral, as altas concentrações séricas de eritropoetina são compatíveis com eritrocitose absoluta secundária, embora estudos mais recentes afirmem que um valor normal ou baixo de eritropoetina sérica possa ocorrer em 50% dos pacientes com eritrocitose absoluta secundária.[8,9] Essa constatação reduz a eficácia diagnóstica da determinação do nível sérico de eritropoetina para distinguir a eritrocitose absoluta primária da secundária. Assim, as determinações de eritropoetina devem complementar o diagnóstico e não substituir uma investigação minuciosa das causas da eritrocitose.

Os aspirados de medula óssea não auxiliam a distinção entre eritrocitose absoluta primária e secundária. Em ambos os casos, haverá hiperplasia eritroide.[1,2,9] O citológico da medula óssea revelará hemácias e precursores eritroides morfologicamente normais, sem características neoplásicas em eritrocitose absoluta primária, embora seja ela uma doença mieloproliferativa.[2]

TRATAMENTO

O tratamento da eritrocitose dependerá da doença de base. Animais com eritrocitose relativa devem ser tratados com fluidoterapia para correção da desidratação, além do controle da doença primária.[3]

O tratamento inicial da eritrocitose absoluta, independentemente da causa, tem como objetivo reduzir a viscosidade

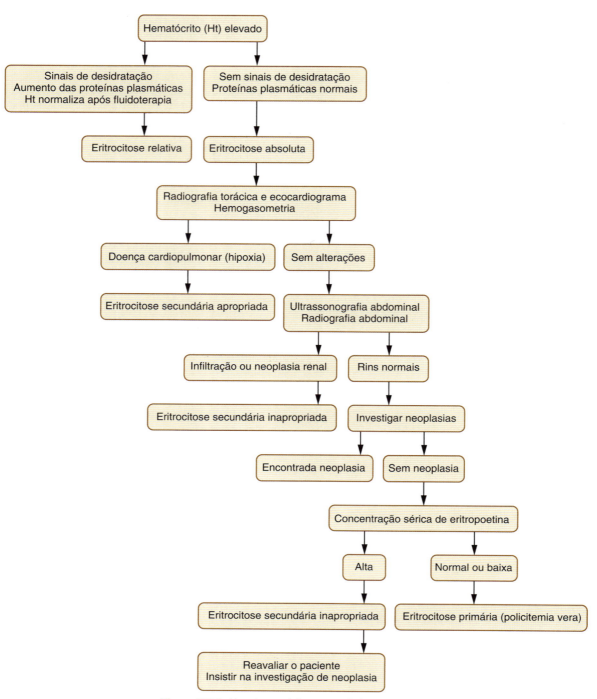

Figura 208.1 Abordagem (cães e gatos) da eritrocitose.

sanguínea, diminuindo o número de hemácias circulantes.[1,2] Recomenda-se, inicialmente, a flebotomia terapêutica, que consiste na coleta de 10 a 20 mℓ/kg de sangue de uma veia central (jugular), com o auxílio de uma bolsa com anticoagulante, para cães.[8,9] Para gatos, pode-se utilizar escalpe de calibre 19 G acoplado a uma seringa de 60 mℓ contendo 500 a 600 UI de heparina ou 7 mℓ de CPDA (anticoagulante presente na maioria das bolsas de sangue comercialmente disponíveis).[1] Alguns gatos necessitam de sedação ou anestesia para esse procedimento, podendo ser empregado o sevofluorano.[1] A remoção de 20 mℓ/kg de sangue corresponde à redução de, aproximadamente, 15% do hematócrito.[17]

Para animais com eritrocitose absoluta secundária à hipoxia crônica (tetratologia de Fallot, persistência do ducto arterioso), recomenda-se a flebotomia gradual de 5 mℓ/kg, repetida quando necessário, até que o hematócrito atinja valores de 55 a 60%.[1,2] A remoção de um grande volume sanguíneo pode exacerbar a hipoxia ou resultar em hipotensão nesses animais, já que a eritrocitose é o mecanismo compensatório para aumentar sua oxigenação dos tecidos.[2]

Flebotomia é uma condição simples e segura, mas não isenta de efeitos colaterais devidos à hipovolemia transitória. A reposição volêmica com solução fisiológica a 0,9% é indicada por alguns autores; entretanto, outros afirmam que não é obrigatória, podendo ou não ser realizada antes, durante ou após o procedimento.[2,22] O volume reposto é equivalente ao retirado.[2] Flebotomias frequentes podem causar deficiência de ferro, que deverá ser suplementada. Aproximadamente 50 mg de ferro são perdidos com a remoção de cada 100 mℓ de sangue.[17] As flebotomias sucessivas podem aumentar o risco de trombose.[2,23]

É importante a realização de uma flebotomia no pré-operatório de animais com eritrocitose secundária às neoplasias renais com possibilidade de ressecção cirúrgica, pois a hiperviscosidade está associada a aumento do risco de trombose e hemorragia excessiva.

A frequência de flebotomias é determinada pelo valor do hematócrito e por meio da sintomatologia clínica. Em geral, ela é utilizada apenas no início do tratamento da eritrocitose absoluta primária (antiga policitemia vera), sendo posteriormente controlada com quimioterápicos, como a hidroxiureia (Hydrea® 500 mg), empregada tanto em eritrocitose absoluta primária como secundária, caso não haja tratamento para a doença primária.[4,5,7,20,24] O tratamento com hidroxiureia é eficaz e bem tolerado, com poucas complicações ou efeitos colaterais, reduzindo, ou mesmo dispensando, as flebotomias.[2]

A hidroxiureia inibe a conversão do RNA para DNA por meio da destruição da RNA difosfato redutase. Desse modo, causará a supressão reversível da medula óssea, inibindo a síntese de DNA sem afetar o RNA ou a síntese de proteínas.[20]

Em cães, imediatamente após a flebotomia, inicia-se o tratamento com hidroxiureia na dose de 30 mg/kg/dia por via oral (VO) durante 7 a 10 dias, seguido de uma dose de manutenção de 15 mg/kg/dia, VO.[1,2] O tratamento visa à manutenção do hematócrito no limite superior da normalidade. Os hemogramas são repetidos com intervalo de 7 a 14 dias, até a estabilização do hematócrito e, depois, o monitoramento é feito a cada 6 a 8 semanas. Se o hematócrito se elevar durante a fase de manutenção, recomenda-se uma nova flebotomia e/ou aumentar a dose da hidroxiureia por 7 a 10 dias e, depois, retornar à dose de manutenção.[2,17] Há relato de sobrevida de até 8 anos de cães com eritrocitose primária controlada com hidroxiureia.[25]

O uso de hidroxiureia em gatos é pouco relatado. As doses variam entre 10 mg/kg a cada 24 horas para 45 mg/kg a cada 48 horas (média de 22 mg/kg a cada 48 horas) segundo um estudo que avaliou 10 gatos em tratamento com esse fármaco. Todos os gatos que foram medicados com hidroxiureia foram capazes de interromper a flebotomia tanto imediatamente como em até 5 meses em relação ao início do tratamento com o fármaco. Nesse levantamento, foram relatados efeitos colaterais em 6 a 10 gatos tratados. Meta-hemoglobinemia foi observada em 3 a 6 gatos com manifestações clínicas como distrição respiratória, cianose e taquipneia, observadas em gatos que receberam doses muito elevadas do fármaco (> 100 mg/kg/dose). Todos eles responderam ao tratamento com oxigenoterapia e acetilcisteína. Nesses casos, foi possível retomar a terapia com uma dose menor da hidroxiureia associada ao S-adenosil-L-metionina. Evidência de dano oxidativo à hemoglobina foi observada em 3 gatos (média de 30 a 48% de corpúsculos de Heinz). A mielossupressão foi relatada em 4 gatos, neutropenia em 3 gatos e trombocitopenia em 1 caso, que normalizaram após a diminuição ou aumento do intervalo de administração da hidroxiureia.[26]

Esse quimioterápico é rapidamente absorvido pelo trato gastrintestinal e excretado principalmente na urina. Recomenda-se a utilização de luvas durante a manipulação das cápsulas ou comprimidos, devido ao seu potencial efeito mutagênico e teratogênico.

Por causar supressão da medula óssea, recomenda-se o monitoramento hematológico periódico, já que o fármaco tem potencial mielossupressor e pode ocasionar trombocitopenia e neutropenia.[9] Caso ocorram, o tratamento com hidroxiureia deverá ser temporariamente interrompido até a normalização do hemograma, podendo ser reintroduzido em dose mais baixa.[2,9] Recomendam-se antibióticos para pacientes neutropênicos.[2] Outros efeitos colaterais são anorexia, êmese e descamação das unhas.[9,24] Em geral, os efeitos colaterais são raros.[2]

Se o diagnóstico final for eritrocitose absoluta secundária, o distúrbio primário deverá ser tratado. Se a causa for uma neoplasia produtora de eritropoetina, deverá, se possível, ser excisada. Se não for possível, pode ser tentado o tratamento já mencionado (flebotomia + hidroxiureia) para o controle da eritrocitose e suas manifestações clínicas.[9]

O mesmo raciocínio é aplicado para a eritrocitose absoluta secundária às doenças cardíacas, como tetralogia de Fallot e persistência do ducto arterioso, que deverão ser corrigidos cirurgicamente na medida do possível. Não havendo essa possibilidade, recomenda-se o protocolo flebotomia e/ou hidroxiureia; no entanto, o hematócrito deverá ser mantido em valores mais elevados, em torno de 62 a 68%, visando apenas minimizar os sinais e sintomas clínicos, já que a eritrocitose, nesses casos, é uma resposta compensatória à hipoxia tecidual crônica.[7,9]

REFERÊNCIAS BIBLIOGRÁFICAS

1. Couto CG, Nelson RW. Erythrocytosis. In: Couto CG, Nelson RW. Small animal internal medicine. Mosby Elsevier; 2009. p. 1225-7.
2. Villers E. Polycythaemia. In: Day MJ, Mackin A, Littlewood JD. BSAVA Manual of canine and feline haematology and transfusion medicine. England: British Small Animal Association; 2000. p. 43-9.
3. Thrall MA, Baker, DC, Campbell TW, DeNicola D, Fettman MJ, Lassen, ED et al. Classificação e diagnóstico de policitemia. Hematologia e bioquímica clínica veterinária. São Paulo: Roca; 2007. p. 114-7.
4. Evans LM, Caylor KB. Polycythemia vera in a cat and management with hydroxyurea. J Am Anim Hosp Assoc. 1995;31:434-8.
5. Neet CS, Arnold P, Glaus TM. Leeching as initial treatment in a cat with polycythemia vera. J Small Anim Pract. 2001;42:554-6.
6. Reed C, Ling GV, Gould D, Kaneko JJ. Polycythemia vera in a cat. J Am Vet Med Assoc. 1970;157:85-91.
7. Moore KW, Stepien RL. Hydroxyurea for treatment of polycythemia secondary to right-to-left shunting patent ductus arteriosus in 4 dogs. J Vet Intern Med. 2001;15:418-21.
8. Hasler AH. Polycythemia In: Ettinger SJ, Feldman EC. Textbook of veterinary internal medicine. Elsevier Saunders, 2005. p. 215-8.
9. Randolph JF, Peterson ME, Stokol T. Erytrocytosis and polycythemia In: Weiss DJ, Wardrop KJ. Schalm's veterinary hematology. Iowa: Blackwell Publishing; 2011. p. 216-21.
10. Vonderen IK, Meyer PH, Kraus JS, Kooistra H.S. Polyuria and polydipsia and disturbed vasopressin release in 2 dogs with secondary polycythemia. J Vet Intern Med. 1997;11:300-3.
11. Klainbart S, Segev G, Loeb E. Resolution of renal adenocarcinoma-induced inappropriate polycythaemia after nephrectomy in two cats. J Feline Med Surg. 2008; 10:264-8.
12. Snead EC. A case of bilateral renal lymphosarcoma with secondary polycythaemia and paraneoplastic syndromes of hypoglycaemia and uveitis in a English Springer Spaniel. Vet Comparat Oncol. 2005;3:139-44.
13. Gorse MJ. Polycythemia associated with renal fibrosarcoma in a dog. J Am Vet Med Assoc. 1988;15:793-4.
14. Yamauchi A, Ohta T, Okada T, Mochizuki M, Nichimura R, Matsunaga S et al. Secondary erythrocytosis associated with schwannoma in a dog. J Vet Med Sci. 2004;66:1605-8.
15. Sato K, Hikasa, Y, Morita, T, Shimada, A, Ozaki, K, Kagota, K. Secondary erythrocytosis associated with high plasma erythropoietin concentrations in a dog with cecal leiomyosarcoma. J Am Vet Med Assoc. 2002;220:486-90.
16. Kessler M. Secondary polycythaemia associated with high plasma erythropoietin concentrations in a dog with a necrotising pyelonephritis. J Small Anim Pract. 2008;49:363-6.
17. Nitsche EK. Erythrocytosis in dogs and cats: diagnosis and management. Compend Cont Educ Pract Vet. 2004;220:486-90.
18. Beurlet S, Krief P, Sansonetti A et al. Identification of JAK2 mutations in canine primary polycythemia. Exp. Hematol., 2011;39:542-5.
19. Quesnel AD, Kruth SA. Polycythemia vera and glomerulonhefritis in a dog. Can Vet J. 1992;33:671-2.
20. Gray HE, Weingand CM, Cottrill NB, Willis AM, Morgan RV. Polycythemia vera in a dog presenting with uveitis. J Am Anim Hosp Assoc. 2003;39:355-60.
21. Giger U. Erythropoietin and its clinical use. Compend Contin Educ Pract Vet. 1992;14:25-34.
22. Angulo IL, Papa FV, Cardoso FG. Sangria terapêutica. Medicina, Ribeirão Preto, 1999;32:290-3.
23. Meyer HP, Slappendel RJ, Greydanaus SWM. Polycythaemia vera in a dog treated by repeated phlebotomies. Vet Quart. 1993;14:108-11.
24. Peterson ME, Randolph JF. Diagnosis of canine primary polycythemia and management with hydroxyurea. J Am Vet Med Assoc. 1982;15:415-8.
25. Gonçalves S, Reggiani D, Moreira MB. Eritrocitose primária em cão: relato de caso. Arq Bras Vet Zootec. 2018;75:1378-82.
26. Darcy H, Simpson K, Gajanayake I, Seth M, McGrotty Y, Szladovits B et al. Feline primary erythrocytosis: a multicentre case series of 18 cats. J Feline Med Surg. 2018;20(12):1192-8.

209
Interpretação do Leucograma

Samantha Ive Miyashiro

INTRODUÇÃO

O hemograma é um exame de triagem essencial para avaliação do estado geral dos pacientes. As informações obtidas sobre as massas eritroide, leucocitária e plaquetária, juntas, representam a condição em que se encontra o paciente naquele momento. O leucograma, parte do hemograma que corresponde à análise dos leucócitos, é composto de contagem total de leucócitos, contagem diferencial de leucócitos (identificação, diferenciação e quantificação dos diferentes tipos de leucócitos) e avaliação morfológica celular. Fornece informações sobre a resposta leucocitária fisiológica e patológica frente a vários estímulos, gravidade da doença, resposta ao tratamento e prognóstico.

Diante de um desafio, o organismo procura responder à altura com as células e produtos mais adequados ao tipo de reação que é desencadeada. Para tanto, os tecidos produtores das células de defesa devem estar aptos para isso, e o suprimento de matéria-prima para sua produção deve ser adequado. Os leucócitos produzidos são lançados no sangue periférico para atingirem os locais onde atuarão e/ou morrerão. Esse processo de resposta é muito dinâmico e a interpretação correta do leucograma exige conhecimento da cinética leucocitária básica, da fisiopatologia da doença e da morfologia celular normal da espécie.[1-3]

A interpretação do leucograma deve ser feita sempre em associação aos dados clínicos, exame físico e dados de hemograma das outras linhagens de células sanguíneas (eritrograma, reticulócitos e contagem de plaquetas), além da análise morfológica dessas, e a outros exames complementares. É importante lembrar que o hemograma é como uma "foto" de quando a amostra foi coletada, representando a condição do paciente naquele momento; é uma informação pontual que pode mudar a qualquer instante.

Neste capítulo, serão descritos os diferentes tipos de leucócitos e suas respectivas funções para que, adiante, essas informações sejam aplicadas na interpretação do leucograma.

CONTAGEM TOTAL DE LEUCÓCITOS E TERMOS RELACIONADOS

A faixa de normalidade para a contagem de leucócitos varia conforme a espécie, a idade e o laboratório em que a amostra é processada. Caso o paciente tenha de ser monitorado e vários leucogramas tenham de ser feitos, recomenda-se que sejam processados no mesmo laboratório para minimizar a subjetividade da análise morfológica e para que os dados sejam comparáveis, uma vez que são obtidos pelo mesmo método de processamento.

Variações na quantidade de leucócitos podem ocorrer devido a alterações nas taxas de produção, liberação, distribuição e meia-vida na circulação dessas células, que podem estar aumentadas ou diminuídas, independente e aleatoriamente.

O termo leucocitose refere-se ao aumento do número total de leucócitos circulantes, que pode ser mais caracterizado quando se especifica o tipo celular que está aumentado, por exemplo, leucocitose por neutrofilia (aumento do número de leucócitos por aumento do número de neutrófilos).

O termo leucopenia refere-se à diminuição do número total de leucócitos circulantes, que pode ser mais caracterizado quando se especifica o tipo celular reduzido, por exemplo, leucopenia por neutropenia (diminuição do número de leucócitos por diminuição do número de neutrófilos). Mais de um tipo celular pode contribuir para a leucopenia, por exemplo, leucopenia por neutropenia e linfopenia (diminuição do número de leucócitos por diminuição de neutrófilos e linfócitos).

TIPOS CELULARES

Todos os leucócitos participam da defesa do organismo, mas cada um tem sua função específica. Conforme a linhagem celular, podem ter origem mieloide (i. e., produzidos na medula óssea), como os granulócitos e monócitos, ou origem linfoide, caso dos linfócitos, que são produzidos nos tecidos linfoides, dispersos pelo organismo.

Granulócitos e a granulopoese

Granulócitos são células que apresentam grânulos citoplasmáticos. Podem também ser chamados "polimorfonucleares" (PMN), pois apresentam núcleo multilobulado ou segmentado. Apresentam capacidade de locomoção (diapedese). São produzidos pelo processo denominado "granulopoese" (Figura 209.1) e, dependendo da existência e da quantidade de certos fatores de crescimento e citocinas, ocorre a definição da linhagem dessas células, pelos tipos de grânulos presentes no citoplasma, em linhagem neutrofílica (a linhagem mais abundante em cães e gatos), eosinofílica e basofílica.

Eles têm origem mieloide porque o processo de granulopoese se dá na medula óssea, em animais adultos, concomitantemente com a produção de hemácias (eritropoese) e de plaquetas (megacariocitopoese ou trombopoese). Esses processos são coordenados e promovidos por várias substâncias, entre elas os fatores estimuladores de colônia (CSF, do inglês *colony stimulating factors*), que estimulam a proliferação e a diferenciação celular, além de induzirem e aumentarem a função das células sanguíneas.[1-3]

A primeira célula morfologicamente identificável comprometida com a linhagem mieloide é o mieloblasto. Este sofre mitose e forma os promielócitos, que sofrem mais mitose e se transformam em mielócitos. Essas fases de desenvolvimento compõem o compartimento proliferativo ou mitótico, em que ocorrem 4 a 5 mitoses. A partir desse momento, as células formadas apenas se diferenciam, não se multiplicam mais e compõem o compartimento de maturação e armazenamento; a cromatina começa a se condensar, o núcleo começa a diminuir, localizando-se em uma das bordas na célula (o núcleo do metamielócito assemelha-se a um rim, e o do bastonete tem formato de U ou ferradura), até que a cromatina fique densamente condensada e comece a formar constrições no núcleo, segmentando-o em 2 a 5 lobos (núcleo segmentado). O processo todo leva cerca de 6 dias, em escala piramidal, isto é, a partir de uma célula pluripotente obtêm-se 16 a 32 células maduras.[1-3]

O termo compartimento empregado no texto tem fins didáticos, mas se deve ter em mente que, na medula óssea, todos esses eventos acontecem ininterrupta e concomitantemente.

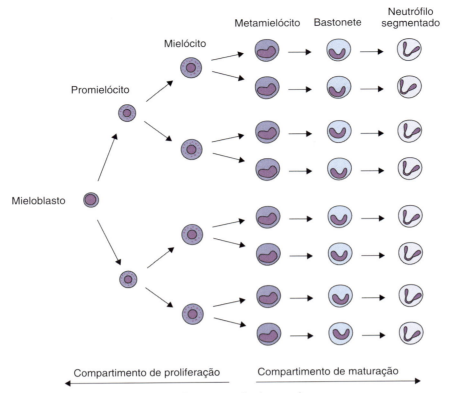

Figura 209.1 Representação da granulopoese.

Neutrófilos

Os neutrófilos maduros geralmente são os leucócitos mais abundantes no sangue periférico de cães e gatos sadios. Seu núcleo apresenta várias lobulações, separadas por constrições. De maneira geral, seu desenvolvimento na medula óssea ocorre sob influência da interleucina-3 (IL-3), fator estimulador de colônia granulocítica/monocítica (GM-CSF) e fator estimulador de colônia granulocítica (G-CSF). Eles saem do compartimento de armazenamento medular para a circulação periférica, com vida média no sangue de cerca de 10 horas, migram para os tecidos, onde podem sobreviver por 12 a 48 horas e não podem retornar para o sangue. Muitos são removidos pelos macrófagos do sistema mononuclear fagocitário (principalmente dos tratos respiratório e digestório) e outros podem ser "perdidos" em secreções e excreções. Por terem vida curta, todos os neutrófilos sanguíneos são repostos em torno de 2,5 vezes/dia.[1-3]

Ocorrendo um súbito aumento de utilização de neutrófilos, o compartimento de armazenamento de neutrófilos na medula óssea garante suprimento imediato suficiente para cerca de 5 dias, evitando, assim, uma possível depleção medular.

Com relação a cães, existem relatos de que em animais saudáveis é possível observar mais de 20% de granulopoese ineficaz (i. e., o processo de produção de granulócitos não se dá de maneira totalmente satisfatória), geralmente por morte prematura de células.[2]

O aumento da granulopoese pode ser desencadeado por fatores de crescimento liberados por células do sistema imune como linfócitos T, macrófagos e células estromais que são ativadas por alguma lesão tecidual e/ou pela invasão microbiana. Podem liberar fatores como CSF (p. ex., SCF [do inglês *stem cell factor*] e GM-CSF) e citocinas (linfocinas e interleucinas como IL-3, IL-6, IL-11), essas últimas estimulam as células endoteliais e os fibroblastos a produzirem CSF.[2,3]

No vaso sanguíneo, distribuem-se entre o compartimento neutrofílico circulante (CNC), que corresponde aos neutrófilos que circulam livremente no centro do vaso sanguíneo (e que são coletados para análise laboratorial no momento da venipuntura), e o compartimento marginal (CNM), que são os neutrófilos que rolam ao longo do endotélio vascular, em menor velocidade. Há trânsito livre dos neutrófilos entre esses compartimentos e a proporção entre eles geralmente é 1:1; exceto em gatos, em que o CNM é cerca de três vezes maior do que o CNC. Porém, sob determinadas circunstâncias, essas proporções podem ser alteradas. Por exemplo, com a liberação de epinefrina, ocorre vasoconstrição e diminuição do CNM, com consequente aumento do CNC. Os corticoides, além de diminuírem a marginação dos neutrófilos, também aumentam a liberação pela medula óssea e diminuem a migração tecidual de neutrófilos. Ambas as ações levam à expansão do CNC.[1-3]

Portanto, os principais processos que interferem na quantidade de neutrófilos circulantes são produção, com preservação da proliferação, diferenciação e efetividade de maturação; liberação da medula óssea, primeiro os neutrófilos mais velhos e maduros; distribuição entre o CNC e CNM; e migração do sangue para os tecidos; também se espera que primeiro seja feita pelos mais velhos e maduros.[3]

Os neutrófilos têm dois tipos de grânulos: os primários ou azurófilos e os secundários ou específicos. Os grânulos primários geralmente não coram com os corantes Romanowsky e mal são observados após o estágio de promielócito, pois sua produção é encerrada e por isso sua quantidade é diluída nas mitoses seguintes. São lisossomos com conteúdo microbicida (mieloperoxidase, lisozima, defensinas, proteína indutora de permeabilidade bacteriana) e enzimático (hidrolases ácidas, proteases neutras, elastase). Os grânulos secundários ou específicos também não são observáveis com a coloração do tipo Romanowsky. Eles contêm elementos microbicidas (lactoferrina, lisozima, catelicidinas) e enzimas (colagenase, apolactoferrina, ativador de plasminogênio). Os neutrófilos de cães e gatos não têm atividade da fosfatase alcalina. Ultraestruturalmente, os primários são mais eletrodensos que os secundários.[2,4]

A capacidade de emitir pseudópodes permite a fagocitose e, pelo conteúdo de seus grânulos, logo se percebe a capacidade microbicida do neutrófilo, sendo essas as suas principais funções. Mas, para que possam atuar no tecido lesado, os neutrófilos precisam ser atraídos para o local onde atuarão no processo inflamatório.

Quando surge uma lesão tecidual subletal, com ruptura de vasos sanguíneos e extravasamento de líquido (e substâncias) e células para o tecido, inicia-se o processo inflamatório, uma tentativa de cura do organismo. No processo inflamatório ocorrem várias alterações, entre elas a alteração vascular, mediada por substâncias diversas, inicialmente a vasoconstrição e depois a vasodilatação, aumentando o aporte sanguíneo e sua estase no local; consequentemente, há aumento da quantidade de substâncias inflamatórias quimioatraentes (p. ex., C5a, C3a, IL-8, leucotrieno B4 [LTB4], fator de agregação de plaquetas [PAF]; produtos bacterianos) e de células sanguíneas. Acontecem alterações nas membranas das células locais, principalmente das células endoteliais, que expressam moléculas de adesão para os leucócitos, promovendo marginação, rolagem e adesão desses à parede do vaso para que os leucócitos façam a transmigração, isto é, saiam do vaso para migrar para o local de lesão. No início do quadro (i. e., na fase aguda), essas moléculas solúveis e de superfície celular atraem principalmente os neutrófilos; com a perpetuação do processo, surgem alterações que serão discutidas adiante.[1-5]

Quando expostos a bactérias e/ou seus produtos, os neutrófilos são ativados e iniciam a explosão respiratória, secretando certas substâncias como peróxido de hidrogênio e espécies reativas de oxigênio. Promovem a digestão extracelular de fibrinogênio e componentes do complemento e estimulam a geração de mediadores inflamatórios. Eventualmente esses mediadores podem lesar os tecidos adjacentes, contribuindo para quadros como glomerulonefrite por imunocomplexos e artrite reumatoide. Apesar da atividade bactericida, eles podem matar ou inativar alguns fungos, leveduras, algas, parasitos e vírus.[1-5]

Quando há aumento da demanda por neutrófilos mediada por fatores inflamatórios, a granulopoese é acelerada; as células maduras no compartimento de armazenamento são liberadas para o sangue periférico e podem ocorrer mitoses adicionais no compartimento de proliferação, tornando a granulopoese mais eficaz e curta, inclusive. A repercussão desse incremento da atividade da granulopoese no sangue periférico poderá ser observada em 2 a 3 dias; nessa situação, em um paciente sem maiores complicações, pode-se esperar leucocitose por neutrofilia imediatamente após a lesão por conta dos neutrófilos em estoque na medula, e, havendo persistência da lesão, a leucocitose por neutrofilia após 2 a 3 dias pode ser mantida por aumento da atividade medular (aumento da granulopoese).[1-4]

Se o processo ainda assim persistir, a medula pode começar a liberar células mais jovens, como bastonetes e metamielócitos, pois o estoque de células maduras já foi consumido e o novo quadro pode apresentar leucocitose ou contagem normal de leucócitos, mas com neutrofilia com desvio à esquerda e, considerando que a escala de maturação esteja preservada, isto é, a quantidade de células maduras continua maior em relação às jovens, diz-se "desvio à esquerda regenerativo". Ressalte-se que esse termo se aplica ao interpretar o leucograma com base nos valores absolutos das células.[1-4]

Se a lesão ainda persistir e agravar a ponto de superar a reposição de neutrófilos pela medula óssea, isso pode começar a causar redução do número total de leucócitos e do número de neutrófilos maduros; se a medula ainda estiver apta a produzir células, haverá liberação de células cada vez mais jovens. Nessas situações, talvez se notem leucócitos em quantidade normal ou mesmo reduzida (leucopenia), mas com alteração da escala de maturação, isto é, predomínio de células jovens em relação aos neutrófilos maduros. Esse quadro é denominado "desvio à esquerda degenerativo" e pode implicar prognóstico reservado a mau.[1-4]

A aceleração da granulopoese pode provocar algumas alterações morfológicas nos neutrófilos observáveis à microscopia óptica do esfregaço sanguíneo corado por corante do tipo Romanowsky. São as chamadas "alterações tóxicas em neutrófilos" e, quanto maior a quantidade de alterações e maior a quantidade de neutrófilos com alterações, mais acelerada estará a granulopoese, provavelmente em resposta a um estímulo inflamatório proporcionalmente intenso.[1-3]

São alterações tóxicas:[1,6,7]

- Granulação tóxica citoplasmática: visualização de grânulos primários em estágios avançados de maturação
- Basofilia citoplasmática difusa: retenção ou persistência de RNA citoplasmático durante a maturação celular
- Vacuolização citoplasmática: áreas de clareamento citoplasmático por dispersão de organelas; não confundir com vacúolos causados pela exposição prolongada ao EDTA
- Corpúsculos de Döhle: estruturas basofílicas citoplasmáticas, são agregados de retículo endoplasmático rugoso com conteúdo de RNA; em pequena quantidade, são considerados normais em gatos
- Neutrófilos gigantes (com ou sem morfologia nuclear bizarra): são grandes neutrófilos lançados pela medula óssea devido à assincronia de maturação celular
- Possível hialinização nuclear: grave lesão celular; pode indicar deterioração ou autólise.

Essas alterações são analisadas subjetivamente em lâmina e são graduadas em escala de cruzes (1 a 3 ou até 4 cruzes). Essas alterações não ocorrem necessariamente de modo simultâneo. Outra observação em lâmina que pode corroborar com a interpretação de um leucograma inflamatório é a presença de formação em rouleaux, que é caracterizada pelo empilhamento das hemácias "em cordões", que ocorre por aumento de proteínas plasmáticas e por alterações na membrana das hemácias induzidas por substâncias inflamatórias. Estudos retrospectivos indicam que as alterações tóxicas em neutrófilos implicam aumento de custos com o tratamento e aumento do tempo de hospitalização. Em cães, observou-se associação entre toxicidade de neutrófilos e neutropenia com fatalidade.[6] Em gatos, as contagens de leucócitos e neutrófilos não apresentam grandes oscilações, por isso as alterações tóxicas em neutrófilos são indícios importantes de inflamação ou infecção.[7]

O núcleo do neutrófilo também pode exibir alterações como hipossegmentação (neutrófilos mais jovens, com menos de quatro segmentos, indicando tendência a desvio à esquerda) e hipersegmentação (núcleo com mais de seis segmentos indica maior tempo dessa célula na circulação). Essa última alteração pode ser observada em quadros associados à corticoideterapia, ao hiperadrenocorticismo e em doenças inflamatórias crônicas (por aumento do cortisol endógeno).[1-4] A hipossegmentação raramente pode estar associada à alteração de Pelger-Huet, uma doença hereditária relatada em cães das raças Pastor-australiano, American Foxhound, Basenji, Australian Cattle Dog, Border Collie, Boston Terrier, Cocker Spaniel, Pastor-Alemão e Samoieda e em gatos, na qual os neutrófilos aparecem como bastonetes e/ou metamielócitos, com função celular normal, mas podendo levar à interpretação errônea de um leucograma com desvio à esquerda grave.[1-4,8,9]

No Quadro 209.1 estão listados os quadros clínicos e doenças mais associados à neutrofilia.

QUADRO 209.1	Principais quadros clínicos e doenças associados à neutrofilia.

- Fisiológica ou induzida por epinefrina: resposta à luta e/ou fuga (excitação, medo, exercício, ansiedade); convulsão; parto

- Estresse ou induzida por glicorticoides: dor; anestesia; trauma; neoplasia; hiperadrenocorticismo (cães); doenças crônicas; terapia com glicocorticoides ou com ACTH

- Inflamação ou aumento da demanda tecidual: infecções (bacteriana, riquetsial, fúngica, viral, parasitária); trauma tecidual e/ou necrose; doenças imunomediadas (cães); neoplasias; síndromes paraneoplásicas; quadros metabólicos (uremia, cetoacidose diabética); intoxicação/toxicose (p. ex., botulismo, endotoxemia); quadros pós-cirúrgicos; queimaduras; alterações de função neutrofílica (cães: deficiência de aderência leucocitária); hemorragia aguda e/ou hemólise; trombose; corpo estranho estéril

Adaptado de Latimer et al.;[2] Stockham e Scott[3] e Couto.[8] ACTH: hormônio adrenocorticotrófico.

Neutropenia, em geral, acarreta leucopenia por serem os neutrófilos os leucócitos mais abundantes no sangue periférico de cães e gatos. As causas de neutropenia são divididas em três principais categorias, que podem aparecer isoladamente ou em combinação:[4]

- Neutropenia por redução de produção ou produção ineficaz
- Neutropenia por grande demanda pelos tecidos
- Neutropenia por desvio do compartimento circulante de neutrófilos para o compartimento marginal.

Deve-se levar em conta que os valores de neutrófilos para gatos e cães da raça Greyhound (1.800 a 2.300/$\mu\ell$) são menores que aqueles para cães.[8]

Em um estudo retrospectivo, feito no Texas Veterinary Medical Center, foram revisados casos clínicos de 232 cães e 29 gatos com neutropenia, e se obteve uma lista de categorias de doenças associadas ao quadro de neutropenia:

- Doenças infecciosas não bacterianas (fúngicas ou virais): 51,8%
- Aumento de demanda por intensa inflamação, bacteriemia ou endotoxemia: 11,1%
- Neutropenia associada a fármacos: 11,4%
- Doença medular primária: 3,8%
- Doença imunomediada: 0,4%
- Doenças de etiologia não esclarecida: 21,5%.

Dentre os casos de doenças infecciosas, destacam-se o parvovírus em cão, o vírus da leucemia felina e da imunodeficiência felina como principais causas de neutropenia. Dentre as neutropenias associadas a fármacos destacam-se os antineoplásicos como medicamentos causadores de distúrbio medular (hipoplasia ou hiperplasia mieloide, hipoplasia eritroide, hipoplasia ou hiperplasia megacariocítica). E nos 10 casos de doença medular primária (três gatos e sete cães), observaram-se hipoplasia mieloide, mielodisplasia e um caso de eritroleucemia e leucemia linfocítica aguda.[10] Os quadros que envolvem distúrbios medulares costumam acarretar alterações em outras linhagens hematopoéticas também, podendo evoluir para quadros de pancitopenia.[11,12]

No Quadro 209.2 estão listados os principais quadros clínicos e doenças causadores de neutropenia.

A neutropenia inflamatória por grande demanda tecidual ocorre porque a marginação e a transmigração dos neutrófilos para os tecidos inflamados excedem a taxa de liberação de neutrófilos pela medula óssea.[3]

Em endotoxemia, a indução da neutropenia se deve ao efeito da endotoxina liberada pelas bactérias gram-negativas, que causam um rápido desvio dos neutrófilos do CNC para o CNM. Esse efeito dura cerca de 1 a 3 horas após uma única exposição. As endotoxinas ainda induzem a liberação de mediadores

QUADRO 209.2	Principais quadros clínicos e doenças causadores de neutropenia.

Diminuição de produção ou produção ineficaz de células

- Mieloptise (infiltração da medula óssea por células não hematopoéticas): doenças mieloproliferativas, doenças linfoproliferativas, mastocitose sistêmica, mielofibrose; carcinoma metastático; mielodisplasia
- Neutropenia induzida por fármacos: agentes antineoplásicos e imunossupressores, cloranfenicol (gatos), griseofulvina (gatos), sulfa-trimetoprima, estrógeno (cães), fenilbutazona (cães), fenobarbital (cães), outros
- Toxinas: compostos químicos industriais (solventes inorgânicos, benzina), toxina de *Fusarium sporotrichiella* (gatos)
- Doenças infecciosas: infecção por parvovírus, infecção por retrovírus (FeLV, FIV – gatos), mielodisplasia (gatos), neutropenia cíclica (gatos), histoplasmose, erliquiose, anaplasmose, toxoplasmose, quadro inicial da infecção por vírus da cinomose e da hepatite infecciosa canina (cães)
- Outros: hipoplasia ou aplasia de medula óssea idiopática, hematopoese cíclica dos Collies azuis (cão), neutropenia cíclica adquirida, neutropenia responsiva a esteroides, necrose de medula óssea

Súbito aumento de demanda tecidual por destruição e/ou consumo (inflamação)

- Doenças infecciosas: infecções bacterianas hiperagudas (p. ex., peritonite, pneumonia aspirativa, salmonelose, metrite, piotórax), Infecção viral (cães – por exemplo: cinomose ou hepatite canina em fase inicial)
- Distúrbios induzidos por fármacos (ver anteriormente)
- Distúrbios imunomediados
- Síndromes paraneoplásicas (cães)

Desvio de neutrófilos para o compartimento marginal

- Choque endotóxico
- Choque anafilático
- Anestesia (talvez)

Adaptado de Latimer et al.;[2] Stockham e Scott[3] e Couto.[8] FeLV: vírus da leucemia felina; FIV: vírus da imunodeficiência dos felinos.

inflamatórios como fator de necrose tumoral (TNF) e IL-1, que promovem a adesão dos neutrófilos às células endoteliais. Os neutrófilos podem ser concomitantemente ativados, causando lesões oxidativas às células endoteliais; porém, em 8 a 12 horas, as endotoxinas estimulam a liberação de neutrófilos da medula óssea, resolvendo a neutropenia inicial do quadro e estimulam a produção de neutrófilos, cujo resultado terá repercussão no sangue periférico em cerca de 3 a 5 dias.[3]

Se houver produção de pus e esse material for eliminado do organismo como secreção ou excreção (p. ex., secreção vaginal em cadela com piometra), talvez o estímulo não seja tão intenso quanto em um animal que não elimine o material (como abscessos em vísceras, piometra de colo fechado). Isso pode dificultar a interpretação do leucograma, pois, na realidade, há um estímulo inflamatório infeccioso, mas os neutrófilos não se acumulam no sangue periférico ou não provocam a formação de um tecido inflamado que concentre essas células no local (com os sinais clássicos de tumor, rubor, calor e dor) porque são secretados e/ou excretados e as alterações tóxicas das células circulantes podem ser mais brandas. Como esses elementos secundários à destruição celular são eliminados do organismo, a estimulação pode não causar grandes efeitos na granulopoese e a resposta leucocitária pode ser mais discreta.

Neutropenia por destruição imunomediada ocorre mediada por anticorpos antineutrófilos que, opsonizados, são destruídos pelos macrófagos do sistema mononuclear fagocitário (SMF). As causas não foram ainda estabelecidas em animais domésticos, que eventualmente podem apresentar resposta clínica à terapia com glicocorticoide. Se persistente, pode-se observar o desenvolvimento de hiperplasia granulocítica na medula óssea, a não ser que haja destruição concomitante das células precursoras.[3]

O quadro de produção ineficaz de neutrófilos ou granulopoese ineficaz, ou disgranulopoese, pode ocorrer quando as células precursoras apresentam defeitos ou lesões que as levam à morte antes que possam desenvolver a linhagem. Pode-se observar uma falta de ordem na sequência de maturação na citologia de medula óssea, também referida como retardo na escala maturativa, com acúmulo de células de determinada fase e com ausência de células das fases seguintes. Pode, também, haver falha na liberação das células, com neutropenia persistente e hiperplasia granulocítica na medula óssea. Eventualmente, vê-se monocitose devido à estimulação da unidade formadora de colônias granulocítica/monocítica (UFC-GM) que acaba se diferenciando em monócitos.[3]

A hipoplasia granulocítica promove menor produção de neutrófilos e pode ocorrer quando houver lesão das células precursoras da linhagem ou das células do microambiente medular.[3]

Hematopoese cíclica é uma doença hereditária de Collies azuis e seus descendentes. Não há identificação do verdadeiro problema, mas se sabe que há envolvimento da célula pluri ou totipotente. Os cães acometidos são suscetíveis a infecções por recorrente neutropenia e as manifestações podem começar antes dos 6 meses de vida. A anemia pode ser discreta por causa da meia-vida circulante mais longa das hemácias. Pode haver associação com infecção por vírus da leucemia felina.[2,3]

Eosinófilos

Sua produção e maturação ocorrem principalmente sob influência da IL-5 de maneira muito semelhante à dos neutrófilos, mas apresentam pequeno estoque medular. A vida média na circulação é extremamente curta (cerca de 30 minutos, em cães) e há um pequeno compartimento marginal. Ao deixarem a circulação, entram aleatoriamente nos tecidos, onde podem sobreviver por vários dias, com preferência por sítios subepiteliais, pulmão, trato gastrintestinal e endométrio.[1-4]

Morfologicamente, a principal característica é a existência de grânulos eosinofílicos citoplasmáticos (secundários ou específicos), com formatos e tamanhos diferentes conforme a espécie; em cães, são arredondados e em gatos, em formato de bastões. Esses grânulos são lisossomos e contêm várias substâncias importantes para a função da célula, como a proteína básica maior de eosinófilos (que apresenta atividade citotóxica contra parasitas, protozoários, bactérias e células epiteliais de mamíferos; induz a liberação de histamina por basófilos e mastócitos; neutraliza a heparina; ativa as plaquetas, basófilos, mastócitos e neutrófilos; induz broncospasmo), hidrolases ácidas, proteína catiônica de eosinófilo (com ação tóxica para helmintos, protozoários, bactérias e para o epitélio traqueal; ação neurotóxica e neutralizadora de heparina) e a peroxidase de eosinófilo (que, havendo peróxido de hidrogênio [H_2O_2], gera espécies reativas de oxigênio, que são tóxicas a helmintos, bactérias, micoplasmas, fungos, protozoários, vírus e células tumorais; na ausência de H_2O_2, age como toxina catiônica, que é tóxica ao epitélio respiratório, induz liberação de histamina pelos mastócitos e inativa leucotrienos).[1-4]

O aumento da produção e liberação de eosinófilos surge em respostas a quadros de hipersensibilidade e a infecções parasitárias por helmintos, e podem levar à eosinofilia (aumento de eosinófilos em sangue periférico).[1-4]

Os eosinófilos são atraídos por componentes ativados do sistema complemento a sítios de depósito de complexos antígeno-anticorpo e por quimiocinas. São importantes reguladores das reações de hipersensibilidade, imunomediadas e inflamatórias.[1-4]

Apresentam atividade parasiticida com a liberação da proteína básica maior e da peroxidase, associadas à ação de anticorpos, complemento e perforinas dos linfócitos.[1-4]

As atividades fagocíticas e bactericidas são semelhantes às dos neutrófilos, mas são ineficientes.

São importantes promotores da inflamação, principalmente em asma e em doenças alérgicas. Os eosinófilos se ligam à imunoglobulina E (IgE) e são ativados por complexos antígeno-IgE, liberando o conteúdo de seus grânulos, contribuindo para a lesão tecidual dos quadros alérgicos.[1-4]

Os eosinófilos contêm histaminase, que supostamente combate os efeitos da histamina liberada pelos mastócitos sensibilizados pela IgE nas respostas de hipersensibilidade tipo I.[1-4]

Outras causas possíveis de eosinofilia podem estar associadas a tumores como mastocitoma, linfoma de célula T, fibrossarcoma e carcinoma em animais. Nos gatos, pode ainda haver associação com doença mieloproliferativa e carcinoma de células de transição.[1-4]

No Quadro 209.3, estão listados alguns quadros clínicos associados à eosinofilia.

A eosinopenia não tem grandes implicações clínicas ou diagnósticas porque os valores de normalidade são muito baixos, mas pode ser observada em leucogramas de quadros inflamatórios agudos e associados a glicocorticoides.[1-4] Alguns dos quadros mais associados à eosinopenia estão listados no Quadro 209.4.

Basófilos

A sequência de maturação dos basófilos é semelhante à dos neutrófilos e os processos de proliferação e diferenciação são coordenados principalmente pela IL-3, com duração aproximada

---

QUADRO 209.3 Principais quadros clínicos e doenças associadas à eosinofilia.

Parasitismo	Ectoparasitas (artrópodes) Dirofilariose Endoparasitas (nematódeos, trematódeos, protozoários): • Cães: *Dirofilaria, Dipetalonema, Ancylostoma, Ascaris, Spirocerca, Strongyloides, Trichuris, Paragonimus* • Gatos: *Paragonimus, Aelurostrongylus, Dirofilaria*
Quadros de hipersensibilidade	Atopia Dermatite por alergia à picada de pulga Alergia alimentar Hipersensibilidade a proteínas estafilocócicas ou estreptocócicas Quadros respiratórios eosinofílicos e asma Pan-osteíte canina
Quadros eosinofílicos idiopáticos	Complexo granuloma eosinofílico (gatos) Asma brônquica felina Infiltrado eosinofílico pulmonar (cães) Colite/enterite eosinofílica Síndrome hipereosinofílica (gatos, cães da raça Rottweiler)
Doenças infecciosas	Vírus (algumas cepas de FeLV) Bactérias (alguns estafilococos e estreptococos) Toxoplasmose (gatos) Processos supurativos Fungos (criptococose)
Neoplasias	Tumores de mastócitos Linfomas Doenças mieloproliferativas (gatos) Tumores sólidos
Reação a fármacos	Tetraciclina
Outros	Hipoadrenocorticismo Hipertireoidismo (gatos)

Adaptado de Latimer *et al.*;[2] Stockham e Scott[3] e Couto.[8] FeLV: vírus da leucemia felina.

QUADRO 209.4 Principais quadros clínicos e doenças associadas à eosinopenia.

Associados a glicocorticoides: estresse (físico ou neurogênico), hiperadrenocorticismo, terapia com glicocorticoides, terapia com ACTH
Inflamação aguda
Doenças que levem a hipoplasia ou aplasia de medula óssea

Adaptado de Stockham e Scott.[3] ACTH: hormônio adrenocorticotrófico.

de 2,5 dias. Encontram-se em pequena quantidade no sangue periférico dos mamíferos. Embora tenham funções semelhantes às dos mastócitos teciduais, o desenvolvimento dessas células ocorre de modo independente, sem o compartilhamento de uma célula progenitora comum. O estoque medular de basófilos é mínimo.[1-4]

Morfologicamente, apresentam grânulos citoplasmáticos de coloração metacromática (púrpura) em quantidade e formato diferentes conforme a espécie. Em gatos, essa característica tintorial do grânulo é perdida e em cães, a quantidade de grânulos é menor do que em outras espécies. Os grânulos contêm histamina, heparina, fator ativador plaquetário, tromboxano A2, leucotrienos e mucopolissacarídios, mediadores importantes de processos alérgicos e inflamatórios.[1-4]

Compartilham várias propriedades com os mastócitos e ambos apresentam funções muito semelhantes, inclusive uma associação próxima com a cinética dos eosinófilos e a degranulação após a ligação entre o antígeno e a IgE específica de membrana.

As funções específicas dos basófilos incluem participação nas reações de hipersensibilidade imediata e tardia com a liberação de mediadores (p. ex., liberação de histamina em reações alérgicas); promoção do metabolismo lipídico pela ativação da lipase (promovendo sua liberação pelas células endoteliais); prevenção e promoção da hemostasia com a liberação de heparina e atividade de calicreína, respectivamente; rejeição de parasitos (como carrapatos); possível citotoxicidade contra células tumorais.[1-4]

Eventualmente, pode-se observar basofilia (aumento de basófilos circulantes) em certas doenças mieloproliferativas. Por se encontrarem normalmente em quantidades mínimas na circulação, não há implicações clínicas na ausência dessas células em leucogramas.[1-4]

No Quadro 209.5 estão listadas as condições clínicas mais comumente associadas à basofilia.

Os mastócitos são células teciduais e normalmente não se encontram na circulação sanguínea. Eventualmente podem ser observados em esfregaços sanguíneos, caracterizando a mastocitemia, em geral associada a tumores de mastócitos. Em quadros inflamatórios com envolvimento de mastócitos, raramente se observa mastocitemia. No Quadro 209.6 estão listadas algumas situações associadas à mastocitemia.[3]

> **QUADRO 209.5** Principais quadros clínicos e doenças associados à basofilia.

Reações alérgicas: dermatite, pneumonite, granuloma eosinofílico, gastrenterite
Parasitismo: pulgas, carrapatos, *Ancylostoma* (cães), *Dirofilaria immitis*, *Dipetalonema recondltum*
Reação a fármacos: heparina, penicilina
Neoplasias: tumor de mastócitos, doenças mieloproliferativas de felinos, granulomatose linfomatoide, trombocitemia essencial, leucemia basofílica

Adaptado de Latimer *et al.*;[2] Stockham e Scott[3] e Couto.[8]

> **QUADRO 209.6** Principais quadros clínicos e doenças associados à mastocitemia.

Neoplasia
- Tumor de mastócitos

Quadros não neoplásicos em cães
- Inflamatórios (enterites, principalmente parvovírus; pericardite e pleurite fibrinosa; peritonite bacteriana; pneumonia aspirativa; necrose pancreática aguda; anemia hemolítica imunomediada; insuficiência renal associada à inflamação aguda; doenças inflamatórias cutâneas: hipersensibilidade à picada de pulga, atopia, sarna sarcóptica, alergia alimentar, alguns com pioderma secundário)
- Hemorragia secundária a hemofilia em cães
- Torção gástrica em cães

Adaptado de Stockham e Scott.[3]

Monócitos

Os monócitos compartilham a célula progenitora com os granulócitos (UFC-GM, unidade formadora de colônia granulocítica/monocítica). A maturação dos monócitos ocorre sob a influência de vários fatores de crescimento como SCF, IL-1, IL-3, mas principalmente GM-CSF, M-CSF e IL-6. Sua maturação é rápida, requer 24 a 36 horas. Não há estoque de monócitos em medula óssea e a produção aumenta mediante aumento de demanda. O tempo de trânsito em circulação é de aproximadamente 18 a 23 horas.[1-4]

No esfregaço de sangue periférico (de um paciente saudável) corado com corante do tipo Romanowsky, o monócito aparece em pequena quantidade e costuma parecer o maior leucócito circulante. O núcleo pode ser oval, reniforme, bi ou trilobulado, com a cromatina frouxa. O citoplasma é ligeiramente basofílico, com fina granulação eosinofílica, com ou sem pequenos vacúolos. Vacúolos podem ser um artefato induzido pelo armazenamento prolongado do sangue *in vitro* em EDTA antes da confecção da lâmina ou, se observados em lâminas preparadas com sangue fresco, podem indicar ativação celular. Seus grânulos são lisossomos que contêm peroxidase, hidrolases ácidas, alfanaftil acetato esterase, butirato esterase, arilsulfatase e lisozima.[1-4]

Assim que são produzidos, os monócitos são lançados para a circulação, onde permanecem por um curto período de tempo; logo migram para os tecidos, onde se transformam em macrófagos. Juntos, precursores de monócitos (monoblastos e promonócitos), monócitos circulantes e macrófagos teciduais compõem o sistema mononuclear fagocitário, que exerce importante papel na remoção de células senescentes e mortas, entre outros.[1-4]

Os monócitos são importantes fontes de fatores estimuladores de crescimento e citocinas (como G-CSF, M-CSF, IL-1, IL-3, TNF) que estão envolvidas na hematopoese.[1]

Em esfregaço sanguíneo, quando apresentam reatividade no sangue periférico, morfologicamente exibem aumento de basofilia citoplasmática, acompanhada ou não de vacuolização, e hipercromia nuclear.

Em processos inflamatórios, os macrófagos recrutados do sangue para os sítios de inflamação são fácil e rapidamente ativados e têm vida curta e intensa. Os macrófagos teciduais residentes podem sobreviver por longos períodos (semanas a meses), podem entrar em divisão, são fagócitos funcionais e mais dificilmente ativados. Os macrófagos secretam várias substâncias que modulam a resposta inflamatória, como fatores quimiotáticos, ativador de plasminogênio, colagenase, elastase, componentes do complemento e inibidores de plasmina.[1-5]

A atividade fagocítica do macrófago é notável e importante para que o antígeno fagocitado seja processado e apresentado para os linfócitos T. Os microrganismos invasores podem também estar recobertos de anticorpos ou elementos do complemento, o que facilita a fagocitose pelo macrófago (opsonização), que tem receptores para imunoglobulinas e elementos do complemento em sua membrana. A apresentação de antígeno para o linfócito T desencadeia a resposta imunológica que leva também à ativação do macrófago, que aumenta seu metabolismo, sua atividade enzimática lisossomal, sua mobilidade e as atividades microbicidas e citotóxicas. Vários agentes infecciosos intracelulares como *Mycobacteria* spp., *Rickettsia* spp., *Ehrlichia* spp., *Leishmania* spp. e *Toxoplasma* spp. têm mecanismos de escape dos métodos utilizados por células como o macrófago para sobreviverem. Quanto às suas atividades citotóxicas, dependem de anticorpos e têm como alvos as células infectadas por vírus e as células tumorais.[1-4]

No Quadro 209.7 encontram-se listados os quadros clínicos mais frequentemente associados à monocitose.

QUADRO 209.7	Principais quadros clínicos e doenças associados à monocitose.

Inflamação (quadros infecciosos): piometra; abscesso; peritonite; piotórax; osteomielite; prostatite; por bactérias (*Nocardia, Actinomyces, Mycobacteria*); por parasitos intracelulares (*Ehrlichia, Mycoplasma*); por fungos (*Blastomyces, Histoplasma, Cryptococcus, Coccidioides*); por parasitos (*Dirofilaria*); doenças imunomediadas (anemia hemolítica, dermatite, poliartrite)

Trauma com graves lesões

Hemorragia em tecidos ou cavidades corporais

Doenças associadas a corticosteroides ou estresse: hiperadrenocorticismo; terapia com corticoides

Neoplasia: associada à necrose tumoral (principalmente grandes tumores com centro necrótico); linfoma; mielodisplasia

Leucemia: leucemia mielomonocítica; leucemia monocítica; leucemia mielógena

Adaptado de Stockham e Scott[3] e Couto.[8]

Linfócitos

A linfopoese compreende a divisão e a transformação linfocítica, ocorre nos tecidos linfoides e depende do grau e tipo de estimulação antigênica, assim como da influência das interleucinas (IL-1, IL-2, IL-4, IL-5, IL-6, IL-7, IL-8, IL-9, IL-11) e citocinas (interferona-γ). Na fase neonatal, um precursor linfoide que reside na medula óssea origina todas as linhagens de linfócitos. A maioria dos linfócitos T (LT) imaturos migra para o timo, onde sofre maturação antes de ser lançada para povoar os tecidos linfoides secundários (linfonodos, baço, agregados linfoides de mucosas). O desenvolvimento dos linfócitos B (LB) se dá na medula óssea, mas em algumas espécies (incluindo os cães) algumas células B maturam no intestino. As células B maduras são liberadas desses sítios de desenvolvimento primário para povoarem os tecidos linfoides secundários. Na fase adulta, a linfopoese acontece somente nos tecidos linfoides secundários.[1-4]

No sangue periférico, a distribuição dos tipos de linfócitos é de aproximadamente 70% de linfócitos T (os LT auxiliares [CD4+] estão em maior quantidade em relação aos LT citotóxicos [CD8+]), 20% de linfócitos B e 10% de linfócitos *natural killers* e *null* (CD4− CD8−); geralmente são linfócitos *naïve*, isto é, que nunca foram expostos aos antígenos que os poderiam ativar, ou de memória. Dentre os leucócitos, os linfócitos são os únicos que podem recircular entre os tecidos, linfoides ou não, via circulação sanguínea ou linfática. Essa recirculação não acontece de maneira aleatória e desproposital – um dos principais objetivos é promover a possível ativação desses linfócitos.[1-4]

Cada linhagem linfoide tem sua função específica na imunidade do animal. Fenotipicamente, as linhagens dos linfócitos podem ser diferenciadas conforme os marcadores de superfície presentes ou ausentes, específicos de cada linhagem, com o auxílio de anticorpos monoclonais. Morfologicamente, são classificados como linfócitos pequenos, médios ou grandes, e apenas os plasmócitos podem ser morfologicamente identificados e, eventualmente, alguns LT citotóxicos que são identificados como linfócitos granulares. Apresentam-se com núcleo redondo (às vezes, com um chanfrado discreto), cromatina condensada e citoplasma escasso, ligeiramente basofílico. Alguns podem exibir fina granulação eosinofílica citoplasmática.[1-4]

Quando ativados, expandem o volume citoplasmático, e o aumento de atividade de suas organelas e as substâncias em seu citoplasma o tornam intensamente basofílico, eventualmente com pequenos vacúolos, fina granulação eosinofílica e observação da zona negativa do complexo de Golgi. Os LB que se transformam em plasmócitos, células secretoras de anticorpos, têm citoplasma basofílico, volumoso, com a imagem negativa do complexo de Golgi e do retículo endoplasmático hiperplásico, núcleo excêntrico; podem ter grandes vacúolos repletos de imunoglobulinas (corpúsculos de Russell), sendo chamados também "células de Mott". Raramente são encontrados no sangue periférico e estão envolvidos com a imunidade humoral.[1-4]

A morfologia celular pode ser alterada em amostras sanguíneas armazenadas em EDTA por períodos prolongados. É possível observar artefatos como lobulação do núcleo, vacuolização citoplasmática, edemaciação celular e rompimento das células em esfregaços sanguíneos confeccionados com essas amostras de sangue.[3]

A quantidade de linfócitos circulantes depende das taxas de produção, utilização e destruição. Como os linfócitos estão continuamente recirculando, aumento ou diminuição do número de linfócitos na circulação não reflete, necessariamente, alteração da linfopoese.[1-4]

A linfocitose (aumento de linfócitos circulantes) pode ser transitória e sem grande importância clínica, como em casos de estresse na coleta da amostra de sangue ou após exercício ou excitação, geralmente acompanhada de neutrofilia, e se deve à liberação de epinefrina. A linfocitose persistente (*i. e.*, observada em leucogramas seriados) pode ocorrer em situações diversas associadas à estimulação antigênica (p. ex., pós-vacinal, em fase inicial de doenças virais, em algumas doenças inflamatórias e/ou infecciosas crônicas), idade (animais mais jovens geralmente mostram relativa linfocitose), alteração da recirculação dos linfócitos. Assim, a linfopenia (redução dos linfócitos circulantes) pode estar associada à idade (animais mais idosos tendem a ter menor contagem de linfócitos circulantes), destruição de linfócitos (p. ex., aumento de cortisol – endógeno ou exógeno, doença viral), sequestro ou alteração da recirculação dos linfócitos.[1-4]

Raramente veem-se linfoblastos na circulação periférica, exceto em quadros de leucemia linfoblástica aguda ou linfoma. Os linfoblastos são células grandes, com núcleo redondo, cromatina frouxa, múltiplos nucléolos, com citoplasma pequeno basofílico e granular. Não são necessariamente células precursoras ou pouco diferenciadas, mas representam estágios pré ou pós-mitóticos do ciclo celular dos linfócitos.[1-4]

Os Quadros 209.8 e 209.9 mostram as condições clínicas e doenças associadas com maior frequência à linfocitose e à linfopenia, respectivamente.

A linfocitose persistente é uma característica marcante em cães com infecção crônica por *Ehrlichia canis*, podendo atingir valores acima de 17.000 linfócitos/$\mu\ell$, que geralmente apresentam fenótipo de linfócito de grânulos grandes (LGG), confirmados como LT CD8+. Em gatos, a linfocitose é discreta, não

QUADRO 209.8	Principais quadros clínicos e doenças que causam linfocitose.

Infecção crônica: estimulação antigênica crônica (ehrlichiose; infecções fúngicas, principalmente sistêmicas; infecções virais: FeLV, FIV)

Reação pós-vacinal

Fisiológicas: resposta de luta e/ou fuga – excitação, medo, dor, exercício, ansiedade; injeções de catecolamina: epinefrina ou norepinefrina

Neoplasias: linfoma, fase leucêmica; leucemia linfocítica crônica; leucemia linfoblástica aguda

Hipoadrenocorticismo

Filhotes de cães e gatos apresentam maiores contagens de linfócitos que os animais adultos. Adaptado de Stockham e Scott[3] e Avery e Avery.[13] FeLV: vírus da leucemia felina; FIV: vírus da imunodeficiência dos felinos.

QUADRO 209.9	Principais quadros clínicos e doenças que causam linfopenia.

Inflamação aguda: infecções bacterianas agudas; endotoxemia

Associada a glicocorticoides: estresse (físico ou neurogênico); hiperadrenocorticismo; terapia prolongada com glicocorticoides; terapia com ACTH

Depleção: perda de linfa (quilotórax, linfangiectasia)

Hipoplasia ou aplasia linfoide: fármacos imunossupressores ou irradiação total do corpo; destruição dos tecidos linfoides

Doenças virais: parvovírus; peritonite infecciosa felina; FeLV; FIV; cinomose; hepatite infecciosa canina

Adaptado de Stockham e Scott[3] e Couto.[8] ACTH: hormônio adrenocorticotrófico; FeLV: vírus da leucemia felina; FIV: vírus da imunodeficiência dos felinos.

é um achado comum e pode, ocasionalmente, ser associada a várias doenças infecciosas felinas. Outras causas importantes de linfocitose persistente em cães e gatos são as doenças linfoproliferativas: leucemia linfocítica crônica (LLC), leucemia linfoblástica aguda (LLA) e linfoma com células neoplásicas circulantes (linfoma estágio V).[13]

A diferenciação entre os quadros de reatividade e neoplasia é difícil, novas técnicas estão sendo estudadas e devem ser disponibilizadas para auxiliar essa difícil diferenciação: a imunofenotipagem por citometria de fluxo, os testes de clonalidade e o estudo de alterações cromossômicas.[13]

ORGANISMOS E INCLUSÕES EM LEUCÓCITOS

Alguns agentes infecciosos ou estruturas correspondentes à infecção podem, eventualmente, ser observados em leucócitos. Outras inclusões associadas a doenças hereditárias e de armazenamento também podem vir a ser observadas em leucócitos. Será breve a abordagem de alguns deles, apenas para relembrar essa possibilidade de visualização em lâmina, que pode ser relatada em leucogramas.

Bactérias

Raramente podem ser notadas dentro de neutrófilos de pacientes em bacteriemia. E antes que se possa dizer que o paciente está em bacteriemia, deve-se descartar a possibilidade de contaminação da amostra por bactérias.[3]

Inclusão do vírus da cinomose | Corpúsculo de Lentz

Em geral, observam-se essas estruturas no início da fase virêmica e antes da manifestação clínica, ou no início do quadro. Muitas vezes, após evolução do quadro, nem sempre é possível ver os corpúsculos.

Em linfócitos, aparecem como inclusões eosinofílicas homogêneas citoplasmáticas, quase sempre em formato de meia-lua, contornando o núcleo. Em hemácias, são estruturas arredondadas, ligeiramente basofílicas ou eosinofílicas, homogêneas, com aspecto menos denso do que os corpúsculos de Howell-Jolly. Em neutrófilos e monócitos, aparecem como inclusões pleomórficas, com tendência à basofilia.[3]

Mórulas de *Ehrlichia* spp. e *Anaplasma* spp.

As mórulas de *Ehrlichias* podem ser observadas em células mononucleares e as mórulas de *Anaplasma phagocytophilum* em granulócitos, medindo cerca de 1,5 a 4 µm, de coloração ligeiramente basofílica. A taxa de parasitemia desses agentes é baixa, portanto, é difícil considerar a pesquisa desses parasitos em sangue periférico uma peça-chave para o diagnóstico das respectivas doenças.[3]

Hepatozoon spp.

No Brasil, a espécie mais comumente encontrada é *Hepatozoon canis*. Seus gametócitos podem, eventualmente, ser observados em citoplasma de neutrófilos ou monócitos. São relativamente evidentes devido ao tamanho (6 a 10 µm), de formato oval a elíptico, incolores a ligeiramente basofílicos. Podem deslocar o núcleo da célula, preenchendo todo o citoplasma.[3]

Leishmania spp.

Raramente notada em leucócitos circulantes; mas, se observada, apresenta-se na forma amastigota, com estruturas pequenas (2 a 3 µm de comprimento) elípticas, ligeiramente basofílicas, com núcleo excêntrico e cinetoplasto. Se houver suspeita, talvez os macrófagos de medula óssea, linfonodos, baço e fígado apresentem grandes quantidades de formas amastigotas que auxiliem o diagnóstico da doença.[3]

Síndrome de Chédiak-Higashi

É uma doença hereditária encontrada em gatos Persas, em seres humanos e outros mamíferos não domésticos. As características diagnósticas são grandes grânulos específicos em citoplasma de neutrófilos, eosinófilos e basófilos; são reflexo da fusão dos grânulos (lisossomos). Nos gatos Persas, é considerada doença autossômica recessiva, letal para gatos de pelagem fumaça e olhos amarelos e tem associação a albinismo parcial, fotofobia e maior suscetibilidade a infecções e hemorragias.[3,8]

Gangliosidose

A gangliosidose GM_1 é uma doença hereditária descrita em gatos Siameses e da raça Korat, cães da raça Springer Spaniel inglês, Cão d'água Português e mestiços de Beagle. É causada por deficiência de β-galactosidase. Nos esfregaços sanguíneos corados por corante Romanowsky, os linfócitos apresentam pequenos vacúolos límpidos citoplasmáticos isolados.[3]

Gangliosidose GM_2 é uma doença hereditária descrita em Pointer-Alemão de pelo curto e gatos, decorrente da deficiência de β-hexosaminidase. Os linfócitos apresentam granulação azurofílica proeminente e os neutrófilos, grânulos de cor azul-escura.[3]

Granulação atípica de neutrófilos dos gatos da Birmânia

Essa alteração tem características autossômicas recessivas e promove fina granulação eosinofílica proeminente no citoplasma de neutrófilos, que devem ser diferenciados dos grânulos tóxicos e inclusões de mucopolissacaridose tipo IV. Não há manifestação clínica nem alteração da função neutrofílica.[2,14]

Mucopolissacaridose

As mucopolissacaridoses ou MPS são doenças de depósito lisossomal hereditárias, classificadas segundo o tipo de deficiência.

MPS tipo I é caracterizada pela deficiência de alfa-L-iduronidase e já foi descrita em gatos, cães e humanos. Alguns pesquisadores relatam granulação citoplasmática anormal (pequenos grânulos eosinofílicos) em neutrófilos de felinos, enquanto outros relatam inclusões citoplasmáticas observadas apenas à microscopia eletrônica de transmissão.[3]

A MPS tipo VI foi descrita em gatos Siameses, gatos de pelo curto domésticos e cães Daschund. Decorre de deficiência de arilsulfatase B. Nos animais acometidos, pode-se verificar grandes grânulos avermelhados a púrpura em neutrófilos, que podem ser confundidos com grânulos tóxicos; esses grânulos representam acúmulo de mucopolissacarídios.[3]

MPS tipo VII é causada pela deficiência de beta-glucoronidase. Já foi descrita em cães e gatos e as inclusões observadas são semelhantes às da MPS tipo VI.[3,8]

INTERPRETAÇÃO DAS RESPOSTAS LEUCOCITÁRIAS

Interferências associadas à técnica

A interpretação do leucograma deve sempre se basear nos valores absolutos dos leucócitos associados às informações de morfologia. Em determinados casos, talvez sejam necessários leucogramas seriados ao longo de dias ou semanas, para avaliar adequadamente o padrão de resposta leucocitária. E ao acompanhar um caso, deve-se levar em conta o método utilizado para o exame: a contagem total de leucócitos pelo método manual pode apresentar erro inerente à técnica de aproximadamente 20%, mesmo com excelente técnica; a contagem automatizada é mais reproduzível, com erro inerente de cerca de 5%, mas pode aumentar em contagens totais muito baixas ou muito altas.[1-4]

Alterações da amostra sanguínea pela própria condição do paciente ou por má conservação da amostra podem aumentar a margem de erro na contagem total de leucócitos. Agregados leucocitários ou fragilização dos leucócitos podem levar a contagens falsamente reduzidas. Macroplaquetas ou agregados plaquetários podem elevar falsamente a contagem automatizada de leucócitos. Grande quantidade de corpúsculos de Heinz, especialmente em amostras de felinos, pode se agregar e elevar falsamente a contagem de leucócitos, pois não são lisados com as hemácias durante o procedimento de contagem, além de interferirem na determinação da concentração de hemoglobina.[1-4]

Outra informação importante, relacionada com a espécie: as plaquetas dos felinos são as maiores entre os animais domésticos. Durante a contagem de leucócitos, as plaquetas não são lisadas e podem ser erroneamente contadas como leucócitos. Esse fato tem especial importância em quadros associados à doença, quando há maior renovação e reatividade plaquetária e as plaquetas jovens são ainda maiores.[1-4]

Em qualquer um dos métodos de contagem, infere-se que a contagem de leucócitos corresponda à contagem de células nucleadas e isso acaba por incluir os eritroblastos. Por isso, exames de animais com grande quantidade de eritroblastos circulantes devem ter a contagem total de leucócitos corrigida a partir dos valores relativos de leucócitos e eritroblastos obtidos durante a contagem diferencial.[1-4]

Muitos contadores automáticos por impedância utilizam programações padronizadas que, às vezes, não são adequadas para as diferentes espécies atendidas em clínicas veterinárias. É preciso um técnico especializado para garantir a calibração e adequação da programação para acreditação do equipamento e do método. Além disso, vários desses equipamentos liberam contagens diferenciais de leucócitos muitas vezes não compatíveis com as contagens realizadas em lâmina e, ainda, não realizam a avaliação morfológica celular. Recomenda-se fortemente que não se deixe de avaliar a extensão sanguínea para compor um hemograma completo.[1-4]

Erros grosseiros de contagem de leucócitos podem ser detectados quando a leitura da lâmina é feita por patologista clínico veterinário experiente, capaz de estimar a quantidade de leucócitos em lâmina para comparar com o valor obtido pelo método padrão.

Para minimizar os erros inerentes à técnica, é aconselhável que a amostra seja encaminhada em tubo com EDTA refrigerado junto a lâminas de extensão ou esfregaço sanguíneo de sangue fresco, mantidas à temperatura ambiente. A amostra de sangue deve ser coletada em tubo comercial com EDTA, imediatamente homogeneizada, com atenção ao volume de sangue a que se destina o tubo – por exemplo, se na coleta se obteve apenas 1 mℓ de sangue e se essa amostra for colocada em um tubo com EDTA para 5 mℓ de sangue certamente ocorrerá diluição da amostra (podendo potencialmente interferir na contagem total de células), além de aumentar a chance de lise celular (que também pode interferir nas contagens). Se a análise não puder ser realizada logo, o tubo deve ser refrigerado após a coleta a 4°C (geladeira), evitando passar por temperaturas extremas que eventualmente possam ocorrer durante o transporte (p. ex., frio extremo – tubo encostado no gelo ou calor – tubo

em porta-luvas ou porta-malas), que acabam lisando células e estimulando a agregação plaquetária. Recomenda-se que as amostras sejam analisadas em até 24 horas.[3]

A avaliação da morfologia celular é preferencialmente realizada em esfregaço sanguíneo feito com sangue fresco no momento da coleta, pois o contato prolongado com EDTA pode alterar as características, principalmente em animais com toxicidade e/ou reatividade celular. Se não houver essa possibilidade, o esfregaço deve ser feito o quanto antes com a amostra com EDTA, de preferência em até 1 hora após a coleta. As principais alterações relacionadas com o tempo seriam vacuolização citoplasmática, edemaciação e/ou hialinização do núcleo, lise celular, picnose e cariorrexe.[3]

Para a análise hematológica, o anticoagulante de eleição é o EDTA (Na$_2$EDTA ou K$_3$EDTA). Para resultados precisos, a amostra deve ser imediatamente homogeneizada e deve ser livre de coágulos ou agregados plaquetários.[3] Deve-se evitar heparina, pois a amostra pode vir a apresentar muitos agregados plaquetários. O citrato, salvo raras exceções, é contraindicado, devido à diluição da amostra. Todos esses anticoagulantes podem induzir lise celular e, exceto o EDTA, interferem nas características tintoriais do esfregaço sanguíneo.

Padrões de resposta leucocitária

Alguns leucogramas podem ser resumidos e entendidos com classificações clínicas conforme a quantidade de leucócitos e a distribuição leucocitária. São termos didáticos, cujo emprego talvez necessite de mais de um leucograma. Lembre-se de que o panorama observado em um leucograma pode ser modificado ao longo da evolução do quadro clínico de modo favorável ou não – daí a necessidade de interpretar corretamente esse exame, juntando todas as informações possíveis.

O reconhecimento de um padrão de resposta leucocitária auxilia a compreensão da doença do paciente. Entretanto, nem todos os quadros produzem padrões clássicos e doenças concomitantes podem complicar a resposta leucocitária, eventualmente ocorrendo sobreposições de alguns padrões.[1-3]

É importante ressaltar que alterações morfológicas também são extremamente úteis e importantes para a interpretação e são obtidas pela análise da extensão sanguínea feita por um patologista clínico veterinário experiente.

Leucocitose fisiológica

Pode acontecer após o paciente sentir medo, excitação, ou depois de exercícios intensos ou episódios de convulsão. É muito mais observado em animais jovens que em adultos. O leucograma caracteriza-se por discreta neutrofilia (pseudoneutrofilia) e linfocitose, que talvez possa ser mais intensa.

A leucocitose fisiológica é uma alteração transitória, surgida em questão de minutos após o estímulo e geralmente voltando ao normal após cerca de 30 minutos. Deve-se à ação da epinefrina, que promove a demarginação dos neutrófilos do compartimento marginal, que passam para o compartimento circulante, aumentando a contagem de leucócitos totais. Acredita-se que a linfocitose ocorra pelo bloqueio da entrada dos linfócitos para os tecidos ou pela mobilização dos linfócitos do ducto torácico, mediada pela epinefrina.[1-4]

É mais frequente em gatos, principalmente os jovens saudáveis, cuja contagem de neutrófilos pode ser maior que 39.000/µℓ e a de linfócitos, maior que 36.000/µℓ.[1-4]

Leucocitose induzida por corticoide

A liberação endógena de glicocorticoides secundária a um grave estresse (como dor, trauma, procedimento cirúrgico, temperaturas corpóreas extremas ou quadros graves debilitantes como sepse, toxemia, anemia grave ou doença metabólica) ou por hiperadrenocorticismo (síndrome de Cushing) e a administração exógena de glicocorticoides ou de hormônio adrenocorticotrófico (ACTH) podem causar leucocitose induzida por corticoide em cães.[1-4]

O leucograma caracteriza-se por neutrofilia, linfopenia, monocitose e eosinopenia. Raramente, pode-se encontrar discreto desvio à esquerda, caso o estoque medular esteja depletado quando o corticoide estimula a medula.

A alteração no leucograma pode ser vista 4 a 8 horas após uma única aplicação de glicocorticoide e geralmente se resolve em 24 horas, em cães. Mas se o paciente estiver recebendo a medicação por mais de 10 dias, pode ser que o retorno aos valores de normalidade demore cerca de 2 a 3 dias depois do término do tratamento. Nesses casos, talvez sejam encontrados neutrófilos hipersegmentados no sangue periférico (desvio à direita).[1-4]

Neutrofilia ocorre por diminuição da migração dos neutrófilos do sangue para os tecidos, aumento da liberação de neutrófilos pela medula óssea e redução da marginação dos neutrófilos na vasculatura. O maior tempo dos neutrófilos em circulação faz com que ele continue com a segmentação de seus núcleos, sendo possível observar neutrófilos hipersegmentados em lâmina (também relatado como desvio à direita). A linfopenia se deve à redistribuição dos linfócitos circulantes; mas o uso continuado de corticosteroide pode causar lise dos linfócitos. A monocitose pode decorrer da mobilização das células do compartimento marginal para o circulante, semelhantemente ao mecanismo dos neutrófilos. Eosinopenia surge por inibição da liberação de eosinófilos pela medula óssea e pelo sequestro em tecidos.[1-4]

Leucocitose inflamatória

Em cães e gatos, o leucograma é um ótimo método de monitoramento de processos inflamatórios. Várias condições mórbidas podem desencadear a resposta inflamatória: doenças infecciosas, imunomediadas, necrose tecidual, tumores. Após o estímulo, a resposta neutrofílica surge em horas; por isso, para a interpretação do leucograma, é importante saber quanto tempo depois da lesão a amostra de sangue foi coletada.[1-4]

Se houver persistência do quadro inflamatório, pode haver liberação de células mais jovens para a circulação (bastonetes, metamielócitos, mielócitos e promielócitos), caracterizando o desvio à esquerda. A princípio, o desvio à esquerda pode ser regenerativo (quando a quantidade de células jovens não supera o número de células maduras), mas pode evoluir para desvio à esquerda degenerativo (quando a demanda e a destruição de neutrófilos supera a produção, que no leucograma se traduz em predomínio de células jovens em relação às células maduras). O quadro pode se agravar e ainda evoluir para exaustão da medula óssea, comprometendo a produção de todas as células sanguíneas. Conforme o tipo de estímulo antigênico, pode haver aumento da produção de monócitos e eosinófilos e, consequentemente, acarretar aumento do número circulante dessas células.[1-4]

Nos quadros inflamatórios, agudos ou crônicos, há grande produção e liberação de substâncias que atuam sobre a hematopoese. Em muitos casos, podem-se associar alterações das contagens de plaquetas (as quais participam ativamente dos processos inflamatórios) e das hemácias (anemia da doença inflamatória). Por isso, lembre-se de que o hemograma completo é muito importante para o acompanhamento do paciente.

Inflamação hiperaguda

A inflamação hiperaguda pode ocorrer em consequência de uma grave infecção, particularmente em quadros de sepse por bactérias gram-negativas associadas à toxemia (p. ex., uma cadela com quadro de piometra de colo fechado ou um cão com prostatite, ambos com septicemia por coliformes e endotoxemia). Como a súbita demanda, em geral, supera a produção e a liberação de neutrófilos, observa-se leucopenia por neutropenia com desvio à esquerda (que pode ser degenerativo) e toxicidade, provavelmente acompanhado de quadro de estresse que induz linfopenia e eosinopenia. Quanto maior a destruição tecidual, maior a monocitose, com reatividade. Se o paciente sobreviver a essa fase, a contagem de leucócitos pode aumentar progressivamente em 24 a 48 horas, compondo um quadro de resposta inflamatória aguda.[1]

Inflamação aguda

A resposta leucocitária clássica de inflamação aguda é caracterizada por leucocitose com neutrofilia, às vezes com desvio à esquerda (regenerativo), com discreta alteração de toxicidade. Pode ser observada em quadros pós-operatórios ou inflamação tecidual, por exemplo.

Se houver envolvimento de agente bacteriano, a neutrofilia pode ser mais evidente, com mais alterações tóxicas e desvio à esquerda. Se o quadro persistir e a produção não compensar a demanda tecidual, o número de neutrófilos pode diminuir progressivamente e o desvio à esquerda pode se tornar degenerativo.[1-4]

Reação leucemoide

A reação leucemoide é caracterizada por intensa neutrofilia com evidente desvio à esquerda regenerativo, inclusive com metamielócitos e mielócitos. As contagens podem ultrapassar 80.000 leucócitos/$\mu\ell$. Geralmente está associada a quadros inflamatórios agudos de filhotes e animais jovens.

Esse tipo de resposta leucocitária pode se associar a infecções bacterianas localizadas sem eliminação das toxinas e debris celulares (p. ex., piometra fechada, piotórax, peritonite, prostatite, abscessos); provavelmente, nessas situações encontrem-se alterações de morfologia celular como toxicidade e reatividade.

Se houver resposta terapêutica, as contagens devem diminuir até retornar aos valores de normalidade. Caso contrário, deve ser diferenciada da leucemia mieloide (ou granulocítica) crônica.[1-4]

Reação leucoeritroblástica

Essa reação pode surgir em resposta a hemorragias ou quadros hemolíticos agudos. Veem-se eritroblastos e neutrófilos jovens, bastonetes, no sangue periférico devido ao intenso estímulo da hematopoese.

Pode também ser vista em quadros de lesão medular, como em doenças mieloproliferativas (como eritroleucemia em gatos positivos para o vírus da leucemia felina [FeLV]) ou neoplasias (p. ex., linfomas e síndromes paraneoplásicas). Nesses quadros, as alterações persistentes em hemogramas não costumam ser facilmente correlacionadas ao histórico clínico e indicam complicações de quadros primários e mau prognóstico.[1-4]

Inflamação crônica

Quando uma lesão tecidual que inicialmente desencadeia resposta inflamatória aguda persiste sem causar maiores danos ao organismo, pode haver equilíbrio entre a demanda tecidual e a produção medular de leucócitos.

Ocorrem alterações no local da lesão quanto ao tipo de moléculas de adesão e citocinas e quimiocinas que podem atrair outros tipos celulares diferentes do neutrófilos, principalmente monócitos.

No sangue periférico, pode-se observar discreta a moderada neutrofilia, sem toxicidade ou com discreta toxicidade, com ou sem discreto desvio à esquerda, e monocitose. A monocitose, com ou sem reatividade celular, pode ser um importante parâmetro indicativo de agravamento de lesão e necrose tecidual.[1-4]

A persistência da lesão inflamatória pode, ainda, esgotar o compartimento de armazenamento de neutrófilos, levando à leucopenia por neutropenia. Nessa situação, o prognóstico é reservado.[1-4]

Neoplasias hematopoéticas da linhagem leucocitária

O termo leucemia aplica-se à proliferação neoplásica de célula de uma das linhagens hematopoéticas na medula óssea. Esse clone celular, quando na medula óssea, pode interferir na produção normal das outras células sanguíneas, levando a citopenia(s) em sangue periférico. Essas células neoplásicas podem ser lançadas na circulação sanguínea ou não (leucemia aleucêmica). O diagnóstico é feito com a análise de medula óssea (análise citológica e histopatológica).[1]

São ainda classificadas em leucemia aguda ou crônica, conforme o estágio de maturação e diferenciação das células neoplásicas. Se as células são jovens, diz-se leucemia aguda; se atingem o estágio final de maturação, mas proliferam de modo clonal, sem outra justificativa clínica possível, diz-se leucemia crônica.[1,15]

Também são classificadas em doença linfoproliferativa, quando a origem da neoplasia (ou displasia) é de linfócitos, ou mieloproliferativa, que acaba englobando maior gama de quadros displásicos e neoplásicos de células não linfoides, ou seja, distúrbios com origem em células mieloides. O termo doença mieloproliferativa (DMP ou MPD, do inglês *myeloproliferative disease*) foi introduzido porque as leucemias mieloides apresentam quadros que vão se alterando, como a progressão de um quadro medular displásico para leucemia aleucêmica que, enfim, se torna francamente leucemia. Podem, ainda, existir transições entre os tipos celulares envolvidos.[1]

O Animal Leukemia Study Group publicou, em 1991, uma proposta de classificação das leucemias mieloides agudas com base no sistema FAB (French-American-British) de classificação de leucemias humanas para cães e gatos, mas já existem novas classificações que estão sendo discutidas quanto à aplicação em medicina veterinária.[15]

CONSIDERAÇÕES FINAIS

Alguns dos pontos mais importantes serão novamente ressaltados de forma resumida:[16]

- Comece avaliando pela contagem total de leucócitos e confira se está maior, normal ou reduzida em relação ao intervalo de referência ou, melhor ainda, com os exames prévios do paciente em condições de higidez
- Observe os valores absolutos da contagem diferencial; os valores relativos são ferramentas laboratoriais para o cálculo final, não devem ser utilizados para a interpretação do leucograma
- Leve em consideração o efeito do estresse (elevando a concentração de corticosteroides endógenos) e/ou a terapia esteroide sobre o leucograma; geralmente a linfopenia é o achado mais consistente, acompanhada de neutrofilia e monocitose. Mas neutrofilia e monocitose também podem ser observadas na inflamação, o que pode dificultar a diferenciação desses quadros ou comprovar sua concomitância. Por isso, é muito importante interpretar os dados do leucograma associado com o histórico e o exame físico

- A inflamação pode se mostrar sob diversos aspectos no leucograma. As alterações dependem do tempo de duração, da extensão da lesão (localizada ou generalizada), da causa (p. ex., uma inflamação alérgica pode resultar em eosinofilia e/ou basofilia; uma infecção por micobactéria pode causar monocitose sem neutrofilia), da capacidade de resposta medular (com as particularidades de cada espécie) e do tratamento. Por isso, vários padrões de resposta podem ser vistos no leucograma
- Aumento significativo do número absoluto de bastonetes causa certa preocupação, principalmente quando os neutrófilos maduros estiverem em quantidade normal a reduzida, em vez de aumentada. Isso pode ser interpretado como incapacidade da medula óssea em responder à inflamação, que em geral é aguda e intensa. As alterações tóxicas indicam imaturidade do citoplasma e costumam estar presentes em células jovens. A intervenção médica é necessária e deve ser rápida
- Quadros com aumento de neutrófilos maduros, com ou sem aumento de bastonetes quase sempre não são emergências médicas. Mas, ainda assim, o processo mórbido pode ser fatal ou debilitante e a causa deve ser determinada
- Lembre-se sempre de que as alterações no sangue podem ocorrer rapidamente. Um único hemograma reflete apenas um momento, ao passo que o exame histopatológico de uma lesão inflamatória fornece informações que contam a história do que aconteceu durante certo período de tempo. Em algumas situações, é possível dizer a duração (quadro agudo ou crônico) com base nas alterações do leucograma, mas quando as alterações não são tão intensas talvez seja impossível fazer essa distinção. Intensa neutrofilia, com ou sem desvio à esquerda, geralmente indica cronicidade e talvez seja acompanhada de hiperplasia mieloide na medula. Um quadro com neutropenia com aumento de células jovens costuma indicar inflamação aguda e grave, quase sempre com depleção dos estoques medulares
- Não se preocupe em tentar definir a duração das alterações inflamatórias; muitas vezes isso pode levar a erro na interpretação. O importante é definir o que as alterações querem dizer sobre o paciente – quão bem o animal está respondendo ao processo? O hemograma seriado pode ser muito útil e auxiliar o prognóstico
- As alterações de leucograma podem sinalizar distúrbios medulares como neoplasias, lesões, quadros degenerativos etc. O exame de medula óssea é uma ferramenta poderosa e muito útil, principalmente para casos com achados inexplicáveis ou com células atípicas no sangue periférico. Para tanto, é necessário saber como colher adequadamente as amostras de medula óssea e tomar os cuidados para a conservação da amostra para análise.

REFERÊNCIAS BIBLIOGRÁFICAS

1. Day M, Mackin A, Littlewood J. Manual of canine and feline haematology and transfusion medicine. Quedgeley: British Small Animal Veterinary Association; 2000.
2. Latimer KS, Mahaffey EA, Prasse KW. Duncan & Prasse's veterinary laboratorory medicine – clinical pathology. 4 ed. Ames: Blackwell Publishing; 2003.
3. Stockham SL, Scott MA. Fundamentals of veterinary clinical pathology. Ames: Blackwell Publishing; 2002.
4. Feldman BF, Zinkl JG, Jain NC. Schalm's veterinary hematology. 5 ed. Philadelphia: Lippincott Williams & Wilkins; 2000.
5. Collins T. Acute and chronic inflammation. In: Cotran RS, Kumar V, Collins T. Robbins pathologic basis of disease. 6 ed. Philadelphia: W.B. Saunders Company; 1999.
6. Aroch I, Klement E, Segev G. Clinical, biochemical, and hematological characteristics, disease prevalence, and prognosis of dogs presenting with neutrophil cytoplasmic toxicity. J Vet Intern Med. 2005;19:64-73.

7. Segev G, Klement E, Aroch I. Toxic neutrophil in cats: clinical and clinico-pathologic features, and disease prevalence and outcome – a restrospective case control study. J Vet Intern Med. 2006;20:20-31.

8. Couto CG. Leukopenia and leukocytosis. In: Nelson RW, Couto CG. Small animal internal medicine. 4 ed. St Louis: Mosby Elsevier; 2009. p. 1228-35.

9. Logan LA, Latimer KS, Moore HA. Pelger-Hüet anomaly in dogs. Veterinary clinical pathology clerkship program [Internet]. 2006. [cited 2009 Aug 27]. Disponível em: http://www.vet.uga.edu/VPP/clerk/lorilogan/index.php

10. Brown MR, Rogers KS. Neutropenia in dogs and cats: a retrospective study of 261 cases. J Am Anim Hosp Assoc. 2001;37:131-9.

11. Kearns SA, Ewing P. Causes of canine and feline pancytopenia. Comp Cont Ed Pract Vet. 2006;28(2):122-33.

12. Blue JT. Myelodysplasia: differentiating neoplastic from nonneoplastic syndromes of ineffective hematopoiesis in dogs. Toxicol Path. 2003; 31(suppl):44-8.

13. Avery AC, Avery PR. Determining the significance of persistent lymphocytosis. Vet Clin Small Anim. 2007;37:267-82.

14. Scroggs-Ekman LV, Latimer KS, Leroy BE. Hereditary neutrophil granulation anomaly in the Birman cat. Veterinary clinical pathology clerkship program [Internet]. 2004 [cited 2009 Aug 27]. Disponível em: http://www.vet.uga.edu/VPP/clerk/ekman/index.php

15. McManus PB. Classification of myeloid neoplasms: a comparative review. Vet Clin Path. 2005;34(3):189-212.

16. Jackson ML. Veterinary clinical pathology – an introduction. Ames: Blackwell Publishing; 2007.

210
Abordagem às Citopenias

Cynthia Lucidi • Gracy Canto Gomes Marcello

INTRODUÇÃO

As citopenias compreendem, por definição, redução do número de hemácias (eritrócitos), neutrófilos e/ou plaquetas abaixo dos intervalos de referência, resultando em anemia, neutropenia e/ou trombocitopenia, respectivamente. O termo *bicitopenia* refere-se à redução simultânea de dois desses tipos celulares, e o termo *pancitopenia* à combinação de anemia, leucopenia e trombocitopenia.[1] Este capítulo abordará principalmente as causas de citopenias persistentes concorrentes, ou seja, as bicitopenias e pancitopenias.

As citopenias por si sós não consistem em diagnóstico, pois são consequentes a um processo primário. Assim, é fundamental o esclarecimento da causa base para sua correta abordagem e tratamento. O diagnóstico definitivo pode ser alcançado por meio da combinação de histórico, anamnese e exames complementares, como hemograma, urinálise, dosagens bioquímicas, avaliação da medula óssea e testes imunológicos e moleculares. Uma vez definida a causa da citopenia, torna-se possível a escolha do tratamento específico para o processo em questão.

A quantidade de células sanguíneas relatada no hemograma é a maneira mais prática de avaliar um sistema que está em constante variação e que depende da interação de diversos fatores, como: produção medular das células hematopoéticas, hemocaterese – ou seja, remoção de células sanguíneas por órgãos do sistema monocítico fagocitário –, perda sanguínea, destruição imunomediada, nível sérico de fatores estimulantes e fatores inibitórios da hematopoese, entre outros.

Visto que as células sanguíneas são produzidas na medula óssea, a definição de diagnóstico e prognóstico das bicitopenias e pancitopenias persistentes frequentemente requere avaliação da hematopoese por citologia aspirativa ou biopsia da medula óssea.

MEDULA ÓSSEA | FUNÇÃO E FISIOLOGIA

Para compreensão, diagnóstico e tratamento das doenças hematológicas é fundamental entender como e onde as células sanguíneas são produzidas, e quais os componentes necessários para sua produção.

As células que compõem o sangue são, em sua maioria, hemácias, seguidas de plaquetas e leucócitos, que incluem neutrófilos, linfócitos, monócitos, eosinófilos e basófilos. Todas essas células são produzidas exclusivamente pela medula óssea, pelo processo chamado "hematopoese"; com exceção dos linfócitos, que também são produzidos pelos órgãos linfoides, como baço e linfonodos.[2]

Hematopoese

Para a produção adequada das células sanguíneas pela medula óssea são necessários três componentes básicos: células-tronco hematopoéticas, citocinas estimulatórias e um microambiente medular saudável. Todas as células hematopoéticas são derivadas de uma única célula-tronco pluripotencial, que origina ambas as células-tronco multipotenciais mieloides e linfoides, dependendo do estímulo que esta receber. A célula-tronco pluripotencial tem capacidade de autorrenovação, ou seja, pode se multiplicar em células idênticas à original, o que garante a produção de novas células sanguíneas por toda a vida do animal. Já as células-tronco multipotenciais mieloide e linfoide se diferenciam em progenitoras mieloides e linfoides, respectivamente, sendo que as células-tronco multipotenciais mieloides dão origem aos neutrófilos, eosinófilos, basófilos, monócitos, hemácias e plaquetas; enquanto as células-tronco multipotenciais linfoides dão origem aos linfócitos B, T e *natural killer* (NK). As células da linhagem linfoide maturam e se diferenciam na medula óssea, timo ou órgãos linfoides periféricos.[2]

A hematopoese é regulada por uma variedade de citocinas estimulatórias e fatores de crescimento, muitos deles secretados por células do microambiente hematopoético, como macrófagos, células endoteliais, fibroblastos e adipócitos. O ambiente da medula óssea é composto ainda de matriz extracelular, que exerce o papel fundamental de facilitar a interação das citocinas estimulatórias com as células hematopoéticas. Além disso, a matriz extracelular também oferece suporte e suprimento adequado de oxigênio e nutrientes como ferro, aminoácidos, glicina, vitaminas B_{12} e B_6, e folato.[2,3]

Fatores de crescimento hematopoético

Diversas citocinas e fatores de crescimento estão envolvidos na hematopoese normal; os mais relevantes terapeuticamente estão listados no Quadro 210.1. De modo geral, a mielopoese, ou seja, a produção de neutrófilos, eosinófilos, basófilos e monócitos é regulada principalmente pelo fator estimulante de colônias de granulócitos (G-CSF) e pelo fator estimulante de colônias de granulócitos e monócitos (GM-CSF); a eritropoese, ou produção de hemácias, é regulada principalmente pelo hormônio eritropoetina (EPO); e a trombopoese, ou produção de plaquetas, é regulada pela trombopoetina (TPO). Além disso, processos inflamatórios agudos com altos níveis de interleucina 6 (IL-6) podem estimular a trombopoese, aumentando a concentração de plaquetas em um processo chamado "trombocitose reativa".[4]

Há mais de 10 anos tem-se obtido sucesso em medicina veterinária com o uso dos fatores de crescimento hematopoéticos recombinantes no tratamento de citopenias.[5,6] Esses fatores vêm sendo empregados no tratamento de doenças que envolvem as células-tronco hematopoéticas, para aumentar a capacidade de defesa imunológica em animais que apresentam neutropenia intensa, defeitos na função de neutrófilos e macrófagos, e imunodeficiências; e ainda para estimular a hematopoese após quimioterapia. Entretanto, devido ao caráter espécie-específico dessas citocinas, geralmente cães e gatos desenvolvem anticorpos contra o medicamento quando tratados com fatores de crescimento hematopoéticos recombinantes humanos, o que pode resultar em efeitos colaterais como citopenias intensas e refratárias. Assim, o uso de fatores de crescimento hematopoéticos recombinantes caninos e felinos é indicado, pois minimiza a formação de uma resposta imune contra esse medicamento pelo organismo do paciente.[5,6]

ABORDAGEM CLÍNICA ÀS CITOPENIAS

Diagnóstico definitivo

O esclarecimento da causa das citopenias persistentes requer ampla avaliação clínica do paciente. Um guia para a abordagem das citopenias voltado para os diferentes sistemas do organismo

QUADRO 210.1	Principais fatores de crescimento hematopoéticos com potencial terapêutico, sua função e principais locais de produção em cães e gatos.	
Fator de crescimento hematopoético	**Função**	**Produzido principalmente por**
Eritropoetina (EPO)	Estimula crescimento e diferenciação dos progenitores eritroides e megacariocíticos	Rim
Trombopoetina (TPO)	Estimula a produção de megacariócitos e plaquetas	Fígado; rim
Fator estimulante de colônias de granulócitos (G-CSF)	Estimula diferenciação e ativação dos neutrófilos	Monócitos; macrófagos; células endoteliais; fibroblastos; neutrófilos
Fator estimulante de colônias de granulócitos e monócitos (GM-CSF)	Promove crescimento e diferenciação das células progenitoras mieloides multipotenciais Estimula a produção de neutrófilos, monócitos, eosinófilos e basófilos Estimula a função fagocitária e quimiotática de granulócitos e monócitos	Linfócitos T; monócitos; células endoteliais; fibroblastos; macrófagos

e as principais doenças potenciamente relacionadas será descrito nos próximos itens, sendo possível encontrar conhecimentos mais específicos sobre algumas dessas enfermidades em outros capítulos deste livro. O guia a seguir pode ser transcrito como questionário, a ser preenchido pelo clínico veterinário toda vez que abordar um caso de citopenia persistente em cães e gatos, visando auxiliar na obtenção das principais informações necessárias para o diagnóstico.

Histórico e anamnese

Idade. Devem-se relacionar os achados clínicos e laboratoriais à idade do animal, uma vez que as doenças progressivas crônicas são mais comuns em animais adultos e idosos do que em filhotes. Em contrapartida, doenças herdadas geneticamente costumam demonstrar sinais em animais ainda filhotes.

Raça. Algumas raças apresentam predisposição genética a certas doenças, como os cães das raças Cocker Spaniel, Poodle e Golden Retriever em relação às citopenias imunomediadas; e os cães da raça Boiadeiro de Berna (Bernese Mountain Dog) em relação à histiocitose maligna.

Avaliação de exames anteriores. É importante correlacionar a velocidade de aparecimento e progressão das citopenias ao curso das doenças que podem estar associadas. Por exemplo, citopenias decorrentes de parvovirose, leucemias agudas e trombocitopenias imunomediadas tendem a apresentar curso mais rápido, ao passo que citopenias associadas a ehrlichiose crônica, leishmaniose, leucemias crônicas e mielofibrose tendem a apresentar curso mais lento.

Contato com outros animais e acesso à rua. Animais que vivem com contactantes doentes, ou portadores de algum agente infeccioso, ou que frequentam livremente a rua devem ser considerados de maior risco para manifestarem doenças infecciosas.

Uso de fármacos. É fundamental pesquisar se o paciente fez ou está fazendo uso de fármacos mielossupressores (ou seja, supressoras da hematopoese), ou que possam desencadear destruição imunomediada de células sanguíneas. Uma lista contendo os principais fármacos relacionados com as citopenias em cães e gatos está no Quadro 210.2.

Resposta ao tratamento. É importante avaliar a resposta hematológica a tratamentos anteriores. Muitos casos de citopenias inicialmente suspeitos (diagnóstico presuntivo) de ehrlichiose não são responsivos ao tratamento com doxiciclina, e requerem uma investigação diagnóstica mais acurada na busca do diagnóstico definitivo. Já o aumento nas contagens celulares após tratamento com corticoides indica um provável processo imunomediado de destruição de células sanguíneas (anemia, trombocitopenia ou neutropenia imunomediadas). Entretanto, a ausência de regeneração à citopenia após corticoterapia não exclui a possibilidade de um processo imunomediado, pois alguns animais com doenças imunomediadas respondem mais lentamente ou são refratários aos corticoides. É indispensável saber se o paciente fazia uso de eritropoetina recombinante humana (rh-EPO), uma vez que a formação de anticorpos induzida por esse fármaco pode levar à destruição e consequente aplasia de células vermelhas na medula óssea. Do mesmo modo, o uso de filgrastima ou G-CSF para estimular a produção de neutrófilos pode produzir resposta imunomediada no organismo do paciente, com consequente neutropenia refratária. Ainda sobre o tratamento com EPO e G-CSF, é essencial saber se esses fármacos vinham sendo utilizados antes da avaliação da medula óssea, porque podem induzir alterações morfológicas que se confundem com alterações displásicas encontradas em algumas doenças hematológicas, dificultando o diagnóstico pelo patologista que avaliará a amostra da medula óssea. Deve-se atentar para momentos em que foram realizadas transfusões sanguíneas, nos quais se espera aumento das contagens de hemácias sem que isso necessariamente signifique regeneração da medula óssea em resposta à anemia.

Doenças associadas. Pacientes que apresentam histórico de distúrbios imunomediados, como tireoidite autoimune, lúpus, artrite reumatoide ou doença intestinal inflamatória crônica tendem a ter o sistema imune mais suscetível a desequilíbrios, e, consequentemente, maior suscetibilidade a apresentarem citopenias imunomediadas.

Vacinação e vermifugação. Recomenda-se investigar se o paciente está com a vacinação em dia, e se foi vacinado recentemente.

QUADRO 210.2	Principais fármacos relacionados com citopenias em cães e gatos.	
Fármaco	**Cão**	**Gato**
Estrógenos	X	–
Quimioterápicos	X	X
Anti-inflamatórios não esteroides		
• Ácido meclofenâmico	X	–
• Fenilbutazona	X	–
Antibacterianos		
• Cefalosporina	X	–
• Cloranfenicol	X	–
• Trimetoprima/sulfadiazina	X	X
Anticonvulsivantes		
• Fenobarbital	X	–
Miscelânea		
• Griseofulvina	–	X
• Azatioprina	X	X
• Fembendazol	X	–
• Albendazol	X	X
• Metronidazol	X	–
• Captopril	X	–

Pacientes com a vacinação desatualizada têm maior chance de apresentar citopenias decorrentes de processos infecciosos como parvovirose, cinomose e leptospirose. Em contrapartida, pacientes recentemente vacinados podem sofrer citopenias imunomediadas, como resultado de desequilíbrio do sistema imunológico. Também é importante questionar se o paciente está com a vermifugação em dia, pois animais cronicamente parasitados podem apresentar anemia por deficiência de ferro.

Contato com vetores. Contato com pulgas e carrapatos pode ser indicativo de doenças infecciosas transmitidas por esses vetores, como micoplasmose, ehrlichiose e babesiose. É importante perguntar se o animal vive em áreas endêmicas para leishmaniose – ou se provém delas ou as frequenta esporadicamente – e se tem contato com pombos, potenciais transmissores de histoplasmose, ambos organismos que podem ser encontrados na medula óssea e que podem causar citopenias.

Integridade sexual. É importante notar se o animal é maduro sexualmente, e se os seus órgãos sexuais estão presentes e saudáveis. Em fêmeas inteiras deve-se suspeitar de tumor das células da granulosa; em machos com testículo ectópico deve-se suspeitar de sertolioma, já que ambas as neoplasias podem levar à produção de altos níveis de estrogênio endógeno e, consequentemente, à anemia aplásica por mielossupressão.

Exame físico

Como as citopenias podem estar relacionadas com distúrbios sistêmicos, recomenda-se um exame físico minucioso do paciente. A seguir estão listados alguns dos passos mais importantes do exame físico para abordagem das citopenias em cães e gatos:

- Coloração das mucosas: animais com anemia moderada a intensa geralmente apresentam palidez de mucosas. Além disso, pode haver icterícia em quadros de anemia hemolítica, neoplasia ou leucemia
- Pesquisa de nódulos cutâneos: nódulos estão potencialmente relacionados com neoplasias, que podem suprimir a hematopoese como manifestação de síndrome paraneoplásica ou como consequência de formação de metástases na medula óssea
- Palpação dos testículos: testículos ectópicos podem estar associados a sertoliomas, que, por conseguinte, em função do aumento da síntese de estrogênio, causam mielossupressão secundária à toxicidade do estrogênio
- Palpação dos linfonodos: processos infecciosos e neoplasias do sistema linfoide normalmente cursam com linfadenomegalia local ou generalizada. Em casos de linfadenomegalia persistente e/ou generalizada é indicada a realização de exame citológico do(s) linfonodo(s) infartado(s) para avaliação do tecido linfoide, e pesquisa de uma possível relação da linfadenomegalia com a(s) citopenia(s) em questão
- Palpação abdominal: hepatomegalia e esplenomegalia podem estar associadas a processos infecciosos, imunomediados, displasias e neoplasias originadas ou não no sistema hematopoético
- Temperatura corpórea: hipertermia pode indicar processos infecciosos primários ou neoplásicos (febre de origem desconhecida), ou ainda ser consequente à infecção bacteriana secundária à neutropenia persistente
- Efusão cavitária: acúmulo de efusão pleural ou peritoneal pode indicar processos hemorrágicos ou neoplásicos. Nesses casos, recomenda-se a coleta do líquido para contagem de células e exame citológico.

Exames complementares

Hematológicos

Deve-se fazer hemograma periodicamente (a cada 2 a 15 dias, dependendo do caso) durante o processo de diagnóstico e tratamento das citopenias. Além de oferecer informações sobre a evolução das contagens celulares, a avaliação do sangue periférico permite ainda:

- Observação da morfologia das hemácias: uma das alterações hematológicas que mais auxiliam o diagnóstico é a existência de esferócitos, os quais são muito sugestivos de anemias imunomediadas. Inúmeras outras alterações morfólogicas podem estar presentes. É importante que o clínico conheça o significado de cada uma dessas alterações, e que tenha uma comunicação aberta com o patologista que realizou o hemograma para esclarecimento de potenciais dúvidas
- Contagem de reticulócitos: fundamental e indispensável para determinar se a anemia é regenerativa ou arregenerativa, e para avaliar a resposta ao tratamento dos processos anêmicos
- *Observação de inclusões ou parasitos em hemácias, leucócitos ou plaquetas*: corpúsculo de Lentz (associado ao vírus da cinomose), *Babesia canis*, *Ehrlichia canis*, *Anaplasma platys*, *Leishmania* sp. e *Mycoplasma* sp. são algumas das inclusões de microrganismos mais associados às citopenias em cães e gatos
- Teste de aglutinação em solução salina: desidratação, hiperproteinemia e hiperglobulinemia podem alterar a polaridade da membrana plasmática das hemácias e levar à aglutinação dessas células, por meio de ligações fracas. Aglutinação de hemácias também pode ser formada por meio de ligações fortes, mediadas por anticorpos, em casos de anemias imunomediadas. A solução salina (NaCl a 0,9%) desfaz as ligações fracas, mas não as ligações fortes; portanto, a manutenção da aglutinação, mesmo após a diluição das hemácias em solução salina, em muitos casos define o diagnóstico de anemia imunomediada. Deve-se garantir que o teste seja realizado em temperaturas e diluições adequadas, para evitar falsos resultados positivos. Apesar de esse teste ser altamente específico para o diagnóstico de anemia hemolítica imunomediada (AHIM), ele é pouco sensível, já que a ausência de aglutinação não exclui esse diagnóstico.

Bioquímicos

A avaliação bioquímica sérica pode auxiliar o diagnóstico das citopenias persistentes, especialmente nos seguintes casos:

- Fracionamento das proteínas plasmáticas (albumina: globulina): animais com doenças infecciosas ou neoplasias linfoides podem apresentar aumento nas proteínas plasmáticas devido à hiperglobulinemia. Geralmente em doenças infecciosas as globulinas são policlonais, enquanto em doenças neoplásicas elas são monoclonais (especialmente em casos de mieloma múltiplo)
- Bioquímica renal: aumentos das dosagens de ureia e creatinina podem indicar anemia decorrente de insuficiência renal crônica. Nessa doença pode também ocorrer trombocitopenia, como consequência de vasculite causada por uremia
- Bioquímica hepática: neoplasias hepáticas (primárias ou metastáticas) podem ser acompanhadas de aumentos significativos das dosagens das enzimas alanina aminotransferase (ALT), aspartato aminotransferase (AST), fosfatase alcalina

(FA) e/ou gamaglutamil transferase (GGT). Aumentos das dosagens de bilirrubinas também podem acompanhar neoplasias hepáticas, leucemias e anemias hemolíticas (imunomediadas ou não)

- Dosagem de ferro sérico e ferritina (TIBC – capacidade total de ligação do ferro): em casos de anemia, antes que se inicie um tratamento com suplementação de ferro, é importante a avaliação dos níveis de ferro sérico e também dos estoques de ferro, mediante dosagem de ferritina sérica, e/ou avaliação dos estoques de ferro na medula óssea. A suplementação de ferro somente é indicada em casos de deficiência, uma vez que a reposição desnecessária pode sobrecarregar o fígado do paciente e acabar causando mais malefícios do que benefícios à sua saúde.

Imageológicos

Os exames de imagem como radiografias e ultrassonografias podem esclarecer determinados achados:

- Hepatomegalia e esplenomegalia: o baço e o fígado podem estar aumentados em casos de insuficiência da medula óssea e hematopoese extramedular (p. ex., leucemias, mielofibrose, anemia aplásica, metástase de carcinoma), citopenias imunomediadas, neoplasias e processos infecciosos. Muitas vezes a investigação desses órgãos pode auxiliar na busca do diagnóstico das citopenias
- Achados abdominais: nódulos ou linfonodos aumentados podem estar associados a neoplasias como carcinomas e linfomas, assim como testículo ectópico pode estar associado a tumor de células de Sertoli e mielossupressão por altas doses de estrogênio endógeno
- Achados torácicos: nódulos pulmonares, aumento do linfonodo mediastinal ou efusão pleural podem indicar processos neoplásicos ou infecciosos
- Achados radiográficos ósseos: deve-se suspeitar de mieloma múltiplo em pacientes com citopenias e que apresentem claudicação e/ou lesões líticas ósseas, especialmente se acompanhados de hiperglobulinemia.

Hormonais

As dosagens hormonais podem auxiliar a esclarecer suspeitas de anemia arregenerativa secundária a hipotireoidismo ou hipoadrenocorticismo, e ainda bicitopenia ou pancitopenia associadas a mielossupressão decorrente de altos níveis de estrogênio endógeno.

Sorológicos, imunológicos e moleculares

Os testes para detecção de microrganismos são fundamentais para o diagnóstico das citopenias persistentes, uma vez que as doenças infecciosas em geral estão associadas a danos à medula óssea ou destruição imunomediada de células sanguíneas. Confirmação ou exclusão do envolvimento desses microrganismos é importante para a correta definição do tratamento e prognóstico do paciente.

Para cães, a abordagem de bicitopenias ou pancitopenias persistentes envolve principalmente testes para ehrlichiose e leishmaniose, e para felinos, para vírus da imunodeficiência dos felinos (FIV) e da leucemia felina (FeLV). Outras infecções menos comuns que podem estar ligadas à citopenia persistente nessas espécies são histoplasmose e cytauxzoonose.

As técnicas disponíveis para o diagnóstico dessas doenças são discutidas a seguir, no item "Diagnósticos diferenciais e abordagem terapêutica | Agentes infecciosos".

No Quadro 210.3 estão apresentadas as principais causas de citopenias persistentes em cães e gatos.

QUADRO 210.3 Principais causas de citopenias persistentes em cães e gatos.

Hipoplasia e aplasia
- Anemia aplásica
- Anemia pura de células vermelhas
- Mielossupressão secundária ao uso de fármacos

Doenças imunomediadas
- Trombocitopenia imunomediada (TIM)
- Anemia imunomediada (AIM)
- Neutropenia imunomediada (NIM)

Doenças infecciosas

Doenças causadas por bactérias
- Ehrlichiose

Doenças causadas por protozoários
- Leishmaniose
- Cytauxzoonose

Doenças causadas por fungos
- Histoplasmose

Doenças causadas por vírus
- Parvovirose
- Cinomose
- FeLV
- FIV

Doenças linfo e mieloproliferativas
- Leucemia
- Síndrome mielodisplásica
- Linfoma
- Mieloma múltiplo

Miscelânea
- Mielofibrose/mielonecrose
- Leucemia de mastócitos/mastocitose sistêmica
- Síndrome hemofagocítica/histiocitose maligna
- Neoplasia metastática

FeLV: vírus da leucemia felina; FIV: vírus da imunodeficiência felina.

IMPORTÂNCIA CLÍNICA DA AVALIAÇÃO DA MEDULA ÓSSEA

Indicações

A avaliação da medula óssea, ou mielograma, se faz necessária sempre que forem observadas anormalidades no sangue que não possam ser explicadas pelo hemograma ou por outros exames complementares. As principais indicações para realização do mielograma são as anemias arregenerativas, trombocitopenias e neutropenias persistentes. Geralmente, é contraindicado examinar a medula óssea de pacientes que apresentem anemia regenerativa, por isso é fundamental a contagem de reticulócitos para obter a correta classificação da anemia, antes de submeter o paciente a um procedimento mais invasivo. Em casos de anemia arregenerativa, é fundamental excluir causas extramedulares de redução da eritropoese, como anemia da inflamação, deficiência de ferro, insuficiência renal crônica ou endocrinopatias, visto que esses casos não são indicativos de realização do mielograma.

Bicitopenias e pancitopenias persistentes, e/ou células atípicas na circulação são indicativas de avaliação da medula óssea. As principais indicações para a avaliação do tecido hematopoético em cães e gatos são:[3,7,8]

- Anemia arregenerativa, neutropenia e/ou trombocitopenia persistentes
- Bicitopenias ou pancitopenias

- Células atípicas circulantes
- Aumento no número de metarrubrícitos circulantes sem sinais de anemia regenerativa
- Desvio de neutrófilos à esquerda sem sinais de inflamação
- Trombocitose inexplicada
- Estadiamento de tumores (p. ex., linfoma, mastocitoma)
- Hiperproteinemia e/ou hipercalcemia (associados a neoplasias linfoides)
- Pesquisa de agentes infecciosos (como *Histoplasma capsulatum*, *Leishmania infantum*).

Coleta e preparo das amostras

Pode-se encontrar resistência do proprietário à realização do mielograma. Deve-se esclarecer que, em muitos casos, as citopenias decorrem de um problema na medula óssea, já que esta é a "fábrica do sangue" e que a avaliação do tecido hematopoético é o único meio capaz de esclarecer diagnóstico e tratamento adequados. Além disso, deve-se informar o proprietário de que a coleta do material é um procedimento seguro e indolor, se realizado sob as condições corretas de anestesia. Os riscos associados a esse procedimento são mínimos e incomuns, e geralmente estão relacionados com a coleta e o tipo de procedimento anestésico utilizado. Em raros casos, o trauma mecânico da coleta pode causar lesões ósseas, principalmente no caso de animais miniatura ou com fragilidade óssea, ou em casos de má técnica de coleta. Má técnica de coleta pode levar também à perfuração interna de órgãos nobres pela agulha de coleta. Por isso é importante que apenas veterinários treinados e capacitados realizem a coleta da medula óssea. Veterinários em treinamento devem ser monitorados e, se necessário, guiados por um especialista.

A crista ilíaca e o úmero proximal são os locais de escolha para a coleta de medula óssea em cães de médio a grande porte. Em gatos e cães de pequeno porte, o úmero proximal ou a fossa trocantérica do fêmur podem representar locais de mais fácil acesso e menor risco. Pode-se ainda coletar o material do esterno, como é feito geralmente em medicina humana, porém esse procedimento deve ser feito com extrema cautela para evitar lesões graves na região torácica, como perfuração de pulmão ou traqueia. Por esse motivo, geralmente aconselha-se o uso de agulha hipodérmica de alto calibre quando coletando desse sítio. Havendo suspeita de mieloma múltiplo, deve-se coletar o material diretamente da região de lesão lítica óssea, para aumentar as chances de coleta de células neoplásicas no material aspirado. Por isso, é importante consultar o laudo radiográfico antes da coleta da medula óssea.

O aspirado da medula óssea deve ser feito de modo asséptico, com agulhas esterilizadas. A agulha deve ter um mandril interno, como as dos modelos Rosenthal ou Illinois, para evitar que seu lúmen seja obstruído por partículas ósseas ao transpassar o periósteo. Indica-se utilizar anestesia geral, associada à anestesia local com lidocaína aplicada ao redor da pele e periósteo a serem puncionados, porém sedação associada à contenção mecânica do paciente também pode ser utilizada em casos em que a anestesia geral for contraindicada. Após transpassar a pele e o osso, deve-se retirar o mandril da agulha e conectar a ela uma seringa de 20 mℓ contendo 0,5 mℓ de EDTA a 3%, e então aspirar o material medular. O EDTA é necessário, pois o material proveniente da medula tende a coagular rapidamente. A concentração de 3%, em vez de 10% como utilizado em amostras de sangue periférico, é importante para preservar a morfologia das células hematopoéticas, já que estas são frágeis e podem se romper quando em contato com altas concentrações de EDTA.

O material coletado deve ser imediatamente colocado em uma placa de Petri limpa, em que sejam possíveis a identificação e a coleta das espículas, ou partículas de produção hematopoética, as quais se assemelham a grãos de areia ou "açúcar cristal" (Figura 210.1). Essas espículas devem ser coletadas com a ajuda de um microcapilar, ou pipeta Pasteur, e então colocadas sobre uma lâmina para a realização de *squash* (Figura 210.2). Para isso deve-se colocar uma gota de material da medula óssea rico em espículas sobre uma das extremidades da lâmina e, com uma outra lâmina em posição perpendicular, estender o material na direção da outra extremidade, gentilmente, para não romper as células, conforme ilustrado na Figura 210.3. O material deve ser seco ao ar, identificado, acondicionado em porta-lâminas (ou embalado em papel macio e limpo) e enviado para um laboratório veterinário de referência para avaliação por um patologista treinado. As lâminas podem ainda ser submetidas à avaliação citoquímica ou imunocitoquímica para caracterização de células de difícil identificação, atípicas ou neoplásicas, principalmente em casos de leucemias agudas.[2,7,8]

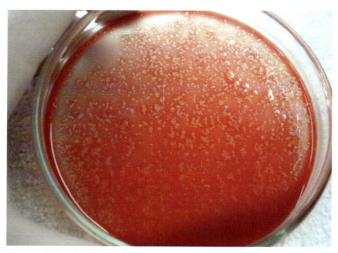

Figura 210.1 Espículas hematopoéticas em material coletado de aspirado de medula óssea.

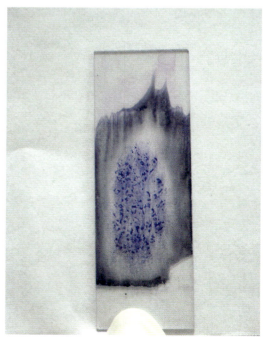

Figura 210.2 *Squash* de material coletado de aspirado de medula óssea para análise citológica.

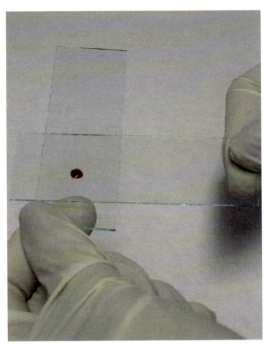

Figura 210.3 Elaboração de *squash* para análise citológica de medula óssea.

Análise citológica da medula óssea | Guia para interpretação clínica

A análise citológica completa da medula óssea começa com a avaliação da celularidade, ou seja, qual proporção do tecido medular é composta de células hematopoéticas ou de gordura. Essa proporção é dada em porcentagem de células, e informa se a medula está normocelular (produção adequada), hipercelular (produção aumentada) ou hipocelular (produção diminuída). Essa informação deve ser interpretada com base na idade do animal. Animais jovens tendem a ter a medula óssea mais celular (cerca de 75% de celularidade) do que animais idosos (cerca de 25% de celularidade), já que fisiologicamente, conforme o avançar da idade, a medula óssea vermelha (células hematopoéticas) é substituída pela medula óssea amarela (gordura). A produção aumentada pode estar relacionada com condições adequadas de regeneração (p. ex., anemia regenerativa, regeneração à trombocitopenia ou neutrofilia regenerativa), ou com processos de hematopoese ineficiente (p. ex., mielodisplasia ou leucemia). A produção reduzida em geral está relacionada com hipoplasia ou aplasia de medula, e, consequentemente, citopenias no sangue periférico.

Avaliam-se ainda número e morfologia dos megacariócitos, que informam se a produção plaquetária está adequada. Costuma-se observar número reduzido de megacariócitos em situações em que a medula óssea está sendo agredida por microrganismos, células neoplásicas, ou algum agente mielossupressor (p. ex., fármacos mielotóxicos), ou destruição imunomediada de megacariócitos. A produção de megacariócitos pode estar elevada em processos de trombocitopenia regenerativa, em decorrência de trauma hemorrágico ou cirurgia recente, vasculite, coagulação intravascular disseminada ou trombocitopenia imunomediada (com destruição de plaquetas, mas não de megacariócitos), sendo esta última uma das mais frequentes causas de trombocitopenia intensa em cães.

São avaliadas também quantidade e morfologia das células da linhagem eritroide, mieloide, linfoide, eosinofílica, basofílica e monocítica, que dão origem, respectivamente, a hemácias, neutrófilos, linfócitos e plasmócitos, eosinófilos, basófilos e monócitos. Essas células podem apresentar-se em número aumentado (hiperplasia) ou diminuído (hipoplasia), e ainda com morfologia normal ou alterada, de acordo com a afecção em questão. Com base nas contagens de células eritroides e mieloides estima-se a relação m:e, ou seja, a proporção de células mieloides em relação às células eritroides. Esse índice auxilia a interpretação de qual série está aumentada ou diminuída, com base na celularidade e nos achados do hemograma. Assim, é importante a realização de hemograma no mesmo dia do mielograma. Pode-se encontrar ainda células estranhas à medula óssea (p. ex., atípicas, neoplásicas ou metastáticas) ou microrganismos.[2,7,8] Os diagnósticos mais frequentes serão abordados a seguir.

Biopsia

A citologia aspirativa de medula óssea é o método de escolha para avaliação da medula óssea, pois possibilita análise citológica de cada célula individualmente. Porém, a avaliação histopatológica do tecido medular é indicada para identificação de aspectos que não podem ser detectados no aspirado. A análise do fragmento oferece informações sobre a celularidade e alterações estruturais do tecido, possibilitando melhor estimativa da relação mieloide:eritroide, identificação da distribuição de linfócitos (especialmente em gatos, facilitando a diferenciação entre hiperplasia linfoide e neoplasia linfoide), e principalmente para detecção de mielofibrose causada por fibras de colágeno. A avaliação de fragmentos de biopsia é indicada toda vez que repetidas punções resultam em aspirados improdutivos, ou "aspirados secos". O "aspirado seco" pode ser consequente a erro de coleta, mas quando a técnica de coleta é realizada corretamente – e esse problema se repete após multiplas punções e em diferentes sítios de coleta – deve-se suspeitar de leucemia, mielofibrose, mielonecrose, doenças granulomatosas e neoplasias metastáticas. As principais indicações para a avaliação histopatológica da medula óssea em cães e gatos são:

- Após repetidas coletas improdutivas ("aspirado seco")
- Diagnóstico e estadiamento de neoplasias
- Detecção de doença infiltrativa.

Os sítios mais indicados para coleta de biopsia são a crista ilíaca e o úmero proximal, contudo pode-se coletar de lesões ósseas específicas quando estas forem identificadas radiograficamente. Assim como é feito para o mielograma, a coleta de biopsia deve ser feita sob condições estéreis, e o paciente deve ser submetido à anestesia geral. O procedimento é muito semelhante ao já descrito, mas se recomendam agulhas para biopsia do tipo Jamshidi. Após introduzir a agulha no osso, deve-se retirar o mandril e inserir a agulha um pouco mais profundamente no tecido medular, a fim de que um fragmento de 0,5 a 1,0 cm de tecido medular entre no lúmen da agulha. A agulha deve ser, então, delicadamente rotacionada nos sentidos horário e anti-horário repetidas vezes no mesmo eixo, a fim de liberar o fragmento do tecido coletado para dentro da agulha. Deve-se então retirar a agulha completamente do osso e introduzir novamente o mandril, para expulsar o fragmento coletado para fora do lúmen da agulha. O fragmento pode ser rolado sobre uma lâmina para análise citológica, ou acondicionado em solução de formol e encaminhado para um laboratório veterinário de referência, para processamento histológico e análise por veterinários capacitados.[2,3]

DIAGNÓSTICOS DIFERENCIAIS E ABORDAGEM TERAPÊUTICA

As citopenias em cães e gatos podem decorrer de inúmeras condições que envolvem alterações em número, morfologia e função das células hematopoéticas, ou ainda alterações neoplásicas ou causadas por microrganismos. A seguir serão descritas as principais causas de citopenias persistentes em cães e gatos. Algumas dessas afecções serão abordadas mais detalhadamente em outros capítulos desta obra e por isso, não serão discutidas aqui.

Hipoplasia ou aplasia de medula óssea (anemia aplásica)

Manifestações clínicas e diagnóstico

A hipoplasia pode acometer uma ou duas das linhagens eritroide, mieloide, ou megacariocítica, ao passo que a aplasia de medula óssea acomete todas as três linhagens hematopoéticas em conjunto. Nesses casos é necessário excluir causas extramedulares de supressão da hematopoese, especialmente se a hipoplasia se restringir a apenas uma linhagem celular. Se houver aplasia de medula óssea, é mais provável que a causa esteja no próprio tecido hematopoético.

A aplasia de medula se caracteriza por pancitopenia no hemograma e medula óssea intensamente hipocelular. Essa condição pode ser adquirida, secundária à administração de fármacos mielotóxicos ou à infecção por agentes mielotrópicos. Agentes infecciosos que podem causar mielossupressão incluem membros da família Anaplasmataceae como *Ehrlichia canis* e *Anaplasma platys*, parvovírus, *Leishmania* sp., *Histoplasma capsulatum*, vírus da leucemia felina (FeLV), vírus da imunodeficiência felina (FIV), vírus da panleucopenia felina e *Cytauxzoon felis*. Nesses casos, nem sempre é possível encontrar inclusões parasitárias no aspirado da medula óssea. Pode-se, contudo, utilizar o próprio aspirado da medula óssea para realizar exames mais específicos como teste imunoenzimático (ELISA) ou reação em cadeia da polimerase (PCR), ou, ainda, detecção molecular do material genético para família Anaplasmataceae, *Leishmania* sp. ou FeLV a fim de concluir com precisão qual agente etiológico está potencialmente envolvido. A mielossupressão causada pelo parvovírus é aguda e tende a se resolver espontaneamente após a eliminação do microrganismo.[1,9]

Hiperestrogenismo secundário à administração iatrogênica ou produção endógena de estrogênio pode causar intensa aplasia de medula óssea e citopenias. Essas alterações geralmente são irreversíveis e progressivamente fatais. Neoplasias produtoras de estrogênio, como sertolioma e tumor das células da granulosa, podem estar associadas a esse quadro.[1,2]

Inúmeros fármacos estão relacionados com pancitopenia em cães e gatos, alguns quando utilizados nas doses recomendadas e outros apenas quando em sobredosagem. Eles produzem citopenias, pois são diretamente tóxicos à medula, causam resposta imunomediada contra as células sanguíneas, ou induzem reação idiossincrática individual. A lesão à medula óssea nesses casos costuma ser aguda, e tende a se resolver com a interrupção do fármaco em questão. Os principais fármacos relacionados com citopenias em cães e gatos estão listados no Quadro 210.2. Radioterapia e muitos agentes quimioterápicos usados para o tratamento de neoplasias têm o potencial de suprimir a hematopoese devido à sua capacidade de afetar células em mitose. É indicado e prudente o monitoramento das contagens de células do hemograma durante terapias antineoplásicas.[10]

Alguns casos são ainda definidos como anemia aplásica idiopática, quando nenhuma das causas conhecidas parece estar associada ao quadro. Sugere-se que um componente imunomediado esteja relacionado com esses casos, porém a escassez de relatos e estudos dirigidos ainda dificulta o pleno esclarecimento de sua etiologia.[11]

Tratamento e prognóstico

Quando se suspeita de anemia aplásica secundária ao uso de fármacos, deve-se interromper o uso do fármaco em questão. Suspeitando-se do envolvimento de agentes infecciosos, deve-se buscar o diagnóstico definitivo da doença e tratar conforme o protocolo indicado.

Intensa neutropenia (< 500 neutrófilos/$\mu\ell$) aumenta a suscetibilidade do paciente a infecções bacterianas secundárias. A administração de antibióticos de amplo espectro é essencial para controlar essas infecções. Trombocitopenia intensa pode representar risco de hemorragias espontâneas em tecidos nobres, como no sistema nervoso central, pondo em risco a vida do paciente. Por isso, indicam-se restrição de movimentos e restrição da oferta de "ossos sintéticos" para minimizar hemorragias espontâneas. Com a mesma intenção, também é indicada a transfusão de plaquetas quando as contagens de plaquetas estiverem abaixo de 5.000/$\mu\ell$. Intensa anemia (hematócrito < 12%) pode comprometer a oxigenação de tecidos nobres e representar grande risco de hipoxia tecidual e complicações graves, devendo ser tratada com transfusão de papa de hemácias. Recomenda-se tipagem sanguínea do receptor e doador de sangue a fim de evitar a formação de anticorpos pelo receptor e futuras reações transfusionais.[12]

Não há tratamentos específicos bem definidos para reversão da anemia aplásica em pequenos animais. Um mecanismo imunomediado ainda não foi estabelecido, e por isso não há indicação clara para imunossupressão, porém fármacos imunossupressores podem ser usados principalmente para casos de anemia aplásica idiopática, nos quais todos os diagnósticos diferenciais já foram excluídos.

Alguns animais tratados com fatores de crescimento hematopoéticos, como EPO ou G-CSF, manifestaram aumentos transitórios das contagens celulares, porém a eficácia curativa ainda é desconhecida. Acredita-se que esses fatores apenas estimulem as células hematopoéticas residuais, sem curar o defeito de base na hematopoese. Obteve-se total cura de um paciente com ehrlichiose crônica após tratamento prolongado com doxiciclina, fármacos imunossupressores, EPO e G-CSF recombinantes humanos, contudo esse protocolo ainda não está bem estabelecido e não apresenta eficácia comprovada em um grupo maior de pacientes.[13] De acordo com estudos realizados, o G-CSF pode ser administrado na dose de 5 a 10 μg/kg, por via subcutânea, diariamente, de preferência com intervalos entre as aplicações, para evitar a formação de anticorpos contra o medicamento e neutropenia refratária. Sugerem-se ciclos de 5 a 10 dias, com 2 a 10 dias de intervalo, podendo-se aumentar o período de intervalo e/ou repetir o ciclo quantas vezes forem necessárias para se obterem contagens de neutrófilos dentro da normalidade. Em geral, o aumento nas contagens de neutrófilos é proporcional ao número de células progenitoras residuais na medula óssea. No início do tratamento, as contagens de neutrófilos tendem a aumentar durante o uso do G-CSF, porém comumente as contagens voltam a cair durante os intervalos do fármaco. O carbonato de lítio foi usado com sucesso para estimular o aumento das células mieloides, e em alguns casos de hipoplasia medular por estrogênio. Há duas hipóteses do seu mecanismo de ação; a primeira delas seria de que o lítio age diretamente sobre os precursores mieloides, induzindo sua multiplicação. A segunda seria a hipótese de o lítio estimular a produção de G-CSF que, consequentemente, estimularia a proliferação de precursores mieloides. O carbonato de lítio deve ser administrado na dose de 10 mg/kg por via oral, a cada 12 horas.[14] A EPO pode ser utilizada na dose de 50 a 100 UI/kg, por via subcutânea, uma vez a cada 2 ou 3 dias, atentando para o fato de que tratamentos prolongados podem levar à formação de anticorpos contra o medicamento e anemia refratária, tornando o acompanhamento hematológico fundamental para detectar o primeiro sinal de refratariedade ao medicamento.

O transplante de medula óssea é indicado em pessoas não responsivas ao tratamento imunossupressor, mas em medicina veterinária essa opção terapêutica ainda é restrita devido ao custo proibitivo e à dificuldade de se encontrarem doadores compatíveis.

O prognóstico da anemia aplásica depende da causa e do tempo de evolução da doença. Em geral, os quadros agudos tendem a reverter rapidamente e sem necessidade de estimulantes de medula, com exceção daqueles secundários à intoxicação por estrogênio. Quadros de aplasia crônica, geralmente relacionados com ehrlichiose, leishmaniose, infecções por FIV e FeLV, ou idiopáticos, tendem a ser menos responsivos ao tratamento. Entretanto, há relatos de cura completa em semanas ou meses após o diagnóstico definitivo e tratamento de suporte adequado.[11-13] Nesses casos, o proprietário deve ser avisado sobre o alto custo e a longa duração do tratamento, e sobre a chance indefinida de cura envolvida na decisão pela terapia.

Hipoplasia eritroide e aplasia pura de células vermelhas

Manifestações clínicas e diagnóstico

Hipoplasia eritroide e aplasia pura de células vermelhas se apresentam no hemograma como anemia normocítica normocrômica arregenerativa persistente, com série eritroide reduzida na medula óssea. Na hipoplasia, essa redução é discreta a moderada, ao passo que na aplasia de células vermelhas a linhagem eritroide apresenta-se intensamente reduzida a ausente. Dependendo da causa, o número de leucócitos e plaquetas pode estar normal ou elevado. Algumas causas extramedulares de hipoplasia eritroide incluem insuficiência renal crônica, hipotireoidismo, hipoadrenocorticismo, doença hepática, anemia da inflamação, neoplasias, infecção por vírus mielotrópicos como FeLV e FIV, fármacos mielotóxicos e tratamento prolongado com eritropoetina recombinante humana (rh-EPO).

A aplasia pura de células vermelhas é uma condição mais grave que pode ocorrer secundariamente a condições como parvovirose, ehrlichiose, e reação imunomediada secundária ao tratamento com rh-EPO em cães. Em gatos, a mesma condição tem sido associada a infecções por FeLV. Quando as causas secundárias, ou extramedulares, de aplasia de células vermelhas são descartadas, considera-se o diagnóstico de aplasia pura de células vermelhas primária (ou idiopática), provocada potencialmente por um distúrbio imunomediado, no qual um desequilíbrio no sistema imune levaria à destruição dos precursores eritroides.

Em casos de anemia arregenerativa sempre deve-se avaliar as concentrações plasmáticas de ureia e creatinina para pesquisa de insuficiência renal crônica e, de acordo com o quadro clínico e histórico do paciente, dosar hormônios tireoidianos e cortisol, avaliar ultrassonograficamente para investigação de algum foco inflamatório ou neoplasia, e pesquisar a ocorrência de FeLV e FIV com sorologia (ELISA) ou reação em cadeia da polimerase (PCR), todos diagnósticos diferenciais de anemias arregenerativas. Deve-se investigar ainda o uso atual ou prévio de fármacos mielossupressores (Quadro 210.2) ou de rh-EPO. Quando excluídas todas as possíveis causas extramedulares de anemia, recomenda-se a avaliação da medula óssea para investigação da população eritroide e confirmação de possível hipoplasia eritroide ou aplasia pura de células vermelhas primária.[2,15,16]

Tratamento e prognóstico

Para hipoplasia de células vermelhas secundária a uma causa extramedular, deve-se buscar resolver o problema de base, ou seja, repor a eritropoetina em pacientes com insuficiência renal crônica, tratar hipotireoidismo ou hipoadrenocorticismo, resolver o processo inflamatório nos casos de anemia da inflamação, ou suspender o fármaco mielossupressor que possa estar associado ao processo. Em infecção por FeLV e/ou FIV, os precursores da medula óssea podem encontrar-se danificados, não havendo um tratamento comprovadamente curativo; o prognóstico é reservado a desfavorável nesses casos. Para anemia refratária secundária ao uso de rh-EPO, deve-se interromper imediatamente o uso desse fármaco e oferecer tratamento de suporte com transfusões sanguíneas.[15,16]

Devido ao baixo número de relatos na literatura, não há um protocolo claramente estabelecido para o tratamento da aplasia pura de células vermelhas primária, porém, em gatos, foram obtidos resultados satisfatórios com o uso de prednisolona (3,5 a 5,5 mg/kg), por via oral, dividida em duas doses diárias. Em alguns casos associou-se ciclofosfamida (2,5 mg/kg), por via oral, 1 vez/dia, durante 4 dias, repetindo-se esse ciclo a cada 3 dias. As primeiras respostas ao tratamento foram observadas em 1 a 4 semanas, e o tratamento com prednisolona na dose de 1 a 2 mg/kg, por via oral, a cada 48 horas foi continuado por 3 meses a 4 anos.[16]

Em cães, o tratamento de escolha para a aplasia pura de células vermelhas primária consta de fármacos imunossupressores, sendo a prednisolona indicada na dose de 1 a 3 mg/kg, por via oral, a cada 12 horas.[15] Em casos refratários à corticoterapia, ou quando for necessário um tratamento mais potente e/ou prolongado, podem-se associar ao corticosteroide outros fármacos imunossupressores como azatioprina, ciclofosfamida ou ciclosporina.

Independentemente da associação ou não com outro fármaco, corticosteroides geralmente devem ser administrados como fármaco imunossupressor de escolha. O monitoramento do tratamento deve ser com hemogramas periódicos e contagens de reticulócitos, para avaliar a resposta à anemia, bem como avaliações periódicas dos sistemas renal e hepático, devido aos efeitos colaterais dos fármacos utilizados, inclusive dos corticosteroides. Uma vez obtida a cura, a administração de corticosteroides deve ser reduzida de forma lenta e gradativa, e obrigatoriamente acompanhada de hemogramas periódicos (a cada 2 a 5 dias). Nesse momento, ao primeiro sinal de recaída, ou seja, redução das contagens celulares eritroides, deve-se aumentar mais uma vez a dose de corticosteroide até obter-se novamente o controle da destruição eritroide imunomediada.

O prognóstico da aplasia pura de células vermelhas varia de reservado a desfavorável, dependendo do número de células precursoras eritroides presentes na medula óssea, da gravidade do processo imunomediado associado e de infecções concorrentes. Gatos com aplasia pura de células vermelhas secundária à infecção por FeLV podem apresentar doença com curso progressivo e fatal.[2,15,16]

Agentes infecciosos

Manifestações clínicas e diagnóstico

Diversos agentes infecciosos podem causar citopenias transitórias ou persistentes em cães e gatos. Alguns dos agentes causadores de citopenias persistentes são *Ehrlichia canis*, FIV, FeLV, *Leishmania* sp., *Histoplasma capsulatum* e *Cytauxzoon felis*.[2,12] Cada um desses microrganismos apresenta diferentes mecanismos envolvidos no desenvolvimento das citopenias. Os mecanismos patogênicos, assim como métodos de diagnóstico, tratamento e prognóstico desses diferentes agentes são abordados em outros capítulos desta obra. Entretanto, vale a pena ressaltar que muitas vezes o diagnóstico conclusivo pode ser obtido pela observação do microrganismo, ou ainda detecção molecular de seu material genético em amostras de medula óssea.

Com relação à ehrlichiose monocítica canina, a detecção do DNA bacteriano com técnicas moleculares (como a PCR) garante um diagnóstico definitivo mais acurado nos casos crônicos, e também pode ser usada no monitoramento do tratamento, ou seja, um resultado negativo para PCR ao final do tratamento indica sucesso na eliminação do parasito.[17,18] Para aferir a eficácia do tratamento, recomenda-se a PCR em vez da técnica de ELISA, pois esta última detecta anticorpos que podem estar presentes na circulação por um longo período, mesmo após a eliminação do microrganismo, podendo acarretar resultado falso-positivo. Nesses casos, PCR de aspirados de baço tem-se mostrado a técnica de escolha para detecção de baixas cargas parasitárias, porém pode-se realizar PCR de aspirados de medula óssea quando a coleta de aspirados de baço não for possível. Em animais cronicamente infectados, que apresentam hipoplasia medular e, consequentemente, número reduzido de células mononucleares na circulação, ou ainda animais recentemente tratados, os quais podem apresentar baixas cargas parasitárias, a realização de PCR da medula óssea pode ser uma importante alternativa para evitar resultados falso-negativos em amostras de sangue periférico.[19]

É possível que gatos portadores de cepas de vírus da FeLV latentes ou defeituosas apresentem resultados falso-negativos em testes imunológicos (ELISA), porém positivos em testes moleculares (PCR) de tecidos como medula óssea, linfonodos e tecidos epiteliais.[20] Assim, em casos suspeitos de infecção por FeLV, com resultados negativos para os testes de ELISA, a pesquisa do RNA viral pela técnica de PCR, de amostras de tecidos como aspirados de medula óssea ou linfonodos, pode ser útil para diagnosticar a infecção viral.

Em alguns casos a leishmaniose visceral pode estar acompanhada de citopenia(s). Para o diagnóstico dessa doença, a observação de formas amastigotas livres ou fagocitadas em amostras de medula óssea se mostrou mais sensível do que em aspirados de linfonodo. Além disso, testes sorológicos como o ELISA e a reação de imunofluorenscência indireta podem levar a resultados falso-positivos, no caso de reação cruzada com outros anticorpos, ou falso-negativos, já que a produção de anticorpos é baixa na fase inicial ou crônica da infecção, ou ainda em infecções assintomáticas, sendo indicada a realização de um segundo teste para confirmação do diagnóstico. Nesses casos, a identificação de formas amastigotas em aspirados de medula óssea pode ser uma importante ferramenta de diagnóstico.[21]

Citopenias imunomediadas

Manifestações clínicas e diagnóstico

As citopenias imunomediadas caracterizam-se pela destruição de hemácias, plaquetas e/ou neutrófilos, causando, respectivamente, anemia, trombocitopenia e/ou neutropenia. Essas células são destruídas por macrófagos do sistema monocítico fagocitário devido à existência de anticorpos ou outras moléculas sinalizadoras em sua superfície. As citopenias imunomediadas podem ser primárias (idiopáticas) ou secundárias a doenças infecciosas, sistêmicas (p. ex., lúpus eritematoso sistêmico), neoplasias, ou ao uso de determinados medicamentos ou substâncias.[2,10] É fundamental observar que o diagnóstico de citopenias imunomediadas é na maioria das vezes presuntivo e terapêutico, baseado em achados laboratoriais e resposta ao tratamento imunossupressor. O diagnóstico definitivo somente pode ser alcançado mediante a demonstração de anticorpos contra células hematopoéticas, ou de envolvimento de imunidade celular.

As anemias imunomediadas podem ser regenerativas ou não regenerativas, sendo que o diagnóstico das não regenerativas somente pode ser feito por meio de avaliação da medula óssea. É fundamental notar que um mecanismo imunomediado direcionado à medula óssea é suspeito e sugerido nos casos de anemias não regenerativas, porém não há dados suficientes na literatura esclarecendo a patogênese dessa doença. Na maioria das vezes um mecanismo imunomediado é suspeito com base na ocorrência de anemia hemolítica imunomediada concorrente, fagocitose de precursores eritroides em aspirados de medula óssea ou baço, e/ou resposta ao tratamento com fármacos imunossupressores.

Nessa condição a medula óssea pode apresentar série eritroide hipoplásica a hiperplásica, dependendo do nível de maturação dos precursores eritroides sendo destruídos pelo organismo. Quando precursores eritroides mais maduros são destruídos a série eritroide geralmente encontra-se hiperplásica, ao passo que quando a destruição é de precursores eritroides mais jovens a série eritroide geralmente apresenta-se hipoplásica ou até mesmo com características de aplasia pura de células vermelhas. Na maioria dos casos, observa-se desvio à esquerda, ou seja, aumento no número de precursores imaturos em relação a precursores maduros, o que pode ser algumas vezes acompanhado de arrasto maturativo, ou seja, ausência total de precursores mais maduros em algum estágio específico de desenvolvimento. Em alguns casos, pode existir destruição concorrente de hemácias no sangue periférico e precursores eritroides na medula óssea, caracterizando-se por anemia hemolítica imunomediada não regenerativa. Entretanto, a maioria dos casos de destruição de precursores eritroides não é acompanhada de processo hemolítico, ou seja, não apresenta achados característicos de anemia hemolítica imunomediada, como esferocitose, macroaglutinação, ou resultado positivo para o teste de aglutinação em solução salina. Desenvolvimento de mielofibrose por colágeno é uma complicação comum nessa doença, uma alteração que somente pode ser diagnosticada mediante realização de biopsia da medula óssea.[22]

Neutropenias imunomediadas podem abranger destruição de neutrófilos maduros na corrente sanguínea ou destruição de precursores mieloides na medula óssea. No caso de destruição de precursores mieloides, a medula óssea pode se caracterizar por hipoplasia a hiperplasia mieloide, dependendo do estágio de desenvolvimento das células mieloides sendo atacadas pelo sistema imune, sendo hiperplasia mieloide mais frequentemente observada. Achados sugestivos dessa doença incluem resultados positivos para anticorpos na superfície de neutrófilos ou precursores mieloides, figuras de fagocitose de neutrófilos na medula óssea, e evidência de resposta (ou seja, regeneração da neutropenia) ao tratamento imunossupressor.[2,23]

As trombocitopenias imunomediadas representam um importante diagnóstico diferencial de trombocitopenias em cães, e caracterizam-se por contagens plaquetárias intensamente baixas (< 50.000 plaquetas/$\mu\ell$). Geralmente, as plaquetas são destruídas na circulação periférica, e a medula óssea apresenta hiperplasia de megacariócitos, com produção plaquetária aumentada, na tentativa de restabelecer a contagem plaquetária normal. Os pacientes costumam ter tempo de sangramento prolongado, e podem ou não sofrer hemorragias espontâneas. Uma condição mais rara é chamada "trombocitopenia amegacariocítica" e se caracteriza pela destruição de megacariócitos na medula óssea, e consequentemente hipoplasia megacariocítica na medula óssea. Essa condição tem caráter arregenerativo, com contagens de plaquetas intensamente baixas, e prognóstico mais reservado. O exame da medula óssea é importante para avaliar a linhagem megacariocítica, e assim diferenciar as trombocitopenias regenerativas das arregenerativas, esclarecendo o prognóstico do paciente.[24]

Tratamento e prognóstico

As anemias imunomediadas não regenerativas devem ser tratadas com fármacos imunossupressores, sendo os corticosteroides os fármacos de escolha. Animais com essa doença podem levar semanas a meses para responder à terapia. Pacientes com mielofibrose por colágeno apresentam prognóstico mais reservado, porém existem relatos de animais com mielofibrose por fibras de colágeno que se recuperaram da anemia.

Alguns animais com neutropenias imunomediadas respondem bem à terapia imunossupressora. Em casos de neutropenia intensa, deve-se utilizar também antibioticoterapia de amplo espectro a fim de evitar infecções bacterianas secundárias.[23]

As trombocitopenias imunomediadas responsivas à corticoterapia devem apresentar aumento nas contagens plaquetárias em 5 a 7 dias de tratamento. Caso contrário, considera-se a trombocitopenia como refratária à corticoterapia e recomenda-se a associação de prednisona com outros agentes imunossupressores como ciclosporina, azatioprina ou ciclofosfamida, alertando-se o proprietário sobre os possíveis efeitos colaterais desses fármacos e a possível necessidade de tratamento prolongado.[24]

Em geral, o tratamento imunossupressor das citopenias imunomediadas consta de protocolos semelhantes àquele para aplasia pura de células vermelhas primária, descrito anteriormente neste capítulo.

Neoplasias hematopoéticas e mielodisplasias

Manifestações clínicas e diagnóstico

As neoplasias hematopoéticas são representadas pelas leucemias mieloides e linfoides, e se caracterizam por células neoplásicas na medula óssea. Essas células neoplásicas se multiplicam desordenadamente e competem por espaço e nutrientes com as células hematopoéticas normais, por meio do processo denominado "mieloftise". As células neoplásicas ocasionalmente liberam citocinas e mediadores químicos que suprimem a hematopoese, levando muitas vezes ao impedimento da hematopoese normal e a citopenias periféricas. Já as mielodisplasias ou síndromes mielodisplásicas se caracterizam por produção defeituosa das células hematopoéticas, que sofrem morte celular (apoptose) antes mesmo de sair da medula óssea. Todos esses mecanismos podem levar à hematopoese anormal e diminuída e a citopenias no hemograma.

Casos de leucemia frequentemente apresentam leucocitose, mas o aumento de leucócitos na circulação é geralmente fruto da liberação de células neoplásicas e atípicas da medula óssea, e não de leucócitos com morfologia e funções normais. Portanto, nesses casos, deve-se avaliar a produção de leucócitos por meio das contagens diferenciais absolutas de cada tipo leucocitário, em vez da leucometria global. Menos frequentemente, leucemias não resultam em liberação de células neoplásicas para a circulação, apresentando como única alteração sanguínea citopenia(s). Nesses casos, chamados "leucemias aleucêmicas", o exame da medula óssea é o único teste que pode esclarecer o diagnóstico, tornando o mielograma um teste fundamental para o diagnóstico de citopenias persistentes de causa desconhecida.[8,9,12]

Tratamento e prognóstico

O prognóstico das leucemias é reservado a desfavorável, e varia com o curso agudo ou crônico da doença, e com a intensidade das citopenias. Animais com leucemias crônicas e ausência de citopenias intensas tendem a apresentar maior sobrevida e melhores chances de resposta ao tratamento. Casos de mielodisplasia podem avançar para leucemia ou reverter para medula óssea normal. Não existem tratamentos de escolha e eficazes para essas condições, porém há relatos de uso de protocolos com fármacos antineoplásicos e/ou imunossupressores.

Mastocitoma e mastocitose sistêmica

Manifestações clínicas e diagnóstico

Mastocitomas originados na pele, baço e outros sítios periféricos podem originar metástases para a medula óssea, comprometendo a hematopoese normal e frequentemente levando a citopenias e/ou existência de mastócitos no sangue periférico. Pacientes portadores de mastocitomas que apresentem citopenias persistentes e/ou mastócitos circulantes no sangue periférico devem ser submetidos ao exame da medula óssea, para pesquisa de possível metástase e estadiamento da neoplasia.[2] Embora mastocitomas cutâneos possam causar metástases para a medula óssea, geralmente o envolvimento do tecido hematopoético está relacionado com quadros de mastocitose sistêmica não cutânea.[25,26]

Tratamento e prognóstico

Animais portadores de mastocitose sistêmica e metástases de mastocitoma para a medula óssea têm prognóstico reservado a desfavorável. Aproximadamente 80% dos cães com esses diagnósticos vão a óbito ou sofrem eutanásia devido a complicações clínicas e condição corporal precária, decorrentes de frequentes alterações em linfonodos, baço e fígado e de úlceras gastroduodenais.[25,26] O tratamento envolve quimioterapia direcionada ao mastocitoma, e tratamento de suporte para a sintomatologia clínica, que geralmente inclui vômitos frequentes.

Mielonecrose e mielofibrose

Manifestações clínicas e diagnóstico

A mielonecrose caracteriza-se por áreas em que o tecido hematopoético é substituído por debris necróticos e focos de hemorragia. Em mielonecrose crônica as áreas necróticas podem se tornar fibróticas. A mielonecrose tem sido associada a leucemia, ehrlichiose crônica, anemia imunomediada, lúpus eritematoso sistêmico, toxicidade por fármacos, septicemia e coagulação intravascular disseminada.[25]

A mielofibrose é caracterizada pela substituição da medula óssea por fibroblastos, reticulina e colágeno. Esse processo parece ser uma sequela consequente de lesões na medula óssea, incluindo necrose, lesão vascular, inflamação e neoplasia, fatores que aparentemente podem estimular a produção excessiva de fatores de crescimento, capazes de estimular o crescimento dos fibroblastos. Conforme previamente descrito, mielofibrose por fibras de colágeno também é um achado comum em animais com suspeita de anemia arregenerativa imunomediada. Animais com mielofibrose geralmente apresentam anemia arregenerativa, associada ou não a leucopenia e trombocitopenia.[1,2,25,27] Deve-se suspeitar de mielofibrose quando repetidas tentativas de coleta de aspirados de medula óssea são improdutivas e resultam em "aspirado seco". Assim, o diagnóstico só pode ser definido com a avaliação histológica de fragmentos de biopsia da medula óssea.

Tratamento e prognóstico

Devido à associação a mielonecrose, neoplasias ou causas indefinidas (mielofibrose idiopática), o tratamento e o prognóstico de mielofibrose são bastante variáveis.[1,27] Existe a possibilidade de que quadros de mielofibrose causados por fibras de colágeno sejam reversíveis, portanto não se deve optar pela eutanásia em pacientes com essa alteração na medula óssea. Há relatos de que a anemia e a mielofibrose podem se resolver após tratamento bem-sucedido em casos suspeitos de anemia arregenerativa imunomediada.

Síndrome hemofagocítica | Histiocitose maligna

Manifestações clínicas e diagnóstico

Alguns distúrbios hematopoéticos implicam proliferação excessiva de macrófagos hemofagocíticos, ou seja, células do sistema monocítico fagocitário que promovem destruição exacerbada de células sanguíneas dentro da medula óssea. Esses distúrbios em geral levam à redução de pelo menos duas linhagens celulares (bicitopenia ou pancitopenia). Os dois exemplos mais frequentes dessas afecções são a histiocitose maligna e a síndrome hemofagocítica.

A histiocitose maligna é uma condição neoplásica caracterizada por pancitopenia e proliferação de macrófagos atípicos no fígado, baço, linfonodos, medula óssea, e/ou pulmões. Essa condição pode ocorrer em diversas raças de cães, tendo sido relatada em Golden Retriever, Doberman e, especialmente, em cães da raça Boiadeiro de Berna (Bernese Mountain Dog). Os achados clínicos são inespecíficos: letargia, anorexia, perda de peso e anormalidades respiratórias e neurológicas. Ao exame físico podem-se encontrar linfadenomegalia e hepatoesplenomegalia. O diagnóstico só pode ser obtido por meio do exame da medula óssea, a qual geralmente se mostra infiltrada por macrófagos anaplásicos. Deve ser feito o diagnóstico diferencial entre carcinomas pouco diferenciados e outras proliferações histiocíticas não neoplásicas, como a síndrome hemofagocítica.

Um tipo menos agressivo de distúrbio hematológico envolvendo macrófagos é a síndrome hemofagocítica, uma condição reativa e não neoplásica. Observa-se maior número de macrófagos fagocitando células sanguíneas dentro da medula óssea, e também em fígado, baço e/ou linfonodos. A fagocitose de células é inespecífica e multilinhagem, ou seja, hemácias, neutrófilos e plaquetas geralmente são fagocitados simultaneamente. Essa característica diferencia a síndrome hemofagocítica das destruições celulares imunomediadas, nas quais geralmente apenas uma linhagem celular é fagocitada e destruída por macrófagos; por exemplo, nas neutropenias imunomediadas apenas células da linhagem mieloide são fagocitadas na medula óssea. A síndrome hemofagocítica pode ser idiopática ou secundária a infecções, neoplasias, mielodisplasias e doenças imunomediadas ou metabólicas.[28,29]

Tratamento e prognóstico

O prognóstico geralmente é desfavorável para histiocitose maligna, por se tratar de um processo neoplásico agressivo. O prognóstico das síndromes hemofagocíticas varia com a natureza do processo. Muitos casos apresentam sucesso após tratamento do processo primário.[28,29]

Metástases para a medula óssea

Manifestações clínicas e diagnóstico

Diversas condições neoplásicas podem desenvolver metástase para a medula óssea, como linfoma, mieloma múltiplo, carcinomas e sarcomas. As células neoplásicas alteram o ambiente hematopoético, podendo causar mielossupressão e, frequentemente, citopenias persistentes. Em um estudo, o linfoma mostrou-se a causa mais comum de metástase para a medula óssea, seguido de mieloma múltiplo, ambos neoplasias de origem linfoide.[25]

Nesse mesmo estudo, metástases para a medula óssea também foram detectadas em cães com carcinomas mamário, prostático, de glândula tireoide, ovariano, biliar, hepatocelular, pancreático, pulmonar, de glândula salivar, renal, intestinal e de células escamosas. Sarcomas também podem desenvolver metástases para a medula óssea, sendo o osteossarcoma o mais relacionado. Deve-se suspeitar de envolvimento da medula óssea sempre que o paciente apresentar o diagnóstico de neoplasia associado a citopenias persistentes. Outros indicativos de metástase para a medula óssea são claudicação, achados radiológicos ósseos anormais e esplenomegalia.

A avaliação citológica ou histopatológica da medula óssea pode revelar células epiteliais ou mesenquimais neoplásicas em pacientes com citopenias persistentes. Nesses casos, deve-se investigar o paciente a fim de encontrar o sítio primário do carcinoma ou sarcoma, caso este ainda não tenha sido caracterizado.[2,30]

Tratamento e prognóstico

Dependendo da neoplasia em questão, pode-se fazer terapia cirúrgica ou quimioterápica, porém, uma vez que a medula óssea esteja afetada, o prognóstico varia de reservado a desfavorável. Recomenda-se o tratamento de suporte mediante transfusões de hemácias ou plaquetas, em casos de anemia ou trombocitopenia intensa, respectivamente, a fim de evitar hipoxia tecidual e hemorragias espontâneas. Também se pode usar antibioticoterapia de amplo espectro em casos de neutropenias intensas, objetivando prevenir infecções secundárias.[2,30]

CONSIDERAÇÕES FINAIS

Como as alterações no hemograma são reflexo de distúrbios no sistema hematopoético ou em outros sistemas do organismo, sugere-se ampla abordagem clínica do paciente, a fim de esclarecer a causa das citopenias. A definição do diagnóstico definitivo é fundamental para encontrar o tratamento específico e recomendado e também para informar o proprietário sobre o prognóstico, nos casos de citopenias persistentes. Os primeiros passos devem ser histórico e anamnese abrangentes, exame clínico, pesquisa de agentes infecciosos potencialmente envolvidos e histórico de uso presente ou prévio de fármacos mielossupressores. A avaliação da medula óssea, por meio de citologia ou histopatologia, é importante, e, muitas vezes, essencial para definição e confirmação de diagnósticos relacionados com a maioria dos casos de citopenias persistentes de causa inexplicada.

REFERÊNCIAS BIBLIOGRÁFICAS

1. Weiss DJ. Detecting and diagnosing the cause of canine pancytopenia. Vet Med. 2002a; 97:21-32.
2. Harvey JW. Atlas of veterinary hematology. Philadelphia: W.B. Saunders Company, 2000.
3. Travlos GS. Normal structure, function, and histology of the bone marrow. Toxicol Pathol. 2006; 34:548-65.

4. Gasper PW. Stem cell biology. In: Feldman BF, Zinkl JG, Jain NC, editors. Schalm's veterinary hematology. 5. ed. Philadelphia: Lippincott Williams & Wilkins; 2000. p. 69-73.

5. Henry CJ, Buss MS, Lothrop CD. Veterinary uses of recombinant granulocyte colony-stimulating factor. Part I. Oncology. Comp Cont Ed Pract Vet. 1998; 20:728-34.

6. Rewerts JM, Henry CJ. Veterinary uses of recombinant granulocyte colony-stimulating factor. Part II. Infectious diseases. Comp Cont Ed Pract Vet. 1998; 20:823-7.

7. Weiss DJ, Smith SA. Collection and assessment of canine bone marrow. Compend. 2002(a); 24:670-8.

8. Weiss DJ, Smith SA. Interpretation of canine bone marrow. Compend. 2002(b); 24: 784-96.

9. Weiss DJ, Evanson OA, Sykes J. A retrospective study of canine pancytopenia. Vet Clin Path. 1999; 28:83-8.

10. Weiss DJ, Klausner JS. Drug-associated aplastic anemia in dogs: eight cases (1984-1988). J Am Vet Med Assoc. 1990; 196:472-5.

11. Brazzell JL, Weiss DJ. A retrospective study of aplastic pancytopenia In the dog: 9 cases (1996-2003). Vet Clin Path. 2006; 35:413-7.

12. Weiss DJ. New insights into the physiology and treatment of acquired myelodysplastic syndromes and aplastic pancytopenia. Vet Clin Small Anim. 2003; 33:1317-34.

13. Aroch I, Harrus S. The use of recombinant human granulocyte colony stimulating factor and recombinant human erythropoietin in the treatment of severe pancytopenia due to canine monocytic ehrlichiosis. Israel J Vet Med. 2001; 56.

14. Sanpera N, Masot N, Janer M, Romeo C, de Pedro R. Oestrogen-induced bone marrow aplasia in a dog with a Sertoli cell tumour. J Small Anim Pract. 2002;43(8):365-9.

15. Weiss DJ. Primary pure red cell aplasia in dogs: 13 cases (1996-2000). J Am Med Assoc. 2002b; 221:93-5.

16. Stokol T, Blue JT. Pure red cell aplasia in cats: 9 cases. J Am Vet Med Assoc. 1999; 214:75-9.

17. Harrus S, Kenny M, Miara L, Aizenberg I, Waner T, Shaw S. Comparison of simultaneous splenic sample PCR with blood sample PCR for diagnosis and treatment of experimental Ehrlichia canis infection. Antimicrob Agents Chemother. 2004; 48:4488-90.

18. Wen B *et al.* Comparison of nested PCR with immunofluorescent-antibody assay for detection of Ehrlichia canis infection in dogs treated with doxycycline. J Clin Microbiol 1997; 35: 1852-5.

19. Gal A, Loeb E, Yisaschar-Mekuzas Y, Baneth G. Detection of Ehrlichia canis by PCR in different tissues obtained during necropsy from dogs surveyed for naturally occurring canine monocytic ehrlichiosis. Vet J. 2008; 175:212-7.

20. Jackson ML, Haines DM, Taylor SM, Misra V. Feline leukemia virus detection by ELISA and PCR in peripheral blood from 68 cats with high, moderate, or low suspicion of having FeLV-related disease. J Vet Diagn Invest. 1996; 8:25-30.

21. Maia C, Campino L. Methods of diagnosis of canine leishmaniasis and response to infection. Vet Parasitol. 2008; 158:274-87.

22. Lucidi CA, de Resende CLE, Jutkowitz LA, Scott MA. Cytologic and histologic bone marrow findings in dogs with suspected marrow-directed immune-mediated anemia. Vet Clin Path. 2010; 39(4):560.

23. Weiss DJ, Henson M. Pure white cell aplasia in a dog. Vet Clin Path. 2007; 36:373-5.

24. Scott MA. Immune-mediated thrombocytopenia. In: Feldman BF, Zinkl JG, Jain NC, editors. Schalm's veterinary hematology. 5. ed. Philadelphia: Lippincott Williams & Wilkins; 2000. p. 478-86.

25. Weiss DJ. A retrospective study of the incidence and the classification of bone marrow disorders in the dog at a veterinary teaching hospital (1996-2004). J Vet Intern Med. 2006; 20:955-61.

26. O'Keefe DA, Couto CG, Burke-Schwartz C, Jacobs RM. Systemic mastocytosis in 16 dogs. J Vet Intern Med. 1987; 1:75-80.

27. Reagan WJ. A review of mielofibrosis in dogs. Toxic Pathol. 1993; 21:164-9.

28. Walton RM, Modiano JF, Thrall MA, Wheeler SL. Bone marrow cytological findings in 4 dogs and a cat with hemophagocytic syndrome. J Vet Intern Med. 1996; 10:7-14.

29. Weiss DJ. Hemophagocytic syndrome in dogs: 24 cases (1996-2005). J Am Vet Med Assoc. 2007; 230:697-701.

30. Boone L, Radlinsky M. Bone marrow aspirate from a dog with anemia and thrombocytopenia. Vet Clin Path. 2000; 29:59-61.

211
Sistema Hemostático

Regina Kiomi Takahira

INTRODUÇÃO

O sistema hemostático tem por objetivo não apenas a contenção da hemorragia, mas também a manutenção do sangue no estado fluido dentro dos vasos sanguíneos, garantindo a perfusão tecidual. Esse enfoque é importante pois a hemostasia inclui não somente o controle da hemorragia, com a qual é mais comumente relacionada, mas também a dissolução do coágulo ou fibrinólise. Os eventos fisiológicos que regulam a hemostasia envolvem os componentes do endotélio vascular, plaquetas e seus fatores de adesão e agregação, fatores de coagulação e os fatores moduladores anticoagulantes e fibrinolíticos que, além de minimizarem a perda de sangue e controlarem a trombose excessiva, também promovem a reparação tecidual.

Para melhor compreensão dos eventos que regulam esses mecanismos, o sistema hemostático será didaticamente abordado em três fases: hemostasia primária, hemostasia secundária ou coagulação propriamente dita e hemostasia terciária ou fibrinólise.

HEMOSTASIA PRIMÁRIA

Hemostasia primária é o resultado da interação entre as paredes do vaso lesado e as plaquetas, resultando na formação do tampão hemostático primário. Imediatamente após a lesão do vaso, acontece a vasoconstrição por meio de um arco reflexo, originando a redução da perda de sangue nos momentos iniciais (Figura 211.1 A). Com a subsequente exposição do tecido subendotelial, ocorre a ligação entre as plaquetas e substâncias teciduais, especialmente o colágeno, que é intermediada pelo fator de von Willebrand (FvW), em um fenômeno denominado "adesão plaquetária". A ligação do FvW a receptores específicos na membrana das plaquetas resulta em alterações morfológicas com a consequente liberação de substâncias vasoativas e agregantes (difosfato de adenosina [ADP], serotonina, cálcio, tromboxano A_2 [TXA_2], entre outras) presentes nos grânulos plaquetários. Essas substâncias são responsáveis pela manutenção da vasoconstrição nos minutos seguintes e pela amplificação de adesão e agregação plaquetárias. A ligação das plaquetas entre si, chamada "agregação plaquetária", é mediada principalmente pelo fibrinogênio presente no plasma. A compactação do agregado plaquetário ou tampão hemostático primário se dá pela contração dos filamentos semelhantes à actina e miosina existentes no citoplasma das plaquetas (Figura 211.1 B).[1-3] Esse fenômeno de ativação e compactação do agregado plaquetário pode ser testemunhado *in vitro* durante o fenômeno da retração do coágulo para obtenção de soro de amostras de sangue sem anticoagulante.

A eficiência desse processo depende do calibre do vaso lesado, sendo mais eficiente em capilares e vênulas. O processo de adesão plaquetária se restringe ao local da lesão devido à liberação constante, pelo endotélio íntegro, de prostaciclina (PGI_2), um derivado do ácido araquidônico, e de óxido nítrico (NO) (Figura 211.1 B), dois potentes vasodilatadores e antagonistas da agregação plaquetária. Qualquer condição que altere a superfície dos vasos ou danifique a camada endotelial protetora vascular resulta em ativação da hemostasia primária. Se os mecanismos compensatórios de vasoconstrição e adesão e agregação plaquetárias não forem suficientes ou falharem, haverá hemorragia nesses pequenos vasos, manifestando-se sob a forma de petéquias, equimoses e hemorragias em mucosas, pele e serosas.[4]

A hemorragia decorrente de trombocitopenia costuma ser espontânea pois mesmo em animais sadios os vasos estão em processo constante de renovação do endotélio, provocando demanda contínua de plaquetas, que são um dos elementos mais importantes da hemostasia primária.

Produção, estrutura e funções das plaquetas

As plaquetas se originam como fragmentos do citoplasma dos megacariócitos, contendo ainda muitos componentes estruturais e metabólicos de células nucleadas. Os megacariócitos se desenvolvem próximo aos capilares sinusoides da medula óssea, frequentemente em grupos. Essa posição facilita a saída de segmentos do citoplasma, chamados "pró-plaquetas", para a circulação. Acredita-se que a fragmentação das pró-plaquetas em plaquetas individuais seja resultado das forças de tração da corrente sanguínea na circulação pulmonar. Os megacariócitos maduros (Figura 211.2) são grandes células poliploides devido a um processo de endomitose, ou seja, de uma multiplicação de seu material genético nuclear sem a divisão celular.[5]

A regulação da diferenciação e proliferação dos megacariócitos é feita principalmente pela trombopoetina (TPO); entretanto, muitas outras citocinas e hormônios como as interleucinas (IL-3, IL-6, IL-11) e o fator de crescimento de células-tronco também participam dessa regulação. A TPO é produzida primariamente por hepatócitos, epitélio renal tubular e células do estroma da medula óssea, de modo constante. A destruição da TPO ocorre mediante a ligação a receptores presentes tanto nas plaquetas quanto nos megacariócitos, de modo que sua concentração seja inversamente proporcional à das plaquetas. Se houver diminuição da concentração de plaquetas, haverá mais TPO livre para se ligar aos receptores em megacariócitos, nos quais a TPO exerce ação estimuladora para a trombopoese. À medida que a concentração de plaquetas aumenta, mais TPO é ligada a elas e removida da circulação, resultando em menor estimulação dos megacariócitos e de outras células-tronco.

As plaquetas têm vida média de 5 a 10 dias e parte delas está sequestrada pelo baço; sua concentração depende do equilíbrio entre a produção plaquetária, o consumo, a destruição e a redistribuição ou sequestro.[6]

O formato discoide das plaquetas é mantido pelo citoesqueleto e por uma espiral de microtúbulos, na circunferência das plaquetas, que se contraem durante a ativação, permitindo que estas assumam aspecto esférico, movimentando os grânulos citoplasmáticos para o centro das plaquetas, onde estão mais próximos do sistema de membranas que se conecta a superfície. Essa forma é mantida até que elas sejam ativadas por agonistas solúveis, como trombina, ADP ou proteínas insolúveis da parede vascular, como o colágeno e o FvW, que resultam em significativa reorganização da membrana das plaquetas, do citoesqueleto e de organelas citoplasmáticas. A membrana das plaquetas tem estrutura complexa, expressando receptores importantes para adesão e agregação plaquetárias, como as glicoproteínas com afinidades com o FvW ou o fibrinogênio. A secreção e expressão da GPIIb-IIIa, que se liga ao fibrinogênio, surgem somente após a mudança na conformação das plaquetas induzida pela ligação do FvW à membrana. Essas reações resultam

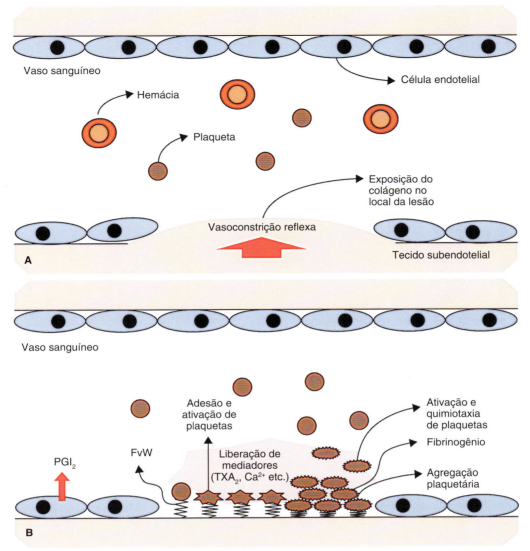

Figura 211.1 Representação esquemática da hemostasia primária. **A.** Lesão tecidual e exposição do colágeno. Vasoconstrição reflexa. **B.** Adesão plaquetária mediada pelo fator de von Willebrand (FvW). Ativação das plaquetas com liberação de substâncias vasoativas e pró-agregantes. Agregação plaquetária mediada pelo fibrinogênio. Ação moduladora da prostaciclina (PGI$_2$) e pelo óxido nítrico (NO) pelas células endoteliais íntegras. TXA$_2$: tromboxano A$_2$.

na formação de interações plaqueta a plaqueta que levam ao agregado plaquetário, clímax da ação sinérgica dos principais receptores plaquetários.[5]

Os grânulos α são a organela citoplasmática mais numerosa nas plaquetas e também o principal grânulo de secreção plaquetária. Ele é constituído de proteoglicanos, fator plaquetário 4 (PF4) e tromboglobulina. Os grânulos densos são bem menos frequentes que os grânulos α, mas são facilmente reconhecíveis pelo seu núcleo denso e halo claro. Eles são a forma de estoque e secreção de moléculas pequenas não proteicas, como serotonina, ADP não metabólico, trifosfato de adenosina (ATP), catecolaminas, cálcio e magnésio. Os lisossomos são pouco frequentes e sua função é incerta, mas se acredita que eles sejam usados para a digestão de coágulos e componentes da matriz vascular como parte do processo de cicatrização.[6]

As plaquetas são responsáveis pela contenção inicial do sangramento e em pequenas lesões são suficientes para efetuar a hemostasia. Os fosfolipídios plaquetários expostos depois da ativação plaquetária também exercem importante papel na iniciação da via intrínseca da coagulação.

Fator de von Willebrand

O FvW é uma glicoproteína de alto peso molecular que atua na adesão das plaquetas ao tecido subendotelial, embora também possa participar do fenômeno de agregação plaquetária. A maior parte do FvW é produzida pelas células endoteliais de modo contínuo e secretada por ativação dessas células. A vasopressina (DDAVP), por exemplo, tem ação sobre a liberação do FvW, mas não sobre sua produção. Os megacariócitos da maioria das espécies, com exceção dos cães, produzem quantidades significativas de FvW.[7] O FvW é produzido sob a forma de dímeros que, posteriormente, são convertidos em multímeros que podem chegar a mais de 10.000 kDa. Quanto maiores forem os multímeros, maior será a sua capacidade funcional.[8] São importantes no plasma para transporte, estabilização e manutenção do fator VIII da coagulação.

HEMOSTASIA SECUNDÁRIA

Hemostasia secundária ou coagulação propriamente dita abrange a formação de complexos macromoleculares de fibrina pela coagulação de proteínas na superfície do tampão plaquetário

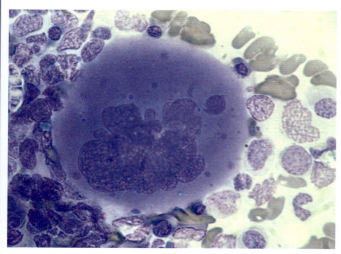

Figura 211.2 Megacariócito maduro de cão. Aumento de 1.000×.

QUADRO 211.1	Fatores de coagulação.*		
Fator	**Nome**	**Local de síntese**	**Observações**
Fator I	Fibrinogênio	Hepatócito	–
Fator II	Protrombina	Hepatócito	Dependente de vitamina K
Fator III	Tromboplastina tecidual	Vários tipos celulares	–
Fator IV	Íons cálcio	–	–
Fator V	Pró-acelerina	Hepatócito/megacariócito	–
Fator VII	Pró-convertina	Hepatócito	Dependente de vitamina K
Fator VIII	Fator anti-hemofílico	Hepatócito	–
Fator IX	Fator de Christmas	Hepatócito	Dependente de vitamina K
Fator X	Fator de Stuart-Prower	Hepatócito	Dependente de vitamina K
Fator XI	Antecedente da tromboplastina plasmática	Hepatócito	–
Fator XII	Fator de Hageman	Hepatócito	–
Fator XIII	Fator estabilizador da fibrina	Hepatócito	–

*O fator VI não figura nessa lista porque, posteriormente à sua descoberta, verificou-se que ele corresponde ao fator V ativado.

primário. O evento central da coagulação sanguínea é a conversão do fibrinogênio em fibrina, mediada pela trombina. Essa transformação de uma substância solúvel em uma rede polimérica insolúvel ocorre no local da lesão.[1] Mais precisamente, a ativação da cascata da coagulação e a formação da fibrina dependem de uma superfície fosfolipídica que pode ser representada pelas membranas das plaquetas, leucócitos ou de células endoteliais e pela existência de cálcio.[9]

Fatores de coagulação

Os fatores ou proteínas da cogulação (Quadro 211.1) participam de reações altamente específicas e são designados por números romanos, de acordo com a sua descoberta pelo mundo científico, não correspondendo à ordem de atuação na sequência de reações da formação do coágulo de fibrina.

Os fatores de coagulação são produzidos principalmente no fígado, pelos hepatócitos. Há evidências de que o fator V também possa ser produzido por megacariócitos e células do músculo liso. Os fatores VIII e IX são ligados ao sexo, pois os genes que os codificam se localizam no cromossomo X. A vida média dos fatores é bastante variável, de horas a poucos dias. O fator VII, sabidamente, tem uma das vidas médias mais curtas, em torno de 5 a 6 horas.[1] O fibrinogênio (fator I), assim como muitos outros fatores de coagulação, é uma proteína de fase aguda que tem a sua síntese aumentada em condições inflamatórias e vida média de cerca de 2 a 3 dias.[4]

Os fatores de coagulação podem ser divididos, com base em sua capacidade funcional, como substratos, enzimas ou cofatores. Os fatores V, VIII e XIII são cofatores pois aceleram o mecanismo de coagulação; o fibrinogênio é o substrato para todas as outras proteínas pois é o estágio final para a formação da fibrina, enquanto todas as outras são enzimas que existem na forma inativa até a ativação por meio de clivagens ou alterações em sua conformação.

A vitamina K (do alemão *Koagulation*) é necessária como cofator para o processo de ativação dos fatores II, VII, IX e X. Apesar de sua deficiência poder causar uma coagulopatia, as necessidades nutricionais diárias são baixas para a maioria das espécies, e a maioria das dietas proporciona concentração acima da necessária desse elemento. A deficiência da vitamina K surge com mais frequência graças ao antagonismo induzido por rodenticidas anticoagulantes, que impedem seu processo de reciclagem natural.[1]

A quantidade de cálcio (fator IV) necessária para o processo de coagulação é muito pequena e a hipocalcemia intensa, a ponto de interferir com o processo, levaria o animal à morte por outros motivos pois o cálcio desempenha outras funções vitais em que são requeridas maiores concentrações, como a contração muscular. O conhecimento da atuação do cálcio na coagulação possibilita a utilização de anticoagulantes quelantes de cálcio, como o EDTA e o citrato de sódio, para obtenção de sangue e plasma para diversas provas laboratoriais e para transfusão sanguínea.

A interação existente entre o FvW e o fator VIII da cascata tem levado à classificação errônea da doença de von Willebrand como uma coagulopatia. Porém, o FvW é uma proteína de adesão que participa da hemostasia primária e não da formação da fibrina.

Cascata da coagulação

A coagulação sanguínea acontece em uma série de etapas nas quais os zimogênios plasmáticos de algumas proteínas séricas são transformados em enzimas ativas.[1] Essas enzimas ativas agem convertendo os seus substratos em cofatores que se unem aumentando a concentração local de produtos reativos. A natureza sequencial das reações, nas quais esses produtos atuam como enzimas, amplifica a velocidade total da reação e dá o nome de cascata da coagulação ao processo. O evento final é a formação de trombina, que converte proteínas solúveis (fibrinogênio) em insolúveis (fibrina). A malha de fibrina é a responsável pela estabilização do tampão plaquetário. Um novo modelo de coagulação que melhor explica as hemorragias e tromboses *in vivo* destaca o papel das células no processo hemostático.[10] Apesar de esse modelo baseado em superfícies celulares ter substituído a tradicional hipótese da "cascata", o entendimento de que ela pode ser disparada por duas vias não excludentes (Figura 211.3), a via intrínseca e a via extrínseca, ainda é válida para o diagnóstico laboratorial das coagulopatias. Ainda que essas duas vias possam ser avaliadas isoladamente *in vitro*, deve-se salientar que há grande inter-relação de ambas.

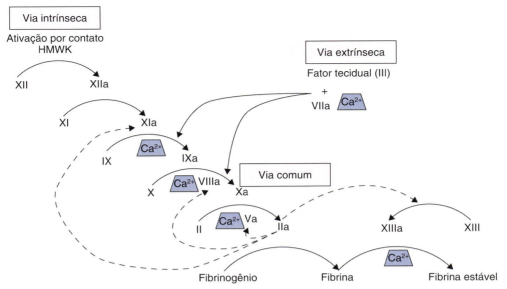

Figura 211.3 Esquema simplificado da cascata da coagulação. Linhas tracejadas indicam a ação amplificadora da trombina na cascata da coagulação, especialmente sobre os fatores V, VIII e XI. O fator VI não existe pois foi posteriormente identificado como a forma ativa do fator V. O cálcio ionizado é o fator IV. HMWK: cininogênio de alto peso molecular.

Qualquer que seja o mecanismo de ativação, elas levam a uma via comum e à formação da fibrina.[3]

O início do processo de coagulação pela via extrínseca depende da exposição do sangue ao fator tecidual (FT ou fator III). O FT é expresso normalmente na maioria das células que não têm contato com o sangue, exceto os hepatócitos. Após um dano vascular, o sangue entra em contato com o FT, que converte o fator VII em sua forma ativa (FVIIa) que, por conseguinte, ativa o fator X da via comum. Alternativamente, a liberação de endotoxinas pode estimular a biossíntese de fator de necrose tumoral, interleucina-1 e de outras citocinas nos monócitos e células endoteliais, o que estimula a produção de fator tecidual.[1]

A via intrínseca também é conhecida como via da ativação por contato pois ela é ativada pelo contato do fator XII com uma superfície carregada negativamente. Nos animais, essa superfície é representada pelo colágeno subendotelial exposto. Nos testes *in vitro*, essa substância pode ser substituída por vidro, sílica, caolim ou terra diatomácea. A importância da via intrínseca *in vitro* é discutível, pois pacientes com deficiência isolada de fatores de contato como o fator XII não apresentam tendência clínica à hemorragia.

A via extrínseca é a principal responsável pela iniciação da produção de trombina, ao passo que a ativação da via intrínseca ocorre principalmente por retroativação dos fatores V, VIII e XI pela trombina produzida ao fim da cascata.

Qualquer via da cascata da coagulação que seja ativada resultará na formação do fator Xa. O fator Xa catalisa, então, a conversão de protrombina em trombina, mas essa é uma reação muito lenta. A ação do fator Va sobre o fator Xa acelera enormemente a reação. O fator V é convertido em Va pelo fator Xa ou pela trombina. O fator Va se liga ao fator Xa na superfície das células, com os fosfolipídios de membrana e o cálcio, formando o complexo protombinase, que tem capacidade de conversão da protrombina em trombina. O principal substrato da trombina é o fibrinogênio, um dímero composto de dois heterodímeros idênticos. Estes são separados pela trombina em monômeros de fibrina, que têm a capacidade de se polimerizar espontaneamente, formando a malha de fibrina. A última etapa é a estabilização do polímero de fibrina, feita pelo fator XIIIa. Este, por sua vez, é ativado pela trombina e cria ligações cruzadas por pontes dissulfeto entre as moléculas de fibrina.

A formação da fibrina é a responsável pela estabilização do tampão plaquetário primário, garantindo hemostasia mais eficiente, especialmente nos vasos de maior calibre e maior pressão, ou nas lesões de maior extensão. Por conta dessa característica, a deficiência dos fatores de coagulação pode levar à formação de lesões hemorrágicas maiores (equimoses e hematomas) e hemorragias em cavidades.[11,12] O sangramento exacerbado geralmente ocorre após alguns minutos da lesão inicial, quando cessam os efeitos temporários exercidos pela vasoconstrição e pela adesão e agregação plaquetárias. Sem a consolidação do tampão plaquetário pela fibrina, o tamponamento dos vasos de maior calibre pode ser ineficiente.

HEMOSTASIA TERCIÁRIA

A modulação das duas primeiras etapas é realizada pela hemostasia terciária, tanto por eventos anticoagulantes e antitrombóticos quanto por mecanismos fibrinolíticos. Esses mecanismos evitam a formação excessiva de trombos e se iniciam concomitantemente à formação do tampão hemostático e à ativação da cascata da coagulação. O equilíbrio entre a coagulação e a fibrinólise é importante uma vez que o comprometimento do sistema fibrinolítico pode causar tanto trombose quanto hiperfibrinólise.

A antitrombina (AT), a proteína C e o inibidor da via intrínseca da coagulação (TFPI, do inglês *tissue factor pathway inhibitor*) são inibidores da coagulação. A AT é um potente anticoagulante natural e o principal inibidor da coagulação produzido primariamente no fígado. Ela inibe as ligações da trombina e do fator Xa, e sua função é intensificada pela heparina, que a induz a formar uma ligação estável com os fatores IXa, XIa, XIIa e a plasmina. Heparina é um agente anticoagulante que age como cofator da AT, pois a sua administração promove aumento de cerca de 1.000 vezes na afinidade da AT sobre a trombina, inativando-a de modo acelerado. Além da heparina exógena ou endógena, secretada pelos mastócitos, o heparan sulfato, produzido pelas células endoteliais, tem igual capacidade de potencialização da AT.[1,9] A proteína C, por sua vez, degrada os fatores Va e VIIIa e aumenta a atividade fibrinolítica, sendo ela mesma ativada pela trombina. A proteína C exerce sua função em conjunto com a proteína S, presente na membrana das células endoteliais que, assim como a proteína C, também é dependente de vitamina K. O TFPI inibe a ação do complexo fator III e V ativados, impedindo, então, a progressão da cascata e a ativação e produção dos fatores IX e X pela via intrínseca.[9]

O sistema fibrinolítico dos mamíferos desempenha um papel importante na dissolução dos coágulos e na manutenção do sistema vascular, especialmente quando os mecanismos anticoagulantes não foram suficientes para evitar a formação dos trombos. A fibrina é formada durante a inflamação e tem significativa função no tecido lesado, mas precisa ser removida quando a estrutura normal do tecido e sua função são restauradas. Dessa maneira, permitem-se o fluxo sanguíneo normal pelos vasos e o funcionamento normal dos órgãos. O sistema fibrinolítico promove a degradação enzimática do fibrinogênio, da fibrina e de outros fatores de coagulação ativados, permitindo o reparo definitivo da lesão vascular e o controle sobre os eventos trombóticos.

A plasmina é uma enzima proteolítica que se assemelha à tripsina, a enzima digestiva proteolítica mais importante da secreção pancreática. A plasmina digere as fibras de fibrina, bem como outros coagulantes proteicos, como o fibrinogênio, o fator V, o fator VIII, a protrombina e o fator XII. Por conseguinte, toda vez que há formação de plasmina, ela pode causar lise do coágulo ao destruir muitos dos fatores da coagulação, podendo até mesmo causar hipocoagulabilidade do sangue. No momento da formação do coágulo, grande quantidade de plasminogênio é retida nele, com outras proteínas plasmáticas. Esse plasminogênio não se transforma em plasmina nem provoca lise do coágulo até ser ativado. Os tecidos e o endotélio vascular lesados liberam, muito lentamente, um poderoso ativador denominado "ativador do plasminogênio tecidual (t-PA)", que, dentro de um ou mais dias, após o coágulo ter interrompido o sangramento, converte o plasminogênio em plasmina, o que, por sua vez, remove o coágulo sanguíneo remanescente. De fato, muitos vasos sanguíneos pequenos cujo fluxo foi bloqueado por coágulos são recanalizados por esse mecanismo. Assim, uma função particularmente importante do sistema da plasmina consiste em remover os diminutos coágulos dos milhões de pequeninos vasos periféricos que poderiam permanecer ocluídos se não houvesse esse mecanismo de reparação.[9]

Pequenas quantidades de plasmina são formadas constantemente no sangue, e poderiam impedir a coagulação sanguínea se não houvesse o fator a_2-antiplasmina, que se liga com a plasmina, inibindo-a. Há outros inibidores da plasmina como a_2-macroglobulina, antiplasmina III, a_1-antitripsina, proteínas C e S, além dos inibidores dos ativadores de plasminogênio tecidual (PAI1 e PAI2). Esses mecanismos ilustram o delicado equilíbrio que existe na manutenção da hemostasia normal.

O resultado final da fibrinólise são os produtos de degradação da fibrina e do fibrinogênio (PDF). O aumento dos PDF em coagulação intravascular disseminada (CID) pode agravar a hemorragia pois, uma vez lesado o endotélio, eles inibem a agregação plaquetária por competirem com o mesmo sítio de ligação nos receptores de membrana das plaquetas.

CONSIDERAÇÕES CLÍNICAS

As três etapas do sistema hemostático apresentam tempos de finalização diferentes, entretanto são ativadas por mecanismos semelhantes e, muitas vezes, de maneira simultânea. Acontece que a formação do tampão plaquetário é mais rápida que a consolidação do coágulo de fibrina, apesar de ambas serem iniciadas com a exposição do colágeno no tecido lesado. Os mecanismos fibrinolíticos também têm início nesse mesmo momento. Apesar da grande interação das etapas da hemostasia, o efeito final escalonado explica as diferenças entre as manifestações clínicas dos diversos defeitos hemostáticos. Assim, em vasculites e trombocitopenias, a hemorragia costuma ser imediata à lesão, ao passo que as coagulopatias estão mais associadas a sangramento tardio após a lesão. É o caso da formação de hematomas alguns minutos depois da punção venosa em cães com distúrbios da hemostasia secundária. As hemorragias espontâneas estão mais associadas aos defeitos da hemostasia primária devido à necessidade constante de plaquetas para a reparação vascular. Nos defeitos dos fatores de coagulação, o aparecimento de hemorragias é observado apenas após algum tipo de trauma ou quando a deficiência de fatores de coagulação for muito grave.[13]

Um descontrole na fibrinólise pode ocasionar alterações na formação e dissolução do coágulo, propiciando sangramento, se houver excessiva fibrinólise, ou trombose, se houver inibição inapropriada da fibrinólise. Em razão de a atividade fibrinolítica total do plasma ser o resultado do equilíbrio entre inibição e ativação, a trombose que resulta da atividade inibitória excessiva (sistema fibrinolítico deficiente) é resultado de uma condição chamada "estado de hipercoagulabilidade". A hipercoagulabilidade é um estado fisiopatológico que precede a clínica de coagulação intravascular disseminada (CID). A hipercoagulabilidade em pequenos animais está mais associada à síndrome nefrótica, ao hiperadrenocorticismo e a outras condições cardíacas e vasculares, neoplásicas, infecciosas ou imunomediadas. O sangramento pode decorrer de excessiva fibrinólise, como em CID.[11,13]

REFERÊNCIAS BIBLIOGRÁFICAS

1. Stockham SL, Scott MA. Hemostasis. In: Stockham SL, Scott MA (editors). Fundamentals of veterinary clinical pathology. Iowa: Blackwell Publishing; 2008. p. 259-322.
2. Feldman BF, Zinkl JG, Jain NC. Schalm's veterinary hematology. 5. ed. Philadelphia: Lea & Febiger; 2000.
3. Jain NC. Schalm's veterinary hematology. 4. ed. Philadelphia: Lea & Febiger; 1986.
4. Dodds WJ. Hemostasis. In: Kaneko JJ, Harvey JW, Bruss ML (editors). Clinical biochemistry of domestic animals. New York: Academic Press; 1997. p. 241-83.
5. Colman RW, Marder VJ, Clowes AW, George JN, Goldhaber SZ. Hemostasis and thrombosis: basic principles and clinical practice. 5. ed. Lippincott Williams & Wilkins; 2005.
6. Stockham SL, Scott MA. Platelets. In: Stockham SL, Scott MA (editors). Fundamentals of veterinary clinical pathology. Iowa: Blackwell Publishing; 2008. p. 223-57.
7. Parker MT. Turrentine MA, Johnson GS. von Willebrand factor in lysates of washed canine platelets. Am J Vet Res. 1991;52:119-25.
8. Thomas JS. von Willebrand's disease in the dog and cat. Vet Clin North Am Small Anim Pract. 1996;26:1089-110.
9. Greenberg CS, Orthner CL. Blood coagulation and fibrinolysis. In: Lee GR, Foerster J, Lukens J, Wintrobe MM (editors). Wintrobe's clinical hematology. Philadelphia: Lippincott Williams & Wilkins; 1999. p. 684-764.
10. Ferreira CN, Sousa MO, Dusse LMS, Carvalho MG. A cell-based model of coagulation and its implications. Rev. Bras. Hematol. Hemot. 2010;32(5):416-21.
11. Couto CG. Disorders of hemostasis. In: Nelson RW, Couto CG (editors). Small animal internal medicine. St Louis: Mosby; 2009. p. 1242-59.
12. Feldman BF. Hemostasis: clinical and laboratory diagnosis of bleeding disorders. Vet Clinics North Am Small Anim Pract. 1988;18:21-33.
13. Baker DC. Diagnóstico dos distúrbios hemostáticos. In: Thrall MA (editor). Hematologia e bioquímica clínica veterinária. São Paulo: Roca; 2007. p. 170-87.

212
Abordagem ao Paciente Hemorrágico

Regina Kiomi Takahira

FISIOLOGIA

A manutenção da hemostasia depende da integridade e do perfeito funcionamento dos vasos sanguíneos, plaquetas, fatores de adesão e agregação, fatores de coagulação e também dos mecanismos anticoagulantes e fibrinolíticos naturais. A interrupção imediata da hemorragia é garantida pela hemostasia primária, por meio de vasoconstrição, adesão e agregação plaquetárias. Em seguida, a formação da fibrina garante a estabilização desse tampão plaquetário. Essa etapa, denominada hemostasia secundária ou coagulação propriamente dita, é responsável por hemostasia mais eficiente, principalmente nos vasos de maior calibre e diante de lesões mais intensas. Modulação e regulação desses eventos protrombóticos e procoagulantes é exercida por anticoagulantes naturais, como a antitrombina (AT), e por fatores fibrinolíticos, como a plasmina, que integram a hemostasia terciária.

As plaquetas são as principais protagonistas da hemostasia primária e atuam no processo constante de reparação vascular em animais sadios. Elas são produzidas pelos megacariócitos sob regulação da trombopoetina, que é produzida por diversos tipos celulares. Sua participação na formação do tampão hemostático primário depende de sua contagem adequada no sangue e de sua perfeita função. O fator de von Willebrand (FvW) é a proteína responsável pela adesão das plaquetas e o início do processo de ativação plaquetária. A secreção de substâncias pelas plaquetas ativadas amplifica o processo de hemostasia, sendo responsável pela manutenção da vasoconstrição, ativação inicial e aceleração da coagulação.

Com exceção do cálcio, todos os fatores de coagulação são proteínas. Em vista disso, os fatores de coagulação são, em sua maioria, sintetizados pelo fígado. Alguns dos elementos da hemostasia terciária também são produzidos pelo fígado. Além de serem responsáveis pelo controle da formação excessiva de trombos, eles promovem a remoção destes, restabelecendo o fluxo normal de sangue, permitindo a perfusão tecidual adequada e a reparação tecidual. A compreensão dos mecanismos normais é um pré-requisito importante para a abordagem clínica dos distúrbios hemostáticos (ver Capítulo 211, *Sistema Hemostático*).

DEFINIÇÃO, SINONÍMIA

Os distúrbios hemostáticos podem ser causados por alterações em qualquer uma das etapas da hemostasia, podendo se manifestar tanto como um evento hemorrágico quanto trombótico ou trombo-hemorrágico. Assim, um distúrbio hemostático pode ser causado por alterações qualitativas ou quantitativas das plaquetas, vasculopatias, distúrbios de coagulação congênitos ou adquiridos, e estados de hiperfibrinólise, hipercoagulabilidade ou trombose.

Por outro lado, é fundamental observar que nem todo estado hemorrágico ou trombótico resulta de um distúrbio de hemostasia. Um animal hígido submetido a trauma intenso ou incisão profunda poderá apresentar hemorragia profusa sem que ela seja resultante de um distúrbio de hemostasia propriamente dito. Portanto, antes de se fazer qualquer exame laboratorial na tentativa de estabelecer um diagnóstico preciso da origem do sangramento, faz-se necessária a diferenciação entre distúrbio hemostático propriamente dito e hemorragia por causas diversas, como corpo estranho provocando epistaxe, diarreia sanguinolenta causada por parvovírus ou sangramento após um corte profundo.

PREVALÊNCIA OU FREQUÊNCIA DE OCORRÊNCIA

A trombocitopenia é uma das principais causas de distúrbios hemorrágicos em pequenos animais. Apesar de a ehrlichiose ser uma das primeiras suspeitas em trombocitopenia em cães, uma variedade de mecanismos e etiologias diferentes pode resultar em diminuição da contagem de plaquetas.[1] A doença hemorrágica congênita mais comum nos animais é a doença de von Willebrand (DvW), que apresenta prevalência de 1,43% em cães no Brasil.[2] As doenças hepáticas e o antagonismo da vitamina K correspondem às principais coagulopatias adquiridas em cães e gatos, embora a frequência de ocorrência dos defeitos hemostáticos secundários varie de acordo com a região, como no caso dos acidentes ofídicos. As coagulopatias congênitas podem comprometer a síntese de qualquer um dos fatores da cascata da coagulação, porém a deficiência dos fatores VIII (hemofilia A ou hemofilia clássica) e do fator IX (hemofilia B) são as mais comuns em animais. Um estudo retrospectivo em felinos demonstrou que a maioria dos animais atendidos na rotina hospitalar apresenta alterações hemostáticas laboratoriais relacionadas principalmente com doença hepática, neoplasias e peritonite infecciosa felina.[3]

O fato de muitos animais portadores de coagulopatias não manifestarem hemorragia espontânea faz com que sua verdadeira prevalência seja subestimada. De maneira semelhante, a manifestação clínica dos estados trombóticos não é tão evidente quanto a dos hemorrágicos, proporcionando a impressão de incidência provavelmente bem inferior à real.

ETIOLOGIA E FISIOPATOGENIA

Os distúrbios hemostáticos podem acometer qualquer dos elementos citados anteriormente, podendo afetar a hemostasia primária, secundária ou terciária. As alterações hemostáticas podem ter natureza congênita ou adquirida e os processos fisiopatogênicos ocorrem tanto isoladamente como em trombocitopenia imunomediada ou mista, como em coagulação intravascular disseminada.

Alterações vasculares, plaquetárias e doença de von Willebrand

Os vasos são responsáveis pelo controle imediato da hemorragia, com as plaquetas da hemostasia primária. As alterações vasculares são, na maioria, secundárias a processos inflamatórios, infecciosos ou imunomediados que resultam em quadros de vasculite e fragilidade capilar, diminuindo sua capacidade de resposta. O consumo de plaquetas costuma ocorrer conjuntamente com os quadros de vasculite, causando trombocitopenia de grau variável. Alterações estruturais congênitas vasculares são mais raras e pouco diagnosticadas em animais.

As trombocitopenias são a principal causa de distúrbios hemostáticos em pequenos animais e, assim como a anemia, devem ser consideradas como um estado patológico associado a diversas condições e não uma doença em si. As trombocitopenias podem ser provocadas por artefatos técnicos (pseudotrombocitopenia), redução da produção (hipoplasia medular ou megacariocítica), maior consumo (vasculites, coagulação intravascular disseminada [CID]), destruição (geralmente imunomediada) ou redistribuição das plaquetas (sequestro por esplenomegalia). A combinação de dois ou mais desses mecanismos é bastante frequente em animais, porém a diminuição da produção e a destruição imunomediada costumam ser as mais comuns e as que provocam as trombocitopenias mais intensas.[4]

Pseudotrombocitopenia é um artefato tão importante e frequente que deve ser considerado antes de qualquer tentativa de identificação da etiologia da trombocitopenia. Para tanto, devem-se garantir a adoção de medidas de coleta e o acondicionamento corretos das amostras, bem como o processamento adequado. A contagem de plaquetas realizada por equipamentos hematológicos automatizados deve ser sempre validada pela observação do esfregaço sanguíneo e, caso necessário, deve-se proceder à contagem manual ou até mesmo à invalidação dos resultados na presença de grandes agregados plaquetários.

As alterações qualitativas das plaquetas, menos frequentes que as quantitativas, normalmente decorrem de alterações morfológicas e funcionais adquiridas em processos imunomediados causados por fármacos e agentes infecciosos como a *Ehrlichia canis*. Acredita-se que a ligação de anticorpos a receptores de membrana plaquetários seja uma das principais responsáveis pela alteração funcional plaquetária, de maneira semelhante à que ocorre em mieloma múltiplo.[5] Outra forma adquirida de trombocitopatia advém da administração de anti-inflamatórios não esteroides (AINEs) não seletivos ou pouco seletivos para a ciclo-oxigenase 2 (COX-2). A ação inibitória sobre a ciclo-oxigenase plaquetária (COX-1) bloqueia a síntese de tromboxano A_2 (TXA$_2$), responsável pela amplificação da formação do trombo plaquetário primário. Esses medicamentos são utilizados em doses inferiores à dose anti-inflamatória, como terapia antitrombótica.

Outras alterações funcionais congênitas resultantes das deficiências de estoque ou produção de substâncias dos grânulos plaquetários e as deficiências de receptores de membrana (glicoproteínas), como a síndrome de Bernard-Soulier e a trombastenia de Glanzmann, já foram descritas em animais.[6] A dificuldade de diagnóstico em medicina veterinária aumenta mais a complexidade e a raridade dessas doenças.

A tendência hemorrágica observada na doença de von Willebrand é resultante da deficiência do fator de von Willebrand, responsável pela adesão plaquetária à parede vascular. O tipo 1 da DvW é o tipo mais frequente da doença, caracterizada por concentração de FvW menor que 50% em relação aos animais sadios, ao passo que os animais com o tipo 3 da DvW apresentam concentração inferior a 1%. No tipo 2, apesar de concentração normal ou subnormal, há menor proporção de multímeros de alto peso molecular do FvW, que é sua forma mais funcional, em relação aos de menor peso molecular. Essa forma da DvW somente pode ser detectada por meio de provas funcionais ou pela análise multimérica do FvW, que é realizada por imunoeletroforese. A herança genética da DvW é autossômica, acometendo tanto machos quanto fêmeas, entretanto é mais comum em animais de raça.

Coagulopatias

As alterações decorrentes de falhas nos mecanismos de hemostasia secundária, ou coagulopatias propriamente ditas, podem advir da falha absoluta ou parcial da síntese, ativação ou conservação dos fatores de coagulação. Tais alterações podem ser congênitas, como em hemofilia A e hemofilia B, ou adquiridas.

As hemofilias têm herança ligada ao cromossomo X, sendo, portanto, uma doença muito mais frequente em machos que em fêmeas. As coagulopatias congênitas são doenças de caráter hereditário que resultam em redução ou ausência de determinado fator da cascata da coagulação, e as coagulopatias adquiridas estão associadas a alterações em múltiplos fatores da coagulação.

Insuficiência hepática, antagonismo da vitamina K, consumo excessivo dos fatores de coagulação, CID e existência de inibidores na circulação são as principais causas de deficiências adquiridas dos fatores de coagulação.

Como a maioria dos fatores de coagulação é proteína, é, portanto, sintetizada pelo fígado. Embora a maioria dos pacientes com doença hepática grave não exiba manifestações clínicas de hemorragia, a alta prevalência de alterações laboratoriais nas provas de coagulação justifica a preocupação quanto à necessidade de avaliação prévia aos procedimentos de biopsia hepática.[7] A tendência ao sangramento, quando presente, pode ser agravada pela existência de alterações hemostáticas associadas à doença primária, como trombocitopenia, trombocitopatia ou vasculite.[8]

A deficiência da vitamina K causa hemorragias com maior frequência que a doença hepática. A vitamina K atua como um cofator na ativação de alguns dos fatores de coagulação (II, VII, IX e X). Os rodenticidas anticoagulantes levam à rápida depleção dos estoques de vitamina K do organismo e a uma coagulopatia que pode ser bastante grave. As doenças hepáticas crônicas também podem provocar deficiência de vitamina K, pois o fígado é um importante local de armazenamento dessa vitamina (ver Capítulo 211, *Sistema Hemostático*). Por se tratar de vitamina lipossolúvel, sua absorção também é dependente da emulsificação das gorduras pela bile. Desse modo, a obstrução do ducto biliar e as condições que promovam má absorção intestinal, se persistentes, podem mais raramente causar deficiência de vitamina K.

Quando o equilíbrio entre os eventos pró-coagulantes e os anticoagulantes e fibrinolíticos tende para os primeiros, pode haver trombose no lugar da hemorragia. Trombose é uma complicação secundária a várias condições primárias como doenças inflamatórias, infecciosas, imunomediadas ou traumas. Algumas doenças são mais associadas aos estados de trombose e hipercoagulabilidade, como a miocardiopatia em felinos, o hiperadrenocorticismo, a anemia hemolítica imunomediada e a síndrome nefrótica.[9-11]

A CID caracteriza-se por ativação e consumo dos fatores de coagulação em conjunto com as plaquetas, os anticoagulantes naturais e as substâncias fibrinolíticas. Esse processo promove uma condição paradoxal, em que a ativação intravascular da coagulação dá origem à diátese hemorrágica. Inicialmente há formação de microtrombos em múltiplos órgãos e, caso haja consumo excessivo de plaquetas e de fatores de coagulação, as hemorragias podem se tornar evidentes. Essa síndrome complexa não é uma doença específica, mas um estado patológico secundário encontrado em grande variedade de doenças e sob várias condições patológicas. CID é um dos achados mais alarmantes em uma doença, pois normalmente indica mau prognóstico.

Assim como na CID, os venenos ofídicos interferem em todas as fases da hemostasia. As alterações laboratoriais provocadas pelo veneno de serpentes do gênero *Bothrops* atende, na maioria dos casos, aos critérios diagnósticos da CID, entretanto, por haver tratamento específico com administração de soroterapia neutralizante, o acidente ofídico tem prognóstico bem melhor que as demais condições associadas à CID.

MANIFESTAÇÕES CLÍNICAS

As principais alterações associadas a cada uma das etapas do processo hemostático e os principais testes indicados à sua avaliação estão sumarizados no Quadro 212.1. Alguns tipos de hemorragia como hematúria, melena, hematoquezia, hematêmese e epistaxes podem ser observados tanto em distúrbios de hemostasia primária quanto secundária. Uma abordagem sistemática facilita a identificação da causa da hemorragia (Figura 212.1).

Uma vez que nem todo estado hemorrágico ou trombótico resulta de um distúrbio de hemostasia, a indicação dos testes de avaliação do sistema hemostático deve ser feita quando ocorrerem hemorragias espontâneas ou de intensidade superior à esperada para o grau da lesão ou, ainda, quando esses testes forem indicados como ferramentas diagnósticas complementares para detecção de alterações associadas às diversas doenças sistêmicas.

QUADRO 212.1 Características clínicas mais frequentes dos distúrbios de hemostasia.

Parâmetros	Hemostasia primária	Hemostasia secundária (coagulopatias)	Hemostasia terciária
Início dos sinais	Espontâneo ou imediato*	Induzido (por trauma) e tardio	Espontâneo ou induzido
Alterações hemostáticas	Petéquias, equimoses Sangramento em mucosas*	Hematomas, hemorragia em cavidades ou mucosas	Trombose e estados de hipercoagulabilidade
Distribuição	Geralmente múltipla	Geralmente localizada	Variável
Exames laboratoriais	Contagem de plaquetas, TSMO, provas de função plaquetária, FvW, TEM	Tempo de coagulação, TCA, TP, TTPA, TT, TEM Determinação dos fatores de coagulação	PDF, dímeros-D, TEM

*Na doença de von Willebrand (DvW), o sangramento costuma ser induzido (pós-traumático ou pós-cirúrgico) e as petéquias são raras. O sangramento em mucosas é a forma mais comum de apresentação clínica. FvW: fator de von Willebrand; PDF: produtos de degradação de fibrina; TCA: tempo de coagulação ativado; TP: tempo de protrombina; TSMO: tempo de sangramento da mucosa oral; TT: tempo de trombina; TTPA: tempo de tromboplastina parcial ativada; TEM: tromboelastometria.

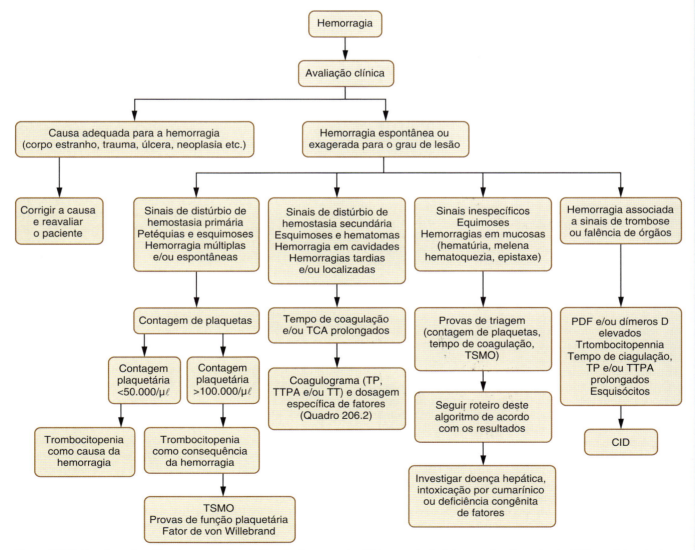

Figura 212.1 Algoritmo simplificado para o diagnóstico das hemorragias. CID: coagulação intravascular disseminada; PDF: produtos de degradação de fibrina; TCA: tempo de coagulação ativado; TP: tempo de protrombina; TSMO: tempo de sangramento da mucosa oral; TT: tempo de trombina; TTPA: tempo de tromboplastina parcial ativada.

Petéquias e equimoses, e o sangramento imediato, geralmente múltiplo e espontâneo, são as manifestações clínicas mais comuns dos distúrbios de hemostasia primária. Também podem ocorrer epistaxe, hifema, melena, hematúria e outros tipos de hemorragias em mucosas. O processo contínuo de reparação vascular que acontece nos organismos sadios explica a possibilidade de sangramentos espontâneos diante da deficiência de qualquer um dos elementos da hemostasia primária. O sangramento espontâneo por trombocitopenia não costuma surgir em contagens superiores a 50.000 plaquetas por microlitro, sendo mais comuns em contagens inferiores a 20.000.[4] O limite de segurança para que um animal possa ser submetido a uma cirurgia varia de 50.000 a 80.000 plaquetas; entretanto algumas delas, como a esplenectomia, podem ser realizadas com sangramento mínimo em animais com contagens inferiores a 25.000 plaquetas por microlitro.[12,13]

Os sintomas do tipo 1 da DvW costumam ser brandos ou mesmo não aparentes, de modo que pode não se notar qualquer tipo de tendência hemorrágica até que o animal seja submetido a um procedimento invasivo ou cirúrgico, eletivo ou não. Os tipos 2 e 3 da DvW costumam ser mais graves, porém sua incidência é bem menor quando comparada com a do tipo 1.

A observação de hemorragia espontânea ou compatível com distúrbios hemostáticos primários em animais que apresentem contagens superiores a 50.000 plaquetas sugere vasculopatias, trombocitopatias, DvW ou outros distúrbios hemostáticos secundários.

A deficiência dos fatores de coagulação costuma levar ao aparecimento de lesões hemorrágicas maiores, como equimoses, hematomas e hemorragias em cavidades, pois os mecanismos de hemostasia primária podem não ser suficientes para reparar as lesões em vasos de maior calibre ou as lesões mais extensas. O sangramento exacerbado, em geral, surge decorrido alguns minutos da lesão inicial, quando cessam os efeitos temporários exercidos pela vasoconstrição e pela adesão e agregação plaquetárias. Sem a consolidação do tampão plaquetário pela fibrina, o tamponamento dos vasos é ineficiente.

Muitos animais portadores de coagulopatia não apresentarão hemorragias espontâneas até que sejam submetidos a algum trauma ou outro procedimento invasivo, como costuma acontecer em animais com doença hepática. Por esse motivo, todo animal deve ser avaliado antes de biopsias e cirurgias, especialmente se houver suspeita ou confirmação de doença hepática. Em deficiências graves, a hemorragia pode ocorrer de forma espontânea e intensa.

As coagulopatias congênitas geralmente são identificadas em animais mais jovens e de raça definida. Hematomas e hemartroses em machos jovens, especialmente em animais de raça, sugerem hemofilia. Pode-se suspeitar de coagulopatias adquiridas quando, além das manifestações hemorrágicas características, outras manifestações clínicas associadas à doença primária ou ao histórico contribuírem para isso.

O diagnóstico clínico de um estado trombótico ou de hipercoagulabilidade não é tão óbvio quanto o dos estados hemorrágicos. As manifestações clínicas associadas à trombose dependem do órgão acometido, da intensidade e da velocidade de instalação do processo, e de ser um trombo venoso ou arterial, entre outros fatores, tornando não apenas o diagnóstico clínico, mas muitas vezes a própria suspeita bastante difícil. Alterações neurológicas, dispneia, alterações funcionais dos membros afetados, azotemia e elevação de enzimas hepáticas estão entre as possíveis manifestações relacionadas com a trombose. Nos casos de CID, o envolvimento sistêmico pode resultar em quadro de falência múltipla dos órgãos. A hemorragia que pode ocorrer mais tardiamente é consequência do consumo excessivo de plaquetas e fatores de coagulação devido à formação descontrolada e disseminada de trombos.

DIAGNÓSTICO | EXAMES COMPLEMENTARES

A avaliação de quantidade e duração da hemorragia em relação ao grau de lesão é o primeiro passo para a diferenciação entre hemorragia causada por distúrbio hemostático e aquelas causadas por traumas ou outras lesões. Assim, suspeita-se de distúrbio nos mecanismos hemostáticos quando há, por exemplo, hemorragia espontânea ou sangramento exacerbado e/ou prolongado durante ou após punção venosa, castração, caudectomia ou outros tipos de cirurgia.

No histórico do animal, a idade do paciente no momento da consulta e ao início dos sinais e a existência de sintomas semelhantes em familiares podem originar a suspeita de doença hereditária, como as hemofilias ou trombastenias. O sexo do animal acometido pode indicar herança ligada ao sexo ou condição específica como o hiperestrogenismo iatrogênico ou secundário a um sertolioma, por exemplo. As hemofilias A e B são transmitidas pelo cromossomo X. Por tal motivo, os machos são muito mais afetados que as fêmeas, que necessitam ser homozigotas para que manifestem a doença. O processo de aprimoramento racial propicia o acasalamento entre familiares, aumentando a possibilidade de anomalias hereditárias em cães e gatos de raça.

Informações quanto à exposição a fármacos ou a agentes tóxicos ao fígado, medula óssea ou plaquetas; possibilidade de intoxicação por rodenticidas; uso de anti-inflamatórios não esteroides ou administração de heparina devem ser averiguados. Sintomas como icterícia, linfadenomegalia, hepatomegalia ou hipertermia podem sugerir uma doença primária que justifique o quadro hemorrágico.

O conhecimento das doenças e condições com chances potenciais de indução da CID ajuda a aumentar as chances de um diagnóstico precoce dos estados trombo-hemorrágicos, já que os sintomas iniciais podem não ser tão evidentes ou específicos quanto os das condições puramente hemorrágicas (ver Capítulo 211, *Sistema Hemostático*, Quadro 208.1).

Embora alguns tipos de hemorragia ocorram tanto em defeitos hemostáticos primários quanto secundários, outros meios de perda de sangue podem denunciar a possível localização do distúrbio hemostático e indicar os melhores exames laboratoriais para o diagnóstico definitivo (Quadro 212.1). A interpretação conjunta dos sintomas e dos resultados laboratoriais é a melhor abordagem ao diagnóstico (Figura 212.1, Quadros 212.2 e 212.3) e à instituição de uma terapia mais eficiente.

Quando a causa da hemorragia não está evidente, exames citológicos, microbiológicos, sorológicos e de diagnóstico por imagem podem ser necessários antes de ou concomitantemente a exames laboratoriais de avaliação da hemostasia. Assim, diante de um caso de epistaxe, por exemplo, pode ser preciso descartar a presença de corpo estranho, neoplasias como o tumor venéreo transmissível, trauma, hipertensão e infecções bacterianas ou fúngicas. Uma vez descartadas tais possibilidades, ainda se deve identificar se a epistaxe é provocada por um distúrbio hemostático primário ou secundário, já que essa é manifestação clínica comum a ambos.

Antes de enviar o material ao laboratório, certifique-se dos cuidados necessários para coleta e acondicionamento das amostras. A punção venosa deve ser sempre cuidadosa, procurando evitar o garrote prolongado e as punções sucessivas que levam à contaminação da amostra com substâncias teciduais e estimulam coagulação e agregação plaquetárias; se não tornam a amostra inviável para análise, proporcionam resultados e interpretações equivocados. O anticoagulante citrato de sódio a 3,2 ou 3,8% é utilizado para algumas provas de avaliação da hemostasia na proporção de uma parte de citrato para nove partes de sangue, e pode ser encontrado em tubos comerciais de tampa de cor azul-clara. A proporção de sangue e citrato deve

QUADRO 212.2 Resultados esperados para os exames laboratoriais associados aos principais distúrbios de hemostasia.

| | Exame laboratorial | | | | | |
Distúrbio	Contagem de plaquetas	TSMO	TCA, tempo de coagulação, TTPA	TP	TT	PDF ou dímeros D
Trombocitopenia	D	P	N	N	N	N
Trombocitopatia	N	P	N	N	N	N
Doença de von Willebrand*	N	P	N	N	N	N
Defeito na via intrínseca (como hemofilia A e B)	N	N	P	N	N	N
Defeito na via extrínseca (deficiência do FVII)	N	N	N	P	N	N
Defeito em várias etapas da cascata (como doença hepática)**	N	N	P	P	P	N
Defeito na via comum e/ou intrínseca e extrínseca anteriores ao fibrinogênio (como deficiência do FX, antagonismo da vitamina K)**	N	N	P	P	N	N
Hipofibrinogenemia, desfibrinogenemia	N	N	N	N	P	N
Coagulação intravascular disseminada	D	P	P	P	P	A

Os resultados podem variar de acordo com a gravidade ou a sobreposição de doenças. *A DvW do tipo 3 (deficiência grave) pode apresentar tempo de tromboplastina parcial ativada (TTPA) prolongado devido à diminuição da atividade do FVIII. **Em doenças hepáticas e intoxicação por cumarínicos, o tempo de protrombina (TP) pode se alterar mais cedo que o tempo de coagulação, o tempo de coagulação ativado (TCA) e o TTPA. A: aumentado; D: diminuído; N: normal; P: prolongado; PDF: produtos de degradação da fibrina; TSMO: tempo de sangramento da mucosa oral; TT: tempo de trombina.

QUADRO 212.3 Principais causas de resultados alterados dos testes de hemostasia.

Teste	Resultado	Interpretação
Contagem de plaquetas	Diminuída	Pseudotrombocitopenia, hipoplasia medular ou megacariocítica, consumo (vasculite, CID), TIM, sequestro
Contagem de plaquetas	Aumentada	Reativa, anemia ferropriva, fármacos (corticoides, vincristina etc.), esplenectomia, trombocitemia essencial, leucemia megacarioblástica
Tempo de sangramento da mucosa oral (TSMO)	Prolongado	Trombocitopenias, trombocitopatias, vasculite, DvW
Agregação plaquetária	Diminuída	Trombocitopatias
Fator de von Willebrand (ELISA)	Diminuído	Hipotireoidismo; < 50% portadores da DvW tipo 1 < 0,1% DvW* tipo 3
Fator de von Willebrand (análise multimérica ou funcional)	Diminuído	DvW tipo 2
Tempo de coagulação, tempo de coagulação ativada (TCA) e tempo de tromboplastina parcial ativada (TTPA)	Prolongados	Defeito na via intrínseca e/ou comum (doença hepática, antagonismo da vitamina K,** acidente ofídico, CID, deficiência congênita dos fatores da via intrínseca e/ou comum etc.)
Tempo de protrombina (TP)	Prolongado	Defeito na via extrínseca e/ou comum (doença hepática, antagonismo da vitamina K,** acidente ofídico, CID, deficiência congênita dos fatores da via extrínseca e/ou comum etc.)
Tempo de trombina (TT)	Prolongado	Hipofibrinogenemia (consumo ou diminuição da síntese), disfibrinogenemia; uso de heparina
Fatores de coagulação	Diminuído	Deficiência congênita ou adquirida
Produtos de degradação de fibrina (PDF)	Aumentados	Fibrinólise e fibrinogenólise excessivas, trombose, CID
Dímeros D	Aumentados	Fibrinólise excessiva, trombose, CID

Os resultados podem variar de acordo com a gravidade ou a sobreposição de doenças. *A doença de von Willebrand (DvW) do tipo 3 (deficiência grave) pode apresentar TTPA prolongado devido à diminuição da atividade do FVIII. **Em doenças hepáticas e antagonismo da vitamina K, o TP pode se alterar mais cedo que o tempo de coagulação, TCA e TTPA. CID: coagulação intravascular disseminada; TIM: trombocitopenia imunomediada.

ser rigorosamente respeitada e idealmente corrigida em casos de anemia ou policitemia, de acordo com a fórmula a seguir:

$$\text{Volume (m}\ell\text{) de sangue para cada 0,5 m}\ell\text{ de citrato} = \frac{0,6 \times 4,5}{100 - \text{hematócrito (\%)}}$$

A maioria dos elementos da hemostasia é bastante lábil e requer processamento rápido da amostra.[14,15] Consulte sempre o laboratório para obter informações mais específicas quanto ao tempo máximo de armazenamento, tipo de anticoagulante, necessidade ou não de refrigeração da amostra ou de agendamento do procedimento ou coleta para cada tipo de exame.

Embora a seleção de exames, conforme a suspeita clínica, seja a abordagem mais encorajada, em situações de emergência, nos exames pré-cirúrgicos ou antes de procedimentos invasivos como uma biopsia hepática, pode-se lançar mão dos chamados exames de triagem. Eles incluem um painel mínimo de testes como tempo de sangramento, contagem de plaquetas e tempo de coagulação.

Provas de triagem

A avaliação isolada da integridade vascular em seres humanos é feita com a "prova do laço" ou "prova do torniquete", em que é aplicada uma pressão padronizada sobre o braço do paciente com o auxílio do manguito de um aparelho de avaliação de pressão e, então, é documentado o aparecimento de petéquias em uma área delimitada. Porém, essa prova não pôde ser padronizada em animais devido às diferenças de diâmetro de membros, espessura e pigmentação da pele. O único modo de avaliar a integridade vascular em animais é por meio do tempo de sangramento da mucosa oral (TSMO); entretanto, a trombocitopenia, a trombocitopatia e a DvW também prolongam o TSMO. Por isso, ele não costuma ser realizado em animais com trombocitopenia pois nessas condições o resultado prolongado já é esperado. O prolongamento do TSMO em animais com contagem plaquetária normal é sugestivo de DvW, pois a vasculite também costuma estar associada a uma trombocitopenia provocada pelo consumo de plaquetas durante a tentativa de reparação do endotélio vascular. Esse teste tem sido utilizado como prova de triagem pré-cirúrgica para a DvW em cães, já que as provas mais específicas como ELISA para a quantificação do FvW nem sempre estão acessíveis.

A contagem de plaquetas é uma das primeiras provas de avaliação da hemostasia a ser solicitada, em parte porque é um dos componentes do hemograma completo, mas principalmente porque a trombocitopenia é uma das principais causas de hemorragia em pequenos animais. Assim como a anemia, a trombocitopenia é uma alteração laboratorial associada a diversas doenças e, portanto, não constitui uma categoria diagnóstica isolada. O primeiro passo da interpretação da trombocitopenia é o descarte de erros técnicos de coleta, acondicionamento ou processamento. Em seguida, a identificação da etiologia da trombocitopenia se inicia com a diferenciação entre as causas de diminuição de produção de plaquetas e as causas periféricas (consumo, destruição ou redistribuição). Uma das ferramentas mais empregadas para diferenciar essas condições é a citologia aspirativa da medula óssea.[16]

O prolongamento do tempo de coagulação (TC) indica menor concentração de um ou mais fatores de coagulação ou existência de inibidores, como a heparina, na circulação; entretanto, para que haja alteração nos resultados dos testes laboratoriais é preciso redução significativa (> 70 a 95%) de pelo menos um dos fatores de coagulação. Ainda assim, os distúrbios de coagulação não costumam resultar em hemorragias espontâneas, mesmo quando os exames laboratoriais já se encontram alterados.

O tempo de coagulação ativado (TCA) é um teste simples, mais sensível que o TC e apresenta as mesmas indicações e interpretações que o TC. TC e TCA encontram-se prolongados em doenças hepáticas graves, CID, acidentes ofídicos, deficiências congênitas de fatores de coagulação, intoxicação por rodenticidas anticoagulantes ou pelo uso de anticoagulantes orais ou injetáveis, entre outras coagulopatias. Além de ser considerado uma prova de triagem, o TC é utilizado para avaliação da eficácia terapêutica após terapias de reposição de vitamina K ou administração de soro antiofídico.

Diagnóstico dos defeitos hemostáticos primários

Depois de se descartar a pseudotrombocitopenia, ou a trombocitopenia causada por artefatos técnicos, deve-se procurar identificar o mecanismo envolvido em sua diminuição numérica. Nos casos de hipoplasia da medula óssea o hemograma pode acompanhar outras citopenias (anemia não regenerativa e neutropenia), devido ao comprometimento das outras linhagens celulares, porém também pode ocorrer hipoplasia megacariocítica isolada. Essas condições podem estar associadas a causas infecciosas, imunomediadas, fármacos, neoplasias, entre outras, requerendo uma avaliação mais ampla para identificação da causa primária. Quadros leucêmicos, com frequência, promovem citopenias e trombocitopenias devido ao infiltrado de células neoplásicas e ao seu efeito supressor no ambiente medular. A trombocitopenia causada por defeitos de produção tende a ser bastante intensa. A citologia aspirativa da medula óssea pode ser necessária para diferenciar tais condições, porém a etiologia nem sempre pode ser elucidada pelo mielograma.

A trombocitopenia causada pelo consumo excessivo associado a CID apresenta intensidade variada. Por outro lado, a vasculite tende a causar trombocitopenias discretas a moderadas e pode estar associada a edema periférico em alguns animais. A destruição periférica de plaquetas pode ser vista em infecção pelo *Anaplasma platys* (anteriormente denominado *Ehrlichia platys*), porém o principal mecanismo de destruição plaquetária é o imunomediado.

O diagnóstico de trombocitopenia imunomediada (TIM) geralmente é feito por exclusão, uma vez que a detecção de anticorpos ligados às plaquetas não é realizada de modo rotineiro.[17] A avaliação da resposta da medula óssea à trombocitopenia e a resposta à terapia imunossupressora são frequentemente utilizadas na tentativa de confirmar o diagnóstico. O mielograma costuma revelar produção adequada de plaquetas ou hiperplasia megacariocítica em resposta à destruição periférica. Deve-se, porém, tomar cuidado especial na interpretação do diagnóstico com base na resposta à terapia imunossupressora, pois a administração de corticoides pode resultar em aumento da contagem plaquetária mesmo em animais sadios. A TIM, assim como as anemias hemolíticas de origem imunomediadas tendem a ser bastante intensas.

O sequestro esplênico pode ser confirmado pela comprovação de esplenomegalia ao exame físico ou de imagem. Essa condição aparece em algumas doenças infecciosas, como as hemoparasitoses, as cardiopatias e após administração de alguns fármacos que causam relaxamento da cápsula esplênica, como a acepromazina. Raramente a esplenomegalia causa trombocitopenias significativas, mas pode contribuir para o risco hemorrágico quando associada a outros mecanismos de trombocitopenia.

Muitas vezes, são necessários outros exames para a obtenção do diagnóstico definitivo da etiologia da trombocitopenia. Vários estudos vêm enfatizando a importância de estabelecer outras possibilidades diagnósticas para a ehrlichiose canina diante desse achado.[18,19]

A avaliação criteriosa do esfregaço sanguíneo pode revelar indícios de maior atividade trombopoética medular (macroplaquetas) ou de destruição periférica de plaquetas (microplaquetas).[4,20] Inclusões e hemoparasitos podem levar ao diagnóstico definitivo da etiologia. Alguns índices hematimétricos plaquetários (volume plaquetário médio [VPM] e amplitude de distribuição de plaquetas [PDW]) têm sido estudados como ferramentas de avaliação da trombopoese, sem resultados muito consistentes. A quantificação das plaquetas reticuladas, consideradas análogas aos reticulócitos dos eritrócitos, é um método não invasivo de avaliação da trombopoese. As plaquetas reticuladas são plaquetas jovens com alto conteúdo de RNA e são quantificadas por citometria de fluxo, limitando o seu uso na rotina clínica.[21]

A leucemia megacarioblástica é um distúrbio mieloproliferativo agudo em que a contagem de plaquetas pode estar normal, reduzida ou elevada, e pode ser acompanhada de diáteses hemorrágicas. O diagnóstico conclusivo é obtido com o mielograma.

As alterações funcionais das plaquetas, ou trombocitopatias, devem ser consideradas quando ocorrerem petéquias, equimoses ou hemorragias em mucosas sem trombocitopenia intensa, ou se o TSMO estiver alterado sem trombocitopenia. Além do TSMO, a função plaquetária pode ser atestada por meio de provas de agregação *in vitro*.

A DvW não costuma provocar petéquias ou hemorragias espontâneas, exceto em sua forma mais grave e mais rara, o tipo 3 da doença. Todos os exames de rotina, da avaliação da hemostasia, podem estar normais nos animais com DvW, com exceção do TSMO, destacando a importância desse teste como uma prova de triagem pré-cirúrgica. A dosagem do FvW é indicada a animais que apresentem distúrbio hemorrágico, mas cujos resultados da contagem de plaquetas e das provas de coagulação sejam normais ou não justifiquem os sintomas. O diagnóstico definitivo para o tipo 1 da DvW, a forma mais comum da doença, é obtido quando os valores da concentração do FvW são inferiores a 50%. Esses animais são considerados portadores e podem apresentar a doença clínica. O tipo 3 da DvW é bastante raro e caracterizado por significativa diminuição da concentração do fator (menos de 0,1%). Nesse caso, pode haver hemorragias espontâneas e o animal pode não sobreviver até a idade adulta. Cães com valores entre 50 e 70% podem ser portadores da doença, porém mostram pouco ou nenhum risco de doença clínica e devem ser submetidos à repetição do exame para confirmar sua condição. O hipotireoidismo tem sido associado a uma forma adquirida do DvW, e a terapia de reposição hormonal resulta na normalização da concentração do FvW.[22]

Diagnóstico dos defeitos hemostáticos secundários

Apesar de o TC e o TCA serem considerados provas de triagem, eles não apresentam sensibilidade suficiente para detectar distúrbios de coagulação mais brandos, mas podem ser úteis diante de estados hemorrágicos mais graves. Ainda assim, algumas coagulopatias não associadas à hemorragia, como frequentemente se observa em doenças hepáticas, podem ser por eles detectadas. A obtenção de testes mais sensíveis, e principalmente mais específicos, como determinação do tempo de protrombina (TP), tempo de tromboplastina parcial ativada (TTPA) e tempo de trombina (TT) deve ser encorajada. O TP avalia as vias extrínseca e comum e o TTPA as vias intrínseca e comum da cascata de coagulação. O TT avalia a atividade do fibrinogênio e se encontra elevado em hipofibrinogenemias, função deficiente do fibrinogênio (desfibrinogenemia) e na existência de inibidores da formação do coágulo, como a heparina.

Apesar de os fatores dependentes da vitamina K (II, VII, IX e X) estarem distribuídos por todas as vias da cascata da coagulação, o antagonismo ou a deficiência de vitamina K pode se manifestar inicialmente com TP prolongado e TTPA normal devido à meia-vida mais curta do fator VII, que é de cerca de 6 horas. Do mesmo modo, em animais com insuficiência hepática, o TP também será a primeira prova de avaliação da coagulação a estar alterada; entretanto, o quadro clássico das coagulopatias adquiridas, em que há comprometimento de vários fatores da cascata, é a alteração de todos os testes do coagulograma.

O coagulograma pode ser bastante útil para triagem das coagulopatias congênitas, porém o diagnóstico definitivo depende da determinação da concentração do fator específico. As hemofilias A e B devem ser consideradas em animais com prolongamento de TTPA e TP normal. Já a deficiência no fator X, por exemplo, causará prolongamento tanto do TTPA quanto do TP. A partir do mapeamento da cascata são determinadas as atividades de cada fator isoladamente. Deficiências congênitas de vários fatores de coagulação já foram descritas, e a deficiência do fator XII não está associada a tendências hemorrágicas.

Além da finalidade diagnóstica, os testes de coagulação são utilizados no monitoramento da dose terapêutica de medicações anticoagulantes como a heparina e os anticoagulantes orais a base de varfarina (Marevan®), mediante o resultado do TP e TTPA, respectivamente. A heparina fracionada, ou de baixo peso molecular (LMWH, enoxaparina) não altera o TP nem o TTPA e somente pode ter seu efeito monitorado pela avaliação do teste de atividade do Fator X. Já a rivaroxabana (Xarelto®) afeta tanto o TP quanto o TTPA, mas é mais bem monitorado pelo resultado do TP.

Trombose e estados de hipercoagulabilidade

Poucas vezes a suspeita de trombose surge de manifestação clínica isolada. Algumas doenças primárias estão mais associadas à trombose e aos estados de hipercoagulabilidade e o reconhecimento dessas condições contribuiu para a suspeita e o diagnóstico de trombose.[23,24] As manifestações clínicas dependerão da localização do trombo e normalmente resultam do comprometimento funcional do tecido ou órgão acometido.

Os estados de hipercoagulabilidade são caracterizados pelo consumo de elementos da hemostasia primária, secundária e terciária. Assim, podem-se observar trombocitopenia e prolongamento dos tempos de coagulação se houver ativação suficiente desses elementos, como nos casos de CID. Além das alterações nos exames descritos nas seções anteriores, a determinação plasmática de antitrombina (AT) poderá evidenciar consumo ou perda desse anticoagulante natural. A redução da atividade da AT também pode estar associada à diminuição de sua produção, como a verificada em insuficiência hepática. O meio mais comum de perda de AT é a perda renal vista em síndrome nefrótica.

Uma vez instalada a trombose, obtém-se o diagnóstico laboratorial pela comprovação da ativação dos mecanismos fibrinolíticos compensatórios. A coagulação excessiva associada ao aumento de fibrinólise leva ao aumento da produção dos produtos da degradação de fibrina e fibrinogênio (PDF) e de dímeros D. A ação de outras substâncias proteolíticas, presentes na pancreatite e acidentes ofídicos, sobre o fibrinogênio pode gerar fragmentos que também podem ser detectados como PDF. Os dímeros D são marcadores mais específicos de trombose pois se originam exclusivamente da ação da plasmina sobre a fibrina estabilizada formada em trombose, não sofrendo influência da ação de outras proteases inespecíficas.

O diagnóstico de CID pressupõe a caracterização de ativação exacerbada e descontrolada dos elementos das três etapas da hemostasia, acarretando trombocitopenia, prolongamento de TC, TCA, TP, TTPA e TT, aumento dos níveis de PDF, dímeros D e consumo de AT.

Além das alterações previsíveis nos testes de avaliação da hemostasia, a CID pode ser acompanhada de anemia hemolítica causada pela deposição de fibrina em capilares, que pode ocasionar hemoglobinúria e hiperbilirrubinemia. O hemograma pode revelar esquisócitos no esfregaço sanguíneo. Outras alterações laboratoriais como azotemia e elevação da atividade de enzimas hepáticas também podem ser observadas nos quadros de CID. O comprometimento sistêmico é causado pela formação de microtrombos que não podem ser evidenciados pela maioria dos métodos convencionais de diagnóstico por imagem e o diagnóstico post-mortem somente pode ser confirmado pelo exame histopatológico microscópico.

Testes de viscoelasticidade do sangue (tromboelastometria)

A tromboelastometria (TEM) ou tromboelastografia (TEG) rotacional avalia as propriedades viscoelásticas durante a formação do trombo em amostras de sangue total, permitindo uma análise da função hemostática geral, desde o início da ativação plaquetária e da coagulação até a hemostasia terciária, apresentando boa correlação com os testes convencionais isolados. É um teste que fornece detalhes sobre a velocidade da formação, resistência e lise do coágulo cujo gráfico obtido define a condição hemostática do paciente como normal, hipercoagulável ou hipocoagulável[25] (Figura 212.2).

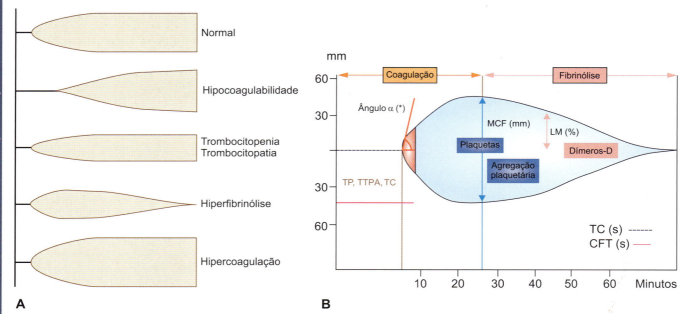

Figura 212.2 Análise tromboelastométrica do sangue. **A.** Esquema simplificado dos principais perfis diagnósticos obtidos pela tromboelastometria (TEM). **B.** Variáveis quantitativas da TEM e sua associação com os exames de hemostasia de rotina. TC: tempo de coagulação; CFT: tempo de formação do coágulo; s: segundos; Ângulo (*): ângulo alfa; MCF: firmeza máxima do coágulo; LM: lise máxima; TP: tempo de protrombina; TTPA: tempo de tromboplastina parcial ativada.

Os testes hemostáticos convencionais são mais adequados para a detecção de estados de hipocoagulabilidade. A TEM permite a identificação de estados de hipercoagulabilidade, uma condição que precede o quadro trombótico. A técnica foi validada para utilização em diversas espécies veterinárias, incluindo o cão, e embora seja uma técnica inovadora, nem sempre é possível abrir mão da realização dos testes hemostáticos convencionais. A TEM parece não ser capaz de predizer se o animal irá ou não apresentar trombose, sendo menos eficiente que a dosagem de dímeros-D.[26]

Na medicina, esse teste tem sido especialmente aplicado na orientação e escolha da terapia adequada, especialmente na terapia transfusional e nos quadros de coagulação intravascular disseminada, em que eventos como o aumento da atividade de fatores pró-coagulantes, diminuição da atividade endógena anticoagulante, consumo de antifibrinolíticos, decréscimo ou ativação da fibrinólise podem ocorrer de forma dinâmica ou combinada.[27] Dessa forma, a terapia nos casos de CID pode requerer desde o uso de substâncias anticoagulantes e reposição de elementos plasmáticos ou celulares à administração de antifibrinolíticos como o ácido tranexâmico, outrora totalmente contraindicado. A terapia realizada às cegas pode resultar em agravamento do quadro e óbito do paciente. Apesar da tentativa do estabelecimento de um consenso no protocolo terapêutico de estados trombóticos,[28] os estudos das alterações viscoelásticas na medicina veterinária ainda são escassos e pouco consistentes, de modo que muitas indicações terapêuticas ainda são empíricas e realizadas de forma extrapolada da medicina humana.

TRATAMENTO

A identificação da provável localização e origem do defeito hemostático é importante para a instituição da terapia adequada e o estabelecimento do prognóstico para cada caso; entretanto, algumas medidas emergenciais e inespecíficas podem ser tomadas antes do diagnóstico definitivo, já que a eficácia da terapia é dependente da rapidez de sua instalação.[29]

Utilizar bandagens compressivas, sutura, cauterização física ou química, gelo, vasoconstritores locais, adesivos biológicos, como a cola de fibrina ou a trombina, e medidas sintomáticas, como o emprego de ocitocina e derivados do ergot em casos de metrorragia ou de bloqueadores H2 em hemorragias do trato gastrintestinal, podem ser determinantes para a sobrevida do animal. Outras medidas preventivas e sintomáticas, como manter o animal em repouso e em ambiente atraumático; manter a volemia, a perfusão tecidual, a oxigenação e a temperatura adequada do animal; evitar medicações intramusculares ou que possam afetar a função plaquetária como os AINEs; e o uso de medicamentos tópicos como o ácido mucopolissacárido-polissulfúrico são bastante úteis. Essas medidas também podem ser empregadas quando a hemorragia não foi causada por um distúrbio de hemostasia propriamente dito e naquelas decorrentes de traumas, cirurgia ou úlceras, por exemplo.

Identificada a etiologia do distúrbio de hemostasia, deve-se, sempre que possível, eliminar o agente determinante como fármacos ou toxinas, agentes infecciosos e neoplasias intervindo com a administração de antibióticos, soro antiofídico, imunossupressores, quimioterápicos ou outras terapias específicas.

As condições hemorrágicas e trombóticas são fenômenos dinâmicos que podem se alterar com rapidez, independentemente da intervenção terapêutica ou não, afetando os resultados dos exames laboratoriais e alertando para a necessidade de monitoramento constante do animal. Sempre que possível, as amostras para os exames laboratoriais devem ser colhidas antes do tratamento, para evitar interferência nos resultados. A drenagem de hematomas ou a punção para alívio dos sintomas deve ser avaliada cuidadosamente devido ao risco de novas hemorragias. Em algumas situações, como a toracocentese para dispneia causada por hemotórax, o risco de morte sobrepõe-se ao risco hemorrágico, justificando tais medidas.

A hemoterapia tem indicação em vários distúrbios de hemostasia. A reposição dos elementos sanguíneos (plaquetas ou fatores de coagulação), à semelhança do que é feito para os casos de anemia, não deve ter como objetivo a correção dos resultados laboratoriais (contagem de plaquetas, TC,

TP ou TTPA) para os valores considerados normais ou de referência, mas apenas o suficiente para a melhora clínica do animal. Maiores informações sobre indicações, administração e reações transfusionais, bem como sobre os protocolos terapêuticos podem ser encontradas no Capítulo 215, *Transfusão Sanguínea em Cães*.

REFERÊNCIAS BIBLIOGRÁFICAS

1. Grindem CB, Breitschwerdt C, Corbett WT, Jans HE. Epidemiologic survey of thrombocytopenia in dogs: a report of 987 cases. Vet Clin Pathol. 1991;20:38-43.
2. Mattoso CRS, Takahira RK, Beier SL, Araújo Jr JP, Corrente JE. Prevalence of von Willebrand disease in dogs from São Paulo State, Brazil. J Vet Diag Invest. 2010;22(1):55-60.
3. Peterson, JL, Couto, CG, Wellman, ML. Hemostatic disorders in cats: a retrospective study and review of the literature. J Vet Intern Med. 2008;9:298-303.
4. Stockham SL, Scott MA. Platelets. In: Stockham SL, Scott MA (editors). Fundamentals of veterinary clinical pathology. Iowa: Blackwell Publishing; 2008. p. 223-57.
5. Varela F, Font X, Valladares JE. Thrombocytopenia and lightchain proteinuria in a dog naturally infected with Ehrlichia canis. J Vet Intern Med. 1997;11:309-11.
6. Brooks M. Hereditary bleeding disorders in dogs and cats. Vet Med. 1999;94:555-64.
7. Mendonça AJ. Avaliação do perfil hemostático, hematológico e bioquímico de cães com doença hepática. [dissertação] Botucatu: Faculdade de Medicina Veterinária e Zootecnia, Universidade Estadual Paulista Júlio de Mesquita Filho; 2004.
8. DuFort RM, Matros L. Acquired coagulopathies. In: Ettinger, SJ, Feldman EC (editors). Textbook of veterinary internal medicine. St Louis: Elsevier; 2005. p. 1933-7.
9. Feldman BF, Rasedee A. Haemostatic abnormalities in canine Cushing's syndrome. Res Vet Sci. 1986;41:228-30.
10. Jacoby RC, Owings JT, Ortega T, Gosselin R, Feldman EC. Biochemical basis for the hypercoagulable state seen in Cushing syndrome. Arch Surg. 2001;136:1003-7.
11. Ritt MG, Rogers KS, Thomas JS. Nephrotic syndrome resulting in thromboembolic disease and disseminated intravascular coagulation in a dog. J Am Anim Hosp Assoc. 1997;33:385-91.
12. Abrams-Ogg ACG. Triggers for prophylactic use of platelet transfusions and optimal platelet dosing in thrombocytopenic dogs and cats. Vet Clin Small Anim. 2003;33:1401-18.
13. Couto CG. Disorders of hemostasis. In: Nelson RW, Couto CG (editors). Small animal internal medicine. St Louis: Mosby; 2009. p. 1242-59.
14. Furlanello T, Caldin M, Stocco A, Tudone E, Tranquillo V, Lubas G *et al.* Stability of stored canine plasma for hemostasis testing. Vet Clin Pathol. 2006;35:204-7.
15. Stokol T, Parry BW. Stability of canine factor VIII and von Willebrand factor antigen concentration in the frozen state. Res Vet Sci. 1995;59:156-9.
16. Miller MD, Lunn, KF. Diagnostic use of cytologic examination of bone marrow from dogs with thrombocytopenia: 58 cases (1994-2004). J Am Vet Med Assoc. 2007;231:1540-4.
17. Wilkerson MJ, Shuman W, Swist S, Harkin K, Meinkoth J, Kocan AA. Platelet size, platelet surface-associated IgG, and reticulated platelets in dogs with immune-mediated thrombocytopenia. Vet Clin Pathol. 2001;30:141-9.
18. Bulla C, Takahira RK, Araujo Jr JP, Trinca LA, Lopes RS, Wiedmeyer CE. The relationship between the degree of thrombocytopenia and infection with *Ehrlichia canis* in an endemic area. Vet Res. 2004;35:141-6.
19. Macieira DB, Messick JB, Cerqueira AMF, Freire IMA, Linhares GFC, Almeida NKO *et al.* Prevalence of Ehrlichia canis infection in thrombocytopenic dogs from Rio de Janeiro, Brazil. Vet Clin Pathol. 2005;34:44-8.
20. Balduini CL, Noris P, Spedini P, Da Prada GA. Relationship between size and thiazole orange fluorescence of platelets in patients undergoing high dose chemotherapy. Brit J Haem. 1999;106:202-7.
21. Silva LFN. Plaquetas reticuladas na avaliação da trombopoese medular em cães. [dissertação]. Botucatu: Faculdade de Medicina Veterinária e Zootecnia, Universidade Estadual Paulista Júlio de Mesquita Filho; 2009.
22. Brooks M. von Willebrand disease. In: Feldman BF, Zinkl JG, Jain NC (editors). Schalm's veterinary hematology. Baltimore: Lippincott Williams & Wilkins; 2000. p. 509-15.
23. Bedard C, Lanevschi-Pietersma A, Dunn M. Evaluation of coagulation markers in the plasma of healthy cats and cats with asymptomatic hypertrophic cardiomyopathy. Vet Clin Pathol. 2007;36:167-72.
24. Brazzell JL, Borjesson DL. Evaluation of plasma antithrombin activity and D-dimer concentration in populations of healthy cats, clinically ill cats, and cats with cardiomyopathy. Vet Clin Pathol. 2007;36:79-84.
25. Donahue SM, Otto CM. Thromboelastography: a tool for measuring hypercoagulability, hypocoagulability, and fibrinolysis. J Vet Emerg Crit Care 2005;15(1):9-16.
26. Thawley VJ, Sánchez MD, Drobatz KJ, King LG. Retrospective comparison of thromboelastography results to postmortem evidence of thrombosis in critically ill dogs: 39 cases (2005–2010). J Vet Emerg Crit Care. 2016;26(3):428-36.
27. Karkouti K, McCluskey SA, Callum J, Freedman J, Selby R, Timoumi T, Roy D, Rao V. Evaluation of a novel transfusion algorithm employing point-of-care coagulation assays in cardiac surgery: a retrospective cohort study with interrupted time–series analysis. Anesthesiology 2015;122(3):560-70.
28. Blais MC, Bianco D, Goggs R, Lynch AM, Palmer L, Ralph A, Sharp CR. Consensus on the Rational Use of Antithrombotics in Veterinary Critical Care (CURATIVE): Domain 3-Defining antithrombotic protocols. J Vet Emerg Crit Care 2019;29(1):60-74.
29. Takahira RK. Hemostáticos, anticoagulantes e antianêmicos. In: Andrade SF (editor). Manual de terapêutica veterinária. São Paulo: Roca; 2008. p. 747-58.

213
Alterações Vasculares, Plaquetárias e Doença de von Willebrand

Regina Kiomi Takahira • Cláudio Roberto S. Mattoso

TROMBOCITOPENIAS E TROMBOCITOPATIAS

Fisiologia

As plaquetas são as principais responsáveis pela interrupção da hemorragia nos pequenos vasos sanguíneos. Elas são produzidas a partir da fragmentação do citoplasma dos megacariócitos, as maiores células na medula óssea. Sua produção é controlada pelo hormônio trombopoetina que, de modo contrário à eritropoetina, é produzido em diversos tecidos e, portanto, não tem a sua produção comprometida pela falência de algum órgão em particular. Sua vida média varia de acordo com a espécie, mas é de cerca de 5 a 10 dias em animais saudáveis.[1] Cerca de 30% das plaquetas sanguíneas estão no baço e alterações no volume esplênico resultam em redistribuição das plaquetas circulantes e alteração em sua concentração sanguínea. Animais esplenectomizados apresentam vida média plaquetária maior que a de animais não esplenectomizados.

O consumo de plaquetas ocorre continuamente, mesmo em um animal sadio, por conta do processo, também contínuo, de reparação dos vasos. Esse fato explica por que as alterações numéricas ou funcionais das plaquetas levam, frequentemente, ao sangramento espontâneo.

Definição, sinonímia

Trombocitopenia ou plaquetopenia é a redução da contagem de plaquetas no sangue em relação ao intervalo de referência para a espécie (Quadro 213.1)[1-3] em amostras livres de agregados plaquetários ou fibrina. Esse é um achado laboratorial que não configura doença, e, sim, manifestação que pode estar associada a diversas condições. Além das anormalidades quantitativas, as plaquetas também podem mostrar anormalidades qualitativas ou funcionais, denominadas "trombocitopatias".[1] Cães sadios da raça Greyhound têm contagens plaquetárias inferiores às das outras raças e cães Cavalier King Charles Spaniel podem exibir macrotrombocitopenia hereditária.[4]

Prevalência ou frequência de ocorrência

Trombocitopenia é uma alteração hematológica bastante observada na rotina clínica de cães e gatos, tão frequente quanto a anemia em na rotina clínica. É o tipo mais comum de distúrbio hemostático adquirido em cães e gatos, a principal causa de hemorragia em cães e uma das mais importantes em felinos. A prevalência das diferentes etiologias da trombocitopenia varia de acordo com a região.

Etiologia e fisiopatogenia

Apesar da grande quantidade de doenças associadas à trombocitopenia, há poucos mecanismos patogênicos a serem considerados, dentre eles: diminuição da produção, sequestro, consumo ou destruição das plaquetas.[4] Esses eventos podem ocorrer isoladamente ou em conjunto, agravando a intensidade da trombocitopenia, como acontece em doenças como a ehrlichiose canina.

A diminuição da produção de plaquetas pode surgir por comprometimento generalizado da medula óssea ou apenas da linhagem megacariocítica, embora essa última seja mais rara em pequenos animais. A hipoplasia ou aplasia observada na medula pode ter etiologia imunomediada, infecciosa ou ser causada por fármacos como estrógeno e quimioterápicos, causando trombocitopenia de moderada a intensa. A hipoplasia megacariocítica pura tem sido atribuída a anticorpos antimegacariócitos. A redução de megacariócitos também pode ser vista em algumas neoplasias hematopoéticas em virtude da infiltração de células neoplásicas na medula óssea. As principais causas de hipoplasia medular ou megacariocítica em cães e gatos são:

- Agentes químicos: estrógeno em cães (endógeno ou exógeno); quimioterápicos; griseofulvina (especialmente em felinos); micotoxinas
- Agentes físicos: radiação
- Agentes infecciosos: *Ehrlichia canis*; vírus da imunodeficiência felina; *Leishmania* spp.
- Neoplasias: mieloma múltiplo, leucemias e outros distúrbios mieloproliferativos; metástases de carcinoma na medula óssea
- Causas imunomediadas: anticorpos antimegacariócitos
- Outras causas: mielofibrose, mielonecrose.

O sequestro de plaquetas pelo baço leva à diminuição da quantidade de plaquetas circulantes sem alterar a quantidade total no organismo e, portanto, não causa estímulo à produção. Essa redistribuição tem caráter reversível e geralmente causa reduções de grau discreto a moderado, mas pode provocar trombocitopenias mais intensas, estando frequentemente associada à esplenomegalia.

A trombocitopenia pode ser observada quando o consumo ou a destruição das plaquetas não são compensados pelo aumento na produção. A destruição imunomediada é o mecanismo mais associado a cães com trombocitopenia intensa. A trombocitopenia imunomediada (TIM) pode ser classificada em primária (idiopática) ou secundária e quase sempre promove trombocitopenia moderada a intensa. A TIM secundária pode ser causada por fármacos, agentes infecciosos e neoplasias. Esses dois últimos grupos acarretam trombocitopenia por mecanismos multifatoriais. A ocorrência simultânea de TIM e anemia hemolítica imunomediada (AHIM), chamada "síndrome de Evans", é relativamente frequente em cães. As principais causas de destruição ou consumo plaquetário em cães e gatos são:

- TIM primária: sem etiologia definida, de origem idiopática
- TIM secundária: fármacos (metimazol em felinos; sulfonamidas; sais de ouro); infecções, trombocitopenia aloimune neonatal; neoplasias (síndrome paraneoplásica)
- Síndrome de Evans: anemia hemolítica imunomediada e TIM

QUADRO 213.1 Valores de referência para contagem de plaquetas.			
Espécie	Jain[1]	Thrall e Weiser[2]	Meyer e Harvey[3]
Cão	200.000 a 500.000 $\mu\ell$	200.000 a 900.000 $\mu\ell$	160.000 a 430.000 $\mu\ell$
Gato	300.000 a 800.000 $\mu\ell$	300.000 a 700.000 $\mu\ell$	300.000 a 800.000 $\mu\ell$

- Infecciosas: Anaplasma platys; *Babesia* spp.; cinomose; *Ehrlichia canis*; peritonite infecciosa felina; *Leishmania* spp.; *Leptospira* spp.; sepse; endotoxemia
- Outras causas: coagulação intravascular disseminada; perda de sangue aguda e intensa; vasculite.

A coagulação intravascular disseminada (CID) e a vasculite são duas das principais causas de consumo plaquetário e a CID, em geral, está associada a condições primárias inflamatórias, infecciosas, neoplásicas, imunomediadas ou não. A perda de sangue aguda e grave promove trombocitopenia discreta a moderada, de modo que as trombocitopenias intensas acompanhadas de hemorragia provavelmente sejam a causa da hemorragia, e não o inverso.

A diluição maciça do sangue por cristaloides, coloides, plasma ou concentrados de hemácias (eritrócitos) também deve ser considerada diante de trombocitopenia.[4]

Artefatos técnicos também são associados, com frequência, a uma falsa trombocitopenia (pseudotrombocitopenia) e estão relacionados com agregados plaquetários e/ou fibrina na amostra. Deve-se suspeitar de pseudotrombocitopenia quando o exame do esfregaço sanguíneo revelar agregados plaquetários ou estimativa de contagem maior que a quantidade obtida na contagem manual ou eletrônica.

Manifestações clínicas

Petéquias e equimoses são os achados mais característicos em animais com trombocitopenia intensa. As hemorragias por mucosas (epistaxe, hematoquezia ou melena), hifema, hematúria e sangramento prolongado após venipunção, cirurgias ou traumas acidentais também são comuns. Esses sinais, no entanto, são comuns a todos os distúrbios de hemostasia primária e são resultantes da hemorragia de pequenos vasos e de capilares (Figura 213.1).

Dependendo da localização da hemorragia, outros sintomas podem ser observados, como dispneia ou mesmo alterações neurológicas. Somam-se a esses sinais aqueles ligados à doença ou condição primária como esplenomegalia, hipertermia ou outras anormalidades hematológicas.

O risco de hemorragia normalmente é proporcional à intensidade da trombocitopenia (Quadro 213.2), porém a sobreposição de outras condições como vasculite, alterações funcionais das plaquetas ou coagulopatias podem justificar a hemorragia espontânea em cães com contagens plaquetárias superiores a 100.000/$\mu\ell$. Entretanto, alguns animais com contagens inferiores a 5.000/$\mu\ell$ podem não apresentar nenhum tipo de sangramento pois a existência de plaquetas de maior tamanho (macroplaquetas) pode compensar a intensidade da trombocitopenia.

Diagnóstico | Exames complementares

Embora o diagnóstico definitivo da causa primária da trombocitopenia muitas vezes requeira testes específicos, como as provas sorológicas ou de biologia molecular, a identificação do mecanismo implicado na diminuição da contagem de plaquetas é o primeiro passo para o estabelecimento de uma lista de diagnósticos diferenciais e de uma estratégia terapêutica. Essa abordagem diagnóstica depende de informações clínicas e laboratoriais (Figura 213.2).

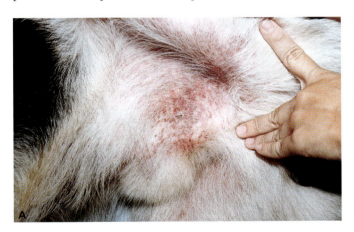
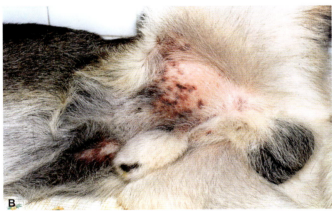
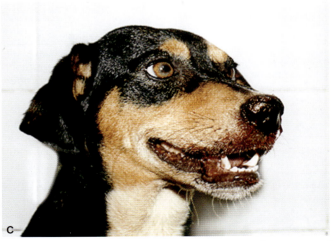
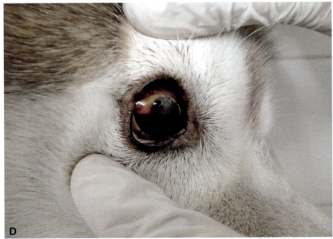

Figura 213.1 Manifestações clínicas associadas à trombocitopenia. **A** e **B.** Petéquias e sufusões abdominais em dois Pastores-Alemães com trombocitopenia imunomediada. **C.** Epistaxe em cadela com erliquiose crônica e hipoplasia medular. **D.** Hifema em Husky Siberiano com trombocitopenia por redução da produção de plaquetas provocada por leucemia linfoblástica aguda.

QUADRO 213.2	Risco hemorrágico associado à intensidade da trombocitopenia em cães.[5]
Contagem de plaquetas	Risco de hemorragia
< 80.000 μℓ	Maior risco cirúrgico
< 50.000 μℓ	Hemorragias microscópicas
< 20.000 μℓ	Hemorragia clínica espontânea – risco baixo
< 10.000 μℓ	Hemorragia clínica espontânea – risco médio
< 5.000 μℓ	Hemorragia clínica espontânea – risco alto

Obtém-se a confirmação de trombocitopenia por contagem manual ou automática de plaquetas em amostra de sangue colhida com anticoagulante EDTA. A amostra não deve conter fibrina ou coágulo e as contagens devem ser conferidas por avaliação de esfregaço sanguíneo a fim de minimizar a possibilidade de pseudotrombocitopenia. A trombocitopenia verdadeira é pouco frequente em felinos, porém a concentração plaquetária obtida com contadores automatizados costuma ser errônea devido à tendência de agregação de suas plaquetas e ao tamanho similar das hemácias e plaquetas.[6] Os valores de referência para as espécies variam de acordo com os autores (Quadro 213.1), e se encoraja a adoção do valor de referência do laboratório utilizado.

A citologia aspirativa da medula óssea (mielograma) auxilia a diferenciação entre a redução da produção de plaquetas e as causas periféricas (sequestro, consumo ou destruição). A punção aspirativa da medula óssea raramente resulta em complicações hemorrágicas, mesmo em trombocitopenias intensas. A existência de outras citopenias (anemia não regenerativa e neutropenia) pode revelar o comprometimento de outras linhagens celulares que acompanham hipoplasia e aplasia medulares, porém a hipoplasia megacariocítica pura também pode ocorrer. Trombopoese pode ser avaliada de modo não invasivo por meio da quantificação das plaquetas reticuladas, que são plaquetas jovens com alto conteúdo de RNA, análogas aos reticulócitos das hemácias. Seus resultados são considerados úteis como teste de triagem para coleta de medula, escolha da terapia e indicador prognóstico.[7] Sua quantificação é feita por equipamentos de citometria de fluxo ou por contadores automatizados de última geração, fato que ainda limita o seu uso rotineiro.

Alguns índices determinados por contadores automatizados, como o VPM (volume plaquetário médio) e o PDW (do

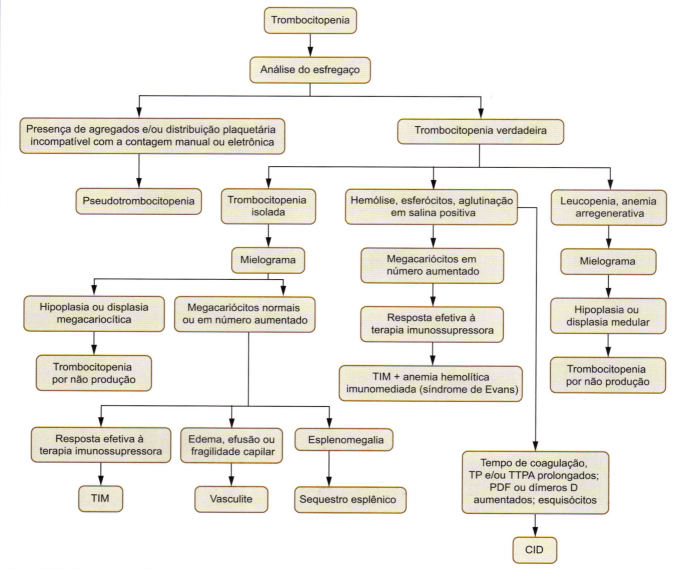

Figura 213.2 Algorítmo simplificado para diagnóstico das causas de trombocitopenia. CID: coagulação intravascular disseminada; PDF: produtos de degradação de fibrina; TIM: trombocitopenia imunomediada; TP: tempo de protrombina; TTPA: tempo de tromboplastina parcial ativada.

inglês, *platelet distribution width*), análogos ao VCM (volume corpuscular médio) e ao RDW (do inglês, *red cell distribution width*) das hemácias, têm sido empregados na tentativa de avaliar o grau de resposta da medula óssea à trombocitopenia. A trombopoese acelerada resulta na liberação de plaquetas de maior tamanho (macroplaquetas) e em VPM e PDW maiores. Sua utilização tem valor limitado devido, principalmente, às interferências das técnicas empregadas e da manipulação da amostra, porém é preciso estimular novos estudos.[4]

A TIM primária está mais associada a cães de meia-idade (6 a 7 anos), a fêmeas e à raça Cocker Spaniel. As raças Poodle Toy e miniatura, Old English Sheepdog e os Pastores-Alemães também estão bem representados. O histórico recente do uso de medicamentos ou de vacinação levanta a suspeita de quadro de TIM secundária, embora as relações causais ainda não tenham sido totalmente comprovadas.

A TIM costuma resultar em trombocitopenia moderada a intensa. Microplaquetas podem ser observadas no esfregaço sanguíneo como consequência da fagocitose parcial das plaquetas mediada por anticorpos, de maneira semelhante ao que ocorre com os esferócitos em AHIM. O exame da medula óssea revela produção adequada de plaquetas ou hiperplasia megacariocítica em resposta à destruição periférica. Essa hiperplasia, por sua vez, pode estar associada ao aparecimento de macroplaquetas. O diagnóstico de TIM, no entanto, quase sempre é obtido por exclusão. Técnicas de detecção de anticorpos aderidos à superfície de plaquetas não são empregadas na rotina, porém um resultado positivo sustenta a etiologia imunomediada da trombocitopenia.

A resposta efetiva à terapia imunossupressora tem sido utilizada como um critério diagnóstico, porém vale ressaltar que nem toda TIM é responsiva aos corticoides, sendo muitas vezes necessária a associação ou substituição de medicamentos. Por outro lado, um animal sadio submetido à corticoterapia também poderá apresentar aumento na contagem de plaquetas, uma vez que os corticoides diminuem a remoção plaquetária, aumentando a sobrevida e o seu número. Desse modo, o diagnóstico de TIM não deve ser baseado apenas em um aumento discreto a moderado da quantidade de plaquetas após a terapia imunossupressora.

O consumo de plaquetas associado a CID é acompanhado de alterações nos sistemas hemostáticos secundário (coagulopatia) e terciário, incluindo as complicações trombóticas.

O sequestro esplênico das plaquetas costuma acompanhar a esplenomegalia causada por algumas doenças infecciosas, em especial as hemoparasitoses, ou pela administração de alguns anestésicos como a acepromazina, que promove relaxamento da cápsula esplênica. O sequestro plaquetário, por si só, não leva à hiperplasia de megacariócitos.

Exames complementares podem ser necessários para a obtenção do diagnóstico definitivo da etiologia da trombocitopenia. Embora no Brasil a ehrlichiose seja uma das principais suspeitas diante de trombocitopenia, dois estudos, realizados nos estados de São Paulo e do Rio de Janeiro, demonstraram que a maioria dos cães trombocitopênicos (54,8 e 69,7%, respectivamente) era negativa em reação em cadeia da polimerase (PCR) para *Ehrlichia canis*, enfatizando a necessidade do estabelecimento de outras hipóteses diagnósticas diante desse achado. Somando-se a esses resultados, outro trabalho realizado no sul do Brasil já havia comprovado que menos da metade (47,3%) dos cães positivos para *Ehrlichia canis* apresentava trombocitopenia.[8-10]

Tratamento

A terapia dos distúrbios de hemostasia primária envolve a remoção da causa primária, quando possível; medidas inespecíficas e sintomáticas, como a terapia de reposição; e terapia medicamentosa. Devem-se tomar medidas sintomáticas, como a interrupção da hemorragia por meio de bandagens compressivas, tamponamento, vasoconstritores, gelo, entre outras, até que o diagnóstico definitivo seja alcançado.

Deve haver manutenção da volemia, perfusão tecidual e oxigenação do animal com administração de cristaloides, solução hipertônica, transfusões e oxigenoterapia, sempre que necessário. Além disso, medidas profiláticas como evitar medicações intramusculares ou que possam afetar a função plaquetária (anti-inflamatórios não esteroides, bloqueadores de cálcio) também são bem-vindas.

A trombocitopenia somente deve ser corrigida por transfusão para reposição plaquetária em animais com hemorragia ativa que ofereça algum risco de morte ou naqueles que apresentem risco iminente (espontâneo ou cirúrgico) de hemorragia (Quadro 213.2) pois a duração das plaquetas transfundidas é muito curta para justificar o custo de uma transfusão desnecessária. Raramente é necessária a transfusão sanguínea se as petéquias e equimoses forem o único tipo de hemorragia. Porém, quando houver hemorragias em mucosas, especialmente no trato gastrintestinal (TGI) com consequente anemia ou até pequenas hemorragias no cérebro, miocárdio ou pulmões, mesmo sem ocorrência de anemia, a terapia transfusional passa a ser indicada sob a forma de sangue total fresco, ou preferencialmente seus hemocomponentes como concentrado de hemácias, plasma rico em plaquetas ou concentrado de plaquetas, dependendo da condição de cada animal.

Pacientes com TIM apresentam prognóstico bom, na maioria das vezes, e seu tratamento abrange remoção da causa primária, quando existente, e administração de substâncias imunossupressoras (Quadro 213.3). A descontinuação do medicamento desencadeador pode ser suficiente para a recuperação do animal.

A predinisolona é o fármaco de escolha para o tratamento da TIM, podendo ser substituída pela dexametasona na fase inicial em animais inapetentes. Casos refratários ou a existência de efeitos colaterais requerem a substituição ou inclusão de um novo imunossupressor. A vincristina tem sido indicada ao tratamento de TIM. Ela inibe a polimerização dos microtúbulos, induzindo aumento da fragmentação e liberação de plaquetas pelos megacariócitos, porém tem sido associada à disfunção plaquetária representada pela diminuição da capacidade de agregação. Seu uso não deve ser prolongado, pois doses elevadas ou cumulativas causam hipoplasia medular. A azatioprina parece ter melhor efeito na manutenção que na indução da imunossupressão e pode ser utilizada isoladamente ou em associação a prednisona. A ciclosporina e outros imunossupressores têm sido utilizadas em associação à prednisona. Há relatos de bons resultados de imunoglobulina humana intravenosa para tratamento da TIM em animais.[11] A Ig humana compete com os locais de ligação nos receptores Fc de macrófagos, diminuindo

QUADRO 213.3	Principais fármacos para tratamento de trombocitopenia imunomediada em cães.
Fármaco	**Dose**
Prednisona	2 a 4 mg/kg/dia, VO
Vincristina	0,02 mg/kg ou 0,5 mg/m², IV
Azatioprina	2 mg/kg/dia ou 50 mg/m², cada 1 ou 2 dias, VO
Ciclofosfamida	200 a 300 mg/m², IV, semanalmente, associada a corticoides
Ciclosporina	2,5 mg/kg, VO, a cada 12 h
Danazol	5 a 10 mg/kg, VO, a cada 12 h
Imunoglobulina humana	0,5 a 1 mg/kg, IV, dose única

IV: via intravenosa; VO: via oral.

a remoção das plaquetas ligadas aos anticorpos. Esplenectomia deve ser a última alternativa a ser tentada quando nenhuma medida terapêutica tiver sido eficaz. A transfusão de plaquetas em animais com TIM não costuma ser recomendada, exceto se o animal correr risco de morte ou houver hemorragia não controlada pois as plaquetas transfundidas apresentarão sobrevida muito curta, que pode ser de minutos a horas.[7] Pode-se verificar a eficácia da terapia por acompanhamento laboratorial e clínico. A resposta à terapia imunossupressora deve ocorrer em 2 a 11 dias, sendo maior em casos de destruição imunomediada de precursores medulares (megacariócitos). Mais informações sobre indicações, administração e reações transfusionais, bem como sobre os protocolos terapêuticos, podem ser encontradas no Capítulo 215, *Transfusão Sanguínea em Cães*.

TROMBOCITOPATIAS

As alterações funcionais plaquetárias (trombocitopatias) podem ter caráter congênito ou adquirido. As alterações congênitas como a síndrome de Chédiak-Higashi e a trombastenia de Glanzmann são raras.[5,12] A trombocitopatia deve ser considerada quando ocorrerem petéquias, equimoses ou hemorragias em mucosas sem trombocitopenia intensa. As trombocitopatias adquiridas surgem, frequentemente, em associação a outras doenças ou condições, como uremia, uso de alguns medicamentos como os anti-inflamatórios não esteroides (AINEs), neoplasias, doenças imunomediadas e infecções. Trombocitopatias não costumam causar hemorragia espontânea, mas na maioria das vezes pode contribuir para a gravidade da doença primária, como em ehrlichiose canina.[13]

A administração de AINEs inibidores da ciclo-oxigenasse (COX), especialmente os de primeira geração que atuam de maneira não seletiva também sobre a COX-1, inibem a adesão e a agregação plaquetárias por bloquearem a síntese de tromboxano A_2 (TXA_2) pelas plaquetas a partir do ácido araquidônico. O TXA_2 é um potente agente vasoconstritor e estimulante da adesão plaquetária. A prostaciclina (PGI_2), por outro lado, é um antagonista do TXA_2 e potente vasodilatador produzido pelas células endoteliais. A síntese da PGI_2 pelo endotélio íntegro não é prejudicada devido à reversibilidade desse bloqueio pois a célula endotelial é nucleada e capaz de produzir mais ciclo-oxigenase. Em virtude dessa atividade, tais medicamentos são utilizados em doses inferiores à dose anti-inflamatória como terapia antitrombótica e podem agravar o quadro clínico de pacientes com tendências hemorrágicas ou promover hemorragia acentuada naqueles submetidos à cirurgia.

O tempo de sangramento da mucosa oral (TSMO) é um teste realizado *in vivo* para avaliação da hemostasia primária e pode evidenciar trombocitopatia. Ele é feito depois de descartada a trombocitopenia. As vasculites e a doença de von Willebrand (DvW) são os principais diagnósticos diferenciais para TSMO prolongado.

A capacidade de agregação plaquetária pode ser testada *in vitro* mediante uso de substâncias estimuladoras específicas como difosfato de adenosina (ADP), colágeno ou epinefrina, porém esses testes são mais utilizados em pesquisas clínicas e não em exames de rotina.

TROMBOCITOSES

A elevação da contagem de plaquetas (trombocitose) pode decorrer de redistribuição ou aumento da produção. A maioria das trombocitoses é reativa ou secundária, induzida por processos inflamatórios, infecciosos ou neoplásicos, em consequência à liberação de citocinas. A perda de sangue crônica e a deficiência de ferro também levam à trombocitose por mecanismos ainda não bem elucidados. A diminuição da remoção ou destruição das plaquetas associada à administração de substâncias imunossupressoras (corticoides, vincristina), ao hipercortisolismo ou à esplenectomia pode elevar significativamente a quantidade de plaquetas circulantes.[14]

A trombocitose transitória também pode ser causada por exercício ou por liberação de epinefrina e decorre da redistribuição das plaquetas no baço para o sangue periférico. A trombocitose observada após uma esplenectomia se deve não apenas à recirculação das plaquetas armazenadas no baço, mas principalmente à eliminação do principal órgão responsável pela destruição plaquetária. Essa condição pode persistir por algumas semanas.

Distúrbios mieloproliferativos como a leucemia megacarioblástica e a trombocitemia essencial são raras e podem resultar em contagem plaquetária normal, reduzida ou elevada, com resultados que podem ultrapassar os $1.000.000/\mu\ell$. Nesses casos, as alterações plaquetárias quantitativas costumam ser mais persistentes. Pode haver esplenomegalia graças à infiltração de células neoplásicas no baço e ao aumento da remoção de plaquetas defeituosas. O histórico associado aos sintomas e exames laboratoriais, como o mielograma, favorecem o diagnóstico diferencial entre as trombocitoses.

A concentração sérica de potássio em animais com trombocitose pode estar elevada (pseudo-hiperpotassemia) pela liberação de potássio durante o processo de coagulação e retração do coágulo pelas plaquetas.

O aumento da quantidade de plaquetas pode levar a aumento do risco de trombose ou de hemorragia, a depender da função plaquetária.

VASCULOPATIAS

As doenças vasculares hemorrágicas que acometem os pequenos animais são pouco estudadas em relação às descritas em seres humanos. As doenças vasculares periféricas podem ter caráter primário, em razão de um defeito vascular propriamente dito, ou secundário a alterações sistêmicas ou de outros órgãos ou tecidos. As neoplasias vasculares (hemangioma, hemangiossarcoma) geralmente são restritas ao baço, ao coração ou à pele. Apesar de seu caráter mais localizado, complicações sistêmicas como CID são frequentes em cães com hemangiossarcoma, resultando em trombocitopenia por consumo.

Vasculite é a alteração vascular mais comum em pequenos animais e é mais comumente o resultado de processos inflamatórios ou infecciosos, podendo, em muitos casos, apresentar um componente imunomediado. Alguns fármacos são potencialmente vasculotóxicos, mas seus efeitos costumam ser localizados, sem que haja maiores complicações sistêmicas. Por outro lado, o veneno de alguns animais, especialmente o das serpentes do gênero *Bothrops*, provoca vasculite sistêmica.

A avaliação isolada dos vasos sanguíneos não é feita em cães e gatos, a não ser por meio da análise histopatológica. Qualquer alteração nos elementos da hemostasia primária, incluindo trombocitopenia, pode prolongar o TSMO. Por isso, esse exame não deve ser realizado em animais trombocitopênicos pois o resultado prolongado já será esperado.

Por outro lado, a vasculite costuma estar acompanhada de trombocitopenia de intensidade variável, provocada pelo consumo de plaquetas durante a tentativa de reparação do endotélio vascular. Assim, o TSMO é mais indicado como teste de triagem para a DvW (ver a seguir). A vasculite por si só raramente provoca hemorragias espontâneas, mas ela pode agravar o quadro de animais trombocitopênicos ou resultar em sangramento prolongado após venipunção ou cirurgias.

Edema periférico, como o de membros, pode ser observado em associação a alterações vasculares, porém nem sempre ocorre.

Apesar de serem mais associadas a distúrbios hemorrágicos, as vasculopatias são as principais responsáveis pelos estados de hipercoagulabilidade e trombose. Essa condição ocorre pela ativação excessiva das plaquetas e da cascata da coagulação, pela exposição a substâncias pró-coagulantes e pela alteração do fluxo sanguíneo normal.

DOENÇA DE VON WILLEBRAND

É o distúrbio hemostático hereditário mais comum em homens e também em cães.

O primeiro relato da DvW em medicina veterinária foi em cães, no ano de 1970, por W. Jean Dodds, que descreveu uma família de Pastores-Alemães com um distúrbio hemostático hereditário análogo à DvW humana.[15]

Definição, sinonímia

A DvW é uma disfunção hemostática resultante da deficiência do fator de von Willebrand (FvW), uma glicoproteína multimérica de alto peso molecular que tem importante função na adesão plaquetária à parede do vaso durante a formação do tampão hemostático primário.

Prevalência ou frequência de ocorrência

A doença já foi diagnosticada em mais de 54 raças de cães nos EUA, encontrada com alta prevalência em algumas, como Dobermann, Airedale Terrier e Scottish Terrier.[16]

A prevalência da DvW em cães no Brasil é de 1,43%, sem evidências de predisposição sexual, ocorrendo maior incidência nas raças Dobermann e Golden Retriever.[17] Raramente é observada em gatos.[18]

Fisiologia

O FvW é uma glicoproteína composta de multímeros (de 2 a mais de 100 subunidades – de 540 a mais de 10.000 kDa). Os multímeros são compostos de inúmeras subunidades de polipeptídios (270 kDa) ligados por pontes dissulfeto. É produzido pelas células endoteliais e megacariócitos, e encontrado em plasma, plaquetas, células endoteliais e na matriz subendotelial da parede dos vasos sanguíneos. As células endoteliais são o maior local de síntese e armazenamento do FvW.

Ele ajuda a mediar a adesão plaquetária à parede do vaso sanguíneo. Após uma lesão e perda da superfície endotelial, liga-se ao subendotélio exposto (colágeno), principalmente em áreas de alto fluxo sanguíneo. Depois dessa ligação há aumento da afinidade entre o FvW e a glicoproteína Ib (GP Ib) plaquetária, resultando na adesão da plaqueta à parede do vaso e exposição da glicoproteína IIb-IIIa (GP IIb-IIIa) plaquetária, que tem afinidade com fibrinogênio e também com o FvW. Essas ligações levam à formação de um agregado plaquetário e do tampão hemostático primário (Figura 213.3).

O FvW plasmático circula ligado ao fator VIII (FVIII) da cascata de coagulação, prolongando a meia-vida circulante do FVIII, tendo papel importante na concentração plasmática do FVIII.

Etiologia e fisiopatogenia

A DvW hereditária é uma doença de trato autossômico. Nos cães é classificada em 3 tipos (Quadro 213.4), sem subdivisões.

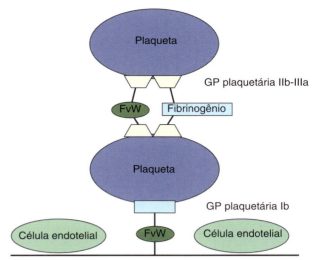

Figura 213.3 Modelo esquemático de adesão e agregação plaquetárias. FvW: fator de von Willebrand; GP: glicoproteína.

QUADRO 213.4		Classificação da doença de von Willebrand (DvW) em cães.	
Tipo da DvW	Concentração plasmática de FvW	Estrutura multimérica de FvW	Raças mais afetadas (prevalência em %)
I	Diminuída FvW:Ag < 50%	Redução proporcional de todos os multímeros	Dobermann (73) Pembroke Welsh Corgi (43) Pastor-Alemão (35) Golden Retriever (30) Poodle (30) Pastor de Shetland (23)
II	Diminuída FvW:Ag < 50%	Redução desproporcional dos multímeros de alto peso molecular	Pointer-Alemão de pelo curto* Pointer-Alemão de pelo duro*
III	Indetectável	Indetectável	Scottish Terrier (30) Pastor de Shetland (23) Chesapeake Bay Retriever*

*Dados não relatados. FvW: fator de von Willebrand; Ag: antígeno.

A doença do tipo 1 é a mais comum, definida como deficiência parcial quantitativa do FvW. A concentração plasmática do FvW está reduzida, porém com estrutura multimérica normal. Os sintomas da DvW não são vistos até a concentração plasmática do FvW ficar inferior a 20% do normal. O tipo 1 da DvW pode manifestar episódios de sangramento variando de discretos a intensos, mas raramente espontâneo. Os animais geralmente apresentam hemorragia em mucosas, secundárias a cirurgias ou traumas.

A doença do tipo 2 consiste em perda desproporcional das formas multiméricas de alto peso molecular e redução significativa da aglutinação plaquetária *in vitro*. Esse tipo é raro, e sua manifestação clínica mostra episódios intensos de sangramento, com apresentação do quadro até a idade de 1 ano. O tipo 2 da DvW é relatado primariamente em Pointers-alemães de pelo curto e de pelo duro.

O tipo 3 é uma deficiência quantitativa grave do FvW (menos que 0,1%). Esse tipo da DvW é incomum, sendo as manifestações clínicas associadas a hemorragias intensas e espontâneas. De modo semelhante ao tipo 2, os episódios de sangramento são observados antes de 1 ano de vida.

O tipo 3 é considerado recessivo e os homozigotos têm concentrações indetectáveis do antígeno do fator de von

Willebrand (FvW:Ag) e evidências clínicas de distúrbios hemostáticos; já os heterozigotos apresentam baixas concentrações plasmáticas do FvW:Ag, porém sem manifestações clínicas. O tipo 2 ainda não tem seu padrão genético bem esclarecido, apesar de vários autores o descreverem como dominante. O tipo 1 geralmente é considerado uma doença autossômica dominante com penetrância incompleta, embora existam muitas exceções a essa doença, que é geneticamente muito heterogênea, dependendo da raça.[19]

Os animais são classificados de acordo com o resultado do FvW:Ag em: sadios (FvW:Ag > 70%), suspeitos (FvW:Ag entre 50 e 70%) e portadores (FvW:Ag < 50%) para DvW.[20] A DvW em cães é classificada, por sua vez, com base na gravidade clínica, na concentração plasmática do FvW e na estrutura multimérica do FvW.

Na forma adquirida da DvW ocorre deficiência do FvW em associação com hipotireoidismo, porém estudos recentes não confirmaram tal correlação.[21]

Manifestações clínicas

Os sintomas mais comuns são as hemorragias em mucosas, hemorragias cutâneas, sangramento prolongado em ferimentos cirúrgicos, pós-traumáticos e em erupções dentárias; além destes, outros sinais como epistaxe, hematúria, hemorragia pelo TGI, sangramento prolongado no estro e no período pós-parto, hemorragias penianas e sangramento gengival também podem aparecer. Petéquias, hemartrose ou hematoma são raros em pacientes com DvW não complicada.

A avaliação da história clínica do animal e da história familiar de episódios de sangramento é muito importante para a triagem de animais com suspeita de DvW pois esses dados associados aos sintomas podem indicar a necessidade de testes diagnósticos adequados.

O diagnóstico definitivo depende de testes específicos, pois outras condições como os distúrbios plaquetários, vasculares e as coagulopatias podem causar episódios de sangramento semelhantes.

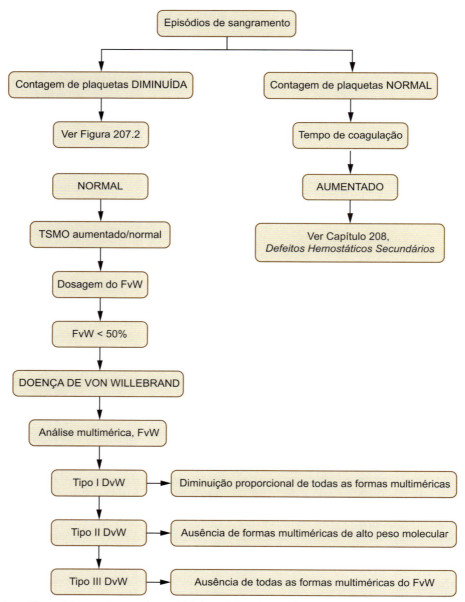

Figura 213.4 Diagnósticos diferenciais para doença de von Willebrand (DvW). FvW: fator de von Willebrand; TSMO: tempo de sangramento da mucosa oral.

Alguns diagnósticos diferenciais devem ser considerados, dentre eles ehrlichiose, hemofilias A e B, hepatopatias graves e intoxicação por dicumarínicos (Figura 213.4).

Diagnóstico | Exames complementares

O aumento dos níveis circulantes de FvW pode estar associado a diversos fatores. Entre eles, azotemia, doença hepática, exercícios extremos, endotoxemia, parto e administração de 1-desamino-8-D-arginina vasopressina (DDAVP®), um análogo da vasopressina.[20]

Podem existir algumas variações raciais na concentração do FvW. Amostras de Airedale Terrier apresentam concentrações significativamente menores de FvW:Ag quando comparadas com amostras de cães normais de outras raças.[18]

O anticoagulante de escolha para a coleta de amostras para mensuração do FvW plasmático é o citrato trissódico (a 3,2 ou 3,8%), porém o EDTA também pode ser utilizado.[22,23] O sangue deve ser colhido e centrifugado imediatamente. Após a separação, o plasma deve ser congelado a –20°C ou menos. A amostra deve ser enviada ao laboratório acondicionada em gelo seco, preferencialmente, para evitar o descongelamento, pois se ela permanecer em temperatura de geladeira (4 a 8°C) por 24 horas poderá sofrer alterações significativas na concentração do FvW.[18] Amostras com hemólise intensa e amostras com fibrina devem ser descartadas, indicando-se nova coleta.[23]

Atualmente, o método mais utilizado para mensuração antigênica do FvW é o ELISA. Os resultados são expressos em porcentagem de FvW:Ag ou U/dℓ do FvW:Ag, sempre em comparação com um *pool* de animais normais da mesma espécie; é um teste semiquantitativo.

Teste ELISA

O teste imunoenzimático ELISA (dosagem do antígeno do FvW) é o mais rápido, sensível e reprodutível método de determinação da concentração plasmática do FvW, e o mais amplamente usado para determinar a deficiência do fator.

Análise multimérica

A análise multimérica é utilizada para classificação do subtipo da DvW. Consiste na separação, por peso molecular, dos multímeros do FvW empregando a técnica de imunoeletroforese ou eletroforese em SDS (dodecil sulfato de sódio). O padrão das bandas do animal testado deve ser comparado com o padrão eletroforético do pool de animais normais da mesma espécie.

Métodos de aglutinação funcional plaquetária

Os métodos de aglutinação não quantificam a concentração do FvW:Ag plasmático. Eles são métodos funcionais que estimam a atividade do FvW na amostra. Esses métodos se baseiam na habilidade de o agente aglutinante fazer com que haja ligação entre as plaquetas de maneira dependente do FvW. Os agentes aglutinantes mais empregados são a ristocetina e a botrocetina.[18] Atualmente, o teste de atividade do FvW baseado na ligação ao colágeno (FvW:CB) tem sido mais utilizado que o teste do cofator da ristocetina.

Métodos de agregação plaquetária

A agregação plaquetária induzida pela ristocetina é mensurada pela mistura de diferentes concentrações de ristocetina no plasma rico em plaquetas (PRP) do paciente em um agregômetro. Estudos mostram que a agregação plaquetária induzida pela ristocetina em cães não é efetiva devido à existência de componentes plasmáticos inibitórios, especialmente a albumina, que interferem na agregação plaquetária, mesmo em indivíduos normais.

Tempo de sangramento

O tempo de sangramento (TS) preconizado a animais é o tempo de sangramento da mucosa oral (TSMO). Os valores de referência para o TSMO variam de 1,7 a 4,2 minutos.[24]

O TSMO pode ser realizado pela técnica descrita por Marks.[25] O animal deve ficar em decúbito lateral, colocando-se uma tira de gaze em volta da maxila, mantendo-se o lábio evertido. A gaze causa também ingurgitamento da superfície da mucosa. Faz-se uma pequena incisão em uma área livre de vasos. Para padronização da incisão, pode-se usar um aparelho que padronizará profundidade, largura e comprimento.

Deve-se esperar a formação da gota de sangue para encostar o papel-filtro, de modo a não interferir na formação do tampão plaquetário.

Outros métodos

Outro método funcional que estima a atividade do FvW na amostra, atualmente mais utilizado que o teste do cofator da ristocetina (aglutinação plaquetária), é o método de atividade do FvW baseado na ligação ao colágeno (FvW:CB).[26]

Testes genéticos

Os testes moleculares determinam o genótipo com base na variação da sequência de DNA, classificando os animais em livres, portadores e doentes. Como a herança genética é bastante heterogênea, essa técnica somente está disponível para algumas raças.

Tratamento

Não existe tratamento específico para a DvW. A terapia instituída é de suporte, indicada principalmente quando os pacientes apresentam episódios graves de hemorragia ativa ou com fins profiláticos em pacientes já diagnosticados com DvW, antes de eventuais cirurgias.

Os hemocomponentes e os medicamentos utilizados para tratamento da doença de von Willebrand estão no Quadro 213.5.

Transfusão de produtos sanguíneos

O objetivo do tratamento é controlar a hemorragia. A maneira mais comum de fornecer FvW exógeno para o paciente é a infusão de sangue total ou, preferencialmente, os hemocomponentes como o crioprecipitado, plasma fresco ou plasma fresco congelado. Eis algumas considerações:

- A transfusão de sangue total somente é recomendada se o paciente tiver anemia por perda de sangue
- O plasma fresco ou plasma fresco congelado (PFC) é utilizado quando não se observa anemia por perda de sangue. A taxa de administração deve ser de 6 a 10 mℓ/kg a cada 8 a 12 horas[23]

QUADRO 213.5 Tratamento da doença de von Willebrand.

Tratamento	Dose
Sangue total	20 mℓ por kg de peso vivo para elevação de 10% do hematócrito
Plasma fresco ou plasma fresco congelado (PFC)	6 a 10 mℓ por kg de peso vivo a cada 8 ou 12 h
Crioprecipitado	1 unidade de crioprecipitado (quantidade recuperada de 150 mℓ de PFC) para cada 10 kg de peso vivo, a cada 6 ou 8 h
DDAVP* – animais doentes	1 mg por kg de peso vivo (SC ou IV)
DDAVP* – doadores de sangue	0,6 a 1 µg por kg de peso vivo (SC), 0,5 a 2 h antes da coleta do sangue

SC: via subcutânea; IV: via intravenosa.

- Crioprecipitado é o tratamento de escolha pois tem grande quantidade de FvW (principalmente multímeros de alto peso molecular), FVIII e fibrinogênio. A taxa de administração deve ser de 1 unidade de crioprecipitado (quantidade recuperada de 150 mℓ de plasma fresco congelado) para cada 10 kg de peso vivo a cada 6 a 8 horas.[23] A administração de crioprecipitado pode aumentar a concentração do FvW:Ag em até 40 unidades/dℓ; porém, 4 horas após a administração os níveis de FvW:Ag já começam a diminuir.[27]

1-deamino-8-D-arginina vasopressina

DDAVP® é um análogo sintético da vasopressina com menos efeitos sobre a pressão, utilizado para tratamento de diabetes *insipidus* e DvW. Promove a liberação de FvW que estava armazenado, sem interferir na síntese do fator, com efeito limitado às primeiras aplicações.

A dose recomendada para cães é de 1 mg/kg, SC ou IV.[27] A administração de DDAVP® a cães normais causa aumento de 125 a 225% nas concentrações de FvW:Ag. Os níveis se elevam 10 minutos depois da infusão e permanecem altos por mais de 2 horas.

O DDAVP® pode ser utilizado profilaticamente antes de cirurgias eletivas em animais com o tipo 1 da DvW, diminuindo os sangramentos trans e pós-cirúrgicos.[28] Talvez o melhor uso de DDAVP® seja em doadores de sangue pois se pode aumentar o FvW:Ag antes da coleta do sangue.[18] Nesses casos, a dose indicada é de 0,6 a 1 mg/kg/SC, 0,5 a 2 horas antes da coleta.[29]

REFERÊNCIAS BIBLIOGRÁFICAS

1. Jain NC. The platelets. In: Jain NC (editor). Essentials of veterinary hematology. Philadelphia: Lea & Febiger; 1993. p. 105-32.
2. Thrall MA, Weiser MG. Hematology. In: Hendrix CM (editor). Laboratory procedures for veterinary technicians. 4. ed. St Louis: Mosby; 2002. p. 29-74.
3. Meyer DJ, Harvey JW. Evaluation of hemostasis: coagulation and platelet disorders. In: Meyer DJ, Harvey JW (editors). Veterinary laboratory medicine. 3. ed. St Louis: Saunders; 2004. p. 107-31.
4. Abrams-Ogg ACG. Triggers for prophylactic use of platelet transfusions and optimal platelet dosing in thrombocytopenic dogs and cats. Vet Clin Small Anim. 2003;33(6):1401-18.
5. Stockham SL, Scott MA. Platelets. In: Stockham SL, Scott MA (editors). Fundamentals of veterinary clinical pathology. Iowa: Blackwell Publishing; 2008. p. 223-57.
6. Norman EJ, Barron RCJ, Nash AS, Clampitt RB. Prevalence of low automated platelet counts in cats: comparison with prevalence of thrombocytopenia based on blood smear estimation. Vet Clin Pathol. 2001;30(3):137-40.
7. Silva LFN. Plaquetas reticuladas na avaliação da trombopoese medular em cães. [dissertação]. Botucatu. Faculdade de Medicina Veterinária e Zootecnia, Universidade Estadual Paulista; 2009. 68 p.
8. Bulla C, Takahira RK, Araujo Jr JP, Trinca LA, Lopes RS, Wiedmeyer CE. The relationship between the degree of thrombocytopenia and infection with *Ehrlichia canis* in an endemic area. Vet Res. 2004;35(1):141-6.

9. Macieira DB, Messick JB, Cerqueira AMF, Freire IMA, Linhares GFC, Almeida NKO *et al.* Prevalence of *Ehrlichia canis* infection in thrombocytopenic dogs from Rio de Janeiro, Brazil. Vet Clin Pathol. 2005;34(1):44-8.
10. Dagnone AS, Morais HSA, Vidotto MC, Jojima FS, Vidotto O. Ehrlichiosis in anemic, thrombocytopenic, or tick-infested dogs from a hospital population in South Brazil. Vet Parasitol. 2003;117:285-90.
11. Bianco D, Armstrong PJ, Washabau RJ. Treatment of severe immune-mediated thrombocytopenia with human IV immunoglobulin in 5 dogs. J Vet Intern Med. 2007;21(4):694-9.
12. Catalfamo JL, Dodds WJ. Thrombopathies. In: Feldman BF, Zinkl JG, Jain NC (editors). Schalm's veterinary hematology. 5. ed. Phladelphia: Lippincott Williams & Wilkins; 2000. p. 1042-50.
13. Brandão LP, Hasegawa MY, Hagiwara MK, Kohayagawa A. Platelet aggregation studies in acute experimental canine ehrlichiosis. Vet Clin Pathol. 2006;35(1):78-81.
14. Feldman BF, Rasedee A. Haemostatic abnormalities in canine Cushing's syndrome. Res Vet Sci. 1986;41(2):228-30.
15. Dodds WJ. Canine von Willebrand's disease. J Lab Clin Med. 1970;76:713-21.
16. Kraus KH, Johnson GS. von Willebrand disease in dogs. In: Kirk RW, Bonagura JD (editors). Current veterinary therapy vol X. Philadelphia: WB Saunders; 1989. p. 445-51.
17. Mattoso CRS, Takahira RK, Beier SL, Araújo Jr JP, Corrente JE. Prevalence of von Willebrand disease in dogs from São Paulo State, Brazil. J Vet Diag Invest. 2010;22(1):55-60.
18. Thomas JS. von Willebrand's disease in the dog and cat. Vet Clin N Am Small Anim Pract. 1996;26:1089-107.
19. Miller CH, Graham JB, Goldin LR, Elston RS. Genetics of classic von Willebrand. I. Phenotypic variation within families. Disease Blood. 1979;54(1):117-36.
20. Stokol T, Parry BW, Mansell PD. von Willebrand's disease in Scottish Terriers in Australia. Aust Vet J. 1995;72:404-7.
21. Heseltine JC, Panciera DL, Troy GC, Monroe WE, Brooks MB, Feldman BF. Effect of levothyroxine administration on hemostatic analytes in Doberman Pinschers with von Willebrand disease. J Vet Intern Med. 2005;19:523-7.
22. Stockham SL, Scott MA. Hemostasis. In: Stockham SL, Scott MA (editors). Fundamentals of veterinary clinical pathology. 2. ed. Oxford, UK: Blackwell Publishing; 2008. p. 259-321.
23. Brooks M. Management of canine von Willebrand's disease. Prob Vet Med. 1992;4:636-46.
24. Jergens AE, Turrentine MA, Kraus KH, Johnson GS. Buccal mucosa bleeding times of healthy dogs and of dogs in various pathologic states, including thrombocytopenia, uremia and von Willebrand's disease. Am J Vet Res. 1987;48:1337-42.
25. Marks SL. The buccal mucosal bleeding time. J Am Anim Hosp Assoc 2000;36:289-90.
26. Sabino EP, Erb HN, Catalfamo JL. Development of a collagen-binding activity assay as a screening test for type II von Willebrand disease in dogs. Am J Vet Res. 2006;67(2):242-9.
27. Ching YNLH, Meyers KM, Brassard JA, Wardrop KJ. Effect of cryoprecipitate and plasma on plasma von Willebrand factor multimers and bleeding time in Doberman Pinschers with type-1 von Willebrand's disease. Am J Vet Res. 1994;55:102-10.
28. Kraus KH, Turrentine MA, Jergens AE, Johnson GS. Effect of desmopressin acetate on bleeding times and plasma von Willebrand factor in Doberman Pinscher dogs with von Willebrand disease. Vet Surg. 1989;18(2):103-9.
29. Meyers KM, Wardrop KJ, Meinkoth J. Canine von Willebrand's disease: pathobiology, diagnosis, and short-term treatment. Compend Cont Educ Pract Vet. 1992;14:13-21.

214
Coagulopatias e Coagulação Intravascular Disseminada

Regina Kiomi Takahira

QUADRO 214.1	Doenças e condições mais associadas à coagulação intravascular disseminada em cães e gatos.
Doenças	**Condições**
Doenças inflamatórias e infecciosas	Necrose hepática, pancreatite, sepse, endocardite bacteriana, leptospirose, peritonite infecciosa felina, babesiose, dirofilariose, hepatite infecciosa canina
Neoplasias	Hemangiossarcoma, carcinomas e adenocarcinomas, linfoma
Outras causas	Anemia hemolítica imunomediada, acidente ofídico, aflatoxicose, intermação, lipidose hepática, cirrose, insuficiência cardíaca congestiva

FISIOLOGIA

A coagulação está intimamente associada à hemostasia primária por meio das células endoteliais, plaquetas e outros elementos e é considerado um evento celular. Esse novo modelo explica melhor os quadros hemorrágicos e trombóticos *in vivo*. A hemostasia secundária tem como evento final e mais importante a formação do coágulo de fibrina. Em condições fisiológicas, a transformação de uma substância solúvel (fibrinogênio) em uma rede polimérica insolúvel (fibrina) ocorre com precisão no local da lesão, sobre o tampão plaquetário primário. Esse processo garante maior estabilidade e capacidade de contenção da hemorragia, sendo importante principalmente para lesões mais intensas e vasos de maior calibre e pressão.

Os fatores de coagulação participam de reações específicas na chamada cascata da coagulação (Figura 214.1 e Quadro 214.1). A maioria dos fatores de coagulação são proteínas produzidas pelo fígado, com exceção do cálcio ionizado. A concentração em excesso desses fatores garante que o animal não manifeste hemorragias, a não ser que haja diminuições significativas de um único fator ou redução moderada de vários fatores. Alguns dos fatores de coagulação (II, VII, IX e X) são sintetizados em modo afuncional (acarboxilado), que necessita da vitamina K para sua ativação. A vitamina K atua como um cofator durante a reação de carboxilação, produzindo centros de ligação para o cálcio, necessários para a função normal desses fatores. Durante a reação, a vitamina K é convertida em um metabólito inativo (vitamina K epóxido). Em condições fisiológicas, a enzima epóxido redutase é responsável pela reciclagem desse metabólito, convertendo-o para o modo ativo, razão pela qual a necessidade diária de ingestão de vitamina K é pequena e as deficiências nutricionais são raras.

A fibrina pode ser formada por duas vias que, apesar da grande inter-relação que apresentam *in vivo*, podem ser avaliadas isoladamente por meio de exames laboratoriais.

DEFINIÇÃO, SINONÍMIA

Os defeitos de hemostasia secundária são ocasionados por diminuições da atividade dos fatores de coagulação decorrentes de redução de sua síntese, consumo excessivo ou existência de inibidores na circulação.[1] Muitos animais portadores de coagulopatias podem não apresentar hemorragias espontâneas apesar da incoagulabilidade sanguínea.

Embora não sejam considerados coagulopatias ou distúrbios de hemostasia secundária, os estados de hipercoagulabilidade e trombose podem resultar de ativação e consumo excessivo dos fatores de coagulação, e também serão abordados neste capítulo.

PREVALÊNCIA OU FREQUÊNCIA DE OCORRÊNCIA

Devido à natureza por vezes silenciosa das coagulopatias, a prevalência dos distúrbios de hemostasia secundária pode ser subestimada, pois muitos dos animais somente manifestarão hemorragia após trauma, cirurgia ou outro procedimento invasivo. Um estudo com cães portadores de lesão hepática, selecionados pela verificação de aumento da atividade da alanina aminotransferase (ALT) acima de 50 U/ℓ, detectou alteração em pelo menos um dos testes de coagulação em 50% dos animais, apesar de nenhum deles ter apresentado qualquer sinal evidente de hemorragia.[2] A frequência de defeitos hemostáticos secundários causados por outras etiologias, como os acidentes ofídicos e o antagonismo da vitamina K, varia de acordo com a região. A hemofilia é a coagulopatia congênita mais comum em animais e acomete principalmente cães machos das raças Pastor-Alemão, Pastor-belga, Golden Retriever, Labrador e Boxers, e gatos das raças Siamesa, Himalaia e Abissínia.

A ausência de manifestações clínicas específicas e o desconhecimento da fisiopatogenia dos quadros trombóticos e da coagulopatia intravascular disseminada (CID) fazem com que muitos casos passem despercebidos, apesar de suas elevadas incidências.[3] Tromboembolia pulmonar é a manifestação clínica mais comum dos estados de hipercoagulabilidade.[4,5]

ETIOLOGIA E FISIOPATOGENIA

Coagulopatias congênitas são doenças de caráter hereditário que resultam em diminuição ou ausência de produção de determinados fatores da cascata da coagulação. Mais raramente, elas

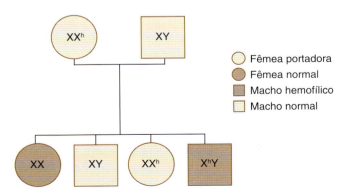

Figura 214.1 Esquema da herança de hemofilias. X^h: cromossomo X portador do gene defeituoso. Filhotes machos de fêmeas portadoras têm 50% de chance de ser hemofílicos; filhotes fêmeas têm 50% de chance de nascer portadoras. Para que uma fêmea seja hemofílica, ela teria de ter pai hemofílico e mãe portadora do gene defeituoso.

podem não apresentar caráter hereditário, mas ser o resultado de mutação genética original.[6]

Embora possa haver deficiência de qualquer dos fatores de coagulação, a deficiência dos fatores VIII (hemofilia A ou hemofilia clássica), em primeiro lugar, e do fator IX (hemofilia B) em segundo, têm sido mais associadas às coagulopatias congênitas em pequenos animais.[7,8] A deficiência dos fatores X e VII também tem sido encontrada na literatura. A deficiência do fator XII, à semelhança do que ocorre em humanos, parece não acarretar hemorragia em animais.[9] Felinos com redução significativa do fator XII são clinicamente normais, porém com tempos de coagulação prolongados.[10]

Quando o fator VIII ou o IX estão diminuídos, a velocidade de formação e a resistência do tampão hemostático secundário ficam comprometidas. A fibrina, se formada, fica sujeita à fragmentação, provocando hemorragia recorrente ou persistente no local do dano vascular. As hemofilias A e B são doenças congênitas recessivas associadas ao cromossomo X. Assim, os machos podem carregar uma cópia normal ou com o gene defeituoso, sendo então normais ou hemofílicos; já as fêmeas podem ser homozigotas normais, heterozigotas (portadoras) ou homozigotas afetadas (Figura 214.1).

As *coagulopatias adquiridas*, por outro lado, estão associadas a alterações em múltiplos fatores da coagulação, e a deficiência de vitamina K e as hepatopatias figuram entre as mais comuns em animais. As principais fontes de vitamina K são a dieta, que costuma conter esse elemento em excesso, e a proveniente da produção bacteriana intestinal. A deficiência de vitamina K pode decorrer de redução da absorção devido a uma doença gastrintestinal crônica ou de terapia prolongada com antibióticos de amplo espectro, devido à alteração da microbiota bacteriana. A obstrução do colédoco e as doenças hepáticas crônicas também podem prejudicar a absorção e o armazenamento de vitaminas lipossolúveis como a K. Entretanto, a maioria dos casos de coagulopatias adquiridas com envolvimento dos fatores dependentes de vitamina K é ocasionada pela ingestão de antagonistas dessa vitamina. O antagonismo da vitamina K surge em animais intoxicados por rodenticidas cumarínicos como varfarina, bromodialona e brodifacoum, ou por compostos indanodiona. Os rodenticidas anticoagulantes causam a inibição da enzima epóxido redutase, responsável pela reciclagem da forma oxidada da vitamina K, causando rápida depleção dos estoques dessa vitamina do organismo (Figura 214.2) e consequente incoagulabilidade do sangue. O grau de acometimento da enzima contribui para os diferentes graus de hemorragia observados nos casos clínicos. A hemorragia normalmente surge 3 a 7 dias após a ingestão, porém em casos mais graves ela pode acontecer mais cedo. Já os tempos de coagulação se tornam prolongados em cerca de 24 horas.[11]

O fígado é o local em que é sintetizada a maioria dos fatores de coagulação e também de fibrinólise. Apesar da importância do fígado para a hemostasia, em uma doença hepática o sangramento, quando ocorre, varia de leve a moderado. Em casos de cirrose, hepatite fulminante e doença hepática terminal o sangramento pode ser abundante, embora a maioria dos animais não apresente sangramento espontâneo. Isso acontece porque, normalmente, os fatores de coagulação são sintetizados em excesso, sendo necessária uma redução significativa de suas concentrações para que haja hemorragia. Como em outras coagulopatias, o sangramento pode se manifestar somente depois da indução por algum trauma ou cirurgia.

A infusão de grandes volumes de fluidos cristaloides, concentrados de hemácias (eritrócitos) ou coloides para tratar perdas maciças de sangue pode causar diluição transitória dos fatores de coagulação, mas não é capaz, isoladamente, de provocar hemorragia espontânea.[12] Entretanto, a coagulopatia dilucional pode causar agravamento significativo da hemorragia em pacientes traumatizados ou cirúrgicos.

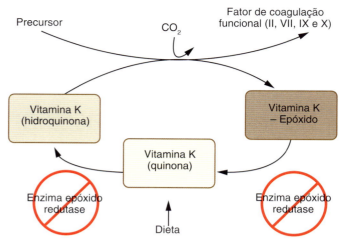

Figura 214.2 Participação da vitamina K na ativação dos fatores II, VII, IX e X da coagulação. A enzima epóxido redutase é a responsável pela reciclagem da maior parte da vitamina K utilizada no processo de ativação dos fatores. Apenas uma pequena parte é proveniente da dieta. Os antagonistas da vitamina K promovem a depleção dos estoques dessa substância pelo bloqueio da enzima epóxido redutase.

Cães com mastocitoma podem apresentar coagulopatias, uma vez que os mastócitos contêm grânulos de heparina que podem ser liberados na circulação. Esse quadro é caracterizado por tempos de coagulação prolongados e tendências hemorrágicas. Administração excessiva de substâncias anticoagulantes como heparina e varfarina também pode levar a coagulopatias e quadros hemorrágicos graves. Outra forma adquirida de anticoagulação pouco reconhecida em animais está associada à produção de imunoglobulinas da classe IgG contra um ou mais fatores de coagulação. Essa produção é mais comum em pacientes submetidos a transfusões múltiplas de plasma ou sangue total, mas também já foi associada à administração de certos fármacos, ao lúpus eritematoso sistêmico, a doenças linfoproliferativas e a outras condições.[13]

Os *estados de hipercoagulabilidade* e a *trombose* estão associados a diversas doenças com repercussão no sistema hemostático e resultam de estimulação excessiva da coagulação. A trombose está diretamente relacionada a um ou mais componentes da clássica tríade de Virchow, que inclui lesão endotelial, alterações hemodinâmicas (alterações do fluxo sanguíneo, como estase ou turbilhonamento) e estados de hipercoagulabilidade (congênitos ou adquiridos). Situações como a estase sanguínea, a inibição da fibrinólise, a deficiência de fatores anticoagulantes e a lesão endotelial podem estar implicados na origem de tais condições. A perda renal de antitrombina (AT) e a alteração do fluxo sanguíneo são responsáveis por hipercoagulabilidade e trombose observadas em síndrome nefrótica e miocardiopatia, respectivamente. O estado de hipercoagulabilidade de casos de hiperadrenocorticismo provavelmente é multifatorial e está relacionado com trombocitose, hiperlipedemia, alterações cardiocirculatórias, aumento da atividade de fatores de coagulação e diminuição da atividade fibrinolítica, levando a maior risco de ocorrência de trombose.[14,15]

Os trombos podem se formar localmente, causando alterações por isquemia, como em tromboembolia pulmonar, ou em múltiplos locais devido a alterações sistêmicas. O processo de *coagulação intravascular disseminada* é um complexo distúrbio hemostático que implica a ativação acelerada de plaquetas, da cascata da coagulação e da plasmina, com o consequente consumo de plaquetas, fatores de coagulação, anticoagulantes endógenos e fatores fibrinolíticos. O resultado desse processo é o quadro hemorrágico e/ou trombótico que caracteriza a CID.

CID é um evento secundário a várias alterações sistêmicas como inflamações, infecções virais e bacterianas, sepse, traumas, choque, hemólise, neoplasias, pancreatite, doenças hepáticas e esplênicas e acidente ofídico, entre outras.[16] A coagulação é acelerada sistemicamente quando o sangue entra em contato com grandes áreas de tecido ou endotélio lesado, com exposição do colágeno subendotelial. A exposição da tromboplastina tecidual, os mediadores inflamatórios, as citocinas, os *debris* celulares, o contato com superfícies estranhas ou a entrada de material tromboplástico na circulação, observada em uma variedade de doenças (Quadro 214.1), também podem desencadear o quadro de coagulação intravascular de maneira exacerbada. A trombina formada leva à amplificação do processo com estimulação da agregação plaquetária e formação de fibrina, resultando em trombose de capilares, arteríolas e vênulas e infarto em diversos órgãos. Como a coagulação se torna acelerada, os anticoagulantes e o inibidor do ativador da plasmina são consumidos, a plasmina é ativada e o processo de fibrinólise continua. A plasmina degrada enzimaticamente os fatores de coagulação V, VIII, IX e XI, contribuindo para o decréscimo destes e para a elevação dos produtos de degradação da fibrina (PDF) no sangue.

O termo *coagulopatia de consumo* também é empregado como sinônimo de coagulação intravascular disseminada, que ativa e exaure tanto os elementos pró-trombóticos quanto os anticoagulantes e fibrinolíticos, resultando em tendências hemorrágicas ou trombóticas que podem ser bastante graves. Apesar de as manifestações hemorrágicas serem mais óbvias ou evidentes, o estado trombótico é responsável pelo quadro de disfunção orgânica, respondendo pela maior parte da gravidade do processo.

O veneno das serpentes dos gêneros *Bothrops* e *Crotalus* tem ação coagulante "tipo trombina", transformando o fibrinogênio em fibrina. Associada a essa ação, a capacidade da maioria dos venenos ofídicos em ativar o fator X e a protrombina da cascata de coagulação resulta no consumo de fibrinogênio com a consequente incoagulabilidade sanguínea. A ação vasculotóxica sistêmica do veneno das serpentes do gênero *Bothrops* é causada por fatores hemorrágicos denominados hemorraginas, que agem destruindo inicialmente a membrana basal do endotélio lesado, causando posteriormente a ruptura de vasos capilares. Enzimas proteolíticas responsáveis pela necrose tecidual local existentes no veneno têm atividade fibrinolítica, colaborando para a tendência hemorrágica. O veneno de serpentes do gênero *Crotalus* não mostra atividade vasculotóxica nem proteolítica importante como o gênero *Bothrops*, de maneira que as hemorragias espontâneas tendem a ocorrer apenas nos acidentes botrópicos, apesar da incoagulabilidade observada em ambos. A atividade do veneno botrópico sobre todas as etapas da hemostasia, por meio de suas ações coagulante, vasculotóxica e proteolítica, provoca coagulopatia que, na maioria dos casos, atende aos critérios diagnósticos de um quadro de CID.

MANIFESTAÇÕES CLÍNICAS

A gravidade clínica da hemofilia A depende da magnitude da deficiência do fator VIII, da exposição do animal a traumas e do local da hemorragia. Os animais afetados brandamente (atividade do fator VIII maior que 5%) não apresentam tendência ao sangramento espontâneo e podem ser capazes de manter a hemostasia adequada por muito tempo. Os animais afetados moderadamente (atividade do fator VIII de 2 a 5%) podem manifestar hemorragias intensas ao menor trauma. Já os animais gravemente afetados (atividade do fator VIII menor que

2%) estão propensos ao aparecimento de episódios hemorrágicos espontâneos. A intensidade dos sintomas da hemofilia B também depende da atividade remanescente do fator IX, além do tamanho e da atividade dos animais afetados, sendo mais grave nos maiores e mais ativos.

Um dos sintomas mais comuns da hemofilia em cães é a hemartrose, que leva à claudicação. Também podem ser observados hematomas subcutâneos (Figura 214.3 A) e sangramentos excessivos em incisões cirúrgicas. O hematoma escrotal pós-castração é uma alteração reconhecida precocemente.

Em coagulopatias adquiridas, as manifestações clínicas são notadas em animais de qualquer idade, sem preferência sexual ou racial. Como nos demais defeitos de hemostasia secundária, os animais podem se apresentar assintomáticos ou ter hemorragia apenas nos locais de punção ou após algum trauma. Nos casos mais graves podem ser observadas hemorragias espontâneas na forma de hemoperitônio, hemotórax, hemorragias no trato gastrintestinal, epistaxe, hematúria ou hematomas (Figura 214.3 B e C), além de anemia, palidez de mucosas, hipovolemia e sinais neurológicos. A intoxicação aguda por rodenticidas anticoagulantes pode levar o animal à morte. As coagulopatias associadas à doença hepática são acompanhadas também dos sintomas relacionados com a doença primária, como icterícia, ascite, vômitos e da alteração dos resultados laboratoriais das enzimas hepáticas e de outros marcadores. Embora a maioria dos animais apresente alguma anormalidade em exames laboratoriais de hemostasia, é preciso uma concentração inferior a 15% da concentração normal dos fatores de coagulação para que ocorra sangramento clínico e espontâneo.[11] Pode haver trombocitopenia discreta a moderada como resultado do consumo de plaquetas em razão do sangramento excessivo.

A manifestação clínica dos estados de hipercoagulabilidade e trombose é ainda menos evidente que a das coagulopatias. Em miocardiopatia dos felinos, o trombo que pode se formar nas câmaras cardíacas com frequência acaba se alojando na artéria ilíaca caudal, próximo à bifurcação para os membros posteriores, resultando em impotência funcional de um ou dos dois membros, falta de pulso, hipotermia e até necrose tecidual. A tromboembolia pulmonar é uma das manifestações mais comuns nos estados de hipercoagulabilidade e pode se manifestar tanto por dispneia quanto por hemoptise, taquipneia e cianose. Como os sintomas dependem da localização do trombo, as manifestações clínicas também podem abranger desde alterações associadas à falência renal e hepática até manifestações neurológicas.

Além dos sinais da doença primária, o quadro clínico da CID pode se manifestar com trombose sem hemorragia, sangramento espontâneo sem trombose ou por uma combinação das duas condições, na dependência do evento causador e da velocidade de evolução do quadro. Essas condições secundárias muitas vezes desempenham um papel tão ou mais importante que a doença primária no curso clínico. Alguns animais, no entanto, podem exibir a manifestação crônica, subclínica ou silenciosa, em que não há hemorragia espontânea, mas a avaliação laboratorial do sistema hemostático do paciente pode revelar anormalidades compatíveis com CID. Esta é a apresentação mais comum em gatos. O tipo agudo ou fulminante representa um fenômeno agudo verdadeiro ou a descompensação de um processo crônico e os sintomas de hemorragia sugerem tanto alterações hemostáticas primárias (petéquias, equimoses e sangramento por mucosas) quanto secundárias (hematomas e hemorragias em cavidades) em associação a evidências clínicas e laboratoriais de disfunção de órgãos. A deposição de fibrina em capilares sanguíneos pode causar anemia hemolítica, pela

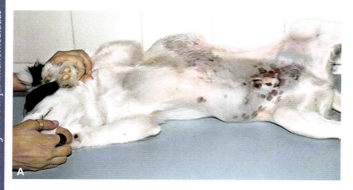
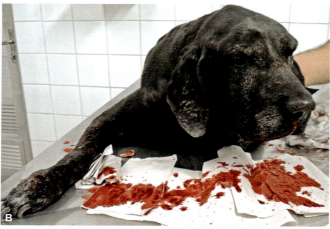
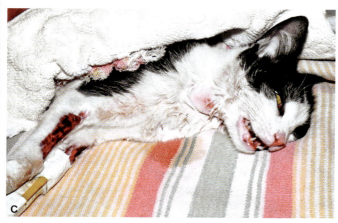
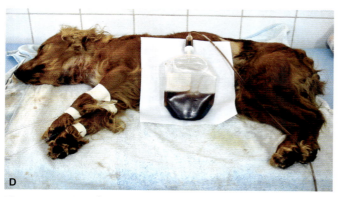

Figura 214.3 Manifestações clínicas associadas aos distúrbios de hemostasia secundária. **A.** Hematomas no local de injeção subcutânea e no abdome de filhote de cão portador de hemofilia A. **B.** Epistaxe em cão intoxicado por rodenticida anticoagulante. **C.** Hemorragia gengival e hematomas nos locais de punção em felino intoxicado por rodenticida com ação anticoagulante. **D.** Hematúria em cão que apresenta um quadro de coagulação intravascular disseminada após trauma provocado por ataque de outro cão no pescoço.

fragmentação mecânica dos eritrócitos ao passar pela trama, e é a responsável pela formação dos esquisócitos no esfregaço sanguíneo, podendo provocar hemoglobinúria (Figura 214.3 D) e icterícia.

A relevância clínica da hemorragia ou das tendências hemorrágicas em animais com baixos níveis de fatores de coagulação e trombocitopenia acentuada é inegável e clara, porém as consequências do estado trombótico, de hipoperfusão e hipoxia da CID podem ser ainda mais graves e irreversíveis, além de mais dificilmente diagnosticáveis sem o auxílio de exames laboratoriais. Estudos demonstram que a tromboembolia pulmonar é observada na maioria dos animais com síndrome nefrótica e anemia hemolítica imunomediada que foram a óbito.[5]

DIAGNÓSTICO E EXAMES COMPLEMENTARES

O diagnóstico laboratorial das coagulopatias costuma se iniciar com testes de triagem como o tempo de coagulação (TC) ou o tempo de coagulação ativada (TCA). Esses testes detectam alterações nas vias intrínseca e comum da cascata, deixando de avaliar apenas a atividade do fator VII.

O prolongamento dos tempos de coagulação não ocorrerá até que haja redução de pelo menos 70% de um dos fatores de coagulação ou redução menor de múltiplos fatores. O encurtamento dos tempos de coagulação não tem significado clínico e não sugere estados de hipercoagulabilidade, resultando, quase sempre, de artefatos técnicos de coleta da amostra.

Além do diagnóstico dos distúrbios de hemostasia secundária, TP e TTPa são utilizados para monitoramento terapêutico. O tempo de trombina (TT) é menos utilizado na rotina e tem relação direta com a atividade do fibrinogênio e não é afetado pela atividade de nenhum dos outros fatores de coagulação. Seu resultado estará prolongado em hipofibrinogenemias associadas às doenças hepáticas e à CID, e em terapia com heparina não fracionada.

Valores de referência para o tempo de protrombina (TP) e o tempo de tromboplastina parcial ativada (TTPa) de cães e gatos podem ser encontrados na literatura (Quadro 214.2), porém há grande variação entre seus intervalos. O ideal é empregar o valor de referência indicado pelo laboratório utilizado. Um índice (INR, do inglês *international normalized ratio*) foi criado em medicina humana para favorecer a comparação entre os resultados do TP obtidos de diferentes laboratórios, mas tem sido pouco usado em veterinária. Sua fórmula leva em consideração o valor de referência do laboratório e o ISI (do inglês *international sensitivity index*), que representa a sensibilidade do reagente empregado e é fornecido pelo fabricante.

$$INR = \left(\frac{TP\ do\ paciente}{referência\ para\ o\ TP}\right)^{ISI}$$

As hemofilias A e B devem ser consideradas em animais com TTPa prolongado e TP normal, realizados como testes de triagem, após suspeita clínica e histórico familiar. A diferenciação

QUADRO 214.2	Valores de referência para os exames de avaliação da hemostasia secundária.[17-20]				
Espécie	TC	TCA	TP*	TTPa*	PDF
Cão	3 a 13 min	60 a 110 s	6,87 ± 1,4 s	15,10 ± 1,6 s	< 10 mg/mℓ
Gato	± 8 min	50 a 75 s	7,0 a 11,5 s	10 a 15 s	< 10 mg/mℓ

*Os valores de referência para TP e TTPa variam consideravelmente devido aos reagentes utilizados e à metodologia empregada; portanto, recomenda-se que sejam estabelecidos e usados valores de referência próprios para cada laboratório. TC: tempo de coagulação; TCA: tempo de coagulação ativada; TP: tempo de protrombina; TTPa: tempo de tromboplastina parcial ativada; PDF: produtos de degradação da fibrina.

entre as hemofilias A e B ou qualquer outra coagulopatia congênita depende da identificação da deficiência do respectivo fator com métodos específicos. A atividade do fator VIII em cadelas portadoras heterozigotas pode estar normal ou reduzida, não sendo esse um meio específico de detecção do gene da hemofilia A, de modo que o TTPa de uma cadela portadora não deverá estar prolongado. A detecção de portadores por análise de DNA somente é possível em raças em que a mutação já tenha sido caracterizada.

O diagnóstico do antagonismo da vitamina K baseia-se em história e exame clínicos compatíveis com anormalidades da hemostasia secundária, avaliação laboratorial, e resposta clínica e laboratorial à terapia com vitamina K_1, que é a sua forma metabolicamente ativa. TP, TTPa e TC ou TCA estarão prolongados. A análise toxicológica pode ser necessária em casos de perícia para fins de processos judiciais. A contagem de plaquetas e o tempo de sangria estarão normais, embora possa ser observada discreta a moderada trombocitopenia por consumo ou perda. Resultados semelhantes são esperados em coagulopatias causadas por hepatopatia, acrescidas das alterações do TT e dos exames de avaliação hepática.

Em quadros agudos de intoxicação por antagonistas da vitamina K ou de doença hepática, o TP pode estar prolongado mais cedo que os demais testes, uma vez que o fator VII apresenta a vida média mais curta entre os fatores de coagulação. Por esse motivo o TP tem sido considerado uma prova precoce de avaliação da função hepática. O primeiro indicador de deficiência de vitamina K é a existência de PIVKA (proteína induzida por ausência ou antagonismo da vitamina K) na circulação, porém esse teste não está disponível no Brasil.

Os produtos de degradação de fibrina (PDF) e os dímeros D são considerados marcadores laboratoriais de trombose. Seus níveis se elevam em decorrência da ativação dos mecanismos fibrinolíticos, na tentativa de dissolução do coágulo de fibrina pelo organismo.[21] Entretanto, fragmentos de fibrinogênio formados por ação de substâncias proteolíticas circulantes encontradas em pancreatite e em acidente ofídico, por exemplo, também podem ser detectados como PDF. Outras condições inflamatórias, hemorrágicas e pós-cirúrgicas também podem estar associadas à discreta elevação de PDF e dímeros D.

Obtém-se o diagnóstico de CID com base na suspeita clínica, na verificação de doenças preexistentes, no conhecimento da fisiopatologia dessa síndrome e em testes de hemostasia anormais indicativos da doença. O reconhecimento das condições predisponentes (Quadro 214.1) contribui para a suspeita e o diagnóstico da síndrome.

Existem vários critérios propostos para o diagnóstico da CID, mas em todos eles se esperam alterações hemostáticas que evidenciem a coagulopatia de consumo, como trombocitopenia; prolongamento do TP, do TTPa, ou ambos; hipofibrinogenemia; aumento dos PDF e/ou dos dímeros D; e diminuição dos níveis de AT.[3,17,18] Em um estudo retrospectivo, a maioria dos cães, e principalmente dos gatos, foi apresentada para avaliação do problema primário sem nenhum sangramento espontâneo, e a CID foi diagnosticada durante a avaliação clinicolaboratorial de rotina, sendo a trombocitopenia, o prolongamento do TP e TTPa e a esquisocitose as alterações laboratoriais mais comuns.[17]

Na fase hiperaguda ou hipercoagulável da CID ocorrem coagulação acelerada, fibrinólise e consumo de anticoagulantes sem sintomas evidentes. TTPa, TP e o tempo de coagulação podem estar normais ou prolongados; a contagem de plaquetas pode estar reduzida, ou ainda dentro dos valores de referência. Se o processo de coagulação continuar, hemorragias e sangramentos prolongados nos locais de punção poderão se manifestar. Os fatores de coagulação serão consumidos, prolongando o tempo de coagulação, TTPa e TP; o fibrinogênio será convertido em fibrina, entretanto inflamações sistêmicas poderão manter os níveis de fibrinogênio normais ou até mesmo discretamente elevados. Quadros de CID crônica causam uma contínua, porém tolerável, ativação do sistema de coagulação. O fígado e a medula óssea são capazes de aumentar a produção de fatores de coagulação, fibrinogênio e plaquetas, mantendo a relação coagulação:anticoagulação estável e os exames laboratoriais podem estar normais ou alterados. A atividade de AT plasmática é a chave para diagnóstico e monitoramento da CID, uma vez que sua atividade declina precocemente no processo. Em cães, níveis menores que 80% em relação ao normal são indicativos de CID. Porém, em gatos, parece não ser útil para diagnóstico de CID.[19] O diagnóstico precoce da CID é de extrema importância, pois o risco de morte em decorrência da trombose costuma ser maior que o decorrente da hemorragia.

O quadro clínico em pacientes com CID resulta do equilíbrio entre hipercoagulação e hiperfibrinólise. Quando o paciente apresenta uma tendência à hiperfibrinólise, a hemorragia é o sintoma predominante; quando tende à hipercoagulação, que também pode decorrer de hipofibrinólise, o principal sintoma é a falência de órgãos. Essa última apresentação é a forma mais frequentemente observada em casos de infecção e sepse. Quando ambas as situações estão fortemente presentes, hemorragias importantes são observadas, podendo ser seguidas de óbito caso não haja adequada reposição dos elementos sanguíneos. Quando ambas estão controladas ou fracas, os sinais clínicos praticamente inexistem, porém as alterações laboratoriais podem ser observadas (Figura 214.4). O diagnóstico e tratamento da CID diferem para cada uma das apresentações e são agravados pelo fato de que o quadro clínico é dinâmico e pode mudar durante o curso da doença, exigindo monitoramento e ajuste constantes.[20]

A anemia hemolítica pode ser o elemento primário desencadeador de CID, mas também uma complicação observada em

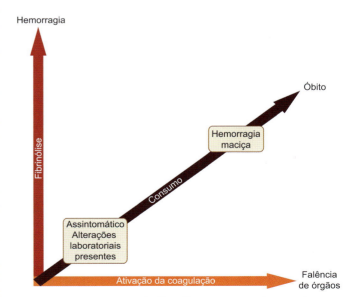

Figura 214.4 Participação da fibrinólise e ativação da coagulação na apresentação clínica e no prognóstico dos quadros de Coagulação Intravascular Disseminada. Quando o paciente apresenta uma tendência à hiperfibrinólise, a hemorragia predomina; quando tende à hipercoagulação, o principal sintoma é a falência de órgãos. Quando ambas estão fortemente presentes, hemorragias importantes são observadas, podendo ser seguidas de óbito caso não haja adequada intervenção. Quando ambas estão controladas ou fracas, os sinais clínicos praticamente inexistem, porém as alterações laboratoriais podem ser observadas. Esse quadro é dinâmico e pode mudar durante o curso da doença, exigindo monitoramento constante.

vários outros quadros. A fragmentação das hemácias é causada pelo fluxo de sangue por meio das redes de fibrina formadas e depositadas em capilares sanguíneos, resultando em um quadro denominado hemólise microangiopática. Esquisócitos no esfregaço sanguíneo são indicativos de CID e podem ser observados em cerca de 76% dos cães e 67% dos gatos com esse distúrbio.[17]

Outras alterações laboratoriais podem evidenciar o comprometimento sistêmico ou isolado de órgãos pela formação de trombos ou deposição de fibrina. O monitoramento bioquímico em conjunto com exames de diagnóstico por imagem, exames citológicos, hematológicos e sorológicos, entre outros, são necessários não somente para a identificação da doença primária, mas também para o estabelecimento do prognóstico e da estratégia terapêutica. Em alguns casos, a trombose pode ser diagnosticada por exames de imagem ou durante a necropsia, porém a natureza microscópica dos trombos em CID pode exigir o uso de várias ferramentas diagnósticas em conjunto *in vivo*, ou o exame histopatológico *post mortem*.

TRATAMENTO

O manejo de animais com coagulopatia inclui medidas preventivas e terapêuticas. As punções venosas devem ser realizadas com agulhas do menor calibre possível e a compressão local pós-coleta deve ser mantida por maior tempo. Os procedimentos invasivos devem ser evitados e o paciente deve ter seus movimentos restritos, mesmo que não haja sangramento espontâneo. O uso de bandagens compressivas pode ser eficiente em alguns tipos de hemorragia.

A terapia transfusional para reposição dos fatores de coagulação pode ser indicada a alguns casos. Sempre é preferível o emprego de hemocomponentes específicos. Mais informações sobre indicações, administração e reações transfusionais podem ser encontradas nos Capítulos 215, *Transfusão Sanguínea em Cães*; 216, *Transfusão Sanguínea em Felinos*; e 217, *Reações Transfusionais*.

A terapia específica para as coagulopatias varia com a causa e a gravidade da doença: administração de vitamina K, agentes antifibrinolíticos (Quadro 214.3) e reposição dos fatores de coagulação, bem como remoção da causa primária, quando possível.

A abordagem inicial a animais hemofílicos consiste nos mesmos cuidados ambulatoriais inespecíficos, como bandagem, compressão, cauterização local e restrição de movimento. O fornecimento de fator VIII ou IX exógenos somente é indicado quando se necessita de rápida ativação da hemostasia, quando há trauma ou perdas de sangue importantes. Nesses casos pode-se indicar a transfusão de concentrado de hemácias e/ou plasma fresco congelado. O crioprecipitado contém concentrações de fator VIII de 8 a 10 vezes maior que o plasma em um pequeno volume de infusão, porém ele é pobre em fator IX. A administração preventiva de hemocomponentes, na ausência de hemorragias, é discutível devido à curta vida média dos fatores de coagulação, exceto quando realizada antes de intervenções cirúrgicas. Compostos sintéticos que contêm fatores de coagulação, purificados ou não, são medicamentos de uso humano e têm seu emprego restrito em razão do alto custo. Os animais portadores e afetados devem ser afastados da reprodução.

Adsorventes e eméticos podem ser utilizados para tratamento do antagonismo da vitamina K, se administrados imediatamente após a ingestão do veneno. Tal medida pode ser usada quando o proprietário testemunha a intoxicação, pois os sintomas ainda não terão ocorrido. A maioria dos casos atendidos na rotina são crônicos e o tratamento específico prevê a reposição de vitamina K_1, por ser a forma metabolicamente ativa.

QUADRO 214.3	Principais fármacos com ação sobre o sistema hemostático.	
Fármaco	**Indicação**	**Dose**
Vitamina K_1	Antagonismo da vitamina K	3 a 5 mg/kg/dia, SC, na primeira dose e, em seguida, 1,25 a 2,5 mg/kg, VO, 2 vezes/dia, até 3 a 6 semanas dependendo do tipo de rodenticida
	Doença hepática crônica	0,5 mg/kg, VO, 2 vezes/dia, ou 1 mg/kg/dia, IM
Ácido tranexâmico	Hemorragias em mucosas	12,5 a 25 mg/kg, VO ou IV, 2 ou 3 vezes/dia
Ácido acetilsalicílico (AAS)	Trombo arterial (plaquetário)	Cães: 5 mg/kg, VO, 2 vezes/dia Gatos: 5 mg/kg, VO, a cada 3 dias
Clopidogrel	Trombo arterial (plaquetário)	Cães: 1,1 a 3 mg/kg/dia, VO Dose de ataque: 4 a 10 mg/kg Gatos: 18,75 mg/kg/dia, VO Dose de ataque: 37,5 mg/gato
Sulfato de protamina	Intoxicação por heparina	1 mg, IV, para cada 100 UI de heparina em velocidade lenta. Aplicar 50% da dose 1 h após a administração da heparina, 25% após 2 h e, se necessário, ministrar o restante
Rivaroxabana	Profilaxia da trombose venosa	Cães: 1 a 2 mg/kg/dia Gatos: 0,5 a 1 mg/kg/dia

IM: via intramuscular; IV: via intravenosa; VO: via oral; SC: via subcutânea.

A vitamina K existe sob três apresentações: K_1 (série fitonadiona), K_2 (derivado menaquinona) ou K_3 sintética (menadiona). A menadiona é convertida em vitamina K_2 *in vivo*, mas é mal estocada no fígado quando comparada com a vitamina K_1, além de essa conversão também ser dependente da enzima epóxido redutase. Se o animal apresentar deficiência de vitamina K por má absorção intestinal, o tratamento não deverá ser feito por via oral. A administração por via intravenosa não deve ser realizada a não ser que seja indicada em bula, devido ao risco de reação anafilática e de indução da formação de corpúsculos de Heinz. A quantidade de vitamina K a ser administrada dependerá do grau de intoxicação do animal. Normalmente, inicia-se com 5 mg/kg por via subcutânea (SC), seguida de administrações de 1,25 a 2,5 mg/kg (SC ou oral [VO]) a cada 12 horas. A meia-vida da vitamina K_1 é de cerca de 5 horas.

A reversão da coagulopatia causada pela varfarina ou outros cumarínicos de primeira geração ocorre após cerca de 1 semana de administração de vitamina K. Entretanto, a maioria das intoxicações é causada por anticoagulantes de segunda ou terceira geração que têm ação mais prolongada no organismo. A necessidade de continuidade do tratamento deve ser determinada pelo monitoramento do TC ou, preferencialmente, pelo TP. Se após a interrupção da terapia por 24 a 48 horas os tempos continuarem prolongados, o tratamento deve ser retomado por mais 1 ou 2 semanas até a reavaliação seguinte.

A transfusão de plasma fresco provoca encurtamento considerável do tempo dos testes de coagulação, de modo mais precoce do que no tratamento isolado com a vitamina K_1, e pode ser indicada a casos de hemorragia intensa para a reposição imediata de fatores de coagulação ativos, até que a vitamina K exerça seu efeito.[22]

Alguns anti-hemorrágicos são utilizados empiricamente para controle de hemorragias. O ácido épsilon aminocaproico (EACA) e o ácido tranexâmico são antifibrinolíticos inibidores do plasminogênio, sendo esse último cerca de 10 vezes mais potente que o primeiro. Eles são indicados a hemorragias das vias urinárias, do trato genital, da mucosa oral e do trato gastrintestinal, pois esses tecidos apresentam alta concentração de fibrinolisinas naturais. Sua administração possibilita que o coágulo formado nesses tecidos permaneça estável por maior período até que se dê a regeneração tecidual. Seus efeitos para controle da hemorragia de animais com coagulopatia são limitados, pois eles não aceleram a formação do coágulo, mas retardam a fibrinólise. Esses medicamentos são contraindicados a casos em que há risco trombótico, como em CID, pois eles reduzem a capacidade de dissolução dos trombos, elevando o risco de morte, mesmo que haja hemorragia concomitante.

Terapia antitrombótica e anticoagulante

Os protocolos terapêuticos das condições trombóticas são pouco estudados em medicina veterinária, havendo poucas referências sobre o assunto.[23-26]

Uma vez que o diagnóstico de estado de hipercoagulabilidade ou trombose tenha sido estabelecido, a rapidez da instituição da terapia é crucial para a evolução do caso. O uso preventivo de terapia antitrombótica por meio de agentes antiplaquetários tem sido recomendado em quadros de miocardiopatia em felinos, porém o uso de anticoagulantes na prevenção do tromboembolismo associado aos estados de hipercoagulabilidade ainda carece de consenso e tem sido aplicada com baixo grau de evidência em casos de anemia hemolítica imunomediada, síndrome nefrótica e hiperadrenocorticismo.[5,15,17,25] Medicamentos com ação antiplaquetária, como o ácido acetilsalicílico em baixa dose e o clopidogrel, são indicados às doenças associadas ao risco trombótico, especialmente as arteriais, como as cardiomiopatias. A heparina e a rivaroxabana, por sua vez, são mais indicadas nas tromboses venosas, como tromboembolismo pulmonar associado aos estados de hipercoagulabilidade. A deficiência de AT, responsável pela hipercoagulabilidade associada à síndrome nefrótica, pode tornar a terapia com heparina ineficiente, já que esta depende da AT para sua ação.

O objetivo central do tratamento da CID é a correção da causa primária, e esta por si só pode ser suficiente para reversão do quadro clínico, como por exemplo em soroterapia para acidentes ofídicos. Entretanto, isto não é possível na maioria das vezes, sendo necessária a adoção de medidas inespecíficas e de suporte. A manutenção da perfusão tecidual com fluidoterapia para corrigir os déficits plasmáticos de volume e o desequilíbrio acidobásico reduz o potencial para a ativação de fatores de coagulação. Da mesma maneira, a oxigenoterapia e a administração de antibióticos de amplo espectro auxiliam a prevenção de possíveis complicações.

O tratamento específico visa restabelecer o equilíbrio hemostático mediante a reposição de plaquetas e de fatores de coagulação, bem como de antitrombina, por meio de terapia transfusional. O uso de heparina foi por muito tempo colocado em discussão devido ao risco de piora do quadro hemorrágico, porém a maioria dos autores concorda que a heparina em associação aos hemocomponentes tem aumentado a sobrevida de pacientes com CID. Entretanto, antes de iniciar qualquer terapia anticoagulante ou de reposição é necessário estabelecer um diagnóstico do estado em que o paciente em CID se encontra (Figura 214.4). A heparina é um cofator da AT, o inibidor mais importante da coagulação intravascular e, portanto, é ineficaz para prevenção da coagulação, a menos que haja atividade suficiente desse anticoagulante no plasma. Como a atividade da AT costuma estar reduzida em pacientes com CID, resultado do consumo excessivo, recomenda-se a reposição de quantidades suficientes desse anticoagulante por administração de hemocomponentes. A heparina não é capaz de dissolver trombos pré-formados, porém sua ação anticoagulante faz o sistema fibrinolítico do próprio animal remover os trombos de modo mais eficiente ao impedir a formação de novos trombos.

Existem vários protocolos de heparinoterapia descritos (Quadro 214.4). A dose de heparina não fracionada deve ser monitorada pelo TTPa, que deve se manter entre 1,5 e 2,5 vezes o valor de referência (Quadro 214.2), contudo esse índice foi extrapolado da medicina humana e não parece refletir uma anticoagulação adequada para animais. Recomenda-se que a retirada da heparina seja feita de modo gradual (em cerca de 48 horas) para evitar possível efeito rebote de hipercoagulação. A heparina de baixo peso molecular (LMWH) tem efeito inibidor mais específico sobre o fator Xa e resposta mais previsível e segura, mas tem custo elevado e deve ser monitorada por meio do teste de atividade anti-Xa.[27]

A ação anticoagulante excessiva da heparina pode ser revertida pela interrupção do medicamento, porém em casos de hemorragia recomenda-se a administração de seu antagonista específico, o sulfato de protamina. A administração excessiva do sulfato de protamina, por sua vez, não é isenta de riscos e pode provocar um estado trombótico; portanto, a reversão deve ser feita com cautela, mediante um protocolo programado (Quadro 214.3).

A terapia com heparina é mais indicada aos estados agudos da trombose, sendo substituída por outros anticoagulantes em uso crônico. A administração dos anticoagulantes orais antagonistas da vitamina K como a varfarina deve ser monitorada pelo TP, que deve se manter entre 1,5 e 2 vezes o valor de referência (Quadro 214.2), entretanto seu uso tem sido desencorajado devido à ausência de evidência de eficácia e ao risco hemorrágico associado.[25] Doses excessivas podem ser revertidas com administração de plasma fresco congelado ou vitamina K_1 (2 a 5 mg/kg/dia).

A rivaroxabana é um anticoagulante oral de uso humano que age como inibidor do fator Xa utilizado no tratamento da trombose venosa profunda, mas também tem sido empregado em associação a agentes plaquetários na prevenção de trombose arterial. Em cães e gatos ela tem se mostrado um fármaco bem tolerado, porém ainda faltam estudos que estabeleçam sua eficácia e dosagem ótima.[26]

Terapia fibrinolítica

A terapia fibrinolítica é restrita ao uso hospitalar, pois a ativação da plasmina causada pelos agentes fibrinolíticos leva a um estado lítico generalizado, cujo principal efeito colateral é a hemorragia. A estreptoquinase, originalmente sintetizada por estreptococos, a uroquinase, produzida por células renais, e os ativadores do plasminogênio tecidual (t-PA) são substâncias

QUADRO 214.4 Protocolos terapêuticos para heparina fracionada e não fracionada.		
Heparina não fracionada	**Deltaparina**	**Enoxaparina**
Cães: dose inicial de 100 UI/kg em *bolus*, IV, seguida de 480 a 900 UI/kg/dia (20 a 37,5 UI/kg/h) em infusão constante; ou dose inicial de 150 a 300 UI/kg, SC, por 6 h	Cães: dose inicial de 100 a 175 UI/kg, SC, por 8 h	Cães: 0,8 mg/kg, SC, por 6 h (pode não ser suficiente para atingir os níveis de inativação do fator X)
Gatos: dose inicial de 250 UI/kg, SC, por 6 h	Gatos: dose de 75 UI/kg, SC, por 6 h	Gatos: 0,75 a 1 mg/kg, SC, por 6 a 12 h (pode não ser suficiente para atingir os níveis de inativação do fator X)

SC: via subcutânea.

produzidas pela tecnologia do DNA recombinante que devem ser administrados por via intravenosa por infusão contínua e controlada.[27] Os riscos envolvidos e a falta de estudos controlados em animais ainda restringem sua aplicação em medicina veterinária, de modo que a terapia trombolítica ainda não é recomendada no manejo de gatos com tromboembolismo arterial, na trombose venosa ou tromboembolismo pulmonar.[23]

REFERÊNCIAS BIBLIOGRÁFICAS

1. Feldman BF. Hemostasis: clinical and laboratory diagnosis of bleeding disorders. Vet Clinics North Am: Small Anim Pract. 1988;18(1):21-33.
2. Mendonça AJ. Avaliação do perfil hemostático, hematológico e bioquímico de cães com doença hepática. [dissertação] Botucatu: Faculdade de Medicina Veterinária e Zootecnia, Universidade Estadual Paulista; 2004.
3. Ross SJ, Smith SA, Lekcharoensuk C. Disseminated intravascular coagulation (DIC) in dogs: 252 cases (1999-2000). In: Proceedings of the 20th ACVIM 2002. Dalas, Texas; 2002. p. 784.
4. Carr AP. Prognostic factors for mortality and thromboembolism in canine immune-mediated hemolytic anemia: a retrospective study of 72 dogs. J Vet Intern Med. 2002;16(5):504-9.
5. Scott-Moncrieff JC, Treadwell NG, McCullough SM, Brooks MB. Hemostatic abnormalities in dogs with primary immune-mediated hemolytic anemia. J Am Anim Hosp Assoc. 2001;37(3):220-7.
6. Carr AP. Inherited coagulopathies. In: Ettinger SJ, Feldman EC (editors). Textbook of veterinary internal medicine. St Louis: Elsevier; 2005. p. 1929-33.
7. Murtaugh RJ et al. Hemophilia A in a female dog. J Am Vet Med Assoc. 1988;193(3):351-2.
8. Cotter SM et al. Hemophilia A in three unrelated cats. J Am Vet Med Assoc. 1978;172(2):166-8.
9. Green RA, White F. Feline factor XII (Hageman) deficiency. Am J Vet Res. 1977;38(6):893-5.
10. Brooks M. Hereditary bleeding disorders in dogs and cats. Vet Med. 1999;94:555-64.
11. Stockham SL, Scott MA. Hemostasis. In: Stockham SL, Scott MA (editors). Fundamentals of veterinary clinical pathology. Iowa: Blackwell Publishing; 2008. p. 259-322.
12. Brooks M. Coagulopathies and thrombosis. In: Ettinger SJ, Feldman EC (editors). Textbook of veterinary internal medicine. Philadelphia: WB Saunders; 2000. p. 1829.
13. DuFort RM, Matros L. Acquired coagulopathies. In: Ettinger SJ, Feldman EC (editors). Textbook of veterinary internal medicine. St Louis: Elsevier; 2005. p. 1933-7.
14. Feldman BF, Rasedee A. Haemostatic abnormalities in canine Cushing's syndrome. Res in Vet Sci. 1986;41(2):228-30.
15. Park, FM et al. Hypercoagulability and ACTH-dependent hyperadrenocorticism in dogs. Journal of Veterinary Internal Medicine. 2013;27(5):1136-42.
16. Kirby R, Rudloff E. Acquired coagulopathy VI: disseminated intravascular coagulation. In: Jain NC, Zinkl JG, Feldman BF (editors). Schalm's veterinary hematology. Philadelphia: Lippincott Williams & Wilkins; 2000. p. 581-7.
17. Couto CG. Disseminated intravascular coagulation in dogs and cats. Vet Med. 1999;94:547-54.
18. Levi M et al. Disseminated intravascular coagulation: state of the art. Thromb Haemost. 1999;82(2):695-705.
19. Brazzell JL, Borjesson DL. Evaluation of plasma antithrombin activity and D-dimer concentration in populations of healthy cats, clinically ill cats, and cats with cardiomyopathy. Vet Clin Pathol. 2007;36(1):79-84.
20. Wada H et al. Intensive care abnormalities of the hemostatic system in patients with DIC result from the sum of vectors for hypercoagulation and hyperfibrinolysis. J Intensive Care. 2014;2(15):1-8.
21. Griffin A. Clinical experience with a point of care D dimer test in dogs with disseminated intravascular coa¬gulation, thromboembolism, and hemorrhage. Proceedings of the 20th Annual ACVIM Forum 2002. Dallas, Texas; 2002.
22. Kitamura EA. Perfil hematológico, hemostático e terapêutico da intoxicação experimental de cães (Canis familiaris) por varfarina. [dissertação]. Botucatu: Faculdade de Medicina Veterinária e Zootecnia, Universidade Estadual Paulista; 2005.
23. Lunsford KV, Mackin AJ. Thromboembolic therapies in dogs and cats: an evidence-based approach. Vet Clin Small Anim. 2007;37(3):579-609.
24. Takahira RK. Hemostáticos, anticoagulantes e antianêmicos. In: Andrade SF (Editor). Manual de terapêutica veterinária. São Paulo: Roca; 2008. p. 747-58.
25. Blais MC, Bianco D, Goggs R, Lynch AM, Palmer L, Ralph A et al. Consensus on the rational use of antithrombotics in veterinary critical care (CURATIVE): domain 3-defining antithrombotic protocols. J Vet Emerg Crit Care. 2019; 29(1):60-74.
26. Clare AC. Use of recombinant tissue-plasminogen activator for aortic thrombolylis in a hypoproteinemic dog. J Am Vet Med Assoc.1998;212(4):539-43.
27. Breuhl EL, Moore G, Brooks MB, Scott-Moncrieff JC. A prospective study of unfractionated heparina therapy in dogs with primary immune-mediated hemolytic anemia. J Am Anim Hosp Assoc. 2009;45(3):125-33.

BIBLIOGRAFIA

Baker DC. Diagnóstico dos distúrbios hemostáticos. In: Thrall MA (editor). Hematologia e bioquímica clínica veterinária. São Paulo: Roca; 2007. p. 170-87.

Lopes STA, Emanuelli MP, Schmidt C, Raiser AG, Mazzanti A, Alves AS. Valores de referência do tempo de protrombina (TP) e tempo de tromboplastina parcial ativada (TTPa) em cães. Ciência Rural. 2004;35(2):381-4.

Schalm OW, Jain NC, Carroll EJ. Blood coagulation and fibrinolysis. In: Schalm OW, Jain NC, Carroll EJ (editors). Veterinary hematology. Philadelphia: Lea & Febiger; 1975. p. 284-300.

Thrall MA, Weiser MG. Hematology. In: Hendrix CM (editors). Laboratory procedures for veterinary technicians. St Louis: Mosby; 2002. p. 179-96.

215
Transfusão Sanguínea em Cães

Ludmila Rodrigues Moroz • Juliana Vieira Esteves

INTRODUÇÃO

Transfusão de sangue é o procedimento pelo qual é realizada a transferência do sangue total ou dos produtos sanguíneos de um indivíduo doador para um indivíduo receptor. As transfusões são realizadas com o objetivo de aumentar a capacidade do sangue em transportar oxigênio, para restaurar o volume sanguíneo do organismo, para melhorar a imunidade ou para corrigir distúrbios da coagulação. Além disso, a transfusão sanguínea é considerada a forma mais simples de transplante, tanto para humanos como para pequenos animais.[1] *Sangue total* é o termo utilizado para se referir aos produtos sanguíneos que não foram separados. Os produtos sanguíneos podem ser divididos em derivados do sangue e hemocomponentes. *Hemocomponentes* são os produtos sanguíneos separados e processados mecanicamente por métodos biotecnológicos. Os *derivados do sangue* são produtos proteicos do sangue preparados por métodos bioquímicos, como as soluções de albumina, imunoglobulina intravenosa e concentrados de fatores específicos. Esses derivados são produtos de uso limitado em veterinária, e muitos dos produtos usados são de origem humana; em contrapartida, a utilização dos hemocomponentes vem crescendo nas últimas décadas, a partir do maior conhecimento dos clínicos veterinários sobre as vantagens de corrigir especificamente a deficiência de seus pacientes de acordo com o curso da doença.

A medicina transfusional em veterinária é uma especialidade intimamente relacionada com a medicina transfusional humana. Experimentos importantes foram realizados com modelos animais para transfusão humana. Acreditava-se que o sangue de animais pudesse ser usado em transfusões para humanos, o que acarretou diversas ocorrências iatrogênicas de repercussão fatal.[2] Apesar de os estudos humanos terem por base modelos animais, poucas das descobertas foram rapidamente utilizadas em veterinária. A primeira transfusão entre cães foi realizada entre 1665 e 1666, por Richard Lower, na Inglaterra.[3] Em 1960, algumas instituições veterinárias desenvolveram programas de transfusão de sangue total, segundo os quais animais errantes que seriam "eutanasiados" eram usados para doação sanguínea por exsanguinação total. Essa prática foi abandonada posteriormente, por ser considerada antiética.

O primeiro banco de sangue comercial para cães foi implantado no início da década de 1980, na cidade de Kansas (EUA); entretanto, Stanley fundou, em 1988, na cidade de Dixon (EUA), o primeiro banco de sangue comercial de sucesso, fornecendo sangue felino. No final da década de 1980 esse mesmo banco de sangue (Animal Blood Bank) passou a fornecer sangue canino, atuando até hoje. Atualmente, vários centros veterinários como o da Michigan State University (EUA) e outros bancos de sangue particulares americanos, europeus e asiáticos vêm trabalhando para suprir as necessidades de hemocomponentes na prática clínica de pequenos animais.

No Brasil, os estudos na área de hemoterapia veterinária são escassos. Em 1968, a Faculdade de Medicina Veterinária da Universidade de São Paulo (FMVZ-USP) iniciou estudos para instalação de banco de sangue veterinário na instituição; entretanto, apenas entre 2002 e 2005, Gonçalves, Ulata e Souza, sob supervisão da professora doutora Denise Tabacchi Fantoni (FMVZ-USP), implantaram o funcionamento e expansão dos serviços de banco de sangue na instituição, possibilitando a utilização dos hemocomponentes por meio de processamento e fracionamento do sangue, e esse serviço permanece funcional até o momento.[4–7] Em 1998, o Projeto de Implantação do Banco de Sangue de Pequenos Animais da Universidade Estadual de Londrina, dirigido pela professora Patrícia Mendes Pereira, iniciou no Paraná o programa de doação e processamento de sangue canino e felino. Essas iniciativas ainda perduram.

Para o clínico veterinário, a existência de bancos de sangue veterinários é de suma importância e facilita a obtenção do sangue em situações emergenciais. Coleta e processamento do sangue em hemocomponentes são extensivamente trabalhosos e despendem muito tempo e investimento financeiro. Contudo, para os clínicos que ocasionalmente necessitam do sangue e dos hemocomponentes, o conhecimento da prática transfusional garante maior segurança e qualidade ao serviço prestado aos pequenos animais.

Este capítulo aborda aspectos práticos da medicina transfusional em cães. Algumas recomendações estão baseadas na metodologia dos bancos de sangue humanos a respeito de procedimentos técnicos para a realização de hemoterapia, de acordo com o Ministério da Saúde, Resolução da Diretoria Colegiada RDC nº 153, de 14 de junho de 2004. Outras recomendações baseiam-se em práticas transfusionais de bancos de sangue veterinários americanos e em estudos conduzidos no banco de sangue da Faculdade de Medicina Veterinária e Zootecnia da Universidade de São Paulo.

DOADORES CANINOS
Escolha dos doadores

Um dos primeiros fatores a ser considerado para a coleta do sangue é a escolha dos doadores. Os cuidados a serem tomados na escolha dos cães são de crucial importância para a segurança dos próprios doadores, bem como dos animais que serão transfundidos com o sangue coletado. Por esse motivo, alguns pré-requisitos devem ser seguidos para um cão estar apto à doação sanguínea: peso, idade, temperamento, estado geral, raça, histórico e manejo.

Peso

Os animais doadores devem ter, no mínimo, 25 kg. Atualmente, as bolsas de coleta de sangue utilizadas são originalmente de uso humano, e o volume mínimo de sangue a ser coletado é de 300 mℓ, já que valores inferiores desequilibrariam a proporção sangue:anticoagulante. O volume total de sangue de um cão é de aproximadamente 80 mℓ/kg, e 15 a 20% do volume estimado de sangue do animal pode ser doado com segurança; por isso, animais com peso inferior a 25 kg não podem doar a quantidade mínima adequada de sangue, suficiente para o preenchimento do volume ideal de uma bolsa de coleta, já que seria um fator de risco para sua saúde.[8] Por exemplo, um animal de 20 kg tem volume total de sangue estimado em 1,6 ℓ, podendo doar de 240 a 320 mℓ, volume máximo muito próximo ao limite de capaz de lhe causar reações indesejáveis.

Idade

O cão pode iniciar a doação de sangue a partir de 1 ano; idades inferiores podem prejudicar o crescimento do animal e o amadurecimento do sistema imune e da medula óssea. A idade máxima para doação é de 10 anos. Os animais acima de 10 anos estão mais predispostos a alterações senis, como queda de imunidade e neoplasias. Entretanto, algumas raças, especialmente cães gigantes, podem apresentar deterioração de sua saúde antes de completarem 10 anos. Desse modo, o exame físico pré-coleta com coleta de dados semiológicos é fundamental para garantir a sanidade do doador.

Temperamento

A tranquilidade e o temperamento dócil são características desejáveis para o doador canino. Entretanto, cães muito agitados podem ser, eventualmente, sedados. Utiliza-se a dose mínima de anestésicos sedativos para o procedimento, evitando os efeitos hipotensores resultantes do somatório fármaco + procedimento. Um dos protocolos a serem empregados é a administração de butorfanol (0,2 mℓ/kg, IM). Deve-se evitar o uso de protocolos que incluam acepromazina, pois acarreta vasodilatação esplênica, podendo ocasionar uma bolsa de sangue total com volume globular abaixo do esperado. Entretanto, cães agitados devem ser evitados ou treinados para garantir a segurança do veterinário e do próprio animal, além de assegurar a qualidade do procedimento. Cães agressivos podem ser doadores, desde que obedeçam aos comandos de seu tutor e se mantenham calmos durante a coleta.

Estado geral

A avaliação clínica dos animais doadores deve ser realizada impreterivelmente. Os cães doadores devem estar bem nutridos, livres de ectoparasitas (ixodidiose, puliciose), e com vermifugação e vacinações atualizadas. A vacinação utilizada deve seguir o programa local de vacinas múltiplas, conforme normas técnicas, e de antirrábica, conforme legislação estadual. A vacinação contra leishmaniose ainda é um assunto que gera polêmica, pois estudos de eficácia ainda são inconclusivos, sendo assim não há recomendação ou contraindicação. As fêmeas caninas devem ser monitoradas para possíveis gestações e acasalamentos. Fêmeas no cio, gestantes ou acasaladas não devem ser submetidas à doação sanguínea, a fim de não prejudicar seu estado nutricional, bem como o dos fetos.

Os doadores devem ser negativos para os testes de doenças infecciosas transmissíveis pelo sangue. Os cães devem ser testados para ehrlichiose, anaplasmose, brucelose, leishmaniose, dirofilariose, babesiose e rangeliose. Estudo com cães doadores de sangue provenientes de canis expositores demonstrou que 11% dos animais testados para essas doenças eram positivos para alguma delas, sem que apresentassem qualquer sintomatologia clínica.[9] Esse fato corrobora a hipótese de que animais aparentemente sadios podem ser transmissores assintomáticos de doenças infecciosas, o que incrementa a importância dos exames antes da doação sanguínea (Figura 215.1). Os animais devem ser retestados para essas doenças periodicamente. Caso habitem áreas endêmicas ou apresentem surtos de infestação por carrapatos, uma avaliação mais minuciosa deve ser elaborada. Grande parte dos exames sorológicos é feita pela técnica de ELISA ou imunofluorescência indireta. Geralmente essas técnicas visam avaliar presença de anticorpos no animal testado contra a doença em questão; então, há probabilidade de resultados falso-negativos, pois o processo de soroconversão pode não ser suficientemente rápido para produção de quantidades suficientes de anticorpos em um animal recém-infectado. A técnica de reação em cadeia da polimerase (PCR) também tem probabilidade de resultados falso-negativos.

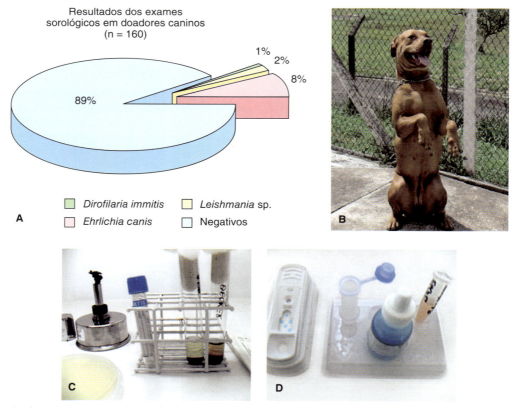

Figura 215.1 Doação de sangue em cães. **A.** Resultados de testes em cães sadios, candidatos à doação de sangue. Nota-se que 11% dos cães aparentemente sadios tinham alguma doença infecciosa transmissível pelo sangue.[9] **B.** Cão doador de sangue. **C.** *Kit* sorológico para teste de ehrlichiose, borreliose e dirofilariose (SNAP 3DX®). **D.** Hemocultura para bactéria *Brucella canis*.

Deve-se fazer hemograma com contagem de plaquetas dos animais antes de cada doação. Os cães doadores devem ter hematócrito mínimo de 40%; além disso, os demais parâmetros devem estar dentro dos valores de referência para a espécie canina.

Outro fator importante a ser avaliado na análise clínica do animal doador é a terapia medicamentosa. Os doadores não devem estar fazendo uso de medicamentos antes da doação, salvo aqueles de áreas endêmicas para dirofilariose. Terapias medicamentosas têm potencial para efeitos indesejáveis na qualidade do sangue doado e também no animal receptor, principalmente quando o sangue for estocado.

Raça

De maneira geral, os cães de todas as raças estão aptos à doação de sangue; entretanto, cães da raça Akita devem ser utilizados observando-se algumas características do hemocomponente durante a estocagem. Os cães da raça Akita, ou cães resultantes do cruzamento com ela, têm níveis mais altos de potássio intracelular.[10,11] Durante o armazenamento do sangue ocorre a perda de potássio das hemácias (eritrócitos) com consequente acúmulo desse íon na bolsa. Esse fato em geral não tem grande importância clínica para os animais receptores, porém, pode levar à hiperpotassemia em casos de transfusão de grandes volumes de sangue para um animal receptor, ou quando este apresentar doença renal. Os tipos sanguíneos nos cães variam muito tanto entre as raças como entre as regiões. Por isso, a raça não é uma característica determinante para a escolha de um doador universal, com exceção dos casos em que os cães de determinadas raças já realizaram tipagem sanguínea anteriormente, fornecendo dados relevantes para a escolha do doador.

Histórico

O histórico dos candidatos à doação pode revelar informações significativas que comprometam o animal para a doação. Animais provenientes de canis comerciais ou expositores frequentemente viajam para outras localidades e entram em contato com outros animais; por esse motivo a anamnese prévia à doação é um fator importante a ser considerado para evitar possíveis transmissões de doenças infecciosas ou parasitos aos doadores caninos. Animais com qualquer enfermidade não devem doar sangue. Cães com doenças imunomediadas, neoplasias de qualquer origem e grau, ou outros distúrbios sistêmicos não devem ser doadores, pelo risco de estresse ao animal e de efeitos negativos na qualidade do sangue doado. Animais que já tenham recebido transfusão anterior devem ser afastados da doação, já que existe o risco de desenvolverem anticorpos que causem incompatibilidades com os receptores.

Fêmeas gestantes, acasaladas e em amamentação também devem ser poupadas da doação, pois existe grande gasto metabólico por parte da fêmea, que é direcionado ao crescimento dos fetos, com consequente queda nos valores do hematócrito e alterações na pressão arterial. Nas fêmeas acasaladas há o risco de início de um processo gestacional. As fêmeas nulíparas são preferencialmente utilizadas para a doação de sangue. Quando se usam fêmeas primíparas ou multíparas, é importante que o plasma fracionado do sangue coletado seja empregado na transfusão de pequenos volumes para um cão receptor. As fêmeas negativas para determinado tipo sanguíneo podem ser sensibilizadas pelos filhotes positivos para o tipo sanguíneo em questão, levando à produção de anticorpos. Caso o tipo sanguíneo do receptor seja o mesmo dos filhotes, a transfusão do plasma doado poderá resultar em hemólise nas hemácias do receptor.

DOAÇÃO DE SANGUE

Antes de iniciar o estudo da hemoterapia, faz-se necessário lembrar algumas informações. Inicialmente, saber o que é o sangue, sua constituição e suas funções. Apesar de parecer banal, essas serão as bases utilizadas para coleta, processamento, indicações e uso do sangue e seus hemocomponentes.

Sangue

O sangue é um tecido líquido composto de uma parte celular e de uma parte líquida, que se separam por decantação. A porção líquida é chamada "plasma", e é obtida após centrifugação quando se colhe o sangue com anticoagulante.

Plasma é uma solução de água, proteínas, sais, cristaloides e íons. Esses componentes se encontram solúveis e homogeneizados dentro da circulação normal. O plasma tem fibrinogênio e soro. Quando o sangue é coletado sem anticoagulante, o fibrinogênio coagula, restando o soro, que contém os mais variados solutos orgânicos, como minerais, enzimas, hormônios etc. Portanto, o soro é constituído do plasma sem o fibrinogênio.[12]

A parte celular é constituída de hemácias, leucócitos e plaquetas. Nos mamíferos, apenas os leucócitos têm núcleo, pois as hemácias os perdem durante sua formação. Plaquetas são fragmentos de citoplasma da célula progenitora, os megacariócitos.[12]

A principal função do sangue é o transporte de substâncias, como oxigênio, dióxido de carbono, nutrientes, hormônios e produtos oriundos do metabolismo que são indesejáveis ao organismo e que são levados aos órgãos de excreção.[12]

Hemácias

Vários são os sinônimos para hemácias: eritrócitos, glóbulos vermelhos ou células vermelhas. Essa variedade de nomenclaturas talvez reflita sua versatilidade. As hemácias de mamíferos não têm núcleo, mas são nucleadas nas outras espécies de vertebrados.

Têm volume que varia de 80 a 100 fℓ, em caninos, e de 60 a 72 fℓ, em felinos.[13] Sua membrana tem maleabilidade capaz de conferir-lhes a possibilidade de trafegar por grandes vasos e por capilares menores que seu diâmetro, por intermédio da interação entre proteínas de membrana (faixa 3 e glicoporfirina) e proteínas do citoplasma (espectrina, anquinina e proteína 4).[14] A membrana eritrocitária apresenta rápida capacidade de regeneração quando sofre pequenas lesões. Essa característica é observável em esfregaço sanguíneo e pode ocorrer quando o paciente sofre de alterações capazes de ferir a membrana da célula, como em coagulação intravascular disseminada (CID), anemias hemolíticas imunomediadas (AHIM) e parasitoses. Ao se regenerarem, as hemácias podem adquirir formas bizarras, podendo ser observadas na microscopia óptica em esfregaços corados.[15]

O formato bicôncavo permite aumento da superfície de contato, facilitando as trocas gasosas que são realizadas pela hemoglobina.[13,14] Portanto, a principal função eritrocitária é conduzir a hemoglobina para todos os tecidos.[13] Esse formato bicôncavo dá às hemácias uma coloração, quando coradas, de halo claro central (Figuras 215.2 e 215.3).

A hemoglobina representa 98% da proteína das hemácias e tem a função de transportar o oxigênio proveniente do pulmão para os tecidos, e retirar deles o gás carbônico, levando-o até o pulmão e executando as trocas gasosas (hematose).[13,14] A hemoglobina é uma proteína tetramérica composta de duas cadeias globina α e duas globinas não α (β, γ ou δ) conjugadas em quatro metades heme. O heme é uma molécula única de protoporfirina IX ligada a um átomo de ferro. Cada molécula

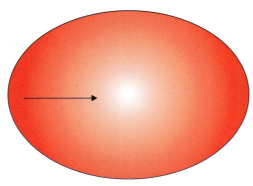

Figura 215.2 Hemácia anucleada. Neste desenho esquemático, vê-se uma área mais clara ao centro (*seta*). Isso é observado na microscopia óptica, pois os eritrócitos são bicôncavos, concentrando a hemoglobina nas extremidades das células. O halo claro fica muito evidente quando o animal está com diminuição da concentração de hemoglobina celular.

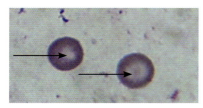

Figura 215.3 Hemácias de cão normal. Os halos mais claros são evidentes e estão marcados com *setas*. Giemsa, ×40.

de hemoglobina pode carrear de forma reversível até quatro moléculas de oxigênio.[14]

Os eritrócitos são produzidos (eritropoese) na medula óssea por diferenciação e multiplicação das células-tronco. Essa produção é controlada por um hormônio chamado "eritropoetina", produzido pelas células peritubulares renais.[13,14]

Leucócitos

Os leucócitos, também conhecidos como células brancas (*leukos* em grego), são as células responsáveis pela defesa primária e por processos inflamatórios do organismo. São oriundos de diferenciação e multiplicação de unidades formadoras de colônias na medula óssea. Podem ser classificados, de acordo com a morfologia nuclear, como polimorfonucleares ou mononucleares e, pela presença e coloração de grânulos citoplasmáticos, em granulócitos ou agranulócitos.[12,16]

Para diferenciar essas células nos esfregaços sanguíneos, faz-se necessário avaliar: forma do núcleo, tamanho celular (quando comparado com hemácias), coloração de citoplasma, presença de grânulos, coloração dos grânulos citoplasmáticos, presença de vacúolos e outras características eventuais.[12]

Os leucócitos *polimorfonucleares* (PMN) são células cujos núcleos são multilobulados e condensados. Fazem parte desse grupo os neutrófilos, os eosinófilos e os basófilos. Os PMN também são conhecidos como granulócitos porque contêm grande número de grânulos citoplasmáticos que são lisossomos, contendo enzimas hidrolíticas, agentes antibacterianos e outros compostos.[12]

Os granulócitos *neutrófilos* são os leucócitos mais abundantes na circulação de cães e gatos. Possuem tamanho médio e grânulos neutros e não se coram em cães e gatos normais. Têm função de fagocitose e degradação por meio da liberação de seus grânulos contendo lisoenzimas e radicais livres.[12,16,17] São grandes modeladores da resposta inflamatória, pois se ativa prontamente aos mínimos estímulos de lesão tecidual e liberando substâncias quimiotáticas positivas para mais neutrófilos e macrófagos e para iniciar o processo de reparo tecidual ativando também fibroblastos.[12,16,17]

Eosinófilos são células de tamanho médio, têm grânulos básicos e se coram de rosa (alguns autores definem como vermelho-alaranjado).[15,17] Os eosinófilos têm participação na regulação alérgica e resposta aguda inflamatória e podem induzir dano tecidual. Podem, ainda, participar da coagulação e fibrinólise por meio da ativação do fator XII e plasminogênio. As principais funções dos eosinófilos são atividade parasiticida, regulação das respostas alérgicas e inflamatórias e lesão tecidual, apesar de terem baixa capacidade de fagocitose. A defesa contra parasitos se dá por dano às membranas que são importantes para a integridade das fases larvárias destes. Ativam-se em estados alérgicos e inflamatórios, liberando substâncias capazes de iniciá-los e perpetuá-los.[12,15–17]

Basófilos são células de tamanho médio com grânulos ácidos que se coram de azul.[15] Suas funções são pouco conhecidas, mas se sabe que seus grânulos contêm histamina e heparina, serotonina em algumas espécies, além de imunoglobulina E em sua membrana, assim como os mastócitos; no entanto, não há comprovação de que os basófilos e os mastócitos sejam as mesmas células.[12,15–17]

Os leucócitos *mononucleares* têm núcleo único, ainda que algumas vezes apresentem formas diversas. Os leucócitos mononucleares no sangue são classificados como linfócitos e monócitos. Essas células não são destituídas de grânulos, mas certamente têm menor número de grânulos citoplasmáticos que os granulócitos.[12]

Monócitos são grandes células com citoplasma cinza-claro. Podem apresentar pequenos grânulos basófilos discretos e vacúolos citoplasmáticos, quando ativados. O núcleo pode ter formas diversas, de círculo a gancho tridimensional.[17] É uma célula com funções inflamatórias, capazes de fagocitose, liberação de enzimas digestivas e quimiotaxia para manutenção do processo inflamatório e de reparo tecidual.[15,17] Sua interação com os linfócitos se dá pela apresentação de antígenos para o linfócito T, auxiliando a imunomodulação. Podem migrar da corrente sanguínea para os tecidos, onde são classificados como *macrófagos*. Os macrófagos estão presentes em outros tecidos, com nomes específicos como células de Kupfer nos capilares sinusoides hepáticos; células da glia no tecido nervoso; células dendríticas na pele e linfonodos; e osteoclastos no tecido ósseo. São responsáveis ainda pela retirada das hemácias velhas e alteradas da circulação (hemocaterese) e pela reciclagem do ferro no baço.[15,17] Enfim, é o sistema fagocítico mononuclear, anteriormente referido como sistema reticuloendotelial.

Os *linfócitos* sanguíneos são células pequenas de pouco citoplasma, variando de incolor a intensamente basofílico.[15,17] Seu núcleo ocupa quase toda a célula, tem forma redonda a oval, podendo mostrar pequeno hilo central.[17] São divididos em vários tipos, mas essa diferenciação não é possível em esfregaços sanguíneos rotineiros.[15,17] Para uma diferenciação mais específica, é necessário utilizar imuno-histoquímica seletiva. Genericamente, são divididos entre linfócitos B, responsáveis pela resposta humoral, e linfócitos T, que atuam na defesa celular. Cada grupo pode ser dividido em subgrupos, como os CD4 e CD8 (linfócitos T indutores e supressores, respectivamente). Há, ainda, os linfócitos nulos, como os "matadores naturais". Quando ativados, podem apresentar pequenos grânulos púrpura no citoplasma, intensificação de coloração basofílica citoplasmática e alteração da morfologia da membrana citoplasmática (Figuras 215.4 e 215.5).[15,17]

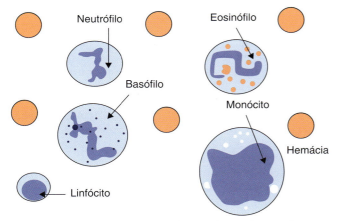

Figura 215.4 Desenho esquemático ilustrando os diferentes leucócitos, comparados com as hemácias. Tentou-se respeitar as equivalências de tamanho entre leucócitos e eritrócitos. Na rotina laboratorial, observam-se inúmeras variações quanto à forma e à coloração, mas basicamente as células se apresentam nesta relação.

causar maiores danos aos receptores. Assim, são necessários alguns procedimentos técnicos com o intuito de padronizar as técnicas de coleta, facilitando a rotina dos médicos-veterinários, assegurando a manutenção da saúde dos animais doadores e oferecendo um hemocomponente de máxima qualidade.

Sistemas de coleta

O sangue é um excelente meio de cultura, fornecendo subsídios para o crescimento de inúmeros microrganismos provenientes do meio externo. Aliado a isso, nas bolsas de sangue há soluções anticoagulantes e preservativas contendo mais nutrientes, como dextrose, fosfato e adenina. Portanto, a entrada de bactérias na bolsa pode acarretar a infusão de uma solução contaminada ou com toxinas bacterianas. Para a manutenção de um ambiente estéril, devem-se utilizar sistemas de coleta próprios para hemoterapia.

As formas de coleta mais estudadas e recomendadas são os sistemas fechados. Nesses sistemas, já avalizados pela Agência Nacional de Vigilância Sanitária (Anvisa), por meio de uma única punção venosa é possível colher o sangue e impedir a

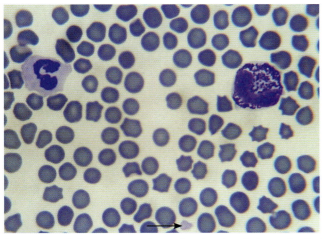

Figura 215.5 Esfregaço sanguíneo de cão. A célula nucleada à esquerda é um neutrófilo segmentado e a da direita é um basófilo. Células anucleadas e cinzentas são as hemácias. É possível observar uma plaqueta (seta). Pan-óptico rápido, ×100.

Plaquetas

Plaquetas são fragmentos citoplasmáticos dos megacariócitos da medula óssea. São pequenas estruturas arredondadas, podendo apresentar pequenos grânulos azurófilos e pseudópodes citoplasmáticos. São responsáveis pela primeira fase da hemostasia. Suas rápidas alteração citoplasmática e agregação promovem a formação do tampão plaquetário, responsável pela manutenção das hemácias dentro dos vasos no caso de lesão endotelial. Essa resposta rápida é capaz de impedir a perda de sangue para os tecidos e trabalha em conjunto com a formação do tampão hemostático.[12,18] Essa "parceria hemostática" é muito eficiente, pois enquanto o tampão hemostático (com a formação de fibrina) demora cerca de 4 minutos para ser formado (e é eficaz até a cicatrização), o tampão plaquetário leva segundos a 2 minutos para se formar, mas tem curta duração. Praticamente, enquanto a formação da fibrina não forma um tampão eficaz, as plaquetas controlam perdas sanguíneas (Figuras 215.6 e 215.7).

Doação de sangue

A doação de sangue deve ser um procedimento que, primeiramente, *não prejudique o doador*. A transfusão é indicada apenas para pacientes com risco de morte, portanto não se pode

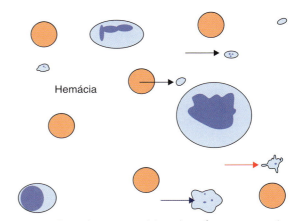

Figura 215.6 Desenho esquemático de esfregaço sanguíneo. As *setas pretas* representam as plaquetas. Normalmente, têm formato de pequenos discos, mas às vezes podem mostrar prolongamentos citoplasmáticos (*seta vermelha*), indicando um processo de ativação. Plaquetas jovens têm tamanhos maiores, podendo ser próximo ao tamanho de hemácias (*seta azul*). Podem também estar em agregados, o que pode alterar consideravelmente a contagem plaquetária final de um hemograma.

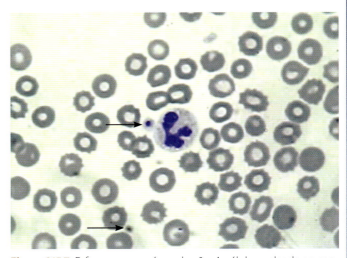

Figura 215.7 Esfregaço sanguíneo de cão. A célula nucleada ao centro é um monócito (observar vacúolos). As *setas* indicam plaquetas. Pan-óptico rápido, ×100.

entrada de ar e contaminantes externos, desde que sejam respeitados os procedimentos de limpeza e antissepsia do local de punção.[19] Essas são formas de coleta classificadas como sistemas fechados, com mínima possibilidade de entrada de microrganismos.

Nos EUA, a contaminação bacteriana é considerada a segunda causa de mortes humanas relacionadas com a transfusão de hemocomponentes, especialmente de concentrados de plaquetas.[20] As reações transfusionais relacionadas com a contaminação de sangue por agentes externos ganharam maiores estudos em medicina, uma vez que o diagnóstico de doenças transmitidas pela transfusão sanguínea é cada vez mais efetivo. O número de casos de transmissão de doenças virais caiu nos últimos 40 anos, mas a sepse relacionada com a transfusão permaneceu com os mesmos índices.[20,21] Há contaminação bacteriana em hemocomponentes em índices que variam de 0,04 a 2%, dependendo do tipo do componente. Isso pode ocorrer mesmo que sejam tomados todos os cuidados de assepsia no momento da coleta e com o uso de materiais descartáveis adequados.[21]

O momento de coleta de sangue é o principal ponto crítico para contaminação do sangue colhido. Bactérias da pele ou mesmo fragmentos cutâneos (que podem entrar, acidentalmente, na bolsa em razão do calibre da agulha de coleta) são citados como fontes de contaminação.[20,21] Eventualmente, as bactérias presentes na corrente sanguínea do doador podem ser a fonte de contaminação do sangue coletado. Bacteriemia assintomática do doador no momento da doação, ou infecções no período de incubação ou de convalescença, podem também ser a causa de uma contaminação.[21]

Os contaminantes mais encontrados nos concentrados plaquetários humanos são predominantemente as bactérias achadas na pele: bactérias gram-positivas, principalmente *Staphylococcus* sp. e *Propionibacterium* sp. Além dessas, citam-se *Serratia marcescens* e *Streptococcus* sp., e um número variado de bacilos gram-negativos, como *Yersinia enterocolitica* e *Pseudomonas fluorescens*. Estas últimas podem proliferar em temperaturas de refrigeração (2 a 6°C), sendo contaminantes importantes de concentrados de hemácias contaminados.[20,21]

Por essas razões é possível verificar que as técnicas de coleta do sangue devem ser rigidamente observadas e cumpridas. O Quadro 215.1 traz sugestões para diminuir os riscos de contaminação bacteriana dos hemocomponentes, adaptadas de estudos humanos para a rotina veterinária.[20]

Coleta em cães e gatos

Os procedimentos de coleta devem seguir etapas padronizadas a fim de assegurar a viabilidade dos hemocomponentes, manter a esterilidade do produto e evitar quaisquer riscos à saúde do doador. Após a seleção do doador, deve-se escolher a bolsa onde o sangue será colhido e passar aos procedimentos de processamento.

Bolsas

As bolsas plásticas utilizadas para coleta de sangue, especialmente em caninos, são as mesmas bolsas usadas em hemoterapia humana e devem seguir as normas definidas pela Anvisa.[24] São feitas de policloreto de vinila (PVC) plastificado com o di (2-etil-hexil) ftalato (DEHP), trioctiltrimelitato (TOTM). Devem ser estéreis e apirogênicas.[24] Devem ser estáveis biológica, química e fisicamente em relação ao seu conteúdo durante o período de validade e não devem permitir a entrada de microrganismos. Não devem liberar qualquer substância acima dos limites especificados para a solução anticoagulante e/ou preservadora, sangue ou componentes, quer por interação química quer por dissolução física.[24]

O volume de anticoagulante nas bolsas (63 mℓ) é suficiente para a coleta de um volume sanguíneo que varia de 300 a 550 mℓ. Portanto, ao avaliar o volume final da bolsa, deve-se certificar de que foi coletado o volume de sangue descrito, descontando o volume de anticoagulante. Caso o volume sanguíneo coletado seja menor que 300 mℓ, haverá grande concentração de citrato de sódio, que poderá ser nocivo para o receptor. O citrato de sódio é um quelante de cálcio, portanto, seu excesso na circulação sanguínea poderá causar hipocalcemia (considerada uma reação transfusional aguda não hemolítica). O citrato é metabolizado pelo fígado e excretado pelo rim, portanto em animais nefropatas e/ou hepatopatas sua biotransformação e excreção será retardada. Nesses pacientes, devem-se evitar bolsas com valores mínimos de coleta.

Para felinos, há restrição de bolsas que podem ser utilizadas na rotina. No Brasil, existem tentativas de padronizar bolsa, solução e agulha para gatos, entretanto ainda estão em pesquisa. A bolsa humana possui um volume de anticoagulante excessivo para o volume de sangue que pode ser coletado de felinos, mesmo de animais gigantes, como nas raças Maine Coon e Ragdoll. Para felinos, em território brasileiro, pode-se utilizar um sistema aberto com coleta em seringa, mas nesse caso o sangue não poderá ser mantido por mais de 24 horas em refrigeração. A heparina é um anticoagulante que pode ser empregado, mas o ideal é usar a solução de bolsas comerciais (1 mℓ de solução de adenina, glicose, fosfato e citrato [CPDA] para cada 10 mℓ de sangue colhido). O uso de seringas impede o fracionamento sanguíneo e também dificulta sua infusão. Podem-se utilizar bombas de infusão ou acondicioná-lo em bolsas-satélites sanguíneas.

Coleta

O sangue deve ser colhido por venopunção (flebotomia) única e acondicionado em bolsas próprias para hemoterapia. Em cães e gatos, a veia preferencial para o acesso venoso é a jugular (Figura 215.8).[25] Entretanto, podem-se utilizar veias como cefálica ou femoral em cães de porte gigante, como nas raças Dogue Alemão, São-bernardo e Mastiff. Felinos pesando mais de 4 kg, e que não sejam obesos, permitem coleta por flebotomia de veia femoral, mas não de cefálica (Figura 215.9). Entretanto a coleta em veia femoral é lenta e resulta frequentemente em coágulos, então a jugular é a principal opção em gatos.

Quanto ao posicionamento dos doadores, o decúbito lateral permite boa contenção e ótima localização para o responsável pela coleta. Cães e gatos normalmente ficam confortáveis nessa posição, permitindo uma coleta tranquila.

Uma dica, que para quem trabalha com coletas já faz parte da rotina, é carinho! Manter um auxiliar de contenção com uma das mãos distraindo o doador com carinhos fará o cão relaxar e permitir a coleta (barriga e virilha são locais onde o afago fará mais efeito calmante, sem prejudicar a coleta por movimentações do doador). Outra dica é manter o proprietário ou tratador próximo, em local onde o animal o possa ver. A manutenção de conversa paralela também distrairá o doador e evitará que ele se assuste com barulhos agudos, como os alarmes dos homogeneizadores automáticos, ou outros sons.

Contudo, há situações em que o doador não ficará confortável em decúbito lateral. Animais muito agitados ou em dias muito quentes preferirão se manter em pé e ofegantes. Uma possibilidade para essa situação é coletar o sangue com o animal sentado, mantendo sua boca aberta para facilitar a respiração. Essa é uma posição válida para algumas raças, como American Staffordshire Terrier e American Pit Bull Terrier. Entretanto, é preciso que em qualquer posição o animal esteja dócil (Figura 215.10).

Focinheiras podem ser utilizadas para a segurança da equipe de trabalho. Em nenhuma hipótese se deve proceder a uma

QUADRO 215.1	Procedimentos para redução de contaminação bacteriana em hemocomponentes e de reações sépticas relacionadas com a transfusão.	
A	**Redução do risco de contaminação dos hemocomponentes**	
1	Exame clínico cuidadoso do doador	Elevações de temperatura, aumentos de linfonodos e sinais inespecíficos de infecções devem ser cuidadosamente avaliados. A anamnese detalhada pelos proprietários dos doadores deve ser avaliada para possibilidade de não coletar a bolsa de sangue ou descartá-la
2	Desinfecção cuidadosa do local de punção	Deve-se iniciar com tricotomia da área, seguida de limpeza com detergentes antissépticos (clorexidina a 2% é uma boa opção, principalmente por não tingir pele e pelos dos doadores), e finalizar com álcool 70%
3	Remoção da primeira alíquota de sangue coletado	Esta técnica apenas é possível utilizando-se sistemas coletores adaptados com "minibolsas". Despreza-se o sangue que possa conter fragmentos de pele e mantém-se o sistema fechado. Essas bolsas têm preço maior comparativamente às bolsas comuns, mas não inviabilizam o uso em medicina veterinária
B	**Técnicas de processamento e armazenamento sanguíneos**	
1	Manutenção do sistema fechado	Para poder dividir os diferentes produtos sanguíneos é necessário separar os tubos de coleta e transferência (caninhos, macarrões e *strips* são alguns dos nomes dados aos tubos). Não se deve dar nós (ainda que duplos) e cortar entre eles, pois há contato do meio externo com o interno. O uso de seladoras (grampos térmicos) é preconizado pela Anvisa[19]
2	Controle do tempo de estocagem	Cada hemocomponente apresenta tempo ideal de estocagem, não devendo ser excedido
3	Controle da temperatura de armazenamento	Cada hemocomponente tem temperatura ideal para estocagem, a fim de manter a viabilidade dos seus constituintes e diminuir o risco de crescimento de microrganismos
4	Redução de leucócitos	A redução de leucócitos pode ser feita de várias maneiras, entretanto a mais eficiente é por coleta com bolsas adaptadas com filtro de leucócitos. O ideal é que haja redução de 99,99% dos leucócitos[21]
C	**Redução da exposição do receptor ao sangue do doador**	
1	Avaliação cuidadosa da indicação de transfusão de sangue	A transfusão deve ser encarada como um dos últimos recursos terapêuticos para o paciente
2	Redução do "gatilho" transfusional para a reposição de hemácias e plaquetas	Este passo vem ao encontro do anterior. Sabe-se que a redução moderada do volume globular (hematócrito) melhora o transporte de oxigênio para os tecidos.[22,23] E que mesmo com número reduzido de plaquetas, se não houver sintomas ou necessidade de cirurgia, a transfusão de plaquetas não é indicada
3	Aumento do uso de aférese e produtos derivados de sangue	Aférese é uma técnica capaz de selecionar com exatidão os componentes sanguíneos necessários (plaquetas, leucócitos, hemácias, plasma, entre outros componentes). Ainda não faz parte da rotina veterinária brasileira, mas com o crescimento da técnica em humanos, certamente haverá disponibilidade para animais. Entretanto, as técnicas de confecção de hemoderivados (produtos sanguíneos provenientes de processamento químico e físico do sangue)[19] reduzem a incidência de transmissão de doenças e permitem o uso restrito de constituintes sanguíneos, como fatores de coagulação específicos e albumina
D	**Detecção de contaminação bacteriana pré-transfusional**	
1	Inspeção visual dos hemocomponentes antes de sua infusão	Contaminação pode provocar mudanças na cor dos hemocomponentes. Quaisquer alterações de cor, presença de floculações ou coágulos são motivos para descarte dos produtos e pesquisa das causas
2	Pesquisa direta de bactérias	A cultura do sangue do doador pode indicar bacteriemias não detectadas durante o exame clínico. Caso a cultura seja positiva, haverá tempo hábil para descartar a bolsa armazenada (que deve ser mantida à parte enquanto os exames de triagem não ficam prontos). Além disso, culturas das bolsas devem ser realizadas para avaliação constante da rotina. Cerca de 10% das bolsas coletadas devem ser descartadas e examinadas quanto à contaminação, para controle de qualidade dos grandes centros de hemoterapia
3	Pesquisa de toxinas bacterianas	Por meio de testes laboratoriais podem-se analisar possíveis toxinas bacterianas, assim como material genético e produção de gás carbônico (ou consumo de oxigênio)
E	**Metodologia própria para redução de patógenos**	

Cada local terá dificuldades próprias e deverá criar suas metodologias para redução de contaminação. Para isso deverá ser implantado um sistema de controle de qualidade para pesquisas epidemiológicas de possíveis pontos críticos de contaminações e de quaisquer outros percalços.
Anvisa: Agência Nacional de Vigilância Sanitária.

coleta de sangue em animais irascíveis, mesmo com focinheira, pois isso pode causar danos graves ao doador.

A coleta de sangue deve ser um procedimento tranquilo para o doador, para o proprietário (até mesmo para que ele permita coletas sequentes de seus animais), e principalmente para o médico-veterinário que é responsável pela coleta e por sua equipe.

A coleta de sangue em gatos é um procedimento com peculiaridades relacionadas com o temperamento felino. Manter um gato imóvel durante esse período é algo difícil, portanto o uso de fármacos tranquilizantes ou sedativos muitas vezes é recomendado ou necessário. Dentre os protocolos, pode-se utilizar o butorfanol (0,1 a 0,2 mg/kg) ou a associação de quetamina (2 a 4 mg/kg) e diazepam (0,1 a 0,2 mg/kg), por via intramuscular. Devem-se evitar sedativos hipotensores, como acepromazina, sendo este também contraindicado por apresentar efeitos que resultam em redução de volume globular (VG) transitória, mas que pode resultar em uma bolsa de sangue total com VG reduzido.

Volume e frequência de doação

O volume que pode ser coletado de cães é de 13 a 20 mℓ por kg de peso vivo, podendo a coleta ser realizada a cada 21 dias. Gatos podem doar 10 a 15 mℓ de sangue por kg, a cada 21 dias, não devendo ultrapassar 60 mℓ, excetuando-se os gatos com mais de 8 kg. Caso o programa de doação faça com que os animais doem sangue a cada 21 dias, serão necessárias rações de alta qualidade (rações Premium ou Super Premium) e suplementação com ferro, especialmente para gatos.[25,26]

Se algum doador apresentar decréscimo do volume globular ou queda da concentração de proteínas plasmáticas, deverá

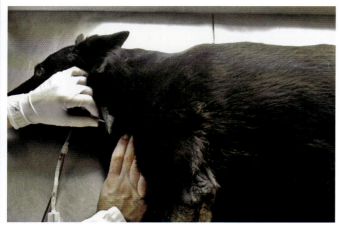

Figura 215.8 Coleta de sangue, em canino sem raça definida, por flebotomia em jugular. Cães pesando mais de 65 kg permitem coletas pela veia cefálica (Dogue Alemão, Terra-nova e São-bernardo). Qualquer vaso que tenha sido escolhido deverá permitir que a coleta sanguínea termine em, no máximo, 15 minutos. Caso o tempo ultrapasse essa marca, as plaquetas perderão efetividade e aumentarão as chances de formação de coágulos nos conectores das bolsas.

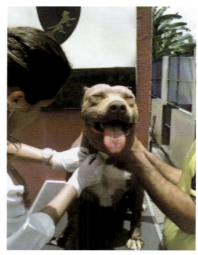

Figura 215.10 Coleta em jugular de animal mantido sentado (cão da raça American Staffordshire Terrier).

ser afastado e avaliado quanto às causas. Poderá retornar assim que os exames laboratoriais voltarem aos valores basais médios para a espécie.

Anticoagulantes e soluções preservantes

O sangue colhido deve manter a função de seus constituintes. Desse modo, as soluções presentes na bolsa devem ter ação anticoagulante e preservante.[26,27]

O anticoagulante de escolha para medicina transfusional é o citrato de sódio (0,9 M na proporção de uma parte de anticoagulante para sete partes de sangue coletado).[25,26] A heparina causa agregação plaquetária e não é recomendada para a rotina de hemoterapia.[26] Entretanto, em razão de baixa oferta de produtos para a medicina felina, que necessita de bolsas de coleta de volume muito reduzido, ela pode ser utilizada. A concentração adequada de heparina é de 625 U para cada 50 mℓ de sangue.[25,26] A coleta em seringas com heparina é considerada um sistema aberto, por isso o sangue deverá ser infundido imediatamente e não poderá ser armazenado por mais de 24 horas, em refrigeração.[27]

Várias são as soluções empregadas em bolsas de coleta. Cada solução tem características que resultarão em diferentes tempos de estocagem e de processamento (Quadro 215.2).

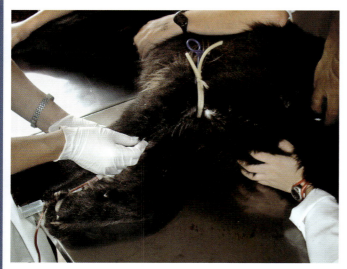

Figura 215.9 Coleta em membro torácico esquerdo (veia cefálica) em cão da raça Terra-Nova.

QUADRO 215.2 Soluções anticoagulantes e preservadoras e suas principais características.

Soluções	Composição	Armazenamento	Observações
Solução de glicose e citrato (ACD)	Glicose monoidratada; citrato de sódio; ácido cítrico anidro	Concentrado de hemácias: 21 dias Sangue total: 21 dias	–
Solução de glicose, fosfato e citrato (CPD)	Fosfato diácido de sódio monoidratado; glicose monoidratada; citrato de sódio di-hidratado; sódio; ácido cítrico anidro	Concentrado de hemácias: 21 dias Sangue total: 21 dias	–
Solução de adenina, glicose, fosfato e citrato (CPDA)	Fosfato diácido de sódio monoidratado; glicose monoidratada; sódio; adenina; ácido cítrico anidro	Concentrado de hemácias: 21 dias Sangue total: 28 dias	Solução preservadora mais utilizada na rotina hemoterápica em humanos e animais
Solução CPD/SAG – manitol; solução 1 e solução 2	Glicose monoidratada; manitol; adenina; cloreto de sódio	Concentrado de hemácias: 41 dias Sangue total: 41 dias[1]	As soluções 1 e 2 diferem quanto à concentração dos componentes
Heparina	Heparina	Sangue total: 24 h	Causa agregação plaquetária. Por ser coletado em sistema aberto e não ter solução preservadora, tem apenas 24 h de viabilidade

ACD: *acid citrate dextrose solution*; CPD: *citrate phosphate dextrose solution*; CPDA: *citrate phosphate dextrose adenine solution*; CPD/SAG: *citrate phosphate dextrose/saline, adenine, glucose solution*.

Processamento do sangue

Como dito anteriormente, o sangue é um excelente meio de cultura. Portanto, as regras de manutenção do sistema de forma fechada são essenciais e devem ser seguidas durante o processamento.

Hemocomponentes

O sangue total colhido em bolsa simples (sem nenhuma bolsa-satélite) permite apenas um produto sanguíneo, o sangue total. Ao utilizar bolsas compostas (duplas, triplas ou quádruplas) existe a possibilidade de produzir hemocomponentes. As duplas permitem a separação em concentrado de hemácias e plasma. As triplas e quádruplas permitem a produção de concentrado de plaquetas e/ou crioprecipitado (Figura 215.11).

Hemocomponentes eritrocitários

O sangue total (ST) pode ser classificado como fresco ou estocado de acordo com o tempo entre coleta e transfusão. O sangue total fresco (STF) tem até 24 horas de coleta e deve ser mantido sob temperaturas entre 2 e 8°C.[27] Todos os seus componentes sanguíneos são viáveis, exceto as plaquetas. As plaquetas estarão viáveis no ST apenas se ele for infundido em até 6 horas sem refrigeração.

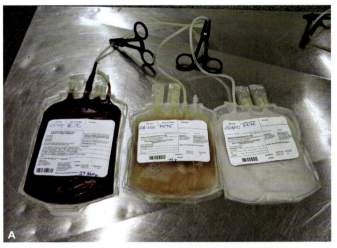

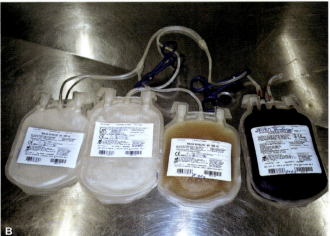

Figura 215.11 Bolsas centrifugadas e separadas em concentrado de hemácias e plasma fresco. **A.** Bolsa tripla que tem uma bolsa extra (satélite) para preparação de concentrado de plaquetas. **B.** Esta tem duas bolsas-satélite para produção de concentrado de plaquetas e crioprecipitado.

Sangue total estocado (STE) é aquele colhido e mantido armazenado em geladeira entre 24 horas e 21 a 42 dias (de acordo com a solução preservadora da bolsa). São viáveis as hemácias e albumina (Figura 215.12).

Concentrado de hemácias[19,27,28]

Concentrado de hemácias (CH) são os eritrócitos que permanecem na bolsa depois que esta é centrifugada e o plasma é extraído para uma bolsa-satélite. O CH é obtido por centrifugação de uma bolsa de sangue total sob 3.000 g (gravidade) por 7 minutos e remoção da maior parte do plasma. Seu volume varia entre 220 e 280 mℓ. Os eritrócitos podem ser separados do plasma em qualquer momento antes da data de expiração do sangue.

A fórmula para conversão de rotações por minuto (rpm) em força centrífuga relativa (medida em g) é:[27]

$$g = 28,8 \times \text{o raio do motor da centrífuga em polegadas} \times (\text{rpm}/1.000)^2$$

Cada centímetro equivale a 0,3937 polegada.

O CH deve ter volume globular (hematócrito) entre 65 e 80%, nas bolsas cuja solução preservativa seja o CPDA-1. Nas bolsas com solução aditiva, o hematócrito pode variar de 50 a 70%. Todos os componentes eritrocitários devem ser armazenados à temperatura de 4 ± 2°C, à exceção das hemácias congeladas, que necessitam de manipulação especial.

Ele também pode ser classificado, quanto ao tempo de estocagem, como fresco ou estocado. Com o tempo na geladeira haverá um processo contínuo de deterioração da membrana plasmática eritrocitária, hemólise, acúmulo de amônia e decréscimo de 2,3-difosfoglicerato (2,3-DPG). Essas alterações cursarão com necessidade de metabolização dos produtos pelo receptor e farão com que as hemácias infundidas não iniciem o processo de transporte de oxigênio imediatamente (Figura 215.13).

O CH pode ser desleucocitado com a utilização de filtros para leucócitos ou desplasmatizado pela técnica de lavagem com solução salina fisiológica, preferencialmente em sistema fechado.

Concentrado de hemácias lavadas

Concentrado de hemácias que se obtém depois de lavagens com solução isotônica de cloreto de sódio, com a finalidade de eliminar a maior quantidade possível de plasma.[19,28,29]

As hemácias lavadas podem ser utilizadas em pacientes com reações transfusionais alérgicas repetidas. Ao se retirar o plasma, retira-se também o maior agente alérgico, que são as proteínas.[29]

Deve ser produzido a partir de lavagens sequenciais com solução fisiológica. Acrescentam-se cerca de 150 a 200 mℓ de solução fisiológica no concentrado de hemácias, sendo a bolsa centrifugada (3.000 g por 5 minutos) a seguir. Retira-se o sobrenadante. Essa operação deve ser repetida três vezes. Ao final, mantém-se o CH com um volume pequeno de solução fisiológica. Todo o procedimento deve ser realizado em capela de fluxo laminar e no ambiente mais estéril possível. Pelo fato de o sistema ter sido aberto, as hemácias lavadas têm apenas 24 horas de validade.

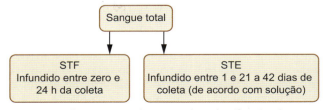

Figura 215.12 Diagrama explicativo sobre classificação do sangue total em sangue total fresco (STF) e sangue total estocado (STE).

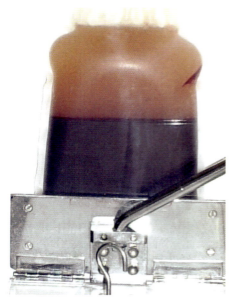

Figura 215.13 Bolsa recém-centrifugada e depositada em extrator. É possível observar a formação de duas fases distintas: uma vermelha, no fundo (concentrado de hemácias) e outra, sobrenadante, alaranjada (plasma fresco).

Concentrado de hemácias pobres em leucócitos[19]

Quando está destinado à prevenção de reações transfusionais febris não hemolíticas, deve ser preparado por um método que reduza o número de leucócitos no componente final a menos de 5×10^8.

Sua validade é 24 horas quando preparado em sistema aberto. Preparado em sistema fechado, mantém a validade original do componente.

Concentrado de hemácias desleucocitado ou leucorreduzido

Indicado para prevenção de complicações relacionadas com a transfusão de hemocomponentes alogênicos devido à exposição do receptor aos leucócitos do doador.[19] É o concentrado de hemácias do qual foram retirados mais de 99,9% dos leucócitos originalmente presentes nos componentes.[19,28] A remoção é feita com filtros de leucócitos. Um concentrado de hemácias desleucocitado deve conter menos de 5×10^6 leucócitos por componente.

Sua validade é de 24 horas quando preparado em sistema aberto. Preparado em sistema fechado mantém a validade original do componente.

Essa é uma técnica ainda pouco utilizada em medicina veterinária pelo alto custo das bolsas, mas com grandes possibilidades de pesquisas e futuro uso na rotina.

Concentrado de hemácias congeladas[19]

Essa técnica é válida para estoque de tipos sanguíneos raros, mas não é rotineira em medicina veterinária.

São concentrados de hemácias conservadas em temperaturas iguais ou inferiores a 65°C negativos, com um agente crioprotetor (glicerol ou amido hidroxilado). Se o agente crioprotetor for o glicerol, ele deve ser removido por meio de lavagem, depois que as hemácias forem descongeladas.

A validade dos concentrados de hemácias congeladas é de 10 anos, a contar da data da doação do sangue. O método de preparação deve assegurar a remoção adequada do glicerol, um nível de hemoglobina livre na solução sobrenadante inferior a 0,2 g/dℓ e a recuperação de, pelo menos, 80% dos glóbulos vermelhos originalmente presentes na unidade.

As hemácias podem ser congeladas em até 15 dias (recomendável em até 6 dias) depois da coleta do sangue, exceto quando forem rejuvenescidas.

No momento de preparar o componente final destinado à transfusão, os conectores das bolsas devem ser preenchidos com uma alíquota do componente, de maneira que haja hemácias disponíveis para subsequentes provas de compatibilidade.

A bolsa de concentrado de hemácias, para inclusão do glicerol, deve ser aberta sob fluxo laminar e ser depositada no congelador até no máximo 4 horas após a abertura do circuito.

Quando os componentes forem descongelados, devem ser transfundidos em no máximo 4 horas, se ficarem armazenados a 22 ± 2°C, ou em 24 horas, se ficarem armazenados a 4 ± 2°C.

Hemácias rejuvenescidas[19]

São as hemácias tratadas por um método que restabeleça os níveis normais de 2,3-DPG e trifosfato de adenosina (ATP). As hemácias podem ser rejuvenescidas até 3 dias após o seu vencimento, desde que tenham sido mantidas a 4 ± 2°C. Depois de rejuvenescidos, os glóbulos vermelhos podem ser lavados e transfundidos dentro das 24 horas. Os rótulos devem indicar o uso de soluções de rejuvenescimento (Quadro 215.3).

Hemocomponentes plasmáticos

O plasma fresco que foi retirado da primeira centrifugação do sangue total pode ser fracionado de acordo com seus componentes. Dele podem-se obter plasma fresco congelado, plasma rico em plaquetas e crioprecipitado (Figura 215.14).

Essas possibilidades de processamento estão padronizadas para cães,[5] mas para gatos apenas o processamento em CH e plasma fresco congelado (PFC) está disponível.

Plasma fresco congelado e plasma comum

O plasma fresco congelado (PFC) consiste na porção acelular do sangue obtida por centrifugação a partir de uma unidade de sangue total e transferência em circuito fechado para uma bolsa-satélite.[19,28] É obtido após a centrifugação (5.000 g por 5 minutos) do sangue total. Caso a intenção seja produzir plasma rico em plaquetas ou concentrado de plaquetas, a centrifugação deve ser leve (3.000 g por 5 minutos).

O PFC é uma solução aquosa de proteínas, carboidratos e lipídios. É completamente congelado até 8 horas (se colhido com CPDA-1, CPD, ou CP2D; 6 horas, se colhido em bolsas com ACD); após a coleta é mantido, no mínimo, a 20°C negativos, sendo, porém, recomendada a temperatura igual ou inferior a 30°C negativos.[19,22,28] Sua validade entre –30°C e –20°C é de 12 meses. Se congelado a temperaturas inferiores a 30°C negativos sua validade é de 24 meses.[19]

O congelamento permite a preservação dos fatores da coagulação, fibrinólise e complemento, além de albumina, imunoglobulinas, outras proteínas e sais minerais, e mantém constantes suas propriedades.[25,28] O componente assim obtido contém ≥ 70 UI de fator VIII/100 mℓ e, pelo menos, quantidades semelhantes dos outros fatores lábeis e inibidores naturais da coagulação.[28]

Quando se utilizar a técnica de congelamento em banho de imersão em álcool, a bolsa plástica de plasma deve ser protegida de alteração química, derrames e contaminação.

O PFC é um hemocomponente muito versátil em medicina transfusional. Primeiro, por ser obtido por meio de única centrifugação; segundo, por conter todos os componentes plasmáticos viáveis; e terceiro, por permitir seu fracionamento utilizando bolsas de coleta múltiplas. O plasma comum (PC) é aquele cujo congelamento se deu há mais de 8 horas da coleta do sangue total que lhe deu origem ou após o período de validade do PFC.

QUADRO 215.3 Hemocomponentes eritrocitários, composição e indicações.

Hemocomponente (validade)	Composição	Indicações
Sangue total fresco: 24 h, 4 ± 2°C	Hemácias, fatores de coagulação lábeis e estáveis, plaquetas (infundido em até 6 h sem refrigeração) e albumina	Anemia aguda (perda de mais de 50% do volume circulante), reposição de fatores de coagulação, albumina. Se o sangue for refrigerado não é indicado para repor plaquetas
Sangue total estocado: 24 h, 4 ± 2°C; 21 a 42 dias dependendo da solução preservadora da bolsa	Hemácias e albumina	Anemia e albuminemia
Concentrado de hemácias: 21 dias, 4 ± 2°C	Hemácias	Hemocomponente de escolha para tratamento de anemias
Concentrado de hemácias congeladas: 10 anos, abaixo de −80°C	Hemácias	Anemia. Sua vantagem é a manutenção de tipos sanguíneos raros por longos períodos. Necessita de bolsa com solução preservante com crioprotetor. Uso raro em hemoterapia humana
Concentrado de hemácias lavadas: 24 h, 4 ± 2°C	Hemácias das quais todo o plasma do doador foi retirado por lavagem seriada	Indicado para animais com reações alérgicas recorrentes e que não respondem adequadamente ao tratamento medicamentoso
Concentrado de hemácias pobres em leucócitos ou desleucocitado: 28 dias, 4 ± 2°C	Hemácias com redução de 99,99% dos leucócitos	Histórico prévio de reações febris não hemolíticas, síndromes de imunodeficiências congênitas, transplante de medula óssea, anemia aplásica, leucemia mieloide aguda, doenças onco-hematológicas graves até esclarecimento diagnóstico
Hemácias rejuvenescidas: 42 dias, 4 ± 2°C	Hemácias acrescidas de soluções repositoras de 2,3-DPG e ATP	Na ausência de bolsas estocadas, pode-se recorrer ao rejuvenescimento para tratamento de anemias

2,3-DPG: 2,3-difosfoglicerato; ATP: trifosfato de adenosina.

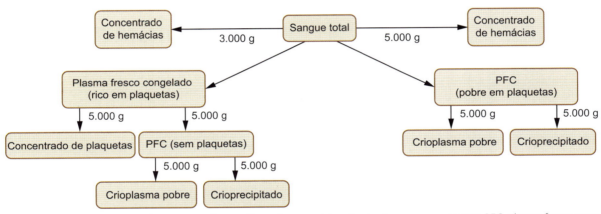

Figura 215.14 Esquema representando as etapas de centrifugação para obtenção dos hemocomponentes. PFC: plasma fresco congelado.

Essa diferença de classificação se dá conforme a perda da viabilidade dos fatores de coagulação na bolsa. Os fatores lábeis, especialmente o fator V, começa a perder a efetividade após 8 horas de coleta em temperatura ambiente ou 24 horas em refrigeração.[25] O PFC tem todos os fatores de coagulação (lábeis, estáveis e de von Willebrand). O PC tem apenas os fatores estáveis, mas ainda assim é muito útil para o tratamento de várias coagulopatias adquiridas, como envenenamento por cumarínicos e deficiências de fator VII.[30] Ambos são eficientes na reposição de albumina.

O plasma comum deve ser armazenado sob temperatura igual ou inferior a −20°C, e tem validade de 5 anos da data de coleta, a não ser que tenha resultado de plasma fresco congelado cuja validade tenha expirado, quando passará a ter a validade máxima de 4 anos.

Plasma rico em plaquetas e concentrado de plaquetas

Esses são os principais hemocomponentes indicados ao tratamento de plaquetopenias em pacientes com manifestações clínicas ou que necessitem de intervenção cirúrgica.

A transfusão de plaquetas é definida como administração de hemocomponentes ricos em plaquetas, sendo indicada ao tratamento das hemorragias por trombocitopenias ou trombocitopatias.[5]

Para obtenção de plasma rico em plaquetas (PRP) ou concentrado de plaquetas (CP) são necessários alguns cuidados para manutenção da viabilidade plaquetária. Inicialmente, o ST não pode ser refrigerado, devendo ser armazenado ao abrigo da luz do sol e em recipiente isotérmico que o mantenha entre 22 e 26°C. O mesmo deve ser feito na centrífuga, a qual não se manterá refrigerada durante o processamento. Outro cuidado importante é o tempo de coleta, que não poderá exceder 15 minutos contados a partir da venopunção até a retirada da agulha da veia escolhida.[5,19] O armazenamento precisa de movimentação constante em homogeneizadores de plaquetas, para evitar a formação de agregados plaquetários e inativação, sempre respeitando a variação de temperatura entre 22 e 26°C.[5,19] Isso implica necessidade de ambientação climática da sala de armazenamento.

Outro ponto fundamental para evitar riscos de sepse no receptor é o prazo de validade desses hemocomponentes. Por permanecerem em temperatura ambiente, têm validade de apenas 5 dias. Eles devem ser avaliados diariamente quanto à formação de grumos, alteração de transparência e turbilhonamento (*swirling*) das plaquetas. Qualquer sinal de alteração de turbidez, formação de grumos ou perda de turbilhonamento implica descarte imediato do produto.

O plasma rico em plaquetas (PRP) é produzido por centrifugação do ST sob 3.000 g por 5 minutos em temperatura que varie de 22 a 26°C e remoção da maior parte do plasma.[27] Seu volume varia entre 180 e 250 mℓ. Tem validade de 3 a 5 dias.

O PRP é um hemocomponente que, além das plaquetas, possui fatores de coagulação, albumina e imunoglobulinas. Entretanto, esses elementos perdem sua eficácia com o passar das horas. É uma boa opção para pacientes que necessitem de plaquetas, fatores de coagulação e albumina, mas deve ser utilizado em até 8 horas pós-coleta. Caso não seja possível, devem-se produzir o PFC e o CP, a fim de manter em estoque hemocomponentes diversos.

O concentrado de plaquetas é uma suspensão de plaquetas em plasma, preparado mediante dupla centrifugação de uma unidade de sangue total. Pode também ser obtido por aférese.[19]

O CP é produzido por centrifugação do PRP por 15 minutos em rotação de 5.000 g. O plasma deve ser retirado, podendo ser armazenado como PFC. As plaquetas devem estar suspensas em volume suficiente de plasma (50 a 70 mℓ), de maneira que o pH seja maior ou igual a 6,2 no último dia de validade do produto.[8] Deve ser mantido em agitação constante, com temperatura controlada variando entre 22 e 24°C; tem validade de 3 a 5 dias[19] (Figura 215.15).

O CP obtido do sangue total deve conter, no mínimo, $5,5 \times 10^{10}$ plaquetas por bolsa. O CP obtido por aférese deve conter, no mínimo, 3×10^{11} plaquetas.

O CP tem apenas as plaquetas viáveis, sendo indicado somente ao tratamento de plaquetopenias ou plaquetopatias. A grande vantagem do CP em relação ao PRP e ao sangue total fresco é o volume. Por apresentar pequeno volume é indicado ao tratamento de animais de pequeno porte. Sua dose é de uma unidade de CP por 10 kg.[5] O mesmo vale para o PRP. Portanto, observa-se uma diferença enorme entre um volume de 70 mℓ e um volume de 200 mℓ. Cães com mais de 10 kg necessitam de mais de uma unidade de CP ou PRP.

Crioprecipitado e crioplasma pobre

Criprecipitado é um hemocomponente rico em fatores de coagulação, especialmente fibrinogênio, fator V, fator VIII e fator de von Willebrand. É a fração de plasma insolúvel em frio, obtida do plasma fresco congelado.

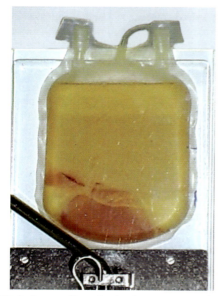

Figura 215.15 Após centrifugação de plasma rico em plaquetas (PRP) haverá precipitação das plaquetas no fundo da bolsa, formando um fundo de coloração branca a avermelhada.

Para a preparação do crioprecipitado, o plasma fresco congelado deve ser descongelado a 4 ± 2°C. Imediatamente depois de completado o descongelamento, o plasma deve ser centrifugado (5.000 g por 20 minutos) à temperatura de 4 ± 2°C e separado do material insolúvel em frio (crioprecipitado), em circuito fechado.[19] Deve ser mantido com 15 a 20 mℓ de plasma, sendo esse seu volume final.

O processo de descongelamento leva entre 6 e 8 horas. Nesse tempo haverá o descongelamento da maior parte do PFC, mas existirá formação de cristais de gelo, um material esbranquiçado ao fundo.

O crioprecipitado resultante deve ser recongelado em até 1 hora após a sua obtenção e mantido em temperaturas abaixo de –20°C. O produto final deve conter, no mínimo, 70 unidades internacionais de fator VIII e 140 mg/dℓ de fibrinogênio em todas as unidades analisadas, por bolsa, em, pelo menos, 75% das unidades avaliadas.[19]

Se mantido entre –30 e –20°C terá validade de 1 ano; se mantido abaixo de –30°C, validade de 2 anos a partir da data de doação.[19] A data de validade será sempre a partir da data de coleta e não da data de processamento.

O plasma sobrenadante será retirado para uma bolsa-satélite e classificado como crioplasma pobre, tendo albumina e imunoglobulinas em sua composição. A validade do crioplasma pobre é de 5 anos pós-coleta (Quadro 215.4).[19]

GRUPOS SANGUÍNEOS EM CÃES

A membrana da hemácia está recoberta de diversos determinantes antigênicos (antígenos); a maior parte dos antígenos é um componente integral da membrana composto de glicossacarídeos complexos associados a lipídios ou proteínas, sendo denominados "*glicolipídios*" e "*glicoproteínas*". Alguns antígenos eritrocitários aparecem nas hemácias de todos os membros de uma espécie animal; outros são segregados geneticamente, portanto nem sempre estão presentes em todos os membros de uma determinada espécie. Os grupos sanguíneos de cães foram descritos pela primeira vez por Swisher e Young, Holmes e Eyquem, no fim da década de 1950.

Existem duas classificações para a caracterização dos tipos sanguíneos caninos: a japonesa e a americana (*DEA*). De acordo com a classificação americana, os cães têm no mínimo 12 grupos sanguíneos, e sua nomenclatura sofreu modificações ao longo dos anos. Inicialmente, os grupos sanguíneos eram descritos por letras do alfabeto (A, B, C, D, E, F, G), mas atualmente se passou a designá-los como *DEA* (*dog erythrocyte antigen*), seguido do número correspondente REF.[31-33] São sete os grupos caninos padronizados internacionalmente (*DEA* 1, *DEA* 3, *DEA* 4, *DEA* 5, *DEA* 6, *DEA* 7 e *DEA* 8), no entanto há disponibilidade de antissoros para cinco deles (*DEA* 1, *DEA* 3, *DEA* 4, *DEA* 5 e *DEA* 7). O sistema de classificação proposto pelos pesquisadores japoneses classifica os grupos sanguíneos dos cães em 16 tipos: D1, D2, A, B, C, E, F, G, H, I, L, M, 2a, 43, 44 e 180a. Contudo, esse sistema não é reconhecido pelo Comitê Internacional de Imunogenética Canina, sendo o sistema *DEA* o único internacionalmente reconhecido. Além disso, não ficou comprovado que os tipos sanguíneos da classificação japonesa correspondam aos tipos sanguíneos da classificação *DEA*. A detecção e a descrição dos grupos *DEA* baseiam-se nos ensaios sorológicos por meio de anticorpos monoclonais ou policlonais. As características bioquímicas desses grupos ainda são pouco esclarecidas.

Os antígenos eritrocitários podem variar em imunogenicidade, prevalência e significado clínico. Quanto à imunogenicidade, cada grupo *DEA* tem uma particularidade, sendo mais

QUADRO 215.4	Hemocomponentes plasmáticos, composição e indicações.			
Hemocomponente (validade, dose)	**Composição**	**Indicações**		**Observações**
Plasma fresco: 48 h (refrigeração) Coagulopatias: 12 a 20 mℓ/kg, 1 ou 2 vezes/dia, enquanto houver sangramento ativo, ou enquanto os tempos de coagulação (tempo de protrombina ou tromboplastina parcial ativada) estiverem acima de 3 vezes os valores de referência (acima de 150%) Reposição de albumina: 20 a 40 mℓ/kg, iniciando com dose de 40 mℓ/kg, 1 ou 2 vezes/dia, enquanto houver sinais de edema ou até albumina chegar a 2 g/dℓ, risco de edema pulmonar ou pressão coloidosmótica abaixo de 11 mmHg	Albumina, fatores de coagulação estáveis e lábeis, imunoglobulinas	Tratamento de coagulopatias adquiridas (associadas a insuficiência hepática; coagulação intravascular disseminada; deficiência de vitamina K por envenenamento por cumarínicos, insuficiência hepática, obstrução biliar, síndrome de má absorção e má digestão, uso crônico de antibióticos); coagulopatias hereditárias (hemofilia A, hemofilia B, doença de von Willebrand); reposição de albumina; expansor de volume em pacientes com pressão coloidosmótica baixa; coagulopatias dilucionais		Deve ser mantido em refrigeração por até 48 h. Após esse período, suas indicações são limitadas à reposição de albumina
Plasma fresco congelado: 1 ano, abaixo de 20°C negativos Dose: a mesma do plasma fresco	Albumina, fatores de coagulação estáveis e lábeis, imunoglobulinas	Mesmas indicações do plasma fresco		Deve ser congelado em temperaturas abaixo de −20°C. Após esse período é reclassificado como plasma congelado, com suas indicações
Plasma comum: 4 a 5 anos, abaixo de 20°C negativos	Albumina, fatores de coagulação estáveis e imunoglobulinas	Reposição de fatores de coagulação (coagulopatias adquiridas), reposição de albumina, expansor de volume em pacientes com pressão coloidosmótica baixa; coagulopatias dilucionais		–
Crioprecipitado: 1 ano, abaixo de 20°C negativos	Fibrinogênio, fator de von Willebrand, fator VIII, fator V	Tratamento de coagulopatias hereditárias (hemofilia A e doença de von Willebrand)		O crio tem 80 vezes mais fibrinogênio e cerca de 150 mg de fator VIII
Crioplasma pobre: 5 anos, abaixo de 20°C negativos	Albumina	Reposição de fatores de albumina; expansor de volume em pacientes com pressão coloidosmótica baixa; coagulopatias dilucionais		–
Concentrado de plaquetas: 5 dias, entre 20 e 26°C, em movimentação constante (homogeneizador de plaquetas)	Plaquetas e pouco volume plasmático	–		Este plasma tem baixo período de estoque. Deve ser mantido em temperatura entre 20 e 26°C, em movimentação constante, a fim de manter a funcionabilidade plaquetária. Após 5 dias perde sua eficácia, devendo ser descartado
Plasma rico em plaquetas: 5 dias, entre 20 e 26°C, em movimentação constante (homogeneizador de plaquetas)	Albumina, plaquetas	Reposição de albumina		Este plasma tem baixo período de estoque. Deve ser mantido em temperatura entre 20 e 26°C, a fim de manter a funcionabilidade plaquetária. Após 5 dias em movimentação constante, perde sua eficácia, devendo ser descartado

imunogênicos ou menos imunogênicos, característica importante para ocorrência de reações transfusionais, isoeritrólise neonatal e rejeição a transplantes de órgãos. Em cães, é possível que múltiplos antígenos estejam presentes na membrana eritrocitária, conferindo-lhes diferentes tipos sanguíneos ao mesmo tempo (Figura 215.16). Desse modo, o mesmo animal pode ser positivo para um ou mais grupos sanguíneos, de acordo com presença ou ausência de determinados antígenos na membrana da hemácia.

Os grupos sanguíneos *DEA* são herdados, independentemente, por herança autossômica dominante. A prevalência dos grupos sanguíneos pode variar entre as raças e as regiões, podendo um grupo sanguíneo ser mais prevalente em determinada raça e região, ou ser menos prevalente em uma mesma raça oriunda de diferentes regiões (Quadro 215.5). Atribui-se importância clínica principalmente aos grupos *DEA* 1, *DEA* 3, *DEA* 5 e *DEA* 7.

A prática de tipagem sanguínea é pouco utilizada pelos médicos-veterinários, em parte pelo desconhecimento da importância clínica, mas também pela dificuldade de obtenção dos reagentes necessários. Atualmente não são produzidos no Brasil reagentes comerciais, entretanto há possibilidade de compra de testes importados para o *DEA* 1.1.

Grupo DEA 1

O grupo *DEA* 1 é determinado pela presença de 4 genes alelos (1.1, 1.2, 1.3 e nulo). Genes alelos são versões diferentes de um mesmo gene que ocupam a mesma posição (*locus* gênico) nos cromossomos homólogos. Os alelos controlam a mesma característica, mas podem ser expressos em relações de dominância (apenas um gene se expressa), codominância (ambos os genes se expressam igualmente) ou dominância incompleta (nenhum gene se sobrepõe ao outro, surgindo uma característica fenotípica intermediária). O sistema ABO humano é um exemplo de diferentes alelos que se expressam por codominância. Nos felinos, o grupo sanguíneo AB é um exemplo de alelos que se expressam por dominância incompleta. No grupo *DEA* 1 dos cães, os alelos se expressam por relações de dominância, sendo o alelo 1.1 dominante sobre os demais alelos, e o alelo 1.2 dominante sobre o alelo 1.3.

Os cães podem apresentar quatro fenótipos diferentes (*DEA* 1.1, *DEA* 1.2, *DEA* 1.3 ou *DEA* nulo), sendo caracterizados como positivos (+) ou negativos (−) para o fenótipo; a positividade para o fenótipo caracteriza a presença do antígeno em questão, e a negatividade caracteriza a ausência do antígeno na membrana eritrocitária. Quanto aos genótipos, os cães do grupo

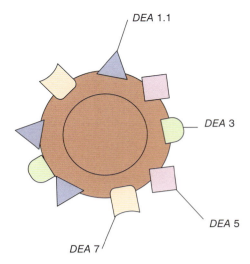

Figura 215.16 Antígenos eritrocitários caninos. Os cães podem ter antígenos eritrocitários do grupo DEA, concomitantemente.

DEA 1 podem ser classificados como DEA 1.1/1.1 (fenótipo 1.1), DEA 1.1/1.2 (fenótipo 1.1), DEA 1.1/1.3 (fenótipo 1.1), DEA 1.2/1.3 (fenótipo 1.2), DEA 1.1/– (fenótipo 1.1), DEA 1.2/– (fenótipo 1.2), DEA–/– (fenótipo negativo) e DEA 1.3/– (fenótipo 1.3) (Quadro 215.6).

O grupo DEA 1 é o mais importante em relação à ocorrência de reações transfusionais, sendo os tipos sanguíneos DEA 1.1 e DEA 1.2 os principais causadores de reações hemolíticas agudas. Não há aloanticorpos naturais para o grupo DEA 1 (aloanticorpos naturais são anticorpos produzidos naturalmente contra antígenos estranhos, sem sensibilização prévia). No entanto, quando um cão sabidamente negativo para DEA 1.1, 1.2 ou 1.3 é sensibilizado com hemácias que tenham esses antígenos, ocorre a produção de aloanticorpos induzidos. Nesses casos, uma segunda exposição do cão previamente sensibilizado poderá acarretar episódios graves de hemólise e manifestações de reações tranfusionais. Esses anticorpos podem se desenvolver em 4 a 10 dias após a sensibilização. Anticorpos contra DEA 1.2 e 1.3 provocam fraca aglutinação de hemácias, mas a incompatibilidade pode gerar manifestações inaparentes a graves, de acordo com o título de anticorpos existentes, presença ou ausência do sistema complemento e tipo de anticorpos participantes da reação. Em geral, as reações provocadas por anticorpos do tipo IgM tendem a ser mais graves que as reações mediadas por IgG, já que as imunoglobulinas da classe IgM têm maior capacidade de fixação ao sistema complemento, bem como maior capacidade de aglutinação.

A sensibilização de um cão negativo para um tipo sanguíneo pode ser feita por transfusões anteriores, transplantes de órgãos e, em fêmeas, por meio da gestação. A sensibilização dos cães é determinada por hemácias incompatíveis. O cruzamento de fêmeas DEA 1-negativas com machos DEA 1-positivos pode resultar no nascimento de filhotes DEA 1-positivos, que sensibilizarão a fêmea para o antígeno 1. Em uma segunda gestação, essas fêmeas poderão gerar outros filhotes DEA 1, e a presença de anticorpos anti-DEA 1 das fêmeas sensibilizadas contra as hemácias DEA 1 dos filhotes acarretará quadro de isoeritrólise neonatal, com consequente hemólise. Cães DEA 1.1-negativos previamente sensibilizados, quando transfundidos com sangue DEA 1.1-positivos, podem ter todas as hemácias transfundidas destruídas em menos de 12 horas, como resultado de reação hemolítica aguda, com possível repercussão fatal.

Os cães DEA 1.3-positivos são negativos para DEA 1.1 e 1.2. A transfusão de sangue DEA 1.3-positivo para animais DEA 1.2, 1.3, 1.1-positivos pode ocasionar produção de anticorpos que reagirão com antígenos 1.1, 1.2 e 1.3. Entretanto, cães DEA 1.3-positivos podem ser tipados como DEA 1.2 e 1.1-negativos com a técnica de tipagem convencional. Por esse motivo, é possível que a transfusão de sangue 1.1 e 1.2-negativos possa sensibilizar um animal receptor que seja negativo para o tipo sanguíneo DEA 1.1, 1.2. Essa é uma das razões para que sempre seja realizado o teste de compatibilidade entre o sangue do doador e o do receptor.

Com relação à prevalência desse grupo sanguíneo na população canina, existem algumas divergências entre determinadas regiões e entre cães de raça definida ou sem raça definida. Em geral, os cães das raças Rottweiller, Labrador e Golden Retriever tendem a ser positivos para o grupo DEA 1; já os cães das raças Pastor-Alemão e Greyhound são, na maioria, DEA 1-negativos.

Grupos DEA 3, DEA 4, DEA 5 e DEA 7

Os grupos sanguíneos DEA 3, DEA 4, DEA 5 e DEA 7 são determinados geneticamente por dois alelos, um dominante e um nulo. Já foram descritos anteriormente aloanticorpos naturais para os grupos DEA 3, DEA 5 e DEA 7, sendo a prevalência ainda discutível. Anticorpos contra esses antígenos podem provocar reação de hemólise tardia, com consequente sequestro e destruição das hemácias incompatíveis entre 3 e 5 dias pós-transfusão. Não há relatos de isoeritrólise neonatal atribuídos a esses grupos. Para o tipo DEA 3 há relatos, nos EUA, de que aproximadamente 6% da população canina geral apresente o antígeno. Porém, cães da raça Greyhound mostram frequências mais elevadas (23%) que o restante da população.

O grupo DEA 4 tem elevada frequência na população geral, no entanto, não há relatos recentes indicando a ocorrência de reação hemolítica aguda em cão previamente sensibilizado quando transfundido com sangue tipo DEA 4-positivo. Quanto ao grupo DEA 5, há relatos de que cerca de 10% da população canina não transfundida exiba anticorpos naturais contra o antígeno. O antígeno 7 não é um antígeno integral da membrana

QUADRO 215.5	Distribuição e frequência do grupo sanguíneo DEA 1 em cães na cidade de São Paulo, Brasil.[7]			
Grupos raciais	DEA 1.1-positivo (%)	DEA 1-positivo não DEA 1.1 (%)	DEA 1-negativo (%)	Total (%)
Pastor-Alemão	20	12	68	100
Rottweiller	80	18	2	100
Poodle	54	22	24	100
Cocker Inglês	50	34	16	100
Outro	56	6	38	100
SRD	60	14	26	100
Total (%)	53,35	17,65	29	100

SRD: sem raça definida.

QUADRO 215.6	Genótipos e fenótipos caninos do grupo sanguíneo *DEA*.
Fenótipo	**Genótipo**
1.1	1.1/1.1, 1.1/1.2, 1.1/1.3, 1.1/–
1.2	1.2/1.2, 1.2/1.3, 1.2/–
1.3	1.3/1.3, 1.3/–
Negativo	–/–

eritrocitária, mas um antígeno solúvel não produzido pelas hemácias, sendo produzido e adsorvido posteriormente na membrana eritrocitária. Estima-se que 45 a 50% dos cães sejam positivos para esse tipo sanguíneo. Além disso, acredita-se que cães negativos para esse antígeno possam desenvolver anticorpos naturalmente após exposição a certos antígenos ambientais, como um fator bacteriano que mimetize o antígeno *DEA* 7.

TIPOS SANGUÍNEOS EM FELINOS

Os grupos sanguíneos em gatos são designados por letras como A, B e AB, tendo sido essa nomenclatura utilizada pela primeira vez em 1962 (A e B), e o tipo AB descrito pela primeira vez em 1980, é a empregada atualmente. Essa nomenclatura não tem relação com a classificação humana, apesar de utilizar as mesmas letras.[34]

A importância clínica desses tipos é o fato de gatos produzirem anticorpos naturais com cerca de 8 semanas de vida. Desse modo gatos A têm anticorpos anti-B e gatos B têm anticorpos anti-A. O tipo AB não apresenta aloanticorpos contra A e B, o que sugere a possibilidade de receber sangue de ambos os tipos. Entretanto, devido ao fato de gatos A e, principalmente, B poderem apresentar altos títulos de aloanticorpos, a transfusão de sangue A ou B em um gato AB poderia levar à destruição dos eritrócitos do receptor. Assim, o ideal é o gato receber sempre sangue tipo-específico, e apenas em emergências um gato AB receber concentrado de hemácia (preferencialmente lavadas) de gato tipo A.

Diversos estudos internacionais revelaram que o tipo A é o mais prevalente, sendo os tipos B e AB variáveis de acordo com algumas raças. A presença de gatos do tipo AB tem sido associada à presença de gatos do tipo B ou AB na população.[33,35]

Além dos tipos A, B ou AB, foi descrito um antígeno eritrocitário independente denominado "MIK". Esse antígeno foi isolado de gatos que nunca receberam transfusão e ainda assim com hemólise de sangue específico transfundido e reagindo com aglutinação em testes de reação cruzada subsequentes em outros doadores, indicando sensibilização. Ainda são necessários mais estudos sobre prevalência e real significado clínico, entretanto esse evento corrobora a necessidade de realizar testes de reação cruzada mesmo na primeira transfusão e mesmo utilizando-se sangue tipo-específico.[36]

FUNDAMENTOS DOS TESTES IMUNO-HEMATOLÓGICOS

A necessidade de investigar as reações imunológicas *in vitro* levou ao desenvolvimento de diferentes métodos para detectar e quantificar as reações antígeno-anticorpo. Para melhor compreensão e aplicação dos resultados nas provas que identificam incompatibilidades sanguíneas, como o teste de compatibilidade ou provas diretas de tipagem sanguínea, é necessário conhecer as etapas desses processos.

Bioquímica da reação antígeno-anticorpo

As forças de coesão entre antígeno-anticorpo são determinadas por três características: especificidade, similaridade de epítopo e multiplicidade de reações químicas não covalentes, descritas a seguir:

- Especificidade: a principal característica das interações entre antígeno-anticorpo é a especificidade do anticorpo pelos locais de ligação presentes no antígeno (epítopos). Várias moléculas de anticorpos policlonais podem reagir com um único antígeno composto de vários epítopos antigênicos
- Reação cruzada: nas reações cruzadas, a formação de determinados anticorpos pode acarretar reconhecimento de epítopos similares em diferentes antígenos
- Multiplicidade de reações químicas não covalentes: as interações químicas não covalentes entre as moléculas são individualmente fracas; entretanto, o somatório das reações de pontes de hidrogênio, forças eletrostáticas, de van der Waals e ligações hidrofóbicas conferem à interação antígeno-anticorpo considerável força de coesão
  - Pontes de hidrogênio: são ligações fracas e reversíveis entre grupos hidrofílicos (OH, COOH, NH_2)
  - Forças eletrostáticas: atração entre grupos iônicos de cargas elétricas opostas
  - Van der Waals: são as forças entre as moléculas que dependem das interações entre as nuvens de elétrons externas
  - Ligações hidrofóbicas: são ligações entre grupos hidrofóbicos, por exemplo, duas proteínas. Essas ligações expelem moléculas de água, reduzindo a superfície livre, com consequente força de atração. As forças de ligações hidrofóbicas representam cerca de 50% da força total de ligação antígeno-anticorpo.

Outras características também são responsáveis por maior ou menor interação antígeno-anticorpo. A concentração e a classe de anticorpos, bem como o pH, a temperatura, o meio e a concentração de antígeno podem interferir nas constantes de associação e dissociação entre antígeno e anticorpo. Dependendo das forças de ligação e da quantidade de energia fornecida ao sistema poderá ocorrer o processo de eluição de anticorpos. De acordo com a termodinâmica da reação antígeno-anticorpo (Ag-Ac), classificam-se os anticorpos em *quentes* ou *frios*.

Toda reação antígeno-anticorpo libera calor (exotérmica), portanto, a entalpia da reação é negativa. Partindo-se do pressuposto de que a temperatura corporal do cão varia de 37,5 a 39,5°C, a temperatura máxima na qual ocorrem naturalmente as reações químicas não ultrapassa os 40°C.

Os anticorpos *frios* são assim definidos por reagirem melhor em baixas temperaturas, a variação de entalpia ($\Delta 2H$) da reação com esse tipo de anticorpo acarreta grande liberação de calor ($\Delta 2H$ fortemente negativo). Assim, em baixas temperaturas a afinidade entre Ag-Ac é maior, já que nessas ocasiões existe maior intervalo para variação de temperatura até que a liberação de calor da reação atinja a temperatura limite (40°C). Geralmente, os anticorpos da classe IgM apresentam essas características, reagindo melhor em temperaturas de 4°C a 22°C, decrescendo com a elevação até 37°C. Os anticorpos classificados como *quentes* reagem melhor em temperaturas próximas a 37°C. A reação determinada por esse tipo de anticorpo libera menos calor, ou seja, a variação de entalpia é menor ($\Delta 2H$ fracamente negativo) e a afinidade do anticorpo por seu antígeno é baixa em qualquer temperatura (4 a 37°C), pois existe um intervalo pequeno até que a reação atinja a temperatura limite, já que a liberação de calor é baixa. Anticorpos do tipo IgG costumam ser mais bem detectados em temperaturas de 37°C. Alguns anticorpos IgM têm grande amplitude térmica, reagindo também em 37°C.

Hemaglutinação

Aglutinação é o fenômeno que leva à formação de grumos de hemácias. Esse fenômeno pode ser específico ou não específico. A aglutinação específica se dá pela ligação de anticorpos na membrana da hemácia, neutralizando as cargas elétricas e alterando o potencial zeta. A aglutinação não específica decorre de substâncias presentes no meio, íons metálicos e compostos carregados ou neutros, por alteração de vários parâmetros: equilíbrio iônico, constante dielétrica do meio e potencial zeta, cuja fórmula é:

$$Z = \frac{\gamma}{DV\mu},$$

em que Z = potencial zeta; γ = eletronegatividade da hemácia; D = constante dielétrica do meio; μ = força do meio.

No potencial zeta, as hemácias comportam-se como partículas eletronegativas. Os maiores responsáveis por essa eletronegatividade são os grupos carboxílicos (COOH$^-$) das sialoglicoproteínas integrantes da membrana eritrocitária. Como cargas iguais se repelem, em meio salino as hemácias tendem a se manter em equilíbrio a determinada distância umas das outras (Figura 215.17). Os eletrólitos contidos no meio envolvem as hemácias, atraídos pelas cargas negativas. A diferença de potencial criada pelas nuvens de cátions que são atraídas pelas cargas eletronegativas das hemácias e a interação do meio é chamada "potencial zeta" (Figura 215.18).

O potencial zeta pode ser modificado de duas maneiras: reduzindo-se a carga elétrica das hemácias (μ) ou alterando-se a composição do meio. Os anticorpos, quando se ligam à membrana eritrocitária, neutralizam as cargas negativas responsáveis pela manutenção da distância entre as hemácias, possibilitando, assim, a hemaglutinação. O aumento da concentração de fibrinogênio, lipídios e outras proteínas e imunoglobulinas não aglutinantes no plasma pode alterar o potencial zeta, provocando formação de hemácias em pilhas, também chamadas "*rouleaux*". As formações em *rouleaux* podem ser confundidas com aglutinação, porém são facilmente rompidas pelo acréscimo de solução fisiológica no meio, diferentemente da aglutinação por interação Ag-Ac. Outros fatores também são responsáveis pelo fenômeno de aglutinação:

- pH: o equilíbrio de uma reação é influenciado pelo pH. A interação entre os anticorpos e os antígenos eritrocitários é maior em pH entre 6,5 e 7,5
- Temperatura: a temperatura é um fator de grande importância para a reação Ag-Ac. Os anticorpos apresentam características específicas, alguns reagem melhor em temperaturas mais elevadas, outros em temperaturas mais baixas
- Concentração de anticorpos: de modo geral, as imunoglobulinas (anticorpos) têm dois locais de ligação com o antígeno na porção variável (Figura 215.19). A baixa concentração de anticorpos pode ser insuficiente para alterar o potencial zeta até o ponto crítico para provocar hemaglutinação. Em testes laboratoriais, esse fator pode ser determinante para resultados falsamente negativos. O excesso de anticorpos pode acarretar ausência de aglutinação, também chamada "efeito prozona".

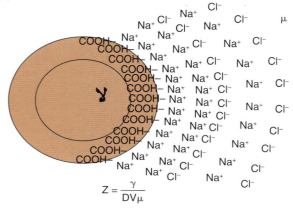

Figura 215.18 Potencial zeta. A diferença de potencial criada pelas nuvens de cátions que são atraídas pelas cargas eletronegativas das hemácias e a interação do meio é chamada "potencial zeta".

 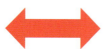

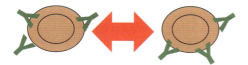

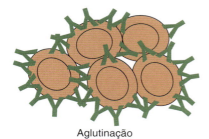

Figura 215.17 Fatores que influenciam a aglutinação das hemácias. Em meio salino, as hemácias tendem a se manter em equilíbrio a determinada distância umas das outras; quando o potencial zeta é alterado, pode ocorrer aglutinação das hemácias.

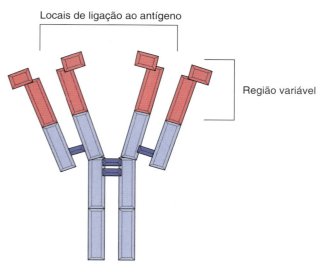

Figura 215.19 Anticorpo. Locais de ligação.

- Localização do antígeno, concentração e número de locais antigênicos: antígenos de localização mais interna na membrana eritrocitária dificultam o acesso das imunoglobulinas. A quantidade de antígeno e o número de locais antigênicos também influenciam o tipo de ligação com o anticorpo.

TIPAGEM SANGUÍNEA

A melhor maneira de prevenir reações de incompatibilidade sanguínea entre doadores e receptores é a tipagem. A tipagem sanguínea é comercialmente realizada em alguns países. Existem dois métodos mais utilizados para a tipagem em cães: uso de antissoros policlonais (teste de aglutinação em tubo) ou monoclonais. Antissoros monoclonais são anticorpos produzidos por um clone de linfócitos B diferenciados em plasmócitos, que reconhecem um epítopo específico de determinado antígeno (Figura 215.20). Devido aos anticorpos monoclonais reconhecerem apenas um epítopo de um antígeno, o método de tipagem que emprega os antissoros monoclonais é uma forma mais eficiente e específica de teste.

O antissoro monoclonal pode ser produzido pela aloimunização de animais de laboratório (em geral, camundongos) com hemácias sabidamente positivas para o determinado tipo sanguíneo que se deseja testar. Os camundongos são inoculados intraperitonealmente com pequena quantidade de hemácias, sendo depois coletado o baço dos animais para isolamento das células mononucleares. As células mononucleares são, então, fundidas com células de linhagem de mieloma, uma linhagem de câncer em plasmócitos, resultando em hibridomas produtores de anticorpos monoclonais. Esses hibridomas são purificados para a produção dos anticorpos monoclonais de interesse. Atualmente, um cartão de tipagem sanguínea (Figura 215.21) para *DEA* 1.1 está disponível para comercialização pelo laboratório DMS (RapidVet®-H-Canine DEA 1.1, DMS Laboratories-Flemington-NJ).

O antissoro policlonal é produzido por aloimunização de um cão negativo para determinado grupo *DEA*, com hemácias positivas para o antígeno em questão. As hemácias do cão a ser tipado são incubadas com o antissoro produzido, juntamente com complemento e antiglobulina. Após incubação, observa-se presença ou ausência de hemólise ou aglutinação, sendo essas características avaliadas de acordo com o nível de ocorrência. Assim, por exemplo, hemólise ou aglutinação discreta são caracterizadas com uma cruz (+); quando a ocorrência é moderada, caracteriza-se com duas cruzes (++) e a presença intensa com três cruzes (+++). Os antissoros policlonais disponíveis (anti-*DEA* 1.1, anti-*DEA* 1.x, anti-*DEA* 3, anti-*DEA* 4, anti-*DEA* 5 e anti-*DEA* 7) são produzidos e comercializados principalmente pelo Midwest Animal Blood Services (Michigan), podendo também ser encontrados em outros laboratórios e universidades norte-americanos. É importante ressaltar que ambos os métodos têm pequenas probabilidades de resultados falso-positivos e falso-negativos. Resultados falso-negativos podem ocorrer nos casos em que o valor do hematócrito do animal testado é inferior a 10%, devido à baixa quantidade de hemácias para reagir com o antissoro. Além dessas técnicas utilizadas para a tipagem sanguínea, pode-se usar ainda a análise por citometria de fluxo.

Teste de compatibilidade

O teste de compatibilidade, também chamado "prova" ou "reação cruzada", é a técnica utilizada para detecção de anticorpos antieritrocitários pela observação de presença ou ausência de hemólise e aglutinação. O teste de compatibilidade é um incremento, e não um substituto da tipagem sanguínea. Entretanto, devido às dificuldades para obtenção dos reagentes para a tipagem, esse teste pode ser a única maneira de detectar incompatibilidades entre doadores e receptores. A reação cruzada é empregada para detecção de anticorpos anti-*DEA* 1, *DEA* 3, *DEA* 5 e *DEA* 7.

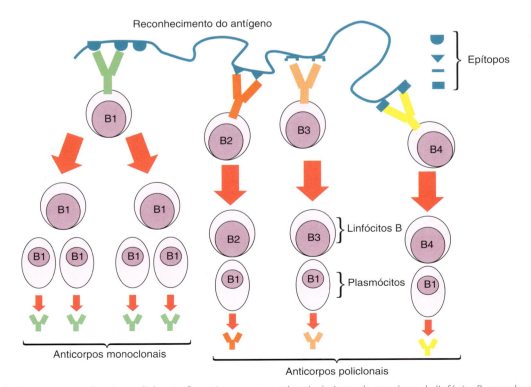

Figura 215.20 Anticorpos monoclonais e policlonais. Os anticorpos monoclonais derivam de um clone de linfócito B, reconhecendo uma porção específica de um antígeno.

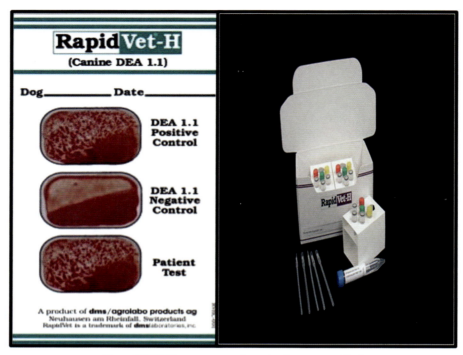

Figura 215.21 Tipagem sanguínea de cão com *card test*.

O teste de compatibilidade pode ser dividido de duas diferentes maneiras: reação cruzada maior e reação cruzada menor. Utiliza-se a *reação cruzada maior* para detecção de anticorpos antieritrocitários, no plasma ou soro do animal receptor, que reajam contra as hemácias do animal doador. Esse teste é realizado quando se pretende transfundir para o animal receptor sangue total ou concentrado de hemácias. Nessas ocasiões, o teste pode evitar que sejam transfundidas hemácias do cão doador que possam ser destruídas pelos anticorpos do animal receptor. Usa-se a *reação cruzada menor* para detectar anticorpos antieritrocitários, no plasma do animal doador, que reajam contra as hemácias do animal receptor. A prova cruzada menor deve ser realizada quando se pretende transfundir grandes volumes de plasma (plasma fresco congelado ou plasma congelado), de concentrado de plaquetas ou de sangue total. A transfusão de grandes volumes de sangue total e concentrado de plaquetas pode transferir ao animal receptor uma quantidade suficiente de plasma contendo anticorpos antieritrocitários incompatíveis, desencadeando possíveis reações de hemólise aguda ou tardia. Além disso, a transfusão de grandes quantidades de plasma, *per se*, pode acarretar os mesmos riscos para reações transfusionais.

Procedimentos

Teste de compatibilidade | Método rápido (fase I)

Faz-se o teste rápido em situações emergenciais em que não exista tempo suficiente para realização do método com incubação. Animais em situações de risco à vida precisam ser transfundidos rapidamente, e então a possibilidade de óbito do animal se sobrepõe ao risco de possíveis reações transfusionais. Durante o início do procedimento transfusional deverá ser feito o teste de compatibilidade completo ou pelo método de incubação, evitando-se assim que maior quantidade de sangue incompatível seja transfundido. Para o teste pode-se usar plasma ou soro; no entanto, o soro minimiza a formação de *rouleaux* pelas hemácias. As provas cruzadas maior e menor devem ser feitas de acordo com o hemocomponente e o volume a ser transfundido.

O procedimento de *reação cruzada maior* consiste primeiramente em lavagem de pequena quantidade das hemácias do cão doador com solução fisiológica a 0,9%, para retirar resíduos plasmáticos. Uma suspensão de hemácias a 4% diluída em solução fisiológica deve ser preparada depois das lavagens. A diluição das hemácias nessa concentração minimiza a formação de *rouleaux*. Suspensões menos concentradas podem diluir os anticorpos até o ponto de não reatividade. Misturam-se, então, duas gotas da suspensão de hemácias a 4% com duas gotas do plasma ou soro do cão receptor.

Homogeneíza-se levemente e procede-se à visibilização macroscópica e microscópica para observação de hemólise e aglutinação (Figura 215.22). Esse procedimento também deve ser realizado para controle do doador (hemácias do doador e soro ou plasma do doador) e do receptor (hemácias do receptor e soro ou plasma do receptor), pois cães receptores doentes podem apresentar autoaglutinação, o que prejudica a análise do teste. O controle do doador deve ser obtido para detectar possíveis erros de procedimentos ou, mais dificilmente, anemia hemolítica imunomediada (AHIM) subclínica.

A técnica de *reação cruzada menor* é a mesma descrita para a reação cruzada maior, contudo devem ser empregadas hemácias lavadas do receptor e o plasma ou soro do doador. Dessa maneira, misturam-se duas gotas da suspensão de hemácias do receptor com duas gotas do plasma ou soro do doador, e observa-se formação de aglutinação e hemólise macroscópica e microscopicamente.

Teste de compatibilidade | Método com incubação (fase II)

A fase II do teste segue os mesmos procedimentos da fase I, porém, é necessário que as amostras sejam em triplicatas, pois em vez de se fazer a observação direta da mistura da suspensão de hemácias com o plasma, as amostras serão antes incubadas durante 30 minutos, a temperaturas de 4°C, 37°C e ambiente. Sob 4°C os anticorpos frios reagem melhor, sendo o anti-*DEA* 7 mais bem detectado com essa temperatura; porém, em geral as incompatibilidades encontradas a 4°C não causam reações transfusionais. À temperatura de 37°C os anticorpos anti-*DEA* 1.1 e anti-*DEA* 1.2 reagem melhor, portanto, quando as incompatibilidades ocorrem nessa ocasião o hemocomponente não

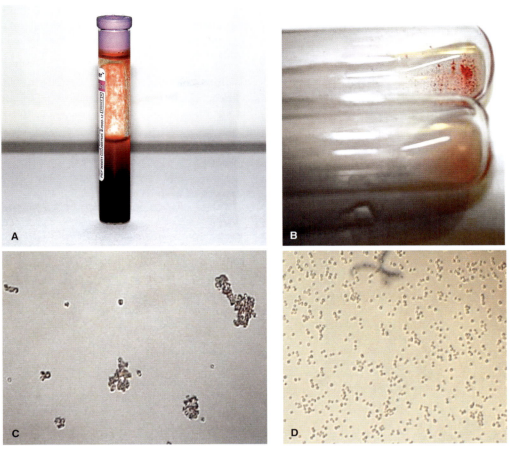

Figura 215.22 Teste de compatibilidade. **A.** Autoaglutinação macroscópica em tubo de coleta. **B.** Aglutinação macroscópica. **C.** Aglutinação microscópica (sangue incompatível). **D.** Ausência de microaglutinação (sangue compatível).

deve ser transfundido. Os outros anticorpos anti-*DEA* (3, 4, 5, 6...) têm máxima reatividade à temperatura ambiente, mas são indicativos de possíveis reações hemolíticas tardias. Nos casos de incompatibilidade apenas a essa temperatura, o hemocomponente só deverá ser utilizado na ausência de outros totalmente compatíveis com o cão receptor.

Após incubação, as amostras devem ser observadas para hemaglutinação macroscópica. A seguir, as amostras são centrifugadas para observação de hemólise macroscópica no sobrenadante. Posteriormente, faz-se a análise microscópica para análise de aglutinação (microscópio óptico, objetiva 10× e 40×), colocando-se uma gota da mistura entre lâmina e lamínula. Frequentemente, na observação microscópica as formações em *rouleaux* podem ser confundidas com aglutinação. Quando a presença de *rouleaux* for grande, deve-se recentrifugar as amostras, retirar o sobrenadante e preencher o volume retirado com solução fisiológica a 0,9%. Depois, procede-se à nova análise microscópica, já que a solução fisiológica deve desfazer os *rouleaux* formados.

Teste de compatibilidade completo | Teste da antiglobulina indireto (fase III)

Antiglobulina polivalente de cão (anti-IgG, anti-IgM e anti-C3) é adicionada às amostras e incubada por 30 minutos. A presença das antiglobulinas incrementa a detecção da aglutinação, pois se houver anticorpos interagindo com a membrana eritrocitária as antiglobulinas podem se ligar a esses anticorpos e favorecer a hemaglutinação. A importância dessa fase do teste está relacionada com a capacidade das classes de imunoglobulinas em alterar o potencial zeta, provocando aglutinação das hemácias. Assim, por exemplo, as imunoglobulinas do tipo IgG têm baixa capacidade de hemaglutinação. A possibilidade de incompatibilidade causada por essa classe de anticorpos torna necessária a fase III do teste, que é realizada apenas em laboratórios de referência, devido ao custo dos reagentes. O procedimento deve ser feito por profissionais experientes e os tubos utilizados devem ser limpos e sem resquícios de detergente. O procedimento completo do teste de compatibilidade está descrito no Quadro 215.7.

Indicações

O teste de compatibilidade completo em geral é necessário para detecção de anticorpos anti-*DEA* 3, 5, 7 e baixos títulos de anticorpos anti-*DEA* 1.1, 1.2 e 1.3. O teste completo costuma ser feito apenas em laboratórios de referência. Para os clínicos veterinários em atendimentos de emergência não há tempo suficiente para o teste completo. Além disso, o procedimento é um custo adicional à transfusão do hemocomponente, o que pode ser considerado um fator limitante para muitos proprietários. Indica-se o teste completo a animais previamente transfundidos. Caso os animais transfundidos apresentem manifestações de reações transfusionais, mesmo quando foram realizados os testes de compatibilidade (fase I ou II) com resultados compatíveis, indica-se o teste também na fase III.

O teste de compatibilidade é justificado cientificamente em qualquer ocasião em que se vá realizar transfusão de hemácias, mesmo quando os tipos sanguíneos dos cães doadores e receptores forem conhecidos, já que os grupos sanguíneos caninos não estão totalmente bem estabelecidos. As reações cruzadas devem, indubitavelmente, ser realizadas nas seguintes ocasiões:

- Quando o receptor tiver sido transfundido há mais de 4 dias da planejada transfusão. Após sensibilização (transfusão

> **QUADRO 215.7** Resumo para a realização do teste de compatibilidade.
>
> Os procedimentos para o teste de compatibilidade são:
> - Coletar dois tubos de sangue do doador e dois tubos de sangue do receptor. Um tubo deverá ter EDTA (0,5 a 2 mℓ) e o outro tubo deverá ser seco (1 a 2 mℓ)
> - Centrifugar os tubos secos coletados para separar o soro (2.500 rpm/5 min). Transferir 0,5 a 1 mℓ do sangue com EDTA para um tubo de vidro (12 × 75 mm ou menor) e os soros para tubos separados e identificados com o nome dos animais
> - Lavar as hemácias completando o volume do tubo de 0,5 a 1 mℓ contendo sangue com solução fisiológica a 0,9%. Centrifugar (3.000 rpm/1 min) para retirar o sobrenadante e completar novamente com salina. Repetir o procedimento 3 vezes
> - Preparar uma suspensão de hemácias pipetando 0,2 mℓ do precipitado de hemácias e adicionando 4,8 mℓ de salina
> - Identificar 4 tubos para cada fase a ser testada (fase I, fase II, fase III):
>   - Reação maior (soro ou plasma do receptor e sangue do doador)
>   - Reação menor (soro ou plasma do doador e sangue do receptor)
>   - Controle-doador (soro e sangue do doador)
>   - Controle-receptor (soro e sangue do receptor).
>
> Fase I:
> - Colocar em cada tubo duas gotas da suspensão de hemácias e duas gotas de soro ou plasma. Agitar gentilmente com as mãos
> - Centrifugar a 1.200 rpm/15 a 30 s para que as hemácias entrem em contato com os possíveis anticorpos
> - Agitar gentilmente os tubos para ressuspender as hemácias. Observar contra a luz aglutinação e/ou hemólise macroscópica. Confirmar a aglutinação microscopicamente em objetiva 40×
> - Se houver forte presença de *rouleaux*, recentrifugar a mistura soro-hemácias a 1.200 rpm/30 s. Remover cuidadosamente o sobrenadante com a pipeta e repor o volume retirado com solução salina. Homogeneizar gentilmente, centrifugar uma vez mais e repetir o item C.
>
> Fase II:
> - Se não houver aglutinação no procedimento do item C, incubar cada um dos tubos a temperaturas de 37°C, 4°C e ambiente, durante 30 min. Repetir os itens B e C.
>
> Fase III:
> - Após a fase II, adiciona-se antiglobulina polivalente de cão (aproximadamente 50 μℓ) e incuba-se durante 30 min. As amostras são centrifugadas e observadas para aglutinação e/ou hemólise.

prévia), a produção de anticorpos contra os antígenos eritrocitários aos quais o animal foi sensibilizado demora 4 a 10 dias. Sendo assim, se um animal necessitar de segunda transfusão após quatro ou mais dias da primeira, deverá ser feito outro teste de compatibilidade, mesmo que o doador seja o mesmo da transfusão anterior

- Se houver histórico de reação transfusional
- Se o histórico do animal receptor for desconhecido
- Se a fêmea receptora tiver histórico de gestação anterior.

O *teste de compatibilidade menor* é menos importante que o *teste de compatibilidade maior,* devido à diluição dos anticorpos dos doadores no animal receptor. Atualmente, muitos autores têm recomendado a eliminação da prova cruzada menor, a menos que seja preciso a transfusão de grandes volumes de plasma. Entretanto, altos títulos de anticorpos anti-*DEA* 1.1 transfundidos para um cão 1.1-positivo podem acarretar reação transfusional significativa. Como animais previamente transfundidos não são utilizados para doação de sangue, não sendo, portanto, animais sensibilizados, a importância desse fato é secundária.

Quando se pretende transfusão de produtos do plasma (plasma, plasma rico em plaquetas, crioprecipitado e concentrado de plaquetas) o teste de compatibilidade maior deve ser considerado se houver contaminação maior que 10% com hemácias. Nesses casos, o pequeno volume de hemácias é capaz de promover sensibilização. Isso pode ocorrer quando

os produtos plasmáticos são produzidos por sedimentação do sangue total, diferentemente do fracionamento por centrifugação. O teste completo sempre deve ser realizado em transfusão de felinos.

Análise dos resultados do teste de compatibilidade

Qualquer aglutinação ou hemólise a 37°C ou à temperatura ambiente é considerada uma reação positiva (incompatível).

Fases I e II

Nessas fases, procede-se à seguinte análise:

- Um teste de compatibilidade maior positivo indica que o receptor apresenta título de anticorpos significativo contra as hemácias do doador. Portanto, o sangue do animal doador não deve ser transfundido. Reações fortemente positivas costumam estar relacionadas com a presença de anticorpos anti-*DEA* 1.1
- Um teste de compatibilidade menor positivo indica que o doador apresenta título de anticorpos significativo contra as hemácias do receptor. Com resultados com aglutinação ou hemólise moderada ou intensa não se deve realizar a transfusão de plasma, produtos do plasma ou volumes consideráveis de sangue total. Com reação cruzada menor fortemente positiva a transfusão de concentrado de hemácias pode ser feita, a menos que volumes maiores que 1,2 ℓ sejam necessários
- Resultado positivo para o controle do receptor é indicativo de autoaglutinação, visto que o animal reage contra suas próprias hemácias. Caso o teste maior também tenha resultado positivo, a autoaglutinação provavelmente é causada por anticorpos antieritrocitários não específicos, e não por um específico anticorpo anti-*DEA*
- Resultado positivo para o controle do doador indica erro de procedimento ou anemia hemolítica imunomediada não detectada.

Fase III

Nessa fase, a análise tem base nos seguintes parâmetros:

- Um teste de compatibilidade maior positivo indica anticorpos subaglutinantes. Esses anticorpos estão mais relacionados com os anti-*DEA* 1.2, 3, 5 ou 7. A transfusão normalmente não acarretará reação de hemólise aguda, mas pode levar à retirada precoce das hemácias transfundidas da circulação entre 3 e 5 dias (hemólise tardia). Isso pode ser de grande importância para animais com anemia intensa por deficiência de produção, como os animais insuficientes renais ou com aplasia medular
- Resultado positivo para doador ou receptor deve ser considerado como um teste de Coombs direto positivo e pode ser indicativo de anemia hemolítica imunomediada.

TRANSFUSÃO DE HEMÁCIAS

A transfusão de componentes sanguíneos com hemácias é recomendada para melhora do transporte de oxigênio quando houver diminuição da concentração de hemoglobina ou queda do volume globular (hematócrito), isto é, em situações em que o paciente apresente anemia. Não existe um gatilho (*trigger*) transfusional ou uma fórmula mágica capaz de determinar o momento exato da necessidade de hemácias, mas há uma série de exames e considerações a serem observados pelo clínico a fim de guiar o momento e os hemocomponentes de escolha, impedindo seu uso desnecessário (Figura 215.23).

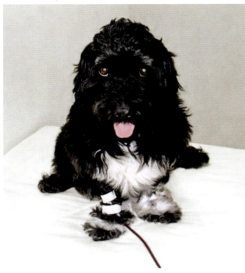

Figura 215.23 Paciente recebendo hemocomponente.

Considerações gerais

Decisão

A decisão de realizar ou não transfusão deverá levar em consideração o tempo de anemia do paciente. Animais com perda aguda de sangue (hemólises, hemorragias), além de não apresentarem resposta medular (necessárias cerca de 72 horas para iniciar resposta de medula óssea calculável por contagem de reticulócitos), mostrarão baixa adaptação à redução brusca de oxigenação tecidual. Serão sensíveis à hipoxia de miocárdio, detectável por auscultação e contagem de frequência cardíaca. O mesmo não ocorrerá em animais com anemias crônicas (aplasia e hipoplasia de medula óssea, insuficiência renal, doenças crônicas inflamatórias). Estes poderão ou não apresentar resposta medular e exibirão manifestações clínicas diferentes. Desse modo, a transfusão de hemocomponentes eritrocitários será indicada de maneira diferente. Os exames laboratoriais serão guias para a decisão de realizar ou não hemoterapia, mas a decisão final deverá levar em consideração o exame clínico e os riscos à vida do paciente.

A maioria dos veterinários já se deparou com situações peculiares que ilustram essas diferentes situações. Animais que chegam andando, "abanando o rabo", cujos tutores os levam por não estarem em sua melhor forma nos últimos meses. Após exames físico e laboratorial revelam-se taquicardia moderada, anemia grave (volume globular [VG] abaixo de 15%) por diminuição da produção eritrocitária. Seria esse um animal candidato à transfusão ou o tratamento da causa primária da anemia seria suficiente? Ou um cão que chega ao consultório apresentando redução de consciência com evolução de 48 horas, cujos exames revelam taquicardia intensa, exames laboratoriais indicam hemólise intensa aguda, sem sinais de regeneração, hemoglobinúria e VG de 20%; poderia esse cão esperar o diagnóstico da causa da hemólise e resposta medular, ou a hemoterapia seria uma ferramenta útil para dar tempo ao paciente para responder ao tratamento?

Essas são indagações que devem ser feitas todas as vezes que a hemoterapia for sugerida como tratamento suporte dos pacientes.

Cálculo

Outra consideração a ser levantada é até quando elevar o VG. Os cálculos para correção de anemias não devem permitir que o VG do paciente exceda os valores mínimos de normalidade para a espécie. Esse cuidado é importante para manter uma pequena hipoxia a fim de estimular a produção endógena de eritropoetina, mantendo a resposta medular, importante para evitar surpresas desagradáveis, especialmente se houver hemólise do sangue transfundido. Caso o VG seja elevado a valores dentro do normal para a espécie, haverá decréscimo da produção de eritropoetina. Se houver hemólise (aguda ou tardia), o animal necessitará de mais 72 horas para responder à hipoxia, podendo até necessitar de nova transfusão. Acrescente-se o fato de que o receptor precisará metabolizar a hemoglobina e a bilirrubina provenientes dessa hemólise.

Animais que serão submetidos a procedimentos cirúrgicos deverão ser analisados com mais cautela. Não é recomendado anestesiar cães com VG abaixo de 20% e gatos com VG abaixo de 15% para procedimentos cirúrgicos invasivos; portanto, estes deverão ser transfundidos. O cálculo de sangue deverá levar em conta o sangramento pressuposto da cirurgia. Cirurgias com perda de sangue pequena poderão necessitar de transfusão cujo cálculo final seja próximo ao valor mínimo de referência para a espécie. Cirurgias com grandes perdas poderão precisar de volume de sangue acima dos valores calculados. A melhor maneira é verificar continuamente o VG do paciente durante a cirurgia, sempre analisando o resultado laboratorial com os sinais vitais do animal.

Tempo de transfusão

A transfusão sanguínea de concentrado de hemácias ou de sangue total deverá ser calculada para ser feita entre 3 e 4 horas. Mais de 4 horas de transfusão provocarão degeneração das hemácias, com alto risco de hemólise, infusão de metabólitos tóxicos e crescimento bacteriano na bolsa, que deverá ser descartada, iniciando-se uma nova bolsa. Sugestão: calcular o tempo de transfusão para 3 horas, pois caso haja algum atraso (animal que dobrou o membro, cateter entupido ou qualquer outro percalço) ainda haverá mais 1 hora para o término da transfusão.

A transfusão deverá se iniciar lentamente (0,25 a 5 mℓ/kg/h) nos primeiros 30 minutos. Essa lentidão é importante para a análise de sinais de reações transfusionais. Caso não haja problemas, a velocidade poderá ser elevada para 5 a 25 mℓ/kg/h. Em pacientes cardiopatas e/ou nefropatas, a velocidade não deverá exceder 5 mℓ/kg/h. Nesses pacientes o tempo de transfusão poderá exceder 3 horas. Para evitar que a bolsa passe mais de 4 horas em temperatura ambiente, pode-se dividir o volume total em duas bolsas. Enquanto uma metade é infundida a outra estará refrigerada. Desse modo, as duas unidades poderão ser infundidas entre 6 e 8 horas, evitando riscos de sobrecarga circulatória. Para essa manobra será preciso usar bolsas múltiplas (uma das bolsas-satélite é mantida vazia e acoplada, mantendo o sistema fechado) ou bolsas-satélite comerciais que são vendidas separadamente (que cursará com abertura do sistema; a bolsa-satélite refrigerada deverá ser infundida em 24 horas ou descartada).

O controle da pressão arterial durante o procedimento é mandatório, e muitas vezes esse será o guia para a velocidade da transfusão. Pacientes cardiopatas, nefropatas ou hipertensos normalmente não permitem infusão de sangue e seus hemocomponentes com velocidade acima de 5 mℓ/kg/h.

Aquecimento

Deve-se evitar toda e qualquer manipulação excessiva dos hemocomponentes eritrocitários. Como as hemácias estão fora de seu ambiente ideal (corrente sanguínea) elas se tornam frágeis, podendo sofrer hemólise. Poderá ser realizado aquecimento, mas de maneira lenta e em temperaturas abaixo de 37°C. Poder-se-á usar banho-maria, entretanto a bolsa deverá ser acondicionada em algum recipiente que impeça o contato direto com a água (sacolas plásticas com lacre), pois ela é porosa e poderão entrar substâncias como água e contaminantes. Em hipótese alguma poderá ser aquecida em fornos elétricos e/ou em aparelhos de micro-ondas. Contudo, o tempo de transfusão é muito lento, e qualquer aquecimento dos hemocomponentes eritrocitários será em vão, da mesma maneira que ela se aquecerá à temperatura ambiente ao ser retirada da geladeira. A melhor maneira de evitar hipotermia é manter o paciente e o ambiente aquecidos.

Exceção é feita a transfusões maciças rápidas. Nessa situação, o aquecimento da bolsa poderá ser benéfico ao paciente, aliado a outras modalidades de aquecimento do animal (colchão térmico, enema e lavagem vesical com salina aquecida).

Pacientes sépticos

Para os pacientes com sepse, a oferta de oxigênio está aquém da demanda tecidual e a transfusão de concentrado de hemácias só é eficaz para aumentar a oferta de oxigênio quando o consumo não estiver limitado pelo conteúdo sanguíneo de oxigênio ou sua capacidade de transporte. Existem evidências de que disfunções sistêmicas na microcirculação associadas à menor capacidade de as hemácias transfundidas sofrerem alterações em seu formato podem trazer prejuízos consideráveis aos pacientes com sepse.[37] Assim, esses pacientes tendem a se beneficiar ao manter níveis mais altos de hemoglobina, assim como os pacientes cardiopatas que têm pouca resistência à hipoxia cardíaca.

Portanto, a análise crítica da real necessidade de hemoterapia deve sempre passar pelos questionamentos sobre custo e benefício para o paciente e para o proprietário. Não se pode esquecer que transfusão sanguínea tem custos e que há alguns proprietários que se recusarão a fazê-la (p. ex., por questões religiosas). Os cuidados com procedimentos hemoterápicos também deverão ser uma preocupação do veterinário.

Concentrado de hemácias

Concentrado de hemácias (CH) é o principal hemocomponente recomendado para reposição de hemácias. Apresenta volume globular que gira entre 65 e 80% e, assim, o volume infundido será menor quando comparado com o sangue total (ST).

CH tem viscosidade alta, que poderá dificultar sua infusão. Cateteres com diâmetro pequeno (24 ou 22 G) poderão ser obstruídos. Nessas situações, deve-se diluí-lo. A única solução que poderá ser acrescentada é a solução fisiológica (SF) de NaCl a 0,9%.[27] Pode-se acrescentar 1 mℓ de SF para cada 3 mℓ de CH, entretanto essa diluição deverá ser feita do modo mais estéril possível. Uma alternativa é utilizar equipos com conectores em "Y", que permitirão a diluição nos tubos de infusão (p. ex., 1 gota de SF a cada 3 gotas de CH). Lembrar de utilizar uma agulha de alto calibre no conector (diâmetro acima de 19 G) (Figura 215.24).

A dose recomendada é de 1,1 mℓ/kg, a fim de aumentar o VG em 1%, considerando que o CH tem VG de 80%. A fórmula apresentada para cálculo de volume de sangue total também pode ser utilizada para cálculo de CH:

Volume =

$$\text{peso do paciente} \times \text{fator} \times \frac{(\text{VG pretendido} - \text{VG receptor})}{(\text{VG da bolsa})}.$$

Fator: cães = 90; gatos = 70.

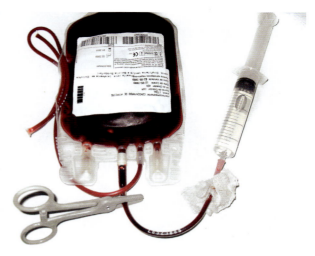

Figura 215.24 Diluição de concentrado de hemácias.

Exemplo: cão com 12 kg, VG de 14%. Deseja-se elevar o VG para 30%, portanto elevar-se-á em 16% (30%, que é o desejado, subtraído de 14%, que é o VG inicial). A bolsa de CH tem VG de 72%. Volume necessário = 240 mℓ.

Sangue total

A principal recomendação para ST são anemias por perda aguda de sangue: quando houver perda de mais de 50% do volume circulante total, pois esses pacientes necessitam de melhora de oxigenação tecidual e manutenção de pressão coloidosmótica;[25] e em pacientes que apresentam sangramentos intensos por coagulopatias (Quadro 215.8).[27]

O sangue total é a segunda opção para o tratamento de anemias, basicamente quando não houver alternativas.

A dose é de 2,2 mℓ/kg para aumentar em 1% o VG do paciente, mas essa fórmula tem como premissa que a bolsa (canino ou felino) tenha VG de aproximadamente 40%, não discriminando as variações do volume circulante total nas diferentes espécies. Por isso, dá-se preferência ao uso da fórmula completa.

Volume =

$$\text{peso do paciente} \times \text{fator} \times \frac{(\text{VG pretendido} - \text{VG receptor})}{(\text{VG da bolsa})}.$$

Fator: cães = 90; gatos = 70.

QUADRO 215.8 Principais indicações de hemocomponentes eritrocitários.

Hemocomponente	Indicação	Observações
Concentrado de hemácias (CH)	Anemia	Pode-se diluir o CH com cloreto de sódio a 0,9% (1 mℓ para cada 3 mℓ de CH)
Sangue total fresco	Anemia com perda aguda de volume circulante. Anemias concomitantes com coagulopatias	Caso haja interesse em tratar as coagulopatias, a infusão sanguínea deve ser terminada em até 8 h da coleta
Sangue total estocado	Anemia	Indicado, basicamente, na ausência de CH
Concentrado de hemácias lavadas	Anemia em animais com reações alérgicas recorrentes, cujo tratamento medicamentoso é ineficaz	Por ser um sistema aberto deve ser utilizado em 24 h

Exemplo de cálculo: gato, 3 kg, 10% de VG. Bolsa de sangue tem VG de 35%. Deseja-se elevar VG do paciente para 20%.

Volume necessário =

$$\text{peso do paciente} \times \text{fator} \times \frac{(\text{VG pretendido} - \text{VG receptor})}{(\text{VG da bolsa})}.$$

$$\text{Volume necessário} = 3 \times 70 \times (20 - 10)/35$$

$$\text{Volume necessário} = 60 \text{ m}\ell.$$

Concentrado de hemácias lavadas

O concentrado de hemácias lavadas é indicado quando o paciente apresentar reações transfusionais por hipersensibilidade do tipo I (reações alérgicas) (Quadro 215.8).[20] As reações alérgicas são citadas com frequência em medicina humana e veterinária. Em muitos casos, a transfusão pode ser retomada com segurança após a administração de anti-histamínicos e/ou glicocorticoides, porém os fármacos podem não ser eficazes. A pacientes com reações alérgicas recorrentes e que necessitem de novas transfusões indicam-se as hemácias lavadas. Em medicina humana, em pacientes com repetidas reações alérgicas transfusionais, são utilizados concentrados de hemácias lavadas com salina, minimizando a quantidade de proteína plasmática infundida. Concentrados de hemácias podem ser lavados com salina estéril, utilizando-se máquinas especialmente destinadas a esse fim, com ótimos resultados na terapia transfusional humana.

Por serem lavadas e em seguidas concentradas, o cálculo utiliza a mesma fórmula apresentada para CH e ST.

Alternativas aos hemocomponentes eritrocitários

Uma vez que a transfusão sanguínea é considerada um transplante temporário, há uma série de contraindicações e momentos nos quais ela não será possível. Existem disponíveis no mercado soluções acelulares à base de hemoglobina bovina capazes de auxiliar o transporte de oxigênio.[27,38]

Essas soluções apresentam longo tempo de armazenamento e contêm hemoglobina polimerizada livre de estroma (virtualmente livre de membrana de hemácias), portanto são livres de causar reações hemolíticas imunológicas e não necessitando de testes de reação cruzada antes de sua infusão.[27,38]

As soluções acelulares de hemoglobina melhoram o transporte de oxigênio não apenas por aumentarem a concentração de hemoglobina total, mas por facilitarem o transporte de oxigênio para os tecidos. Como está livre no plasma, essa hemoglobina modificada fica mais concentrada próximo ao endotélio vascular, promovendo rápidas trocas gasosas entre hemácias e tecido, servindo também como um "atravessador" de oxigênio.[38]

O principal produto destinado a esse fim, e liberado para uso veterinário pela Food and Drug Administration (FDA), é o Oxyglobin® (Oxyglobin® Solution, Biopure Corporation, Cambrigde, Massachusetts). Oxyglobin® é uma solução coloide de coloração lilás-escura, estéril, pH 7,8, produzida por ultrafiltragem de hemoglobina bovina polimerizada, formulada em uma solução modificada de Ringer com lactato. Contém 13 g/dℓ de hemoglobina com pressão coloidosmótica (PCO) de 35 mmHg (PCO canina normal é de 26 mmHg). Essa PCO elevada é compatível com soluções de albumina humana a 5%.[27,38] A polimerização da hemoglobina bovina mantém o peso molecular em média de 200 kDa, variando entre 65 e 130 kDa, sendo pouco excretada pelo rim e evitando efeitos nefrotóxicos de dímeros de hemoglobina.

Oxyglobin® é capaz de melhorar o transporte de oxigênio por 18 a 24 horas, mas seu uso cursa com alterações nos teores laboratoriais de hemoglobina; portanto, para avaliação da gravidade da anemia, o VG junto da contagem de hemácias serão as referências para o veterinário. As mucosas do animal também terão a coloração alterada por vários dias, mantendo-se amareladas, avermelhadas ou mesmo marrons.[27]

O transporte adequado de oxigênio depende do conteúdo arterial e da distribuição sanguínea nos locais de maior consumo de oxigênio. Soluções acelulares de hemoglobina mostraram-se capazes de causar vasoconstrição acompanhada de aumento da pressão sanguínea sistêmica e pulmonar. Sugere-se que esse efeito deve-se ao fato de as moléculas de hemoglobina inativarem o efeito do óxido nítrico (NO), uma substância produzida pelo endotélio vascular com efeito vasodilatador.[38] Portanto, o uso de medicações vasoativas aliado ao efeito de bloqueio de NO causará vasoconstrição intensa e queda da vascularização (e, consequentemente, queda de oferta de oxigênio periférico) nos tecidos. Mais estudos são necessários para avaliar adequadamente o efeito do Oxyglobin® sobre a taxa de consumo de oxigênio. A viscosidade sanguínea também deve ser avaliada. Redução leve a moderada de viscosidade facilita o transporte de oxigênio; logo, o emprego de cristaloides tende a melhorar o efeito das soluções acelulares de hemoglobina.[38]

Além do tratamento de anemias em geral, são boas opções quando houver necessidade de melhora de oxigenação tecidual em pacientes com hipotensão por sepse. Manifestações clínicas de sepse estão interligadas a respostas de mediadores inflamatórios em decorrência da presença de membrana bacteriana. Vários tecidos (como tecido muscular liso) respondem a lipopolissacarídios e citocinas, ativando a enzima óxido nítrico sintetase (NOS), cursando com vasodilatação. Desse modo, o efeito bloqueador de NO causado pelas soluções de hemoglobina tende a melhorar o quadro dos pacientes sépticos.

Contudo, sua utilização em pacientes com hemorragia aguda que necessitem de medicações vasoativas é controverso, pois essas soluções podem não ser eficientes em distribuir oxigênio quando o paciente apresentar vasoconstrição ou redução do débito cardíaco.[38]

O uso de Oxyglobin® ainda é controverso em veterinária, especialmente pelo alto custo. Estudos retrospectivos indicam 100% de mortalidade de cães tratados com Oxyglobin® que apresentavam anemia hemolítica autoimune de origem idiopática, mas esses estudos revelam baixo número de pacientes analisados aliado ao prognóstico ruim da doença. A utilização em humanos também foi restringida em decorrência de sinais de irritação gastrintestinal, hipertensão e aumento inesperado das taxas de mortalidade de pacientes com trauma grave.[38]

Sua taxa de administração é menor ou igual a 10 mℓ/kg/h em pacientes normovolêmicos. Os sinais de melhora de oxigenação incluem estabilização de frequências respiratória e cardíaca. Em decorrência do volume administrado, o VG do paciente tende a diminuir com o aumento de concentração de hemoglobina.[27]

TRANSFUSÃO DOS HEMOCOMPONENTES PLASMÁTICOS

Após relembrar de maneira muito rápida e geral as células e fragmentos plasmáticos, será relembrado o plasma. Constituído em grande maioria de água (cerca de 90%), nele estão dissolvidos vários grupos de substâncias. Ao se retirar a água haverá uma parte sólida, com proteínas, lipoproteínas, sais, íons, lipídios, aminoácidos, peptídios, entre outros elementos.

As *proteínas plasmáticas* podem ser divididas, de acordo com suas frações, em albumina e globulinas, mas existem várias outras frações.[12] Elas desempenham inúmeras funções: reguladoras da pressão coloidosmótica (ou pressão oncótica); catalisadoras de reações bioquímicas (enzimas); mantenedoras do equilíbrio acidobásico; reguladoras (hormônios); enzimas e substrato para a coagulação sanguínea; defesa humoral (anticorpos); podem ser utilizadas como fonte de aminoácidos; são transportadoras de muitos constituintes plasmáticos.[12]

A *albumina* é a principal proteína plasmática, correspondendo a 35 a 50% da proteína plasmática total. É produzida pelo fígado e é a principal carreadora do organismo. Também é uma fonte de aminoácidos para o fígado, caso haja necessidade de aporte proteico para consumo. Outra função é a manutenção da água dentro dos vasos por intermédio da pressão coloidosmótica (PCO) plasmática, pois ela é responsável por 75 a 80% da PCO plasmática.[12]

As *globulinas* podem ser divididas, de acordo com sua afinidade eletroforética, em alfa (α), beta (β) ou gama (γ) globulinas (Quadro 215.9).

As alfaglobulinas, em sua maioria, são produzidas no fígado e cada um dos diversos tipos exerce atividade específica. Atuam no transporte de tiroxina, cortisol (transcortina), lipídios (lipoproteínas), insulina (α_2-macroglobulina, que também inativa a tripsina), cobre (ceruloplasmina), hemoglobina (haptoglobulina) e antitrombina III. Betaglobulinas também são produzidas, em sua maior parte, pelo fígado e incluem outras lipoproteínas, transferrina, ferritina, proteína C reativa, componentes do sistema complemento (C3 e C4), plasminogênio e fibrinogênio.[12] O *fibrinogênio* é uma globulina com função de formação do tampão hemostático e nas respostas inflamatórias. Representa ao redor de 10% das proteínas totais. Algumas frações de imunoglobulinas dos tipos IgM e IgA podem migrar para a fração beta durante eletroforese, mas essas proteínas são produzidas nos tecidos linfoides.

A fração de gamaglobulina é composta de imunoglobulinas (anticorpos) e é produzida pelo tecido linfoide sob estímulos antigênicos.[12] Todas as frações de imunoglobulinas podem ser incluídas como gamaglobulinas.

QUADRO 215.9	Classificação, local de produção e exemplos de proteínas plasmáticas.	
Classificação	**Produção**	**Exemplos**
Albumina	Fígado	Albumina
Alfaglobulina	Fígado	Transcortina
		Lipoproteínas
		α_2-macroglobulina
		Ceruloplasmina
		Haptoglobulina
		Antitrombina III
Betaglobulinas	Fígado e tecido linfoide	Lipoproteínas
		Transferrina
		Ferritina
		Proteína C reativa
		C3 e C4
		Plasminogênio
		Fibrinogênio
Gamaglobulinas	Tecido linfoide	IgA
		IgE
		IgM
		IgG

Ig: imunoglobulina.

Classificação dos hemocomponentes plasmáticos

O sangue total com até 24 horas de coleta e mantido refrigerado contém hemácias (transporte de oxigênio) e plasma. Esse plasma tem atividade oncótica e capacidade de repor fatores de coagulação estáveis e lábeis.[12,25–27]

No entanto, a escolha de subprodutos é importante para diminuir o risco de reações transfusionais e aumentar o número de animais beneficiados com uma única doação de sangue. Por exemplo, o sangue total pode ser utilizado para repor volume em pacientes que perderam mais de 50% do volume sanguíneo, podendo ser substituído por CH aliado a coloides ou plasma fresco congelado.[26,27] Em animais anêmicos, cuja única necessidade seja melhorar o transporte de oxigênio por meio de reposição de hemácias, a transfusão de sangue total poderia causar sobrecarga circulatória e suplementação de proteínas desnecessárias. Ou para paciente intoxicado por veneno de rato anticoagulante (varfarina e bradifacoum), no qual há necessidade de repor fatores de coagulação dependentes de vitamina K (fatores II, VII, IX e X), o volume de sangue total seria demasiado e o animal seria sensibilizado com as hemácias do doador. Se esse mesmo paciente precisar de uma transfusão de sangue futura haverá grandes chances de reagir intensamente ao sangue transfundido.

Ao se avaliar o número de receptores, o sangue total poderia ser utilizado para um, dois ou no máximo três pacientes. Ao se trabalhar com os subprodutos, fracionando-os em plasma, hemácias, crioprecipitado e plaquetas, uma única doação poderia beneficiar, no mínimo, três pacientes, chegando a quatro ou mais. Assim, veem-se várias vantagens de trabalhar com subprodutos sanguíneos.

As funções gerais do plasma já foram discutidas. Agora serão vistas as utilidades práticas do plasma.

Obtenção do plasma

O plasma é obtido após centrifugação do sangue total. O sangue do doador deverá ser coletado em bolsas sanguíneas (duplas, triplas ou quádruplas) com preservantes (CPDA-1, CPD, CP2D, ACD, Adisol®, entre outros.)* Por terem bolsas-satélite conectadas por sistema fechado haverá manutenção da esterilidade dos hemocomponentes. O sangue coletado é então centrifugado em hemocentrífuga de hemoterapia na velocidade de 2.000 g, por 5 minutos, em centrifugação leve.[27]

Haverá formação de duas fases bem distintas: a mais pesada e de coloração vermelha é composta por hemácias, e uma fase clara e ligeiramente turva é constituída por plasma e plaquetas. Entre as hemácias e o plasma há uma terceira fase, pouco distinta, formada por leucócitos. Os leucócitos ficarão junto das hemácias.

O plasma será separado das hemácias e acondicionado em uma das bolsas-satélite do sistema que serão desconectadas e hermeticamente fechadas por um selador a calor, impedindo qualquer contato com o meio externo. O subproduto das hemácias sedimentadas sem o plasma será chamado "concentrado de hemácias" (CH).

A partir da separação do plasma e das hemácias, o plasma será classificado de acordo com o tempo entre coleta e congelamento, a função, as estruturas presentes e os processamentos seguintes. Sua classificação será detalhada a seguir.

---

*O Adsol® (Fenwal Laboratories, Baxter Healthcare Corporation, Deerfield, Il) e o Nutricel® (Cutter Biological, Miles Laboratories, Emeryville, CA) são produtos com nova seleção de soluções preservantes. Estes podem aumentar o tempo de validade das hemácias, mas não têm grande efeito sobre o plasma.

Classificação do plasma

O plasma será classificado de acordo com o tempo entre a coleta e o congelamento e pode variar também de acordo com o preservante usado.* O plasma, assim que separado do concentrado de hemácias, é classificado como plasma fresco (PF). O PF produzido em até 6 a 8 horas após coleta contém fatores de coagulação estáveis e lábeis, albumina e imunoglobulinas.[3] Tem validade de apenas 24 horas se mantido sob refrigeração (4 a 8°C). Os fatores lábeis perdem sua eficácia a partir de 6 horas pós-coleta. Caso o PF seja congelado em até 8 horas e mantido sob temperaturas abaixo de –18°C manterá albumina, imunoglobulinas e, principalmente, os fatores de coagulação lábeis e estáveis viáveis por até 12 meses. Esse plasma congelado em até 6 a 8 horas é classificado como plasma fresco congelado (PFC), sendo também o grande produto plasmático da rotina. Após 12 meses haverá perda da viabilidade dos fatores lábeis, e esse plasma será automaticamente reclassificado como plasma congelado (PC), com validade de mais 2 anos, e capaz de repor albumina, imunoglobulinas e fatores estáveis de coagulação.

Se o plasma for congelado após 8 horas da coleta também será classificado como plasma congelado, tendo os mesmos conteúdos citados. Terá validade de 2 anos.

O plasma pode ainda sofrer nova centrifugação para separação das plaquetas. Será a 5.000 g de centrifugação pesada. As plaquetas serão separadas em outra bolsa-satélite, sendo obrigatoriamente necessário utilizar bolsas de coleta triplas. As plaquetas sedimentarão, serão separadas (mantendo um volume de plasma a fim de, ao final, ter de 50 a 70 mℓ de concentrado de plaquetas). O plasma retirado também será classificado como PFC ou PC, de acordo com o tempo entre coleta e congelamento.

O plasma rico em plaquetas tem validade de 5 dias, e deve ser mantido à temperatura de 21 a 25°C, em movimentação constante.

O PC deverá ser descartado após seus 2 anos de validade, pois a viabilidade não é significativa.

Crioprecipitado é a fração do plasma insolúvel no frio, obtido de um único doador. É preparado a partir do congelamento rápido do plasma à temperatura de –80°C, seguida do completo descongelamento entre 1 e 6°C. O material insolúvel a baixas temperaturas (crioprecipitado) é separado do plasma, e a seguir deve ser congelado a –18°C. Sua composição compreende fibrinogênio, fatores I, VIII e fator de von Willebrand; o volume aproximado é de 20 mℓ. Sua transfusão é indicada a pacientes com deficiência de fator VIII (hemofilia A), fator XIII, para reposição de fibrinogênio, em casos de afibrinogenia, fibrinólise, tratamento de doença de von Willebrand e de hemofilias leves.

Utilização do plasma

Antes de utilizar o plasma devem-se observar algumas peculiaridades da transfusão de plasma. Pode-se acoplar o equipo da bolsa diretamente no equipo da fluidoterapia do paciente, desde que seja solução fisiológica de NaCl a 0,9%. Evitar soluções de lactato de Ringer, pois este reage com o citrato de sódio usado como anticoagulante, formando pequenos cristais que poderão obstruir a via de acesso venoso, ou mesmo causar pequenas embolias. Se a fluidoterapia for administrada em outro acesso venoso não há restrições de soluções.

A duração da transfusão plasmática deverá ser calculada entre 5 e 10 mℓ por minuto, não devendo ultrapassar 2 horas. Por estarem congelados, os hemocomponentes plasmáticos, com exceção do concentrado de plaquetas que está à temperatura ambiente, deverão ser descongelados. Atenção ao controle de pressão arterial, pois uma vez que os hemocomponentes plasmáticos contêm albumina, estes podem redistribuir os líquidos, atraindo água do interstício para o leito intravascular.

Para o descongelamento as bolsas deverão ser acondicionadas em recipiente hermeticamente fechado, com sacolas plásticas utilizadas em alimentos (tipo Zip-Lock®). As bolsas poderão ser descongeladas colocando-as sob água corrente ou em banho-maria. Não exceder 56°C.

As possíveis reações transfusionais serão abordadas no Capítulo 217, *Reações Transfusionais*.

Coagulação

O PFC fornece fatores de coagulação lábeis e estáveis, sendo indicado para: insuficiência hepática, CID, deficiência de vitamina K (seja por intoxicação com cumarínicos, obstrução do trato biliar, síndrome de má absorção, uso crônico de antibióticos), deficiências hereditárias e adquiridas da coagulação (hemofilia A, hemofilia B, doença de von Willebrand, CID, tendências hemorrágicas de pacientes hepatopatas, entre outras). *A principal utilização do PFC é para correção de coagulopatias e o hemocomponente mais utilizado para corrigir a coagulopatia em medicina veterinária é o PFC!* Essa é uma frase redundante, mas demonstra exatamente a principal indicação do PFC.

Crioprecipitado é o melhor produto para tratamento da hemofilia A, pois é de 5 a 15 vezes mais concentrado comparado com o PFC. Contém fatores I (fibrinogênio) e VIII. Também é o produto indicado para casos de afibrinogenia ou doença qualitativa do fibrinogênio. Deve-se tomar cuidado quanto à maneira de infusão: ele deve ser diluído em dextrose a 5%.

O PFC tem capacidade de repor os fatores de coagulação lábeis e estáveis (se mantido sob refrigeração e pelo período de 24 horas). O sangue total fresco também tem essa capacidade de reposição. A dosagem é em mℓ por kg, mas se ressalte haver outros produtos mais eficazes, e deve ser considerado apenas na ausência de alternativas.

Um resumo do processamento e indicações se encontra no Quadro 215.10.

Muitas coagulopatias convergem com os mesmos resultados de exames rotineiros, por exemplo, a hemofilia A e a deficiência de fatores XI e XII. Para essas circunstâncias dever-se-á considerar a frequência da doença na população a ser tratada e a possibilidade de dosar os fatores de coagulação individualmente, importantes para um diagnóstico preciso. Os Quadros 215.11 e 215.12 resumem como utilizar os hemocomponetes plasmáticos como ferramenta terapêutica, e o Quadro 215.13 resume como diagnosticar as principais coagulopatias utilizando os testes rotineiros de avaliação da hemostasia.

Imunidade

A transferência passiva de anticorpos é uma ciência estudada mundialmente. Desde que Behring iniciou a transfusão de plasma de animais vacinados para tratamento de pacientes com tétano, em 1890, suas utilidades foram testadas noutras doenças e também em medicina veterinária.

Em centros hípicos o plasma hiperimune é rotina em potros que não mamaram o colostro. Eles recebem transfusão de plasma a fim de repor as globulinas.

O plasma hiperimune é difundido em medicina veterinária de animais de companhia para o tratamento de parvovirose e cinomose, mas este é produzido de maneira diferente das doações de sangue de rotina. Eles são superestimulados e o

---

*O preservante pode alterar a classificação. O ACD tem menor capacidade de manter os fatores lábeis viáveis. Desse modo, o plasma deve ser congelado em até 6 horas pós-coleta. Se o sangue for colhido com CPDA-1, CP2D ou CPD o plasma poderá ser congelado em até 8 horas pós-coleta.

QUADRO 215.10 Obtenção e classificação do plasma.

Classificação/sigla	Processamento	Validade	Uso
Plasma fresco (PF)	Centrifugação leve por 7 min	Entre 21 e 26°C, por 8 h* ou de 4 a 8°C, por 24 h	Reposição de fatores de coagulação estáveis e lábeis, albumina e imunoglobulinas
Plasma fresco congelado (PFC)	Centrifugação leve por 7 min	1 ano a −18°C ou menos	Reposição de fatores de coagulação estáveis e lábeis, albumina e imunoglobulinas
Plasma congelado (PC)	Centrifugação leve por 7 min	2 anos a −18°C ou menos	Reposição de fatores estáveis, albumina e imunoglobulinas
Plasma rico em plaquetas (PRP)	Centrifugação leve por 7 min	3 a 5 dias, 21 a 26°C	Reposição de plaquetas
Concentrado de plaquetas (PRP)	Centrifugação pesada por 10 min	3 a 5 dias, 21 a 26°C	Reposição de plaquetas
Crioprecipitado (CRIOP)	Descongelamento lento do PFC (sob refrigeração de 4 a 8°C), separação e recongelamento do precipitado a −18°C ou menos.	1 ano a −18°C ou menos	Reposição de fatores de coagulação estáveis e lábeis, em especial fator VIII. Melhor opção para animais com hemofilia A, afibrinogenia ou doenças qualitativas de fibrinogênio

*De acordo com a solução anticoagulante utilizada.

QUADRO 215.11 Tratamento de coagulopatias hereditárias.

Doença hereditária	Fator	Tratamento
Hemofilia A	VIII	*Crioprecipitado*: 1 unidade a cada 10 kg, 1 vez/dia, 3 a 5 dias, ou enquanto persistirem os sintomas *PFC*: 6 a 10 mℓ/kg, velocidade de 5 mℓ/min, 1 vez/dia, 3 a 5 dias, ou até desaparecerem os sintomas
Hemofilia B	IX	*PFC*: 4 a 6 mℓ/kg, velocidade de 5 mℓ/min, 2 vezes/dia, 3 a 5 dias, ou até desaparecerem os sintomas
Deficiência de fator X	X	*PFC*: 4 a 6 mℓ/kg, velocidade de 5 mℓ/min, 2 vezes/dia, 3 a 5 dias, ou até desaparecerem os sintomas
Deficiência de fator XII	XII	*PFC*: 4 a 6 mℓ/kg, velocidade de 5 mℓ/min, 2 vezes/dia, 3 a 5 dias, ou até desaparecerem os sintomas
Doença de von Willebrand		*Crioprecipitado*: 1 unidade a cada 10 kg ou 2 unidades a cada 10 kg em casos cirúrgicos
Afibrinogenia	I	*PFC*: 4 a 6 mℓ/kg, velocidade de 5 mℓ/min, 1 vez/dia, 3 a 5 dias, ou até desaparecerem os sintomas *Crioprecipitado*: 1 unidade a cada 10 kg, 1 vez/dia, 3 a 5 dias ou enquanto persistirem os sintomas

PFC: plasma fresco congelado.

plasma depois de separado é purificado, não sendo um procedimento feito na rotina de hemocentros veterinários. No entanto, há trabalhos citando o uso de PFC, PC e até mesmo PF para tratamento de pacientes que estejam imunossuprimidos. Teoricamente, a reposição de anticorpos prontos auxiliaria esses pacientes, mas ainda são necessários mais estudos para avaliar cuidadosamente a real resposta clínica dos pacientes.

QUADRO 215.12 Tratamento de coagulopatias adquiridas.

Doença	Tratamento
Coagulação intravascular disseminada (CID)	*PFC ou PC*: 6 a 10 mℓ/kg, velocidade de 5 mℓ/min, avaliando-se cuidadosamente manifestações clínicas e laboratoriais, podendo-se repetir a dose
Deficiência de vitamina K ou intoxicação por cumarínicos	*PFC ou PC*: 6 a 10 mℓ/kg, 1 vez/dia, velocidade de 5 mℓ/min, 3 a 5 dias ou enquanto persistirem os sintomas *Vitamina K1* nas seguintes dosagens: 2,5 mg/kg para animais pequenos; 5 mg/kg para médios; 10 mg/kg para grandes, SC, 3 vezes/dia, por 5 dias no mínimo
Hepatopatia	*PFC ou PC*: 6 a 10 mℓ/kg, velocidade de 5 mℓ/min, 2 vezes/dia, 3 a 5 dias ou enquanto persistirem os sintomas

PFC: plasma fresco congelado; PC: plataforma congelado; SC: subcutânea.

QUADRO 215.13 Diagnóstico de coagulopatias.

Doença	TTPA	TP	PDF	Plaquetas (nº)	TS
Hemofilia A (deficiência de fator VIII)	Aumentado ou normal	Normal	Normal	Normal	Normal
Hemofilia B (deficiência de fator IX)	Aumentado	Normal	Normal	Normal	Normal
Deficiência de fator X	Aumentado	Aumentado	Normal	Normal	Normal
Deficiência de fator VII	Normal	Aumentado	Normal	Normal	Normal
Deficiência de fator XI	Aumentado	Normal	Normal	Normal	Normal
Deficiência de fator XII	Aumentado	Normal	Normal	Normal	Normal
Doença de von Willebrand	Normal ou aumentado	Normal	Normal	Normal	Aumentado ou muito aumentado
Intoxicação por cumarínicos ou deficiência de vitamina K	Muito aumentado	Muito aumentado	Normal	Normal	Normal
CID	Aumentado ou normal	Aumentado	Muito aumentado	Diminuído ou normal	Aumentado ou muito aumentado
Trombocitopenia	Normal ou aumentado	Normal	Normal	Diminuído	Aumentado
Trombocitopatia	Normal	Normal	Normal	Normal ou aumentado	Aumentado
Deficiência de fibrinogênio (fator I)	Muito aumentado	Muito aumentado	Normal	Normal	Normal

CID: coagulação intravascular disseminada; PDF: produtos de degradação da fibrina (sendo o normal destes fatores circulantes menos que 1:5); TP: tempo de protrombina; TS: tempo de sangramento; TTPA: tempo de tromboplastina parcial ativada.

Reposição de albumina e expansão de volume

O PFC pode ainda ser utilizado como expansor de volume, para reposição de imunoglobulinas e albumina. Para expansão de volume a dose é de 40 a 20 ml/kg, na velocidade de 10 ml/min.

Para reposição de albumina, o PFC e o PC são ótimos aliados, mas devem ser considerados apenas para terapia inicial de doenças crônicas (enteropatias, nefropatias, dermatites exsudativas), pois a reposição será inadequada e o volume de transfusão é alto, tornando o tratamento oneroso. Outro ponto importante nesses pacientes é a adequação nutricional, parte fundamental do tratamento. Um ponto importante a ser abordado são os animais queimados. Para eles há necessidade de reposição de albumina agressiva e a utilização de PFC, PC ou PF passa a ser fundamental para um bom tratamento. A dose para queimados é de 40 ml/kg, com avaliação constante (a cada 12 horas) da dosagem de albumina sérica e avaliação clínica.

Alternativas ao uso de plasma para correção de pressão coloidosmótica

Os principais produtos comerciais capazes de substituir o plasma são os relacionados com a expansão plasmática.[27]

O *hetastarch* (hidroxietil) é uma amilopectina de amido sintético a 6% dissolvido em solução salina (Hespan®; Voluven®; Hespan®). Sua dose varia entre os autores, entretanto 25 ml/kg são citados, podendo ser elevada para 30 a 35 ml/kg/dia em pacientes com hipoalbuminemia intensa.[27] Tem o efeito de aumentar a pressão oncótica, sendo comparável com soluções de albumina e de dextrana. O tempo de ação é de 24 a 48 horas, dependendo de sua metabolização.

É contraindicado para animais com insuficiência cardíaca e falência renal com oligúria.[27]

REFERÊNCIAS BIBLIOGRÁFICAS

1. Junior JC, Viana JA, Filho JDR, Favarato ES, Mata LC, Net NA. Parâmetros bioquímicos e hemogasométricos do sangue total canino armazenado em bolsas plásticas contendo CPDA-1 e CPD/SAG-M. Ciência Rural. 2008 (mar-abr); 38(2):378-83.
2. Schimidt PJ, Leacock AG. Forgotten transfusion history: John Leacock of Barbados. Brit Med J. 2002; 325:1485-7.
3. Bucheler J, Cotter SM. Outpatient Blood Donor Program. Problems Vet Med. 1992; 4(4): 572-81.
4. Kerbauy AMRM, Kerbauy VECJ. Sobre a organização de um banco de sangue para cães. Rev Fac Med Vet São Paulo. 1968; 7(4):935-45.
5. Gonçalves S. Reações transfusionais após administração de concentrados de plaquetas em cães. [tese]. São Paulo: Universidade de São Paulo, Faculdade de Medicina Veterinária; 2006.
6. Ulata SK. Determinação *in vitro* da atividade do fator de necrose tumoral (TNF) em concentrados de plaquetas de cães. [dissertação]. São Paulo: Universidade de São Paulo, Faculdade de Medicina Veterinária; 2005.
7. Souza SL. Estudo da frequência dos grupos sanguíneos DEA1 e DEA7 em cães de diferentes raças como subsídio à implantação de banco de sangue canino na Faculdade de Medicina Veterinária e Zootecnia da Universidade de São Paulo. [dissertação]. São Paulo: Universidade de São Paulo, Faculdade de Medicina Veterinária; 2005.
8. Abrams-Ogg A. Practical blood transfusion. In: Day MJ, Mackin A, Littlewood JD, editors. BSAVA Manual of canine and feline haematology and transfusion medicine. London: British Small Animal Association; 2000. p. 263-303.
9. Gonçalves S, Batistela MM, Tavares A P. Triagem sorológica de cães doadores de sangue. 6º Congresso Paulista de Clínicos Veterinários de Pequenos Animais; 2006 setembro, Hotel Transamérica; São Paulo. São Paulo: Brasil, 2006.
10. Fujise H, Higa K, Nakayama T *et al.* Incidence of dogs possessing red blood cells with high K in Japan and East Asia. Journal of Veterinary Medicine Science. 1997; 59(6):495-7.
11. Rich LJ, Bernreuter DC, Cowell RL. Elevated serum potassium associated with delayed separation of serum from clotted blood in dogs of the Akita Breed. Veterinary Clinical Pathology; 1986, 15(2):12-4.
12. Lopes STA, Biondo AW, Santos AP *et al.* Manual de patologia clínica veterinária, 3. ed. Santa Maria-RS: Editora da UFSM/Departamento de Clínica de Pequenos Animais; 2007.
13. Thrall MA. Morfologia das hemácias. In: Thrall MA. Hematologia e bioquímica clínica veterinária. São Paulo: Roca; 2007. p. 65-77.
14. Rose MG, Berliner N. Hemácias. In: Schiffman FJ. Fisiopatologia hematológica. São Paulo: Livraria Santos; 2004. p. 49-96.
15. Jackson ML. Erytrocytes, leukocytes. In: Jackson ML. Veterinary clinical pathology: an introduction. Oxford: Blackwell Publishing; 2007. p. 3-54; 55-81.
16. Rosmarin A. Leucócitos. In: Schiffman FJ. Fisiopatologia hematológica. Cap. 3, São Paulo: Livraria Santos; 2004. p. 97-120
17. Weiser G, Thrall MA. Considerações sobre leucócitos e leucograma. In: Weiser G, Thrall MA. Hematologia e bioquímica clínica veterinária. São Paulo: Roca; 2007. p. 118-22
18. Jackson ML. Hemostasys. In: Jackson ML. Veterinary clinical pathology: an introduction. Oxford (UK): Blackwell Publishing; 2007. p. 109-36.
19. Anvisa. Resolução da Diretoria Colegiada RDC nº 153 de 14 de junho de 2004. Anexo I – Regulamento Técnico para Procedimentos de Hemoterapia. Disponível em http://www.hemonline.com.br/portarias/rdc153/indexframe.htm. Acesso em: 01 junho 2009.
20. Hillyer D, Josephson CD, Blajchman MA, Vostal JG, Epstein JS, Goodman JL. Bacterial contamination of blood components: risks, strategies, and regulation: Joint ASH and AABB Educational Session in Transfusion Medicine. Hematology. 2003; 1:575-89.
21. Ribeiro AAF, Kutner JM. Prevenindo a contaminação bacteriana de componentes sanguíneos. Einstein. 2003; 1:126-8.
22. Madjdpour D, Heindi V, Spahn DR. Risks, benefits, alternatives and indications of allogenic blood transfusion. Minerva Anestesiol. 2006; 72:283-98.
23. Cabrales P, Martini J, Intaglieta M, Tsail AG. Blood viscosity maintains microvascular conditions during normovolemic anemia independent of blood oxygen-carrying capacity. Am J Physiol: Heart Circulat Physiol. 2006; 291:581-90.
24. Anvisa. Portaria nº 950, de 26 de novembro de 1998. Regulamento técnico sobre bolsas plásticas para coleta e acondicionamento de sangue humano e seus componentes. Diário Oficial da União, Poder Executivo, de 30 de novembro de 1998. Disponível em: http://e-legis.anvisa.gov.br/leisref/public/showAct.php?id=697. Acesso em: 17 julho 2009.
25. Lanevschi A, Wardrop KJ. Principles of transfusion medicine in small animals. Canadian Vet J. 2001; 42:447-54.
26. Brow D, Vap L. Princípios sobre transfusão sanguínea e reação cruzada. In: Thrall MA *et al.* Hematologia e bioquímica clínica veterinária. São Paulo: 2006. p. 188-98.
27. Feldman BF, Sink CA. Hemoterapia para o clínico de pequenos animais. São Paulo: Roca; 2007.
28. Brasil. Ministério da Saúde. Secretaria de Atenção à Saúde. Departamento de Atenção Especializada. Guia para o uso de hemocomponentes. Ministério da Saúde, Secretaria de Atenção à Saúde, Departamento de Atenção Especializada. Brasília: Ministério da Saúde, 2008.
29. Moroz LR, Godoi DA, Fantoni DT. Uso de concentrado de hemácias lavadas em cadela com repetidas reações transfusionais – relato de caso. In: XXIX Congresso Brasileiro da Anclivepa, 2008, Maceió. Anais do Congresso Brasileiro da Anclivepa, 2008.
30. Taggart R, Austin B, Hans E *et al. In vitro* evaluation of the effect of hypothermia on coagulation in dogs via thromboelastography. Journal of Veterinary Emergency and Critical Care. 2012; 22(2):219-24. DOI: 10.1111/j.1476-4431.2012.00729.x.
31. Kessler RJ, Reese J, Chang D *et al.* Dog erythrocyte antigens 1.1, 1.2, 3, 4, 7, and Dal blood typing and cross-matching by column technique. Veterinary Clinical Pathology. 2010; 39(3):306-16. DOI:10.1111/j.1939-165X.2010.00249.x.Dog.
32. Novais AA, Fagliari JJ, Santana AE. Prevalencia dos antígenos eritrocitários caninos (DEA – dog erythrocyte antigen) em cães domésticos (Canis familiaris) criados no Brasil. Ars Veterinaria; 2004, 20(2):212-8.
33. Ferreira RRF, Gopegui RR, Matos AJF. Frequency of dog erythrocyte antigen 1.1 expression in dogs from Portugal. Veterinary Clinical Pathology. 2011; 40(2):198-201. DOI:10.1111/j.1939-165X.2011.00311.x.
34. Lacerda LA, Oliveira ST, Guerra TA *et al.* Prevalência dos tipos sanguíneos A, B e AB em gatos domésticos mestiços da cidade de Porto Alegre, Rio Grande do Sul, Brasil. Brazilian Journal of Veterinary Research and Animal Science. 2008; 45(sup.):46-53.
35. Giger U, LOGAN JC, CALLAN MB *et al.* Clinical indication for use of fresh frozen plasma in dogs: 74 dogs. Journal of the American Veterinary Medical Association. 1999; 218(9):1449-55.
36. Weinstein NM, Blais M, Harris K *et al.* A newly recognized blood group in domestic shorthair cats: the mik red cell antigen. Jounal of Veterinary Internal Medicine. 2007; 21(2):287-92.
37. Marvulo NL, Bonatto RC, Carpi MF, Ricchetti SMQ, Moraes MA, Fioretto JR. Transfusão de eritrócitos em crianças jnternadas em Unidade de Terapia Intensiva Pediátrica. Rev Bras Terap Intens. 2006; 18(4):390-5.
38. Meyer R. Current topics in fluid therapy: oxyglobin. In: Gleed RD, Ludders JW. Recent advances in veterinary anesthesia and analgesia: companion animals. Publisher: International Veterinary Information Service (www.ivis.org), Ithaca, New York, EUA, 2001. Disponível em: http://www.ivis.org/advances/anesthesia_gleed/meyer/ivis.pdf. Acesso em: 30 agosto 2009.

216
Transfusão Sanguínea em Felinos

Karin Denise Botteon • Simone Gonçalves Rodrigues Gomes

INTRODUÇÃO

O uso de sangue e seus componentes tem crescido em grande escala na medicina veterinária. Acompanhando a grande demanda, as exigências de transfusões de alta qualidade também cresceram. No Brasil, a medicina transfusional canina está bem estabelecida em praticamente todos os aspectos: coleta, estocagem e qualidade do produto oferecido e de seus componentes. No entanto, a doação de sangue em gatos constitui ainda um desafio, não somente porque o gato é uma espécie de pequeno tamanho, havendo pouca ou nenhuma disponibilidade de materiais adequados para uma coleta completamente estéril, o que inviabiliza o estoque do produto, mas também pelas próprias particularidades da espécie felina, como sua pouca tolerância à contenção física e a possibilidade de hipotensão durante o procedimento de doação devido aos efeitos combinados de anestesia e da própria perda sanguínea durante o procedimento.[1]

A administração de sangue e de seus componentes constitui uma terapêutica que pode salvar a vida dos pacientes felinos. Entretanto, o uso apropriado dessa terapia requer conhecimento do sistema sanguíneo dos felinos, de como e onde obter esses produtos, sua administração adequada e, principalmente, das indicações de uso e dos efeitos e reações adversas relacionadas com a transfusão.

Este capítulo tem como objetivo trazer as principais informações sobre a medicina transfusional na espécie felina, bem como esclarecer as particularidades relacionadas com a espécie, desde a obtenção do sangue até sua administração adequada e possíveis complicações.

TIPOS SANGUÍNEOS

Apenas um sistema de grupo sanguíneo foi descrito em felinos, o sistema AB, que consiste em três tipos: A, B e AB. Estes são determinados por ácidos neuramínicos existentes nos glicolipídios e glicoproteínas das membranas dos eritrócitos.[2-5] O N-glicolineuraminoácido determina o sangue do tipo A; N-acetilneuroaminoácido nos glicolipídios de membrana dos eritrócitos (hemácias) determina o sangue do tipo B. A combinação de ambos neuroaminoácidos ocorre em gatos do tipo AB.[3-6]

Os tipos sanguíneos A e B são herdados como característica genética autossômica simples dominante via dois alelos do mesmo *locus*.[7] O alelo do grupo A é completamente dominante sobre o do B, e os animais que expressam fenótipo A podem ser homozigotos (A/A) ou heterozigotos (A/B), enquanto os que expressam o fenótipo B são sempre homozigotos (B/B).[3,4,7-11] Um terceiro alelo transmitido separadamente, que é recessivo para A mas codominante para B, parece ser responsável pela expressão do tipo AB e representa uma porcentagem muito pequena dos gatos (menos de 1%).[3,4,6,7,9,11] Assim,

diferentemente dos humanos, o tipo AB não é herdado totalmente por codominância.[3]

Suspeita-se há bastante tempo de tipos sanguíneos adicionais, com base em reações transfusionais hemolíticas em gatos devidamente tipados e submetidos a reações cruzadas incompatíveis não relacionadas com o sistema AB.[12] Em 2007, Giger *et al.*[13] documentaram um novo antígeno nos eritrócitos de gatos domésticos, que foi denominado Mik. Esse antígeno foi responsável por reações transfusionais hemolíticas agudas em gatos cujo antígeno não existe, classificados como Mik-negativos, recebendo sangue de gatos que contêm o antígeno, classificados como Mik-positivos.[6,12,13]

Diversos estudos demonstram alta prevalência do sangue tipo A entre os gatos, havendo grande variação geográfica e entre raças em relação à prevalência do sangue tipo B.[2-4,8,14,15] Gatos com sangue tipo AB são raramente encontrados e sempre estão relacionados com raças cuja prevalência maior é de sangue tipo B (fato esse associado ao alelo A dos gatos AB, que é recessivo em relação ao alelo B).[2,4,14-16] Alguns gatos de raças puras, como os Siameses, são 100% do tipo A, enquanto raças, como Persas, British shorthair, Cornish e Devon Rex, podem apresentar frequência bem maior do sangue tipo B quando comparadas a outras raças.[2,8]

Ao contrário dos cães, os felinos têm anticorpos naturais contra os antígenos de eritrócitos que pertencem a um grupo sanguíneo diferente dos seus, conhecidos como haloanticorpos.[2-4,6,8,17] São eles os responsáveis tanto pelas reações transfusionais de incompatibilidade sanguínea bem como pela isoeritrólise neonatal (discutida posteriormente), tendo assim grande importância clínica.[4,6,11,18] Os felinos desenvolvem esses anticorpos entre 6 e 8 semanas de idade, alcançando níveis séricos máximos por volta dos 3 meses.[3,16,18,19]

Os haloanticorpos anti-A nos gatos de sangue tipo B são hemaglutininas e hemolisinas, predominantemente da classe IgM, e os haloanticorpos anti-B são, na maioria, hemolisinas e em menor parte hemaglutininas de fraca ação; assim, animais pertencentes ao grupo A apresentam baixos títulos de anti-B, e animais B, altos títulos de anti-A de forte ação. Gatos AB não apresentam haloanticorpos circulantes, uma vez que seus eritrócitos têm os dois antígenos em sua membrana.[4,9,14,18]

As reações transfusionais de incompatibilidade em gatos costumam ser hemolíticas agudas e fatais, especialmente em transfusões de sangue A e AB em receptores do tipo B, já que seus haloanticorpos anti-A são extremante fortes.[7,15,18] Mesmo um volume mínimo, como 1 mℓ de sangue do tipo A ou AB transfundidos em gatos de sangue tipo B, já é capaz de levar à morte por reação hemolítica aguda.[20] A rápida destruição das hemácias se deve não somente à ação dos anticorpos da classe IgM, mas também à liberação de potentes componentes vasoativos.[15] Gatos do tipo A que recebem sangue do tipo B podem demonstrar apenas reação transfusional branda e até sem sintomatologia clínica; entretanto, o hematócrito do receptor tende a voltar a valores semelhantes aos pré-transfusionais poucos dias após a transfusão.[3,7,9,14]

TIPAGEM SANGUÍNEA

A idealização do banco de sangue de felinos e da medicina transfusional para essa espécie inclui obrigatoriamente a tipagem sanguínea do sangue estocado e do receptor.[2,4,8,17]

Cartões de tipagens ou teste de aglutinação rápida em cartão estão disponíveis na Europa e nos EUA e são rotineiramente utilizados para animais que necessitam de transfusão

(Figura 216.1).[6,7,16] A tipagem sanguínea pode ser obtida com *kits* comerciais que contêm um antissoro liofilizado ou um reagente que atua como antígeno das hemácias dos felinos; nesse caso, o sangue do tipo B é detectado por meio de uma lectina chamada *Tritiun vulgaris*, que interage com as células vermelhas desses gatos em uma reação de aglutinação.[4,5,7] Os testes geralmente são rápidos e simples, possibilitando a leitura em até 2 minutos (Figura 216.2). Entretanto, deve-se dar atenção aos grupos controle do teste e a reações fracamente positivas, que devem ser retestadas e, sem dúvida, submetidas a testes adicionais com técnica diferente, quando possível, ou ainda ao teste de compatibilidade sanguínea.[5,18,21]

TESTE DE COMPATIBILIDADE

Como no Brasil a tipagem sanguínea é ainda um exame não rotineiro, é imprescindível que os gatos candidatos à transfusão sanguínea sejam submetidos a um teste de compatibilidade sanguínea devido à ocorrência natural de haloanticorpos, como descrito anteriormente.[4]

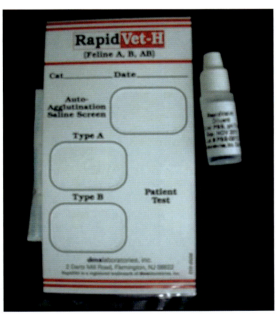

Figura 216.1 Cartão de tipagem ou teste de aglutinação rápida em cartão (RapidVet® H Feline; DMS Laboratories, Flemington, NJ, EUA). (Cedida pelo Departamento de Anestesiologia e Banco de Sangue da FMVZ – USP.)

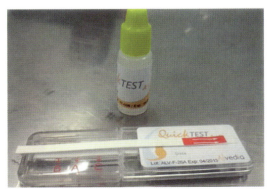

Figura 216.2 *Kit* de tipagem sanguínea Alvedia (Quick Test AB Blood Typing®; Alere; Limonest, France). (Cedida pelo Departamento de Anestesiologia e Banco de Sangue da FMVZ – USP.)

O teste de compatibilidade sanguínea ou prova de reação cruzada é um procedimento indispensável para minimizar o risco de incompatibilidade entre o receptor e o doador.[3,16,22] Enquanto a tipagem determina o tipo de antígeno que existe na membrana dos eritrócitos, a reação cruzada detecta níveis séricos de anticorpos contra os antígenos nas membranas dos eritrócitos.[3] O teste de reação cruzada consiste em duas provas, a maior e a menor. A prova maior é a mais importante e deve ser sempre compatível, já que serve para identificar anticorpos no receptor contra as hemácias do doador. Esse teste é feito entre as hemácias do doador e o plasma do receptor. A prova menor consiste na reação entre as hemácias do receptor com o plasma do doador, verificando-se, então, a existência de anticorpos no plasma do doador contra as hemácias do receptor.[3,8,12,22,23]

Dois fatores importantes devem ser aqui considerados: o primeiro é que o teste de reação cruzada não exclui totalmente o risco de reação transfusional, apenas indica que naquele momento não existem anticorpos significativos contra as hemácias do receptor; o segundo é que a prova de reação cruzada somente testa anticorpos contra as hemácias e não contra outras células como plaquetas e leucócitos que, apesar de menos comumente, também podem causar reação transfusional.[12,22,23]

A prova de reação cruzada deve sempre ser utilizada mesmo em adição à tipagem sanguínea, não somente pela possibilidade de ocorrência de antígenos eritrocitários não relacionados com o sistema AB, mas para proporcionar transfusão com máxima segurança.[3,8]

SELEÇÃO DO DOADOR

A seleção adequada do doador felino é o primeiro passo para a adequação da medicina transfusional a essa espécie. Primeiro, deve-se obter uma história clínica completa e um exame físico minucioso de possíveis candidatos ao programa de doação.[6,8]

Os doadores felinos devem ser preferencialmente mantidos domiciliados a fim de minimizar o risco de transmissão de doenças infecciosas.[6] Recomenda-se que estejam com esquema de vacinação atualizado, incluindo a profilaxia contra panleucopenia viral felina, calicivírus, herpesvírus e raiva; devem ainda estar livres de ecto e endoparasitos.[8,22,23] Hemograma completo incluindo contagem de plaquetas, bioquímica sérica com análise de função renal e hepática e urinálise são exames de triagem importantes que devem ser realizados em todos os gatos potencialmente doadores.[8,23]

Como as doenças infecciosas são uma grande preocupação para a escolha de doadores de sangue, em 2005, o American College of Veterinary Internal Medicine (ACVIM) criou um consenso, cuja última atualização ocorreu em 2016, com definições sobre os testes necessários para um processo de seleção para cães e gatos doadores de sangue. Nos felinos, os testes para leucemia viral felina (FeLV), vírus da imunodeficiência felina (FIV) e hemoplasmoses (*Mycoplasma* spp.) (Quadro 216.1) são considerados imprescindíveis.[8,24,25] A investigação do doador com relação ao coronavírus entérico felino não é recomendada devido à falta de correlação entre o título de anticorpos e o *status* da doença causada pela mutação do vírus, a peritonite infecciosa felina.[6,24,25] Outras doenças como bartonelose, anaplasmose, ehrlichiose, babesiose, dirofilariose, entre outras, devem ser consideradas em áreas tidas como endêmicas.[8,24,25,26] Os critérios para um gato doador de sangue são peso mínimo de 4,5 kg, 1 a 8 anos; podem ser machos ou fêmeas preferencialmente castrados, devem ter boa personalidade e não ter histórico de doença cardíaca ou de convulsão.[8] A alimentação desses animais deve constituir uma dieta rica, e a suplementação de ferro pode ser necessária, baseada em volume e frequência com que esses gatos doam sangue.[3,8,17,23,24]

QUADRO 216.1	Recomendações de triagem para patógenos transmitidos pelo sangue em felinos doadores.			
Agente etiológico*	Padrão de excelência	Padrão mínimo	Considerações	
Mycoplasma haemofelis	PCR negativo	PCR negativo	Sorologia não disponível. Exame em lâmina não é acurado. O organismo é o mais patogênico e, portanto, PCR é sempre necessário	
Candidatus Mycoplasma haemominutum e Candidatus Mycoplasma turicensis	PCR negativo	Sem triagem	Mesmas considerações para M. haemofelis. Embora não sejam considerados patógenos primários e até pudessem ser opcionais, o desejável é que a triagem para eles seja realizada	
Leucemia viral felina (FeLV)	Antígeno negativo e PCR negativo para o provírus DNA	Antígeno negativo	Testes validados de PCR para o provírus DNA, na ocasião da publicação do estudo, não eram disponíveis rotineiramente nos EUA	
Vírus da imunodeficiencia felina (FIV)	Soronegativo	Soronegativo	Como a pesquisa é sorológica e em alguns países há vacina contra FIV, gatos soropositivos são sempre excluídos. Obs.: embora a PCR pudesse diferenciar gatos vacinados de gatos com infecção ativa, um estudo demonstrou grande variabilidade de acurácia na identificação desse agente pela PCR.[33]	
Bartonella henselae	Soronegativo e PCR negativo ou cultura negativa	PCR negativo	Cerca de 70% dos gatos soropositivos são PCR negativos. Em áreas endêmicas, encontrar um gato soronegativo pode ser difícil, podendo ser necessário buscar por animais PCR negativos	

*Para outros agentes etiológicos, recomenda-se a consulta da tabela completa.[25]

Os gatos devem ter acesso jugular adequado, e mesmo aqueles animais com bom temperamento requerem algum modo de sedação ou anestesia durante a coleta, não somente porque qualquer movimento brusco pode prejudicar o processo e o produto, mas para o próprio bem-estar do animal durante a doação.[3] Hematócrito (Ht) mínimo de 30% e hemoglobina de 10 g/dℓ são aceitáveis, entretanto Ht entre 35 e 40% e hemoglobina de 11 g/dℓ são preferíveis, já que a maioria das transfusões em felinos servirá para correção de anemia.[6,8,16,23] Apesar de a frequência de doação ser citada em algumas literaturas com um intervalo de 3 a 4 semanas, estudos recentes em cães doadores demonstram que coletas com intervalos bimensais já podem ocasionar deficiência de ferro, o que demanda um acompanhamento laboratorial desse elemento.[27] Além disso, considerando-se o bem-estar do doador felino e todas as particularidades da coleta na espécie, bem como a necessidade de sedação, recomendam-se intervalos de no mínimo 3 meses entre as coletas.[6,23]

Um arquivo completo de cada doador com datas das doações e identificação dos receptores, resultados e datas de todos os exames realizados, relatório de possíveis reações adversas à doação e relatório clínico também são de grande importância para o estabelecimento de um banco de sangue felino, não somente visando à qualidade do produto oferecido, mas também à segurança e ao bem-estar dos doadores.[23,24]

COLETA DO SANGUE

Os gatos podem doar cerca de 15 a 20% do seu volume sanguíneo estimado; assim, o volume máximo doado por um gato é de aproximadamente 11 a 15 mℓ/kg.[8] No entanto, muitos autores preferem ser mais conservadores e, para evitar riscos desnecessários, indicam um volume de doação entre 11 e 12 mℓ/kg.[6]

A preparação para a coleta inicia-se na arrumação da sala a ser utilizada, que deve ser um ambiente limpo, fechado e que não permita interferências durante o procedimento.[2,8,22] Preparada a sala de coleta, o doador deve ser trazido e minuciosamente examinado. Parâmetros como temperatura, mucosas, pulso, ausculta-ção cardiopulmonar e pressão arterial devem ser mensurados em todos os doadores e em todas as coletas; qualquer um deles fora da normalidade já é motivo suficiente para que o doador não seja utilizado.[6] O hematócrito e a proteína sérica total do doador podem ser avaliados imediatamente antes do procedimento e, estando em valores considerados satisfatórios, pode-se

dar início à coleta.[22,23] Tão importante quanto a manipulação adequada e asséptica de todo o material, independentemente do sistema de coleta escolhido (aberto ou fechado, discutido posteriormente), é também a preparação do local de punção da veia para a coleta. Recomenda-se preparação com assepsia cirúrgica do local, com tricotomia e limpeza com iodo e álcool, não somente para segurança do produto, mas para segurança do próprio doador.[22,23]

Durante a doação, é possível a contenção física de alguns felinos com bom temperamento. Porém, devido à natureza da espécie felina, bem como a necessidade de manter a esterilidade do processo de coleta, para evitar dano vascular por excesso de punções ou punção traumática e o próprio desconforto ao animal, a coleta de sangue de doadores felinos é rotineiramente realizada sobre o efeito de sedação ou anestesia.[10] O protocolo escolhido como meio de contenção química deve priorizar a segurança do doador; assim, deve-se evitar o uso de fármacos que causem hipotensão, buscando aqueles que tenham ação mínima capaz de conter o felino apenas durante a coleta e que permitam ainda uma recuperação rápida e segura.[10]

Após o preparo de todo o material e do animal, a sedação ou anestesia, quando necessária, pode ser realizada e o animal é então colocado em decúbito lateral ou esternal, já que o acesso preferido é a veia jugular.[8,23] Deve-se evitar punções repetidas, pois aumentam o risco de tromboembolia.[3,14] O procedimento de coleta deve durar em torno de 5 a 10 minutos na dependência do método de coleta utilizado.[8] Terminada a coleta, pressiona-se o local da punção para evitar sangramentos e procede-se à limpeza; o animal é então devidamente monitorado até a recuperação completa dos efeitos anestésicos ou sedativos, quando existentes.[8,23]

CUIDADOS PÓS-DOAÇÃO

O volume sanguíneo total doado pelos felinos representa um volume muito maior de perda se comparado com o doado por um cão; assim, uma das complicações mais comuns em felinos doadores pós-coleta é a hipotensão, devido à brusca perda de volume.[8,23,28] As manifestações clínicas características de hipotensão são mucosas pálidas, taquicardia, diminuição do tempo de perfusão capilar e pulso fraco. Se não tratada imediatamente, a hipotensão leva a choque e óbito.[8] É desejável, então, que os felinos doadores sejam monitorados quanto à pressão arterial, sempre que possível, antes e após a coleta do sangue, a fim de evitar essa complicação. O método Doppler é o mais simples, rápido e indicado a esse monitoramento. Não é desejável a expansão de volume durante a doação, em virtude da hemo-diluição e, apesar de alguns autores indicarem a reposição de volume intravenosa com soluções cristaloides em até 3 vezes o volume doado de maneira rápida, o protocolo mais utilizado hoje é a aplicação de 90 mℓ de solução salina a 0,9% por via subcutânea, imediatamente antes da doação e 60 mℓ da mesma solução por via intravenosa ou subcutânea em 20 minutos, iniciada durante a segunda metade da doação.[6,8,17]

A longo prazo, a doação sanguínea frequente pode ocasionar deficiência de ferro; assim, para gatos que doam sangue mensalmente, recomenda-se suplementação de ferro na dieta, e o nível de suplementação deve ser sempre baseado em análise laboratorial da deficiência de ferro (sabe-se que o sangue contém 0,5 mg/mℓ de ferro).[3,8] A dose normalmente utilizada para suplementação de ferro é de 10 mg/kg de sulfato ferroso, 2 vezes/semana, ou 5 mg/gato de fumarato ferroso ao dia.[8,15,17]

SEDAÇÃO OU ANESTESIA EM FELINOS DOADORES

Como mencionado anteriormente, a maioria dos gatos necessita de algum tipo de contenção química para a coleta de sangue.[2] No entanto, tal procedimento deve atender a algumas expectativas, como não oferecer risco ao paciente, manter sua pressão sanguínea constante e normal e oferecer rápida recuperação.[8,10,17]

A cetamina é o fármaco de escolha na maioria dos protocolos para doação de sangue em gatos, e tem como vantagem a boa margem de segurança, com manutenção dos reflexos respiratórios e ação simpaticomimética, não deprimindo a função cardiovascular.[10] Entretanto, clinicamente, em alguns gatos a cetamina apresenta efeito prolongado, além se ser um fármaco contraindicado em pacientes com cardiomiopatia hipertrófica, podendo levar a arritmias cardíacas.[8] Por essas razões, alguns autores recomendam neuroleptanalgesia, com protocolos que envolvem fármacos como oximorfina ou butorfanol. A principal desvantagem dos regimes que envolvem a neuroleptanalgesia é a possível hipotensão devido ao uso da acepromazina e à insuficiente sedação. Levando isso em consideração, alguns veterinários preferem sedar os doadores com oximorfina 0,1 a 0,2 mg/kg, por via intravenosa, sem acepromazina, para minimizar o risco de hipotensão. Caso a sedação com acepromazina ou com um opioide seja insuficiente, pode-se adicionar o propofol na dose de 1 mg/kg, por via intravenosa.[8] O propofol, no entanto, está relacionado com incidência maior de morbidade e mortalidade entre os doadores felinos. As técnicas de neuroleptanalgesia pressupõem doses elevadas de analgésicos opiáceos, aos quais o gato pode responder com violenta excitação.[10]

Anestésicos inalatórios, como isofluorano, associados a dose baixa de um agente dissociativo também são uma opção.[6,10] O sevofluorano tem sido amplamente utilizado na anestesia de felinos e tem a vantagem de poder ser utilizado como agente indutor por meio de máscara e conferir anestesia de rápida duração (5 a 10 minutos) com pronta recuperação das funções cardiovascular e respiratória e rápido despertar. Em 2010, Killos et al.[10] compararam o uso do sevofluorano administrado pela máscara com o protocolo composto pela associação de cetamina (5 mg/kg), butorfanol (0,3 mg/kg) e midazolam (0,2 mg/kg) administrados por via intramuscular. O objetivo foi avaliar os efeitos desses agentes sobre a pressão arterial e a recuperação anestésica dos felinos doadores, bem como avaliar a impressão dos proprietários diante desses dois protocolos. A conclusão foi que ambos os protocolos mostraram o mesmo risco de hipotensão durante o procedimento de doação, reforçando a necessidade de avaliação da pressão arterial na espécie. No protocolo cetamina-butorfanol-midazolam, observou-se maior risco de desenvolvimento de hipertermia pós-coleta, além de recuperação mais prolongada, não havendo diferença estatística significativa, entretanto, no que diz respeito à impressão do proprietário com relação aos protocolos. Assim, de acordo com os autores desse estudo, o sevofluorano seria o agente preferido para ser utilizado no procedimento de doação de sangue para os gatos.

No Quadro 216.2 pode-se observar alguns dos protocolos anestésicos propostos em diferentes literaturas para a doação de sangue em felinos.

Independentemente do protocolo a ser usado, durante o processo de coleta de sangue deve-se sempre ter em mãos oxigênio e todos os equipamentos para intubação orotraqueal preparados como medidas preventivas caso haja necessidade de suporte ventilatório. O acompanhamento das funções vitais e da pressão arterial também é importante para prevenir qualquer imprevisto durante o procedimento.[8,10]

Desde que os quesitos básicos para uma boa anestesia ou sedação sejam atendidos, a seleção de um protocolo seguro e familiar ao médico-veterinário é a exigência mais importante.[10]

SISTEMAS DE COLETA

Um dos grandes desafios para a doação de sangue em felinos é justamente o pequeno volume de sangue que pode ser colhido, o que dificulta a obtenção do produto em um sistema fechado. No Brasil, o obstáculo para coleta adequada de sangue felino é a ausência de um *kit* comercial que possibilite esse tipo de coleta. Em cães, o material é o mesmo empregado em humanos; porém, o tamanho da bolsa, a quantidade de anticoagulante, o calibre da agulha e a própria quantidade de sangue possível de ser obtida do doador, que é um animal pequeno, inviabilizam o uso desse material em felinos. Assim, o sistema ainda rotineiramente utilizado no Brasil é o aberto. Bolsas para coleta de sangue felino são encontradas comercialmente, estando disponíveis em alguns bancos de sangue americanos como o Animal Blood Resources International (ABRI, Dixon, CA) e o banco de sangue veterinário da Universidade da Pensilvânia (ABB-UPENN, Philadelphia,

QUADRO 216.2	Protocolos anestésicos utilizados em felinos para doação de sangue.
Protocolo	**Referência**
Cetamina (100 mg/mℓ) + midazolam (5 mg/mℓ) na proporção 1:1	Bartfield e Adamantos[6]
Sevofluorano indução máscara, manutenção (2 ℓ/min oxig) ou Cetamina (5 mg/kg) + midazolam (0,2 mg/kg) + butorfanol (0,3 mg/kg)	Killos et al.[10]
Cetamina (6 a 10 mg/kg) + diazepam (0,2 a 0,5 mg/kg)	Aubert et al.[29]
Cetamina (10 mg/kg) ou Cetamina (4 a 6 mg/kg) + midazolan (0,4 mg/kg) ou medetomidina (40 a 50 µg/kg) + atipamazolel p/reversão (0,1 a 015 mg/kg) ou Butorfanol (0,4 mg/kg) + acepromazina (0,05 mg/kg) ou Sevofluorano indução máscara 4 a 5%, manutenção 5% (2 ℓ/min oxig)	Troyer et al.[30]
Butorfanol (0,4 mg/kg), diazepam (1 mg/kg) e acepromazina (0,05 mg/kg) ou butorfanol (0,4 mg/kg) e xilazina (0,3 mg/kg) ou cetamina (5 mg/kg), midazolam (0,25 mg/kg) e acepromazina (0,05 mg/kg)	Camozzi et al.[31]
Tiletamina (2,5 mg/kg) + zolazepam (2,5 mg/kg)	Spada et al.[32]
Alfaxalone (2 mg/kg) + butorfanol (0,2 mg/kg) ou dexmedetomidine (10 µg/kg) + butorfanol (0,2 mg/kg)	Reader et al.[33]

PA), que confeccionam suas próprias bolsas, apropriadas para a espécie.[8,16,23,34] A implantação e padronização do banco de sangue da Universidade de São Paulo (USP) também contribuiu para o desenvolvimento de *kits* de coleta, à semelhança dos bancos de sangue citados anteriormente. Porém, ainda não há disponibilidade desses *kits* para comercialização.

São dois os sistemas de coleta de sangue dos felinos, o aberto e o fechado. O sistema aberto possibilita a coleta por um método não completamente estéril, o que não favorece o estoque do produto devido ao grande risco de contaminação bacteriana.[23,34] O sangue colhido por esse sistema deve ser utilizado em, no máximo, 24 horas, e alguns autores recomendam seu uso imediatamente após a coleta.[8,22,23] O sistema fechado, pelo qual o sangue é obtido de maneira completamente estéril, possibilita estoque e processamento de seus componentes, já que o risco de contaminação é quase inexistente quando a coleta é feita de maneira adequada.[6,8,22]

O processo de coleta do sistema aberto é bem simples. Utiliza-se um escalpe borboleta número 19, que deve ser acoplado a uma torneira de três vias. Com uma seringa de 60 mℓ aspiram-se 7 mℓ do anticoagulante (CPDA-1, o mais utilizado e discutido posteriormente), acoplando-se essa seringa também à torneira de três vias; na terceira saída da torneira, acopla-se a bolsa satélite sem anticoagulante e estéril, que servirá para armazenar o sangue até sua utilização, que nesse caso não pode ultrapassar 24 horas em razão do grande risco de contaminação (a grande desvantagem desse sistema).[3,15,16,23] Um sistema fechado desejado pode ser criado de duas maneiras. A primeira delas, disponível comercialmente no ABRI (Dixon, CA), é semelhante ao comentado para o sistema aberto, com emprego de seringa, bolsa satélite sem anticoagulante e torneira de três vias; a diferença é que se faz toda a montagem do sistema e depois ela é esterilizada e vedada até o uso, a fim de evitar a contaminação do produto, o que permite a estocagem.[23] A segunda maneira de se criar um sistema fechado é com a utilização de bolsas humanas pediátricas que são isoladas e remanufaturadas por meio de um aparelho (conhecido como conector estéril de tubos), com a função de conectar o equipo da bolsa a um equipo com a agulha ou escalpe de tamanho desejado para a coleta, de modo completamente estéril[24] (Figura 216.3). Nesse sistema fechado

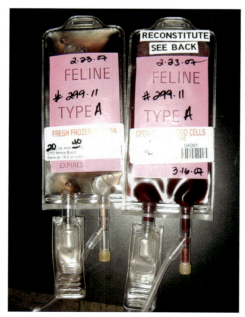

Figura 216.3 Bolsas de uso humano pediátricas isoladas e remanufaturadas. (Arquivo pessoal dos autores.)

pode-se optar por duas maneiras de obtenção do sangue: com ou sem o uso de sistema a vácuo. O sistema a vácuo (utilizando o aparelho *vaccum chamber* – aparelho específico para esse tipo de coleta, cuja função é acelerá-la pelo vácuo) tem a vantagem de diminuir o tempo de doação. O sistema sem vácuo pode não ser tão fácil pelo pequeno tamanho do animal, e apenas a força da gravidade pode não ser suficientemente eficaz para a coleta.[8]

Vale aqui ressaltar que o ideal é, sempre que possível, fazer a coleta com um sistema fechado, devido a maior segurança e qualidade do produto, além de favorecer estoque e separação do sangue e seus componentes.

CONTROLE DE QUALIDADE

Deve-se estocar sangue e seus produtos somente quando se utiliza um sistema fechado de coleta, como já comentado; assim, um controle rígido de qualidade inclui cuidados desde a escolha do doador até manejo e manutenção adequados do sangue colhido.[8,22]

A solução em que o sangue felino é colhido pode conter citrato (com ou sem preservantes de hemácias) ou heparina como anticoagulante.[8,15,22] A heparina caiu em desuso por causar agregação plaquetária e inibir alguns fatores de coagulação, porém, quando utilizada, fica restrita ao sangue coletado para transfusão imediata, não sendo estocado.[3] O sangue felino a ser estocado deve sempre ser colhido com o anticoagulante citrato com soluções preservativas das hemácias, como fosfato, dextrose e adenina.[15,23]

O anticoagulante é importante para prevenção da coagulação e as soluções preservativas são responsáveis pela manutenção da viabilidade e função celular durante o estoque. O anticoagulante mais utilizado nas bolsas de coleta é o CPDA-1 (citrato-fosfato-dextrose-adenina); a porção dextrose-adenina tem a função de manter a viabilidade celular e o fosfato tem função sobre os produtos do metabolismo das hemácias.[22] A proporção de CPDA-1 recomendada para coleta de sangue em felinos é de cerca de 1:9 (1 mℓ de CPDA-1 para 9 mℓ de sangue).[15,22,23]

O pequeno volume envolvido na separação de componentes do sangue de felinos complica a sua manipulação, sendo mais utilizado o sangue total.[6] Quando se opta por separação, esta apenas ocorre em concentrado de hemácias e plasma fresco ou plasma fresco congelado.[8]

Pelo pequeno tamanho da bolsa de felinos e para evitar o colapso desta durante o processo de separação, utiliza-se uma bolsa completa com solução salina que é amarrada à bolsa de felinos. As bolsas então são pesadas e balanceadas para se obter um equilíbrio, seguindo-se o processo de centrifugação, na velocidade de 3.000 rpm durante 10 minutos. Terminada a centrifugação, separa-se o concentrado de hemácias e o plasma, que são então utilizados ou estocados (Figura 216.4).[8]

O estoque da bolsa de sangue total e do concentrado de hemácias deve ser feito sob refrigeração à temperatura entre 1 e 6°C e de preferência utilizando um refrigerador com alarme que permita a identificação e o aviso de temperatura não adequada. O período de estocagem para o sangue colhido com CPDA-1 é de, no máximo, 28 dias.[8,23] Recomenda-se a homogeneização da bolsa 2 vezes/semana, o que ajuda a melhorar a exposição do sangue ao anticoagulante e a solução que o preserva viável. Se a refrigeração for interrompida por mais de 30 minutos, recomenda-se o uso do sangue em, no máximo, 24 horas. O plasma é considerado fresco se separado em até 8 horas após a coleta e imediatamente transfundido.[3,8] Visando à integridade, opta-se por sua estocagem, mantendo-o congelado a −18°C ou mais frio, sendo considerado ideal a −30°C. Quando congelado até 8 horas após a coleta, recebe a denominação de plasma fresco

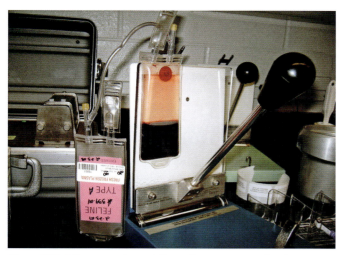

Figura 216.4 Processo de centrifugação para separação do concentrado de hemácias e plasma. (Arquivo pessoal dos autores.)

congelado. Após 1 ano de estocagem, ele passa a ser considerado apenas plasma congelado, em virtude da deterioração da função do fator de VIII da coagulação e a validade do produto é de 5 anos. Se o plasma não for estocado à temperatura mínima de –18°C, sua validade é de apenas 3 meses.[8]

A bolsa de sangue e componentes deve ser devidamente identificada com as informações de data da coleta, data de validade, doador, tipo sanguíneo (quando disponível) e hematócrito.[8,23]

Antes de utilizar os produtos estocados, deve-se atentar para possíveis sinais de que o produto tenha sofrido violações. A cor e a textura do sangue são características que podem facilmente ser avaliadas. Partes com coloração diferente (arroxeadas ou marrons), sedimentos sobrenadantes e coágulos podem ser indicativos de que esteja havendo contaminação bacteriana.[2] A bolsa não pode, de maneira alguma, ter sido invadida, nem mesmo para retirada de sangue ou para adição de aditivos, já que qualquer quebra de barreira constitui porta de entrada para contaminação.[2,8] O plasma congelado deve ter como característica estar sempre brilhante.[2]

TRANSFUSÃO DE SANGUE

O principal objetivo da transfusão de sangue é a recuperação da capacidade de transporte de oxigênio, que é feito pelas hemácias. A anemia é a principal indicação médica à transfusão para os gatos.[6,8,17,20,24] Outras indicações à transfusão sanguínea em felinos são: perda aguda de sangue, coagulopatias, trombocitopatias e coagulação intravascular disseminada e hipoproteinemia.[6,24] A meia-vida das hemácias compatíveis transfundidas é de 29 a 39 dias em gatos; assim, devido ao pouco tempo de vida dessas células, questiona-se a transfusão em anemias crônicas, servindo mesmo apenas para casos emergenciais até que um tratamento definitivo, quando existente, seja estabelecido.[2,8,23] Quando há perda grave de sangue e, consequentemente, hipovolemia, a transfusão de sangue total constitui uma boa escolha, desde que seja fresco, ou se fará necessário o uso de hemácias e plasma. Já quando há apenas perda ou destruição de hemácias sem hipovolemia, prefere-se utilizar o concentrado de hemácias em vez do sangue total, sempre que o produto estiver disponível. Além disso, o concentrado de hemácias é uma ótima opção para pacientes cardiopatas ou nefropatas que não suportam sobrecarga circulatória.[15,35] Deve-se ainda tomar cuidado com o sangue estocado há mais de 14 dias em pacientes hepatopatas e nefropatas, pois esse sangue pode conter concentração de amônia inaceitável para tais pacientes.[8]

A decisão pela transfusão deve preferencialmente levar em consideração a presença de sinais clínicos e alterações de exame físico decorrentes de anemia em conjunto com as informações encontras nos exames do animal.[6] Os parâmetros hematológicos geralmente utilizados para indicação à transfusão sanguínea são hematócrito (Ht) abaixo de 12 a 15%, quando ocorre queda brusca ou rápida (hemorragia ou hemólise) e Ht abaixo de 17% em animais com manifestações clínicas graves de anemia.[36] De uma forma simplificada, Bartfield e Adamantos[6] propõem alguns gatilhos transfusionais que podem ser úteis na decisão de uma transfusão sanguínea: hematócrito (Ht) ≤ 18%, quando ocorre queda brusca ou rápida (hemorragia ou hemólise) associada a sinais de hipoperfusão, Ht abaixo de 15% em animais com perda sanguínea ativa, Ht abaixo de 10% em pacientes com anemia crônica não regenerativa com manifestações clínicas graves de anemia.[6]

O volume a ser transfundido visa aumentar o Ht em 15 a 20% e pode ser calculado da seguinte maneira: 10 mℓ/kg de concentrado de hemácias ou 20 mℓ/kg de sangue total para aumentar em 10% o Ht do receptor.[6]

Em literaturas antigas, o aquecimento da bolsa de sangue em banho-maria em temperaturas entre 22 e 27°C era recomendado; entretanto, devido ao risco de contaminação bacteriana, já que a bolsa é porosa, e ao fato de que temperaturas superiores a 27°C destroem os fatores de coagulação e causam precipitação do fibrinogênio e de proteínas, acabando com a habilidade dos eritrócitos em carrear oxigênio, esse método não é mais indicado. O sangue refrigerado pode ser deixado em temperatura ambiente durante 30 minutos imediatamente antes da transfusão e, em pacientes hipotérmicos, o esforço deve ser em função de aquecer o paciente, e não o sangue.[6,34]

O acesso venoso preferido para transfusão sanguínea é a veia cefálica, porém quando não possível, podem ser usadas as veias safena ou jugular. Quando o acesso venoso não é possível, a via intraóssea é uma boa opção, especialmente em pacientes recém-nascidos.[8]

A transfusão não deve ultrapassar o período de 4 horas, pois depois desse tempo há grande risco de contaminação bacteriana e perda funcional dos elementos sanguíneos. A transfusão deve sempre ser feita com equipo específico para transfusão que contenha filtro, evitando assim a infusão de coágulos. Quanto à velocidade de infusão, a transfusão deve ser iniciada bem lentamente nos primeiros 30 minutos, recomendando-se uma velocidade de 0,25 mℓ/kg/h, já que é nesse período que as reações transfusionais normalmente iniciam seus sintomas. Se nenhum sinal de reação acontecer, a velocidade pode ser aumentada para 10 a 20 mℓ/kg/h. Em pacientes cardiopatas ou nefropatas recomenda-se a velocidade de 4 mℓ/kg/h. A taxa máxima de infusão durante uma transfusão é de 60 mℓ/kg/h e deve ser utilizada apenas em situações emergenciais de hipovolemia, recomendando-se nesses casos o monitoramento eletrocardiográfico, já que podem ocorrer arritmias cardíacas quando altas taxas de infusão são utilizadas.[8,17,29,35]

Se houver qualquer sintoma de reação transfusional, a transfusão deve ser interrompida e o paciente avaliado e tratado de acordo com o tipo de reação.[8,29,35]

O pré-tratamento com anti-histamínicos ou corticosteroides não é necessário, já que não existe comprovação de que seu uso diminua o risco de reações transfusionais em gatos ou em outras espécies.

Durante e após a transfusão, os pacientes devem ser cuidadosamente monitorados, observando-se os sinais vitais (temperatura, frequências cardíaca e respiratória). Além disso, o animal não deverá ser alimentado para evitar êmese, uma vez que a transfusão pode causar náuseas. Para evitar hemólise ou hemaglutinação, nenhum fluido ou medicamento (a não ser solução salina fisiológica) deve ser administrado no mesmo acesso intravenoso.[8,16,23]

REAÇÕES TRANSFUSIONAIS

As reações tranfusionais são classificadas em imunológicas e não imunológicas, agudas e tardias.[3,20,22,36]

Em gatos, as reações transfusionais mais comuns são as hemolíticas agudas, que são do tipo imunológico e em decorrência de anticorpos preexistentes contra antígenos nos eritrócitos do sangue doado.[3,5,15] São mais frequentes em animais do tipo B que recebem sangue do tipo A ou AB, por isso ressalta-se mais uma vez a importância da tipagem sanguínea ou reação cruzada antes de qualquer transfusão na espécie felina.[9,36] As reações hemolíticas agudas são anafiláticas, levando a manifestações clínicas como hipertermia, taquicardia, êmese, bradipneia ou apneia, bradicardia, hipotensão, vocalização, eliminação de urina, defecação, salivação, depressão, hemoglobinúria, hemoglobinemia e destruição das células transfundidas em minutos ou em até 24 horas, culminando, na maioria das vezes, em óbito do paciente.[3,9,15,29] As reações anafiláticas necessitam de intervenção rápida, com fármacos para choque como glicocorticoides, anti-histamínicos e adrenérgicos.[15,17,29,35] Outro tipo de reação hemolítica e imunológica, são as reações transfusionais tardias, que ocorrem mais comumente em receptores do tipo A que recebem sangue do tipo B ou AB e o principal sinal é hemólise com queda rápida do Ht 3 a 10 dias após a transfusão.[3,15,17,35]

Reações transfusionais de hipersensibilidade e febris também têm caráter imunológico e são causadas por transferência linfocitária, alergia, anafilaxia às proteínas do doador, e/ou incompatibilidade antigênica linfocitária. As manifestações clínicas geralmente são de febre sem outra justificativa, urticária e/ou angioedema, porém são reações de rara ocorrência em felinos e facilmente tratadas com anti-histamínicos e glicocorticoides.[8,12,29,35]

Reações não imunológicas causadas por sobrecarga circulatória, hemólise resultante de armazenamento inadequado, contaminação bacteriana e toxicidade ao citrato também podem ocorrer e são passíveis de ser evitadas simplesmente pelo controle adequado dos produtos sanguíneos, conforme discussão anterior.[8,12,35]

ISOERITRÓLISE NEONATAL

A isoeritrólise neonatal (IN) ocorre em filhotes do tipo sanguíneo A ou AB quando estes nascem de uma fêmea do tipo B, devido às características dos haloanticorpos anti-A dos gatos B, como discutido anteriormente.[11,22] A placenta felina não favorece a passagem significativa de anticorpos durante a gestação, mas concentrações elevadas de anticorpos maternos são adquiridas pelos filhotes por meio do colostro. Os aloanticorpos anti-A são, então, absorvidos pelos filhotes no primeiro dia de vida, podendo provocar hemólises intra e extravascular dos eritrócitos tipo A nos filhotes tipo A ou AB.[2,11]

As manifestações clínicas da IN podem variar de agudos a subclínicos e incluem anemia, hemoglobinemia, hemoglobinúria, icterícia, deficiência no desenvolvimento, necrose na ponta da cauda e até morte súbita.[2,29]

O risco da IN é maior em raças com alta prevalência do sangue tipo B (Persas, Abissínios, Himalaias, British shorthair, Cornish e Devon Rex, Ragdoll e Sagrado da Birmânia), devendo-se evitar cruzamentos incompatíveis de fêmeas do tipo B com machos do tipo A, para isso sendo necessária a tipagem sanguínea desses animais.[2,3,11] Filhotes de risco não devem mamar na mãe durante as primeiras 24 horas, podendo nesse período receber leite de uma fêmea do tipo A, sem qualquer problema.[2,11]

O tratamento de filhotes que já foram expostos aos aloanticorpos anti-A, e que estejam com anemia muito grave, é a transfusão sanguínea de eritrócitos lavados do tipo B, já que nos três primeiros dias, em média, eles terão anticorpos circulantes anti-A e, após esse período, quando os aloanticorpos tendem a diminuir, o filhote poderá receber sangue tipo A, caso necessário.[2,8,11]

TERAPIAS ALTERNATIVAS

Tratamentos com coloides e fármacos com base em hemoglobina carreadora de oxigênio (Oxyglobin®) também vêm sendo aplicados como alternativas à terapia transfusional.[17,37]

Coloides são moléculas de alto peso e que permanecem no espaço vascular, aumentando a pressão oncótica. O uso de soluções coloides fica restrito a casos extremos de hipovolemia e hipoproteinemia, em que produtos sanguíneos não estão disponíveis. Não se deve esquecer, porém, que esse produto deve ser sempre aplicado com soluções cristaloides, a fim de repor também os déficits intravasculares.[1,17]

Os carreadores de oxigênio baseados em hemoglobina, comercialmente conhecidos como Oxyglobin® (Oxyglobin; OPK Biotech), poderiam ser utilizados e têm sido desenvolvidos por meio de hemoglobinas de ocorrência natural (humana e bovina) ou de hemoglobina recombinante. O produto tem a função principal de carrear o oxigênio até os tecidos, suprindo o déficit. As vantagens são estabilidade (preparado em solução de lactato de Ringer modificado pode ser armazenado durante 2 anos a temperaturas entre 2 e 30°C) e fácil administração. Entretanto, existem poucos estudos disponíveis na espécie felina e não há ainda uma padronização de uso; além disso, sua meia-vida é extremamente baixa (em cães, sabe-se que dura cerca de 40 horas) e pode ainda ocasionar sobrecarga de volume. Em acréscimo, pode-se observar descoloração do plasma, o que interfere nos testes laboratoriais colorimétricos e de mensuração do hematócrito.[1,17]

CONSIDERAÇÕES FINAIS

A preparação e o estoque do sangue e de seus componentes com alta qualidade requerem atenção a todos os detalhes. A garantia de uma transfusão segura e eficaz na espécie felina baseia-se no conhecimento do sistema sanguíneo felino e da ocorrência de anticorpos naturais. Assim, a tipagem sanguínea e o teste de reação cruzada devem ser, sempre que possível, realizados na tentativa de minimizar os riscos de possíveis reações transfusionais. A seleção apropriada do doador e os cuidados de assepsia durante a coleta, bem como manipulação e conservação adequadas do sangue e seus componentes, garantem a aplicação de medicina transfusional de qualidade e, sem dúvida alguma, que salva vidas.

REFERÊNCIAS BIBLIOGRÁFICAS

1. Ettinger SJ, Feldman EC. Textbook of veterinary internal medicine. 5. ed. Philadelphia, PA: WB Saunders; 2000. p. 348-56.
2. August JR. Consultations in feline internal medicine. 4. ed. Philadelphia, PA: WB Saunders; 2001. p. 461-7.
3. Feldman BF, Zinkl JG, Jain N. Shalm's veterinary hematology. 5. ed. Davis, CA: Blackwell Publishing; 2006. p. 827-64.
4. Stieger K, Palos H, Giger U. Comparison of various blood-typing methods for the feline AB blood group system. AJVR. 2005;66(3):1393-9.
5. Andrews GA, Chavey PS, Smith JE, Rich L. N-glycolyneuraminic and N-acetylneuraminic acid define feline blood group A and B antigens. Blood J. 1992;79(9):2485-91.
6. Bartfield D, Adamantos S. Feline blood transfusions: a pink shade of pale. J Feline Med Surg. 2011; 13(1):11-23.

7. Knottenbelt C, Mackin A. Blood transfusion in the dog and cat: part 1: blood collection techniques. In: Practice. 1998;20(3):110-4.

8. Day MJ, Mackin A, Littlewood JD, BSAVA Manual of canine and feline hematology and transfusion medicine. 1. ed. Gloucester, GL: BSAVA; 2000. p. 263-307.

9. Giger U, Bucheler J. Transfusion of type-A and type-B blood to cats. JAVMA. 1991;198(3):411-8.

10. Killos MB, Grahan LF, Lee J. Comparison of two anesthetic protocols for feline blood donation.Vet Anaesth and Analg. 2010;37(3):230-9.

11. Silvestre-Ferreira AC, Pastor J. Feline neonatal isoerythrolysis and the importance of feline blood types. Vet Med Int.; 2010:1-8.

12. Tocci LJ. Transfusion medicine in small animal practice. Vet Clin North Am Small Anim Pract. 2010;40(3):485-94.

13. Giger U, Weinstein NM, Blais MC, Harris K, Oakley DA, Aronson LA. A newly recognized blood group in domestic shorthair cats: the Mik red cell antigen. J Vet Int Med. 2007;21(2):287-92.

14. Knottenbelt CM, Mackin AJ, Cripps PJ. Measurement of titres of naturally occurring alloantibodies against feline blood group antigens in the UK. J Small Anim Pract. 1999;40(8):365-70.

15. Lanevschi A, Wardrop KJ. Principles of transfusion medicine in small animals. Can Vet Journal. 2001;42(6):447-55.

16. Tasker S. Tipos sanguíneos e transfusão de sangue em felinos. Fel Updat. 2001;4:1-3.

17. Kristensen AT, Feldman BF. Canine and feline transfusion medicine. Vet Clin North Am Small Anim Pract. 1995;25(6):1277-90.

18. Giger U, Bucheler J. Alloantibodies against A and B blood types in cats. Vet Imunol Immunopathol. 1993;38(3-4):283-5.

19. Forcada Y, Guitian J, Gibson G. Frequencies of feline blood types at a referral hospital in the south east of England. J Small Anim Pract. 2007;48(10):570-3.

20. Klaser DA, Reine NJ, Hohenhaus AE. Red blood transfusion in cats: 126 cases. JAVMA. 2005;226(6):920-3.

21. Barrs VR, Giger U, Wilson CB, Chan CTT, Lingarda AE, Tran L *et al*. Erythrocytic pyruvate kinase deficiency and AB blood types in Australian Abyssinian and Somali cats. Aust Vet J. 2009;87(2):39-44.

22. Andrade SF. Manual de terapêutica veterinária. 2. ed. São Paulo: Roca; 2002. p. 491-501.

23. Lucas RL, Lentz KD, Hale AS. Collection and preparation of blood products. Clin Tech Small Anim Pract. 2004;9(2):55-63.

24. August JR. Consultations in feline internal medicine. 5. ed. Philadelphia, PA: WB Saunders Company; 2006. p. 549-51.

25. Wardrop KJ, Birkenheuer A, Blais MC, Callan MB, Kohn B, Lappin MR, Sykes J. Update on canine and feline blood donor screening for blood-borne pathogens. J Vet Intern Med 2016;30(1):15-35.

26. Marenzoni ML, Lauzi S, Miglio A, Coletti M, Arbia A, Paltrinieri S, Antognoni MT. Comparison of three blood transfusion guidelines applied to 31 feline donors to minimise the risk of transfusion-transmissible infections. Journal of Feline Medicine and Surgery. 2018;20(8):663-673.

27. Foy DS, Friedrichs KR, Bach JF. Evaluation of iron deficiency using reticulocyte indices in dogs Enrolled in a blood donor program. J Vet Intern Med. 2015;29(5):1376-80.

28. Iazbik MC, Go'mesochoa P, Westendorf N, Charske J, Couto CG. Effects of blood collection for transfusion on arterial blood pressure, heart rate, and PCV in cats. J Vet Inter Med. 2007;21(6):1181-4.

29. Aubert I, Abrams-Ogg A, Sylvestre AM, Dyson DH, Allen D, Johnstone IB. The use of vascular access ports for blood collection in feline blood donors. The Can J Vet Res. 2011;75(1):25-34.

30. Troyer HL, Feeman WE, Gray TL. Comparing chemical restraint and anesthetic protocols used for blood donation in cats: one teaching hospital's experience. Vet Med [Internet]. 2005 [cited 2010 Mar 30];100:652-58. Available from: http://veterinarymedicine.dvm360.com/vetmed/article/articleDetail.jsp?id=178805&sk=&date=&pageID=6.

31. Camozzi RB, Botteon KD, Moroz LR, Gonçalves S, Fantoni DT. Protocolos anestésicos para felinos doadores de sangue. VIII Congresso Paulista de Veterinários de Pequenos Animais. São Paulo; 2010.

32. Spada E, Proverbio D, Baggiani L, De Giorgi GB, Ferro E, Perego R. Change in haematological and selected biochemical parameters measured in feline blood donors and feline whole blood donated units. Journal of Feline Medicine and Surgery. 2017;19(4):375-81.

33. Reader RC, Barton BA, Abelson AL. Comparison of two intramuscular sedation protocols on sedation, recovery and ease of venipuncture for cats undergoing blood donation. Journal of Feline Medicine and Surgery. 2019;21(2):95-102.

34. Schumacher D. Idiosyncrasies in feline blood transfusion. Vet Tech. 2012 May; E1-E5.

35. Knottenbelt CM. The feline AB blood group system and its importance in transfusion medicine. J Feline Med Surg. 2001;4(2):69-76.

36. Weingart C, Giger U, Kohn B. Whole blood transfusion in 91 cats: a clinical evaluation. J Feline Med Surg. 2004;6(3):139-48.

37. Weingart C, Kohn B. Clinical use of a haemoglobin-based oxygen carrying solution (Oxyglobin) in 48 cats (2002-2006). J Feline Med Surg. 2008;10(5):431-8.

BIBLIOGRAFIA

Levy J, Crawford C, Hartmann K, Hofmann-Lehmann R, Little S, Sundahl E *et al*. Feline immunodeficiency. ABCD guidelines on prevention and management. Journal of Feline Medicine & Surgery. 2009;11(7):575-84.

The International Society of Feline Medicine. Feline blood transfusions practical guidelines for vets. Available from: https://icatcare.org/sites/default/files/PDF/vet_0.pdf

217
Reações Transfusionais

Juliana Vieira Esteves

INTRODUÇÃO

A transfusão de sangue e dos hemocomponentes é uma prática terapêutica de grande importância em medicina veterinária, sendo por vezes o modo mais eficiente de tratamento para animais anêmicos ou com distúrbios hemodinâmicos. Experimentos envolvendo a transfusão de sangue total entre cães foram conduzidos primeiramente em meados do século 17. Embora a transfusão sanguínea em cães seja considerada relativamente segura, uma terapia inapropriada ou mal concebida pode resultar em complicações graves e potencialmente fatais.

A terapia transfusional é muito utilizada pelos clínicos veterinários, mas a pouca informação sobre os possíveis efeitos adversos, a dificuldade para obtenção rápida de doadores saudáveis e a existência de poucos bancos de sangue veterinários podem, erroneamente, contribuir para que os veterinários se tornem apreensivos quanto a esta modalidade terapêutica.

Avanços recentes relacionados com o uso da tipagem sanguínea, melhor conhecimento das técnicas para doação e administração do sangue, bem como da prevenção de doenças infecciosas transmissíveis pelo sangue e dos cuidados no transporte e armazenamento dos hemocomponentes favorecem o melhor entendimento dos veterinários sobre as reações transfusionais, minimizando sua ocorrência.

A proposta deste capítulo é discutir os aspectos da transfusão sanguínea em cães e gatos, capacitando o clínico veterinário a prevenir, diagnosticar e tratar possíveis reações transfusionais.

CONSIDERAÇÕES GERAIS

Significância clínica das reações transfusionais

A incidência e a significância clínica das reações transfusionais em medicina veterinária são pouco documentadas. Em medicina humana, a ocorrência de reações transfusionais varia entre 0,5 e 20%.[1,2] Em estudo com 131 animais transfundidos no hospital veterinário The Animal Medical Center, 13% dos pacientes manifestaram algum tipo de reação.[3] Em estudo retrospectivo realizado de 1988 a 1991 (University of Minnesota Veterinary Teaching Hospital), 2,9% dos animais transfundidos manifestaram reação (20 reações em 680 unidades transfundidas).[4] Dessas reações, 85% foram classificadas como hipersensibilidade aguda, 10% reações de hemólise tardia e apenas 5% foram classificadas como reação hemolítica aguda. No Brasil, realizou-se estudo retrospectivo no período de 2006 a 2008, com 186 transfusões distribuídas de acordo com a necessidade do animal de um ou mais hemocomponentes (concentrado de hemácias, sangue total ou concentrado de plaquetas).[5] Foram documentadas 28,49% de ocorrências de algum tipo de manifestação de reação imunológica aguda, sendo que 20,93% delas reações decorreram da administração de concentrado de hemácias, 45,94% da transfusão de concentrado de plaquetas e 45% da transfusão de sangue total (Figura 217.1). A distribuição das diferentes manifestações, de acordo com o hemocomponente transfundido, está demonstrada na Figura 217.2.

A incidência de reações transfusionais pode ser reduzida seguindo-se as normas apropriadas para uso de produtos sanguíneos. Um dos métodos mais importantes para evitar uma reação é minimizar a transfusão de produtos desnecessários ao paciente. Após a decisão de iniciar uma terapia transfusional, o clínico deve escolher cuidadosamente o hemocomponente a ser transfundido. Estudos recentes em medicina humana e veterinária documentam um grande decréscimo da utilização de sangue total, relacionado com o grande aumento do emprego dos hemocomponentes fracionados do sangue para terapia transfusional específica.[6]

As reações transfusionais são caracterizadas como imunológicas ou não imunológicas, e posteriormente divididas como de ocorrência aguda ou tardia[7] (Quadro 217.1). Uma reação aguda é mais comum imediatamente ou horas após a transfusão, porém, em alguns casos, pode se manifestar depois de 48 horas.[8]

Reações transfusionais imunológicas agudas

Reação transfusional hemolítica aguda

Fisiopatologia
Antígenos específicos na membrana eritrocitária de cães e gatos podem interagir com anticorpos presentes no plasma dos animais receptores de transfusão, resultando em hemólise. Mais

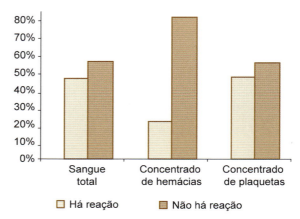

Figura 217.1 Ocorrência de reações transfusionais.

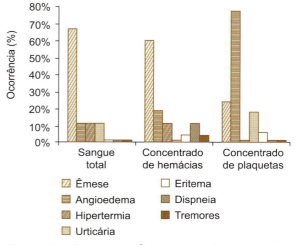

Figura 217.2 Reações transfusionais imunológicas agudas.

QUADRO 217.1	Divisão das reações transfusionais.	
Reações	**Aguda**	**Tardia**
Imunológicas	Reação hemolítica aguda	Hemólise tardia
	Hipersensibilidade aguda	Púrpura pós-transfusional
	Sensibilidade plaquetária	Isoeritrólise neonatal
	Sensibilidade leucocitária	Imunossupressão
	Lesão pulmonar (TRALI)	
Não imunológicas	Sobrecarga circulatória	Hemossiderose
	Contaminação bacteriana	Transmissão de doenças
	Toxicidade-citrato	infecciosas
	Coagulopatia	
	Hiperamonemia	
	Hipotermia	
	Embolismo aéreo	
	Microembolismo pulmonar	
	Acidose	

TRALI: *transfusion reaction acute lung injury*.

raramente, pode surgir uma reação hemolítica quando os anticorpos no plasma do animal doador reagem contra as hemácias (eritrócitos) do animal receptor. A pequena quantidade de plasma existente nos hemocomponentes transfundidos minimiza a possibilidade de que isso ocorra, salvo quando se faz necessária a transfusão de grandes quantidades de plasma. Em cães, os antígenos *DEA* 1.1 e 1.2 são os maiores responsáveis pela hemólise aguda. Em gatos, devido aos anticorpos naturais para os tipos A e B, poderá haver uma reação hemolítica aguda já durante a primeira transfusão entre animais de grupos sanguíneos divergentes, mesmo com pequena quantidade de hemácias transfundidas.

Em cães, esse tipo de reação é mais raro na primeira transfusão do animal, devido à baixa incidência de anticorpos naturais para os tipos sanguíneos *DEA* 1.1 e *DEA* 1.2. Entretanto, existem descobertas recentes de novos antígenos eritrocitários. A existência de relatos de anticorpos naturais contra outros antígenos do grupo *DEA* sugere maior atenção para a possibilidade de hemólise aguda na primeira transfusão em cães. Os gatos tipo AB devem, preferencialmente, receber sangue de gatos AB ou concentrado de hemácias tipo A. Deve-se evitar o sangue total, pois pode haver anticorpos contra o tipo B (e a hemácia AB do gato tem tanto o antígeno A como o B). Não se deve utilizar sangue, nem mesmo concentrado de hemácias, de gatos B para um receptor AB, pois níveis mínimos de anticorpos anti-A causarão efeitos adversos graves no receptor AB, visto que os animais do grupo B apresentam maior concentração de anticorpos anti-A. Em contrapartida, eritrócitos tipo B transfundidos para gatos tipo A podem durar até 2 dias no animal receptor, pois o baixo título de anticorpos anti-B causa, predominantemente, hemólise extravascular sem ativação do sistema complemento. A vida média das hemácias transfundidas é de aproximadamente 21 (cães) e 35 dias (gatos), desde que respeitada a compatibilidade entre os antígenos eritrocitários mais imunogênicos (*DEA* 1, 3, 5 e 7). A incompatibilidade sanguínea pode resultar em hemólise aguda em minutos, com total destruição das hemácias transfundidas em até 12 horas, ou em redução da viabilidade transfusional após 3 a 10 dias.[9,10]

O grau de gravidade de uma reação hemolítica depende da classe de imunoglobulina envolvida (IgG-IgM), da quantidade de hemácias transfundidas, da atuação do sistema complemento e do local de ocorrência (intra ou extravascular). Os anticorpos da classe IgM têm alta capacidade de fixação ao complemento, tendo, portanto, grande potencial de lise celular. Anticorpos IgG devem existir em altas concentrações para ativar o sistema complemento e causar hemólise intravascular. A ativação da cascata do complemento até C5-C9 resulta em penetração da membrana eritrocitária, lise e liberação de anafilatoxinas C3a e C5a. Os mecanismos responsáveis pela gravidade da hemólise intravascular aguda estão diretamente relacionados com alterações hemodinâmicas significativas. A ativação do sistema hemostático e a liberação de substâncias vasoativas causadas pela hemólise são os dois principais mecanismos implicados. A combinação destes mecanismos pode provocar coagulação intravascular disseminada (CID), choque e falência renal aguda.

Manifestações clínicas

Os sintomas associados à hemólise aguda transfusional podem ser muito variáveis. Os animais podem apresentar, durante ou após a transfusão, pirexia, com aumento de 1°C, taquicardia, salivação, tremores, fraqueza, êmese, dispneia, colapso agudo, hipotensão, convulsões e taquicardia/bradicardia. Nenhum destes sinais é patognomônico de hemólise aguda, porém, a observação de possível falência renal com diminuição do débito urinário, hemoglobinemia e hemoglobinúria pode ser indício mais forte, mas não diagnosticados com pequeno volume transfundido. Os gatos podem defecar e urinar como manifestação inicial de hemólise aguda; outros sinais são depressão, bradicardia, dispneia, arritmia cardíaca, vocalização e salivação. A fisiopatologia dessas manifestações pode ser explicada pelos eventos mediados pelos complexos antígeno-anticorpo (Figura 217.3).

O complexo antígeno-anticorpo formado entre as hemácias transfundidas e os anticorpos do receptor estimulam a ativação de vários sistemas. Além do complemento, antígeno-anticorpo, ativam o fator XII, que ativa o sistema de coagulação intrínseco, contribuindo para que substâncias trombóticas sejam liberadas de leucócitos e plaquetas. Os fosfolipídios liberados da degradação da membrana eritrocitária exercem atividade pró-coagulante, favorecendo o aparecimento de CID. A hemólise como fator individual não é capaz de acarretar CID. A liberação de citocinas por monócitos ativados também contribui para trombose. A transfusão de sangue incompatível pode levar à formação de microtrombos em rins, pulmões e capilares intestinais. É frequente a observação de diarreia sanguinolenta secundária à trombose intestinal.

As anafilatoxinas C3a e C5a estimulam a liberação de serotonina e histamina pelos mastócitos e plaquetas. A interação entre o fator XII e a calicreína resulta na produção de bradicinina. Estas substâncias vasoativas causam dilatação arteriolar e aumento da permeabilidade capilar, induzindo hipotensão. Catecolaminas, como a norepinefrina, são produzidas pelo sistema nervoso simpático e liberadas pela medula adrenal, em resposta à hipotensão. Estas catecolaminas promovem vasoconstrição renal, intestinal, pulmonar e cutânea. A formação de trombos pela CID, somada à vasoconstrição, agrava os danos aos tecidos, resultando em falência dos órgãos vitais. Em pacientes anestesiados, a queda da pressão arterial não responsiva aos fármacos vasoativos, a hemoglobinúria e o baixo débito urinário podem ser os únicos sinais de uma reação hemolítica aguda.

Falência renal aguda pode decorrer da grande quantidade de hemoglobina livre circulante, que atravessa livremente o glomérulo e se deposita nos túbulos contornados proximais, levando à lesão celular. Além disso, os complexos antígenos-anticorpos contribuem para deposição de microtrombos, vasoconstrição renal e hipotensão sistêmica, resultando em isquemia e hipoperfusão dos rins.

Prevenção, diagnóstico e tratamento da reação hemolítica aguda

A tipagem sanguínea e o teste de compatibilidade devem ser feitos antes de qualquer transfusão de hemácias. Apesar de os cães apresentarem baixa incidência de anticorpos naturais para o grupo *DEA* 1.1 e 1.2, a realização do teste de compatibilidade

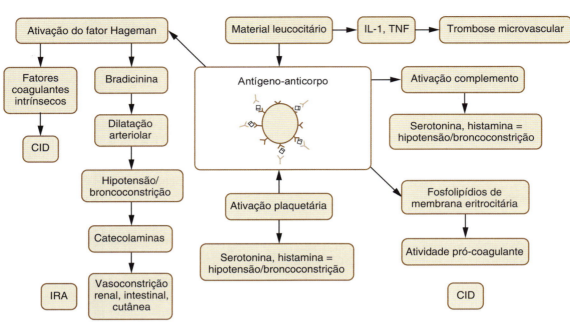

Figura 217.3 Reação transfusional hemolítica aguda. CID: coagulação intravascular disseminada; IL-1: interleucina-1; IRA: insuficiência renal aguda; TNF: fator de necrose tumoral.

desde a primeira transfusão assegura ao clínico descartar uma possível reação de hemólise aguda em casos de manifestações durante o procedimento transfusional. Em muitos casos, os sinais clínicos se assemelham a esse tipo de reação, como em outras reações imunológicas agudas ou não imunológicas. Em gatos, a tipagem e o teste de compatibilidade são obrigatórios para evitar a hemólise aguda. O teste de compatibilidade detecta qualquer anticorpo hemaglutinante ou hemolisante em títulos significantes no plasma, direcionado contra os eritrócitos. Em gatos, os aloanticorpos naturais maternos são transferidos pelo colostro até 16 horas após o nascimento, e os filhotes desenvolvem aloanticorpos em poucas semanas de idade. Esta resposta imune pode ser gerada por semelhanças entre os antígenos bacterianos e os presentes nos alimentos. Todos os gatos de tipo sanguíneo B apresentam altos títulos de anticorpos anti-A (> 1:32) depois de 3 meses de idade; portanto, uma transfusão de hemácias de doadores tipo A para receptores tipo B acarreta grave hemólise aguda.

O paciente deve ser cuidadosamente monitorado durante a transfusão. Nos 30 minutos iniciais, a temperatura corporal, as frequências cardíaca e respiratória devem ser observadas a cada 5 a 10 minutos. A velocidade de infusão inicial deve ser lenta, podendo ser aumentada após 30 minutos, de acordo com o paciente. Quanto mais rápido for infundido o sangue, maior quantidade de hemácias entrará em contato com os anticorpos do receptor e mais grave será a reação. O histórico de transfusões e gestações anteriores pode contribuir para a suspeita de reação de hemólise aguda quando o clínico não dispuser de testes de tipagem e compatibilidade sanguínea. Havendo manifestação de um ou mais dos sinais citados o clínico deve imediatamente parar a transfusão e estabelecer as hipóteses diagnósticas, descartando outros tipos de reações. O volume e a velocidade de infusão devem ser verificados, assim como a presença de hemólise no receptor ou na unidade transfundida antes da transfusão. Hemólise térmica, hemólise mecânica e possível contaminação do sangue também devem ser verificadas. Os receptores com azotemia grave podem hemolisar rapidamente as hemácias transfundidas, já que os compostos nitrogenados em alta concentração provocam hemólise.

Quando o quadro clínico evolui para hipotensão e hipoperfusão renal, fluidoterapia agressiva e fármacos vasoativos devem ser administrados. Indicam-se baixas doses de furosemida (1 a 2 mg/kg) ou dopamina (< 5 μg/kg/min) a quadros de oligúria ou anúria, para melhorar a perfusão renal e manter o débito urinário maior que 2 mℓ/kg/h. Quando se suspeita de CID (hemólise, trombocitopenia, dispneia, tempo de coagulação prolongado), sugere-se terapia com heparina na dose de 50 a 100 U/kg subcutaneamente, associada à transfusão de plasma fresco congelado ou crioprecipitado.

Reação transfusional hemolítica tardia

A reação de hemólise tardia resulta da opsonização das hemácias transfundidas por anticorpos IgG presentes no doador, com consequente destruição destas células pelo sistema monocítico fagocitário no fígado e no baço. Esse tipo de hemólise, diferentemente da hemólise que ocorre dentro dos vasos sanguíneos, é classificado como hemólise extravascular. Em cães, a hemólise tardia pode ser observada entre 3 e 5 dias depois da transfusão. Cães sensibilizados (transfusão prévia ou gestação) para os antígenos *DEA* 3, 5 e 7 podem produzir anticorpos para estes antígenos eritrocitários, ou anticorpos naturais contra esses antígenos nos receptores, resultando em hemólise tardia quando transfundidos com hemácias desses tipos sanguíneos.[11,12] Em cães e gatos, a vida média das hemácias transfundidas é, respectivamente, 21 e 35 dias; entretanto, havendo hemólise tardia, os valores do volume globular (VG) médio declinam rapidamente. Vale ressaltar que animais anêmicos podem apresentar anemia hemolítica como fator causal da anemia. Em tais casos, pode-se confundir a queda do VG com reação de hemólise tardia por incompatibilidades de grupos sanguíneos. Além disso, na reação de hemólise tardia apenas as hemácias transfundidas serão fagocitadas no baço e no fígado, e não as hemácias do animal receptor. Nos casos em que animais anêmicos fazem uma primeira transfusão, sem gestação prévia, e apresentam queda precoce dos valores de VG, pode-se suspeitar de reação hemolítica tardia (salvo aqueles em que há hemólise antes da transfusão).

Os gatos de tipo sanguíneo A podem apresentar hemólise tardia após transfusão de hemácias tipo B, já que têm baixos títulos de anticorpos anti-B, sendo a duração média das hemácias transfundidas de aproximadamente 2 dias. Em adição aos aloanticorpos preexistentes nos gatos para o sistema AB, outros antígenos eritrocitários podem, potencialmente, induzir reação de hemólise tardia, com retirada das hemácias transfundidas circulantes entre 7 e 21 dias. Entretanto, este tipo de reação não tem sido clinicamente documentado em gatos, apesar de que tal fato não deva ser atribuído à inexistência de hemólise tardia nessa espécie. Comparativamente com os cães, há baixa frequência de procedimentos transfusionais em gatos, e a baixa disponibilidade de tipagem sanguínea e do acompanhamento dos animais transfundidos prejudica a documentação de possíveis reações transfusionais.

Manifestações clínicas

Em geral, as consequências de uma reação de hemólise tardia variam de manifestações subclínicas a médias. A hipertermia é uma das alterações clínicas mais observadas, mas a anorexia e a icterícia também podem ser notadas. O decréscimo do VG concomitantemente com hiperbilirrubinemia e bilirrubinúria pode ser sinal consistente de hemólise tardia. O teste de Coombs positivo é um forte indício desse tipo de reação, mas em pacientes com anemia hemolítica imunomediada como doença de base pode ser difícil fazer o diagnóstico diferencial, já que o processo mascara a reação.

Prevenção e tratamento

As reações de hemólise tardia tendem a ser discretas. Dessa forma, o tratamento do paciente deve ser sintomático. O mais grave efeito da hemólise tardia pode ser a exacerbação da anemia preexistente. Em cães, preconiza-se a utilização de doadores negativos para os grupos *DEA 1, DEA 3, DEA 5 e DEA 7*; entretanto, as dificuldades em conseguir doadores de sangue e o custo para realização de tipagem sanguínea no Brasil dificultam essa medida preventiva. Em gatos, obrigatoriamente utilizam-se doadores do mesmo grupo sanguíneo que os receptores. Além disso, deve ser feito o teste de compatibilidade sempre antes do procedimento, desde a primeira transfusão para cães e gatos, pois os grupos antigênicos não estão totalmente esclarecidos e os anticorpos formam-se em cerca de 4 a 10 dias após a sensibilização. É importante salientar que baixos títulos de anticorpos podem não ser detectados no teste de compatibilidade, e poderá ocorrer reação de hemólise tardia mesmo com um resultado compatível. Um teste compatível significa apenas que não foram encontrados anticorpos direcionados aos antígenos eritrocitários nas hemácias dos animais doadores. O teste não previne a sensibilização após a transfusão, tampouco detecta anticorpos direcionados a leucócitos e plaquetas.

Reação de hipersensibilidade aguda

Fisiopatologia

A reação de hipersensibilidade aguda pode decorrer de um ou mais dos mecanismos seguintes: liberação de substâncias pré-formadas por células do receptor, como mastócitos, plaquetas, basófilos, neutrófilos e macrófagos (histamina, serotonina e grânulos lisossômicos); ativação do sistema das cininas (bradicinina) por fatores plasmáticos (fator XII); produção de mediadores inflamatórios (prostaglandinas, leucotrienos, fator de ativação plaquetária, óxido nítrico e citocinas) da membrana de mastócitos; ativação do sistema complemento e produção de anafilatoxinas (Figura 217.4).

As reações de hipersensibilidade podem ser consideradas anafiláticas ou anafilactoides. As reações anafiláticas são classificadas como hipersensibilidades tipo I, e mediadas por anticorpos da classe IgE. As reações anafilactoides também estão relacionadas com a indução de resposta alérgica, mas não são mediadas por IgE. Os anticorpos IgE têm a habilidade de ativar os mastócitos, fazendo com que estas células liberem ou produzam uma variedade de substâncias vasoativas (histamina, serotonina, calicreína e proteases), que podem ativar o sistema complemento para formar anafilatoxinas (C3a e C5a). A liberação de substâncias vasoativas associada à liberação de leucotrienos, prostaglandinas e fator de ativação plaquetária

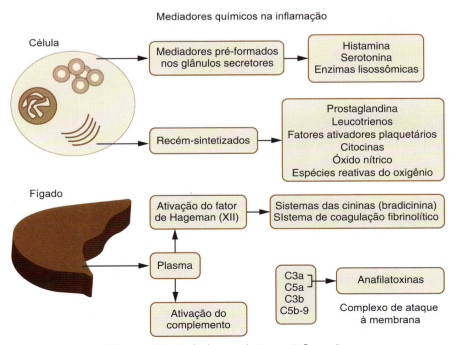

Figura 217.4 Mediadores químicos na inflamação.

da membrana dos mastócitos é capaz de acarretar hipotensão, broncoconstrição, prurido, eritema e aumento da permeabilidade vascular. O mecanismo exato da reação anafilactoide não está bem esclarecido, mas se acredita que os fatores plasmáticos de contato, que ativam o sistema das cininas e levam à liberação de aminas vasoativas, sejam os responsáveis por essas reações generalizadas imediatas.

A transfusão de plasma e de hemocomponentes contendo plasma frequentemente tem sido associada às reações de hipersensibilidade aguda. As substâncias utilizadas para preservação do sangue, os aloantígenos contidos no plasma (C4, albumina, fatores plasmáticos e outras proteínas) ou as imunoglobulinas podem causar hipersensibilidade aguda. Reações de hipersensibilidade aguda secundárias à transfusão de IgA para pacientes deficientes desta imunoglobulina e que apresentam anticorpos anti-IgA é uma das maiores preocupações em medicina humana, mas não há relatos em cães e gatos. Alguns animais atópicos ou raças com deficiência de IgA têm alto risco de apresentar esse tipo de reação.

Manifestações clínicas

As alterações clínicas apresentadas por animais com reação de hipersensibilidade aguda podem variar de discretas alterações na pele até graves manifestações cardiopulmonares. A reação pode surgir nos primeiros minutos da transfusão ou em até 24 horas. Urticária (Figura 217.5) é o sinal clássico em cães, mas prurido, eritema (Figura 217.6), angioedema (Figura 217.7), êmese, dispneia, broncoconstrição e choque também são frequentes. Em gatos, alterações respiratórias manifestam-se mais comumente. A variedade de manifestações clínicas pode dificultar ao clínico diagnosticar uma reação de hipersensibilidade aguda, já que outras reações podem apresentar sinais semelhantes. Nestes casos, a associação entre o hemocomponente que está sendo transfundido ao animal e as alterações clínicas apresentadas pode facilitar ao clínico diferenciar o tipo de reação. Assim, por exemplo, quando um animal recebe uma transfusão de concentrado de hemácias, a probabilidade de uma reação de hipersensibilidade aguda é muito menor, comparativamente com os outros hemocomponentes. Os hemocomponentes que contêm maiores quantidades de plasma, como sangue total, concentrado de plaquetas e plasma fresco congelado, têm maior probabilidade de estimular esse tipo de reação.

Prevenção e tratamento

Havendo qualquer manifestação clínica, o primeiro passo a ser dado é a interrupção temporária da transfusão e a observação do animal. Reações como urticária, eritema, angioedema e prurido podem ser tratadas com a administração intravenosa ou subcutânea de dexametasona (0,5 a 1 mg/kg) ou difenidramina (2 mg/kg por via intramuscular). Se os sinais cessarem após o tratamento, a transfusão poderá ser continuada cuidadosamente. Ocorrendo sinais graves como choque, dispneia e broncoconstrição intensa, podem-se administrar dexametasona em doses elevadas (4 a 6 mg/kg por via intravenosa [IV]) e epinefrina (0,01 mg/kg, IV), e a interrupção da transfusão deve ser mantida. A prevenção pode ser feita com difenidramina (2 mg/kg, por via subcutânea [SC] ou intramuscular [IM]) ou dexametasona (0,5 a 1 mg/kg, SC), 15 a 30 minutos antes da transfusão. O uso de difenidramina intravenosamente pode resultar em hipotensão.

Reações de sensibilidade leucocitária/plaquetária

As reações de sensibilidade aos leucócitos e plaquetas são também chamadas "reações não hemolíticas febris (RNHF)". Em medicina humana estas reações são as complicações mais comuns durante os procedimentos transfusionais. Atribuem-se essas reações à interação entre antígenos leucocitários ou plaquetários e anticorpos. O mecanismo exato que induz a ocorrência das RNHF não está completamente esclarecido, mas a liberação de pirógenos endógenos como a interleucina-1(IL-1) por leucócitos ativados após interação antígeno-anticorpo parece ser um dos fatores predisponentes. Além disso, a ligação antígeno-anticorpo resulta na ativação do sistema complemento, levando à produção de anafilatoxinas (C3a e C5a).

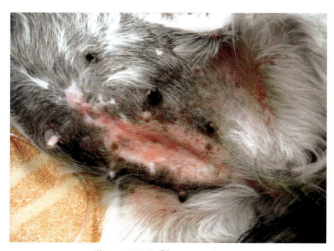

Figura 217.6 Cão com eritema.

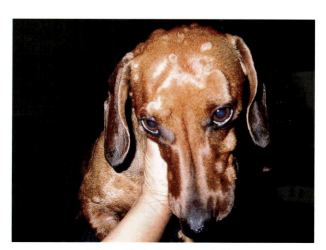

Figura 217.5 Cão com urticária.

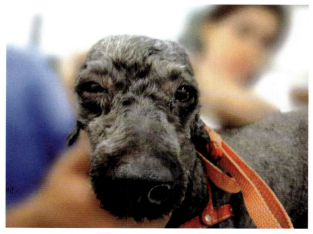

Figura 217.7 Cão com angioedema.

As reações de sensibilidade plaquetária podem surgir durante a transfusão de sangue total e concentrado de plaquetas; já a sensibilidade leucocitária é mais comum com a transfusão de sangue total e plasma. Mais raramente, o concentrado de hemácias pode causar sensibilidade leucocitária, pois este hemocomponente apresenta quantidades ínfimas de plasma e reduzidas de leucócitos. O aumento de 1°C na temperatura corporal do animal, quando nenhum outro motivo de hipertermia for encontrado, é um dos sinais mais frequentes desse tipo de reação. Em geral, há febre nos primeiros 30 minutos de transfusão, podendo aumentar após 8 horas depois do procedimento, perdurando até 12 horas. Êmese e tremores corporais também podem ser vistos.

Lesão pulmonar aguda relacionada com a transfusão

A interação antígeno-anticorpo pode levar também ao acúmulo de leucócitos nos pulmões, resultando em sinais respiratórios graves. Este tipo de lesão pulmonar, mais conhecido como TRALI (*transfusion reaction acute lung injury*), tem sido documentado em humanos, mais precisamente em pacientes politransfundidos, sendo a principal causa de óbito de pacientes humanos por reação transfusional.[13] Embora não haja consenso definitivo, a TRALI é considerada uma séria complicação relacionada com a transfusão de hemocomponentes que contenham plasma. A reação é caracterizada por insuficiência respiratória aguda, edema pulmonar bilateral e intensa hipoxemia, sem comprometimento cardíaco, durante ou em 6 horas após a transfusão. Não há relatos específicos de TRALI em medicina veterinária até junho de 2013.

Ainda que o exato mecanismo patológico da TRALI não seja totalmente conhecido, nem exista consenso quanto à patogênese, existem crescentes evidências de que essa reação possa ser desencadeada por dois mecanismos distintos. Inicialmente, propôs-se que a reação seria mediada imunologicamente pela ligação de anticorpos provenientes do doador a antígenos leucocitários do receptor. Esses anticorpos são direcionados contra antígenos específicos de neutrófilos humanos (HNA, *human neutrophil antigens*) e/ou antígenos leucocitários humanos (HLA, *human leukocyte antigens*) e estão presentes, em sua maioria, em componentes ricos em plasma, principalmente provenientes de doadoras multíparas (com 3 ou mais gestações), que são quase sempre imunizadas contra antígenos leucocitários durante a gravidez.[2,9] Em aproximadamente 6% dos casos de TRALI de etiologia imunológica, os anticorpos são provenientes do receptor.[10] No receptor, os aloanticorpos (anti-HLA e/ou anti-HNA) ativam a cascata do complemento, resultando em ativação e sequestro de polimorfonucleares para a microcirculação pulmonar.[14-16]

Os anticorpos antileucocitários podem também induzir a uma resposta direta dos neutrófilos, mostrando que a ativação do complemento não é um pré-requisito para indução de TRALI.[17] Os neutrófilos ativados, presentes na microcirculação pulmonar, provocam resposta oxidativa e citotóxica por meio da liberação de espécies reativas de oxigênio e citocinas que causam dano celular endotelial e aumento da permeabilidade vascular. Dessa maneira, ocorre profundo vazamento capilar de fluidos dentro dos alvéolos, provocando edema pulmonar.[14-18] Outro mecanismo tem sido sugerido, implicando moléculas inflamatórias, predominantemente produtos lipídicos, oriundos da degradação celular e acumulados durante a estocagem de produtos celulares sanguíneos, desencadeando a TRALI por intermédio de uma reação não imunológica.[19]

Embora se considere que a TRALI seja desencadeada por um mecanismo imunológico, em 11 a 39% dos casos nenhum anticorpo contra antígenos leucocitários está presente nem no doador, nem no receptor, sugerindo um mecanismo não imunológico que possa desencadear tal reação. Acredita-se que a reação seria desencadeada pela infusão de lipídios biologicamente ativos durante a transfusão de produtos sanguíneos estocados, geralmente em pacientes com complicações clínicas, tais como doenças hematológicas malignas e doenças cardíacas.[10] Esses lipídios são capazes de ativar granulócitos, desencadeando um processo oxidativo e lesão tecidual, resultando em edema e insuficiência pulmonar.[18]

De acordo com diversos estudos recentes, sugere-se que a TRALI seja causada por dois eventos independentes. Um deles seria a predisposição clínica do paciente, como cirurgia, trauma e infecção grave, que levaria à produção de mediadores inflamatórios, ativando o endotélio pulmonar, resultando em sequestro de neutrófilos para o pulmão. O segundo evento envolveria a infusão de anticorpos específicos para neutrófilos aderidos ao pulmão ou a infusão de modificadores da resposta biológica, incluindo compostos lipofílicos, também capazes de ativar os neutrófilos aderidos.[15]

A TRALI é relativamente rara em humanos, observada em cerca de 1:5.000 unidades transfundidas. Em cães e gatos não existem relatos documentados de tal ocorrência, entretanto, é importante que o clínico veterinário esteja familiarizado com esse tipo de reação que acomete pacientes humanos pois, apesar de rara, a TRALI não está totalmente descartada em medicina veterinária. Soma-se a isso o fato de que esse tipo de reação costuma ser interpretado erroneamente pelo clínico veterinário, que a pode confundir com outras reações não imunológicas, como sobrecarga circulatória, contaminação bacteriana e administração equivocada dos hemocomponentes.

Manifestações clínicas e tratamento

Muitas das reações são discretas e transitórias; assim, quando o sinal observado é apenas hipertermia discreta, deve-se interromper a transfusão e administrar antipiréticos e dexametasona (0,5 a 1 mg/kg por via intravenosa, intramuscular ou subcutânea). A transfusão poderá ser continuada se os sinais não se agravarem. Havendo alterações respiratórias, a transfusão deverá ser interrompida e o animal deverá ser inspecionado para edema pulmonar por meio de auscultação e exame radiográfico do tórax. Em casos graves de dispneia, indica-se assistência ventilatória e a transfusão deve ser descontinuada. Para pacientes que já apresentaram reações febris em transfusões anteriores, indica-se dexametasona (1 mg/kg, SC) antes da transfusão, porém não se encoraja o uso deste fármaco rotineiramente como pré-tratamento.

Tratamento da TRALI

O tratamento da transfusion reaction acute lung injury (TRALI) em medicina humana baseia-se na manutenção do equilíbrio hemodinâmico do paciente e na aplicação de suporte ventilatório o mais cedo possível.[14] Em casos leves de TRALI, a melhora clínica geralmente é conseguida apenas com oferta de oxigênio nasal; porém, nos mais graves, em aproximadamente em 70% dos pacientes é necessário intubação orotraqueal com ventilação mecânica. A utilização de diuréticos permanece controversa e, como alguns pacientes se beneficiam com a administração de fluidos, estes medicamentos não deveriam ser usados, pois podem ser prejudiciais.[10,14] Em pacientes humanos com em insuficiência pulmonar aguda e síndrome da angústia respiratória aguda (SARA), o tratamento com corticosteroides, anti-inflamatórios não esteroides e surfactante, entre outros, não mostra nenhum benefício para TRALI.[14,15] Vale ressaltar que, em medicina veterinária, não há, até o momento, relatos documentados da ocorrência de TRALI, e em nossa rotina, apesar do acompanhamento de um elevado número de transfusões (plasma, sangue total, concentrado de plaquetas e concentrado de hemácias), não foram observadas manifestações clínicas de TRALI.

REAÇÕES TRANSFUSIONAIS IMUNOLÓGICAS TARDIAS

Púrpura pós-transfusional

Púrpura pós-transfusional (PPT) é uma reação que leva ao quadro de trombocitopenia (< 10.000/ℓ) em torno de 1 semana depois da transfusão. É um evento raro em medicina humana, com cerca de 200 casos documentados. Em medicina veterinária, a incidência desse tipo de reação é desconhecida, e em nossa rotina clínica não foi observado nenhum caso de PPT nos últimos 4 anos.

A fisiopatologia da PPT está relacionada com a formação de anticorpos antiplaquetários que se direcionam tanto às plaquetas do doador quanto às do receptor, podendo a trombocitopenia persistir de 10 dias a 2 meses.

Tratamento

A púrpura pós-transfusional geralmente é uma doença autolimitante. Em casos graves, em que o paciente apresente sinais como petéquias, hematúria, hemorragia escleral e craniana, indica-se terapia baseada em plasmaférese e em imunoglobulina intravenosa. É importante o diagnóstico diferencial entre outras causas de trombocitopenia.

Isoeritrólise neonatal

A doença hemolítica do recém-nascido resulta da sensibilização das fêmeas prenhes aos antígenos presentes na membrana eritrocitária dos filhotes, que têm grupos sanguíneos incompatíveis com os das mães. Nos cães, fêmeas prenhes *DEA* 1-negativas desenvolvem anticorpos contra os antígenos eritrocitários pertencentes a este grupo sanguíneo após o nascimento de filhotes *DEA* 1-positivos. Desse modo, em uma segunda gestação, filhotes *DEA* 1 nascidos da mesma fêmea poderão adquirir os anticorpos anti-*DEA* 1 em grande quantidade ao consumirem o colostro nas primeiras 24 horas de vida. Estes anticorpos têm a capacidade de causar hemólise intensa em tais filhotes. Fêmeas sensibilizadas a partir de transfusões sanguíneas também podem causar isoeritrólise neonatal na primeira gestação. Em felinos, a existência de aloanticorpos naturais para os grupos sanguíneos torna esse tipo de reação mais frequente. Qualquer incompatibilidade sanguínea entre os filhotes e a fêmea poderá acarretar hemólise nos gatinhos após mamarem o colostro das mães. Uma circunstancial importância é o acasalamento de fêmeas tipo B com machos tipo A. Os filhotes tipo A nascidos dessas fêmeas absorverão quantidades suficientes de anticorpos anti-A de suas mães, desenvolvendo graves sinais de hemólise nos primeiros dias de vida.

Manifestação clínica

Fraqueza, falha no crescimento e hemoglobinúria são os primeiros sinais a notar nos filhotes. Exames laboratoriais podem acusar hemoglobinemia, esferocitose e teste de Coombs positivo.

Prevenção e tratamento

Os sinais de hemólise devem ser rapidamente controlados, caso contrário os filhotes podem morrer em 2 a 3 dias. Os filhotes devem receber suporte para manutenção do débito urinário, oxigenação e pressão sanguínea. Poderá ser necessária a correção da anemia com transfusão de sangue compatível com os filhotes. Os filhotes deverão ser separados das mães durante 72 horas ou dentro do tempo-limite da possibilidade de absorção do colostro. A alimentação deverá ser continuada com leite proveniente de possíveis fêmeas compatíveis ou leite de vaca diluído associado ao sucedâneo.

Para prevenir a isoeritrólise neonatal deve-se impedir o acasalamento de machos e fêmeas de grupos sanguíneos divergentes. Em cães, deve-se evitar a gestação de fêmeas que já receberam alguma transfusão sanguínea.

Imunossupressão

Interações ainda não perfeitamente esclarecidas entre os leucócitos do doador ou seus fatores plasmáticos e o sistema imune do receptor são possibilidades sugeridas para a etiologia da imunomodulação após transfusão em medicina humana. Mesmo em medicina a incidência dessa reação é desconhecida. Em pacientes humanos recém-transfundidos nota-se maior sobrevida de transplantes renais, aumento nas taxas de infecção pós-operatória e aumento na taxa de recorrência de tumores após sua ressecção cirúrgica.[20]

A prevenção é ainda controversa, mas se baseia na utilização de hemocomponentes específicos, dando-se preferência ao concentrado de hemácias em vez do sangue total, ou utilizando-se hemocomponentes leucorreduzidos.

REAÇÕES TRANSFUSIONAIS NÃO IMUNOLÓGICAS AGUDAS

Sobrecarga circulatória

Sobrecarga circulatória é o estado de hipervolemia induzida pela administração de grandes volumes sanguíneos ou por infusão rápida em pacientes normovolêmicos. A terapia transfusional pode levar a edema pulmonar agudo por sobrecarga de volume. O rápido aumento de volume é pouco tolerado por pacientes com comprometimento das funções cardíaca, renal, pulmonar e por aqueles com anemia crônica.

Manifestações clínicas

De maneira geral, os pacientes em sobrecarga circulatória apresentam alterações cardiovasculares como taquicardia, taquipneia, dispneia, ortopneia, cianose, hipertensão e tosse. Em casos graves, podem surgir edema pulmonar e insuficiência cardíaca congestiva. A êmese é outra manifestação que pode aparecer pela infusão rápida de componentes sanguíneos devido à liberação de neurotransmissores de células na zona-gatilho quimiorreceptora ou na mucosa intestinal suscetíveis à presença de substâncias no sangue. A urticária também pode se manifestar pela infusão rápida devido à degranulação de mastócitos.

Prevenção e tratamento

O uso apropriado da terapia transfusional e a velocidade adequada a cada paciente são as melhores formas de prevenir a sobrecarga circulatória. Em pacientes cardiopatas e nefropatas a infusão deve ser na velocidade de 2 a 4 mℓ/kg/h. Atenção especial deve ser dada à infusão em pacientes de pequeno porte e filhotes. Deve-se optar pelo concentrado de hemácias ao sangue total para esses pacientes. Em pacientes normovolêmicos de médio a grande porte, a infusão poderá na velocidade de 10 a 20 mℓ/kg/h. Caso o procedimento transfusional da bolsa sanguínea infundida ultrapasse o período máximo de quatro horas, a transfusão deverá ser interrompida e transfundida uma nova bolsa de sangue, evitando-se contaminação bacteriana.

Havendo manifestação clínica de sobrecarga circulatória, a transfusão deve ser interrompida e os sinais devem ser tratados. Furosemida, na dose de 2 a 8 mℓ/kg por via intravenosa, pode ser utilizada para aliviar o edema pulmonar. A pacientes gravemente dispneicos, deve-se oferecer suplementação com oxigênio. Antieméticos estão indicados a pacientes que apresentem vômito. Quando a manifestação clínica é discreta, a transfusão poderá ser continuada na velocidade indicada para o paciente.

Reações iatrogênicas por manuseio dos hemocomponentes

Hemólise na bolsa de sangue

A hemólise pode decorrer de alterações osmóticas, de temperatura ou contaminação bacteriana. A hemólise osmótica na bolsa de sangue ou no equipo de infusão pode resultar da adição de fármacos ou soluções hipotônicas, como água destilada e dextrose a 5%. As hemácias podem ser submetidas à hemólise mecânica se as unidades forem expostas a temperaturas impróprias durante transporte, armazenamento, estocagem e manuseio. Os componentes refrigerados a 4°C não devem manter contato com temperaturas inferiores, não devendo, portanto, ser armazenados em *freezer* ou transportados em contato direto com gelo. O choque térmico e o choque mecânico também influenciam a hemólise. O aquecimento desses produtos em banho-maria deve ser evitado, pois o controle da temperatura é, por vezes, de pouca confiabilidade.

Contaminação bacteriana

O sangue é um ótimo substrato para o crescimento bacteriano. A contaminação dos hemocomponentes pode se dever a vários fatores. A falha na antissepsia da pele durante a venopunção dos doadores, a entrada de ar contaminado durante a coleta de sangue, a existência de bacteriemia subclínica no doador e o armazenamento do sangue em local inadequado são fatores comuns para contaminação bacteriana. O reaproveitamento da bolsa de sangue, o tempo prolongado superior a 4 horas de transfusão e a utilização de banhos-maria para aquecimento das bolsas frequentemente acarretam contaminação do sangue.

A multiplicação bacteriana é mais acentuada em componentes armazenados à temperatura ambiente (concentrado de plaquetas), sendo bactérias gram-positivas (*Staphylococcus e Streptococcus*) as mais isoladas desses componentes. Bactérias gram-negativas (*Pseudomonas, Yersinia, Citrobacter* e coliformes) são mais frequentes em componentes sob refrigeração. A multiplicação bacteriana na bolsa leva ao consumo de oxigênio, resultando em desnaturação da hemoglobina e lise eritrocitária, ocasionando mudança de coloração na bolsa, formação de coágulos e hemólise.

Comparativamente com a contaminação por bactérias gram-positivas, a infusão de bactérias gram-negativas pode acarretar consequências mais graves rapidamente. As endotoxinas bacterianas levam a uma complexa síndrome causada por alteração no transporte de oxigênio, na função do miocárdio e na perfusão periférica, devido à ativação de complemento, sistema das cininas e sistema de coagulação. As manifestações clínicas consistem em febre, hipotensão, hemólise, êmese, diarreia e CID. As alterações clínicas facilmente confundem-se com aqueles apresentados por animais com reação de hemólise aguda.

Os cuidados durante coleta, transporte, armazenamento e transfusão são as melhores medidas preventivas para evitar o choque séptico. Caso o animal apresente sinais compatíveis com contaminação bacteriana deve-se instituir o diagnóstico diferencial entre reação hemolítica aguda. O teste de compatibilidade e a tipagem sanguínea ajudam o clínico a excluir a hemólise por incompatibilidade sanguínea. Amostras do receptor e da bolsa de sangue devem ser coletadas imediatamente e enviadas para cultura bacteriana, mas, havendo possibilidade de sepse, devem ser instituídos cuidados de suporte e antibioticoterapia de amplo espectro.

Toxicidade pelo citrato

Citrato é o anticoagulante mais utilizado nas bolsas de sangue. O citrato na bolsa de sangue tem a capacidade de quelar o cálcio sérico do receptor, levando à redução do cálcio ionizado circulante. Com adequado funcionamento hepático, o citrato é rapidamente convertido em bicarbonato, porém, em pacientes com disfunção hepática ou em infusão rápida de grande volume de sangue, o paciente poderá desenvolver hipocalcemia. Os componentes como sangue total e plasma fresco congelado têm maior concentração de citrato.

Manifestações clínicas

Tremores, arritmia cardíaca e êmese são as alterações mais relacionadas com a hipocalcemia. O cálcio ionizado pode ser utilizado para confirmação. A hipocalcemia é transitória e rapidamente reversível. A velocidade de infusão deve ser reduzida e se deve utilizar o eletrocardiograma para acompanhamento do animal, principalmente quando é necessário o tratamento com gliconato de cálcio a 10% (5 a 150 mg/kg). O gliconato de cálcio não deve ser usado na mesma via de acesso da transfusão sanguínea, para evitar o contato do citrato com o cálcio e a consequente formação de coágulo.

Coagulopatias

A transfusão de grandes volumes de sangue estocado, deficiente em plaquetas, fatores de coagulação (V, VIII e XI) e fibrinogênio pode resultar em coagulopatia dilucional. Especialmente em pacientes no transoperatório, que recebem fluidoterapia agressiva e transfusão sanguínea, a coagulopatia dilucional pode ser fator agravante do sangramento. Durante a anestesia, a baixa temperatura corporal prejudica a atuação dos fatores de coagulação, e a fluidoterapia associada à transfusão de grandes volumes sanguíneos colabora para a instituição do sangramento. Nestes casos, a transfusão de plaquetas e de plasma fresco congelado tem efeito benéfico para controle do sangramento.

Hiperamonemia

No sangue estocado, os níveis de amônia se elevam e, eventualmente, podem ser tóxicos para o paciente. Tal complicação é rara, sendo mais significativa em animais com falência hepática, nos quais o fígado não metaboliza e não excreta a amônia de maneira adequada. Quando se transfundem pacientes com doenças hepáticas, deve-se optar por sangue estocado por curto período de tempo.

Hipotermia

A infusão de hemocomponentes em baixas temperaturas (< 4°C) pode acarretar significativa hipotermia em filhotes e animais de pequeno porte. Em animais adultos a hipotermia acontece geralmente em transfusão maciça de hemocomponentes refrigerados. A hipotermia grave pode resultar em arritmias cardíacas e morte súbita, caso a infusão seja realizada em rápida velocidade. Entretanto, o aquecimento do animal geralmente é suficiente para manutenção da temperatura. Em transfusões de emergência, o aquecimento da bolsa de sangue também pode ser feito, desde que com controle preciso da temperatura (37°C) e que se tomem os cuidados para evitar o contato da bolsa com a água.

Embolia aérea

Pode haver embolia gasosa se o sangue em um sistema aberto for infundido sob pressão ou se entrar ar em um cateter, enquanto bolsas e equipos estiverem sendo trocados. A infusão de grandes volumes de ar é necessária para causar manifestação clínica, e apenas volumes superiores a 100 mℓ são significativos para resultar em embolia fatal. A tosse e a dispneia aguda são as alterações clínicas mais comuns. Existindo suspeita de embolia gasosa, o animal deve ser colocado em decúbito lateral esquerdo com a cabeça em posição mais baixa, a fim de dispersar a bolha de ar na válvula pulmonar.

Microembolia pulmonar

Pode ocorrer formação de microcoágulos na bolsa de sangue durante coleta inadequada e homogeneização deficiente. O uso de equipos convencionais sem filtros permite que os microcoágulos formados entrem na circulação do receptor e se depositem na vasculatura pulmonar. A utilização do concentrado de hemácias sem diluição prévia também pode favorecer a infusão de êmbolos eritrocitários. Além disso, a diluição do concentrado de hemácias com soluções que contenham cálcio (p. ex., lactato de Ringer) pode levar à formação de coágulos pela ligação do citrato ao cálcio, mesmo que o citrato esteja presente em pequena quantidade. Microagregados de plaquetas, leucócitos e fibrina podem se formar no sangue estocado por mais de 7 dias. Estes microagregados têm cerca de 20 a 120 µm e não são removidos pelos filtros de 170 a 230 µm, mas o significado clínico dessas partículas como causadoras de microembolia pulmonar é extremamente controverso.[21] Os sinais clínicos de embolia pulmonar incluem dispneia grave e taquipneia.

Hiperpotassemia e hipopotassemia

As hemácias durante o armazenamento liberam potássio, aumentando os níveis deste íon na bolsa de sangue, com o passar do tempo. Raramente ocorre hiperpotassemia no receptor, devido à rápida diluição, redistribuição para o interior das células e excreção. Mais raramente, em pacientes transfundidos maciçamente, em neonatos ou em insuficientes renais, a hiperpotassemia pode ser significativa. Já o bicarbonato, metabolizado pela infusão excessiva do citrato presente nas bolsas de sangue, pode acarretar alcalose, levando a hipopotassemia secundária. Nenhum tratamento específico é necessário. Para pequenos volumes transfundidos, as hemácias estocadas podem ser utilizadas até a data de validade; para grandes volumes a serem infundidos no animal, ou para pacientes renais, prioriza-se a infusão de hemácias estocadas entre 7 e 10 dias. Os cães da raça Akita apresentam maiores concentrações de potássio intraeritrocitário, por isso cães desta raça ou descendentes diretos não são utilizados para doação sanguínea. Em medicina veterinária, raramente são realizadas transfusões maciças; assim, hiper e hipopotassemia têm pouco significado clínico.

REAÇÕES TRANSFUSIONAIS NÃO IMUNOLÓGICAS TARDIAS

Hemossiderose

O excesso de ferro para os pacientes transfundidos é uma complicação rara em veterinária, já que ocorre como consequência de múltiplas transfusões. Em medicina humana, a hemossiderose é irreversível após cerca de 50 a 100 transfusões no mesmo paciente. Cada unidade de concentrado de hemácias tem, em média, 200 mg de ferro; em pacientes transfundidos cronicamente há saturação de ferro no sistema reticuloendotelial, passando o ferro a se depositar nas células parenquimatosas. Depósitos de ferro promovem destruição do tecido normal, substituindo-o por tecido fibrótico, ocasionando lesões funcionais em órgãos como coração, fígado e glândulas endócrinas. Em medicina se utiliza a desferoxamina como tratamento da hemossiderose para reduzir os estoques corporais de ferro. Em veterinária, o uso do sangue total para correção de trombocitopenia e coagulopatias em pacientes não anêmicos é um dos fatores de risco para hemossiderose.

Transmissão de doenças infecciosas

A intercorrência mais frequente em transfusão sanguínea é a transmissão de doenças infecciosas. A maioria das clínicas veterinárias não realiza os exames laboratoriais de seus doadores antes da doação de sangue. Os agentes infecciosos podem ter longo tempo de incubação, não manifestar sinais em seus hospedeiros e permanecer estáveis no sangue estocado. Estudo com cães doadores de sangue provenientes de canis expositores demonstrou que 11% dos animais testados para doenças infecciosas eram positivos para alguma delas, sem que apresentassem nenhuma sintomatologia clínica.[22]

Os doadores devem ser negativos para os testes de doenças infecciosas transmissíveis pelo sangue. Os cães devem ser testados para ehrlichiose, brucelose, leishmaniose, dirofilariose, doença de Lyme, babesiose e riquetsioses. Já os gatos devem ser negativos para imunodeficiência felina, leucemia felina, bartonelose, peritonite infecciosa felina e micoplasmose. Todos doadores devem apresentar as vacinações anuais atualizadas e os parâmetros hematológicos devem estar dentro dos valores de referência. Alterações no hemograma podem sugerir possíveis doenças infecciosas sem que os animais manifestem algum sintoma.

REFERÊNCIAS BIBLIOGRÁFICAS

1. Barret BB, Andersen JW, Anderson KC. Strategies for the avoidance of bacterial contamination of blood products. Transfusion. 1993; 33:228.
2. Brecher ME, Taswell HF. Hemolytic transfusion reactions. In: Rossi CE, Simon TL, Moss GS, editors. Principles of transfusion in medicine. Baltimore: Williams & Wilkins; 1991. p. 619.
3. Kerl ME, Hohenhaus AE. Packed red cell transfusion in dogs: 131 cases (1989). J Am Vet Med Assoc. 1993; 202:1495.
4. Harrel KA, Kristensen AT, Klausner JS et al. Prevalence, type and outcome of canine transfusion reactions: A retrospective study of 680 transfusions. In: Programs and Abstracts of the Critical Care Meetings. San Antonio, TX, 1992.
5. Vieira J, Bognato RK, Gonçalves S. Acute transfusion reactions after the administration of whole blood and blood components in dogs. São Paulo: WSAVA; 2009.
6. Hohenhaus AE. Canine blood transfusions. Probl Vet Med. 1992; 4:612.
7. Capon SM, Sacher RA. Hemolytic transfusion reactions: A review of mechanisms, sequelae and management. J Intens Care Med. 1989; 4:100.
8. Stone MS, Cotter SM. Practical guidelines for transfusion therapy. In: Kirk RW, Bonagura JD editors. Current veterinary therapy. Philadelphia: WB Saunders; 1992. p. 475.

9. Sachs UJ, Kauschat D, Bein G. White blood cell-reactive antibodies are undetectable in solvent/detergent plasma. Transfusion 2005; 45(10):1628-31.
10. Bux J. Transfusion-related acute lung injury (TRALI): a serious adverse event of blood transfusion. Vox Sang. 2005; 89(1):1-10.
11. Hohennhaus, A. E. Canine blood transfusion. Problems in Veterinary Medicine, v. 4, n. 4, p. 612-624, 1992.
12. Stone E, Badner D, Cotter SM. Trends in transfusion medicine in dogs at a veterinary school clinic: 315 cases (1986-1989). Journal of American Veterinary Medical Association, 1992; 200(7):1000-3.
13. US Food and Drug Administration. Fatalities Reported to FDA Following Blood Collection and Transfusion. [S.l: s.n.]. Disponível em: <http://www.fda.gov/downloads/BiologicsBloodVaccines/Safety-Availability/ReportaProblem/TransfusionDonationFatalities/UCM-300764.pdf.
14. Webert KE, Blajchman MA. Transfusion-related acute lung injury. Curr Opin Hematol. 2005; 12(6):480-7.
15. Silliman CC, Ambruso DR, Boshkov LK. Transfusion-related acute lung injury. Blood. 2005; 105(6):2266-73.
16. Goldsmith WW, Pandharipande PP. Transfusion-related acute lung injury – does the anesthesiologist need to worry about this? Clin Anesth. 2005; 17(5):366-8.
17. Sachs UJ, Hattar K, Weissmann N, Bohle RM, Weiss T, Sibelius U *et al.* Antibody-induced neutrophil activation as a trigger for transfusion-related acute lung injury in an ex vivo rat lung model. Blood. 2005; 107(3):1217-9.
18. Tsalis K, Ganidou M, Blouhos K, Vasiliadis K, Betsis D. Transfusion-related acute lung injury: a life-threatening transfusion reaction. Med Sci Monit. 2005; 11(5):19-22.
19. Gajic O, Moore SB. Transfusion-related acute lung injury. Mayo Clinic Proc. 2005; 80(6):766-70.
20. Pearl TCY, Toy MD, Girish NV. Blood transfusion reactions. In: Engefriet CP, van Loghem JJ, von dem Borne AEGK, editors. Immunohaematology. Amsterdam: Elsevier Science Publishers; 1984. p. 119.
21. Masouredis SP. Preservation and clinical use of blood components. In: Willians WJ, Beutler E, Ersler AJ *et al.*, editors. Haematology. Vol 2. New York: MacGraw Hill; 1977. p. 1530.
22. Gonçalves S, Batistela MM, Tavares AP. Triagem sorológica de cães doadores de sangue. 6º Congresso Paulista de Clínicos Veterinários de Pequenos Animais; 2006 setembro, Hotel Transamérica; São Paulo. São Paulo: Brasil, 2006.

218
Linfadenopatia e Esplenomegalia

Simone Gonçalves Rodrigues Gomes

INTRODUÇÃO

O sistema imunológico é de grande eficiência na defesa do organismo. O sistema primário de defesa é formado pelas membranas mucosas e pela pele. Os sistemas linfático e vascular formam uma unidade funcional secundária de defesa: o sistema hematolinfático.

Os órgãos que apresentam aglomerados de células de defesa são chamados "órgãos linfoides". Entre eles estão medula óssea, timo, amígdalas, adenoides, baço, linfonodos e órgãos que têm folículos linfoides (intestino, pulmão). O fígado também participa do sistema imune, pois apesar de ser um órgão praticamente metabólico, tem grande quantidade de células fagocitárias mononucleares. Entretanto, os *linfonodos* e o *baço* constituem a principal fonte de células imunológicas e fagocitárias mononucleares (FM) do sistema linfático. Os tecidos e órgãos linfáticos podem ser classificados como tecido linfático difuso (subepitelial associado ao trato do sistema respiratório, digestório e urogenital), tecido linfático denso não encapsulado (amígdalas, tecido associado ao pulmão, placas de Peyer) e tecido linfático denso encapsulado (linfonodos, baço, timo, nódulos hematolinfáticos).[1] O sistema linfático manifesta-se pelas atividades de:

- Produção de células de defesa
- Transporte de materiais pelos vasos linfáticos
- Filtração da linfa e do sangue
- Fagocitose
- Produção de imunoglobulinas.

LINFONODOS

Linfonodos ou nódulos linfáticos são caracterizados como órgãos linfáticos, pois participam de uma via acessória da circulação sanguínea: a circulação linfática. O sistema linfático é uma via acessória da circulação sanguínea, permitindo que os líquidos dos espaços intersticiais possam fluir para o sangue sob a forma de linfa (do latim: água nascente/pura). Os vasos linfáticos podem transportar proteínas e mesmo partículas grandes que não poderiam ser removidas dos espaços teciduais pelos capilares sanguíneos. Todos os vasos linfáticos têm válvulas unidirecionadas que impedem o refluxo, como no sistema venoso da circulação sanguínea. Os vasos passam através dos linfonodos, que contêm grande quantidade de linfócitos e atuam como filtros, confinando organismos infecciosos como bactérias e vírus. Praticamente todos os tecidos do corpo apresentam canais linfáticos. Os que não os têm, apresentam os chamados "pré-linfáticos". Quase toda a linfa é drenada para o ducto torácico, que desemboca no sistema venoso. Aproximadamente 10% do líquido que filtra dos capilares arteriais retornam ao sangue pelo sistema linfático.[2]

Estrutura histológica

Os linfonodos de cães e gatos são reniformes, compostos de cápsula, estroma, córtex, nódulos e hilo (Figura 218.1). A cápsula é formada por tecido conjuntivo denso, continuado por trabéculas do mesmo tecido. O estroma (tecido de sustentação) do órgão é formado pelas fibras reticulares. O córtex é composto de nódulos, trabéculas, fibras do estroma e seios linfáticos. No córtex situam-se principalmente os linfócitos B, macrófagos e células dendríticas (capturam os antígenos e os apresentam aos linfócitos). A medula é composta de nódulos, estroma, cordões medulares e seios. Nos cordões medulares estão presentes plasmócitos e seus progenitores, alguns linfócitos B e macrófagos.[2]

A população de linfócitos organiza-se em nódulos no interior dos linfonodos. Os nódulos estão dispostos na periferia da medula e na região do córtex. Os nódulos, também chamados "folículos", são classificados como primários e secundários. Os folículos primários são compostos de linfócitos B maduros e poucos linfócitos T em sua extremidade, na área subjacente ao córtex (paracórtex). Os folículos secundários são constituídos de centro germinativo e coroa externa. O centro germinativo é uma área relacionada com a atividade imunológica. Um folículo apresenta essa região após estímulo antigênico e é composto, em sua maior parte, de linfócitos B e linfoblastos, mas também de plasmócitos, células dendríticas e macrófagos. Conforme os linfócitos são produzidos, eles migram para a periferia, formando a região da coroa do folículo. Assim como nos folículos primários, na região subjacente à coroa, no paracórtex, situam-se os linfócitos T.

Hilo é o espaço de tecido conjuntivo que contém os vasos linfáticos eferentes. Os vasos aferentes entram pela cápsula e se esvaziam no seio subcapsular. A linfa prossegue através dos seios e nódulos corticais até os seios medulares, que confluem para o hilo. O fluxo no linfonodo é unidirecional, da cápsula para o hilo. Vasos sanguíneos e nervos também estão presentes nos linfonodos. As artérias penetram pelo hilo até as trabéculas e a drenagem venosa é típica.

Linfadenopatia

Linfadenopatia é definida como aumento de volume de um ou mais linfonodos. Os linfonodos aumentam de volume em consequência da proliferação de células que estão presentes normalmente no órgão, em resposta a um estímulo antigênico. O estímulo antigênico pode ser causado por vacinação e por microrganismos, como bactérias, protozoários e vírus no organismo animal. A proliferação de células neoplásicas nos linfonodos também pode resultar em linfadenopatia. Esse aumento de volume pode ser classificado de duas maneiras:

1. De acordo com a distribuição dos linfonodos afetados.
2. De acordo com o tipo celular predominante.

De acordo com a distribuição, os linfonodos podem ser afetados de maneira única, regional ou generalizada. O aumento de um único linfonodo é caracterizado como *linfadenopatia solitária*, já o aumento de vários linfonodos constitui o quadro de *linfadenopatia generalizada*. *Linfadenopatia regional* é o aumento de um linfonodo drenante de uma área anatômica específica.[3]

A familiarização com a localização e com as características normais de palpação dos linfonodos pode ajudar o clínico veterinário durante um exame físico de rotina. Em cães e gatos sadios os linfonodos palpáveis são: mandibulares, pré-escapulares (não facilmente palpáveis), poplíteos e inguinais superficiais em

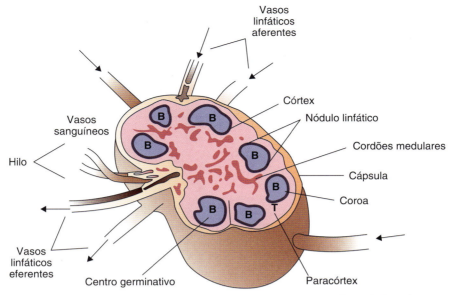

Figura 218.1 Desenho esquemático da anatomia microscópica de um linfonodo.

cães machos. Os linfonodos palpáveis apenas quando aumentados de volume são mesentéricos, ilíacos, faciais, axilares e retrofaríngeos.[3]

De acordo com o tipo celular predominante, a linfadenopatia é chamada "linfadenite", quando predominam leucócitos polimorfonucleares ou macrófagos no infiltrado celular. A linfadenite pode ser classificada como *supurativa* (predomínio de neutrófilos), *granulomatosa* (predomínio de macrófagos), *piogranulomatosa* (predomínio de neutrófilos e macrófagos) ou *eosinofílica* (predomínio de eosinófilos). A linfadenite também pode apresentar área focal de inflamação supurativa (com pus), conhecida como *abscesso*.

Presença de células neoplásicas ou de hematopoese extramedular constitui o quadro de *linfadenopatia infiltrativa*. Os agentes mais frequentes causadores de linfadenopatia em cães e gatos estão listados no Quadro 218.1.

Manifestações clínicas

Os sintomas em cães e gatos com linfadenopatia geralmente são inespecíficos, quase sempre mais relacionados com a doença primária que ao aumento de volume dos linfonodos. Alguns sinais como perda de peso, anorexia, fraqueza, distensão abdominal, poliúria/polidipsia, vomito e diarreia, associados ao tipo de linfadenopatia, podem ajudar no diagnóstico. A linfadenopatia regional pode acarretar compressão de órgãos, vasos ou áreas específicas, como traqueia e esôfago, podendo contribuir para disfagia, edema, ascite, dor e dispneia.

Diagnóstico

A distribuição da linfadenopatia é de grande importância para o diagnóstico. Em pacientes que apresentam linfadenopatia regional ou solitária, a área drenada deve ser inspecionada, pois a lesão primária costuma estar nessa região. Em cães e gatos, a

QUADRO 218.1 Esquema de classificação e causas das linfadenopatias em cães e gatos.

| Linfadenopatia inflamatória e proliferativa || Linfadenopatia infiltrativa ||
Infecciosa	Não infecciosa	Neoplásica	Não neoplásica
• *Actinomyces* spp. • *Brucella canis* • *Borrelia burgdorferi* • *Corynebacterium* spp. • *Mycobacteria* • *Nocardia* spp. • *Streptococcus* • FIV/FeLV • *Bartonela* spp. • Septicemia • *Ehrlichia* spp. • *Anaplasma* spp. • Aspergilose • Histoplasmose • Esporotricose • Babesiose • Demodicose • Leishmaniose • Toxoplasmose • *Neospora caninum*	• Reações a fármacos • Hiperplasia de linfonodo periférico • Lúpus eritematoso sistêmico • Artrite reumatoide • Poliartrite imunomediada • Inflamação local • Pós-vacinal	• Neoplasias hemolinfáticas primárias • Leucemias • Linfomas • Histiocitose maligna • Mieloma múltiplo • Mastocitose sistêmica • Neoplasias metastáticas • Mastocitomas • Sarcomas	• Complexo granuloma eosinofílico • Infiltração de mastócitos não neoplásica

FIV: vírus da imunodeficiência dos felinos; FeLV: vírus da leucemia felina.

linfadenopatia solitária ou regional frequentemente resulta de inflamação local reacional à vacinação ou de processos infecciosos, ou menos comumente de metástase neoplásica. Muitos casos de linfadenopatia generalizada resultam de infecção sistêmica por fungos e bactérias, hiperplasia não específica ou linfoma.

As características inspecionadas durante a palpação também são de grande relevância clínica. Em animais com linfadenite (Figura 218.2) os linfonodos se mostram com a temperatura mais elevada que o normal, podendo estar aderidos a outras estruturas. Em linfadenopatia, os linfonodos podem estar firmes, irregulares, sem sensibilidade dolorosa, com temperatura normal e não aderidos.

O tamanho da linfadenopatia também pode conduzir o clínico à associação a determinadas doenças. O aumento de volume de 5 a 10 vezes o normal é exclusivo dos casos de linfoma e linfadenite (mais comum em abscessos). Raramente a metástase para os linfonodos exibe grande aumento de volume: um raro exemplo é a metástase de adenocarcinoma de glândula apócrina para os linfonodos ilíacos. Aumento discreto a moderado é mais frequente em linfadenopatia reacional e infecciosa, como em leishmaniose (Figura 218.3), erliquiose, bartonelose, anaplasmose, micoses sistêmicas, piodermites, doenças imunomediadas e leucemias.[3]

O diagnóstico do tipo celular predominante e da distribuição da linfadenopatia pode ser obtido com o auxílio da citologia aspirativa dos linfonodos afetados, ou de maneira mais invasiva, pelo exame histopatológico de biopsia dos linfonodos. Frequentemente a citologia aspirativa fornece ao clínico veterinário informações suficientes para o diagnóstico.[4] Entretanto, de acordo com a região do linfonodo afetado é preciso auxílio do aparelho de ultrassonografia para punção de linfonodos intracavitários. Apesar de a citologia aspirativa ser um exame pouco invasivo, a biopsia associada ao exame histopatológico geralmente fornece dados mais precisos. O diagnóstico por imagem pode ajudar o clínico a inspecionar outras áreas afetadas ou compressões de vasos e órgãos. A ultrassonografia abdominal e o exame radiográfico de tórax devem ser realizados para pesquisa de metástase, aumento de volume de outros órgãos e de linfadenopatia intracavitária.[3] Em animais que apresentam linfadenopatia generalizada, a avaliação de órgãos hemolinfáticos, como baço, medula óssea e fígado, é de grande valor diagnóstico.

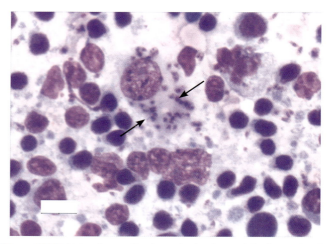

Figura 218.3 Fotomicrografia de aspirado de medula óssea de cão com leishmaniose. Observe formas amastigotas de *Leishmania* no interior de citoplasma de macrófago (*setas*). Wright-Giemsa, ×1.000.

metabolismo da hemoglobina e do ferro, destruição de hemácias (eritrócitos), filtração do sangue, armazenamento do sangue, fagocitose e resposta imunológica. O estroma do órgão é composto de fibras reticulares. Fibras musculares lisas e elásticas estão presentes na cápsula e nas trabéculas do baço, o que lhe confere a capacidade de grandes alterações de volume e de expulsão de sangue do órgão. O parênquima é formado por polpa branca e polpa vermelha. A polpa branca é composta de corpúsculos esplênicos constituídos de linfócitos B e da arteríola central. A região limítrofe entre a polpa branca e a polpa vermelha é a zona marginal, composta de células dendríticas, macrófagos e linfócitos T.

As regiões entre os corpúsculos esplênicos e as trabéculas formam a polpa vermelha (Figura 218.4). A polpa vermelha é altamente vascularizada, formada por seios e cordões esplênicos. Os seios esplênicos têm células fagocitárias, já os cordões esplênicos apresentam, além disso, precursores de granulócitos e células reticulares. A polpa vermelha é a região do baço onde ocorrem filtração e fagocitose, remoção de detritos celulares, eritrócitos danificados e substâncias estranhas ao sangue.

BAÇO

O baço é o maior órgão do sistema linfático e desempenha múltiplas funções, como formação de células sanguíneas,

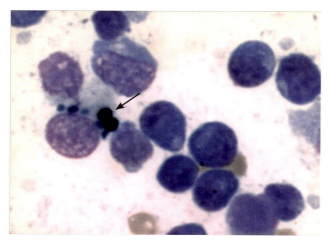

Figura 218.2 Fotomicrografia de aspirado de linfonodo poplíteo de cão com linfadenopatia inflamatória regional. Observe material fagocitado por macrófago (*seta*). Wright-Giemsa, ×1.000.

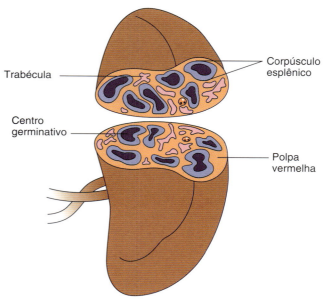

Figura 218.4 Desenho esquemático da anatomia microscópica do baço.

A hemossiderina, um pigmento amarelo-acastanhado, produto de degradação dos eritrócitos, em geral está presente nas células fagocitárias dessa região.[4]

O baço não recebe vasos linfáticos aferentes de outras regiões do corpo. É um órgão linfático excluído da circulação linfática, cuja artéria principal é a esplênica, oriunda do tronco celíaco. A drenagem venosa tem a veia esplênica como principal, desembocando na veia porta, no fígado.

Esplenomegalia

Esplenomegalia é definida como aumento difuso ou localizado do baço. A esplenomegalia localizada refere-se a aumento focal palpável no baço, geralmente relacionado com a presença de massa ou nódulo solitário. A esplenomegalia difusa é classificada em quatro categorias: alterações inflamatórias (esplenite), infiltração (neoplásica ou por substâncias, como em amiloidose), hiperplasia linforreticular e congestão (Quadro 218.2).[3] A avaliação clínica do baço é baseada na palpação, no diagnóstico por imagem, principalmente ultrassonografia e tomografia computadorizada, na citopatologia e na histopatologia. Ainda não há exames bioquímicos designados a avaliar a função do baço. Entretanto, apesar de a esplenomegalia ser um achado relativamente comum, a identificação da causa pode representar um grande desafio.[5]

A prevalência das desordens esplênicas não pode ser facilmente estimada em cães e gatos.[6] A esplenomegalia pode ser assintomática, e a ausência de esplenomegalia dificulta o diagnóstico, com base nos sinais e sintomas clínicos, de que o baço é responsável pela condição clínica do animal.[5]

Achados como hiperplasia nodular, hematoma, hematopoese extramedular, congestão e hiperplasia linfoide foram as lesões mais comuns não neoplásicas encontradas em necropsia nas biopsias de baços em cães.[7,8]

Esplenomegalia *localizada por presença de nódulo* é mais frequente em animais idosos, mas acomete animais de todas as idades, podendo ser classificada, conforme as características histológicas, como neoplásica e não neoplásica. Os nódulos esplênicos podem ser considerados como benignos ou malignos. Hemangiomas (Figura 218.5) e hemangiossarcomas são mais comuns, mas fibrossarcomas, liomiossarcomas, liomiomas, mielolipomas, tumores histiocíticos malignos, linfomas, sarcomas e carcinomas metastáticos também podem ser encontrados em esplenomegalia localizada. Os nódulos esplênicos não neoplásicos sugerem hematomas, abscessos e infartos localizados.

A esplenomegalia por *hiperplasia linforreticular e reticuloendotelial* surge em resposta a antígenos presentes na circulação sanguínea e destruição de eritrócitos no baço. Essa hiperplasia é também chamada "hiperplasia de trabalho". Em cães com erliquiose, endocardite bacteriana, brucelose, anemia hemolítica imunomediada, recebendo fármacos que induzam hemólise, deficiência de fosfofrutoquinase e piruvatoquinase, há aumento da fagocitose eritrocitária com consequente proliferação de macrófagos e de células linforreticulares, acarretando esplenomegalia.

Esplenomegalia *inflamatória* é chamada "esplenite" (Figura 218.6). A esplenite, assim como a linfadenite, é classificada de acordo com o tipo de leucócito predominante no baço. Os abscessos esplênicos e a esplenite necrosante por torção esplênica são as formas mais comuns desse tipo de esplenomegalia.

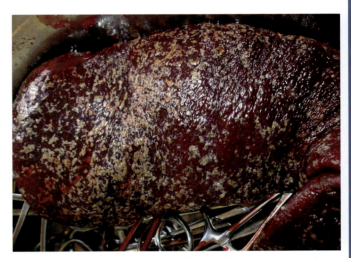

Figura 218.5 Hemangioma em cão da raça Akita com 8 anos submetido à esplenectomia. Esse animal apresentava intensa esplenomegalia e dor abdominal.

QUADRO 218.2 Esquema de classificação das causas de esplenomegalia em cães e gatos.

Esplenite			Esplenomegalia	
Supurativa	**Necrosante**	**Eosinofílica**	**Hiperplásica**	**Congestiva**
• Corpo estranho • Endocardite bacteriana • Septicemia • Toxoplasmose • Torção esplênica • Micobacteriose • Hepatite infecciosa canina • Corpo estranho penetrante	• Torção esplênica • Neoplasia esplênica • Salmonelose • Hepatite infecciosa canina	• Síndrome hipereosinofílica • Gastrenterite eosinofílica	• Doenças hemolíticas • Brucelose • Discoespondilite • Lúpus eritematoso sistêmico	• Torção esplênica • Hipertensão portal • Farmacológica
Granulomatosa	**Piogranulomatosa**	**Linfoplasmocítica**	**Infiltrativa não neoplásica**	**Infiltrativa neoplásica**
• Leishmaniose • Micobacteriose • Histoplasmose	• Peritonite infecciosa felina • Bartonelose • Micobacteriose • Esporotricose • Blastomicose	• Erliquiose crônica • Piometra • Brucelose • Hemobartonelose • Bertonelose • Leishmaniose • Hepatite infecciosa canina	• Hematopoese extramedular • Síndrome hipereosinofílica • Amiloidose	• Mieloma múltiplo • Linfoma • Leucemias • Metástase • Mastocitose sistêmica • Histiocitose maligna

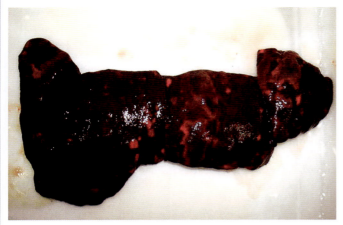

Figura 218.6 Esplenite em cão.

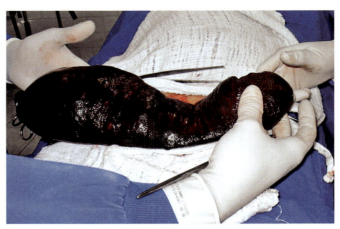

Figura 218.7 Esplenomegalia infiltrativa neoplásica em cão.

Esplenomegalia *por congestão* pode decorrer de medicamentos, hipertensão portal e torção esplênica.[9] O baço de cães e gatos tem capacidade de armazenamento de 10 a 20% do volume total sanguíneo. Alguns anestésicos como os fenotiazínicos e o halotano provocam relaxamento da musculatura da cápsula esplênica, levando à congestão, com armazenamento de aproximadamente 30% do volume total sanguíneo. Como consequência, há redução de cerca de 10 a 20% dos eritrócitos circulantes e da concentração de proteína plasmática. Cardiopatias, obstrução da veia cava caudal, neoplasia, obstrução hepática e trombose da veia esplênica podem causar congestão esplênica por hipertensão portal. A trombose da veia esplênica é um achado comum em cães, e costuma estar associada à administração de corticoides.

Outra causa comum de esplenomegalia por congestão é a torção esplênica. A torção esplênica pode ou não estar associada à dilatação-vólvulo gástrica. Entre os sinais usuais dessa síndrome, estão dor abdominal, dilatação abdominal, êmese, depressão, anorexia e hemoglobinúria. Entre os achados hematológicos, estão anemia regenerativa, leucocitose com desvio à esquerda e trombocitopenia. A coagulação intravascular disseminada e o teste de Coombs positivo são possíveis achados em consequência do alto índice de hemólise.

A esplenomegalia *infiltrativa neoplásica* é relativamente comum em pequenos animais (Figura 218.7). Leucemias agudas e crônicas, mieloma múltiplo, mastocitoma, linfoma e histiocitoma maligno são as neoplasias que mais levam à esplenomegalia infiltrativa.

Esplenomegalia *infiltrativa não neoplásica* é relativamente rara, com exceção da *hematopoese extramedular*, mais frequente em cães que em gatos. O baço mantém certo potencial hematopoético fetal durante a vida adulta, e alguns estímulos podem levar o órgão a restabelecer a produção de precursores eritroides e mieloides. Anemia intensa, inflamação, hipoplasia medular, congestão e infiltração neoplásica podem resultar em hematopoese extramedular (HEM). Alguns cães com piometra, trombocitopenia imunomediada, hemólise imunomediada e neoplasias podem apresentar HEM. A presença de blastos à citologia ou à biopsia esplênica pode, erroneamente, levar ao diagnóstico de linfoma nesses pacientes.[5] A *síndrome hipereosinofílica* dos gatos e dos Rottweilers é outro distúrbio causador de esplenomegalia *infiltrativa não neoplásica*. Caracteriza-se por eosinofilia periférica, hiperplasia na medula óssea dos precursores eritroides e infiltração de múltiplos órgãos por eosinófilos maduros.

Manifestações clínicas

Os sintomas clínicos observados nos animais com baço aumentado de volume são muito variáveis. Quando o órgão mostra aumento considerável, ultrapassando os rebordos costais, alguns animais podem manifestar dor moderada a intensa durante a manipulação. Algumas manifestações de dor, como taquipneia e dor abdominal, podem ser confundidas com outros sinais da causa primária de esplenomegalia. Assim, por exemplo, alguns animais que se apresentam anêmicos em decorrência de esplenomegalia por *hiperplasia linforreticular e reticuloendotelial* manifestam taquipneia por deficiência de oxigenação, ao contrário da dor abdominal por compressão. Alterações hematológicas são notadas com frequência, embora não sejam patognomônicas desse quadro. A anemia e a trombocitopenia podem estar relacionadas com qualquer forma de esplenomegalia. Podem existir outros sinais como anorexia, êmese, diarreia, emagrecimento e arritmias, além de outras manifestações clínicas relacionadas à enfermidade primária (Quadro 218.3). Taquiarritmias podem ser altamente prevalentes em cães com formações esplênicas (hematomas, hemangiossarcoma e leiomiossarcoma) particularmente em casos de ruptura.[10] O segundo sítio mais comum de hemangiossarcom é o coração, especificamente o átrio direito.[11]

Diagnóstico

Assim como em linfadenopatia, a palpação abdominal é de extrema importância para diagnosticar o aumento de volume do baço de cães e gatos. Entretanto, animais obesos que manifestam dor durante a manipulação acabam dificultando o exame. Além disso, pequena alteração no tamanho do órgão também dificulta essa forma de diagnóstico.

O exame ultrassonográfico é de grande valia para informar com maior precisão o aumento do baço, e fornece dados importantes acerca do aspecto do órgão, como abscessos, massas, nódulos, torção e alterações vasculares. Embora o diagnóstico por imagem seja de grande relevância para esclarecimento da

---

QUADRO 218.3 | Manifestações clínicas de doenças esplênicas em cães e gatos.

Distensão abdominal

Palpação abdominal: esplenomegalia ou formação esplênica

Sangramento intra-abdominal

Arritmias

Sinais inespecíficos e/ou relacionados à doença primária
- Letargia
- Fraqueza
- Anorexia
- Poliúria
- Polidpsia
- Diarreia
- Mucosas pálidas

esplenomegalia, muitas vezes ele não é suficiente para diagnosticar neoplasias, principalmente quando não há formação de massas ou nódulos. Ainda, nódulos esplênicos hipoecogênicos são bastante observados em animais sadios.[3]

Nódulos esplênicos podem, possivelmente, ser aspirados e avaliados pela citologia, embora a citologia aspirativa guiada por ultrassom e a biopsia esplênica nem sempre forneçam dados de grande valor diagnóstico. Com exceção dos casos em que a histopatologia é realizada após esplenectomia, as amostras coletadas podem não ser representativas, muitas vezes demonstrando apenas a celularidade normal do baço.

Exames de sangue como eritrograma e leucograma devem sempre ser realizados nos animais com esplenomegalia. A trombocitopenia, por exemplo, pode ocorrer tanto em congestão do baço por retenção das plaquetas, como na destruição dessas células pelos macrófagos presentes no órgão. Cães com hemoperitônio e concomitantes alterações hematológicas, como esquizócitos, anemia e trombocitopenia, são sugestivos de hemangiossarcoma esplênico.[5] Leucocitose e concentração de proteína total são outros fatores relevantes do hemograma. O aumento dos leucócitos pode indicar um foco infeccioso ou neoplasia. Quando a contagem de glóbulos brancos se eleva a valores acima de 50.000 a 60.000/mℓ com acentuada presença de um tipo celular ou de células imaturas, o animal pode ser portador de neoplasias hematopoéticas. Leucemia, mieloma múltiplo ou linfoma são doenças que podem ocasionar tais alterações. As doenças infecciosas geralmente acarretam leucocitose ou leucopenia e aumento da proteína total. O mielograma pode auxiliar no diagnóstico das alterações hematológicas associadas à esplenomegalia (Figura 218.8).

ABORDAGEM E TRATAMENTO DE PACIENTES COM LINFADENOPATIA E ESPLENOMEGALIA

A anemia em cães e gatos com linfadenopatia e esplenomegalia pode decorrer de vários mecanismos. Pode-se observar anemia crônica, por exemplo, em alterações inflamatórias, infecciosas e neoplásicas. A anemia hemolítica costuma acometer pacientes com doenças hemoparasitárias, que apresentam esplenomegalia ou linfadenopatia. Na erliquiose crônica a anemia não regenerativa grave (contagem corrigida de reticulócitos < 1,5%) é um achado frequente, podendo levar o paciente à pancitopenia. Em gatos portadores do vírus da leucemia felina ou da imunodeficiência dos felinos (FeLV/FIV), a anemia não regenerativa também acarreta pancitopenia.

A trombocitopenia, já citada (contagem plaquetária inferior a 200.000/mℓ de sangue, em cães, e 300.000/mℓ, em gatos), é um achado comum em pacientes com esplenomegalia ou linfadenopatia, embora seja pouco frequente em gatos. Trombocitopenia está relacionada com doenças como erliquiose, linfoma, anaplasmose, sepse, riquetsioses, leucemia, mieloma múltiplo, mastocitose sistêmica e outras doenças imunomediadas.

Outros dois achados usuais à análise de bioquímica sérica dos animais com linfadenopatia e esplenomegalia são hiperglobulinemia e hipercalcemia. A hiperglobulinemia pode se originar da alta produção de anticorpos monoclonais (hiperglobulinemia monoclonal) ou policlonais (hiperglobulinemia policlonal). A hiperglobulinemia monoclonal é mais comum em cães e gatos com mieloma múltiplo. Nessa doença há proliferação descontrolada de plasmócitos na medula óssea, impedindo a distribuição equilibrada das outras linhagens celulares no órgão, acarretando citopenias e grande produção de imunoglobulinas. Outras doenças como leishmaniose, erliquiose e linfoma também podem provocar hiperglobulinemia monoclonal. Porém, nesses casos, a ocorrência de hiperglobulinemia policlonal é mais frequente.

A análise da proteína sérica total (PT) é uma boa forma de avaliação nessas síndromes. Quando o valor da PT se encontra acima de 8 g/dℓ, a eletroforese proteica pode ser um bom exame complementar que indicará a fração de globulinas que está elevada. A gamaglobulinemia (presença de um pico na eletroforese proteica, na fração gama) pode guiar o clínico veterinário ao diagnóstico de mieloma múltiplo, leucemia linfocítica de linfócitos B ou linfoma, antes da realização de exames mais invasivos.

A hipercalcemia (cálcio sérico acima de 11 mg/dℓ) aparece em cerca de 10 a 20% de cães com linfoma e mieloma múltiplo, como uma síndrome paraneoplásica. É extremamente rara em gatos com essas doenças.

Nos casos de linfadenopatia em que a causa primária for uma neoplasia hematopoética, mas não for possível indicar com precisão o tipo celular predominante (presença de blastos), pode-se realizar citometria de fluxo ou imuno-histoquímica após biopsia de um fragmento do tecido. A citoquímica também pode ser feita depois de coleta de amostra por aspiração do linfonodo ou medula óssea por agulha.[7] Embora tais exames favoreçam um diagnóstico mais preciso, no Brasil, a questão financeira e a pouca variação no tipo de tratamento quimioterápico acabam por limitar tais técnicas às universidades e ao interesse científico.

Nenhum tratamento específico é indicado a cães e gatos que apresentam linfadenopatia ou esplenomegalia difusa. O tratamento deve ser direcionado à causa primária do aumento de volume dos órgãos. A laparotomia exploratória oferece informações consideráveis sobre as características morfológicas de baço ou linfonodos aumentados, bem como de órgãos e estruturas adjacentes. Além disso, por meio dessa intervenção cirúrgica, é possível a retirada de amostras de tecidos alterados para análise histopatológica, bem como a realização da esplenectomia ou retirada de massas. Em muitos casos, apenas a laparotomia exploratória possibilita prognóstico e diagnóstico definitivos.

A esplenectomia é indicada a casos de torção esplênica, ruptura do baço, esplenomegalia sintomática ou massas esplênicas. Questiona-se a retirada do órgão em animais com doenças imunomediadas, linfoma e leucemias. Esplenectomia é contraindicada a animais com hipoplasia medular, na qual o baço possa ser

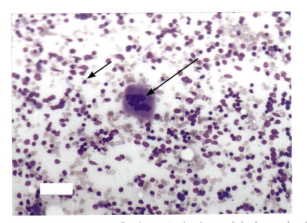

Figura 218.8 Fotomicrografia de aspirado de medula óssea de cão com leucemia linfocítica. Esse cão apresentava moderada anemia e leucopenia. A população celular da medula óssea mostrava predomínio de linfócitos (*seta curta*), em detrimento de outros tipos celulares, fator causal de anemia e leucopenia do animal. Observe um megacariócito (*seta longa*) entre a grande totalidade de linfócitos. Rosenfeld, 100×.

a única fonte de hematopoese. Sepse foi documentada em aproximadamente 3% de cães pós-esplenectomia.[12] Embora rara, essa síndrome possivelmente esteja relacionada com a administração de agentes imunossupressores concomitantemente à cirurgia. A sepse ocorre em 12 horas a dias depois da esplenectomia; portanto, recomenda-se terapia antimicrobiana profilática para esse procedimento cirúrgico. Recomenda-se cefalotina (20 mg/kg, por via intravenosa [IV], a cada 8 horas) em associação a enrofloxacino (5 a 10 mg/kg, IV, a cada 24 horas) por 2 a 3 dias no pós-operatório.[3]

A animais que apresentam linfadenopatia compressiva, indica-se a excisão cirúrgica do linfonodo afetado. Quando o procedimento cirúrgico puder comprometer a vida do animal ou o acesso cirúrgico estiver comprometido, propõem-se outras formas de tratamento: administração de antibióticos a animais com linfadenite supurativa solitária; dose anti-inflamatória de corticoides (0,5 mg/kg, por via oral (VO), a cada 24 horas) a animais que apresentam linfadenopatia por *histoplasma*; radioterapia ou eletroquimioterapia para animais com lesões neoplásicas ou metastáticas primárias; injeção intratumoral de corticoide (prednisolona, 50 a 60 mg/m^2) em animais com linfoma ou metástase de mastocitoma, quando não for indicada radioterapia.[3,10]

REFERÊNCIAS BIBLIOGRÁFICAS

1. Roitt I, Brostoff J, Male D. Immunology. 6. ed. London: Edinburgh; 2001.
2. Banks WJ. Histologia veterinária aplicada [tradução e supervisão: Francisco Javier Hernandes Blazquez, Maria Lúcia Zaidan Dagli]. 2. ed. São Paulo: Manole; 1991.
3. Nelson RW, Cout CG. Linfadenopatia e esplenomegalia. In: Medicina interna de pequenos animais. 4. ed. Rio de Janeiro: Elsevier; 2010.
4. Jones TC, Hunt RD, King NW. Patologia veterinária; [tradução: Fernando Gomes do Nascimento]. 6. ed. São Paulo: Manole; 2001.
5. Argely DJ, O'Brien RT. Nonneoplastic disorders of the spleen. In: Ettinger SJ, Fedman EC (editors). Textbook of veterinary internal medicine – diseases of the dog and cat. 8. ed. St Louis: Saunders; 2017. 2187 p.
6. Spangler WL, Culbertson MR. Prevalence, type and importance of splenic diseases in dogs 1,480 cases (1985-1989). J Am Vet Med Assoc. 1992;200(6):829-34.
7. Mills JN. Diagnosis from lymph node fine aspiration cytology. Aust Vet Pract. 1984;14:14.
8. Day MJ, Lucke VM, Pearson H. A review of pathological diagnoses made from 87 canine splenic biopsies. Small Anim Pract. 1995;36(10):426-33.
9. O'Brien RT *et al*. Sonographic features of drug induced splenic congestion. Vet Radiol Ultrasound. 2004;45(3):225-7.
10. Marino DJ, Matthiessen DT, Fox PR *et al*. Ventricular arrhythmias in dogs undergoing splenectomy a prospective study. Vet Surgery. 1994; 23(2):101-6.
11. Withrow SJ, MacEwen EG. Small animal clinical oncology. 6. ed. Pennsylvania: WB Saunders; 2020.
12. Spangler WL *et al*. Pathologic factors affecting patient survival after splenectomy in dogs. J Vet Intern Med. 1997;11(3):166-71.

219
Lúpus Eritematoso Sistêmico

Andréia Oliveira Latorre

INTRODUÇÃO

O lúpus eritematoso sistêmico (LES) é uma doença autoimune crônica de etiologia desconhecida, que acomete seres humanos, cães, gatos e camundongos, causando sintomatologia em vários órgãos. Sua principal característica é a indução de altos títulos de autoanticorpos contra antígenos nucleares que vão ocasionar, por fim, as lesões nos órgãos.[1,2] Em cães, o LES foi descrito inicialmente por Lewis, em 1965; posteriormente, em gatos por Heise, em 1973.[3,4] Quanto à manifestação clínica da doença, foram observadas várias semelhanças entre cães, gatos e humanos, entretanto não se demonstrou predisposição de desenvolvimento nas fêmeas de cães e gatos, em contraste com o observado em humanos, nos quais se vê proporção entre mulheres:homens de 9:1.[2,5]

ETIOLOGIA E FISIOPATOGENIA

Embora a etiologia do LES ainda não tenha sido completamente elucidada, sugere-se que, além de vários genes, fatores ambientais também possam estar envolvidos. Entre os fatores genéticos, o complexo de histocompatibilidade principal de classe II (MHC II) é considerado um dos fatores mais importantes para o desenvolvimento de doenças autoimunes (entre elas o LES) em ambas as espécies, canina e humana.[6,7] Em cães da raça Duck Tolling Retriever da Nova Escócia, que se acredita seja mais suscetível ao desenvolvimento de doenças autoimunes, foram identificados 11 genes, além de alelos e genótipos do MHC II relacionados à autoimunidade, entre eles o gene *BANK1* cuja associação com o desenvolvimento de LES em humanos é bem conhecida.[8] Já em relação aos fatores ambientais, um estudo com cães mostrou que os pertencentes a proprietários com LES tinham maior propensão a desenvolver a doença do que aqueles de proprietários saudáveis e, portanto, deve haver um fator ambiental ou agente zoonótico em comum implicado no início da doença.[9]

A fisiopatogenia do LES está relacionada com altos títulos de autoanticorpos circulantes indicando que o defeito, nessa doença, seja por falha nos mecanismos normalmente responsáveis pela tolerância ao próprio em linfócitos B, T ou ambos. Assim, ocorre falha na seleção dos linfócitos durante o processo de maturação, e linfócitos autorreativos que deveriam ser eliminados e impedidos de se tornar maduros ganham a circulação, podendo ser ativados e iniciar autoimunidade.[10] Observam-se anticorpos contra diferentes componentes nucleares e citoplasmáticos das células que vão formar os imunocomplexos responsáveis por glomerulonefrite, artrite e vasculite, conforme ilustrado na Figura 219.1. Outro tipo de anticorpo que pode ser encontrado no paciente com LES é contra os antígenos de superfície das hemácias que vão causar a anemia hemolítica.[2]

Os anticorpos contra os antígenos nucleares observados em cães com LES diferem daqueles vistos em humanos com LES, sendo mais frequentes nos cães os anticorpos contra histonas e/ou ribonucleoproteínas do que os anticorpos contra DNA de dupla fita.[11]

MANIFESTAÇÕES CLÍNICAS

O depósito dos imunocomplexos nos diferentes órgãos e tecidos é responsável pelos processos inflamatórios que desencadeiam os principais sintomas clínicos do LES. Em cães acometidos veem-se, com frequência, claudicação com troca de membros e dor à palpação devido ao desenvolvimento de poliartrite e/ou polimiosite. Alterações cutâneas também são bastante comuns, observadas principalmente em face, orelhas e parte distal dos membros, que podem apresentar eritema, formações de crostas, descamação, alopecia, formação de bolhas que progridem até úlceras na pele e junções mucocutâneas. Além disso, podem-se desenvolver dermatite esfoliativa generalizada, úlceras nos coxins plantares e paniculite.[1,12] Outras manifestações clínicas descritas em cães com LES são febre, poliartrite não erosiva simétrica, glomerulonefrite, linfadenopatia e/ou esplenomegalia, leucopenia, anemia hemolítica, trombocitopenia, pericardite e manifestações neurológicas.[5] Em gatos são mais descritas anemia hemolítica, febre, alterações cutâneas, trombocitopenia, poliartrite e glomerulonefrite.[11]

DIAGNÓSTICO

O diagnóstico baseia-se nas manifestações clínicas acompanhadas de positividade para anticorpos contra antígenos celulares e/ou presença de célula LE (Quadro 219.1). Em relação aos sintomas clínicos, eles podem ser separados em maiores e menores. Os sinais maiores são poliartrite não erosiva, polimiosite, dermatite bolhosa, proteinúria e leucopenia. Como sinais menores citam-se febre, ulceração oral, pleurite, miocardite, pericardite, linfadenopatia periférica, demência e convulsões.[13] Assim, sugere-se a pesquisa dos anticorpos contra antígenos celulares apenas nos casos em que o animal apresente pelo menos um dos sinais maiores, já que a presença dos autoanticorpos não é exclusiva do LES.[14]

Esse teste de avaliação dos anticorpos contra antígenos celulares ou fator antinúcleo (FAN) é feito pelo método de imunofluorescência indireta utilizando como substrato as células epiteliais humanas HEp-2. Assim, se houver anticorpos contra antígenos celulares no soro testado, estes se ligarão aos antígenos presentes nas células HEp-2 e serão revelados pelos anticorpos secundários marcados com fluoresceína.[14] Em seres humanos, foram descritos diferentes padrões de coloração nuclear relacionados com o LES; em cães, foram descritos os padrões homogêneo e pontilhado, conforme ilustrado nas Figuras 219.2 e 219.3, respectivamente.[15,16] Além disso, esse estudo mostrou que o padrão homogêneo está diretamente relacionado com os casos de LES nos cães, enquanto o padrão pontilhado ocorre em doenças relacionadas com o LES, ou seja, que apresentam características clínico-patológicas semelhantes às do LES, como a doença mista do tecido conjuntivo.[15]

Outro teste bastante empregado para auxiliar no diagnóstico do LES é a pesquisa da célula LE. Esse teste é feito com amostra de sangue total após incubação por 1 hora a 37°C, para formação do coágulo. O coágulo então é passado por malha finíssima para que ocorra o rompimento de algumas células e a liberação dos componentes nucleares destas para o soro. Havendo

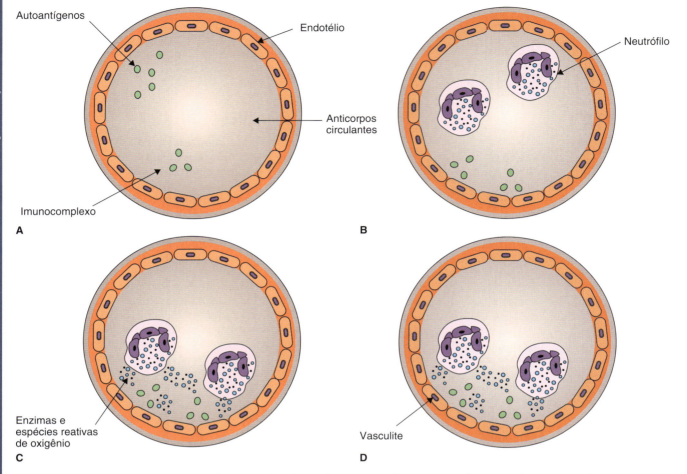

Figura 219.1 Representação esquemática das etapas de indução do processo inflamatório por deposição de imunocomplexos. **A.** Formação de complexos antígeno-anticorpo. **B.** Deposição de imunocomplexos no endotélio e atração das células inflamatórias. **C.** Reconhecimento e ativação dos neutrófilos na presença dos imunocomplexos causando liberação de enzimas e espécies reativas de oxigênio. **D.** Inflamação do endotélio.

QUADRO 219.1	Critério para diagnóstico de lúpus eritematoso sistêmico (LES).*	
Sinais maiores	**Sinais menores**	**Sorologia**
Poliartrite não erosiva	Febre	Anticorpo antinuclear (ANA)
Polimiosite	Ulceração oral	Célula eritematosa (LE)
Alterações cutâneas	Pleurite	–
Leucopenia	Miocardite	–
Proteinúria	Pericardite, sinais do sistema nervoso	–

*Diagnóstico definitivo de LES: dois ou mais sinais maiores com sorologia positiva; um sinal maior e dois ou mais menores com sorologia positiva.[10]

autoanticorpos, estes vão opsonizar o material nuclear e induzir a fagocitose deste pelos neutrófilos presentes no soro. A visibilização dessas células poderá ser feita após a extensão do sangue e coloração pelo método Wright-Giemsa, sendo observados os neutrófilos que fagocitaram os componentes celulares ou células LE com o núcleo rechaçado para a periferia.[1]

Embora o FAN seja considerado mais específico que a pesquisa da célula LE, ambos os testes podem dar falso-positivos e falso-negativos. Nesse sentido, um estudo com cães demonstrou que infecção por certas bactérias pode causar altos títulos de anticorpos antinucleares (ANA). Assim, esse estudo mostrou pacientes com infecção e concomitante positividade para ANA em 75% dos cães infectados por *Bartonella vinsonii*, 16,7% por

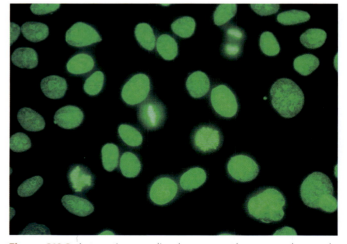

Figura 219.2 Autoanticorpos ligados aos antígenos nucleares de células HEp-2 mostrando padrão homogêneo. (Foto gentilmente cedida pelo Dr. Abid R. Karim – University of Birmingham.)

Ehrlichia canis e nenhum por *Rickettsia rickettsii*. Em adição, alguns dos sinais clínicos da erliquiose e da bartolenose são semelhantes aos do LES, como anemia e fraqueza muscular, o que poderia favorecer o diagnóstico errado de LES e levaria ao agravamento da infecção devido ao tratamento, que é de caráter imunossupressor.[17] Em gatos, a positividade para ANA pode

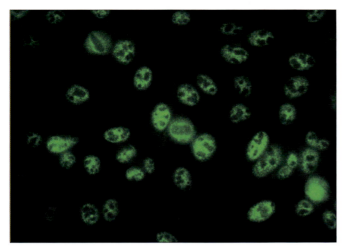

Figura 219.3 Autoanticorpos ligados aos antígenos nucleares de células HEp-2 mostrando padrão pontilhado. (Foto gentilmente cedida por Abid R. Karim – University of Birmingham.)

ser uma reação adversa ao medicamento metimazol, utilizado no tratamento de hipertireoidismo, assim como outras anormalidades hematológicas, a saber, anemia hemolítica, agranulocitose, neutropenia e trombocitopenia.[18] Além disso, gatos saudáveis também podem apresentar positividade para ANA, como evidenciado por um estudo realizado no Canadá, no qual 20% (7/60) dos gatos avaliados apresentaram altos títulos para ANA.[19]

Outro exame que pode ser feito quando houver suspeita de LES é a urinálise, que revelará proteinúria se houver envolvimento renal. Pode-se fazer também biopsia renal com teste de imunofluorescência direta para revelar a deposição de imunocomplexos, que é irregular nos glomérulos.[11,12]

Nos casos de poliartrite, artrocentese poderá revelar celularidade aumentada predominantemente por neutrófilos e, em lesões de pele, biopsia seguida do teste de imunofluorescência com anticorpos anti-IgG canina e anti-C3 conjugados à fluoresceína poderão mostrar a típica deposição de imunocomplexos na membrana basal e nas junções dermoepidérmicas das lesões, e também nos pequenos vasos na derme.[11]

TRATAMENTO

Os tratamentos para doenças autoimunes visam reduzir a ativação do sistema imune e as lesões consequentes às reações de autoimunidade. Entretanto, as terapias atuais ainda não são específicas e são feitas com anti-inflamatórios, principalmente com corticosteroides. A terapia ideal, no futuro, será aquela capaz de inibir as respostas dos linfócitos específicos aos antígenos próprios e induzir a tolerância dessas células.[10]

Para redução da inflamação, preconiza-se prednisona ou prednisolona, na dose de 1 a 3 mg/kg, por via oral (VO), a cada 12 horas, até se observar melhora clínica. Quando não houver melhora após 10 dias de tratamento, sugere-se administração concomitante de azatioprina na dose 2 mg/kg, VO, a cada 24 horas, durante 10 dias para cães; para gatos, clorambucila (0,25 a 0,5 mg/kg, VO, a cada 48 ou 72 horas) associada à azatioprina (1 mg/kg, VO, a cada 48 horas) e à prednisona. Assim que se atingir a remissão da doença devem-se diminuir as doses dos medicamentos para a menor dose possível que controle clinicamente a doença.[13]

REFERÊNCIAS BIBLIOGRÁFICAS

1. Jones TC, Hunt RD, King NW. Imunopatologia. In: Jones TC, Hunt RD, King NW (editors). Patologia veterinária. 6. ed. Barueri: Manole; 2000. p. 185-204.
2. Abbas A. Diseases of immunity. In: Kumar V, Abbas A, Aster J (editors). Robbins & Cotran pathologic basis of disease. 7. ed. Philadelphia: Elsevier Saunders; 2005. p. 193-267.
3. Lewis RM, Schwartz R, Henry Jr WB. Canine systemic lupus erythematosus. Blood. 1965;25(2):143-60.
4. Heise SC, Smith RS. Lupus erythematosus with hemolytic anemia in a cat. Feline Pract. 1973;3:14-9.
5. Jones DRE. Canine systemic lupus erythematosus: new insights and their implications. J Comp Pathol. 1993;108(3):215-28.
6. Wilbe M, Jokinen P, Hermanrud C, Kennedy LJ, Strandberg E, Hansson-Hamlin H et al. MHC class II polymorphism is associated with a canine SLE-related disease complex. Immunogenetics. 2009;61(8):557-64.
7. Fernando MMA, Stevens CR, Walsh EC, De Jager PL, Goyette P, Plenge RM et al. Defining the role of the MHC in autoimmunity: a review and pooled analysis. PLoS Genet. 2008;4(4):1-9.
8. Wilbe M, Kozyrev SV, Farias FHG, Bremer HD, Hedlund A, Pielberg GR et al. Multiple changes of gene expression and function reveal genomic and phenotypic complexity in SLE-like disease. PLoS Genet. 2015;11(6):1-27.
9. Chiou SH, Lan JL, Lin SL, Chen DY, Tsai NY, Kuan CY et al. Pet dogs owned by lupus patients are at a higher risk of developing lupus. Lupus. 2004;13(6):442-9.
10. Abbas A, Lichtman AH, Pillai S. Diseases caused by immune responses: hypersensitivity and autoimunity. In: Abbas A, Lichtman AH, Pillai S (editors). Cellular and molecular immunology. 6. ed. Philadelphia: Elsevier Saunders; 2007. p. 419-39.
11. Gershwin LJ. Antinuclear antibodies in domestic animals. Ann NY Acad Sci. 2005;1050:364-70.
12. Jones TC, Hunt RD, King NW. A pele e seus apêndices. In: Jones TC, Hunt RD, King NW (editors). Patologia veterinária. 6. ed. Barueri: Manole; 2000. p. 831-9.
13. Thompson JP. Moléstias imunológicas. In: Ettinger SJ, Feldman EC (editors). Tratado de medicina interna veterinária. 4. ed. São Paulo: Manole; 1997. p. 2766-802.
14. Hansson-Hamlin H, Lilliehöök I, Trowald-Wigh G. Subgroups of canine antinuclear antibodies in relation to laboratory and clinical findings in immune-mediated disease. Vet Clin Pathol. 2006;35(4):397-404.
15. Smee NM, Harkin KR, Wilkerson MJ. Measurement of serum antinuclear antibody titer in dogs with and without systemic lupus erythematosus: 120 cases (1997-2005). J Am Vet Med Assoc. 2007;230(8):1180-3.
16. Servais G, Karmali R, Guillaume MP, Badot V, Duchateau J, Corazza F. Anti DNA antibodies are not restricted to a specific pattern of fluorescence on HEp2 cells. Clin Chem Lab Med. 2009;47(5):543-9.
17. Smith BE, Tompkins MB, Breitschwerdt EB. Antinuclear antibodies can be detected in dog sera reactive to Bartonella vinsonii subsp. berkhoffii, Ehrlichia canis, or Leishmania infantum antigens. J Vet Intern Med. 2004;18(1):47-51.
18. Daminet S, Kooistra HS, Fracassi F, Graham PA, Hibbert A, Lloret A et al. Best practice for the pharmacological management of hyperthyroid cats with antithyroid drugs. J Small Anim Pract. 2014;55(1):4-13.
19. Abrams-Ogg ACG, Lim S, Kocmarek H, Ho K, Blois SL, Shewen PE et al. Prevalence of antinuclear and anti-erythrocyte antibodies in healthy cats. Vet Clin Pathol. 2018;47(1):51-5.

220
Artrite Imunomediada

Andréia Oliveira Latorre

ANATOMIA E FISIOLOGIA DAS ARTICULAÇÕES

Articulações são formadas onde dois ou mais ossos entram em contato e, dependendo da capacidade de movimento que permitem, recebem uma denominação. Assim, as articulações são chamadas "fibrosas" ou "sinartroses" quando permitem movimentação mínima; cartilaginosas ou anfiartroses quando permitem movimentos limitados; e, por fim, sinoviais ou diartroses quando permitem ampla variedade de movimentos.[1] Entre todos os tipos de articulações, as mais comuns no corpo são as do tipo sinovial, que, portanto, são mais bem detalhadas a seguir.

As articulações sinoviais são feitas pela parte distal de dois ossos recoberta de cartilagem hialina, e circundadas e sustentadas pela cápsula articular. A cartilagem articular contém um pequeno número de células especializadas, os condrócitos, que estão localizados em matriz extracelular composta de água e macromoléculas, incluindo os colágenos, os proteoglicanos e as proteínas não colagenosas. Os condrócitos são responsáveis pela produção da matriz extracelular e pela organização dos colágenos, proteoglicanos e proteínas não colagenosas em uma estrutura altamente ordenada. A rede de colágenos é formada principalmente por colágeno do tipo II (80 a 90%) e pequena quantidade de outros tipos: VI, IX, X e III. Em relação aos proteoglicanos, estes são moléculas compostas de uma proteína central a que estão ligadas cadeias laterais de glicosaminoglicanos. Entre os proteoglicanos, o mais importante na cartilagem articular é o *agrecano*, formado pelas cadeias laterais dos glicosaminoglicanos sulfato de queratina e sulfato de condroitina. Ainda sobre os agrecanos, estes se ligam ao hialuronato formando grandes agregados que se expandem em solução e dão a esse tecido a capacidade de resistir à compressão.[2]

A cápsula articular é formada por três camadas: cápsula fibrosa, tecido subsinovial e membrana sinovial. A cápsula fibrosa se localiza na parte externa da cápsula articular e é a responsável por estabilidade e flexibilidade da articulação. O tecido subsinovial, localizado entre a cápsula fibrosa e a membrana sinovial, contém a rede vascular e neural ligada a tecido conjuntivo fibroso. Esses vasos do tecido subsinovial são a fonte do plasma ultrafiltrado que vai compor o líquido sinovial. Internamente à cápsula articular encontra-se a membrana sinovial que reveste parcialmente o espaço articular. Essa membrana é composta de dois tipos celulares: sinoviócitos do tipo A, que são células semelhantes a macrófagos e têm função de fagocitose; e sinoviócitos do tipo B, que se assemelham a fibroblastos e produzem ácido hialurônico. Juntas, essas células filtram o plasma e secretam ácido hialurônico para formar o líquido sinovial necessário para lubrificação articular.[1,3] Além disso, essa membrana é considerada o local mais provável de início das afecções articulares imunomediadas.[4]

ETIOLOGIA E FISIOPATOGENIA DAS DOENÇAS ARTICULARES

A origem das doenças articulares de cães e gatos é diversa e pode ser separada em dois grandes grupos: não inflamatória, que inclui as doenças degenerativas, as traumáticas e as neoplásicas; e inflamatória, que engloba as doenças infecciosas ou imunomediadas. Entre as doenças articulares inflamatórias imunomediadas, ou artrites imunomediadas, ainda há a classificação de acordo com as características histológicas, em erosivas e não erosivas (Quadro 220.1), sendo as não erosivas mais frequentes nos cães.[5]

Quanto à fisiopatogenia das artrites imunomediadas, embora ainda não seja totalmente conhecida, observam-se dois tipos de hipersensibilidade, III e IV, envolvidos no processo inflamatório articular dependendo do tipo da artrite, não erosiva ou erosiva. Assim, acredita-se que as artrites não erosivas sejam causadas principalmente por reações de hipersensibilidade do tipo III, mediadas pela deposição de imunocomplexos ocasionando, sobretudo, a vasculite; e que as artrites erosivas sejam causadas principalmente por reações de hipersensibilidade do tipo IV, mediadas por linfócitos T ativados contra antígenos de superfície, que atraem e ativam macrófagos a liberarem citocinas pró-inflamatórias, causando a destruição tecidual.[6]

Artrite reumatoide canina

Essa poliartrite de ocorrência natural em cães tem muitas semelhanças com a artrite reumatoide humana, entretanto é menos comum na espécie canina, afetando cerca de 2 em cada 25.000 cães. As raças mais acometidas são as pequenas e as *toys* de cães com 8 meses a 8 anos.[6] Em relação às semelhanças entre as duas espécies, estas são tanto clínicas quanto patológicas e incluem apresentação simétrica, febre, rigidez, dor, claudicação, edema dos tecidos moles em torno das articulações e, eventualmente, alterações erosivas nas articulações.[7]

A artrite reumatoide (AR) em cães manifesta-se inicialmente como claudicação com desvio de membro e tumefação de tecido mole ao redor das articulações acometidas, sendo as articulações do carpo e do tarso as que apresentam maior gravidade da doença.[6] A causa inicial da AR ainda é desconhecida, mas se sabe que evolui para resposta imune celular ou reação de hipersensibilidade tipo IV e se mostra em diferentes estágios, dependendo da duração da doença e do início da inflamação da membrana sinovial ou sinovite, que é o tecido-alvo da doença. Assim, na avaliação da membrana sinovial em AR aguda há predomínio de monócitos e granulócitos; em AR subaguda há pequena quantidade de linfócitos T e plasmócitos; e, por fim, em AR crônica observa-se grande quantidade de linfócitos T e plasmócitos.[4] Ainda sobre a patogenia da AR, não se pode descartar as reações de hipersensibilidade do tipo III causadas pela deposição de imunocomplexos, uma vez que já foi demonstrada

QUADRO 220.1 Classificação das principais artrites imunomediadas de cães e gatos.	
Erosiva (deformante)	**Não erosiva (não deformante)**
Artrite reumatoide canina	Lúpus eritematoso sistêmico
Poliartrite progressiva felina	Sinovite linfocítica plasmocítica
Poliartrite dos Galgos	Amiloidose renal familiar em cães Shar-pei chineses
	Poliartrite medicamentosa
	Poliartrite pós-vacinal
	Poliartrite idiopática

alta correlação entre a presença de imunocomplexos e de fatores reumatoides no líquido sinovial de cães com a doença.[8] Por outro lado, embora a presença dos fatores reumatoides (anticorpos anti-imunoglobulinas G [IgG], M [IgM] e A [IgA]) seja um dos principais critérios para diagnóstico da AR humana, o mesmo não acontece em AR canina, pois nessa espécie os fatores reumatoides são observados em títulos muito inferiores aos da espécie humana, além de serem encontrados em poliartrites de outras etiologias.[9-11] A lesão característica da AR consiste em hiperplasia vilosa da membrana sinovial com infiltrados de linfócitos e plasmócitos. Esse infiltrado celular destrói a cartilagem articular, começando pelas margens da articulação, que, por fim, resulta em um tecido de granulação denominado "*pannus*" ou "pano" recobrindo a superfície da cartilagem (Figura 220.1). À avaliação radiográfica, a lesão proeminente é a destruição progressiva do osso subcondral, tanto na região central quanto na margem da articulação, onde se insere a membrana sinovial. Observam-se também estreitamento e alargamento dos espaços articulares devido à erosão da cartilagem e à destruição do osso subcondral.[6]

Para o diagnóstico são utilizados os mesmos critérios estabelecidos pela American Rheumatism Association (ARA) para o diagnóstico da AR humana (Quadro 220.2).[10] É importante, ainda, a realização de artrocentese, que revela nessa doença redução da viscosidade do líquido sinovial, opacidade e alta contagem celular, podendo ser observada predominância tanto de neutrófilos quanto de linfócitos (Quadro 220.3).

Um dos pontos mais relevantes do tratamento da AR são seu começo desde o estágio inicial da doença, para prevenção das lesões articulares irreversíveis, e a terapia combinada mais apropriada para controle da progressão da doença. Inicialmente, a maioria dos cães é tratada com prednisona (2 a 4 mg/kg/dia, por via oral [VO], durante 14 dias, seguidos de 1 a 2 mg/kg/dia durante 14 dias) e azatioprina (2,2 mg/kg/dia durante 4 a 6 semanas). Após 1 mês de tratamento, o líquido sinovial deve ser avaliado novamente e, se não estiver alterado, a dose de prednisona pode ser reduzida para 1 a 2 mg/kg a cada 48 horas e o tratamento com azatioprina deve ser mantido. Por outro lado, se o líquido sinovial estiver alterado, deve-se continuar a administração diária de prednisona (1 a 2 mg/kg/dia), azatioprina (2,2 mg/kg/dia) e acrescentar metotrexato (2,5 mg/m², VO, a cada 48 horas).[12]

Poliartrite progressiva felina

É incomum a ocorrência de poliartrites em gatos, entretanto estes também desenvolvem artrites imunomediadas, que são classificadas em erosivas (artrite reumatoide felina e poliartrite progressiva felina) e não erosivas (poliartrite induzida por lúpus eritematoso sistêmico e poliartrite idiopática felina).[13,14] Clinicamente, essas formas de poliartrite se assemelham e os gatos afetados geralmente apresentam rigidez e relutância ao movimento, edema nas articulações e dor à palpação. Em alguns casos também é possível observar febre e inapetência.[14]

Poliartrite progressiva felina (PPF) é uma doença que acomete preferencialmente gatos machos adultos e, embora sua etiologia ainda seja desconhecida, sugere-se estar relacionada com as infecções pelos vírus da leucemia felina (FeLV) e vírus formador de sincício felino (FeSFV).[15] São descritas duas formas de evolução dessa doença, diferenciáveis por alterações observadas à avaliação radiográfica. Assim, na sua forma mais frequente, encontram-se osteopenia, formação óssea periosteal ao redor das articulações afetadas, erosão periarticular marginal e colapso dos espaços articulares devido à anquilose fibrosa, que acontece com a evolução da doença, entretanto sem deformidades e/ou instabilidade. Já a outra forma da PPF caracteriza-se por erosão marginal grave do osso subcondral, instabilidade articular e deformidades. Os sinais iniciais da doença são tenossinovite e sinovite seguidas de alterações na cartilagem articular e no osso periosteal.[15]

Para o diagnóstico, além da observação dos sintomas clínicos e avaliação radiográfica, pode-se fazer também artrocentese, notando-se diminuição da viscosidade do líquido sinovial, opacidade, coloração amarelada a sanguinolenta e alta contagem de células nucleadas.[3]

Um importante diagnóstico diferencial em gatos para as artrites imunomediadas são as artrites secundárias a infecções bacterianas e fúngicas, muito mais frequentes nessa espécie do que em cães. Embora a manifestação mais comum nesses casos seja a artrite monoarticular, pode haver a ocorrência de poliartrite, principalmente em gatos debilitados e com desordens imunossupressoras, nos quais se observa o desenvolvimento de poliartrite secundária principalmente à infecção por Micoplasma. Em casos de suspeita de infecções bacterianas deve-se fazer a cultura do líquido sinovial em meios adequados para bactérias aeróbicas, anaeróbicas e micoplasma, para que se inicie o tratamento com antibióticos antes de iniciar qualquer tratamento com medicamentos imunossupressores.[16]

O tratamento preconizado para as poliartrites imunomediadas em gatos é prednisona (4 a 6 mg/kg/dia) até a melhora clínica, por volta de 2 semanas de tratamento, quando então a dose pode ser reduzida para 2 mg/kg/dia. Em alguns casos, a terapia combinada com ciclofosfamida (50 mg/m², VO, diariamente

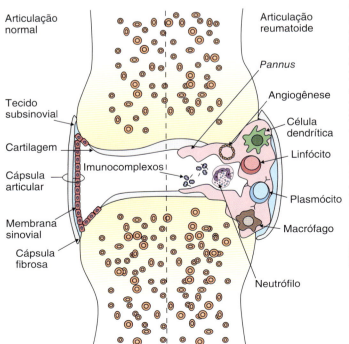

Figura 220.1 Representação esquemática de articulação normal e acometida por artrite reumatoide.

QUADRO 220.2	Critérios de diagnóstico de artrite reumatoide propostos e revisados pela American Rheumatism Association (1987).*

Rigidez após repouso
Artrite em três ou mais articulações
Artrite nas articulações das mãos
Artrite simétrica
Nódulos reumatoides
Fator reumatoide
Alterações radiográficas

*Paciente deve apresentar pelo menos quatro critérios. Adaptado de MacGregor.[9]

QUADRO 220.3	Interpretação do líquido sinovial em artrites imunomediadas de cães e gatos.						
						Diferencial (%)	
Condição	Cor	Transparência	Viscosidade	Proteínas totais	TNCC	Mononuclear	Neutrófilo
Normal	Incolor	Transparente	Alta	< 2,5	≤ 3.000	≥ 90	< 10
Poliartrite idiopática	Amarelo a sanguinolento	Enevoado a turvo	Baixa	> 2,5	> 3000	≤ 10	> 90
LES	Amarelo a sanguinolento	Enevoado a turvo	Baixa	> 2,5	6.200 a 371.000	7 a 85	15 a 93
AR canina	Amarelo a sanguinolento	Enevoado a turvo	Baixa	> 2,5	2.900 a 38.800	Mononuclear ou neutrofílico	
Poliartrite progressiva felina	Amarelo a sanguinolento	Enevoado a turvo	Baixa	> 2,5	4.000 a 70.000	1 a 75	25 a 99
Sinovite linfocítica plasmocítica	Amarelo	Enevoado a turvo	Baixa	> 2,5	5.000 a 20.000	Maioria linfocítica	

LES: lúpus eritematoso sistêmico; AR: artrite reumatoide; TNCC: contagem total de células nucleadas. Adaptado de MacWilliams e Friedrichs.[3]

por 4 dias de cada semana, por 2 semanas) ou clorambucila (20 mg/m², VO, durante 2 semanas) colabora para o controle da doença a longo prazo.[12]

Poliartrite dos Galgos

É uma poliartrite erosiva específica da raça Galgo, tendo sido descrita inicialmente na Austrália, em 1976.[17] Como principais lesões foram relatadas grave degeneração da cartilagem com moderada formação de *pannus* e dano ósseo mínimo.[17,18] As manifestações clínicas têm início insidioso e caracterizam-se por claudicação, dor grave nas articulações e relutância ao movimento. Além disso, pode-se observar edema moderado a intenso nas articulações distais dos membros. A média de idade dos cães acometidos é de 18 meses, variando de 3 a 30 meses. À avaliação do líquido sinovial veem-se coloração amarelo-acastanhada, opacidade e alta contagem celular com predomínio de neutrófilos nos casos mais graves.[17]

Lúpus eritematoso sistêmico

Lúpus eritematoso sistêmico (LES) é uma doença autoimune crônica de etiologia desconhecida. Em cães, foi descrito inicialmente por Lewis, em 1965 e posteriormente em gatos, por Heise, em 1973.[19,20] A fisiopatogenia do LES está relacionada com altos títulos de autoanticorpos circulantes indicando que o defeito, nessa doença, seja por falha nos mecanismos normalmente responsáveis pela tolerância ao próprio em linfócitos B, T ou ambos. Assim, ocorre falha na seleção dos linfócitos durante o processo de maturação e linfócitos autorreativos que deveriam ser eliminados e impedidos de se tornarem maduros ganham a circulação, podendo ser ativados e iniciar autoimunidade. Observam-se anticorpos contra diferentes componentes nucleares e citoplasmáticos das células que vão formar os imunocomplexos responsáveis pela poliartrite, que é uma das manifestações clínicas dessa doença.[21] Assim, em cães com LES verifica-se, com frequência, claudicação com troca de membros e dor à palpação devido ao desenvolvimento de poliartrite e/ou polimiosite. Alterações cutâneas também são bastante comuns, observadas principalmente em face, orelhas e parte distal dos membros, que podem apresentar eritema, formações de crostas, descamação, alopecia, formação de bolhas que progridem até úlceras na pele e junções mucocutâneas. Os animais acometidos também podem desenvolver dermatite esfoliativa generalizada, úlceras nos coxins plantares e paniculite.[22,23] O diagnóstico baseia-se em sintomas acompanhados de positividade para anticorpos contra antígenos celulares e/ou presença da célula LE. À avaliação do líquido sinovial observam-se coloração amarela a sanguinolenta, redução da viscosidade, opacidade e alta contagem celular [3,24] (ver Capítulo 219, *Lúpus Eritematoso Sistêmico*).

Sinovite linfocítica plasmocítica

A sinovite linfocítica plasmocítica (SLP) é comumente associada à ruptura do ligamento cruzado cranial, sendo encontrada sua prevalência em aproximadamente 50% dos casos de ruptura natural desse ligamento em cães.[25] As alterações radiográficas são mínimas e incluem edema de tecidos moles e alterações proliferativas periosteais, que podem estar relacionadas com a instabilidade preexistente da articulação por fraqueza do ligamento. À avaliação da biopsia da membrana sinovial encontra-se sinovite caracterizada por intenso infiltrado linfocítico-plasmocitário e por hipertrofia sinovial, que por vezes é vilosa. A cirurgia reparadora do ligamento cruzado cranial é curativa em alguns casos, e os demais devem ser tratados com medicamentos imunossupressores, de maneira semelhante a outras artrites imunomediadas.[6]

Amiloidose renal familiar em cães Shar-pei chineses

Essa síndrome caracteriza-se por episódios agudos, intermitentes e recorrentes de febre acompanhados de edema e dor em várias articulações, principalmente nas do tarso. Tanto as articulações acometidas quanto a manifestação de claudicação podem variar entre os episódios.[26] À avaliação radiográfica não se veem alterações além do edema dos tecidos moles periarticulares e, à análise do líquido sinovial e à biopsia da membrana sinovial, pode-se notar que estão normais ou apresentam sinais de sinovite não infecciosa.[26] Contudo, os principais sintomas dessa síndrome se devem à insuficiência renal causada pela amiloidose e são vômito, anorexia, letargia, polidipsia, poliúria, perda de peso e desidratação.[27]

A patogênese dos episódios de febre e edema das articulações, bem como da amiloidose observada nos cães Shar-Pei afetados é desconhecida, mas se sugere que decorra de elevados níveis de interleucina-6 (IL-6) circulantes, uma citocina relacionada com a indução de febre, produção de anticorpos e síntese de precursores amiloides.[28] Além disso, foi identificada uma mutação pontual por transição no gene *MTBP*, com dominância incompleta, que induz efeitos pró-inflamatórios, como altamente associada a doença dos cães Shar-pei.[29]

Como tratamento, indica-se colchicina para bloquear a formação de proteína amiloide, na dose de 0,03 mg/kg, VO, a cada 24 horas. Os principais efeitos colaterais com essa terapia são náuseas, vômito, diarreia e, com uso prolongado, também supressão da medula óssea e hipertensão.[27]

Poliartrite medicamentosa

Vasculites induzidas por medicamentos geralmente se manifestam por envolvimento agudo da pele e articulações. Entre os medicamentos que causam a hipersensibilidade em cães e gatos, os mais comuns são as sulfonamidas, mas a vasculite pode surgir também após utilização de penicilina, eritromicina, linfomicina e cefalosporina. Tais reações aos medicamentos devem-se à deposição de complexos antígeno-anticorpo nos vasos sanguíneos em diversas partes do corpo. Assim, os medicamentos podem atuar diretamente como antígenos ou ainda se combinar com proteínas, como os haptenos, e formar novos antígenos. Como sintomas podem-se observar febre, linfadenopatia e eritemas maculopapular ou bolhoso, além da poliartrite. O diagnóstico tem por base as manifestações clínicas e o histórico de início de vasculite aguda depois do uso de algum medicamento. A recuperação é rápida após a suspensão do medicamento causador da reação.[6]

Poliartrite pós-vacinal

Algumas vezes, a vacinação pode desencadear poliartrite que se manifesta cerca de 3 a 15 dias depois da inoculação. O início da poliartrite é repentino e se caracteriza por claudicação, edema e dor intensa nas articulações.[30] Em gatos, a poliartrite pós-vacinal tem sido relacionada com a vacinação contra infecção por calicivírus, pelo emprego de vacina que contém vírus vivo atenuado.[12] A recuperação dessa artrite pode ser espontânea, em alguns dias ou podem-se utilizar anti-inflamatórios não esteroides e doxiciclina.[30]

Poliartrite idiopática

Entre as diversas causas de poliartrite não erosiva, a poliartrite imunomediada idiopática é a mais comum em cães.[5,31] Ela é classificada como idiopática devido à ausência de causa aparente e ocorre com maior frequência em cães com 1 a 6 anos.[6] Os sintomas podem incluir febre cíclica, inapetência, rigidez, claudicação, edema das articulações e relutância ao movimento.[5] O diagnóstico pode ser feito com base na história clínica e na observação das manifestações clínicas como rigidez, claudicação e febre não responsiva ao tratamento com antibióticos.[6] Também é importante a realização de artrocentese, que revela diminuição da viscosidade do líquido sinovial, opacidade e alta contagem celular com predominância de neutrófilos (Quadro 220.3). Adicionalmente, pode-se determinar a concentração plasmática de proteína C reativa (PCR) canina que tem se mostrado como importante marcador da doença tanto no momento do diagnóstico quanto na avaliação de resposta ao tratamento, e é um procedimento menos invasivo do que a artrocentese.[32]

Para o tratamento da poliartrite imunomediada idiopática indicam-se glicocorticoides tanto para cães quanto para gatos. Assim, pode-se utilizar prednisona na dose 2 a 4 mg/kg/dia, VO, durante 2 semanas, quando então a dose poderá ser reduzida para 1 a 2 mg/kg/dia durante mais 2 semanas. Verificando-se melhora clínica após esse período e a avaliação do líquido sinovial mostrar-se normal ou ainda, nos cães, detectar-se significante redução na concentração plasmática de PCR, a dose do medicamento deverá ser diminuída para 1 a 2 mg/kg a cada 48 horas, por mais 4 semanas.[12,32]

REFERÊNCIAS BIBLIOGRÁFICAS

1. Smith BJ. The skeletomuscular system. In: Smith BJ (editor). Canine anatomy. Philadelphia: Lippincott Williams & Wilkins; 1999. p. 15-22.
2. Huber M, Trattnig S, Lintner F. Anatomy, biochemistry, and physiology of articular cartilage. Invest Radiol. 2000;35(10):573-80.
3. MacWilliams PS, Friedrichs KR. Laboratory evaluation and interpretation of synovial fluid. Vet Clin North Am – Small Anim Pract. 2003;33(1):153-78.
4. Konttinen YT, Bergroth V, Nordstrom D, Koota K, Skrifvars B, Hagman G et al. Cellular immunohistopathology of acute, subacute, and chronic synovitis in rheumatoid arthritis. Ann Rheum Dis. 1985;44(8):549-55.
5. Stull JW, Evason M, Carr AP, Waldner C. Canine immune-mediated polyarthritis: Clinical and laboratory findings in 83 cases in western Canada (1991-2001). Can Vet J. 2008;49(12):1195-203.
6. Pedersen NC. A review of immunologic diseases of the dog. Vet Immunol Immunopathol. 1999;69(2-4):251-342.
7. Carter SD, Barnes A, Gilmore WH. Canine rheumatoid arthritis and inflammatory cytokines. Vet Immunol Immunopathol. 1999;69(2-4):201-14.
8. Carter SD, Bell SC, Bari ASM, Bennett D. Immune complexes and rheumatoid factors in canine arthritides. Ann Rheum Dis. 1989;48(12):986-91.
9. MacGregor AJ. Classification criteria for rheumatoid arthritis. Baillieres Clin Rheumatol. 1995;9(2):287-304.
10. Chabanne L, Fournel C, Faure JR, Veysseyre CM, Rigal D, Bringuier JP et al. IgM and IgA rheumatoid factors in canine polyarthritis. Vet Immunol Immunopathol. 1993;39(4):365-79.
11. Nielsen OL. Detection of IgM rheumatoid factor in canine serum using a standardized enzyme-linked immunosorbent assay. Vet Immunol Immunopathol. 1992;34(1-2):139-47.
12. Taylor SM. Disorders of the joints. In: Nelson RW, Couto GC (editors). Small animal internal medicine. 3. ed. St. Louis: Mosby; 2003. p. 1079-92.
13. Person JM, Person P, Pellerin JL. Systemic lupus erythematosus in a cat. Rev Med Vet (Toulouse). 1998;12(149):1125-30.
14. Bennett D, Nash AS. Feline immune-based polyarthritis: a study of thirty-one cases. J Small Anim Pract. 1988;29(8):501-23.
15. Pedersen NC, Pool RR, O'Brien T. Feline chronic progressive polyarthritis. Am J Vet Res. 1980;41(4):522-35.
16. Lemetayer J, Taylor S. Inflammatory joint disease in cats: diagnostic approach and treatment. J Feline Med Surg. 2014;16(7):547-62.
17. Huxtable CR, Davis PE. The pathology of polyarthritis in young greyhounds. J Comp Pathol. 1976;86:11-21.
18. Woodard JC, Riser WH, Bloomberg MS, Gaskin JM, Goring RL. Erosive polyarthritis in two greyhounds. J Am Vet Med Assoc. 1991;198(5):873-6.
19. Lewis RM, Schwartz R, Henry Jr WB. Canine systemic lupus erythematosus. Blood. 1965;25(2):143-60.
20. Heise SC, Smith RS. Lupus erythematosus with hemolytic anemia in a cat. Feline Pract. 1973;3:14-9.
21. Abbas A. Diseases of immunity. In: Kumar V, Abbas A, Aster J (editors). Robbins & Cotran Pathologic Basis of Disease. 7. ed. Philadelphia: Elsevier Saunders; 2005. p. 193-267.
22. Jones TC, Hunt RD, King NW. Imunopatologia. In: Jones TC, Hunt RD, King NW (editors). Patologia veterinária. 6. ed. Barueri: Manole; 2000. p. 185-204.
23. Jones TC, Hunt RD, King NW. A pele e seus apêndices. In: Jones TC, Hunt RD, King NW (editors). Patologia veterinária. 6. ed. Barueri: Manole; 2000. p. 831-6.
24. Thompson JP. Moléstias imunológicas. In: Ettinger SJ, Feldman EC (editors). Tratado de medicina interna veterinária. 4. ed. São Paulo: Manole; 1997. p. 2766-802.
25. Erne JB, Goring RL, Kennedy FA, Schoenborn WC. Prevalence of lymphoplasmacytic synovitis in dogs with naturally occurring cranial cruciate ligament rupture. J Am Vet Med Assoc. 2009;235(4):386-90.
26. Tellier LA. Immune-mediated vasculitis in a Shar-Pei with swollen hock syndrome. Can Vet J. 2001;42:137-9.
27. DiBartola SP, Tarr MJ, Webb DM, Giger U. Familial renal amyloidosis in Chinese Shar Pei dogs. J Am Vet Med Assoc. 1990;197(4):483-7.
28. Rivas AL, Tintle L, Kimball ES, Scarlett J, Quimby FW. A canine febrile disorder associated with elevated interleukin-6. Clin Immunol Immunopathol. 1992;64(1):36-45.
29. Metzger J, Nolte A, Uhde AK, Hewicker-Trautwein M, Distl O. Whole genome sequencing identifies missense mutation in MTBP in Shar-Pei affected with autoinflammatory disease (SPAID). BMC Genomics. 2017;18(1):348.
30. Kohn B, Garner M, Lübke S, Schmidt MFG, Bennett D, Brunnberg L. Polyarthritis following vaccination in four dogs. Vet Comp Orthop Traumatol. 2003;16(01):6-10.
31. Rondeau MP, Walton RM, Bissett S, Drobatz KJ, Washabau RJ. Suppurative, nonseptic polyarthropathy in dogs. J Vet Intern Med. 2005;19(5):654-62.
32. Foster JD, Sample S, Kohler R, Watson K, Muir P, Trepanier LA. Serum biomarkers of clinical and cytologic response in dogs with idiopathic immune-mediated polyarthropathy. J Vet Intern Med. 2014;28(3):905-11.

221
Fármacos Imunossupressores

Juliana Vieira Esteves

INTRODUÇÃO

Em geral, as respostas do sistema imune envolvem primeiramente o reconhecimento de um patógeno, ou de material estranho, e posteriormente uma reação para eliminá-los do organismo. Assim, os diferentes tipos de respostas imunes podem ser divididos em dois: imunidade inata (não adaptativa) e imunidade adaptativa. A imunidade inata está relacionada com a ação de células fagocitárias do sistema mononuclear (monócitos e macrófagos), neutrófilos polimorfonucleares (PMN) e células *natural killer*. Os fagócitos mononucleares têm grande habilidade em englobar patógenos e materiais estranhos, destruindo-os, e de apresentarem os antígenos processados para os linfócitos T. Os PMN são células de meia-vida curta (6 a 12 horas) em relação aos fagócitos mononucleares, mas também têm grande habilidade em englobar e destruir material estranho. Os linfócitos T auxiliares (*helper*) atuam tanto da resposta celular do sistema imune, produzindo citocinas inflamatórias que ativam as células fagocíticas, quanto da resposta humoral, promovendo o *switch* de classe de linfócitos B produtores de anticorpos. Os linfócitos B têm a superfície recoberta por determinada imunoglobulinas e, quando estimulados por antígenos ou linfócitos T *helper*, podem se diferenciar em plasmócitos e produzir anticorpos solúveis, ou se tornar células de memória (plasmócitos de meia-vida longa) específicas para o antígeno reconhecido. Os linfócitos T citotóxicos também apresentam especial importância para a resposta adaptativa. Desse modo, a imunidade adaptativa é caracterizada como uma resposta imune mais específica e duradoura.

Ocasionalmente, as células do sistema imune identificam os tecidos do hospedeiro como estranhos e dirigem uma resposta celular ou humoral contra órgãos ou tecidos-alvo específicos. Isto pode resultar em lesão orgânica ou tissular clinicamente significativa. Tais distúrbios são denominados "distúrbios imunomediados". Esses distúrbios podem ser classificados como primários, quando a doença não está associada a nenhuma causa conhecida (também chamada "autoimunidade"), podendo desencadear uma resposta imune a antígenos próprios, ou como secundários a outros fatores que influenciem o desequilíbrio do sistema imune, e estão mais relacionados com o direcionamento da imunidade a antígenos não próprios.

A alteração da superfície celular por alguns medicamentos e toxinas, ou os danos físicos por alteração do fluxo sanguíneo causada por algumas doenças podem induzir o sistema imune a retirar tais células alteradas da circulação pelo sistema fagocítico. Além disso, a ligação de anticorpos à membrana das células também contribui para o reconhecimento destas pelo sistema imune como sendo células não próprias do hospedeiro, ou pode ativar o sistema complemento. Células infectadas com patógenos e aderência de alguns medicamentos às superfícies celulares também estimulam a retirada e a destruição das células. A vacinação prévia vem sendo implicada como incitante de doenças imunomediadas. O mecanismo direto para esse efeito não está bem estabelecido, entretanto se acredita que a vacina possa ativar de maneira não específica os macrófagos, ativar linfócitos autorreativos (pode ser causado pelo adjuvante), ou ainda induzir a mutação dos genes variáveis das imunoglobulinas.[1]

Os fármacos imunossupressores são utilizados na clínica de pequenos animais para induzir ou manter a remissão de doenças imunomediadas em cães e gatos. Esses fármacos podem atuar por mecanismos diferentes, mas a ação principal está relacionada com a supressão da atividade fagocítica mononuclear e/ou da produção de anticorpos pelos linfócitos B. Neste capítulo pretende-se abordar alguns princípios farmacológicos aplicados para os agentes imunossupressores comumente utilizados em pequenos animais.

GLICOCORTICOIDES

Os glicocorticoides (corticosteroides com atividade glicocorticoide) têm sido o fármaco com efeito anti-inflamatório e imunossupressor mais utilizado para o tratamento de doenças inflamatórias agudas e crônicas. Seus excelentes efeitos terapêuticos como anti-inflamatório e imunossupressor são, frequentemente, acompanhados por graves e, algumas vezes, irreversíveis efeitos colaterais, como diabetes *mellitus*, úlcera péptica, síndrome de Cushing com supressão do eixo hipotálamo-hipófise-adrenal, osteoporose, atrofia cutânea, psicose, glaucoma, entre outros, ficando seu uso limitado pelos efeitos colaterais.[2]

A ação dos glicocorticoides (GC) é mediada por um receptor proteico intracelular, o receptor de glicocorticoide (RG), que pertence à superfamília dos receptores nucleares e age como um fator de transcrição ativado pelo hormônio, regulando a expressão dos genes responsivos aos glicocorticoides. O receptor de glicocorticoide pode, também, reprimir a transcrição gênica. Os efeitos anti-inflamatórios e imunossupressores dos GC envolvem esta regulação negativa da transcrição gênica. A proteína ativadora-1 (AP-1) e o fator nuclear kappa B (NF-κB) são os fatores mais conhecidos, que interferem negativamente na regulação mediada pelo RG.[3] Atualmente, tem-se demonstrado inibição pelos glicocorticoides da via de sinalização utilizada pelos *toll-like receptors* (TLR), os quais têm um papel crucial na indução da resposta imunológica inata, por reconhecerem patógenos e promoverem a expressão de moléculas coestimuladoras, comuns na tradução dos sinais e na expressão de genes pró-inflamatórios.[4]

Os efeitos dos glicocorticoides sintéticos são mediados pelo mesmo receptor do glicocorticoide endógeno. Estes fármacos têm habilidade de ligação com receptores de cortisol, presentes em quase todas as células dos vertebrados. Muitos fármacos glicocorticoides variam de acordo com a duração de ação, potência e rota de administração (Quadro 221.1). A hidrocortisona e a cortisona são fármacos com curto tempo de ação, sendo a meia-vida de aproximadamente 12 horas. Esteroides de ação intermediária como prednisona, prednisolona e metilprednisolona têm meia-vida que varia de 12 a 36 horas. A betametasona e a dexametasona têm um tempo de ação mais longo, 48 horas ou mais.

Mecanismo de ação

Os glicocorticoides têm potente efeito anti-inflamatório devido à capacidade de suprimirem a ação de enzimas-chave do metabolismo do ácido araquidônico (Figura 221.1). Além dos efeitos

QUADRO 221.1 Glicorticoides | Potência, dose e especialidades farmacêuticas.

Medicamento	Afinidade por receptor glicocorticoide	Potência glicocorticoide	Potência mineralocorticoide	Especialidades farmacêuticas	Dose
Ação rápida					
Hidrocortisona	1	1	1	Berlison®, Flebocortid®, Solu-Cortef®	Choque: 50 a 100 mg/kg, IV. IA: 2,5 a 5 mg/kg/2 vezes/dia
Cortisona	1	1	1	Cortisona®	–
Ação intermediária					
Prednisolona	2,2	4	0,8	Pred Fort®	Cão: 2 a 4 mg/kg. Gato: 2 a 8 mg/kg
Prednisona	2,2	4	0,8	Meticorten®, Prednisona®	–
Metilprednisona	11,9	5	Mínima	Depo Medrol®, Solu Medrol®	Cão: 0,2 a 0,4 mg/kg. Gato: 10 a 20 mg/gato/semana, SC
Triancinolona	1,9	5	Zero	Vetalog®	0,1 a 0,2 mg/kg, IM/7 dias
Ação prolongada					
Dexametasona	7,1	30	Mínima	Azium®, Decadron®	Cão: 0,5 a 1 mg/kg, SC/IV. Gato: 4 mg/gato/sem
Betametasona	5,4	30	Negligenciável	Celestone®, Betaderm®	0,1 a 0,2 mg/kg/2 vezes/dia, VO

IA: insuficiência adrenal; IM: intramuscular; IV: intravenosa; SC: subcutânea; VO: via oral.

anti-inflamatórios, o potencial regulatório negativo da transcrição gênica acarreta imunossupressão, com alteração de diferentes segmentos do sistema imune (Quadro 221.2). Assim, os efeitos precoces resultam de rápida redução da atividade fagocitária dos macrófagos e neutrófilos. Nos neutrófilos, ao mesmo tempo que os glicocorticoides diminuem a marginação e a migração, estimulam a liberação destas células pela medula, promovendo neutrofilia. Posteriormente, a supressão da produção de fatores quimiotáticos como leucotrienos e prostaglandinas, e também de citocinas de linfócitos T, colabora com a atividade imunossupressora.

No sistema linfoide, os glicocorticoides diminuem a proliferação dos linfócitos, alteram a expressão de marcadores fenotípicos, reduzem o número de linfócitos circulantes e induzem a apoptose dos linfócitos. Nas espécies esteroide-resistentes (homem, cão, gato, cavalos e bovinos) ocorre linfopenia principalmente por redistribuição dos linfócitos circulantes para compartimentos extravasculares (baço, fígado, medula óssea e ducto torácico). Os linfócitos T são afetados mais intensamente que os linfócitos B, já que correspondem a cerca de 70% dos linfócitos circulantes. A diminuição da ação dos linfócitos T auxiliares contribui para a supressão dos linfócitos B com consequente queda na produção de anticorpos, porém este efeito é mais tardio (7 a 14 dias). A redução do número de linfócitos circulantes diminui sua participação nos processos imunológicos e inflamatórios.

Efeitos adversos

Os efeitos anti-inflamatórios e imunossupressores dos glicocorticoides se devem basicamente à atividade glicocorticoide, ao passo que os efeitos como retenção de sódio e formação de edema se devem à ação mineralocorticoide, que varia de acordo com cada fármaco. A via de escolha para administração dos esteroides sintéticos é a oral, entretanto, em animais com alterações na absorção intestinal ou que apresentam êmese, a via parenteral pode ser utilizada. A dexametasona e a prednisolona podem ser indicadas a tais casos, porém, o uso de fármacos de longa ação pode levar a maiores efeitos adversos. A dexametasona tem maior predisposição a causar úlcera gástrica comparativamente com a prednisona ou com outros esteroides de ação curta ou intermediária.

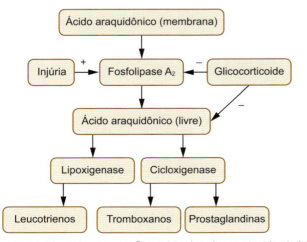

Figura 221.1 Mecanismo anti-inflamatório dos glicocorticoides. Inibição do metabolismo do ácido araquidônico induzida pelos glicocorticoides.

QUADRO 221.2 Efeito dos glicorticoides sobre o sistema imune.

Efeito na imunidade celular	Efeito na imunidade humoral Efeito tardio	Atividade fagocitária e fatores quimiotáticos Efeito rápido
Decréscimo da proliferação de linfócitos *Efeito tardio*	Inibição das vias do complemento	Decréscimo na marginação leucocitária
Diminuição dos linfócitos circulantes *Efeito rápido*	Inibição da passagem de imunocomplexos através das membranas	Supressão da fagocitose por macrófagos e neutrófilos
Expressão alterada de marcadores fenotípicos em linfócitos *Efeito tardio*	Supressão dos linfócitos B e da produção de anticorpos	Decréscimo da síntese de prostaglandinas e leucotrienos
Indução da apoptose linfocitária *Efeito tardio*	Supressão dos linfócitos B e da produção de anticorpos	Neutrofilia por estimulação da medula óssea
Supressão da atividade dos linfócitos T auxiliares	Supressão da produção de anticorpos	Decréscimo na quimiotaxia leucocitária

Os efeitos glicocorticoides comumente encontrados nos pequenos animais são poliúria, polidipsia, fraqueza, predisposição a infecções, calcinose e alterações cutâneas, atrofia muscular, ulceração gastrintestinal, hepatomegalia, hepatopatias, resistência à insulina, hiperglicemia e hiperadrenocorticismo iatrogênico. Pacientes com suspeita de doenças como diabetes e síndrome de Cushing devem ser monitorados para evitar maximização dos efeitos colaterais. Fármacos de efeitos intermediários são os de escolha para o tratamento de distúrbios imunomediados. A prednisona é utilizada na dose de 2 a 4 mg/kg, em cães e de 2 a 8 mg/kg, em gatos, podendo ser administrada diariamente ou a cada 12 horas, de acordo com a gravidade da doença. Os gatos são mais resistentes aos efeitos adversos dos glicocorticoides, já que têm menor número de receptores. Sendo assim, a dexametasona também pode ser utilizada na dose de 4 mg/gato/semana, devido a possíveis dificuldades, de alguns felinos, para administração oral.

A prednisona é convertida, no fígado, em prednisolona, sendo estes dois fármacos de ação clínica similar. Com exceção de animais com falência hepática, utiliza-se preferencialmente a prednisona; entretanto, os felinos não fazem a conversão de prednisona a prednisolona tão eficientemente quanto os cães, por isso a prednisolona pode ser mais indicada. A interrupção abrupta da medicação, em casos de terapia crônica e em altas doses, leva ao aparecimento de sintomas de privação (vômito, diarreia, hemólise, apatia, hipotensão, hipoglicemia), ou seja, uma situação de hipoadrenocorticismo (crise addsoniana).

AZATIOPRINA

Azatioprina é utilizada comumente em uma variedade de doenças imunomediadas, como anemia hemolítica imunomediada, lúpus eritematoso sistêmico, artrite reumatoide e poliartrite. A dose inicial é de 2 mg/kg, 1 vez/dia por via oral. A experiência clínica sugere que os efeitos imunossupressores do tratamento com esse medicamento ocorrem em cerca de 2 a 4 semanas. Além disso, pelos efeitos adversos indesejáveis em cães tratados em nossa rotina, tais como mielossupressão, hepatotoxicidade e alterações gastrintestinais, este fármaco preferencialmente não é usado, sendo considerado medicamento de segunda linha.

Mecanismo de ação

Azatioprina (Imuran®) é um antimetabólito análogo sintético da purina (bases nitrogenadas) que é convertida a 6-mercaptopurina (6-MP) no fígado. Fármacos tiopurínicos, como a 6-mercaptopurina, são análogos da adenina, uma purina de ocorrência natural que é componente essencial dos ácidos nucleicos. Devido à semelhança estrutural da 6-MP com as purinas naturais, ela é capaz de apresentar importantes atividades inibitórias da síntese de ácidos nucleicos (ação anticancerígena, atividade imunossupressora, antiparasitária e anti-inflamatória). Compostos químicos derivados da 6-MP também apresentam propriedades químicas e biológicas capazes de inibir e, consequentemente, controlar a proliferação de células do sistema imunológico. A azatioprina atua em linfócitos T, com consequente inibição da imunidade mediada por células e síntese de anticorpos dependente de linfócitos T. O número de monócitos circulantes também se mostra reduzido em pacientes que fazem uso desse fármaco.

Efeitos adversos

Reações adversas como alterações gastrintestinais (diarreia e êmese), pancreatite, hipersensibilidade, hepatotoxicidade (elevações das enzimas hepáticas) e supressão da medula óssea tem sido relatadas. Uma discreta porcentagem de cães pode apresentar leucopenia, trombocitopenia e anemia após terapia. Por tal motivo prefere-se não indicar azatioprina a pacientes com aplasia/hipoplasia medular imunomediada. Animais em tratamento devem ser monitorados para enzimas hepáticas e contagem de leucócitos e eritrócitos a cada 1 a 2 semanas durante o tratamento. A azatioprina não é recomendada para gatos, já que tem sido relatada a ocorrência de grave trombocitopenia e leucopenia, mesmo em doses baixas, para a espécie. Clorambucila tem sido indicada, na literatura, como fármaco adjuvante alternativo para imunossupressão em gatos.

ÁCIDO MICOFENÓLICO

Apesar de figurar como um dos novos fármacos imunossupressores em medicina veterinária, o ácido micofenólico foi isolado em 1896 e tem sido extensivamente utilizado em medicina, para pacientes transplantados. Mesmo existindo poucos estudos publicados sobre o uso deste agente para tratamento de doenças imunomediadas em cães e gatos, o ácido micofenólico tem demonstrado, clinicamente, boa ação terapêutica na remissão dessas doenças, e dotado de poucos efeitos colaterais.[6]

Mecanismo de ação

O ácido micofenólico é um fármaco antiproliferativo que age na biossíntese das purinas. É um potente inibidor, não competitivo, da enzima inosina monofosfato desidrogenase (IMPDH), que é uma enzima-chave da via *de novo* da biossíntese das purinas. Existem duas vias principais envolvidas na síntese das purinas: a via *de novo* e a via de salvamento. A inibição da IMPDH pelo ácido micofenólico leva ao bloqueio da síntese de nucleotídios de guanosina (GTP e dGTP), que são substratos para a síntese de DNA e RNA. Assim, ocorre inibição da síntese de DNA e RNA, com consequente diminuição da proliferação celular. Os linfócitos T e B dependem predominantemente da via *de novo* da síntese de purinas para sua proliferação. Deste modo, em situações de ativação imunológica, o ácido micofenólico resulta em potente inibição da proliferação linfocitária.

Esse ácido é pouco absorvido quando administrado por via oral. Como alternativa, utiliza-se o micofenolato de mofetila (MMF), um profármaco convertido a ácido micofenólico pela ação de esterases plasmáticas. O MMF apresenta biodisponibilidade duas vezes maior que o ácido micofenólico. O ácido micofenólico, após biotransformação hepática, resulta no metabólito glicuronídio do ácido micofenólico (MPAG), que é farmacologicamente inativo (Figura 221.2). A biodisponibilidade do MMF é de aproximadamente 94%. Assim, praticamente todo o MMF absorvido é convertido a ácido micofenólico. A atividade farmacológica do ácido micofenólico parece ser dependente da concentração do fármaco

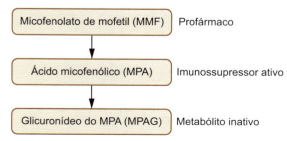

Figura 221.2 Desenho esquemático da biotransformação do micofenolato de mofetila (profármaco) em seus metabólitos: ácido micofenólico (metabólito ativo) e glicuronídio do ácido micofenólico (metabólito inativo).

não ligado à albumina, de modo que a concentração de albumina plasmática pode afetar a ação do fármaco. Pacientes com hipoalbuminemia podem apresentar aumento da fração livre do ácido micofenólico, acarretando alteração no nível de imunossupressão.

Efeitos adversos

O ácido micofenólico é comercializado como profármaco, o micofenolato de mofetila (CellCept®), ou como micofenolato de sódio (Myfortic®). Estes fármacos são utilizados como adjuvantes a outros fármacos imunossupressores, sendo a ciclosporina uma das mais utilizadas para associação, com diversos relatos em pacientes humanos. A dose empregada em veterinária é de 10 mg/kg, 2 vezes/dia por via oral. Poucos estudos foram publicados sobre o uso desse agente em medicina veterinária, entretanto, em nossa experiência, o fármaco tem surtido bons resultados em remissão e controle de doenças imunomediadas. Os principais efeitos adversos observados são gastrintestinais, predisposição a infecções e leucopenia discreta. O MMF não é nefrotóxico e, aparentemente, não apresenta hepatotoxicidade direta.

CICLOSPORINA

Mecanismo de ação

A ciclosporina (Sandimmune®, Sandimmun Neoral®) é um metabólito polipeptídico cíclico do fungo *Tolypocladium inflatum* e que foi extensivamente utilizada em pesquisas de transplantes de medula óssea e de rim em cães e gatos. Este fármaco deprime intensamente a imunidade mediada por células. A ciclosporina é muito empregada em humanos transplantados e com distúrbios imunomediados. Seu mecanismo de ação é por inibição da ativação de linfócitos T CD4, bloqueando também a transcrição dos genes relacionados com a produção de citocinas, principalmente a interleucina-2 (IL-2). A inibição de IL-2 previne a ativação e proliferação dos linfócitos T (fase G0-G1) e a produção de outras citocinas. A ciclosporina não afeta a imunidade humoral, não influcienciando, portanto, a resposta à vacinação; porém, devem-se evitar vacinas vivas atenuadas. A ciclosporina não deprime a hepatopoese e não tem ação sobre as células fagocitárias.

A ciclosporina vem sendo utilizada com sucesso no tratamento de fístulas perianais em cães, dermatite atópica, anemia hemolítica imunomediada (AHIM), trombocitopenia imunomediada (TIM), miastenia *gravis*, meningoencefalomielite granulomatosa, aplasia eritrocitária e outras doenças dermatológicas imunomediadas. Ciclosporina é comercializada em suspensão oral ou em cápsulas gelatinosas. Devido à absorção do fármaco, deve ser administrada 2 horas antes ou depois da alimentação. A dose recomendada varia de acordo com a gravidade da doença, podendo ser utilizada entre 5 e 10 mg/kg, 1 ou 2 vezes/dia por via oral. A mensuração dos níveis séricos de ciclosporina pode ser utilizada para acompanhamento da terapia. A mensuração por HPLC (*high performance liquid chromatography*) pode fornecer valores mais baixos que a mensuração por outras técnicas como radioimunoensaio, pois outras técnicas também detectam os metabólitos da ciclosporina. A concentração de 400 a 600 ng/mℓ é considerada dose terapêutica.

Efeitos adversos

Os efeitos adversos do fármaco abrangem principalmente distúrbios gastrintestinais como êmese, hiperplasia gengival, papilomatose, nefrotoxicidade e predisposição a infecções. A predisposição a infecções decorre, principalmente, da utilização concomitante de outros agentes imunossupressores, como prednisona e ácido micofenólico. Por tal motivo os animais em terapias de associação com a ciclosporina devem ser monitorados, recomendando-se o emprego de antimicrobianos. Devido à baixa ocorrência de efeitos colaterais e à obtenção de bons resultados terapêuticos para tratamento de doenças imunomediadas, é considerado na rotina clínica a ciclosporina como fármaco de escolha como terapia adjuvante para remissão e manutenção nessas afecções. Alguns fármacos como os antibióticos macrolídios e a doxiciclina aumentam as concentrações plasmáticas da ciclosporina por indução competitiva ou indução de enzimas hepáticas envolvidas no metabolismo e excreção da ciclosporina, particularmente o citocromo P450.

CICLOFOSFAMIDA

Mecanismo de ação

A ciclofosfamida (Genuxal®, Cytoxan®) é um agente alquilante capaz de formar adutos no DNA. A ligação covalente com compostos orgânicos como os ácidos nucleicos resulta em ligação cruzada no DNA, inibição da síntese de DNA e consequente morte de células em divisão constante. A ciclofosfamida afeta a imunidade mediada por células e a imunidade humoral. A biotransformação da ciclofosfamida pelo fígado libera seus metabólitos ativos: mostarda nitrogenada, acroleína e mostarda fosforamida. No passado, a ciclofosfamida era comumente utilizada para tratamento de doenças imunomediadas como a anemia hemolítica, porém, estudos recentes sugerem outros fármacos com melhores respostas para essas afecções. Salvo pacientes portadores de neoplasias, atualmente a ciclofosfamida não é recomendada para uso em doenças imunomediadas, devido a graves efeitos colaterais e resultados insatisfatórios na remissão da doença, com baixa sobrevida.

Efeitos adversos

A ciclofosfamida é utilizada na dose de 200 a 300 mg/m^2 por via intravenosa ou 50 mg/m^2 por via oral por 4 dias consecutivos, com pausa de 3 dias. Seus efeitos adversos incluem supressão da medula óssea, alterações gastrintestinais, alopecia e cistite hemorrágica causada pelo efeito tóxico do metabólito acroleína. Em felinos, a via oral é mais indicada, já que os efeitos colaterais gastrintestinais são comuns após injeção intravenosa desse agente. A cistite hemorrágica estéril geralmente se desenvolve após 8 a 10 semanas de tratamento contínuo; as cadelas são mais sensíveis a este efeito colateral, devendo ser monitoradas com urinálise e exames físicos periódicos. A cistite hemorrágica é rara em gatos, porém, a anorexia é comum nessa espécie.

CLORAMBUCILA

Clorambucila (Leukeran®) é um agente alquilante utilizado em terapia anticâncer. Apresenta ação retardada (2 a 4 semanas), sendo por este motivo utilizada como agente de manutenção. É comercializada na forma de comprimidos de 2 mg e administrada em doses de 20 mg/m^2 por via oral, em semanas alternadas ou 2 mg/m^2 em dias alternados. É o fármaco de escolha para remissão em gatos que não toleram a terapia com corticosteroides.

DANAZOL

Danazol (Danocrine®) é um esteroide androgênico que foi utilizado em humanos com trombocitopenia e anemia hemolítica imunomediadas (TIM, AHIM) refratárias aos esteroides e em pacientes com lúpus eritematoso sistêmico. Este fármaco parece atuar diminuindo a expressão dos receptores Fc na membrana dos fagócitos mononucleares. Em cães e gatos com TIM e AHIM, a resposta benéfica do agente é mínima. O danazol é usado na dose de 5 mg/kg, 2 vezes/dia, por via oral.

LEFLUNOMIDA

A leflunomida (Arava®) é um fármaco imunomodulatório muito utilizado em pacientes humanos transplantados, portadores de artrite e em outras doenças imunomediadas. Este fármaco tem se mostrado efetivo para controle de modelos experimentais animais de autoimunidade. Diversos estudos relatam bons resultados em terapia de cães para tratamento de TIM, AHIM, síndrome de Evans e polimiosite imunomediada.[7] A leflunomida também demonstrou ser efetiva para o controle de histiocitose sistêmica em cães.[7] A associação do leflunomida a outros fármacos imunossupressores, especialmente a ciclosporina ou a imunoglobulina intravenosa humana, para tratamento de AHIM e síndrome de Evans em cães, em detrimento de corticosteroides, parece favorecer o prognóstico dos animais diabéticos ou que não toleram a terapia com glicocorticoides.[8]

Mecanismo de ação

O metabólito ativo da leflunomida é o A77 1726, um malononitrilo amido. O A77 1726 e vários análogos dos malononitrilo amidos inibem a proliferação de linfócitos T e B, suprimem a produção de imunoglobulinas e interferem na adesão celular. Os mecanismos relacionados com tais efeitos não estão muito bem esclarecidos, porém se acredita que interfiram na síntese *de novo* da pirimidina e inibam citocinas e receptores de fatores de crescimento associados à ativação da tirosinoquinase.

Efeitos adversos

Os efeitos adversos relacionados com a leflunomida incluem redução do apetite, letargia, anemia discreta e alopecia simétrica. Estudos relatam hematêmese e hematoquezia em 11% dos cães tratados.[7,8] Entretanto, a correlação ao medicamento não está totalmente esclarecida, já que os animais faziam uso concomitante de outros agentes imunossupressores. A dose indicada de leflunomida é de 4 mg/kg/dia por via oral.

IMUNOGLOBULINA INTRAVENOSA HUMANA

A imunoglobulina intravenosa humana (IGIVh – Imunoglogulin®) é uma fração altamente purificada de IgG contendo traços de IgA/IgM de paciente humanos saudáveis. Este medicamento foi aprovado (Food and Drug Administration) para uso em humanos em seis circunstâncias: púrpura idiopática trombocitopênica, imunodeficiência primária e secundária, infecção viral da imunodeficiência pediátrica, doença de Kawasaki, infecção em pacientes após transplante de medula óssea e prevenção da rejeição de enxertos. A IGIVh tem sido utilizada em pequenos animais para tratamento de TIM, AHIM, mielofibrose, síndrome de Stevens-Johnson induzida por fármacos, e em um caso de eritema multiforme em gato.[9-15]

Mecanismo de ação

O bloqueio competitivo dos receptores Fc dos fagócitos mononucleares tem sido a hipótese mais aceita para atuação da IGIVh. Devido ao rápido, porém curto efeito de ação, este agente é mais indicado a casos graves em que há necessidade de suprimir rapidamente a fagocitose, como nas doenças AHIM e TIM. As doses recomendadas para cães variam de 0,25 a 1,5 g/kg administrados por infusão intravenosa contínua por 6 a 12 horas. Os potenciais efeitos adversos podem ser anafilaxia em administrações repetidas, êmese e trombocitopenia discreta. Em humanos, relata-se o risco de tromboembolia, principalmente em pacientes com fatores predisponentes. Sua maior limitação de uso é o alto custo, fator restritivo para estudos prospectivos com esta modalidade terapêutica.

PENTOXIFILINA

A pentoxifilina pertence à classe das metilxantinas e é um derivado da teobromina. Teobromina é um alcaloide pertencente à classe das metilxantinas. Esses alcaloides aumentam os níveis de monosfato de adenosina cíclico (cAMP), acarretando estimulação do sistema nervoso central, relaxamento da musculatura lisa de brônquios e bronquíolos, relaxamento da musculatura lisa de vasos sanguíneos e aumento de inotropismo e cronotropismo. Apesar de a derivação da pentoxifilina pertencer a esses alcaloides, este fármaco não promove efeitos cardíacos e broncodilatadores. Seus maiores efeitos estão relacionados com o sistema imune e à viscosidade sanguínea. Os mecanismos de ação da pentoxifilina não estão bem esclarecidos, mas ela promove a melhora da deformabilidade dos eritrócitos. A pentoxifilina também inibe a produção de IL-1, IL-6 e fator de necrose tumoral alfa (TNF-α), bem como a ativação de linfócitos T e B. Em medicina veterinária, a pentoxifilina é utilizada para tratamento de vasculite, dermatomiosite e lúpus eritematoso sistêmico na dose de 15 mg/kg, 3 vezes/dia por via oral. Os efeitos em outras doenças imunomediadas não estão estabelecidos. Efeitos adversos são raros, mas podem incluir diarreia, vômito e supressão da medula óssea.

VINCRISTINA

Vincristina (Oncovin®) é um alcaloide derivado da vinca usado como agente antineoplásico e imunossupressor. Atua principalmente por intermédio de sua ligação com a tubulina, impedindo a formação de microtúbulos, o que resulta na interrupção da mitose em metáfase. Além disso, o fármaco também desempenha outras ações, como inibição da síntese de proteínas e ácidos nucleicos e alteração do metabolismo lipídico. O fígado é o principal órgão excretor da vincristina, por metabolismo e eliminação na bile. Pequena fração do fármaco é excretado, de modo inalterado, na urina. Em baixas doses, causa aumento transitório do número de plaquetas circulantes, porém, em doses altas pode levar a mielossupressão e trombocitopenia. O mecanismo para o aumento de plaquetas circulantes está relacionado com a estimulação da trombopoese por circulação de fatores trombopoéticos ou pela indução da fragmentação de megacariócitos. Em trombocitopenia imunomediada, suspeita-se de que interfira com a fagocitose plaquetária e com a ligação de anticorpos antiplaquetários.

A maior indicação da vincristina ao tratamento de doenças imunomediadas é como terapia adjuvante em TIM. Entretanto, diversos estudos afirmam que o aumento do número de plaquetas circulantes após terapia com esse agente não necessariamente promova melhora na sintomatologia da trombocitopenia, já que as plaquetas circulantes têm alteração da estrutura e função reduzida. A dose recomendada de vincristina é de 0,02 mg/kg por via intravenosa, em dose única. Devido às alterações de função e estrutura plaquetárias citadas anteriormente, e à ocorrência de possíveis efeitos mielossupressores e de flebite, não é utilizado esse agente para tratamento de TIM na rotina dos pacientes atendidos em nossa clínica.

Os principais fármacos utilizados para tratamento imunossupressor de cães e gatos estão representados no Quadro 221.3.

QUADRO 221.3 Agentes imunossupressores | Doses, efeitos adversos e especialidades farmacêuticas dos agentes mais utilizados em cães e gatos.

Fármaco	Dose (cão)	Dose (gato)	Efeitos adversos	Especialidade farmacêutica
Prednisona	2 a 4 mg/kg/dia	2 a 8 mg/kg/dia	Sinais de hiperadrenocorticismo, predisposição a infecção, ulceração gastrintestinal	Meticorten®
Azatioprina	2 mg/kg/dia	Não recomendada	Mielossupressão, pancreatite, hepatotoxicidade, alterações gastrintestinais	Imuran®
Clorambucila	0,1 a 0,2 mg/kg/dia, VO	0,1 a 0,2 mg/kg/dia, VO, inicialmente, depois a cada 48 a 72 h	Mielossupressão	Leukeran®
Ciclofosfamida	50 mg/kg/dia, VO, por 4 a 7 dias ou 200 mg/kg, IV, 1 vez/semana	2,5 mg/kg/dia, VO, por 4 a 7 dias ou 7 mg/kg, IV, 1 vez/semana	Mielossupressão, alterações gastrintestinais, cistite hemorrágica (rara em gatos)	Genuxal®, Cytoxan®
Ciclosporina	5 mg/kg/24 h a 10 mg/kg/12 h, VO	0,5 a 3 mg/kg/a cada 12 h, VO	Alterações gastrintestinais, hiperplasia gengival	Sandimmun Neoral®
Vincristina	0,02 mg/kg, IV, dose única (TIM)	Não aplicável	Mielossupressão, tromboflebite	Oncovin®
Danazol	5 mg/kg/a cada 12 h, VO	5 mg/kg/a cada 12 h, VO	Hepatotoxicidade, virilização, letargia, ganho de peso	Danocrine®
Imunoglobulina humana	0,25 a 1,5 mg/kg, IV, infusão a 6 a 12 h	Não determinada	Anafilaxia, êmese, trombocitopenia discreta	Imunoglobulin®
Ácido micofenólico	10 mg/kg/a cada 12 h, VO	Não determinada	Alterações gastrintestinais, leucopenia discreta, predisposição a infecções	Cellcept®, Myfortic®
Leflunomide	4 mg/kg/dia, VO	Não estabelecida	Letargia, hiporexia, anemia discreta, alopecia simétrica	Arava®

IV: intravenosa; TIM: trombocitopenia imunomediada; VO: via oral.

REFERÊNCIAS BIBLIOGRÁFICAS

1. Shoenfeld Y, Aaron-Maor A. Vaccination and autoimmunity – "Vaccinosis: a dangerous liaison? J Autoimm. 2000; 14:1-10.
2. Schacke H, Docke WD, Asadullah K. Mechanisms involved in the side effects of glucocorticoids. Pharmacol Ther. 2002; 96:23-43.
3. Scheinman RI, Cogswell PC, Lofquist AK, Baldwin AS Jr. Role of transcriptional activation of I kappa B alpha in mediation of immunosuppression by glucocorticoids. Science 1995;270:283-6.
4. Moynagh PN. Toll-like receptor signalling pathways as key targets for mediating the anti-inflammatory and immunosuppressive effects of glucocorticoids. J Endocrinol. 2003; 179:139-44.
5. Balch A, Mackin A. Canine immune-mediated hemolytic anemia: pathophisiology, clinical signs, and diagnosis. Compendium. 2007; 29(4): 217-25.
6. Yuki M, Sugimoto N, Otsuka H, Tanahashi S, Katoh M, Hirano T et al. Recovery of a dog from aplastic anaemia after treatment with mycophenolate mofetil. Austr Vet J. 2007; 85(12):495-7.
7. Gregory CR, Stewart A, Sturges B, DeManvelle T, Cannon A, Ortega T et al. Leflunomide effectively treats naturally occurring immune-mediated and inflammatory diseases of dogs that are unresponsive to conventional therapy. Tranplant Proc.1998; 30: 4143-8.
8. Bianco D, Hardy MR. Treatment of Evan's syndrome with human intravenous immunoglogulin and leflunomide in a diabetic dog. J Am Anim Hosp Assoc. 2009; 45:147-150.
9. Scott-Moncrieff JC, Reagen WJ. Human intravenous immunoglobulin therapy. Semin Vet Med Surg. 1997; 12:178-85.
10. Bianco D, Armstrong JP, Washabau JR. Treatment of severe immune-mediated thrombocytopenia with human iv immunoglobulin in 5 dogs. J Vet Intern Med. 2007; 21:694-9.
11. Kellerman DL, Bruyette DS. Intravenous human immune-globulin for the treatment of immune-mediated hemolytic anemia in 13 dogs. J Vet Intern Med. 1997; 11:327-32.
12. Scott-Moncrieff JC, Reagen WJ, Snyder PW, Glickman LT. Intravenous administration of immune globulin in dogs with immune-mediated hemolytic anemia. J Am Vet Med Assoc. 1997; 210:1623-7.
13. Scott-Moncrieff JC, Reagen WJ, Glickman LT et al. Treatment of nonregenerative anemia with human -globulin in dogs. J Am Vet Med Assoc. 1995; 206:1895-900.
14. Nuttal TJ, Malham T. Successful intravenous human immunoglobulin treatment of drug-induced Steven-Johnson syndrome in a dog. J Small Anim Pract. 2004; 45:357-61.
15. Byrne KP, Giger U. Use of human immunoglobulin for treatment of severe erythema multiforme in a cat. J Am Vet Med Assoc. 2002; 220:197-201, 183-94.

PARTE 20
Neurologia

João Pedro de Andrade Neto

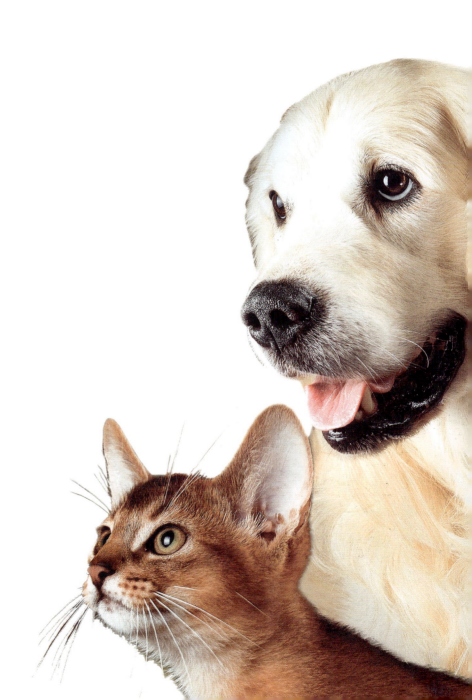

222
Anatomia do Sistema Nervoso do Cão e do Gato

Irvênia Luiza de Santis Prada

ORGANIZAÇÃO GERAL DO SISTEMA NERVOSO

O arco reflexo representa a base orgânica do binômio "estímulo-resposta", que constitui a base funcional de expressão da vida em todos os seres vivos. Nos animais com sistema nervoso organizado, como cães e gatos, o arco reflexo é constituído pelas estruturas que compõem o trajeto neural percorrido pelos estímulos, desde sua captação pelos receptores, seu processamento com a implicação de determinados centros neurais, até sua condução e chegada aos efetores ou efetuadores das correspondentes respostas (músculos ou glândulas).

Nessas três fases participam, respectivamente, os neurônios sensitivos, os neurônios de associação e os neurônios motores.

DIVISÕES CONVENCIONAIS DO SISTEMA NERVOSO

As divisões propostas têm apenas caráter didático, uma vez que o sistema nervoso (SN) sempre funciona como um todo.

Segundo aspectos anatômicos

Do ponto de vista anatômico e mesmo topográfico, são considerados no SN dois grandes componentes: o sistema nervoso central (SNC) ou neuroeixo (Figura 222.1) e o sistema nervoso periférico (SNP). O SNC aloja-se dentro da cavidade craniana (encéfalo) e do canal vertebral (medula espinal) e apresenta as seguintes subdivisões:

- Encéfalo
   - Cérebro: diencéfalo; telencéfalo
   - Cerebelo
   - Tronco encefálico: mesencéfalo; ponte; bulbo ou medula oblonga
- Medula espinal.

O SNP, por sua vez, é constituído por estruturas que, *grosso modo*, localizam-se fora da cavidade craniana e do canal vertebral. Apresenta as seguintes subdivisões:

- Nervos: espinais; cranianos
- Gânglios: sensitivos; viscerais
- Terminações nervosas: sensitivas (receptores); motoras (efetores).

Segundo aspectos funcionais

Nessa divisão consideram-se duas vertentes: o SN somático ou da vida de relação e o SN visceral ou da vida vegetativa, ambas com componentes aferente (sensitivo) e eferente (motor). No SN somático, os efetores são músculos estriados (esqueléticos), enquanto no SN visceral, eles são representados por musculatura lisa, musculatura cardíaca e estruturas glandulares.

Os arcos reflexos que sustentam as mais diferentes expressões comportamentais podem ser puramente somáticos ou puramente viscerais, mas podem também contar com a participação do componente aferente de uma subdivisão funcional e o eferente de outra, conforme os exemplos que se seguem:

- Arco reflexo somatovisceral: dor somática acompanhada de efetuação visceral como taquicardia, vasoconstrição periférica, sudorese e outros sinais viscerais
- Arco reflexo viscerossomático: dor em vísceras abdominais pode resultar em contratura espástica da musculatura estriada da parede abdominal (efetuação somática).

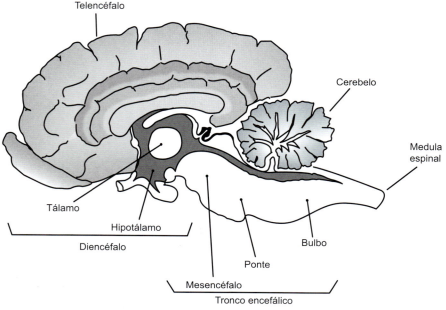

Figura 222.1 Esquema representativo de encéfalo de cão, em corte sagital mediano, com indicação de estruturas componentes do sistema nervoso central.

De modo geral admitia-se que o componente eferente ou motor do SN visceral correspondesse ao SN autônomo (SNA), pelo fato de a resposta visceral ser desencadeada tanto por estímulos somáticos quanto viscerais. Portanto, nessa conceituação, SN visceral (aferência e eferência) e SNA (apenas eferência) não seriam termos sinônimos, sendo clássica a divisão do SNA em SN simpático (SNS) ou divisão toracolombar e SN parassimpático (SNPS) ou divisão craniossacral, cada uma dessas duas partes com características anatômicas e funcionais bem distintas.

Entretanto, atualmente, neurocientistas que trabalham nessa área consideram ainda uma terceira divisão do SNA, a que denominam sistema nervoso entérico (SNE), alegando que a organização dos plexos intramurais do trato digestório (plexo submucoso, de Meissner, e plexo mioentérico, de Auerbach) seja mais complexa que a dos gânglios do SNS e SNPS e funcione independentemente de conexões com o SNC, embora se reconheça que as conexões simpáticas e parassimpáticas normalmente presentes entre o intestino e o SNC atuem como moduladoras de sua motilidade.

Assim, são então reconhecidos no SNA os seguintes elementos:

- SN simpático (SNS)
- SN parassimpático (SNPS)
- SN entérico (SNE).

Segundo a organização segmentar ou metamérica de algumas de suas partes

A medula espinal e o tronco encefálico compõem o SN segmentar, pelo fato de neles identificarmos "segmentos", cada um deles referido por um par de nervos, respectivamente espinais e cranianos (do III ao XII). Portanto, o SN segmentar tem constituição metamérica e a ele se acha conectado todo o SN periférico (à exceção dos nervos cracnianos I – olfatório e II – óptico, ligados ao cérebro). De outra parte, o cérebro e o cerebelo compõem o SN suprassegmentar, que não se organiza metamericamente, mas, em camadas concêntricas, nele identificando-se ainda a substância cinzenta também sob a forma de lâmina ou manto (córtex), o que não se observa no SN segmentar.

Segundo seu desenvolvimento ontogenético (embrionário)

O SN provém do primitivo ectoderma embrionário, que constitui inicialmente o tubo neural. Ao mesmo tempo, células também ectodérmicas desenvolvem-se em ambos os antímeros formando dois cordões, as cristas neurais, que se colocam dorsolateralmente em relação a ele. A princípio são contínuos, mas depois se fragmentam e dão origem aos gânglios sensitivos e aos gânglios viscerais (do SNA), bem como a outras estruturas não neurais, como a porção medular da adrenal, os paragânglios, os melanócitos, as células de Schwann, os anfícitos, os odontoblastos e as células C da tireoide.

Observando-se o tubo neural em corte transversal, será verificado que sua parede se estrutura em três estratos:

- Camada ependimária, a mais interna, primórdios do epitélio ependimário, revestimento interno das cavidades definitivas do SN central
- Camada do manto, da qual vai resultar a substância cinzenta do encéfalo e da medula
- Camada marginal, a mais externa, que vai se diferenciar na substância branca do encéfalo e da medula espinal.

Na superfície interna do tubo neural aparece, em cada antímero, lateralmente, uma depressão, o sulco limitante. Para a porção do tubo neural da qual vai se originar o SN segmentar (medula espinal e tronco encefálico), o sulco limitante serve como referência para a compreensão de dois fatos importantes, relativos às estruturas da camada do manto (Figura 222.2): (1) o que é dorsal é sensitivo, o que é ventral é motor; (2) o que está mais perto do sulco limitante é visceral, o que está mais distante é somático.

Mesmo na região do tronco encefálico correspondente ao quarto ventrículo, em que as porções dorsais (direita e esquerda) do tubo neural migram lateralmente, mantêm-se, contudo, as relações anteriormente estabelecidas com o sulco limitante. Então, o que era dorsal passa a ser lateral (porção sensitiva), e o que era ventral passa a ser medial (porção motora). Enquanto a porção do tubo neural da qual resulta a medula espinal mantém-se com calibre praticamente uniforme, a porção correspondente à cabeça e, portanto, ao encéfalo, mostra inicialmente três dilatações: prosencéfalo, mesencéfalo e rombencéfalo. A primitiva vesícula prosencefálica desdobra-se em telencéfalo e diencéfalo. O mesencéfalo continua indiviso, mas o rombencéfalo se subdivide, originando o metencéfalo e o mielencéfalo. Um embrião de gato com cerca de 10 mm já apresenta as três vesículas primárias e, com 15 mm, as cinco vesículas definitivas. A correspondência das várias porções do encéfalo definitivo com essas vesículas acha-se referida a seguir:

- Encéfalo primitivo
  - Prosencéfalo: telencéfalo (hemisférios cerebrais); diencéfalo (talamoencéfalo)
  - Mesencéfalo
  - Rombencéfalo: metencéfalo (cerebelo e ponte); miencéfalo (bulbo ou medula oblonga).

Do lúmen do primitivo tubo neural resultam as cavidades do SNC. A cavidade da medula espinal definitiva mostra-se muito reduzida, sendo aí identificada como canal central da medula, normalmente obliterado por detritos de descamação do epitélio ependimário que a reveste internamente. Na região correspondente ao encéfalo, o primitivo lúmen do tubo neural

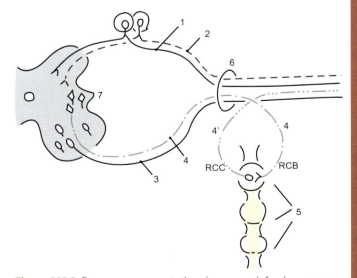

Figura 222.2 Esquema representativo da composição de um nervo espinal. 1: fibra sensitiva somática; 2: fibra sensitiva visceral; 3: fibra motora somática; 4: fibra motora visceral simpática (pré-ganglionar); 4': fibra motora visceral simpática (pós-ganglionar); 5: tronco simpático; 6: tronco do nervo espinal; 7: coluna lateral da substância cinzenta da medula espinal (nos segmentos toracolombares). RCB: ramo comunicante branco; RCC: ramo comunicante cinzento.

vai resultar nas chamadas cavidades encefálicas ou ventriculares, que são as seguintes:

- Dois ventrículos laterais (cavidades telencefálicas), um à direita e outro à esquerda, correspondendo aos respectivos hemisférios cerebrais (telencéfalo)
- O terceiro ventrículo (cavidade diencefálica), correspondente à região do diencéfalo e porção mediana do telencéfalo. Um forame interventricular (de Monro) comunica, em cada antímero, o terceiro ventrículo com o ventrículo lateral correspondente
- O aqueduto cerebral ou mesencefálico (cavidade mesencefálica), correspondente ao mesencéfalo, e que serve de comunicação entre terceiro e quarto ventrículos
- O quarto ventrículo (cavidade rombencefálica) correspondente ao rombencéfalo (metencéfalo e mielencéfalo) e que se comunica caudalmente com o canal central da medula espinal.

As cavidades encefálicas são também revestidas internamente pelo epêndima ou epitélio ependimário e se acham preenchidas pelo liquor ou líquido cefalorraquidiano (LCR).

NERVOS

Características gerais

Nervos são feixes de fibras nervosas, envolvidos por tecido conjuntivo e conectados por uma das extremidades ao SN central (encéfalo e medula espinal) e, pela outra, a terminações nervosas (receptores e efetores). Cada fibra nervosa mostra-se com três envoltórios: bainha de mielina, neurolema (ou neurilema) e endoneuro. Nos nervos espinais, que são todos mistos (contêm fibras sensitivas e fibras motoras), feixes de fibras, por sua vez, são envolvidos individualmente por outra camada de tecido conjuntivo, o perineuro, constituindo-se, assim, os fascículos. O conjunto dos fascículos – ou seja, todo o nervo – é externamente também rodeado de uma camada de tecido conjuntivo, o epineuro. Como exceção, pois são nervos atípicos, têm-se os dois primeiros pares de nervos cranianos: I – olfatório; II – óptico. O primeiro mostra-se constituído por pequenos feixes, cada qual atravessando pequeno orifício da lâmina crivosa do etmoide. Suas fibras nervosas são amielínicas com neurolema (fibras de Remack), à semelhança do que acontece com as fibras pós-ganglionares do SNA. Por sua vez, o nervo óptico contém fibras mielínicas sem neurilema.

É importante o conhecimento da constituição fascicular dos nervos periféricos (designação que os diferencia dos nervos cavitários), como subsídio para as neurorrafias fasciculares, pois respeitando-se a correspondência entre os diferentes fascículos, na aproximação cirúrgica dos cotos, aumenta-se a possibilidade de melhor recuperação funcional do nervo. Os pontos cirúrgicos são então primeiramente ancorados no perineuro, e por fim no epineuro. Os nervos são estruturas muito vascularizadas, mas não têm inervação; portanto, são desprovidos de sensibilidade própria. Se um nervo é estimulado em seu trajeto, a sensação, geralmente dolorosa, é sentida não no ponto de estimulação, mas no território sensitivo que lhe corresponde, o que explica a sensibilidade dolorosa persistente, relativa a membros e segmentos amputados (dor fantasma).

Os nervos podem ser cranianos (encefálicos) e espinais, caso se liguem ao encéfalo ou à medula espinal. São sensitivos, motores ou mistos, quando contêm respectivamente apenas fibras sensitivas (ligadas a receptores), somente fibras motoras (unidas a efetores) e, ao mesmo tempo, os dois tipos de fibras. Todos os nervos espinais são mistos, enquanto entre os nervos cranianos encontram-se alguns sensitivos (I – olfatório; II – óptico; VIII – vestibulococlear), motores (III – oculomotor; IV – troclear; VI – abducente; XI – acessório; XII – hipoglosso) e mistos (V – trigêmeo; VII – intermediofacial; IX – glossofaríngeo; X – vago).

Nervos espinais

Número e topografia

O número de pares de nervos espinais varia com a espécie. O cão tem 36 pares, sendo 8 cervicais (C), 13 torácicos (T), 7 lombares (L), 3 sacrais (S) e 5 coccígeos ou caudais (Cd); o gato, 42 pares: 8 C, 18 T, 6 L, 5 S e 5 Cd. Os nervos espinais "abandonam" o canal vertebral através dos forames intervertebrais, sendo, portanto, sua disposição antimérica (em ambos os lados) e metamérica (em série). De maneira inusitada, o primeiro par de nervos cervicais (C1) emerge pelo forame lateral do atlas, motivo pelo qual, apesar de terem sete vértebras, os mamíferos têm oito pares de nervos cervicais. Na região cervical, cada nervo emerge cranialmente à vértebra de mesma designação numérica, à exceção de C1 e de C8, que emergem cranialmente à primeira vértebra torácica. Nas outras regiões, cada nervo emerge caudalmente à vértebra de mesma letra e de mesmo número.

Formação anatômica e trajeto

O tronco de cada um dos nervos espinais é formado pela união de duas raízes (Figura 222.2), a raiz dorsal (sensitiva) e a raiz ventral (motora), as quais se ligam à medula por intermédio de pequenos feixes de fibras, as radículas nervosas, que se acham contidas no espaço subaracnoide e são, portanto, banhadas pelo liquor. As raízes nervosas, formadas pelo conjunto dessas radículas, são identificáveis por fora da dura-máter, sendo, aliás, revestidas por manguito dessa meninge que acompanha também o tronco do nervo espinal até sua "saída" do canal vertebral. Na intimidade da raiz dorsal localiza-se uma formação globosa, o gânglio sensitivo, formado por corpos de neurônios sensitivos.

Cada raiz dorsal ou sensitiva de um nervo espinal contém fibras sensitivas somáticas (exteroceptivas e proprioceptivas) e fibras sensitivas viscerais. As fibras exteroceptivas são aquelas relacionadas com os exteroceptores gerais, localizados nas proximidades da superfície externa do corpo (dor, temperatura, tato e pressão), enquanto as fibras proprioceptivas ligam-se a proprioceptores gerais, encontrados em músculos, tendões, fáscias, ligamentos e cápsulas articulares e, portanto, relacionados com os sentidos de posição e de movimento (sinestesia). Já as fibras sensitivas viscerais conduzem impulsos captados em vísceras e vasos (principalmente dor e pressão). Por sua vez, cada raiz ventral ou motora contém fibras motoras somáticas, destinadas a músculos estriados esqueléticos e fibras motoras viscerais, que se ligam a efetores viscerais (musculatura lisa, musculatura cardíaca e tecido glandular).

O tronco do nervo espinal é funcionalmente misto e muito curto, pois logo divide-se em dois contingentes também mistos, o ramo dorsal e o ramo ventral. O ramo dorsal distribui-se aos músculos epiaxiais do tronco (localizados dorsalmente à linha dos processos transversos das vértebras) e parte da pele do tronco, enquanto o ramo ventral, muito mais calibroso, distribui-se aos músculos hipoaxiais do tronco (localizados ventralmente aos processos transversos das vértebras), aos músculos dos membros (com poucas exceções) e ao restante da pele, inclusive dos membros.

Os ramos ventrais estabelecem, particularmente na região correspondente à inserção dos membros, conexões com ramos vizinhos, formando o plexo braquial (Figura 222.3) e o plexo lombossacral (Figura 222.4), dos quais emergem nervos que se distribuem às estruturas dos membros torácico e pélvico,

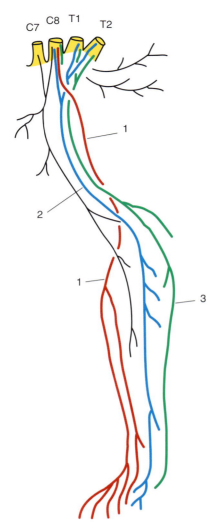

Figura 222.3 Esquema representativo da origem e da distribuição de nervos integrantes do plexo braquial (vista medial) no cão. C7 e C8: sétimo e oitavo nervos cervicais; T1 e T2: primeiro e segundo nervos torácicos; 1: nervo radial; 2: nervo mediano; 3: nervo ulnar.

respectivamente. Dos que se destinam aos membros torácicos (C6-T2), vale destacar o nervo radial (resulta de C8 e T1), o nervo ulnar e o nervo mediano (ambos resultam de C8, T1 e T2); o primeiro deles inerva músculos extensores digitais, enquanto os dois últimos inervam músculos flexores digitais.

Lesões do nervo radial são acompanhadas de sintomas bastante característicos, pelo fato de ser ele o único nervo destinado aos músculos extensores de todas as articulações distais à articulação escapuloumeral. O animal mantém a extremidade do membro em flexão e arrasta o dorso da pata no solo ao caminhar, do que resultam lesões em sua superfície.

Por sua vez, no plexo lombossacral (L4-S2) destacam-se (Figura 222.4), por sua importância na clínica, o nervo femoral (L4-L6), o nervo obturador (L4-L6) e o nervo isquiático (L6-S2). O nervo femoral inerva o músculo quadríceps femoral (extensor da articulação do joelho) e o músculo sartório, enquanto o nervo obturador inerva os músculos adutores da coxa (pectíneo, grácil, adutor e obturador externo). O nervo isquiático divide-se em dois ramos, o nervo peroneiro comum (fibular) e o nervo tibial, que inervam, respectivamente, por intermédio de seus ramos, músculos extensores digitais e flexores digitais.

Lesões do nervo femoral não são comuns, mas quando ocorrem determinam consequências graves, pois a paralisia do músculo quadríceps femoral torna o animal incapaz de suportar

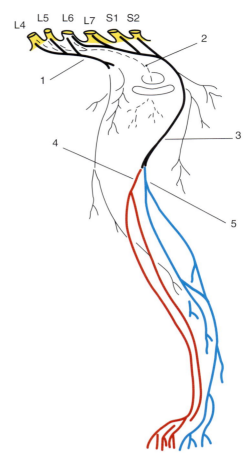

Figura 222.4 Esquema representativo da origem e da distribuição de nervos integrantes do plexo lombossacral (vista medial) no cão. L4, L5, L6 e L7: quarto, quinto, sexto e sétimo nervos lombares; S1 e S2: primeiro e segundo nervos sacrais; 1: nervo femoral; 2: nervo obturador; 3: nervo isquiático; 4: nervo peroneiro; 5: nervo tibial.

o peso de seu corpo com o membro afetado. Por sua vez, nas lesões que acometem o nervo obturador, que de modo geral são consequentes a fratura da pelve, o animal perde a capacidade de promover adução do membro pélvico. A gravidade da situação depende da extensão da lesão do nervo e do peso do animal. Secção completa do nervo peroneiro comum resulta na impossibilidade de extensão da extremidade distal do membro, de tal maneira que, ao caminhar, o animal arrasta o membro causando desgaste da face dorsal dos dedos, à semelhança do que acontece na paralisia do radial, em relação ao membro torácico. Na vigência de paralisia do nervo tibial, ocorre dificuldade na flexão das articulações distais do membro.

Nervo frênico

No cão, o nervo frênico resulta de C5, C6 e C7, existindo correspondência particular entre cada uma de suas raízes medulares e seus ramos terminais, destinados a territórios específicos da musculatura do diafragma: C5 – ramo esternal – parte esternal do diafragma; C6 – ramo costal – parte costal do diafragma; C7 – ramo lombar – parte lombar do diafragma. O nervo frênico é considerado um típico nervo motor, destinado à musculatura estriada do diafragma, cuja inervação sensorial admite-se que seja efetuada pelos nervos intercostais.

Dermátomo e campo radicular motor

Denomina-se dermátomo ou dermatômero o território cutâneo do corpo inervado pela raiz sensitiva de um único nervo. Cada dermátomo pode ser referido com a mesma letra e o mesmo número do nervo espinal de cuja raiz sensitiva é dependente. Denomina-se campo radicular motor, o território muscular inervado pela raiz motora de um único nervo. Quando um músculo é originário embriologicamente de apenas um miótomo e recebe assim fibras de apenas uma raiz nervosa, resultado formado por um único campo radicular motor, como é o caso dos músculos intercostais. Por outro lado, a maioria dos músculos é constituída embriologicamente por diversos miótomos e, portanto, recebe inervação de várias raízes motoras. Nesse caso, a eventual lesão de uma dessas raízes afetará apenas o campo radicular motor correspondente e não o músculo como um todo.

Nervos cranianos
Características gerais

Os nervos cranianos (Figura 222.5) acham-se ligados ao tronco encefálico, à exceção dos nervos olfatório e óptico, que se relacionam, respectivamente com o telencéfalo e o diencéfalo. De modo geral admite-se que sejam em número de doze, para as diferentes espécies; entretanto, são ainda considerados, por alguns, o nervo terminal (referido também como "nervo zero") e o nervo vomeronasal, de informações controvertidas e provavelmente relacionado com o nervo olfatório.

Cada um dos nervos cranianos (NC) costuma ser designado por um número romano seguido de seu nome, ou seja:

- NC I – olfatório
- NC II – óptico
- NC III – oculomotor
- NC IV – troclear
- NC V – trigêmeo
- NC VI – abducente
- NC VII – intermediofacial
- NC VIII – vestibulococlear
- NC IX – glossofaríngeo
- NC X – vago
- NC XI – acessório
- NC XII – hipoglosso.

Comportamento dos nervos cranianos
NC I | Nervo olfatório

Composto de numerosos filetes formados por fibras sensitivas que provêm da mucosa olfatória da cavidade nasal (onde se localizam os receptores olfatórios) e atravessam os orifícios da lâmina crivosa do etmoide para alcançar o bulbo olfatório.

Em fraturas da lâmina crivosa do etmoide e processos tumorais da região, além do rompimento de filetes do nervo olfatório, pode ainda haver perda de liquor pelas fossas nasais, uma vez que também se rompem expansões da aracnoide que se insinuam como dedos de luva, nos orifícios da lâmina óssea.

NC II | Nervo óptico

Suas fibras (sensitivas) originam-se na retina, onde se situam os receptores sensíveis a estímulos luminosos. Emergindo do bulbo do olho, os nervos ópticos direito e esquerdo tendem ao plano mediano para formar o quiasma óptico, local onde parte das fibras cruza o plano mediano para resultar nos tratos ópticos.

É oportuno lembrar que o termo olho diz respeito ao conjunto das estruturas da órbita e que contempla o bulbo do olho (a esfera), o nervo óptico e os acessórios do olho (músculos, fáscias, pálpebras, conjuntiva e glândula lacrimal).

Em relação ao olho, vale também lembrar alguns outros elementos importantes:

- A raiz sensitiva do V par (nervo trigêmeo, pelo seu ramo oftálmico) é responsável pela inervação do olho quanto à sensibilidade geral (dor, temperatura, tato, pressão e propriocepção). Lesões que comprometam essa inervação determinam alterações para mais ou para menos dessa sensibilidade geral.
- Os nervos III (oculomotor) IV (troclear) e VI (abducente) inervam a musculatura extrínseca do olho; lesões do primeiro resultam em estrabismo ventromedial que pode ser acompanhado de midríase (dilatação da pupila), pois o III par também contém fibras parassimpáticas que inervam o músculo constritor da pupila, determinando miose. Lesões do IV par causam "extorsão", ou seja, rotação do bulbo do olho com desvio lateral de seu polo superior, o que é facilmente percebido em gatos, pois têm a pupila em fenda vertical. No cão, que tem a pupila circular, é necessário exame de fundo de olho, quando se observa desvio lateral da veia superior da retina. Lesões do VI par resultam em *estrabismo medial*
- A inervação simpática do olho destina-se: ao músculo dilatador da pupila (midríase); ao músculo tarsal (liso), que se entremeia às fibras do músculo elevador da pálpebra superior (inervado pelo III par); à musculatura lisa da órbita, que mantém o bulbo do olho em posição; e à terceira pálpebra (membrana nictitante), mantendo-a em posição. A perda da inervação simpática do olho determina o surgimento de um conjunto de sintomas, a síndrome de Claude Bernard-Horner, que se caracteriza por miose, ptose parcial da pálpebra superior, enoftalmia (o bulbo do olho parece estar menor, por se encontrar retraído dentro da órbita) e protrusão da terceira pálpebra
- Fibras parassimpáticas do VII par (nervo intermediofacial) são responsáveis pela inervação da glândula lacrimal (secreção de lágrima). Lesões dessas fibras determinam ressecamento do olho e consequente ulceração da córnea
- Dos *reflexos oculares* participam os seguintes nervos:
  ○ Reflexo corneano ou corneopalpebral – V (sensibilidade da córnea) e VII (fechamento das pálpebras, pela inerva-

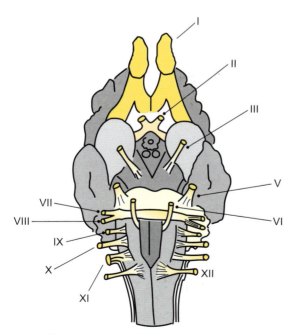

Figura 222.5 Esquema de encéfalo de cão, em vista ventral, observando-se sua conexão com os pares de nervos cranianos, à exceção do IV par – troclear, que tem emergência dorsal (Figura 222.6). I: nervo olfatório; II: nervo óptico; III: nervo oculomotor; V: nervo trigêmeo; VI: nervo abducente; VII: nervo intermediofacial; VIII: nervo vestibulococlear; IX: nervo glossofaríngeo; X: nervo vago; XI: nervo acessório; XII: nervo hipoglosso.

ção do músculo orbicular do olho). Na lesão unilateral do V par, fica abolido o reflexo de piscar em ambos os antímeros, enquanto na lesão unilateral do VII par esse reflexo fica abolido no mesmo antímero, com ressecamento da córnea

- Reflexo lacrimal – V (sensibilidade da córnea) e VII (lacrimejamento, por inervação parassimpática da glândula lacrimal). Na lesão do V par, não há lacrimejamento nem fechamento das pálpebras, pois o estímulo não é conduzido, enquanto na lesão do VII par não há produção de lágrimas, mas pode haver fechamento das pálpebras, quando são preservadas as fibras motoras do VII par
- Reflexo de piscar – II par (visão do objeto que se aproxima) e VII (fechamento das pálpebras). Em lesão unilateral da via sensitiva, não há resposta em ambos os antímeros, e na lesão unilateral do VII par, acha-se abolida a resposta no antímero lesado
- Reflexo fotomotor direto e consensual ou cruzado – II par (visão da luz) e III par (fibras parassimpáticas que inervam o músculo constritor da pupila). Em lesão unilateral da via sensitiva, não há resposta em ambos os antímeros, enquanto na lesão do III par fica abolida a resposta (seria de miose) no antímero lesado.

NC III | Nervo oculomotor

É um nervo motor destinado a todos os músculos extrínsecos do bulbo do olho, à exceção do músculo reto lateral e do músculo oblíquo superior. Inerva ainda (fibras viscerais parassimpáticas) os músculos lisos do bulbo do olho, que são o músculo ciliar, implicado na acomodação do cristalino, e o músculo constritor da pupila, que determina miose, ou seja, diminuição do diâmetro pupilar. Tem sua origem real em núcleo próprio, na porção alta do mesencéfalo, e sua origem aparente no encéfalo acha-se em correspondência à superfície ventral do pedúnculo cerebral (tronco encefálico). Aplicações clínicas relacionadas com esse nervo já foram referidas.

NC IV | Nervo troclear

É o menor dos nervos cranianos e seu nome tem a ver com a tróclea ou polia de reflexão na qual se apoia seu tendão. É um nervo motor e inerva apenas o músculo oblíquo superior do bulbo do olho. Sua origem real se faz em núcleo próprio, no mesencéfalo, e sua origem aparente no encéfalo acha-se em correspondência à superfície dorsal do pedúnculo cerebelar rostral, caudal e lateralmente ao colículo caudal (Figura 222.6); é o único dos nervos cranianos a mostrar origem dorsal no encéfalo, pois, para os demais nervos, essa origem aparente é sempre ventral (Figura 222.5). Sua origem aparente no crânio é identificada na fissura orbital. Aplicações clínicas relacionadas com esse nervo já foram referidas.

NC V | Nervo trigêmeo

Esse nervo é bastante calibroso e apresenta duas raízes: sensitiva e motora (Figura 222.7). A raiz sensitiva, maior, é responsável pela sensibilidade somática geral da cabeça (exterocepção – dor, temperatura, tato e pressão – e propriocepção), e é constituída pelas fibras dos neurônios do gânglio trigeminal (semilunar ou de Gasser), colocado no cavo trigeminal, na porção petrosa do osso temporal, rostrolateralmente ao forame lacerado. Por sua vez, a raiz motora, menor, resulta de fibras originárias do núcleo motor do trigêmeo, localizado na ponte. Após curto tronco, o nervo trigêmeo divide-se em três ramos, os nervos oftálmico, maxilar e mandibular. Os três ramos têm fibras sensitivas, mas apenas o nervo mandibular tem fibras motoras, destinadas aos músculos da mastigação.

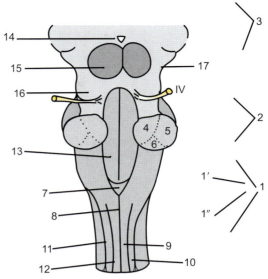

Figura 222.6 Esquema de tronco encefálico, em vista dorsal. 1: bulbo; 1': porção calâmica (aberta) do bulbo; 1": porção pós-calâmica (fechada) do bulbo; 2: ponte; 3: mesencéfalo; 4: pedúnculo cerebelar rostral; 5: pedúnculo cerebelar médio; 6: pedúnculo cerebelar caudal; 7: *calamus scriptorius*; 8: sulco mediano dorsal; 9: fascículo grácil (na medula espinal); 10: fascículo cuneiforme (na medula espinal); 11: sulco lateral dorsal; 12: sulco intermediodorsal; 13: quarto ventrículo; 14: glândula pineal; 15: colículo rostral; 16: colículo caudal; 17: braço do colículo caudal; IV: nervo troclear.

Com exceção da dura-máter craniana, que recebe inervação sensitiva dos ramos meníngeos do trigêmeo (V par), a distribuição dos territórios sensitivos dos três ramos, também chamados de nervos, é:

- Nervo oftálmico: glândula lacrimal, ducto lacrimal, saco lacrimal, pálpebra superior, terceira pálpebra, bulbo do olho (destaca-se pela importância funcional a inervação da córnea e da conjuntiva), periórbita, porção posterior da fossa nasal, região frontal da cabeça (inclusive os seios frontais) e região cutânea da porção posterior do nariz
- Nervo maxilar: pálpebra inferior, teto da cavidade bucal, gengiva e dentes superiores, fossa nasal, região cutânea das narinas e lábio superior
- Nervo mandibular: assoalho da cavidade bucal, lábio inferior, gengiva e dentes inferiores, dois terços anteriores da língua, região cutânea da porção lateral da cabeça e base da orelha.

Lesões que comprometem a raiz sensitiva resultam em alterações da sensibilidade das estruturas por ela inervadas. Por sua vez, lesões do NMI (neurônio motor inferior) da raiz motora podem resultar no quadro que se chama de "mandíbula caída" (atonia ou hipotonia do masseter, temporal e outros músculos da mastigação, além de mau cheiro da cavidade oral). Quando a lesão é do NMS (neurônio motor superior), o quadro é de hipertonia dos referidos músculos ("trisma").

NC VI | Nervo abducente

É um nervo pouco calibroso, motor, que inerva o músculo reto lateral do bulbo do olho e a porção lateral do músculo retrator. Tem sua origem real no encéfalo, em núcleo próprio, no bulbo, enquanto sua origem aparente é identificada na face ventral do tronco encefálico, entre a ponte e o bulbo. Correlações clínicas associadas a esse nervo já foram referidas.

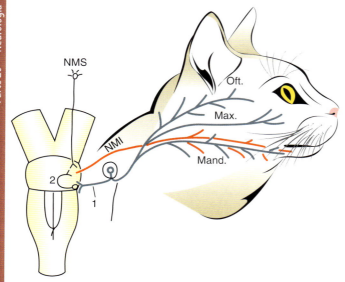

Figura 222.7 Esquema do comportamento e da distribuição das raízes sensitiva (em *azul*) e motora (em *laranja*) do V par – nervo trigêmeo – constituindo-se os ramos oftálmico (*Oft.*), maxilar (*Max.*) e mandibular (*Mand.*). Observe que o neurônio motor somático (*NMI* – neurônio motor inferior) constituinte da raiz motora recebe projeções do neurônio motor superior (*NMS*), bem como de neurônios de associação (2), que fecham o arco reflexo entre o neurônio sensitivo (1) e o neurônio motor inferior (*NMI*), possibilitando a ocorrência do reflexo mandibular.

NC VII | Nervo facial

O nervo facial (intermediofacial) é um nervo misto (Figura 222.8). Seu componente intermédio está ligado a funções viscerais, tanto sensitivas (inclusive gustativas) quanto motoras (parassimpáticas), enquanto o facial destina-se à musculatura da expressão facial. Guarda íntima relação de vizinhança com o VIII par, o nervo vestibulococlear e com as fibras simpáticas que atravessam a orelha média/interna e destinam-se a estruturas do olho. Percorre o canal facial, dentro da cavidade da orelha média, e nesse trajeto emite vários ramos que inervam o músculo estapédio, a glândula lacrimal, as glândulas nasais e as glândulas salivares, com exceção da parótida, além de receber e transmitir impulsos gustativos dos dois terços anteriores da língua. O restante das fibras motoras que emerge do crânio pelo forame estilomastóideo corresponde apenas ao nervo facial que se distribui, por meio de ramos auriculares, bucais e cervicais, aos músculos da expressão facial (à exceção do músculo elevador da pálpebra superior, inervado pelo III par – nervo oculomotor) e a alguns outros músculos, como é o caso do músculo digástrico (ventre posterior).

Em lesão central, ou seja, no tronco encefálico, há anormalidade de função dos músculos da expressão facial (paresia ou paralisia no quadrante inferior contralateral da face), da produção de lágrima e ainda há sinais vestibulares. Na lesão do nervo, dentro da orelha média, acontecem os sintomas referidos e também os que caracterizam a síndrome de Horner. Na lesão do nervo facial, em seu trajeto periférico, há anormalidade de função dos músculos da expressão facial (hemiparesia ou hemiplegia no antímero ipsilateral da face), com "queda" do pavilhão da orelha externa e relaxamento da musculatura tanto da pálpebra superior quanto da inferior, sendo mais evidente a ptose da pálpebra inferior. A produção de lágrima está normal e não há ocorrência nem de sinais vestibulares, nem da síndrome de Horner.

NC VIII | Nervo vestibulococlear

É um nervo sensitivo, bastante curto, e compõe-se de dois ramos, o vestibular, correspondente aos receptores de equilíbrio da orelha interna (sensíveis à mudança de posição da cabeça) e o coclear, relacionado com os receptores auditivos (percepção de sons), presentes no órgão espiral (de Corti), na cóclea, na orelha interna. Suas fibras procedem dos neurônios sensitivos contidos nos pequenos gânglios vestibulares e gânglios cocleares, e que se dirigem respectivamente aos núcleos vestibulares e núcleos cocleares do tronco encefálico. Esse nervo tem sua origem aparente no encéfalo, no sulco bulbopontino, lateralmente ao VII par, e sua origem aparente no crânio (local onde "penetra" na cavidade craniana) é referida em correspondência ao meato acústico interno. Denomina-se sistema vestibular, de função sensitiva, o conjunto das estruturas implicadas na captação e na condução de estímulos relacionados com as mudanças de posição da cabeça. Compreende os receptores (canais semicirculares e máculas), contingente vestibular do VIII par, núcleos vestibulares do tronco encefálico (cranial, caudal, medial e lateral, em cada antímero), além das projeções que partem desses núcleos e se dirigem aos núcleos do III, IV e VI pares (músculos do bulbo do olho), centro do vômito (na formação reticular do tronco encefálico), arquicerebelo (equilíbrio), córtex do lobo temporal (noção espacial) e medula espinal (reajuste do corpo à nova posição da cabeça).

É conhecido como síndrome vestibular o conjunto dos sintomas consequentes a lesões de estruturas do sistema vestibular, como se segue: inclinação lateral da cabeça, pescoço inclinado, queda e rolamento, andar em círculo, nistagmo, dificuldades de equilíbrio, tonturas, náuseas e vômitos. A ocorrência desses sintomas varia se a lesão for central ou periférica. Em lesões centrais, podem ocorrer também outros sintomas como estrabismo medial e paralisia facial (por comprometimento do núcleo do VI par e do núcleo do facial), mas não a síndrome de Horner.

NC IX | Nervo glossofaríngeo

É um nervo misto e resulta da união de vários filamentos radiculares que emergem da face lateral do bulbo. Ele tem uma distribuição bastante diversificada, como se segue:

- Capta sensibilidade geral (de pressão, tátil, térmica e dolorosa) do terço posterior da língua, mucosa da faringe, mucosa da tuba auditiva, seio carotídeo (barorreceptores) e corpo carotídeo (quimiorreceptores)
- Capta sensibilidade gustativa do terço posterior da língua
- Envia fibras motoras viscerais (parassimpáticas) à glândula parótida
- Inerva a musculatura (branquiomérica) da faringe e da laringe, por meio de fibras que emergem do núcleo ambíguo do bulbo juntamente com fibras do X e XI pares (vago e acessório).

As aplicações clínicas serão referidas conjuntamente com as do X par.

NC X | Nervo vago

É um nervo misto (predominantemente motor visceral), que emerge da face lateral do bulbo por meio de vários filamentos radiculares que se unem para constituí-lo. É o mais longo dos nervos cranianos, pois percorre o pescoço e o tronco, até o abdome. Suas fibras motoras originam-se de núcleos independentes. Mostra a seguinte distribuição:

- Capta sensibilidade geral da faringe, laringe, traqueia, esôfago, tórax e abdome
- Capta sensibilidade gustativa da faringe

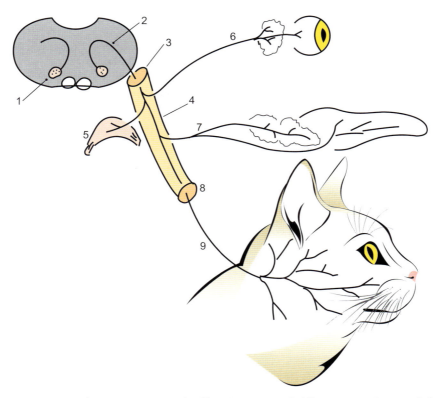

Figura 222.8 Esquema representativo do comportamento das fibras integrantes do VII par – nervo intermediofacial. 1: núcleo de origem do nervo, no bulbo; 2: nervo intermediofacial; 3: meato acústico interno; 4: canal do facial; 5: músculo estapédio; 6: fibras motoras viscerais parassimpáticas destinadas à glândula lacrimal e ao músculo constritor da pupila (miose); 7: fibras motoras viscerais parassimpáticas destinadas às glândulas salivares (menos parótida) e fibras sensitivas (aferentes) viscerais especiais que captam sensibilidade gustativa dos dois terços anteriores da língua; 8: orifício estilomastóideo; 9: nervo facial, cujas fibras destinam-se aos músculos da expressão facial.

- Destina fibras parassimpáticas a vísceras cervicais, torácicas e abdominais
- Inerva musculatura (branquiomérica) da faringe (maior parte) e da laringe, mediante fibras que emergem do núcleo ambíguo do bulbo com as fibras do IX e XI pares. Sua origem aparente no encéfalo faz-se no sulco lateral dorsal do bulbo e sua origem aparente no crânio acha-se em correspondência ao forame jugular.

No comprometimento das fibras que se originam do núcleo ambíguo, e que compõem o IX, X e XI pares de nervos cranianos, ocorrem dificuldades na deglutição e na emissão de sons, por comprometimento da inervação dos músculos da faringe e laringe.

NC XI | Nervo acessório

É um nervo motor e se acha constituído por uma raiz bulbar (com fibras motoras originadas no núcleo ambíguo) e uma raiz espinal, representada por filamentos radiculares relacionados com os primeiros cinco ou seis segmentos cervicais medulares. A raiz bulbar distribui-se com o nervo vago à musculatura da laringe mediante o nervo laríngeo recorrente. Por sua vez, a raiz espinal, também motora, divide-se em um ramo dorsal que se destina aos músculos trapézio e omotransverso e um ramo ventral que inerva os músculos cleidocefálico, esternocefálico e tíreo-hióideo.

O comprometimento das fibras de origem espinal determina hipotonia ou atonia dos músculos inervados pela raiz espinal, já referidos.

NC XII | Nervo hipoglosso

É um nervo motor, que *inerva os músculos intrínsecos e extrínsecos da língua*, musculatura essa que se admite ser derivada de miótomos da região occipital. Sua origem aparente no encéfalo se faz no *sulco lateral ventral do bulbo*.

Lesões do nervo hipoglosso resultam em hipotonia ou atonia da musculatura da língua, uni ou bilateralmente.

MEDULA ESPINAL

Características gerais

A medula espinal tem formato aproximadamente cilíndrico e apresenta duas regiões com significativo aumento de calibre, a intumescência cervical e a intumescência lombar, que correspondem às regiões medulares de conexão com as expressivas raízes nervosas relacionadas com o plexo braquial e o plexo lombossacral, implicados na inervação dos membros torácicos e pélvicos, respectivamente.

O limite rostral da medula espinal (com o bulbo) é convencionalmente estabelecido em correspondência ao forame magno. Em sua extremidade caudal a medula mostra-se afilada, segmento esse conhecido como cone medular, cujo vértice localiza-se em correspondência à sexta vértebra lombar (L6), nos cães. Caudalmente ao vértice do cone medular, identifica-se o filamento terminal, delgada estrutura constituída pela pia-máter. A medula espinal também não preenche o canal vertebral em relação aos seus diâmetros, pois entre ela e a superfície óssea do canal interpõem-se as meninges, os espaços meníngeos, o liquor, gordura e vasos sanguíneos, além das radículas e raízes nervosas dos nervos espinais.

O canal central da medula espinal acha-se rodeado pela substância cinzenta, maciço de corpos de neurônios que, ao corte transversal, aparece em formato de "H", circundado pela substância branca, compacto de fibras nervosas envolvidas individualmente por mielina. Em cada antímero da substância branca da medula espinal, tendo como referências o sulco lateral dorsal e o sulco lateral ventral, são identificados três territórios, os funículos dorsal, lateral e ventral.

Externamente, a medula espinal exibe os seguintes sulcos que a percorrem em toda a sua extensão (Figura 222.9):

- Sulco mediano (dorsal)
- Fissura mediana (ventral)
- Sulco lateral dorsal (à direita e à esquerda)
- Sulco lateral ventral (à direita e à esquerda).

Em relação aos segmentos cervicais observa-se ainda, em cada antímero, o sulco intermediodorsal, que separa entre si os dois grandes feixes de fibras do funículo dorsal, ou seja, os fascículos grácil e cuneiforme.

Os sulcos lateral dorsal e lateral ventral marcam a conexão da medula espinal com as radículas que se unem para formar, respectivamente, a raiz sensitiva e a raiz motora dos nervos espinais. Considera-se segmento medular a porção de medula espinal correspondente a um par de nervos espinais. Nos cães contam-se de 35 a 38 segmentos medulares (8 C, 13 T, 7 L, 3 S e 4 a 7 Cd).

Cauda equina

Com o progredir do desenvolvimento embrionário, a medula espinal e o canal vertebral passam a crescer em ritmos diferentes, resultando no posicionamento dos orifícios intervertebrais das regiões lombar e sacral da coluna vertebral, que passa a ser mais caudais que os pontos de emergência dos correspondentes nervos espinais. As radículas nervosas (filetes formadores da raiz sensitiva e da raiz motora dos nervos espinais) mostram, então, trajeto oblíquo dentro do canal vertebral, em relação ao eixo maior da medula espinal. Esse trajeto é tanto mais oblíquo quanto mais caudal a posição das radículas.

O conjunto das radículas dos últimos nervos lombares, dos nervos sacrais e dos nervos caudais, dispostas ao redor do cone medular e do filamento terminal, constitui a cauda equina (Figura 222.10). Para se observar a cauda equina, nas peças a serem dissecadas, é necessária a abertura da dura-máter e da aracnoide, expondo-se, portanto, o espaço subaracnoide, que em condições naturais se acha preenchido por liquor e onde se encontram as radículas dos nervos espinais, formadoras da cauda equina.

Sintopia vertebromedular

Durante o desenvolvimento ontogenético, vão se estabelecendo alterações na primitiva sintopia vertebromedular. Nos cães, que têm de 35 a 38 pares de nervos espinais (8 cervicais, 13 torácicos, 7 lombares, 3 sacrais e 4 a 7 caudais) ainda se pode verificar, no modelo definitivo, perfeita correspondência entre os segmentos cervicais e torácicos da medula espinal e vértebras equivalentes. Mas já se observa perda dessa relação, nos últimos segmentos lombares, o que vai se acentuando caudalmente.

Substância cinzenta

No "H" de substância cinzenta da medula espinal (corte transversal) identificam-se, em cada antímero, as regiões:

- Corno ou coluna dorsal (de função sensitiva)
- Corno ou coluna ventral (de função motora)
- Corno ou coluna lateral (apenas nos segmentos torácicos e lombares mais craniais)
- Substância intermédia central
- Substância intermédia lateral.

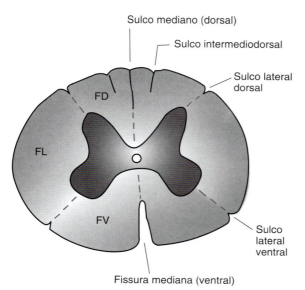

Figura 222.9 Esquema representativo de medula espinal de cão, em corte transversal, com indicação do canal central, do "H" de substância cinzenta e dos sulcos que se apresentam em sua superfície. FD: funículo dorsal; FL: funículo lateral; FV: funículo ventral. Os três funículos de ambos os antímeros, em seu conjunto, compõem a substância branca da medula espinal.

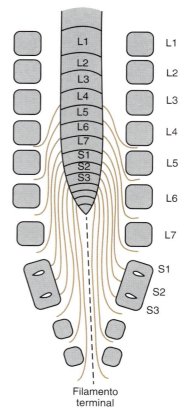

Figura 222.10 Representação esquemática dos segmentos caudais de medula espinal de cão, observando-se as radículas dos últimos nervos lombares, dos nervos sacrais e dos nervos caudais (coccígeos), contidas no espaço subaracnoide e formadoras da cauda equina. Observe a perda da relação sintópica (de vizinhança) entre os segmentos medulares e as vértebras correspondentes (de mesma letra e de mesmo número).

Lâminas de Rexed

São clássicos os trabalhos de Rexed, cujos minuciosos estudos citoarquiteturais da medula espinal do ser humano e do gato permitiram o reconhecimento da disposição dos neurônios medulares em dez lâminas, as clássicas lâminas de Rexed (Figura 222.11), numeradas de I a X. As lâminas de I a IX dispõem-se no sentido dorsoventral, enquanto a lâmina X corresponde à substância intermédia central, que rodeia o canal central. Cada uma das dez lâminas mantém conexões próprias tanto com a periferia do organismo quanto com níveis superiores do SNC. As dez lâminas acham-se presentes em todos os segmentos da medula, à exceção da lâmina VI, que não foi identificada entre T4 e L2.

As características das lâminas de Rexed (I a X) são:

Lâminas I a VI. Dispõem-se na "cabeça" e no "corpo" da coluna dorsal e se relacionam com a sensibilidade somática.

Lâminas I e II (zona externa). São comprometidas com informações nociceptivas e termorreceptoras, emitindo fibras que vão constituir o trato espinotalâmico (lateral) contralateral. A maior parte dos axônios procedentes da lâmina II destina-se ao fascículo dorsolateral e aos fascículos próprios da medula espinal. As lâminas I e II contêm grandes concentrações de substância "P", bem como receptores opiáceos, estando, portanto, bastante comprometidas com os mecanismos de modulação e transmissão da dor. Funcionalmente a lâmina II (substância gelatinosa) é entendida como um "portal da dor", mecanismo implicado no recebimento de estímulos dolorosos na medula espinal. Interessante observar que a substância gelatinosa continua-se, cranialmente, com o núcleo do trato espinal do nervo trigêmeo.

Lâmina III. Acha-se ligada à recepção de estímulos táteis, mas, de modo geral, seus neurônios estão anatomicamente organizados para funcionarem como interneurônios (neurônios de associação).

Em resumo, funcionalmente as lâminas I, II e III são exteroceptivas, enquanto as lâminas IV, V e VI são proprioceptivas, relacionando-se com fibras originárias de mecanorreceptores profundos. Nas lâminas de I a VI, assim como nas porções medial e central da lâmina VII e ainda na lâmina VIII, é descrita a existência de grupos de neurônios, os núcleos próprios da medula espinal, envolvidos na recepção e na transmissão de todos os tipos de sensibilidade geral, bem como no estabelecimento de arcos reflexos, por estabelecerem ligação entre neurônios sensitivos e motores.

Lâmina VII. Correspondente à substância intermédia lateral ou zona intermédia, podendo ser considerada em três partes:

- Parte medial: recebe fibras visceroceptivas (sensibilidade visceral) e contempla ainda, nos segmentos de C8-L4, o núcleo torácico (propriocepção inconsciente), onde se originam as fibras componentes do trato espinocerebelar dorsal
- Parte central: local de origem do trato espinocerebelar ventral, sendo, portanto, funcionalmente ligada à propriocepção (inconsciente). Encontra-se ainda implicada no estabelecimento de arcos reflexos, conectando diretamente neurônios sensitivos e motores
- Parte lateral: nos segmentos torácicos e lombares craniais corresponde à coluna lateral, onde se encontram neurônios motores viscerais simpáticos pré-ganglionares. Deles se originam fibras motoras viscerais pré-ganglionares que integram a raiz ventral dos nervos espinais e em gânglios viscerais efetuam sinapse com neurônios motores viscerais pós-ganglionares, destinados à inervação de musculatura lisa, musculatura cardíaca e estruturas glandulares. Também na porção mais lateral da lâmina VII dos segmentos sacrais da medula espinal encontram-se neurônios motores viscerais parassimpáticos pré-ganglionares. Suas fibras integram a raiz ventral dos nervos espinais e em gânglios viscerais efetuam sinapse com neurônios motores viscerais pós-ganglionares, destinados à inervação de musculatura lisa e estruturas glandulares das regiões retoanal, vesical e genital.

Lâmina VIII. Aloja-se na coluna ventral, na região limítrofe com a lâmina VII e variando em tamanho e configuração nos diferentes segmentos. Funcionalmente é associativa para reflexos intrassegmentares.

Lâmina IX. Acomoda-se na coluna ventral, é descontínua e ligada à motricidade somática. Dispõe-se em dois grupos de núcleos, o medial e o lateral. O grupo medial estende-se por todo o comprimento da medula e seus neurônios têm compromisso com a inervação axial (pescoço e tronco), enquanto o grupo lateral, particularmente evidente na região das intumescências, destina-se à inervação apendicular (dos membros), da qual os neurônios mais mediais inervam a musculatura proximal dos membros, enquanto os mais laterais inervam os músculos das extremidades dos membros. Tanto os núcleos do grupo medial quanto do lateral são constituídos por neurônios motores somáticos alfa e gama, que inervam, respectivamente, a musculatura esquelética ipsilateral e os fusos neuromusculares.

Na porção lateral da lâmina IX, nos segmentos cervicais craniais da medula espinal, encontra-se o núcleo espinal do nervo acessório (XI par de nervos cranianos), onde se origina a raiz espinal do XI par (nervo acessório), destinada à inervação dos músculos trapézio, omotransverso, esternocefálico e tíreo-hióideo. Também na lâmina IX, de C5-C7, encontra-se o núcleo do nervo frênico, onde se originam as fibras constituintes do nervo frênico, destinado à musculatura do diafragma.

Lâmina X. Dispõe-se contornando o canal central da medula, correspondendo à substância intermédia central, e constitui-se de neurônios comissurais, isto é, que fazem a ligação heterolateral dos dois antímeros da medula espinal.

Substância branca

A substância branca da medula espinal é constituída por fibras nervosas que nada mais são do que prolongamentos dos corpos neuronais. Essas fibras, envolvidas individualmente por sua

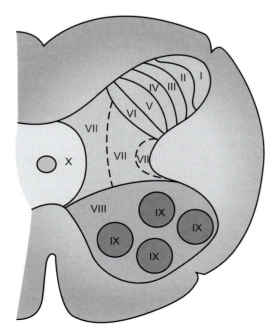

Figura 222.11 Esquema da estratificação da substância cinzenta da medula espinal, segundo a disposição das lâminas de Rexed (I a X).

bainha de mielina, agrupam-se em feixes, segundo suas afinidades funcionais, e assim constituem os tratos e fascículos da medula espinal, conforme se segue (Figura 222.12).

Feixes formados por fibras ascendentes e descendentes
Fascículos próprios
Presentes nos três funículos, dispõem-se em fina camada de substância branca que rodeia todo o "H" de substância cinzenta da medula. São formados por fibras de neurônios de associação que se dividem em um ramo ascendente e outro descendente, com percurso axial, ambos terminando na substância cinzenta da medula e, assim, participando de reflexos medulares intersegmentares.

Em cães e gatos, vão se integrar aos fascículos próprios, fibras originárias das células da borda (*border cells*), implicadas no estabelecimento da síndrome de Schiff-Sherrington.

Trato dorsolateral
O trato dorsolateral (de Lissauer) é formado pelas fibras nervosas dos próprios neurônios sensitivos (dor, temperatura, tato e pressão) que chegam à medula pela raiz dorsal dos nervos espinais, dividindo-se prontamente em um ramo ascendente e outro descendente, antes de fazerem conexão com a substância cinzenta. Isso permite comprometimento de um número maior de segmentos medulares. Admite-se também que esse trato seja integrado por fibras de neurônios localizados na lâmina II de Rexed (substância gelatinosa).

Feixes ascendentes
No funículo dorsal
Fascículos grácil e cuneiforme
Formados pelas fibras dos próprios neurônios sensitivos (propriocepção consciente) que chegam à medula pela raiz dorsal dos nervos espinais, provenientes de fusos neuromusculares e órgãos neurotendíneos (cinestesia articular). O fascículo grácil é encontrado em toda a extensão da medula, conduzindo impulsos provenientes da cauda, dos membros pélvicos e da porção caudal do tronco. O fascículo cuneiforme, por sua vez, é identificado apenas nas regiões torácica cranial e cervical, conduzindo impulsos proprioceptivos vindos dos membros torácicos, bem como da porção cranial do tronco, além do pescoço.

As fibras nervosas que entram na medula, cranialmente a T8, correspondentes ao membro torácico e ao pescoço, ascendem pelo fascículo cuneiforme ipsilateral e no bulbo efetuam sinapse com neurônios do núcleo cuneiforme acessório, cujos axônios constituem o trato cuneocerebelar, também ipsilateral, que se dirige ao cerebelo via pedúnculo cerebelar caudal.

Os fascículos grácil e cuneiforme, considerados conjuntamente, ao ascenderem pela medula, são primeiramente constituídos por fibras coccígeas, depois sacrais e em seguida lombares, torácicas e cervicais, que vão se colocando lateralmente às já existentes. Assim, nos segmentos mais craniais da medula espinal, as coccígeas são as de posição mais medial, enquanto as cervicais têm posição mais lateral, o que acaba por estabelecer uma organização estratigráfica e somatotópica no funículo dorsal, certamente com implicações clínicas.

No funículo lateral
Trato espinocerebelar dorsal
Integra a via proprioceptiva inconsciente, recebe informações do membro pélvico ipsilateral e é constituído por fibras emergentes do núcleo do trato espinocerebelar dorsal (NTECD) ou núcleo torácico, presente nos segmentos medulares de C8-L4. Caudalmente a L4, os axônios dos neurônios sensitivos sobem pelo fascículo grácil e fazem sinapse com o NTECD na região lombar. Esse trato chega ao cerebelo pelo pedúnculo cerebelar caudal.

Trato espinocerebelar ventral
Também integra a via proprioceptiva inconsciente, recebe informações do membro pélvico contralateral e é formado por fibras emergentes da porção central da lâmina VII. Esse trato, pelo pedúnculo cerebelar rostral, chega ao cerebelo onde a maior parte de suas fibras cruzam o plano mediano.

Trato espinocerebelar cranial
O trato espinocerebelar cranial (rostral) não é identificado nos seres humanos, sendo, entretanto, bem desenvolvido nos carnívoros. Integra a via proprioceptiva inconsciente, recebe informações do membro torácico ipsilateral e é o correspondente, para os membros torácicos, ao trato espinocerebelar ventral, relativo aos membros pélvicos. É formado por fibras emergentes da porção central da lâmina VII e chega ao cerebelo pelo pedúnculo cerebelar caudal.

Com o posicionamento dos fascículos grácil e cuneiforme, bem como dos tratos espinocerebelares na substância branca da medula, todo o funículo dorsal e a porção mais lateral do funículo lateral acham-se preenchidos por fibras proprioceptivas, o que pode produzir repercussões clínicas, em casos de processos compressivos ou de outras afecções dessas regiões.

Trato espinotalâmico
Embora fibras espinotalâmicas diretas sejam raras para justificar sua designação como trato, existe um sistema polineural disposto entre a medula espinal e o tálamo, para o qual é utilizado o termo coletivo. (Nomina Anatomica Veterinaria. 4. ed. Nova York, 1994.)

Esse trato resulta de fibras de neurônios dos núcleos próprios da medula espinal e se acha relacionado com a dor somática, a temperatura, o tato e a pressão.

No cão e no gato, o trato espinotalâmico representa um sistema multissináptico cruzado e não cruzado, uma vez que suas

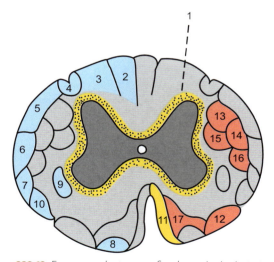

Figura 222.12 Esquema da topografia dos principais tratos e fascículos da substância branca da medula espinal. Os feixes de fibras sensitivas (aferentes) acham-se representados à esquerda da figura, enquanto os motores (eferentes) acham-se representados à direita. 1: fascículos próprios; 2: fascículo grácil; 3: fascículo cuneiforme; 4: trato dorsolateral (de Lissauer); 5: trato espinocerebelar dorsal; 6: trato espinocerebelar ventral; 7: trato espinocerebelar rostral; 8: trato espinoolivar; 9: trato espinotalâmico;10: trato espinorreticular; 11: fascículo longitudinal medial; 12: trato vestibuloespinal; 13: trato corticospinal lateral; 14: trato rubroespinal; 15: trato reticuloespinal; 16: trato tetoespinal; 17: trato corticospinal ventral.

fibras "sobem" ipsilateralmente e também cruzando o plano mediano. À medida que vai ganhando segmentos medulares mais craniais, entram novamente na substância cinzenta, alcançando os núcleos próprios e reiniciando o processo. Essa é a razão pela qual clinicamente se observa persistência longa da sensação dolorosa, mesmo na vigência de lesões graves da medula espinal. Para o ser humano é descrito que suas fibras, ao ascenderem pela medula e sendo, no sentido caudocranial, primeiro representadas pelas raízes coccígeas, depois sacrais e em seguida lombares, torácicas e cervicais, acabam por estabelecer uma representação estratigráfica em sua organização, de tal maneira que nos segmentos medulares mais craniais, as fibras coccígeas dispõem-se lateralmente e, as cervicais, medialmente na constituição do trato. Embora esse aspecto não esteja ainda bem demonstrado em relação aos animais, suspeita-se que, neles, essa organização estratigráfica também possa ocorrer, com repercussões clínicas.

É reconhecido um desdobramento do trato espinotalâmico em via neoespinotalâmica (dor somática superficial) e via paleoespinotalâmica (dor somática profunda), o que se reveste de importante significado na investigação clínica dos processos neurológicos.

Trato espinotectal

Funcionalmente tem afinidades com o trato espinotalâmico e é formado por fibras emergentes das lâminas III e IV. Transmite informações de tato protopático, térmicas e dolorosas, estando ligado à coordenação de movimentos associados reflexamente a estímulos visuais e acústicos. As fibras desse trato terminam nos colículos rostrais e caudais do mesencéfalo.

No funículo ventral
Trato espino-olivar

Relaciona-se com informações proprioceptivas, particularmente procedentes das regiões corpóreas em que o animal se apoia nas diferentes posições de decúbito. Funcionalmente é análogo aos tratos espinocerebelares, que também veiculam estímulos proprioceptivos. As fibras do trato espino-olivar ascendem a medula pelo antímero contralateral à sua origem e terminam no núcleo olivar do bulbo e da ponte, endereçando-se depois ao cerebelo, pelas fibras arqueadas profundas do trato olivocerebelar, via pedúnculo cerebelar caudal.

Feixes descendentes
No funículo dorsal
Trato piramidal dorsal

Embora não seja encontrado em carnívoros como cães e gatos, vale assinalar que o trato piramidal (corticospinal) dorsal é descrito para marsupiais, roedores e alguns prossímios, sendo observados traços dele nos ungulados, representados por poucas fibras presentes nos segmentos cervicais mais craniais.

No funículo lateral
Trato corticospinal (piramidal) lateral

De várias regiões do córtex cerebral, particularmente dos neurônios da área motora, partem fibras que têm importante participação na constituição da cápsula interna, onde é mantida a somatotopia cortical. Alcançam em seguida a base do tronco encefálico formando, na superfície ventral do bulbo, as pirâmides. No bulbo, parte dessas fibras cruza o plano mediano para constituir, no funículo lateral da medula espinal, o trato corticospinal lateral, enquanto as fibras que não mudam de antímero, ou seja, continuam sem cruzar o plano mediano, irão formar o trato corticospinal ventral, que vai se alojar no funículo ventral. Em cães, os tratos corticospinais ocupam cerca

de 10% do total da substância branca da medula espinal. Para os cães, descreve-se que 100% das fibras decussam, de maneira que neles não há, em consequência, trato corticospinal ventral. Para os gatos, há decussação de quase 100% das fibras; portanto, o trato corticospinal ventral, muito delgado, perde-se já nos segmentos cervicais altos da medula espinal. Desse modo, o trato corticospinal ventral tem importância muito pequena em carnívoros, o que também se considera em relação aos primatas. Em outros mamíferos domésticos como os ungulados, o sistema piramidal é pouco expressivo, com predomínio do trato corticospinal ventral, e termina anatomicamente na região cervical da medula espinal.

Embora nos primatas a via corticospinal se faça sem conexões intermediárias, admite-se que para a maior parte dos mamíferos haja a participação de neurônios de associação de axônios curtos, intercalados em seu percurso, caracterizando-se, portanto, o sistema piramidal, nesses animais, como uma via motora polissináptica.

Trato rubroespinal

Bem desenvolvido na maioria dos animais, particularmente nos carnívoros e ungulados, nos quais constitui sua mais representativa via motora. Inicia-se no núcleo rubro do mesencéfalo, suas fibras decussam no tegmento mesencefálico e, atravessando a ponte e o bulbo, alcançam o funículo lateral da medula, onde se mostram imbricadas com as fibras dos tratos espinocerebelares (especialmente o dorsal) e do trato corticospinal lateral, dadas suas afinidades funcionais (biotaxia). No ser humano o trato rubroespinal termina na intumescência cervical, mas nos animais mantém-se expressivo até a região sacral.

Como os *tratos corticospinais*, a atuação do trato rubroespinal parece priorizar o movimento das extremidades dos membros, em especial exercendo o controle dos neurônios alfa e gama, cujos axônios destinam-se aos músculos flexores. Ao mesmo tempo, inibe os extensores, motivo pelo qual sua lesão ocasiona rigidez muscular, ou seja, hipertonia e hiper-reflexia da musculatura extensora. Durante a evolução, para o grupo primata houve maior desenvolvimento do trato corticospinal, com menor representação do rubroespinal, situação que de modo geral se mostra invertida em relação aos animais.

Trato reticuloespinal lateral

Suas fibras são originárias da formação reticular do bulbo, e ipsilateralmente esse trato inibe os músculos extensores dos membros e estimula os músculos flexores. Outro contingente de fibras reticuloespinais procede da ponte, constituindo o trato reticuloespinal ventral, que ocupa o funículo ventral da medula espinal e atua nos motoneurônios alfa e gama, estimulando o tônus da musculatura extensora dos membros ipsilaterais e inibindo os flexores ipsilaterais, bem como os extensores contralaterais. Ambas as áreas recebem projeções dos núcleos da base e do neocórtex. Quando desconectados desses centros superiores e do núcleo rubro, ambos os tratos atuam facilitando a ação dos extensores, motivo pelo qual, quando lesados, eles têm grande influência na ocorrência da chamada "rigidez de descerebração".

Trato tetoespinal lateral

Suas fibras são originárias do teto do mesencéfalo, na região do colículo rostral, e compõem esse feixe no funículo lateral da medula espinal, embora também destinem-se a outro feixe, no funículo ventral. Parece que sua principal atuação é em relação à musculatura axial, ou seja, do tronco e proximal dos membros, com vistas ao ajuste de certos reflexos decorrentes da movimentação da cabeça.

No funículo ventral

Fascículo longitudinal medial

É formado por fibras provenientes do teto do mesencéfalo (fibras tetoespinais), da formação reticular (fibras reticuloespinais) e dos núcleos vestibulares, à exceção do lateral (fibras vestibuloespinais). As fibras que emergem desses núcleos vestibulares (à exceção do lateral) vão compor o trato vestibuloespinal medial, que integra o fascículo longitudinal medial.

Esse fascículo, formado por fibras de associação com trajeto descendente e outras de trajeto ascendente, estende-se por todo o tronco encefálico até a porção mais cranial da medula espinal, sendo de posição próxima ao plano mediano. Tem importante função integrativa dos movimentos da cabeça e dos bulbos dos olhos com os movimentos do tronco e dos membros. É pouco expressivo no ser humano e outros primatas, um pouco mais evidente nos carnívoros, mais ainda nos coelhos, e chega ao máximo de sua exuberância nos ungulados.

Trato vestibuloespinal

O nervo vestibular, ao penetrar no bulbo, relaciona-se com os núcleos vestibulares rostral, caudal, lateral e medial, dos quais emergem fibras que se direcionam para a medula espinal, com a finalidade de atuarem sobre a musculatura do pescoço, do tronco e dos membros e com isso promover o reajustamento do corpo em relação à posição e aos movimentos da cabeça. Essas fibras organizam-se em dois feixes, lateral e medial, ambos alojados no funículo ventral. O feixe lateral emerge do núcleo vestibular lateral, e o medial, dos outros núcleos vestibulares, e suas fibras integram o fascículo longitudinal medial. Considerando conjuntamente os dois feixes como trato vestibuloespinal, ele atua como facilitador dos músculos extensores apendiculares ipsilaterais e inibidor dos músculos flexores apendiculares ipsilaterais e extensores contralaterais.

Trato corticospinal (piramidal) ventral

Parte das fibras de origem cortical, que se dirigem à medula espinal sem efetuarem decussação na porção caudal do bulbo, constituem o trato corticospinal ventral.

Em relação à medula espinal vale considerar:

- O neurônio motor inferior (NMI), que tem o seu corpo celular na base do "H" de substância cinzenta da medula, acha-se conectado ao neurônio sensitivo, que exerce sobre ele uma ação estimuladora, e ao neurônio motor superior (NMS), que exerce sobre ele uma ação inibidora ou moduladora. Por esse motivo, lesões do NMS resultam em paresia ou paralisia espástica, com hipertonia da musculatura estriada e hiper-reflexia, enquanto lesões do NMI implicam paresia ou paralisia flácida, com hipo ou atonia da musculatura e hipo ou arreflexia
- A síndrome de Schiff-Sherrington acontece porque na intumescência lombar da medula, existem as chamadas *border cells* (células da borda), cujas fibras nervosas cruzam o plano mediano e, incorporando-se aos fascículos próprios, ascendem até a intumescência cervical, onde efetuam sinapse com o NMI, com ação inibitória sobre os músculos extensores (antigravitacionais) dos membros torácicos, ação essa que se perde em lesões da região toracolombar da medula, que interrompem essa via. Sem essa ação moduladora, os músculos referidos entram em hipertonia e espasticidade.

O Quadro 222.1 demonstra a avaliação do tônus da musculatura do membro torácico (MT) e do membro pélvico (MP) em lesões das diferentes regiões da medula espinal.

QUADRO 222.1 Avaliação do tônus muscular.

Região da medula	Membro torácico	Membro pélvico
Cervical	Espástica	Espástica
Cervicotorácica	Flácida	Espástica
Toracolombar	Normal	Espástica ou espástica e flácida (síndrome de Schiff-Sherrington)
Lombossacral	Normal	Flácida

TRONCO ENCEFÁLICO

O *tronco encefálico* (Figura 222.1) é constituído por três partes: o bulbo, a ponte e o mesencéfalo, embora em muitos aspectos atue como unidade funcional, e faz conexão com dez dos doze pares de nervos cranianos (do III ao XII).

Morfologia externa

No tronco encefálico observam-se, do ponto de vista macroscópico, algumas características peculiares.

Vista ventral

Na região do bulbo identificam-se duas saliências alongadas, as pirâmides, separadas pela fissura mediana (ventral). Lateralmente a cada uma das pirâmides, identifica-se o sulco lateral ventral, de onde emergem as radículas do XII par de nervos cranianos, o hipoglosso. A porção mais rostral do bulbo é percorrida por um feixe de fibras nervosas de disposição transversal, o corpo trapezoide, integrante da via acústica. O limite rostral do bulbo com a ponte é marcado pelo sulco bulbopontino, de onde emergem, progressivamente em sentido lateral, os pares de nervos cranianos VI, VII e VIII (abducente, intermediofacial e vestibulococlear) (Figura 222.13).

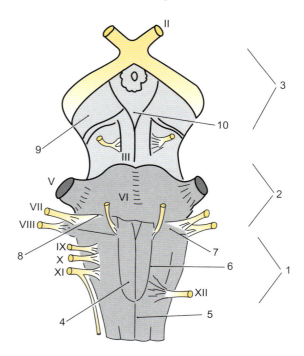

Figura 222.13 Esquema de tronco encefálico, em vista ventral. 1: bulbo; 2: ponte; 3: mesencéfalo; 4: pirâmides; 5: fissura mediana ventral; 6: sulco lateral ventral; 7: corpo trapezoide; 8: sulco bulbopontino; 9: pedúnculo cerebral (*crus cerebri*); 10: fossa interpeduncular; II: nervo óptico; III: nervo oculomotor; V: nervo trigêmeo; VI: nervo abducente; VII: nervo intermediofacial; VIII: nervo vestibulococlear; IX: nervo glossofaríngeo; X: nervo vago; XI: nervo acessório; XII: nervo hipoglosso.

A *ponte* mostra-se saliente, na face ventral do tronco encefálico, continuando-se lateralmente com o pedúnculo cerebelar médio (braço da ponte), endereçado ao cerebelo. A emergência do V par – trigêmeo – marca o limite que se convencionou estabelecer entre a ponte e esse pedúnculo.

O *mesencéfalo*, em vista ventral, é representado por dois grossos feixes de fibras, os pedúnculos cerebrais (*crus cerebri*), entre os quais se identifica a fossa interpeduncular. Dos pedúnculos cerebrais emerge o III par de nervos cranianos, o oculomotor.

Vista dorsal

O mesencéfalo, a ponte e o bulbo conectam-se ao cerebelo mediante três grossos pares de feixes de fibras, respectivamente os pedúnculos cerebelares rostral, médio e caudal. No bulbo, em vista dorsal, distinguem-se duas porções, uma "fechada" (porção pós-calâmica), que se localiza rostralmente à medula espinal, e outra "aberta" (porção calâmica), correspondente à porção caudal do quarto ventrículo, cuja extremidade caudal era antigamente chamada de *calamus scriptorius* (pena de escrever).

Na porção fechada do bulbo observa-se o sulco mediano (dorsal), lateralmente ao qual se identificam dois relevos alongados, os fascículos grácil e cuneiforme, separados entre si pelo sulco intermediodorsal.

Quanto à *ponte*, dorsalmente ela se acha comprometida com a formação do quarto ventrículo.

O *mesencéfalo* mostra-se dorsalmente em relevo, os colículos rostrais e caudais, que se continuam lateralmente com um feixe de fibras nervosas superficiais que formam, respectivamente, o braço do colículo rostral e o braço do colículo caudal, endereçados, por ordem, a duas eminências do diencéfalo, o corpo geniculado lateral (núcleo integrante da via óptica, localizado em correspondência à extremidade do trato óptico) e o corpo geniculado medial (núcleo integrante da via auditiva). Rostralmente aos colículos rostrais aloja-se a glândula pineal, estrutura já pertencente ao diencéfalo. Caudalmente aos colículos caudais, identifica-se a origem aparente do IV par, o troclear, único dos nervos cranianos a se conectar dorsalmente ao tronco encefálico.

Quarto ventrículo

Também referido como cavidade rombencefálica, compreende a porção rostral do bulbo (calâmica) e a ponte. Seu assoalho, conhecido como fossa romboide, é percorrido pelo sulco mediano (dorsal), lateralmente ao qual identifica-se, em cada antímero, o sulco limitante, que separa os núcleos motores de nervos cranianos, localizados medialmente, dos núcleos sensitivos, situados lateralmente a ele.

O teto do quarto ventrículo é formado rostralmente por uma delgada lâmina de substância branca, o véu medular rostral, que se aloja entre os dois pedúnculos cerebelares rostrais. Lateralmente, em cada antímero, identifica-se o véu medular caudal que se insere no nódulo do cerebelo. O espaço que se estende desde a margem caudal do véu medular caudal de cada antímero até as margens da porção caudal do quarto ventrículo é ocupado pela tela corioide do plexo corioide do quarto ventrículo. Ela se acha formada pelo epitélio ependimário, que reveste internamente a cavidade, e pela pia-máter, que a ele se sobrepõe.

Morfologia interna | Generalidades

Os segmentos mais caudais do *bulbo*, em cortes transversais, mostram estrutura muito semelhante à da medula espinal, o que entretanto se modifica, à medida que se avança rostralmente, de tal maneira que o "H" de substância da medula espinal resulta fragmentado, no tronco encefálico, compondo os núcleos de nervos cranianos (de III a XII).

Estrutura do tronco encefálico

A estrutura do bulbo, que lembra, em alguns aspectos, a estrutura da medula espinal, vai se repetir, em linhas gerais, na ponte e no mesencéfalo, nas regiões referidas como tegmento da ponte e tegmento do mesencéfalo (Figura 222.14), onde se localizam os núcleos de nervos cranianos, os núcleos próprios de cada segmento e ainda a formação reticular, um misto de substância branca (fibras nervosas) e de substância cinzenta (corpos de neurônios). Na ponte, ventralmente ao tegmento, observa-se uma outra porção, a base da ponte, que mantém ligações com o neocerebelo e com o neocórtex. Esta porção é própria da ponte e não encontra correspondência nem no bulbo, nem no mesencéfalo. Por sua vez, no mesencéfalo, dorsalmente ao aqueduto mesencefálico, encontra-se o teto do mesencéfalo, porção exclusiva desse segmento, constituído por colículo rostral, colículo caudal e pela área pré-tectal.

No *bulbo* merece destaque a formação reticular, onde se localizam centros funcionais importantes, como o centro respiratório, o centro vasomotor e o centro do vômito, ventralmente ao tegmento. O canal central do bulbo acha-se deslocado dorsalmente em relação à posição do canal central da medula espinal, com o qual mostra continuidade.

A base da ponte contém fibras longitudinais (tratos corticospinal, corticonuclear e corticopontino, funcionalmente motores somáticos), originadas no córtex cerebral, e fibras transversais, com destaque para as destinadas ao cerebelo. Entre essas fibras, encontra-se grande quantidade de pequenos núcleos pontinos, nos quais terminam as fibras corticopontinas. Por sua vez, originando-se desses núcleos e tomando direção transversal, têm-se as fibras pontocerebelares (fibras transversais) que alcançam o cerebelo pelo pedúnculo cerebelar médio (braço da ponte).

Quanto ao tegmento da ponte (porção dorsal), nele se encontram alguns núcleos de nervos cranianos (V, VI, VII e VIII), além da substância própria da ponte, como os núcleos da rafe e o *locus coeruleus*, e ainda fibras ascendentes, descendentes e transversas.

O mesencéfalo, em cortes transversais, exibe uma pequena cavidade, o aqueduto mesencefálico (interliga os ventrículos

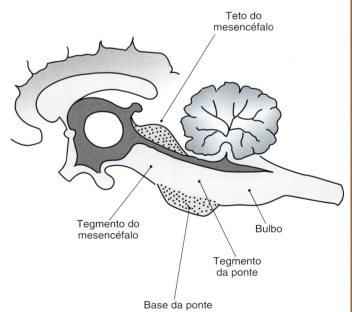

Figura 222.14 Esquema de tronco encefálico em corte mediano, evidenciando-se a correspondência existente entre a estrutura do bulbo e a do tegmento tanto da ponte quanto do mesencéfalo. Ao tegmento da ponte acopla-se ventralmente a base e ao tegmento do mesencéfalo sobrepõe-se o teto.

terceiro e quarto), rodeado em toda a sua extensão, pela substância cinzenta central (periaquedutal). Dorsalmente ao aqueduto situa-se o teto do mesencéfalo, e ventralmente a ele, os pedúnculos cerebrais, cuja porção ventral constitui a base do pedúnculo (formada por fibras motoras somáticas de origem cortical), enquanto a dorsal representa o tegmento do mesencéfalo. Entre essas duas porções do pedúnculo (dorsal e ventral) situa-se, em grande extensão do mesencéfalo, um núcleo pigmentado, a substância negra. Na porção mais rostral do mesencéfalo, em correspondência ao colículo rostral, observa-se outra importante massa de substância cinzenta, o núcleo rubro. O teto do mesencéfalo é constituído pelos colículos rostrais (relacionados com a via óptica) e colículos caudais (relacionados com a via auditiva), e ainda pela área pré-tectal (intervém no controle dos reflexos pupilares), representada pelo curto espaço que separa a comissura caudal (estrutura do diencéfalo) da base dos colículos rostrais. O tegmento do mesencéfalo representa continuação do tegmento da ponte e nele se observa, além da formação reticular, substância cinzenta e substância branca.

Organização da substância cinzenta do tronco encefálico
Substância cinzenta homóloga à da medula espinal | Núcleos de nervos cranianos

Os núcleos de nervos cranianos (de III a XII) encontrados no tronco encefálico resultam de fragmentação do "H" de substância cinzenta da medula espinal.

Núcleo sensitivo principal do trigêmeo. Localiza-se na ponte e admite-se que a esses núcleos cheguem fibras condutoras de tato e pressão.

Núcleo do trato espinal do trigêmeo. Representa continuação da substância gelatinosa da medula espinal (lâmina II de Rexed) e se estende pelo bulbo, chegando até a ponte. Por ser um núcleo bastante longo, as fibras que o percorrem constituem o trato espinal do nervo trigêmeo. A esse núcleo chegam impulsos exteroceptivos de dor e temperatura (chegam exclusivamente nesse local), como ainda de tato e pressão (chegam também no núcleo sensitivo principal).

Núcleo do trato mesencefálico do nervo trigêmeo. Ocupa toda a extensão do mesencéfalo e parte da ponte, e a ele chegam fibras proprioceptivas originadas em receptores dos músculos da mastigação e também, segundo se admite, dos músculos extrínsecos do bulbo do olho. A esse núcleo também devem chegar fibras originadas em receptores dos dentes e do periodonto, compondo importante mecanismo de regulação reflexa da força da mordida.

Núcleos cocleares dorsal e ventral. São ligados à exterocepção especial, uma vez que recebem, mediante projeções do componente coclear do VII par, nervo vestibulococlear, estímulos sonoros provenientes do meio externo.

Núcleos vestibulares rostral, lateral, medial e caudal. Localizam-se em parte no bulbo e em parte na ponte e estão relacionadas com a chamada propriocepção especial, isto é, com as sensações que permitem ao indivíduo a noção da posição do seu corpo e de suas partes no espaço (equilíbrio).

Núcleo do trato solitário. Nesse núcleo chegam fibras que trazem sensibilidade visceral tanto geral (como dor e sensação de distensão visceral), quanto especial (gustação). Os nervos cranianos implicados na condução da sensibilidade visceral geral até o tronco encefálico são: VII – intermediofacial (fossas nasais e palato mole); IX – glossofaríngeo (língua, faringe e tuba auditiva); e X – vago (vísceras cervicais, torácicas e abdominais). A sensibilidade visceral especial (gustação) também é conduzida por esses mesmos nervos, ou seja, VII (2/3 anteriores da língua), IX (1/3 posterior da língua) e X (faringe).

Núcleo parassimpático do nervo oculomotor (III par). Também conhecido como núcleo de Edinger-Westphal, localiza-se no mesencéfalo e dele partem fibras pré-ganglionares que no gânglio ciliar estabelecem sinapse com neurônios pós-ganglionares, cujas fibras destinam-se ao músculo esfíncter da pupila (miose) e ao músculo ciliar (acomodação do cristalino).

Núcleo parassimpático do nervo intermédio (VII par). Chamado por alguns autores de núcleo lacrimal, localiza-se na ponte e dá origem a fibras pré-ganglionares que integram o componente intermédio do VII par – intermediofacial. No gânglio pterigopalatino essas fibras efetuam sinapse com os correspondentes neurônios pós-ganglionares, cujas fibras destinam-se à inervação da glândula lacrimal.

Núcleo parassimpático do nervo intermédio bis (dois). Também conhecido como núcleo salivar rostral (VII par), situa-se na porção caudal da ponte e dá origem a fibras pré-ganglionares que integram o componente intermédio do VII par – nervo intermediofacial. Pelo nervo corda do tímpano chegam a compor o nervo lingual, assim alcançando o gânglio submandibular, onde efetuam sinapse com os correspondentes neurônios pós-ganglionares, cujas fibras destinam-se à inervação das glândulas salivares (menos parótida).

Núcleo parassimpático do nervo glossofaríngeo (IX par). Também conhecido como núcleo salivar caudal, situa-se na porção mais rostral do bulbo e dá origem a fibras pré-ganglionares que integram o IX par – nervo glossofaríngeo. No gânglio ótico efetuam sinapse com os correspondentes neurônios pós-ganglionares, cujas fibras destinam-se à inervação da parótida.

Núcleo parassimpático do nervo vago (X par). Também conhecido como núcleo motor dorsal do vago, localiza-se no bulbo, no assoalho do quarto ventrículo. Dele partem fibras pré-ganglionares que integram o nervo vago, fazendo sinapse com os correspondentes neurônios pós-ganglionares, em numerosos pequenos gânglios, na parede das vísceras cervicais, torácicas e abdominais que essas fibras "pós" inervam.

Núcleo motor do nervo trigêmeo (V par). Localiza-se na ponte e dele partem fibras que compõem a raiz motora do nervo, que por sua vez integra o nervo (ou ramo) mandibular, uma das três divisões do trigêmeo. Essas fibras inervam os músculos da mastigação como o temporal e masseter.

Núcleo motor do nervo facial (VII par). Localiza-se também na ponte e dele partem fibras que integram o componente facial do VII par – nervo intermediofacial – destinando-se à inervação da musculatura da expressão facial e ventre caudal do músculo digástrico.

Núcleo ambíguo. Localiza-se no bulbo e dele originam-se fibras destinadas à musculatura da faringe e da laringe (emissão de sons e deglutição) e que integram os nervos IX – glossofaríngeo, raiz bulbar do XI – acessório – e X – vago.

Núcleo motor do nervo oculomotor (III par). Localiza-se no mesencéfalo e dele partem fibras eferentes somáticas que inervam todos os músculos extrínsecos do bulbo do olho, à exceção do reto lateral e do oblíquo superior.

Núcleo motor do nervo troclear (IV par). Também se localiza no mesencéfalo, em correspondência ao colículo caudal, e dele se originam fibras que inervam o músculo oblíquo superior do bulbo do olho.

Núcleo motor do nervo abducente (VI par). Situa-se na ponte e dele partem fibras que inervam o músculo reto lateral e a porção lateral do músculo retrator do bulbo do olho.

Núcleo motor do nervo hipoglosso (XII par). Localiza-se no assoalho do quarto ventrículo (triângulo do hipoglosso), em correspondência ao bulbo, e emite fibras para os músculos da língua.

Em resumo, são encontrados no tronco encefálico os núcleos dos nervos cranianos de III a XII, assim distribuídos:

- III, IV e V – no mesencéfalo
- V, VI, VII e VIII – na ponte
- V, VIII, IX, X, XI e XII – no bulbo.

O V par – trigêmeo – apresenta núcleos sensitivos nos três segmentos do tronco encefálico e seu núcleo motor, na ponte.

O VIII par – vestibulococlear – mostra-se relacionado, no tronco encefálico, com os quatro núcleos vestibulares, em cada antímero, sendo dois deles localizados na ponte e dois, no bulbo.

Organização da substância cinzenta própria do tronco encefálico

Serão considerados à parte, no item relativo à *Formação Reticular*, alguns núcleos do tronco encefálico, como os *núcleos da rafe* e o *núcleo cerúleo* (*locus coeruleus*), todos com importantes funções no mecanismo de sono.

Dentre os numerosos núcleos de substância cinzenta do tronco encefálico, destacam-se, por sua importância funcional, os que se seguem:

- No bulbo:
  - Núcleo grácil e núcleos cuneiforme medial e cuneiforme lateral relacionados com a via proprioceptiva consciente
  - Núcleo dorsal do corpo trapezoide (núcleo olivar superior) e núcleos ventrais do corpo trapezoide, que constituem o chamado complexo olivar – acham-se envolvidos com a via auditiva. Também chamados de núcleos olivares, ainda representam importantes relevos de conexão das vias motoras com o cerebelo. Considera-se que o núcleo rubro do mesencéfalo exerça influência sobre o cerebelo, por intermédio dos núcleos olivares (fibras rubro-olivares do fascículo tegmental central e fibras olivocerebelares)
- Na ponte:
  - Núcleos pontinos: entre os feixes de fibras transversais que compõem a base da ponte encontram-se numerosas pequenas massas de substância cinzenta, os núcleos pontinos, que integram as vias motoras e constituem os pontos de conexão das fibras motoras provenientes do córtex motor (fibras corticopontinas). A partir daí, as fibras emergentes dos neurônios dos núcleos pontinos (fibras pontocerebelares) endereçam-se ao antímero oposto do cerebelo. Está assim constituída a via corticopontocerebelar, de importante função na via motora
  - Núcleo dorsal do corpo trapezoide e núcleos ventrais do corpo trapezoide (complexo olivar) – localizam-se no bulbo e na ponte
  - Núcleo do lemnisco lateral: é citado pela Nomenclatura Anatômica Veterinária (NAV), e sabe-se que participa da via auditiva, mas poucas informações complementares se têm a respeito desse núcleo
- No mesencéfalo:
  - Núcleo rubro (núcleo rubro de Stilling): nos cortes transversais do mesencéfalo aparece em destaque, pelo seu expressivo tamanho, com formato circular, embora no seu todo tenha formato alongado. Tem importante papel na via motora somática, particularmente dos animais. Tem uma porção rostral, parvocelular, isto é, de neurônios pequenos, de aquisição filogenética mais recente (neorrubro) e uma porção caudal, magnocelular, de neurônios grandes, de aquisição filogenética mais antiga (paleorrubro), pouco expressiva nos primatas, inclusive no ser humano. Do núcleo rubro partem fibras que, via complexo olivar (fibras rubro-olivares) e por intermédio do pedúnculo cerebelar médio, exercem influência sobre o

cerebelo. Ao núcleo rubro também chega importante grupo de fibras procedentes do cerebelo, em mecanismo de *feedback*. Do núcleo rubro partem ainda fibras que compõem o trato rubroespinal, destinado à medula espinal. Ele decussa no tegmento mesencefálico e, atravessando a ponte e o bulbo, alcança o funículo lateral da medula espinal, onde suas fibras se mostram imbricadas com as fibras dos tratos espinocerebelar dorsal e corticospinal lateral. No ser humano, o trato rubroespinal termina na intumescência cervical, mas nos animais mantém-se expressivo até a região sacral

  - Substância negra: é um núcleo com neurônios ricos em melanina, situado entre o tegmento e a base dos pedúnculos cerebrais. Mantém amplas conexões com o corpo estriado (fibras nigroestriatais e fibras estriatonigrais), importantes nos mecanismos da função motora automática ou extrapiramidal. No ser humano, afecções que comprometem esse sistema provocam as graves perturbações motoras que caracterizam a síndrome de Parkinson
  - Núcleo do colículo caudal: integra a via auditiva
  - Colículo rostral: não se constitui propriamente em um núcleo, pois sua organização é estratigráfica, alternando-se camadas de substância cinzenta e branca. Recebe projeções da via óptica, sendo importante sua participação em reflexos que regulam a movimentação do bulbo do olho no sentido vertical, graças a conexões que estabelece com o núcleo motor do nervo oculomotor
  - Área pré-tectal: corresponde ao pequeno núcleo pré-tectal, de limites pouco definidos, localizado entre o colículo rostral e a comissura caudal, estrutura essa já pertencente ao diencéfalo. Atua no controle reflexo das pupilas. Assim, quando é feita a estimulação luminosa do bulbo do olho, de um lado, contrai-se também a pupila do outro antímero, pois as fibras que trazem esses estímulos luminosos ganham o braço do colículo rostral, terminando na área pré-tectal, de onde partem fibras que alcançam o núcleo parassimpático do nervo oculomotor (de Edinger-Westphal), por intermédio da comissura caudal. Mediante fibras pré e pós-ganglionares, o estímulo motor chega ao músculo constritor de ambas as pupilas, determinando diminuição de seu diâmetro (miose).

Organização da substância branca

No tronco encefálico serão encontradas tanto fibras sensitivas quanto motoras, dispostas longitudinal e transversalmente.

Fibras sensitivas

As fibras sensitivas (ascendentes) destinam-se ao tálamo ou ao cerebelo.

Lemnisco medial (Figura 222.15). O termo lemnisco significa "fita" e aplica-se aos feixes de fibras nervosas presentes no tronco encefálico, que carregam informações sensoriais, tanto extero quanto proprioceptivas, destinando-se ao tálamo. Fibras emergentes dos núcleos grácil e cuneiforme medial cruzam o plano mediano, constituindo as chamadas fibras arqueadas profundas (decussação do lemnisco medial) que se unem a fibras homólogas contralaterais, constituindo assim o feixe de fibras que se conhece como lemnisco medial. Ele percorre a ponte e o mesencéfalo em direção a núcleos talâmicos, que representam relés para a área somestésica do córtex cerebral. Ao lemnisco medial vão ter ainda fibras condutoras de dor e temperatura (trato espinotalâmico) e também as fibras trigeminais que transportam sensibilidade extero e proprioceptiva da cabeça, compondo o que por vezes é referido como sistema do lemnisco medial.

Lemnisco espinal. É descrito em relação ao ser humano como sendo integrado pelas fibras espinotalâmicas, porém não se encontra indicação particular desse lemnisco para os animais.

Lemnisco trigeminal. É formado por fibras provenientes do núcleo do trato espinal do nervo trigêmeo e da porção ventral do núcleo pontino desse nervo, relacionados com a sensibilidade da cabeça. Ele é mais bem identificado nos carnívoros, embora integrado ao lemnisco medial, sendo ainda mais individualizado no coelho. Essas diferenças são explicáveis pela existência de fibras trigeminotalâmicas que correm fora do lemnisco.

Lemnisco lateral. Formado por fibras que integram a via auditiva e que se originam dos núcleos cocleares (dorsal e ventral) e ainda de outros relés dessa via, como o núcleo do corpo trapezoide e o núcleo do lemnisco lateral. Esse lemnisco ascende pela ponte e pelo mesencéfalo, onde alcança o núcleo do colículo caudal, outro relé da via auditiva. As fibras emergentes desse núcleo dirigem-se ao corpo geniculado medial, no metatálamo.

Tratos espinocerebelares (dorsal, ventral e rostral) e cuneocerebelar. Procedem da medula espinal trazendo informações proprioceptivas dos membros e ascendem pelo rombencéfalo, em posição lateral, tendendo ao cerebelo.

Fibras motoras

Fibras motoras (descendentes) constituem feixes que procedem de centros superiores, conforme se segue.

Trato piramidal. Complexo de fibras que procedem diretamente do córtex cerebral (giro pré-cruzado ou giro pré-central e outras áreas), paucissináptico, distribuindo-se a várias regiões do tronco encefálico e à medula espinal, como se segue:

- *Fibras corticorreticulares*, que se perdem na formação reticular
- Trato corticonuclear, integrado por fibras que se destinam aos núcleos motores de nervos cranianos e a alguns núcleos sensitivos, com efeito de modulação do fluxo de suas aferências, como é o caso dos núcleos grácil, cuneiforme, trigeminais e núcleo do trato solitário
- Trato corticospinal, formado por fibras de posição ventral em todo o tegmento rombencefálico e constituindo, na região do bulbo, as pirâmides
- Trato rubroespinal: origina-se no núcleo rubro, porém a quase totalidade de suas fibras cruza o plano mediano, já no mesencéfalo.

Fibras de associação | Fascículo longitudinal medial

Contém fibras ascendentes e descendentes que percorrem todo o tronco encefálico até a porção mais cranial da medula espinal, sendo bem evidente nos carnívoros. Essas fibras procedem do colículo rostral do mesencéfalo (trato tetoespinal) e da formação reticular (trato reticuloespinal) e ainda de fibras dos núcleos vestibulares (rostral, caudal e principalmente o medial).

Formação reticular

Além da substância cinzenta e da substância branca, existe no tronco encefálico uma rede tridimensional de fibras nervosas, entre as quais se dispõem, difusamente, corpos de neurônios. É a chamada formação reticular que se estende por todo o tronco encefálico apresentando-se, aliás, desde os níveis mais "altos" da medula espinal até os mais "baixos" do diencéfalo.

Núcleos da formação reticular

Os núcleos da formação reticular correspondem a locais de maior concentração de corpos de neurônios, conforme se segue.

Núcleos da rafe. Localizam-se muito próximo do plano mediano (rafe), de tal maneira que por vezes os da direita e da esquerda se unem formando um núcleo ímpar, entre os quais se destaca o núcleo magnocelular da rafe. Os neurônios desses núcleos são serotoninérgicos e sua ação sobre o corno dorsal da medula espinal induz secreção de encefalina, um peptídio endógeno que inibe a liberação da substância P, relacionada com o mecanismo da dor. Alguns autores consideram a substância cinzenta central (substância cinzenta periaquedutal), também de grande importância na regulação dos mecanismos da dor, como integrante dos núcleos da formação reticular, apesar de sua estrutura compacta ao redor do aqueduto mesencefálico, em toda a extensão do mesencéfalo.

Núcleo gigantocelular bulbar. Os neurônios desse núcleo apresentam arborização dendrítica ampla, que se dispõe transversalmente de modo a cruzar o trajeto das fibras de percurso longitudinal. Constituem assim um sistema polissináptico ascendente e descendente que se relaciona tanto com a medula espinal quanto com o diencéfalo.

Núcleo gigantocelular pontino. Estende-se da ponte para o mesencéfalo, do qual se desdobrou para formar os núcleos reticulares cuneiforme e subcuneiforme, considerados por alguns autores como derivados da substância cinzenta central. Seus axônios descendentes destinam-se bilateralmente às lâminas VII a X da substância cinzenta da medula espinal, modulando tanto a função motora quanto as aferências nociceptivas segmentares. Por sua vez, os axônios ascendentes participam do sistema ativador reticular ascendente (SARA), a ser considerado oportunamente.

Núcleo reticular lateral. Recebe importante contingente de fibras espinorreticulares, destinando preferencialmente seus axônios eferentes ao cerebelo.

Núcleos parvocelulares (central, ventral e bulbopontinos). Dispostos ao redor dos núcleos motores dos nervos facial e trigêmeo.

Núcleo cerúleo (*locus coeruleus*). Com neurônios ricos em norepinefrina, sua atuação está relacionada com os mecanismos do sono.

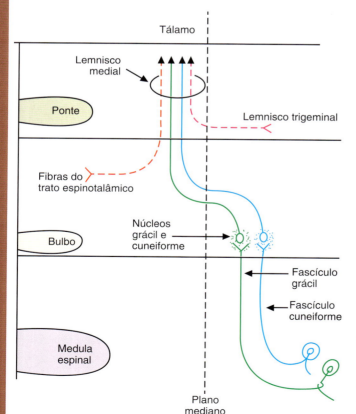

Figura 222.15 Esquema representativo da formação do lemnisco medial.

Núcleo tegmentar pedunculopontino. Pelos curtos axônios ascendentes e descendentes de seus neurônios, constitui um sistema em *feedback* relacionado com os núcleos dos nervos cranianos motores, enquanto seus axônios longos atuam direta ou indiretamente nos centros do sistema nervoso autônomo.

Funções da formação reticular

Uma das mais importantes funções da formação reticular é a ativação do córtex cerebral, pelo sistema ativador reticular ascendente (SARA). As fibras do SARA compõem uma via "extralemniscal" (não específica) dos estímulos sensoriais que, fazendo conexão em núcleos inespecíficos do tálamo, atingem o córtex como um todo e não apenas a área específica de cada tipo de estímulo (Figura 222.16). Assim, o córtex "sabe" que estão chegando estímulos e fica "alerta". Por sua vez, o córtex cerebral mantém conexões corticorreticulares com o tronco encefálico, capazes de ativar a formação reticular e facilitando, assim, sua própria ativação, mecanismo que justificaria a possibilidade de inibição voluntária do sono.

Outras funções da formação reticular incluem:

- Regulação dos mecanismos do sono (núcleos da rafe e núcleo cerúleo)
- Controle eferente da sensibilidade
- Regulação da atividade dos motoneurônios (por intermédio dos tratos reticuloespinais)
- Participação nos mecanismos neurais da respiração (centro respiratório do bulbo)
- Controle do SNA (pelas conexões com o sistema límbico e o hipotálamo)
- Controle vasomotor (mediante fibras reticuloespinais)
- Participação no reflexo do vômito (centro do vômito, no bulbo).

Em resumo, no tronco encefálico (bulbo, ponte e mesencéfalo) é importante considerar:

- Sua base: toda motora somática
- Porção alta: ativação do córtex cerebral (SARA), regulação do mecanismo de sono/vigília; núcleos do III e IV pares de nervos cranianos; núcleo rubro
- Porção média: núcleos do V, VI, VII e VIII (vestibulares e cocleares)
- Porção caudal: centros do vômito, respiratório e vasomotor.

Em relação ao tronco encefálico vale considerar:

- Porção alta: desativação do SARA, por alterações estruturais, particularmente da região do mesencéfalo, pode resultar em ausência de ativação do córtex cerebral, caracterizando os diferentes níveis de alterações da consciência
- Porção média: alterações relacionadas com os pares de nervos V, VI, VII e VIII, esses últimos relacionados com a síndrome vestibular
- Porção caudal: alterações estruturais da formação reticular do bulbo podem resultar na ocorrência de vômitos sem causa digestiva, assim como alterações das funções respiratória e circulatória.

SISTEMA NERVOSO AUTÔNOMO

Classicamente, admitia-se como sistema nervoso autônomo (SNA) apenas o componente eferente ou motor do SN visceral (Langley, 1921). Entretanto, atualmente, para os neurocientistas que trabalham nessa área os componentes sensoriais, além dos motores, também fazem parte do SNA. Além disso, também consideram como divisões do SNA não apenas o SN simpático e o SN parassimpático, mas ainda uma terceira categoria, o SN entérico.

Organização geral

Quando se pensa em SNA, tem-se a primeira impressão de que todas as suas estruturas compõem apenas o SN periférico, o que não é verdade. O SNA contém partes centrais e partes periféricas.

Parte central do sistema nervoso autônomo

O *hipotálamo* é considerado o mais importante centro de comando das funções viscerais, isto é, do SNA (ação involuntária); os núcleos de sua porção anterior controlam principalmente as ações parassimpáticas (ativação do peristaltismo gastrintestinal, contração da bexiga urinária, diminuição do ritmo cardíaco e da pressão arterial, miose etc.) enquanto os núcleos de sua porção posterior controlam principalmente ações simpáticas (aceleração do ritmo cardíaco, aumento da pressão arterial, vasoconstrição periférica etc.). Ainda, neurônios do hipotálamo anterior funcionam como termorreceptores capazes de perceber a variação da temperatura corporal, por meio do sangue circulante, ativando reflexamente o centro de perda de calor (localizado no hipotálamo anterior) ou o centro de conservação de calor (localizado no hipotálamo posterior). Também, a porção posterior do hipotálamo acha-se relacionada com mecanismos de manutenção do estado de vigília, uma vez que lesões dessa região são acompanhadas de sono contínuo, como acontece na encefalite letárgica.

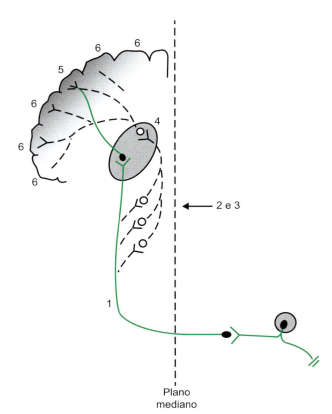

Figura 222.16 Esquema representativo do comportamento de vias extralemniscais, tendo nesse caso como referência de via lemniscal o trato espinotalâmico. 1: trato espinotalâmico; 2: região da formação reticular; 3: emergência das fibras que, partindo da formação reticular, compõem o SARA – sistema ativador (do córtex cerebral) reticular ascendente; 4: tálamo; 5: área somestésica do córtex cerebral, à qual chegam os estímulos da sensibilidade geral (dor, temperatura, tato, pressão e propriocepção); 6: outras áreas do córtex cerebral.

No hipotálamo ainda se encontram o centro da fome (porções laterais), o centro da saciedade (núcleo ventromedial) e o centro da sede (porções laterais), sendo considerado o núcleo supraquiasmático como o principal marca-passo dos ritmos circadianos. Ele recebe informações sobre o grau de intensidade de luminosidade do ambiente, por intermédio do trato retino-hipotalâmico, o que lhe permite sincronizar, por exemplo, os mecanismos de sono/vigília. O hipotálamo ainda tem a importante ação de regular a secreção de todos os hormônios da adeno-hipófise, mecanismo por meio do qual exerce ação controladora sobre a quase totalidade do sistema endócrino.

É importante a consideração das conexões do hipotálamo com outros centros suprassegmentares, pois apesar de ser considerado o principal centro de comando das atividades viscerais, o hipotálamo não exerce isoladamente essa função, uma vez que recebe projeções tanto de estruturas do sistema límbico (conjunto de estruturas encefálicas relacionadas com a expressão de comportamentos acompanhados de emoções), quanto da área pré-frontal. Essas conexões são importantes particularmente na expressão de comportamentos acompanhados de emoções como raiva, medo e prazer. À custa das projeções da área pré-frontal e de estruturas límbicas sobre o hipotálamo, e em seguida via formação reticular, estados emocionais "negativos" como ansiedade e medo se somatizam, imprimindo no corpo físico as chamadas afecções psicogênicas.

Parte periférica do sistema nervoso autônomo

Enquanto na parte periférica da via motora somática, entre o SNC e o efetor, tem-se apenas um neurônio (motor somático), na parte periférica do SNA são dois os neurônios (pré e pós-ganglionares) que se interpõem entre o SNC e os efetores, que são musculatura cardíaca, musculatura lisa e estruturas glandulares, não existindo a placa motora, conforme se evidencia na ligação do neurônio motor somático com a musculatura estriada esquelética.

Enquanto os corpos celulares dos neurônios motores somáticos são encontrados em toda a extensão da medula espinal, ocupando a coluna ventral da substância cinzenta, os neurônios motores viscerais pré-ganglionares do SNA são encontrados apenas na coluna lateral da substância cinzenta da região toracolombar (SN simpático) ou na região correspondente dos segmentos sacrais (SN parassimpático). Os axônios desses neurônios emergem da medula pela raiz ventral dos nervos espinais, dirigindo-se a um gânglio visceral, onde efetuam sinapse com os corpos dos neurônios motores viscerais pós-ganglionares, que aí se localizam. Os axônios desses neurônios dirigem-se aos efetores correspondentes, conforme será especificado oportunamente.

Divisões do sistema nervoso autônomo

Conforme se justificou anteriormente, são consideradas divisões do SNA:

- Sistema nervoso simpático (SNS)
- Sistema nervoso parassimpático (SNPS)
- Sistema nervoso entérico (SNE).

A atuação desses três sistemas se processa de maneira reflexa, sem o controle direto da vontade do indivíduo. Assim, os mecanismos de digestão dos alimentos, de secreção hormonal, de manutenção da frequência dos batimentos cardíacos, de determinação dos episódios de sudorese e de vasoderivação sanguínea para os músculos são exemplos de como isso acontece. Apesar de menos conhecido que os outros dois, o SNE talvez seja o que melhor sirva como exemplo, no conceito de função involuntária e autorreguladora.

Organização do sistema nervoso simpático

Centro comandante. O principal centro comandante é a porção posterior do hipotálamo.

Parte periférica. No que se refere à parte periférica, os corpos dos neurônios eferentes (motores) viscerais simpáticos pré-ganglionares encontram-se na coluna lateral da substância cinzenta da medula espinal, apenas nos segmentos torácico e lombar. Em cães e gatos correspondem aos segmentos de C7-L5. Os axônios desses neurônios (fibras mielinizadas) abandonam o canal vertebral pela raiz ventral dos nervos espinais e a cada segmento medular se reúnem em um feixe – o ramo comunicante branco (Figura 222.3) –, que interliga os nervos espinais da região toracolombar ao tronco simpático. Após sinapse em algum gânglio do tronco simpático, os axônios dos neurônios pós-ganglionares (sem mielina) voltam ao tronco do nervo espinal compondo o ramo comunicante cinzento (Figura 222.3). Esses axônios destinam-se aos efetores periféricos (musculatura lisa de vasos, musculatura lisa eretora dos pelos e glândulas).

Tronco simpático

É uma fita de tecido neural que se dispõe, em cada um dos antímeros, lateralmente à base dos corpos vertebrais. Acha-se constituído por cadeia dupla de gânglios viscerais paravertebrais que contêm os corpos dos neurônios eferentes (motores) viscerais simpáticos pós-ganglionares. Esses gânglios são interligados por feixes de fibras (ramos interganglionares), permitindo que o tronco simpático, em cada antímero, se apresente como uma fita contínua de tecido nervoso. Para o cão são descritos 2 a 3 gânglios cervicais, 10 a 12 torácicos, 3 a 5 lombares, 4 a 5 sacrais e 1 coccígeo, ímpar.

De modo geral o gânglio cervical caudal funde-se com o primeiro e segundo torácicos, constituindo o volumoso gânglio cervicotorácico ou estrelado. A esse gânglio avantajado chegam, no cão e no gato, fibras pré-ganglionares de C7-T4.

O tronco simpático acha-se interligado indiretamente com a medula espinal, por intermédio dos ramos comunicantes brancos, feixes de fibras mielínicas de neurônios pré-ganglionares cujos corpos existem apenas na coluna lateral da substância cinzenta de medula espinal da região toracolombar. Entretanto, essas fibras mielínicas dos neurônios pré-ganglionares expandem-se tanto para a região cervical quanto para as regiões sacral e coccígea do tronco simpático, percorrendo interiormente esse tronco tanto em sentido cranial quanto caudal, para efetuarem sinapse nos diferentes segmentos com os neurônios pós-ganglionares, cujas fibras (amielínicas) irão constituir os ramos comunicantes cinzentos, por meio dos quais o tronco simpático passa a ter ligações com o tronco de praticamente todos os nervos espinais. Portanto, é muito maior o número de ramos comunicantes cinzentos do que o número de ramos comunicantes brancos.

Inervação simpática da glândula adrenal

Fazendo exceção ao seu comportamento habitual, fibras simpáticas de neurônios pré-ganglionares vão diretamente à porção medular da glândula adrenal, sem fazer sinapse em um gânglio visceral. Nesse local, estimulam a secreção de epinefrina, que caindo na circulação sanguínea atinge simultaneamente todos os efetores simpáticos, fazendo com que o organismo reaja como um todo em determinadas situações.

Inervação simpática de efetores periféricos | Musculatura lisa de vasos, musculatura eretora dos pelos e glândulas sudoríparas

As fibras pré-ganglionares (mielínicas), por meio dos ramos comunicantes brancos, chegam ao tronco simpático, algumas com trajeto ascendente e outras com trajeto descendente, e acabam por efetuar sinapses com os neurônios pós-ganglionares nos gânglios dos diferentes segmentos do tronco simpático (cervical, torácico, lombar, sacral e coccígeo). A partir deles, as fibras pós-ganglionares (amielínicas) constituem ramos comunicantes cinzentos, por intermédio dos quais se integram aos troncos de todos os nervos espinais, distribuindo-se com seus ramos à musculatura lisa dos vasos, às glândulas (sudoríparas e sebáceas) e à musculatura eretora dos pelos.

Inervação simpática do coração e outras vísceras torácicas | Gânglio cervicotorácico ou estrelado

Ao gânglio cervicotorácico ou estrelado chegam, no cão e no gato, fibras pré-ganglionares de C7-T4 que nele efetuam sinapse com neurônios pós-ganglionares, cujos axônios destinam-se à inervação do coração, do pulmão e de outros órgãos da cavidade torácica.

Inervação simpática da cabeça | Gânglio cervical cranial

O gânglio cervical cranial localiza-se na base do crânio, e as fibras dos neurônios pós-ganglionares que dele partem acompanham as artérias carótidas interna e externa para distribuírem-se na cabeça. Nos carnívoros, as fibras pós-ganglionares que se dirigem ao olho apoiam-se na adventícia da artéria carótida interna, introduzindo-se no canal carotídeo e, depois de passarem por ele, atravessam a cavidade timpânica. Servem-se da companhia do ramo oftálmico do trigêmeo para inervarem a musculatura lisa da periórbita e o músculo dilatador da pupila. Assim, lesões que afetem, no cão e no gato, os neurônios simpáticos no nível dos segmentos medulares de C7-T4, neoplasias que comprometam o trajeto das fibras pré ou pós-ganglionares, ou afecções da faringe, laringe e esôfago podem determinar a perda da inervação simpática do olho (síndrome de Claude Bernard-Horner), uni ou bilateralmente.

Inervação simpática das vísceras abdominais e pélvicas | Nervos esplâncnicos torácicos e lombares

Das raízes ventrais dos últimos nervos torácicos partem fibras pré-ganglionares que constituem os nervos esplâncnicos maior e menor (nervos esplâncnicos torácicos), de comportamento muito variável. Eles se apoiam no tronco simpático, mas não efetuam nenhuma sinapse. Ganham a cavidade abdominal e, acompanhando os ramos das artérias celíaca, mesentérica cranial e mesentérica caudal, alcançam os gânglios pré-vertebrais.

As fibras pré-ganglionares do nervo esplâncnico maior chegam aos gânglios celíacos direito e esquerdo (plexo celíaco) e ao gânglio mesentérico cranial, onde efetuam sinapse com os neurônios pós-ganglionares. As fibras pós-ganglionares emergentes dos gânglios celíacos destinam-se à inervação de estômago, fígado, pâncreas, medula da adrenal e intestino delgado, enquanto as que partem do gânglio mesentérico cranial irão inervar o colo. Um nervo esplâncnico menor ou vários nervos esplâncnicos menores por vezes são observados, a partir dos últimos segmentos torácicos, terminando nos plexos renal, testicular e ovariano.

Os nervos esplâncnicos lombares são constituídos por fibras pré-ganglionares que partem dos segmentos lombares da medula espinal e, apoiando-se nos gânglios do tronco simpático, mas sem neles efetuarem sinapses, dirigem-se aos gânglios celíacos (fígado e pâncreas), mesentéricos craniais (duodeno, jejuno, íleo, ceco e colo) e mesentérico caudal (colo descendente), onde efetuam sinapses com neurônios pós-ganglionares, cujas fibras destinam-se à inervação indicada.

Organização do sistema nervoso parassimpático

Centro de comando. Trata-se da porção anterior do hipotálamo.
Parte periférica (Figura 222.17). Caracteristicamente, no SN parassimpático, a fibra do neurônio pré-ganglionar é longa e a fibra do neurônio pós-ganglionar é curta, de maneira que cada nervo parassimpático se acha constituído praticamente apenas pelas fibras dos neurônios pré, cujo corpo celular é encontrado no tronco encefálico e nos segmentos sacrais da medula espinal.

Parte craniana do sistema nervoso parassimpático

No tronco encefálico os corpos dos neurônios pré-ganglionares se agrupam constituindo os núcleos:

- Núcleo parassimpático do nervo oculomotor (de Edinger-Westphal) – III par: as fibras dos neurônios desse núcleo efetuam sinapse com os neurônios pós-ganglionares no gânglio ciliar. As fibras pós dirigem-se ao músculo esfíncter da pupila, promovendo diminuição do diâmetro da pupila (miose), e ao músculo ciliar, de importante atuação na acomodação visual do cristalino

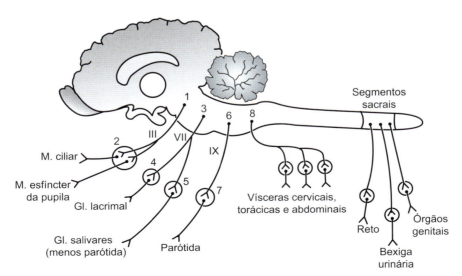

Figura 222.17 Organização da porção periférica do sistema nervoso parassimpático. Observe que o corpo do neurônio pré-ganglionar localiza-se no tronco encefálico e na região sacral da medula espinal. 1: núcleo parassimpático do III par – nervo oculomotor (núcleo de Edinger-Westphal); 2: gânglio ciliar; 3: núcleo parassimpático do VII par – nervo intermediofacial (núcleo salivatório cranial); 4: gânglio pterigopalatino; 5: gânglio mandibular; 6: núcleo parassimpático do IX par – nervo glossofaríngeo (núcleo salivatório caudal); 7: gânglio ótico; 8: núcleo parassimpático do X par – nervo vago (núcleo motor dorsal do vago).

- Núcleo parassimpático do nervo intermediofacial (salivatório cranial) – VII par: as fibras dos neurônios desse núcleo efetuam sinapse com os neurônios pós no gânglio pterigopalatino (inervação da glândula lacrimal) ou no gânglio mandibular (glândulas salivares, menos parótida)
- Núcleo parassimpático do nervo glossofaríngeo (salivatório caudal) – IX par: as fibras dos neurônios desse núcleo efetuam sinapse com os neurônios pós no gânglio ótico (inervação da parótida)
- Núcleo parassimpático do nervo vago (motor dorsal do vago) – X par: as fibras dos neurônios desse núcleo efetuam sinapse com os neurônios pós em uma infinidade de pequenos gânglios intramurais inclusos na parede das vísceras cervicais, torácicas e abdominais. As curtas fibras pós desses neurônios destinam-se ao músculo cardíaco, bem como à musculatura lisa e às glândulas das vísceras torácicas e abdominais. Na parede do tubo gastrintestinal essas fibras formam o plexo submucoso (de Meissner) e o plexo mioentérico (de Auerbach).

Parte sacral do sistema nervoso parassimpático

Os corpos dos neurônios pré-ganglionares localizam-se na porção lateral da substância cinzenta da medula, nos segmentos sacrais, e suas longas fibras abandonam o canal vertebral pelas raízes ventrais dos nervos espinais, constituindo o nervo pudendo, os nervos pélvicos e os nervos hipogástricos, que, juntos, compõem o plexo pélvico. Essas fibras pré efetuam sinapse com os neurônios pós dos gânglios intramurais. As curtas fibras pós destinam-se às estruturas das regiões anal, vesical (bexiga urinária) e genital, ou seja, inervam a bexiga urinária, o ureter, a uretra, o colo descendente (cães), o reto, as glândulas genitais, o corpo do pênis, o períneo, a vagina, a vulva, o clitóris e outras estruturas circunvizinhas. A participação da porção sacral do SNPS tem importante papel no mecanismo da micção.

Diferenças funcionais entre os sistemas nervosos simpático e parassimpático

Apesar de o SNS e o SNPS terem comportamentos próprios, por vezes diferentes e mesmo antagônicos, ambos atuam em concordância para que as atividades viscerais se desenvolvam de maneira harmônica, em favor da manutenção das condições necessárias ao equilíbrio do organismo.

Ações antagônicas. No coração, o SNS e o SNPS causam, respectivamente, aceleração e diminuição da frequência cardíaca, e, em relação ao diâmetro da pupila, o primeiro determina aumento (midríase) e, o segundo, diminuição (miose).

Ações diferentes. Na inervação das glândulas salivares, o SNS determina secreção de volume reduzido e viscosa, enquanto o SNPS causa secreção abundante e fluida.

Ações complementares. Na inervação dos órgãos genitais, no macho, o SNPS induz à ereção e, o SNS, à ejaculação.

Inervação apenas do SNS. Algumas estruturas têm inervação apenas simpática, como a musculatura lisa das artérias cutâneas, as glândulas sudoríparas, os músculos eretores dos pelos, a musculatura do útero e a glândula pineal, em que a inervação simpática é indireta, pois se destina aos vasos e não ao seu parênquima. Também a glândula adrenal recebe inervação simpática, e de fibras pré-ganglionares, o que possibilita a secreção de epinefrina, que caindo na circulação estimula simultaneamente todos os correspondentes efetores viscerais, determinando taquicardia acompanhada de dilatação das artérias coronarianas, aumento da pressão arterial, vasoconstrição periférica, eriçamento de pelos, sudorese, midríase, dilatação dos brônquios (melhoria das condições respiratórias), diminuição do peristaltismo gastrintestinal, fechamento dos esfíncteres, rápida transformação de glicogênio em glicose (necessidade urgente de energia), vasodilatação das artérias dos músculos esqueléticos (facilita o transporte de glicose e oxigênio para os músculos e a retirada de CO_2) e secreção de alguns hormônios como o cortisol. O conjunto dessas ações caracteriza a síndrome de emergência de Cannon, preparando o indivíduo para uma situação de emergência de luta ou fuga (*to fight or to flight*).

Inervação apenas do SNPS. É o caso das glândulas lacrimal e salivares, do trato gastrintestinal e ainda da bexiga urinária. A micção é uma função eminentemente parassimpática, por contração do músculo detrusor (conjunto da musculatura lisa da parede da bexiga).

CEREBELO

Embriologicamente, o cerebelo e a ponte correspondem, conjuntamente, ao metencéfalo. Integra o SN suprassegmentar e, assim como o cérebro, apresenta-se estruturado em camadas concêntricas, o que difere da organização metamérica do SN segmentar (medula espinal e tronco encefálico).

Localização

Localiza-se sobre o bulbo e a ponte, mantendo-se ligado ao tronco encefálico por três pares de pedúnculos: o pedúnculo cerebelar rostral (conexão com o mesencéfalo), o pedúnculo cerebelar médio (conexão com a ponte) e o pedúnculo cerebelar caudal (conexão com o bulbo).

No pedúnculo cerebelar rostral encontram-se fibras que fazem a conexão do cerebelo com o núcleo rubro, o tálamo e o córtex cerebral. Pelo pedúnculo cerebelar médio correm fibras de conexão com a ponte, e no pedúnculo cerebelar caudal encontram-se fibras que se dirigem ao cerebelo, sendo procedentes da medula espinal, dos núcleos vestibulares, da formação reticular e dos núcleos olivares.

Constituição anatômica

O cerebelo consiste em dois hemisférios cerebelares e em uma porção mediana, denominada vérmis. Assim como o cérebro, apresenta em cada um dos hemisférios um córtex e um centro branco medular. Fundamentalmente é constituído por lâminas de tecido nervoso, as chamadas folhas cerebelares, separadas por sulcos aproximadamente paralelos entre si, as fissuras cerebelares. Na profundidade de cada um dos hemisférios cerebelares encontram-se imersas dentro do centro branco cerebelar quatro massas de substância cinzenta, os núcleos cerebelares, que no sentido lateromedial são: denteado, globoso, emboliforme e fastigial. Os núcleos globoso e emboliforme são frequentemente referidos em conjunto como núcleo interposto.

Características funcionais

De modo diferente do cérebro, o cerebelo trabalha em nível inconsciente e involuntário. Embora a expressão comportamental do cerebelo seja essencialmente motora, é interessante notar que nenhuma atividade motora se inicia no cerebelo, e que ele recebe (em nível inconsciente) estímulos sensoriais proprioceptivos, visuais, auditivos e táteis. Sua função motora é homolateral sobre o neurônio motor inferior (NMI), ou seja, um estímulo motor que parta, por exemplo, de um dos hemisférios cerebelares irá se propagar para o mesmo antímero da cabeça, pescoço, tronco e membros. A atuação motora do cerebelo sobre o NMI nunca é direta, ou seja, sempre existem relés pelo caminho, representados, por exemplo, por núcleo rubro e formação reticular.

Divisão filogenética

Por meio da divisão filogenética (Figura 222.18) do cerebelo podem ser reconhecidas três porções, herdadas evolutivamente, quais sejam:

- Arquicerebelo ou cerebelo vestibular: corresponde ao lobo floculonodular e estabelece conexões com o núcleo fastigial, achando-se implicado com a manutenção do equilíbrio corporal
- Paleocerebelo ou cerebelo espinal: corresponde à porção rostral do vérmis e dos hemisférios cerebelares e estabelece conexões com o núcleo interposto. Funcionalmente relaciona-se com a manutenção do tônus muscular e da postura
- Neocerebelo ou cerebelo cortical: corresponde à porção caudal do vérmis e dos hemisférios cerebelares e estabelece amplas conexões com o córtex cerebral e ainda com o núcleo denteado. Funcionalmente acha-se comprometido com a coordenação e a harmonia de movimentos.

Lesões que comprometam o arquicerebelo podem se traduzir clinicamente por alterações do equilíbrio, ao passo que lesões que atinjam o paleocerebelo tendem a determinar aumento do tônus da musculatura extensora dos membros. Por fim, lesões do neocerebelo refletem-se clinicamente como ataxia, dismetria (principalmente hipermetria) e tremor de intenção, ou seja, aquele que se manifesta quando o indivíduo tem intenção de realizar algum movimento ao se alimentar (tremor intencional da cabeça) ou ao se locomover.

CÉREBRO

O cérebro é composto do *diencéfalo* e do *telencéfalo*, as duas porções do encéfalo que se localizam rostralmente à tenda do cerebelo, portanto em um compartimento rostrotentorial, enquanto os segmentos constituintes do tronco encefálico (bulbo, ponte e mesencéfalo) localizam-se caudalmente à tenda do cerebelo, ou seja, em um compartimento caudotentorial. São muito diferentes os sintomas clínicos resultantes de lesões que acometem as estruturas localizadas em um ou outro dos compartimentos referidos.

Diencéfalo

O diencéfalo (Figura 222.19), conjunto dos tálamos ou talamoencéfalo, localiza-se rostralmente ao mesencéfalo e compreende várias partes – tálamo (tálamo dorsal), hipotálamo, epitálamo, subtálamo e metatálamo, sendo relacionadas com o terceiro ventrículo. No hipotálamo identificam-se macroscopicamente o quiasma óptico, o infundíbulo (da hipófise), o túber cinéreo e os corpos mamilares. A menor região do diencéfalo é o epitálamo, localizado na porção dorsocaudal do complexo; macroscopicamente, suas estruturas mais evidentes são a glândula pineal ou epífise.

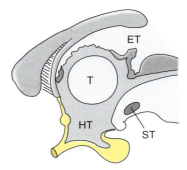

Figura 222.19 Esquema representativo do diencéfalo em corte mediano (vista medial do antímero direito). T: tálamo (tálamo dorsal); HT: hipotálamo; ET: epitálamo; ST: subtálamo. O metatálamo não está representado nessa figura, uma vez que se localiza lateralmente às porções mais caudais do tálamo dorsal.

Tálamo

Etimologicamente o termo tálamo significa leito, sobre o qual "repousa" dorsalmente o hipocampo e, ventralmente, os tratos ópticos. O tálamo é constituído por duas volumosas massas ovoides de substância cinzenta, uma à direita e outra à esquerda, unidas rostralmente pela aderência intertalâmica. Seus polos caudais do tálamo se mostram bem separados, de tal maneira que, no conjunto, ele assume formato de um "V". Funcionalmente o tálamo pode ser visto como um grande receptor, triador e redistribuidor de todas as formas de sensibilidade geral (dor, temperatura, tato, pressão e propriocepção) e especial (todas menos olfato).

No tálamo distinguem-se os núcleos específicos e os núcleos não específicos.

Núcleos específicos | Rostrais, dorsomedial, laterais e ventrais

Cada grupo de núcleos recebe aferências de regiões específicas do SNC:

- Núcleos rostrais – do hipotálamo
- Núcleo dorsomedial – do rinencéfalo
- Núcleos laterais – dos núcleos talâmicos primários e do metatálamo
- Núcleos ventrais – do cerebelo e dos lemniscos medial e trigeminal.

Os núcleos talâmicos específicos também estabelecem *conexões recíprocas*, somatotópicas, com o córtex cerebral, assim identificadas:

- Núcleos rostrais – com o giro do cíngulo
- Núcleo dorsomedial – com o córtex frontal e olfatório e com o hipotálamo
- Núcleos laterais – com o córtex parietal associativo, occipital (visão) e temporal (audição)
- Núcleos ventrais – com o córtex sensorial e motor (áreas primárias), respectivamente dos giros pré e pós-cruzado ou pré e pós-central nos primatas.

Núcleos não específicos | Intralaminares, paraventriculares e reticular

Quando estimulados, modifica-se o potencial elétrico de áreas extensas do córtex cerebral. Seriam funcionalmente uma "extensão" da formação reticular do tronco encefálico. Recebem aferências da formação reticular e ainda estabelecem conexões recíprocas, difusas e não somatotópicas, com o corpo estriado e com o córtex cerebral. Esses núcleos servem de estação intermediária às fibras do sistema ativador reticular ascendente (SARA) que emergem da formação reticular

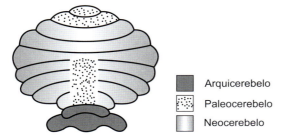

Figura 222.18 Representação esquemática das divisões filogenéticas do cerebelo.

do tronco encefálico em direção a áreas extensas do córtex cerebral, mantendo-o em alerta.

Em resumo, pode-se dizer que os núcleos do tálamo atuam nas seguintes funções:

- Sensorial: recepção, triagem, integração, modificação e redistribuição das formas de estímulos sensoriais (todas, menos olfato)
- Motora somática: participação nos circuitos motores somáticos palidocorticais e cerebelocorticais
- Integração de comportamentos acompanhados de emoções, por suas conexões com o sistema límbico e área pré-frontal do córtex cerebral
- Ativação do córtex cerebral, dada a atuação de seus núcleos não específicos como relés do sistema ativador reticular ascendente (SARA).

As fibras que procedem do tálamo em direção ao córtex cerebral formam as denominadas "radiações" e integram a cápsula interna. Pela radiação talâmica chegam ao córtex cerebral os estímulos sensoriais de todos os tipos, à exceção dos olfatórios. O conjunto de fibras relacionadas com a visão é particularmente referido como radiação óptica, enquanto o da audição é referido como radiação auditiva.

Hipotálamo

Essa parte do diencéfalo dispõe-se ventralmente ao sulco hipotalâmico, formando o assoalho e as paredes laterais do terceiro ventrículo. Funcionalmente, é considerado o principal centro de comando da atividade visceral, achando-se comprometido com o controle da homeostase e a expressão de comportamentos acompanhados de emoções, sendo importantes, nesse aspecto, suas conexões com a área pré-frontal, com o sistema nervoso autônomo e com a formação reticular.

Os *núcleos hipotalâmicos*, do ponto de vista funcional, são agrupados nas regiões: pré-óptica, rostral ou quiasmática; intermediária ou tuberal; e caudal ou mamilar.

Os núcleos hipotalâmicos anteriores são mais diretamente comprometidos com a regência do SN parassimpático, enquanto os posteriores são comprometidos com a regência do SN simpático.

Lesões do hipotálamo podem resultar em distúrbios relacionados com a sede (adipsia, oligodipsia ou polidipsia), a fome (anorexia, hiporexia, polifagia, hiperfagia etc.) ou ainda as funções sexuais, com ocorrência de comportamentos anômalos.

Epitálamo

Encontra-se na porção mais caudal do teto do diencéfalo e compreende a glândula pineal ou epífise, as habênulas, as estrias medulares do tálamo e a comissura caudal.

Glândula pineal ou epífise

A glândula pineal ou epífise é uma estrutura ímpar, localizada na porção mais dorsal e caudal do diencéfalo, entre as comissuras habenular e caudal. É revestida externamente por uma cápsula de tecido conjuntivo derivado da pia-máter. A rigor, a glândula pineal não tem em sua estrutura um tecido nervoso, pois seu parênquima consta de células da glia, pinealócitos e mastócitos, além de feixes de fibras conjuntivas e concreções calcáreas.

A *vascularização* da glândula pineal é farta, sendo a intensidade de seu fluxo sanguíneo superada apenas pelo rim. Outra particularidade é que na pineal se observam capilares fenestrados, o que difere da característica dos demais capilares do cérebro e explicaria a ausência da barreira hemoneural nesse sítio.

Em seus aspectos funcionais, é importante considerar que a glândula pineal secreta o hormônio melatonina, cuja síntese é ativada na intimidade dos pinealócitos pela norepinefrina,

liberada por fibras simpáticas pós-ganglionares, em ritmo circadiano. A ativação dos neurônios simpáticos depende da atuação que é feita sobre eles, pelo núcleo supraquiasmático, que por sua vez recebe conexões da retina. Maior intensidade de luz inibe a pineal. Hoje são considerados duas importantes funções da glândula pineal, por intermédio da secreção da melatonina:

- Ação antigonadotrófica, de tal maneira que, quando inibida pela alta incidência de luz, a pineal deixa de inibir a ação das gônadas, favorecendo a procriação das espécies animais que vivem em condições naturais, na primavera e no verão, estações mais propícias em temperatura e oferta de alimentos
- Regulação de ritmos circadianos, o que se confirmou com a prática de pinealectomia experimental em mamíferos.

Habênulas

Habênulas (= *faixa ou correia*) são duas estreitas faixas de tecido nervoso, unidas caudalmente pela comissura habenular e que se conectam com a glândula pineal. Em cada uma das habênulas identificam-se os núcleos habenulares medial e lateral. As habênulas são de modo geral consideradas estruturas integrantes do sistema límbico, ou seja, acham-se relacionadas com regulação e expressão de comportamentos emocionais.

Estrias medulares do tálamo

Também conhecidas como estrias habenulares, apresentam-se em cada antímero como trato longitudinal delgado no qual se insere a tela corioide, que forma o teto do terceiro ventrículo.

Comissura caudal

Localiza-se em correspondência ao limite entre aqueduto mesencefálico e terceiro ventrículo, sendo, portanto, o ponto de referência entre mesencéfalo e diencéfalo. É um feixe de fibras de disposição transversal, com destaque para aquelas que provêm da área pré-tectal de um antímero e se dirigem para o núcleo parassimpático do nervo oculomotor do antímero oposto, intervindo no reflexo pupilar consensual.

Subtálamo

Dele fazem parte o núcleo subtalâmico e a zona incerta, ocupando a região do diencéfalo compreendida entre o tegmento do mesencéfalo e o hipotálamo.

Núcleo subtalâmico

É considerado uma estrutura integrante dos mecanismos de regulação e expressão da motricidade somática automática ou extrapiramidal, mantendo conexões com o globo pálido, a substância negra, o núcleo rubro e a zona incerta.

Zona incerta

Apresenta-se como delgada lâmina de substância cinzenta que se ajusta ao conjunto do corpo subtalâmico. O núcleo subtalâmico e a zona incerta encontram-se integrados em um complexo de fibras que se entrecruzam, e a rede assim constituída é por vezes referida como campos de Forel, com subdivisões e sistematização bastante complicada.

Metatálamo

É composto de corpo geniculado medial e corpo geniculado lateral, dois núcleos que se situam lateralmente à porção caudal do tálamo.

Corpo geniculado medial

Recebe projeções do colículo caudal por intermédio do braço do colículo caudal e ainda do lemnisco lateral. Suas fibras emergentes formam a radiação auditiva, que integrando a cápsula interna, chega à área auditiva do córtex cerebral, no lobo temporal. Funcionalmente, portanto, o corpo geniculado medial comporta-se como um relé no complexo neural da via auditiva.

Corpo geniculado lateral
Assim como o colículo rostral, com o qual mantém estreitas conexões, não se apresenta com a estrutura típica de um núcleo, pois acha-se formado por camadas concêntricas de substância branca e cinzenta. Recebe projeções diretamente da retina e emite fibras que em seu conjunto compõem a radiação óptica, endereçadas para a área visual do córtex cerebral. Portanto, integra a via óptica.

Telencéfalo

O telencéfalo corresponde aos dois hemisférios cerebrais e suas respectivas cavidades, os ventrículos laterais. Em cada um dos hemisférios cerebrais identificam-se as faces convexa ou dorsolateral, medial e basilar e, no córtex cerebral, os lobos frontal, parietal, temporal e occipital que correspondem, aproximadamente, à topografia óssea. Na superfície de cada hemisfério cerebral podem ser considerados duas regiões, uma dorsal, recoberta pelo neocórtex ou neopálio, e outra ventral, integrante do rinencéfalo, separadas pelo sulco rinal lateral (Figura 222.20).

No telencéfalo serão considerados o rinencéfalo, os núcleos da base, o sistema límbico, o centro branco medular e o córtex cerebral.

Rinencéfalo
O rinencéfalo (de *rinus* = nariz) é delimitado pelos sulcos rinal medial e rinal lateral (Figura 222.21) e representa o conjunto das formações que constituem a via olfatória, ou seja, os receptores olfatórios localizados em plena mucosa olfatória, o nervo olfatório, o bulbo olfatório, o trato olfatório intermédio, os tratos olfatórios medial e lateral, o trígono olfatório e o lobo piriforme, onde se encontra o córtex olfatório (paleopálio).

Núcleos da base
Os núcleos da base (Figura 222.22) são por vezes inadequadamente referidos como "gânglios da base", pois o termo "gânglios" a rigor aplica-se apenas aos gânglios sensitivos (incorporados à raiz dorsal dos nervos espinais) e aos gânglios viscerais (pertencentes ao SNA). Os núcleos da base são quatro volumosas massas de substância cinzenta localizados na profundidade de cada um dos hemisférios cerebrais. São eles:

- Núcleo caudado
- Núcleo lentiforme (globo pálido e putame)
- *Claustrum*
- Corpo amigdaloide.

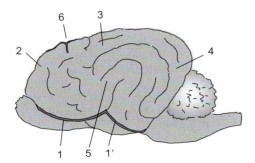

Figura 222.20 Esquema de encéfalo de cão (vista lateral), identificando-se o sulco rinal lateral, com sua porção rostral (1) e sua porção caudal (1') que delimita, em cada hemisfério cerebral, a região ventral, integrante do rinencéfalo, e a região dorsal, recoberta de neocórtex (neopálio), no qual se identificam os lobos frontal (2), parietal (3), occipital (4), temporal (5) e sulco cruzado (6).

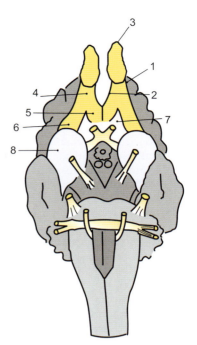

Figura 222.21 Encéfalo de cão em vista ventral, com destaque para as estruturas integrantes do rinencéfalo, que se acham delimitadas pelo sulco rinal lateral (1) e pelo sulco rinal medial (2). 3: bulbo olfatório; 4: trato olfatório intermédio; 5: trato olfatório medial; 6: trato olfatório lateral; 7: trígono olfatório; 8: lobo piriforme (córtex olfatório).

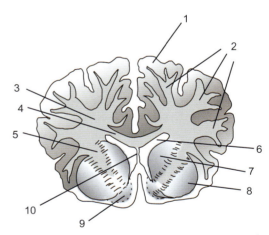

Figura 222.22 Esquema de cérebro em corte transversal. 1: córtex cerebral; 2: coroa radiada; 3: centro branco medular; 4: corpo caloso; 5: cápsula interna; 6: ventrículo lateral; 7: núcleo caudado; 8: núcleo lentiforme; 9: núcleo *accumbens*; 10: septo pelúcido.

Alguns autores consideram ainda, nesse conjunto, o núcleo *accumbens* e o núcleo basal de Meynert.

Corpo estriado
Formado pelos núcleos caudado e lentiforme, é considerado o mais importante centro da motricidade somática automática ou extrapiramidal. No corpo estriado identificam-se:

- Neoestriado ou *striatum*: filogeneticamente mais recente e que compreende o núcleo caudado e o putame (porção lateral do núcleo lentiforme)
- Paleoestriado ou *pallidum*: filogeneticamente mais antigo e se restringe ao globo pálido (porção medial do núcleo lentiforme).

Claustrum

Lâmina extensa de substância cinzenta, mas de pouca espessura, situada entre a cápsula externa (que o separa do putame) e a cápsula extrema (que o separa do córtex cerebral). Funcionalmente, o *claustrum* é considerado integrante do sistema límbico.

Corpo amigdaloide ou amígdala

De posição lateral e ligeiramente rostral à extremidade rostral do hipocampo. Funcionalmente integra o sistema límbico, relacionando-se com comportamentos da atividade sexual, da agressividade (impulso para a realização de ações), bem como das sensações de medo. A amígdala, que na realidade se constitui de um conjunto de núcleos, é considerada, entre as estruturas do sistema límbico, a porta de entrada dos estímulos geradores de emoções, dela partindo projeções para o córtex pré-frontal e para o hipotálamo, a partir do qual, via SNA, são ativados os efetores viscerais que justificam a ocorrência de taquicardia, vasoconstrição periférica, aumento da pressão arterial, midríase e outros sinais adrenérgicos.

A amígdala, quando lesada bilateralmente, tanto no ser humano quanto em animais, resulta em diminuição da excitabilidade emocional e da agressividade. Quando estimulada, em animais, desencadeia aumento de agressividade (com adição de violência), com comportamento de fuga e/ou defesa. Estimulações elétricas em seres humanos conscientes, durante neuropsicocirurgia, resultam na vivência de sensações de medo e pânico.

Núcleo *accumbens*

Consiste em massa de substância cinzenta que une, rostralmente, os núcleos caudado e lentiforme, sendo referido por alguns autores como corpo estriado ventral.

Núcleo basal de Meynert

Massa cinzenta de visualização macroscópica difícil, situada na base do cérebro, entre a substância perfurada anterior e o globo pálido, região conhecida como substância inominata. Seu tamanho aumenta progressivamente na escala filogenética, e atualmente acha-se relacionado, no ser humano, com a doença de Alzheimer (demência pré-senil). Pelas suas aferências que procedem principalmente do sistema límbico e suas eferências destinadas ao córtex cerebral, esse núcleo desempenha importante papel nos mecanismos de memória, relacionados com as chamadas funções psíquicas superiores, o que é compatível com a informação de que seu tamanho aumenta progressivamente na escala filogenética.

Sistema límbico

Representa o conjunto das estruturas encefálicas relacionadas com a expressão de comportamentos acompanhados de manifestações emocionais. Sua designação vem de *limbus* = contorno, pois uma parte de suas estruturas contorna as ligações inter-hemisféricas. Funcionalmente, essas estruturas acham-se implicadas no controle do SNA e dos comportamentos essenciais à autopreservação e à perpetuação da espécie, como os relacionados com a fome, a sede e o comportamento sexual e reprodutivo. Hoje, sabe-se também que algumas estruturas do sistema límbico estão relacionadas com mecanismos de memória, de aprendizagem, de regulação do sistema endócrino e ainda de "suporte" emocional (inconsciente) às escolhas de comportamento. Estudos atuais sobre as funções dessas estruturas têm resultado na valorização do papel do componente afetivo nos mecanismos de retenção de memória e, consequentemente, de aprendizado.

Estruturas constituintes

Embora não haja plena concordância entre os autores, admite-se que participem do sistema límbico, como componentes corticais, o giro do cíngulo, o giro para-hipocampal e o hipocampo e, como estruturas subcorticais, o corpo amigdaloide, a área septal, os núcleos mamilares, os núcleos anteriores do tálamo, o hipotálamo e os núcleos habenulares (porção não endócrina do epitálamo).

Giro do cíngulo

Relevo cortical da face medial de cada hemisfério cerebral situado imediatamente acima do corpo caloso. É constituído de um córtex filogeneticamente antigo (mesocórtex). Recebe aferências do hipotálamo, do hipocampo e de núcleos talâmicos, e suas eferências alcançam outras estruturas do sistema límbico. A cingulectomia em carnívoros silvestres domestica completamente o animal.

Giro para-hipocampal

Encontra-se na porção basilar dos hemisférios cerebrais, revestindo a porção mais caudal do hipocampo. Integra a área endorrinal, de relevo ovoide, que corresponde ao lobo piriforme. O giro para-hipocampal é uma área cortical de associação, mostrando-se responsável pela integração dos impulsos olfatórios e particularmente do caráter discriminativo de suas características. As eferências do córtex piriforme destinam-se principalmente ao hipocampo.

Hipocampo

É uma estrutura tubular formada por uma lâmina de substância cinzenta (arquipálio), que durante o processo evolutivo filogenético, ao ser empurrada para as porções mais profundas dos hemisférios cerebrais, enrolou-se sobre si mesma. Sua extremidade caudolateral é bem enrolada, recebendo aí a designação de corno de Amon que acompanha, em profundidade, o giro para-hipocampal. As fibras neurais relacionadas com o hipocampo compõem a chamada de fímbria do hipocampo. O hipocampo é peça fundamental nos mecanismos de memória recente, e, como se aloja nas porções mais profundas do cérebro, é das primeiras estruturas afetadas nos processos isquêmicos, o que tende a acontecer com mais frequência com o passar da idade.

Corpo amigdaloide

Já referido anteriormente, entre os núcleos da base.

Área septal

De disposição subcortical, não se trata de uma região do córtex cerebral, como seu nome faz supor. Na realidade, representa um conjunto de pequenos núcleos septais. Localiza-se ventralmente ao joelho do corpo caloso, rostralmente à lâmina terminal e à comissura rostral e funcionalmente acha-se relacionada com as sensações de prazer quando saciadas a fome, a sede e a libido.

Tálamo

Sua importância no sistema límbico deve-se às suas conexões. Assim, seu núcleo dorsolateral liga-se à área pré-frontal e ao hipotálamo, enquanto os núcleos rostrais mantêm intercâmbio com o corpo mamilar e o giro do cíngulo.

Hipotálamo

Já foi referido quando da descrição do diencéfalo, sendo considerado o principal centro comandante da atividade visceral. O hipotálamo recebe aferências da área pré-frontal (transdutor neuropsíquico e psiconeural) e de outras estruturas do sistema límbico, à custa do que os estados mentais e emocionais podem se somatizar. O hipotálamo mantém estreitas conexões com a formação reticular do tronco encefálico. O mecanismo de controle da micção, por exemplo, tem regência do hipotálamo, podendo sofrer influência de estados mentais e emocionais como os de ansiedade, e via trato reticuloespinal, as informações necessárias, visando ao esvaziamento da bexiga, são enviadas para a porção sacral da medula espinal.

Centro branco medular

Entre o complexo talâmico e o córtex cerebral encontra-se uma região dos hemisférios cerebrais (Figura 222.22), constituída por fibras nervosas mielinizadas, dispostas em várias direções e assim classificadas:

- Fibras de projeção: ligam o córtex cerebral com o diencéfalo e com outras porções mais caudais do neuroeixo, seguindo a mesma orientação espacial do eixo maior do SNC. Essas fibras constituem o fórnice, a cápsula interna e a coroa radiada, que para se relacionar com os diferentes giros corticais, "abre-se em leque". Fazem parte da cápsula interna, como componentes motores, o trato corticospinal, o trato corticonuclear e o trato corticopontino, além de fibras corticorreticulares, fibras corticorrubras e fibras corticoestriatais e, como componentes sensoriais, as "radiações" (fibras que procedem do tálamo em direção ao córtex cerebral), como a radiação óptica e a radiação auditiva
- Fibras comissurais: de direção transversal, estabelecem ligação entre áreas simétricas dos dois hemisférios cerebrais; no telencéfalo constituem o corpo caloso, a comissura rostral e a comissura do fórnice
- Fibras de associação: unem diferentes áreas entre si, dentro de um mesmo hemisfério cerebral, como as que ligam a área somestésica à área motora.

Córtex cerebral

Córtex, substantivo masculino (diz-se, portanto, o córtex), vem do latim *cortex* e corresponde ao termo *palio*, do grego, com o significado de lâmina, manto. É constituído de substância cinzenta (corpos de neurônios). Pode-se também considerar que o pálio represente o córtex mais a camada superficial de substância branca que lhe seja adjacente.

Tipos filogenéticos de córtex

O surgimento do córtex cerebral, no processo evolutivo das espécies animais, permite sua classificação em três tipos:

- Arquipálio (do grego *arché* = fonte, origem): o mais antigo e corresponde ao hipocampo
- Paleopálio (do grego *paleós* = velho, antigo): corresponde ao córtex olfatório (córtex piriforme ou área endorrinal), do lobo piriforme
- Neopálio (do grego *néos* = novo): de aquisição mais recente, compreende todo o córtex que reveste externamente os hemisférios cerebrais (Figura 222.22). Nele podem ser considerados três níveis funcionais:
  - Neocórtex primário: diretamente comprometido com aferências sensoriais e eferências motoras. Correspondem às chamadas áreas corticais de projeção (sensorial e motora)
  - Neocórtex secundário: indiretamente comprometido com aferências sensoriais e eferências motoras. Já é um córtex interpretativo
  - Neocórtex terciário: não comprometido com aferências sensoriais e eferências motoras. Compreende a área pré-frontal, a área parieto-occipitotemporal e algumas áreas corticais límbicas.

O arquipálio e o paleopálio são considerados, conjuntamente, como alocórtex (do grego *allos* = diverso, diferente), em contrapartida à predominância do neopálio, por isso chamado de isocórtex (do grego *isos* = igual, semelhante).

Áreas funcionais do córtex

Áreas de projeção

Áreas de projeção (áreas primárias) são as que recebem diretamente estímulos sensoriais (áreas sensitivas ou sensoriais) e ainda as que dão origem diretamente a estímulos motores (áreas motoras). Nessas áreas ocorre somatotopia, ou seja, correspondência de regiões corticais com partes do corpo, destacando-se em tamanho aquelas que representam segmentos corporais de grande importância funcional, como a boca e as mãos.

As áreas de projeção sensoriais são:

- Área somestésica (*soma* = corpo, *estesia* = sensibilidade): localiza-se no giro pós-cruzado, que nos primatas corresponde ao giro pós-central e a ela vão ter as projeções talâmicas condutoras dos estímulos de dor, temperatura (frio e calor separadamente), tato, pressão e propriocepção geral, com representação somatotópica
- Área visual: localiza-se no polo occipital de cada hemisfério cerebral e a ela chegam projeções do corpo geniculado lateral
- Área auditiva: acha-se localizada no lobo temporal e a ela chegam fibras da radiação auditiva, que se originam no corpo geniculado medial
- Área vestibular: localiza-se no lobo parietal em pequena região próximo ao território da área somestésica correspondente à cabeça. Está funcionalmente comprometida com a propriocepção especial (orientação espacial)
- Área olfatória: é mais expandida nos animais macrosmáticos (cães, gatos, cavalos etc.) do que nos microsmáticos (primatas) e se situada no lobo piriforme. Recebe projeções diretamente do bulbo olfatório, por intermédio do trato olfatório lateral, sem fazer sinapse no tálamo
- Área gustativa: as vias de projeção da sensibilidade gustativa, para centros superiores, não estão bem definidas para os animais. No ser humano localiza-se na porção inferior do giro pós-central, em uma região adjacente à parte da área somestésica correspondente à língua.

A *área motora (primária)* situa-se no giro pré-cruzado (pré-central, no ser humano), no limite com o córtex frontal, nela também existindo disposição somatotópica.

Áreas de associação

Podem ser classificadas em dois subtipos: *secundárias* ou *unimodais* e *de associação terciárias* ou *supramodais*.

As *áreas de associação secundárias* ou *unimodais* são também sensitivas e motoras e predominantemente estabelecem conexões com a área de projeção (primária) de mesma função. Interessante observar que uma lesão da área visual primária ou auditiva primária causa cegueira ou surdez, enquanto uma lesão da área visual secundária ou auditiva secundária cai no campo das chamadas agnosias (somestésica, visual e auditiva) que se caracterizam pelo fato de o indivíduo, por exemplo, enxergar um objeto, mas não reconhecê-lo, apenas pelo sentido da visão, embora possa identificá-lo com o auxílio de outras formas de sensibilidade, como o tato e a olfação. Em relação à área motora secundária, são descritas, em relação ao ser humano, as chamadas apraxias, ou seja, incapacidade de realização de qualquer ato motor voluntário, sem que exista qualquer déficit motor. Em outras palavras, o indivíduo tem a musculatura íntegra, mas não consegue planejar mentalmente a sequência das fases necessárias à execução do movimento.

As *áreas de associação terciárias ou supramodais* referem-se a um neocórtex terciário, e de modo geral estão relacionadas com funções psíquicas superiores. Funcionam, portanto, como transdutores neuropsíquicos e psiconeurais, à maneira de uma pequena porta de dupla folha, com vaivém, interconectando, assim, em mão dupla, as dimensões neural e mental. Essa citação, que é referida para o ser humano, considero também válida em relação aos animais. As áreas de associação supramodais não se encontram envolvidas diretamente com sensibilidade nem com motricidade, mantendo conexões apenas com outras áreas supramodais ou com áreas de associação secundárias. Sua lesão resulta em alterações de comportamento e de personalidade. Compreendem a área pré-frontal, a área parieto-occipitotemporal e algumas áreas corticais límbicas.

Área pré-frontal. Corresponde à porção não motora e mais anterior dos lobos frontais e encontra-se implicada no desempenho das chamadas funções psíquicas superiores, que contemplam associação de ideias, capacidade de aprendizado, julgamento de situações, estado de alerta, elaboração de estratégias de comportamento, planejamento de atos futuros etc. Da área pré-frontal partem projeções para o hipotálamo e o sistema límbico, o que possibilita a interferência de estados psíquicos e emocionais no desempenho das atividades viscerais, por meio do SNA, cujo principal centro de comando é o hipotálamo.

Sabe-se, por exemplo, que cães com lesões estruturais nessa região exibem em seu comportamento sinais característicos: não reconhecem o ambiente nem as pessoas com as quais convivem, perdem-se em lugares ermos e são incapazes de obedecer a comandos e de aprender coisas novas.

Área parieto-occipitotemporal (referida por alguns como "encruzilhada POT"). A área parieto-occipitotemporal interpõe-se entre as áreas de associação secundárias somestésica, visual e auditiva, com importante papel de integração entre elas. Acha-se implicada no processamento e na integração de informações relacionadas com a percepção espacial (relação espacial entre os vários objetos constantes de seu campo visual), assim como na percepção das partes de seu corpo (área do esquema corporal).

Áreas límbicas. Compreendem o giro do cíngulo, o giro para-hipocampal e o hipocampo, anteriormente referidos.

Sulcos e giros

Quanto a haver ou não relevos corticais (giros) delimitados por sulcos na superfície dos hemisférios cerebrais, os animais são classificados respectivamente em girencefálicos (maior parte dos mamíferos) e lissencefálicos (incluindo alguns mamíferos como coelhos e ratos). A girencefalia por si só não se constitui em elemento indicador de evolução. Tanto em girencefálicos quanto em lissencefálicos, os dois hemisférios cerebrais são separados por um sulco profundo, a fissura longitudinal do cérebro, na qual se aloja uma prega de dura-máter, a foice do cérebro. Cada um dos hemisférios cerebrais recurva-se sobre si mesmo, formando a fissura transversa do cérebro, anteriormente chamada de *fenda de Bichat.*

Os animais girencefálicos apresentam de modo geral um padrão característico e constante de sulcos e giros. Filogeneticamente, o sulco rinal lateral é o mais antigo, visto na face convexa dos hemisférios cerebrais, e surgiu nos répteis. Separa as formações do neocórtex que reveste cada um dos hemisférios cerebrais – de posição dorsal –, das formações paleocorticais do rinencéfalo – de posição ventral (Figura 222.20). Nos cães e gatos, é importante a identificação do sulco cruzado (Figura 222.20), que corresponde ao sulco pré-central dos primatas, e que separa a área motora (localizada rostralmente a ele) da área somestésica ou sensitiva principal (localizada caudalmente a ele).

MENINGES

O SNC acha-se alojado no canal vertebral (medula espinal) e na cavidade craniana (encéfalo), sendo envolvido em toda a sua extensão por três membranas, as meninges pia-máter, aracnoide e dura-máter, diferenciadas do mesênquima que circunda o primitivo tubo neural. Essas meninges apresentam variações de comportamento entre a região da medula espinal e a do encéfalo, conforme se segue.

Meninges espinais

A medula espinal acha-se envolvida pelas três meninges: pia-máter, aracnoide e dura-máter, que se continuam com as correspondentes meninges encefálicas.

A *pia-máter,* mais interna, é muito delicada e adere intimamente à superfície da medula espinal, o mesmo acontecendo no território encefálico. Essa membrana é ricamente vascularizada, e seus vasos penetram na textura da medula espinal, como também na textura do encéfalo, para nutri-los. A inervação da pia-máter é realizada pelo SNA. Ela se expande caudalmente ao vértice do cone medular, formando o filamento terminal, um dos elementos de sustentação da medula espinal dentro do canal vertebral. Também são formados pela pia-máter os ligamentos denteados, que se dispõem transversalmente ao eixo maior da medula espinal, constituindo pontos de aderência da aracnoide na dura-máter.

A *aracnoide,* membrana média, também é muito delicada e seu aspecto é reticulado, lembrando a configuração de uma teia de aranha, o que justifica seu nome. Entre a aracnoide e a pia-máter existe um espaço, a cavidade subaracnóidea, que contém liquor (líquido cefalorraquidiano). Como a aracnoide é uma membrana muito delicada, a pressão do liquor e os pontos em que adere à dura-máter, por meio dos ligamentos denteados, representam fatores importantes na manutenção do espaço que guarda com a pia-máter.

A aracnoide não contém vasos nem nervos em sua estrutura. Por terem estrutura delicada, a pia-máter e a aracnoide são referidas como leptomeninges.

A *dura-máter,* por sua vez, é a mais externa, espessa e resistente das membranas; por isso, é chamada de paquimeninge. É rica em vasos e nervos. Entre a dura-máter e a aracnoide existe um espaço praticamente virtual, a cavidade subdural, que contém apenas quantidade mínima de um líquido seroso. Entre a dura-máter e a superfície interna do canal vertebral acha-se outro espaço, mais amplo, a cavidade epidural, que contém tecido adiposo, além de vasos sanguíneos. Na região correspondente às raízes dos nervos espinais, a dura-máter forma expansões tubulares que envolvem essas raízes, à semelhança de mangas de camisa. Em seu todo, a dura-máter envolve a medula como um grande dedo de luva, o saco dural, que na porção mais caudal do canal vertebral constitui o filamento da dura-máter espinal. Ele dá suporte ao filamento terminal (da pia-máter) e se insere na superfície óssea de vértebras coccígeas ou caudais, representado importante fator de sustentação da medula espinal dentro do canal vertebral.

Meninges encefálicas

O encéfalo (cérebro, cerebelo e tronco encefálico) também se acha envolvido pelas três meninges: pia-máter, aracnoide e dura-máter, que mostram continuidade com as correspondentes meninges espinais.

A *pia-máter* encefálica comporta-se de maneira semelhante à pia-máter espinal, justapondo-se à superfície do encéfalo.

A *aracnoide* encefálica justapõe-se à dura-máter. Ela separa-se da pia-máter pela cavidade subaracnóidea, que contém o líquido cefalorraquidiano ou liquor, havendo ampla comunicação, dentro dessa cavidade, entre as porções correspondentes ao encéfalo e à medula espinal.

A aracnoide encefálica apresenta, de especial, a formação de pequenos "tufos" – as granulações aracnóideas, que perfuram a dura-máter e penetram em seus seios e lacunas, sendo mais numerosos os que se encontram dentro do seio sagital dorsal. Elas representam verdadeiros divertículos da cavidade subaracnóidea e admite-se que estejam relacionadas com a produção do liquor.

A *dura-máter* encefálica, como a dura-máter espinal, forma manguitos de proteção para a emergência dos nervos, protegendo-os em seu trajeto, até que atravessem o orifício de "saída" do estojo ósseo. Entretanto, é a meninge que mais apresenta variação de comportamento, em relação ao da dura-máter espinal. Ela adere intimamente ao periósteo da cavidade craniana, não se apresentando, portanto, na região encefálica, um espaço epidural como o que se observa em relação à região da medula espinal.

Pregas da dura-máter

Essa meninge mostra ainda, caracteristicamente, em relação ao encéfalo, algumas pregas que resultam nas seguintes estruturas:

- Foice do cérebro: septo vertical, de posição mediana, em formato de lâmina de foice, que se interpõe dorsalmente entre os dois hemisférios cerebrais
- Tenda do cerebelo: septo vertical, de disposição transversal, que separa o lobo occipital do cérebro do cerebelo
- Foice do cerebelo: pequeno septo vertical, de posição mediana, que se insinua entre os dois hemisférios cerebelares, sendo mais evidente nos primatas, nos quais os hemisférios cerebelares se apresentam bem desenvolvidos
- Diafragma da sela: pequena lâmina de posição horizontal que fecha dorsalmente a sela túrcica, mantendo, entretanto, em sua porção mais central, um orifício por onde passa o infundíbulo da hipófise.

Cavidades da dura-máter (seios da dura-máter)

Em alguns pontos, os dois folhetos resultantes de pregas da dura-máter se separam, delimitando cavidades. As mais conhecidas são revestidas de endotélio e contêm sangue, constituindo os seios da dura-máter, como o seio sagital dorsal, contido na foice do cérebro. O sangue venoso proveniente das veias do encéfalo e do bulbo do olho é drenado para os seios da dura-máter e destes para as veias jugulares.

BIBLIOGRAFIA

Barone R. Anatomie comparée des mammifères domestiques. Tome 6 – neurologie I – Système nerveux central. Paris: Vigot Frères Editeurs; 2004.

Burke MJ, Colter SB. A practical review of canine and feline spinal cord anatomy. Progress in Veterinary Neurology. 1990;1(4):358-70.

Chrisman CC, Mariani C, Platt S, Clemmons R. Neurologia para o clínico de pequenos animais. São Paulo: Roca; 2005.

Daleck CLM. Estudo anátomo-experimental do comportamento das raízes formadoras dos nervos frênicos em cães [tese – doutorado em Anatomia dos Animais Domésticos] São Paulo: Faculdade de Medicina Veterinária e Zootecnia, Universidade de São Paulo; 1991.

De Lahunta A. Veterinary neuroanatomy and clinical neurology. 2. ed. Philadelphia: W.B. Saunders Company; 1983.

Dyce KM, Sack WO, Wensing CJG. Textbook of veterinary anatomy. 2. ed. Philadelphia: W.B. Saunders Company; 1996.

Getty R. Anatomia dos animais domésticos. 5. ed. Rio de Janeiro: Internacional; 1981.

Gil VA. Neurología veterinaria en el Perro y el gato. Barcelona: Pulso Ediciones; 1998.

King AS. Physiological and clinical anatomy of the domestic mammals. v. 1. New York: Oxford University Press; 1993.

Langley JN. The autonomic nervous system: part I. Oxford, England: Cornell University Library; 1921.

Lorenz MD, Kornegay JN. Neurologia veterinária. 4. ed. São Paulo: Manole; 2006.

Machado A. Neuroanatomia funcional. 2. ed. São Paulo: Atheneu; 1993.

MacLean P. Some psychiatric implications of physiological studies on frontotemporal portion of limbic system (visceral brain). *Electroencephalogr Clin Neurophysiol*. 1952;4(4):407-18.

Nomina anatomica veterinaria. 4. ed. New York: International Committee on Veterinary Gross Anatomical Nomenclature; 1994.

Oliver JE, Hoerlein BF, Mayhew IG. Veterinary neurology. Philadelphia: W.B. Saunders Company; 1987.

Oliver JE, Lorenz MD, Kornegay JN. Handbook of veterinary neurology. 3. ed. Philadelphia: W.B. Saunders Company; 1997.

Prada I. A alma dos animais. São Paulo: Mantiqueira; 1997.

Vieira RM. A mente humana: uma apresentação filosófica no seu conhecimento [dissertação de Mestrado]. São Paulo: Escola Paulista de Medicina; 1985.

223
Exame Neurológico em Cães e Gatos

João Pedro de Andrade Neto

INTRODUÇÃO

O exame neurológico em cães e gatos tem por objetivo identificar e localizar alterações no sistema nervoso. Para uma adequada avaliação clínica, inicia-se com a inspeção visual, que consiste na observação do estado mental, na postura e na marcha dos animais. Após esse primeiro procedimento, continua-se com o exame semiotécnico pela realização de reações posturais, reflexos medulares, avaliação dos nervos cranianos, do tônus muscular e exame sensorial. Essa abordagem semiológica, associada aos dados da resenha do paciente e às informações obtidas na anamnese, resulta na propedêutica neurológica, que é a interpretação dessas alterações.

RESENHA

A raça e a idade de início dos sintomas auxiliam na identificação do(s) provável(eis) problema(s).[1] Como exemplo, um cão Pastor-Alemão apresentando convulsões com início aos 3 anos poderá apresentar epilepsia idiopática. Se a idade de início das crises convulsivas for aos 9 anos, os mais prováveis diagnósticos serão neoplasia ou hipoglicemia causada por um insulinoma.

SINTOMAS CLÍNICOS

Realiza-se exame físico completo do animal, verificando o funcionamento de todos os sistemas e finalizando com o sistema nervoso. Alterações em vários sistemas podem estar relacionadas com encefalites virais, distúrbios hepáticos ou renais, enquanto afecções que comprometem apenas o sistema nervoso podem estar relacionadas com discopatia, hidrocefalia etc. Sintomas neurológicos também auxiliam no diagnóstico. Um cão que apresenta convulsões terá uma alteração cerebral, enquanto o que apresenta paralisia poderá ter alteração na medula espinal, no tronco encefálico ou no sistema nervoso periférico (SNP).[1]

ESTADO MENTAL

O nível de consciência é influenciado pela relação funcional entre tronco encefálico e centros corticais superiores,[2] enquanto o sistema límbico, formado por partes do cérebro e do diencéfalo, consiste no substrato para o comportamento.[3] O sistema reticular ativador ascendente (SRAA), dentro do tronco encefálico, recebe estímulos do ambiente por meio de várias vias sensoriais e os envia para o córtex cerebral para manter um estado desperto.[4] O estado mental normal é denominado "alerta".[5] Alterações no nível de consciência são denominadas "depressão", "estupor" ou "coma".[3] Coma é o estado mais grave de comprometimento da consciência. Os animais ficam em decúbito e não respondem a quaisquer estímulos externos, incluindo os dolorosos. Animais em semicoma ou estupor também não respondem a estímulos externos, mas o fazem aos dolorosos.[4] Depressão, delírio e demência são termos usados em medicina humana que descrevem comportamentos associados a anormalidades psicológicas. Sugerem um estado alterado de consciência ou alteração de personalidade não tão grave como o estupor e o coma, sendo usados de maneira figurada e não literal ao se descrever a atividade de um animal.[4] Nesse estado, o animal é relativamente não responsivo ao ambiente e tende a dormir quando não incomodado.[3] Alterações de comportamento incluem agressividade, medo, desorientação ou os animais ficarem acuados. Outros sinais relacionados com a alteração comportamental são: bocejos, pressão da cabeça em obstáculos, andar compulsivo, andar em círculos e obnubilação.[3]

Lesões em córtex cerebral do lobo frontal ou projeções da cápsula interna relacionadas com o lobo frontal produzem demência com o não reconhecimento do proprietário e incapacidade de aprendizado. Lesões em lobo temporal, sistema límbico ou hipotálamo também podem produzir distúrbios comportamentais bizarros, como agressão, aumento da excitação, aumento da libido e passividade extrema.[5]

POSTURA

Anormalidades na postura podem ser observadas enquanto se obtém a história com o proprietário e o animal estiver livre para se mover. Observações adicionais podem necessitar de movimentos do animal em posições diferentes e avaliação da habilidade em recuperar sua postura normal.[3]

O paciente deverá ser avaliado também quanto à posição da cabeça. Inclinação da cabeça indica distúrbio vestibular, enquanto o desvio lateral dela, doença cerebral. Inclinação da cabeça, especialmente associada a prurido auricular e meneios, normalmente indica otite externa. A inclinação contínua da cabeça com resistência à tentativa de reposicionar pelo examinador é quase sempre devido à disfunção vestibular.[3]

Lesões intracranianas graves podem levar os animais a apresentarem duas posturas causando opistótono: rigidez descerebrada e rigidez descerebelada. Rigidez descerebrada é caracterizada por opistótono associado à extensão rígida do pescoço e dos quatro membros, tipicamente em lesões no mesencéfalo ou cerebelo rostralmente. Rigidez descerebelada resulta em lesões cerebelares graves, e é caracterizada por opistótono com rigidez extensora dos membros, mas com flexão de membros pélvicos.[6] A rigidez de cerebelação pode ser distinguida da anterior porque os animais geralmente mantêm a consciência e a percepção de dor em todos os membros.[7]

Outra postura comum em animais é a síndrome de Schiff-Sherington, em consequência de lesões compressivas agudas entre T3 e L3; quando ocorre, indica dano medular importante. Os animais se apresentam com extensão dos membros torácicos, cifose e paraplegia (paralisia de membros pélvicos) com preservação dos reflexos, que pode ser acompanhada de hipotonia e diminuição ou ausência de sensibilidade dolorosa.[7]

MARCHA

Em cães e gatos, os movimentos do corpo são iniciados pelo córtex cerebral e mesencéfalo. O cerebelo coordena esses movimentos e o sistema vestibular mantém a postura do corpo, enquanto os movimentos são realizados. A medula espinal atua como um condutor para mensagens motoras (do encéfalo para nervos e músculos) e mensagens sensoriais (da pele, músculos e articulações) para o encéfalo a fim de facilitar a coordenação desses movimentos. É óbvio que muitas áreas do sistema nervoso funcionam simultaneamente durante a locomoção e requerem testes adicionais para localizar a lesão.[8] Observação cuidadosa é importante porque movimento pode ser a parte mais significativa do exame neurológico, especialmente em grandes animais, nos quais um teste de reação postural é mais difícil.[3]

O proprietário ou o examinador deverá induzir o animal a caminhar, correr e, se possível, subir ou descer degraus de escada. Além disso, o animal deverá ser conduzido contra objetos, os quais deverá ver e evitar.[8] Colidir contra objetos ou relutar em iniciar a marcha sugere alteração visual. Paresia ou paralisia de um ou mais membros sugerem disfunção motora resultante de doença em tronco encefálico, medula espinal ou nervos. Marcha espástica com rigidez em membros geralmente indica lesão rostral no nível dos membros envolvidos como resultado da perda de inibição das vias motoras superiores descendentes (tratos corticospinais e rubroespinais). Perda de equilíbrio ou andar em círculos e/ou quedas para os lados sugerem alteração vestibular. Marcha com dismetria, tremor de cabeça ou falta de coordenação indicam alteração cerebelar ou nas suas vias.[8]

Lesões no córtex cerebral do lobo frontal ou projeções da cápsula interna relacionadas com o lobo frontal produzem frequentemente andar compulsivo; quando de encontro com cantos, o animal pressiona a cabeça contra objetos. Se a lesão for unilateral, o animal frequentemente apresentará andar compulsivo e em círculos grandes ou pequenos na direção do lado da lesão.[5]

Pacientes que pareçam estar paraplégicos em estação podem mostrar algum movimento voluntário se suspensos ou seguros pela base da cauda.[9]

REAÇÕES POSTURAIS

As respostas complexas para manter um animal em estação em posição normal são chamadas "posturais".[3] As reações posturais avaliam fibras ascendentes e descendentes da medula espinal e do encéfalo, além de músculos, tendões e receptores de tato, pressão e propriocepção.[2] Isso os torna úteis para avaliar função encefálica e tratos espinais.[10] O principal valor na realização das reações posturais está na detecção de deficiências sutis não vistas no exame grosseiro de locomoção.[2]

Portanto, as reações posturais devem ser avaliadas para identificar déficits sutis de força e coordenação. A interpretação deve ser realizada com precaução porque elas não têm valor de localização sem outros componentes do exame neurológico.[6]

O modo padrão para mensuração dos resultados encontrados na realização das reações posturais segue por meio de esquema de graduação adotado por vários clínicos: 0 = nenhuma resposta; +1 = resposta diminuída; +2 = resposta normal; +3 = resposta exagerada.[3,5]

Carrinho de mão

Permite avaliar a integridade do sistema sensorial a partir de receptores de tato/pressão e propriocepção, que levam informações sensoriais desde os membros torácicos até o córtex cerebral e a resposta motora para os próprios membros, envolvendo cérebro, cerebelo, tronco encefálico, medula espinal segmento cervical, nervos espinais e musculatura desses membros.[1]

É muito útil para determinar se um animal com alteração em membros pélvicos apresenta também alteração em membros torácicos, em menor grau, como ocorre em algumas compressões medulares cervicais. Os proprietários geralmente percebem apenas ataxia em membros pélvicos.[7]

No teste de carrinho de mão, segura-se o animal pelo abdome de modo que ele não apoie os membros pélvicos no chão, sendo forçado a caminhar com os membros torácicos. Animais normais se locomoverão com movimentos simétricos e alternados dos membros torácicos e a cabeça estendida em uma posição normal (Figura 223.1).[8] Pode ser realizado com os membros pélvicos, erguendo-se o animal pelo tórax.[7]

Animais com lesões neurológicas podem apresentar movimentos assimétricos (cerebelo), queda (sistema vestibular) ou flexão da cabeça com a região nasal próximo ao solo (lesão cervical grave).[11] O início lento do movimento pode indicar déficit proprioceptivo ou paresia causada por uma lesão em medula espinal cervical, tronco encefálico ou córtex cerebral. Movimentos exagerados (dismetria) geralmente estão associados à anormalidade em medula espinal cervical, tronco encefálico caudal ou cerebelo.[3]

Se os movimentos parecerem normais, a manobra poderá ser repetida com a cabeça levantada e o pescoço estendido. Essa posição previne compensação visual, fazendo com que o animal mostre principalmente informação proprioceptiva.[3]

Propulsão extensora

Avalia a integridade do sistema nervoso a partir de receptores de tato/pressão e propriocepção dos membros pélvicos, que levam informações até o córtex cerebral e resposta motora para esses membros envolvendo cérebro, cerebelo, tronco encefálico, medula espinal dos segmentos de C1-S1, nervos e músculos de membros pélvicos.[1]

Realiza-se suportando o peso do animal caudalmente aos membros torácicos e abaixando até que os membros pélvicos enconstem-se no solo ou na superfície da mesa de atendimento.[3] A resposta normal é sua extensão e um pequeno salto ou passos para trás com os dois membros (Figura 223.2).[3,7]

Se houver lesão parcial e unilateral em medula espinal, apenas um membro reagirá; se a lesão for completa, os dois membros não reagirão. Se ocorrer uma lesão cerebral, o lado contralateral poderá estar anormal, e, se a lesão for vestibulocerebelar, o lado ipsilateral poderá estar anormal.[8]

Saltitamento

O saltitamento é testado com o animal em posição horizontal, suspendendo-se os três membros para que eles não toquem o chão ou mesa de avaliação e o animal suporte seu peso em um membro; o animal é então deslocado para a frente e para

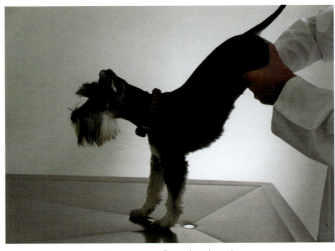

Figura 223.1 Carrinho de mão.

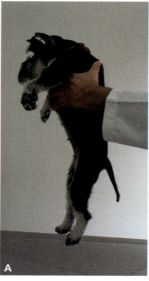
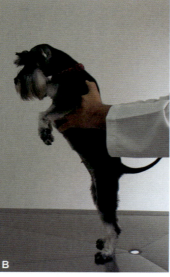

Figura 223.2 Propulsão extensora. **A.** Início do exame. **B.** Reposicionamento dos membros pélvicos após salto.

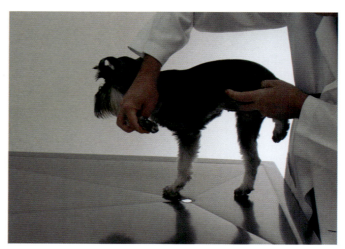

Figura 223.4 Hemiestação e hemilocomoção.

os lados, devendo realizar um salto para a direção desse deslocamento e o membro deverá permanecer abaixo do corpo suportando seu peso (Figura 223.3); deverá ser realizado com os quatros membros individualmente.[8] Os membros pélvicos deverão ser comparados entre si e não com os membros torácicos, pois as respostas não ocorrem de maneira semelhante.[11] É útil para déficits mínimos que não são vistos durante a marcha.[3]

A iniciação lenta da resposta sugere déficit sensorial proprioceptivo, e quando for de início rápido e execução lenta, sugere anormalidade no sistema motor.[3] Afecções cerebelares se manifestam com dismetria quando se realiza essa prova.[7]

Hemiestação e hemilocomoção

Essas reações testam a habilidade do paciente em permanecer em estação ou caminhar com os membros, torácico e pélvico, do mesmo lado. Eles são avaliados segurando-se o membro pélvico e o membro torácico do mesmo lado, longe do chão, e forçando-se o paciente a se mover para a frente ou para os lados (Figura 223.4). O teste avalia a integridade do córtex motor e da medula espinal.[8]

Sinais anormais podem ser vistos nesse teste, assim como em outras reações posturais. São mais importantes em animais com lesões no cérebro, cuja marcha seja relativamente normal, mas apresentem déficits nas reações posturais em membros contralaterais à lesão.[3] Em animais com lesão medular cervical grave, os membros ipsilaterais podem não suportar o peso do corpo na posição de hemiestação. Também, animais com lesão toracolombar unilateral são incapazes de suportar o peso no membro pélvico ipsilateral; respostas exageradas e hipermétricas são vistas em alterações cerebelares.[8]

Propriocepção consciente

Propriocepção é a capacidade do animal de saber onde os membros e outras partes do corpo estão em relação ao tronco e à gravidade,[4] portanto avalia a habilidade do sistema aferente em reconhecer uma posição alterada de um membro e a capacidade do sistema motor (eferente) de retornar o membro à sua posição normal.[6] Embora esse exame avalie a função proprioceptiva, receptores de tato e pressão também são avaliados, assim como a função motora.[3]

Esse teste de propriocepção avalia os sistemas sensitivo e motor: o primeiro verifica a habilidade do paciente em reconhecer conscientemente a posição do membro quando ele está flexionado ou estendido em posição anormal; o segundo, para o retorno à sua posição normal.[8]

O teste mais simples de avaliação é flexionar as patas colocando a região dorsal em contato com o solo ou a superfície da mesa. O animal deverá retornar à sua posição normal imediatamente.[3] Devem ser avaliados os quatro membros individualmente; o clínico deverá suportar o peso do animal para não prejudicar a sua resposta.[6] A resposta é considerada normal quando o animal retornar entre 1 e 3 segundos[8] (Figura 223.5).

Em outro teste que pode ser realizado coloca-se uma folha de papel ou cartolina embaixo da pata que será avaliada e logo após, puxa-se lateralmente para deslocar o membro. O animal também deverá retornar o membro para sua posição inicial.[8] O primeiro teste de propriocepção ao qual se flexiona a pata avalia principalmente proprioceptores distais, enquanto o teste da cartolina com deslocamento lateral do membro avalia proprioceptores proximais à medula espinal.[7]

Aprumo posicional

A habilidade de o animal manter sua posição normal em relação à gravidade e durante movimentos envolve três mecanismos fisiológicos: o sistema visual, o sistema vestibular e o sistema proprioceptivo/tátil. Quando esse teste é realizado, deve-se eliminar um ou dois desses mecanismos para avaliação precisa dos sistemas envolvidos.[2]

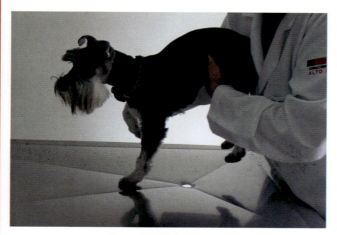

Figura 223.3 Saltitamento.

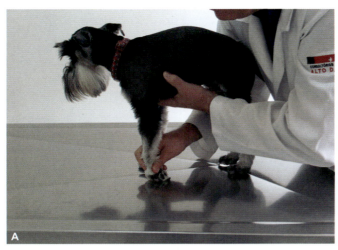 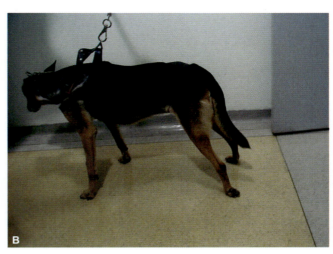

Figura 223.5 **A.** Propriocepção consciente. **B.** Alteração proprioceptiva em cão.

Suspende-se o animal pelo quadril evitando o contato dos membros torácicos com o solo ou a superfície da mesa de exame. Em animais normais ocorrerá extensão do pescoço e dos membros torácicos até que eles se encostem à superfície[5,8] (Figura 223.6). Para testar a função vestibular isoladamente, deve-se vendar esse animal para eliminar a compensação visual.[8,12] Animais com doença vestibular unilateral mostrarão inclinação da cabeça; se a lesão for bilateral, ocorrerá flexão do pescoço.[5] Outro teste para a reação de retificação é colocar o animal em decúbito lateral e esperar que ele se levante. Receptores de tato/pressão localizados do lado do corpo são estimulados e o animal deverá se posicionar normalmente pela extensão dos membros mais elevados e flexão dos membros em contato com a mesa. Se houver lesão vestibular unilateral, a reação de retificação estará anormal do lado afetado.[8]

Posicionamento

Reações de posicionamento envolvem os sistemas visual e de tato/pressão. Na reação envolvendo tato/pressão, o impulso inicia-se pelos receptores de tato/pressão; no posicionamento visual, os estímulos se originam dos centros visuais.[8]

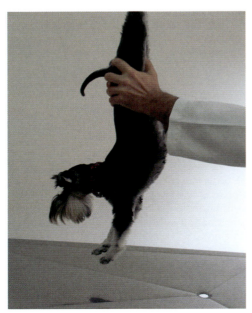

Figura 223.6 Aprumo posicional.

Reação de posicionamento tátil

Suporta-se o animal pelo tórax, vendado, em uma posição horizontal, levando-o ao encontro da extremidade da mesa. Os membros torácicos são levados até que a região do carpo tenha contato com a mesa (Figura 223.7 A). A resposta normal é a imediata colocação da pata sobre a superfície da mesa em uma posição em que o animal suporte o seu peso (Figura 223.7 B).[3] O teste com os membros torácicos é realizado, primeiro, com ambos os membros e, depois, com cada membro separadamente. Os membros pélvicos são testados logo em seguida, da mesma maneira.[8] Cães de grande porte podem ser testados com a utilização de degraus. Alguns cães ou gatos que são acostumados a serem seguros podem ignorar a mesa. Esses animais geralmente responderão se eles estiverem em uma posição menos segura ou menos confortável longe do corpo do examinador, procurando apoio na mesa.[3]

Reação de posicionamento visual

Na colocação visual, o teste é realizado de modo semelhante à reação de posicionamento tátil, permitindo que o animal veja a mesa. Animais normais alcançam a mesa antes que o carpo encoste na mesma (Figura 223.8).[4,8,11]

Reação tônica do pescoço

Utilizada principalmente para verificar se há ou não sensibilidade cervical ou alterações de tronco encefálico e/ou cerebelo.[1]

As reações tônicas do pescoço são iniciadas por receptores na área cervical cranial e mediadas pela formação reticular do tronco encefálico.[3]

O animal é colocado em estação e a cabeça é elevada. A resposta normal é uma discreta extensão dos membros torácicos e discreta flexão dos membros pélvicos. Quando a cabeça é flexionada para baixo, espera-se que ocorra semiflexão dos membros torácicos e extensão dos membros pélvicos. Quando o deslocamento for lateral, a extensão do membro ao lado em que a cabeça é rotacionada vai ser a resposta normal (Figura 223.9).[8]

Anormalidades sensoriais proprioceptivas ou nos sistemas motores podem produzir reações anormais. Lesões cerebelares causam reações tônicas do pescoço exageradas.[3] Se o animal gritar ou tentar morder, ou se os músculos tornarem-se rígidos quando da manipulação, provavelmente trata-se de irritação meningiana ou doença focal das raízes nervosas cervicais. Esse teste deve ser realizado apenas se não houver suspeita de fratura ou luxação vertebral cervical.[5]

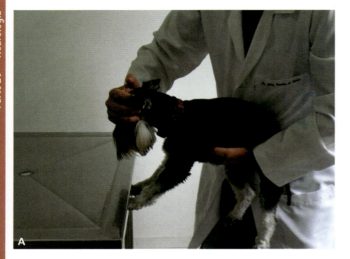

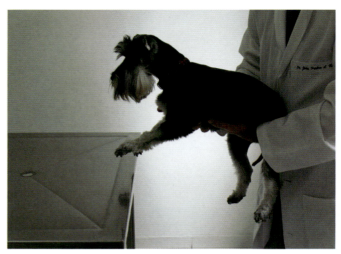

Figura 223.8 Posicionamento visual.

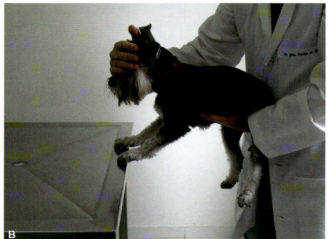

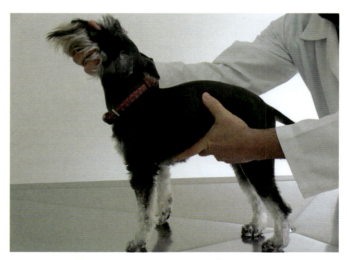

Figura 223.9 Reação tônica do pescoço.

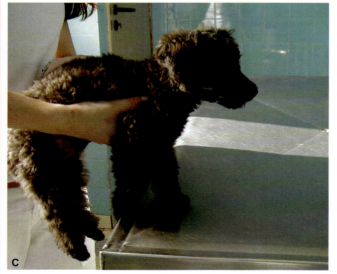

Figura 223.7 Posicionamento tátil. **A.** Início do exame. **B.** Reposicionamento dos membros torácicos. **C.** Alteração em reação de posicionamento tátil.

REFLEXOS MEDULARES

Reflexo é uma resposta involuntária e qualitativamente invariável do sistema nervoso a um estímulo,[13] portanto são atividades involuntárias que não requerem raciocínio consciente.[4] O exame dos reflexos espinais avalia a integridade dos componentes sensoriais e motores do reflexo e a influência das vias motoras descendentes na resposta.[3] Para que ocorra um reflexo são necessários integridade de cinco componentes: receptor sensorial, neurônio sensitivo, sinapse no sistema nervoso central, neurônio motor e órgão-alvo. Em relação aos reflexos espinais, os receptores são os proprioceptores encontrados na musculatura (fusos musculares); os neurônios sensitivos e motores encontrados nos nervos; a sinapse na medula espinal; e o órgão-alvo, a musculatura esquelética.[13] Se houver integridade desses componentes do arco reflexo e a influência das vias motoras do sistema nervoso central (SNC), a resposta será normal (normorreflexia); se ocorrer perda parcial ou total dos componentes do arco reflexo, o reflexo estará diminuído ou ausente (hiporreflexia ou arreflexia). Se as vias motoras do SNC estiverem comprometidas, os reflexos estarão exagerados, uma vez que essas vias têm influência inibitória sobre estes (hiper-reflexia).[1,13] As respostas normais, quando da realização dos reflexos, variam entre as espécies e entre as raças. Cães de grande porte apresentam resposta menos evidente do que raças de pequeno porte.[3]

Deve-se realizar o exame dos reflexos com os animais com os membros relaxados, em decúbito lateral ou suportado verticalmente por um assistente.[8] Os reflexos devem ser registrados como ausente (0), diminuído (1), normal (2), exagerado (3) e exagerado com clonias (4).[3-5]

Reflexos miotáticos em membros pélvicos

Reflexo patelar

O reflexo patelar é o reflexo miotático mais confiável[8] e mais facilmente avaliado em cães e gatos.[7] Os segmentos medulares envolvidos nesse reflexo compreendem L4-L6 e o nervo avaliado é o nervo femoral.[7] Com o membro pélvico em uma posição semiflexionada e relaxada, o ligamento patelar é golpeado com um martelo de percussão (plexímetro).[5,8] A resposta normal é uma rápida extensão do joelho[8] (Figura 223.10). Isto ocorre porque há contração do músculo quadríceps femoral e, consequentemente, extensão do joelho.[4]

Reflexo do gastrocnêmio

Pesquisa do nervo ciático e dos segmentos medulares de L7-S1.[3] Percute-se o nervo ciático, abaixo da protuberância do ísquio; localiza-se com o dedo indicador e a percussão poderá ser diretamente nesse local ou no próprio dedo (Figura 223.11 A). Esse reflexo também poderá ser realizado no tendão do músculo gastrocnêmio avaliando-se o ramo tibial do nervo ciático[3] (Figura 223.11 B). A resposta normal é extensão do jarrete (tarso).[8,11]

Reflexo tibial cranial

Pesquisa do nervo fibular, que é um dos ramos do nervo ciático, e os segmentos medulares de L6, L7 e pouca contribuição de S1.[3] Percute-se o músculo tibial cranial logo abaixo da extremidade proximal da tíbia (Figura 223.12). A resposta normal é a flexão do tarso.[8] Esse reflexo é mais difícil de ser realizado em animais normais do que o reflexo patelar. Ausência e diminuição desse reflexo devem ser vistas com cautela.[3]

Reflexos miotáticos em membros torácicos

Os reflexos em membros torácicos são de difícil obtenção; portanto, de difícil interpretação.[8]

Reflexo bicipital

Pesquisa o nervo musculocutâneo e os segmentos medulares de C6-C8.[2,12] É realizado segurando-se o membro torácico relaxado com o cotovelo ligeiramente flexionado, colocando-se o dedo indicador no tendão do bíceps na região medial do cotovelo e golpeando-se o dedo com o plexímetro (Figura 223.13). Esse reflexo é, muitas vezes, difícil de ser realizado.[5] A resposta normal é uma ligeira flexão do cotovelo.[8]

Reflexo tricipital

Pesquisa o nervo radial e os segmentos medulares de C7-T2.[2,5,7] É realizado segurando-se o membro torácico relaxado com o cotovelo ligeiramente flexionado, colocando-se o dedo indicador ou polegar no tendão do tríceps próximo à sua inserção no olécrano e golpeando-se o dedo com o plexímetro (Figura 223.14).[3,5,8] A resposta normal é uma discreta extensão do cotovelo.[8]

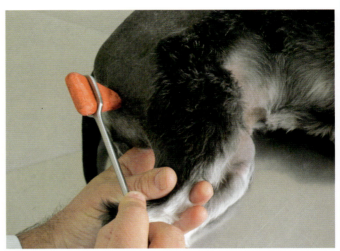
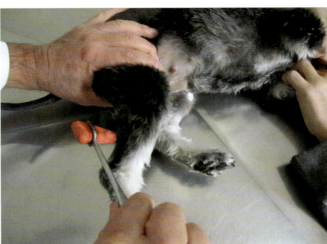

Figura 223.11 Reflexo do gastrocnêmio.

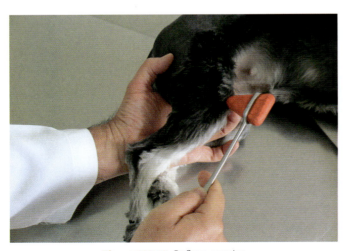

Figura 223.10 Reflexo patelar.

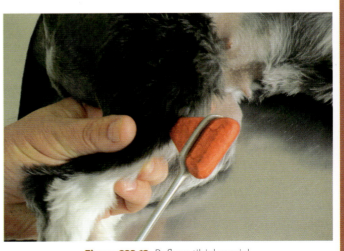

Figura 223.12 Reflexo tibial cranial.

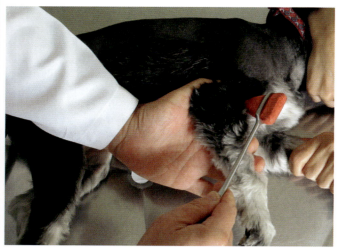
Figura 223.13 Reflexo bicipital.

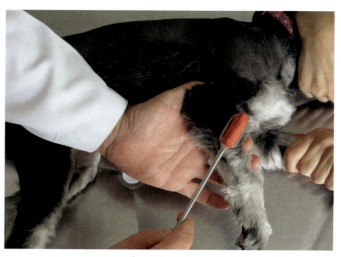
Figura 223.15 Reflexo do extensor do carpo radial.

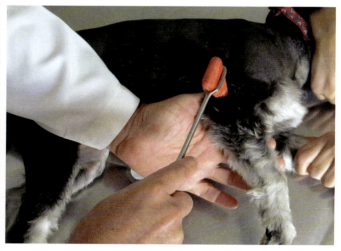
Figura 223.14 Reflexo tricipital.

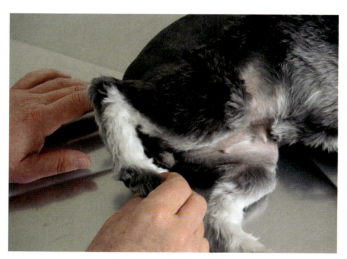
Figura 223.16 Reflexo flexor.

Reflexo extensor do carpo radial
Pesquisa o nervo radial e os segmentos medulares de C7-T2.[7] É realizado segurando-se o membro torácico relaxado com o cotovelo ligeiramente flexionado, percutindo-se o músculo extensor radial do carpo logo abaixo do cotovelo (Figura 223.15). A resposta normal é a extensão do carpo.[3,5,8]

Reflexo flexor
Os reflexos flexores são iniciados pelo estímulo doloroso e determinam integridade do arco reflexo e dos centros medulares assim como das vias no SNC relacionadas com a resposta a um estímulo doloroso.[8] Realizam-se com uma compressão das patas, espaço interdigital ou junção pele-unha com os dedos ou pinça hemostática (Figura 223.16). A resposta normal é a flexão do membro avaliado.[8] A retirada do membro não significa que o animal teve percepção da dor e sim integridade dos componentes do arco reflexo desse membro.[5] Para a avaliação da consciência da dor, deve-se realizar o teste do flexor com um aumento na pressão exercida nesse membro, avaliando-se a reação do animal. Animais normais vocalizam ou viram a cabeça para o membro avaliado. A perda de dor profunda com reflexo flexor normal indica lesão nos tratos ascendentes da medula espinal.[5]

Reflexo do extensor cruzado
O reflexo do extensor cruzado pode ser observado quando é realizado o reflexo do flexor. A resposta normal é uma discreta extensão do membro oposto ao membro avaliado.[3] Quando um estímulo doloroso é aplicado em um membro, o membro oposto se estenderá. Esse reflexo não ocorrerá em cães normais. Se estiver presente é indicativo de afecção acima dos segmentos medulares que controlam os reflexos.[8]

Reflexo do panículo
O reflexo do panículo testa a integridade da inervação da musculatura do tronco subcutâneo (músculos cutâneos do tronco). Esse reflexo é mediado por componentes sensitivos segmentares e motores que realizam sinapse nos segmentos medulares entre C8 e T2.[2,8]

O teste consiste na aplicação de um estímulo tátil por meio de uma pinça hemostática beliscando a pele, iniciando-se pela região lombossacra, indo até a região cervicotorácica (Figura 223.17).[8]

A resposta normal é uma contração reflexa da musculatura subcutânea no local do estímulo.[2] A estimulação da pele de um lado geralmente mostrará uma resposta bilateral.[8] Reflexos diminuídos ou ausentes ocorrem em lesões caudais no nível de lesão medular, enquanto respostas exacerbadas indicam

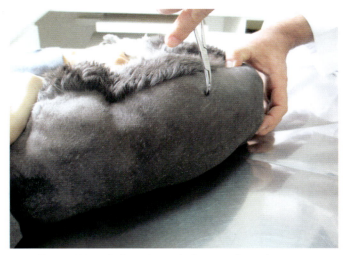

Figura 223.17 Reflexo do panículo ou cutâneo do tronco.

alteração no nível ou imediatamente acima na medula.[2,8] Esse reflexo poderá não ocorrer se houver lesão na região cervicotorácica (p. ex., avulsão do plexo braquial).[8]

Reflexo perineal

O reflexo perineal é mediado pelo nervo pudendo e os segmentos medulares S1-S3.[8] É realizado por meio de um pinçamento ou toque no períneo, observando-se contração do esfíncter anal (Figura 223.18).[5] Pode também ser realizado pela compressão do bulbo da glande nos machos ou da vulva nas fêmeas.[7] Abanar de cauda para o proprietário indica integridade da medula espinal.[5]

TÔNUS MUSCULAR

O tônus muscular é mantido pelos fusos musculares e suas conexões medulares; é modulado amplamente por vias descendentes inibitórias (tratos corticospinais e rubroespinais) e facilitatórias (tratos vestibuloespinais). Geralmente, o tônus muscular é avaliado quando da realização dos reflexos espinais, uma vez que os animais se encontram em decúbito lateral.[8] Os músculos esqueléticos são avaliados pela inspeção visual e palpação, na busca de atrofia e tônus.[4] Pode-se avaliar o tônus muscular pela manipulação dos membros (extensão e flexão) e/ou palpação individual dos músculos. A resposta normal à manipulação é um aumento da resistência (normotonia). Anormalidades de tônus muscular incluem ausência de tônus (atonia), tônus reduzido (hipotonia), tônus aumentado (hipertonia) e tônus exagerado (espasticidade).[8] Atonia e hipotonia geralmente estão associadas a doença envolvendo SNP, enquanto hipertonia e espasticidade podem estar presentes em lesões de córtex cerebral, tronco encefálico e segmentos medulares rostrais, no nível dos membros que estão sendo testados,[8] embora também possam ser vistas em doenças miotônicas.[6]

AVALIAÇÃO DOS NERVOS CRANIANOS

Nervo olfatório

O nervo olfatório (NC I) é um nervo sensitivo que não realiza sinapse com o tálamo. Recebe informações sensoriais a partir de quimiorreceptores encontrados na mucosa nasal, atravessa a placa cribriforme, indo até os bulbos olfatórios, tratos olfatórios, terminando no lobo piriforme no cérebro.[1,12] Para a realização desse teste, venda-se o animal e coloca-se uma substância aromática, mas não irritante, ou alimento, perto das narinas (Figura 223.19).[4] Substâncias irritantes, como amoníaco e éter, estimulam terminações do nervo trigêmeo, e não do nervo olfatório.[5,11] Avaliação da função olfatória é difícil. Animais normais reagem virando a cabeça para o lado ou lambendo o focinho.[8] Diminuição da capacidade olfatória é denominada "hiposmia" e a perda total da olfação, "anosmia".[11] Infecções bacterianas graves ou destruição das células causada pelo vírus da cinomose podem causar alterações de olfação.[8]

Nervo óptico

O nervo óptico (NC II) é um nervo sensitivo responsável pela visão e percepção da luz.[1]

Visão se refere à percepção consciente de um estímulo visual.[10] Esses estímulos visuais geram potenciais de ação a partir da retina e conduzidos pelo nervo óptico, quiasma óptico, trato óptico, núcleo geniculado lateral, radiação óptica até córtex de lobo occipital no cérebro. A maior parte das fibras decussa no quiasma óptico, portanto as informações visuais são conduzidas para o hemisfério cerebral contralateral.[7,8]

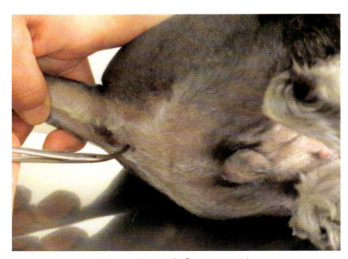

Figura 223.18 Reflexo perineal.

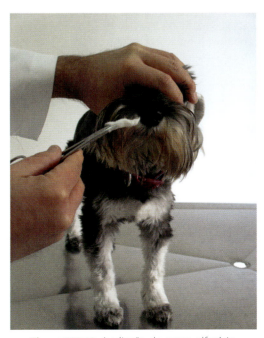

Figura 223.19 Avaliação do nervo olfatório.

Em relação à percepção da luz, fibras parassimpáticas conduzem essa informação por intermédio de nervo óptico, quiasma óptico, trato óptico, núcleo pré-tectal, núcleo de Edinger-Westphal e resposta motora pelo nervo oculomotor (mesencéfalo).[1]

Vários são os testes que podem ser realizados para a função visual:

- Reação de ameaça: realizar movimentos com o indicador até chegar perto da córnea, alternando os globos oculares (Figura 223.20). Normalmente, o animal piscará, mostrando integridade do NC II e resposta motora mediada pelo nervo facial (NC VII);[8] não se deve encostar na córnea ou realizar um movimento muito rápido que possa promover uma corrente de ar que sensibilizará a córnea, fazendo com que o cão apresente fechamento palpebral causado pelo estímulo em nervo trigêmeo; se for utilizado, então, plástico transparente entre o indicador e o globo ocular, essa corrente de ar será evitada.[5,8] Animais que apresentam demência, doença cerebelar grave,[5,8] doença do nervo facial[5] ou que tenham menos de 3 meses[5,8] podem não mostrar resposta ao teste de ameaça, embora eles possam enxergar
- Teste de objetos em movimento: jogar um pedaço de algodão em frente ao animal para que ele siga os movimentos[5,7,8]
- Teste de obstáculos: conduzir o animal para um obstáculo em ambiente claro e depois em ambiente escuro[8]
- Reação postural de posicionamento visual: semelhante à reação postural de posicionamento tátil, mas com a visão (ver *Reação de posicionamento visual*, anteriormente neste capítulo).[3,8]

Nervo oculomotor

O nervo oculomotor (NC III) é um nervo motor responsável pela inervação motora das musculaturas extrínsecas dos globos oculares: músculos reto medial, reto dorsal, reto ventral, oblíquo ventral e elevador da pálpebra.[1,5] Associado ao nervo óptico, participa da contração pupilar em resposta à luz através de fibras parassimpáticas.[8] Localiza-se no mesencéfalo (tronco encefálico).[5] Para avaliação desse nervo deve-se movimentar a cabeça lentamente para ambos os lados, para cima e para baixo (nos eixos horizontal e vertical), observando-se movimentos simétricos dos globos oculares e breve nistagmo fisiológico com a fase rápida na direção do movimento,[2,14] também denominado "resposta oculovestibular" ou "oculocefálica".[4,10] Anormalidades incluem estrabismo ventrolateral, redução ou ausência de adução do olho no plano horizontal, paralisia palpebral superior (ptose palpebral) e alteração na resposta do reflexo pupilar à luz.[8]

Reflexo pupilar à luz

Os reflexos pupilares à luz dependem da integridade funcional dos nervos oculomotor e óptico, associados aos centros integrativos do mesencéfalo (núcleo pré-tectal e núcleo de Edinger-Westphal) e vias simpáticas.[2] Estimulação da retina em um dos globos oculares com uma fonte de luz brilhante causa constrição das duas pupilas. A constrição no globo ocular sendo estimulado é a resposta direta, enquanto no outro globo ocular denomina-se resposta indireta ou consensual.[14] A via aferente para os núcleos parassimpáticos mesencefálicos é o nervo óptico. Os núcleos pré-tectais e de Edinger-Westphal são núcleos parassimpáticos motores do nervo oculomotor, que é o nervo eferente para a resposta de contração pupilar.[14] Essa resposta bilateral é possível porque em mamíferos a maioria das fibras cruza o quiasma óptico.[2,10]

Lesões que envolvem a retina ou o nervo óptico de um globo ocular resultarão em cegueira desse globo ocular e ausência de reflexo pupilar em ambos os globos oculares, quando a luz for aplicada nesse olho. Quando realizada no globo ocular normal, tem-se reflexo pupilar à luz nos dois olhos, uma vez que a inervação consensual do olho não afetado estará intacta. Lesões que afetam o nervo oculomotor causarão pupila dilatada do lado afetado não responsiva à luz, mas com contração pupilar no outro globo ocular, não afetado; se a luz for incidida no outro globo ocular, têm-se resposta direta presente e ausência de resposta consensual, isto é, no globo ocular afetado. Além disso, a visão nesse globo ocular estará normal.[10]

Nervo troclear

O nervo troclear (NC IV) é um nervo motor localizado no mesencéfalo[12] e responsável pela inervação do músculo oblíquo dorsal do globo ocular.[3,12] Lesão do nervo troclear promoverá rotação discreta do globo ocular afetado perceptível em espécies com pupilas não arredondadas. Em cães essa rotação raramente será observada, enquanto em gatos, com pupila normalmente vertical, ocorrerá um desvio dorsolateral dessas pupilas.[5,8] No cão, a avaliação poderá ser realizada com o uso de um oftalmoscópio, a fim de verificar o posicionamento da veia retiniana dorsal.[1,10,12]

Nervo trigêmeo

O nervo trigêmeo (NC V) tem dois componentes: um sensitivo, responsável pela sensação de toda a cabeça, outro motor, inervando a musculatura da mastigação (músculos temporal, masseter, pterigóideos lateral e medial e porção anterior do músculo digástrico).[5,8] Esse nervo se localiza na ponte (tronco encefálico) e têm três ramos: (1) oftálmico; (2) maxilar e (3) mandibular. O ramo oftálmico recebe informações sensoriais dos globos oculares e pele ao redor, enquanto o ramo maxilar contém fibras sensitivas procedentes da região maxilar, cavidade nasal e região periorbitária lateral. O ramo mandibular leva impulsos motores para os músculos da mastigação e recebe informações sensoriais da região mandibular, além de informações proprioceptivas desses músculos.[4,12]

Em relação à divisão motora do nervo trigêmeo, avalia-se palpando-se a musculatura da mastigação[4] e promovendo-se abertura e fechamento bucal, notando-se a sua resistência; normalmente percebe-se resistência na abertura bucal.[8] Paralisia bilateral mostra inabilidade de o animal fechar a boca causada

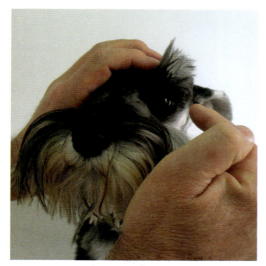

Figura 223.20 Avaliação do nervo óptico.

pela queda da mandíbula, que pode ser fechada facilmente.[3] Paralisia unilateral causa diminuição do tônus da musculatura da mastigação,[3,4] mas não interfere na função normal da mandíbula.[8] Atrofia dos músculos temporal e masseter é reconhecida aproximadamente 1 semana após a paralisia e, se ocorrer atrofia bilateral grave, o animal poderá apresentar trismo.[3,8]

Em relação à divisão sensitiva do nervo trigêmeo pode-se realizar avaliação por meio dos seguintes testes:

- Reflexo corneal: encosta-se um cotonete úmido na córnea do animal, promovendo-se fechamento palpebral (associado ao NC VII) e discreta retração do globo ocular (associado ao NC VI)[5,8]
- Reflexo palpebral: estimulam-se as margens das fissuras palpebrais (o canto medial da fissura palpebral avalia o ramo oftálmico enquanto o canto lateral avalia o ramo maxilar do nervo trigêmeo)[5]
- Teste de sensibilidade: realizam-se estímulos cutâneos com o uso de uma agulha ou uma pinça hemostática, a fim de verificar se há ou não sensibilidade cutânea facial, ou pode-se tocar levemente o lado interno do pavilhão auricular.[5]

Outro teste também realizado é o pinçamento leve da mucosa nasal com o animal vendado (Figura 223.21).[8] Nesse teste, ocorrem dois eventos com o estímulo:

- Um reflexo direto do NC V para o NC VII é evocado ipsilateralmente, resultando em movimento ipsilateral (em geral torção) dos músculos da expressão facial (piscar, enrugamento dos músculos faciais); esse componente é um reflexo subcortical (subconsciente)
- Um movimento mediado conscientemente da cabeça para longe do estímulo, o que requer o reconhecimento consciente do estímulo por meio das vias que se projetam para o tálamo contralateral e o córtex parietal.

Um animal com uma lesão no ramo maxilar do NC V não exibirá o reflexo facial nem uma resposta consciente ao estímulo, mas se a lesão estiver em prosencéfalo deverá ter o componente reflexo, mas não irá afastar conscientemente a cabeça do estímulo aplicado ao lado da face contralateral à lesão do prosencéfalo.[4]

Animais com paralisia facial não responderão satisfatoriamente aos testes corneal e palpebral; portanto, a avaliação deverá ser realizada em conjunto com o nervo facial.[5]

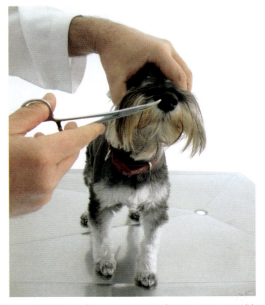

Figura 223.21 Avaliação nervo trigêmeo, parte sensitiva.

Nervo abducente

O nervo abducente (NC VI) é um nervo motor, localizado no bulbo rostral, na junção pontinobulbar, inervando os músculos reto lateral e retrator bulbar do globo ocular.[1,5,12] Realiza-se movimentação da cabeça nos planos horizontal e vertical para avaliação desse nervo, tocando-se levemente na córnea para verificar retração do globo ocular.[5,8] Essa última manobra avalia o nervo trigêmeo e o nervo abducente.[5] Alterações nesse nervo incluem estrabismo medial do globo ocular afetado, abdução alterada do mesmo lado e perda da capacidade de retração do globo ocular.[8]

Nervo facial

O nervo facial (NC VII) é um nervo misto com fibras motoras responsáveis pela expressão facial (músculos das pálpebras, orelha, narinas, bochechas e lábios), músculo digástrico do pavilhão auricular, fibras sensitivas para o paladar (dois terços anteriores da língua) e fibras parassimpáticas inervando a maioria das glândulas exócrinas da cabeça (produção de lágrima e saliva).[8,12] Esse nervo está localizado no bulbo rostral (tronco encefálico).[12]

Animais que apresentam paralisia facial mostrarão assimetria facial. Os lábios, as pálpebras e as orelhas estarão caídos do mesmo lado da lesão.[3] Testes motores são realizados em conjunto com outros nervos cranianos: teste de ameaça (NC II e NC VII), testes palpebral e corneal (NC V e NC VII).[8]

Para avaliação das fibras sensitivas gustativas, utiliza-se um cotonete com uma substância amarga, como a atropina. Coloca-se em contato com a parte rostral da língua (dois terços) e avalia-se a resposta do animal. Animais normais reagirão rapidamente a esse contato, afastando a cabeça do estímulo e salivando.[3,4] A inervação parassimpática é avaliada pelo teste de Schirmer, uma vez que a lesão nessas fibras fará com que o animal não produza lágrima.[8,10]

As alterações clínicas dependem do nível da lesão. Se a lesão for externa ao forame estilomastoide, o animal apresentará paralisia facial apenas. Contudo, se for mais centralmente localizada, envolvendo bulbo, além da paralisia facial, haverá diminuição ou ausência de lágrima, produzindo ressecamento do globo ocular e, consequentemente, ceratite seca da córnea.[8]

Nervo vestibulococlear

O nervo vestibulococlear (NC VIII) tem duas subdivisões e duas funções: (1) o ramo coclear, que tem papel sensorial para audição; e (2) o ramo vestibular, que provê informação acerca da orientação da cabeça com respeito à gravidade.[3,8] Esse nervo sensorial encontra-se no bulbo rostral.[12]

Os testes para a avaliação da porção coclear são subjetivos na sua interpretação.[3] Esses testes podem ser grosseiramente testados jogando-se objetos perto de um animal vendado ou batendo-se palmas por trás dele. A resposta normal é o animal virar a cabeça para o lado da origem do som, piscar os olhos ou mover as orelhas[3,8] (reflexo de Pryer).[4] É importante evitar vibrações, sombras ou correntes de ar que possam prover interpretações não auditivas.[10] Outro meio para avaliação é a utilização da audiometria eletroencefalográfica ou potencial auditivo evocado, sendo esse último não só para detectar déficits auditivos, mas podendo indicar a localização da lesão.[3]

A surdez bilateral resulta em ausência de resposta clínica ao som.[4] Animais com perda de audição unilateral podem se orientar anormalmente virando a cabeça para o lado oposto ao som, mas alguns podem localizar sons acuradamente, mesmo com perda unilateral da audição.[10]

O nervo vestibular é composto de axônios provenientes dos canais semicirculares, utrículo e sáculo e termina nos núcleos vestibulares e no cerebelo.[12] Anormalidades periféricas e unilaterais produzem ataxia, nistagmo, inclinação da cabeça para o lado da lesão (Figura 223.22) e ocasionalmente vômitos. O nistagmo é um movimento ocular espontâneo que tem uma fase lenta e uma fase rápida.[4] Em lesões periféricas, o nistagmo poderá ser horizontal ou rotatório e a fase rápida ocorrerá para o lado oposto à lesão. Quando a cabeça estiver inclinada, a posição dos olhos parecerá normal, mas, se o examinador endireitar a cabeça, o olho ipsilateral à lesão se desviará ventralmente, o que é denominado "estrabismo posicional" (Figura 223.23).[10] Com déficits vestibulares bilaterais, a inclinação da cabeça e o nistagmo estarão frequentemente ausentes. O animal poderá estar com ataxia pela perda do equilíbrio, e os sintomas podem se confundir com alteração cerebelar.[5]

Lesões em núcleos vestibulares e estruturas associadas podem causar nistagmo em qualquer direção, podendo mudar a sua direção quando da movimentação da cabeça.[3] Nistagmo vertical indica alteração central e não periférica.[8] Envolvimentos cerebelares podem mostrar inclinação da cabeça para o lado oposto ao da lesão, embora a hipermetria seja observada em membros do mesmo lado, o que é denominado "sintomas vestibulares paradoxais".[5]

Vários são os testes para avaliação da função vestibular. Esses testes incluem:

- Reflexo vestíbulo-ocular: também denominado "*reflexo oculocefálico*", "*reflexo oculocefalogírico*" ou "*fenômeno de olho de boneca*". Realizam-se movimentos rápidos da cabeça nos planos horizontal e vertical produzindo nistagmo fisiológico com a fase rápida do mesmo lado do movimento. Animais com alteração não mostrarão nistagmo fisiológico quando a cabeça for movida para o mesmo lado da lesão[3]
- Teste calórico: instila-se água fria ou morna no conduto auditivo por 3 a 5 minutos, produzindo nistagmo fisiológico.[8] Em animais comatosos, o teste avalia a função do tronco encefálico[3]
- Teste do nistagmo pós-rotação: coloca-se o animal em uma cadeira giratória e gira-se a cadeira por 30 a 60 segundos, parando repentinamente. Quando a rotação cessa, um nistagmo ocorrerá com a fase rápida, ocorrendo em direção oposta ao movimento do corpo. Nesse teste lesões unilaterais produzem uma diferença na taxa e duração do nistagmo pós-rotação, quando aplicado em ambas as direções. Lesões periféricas geralmente deprimem a resposta quando o animal é rotacionado para o lado oposto ao da lesão, enquanto lesões centrais podem deprimir ou prolongar a resposta[3]
- Teste do aprumo posicional (ver seções Reações posturais e Aprumo posicional; Figura 223.6). Esse teste permite avaliar a função vestibular.

Os testes calórico e pós-rotação, por serem embaraçosos, são raramente realizados.[8]

Nervo glossofaríngeo

O nervo glossofaríngeo (NC IX) é um nervo misto, encontrado no bulbo caudal, responsável pela inervação motora da faringe, com o nervo vago, pela sensação gustativa no terço final da língua e região rostral da faringe. Apresenta fibras parassimpáticas que inervam as glândulas zigomáticas e parótidas.[12] Testa-se esse nervo por meio do *reflexo de deglutição* ou *reflexo de engasgo*. Em relação ao *reflexo de deglutição*, avalia-se comprimindo-se externamente a garganta na região dos ossos hioides. Essa manobra provoca movimentos de deglutição em animais normais (Figura 223.24). O *reflexo de engasgo*

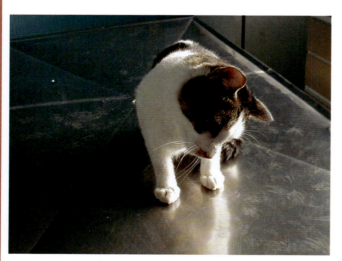

Figura 223.22 Síndrome vestibular periférica idiopática em um gato. Note inclinação da cabeça para o lado.

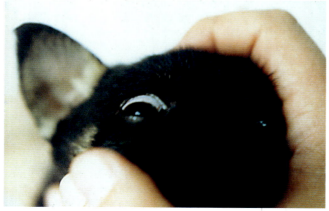

Figura 223.23 Estrabismo posicional ventrolateral do globo ocular direito em cão apresentando síndrome vestibular central.

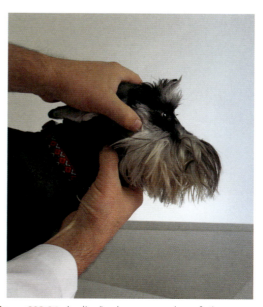

Figura 223.24 Avaliação dos nervos glossofaríngeo e vago.

é realizado colocando-se um dedo na base da língua por dentro da cavidade oral, promovendo, no animal, mímica de vômito ou engasgos.[5] Esse último teste não deve ser realizado em animais agressivos ou com suspeita de raiva.[4] Anormalidades incluem ausência do reflexo de deglutição ou de engasgos, tônus faringiano reduzido e disfagia.[8]

Nervo vago

O nervo vago (NC X) é um nervo misto encontrado no bulbo caudal responsável pela inervação motora da faringe e laringe, além de informações sensoriais da faringe caudal, laringe e vísceras. Apresenta fibras motoras parassimpáticas para as vísceras torácicas e abdominais.[3,12] As funções do nervo vago são similares às do nervo glossofaríngeo, no que se refere à deglutição e ao reflexo de engasgo. Além disso, função laringiana e vocalização são controladas pelo nervo vago.[8] A função autonômica do vago é cardiorregulação e inervação das vísceras torácicas e abdominais, exceto das vísceras pélvicas, as quais são controladas pelos nervos parassimpáticos sacrais.[2,3]

Testes realizados para avaliação do vago incluem o *reflexo de engasgo* realizado para NC IX, *reflexo da laringe*, que consiste na palpação da laringe, e *reflexo oculocardíaco*. No teste laringiano, a pressão exercida sobre a área laringiana resultará normalmente em resposta de tosse. O *reflexo oculocardíaco* é realizado por meio de uma pressão aplicada diretamente em ambos os globos oculares simultaneamente, resultando em bradicardia reflexa (mediada pelo NC V e NC X).[8]

Anormalidades do NC X podem resultar em uma ou todas as alterações clínicas:

- Disfagia
- Alteração da vocalização
- Dispneia inspiratória (paralisia de laringe)
- Megaesôfago.[8]

Nervo acessório

O nervo acessório (NC XI) é um nervo motor que inerva a musculatura do trapézio, e partes dos músculos esternocefálico e braquicefálico do pescoço.[3,5,8] Localiza-se no bulbo caudal e nos primeiros segmentos cervicais.[12]

Esse nervo é de difícil avaliação e raramente se torna um problema clínico. Anormalidade desse nervo promoverá paralisia do músculo trapézio, que poderá ser avaliado mediante palpação cuidadosa dos músculos atrofiados na região do pescoço. Movimentos passivos de cabeça e pescoço podem demonstrar perda de resistência a movimentos laterais na direção contrária à lesão.[3] Em casos crônicos, o pescoço se desvia para o lado afetado, em decorrência de fibrose muscular.[12]

Nervo hipoglosso

O nervo hipoglosso (NC XII) é um nervo motor da musculatura da língua. Localiza-se no bulbo caudal e inerva a musculatura intrínseca e extrínseca da língua e do músculo gênio-hióideo.[3,5] A língua pode ser examinada esfregando-se ou molhando-se o focinho, o que induzirá o animal a lambê-lo (Figura 223.25).[8] A força de retração também poderá ser avaliada puxando-se a língua com uma compressa de gaze. Lesão unilateral produzirá desvio da língua para o lado oposto devido à flacidez ocorrida, permitindo que os músculos normais se contraiam sem resistência. Se houver atrofia, a língua apresentará um aspecto enrugado e o desvio ocorrerá do lado afetado (Figura 223.26).[8]

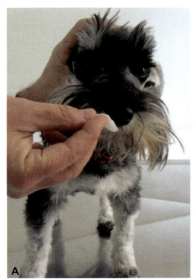
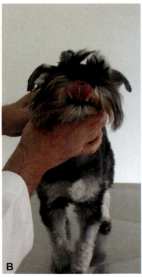

Figura 223.25 Avaliação do nervo hipoglosso. **A.** Aplicação de algodão úmido no focinho. **B.** Realização da lambedura.

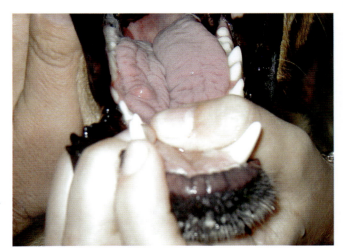

Figura 223.26 Alteração do nervo hipoglosso em cão. Notar atrofia da musculatura do lado direito da língua.

AVALIAÇÃO SENSORIAL

Vias sensoriais incluem todas as estruturas que conduzem informações de um campo periférico de estimulação ao córtex cerebral. Com exceção da olfação, as vias sensoriais realizam sinapse no tálamo. Essas vias se dividem em sensorial geral e especial (olfação, visão, audição, gustação e vestibular). Vias sensitivas gerais subdividem-se em sensoriais primitivas (protopáticas) – dor, temperatura e tato/pressão grosseiros – via tratos espinotalâmicos; e sensoriais discriminativas (epicríticas) – tato/pressão finos e sensações cinestésicas (propriocepção) – via coluna dorsal.[2] Além da propriocepção (ver seções Reações posturais e Propriocepção consciente), avaliação do sistema sensorial em animais depende de testes de percepção de dor. Outras modalidades sensoriais, como frio e calor, são extremamente difíceis para avaliação objetiva e quantitativa.[8]

A sensibilidade superficial é extremamente útil na localização de lesões toracolombares. Pinçamento suave sobre dermátomos específicos ou massagem e palpação de músculos podem ajudar na localização de uma área de hiperestesia e irritação meningeana ou de raiz nervosa.[5]

Como a dor é uma experiência sensorial subjetiva e os animais não podem comunicar verbalmente o que sentem, é mais difícil detectá-la neles do que em humanos. Respostas fisiológicas e comportamentais associadas à dor em seres humanos podem ser indicativas de sua ocorrência em animais.[4]

Anormalidades sensoriais incluem:

- Ausência de sensibilidade (anestesia) ou da sensação de dor (analgesia)
- Diminuição de sensibilidade (hipestesia ou hipoestesia) ou da sensação de dor (hipalgesia)
- Aumento de sensibilidade (hiperestesia) ou de sensação dolorosa (hiperalgesia).[8]

REFERÊNCIAS BIBLIOGRÁFICAS

1. Andrade Neto JP. Examen neurológico em cachorros. In: Pellegrino F, Suraniti A, Garibaldi L. El libro de neurología para la práctica clínica. Buenos Aires: Inter-Médica Editorial; 2003. p. 81-94.
2. Redding RW, Braund KG. Neurological examination. In: Hoerlein BF. Canine neurology. 3. ed. Philadelphia: W.B. Saunders; 1978. p. 53-70.
3. Lorenz MD, Kornegay JN. Handbook of veterinary neurology. Neurologic history and examination. 4. ed. St. Louis: Elsevier Science; 2004. p. 3-44.
4. Bagley RS, Mayhew, IG. Exame clínico do sistema nervoso. In: Radostits OM, Mayhew IG, Houston DM. Exame clínico e diagnóstico em veterinária. Rio de Janeiro: Guanabara Koogan; 2002. p. 384-422.
5. Chrisman CL. Problems in small animal neurology. 2. ed. Pennsylvania: Lea & Febiger; 1991.
6. Schatzberg SJ. Neurologic examination and neuroanatomic diagnosis. In: Ettiger SJ, Feldman EC. Textbook of veterinary internal medicine 7. ed. v. 2. St Louis: Saunders Elsevier; 2010. p. 1401-12.
7. Garibaldi L. Examen neurológico. In: Pellegrino F, Suraniti A, Garibaldi L. El libro de neurología para la práctica clínica. Buenos Aires: Inter-Médica Editorial; 2003. p. 43-79.
8. Braund KG. Clinical syndromes in veterinary neurology. 2. ed. Missouri: Mosby-Year Book; 1994.
9. Sharp NJH, Wheeler SJ. Small animal spinal disorders. 2. ed. London: Elsevier Mosby; 2005. p. 19-33.
10. O'Brien DP, Coates JR. Brain disease. In: Ettiger SJ, Feldman EC. Textbook of veterinary internal medicine. 7. ed. v. 2. St Louis: Saunders Elsevier; 2010. p. 1413-46.
11. Feitosa MM. Semiologia do sistema nervoso de pequenos animais. In: Feitosa FLF. Semiologia veterinária – a arte do diagnóstico. São Paulo: Roca; 2004. p. 451-505.
12. Garibaldi L. Nervios craneanos. In: Pellegrino F, Suraniti A, Garibaldi L. El libro de neurología para la práctica clínica. Buenos Aires: Inter-Médica Editorial; 2003. p. 95-119.
13. Cunninghans JG, Klein BG. Tratado de fisiologia veterinária. 4. ed. Rio de Janeiro: Elsevier; 2008. p. 91.
14. DeLahunta A. Veterinary neuroanatomy and clinical neurology. 2. ed. Philadelphia: W.B. Saunders; 1983.

224
Análise do Líquido Cefalorraquidiano

Rogério Soila

INTRODUÇÃO

O líquido cefalorraquidiano (LCR), também chamado "liquor", é um fluido biológico estéril, incolor, que banha o sistema nervoso central (SNC), circulando entre as membranas aracnoide e pia-máter das meninges no espaço subaracnoide.[1] O liquor atua no suprimento de nutrientes e na remoção de resíduos metabólicos do tecido nervoso, e desempenha um importante papel mecânico de sustentação, agindo como amortecedor para o córtex e a medula espinal.[1,2]

O LCR é produzido por um conjunto de vasos enovelados, conhecido como plexo coroide, e pelo epitélio ependimário, que reveste os ventrículos e o espaço subaracnoide, por meio de ultrafiltração contínua do soro a uma taxa aproximada de 20 a 60 mℓ/min, de acordo com o tamanho e o peso do cão ou gato.[1,3] O líquido preenche os ventrículos e as cavidades cerebrais através dos forames interventriculares e flui para o espaço subaracnoide, difundindo-se no restante do sistema nervoso, cobrindo as superfícies cerebrais e da medula espinal, ocupando todo o espaço, resultando em pressão interna característica. Sua reabsorção se dá nos vilos aracnoides presentes ao longo do seio sagital superior.[1,2,4] A obstrução das vias de circulação do liquor pode gerar acúmulo nas cavidades e aumento da pressão interna, evoluindo ocasionalmente para um quadro de hidrocefalia.[1,2] Também deve ser citada a importância da "barreira hematencefálica", representada por uma barreira virtual formada por um emaranhado de vasos capilares que isola o tecido nervoso do restante do organismo e controla as trocas bidirecionais entre o sangue e o liquor. Essa barreira, completamente desenvolvida no adulto, evita a penetração de células impróprias, agentes contaminantes e substâncias químicas que possam agredir o tecido nervoso.[1,5,6]

Devido a essa íntima relação entre LCR, tecido nervoso e meninges, sua análise pode trazer informações de grande importância para o diagnóstico e acompanhamento de doenças neurológicas.[7] Um exame adequado do LCR envolve procedimentos pré-analíticos, que englobam os cuidados específicos relacionados com coleta, acondicionamento e conservação do material; analíticos, vinculados ao processamento do material; e pós-analíticos, referentes à interpretação do resultado.[8,9] Vale ressaltar que diferentes doenças podem produzir alterações similares no LCR, e até mesmo a ausência de qualquer alteração não descarta completamente a possibilidade de lesão envolvendo o SNC.[9] O diagnóstico final deve ser baseado na associação do resultado da análise à avaliação detalhada do paciente, considerando-se o histórico de evolução do quadro, o exame clínico e neurológico, assim como a realização prévia de exames complementares sistêmicos.[7-9]

ANÁLISE DO LÍQUIDO CEFALORRAQUIDIANO
Contraindicações

A coleta do liquor é indicada como ferramenta auxiliar de investigação do SNC, sempre que se julgar necessário na avaliação clínica do paciente. Entretanto, para se realizar uma punção segura e satisfatória, algumas contraindicações devem ser levadas em consideração:[9]

- Pacientes sensivelmente desidratados devem ser submetidos a intensa fluidoterapia para correção de volume circulatório antes da coleta do material, para reduzir o risco do paciente, perante procedimento anestésico, e melhorar as chances de obtenção de volume adequado para a análise[2,5,8]
- A área a ser puncionada deve ser previamente inspecionada. A presença de lesões com infecção cutânea local exige cuidado prévio, de modo que se evite a veiculação de agentes contaminantes para o interior do SNC. Da mesma maneira, o paciente com fraturas, subluxações ou envolvimentos articulares graves em região atlanto-occipital também deve ser poupado em vista do aumento do risco de lesão às regiões de tronco encefálico e cerebelo[9,10]
- A coleta do material após ocorrência de convulsões deve ser adiada, pois esses eventos podem provocar alteração da barreira hematencefálica, aumentando os níveis de proteínas e células do liquor, provocando erros de interpretação dos resultados[5,11,12]
- Pacientes com sinais sugestivos de aumento da pressão intracraniana (anisocoria, pupilas dilatadas e não responsivas, estado mental alterado, paresia rígida, alteração do padrão respiratório, ritmo cardíaco e coma) desencadeados por trauma encefálico agudo, suspeita de edema cerebral, hidrocefalia descompensada, assim como o uso de fármacos anestésicos que promovam o aumento da pressão interna, requerem maiores cuidados e preparo antes da punção, para evitar a ocorrência de herniações do sistema nervoso, que podem ter como consequências comprometimento das funções cerebrais, tetraplegias e até óbito.[2,3,6] Evitar o uso de cetamina como sedativo em felinos, pois também induz aumento da pressão intracraniana.[8]

A pressão intracraniana (PIC) depende do equilíbrio de três constituintes do espaço intracraniano: parênquima encefálico, LCR e fluxo sanguíneo cerebral, e afeta diretamente as funções do cérebro.[1,2] Os valores normais para cães acordados ainda não foram determinados, bem como os valores a partir dos quais a elevação da PIC seria considerada patológica.[2] A dificuldade em determinar esses valores deve-se à grande variabilidade da PIC em função das raças, dos métodos de mensuração adotados e dos inúmeros fatores que nela interferem. Sabe-se que, no ser humano, os valores normais variam entre 5 e 15 mmHg, porém alguns autores relatam casos de cães que apresentaram PIC em torno de 30 a 40 mmHg sem sintomas preocupantes.[2,3] A PIC pode ser mensurada utilizando-se um manômetro aneroide de líquido espinal (manômetro de Claude) ou com uma coluna hidrostática de Strauss, que determina a pressão em centímetros de H$_2$O, acoplando-os a um adaptador de três saídas no momento da coleta.[8,9]

Em todos os casos, deve-se ponderar sobre os benefícios e riscos para a análise do LCR.[9]

Coleta

O liquor deve ser colhido em ambiente ambulatorial ou hospitalar por um profissional devidamente treinado. A técnica requer sedação profunda ou anestesia de curta duração na maior parte dos casos, para que ocorra relaxamento e colaboração do paciente durante o procedimento.[5,13] A coleta do material exige esterilidade absoluta e pode ser realizada na cisterna magna pelo forame atlanto-occipital ou por punção lombar no espaço entre as vértebras L4 e L5 ou L5 e L6.[5,10,13] Como o fluxo do liquor ocorre em sentido craniocaudal, a escolha do local da punção deve basear-se na suspeita do foco da lesão.[10] Para processos com provável origem em encéfalo ou coluna cervical, a coleta em cisterna magna pode ser mais significativa, mas para lesões medulares localizadas abaixo da coluna cervical, recomenda-se a punção em região lombar.[2,7,9,10]

Tricotomia e assepsia rigorosa do local a ser puncionado, assim como a utilização de luvas estéreis, são cuidados essenciais para evitar inoculação de agentes contaminantes para o interior do SNC.[7-10] Agulhas de tamanhos e calibres variados podem ser utilizadas de acordo com o tamanho e o peso do paciente.[8] Para punção em região de cisterna magna de cães de porte pequeno ou médio e felinos podem ser utilizadas agulhas hipodérmicas sem mandril com tamanho de 20 a 50 mm de comprimento e espessura de 0,55 a 0,7 mm.[8-10,13] Para animais de porte grande ou com estrutura muscular bem desenvolvida e para punções em região lombar, recomenda-se a utilização de agulhas espinais com mandril de maior comprimento, com aproximadamente 50 a 80 mm e espessura de 0,7 a 0,8 mm.[8,9,10,13]

Para coleta em região de cisterna magna, o paciente deve ser posicionado em decúbito lateral e a cabeça deve ser flexionada ventralmente em relação ao corpo, de modo a melhorar a abertura do forame atlanto-occipital.[2,8-10,13] A técnica clássica baseia-se na localização da protuberância do occipital e da porção cranial das asas do atlas, traçando-se uma linha imaginária entre esses dois pontos e puncionando-se no ponto de encontro dessas linhas.[8-10] O local a ser puncionado na maior parte dos casos pode ser palpado como uma depressão na linha média da coluna cervical, logo abaixo da protuberância do occipital, que se torna mais evidente com o movimento de flexão leve da cabeça do animal.[5,8,10] A agulha deve ser inserida com movimento suave perpendicularmente ou inclinada levemente em direção à ponta do focinho.[5,9] Pode ser sentida a perfuração de uma membrana mais resistente quando se penetra a dura-máter, e o liquor flui lentamente, gotejando através da agulha.[9,14] Quando a agulha toca a superfície óssea, recomenda-se que seja retirada e o procedimento repetido, de modo a evitar sangramento local indesejado.[8,9] Recomenda-se um cuidado especial nessa região para que a agulha não perfure o bulbo, o que pode ocasionar parada cardiorrespiratória.[5]

Para coleta em região lombar, o paciente também deve ser posicionado em decúbito lateral e as vértebras lombares L4, L5, L6 e L7 devem ser localizadas.[6,8-10] A região lombossacra deve ser flexionada, movimentando os membros posteriores para frente, melhorando assim a exposição dos forames intervertebrais. A agulha deve ser inserida na linha média, com movimento suave e perpendicularmente à porção cranial dos processos espinhosos de L5, L6 ou L7.[5,8,9,13] Algumas vezes, um leve movimento dos membros pode ser observado ao ser perfurada a dura-máter.[5,10,13] O mandril deve ser retirado e verifica-se a presença do liquor.[5,9] Se o líquido não for observado, o mandril deve ser reinserido e a agulha deve avançar até o assoalho do canal medular, através do tecido nervoso. Retira-se novamente o mandril e verifica-se a vinda do material. O toque da agulha em superfícies ósseas antes da perfuração da dura-máter recomenda que o procedimento deva ser reavaliado e repetido. Geralmente, o fluxo do liquor dessa região é mais baixo do que na cisterna magna, assim como o volume obtido.[5,8-10]

Quando o gotejamento do liquor através da agulha encontra-se muito lento ou cessa, recomenda-se discreta movimentação da agulha para descartar a possibilidade de obstrução da drenagem.[9] Também pode ser feita a compressão momentânea das jugulares, que promove aumento temporário da PIC, facilitando a saída do material.[8-10] Não é recomendada a utilização de seringas para aspiração do liquor, uma vez que podem modificar drasticamente a PIC e favorecer o desenvolvimento de herniações do SNC.[5,14,15]

Quando possível, a primeira e a segunda gota do liquor devem ser descartadas para reduzir a contaminação da amostra.[8,10] O volume recomendado de coleta é de aproximadamente 1 mℓ para cada 5 kg, ou 0,2 mℓ/kg, sem risco de comprometimento da PIC.[3,6,8,9] Para cães recomenda-se coleta do liquor de no máximo 4 a 5 mℓ quando possível, em felinos adultos, 1 a 1,5 mℓ e em filhotes, não mais do que 10 a 20 gotas.[2,3,7,9] Quando for observada a contaminação sanguínea da amostra no momento da coleta, recomenda-se que a agulha seja retirada e trocada e o procedimento, repetido.[10,13] Um sangramento local no momento da coleta não contamina necessariamente o espaço subaracnoide.[8,9]

Podem ser utilizados diferentes frascos durante o recolhimento do material, procedimento especialmente recomendado quando há contaminação sanguínea da amostra no momento da coleta.[2,4,16] Quando possível, ou em casos em que se suspeita que o LCR apresente contagem celular alta, algumas gotas também podem ser acondicionadas em frasco para microcoleta com EDTA, para evitar a coagulação das células e melhorar a preservação da celularidade.[8,9] O material colhido apenas em frasco com EDTA não deve ser submetido à avaliação bioquímica, uma vez que esse elemento induz falsa elevação da concentração proteica do liquor. Não utilizar sob nenhuma hipótese frascos com aditivos aceleradores da formação de coágulo impregnados em suas paredes.[3,14]

Devido à concentração extremamente baixa de elementos presentes, o liquor torna-se uma substância com características extremamente lábeis.[17] Após a coleta, o material permanece estável sob refrigeração por um período de 4 a 8 horas.[17,18] Porém, recomenda-se que ele seja avaliado na primeira hora a fim de preservar as características citológicas íntegras.[6] Amostras com maior teor proteico ou maior número de células são estáveis por períodos maiores.[11,17] Quando não há possibilidade do processamento rápido, alguns recursos podem ser utilizados para aumentar a estabilidade do material. A amostra deve ser aliquotada em dois frascos distintos. Um deles deve ser mantido íntegro, para avaliação bioquímica e da contagem celular de leucócitos e hemácias (eritrócitos), e o outro deve receber uma proporção de 20% de soro fetal bovino ou 10% de soro autólogo, a fim de se preservarem as características citológicas por um prazo de 24 a 48 horas, mantendo-se ambos os frascos sob refrigeração nesse período.[8,17,18]

Avaliações laboratoriais do líquido cefalorraquidiano

Análise física

Para uma boa análise do LCR, recomenda-se que seja submetido a essa análise um volume mínimo de 1 mℓ do material, em que serão avaliados os achados físicos, bioquímicos e celulares. Nos casos em que o volume de liquor obtido for muito baixo, alguns autores recomendam a priorização da amostra para avaliação de sua respectiva concentração proteica, contagem global e análise citológica.[3,13]

O LCR normal é um fluido incolor, transparente, não coagula e apresenta concentrações muito baixas de elementos.[6,14]

A coloração em padrão róseo ou avermelhado pode ser observada quando há presença de sangue, geralmente com hemácias íntegras. Esse sangue pode ser proveniente de contaminação sanguínea iatrogênica (coleta) ou hemorragia patológica aguda. Nesses casos, o liquor torna-se claro novamente após centrifugação.[3,4,13] A coloração de padrão xantocrômico também pode ser observada em processos hemorrágicos prévios por lise das hemácias e normalmente está associada a causas patológicas primárias, como traumatismos, vasculites, doenças de disco, inflamações graves ou neoplasias. Nestas condições, após centrifugação, o material permanecerá com coloração alterada.[8,9] Em alguns casos de envolvimento bacteriano ou fúngico do LCR, a coloração pode apresentar-se esbranquiçada ou acinzentada.[13]

A turbidez pode variar de leve a acentuada e indica aumento da contagem celular, geralmente aparecendo quando se apresenta acima de 200 células nucleadas/mℓ ou 400 hemácias/mℓ, ou pela proliferação de agentes bacterianos ou fúngicos.[6,8,14,18] Ela pode ser avaliada com facilidade posicionando-se o tubo contra a luz ou testando-se a visibilização de palavras de um texto através do frasco com o liquor.[9,14]

A coagulação pode ocorrer, mas geralmente apenas nos casos em que a concentração proteica está muito elevada devido ao quadro patológico ou por contaminação sanguínea durante a coleta.[8,11]

Análise bioquímica

Uma triagem para avaliação bioquímica do liquor pode ser feita utilizando-se fitas reagentes urinárias.[3,8] Mas a falta de exatidão destas dosagens recomenda a aplicação de técnicas específicas, especialmente para a determinação da concentração de proteína.[9] As avaliações bioquímicas podem ser realizadas por técnicas de automação com baixo consumo do LCR, e podem ser determinados valores de proteínas, glicose, lactato, ureia, lactato desidrogenase (LDH), aspartato aminotransferase (AST), cloretos, creatinofosfoquinase (CPK), entre outros.[3,6,8] Vale lembrar que a concentração da maioria dos elementos encontrados no liquor é controlada pela barreira hematencefálica e estes representam cerca de um a dois terços de suas respectivas concentrações séricas.[3,4,14] Entre os elementos bioquímicos mais importantes a serem avaliados, merecem destaque as concentrações de glicose, lactato e proteínas.[3,9]

Glicose e lactato

A glicose encontrada no liquor da maioria das espécies representa cerca de 60 a 80% da concentração encontrada no sangue; portanto, a dosagem simultânea entre os dois materiais pode ser recomendada para melhorar a precisão técnica.[9] A determinação da glicose é muito importante para a avaliação de casos de suspeita de meningite, pois sua concentração geralmente diminui significativamente em presença de agentes bacterianos ou fúngicos devido ao consumo, ou em infiltrações neoplásicas do espaço subaracnoide.[8,14] O aumento de sua concentração não tem correlação clínica neurológica importante, mas sugere a avaliação da glicose sistêmica.[13]

Os níveis de lactato, diferentemente da glicose, não estão associados aos níveis séricos, mas sim a condições de produção intratecal.[3] O consumo da glicose como fonte de energia por agentes bacterianos ou fúngicos no SNC resulta no aumento do lactato por glicólise anaeróbica, e pode ser uma importante ferramenta no diagnóstico diferencial entre meningites bacterianas ou fúngicas das de origem viral.[3,14]

Proteínas

A concentração de proteína do liquor normalmente é baixa e pode variar levemente, de acordo com o local de punção do material.[5,8] A concentração normal geralmente observada em LCR colhido em cisterna magna é inferior a 30 mg/dℓ enquanto a de origem lombar pode chegar até os 45 mg/dℓ.[5,8,9,11]

A albumina corresponde a cerca de 80 a 95% da proteína total e essa concentração é mantida pela ação da barreira hematencefálica.[9,11] Algumas doenças neurológicas podem induzir aumento da concentração de proteínas no liquor, provocando alteração da permeabilidade capilar da barreira hematencefálica, permitindo o extravasamento da proteína (albumina) para dentro, ou por síntese local (globulinas).[8,9,11,12,19]

A determinação da proteína no material exige a utilização de *kits* sensíveis para detecção desse elemento em baixas concentrações (microalbumina).[3] Alguns *kits* comerciais para esse uso são encontrados no mercado, mas exigem a utilização de equipamentos para leitura bioquímica de precisão.[11] A fita reagente urinária também pode ser utilizada, mas apenas para avalização de triagem devido à baixa precisão. Para a identificação qualitativa do teor de globulinas da amostra podem ser feitas duas provas.[8] A prova de Pandy consiste em gotejar cerca de 50 a 100 µℓ de liquor em aproximadamente 1 mℓ do reativo de Pandy (solução à base de fenol) e observar a formação de turbidez, que pode variar em uma classificação de 1 a 4 (+).[8,9,11] A prova de Nonne Apelt consiste na utilização de 100 a 200 µℓ de liquor colocados sobre o reagente de Nonne-Apelt (solução à base de sulfato de amônia) e na observação da formação de um halo branco-acinzentado entre os dois líquidos após aproximadamente 3 minutos.[3,8,11] Quando o caso exige uma avaliação proteica ainda mais precisa, com necessidade de diferenciação das frações para discernimento da origem do processo, o material deve ser submetido à análise por técnica de eletroforese de proteínas, simultaneamente às proteínas séricas.[6,11] Por meio desses dados é possível avaliar a origem proteica sérica em relação à de produção intratecal.[9]

Em alguns casos ocorrem situações nas quais não é observada correlação entre a alteração proteica e a citológica. Esse processo é conhecido como "dissociação albuminocitológica" e é descrito quando se encontra aumento significativo da proteína total como única alteração, sem alteração citológica importante.[8] Isto pode ser visto em condições em que a lesão do tecido nervoso provoca apenas aumento da permeabilidade da barreira hematencefálica devido à resposta inflamatória, mas também pode ocorrer quando há necrose local, interrupção do fluxo ou absorção do LCR e em casos em que há necessidade de produção de imunoglobulinas dentro do SNC.[6,8] Foram descritas algumas doenças que podem produzir esse achado, entre elas podem ser citados os casos de convulsões, as lesões agudas e/ou compressivas de medula espinal (doenças de disco intervertebral), algumas encefalites virais, mielopatias degenerativas, alguns casos de meningoencefalite granulomatosa (MEG) e algumas neoplasias intraparenquimatosas.[8,11,12,20]

A contaminação sanguínea também pode afetar a concentração total de proteínas, especialmente quando se observa contagem de hemácias superior a 15.000/mℓ.[9,21]

Cultivo microbiológico

A cultura microbiológica para bactérias aeróbias ou anaeróbias e para fungos deve ser utilizada de imediato, sempre que houver suspeita de quadro de meningoencefalite dessa natureza, e quando houver o achado de microrganismos suspeitos ou grande quantidade de neutrófilos degenerados durante a avaliação citológica do material.[8,16]

Contagem total de células

As contagens celulares totais de hemácias e células nucleadas devem ser feitas em hemocitômetro padrão (câmara de Neubauer).[2,7] Antes do preenchimento da câmara, a amostra deve ser homogeneizada suavemente por inversão durante alguns segundos.[7] Depois deve-se preencher as câmaras de ambos os lados com o material íntegro e deixá-la em repouso por cerca de 10 a 15 minutos em câmara úmida, para que todas as células entrem em contato com a lamínula.[13] Então, contam-se separadamente todas as células nucleadas e as hemácias presentes nos cinco quadrantes maiores de cada lado (quatro quadrados dos cantos e o central), obtendo o número total de células por mm^3 ou ml.[8,9] A diferenciação dos tipos celulares pode ser feita utilizando o aumento de 400× do microscópio ou pelo uso de pequenas quantidades de um corante especial, o novo azul de metileno, que é impregnado no núcleo das células, facilitando sua visibilização.[9]

Para hemácias, espera-se a ausência delas no LCR, mas como é um achado comum, relata-se que o achado de até 30 hemácias/ml é considerado normal.[5,8,9,13] Para células nucleadas, considera-se normal o achado de até 5 células/ml. Esses valores são considerados tanto em cães como em gatos de amostras colhidas por meio da cisterna magna. Para coletas em região lombar, espera-se uma contagem de hemácias de até 45/ml e células nucleadas de até 8/ml.[5,8,9]

Contaminação sanguínea

A dificuldade associada à forma de coleta do material prevê a possibilidade de contaminação por sangue externo, e esse fator pode influenciar nas alterações físicas, bioquímicas e celulares durante a análise do liquor.[9] Não existem fórmulas confiáveis que consigam diferenciar as alterações induzidas por contaminação de coleta de um processo hemorrágico primário, mas existem alguns fatores que podem ser considerados.[8,21] Com relação à coloração do material, percebe-se que nas hemorragias primárias do SNC é comum a observação de xantocromia (coloração amarelo-alaranjada) do material, enquanto na contaminação sanguínea, o liquor continua claro após centrifugação.[8,9] Mesmo assim, esse fator é considerado muito sutil e pode ser contestado.

A contaminação sanguínea também afeta a contagem total das células, promovendo sua elevação.[8] Entretanto, alguns estudos mostraram que pode ocorrer o aumento de 1 leucócito para cada 100 hemácias contadas.[9] Utilizando-se essa informação, pode-se avaliar a contagem celular final. Se a contagem observada for maior do que a esperada, é provável que o aumento seja real, decorrente de doença neurológica.[9,20] Caso contrário, as chances da alteração devido à contaminação aumentam.[21]

Mas é a avaliação citológica que pode dar as maiores evidências da origem hemorrágica. Sangramentos relacionados com o SNC com mais de 12 ou 24 horas de ocorrência induzem a presença de macrófagos no liquor e frequentemente pode-se observar eritrofagocitose.[8,21] A contaminação por sangue fresco, além de não produzir esse achado, pode permitir a observação de um padrão citológico sem atipias, com pleocitose, além de poder ser observada a presença de plaquetas.[21] De qualquer modo, quando a contagem de hemácias for maior que 3.000 células/μl, recomenda-se uma nova coleta do LCR.[9]

Avaliação citológica

Preparo da lâmina

Devido à escassez de material citológico no liquor, a preparação da lâmina exige técnicas de concentração de material, e torna-se de fundamental importância para permitir uma avaliação citológica adequada.[7] A falha nessa etapa do procedimento pode ser um fator decisivo no comprometimento do diagnóstico.[2] Basicamente podem ser utilizados três processos na confecção das lâminas: a técnica de sedimentação em lâmina, a citocentrifugação e a técnica de filtração por membrana.[8,9]

A citocentrifugação é uma técnica bastante utilizada pelos laboratórios de referência, mas exige maior investimento para a instalação de uma citocentrífuga, equipamento apropriado para promover a fixação das células na lâmina por meio de movimento giratório.[8,9] As vantagens da utilização do equipamento envolvem mecanização, padronização e rapidez no processamento do material, além da possibilidade do preparo de maior número de lâminas com o LCR devido à utilização de baixo volume.[8] Nessa técnica deve-se atentar para as amostras com alto teor de celularidade, pois o procedimento pode impor sobreposição das células na lâmina, prejudicando sua avaliação. A redução do volume ou diluição do material nesses casos pode se tornar necessária, de acordo com as características da amostra.

A técnica de sedimentação é considerada a mais simples, e muito prática, pois envolve menos investimento e mais criatividade no preparo das lâminas. Ela também produz resultados bastante satisfatórios para a avaliação citológica do material.[9] Muitos métodos de sedimentação são descritos na literatura, mas praticamente todos baseiam-se na montagem de uma câmara de sedimentação, que pode ser feita a partir de uma seringa de insulina cortada pela metade, aproveitando-se a parte inferior dela. Um papel-filtro com um furo no centro, com tamanho ligeiramente maior que o diâmetro interno da seringa, e uma lâmina de vidro para esfregação sanguínea também devem ser providenciados.[8] O procedimento baseia-se na colocação do papel-filtro sobre a lâmina de vidro, com o furo no centro dela. Depois posiciona-se a seringa sobre a lâmina, com a parte cortada para cima e com o centro exatamente na posição do furo.[9] Então, a base da seringa deve ser fixada na lâmina com grampos de pressão de maneira firme e segura, de modo que impeça o escoamento rápido do LCR que será colocado no interior dela. O volume indicado para preparação da lâmina é de aproximadamente 0,5 ml.[8,9] O material deve ficar suspenso em coluna dentro da seringa e em contato com a lâmina por um período de aproximadamente 30 minutos.[8,9] O excesso do material então deve ser aspirado, a lâmina deve ser seca e corada por corantes tipo Romanowski (Leishman, May-Grunwald, Giemsa) ou pan-óptico.[8] Depois de secas as lâminas podem ser avaliadas. Outra forma de fixação da seringa diretamente na lâmina é utilizando-se parafina ou silicone. O inconveniente associado à técnica é exigir um volume maior de LCR, além de ser mais demorada para o preparo.[9]

A técnica de filtração de membrana baseia-se na separação das células do LCR por meio de uma membrana porosa ou filtro especialmente preparada para esse fim, com auxílio de mecanismos especiais de microfiltração.[8] O procedimento apresenta resultados bastantes satisfatórios, mas por necessitar de equipamentos diferenciados e colorações especiais, torna-se mais caro, e é utilizado somente por grandes laboratórios de referência.[8]

Independentemente do método utilizado, é sempre ideal o preparo de duas a quatro lâminas citológicas, de acordo com a disponibilidade do material analisado. Com maior número de lâminas torna-se possível a avaliação mais detalhada do liquor, assim como a utilização de técnicas especiais de coloração para identificação de elementos atípicos.[9]

Padrões celulares

A análise citológica das amostras de LCR torna-se muito importante para a caracterização e o direcionamento do diagnóstico.[14] Em alguns casos, o LCR pode não apresentar alterações físico-químicas, mas conter informações celulares importantes.[4,6]

Pode-se caracterizar como normal a presença de pequena população celular no LCR, sendo constituída essencialmente por células de padrão mononuclear, formada por linfócitos e células monocitoides.[8,9] Raros neutrófilos também podem ser encontrados, desde que sua presença não exceda 10% da população celular identificada.[9]

Durante a análise citológica do LCR, podem ser observados os seguintes elementos:

- Neutrófilos, eosinófilos, linfócitos, células monocitoides e hemácias: semelhantes às células observadas no sangue periférico, podem ser achados normais quando vistos em pequena porcentagem e com aspecto morfológico normal.[8,9] Em processos patológicos, os neutrófilos tendem a sofrer hipersegmentação ou degeneração nuclear; os eosinófilos aumentam em número, os linfócitos tornam-se maiores e reativos (plasmócitos) ou podem aparecer formas jovens (linfoblastos) e atípicas; as células monocitoides aumentam em tamanho e apresentam atividade fagocitária, semelhantes a macrófagos; e as hemácias podem sofrer alteração morfológica ou romper-se[14,21]
- Células ependimárias e células de plexo coroide: morfologicamente idênticas, são células mononucleares redondas a cuboidais uniformes, podendo ser vistas isoladas ou em aglomerados coesos.[8] Apresentam núcleos redondos e excêntricos, cromatina granular grosseira e citoplasma moderado e granular.[8] Podem ser encontradas no LCR normal em pequenas quantidades, normalmente isoladas e sem alterações morfológicas aberrantes, apesar de pouco frequentes. Aparecem em maior número e geralmente agrupadas em *clusters* em processos patológicos[8,14]
- Células de revestimento subaracnoide: células mononucleares com moderado a abundante citoplasma basofílico e pálido, núcleo redondo ou oval e excêntrico com cromatina uniforme e bordos citoplasmáticos indistintos, podendo aparecer isoladas ou agrupadas.[8] Assim como as células ependimárias, apesar de pouco frequentes, podem aparecer em pequena quantidade no LCR normal. A evidência delas em maior quantidade chama a atenção para processos mais graves envolvendo essa camada[9]
- Células hematopoéticas: semelhantes às de medula óssea, são achados muito raros no LCR e, quando encontradas, normalmente estão associadas à contaminação do material durante a coleta[8]
- Células de tecido nervoso (neurônios ou células da glia): células muito grandes com núcleo proeminente e citoplasma abundante, disforme e com processos citoplasmáticos semelhantes a tentáculos, ou citoplasma ovalado heterogêneo e com diversos núcleos pequenos.[8] São achados muito raros, normalmente classificados como contaminantes, pois aparecem devido à punção acidental da medula. Exigem maior atenção quando encontrados em maiores quantidades[8]
- Fragmentos de mielina: material basofílico homogêneo amorfo e acelular encontrado no fundo das lâminas ou em formato espiralado no interior de vacúolos de fagocitose celular. São achados raros no LCR e normalmente representam material mielínico desnaturado. Podem estar associados a processos degenerativos com desmielinização[8]
- Células neoplásicas: de morfologia variável, de acordo com a origem neoplásica e o grau de diferenciação.[2,8,9] Chamam a atenção por serem achados inesperados e atípicos. Podem aparecer em quantidades variadas, mas normalmente em grupos, e estão relacionadas com tumores primários ou metastáticos.[8] O achado de células neoplásicas é pouco frequente, mas quando ocorre indica comunicação do tumor com o espaço subaracnoide ou ventrículos, mantendo contato com o LCR[15,22]

- Figuras de mitose: muito raras em LCR normais, mas podem estar presentes, desde que em pequeno número.[8,9] A célula envolvida no processo torna-se indiferenciável. A presença de muitas figuras de mitose no material sugere doença de caráter proliferativo, normalmente neoplásico[8]
- Agentes infecciosos (bactérias, fungos, protozoários, inclusões virais e riquétsias): morfologicamente similares aos microrganismos patológicos comuns responsáveis pelas mesmas infecções sistêmicas, não devem ser encontrados de maneira alguma na avaliação citológica do LCR.[8,16] Quando presentes, estão associados a processo de infecção primária ou oportunista.[9] Na maioria das vezes são de difícil identificação, mas quando encontrados devem ser avaliados em associação a histórico e sintomatologia apresentados pelo paciente.[9] Os agentes bacterianos e fúngicos geralmente podem ser isolados por meio de cultivo microbiológico do LCR.[8,16]

Mesmo com contagens celulares normais, recomenda-se a avaliação qualitativa das células por meio de estudo citológico, pois podem ser encontradas células ou estruturas atípicas.[8,9] Existem algumas situações nas quais não é observado aumento da contagem das células nucleadas, mas ocorre aumento das porcentagens de células atípicas, que podem ter correlação com uma doença neurológica. Como exemplo, podem ser citados os aumentos das porcentagens de neutrófilos e eosinófilos.[9] Descartando a possibilidade de contaminação sanguínea, porcentagens de neutrófilos superiores a 20% podem estar relacionadas com quadro inflamatório discreto ou em fase inicial, lesão nervosa intraparenquimatosa ou resposta a uso medicamentoso à base de glicocorticoides ou antibióticos.[4] Aumentos no percentual de eosinófilos acima de 1% sugerem lesão induzida por parasitas ou protozoários.[8,9]

Interpretação citológica das pleocitoses

A pleocitose é o termo utilizado para caracterização do aumento da contagem total de células nucleadas do LCR.[2,7] Os padrões utilizados para sua classificação são difíceis de serem estabelecidos e recomenda-se que sejam determinados pelo próprio laboratório.[9] Entretanto, alguns parâmetros encontrados em literatura podem ajudar nessa padronização. Pode-se definir como pleocitose leve quando as contagens de células nucleadas atingem a faixa de até 30 células/mℓ; pleocitose moderada quando as contagens ficam entre 30 e 100 células/mℓ; e pleocitose acentuada quando as contagens ultrapassam as 100 células nucleadas/mℓ.[8,9]

Ela também pode ser classificada de acordo com sua predominância de resposta dos tipos celulares:

- Neutrofílica: caracterizada como leve ou moderada, quando o predomínio neutrofílico permanece entre 20 e 50% dos tipos celulares observados, sem elevações importantes das contagens de células nucleadas e proteínas do liquor, e intensa ou supurativa quando há predominância superior a 50% de neutrófilos, com outros parâmetros significativamente alterados. É associada aos quadros que desenvolvem comportamento inflamatório ativo, desencadeado por agentes infecciosos bacterianos, fúngicos ou virais em fase aguda, traumas ou danos teciduais com envolvimento do sistema vascular[8,9]
- Mononuclear: é descrita quando se observa a predominância de células mononucleares, constituídas por linfócitos e células monocitoides, com contagens superiores a 70% entre os tipos celulares observados. Pode ser de padrão predominantemente linfocítico nos quadros virais em fase avançada, nos

imunomediados (encefalites necrosantes) ou nos linfomas, e predominantemente monocitoide nos quadros degenerativos (mielomalacia)[8,9]

- Eosinofílica: observada quando a presença de eosinófilos for superior a 20% entre as outras células, acompanhada por aumento das contagens celulares. Desencadeada por fatores idiopáticos ou infecciosos, geralmente é mais observada em quadros associados à presença de protozoários ou fungos e reações de hipersensibilidade[8,9]
- Mista: quando se encontra predominância acima de 20% de dois ou mais tipos celulares. Representa manifestação celular comum em processos com desenvolvimento crônico infeccioso (protozoários e fungos), doenças inflamatórias de origem idiopática (meningoencefalite granulomatosa) e neoplasias.[8,9]

Os padrões podem variar em manifestações leves, moderadas ou acentuadas, de acordo com a causa primária, que pode ser bastante diversificada, por origem infecciosa ou não infecciosa, e tempo de evolução do quadro.[14] Geralmente, as manifestações leves nem sempre são acompanhadas por elevação significativa da contagem de células ou da concentração proteica, apenas demonstrando alteração das proporções celulares observadas.[8]

Principais doenças encontradas em análise do líquido cefalorraquidiano

Distúrbios de origem infecciosa

Os principais são:

- Meningoencefalite bacteriana: *Staphylococcus* spp., *Streptococcus* spp., *Escherichia coli*, *Pasteurella* spp., *Fusobacterium*, *Bacteroides* são descritos como alguns dos agentes responsáveis. O quadro geralmente é de comportamento agressivo e generalizado, manifestando sintomas de dor intensa em região cervical e/ou lombar, com rigidez dos movimentos, ataxia ou paresia, convulsões e até alterações dos nervos cranianos. Febre nem sempre está presente. Além de alterações hematológicas sugestivas, o exame do LCR traz como alteração mais importante e frequente contagem elevada de células nucleadas, normalmente acima de 100/mℓ, com predomínio absoluto de neutrófilos (acima de 75%) e aumento da proteína total. Normalmente são observados neutrófilos degenerados e podem ser encontrados agentes bacterianos livres ou intracelulares. O cultivo microbiológico do material deve ser realizado, mas resultados negativos não descartam a possibilidade do quadro. Pede-se atenção especial ao achado de estruturas bacterianas apenas na forma livre no LCR, sem alteração celular compatível ou sintomas clínicos sugestivos, pois podem indicar contaminação externa do material[8,9,16]
- Cinomose canina: apesar de ser considerada a causa mais comum de encefalite viral em cães, as alterações do LCR podem ser discretas a moderadas, concentrando-se especificamente em proteínas e células nucleadas de acordo com a fase da doença. A pleocitose neutrofílica é característica de fase aguda do processo, na qual os sinais de encefalite generalizada estão presentes e as convulsões ou outros déficits neurológicos são observados. Já na fase crônica, a resposta celular do LCR tende a ser diferente, com predominância de linfócitos, aumento moderado de proteínas e presença de globulinas. Esses são os achados mais comumente observados em análises de liquor com suspeita para a doença. A utilização do LCR para pesquisa do vírus pela técnica de reação em cadeia da polimerase (PCR) pode ser útil em alguns casos. O encontro da inclusão do vírus da cinomose

em neutrófilos ou linfócitos pode ocorrer, mas é pouco frequente. Em doenças em fases crônicas, nas quais os sintomas decorrem de danos neurológicos por desmielinização não inflamatória, o LCR pode se apresentar sem alterações significativas. O diagnóstico deve basear-se no histórico do paciente e nos sintomas observados durante o desenvolvimento do quadro[8,9,16,23,24]

- Peritonite infecciosa felina (FIP): provocada por um vírus pertencente ao grupo dos coronavírus, pode ser considerada o responsável pela maior parte das encefalites virais em felinos, principalmente nos mais jovens (com idade inferior a 4 anos) e que desenvolvem a forma não efusiva da doença. Os sintomas podem ser variados e incluem alterações de comportamento, perda de equilíbrio, dificuldade de locomoção, nistagmo, fotofobia e convulsões. A análise do LCR revela essencialmente pleocitose de padrão neutrofílico (acima de 50%), intensa na maioria dos casos, com contagens geralmente acima de 100 células/mℓ. Também se observa aumento de proteínas moderado a acentuado, especialmente na fase aguda do quadro. Assim como na cinomose canina, as características citológicas do LCR tendem a se modificar com a cronicidade da doença, passando a um padrão celular predominantemente mononuclear, com linfócitos e monócitos. A utilização do LCR para realização de técnicas sorológicas convencionais não é considerada confiável. Recomenda-se a utilização do material para a pesquisa do coronavírus pela técnica de PCR[8,9,16,23]
- Toxoplasmose e neosporose: têm como responsáveis os protozoários *Toxoplasma gondii* e *Neospora caninum*. A manifestação clínica inclui sintomas sistêmicos variados, em que se observam com maior frequência febre, anorexia, linfadenomegalia, comprometimento neurológico, pulmonar, cardíaco, hepático, ocular e muscular. As alterações neurológicas podem ser focais ou generalizadas, dependendo do local onde se instalam e da extensão da região comprometida. O comportamento de ambos os agentes no sistema nervoso é similar, promovendo reação inflamatória granulomatosa, o que permite o diagnóstico equivocado entre ambos em algumas situações. Os achados da análise do LCR normalmente revelam aumento moderado de proteínas com pleocitose moderada a acentuada de padrão misto, na qual se observa mistura de macrófagos, linfócitos, neutrófilos e eosinófilos. O diagnóstico baseia-se na correlação dos achados citados aos sintomas apresentados pelo paciente e testes sorológicos positivos para as enfermidades[8,9,16,23]
- Infeccções fúngicas sistêmicas: criptococose, blastomicose, histoplasmose, aspergilose, paracoccidioidomicose. *Cryptococcus neoformans*, *Blastomyces dermatitidis*, *Histoplasma capsulatum*, *Aspergillus* spp. e *Paracoccidioides brasiliensis* são os agentes responsáveis pelas micoses de comportamento sistêmico citadas anteriormente. Entre todas elas, merece destaque a criptococose. Seu agente é transmitido mais comumente pelas fezes contaminadas de pombos e pode infectar o paciente por inalação de formas esporuladas do agente. Ele tem predileção pelo SNC de cães e gatos, sendo encontrado com mais frequência nesse último. Os déficits neurológicos envolvem alterações de comportamento, ataxia, inclinação lateral da cabeça (*head tilt*) e danos aos nervos cranianos. Sinais oculares de uveíte e coriorretinite podem ser observados. As alterações do LCR revelam aumento moderado a acentuado de proteínas e pleocitose grave, com padrão celular que pode ser predominantemente neutrofílico em fase aguda e de padrão misto posteriormente (mais comum) com grande quantidade de macrófagos, neutrófilos e eventualmente eosinófilos. Formas sugestivas das leveduras são comumente observadas, mas o diagnóstico definitivo deve ser feito por meio do cultivo microbiológico do material[8,9,16]

- Ehrlichiose: provocada por cepas diferentes de *Ehrlichia* spp., mais comumente *Ehrlichia canis* e *Anaplasma platys*, responsáveis por infecção hematológica sistêmica, e esporadicamente podendo atingir o SNC. Os sintomas neurológicos geralmente são desencadeados por vasculites e podem ser variados, de acordo com o local e desenvolvimento. As alterações do LCR não são específicas e podem revelar leve a moderado aumento proteico e pleocitose de padrão misto ou predominantemente mononuclear (mais comum). Ocasionalmente, pode ser encontrada a mórula intracelular do agente, mas é raro. Para o diagnóstico, os achados do LCR devem ser associados a histórico, sintomatologia, avaliação hematológica e testes sorológicos do paciente[8,9,16,23]
- Raiva: tem como agente causador responsável um agente viral do gênero *Lyssavirus* que se instala no SNC, provocando danos irreversíveis. A doença tem abrangência mundial, mas tem incidência diferente de acordo com a região ou país. Tende a ocorrer com maior frequência em animais errantes ou residentes em zonas rurais. Os sintomas neurológicos revelam principalmente alterações de comportamento, sialorreia, disfagia, ataxia e convulsões. Apesar dos danos cerebrais importantes, a análise do LCR não revela alterações citológicas características. Os principais achados mostram aumento moderado a grave das proteínas, com pleocitose moderada de padrão predominantemente mononuclear linfocítico. Para o achado de inclusão viral torna-se necessário o estudo histopatológico do tecido nervoso, especialmente das regiões de córtex, cerebelo e hipocampo. Atenção especial merece ser dada quando existe suspeita do quadro por se tratar de uma enfermidade infectocontagiosa grave de caráter zoonótico e exigir cuidado especial à manipulação do material.[8,9,16]

Distúrbios de origem não infecciosa

Os principais são:

- Meningite responsiva a esteroides: caracterizado como um quadro inflamatório generalizado envolvendo o sistema vascular das meninges, tem comportamento similar ao de um quadro imunomediado, uma vez que também são produzidas globulinas no interior do SNC. O quadro inflamatório pode produzir necrose em algumas áreas. Como consequência, o paciente apresenta febre, dor cervical, hiperestesia, déficit na propriocepção e até paresia. Apesar de ocorrer em qualquer raça de cães e gatos, os cães jovens à meia-idade são mais acometidos. Além disso, raças como Beagle, Boxer e Bernese Mountain têm maior predisposição para a doença. A análise citológica é marcada por pleocitose geralmente intensa, com contagens acima de 500 células/mℓ, e de padrão essencialmente neutrofílico não degenerado. Não se observam estruturas bacterianas. Alguns casos podem produzir resposta mais branda e com padrão misto de neutrófilos e células mononucleares. A proteína encontra-se elevada na maioria dos casos. O quadro apresenta franca regressão à terapia corticoide, com prognóstico favorável em longa duração, mas pode sofrer recidiva mesmo durante a medicação[8,9,25,26]
- Êmbolo fibrocartilaginoso: doença que normalmente atinge região de corpo medular, mais comumente em porção lombar. É decorrente do desprendimento de fragmentos do núcleo pulposo dos discos intervertebrais devido a trauma ou esforço físico intenso, e acaba por provocar comprometimento da irrigação vascular local, produzindo necrose de algumas áreas. O quadro provoca perda da resposta motora dos membros, uni ou bilateralmente, sem percepção da dor (ao contrário dos casos de doença de disco intervertebral.

Pode acometer qualquer raça de cão ou gato, mas as raças grandes ou gigantes são mais predispostas. Os achados do LCR envolvem moderado aumento de proteínas e pleocitose neutrofílica com células não degeneradas em grande parte dos casos[9,25]
- Hemorragia: podem ocorrer por causas diversas, desde acidentes traumáticos a complicações decorrentes de processos inflamatórios intensos ou neoplasias. O histórico do paciente e o tempo de evolução do quadro devem ser levados em consideração nesse diagnóstico. É muito importante a forma de obtenção da amostra durante a coleta para não ser confundida com acidentes de punção. O quadro hemorrágico do SNC geralmente é caracterizado pela alteração xantocrômica observada no liquor, associada à presença de diversas hemácias, discreto a moderado aumento da proteína total e pleocitose de padrão predominantemente mononuclear, em que se observam muitos macrófagos em atividade fagocitária ou eritrofagocitária. Se a hemorragia for secundária a outro processo neurológico importante, outros elementos celulares podem ser observados[8,9,23]
- Doenças medulares: são caracterizadas pela sintomatologia apresentada pelo paciente, descritas como dificuldade locomotora, dor localizada, paresia ou paralisia dos membros. As causas podem envolver processos traumáticos, doenças de disco intervertebral, espondilomielopatia cervical (síndrome de Wobbler), fraturas ou neoplasias, que acabam por causar compressão do canal medular. Os achados do LCR podem ser variados e inespecíficos, uma vez que as alterações são muitas vezes apenas focais e o local de coleta pode influenciar os achados. A coleta deve ser realizada sempre caudalmente na suspeita do foco de lesão e de preferência na fase aguda do quadro. Quando presentes, na maior parte das vezes, os achados revelam aumento leve a moderado das proteínas totais e pleocitose discreta de padrão predominantemente mononuclear (90%). Às vezes, a contagem neutrofílica pode ser maior (20 a 30%) em fase aguda de processos de origem traumática. Células atípicas também podem ser observadas quando a causa não é desencadeada por trauma. Nesses casos, o estudo da coluna vertebral com exames complementares de imagem (mielografia, tomografia computadorizada [TC] ou ressonância magnética [RM]) pode ser de fundamental importância para a confirmação diagnóstica[8,9,23,26]
- Meningoencefalite necrosante das raças pequenas (encefalite do Pug): descrita dessa forma por ser observada com grande prevalência em cães de raças de pequeno porte, como o Maltês, Yorkshire Terrier, Poodle miniatura e, especialmente, o Pug. Normalmente atinge cães jovens, com idade inferior a 4 ou 5 anos. A doença caracteriza-se pelo desencadeamento de um quadro inflamatório não supurativo que evolui para necrose multifocal ou generalizada, de maneira aguda ou crônica. Sintomas como convulsão, ataxia, alterações de comportamento, dor cervical e cegueira são descritos. O quadro não responde satisfatoriamente ao tratamento com glicocorticoides e a evolução é rápida. Os achados da análise do LCR revelam aumento importante de proteínas totais (geralmente superiores a 100 mg/dℓ) com presença de globulinas (Pandy positivo), e pleocitose moderada a intensa, com contagens que podem atingir até 600 células/mℓ. O padrão celular é marcadamente mononuclear com predominância linfocitária (acima de 70%), com linfócitos grandes e granulares[8,9,23,26-29]
- Meningoencefalite granulomatosa (MEG): é caracterizada como uma doença inflamatória de origem idiopática, não infecciosa, que ocorre com maior incidência em cadelas

jovens à meia-idade, principalmente em raças de pequeno a médio porte. As características de desenvolvimento da doença não são bem conhecidas, e os sintomas podem evoluir de maneira lenta ou rápida em cada caso. Os sintomas observados envolvem principalmente disfunções motoras e são descritos déficits de propriocepção, ataxia, hiporreflexia, hiperestesia cervical, tetraparesia, alterações do estado mental e comportamento. As alterações do LCR são bem variáveis, de acordo com a intensidade dos sintomas manifestados pelo paciente. A concentração proteica geralmente é alta, acima de 100 mg/dℓ, com presença de globulinas (teste de Pandy positivo), embora possa ocorrer o contrário. O estudo eletroforético das proteínas do liquor na MEG podem indicar aumento das frações alfa-2 e beta das imunoglobulinas. A celularidade pode ser discreta a acentuada, ainda que seja mais comum encontrar contagens elevadas de células nucleadas, geralmente acima de 100 ou 200 células/mℓ, chegando até 5.000/mℓ. A pleocitose encontrada com mais frequência é de padrão misto, especialmente em fase aguda, com predominância de células mononucleares, principalmente linfócitos, mas esse achado pode ser variável. Há estudos que apontam para uma provável origem imunomediada do quadro, específico do órgão, mas é pouco responsivo à corticoterapia[8,9,20,23-26,29]

- Mielomalacia: de origem variada (inflamatória, imunomediada ou neoplásica), promove disfunção circulatória isquêmica em determinada região do SNC, permitindo desenvolvimento de quadro degenerativo. Os sintomas também podem ser variados, desde disfunção locomotora até disfunção cognitiva, de acordo com a área afetada e extensão do foco de lesão. A análise do LCR pode revelar aumento moderado de proteínas com presença de globulinas (teste de Pandy positivo) e pleocitose variável, geralmente moderada, de padrão essencialmente mononuclear monocitoide, com macrófagos em intensa atividade fagocitária. Os macrófagos podem ficar grandes e muito vacuolizados (macrófagos espumosos) em função da captação de mielina. A coloração por Luxol azul firme revela mielina, que pode aparecer formando um fundo azulado do material, no interior dos vacúolos nos macrófagos ou em formatos de "cordões" basofílicos no espaço extracelular[8,9,23-26]
- Contraste radiográfico: utilizado para estudo mielográfico da coluna vertebral, apresenta composição não iônica ou à base de iodo, podendo produzir irritação do SNC por contato devido à sua permanência no canal medular por períodos prolongados, quando sua reabsorção não ocorre dentro do período esperado. Induz discreto a moderado aumento das proteínas totais, inclusive com teste de Pandy falso-positivo e discreta pleocitose de padrão misto. Alguns casos podem ser mais graves. Devido a essas alterações recomenda-se sempre que, quando necessário, o liquor para análise deva ser recolhido antes da aplicação do contraste[8,9,19]
- Síndrome dos tremores (do cão branco): relatada com maior frequência de ocorrência em cães de raças pequenas e pelagem branca, como o Maltês e o West Highland White Terrier, mas já foi diagnosticada em diversas outras raças, como Shih-tzu, Beagle, Yorkshire, Pinscher, entre outras. É maior o acometimento em animais jovens, até 3 anos. Clinicamente caracteriza-se pela manifestação de tremores corporais generalizados progressivos, associados a provável disfunção de liberação dos neurotransmissores. Os sintomas melhoram com o uso de corticoterapia e de tranquilizantes benzodiazepínicos. Os achados do LCR são inespecíficos, podendo não haver alterações ou apresentar discreto a moderado aumento de proteínas totais e células nucleadas, com população mista entre neutrófilos e células mononucleares[9,23,26]

- Pleocitose eosinofílica: geralmente desencadeada pela presença de agentes infecciosos e comumente observada em casos de infecções por protozoários e fungos, como *Toxoplasma* e *Cryptococcus*, a doença também pode ter causa idiopática.[33] Há poucos relatos de casos, mas os encontrados apontam maior ocorrência nas raças Golden Retriever e Rottweiler. Os sintomas incluem depressão, ataxia, dor cervical e alterações de comportamento. A etiologia do quadro idiopático não é bem conhecida, embora demonstre comportamento imunomediado, pois responde bem ao uso da corticoterapia. As alterações do LCR envolvem aumento significativo das proteínas (geralmente maior de 1.000 mg/dℓ) e contagens de células nucleadas elevadas de modo moderado ou marcado. A pleocitose é predominantemente de padrão eosinofílico (20 a 90%)[8,9,23-26]
- Neoplasias: as neoplasias que acometem o SNC podem ser de origem primária, dos tecidos ou membranas envoltórias, ou secundária, decorrentes de metástases. A presença de células neoplásicas no LCR é observada com pouca frequência e depende do contato do tecido neoplásico com o liquor nos ventrículos ou no espaço subaracnoide. Em presença de quadro neoplásico, comumente observa-se aumento importante da concentração proteica, de moderado a acentuado, e muitas vezes com detecção de globulinas (teste de Pandy positivo). Entre as neoplasias mais relatadas em avaliações citológicas do LCR, podem-se citar o linfoma e os meningiomas.[8,9,15,22]

O linfoma é um dos mais observados em felinos, mas também acomete cães.[9] Ele pode ser de origem primária, ou secundário a metástases, e sempre que detectado, sugere avaliação de outros locais linfoides do paciente.[8] Os sintomas dependem do grau de envolvimento do SNC, mas incluem disfunções locomotoras, paresias, déficit de nervos cranianos, inclinação lateral da cabeça (*head tilt*), convulsão e cegueira.[5] Os achados citológicos baseiam-se em pleocitose intensa (normalmente acima de 150 células/mℓ), embora nem sempre esteja presente, de padrão predominantemente linfocítico.[9] Os linfócitos nem sempre se apresentam neoplásicos. Podem ser pequenos e maduros e muitas vezes vêm acompanhados por infiltrado neutrofílico e de outras células mononucleares.[8,9] A presença de células jovens (linfoblastos) ou com características neoplásicas ajuda a caracterizar o diagnóstico.[8]

Os meningiomas são os tumores mais descritos em cães e gatos.[8,9] Raças como Golden Retriever e Boxer são muito citadas nos relatos.[9,15] Envolvem os processos neoplásicos originados nas camadas dura-máter, aracnoide e pia-máter das meninges, e seu desenvolvimento é observado no interior do crânio ou ao longo de toda a coluna vertebral.[15] Normalmente acometem cães adultos a idosos, com idade acima de 8 anos.[8] Os sintomas podem ser variados, mas comumente envolvem disfunção de locomoção, como ataxia, inclinação lateral da cabeça (*head tilt*), andar em círculos, convulsões, alterações de comportamento e perda da função cognitiva.[22] A análise do liquor revela pleocitose discreta a moderada de padrão predominantemente neutrofílico não degenerado, e é relativamente comum o encontro de células redondas atípicas de núcleos excêntricos, livres ou frequentemente agrupadas em *clusters* celulares.[8,15]

Tumores papilíferos localizados no interior dos ventrículos (papilomas), tumores das bainhas de revestimento mielínico (schwannomas) e tumores da glia (gliomas) também podem acometer o SNC.[8,22] Mas, por se encontrarem na maior parte das vezes em localização profunda ou dentro do parênquima nervoso, raramente produzem achados celulares característicos que permitam sua distinção. Acabam por produzir achados inespecíficos de aumento proteico e infiltrado leucocitário misto em LCR, e só podem ser devidamente caracterizados por meio de exame histológico. Processos neoplásicos de origem metastática devem ser caracterizados de acordo com sua origem celular (carcinomas).[8,22]

A complementação do diagnóstico neoplásico no SNC deve ser firmada por exames de imagem (radiográficos, TC e RM). Associados aos achados do LCR, eles podem garantir maior precisão quanto a definição do tamanho e localização do foco, dados fundamentais para a determinação do prognóstico do paciente.[8,9,22]

CONSIDERAÇÕES FINAIS

A análise do LCR representa uma importante ferramenta de investigação e auxílio de diagnóstico do SNC. Como se pôde observar, as alterações encontradas em grande parte dos casos não são específicas para uma doença em particular, apresentando informações em comum entre as diversas enfermidades. Recomenda-se que, antes da coleta do liquor, o animal seja submetido a um criterioso exame clínico geral e neurológico, para a definição de uma provável suspeita clínica da doença, que deve ser bastante considerada no momento da análise. As informações obtidas na avaliação clínica prévia tornam-se de fundamental importância para a análise do LCR e devem ser relatadas ao patologista clínico. Exames complementares hematológicos e de imagem devem ser associados, com as demais informações, para que contribuam para o diagnóstico definitivo, melhorando assim o prognóstico e as condições de tratamento do paciente. Os meios de diagnóstico evoluem com o avanço da tecnologia, e novas descobertas podem revolucionar as atuais metodologias empregadas para a análise, o que torna importante manter-se sempre atualizado.

Índices normais[30-32]

Análise físico-química

Essa análise segue os seguintes parâmetros:

- Volume: aproximadamente 0,2 mℓ/kg até 4 mℓ em cães e 1 mℓ em gatos
- Coloração: incolor
- Aspecto: límpido
- Densidade: 1,003 a 1,008
- Proteínas totais: até 30 mg/dℓ (coleta por cisterna atlanto-occipital); até 45 mg/dℓ (coleta por punção lombar)
- Globulinas: 0 a 2,0 mg/dℓ (teste de Pandy: negativo)
- Glicose: 69,0 a 104 mg/dℓ (aproximadamente dois terços da glicose sérica)
- Lactato: 1 a 3 mg/dℓ
- Cloretos: 96 a 138 mg/dℓ
- Ureia: até 40 mg/dℓ
- Aspartato aminotransferase (AST)/transaminase glutâmico-oxaloacética (TGO): AST 4 a 13 UI/ℓ
- Creatinoquinase (CK): CK 2 a 0,6 UI/ℓ
- Lactato desidrogenase (LDH): até 56 UI/ℓ
- Hemácias: até 30/mℓ
- Células nucleadas: até 5/mℓ (coleta por cisterna atlanto-occipital); até 8/mℓ (coleta por punção lombar)

Análise citológica

População celular escassa composta basicamente de células mononucleares em sua maioria (cerca de 70 a 90% das células) divididas entre linfócitos pequenos e maduros e/ou células monocitoides maiores (30%). Pode-se observar uma pequena proporção de neutrófilos não degenerados (até 10 ou 15%). A presença de raras hemácias e células queratinizadas anucleadas (contaminação proveniente da pele) podem ser achados frequentes sem importância diagnóstica significativa.

REFERÊNCIAS BIBLIOGRÁFICAS

1. Cunningham JG, Klein BG. Líquido cerebrospinal e barreira hematencefálica. In: Tratado de fisiologia veterinária. 4. ed. Rio de Janeiro: Saunders Elsevier; 2008. p. 155-62.
2. Chrisman CL. Cerebrospinal fluid analysis. In: Veterinary Clinics of North America. Small Animal Pratice. 1992;22(40):781-810.
3. Bailei CS, Vernau W. Cerebrospinal fluid. In: Kaneko JJ, Harvey JW, Bruss ML. Clinical biochemistry of domestic animals. 5. ed. San Diego: Academic Press; 1997. p. 785-827.
4. Lucas RAP, Godoy RC, Sacco SR. Análise do líquido cefalorraquidiano em pequenos animais. Revista Científica Eletrônica de Medicina Veterinária. 2008;6(11).
5. Thomson CE, Kornegay JN, Stevens JB. Analysis of cerebrospinal fluid from the cerebellomedullary and lumbar cisterns of dogs with focal neurologic disease: 145 cases (1985-1987). J Am of Vet Med Assoc. 1990;196(11):1841-4.
6. Albright RE et al. Cerebrospinal fluid. In: A method to improve CSF laboratory efficiency. The American Journal of Clinical Pathology. 1990;90(60):197-204.
7. Willard MD, Tvedten H, Turnwald GH. Cerebrospinal fluid analysis. In: Small animal clinical diagnosis by laboratory methods. 2. ed. Philadelphia: WB Saunders; 1994. p. 289-95.
8. Freeman KP, Raskin RE. Ventral nervous system. In: Raskin RE, Meyer DJ. Atlas of canine and feline cytology. 1. ed. St. Louis: Saunders Elsevier; 2003. p. 325-66.
9. Cowell RL, Tyler RD, Meinkoth JH, DeNicola DB. Análise do líquido cefalorraquidiano. In: Diagnóstico citológico e hematologia de cães e gatos. 3. ed. São Paulo: MedVet; 2009. p. 215-34.
10. Gama FGV et al. Coleta de líquido cefalorraquidiano em cães: modificação de técnica prévia. Semina: Ciências Agrárias. 2009;30(2):457-60.
11. Wise BL. The quantitation and fractionation of proteins in cerebrospinal fluid. American Journal of Medical Technology. 1982;48(10):821-7.
12. Gonçalves R et al. Effect of seizures on cerebrospinal fluid analysis in dogs with idiopathic epilepsy. Veterinary Record. 2010;166(16):497-8.
13. Ferreira AJA. Coleta, análise do líquido cefalorraquidiano e mielografia como meios complementares de diagnóstico. Revista Portuguesa da Ciência Veterinária. 1989;14:213-28.
14. Jamison EM, Lumsden JH. Cerebrospinal fluid analysis in the dog: methodology and interpretation. Semin Vet Med Surg Small Animal. 1988;3(2):122-32.
15. Dickinson PJ et al. Characteristics of cisternal cerebrospinal fluid associated with intracranial meningiomas in dogs: 56 cases (1985-2004). J Am of Vet Med Assoc. 2006;228(4):564-7.
16. Greene CE. Bacterial infections of the central nervous system. In: Infectious diseases of the dog and cat. 3. ed. St. Louis: Saunders Elsevier; 2007. p. 962-70.
17. Fry MM, Vernau W, Kass PH, Vernau KM. Effects of time, initial composition, and stabilizing agents on the results of canine cerebrospinal fluid analysis. Veterinary Clinical Pathology. 2006;35(1):72-7.
18. Dimas LF, Sohler MP. Exame do líquido cefalorraquidiano: influência da temperatura, tempo e preparo da amostra na estabilidade analítica. Jornal Brasileiro de Patologia Médica Laboratorial. 2008;44(2):97-106.
19. Sarmento LVC, Tudury EA, Magalhães PKL, Albuquerque ERC. Citologia e proteína liquórica em cães submetidos à mielografia com ioversol 240 mg/mℓ. In: Anais do 20th Congresso de Brasileiro de Clínicos Veterinários de Pequenos Animais; 1999; Águas de Lindoia, SP. São Paulo: Associação Nacional de Clínicos de Pequenos Animais. p. 16-8.
20. Rech RR et al. Meningoencefalite granulomatosa em cães. Clínica Veterinária. 2007;68:52-8.
21. Doyle C, Solano-Gallego L. Cytologic interpretation of canine cerebrospinal fluid samples with low total nucleated cell concentration, with and without blood contamination. Veterinary Clinical Pathology. 2009;38(3):392-6.
22. Bagley RS, Bohn AA. Sintomatología del cáncer cerebral. Selecciones Veterinarias. 2000; 8(6):616-7.
23. Tipold A. Diagnosis of inflammatory and infectious diseases of the central nervous system in dogs: a retrospective study. Journal of Veterinary Internal Medicine. 1995;9(5):304-14.

24. Gama FGV *et al*. Caracteres físico-químicos e citológicos do liquor de cães em diferentes fases da cinomose. Ciência Rural. 2005;35(3):596-601.
25. Thomas WB. Nonneoplastic disorders of the brain. Clin Tech in Small Animal Practice. 1999;14(3):125-47.
26. Thomas WB. Inflammatory diseases of the central nervous system in dogs. Clin Tech in Small Animal Practice. 1998;13(3):167-78.
27. Levine JM *et al*. Epidemiology of necrotizing meningoencephalitis in pug dogs. Journal of Veterinary Internal Medicine. 2008;22(4):961-8.
28. Violin KB *et al*. Meningoencefalite necrosante do cão maltês. Ciência Rural. 2008;38(3):836-8.
29. Suzuki M *et al*. A comparative pathological study on canine necrotizing meningoencephalitis and granulomatous meningoencephalomyelitis. J Vet Med Sci. 2003;65(11):1233-9.
30. Freeman KP, Raskin RE. Central Nervous System. Raskin RE, Meyer DJ. Atlas of canine and feline cytology 1. ed. St. Louis: Saunders Elsevier. p. 325-66.
31. Fernandes RW. Determinação dos valores liquóricos normais de glicose, proteina, globulina, ureia, creatina, fosfoquinase (CK), aspartato aminotranferase (AST), leucócitos e da coloração, turbidez e coagubilidade em cães sadios. Brazilian Journal of Vet Research Animal Science. 1990;27(2):209-216.
32. Feitosa MM, Kohayagawa A, Feitosa FLF, Curi PR, Mogami SRK. Avaliação bioquímica do líquido cefalorraquidiano de cães normais e de cães jovens portadores de encefalite por cinomose. Brazilian Journal of Vet Res Animal Science. 1997;34(2):99-102.
33. Windsor RC *et al*. Cerebrospinal fluid eosinophilia in dogs. Journal of Veterinary Internal Medicine. 2009;23(2):275-81.

225
Diagnóstico por Imagem nas Afecções da Coluna Vertebral e da Medula Espinal em Cães e Gatos

Adriane Provasi

Os distúrbios neuromusculoesqueléticos da coluna vertebral são relativamente comuns na prática de pequenos animais e incluem uma ampla gama de afecções, as quais, independentemente de seu mecanismo etiopatogênico, podem levar a apresentações clínicas, que variam de dor localizada na coluna vertebral a disfunções graves de membros, o que ocorre na maioria dos casos que chegam para atendimento.[1,2] Cães e gatos com doenças neurológicas podem apresentar sequelas e complicações como resultado de deficiências motoras ou sensoriais. Algumas das complicações são importantes causas de mortalidade, principalmente complicações relacionadas com a lesão medular.[3]

Entre as afecções que acometem a medula espinal, a compressão medular secundária ao processo degenerativo do disco intervertebral, por protrusão ou extrusão, é a mais frequente em cães; nos gatos é considerada mais rara.[4,5]

A nomenclatura utilizada para a descrição das lesões de disco intervertebral é um pouco confusa e, por vezes, contraditória. Por consenso, o deslocamento de qualquer parte do disco intervertebral para o interior do canal vertebral é considerado uma protrusão. Mas, para fins didáticos, neste texto será considerado o termo extrusão para os casos de ruptura do anel fibroso, com saída do núcleo pulposo para o canal vertebral, o que acorre nas degenerações de disco intervertebral Hansen tipo I (degeneração condroide), e o termo protrusão para a degeneração fibrosa do núcleo pulposo, com deformidade e protrusão anular, que ocorre nas degenerações de disco intervertebral Hansen tipo II. Vale ressaltar que, por vezes, não é tão clara a diferenciação entre protrusão e extrusão por meio dos exames de imagens (exceção feita à ressonância magnética).

Ainda, o termo hérnia de disco é questionável, uma vez que, por definição, nas hérnias ocorre protrusão (deslocamento) de uma estrutura, órgão ou víscera de um local para o outro, através de um defeito e/ou uma abertura natural em um invólucro/parede/músculo. Nas chamadas "protrusões discais Hansen tipo II", por vezes não ocorre herniação propriamente dita, uma vez que o anel fibroso pode estar com alteração de forma e até deslocado da sua posição, porém intacto. No entanto, apesar de divergências entre autores e professores, optou-se por manter a nomenclatura "hérnia de disco intervertebral" pelo fato de ser consagrada pelo uso.

Embora muitos artigos e textos (traduzidos ou não para o português) indiquem o termo "doença do disco intervertebral" como representante das degenerações de disco intervertebral, eles não são sinônimos, mesmo porque doenças não degenerativas podem afetar o disco intervertebral, por exemplo, a discoespondilite (processo inflamatório/infeccioso de disco intervertebral).

Vale ressaltar, ainda, que nem todos os processos degenerativos de disco intervertebral cursam com deslocamento do material discal para o interior do canal vertebral e, portanto, nem todo processo degenerativo evolui para hérnia de disco intervertebral. Pode-se dizer, então, que a "hérnia de disco intervertebral" é um processo degenerativo, mas nem todo processo degenerativo é uma "hérnia de disco intervertebral".

Embora a degeneração do disco intervertebral possa ocorrer em qualquer altura da coluna vertebral, a presença dos ligamentos intercapitais (transversais entre as cabeças das costelas de T2 a T11), que se localizam ventralmente ao ligamento longitudinal dorsal, ajudam a sustentar a parte dorsal do ânulo fibroso e, portanto, aumentam a resistência à protrusão/extrusão discal, o que resulta em uma menor incidência de hérnia de disco intervertebral na região torácica cranial entre T1 e T11.[6,7] Por outro lado, os discos intervertebrais das regiões cervical e toracolombar dos cães são mais comumente afetados; portanto, essas regiões são as mais acometidas por hérnias de disco.[8] Especificamente entre elas, a região toracolombar é, em geral, a mais afetada e responsável por sinais neurológicos que variam de dor à paraplegia.[9]

Todas as técnicas avançadas de imagem visam detectar basicamente dois grupos de alterações medulares, as lesões compressivas e as lesões do parênquima medular. O primeiro grupo inclui as alterações traumáticas (fraturas e luxações vertebrais), doenças degenerativas do disco intervertebral, que culminam em processos compressivos (Hansen tipo I – extrusão do disco intervertebral, Hansen tipo II – protrusão do disco intervertebral), hemorragias extramedulares, neoplasias extramedulares e as alterações epidurais (inflamações, divertículos aracnoides, malformações/estenoses compressivas congênitas). O segundo grupo é composto das doenças vasculares intraparenquimatosas (p. ex., mielopatia isquêmica), condições medulares inflamatórias (p. ex., meningomielite infecciosa e não infecciosa), neoplasias medulares, além das doenças discais não compressivas (extrusão aguda não compressiva do núcleo pulposo íntegro/hidratado – EANP)[2,10-13]

Basicamente, dois tipos de processos degenerativos são descritos: a degeneração ou metaplasia condroide descrita por Hansen em 1952, que afeta principalmente cães condrodistróficos, e caracteriza-se pela desidratação e mineralização do núcleo pulposo, com perda de sua natureza gelatinosa, associada ao enfraquecimento e à ruptura do anel fibroso. Nessa condição, o núcleo pulposo é propenso a se deslocar (sofrer extrusão) para o interior do canal vertebral e provocar um processo medular compressivo, conhecido como hérnia de disco Hansen tipo I.[6,9,14,15] As hérnias de disco Hansen tipo I podem resultar em diferentes manisfestações clínicas neurológicas dependendo da velocidade e do grau com que a força compressiva é aplicada na medula espinal.[9,14,15] O outro tipo de degeneração é classificada como fibroide, ou hérnias de disco Hansen tipo II, comumente associadas à metaplasia fibrosa do núcleo pulposo, na qual a pressão exercida pelo núcleo pulposo no anel fibroso pode causar ruptura parcial, deformidade, hipertrofia (espessamento dorsal) e protrusão do ânulo fibroso para o canal vertebral (degeneração anular),[6,7,10] processo esse que pode comprimir a medula espinal e/ou as raízes nervosas.[10] Sinais e sintomas associados a processos compressivos medulares crônicos e progressivos são mais comumente observados nesse tipo de hérnia.[16] Em geral, observa-se hérnia de disco Hansen tipo II em cães idosos, mais comumente em pacientes com idades médias entre 8 e 10 anos,[17] de raças não condrodistróficas e de grande porte.[7,15,17]

Vale ressaltar ainda a ocorrência, porém com menor frequência, de extrusões agudas do núcleo pulposo hidratado (EANP) em cães,[8,10,18,19] e em gatos,[20] consideradas por alguns autores como não compressivas e descritas na literatura com diferentes termos:[17,19,21] Hansen tipo III (embora esse termo seja considerado incorreto por alguns autores, já que não há evidências de degeneração do disco intervertebral preexistente),[10,22] prolapso traumático de disco,[10,23] explosão de disco intervertebral dorsolateral,[24] extrusão de disco de baixo volume e alta velocidade,[20] extrusão de disco traumático,[21] extrusão aguda de núcleo pulposo não compressivo,[19] e extrusão de disco toracolombar aguda.[8] Muitos dos termos utilizados para nomear a EANP são relacionados à natureza não compressiva desse tipo de hérnia de disco.[18]

Em geral, a EANP ocorre após eventos traumáticos ou exercícios intensos,[8] o que pode resultar na extrusão rápida do núcleo pulposo hidratado (íntegro) para o interior do canal medular, causando sinais e sintomas que estão mais associados a contusão/trauma da medula espinal propriamente dita do que a processo compressivo.[18,19] O processo compressivo não é tão considerado, nesse caso, porque o material do núcleo pulposo hidratado e não degenerado tem tendência a se difundir na gordura epidural (causando pouca ou nenhuma compressão da medula espinal).[21] A EANP pode causar contusão da medula espinal, lesão dural e até mesmo a projeção de fragmentos de material do disco intervertebral para dentro da medula espinal, provocando lesão medular em maior ou menor grau, dependendo da gravidade do processo traumático.[17,25,26]

As características clínicas das lesões degenerativas de disco intervertebral, que cursam com lesões medulares compressivas, foram extensivamente descritas na medicina veterinária.[8,10,27-30] Os animais podem apresentar manifestações clínicas diferentes em função de local, volume da massa compressiva e extensão da lesão. Os sintomas mais relatados são: dor, ataxia, incontinência urinária, paresia e paralisia.[4,31,32-36] Lesões extramedulares lateralizadas, como no caso de degeneração de disco intervertebral com hérnia de disco, frequentemente culminam com manifestações clínicas assimétricas;[33] contudo, a ocorrência de manifestações clínicas simétricas não exclui a possibilidade de lesão medular lateralizada, uma vez que pode ocorrer lesão e compressão medular pelo material do disco no interior do canal vertebral em um lado e também compressão medular, devido à limitação de espaço no canal vertebral e/ou pela inflamação simétrica da medula espinal contralateral.

Nos processos compressivos extramedulares e extradurais agudos pode ocorrer ainda um quadro grave de "liquefação do parênquima da medula espinal", denominado "mielomalacia", que foi definida como uma necrose isquêmica ou hemorrágica da medula espinal,[37] que pode cursar com uma alteração focal associada ao ponto de contusão ou alcançar os segmentos cranial e caudal da medula espinal a partir do ponto de lesão inicial.[38]

Em termos estatísticos, uma pequena proporção de cães com extrusões/protrusões agudas de disco intervertebral exibirá a forma difusa de mielomalácia, frequentemente chamada "mielomálacia ascendente" e "descendente". A prevalência dessa forma de apresentação em cães com paraplegia aguda e perda da percepção da dor profunda (devido à extrusão do disco intervertebral) é de aproximadamente 9 a 11%.[29,39]

Outros estudos, no entanto, apontam para possíveis diferenças na manifestação dessa lesão entre raças; taxas superiores a 33% foram relatadas nos Buldogues Franceses com paraplegia aguda e perda da percepção dolorosa.[40,41]

Os exames de imagem são imprescindíveis para a avaliação da coluna vertebral em muitas lesões que envolvem cães e gatos. Nos últimos anos, observou-se um grande avanço na área da imaginologia, tanto na medicina humana como na veterinária. Atualmente, na rotina clínica, são particularmente utilizados o exame radiográfico convencional (não contrastado), o exame radiográfico contrastado (mielografia), a tomografia computadorizada (TC) nas suas diferentes modalidades – TC convencional, TC com contraste intravascular (TCC-IV) e mielotomografia (MTC) –e a ressonância magnética (RM).

Nesse contexto, as modalidades ressonância magnética (RM) e tomografia computadorizada (TC) são atualmente consideradas superiores ao exame radiográfico convencional e à mielografia, no auxílio ao diagnóstico de muitas afecções,[6,17,42-44] sendo consideradas as modalidades de escolha para a caracterização das alterações vertebrais e da medula espinal.[6] É importante ressaltar que ressonância magnética e tomografia computadorizada são exames complementares e podem ser utilizadas dessa forma em muitas circunstâncias.

A radiologia convencional tem seu valor consolidado há tempos e ainda é considerada a modalidade de imagem familiar, bastante acessível, econômica e disponível para os profissionais que atuam na medicina veterinária,[45] e está profundamente abordada na literatura veterinária, mas o exame radiográfico convencional não consegue caracterizar completamente muitas das alterações que envolvem a coluna vertebral e a medula espinal.[6]

O exame radiográfico convencional deve ser precedido por um minucioso exame clínico e é sempre recomendado antes dos exames de imagem mais avançados,[46] porque, em geral, serve como norteador na condução dos casos clínicos. Com base nas informações obtidas via raios X, os próximos exames podem ser mais corretamente recomendados e a área de interesse pode ser mais especificamente localizada, o que leva a uma melhor condução do caso clínico, reduz o tempo necessário nos exames futuros e possibilita o fechamento de forma mais ágil e rápida. O uso criterioso da radiografia convencional, para as afecções da coluna vertebral, pode ainda fornecer informações importantes e até mesmo chegar ao diagnóstico de algumas doenças.[6] Lesões ósseas graves, como hemivértebra ou discoespondilite, por exemplo, podem ser identificadas sem a necessidade de maiores estudos de imagem.

Porém, vale ressaltar que, apesar de alguns casos poderem ser diagnosticados diretamente com o exame radiográfico simples (convencional), mielografia, TC e RM ainda podem ser necessárias para a obtenção de diagnósticos mais precisos e precoces e para melhor avaliação da extensão da lesão, o que pode ser importante tanto para o fechamento do diagnóstico, como para decisão sobre o protocolo terapêutico a ser adotado.[17] Apesar de os exames radiográficos serem bastante utilizados nos processos traumáticos da coluna vertebral, em um estudo que comparou a sensibilidade diagnóstica do exame radiográfico e da tomografia computadorizada em cães com fraturas e luxações vertebrais, pelas radiografias não foram detectadas aproximadamente 25% das lesões observadas na TC.[44,47]

Nesse contexto, e em relação aos processos degenerativos de disco intervertebral, não se recomenda que os exames radiográficos sejam usados isoladamente nos casos de hérnias de disco, uma vez que não possibilitam a obtenção de informações tão precisas relacionadas com localização, tipo, lateralização, extensão, grau de compressão e/ou presença de lesões adicionais,[18,48] e que são necessárias para o adequado tratamento e/ou planejamento cirúrgico.

Atualmente, é consenso que a utilização de métodos de imagem mais avançados após a realização do exame radiográfico convencional de triagem é essencial para o diagnóstico em muitas das condições patológicas existentes em pequenos animais[2,6,49-52]

Cada modalidade de imagem tem propriedades diferentes em termos de resolução espacial e contraste, o que, por sua vez, afeta os detalhes finais do diagnóstico de lesões vertebrais, medulares, de disco intervertebral e dos tecidos moles paravertebrais. Independentemente da técnica adotada, todas visam detectar alterações e são comparadas com os padrões de normalidade. Relacionadas à coluna vertebral, visam principalmente aos processos medulares compressivos e às lesões do parênquima medular.[2]

Segue uma descrição geral sobre similaridades, diferenças, indicações e limitações dos principais métodos de imagem aplicados à avaliação da coluna vertebral/medula espinal, principalmente relacionados aos processos medulares compressivos, com o objetivo de auxiliar o veterinário clínico/cirurgião nas escolhas e solicitações, lembrando que, quando o profissional faz o encaminhamento do paciente para a realização de um exame por imagem, ele pode até inferir que há uma lesão em determinado segmento medular, mas, por vezes, não consegue estabelecer qual (exatamente) é a suspeita clínica no que diz respeito à etiologia.

A tomografia computadorizada (TC) é um método de diagnóstico no qual raios X são utilizados para a formação da imagem tomográfica. As imagens de TC representam os valores médios de atenuação de raios X, e esta é o único parâmetro físico que determina a aparência dos tecidos nas imagens tomográficas obtidas.[53] A atenuação de raios X depende principalmente da densidade física do meio a ser transpassado e é quantificada pela mensuração da fração de radiação absorvida/espalhada quando os raios passam por um material, com espessura e características específicas.[54,55] A atenuação reflete o potencial de absorção dos raios X e pode ser medida em uma escala padronizada (unidades Hounsfield – HU), elaborada a partir da atenuação da água.[53,55,56] Nessa escala, a água possui HU igual a zero (0),[53,56] e o ar corresponde a um valor de HU igual a –1.000.[55,56]

Dentro desse princípio, quanto maior a atenuação, mais branca/brilhante, ou seja, mais hiperatenuante será a imagem obtida. As imagens tomográficas, como as radiográficas, são representadas em diferentes tons de cinza, que variam em uma escala entre preto (escuro) e branco (brilhante). O osso, por exemplo, atenua bastante a radiação e, portanto, é representado nas imagens tomográficas por estruturas muito brancas/brilhantes. Já no extremo oposto, o ar atenua pouco a radiação e aparece nos monitores em tons pretos/escuros. Entre as substâncias que podem ser discriminadas em uma imagem de TC estão ar, pulmão, tecido adiposo, água ou fluidos, tecidos moles normais e alterados, minerais, osso denso e metal (Figuras 225.1 e 225.2).[53]

Na medicina veterinária o uso de técnicas contrastadas tornou-se padrão na maioria dos procedimentos de tomografia computadorizada. Após injeção intravascular em *bolus*, a distribuição do meio de contraste (substância hiperatenuante) pode ser mapeada pelos vasos e pelo parênquima de órgãos em todas as regiões do corpo, fornecendo informações sobre a trama vascular, a perfusão dos tecidos e a integridade das barreiras naturais. Ao comparar imagens de TC pós e pré-contraste, o grau de realce pode ser avaliado qualitativa e quantitativamente (Figuras 225.3 e 225.4).

Neste livro, os termos denso e atenuante são usados de forma intercambiável em combinação com os termos hipo, iso ou hiperatenuantes para descrever atenuações em condições normais ou patológicas, comparadas entre si.

Na tomografia outro parâmetro importante, relacionado à atenuação, que pode ser definido na aquisição e no processamento das imagens, é a chamada "janela". O janelamento permite que o operador aplique uma escala de cinza a uma faixa específica de valores de pixels. Janela é uma espécie de filtro que pode ser aplicado em função da área de interesse e/ou do órgão a ser avaliado e é recomendado em função do que se pretende analisar.[53] Por exemplo, um filtro comumente

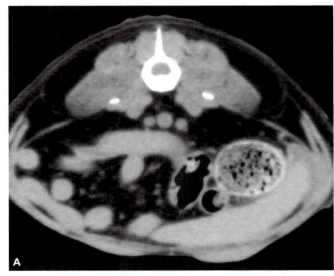
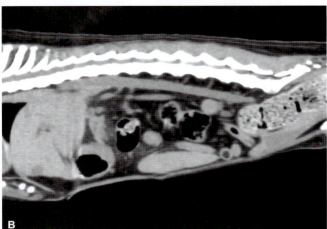
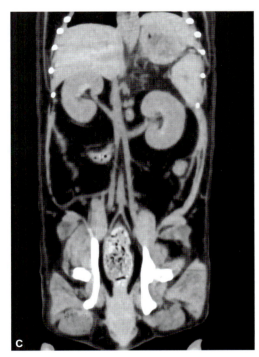

Figura 225.1 Imagens de tomografia computadorizada (TC) transversal (**A**), MPR sagital (**B**) e MPR dorsal (**C**) do abdome de uma cadela de 7 anos sem raça definida, com diferentes graus de atenuação em função das diferenças entre as densidades físicas das estruturas e dos órgãos da região.

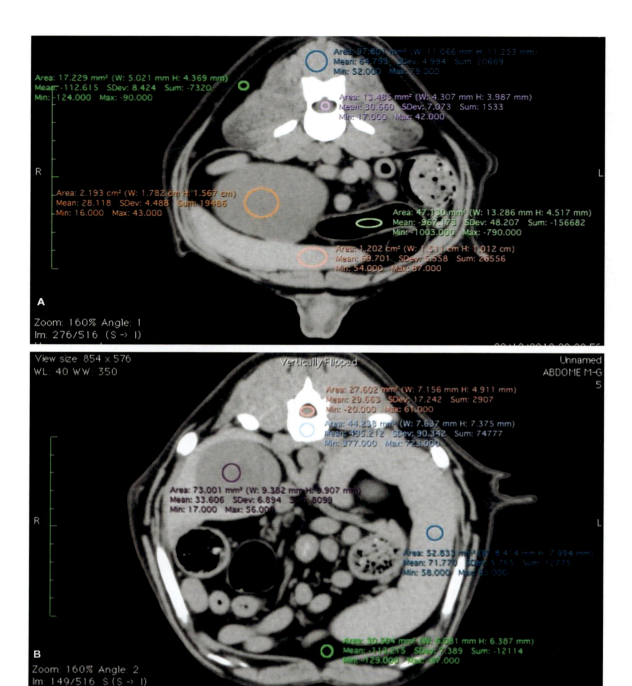

Figura 225.2 Imagens de tomografia computadorizada (TC), do abdome de um cão Border Collie de 12 anos. Diferentes graus de atenuação entre as diferentes estruturas e órgãos da região. Os valores médios, mínimos e máximos de HU foram inseridos para efeito de ilustração e comparação.

conhecido como "filtro padrão ou de tecidos moles" é recomendado quando o contraste entre os tecidos moles deve ser enfatizado.[54] O estreitamento da janela, para restringir o estudo à área de interesse, permite maior distinção entre tons de cinza (relacionados com pequenas diferenças na composição dos tecidos).[53] Uma janela apropriada é essencial para a interpretação diagnóstica e não deve ser realizada apenas com base em critérios estéticos.[56] O nível da janela deve corresponder ao nível de densidade do órgão de interesse e sua largura precisa corresponder à variação de contraste existente no/a órgão/região em estudo.[55,57] Estruturas compostas de tecidos de diferentes densidades como os pulmões e/ou as cavidades nasais (que possuem ossos, tecidos moles e ar) precisam ser analisadas com uma janela ampla; por outro lado, estruturas com uma gama de contraste estreita, como o parênquima cerebral, são mais bem avaliadas quando exibidas em uma janela estreita (Figuras 225.5 e 225.6).[56]

Em comparação às imagens radiográficas convencionais (captadas uma a uma) e aos aparelhos tomográficos mais antigos, nos quais as imagens de uma região levavam minutos para serem adquiridas e/ou reconstruídas, atualmente, com o avanço dos equipamentos e com computadores sofisticados, as imagens tomográficas podem ser geradas em fração de segundo, expandindo significativamente o leque de aplicações diagnósticas, melhorando o conforto do paciente e reduzindo o artefato de movimento.[54,58,59] Atualmente, é possível, por exemplo,

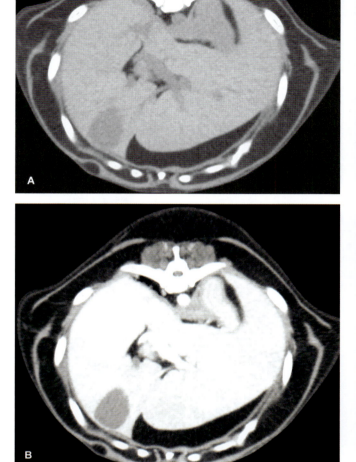

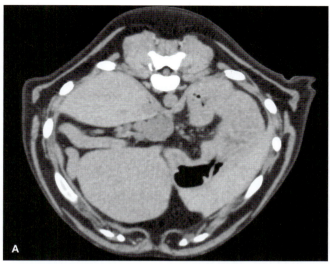

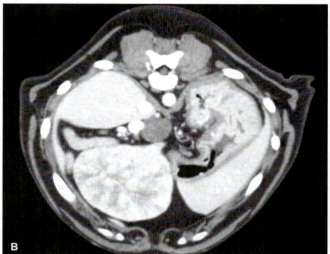

Figura 225.3 Imagens transversais de tomografia computadorizada (TC) do abdome de uma cadela de 7 anos sem raça definida. **A.** Tomografia computadorizada na fase pré-contraste IV com diferentes graus de atenuação em função das diferenças entre as densidades físicas das estruturas e dos órgãos da região. **B.** Tomografia computadorizada com contraste intravascular (TCC-IV) com realce de contraste nos vasos hepáticos, portais, veia cava e artéria aorta, e realce do parênquima hepático de forma difusa.

Figura 225.4 Imagens transversais de tomografia computadorizada (TC) na altura de T12 do abdome de um cão de 9 anos sem raça definida. **A.** Tomografia computadorizada na fase pré-contraste IV com diferentes graus de atenuação em função das diferenças entre as densidades físicas das estruturas e dos órgãos da região. **B.** Tomografia computadorizada na fase pós-contraste intravascular (TCC IV), com formação hepática à direita e aumento de linfonodo hepático com áreas heterogêneas de realce no lobo hepático comprometido na fase pós-contraste intravascular.

adquirir imagens rapidamente por meio da técnica de varredura helicoidal: equipamentos disponíveis de 64 canais (cortes) podem fazer 30 cm de tórax com cortes de 2,5 mm em menos de 2 segundos.[54] Além desse ganho temporal significativo que diminui os artefatos de movimento e permite o registro correto dos tecidos, aparelhos *multislice* com múltiplas fileiras de receptores usam a radiação fornecida pelo tubo de raios X com mais eficiência do que os aparelhos mais antigos, de uma fileira de detectores.[54,60] O advento dos equipamentos multidetectores multicanais (TCMD) também permitiu reduções no tempo de digitalização e melhorias na qualidade da imagem, com a visualização de grandes áreas anatômicas em alta resolução espacial e detalhes anatômicos requintados.[59] Esses avanços também tornaram possível a realização de estudos angiotomográficos (angio-TC), também chamados de tomografia computadorizada com contraste intravascular (TCC-IV).

A TCMD é a mais recente inovação tecnológica na área de tomografia. As vantagens da TCMD em relação às gerações anteriores de TC podem ser resumidas por três melhorias fundamentais: maior velocidade, maior área de varredura em menor tempo e seções mais finas.[54,61] Segundo alguns autores, o verdadeiro avanço com esses escâneres mais recentes está relacionado não apenas com a capacidade de obter cortes mais finos mais rapidamente, mas com a transição de um "modo de seção por seção" para um "modo de volume", transformando a TC de uma técnica transaxial transversal em uma modalidade de imagem verdadeiramente tridimensional.[59,62]

A tomografia computadorizada e a ressonância magnética oferecem possibilidades superiores de diagnóstico em relação à radiografia convencional, devido a duas vantagens principais: a natureza tomográfica e a maior resolução do contraste. Na TC e na RM as estruturas anatômicas ainda podem ser visualizadas sem sobreposição, uma vez que as imagens são obtidas em dados de volume, a partir imagens seccionais (finos cortes transversais), eliminando a perda da percepção de profundidade, e ainda podem ser reconstruídas

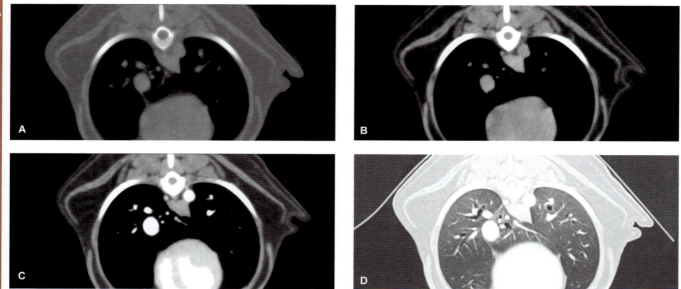

Figura 225.5 Imagens transversais de tomografia computadorizada (TC), da região torácica de uma cadela de 9 anos sem raça definida. **A.** Tomografia computadorizada na fase pré-contraste IV, janela óssea. **B.** Tomografia computadorizada na fase pré-contraste IV, janela tecidos moles. **C.** Tomografia computadorizada na fase pós-contraste intravascular, janela tecidos moles. **D.** Tomografia computadorizada na fase pós-contraste intravascular, janela pulmão. Note que nas diferentes fases (pré e pós-contraste IV) e nas diferentes janelas órgãos distintos ficam realçados; além disso, na fase pós-contraste intravascular, as estruturas vasculares, câmaras cardíacas e parênquima dos órgãos ficam mais evidentes e, portanto, mais fáceis de serem identificados.

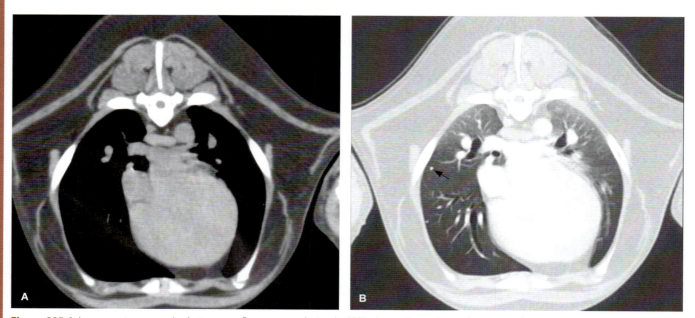

Figura 225.6 Imagens transversais de tomografia computadorizada (TC), da região torácica de uma cadela de 7 anos sem raça definida. **A.** Tomografia computadorizada na fase pré-contraste IV, janela tecidos moles. **B.** Tomografia computadorizada na fase pós-contraste intravascular, janela pulmão. Há diferentes graus de atenuação em função das diferenças entre as densidades físicas das estruturas e dos órgãos da região. Note que nas diferentes fases (pré e pós-contraste IV) e nas diferentes janelas órgãos distintos ficam realçados; além disso, na fase pós-contraste intravascular, as estruturas vasculares, câmaras cardíacas e parênquima dos órgãos ficam mais evidentes e, portanto, mais fáceis de serem identificados. Em (**B**) podem ser visibilizadas múltiplas imagens puntiformes micronodulares mineralizadas, que não sofrem realce, dispersas pelo parênquima pulmonar, principalmente nas regiões periféricas dos lobos pulmonares (*seta preta*).

em qualquer plano (transversal, sagital e dorsal) ou em imagens tridimensionais (3-D), permitindo melhor avaliação das relações anatômicas.[54] A maior resolução de contraste se refere a maior capacidade de diferenciar tecidos de diferentes composições e representá-los fielmente em variáveis tons de cinza.[53]

Na última década, a ressonância magnética (RM) e a tomografia computadorizada por múltiplos detectores (TCMD) revolucionaram o potencial diagnóstico na prática de pequenos animais, fornecendo avaliação adequada das doenças da coluna vertebral em níveis comparáveis aos obtidos na radiologia humana.[2]

Na tomografia computadorizada, há uma busca para que, ao se adquirir uma imagem, cada elemento de volume (*voxel*) tenha alta resolução e uma natureza isotrópica, isto é, com dimensão igual nos três eixos espaciais.[a,63] A resolução espacial quase isotrópica e a análise de imagens multiplanares da TCMD aperfeiçoaram os detalhes morfológicos e de estratificação tecidual alcançados na avaliação da medula espinal e do espaço epidural. Com equipamentos modernos de alta resolução, o baixo valor de atenuação de Hounsfield da gordura epidural ao redor da medula espinal produz imagens mielográficas na TC, sem necessidade de administração de contraste intratecal, o que permite uma avaliação não invasiva da medula espinal.[2,64] O efeito mielográfico (halo hipoatenuante ao redor da medula espinal) é particularmente evidente nas regiões torácica e lombar da coluna vertebral, nas quais o tecido adiposo extramedular é mais abundante, porém é menos evidente na região cervical da coluna vertebral, mas ainda assim, possível de ser verificado, especialmente em cães de raça pequenas e gatos (Figura 225.7).[2]

Nas imagens tomográficas, as protrusões e extrusões discais são representadas na tomografia de diferentes formas em função: da natureza do processo; do tempo de evolução (agudo ou crônico); da quantidade e da localização de material no interior do canal vertebral; da potência do processo compressivo; da gravidade e da extensão da lesão medular; e dos processos concomitantes, como lesão discal/vertebral traumáticos, hemorragia epidural, edema e contusões medulares.

Nas raças condrodistróficas os processos agudos podem deslocar uma grande quantidade de material hiperatenuante (aproximadamente 200 HU), causando um acúmulo de material focal no interior do canal vertebral, que comprime acentuadamente a medula espinal.[17]

Em um estudo de Olby *et al.* (2000) foi avaliada a aparência tomográfica do material do disco intervertebral herniado no canal vertebral da região toracolombar em 23 cães (muitos deles condrodistróficos), e o material do disco herniado para o canal vertebral foi identificado como uma massa extradural hipertenuante heterogênea, com a maior atenuação associada ao maior grau de mineralização (Figuras 225.8 e 225.9).[65]

Os processos agudos podem causar, além do deslocamento do material do disco intervertebral para dentro do canal vertebral, um processo hemorrágico adjacente (hematoma),[17,65] representado na tomografia como um volume de material mais difuso e menos hiperatenuante (aproximadamente 60 HU) ao redor da medula espinal, que causa sua compressão, porém de forma menos intensa.[17] A hemorragia acontece provavelmente devido a danos nos plexos venosos vertebrais internos, que se localizam dorsalmente ao disco intervertebral.[8,65,66] Nesses casos, associado ao material heterogêneo do disco intervertebral no interior do canal vertebral (tecidos moles e/ou hiperatenuantes

---

[a]As imagens digitais são formadas por elementos de imagem chamados de *pixels* (*picture element*). O *pixel* é o menor ponto da imagem que pode ser obtido e, na tomografia, cada *pixel* da imagem corresponde à média da absorção/atenuação dos raios X pelos tecidos na região em estudo, expresso em unidades Hounsfield. O conjunto de *pixels* está distribuído em colunas e linhas formando uma matriz, que possui um comprimento e uma largura e constrói uma imagem bidimensional. Quanto maior o número de *pixels* em uma matriz, melhor é a sua resolução espacial, o que permite uma melhor diferenciação espacial entre as estruturas. Após uma reconstrução matemática, obtém-se, a partir das matrizes (bidimensionais), o *voxel* (unidade 3D) capaz de designar profundidade na imagem radiográfica/tomográfica. Em termos diagnósticos, um órgão interno pode ser dividido tridimensionalmente em múltiplos blocos atenuantes, chamados de *voxels*. O volume desses *voxels* depende do tamanho da matriz da imagem, do campo de visão e da espessura do corte. Normalmente, o *voxel* tem um formato de paralelepípedo, pois a espessura do corte é superior ao tamanho do *pixel*. Na TCMD o *voxel* é aproximadamente cúbico (nesta situação, diz-se que o *voxel* é isotrópico) e pode ser visualizado de qualquer ângulo com a mesma resolução.

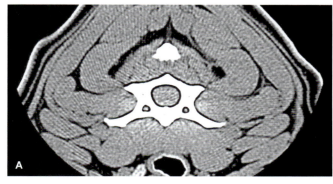
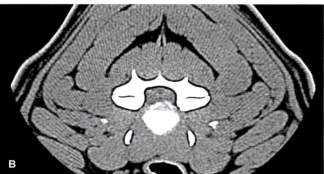

Figura 225.7 Imagens transversais de tomografia computadorizada (TC) da coluna vertebral, região cervical, de uma cadela da raça Buldogue de 2 anos. **A.** Áreas hipoatenuantes ao redor da medula espinal (efeito mielográfico). **B.** Visualização de moderado volume de material heterogêneo (partes moles e hiperatenuantes), no interior do canal vertebral entre C3-C4, predominantemente na posição ventral, tendendo à esquerda em a relação à medula espinal, provocando deslocamento medular. Note a perda da definição do espaço epidural (ausência do efeito mielográfico).

em relação à atenuação da medula espinal), o conteúdo hemorrágico epidural pode ser caracterizado por uma massa um pouco mais atenuante que a medula espinal, misturada aos fragmentos do disco intervertebral no local da hérnia, descrita como um conteúdo linear levemente hiperatenuante ao redor da medula espinal, em segmentos medulares próximo ao local da lesão ou até mesmo distante do disco herniado.[2,65,66] Em um artigo sobre a aparência tomográfica das herniações toracolombares agudas em cães relatou-se hemorragia epidural estendendo-se por várias vértebras de cada lado da lesão. Nesse estudo, dois cães tiveram hemorragia que se estendeu ao longo de seis vértebras (Figura 225.10).[65]

Nas hérnias de disco intervertebral crônicas, a atenuação do material discal herniado tende a ser maior (aproximadamente 700 HU), quando comparada à atenuação observada nos processos agudos (Figuras 225.11 e 225.12).[17,65]

Alguns autores ponderam sobre a dificuldade para a avaliação, por meio de tomografia computadorizada, do material de disco herniado não mineralizado, sugerindo que, nesse caso, a avaliação deva ser baseada na perda da definição da gordura epidural (perda do efeito mielográfico) e no deslocamento da medula espinal. Em alguns casos, porém, não é tão fácil caracterizar os limites medulares, não sendo possível determinar precisamente o local e a extensão da(s) lesão(ões). Nesse contexto, a mielotomografia passa a ser recomendada, principalmente se houver possibilidade de indicação de tratamento cirúrgico. A associação entre tomografia computadorizada e mielografia deve ser realizada nos casos inconclusivos, mas pode ser útil em todos os casos, uma vez que permite uma melhor definição das colunas de contraste e dos limites medulares, podendo

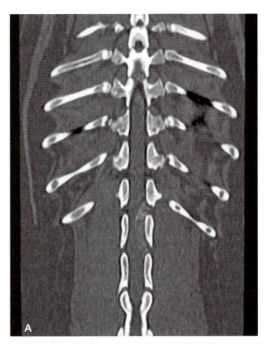
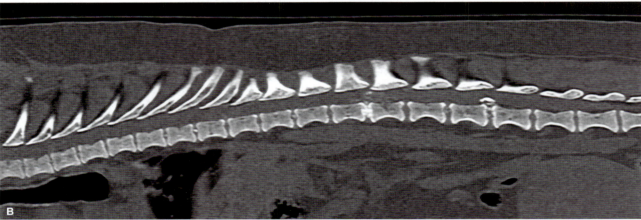

Figura 225.8 Imagens de tomografia computadorizada (TC) da coluna vertebral, região toracolombar, de um cão da raça Teckel de 5 anos. **A.** Imagem MPR dorsal. **B.** Imagem MPR sagital. Achados compatíveis com processo degenerativo de disco intervertebral são visibilizados em diferentes graus e em várias regiões da coluna vertebral. Destaca-se diminuição de espaço intervertebral, com acentuado volume de material heterogêneo no interior do canal vertebral entre T13-L1, que se estende do terço médio de T13 até a altura do forame intervertebral entre L1-L2 (corre por todo corpo vertebral de L1 e alcança o forame intervertebral entre L1-L2), na posição ventral e ventrolateral esquerda em relação à medula espinal. Há, ainda, acentuado volume de material hiperatenuante no interior do canal vertebral entre L3-L4, que se estende do terço caudal de L3 até o terço cranial de L4, na posição ventral em a relação à medula espinal. Ocorrem diferentes graus de mineralização de disco intervertebral nos segmentos intervertebrais estudados, mais evidentes nos segmentos torácicos e na transição toracolombar.

delinear melhor as lesões anteriormente identificadas, bem como detectar lesões não diagnosticadas antes da injeção de contraste (Figura 225.13).[67,68]

Ainda hoje, poucos artigos abordam a sensibilidade diagnóstica da TC convencional em protrusões crônicas não mineralizadas de disco tipo II, porém, segundo Da Costa e Samii (2010), ela é provavelmente menor que os valores relatados para hérnia de disco aguda.[44]

O fenômeno do vácuo discal, descrito como imagem ovalada com atenuação de ar, foi relacionado aos processos degenerativos vertebrais e observado em diferentes regiões da coluna vertebral (no espaço intervertebral, no espaço epidural, nas articulações e no corpo vertebral) (Figuras 225.14 e 225.15).[55,69]

Adicionalmente à TC convencional, estudos angiográficos têm sido utilizados para descrever a anatomia dos plexos venosos vertebrais e propostos como um método rápido para auxílio diagnóstico de compressão medular, pela identificação de alterações nesses plexos na região e nas proximidades dos focos de lesões.[70,71] A administração intravascular do meio de contraste pode auxiliar na avaliação de lesões que afetam o espaço epidural e o forame intervertebral, podendo, portanto, ser útil para detectar processos inflamatórios secundários aos processos medulares compressivos.[55,72]

As alterações do plexo vascular vertebral interno são clinicamente importantes em cães, pois têm sido associadas a várias condições patológicas,[70] como hematoma subdural,[73] hematoma epidural espontâneo,[74] malformações arteriovenosas,[75] embolismo fibrocartilaginoso,[76] estenose lombossacra,[72] processos cicatriciais pós-cirúrgicos,[77] sendo descritas, também, na avaliação de pacientes com processos medulares neoplásicos ou inflamatórios.[52]

As principais indicações para a realização da angiotomografia (TCC IV) incluem a identificação de malformações vasculares e de lesões vasculares, como as secundárias a neoplasias,

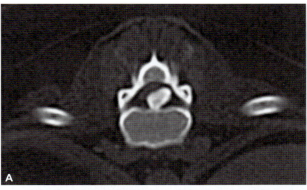
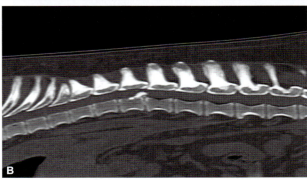
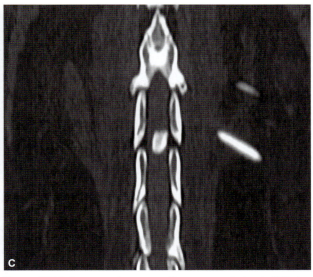

Figura 225.9 Imagens de tomografia computadorizada (TC) da coluna vertebral, região toracolombar, de uma cadela da raça Teckel de 5 anos. **A.** Imagem transversal. **B.** Imagem MPR sagita. **C.** Imagem MPR dorsal. É possível observar acentuado volume de material heterogêneo (partes moles e predominantemente hiperatenuantes) no interior do canal vertebral, entre T13-L1, na posição ventral, com maior volume à esquerda em relação à medula espinal, provocando deslocamento e compressão medular acentuados.

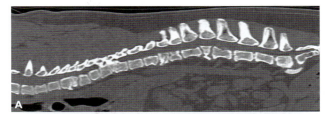
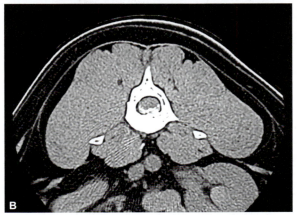
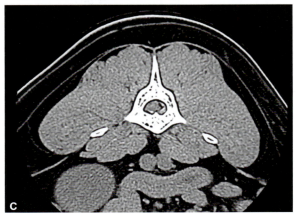
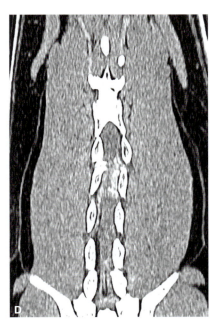

Figura 225.10 Imagens de tomografia computadorizada da coluna vertebral, região toracolombar, de uma cadela da raça Buldogue de 5 anos. **A.** Imagem MPR sagital. **B** e **C.** Imagens MPR transversais. **D.** Imagem MPR dorsal. Em (A), observam-se acentuadas alterações morfológicas de vértebras das regiões torácica (T5, T9 e T13) e lombar (L3) por falha de ossificação/fusão incompleta dos corpos vertebrais, levando à redução das dimensões e à alteração de forma dos corpos vertebrais, provocando alteração do diâmetro e da forma do canal vertebral – imagens compatíveis com malformações vertebrais, caracterizadas como hemivértebras. Em (B, C e D), nota-se moderado volume de material heterogêneo (partes moles e hiperatenuantes) no interior do canal vertebral entre L3-L4, nas posições ventral, lateral esquerda e dorsal esquerda em a relação à medula espinal, que se estende da epífise caudal de L3 até a altura do forame intervertebral entre L3-L4. Em (D), são visibilizadas imagens hiperatenuantes lineares na margem lateral direita da medula espinal na altura de L4 e L5. Imagens sugestivas de extrusão de material do disco intervertebral L3-L4, associado a processo inflamatório/hemorrágico adjacente.

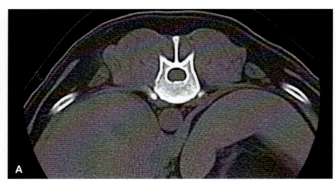
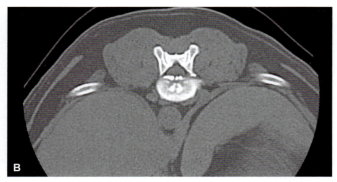

Figura 225.11 Imagens de tomografia computadorizada da coluna vertebral, região torácica, de uma cadela da raça Poodle de 12 anos. Imagens transversais em que se observa mineralização de disco intervertebral entre T12 e T13, associada à moderada quantidade de material heterogêneo (partes moles e predominantemente hiperatenuante) no interior do canal vertebral, entre T12-T13, na posição ventral, com maior volume à direita, em relação à medula espinal, compatível com extrusão de material de disco intervertebral para o canal vertebral.

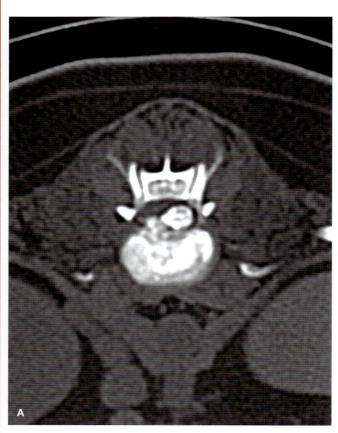
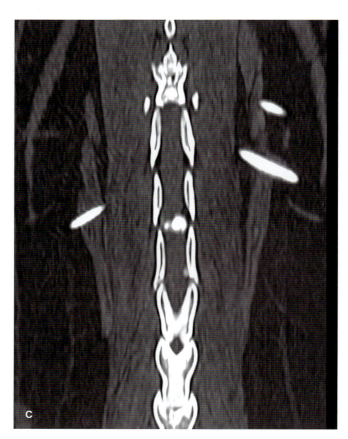
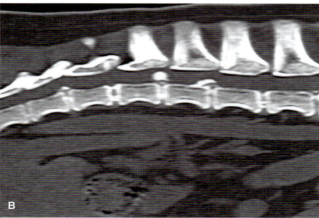

Figura 225.12 Imagens de tomografia computadorizada da coluna vertebral, região toracolombar, de uma cadela da raça Shih-tzu de 4 anos. **A.** Imagem MPR transversal. **B.** Imagem MPR sagital. **C.** Imagem e MPR dorsal. Em (A, B e C), pode-se visualizar grande volume de material heterogêneo (partes moles e predominantemente hiperatenuante) no interior do canal vertebral entre T13-L1, nas posições ventrais (direita e esquerda) e lateral esquerda em relação à medula espinal, que se estende da epífise caudal de T13 até epífise cranial de L1, provocando acentuado deslocamento medular para direita (imagens compatíveis com extrusão de material de disco intervertebral). Em (B) há ainda grande volume de material heterogêneo (partes moles e predominantemente hiperatenuante) no interior do canal vertebral entre L1-L2.

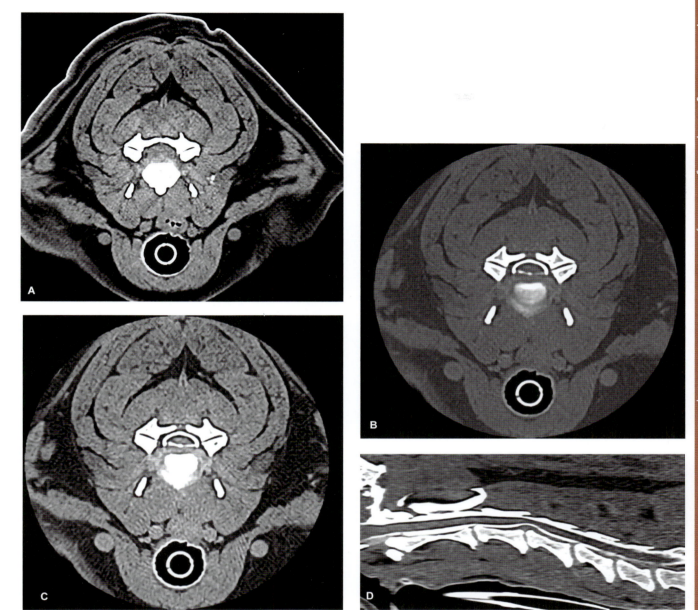

Figura 225.13 Imagens de tomografia computadorizada da coluna vertebral, região cervical, de um cão sem raça definida de 4 anos. **A.** Imagem transversal TC convencional pré-mielografia. **B.** Imagem transversal TC pós-mielografia, janela óssea. **C.** Imagem transversal TC pós-mielografia, janela tecidos moles. **D.** Imagem MPR sagital pós-mielografia. Em (A), observa-se moderada quantidade de material extradural, com atenuação de partes moles em posição ventral e ventrolateral direita em relação à medula espinal, na altura do forame intervertebral entre C3-C4. Em (B e C), observa-se desvio dorsal da coluna de meio de contraste ventral de ambos os lados, principalmente na direita. Em (D), observa-se diminuição de espaço intervertebral entre C3-C4, com desvio dorsal da coluna de meio de contraste ventral, na altura do forame intervertebral entre C3-C4, provocando deslocamento e compressão medular e diminuto desvio dorsal da coluna de meio de contraste ventral na altura do forame intervertebral entre C6-C7.

lesões inflamatórias infecciosas e/ou não infecciosas, além daquelas relacionadas com a hérnia de disco intervertebral.[44] A ausência de válvulas no plexo venoso vertebral e de desvio de fluxo criam dilatação vascular localizada e estase venosa cranial e ao redor da compressão.[78] Em muitos dos casos, dilatação e alteração do trajeto vascular puderam ser observadas nos locais, bem como nas regiões adjacentes às hérnias de disco (Figura 225.16).

Embora a ressonância nuclear magnética (RM) seja a modalidade de imagem de escolha para o diagnóstico de EANP em cães,[2] em um estudo no qual foram pesquisadas a sensibilidade e especificidade da tomografia computadorizada com contraste IV para o diagnóstico presuntivo dessa afecção, uma imagem compressiva hipodensa, com realce da margem dorsal ao espaço do disco intervertebral comprometido, foi detectada com sensibilidade de 91% e especificidade de 100%,[79] demonstrando a utilidade da TCC IV no estudo da EANP em cães.[2,79]

Quando a TC é usada na avaliação da medula espinal, a injeção de meio de contraste iodado no espaço subaracnoide pode ser realizada simultaneamente, porque a medula espinal, por vezes, pode não ser tão claramente delimitada nas imagens da TC.[17] Essa técnica, que associa mielografia à tomografia, é conhecida mais popularmente como mielotomografia (MTC).

Alguns autores defendem que a TC convencional seja adequada para diagnóstico e localização de extrusões de disco mineralizadas Hansen tipo I em raças condrodistróficas, mas ressaltam a necessidade da realização da MTC em todos os cães (independentemente da raça), quando nenhuma lesão tiver sido

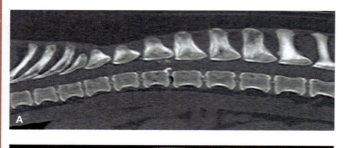
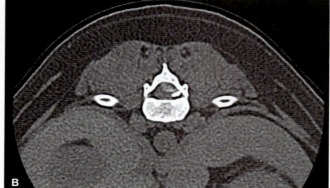
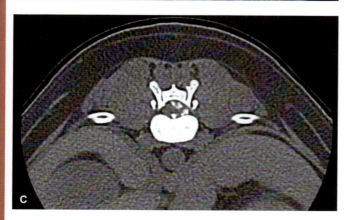
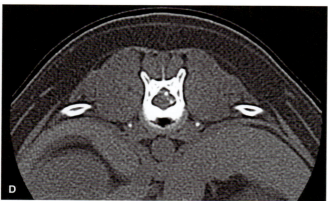

Figura 225.14 Imagens de tomografia computadorizada da coluna vertebral, região toracolombar de um cão, sem raça definida, de 6 anos. **A.** Imagem MPR sagital. **B**, **C** e **D.** Imagens MPR transversais. Visibilização de discreta diminuição de espaço intervertebral e de acentuado volume de material heterogêneo (partes moles e hiperatenuantes) no interior do canal vertebral, entre T13-L1, nas posições dorsal, dorsolateral, lateral, ventrolateral e ventral esquerdas em relação à medula espinal, estendendo-se do terço médio de T13 até o terço médio de L1, provocando deslocamento e compressão medular e, ainda, diminuto volume de material tenuamente hiperdenso no interior do canal vertebral entre T11-12 e T12-T13, na altura do forame intervertebral (A). Em (A) e (B), observa-se imagem de vácuo discal no espaço intervertebral entre T13-L1.

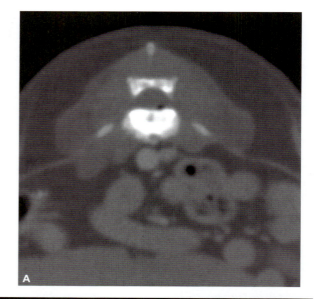
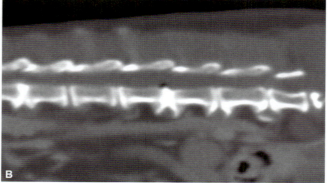
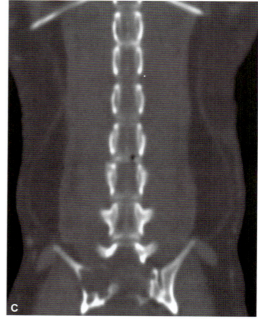

Figura 225.15 Imagens de tomografia computadorizada da coluna vertebral de uma cadela, sem raça definida, de 14 anos. **A.** Imagem MPR transversal. **B.** Imagem MPR sagital. **C.** Imagem MPR dorsal. Em (A, B e C), observa-se fenômeno de vácuo no interior do canal vertebral, na altura do forame intervertebral entre L4-L5. Em (B), diminuição de alguns espaços intervertebrais, com osteófitos ventrais entre L4-L5, L5-L6 e L6-L7. Em (C), grande área de osteólise envolvendo L7, sacro, corpo e asa do ílio esquerdo, associada à presença de extensa formação amorfa, discretamente heterogênea, com atenuação de tecidos moles/fluido grosseiro de permeio.

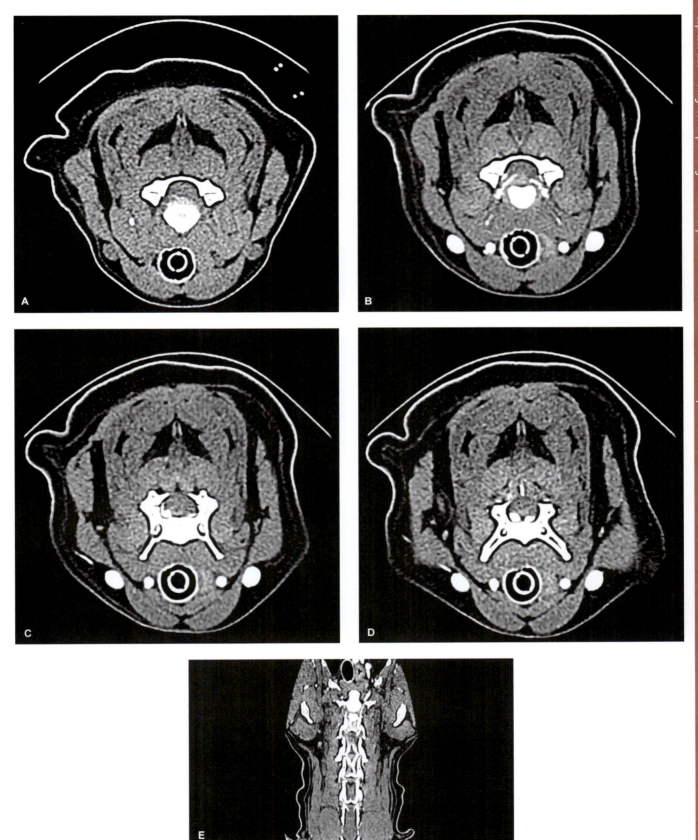

Figura 225.16 Imagens de TC da coluna vertebral, região cervical, de uma cadela da raça Maltês de 7 anos. **A.** Imagem transversal TC pré-contraste intravascular com grande quantidade de material extradural, discretamente heterogêneo (partes moles com pontos hiperatenuantes mineralizados), no interior do canal vertebral, na altura do forame intervertebral entre C4-C5, na posição ventral em relação à medula espinal. **B**, **C** e **D.** Imagens transversais pós-contraste IV. **E.** Imagem MPR dorsal. Em (B, C, D e E), fase pós-contraste intravascular, nota-se aumento do diâmetro (dilatação bilateral) dos vasos que circundam e irrigam a margem ventral da medula espinal na altura de C4 e de C5, compostos dos plexos venosos externos, das aa. e vv. intervertebrais e das aa. e vv. radiculares ventrais.

identificada na TC convencional e/ou quando houver plegia devido à compressão extradural e edema da medula espinal.[17,71] A decisão de realizar MTC geralmente acontece em função de achados duvidosos após o estudo das imagens obtidas na tomografia computadorizada convencional.[52]

Quando a TC é realizada após a mielografia, o espaço subaracnoide torna-se hiperatenuante, permitindo uma diferenciação mais precisa entre condições intramedulares, intradurais e extradurais.[17] Isso resulta em um excelente delineamento da medula espinal e é extremamente útil na caracterização de muitas das lesões que envolvem medula espinal e coluna vertebral, entre elas as lesões medulares compressivas e a atrofia da medula espinal.[17,80]

A tomografia computadorizada após a opacificação do espaço subaracnoide combina os benefícios da tomografia computadorizada e da mielografia,[52] sendo extremamente útil para o diagnóstico de protrusões/extrusões de disco intervertebrais, nas quais o material do disco encontra-se não mineralizado e/ou haja uma dificuldade de diferenciação entre o material discal e a medula espinal.

A mielotomografia torna possível a definição das colunas de meio de contraste ventral, lateral e dorsal, no local da lesão e nos segmentos adjacentes ao disco herniado, e isso é extremamente importante para a determinação do(s) local(ais) exato(s) da lesão, o que é imprescindível no planejamento cirúrgico. Ela também é associada ao exame clínico, para definir a relevância do processo compressivo, nas condições em que haja várias lesões em um paciente (Figuras 225.17 e 225.18).

Além de auxiliar no diagnóstico das doenças degenerativas de disco intervertebral, a MTC tem se mostrado muito útil no

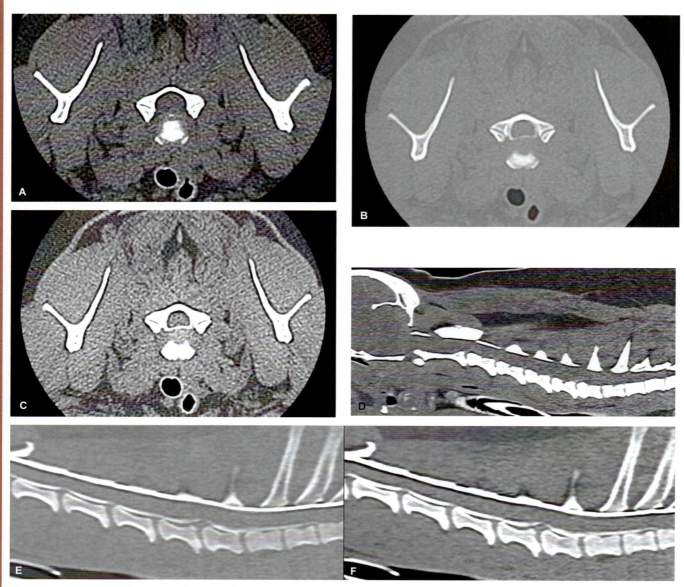

Figura 225.17 Imagens de TC e mielotomografia (MTC) da coluna vertebral, região cervical, de uma cadela da raça Spitz Alemão de 4 anos. **A.** Imagem TC transversal. **B.** Imagem MTC transversal, janela óssea. **C.** Imagem MTC transversal, janela tecidos moles. **D.** Imagem TC MPR sagital. **E.** Imagem MTC MPR sagital, janela óssea. **F.** Imagem MTC MPR sagital, janela tecidos moles. Em (A), observa-se moderada quantidade de material extradural partes moles, discretamente heterogêneo, em posição ventral e ventrolateral esquerda em relação à medula espinal, entre C6-C7. Em (B e C), nota-se atenuação e desvio dorsal da coluna de meio de contraste ventral e ventrolateral esquerda pela presença de moderada quantidade de material extradural partes moles, discretamente heterogêneo em posição ventral e ventrolateral esquerda em relação à medula espinal entre C6-C7. Em (D) observa-se discreta quantidade de material partes moles extradural em posição ventral, entre C2-C3, C3-C4 e C6-C7. Em (E e F), observam-se discreta atenuação e discreto deslocamento dorsal da coluna de meio de contraste ventral, por discreta quantidade de material partes moles extradural em posição ventral, entre C2-C3, C3-C4, e tênue desvio dorsal e adelgaçamento da coluna de contraste ventral entre C4-5 e C5-6. Também, atenuação e desvio dorsal da coluna de meio de contraste ventral na altura do forame intervertebral de C6-C7.

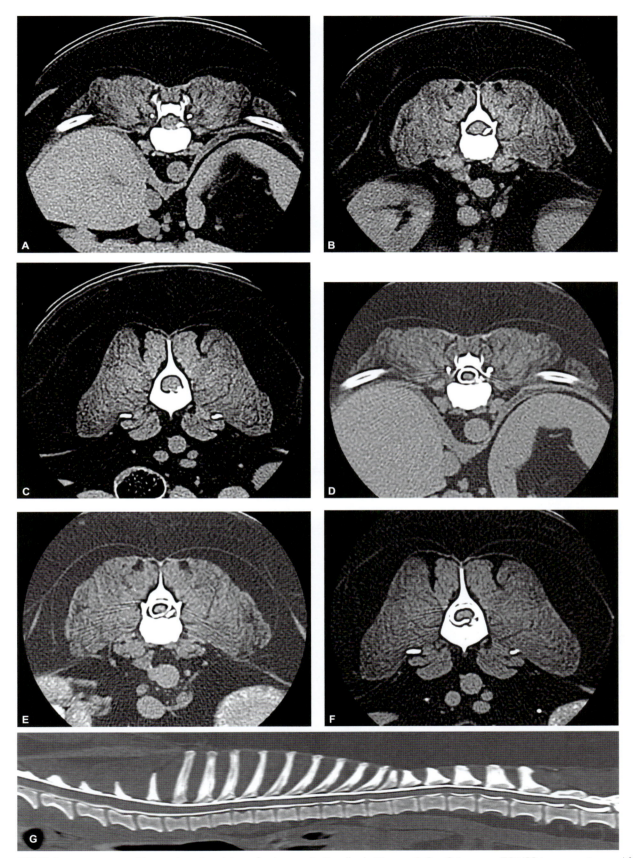

Figura 225.18 Imagens tomográficas pré e pós-mielografia de um cão Poodle de 12 anos. **A**, **B** e **C**. Imagens TC MPR transversais, em diferentes alturas da coluna vertebral. **D**, **E** e **F**. Imagens MTC MPR transversais, em diferentes alturas da coluna vertebral. **G**. Imagem MTC MPR sagital. Nas imagens transversais visualiza-se moderado volume de material extradural heterogêneo (partes moles e pontos hiperatenuantes) no interior do canal vertebral, em diferentes alturas da coluna vertebral, nas posições ventral e ventrolateral esquerdas em relação à medula espinal, provocando desvios nas colunas de meio de contraste ventral e ventrolateral esquerdas. Em (**G**), observam-se desvio dorsal e atenuação da coluna de meio de contraste ventral por moderado volume de material partes moles extradural heterogêneo no interior do canal vertebral, entre T12-T13, T13-L1, L1-L2 e L3-L4, na posição ventral em relação à medula espinal.

estudo de outras afecções medulares.[17,44,80,81] Um estudo, da medicina humana, publicado em 1983, já ressaltava o potencial da MTC no fornecimento de informações adicionais na avaliação de massas intramedulares, extramedulares e intradurais e extradurais,[81] dado que foi ressaltado na veterinária por Sharp et al. (1995), Da Costa (2010) e Mai (2018).[17,44,80] Outras indicações incluem: síndrome de Wobbler's,[82] hidro e siringomielia,[83] neoplasia intramedular,[44,84] mielomalácia,[37] atrofia da medula espinal,[17,80] empiema epidural,[44,85] hematoma, granuloma/abscessos, cistos aracnoides ou sinoviais, reações cicatriciais,[44] e também lesões nas bainhas das raízes nervosas.[86] Tais afecções podem, potencialmente, ser avaliadas pela MTC, porque esse método promove o delineamento preciso da medula espinal, espaço subaracnoide e canal vertebral, e possibilita a avaliação de alterações na relação entre diâmetro/área medular e canal vertebral,[87] que podem ocorrer nos processos tumorais, na hidro-siringomielia e em muitos dos processos patológicos anteriormente citados (Figura 225.19).

No entanto, a mielotomografia tende manter as desvantagens da mielografia relacionadas com a técnica de injeção do meio de contraste difícil, os passíveis danos na medula espinal por dificuldade na punção e as reações adversas ao meio de contraste,[52] embora a dose utilizada para mielotomografia possa ser reduzida a somente um quarto da recomendada para os exames mielográficos.[17,55,80,88] Nesse contexto, fica claro que o uso de tomografia computadorizada associada à injeção de meio de contraste no espaço subaracnoide retira a vantagem de diagnosticar as hérnias de disco, sem os efeitos colaterais associados à realização do procedimento mielográfico.[17] Também é importante considerar que tanto na mielotomografia como na mielografia podem ocorrer problemas técnicos que afetam a qualidade do exame e, consequentemente, a avaliação das imagens obtidas. A ausência de meio de contraste no local da lesão, por dificuldade na punção e/ou injeção em local incorreto (meio de contraste no espaço epidural), pode comprometer o valor diagnóstico da mielotomografia. A difusão das colunas de

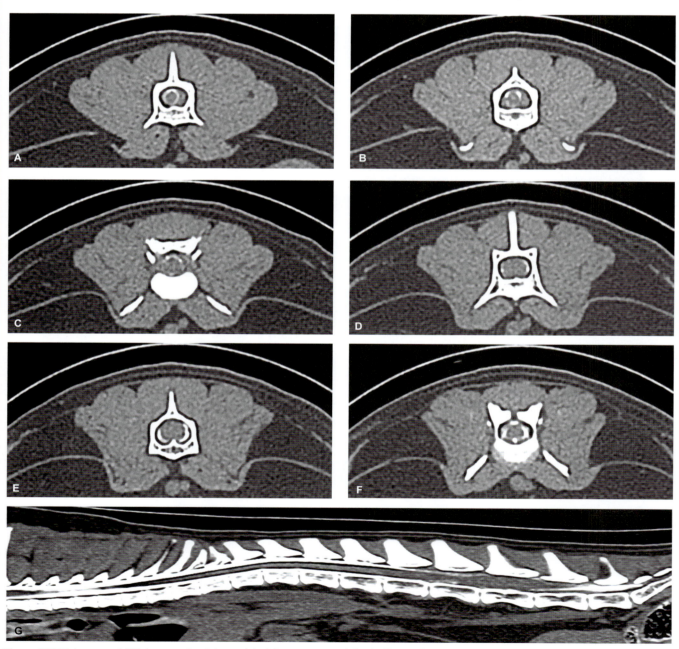

Figura 225.19 Imagens MTC de um animal da espécie felina, sem raça definida, fêmea de 1 ano. **A**, **B**, **C**, **D**, **E** e **F**. Imagens transversais, janelas tecidos moles. **G**. Imagem MPR sagital, janela tecidos moles. (*Continua*)

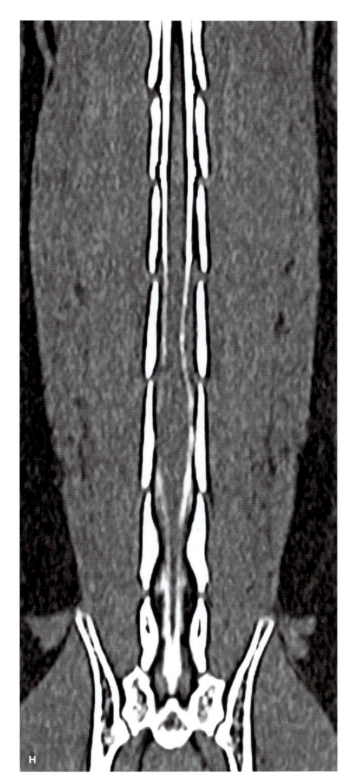

Figura 225.19 (Continuação) **H.** Imagem MPR dorsal, janela tecidos moles. Grande volume de conteúdo, com atenuação partes moles alongado, extradural, no interior do canal vertebral que se estende da epífise caudal de L3 até a epífise cranial de L5 na posição lateral esquerda em relação à medula espinal, envolvendo os forames intervertebrais entre L3-L4 e L4-L5, sem plano de clivagem em relação às raízes nervosas e provocando redução do diâmetro e deslocamento medular para direita em toda extensão de L4. A partir da epífise cranial de L5 verifica-se desvio excêntrico difuso das colunas de meio de contraste por aumento do diâmetro da medula espinal, associada à falha de preenchimento da coluna de contraste e à ausência de plano de clivagem entre o conteúdo extradural e a medula espinal, que se estende até a epífise caudal de L5. Imagens compatíveis com processo neoplásico.

meio de contraste, pelo espaço subaracnoide, também pode ser afetada pelas alterações medulares que diminuem esse espaço (edemas e/ou contusões medulares, hemorragia epidurais), que podem impedir a chegada de meio de contraste ao local da lesão principal. Essas alterações podem ocorrer secundariamente aos processos medulares compressivos ou traumáticos (Figura 225.20).

Em termos gerais, se retirar a ressonância magnética da lista de possibilidades diagnósticas, pode-se dizer que a tomografia convencional (com ou sem administração de meio de contraste intravascular) parece ser a melhor opção/indicação na avaliação da coluna vertebral e da medula espinal, principalmente nas suspeitas de hérnia de disco, seguida pela mielotomografia nos casos inconclusivos.

A ressonância magnética é uma modalidade de imagem com incrível potencial para a visualização de tecidos moles, o que possibilitou grande avanço no estudo das alterações anatômicas e patológicas do encéfalo e da medula espinal.[45] As imagens de ressonância magnética ponderadas em T2 são extremamente sensíveis a distúrbios do parênquima medular, o que vale, em particular, para as sequências de ponderação em T2 (SE T2) e as sequências fortemente ponderadas em T2, como a sequência de precessão equilibrada e livre de estado estacionário (bSSFP), nas quais o liquor é hiperintenso/brilhante, o que possibilita a construção de imagens mielográficas de alta qualidade, sem a necessidade de administração intratecal de meio de contraste.[2,89] A sequência fortemente ponderada em T2 (*single-shot fast spin eco* ou SSFSE) é uma sequência curta, em relação ao tempo gasto para sua a realização, e permite a avaliação do espaço subaracnoide, promovendo hiperintensidade do sinal do liquor e a supressão do sinal de fundo das estruturas ao redor, resultando em um "efeito mielográfico".[90,91] Existem muitas sequências e muitos planos sugeridos para a avaliação da coluna vertebral. Ocorre, porém, que nem todos são sempre necessários na avaliação das doenças do disco intervertebral, mas os planos transversais na ponderação T2 são considerados imprescindíveis para o diagnóstico (identificação e caracterização do material herniado e localização).[64,91]

O alto grau de diferenciação e contraste dos tecidos na RM permitem uma caracterização fidedigna do disco intervertebral, da medula espinal, do liquor e da gordura epidural ao redor da medula espinal, das estruturas venosas vertebrais e dos ligamentos, bem como permite a diferenciação entre as condições normais e patológicas que envolvem medula espinal e vértebras. O contorno ósseo e a arquitetura interna das vértebras também podem ser definidos (embora alguns detalhes do osso fino sejam menos percebidos do que na TC).[64]

A RM é, de modo geral, o método mais indicado para avaliar as afecções da coluna vertebral e consequentemente para o diagnóstico de qualquer mielopatia, incluindo as relacionadas com o disco intervertebral,[52,64,92] porque, em comparação com os outros métodos, além de altas sensibilidade e especificidade para o diagnóstico das afecções, ainda conta com poucos efeitos colaterais, não utilização da radiação e riqueza de detalhes anatômicos obtidos nas imagens.

Nas imagens de RM, o núcleo pulposo normal caracteriza-se como uma área elíptica e hiperintensa nas imagens sagitais ponderadas em T2.[44,93] É envolto pelo ânulo fibroso, que apresenta baixo sinal (hipointenso).[91,94] O grau de brilho do sinal do núcleo pulposo em T2 está relacionado com as alterações bioquímicas, como aumento do colágeno, redução de água,[17,91] e, principalmente, com as alterações na concentração de proteoglicanas.[44,94,95]

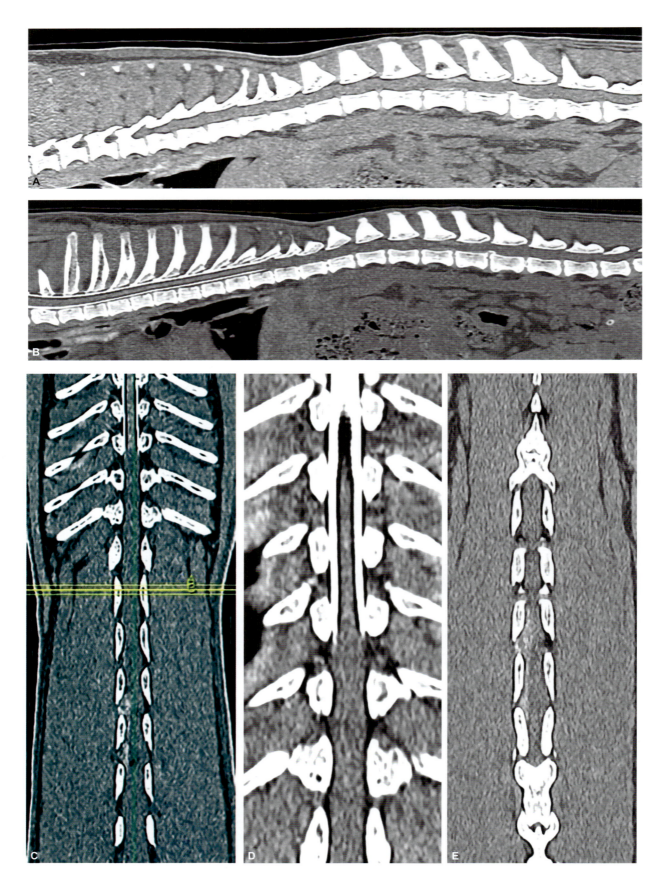

Figura 225.20 Imagem TC MPR sagital pré-mielografia (**A**), imagem MPR sagital pós-mielografia (**B**) e imagem MPR dorsal pós-mielografia (**C, D** e **E**), de um cão Pequinês de 2 anos. **A.** Discreta diminuição de espaço intervertebral com acentuado volume de material heterogêneo (partes moles e hiperatenuantes), no interior do canal vertebral, entre L2-L3, nas posições ventral e dorsal em relação à medula espinal, e acentuado volume de material heterogêneo (partes moles e hiperatenuantes), no interior do canal vertebral, entre L3-L4, na posição ventral. **B, C, D** e **E.** Interrupção das colunas de meio de contraste na altura de T9, associada à visualização de imagens delgadas lineares hiperatenuantes ao redor da medula espinal, mais evidente na posição lateral direita na altura de L1 e associada também a aumento de tamanho da medula espinal em segmento medular caudal à T9 – imagens compatíveis com hemorragia e edema medular.

Nos processos degenerativos de disco intervertebral, o disco pode sofrer desidratação,[93] e, com isso, o sinal torna-se menos intenso (iso ou hipointenso) em relação ao anel fibroso.[44,93] Nas extrusões discais, o material degenerado aparece primariamente como uma lesão hipointensa dentro do canal medular e em torno da medula espinal, nas imagens ponderadas em T2.[93]

As extrusões discais mais agudas estão em geral associadas a processos hemorrágicos intra ou extramedulares e a edema medular na região da compressão medular, pela movimentação do disco intervertebral.[17] A combinação de material discal herniado e de hemorragia resulta em uma intensidade de sinal heterogêneo nas imagens ponderadas em T2.[96]

Também na ressonância magnética o fenômeno de vácuo discal, caracterizado como uma ausência de sinal no centro do disco intervertebral, pode ser eventualmente observado. Em um estudo sobre extrusões traumáticas de disco intervertebral em 11 cães, observou-se o fenômeno de vácuo em dois deles.[21]

Estudos clínicos têm demonstrado perfeita correlação entre os achados da ressonância magnética e os achados cirúrgicos em pacientes com doenças do disco intervertebral,[92] sendo a RM também considerada padrão-ouro para o diagnóstico presuntivo de EANP.[18]

Um diagnóstico presuntivo de EANP pode ser formulado com base nos achados clínicos (mielopatia não progressiva com início agudo, após trauma ou exercício extenuante) e de ressonância magnética (diminuição de espaço intervertebral com redução de volume e da intensidade do sinal do núcleo pulposo em imagens ponderadas em T2, presença de conteúdo estranho ou mudança de sinal dentro do espaço epidural e de área focal de hiperintensidade no segmento medular dorsal ao disco comprometido, com ausência ou compressão medular mínima).[19,21] Nos relatos com pacientes submetidos à cirurgia com suspeitas de EANP há referência à existência de edema na medula espinal e hematomas, com evidências mínimas de material do disco no interior do canal vertebral (espaço extradural),[97] o que, em princípio, enquadra a EANP como uma doença com tratamento não cirúrgico. Nesse contexto, vale ressaltar que, em relação ao processo traumático, podem ocorrer muitas variáveis, e os processos compressivos devem ser totalmente descartados.

Para outros pesquisadores, os achados de RM são característicos e mostram o núcleo pulposo com hipersinal (sinal hidratado), dentro do canal vertebral, imediatamente dorsal ao espaço intervertebral do disco afetado e com a forma de uma gaivota nas imagens transversais ponderadas em T2.[2,98-100]

As contraindicações para a ressonância magnética da coluna vertebral incluem a presença de marca-passo cardíaco e de metal na área de estudo (próteses e resíduos de broca de procedimentos cirúrgicos prévios, *microchips*), em função do risco de movimentação do objeto, aquecimento dos tecidos ao redor do objeto e da possibilidade de provocar artefatos.[64] Alguns artefatos dificultam a interpretação precisa das imagens, enquanto outros podem levar a um diagnóstico incorreto de compressão da medula espinal. Nos exames pós-operatórios a fonte mais provável do artefato são fragmentos microscópicos de metal da broca, ponta de sucção ou outros instrumentos cirúrgicos, embora conteúdo hemorrágico ou material de sutura paramagnética sejam também citados.[101] Importante ressaltar que, dependendo do tipo de metal, da intensidade do campo e das sequências de RM utilizadas, a distorção da imagem pode ser minimizada e mais localizada.[64,102] Os artefatos relacionados com o metal variam de acordo com a composição do material ortopédico. Os implantes feitos de liga de titânio não são considerados magnéticos e produzem muito menos artefatos, se comparados aos implantes de aço inoxidável.[103]

Também se considera importante um exame clínico cuidadoso e a exata neurolocalização da lesão, pois a ressonância magnética não deve ser usada indiscriminadamente na obtenção de imagem de toda a coluna vertebral.[64]

No panorama atual, os exames radiográficos convencionais e a mielografia continuam bastante utilizados em várias regiões do país e do mundo, devido a acesso mais fácil ao equipamento, possibilidade de realização mais rápida do exame e custo relativamente menor.[9,45,104] Em função da importância da mielografia na clínica de pequenos animais, ela será descrita de uma forma mais detalhada nesse texto.

A mielografia é uma técnica radiográfica contrastada, na qual um meio de contraste não iônico é administrado no espaço subaracnoide,[4,31,32,46,105] realizada por meio de punção cervical (cisterna magna) ou lombar (entre a 5ª e a 6ª vértebra lombar ou caudalmente a esse segmento). Quando necessário, o espaço entre L4-L5 pode ser utilizado para a punção, mas existe maior risco de trauma medular iatrogênico.[49]

Na mielografia, ocorre a opacificação do espaço subaracnoide ao redor da medula espinal, com o objetivo de identificar eventuais desvios que possam refletir o local da lesão medular.[52] Portanto, a mielografia tem por objetivo a avaliação da medula espinal e tem sido utilizada rotineiramente em cães, gatos e em equinos.[4,31,32,46,105-107] A técnica radiográfica utilizada no procedimento mielográfico foi amplamente descrita na literatura e, não será enfatizada nesse momento. Muitas referências podem ser consultadas para informações adicionais.[46,105,106,108]

Pela possibilidade de complicações, a mielografia deve ser utilizada criteriosamente, sendo recomendada na dependência da possibilidade da instituição de tratamento cirúrgico ou qualquer outro tratamento que seja definitivo.[49]

A ocorrência de efeitos neurotóxicos em humanos e animais, em função da administração de meio de contraste intratecal (no espaço subaracnoide), é há tempos estudada e foi amplamente relatada. Esses efeitos adversos motivaram muitas pesquisas que objetivavam o desenvolvimento de técnicas e de meios de contrastes cada vez mais adequados,[109] atualmente o ioexol, o iopamidol e o ioversol,[4,31,32,46,105,106] descritos como meios de contraste não iônicos, são os mais utilizados e seguros.[105]

A mielografia é um importante componente no diagnóstico de lesões medulares,[110] sendo então indicada nas seguintes situações: deficiência neurológica de neurônio motor com achados ao exame radiográfico convencional normais;[4,31,32,108] divergência entre as manifestações neurológicas e os achados ao exame radiográfico convencional;[4,32] confirmação de suspeita de lesão medular obtida em exame radiográfico convencional;[4,32,105] subsidiar a indicação de protocolos de tratamento cirúrgicos;[4,105] manifestações clínicas recorrentes após cirurgia de descompressão medular;[4,105] nos casos em que os testes laboratoriais não direcionem para a causa dos sinais e sintomas neurológicos;[32] e para a definição da extensão e do local exato da lesão medular (extradural, intradural-extramedular ou intramedular).[4,31,32,105] Pode-se utilizar a mielografia para auxiliar no diagnóstico presuntivo de afecções não compressivas da medula espinal, como o infarto fibrocartilaginoso e a mielopatia degenerativa.[108]

A mielografia deve-se ser contraindicada nas suspeitas de doenças infecciosas,[32,33] inflamatórias e de aumento da pressão intracraniana,[4,32,33] e parece não ter valor diagnóstico nos casos de mielopatia disseminada, meningopatias ou lesão em raízes nervosas.[31]

Pacientes que apresentam quadros epilépticos ou estão em estado de choque após processos traumáticos devem ser estabilizados previamente ao exame mielográfico.[46,106] A mielografia pode ser útil no diagnóstico de subluxação atlantoaxial, mas deve ser preferida a realização de punção lombar nesses casos;[111]

também é importante ressaltar que em animais com displasia de occipital, o cerebelo pode estar deslocado caudalmente, o que pode predispor à lesão do mesmo, durante a punção cervical.[49] Considera-se, ainda, questionável a indicação da mielografia nas neoplasias vertebrais, uma vez que nesses processos a cirurgia é muitas vezes contraindicada; nesse contexto, as pesquisas mais recentes apontam a superioridade da TC e da RM na determinação da extensão da lesão e na detecção de alterações de tecidos moles associadas a neoplasias vertebrais.[112] Também é importante enfatizar a necessidade, por vezes, da biopsia óssea para o fechamento do diagnóstico e o estabelecimento do tratamento e do prognóstico nesses quadros.

Sabe-se que a mielografia pode intensificar sinais ou sintomas neurológicos preexistentes.[46,105,106] São citadas reações adversas, como convulsão, apneia, hipertermia, hiperestesia, vômito[105,106] e, menos frequentemente, meningite asséptica e morte.[46,105] Além das reações adversas, os riscos inerentes à técnica devem ser considerados, entre os quais podem-se citar trauma medular com a agulha durante a punção e possibilidade de neurotoxicidade em pacientes desidratados.[106] A hemorragia subaracnoide intracraniana também foi relatada como uma das sérias complicações da mielografia por punção lombar em cães. As complicações pós-mielografia podem ser minimizadas com cuidados básicos durante a punção, como boa assepsia, injeção lenta e uso do meio de contraste adequado, manutenção do estado de hidratação do paciente e remoção do meio de contraste depois de realizadas as radiografias necessárias.[109] Na experiência clínica, foi possível constatar que a prática de remoção do meio de contraste, após realizadas as imagens necessárias, mostrou-se benéfica para diminuir os quadros convulsivos secundários aos procedimentos mielográficos.

Problemas técnicos que afetam a qualidade radiográfica, ausência de meio de contraste no local da lesão (meio de contraste no espaço epidural) e edema medular podem comprometer o valor diagnóstico da mielografia.[113] O exame mielográfico pode se tornar inconclusivo para a definição do tipo e do local da lesão medular, em função de fatores como interrupção ou fluxo precário de contraste pelo espaço subaracnoide,[114] problemas técnicos, como distribuição e quantidade inadequadas do meio de contraste no espaço subaracnoide, injeção no local incorreto, opacificação epidural, pouca homogeneização entre o meio de contraste e o liquor, projeções radiográficas incorretas e situações anatômicas (disposição atípica do material do disco, variação anatômica normal entre raças, espécies e individuais) e patológicas, como ocorre, por exemplo, nos casos de edema medular.[113-115] Nos casos inconclusivos, outros exames complementares, como TC e RM podem ser utilizados como alternativa para a localização precisa da lesão medular.[33]

Para estudo radiográfico de uma região anatômica, indica-se a realização de pelo menos duas projeções radiográficas perpendiculares entre si.[4] No caso de mielografia, o ideal é a realização de quatro projeções radiográficas (lateral direita, ventrodorsal e oblíquas direita e esquerda) a fim de se obter visibilização circunferencial da medula espinal e auxiliar na localização mais precisa de lesões medulares.[108] Ao exame radiográfico convencional da coluna vertebral, é particularmente útil a realização das projeções laterais e, por conseguinte, as projeções ventrodorsais, enquanto na mielografia as projeções oblíquas devem ser consideradas imprescindíveis na busca da determinação do local exato da lesão, principalmente se houver suspeitas de compressões medulares lateralizadas. Em uma das recentes pesquisas objetivou-se demonstrar a contribuição das projeções oblíquas, para a localização de lesões medulares em cães e gatos. Foram avaliadas 116 mielografias e observou-se que, em 36,2% dos casos, as projeções oblíquas foram imprescindíveis

para a localização exata das lesões.[116] Com isso, pode-se concluir que a associação entre os achados das projeções convencionais (lateral e ventrodorsal) e oblíquas na interpretação das mielografias é muito importante para a localização precisa de lesões. A contribuição das projeções oblíquas no diagnóstico de lesões lateralizadas em doenças do disco intervertebral também foi ressaltada por Gibbons *et al.* (2006).[113]

Outro ponto importante quanto às projeções radiográficas na mielografia é que o grau e a direção do desvio da coluna de meio de contraste no espaço subaracnoide são mais bem visibilizados na projeção radiográfica que tangencia a lesão. Por outro lado, a projeção perpendicular à lesão poderá apresentar alargamento do segmento da medula espinal ou diminuição do espaço subaracnoide.[32]

A projeção radiográfica ventrodorsal possibilita visualizar lesões nas laterais esquerda e direita na medula espinal (Figura 225.21 A), ao passo que na projeção lateral visibilizam-se lesões dorsais e ventrais na medula espinal (Figura 225.21 B); por fim, na projeção oblíqua, observam-se lesões ventrolaterais ou dorsolaterais de ambos os lados (Figuras 225.21 C e D).

No que se refere à contribuição das projeções oblíquas para o procedimento cirúrgico de descompressão medular, a escolha do lado para a realização da técnica de hemilaminectomia é mais precisa quando se baseia em achados radiográficos das projeções oblíquas associadas às projeções ventrodorsais,[113] correlacionados aos achados do exame clínico.[117] Projeções oblíquas foram consideradas importantes no contexto de tratamento cirúrgico, visto que falhas na correta localização da lesão medular podem tornar o procedimento cirúrgico mais invasivo,[108] subestimar o tempo da cirurgia e até mesmo prolongá-la desnecessariamente e, por consequência, submeter o paciente a maiores riscos.[115]

O conhecimento da relação entre a medula espinal e as meninges, os espaços epidural e subaracnoide e o canal vertebral é essencial para a interpretação precisa das imagens da mielografia.

As alterações comumente avaliadas na mielografia ocorrem em decorrência de lesões extradurais (protrusão ou extrusão de disco intervertebral, espondilomielopatia cervical, instabilidade lombossacra e neoplasias extradurais) que podem levar a interrupção (cranial), adelgaçamento ou desvio da coluna de meio de contraste (no local da lesão e em direção ao centro do canal vertebral) nas projeções laterais e oblíquas e podem levar a uma interrupção (cranial) ou a um desvio periférico nas projeções ventrodorsais;[4,105] lesões intramedulares, como nos casos de neoplasias e edema medulares, geralmente levam a um desvio periférico ou interrupção de todas as colunas de meio de contraste no local ou cranialmente à lesão, podendo haver retomada, atenuação ou interrupção do fluxo das colunas de meio de contraste caudalmente à lesão; falha de preenchimento focal no espaço subaracnoide sugere lesão intradural-extramedular. A dilatação do espaço subaracnoide com acúmulo de meio de contraste é típica de cisto subaracnoide. Em animais que apresentam neoplasia no espaço subaracnoide, o meio de contraste poderá se acumular nas margens cranial e caudal da formação.[4,105]

Nos quadros de extrusão ou protrusão de disco,[115] é comum o material se projetar dorsalmente para o canal vertebral, uma vez que a região ventral do disco é mais resistente,[4] o que resulta na compressão da margem ventral da medula. Mas é possível que esse material se projete lateralmente, produzindo deslocamento medial da dura-máter. Algumas vezes, o material do disco intervertebral migra ao redor da medula espinal e se instala dorsalmente, produzindo deslocamento ventral da dura-máter. Há ainda casos de migração do material discal cranial ou caudalmente para o espaço intervertebral afetado.

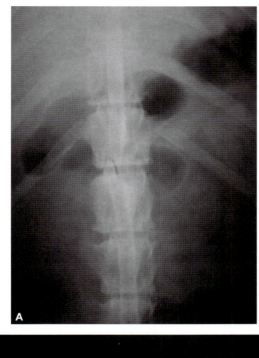
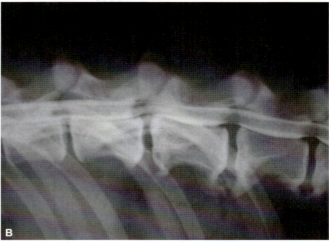
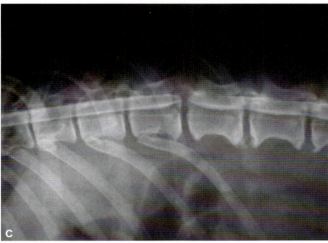
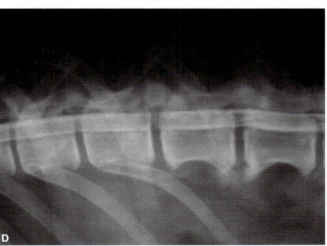

Figura 225.21 Pastor-Alemão, fêmea, de 10 anos. A projeção radiográfica ventrodorsal possibilita visibilizar lesões nas laterais esquerda e direita (**A**); já na projeção lateral visibilizam-se lesões dorsais e ventrais na medula espinal (**B**); por fim, na projeção oblíqua, notam-se lesões ventrolaterais ou dorsolaterais de ambos os lados. É possível ocorrer deslocamento do material do disco intervertebral e processos compressivos medulares em diferentes regiões do canal medular e da medula espinal. Nesse contexto, o material discal poderá ser melhor localizado com a realização das projeções oblíquas (**C** e **D**), nas quais o material discal herniado ocupa principalmente a região ventral esquerda (**C**).

Diante das várias possibilidades de deslocamento do material do disco intervertebral, para auxiliar na localização mais precisa de compressões medulares, faz-se necessária a exploração circunferencial da medula espinal na mielografia, com a realização das projeções convencionais (laterolaterais [LL] e ventrodorsais [VD]) e oblíquas direita e esquerda.[108]

Por muitos anos, a mielografia foi a modalidade de imagem padrão no auxílio ao diagnóstico de hérnia de disco em cães,[52,118,119] mas pode causar complicações.[120,121] Embora seja um método que envolva risco durante o procedimento e passível de complicações relacionadas com os procedimentos anestésicos utilizados, a técnica empregada e a utilização meio de contraste intratecal, a mielografia, ainda é considerada adequada para o diagnóstico de hérnia de disco quando a RM e a TC não estão disponíveis.[52]

Em vários estudos a sensibilidade da mielografia foi considerada semelhante à da TC no diagnóstico de hérnia de disco.[48,122]

Em um estudo, no qual cães condrodistróficos com herniação de disco intervertebral aguda foram submetidos à TC e à mielografia, os autores observaram que mielografia e TC tiveram sensibilidade similares para o diagnóstico das lesões, com índices gerais em torno de 84% para a mielografia *versus* 82% para TC. Nesse estudo, a TC foi mais sensível que a mielografia em cães com alterações crônicas; porém, a mielografia foi mais sensível que a TC na detecção de lesões em cães com menos de 5 kg.[122] Similarmente ao estudo anterior, cães condrodistróficos que apresentaram extrusão aguda de disco intervertebral toracolombar foram submetidos a mielografia, TC convencional e TC helicoidal. Os autores observaram concordância entre os achados obtidos pelos métodos de imagem, quando comparados com achados cirúrgicos (em 94,7, 100 e 94,7% dos cães, respectivamente). Também se observou concordância na determinação da posição e lateralização do material discal entre os métodos pesquisados. Vale acrescentar que, nesse estudo, na mielografia além das projeções convencionais, foram realizadas também as projeções oblíquas,[48] protocolo que eleva as possibilidades diagnósticas das lesões lateralizadas.

Porém, quando a sensibilidade da TC e da mielografia foram comparadas (padrão de referência de mielotomografia), observou-se maior sensibilidade da TC na localização lateral, longitudinal e combinada de extrusões de disco intervertebral tipo I em cães e, ainda, na detecção de lesões em animais cronicamente afetados.[42,122]

Nos cães condrodistróficos, nos quais é comum a extrusão de material mineralizado, a TC convencional será suficiente para o diagnóstico na maioria dos casos.[52] Em uma pesquisa com 46 cães condrodistróficos com mielopatia aguda cervical ou toracolombar (a maioria por lesões extradurais), a TC convencional foi considerada adequada para o diagnóstico e a localização de extrusões de disco Hansen tipo I, mineralizadas, quando comparada a TC angiografia, mielografia e mielotomografia.[71] Em termos estatísticos, em outro estudo relacionado com o diagnóstico dos processos degenerativos de disco intervertebral em raças condrodistróficas, a TC detectou lesões consistentes com os achados clínicos em 63 de 69 casos (91%) e com os achados cirúrgicos relacionados ao local de lesão (92%) e lateralização (91%).[123]

Quando os aspectos tomográficos (a aparência) das hérnias de disco agudas foram estudados, em 23 cães (a maioria condrodistróficos), o material de disco intervertebral (mineralizado ou não mineralizado) no interior do canal vertebral pôde ser detectado (sem mielotomografia ou contraste intravascular), mesmo nos animais, nos quais havia pouco material herniado.[65] Nesse contexto, em outro estudo, a localização do material do disco não mineralizado foi corretamente identificada, pela perda de gordura epidural e/ou pelo deslocamento da medula espinal, e não foram encontradas diferenças significativas entre TC e RM.[124] Esses resultados ressaltam a possibilidade de visibilização do material do disco herniado, nas imagens de TC convencional, sem a necessidade de mielotomografia.

Emery *et al.* (2018), na avaliação de 555 cães com mielopatias toracolombares, relataram que somente 7,6% dos cães precisaram de imagens adicionais pós-tomografia computadorizada convencional; destes, os cães da raça Dachshund (raça considerada condrodistrófica) foram os menos propensos a precisar de exames complementares adicionais.[121]

Alguns autores defendem a utilização clínica da tomografia computadorizada (TC) como modalidade diagnóstica única, confiável e não invasiva na identificação das doenças degenerativas do disco intervertebral (Hansen tipo I), em raças condrodistróficas,[123,125] que apresentam sinais clínicos e sintomas de paresia aguda,[123] e apoiam o uso da TC como a modalidade de imagem "linha de frente" para o auxílio ao diagnóstico e para o planejamento cirúrgico em cães que apresentam mielopatia toracolombar.[121,125]

Kuroki *et al.* (2013) sugerem ainda, que os valores de HU obtidos na TC possam ser utilizados na determinação da cronicidade do processo nas herniações de disco intervertebral Hansen tipo I.[125]

Por outro lado, em um estudo de Dennison *et al.* (2010) a TC demonstrou baixa sensibilidade para protrusões não mineralizadas Hansen tipo II em comparação à MTC em cães não condrodistróficos.[71] No entanto, esses dados foram obtidos a partir de imagens tomográficas geradas por tomógrafos helicoidais *single slice*, o que pode ter influenciado na capacidade de detecção das lesões. Ricciardi *et al.* (2018) ressaltam que, atualmente, os equipamentos modernos TCMD produzem imagens de alta qualidade, com alto contraste e resolução espacial, permitindo a identificação detalhada da protrusão do disco e a distinção

adequada entre a medula espinal e o anel fibroso hipertrofiado, independentemente de seu grau de mineralização.[2]

Em um estudo, em que foram comparadas mielografia e mielotomografia, a MTC mostrou a maior concordância interobservadores, foi mais sensível para identificação das compressões medulares (detectando lesões em 8% dos cães interpretados como normais pela mielografia) e permitiu localizar e determinar a lateralização das lesões mais corretamente (em 8% das lesões incorretamente localizadas na mielografia – devido ao edema secundário da medula espinal). Ainda, segundo os autores, embora a TC convencional tenha sido considerada adequada para diagnóstico e localização de extrusões de disco intervertebral Hansen tipo I, mineralizadas, em raças condrodistróficas, a MTC foi necessária em casos nos quais nenhuma lesão foi identificada, nos casos de plegia e em cães não condrodistróficos.[71]

Dentro desse contexto, para as lesões medulares em cães não condrodistróficos, depois da RM, a MTC parece ser a próxima melhor opção.[52]

Schroeder *et al.* (2011) também compararam TCC-IV e MTC na identificação de extrusão de discos intervertebrais e concluíram que a TCC-IV foi tão eficaz quanto a MTC para determinar o local e a lateralidade das extrusões compressivas de disco intervertebral.[126] Estudos também indicam a venografia não seletiva por tomografia computadorizada como um método sensível e seguro para realizar avaliações morfométricas do plexo venoso na região cervical dos cães.[70] A tomografia computadorizada com realce vascular por meio da injeção de contraste IV tem sido utilizada em humanos e cães para a detecção de lesões compressivas extradurais,[72] incluindo as hérnias de disco.[70,127-129]

Quando a RM de alto campo (RMHF) está disponível, é considerada a modalidade ideal para qualquer mielopatia em cães, incluindo aqueles com doença de disco intervertebral.[72] Entretanto, a RM de baixo campo é mais comum na medicina veterinária e suas vantagens incluem: custos mais reduzidos, maior disponibilidade e maior segurança. Segundo Konar *et al.* (2011), com a RM de baixo campo é possível obter exames de alta qualidade usando protocolos apropriados, porém com necessidade de maior tempo de aquisição das imagens do que nos sistemas de alto campo. A principal desvantagem do RM de baixo campo é a relação sinal/ruído reduzida em comparação com os sistemas de alto campo.[130]

Em estudo de Cooper *et al.* (2014) a RM foi mais sensível e precisa do que a TC convencional para diagnóstico e caracterização dos processos degenerativos de disco intervertebral (diferenciação entre protrusão e extrusão), nas mielopatias toracolombares. A RM identificou corretamente 98,5% das lesões, ao passo que a TC identificou 88,6%. De acordo com os autores nesse mesmo estudo, a TC foi menos precisa na localização da lesão em casos agudos, assim como nas lesões de cães condrodistróficos, fêmeas, animais mais velhos e menores (< 7 kg).[50]

Quando avaliada a precisão diagnóstica da ressonância magnética e da mielografia (comparadas aos achados cirúrgicos), alguns estudos apontam para a similaridade entre os métodos. Em uma pesquisa com cães com extrusão de disco intervertebral recorrente, Reynolds *et al.*[131] verificaram concordância substancial entre os observadores quanto ao local da lesão e à comparação com os achados cirúrgicos, embora essa concordância tenha sido maior com a RM para a localização circunferencial quando comparada à mielografia. Também houve concordância entre os resultados obtidos por RM e mielografia quando comparados aos achados cirúrgicos para identificação dos locais de extrusão do disco intervertebral em cães de raças pequenas, no entanto a RM pareceu ser mais precisa e permitiu avaliar a composição da massa compressiva extradural.[51]

A ressonância magnética também é considerada o padrão-ouro para o diagnóstico presuntivo de EANP.[18]

Quando se trata de diagnóstico por imagem, outras características além de sensibilidade e especificidade devem ser consideradas. O tempo de aquisição das imagens é, muitas vezes, decisivo para a escolha do método a ser indicado. Ao avaliarem extrusões agudas de disco intervertebral toracolombares em cães condrodistróficos, Hecht et al. (2009) observaram diferenças significativas nos tempos de aquisição de diferentes métodos e obtiveram os seguintes tempos médios: TC helicoidal, 4 minutos; TC convencional, 8 minutos; e mielografia, 32 minutos.[48] Cooper et al. (2014), em estudo com TC e RM para o diagnóstico das mielopatias toracolombares em cães (33 condrodistróficos e 11 não condrodistróficos), registraram e compararam os tempos de duração de cada exame: obtiveram tempo médio de 55 minutos para RM e 20 minutos para TC.[50] Em geral, a TC mostra-se bastante efetiva no auxílio ao diagnóstico das hérnias de disco intervertebrais, com tempo de aquisição das imagens bastante reduzido, o que a torna uma excelente opção nos processos patológicos que envolvem coluna vertebral e/ou medula espinal.

CONSIDERAÇÕES FINAIS

Em síntese, as mielopatias abrangem uma série de processos patológicos, que envolvem e/ou comprometem a medula espinal, caracterizados como lesões extradurais, intradurais, extramedulares e intramedulares. Para o fechamento do diagnóstico de qualquer alteração na coluna vertebral e/ou medula espinal é necessária a correta indicação dos exames de imagem. Para algumas suspeitas clínicas, vários métodos de diagnóstico por imagem podem ser utilizados, porém existem situações especiais nas quais o uso de uma modalidade específica pode ser preferível a outra. Essas diferenças sugerem que a pré-seleção dos pacientes possa ser útil para determinar qual a modalidade de imagem mais indicada em cada caso.

Os processos degenerativos de disco intervertebral, que cursam com lesões extramedulares compressivas, são bastante comuns em cães, e, diante dessa suspeita, os exames de imagem são muitas vezes utilizados para auxílio ao diagnóstico. Em geral, a cirurgia é a indicação de tratamento em pacientes com hérnia de disco. Portanto, torna-se muito importante a indicação de um método de exame que possibilite a exata localização da(s) lesão(ões) e a determinação da lateralidade e do grau de compressão da medula espinal.

A seleção do método ideal está na dependência de fatores relacionados com suspeitas clínicas, indicações e limitações de cada método de imagem e disponibilidade dos equipamentos. Nesse contexto, com relação à atual disponibilidade e à utilização das modalidades de imagem no diagnóstico das afecções da coluna vertebral e medulares, algumas considerações devem ser ponderadas:

1. Atualmente nos grandes centros urbanos a TC e a RM de baixa intensidade de campo estão mais disponíveis e acessíveis, tornando-se excelentes, complementares e não invasivas ferramentas de diagnóstico para a avaliação da coluna vertebral e medula espinal.
2. Tanto a TC como a RM são sensíveis ao movimento do paciente, sendo geralmente realizadas com animais anestesiados e, portanto, dependentes das condições clínicas de cada paciente. A maior rapidez na aquisição das imagens na TC possibilita a realização de exames, por vezes e se necessário, em animais apenas sedados.
3. A TC e a RM são superiores ao estudo radiográfico (simples ou contrastado) no diagnóstico da maioria das afecções que envolvem a coluna vertebral e comprometem a medula espinal; porém, o exame radiográfico continua útil para o diagnóstico de algumas afecções e deve ser realizado como triagem (guia para as decisões futuras), mesmo em condições em que, sabidamente, os exames complementares de imagem sejam necessários.
4. Embora por meio do exame radiográfico seja possível chegar ao diagnóstico em alguns casos (p. ex., fraturas, luxações, processos neoplásicos vertebrais entre outros), exames mais avançados como mielografia, TC e RM ainda podem ser necessários, visando à obtenção de informações complementares para a tomada das decisões diagnósticas/terapêuticas mais precisas.
5. Exames de imagem mais avançados também são necessários na busca de diagnósticos cada vez mais precoces.
6. Deve-se considerar e realizar a mielografia como opção para o diagnóstico dos processos degenerativos de disco intervertebral que cursam com hérnia de disco quando TC e RM não estão disponíveis.
7. A RM tem sido tradicionalmente considerada como exame de escolha para a neuroimagem espinal, uma vez que fornece detalhes anatomopatológicos superiores, apresenta menos efeitos colaterais e não utiliza radiação ou injeções de contraste no espaço subaracnoide.
8. Considera-se que a ressonância magnética tenha maior sensibilidade diagnóstica do que a tomografia computadorizada e, consequentemente, que os demais exames de imagem, podendo ser usada para diagnosticar praticamente todas as afecções da coluna vertebral, incluindo as relacionadas com o disco intervertebral.
9. Às vezes, a RM pode não estar disponível; portanto, necessita-se de maior tempo para a aquisição das imagens (o que pode restringir o exame em pacientes críticos).
10. A RM pode ser contraindicada nos casos de presença de metal, marca-passos, reação ao meio de contraste; também é contraindicada na suspeita de fratura por projetil balístico.
11. Os artefatos associados a implantes ou corpos estranhos metálicos são comuns na TC e na RM, porém na RM os efeitos são mais deletérios (objetos pequenos podem se movimentar dentro dos tecidos e penetrar em órgãos vitais).
12. Atualmente, com o avanço da tecnologia da tomografia com múltiplos cortes e detectores (TCMD), pode-se fornecer detalhes muito precisos da estratificação tecidual e imagens do tipo mielográfico de maneira não invasiva e com um menor tempo de varredura. Ela é, muitas vezes, suficiente para localizar e caracterizar a extensão da lesão na maioria dos comprometimentos medulares compressivos, principalmente nas raças condrodistróficas nas quais a mineralização do disco intervertebral é comum.
13. A TC convencional deve ser o exame de escolha para as suspeitas de processos degenerativos de disco intervertebral em todos os cães (condrodistróficos ou não condrodistróficos) e, caso seja inconclusiva, servirá como referência para a decisão do protocolo a ser seguido.
14. A TC convencional é superior ao exame radiográfico e deve ser recomendada para auxílio ao diagnóstico de lesões ósseas sutis, observadas nos processos neoplásicos ósseos iniciais, nas luxações ou nas pequenas fraturas vertebrais, pela sua capacidade de aquisição de imagens em finos cortes (1 mm), em um tempo reduzido, e pela riqueza de detalhes das imagens. Por outro lado, a RM é considerada superior para avaliar as lesões de tecidos moles, associadas aos processos neoplásicos e/ou traumáticos.
15. A TC também pode ser usada para guiar aspirações por agulha ou biopsias (principalmente nos casos em que o ultrassom não pode ser utilizado, como a formação circundada por ar).

16. Outras vantagens da TC em relação à RM é que ela oferece maior rapidez na aquisição das imagens, custo reduzido, menos requisitos de manutenção (o que pode baratear o exame para os responsáveis pelos animais) e maior disponibilidade (na dependência da região).

17. A TCC-IV pode ser complementar à TC convencional e auxiliar no diagnóstico das discopatias compressivas, entre outras doenças, uma vez que possibilita a visibilização de alterações vasculares adjacentes e fornece uma referência topográfica das estruturas anatômicas, principalmente nos casos de lesões sutis nas quais o material de disco intervertebral herniado apresenta atenuação semelhante à da medula espinal.

18. TC e/ou TCC-IV fornecem informações diagnósticas sem os riscos associados à administração do meio de contraste subaracnoide, que podem ocorrer durante a realização de mielografias e/ou mielotomografias.

19. A MTC (mielotomografia) é, muitas vezes, necessária para o diagnóstico de processos degenerativos de disco intervertebral que cursam com herniação de disco, em raças não condrodistróficas e em raças condrodistróficas nas quais as alterações não sejam prontamente caracterizadas.

20. A avaliação mielotomográfica pode ficar prejudicada em cães com extrusões agudas de disco intervertebral que cursam com edema medular e/ou hemorragia epidural, porque, nesses casos, pode ocorrer um estreitamento circunferencial do espaço subaracnoide, o que impede a evolução normal das colunas de meio de contraste e, consequentemente, o correto mapeamento dessas colunas na área da lesão.

21. Somando-se aos anteriormente citados, outros fatores podem afetar a escolha da modalidade:

    • Presença de metal próximo à região de interesse – contraindicação à RM e, por vezes, à TC
    • Presença de marca-passo cardíaco – contraindicação à RM
    • História de presença prévia de reação adversa ao meio de contraste (iodado não iônico ou gadolínio)
    • Necessidade de diagnóstico e tratamento imediatos, em vez de encaminhamento para um centro diagnóstico distante
    • Pacientes que vão realizar exames controle/periódicos para a comparação, entre datas.

22. Vale ressaltar que muitas alterações podem ser encontradas nos exames de imagem de animais assintomáticos, principalmente idosos, e que, às vezes, não há correlação precisa entre gravidade do processo compressivo da medula espinal e/ou nervo espinal e gravidade das manifestações clínicas. Portanto, vale a máxima utilizada na rotina clínica, na qual os achados de imagem devem ser sempre correlacionados aos sinais e sintomas do paciente.

REFERÊNCIAS BIBLIOGRÁFICAS

1. Platt S, Garosi L. Small animal neurological emergencies. Londres: Manson Publishin/The Veterinay Press; 2012.

2. Ricciardi M *et al*. Usefulness of spinal unenhanced computed tomography and CT-myelography in the age of multidetector CT technology and magnetic resonance imaging-Preliminary considerations. Open Veterinary Journal. 2018;(8)3:26-281.

3. Santoro MB, Arias MVB. Complicações observadas em cães e gatos com doenças neurológicas. Pesq. Vet. Bras. [Internet] 2018 [cited 2019 Oct 4];38(6):1159-71. Available from <http://www.scielo.br/scielo.php?script=sci_arttext&pid=S0100-736X2018000601159&lng=en&nrm=iso>.

4. Kealy JK, McAllister H. O crânio e a coluna vertebral. In: Kealy JK, McAllister H. Radiologia e ultrassonografia do cão e do gato. 3. ed. Barueri: Manole; 2005. p. 379-91.

5. Muñana KR *et al*. Intervertebral disk disease in 10 cats. Journal of the American Animal Hospital Association. 2001:37(4):384-9.

6. Widmer WR, Thrall DE. Canine and feline vertebrae. In: Textbook of veterinary diagnostic radiology. St. Louis: Elsevier; 2018. p. 172-93.

7. Gaitero L, Añor S. Cranial thoracic disc protrusions in three German Shepherd dogs. The Veterinary Journal. 2009;182(2):349-51.

8. McKee WM, Downes CJ, Pink JJ *et al*. Presumptive exercise-associated peracute thoracolumbar disc extrusion in 48 dogs. Veterinary Record. 2010;166(17):523-28.

9. Buttin P *et al*. Computed tomographic measurements with and without myelography to characterise thoracolumbar extruded disc herniation. Journal of Small Animal Practice. 2013;54(10):521-30.

10. Jeffery ND, Levine JM, Olby NJ, Stein VM. Intervertebral disk degeneration in dogs: consequences, diagnosis, treatment, and future directions. J. Vet. Intern. Med. 2013; 27(6):1318-33.

11. Hague DW, Joslyn S, Bush WW *et al*. Clinical, magnetic resonance imaging, and histopathologic findings in 6 dogs with surgically resected extraparenchymal spinal cord hematomas. J Vet Intern Med. 2015;29(1):225-30.

12. Ricciardi M. Usefulness of multidetector computed tomography in the evaluation of spinal neuro-musculoskeletal injuries. Vet Comp Orthop Traumatol. 2016;29(1):1-13.

13. Mauler DA, Decker S, Risio L *et al*. Spinal arachnoid diverticula: outcome in 96 medically or surgically treated dogs. J Vet Intern Med. 2017;31(3):849-53.

14. Olsson SE. The dynamic factor in spinal cord compression: a study on dogs with special reference to cervical disc protrusions. J Neurosurg. 1958;15(3):308-21.

15. McKee M. Intervertebral disc disease in the dog 1. Pathophysiology and diagnosis. In Practice. 2000;22(7):355-69.

16. Macias C, McKee WM, May C, Innes JF. Thoracolumbar disc disease in large dogs: a study of 99 cases. J Small Anim Pract. 2002;43(10):439-46.

17. Mai W. Magnetic resonance imaging and computed tomography features of canine and feline spinal cord disease. In Thrall DE. Textbook of veterinary diagnostic radiology [Internet]. St. Louis: Elsevier; 2018. p. 271-304. doi:10.1016/b978-0-323-48247-9.00027-9.

18. Ros C, De la Fuente C, Rodenas S *et al*. Myelographic and low-field magnetic resonance imaging findings in dogs with presumptive acute hydrated non-compressive nucleus pulposus extrusion. Vet Rec. 2017;181(22):594-9.

19. De Risio L, Adams V, Dennis R *et al*. Association of clinical and magnetic resonance imaging findings with outcome in dogs with presumptive acute noncompressive nucleus pulposus extrusion: 42 cases (2000–2007). J Am Vet Med Assoc. 2009;234(4):495-504.

20. Lu D, Lamb CR, Wesselingh K *et al*. Acute intervertebral disc extrusion in a cat: clinical and MRI Findings. J Feline Med Surg 2002;4(1):65-8.

21. Chang Y, Dennis R, Platt SR *et al*. Magnetic resonance imaging of traumatic intervertebral disc extension in dogs. Vet Rec. 2007;160(23):795-9.

22. Bagley RS. Spinal cord enigmas: fibrocartilaginous emboli, arachnoid cyst and others. Proceedings of the 21 st Annual American College of Veterinary Internal Medicine Forum; 2003. Charlotte. p. 10-11.

23. Hansen HJ. A pathologic- anatomical study on disc degeneration in dogs. Acta Orthop Scand Suppl.1952;11:1-117.

24. Griffiths IR. A syndrome produced by dorso-lateral "explosions" of the cervical intervertebral discs. Vet Rec.1970;87(24):737-41.

25. Kent M, Holmes S, Cohen E, Sakals S *et al*. Imaging diagnosis–CT myelography in a dog with intramedullary intervertebral disc herniation. Vet Radiol Ultrasound. 2011;52(2):185-87.

26. Kitagawa M, Okada M, Kanayama K, Sakai T. Identification of ventrolateral intramedullary intervertebral disc herniation in a dog. J S Afr Vet Assoc. 2012;83(1):74-78.

27. Colter Steven, Rucker NC. Acute injury to the central nervous system. Vet Clin North Am Small Anim Pract. 1998;18(3):545-63.

28. Coates JR. Intervertebral disk disease. Vet Clin North Am Small Anim Pract. 2000;30(1):77-110.

29. Scott HW, McKee WM. Laminectomy for 34 dogs with thoracolumbar intervertebral disc disease and loss of deep pain perception. J Small Anim Pract. 1999;40(9):417-22.

30. Ferreira AJA, Correia JHD, Jaggy A. Thoracolumbar disc disease in 71 paraplegic dogs: influence of rate of onset and duration of clinical signs on treatment results. J Small Anim Pract. 2002;43(4):158-63.

31. Owens JM, Biery DN. Radiographic contrast procedures. In: Owens JM, Biery DN. Radiographic interpretation for the small animal clinician. 2. ed. Baltimore: Williams & Wilkins; 1998. 22 p.

32. Roberts RE, Selcer BA. Myelography and epidurography. Vet Clin North Am Small Anim Pract. 1993;23(2):307-29.

33. Luttgen PJ, Cuddon PA. Afecções da medula espinal. In: Birchard SJ, Sherding RG. Manual Saunders de clínica de pequenos animais. 3. ed. São Paulo: Roca; 2008. p. 1319-28.

34. Bennett D, May C. Moléstias articulares de cães e gatos. In: Ettinger & Feldman. Tratado de medicina interna veterinária. 4. ed. São Paulo: Manole; 1997. 2862 p.

35. Somerville ME, Anderson SM, Gill PJ et al. Accuracy of localization of cervical intervertebral disk extrusion or protrusion using survey radiography in dogs. J Am Anim Hosp Assoc. 2001;37(6):563-72.

36. Tilley LP, Simith FWK. Discopatia intervertebral cervical e discopatia intervertebral toracolombar. In: Tilley LP, Simith FWK. Consulta veterinária em 5 minutos: espécies canina e felina. 2. ed. São Paulo: Manole; 2003. p. 866-9.

37. Lu D, Lamb CR, Targett MP. Results of myelography in seven dogs with myelomalacia. Vet Radiol Ultrasound 2002;43(4):326-30.

38. Okada M, Kitagawa M, Ito D et al. Magnetic resonance imaging features and clinical signs associated with presumptive and confirmed progressive myelomalacia in dogs: 12 cases (1997-2008). J Am Vet Med Assoc. 2010;237(10):1160-5.

39. Olby N, Levine J, Harris T, Munana K, Skeen T, Sharp N. Longterm functional outcome of dogs with severe injuries of the thoracolumbar spinal cord: 87 cases (1996–2001). J Am Vet Med Assoc. 2003;222(6):762-9.

40. Aikawa T, Shibata M, Asano M et al. A comparison of thoracolumbar intervertebral disc extrusion in French Bulldogs and Dachshunds and association with congenital vertebral anomalies. Vet Surg. 2014;43(3):301-7.

41. Castel A, Olby NJ, Mariani CL, Muñana KR, Early PJ. Clinical characteristics of dogs with progressive myelomalacia following acute intervertebral disc extrusion. Journal of Veterinary Internal Medicine. 2017;31(6):1782-9.

42. Newcomb B, Arble J, Rochat M et al. Comparison of computed tomography and myelography to a reference standard of computed tomographic myelography for evaluation of dogs with intervertebral disc disease. Vet Surg. 2012;41(2):207-14.

43. Platt SR, McConnell JF, Bestbier M. Magnetic resonance imaging characteristics of ascending hemorrhagic myelomalacia in a dog. Vet Radiol Ultrasound. 2006;47(1):78-82.

44. Da Costa RC, Samii VF. Advanced imaging of the spine in small animals. Vet Clin North Am Small Anim Pract. 2010;40(5):765-90.

45. Sande RD. Radiography, myelography, computed tomography, and magnetic resonance imaging of the spine. Vet Clin North Am Small Anim Pract. 1992;22(4):811-31.

46. Burguese LF, Pinto ACBCF. Avaliação da discopatia em cães por métodos de imagem. Parte 1 – radiologia convencional: revisão de literatura. Clínica Veterinária. 2009;14(80):40-6.

47. Kinns J, Mai W, Seiler G et al. Radiographic sensitivity and negative predictive value for acute canine spinal trauma. Vet Radiol Ultrasound 2006;47(6):563-70.

48. Hecht S, Thomas WB, Marioni-Henry K et al. Myelography vs. computed tomography in the evaluation of acute thoracolumbar intervertebral disk extrusion in chondrodystrophic dogs. Vet Radiol Ultrasound. 2009;50(4):353-59.

49. Burk RL, Feeney DA. The spine In: Burk RL, Feeney DA. Small animal radiology and ultrasonography. A diagnostic atlas and text. Missouri: Saunders Elsevier; 2003. p. 662.

50. Cooper JJ, Young BD et al. Comparison between noncontrast computed tomography and magnetic resonance imaging for detection and characterization of thoracolumbar myelopathy caused by intervertebral disk herniation in dogs. Veterinary Radiology & Ultrasound. 2014;55(2):182-89.

51. Bos AS, Brisson BA, Nykamp SG et al. Accuracy, intermethod agreement, and inter-reviewer agreement for use of magnetic resonance imaging and myelography in small-breed dogs with naturally occurring first-time intervertebral disk extrusion. J Am Vet Med Assoc 2012;240(8):969-77.

52. Robertson I, Thrall DE. Imaging dogs with suspected disc herniation: pros and cons of myelography, computed tomography, and magnetic resonance. Vet Radiol Ultrasound 2011;52(1):S81-4.

53. Tidwell AS. Principle of computed tomography and magnetic resonance imaging. In: THRALL, D.E. Veterinary Diagnostic Radiology. 5. ed. Philadelphia: Saunders Elsevier; 2007. p. 50-77.

54. D'Anjou MA. Principles of computed tomography and magnetic resonance imaging. In: Thrall DE (editor). Textbook of veterinary diagnostic radiology. St Louis: Saunders; 2018. p. 71-95.

55. Ohlerth S, Scharf G. Computed tomography in small animals–basic principles and state of the art applications. Vet J. 2007;173(2):254-71.

56. Saunders J, Schwarz T. Principles of CT image interpretation. In: Schwartz T, Saunders J. Veterinary Computed Tomography. 1. ed. New Jersey: Wiley-Blackwell; 2011. p. 29-34.

57. Schwarz T, Saunders J. Veterinary computed tomography. 1. ed. New Jersey: Wiley-Blackwell; 2011.

58. Flohr TG, Shaller S, Stierstorfer K, Bruder H, Ohnesorge BM, Shoepf UI. 2005. Multi-detector row CT systems and image reconstruction techniques. Radiology. 2005;235(3);756-73.

59. Bertolini G, Prokop M. Multidetector-row computed tomography: technical basics and preliminary clinical applications in small animals. Vet J. 2011;189(1):15-26.

60. Bushberg J, Seibert J, Leidholdt E, Jr et al. Computed tomography. In: Bushberg J, Seibert J, Leidholdt E, Jr et al. (editors). The essential physics of medical imaging, 3. ed. Philadelphia: Lippincott Williams &Wilkins; 2011.

61. Rubin GD. MDCT imaging of the aorta and peripheral vessels. Eur J Radiol. 2003;45(1):S42-9.

62. Prokop M. New challenges in MDCT. Eur J Radiol. 2005;15(5):e35-e45.

63. Furquim TAC, Costa PR. Garantia de qualidade em radiologia diagnóstica. Revista Brasileira de Física Médica. 2009;3(1):91-9.

64. Dennis R. Optimal magnetic resonance imaging of the spine. Vet Radiol Ultrasound. 2011;52(1):S72-S80.

65. Olby NJ, Muñana KR et al. The computed tomographic appearance of acute thoracolumbar intervertebral disc herniations in dogs. Vet Radiol Ultrasound. 2000;41(5):396-402.

66. Lim C, Kweon OK et al. Computed tomographic characteristics of acute thoracolumbar intervertebral disc disease in dogs. J Vet Sci. 2010;11(1):73-9.

67. Shimizu J, Yamada K, Mochida K, Kako T et al. Comparison of the diagnosis of intervertebral disc herniation in dogs by CT before and after contrast enhancement of the subarachnoid space. Vet Rec. 2009;165(7):200-2.

68. Brisson BA. Intervertebral disc disease in dogs. Vet Clin North Am Small Anim Pract. 2010;40(5):829-58.

69. Hathcock JT. Vacuum phenomenon of the canine spine: CT findings in 3 patients. Vet Radiol Ultrasound. 1994;35(4):285-89.

70. Gomez M, Jones JC, Broadstone RV et al. Evaluation of the internal vertebral venous plexus, vertebral canal, dural sac, and vertebral body via nonselective computed tomographic venography in the cervical vertebral column in healthy dogs. Am J Vet Res. 2005;66(12):2039-45.

71. Dennison SE, Drees R, Rylander H, Yandell BS, Milovancev M, Pettigrew R, Schwarz T. Evaluation of different computed tomography techniques and myelography for the diagnosis of acute canine myelopathy. Vet Radiol Ultrasound. 2010;51(3):254-58.

72. Jones, JC, Shires PK, Inzana KD, Sponenberg DP, Massicotte C, Renberg W, Giroux A. Evaluation of canine lumbosacral stenosis using intravenous contrast-enhanced computed tomography. Vet Radiol Ultrasound. 1999;40(2):108-114.

73. Hopkins AL, Wheeler SJ. Subdural hematoma in a dog. Vet Surg. 1991;20(6):413-17.

74. Applewhite AA, Wilkens BE, McDonald DE et al. Potential central nervous system complications of von Willebrand's disease. J Am Anim Hosp Assoc 1999;35(5):423-9.

75. Hayashida E, Ochiai K, Kadosawa T et al. Arteriovenous malformation of the cervical spinal cord in a dog. J Comp Pathol. 1999;121(1):71-6.

76. Cauzinille L. Fibrocartilaginous embolism in dogs. Vet Clin North Am Small Anim Pract. 2000;30(1):155-67.

77. Teplick J, George H, Haskin ME. Intravenous contrast-enhanced CT of the postoperative lumbar spine: improved identification of recurrent disk herniation, scar, arachnoiditis, and diskitis. Am J Roentgenol. 1994;143(4):845-55.

78. Kaiser MC et al. Epidural venous stasis in spinal stenosis. Neuroradiology. 1984;26(6):435-38.

79. Royaux E, Martlé V, Kromhout K et al. Detection of compressive hydrated nucleus pulposus extrusion in dogs with multislice computed tomography. Vet J. 2016:202-6.

80. Sharp NJH, Med BV, Cofone M et al.: Computed tomography in the evaluation of caudal cervical spondylomyelopathy of the Doberman Pinscher, Vet Radiol Ultrasound. 1995;36:100-8.

81. Seo E, Choi J, Choi M et al. Computed tomographic evaluation of cervical vertebral canal and spinal cord morphometry in normal dogs. Journal of veterinary Science. 2014;15(2):187-93.

82. Tadmor R, Cacayorin E, Kieffer S, Stephen A. Advantages of supplementary CT in myelography of intraspinal masses. Am J Neuroradiol. 1983;4(3):618-21.

83. Yu YL. Management of cervical spondylitic myelopathy. Lancet. 1984;2(8395):170-1.

84. Itoh T, Nishimura R, Matsunaga S et al. Syringomyelia and hydrocephalus in a dog. J Am Vet Med Assoc. 1996;209(5):934-6.

85. Marioni-Henry K, Smith SH et al. Tumors affecting the spinal cord of cats: 85 cases (1980–2005). J Am Vet Med Assoc. 2008;232(2):237-43.

86. Nykamp SG, Steffey M, Scrivani P et al. Computed tomographic appearance of epidural empyema in a dog. Can Vet J. 2003;44(9):729-31.

87. Lee BCP, Kazam E, Newman AD. Computed tomography of the spine and spinal cord. Radiology. 1978;128(1):95-102.

88. Sharp NJH, Wheeler SJ. Small animal spinal disorders – diagnosis and surgery. 2 ed. Edinburgh: Elsevier Mosby; 2005. p. 55-7.

89. Ricciardi M. Principles and applications of the balanced steady-state free precession sequence in small animal low-field MRI. Vet Res Commun. 2018; 42(1):65-86.

90. Gallach RG, Suran J, Cáceres AV et al. Reliability of T2-weighted sagittal magnetic resonance images for determining the location of compressive disk herniation in dogs. Vet Radiol Ultrasound. 2011;52(5):479-86.

91. Froes TR, Mai W. Ressonância magnética do diagnóstico de doença do disco intervertebral em cães-revisão. Clin. Vet. 2015;20(115):44-57.

92. Besalti O, Pekcan Z et al. Magnetic resonance imaging findings in dogs with thoracolumbar intervertebral disk disease: 69 cases (1997-2005). J Am Vet Med Assoc. 2006;228(6):902-8.

93. Bagley RS, Gavin PR, Holmes SP. Veterinary clinical MRI: diagnosis of spinal disease. In: Gavin PR, Bagley RS. Pratical small animal MRI. Iowa: Wiley-Blackwell; 2009. p. 137-40.

94. Seiler G, Häni H, Buasto A *et al.* Staging of lumbar intervertebral disc degeneration in nonchondrodystrophic dogs using low-field magnetic resonance imaging. Vet Radiol Ultrasound. 2003;44(2):179-84.

95. Pearce RH, Thompson JP, Bebault GM *et al.* Magnetic resonance imaging reflects the chemical changes of aging degeneration in the human intervertebral disk. J Rheumatol Suppl. 1991;27:42-3.

96. Elliott I, Skerritt G. Using MRI in clinical veterinary practice. In: Elliott I, Skerritt G. Handbook of small animal MRI. Iowa: Wiley-Blackwell; 2010. p. 98-105.

97. De Lahunta A, Glass E. Small animal spinal cord disease. In: De Lahunta A, Glass E (editors). Veterinary neuroanatomy and clinical neurology. 3. ed. St. Louis: Saunders; 2009. p. 243-84.

98. Beltran E, Dennis R, Doyle V *et al.* Clinical and magnetic resonance imaging features of canine compressive cervical myelopathy with suspected hydrated nucleus pulposus extrusion. J Small Anim Pract. 2012;53(1):101-7.

99. Dolera M, Malfassi L, Marcarini S *et al.* Hydrated nucleus pulposus extrusion in dogs: correlation of magnetic resonance imaging and microsurgical findings. Acta Vet Scand. 2015;57(1):58.

100. Manunta ML, Evangelisti MA, Bergknut N *et al.* Hydrated nucleus pulposus herniation in seven dogs. Vet J. 2015;203(3):342-4.

101. Freer SR, Scrivani PV. Postoperative susceptibility artifact during magnetic resonance imaging of the vertebral column in two dogs and a cat. Vet Radiol Ultrasound. 2008;49(1):30-4.

102. Lee MJ, Kim S, Lee SA *et al.* Overcoming artifacts from metallic orthopedic implants at high-field-strength MR imaging and multi-detector CT. Radiographics 2007;27(3):791-803.

103. Suh JS, Jeong EK, Shin KH *et al.* Minimizing artifacts caused by metallic implants at MR imaging: experimental and clinical studies. Am J Roentgenol. 1998;171(5):1207-13.

104. Schulz SK, Walker M, Moon M *et al.* Correlation of clinical, radiographic, and surgical localization of intervertebral disc extrusion in small-breed dogs: a prospective study of 50 cases. Vet Surg. 1998;27(2):105-11.

105. Thrall DE, Widmer WR. Canine and feline intervertebral disc disease, myelography and spinal cord disease. In: Thrall DE. Textbook veterinary diagnostic radiology. 5. ed. Philadelphia: WB Saunders; 2007. p. 114.

106. Sarmento LVC, Tudury EA, Magalhães PKL *et al.* Mielografia em cães e gatos – revisão. Clínica Veterinária. 2000;5(26):23-32.

107. Janet A *et al.* Miscellaneous techniques. In: Janet A, Butler JA *et al.* Clinical radiology of the horse. 2. ed. Oxford: Blackwell Science; 2000. p. 570.

108. Kinberger RM. Recent developments in canine lumbar myelography. Small Animal Orthopedics. 1994;16(7):847-54.

109. Widmer RW, Blevins WE. Veterinary myelography: a review of contrast media, adverse effects and technique. J Am Vet Med Assoc. 1991;27:163-74.

110. McCartney WT. Lumbar myelography in 79 dogs, using different puncture sites. Vet Rec. 1997;141(16):417-9.

111. Sturges BK. Diagnosis and treatment of atlantoaxial subluxation. In: Bonoagura JD, Twedt DC. Current veterinary therapy. 14. ed. St. Louis: Saunders Elsevier; 2009. p. 1085.

112. Widmer WR, Thrall DE. The canine and feline vertebrae. In: Thrall DE, Widmer WR. Textbook of veterinary diagnostic radiology. St. Louis: Elsevier; 2018. p. 188.

113. Gibbons SE, Macias C, Pinchbeck GL *et al.* The value of oblique *versus* ventrodorsal myelographic views for lesion lateralization in canine thoracolumbar disc disease. J Small Anim Pract. 2006;47(11):658-62.

114. Yovich JC, Read R, Eger C. Modified lateral spinal descompression in 61 dogs with thoracolumbar disc protrusion. J Small Anim Pract. 1994;35(7):351-6.

115. Lamb CR. Common difficulties whit myelographic diagnosis of acute intervertebral disc prolapsed in the dog. J Small Anim Pract. 1994;35:549-58.

116. Zardo KM, Provasi A, Selmi AL *et al.* Contribuição das projeções oblíquas em mielografias de pequenos animais para a localização de lesões medulares causadas por processo degenerativo do disco intervertebral. Ciência Rural. 2010;40(11):2324-31.

117. Olby NJ, Dyce J, Houlton JEF. Correlation of plain radiographic and lumbar myelographic findings with surgical findings in thoracolumbar disc disease. J Small Anim Pract. 1994;35:345-50.

118. Bullock LP, Zook BC. Myelography in dogs, using water-soluble contrast mediums. J Am Vet Med Assoc. 1967;151(3):321-7.

119. Morgan JP, Suter PF, Holliday TA. Myelography with water-soluble contrast medium. Radiographic interpretation of disc herniation in dogs. Acta Radiol Suppl. 1972;319:217-30.

120. Lewis DD, Hosgood G. Complications associated with the use of iohexol for myelography of the cervical vertebral column in dogs: 66 cases (1988-1990). J Am Vet Med Assoc. 1992;200(9):1381-4.

121. Emery L, Hecht S, Sun X. Investigation of parameters predicting the need for diagnostic imaging beyond computed tomography in the evaluation of dogs with thoracolumbar myelopathy: retrospective evaluation of 555 dogs. Vet Radiol Ultrasound. 2018;59(2):147-54.

122. Israel SK, Levine JM, Kerwin SC *et al.* The relative sensitivity of computed tomography and myelography for identification of thoracolumbar intervertebral disk herniations in dogs. Vet Radiol Ultrasound. 2009;50(3):247-52.

123. Bibevski JD, Daye RM, Henrickson TD *et al.* A prospective evaluation of CT in acutely paraparetic chondrodystrophic dogs. J Am Anim Hosp Assoc. 2013;49(6):363-9.

124. Harder LK, Ludwig DC, Nolte I *et al.* "Disk extension beyond the interspace": an investigation into an alternative nomenclature in diagnostic imaging for displaced canine intervertebral disk material. BMC Vet Res. 2015;11(1):110.

125. Kuroki K, Vitale CL, Essman SC, Pithua P, Coates JR. Computed tomographic and histological findings of Hansen type I intervertebral disc herniation in dogs. Vet Comp Orthop Traumatol. 2013;26(5):379-84.

126. Schroeder R, Pelsue DH, Park RD *et al.* Contrast-enhanced CT for localizing compressive thoracolumbar intervertebral disc extrusion. J Am Anim Hosp Assoc. 2011;47(3):203-9.

127. Raininko R, Törmä T. Contrast enhancement around a prolapsed disk. Neuroradiology. 1982;24(1):49-51.

128. Russell EJ, D'Angelo CM, Zimmerman RD *et al.* Cervical disk herniation: CT demonstration after contrast enhancement. Radiology. 1984;152(3):703-12.

129. Magnaldi S. *et al.* CT study of the cervical spine with intravenous administration of the contrast medium. Radiol Med. 1989;77(4):329-35.

130. Konar M, Lang J. Pros and cons of low-field magnetic resonance imaging in veterinary practice. Vet Radiol Ultrasound. 2011;52(1):S5-14.

131. Reynolds D, Brisson BA, Nykamp SG. Agreement between magnetic resonance imaging, myelography, and surgery for detecting recurrent, thoracolumbar intervertebral disc extrusion in dogs. Vet Comp Orthop Traumatol. 2013;26(1):12-8.

226
Ecoencefalografia e Ultrassonografia Doppler Transcraniana

Cibele Figueira Carvalho

INTRODUÇÃO

Provavelmente a indicação mais comum da ecoencefalografia seja a determinação do tamanho dos ventrículos laterais em cães pequenos com suspeita de hidrocefalia e a pesquisa de presença de massas cerebrais ou neoplasias. As doenças arteriais intracranianas foram, por muito tempo, negligenciadas por várias razões, entre elas, a ausência de métodos diagnósticos não invasivos.

Com o advento da ultrassonografia Doppler transcraniana (USDTC), o campo de aplicação foi ampliado, possibilitando a avaliação da arquitetura vascular e identificação das artérias cerebrais por mapeamento colorido. A USDTC é um exame relativamente novo, principalmente no campo da medicina veterinária. É um método rápido, não invasivo, seguro, podendo ser repetido sem nenhum prejuízo à saúde do paciente; tem baixo custo, quando comparado à tomografia computadorizada (TC) e à ressonância magnética (RM). Além disso, o mapeamento Doppler pulsátil é capaz de fornecer informações sobre a hemodinâmica cerebral em tempo real, o que possibilita o acompanhamento terapêutico do paciente.

As mudanças dinâmicas que ocorrem no índice de resistividade (IR) calculado favorecem a avaliação das forças que agem na vascularização cerebral. Estudos mostram que existe uma correlação importante entre o IR e a pressão intracraniana.[1] A avaliação do IR nas artérias cerebrais possibilita monitorar indiretamente a pressão intracraniana em casos de lesões focais e alterações difusas do parênquima cerebral. Mudanças no IR são indicadores úteis de aumento da pressão intracraniana.[1]

A sensibilidade e a especificidade do exame em modo B estão bem estabelecidas em literatura.[2] A precisão do exame pode ser comparada à imagem da tomografia computadorizada ou até mesmo ser considerada superior a ela em alguns casos.[3]

Tanto a ecoencefalografia quanto a extensão de seu estudo, a USDTC, são exames considerados dependentes do operador, ou seja, exigem do profissional uma preparação teórica e prática, além de interpretação dos dados no contexto clínico. Além disso, é também um exame que depende muito do equipamento, pois há necessidade de utilização de aparelhos que tenham o recurso Doppler e uma alta resolução de imagem. Por outro lado, esse exame não possibilita o estudo de toda a circulação cerebral como faz a angiografia, cuja principal desvantagem está ligada ao custo, além do seu caráter invasivo e das potenciais complicações.

Devem-se considerar também outras dificuldades técnicas da USDTC, como a própria barreira óssea que pode, algumas vezes, impossibilitar a realização de um exame conclusivo.[4]

PRINCIPAIS INDICAÇÕES DO EXAME

Podem-se citar como principais indicações clínicas para a realização da ultrassonografia transcraniana convencional e com Doppler:[5]

- Malformações congênitas
  - Hidrocefalia
  - Lissencefalia
  - Cistos
- Alterações traumáticas
- Alterações hipóxico-isquêmicas
- Detecção de coleções, edema
- Ventriculite, abscessos
- Encefalites e meningoencefalites
- Neoplasias
- Angiopatia amiloide cerebral
- Vasculites.

Estudos de prevalência em cães indicam que as anormalidades congênitas constituem aproximadamente 6% do total de doenças diagnosticadas;[6] como exemplos, podem-se citar hidrocefalia (Figura 226.1), lissencefalia (Figura 226.2), cistos (Figura 226.3), síndrome de Dandy-Walker (Figura 226.4) e malformações de Chiari em diversos graus (Figura 226.5).

A hidrocefalia representa aproximadamente metade dessas anormalidades, tornando-se uma das afecções congênitas mais comuns em cães.[6-8] Por ser uma doença muitas vezes de difícil diagnóstico, seria ideal adotar um método de identificação que fosse conveniente, confiável e não invasivo, para constatação da ventriculomegalia. Em neonatologia humana, a ecoencefalografia é a modalidade adotada inicialmente, tanto em recém-nascidos quanto em crianças, com suspeita de hidrocefalia.[8-11] Os resultados obtidos têm boa correlação aos estudos patológicos e à TC.[8]

Em filhotes de menos de 1 mês, pode-se avaliar o encéfalo ao exame ultrassonográfico para verificar se há ou não hidrocefalia, por meio da fontanela rostral.[3,12-14] Mesmo que esta não seja palpável, a sutura óssea nessa região é cartilaginosa nessa

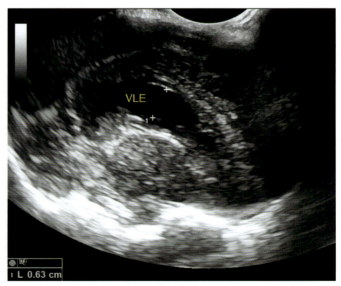

Figura 226.1 Plano sagital mediano em janela rostral demonstrando aumento das dimensões de ventrículo lateral esquerdo (*VLE*) e atrofia do parênquima encefálico – ventriculomegalia em cão da raça Poodle de 1 ano (hidrocefalia).

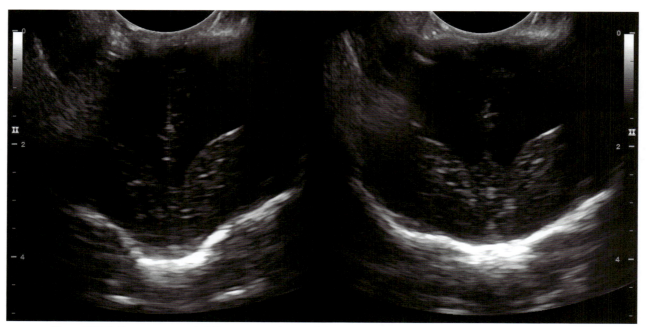

Figura 226.2 Plano transversal oblíquo em janela rostral demonstrando dilatação simétrica de ventrículos laterais.

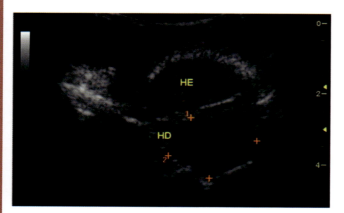

Figura 226.3 Plano dorsal em janela temporal esquerda em hemisfério esquerdo (*HE*) demonstrando a presença de alteração focal, localizada em região temporoccipital de hemisfério cerebral direito (*HD*), de aspecto cavitário com conteúdo anecogênico complexo em cão da raça Pinscher com 2 anos – cisto.

fase (Figura 226.6). Muitos cães miniatura têm fontanela rostral persistente, dispondo de uma janela natural para avaliação sonográfica, que poderá permanecer aberta ao longo da fase adulta ou por toda a vida do animal.[12] Alguns cães dispõem de um osso temporal tão fino que torna possível a avaliação transcraniana por ele. A persistência da fontanela em cães tem relação direta com o aumento ventricular e o da pressão intracraniana causada pela hidrocefalia.[8,11] Estatisticamente, há relação direta entre a fontanela e a ventriculomegalia.[8] A hidrocefalia pode ser classificada como não comunicante ou comunicante (dependendo da comunicação entre os ventrículos laterais) e essas imagens podem ser identificadas ao exame ecoencefalográfico. A hemorragia pode aparecer como complicação da hidrocefalia.[12,15] Ao exame ultrassonográfico convencional pode-se detectar o aumento das dimensões dos ventrículos. O eixo dorsoventral dos ventrículos laterais pode ser mensurado em plano longitudinal, variando de 0,15 a 0,35 cm de altura.[8] Quando a medida dorsoventral do ventrículo lateral for igual ou maior

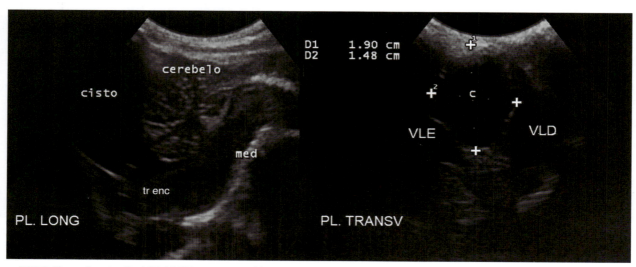

Figura 226.4 Planos longitudinal (*PL LONG*) e transversal (*PL TRANSV*) do encéfalo em janela occipital de cão com dilatação de quarto ventrículo (4V) em cão da raça King Charles Cavalier – Dandy-Walker. tr enc: tronco encefálico.

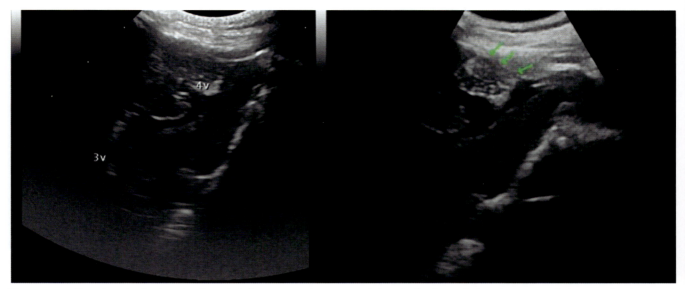

Figura 226.5 Plano longitudinal em janela occipital, com *setas* demonstrando herniação de cerebelo e área anecogênica ao redor denotando edema e coleção líquida acima do canal medular (siringomielia) em cão da raça Yorkshire com 6 meses – malformação de Chiari.

que 0,35 cm, pode-se considerar o diagnóstico de hidrocefalia (Figura 226.7). É importante lembrar que vários estudos mostraram que não havia correlação entre o tamanho dos ventrículos laterais e a gravidade dos sinais clínicos. A pressão do líquido cefalorraquidiano (LCR) geralmente está em um nível variável de baixo a normal em animais com hidrocefalia não comunicante e poderá estar elevada nos casos de hidrocefalia comunicante. A USDTC é capaz de monitorar indiretamente a pressão intracraniana pela avaliação do IR das artérias intracranianas principais.[1,9-11]

A USDTC possibilita a avaliação morfológica parcial dos vasos cerebrais (tortuosidade do trajeto, diâmetro anormalmente maior ou menor) e a obtenção do perfil hemodinâmico da circulação por meio da análise das velocidades de fluxo (direção do fluxo, velocidade e resistividade ou impedância do leito vascular).

A USDTC é realizada em várias situações, por exemplo, quando se suspeita de neoplasias, processos inflamatórios e infecciosos, vasculites, hidrocefalia e nas suspeitas de acidentes vasculares cerebrais.[5]

O dúplex Doppler colorido favorece a avaliação do fluxo sanguíneo intracraniano.[5,11] É útil na localização de infartos vasculares e, algumas vezes, na detecção de neoangiogênese nos tumores e abscessos do cérebro. Essa imagem obtida pelo Doppler é produzida em tempo real delineando as estruturas vasculares por meio de mapeamento colorido sobrepondo a imagem em escala de cinza do modo B. O uso da ultrassonografia Doppler para estimar a velocidade do fluxo sanguíneo foi descrito em 1960, mas foi somente nos anos 1980 que se conseguiu detectar por ultrassonografia o fluxo sanguíneo da circulação intracraniana em humanos.[9] Para garantir a suficiente penetração do feixe sonoro na calota craniana utilizam-se frequências baixas, ao redor de 2 MHz. Isto aumenta a possibilidade de penetração do som no tecido à custa de perda da

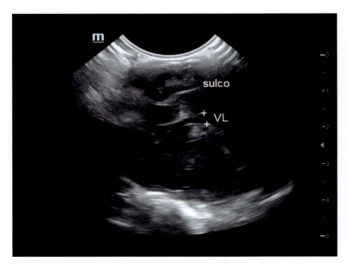

Figura 226.6 Plano sagital mediano em fontanela rostral aberta em cão normal com 1 mês. O cursor (+) denota o ventrículo lateral de dimensões normais. Observam-se também em campo proximal imagens lineares correspondentes aos sulcos cerebrais normais em região de córtex.

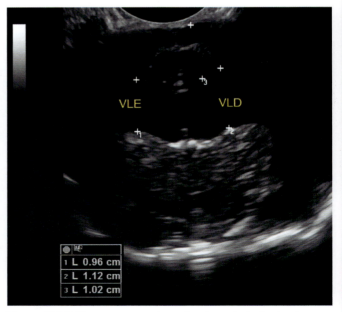

Figura 226.7 Plano transversal em janela rostral aberta demonstrando as medidas de ventrículos laterais direito (*VLD*), esquerdo (*VLE*) e de terceiro ventrículo (3V) em cão com ventriculomegalia.

resolução espacial. Usando várias janelas ósseas, em que a barreira à passagem do feixe sonoro é mais fina, é possível insonar as artérias cerebrais, a carótida interna e o sistema vertebrobasilar intracraniano.

O Doppler transcraniano é utilizado como método para avaliação de estenose arterial intracraniana ou oclusões e vasospasmos arteriais após hemorragia subaracnóidea. Relatos sugerem que a avaliação Doppler também possa correlacionar-se com a elevação da pressão intracraniana em pacientes com edema cerebral grave e morte cerebral após trauma encefálico.[1]

O suprimento sanguíneo do encéfalo provém principalmente do círculo arterioso do cérebro (anteriormente conhecido como círculo de Willis) que se localiza ventralmente ao hipotálamo, onde forma um anel ao redor do pedúnculo infundibular. A aparência do círculo e o padrão de seus ramos principais são constantes entre os mamíferos. O círculo arterioso do cão é suprido por três fontes, lateralmente pelas artérias carótidas internas e caudalmente pela artéria basilar. A artéria carótida interna é um ramo terminal da carótida comum, da qual é originária em situação oposta à faringe. Em seguida, corre em direção à base do crânio. No cão, a artéria carótida interna atravessa o canal carotídeo (no osso medial à bulha timpânica), formando uma alça que penetra na meninge mais externa para em seguida dividir-se em ramos divergentes. O ramo rostral une-se com o seu par, completando a metade rostral do círculo, da qual emergem as artérias cerebral rostral e cerebral média. O ramo caudal anastomosa-se com um ramo da artéria basilar, completando o círculo. As artérias cerebral caudal e cerebelar rostral deixam a metade caudal do círculo. A artéria cerebelar caudal origina-se diretamente da basilar.[5,16-18]

Estudos realizados com ultrassom Doppler das artérias cerebrais em cães e em gatos estabeleceram os valores normais de IR nesses vasos.[19] Há ainda relatos que demonstram correlação significativa entre o IR e a pressão intracraniana, mostrando que alterações nesse índice parecem ser indicadores úteis na elevação da pressão intracraniana.[1]

A hipoecogenicidade focal ou difusa do parênquima pode ser indicativa de desmielinização cerebral, edema ou hemorragia pós-traumática (Figura 226.8) ou ainda de processos inflamatórios ou infecciosos (Figuras 226.9 e 226.10).[4,20]

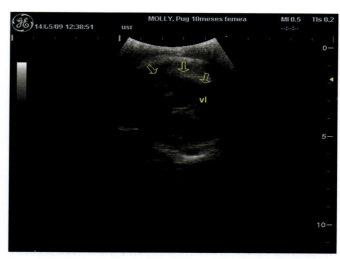

Figura 226.9 Plano dorsal em janela temporal esquerda de cão da raça Pug com 10 meses apresenta aumento das dimensões de ventrículo lateral (*vl*) esquerdo com continuidade a lesão cavitária de conteúdo anecogênico estendendo-se em direção ao córtex de região temporal ipsilateral (hidrocefalia *ex-vacum*) – meningoencefalite necrosante.

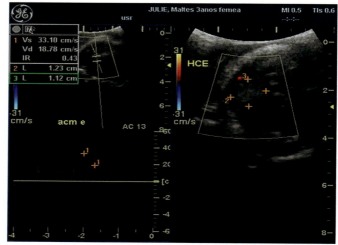

Figura 226.10 Imagens dúplex Doppler colorido e Doppler colorida em cão com meningoencefalite granulomatosa. No modo tríplex podem-se observar as velocidades de pico sistólico (*Vs*) e diastólico final (*Vd*) da artéria cerebral média esquerda (*acm e*) e o cálculo automático do índice de resistividade (*IR*). No modo colorido pode-se notar evidência dos vasos sanguíneos em região de periferia e efeito de massa devido à lesão entre os cursores. HCE: hemisfério cerebral esquerdo.

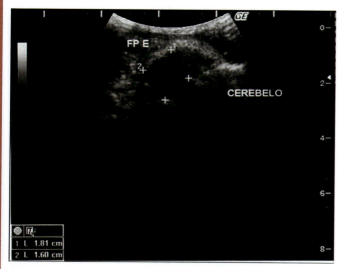

Figura 226.8 Plano dorsal oblíquo em janela temporal esquerda denotando a presença de alteração focal hipoecogênica em região frontoparietal de hemisfério cerebral esquerdo (*FP E*) – hematoma e edema perilesional pós-trauma craniano em cão Poodle de 5 anos.

Alterações focais hiperecogênicas do parênquima podem ser indicativas de áreas de hemorragia (Figura 226.11) ou deposição de material de densidade maior em relação ao tecido nervoso, por exemplo massas tumorais (Figura 226.12), e ainda a substância amiloide ao redor dos vasos em processos degenerativos (Figura 226.13).[4,5] Algumas alterações focais ocasionam alteração na arquitetura anatômica e efeito de massa nas estruturas adjacentes.[21] Somando-se a essas afecções que promovem alterações vasculares detectáveis ao mapeamento dúplex Doppler colorido, citam-se ainda afecções importantes, como as vasculites (congênitas, como a do Beagle, ou consequentes a hemoparasitoses), e alterações decorrentes de deposição de placas ateromatosas, como nos casos de pacientes portadores de endocrinopatias crônicas (hipotireoidismo, hiperadrenocorticismo, diabetes e hiperlipemia do Schnauzer). Em geral, processos inflamatórios ocasionam aumento da vascularização, enquanto massas e processos degenerativos podem ocasionar estenose vascular em vários graus.[22,23] O cérebro tem um mecanismo compensatório hemodinâmico muito eficaz e doenças que promovam o aumento da pressão intracraniana podem levar inicialmente à vasodilatação e, tardiamente, ocasionar o limite de vasospasmo ou ausência de resposta.

A associação das informações obtidas durante a varredura em modo B e o estudo Doppler vascular podem auxiliar no diagnóstico diferencial dessas lesões; porém, a utilização desse método ainda necessita de maior quantidade de estudos e não se deve negligenciar a importância de se considerar todos dados clínicos e laboratoriais aos achados de imagem em cada caso para o diagnóstico definitivo.[4]

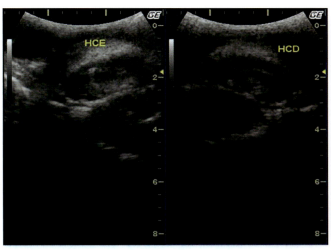

Figura 226.13 Planos dorsais oblíquos em janelas temporais evidenciam hemisférios cerebrais direito (*HCD*) e esquerdo (*HCE*), ambos com aumento generalizado da ecogenicidade mais evidente em região craniolateral à tenda do cerebelo e borramento das linhas correspondentes ao sulco esplenial – cão com angiopatia amiloide cerebral e áreas de acidente vascular encefálico confirmadas na necropsia e no histopatológico.

CONSIDERAÇÕES FINAIS

Algumas considerações devem ser feitas:

- A ecoencefalografia é utilizada em cães de portes pequeno e médio para detectar lesões focais, difusas e alterações estruturais do parênquima encefálico
- A USDTC é um método de avaliação hemodinâmica cerebral não invasivo que possibilita mensurações repetidas e monitoramento contínuo, com boa resolução temporal que possibilita o estudo das alterações vasculares e avalia parâmetros que incluem direção do fluxo, velocidade e impedância do leito vascular cerebral
- A USDTC é capaz de monitorar o tratamento clínico da hidrocefalia e de outras afecções que ocasionem repercussão hemodinâmica cerebral, para verificar se o paciente é responsivo a ele.

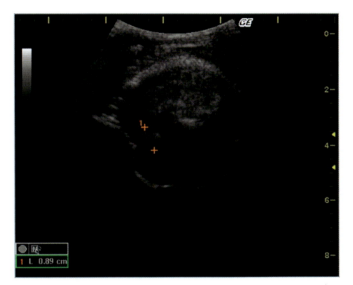

Figura 226.11 Plano dorsal em janela temporal: os cursores medem a alteração focal de aspecto hiperecogênico em região frontoparietal de hemisfério cerebral direito em cão com área de hemorragia focal.

REFERÊNCIAS BIBLIOGRÁFICAS

1. Nagai H, Moritake K, Takaya M. Correlation between transcranial Doppler ultrasonography and regional cerebral blood flow in experimental intracranial hypertension. Stroke. 1997;28(3):603-8.
2. Carvalho CF *et al*. Ultrassonografia transcraniana em cães com distúrbios neurológicos de origem central. Arq Bras Med Vet e Zootec. 2007;59(6):1412-6.
3. Hudson JA, Simpson ST, Cox NR et al. Ultrasonographic examination of the normal canine neonatal brain. Vet Radiol Ultrasound. 1991;32:50-9.
4. Perez RB, Carvalho CF. Características ultrassonográficas da meningoencefalite granulomatosa em cães. Revista Clínica Veterinária. 2009;14(80):20-6.
5. Carvalho CF, Dupré ASA, Perez RB. Ultrassom Doppler transcraniano. In: Carvalho CF. Ultrassonografia Doppler em pequenos animais. São Paulo: Roca; 2009. p. 159-77.
6. Hudson JA, Simpson ST, Buxton DF et al. Ultrasonographic diagnosis of canine hydrocephalus. Vet Radiol Ultrasound. 1990;31(2):50-8.
7. Braund KG. Neurological syndromes. In: Braund KG. Clinical neurology in small animals – localization, diagnosis and treatment. New York: International Veterinary Information Service; 2003.
8. Spaulding KA, Sharp NJH. Ultrasonographic Imaging of the lateral cerebral ventricles in the dog. Vet Radiol. 1990;31(2):59-64.
9. De Assis MC, Machado HR. Transfontanellar Doppler ultrasound measurement of cerebral blood velocity before and after surgical treatment of hydrocephalus. Arq Neuropsiq. 1999;57(3B):827-35.

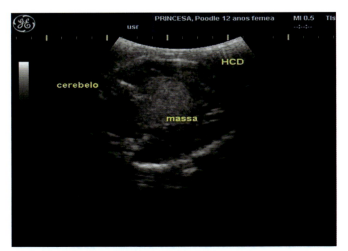

Figura 226.12 Plano dorsal em janela temporal direita denotando a alteração de arquitetura encefálica com descontinuidade da linha correspondente à tenda do cerebelo, desvio da fissura longitudinal e presença de massa de contornos definidos, hiperecogênica, envolvendo parte de hemisfério cerebral direito (*HCD*) e cerebelo – neoplasia.

10. Rainov NG, Weise JB, Burkert W. Transcranial Doppler sonography in adult hydrocephalic patients. Neurosurg Rev. 2000;23:34-8.

11. Saito M, Olby NJ, Spaulding K *et al*. Relationship among basilar artery resistance index degree of ventriculomegaly, and clinical signs in hydrocephalic dogs. Vet Radiol Ultrasound. 2003;44(6):687-94.

12. Andrade Neto JP. In: Carvalho CF. Ultrassonografia em pequenos animais. São Paulo: Roca; 2004. p. 265-76.

13. Hucker RL, Gavin PR. Brain imaging. Vet Clin North Am Small Anim Pract. 1996;26(4):735-58.

14. Hudson JA, Cartee RE, Simpson ST *et al*. Ultrasonographic anatomy of the canine brain. Vet Radiol Ultrasound. 1989;30:13-21.

15. Nykamp S, Scrivani P, Delahunta A. Chronic subdural hematomas and hydrocephalus in a dog. Vet Radiol Ultrasound. 2001;42(6):511-4.

16. Dellman HD, McClure RC. Sistema nervoso do carnívoro: sistema nervoso central. In: Getty R, Sisson S, Grosman JD. Anatomia dos animais domésticos. 5. ed. Rio de Janeiro: Guanabara Koogan; 1986. p. 1569-83.

17. Konig HE, Liebich HG. Anatomia dos animais domésticos. 2. ed. Porto Alegre: Artmed; 2005. p. 234-5.

18. Nautrup CP, Tobias R. An Atlas and textbook of diagnostic ultrasonography of the dog and cat. 1. ed. London: Manson Publishing; 2000. p. 83-108.

19. Hudson JA, Buxton DF, Cox N.R. Color flow doppler imaging and doppler spectral analysis of the brain of neonatal dogs. Vet Radiol Ultrasound. 1997;38(4):313-22.

20. Thomas, JB. Inflammatory diseases of the central nervous system in dogs. Clin Tech Small Anim Pract. 1998;13(3):167-78.

21. Andrade GC, Silveira RL, Rocha EMM *et al*. Angiopatia amiloide cerebral simulando tumor cerebral: relato de caso. Arq Neuropsiquiatr. 2006;64(1):153-6.

22. Carvalho CF, Perez RB, Chammas MC, Maiorka PC. Transcranial Doppler sonographic findings in granulomatous meningoencephalitis in small breed dogs. Can Vet J. 2012;53(8):855-9.

23. Carvalho CF, Andrade Neto JP, Diniz SA. Small breed dogs with confirmed stroke: concurrent diseases and sonographic findings. Arq Bras Med Vet Zootec. 2012;64(5):1177-83.

227
Eletroencefalografia

João Pedro de Andrade Neto

A eletroencefalografia consiste no registro e na avaliação dos potenciais elétricos produzidos pelo cérebro e obtidos na superfície do crânio.[1] Registra uma voltagem flutuante resultante de mudanças nos potenciais pós-sinápticos em milhares de neurônios localizados anteriormente aos eletrodos.[2] Em medicina veterinária a sua utilização foi evidente nas décadas de 1960 e 1970 como meio auxiliar de diagnóstico em cães e gatos que apresentavam doenças neurológicas.[3] O método mais utilizado pela maioria dos eletroencefalografistas foi descrito em 1964 e é utilizado até o momento pela sua eficácia e simplicidade; esse método consiste na colocação de apenas cinco eletrodos de contato do tipo "jacaré", após aplicação tópica de lidocaína a 2%; os animais eram contidos sem anestesia geral e apenas um programa era realizado, por meio de um aparelho de oito canais, obtendo-se registros transfrontal, transoccipital e fronto-occipital bilateralmente; nos demais canais eram realizados registros bipolares utilizando-se um eletrodo central combinando-se aos eletrodos frontais e occipitais.[4] No entanto, animais não anestesiados apresentavam artefatos múltiplos devido a contrações musculares, piscar de olhos, abanar de orelhas etc. Esses artefatos interferiam no padrão eletroencefalográfico normal.[5]

Vários tranquilizantes ou anestésicos foram utilizados com a finalidade de coibir tais artefatos encontrados em cães não anestesiados, como barbitúricos,[5,6] metoxiflurano e halotano,[7] associação de fentanila e droperidol,[8] xilazina,[9] isofluorano[10] e succinilcolina.[11] O uso de tranquilizantes ou anestésicos pode interferir nos padrões eletroencefalográficos normais ou inibir o aparecimento de espículas, espícula-onda em animais doentes, embora alguns autores considerem útil a sua utilização.[12]

A interpretação das ondas baseia-se na observação de uma atividade de base ou de fundo à qual se pode agregar uma atividade transitória; essa atividade de base se caracteriza pela existência de ritmos ou ondas de formato e duração similares. Esses ritmos se definem em base na frequência (número de ondas por segundo-Hz) e amplitude (mV) das ondas cerebrais; são classificados pela frequência: ondas delta (0,5 a 3,5 Hz), teta (4 a 7,5 Hz), alfa (8 a 13,5 Hz), $beta_1$ (14 a 21,5 Hz) e $beta_2$ (22 a 30 Hz).[1] Portanto, a interpretação dos traçados é realizada em relação à frequência de ondas rápidas de baixa amplitude (estágio I – alerta) e ondas lentas de alta amplitude (estágio II – sono) e pelo aparecimento de espículas, espícula-onda, fusos ou surtossupressão.[5] Durante a fase de crescimento, o eletroencefalograma (EEG) acompanha o desenvolvimento e a maturação do cérebro. Na primeira semana de vida os traçados são caracterizados por equipotencialidade e aparecimento ocasional de ondas rítmicas paroxísticas de duração de 1 segundo associado a pouca diferenciação dos neurônios corticais (Figura 227.1).[13] Da 2ª à 4ª semana, quando ocorre a maior diferenciação dos elementos neuronais do córtex, aparecem dois padrões eletroencefalográficos: ondas de 7 a 15 Hz e ondas de 5 a 10 Hz; as primeiras associadas ao sono e as segundas ao alerta (Figura 227.2).[13]

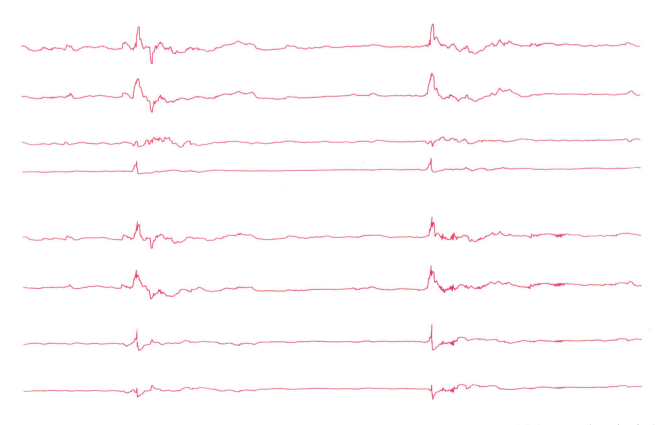

Figura 227.1 Eletroencefalograma (EEG) de um cão, sem raça definida, com 1 semana, mostra equipontencialidade e surto de ondas rítmicas paroxísticas de 1 segundo.

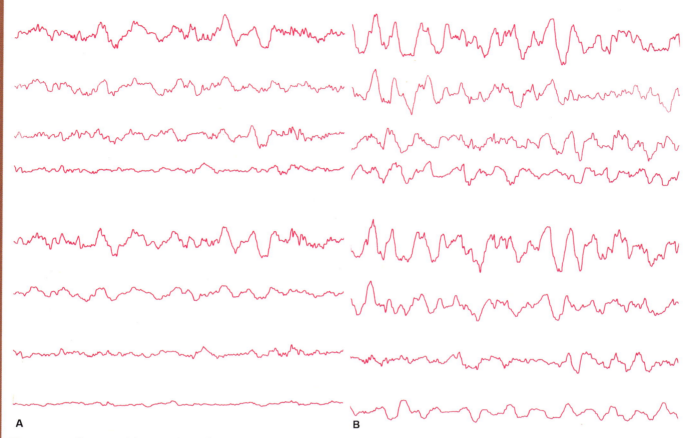

Figura 227.2 Eletroencefalograma (EEG) de um cão, sem raça definida, com 4 semanas, mostra dois padrões de ondas. **A.** Ondas rápidas associadas ao alerta (I). **B.** Ondas lentas associadas ao sono (II).

O desenvolvimento cortical ocorre de maneira progressiva até a 10ª semana de vida e depois com pouca diferenciação até a fase adulta, cujo EEG se caracteriza por dois estágios bem definidos: estágio I (alerta) e estágio II (sono), e nesse último com três fases diferentes (sono leve, médio e profundo) (Figura 227.3).[13]

Atualmente utiliza-se a eletroencefalografia quantitativa (EEGq) que determina a composição de frequência do sinal do EEG no ritmo de base e sua variação por regiões em um período de tempo.[1] É um método nos quais os traçados obtidos a partir do EEG analógico são digitalizados, sofrendo um processo matemático por meio da transformação de Fourier com montagens de gráficos quantitativos das ondas, separadas por frequência e amplitude, permitindo então, detectar anormalidades não visíveis pela análise visual.[14] Na EEGq, os sinais são obtidos por meio de montagens referenciais nas quais se obtém diferença de potencial entre os eletrodos ativos, que captam registros de ondas cerebrais, e um eletrodo de referência localizado fora do campo de atividade cerebral; esses registros, uma vez armazenados no computador, são utilizados em montagens bipolares posteriormente denominadas de remontagem. Após as remontagens, os dados são apresentados para análise visual ou transformados em gráficos, histogramas ou mapeamento cerebral (Figura 227.4).[1]

Em relação aos diferentes quadros mórbidos, pode-se mostrar descrições dos vários trabalhos publicados: hidrocefalia é caracterizada por ondas de amplitude extremamente alta e atividade variando de rápida a lenta (Figura 227.5).[6,15,16] Nas encefalites, as ondas podem variar de acordo com a evolução da doença associadas ou não a surtossupressão, espícula-onda, fusos ou assimetria entre os hemisférios cerebrais (Figura 227.6).[15,17] Esses achados demonstram que a irritabilidade neuronal ocasionada pela encefalite dá origem a espículas ou fusos, e dependendo da fase da encefalite a amplitude das ondas pode variar.[18] Em relação aos tumores cerebrais, os traçados frequentemente contêm ondas lentas de alta amplitude, contínuas ou intermitentes, e generalizadas; raramente apresentam ondas lentas localizadas, perto ou no local da lesão. Podem ocorrer espículas e ondas pontiagudas, mas esse não é o único achado. A localização da maioria dos tumores é inconclusiva porque produzem alterações generalizadas por serem profundos, localizando-se na linha mediana, ou por complicações que levam a alterações eletroencefalográficas, como edema cerebral, aumento da pressão intracraniana, hidrocefalia secundária e deslocamento de estruturas do tronco encefálico conduzindo a alterações nos níveis de consciência.[19] Os traçados observados em cães que apresentam traumatismo craniano não possibilitam realizar o diagnóstico diferencial com outras afecções, mas auxiliam no prognóstico de acordo com as alterações encontradas; ondas lentas de alta amplitude estão relacionadas com hematoma subdural, enquanto cães com esmagamento do tecido cerebral apresentaram, depois de algum tempo, um foco responsável pelo aparecimento de espículas ou pontas-onda (Figura 227.7).[15,20] Nas doenças cerebrovasculares há o predomínio de assimetria lateral, além de lentidão de frequência dominante.[21] Cães que apresentam hipotireoidismo exibem traçados eletroencefalográficos com atividade de frequência média e voltagem extremamente baixa, tornando-se difíceis de serem mensuradas em técnica utilizando 50 mV/1 cm³.

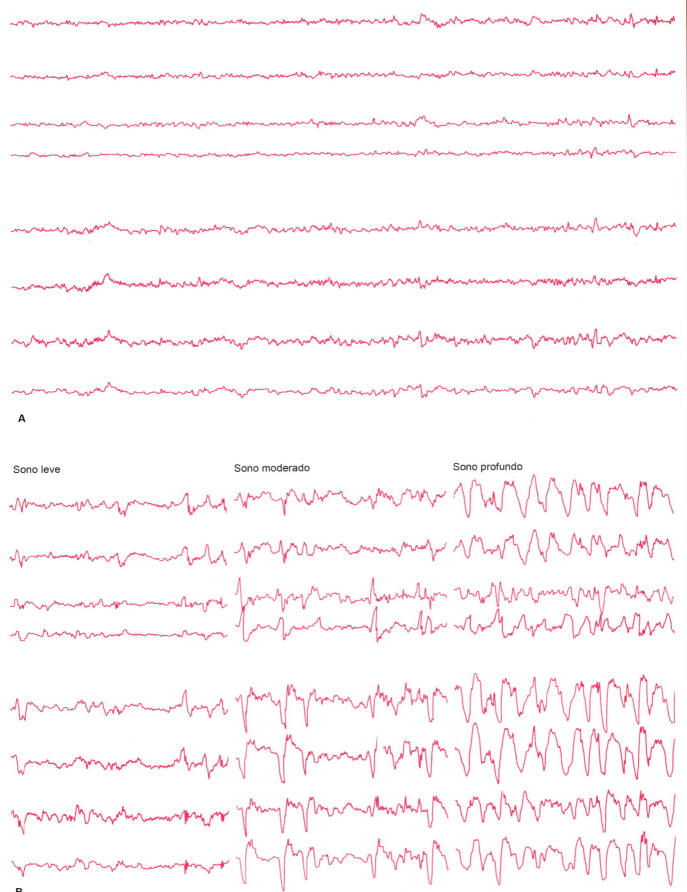

Figura 227.3 Eletroencefalograma (EEG) de um cão de 8 meses mostra estágios bem definidos. **A.** Alerta (estágio I). **B.** Sono (estágio II) dividido em fases (1: sono leve; 2: sono médio; 3: sono profundo).

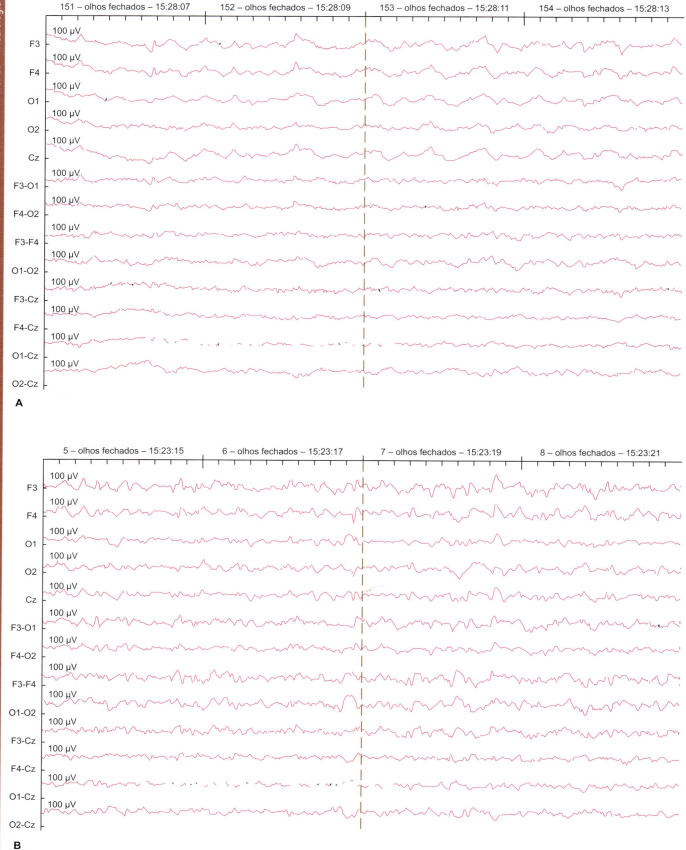

Figura 227.4 Eletroencefalograma (EEG) digital de cão fêmea de 2 anos. **A.** Análise visual em alerta. **B.** Análise visual em sono. (*Continua*)

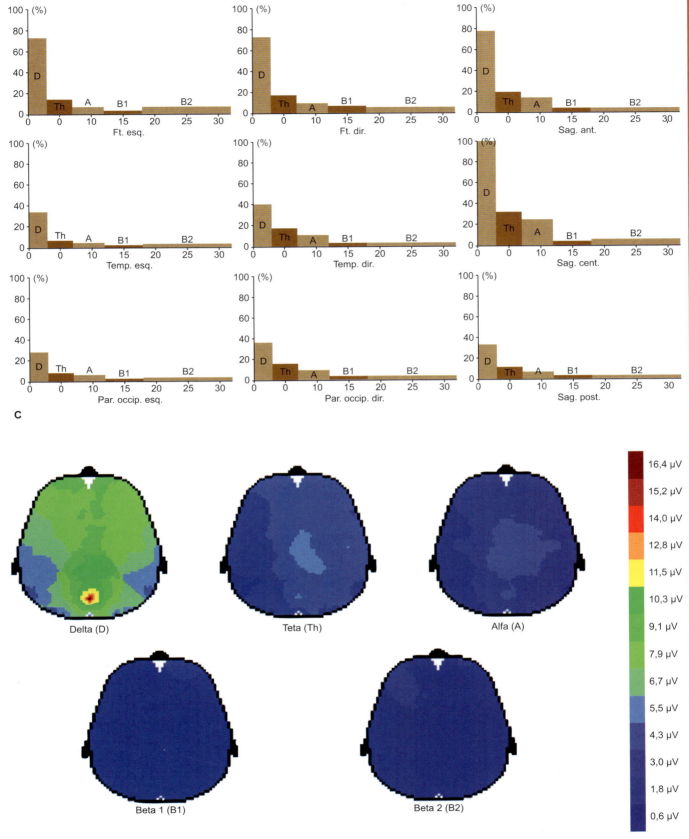

Figura 227.4 (*Continuação*) Eletroencefalografia quantitativa mostrando análise das ondas cerebrais com separação pelas suas frequências e localizações topográficas por meio de histograma (**C**) e mapeamento cerebral (**D**).

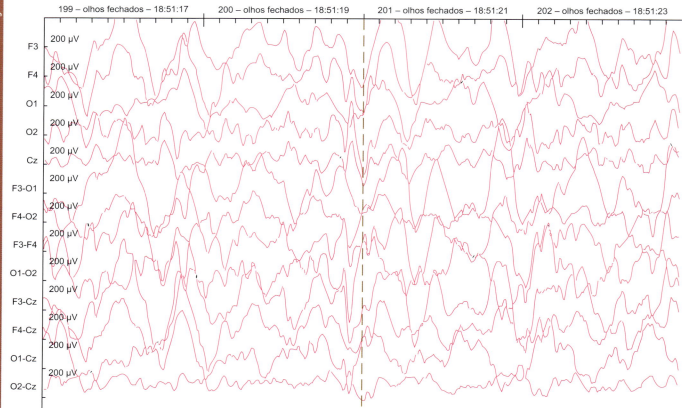

Figura 227.5 Eletroencefalograma (EEG) de cão, Pinscher, fêmea, 2,5 meses com hidrocefalia, mostra ondas lentas de amplitude extremamente alta.

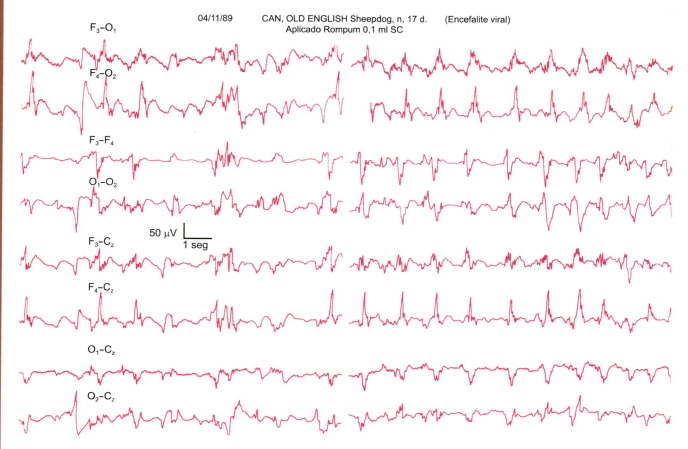

Figura 227.6 Eletroencefalograma (EEG) de cão, da raça Old English Sheepdog, com 17 dias, que apresenta encefalite viral, mostra ritmo de base normal com aparecimento de espículas em região frontoparietal direita.

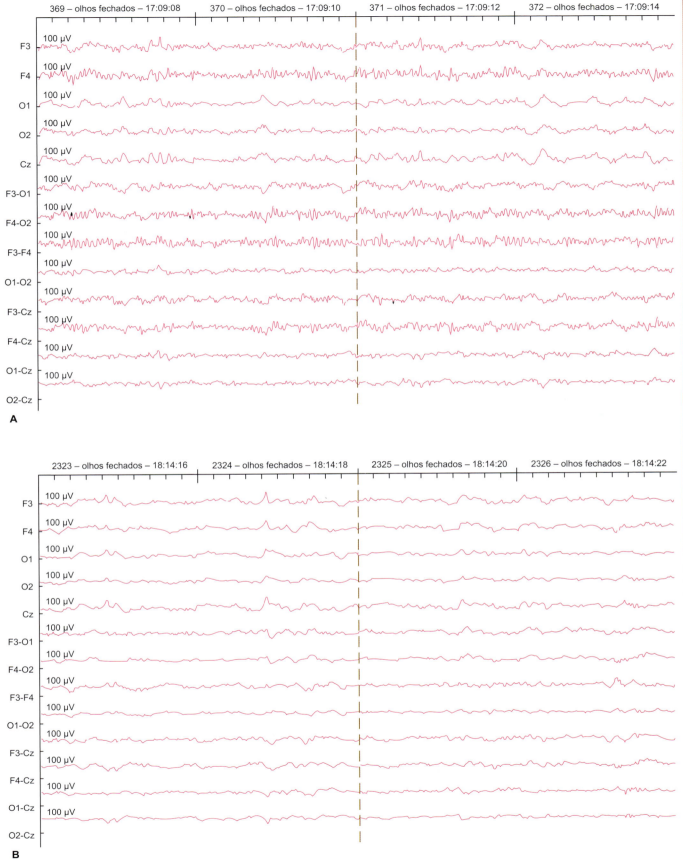

Figura 227.7 Eletroencefalograma (EEG) de cão após trauma cranioencefálico. **A.** Aparecimento frequente de ondas de alta amplitude em região frontal direita (F4). **B.** Desaparecimento dessas ondas após o início do tratamento médico.

Em relação à epilepsia, estudos envolvendo cães das raças Spitz e Golden Retriever,[22,23] mostraram por meio da EEGq diferenças na avaliação dos traçados na análise quantitativa em relação à análise visual em cães epilépticos comparados com animais não epilépticos.

Também se pode utilizar a eletroencefalografia digital para monitoramento de pacientes em UTI ou durante procedimentos cirúrgicos.[24]

REFERÊNCIAS BIBLIOGRÁFICAS

1. Pellegrino FC. Electroencefalografía clínica en pequeños animales. In: Pellegrino F, Suraniti A, Garibaldi L. El libro de neurologia para la práctica clínica. Buenos Aires: Intermédica; 2003. p. 571-600.
2. Klein, BG, Cunningham JG. Neurofisiologia. In: Cunnigham JG, Klein BG. Tratado de fisiologia veterinária. Rio de Janeiro: Elsevier; 2007. 165 p.
3. Redding RW. Canine eletroencephalography. In: Canine neurology. Philadelphia: Hoerlein WB Saunders; 1978. 150 p.
4. Redding RW. A simple technique for obtaining an eletroencephalogram of the dog. Am J Vet Res. 1964;25(106):854-7.
5. Klemm WR. Attemps to standardize veterinary eletroencephalographic techniques. Am J Vet Res. 1968;29(9):1895-900.
6. Tonuma E. Eletroencephalography with barbiturate anesthesia in the dog. Can Vet Journ. 1967;8(8):181-5.
7. Prynn RB, Redding RW. Eletroencephalographic continuum in dogs anesthetized with methoxyflurane and halothane. Am J Vet Res. 1968;29(10):1913-28.
8. Katherman AE, Knecht CD, Redding RW. Effects of fentanyl citrate and droperidol on eletroencephalographic findings in dogs. Am J Vet Res. 1985;46(4):974-6.
9. Tourai K, Senba H, Sasaki N, Tokuriki M et al. Developmental EEG of the beagle dog under xylazine sedation. Japan J Vet Sci. 1985;47(3):459-63.
10. Moore MP, Greene SA, Keegan RD, Gallagher L et al. Quantitative eletroencephalography in dogs anesthetized with 2.0% endtidal concentration of isoflurane anesthesia. Am J Vet Res. 1991;52(4):551-60.
11. Knetch CD, Kazmierczak K, Katherman AE. Effects of succinylcholine on the eletroencephalogram of dogs. Am J Vet Res. 1980;41(9):1435-40.
12. Klemm WR, Hall CL. Eletroencephalographic "seizures" in anesthetized dogs with neurologic diseases. J Am Vet Med Assoc. 1970;157(11):1640-54.
13. Fox MS, Inman OR, Himwich, WA. The postnatal development of neocortical neurons in the dog. J Comp Neurol. 1966;127(2):199-206.
14. Józefowicz, RF. Procedimentos diagnósticos em neurologia. In: Goldman L, Bennet JC. Cecil tratado de medicina interna. Rio de Janeiro: Guanabara Koogan; 2001. 2243 p.
15. Andrade Neto JP. Utilização de uma técnica de registro eletroencefalográfico em cães, para uso clínico, na avaliação de distúrbios neurológicos [dissertação]. São Paulo: Instituto de Ciências Biomédicas, Universidade de São Paulo; 1993.
16. Klemm WR, Hall CL. Eletroencephalograms of anesthetized dogs with hydrocephalus. Am J Vet Res. 1971;32(11):1859-64.
17. Croft PG. Eletroencephalography in canine encephalitis. J Small Anim Pract. 1970;11(4):241-9.
18. Redding RW, Prynn RB, Wagner JL. Clinical use of the electroencephalogram in canine encephalitis. J Am Vet Med Assoc. 1966;148(2):141-9.
19. Steiss JE, Cox NR, Knetch CD. Eletroencephalographic and histopathologic correlations in eight dogs with intracranial mass lesions. Am J Vet Res. 1990;51(8):1286-91.
20. Croft PG. Eletroencephalography in canine head injury. J Small Anim Pract. 1970;11(7):473-84.
21. Croft PG. Eletroencephalography in cerebrovascular disease in small animals. J Small Anim Pract. 1971;12(5):289-96.
22. Jeserevics J, Viitmaa R, Cizinauskas S, Sainio K et al. Electroencephalography findings in healthy and finnish spitz dogs with epilepsy: visual and background quantitative analysis. J Vet Intern Med. 2007;21(6):1299-306.
23. Srenk P Jaggy A. Interictal EEG findings in golden retrievers with idiopathic epilepsy. J Small Anim Pract. 1996;37:317-21.
24. Holliday TA, Williams C. Advantages of digital electroencephalography in clinical veterinary medicine-2. Vet Neurol Neurosurg J. 2003;5(1):16.

228
Histopatologia do Sistema Nervoso

Paulo César Maiorka

ORIGEM E ASPECTOS CELULARES E TECIDUAIS

Embriologicamente, o sistema nervoso (SN) é uma das primeiras estruturas a serem formadas (Figura 228.1).[1] O espessamento do ectoderma, denominado "placa neural", é a primeira estrutura que, por meio de processos de diferenciação e especialização de seus componentes celulares, formará esse sistema altamente complexo e especializado. A coleção de células das bordas da placa neural, que não se fundiram durante a formação do tubo neural, forma a estrutura denominada "crista neural", outra importante estrutura que vai dar origem aos demais componentes vitais do organismo do embrião. No tubo neural são encontrados dois tipos de células primordiais que originam a maioria das células encontradas no sistema nervoso dos animais adultos: os glioblastos e os neuroblastos. Os glioblastos são responsáveis pela origem das células gliais situadas nas substâncias branca e cinzenta, bem como pela origem das células ependimárias. Os neuroblastos originam os neurônios, situados principalmente na substância cinzenta do tecido nervoso e nos órgãos sensoriais distribuídos pelo organismo.

Considerações histológicas

Algumas considerações histológicas precisam ser feitas:

- Neuroblastos: neurônios
- Glioblastos ou espongioblastos: células da glia (astrócitos, oligodendrócitos) e o epêndima
- Micróglia: provêm de monócitos sanguíneos
- Células da crista neural: originarão as células ganglionares autônomas, as células cromafins, as células de Schwann e as células das meninges – pia-máter e aracnoide.

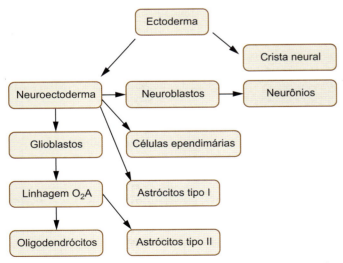

Figura 228.1 Esquema representativo da origem embriológica das células do sistema nervoso.

Vasos sanguíneos e barreiras

Existem barreiras entre o sangue e o líquido cefalorraquidiano (LCR) que delimitam o endotélio capilar, a lâmina basal, o tecido conjuntivo delicado e também as células ependimárias, relacionadas com o revestimento do tecido neural.[2,3]

Outra barreira é a hematencefálica, formada pelos capilares cerebrais, em que o endotélio se apresenta com junções de oclusão, "pés" vasculares da neuróglia e a membrana basal. O revestimento mais externo do tecido nervoso é feito pelas meninges, que são membranas fibrosas que envolvem o cérebro; estão associadas ao LCR e à irrigação sanguínea do sistema nervoso central (SNC). São divididas em paquimeninge ou dura-máter e a leptomeninge, composta de pia-máter e a aracnoide.[4]

CITOPATOLOGIA DO SISTEMA NERVOSO

As células do SN são extremamente sensíveis à privação do oxigênio e às variações qualitativas e quantitativas de substâncias que possam adentrar o neurópilo.[1,5] O tecido é um dos primeiros a entrar em autólise e por isto a coleta e a fixação são etapas importantes para o sucesso do exame do material a ser examinado. A fixação e o método de coloração de eleição são o formol 10% e a hematoxilina e eosina (H&E), em casos excepcionais, o emprego de outras colorações, ou de imuno-histoquímica (IHQ), se faz necessário para o estudo das alterações teciduais. Outro fator importante é a necessidade de observar continuamente o tecido, para que se possa desenvolver a experiência com a linguagem e com as alterações que podem ser sutis para o sucesso do diagnóstico.[6,7]

Neurônio

Este componente celular do tecido nervoso é extremamente sensível às alterações da homeostasia, e apresenta poucos modos de adaptação.[1] A célula entra em processo de necrose pouco tempo após o início do insulto. A lesão e a necrose dos neurônios manifestam-se das seguintes maneiras:

- Pode ser vista em neurônios ocasionais, ou ser vista como áreas extensas de perda de tecido nervoso, que caracterizam a necrose de liquefação
- As causas mais comuns de necrose são a anoxia, hipoxia, substâncias tóxicas químicas ou originárias de plantas, micotoxinas, disfunções metabólicas e doenças infecciosas
- A lesão aguda é manifestada por edema celular como em outros tecidos
- Os dendritos dos neurônios multipolares desaparecem, deixando os neurônios arredondados
- A substância de Nissl desaparece centralmente, o que se denomina "cromatólise central". Neste processo o citoplasma se torna mais eosinofílico, e depois a célula apresenta um aspecto "encolhido". Pode haver cromatólise central devido a lesões metabólicas (deficiência de cobre), tóxicas (intoxicação por tálio) e infecciosas (virais). A cromatólise central é potencialmente reversível. Pode ainda ser observada cromatólise periférica, que representa um estágio da degeneração e morte celular, como também uma fase inicial da recuperação celular.

Neste processo de morte da célula, o núcleo tende a aumentar de volume inicialmente, bem como o nucléolo, e assume posição excêntrica. O núcleo posteriormente sofre cariorrexe e cariólise, e desaparece. À medida que o neurônio entra na fase terminal de necrose, ele é circundado por macrófagos, e os restos celulares são fagocitados. Esse processo denomina-se "neuronofagia".

Podem ocorrer vacuolizações. As vacuolizações nos neurônios podem resultar de dilatação do retículo endoplasmático rugoso e perda dos ribossomos, ou dilatação dos lisossomos pelo armazenamento de produtos de degradação (doenças de armazenamento lisossomal).

Resposta dos neurônios à lesão isquêmica

Na privação de oxigênio, os neurônios apresentam redução ou encolhimento do citoplasma, o qual perde seus detalhes e assume coloração acidofílica uniforme. O núcleo também se encolhe, e encontra-se intensamente basofílico. Essas alterações são vistas em cerca de 6 horas após a lesão isquêmica, e as células mortas desaparecem em 1 ou 2 semanas. Essas lesões não são causadas apenas por isquemia, mas também por hipoxia, hipoglicemia, deficiência de tiamina e em algumas intoxicações.

Resposta dos neurônios às lesões tóxica e infecciosa

Pode ocorrer cromatólise completa, o núcleo fica excêntrico, encolhido e escuro, podendo fragmentar-se e desaparecer.[8] O citoplasma pode apresentar-se pálido, e aumentado de volume, contendo ou não vacúolos, e as margens citoplasmáticas são indistintas. O resultado é a necrose de liquefação.

Resposta à lesão aos axônios que se estendem do sistema nervoso central até a periferia

Acomete principalmente os neurônios motores inferiores, tanto dos nervos cranianos motores quanto dos neurônios dos cornos ventrais da medula espinal. A alteração se denomina "cromatólise central" ou "reação axonal". Caracteriza-se pela tumefação do corpo celular do neurônio, perda da substância de Nissl centralmente e localização excêntrica do núcleo. O axônio distal sofre degeneração walleriana, que se caracteriza por tumefação, fragmentação, degeneração e remoção. A bainha de mielina também sofre degeneração. Pode ocorrer regeneração, ao longo da periferia, pois as células de Schwann da periferia atuam no crescimento e no redirecionamento do segmento axonal.[9,10]

Resposta à lesão aos axônios que permanecem apenas no sistema nervoso central

A resposta pode variar, desde cromatólise central até degeneração rápida, seguida de atrofia. A degeneração walleriana no interior do SNC é semelhante à dos axônios periféricos. A regeneração, entretanto, é limitada ou ausente.

Astrócitos

Normalmente são encontrados no SNC os astrócitos fibrosos, ou do tipo I, que se situam na substância branca, e os protoplásmicos, ou do tipo II, que predominam na substância cinzenta. Em resposta a lesões, os astrócitos podem sofrer hipertrofia, sem perder os processos, e são chamados "gemistócitos".[9,10]

Os astrócitos podem também proliferar, dependendo do tipo de lesão, sendo a célula responsável pelo reparo de lesões no SNC, formando as cicatrizes gliais.[1]

Em lesões agudas e graves, podem perder seus processos, sofrer tumefação e morrer.

Oligodendrócitos

Estas células são as responsáveis pela produção e manutenção das bainhas de mielina no SNC. Essas células também são muito pouco resistentes à lesão e degeneram em condições graves.[1] A sua proliferação em resposta ao reparo é diminuta em determinadas condições, mas ainda é controversa a possibilidade de essa célula entrar em mitose e reparar áreas de desmielinização.[11]

Micróglia

São macrófagos residentes no SNC, encontrados principalmente na substância cinzenta. Essa célula está envolvida na resposta primária a lesões, mostrando proliferação e alta capacidade fagocítica e de apresentação de antígenos.[8,12] Novas células macrofágicas podem afluir ao local da lesão, de origem hematógena (monócitos), e são indiferenciáveis da micróglia residente. Essas células podem acumular-se difusamente ou focalmente, formando nódulos gliais. Podem ser denominadas *gitter cells*, ou macrófagos espumosos, que é um indicativo de lesão e fagocitose da mielina. Estas células podem carrear patógenos para o interior do neurópilo e este mecanismo é conhecido como "cavalo de Troia", pois atravessam a barreira hematencefálica, possibilitando a entrada e a proliferação de agentes, como o vírus da artrite-encefalite-caprina, o vírus da imunodeficiência felina (FIV) e na AIDS de humanos.[8]

MALFORMAÇÕES/ANOMALIAS

Alterações congênitas não são necessariamente hereditárias. As causas dessas anomalias são várias e incluem infecções intrauterinas, fatores nutricionais, toxinas e traumatismos.[9,10,13] Em medicina veterinária de pequenos animais, pode-se dizer que a doença que mais causa malformação é a parvovirose, que, nos felinos, pode levar ao surgimento de hipoplasia cerebelar.

As malformações podem ser classificadas como a seguir.

Microencefalia. De causa desconhecida, mas infecções virais podem ser causadas pela panleucopenia em felinos.

Holoprosencefalia. Uma série de malformações associadas à divisão anormal dos hemisférios cerebrais – podem ser vistas em seres humanos com trissomias 13 e 15. Os hemisférios não se formam, desenvolve-se um cérebro único e rudimentar. Essas anormalidades podem ser acompanhadas por anormalidades faciais, como ciclopia ou fendas faciais.

Ciclopia. Apenas um olho, e outras alterações faciais e cerebrais. Ocorre em várias espécies animais. Uma das causas pode ser a ingestão de plantas tóxicas, principalmente *Veratum californicum*, que contém um alcaloide esteroide teratogênico. O defeito principal é desconhecido, mas deve envolver falhas de proliferação envolvendo a extremidade anterior da notocorda e o mesoderma correspondente.

Cebocefalia. Anatomicamente comparável à ciclopia. Há dois olhos muito próximos, o nariz está deformado, ocorrendo por vezes uma probóscide, sem comunicação com a faringe.

Defeitos dos giros. Microgiria, lissencefalia ou agiria – observadas em cães Lhasa Apso.

Estados disráficos. Grupo de malformações envolvendo o neuroeixo e estruturas associadas; resultam da falha de fusão do tubo neural. Esses defeitos podem ser craniais, espinais ou ambos.

Anencefalia. Ausência do cérebro ou dos hemisférios cerebrais – falha na oclusão do aspecto anterior do tubo neural. Também pode ser chamada "acefalia" ou "hipoplasia prosencefálica". É uma condição em que a porção procencefálica não é formada, ou formada insuficientemente. O diencéfalo é formado normalmente, o que possibilita a manutenção das atividades neurovegetativas, ou seja, as funções vitais, as quais são mantidas por essa estrutura.

Crânio bífido. Condição em que não ocorre a formação perfeita da calota craniana (o fechamento) e o animal nasce apresentando a massa encefálica exposta. Defeito na linha média do crânio (denominado "*craniosquise*") resultando na protrusão somente do cérebro, ou com as meninges, formando saculações ou "celes" (p. ex., encefalocele, meningoencefalocele, meningocele).

Espinha bífida. É o correspondente espinal do crânio bífido: defeito no fechamento da coluna vertebral (*mielosquise*). Nesta condição não ocorre o fechamento da porção dorsal do canal vertebral com concomitante exposição da medula espinal. Tanto no crânio bífido como na espinha bífida podem ocorrer meningocele (herniação das meninges, ou seja, projeção das meninges para o meio exterior do canal vertebral).

Amielia. Ausência da formação da medula espinal.

Diplomielia. Duplicação da medula espinal.

Diastematomielia. Duplicação de parte da medula espinal.

Siringomielia. Cavitação da medula espinal (separada do canal central da medula espinal), e a cavidade é preenchida por um fluido aquoso e delimitada pelo neurópilo, com participação dos astrócitos que proliferam e formam uma nova "glia limitante externa". Diagnosticada em Weimaraners. Pode afetar a porção anterior da medula espinal, alcançando o bulbo (esfingobulbia), ou a ponte (siringopontia). As causas propostas são um padrão vascular anômalo, resultando em isquemia de baixa intensidade, e degeneração parenquimatosa, bem como traumatismos, infecções e neoplasias.

Hidromielia. Dilatação do canal espinal central. Pode ocorrer em associação à espinha bífida, e pode ser precursora da siringomielia. Também pode levar a obstrução ou compressão do canal central da medula.

Aplasia e hipoplasia segmentar do canal espinal.

Perosomus elumbus. Agenesia parcial da medula espinal; em geral o segmento lombar encontra-se envolvido. A porção vertebral correspondente também está ausente.

Hidrocefalia. Condição que pode ser congênita ou adquirida, na qual se observa o aumento do LCR, o que leva à dilatação dos espaços ventriculares. Os ventrículos laterais originam-se no telencéfalo, o terceiro ventrículo encontra-se no diencéfalo e comunica-se com os ventrículos laterais por meio do forame de Monro e do forame interventricular. O quarto ventrículo se forma no rombencéfalo, e conecta-se com o terceiro ventrículo pelo aqueduto cerebral. A hidrocefalia pode ser: externa, interna, comunicante, congênita e adquirida.

Porencefalia. Existência de cavidades císticas no cérebro.

Síndrome de Dandy-Walker. Aplasia ou hipoplasia do verme cerebelar, associada à dilatação balonosa do quarto ventrículo. A lesão pode estar associada à hidrocefalia.

TRAUMATISMO

Os traumas encefálicos e medulares são bem menos frequentes nos animais do que na espécie humana, em que os acidentes com automóveis invariavelmente culminam com algum tipo de traumatismo do sistema nervoso.[9,10]

Trauma encefálico

Menos frequente nos animais devido à menor capacidade de rotação da cabeça nos quadrúpedes. Na lesão traumática do sistema nervoso deve-se levar em consideração o desenvolvimento da lesão que pode ser classificada em:

- Lesão de contusão: agressão encefálica focal, golpe e contragolpe. Geralmente se observa o desenvolvimento de lesão no local do golpe e na porção contralateral, na mesma direção em que a força se dissipou pelo tecido se observa outro foco de lesão, que se denomina "contragolpe"
- Lesão de concussão: agressão encefálica difusa com perda da consciência.

Trauma medular

Em pequenos animais, geralmente devido a atropelamento ou agressões traumáticas. A lesão pode ser classificada em:

- Lesão de contusão: agressão medular focal, golpe e contragolpe
- Lesão de concussão: agressão medular difusa
- Transecção/laceração: lesões graves nas quais ocorre a desconexão de segmentos da medula espinal. Pode levar ao quadro de paralisia ou tetraplegia, dependendo da localização da lesão. Geralmente induzidas por atropelamentos ou agressões na região da coluna vertebral
- Compressão: lesões que surgem devido à compressão da medula espinal, podendo ser causadas pelo surgimento de tumores primários de medula ou de metástases de outros tumores que se alojam na região do canal vertebral. Outro modo de compressão é o que ocorre na doença do disco intervertebral, em que há crescimento dessa estrutura em direção ao interior do canal vertebral, consequentemente, compressão da medula espinal. Doença relativamente comum em Dachsund, Basset Hound ou animais de biotipo assemelhado.

ALTERAÇÕES CIRCULATÓRIAS

Edema

O edema no SNC pode ser classificado em dois tipos:

- Citotóxico: as células é que apresentam o acúmulo anormal de líquido, geralmente visto em situações tóxicas em que os astrócitos que compõem o "pé astrocitário", ao redor dos vasos sanguíneos, acabam acumulando líquido e se apresentam tumefeitos. Como resultado dessa tumefação, comprimem o vaso, aumentando ainda mais a pressão hidrostática no interior deste, levando ao incremento da saída de líquido
- Vasogênico: o líquido acumulado provém de sua saída do interior dos vasos, geralmente visto na substância branca.

Hemorragias

Decorrentes de traumatismos, agentes infecciosos, intoxicações. Geralmente são processos graves. A pressão exercida pelo coágulo sobre o parênquima pode levar a piora do quadro clínico dos animais.

Infarto

Pode ser do tipo anêmico ou hemorrágico. Mais comum nas doenças hipertensivas e arteriosclerose do ser humano – acidente vascular cerebral (AVC) hemorrágico. Nos animais é raro, sendo visto esporadicamente em cães idosos, e muitas vezes é um achado de necropsia, em que ao corte do SNC se encontram cavitações no encéfalo dos animais, resultantes de necrose de liquefação dessa porção, sem que os animais tenham apresentado um histórico clínico aparente.

Encefalopatia hipóxica ou anóxica

Quando a morte resulta de anoxia cerebral aguda, dentro de minutos ou até 8 horas, as lesões não serão evidentes. As lesões só serão evidentes se a hipoxia persistir por mais de 8 horas. As lesões podem incluir poliomalacia ou leucomalacia, focais ou difusas. Em situações de anoxia ou intoxicação por monóxido de carbono pode ocorrer um padrão de necrose dos neurônios do córtex, conhecido como necrose laminar, em que se observa a perda de camadas de neurônios dessa porção do encéfalo.

DISTÚRBIOS DA MIELINA

Hipomielinogênese

Ocorre diminuição ou ausência da formação das bainhas de mielina. Em geral são hereditárias; já foram descritas em cães da raça Weimaraner. Ocorre falta de formação de mielina no SNC, e o defeito está na formação dos internodos de mielina pelos oligodendrócitos. O animal apresenta sintomas de déficit neurológico e de desenvolvimento corporal. Esta alteração também pode acometer o sistema nervoso periférico (SNP), em que as células de Schwann não formam os segmentos de mielina ao redor dos nervos.

Doenças resultantes da destruição da mielina

Podem ser congênitas, ou alérgicas, ou de etiologia viral. No caso das doenças virais, as alterações da mielina são devidas à destruição dos oligodendrócitos por replicação viral, ou ainda pode haver uma reação imunomediada contra as bainhas de mielina, em que a formação de autoanticorpos contra a mielina, aliada à produção excessiva de radicais livres de oxigênio pelos macrófagos estimulados, culmina com a destruição progressiva dos tratos mielinizados do SNC, como na cinomose (ver Capítulo 248, *Encefalomielites*). Nesta doença, além de o vírus lesar as células da glia, há resposta imune dirigida contra os componentes da mielina, com liberação de substâncias que estimulam e tornam crônica a resposta autoimune mantida pelas células T.

DOENÇAS DEGENERATIVAS

Doenças de armazenamento lisossomal

São doenças em que ocorre o acúmulo anormal de substâncias no interior de lisossomos de células do sistema nervoso.[9,10]

Algumas são hereditárias e outras são adquiridas. *Ipomea carnea* e *Solanum fastigiatum* são plantas que, quando consumidas, causam esse tipo de alteração. Trata-se do armazenamento nos lisossomos de materiais poliméricos endógenos. Microscopicamente são vistos vacúolos no citoplasma. Estes vacúolos geralmente estão repletos de material granular, principalmente no citoplasma de neurônios, e também em células da glia. Os lisossomos têm hidrolases ácidas que degradam proteínas, polissacarídios e glicolipídios, transformando-os em unidades monoméricas. Os acúmulos lisossomais podem ocorrer quando:

- O aparato normal é insuficiente para atender à demanda
- Quando há deleção ou mutação de genes envolvidos na produção das enzimas, que é o que ocorre na maior parte dos casos herdados
- Se a enzima em questão for inibida
- Se o lisossomo estiver exposto a grandes quantidades de materiais que as enzimas não puderem degradar.

Quando hereditária, os sintomas manifestam-se em animais jovens e imaturos, podendo iniciar-se poucas semanas após o nascimento. Entre os sintomas, pode-se observar ataxia, incoordenação e tremores, terminando por apresentar incapacidade neuromuscular ou prostração. As doenças mais comuns são:

- Lipidoses: gangliosidoses, glicocerebrosidose, esfingomielinose, galactocerebrosidose (leucodistrofia de células globoides)
- Glicoproteinoses: fucosidose, manosidose
- Glicogenoses
- Mucopolissacaridoses
- Lipofuscinose ceroide.

Abiotrofia

Condição em que células apresentam processo degenerativo e morte precoce, levando ao surgimento de sinais clínicos específicos relacionados com diminuição ou ausência das funções realizadas por essas células. Em caninos existem diversos relatos de envolvimento geralmente hereditário desse tipo de alteração. Devido à semelhança com algumas doenças de humanos, essas alterações, ainda pouco estudadas nos animais, podem servir como modelo para a compreensão das doenças na espécie humana.

Síndrome de Wobbler

Diz respeito a uma malformação do canal vertebral na altura das vértebras cervicais, que induz à compressão da medula espinal e, consequentemente, ao surgimento de sintomas relacionados com essa condição. Essa condição já foi relatada em cavalos, cães e também humanos. Síndrome encontrada em cães de raças grandes; os sinais insidiosos de ataxia aparecem em cães com menos de 2 anos, exceto em Doberman, cujos sintomas se iniciam em idade mais avançada. Inicialmente há incoordenação dos membros posteriores, estendendo-se para os anteriores. As lesões estão restritas à coluna cervical, geralmente um ou dois locais de compressão (C5-C6 ou C6-C7). Causam compressão nesses pontos, destruindo a substância cinzenta. Pode haver degeneração walleriana. Fatores como instabilidade vertebral e deformações das articulações vertebrais ou malformações das vértebras foram implicados.

Encefalopatias e encefalomalacias

Encefalopatia é um termo geral para indicar degeneração do sistema nervoso, que quando afeta os neurônios também pode se denominar "neuroniopatia", quando axônios são afetados é denominada "axonopatia", quando é a mielina, mielinopatia, e quando são os vasos, vasculopatia.[9,10]

A necrose no sistema nervoso é denominada "malacia", a qual pode estar restrita à substância branca ou à cinzenta. A necrose no encéfalo é denominada "encefalomalacia" e, na medula espinal, mielomalacia.

Encefalopatia espongiforme transmissível

Doenças causadas pelas proteínas infectantes denominadas "príon" (PrPˢᶜ). Em veterinária existem o *scrapie* (ovinos), a encefalopatia espongiforme bovina (BSE; doença da "vaca louca"), a encefalopatia espongiforme felina (FSE) e as dos animais silvestres. As alterações estão restritas ao encéfalo e consistem na existência de neurônios com vacúolos e na perda seletiva destes, que leva ao surgimento de alterações clínicas e patológicas que podem culminar com a morte do animal. Devido à possibilidade de infectar humanos, controle e cuidados para a eliminação desta doença têm intensificado a vigilância sanitária em diversos países.

Polioencefalomalacia

Doença causada pela deficiência de tiamina (vitamina B_1), que pode levar ao surgimento de necrose da substância cinzenta (*polio* = cinza + encefalomalacia = necrose do encéfalo). Os gatos que ingerem peixes que contêm tiaminase podem desenvolver polioencefalomalacia.

Encefalites

São os processos inflamatórios localizados no encéfalo. Dividem-se em:

- Meningites: inflamação nas meninges
- Mielite: inflamação na medula espinal
- Meningoencefalomielite: quando o processo inflamatório acomete as meninges, o encéfalo e a medula espinal.

Causas

Bactérias

As infecções bacterianas podem ocorrer por solução de continuidade ou por via hematógena, podendo apresentar aspecto piogênico ou não, dependendo do tipo de bactéria envolvida. As infecções piogênicas são os processos que cursam com a formação de pus. Pode ocorrer formação de abscessos, os quais podem ser epidurais e subdurais. Os abscessos cerebrais são, na maioria das vezes, causados pela via hematógena, existindo uma série de agentes e formas conhecidas.

Protozoários

Os animais domésticos e selvagens são suscetíveis a processos de encefalomielite causada por *T. gondii*, *Neospora*, *Sarcocystis*, *Frenkelia*, *Plasmodium*, *Hartmannella*, *Trypanosoma* e *E. cunniculi*. A fisiopatologia desses processos de encefalites por protozoários ainda é pouco conhecida e eventos relacionados com o tipo de resposta imune e a resposta inflamatória que são montadas pelo próprio hospedeiro podem ser dirigidos pela ação de estímulos elicitados pelo próprio protozoário, levando a um processo seletivo de resposta imune e sobrevivência dos parasitas. Alguns dos agentes mais importantes em encefalites de animais estão citados a seguir.

Toxoplasma gondii. A encefalomielite por protozoário mais bem estudada e conhecida é indubitavelmente a causada por *T. gondii*. A sua prevalência varia consideravelmente entre as espécies e entre populações em todo o mundo. Embora a toxoplasmose possa estar associada ao envolvimento sistêmico, o SNC é o principal órgão clinicamente afetado em pacientes imunocomprometidos. Esta doença acomete diversas espécies domésticas e selvagens e humanos. O desenvolvimento da doença clínica é geralmente associado aos estados imunossupressivos, sendo frequentemente encontrada em animais jovens, e na espécie canina pode se desenvolver concomitantemente à cinomose.

Neospora caninum. Esta é uma doença que tem crescido recentemente. O parasita foi descrito na década de 1980 e, pelo fato de apresentar morfologia semelhante à de *Toxoplasma gondii*/*Sarcocystis*, torna-se difícil diferenciar entre eles. As lesões podem variar desde áreas de malacia, com muito infiltrado inflamatório, a alterações mínimas sem resposta inflamatória importante.

Encephalitozoon cuniculi. Este é um microsporídeo que foi recentemente diagnosticado em São Paulo, acometendo diversas espécies animais, inclusive o ser humano. Indivíduos jovens ou em estados de imunossupressão são mais suscetíveis. Em cães, causa encefalomielite e nefrite intersticial com infiltrado inflamatório mononuclear que pode variar de intenso a mínimo. Pouco se conhece sobre a biologia e a epidemiologia do parasita em nosso meio. Ainda pouco se sabe sobre a ocorrência de demais casos em outras espécies de animais domésticos, ou a prevalência da doença na população em animais domésticos ou selvagens. O estudo sorológico da população animal, aliado ao emprego de técnicas histo e imuno-histoquímicas, além de reação em cadeia da polimerase (PCR), pode estabelecer novos dados sobre o perfil epidemiológico dessa doença no Brasil.

Vírus

Os principais estão descritos a seguir.

Rhabdoviridae. É o agente causador da raiva. A doença cursa com o desenvolvimento de uma polioencefalite não supurativa, que acomete animais e o ser humano, e é uma doença grave e de curso fatal. A raiva é uma zoonose que acomete todos os animais de sangue quente, conhecida desde a antiguidade porque os sintomas agonizantes, semelhantes no ser humano e nos animais, invariavelmente levam à morte. As associações estabelecidas entre variantes virais, áreas geográficas e hospedeiros vertebrados indicam que, além do equilíbrio ecológico, deve haver uma relação de sintonia entre a variante e a espécie hospedeira, caracterizada pelos mecanismos de patogenia que produzem manifestações clínicas próprias para a perpetuação do vírus. Período de incubação, viscerotropismo, fenômeno da morte precoce, sintomas de paralisia ou encefalite, entre outros aspectos da infecção pelo vírus da raiva, podem estar modulados pela resposta imunológica, estando relacionados com a existência de anticorpos específicos e com o local de multiplicação viral no SNC.

Herpesviridae. Acomete caninos, bovinos, equinos, suínos (doença de Aujesky).

Retroviridae. Pode acometer felinos portadores do vírus da imunodeficiênia felina viral, os quais também apresentam quadros de encefalite decorrentes do desenvolvimento de doença e invasão do vírus para o interior do neurópilo. O mecanismo de entrada no SN desenvolvido por estes agentes é conhecido como "cavalo de Troia", em alusão à infecção dos monócitos sanguíneos que, ao adentrarem o tecido nervoso para recompor a população de macrófagos residentes, carreiam o vírus, que posteriormente desencadeia um processo inflamatório.

Paramyxoviridae. A principal doença causada por este agente é a cinomose canina. A cinomose é uma doença infecciosa altamente contagiosa, de distribuição mundial. A frequência e a ocorrência dessa doença são variáveis em diferentes regiões do planeta. A doença acomete principalmente os canídeos, mas também outras diversas espécies de carnívoros e não carnívoros, domésticos ou selvagens, terrestres ou marinhos. Em caninos domésticos a infecção se dá por aerossóis, o vírus é epiteliotrópico, sua replicação inicial se dá no epitélio e tecido linfoide oronasal e progride para disseminação orgânica. A afecção generalizada e grave do tecido linfoide leva à imunossupressão grave. Esta imunossupressão favorece o surgimento de infecções secundárias por agentes oportunistas, como no quadro de broncopneumonia bacteriana, gastrenterite, dermatite pustular e conjuntivite purulenta, que geralmente são encontradas nos casos da doença em animais jovens. Cerca de 50% dos animais infectados desenvolvem encefalomielite não supurativa aguda bastante grave. Nos casos em que os animais se recuperam da fase aguda, a doença pode evoluir para um quadro de desmielinização crônica, com surgimento de sintomas graves. A persistência do vírus, ou da resposta imune intratecal, ou ambas, está envolvida no desenvolvimento de lesões e sintomatologia relacionadas com a desmielinização. Alguns animais apresentam manifestação tardia da doença, a encefalite do cão idoso. Nesta situação, o vírus não é mais identificado por isolamento, mas existem corpúsculos virais em células nervosas e identificação de fragmentos do genoma do vírus. A lesão que ocorre é caracterizada como pan-encefalite, a qual é muito semelhante ao quadro da pan-encefalite subaguda esclerosante, doença que acomete seres humanos que desenvolveram sarampo na infância. O desenvolvimento do(s) quadro(s) cliniconeurológicos da doença estão relacionados com idade do animal, estado imune e cepa viral.

REFERÊNCIAS BIBLIOGRÁFICAS

1. Graça DL, Bondan E, Violin LAP, Maiorka PC. (orgs.). Biologia da desmielinização e remielinização: a base da esclerose múltipla. v.1. Santa Maria: Editora da UFSM; 2011. 240 p.
2. De Lahunta A, Glass E. Veterinary neuroanatomy and clinical neurology. 3. ed. Philadelphia: WB Saunders; 2009.
3. Ramos AT, Maiorka PC, Graça DL. Gap junctions and communication within the nervous system. Brazilian J Veterinary Pathology. 2008;1:36-45.
4. Lorenz MD, Kornegay JN. Neurologia veterinária. 4. ed. São Paulo: Manole; 2006. p. 404.
5. Wood PL. Neuroinflammation mechanisms and management. Totowa, New Jersey: Humana Press, 1998. 375p.
6. Fenner WR. Doenças do cérebro. In: Ettinger SJ, Feldman EC. Tratado de medicina interna veterinária: doenças do cão e do gato. 5. ed. v.1, Rio de Janeiro: Guanabara Koogan AS; 2004. p. 623.
7. Slauson DO, Cooper BJ. Mechanisms of disease: a textbook of comparative general pathology. Baltimore: Williams & Wilkins, 1990. 541p.
8. Rothwell NJ. Immune responses in the nervous system. Oxford: BIOS Scientific; 1995. 233p.
9. Summers BA, Cummings JF, De Lahunta A. Veterinary neuropathology. St. Louis: Mosby-Year Book Inc.; 1994. 527p.
10. Zachary JF. Sistema nervoso. In: Mc Gavin MD, Zachary JF. Bases patológicas das doenças veterinária. 4. ed. St. Louis: Mosby Elsevier, 2009. p. 870.
11. Ramos AT, Maiorka PC, Graça DL. Remyelination in experimentally demyelinated connexin 32 knockout mice. Arquivos de Neuro-Psiquiatria. 2009;67:488-99.
12. Kreutzberg GW. Micróglia: a sensor for pathological events in the CNS. Trends in Neurosciences. 1996;19(8):312-8.
13. Braund KG. Anomalias congênitas e hereditárias do sistema nervoso. In: Manual Merck de veterinária. 9. ed. São Paulo: Roca; 2008. p. 851.

229
Encéfalo

João Pedro de Andrade Neto

O encéfalo é a parte do sistema nervoso central (SNC) protegida pelo crânio neural. Embriologicamente, divide-se em prosencéfalo, mesencéfalo e rombencéfalo. O prosencéfalo subdivide-se em telencéfalo e diencéfalo, enquanto o rombencéfalo subdivide-se em metencéfalo, que dará origem à ponte e ao cerebelo, e em mielencéfalo, dando origem ao bulbo ou medula oblonga. O mesencéfalo não sofre subdivisão. Anatomicamente, o encéfalo divide-se em cérebro (telencéfalo e diencéfalo), tronco encefálico (mesencéfalo, ponte e bulbo) e cerebelo.[1] Devido a diferenças na função encefálica entre humanos e animais, os sintomas de alteração encefálica em animais tendem a ser diferentes dos encontrados em humanos.[2] Será adotada a classificação anatômica que mostra sintomas característicos nessa divisão encefálica, em três síndromes: cerebral, cerebelar e de tronco encefálico.[3]

O *cérebro* engloba córtex cerebral, núcleos da base, tálamo, epitálamo e hipotálamo. Essas áreas medeiam funções encefálicas superiores, como personalidade e comportamento, aprendizado, planejamento motor, processamento sensorial e funções autonômicas, endócrinas e emocionais. Os nervos olfatório e óptico são também nervos cerebrais primários.[4] Lesões cerebrais causam alteração de comportamento ou do estado mental, crises convulsivas, alteração visual com as pupilas intactas, diminuição contralateral da sensibilidade facial e hemiparesia branda com déficits em reações posturais. Apenas um ou dois desses sintomas podem estar presentes, porque o cérebro é uma estrutura relativamente grande, com áreas funcionais bem localizadas.[5] Alterações de comportamento e do estado mental são frequentemente observadas: apatia, depressão ou estupor, desorientação, incapacidade de reconhecer o proprietário ou o ambiente, perda dos hábitos caseiros adquiridos e, algumas vezes, hiperexcitabilidade e agressividade.[4] A consciência raramente estará alterada em lesões cerebrais. Geralmente, esses danos causam obnubilação e apatia. Estupor e coma são consequência de dano cerebral bilateral, difuso e grave, ou lesões amplas no diencéfalo.[6] Lesões frontais frequentemente causam desinibição que resulta em marcha excessiva. O andar compulsivo pode continuar até que o animal caminhe em direção a um canto e permaneça com a cabeça pressionada contra obstáculos. Se a lesão for unilateral ou assimétrica, o animal pode andar em círculos. Esse movimento em um animal com lesão cerebral geralmente é do mesmo lado da lesão e tende a ser em círculos grandes.[6]

O *cerebelo* é um órgão composto de duas massas laterais, que são os hemisférios cerebelares, os quais se encontram com uma porção central denominada "vérmis". Este localiza-se na fossa posterior dorsal ao quarto ventrículo e está ligado à ponte e à porção medular do tronco encefálico, por intermédio dos pedúnculos cerebelares.[7] O cerebelo funciona como um coordenador e aperfeiçoador dos movimentos que se originam do sistema do neurônio motor superior, auxiliando na manutenção do equilíbrio e na regulação do tônus muscular para preservar a posição normal do corpo, enquanto em repouso ou durante movimento.[5] Teoricamente, três síndromes cerebelares podem

ser diferenciadas devido a localizações específicas dentro do cerebelo: vestibulocerebelar, espinocerebelar e pontinocerebelar. Os nomes dessas síndromes descrevem a origem das projeções aferentes para o cerebelo: na vestibulocerebelar, recebem informações dos núcleos vestibulares; na espinocerebelar, recebem informações da medula espinal; e na pontinocerebelar, recebem informações dos centros motores superiores. Lesões no lobo floculonodular (vestibulocerebelo),[6] associadas ou não à lesão no núcleo fastigial,[8] causam alterações de equilíbrio, com inclinação da cabeça ipsi ou contralateralmente à lesão, postura em base ampla, ataxia locomotora,[6] além de nistagmo e estrabismo.[8] Quando ocorrem no espinocerebelo, estão associadas a aumento de tônus muscular (hipertonia) e distúrbios na propriocepção; no pontinocerebelo, manifestam-se como assinergia (os componentes do cerebelo não são harmônicos, mas isolados e desproporcionais), dismetria e tremor intencional.[6] Essas síndromes são raramente vistas isoladas em medicinas humana e veterinária. Geralmente, as lesões são extensas, envolvendo duas ou mesmo três regiões do cerebelo.[6]

As lesões cerebelares tipicamente resultam em déficits ipsilaterais, exibidos como dismetria, ataxia e tremores. A ataxia refere-se à "falta de um áxis", ou seja, um movimento longe do áxis do corpo (uma linha reta do focinho à cauda). Os animais terão uma postura em base ampla e balançam para os lados durante a marcha. Ao iniciar movimentos voluntários, a cabeça frequentemente oscilará, já que o sistema vestibular também estará afetado em lesões cerebelares.[8] Além da alteração de marcha, podem-se encontrar alterações na variação, no ritmo, na direção e na força dos movimentos motores, denominadas "dismetria".[3] Os tremores de origem cerebelar são denominados "tremores de intenção". Esses tremores se manifestam quando o animal inicia um movimento voluntário. O tremor intencional indica lesão nas áreas laterais dos hemisférios cerebelares ou núcleo denteado.[8]

Tronco encefálico é um pequeno órgão relacionado com a maioria dos nervos cranianos, além de ser responsável pelo controle das funções neurovegetativas (controle cardiovascular, respiratório etc.). Funcionalmente divide-se em mesencéfalo, ponte e bulbo. Lesões no tronco encefálico produzem sinais de alterações em neurônio motor superior em todos os membros (tetraparesia ou tetraplegia) ou em membro torácico e pélvico de um mesmo lado (hemiparesia ou hemiplegia). A paresia ou paralisia produzida por lesões em tronco encefálico é obviamente vista na marcha e em reações posturais. Sinais de nervos cranianos (III-XII) estão presentes em lesões amplas e fornecem importantes sinais de localização (alterações motoras, envolvendo neurônios motores inferiores, ou sensoriais). As lesões em nervos cranianos são ipsilaterais, enquanto as alterações motoras podem ser ipsi ou contralaterais, dependendo do nível e das vias envolvidas. O estado mental do animal poderá estar comprometido (depressão ao coma), especialmente em lesão de mesencéfalo e ponte, que interrompe o sistema ativador reticular ascendente.[6,3] Clinicamente, lesões em tronco encefálico são divididas em síndromes mesencefálica e pontinobulbar.[2] As alterações mesencefálicas são relativamente incomuns.[3] Os animais podem ficar deprimidos ou comatosos e apresentar postura com rigidez de todos os membros, associada a opistótono. O *mesencéfalo* tem, além dos nervos cranianos III e IV, núcleos motores importantes e apresenta importante função na regulação da consciência. O núcleo rubro dá origem a um importante trato do neurônio motor superior em quadrúpedes, e a lesão nesse núcleo causará paresia ou paralisia. As lesões mesencefálicas podem produzir rigidez descerebrada, postura com extensão dorsal do pescoço e extensão dos membros. Isso ocorre porque os tratos vestibuloespinais, que se originam na medula, não sofreriam a inibição causada pelos tratos rubro-espinais e exerceriam seus efeitos excitatórios nas musculaturas extensoras dos membros e pescoço.[4] Não há comprometimento respiratório, uma vez que os centros respiratórios encontram-se no bulbo,[4] embora a hiperventilação possa ocorrer em alguns animais.[3] Lesões graves e difusas podem provocar miose bilateral inicialmente, e mudança gradativa para midríase bilateral poderá ocorrer.[3]

A ponte e o bulbo são as porções mais caudais do tronco encefálico. Os tratos motores e sensoriais da medula espinal atravessam essas áreas. Déficits proprioceptivos ou paresia são comuns e o lado afetado depende do local (antes ou no local da decussação das fibras). Uma vez que o centro respiratório reside na medula, um animal com lesão grave morrerá por comprometimento respiratório.[4] A respiração em animais com lesão grave pontinobulbar pode ser irregular e apneica (*i. e.*, respiração apnêustica), rápida e superficial (hiperventilação neurogênica central) ou superficial e lenta, mas regular (hipoventilação alveolar central).[3] As lesões pontinobulbares são caracterizadas por múltiplos déficits dos nervos cranianos. Os nervos cranianos V a XII surgem na ponte e na medula. As lesões nesses nervos mostrarão alterações ipsilaterais.[4]

As doenças que envolvem o encéfalo são agrupadas de acordo com a sua natureza, ou seja, anomalias, degenerativas, inflamatórias, idiopáticas, metabólicas, nutricionais, traumáticas, vasculares e neoplásicas.

Uma vez localizada a lesão, uma lista de diagnósticos diferenciais pode ser produzida, e um plano diagnóstico, desenvolvido. Doenças hereditárias e congênitas serão mais frequentes em animais jovens de raça pura. Embora doenças infecciosas, lesões traumáticas e intoxicações exógenas possam ocorrer em qualquer idade, animais jovens são mais suscetíveis. Algumas doenças, como epilepsia idiopática, terão início na fase adulta.[9] Com o aumento da faixa etária, neoplasias, encefalopatias metabólicas e doenças degenerativas tornam-se cada vez mais comuns.[9] O início e a progressão dos sintomas clínicos são importantes pistas para determinar o diagnóstico diferencial. Malformações congênitas deverão estar presentes ao nascimento e ser relativamente estáticas, embora algumas, como a hidrocefalia, possam progredir com o tempo. O início agudo dos sintomas seria esperado com doenças vasculares, trauma, maioria das intoxicações exógenas e muitas doenças inflamatórias/infecciosas ou metabólicas. A maioria das doenças degenerativas ou neoplásicas será crônica e progressiva, assim como algumas doenças inflamatórias/infecciosas ou metabólicas.[9]

Doença congênita refere-se a qualquer doença ou malformação presente ao nascimento. Engloba ambas as condições genéticas e o resultado de influências externas durante a gestação, como toxinas, desnutrição ou infecções. Doenças hereditárias terão modos de herança autossômica recessiva na maioria das vezes, ou herança complexa, porque o modo de herança dominante será eliminado da reprodução simplesmente pela não utilização dos animais afetados.[9] As doenças congênitas mais comuns são: hidrocefalia, lissencefalia e hipoplasia cerebelar.[3,6,7-9]

Doenças degenerativas do SNC tradicionalmente incluem doenças da mielina, como desmielinização, e leucodistrofias, encefalopatias mitocondriais, degenerações espongiformes e doenças do armazenamento lisossomal. Em contraste a essas doenças, nas quais há espraiamento de danos teciduais em seções extensas do sistema nervoso, outras doenças são caracterizadas por degeneração altamente específica no SNC.[8] Em geral, a degeneração neuronal é também denominada "abiotrofia". O termo abiotrofia refere-se à degeneração neuronal prematura causada por um distúrbio metabólico intrínseco do sistema nervoso. Em animais adultos e idosos, podem-se encontrar doença de Lafora e síndrome da disfunção cognitiva e, em algumas raças específicas, lipofuscinose ceroide e abiotrofia cortical cerebelar.[2,5]

Lesões inflamatórias do SNC são um grupo importante de doenças em todas as espécies de animais e um desafio para os veterinários. Além de causar comprometimento neurológico grave, várias doenças são zoonóticas.[10] Há grande número de doenças inflamatórias que envolvem o SNC, de etiologias conhecidas ou idiopáticas. Encefalomielites de etiologia conhecida incluem as encefalomielites virais (cinomose, raiva, peritonite infecciosa felina), bacterianas, fúngicas e por protozoários (toxoplasmose, neosporose),[10] enquanto as encefalomielites de etiologia não conhecida, também denominadas "meningoencefalite de causa desconhecida" (MED), incluem um grande número de doenças. Provavelmente as MED são doenças imunomediadas; entre elas encontram-se meningoencefalite granulomatosa, meningoencefalite necrosante, leucoencefalite necrosante, meningite-arterite responsiva a corticosteroide, entre outras.[10] A maioria das doenças inflamatórias ou infecciosas do sistema nervoso afeta a medula espinal, assim como o encéfalo, produzindo doença multifocal.[9] Por esse motivo, as doenças inflamatórias e infecciosas do SNC serão discutidas em um capítulo à parte (ver Capítulo 248, *Encefalomielites*).

A função do sistema nervoso normal depende de um ambiente bem harmonizado. Reciprocamente, a homeostasia do corpo é coordenada pelo sistema nervoso por meio dos sistemas somático, autônomo e neuroendócrino. Doenças que alteram a homeostasia frequentemente causam efeitos profundos no sistema nervoso. Encefalopatias metabólicas ou tóxicas em geral deprimem primeiro as funções superiores (cortical) e, em seguida, afetam as funções do tronco encefálico. Não produzem sinais focais de localização. As intoxicações exógenas podem causar mudanças bioquímicas e são potencialmente reversíveis, enquanto outras produzem danos estruturais.[6] Geralmente, os sinais são os mesmos das lesões corticais difusas, mas podem ter outros componentes, dependendo da causa (p. ex., fasciculações musculares causadas por intoxicação por organofosforados).[6] Doenças nutricionais são incomuns em animais de companhia. Malnutrição grave pode causar uma variedade de anormalidades relacionadas com deficiências múltiplas. Deficiência ou excesso de vitaminas e desequilíbrios minerais são as anormalidades mais comuns observadas na prática (p. ex., hipo ou hipervitaminose A).[3]

Doenças vasculares referem-se a qualquer anormalidade do encéfalo causada por um processo patológico que compromete o suprimento sanguíneo.[11] São raras em animais, quando comparados à espécie humana, mas, com o avanço de técnicas de imagem, a frequência está aumentando em medicina veterinária.[9] Esses processos podem ser resultado de oclusão do lúmen de um vaso por trombo ou êmbolo, ruptura da parede de um vaso sanguíneo, lesão ou permeabilidade alterada da parede de um vaso sanguíneo ou maior viscosidade ou outras mudanças na qualidade do sangue.[11] Geralmente são subdivididos em infarto e hemorragia.[9] Uma característica da ocorrência de um acidente vascular encefálico é a maneira súbita com que os sintomas neurológicos se desenvolvem, seguidos de controle e depois regressão dos déficits neurológicos, com exceção dos quadros fatais.[11]

As neoplasias intracranianas podem ser divididas em primárias ou secundárias. São considerados primários os tumores que se originam de células normalmente encontradas dentro do encéfalo e das meninges, incluindo neuroepitélio, tecidos linfoides, células germinativas e tecidos malformados. Tumores secundários são neoplasias que alcançaram o encéfalo por meio de metástases de um tumor primário fora do sistema nervoso, ou neoplasias que afetam o encéfalo por invasão local ou extensão de tecidos adjacentes não neurais, como o osso.[12]

No consultório, realiza-se a seguinte rotina para a identificação de uma afecção que compromete o encéfalo: (1) identificação do paciente em relação a idade, raça, sexo e idade em que ocorreu o início dos sintomas; (2) sintomas clínicos para a localização da lesão; (3) curso da doença (progressiva ou não progressiva); (4) envolvimento ambiental (região urbana, rural etc.). Após esse início, identificam-se as prováveis causas dessas alterações. Inicia-se com exames de rotina (bioquímica, urinálise e hemograma) quando se suspeita de doenças metabólicas, nutricionais, encefalites ou vasculares. Se necessário, complementa-se com avaliação hormonal ou exames mais específicos, como eletroforese de proteínas e dosagens séricas de ácidos biliares. Estudo radiográfico ou ultrassonográfico será útil para o diagnóstico de doenças metabólicas (encefalopatia hepática ou renal), de possíveis causas de doença vascular cerebral ou de tumores primários localizados em tórax ou abdome. Solicita-se análise de líquido cefalorraquidiano (LCR) ou ressonância magnética (RM), se houver suspeita de doença inflamatória/infecciosa. Quando se suspeitar de lesões estruturais encefálicas (p. ex., neoplasia, acidente vascular encefálico), opta-se por exames de imagem (ultrassonografia transcraniana, tomografia computadorizada [TC] ou RM). Para animais de pequeno porte, com risco anestésico, opta-se pela ultrassonografia transcraniana, com o objetivo de definir lesões estruturais, tamanho dos ventrículos ou outros achados importantes. Para pacientes de médio ou grande porte, ou quando o exame de ultrassonografia transcraniana não for elucidativo, realiza-se TC ou RM. Geralmente opta-se por RM, principalmente se a lesão estiver em fossa posterior. Se a suspeita for neoplasia em fossa anterior (neoplasia cerebral) e o paciente apresentar risco anestésico, pode-se solicitar a TC. Se o diagnóstico for inconclusivo, realiza-se o diagnóstico terapêutico, aplicando a terapia da afecção que se julgar mais provável.

Adiante serão mostradas as afecções que comprometem o encéfalo; as afecções metabólicas e endócrinas serão discutidas em seus respectivos sistemas, digestório e endócrino, enquanto os processos inflamatórios e infecciosos são descritos no Capítulo 248, *Encefalomielites*.

REFERÊNCIAS BIBLIOGRÁFICAS

1. Machado A. Neuroanatomia funcional. 2. ed. São Paulo: Atheneu; 2003. 363 p.
2. Gandini G, Jaggy A, Challande-Kathmann I. Diseases of the cerebrum. In: Jaggy A, Platt SR editors. Small animal neurology. Hannover: Schlütersche Verlagsgesellschaft GmbH & Co; 2010. p. 427-66.
3. Braund KG. Clinical syndromes in veterinary neurology. 2. ed. Missouri: Mosby-Year Book Inc.; 1994.
4. Fenner WR. Diseases of the brain. In: Ettinger SJ, Feldman EC. Textbook of veterinary internal medicine. 4. ed. Philadelphia: WB Saunders Co.; 1995.
5. De Lahunta A, Glass E. Veterinary neuroanatomy and clinical neurology. 3. ed. St. Louis: Saunders Elsevier; 2009. p. 454-75.
6. Lorenz MD, Kornegay JN. Handbook of veterinary neurology. 4. ed. Philadelphia: Elsevier Science; 2004. p. 323-44.
7. Chrisman CL. Problems in small animal neurology. 2. ed. Philadelphia: Lea & Febiger; 1991.
8. Sanders SG, Bagley RS. Cerebellar diseases and tremors syndromes. In: Dewey CW, Da Costa RC editors. A practical guide to canine and feline neurology. 2. ed. Ames: John Wiley & Sons, Inc.; 2008. p. 287-322.
9. O'Brien DP, Coates JR. Brain disease. In: Ettiger SJ, Feldman EC. Textbook of veterinary internal medicine. 7. ed. St Louis: Saunders Elsevier; 2010, Vol. 2, Capítulo 259; p. 1413-46.
10. Tipold A. Treatment of primary central nervous system inflammation (encephalitis and meningitis). In: Bonagura JD, Twedt DC editors. 14. ed. Kirk's current veterinary therapy. St. Louis: Saunders Elsevier; 2009. p. 1070-4.
11. Garosi LS, Platt SR. Treatment of cerebrovascular disease. In: Bonagura JD, Twedt DC editors). Kirk's current veterinary therapy. 14. ed. St. Louis: Saunders Elsevier; 2009. p. 1074-9.
12. LeCouteur RA, Withrow SJ. Tumors of the nervous system. In: Withrow SJ, Vail DM. Withrow & MacEwen's Small animal clinical oncology. 4. ed. St. Louis: Saunders Elsevier; 2007. p. 659-85.

230
Malformações

João Pedro de Andrade Neto

HIDROCEFALIA
Conceito e classificação

Hidrocefalia é definida como o acúmulo excessivo de líquido cefalorraquidiano (LCR) dentro ou fora do sistema ventricular do encéfalo (hidrocefalia interna ou externa, respectivamente), geralmente associado a hipotrofia ou atrofia do tecido nervoso ao redor dos ventrículos.[1] Em cães e gatos jovens, a maioria é interna, sendo a hidrocefalia congênita mais comum em cães[2] (Figura 230.1). Atualmente conceitua-se hidrocefalia como a distensão ativa do sistema ventricular do encéfalo relacionada com a passagem inadequada de LCR a partir do seu ponto de produção dentro do sistema ventricular até o seu ponto de absorção na circulação.[3] Na hidrocefalia compensatória, o volume de LCR ocupa o lugar onde o parênquima foi destruído (p. ex., infarto) ou não se desenvolveu (p. ex., hipoplasia cerebelar), ou em ambas as situações, enquanto na hidrocefalia obstrutiva, o acúmulo de LCR ocorre à frente de uma obstrução no padrão circulatório normal ou nos pontos de reabsorção do sistema venoso.[4]

O encéfalo normalmente contém áreas desprovidas de células, mas que são preenchidas por LCR. Essas áreas são coletivamente denominadas "sistema ventricular". Os componentes da região rostral até a região caudal são: ventrículos laterais, terceiro e quarto ventrículos. Esse sistema é revestido por células colunares especializadas que apresentam microvilosidades, denominadas "células ependimárias"; essas células formam uma barreira entre o LCR e o parênquima encefálico.[5] O LCR é produzido em uma taxa de 0,03 a 0,5 mℓ/min no cão e 0,02 mℓ/min no gato por dois processos distintos: ultrafiltração do plasma sanguíneo e mecanismos de transporte ativo que utilizam energia.[6] O plexo coroide nos ventrículos laterais, terceiro e quarto ventrículos, produz LCR em um processo dependente de energia que necessita de anidrase carbônica. Essa produção é independente da pressão hidrostática dentro dos ventrículos, mas é influenciada pela pressão osmótica do sangue. O restante do LCR é produzido como um produto do metabolismo no encéfalo ou na medula espinal, como fluido extracelular que se move pelo fluxo em massa através do parênquima, das camadas ependimárias dos ventrículos e da pia-máter na superfície do encéfalo, para entrar no espaço subaracnoide.[7] Um estudo da produção de LCR no cão revelou que 35% são derivados dos ventrículos laterais e do terceiro ventrículo, 23% do quarto ventrículo e 42% do espaço subaracnoide.[6] Depois de sua produção, o LCR flui pelo sistema ventricular por meio de uma série de estreitamentos de um compartimento para o próximo, começando pelos ventrículos laterais ao terceiro ventrículo através do forame interventricular. A partir do terceiro ventrículo, ele flui pelo aqueduto mesencefálico até o quarto ventrículo, saindo pelas aberturas laterais para o espaço subaracnoide, do encéfalo e da medula espinal. Uma pequena quantidade entra no canal central da medula espinal a partir do quarto ventrículo.[7,8] O bombeamento de sangue para os plexos coroides fornece energia para o fluxo de LCR nos ventrículos. Normalmente, não há pressões diferenciais mensuráveis dentro do sistema ventricular porque a produção e o fluxo de LCR são relativamente baixos e também pelas propriedades viscoelásticas do encéfalo. Se uma área de menor pressão se desenvolver, o encéfalo rapidamente realiza mudança para outras áreas, dissipando essa pressão diferente.[9]

Comparado ao ultrafiltrado plasmático, o LCR tem menos potássio e cálcio e mais sódio, cloro e, especialmente, magnésio. Apresenta também glicose ao redor de 80% da concentração sanguínea e muito menos proteína (menos de 25 mg/dℓ, sendo a maioria albumina).[6] O principal local de absorção do LCR está nas vilosidades aracnoides localizadas no seio venoso e nas veias cerebrais. A absorção do LCR é um processo passivo não dependente de energia.[10] Os mecanismos valvulares das vilosidades aracnoides controlam a taxa de absorção, dependendo das diferenças de pressão entre elas e a pressão intracraniana. Quando a pressão intracraniana estiver abaixo de 7 cmH$_2$O não haverá absorção de LCR. Pressões maiores promovem aumento na absorção do LCR na proporção da pressão ventricular. Em essência, o sistema de válvulas age para a manutenção da pressão intracraniana na faixa da normalidade.[7]

A hidrocefalia pode ser classificada de acordo com localização, etiologia, morfologia ou pressão. Quanto à localização, pode ser definida como hidrocefalia interna (obstrução dentro do sistema ventricular) ou externa (obstrução no espaço

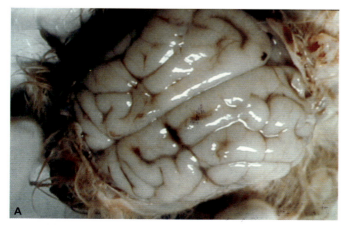 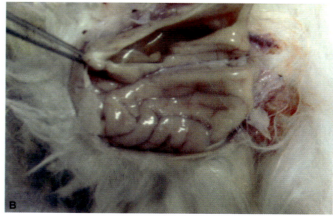

Figura 230.1 A. Sulcos e giros cerebrais em cão Maltês com hidrocefalia. **B.** Corte em hemisfério cerebral demonstrando aumento grave do ventrículo lateral.

subaracnoide). Com relação à etiologia, pode ser denominada "congênita" ou "adquirida" e "obstrutiva" ou "não obstrutiva". A hidrocefalia obstrutiva pode ser causada por um bloqueio no fluxo de LCR; a hidrocefalia não obstrutiva, por aumento de produção (tumor de plexo coroide), por diminuição na absorção (processos inflamatórios ou anomalias nas vilosidades aracnoides). A hidrocefalia também pode ser compensatória (por diminuição de parênquima encefálico [p. ex., trauma, infarto] – também denominada "hidrocefalia ex-vácuo"). Quanto à morfologia, classifica-se em comunicante (comunicação entre o sistema ventricular e o espaço subaracnoide) e não comunicante (ausência dessa comunicação). Finalmente, quanto à pressão, pode ser definida como hipertensa (aumento da pressão no espaço preenchido pelo LCR – por exemplo, secundário à obstrução) e normotensa (hidrocefalia compensatória ou ex-vácuo).[5]

A hidrocefalia pode estar associada à siringomielia que se desenvolve secundariamente à hidromielia (dilatação do canal central), que pode, por sua vez, ser o resultado de um distúrbio hidrodinâmico de LCR.[11] A hidrocefalia basicamente envolve obstrução do fluxo de LCR; raramente por superprodução devido a hipertrofia ou tumor em plexo coroide.[2] A obstrução intraventricular ocorrerá em algum lugar dentro do sistema ventricular, enquanto a obstrução extraventricular ocorrerá no nível do espaço subaracnoide ou nas vilosidades aracnoides.[3] A obstrução de um forame interventricular geralmente é causada por massa ou lesão inflamatória, com aumento do ventrículo do mesmo lado da oclusão. A obstrução no nível do terceiro ventrículo, também causada por massa ou lesão inflamatória, promoverá dilatação de ambos os ventrículos laterais. Obstrução no aqueduto mesencefálico pode ocorrer por anormalidade do desenvolvimento, condições inflamatórias ou compressão causada pelo aumento dos ventrículos laterais, assim que os prolongamentos temporais se expandirem. As aberturas laterais podem ser obstruídas por malformações, como Chiari I, tumores e doenças inflamatórias (p. ex., peritonite infecciosa felina). Geralmente há acentuado alargamento do quarto ventrículo com aumento moderado dos ventrículos laterais e, em alguns casos, siringomielia.[2] Obstrução no nível do espaço subaracnoide ocorre em crianças prematuras com hemorragia intraventricular, que causa espessamento da aracnoide na base do encéfalo. Agenesia ou oclusão das vilosidades aracnoides pode ocorrer como um defeito de desenvolvimento ou meningite. Isso resultará na distensão de ventrículos e espaço subaracnoide.[7]

Prevalência e manifestações clínicas

Em um estudo epidemiológico envolvendo 543 cães com essa afecção, constatou-se que as raças miniaturas ou *toy* e braquicefálicas foram as mais afetadas. Algumas dessas raças consideradas de alto risco foram: Maltês, Yorkshire, Buldogue inglês, Chihuahua, Lhasa Apso, Lulu da Pomerânia, Poodle *toy*, Cairn Terrier, Boston Terrier, Pug e Pequinês. Nesse mesmo estudo evidenciou-se que 53% dos cães apresentaram sintomas até 1 ano, e destes, metade estava na faixa etária de 2 a 6 meses.[12]

Em muitos casos, ocorre progressão após o nascimento.[2] A base hereditária definitiva da hidrocefalia congênita não foi provada, embora haja relatos de que em gatos Siameses ela possa ser hereditária.[13] A hidrocefalia adquirida raramente ocorre em cães jovens; gatos jovens podem apresentar hidrocefalia adquirida pelo vírus da peritonite infecciosa felina, decorrente do fluxo comprometido de LCR devido a aventriculite e aracnoidite.[14] Cães inoculados com cepas de vírus *parainfluenza* apresentaram encefalite com hidrocefalia, demonstrando uma possível causa de ocorrência nessa espécie.[15]

Os sintomas são variáveis com alguns animais apresentando sintomas mínimos, enquanto outros apresentam marcada disfunção neurológica referente à doença do prosencéfalo.[2] Os sinais clínicos típicos incluem calvária em formato de cúpula (abóbada) (Figura 230.2) com fontanela aberta (Figura 230.3), andar compulsivo, pressão da cabeça contra obstáculos, mudanças de atitude, cegueira e convulsões.[2] Os filhotes de cães afetados podem mostrar logo cedo atividade neurológica deprimida, inatividade, fraqueza ou incoordenação. Ocasionalmente, esses filhotes podem se tornar rancorosos, apresentando convulsões e gemendo continuamente.[8] Em animais menos afetados, podem ocorrer mudança de comportamento e dificuldade em aprendizado de tarefas. A progressão da disfunção neurológica também é variável. A anormalidade no comportamento é geralmente notificada ao redor do 4º ou 5º mês, mas depende do grau de hidrocefalia. As queixas podem ser demência, incapacidade de aprendizado, ou agressividade, irritabilidade e convulsões.[12] Frequentemente há pouca progressão dos sintomas e os déficits neurológicos permanecem inalterados.[1] A fontanela aberta não deverá ser considerada como diagnóstico de hidrocefalia congênita porque pode ocorrer como uma variante normal em cães normais.[2] O crânio poderá estar aumentado com as fontanelas ou suturas cranianas abertas, embora alguns cães *toy* possam apresentar fontanela aberta e ser normais.[1] O aumento ventricular sem sintomas clínicos é um achado comum em algumas raças *toy*, como Chihuahua, Yorkshire Terrier e Maltês.[16] Os sintomas clínicos dependem das áreas envolvidas. Se os

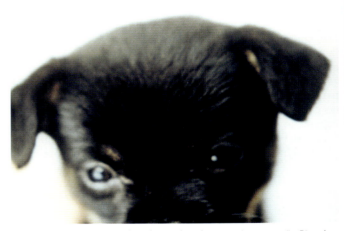

Figura 230.2 Aumento de volume da calota craniana em cão Pinscher com hidrocefalia.

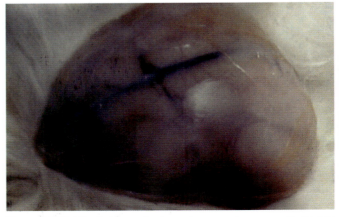

Figura 230.3 Não fechamento das suturas cranianas em cão Maltês com hidrocefalia.

ventrículos laterais e o terceiro ventrículo estiverem envolvidos, irritabilidade, agressividade, demência e convulsões serão observadas. O animal poderá estar cego e com dificuldade na localização de sons. Se houver assimetria entre os ventrículos, o animal poderá andar em círculos para um dos lados. Se o comprometimento envolver aqueduto mesencefálico, quarto ventrículo e canal central da medula espinal, o animal poderá apresentar ataxia locomotora e dismetria. Respostas diminuídas nas reações posturais em relação a saltitamento, propriocepção consciente e de posicionamento poderão estar presentes.[1] Os animais poderão apresentar estrabismo divergente, decorrente de comprometimento mesencefálico ou de deformação craniana com deslocamento orbitário.[1,17]

Cães jovens com hidrocefalia geralmente são menores e menos desenvolvidos na ninhada. Em cães com hidrocefalia compensada e fontanela aberta, nenhuma tensão estará presente quando o encéfalo for palpado. A hidrocefalia ativa com aumento de pressão geralmente causa abaulamento dos tecidos moles na região da fontanela e a palpação revelará aumento da tensão.[16]

Na hidrocefalia em cães adultos, esses sintomas característicos não estarão presentes. Se a dilatação ventricular for unilateral, distúrbios motores, como andar em círculos, quedas e reflexos anormais, estarão presentes. O diagnóstico diferencial deverá ser realizado com outras doenças cerebrais localizadas. Se o aumento ventricular for generalizado, fraqueza e déficits motores mais sutis ocorrerão primeiro em membros pélvicos e depois nos membros torácicos; depressão, sonolência e crises convulsivas estarão geralmente associadas.[8]

Diagnóstico

O diagnóstico baseia-se nos sintomas clínicos e na avaliação dos tamanhos ventriculares, assim como na identificação de qualquer causa específica.[7] A radiografia simples poderá confirmar as linhas de sutura e fontanelas persistentes. A pressão intracraniana aumentada por um longo período causa adelgaçamento do crânio com perda das impressões digitadas na superfície interna do calvário, dando-lhe um aspecto de "vidro fosco".[16]

O eletroencefalograma (EEG) foi utilizado como ferramenta para diagnóstico de hidrocefalia em cães jovens, por apresentar traçados característicos para essa doença. Esses traçados revelam ondas lentas (1 a 5 Hz) de alta amplitude (25 a 200 mV), superpostas com ondas rápidas de 10 a 12 Hz (Figura 230.4).[18] Esse padrão, contudo, pode ser visto em outras encefalopatias com destruição de parênquima cortical; portanto, o EEG é raramente utilizado como único meio para diagnóstico de hidrocefalia.[5]

A análise de LCR deverá ser realizada em cães com suspeita de hidrocefalia associada à meningoencefalite.[2] Se ocorrer encefalite, o LCR poderá estar xantocrômico, com presença de células mononucleares, neutrófilos e macrófagos.[1]

A ultrassonografia é útil na demonstração de aumento dos ventrículos em cães com abertura da fontanela.[19-21] Esse exame é realizado mais facilmente quando a fontanela estiver presente e servir como uma "janela acústica", porque as ondas ultrassonográficas geralmente não penetram adequadamente no crânio.[5] Os ventrículos laterais podem ser mensurados da posição dorsoventral, variando de 0,15 a 0,35 cm de altura. Essa dimensão não poderá estar acima de 14% do diâmetro dorsoventral do encéfalo. O terceiro e quarto ventrículos não podem ser visualizados em cães recém-nascidos normais.[22] Quando a medida dorsoventral do ventrículo lateral for igual ou maior que 0,35 cm, pode-se considerar o diagnóstico de hidrocefalia. As medidas mais representativas são feitas em cortes transversais, no nível da adesão intertalâmica ou caudal a ela.[23]

Em geral, a tomografia computadorizada (TC) é útil na definição de tamanho ventricular,[5] extensão da atrofia cortical e ocorrência de qualquer lesão focal que possa ocasionar hidrocefalia (Figura 230.5).[7] Muitas vezes, o aumento ventricular não se correlaciona aos sintomas clínicos e o significado clínico deverá ser avaliado.[5]

A ressonância magnética (RM) prevê imagens detalhadas do sistema ventricular. A resolução do parênquima encefálico é muito melhor do que na TC, principalmente para avaliação de estruturas infratentoriais.[5] Os achados de RM incluem dilatação de um ou mais ventrículos ou dilatação do espaço subaracnoide. Na maioria dos casos, o acúmulo anormal do LCR aparece hiperintenso em imagens T2W (Figura 230.6 A), hipointenso em T1W (Figura 230.6 B; Figura 230.7; Figura 230.8) e atenuado em FLAIR. Se o LCR contiver quantidades anormais de células e proteína (p. ex., inflamação e hemorragia interventricular), poderá ocorrer alteração de sinal.[15] Aumento ventricular secundário à perda de parênquima (hidrocefalia ex-vácuo) pode ser distinguido da hidrocefalia obstrutiva com base nos sulcos corticais e no espaço subaracnoide aumentados.[7]

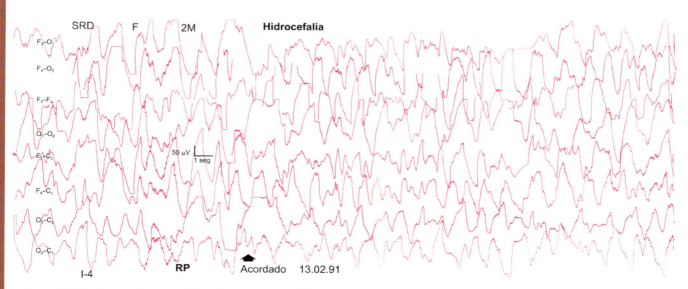

Figura 230.4 Achados eletroencefalográficos de um cão Chihuahua com hidrocefalia, mostrando ondas lentas de amplitude muito alta.

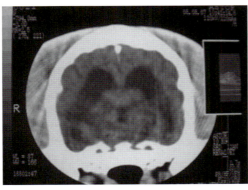

Figura 230.5 Tomografia computadorizada de um cão com hidrocefalia, mostrando aumento moderado dos ventrículos laterais (VL).

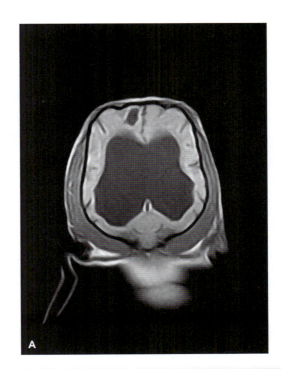

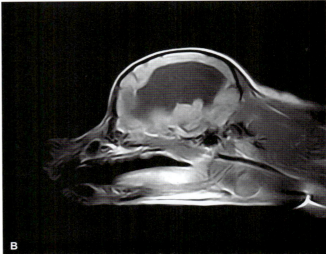

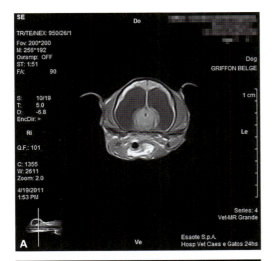

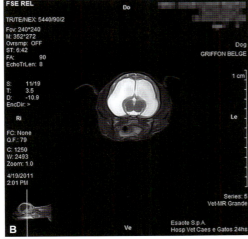

Figura 230.6 Ressonância magnética de cão com hidrocefalia grave. **A.** T1WI mostrando hipointensidade nos ventrículos laterais (VL). **B.** T2WI mostrando hiperintensidade nos ventrículos laterais.

Tratamento

O tratamento médico é utilizado para evitar a cirurgia, controlar a deterioração aguda ou quando a cirurgia não for uma opção ou não for indicada.[7] Os esteroides são conhecidos por aumentarem a reabsorção do LCR, e os diuréticos por diminuírem sua produção; os diuréticos utilizados por pouco tempo podem diminuir a pressão intracraniana, mas o uso prolongado pode estar associado a distúrbios eletrolíticos sistêmicos.[24]

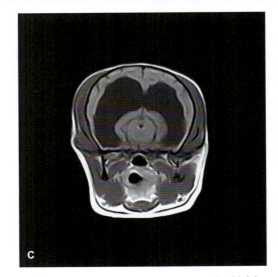

Figura 230.7 Ressonância magnética em um cão Maltês, macho, com 7 meses, que apresenta hidrocefalia grave. Imagens T1WI mostrando aumento acentuado dos ventrículos laterais em cortes dorsal (**A**), sagital (**B**) e transversal (**C**).

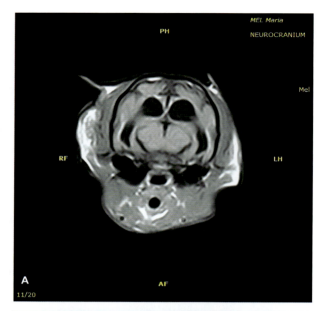
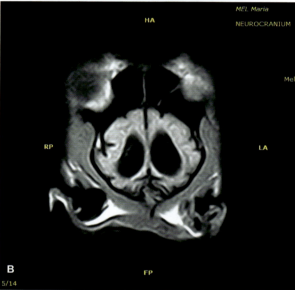
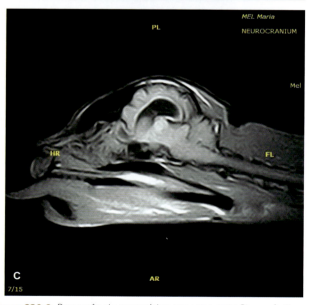

Figura 230.8 Ressonância magnética em uma gata Persa, de 2 anos, com hidrocefalia. Imagens em T1W. **A.** Corte transversal. **B.** Corte dorsal. **C.** Corte sagital.

Diuréticos como acetazolamida e manitol reduzem a produção do LCR e a pressão intracraniana. Acetazolamida, inibidor da anidrase carbônica, é útil para controle a curto prazo de animais com a pressão intracraniana elevada. Administra-se a dose de 5 a 10 mg/kg por via oral (VO), a cada 6 ou 8 horas.[5,24] Furosemida, diurético que age em alças dos túbulos dos néfrons, inibe a produção do LCR em um grau menor por inibição parcial da anidrase carbônica, na dose de 1 mg/kg/dia.[7] O monitoramento dos eletrólitos deverá ser realizado, uma vez que pode causar depleção de potássio, principalmente se associada a corticoide.[5]

Os glicocorticoides são utilizados para diminuir a produção do LCR, desse modo limitando a pressão intracraniana e promovendo melhora do quadro neurológico, embora alguns autores considerem que os corticoides aumentem a sua reabsorção. Contudo, os animais afetados geralmente apresentam melhora com terapia esteroide, pelo menos temporariamente.[7] Prednisona na dose de 0,25 a 0,50 mg/kg, VO, 2 vezes/dia, foi proposta por Simpson.[25] Após ocorrer melhora clínica, deve-se iniciar a redução da dose em intervalos semanais até permanecer com uma dose de 0,1 mg/kg em dias alternados.[25] Se os benefícios clínicos não forem observados em 2 semanas ou se ocorrer piora do quadro clínico, outros meios de terapia deverão ser considerados.[5]

O manitol, diurético osmótico, administrado na dose de 1 a 2 g/kg por via intravenosa por 15 a 20 minutos, diminui a produção do LCR e, consequentemente, a pressão intracraniana. Pode ser repetido por 2 a 4 vezes em um período de 48 horas, monitorando o grau de hidratação do animal.[5] Omeprazol, inibidor da bomba de prótons, diminui a produção de LCR em cães normais. Há vários relatos de seu uso para tratar hidrocefalia, mas a segurança e a eficácia desse fármaco não foram avaliadas até o momento.[7]

O tratamento definitivo da hidrocefalia é direcionado para a causa primária, se possível. Caso contrário, o esteio do tratamento é a inserção de um desvio do LCR dos ventrículos para dentro da cavidade do corpo.[7] Nunca aspire o LCR usando uma seringa porque o córtex cerebral pode colapsar, causando hematoma subdural. O fluido ventricular deverá fluir naturalmente pela sua própria pressão, proporcionando algum benefício terapêutico, além de estabelecer o diagnóstico.[16] As cirurgias para controle da hidrocefalia em medicina veterinária tiveram início na década de 1960, com a realização de derivação dos ventrículos laterais até o átrio direito do coração.[8] Alguns anos depois desenvolveu-se nova técnica com a derivação ventriculoperitoneal,[8] utilizada por um grande número de cirurgiões atualmente.[7] A ocorrência de ventrículos aumentados não indica a necessidade de cirurgia. O principal fator que leva à decisão pela cirurgia é a piora clínica do animal e a não resposta ao tratamento médico.[7] A colocação desses desvios estará contraindicada se houver infecções sistêmicas ou hidrocefalia congênita grave. Uma infecção em qualquer parte do corpo provavelmente causará contaminação no desvio e insucesso do procedimento.[5]

O sistema de derivação ventriculoperitoneal necessita de três componentes: um cateter ventricular, uma válvula unidirecional e um cateter distal colocado na cavidade peritoneal. O cateter ventricular é um tubo de silicone, com uma parte fenestrada, o qual geralmente é colocado no ventrículo lateral e estendido até um sifão com válvula unidirecional.[5] Utilizam-se imagens do encéfalo como guia pré-operatório, colocando-se o cateter ventricular no centro do corno occipital ou no corno frontal, caudal ou rostral ao plexo coroide, a 2 a 3 cm da crista nucal.[7] A incisão abdominal é realizada 2 a 3 cm a partir da última costela, na região do flanco. A distância entre o cateter ventricular e a entrada abdominal deverá ser mensurada para o comprimento do cateter que será colocado no abdome, acrescido de um terço a metade desse comprimento para a introdução abdominal. Um túnel subcutâneo deverá ser criado para a conexão dessas duas incisões.[7] O cateter abdominal é introduzido no túnel subcutâneo e conectado à válvula unidirecional em sua extremidade anterior e introduzido no abdome em sua extremidade posterior;[7] poderá ser obtido detalhe dessa técnica de colocação da derivação ventriculoperitoneal em trabalho publicado por Thomas.[7] As complicações mais comuns são bloqueio do cateter e septicemia.[17] As possíveis causas de bloqueio incluem obstrução pelo plexo coroide, acúmulo de proteináceos, sangue ou *debris* celulares (inflamatório ou neoplásico).[5]

Estudo recente demonstrou uma associação significativa entre diminuição do volume ventricular e melhora clínica após a colocação da derivação ventriculoperitoneal. Foram avaliados 45 cães com hidrocefalia interna submetidos a cirurgia. Destes, 84% apresentaram diminuição das dimensões dos ventrículos, que variou de 18,6 a 48,6%, e reexpansão do parênquima encefálico com resolução dos sintomas clínicos na maioria dos animais.[26] Não está claro se a ausência de resposta clínica pós-cirúrgica é consequência de drenagem insuficiente do líquido cefalorraquidiano ou resultado de destruição encefálica que pode persistir após diminuição no volume ventricular.[27] Sete cães (16%) não apresentaram diminuição do volume ventricular e nem melhora em relação aos sintomas clínicos. Ataxia, obnubilação e andar em círculos são reversíveis após a drenagem do líquido cefalorraquidiano, enquanto alteração visual e convulsões podem persistir.[26] Cegueira central persistente provavelmente é uma consequência de danos estruturais das vias visuais. A radiação óptica corre na substância branca próximo ao corno caudal do ventrículo lateral; portanto, com a distensão do ventrículo lateral essa estrutura é danificada, ao passo que o córtex visual permanece intacto.[26] Complicações pós-cirúrgicas relatadas ocorreram em 22% dos animais avaliados em um trabalho envolvendo 30 cães e 6 gatos; em outro estudo, 28% dos cães e 30,8% dos gatos foram afetados.[28,29] Animais que vieram a óbito ou foram submetidos a eutanásia, por complicações pós-cirúrgicas ou porque não apresentaram melhora clínica, perfizeram um percentual de 25 a 36%.[28,29] As complicações são relacionadas, na sua maioria, com o sistema de drenagem do líquido cefalorraquidiano e ocorrem principalmente nos primeiros 3 a 6 meses após o procedimento cirúrgico.[28,29] Essas complicações incluem obstrução, torção, enrolamento ou desconexão dos cateteres, infecção, dor ou drenagem excessiva do líquido cefalorraquidiano.[29] Em cães, a complicação mais comum é a obstrução do cateter intraventricular, enquanto em gatos ocorre o enrolamento do cateter no tecido subcutâneo.[29]

Atualmente são testadas terapias celulares ou de tecidos para o tratamento da hidrocefalia. Nessa técnica, células ou tecidos são transplantados no espaço subaracnoide ou abaixo do crânio, com uma conexão com o ventrículo. Essas células ou tecidos têm grande capacidade de absorção de água, aliviando a hidrocefalia.[24]

LISSENCEFALIA

Lissencefalia é malformação rara que ocorre em cães e gatos. Caracteriza-se pela ausência ou marcada redução dos giros cerebrais.[30] Isso é anormal em todos os animais domésticos, porém normal em alguns animais de laboratório (camundongo, rato, coelho) e aves.[4] Essa malformação pode se manifestar com ausência completa de giros (agiria) ou redução dos sulcos cerebrais (paquigiria). Em ambas, o córtex tem aproximadamente quatro vezes a espessura normal, apresentando quatro camadas celulares mal organizadas com uma zona da camada cinzenta profunda, composta de neurônios, presumindo-se que tenham sido presas durante sua migração prematura.[31]

Essa rara doença do desenvolvimento resulta em distúrbio de migração neuronal e proliferação durante o desenvolvimento.[17] O córtex é mais espesso do que o normal no corte transversal e o padrão laminar normal dos neurônios é perdido. A lesão envolve apenas o neopálio.[4] Em encéfalos afetados parcialmente, os sulcos estarão presentes ventrolateralmente na área do lobo temporal do cérebro, com neocórtex muito mais espesso do que o normal, em cortes transversais.[4] O padrão laminar normal de organização dos corpos celulares neuronais estará alterado. Não há desenvolvimento da coroa radiada, estendendo-se a partir da fusão do corpo caloso e da cápsula interna.[4] Estudos experimentais recentes sugerem que esse distúrbio de migração esteja ligado a mutações e/ou deleções nos genes da dupla cortina, da filamina LIS1 e reelina. Esses genes controlam a expressão espacial e temporal de proteínas no microambiente extracelular que subsequentemente se ligam a receptores nas células que migram, permitindo que elas encontrem o seu destino final no sistema nervoso central (SNC).[32]

Base hereditária tem sido suspeitada em Lhasa Apso, Fox Terrier de pelo duro e Setter Irlandês.[30] Pode ocorrer associada à hipoplasia cerebelar em Setter Irlandês e Fox Terrier de pelo duro.[6] Foi descrita também em um cão mestiço Pastor-Alemão com hidrocefalia associada à ciclopia e em três gatos Korat com microencefalia.[4,33] No consultório, registrou-se a ocorrência de lissencefalia associada a hipoplasia cerebelar em uma ninhada de Golden Retriever (Figura 230.9). Outras raças descritas apresentando lissencefalia são Beagle,[34] Samoyeda,[17] Australian Keppie,[35] Pequinês[36] e Shih-tzu.[37]

Muitos animais são assintomáticos ao nascimento.[30] Os sintomas clínicos geralmente são detectados no primeiro ano de vida e são caracterizados por padrões comportamentais erráticos (p. ex., episódios de agressividade, rosnar para objetos imaginários, confusão, hiperatividade), déficits visuais e convulsões.[17] Outros sintomas descritos em Lhasa Apso incluem depressão alternada com melhora, excitação, agressão contra os proprietários, déficits posturais e visuais, bem como dificuldade no aprendizado de tarefas caseiras.[30] Crises convulsivas geralmente não ocorrem antes dos 10 ou 12 meses. Quando estão associadas à hipoplasia cerebelar, os cães apresentam ataxia cerebelar grave.[6]

O diagnóstico pode ser realizado pelo uso de EEG,[18] ultrassonografia transcraniana e RM.[21,32] Com exceção desses exames, todos os outros meios auxiliares para diagnóstico estarão normais.[17] O EEG caracteriza-se por assimetria entre os hemisférios cerebrais e aparecimento irregular e esporádico de ondas lentas.[18] Na ultrassonografia o diagnóstico é difícil, mas caracteriza-se pela ausência das imagens dos sulcos cerebrais normalmente observadas em campo próximo da tela.[21,38] A RM inclui superfície cerebral lisa (dorsal e lateralmente) e neocórtex espesso com falta da coroa radiada (Figura 230.10). Pode haver aumento dos ventrículos laterais.[31]

O prognóstico é reservado e o tratamento é apenas sintomático. As convulsões podem ser controladas com o uso de anticonvulsivantes.[17]

MALFORMAÇÃO CEREBELAR

Malformações cerebelares têm sido mais descritas em cães do que em gatos. Essas afecções são provavelmente hereditárias (modo de herança desconhecido) ou de etiologia desconhecida, embora Bernardino *et al.* (2015) tenham mostrado modo de herança autossômica recessiva em cães Eurasier.[39] Podem ser divididas anatômica e histologicamente em agenesia, hipoplasia,

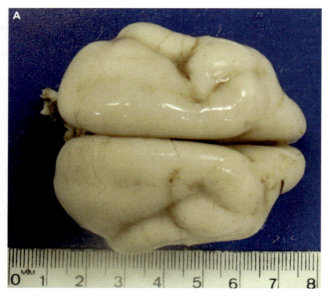
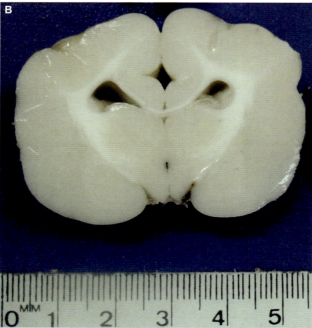

Figura 230.9 A. Encéfalo de um cão Golden Retriever mostrando ausência de circunvoluções (lissencefalia). **B.** Corte transversal.

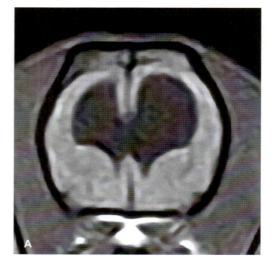
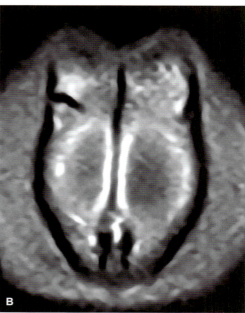

Figura 230.10 Ressonância magnética em um cão macho Lhasa Apso, 2 anos, mostrando ausência dos sulcos cerebrais. Imagens em T1W. **A.** Corte transversal. **B.** Corte dorsal.

aplasia e displasia cerebelar.[4,40] Essas afecções têm sido descritas em diversas raças caninas e na maioria dos casos todo o cerebelo é afetado. Nesses pacientes, poderá ocorrer ausência total ou de partes do cerebelo (agenesia). Também poderá haver desenvolvimento anormal sem nenhuma diferenciação tecidual (aplasia), com alguma diferenciação tecidual (hipoplasia) (Figura 230.11) ou então ser imperfeitamente organizado (displasia).[4,40]

Patogenia

A malformação cerebelar em filhotes de gatos é mais comumente associada à infecção intrauterina de gatas prenhes que apresentam panleucopenia felina. O vírus da panleucopenia induz hipoplasia cerebelar por causa do seu efeito citopático nas células de crescimento rápido do cerebelo.[41] A população cerebelar mais suscetível à infecção viral é a camada germinativa externa do cerebelo que é a que prolifera mais ativamente no nascimento e nas primeiras 2 semanas pós-natais. O vírus tem predileção por células ativamente em divisão, destruindo essa camada presumivelmente no período perinatal. Isso causa hipoplasia da camada granular e desorganização das células de Purkinje das folhas. O vírus ou a inflamação resultante também destroem os neurônios de Purkinje já diferenciados e o parênquima, geralmente resultando em atrofia notada no cerebelo.[4]

Um cão Cocker Spaniel, fêmea, com sintomas cerebelares com início aos 2 meses, apresentando hipoplasia cerebelar com agenesia do vérmis cerebelar posterior, mostrou na histopatologia atrofia folial, degeneração das células de Purkinje e células granulares. A reação em cadeia da polimerase (PCR) do tecido cerebelar revelou ausência de infecção intrauterina pelo vírus da parvovirose canina.[42] Entretanto, Schatzberg et al.[43] amplificaram a PCR do DNA de parvovírus do cerebelo de dois cães e seis gatos que apresentavam hipoplasia cerebelar. Esse estudo mostrou que o DNA do parvovírus pode ser amplificado em tecido encefálico e que a hipoplasia cerebelar em cães pode estar associada à infecção por parvovirose por via uterina semelhantemente ao que ocorre em gatos.[1,35] Portanto, a infecção

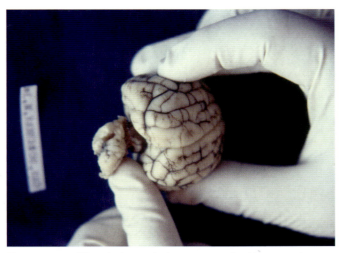

Figura 230.11 Hipoplasia cerebelar em um cão. Nota-se a intensa diminuição do volume cerebelar.

perinatal pelo vírus da panleucopenia felina em gatos e o parvovírus canino podem levar à destruição da camada germinativa externa do cerebelo em um animal durante o desenvolvimento.[1]

O herpesvírus canino causa uma infecção necrosante disseminada e aguda, em geral em filhotes de cães com menos de 3 semanas.[34] Cães afetados apresentam meningoencefalite não supurativa, mais grave no tronco encefálico e cerebelo.[44] Filhotes que sobrevivem à doença aguda podem ter displasia cerebelar ou retinal (ver Capítulo 248, "*Encefalomielites*").[45]

Prevalência e manifestações clínicas

Cães que apresentam malformação cerebelar descritos na literatura incluem Airedale Terrier, Chow-Chow, Setter Irlandês, Boston Terrier, Bull Terrier e Fox Terrier de pelo duro.[17] Normalmente, apenas o cerebelo estará afetado, contudo em Setter Irlandês e Fox Terrier de pelo duro, a hipoplasia cerebelar está associada à lissencefalia do prosencéfalo.[46] Duas outras raras e complexas malformações cerebelares têm sido descritas principalmente nessa espécie: síndrome de Dandy-Walker e malformação Chiari-*like*.[46] A síndrome de Dandy-Walker, que inclui a falta completa do vérmis, é muito rara, mas pode ocorrer em cães e gatos. A agenesia do vérmis é frequentemente associada a hidrocefalia, estenose do aqueduto mesencefálico e falta do corpo caloso.[46] A Chiari-*like* é malformação complexa do cerebelo caudal e do tronco encefálico; nesses casos, o forame magno é alargado, o osso occipital é hipoplástico e o cerebelo caudal é achatado e herniado na medula espinal, e o bulbo faz uma curva em formato de "Z" nos segmentos rostrais da medula espinal.[46] Os sintomas clínicos associados à malformação cerebelar estão presentes quando os animais iniciam a fase de ambulação,[17] caracterizados como lesão difusa e bilateral do órgão, e não são progressivos; podem afetar um ou mais animais de uma ninhada.[46] Ataxia truncal, hipermetria e tremor intencional são, na maioria das vezes, observados ao redor de 2 semanas, quando os filhotes afetados começam a caminhar. Mesmo em cães com a síndrome de Dandy-Walker, há predomínio de sintomas cerebelares.[46] Geralmente faz-se a eutanásia dos animais logo cedo, embora outros possam compensar a ataxia locomotora e o tremor até certo grau.[6] Quatorze cães Eurasier apresentaram ausência de porções caudais do vérmis cerebelar e, em menor grau, de porções caudais dos hemisférios cerebelares em associação a um grande acúmulo de fluido retrocerebelar. Todos os cães exibiram ataxia não progressiva, em menor ou maior grau, observada quando eles tinham entre 5 e 6 semanas. Análises dos pedigrees foram consistentes com herança autossômica recessiva.[39]

Geralmente, em gatos afetados, o cerebelo é grosseiramente menor, e as dobras cerebelares estarão estreitas.[2] Muitas raças de gatos são afetadas por hipoplasia cerebelar devido à infecção uterina do vírus da panleucopenia. A princípio, todos os filhotes de uma ninhada são afetados, embora em algumas ninhadas apenas um ou alguns possam ser afetados. Esses gatos apresentam sinais de envolvimento cerebelar que são notados quando eles começam a andar ou iniciam a alimentação sólida, ao redor de 2 a 4 semanas.[2]

Diagnóstico

Sinais não progressivos de disfunção cerebelar em cães e gatos jovens são sempre sugestivos de hipoplasia cerebelar.[2] O diagnóstico sugestivo é possível por meio de TM ou RM, que mostram a existência de cerebelo pequeno.[6] A TC e a cisternografia (tecografia óptica) podem ser utilizadas para demonstrar lesões.[47] A cisternografia combinada com radiografia normal ou TC linear podem auxiliar na visualização do defeito cerebelar. Nesse método, agente contrastado iodado hidrossolúvel (0,2 mℓ/kg) é injetado na cisterna magna com o paciente sob anestesia geral. Após a injeção, a mesa é inclinada a 30° por 5 minutos (com a cabeça do animal para o lado de baixo) e então imagens ventrodorsais e laterais são obtidas da cabeça. Essa técnica não somente permite a visualização das estruturas da fossa caudal (tronco encefálico e cerebelo), mas também da pituitária e do quiasma óptico.[46] A análise do LCR pode ser necessária para descartar doenças inflamatórias.[46]

Tratamento

Não há tratamento para cães afetados, mas alguns animais podem ser aceitos como animais de estimação.[2] Em animais com síndrome de Dandy-Walker e com aumento de pressão intracraniana, o tratamento médico (diurético e glicocorticoide) ou cirúrgico (desvio ventriculoperitoneal) pode ser tentado. A cirurgia descompressiva é possível em pacientes afetados por compressão de estruturas neurais associadas à malformação Chiari-*like*.[46] Três cães de caça Polonês com malformação Dandy-Walker apresentaram melhora clínica com o tempo e fisioterapia intensiva. Essa melhora clínica foi observada em relação a ataxia, hipermetria e meneios do tronco.[48]

REFERÊNCIAS BIBLIOGRÁFICAS

1. Chrisman CL. Problems in small animal neurology. 2. ed. Philadelphia: Lea & Febiger; 1991.
2. Hoskins JD, Shelton GD. The nervous and neuromuscular systems. In: Hoskins JD. Veterinary pediatrics. 3. ed. Philadelphia: WB Saunders Co.; 2001. 425 p.
3. Rekate HL. A contemporary definition and classification of hydrocephalus. Semin Pediatr Neurol. 2009;16(1):9-15.
4. Summers BA, Cummings JF, De Lahunta A. Veterinary neuropathology. St Louis: Mosby-Year Book, Inc.; 1995.
5. Harrington ML, Bagley RS, Moore MP. Hydrocephalus. Vet Clin North Am Small Anim Pract. 1996;26(4):843-56.
6. De Lahunta A, Glass E. Veterinary neuroanatomy and clinical neurology. 3. ed. Philadelphia: Saunders; 2009.
7. Thomas WB. Hydrocephalus in dogs and cats. Vet Clin North Am Small Anim Pract. 2010;40(1):143-59.
8. Hoerlein BF, Gage ED. Hydrocephalus. In: Canine neurology. Philadelphia: Hoerlein WB Saunders; 1978. 733 p.
9. Rekate HL. Hydrocephalus in children. In: Winn HR (editor). Youmans neurological surgery. 5. ed. Philadelphia: Saunders; 2004. p. 3387-404.
10. Rekate HL. Recent advances in the understanding and treatment of hydrocephalus. Semin Pediatr Neurol. 1997;4(3):167-78.

11. Itoh T, Nishimura R, Matsunaga S, Kadosawa T *et al.* Syringomyelia and hydrocephalus in a dog. J Am Vet Med Assoc. 1996;209(5):934-6.

12. Selby LA, Hayes HM, Becker SV. Epizootiologic features of canine hydrocephalus. Am J Vet Res. 1979;40(3):411-3.

13. Silson M, Robinson R. Hereditary hydrocephalus in the cat. Vet Rec. 1969;84(19):477.

14. Krum S, Johnson K, Wilson J. Hydrocephalus associated with the non-effusive form of feline infectious peritonitis. J Am Vet Med Assoc. 1975;167(8):746-8.

15. Baumgärtner WK, Krakowka S, Koestner A *et al.* Ultrastructural evaluation of acute encephalitis and hydrocephalus in dogs caused by canine parainfluenza virus. Vet Pathol. 1982;19(3):305-14.

16. Lorenz MD, Kornegay JN. Handbook of veterinary neurology. 4. ed. St. Louis: Elsevier Science; 2004. p. 297-322.

17. Braund KG. Clinical syndromes in veterinary neurology. 2. ed. St. Louis: Mosby-Year Book Inc.; 1994.

18. Redding RW. Canine eletroencephalography. In: Canine neurology. Philadelphia: Hoerlein WB Saunders; 1978. p. 150.

19. Rivers WJ, Walter PA. Hydrocephalus in the dog: utility of ultrasonography as an alternate diagnostic imaging technique. J Am Anim Hosp Assoc. 1992;28:333-43.

20. Spaulding KA, Sharp NJH. Ultrasonographic imaging of the lateral cerebralventricles in the dog. Vet Radiol Ultrasound. 1990;31(2):59-64.

21. Carvalho CF, Andrade Neto JP. Ecoencefalografia. In: Carvalho CF. Ultrassonografia em pequenos animais. São Paulo: Roca; 2004, Capítulo 20; p. 265-77.

22. Hudson JA, Simpson ST, Buxton DF, Cartee R. Ultrasonographic anatomy of the canine brain. Vet Radiol. 1989;30(1):13-21.

23. Hudson JA, Simpson ST, Buxton DF *et al.* Ultrasonographic diagnosis of canine hydrocephalus. Vet Radiol. 1990;31(2):50-8.

24. Kim H. Itamoto K, Watanabe M *et al.* Application of ventriculoperitoneal *shunt* as a treatment for hydrocephalus in a dog with syringomyelia and Chiari I malformation. J Vet Sci. 2006;7(2): 203-6.

25. Simpson ST. Hydrocephalus. In: Kirk RW, Bonagura JD (editors). Current veterinary therapy X small animal practice. Philadelphia: WB Saunders; 1989. p. 842-7.

26. Schmidt MJ, Hartmann A, Farke D, Failling K, Kolecka M. Association between improvement of clinical signs and decrease of ventricular volume after ventriculoperitoneal shunting in dogs with internal hydrocephalus. J Vet Intern Med. 2019;33(3):1368-75.

27. Klimo P, Van Poppel M, Thompson CJ, Baird LC *et al.* Pediatric hydrocephalus: systematic literature review and evidence-based guidelines. Part 10: change in ventricule size as a measurement of effective treatment of hydrocephalus. J Neurosurg Pediatric. 2014;14(l):44-52.

28. Biel M, Kramer M, Forterre F, Jurina K *et al.* Outcome of ventriculoperitoneal *shunt* implantation for treatment of congenital internal hydrocephalus in dogs and cats: 36 cases (2001-2009). J Am Vet Med Assoc. 2013;242(7):948-58.

29. Gradner G, Kaefinger R, Dupré G. Complications associated with ventriculoperitoneal *shunts* in dogs and cats with idiopathic hydrocephalus: a systemic review. J Vet Intern Med. 2019;33(2):403-12.

30. Greene CE, Vandevelde M, Braund K. Lissencephaly in two Lhasa Apso dogs. J Am Vet Med Assoc. 1976;169(4):405-10.

31. Saito M, Sharp NJH, Kortz GD *et al.* Magnetic resonance imaging features of lissencephaly in 2 Lhasa Apsos. Vet Radiol Ultrasound. 2002;43(4):331-7.

32. Zachart JF. Sistema nervoso. In: McGavin MD, Zachary JF. Bases da patologia em veterinária. 4. ed. Rio de Janeiro: Elsevier; 2009. p. 833-971.

33. Nijoku CO, Esievo KA, Vida SA *et al.* Canine ciclopia. Vet Rec. 1978;102(3):60-1.

34. Love DN, Huxtable CR. Naturally occurring neonatal canine herpesvirus infection. Vet Rec. 1976;99(25-26):501-3.

35. Fraser AR, le Chevoir MA, Long SN. Lissencephaly in an adult Australian Kelpie. Aust Vet J. 2016;94(4):107-10.

36. Shimbo G, Tagawa M, Oohashi E. Yanagawa M, Miyahara K. Lissencephaly in a Pekingese J Vet Med Sci. 2017;79(10):1694-7.

37. Rodriguez-Sanchez DN, Pinto GBA, Thomé EF *et al.* Lissencephaly in Shih-Tzu dogs. Acta Vet Scand. 2020;62(1):1-9

38. Burk RL, Ackermann N. Small animal radiology and ultrasonography: a diagnostic atlas and text. 2. ed. Philadelphia: WB Saunders; 1996. p. 531-80.

39. Bernardino F, Rentmeister, K, Schmidt, MJ, Bruehschwein A *et al.* Inferior cerebellar hypoplasia resembling a Dandy-Walker-like malformation in purebreed Eurasier dogs with familial non-progressive ataxia: a retrospective and prospective clinical cohort study. PLoS One. 2015;10(2):e0117670.

40. Sanders SG, Bagley RS. Cerebellar diseases and tremor syndromes. In: Dewey CW, Da Costa RC (editors). A practical guide to canine & feline neurology. 2. ed. Hoboken: Wiley-Blackwell; 2008. p. 287-322.

41. Kilham L, Margolis G. Viral etiology of spontaneous ataxia of cats. Am J Pathol. 1966;48(6):991-1011.

42. Lim JH, Kim DY, Yoon J *et al.* Cerebellar vermian hypoplasia in a Cocker Spaniel. J Vet Sci. 2008;9(2):215-7.

43. Schatzberg SJ, Haley NJ, Barr SC, Parrish *et al.* Polymerase chain reaction (PCR) amplification of parvoviral DNA from the brains of dogs and cats with cerebellar hypoplasia. J Vet Intern Med. 2003;17(4):538-44.

44. Percy DH, Olander, HJ, Carmichael LE. Encephalitis in newborn pup due to a canine herpesvirus. Pathol Vet. 1968;5(2):135-45.

45. Percy DH, Carmichael LE, Albert DM *et al.* Lesions in puppies surviving infection with canine herpesvirus. Vet Pathol. 1971;8(1):37-53.

46. Cizinauskas S, Jaggy A. Cerebellum In: Jaggy A (editor). Small animal neurology. Hannover: Schlütersche Verlagsgesellschaft mbH & Co. KG; 2010. p. 348-88.

47. Schmidt V, Lang J, Wolf M. Dandy-Walker-like syndrome in four dogs: cisternography as a diagnostic aid. J Am Anim Hosp Assoc. 1992;28(4):355-60.

48. Kwiatkowska M, Rose JH, Pomianowski A. Dandy-Walker malformation in Polish hunting dogs: long term prognosis and quality of life. Vet Medicina. 2019;64(1):37-43.

231
Doenças Degenerativas

João Pedro de Andrade Neto

DOENÇAS DO ARMAZENAMENTO LISOSSOMAL

Doenças do armazenamento lisossomal são definidas como um grupo de doenças genéticas raras e individuais do catabolismo celular.[1] A maioria é hereditária, com característica autossômica recessiva e resultante de mutações na sequência de codificação de uma das hidrolases ácidas localizadas no lisossomo. Mutação em ponto, supressões e outras alterações na sequência podem ocorrer em qualquer local do comprimento do DNA codificador da proteína enzimática. Cada modificação individual produzirá uma modificação única na proteína. Essa anormalidade genética reduzirá ou eliminará a atividade catalítica de uma enzima particular, resultando no acúmulo de substrato dessa enzima dentro do lisossomo.[1]

Em doenças do armazenamento lisossomal, a apresentação ininterrupta dos substratos à célula para degradação resulta em armazenamento e produção de lisossomos enormes. O acúmulo de substrato primário de uma enzima em particular pode então interferir nas outras hidrolases lisossomais necessárias para vias de degradação diferentes,[2] levando, portanto, ao acúmulo secundário desses substratos adicionais. Com esse acúmulo, os lisossomos incham e ocupam cada vez mais o citoplasma, atrapalhando as outras organelas celulares e deformando o contorno nuclear. Após a morte dos neurônios ou das células mielinizadas, eles liberam seus substratos acumulados para o tecido adjacente. Macrófagos são recrutados da corrente sanguínea, como monócitos, para fagocitarem os restos celulares, assim como substratos não processados e liberados das células mortas. Os macrófagos, entretanto, apresentam o mesmo defeito genético e, assim, também acumulam os substratos em seus lisossomos. Embora menos vulneráveis aos efeitos do acúmulo de substratos, macrófagos eventualmente morrem e seu substrato é liberado e fagocitado por macrófagos adicionais recrutados do sangue.[2]

Quando houver suspeita de uma doença de armazenamento lisossomal, a raça do cão ou gato nos dará uma pista para a classificação da doença presente (Quadros 231.1 e 231.2). Essas doenças, contudo, podem ocorrer em qualquer raça, e novas mutações podem ser identificadas a qualquer momento; então, o aparecimento de sintomas clínicos em uma raça "errada" não deverá excluir o diagnóstico desse grupo de doenças.[3]

Frequentemente, muitas doenças de armazenamento neuronais começam com sintomas cerebelares ou vestibulocerebelares, como tremor, ataxia, dismetria e nistagmo, progredindo para paresia ou paralisia. Mais tarde, pode aparecer alteração de comportamento e convulsões, embora esses sintomas possam ocorrer prematuramente em doenças como leucodistrofia das células globoides nos Poodles, fucosidose e lipofuscinose ceroide.[3] Animais acometidos por GM_2-gangliosidose, lipofuscinose ceroide e fucosidose podem apresentar inicialmente alteração comportamental, demência, cegueira e convulsões, enquanto na GM_1-gangliosidose, esfingomielinose, glucocerebrosidose e a-manosidose todos começam com ataxia e tremores de cabeça.[4]

QUADRO 231.1 Raças de cães e doenças do armazenamento lisossomal.	
Raças de cães	**Doenças**
Australian Cattle	LFC
Australian Kelpier	LCG
Australian Silky Terrier	Doença de Gaucher
Basset Hound	LCG
Beagle	LCG
Blue Heeler	LFC
Bluetick Hound	LCG
Border Collie	LFC
Boxer	DNP
Bulldog Americano	LFC
Cairn Terrier	LCG
Cão d'Água Português	GM_1-gangliosidose
Chesapeake Bay Retriever	MPS VI
Chihuahua	LFC
Cocker Spaniel	LFC
Corgi Welsh	LFC; MPS VI
Dachshund	MPS III*; LFC
Dálmata	LCG; LFC
Dogue Alemão	MPS VI
Golden Retriever	GM_2-gangliosidose
Huntaway da Nova Zelândia	MPS III
Husky do Alasca	GM_1-gangliosidose
Labrador	MPS II
Lulu da Pomerânia	LCG
Mestiço	GM_1-gangliosidose**; MPS VII
Owtcharka	LFC
Pastor-Alemão	MPS VII
Pastor-Iuguslavo	LFC
Pinscher Mini	MPS VI
Plott Hound	MPS I
Pointer Alemão Pelo Curto	GM_2-gangliosidose
Poodle	DNP; LCG***; LFC; GM_2-gangliosidose; MPS VI***
Retriever Japonês	GM_2-gangliosidose; LFC
Saluki	LFC
Schipperke	MPS III Galactosialidose
Schnauzer Mini	LFC; MPS VI
Setter Gordon	LFC
Setter Inglês	LFC
Setter Irlandês	LCG
Shiba	GM_1-gangliosidose
Spaniel Japonês	GM_2-gangliosidose
Springer Spaniel Inglês	Fucosidose
Springer Spaniel	GM_1-gangliosidose
Tibetano Terrier	LFC
Welshi Corgi	MPS VI LFC
West Highland White Terrier	LCG

MPS: mucopolissacaridose; LCG: leucodistrofia das células globoides; LFC: lipofuscinose ceroide; DNP: doença de Niemann Pick; GM_1: GM_1-gangliosidose; GM_2: GM_2-gangliosidose. *Pelo duro; **Mestiço Beagle;***Poodle Mini.

QUADRO 231.2	Raças de gatos e doenças do armazenamento lisossomal.
Raças de gatos	Doenças
Balinês	DNP
Doméstico de pelo curto	GM$_1$; GM$_2$; LDM; DNP; Man; MPS I; ML II; Fucosidose
Doméstico de pelo longo	Man
Doméstico japonês	GM II; LCG
Gato comum*	LFC; MPS VI; MPS VII
Europeu de pelo curto	LCG
Europeu de pelo longo	LCG
Korat	GM$_1$; GM$_2$
Persa	Man
Siamês	GM$_1$; DNP; MPS VI

LCG: leucodistrofia das células globoides; LDM: leucodistrofia metacromática; DNP: doença de Niemann Pick; Man: α-manosidose; ML II: mucolipidose II; GM$_1$: GM$_1$-gangliosidose; GM$_2$: GM$_2$-gangliosidose. *Não especificado se é pelo curto ou longo.

A maioria dessas doenças lisossomais está relacionada com o catabolismo dos gangliosídeos. Esses compostos são esfingoglicolipídios constituídos por um componente lipídico denominado "ceramida", que está ligado a vários carboidratos e contém também o ácido siálico.[5]

Os gangliosídeos são componentes primários das superfícies das membranas celulares e constituem uma fração significante (6%) dos lipídios encefálicos. Outros tecidos também contêm gangliosídeos, mas em menor quantidade.[5] Esses compostos têm importância fisiológica e médica considerável. Os complexos grupos da cabeça de carboidratos, os quais se estendem acima da superfície das membranas celulares, agem como receptores específicos para certos hormônios glicoproteicos que regulam uma série de funções fisiológicas importantes.[5] Também são receptores para toxinas proteicas bacterianas, como a toxina da cólera; há evidências consideráveis de que os gangliosídeos são determinantes específicos do reconhecimento célula-célula, desse modo, provavelmente eles têm um papel importante no crescimento de diferenciação tecidual, bem como na carcinogênese.[5]

Embora o defeito enzimático possa estar presente em muitas células do corpo, os sintomas clínicos são associados mais frequentemente a mudanças nas células do sistema nervoso. São doenças relativamente raras em pequenos animais e, em geral, a maioria é observada em animais com menos de 1 ano, com progressão até a morte dos pacientes.[4]

A abordagem diagnóstica de uma doença de armazenamento lisossomal inclui história completa e exame físico com avaliação do tórax, abdome, sistema nervoso central (SNC), esqueleto e globos oculares.[1] Testes laboratoriais deverão incluir hemograma completo, com avaliação dos neutrófilos e linfócitos, radiografia do sistema esquelético e exame urinário para verificar se há metabólitos anormais, particularmente glicosaminoglicanos.[1] Leucócitos de sangue total, amostras de biopsia tecidual (p. ex., fígado) ou cultura de fibroblastos podem ser usados para demonstrar material armazenado e teste de avaliação da atividade de enzima lisossomal deficiente. Em algumas doenças de armazenamento (p. ex., manosidose, mucopolissacaridose, fucosidose), o produto armazenado acumulado pode ser identificado na urina com a utilização de ensaios específicos.[6]

O tratamento é direcionado à redução do acúmulo dos produtos armazenados nas células. Em humanos, existem vários métodos para aumentar a atividade da enzima deficiente no intuito de alcançar esse efeito. Incluem transplante de medula óssea (transplante de células que produzem a enzima deficiente), terapia de reposição da enzima (enzima recombinante administrada parenteralmente ao paciente) e terapia gênica (transferência de cópias normais do gene disfuncional às células do paciente para uma doença específica utilizando um vetor viral).[6] Tem sido demonstrado, em geral, que somente 5% da atividade normal da atividade enzimática é necessária para prevenir ou reverter os sintomas clínicos associados à doença do armazenamento lisossomal. Todas essas opções acarretam problemas, como respostas autoimunes a um corpo estranho transplantado, duração transitória do efeito e inabilidade em atravessar a barreira hematencefálica. Uma opção mais promissora é a aplicação intratecal ou intraparenquimatosa no encéfalo, utilizando-se um vetor viral. Em medicina veterinária conseguiu-se sucesso em gatos com α-manosidose por meio de vetor viral por aplicação intratecal.[6]

ESFINGOLIPIDOSE

É um importante grupo de lipídio estrutural, no qual um composto unificado (esfingosina com um ácido graxo) é esterificado em sialoligossacarídios para formar gangliosídeos, ou outros sacarídios neutros, como globosídeos, ou fosfocolina para formar esfingomielina.[7]

Gangliosidose

Gangliosidose é definida como acúmulo de gangliosídeos e substratos de glicolipídios dentro dos lisossomos da maioria dos neurônios e células da glia do encéfalo, medula espinal e gânglios periféricos, raramente dos nervos periféricos.[8] O acúmulo desse material estocado produz degeneração neuronal generalizada e característica com cromatólise, vacuolização citoplasmática, perda de substância de Nissl, núcleo excêntrico e perda neuronal. Pode ter envolvimento visceral com hepatomegalia e esplenomegalia.[8]

GM$_1$-gangliosidose

Ocorre por deficiência da enzima β-galactosidase[1] (Figura 231.1). Essa enzima tem atividade em galactoconjugados, incluindo GM$_1$-gangliosídeo e glicosaminoglicanos, que contêm galactose, como dermatana e sulfato de queratana.[9] Em humanos, são encontradas as formas de GM$_1$ infantil (tipo 1), juvenil (tipo 2) e adulta (tipo 3).[10]

Em animais, encontram-se as formas 1 e 2, descritas em gatos Siameses, Korats e outros gatos,[1,4,11] e em cães Springer Spaniel, Cão d'Água Português, um Beagle mestiço,[1] Shiba[12] e Husky do Alasca.[13] GM$_1$ do tipo 1 (doença de Norman-Landing) ocorre em Beagle mestiço, English Springer Spaniel, gatos Siameses e gatos domésticos de pelo curto. A forma do tipo 2 (doença de Derry) ocorre em Husky do Alasca, Cão d'Água Português, Shiba e em gatos Korat, Siamês e doméstico de pelo curto.[6] Os sintomas clínicos ocorrem entre os 3 e 6 meses e incluem ataxia, tremores de cabeça e tetraparesia espástica.[4]

Os cães das raças Springer Spaniel e Cão d'Água Português apresentam alterações ósseas. Os sintomas clínicos nessas duas raças iniciam-se aos 4,5 meses com evolução e, aos 9 meses, eles são eutanasiados devido à gravidade do quadro clínico. Esses sintomas são: ataxia progressiva, tremores, dismetria, diminuição nas respostas de ameaça e nistagmo.[14]

As duas raças apresentam anormalidades esqueléticas com espaços intervertebrais irregulares principalmente em região lombar, progredindo de acordo com a idade. Apenas os cães da raça Springer Spaniel mostram alterações em crânio com nanismo proporcional, proeminência frontal e hipertelorismo. A ressonância magnética (RM) realizada em machos com

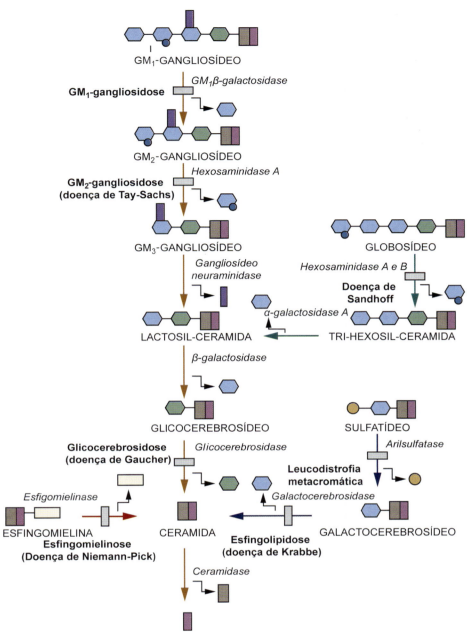

Figura 231.1 Esquema de catabolismo, globosídeos, sulfatídeos e esfingomielina, mostrando substrato (*caixa alta*), com suas respectivas enzimas (*itálico*) e as doenças quando da falta das mesmas (**negrito**). Via catabólica dos gangliosídeos ➞; via catabólica da esfingomielina ➞; via catabólica dos sulfatídeos ➞; via catabólica dos globosídeos ➞; glicose ⬢; galactose ⬢; galactose-NAc ⬢; ácido N-acetil-neuramínico (NANA) ▮; esfingosina ▮; ácido graxo ▮; ceramida ▮; fosfocolina ▯; sulfato ●.

9 meses das duas raças, comparando-se com cães normais, mostra substância cinzenta alargada e diminuição da substância branca cerebral e cerebelar.[14] Três fêmeas da raça Cão d'Água Português, de uma ninhada de 7 animais, apresentaram sinais de disfunção cerebelar aos 5 meses: tremor intencional, ataxia, postura em base ampla, dismetria e/ou nistagmo. A histopatologia mostrou inclusões intracitoplasmáticas neuronais, hepatócitos vacuolizados e células epiteliais tubulares renais vacuolizadas.[15] Três cães da raça Husky do Alasca, duas fêmeas e um macho, apresentaram nanismo e alteração neurológica progressiva com sinais de disfunção cerebelar entre 5 e 7 meses. Exame radiológico mostrou lesões esqueléticas caracterizadas por ossificação endocondral tardia das epífises vertebrais no macho com 5,5 meses.[13] Cães da raça Shiba apresentaram, com 6 meses, sintomas clínicos de doença cerebelar, incluindo ataxia locomotora, dismetria e tremor intencional de cabeça. Os pais eram heterozigotos com aproximadamente metade do nível normal de atividade de β-galactosidase, o que sugere padrão autossômico recessivo de herança.[12]

Os gatos com disfunção do tipo 1 mostram, além do envolvimento do SNC, envolvimento do sistema esquelético; por sua vez, em gato que apresenta o tipo 2 ocorrem apenas alterações neurológicas. A falta de envolvimento esquelético no tipo 2 pode ser decorrente de atividade parcial da enzima em relação aos glicosaminoglicanos que contêm galactose, os quais participam do crescimento ósseo normal.[9] Na espécie felina, a GM_1 do tipo 1 ocorre em filhotes de Siamês e doméstico de pelo curto, com envolvimento do SNC, sistema esquelético e visceral. Esses animais mostram dismorfia facial, hepatomegalia e vacuolização citoplasmática acentuada em neurônios, hepatócitos, linfócitos, células endoteliais e fibroblastos. Os sintomas neurológicos são progressivos, mostrando alteração cerebelar, como ataxia, tremor intencional, oscilação do corpo e tremores generalizados, com início entre 4 e 5 meses; alguns gatos apresentam leucoma corneano. A GM$_1$ do tipo II tem sido descrita em gatos das raças Siamês, Korat e gatos domésticos de pelo curto. Ao contrário do tipo I, esses animais apresentam disfunção do SNC de início tardio, discreto envolvimento visceral e nenhuma anormalidade esquelética ou ocular; a extensão do envolvimento visceral parece variar significativamente entre os animais.[9] Imagens de RM realizadas em gatos que apresentam GM$_1$-gangliosidose mostrou sulcos alargados e profundos. Em T2WI, a substância branca manteve-se isointensa ou hiperintensa comparada com a substância cinzenta, em contraste com gatos normais que mostraram substância branca de cérebro e cerebelo hipointensa em relação à substância cinzenta. Esses achados apoiam relatos anteriores de que a mielinização diminuída caracteriza-se pela hiperintensidade da substância branca em relação à substância cinzenta.[16] Ressonância magnética realizada em um cão da raça Shiba Inu mostrou hiperintensidade difusa e exibida na substância branca em todo o cérebro em imagens T2W; além disso, atrofia encefálica ocorreu a partir dos 9 meses.[17]

Para o diagnóstico avalia-se a deficiência de atividade da β-galactosidase em leucócitos e cultura de fibroblastos de pele.[4] Pode-se detectar portadores heterozigotos. A biopsia de linfonodo mostra material estocado em linfócitos e macrófagos.[4] Alguns animais apresentam aumento dos níveis séricos de alanina aminotransferase (ALT) e fosfatase alcalina. Animais com GM$_1$ do tipo 1 apresentam alterações no sistema esquelético por meio do estudo radiográfico.[9,18]

GM$_2$-gangliosidose

Ocorre por deficiência da enzima β-hexosaminidase A, B ou ambas[1] (ver Figura 231.1). Em humanos, encontram-se as formas de GM$_2$, variantes B (doença de Tay-Sachs), O (doença de Sandhoff), AB e a variante rara B1.[10] A hidrólise de GM$_2$-gangliosídeo é catalisada pela enzima β-hexosaminidase, mas essa hidrólise requer que o gangliosídeo seja acoplado a um cofator específico para o substrato, que é a proteína ativadora da GM$_2$.[19] Há duas isoenzimas principais de hexosaminidase: hexosaminidase A, um heterodímero com duas subunidades α e β e hexosaminidase B, homodímero com duas subunidades β. Havendo proteína ativadora de GM$_2$, somente a hexosaminidase A pode agir no complexo GM$_2$-gangliosídeo.[19] Três variantes enzimáticas principais da GM$_2$-gangliosidose podem ser distinguidas bioquimicamente no homem, dependendo das subunidades defeituosas ou proteína ativadora.[20] A GM$_2$-gangliosidose clássica de humanos (doença de Tay-Sachs) decorre de uma mutação na subunidade α, resultando em deficiência de hexosaminidase A e acúmulo de GM$_2$-gangliosídeo. A mutação na subunidade β causa deficiências em ambas as hexosaminidases A e B (doença de Sandhoff), resultando em acúmulo de globosídeo e gangliosídeo. Mutações que afetam a proteína ativadora resultam em catabolismo deficiente de GM$_2$-gangliosídeo, mesmo que a hexosaminidase A esteja normal. Essa proteína ativadora auxilia na apresentação da GM$_2$-gangliosídeo à enzima.[7] Um tipo raro de gangliosidose GM$_2$, a variante B1, é um alelo da variante B (doença de Tay-Sachs), portadora de uma mutação na subunidade α da β-hexosaminidase A.[20] Na GM$_2$-gangliosidose há um acúmulo excessivo de GM$_2$-gangliosídeo e glicolipídios relacionados em lisossomos, especialmente dos neurônios.

Em medicina veterinária essa afecção acomete cães da raça Golden Retriever,[21] Pointer Alemão de pelo curto, Spaniel Japonês e gatos da raça Korat e doméstico de pelo curto, com idades entre 6 e 12 meses.[4] Recentemente foram descritas em gato doméstico japonês[19] e em Poodles.[22] Em animais, existem variações diferentes similares aos subtipos humanos, mas eles também formam seus próprios subgrupos.[11] Em cães da raça Golden Retriever, gatos domésticos americanos, gatos da raça Korat, gatos domésticos japoneses e cães da raça Poodle, é encontrada a variante Sandhoff, ao passo que os cães da raça Spaniel Japonês desenvolvem doença similar à variante AB humana com início muito precoce.[23] Cães da raça Pointer Alemão de pelo curto provavelmente desenvolvem a variante B1.[20] Há acúmulo acentuado de vários substratos nos órgãos abdominais e principalmente no encéfalo.

Os sintomas são demência, cegueira e convulsões,[4] além de ataxia cerebelar, dismetria, tremor de cabeça, distúrbios vestibulares, nistagmo, paraplegia a tetraplegia e diminuição da acuidade visual.[11] Normalmente resultam em óbito rapidamente.[22] Uma cadela Pointer Alemã de pelo curto apresentou início dos sintomas aos 18 meses; esses sintomas clínicos consistiam em postura com base ampla em membros torácicos e pélvicos, movimento com contrações involuntárias discretas, marcha atáxica, andar em círculos, hipermetria, estado mental normal; essa cadela parecia confusa e agitada, embora cooperativa; ocasionalmente ela se tornava agressiva.[23] Gatos domésticos de pelo curto americanos apresentam-se normais até 4 a 10 semanas, quando a ataxia com hipermetria e tremor de cabeça se tornam aparentes. Os olhos mostram aparência opalescente resultante da opacificação difusa de córnea, progredindo para cegueira aos 5 ou 6 meses; esses gatos são menores, com a cabeça arredondada e os ossos faciais achatados e expressão deformada com suas orelhas rigidamente eretas.[11] Um relato sobre gato doméstico japonês, fêmea, mostrou sintomas de ataxia, tremores generalizados de cabeça e corpo com início aos 5 meses. Esse animal apresentava depressão, nanismo proporcional e atrofia muscular em membros, mas sem mudanças dimórficas.[19]

Os gatos da raça Korat com GM$_2$-gangliosidose apresentam sintomas semelhantes aos gatos domésticos americanos, mas com diferenças significativas, pois desenvolvem hepatomegalia. No gato doméstico japonês, a face não é tão distorcida como nos domésticos americanos, nem foi observada hepatomegalia; além disso, opacidade de cristalino e perda de visão não foram observadas. Vacuolização citoplasmática é observada em linfócitos periféricos nos gatos da raça Korat e doméstico japonês, mas não nos domésticos americanos.[19] Três cães da raça Poodle demonstraram distúrbios motores e tremores com início entre 9 e 12 meses. Os animais vieram a óbito pela piora neurológica com idades de 18 a 23 meses. Alguns linfócitos com vacúolos citoplasmáticos anormais foram detectados. Histopatologicamente, neurônios inchados com materiais granulares eosinofílicos no citoplasma foram observados em todo o SNC, enquanto em bioquímica encontrou-se GM$_2$-gangliosídeo no encéfalo associado à deficiência de hexosaminidases A e B no encéfalo e fígado, compatíveis com a doença de Sandhoff.[22]

O diagnóstico é realizado verificando-se a ocorrência de hexosaminidases A e B em leucócitos ou por haver material estocado em neurônios. Pode-se detectar portadores heterozigotos.[4] As imagens de RM, realizadas em cães da raça Poodle, mostraram hiperintensidade em T2 e hipointensidade em T1 no núcleo caudado e achados atróficos de cérebro e cerebelo nos estágios finais da doença.[22] Outro cão da raça Poodle mostrou em imagens de ressonância magnética hipersinal em T2W e FLAIR na substância branca em cérebro, cerebelo e tronco encefálico e, com a progressão da doença, atrofia encefálica progressiva.[24]

Glicocerebrosidose

Glicocerebrosidose (doença de Gaucher) é a esfingolipidose mais comum na espécie humana, resultando da deficiência da enzima lisossomal glicocerebrosidase (glicocerebrosídeo β-glicosidase) que hidrolisa o glicocerebrosídeo, produzindo glicose e ceramida. (ver Figura 231.1). O glicocerebrosídeo acumula-se nos lisossomos, particularmente nos macrófagos no fígado, no baço, na medula óssea e, algumas vezes, nos neurônios. A forma mais comum em humanos é doença de Gaucher do tipo 1, que é relativamente benigna com curso crônico de hepatosplenomegalia e pancitopenia mielopática,[10] degeneração esquelética sem envolvimento neurológico primário.[18] A mais fulminante é a do tipo 2, infantil, forma neuronopática, a qual é geralmente letal antes dos 2 anos. Nessa forma do tipo 2, há acúmulo de glicosilceramida no fígado, no baço e em outros tecidos, bem como comprometimento do sistema nervoso central com destruição de neurônios cerebrais, não por um acúmulo intraneuronal de lipídios, mas provavelmente por um efeito tóxico da glicosilesfingosina. Há também uma forma neuronopática (tipo 3), juvenil, subaguda, que progride para a morte no início da fase adulta.[10] A deficiência de glicocerebrosidase leva ao depósito de grânulos pequenos armazenados nos neurônios, levando-os à degeneração celular, especialmente no tálamo e hipocampo.[11]

Essa doença tem sido descrita em cães da raça Australian Silky Terriers,[8] com uma forma de doença de Gaucher similar ao tipo 2 humano.[10] O armazenamento em cães é expresso em macrófagos nos sinusoides hepáticos e linfonodos, e em neurônios em algumas regiões do encéfalo, mas, interessantemente, não nas células de Purkinje, nem na medula espinal. Macroscopicamente o encéfalo e a medula espinal parecem normais, mas na microscopia há muitos neurônios distendidos com citoplasma granular, vacuolizado e espumoso. Neurônios talâmicos e hipocampais são mais notavelmente afetados.[10] As células degeneradas são limpas por células espumantes (macrófagos denominados "células de Gaucher").[11] Células inchadas apresentam vacúolos citoplasmáticos levemente eosinofílicos, os quais são positivos para o ácido periódico de Schiff (PAS) em macrófagos, mas PAS-negativos nos neurônios.[25]

Sintomas clínicos descritos ocorrem geralmente ao redor dos 4 a 8 meses[4,10] e são caracterizados por grave incoordenação, postura com base ampla, andar rígido, tremores generalizados e hipermetria.[8] A doença é de progressão lenta.[10]

O diagnóstico *antemortem* pode ser estabelecido pela determinação da atividade enzimática da glicocerebrosidase em leucócitos ou cultura de fibroblastos de pele. Em biopsia realizada em linfonodos, fígado ou medula óssea são encontradas células esféricas grandes (células de Gaucher).[4] O diagnóstico *post mortem* é feito com mais segurança pelo ensaio enzimático do encéfalo. O prognóstico é ruim e não há tratamento.[8]

Leucodistrofia metacromática

É a deficiência de arilsulfatase A, com consequente acúmulo de galactosilssulfatídeo na substância branca em neurônios subcorticais e células de Schwann (ver Figura 231.1). Em humanos, encontram-se as formas infantil tardia e juvenil. Essa doença, em humanos, é de progressão lenta, iniciando com sinais motores e alteração de marcha, com progressão para quedas, fraqueza em membros inferiores e posteriormente incapacidade para andar. Tremor intencional, disartria, sialorreia, disfagia, deterioração intelectual com perda da linguagem e da acuidade visual aparecem em seguida. Após 1 ano, tetraplegia e crises convulsivas poderão surgir.[18]

Em medicina veterinária foi descrita em gatos domésticos de pelo curto.[13] Essa doença desmielinizante grave acomete filhotes de gatos e caracteriza-se clinicamente por deterioração neurológica progressiva, incluindo convulsões, opistótono e perda de reflexos motores. Essa condição parece ser de caráter familiar. Exame histológico em quatro animais afetados pela doença mostrou envolvimento principalmente em porções mielinizadas do SNC e incluía desmielinização grave, acompanhada de proliferação das células gliais. Inclusões intracitoplasmáticas estavam presentes em células gliais e em seus processos, sendo mais numerosas nas áreas de degeneração na substância branca cerebral, especialmente no tálamo e centro oval. Essas inclusões eram PAS-positivas e coradas metacromaticamente com azul de toluidina e cresil violeta. A natureza ultraestrutural mostrou variações no tamanho e consistia em matriz filamentosa eletrodensa, granular. As bordas das inclusões pareciam ligadas às membranas e as inclusões pareciam se formar associadas a mitocôndrias degeneradas.[14]

Esfingolipidose

Esfingolipidose ou leucodistrofia das células globoides[11] é uma doença hereditária caracterizada pela deficiência de galactosilceramidase (galactocerebrosídeo β-galactosidase).[26] Essa enzima está envolvida no catabolismo da mielina,[27] e a sua deficiência leva a um acúmulo de psicosina (galactosilesfingosina), um lipídio extremamente tóxico para oligodendrócitos e células de Schwann (ver Figura 231.1).[11] A psicosina é altamente tóxica e, como ela se acumula ao longo da doença, causa lesão direta aos oligodendrócitos e às células de Schwann (provável mecanismo de apoptose celular e também produção de citocinas induzidas por psicosina e óxido nítrico sintase induzida [iNOS]).[2] Outra teoria considera que a morte dos oligodendrócitos ocorre pela infiltração das células globoides levando à contínua quebra de mielina, aumentando com isso o acúmulo de mais células globoides.[27]

A variante humana também é conhecida como doença de Krabbe.[10] Caracteriza-se por desmielinização simétrica, perda de oligodendrócitos e acúmulo, especialmente perivascular, de células fagocitárias grandes (células globoides) que contêm material PAS-positivo, não metacromático, não sudanofílico.[26] Degeneração e decomposição da bainha de mielina ocorre como encefalopatia desmielinizante e simétrica bilateralmente.[11] Células globoides – macrófagos globoides e largos – são a marca da leucodistrofia das células globoides. O termo leucodistrofia das células globoides baseia-se na aparência morfológica de macrófagos/micróglias que são preenchidos com material armazenado.[11]

Na espécie canina, essa afecção é mais reconhecida nas raças West Highland White Terrier e Cairn Terrier, as quais têm um modo de herança genética autossômica recessiva. Outras raças afetadas são Beagle,[3] Lulu da Pomerânia, Basset Hound, Poodle miniatura, Bluetick Hound,[1,10] Setter Irlandês e Dálmata[28] e recentemente descrita em Australian Kelpie.[29] Na espécie felina foram descritas em gatos europeus de pelo curto ou longo[11] e em um gato doméstico japonês.[30]

Nos achados histopatológicos observa-se acúmulo perivascular de células globoides PAS-positivas em regiões de desmielinização no encéfalo e medula espinal; a distribuição das lesões pode variar. Na medula espinal, manchas de infiltrados intensos de células globoides e desmielinização são vistas pelo lugol *fast blue*, nas porções periféricas de todos os funículos; alguns animais apresentam esses infiltrados nos nervos óptico, ulnar e axilar.[27] Duas síndromes clínicas de esfingolipidose têm sido descritas em cães; uma na qual os sintomas iniciais de paresia de membros pélvicos com progressão para paralisia são predominantes, e a outra, na qual sinais de disfunção cerebelar predominam.[27] Geralmente, os sintomas são: ataxia ou paresia dos membros pélvicos progredindo para tetraparesia,[4] além de fraqueza, alterações em reflexos miotáticos, nistagmo, alterações sensitivas, redução do tônus muscular, atrofia muscular e alteração de comportamento.[11] Normalmente ocorrem em poucas semanas após o nascimento.[11]

Em cães da raça Terrier, o início do quadro neurológico se dá entre 3 e 6 meses.[21] Os sintomas iniciais geralmente são paresia de membros pélvicos, podendo estar associados a incontinência fecal e urinária; algumas semanas depois, ocorre progressão do quadro com paraplegia e comprometimento dos membros torácicos. O envolvimento cerebelar é discreto. Os cães apresentam discreto tremor de cabeça e dismetria sutil em membros torácicos. Agressividade, cegueira, tremor intencional e diminuição do reflexo pupilar à luz podem estar presentes.[27] Em alguns animais, sintomas cerebelares dominam na fase clínica inicial, seguidos de comprometimento envolvendo cérebro e tronco encefálico.[21] Em um cão, macho, da raça Basset Hound, o início se deu aos 4 anos, com progressão lenta durante 1 ano; esse animal apresentou ataxia de membros pélvicos com progressão a paraparesia. A necropsia mostrou envolvimento em medula espinal e tronco encefálico, e não cerebral, nem em nervos periféricos.[21] Em cães da raça Poodle, a doença tem início aos 2 meses, mas com progressão lenta até 2 anos, com sinais de alteração cerebral e no tronco encefálico, enquanto as raças Beagle e Bluetick Hound apresentaram a doença aos 4 meses com ataxia de membros pélvicos e progressão para paralisia.[21] Quatro cães da raça Australian Kelpie, com idade entre 6 e 13 semanas, apresentaram ataxia progressiva, tremores, paresia e hipermetria.[29]

Na espécie felina, essa afecção foi descrita em gatos domésticos de pelo curto,[26,31] em dois gatos domésticos de pelo longo, um macho e uma fêmea, e em um gato doméstico japonês, macho, com 4 meses.[30] O gato macho de pelo longo apresentou sintomas de ataxia de membros pélvicos, começando com 4 a 6 semanas e progressão rápida para os membros torácicos. Na gata doméstica de pelo longo, os sintomas clínicos tiveram início com 8 semanas. Esses sintomas eram tremores generalizados com progressão para tetraparesia, rigidez extensora dos membros posteriores e bexiga distendida, firme e com dificuldade para ser comprimida. Com 21 semanas, ela desenvolveu angústia respiratória, vindo a óbito. O exame necroscópico revelou cifose entre as vértebras T10-L1 e atrofia muscular dos membros pélvicos. Marcadas alterações histopatológicas foram encontradas em todo o encéfalo e medula espinal. Os vasos da substância branca tinham acúmulos abundantes de células mononucleares pálidas, grandes, com vacúolos citoplasmáticos (células globoides) localizados amplamente nos espaços perivasculares, assim como nas paredes dos mesmos. O parênquima da substância branca apresentou números aumentados de células gliais, incluindo astrócitos hipertróficos. Áreas de substância cinzenta não foram afetadas, assim como o cerebelo e os nervos espinais.[32] Em gatos domésticos de pelo curto, os sintomas se iniciam com ataxia de membros pélvicos e progridem para paraplegia; o exame físico mostra atrofia moderada da musculatura dos membros pélvicos e ausência de reflexos miotáticos e de dor profunda nesses membros. Tremor intencional e dismetria em membros torácicos também estão presentes. As alterações histopatológicas envolvem o SNC e o sistema nervoso periférico (SNP), com comprometimento dos nervos espinais e cranianos. O processo leucodistrófico é acompanhado por extensa reação astrocítica;[26] podem apresentar tremores generalizados ocasionais durante o curso da doença.[21] O gato doméstico japonês apresentou, além da paralisia progressiva dos membros pélvicos, distúrbios visuais, trisma e disfunção cognitiva, vindo a óbito aos 9 meses.[30]

Para o diagnóstico avalia-se a deficiência de atividade de β-galactocerebrosidase em leucócitos ou a existência de macrófagos preenchidos com mielina (células globoides). Pode-se detectar portadores heterozigotos.[4]

Esfingomielinose

A esfingomielinose (doença de Niemann-Pick) é o resultado de uma mutação genética autossômica recessiva e consequente ausência de esfingomielinase, que leva ao acúmulo de esfingomielina e colesterol no sistema nervoso e sistema reticuloendotelial.[33] Em humanos, seis variantes clinicopatológicas distintas são reconhecidas e designadas tipos A, B, C, D, E e F,[1] embora apenas as formas A, C e D tenham componentes neurodegenerativos.[11] A variante tipo A é aguda e neuropática, enquanto a variante B é de curso crônico não neuropático. As variantes A e B, descritas em cães e gatos, ocorrem por deficiência grave da atividade da enzima ácido-esfingomielinase,[1,10] resultando em acúmulo neurovisceral de esfingomielina, colesterol e glicoesfingolipídios, enquanto a variante do tipo C é causada pela atividade defeituosa de um transportador de colesterol, proteína NPC1, ou da proteína ligada ao colesterol lisossomal hidrossolúvel NPC2 (ver Figura 231.1).[25] O que não se sabe é se o defeito de base da doença de Niemann-Pick é a deficiência de esfingomielinase, porque outros lipídios, que não são substratos dessa enzima, se acumulam.[10] Esse acúmulo ocorre nos neurônios, nas células da glia, nas células endoteliais e nos perícitos, ocorrendo inchaço e vacuolização neuronal no SNC e SNP (esferoides axonais). As células espumosas (células de Niemann-Pick) são conspícuas nessa doença.[11] Na necropsia observam-se aumento e palidez do fígado, além de esplenomegalia e nódulos acinzentados nos pulmões.[25]

Acomete cães da raça Poodle[4] e Boxer;[34] nos gatos, raças afetadas são Siamês, doméstico de pelo curto[4] e Balinês,[35] com idade entre 4 e 6 meses.[4] Os sintomas clínicos são: ataxia, tremores de cabeça e hipermetria.[4] Podem apresentar comprometimento visual mais tardiamente.[11] Nos cães da raça Poodle, alterações cerebelares ocorreram ao redor do 5º mês de vida; essas alterações são: ataxia, hipermetria, meneios contínuos da cabeça e perda de equilíbrio. O exame histopatológico revela vacuolização citoplasmática pronunciada em quase todos os neurônios de todo encéfalo e medula espinal. Os neurônios mais gravemente afetados estão no tronco encefálico e nas células de Purkinje cerebelares. Em gatos da raça Siamês, os animais afetados apresentam disfunção neurológica progressiva com início aos 4 meses e geralmente morrem antes de completar 1 ano. As primeiras características clínicas reconhecidas são: retardo de crescimento e, ocasionalmente, arrastam os membros pélvicos. Com a progressão, há piora da incoordenação motora, alargamento das pernas e envolvimento em membros torácicos. No fim, há depressão, cegueira aparente, anorexia e movimentos contínuos da cabeça; eventualmente, paresia total e anorexia persistente que leva à morte. Na necropsia, constata-se aumento de todos os linfonodos, que se encontram amarelados a bronzeados; o fígado fica acentuadamente inchado, amarelo-pálido e gorduroso, enquanto o baço se apresenta aumentado e pálido. O SNC e o SNP caracterizam-se por perda da substância de Nissl, inchaço citoplasmático e vacuolização dos neurônios, marcadamente nas células de Purkinje do cerebelo e neurônios dos núcleos cerebelares, hipocampo, raízes dorsais e células ganglionares. Acúmulos de células mononucleares grandes, com citoplasma espumoso, são encontrados mais proeminentes em linfonodos, fígado e baço, mas também são encontrados prontamente na medula óssea, nas adrenais e nos pulmões.[36] Um gato da raça Balinês, com dismetria em membros pélvicos, tremor de cabeça, nistagmo e dilatação pupilar aos 7 meses, apresentou inicialmente dismetria de membros pélvicos com início aos 3 meses e progressão lenta.[35] Três gatos com idades entre 4 e 7 meses apresentaram doença de Niemann-Pick associada à polineuropatia desmielinizante, diagnosticada por biopsia muscular e eletrodiagnóstico. Esses animais tinham tetraparesia flácida, hipotonia e hiporreflexia.[10] As características histopatológicas, ultraestruturais e mudanças bioquímicas no cão Poodle, em gatos das raças Siamês e Balinês eram similares ao tipo A humano, embora os sintomas fossem diferentes.[33,35,36] Nos gatos com polineuropatia desmielinizante, um deles apresentou o tipo A clássico, enquanto os outros dois apresentaram variantes do tipo A.[10]

Em um gato doméstico de pelo curto[37] e em um cão da raça Boxer[34] foi descrita a variante do tipo C. Exame histopatológico realizado em Boxer revelou armazenamento neuronal acentuado no SNC e armazenamento histiocítico no sistema reticuloendotelial.[34] O encéfalo mostrou níveis elevados de lactosilceramida e dois gangliosídeos, GM_3 e GM_2.[34] No gato doméstico de pelo curto, com 9 semanas, que apresentava quadro neurológico progressivo, a atividade da esfingomielinase no fígado estava parcialmente deficiente, característica da doença do tipo C. A necropsia desse animal revelou vacuolização de muitas populações de neurônios e extensiva distrofia neuroaxonal. A análise lipídica do fígado revelou excesso de colesterol, glicosilceramida, lactosilceramida, esfingomielina e, no encéfalo, aumento dos níveis de GM_2 e GM_3 gangliosídeos.[37]

O diagnóstico realiza-se pela ausência da atividade da esfingomielinase em leucócitos, medula óssea e cultura de fibroblastos de pele, no tipo A. Pode-se detectar portadores heterozigotos. Em biopsia de medula óssea são encontrados histiócitos vacuolizados e, no cerebelo, material estocado nas células de Purkinje.[4]

Galactossialidose

É o resultado da deficiência combinada da atividade das enzimas β-galactosidase e α-neuraminidase, descrita em cão da raça Schipperke.[38]

Uma cadela da raça Schipperke, com 5 anos, apresentou sintoma vestibular central e cerebelar com progressão. No exame anátomo e histopatológico caracterizou-se atrofia cerebelar, com perda extensiva de células de Purkinje, e hidrocefalia. Observou-se vacuolização em neurônios na medula espinal e no encéfalo, assim como em células pancreáticas. Ultraestruturalmente, lisossomos secundariamente aumentados, cheios de estruturas lamelares membranosas, estavam presentes nos neurônios, e vacúolos alargados e vazios foram encontrados nas células acinares, dos ductos e das ilhotas pancreáticas. A avaliação enzimática mostrou acúmulo de glicolipídios contendo β-galactosil terminal e resíduos de α-sialil, e oligossacarídeos ligados ao nitrogênio (N) de modo similar à galactossialidose de início na fase adulta, em humanos.[38]

GLICOPROTEINOSE

Caracteriza-se por vários oligossacarídeos ramificados, contendo uma estrutura central comum de manose e duas moléculas de N-acetilglicosamina ligadas à asparagina da proteína.[7]

Manosidose

Descrita em gatos (α-manosidose)[11] e recentemente em cães da raça Pastor-Alemão (β-manosidose).[39] Na espécie felina ocorre pela deficiência de α-D-manosidase, levando ao acúmulo intralisossomal de oligossacarídeos, particularmente no encéfalo, no fígado e nos rins.[11] É uma doença de caráter hereditário de herança autossômica recessiva,[23] descrita em gatos domésticos de pelo longo e curto, bem como em gatos Persas.[11] Genericamente, os sintomas encontrados são: ataxia, tremores generalizados ou de cabeça, paraplegia espástica e opistótono.[4]

Em gatos domésticos de pelo curto, clinicamente caracteriza-se pela ocorrência de fetos natimortos, neonatos muito fracos que morrem em 72 horas por alterações cerebelares, como tremor intencional, perda de equilíbrio; nessa raça, há o aparecimento de catarata e alterações esqueléticas observadas no exame radiográfico. A idade de início pode variar entre o nascimento até 7 meses.[40] Os gatos Persas apresentam ataxia e tremor intencional do corpo todo, com início ao redor de 8 semanas. As características microscópicas incluem vacuolização citoplasmática em neurônios, células da glia, células de Kupffer e hepatócitos; hipomielinização e ocorrência de esferoides eosinofílicos, na substância branca, também podem ocorrer, mas em intensidade variável.[23] Alterações esqueléticas e catarata não são encontradas nessa raça.[3,40] Gatos domésticos de pelo longo apresentam um tipo mais brando de α-manosidose, também não ocorrendo alterações esqueléticas, oculares e hepatomegalia.[3]

Em três filhotes de cães da raça Pastor-Alemão de uma mesma ninhada ocorreu a β-manosidose. É uma doença de provável modo de herança hereditária autossômica recessiva e caracteriza-se pela falta de atividade da β-manosidase. Esses cães apresentaram retardo de crescimento tardio em relação aos demais filhotes da ninhada, rigidez principalmente em membros pélvicos, intolerância a exercícios e surdez. Desenvolveram convulsões, ataxia, déficits proprioceptivos e retardo mental.[39]

O diagnóstico consiste na análise da ocorrência de níveis elevados de oligossacarídios na urina e manose ligada.[4] Em alguns animais, o fígado encontra-se aumentado e palpável; hiperplasia gengival também foi registrada.[10] Imagens de RM realizada em três gatos que apresentavam α-manosidose, comparados com quatro gatos normais, mostraram diminuição de sinal da substância cinzenta (núcleo caudado, córtex cerebral e tálamo) em T2 e aumento de sinal na substância branca (coroa radiada, cápsula interna e centro semioval) também em T2. O aumento de sinal na substância branca pode refletir desmielinização, enquanto a diminuição de sinal na substância cinzenta é desconhecida. Uma hipótese é de que isso pode representar mudanças no espaço extracelular resultantes de edema celular. A característica histopatológica dessa doença é o inchaço de neurônios e células da glia causado por grandes quantidades de oligossacarídeos ricos em manose.[41]

Fucosidose

Doença lisossomal causada pela deficiência da α-fucosidase[1,10] com acúmulo de fucoglicoproteínas, oligossacarídeos e glicosaminoglicanos,[10] no SNC e SNP.[11] É uma doença hereditária autossômica recessiva, ocorrendo em cães da raça English Springer Spaniel em todo o mundo.[11] Os casos reconhecidos na Inglaterra e Austrália tinham um ancestral comum. A idade de início foi de 12 meses e a progressão ocorreu até os 2 ou 3 anos.[10] Os sintomas são: ataxia, incoordenação, mudança de comportamento e progressão obstinada, levando os animais a pressionarem a cabeça em obstáculos.[4] Em um trabalho,[42] que descreveu essa doença em 31 cães da raça English Springer Spaniel, observaram-se sinais neurológicos multifocais com início no 2º ano de vida e confirmados pela deficiência de atividade de $α_1$-fucosidase em plasma e leucócitos.[42] A deterioração mental e motora progressiva foi similar em todos os cães, e nenhum animal sobreviveu além dos 4 anos. Leucócitos vacuolizados ocorreram no líquido cefalorraquidiano (LCR), no sangue e na medula óssea.

O aumento dos nervos periféricos, observado na necropsia, poderia ser notado pela palpação, principalmente em relação ao nervo ulnar, em doença avançada; contudo, estudos de eletrodiagnóstico mostraram normalidade.[42] Na espécie felina, foi descrita em um gato doméstico de pelo curto; esse animal apresentou sintomas de disfunção cerebral e cerebelar. Imagens de ressonância magnética mostraram aspectos sugestivos de processo degenerativo ou metabólico.[43]

Mensura-se α-fucosidase no plasma e nos leucócitos para diagnóstico dessa afecção. Podem-se detectar portadores heterozigotos.[4]

MUCOPOLISSACARIDOSE

Proteoglicanos são componentes do tecido conjuntivo, e consistem em núcleos de proteína, os quais se ligam a moléculas de ácidos mucopolissacárideos denominados "glicosaminoglicanos".[10] Mucopolissacárideos são longas cadeias compostas de unidades de dissacarídeos repetidas, muitas das quais sulfatadas no C4 ou C6, produzindo sulfatos de condroitina, dermatana, heparana e queratina. A degradação desses polímeros complexos enormes requer atividade orquestrada de um número de hidrolases lisossomais.[10]

As mucopolissacaridoses (MPS) são um grupo diverso de doenças lisossomais hereditárias resultantes de deficiência de certos glicosaminoglicanos, os quais se acumulam em vários tecidos conjuntivos, incluindo o encéfalo, sendo excessivamente excretados pela urina.[8] As MPS descritas em cães e gatos são consideradas autossômicas recessivas,[8] exceto a MPS II, que é ligada ao cromossomo X.[10] Em animais ocorrem vários tipos (tipos I, II, III A e B, VI e VII), em que o metabolismo de glicosaminoglicanos e mucopolissacárideos ácidos (como dermatana, heparina e condroitina) estão inerentemente deficientes.[11] Há acúmulo de material armazenado nos tecidos conjuntivo e encefálico.[11]

As anormalidades esqueléticas são o denominador comum desse grupo de doenças hereditárias, embora as do tipo III não apresentem alterações esqueléticas. Face anormal com características grosseiras e membros curtos, hepatomegalia e retardo mental ocorrem em algumas formas.[10] Os pacientes humanos são mentalmente retardados e também sofrem de distúrbios do crescimento de ossos, articulações e córnea, com desenvolvimento de hepatomegalia e esplenomegalia.[11] Os sintomas neurológicos em cães e gatos não são tão extremos como em humanos.[11]

Mucopolissacaridose I

É causada pela deficiência de α-L-iduronidase, semelhantemente à MPS I em humanos,[10,25] caracterizada clinicamente em três formas distintas, variando da mais grave, síndrome de Hurler (MPS I-H), à mais branda, síndrome de Scheie (MPS I-S). Uma forma clínica intermediária é referida como síndrome de Hurler-Scheie (MPS I-H/S).[44] A deficiência da atividade α-L-iduronidase promove um acúmulo de glicosaminoglicanos mal-degradados levando a doença espinal cervical, como displasia vertebral, hipoplasia do processo odontoide e degeneração precoce dos discos intervertebrais ocasionando compressão da medula espinal e cifoescoliose. Em cães com MPS I há mais cartilagem nas epífises vertebrais aos 3 ou 6 meses, e aos 12 meses, persistência das placas de crescimento epifisários, que deveriam estar ausentes.[45]

Tem sido descrita em gatos domésticos de pelo curto com menos de 6 meses e em cães Plott Hound[1] com sintomas aparecendo entre 6 e 12 meses.[10] Os sinais e sintomas são: claudicação, face larga, com o canal nasal deprimido, orelhas pequenas,

córneas turvas e displasias ósseas múltiplas, incluindo fusão de vértebras acima da junção cervicotorácica, *pectus excavatum* e subluxação coxofemoral.[8] Em gatos domésticos de pelo curto, geralmente a queixa principal é a alteração de marcha com os membros pélvicos, em razão de alterações esqueléticas. A opacidade nas córneas e alterações faciais são características.[10] Uma relação bem definida entre MPS I e meningioma tem sido descrita em gatos abaixo de 3 anos.[8] Os cães apresentam opacidade de córnea, mobilidade diminuída, anormalidades esqueléticas e poliartropatia. Cardiomegalia e degeneração valvular também podem ser encontradas.[10] Três cães da raça Plott Hound, dois machos e uma fêmea, de cruzamento consanguíneo, apresentaram sintomas com início aos 6,5 meses na fêmea e, nos machos, 6 meses depois, com retardo de crescimento, claudicação progressiva e dificuldade visual.[44] Doença articular grave foi constatada na fêmea com alargamento excessivo das articulações do carpo e do tarso, além de efusão e proliferação óssea periarticular extensiva. Apresentava dor à manipulação da cabeça, do pescoço e da coluna vertebral. A língua estava excessivamente comprida e se projetando levemente pela boca fechada. Nos machos, as alterações esqueléticas e das articulações foram menos evidentes. Todos os animais apresentaram opacidade corneana granular difusa e bilateral, dando aos olhos aparência de vidro fosco. Ecocardiografia e radiografia demonstraram aumento ventricular direito e/ou espessamento valvar. Essas alterações articulares e ósseas associadas ao retardo de crescimento e ausência de hepatosplenomegalia foram semelhantes à forma clínica intermediária (MPS I-H/S) descrita em humanos.[44]

O diagnóstico consiste na ausência da atividade da enzima α-L-iduronidase em fibroblastos ou linfócitos e ocorrência de glicosaminoglicanos na urina, principalmente em gatos.[8] Exame citológico do fluido sinovial demonstra haver células com citoplasma PAS-positivo e grânulos citoplasmáticos corados por toluidina e Alcian *blue*, indicando acúmulo de mucopolissacárideos ácidos.[44]

Mucopolissacaridose II

Conhecida como doença de Hunter, a MPS II resulta da deficiência de iduronato-2-sulfatase.[10] Ocorre em cães da raça Labrador,[1] sendo a única mucopolissacaridose com modo de herança ligada ao cromossomo X.[10,46] Relato do caso de um cão Labrador, macho, com 3 anos, listou incoordenação motora progressiva, alteração visual e intolerância a exercícios, com progressão até os 5 anos.[46] Características faciais grosseiras, macrodactilia, distrofia corneana unilateral, osteopenia generalizada, deterioração neurológica progressiva e teste positivo para mucopolissacárideos na urina sugeriam MPS. A progressão foi lenta, e 18 meses após o início dos sintomas esse animal mostrou ataxia assimétrica grave dos membros, hipermetria, tremor intencional e quedas para um dos lados. Diante da natureza progressiva da doença, esse cão foi submetido à eutanásia. Os achados histopatológicos mostraram vacúolos intracitoplasmáticos, sendo a maioria prevalente em células epiteliais, células endoteliais e histiócitos no fígado, no rim, na glândula tireoide e no baço. Material armazenado de aspecto grosseiro e flocular foi encontrado e era característico de MPS. Ensaios bioquímicos identificaram deficiência da atividade em iduronato sulfatase (IDS) em cultura de fibroblastos dérmicos quando comparados aos cães normais.[46]

Mucopolissacaridose III

A MPS III, ou doença de Sanfilippo, é caracterizada pelo acúmulo de sulfato de heparana. Apresenta pelo menos quatro variantes (A até D), todas refletindo deficiências enzimáticas diferentes:

heparana-N-sulfatase (A), N-acetil-α-D-glicosaminidase (B), acetil-CoA:α-glicosa- minida N-acetiltransferase (C) e N-acetil-α-D-glucosamina- 6-sulfatase (D).[10] Doenças do tipo MPS III A acometem cães da raça Dachshund pelo duro[1] e cães Huntaway Hunting da Nova Zelândia.[11] Cães da raça Schipperke apresentam o tipo MPS III B.[11] Não há alterações esqueléticas em animais que apresentam MPS III.[47] A idade de início variou de 18 meses em cães da raça Huntaway[48] até 4 anos na raça Dachshund.[47]

Cães da raça Dachshund de pelo duro apresentam ataxia de membros pélvicos com progressão para os membros torácicos. O tremor intencional é grave, mais pronunciado durante a alimentação. Litíase vesical por cristais de oxalato de cálcio é comum nesses animais.[47] A excreção de grande quantidade de sulfato de heparana na urina pode levar à formação de matriz que contém esse glicosaminoglicano e à produção de cálculos de oxalato de cálcio.[47] O acúmulo de sulfato de heparana não é observado no sistema nervoso, exceto por ocorrerem macrófagos vacuolizados; é sabido que esse glicosaminoglicano inibe a neuraminidase, enzima associada ao catabolismo inicial de gangliosídeos, o que leva ao acúmulo de gangliosídeos em diferentes formas de MPS III.[47] Os achados histopatológicos mostram grânulos em neurônios em encéfalo e medula espinal. Esse material armazenado é PAS-positivo e corado pelo lugol *fast blue* e Sudan *black*. Material similar é encontrado em macrófagos e, em menor grau, em astrócitos. No cerebelo, há perda grave de células de Purkinje e adelgaçamento da camada granular. Pode ocorrer calcificação no encéfalo, sendo parte de uma calcificação metastática generalizada.[47] Em cães da raça Huntaway, o primeiro relato, em 2000, mostrou um cão macho, com 18 meses, que apresentava ataxia progressiva, hipermetria, andar compulsivo e dificuldade para saltar, além de diarreia.[48] Após esse relato, uma avaliação com 203 cães dessa mesma raça, sem relação conhecida com o animal desse relato, mostrou que 15% desses animais eram heterozigotos para a doença.[49] Em cães da raça Schipperke, a doença ocorreu em animais com 3 anos, com quadro de tremores e episódios de quedas, associados à dismetria, ataxia com os membros pélvicos e marcha de base ampla, e balanço do tronco. As córneas estavam levemente distróficas e pequenos focos periféricos de degeneração retiniana estavam presentes. A necropsia revelou atrofia cerebelar grave, perda das células de Purkinje e vacuolização citoplasmática em neurônios por todo o SNC. Estudo bioquímico realizado em cultura de fibroblastos demonstrou a deficiência da atividade de N-acetil-α-D-glucosaminidase entre 4,3 e 9,2%, além da existência de sulfato de heparana na urina, por meio de eletroforese de glicosaminoglicanos urinários. Também não apresentaram anormalidades ósseas. A análise de *pedigree* e níveis de N-acetil-α-D-glucosaminidase nos membros da família desses animais mostrou um modo de herança autossômico recessivo.[50]

Mucopolissacaridose VI

A MPS VI ou síndrome de Maroteaux-Lamy[10] é uma doença lisossomal hereditária de caráter autossômico recessivo,[51] descrita em gatos comuns e Siameses com 2 a 3 meses, além de cães da raça Pinscher miniatura, Schnauzer miniatura, Welsh Corgi,[1] Chesapeake Bay Retriever,[52] Poodle Toy e Dogue Alemão.[53] Caracteriza-se pela deficiência de N-acetilgalactosamina 4-sulfatase[51] (arilsulfatase ou 4-sulfatase),[10] enzima essencial para a degradação do glicosaminoglicano sulfato de dermatana, que é encontrado em vários tecidos conjuntivos, particularmente cartilagem e osso. A doença esquelética é a anormalidade predominante associada a essa doença.[51] Em gatos Siameses, os sintomas refletem doença esquelética generalizada e de tecido conjuntivo.

Vários animais apresentam paresia de membros pélvicos entre 4 e 7 meses.[10] Geralmente, a sintomatologia nesses gatos inicia-se ao redor de 6 a 8 semanas, incluindo face larga e focinho curto, orelhas pequenas, retardo de crescimento e redução da flexibilidade da coluna vertebral, na região cervical. As anormalidades esqueléticas consistem em displasia epifisária grave associada à osteopenia generalizada. Essas alterações podem provocar compressão na medula espinal, responsável por alteração de marcha, paresia ou mesmo paralisia. Degenerações progressivas das articulações também ocorrem. Uma variação em relação à gravidade das alterações esqueléticas tem sido observada entre ninhadas diferentes.[51] Uma cadela da raça Pinscher miniatura, com 6 meses, apresentou retardo de crescimento e deformidade esquelética. Esse animal tinha baixa estatura, dismorfia facial e opacidade de córnea. Os achados radiográficos mostraram displasia epifisária e osteopenia. A avaliação bioquímica mostrou haver sulfato de dermatana e sulfato de condroitina na urina. A atividade da arilsulfatase, realizada em leucócitos, estava em 0,7 nM/min/mg de proteína em relação a um controle que era de 212,8 nM/min/mg de proteína.[54] Três fenótipos clínicos diferentes foram encontrados em gatos utilizados como modelos para demonstrar a eficácia de terapia de reposição enzimática: a mutação na enzima 4-sulfatase (L476P/L476P) e duas mutações adicionais (D520N). Gatos homozigotos L476 P exibem nanismo e dismorfia facial devido à displasia epifisária, relação anormalmente baixa 4S/β-hexosaminidase, dermatanossulfatúria e inclusões lisossomais na maioria dos tecidos. Similarmente, D520N/D520N e L476 P/D520N têm níveis baixos anormais de 4S/hexosaminidase, moderada dermatanossulfatúria, inclusões lisossomais em alguns condrócitos e inclusões anormais em leucócitos. Contudo, ambos apresentam crescimento e aparência normais. Além disso, L476 P/D520N tem alta incidência de doença articular degenerativa.[52]

Mucopolissacaridose VII

A MPS VII ou síndrome de Sly caracteriza-se pelo acúmulo de sulfato de dermatana e heparana resultante da deficiência de β-glucuronidase.[10] A MPS VII se torna evidente no início da vida, em humanos, gatos e cães. Os sinais clínicos envolvem os olhos (opacidade corneana difusa), o esqueleto (dismorfia facial e deformidades apendicular e axial referidas como disostose multiplex), as articulações (frouxidão excessiva das articulações), o sistema cardiovascular (espessamento valvular que resulta em murmúrios sistólicos) e o SNC (retardo mental).[55] As alterações cardiovasculares se devem a anormalidades na estrutura de colágeno na valva mitral com início aos 6 meses.[56] É descrita em cão sem raça definida (SRD), em gato[1] e em cão da raça Pastor-Alemão;[55] o cão SRD era resultado de cruzamento de pai com filha.[10] A partir desse relato, vários outros cães apresentaram a doença, todos os descendentes dessa fêmea. Os sintomas clínicos iniciaram-se com 4 semanas e incluíam face ampla e curta, orelhas com inserção baixa e tórax largo lateralmente. Opacidade difusa de córnea apareceu com 8 semanas. Com 9 semanas, os cães afetados eram 50% menores em relação à ninhada, com cabeça desproporcionalmente maior. Os sintomas de doença apendicular esquelética foram evidentes entre 2 e 5 meses.[57] Em um Pastor-Alemão, macho, com sintomas de inabilidade progressiva de ambulação, a doença teve início com 9 semanas. Esse cão apresentava cabeça desproporcionalmente maior do que o corpo, os ossos longos estavam curtos e curvados, além de flexibilidade excessiva das articulações. Ambas as córneas estavam difusamente opacificadas e havia granulações multifocais no estroma corneano. Os reflexos espinais e a propriocepção consciente estavam normais, mas foi detectada hiperestesia dos nervos espinais em regiões cervical e lombos-sacra. Ao exame radiográfico, os corpos vertebrais apareceram menores e tinham epífises de formato irregular.[55] O relato dessa afecção em um gato macho mostrou sintomas com início em 12 a 14 semanas. Esse animal apresentava dificuldade para caminhar e abdome aumentado; dismorfismo facial, patas aumentadas, opacidade da córnea, granulações em neutrófilos e linfócitos vacuolizados. O teste urinário foi positivo para glicosamino-glicanos e a atividade enzimática da β-glicuronidase estava ausente em leucócitos e acentuadamente reduzida em fibro-blastos. A histopatologia apontou células espumosas em pra-ticamente todos os órgãos examinados e a microscopia ele-trônica mostrou estoque de material flocular característico de mucopolissacaridose. Esfingolipídios armazenados em for-mato de zebra foram vistos em células ganglionares do sistema nervoso e células da musculatura lisa dos vasos sanguíneos.[58]

O diagnóstico da MPS VII consiste na análise da ocorrência de glicosaminoglicanos na urina, embora filhotes de cães em crescimento com qualquer doença esquelética possam ter um aumento na concentração de sulfato de condroitina na urina por causa de crescimento ósseo e remodelagem. Portanto, é importante a confirmação do diagnóstico específico pela aná-lise enzimática ou análise de mutação.[55]

MUCOLIPIDOSE

O termo mucolipidose foi criado para descrever doenças com carac-terísticas comuns de esfingolipidoses e mucopolissacaridoses.[7]

Mucolipidose II

É uma doença de armazenamento lisossomal causada pela deficiência de N-acetilglicosamina-1-fosfotransferase,[25] a qual é responsável pela ligação de grupos fosfatos às enzimas lisos-somais; essa enzima, associada ao complexo Golgi, reconhece as enzimas lisossomais, transferindo um grupo fosfato à manose terminal. Se o marcador de reconhecimento manose-6-fosfato estiver faltando, as enzimas não são carregadas pelo transpor-tador mediado por receptor para dentro dos lisossomos;[7] uma vez que essas hidrolases não são devidamente transportadas aos lisossomos, elas são excretadas para dentro do espaço extracelu-lar.[59] Embora ocorra a deficiência de apenas uma enzima, várias outras enzimas lisossomais são envolvidas por conta da posi-ção-chave da enzima N-acetilglicosamina-1-fosfotransferase, que é responsável pelo transporte das outras.[59] Essa afecção reúne características de esfingolipidose e mucopolissacaridose, tem um modo de herança autossômico recessivo, afetando gatos domésticos de pelo curto.[25] Os filhotes de gatos apresentam retardo de crescimento, alterações comportamentais, dismor-fia facial, ataxia e degeneração da retina que conduz à cegueira. Os lisossomos têm como material armazenado oligossacarí-deos, mucopolissacarídeos e lipídios, sendo mais comuns em ossos, cartilagens, pele e outros tecidos conjuntivos; poucos neurônios corticais cerebrais apresentam inclusões lipídicas e alguns axônios do nervo ciático são afetados.[25] Contudo, nessa doença não são encontrados glicosaminoglicanos na urina, que é característico das mucopolissacaridoses.[59] Outra característica dessa afecção em relação às demais é o espessamento generali-zado da pele, incluindo as pálpebras. Na mucolipidose não se observa opacidade de córnea e sim degeneração bilateral e difusa da retina.[59] Uma colônia de gatos domésticos de pelo curto e um macho meio-irmão mostraram modo de herança autossô-mico recessivo. Nesse grupo observaram-se retardo de cresci-mento, alterações comportamentais, dismorfia facial e ataxia; as alterações radiográficas incluíam alargamento metafisário,

arqueamento radial, frouxidão das articulações e fusão verte-bral. A degeneração retiniana ocorreu em torno dos 4 meses. Todos os sintomas clínicos foram progressivos e a eutanásia ou óbito invariavelmente ocorreram dentro de poucos dias até 7 meses, frequentemente de doença respiratória superior ou insuficiência cardíaca.[60]

O diagnóstico baseia-se na ausência de glicosaminoglicanos na urina, redução acentuada da enzima GlcNAc-fosfotransferase nos leucócitos periféricos (menos de 10% em relação ao con-trole) e elevação de muitas enzimas lisossomais no soro (entre 7 e 97 vezes em relação ao controle), exceto lipase ácida e fos-fatase ácida.[59]

OUTRAS DOENÇAS DE ARMAZENAMENTO LISOSSOMAL

Lipofuscinose ceroide

A lipofuscinose ceroide é um grupo de doenças neurodegene-rativas de humanos e animais caracterizadas pelo acúmulo de um lipopigmento fluorescente nos neurônios e outras células dentro do corpo.[31] Esse material membranoso é estocado em neurônios, células gliais (e outros tipos de células), no SNC e SNP, levando a mudanças degenerativas.[11] Embora seja consi-derada uma doença lisossomal, a lipofuscinose ceroide é prova-velmente um distúrbio mais mitocondrial do que lisossomal.[11] Difere, também, de outras doenças lisossomais em relação aos produtos estocados, que são proteínas.[61] Esses produtos têm autofluorescência característica similar ao ceroide e à lipofus-cina, pigmentos que normalmente se acumulam com a idade.[61] A patogenia é obscura.[11] A herança autossômica recessiva tem sido documentada em cães da raça Setter Inglês, Tibetano Terrier e Border Collie. Contudo, a doença ocorre em muitas outras raças: Australian Cattle Dog,[62] Blue Heeler, Chihuahua, Cocker Spaniel, Welsh Corgi, Dachshund, Dálmata, Setter Gordon, Retriever Japonês, Schnauzer miniatura, Owtcharka, Poodle, Saluki, Pastor-Iugoslavo e em gatos.[11]

Os sintomas clínicos são geralmente relacionados com: perda de visão progressiva; distúrbios motores, como ataxia, tremo-res, convulsões e déficits proprioceptivos; alterações compor-tamentais, incluindo perda de comportamento de aprendizado, medo e agressão. A diminuição da acuidade visual geralmente é o primeiro sinal da doença. Pode ser notada em situações de penumbra. As mudanças comportamentais são proeminentes na lipofuscinose ceroide e incluem timidez, hiperestesia, confu-são e agressão sem serem provocados. Convulsões, movimentos mastigatórios, bruxismo e mioclonias também são descritos. Adicionalmente, ataxia e hipermetria são relatadas, mas tendem a ser manifestações tardias em muitas raças.[61]

Em humanos, a classificação das síndromes é incompleta, mas até 10 formas são descritas, das quais as mais conhecidas são: infantil, infantil precoce, infantil tardia, juvenil precoce, juvenil e adulta.[31] As várias síndromes podem refletir diferentes mutações, pelo menos algumas delas afetando o catabolismo da subunidade *c* do trifosfato de adenosina (ATP) sintetase mitocondrial.[31] Em medicina veterinária as síndromes são clas-sificadas com base na idade de início como pré-púbere, adulto jovem e adulto e, em menor grau, no curso da doença.[31] Jolly *et al.* classificaram a lipofuscinose ceroide em pré-púbere pro-longada (Dálmata), adulto jovem de curso agudo (Setter Inglês, Border Collie, Golden Retriever, Australian Cattle Dog, Saluki, Chihuahua) e adulto (Terrier Tibetano, Dachshund, Cocker Spaniel, Schnauzer miniatura e Welsh Corgi).[31]

A *doença pré-púbere prolongada* foi descrita em um grupo de cães dálmatas na Alemanha. Os primeiros sintomas clínicos ocorreram aproximadamente com 6 meses e se manifestam como diminuição da acuidade visual, com fundoscopia e histopatologia da retina normais. Cerca de 25% dos cães afetados desenvolveram comportamento anormal com agressividade e canibalismo de filhotes pelas cadelas afetadas. Havia tendência à automutilação e ao bruxismo. Dos 15 aos 20 meses, os animais afetados mostraram tremor, ataxia e convulsões; alguns cães desse grupo viveram até 7 ou 8 anos.[31]

Em *grupos de jovens adultos com curso agudo* os dados extensivos estão disponíveis apenas para Setter Inglês e Border Collie, mas outras raças são incluídas porque parecem compartilhar o mesmo padrão geral. Cães da raça Setter Inglês são normais do nascimento até 12 ou 14 meses. Depois disso, retardo mental e visão reduzida são óbvios, permanecendo até nos casos terminais. Há piora progressiva, com os cães se tornando cambaleantes e mostrando enrijecimento de suas extremidades, além de mudanças comportamentais. Convulsões ocorrem por volta dos 16 a 24 meses e nenhum animal vive mais do que 26 meses.[31]

Cinco cães da raça Border Collie desenvolveram doença neurológica progressiva entre 18 e 22 meses. Esses cães apresentaram alteração comportamental, déficits visuais e de marcha, além de demência.[63] Em outro trabalho, 17 cães da mesma raça apresentaram alteração de comportamento, iniciando com hiperatividade e depois agressividade entre 16 e 23 meses (média, 19,5). Anormalidades motoras e cegueira foram observadas em idades médias de 20,8 e 21,2 meses, respectivamente. Todos os cães foram submetidos à eutanásia entre 1 e 6 meses após o início dos sintomas clínicos (média de 23,1 meses). Dados dos *pedigrees* sugeriam modo de herança autossômico recessivo.[64] Dois cães irmãos, da raça Australian Cattle Dog, desenvolveram sintomas clínicos da doença com cerca de 1 ano. As funções motora e visual pioraram por vários meses; com 2 ano, eles estavam cegos e com ataxia progressiva. Nesses cães, as características clínicas e patológicas foram similares às encontradas na lipofuscinose humana do subtipo juvenil (doença de Batten).[62]

No que se refere à *doença de início adulto*, esse grupo parece representar um grupo heterogêneo de doenças que afetam várias raças diferentes. A maioria das descrições refere-se a um número limitado de casos, mas bem documentado em Terrier Tibetano. Em cães da raça Welsh Corgi, o início dos sintomas clínicos ocorreu entre 6 e 8 anos, incluindo incoordenação, fraqueza em membros pélvicos, perda progressiva de propriocepção, hipersensibilidade a sons, hiperexcitabilidade, movimentos mastigatórios, pressão da cabeça contra obstáculos e convulsões.[31] Cães da raça Terrier Tibetano apresentam sinais de dificuldade visual, que se iniciam aos 2 ou 3 anos, e as alterações comportamentais não se tornam aparentes antes dos 4 a 6 anos.[61] Em relação à ocorrência em cães da raça Cocker Spaniel, a idade de início variou entre 18 meses e 6 anos. Os sintomas iniciais foram paresia dos quatro membros e, em alguns animais, agressividade e convulsões. Além do depósito de lipofuscina em neurônios, ocorreu armazenamento desse pigmento em musculatura lisa de alças intestinais, que passou a apresentar um aspecto de descoloração amarronzada.[65,66]

Recentemente descreveu-se lipofuscinose ceroide em cães da raça Buldogue Americano. Esses animais apresentaram sintomas clínicos com início entre 1 e 3 anos e progressão lenta por vários anos. Os sintomas consistiam em dismetria nos quatro membros e paresia em membros pélvicos. Observou-se tetraparesia em cães nos estágios avançados da doença, porém sinais de disfunção cerebral e distúrbios visuais não foram observados, embora eletrorretinografia não tenha sido realizada para detectar disfunções retinianas sutis. No exame microscópico, a maioria dos neurônios corticais cerebrais continha material estocado, mas as células não estavam excessivamente distendidas com esse material armazenado, como é típico em doença de armazenamento lisossomal. Os locais mais afetados pelo acúmulo neuronal estavam no tronco encefálico. Acredita-se que os sintomas clínicos desses animais possam sugerir uma nova variante canina de lipofuscinose ceroide.[67]

O diagnóstico pode ser obtido pela ocorrência de material armazenado nas células de Purkinje do cerebelo[4] ou encéfalo,[31] ou depósitos granulares amarelo-esverdeados em linfonodos,[4] biopsias de pele, histoquímica, fluorescência ou microscopia eletrônica.[31] A atrofia encefálica e a dilatação ventricular podem ser observadas em imagens de tomografia computadorizada (TC) nos estágios avançados da doença, mas o diagnóstico definitivo baseia-se na identificação do material autofluorescente característico no encéfalo ou outros tecidos.[61]

A terapia sintomática, com anticonvulsivantes e fármacos para alterações comportamentais, pode auxiliar na melhora de alguns sintomas.[61]

ABIOTROFIA CORTICAL CEREBELAR

A abiotrofia cortical cerebelar (ACC) é uma afecção conhecida, ocorrendo em um número grande de raças caninas. Também tem sido descrita em gatos, ovelhas, vacas e cavalos,[68] bem como em espécies de primatas e roedores.[10] Nessa doença, o desenvolvimento normal do cerebelo ocorre primeiro e é seguido de degeneração progressiva e precoce dos neurônios, principalmente das células de Purkinje. O termo abiotrofia significa falta (*a*) de uma substância biológica vital (*bio*) para manutenção da célula (*trofia*), ou seja, morte celular prematuramente como o resultado de anormalidades intrínsecas determinadas geneticamente dentro do sistema metabólico celular.[69] O crescimento é afetado pela falta de fatores importantes, portanto presume-se que defeito metabólico esteja envolvido na atrofia cerebelar, embora o mecanismo exato seja desconhecido.[70] Caracteriza-se como um grupo de doenças geralmente hereditárias, progressivas e de evolução lenta do cerebelo, afetando muitas raças de cães, de ambos os sexos.[10] Sugere-se o modo de herança autossômica recessiva simples para a maioria das abiotrofias cerebelares,[71] com exceção do Cão de Crista Chinês, em que a herança é autossômica dominante.[72] Em geral, abiotrofias corticais cerebelares têm um início precoce de sintomas clínicos, entre semanas e meses após o nascimento, tendendo a progredir, lenta ou rapidamente; em geral, os sintomas se estabilizam. Início tardio não é incomum em cães, como o Setter Gordon e Old English Sheepdog.[73]

Patogenia

Em necropsia de cães, no início da doença, geralmente o cerebelo apresenta tamanho normal. A perda de tamanho cerebelar é reconhecida somente nos estágios finais da doença. Tipicamente, o envolvimento cerebelar não é uniforme, começando primeiro no vérmis e nos lóbulos paramedianos e se espalha para os lóbulos laterais.[10]

Microscopicamente, atrofia cortical cerebelar caracteriza-se por contínua degeneração neuronal e perda, com gliose reativa em um fundo de um cerebelo normalmente desenvolvido. Nem displasia folial ou heteropia neuronal ocorre. É notório haver áreas de córtex cerebelar de aparência normal que se misturam dentro das folhas, nas quais há depleção neuronal. As células de Purkinje geralmente são as primeiras afetadas e são reduzidas em número. Em geral, a redução dos neurônios das células granulares parece seguir a perda das células de Purkinje. O enrugamento da camada molecular em áreas gravemente afetadas também ocorre. Observa-se proliferação de astróglia (astrócitos de Bergmann) na folha.[10] Algumas dessas abiotrofias podem representar morte celular programada inapropriadamente dos neurônios cerebelares (apoptose).[72] Suspeitou-se de um processo autoimune transmitido geneticamente em um grupo de cães Coton de Tuleau jovens (com 8 semanas) com degeneração das células granulares, ao passo que em outro grupo de cães, dessa mesma raça, com 2 semanas, suspeitou-se de um processo apoptótico com perda de células granulares.[72]

Os neurônios de Purkinje são as populações de células mais afetadas nos casos de abiotrofia cortical cerebelar. Contudo, células granulares e medulares (p. ex., núcleos olivar, cuneado e grácil) e neurônios motores na medula espinal também têm sido afetados.[72] Com exceção dos cães das raças Kerry Blue Terrier e Cão de Crista Chinês, que apresentam alterações cerebelares e nos núcleos extrapiramidais, as demais raças apresentam comprometimento apenas cerebelar.[69]

Epidemiologia e manifestações clínicas

As raças descritas que apresentam essa doença são: Kerry Blue Terrier, Setter Gordon, Collie de pelo duro, Australian Kelpie, Airedale Terrier, Bernese Running Dog, Finnish Harrier, Cocker Spaniel Inglês, Bullmastiff, Border Collie, Setter Irlandês, Beagle, Samoieda, Terrier de pelo duro, Labrador Retriever, Golden Retriever, Dinamarquês, Chow Chow, Buldogue Inglês, Rhodesian Ridgeback,[71] Jack Russell Terrier, Lagotto Romagnolo, Coton de Tuleau, Bavarian Mountain, Cão de Crista Chinês, American Sttaforshire e Poodle miniatura.[72] Recentemente descrito em Vizsla Húngaro.[74] Em gatos ocorre nas raças Siamês, Persa, doméstico e em mestiços.[71,72] Os déficits neurológicos geralmente não estão presentes imediatamente ao nascimento, mas são notados ao redor de 6 a 8 semanas, mas podem aparecer em animais com 2 anos,[71] quando a maioria das células de Purkinje se degenera. O curso progressivo é característico, mas em alguns casos a doença pode se estabilizar.[70]

É possível agrupar as raças de acordo com a evolução (entre parênteses o início da doença): progressiva, rapidamente progressiva, lentamente progressiva e não progressiva. Doenças progressivas têm sido descritas em Airedale Terrier (menos de 6 meses), Australian Kelpie (6 a 12 meses), Beagle (3 semanas), Bernese Mountain (4 a 6 semanas), Border Collie (6 a 16 semanas), Bullmastiff (4 a 28 semanas), Finnish Harrier (menos de 6 meses), Setter Irlandês (3 a 10 dias), Jack Russel Terrier (2 semanas), Kerry Blue Terrier (8 a 16 semanas) e Rhodesian Ridgeback (nascimento). Cães das raças Lagotto Romagnolo (10 a 15 semanas) e Labrador Retriever (12 semanas) são de progressão rápida, embora haja relato de uma fêmea de Labrador Retriever com início aos 5 anos e de progressão lenta.[75] As raças com progressão lenta são: American Staffordshire (18 meses a 9 anos), Bavarian Mountain (3 a 7 meses), Cocker Spaniel Inglês (7 a 13 anos), Cão de Crista Chinês (3 a 6 meses), Buldogue Inglês (8 a 12 semanas), Setter Gordon (6 a 10 meses) e Samoieda (nascimento a 6 meses).[72] No Poodle miniatura, a progressão é desconhecida, enquanto em Coton de Tuleau foram relatadas duas ninhadas, uma com progressão (8 semanas) e outra não progressiva (2 semanas).[72] Em cães da raça Collie de pelo duro (4 a 8 semanas), a doença pode se estabilizar. Outros casos isolados de ACC incluem Pastor-Alemão, English Springer Spaniel, Pit Bull Terrier, Podengo Português, Golden Retriever, Cocker Spaniel, Cairn Terrier, Dinamarquês, Akita, Climber Spaniel, Fox Terrier, mestiço, Schnauzer e Italian Hound.[72] Em gatos foram descritas em doméstico de pelo curto com mais de 1 ano, mestiço entre 6 e 8 semanas, Persa com 7 anos e Siamês com mais de 1 ano. Com exceção do gato mestiço, no qual a doença foi progressiva, nas demais raças a doença foi de progressão lenta.[72]

Os sintomas clínicos nas degenerações cerebelares são geralmente muito dramáticos e incluem ataxia cerebelar com tremor de cabeça, ataxia de tronco, hipermetria simétrica, espasticidade e postura ou marcha com base ampla.[73] Contudo, manifestações clínicas específicas da doença podem ser observadas, como o arqueamento simétrico e bilateral dos membros pélvicos na atrofia cerebelar, em cães da raça Cocker Spaniel Inglês.[72]

Em algumas síndromes, a dismetria em membros pélvicos é mais pronunciada do que em membros torácicos. Esses déficits são geralmente progressivos, mas, em alguns casos, a condição se estabiliza sem mais degeneração. A idade de início depende da raça afetada. A degeneração cerebelar progressiva eventualmente resulta em inabilidade de ambulação, e os animais cronicamente podem permanecer em decúbito; nesta fase, geralmente são submetidos à eutanásia.[10]

Em algumas raças, a progressão é relativamente rápida e resulta na inabilidade em manter a coordenação. Em outras, os distúrbios de marcha são muito suaves e não incapacitam os animais.[69] O grau de degeneração, visto em necropsia, depende do tempo de progressão dessa degeneração. Em casos agudos, observa-se um tipo isquêmico de degeneração dos neurônios de Purkinje, enquanto em casos crônicos, nenhuma célula de Purkinje estará presente, e em seus lugares ocorre um acúmulo de astrócitos denominados "astrócitos de Bergman".[69] Na maioria dos animais, neurônios da camada granular poderão estar ausentes. Esse estado é um modo de degeneração retrógrada porque esses neurônios já não terão qualquer zona de sinapses de seus dendritos, uma vez que as células de Purkinje se degeneraram; astrogliose estará presente também nos núcleos cerebelares, que é secundária à perda de telodendria dos neurônios de Purkinje que terminam ali, em casos crônicos.[69]

Em várias ninhadas de filhotes de cães da raça Bernese Mountain, a degeneração cerebelar também está acompanhada de degeneração hepatocelular.[72]

Em cães da raça Collie de pelo duro, na Austrália, ocorre uma rápida degeneração das células de Purkinje e células granulares do cerebelo. A incoordenação de membros pélvicos ocorre entre 1 e 2 meses, progredindo para postura com base ampla em membros torácicos, hipermetria, tremores de cabeça e, ocasionalmente, marcha semelhante à do coelho. Os animais afetados geralmente caem para os lados ou para trás com as pernas estendidas. Os sintomas clínicos se estabilizam após 12 meses de vida.[8] Em cães da raça Labrador Retriever, a doença é de curso rápido; os sinais clínicos ocorrem com cerca de 12 semanas e incluem ataxia de membros pélvicos, hipermetria, ataxia truncal e postura com base ampla. No período de 1 semana, os sintomas progridem rapidamente para os membros torácicos, com quedas e inabilidade para andar sem assistência.[8] Em Cocker Spaniel Inglês, a doença se inicia muito tardiamente, entre 7 e 13 anos, geralmente em animais castrados. Os sintomas clínicos são lentamente progressivos, durante vários anos. Discreta espasticidade em membros e hipermetria eventualmente levam a ataxia truncal, tremor de cabeça, marcha cambaleante, quedas frequentes e inabilidade para se manter em estação.[8] Em cães da raça Bullmastiff, os achados patológicos mostram, além das alterações degenerativas cerebelares, hidrocefalia moderada a grave. Os sintomas clínicos incluem ataxia, mais acentuada em membros pélvicos, hipermetria, déficits proprioceptivos e tremor de cabeça. Todos os animais afetados apresentam déficits visuais e diminuição no teste de ameaça. Nistagmo e alterações cerebrais podem aparecer, como alteração de comportamento, andar compulsivo, andar em círculos e depressão.[8]

Em cães da raça Kerry Blue Terrier, a ACC foi descrita pela primeira vez entre 1968 e 1975, sendo nove cães de ninhadas diferentes, mas com um mesmo ancestral.[76] Foram estudados clínica e patologicamente devido a uma doença progressiva e motora. O início dos sintomas ocorreu entre 9 e 16 semanas com média de 11 meses. Os sintomas iniciais eram rigidez dos membros pélvicos e discreto tremor de cabeça. No período de 2 a 3 semanas ocorreu anormalidade de marcha, progredindo para ataxia de membros pélvicos, discreta base ampla com hipertonia. A necropsia revelou degeneração dos neurônios de Purkinje, neurônios da camada granular, núcleos olivares, núcleo caudado e substância negra.[76] A degeneração dos neurônios granulares e neurônios do núcleo olivar podem ser explicados como degeneração retrógrada, uma vez que os neurônios dessas duas localizações fazem sinapses com os neurônios de Purkinje.[69] A degeneração da substância negra também pode ser retrógrada porque muitos desses neurônios fazem sinapses com neurônios do núcleo caudado. Não existe conexão direta entre os neurônios das células de Purkinje e os neurônios do núcleo caudado,[69] pois provavelmente ambos teriam receptores para ácido glutâmico, os quais são neurotransmissores liberados pelas células granulares para os neurônios de Purkinje e pelos neurônios da substância negra para os neurônios do núcleo caudado. O acúmulo excessivo de glutamato na proximidade dos corpos dos neurônios é tóxico e causa um modo isquêmico de degeneração. A anormalidade primária aqui poderia ser a liberação excessiva ou captação diminuída do glutamato. Essa condição poderia ser uma anormalidade nos receptores ou até mesmo envolver astrócitos locais que participam da captação desse neurotransmissor.[69]

Diagnóstico

O diagnóstico é sugerido por disfunção neurológica progressiva referida ao cerebelo. Marcadores genéticos moleculares podem eventualmente permitir a identificação de cães afetados ou portadores. O cerebelo se torna macroscopicamente menor após meses ou anos, nos estágios avançados da doença, por TC ou imagens RM. Nesses casos, atrofia do cerebelo, redução do tamanho das folhas corticais cerebelares e alargamento das fissuras são visíveis.[70] Microscopicamente, a atrofia cerebelar é reconhecida nos estágios iniciais e poderia teoricamente ser diagnosticada por meio de biopsia cerebelar. O cerebelo com peso menor que 10% da massa encefálica total estará mais provavelmente atrófico.[70]

Tratamento

Não há tratamento para cães com abiotrofia cerebelar, mas alguns animais afetados podem ser aceitos como animais de estimação por vários meses, se não mais.[71]

HIPOMIELINOGÊNESE

Tremores congênitos devido à hipomielinização ou desmielinização têm sido descritos em muitas raças de cães, mas raramente em gatos.[72] Desmielinogênese é definida como a diminuição na mielinização causada por uma anormalidade da mielina, enquanto hipomielinogênese significa que a mielina é bioquimicamente normal, mas presente em quantidade diminuída.[72] A mielinização começa ao redor da metade da gestação na maioria das espécies domésticas e se estende até o período pós-natal.[77] Esse grupo de doenças difusas afeta preferencialmente as fibras dos tratos do sistema de propriocepção geral, portanto os sintomas clínicos dos pacientes afetados são semelhantes aos dos pacientes com doença cerebelar.[77]

As doenças da mielinização do SNC têm sido descritas em várias raças de cães: Chow Chow, Welsh Corgi, English Springer Spaniel, Samoieda, Weimaraner, Lurcher Hound, Golden Retriever, Dálmata, Australian Silky Terrier, Schnauzer e Bernese Mountain.[78] A mielinogênese alterada em cães da raça English Springer Spaniels é hereditária ligada ao cromossomo X,[8,71] já nas demais raças parece ser hereditária autossômica recessiva com penetrância incompleta.[72] A maioria dos cães afetados apresenta tremor generalizado por 2 a 3 semanas. Em todos os casos, apenas a mielinogênese do SNC é afetada.[71] Esse tremor generalizado tende a diminuir durante o repouso ou no sono, e se torna mais pronunciado durante excitação e movimento. Nas doenças hipomielinogênicas congênitas, oligodendrócitos estão em número diminuído ou quantitativamente normais, mas funcionalmente incompetentes.[10]

Cães da raça Chow Chow apresentam início do quadro clínico entre 2 e 4 semanas. Nesses cães, uma deficiência grave de mielina é encontrada em toda parte no SNC, especialmente na substância branca subcortical e das folhas cerebelares. A deficiência de mielina na ausência de mudanças degenerativas indica um distúrbio mais de formação de mielina do que de destruição.[8] Os cães afetados têm alteração acentuada com 2 semanas, mas com melhora progressiva, levando à ausência virtual de déficits clínicos até o fim do 1º primeiro ano de vida. Em todos os estágios, os animais estão espertos, responsivos e conseguem andar, apesar da marcha hipermétrica acentuada com distinto movimento de "cavalo de balanço", quando tentam iniciar os movimentos. Não foi estabelecido o modo de herança para essa doença, mas sugere-se que seja o resultado de um retardo determinado geneticamente na maturação dos oligodendrócitos.[25] Em cães da raça Weimaraner, essa síndrome é quase similar à descrita anteriormente. Tremores generalizados do corpo e dismetria são evidentes com 3 semanas de vida, e podem se resolver com 1 ano.[8] Uma base hereditária é proposta, mas não confirmada, e o retardo na diferenciação de oligodendrócitos sugere um defeito de base. Os oligodendrócitos estão reduzidos em número.[25] Nessa raça, em todas as áreas afetadas pela deficiência de mielina aparecem astrócitos mais numerosos do que oligodendrócitos. Uma vez que vários animais se tornam clinicamente normais com 1 ano de vida, um provável defeito reversível na diferenciação glial é considerado responsável por essa hipomielinização.[8] Cão da raça Lurcher Hound apresenta sintomas com 2 semanas, caracterizados por saltos com os membros pélvicos ou dançar enquanto em estação, além de tremores finos dos membros e do tronco. A hipomielinização ocorre ao longo de todo o SNC com numerosos axônios circundados por bainhas de mielina escassa.[8]

A mielinogênese alterada em cães da raça English Springer Spaniel é hereditária ligada ao cromossomo X descrita em machos entre 2 e 4 semanas.[8,71] Tremores generalizados em filhotes machos são evidentes entre 10 e 12 dias de vida.[25] Esses cães são incapazes de se manterem em estação ou caminhar.[72] A hipomielinização ocorre por todo o SNC, mas é mais acentuada no cérebro e nos nervos ópticos do que na medula espinal. Tremores nessa raça são mais graves do que em Chow Chow e Lurcher Hound. Os cães afetados têm aproximadamente a metade do tamanho e peso em relação aos animais de ninhadas normais. A maioria dos animais é submetida à eutanásia devido à gravidade da doença. Cães adultos podem apresentar convulsões.[8] Fêmeas carreadoras do gene defeituoso podem exibir um tremor generalizado discreto durante a 2ª semana, e que se resolve em 4 a 6 semanas.[72] Em cães da raça Samoieda, tremores generalizados intensos se tornam aparentes ao redor de 3 semanas, com um predomínio em machos. A inabilidade em se manter em estação leva à grave incapacitação e taxa de mortalidade alta.[25] Em cães da raça Dálmata, a hipomielinogênese é descrita em cães machos que desenvolvem a doença no período neonatal e são submetidos à eutanásia com 8 semanas. Apresentam tremores generalizados associados a nistagmo pendular ou horizontal.[8] Deficiência intensa de mielina central é acompanhada pela redução do número de oligodendrócitos, com poucos axônios tendo bainhas pouco compactadas e extremamente delgadas. Cães da raça Bernese Mountain apresentam um tremor fino de cabeça e dos membros que diminui com o sono[8,25] com início entre 2 e 8 semanas[8] e melhora substancialmente com 9 a 12 semanas de vida.[25] Outros sintomas são: fraqueza, desequilíbrio, marcha com a cauda levantada e com rigidez dos membros pélvicos.[8] Oligodendrócitos, nesse caso, parecem estar aumentados em número e morfologicamente normais[25] e observa-se hipomielinização por toda a medula espinal, mas não no encéfalo.[8] O tremor generalizado frequentemente melhora em cães da raça Chow Chow e Weimaraner afetados com 8 a 12 meses, enquanto as raças English Springer Spaniel e Samoieda tendem a ser mais seriamente afetadas e não mostram melhora significativa.[72] Os sintomas clínicos se iniciam com 2 a 4 semanas, chegam a um platô aos 6 e 12 meses, seguido de melhora gradativa.[8] A biopsia do encéfalo permite um diagnóstico mais definitivo, se desejado. Imagens de RM podem ser utilizadas para demonstrar a escassez de mielina. Não há tratamento, mas melhora espontânea pode ser antecipada em cães da raça Chow Chow e Weimaraner. Cães da raça English Springer Spaniel afetados podem ser incapazes de se alimentar, portanto requerem atenção especial.[71]

TREMOR IDIOPÁTICO

É uma doença inflamatória do cerebelo e de etiologia desconhecida. O tremor idiopático é relativamente frequente em cães e raro em gatos.[70] É também denominada "doença do cão branco chacoalhador" ou "síndrome do tremor responsiva a corticosteroide".[72] Ocorrem tremores de cabeça e corpo, com início agudo, não associados à doença metabólica ou tóxica. A patogenia dessa afecção ainda é desconhecida, contudo uma reação imune contra células produtoras de tirosina tem sido suspeitada, já que essa doença frequentemente ocorre em cães de pelagem branca. A tirosina é metabolizada em melanina nos melanócitos, e no SNC ela é importante para a produção de vários neurotransmissores: dopamina, norepinefrina e epinefrina.[8]

Histopatologicamente, observa-se uma encefalomielite não supurativa difusa e discreta, com infiltrado perivascular de células mononucleares linfoplasmocíticas.

Ocorre mais frequentemente em cães da raça West Highland White Terrier e Maltês. Causa tremor em todo o corpo, dismetria e ataxia generalizada. O tremor idiopático tem sido descrito em outras raças que não são de pelagem branca. A maioria dos cães é jovem (menos do que 5 anos),[72] com média entre 6 meses e 2 anos,[8] e menos de 15 kg.[72] Cizinauskas e Jaggy observaram essa afecção em gatos com pelagem branca.[70]

O principal sintoma clínico é o tremor difuso do corpo inteiro. Os movimentos oculares aleatórios e caóticos (opsoclonia) são característicos dessa afecção, vistos durante o exame neurológico. A opsoclonia assemelha-se a um nistagmo patológico, mas incoordenado.[77] Esses tremores começam espontaneamente, ocorrem de forma contínua, enquanto os animais permanecerem acordados ou em marcha, e desaparecem durante o sono ou se estiverem quietos. Outros sintomas observados são diminuição de resposta de ameaça, inclinação da cabeça, nistagmo, paraparesia, tetraparesia, ataxia e atividade convulsivante. Alguns cães podem apresentar temperaturas retais elevadas.[72,77] Os tremores corporais muitas vezes são tão intensos que alguns animais se tornam inválidos.[77] Raramente ocorrem convulsões.[8]

Os testes laboratoriais geralmente estão dentro dos limites de normalidade, exceto por aumento discreto e ocasional de linfócitos no LCR.[8] Ocasionalmente, o eletroencefalograma (EEG) pode ser caracterizado por atividade de ondas lentas difusas.

Os animais afetados são geralmente responsivos a doses imunossupressoras de corticosteroides. Preconiza-se prednisolona por via oral na dose de 1 a 2 mg/kg, 1 vez/dia, durante 4 semanas, com diminuição gradativa.[8] Alguns pacientes necessitam de aplicação de diazepam para controle dos tremores.[77] O prognóstico geralmente é favorável, com os tremores diminuindo na maioria dos cães no fim da 1ª semana de tratamento. Geralmente, a melhora ocorre entre 1 e 3 meses após o início. Alguns cães pioram quando o tratamento é retirado ou ocasionalmente ocorre recidiva vários meses ou anos após o início do quadro. Recomenda-se, nesses casos, retornar ao tratamento.[8]

OUTRAS DOENÇAS DEGENERATIVAS

Degeneração neuronal multissistêmica

A degeneração neuronal multissistêmica[71] ou abiotrofia neuronal,[6] é uma doença que causa perda neuronal multifocal pronunciada, descrita principalmente em cães jovens da raça Cocker Spaniel. Abiotrofia significa morte prematura de células, presumivelmente por falta de algum fator necessário à sobrevivência celular.[6] A maioria das abiotrofias descritas causa sintomas primária ou exclusivamente relacionados com a disfunção cerebelar.

Em cães da raça Cocker Spaniel Dourado, essa afecção ocorre por envolvimentos cerebral e cerebelar. Os sintomas clínicos aparecem aos 12 meses,[6] com variação de 10 a 14 meses.[8] Esses sintomas clínicos são: mudança de comportamento, convulsões generalizadas, tremor intencional, marcha hipermétrica e atáxica, andar em círculos, perda de visão e déficits proprioceptivos.[6] A evolução é lenta, ocorrendo por vários meses.[6] As alterações comportamentais incluem apatia, perda dos hábitos domiciliares, não reconhecimento de pessoas e objetos, hiperatividade, hipersexualidade e agressividade.[8] Outros sintomas relacionados são: postura em base ampla, inclinação lateral da cabeça, quedas periódicas, não desviar de obstáculos, andar compulsivo e em círculos.[8] Quatro cães de ninhadas separadas, de um mesmo ancestral, exibiram ataxia e tremor por vários meses de vida. Sinais de confusão mental (apatia e perda de hábitos adquiridos) ou agressão foram notados.[71] Os achados patológicos incluem lesões bilaterais e simétricas das substâncias branca e cinzenta.[8] A histopatologia mostra perda neuronal difusa, gliose e ocasionalmente axônios distróficos em toda a região subcortical,[8] área septal, núcleos da base (globo pálido), núcleos subtalâmicos, substância negra, *tectum*, corpos geniculares mediais e núcleos vestibulares e cerebelares.[8,10] As alterações da substância branca, que são consideradas secundárias à perda neuronal, incluem gliose, números moderados de esferoides axonais, macrófagos perivasculares e perda de mielina.[8]

A degeneração neuronal que afeta cérebro e cerebelo foi relatada em duas ninhadas de cães da raça Poodle miniatura. Aos 7 meses, os filhotes eram incapazes de permanecer em estação; rolavam e apresentaram opistótono, com movimentos dismétricos em membros e tinham nistagmo vertical, além de tremor de cabeça.[71] Nessa raça, o cerebelo encontra-se discretamente diminuído à necropsia. O exame histopatológico evidencia degeneração no cerebelo e córtex cerebral, afetando mais gravemente os neurônios de Purkinje cerebelares.[10]

Em cães da raça Swedish Lapland há degeneração de neurônios motores e sensoriais dispersos. Os sintomas clínicos aparecem entre 5 e 7 semanas com fraqueza de membros torácicos e pélvicos. A progressão é rápida e em 2 semanas os cães estarão em decúbito esternal e incapazes de se levantar. A perda muscular é pronunciada nos músculos distais dos membros, resultando em imobilidade articular e deformação dos membros.[10] Há relato de vários cães da raça Cairn Terrier que apresentam paraparesia com progressão para tetraparesia, ataxia, tremor de cabeça e perda de reflexos espinais.[79] Esses animais, observados em Grã-Bretanha, Austrália e América do Norte, apresentaram sintomas com início aos 5 meses ou antes.[10] Nessas raças, há cromatólise do pericário dos corpos celulares.[10]

Não há tratamento, e a doença apresenta prognóstico ruim.[6]

Encefalopatia espongiforme

É um grupo heterogêneo de doenças que têm em comum a alteração espongiforme dentro do encéfalo. Algumas doenças lisossomais também podem apresentar vacúolos em neurônios; nesses casos, porém, os vacúolos são lisossomos distendidos com produtos armazenados. Nas encefalopatias espongiformes, os vacúolos aparecem vazios e, se intraneurais, não são ligados às membranas. É possível dividir as encefalopatias de acordo com a localização dos vacúolos: um grupo de doenças em que a vacuolização ocorre dentro das bainhas de mielina (leucoencefalopatias) e outro grupo no qual a vacuolização ocorre na substância cinzenta (dentro dos neurônios ou em seus processos). As encefalopatias espongiformes da substância cinzenta incluem doenças hereditárias e adquiridas (transmissíveis).[61] Leucoencefalopatias são doenças da mielina, portanto afetam predominantemente a substância branca. Quando a encefalopatia espongiforme ocorre em substância branca, denomina-se "degeneração espongiforme da substância branca" ou "leucodistrofia espongiforme", para distintamente diferenciá-la das encefalopatias espongiformes transmissíveis. Nesse grupo de afecções, a vacuolização é causada pela ruptura das bainhas de mielina. A destruição da mielina ou dos axônios sem vacuolização denomina-se "leucodistrofia".[61]

Encefalopatia espongiforme da substância cinzenta tem sido descrita em cães da raça Bullmastiff, Salukis, cães mestiços de Pastor de Malinois, ninhadas de Cocker Spaniel e gatinhos da raça Birmanês. Quando o comprometimento envolve a substância branca, os relatos incluem cães da raça Labrador Retriever, Dálmata, Silkie Terrier, Samoieda, Pastor de Shetland, Bullmastiff, Scottish Terrier, Poodle miniatura e gatos da raça Mau Egípcio.[6]

A disfunção neurológica tipicamente começa com 6 meses, piorando progressivamente. Os sintomas clínicos são variáveis, dependendo da raça, mas podem incluir déficits visuais, mudanças de comportamento, alteração do estado mental, convulsões, disfunção cerebelar (tremores e ataxia), disfagia, paraparesia e tetraparesia.[6]

Dois gatos da raça Mau Egípcio, com 7 semanas, parecendo pequenos para a idade, apresentaram paraparesia e hipermetria com quadro progressivo.[10] Os sintomas subsequentes incluíam períodos intermitentes de depressão grave e atividade reduzida, com movimentos súbitos frequentes dos membros pélvicos em flexão completa[8] e convulsões.[10] A vacuolização extensa do encéfalo, que afeta tanto a substância branca quanto a cinzenta, com predomínio da primeira, foi descrita em um dos filhotes submetido à necropsia. Nenhuma alteração glial foi observada e os axônios estavam normais.[10] Síndrome similar ocorreu em dois Labradores com cegueira cortical, confusão e perda de hábitos aprendidos.[71] Duas fêmeas apresentaram uma síndrome caracterizada por disfunção cerebelar e episódios de rigidez extensora com início aos 4 e 6 meses e progressão em poucos meses.[10,71] Esses episódios de rigidez extensora eram exacerbados pela excitação e provavelmente representaram espasmos tetânicos mais do que convulsões verdadeiras.[10] Outros sintomas clínicos incluíam ataxia progressiva e dismetria de cabeça, tronco e membros, hiporreflexia com clônus e atrofia muscular.[8] Histopatologicamente, a substância branca estava difusamente vacuolizada e fracamente corada[10] por todo o encéfalo e com menor extensão na medula espinal.[61] Essa degeneração espongiforme era mais proeminente em pedúnculos cerebelares, substância branca cerebelar profunda e substância branca cerebral.[10] Astrócitos hipertróficos com citoplasma eosinofílico abundante eram proeminentes. A degeneração retiniana foi observada em um cão.[10]

Síndromes análogas foram descritas em cães da raça Samoieda e em filhotes de Silky Terrier.[71] Os sintomas primários nos cães da raça Samoieda foram tremores, que apareceram nos membros pélvicos com 12 dias e progrediram para tremores generalizados nos 5 dias subsequentes. A necropsia de um filhote de Samoieda com 18 dias de vida mostrou vacuolização difusa da substância branca do encéfalo e da medula espinal,[10] com alterações mais graves no cerebelo;[8] os astrócitos estavam inalterados.[10] Nos cães da raça Silky Terrier ocorreram mioclonias, em que contraturas intermitentes e incontroláveis de músculos, principalmente da região toracolombar da coluna vertebral, na taxa de duas por segundo, são notadas ao nascimento.[71] Esses episódios se intensificam com a excitação e melhoram ao repouso. Ocasionalmente, os membros pélvicos são levantados do chão. Esses sintomas não parecem ser progressivos.[8] Cães da raça Silky Terrier apresentaram alterações espongiformes similares nas substâncias branca cerebral e cerebelar, mas não na medula espinal.[8] Um grande número de astrócitos Alzheimer do tipo II, identificados pelos seus núcleos vesiculares e inchados,[10] foi encontrado nas áreas mais gravemente afetadas.[8] Uma síndrome de paraparesia progressiva e perda da acuidade visual tem sido caracterizada em numerosos cães da raça Dálmata com início dos sintomas entre 3 e 6 meses. Os membros torácicos eventualmente se apresentaram paréticos.[71]

A leucodistrofia espongiforme familiar de cães da raça Pastor de Shetland ocorre antes das 3 semanas de vida e inclui convulsões progressivas, fraqueza, letargia e disfagia. A degeneração espongiforme foi mais proeminente no cerebelo e na coroa radiada.[61] Nessa raça, os achados histopatológicos lembram a leucodistrofia em humanos, denominada "síndrome de Kearns-Saure", que atualmente é considerada uma encefalopatia mitocondrial.[6] Em cães da raça Scottish Terrier e Poodle miniatura, corpúsculos de inclusão astrocíticos, referidos com fibras de Rosenthal, são identificados, denominados "leucodistrofia fibrinoide", similares à leucodistrofia em humanos denominada "doença de Alexander".[6]

Filhotes de cães da raça Saluki no Canadá e nos EUA apresentaram andar sem rumo e em círculos com início aos 2 e 3 meses. Esses animais dormiam profunda e excessivamente, além de chorarem alto por alguns segundos quando em alerta. As lesões predominaram na substância cinzenta dos núcleos cerebelares e olivares.[10] Degeneração espongiforme foi descrita em dois cães mestiços de Pastor de Malinois, outra raça canina acometida por essa doença. Esses animais apresentaram tremores grosseiros, envolvendo cabeça, membros e tronco, com início com 3 semanas. Outros sintomas clínicos observados foram marcha hipermétrica, posição em base ampla e dificuldade em manter o equilíbrio. As características histopatológicas desses animais foram o estado espongiforme em todo o encéfalo e medula espinal com envolvimento predominante da substância cinzenta. Todas as camadas do córtex cerebral foram afetadas, além de ocorrerem alterações na substância cinzenta dos núcleos da base, núcleos do tronco encefálico e do cerebelo, bem como da substância cinzenta da medula espinal, intumescência cervical e lombar. A substância branca praticamente não foi envolvida, exceto nas folhas cerebelares.[8] Em Bullmastiff a doença parece representar uma displasia oligodendroglial, doença primariamente hereditária das células oligodendrogliais.[6] Filhotes de ambos os sexos apresentaram ataxia com déficits proprioceptivos e hipermetria, tremores de cabeça, déficits visuais e marcha propulsiva, com início entre 4 e 7 semanas. Algumas vezes mostravam comportamento bizarro.[10] Filhotes de cães da raça Cocker Spaniel apresentaram a doença com início entre 3 e 4 semanas. Os sintomas observados foram distúrbios comportamentais episódicos, andar sem rumo, convulsões psicomotoras, ataxia e hipermetria. Achados histopatológicos mostraram degeneração espongiforme associada à gliose difusa na substância cinzenta encefálica, embora algumas áreas da substância branca também tenham sido afetadas. Essas alterações espongiformes foram mais evidentes na ponte e em núcleos cerebelares.[80]

Em gatos da raça Birmanês, paraparesia e ataxia foram os sintomas iniciais que ocorreram entre 2 e 6 meses. Quatro dos cinco filhotes afetados também apresentaram catarata bilateral. As alterações espongiformes predominaram em neurópilo de córtex cerebral, tálamo, colículo caudal, núcleo oculomotor e medula.[10]

Encefalopatia espongiforme felina pertence a um grupo de encefalopatias espongiformes transmissíveis, ocorrendo em humanos e outras espécies animais.[81] São causadas por um agente enigmático, o príon, que é mais uma isoforma irregular de uma proteína, não baseada em ácidos nucleicos, acumulando-se nos neurônios e interferindo na função celular, produzindo vacuolização intraneuronal.[71]

O surto de encefalopatia espongiforme bovina na Inglaterra pode ter propagado essa doença aos felinos e humanos, por meio da ingestão de produtos da carne de bovinos afetados.[71] Foram descritos em gatos adultos com idade de 3 a 12 anos, sem predileção racial ou sexual. Exame histopatológico revela vacuolização difusa do neurópilo da substância cinzenta e neurônios por todo o encéfalo e medula espinal,[8] e reação astrocítica difusa.[82] Trabalhos posteriores demonstraram mediante imuno-histoquímica pequena quantidade do príon em tecidos extraneurais.[82]

Os sintomas relatados são tremores musculares, ataxia, pupilas dilatadas, salivação, anormalidades comportamentais e hiperestesia ao toque ou sons. Esses sintomas podem progredir para ataxia grave, hipermetria e tremores intencionais da cabeça. Não há tratamento e a doença apresenta prognóstico ruim.[8]

Vacuolização neuronal e degeneração espinocerebelar

É uma doença degenerativa, multifocal e progressiva do SNC, de etiologia desconhecida. Foi descrita em 15 cães da raça Rottweiler e em um Rottweiler mestiço com idades que variam de 6 a 16 semanas.[6] Os países com animais descritos foram: Suíça (1997),[83] Holanda (1998),[84] Bélgica (1998),[84] Brasil (1998),[85] EUA (1998),[86] Austrália (1998),[87] Espanha (1999),[88] e Itália (2005).[89] Tratava-se de uma degeneração espongiforme, coincidindo com o surto de encefalopatia espongiforme bovina transmissível que ocorreu na Grã-Bretanha, denominada no Brasil "síndrome da vaca louca", mas negativa ao teste de imuno-histoquímica para o príon.[84] Uma doença quase idêntica foi observada em duas ninhadas de cães da raça Boxer com os sintomas iniciando-se aos 6 meses,[90] e em um cão mestiço dolicocefálico, sem aparência de Rottweiler ou Boxer.[6] A marca dessa doença são os achados

histopatológicos de vacúolos intraneuronais primariamente em tronco encefálico, cerebelo e substância cinzenta da medula espinal.[6]

A lesão mais proeminente consiste em vacuolização neuronal intracitoplasmática e alteração espongiforme moderada ocorrendo aleatoriamente dentro de córtex cerebral, núcleos talâmicos, mesencéfalo, cerebelo, bulbo e substância cinzenta da medula espinal. Na medula espinal, necrose axonal foi demonstrada, afetando primariamente os funículos dorsolateral e ventromedial, em regiões cervical e torácica; observa-se necrose similar na medula espinal lombar.[6] No SNP, vacuolização similar ocorre esporadicamente nos gânglios da raiz dorsal.[83] Há grave atrofia bilateral da musculatura intrínseca da laringe do tipo neurogênica ativa; os músculos envolvidos são cricoaritenóideo dorsal, aritenóideo transverso, cricoaritenóideo lateral e tiroaritenóideo, mostrando comprometimento do nervo laríngeo lateral.[86,89]

Os sintomas clínicos são: fraqueza generalizada e ataxia, mais proeminente em membros pélvicos com marcha hipermétrica. Uma característica clínica consistente da doença é o estridor inspiratório decorrente da disfunção do nervo laríngeo.[6] Essa paralisia laringiana foi confirmada por laringoscopia[86,87] ou eletromiografia.[87] Outros sintomas incluem estrabismo posicional, tremor intencional de cabeça e nistagmo. A disfunção faringiana tem sido descrita.[6] Alguns cães com essa doença tinham anormalidades oculares congênitas concomitantes (catarata, membrana pupilar persistente, microftalmia e displasia retinal).[6]

Dois cães da raça Boxer, com 6 meses (um macho e uma fêmea), foram avaliados por apresentarem sintomas de paresia progressiva em membros pélvicos, estridor inspiratório e déficits visuais. Ao exame físico foram constatadas paralisia laringiana, microftalmia, catarata bilateralmente e ondulações lineares retinianas multifocais. O exame histopatológico mostrou vacuolização neuronal dos núcleos em tronco encefálico, perda axonal difusa em medula espinal, atrofia por denervação do músculo cricoaritenóideo dorsal, microftalmia, catarata bilateralmente e displasia retiniana. Esses achados foram consistentes com os observados em cães da raça Rottweiler.[90] No Brasil, dois cães de uma ninhada de oito animais, um macho e uma fêmea, apresentaram sintomas de fraqueza de membros pélvicos e ataxia com início aos 3 meses e evolução até os 5 meses; nessa fase, as alterações de marcha pioraram, acompanhados de disfagia e tosse durante a ingestão de alimentos, quando foram submetidos à eutanásia. A fêmea apresentava megaesôfago. Os achados histopatológicos mostraram vacuolização neuronal em várias regiões do encéfalo e medula espinal, principalmente no tronco encefálico.[85]

A tentativa de diagnóstico baseia-se nos sintomas clínicos em cães da raça Rottweiler jovens; o diagnóstico definitivo é realizado por meio dos achados histopatológicos. Não há tratamento e a doença apresenta um prognóstico ruim.[6]

Glicoproteinose neuronal

A glicoproteinose neuronal (doença de Lafora) é uma epilepsia mioclônica autossômica recessiva que envolve a formação de corpúsculos de inclusão glicoproteicos – mucopolissacarídeos redondos (corpúsculos de Lafora) em SNC e SNP, menos comumente em coração, fígado e musculatura esquelética.[11] É uma doença neurológica progressiva associada a esse acúmulo de glicoproteínas complexas dentro dos neurônios e das células da glia, ou situadas livremente no neurópilo[8] ou ocasionalmente em outros tecidos.[8] Essa doença é semelhante à doença de Lafora em humanos, que é caracterizada por epilepsia mioclônica progressiva,[8] a qual pode ocorrer em dois modos: (1)

clássico, com início prematuro; e (2) maduro, caracterizada por iniciar na fase adulta e de progressão lenta. Ocorre em cães das raças Beagle, Basset Hound, Poodle,[81] Dachshund, Welsh Corgi e em gatos.[10] Os sintomas neurológicos são causados pelo rompimento do fluxo axoplasmático e por alterações na função celular pela existência de depósitos de poliglicosanos grandes dentro dos neurônios.[81]

Os corpúsculos de Lafora são inclusões neuronais glicoproteicas complexas, basofílicas, de 5 a 20 μm, que ocorrem em pericário, dendritos ou axônios. Podem ser encontrados em qualquer lugar do neuroeixo e nas células ganglionares retinianas. Em cães com alterações neurológicas, é comum encontrar esses corpúsculos particularmente em células de Purkinje cerebelares, nos dendritos primários dentro da camada molecular do cerebelo, nos neurônios talâmicos[10] e no mesencéfalo, mas dependendo do tempo de duração, podem ter ampla distribuição, especialmente no córtex cerebral, de modo semelhante ao que ocorre no homem.[91] Ocasionalmente, retina, nervos periféricos, fígado, baço e linfonodos são afetados[11,91] Em muitos cães, contudo, a observação de corpúsculos de Lafora nos neurônios é puramente acidental. Eles estão associados à idade em animais com mais de 8 anos.[10] Quando encontrados acidentalmente, eles se encontram além das áreas descritas anteriormente, em outras áreas do encéfalo e na medula espinal, geralmente nas regiões lombar, sacra e nos segmentos caudais.[10] Não estão associados às membranas, mas ao retículo endoplasmático rugoso e ao complexo de Golgi; são aproximadamente circulares e podem ser homogêneos ou ter um nucleoide denso. São PAS-positivos, e formados também por glicose e manose.[10] O mecanismo da formação dos corpúsculos de Lafora não foi elucidado. Alguns investigadores têm sugerido que a doença seja familiar e metabólica, transmitida por um gene autossômico recessivo, enquanto outros têm levantado a possibilidade de que anormalidades na síntese proteica estejam envolvidas, com base em mudanças do retículo endoplasmático e aumento do número de ribossomos observados ultraestruturalmente. Há relação entre corpúsculos de Lafora, idade e distúrbios nutricionais generalizados.[91] Com base em diferenças na estrutura interna e característica de coloração, três tipos de corpúsculos de Lafora são reconhecidos:

- *Tipo I*: são pequenos (3 a 10 μm de diâmetro) grânulos uniformemente corados e finos. Esse é o tipo mais comum e é geralmente encontrado nas camadas médias e profundas do córtex cerebral e nas células da glia do cerebelo. Ultraestruturalmente, esses corpúsculos consistem em estruturas fibrilares ramificadas sem membrana limitante
- *Tipo II*: são corpúsculos maiores (13 a 30 μm de diâmetro) que têm um centro homogêneo PAS-positivo fortemente corado; essa forma é comumente encontrada nas células de Purkinje do cerebelo e no mesencéfalo
- *Tipo III*: o diâmetro desses corpúsculos varia de 5 a 20 μm e são ocasionalmente encontrados no mesencéfalo. Essas estruturas exibem um anel periférico denso de material PAS-positivo.[8]

Os sintomas clínicos nos estágios iniciais da doença em animais são variáveis, mas crises convulsivas são frequentemente descritas nos estágios avançados.[91] Os corpúsculos de Lafora são observados mais comumente em cães e gatos idosos (com mais de 8 anos), mas podem ocorrer ocasionalmente em animais jovens.[81] A glicoproteinose neuronal produz sonolência/demência e as alterações na retina levam à cegueira.[11] Os corpúsculos de Lafora têm sido observados no SNC de cães em várias circunstâncias: adultos jovens, especialmente das raças Beagle, Poodle e Basset Hound,[91] com história antecedente de

convulsões ou outros distúrbios neurológicos como depressão ou sonolência,[10] ou apenas tremores.[81] Cães da raça Dachshund de pelo duro e gatos também podem ser acometidos por essa afecção. Em um cão da raça Welsh Corgi, com 10 anos, a ocorrência desses corpúsculos estava associada a sintomas de contrações mioclônicas das musculaturas de cabeça e pescoço.[10]

Em cães da raça Beagle foram descritos, além dos corpúsculos de inclusão PAS-positivos em neurônios na região talâmica, material PAS-positivo na média da musculatura lisa das artérias, nas células de Kuppfer do fígado e nas células reticuloendoteliais do baço, e nos linfonodos.[8] Em gatos, os depósitos que ocorrem como mudanças incidentais estão largamente distribuídos (especialmente envolvendo córtex cerebral, colículo rostral, núcleos cerebelares e bulbo) e são, na maioria das vezes, confinados aos processos dos neurônios, geralmente aparecendo mais como inclusões dentro do neurópilo do que dentro do corpo do neurônio.[81] Um gato da raça Maine Coon, fêmea, desenvolveu sintomas de meneios de cabeça e tremores de corpo intermitentes com início aos 4,5 anos; os sintomas progrediram por um período de aproximadamente 4 semanas. Nesse animal, as inclusões eram arredondadas a globulares, medindo de 2 a 10 μm de diâmetro e ocasionalmente apresentavam um núcleo pálido, mais numerosas nas camadas moleculares e das células de Purkinje no córtex cerebelar, porém um pequeno número foi observado em outras seções. Nenhum depósito foi identificado em outros tecidos, incluindo retina, nervos periféricos, fígado, músculo ou pele.[81]

O diagnóstico é realizado pela avaliação da existência de corpúsculos de inclusão intracitoplasmáticos em linfonodos e fígado ou por haver corpúsculos de Lafora no cerebelo.[4] Com exceção de cães da raça Dachshund, no qual o prognóstico é bom, nas demais raças o prognóstico é de reservado a ruim.[11]

Síndrome da disfunção cognitiva

A síndrome da disfunção cognitiva (SDC) está relacionada com a idade, semelhantemente à doença de Alzheimer (DA) em humanos, e ocorre em cães e gatos idosos. É uma doença neurodegenerativa, caracterizada pelo declínio cognitivo gradual por um período prolongado (18 a 24 meses ou mais).[92]

A doença de Alzheimer, a causa mais comum de demência em humanos, é caracterizada pelo declínio progressivo da função cognitiva, levando a prejuízos funcionais e eventualmente morte.[93] Em humanos, o diagnóstico final é realizado em exame *post mortem* do encéfalo e as duas características que deverão estar presentes para o diagnóstico de doença de Alzheimer são emaranhados neurofibrilares (ENF) e placas senis, embora essas duas formas de neuropatologia não sejam exclusivas dessa doença, podendo ser encontradas em outras formas de demência, assim como em idosos normais.[93]

Cognição se refere a processos mentais como, movimentos voluntários, percepção sensorial, alerta, comportamento emotivo, aprendizado e memória. Permite que um animal receba informações sobre o meio ambiente, processe-as e tome decisões de como agir.[94]

O córtex cerebral tem áreas de projeção (áreas primárias) que recebem diretamente estímulos sensoriais (áreas sensoriais ou sensitivas) como tato, pressão, dor, visão ou que darão origem diretamente a estímulos motores (áreas motoras). Áreas de projeção secundária são também sensitivas ou motoras e estabelecem conexões com as áreas de projeção primária da mesma função. Essas áreas secundárias fazem o reconhecimento de um estímulo sensitivo, ao passo que áreas secundárias motoras auxiliam nos movimentos planejados. Áreas de associação terciárias são responsáveis pela integração de informações sensoriais e/

ou motoras, participando das funções psíquicas superiores ou processos cognitivos. Mantêm conexões com outras áreas de associação terciária ou de associação secundária. Lesões nessas áreas resultam em alteração de comportamento e de personalidade.[95,96] Essas áreas responsáveis pelos processos cognitivos compreendem a área pré-frontal, a parieto-occipitotemporal e algumas áreas corticais límbicas. A área pré-frontal contempla associação de ideias, capacidade de aprendizado, julgamento de situações, estado de alerta, elaboração de estratégias de comportamento, planejamento de atos futuros etc.; a área parieto-occipitotemporal acha-se implicada no processamento e na integração de informações relacionadas com a percepção espacial (relação espacial entre os vários objetos constantes de seu campo visual), assim como na percepção das partes do seu corpo (área do esquema corporal). Áreas límbicas estão relacionadas com o controle do sistema nervoso autônomo e dos comportamentos essenciais à autopreservação e à percepção da espécie, como os relacionados com fome, sede e comportamento sexual e reprodutivo. Além disso, estão também relacionadas com mecanismos de memória e aprendizado.[96]

O termo disfunção cognitiva é utilizado para descrever doença neurodegenerativa em animais idosos caracterizada pelo declínio gradual na função cognitiva.[97] Esse termo foi introduzido em literatura veterinária para descrever mudanças comportamentais em cães e gatos geriátricos e que não eram atribuídas a uma condição médica comprovada, como tumor cerebral, encefalite, falência de outros órgãos etc.[98] Os termos demência e demência senil não são sinônimos de disfunção cognitiva uma vez que são utilizados em cães e gatos apresentando alterações comportamentais associadas ou não a diferentes processos mórbidos.[99] Neuropatologia relacionada com a idade em cães foi observada pela primeira vez por Lafora em 1914, quando ele descreveu anormalidades nos dendritos das células piramidais hipocampais, um achado similar ao que é observado em humanos. Em 1997, essa síndrome foi descrita por Landsberg & Ruehl como uma entidade que não causa somente problemas comportamentais, mas também leva a deteriorações dos órgãos e de funções sensoriais, assim como diminuição da função cognitiva.[100]

Patogenia

Doença de Alzheimer em humanos é acompanhada por demência progressiva e acúmulo de placas senis e emaranhados neurofibrilares (ENFs). Os ENFs são formados pelo acúmulo intracelular de proteínas *tau* hiperfosforiladas.[73] *Tau* é uma proteína associada aos microtúbulos que possivelmente atua na montagem e na estabilização desses microtúbulos, conduzindo organelas celulares, glicoproteínas e outras substâncias importantes para o neurônio. Essas proteínas se tornam hiperfosforiladas e formam filamentos helicoidais duplos, os quais enchem o citoplasma, levando à disfunção neuronal.[93] O acúmulo de placas senis é a segunda marca da doença de Alzheimer em humanos. Essas placas senis são depósitos de proteináceos extracelulares que contêm a proteína β-amiloide (Aβ).[93] Aβ é enzimaticamente o resultado da clivagem de um precursor da proteína amiloide, produzindo um peptídio de 40 a 43 aminoácidos. O mais longo, e o fragmento mais tóxico, formado por 42 aminoácidos, é depositado inicialmente, seguido dos menores, que são fragmentos mais solúveis, com 40 aminoácidos, nas placas ou nas paredes dos vasos.[101] As placas senis neuríticas contêm um cerne central que inclui Aβ, proteoglicanos, Apo E, antiquimotripsina α_1 e outras proteínas.[102] A proteína precursora de amiloide é uma proteína transmembrana clivada pelas secretases β e δ. O cerne da placa senil é circundado por restos de neurônios em degeneração, micróglia e macrófagos.[102]

O acúmulo extracelular de Aβ dentro das placas senis pode iniciar mudanças inflamatórias e neurotoxicidade, as quais, por fim, resultam em hiperfosforilação das proteínas *tau*, levando à formação de ENF. Além do acúmulo nas placas, Aβ também se acumula ao redor das meninges e dos vasos sanguíneos, eventualmente resultando em angiopatia amiloide congofílica.[103]

Há evidências de que, na doença de Alzheimer, Aβ possa levar a danos oxidativos, causando disfunção mitocondrial por meio de vários mecanismos, entre eles interação direta da Aβ com a desidrogenase álcool, ligadora de Aβ localizada na mitocôndria. Outra enzima-chave envolvida na clivagem da PPA em Aβ, o complexo β-secretase, também parece estar associada à mitocôndria. Portanto, em um encéfalo "doente" pode haver alça de retroalimentação, envolvendo dano oxidativo e Aβ.[104] Assim, danos oxidativos e disfunção mitocondrial podem conduzir à produção de Aβ, na qual, por sua vez, causa mais danos oxidativos e disfunção mitocondrial.[104] A doença de Alzheimer também está associada à redução dos níveis corticais cerebrais de diversas proteínas e neurotransmissores, em especial a acetilcolina.[102] Em cães, erros em testes de aprendizagem e memória estavam fortemente associados a quantidades de depósito de Aβ, indicando correlação entre disfunção cognitiva e acúmulo de substância Aβ, mas o papel exato, para que ocorra, ainda não foi esclarecido.[92]

Evidências crescentes mostram que a disfunção mitocondrial causada pela oxidação de lipídios, proteínas e ácidos nucleicos tem um papel importante no envelhecimento cerebral e em doenças neurodegenerativas relacionadas com a idade, como a doença de Alzheimer. Espécies reativas ao oxigênio são formadas como subprodutos do metabolismo celular, causando danos à célula. Metabolismo aeróbico na mitocôndria tem sido implicado na produção da maioria dessas espécies reativas ao oxigênio. Assim que a mitocôndria envelhece ou se torna disfuncional, espécies reativas de oxigênio adicionais se formam e podem resultar em mais reações incontroladas dentro da célula. O encéfalo é especialmente vulnerável ao dano oxidativo cumulativo em razão de sua alta taxa metabólica, capacidade limitada de defesa contra oxidantes e habilidade de reparação limitada.[105,106] O encéfalo, em particular, consome aproximadamente 20% do oxigênio total do corpo, tem um aumento no conteúdo de ácidos graxos poli-insaturados e diminuição dos níveis de atividade antioxidante endógena em relação a outros tecidos.[104] A produção de radicais livres leva a danos oxidativos em proteínas, lipídios, nucleotídios, os quais contribuem substancialmente para a disfunção neuronal e, finalmente, para a morte celular. Os danos oxidativos a proteínas e lipídios aumentam com a idade no encéfalo de cães e servem como um mecanismo inicial ligado a vários processos patológicos em um encéfalo idoso. Há evidências de que o dano oxidativo dos lipídios ocorra antes do depósito de Aβ, mostrando que o dano oxidativo é um evento inicial.[105] Portanto, disfunção mitocondrial e produção de espécies reativas de oxigênio podem ser a chave que contribui para os efeitos deletérios de envelhecimento do encéfalo.[104]

Com a idade, os cães desenvolvem uma forma de doença neurodegenerativa, a qual tem muitas similaridades com as alterações cognitivas relacionadas com a idade e a doença de Alzheimer em humanos.[97] Similarmente ao que é observado em humanos idosos, o encéfalo de cães idosos mostra uma série de características morfológicas, incluindo atrofia cortical, degeneração da mielina da substância branca, acúmulo de proteínas não degradadas, danos em DNA e possivelmente danos oxidativos.[93] Outras anormalidades encontradas em cães idosos, que são similares às de humanos, incluem: aumento ventricular e fibrose em paredes dos vasos sanguíneos e depósito de amiloide (meninge e parênquima); micro-hemorragias e infartos; degeneração axonal com perda de mielina; hipertrofia e hiperplasia astroglial; e acúmulo intraneuronal de várias substâncias (lipofuscina, corpos poliglicosanos e ubiquitina).[6] Até há pouco tempo, os trabalhos mostravam que cães e gatos não desenvolviam ENF.[93,107] Recentemente há relatos da ocorrência de ENF em alguns cães[108,109] e gatos.[110] Uma razão possível é que cães e gatos não vivam o suficiente para que as proteínas *tau* se transformem em emaranhados neurofibrilares como em humanos.[6] Outra possibilidade pela falta de desenvolvimento desses emaranhados em cães e gatos é que a sequência de aminoácidos da proteína *tau* é diferente da encontrada em humanos,[93] ou sua parte N-terminal é diferente e que poderia influenciar a fosforilação e subsequente agregação em ENF.[111] Outra característica semelhante aos humanos é que a espécie predominante de Aβ é o fragmento maior Aβ1-42. Posteriormente, o fragmento solúvel menor, Aβ1-40, acumula-se nas placas e nas paredes dos vasos sanguíneos, uma forma denominada "angiopatia amiloide"[93] ou angiopatia congofílica (Figura 231.2).[73] Nem todas as regiões do encéfalo são vulneráveis ao depósito de placas senis; o córtex pré-frontal apresenta patologia Aβ mais cedo e de modo mais consistente do que o hipocampo ou córtex parietal. O córtex occipital acumula Aβ mais tardiamente, de modo semelhante ao que ocorre em humanos.[93] Dentro da área pré-frontal, as placas senis aparecem primeiro nas camadas mais profundas e, posteriormente, as camadas superficiais são cada vez mais afetadas, menos a camada I, diferentemente da doença em humanos.[93] Depósitos de Aβ em córtex pré-frontal estão correlacionados a déficit de memória e aprendizado. Há uma associação significativa entre a disfunção comportamental em cães idosos e a extensão do depósito de Aβ.[93] Em gatos, as placas senis parecem ser mais difusas do que em cães e muito diferentes das apresentadas pelos humanos, que são bem desenvolvidas e circunscritas.

Aβ é específica para Aβ 1-42 e Aβ 17-24, mas não para Aβ 1-16 e Aβ 1-40 nas placas senis de encéfalos de gatos. A falta de Aβ 1-40, que é a espécie mais solúvel de Aβ, tipicamente depositada depois da Aβ 1-42, pode não se acumular no encéfalo de gatos idosos, embora ela tenha sido encontrada nos vasos sanguíneos de gatos que exibiam sinais de doença de disfunção cognitiva. Isso implica que, se e quando a Aβ1-40 for depositada no espaço extracelular no encéfalo de gatos, ela será rapidamente modificada, de modo semelhante ao que ocorre em paciente humanos idosos sem a doença de Alzheimer.[107] Processos metabólicos normais resultam em liberação de espécies reativas de oxigênio, que, por sua vez, podem levar a danos oxidativos de proteínas, lipídios, DNA e RNA.

Estudos recentes mostraram que cães com alteração cognitiva também apresentam degeneração de neurônios noradrenérgicos,[112] além dos neurônios colinérgicos.[113] Há uma correlação entre redução de neurônios noradrenérgicos e altos níveis de depósito de Aβ no córtex pré-frontal;[112] porém, em relação à diminuição de neurônios colinérgicos, não existe uma correlação com os depósitos da Aβ.[113] Foi demonstrado que o sistema colinérgico pode estar envolvido na função cognitiva de modo similar ao dos humanos.[114] Cães recebendo fenserina, um novo inibidor da acetilcolinesterase, demonstram melhora no aprendizado e memória, sugerindo que o declínio colinérgico possa resultar em prejuízo de memória, mas que esse prejuízo pode ser secundário a déficit de atenção e/ou na codificação de novas informações.[114]

Prevalência

As alterações comportamentais mais comuns, de acordo com os proprietários de animais idosos, incluíam ansiedade de separação, agressão contra pessoas, fobias, andar à noite, micção e defecação no domicílio, vocalização excessiva, comportamentos compulsivos ou repetitivos e agressão intraespécies. Estudos recentes acrescentam disfunção cognitiva. Essa recente inclusão e, possivelmente, a conscientização de disfunção cognitiva como uma causa de sinais comportamentais em animais idosos, provavelmente têm mostrado a subestimação de sua prevalência.[92] O termo disfunção cognitiva foi introduzido para descrever mudanças comportamentais em cães e gatos geriátricos e que não eram atribuídas somente a uma condição médica comprovada.[115] Essas mudanças comportamentais associadas à disfunção cognitiva relacionadas com a idade são divididas em quatro categorias principais:

- Alteração na interação social
- Perda de hábitos caseiros
- Desorientação
- Distúrbios do ciclo sono/vigília.[115]

Alguns autores incluem alteração na atividade física como uma categoria adicional.[116] Uma vez que outras causas médicas são descartadas, o diagnóstico clínico de SDC baseia-se na ocorrência de uma ou mais categorias comportamentais comprometidas.[117] A SDC é reconhecida primariamente em cães idosos, com mais de 9 anos, e em gatos com mais de 12 anos, mas deve-se suspeitar da doença em animais com 7 anos ou mais que estejam demonstrando insuficiência cognitiva progressiva.[6]

Estudo prévio realizado nos EUA mostra que a prevalência de mudanças comportamentais em cães, associadas à disfunção cognitiva relacionadas com a idade, é alta.[117] Nesse trabalho, 28% dos cães entre 11 e 12 anos e 68% dos cães com 15 a 16 anos apresentaram alteração em uma ou mais categorias comportamentais relacionadas com a SDC.[117] Embora sabendo que cães de pequeno porte vivem mais do que os cães de grande porte, não houve diferença na prevalência em relação ao porte nesse estudo.[117] Em outro trabalho, realizado em Valência e Zaragoza

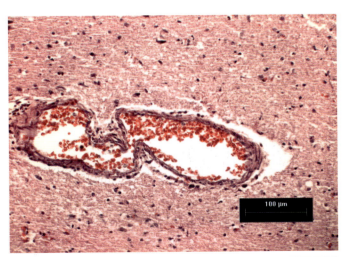
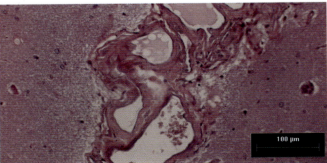

Figura 231.2 Espessamento da parede de vasos sanguíneos (microangiopatia congofílica).

(Espanha), foram avaliados 573 (12,8%) cães com mais de 9 anos em uma população de 4.476 animais. Desses cães, foram excluídos aqueles que apresentaram problemas médicos, perfazendo um total de 325 animais.[115] Aplicou-se o questionário desenvolvido por Ilana Reisner, disponível pela Pfizer Animal Health,[103] e os animais foram classificados em disfunção cognitiva leve (com envolvimento de apenas uma categoria comportamental), moderada (envolvimento de duas categorias) e grave (três ou quatro categorias).[115] A proporção de cães pequenos (≤ 15 kg) com disfunção cognitiva foi de 26,9% (9 a 11 anos), 32,7% (12 a 14 anos) e 50% (15 a 17 anos), com média de 29,9%. Cães de médio e grande porte (> 15 kg) apresentaram 10,3% (9 a 11 anos), 26,9% (12 a 14 anos) e 40% (15 a 17 anos), com média de 17%. A média geral de cães com SDC foi de 22,5% dos animais avaliados.[115] Entre a população geriátrica inquirida, de acordo com esses resultados, verificou-se que a gravidade do comprometimento cognitivo é também positivamente relacionada com a idade do cão. As fêmeas foram quase duas vezes mais afetadas que os machos, e animais castrados apresentaram prevalência também de quase duas vezes em relação aos animais não castrados.[115] Cães machos não castrados podem diminuir a progressão da disfunção cognitiva, sugerindo que a existência de testosterona circulante em cães idosos pode prevenir ou diminuir a progressão de doenças degenerativas do SNC.[118] Em relação à gravidade dessas alterações na população de cães afetados e cães normais, 14,1% apresentavam disfunção cognitiva leve, 6,2% moderada e 2,2% grave, com aumento significativo de acordo com a idade do cão. Finalmente, as categorias comportamentais mais afetadas foram: interação social (37,7%) e aprendizado e tarefas caseiras (37,7%), seguidas de mudança no ciclo sono/vigília (20,2%) e desorientação (16,4%).[115] Portanto, concluiu-se que os clínicos deveriam levar em consideração as alterações cognitivas relacionadas com a idade, porque elas afetam mais de 20% da população de cães geriátricos e que os cães de pequeno porte, fêmeas e animais castrados estão em maior risco de desenvolver mudanças comportamentais relacionadas com a idade.[115]

Na espécie felina, um estudo que envolveu 154 gatos com idades entre 11 e 21 anos, a avaliação foi feita por meio de um questionário sobre comportamento e ocorrência de outro quadro mórbido.[107] Desse total, 67 animais apresentaram alterações comportamentais (44%) e 19 apresentaram outro quadro mórbido. Portanto, 48 gatos apresentaram somente alteração comportamental sem uma causa aparente, perfazendo 36% desse total. Em relação à idade, 28% estavam na faixa etária de 11 a 14 anos e 59% com idade igual ou superior a 15 anos. A alteração comportamental mais comum nos animais entre 11 e 14 anos foi na interação social com pessoas ou outros animais, enquanto os animais com idade igual ou superior a 15 anos apresentaram alteração na atividade, incluindo andar sem rumo e vocalização excessiva.[107]

Sintomas clínicos

Os sintomas clínicos da SDC são numerosos e frequentemente inespecíficos. Eles incluem desatenção, passividade, andar sem rumo (frequentemente à noite), demência, distúrbio no ciclo sono/vigília, incontinência urinária/fecal, dificuldade para subir escadas, ficar perdido em ambientes familiares, incapacidade de reconhecimento de pessoas e animais familiares, diminuição da interação com membros familiares, perda de audição e vocalização excessiva (principalmente à noite). Gatos com SDC ocasionalmente exibem respostas exageradas e padrões comportamentais agressivos,[6] além das anormalidades comportamentais clínicas que Dewey[6] observou em cães com suspeita de SDC doença vestibular central transitória ou atividade convulsiva de início precoce. Embora não descritas como características da SDC em cães, disfunção vestibular e convulsões são descritas em humanos.[6]

Por conta da relação dos proprietários e seus cães, e um grau limitado de treinamento que esses animais de estimação recebem, a observação dos proprietários e a descrição dos sintomas clínicos são os únicos meios de detecção de disfunção cognitiva. Certamente, em animais treinados com um alto nível de desempenho, como treino de agilidade, terapia (guia de cegos) ou de trabalho (detecção de fármacos e explosivos), os sinais de declínio cognitivo podem ser mais rapidamente detectados em um estágio mais precoce da doença.[119] Portanto, para determinar se um cão ou gato apresenta sinais de disfunção cognitiva, em animais não treinados, e os veterinários dependendo das informações dos seus proprietários, é necessário fazer um questionamento meticuloso, aumentando a probabilidade de se detectarem sintomas clínicos nos estágios iniciais do desenvolvimento da doença.[92] Por outro lado, uma série de testes cognitivos laboratoriais é utilizada para documentar o declínio cognitivo em cães idosos.[97] Esses testes são úteis para a detecção de sinais de disfunção cognitiva e, principalmente, em relação ao uso de nutracêuticos ou medicamentos para avaliação da melhora clínica. As características clínicas da SDC em cães têm sido avaliadas utilizando-se questionário com base em informações ou *checklist*. Em cães, essa síndrome é caracterizada por sinais de desorientação, rompimento na atividade de sono, mudanças em tarefas caseiras e alterações na interação com membros da família. As queixas mais comuns dos proprietários são comportamento destrutivo, micção e defecação em locais inapropriados, além de vocalização excessiva em animais mais velhos.[93] O questionário aplicado pelos autores (Quadro 231.3) para caracterização das categorias comportamentais inclui:

- Ciclo sono/vigília: caminhar ou latir à noite; mudanças no horário ou tempo de sono; redução nos níveis de atividade
- Interação social: redução do comportamento de saudação (abanar a cauda); não prestar atenção ao proprietário; não reconhecer pessoas familiares; não interagir com pessoas ou animais; diminuição da resposta a estímulos
- Aprendizado e tarefas diárias: micção e defecação em locais inadequados; esquecimento de comandos ou truques conhecidos; déficits de aprendizado e memória
- Desorientação: perde-se em locais familiares; não consegue sair de locais estreitos; vai para o lado errado da porta; olhar fixo no horizonte.[103]

Diagnóstico

O termo SDC é usado em literatura veterinária para descrever doença neurodegenerativa progressiva em cães e gatos idosos caracterizada por declínio gradual na função cognitiva

QUADRO 231.3	Questionário aplicado para caracterização das categorias comportamentais.[103]
Ciclo sono/vigília	Caminha ou late à noite?
	Mudanças no horário ou tempo de sono?
	Redução dos níveis de atividade?
Interação social	Redução do comportamento de saudação (abanar a cauda)?
	Não presta atenção ao proprietário?
	Não reconhece pessoas familiares?
	Não interage com pessoas ou animais?
	Diminuição da resposta a estímulos?
Aprendizado e tarefas diárias	Micção e defecação em locais inadequados?
	Esquecimento de comandos ou truques conhecidos?
	Déficits de aprendizado e memória?
Desorientação	Perde-se em locais familiares?
	Não consegue sair de locais estreitos?
	Vai para o lado errado da porta?
	Olhar fixo no horizonte?

(aprendizado, memória, percepção e sensibilização).[97] Contudo, essas categorias não necessariamente descrevem todos os sinais que podem estar associados ao declínio cognitivo em cães, desde aumento na ansiedade, diminuição na autolimpeza, alteração de apetite, diminuição da resposta a estímulos e déficits de aprendizado e memória.[97] Todas essas mudanças em cães idosos não são necessariamente em razão da disfunção cognitiva; uma variedade de problemas médicos, incluindo outros tipos de patologia cerebral (como tumores e infartos) pode contribuir para esses sintomas.[119] Assim, um diagnóstico de SDC em cães baseia-se na identificação dos sintomas clínicos e na exclusão de outros processos mórbidos que podem contribuir para esses sinais.[119] A diminuição de memória e aprendizado visuoespacial são os marcadores mais recentes para o declínio cognitivo relacionado com a idade na doença de Alzheimer em humanos.[120] Similarmente, em cães ocorre o mesmo processo. Studzinski et al.,[120] estudando 109 cães da raça Beagle de diferentes faixas etárias, demonstraram que cães muito jovens apresentam déficits visuoespaciais possivelmente em razão do córtex pré-frontal imaturo; déficits discretos foram detectados em animais com 6 anos, os quais precedem o início típico de acúmulo de Aβ no encéfalo canino.[120] Infelizmente, o estudo de mudanças comportamentais em gatos pode ser problemático. Isso se dá porque os proprietários avaliam a disfunção encefálica global (mudanças comportamentais evidentes) e podem não detectar mudanças precoces ou súbitas em habilidades de aprendizado e memória. Testes de laboratório neuropsicológicos são utilizados em cães (geralmente com base em recompensa por alimentos) para mensurações objetivas e quantitativas da função cognitiva, mas tem provado ser difícil a sua utilização em gatos.[107]

Juntos, história, exames físico e neurológico e resultados de exames de triagem levam a um diagnóstico ou determinam se testes adicionais (p. ex., raios X, ultrassonografia, RM) ou um diagnóstico terapêutico (p. ex., medicação para controle da dor) são indicados para efetuar um diagnóstico mais acurado e para determinar se os sintomas clínicos se resolvem. Descartar todas as outras condições médicas possíveis que possam causar ou contribuir para os sintomas presentes levam a um diagnóstico de disfunção cognitiva.[92] O diagnóstico definitivo é alcançado após descartar outros processos mórbidos.[121]

Em humanos, imagens de TC e RM são geralmente realizadas como parte de um plano diagnóstico. As imagens de encéfalo em humanos podem ser normais, mas podem revelar atrofia encefálica, aumento ventricular e lesões em córtex cerebral dos lobos temporais mediais. Mudanças relacionadas com a idade, apreciadas em imagens de RM do encéfalo de pacientes com SDC, são primariamente reflexo da atrofia encefálica, incluindo aumento de volume ventricular, sulcos cerebrais alargados e bem demarcados e áreas difusas e disseminadas de hiperintensidade em T2 na substância branca periventricular (Figura 231.3). Embora esses sejam achados consistentes associados ao encéfalo de animais idosos, podem ser encontrados em cães idosos sem SDC.[6] Recentemente foi demonstrado que a espessura da adesão intertalâmica medida em T1 e T2 transaxial é menor em cães com SDC, quando comparados com cães sem SDC. Espessura de adesão intertalâmica de 5 mm ou menos foi considerada com um diagnóstico consistente de SDC em cães.[122]

Tratamento

Uma vez que as respostas dos cães idosos a vários tratamentos para SDC são difíceis de serem avaliadas porque necessitam da cooperação dos proprietários, os agentes terapêuticos somente são aprovados após testes neuropsicológicos ou ensaios clínicos.[97] Muitas opções terapêuticas recentes, tanto para animais de estimação quanto para humanos, têm focado a combinação sinergética de ingredientes mais do que a monoterapia.[121]

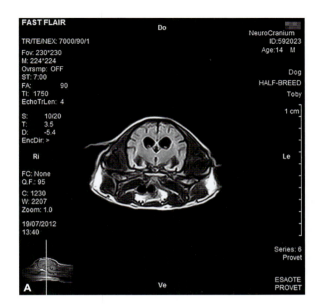
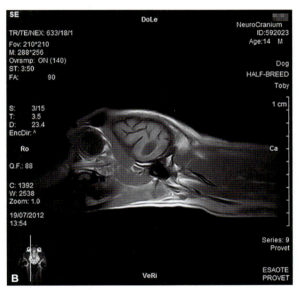
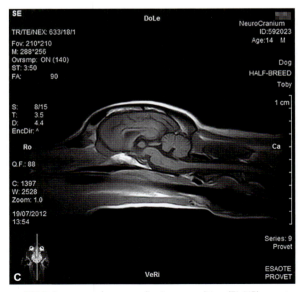

Figura 231.3 Imagem de ressonância magnética (FLAIR) mostrando reflexo de atrofia encefálica, aumento de volume ventricular, sulcos bem demarcados e diminuição da adesão intertalâmica. **A.** Corte transversal. **B** e **C.** Corte sagital.

Enriquecimento ambiental

Alguns trabalhos mostraram melhora da função cognitiva com o enriquecimento ambiental, como exercícios ou brinquedos novos, independentemente de dieta fortificada.[97,121] O enriquecimento ambiental pode levar ao aumento dos fatores de crescimento neuronal, crescimento e sobrevivência dos neurônios, assim como da função cognitiva. Acredita-se que a combinação de estimulação ambiental (p. ex., brinquedos, companhia, interação e brincadeiras para apanhar os alimentos) e dieta enriquecida com antioxidantes tenha uma ação sinérgica na melhora da função cognitiva. Interessantemente, enquanto não há reversão da patologia existente, os antioxidantes parecem prevenir o depósito de mais Aβ, enquanto o enriquecimento ambiental, não.[107] Infelizmente, em gatos com sintomas clínicos significativos de SDC, instigar mudança ambiental pode, na realidade, ter um efeito negativo; isso porque os gatos afetados geralmente se tornam muito estressados e lidam mal com a mudança, mesmo que seja em seu ambiente, sua rotina diária, sua dieta ou os membros da casa com os quais eles vivem. A resposta do gato a esse estresse é mostrar sinais mais óbvios de SDC (p. ex., anorexia, perda ou descontrole dos hábitos sanitários). Para esses gatos, se possível, a mudança deverá ser muito lenta e com segurança. Alguns gatos podem se tornar tão dementes e lidar mal com mudanças, que eles podem se beneficiar tendo a sua área de acesso reduzida quanto ao tamanho (p. ex., um simples quarto ou uma sala com tudo o que eles precisam); essa área deverá ser segura e assídua. A aplicação ambiental de feromônio sintético apaziguador felino pode auxiliar na redução da ansiedade felina.[107]

Suprimentos naturopáticos e nutracêuticos

Uma grande variedade de terapias complementares tem sido comercializada como tratamentos para disfunção cognitiva. Esses produtos podem conter uma mistura de extratos herbáceos, vitaminas, fosfolipídios, ácidos graxos, antioxidantes e cofatores mitocondriais que se acredita agirem sinergicamente para diminuir a progressão ou melhorar os sinais clínicos associados ao encéfalo idoso.[121] Uma variedade de estudos tem mostrado que o aumento do consumo de frutas e legumes pode diminuir o risco de declínio cognitivo relacionado com a idade em roedores, cães e talvez em humanos, por suas propriedades anti-inflamatórias e antioxidantes. O encéfalo é particularmente suscetível aos efeitos de radicais livres de oxigênio, por causa de sua alta taxa de metabolismo oxidativo, alto conteúdo lipídico e habilidade limitada de regeneração.[121] Suplementa-se a dieta com vitaminas C e E, além de outros antioxidantes, como beta-caroteno, selênio, ácido α-lipoico e uma série de flavonoides e carotenoides de frutas e legumes (p. ex., flocos de espinafre, bagaço de tomate, bagaço de uva, grânulos de cenoura, polpa cítrica).[97,120] A adição de L-carnitina e DLα-lipoico destina-se a melhorar a função mitocondrial.[97] Em uma população de cães com SDC, oito animais foram selecionados para um projeto utilizando nutracêuticos neuroprotetores constituídos por fosfatidilserina, Ginkgo biloba, α-tocoferol e piridoxina. Após 84 dias, os animais mostraram aumento significativo da função cognitiva, quando comparados ao início do tratamento.[116]

As vitaminas C e E auxiliam na neutralização dos radicais livres, prevenindo danos nas células e em suas membranas.[97] A vitamina E é lipossolúvel e protege a membrana celular de danos oxidativos, enquanto a vitamina C é hidrossolúvel e auxilia no reabastecimento de concentrações intracelulares de vitamina E.[105] Os cães da raça Beagle idosos que utilizaram dieta antioxidante mostraram que a melhora da função cognitiva estava positivamente relacionada com a concentração sanguínea de vitamina E.[97]

Existe um grupo de nutrientes que direta ou indiretamente protege as mitocôndrias de danos oxidativos e melhoram a função mitocondrial, denominados "nutrientes mitocondriais".[106] As mitocôndrias fornecem energia para os processos metabólicos básicos, produzindo oxidantes como produtos inevitáveis, decaindo com a idade, prejudicando o metabolismo celular e conduzindo ao declínio celular.[106] A adição de L-carnitina e ácido α-lipoico é desejada para aumentar a função mitocondrial.[105] A proteção direta inclui a prevenção da formação de oxidantes, limpando os radicais livres ou inibindo a reatividade dos oxidantes, e elevando os cofatores das enzimas mitocondriais deficientes (aumentando a constante de Michaelis-Menten para estimular a atividade enzimática), e também protegendo as enzimas contra mais oxidação. A proteção indireta inclui reparação dos danos oxidativos por aumento dos sistemas de defesa antioxidantes, ativação das enzimas fase 2 ou aumento da biogênese mitocondrial.[106] A L-carnitina é um precursor da acetil-L-carnitina, a qual está envolvida no metabolismo lipídico mitocondrial e na manutenção da função mitocondrial eficiente.[105] O ácido α-lipoico é uma coenzima envolvida no metabolismo da mitocôndria; a sua forma reduzida, ácido di-hidrolipoico, é um potente antioxidante mitocondrial. Ele recicla outros antioxidantes celulares, incluindo coenzima Q (CoQ), vitaminas C e E, glutation e quelantes de ferro e cobre.[106] O glutation é o antioxidante intracelular hidrossolúvel primário.[105] O ácido α-lipoico atravessa a barreira hematencefálica rapidamente, e é reduzido a ácido di-hidrolipoico pela desidrogenase di-hidrolipoamida dependente de nicotinamida-adenina-dinucleotídio reduzida (NADH).[106]

O nível de ácidos graxos ômega-3 é também aumentado para promover a saúde da membrana celular, proporcionando um efeito anti-inflamatório potente.[121] Ácidos graxos ômega-3 (docosaexaenoico [DHA] e eicosapentaenoico [EPA]) têm benefícios importantes que podem ser parcialmente atribuídos aos seus efeitos anti-inflamatórios. Os danos celulares resultantes do estresse oxidativo estimulam uma cascata inflamatória. O mecanismo dos efeitos anti-inflamatórios inclui a substituição parcial do ácido araquidônico dos fosfolipídios da membrana por DHA e EPA, resultando em diminuição quantitativa de ácido araquidônico liberado para o citoplasma. Os ácidos graxos ômega-3 competem com ácidos graxos ômega-6 como substratos para ciclo-oxigenase e lipo-oxigenase, resultando na formação de menos prostaglandinas e leucotrienos inflamatórios.[123]

A fosfatidilserina é um fosfolipídio natural, que é o maior constituinte das membranas celulares. Visto que os neurônios são altamente dependentes das suas membranas plasmáticas (geração de transmissão de impulsos, comunicação sináptica etc.), a fosfatidilserina pode facilitar os processos neuronais dependentes da membrana, como transdução de sinal, liberação de vesículas secretórias e manutenção do meio interno. Pode também aumentar a síntese e liberação de fatores de crescimento neurotrópicos, assim como normalizar a densidade de seus receptores.[97] A fosfatidilserina pode também aumentar a liberação da acetilcolina, inibir a perda de receptores muscarínicos relacionados com a idade, ter efeitos neuroprotetores em neurônios colinérgicos e ativar a síntese e a liberação de dopamina.[121] Em cães, e talvez em gatos, a fosfatidilserina pode melhorar déficits cognitivos, memória, orientação, aprendizado, comportamento social, além de prováveis efeitos neuroprotetores.[121]

Ginkgo biloba inibe a monoaminoxidase (MAO) A e B, aumentando os níveis de dopamina. Tem efeito antioxidante e melhora o fluxo sanguíneo vascular cerebral. Além disso, tem atividade semelhante à da fosfatidilserina, uma vez que estimula os sistemas colinérgicos e serotoninérgicos em animais idosos. Também pode proteger os neurônios contra a apoptose induzida pela Aβ, uma das principais características patogênicas em cães com declínio cognitivo relacionado com a idade.[121]

As vitaminas do complexo B (tiamina, riboflavina, niacina, B_6 e B_{12}) podem ter propriedades antioxidantes e efeitos neuroprotetores, assim como a habilidade de normalizar os níveis de neurotransmissores.[97] A piridoxina (vitamina B_6) é também descrita como um cofator na síntese de neurotransmissores (serotonina, norepinefrina, dopamina), apoiando, assim, a fosfatidilserina na normalização de níveis de neurotransmissores e transmissão sináptica.[121]

Suplementos naturopáticos, nutracêuticos e homeopáticos têm sido sugeridos para acalmar, reduzir ansiedade ou induzir o sono em gatos. Eles incluem valeriana, fosfatidilserina, ácido graxo ômega-3, flavonoides, carotenoides, L-carnitina, *Ginkgo biloba* e outros antioxidantes (p. ex., vitaminas C e E). Embora muitas dessas terapias mencionadas anteriormente não tenham sido formalmente testadas em clínica ou laboratório na espécie felina, elas podem fornecer uma alternativa relativamente segura no tratamento em gatos que sejam refratários a terapias padrão.[107] Infelizmente, uma fórmula diferente é necessária para gatos, uma vez que o ácido α-lipoico é tóxico a essa espécie, assim, produtos contendo esse composto deverão ser evitados.[107] Um estudo similar em gatos que apresentam SDC, em resposta à suplementação dietética, ainda não está disponível. Dieta para gatos acima de 7 anos, suplementada com antioxidantes (vitamina C e betacaroteno), ácidos graxos essenciais (ômega-3 e ômega-6) e raízes de chicória em pó (que contêm o probiótico inulina para modificar a microbiota intestinal), mostrou que esses gatos viveram mais do que os não suplementados.[97]

Medicamentos

Em cães, tem sido demonstrado que o rompimento da transmissão colinérgica prejudica a memória. Estudos recentes também têm mostrado que cães de meia-idade e idosos mostram maior sensibilidade do que cães jovens aos efeitos de prejuízo de memória de fármaco anticolinérgico que atravesse a barreira hematencefálica (p. ex., escopolamina). Por ocasião da utilização de fenserina, fármaco que aumenta a transmissão colinérgica, ocorre melhora na memória e no aprendizado em cães idosos. Os fármacos colinérgicos donepezila, tacrina, galantamina e rivastigmina, utilizados para a doença de Alzheimer em humanos para aumentar a transmissão colinérgica, não foram testados em animais ou não foram efetivos.[121]

A *selegilina* foi o primeiro agente terapêutico aprovado para uso em cães com SDC, com base em resultados em testes neuropsicológicos e em ensaios clínicos.[97] É um inibidor seletivo e irreversível da MAO B no cão. Os prováveis mecanismos de ação para a melhora da disfunção cognitiva estão relacionados com o aumento de dopamina e talvez de outras catecolaminas no córtex e hipocampo.[92] A selegilina aumenta a 2-feniletilamina no encéfalo do cão, a qual é o neuromodulador que aumenta a função da dopamina e das catecolaminas, podendo melhorar a função cognitiva. O aumento de catecolaminas pode melhorar a transmissão de impulsos.[97] Esse fármaco também pode contribuir para a diminuição de radicais livres acumulados no encéfalo pela ação direta na limpeza dos próprios radicais livres e aumento das enzimas que limpam esses radicais, como catalase e superóxido dismutase. Também exerce efeitos neuroprotetores, ao diminuir a apoptose (morte celular programada) de neurônios lesados ou ao promover a ressíntese de fatores de crescimento dos neurônios.[100] A dose recomendada é de 0,5 a 1 mg/kg pela manhã;[121] se não houver melhora após 30 dias, reajustar a dose.[6,100,104]

Fármacos que melhoram a circulação vascular cerebral também têm potencial para melhorar sinais de declínio cognitivo,

porque a perfusão cerebral pode diminuir com a idade em cães.[121] *Nicergolina*, antagonista α_1 e α_2-adrenérgico, pode aumentar o fluxo sanguíneo cerebral,[92,121] inibir a agregação plaquetária, aumentar a neurotransmissão pelo *turnover* de dopamina e norepinefrina, além de ter efeitos neuroprotetores (dose 0,25 a 0,5 mg/kg, por via oral [VO] pela manhã).[121]

A *propentofilina* [1-(5-oxo-hexil)-3-metil-7-propilxantina] é um novo derivado da xantina, quimicamente relacionado com a pentoxifilina. Contudo, ela tem várias propriedades farmacológicas diferentes, que podem ser descritas como neuroprotetoras.[124] Licenciada para tratamento de cães idosos com letargia ou confusão cerebral em vários países da Europa, age inibindo a agregação plaquetária e a formação de trombos, aumentando o fluxo sanguíneo e tornando as hemácias mais maleáveis. Testes com propentofilina têm sido limitados a ensaios clínicos (dose de 3 a 5 mg/kg VO, 2 vezes/dia).[121] O mecanismo molecular da propentofilina consiste na inibição do transportador de nucleosídio independentemente de sódio e da inibição seletiva das isoenzimas I, II e IV fosfodiesterases. O bloqueio da recaptação da adenosina leva a um aumento local da concentração de adenosina extracelular endógena e à inibição das isoenzimas fosfodiesterases, modulando monofosfato de adenosina cíclico (cAMP) e monofosfato de guanosina cíclico (cGMP), sinalização nos neurônios e células neurogliais, assim como plaquetas, hemácias, neutrófilos e células endoteliais.[124] A adenosina pode ter um papel importante na manutenção do balanço entre a demanda do substrato energético do encéfalo e o fornecimento desse substrato energético. Isso leva à inibição na transmissão sináptica, inibição no disparo neuronal e inibição do influxo de cálcio em células hipocampais. Todos esses fatores apoiam um papel fisiológico geral para a adenosina, como um fator endógeno, que consegue ajustar as taxas de demanda e fornecimento metabólico. A adenosina é liberada pelo encéfalo sob condições de estresse metabólico, como isquemia, ajudando a manter a integridade celular metabólica em situações em que a demanda metabólica ultrapassa a disponibilidade de substrato energético. Além disso, o aumento do número de receptores A_1 tem sido correlacionado à diminuição da extensão de dano isquêmico.[125] Portanto, a habilidade da propentofilina de restabelecer a relação entre o fluxo sanguíneo e a utilização da glicose pode ser interpretada em termos do bloqueio do transporte de adenosina, desse modo aumentando as concentrações extracelulares de adenosina que levam a vasodilatação dos vasos sanguíneos cerebrais, aumento do fluxo sanguíneo cerebral e redução da atividade neuronal e, consequentemente, do metabolismo oxidativo.[125-127] No Brasil, esse produto foi licenciado para uso em cães com SDC, mostrando ser um medicamento útil no controle dessa afecção.

Os fármacos que melhoram o sistema noradrenérgico, como *adrafinila* e *modafinila*, podem ser úteis em cães idosos, melhorando o alerta e auxiliando no ciclo normal de sono/vigília (pelo aumento de exploração e atividade diurna). O sistema noradrenérgico auxilia na manutenção de alerta, vigília, atenção, memória e aprendizado; esse aumento pode ser neuroprotetor.[121] Em estudos laboratoriais, a adrafinila aumenta a locomoção e melhora quanto ao aprendizado, embora a memória possa ser comprometida na mesma dose.[92] Nicergolina e propentofilina não têm efeito na locomoção.[121]

Outras estratégias de tratamento médico incluem o uso de anti-inflamatórios,[6,97] antagonista de receptor N-metil-D-aspartato (NMDA) (memantina) e reposição hormonal. Estrógenos podem ter um efeito anti-inflamatório e antioxidante, além de aumentarem o fluxo sanguíneo cerebral. Se a suplementação com estrógeno e testosterona for considerada, eles deverão ser administrados em doses fisiológicas, uma vez que altas doses são tóxicas.[97] Mudanças comportamentais podem ser aliviadas com o uso de gabapentina.[6]

Não existe nenhum fármaco licenciado para tratamento de disfunção cognitiva em gatos, mas há relatos de sucesso com alguns fármacos utilizados em cães. A possibilidade de melhora dos sintomas, no entanto, deve ser ponderada contra os riscos potenciais, os quais não são bem estabelecidos em gatos.[92] Entre esses fármacos, a selegilina tem sido recomendada na dose de 0,25 a 1 mg/kg[100] ou 0,5 a 1 mg/kg pela manhã.[92] A nicergolina pode ser utilizada na dose de $^1/_4$ de comprimido de 5 mg, 1 vez/dia[100] ou dissolvido em água e administrado em um quarto da solução, desprezando-se o restante do preparado.[92] A propentofilina é recomendada na dose de 12,5 mg por gato, 1 vez/dia.[92,100]

REFERÊNCIAS BIBLIOGRÁFICAS

1. Haskins M, Giger U. Lysosomal storage diseases. In: Kaneko JJ, Harvey JW, Bruss ML. Clinical biochemistry of domestic animals. 5. ed. San Diego: Academic Press; 1997. p. 741-60.
2. Zachart JF. Sistema nervoso. In: McGavin MD, Zachary JF. Bases da patologia em veterinária. 4. ed. Rio de Janeiro: Elsevier; 2009. p. 833-971.
3. Skelly BJ, Franklin RJM. Recognition and diagnosis of lysosomal storage diseases in the dog and cat. J Vet Intern Med. 2002;16(2):133-41.
4. Chrisman CL. Problems in small animal neurology. 2. ed. Philadelphia: Lea & Febiger; 1991.
5. Voet D, Voet JG. Biochemistry. New York: John Wiley & Sons, Inc.; 1995. 1361 p.
6. Dewey CW. Encephalopathies: disorders of the brain. In: Dewey CW, editor. A practional guide to canine & feline neurology. Ames: Wiley-Blackwell; 2008. p. 115-220.
7. Jolly RD, Walkley SU. Lysosomal storage diseases of animals: an essay in comparative pathology. Vet Pathol.1997;34(6):527-48.
8. Braund KG. Clinical syndromes in veterinary neurology. 2. ed. St. Louis: Mosby-Year Book Inc.; 1994.
9. Dial SM, Mitchell TW, LeCouteur RA,Wenger DA, LeCouteur RA et al. GM$_1$-gangliosidosis (type II) in three cats. J Am Anim Hosp Assoc. 1994;30(4):355-9.
10. Summers BA, Cummings JF, De Lahunta A. Veterinary neuropathology. St Louis: Mosby-Year Book, Inc.; 1995.
11. Gandini G, Jaggy A, Challande-Kathmann I. Diseases of the cerebrum. In: Jaggy A, editor. Small animal neurology. Hannover: Schlütersche Verlagsgesellschaft GmbH & Co. KG; 2010. p. 427-66.
12. Yamato O, Ochiai K, Masuoka Y, Hayashida E, Tajima M et al. GM1 gangliosidosis in shiba dogs. Vet Rec. 2000;146(17):493-6.
13. Müller C, Alldinger S, Moritz A, Zurbriggen A, Kirchhof N, Sewell A et al. GM$_1$-gangliosidosis in Alaskan Huskies: clinical and pathological findings. Vet Pathol. 2001;38(3):281-90.
14. Alroy J, Orgad U, DeGasperi R, Richard R, Warren CD, Knowles et al. Canine GM1 gangliosidosis: a clinical, morphologic, histochemical, and biochemical comparison of two different models. Am J Pathol. 1992;140(3):675-89.
15. Shell LG, Porthoff AI, Carithers R, Katherman A, Saunders GK, Wood PA et al. Neuronal-visceral GM$_1$ gangliosidosis in Portuguese water dogs. J Vet Intern Med. 1989;3(1):1-7.
16. Tieber LM, Axlund TW, Simpson ST, Baker HJ et al. Magnetic resonance imaging of feline GM1-gangliosidosis. J Vet Intern Med. 2006;20:780-1.
17. Hasegawa D, Yamato O, Nakamoto Y, Ozawa T, Yabuki A, Itamoto K et al. Serial MRI features of canine GM1 gangliosidosis: a possible imaging biomarker for diagnosis and progression of the disease. Scientific World Journal. 2012;250197.
18. Arita FN Lisossomopatias. In: Fonseca LF, Pianetti G, Xavier CC, editors. Compêndio de neurologia infantil. Rio de Janeiro: Medsi; 2002. p. 617-45.
19. Yamato O, Matsunaga S, Takata K, Uetsuka K, Satoh H, Shoda T et al. GM2-gangliosidosis variant O (Sandhoff-like disease) in a family of Japanese domestic cats. Vet Rec. 2004;155(23):739-44.
20. Singer HS, Cork LC. Canine GM2 gangliosidosis: morphological and biochemical analysis. Vet Pathol. 1989;26(2):114-20.
21. Luttgen PJ, Braund KG, Storts RW. Globoid cell leucodystrophy in a basset hound. J Small Anim Pract. 1983;24:153-60.
22. Tamura S, Tamura Y, Uchida K, Nibe K, Nakaichi M, Hossain AM et al. GM$_2$ ganglibsidosis variant O (Sandhoff-Like Disease) in a family of toy poodles. J Vet Intern Med. 2010;24(5):1013-9.
23. Maenhout T, Kint JA, Dacremont G, Ducatelle R, Leroy JG, Hoorens JK. Mannosidosis in a litter of Persian cats. Vet Record. 1988;122(15):351-4.
24. Ito D, Ishikawa C, Jeffery ND, Ono K, Tsuboi M, Uchida K et al. Two-year Follow-up magnetic resonance imaging and spectroscopy findings and

25. cerebrospinal fluid analysis of a dog with Sandhoff's disease. J Vet Intern Med. 2018;32(2):797-804.
25. Maxie MG, Youssef S. Nervous system. In: Maxie MG, editor. Jubb, Kennedy and Palmer's pathology of domestic animals. 5. ed. St. Louis: Saunders; 2007. p. 281-457.
26. Salvadori C, Modenato M, Corlazzoli DS, Arispici M, Cantile C et al. Clinicopathological features of globoid cell leucodystrophy in cats. J Comp Path. 2005;132(4):350-6.
27. Selcer ES, Selcer RR. Globoid cell leukodystrophy in two West Highland White Terriers and one Pomeranian. The Comp Cont Educ.1984;6:621-4.
28. McDonell J, Carmichael K, McGraw R. Preliminary characterization of globoid cell leukodystrophy in Irish Setters. J Vet Int Med. 2000;14:340.
29. Fletcher JL, Williamson P, Horan D, Taylor RM. Clinical signs of neuropathologic abnormalities in working Australian Kelpier with globoid leukodustrophy (Krabbe disease). J Am Vet Med Assoc. 2010;237(6):682-8.
30. Ogawa M, Uchida K, Isobe K, Saito M, Harada T, Chambers JK et al. Globoid cell leukodystrophy (Krabbe's disease) in a Japanese domestic cat. Neuropathol. 2014;34(2):190-6.
31. Jolly RD, Palmer DM, Studdert VP, Sutton RH, Kelly WR, Koppang N et al. Canine ceroid-lipofuscinoses: a review and classification. J Small Anim Pract. 1994;35(6):299-306.
32. Sigurdson CJ, Basaraba RJ, Mazzaferro EM, Gould DH. Globoid cell-like leukodystrophy in a domestic longhaired cat. Vet Pathol. 2002;39(4):494-6.
33. Bundza A, Lowden JA, Charlton KM. Niemann-Pick disease in a poodle dog. Vet Pathol. 1979;16(5):530-8.
34. Kuwamura M, Awakura T, Shimada A, Umemura T, Kagota K, Kawamura N et al. Type C Niemann-Pick disease in a boxer dog. Acta Neuropathol. 1993;85(3):345-8.
35. Baker HJ, Wood PA, Wenger DA, Walkley SU, Inui K, Kudoh et al. Sphingomyelin lipidosis in a cat. Vet Pathol. 1987;24(5):386-1.
36. Snyder SP, Kingston RS, Wenger DA. Niemann-Pick disease. Sphingomyelinosis of Siamese cats. Am J Pathol. 1982;108(2):252-4.
37. Lowenthal AC, Cummings JF, Wenger DA, Thrall MA, Wood PA, Lahunta A. Feline sphingolipidosis resembling Niemann-Pick disease type C. Acta Neuropathol. 1990;81(2):189-97.
38. Knowles K, Alroy J, Castagnaro M, Raghavan SS, Jakowski RM, Freden GO. Adult-onset lysosomal storage disease in a Schipperke dog: clinical, morphological and biochemical studies. Acta Neuropathol. 1993; 86(3):306-12.
39. Jolly RD, Dittmer KE, Garrick DJ, Chernyavtseva A, Hemsley KM, King B et al. β-mannosidosis in German Sheperd Dogs. Vet Pathol. 2019;56(5):743-8.
40. Blakemore WF. A case of mannosidosis in the cat: clinical and histopathological findings. J Small Anim Pract. 1986;27:447-55.
41. Vite CH et al. T2 and diffusion MRI aid in assessing neuropathology of feline alpha-mannosidosis. J Vet Intern Med. 2005:77;420.
42. Taylor RM, Farrow BRH, Healy PJ. Canine fucosidosis: clinical findings. J Small Anim Pract. 1987;28(4):291-300.
43. Arrol LP, Kerrins AM, Yamakawa Y, Smith PM. Fucosidosis in a domestic shorthair cat. J Feline Med Surg. 2011;13(2):120-4.
44. Shull RM, Munger RJ, Spellacy E, Hall CW, Constantopoulos G, Neufeld E.F.Canine alpha-L-iduronidase deficiency. A model of mucopolysaccharidosis I. Am J Pathol. 1982;109(2):244-8.
45. Chiaro JÁ, Baron MD, Alcazar CM, Shore EM, Elliot DM, Ponder KP et al. Postnatal progression of bone disease in the cervical spines of mucopolysaccharidosis I dogs. Bone. 2013;55(1):78-83.
46. Wilkerson MJ, Lewis DC, Marks SL, Prieur DJ. Clinical and morphologic features of mucopolysaccharidosis type II in a dog: naturally occurring model of Hunter syndrome. Vet Pathol. 1998;35(3):230-3.
47. Jolly RD, Ehrlich PC, Franklin RJ, MacDougall DF, Palmer AC. Histological diagnosis of mucopolysaccharidosis IIIA in a wire-haired dachshund. Vet Rec. 2001;148(18):564-7.
48. Jolly RD, Allan FJ, Collett MG, Rozaklis T, Muller VJ, Hopwood JJ. Mucopolysaccharidosis III A (Sanfilippo syndrome) in a New Zealand Huntaway dog with ataxia. N Z Vet J. 2000;48(5):144-8.
49. Jolly RD, Johnstone AC. Screening for the mucopolysaccharidosis-III A gene in huntaway dogs. N Z Vet J. 2002;50(3):122.
50. Ellinwood NM, Wang P, Skeen T, Sharp NJH, Cesta M, Decker S et al. A model of mucopolysaccharidosis IIIB (Sanfilippo syndrome type IIIB): N-acetyl-alpha-D-glucosaminidase deficiency in Schipperke dogs. J Inherit Metab Dis. 2003;26(5):489-504.
51. Crawley AC, Muntz FH, Haskins ME, Jones BR, Hopwood JJ. Prevalence of mucopolysaccharidosis type VI mutations in Siamese cats. J Vet Intern Med. 2003;17(4):495-8.
52. Crawley AC, Yogalingam G, Muller VJ, Hopwood JJ. Two mutations within a feline mucopolysaccharidosis type Vi colony cause three different clinical phenotypes. J Clin Invest. 1998;101(1):109-19.
53. Platt FM. Sphingolipid lysosomal storage disorders. Nature. 2014;510:68-75.
54. Neer TM, Dial SM, Pechman R, Wang P et al. Mucopolysaccharidosis VI (Maroteaux-Lamy syndrome) in a miniature pinscher. J Vet Int Med. 1992;6(2):124.

55. Dombrowski DCS, Carmichael KP, Wang P, O'Malley TM, Haskins ME, Giger U. Mucopolysaccharidosis type VII in a German Shepherd Dog. J Am Vet Med Assoc. 2004;224(4):553-7.

56. Bigg PW, Baldo G, Sleeper MM, O'Donnell PA, Bai H, Venkata RP et al. Pathogenesis of mitral valve disease in mucopolysaccharidosis VII dogs. Mol Gen Metab. 2013;110(3):319-28.

57. Haskins ME, Aguirre GD, Jezyk PF, Schuchman EH, Desnick RJ, Patterson DF. Mucopolysaccharidosis type VII (Sly syndrome). Beta-glucuronidase-deficient mucopolysaccharidosis in the dog. Am J Pathol. 1991;138(6):1553-5.

58. Gitzelmann R, Bosshard NU, Superti-Furga A, Spycher MA, Briner J, Wiesmann U et al. Feline mucopolysaccharidosis VII due to beta-glucuronidase deficiency. Vet Pathol. 1994;31(4):435-43.

59. Hubler M, Haskins ME, Arnold S, Kaser-Hotz B, Bosshard NU, Briner J et al. Mucolipidosis type II in a domestic shorthair cat. J Small Anim Pract. 1996;37(9):435-41.

60. Mazrier H, Van Hoeven M, Wang P, Knox VW, Aguirre GD, Holt E et al. Inheritance, biochemical abnormalities and clinical features of feline mucolipidosis II: the first model of human I-cell disease. J Hered. 2003;94(5):363-73.

61. O'Brien DP, Coates JR. Brain disease. In: Ettinger SJ, Feldman EC, editors. Textbook of veterinary internal medicine. Philadelphia: Saunders; 2010. p. 1413-46.

62. Sisk DB, Levesque DC, Wood PA, Styer EL. Clinical and pathologic features of ceroid lipofuscinosis in two Australian cattle dogs. J Am Vet Med Assoc. 1990;197(3):361-4.

63. Taylor RM, Farrow BRH. Ceroid-lipofuscinosis in Border Collie dogs. Acta Neuropathol. 1988;75(6):627-31.

64. Studdert VP, Mitten RW. Clinical features of ceroid lipofuscinosis in border collie dogs. Aust Vet J. 1991;68(4):137-40.

65. Jolly RD, Hartley WJ, Jones BR, Johnstone AC, Palmer AC, Blakemore WF. Generalised ceroid-lipofuscinosis and brown bowel syndrome in cocker spaniel dogs. N Z Vet J. 1994;42(6):236-9.

66. Wilkie JSN, Hudson EB. Neuronal and generalized ceroid-lipofuscinosis in a cocker spaniel. Vet Pathol. 1982;19(6):623-8.

67. Evans J, Katz ML, Levesque D, Shelton GD, Lahunta A, O'Brien D. A variant form of neuronal ceroid lipofuscinosis in American Bulldogs. J Vet Intern Med. 2005;19(1):44-51.

68. Scott EY, Woolard KD, Finno CJ, Murray JD. Cerebellar abiotrophy across domestic species. Cerebellum, 2018;17(3):372-79.

69. De Lahunta A, Glass E. Veterinary neuroanatomy and clinical neurology. 3. ed. St. Louis: Saunders Elsevier; 2009. p. 348-88.

70. Cizinauskas S, Jaggy A. Cerebellum. In: Jaggy A, editor. Small Animal Neurology. Hannover: Schlütersche Verlagsgesellschaft GmbH & Co. KG; 2010. p. 348-88.

71. Hoskins JD, Shelton GD. The nervous and neuromuscular systems. In: Hoskins JD. Veterinary pediatrics. 3. ed. Philadelphia: WB Saunders Co.; 2001. p. 425.

72. Sanders SG, Bagley RS. Cerebellar diseases and tremors syndromes. In: Dewey CW, editor. A practical guide to canine and feline neurology. 2. ed. EUA: Ames: Wiley Blackwell; 2008. p. 287-322.

73. Sisó S, Hanzlícek D, Fluehmann G, Kathmann I, Tomek A, Papa V et al. Neurodegenerative diseases in domestic animals: a comparative review. Vet J. 2006;171(1):20-38.

74. Fenn J, Boursnell M, Hitti RJ, Jenkins CA, Terry RL, Priestnall SL et al. Genome sequencing reveals a splice donor site mutation in the SNX14 gene associated with a novel cerebelar cortical degeneration in the Hungarian Vizsla dog breed. BMC Genet. 2016;17(1):123.

75. Bertalan A, Glass EN, Kent M, de Lahunta A, Bradley C. Late-onset cerebelar abiotrophy in a Labrador Retriever. Aust Vet J. 2014;92(9):339-42.

76. De Lahunta A, Averill DR. Hereditary cerebellar cortical and extrapyramidal nuclear abiotrophy in Kerry Blue Terriers. J Am Vet Med Assoc. 1976;168(12):1119-24.

77. Fenner WR. Diseases of the brain. In: Ettinger SJ, Feldman EC. Textbook of veterinary internal medicine. 4. ed. Philadelphia: WB Saunders Co.; 1995.

78. Palmer AC, Blakemore WF, Wallace ME, Wilkes MK, Herrtage ME, Matic SE. Recognition of "trembler", a hypomyelinating condition in the Bernese mountain dog. Vet Rec. 1987;120(26):609-12.

79. Cummings JF, De Lahunta A, Gasteiger EL. Multisystemic chromatolytic neuronal degeneration in cairn Terriers. J Vet Int Med. 1991;5(2):91-4.

80. Bernardini MC, Pumarola BM, Sisó S. Familiar spongy degeneration in Cocker Spaniels dogs. J Vet Int Med. 2001;15;72.

81. Hall DG, Steffens WL, Lassiter L. Lafora bodies associated with neurologic signs in a cat. Vet Pathol. 1998;35(3):218-20.

82. Hilbe M, Soldati G, Zlinszky K, Sabina S, Wunderlin S, Ehrensperger F. Immunohistochemical study of PrP^{Sc} distribution in neural and extraneural tissues of two cats with feline spongiform encephalopathy. BMC Vet Res. 2009;5:5-11.

83. Kortz GD, Meier WA, Higgins RJ, French RA, McKiernan BC, Fatzer R et al. Neuronal vacuolation and spinocerebellar degeneration in young Rottweiler dogs. Vet Pathol. 1997;34(4): 296-302.

84. Van den Ingh TS, Mandigers PJ, Van Nes JJ. A neuronal vacuolar disorder in young Rottweiler dogs. Vet Rec. 1998;142(10):245-7.

85. Andrade-Neto JP, Jardim LS, Alessi AC. Neuronal vacuolation in young rottweilers. Vet Rec. 1998;143(4):116.

86. De Lahunta A, Summers BA. The laryngeal lesion in young dogs with neuronal vacuolation and spinocerebellar degeneration. Vet Pathol. 1998;35(4):316-7.

87. Eger CE, Huxtable CR, Chester ZC, Summers BA. Progressive tetraparesis and laryngeal paralysis in a young Rottweiler with neuronal vacuolation and axonal degeneration: an Australian case. Aust Vet J. 1998;76(11):733-7.

88. Pumarola M. Fondevila D, Borrás D, Majó N, Ferrer I. Neuronal vacuolation in young rottweiler dogs. Acta Neuropathol. 1999;97(2):192-5.

89. Salvadori C, Tartarelli CL, Baroni M, Mizisin A, Cantile C. Peripheral nerve pathology in two rottweilers with neuronal vacuolization and spinocerebellar degeneration. Vet Pathol. 2005;42(6):852-5.

90. Geiger DA, Miller AD, Cutter-Schatzberg K, Shelton GD et al. Inherited encephalomyelopathy and polyneuropathy in two Boxer littermates. J Vet Intern Med. 2006;88.

91. Jian Z, Alley MR, Cayzer J, Swinney GR. Lafora's disease in an epileptic basset hound. N Z Vet J. 1990;38(2):75-9.

92. Landesberg G, Araujo JA. Behavior problems in geriatric pets. Vet Clin North Am Small Anim Pract. 2005;35(3):675-98.

93. Head E. Brain aging in dogs: parallels with human brain aging and Alzheimer's disease. Vet Therapeutics. 2001;2(3):247-60.

94. Shettleworth SJ. Animal cognition and animal behaviour. Animal Behaviour 2001;61(2):277-86.

95. Kandell ER, Schwartz JH, Jessel TM. Essentials of neural science and behavior. New Jersey: Appleton & Lange; 1995. 743 p.

96. Prada ILS. Anatomia do sistema nervoso do cão e do gato. In: Jericó MM, Andrade Neto JP, Kogica MM (orgs.). Tratado de medicina interna de cães e gatos. São Paulo: Roca; 2015. 2394 p.

97. Landsberg G. Therapeutic agents for the treatment of cognitive dysfunction syndrome in senior dogs. Prog Neuropsychopharmacol Biol Psychiatry. 2005;29(3):471-9.

98. Overall KL. Natural animal models of human psychiatric conditions: Assessment of mechanism and validity. Prog Neuropsychopharmacol Biol Psychiatry. 2000;24(5):727-76.

99. Fenner WR. Neurology of the geriatric patient. Vet Clin North Am Small Anim Pract 1988;18(3):711-24.

100. Landesberg G, Ruehl W. Geriatric behavioral problems. Vet Clin

101. North Am Small Anim Pract. 1997;27(6):1537-59.

102. Iwatsubo T, Odaka A, Suzuki N, Mizusawa H, Nukina N, Ihara Y. Visualization of A beta 42(43) and A beta 40 in senile plaques with end-specific A beta monoclonals: evidence that an initially deposited species is A beta 42(43). Neuron. 1994;13(1):45-53.

103. Bird TD, Miller BL. Demência. In: Fauci AS, editor. Harrison medicina interna. 17. ed. Rio de Janeiro: McGraw Hill; 2009. p. 2536-49.

104. Landsberg G. Diagnosing cognitive dysfunction syndrome. Comp Contin Educ. 1993;15:193-4.

105. Head E. Oxidative damage and cognitive dysfunction: antioxidant treatments to promote healthy brain aging. Neurochem Res. 2009;34(4):670-8.

106. Roudebush P, Zicker SC, Cotman CW, Milgram NW, Muggenburg A, Head E. Nutritional management of brain aging in dogs. J Am Vet Med Assoc. 2005;227(5):722-8.

107. Liu J. The effects and mechanisms of mitochondrial nutrient a-lipoic acid on improving age-associated mitochondrial and cognitive dysfunction: an overview. Neurochem Res. 2008;33(1):194-203.

108. Gunn-Moore D, Moffat K, Christie LA, Head E. Cognitive dysfunction and the neurobiology of ageing in cats. J Small Anim Pract. 2007;48(10):546-53.

109. Schmidt F, Boltze J, Jager C, Hofmann S, Willems N, Seeger J et al. Detection and qualification of β-amyloid, pyroglutamy Aβ, and tau in aged canine. J Neuroathol Exp Neurol. 2015;74(9):912-23.

110. Smolek T, Madari A, Farbakova J, Kandrac O, Jadhav S, Cente M et al. Tau hyperphosphorylation in synaptosomes and neuro inflammation are associated with canine cognitive impairment. J Comp Neurol. 2016;524(4):874-95.

111. Chambers JK, Tokuda T, Uchida K, Ishii R, Tatebe H, Takahashi E et al. The domestic cat as a natural model of Alzheimer's disease. Acta Neuropathol Commun. 2015;3:78.

112. Mihevc SP, Majdic G. Canine cognitive dysfunction and Alzheimer's disease. Two facets of the same disease? Front Neurosci. 2019;13:604.

113. Insua D, Suárez ML, Santamarina G, Sarasa M, Pesini P. Dogs with canine counterpart of Alzheimer's disease lose noradrenergic neurons. Neurobiol Aging. 2010;31(4):625-35.

114. Insua D, Corredoira A, Martinez AG, Suárez ML, Santamarina G, Sarasa M et al. Expression of p75 (NTR), a marker for basal forebrain cholinergic neurons, in young and aged dogs with or without cognitive dysfunction syndrome. J Alzheimers Dis. 2012;28(2):291-96.

115. Araujo JA, Studzinski CM, Milgram NW. Further evidence for the cholinergic hypothesis of aging and dementia from the canine model of aging. Prog Neuropsychopharmacol Biol Psychiatry. 2005;29(3):411-22.

116. Azkona G, García-Belenguer S, Chacón G, Rosado B, León M, Palacio J. Prevalence and risk factors behavioural changes associated with age-related cognitive impairment in geriatric dogs. J Small Anim Pract. 2009;50(2):87-91.

117. Osella MC, Re G, Odore R, Girardi C, Badino P et al. Canine cognitive dysfunction syndrome: prevalence, clinical signs and treatment with a neuroprotective nutraceutical. Appl Anim Behav Science. 2007;105(4):297-310.

118. Neilson JC, Hart BL, Cliff KD, Ruehl WW. Prevalence of behavioral changes associated with age-related cognitive impairment in dogs. J Am Vet Med Assoc. 2001;218(11):1787-91.

119. Hart BL. Effect of gonadectomy on subsequent development of age-related cognitive impairment in dogs. J Am Vet Med Assoc. 2001;219(1):51-6.

120. Pugliese M, Carrasco JL, Andrade C, Mas E, Mascort J, Mahy N. Severe cognitive impairment correlates with higher cerebrospinal fluid levels of lactate and pyruvate in a canine model of senile dementia. Prog Neuropsychopharmacology Biol Psychiatry. 2005;29(4):603-10.

121. Studzinski CM, Christie LA, Araujo JA, Burnham WM, Head E, Cotman CW et al. Visuospatial function in the beagle dog: an early marker of cognitive decline in a model of human aging and dementia. Neurobiol Learn Mem. 2006; 86(2):197-204.

122. Landsberg G. Therapeutic options for cognitive decline in senior pets. J Am Anim Hosp Assoc. 2006; 42(6):407-13.

123. Hasegawa D, Yayoshi N, Fujita Y, Fujita M, Orima H. Measurement of interthalamic adhesion thickness as a criteria for brain atrophy in dogs with and without cognitive dysfunction (dementia). Vet RadiolUltrasound. 2005;46(6):452-7.

124. Dodd CE, Zicker SC, Jewel DE, Fritsch D, Lowry SR, Allen TA. Can a fortified food affect the behavioral manifestations of age-related cognitive decline in dogs? Vet Med. 2003;98(5):396-408.

125. Turcani P, Turcani M. Propentofylline-pharmacological properties and therapeutic efficacy in the treatment of cerebrovascular diseases and dementia. Slovakofarma Revue. 1998;4:132-40.

126. Grome JJ, Hofmann, W, Gojowczyk, Stefanovich V. Effects of a xanthine derivative, propentofylline, on local cerebral blood flow and glucose utilization in the rat. Brain Res. 1996;740(1-2):41-6.

127. Tatalick LM, Marks SL, Baszler TV. Cerebellar abiotrophy characterized by granular cell loss in Brittany. Vet Pathol. 1993;30(4):385-8.

232
Epilepsia e Convulsão

João Pedro de Andrade Neto

CONCEITO E CLASSIFICAÇÃO

Convulsão é o distúrbio neurológico mais comum em medicina de pequenos animais. Em geral, os clientes ficam perturbados emocionalmente pela natureza imprevisível e violenta das crises convulsivas. Com tratamento apropriado, o paciente e o cliente podem geralmente manter uma boa qualidade de vida.[1]

Os termos epilepsia e convulsão não são sinônimos. Convulsão é a manifestação clínica da atividade elétrica anormal no encéfalo,[2] enquanto epilepsia define-se pela recorrência periódica e imprevisível de convulsões.[3] Convulsão é um evento específico no tempo, ou seja, é uma alteração comportamental transitória decorrente de disparos rítmicos, sincronizados e desordenados de populações de neurônios encefálicos.[3] Embora os mecanismos da formação de convulsão ainda sejam mal compreendidos, as causas de disparos anormais parecem envolver canais iônicos neuronais e um desequilíbrio entre as funções sináptica inibitória e excitatória.[4] Epilepsia é referida como múltiplas crises convulsivas que ocorrem por um longo período.[2] Não existe um consenso universal de um número mínimo de convulsões por período; entretanto, uma definição clínica útil seria duas ou mais crises durante 1 mês ou mais.[5] Nem toda convulsão está associada à epilepsia. Por exemplo, uma crise convulsiva pode ser uma reação de um encéfalo normal a um insulto transitório, como uma intoxicação ou doença metabólica, denominada "convulsão reativa" ou "provocada". Assim que a convulsão cessar, quando a causa de base for resolvida, esse paciente não terá mais crises convulsivas, portanto não é um animal epiléptico.[2]

As crises convulsivas em geral ocorrem espontaneamente e são mais comuns à noite ou quando o paciente está em repouso ou dormindo. Em alguns pacientes, as convulsões são regularmente provocadas por um estímulo específico, denominadas "epilepsia de convulsões reflexas". Os estímulos mais comumente reconhecidos em cães são barulhos, visitas a hospitais veterinários ou tosa.[1] Inicialmente, as crises são infrequentes (a cada 4 semanas), mas sem terapia ou com terapia inadequada essas crises tendem a ser mais frequentes.[1]

Classificação das epilepsias

Epilepsia é basicamente dividida em sintomática e idiopática[2] (ou assintomática).[6] O termo epilepsia idiopática ou primária é utilizado quando nenhuma causa de base pode ser identificada e uma predisposição familiar é presumida; se as crises epilépticas forem o resultado de doença estrutural encefálica elas são, por definição, caracterizadas como epilepsia sintomática ou secundária. A frequência relativa entre epilepsia idiopática e epilepsia sintomática varia entre as espécies. Em cães, epilepsia idiopática é mais comum do que epilepsia sintomática, ao passo que, na espécie felina, a epilepsia sintomática é mais comum.[7] Utiliza-se o termo epilepsia criptogênica para designar epilepsia na qual se sabe que existe uma doença de base para provocar crises convulsivas, mas não se confirmou o diagnóstico. A epilepsia criptogênica ou epilepsia sintomática provável é uma epilepsia com causa provável, porém obscura.[8] A epilepsia pode ser adquirida, como resultado de qualquer insulto ao encéfalo, mesmo que a lesão encefálica original tenha sido curada e anatomicamente substituída por tecido cicatricial.[9]

Classificação das crises convulsivas

A classificação das crises convulsivas em animais é controversa e não pode ser diretamente correlacionada à que é utilizada em humanos.[10] Uma classificação atual, com base na classificação da International League against Epilepsy, em 1989, prevê que as crises convulsivas são diferenciadas em três categorias de acordo com o quadro clínico, a etiologia e os resultados de eletroencefalograma (EEG) *ictal* e *interictal* (relacionados com a localização: parcial ou focal, crises generalizadas e crises epilépticas não classificadas).[9] A diferenciação no cão é que os resultados de EEG muitas vezes são escassos, especialmente aqueles no período *ictal*. Sem os traçados de EEG, não é possível diferenciar entre crises que são generalizadas daquelas que começam focalmente e se generalizam posteriormente.[9] Portanto, em veterinária não há uma classificação reconhecida internacionalmente, mas sim adaptada a partir da classificação utilizada em humanos. Em medicina veterinária, as crises convulsivas são classificadas de acordo com a etiologia ou conforme a sintomatologia apresentada pelos animais. Em relação à etiologia, as convulsões são comumente divididas em três grupos: crise convulsiva idiopática, sintomática e reativa.[2] As causas de convulsões reativas são doenças metabólicas endógenas ou intoxicações exógenas.[11] Em relação à manifestação clínica, basicamente dois grupos de tipos de convulsões são diferenciados: parcial ou generalizada. Crises convulsivas generalizadas refletem envolvimento de ambos os hemisférios cerebrais, enquanto as crises convulsivas de origem focal são aquelas nas quais os sintomas clínicos iniciais indicam atividade anormal em uma região de um hemisfério cerebral.[2] Convulsões parciais são subdivididas em simples e complexas (também conhecidas como psicomotoras). Na crise parcial simples, a consciência está preservada, ao passo que na crise parcial complexa, a consciência está comprometida.[2] Crises generalizadas podem começar de crises parciais.[9]

Um tipo especial de crise epiléptica é uma condição denominada *"status epilepticus"*, caracterizada por atividade convulsiva prolongada.

Crises epilépticas parciais ou focais

As crises parciais ocorrem em regiões delimitadas do cérebro. Quando há preservação plena da consciência durante a crise, as manifestações são consideradas relativamente simples e a crise é denominada "crise parcial simples". Se a consciência for comprometida, a sintomatologia é mais complexa, e a crise denomina-se crise parcial complexa.[12] Crises parciais podem terminar em uma crise generalizada.[1] De Lahunta[10] diferencia as crises parciais das focais: convulsão focal é uma descarga espontânea não clínica de um pequeno grupo de neurônios prosencefálicos sem nenhuma propagação. Ela pode ser observada no EEG e não deve ser confundida com crise parcial, a qual é uma entidade clínica. A crise parcial é uma crise focal que tem propagação limitada e é observada clinicamente. A natureza dos sinais clínicos refletirá a área do prosencéfalo, onde o foco da convulsão está localizado e consiste em graus variados de comportamento sensorial ou motores anormais com ou sem perda de consciência. Sinais clínicos lateralizados frequentemente indicam qual lado do cérebro está afetado.[10] Uma vez que a diferenciação necessita de traçados de EEG, técnica não muito utilizada em medicina veterinária, será adotada a definição da maioria dos autores que consideram focal e parcial sinônimos.[13]

Convulsão parcial simples é caracterizada por manifestações clínicas assimétricas com preservação da consciência. Há vários tipos de crises parciais simples, dependendo da área cortical afetada:[7] focal motora, sensorial, somatossensorial, autonômica e/ou com fenômenos psíquicos.[13] Elas não aparecem muito frequentemente em animais e, quando ocorrem, sinais motores são geralmente observados,[14] refletindo primariamente descarga anormal em neurônios motores sem nenhum distúrbio sensorial do paciente.[1] Crises focais com sinais motores são contrações rítmicas de musculaturas faciais e mastigatórias, movimentos anormais de um membro e desvio lateral da cabeça. Tremores episódicos, desvio lateral da cabeça, fasciculações musculares faciais, mioclonias esporádicas de cabeça e pescoço, sialose e midríase são exemplos. Em uma convulsão parcial simples, o envolvimento de membros ou face de um lado do corpo é considerado sinal lateralizante e indica que o foco convulsivo ou a lesão está no hemisfério cerebral oposto.[1]

Convulsão parcial complexa indica algum distúrbio sensorial do paciente, o qual é expresso como anormalidade comportamental. Os animais que apresentam tais crises parecem confusos e estarão principalmente agitados. Eles mostram um olhar ausente e, no máximo, pupilas dilatadas; ocasionalmente ocorrem contrações dos músculos faciais. Distúrbios comportamentais são comuns. Latem e uivam sem causa aparente, geralmente mostram atividade involuntária, como movimentos de lambedura e mastigação, além disso, podem exibir comportamento defensivo ou agressivo. Esse último comportamento é visto especialmente em gatos, os quais podem sofrer um estado de convulsões focais complexas durante horas.[14] Alguns exemplos de alteração comportamental são olhar para o infinito, corrida histérica, perseguição da cauda, automutilação do flanco, caçar moscas ou luz, agressão, fúria anormal ou apenas breve episódio de inconsciência. São também denominadas "psicomotoras", em razão do componente comportamental. Presença de comportamento anormal sugere foco convulsivo com envolvimento do sistema límbico.[1] Crise focal com comportamento anormal em humanos é representada por sensações anormais de pele e visão, que são difíceis de serem verificadas em veterinária, mas crises de manifestação de lambedura ou mastigação em uma região do corpo e "caçar moscas" são provavelmente causadas por sensações similares.[1] Crises parciais complexas – "caçar moscas", em que os animais abocanham uma mosca imaginária e em alguns casos até a engolem, são um tipo de crise mais comum em cães da raça Cavalier King Charles Spaniel, embora seja também observado em outras raças, como Bernese Cattle Dog, Dachshund, Schnauzer miniatura e Old English Sheepdog.[15] É difícil diferenciar esses eventos das chamadas "doenças neuropsiquiátricas" ou "comportamentais" sem uma avaliação do EEG.[9]

A crise focal com sinais autônomos consiste em sialorreia, vômitos, diarreia e aparente dor abdominal.[1] Um tipo de crise parcial é visto como manifestação de epilepsia idiopática em cães da raça Viszla. Os cães afetados exibem uma combinação de tremores em membros, olhar fixo, midríase e salivação intensa, sem qualquer distúrbio de consciência.[9]

Crises epilépticas generalizadas

Crises epilépticas generalizadas primárias são aquelas em que os sinais clínicos iniciais refletem envolvimento de ambos os hemisférios cerebrais.[2] Os animais não mostram sintomas iniciais.[14] Alteração da consciência é comum e pode ser o sintoma inicial. Manifestações motoras são bilaterais.[2] As crises generalizadas são causadas por descargas paroxísticas e sincrônicas em ambos os hemisférios cerebrais. Descargas epilépticas no EEG são sincrônicas bilateralmente e simétricas (Figura 232.1).[14] Em cães e gatos, as convulsões generalizadas predominam. Dependendo da intensidade dessas crises e da perda total ou comprometimento parcial da consciência, elas são designadas como generalizadas graves ou brandas.[14] Crises epilépticas generalizadas brandas estão frequentemente associadas à epilepsia verdadeira em cães da raça Poodle. Nessa raça, o animal pode apresentar uma fase de aura, ou perceber que a crise está vindo e tentar rastejar até o proprietário.[16] As crises generalizadas

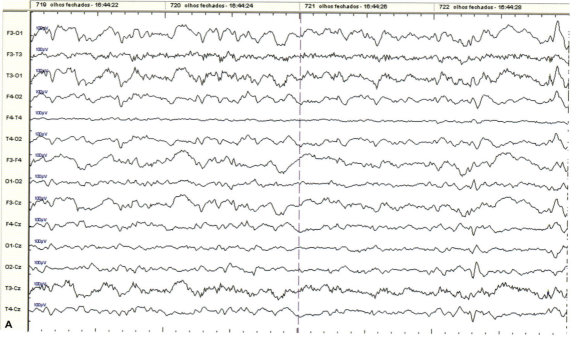

Figura 232.1 A. Eletroencefalograma de cão da raça Pastor de Shetland mostrando ondas lentas de alta amplitude intercaladas com ondas rápidas de baixa amplitude. (*Continua*)

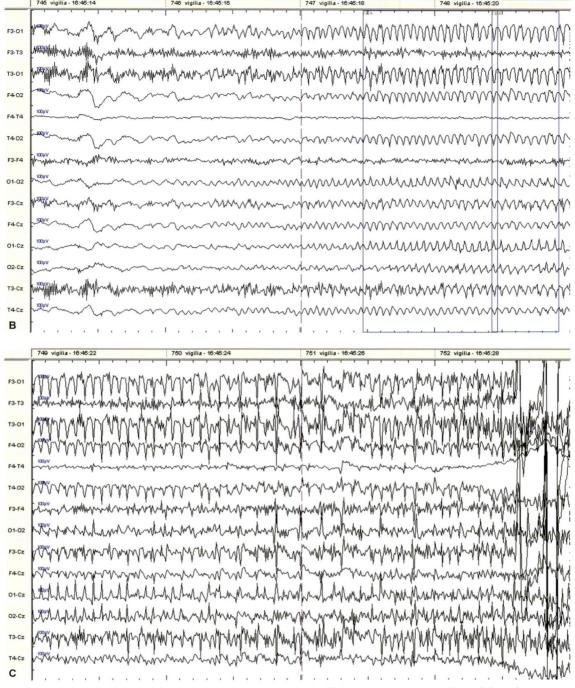

Figura 232.1 (*Continuação*) **B** e **C.** Surgimento de descargas epilépticas sincrônicas e simétricas bilateralmente.

podem ser subdivididas em crises generalizadas tônico-clônicas, tônicas, clônicas, mioclônicas, atônicas e de ausência:[2,14]

- Crise epiléptica generalizada tônico-clônica: anteriormente denominada "*grand mal*", é o tipo mais comum de convulsão em cães e gatos.[1,17] Nas crises generalizadas tônico-clônicas, a primeira parte da convulsão é a fase tônica, durante a qual há contração contínua de todos os músculos. O animal tipicamente perde a consciência e cai para um dos lados em opistótono com os membros estendidos (Figura 232.2). A respiração em geral é irregular ou ausente e a cianose é comum.[2] As passagens respiratórias em cães e gatos raramente se tornam obstruídas pelas suas línguas, e os proprietários deverão ser alertados para manter seus dedos fora da boca dos animais durante a convulsão ou eles podem ser mordidos ou promover obstruções respiratórias.[16] Salivação, micção e defecação são comuns nesse tipo de crise convulsiva. A fase tônica tem a duração de 1 minuto ou mais e, posteriormente, dá lugar à fase clônica, durante a qual há contrações rítmicas dos músculos, manifestadas como se estivessem remando, repuxando os membros, ou com movimentos de mastigação. Essa fase clônica dura um período variável, mas geralmente não mais do que vários minutos. Alguns animais apresentam crise generalizada tônico-clônica mais suave, na qual a consciência é mantida.[2] Podem também apresentar vocalização durante as crises, causada pelo ar passando pela laringe contraída.[16] Em gatos, essas convulsões são frequentemente violentas com os animais sendo impelidos ao ar. A piloereção pode também ser observada em gatos[18]

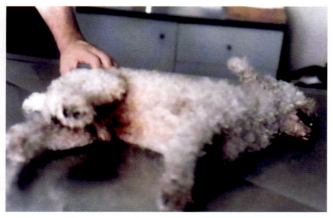

Figura 232.2 Crise epiléptica generalizada tônico-clônica.

- Crise epiléptica generalizada tônica: crises generalizadas nas quais a atividade motora consiste apenas em rigidez muscular generalizada sem uma fase clônica.[2] Essas convulsões ocorrem principalmente em cães, podendo durar poucos minutos a várias horas. São primariamente observadas em cães da raça Poodle, Dachshund e Terrier[14]
- Crise epiléptica generalizada clônica: caracterizadas por contrações musculares rítmicas. Elas se assemelham às crises generalizadas tônico-clônicas, mas sem a fase tônica. São mais raras em cães e comuns em gatos. Sem EEG é difícil distingui-las de crises convulsivas parciais complexas[14]
- Crise epiléptica generalizada atônica: consiste em perda repentina e geralmente transitória de tônus muscular.[2] Essas crises raras podem se manifestar como uma breve queda da cabeça ou o paciente pode cair subitamente no chão.[1]
- Crise epiléptica generalizada mioclônica: caracteriza-se por contrações súbitas e rápidas de um ou mais músculos. Esse tipo de convulsão pode ser encontrado em cães com doença de Lafora. Schwartz-Porsche[14] observou esse tipo de crise em cães da raça Basset Hounds
- Crise epiléptica de ausência: também denominada "pequeno mal" (*petit mal*) ou crise não convulsiva, em geral é chamada "crise de ausência" em razão da perda de consciência e da falta de atividade motora que geralmente são observadas. A característica de EEG em humanos é a presença de duas a quatro espículas-onda por segundo. Embora essas crises provavelmente existam em outras espécies não humanas, elas não são reconhecidas como um tipo de epilepsia em cães e gatos[7]
- Crise epiléptica generalizada secundária: outro subgrupo importante compreende as crises que começam como parciais e, em seguida, disseminam-se difusamente para todo o córtex, ou seja, crises parciais com generalização secundária.[12] Tanto as crises parciais simples quanto as complexas podem se transformar em crise generalizada secundária. A generalização pode ocorrer tão rapidamente que a origem focal, que indica o foco epiléptico, pode não ser reconhecida e somente confirmada pelos registros eletroencefalográficos. Nesses traçados, descargas epilépticas assincrônicas e assimétricas podem ser observadas não somente no início das crises, como também nos intervalos entre elas.[14]

Status epilepticus

O *status epilepticus* (SE) é uma emergência neurológica com risco de morte, caracterizada por atividade convulsiva prolongada. O SE tem sido definido como uma crise epiléptica ou sequência de convulsões recorrentes que persistem por pelo menos 30 minutos, durante a qual o paciente não recupera a consciência normal. Muitos cães e gatos exibem crises epilépticas recorrentes dentro de um período de 24 horas, denominadas "convulsões em grupo".[19] O SE é relativamente frequente entre os cães que apresentam epilepsia idiopática, mas pode ocorrer com doenças convulsivas de qualquer etiologia. Aproximadamente 60% dos pacientes com epilepsia idiopática requerem admissão para tratamento emergencial de SE em algum momento. Cães de grande porte são de alto risco.

Qualquer fenômeno involuntário, não usual, que seja episódico e recorrente naturalmente, deverá ser avaliado como um distúrbio convulsivo. Esses fenômenos incluem perda ou perturbação da consciência, tônus muscular ou movimentos voluntários excessivos ou diminuídos, atividade muscular visceral e alteração de comportamento.[10]

Fases das convulsões

Fase prodrômica ou *aura* é uma anormalidade duradoura que ocorre horas a dias antes de uma crise, como inquietação ou ansiedade.[20] É um período longo, indicando que a convulsão está próxima. Alguns proprietários percebem que seus cães vão ter convulsão com dias de antecedência, pela mudança no comportamento.[8] Pródromos nem sempre são reconhecidos. Aura é uma sensação subjetiva no início da crise antes que sinais sejam observáveis. A diferença entre pródromos e aura é que os pródromos são mais longos e não estão associados à atividade elétrica anormal no encéfalo.[20] Manifestações comuns de auras em animais são: esconder-se, procurar o proprietário, agitação ou vômitos somente antes da crise convulsiva. A aura geralmente dura segundos a minutos e é causada pela atividade elétrica anormal inicial do cérebro.[5,20]

Fase ictal ou *ictus* é a convulsão propriamente dita. Na maioria dos casos, o *ictus* dura apenas alguns minutos.[5]

Fase pós-ictal consiste em anormalidades transitórias na função encefálica que são causadas pelo *ictus* e aparecem quando termina a fase *ictal*.[5] Essas anormalidades podem incluir desorientação, inquietação, ataxia, cegueira e surdez. Em alguns pacientes, essa fase pode durar alguns dias, especialmente após crises prolongadas.[1] O animal deverá ser observado nessa fase para detecção de alguns sinais que poderiam indicar atividade residual em um foco do encéfalo, por ocasião de convulsões focais com generalização secundária. Andar em círculos para um lado, no período de recuperação, pode indicar uma lesão focal.[16]

Fase interictal é o período entre a resolução de qualquer sinal pós-ictal e o início de novo *ictus*.[5] O exame físico realizado nessa fase auxilia na diferenciação entre epilepsia idiopática e epilepsia sintomática.[16] O déficit neurológico, encontrado no exame físico, pode ser um processo em desenvolvimento associado a uma doença ativa ou lesão antiga, que é residual de alguma lesão prévia produzindo um foco convulsivo.[16] Animais com epilepsia idiopática não apresentam sinais neurológicos interictais, nem em relação aos exames laboratoriais.[14]

Patogenia e mecanismo de ação dos fármacos antiepilépticos

Em nível celular, convulsões representam descargas hipersincrônicas anormais dos neurônios corticais. Um desequilíbrio existe entre mecanismos excitatórios e inibitórios que favorece o início súbito de excitação. Vários neurotransmissores têm papéis importantes na patogenia das convulsões.[21] Um encéfalo imaturo é mais propenso a convulsões do que um encéfalo maduro em razão das múltiplas mudanças que ocorrem durante o desenvolvimento. O encéfalo imaturo é influenciado por sistemas inibitórios e excitatórios, microambiente iônico e grau de mielinização.[6] A maturação encefálica depende dos sistemas excitatórios e inibitórios. Os sistemas inibitórios são cruciais para cessar a atividade convulsivante em um cérebro imaturo. O ácido gama-aminobutírico (GABA) é o neurotransmissor inibitório predominante no encéfalo. Os receptores para GABA podem selecionar condutância de cloro (GABA$_A$) ou potássio (GABA$_B$). Em contraste com o sistema inibitório, o sistema excitatório é superdesenvolvido. O glutamato é o neurotransmissor excitatório mais importante no encéfalo e vários subtipos de receptores existem, incluindo N-metil-D-aspartato (NMDA), cainato e ácido α-amino-3-hidroxi-5,4-metil-isoxasolpropiônico (AMPA).[6] Estudos ultraestruturais, que compararam encéfalos imaturos de ratos com encéfalo de ratos adultos, mostram que os terminais de GABA em encéfalos imaturos são menores e contêm menos vesículas sinápticas. Do mesmo modo, há menos sinapses e concentrações menores de receptores GABAérgicos.[6]

O neurônio é polarizado no estado de repouso, sendo o interior negativo (–70 mV) em relação ao exterior, e mantido pela ação das bombas de Na$^+$/K$^+$ que colocam três íons sódio para fora da célula e dois íons potássio para dentro, mantendo um potencial de repouso da membrana com baixa concentração de potássio para fora da célula. Se ocorrer permeabilidade de sódio ou cálcio para dentro da célula, ocorrerá um influxo de carga positiva, causando despolarização. Uma onda de despolarização é então propagada para outras partes da célula na forma de potencial pós-sináptico excitatório ou potencial de ação. Se a membrana plasmática se tornar seletivamente permeável ao cloro, a célula se tornará hiperpolarizada em razão do influxo de carga negativa, e o potencial pós-sináptico inibitório é produzido.[7] Esse mesmo estado de hiperpolarização é alcançado quando os canais de potássio são ativados. Em sua maioria, os canais iônicos nas membranas neuronais são canais de ligantes ou canais voltagem-dependentes. Os neurotransmissores liberados pré-sinapticamente ativam canais de íons dependentes de ligantes pós-sinapticamente.[7] Os canais controlados por voltagem existem em três estados funcionais: em repouso (durante o potencial de repouso normal eles permanecem fechados), ativado (a despolarização breve favorece a sua abertura) e inativado (estado de bloqueio causado por oclusão tipo alçapão do canal, efetuada por um apêndice móvel localizado na porção intracelular da proteína do canal).[13] Muitos canais de sódio ficam no estado inativado depois da passagem do potencial de ação; depois que o potencial de membrana retorna a seu valor de repouso, os canais inativados também retornam a esse estado de repouso, ficando assim disponíveis para nova ativação. Enquanto isso, a membrana estará temporariamente refratária. A duração do período refratário é que determina a frequência máxima dos potenciais de ação e depende da taxa de recuperação do estado de inativação.[13] Após cada despolarização, canais de sódio voltagem-dependentes adotam um estado inativo e permanecem refratários à reabertura por um período. Enquanto esses canais forem incapazes de se abrir, os disparos repetitivos rápidos diminuirão e a propagação da atividade convulsiva elétrica para regiões adjacentes do encéfalo estarão reprimidas.[3] A estabilização e o prolongamento desse estado de inatividade parecem ser o mecanismo primário de ação de fenitoína, carbamazepina, lamotrigina e podem ser uma contribuição das ações anticonvulsivantes de fenobarbital, oxcarbazepina, valproato, topiramato e zonisamida.[3] Portanto, a maioria dos fármacos antiepilépticos (FAEs) age nos canais de sódio no estado inativado, impedindo-os de retornar ao estado de repouso e, desse modo, reduzindo o número de canais funcionais disponíveis para produzir potencial de ação.[13] As origens da epileptogênese ainda não são bem entendidas. A maior parte dos conhecimentos atuais de epilepsia deriva de estudos de convulsões parciais ou convulsões parciais com generalização secundária após danos cerebrocorticais estruturais. Registros eletrofisiológicos de neurônios individuais dentro de um foco epiléptico revelam períodos de despolarização exagerada que coincidem com atividade de espícula interictal na superfície do crânio. Acredita-se que essa despolarização prolongada, denominada "despolarização paroxística", origine-se da zona dendrítica do neurônio. Tanto o influxo de cálcio quanto o influxo de sódio dão origem a essa despolarização.[7]

Em humanos, as alterações na estrutura ou função de um canal iônico, causadas por mutações em um gene codificador de uma das subunidades dos canais, são denominadas "canalopatias",[3] associadas a vários tipos de epilepsia generalizados idiopáticos; alterações menores na estrutura ou expressão dos genes, contudo, podem predispor a variações individuais e acarretar crises parciais.[3]

Os FAEs agem potencializando a ação do GABA, inibindo a função dos canais de sódio e cálcio ou agindo em receptores excitatórios:[22]

- Potencialização da ação do GABA: vários fármacos atuam por meio da ativação dos receptores GABA$_A$ promovendo a abertura de canais de cloro (benzodiazepínicos, barbitúricos, vigabatrina e tiagabina)[22]
- Inibição da função dos canais de sódio e cálcio: vários FAEs (fenitoína, carbamazepina, valproato e lamotrigina) afetam a excitabilidade da membrana celular por meio do bloqueio dos canais de sódio voltagem-dependentes[22]
- Ações em receptores excitatórios: inibição da liberação do glutamato (lamotrigina).[22]

Recentemente foram descobertos outros mecanismos de ação dos FAEs: regulação dos canais de cálcio dependentes de voltagem do tipo T (pregabalina e levetiracetam) e abertura de canais de potássio voltagem-dependentes dos neurônios (retigabina).[4]

Etiologia das crises convulsivas

Dependendo da localização primária do distúrbio convulsivo, dois grupos principais podem ser significativos: distúrbios convulsivos de origem intra e extracraniana.[14] Convulsões de origem intracraniana incluem epilepsia idiopática e crises convulsivas resultantes de doenças encefálicas estruturais, enquanto crises convulsivas de origem extracraniana incluem certas doenças metabólicas e tóxicas.[14] As doenças intracranianas são classificadas de acordo com a natureza das lesões:

- Doenças degenerativas (p. ex., doenças do armazenamento lisossomal)
- Malformações (hidrocefalia, lissencefalia)
- Doenças inflamatórias/infecciosas
- Trauma cranioencefálico
- Doenças vasculares
- Neoplasias.

As doenças extracranianas incluem:

- Hipoglicemia (p. ex., insulinoma)
- Encefalopatia hepática (p. ex., desvio portossistêmico)
- Distúrbios eletrolíticos
- Uremia
- Hipoxemia
- Hiperlipidemia
- Hipertermia
- Parasitismo intestinal[10]
- Intoxicação exógena.[16]

O diagnóstico diferencial de convulsões em cães e gatos pode também ser relacionado com a faixa etária: cães e gatos com idade até 12 meses, animais com idade entre 1 e 5 anos ou com mais de 5 anos.[16] Em animais jovens, as afecções mais comuns são anomalias de desenvolvimento, doenças degenerativas, metabólicas, nutricionais, inflamatórias, traumáticas, intoxicação exógena e, raramente, epilepsia idiopática.[6] Animais adultos apresentam principalmente epilepsia idiopática, enquanto nos idosos, as afecções mais comuns responsáveis por crises convulsivas são neoplasia, doenças vasculares, doenças degenerativas e distúrbios metabólicos (Quadro 232.1).[14,16,21]

Hidrocefalia congênita ou adquirida é um diagnóstico diferencial comum em cães ou gatos com convulsões.[6] É a causa mais comum de convulsão em cães com menos de 1 ano.[6,21] A hidrocefalia congênita geralmente representa a manifestação secundária de desenvolvimento (p. ex., malformação Chiari-*like* tipo 1) ou doença adquirida (p. ex., exposição perinatal a toxinas ou doença infecciosa).[6] Outros distúrbios de desenvolvimento que podem causar convulsões são a lissencefalia e a porencefalia. A lissencefalia é a ausência congênita de sulcos e giros do córtex cerebral. Tem sido descrita em cães das raças Lhasa Apso, Fox Terrier de pelo duro, Setter Irlandês e em um gato. Os animais afetados podem apresentar alterações comportamentais, déficits visuais e proprioceptivos, além das crises convulsivas.[21]

QUADRO 232.1 Causas de convulsões em cães e gatos.

Anomalias de desenvolvimento
- Hidrocefalia
- Lissencefalia
- Outras malformações: hidranencefalia, porencefalia, polimicrogiria, agenesia do corpo caloso e cisto aracnoide intracraniano

Doenças degenerativas
- Doença do armazenamento lisossomal
- Encefalopatia espongiforme
- Degeneração neuronal multissistêmica
- Glicoproteinose neuronal (doença de Lafora)
- Síndrome da disfunção cognitiva

Metabólicas
- Encefalopatia hepática: desvio portossistêmico e doença hepática grave
- Displasia microvascular hepática
- Hipoglicemia: em cães *toy*; glicogenose e hiperinsulinismo
- Hipoxemia: doenças respiratórias e cardíacas
- Hipocalcemia
- Lipidemia

Nutricional
- Deficiência de tiamina

Inflamatórias/infecciosas
- Encefalite infecciosa: vírus, bactérias, fungos, protozoários etc.
- Encefalite inflamatória: meningoencefalite granulomatosa, encefalite necrosante, meningoencefalite eosinofílica

Trauma cranioencefálico

Intoxicação exógena
- Plantas
- Metais pesados
- Inseticidas: organofosforado, carbamato etc.
- Outros: consumo excessivo de chocolate etc.

Epilepsia
- Epilepsia idiopática
- Epilepsia adquirida (pós-traumática, pós-encefalite)

Doenças vasculares
- Acidente vascular isquêmico (regional ou global)
- Acidente vascular hemorrágico

Neoplasias
- Primárias: oriundas do encéfalo (p. ex., meningioma e glioma)
- Secundárias: primárias oriundas de estruturas vizinhas ou metástases

---

Porencefalia é uma malformação cística do cérebro que, em geral, comunica-se com o ventrículo lateral ou espaço subaracnoide. Pode ser congênita ou adquirida (degenerativa).[21]

Doenças do armazenamento lisossomal causam convulsões pela interferência no metabolismo neuronal ou acúmulo de subprodutos intracelularmente.[6] Os eventos convulsivos, que ocorrem com algumas doenças de armazenamento lisossomal, geralmente se manifestam nos estágios mais avançados da doença.[6]

Qualquer doença inflamatória ou infecciosa tem o potencial de causar convulsões se invadir o prosencéfalo. O vírus da cinomose canina é provavelmente a causa infecciosa mais comum de convulsão em cães. As crises convulsivas podem aparecer sem uma doença clínica notável ou ocorrer muito depois da resolução da doença.[21] Em relação às encefalites inflamatórias, a meningoencefalite granulomatosa é uma causa comum de doença inflamatória responsável pelas convulsões em cães.[21]

A insuficiência de um dos órgãos principais (p. ex., fígado) ou das glândulas endócrinas pode produzir alterações nos eletrólitos, glicose ou acúmulo de produtos tóxicos, os quais resultam em convulsões.[21] Nesse sentido, convulsões podem estar associadas a vários distúrbios metabólicos, como hipoglicemia, hipocalcemia, hipomagnesemia, hipoxemia, distúrbios hepáticos, insuficiência renal em fase terminal, desequilíbrio acidobásico, particularmente alcalose, e distúrbios de osmolaridade.[16] A função do sistema nervoso normal depende de um ambiente bem harmonizado. Reciprocamente, a homeostasia do corpo é coordenada pelo sistema nervoso por meio dos sistemas somático, autônomo e neuroendócrino. Doenças que alteram a homeostasia frequentemente têm efeitos profundos no sistema nervoso.[21] Síndromes hipoglicêmicas e hepatoencefalopatia são as doenças mais comuns nessa categoria.[21] A hipoglicemia na qual a concentração de glicose estiver abaixo de 40 mg/dℓ pode precipitar neuroglicopenia, manifestada por depressão, hipotermia, fraqueza, convulsão e coma.[6] Em filhotes de cães, a hipoglicemia pode ocorrer associada a infestação parasitária grave ou dieta inadequada. Cães *toy* jovens podem desenvolver hipoglicemia quando estressados, por incapacidade de armazenar adequadamente o glicogênio no fígado ou inabilidade de realizar gliconeogênese durante a depleção do glicogênio hepático. Cães de caça não alimentados pela manhã ou durante o dia de caça podem apresentar colapso ou convulsões associadas à hipoglicemia após exercícios exaustivos. Outra causa de hipoglicemia, que ocorre em cães ou gatos com faixa etária acima de 5 anos, está associada à secreção endógena excessiva de insulina ou de substâncias semelhantes à insulina por tumores pancreáticos ou não pancreáticos, respectivamente.[16] Muitas toxinas afetam o sistema nervoso central (SNC), podendo causar mudanças bioquímicas. São potencialmente reversíveis, enquanto outras produzem danos estruturais. Muitas dessas toxinas podem causar convulsões.[21] A intoxicação exógena deverá ser considerada quando um animal apresentar SE e não tiver histórico prévio de convulsões.[16]

O trauma cranioencefálico em cães e gatos é uma entidade relativamente comum, sendo geralmente ocasionado por acidentes automobilísticos, quedas, brigas com outros animais ou acidentes com arma de fogo.[14] Convulsões podem ser observadas imediatamente após trauma craniano agudo, como resultado de lesão neuronal direta, ou ocorrer muitas semanas ou até anos depois, pelo desenvolvimento de um foco decorrente de cicatrização encefálica no local da lesão inicial.[21]

A neoplasia intracraniana, tanto primária como secundária, que afeta córtex cerebral e região rostral do tronco encefálico, pode causar convulsões.[16,21] Pode ocorrer em qualquer idade, mas é mais comum em cães e gatos idosos.[16] A atividade convulsiva é causada por uma anormalidade em neurônios adjacentes à neoplasia, que sejam comprimidos ou deformados ou que tenham suprimento sanguíneo insuficiente, uma vez que tumores encefálicos não são eletricamente ativos.[21] A convulsão pode ser o primeiro sinal de tumor encefálico. Déficits neurológicos podem não estar aparentes até semanas ou meses após o início das convulsões, especialmente se a massa estiver em córtex cerebral.[21]

A epilepsia idiopática é causada por doenças funcionais do encéfalo, nas quais ambos os hemisférios cerebrais são afetados por descargas neuronais paroxísticas. Com exceção de microdisgenesia, nenhuma lesão neurológica pode ser observada.[14] Contudo, crises convulsivas graves, crises em grupos ou SE podem causar lesões que consistem em necrose neuronal laminar, atrofia e gliose, que são, na maioria das vezes, observadas bilateral e simetricamente na região hipocampal em cães e gatos. Essas lesões podem desenvolver um foco secundário.[14]

Os poucos relatos da incidência de epilepsia em gatos mostram alterações nas frequências de epilepsia idiopática em relação à epilepsia sintomática, assim como em relação às causas em epilepsia sintomática.[23-27] Parent e Quesnel[18] relatam como causas mais comuns de crises convulsivas nessa espécie meningoencefalites de causa desconhecida ou por toxoplasmose, vírus da peritonite infecciosa felina, vírus da leucemia felina e vírus da imunodeficiência felina; a segunda causa mais comum é a encefalopatia isquêmica cerebral. Outras causas são: meningioma, trauma craniano, abscesso cerebral e epilepsia idiopática, que em gatos é muito rara.[18] Pakozdy et al.[28] mostraram prevalência de 38% em gatos com epilepsia idiopática e como causas mais frequentes de epilepsia sintomática as neoplasias (12,8%), seguidas de necrose hipocampal (11,2%) e, raramente, de doença infecciosa (1,6%).

PREVALÊNCIA E CARACTERÍSTICAS CLÍNICAS DA EPILEPSIA IDIOPÁTICA

Cães com epilepsia idiopática sofrem as primeiras crises convulsivas entre 1 e 5 anos, embora as convulsões possam ocorrer antes dos 6 meses ou tão tardiamente quanto aos 10 anos.[8,14,16,17] Na raça Golden Retriever, 40% dos cães estão com mais de 3 anos ou menos de 1 ano quando apresentam a primeira crise, ao passo que na raça Bernese Cattle Dog, 20% têm menos de 1 ano e 18% mais de 3 anos.[9]

Aproximadamente metade dos cães que apresentam crises convulsivas é afetada pela epilepsia idiopática. Contudo, há algumas raças que são mais comumente afetadas do que outras: Border Collie, Cocker Spaniel, Collie de pelo áspero, Dachshund, Greater Swiss Mountain Dog, Horak's Laboratory Hound, Setter Irlandês, Schnauzer miniatura, Poodle, São-bernardo e Fox Terrier de pelo duro. Uma base genética tem sido determinada em cães da raça Beagle, Pastor-Belga, Bernese Battle Dog, Boxer, Pastor-Alemão, Golden Retriever, Keeshond, Labrador Retriever, Pastor de Shetland e Viszla.[9] No passado, crises generalizadas tônico-clônicas eram consideradas o tipo mais comum de convulsões em cães que apresentavam epilepsia idiopática. Entretanto, observações mais recentes revelam que isso não é verdadeiro, uma vez que cães com epilepsia idiopática podem ter uma variedade de crises focais, incluindo crises generalizadas secundárias, e alguns deles apresentam mais de um tipo de convulsão.[29] O cão da raça Keeshond apresenta herança autossômica recessiva; nas demais raças, o modo de herança é complexo. Parece que mais de um gene é responsável pela hereditariedade da epilepsia idiopática na maioria das raças, e que fatores ambientais podem também ter um papel na epilepsia. O sexo parece contribuir em algumas raças. Uma predisposição significativa em cães machos tem sido observada nas raças Beagle, Golden Retriever e Bernese Cattle Dog,[9] e recentemente documentada na raça Irish Wolfhound.[30] Um estudo com 30 cães da raça Poodle Standard com epilepsia idiopática sugeriu fortemente que o modo de herança nessa raça seja hereditário com modo autossômico recessivo simples (um gene), penetrância completa ou quase completa e frequência gênica de 0,428.[31] Concluiu-se que 93% dos cães tinham crises de início focal com ou sem generalização secundária. A idade média foi de 3,7 anos; seis animais apresentaram início do quadro com mais de 5 anos.[31] Em cães da raça Irish Wolfhound foi diagnosticada epilepsia idiopática em 18,3% dos avaliados em 115 ninhadas. A primeira crise convulsiva ocorreu em animais com 3 anos em 73% dos casos. Os machos foram mais afetados do que as fêmeas (61,6% × 38,4%), e neles a média de idade de início das crises foi mais tardia. A expectativa de vida desses cães afetados foi de 2 anos a menos quando comparados com a média de tempo de vida da população da raça Irish Wolfhound. O índice de hereditariedade foi de 0,87. Nenhuma herança simples explicou o padrão dos cães afetados, e marcas de herança dominante ou ligada ao sexo eram notadamente ausentes.[30] Entender o modo de herança da epilepsia idiopática é importante porque o seu conhecimento pode auxiliar os criadores a desenvolver estratégias de reprodução, reduzindo a incidência dessa afecção. Se o gene causador for identificado, isso permitirá um teste sanguíneo para que os criadores utilizem em programas de reprodução, isolando animais que apresentem esse defeito genético.[31]

A frequência das crises convulsivas varia muito, ocorrendo entre várias crises diárias até menos de uma por ano.[32,33] As convulsões são mais comuns durante o repouso ou o sono.[28] Embora a maioria das crises ocorra espontaneamente, elas podem ser precipitadas por uma série de fatores. Em humanos, privação de sono, estresse emocional, menstruação, falta de medicamento ou doença concomitante são reconhecidos. Fatores similares são provavelmente importantes no desencadeamento das crises convulsivas em alguns animais.

Convulsões reflexas são crises que podem ser provocadas por estímulos ou eventos específicos.[2] O gatilho mais comum em humanos é luz intermitente, geralmente da televisão. Outros gatilhos incluem imersão em água quente, leitura, certos sons e comida. Na convulsão reflexa, o gatilho é específico e a latência entre o gatilho e a crise é curto (segundos a minutos).[2]

A epilepsia idiopática é muito menos comum em gatos, comparados com cães, portanto há menos dados nessa espécie. Como uma base genética não tem sido documentada em gatos, a epilepsia felina deve ser mais sintomática do que idiopática. Contudo, epilepsia idiopática ocorre em gatos, e a idade de início também é de 1 a 5 anos.[34] Schriefl et al.,[34] ao avaliarem a incidência de crises convulsivas em 91 gatos, concluíram que 22% apresentaram crises reativas, 50% crises sintomáticas, 25% crises idiopáticas ou presumivelmente idiopáticas e 3% síncope cardíaca. Crises focais com ou sem generalização secundária foram descritas em 52% dos gatos, enquanto crises generalizadas com ou sem SE foram relatadas em 48%. A média de idade em crises sintomáticas foi de 3,5 anos; por sua vez, em crises reativas foi de 8,2 anos e em crises sintomáticas, 8,1 anos. Concluiu-se nesse trabalho que gatos com crises idiopáticas vivem mais tempo que os demais gatos que apresentam outros tipos de crises, mas não muito.[34] Em outro trabalho, há relatos de que aproximadamente 5 a 10% de todos os gatos com crises epilépticas apresentam epilepsia idiopática.[9]

Presume-se que a síndrome da hiperestesia em gatos, de etiologia desconhecida, seja um tipo de epilepsia idiopática.[9] Essa síndrome, especialmente em gatos Siameses, Birmaneses,

Himalaios e Abissínios, é caracterizada por contração, agitação ou ondulação da pele ao longo da região lombar, a qual pode ocorrer espontaneamente ou ser induzida quando a região é tocada levemente.[16] Os sinais predominantes dessa doença são distúrbios de comportamento e alucinações. A maioria desses animais começa com a lambedura incontrolada de um membro, que pode durar alguns segundos ou minutos. Posteriormente ocorrem contrações leves dos músculos toracolombares. Esses espasmos se tornam mais pronunciados com contrações que afetam todos os músculos epiaxiais e podem durar vários minutos.[9] Casos discretos podem apenas exibir excessivo enrugamento da pele. Outros casos podem ter crises contínuas de enrugamento de pele e espasmos musculares, mostrando comportamento histérico, como corrida incontrolada, saltos e vocalização excessiva.[16] Os animais afetados podem atacar uma região do corpo e histericamente morder, lamber e dilacerar os pelos das regiões lombar ou anal, do flanco e da cauda.[16] Eles apresentam provável perda de consciência e, logo em seguida, começam a correr em torno de si mesmos incontrolavelmente.[9]

Diagnóstico

Os objetivos para avaliação diagnóstica em pacientes que apresentam crises convulsivas consistem em determinar a causa de base, avaliar o prognóstico para verificar a possibilidade de recorrência e estabelecer se medicações antiepilépticas são necessárias para o tratamento.[8] Uma história acurada e detalhada é fundamental para o diagnóstico. Tipo e duração da convulsão propriamente dita e aparecimento, evolução, frequência e duração do distúrbio convulsivo ajudam a determinar se há uma doença ativa afetando o cérebro ou se o animal tem epilepsia idiopática.[16] O início agudo de convulsões graves e frequentes pode indicar um processo infeccioso, tóxico, nutricional, metabólico ou neoplásico, enquanto distúrbios convulsivos intermitentes, sem anormalidades neurológicas além de convulsões, são mais indicativos de epilepsia idiopática.[16] Ambiente, nutrição, imunização, complicações de parto, lesões ou doenças prévias,[14] exposição a produtos tóxicos, medicamentos prescritos,[2] idade de início das convulsões, possível ocorrência de sinais de localização antes e durante as crises e sinais interictais podem fornecer dicas diagnósticas importantes.[14] A descrição das crises convulsivas feita pelo proprietário, sua frequência, duração e o comportamento do paciente no período entre as crises são registrados.[2] Em geral, a causa das crises convulsivas está frequentemente relacionada com a idade em que o animal apresentou a primeira convulsão. Crises convulsivas durante o 1º ano são geralmente desencadeadas por malformações, trauma, doenças inflamatórias ou infecciosas, assim como doenças metabólicas ou tóxicas. A epilepsia idiopática geralmente torna-se aparente entre 1 e 4 anos. Acima dessa faixa etária, as causas são decorrentes de lesões estruturais (p. ex., neoplasia) e doenças metabólicas (p. ex., hipoglicemia induzida por insulinoma).[14]

Pergunta-se por qualquer sinal focal no início das crises, desvio lateral da cabeça ou contração de um membro. Qualquer anormalidade antes ou depois da crise deverá ser caracterizada. Verifica-se também se o evento ocorre em certo horário do dia ou em associação a situações como alimentação ou exercícios. Uma vez que a maioria das crises convulsivas não é presenciada pelos clínicos, as observações dos proprietários são extremamente importantes. Alguns proprietários gravam os episódios, auxiliando os clínicos.[2] Qualquer anormalidade interictal deverá ser notada, como mudança de comportamento, marcha, apetite, peso ou hábitos de sono. O proprietário é, frequentemente, a melhor pessoa para identificar mudanças sutis na personalidade ou comportamentos que não sejam aparentes para o clínico no

consultório.[2] Finalmente, é essencial que o veterinário entenda o estilo de vida do cliente e a relação com o seu animal de estimação. O prognóstico para epilepsia depende muito do nível de cuidado que o cliente dispõe ao seu animal e capacidade de lidar com o impacto da sua doença em relação à sua família.[2] Convulsão em animal mais velho pode indicar o início de um processo de doença ativa, enquanto em animal jovem é mais provável que seja epilepsia idiopática.[16]

Exame físico minucioso é importante para detectar sinais de doença sistêmica que poderiam sugerir uma causa para as convulsões. A realização de exame neurológico completo detectará qualquer déficit neurológico persistente. As lesões cerebrais em geral causam déficits relativamente sutis e focais, como posicionamento proprioceptivo diminuído de um lado ou cegueira em um campo visual. Deve-se ter cuidado ao interpretar o exame pouco depois de uma convulsão, porque um déficit generalizado, como ataxia, depressão ou cegueira, pode ser o resultado de distúrbios *pós-ictais* e não necessariamente indicativo de uma doença encefálica. A repetição do exame em 24 a 48 horas poderá ser necessária para determinar se qualquer déficit persistiu.[2]

A epilepsia idiopática implica recorrência de crises convulsivas sem causa reconhecida,[9] portanto é um diagnóstico clínico com base em idade típica de início, ausência de anormalidades na fase interictal e exclusão de outras causas. A epilepsia sintomática deverá ser suspeitada quando:

- As crises convulsivas começarem antes de 1 ano
- Ocorrer crise com início após 5 anos
- O paciente apresentar crises parciais
- Houver início súbito de múltiplas crises
- Houver anormalidade interictal detectada em história, exame físico ou testes laboratoriais.[32]

Se uma crise isolada for observada, exames físico geral e neurológico completos são indicados. Se os resultados forem normais, investigações adicionais podem não ser necessárias imediatamente. Se os resultados desses exames forem anormais após 24 horas da crise, então investigações adicionais devem ser realizadas. Nas primeiras 24 horas após a atividade convulsiva, o exame neurológico pode mostrar alterações não compatíveis com a doença.[9]

Hemograma completo e perfil bioquímico são indicados para qualquer animal que apresente uma ou mais convulsões. A determinação do chumbo sanguíneo é realizada em pacientes com possível exposição ao chumbo, pacientes de áreas com alta incidência de intoxicação por chumbo e em animais com menos de 1 ano. Concentrações de ácidos biliares séricos pré e pós-prandiais, níveis de amônia e estudos ultrassonográficos podem identificar um desvio portossistêmico em cães jovens.[6] Em felinos, a mensuração sérica dos ácidos biliares não tem valor, uma vez que nessa espécie a encefalopatia hepática raramente causa convulsões e, se presentes, são acompanhadas por distúrbios comportamentais intensos.[18] Estudo de imagem do encéfalo (tomografia computadorizada [TC] e ressonância magnética [RM]) e análise do líquido cefalorraquidiano (LCR) são indicados em pacientes com déficits neurológicos, crises convulsivas focais, convulsões refratárias à terapia com fármacos, quando o início das crises ocorrer em animais com menos de 1 ano ou mais de 5 anos e em qualquer gato com crises recorrentes.[2]

Os procedimentos diagnósticos apropriados em cães e gatos que apresentam crises convulsivas podem ser divididos em procedimentos que requeiram ou não anestesia. Exames que não requerem anestesia são: hemograma, perfil bioquímico (função renal e hepática, glicemia e cálcio sérico) e urinálise.

Esses exames alterados mostram doenças metabólicas ou tóxicas para a causa das convulsões. Testes adicionais são necessários quando a suspeita envolver um órgão específico: concentrações de ácidos biliares pré e pós-prandiais, cintilografia e estudos ultrassonográficos para o diagnóstico de anomalia portossistêmica.[6] Em animais com anormalidades no exame físico utiliza-se ultrassonografia transcraniana ou EEG. Pode-se utilizar ultrassonografia transcraniana quando a fontanela bregmática estiver aberta, para diagnóstico de hidrocefalia ou cistos aracnoides. EEG auxilia no diagnóstico de hidrocefalia e encefalite, embora os traçados de EEG em animais com menos de 5 meses possam mimetizar doenças cerebrais. Vários estudos indicam que cães com epilepsia idiopática geralmente apresentam anormalidades no EEG interictal, como descargas focais ou generalizadas intermitentes, mas isso não tem valor diagnóstico. Mais pesquisas são necessárias para determinar se essas anormalidades são específicas da epilepsia idiopática ou ocorrem em pacientes com outros tipos de epilepsia.[2] Testes imunológicos para vírus são difíceis de serem realizados em filhotes com suspeita de doença inflamatória, por causa da presença de anticorpos circulantes de imunidade materna, vacinação ou exposição ao meio.[6] Em procedimentos que necessitam de anestesia geral, tem-se a coleta do LCR para diagnóstico de doenças inflamatórias e imagens de RM ou TC, quando a suspeita for de anormalidades estruturais relacionadas com malformações intracranianas, doenças inflamatórias e neoplasias.[6] Uma vez que a atividade convulsivante pode prejudicar a barreira hematencefálica, a coleta do LCR não deverá ser realizada imediatamente após crise convulsiva grave, porque pleocitose e aumento de proteína pós-ictal podem ocorrer e iludir.

Cães com epilepsia idiopática ocasionalmente apresentam alterações em imagens de RM que são provavelmente o efeito, e não a causa, das convulsões repetidas. Esses cães podem ter lesões simétricas ou assimétricas bilateralmente no lobo piriforme, na porção adjacente hipocampal do lobo temporal, ou ambos. Lesões similares têm sido descritas nos lobos frontais e parietais e, menos comumente, no giro do cíngulo e no tálamo.[10] As lesões são tipicamente hipointensas em T1WI e hiperintensas em T2WI e FLAIR, e podem ou não ter escasso realce pós-contraste. Essas imagens geralmente são transitórias e não visíveis na repetição de imagens, quando as crises são controladas. Tais lesões consistem em edema, proliferação vascular, perda neuronal, astogliose reativa e, ocasionalmente, necrose.[10] Achados similares são relatados em humanos, provavelmente pelo efeito citotóxico do ácido glutâmico acumulado.[10]

Tratamento e prognóstico da epilepsia

Quando começar o tratamento

O sucesso no tratamento dependerá profundamente da educação e da cooperação do cliente.[35] O início da terapia em pacientes que apresentam crises convulsivas dependerá da frequência das crises e da atitude do proprietário à terapia médica. Alguns proprietários não gostam da ideia de tratar seus animais de estimação, enquanto outros não toleram mais do que algumas crises anuais. A decisão de iniciar a terapia deverá ser feita no mérito de cada caso.[36] Geralmente, não se recomenda tratamento para animais que apresentaram uma crise ou enquanto estiver estabelecendo o diagnóstico, a menos que as crises sejam frequentes ou graves ou ocorram em grupos.[21] Podell[8] comenta que a decisão de iniciar a terapia com FAE baseia-se em causa de base, tipo e frequência das convulsões na avaliação diagnóstica. Portanto, o início de monoterapia é aplicado quando o paciente apresentar uma causa estrutural identificável, se ocorrer SE, duas ou mais crises isoladas em um período de 6 semanas, dois ou mais

episódios de crises múltiplas em um período de 8 semanas ou se a primeira crise ocorrer dentro de 1 semana pós-trauma.[8] Geralmente, o tratamento se inicia quando ocorrerem quatro a seis crises em um período de 6 meses, se as crises começarem a se desenvolver com frequência ou forem prolongadas, e/ou em casos de SE em que haja alto risco de danos neuronais e atividade convulsiva ininterrupta.[36] Antes de iniciar o tratamento, o cliente deverá acreditar que esse tratamento será bom para o seu animal e deverá entender a necessidade de dedicação emocional, tempo e dinheiro. Se o cliente não estiver totalmente confiante na medicação prescrita, o êxito do tratamento não será alcançado. O cliente e o veterinário deverão discutir cuidadosamente esses fatores e decidir juntos quando, e se for, iniciar o tratamento, pesar os riscos e benefícios entre tratar e não tratar. Deve-se informar a necessidade de administração regular e o que acontecerá se houver falha nessa administração ou suspensão repentina.[2]

O tratamento da epilepsia não é necessariamente ao longo da vida do animal. A remissão espontânea é possível, e alguns pacientes podem ser "desmamados" dessa terapia, se não ocorrerem crises convulsivas por um período de 1 ano. Essa retirada não poderá ser realizada abruptamente, devendo ocorrer com redução de dose gradual por um longo período (6 a 8 meses).[36]

O cliente deverá entender que o tratamento bem-sucedido pode ser manifestado por: (1) redução na frequência das crises; (2) redução na duração das crises; (3) redução na gravidade das crises.

Embora eliminação completa das crises seja destacadamente a meta, isso não é uma expectativa real para a maioria dos animais.[21]

Deve-se orientar o cliente para as seguintes regras básicas no tratamento de animais epilépticos:[21]

- Não julgar a eficácia de um medicamento por pelo menos 2 semanas
- Não mudar ou retirar o medicamento repentinamente; poderá ocorrer SE
- Tranquilizantes fenotiazínicos são contraindicados em pacientes epilépticos porque reduzem o limiar da atividade convulsivante
- Autorizar o aumento de dose do medicamento quando ocorrerem mudanças no ambiente do animal (p. ex., administrar mais medicamento quando maior excitação do animal for esperada)
- Medicamentos podem ser necessários por toda a vida. Não diminuir as dosagens rapidamente logo após alcançar o controle das crises
- Nenhum fármaco simples ou em combinação age em todos os casos. O ajuste da dose, o arranjo ou uma combinação de fármacos provavelmente serão necessários. Uma boa combinação ocorrerá por tentativas e erros, pelo monitoramento dos níveis séricos terapêuticos, ajudando a eliminar a adivinhação
- O bom controle das crises é mais difícil de alcançar em raças de grande porte
- A gravidade dos quadros convulsivos em gatos não é um indicativo de tratamento malsucedido.

Os pacientes com uma simples crise convulsiva, crises reativas ou crises isoladas separadas por longos períodos não requerem terapia de manutenção diária. O tratamento é indicado para pacientes que apresentam crises frequentes, com tendência de aumento da frequência ou da gravidade das convulsões, qualquer episódio de SE sem motivo ou crises em grupos (clusters), ou por doença progressiva responsável pelas crises convulsivas. Se o tratamento precoce da epilepsia idiopática altera o prognóstico, não é conhecido, embora um estudo sugira que cães tratados no início da doença tenham melhor controle a longo prazo quanto às crises convulsivas, quando comparados com cães que apresentaram muitas crises antes de iniciar o tratamento.[2,33]

O fenobarbital é o fármaco inicial de escolha para tratamento de crises convulsivas em cães e gatos. É efetivo, de baixo custo e prático para a administração.[21] Se necessitar de fármaco adicional, é preciso avaliar os fatores para a escolha desse novo fármaco:

- Mecanismo de ação, com preferência para fármacos de mecanismos diferentes
- Efeitos colaterais
- Interações em potencial entre os FAEs
- Frequência necessária de administração, que pode influenciar a cooperação dos proprietários
- Custo.

Insucessos no tratamento com fármacos antiepilépticos

Falhas no tratamento geralmente ocorrem em casos de: (1) doença progressiva; (2) epilepsia refratária; (3) educação inadequada ou má observância do cliente, levando a concentrações subterapêuticas dos fármacos.[21] Erros no tratamento também podem ocorrer pelo uso de fármacos ineficazes, doses incorretas e falta de cumprimento pelos proprietários. O monitoramento terapêutico é útil para identificar concentrações sanguíneas baixas causadas por dosagens insuficientes ou falha no manejo. O encaminhamento a um neurologista deverá ser considerado se as crises não forem controladas após 3 meses de terapia aplicada ou se o diagnóstico for incerto. A interação de diferentes anticonvulsivantes, assim como anticonvulsivantes e fármacos não anticonvulsivantes, pode levar à diminuição na concentração efetiva desses anticonvulsivantes ou ao aumento de seu nível sérico (acompanhado de sedação).[14] Interação com fármacos tem sido observada com antibióticos, antiácidos, fármacos cardíacos, antirreumáticos e corticoides. Fármacos que diminuem o limiar convulsivo (p. ex., fenotiazínicos) podem ser responsáveis pelo descontrole.[14] O estro pode aumentar a frequência das crises convulsivas. Doenças sistêmicas com vômitos, diarreia, febre ou doença hepática podem alterar a absorção, o metabolismo e a eficácia de um FAE.[14]

A epilepsia é refratária quando a qualidade de vida do paciente estiver comprometida por frequência ou convulsões graves, apesar de terapia por fármacos apropriada. Aproximadamente 25% dos cães com epilepsia provavelmente são casos refratários.[14] Considera-se epilepsia refratária quando houver atividade convulsivante recorrente, as dosagens de concentração de anticonvulsivantes estiverem em níveis terapêuticos e causas estruturais ou metabólicas forem descartadas. Os mecanismos responsáveis pela refratariedade mais provavelmente estão relacionados com o aumento de sinapses para o neurotransmissor glutamato.[7] Em pacientes com epilepsia refratária, é essencial pesquisar por erros de diagnóstico ou de conduta que possam ser responsáveis pela falha terapêutica.

Prognóstico em cães epilépticos

Cães com epilepsia idiopática têm risco de apresentar SE, principalmente em relação às raças de grande porte, cuja incidência é maior do que nas demais. O tempo de vida nos cães epilépticos que não apresentam SE será normal, enquanto os cães que apresentam epilepsia idiopática, com episódios de SE, terão sobrevida menor.[37] Cães que apresentam epilepsia sintomática têm menor possibilidade de sobrevivência do que aqueles com epilepsia idiopática.[38] Outro trabalho, que comparou cães com crises convulsivas generalizadas em SE com cães com crises convulsivas generalizadas não em SE, mostrou não haver diferenças significativas em relação a sexo, idade e peso corporal. O grupo com convulsões não SE tinha probabilidade duas vezes maior de apresentar epilepsia idiopática do que epilepsia sintomática; portanto, concluiu-se que cães que apresentam SE devem ser investigados para causas secundárias.[23] Outro trabalho recente, que avaliou padrões de vida, fatores de risco e morte prematura em cães com epilepsia, mostrou que a idade média em que os cães com quadro de epilepsia vêm a óbito é de 7 anos. O número médio de anos que um cão vive com epilepsia foi de 2,3 anos, e as fêmeas com epilepsia vivem mais do que os machos. A taxa de remissão espontânea e remissão sem tratamento foi de 15%.[24]

Tratamento emergencial

As metas para o tratamento do SE são simples:

- Cessar as convulsões
- Proteger o encéfalo de mais danos
- Permitir plena recuperação do episódio de SE.

Quanto mais tempo o animal sofrer convulsões, maior a chance de ocorrer lesão neuronal. Os danos encefálicos no paciente epiléptico se iniciam em nível subcelular, progridem para nível celular e resultarão em evidentes mudanças patológicas no encéfalo que podem levar a mudanças permanentes na função encefálica.[19]

O manejo mais efetivo de SE ocorre quando um protocolo é seguido:

- Estabilizar as funções fisiológicas com tratamento de suporte
- Ministrar terapia com FAE efetiva e de ação imediata
- Instituir terapia com FAE que mantenha ação antiepiléptica prolongada.[19]

Os animais que apresentam SE podem desenvolver danos encefálicos permanentes e se tornar refratários a fármacos anticonvulsivantes. Hipoxia transitória poderá ocorrer durante crises graves, ocasionando necrose laminar central e, consequentemente, sinais neurológicos permanentes, como cegueira cortical e retardo mental.[21] Todos os casos de SE são tratados como pacientes traumatizados. É essencial a manutenção das vias respiratórias livres, favorecendo padrões respiratórios apropriados e oxigenação, além de manutenção da circulação.[19] Estabilizar o paciente e reverter as sequelas fisiológicas de convulsões repetidas ou prolongadas, no período de 30 minutos de SE, é crítico, uma vez que os cães desenvolvem hipertensão arterial, aumento do fluxo sanguíneo cerebral, hipoxemia, hipercarbia, hiperglicemia e acidose láctica. Mudanças subsequentes podem incluir hipotensão arterial, acidose metabólica, hipertermia, hiperpotassemia, mioglobinúria e hipoglicemia. A combinação de colapso circulatório, hipoperfusão de órgãos e depleção de energia pode levar a insuficiência grave e irreversível de órgãos (renal, cardíaca, hepática).[19] Soluções que contêm dextrose não deverão ser administradas, a menos que hipoglicemia seja documentada. Hiperglicemia diante da fosforilação oxidativa reduzida no encéfalo resulta em acidose láctica no SNC, o que leva à necrose neuronal.[19]

A terapia específica consiste na utilização de anticonvulsivante de curta duração com mínimos efeitos colaterais, para o controle imediato das convulsões ativas. A administração de diazepam por via intravenosa (IV) em *bolus* (0,5 a 1 mg/kg)[39] não ultrapassando 5 mg/min é efetiva.[8] Pode-se também administrar clonazepam na dose de 0,05 a 0,2 mg/kg, IV, para uma ação mais prolongada,[21] ou fazer a aplicação retal de diazepam na dose de 1 mg/kg.[19] O diazepam é bem absorvido por via retal (VR) em 10 minutos e sua disponibilidade é de 65%.[21]

A administração de diazepam por via nasal mostrou ser mais eficaz do que a via retal. Quando administrado em dose de 0,5 mg/kg por via nasal, alcançou pico em torno de 4,5 minutos, quando comparada com a via retal, que foi de 14,3 minutos.[40] Outra possibilidade é aplicação de fenobarbital. O início de ação desse fármaco é de 15 a 30 minutos; desse modo, a administração simultânea de diazepam proporciona efeito antiepiléptico continuado, assim que o nível sérico de diazepam diminuir.[8] A dose recomendada do fenobarbital é de 2 a 4 mg/kg por via intravenosa (IV) ou intramuscular (IM)[21] até 10 a 20 mg/kg, IV, para obter o efeito desejado.[41] Após o controle das crises convulsivas, coloque um cateter IV para coleta de sangue e inicie a aplicação de fluidos. A escolha de solução salina é feita pela possibilidade de aplicação de diazepam, IV, pela mesma via, evitando microprecipitação do fármaco.[8] Realize glicemia, logo que possível. Hipoglicemia é uma das causas de SE que pode ser tratada diretamente.[21] Midazolam (0,3 mg/kg, IV) e lorazepam (0,2 mg/kg, IV) são alternativas à terapia com benzodiazepínicos com benefícios anticonvulsivantes prolongados e comprovados em humanos, mas são mais caros e não comprovados em cães e gatos que apresentam SE.[19] Além disso, lorazepam não é uma solução lipídica como o diazepam; portanto, em animais, concentrações no encéfalo e no LCR aumentam a um nível mais lento comparativamente à aplicação de diazepam IV. Tem sido sugerida a utilização do lorazepam por via nasal.[39] No Brasil, o lorazepam não é comercializado na forma injetável. Pode-se realizar a administração de vitamina B$_1$ (25 a 50 mg/animal, IM,[8] ou 2 mg/kg, IV)[19] e em seguida solução de glicose (glicose 5 a 500 mℓ ou glicose a 50%, IV, durante 15 minutos). A tiamina é a coenzima essencial na utilização de glicose pelo encéfalo.[8]

Deve-se também manter a temperatura corporal normal. Os cães se tornam hipertérmicos com a atividade convulsivante recorrente ou contínua.[8] A hipertermia, comumente presente em cães com SE, aumenta o inchaço neuronal e o edema cerebral. O tratamento do edema cerebral com manitol e glicocorticoide pode ser útil nesses casos.[21] A administração de solução de manitol na dose de 1 g/kg, IV, durante 15 minutos, e dexametasona na dose de 0,25 mg/kg, IV, é recomendada para o tratamento de edema cerebral.[19]

Se as crises epilépticas persistirem, administra-se o diazepam em doses adicionais ou realiza-se infusão de solução fisiológica com diazepam na velocidade de 0,1 mg/kg/h. A dose pode ser aumentada até 0,5 mg/kg/h. Podem ocorrer convulsões com a retirada de benzodiazepínicos; sendo assim, a dose deverá ser diminuída em 50% a cada 6 horas, por pelo menos duas reduções antes da descontinuação desse fármaco.[8] Em animais refratários aos medicamentos tradicionais, pode-se utilizar propofol por via intravenosa. Esse fármaco, com efeitos semelhantes aos dos barbitúricos e benzodiazepínicos sobre os receptores gabaérgicos, pode ser administrado em *bolus* ou em infusão constante (0,1 a 0,6 mg/kg/min).[42] Outras possibilidades de controle em pacientes refratários é o uso de agentes anestésicos voláteis. Nem todos os anestésicos voláteis têm propriedade anticonvulsivante. O enflurano pode aumentar a atividade convulsivante. O isofluorano, que tem sido estudado extensivamente, tem um rápido início de ação, podendo ser eficaz no tratamento de SE resistente.[42]

Tratamento de manutenção

A meta ideal do tratamento é a eliminação completa das crises sem efeitos colaterais. Mas a ausência total de convulsões e os efeitos colaterais permanecem indefinidos em muitos pacientes; então, o objetivo mais realista é reduzir a frequência e a gravidade das convulsões, não comprometendo a qualidade de vida do animal nem da família, evitando os efeitos colaterais graves. Realizar essa meta exige do clínico tomar decisões sobre quando iniciar o tratamento, como promover o cumprimento, escolher fármacos e doses apropriadas, monitorar tratamento ou suspender a terapia.

Fármacos antiepilépticos

Os fármacos antiepilépticos (FAEs) em humanos são eficazes no controle das crises epilépticas em cerca de 70% dos casos. Além do seu uso em epilepsia, esses fármacos são utilizados para tratar ou impedir convulsões causadas por outras doenças cerebrais, como trauma, infecção, tumores cerebrais e após infarto cerebral. Por essa razão, algumas vezes são denominados "anticonvulsivantes" e não "antiepilépticos".[13]

A seguir, serão apresentados os fármacos mais utilizados em medicina veterinária, assim como novos fármacos utilizados quando não há controle com fármacos tradicionais e medicamentos lançados recentemente no mercado ou na fase III, com possibilidade de aplicação futura em cães ou gatos epilépticos.

Fenobarbital

Foi um dos primeiros barbitúricos a ser desenvolvido, cujas propriedades antiepilépticas foram reconhecidas em 1912,[3] na Alemanha (Luminal®).[36] Age na potencialização da inibição sináptica por meio dos receptores GABA$_A$.[3]

A despeito da introdução de novos FAEs, o fenobarbital permanece como o anticonvulsivante de escolha no cão e no gato. É eficaz em todos os tipos de convulsões epilépticas nessas espécies.[36] Esse fármaco não somente aumenta o limiar de convulsão requerido para a descarga convulsiva, como também diminui a disseminação da descarga para outros neurônios.[36] Os mecanismos propostos de ação do fenobarbital incluem aumento da capacidade de resposta neuronal ao GABA, efeitos antiglutamato e diminuição do influxo de cálcio para dentro dos neurônios.[43]

Ele é bem absorvido no trato gastrintestinal após administração oral. A absorção é de 88 a 95%, levando em média 6,4 horas. Cerca de 45% do fenobarbital liga-se às proteínas séricas no cão. Geralmente, o fenobarbital alcança seu pico sérico entre 7 e 15,5 dias.[16,21,36] Recomenda-se a dosagem sérica do fenobarbital a cada 2 ou 3 semanas até que a concentração sérica esteja em nível terapêutico, entre 15 e 45 µg/mℓ, considerado ideal para monitoramento terapêutico do fármaco.[21] Geralmente tenta-se manter na faixa de 20 a 40 µg/mℓ. A resposta ao tratamento é mais importante do que o nível sérico, mas o monitoramento do nível sérico do fenobarbital pode auxiliar na causa do controle inadequado das convulsões.[21] A sua meia-vida é de 36 a 46 horas.[16] É um potente indutor de enzimas hepáticas metabolizantes de fármacos e é capaz de aumentar a taxa de depuração de outros fármacos metabolizados pelo fígado, bem como aumentar sua própria taxa de metabolismo.[36] Portanto, é metabolizado pelo fígado e excretado pelo rins.[16] Em gatos, recomenda-se monitorar a concentração de fenobarbital mais frequentemente do que o recomendado para cães. Nessa espécie, concentrações tóxicas nem sempre produzem efeitos adversos (p. ex., sedação) aparentes para os proprietários e, portanto, podem passar despercebidos por longos períodos. É possível que gatos imaturos metabolizem o fenobarbital em alta taxa e proporção de metabolismo, diminuindo-se logo que o animal alcançar a fase adulta.[44] O uso concomitante de dexametasona diminui a concentração sérica de fenobarbital nessa espécie.[44] O fenobarbital diminui a tiroxina (T4) e a T4 livre, e aumenta o hormônio tireoestimulante (TSH) em cães, em geral sem sinais clínicos de hipotireoidismo.[1]

Polifagia, polidipsia, poliúria e sedação são efeitos colaterais em animais que recebem dosagens clínicas do fenobarbital.

O efeito poliúrico decorre aparentemente de uma ação inibitória na liberação do hormônio antidiurético (ADH).[36] A sedação pode ocorrer, mas geralmente desaparece na 1ª semana de tratamento.[21] Com doses altas da concentração plasmática de fenobarbital (30 a 40 µg/mℓ), esse fármaco poderá ser hepatotóxico. A hepatotoxicidade ocorre em um pequeno número de casos, mas ela é menos frequente do que com outros anticonvulsivantes;[21] não se sabe se ela ocorre por hepatotoxicidade dose-dependente ou reação idiossincrásica do fármaco. Contudo, cães com concentrações séricas acima de 45 µg/mℓ apresentam alto risco.[21] A hepatotocixidade também promove modificações não patológicas nos testes hepáticos de laboratório clínico, em razão da indução enzimática. Os níveis séricos de fosfatase alcalina e das transaminases podem aumentar com a terapia prolongada. Esses aumentos não são, necessariamente, indicativos de doença hepática.[36] Existência de bilirrubinúria, bilirrubinemia, hipoalbuminemia e aumento sérico das concentrações de ácidos biliares são os melhores indicativos de possível hepatotoxicidade.[21] Raramente promove anemia.[16] Neutropenia e trombocitopenia também têm sido relatadas como sendo de risco de morte.[21] Hiperatividade paradoxal pode ocorrer, mas com menos frequência do que com a primidona. Recomenda-se hemograma completo e perfil bioquímico a cada 6 meses.[21]

Primidona

Primidona é um congênere próximo do fenobarbital. Foi aprovada pela Food and Drug Administration (FDA) para controle de convulsões associadas à epilepsia verdadeira (primária) em cães.[36] É metabolizada no fígado, dando origem aos metabólitos fenobarbital e ácido feniletil malônico, tendo atividade anticonvulsivante.[16] Alcança níveis séricos estáveis em 7 dias. É metabolizada pelo fígado e excretada pelos rins.[16]

A primidona é menos bem tolerada do que o fenobarbital em razão de seu potencial para induzir hepatotoxicidade. Portanto, não há razão para a utilização desse fármaco em cães. Também não é recomendada para uso terapêutico em gatos. Os gatos metabolizam a primidona para fenobarbital em menor extensão do que os cães. Esse pode ser o motivo de ser muito menos eficaz nos gatos do que nos cães.[36]

A dose recomendada para os cães é de 5 a 15 mg/kg, 3 vezes/dia ou 30 a 50 mg/kg/dia.[36] O nível sérico efetivo é de 15 a 40 µg/mℓ (fenobarbital) e 5 a 15 µg/mℓ (primidona); os efeitos colaterais são geralmente superiores aos do fenobarbital: sedação, hiperatividade paradoxal, poliúria, polifagia, polidipsia, necrose hepática (poucos indivíduos) e anemia (rara).[36]

Fenitoína e fosfenitoína

Fenitoína sódica. Anteriormente denominada "difenil-hidantoína", é derivada da hidantoína.[36] Foi sintetizada pela primeira vez em 1908, mas sua atividade anticonvulsivante somente foi descoberta em 1938.[3] É estruturalmente relacionada com os barbitúricos.[13] Seu mecanismo de ação está relacionado com a inibição de canais de sódio voltagem-dependentes,[3] estabilizando o estado de inatividade desses canais, produzindo, assim, um bloqueio dose-dependente de disparos repetidos e inibição da propagação da atividade convulsiva para áreas corticais adjacentes.[4]

Em cães, a meia-vida é de 4 horas enquanto em gatos é de 24 a 108 horas. É metabolizada pelo fígado e excretada pelos rins.[16]

Diferentemente da utilização em humanos, a administração parenteral em cães não é recomendada. Na administração por via intravenosa, esse fármaco provoca queda acentuada da pressão arterial, enquanto na administração por via intramuscular causa necrose e perdas teciduais consideráveis no local da aplicação.[36] A biodisponibilidade da fenitoína a partir da formulação em comprimidos é, em média, de 36% no cão. Essa baixa biodisponibilidade e a rápida depuração tornam esse fármaco ineficaz no controle das convulsões em cães. Quando administrada isoladamente, a fenitoína não pode ser considerada um fármaco satisfatório para o tratamento da epilepsia no cão.[36] Em razão das interações medicamentosas do fármaco e da hepatotoxicidade aumentada, uma combinação da fenitoína com o fenobarbital não é uma alternativa viável. No gato, a fenitoína é relativamente tóxica e geralmente indesejável como anticonvulsivante.[36]

As doses recomendadas variam de 6,6 a 35 mg/kg, 3 vezes/dia.[31] O nível sérico efetivo é de 10 a 20 µg/mℓ e os efeitos colaterais incluem anemia, hiperplasia gengival e hepatopatia.[37]

Fosfenitoína (Cerebyx®). Foi aprovada para uso em humanos em 1996; seu modo de ação é semelhante ao da fenitoína, sendo seu modo primário de ação a modulação dos canais de sódio voltagem-dependentes pelo prolongamento do estado de inativação desses canais. É solúvel em solução aquosa e rapidamente absorvida por via intramuscular; é rapidamente metabolizada em fenitoína por fosfatases. Efeitos colaterais são nistagmo, tontura, prurido, sonolência e ataxia. Pode causar hipotensão e arritmias cardíacas. Redução na dose em pacientes com alterações hepáticas ou renais tem sido sugerida em humanos.[4]

Benzodiazepínicos

Aumentam a inibição sináptica mediada pelo GABA. O receptor para benzodiazepínico é uma parte integrante do receptor $GABA_A$.[3] Os benzodiazepínicos utilizados em cães e gatos são: diazepam, clonazepam, clorazepato,[37] midazolam e lorazepam.[43]

Os benzodiazepínicos aumentam os efeitos inibitórios do GABA tanto no cérebro como na medula espinal. A tolerância à atividade anticonvulsivante do diazepam desenvolve-se no período de 1 semana no cão. Assim, o diazepam não é um anticonvulsivante eficaz para o tratamento crônico no cão. Entretanto, o diazepam intravenoso é o fármaco de escolha para o tratamento do estado epiléptico, tanto em cães quanto em gatos, porque atravessa a barreira hematencefálica muito rapidamente. Em gatos, é o anticonvulsivante de segunda escolha.[36]

Diazepam. Geralmente é administrado por via intravenosa em cães e gatos. Os metabólitos do diazepam (nordiazepam e oxazepam) são ativos, embora menos (25 a 33%) do que o composto original, mas com meia-vida ligeiramente mais longa (4 a 6 e 5,2 horas, respectivamente).[36] Diazepam é o fármaco mais utilizado no tratamento de SE, convulsões em grupos ou convulsões tóxicas.[21] Em cães, não é efetivo como fármaco anticonvulsivante oral[16] pela meia-vida curta e desenvolvimento de tolerância. Em contraste, em gatos é um fármaco anticonvulsivante oral efetivo.[43] A dose recomendada para gatos é de 1 a 2 mg cada 8 horas, e os efeitos colaterais incluem sedação e polifagia.[16] Necrose hepática fatal tem sido associada ao uso do diazepam oral em gatos, portanto nessa espécie recomenda-se a avaliação das enzimas hepáticas a cada semana ou mensalmente após o início da terapia. Por conta de seu efeito colateral em potencial para uso por via oral (VO), Dewey não considera ser uma opção viável de anticonvulsivante de manutenção para essa espécie.[43]

Clonazepam. Derivado benzodiazepínico, quimicamente é 5-(o-clorofenil)-1,3-di-hidro-7-nitro-2 H-1,4-benzodiazepin-2-ona. Mais potente do que o diazepam, é usado apenas no tratamento de emergência do estado epiléptico no cão.[36] É um benzodiazepínico de longa duração e efetivo para controle das crises refratárias a curto prazo.[21] Desenvolve tolerância dias a semanas após a administração por causa da indução de enzimática hepática; portanto, não é utilizado por via oral.[36] Quando utilizado, é administrado na dose de 0,06 a 0,2 mg/kg,[36] dividida a cada 6 ou 8 horas, associada ao fenobarbital, ou

1,5 mg/kg dividida em três doses diárias, se administrado isoladamente.[16] O nível sérico efetivo está entre 0,02 e 0,08 µg/mℓ, e a sedação é o efeito colateral observado.[16] Pode-se usar associado ao brometo de potássio até que esse fármaco alcance o seu efeito terapêutico (1 a 3 meses) e depois suspendê-lo. Nesse caso, a dose recomendada é de 0,5 mg/kg, 2 vezes/dia.[21]

Clorazepato. Benzodiazepínico que, algumas vezes, é efetivo quando associado ao fenobarbital e/ou ao brometo, em cães. Tem meia-vida de 3 a 6 horas em cães, após administração oral. Os níveis séricos do metabólito ativo – nordiazepam – tendem a diminuir com o tempo; assim, o aumento subsequente da dose geralmente é necessário. Clorazepato pode aumentar o nível sérico do fenobarbital, geralmente 1 mês após o início da terapia.[21]

A dose recomendada é de 2 a 6 mg/kg, 2 ou 3 vezes/dia.[16] Utiliza-se por via oral, para o tratamento domiciliar a curto prazo, em cães que apresentem convulsões em grupos.[1] O nível sérico é desconhecido e sedação é o efeito colateral observado.[16] A hepatotoxicidade é também um efeito colateral em potencial. O uso prolongado de clorazepato pode levar ao desenvolvimento de tolerância aos efeitos anticonvulsivantes.[1]

Brometo de potássio e brometo de sódio

O brometo de potássio é um anticonvulsivante seguro e efetivo em cães. Ele é a primeira terapia alternativa ao fenobarbital, e é comumente utilizado como anticonvulsivante inicial em cães de grande porte.[21,44] Foi utilizado em humanos no fim do século 19 até a introdução do fenobarbital no início do século 20.[21] O brometo é bem absorvido pelo trato gastrintestinal, com um pico de absorção em 90 minutos. A absorção aparentemente ocorre apenas no trato intestinal.[45] A meia-vida no cão é de aproximadamente 24 dias.[36] O brometo é eliminado lentamente no rim (provável reabsorção acentuada). Sua taxa de eliminação muda com a administração do sal. O aumento do sal na dieta elevará a taxa de eliminação do brometo (talvez devido à reabsorção preferencial), ao passo que a diminuição causará o oposto.[36] O mecanismo de ação exato do brometo é obscuro; pode ser relacionado com o movimento passivo preferencial do brometo sobre o cloreto através das membranas ativadas por GABA. O movimento preferencial ocorre porque o brometo tem um diâmetro hidratado menor do que o cloreto.[21] Em teoria, o brometo potencializa o efeito do neurotransmissor inibitório GABA pela competição com o cloreto em canais de membranas pós-sinápticas, desse modo hiperpolarizando a célula. Fármacos que aumentam a condutância do cloreto via atividade gabaérgica, como os barbitúricos, podem agir sinergicamente com o brometo, aumentando o limiar convulsivo.[21] O brometo de potássio ou de sódio pode ser administrado em cápsulas ou em solução. Recomenda-se iniciar com solução pela facilidade do ajuste da dose. Não há diferença entre o brometo de potássio e o brometo de sódio, contudo o brometo de potássio é preferível quando a ingestão de sódio precisar ser restringida (p. ex., na insuficiência cardíaca congestiva) e o brometo de sódio utilizado quando o potássio precisar ser restringido (p. ex., no hipoadrenocorticismo).

A terapia com brometo deverá ser iniciada em cães que apresentem epilepsia refratária ou se houver evidência de hepatoxicidade causada por utilização de terapia anticonvulsivante anterior.[21] A dose inicial é de 20 a 40 mg/kg/dia, sendo necessárias 2 a 3 semanas para se alcançarem níveis terapêuticos. A mensuração de níveis séricos deverá ser realizada entre 30 e 120 dias após o início da terapia.[21] As concentrações em estado de equilíbrio são atingidas entre 3 e 6 meses.[36] As concentrações terapêuticas ideais são 880 a 3.000 µg/mℓ.[21] Os efeitos colaterais do brometo são geralmente dose-dependentes[1] e incluem

ataxia e rigidez em membros pélvicos, sedação, vômitos, poliúria/polidipsia, polifagia com ganho de peso, hiperatividade e erupção cutânea.[43] Menos comumente, comportamento agressivo e pancreatite têm sido associados ao uso de brometo de potássio. Sugere-se que a ocorrência de pancreatite seja mais provável quando se utiliza o brometo associado com fenobarbital.[43] Alguns cães apresentam tosse persistente que desaparece logo após a suspensão da terapia com brometo de potássio.[43] A insuficiência renal diminui a eliminação do brometo, então em cães com isostenúria persistente ou azotemia, a dose inicial do brometo deverá ser reduzida à metade e as concentrações séricas de brometo monitoradas rigorosamente.[1]

O brometo pode ser efetivo em alguns gatos, embora pareça ser consideravelmente menos eficaz em gatos do que em cães. Além disso, 35 a 42% dos gatos que recebem brometo desenvolvem pneumonite (uma condição semelhante à bronquite asmática idiossincrásica), caracterizada por tosse e um padrão brônquico observado em radiografias torácicas. Esses sintomas desaparecem em 1 a 2 meses após a interrupção do medicamento. Em gatos, a dose recomendada é de 15 mg/kg, 2 vezes/dia, sendo a meia-vida de 11 dias para essa espécie.[43] Em razão da eficácia questionável desse fármaco e do risco de efeitos colaterais graves, o brometo não é recomendado para uso em gatos.

Flunarizina

Flunarizina reduz o influxo excessivo de cálcio para dentro dos neurônios, os quais têm a excitabilidade diminuída.[14] Na clínica do autor deste capítulo, é utilizada como medicação complementar em cães que apresentam controle parcial das crises convulsivas, após iniciar com medicamentos convencionais. A dose sugerida é de 1,25 a 10 mg/animal a cada 12 horas, em cães, e 2,5 mg/gato a cada 12 horas.

Carbamazepina, oxcarbazepina e acetato de eslicarbazepina

Carbamazepina, oxcarbazepina e acetato de eslicarbazepina pertencem à família dibenzazepina de FAE e agem primariamente como bloqueadores de canais de sódio. Contudo, acetato de eslicarbazepina é estruturalmente distinto, resultando em diferenças no metabolismo, farmacocinética e farmacodinâmica.[46]

Carbamazepina. Foi aprovada pela FDA para utilização em 1968.[4] É quimicamente derivada dos antidepressivos tricíclicos,[13] assemelhando-se a fármacos psicoativos, como imipramina e clorpromazina.[4] Seu mecanismo de ação é semelhante ao da fenitoína.[3] Compartilha algumas características estruturais com outros fármacos antiepilépticos, como fenitoína, clonazepam e fenobarbital.[4]

Causa autoindução de seu metabolismo (forte indutor enzimático).[3,13]

Em humanos, pode piorar crises mioclônicas juvenis e de ausência[4] e pode ser utilizado para tratar outras afecções, como dor neuropática e doença maníaco-depressiva.[4,13]

A dose varia de 4 a 10 mg/kg/dia, dividida a cada 8 ou 12 horas. O nível sérico em humanos é de 5 a 10 µg/mℓ e os efeitos colaterais incluem sedação, nistagmo, vômitos e hepatopatia.[16]

Oxcarbazepina (Trileptal®). É um cetoanálogo da carbamazepina.[3] Em humanos e nos gatos é rápida e quase que totalmente metabolizada em DH-OH-CBZ, principal metabólito e principal responsável pelo efeito anticonvulsivante em humanos. Em cães a biotransformação em DH-OH-CBZ é mínima e sua meia-vida é de apenas 4 horas.[14]

Seu mecanismo de ação é semelhante ao da carbamazepina. Apresenta uma ação adicional, agindo em canais de cálcio e potássio, contribuindo para o seu efeito terapêutico.[4] É um indutor enzimático menos potente do que a carbamazepina, não induzindo as enzimas hepáticas envolvidas na sua degradação.[3]

Em Berlim, não foi possível alcançar sucesso terapêutico com esse fármaco utilizado como monoterapia em cães epilépticos não tratados previamente, com uma dose total diária de 60 mg/kg.[14] Outro estudo mostrou que a oxcarbazepina administrada em cães epilépticos não oferece nenhuma vantagem em relação à carbamazepina.[47]

Acetato de eslicarbazepina (Aptiom® e Zebinix®). É um FAE aprovado nos EUA e na Europa como monoterapia ou terapia adjuvante para o controle de epilepsia de crises parciais. Seu mecanismo de ação é semelhante ao da oxcarbazepina, estabilizando o estado inativo dos canais de sódio voltagem-dependentes.[48] É rapidamente absorvido, independentemente da ingestão de alimentos, e 95% é metabolizado no seu metabólito mais ativo, a eslicarbazepina. A sua meia-vida é de 20 a 24 horas, alcançando os níveis séricos ideais entre 4 e 5 dias após o início do tratamento.[49]

Tem sido mostrado que acetato de eslicarbazepina pode ser efetivo como monoterapia em pacientes que tenham mudado de outro dibenzazepino, como carbamazepina ou oxcarbazepina, ou como fármaco adjuvante em pacientes tratados previamente com carbamazepina com controle inadequado das crises convulsivas, indicando que o uso de agentes dibenzazepinos diferentes podem fornecer benefícios quanto à eficácia, os quais refletem diferenças ocultas nos seus mecanismos de ação.[46] Em humanos é utilizada na dose única diária de 400 a 1.200 mg[48] como monoterapia ou associada mais comumente a carbamazepina ou valproato.[46] Os efeitos colaterais mais comuns relatados foram tontura, sonolência, dor de cabeça, diplopia, náuseas e vômitos.[48]

Ácido valproico

É um ácido monocarboxílico simples descoberto em 1963.[13] Tem mecanismo de ação semelhante ao da fenitoína e ao da carbamazepina em relação aos canais de sódio voltagem-dependentes,[3] porém menos intenso.[13] Também pode causar reduções pequenas de baixo limiar de corrente de cálcio do tipo T; outro mecanismo potencialmente importante envolve o metabolismo do GABA, estimulando a enzima produtora (ácido glutamínico descarboxilase) e inibindo as enzimas da degradação (GABA transaminase e semialdeído succínico desidrogenase).[3]

A dose recomendada varia de 15 a 200 mg/kg, VO, dividida a cada 6 ou 8 horas. O nível sérico em humanos é de 500 a 1.000 $\mu g/m\ell$ e os efeitos colaterais incluem sedação e hepatopatia.[16]

Progabide

Agente mimético do GABA. Utilizado como terapia complementar em alguns cães com bom sucesso, mas após várias semanas de tratamento, o fármaco foi suspenso devido ao aparecimento de lesões hepáticas graves.[14]

Vigabatrina

É estruturalmente derivada do GABA, sendo um inibidor da GABA transaminase ao determinar uma ligação covalente irreversível com a enzima. Em humanos, esse fármaco é bem tolerado e tem sido proposta sua utilização para crises parciais com ou sem generalização secundária.[22] Contudo, em ratos, camundongos e cães, promove o aparecimento de microvacúolos na substância branca encefálica nas doses de 50 a 100 mg/kg/dia. Dois cães apresentaram anemia hemolítica após o uso desse fármaco.[14]

Felbamato

É um dicarbamato aprovado pela FDA para crises parciais em 1993. Inibe respostas evocadas pelo receptor de glutamato subtipo NMDA e potencializa respostas evocadas pelo GABA em cultura de células em neurônios hipocampais de ratos.[3] Tem um fraco efeito na inibição de canais de sódio voltagem-dependentes.[13]

A meia-vida em cães é de 5 a 8 horas e a dosagem oral recomendada é de 15 a 60 mg/kg, 3 vezes/dia. Embora a maior parte do fármaco seja excretada pela urina em cães, algum metabolismo hepático ocorre, aumentando o potencial para interações entre fármacos, quando fenobarbital e felbamato são administrados concomitantemente.[50]

É um análogo estrutural do agente sedativo obsoleto meprobamato, mas sem propriedades marcantes, no que diz respeito à sedação e ao efeito miorrelaxante.[22] Em humanos, é indicado nas crises parciais com ou sem generalização secundária, em adultos, e na síndrome de Lennox-Gastaut.[22]

É utilizado no tratamento de crises parciais, na dose de 20 mg/kg, 3 vezes/dia. Os efeitos secundários potentes são discrasias sanguíneas e hepatopatias.[21] Recomendam-se hemograma completo e dosagens das enzimas hepáticas cada 2 ou 3 meses durante o tratamento para aferir efeitos adversos desse fármaco. No entanto, felbamato é usado infrequentemente em pacientes veterinários devido aos seus efeitos colaterais, pela interação com outros fármacos e pelo alto custo.[50] Por causa dos problemas de hepatotoxicidade e discrasias sanguíneas, um novo derivado do fármaco – fluorofelbamato – tem sido desenvolvido e está sendo submetido a ensaios clínicos para uso humano. Um aldeído reativo, formado durante o metabolismo do felbamato e que está ligado à hepatoxicidade do fármaco e aos efeitos adversos hematológicos, não é produzido durante o metabolismo do fluorofelbamato.

Topiramato

É um monossacarídeo derivado da frutose substituído por sulfamato.[4] Age em canais de sódio voltagem-dependentes, bloqueando disparos repetitivos,[4] de maneira similar à fenitoína.[3] Além disso, o topiramato ativa a corrente de potássio hiperpolarizada e também limita a ativação de receptores de glutamato do subtipo AMPA/cainato. Também causa fraca inibição sobre a anidrase carbônica.[3]

Foi aprovada como FAE para pacientes adultos ou pediátricos que apresentem convulsões parciais ou generalizadas.

Topiramato não é extensivamente metabolizado em cães e é primariamente excretado inalterado na urina,[51] Esse fármaco é rapidamente absorvido, chegando a concentrações plasmáticas em cães da raça Beagle saudáveis entre 0,6 e 3,8 horas após a ingestão e o nível sérico ideal é alcançado em alguns dias.[52,53] A ligação com proteínas plasmáticas é baixa como em humanos (8 a 13%) com um potencial relativamente baixo para interações com outros medicamentos.[53,54]

A dose de 5 a 10 mg/kg, 2 vezes/dia, tem sido sugerida como fármaco adicional no controle de crises parciais e generalizadas.[21] Topiramato pode ser administrado com ou sem alimentos.[54] Pacientes com comprometimento renal deverão ter uma redução de 50% da dose; contudo, essa redução não é necessária em pacientes com comprometimento hepático.[55,56] Transtornos gastrintestinais e irritabilidade são os efeitos colaterais primários.[21]

Lamotrigina

A lamotrigina (Lamictal®) é uma feniltriazina.[14] Os mecanismos de ação são compreendidos incompletamente; uma possibilidade envolve a inibição da liberação do glutamato que age nos canais de sódio.[3] Em cães, a meia-vida desse fármaco é de 2 a 5 horas, e é responsável pelo aparecimento de um metabólito cardioativo (N-metil) que causa prolongamento na condução atrioventricular dose-dependente.[14]

Gabapentina e pregabalina

Gabapentina e pregabalina são compostos relacionados, semelhantes ao aminoácido GABA. Apresentam propriedades anticonvulsivantes e antiálgicas.

Gabapentina. É um aminoácido solúvel em água originalmente projetado para ser um análogo mimético do GABA, capaz de penetrar o SNC. Surpreendentemente, não tem efeito direto de atividade em receptores de GABA.[4] Foi aprovada nos EUA como fármaco antiepiléptico e para o tratamento de dor neuropática.[45]

Pode promover a liberação não vesicular do GABA por mecanismo pouco compreendido. Liga-se a uma proteína nas membranas corticais com uma sequência de aminoácidos idênticas à subunidade $\alpha2\delta$ de canais de cálcio voltagem-dependentes do tipo T,[3,13] podendo modulá-los alostericamente.[4]

Em humanos, a gabapentina não é metabolizada e não é ligada às proteínas plasmáticas,[22] sendo eliminada completamente pelos rins;[50] não é um inibidor nem um indutor enzimático, não interferindo no metabolismo dos FAEs comumente utilizados.[22] Em cães, ela sofre metabolização hepática parcial.[50] A absorção no intestino depende do sistema transportador de aminoácidos, mostrando propriedade de saturabilidade: aumento da dose não significa aumento proporcional da quantidade absorvida.[13]

A meia-vida desse fármaco em cães é de 2 a 4 horas, o que requer administração frequente para alcançar o nível sérico ideal.[50] A gabapentina é bem absorvida em cães e alcança um pico sérico 1 a 3 horas após a ingestão, e 30 a 40% da administração oral sofrem metabolização hepática em N-metil-gabapentina.[11] Apesar de sofrer alguma metabolização hepática em cães, não há indução apreciável de enzimas microssomais hepáticas nessa espécie.[11]

A gabapentina tem eficácia limitada quando utilizada como monoterapia, de modo que é usada principalmente como terapia complementar.[13] Em gatos, foi utilizada na dose de 5 a 10 mg/kg a cada 12 horas, mas não há informação da sua eficácia e segurança em uso crônico.[11] A dose de 30 a 60 mg/kg (2 ou 3 vezes/dia) é sugerida para controle de crises generalizadas em cães. Dewey recomenda iniciar com 10 mg/kg, 3 vezes/dia.[11] Alguns cães necessitam de administração a cada 6 horas, o que dificulta a administração desse fármaco com segurança pelos proprietários.[43] Sedação é o efeito colateral primário desse fármaco.[21] Dewey observou que os cães apresentaram sedação e polifagia moderadas, com ganho de peso, com o uso desse fármaco.[11]

Pregabalina. É um novo FAE aprovado nos EUA e na Europa como terapia adjuvante no controle de crises convulsivas parciais e para o tratamento de dor neuropática diabética ou neuralgia pós-herpética em humanos adultos. Recentemente foi aprovada para tratamento de doenças de ansiedade na Europa.[57]

É análoga da gabapentina com afinidade por subunidades $\alpha2\delta$ de canais de cálcio-dependentes do tipo T.[11] Tanto a pregabalina quanto a gabapentina apresentam atividade antiepiléptica e nociceptiva similares. Dados preliminares em cães mostraram que é eficaz como fármaco adicional no controle das crises convulsivas.[11] Foi utilizada em seis cães com epilepsia refratária na dose de 2 a 4 mg/kg, 3 vezes/dia, VO, com fenobarbital, brometo de potássio ou ambos; quatro cães apresentaram redução da média de crises em torno de 59,3%, cinco apresentaram sedação e ataxia, enquanto em um deles o fármaco não foi eficaz.[50] Para evitar sedação e ataxia recomenda-se iniciar o tratamento na dose de 2 mg/kg, 2 a 3 vezes/dia, aumentando 1 mg/kg a cada semana até alcançar a dose desejada de 3 a 4 mg/kg.[58] Não há estudo farmacocinético em gatos, mas existem trabalhos que relataram o uso em felinos na dose de 1 a 2 mg/kg, 2 vezes/dia.[59]

Tiagabina

É um derivado do ácido nipecótico e foi aprovado pela FDA em 1998.[3] Foi projetada para inibir a captação do GABA com base no fato de que o ácido nipecótico inibe a captação do GABA pelas células da glia.[4] É capaz de atravessar a barreira hematencefálica aumentando a concentração do GABA,[13] inibindo o transportador de GABA 1 (GAT-1), reduzindo com isso a captação desse neurotransmissor para dentro dos neurônios e células gliais.[3]

A tiagabina não afeta o metabolismo hepático de outros fármacos antiepilépticos, mas sua meia-vida é diminuída por outros fármacos antiepilépticos indutores enzimáticos, como carbamazepina, fenitoína e barbitúricos.[4]

Levetiracetam

É um composto químico semelhante ao agente nootrópico piracetam.[22] Foi desenvolvido como análogo ao piracetam, que é utilizado para melhorar as funções cognitivas, demonstrando acidentalmente ter propriedades antiepilépticas.[13] Aprovado para uso nos EUA em 1999 e na Europa em 2000, tem propriedades antinociceptivas similar à gabapentina e à pregabalina.[60]

O mecanismo de ação é desconhecido. Nenhuma evidência de ação em canais de sódio dependentes de voltagem ou transmissão sináptica mediada pelo GABA/glutamato tem sido sugerida. Um local de ligação seletivo foi identificado em uma proteína vesicular sináptica (SV2A).[3] O levetiracetam desempenha um papel importante agindo na modulação da função da SV2A e na regulação da transmissão sináptica mediada pelo cálcio.[4] Levetiracetam tem baixo potencial para interações medicamentosas porque apresenta insignificante metabolismo hepático e ligação a proteínas, além da falta de indução ou inibição de metabolização pelas enzimas hepáticas.[61]

A administração oral em cães é aproximadamente 100% biodisponível, com meia-vida sérica de 3 a 4 horas; e 70 a 90% da dose administrada são excretados na urina inalterados,[11] apresentando mínima metabolização hepática.[50] Parece exercer seu efeito anticonvulsivante, persistindo mais do que a sua presença na corrente sanguínea, então os níveis séricos não condizem com a eficácia do levetiracetam e o monitoramento terapêutico do fármaco não é realizado em humanos.[11]

Levetiracetam também é disponibilizado em formulação parenteral. Um estudo farmacocinético avaliou a disposição desse fármaco em seis cães, após aplicação IV e IM. A dose de 20 mg/kg resultou em concentração sérica desejável em um período curto; com administração por via intramuscular, o pico de concentração foi alcançado em 40 minutos. Portanto, esse fármaco pode ser útil no tratamento de SE em cães, com a opção de administração por via intramuscular, se o acesso venoso não puder ser obtido.[50]

Embora em geral seja recomendado como fármaco adicional, tem sido utilizado como monoterapia em humanos.[11] Em cães, é utilizado como fármaco adicional para o controle de crises parciais e generalizadas na dose de 500 a 4.000 mg/dia.[21] A dose inicial recomendada é de 20 mg/kg, 3 vezes/dia; pode ser aumentada de 20 em 20 mg/kg até alcançar a eficácia. Em gatos, foi utilizada na dose de 20 mg/kg, VO, 3 vezes/dia, sem aparentes efeitos colaterais.[11] Poucos são os efeitos colaterais.[21] Em cães, os efeitos colaterais são sedação, ataxia, hiporexia e vômitos;[62] ao passo que em gatos são letargia e inapetência.[63] Em razão da escassez de efeitos colaterais e da falta de metabolização hepática, levetiracetam é o anticonvulsivante de escolha para pacientes com disfunção hepática.[43]

Levetiracetam mostrou ser eficaz em cães com epilepsia refratária ao fenobarbital com brometo de potássio.[45] O principal fator limitante é o alto custo desse medicamento.[50] Trabalhos mostram que gatos epilépticos refratários ao fenobarbital tratados com levetiracetam, tiveram uma redução significativa na frequência das convulsões. A dose utilizada foi de 20 mg/kg, 3 vezes/dia.[63] Outros relatos mostraram que esse medicamento pode ser utilizado como monoterapia em gatos epilépticos ou como medicação adjuvante ao fenobarbital em gatos após a ressecção cirúrgica de meningiomas intracranianos.[64]

Zonisamida

É um derivado da sulfonamida, originalmente desenvolvido para ser antibacteriano e que demonstrou acidentalmente ter propriedades antiepilépticas. Foi introduzido nos EUA em 2000.[50] Sua meia-vida em cães é de 15 a 20 horas, a qual é relativamente longa, quando comparada com outros FAEs, requerendo administração diária em apenas duas doses.[50] É excretada pelos rins, sendo 10% de forma inalterada e 80% após metabolizado hepática.[65]

Sabe-se que esse fármaco produz bloqueio em canais de sódio voltagem-dependentes[4] e canais de cálcio do tipo T.[3,4] Afeta também a transmissão dopaminérgica; portanto, em humanos pode ser útil em pacientes com doenças bipolares ou esquizofrenia.[4] Mostrou ser teratogênico em estudos com animais; deve ser utilizado com precaução em pacientes nefropatas e hepatopatas.[4]

Em um trabalho utilizado em 12 cães com epilepsia refratária, sete apresentaram melhora em 50% em relação à frequência, enquanto em outro estudo mais recente, nove de 11 cães refratários a outros antiepilépticos apresentaram média de redução das crises convulsivas em torno de 92,9%. Em dois gatos, utilizou-se esse fármaco com redução das crises em um deles; o outro felino apresentou anorexia com melhora após a suspensão.[11] Há relatos do uso envolvendo dois gatos saudáveis na dose de 10 mg/kg durante 9 semanas sem a presença de efeitos adversos, mas administração de 20 mg/kg, 2 vezes/dia em seis gatos acarretou efeitos colaterais, como anorexia, vômitos, diarreia, sonolência e ataxia em 50% dos animais avaliados.[66] Dados adicionais precisam ser obtidos em relação ao uso desse fármaco em gatos, antes de ser recomendado para essa espécie.[11]

É utilizado para controle de crises parciais e generalizadas, como monoterapia na dose de 3 a 7 mg/kg[65] ou 5 mg/kg,[21] 2 vezes/dia, ou como fármaco adicional na dose de 4 a 10 mg/kg, vezes/dia.[21] Os efeitos colaterais são sedação, ataxia, anorexia[21] e vômitos.[67]. Outros efeitos colaterais relatados são hepatopatia aguda,[68,69] acidose tubular renal[70,71] e neutropenia com ou sem anemia regenerativa concomitantes.[68] Exames hematológicos, perfil hepático e eletrólitos deverão ser realizados antes do início do tratamento, e monitoramento periódico durante o tratamento deverá ser realizado.[68] A zonisamida pode afetar a função tireoidiana com diminuição do T4 total e TSH, mas com os níveis séricos dentro da normalidade.[65]

Imepitoína (Pexion®)

A imepitoína, denominada "ELP 138", foi desenvolvida em 1990 e suspensa na fase I devido a diferenças metabólicas entre fumantes e não fumantes. Contudo, por conta de sua atividade anticonvulsivante em roedores e cães foi desenvolvida para uso clínico em cães com epilepsia idiopática.[27] Esse fármaco é um agonista parcial no sítio de ligação do benzodiazepínico no receptor do $GABA_A$, promovendo hiperpolarização do neurônio.[27] Além disso, bloqueia canais de cálcio voltagem-dependentes.[72] Foi aprovada em 2013 na Europa, em 2015 na Austrália e posteriormente nos EUA. É comercializada com o nome de Pexion®, em comprimidos de 100 e 400 mg.

A dose recomendada para cães é de 10 a 30 mg/kg, 2 vezes/dia. Inicia-se com a dose de 10 mg/kg, 2 vezes/dia; se não houver controle satisfatório das convulsões, em pelo menos 1 semana após o início do tratamento, pode-se realizar aumentos entre 50 e 100%, até alcançar a dose máxima de 30 mg/kg, 2 vezes/dia.[73] Imepitoina utilizada na dose máxima de 30 mg/kg, 2 vezes/dia é é bem tolerada em cães, com redução significativa na frequência mensal das convulsões, tanto nas crises parciais como nas crises generalizadas tônico-clônicas, mas não nas crises em grupos. A ocorrência de reações adversas é transitória e relacionadas com o sistema nervoso central.[74] A associação de fenobarbital ou brometo de potássio como fármaco complementar à imepitoína mostrou uma redução da frequência das crises em cães refratários à dose máxima da imepitoína (30 mg/kg, 2 vezes/dia).[75] Outro estudo que associou a imepitoína com fenobarbital mostrou uma redução da frequência de convulsões mensais em mais de 50% na maioria dos cães com epilepsia refratária. Nesse estudo, a dose eficaz da imepitoína foi de 5 mg/kg, 2 vezes/dia e a do fenobarbital foi de 1,5 mg/kg, 2 vezes/dia.[76] Recentemente foi demonstrado que, além da atividade anticonvulsivante, esse fármaco apresenta propriedades ansiolíticas. Cães que receberam doses diárias de 20 mg/kg, 2 vezes/dia mostraram alívio rápido de fobias e ansiedade, quando o fármaco foi utilizado associado com um programa de modificação comportamental.[77] As atividades ansiolíticas da imepitoína são similares às dos benzodiazepínicos, mas sem produzir reações adversas, como sedação.[78] Embora esse fármaco seja utilizado apenas em cães, um estudo que utilizou a imepitoína em gatos saudáveis e gatos epilépticos mostrou que o medicamento é seguro e eficaz também para felinos. Alguns animais do grupo dos gatos saudáveis apresentaram vômitos de forma temporária e intermitente, principalmente na 2ª e 3ª semanas do início do tratamento. No grupo dos gatos epilépticos, o fármaco se mostrou eficaz, pois 50% dos animais não apresentaram mais convulsões. A dose utilizada foi de 30 mg/kg e os efeitos colaterais foram brandos e transitórios: letargia, hiporexia e vômitos.[26]

A imepitoína promove o aumento significativo dos níveis séricos de colesterol, mas em relação aos hormônios tireoidianos não há alterações como ocorrem com o uso do fenobarbital.[79]

Canabidiol

Canabidiol foi aprovado nos EUA e na Europa para uso em crianças com 1 ano ou mais que apresentem síndrome de Dravet e síndrome de Lennox-Gastaut.[55] *Canabis sativa* tem um componente psicoativo, tetra-hidrocanabinol, com efeitos psicóticos e responsável por alteração cognitiva. Contudo, o agente canabinoide derivado da planta, o canabidiol, apresenta propriedades antipsicóticas e pode ser um agente promissor no tratamento da esquizofrenia em humanos e outras doenças neuropsiquiátricas.[80,81]

Em medicina veterinária, o uso de canabidiol teve início em 2010. É utilizado em cães no controle de dores articulares,[82] epilepsia e recentemente como ansiolítico.[83,84] Cães que apresentam dor crônica associada com osteoartrite mostram um aumento no nível de atividade com o uso de canabidiol na dose de 2 mg/kg, 2 vezes/dia.[84] Era esperado que esse medicamento poderia ser útil no controle de convulsões em cães. Contudo, apesar de numerosos relatos de neurologistas veterinários apoiando os benefícios do canabidiol como um medicamento adjuvante, estudos controlados e publicados não mostraram diminuição significativa no número de convulsões nos grupos que receberam canabidiol.[83] Em um estudo envolvendo 18 cães que receberam terapia antiepiléptica tradicional, associou-se o canabidiol a 11 cães e placebo a sete animais; utilizou-se 2,5 mg/kg de canabidiol 2 vezes/dia. Dois cães do grupo que recebeu o canabidiol foram retirados do estudo porque desenvolveram ataxia locomotora. Os demais cães tiveram uma redução da atividade convulsiva em torno de 33%, mas ambos os grupos tiveram resultados similares em relação à resposta considerada ideal ao tratamento (redução da atividade convulsiva em 50% ou mais da frequência mensal das convulsões). Além disso, cães que receberam o canabidiol tiveram um aumento significativo da atividade da fosfatase alcalina sérica.[83]

Lacosamida

Lacosamida, também conhecida como harkerosida, é um anticonvulsivante aprovado nos EUA e na Europa em 2008, com o nome comercial de Vimpat®, para o tratamento adjuvante de convulsões parciais e dor neuropática.[70] O mecanismo de ação desse aminoácido funcional envolve canais de sódio voltagem-dependentes, aumentando a inativação lenta e, consequentemente, o período refratário do potencial de ação. Isso significa que a lacosamida afeta somente os neurônios que são despolarizados ou ativos por longos períodos, típico dos neurônios no foco da epilepsia.[85]

A dose recomendada para humanos é de 50 mg, 2 vezes/dia, podendo ser aumentada até 400 mg/dia. Estudos farmacocinéticos da lacosamida apoiam o uso potencial desse fármaco em cães,[70] mas eles não têm sido avaliados no cenário clínico. Embora a lacosamida e a rufinamida tenham obtido considerável popularidade no controle da epilepsia canina, dados científicos sobre sua segurança e eficácia são muito limitados, e o custo é frequentemente proibitivo.[86]

Retigabina (ezogabina – EUA)

É um fármaco antiepiléptico investigado com um novo mecanismo de ação que envolve a abertura de canais de potássio voltagem-dependentes dos neurônios, estabilizando o potencial de membrana e controlando a excitabilidade neuronal.[4] Foi aprovada para uso nos EUA (Potiga®) e na Europa (Trobalt®) em 2011 para uso como FAE adjuvante no controle de epilepsia parcial na dose de 600 a 1.200 mg/dia. Efeitos colaterais são sonolência, tontura, zumbido e vertigem.[87] Em 2017 foi descontinuada porque provocou descoloração da pele e alteração na retina em alguns pacientes.

Rufinamida (Banzel®, Inovel®)

Rufinamida (1,2,3-triazolcarboxamida) tem seu mecanismo de ação bloqueando canais de sódio.[4] É comercializada em comprimidos de 100, 200 e 400 mg. Rufinamida é indicada em humanos para o tratamento de epilepsia crônica, grave e com resistência a múltiplos fármacos em doenças como síndrome de Lennox-Gastaut. Também é útil para o tratamento de pacientes em *status epilepticus* refratários e como tratamento adjuvante de crises parciais em adultos e adolescentes.[88] Em cães, recomenda-se a dose de 20 mg/kg, 2 vezes/dia, após um estudo farmacocinético realizado em animais normais,[89] mas até o momento não há relato de uso em cães epilépticos.

Talampanel e perampanel

Talampanel[15] e perampanel[36] são antagonistas de receptores AMPA/cainato que inibem a ação do glutamato.[4] Não age diretamente no receptor AMPA, mas em um sítio alostérico referido como receptor GYKI. Foi desenvolvido como um antagonista não competitivo de receptor AMPA de uma série de 2,3-benzodiazepínicos novos. Essa molécula, embora similar em estrutura aos convencionais 1,4-benzodiazepínicos, não compartilha a mesma farmacologia, não interagindo no complexo receptor benzodiazepínico-GABA.[15] Talampanel foi descontinuado prematuramente em razão de seu perfil cinético e de tolerabilidade desfavoráveis, enquanto perampanel foi aprovado na Europa e nos EUA com o nome comercial Fycompa®. A dose recomendada para humanos é 2 mg/dia, 1 vez/dia, podendo

ser aumentada até 4 a 8 mg/dia, 1 vez/dia.[26] Evidências clínicas mostraram recentemente que o perampanel é também efetivo como monoterapia no tratamento de crises parciais.

Carisbamato (RWJ-333369) e cenobamato

Carisbamato (Comfyde®). É um monocarbamato com propriedades anticonvulsivantes e neuroprotetoras. Age inibindo os canais de cálcio tipo-T como um dos mecanismos de ação.[90] Tem sido utilizado para controle de crises convulsivas parciais em humanos.[91] Um estudo com pacientes que apresentavam enxaqueca demonstrou que esse fármaco não mostrou ser eficaz no controle dessa doença em relação ao grupo placebo.[92]

Cenobamato (Xcopri®). É um novo FAE aprovado pela FDA em 2019. É um tetrazol alquil carbamato que age reduzindo a excitabilidade dos neurônios pela potencialização da inativação dos canais de sódio voltagem-dependentes nas fases rápidas e lentas, aumentando o período refratário.[93] Age também como modulador alostérico positivo com alta afinidade em receptores $GABA_A$, ligando-se em locais não benzodiazepínicos.[94] Em ensaios clínicos apresentou redução de crises em todos os tipos de convulsões, incluindo parciais motoras, parciais com alteração de consciência e tônico-clônicas parciais ou generalizadas.[93] Além da sua atividade antiepiléptica, apresenta propriedade neuroprotetora, aumentando os níveis de fatores antiapoptóticos e reduzindo os níveis de fatores pró-apoptóticos, os quais inibem a apoptose e consequentemente aumentam a sobrevivência dos neurônios; essa propriedade permite a sua utilização em procedimentos neurocirúrgicos e trauma no SNC.[94] Os efeitos colaterais mais comuns associados a esse FAE estão relacionados com o SN, primariamente sonolência, tontura, e distúrbios de marcha, cuja incidência está relacionada com a dose.[93,94]

Seletracetam e brivaracetam

Seletracetam e brivaracetam são uma pirrolidona derivada do levetiracetam.[4] Estudos farmacológicos realizados em animais sugerem que esses fármacos têm uma afinidade pelo sítio de ligação SVA2, 10 vezes maior do que o levetiracetam.[95] O seletracetam é rápida e altamente absorvido; parece não inibir nem induzir as principais enzimas que metabolizam fármacos; demonstra pouca ligação a proteínas plasmáticas (< 10%), o que sugere baixo potencial para interações entre fármacos.[95] O brivaracetam também tem a habilidade de inibir os canais de sódio. É de baixa toxicidade aguda, e o órgão-alvo para efeitos tóxicos é o sistema hepatobiliar.[25] O seletracetam estava em andamento nos testes clínicos na fase II, mas em 2007 foi colocado em espera. Embora essa fase tenha mostrado sucesso, era menor do que o esperado em relação à *performance* desse fármaco em modelos animais.[96] Em 2010 o seletracetam foi interrompido em favor do desenvolvimento do brivaracetam,[97] que foi aprovado em 2016 com o nome comercial de Briviact®. É utilizado em humanos para o tratamento de crises parciais com ou sem generalização, associada a outros FAEs. Efeitos colaterais mais comuns são sonolência, tontura, náuseas, vômitos e, mais raramente, alteração na coordenação e mudanças comportamentais.[98]

Stiripentol

Stiripentol é atualmente um fármaco eficiente para terapia adjuvante em epilepsias infantis, porque melhora a eficácia dos FAEs por meio de sua inibição potente do sistema microssomal hepático P-450. Além disso, age diretamente reduzindo crises convulsivas em vários modelos animais de epilepsia, sugerindo que possa ter algum efeito anticonvulsivante. Seu mecanismo de ação é desconhecido, mas evidências sugerem um efeito semelhante ao do barbitúrico, aumentando a transmissão central do GABA.[99] Nos EUA e na Europa é utilizada em humanos, associada ao clobazam e ao valproato de sódio para controle de convulsões generalizadas tônico-clônicas em crianças e adolescentes com síndrome de Dravet.[55]

Outros procedimentos utilizados para o controle de crises convulsivas

Estimulação vagal

Em humanos refratários à terapia antiepiléptica, a estimulação vagal pode ser uma alternativa para o controle das crises convulsivas. Um marca-passo é implantado no subcutâneo e, quando ativado, estimulará o nervo vago no pescoço. A base para o seu efeito anticonvulsivante é pelo envolvimento de muitos neurônios aferentes viscerais gerais no nervo vago e suas sinapses no núcleo do trato solitário. Este tem numerosas conexões corticais e subcorticais que, quando estimuladas, podem interromper a atividade convulsivante.[1] Um estudo em cães mostrou que pode ser uma alternativa efetiva nessa espécie.[100] Um procedimento prático, que envolve a estimulação de neurônios aferentes para interromper a atividade convulsivante, é a compressão ocular.[101] Nessa técnica, o globo ocular é intermitentemente comprimido para dentro da órbita, utilizando-se pressão digital aplicada à pálpebra superior de um ou ambos os globos oculares. A duração de cada compressão ocular é de 10 a 60 segundos. A compressão ocular é prescrita em intervalos de 5 minutos.[101]

Calosotomia

Calosotomia poderia ser uma opção, mas até o momento esse procedimento cirúrgico não tem sido explorado em cães.[1] A calosotomia foi desenvolvida como uma alternativa para controle das crises convulsivas em cães por Bagley *et al.*[102] Nessa técnica realiza-se a craniotomia rostrotentorial bilateral e secciona-se o corpo caloso parcialmente, para que não ocorra propagação de foco epiléptico de um hemisfério para o outro.[102]

REFERÊNCIAS BIBLIOGRÁFICAS

1. Thomas WB, Dewey CW. Seizures and narcolepsy. In: Dewey CW, editor. A practional guide to canine & feline neurology. Iowa: Wiley-Blackwell; 2008. p. 237-59.
2. Thomas WB. Idiopathic epilepsy in dogs and cats. Vet Clin North Am Small Anim Pract. 2010;40(1):161-79.
3. McNamara JO. Pharmacotherapy of the epilepsies. In: Bruton LL, Lazo JS, Parker KL. Goodman & Gilman's The pharmacological basis of therapeutics. 11. ed. New York: McGraw-Hill Medical Publishing Division; 2006. p. 501-25.
4. Le Duc B. Antiseizures drugs. In: Lemke TL *et al.* Foye's principles of medical chemistry. 6. ed. Philadelphia: Wolters Kluwer/Lippincot Wilkins; 2008. p. 521-46.
5. Thomas WB. Idiopathic epilepsy in dogs. Vet Clin North Am Small Anim Pract. 2000;30(1):183-206.
6. Coates JR, Bergman RL. Seizures in young dogs and cats: pathophysiology and diagnosis. Compendium of Continuous Education. 2005;447-59.
7. March PA. Seizures: classification, etiologies, and pathophysiology. Clin Tech Small Anim Pract. 1998;13(3):119-31.
8. Podell M. Seizures in dogs. Vet Clin North Am Small Anim Pract. 1996; 26(4):779-809.
9. Gandini G *et al.* Cerebrum. In: Jaggy A, editor. Small animal neurology. Hannover: Schlütersche; 2010. p. 427-66.
10. De Lahunta A, Glass E. Veterinary neuroanatomy and clinical neurology. 3. ed. St Louis: Saunders Elsevier; 2009. p. 454-75.
11. Dewey CW. New maintenance anticonvulsant therapies for dogs and cats. In: Bonagura JD, Twedt DC, editors. Kirk's current veterinary therapy XIV. St Louis: Saunders Elsevier; 2009. p. 1066-69.
12. Lowenstein DH. Crises epilépticas e epilepsia. In: Fauci AS *et al.*, editores. Harrison medicina interna. 17. ed. v. II. Rio de Janeiro: McGraw Hill; 2009. p. 2498-512.
13. Rang HP, Dale MM, Ritter JM *et al.* Farmacologia. 6. ed. Rio de Janeiro: Elsevier; 2008. p. 575-87.
14. Schwartz-Porsche D. Seizures. In: Braund KG. Clinical syndromes in veterinary neurology. 2. ed. Missouri: Mosby-Year Book Inc.; 1994. p. 234-51.
15. Howes JF, Bell C. Part 2: Progress in current AED development: the drugs talampanel. Neurotherapeutics. 2007;4(1):126-9.
16. Chrisman CL. Problems in small animal neurology. 2. ed. Philadelphia: Lea & Febiger; 1991.
17. Jaggy A, Bernardini M. Idiopathic epilepsy in 125 dogs: a long-term study. Clinical and electroencephalographic findings. J Small Anim Pract. 1998;39(1):23-9.
18. Parent JML, Quesnel AD. Seizures in cats. Vet Clin North Am Small Anim Pract. 1996;26(4):811-25.
19. Podell M. Treatment of *status* epilepticus. In: Bonagura JD, Twedt DC, editors. Kirk's current veterinary therapy XIV. Missouri: Saunders Elsevier; 2009. p. 1062-5.
20. Berendt M, Gram L. Epilepsy and seizure classification in 63 dogs: a reappraisal of veterinary epilepsy terminology. J Vet Intern Med. 1999;13(1):14-20.
21. Lorenz MD, Kornegay JN. Handbook of veterinary neurology. 4. ed. St Louis: Elsevier Science; 2004. p. 323-44.
22. Arandas FS, Sena EP. Drogas antiepilépticas. In: Silva P editor. 7. ed. Rio de Janeiro: Guanabara Koogan; 2006. p. 416-23.
23. Platt SR, Haag M. Canine *status* epilepticus: a retrospective study of 50 cases. J Small Anim Pract. 2002;43(4):151-3.
24. Berendt M, Gredal H *et al.* Premature death, risk factors, and life patterns in dogs with epilepsy. J Vet Intern Med. 2007;21(4):754-9.
25. Rosenstiel P. Brivaracetam (UCB 34714). Neurotherapeutics. 2007;4(1):84-7.
26. Engel O, Klopmann T, Maiolini A, Revilla JF, Tipold A. Imepitoin is well tolerated in healthy and epileptic cats. BMC Vet Res. 2017;13(1):172.
27. Rieck S, Rundfeldt C, Tipold A. Anticonvulsant activity and tolerance of ELB138 in dogs with epilepsy: a clinical pilot study. The Vet. J. 2006;172(1):86-95.
28. Pakozdy A, Leschnik M, Tichy AG, Thalhammer Johann G. Retrospective clinical comparison of idiopathic *versus* symptomatic epilepsy in 240 dogs with seizures. Acta Vet Hung. 2008;56(4):471-83.
29. Patterson EE, Armstrong PJ, O'Brien DP, Roberts MC, Johnson GS, Mickelson JR. Clinical description and mode of inheritance of idiopathic epilepsy in English springer spaniels. J Am Vet Med Assoc. 2005;226(1):54-8.
30. Casal ML, Munuve RM, Janis MA, Werner P, Henthorn PS. Epilepsy in Irish Wolfhounds. J Vet Intern Med. 2006;20(1):131-5.
31. Licht BG, Lin S, Luo Y, Hyson LL, Licht MH, Harper KM. Clinical characteristics and mode of inheritance of familial focal seizures in standard poodles. J Am Vet Med Assoc. 1997;231(10):1520-8.
32. Podell M, Fenner WR, Powers JD. Seizure classification in dogs from a nonreferral-based population. J Am Vet Med Assoc. 1995;206(11):1721-8.
33. Heynold Y, Faissler D, Steffen F, Jaggy A. Clinical, epidemiological and treatment results of idiopathic epilepsy in 54 Labrador retrievers: a long term study. J Small Anim Pract. 1997;38(1):7-14.
34. Schriefl S, Steinberg TA, Matiasek K, Ossig A, Fenske N, Fischer A. Etiologic classification of seizures, signalment, clinical signs, and outcome in cats with seizure disorders: 91 cases (2000-2004). J Am Vet Med Assoc. 2008;233(10):1591-7.
35. Chandler K. Canine epilepsy: what can we learn from human seizure disorders? Vet J. 2006;172(2):207-17.
36. Boothe DM. Drogas anticonvulsivantes e agentes analépticos. In: Adams HR. Farmacologia e terapêutica em veterinária. Rio de Janeiro: Guanabara Koogan; 2003. p. 299-317.
37. Saito M, Sharp NJ, Olby NJ, Muñana KR. Risk factors for development of *status* epilepticus in dogs with idiopathic epilepsy and effects of *status* epilepticus on outcome and survival time: 32 cases (1990-1996). J Am Vet Med Assoc. 2001;219(5):618-23.
38. Zimmermann R, Hülsmeyer VI, Sauter-Louis C, Fischer A. Status epilepticus and epileptic seizures in dogs. J Vet Intern Med. 2009;23(5):970-6.
39. Platt SR, McDonnell JJ. Status epilepticus: patient management and pharmacologic therapy. Compendium Contin Educ Pract Vet. 2000;22(8):722-9.
40. Platt SR, Randell SC, Scott KC, Chrisman CL, Hill RC, Gronwall RR. Comparison of plasma benzodiazepine concentrations following intranasal and intravenous administration of diazepam to dogs. Am J Vet Res. 2000;61(6):651-4.
41. Papich MG. Saunders handbook of veterinary drugs. 2. ed. St Louis: Saunders Elsevier; 2007. 740 p.
42. Platt SR, McDonnell JJ. Status epilepticus: managing refractory cases and treating out-of-hospital patients. Compendium Contin Educ Pract Vet. 2000; 8:732-41.
43. Dewey CW. Anticonvulsant therapy in dogs and cats. Vet Clin North Amer Small Anim Pract. 2006;36(5):1107-27.
44. Quesnel AD, Parent JM, McDonell W. Clinical management and outcome of cats with seizure disorders: 30 cases (1991-1993). J Am Vet Med Assoc. 1997;210(1):72-7.
45. Podell M, Fenner WR. Use of bromide as an antiepileptic drug in dogs. Comp Cont Educ Pract Vet. 1994;16:767-74.

46. Lawthom C, Peltola J, McMurray R, Dodd E, Villanueva V. Dibenzazepine agents in epilepsy: how does eslicarbazepine acetate differ? Neurol Therapy 2018;7(2):195-206.

47. Schicht S, Wigger D, Frey HH. Pharmacokinetics of oxcarbazepine in the dog. Vet Pharm Therap. 1996;19(1):27-31.

48. Tambucci R, Basti C, Maresca M, Coppola G, Verrotti A. Update on the role of eslicarbazepine acetate in the treatment of partial-onset epilepsy. Neuropsychiatr Dis Treat. 2016;23(12):1251-60.

49. Almeida L, Falcão A, Maia J et al. Single-dose and steady-state pharmacokinetics of eslicarbazepine acetate (BIA 2-093) in healthy elderly and young subjects. J Clin Pharmacol. 2005;45(9):1062-6.

50. Muñana KR, Newer options for medically managing refractory canine epilepsy. Vet Med. 2009;104(7):342-8.

51. Caldwell GW, Wu WN, Masucci JA, Mckown LA et al. Metabolism and excretion of the antiepileptic/antimigraine drug, topiramate in animals and humans. Eur J Drug Metab Pharmacokinet. 2005;30(3):151-64.

52. Streeter AJ, Stahle PL, Holland ML, Pritchard JF, Takacs AR. Pharmacokinetics and bioavailability of topiramate in the beagle dog. Drug Metab Dispos. 1995;23(1):90-3.

53. Bialer M, Doose DR, Murthy B, Curtin C et al. Pharmacokinetic interactions of topiramate. Clin Pharmacokinet. 2004;43(12):763-80.

54. Platt S. Topiramate. In: Risio L. Platt S. Canine and feline epilepsy. Boston: CABI; 2014. p. 458-62.

55. Chiron C. Stiripentol for the treatment of seizures associated with Dravet syndrome. Expert Rev Neurother. 2019;19(4):301-10.

56. Garnett WR. Clinical pharmacology of topiramate: a review. Epilepsia 2000;41 (S1):561-5.

57. Taylor CP, Angelotti T, Fauman E. Pharmacology and mechanism of action of pregabalina: the calcium channel α_2-δ (alpha$_2$-delta) subunit as a target for antiepileptic drug discovery. Epilepsy Res. 2007;73(2):137-50.

58. Dewey CW, Cerda-Gonzalez S, Levine JM. Pregabalin as an adjunct to phenobarbital, potassium bromide, or a combination of phenobarbital and potassium bromide for treatment of dogs with suspected idiopathic epilepsy. J Am Vet Med Assoc. 2009;235(12):1442-9.

59. Muñana KR. Up-date: seizure management in small animal practice. Vet Clin North Am Small Anim Pract. 2013;43(5): 1127-47.

60. Risio L. Levetiracetam. In: Risio L. Platt S. Canine and feline epilepsy. Boston: CABI; 2014; p. 425-38.

61. Isoherraren N, Yagen B, Soback S, Roeder M, Schurig V, Bialer M. Pharmacokinetics of levetiracetam and its enantiomer (R)-a-ethyl-2-oxo-pyrrolidine acetamide in dogs. Epilepsia 2001;42(7):825-30.

62. Muñana KR, Thomas WB, Inzana KD, Nettifee-Osborne JA et al. Evaluation of levetiracetam as adjunctive treatment for refractory canine epilepsy: a randomized, placebo-controlled, crossover trial. J Vet Intern Med. 2012:26(2):341-8.

63. Bailey KS, Dewey CW, Boothe DM, Barone G, Kortz GD. Levetiracetam as an adjunct to phenobarbital treatment in cats with suspected idiopathic epilepsy. J Am Vet Med Surg. 2008;232(6):867-72.

64. Bailey KS, Dewey CW. The seizuring cat: diagnostic work-up and therapy. J Feline Med Surg. 2009;11(5):385-94.

65. Boothe DM, Perkins J. Disposition and safety of zonisamide after intravenous and oral single dose and oral multiple dosing in normal hound dogs. J Vet Pharmacol Ther. 2008;31(6):544-553.

66. Hasegawa D, Kobayashi M, Kuwabara T, Ohmura T et al. Pharmacokinetics and toxicity of zonisamide in cats. J Feline Med Surg. 2008;10(4):418-21.

67. Dewey CW, Guiliano R, Boothe DM, Berg JM et al. Zonisamide therapy for refractory idiopathic epilepsy in dogs. J Am Anim Hosp Assoc 2004;40(4):285-91.

68. Risio L. Zonisamide. In: Risio L, Platt S. Canine and feline epilepsy. Boston: CABI; 2014. p. 414-24.

69. Miller ML, Center SA, Randolph JF, Lepherd ML et al. Apparent acute idiosyncratic hepatic necrosis associated with zonisamise administration in a dog. J Vet Intern Med. 2011;25(5):1156-60.

70. Martinez SE, Bowen KA, Remsberg CM, Takemoto JK et al. High-performance liquid chromatographic analysis of lacosamide in canine serum using ultraviolet detection: application to pre-clinical pharmacokinetics in dogs. Biomed Chromatogr. 2012;26(5):606-9.

71. Cook AK, Allen A, Espinosa D, Barr J. Renal tubular acidosis associated with zonisamide therapy in a dog. J Vet Intern Med 2011;25(6):1454-57.

72. Bialer M, Johannessen SI, Kupferberg HJ, Levy RH et al. Progress report on new antiepileptic drugs: a summary of the fourth Eilat conference (EILAT IV). Epilepsy Res. 1999;34(1):1-41.

73. Risio L. Imepitoin (Pexion®). In: Risio L. Platt S. Canine and feline epilepsy. Boston: CABI; 2014; p. 496-502.

74. Rundfeldt C, Tipold A, Loscher W. Efficacy, safety, and tolerability of imepitoin in dogs with newly diagnosed epilepsy in a randomized controlled clinical study with long-term follow up. BMC Vet Res. 2015;11:228.

75. Royaux E, Van Ham L, Broeckx BJG, Soens IV et al. Phenobarbital or potassium bromide as an add-on antiepileptic drug for the management of canine idiopathic epilepsy refractory to imepitoin. Vet J. 2017;220:51-54.

76. Webler J, Rundfeldt C, Loscher W, Kostic D et al. Clinical evaluation of a combination therapy of imepitoin with phenobarbital in dogs with refractory idiopathic epilepsy. BMC Vet Res. 2017;13(1):33.

77. McPeake KJ, Mills DS. The use of Imepitoin (Pexion®) on fear and anxiety related problems in dogs: a case series. BMC Vet. Res. 2017;13(1):173.

78. Engel O, Masic A, Landsberg G, Brooks M, Mills DS, Rundfeldt C. Imepitoin shows benzodiazepine-like effects in models of anxiety. Front Pharmacol. 2018;9:1125.

79. Bossens K, Daminet S, Duchateau L, Rick M, Van Ham L, Bhatti S. The effect of imepitoin, a recent developed antiepileptic drug, on thyroid parameters and fat metabolism in healthy Beagle dogs. Vet J. 2016;213:48-52.

80. Iseger TA, Bossong MG. A systematic review of the antipsychotic properties of cannabidiol in humans. Schizophr Res. 2015;162(1-3):153-61.

81. Crippa JA, Guimaraes FS, Campos AC, Zuardi AW. Translational investigation of the therapeutic potential of cannabidiol (CBD): toward a new age. Front Immunol. 2018;9:2009.

82. Gamble LJ, Schwark WS, Mann S, Wolfe L et al. Pharmacokinetics, safety, and clinical efficacy of cannabidiol treatment in osteoarthritic dogs. Front Vet Sci. 2018;5:165.

83. McGrath S, Bartner LS, Rao S, Packer RA, Gustafson DL. Randomized blinded controlled clinical trial to assess the effect of oral cannabidiol administration in addition to conventional antiepileptic treatment on seizure frequency in dogs with intractable idiopathic epilepsy. J Am Vet Med Assoc. 2019;254(11):1301-8.

84. Morris EM, Kitts-Morgan SE, Spangler DM, McLeod KR et al. The impact of feeding cannabidiol (CBD) containing treats on canine response to a noise-induced fear response test. Front Vet Sci. 2020;7:569565.

85. Errington AC, Stöhr T, Heers C, Lees G. The investigational anticonvulsant lacosamide selectively enhances slow inactivation of voltage-gated sodium channels. Mol Pharmacol. 2008;73(1):157-69.

86. Bhatti SFM, De Risio L, Muñana K, Penderis J et al. International Veterinary Epilepsy Task Force consensus proposal: medical treatment of canine epilepsy in Europe. BMC Vet Res. 2015;11:176.

87. Porter RJ, Partiot A, Sachdeo R, Nohria V et al. Randomized, multicenter, dose-ranging trial of retigabine for partial-onset seizures. Neurology. 2007;68(15):1197-204.

88. Wheless JW, Vazquez B. Rufinamide: a novel broad-spectrum antiepileptic drug. Epilepsy Curr. 2010;10(1):1-6.

89. Wright HM, Chen AV, Martinez SE, Davies NM. Pharmacokinetics of oral rufinamide in dogs. J Vet Pharmacol Ther. 2012;35(6):529-33.

90. Kim DY, Zhang FX, Nakanishi ST, Mettler T et al. Carisbamate blockade of T-type voltage-gated calcium channels. Epilepsia. 2017;58(4):617-26.

91. Novak GP, Kelley M, Zannikos P, Klein B. Carisbamate (RWJ-333369). Neurotherapeutics. 2007;4(1):106-9.

92. Cady RK, Mathew N, Diener HC, Hu P et al. Evaluation of carisbamate for the treatment of migraine in a randomized, double-blind trial. Headache. 2009;49(2):216-26.

93. Guinet M, Campbell A, White HS. Cenobamate (XCOPRI): Can preclinical and clinical evidence provide insight into its mechanism of action? Epilepsia. 2020;61(11):2329-39.

94. Wicinski M, Puk O, Malinowski B. Cenobamate: neuroprotective potential of a new antiepileptic drug. Neurochem Res. 2021;46(3):439-46.

95. Bennett B, Matagne A, Michel P, Leonard M, Cornet M, Meeus MA et al. Seletracetam (UCB 44212). Neurotherapeutics. 2007;4(1):117-22.

96. Pollard JR. Seletracetam, a small molecule SV2A modulator for the treatment of epilepsy. Curr Opin Investig Drugs. 2008;9(1):101-7.

97. Malykh AG, Sadaie MR. Piracetam and piracetam-like drugs: from basic science to novel clinical applications to CNS disorders. Drugs. 2010;70(3):287-312.

98. Bresnahan R, Panebianco M, Marson AG. Brivaracetam add-on therapy for drug-resistant epilepsy. Cochrane Database Syst Rev. 2019;3(3):CD011501.

99. Quilichini PP, Chiron C, Gozlan H, Bem-Ari Y. Stiripentol, a putative antiepileptic drug, enhances the duration of opening of GABA-A receptor channels. Epilepsia. 2006;47(4):704-16.

100. Muñana KR, Vitek SM, Tarver WB, Saito M, Skeen TM, Sharp NJH et al. Use of vagal nerve stimulation as a treatment for refractory epilepsy in dogs. J Am Vet Med Assoc. 2002;221(7):977-83.

101. Speciale J, Stahlbrodt JE. Use of ocular compression to induce vagal stimulation and aid in controlling seizures in seven dogs. J Am Vet Med Assoc. 1999;214(5):663-5.

102. Bagley RS, Baszler TV, Harrington ML et al. Clinical effects of longitudinal division of the corpus callosum in normal dogs. Vet Surg. 1995;24(2):122-7.

BIBLIOGRAFIA

Bielfelt SW, Redman HC, McClellan RO. Sire- and sex-related differences in rates of epileptiform seizures in a purebred beagle dog colony. Am J Vet Res. 1971;32(12):2039-48.

Breitschwerdt EB, Breazile JE, Broadhurst JJ. Clinical and electroencephalographic findings associated with ten cases of suspected limbic epilepsy in the dog. J Am Anim Hosp Assoc. 1979;15:37-50.

Cash WC, Blauch BS. Jaw snapping syndrome in eight dogs. J Am Vet Med Assoc. 1979;175(7):709-10.

Cunningham JG, Farnbach GC. Inheritance and idiopathic canine epilepsy. J Am Anim Hosp Assoc. 1988;24:421-4.

Daminet S, Paradis M, Refsal KR, Price C. Short term influence of prednisone and phenobarbital on thyroid function in euthyroid dogs. Can Vet J. 1999;40(6):411-5.

Dodman NH, Knowles KE, Shuster L, Keen LC et al. Behavioral changes associated with suspected complex partial seizures in bull terriers. J Am Vet Med Assoc. 1996; 208(5):688-9.

Dodman NH, Miczek KA, Knowles K et al. Phenobarbital-responsive episodic dyscontrol (rage) in dogs. J Am Vet Med Assoc. 1992;201(10):1580-3.

Engel J. Report of the ILAE classification core group. Epilepsia. 2006;47(9):1558-68.

Famula TR, Oberbauer AM, Brown KN. Heritability of epileptic seizures in the Belgian tervuren. J Small Anim Pract. 1997;38(8):349-52.

Gibbon KJ, Trempanier LA, Delaney FA. Phenobarbital-responsive ptyalism, dysphagia, and apparent esophageal spasm in a German shepherd puppy. J Am Anim Hosp Assoc. 2004;40(3):230-7.

Hall SJG, Wallace ME. Canine epilepsy: a genetic counselling programme for keeshonds. Vet Rec. 1996;138(15):358-60.

Haut SR, Hall CB, Masur J, Lipton RB. Seizure occurrence: precipitants and prediction. Neurology. 2007;69(20):1905-10.

Jaggy A, Faissler D, Gaillard C, Srenk P, Graber Hl. Genetic aspects of idiopathic epilepsy in Labrador retrievers. J Small Anim Pract. 1998;39(6):275-80.

Kathmann I, Jaggy A, Busato A, Bärtschi M, Gaillard C. Clinical and genetic investigations of idiopathic epilepsy in the Bernese mountain dog. J Small Anim Pract. 1999; 40(7):319-25.

Morita T, Shimada A, Hikasa Y, Takeuchi T, Hisaka Y, Sawada M et al. Clinicaneuropathologic findings of familial frontal lobe epilepsy in Shetland sheepdogs. Can J Vet Res. 2002;66(1):35-41.

Paterson EE, Mickelson JR, Da Y et al. Clinical characteristics and inheritance of idiopathic epilepsy in Viszlas. J Vet Intern Med. 2003;17(3):319-25.

Quesnel AD, Parent JM, McDonell W. Diagnosis evaluation of cats with seizure disorders: 30 cases (1991-1993). J Am Vet Med Assoc. 1997;210(1):65-71.

Schriefl S, Steinberg TA, Matiasek K, Ossig A, Fenske N, Fischer A. Etiologic classification of seizures, signalment, clinical signs, and outcome in cats with seizure disorders: 91 cases (2000-2004). J Am Vet Med Assoc. 2008; 233(10):1591-7.

Srenk P, Jaggy A. Interictal electroencephalographic findings in a family of golden retrievers with idiopathic epilepsy. J Small Anim Pract. 1996;37(7):317-21.

Stonehewer J, Mackin AJ, Tasker S, Simpson JW, Mayhew G. Idiopathic phenobarbital-responsive hypersialosis in the dog: an unusual form of limbic epilepsy? J Small Anim Pract. 2000;41(9):416-21.

Zifkin BG, Andermann F. Epilepsy with reflex seizures. In: Wyllie E, editor. The treatment of epilepsy: principles and practice. Philadelphia: Lea & Febiger; 1987. p. 614.

233
Doenças Vasculares

João Pedro de Andrade Neto

INTRODUÇÃO

Encefalopatias vasculares são raramente diagnosticadas em cães[1] e gatos.[2] Com o uso expandido de modalidades avançadas de imagem, como tomografia computadorizada (TC) e ressonância magnética (RM), anormalidades estruturais vasculares intracranianas estão sendo reconhecidas mais frequentemente.[1] O termo "acidente vascular encefálico" é definido como qualquer anormalidade encefálica resultante de um processo patológico comprometendo o seu suprimento sanguíneo.[3] Esses processos patológicos envolvendo vasos sanguíneos incluem oclusão do lúmen por um êmbolo ou trombo, ruptura da parede de um vaso sanguíneo, lesão ou alteração de permeabilidade da parede do vaso e aumento da viscosidade ou outras mudanças na qualidade do sangue.[3] De modo geral, os acidentes vasculares encefálicos (AVE) são classificados em hemorrágicos e isquêmicos.[4] AVE isquêmico resulta de oclusão de um vaso sanguíneo do encéfalo, por um trombo ou êmbolo, privando o encéfalo de oxigênio e glicose.[4] AVE hemorrágico resulta na ruptura da parede de um vaso sanguíneo dentro do parênquima encefálico ou espaço subaracnoide, causando hemorragia dentro ou ao redor do encéfalo.[3]

CONCEITO E CLASSIFICAÇÃO

Acidente vascular encefálico isquêmico

Isquemia é a redução, embora não necessariamente a interrupção, do fluxo sanguíneo no nível de comprometimento com a função normal. Esse comprometimento pode ser regional ou global.[4] Acidente vascular isquêmico focal ou regional é quando ocorre secundariamente a uma patologia vascular, limitando o fluxo sanguíneo regional de uma porção do encéfalo, enquanto o acidente vascular isquêmico global resulta de diminuição global da perfusão encefálica.[1] As causas de acidente vascular isquêmico global incluem hipotensão grave, doença pulmonar avançada, parada cardiorrespiratória, edema cerebral difuso ou acidente anestésico por insuficiente remessa de oxigênio até o encéfalo.[1]

Com uma capacidade limitada de armazenamento, o encéfalo depende de suprimento permanente de oxigênio e glicose para manutenção da função das bombas iônicas. Quando a pressão de perfusão cerebral cai abaixo de um limiar, a distribuição de oxigênio e glicose é comprometida. Como regra, desenvolve-se então a isquemia e progride em necrose de neurônios e elementos gliais, se não for restabelecida rapidamente a pressão de perfusão cerebral adequada. A área de tecido necrosado é denominada "infarto".[5] Portanto, *infarto* é definido como uma área de necrose isquêmica causada pela oclusão do suprimento sanguíneo arterial ou da drenagem venosa.[6] Um evento isquêmico pode ocorrer secundariamente ou à obstrução vascular local (trombo) ou à obstrução vascular por material transportado para o encéfalo a partir de um local distante (êmbolo).[5] Uma terceira forma de isquemia é denominada "vasospasmo", resultando em obstrução venosa ou arterial

transitória ou permanente. Se a constrição ou o espasmo vascular se resolver dentro de 24 horas é denominada "ataque isquêmico transitório", que consiste em déficit neurológico focal e breve. Essa forma de obstrução vascular provavelmente ocorre em animais, mas raramente é diagnosticada.[1] Em geral, os infartos resultam de oclusão arterial trombótica ou embólica; ocasionalmente, os infartos podem ocorrer a partir de outros mecanismos, incluindo o vasospasmo local, a hemorragia dentro de uma placa ateromatosa, ou por compressão extrínseca do vaso (p. ex., tumor).[6]

Várias são as classificações para os infartos encefálicos; em uma delas ele é referido de acordo com a extensão do território vascular, denominando-se "infarto territorial" quando compromete vasos de grande calibre, e infarto lacunar, afetando artérias intraparenquimatosas pequenas.[7] Em veterinária, os infartos territoriais são mais encontrados no cerebelo com comprometimento da artéria cerebelar rostral.[5] Outra classificação adotada se refere à quantidade de hemácias presentes do tecido necrosado: infarto pálido (infarto branco) ou infarto hemorrágico (infarto vermelho). Os infartos também podem ser classificados pela etiologia (hipertensão, aterosclerose, estado de hipercoabilidade), pela patologia (arterial ou venoso), pelo mecanismo (trombótico, embólico ou hemodinâmico) ou pelo local anatômico (p. ex., infarto da artéria cerebral média).[7]

As causas de infarto identificadas, e confirmadas histopatologicamente, incluem: sepse (endocardite bacteriana ou outra fonte de infecção), aterosclerose associada a hipotireoidismo primário e hiperlipidemia do Schnauzer miniatura, migração aberrante de parasitas (*Cuterebra* sp.), êmbolos parasitários (*Dirofilaria immitis*), células tumorais embólicas metastáticas, linfoma intravascular, embolismo fibrocartilaginoso e tromboembolismo cardíaco ou aórtico.[3]

Trombose é a formação de um trombo, definido como um agregado de sangue coagulado contendo plaquetas, fibrina e elementos celulares encarcerados dentro do lúmen de um vaso,[8] ou seja, é uma hemostasia patológica que envolve a formação de um coágulo sanguíneo (trombo) dentro de vasos intactos.[6] A trombose ocorre tipicamente quando há formação de coágulos em vasos comprometidos por aterosclerose. Em cães, a aterosclerose é vista em hipotireoidismo e hiperlipidemia idiopática.[3] As placas ateroscleróticas surgem da interação complexa, e parcialmente compreendida, em meio ao endotélio, células musculares lisas, plaquetas, linfócitos T e monócitos. A lesão endotelial induzida por colesterol de lipoproteínas de baixa densidade (LDL) oxidado resulta em inflamação vascular da túnica íntima. Os monócitos migram para a íntima da parede do vaso para fagocitar o colesterol LDL. Esse processo resulta na formação das células espumosas características da aterosclerose inicial (camada gordurosa). Além disso, os macrófagos ativados produzem fatores que também danificam o endotélio. A concentração de colesterol LDL nas células espumosas e nas células musculares lisas geralmente excede as propriedades antioxidantes do endotélio normal. O colesterol LDL oxidado leva a alterações metabólicas adicionais que favorecem um microambiente pró-coagulante, aumentando a formação de trombos mediados por plaquetas, assim como iniciam a cascata de eventos que leva às lesões associadas ao desenvolvimento das placas maduras de aterosclerose, placas fibrosas com uma capa – macrófagos carregados com lipídios rodeados por tecido conjuntivo.[9]

Embora a trombose venosa possa causar infarto, o resultado mais comum é apenas congestão; nessa situação, os canais colaterais se abrem rapidamente, permitindo o fluxo vascular a partir do influxo arterial. A oclusão venosa pode ser secundária à trombose ou compressão de veia.[6]

Embolia é a passagem através da circulação venosa ou arterial de qualquer material capaz de se alojar em um vaso sanguíneo e, desse modo, obstruir seu lúmen.[8] Esse material, denominado "êmbolo", é massa intravascular solta, sólida, líquida ou gasosa, que é transportada pelo sangue de um local distante do seu ponto de origem,[6] obstruindo um vaso longe desse local; se for a partir de um trombo desalojado, denomina-se "tromboembolismo"; caso contrário, denomina-se simplesmente como êmbolo ou a partir de sua característica de origem (p. ex., êmbolo séptico, êmbolo gorduroso).[6]

O infarto causado por embolismo pode ser secundário a doenças sistêmicas, como sepse, doença cardíaca, neoplasia ou coagulopatia.[10] As doenças mais comumente relatadas foram doença renal crônica (DRC) e hipertireoidismo.[3] Em um estudo com RM em cães apresentando infartos encefálicos, mais de 50% também apresentavam uma condição médica concomitante, geralmente hiperadrenocorticismo, doença renal crônica, hipotireoidismo e hipertensão, sendo essa última associada a doença renal crônica e hiperadrenocorticismo.[11] Cães das raças Cavalier King Charles Spaniels e Greyhounds foram as raças mais representadas como tendo infartos semelhantes aos infartos criptogênicos em humanos, referidos como infartos de causa desconhecida.[11] Encefalopatia felina isquêmica é uma síndrome de infarto cerebral em gatos, sendo alguns casos associados à migração aberrante de larvas de *Cuterebra* sp. dentro do encéfalo. Nem todos os casos apresentam lesões vasculares óbvias, levando à hipótese de vasoespasmo induzido pelas larvas.[10] Entre os achados histopatológicos ocorrem necrose cerebrocortical laminar e infarto cerebral. Pela prevalência de infarto associada a essa síndrome e falta de relatos em regiões do mundo livres dessa mosca propôs-se que a migração da larva de *Cuterebra* para o encéfalo seja a causa da encefalopatia isquêmica felina.[12]

Acidente vascular encefálico hemorrágico

Hemorragia é definida como o extravasamento de sangue no espaço extravascular.[6] A hemorragia intracraniana resulta na ruptura de vasos sanguíneos do encéfalo, podendo ser classificada de acordo com o local anatômico (epidural, subdural, subaracnoide, intraparenquimatosa e intraventricular), tamanho (pequeno ou grande), tempo de ocorrência (hiperagudo, agudo, subagudo recente, subagudo tardio e crônico) ou pela doença provável (p. ex., por neoplasia, malformação vascular, coagulopatia).[7]

Em contraste com a alta incidência no homem, a hemorragia intracraniana resultante de ruptura espontânea de vasos é considerada rara nos cães (Figura 233.1).[3]

Hemorragia intraparenquimatosa primária pode ocorrer com hipertensão,[10] o que pode acelerar a formação de aterogênese, como também causar alterações degenerativas nas paredes das grandes ou médias artérias, levando à formação de hemorragia cerebrovascular.[13] Em animais, a hipertensão geralmente é secundária a hipertireoidismo, doença renal ou hiperadrenocorticismo.[10]

Hemorragias secundárias têm sido descritas em associação a trauma cranioencefálico, ruptura de anormalidades vasculares congênitas, tumores encefálicos primários ou secundários, linfoma intravascular (angioendoteliomatose maligna), angiopatia amiloide cerebral e doenças inflamatórias das artérias e veias (vasculite necrosante), infarto encefálico (infarto hemorrágico) e alteração na coagulação sanguínea (doenças extracranianas predispondo à coagulação intravascular disseminada, como neoplasia, doença de von Willebrand ou *Angiostrongylus vasorum*).[3] Linfoma intravascular (linfoma angiotrófico, angioendoteliomatose maligna) é uma doença neoplásica rara em cães e com um relato em gato.

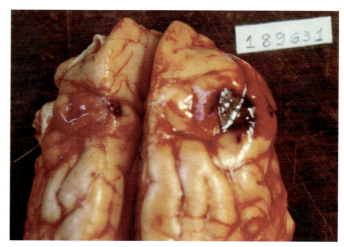

Figura 233.1 Acidente vascular encefálico hemorrágico em um cão com trombocitopenia.

Caracteriza-se por proliferação intravascular de linfócitos malignos. Essa distribuição angiocêntrica única das células neoplásicas leva a achados clinicopatológicos característicos de trombose e infartos.[14] Menos comuns são as vasculites, dano do endotélio causado por vírus da hepatite infecciosa canina, septicemia ou endotoxemia, por complexos imunes ou migração de parasita larval.[15] A hemorragia intracraniana ocorre mais frequentemente secundária a traumatismo cranioencefálico. Hemorragia subdural ou subaracnóidea não traumática tem sido descrita em cães, mas permanece muito rara, quando comparada com a espécie humana, na qual a ruptura de aneurisma é a causa mais comum.[3]

PATOGENIA

Acidente vascular encefálico isquêmico

Em relação à fisiopatologia, a isquemia encefálica resulta em lesão neuronal iniciada por depleção da produção de trifosfato de adenosina (ATP); em seguida, ocorre despolarização da membrana celular, metabolismo do cálcio comprometido e subsequente liberação do aminoácido excitatório, o glutamato.[1] Em nível molecular, a hipoperfusão leva à realização de glicólise anaeróbica e subsequente queda de ATP. A redução da concentração de ATP intracelular limita os mecanismos dependentes de energia dentro da célula que são necessários para proteger a homeostasia celular, por exemplo, manutenção do potencial de repouso da membrana.[7] O neurônio então se torna despolarizado assim que ocorre a queda de ATP, diminuindo a atividade da bomba de Na^+/K^+ e outras bombas de membrana; consequentemente, ocorre o fluxo transmembrana de múltiplos íons, como Na^+, K^+, Cl^-, Ca^{++},[7] com translocação de água para dentro da célula, causando inchaço (edema citotóxico).[3] A despolarização neuronal induz a liberação do glutamato, neurotransmissor excitatório, que desencadeará o favorecimento da entrada do cálcio na célula por ativação dos canais de cálcio voltagem-dependente. O aumento da concentração de cálcio intracelular resultará na síntese de óxido nitroso e na ativação de enzimas, como fosfolipases, proteases endonucleases, as quais destruirão os componentes vitais da célula.[7] O aumento desse íon associado ao baixo pH, devido ao excesso de ácido láctico produzido pela glicólise anaeróbica, estimula a liberação de radicais livres, contribuindo para a lesão celular irreversível.[7] A reoxigenação resultará em dano celular induzido pelos radicais livres. O primeiro passo na geração de radicais livres durante a hipoxia é a degradação de ATP em hipoxantina. Durante a reperfusão, a hipoxantina é metabolizada pela xantina oxidase em xantina na presença de oxigênio; essa é uma fase crítica, na qual radicais superóxido são formados. Os radicais superóxido então causarão a redução dos íons férricos intracelulares abundantes (Fe^{++}) em íons ferrosos (Fe^{+++}). A abundância desses íons ferrosos resultará na formação de radicais hidroxila extremamente tóxicos, favorecendo a oxidação de lipídios, proteínas e ácidos nucleicos das membranas. Os tecidos encefálicos são excepcionalmente vulneráveis à ação dos radicais livres por terem grande quantidade de colesterol e ácidos graxos poli-insaturados nas membranas e baixos níveis de enzimas que limpam os radicais livres, como catalase, superóxido dismutase e glutationa peroxidase.[1] Essa avaria nas membranas celulares e na barreira hematencefálica resultará no extravasamento de proteínas com formação de edema vasogênico ou extracelular.[1] Duas regiões distintas podem ser identificadas em um infarto: o núcleo, onde a isquemia é grave e o infarto se desenvolve rapidamente, e a penumbra ao redor, contendo diminuição mais moderada de fluxo sanguíneo cerebral que possibilita tolerância maior ao estresse isquêmico. Na região da penumbra, os neurônios estão ainda viáveis, mas com risco de se tornarem irreversivelmente lesionados. Os tecidos dentro da penumbra têm potencial para recuperação, portanto são o alvo da terapia no acidente vascular isquêmico agudo.[3]

Acidente vascular encefálico hemorrágico

No AVE hemorrágico, o sangue sai do vaso diretamente para dentro do parênquima, formando um hematoma, ou dentro do espaço subaracnoide.[4] A massa de sangue coagulado causa ruptura física do tecido e pressão em tecidos encefálicos subjacentes.[3] A expansão do coágulo ocorre principalmente dentro das primeiras seis horas da hemorragia e frequentemente é autolimitante devido ao aumento da pressão de perfusão cerebral e resistência elástica do tecido encefálico.[7] Esse processo altera as relações volume/pressão intracranianos, e podem conduzir a um aumento da pressão intracraniana (PIC) e diminuição do fluxo sanguíneo cerebral (FSC). Inicialmente, PIC pode permanecer normal devido a um sistema de compensação.[4] O crânio é um espaço fechado, apresentando três constituintes não compressíveis: parênquima encefálico, sangue e líquido cefalorraquidiano (LCR). Mudança no volume de um constituinte se equilibrará por meio de mudança compensatória em outro; esse princípio é denominado "doutrina de Monroe-Kellie". À medida que o hematoma continua se expandindo, esse sistema compensatório se torna esgotado e a PIC começa a subir; isso pode ser clinicamente associado a herniação. Devido à autorregulação mecânica, FSC se mantém constante mesmo que a pressão de perfusão cerebral (PPC) possa variar entre 40 e 120 mmHg.[3] A autorregulação normal do FSC pode estar comprometida após AVE, fazendo com que o fluxo sanguíneo das áreas danificadas se torne diretamente dependente da circulação sanguínea sistêmica. Esses animais podem ser incapazes de compensar por reduções da pressão arterial média (PAM), causando diminuição da PPC na presença de PIC aumentada. Essa anomalia enfatiza a importância da manutenção da pressão sanguínea sistêmica. Nessas circunstâncias, hipotensão sistêmica pode resultar em perfusão inadequada do encéfalo, que levará a isquemia cerebral e lesão neuronal secundária.[3]

Edema ao redor do coágulo pode se desenvolver por vários dias[7] em consequência de liberação e acúmulo de proteínas séricas osmoticamente ativas dentro do coágulo.[4] Isquemia pode ocorrer como consequência do tecido encefálico comprimido ou fluxo sanguíneo limitado pelo dano vascular. Dependendo

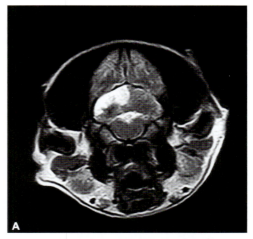
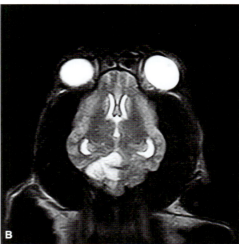
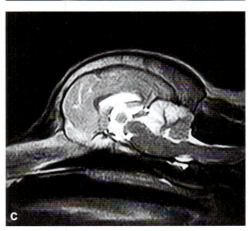

Figura 233.2 Provável AVE comprometendo a artéria cerebelar rostral direita em uma cadela Lhasa Apso, 12 anos. Hipersinal em imagens T2W em território da artéria cerebelar rostral direita; cortes: **A.** Transversal, **B.** Dorsal e **C.** Sagital.

da gravidade da hemorragia, um efeito de massa pode ocorrer, causando desvio do septo, alteração do fluxo sanguíneo cerebral, PIC aumentada ou hidrocefalia obstrutiva. Nessa fase, poderá ocorrer edema vasogênico ou citotóxico devido à ruptura da barreira hematencefálica.[4] A oxi-hemoglobina se transforma em desoxi-hemoglobina e metemoglobina nos primeiros dias após a hemorragia, seguidas de lise das hemácias, dando origem à hemossiderina. Os macrófagos iniciam o processo de fagocitose da hemossiderina e produtos do catabolismo dos lipídios por vários dias.[4] A hemossiderina fagocitada pode persistir durante toda a vida do animal dentro do tecido cicatricial formado pelos astrócitos fibrilares e ao redor dos cistos formados. A hemossiderina persistente após trauma craniano é considerada a causa da epilepsia adquirida pós-traumática.[7]

PREVALÊNCIA E MANIFESTAÇÕES CLÍNICAS

Os infartos tipicamente ocorrem em cães de meia-idade e velhos.[15] Vários estudos não mostraram predisposição racial ou sexual, embora McConell *et al.*[15] observassem alta incidência em machos (58%).[15] As raças com número representativo foram Cavalier King Charles Spaniels e Greyhounds. Há várias razões para que o Cavalier King Charles Spaniel seja predisposto ao AVE. Essa raça apresenta alta incidência de doença cardíaca e também anormalidades plaquetárias, as quais podem potencialmente predispor ao infarto cardioembólico; além disso, o Cavalier King Charles Spaniel mostra alta incidência de malformação Chiari-*like* que poderia ter efeito no fluxo sanguíneo vertebrobasilar.[15] Cães da raça Greyhound têm uma predisposição à doença vascular encefálica isquêmica em relação a outras raças; hipertensão arterial tem sido relatada como provável causa de desenvolvimento dessa doença.[16] As raças caninas de pequeno porte apresentaram mais infartos territoriais cerebelares, enquanto as raças de cães de grande porte eram mais predispostas aos infartos lacunares talâmico-mesencefálicos.[17] Há alguma evidência de que gatos e raças braquicefálicas de cães possam ser predispostos à isquemia encefálica global, especialmente quando quetamina é utilizada no protocolo anestésico.[18]

Garosi *et al.*,[5] em um estudo envolvendo 40 cães com suspeita de infarto encefálico, mostraram que 45% eram infartos cerebelares (18/40), 27,5% cerebrais (11/40), 20% envolvendo tálamo e mesencéfalo (8/40) e 7,5% multifocais (3/40). Dos infartos cerebrais, seis eram territoriais (quatro envolvendo a artéria cerebral média e dois a artéria cerebral rostral) e cinco lacunares (comprometimento do núcleo caudado e cápsula interna adjacente compatível com o território das artérias estriatais medial e lateral). As lesões dos infartos talamomesencefálicos estavam no território das artérias perfurantes caudais originadas a partir da bifurcação da basilar e dos ramos paramedianos oriundas da porção proximal da artéria cerebral caudal. Dos infartos cerebelares, 14 estavam localizados no aspecto rostral do córtex cerebelar. Todos os infartos foram unilaterais.[5] Em relação à espécie felina, o diagnóstico de infarto cerebelar foi realizado em dois animais por RM e confirmado em um deles pela histopatologia. Os dois animais apresentaram infarto na artéria cerebelar rostral com doenças concomitantes. Um apresentou também doença renal associada à neoplasia pulmonar, enquanto o outro apresentou endocardite valvular crônica, a qual pode ser uma fonte em potencial de tromboembolismo.[2] Trabalhos mais recentes envolvendo um número maior de gatos mostrou a incidência de infartos superior aos acidentes vasculares hemorrágicos.[19,20,21] As doenças concomitantes em gatos com infarto isquêmico foram doenças pulmonares e hipertireoidismo, já nos animais apresentando infarto hemorrágico todos apresentaram doença hepática grave e a maioria nefrite.[19] A maioria dos infartos estavam localizados em tronco encefálico[20] e cerebelo.[20,21]

Os sintomas clínicos dependem da localização do hematoma ou infarto,[7] ou do tipo (global ou focal; isquêmico ou hemorrágico).[1] O início súbito de déficits neurológicos é o sinal mais característico de um AVE. Esses déficits são frequentemente focais e estão relacionados com a localização e a extensão da lesão, em vez de serem específicos da doença vascular.[7] A doença vascular é caracterizada por um início *periagudo* de sinais. A progressão do quadro poderia ser esperada pelo aumento da PIC.[10] A gravidade das alterações neurológicas alcança seu auge e depois cessa. O AVE embólico muitas vezes ocorre repentinamente e os sintomas clínicos chegam ao auge imediatamente, enquanto os sintomas clínicos dos AVE hemorrágicos e trombóticos podem ter início com discreto atraso.[7]

Os infartos no telencéfalo causam alteração no estado mental, déficits de ameaça contralateral, hipalgesia nasal contralateral, déficits posturais ou hemiparesia contralateral, andar em círculos ipsilateralmente, ataxia, pressão da cabeça contra obstáculos, desvio lateral da cabeça ou tronco e convulsões.[1] Garosi *et al.*[5] relatam baixa ocorrência de convulsões em cães que apresentam distúrbios vasculares cerebrais, semelhantes aos relatos na espécie humana. Se a lesão envolver a artéria cerebral rostral, será encontrada alteração de comportamento, déficit de ameaça e postural contralateral e hipalgesia nasal contralateral; se o comprometimento envolver a artéria cerebral média, o andar em círculos ipsilateralmente associado a convulsões estará presente.[5] Quando o envolvimento ocorrer em artérias estriatais, haverá o andar em círculos ipsilateralmente, desvio lateral da cabeça e pescoço para o mesmo lado, déficit de ameaça com reflexo pupilar à luz normal e déficit postural ou hemiparesia contralateral.[5]

As lesões envolvendo tálamo/mesencéfalo produzirão déficits das reações posturais ipsi ou contralateralmente, andar em círculos do mesmo lado da lesão, déficit de ameaça contralateral, desvio lateral da cabeça e pescoço ipsilateral, inclinação da cabeça ipsi/contralateral, nistagmo posicional, estrabismo posicional ventral ipsi/contralateral, anisocoria com midríase ipsilateral e hemiparesia/ataxia espástica ipsilateral.[5]

Os sintomas cerebelares incluem hipermetria, disfunção vestibular ou opistótono.[7] Em vários animais, são descritas pelos proprietários crises convulsivas, mas por meio do exame físico acurado associado ao histórico, provavelmente eles tiveram episódios vestibulares agudos.[15] Outras alterações cerebelares incluem ataxia cerebelar/vestibular assimétrica ipsilateral,[5] déficit de ameaça ipsilateral, dismetria, tremor intencional, nistagmo e inclinação da cabeça.[1] O nistagmo pode ser espontâneo ou posicional e a inclinação da cabeça pode ser ipsi/contralateral.[5] Quando o envolvimento ocorre na artéria cerebelar rostral, os sintomas mais proeminentes são alterações cerebelares,[20] quando o envolvimento ocorre na artéria cerebelar caudal, os sintomas são alterações vestibulares centrais.[21] Alguns cães apresentam breves episódios de disfunção vestibular relatados pelos proprietários (menos de 10 minutos de duração com rápida recuperação), similares ao ataque isquêmico transitório em humanos.[15] Em um caso de infarto cerebelar com extensão para o aspecto rostral do mielencéfalo, além das alterações vestibulocerebelares, o animal apresentou paralisia facial ipsilateral.[5]

As lesões envolvendo o tronco encefálico podem levar a déficits de nervos cranianos ipsilateralmente, hemi ou tetraparesia e inclinação ou desvio lateral da cabeça.[7]

Dez gatos apresentando encefalopatia felina isquêmica mostraram infecção no SNC causada por larvas de *Cuterebra* sp., e isso foi documentado pela Universidade de Cornell. Anormalidades clínicas notadas em todos os gatos foram progressivas e a maioria consistia em depressão (6/10), cegueira (6/10) e, em alguns, alteração de comportamento (2/10). As larvas eram mais comumente encontradas em bulbos e pedúnculos olfatórios, nervos ópticos, placa cribriforme, sugerindo a entrada pelas vias nasais.[12]

DIAGNÓSTICO

O estudo de imagem é a ferramenta diagnóstica mais importante nas doenças vasculares encefálicas. A TC e a RM ajudam no diagnóstico de doença vascular, descartando outras doenças intracranianas, diferenciando entre lesões isquêmicas e hemorrágicas, identificando a localização da lesão, bem como o tamanho e o tempo de ocorrência da mesma.[7] A caracterização de um AVE isquêmico e hemorrágico geralmente é impossível de ser realizada em animais antes dos estudos de imagem.[22] Uma vez confirmada a doença vascular, outros testes deverão ser realizados para a identificação da causa de base.[3]

A avaliação inicial de pacientes com suspeita de encefalopatia vascular isquêmica deverá começar com o diagnóstico diferencial, incluindo traumatismo, doenças metabólicas (renal, hepática, hipoglicemia), neoplásicas, inflamatórias e tóxicas.[22] O reconhecimento de fatores de risco pode auxiliar, reduzindo eventos adicionais, se a causa do evento vascular for apurada. A avaliação diagnóstica inicial inclui mensuração da pressão arterial sistólica, hemograma completo, perfil bioquímico, urinálise e teste de coagulação.[22] A segunda abordagem diagnóstica deve incluir radiografia torácica, ultrassonografia abdominal e exames de imagem, como TC ou RM.[22] Os testes diagnósticos adicionais, que podem ser considerados, são: análise do LCR, ecocardiografia, mensuração dos níveis de antitrombina III, relação proteína:creatinina urinária e testes de antagonistas de proteínas induzidas pela vitamina K.[22] Os pacientes com AVE isquêmico, portadores de hipertensão, deverão ser avaliados quanto à sua origem, incluindo doenças endócrinas (hiperadrenocorticismo, hipotireoidismo, hipertireoidismo e diabetes *mellitus*), doença renal (principalmente nefropatia com perda de proteína), doença cardíaca e doenças metastáticas.[5,23] Se for confirmado um AVE hemorrágico, o foco da triagem diagnóstica deverá ser coagulopatia, hipertensão (incluindo suas causas) e doenças metastáticas (particularmente hemangiossarcoma).[5]

A análise do LCR não é útil para a confirmação de um AVE, mas auxilia na eliminação da possibilidade de uma doença inflamatória; na maioria dos AVE, o LCR estará normal ou mostrará moderada pleocitose por neutrófilos ou mononucleares com aumento de proteínas.[5,23]

O exame ultrassonográfico pode ser realizado em animais neonatos ou animais adultos de raças de pequeno porte. Os achados ultrassonográficos nas lesões vasculares podem ser observados, em geral com contornos definidos, na maior parte das vezes localizadas (aspecto sólido e focal) e hiperecogênicas. Eventualmente, algumas lesões isquêmicas podem apresentar formato triangular.[24] Utilizando-se o modo Doppler, é possível obter o perfil hemodinâmico da circulação por meio da análise das velocidades dos fluxos (direção do fluxo, velocidade e resistividade ou impedância ou resistência do leito vascular). As mudanças dinâmicas que ocorrem no índice de resistividade também permitem uma avaliação das forças que agem na vascularização cerebral. Como o fluxo sanguíneo nas artérias cerebrais é de baixa resistência, o aumento da resistência vascular pode indicar isquemia cerebral regional; nesse caso, encontram-se índice de resistividade aumentado e/ou alterações na morfologia das ondas Doppler com picos sistólicos altos e afilados. O aumento da velocidade do fluxo pode indicar, além de estenose, um aneurisma, ou mesmo ser funcional induzido por anemia.[25] Quarenta e dois cães com diagnóstico confirmado de acidente vascular encefálico submetidos ao exame ultrassonográfico apresentaram correlação com as seguintes doenças concomitantes: microangiopatia amiloide cerebral (33%), endocrinopatias (31%), coagulopatias (24%), lipemia (7%) e desconhecidas (5%).[26]

As imagens de TC em infarto isquêmico são geralmente normais durante a fase aguda de isquemia; portanto, o diagnóstico de AVE isquêmico, usando TC, baseia-se na exclusão de doenças que mimetizam acidentes vasculares. Os sinais tomográficos de isquemia recente podem ser sutis e difíceis de serem detectados,

incluindo hipodensidade de parênquima, perda de diferenciação entre substâncias branca e cinzenta, supressão sutil de sulcos corticais e efeito de massa local.[3] As áreas comprovadas de infarto, presentes como lesões hipodensas sutis na TC, se devem ao influxo de água associada ao edema cerebral.[7]

A RM é superior à TC para a detecção de isquemia, devido ao seu excelente contraste em relação aos tecidos moles e habilidade em detectar lesões sutis.[7] Pode detectar AVE isquêmico dentro de 12 a 24 horas do início, além de distinguir lesões hemorrágicas de infarto.[3] Em RM, os infartos não hemorrágicos são lesões comumente demarcadas, muitas vezes em forma de cunha com mínimo efeito de massa e geralmente com envolvimento preferencial em substância cinzenta.[7,15] Aumento de sinal em T2WI e sinal reduzido em T1WI são compatíveis com aumento de água devido a edema citotóxico e vasogênico[15] (Figura 227.2). Sequências de RM convencional revelam hipointensidade em T1WI e hiperintensidade em T2WI e FLAIR.[7] Realce pelo contraste é fraco e pode ocorrer na periferia, podendo ser observado 7 a 10 dias após o início do acidente vascular isquêmico.[7] A administração de contraste realça os infartos, quando ocorrer ruptura vascular, mas não há realce em isquemia ou edema.[15] As dificuldades na diferenciação de lesões isquêmicas agudas das antigas pelos métodos convencionais podem ser superadas por técnicas de RM funcionais.[7] Como os infartos são causados por oclusão de um vaso sanguíneo, eles obedecem ao território vascular com demarcação precisa do tecido encefálico normal ao redor e nenhum ou um mínimo efeito de massa.[3] Em relação à isquemia global, a aparência de imagens de RM caracteriza-se por aumento da intensidade de imagens T2WI em zonas banhadas pelas principais artérias intraparenquimatosas, indicativa de edema encefálico difuso. Essas áreas incluem também tecidos com menor pressão de perfusão encefálica. As lesões geralmente envolvem a substância branca ao redor dos ventrículos e regiões vulneráveis, como córtex cerebral, núcleo caudado, tálamo, cerebelo e hipocampo.[22]

A TC já foi uma ferramenta diagnóstica primária para detecção de hemorragia nos pacientes com suspeita de AVE hemorrágico. O traumatismo craniano grave é mais bem avaliado por TC por várias razões. As imagens de TC são obtidas muito mais rapidamente do que as de RM (ótima para pacientes críticos); os pacientes podem ser monitorados com sistema de monitoramento padrão durante o exame, o que não ocorre com a realização de RM por causa do campo magnético amplo, e hemorragia aguda e osso podem ser visualizados melhor com TC do que com RM.[27] A TC é muito sensível para hemorragia aguda, com relação linear demonstrada entre atenuação tomográfica e hematócrito do hematoma. Em um paciente normal com hematócrito normal, a hemorragia aguda é vista como uma área de atenuação aumentada, a qual tende a progredir nas primeiras 72 horas e depois lentamente diminui para isodensidade até cerca de 1 mês após hemorragia. A periferia da lesão pode realçar em achados tomográficos por aproximadamente 6 dias a 6 semanas após o início do quadro.[4] Um hematoma aparece como imagem hiperdensa, homogênea e firme, enquanto hemorragias petequiais são vistas como pontos hiperdensos, os quais podem aderir a uma área hiperdensa irregular. Com o tempo, a lesão aparece isodensa e com realce variável pelo meio de contraste.[7] As descrições em humanos, das mudanças de imagens de RM, são relacionadas com o tempo dos hematomas, mostrando reação química progressiva dos íons ferro, componentes da hemoglobina.[23] Descreve-se em um trabalho a sequência de imagens de RM de um cão apresentando hematoma intracraniano, causado por traumatismo, demonstrando similaridades com o ocorrido na espécie humana.[23] A forma química da hemoglobina em lesões hiperagudas é a oxi-hemoglobina, a qual influencia a intensidade de sinal similar à substância branca em T1WI e também ao fluido em T2WI. Em T1WI, 24 horas após a lesão, a massa fica isointensa e em T2WI hipointensa devido à mudança química de oxi-hemoglobina em desoxi-hemoglobina. A mudança gradual da desoxi-hemoglobina em metemoglobina, poucos dias após a lesão, causa hiperintensidade em T1WI na periferia da massa.[23]

Wessman *et al.*[7] descrevem com detalhes cinco estágios distintos da aparência das imagens de ressonância magnética na hemorragia intracraniana: hiperagudo (< 24 horas, oxi-hemoglobina intracelular; T1 e T2 longos; isointensa em T1 e hiperintensa em T2); agudo (1 a 3 dias, desoxi-hemoglobina intracelular; T1 longo e T2 curto; iso a hipointensa em T1 e hipointensa em T2); subagudo recente (4 a 7 dias, metemoglobina intracelular com hemácias intactas; T1 e T2 curtos; hiperintensa em T1 e hipointensa em T2); subagudo tardio (7 a 14 dias, metemoglobina extracelular com lise das hemácias; T1 curto e T2 longo; hiperintensa em T1 e T2); e crônico (> 2 semanas, ferritina e hemossiderina; T1 longo e T2 curto; iso a hipointensa em T1 e hiperintensa em T2).[7] A transição do estágio hiperagudo para agudo é caracterizada pela mudança no sangue oxigenado em sangue desoxigenado, iniciando na periferia da hemorragia, causando um halo hipointenso ao redor de hemorragia hiperaguda em T2. As hemorragias agudas e subagudas estão geralmente associadas a edema vasogênico do neurópilo ao redor, que aparece como uma zona hiperintensa em T2.[7]

As imagens de RM, realizadas em sete cães apresentando infartos encefálicos, confirmados histopatologicamente, revelaram que quatro cães apresentavam infartos não hemorrágicos enquanto três cães apresentavam infartos hemorrágicos. Os infartos não hemorrágicos eram tipicamente em forma de cunha, hipointensos em imagens T1WI, hiperintensos em T2WI e não realçavam após contraste. Os infartos hemorrágicos tiveram intensidade mista em T1WI e T2WI com padrões variáveis de realce.[28] Em relação ao linfoma intravascular, anormalidades são identificadas em imagens de RM, consistindo essas em hiperintensidades multifocais observadas nas sequências de pulso pré-contraste em T1WI, T2WI, intermediário e FLAIR. Além disso, haverá discreto realce das lesões vistas nas imagens em T1WI pós-contraste.[14]

TRATAMENTO

Não há nenhum tratamento específico para o AVE isquêmico ou hemorrágico. Foca-se na manutenção da perfusão cerebral, por manutenção da pressão sanguínea sistêmica e subsequente oxigenação tecidual, assim como no controle de sequelas neurológicas secundárias (p. ex., convulsões) e tratamento da causa de base. O êxito em cães com AVE depende do tamanho da lesão, da localização e da gravidade dos sintomas clínicos.[4] Portanto, o tratamento do AVE é destinado a fornecimento de cuidados de suporte, reconhecimento e tratamento das complicações neurológicas e não neurológicas, manutenção adequada de oxigenação tecidual, controle das convulsões e da pressão intracraniana elevada.[29] Complicações não neurológicas, como rigidez muscular, contraturas, úlceras de decúbito, pneumonia e infecção do trato urinário, má nutrição e embolismo pulmonar, são comuns em humanos e são complicações em potencial em animais que apresentam doenças vasculares encefálicas.[22] Após um evento vascular isquêmico ou hemorrágico conhecido (diagnosticado), parâmetros múltiplos e neurológicos múltiplos deverão ser monitorados para conhecimento de complicações neurológicas, incluindo nível de consciência, movimentos musculares voluntários ou involuntários, postura, ritmo e frequência respiratória e avaliação dos nervos cranianos.[29] A piora dos parâmetros neurológicos ou a presença de convulsões pode indicar edema encefálico com aumento da PIC, presença (ou piora) de hemorragia intracraniana, progressão do efeito de massa, movimentação de êmbolo existente ou presença de êmbolos adicionais ou trombose.[29] A manutenção de oxigenação tecidual, ventilação pulmonar, temperatura corporal normal e volume intravascular é importante para prevenir tais complicações.[29] As convulsões deverão ser controladas com anticonvulsivantes não sedativos, como felbamato, gabapentina, zonisamida e levetiracetam. O uso de anticonvulsivantes sedativos, como diazepam, fenobarbital e brometo de potássio, pode resultar em avaliação imprecisa do estado neurológico durante o período de recuperação.[22]

A maioria dos cães com AVE recupera-se com o tempo, apenas com cuidados de suporte. Nenhum tratamento específico está disponível para o êxito do AVE ou hemorrágico ou isquêmico.[17] O acompanhamento de perto é importante, especialmente dentro das primeiras horas após o início, quando significativa depauperação pode ocorrer.[7] Nutrição parenteral ou enteral poderá ser necessária porque alguns animais podem estar relutantes ou incapazes de se alimentar por vários dias ou semanas; o suporte de nutrição enteral pode ser fornecido via tubos nasogástricos ou pós-faringostomia, esofagostomia ou gastrostomia.[22]

No AVE isquêmico, o tratamento gira em torno de três princípios: monitoramento e correção das variáveis fisiológicas básicas (p. ex., nível de oxigênio, balanço hídrico, pressão arterial, temperatura corporal), inibição das cascatas metabólicas e bioquímicas subsequentes à isquemia para prevenir a morte neuronal (o conceito de neuroproteção) e restauração ou melhoramento do fluxo sanguíneo cerebral pela trombólise na presença de um trombo.[30] Basicamente, o tratamento é direcionado a manutenção adequada de oxigênio no encéfalo, controle da PIC, controle das convulsões e identificação e tratamento da causa primária.[29] A penumbra, com potencial para recuperação, é o alvo das terapias trombolítica e de neuroproteção.[3] O tratamento com agentes neuroprotetores destina-se a inibir consequências metabólicas e celulares agudas do AVE e baseando-se no princípio de que lesão neuronal tardia ocorre após isquemia.[7] Essas medicações incluem antagonistas de receptores de glutamato, como N-metil-D-aspartato (NMDA)[7,30] e alfa-amino-3-hidroximetil-5,4-isoxazolpropionato (AMPA),[7] bloqueadores de canal de sódio e moduladores de canal de sódio, que podem ser associados ao uso de terapia trombolítica e antiplaquetária,[30] varredores de radicais livres e agentes quelantes de ferro.[22] Embora o uso desses neuroprotetores resulte em redução dramática do tamanho das lesões de infartos em modelos de animais experimentalmente, esses agentes não têm conseguido provar a sua eficácia em ensaios clínicos e aguardam mais investigações.[3,30]

O tratamento trombolítico é controverso devido ao risco de hemorragia. O ativador do plasminogênio tecidual ou a estreptoquinase converte plasminogênio em plasmina, que é uma enzima proteolítica capaz de hidrolisar fibrina, fibrinogênio e outras proteínas da coagulação.[7] O ativador do plasminogênio tecidual administrado por via intravenosa (IV), dentro de 3 horas do início do AVE, parece ser o mais efetivo em humanos com AVE isquêmico, devendo ser aplicado somente depois que hemorragia intracraniana ou transformação hemorrágica dos infartos forem excluídas.[7] Uma vez que o infarto raramente ocorre devido à trombose, em animais, e o sucesso da resposta terapêutica é uma questão de horas, as substâncias trombolíticas usadas para humanos têm pouco valor em veterinária. Então, o tratamento será amplamente sintomático, com o controle das convulsões e PIC e tratamento da causa principal, como vasculite ou hipertensão. O prognóstico é bom, com cerca de 50% dos cães estudados tendo recuperação boa ou excelente.[10]

Em animais, a hipertensão pode se desenvolver como uma resposta fisiológica do acidente vascular para assegurar pressão de perfusão cerebral adequada na penumbra do infarto; esse aumento de pressão pode persistir por mais de 72 horas após o início da lesão. A diminuição agressiva da pressão sanguínea deverá ser evitada durante estágios agudos, a menos que o paciente apresente alto risco de fase final de danos em órgãos.[30] A hipertensão pode ser controlada com um inibidor da enzima conversora da angiotensina (ECA), enalapril ou benazepril, na mesma dosagem (0,25 a 0,50 mg/kg, 2 vezes/dia), e/ou bloqueadores de canal de cálcio como anlodipino (0,1 a 0,25 mg/kg, 1 ou 2 vezes/dia). Anlodipino é mais eficaz na hipertensão grave.[30]

O uso de glicocorticoide não tem nenhum efeito benéfico comprovado, para acidente vascular isquêmico ou hemorrágico, na clínica, visto que pode predispor os pacientes a complicações como hiperglicemia,[3,31] infecção[31] ou complicações gastrintestinais.[3] Hiperglicemia é negativamente associada a êxito em cães com trauma craniano e deverá ser evitada. Hiperglicemia produz intenso edema e morte neuronal ao redor do hematoma.[7] O mecanismo proposto da lesão durante hiperglicemia está relacionado com o aumento da concentração de ácido láctico tecidual.[22] Existem vários protocolos com a utilização de dexametasona e prednisolona, sendo improváveis efeitos benéficos em pacientes com trauma cranioencefálico. Um dos protocolos preconiza a utilização de succinato sódico de metilprednisolona, 30 mg/kg em *bolus*, IV, no tempo 0; e 15 mg/kg em *bolus*, 2 e 6 horas após. As altas doses provavelmente promovem benefícios terapêuticos na limpeza dos radicais livres, mais do que a sua ação em receptores esteroides.[27]

No AVE hemorrágico, a consideração mais importante é a manutenção da perfusão cerebral pelo tratamento da hipotensão e PIC elevada, além do tratamento da causa de base.[3] A estabilização extracraniana envolve monitoramento cuidadoso dos parâmetros vitais (níveis de O_2, balanço hídrico, pressão sanguínea e temperatura corporal) e correção de qualquer anormalidade.[3] A hipovolemia deverá ser abordada com cautela em pacientes com doença vascular encefálica porque altas doses de infusões de cristaloides podem resultar na formação de edema cerebral. Tratamento com coloides como dextrana-70 ou à base de amido é recomendado.[29] Uma vez que o sódio não atravessa livremente a barreira hematencefálica, soluções salinas hipertônicas (solução salina a 7%) têm o efeito osmótico similar ao do manitol; outros efeitos benéficos incluem melhora do estado hemodinâmico via expansão do volume sanguíneo e efeitos inotrópicos positivos, assim como efeitos imunomoduladores e vasorreguladores benéficos. A hipotensão reflexa é incomum com a administração de solução salina, porque ao contrário do manitol, o sódio é ativamente reabsorvido nos rins, especialmente em pacientes hipovolêmicos.[27]

A estabilização intracraniana focará a intervenção medicamentosa para a diminuição da PIC, por meio de três princípios: redução do edema cerebral associado à hemorragia intracraniana, otimização do volume sanguíneo cerebral e eliminação de massas que ocupam espaços.[3] Manitol é um diurético osmótico que tem demonstrado eficácia na redução do edema cerebral e na PIC elevada, devido a vasoconstrição reflexa dos vasos encefálicos, diminuição da viscosidade sanguínea, redução da produção do LCR, limpando radicais livres e osmoticamente drenagem do líquido de edema extravascular para dentro do espaço intravascular.[27] O mecanismo provável pelo qual o manitol realiza primariamente seus efeitos imediatos e profundos na PIC é a vasoconstrição reflexa. Esse efeito de vasoconstrição

reflexa ocorre em alguns minutos, enquanto a ação osmótica tem seu efeito dentro de 15 a 30 minutos. O efeito do manitol na diminuição do edema cerebral dura entre 2 e 5 horas.[27] A solução de manitol (0,25 a 1,0 g/kg, IV, durante 10 a 20 minutos, 3 vezes/dia) pode ser usado para tratar PIC elevada secundária a AVE hemorrágico. Deve ser evitado em pacientes hipovolêmicos.[3] A osmolalidade sérica e os eletrólitos devem ser monitorados com o uso repetido de manitol; a osmolalidade deve ser mantida em 320 mOsm/ℓ (para reduzir o risco de insuficiência renal devido à vasoconstrição renal) e os eletrólitos deverão ser mantidos em seus limites normais.[27]

A suplementação com oxigênio é necessária somente se houver hipoxia. A manutenção da pressão sanguínea assegura a perfusão cerebral, podendo melhorar o suprimento sanguíneo colateral.[31] Em animais com deterioração rápida do quadro clínico, a hiperventilação pode ser utilizada para a redução temporária da PIC, com o objetivo de diminuir a $PaCO_2$ para menos de 35 mmHg. A intenção da hiperventilação é reduzir o volume sanguíneo cerebral e, consequentemente, a PIC, pela vasoconstrição cerebral. Contudo, a hiperventilação excessiva pode ser acompanhada de redução no fluxo sanguíneo cerebral global, o qual pode cair abaixo dos limiares isquêmicos.[22] Portanto, a suplementação com oxigênio via máscara, cateter nasal, touca de oxigênio ou gaiola de oxigênio deverá ser considerada em pacientes com hipoxia, avaliados via oxímetro de pulso ou análise de hemogasometria.[22]

A hemorragia intracraniana grave pode se beneficiar com a intervenção cirúrgica.[7] A evacuação cirúrgica do hematoma pode, portanto, ser empregada em cães com hematomas volumosos (a maioria subaracnóideo) e com estado neurológico comprometido.[3]

REFERÊNCIAS BIBLIOGRÁFICAS

1. Hillock SM *et al*. Vascular encephalopathies in dogs: incidence, risk factors, pathophysiology, and clinical signs. Compend Contin Educ Practic Vet. 2006;2(3):196-207.
2. Cherubini GB, Rusbridge C, Singh, BP, Schoeniger S, Mahoney P. Rostral cerebellar arterial infarct in two cats. J Feline Med Sur. 2007; 9(3): 246-53.
3. Garosi LS. Cerebrovascular disease in dogs and cats. Vet Clin Small Anim. 2010; 40:65-79.
4. Platt SR, Garosi L. Canine cerebrovascular disease: Do dogs have strokes? J Am Anim Hosp Assoc. 2003;39(4):337-42.
5. Garosi L *et al*. Clinical and topographic magnetic resonance characteristics of suspected brain infarction in 40 dogs. J Vet Intern Med; 2006;20(2):311-21.
6. Mitchell RN. Distúrbios hemodinâmicos, doença tromboembólica e choque In: Kumar V *et al*. (eds.) Robbins & Cotran Patologia – bases patológicas das doenças. 8. ed. Rio de Janeiro: Guanabara Koogan; 2010. p. 111-34.
7. Wessman A, Chandler K, Garosi L. Ischaemic and haemorrhagic stroke in the dog. Vet J. 2009;180:290-303.
8. McManus BM, Allard MF, Yanagawa B. Distúrbios hemodinâmicos. In: Rubin E *et al*. (eds.) Rubin Patologia – bases clinicopatológicas da medicina. Rio de Janeiro: Guanabara Koogan; 2005. p. 289-318.
9. Zachart JF. Sistema nervoso. In: McGavin MD, Zachary JF, editores. Bases da patologia em veterinária. 4. ed. Rio de Janeiro: Elsevier; 2009. p. 833-971.
10. O'Brien DP, Coates JR. Brain diseases. In: Ettinger SJ, Feldman EC. Textbook of veterinary internal medicine. 7. ed. Missouri: Saunders-Elsevier; 2010. p. 1413-46.
11. Garosi LS *et al*. Results of investigations and outcome of dog brain infarcts. J Vet Intern Med. 2005;19:725-31.
12. Williams KJ, Summers BA, De Lahunta A. Cerebrospinal cuterebriasis in cats and its association with feline ischemic encephalopathy. Vet Pathol. 1998;35(5):330-43.
13. Mitchell RN, Schoen FJ. Vasos sanguíneos. In: Kumar V *et al*. Robbins & Cotran Patologia – bases patológicas das doenças. 8. ed. Rio de Janeiro: Guanabara Koogan; 2010. p. 495-536.
14. Kent M, De Lahunta A, Tidwell AS. MR imaging findings in a dog with intravascular lymphoma in the brain. Vet Radiol Ultrasound. 2001;4(6):504-10.
15. McConell JF, Garosi L, Platt SR. Magnetic resonance imaging of presumed cerebellar cerebrovascular accident in twelve dogs. Vet Radiol Ultrasound. 2005;46:1-10.

16. Kent M, Glass EM, Haley AC, March P, Rozanski EA, Galban EM *et al.* Ischemic stroke in Greyhounds: 21 cases (2007-2013). J Am Vet Med Assoc. 2014;245(1):113-7.

17. Garosi L *et al.* Results of diagnostic investigations and long-term outcome of 33 dogs with brain infarction (2000-2004). J Vet Intern Med. 2005;19(5):725-31.

18. Dewey CW. Encephalopathies: disorders of the brain. In: Dewey CW. A practical guide to canine & feline neurology. 2. ed. Iowa: Wiley-Blackwell; 2008. p. 115-220.

19. Altay VM, Skerritt GC, Hilbe M, Ehrensperger F, Steffen F. Feline Cerebrovascular Disease: clinical and histopathologic findings in 16 cats. J Am Anim Hosp Assoc. 2011;47(2): 89-97.

20. Whittaker DG, Drees R, Beltran E. MRI and clinical characteristics of suspected cerebrovascular accident in nine cats. Fel Med Surg. 2018;20(8): 674-684.

21. Negrin A, Taeymans ONJ, Spencer SE, Cherubini GB. Presumed caudal cerebelar artery infarction in three cats: neurological signs, MRI findings, and outcome. Front Vet Sci. 2018;5:155.

22. Hillock SM *et al.* Vascular encephalopathies in dogs: Diagnosis, treatment, and prognosis. Compend Contin Educ Pract Vet. 2006;28(3):208-17.

23. Tamura S *et al.* Sequential magnetic resonance imaging of an intracranial hematoma in a dog. Vet Radiol Ultras. 2006;47(2):142-44.

24. Carvalho CF, Cintra TCF, Andrade Neto JP. Encéfalo. In: Carvalho CF. Ultrassonografia em pequenos animais. 2. ed. São Paulo: Roca; 2014.

25. Carvalho CF, Dupré ASA, Perez RB. Ultrassom Doppler transcraniano. In: Carvalho CF, editores. Ultrassonografia Doppler em pequenos animais. São Paulo: Roca; 2009. p. 159-77.

26. Carvalho CF, Andrade Neto JP, Diniz AS. Small breed dogs with confirmed stroke: concurrent dideases and sonographics findings. Arq Bras Med Vet Zootec. 2012;64(5): 1177-83.

27. Dewey CW, Fletcher DJ. Head trauma management. In: Dewey CW, editor. A practical guide to canine & feline neurology. 2. ed. EUA: Iowa; 2008. p. 221-35.

28. Thomas WB *et al.* Magnetic resonance imaging of brain infarction in seven dogs. Vet Radiol Ultrasound. 1996;37(5):345-50.

29. Thomas B. Cerebrovascular disease. Vet Clin North Am Small Anim Pract. 1996;26(4):925-43.

30. Garosi LS, Platt SR. Treatment of cerebrovascular disease. In: Bonagura JD, Twedt DC, editors. Kirk's current veterinary therapy. Missouri: Saunders Elsevier; 2009. p. 1074-7.

31. Garosi LS, McConnell JF. Ischaemic stroke in dogs and humans: a comparative review. J Small Anim Pract. 2005;46(11):521-9.

234
Trauma Cranioencefálico

João Pedro de Andrade Neto

INTRODUÇÃO

O trauma cranioencefálico (TCE) é uma causa importante de morbidade e mortalidade em medicina veterinária. A causa mais comum de TCE é o acidente automobilístico.[1] Outras causas comuns são quedas e ataques acidentais ou intencionais de humanos ou outros animais.[2] A gravidade da lesão encefálica pode ser bastante variável, com sintomas neurológicos variando de pequenos déficits a risco de morte.[3] TCE frequentemente causa disfunção neurológica grave. Pode produzir perda transitória de consciência com mínimos danos parenquimatosos ou contusões cerebrais mais graves, degeneração encefálica com ou sem laceração e hemorragia e, algumas vezes, fraturas cranianas.[4]

O TCE pode ser causado por trauma contuso ou penetrante. A força brusca na cabeça, resultado de trauma veicular, quedas de altura, lesão por compressão (esmagamento) ou mal acidental ou proposital dos outros, é a categoria mais comum de TCE. No trauma contuso, a energia cinética do impacto é difusamente dissipada através da superfície do corpo. O trauma craniano pode ser notoriamente óbvio nesses pacientes ou ofuscado por lesões mais graves em outras partes do corpo. Embora menos comuns, lesões penetrantes na cabeça, como projéteis de arma de fogo, facadas ou feridas por mordeduras, podem ocorrer.[5]

As forças associadas ao TCE podem provocar fraturas, lesão parenquimatosa e lesão vascular. Os três mecanismos podem acontecer concomitantemente. A magnitude e a distribuição de uma lesão encefálica traumática dependem do formato do objeto causador do trauma, da força do impacto e se a cabeça estava em movimento no momento da lesão.[6] Essas alterações estruturais que ocorrem no momento do impacto são denominadas "lesões primárias". Após a lesão primária, distúrbios graves na regulação do fluxo sanguíneo encefálico e metabolismo energético vão predispor os tecidos encefálicos a uma contínua lesão, que pode ser exacerbada por distúrbios na pressão sanguínea arterial e fornecimento de oxigênio. Esses fenômenos são denominados "lesões encefálicas secundárias", que podem ocorrer dentro de minutos a vários dias após a lesão primária.[2]

As lesões parenquimatosas intracranianas podem ser descritas como concussão, contusão e laceração.[7] A diferenciação clínica entre concussão e contusão não é clara, sem nenhum significado clínico.

Concussão é uma síndrome clínica de alteração da consciência secundária ao TCE que, em geral, acontece devido a uma alteração cinética da cabeça (quando a cabeça se encontra em movimento e é subitamente detida por uma superfície rígida).[6] Concussão representa a interrupção fisiológica das células e é completamente reversível.[1] A contusão e a laceração são lesões associadas ao dano direto do parênquima cerebral, quer por transmissão da energia cinética para o encéfalo com ferimentos semelhantes aos observados nos tecidos moles (*contusão*) ou por penetração de um objeto e ruptura do tecido (*laceração*). Contusões causam interrupção mecânica das células e tratos e podem não ser reversíveis; clinicamente, concussão é a perda transitória de consciência sem lesão estrutural, enquanto a contusão refere-se a alterações patológicas no encéfalo, incluindo edema, petéquias, rompimento de fibras nervosas etc.[1] A pessoa que sofre um TCE pode desenvolver contusão no ponto de contato (lesão por golpe) ou contusão na superfície cortical diametralmente oposta a esse (lesão por contragolpe).[6]

Lesão vascular traumática é um componente frequente do trauma do sistema nervoso central (SNC). Resulta do trauma direto e da ruptura da parede do vaso, levando à hemorragia. Dependendo da posição anatômica do vaso rompido, a hemorragia pode ocorrer em vários compartimentos: epidural, subdural, subaracnóideo e intraparenquimatoso, podendo algumas vezes ocorrer de modo combinado.[6]

No *hematoma epidural*, em geral a dura-máter se apresenta aderida ao periósteo na superfície interna do crânio. As artérias durais são vulneráveis à lesão, com extravasamento de sangue arterial, separando a dura-máter da superfície interna do crânio.[6]

No *hematoma subdural*, o espaço subdural se situa entre a superfície interna da dura-máter e a camada externa da aracnoide das leptomeninges. Em humanos, veias em ponte emergem da convexidade dos hemisférios cerebrais e atravessam o espaço subaracnoide e subdural, desembocando no seio sagital superior.[6]

O *hematoma subaracnóideo* ocorre no espaço subaracnoide causado por ruptura dos vasos aracnóideos.[4]

O *hematoma intraparenquimatoso* ocorre dentro do parênquima encefálico. Essa forma de hemorragia pode ser de curta duração por causa da ocorrência de vasospasmos e formação de microtrombos.[4]

As hemorragias mais comuns no TCE são as hemorragias subaracnóideas e intraparenquimatosas.[1] Em um estudo envolvendo 14 cães e nove gatos com TCE, mostrou que a maioria dos traumas ocorreu por acidente automobilístico (69,5%), seguido de acidentes caseiros (17,4%), crueldade por seres humanos (8,7%) e trauma por outro animal (4,3%). Evidência de hemorragia intracraniana foi encontrada em 96% dos animais. Quatro cães e quatro gatos apresentaram duas formas de hemorragia e um gato apresentou três formas de hemorragia intracraniana. A distribuição das hemorragias foi: epidural (2), subdural (10), subaracnóidea (10) e intraparenquimatosa (10) (Figuras 234.1 e 234.2).[5]

FISIOPATOGENIA

Lesão primária refere-se a danos em estruturas intracranianas no momento do impacto inicial;[2] ela é completa na hora do trauma e há pouco a se fazer para alterar o seu curso.[3] Essas lesões incluem danos diretos ao parênquima encefálico, como contusão, laceração e lesão axônica difusa, e danos em vasos sanguíneos, podendo resultar em hemorragia intracraniana e edema vasogênico.[8] Fraturas no crânio podem contribuir para a continuação do trauma ao parênquima encefálico e vasos sanguíneos, especialmente se elas forem instáveis.[8]

Lesão secundária refere-se a uma variedade de processos patológicos que ocorrem após o insulto primário, resultando em danos neuronais progressivos, não somente no local inicial do trauma, mas estendendo-se ao encéfalo globalmente.[3] Podem resultar de eventos extracranianos sistêmicos e alterações intracranianas. Eventos extracranianos são geralmente limitados a episódios de hipotensão e hipoxemia; alterações intracranianas incluem aumento da sensibilidade cerebrovascular e tecido neuronal, aumento da pressão intracraniana (PIC) e reatividade cerebrovascular alterada.[2]

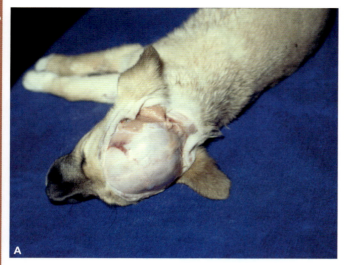

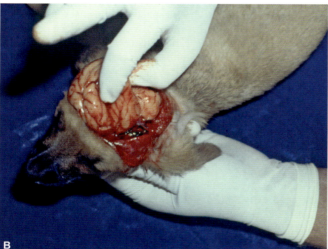

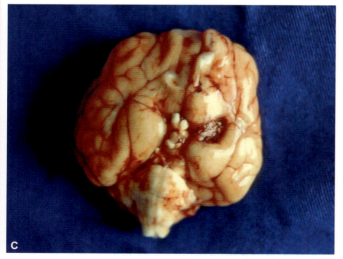

Figura 234.1 Cão com trauma cranioencefálico contuso. **A.** Lesão aparente na região frontoparietal direita do crânio. **B.** Hematoma em região temporal esquerda (lesão por contragolpe). **C.** Lesão parenquimatosa em lobo piriforme esquerdo.

O conteúdo normal dentro da cavidade craniana inclui parênquima encefálico, sangue e líquido cefalorraquidiano (LCR). No animal normal, esses componentes existem em equilíbrio um com outro mantendo a PIC dentro dos limites de normalidade.[9] A pressão de perfusão cerebral (PPC) normal é definida como pressão arterial média (PAM) menos pressão

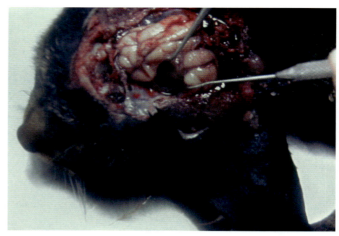

Figura 234.2 Gato com trauma cranioencefálico apresentando cisto formado.

venosa central (PVC).[2] No entanto, cães apresentando trauma craniano associado a aumento da PIC, há uma limitação do fluxo sanguíneo encefálico, e a equação de PPC mudará para PPC = PAM − PIC.[2] A vasculatura cerebral em um encéfalo normal é regulada por vários mecanismos (p. ex., autorregulação metabólica, autorregulação por pressão e disponibilidade de oxigênio), que depende do funcionamento normal dos vasos sanguíneos e a PIC normal.[2] No mecanismo de autorregulação por pressão, quando há aumento da PAM ocorre vasoconstrição dos vasos encefálicos, enquanto quando ocorre queda da PAM há vasodilatação, prevenindo mudanças na PIC. A autorregulação química refere-se à resposta direta da vasculatura encefálica à PCO_2 no sangue arterial; níveis elevados de PCO_2 causam vasodilatação, enquanto níveis diminuídos de PCO_2 causam vasoconstrição.[9] A perda de vasorreatividade provavelmente decorre de problemas intrínsecos no endotélio e tecido muscular liso vascular. A produção de óxido nítrico e endotelina pelas células endoteliais causa vasodilatação ou vasoconstrição localizadas, respectivamente. Em tecidos normais, o nível de fluxo sanguíneo é finamente regulado por esses mecanismos para combinar o fluxo apropriado às necessidades de oxigênio e substratos para os tecidos. Distúrbios no balanço de óxido nítrico e endotelina levam a respostas vasculares inapropriadas, as quais potencializam isquemia cerebral regional ou global e lesão encefálica secundária.[2] Com o TCE grave, tanto a hemorragia intracraniana quanto o edema podem ser adicionados ao volume do crânio; um ou mais componentes da cavidade craniana podem se acomodar pelo aumento do volume, ou resultar em aumento da PIC. Realiza-se essa acomodação ou volume amortecido por desvio de fluidos na vasculatura encefálica e vias liquóricas, sendo chamada "complacência" intracraniana. Essa complacência tem limitações e diminui quando ocorre aumento na PIC. Se o volume intracraniano aumenta além da capacidade dos mecanismos compensatórios, há aumento progressivo na PIC e comprometimento da PPC, ocorrendo morte isquêmica dos tecidos encefálicos.[9] Tanto a hipoxemia quanto a hipotensão causam vasodilatação dos vasos encefálicos para preservar o fluxo sanguíneo cerebral (FSC). Esse aumento do volume sanguíneo eleva a PIC, mas PPC e FSC continuam inadequados.[9] Aumento na PIC reduz a perfusão encefálica. A pressão sanguínea reduzida permite o acúmulo de CO_2 em receptores dos centros vasomotores no tronco encefálico. Esse acúmulo dispara um "sinal de alarme", que causa aumento na pressão sanguínea sistêmica e com isso aumenta a perfusão encefálica via estimulação do sistema nervoso simpático. Tal aumento na pressão estimula barorreceptores no sistema circulatório, levando a informação de hipertensão aos centros vagais no tronco encefálico, resultando em bradicardia (reflexo de Cushing). Aumento maior da PIC causa a liberação de catecolaminas, o que possivelmente pode levar a danos miocárdicos e arritmias ventriculares.[10]

Em relação às alterações intracranianas, há o envolvimento de reações bioquímicas complexas como ativação da cascata de complemento, sistema cinina-angiotensina e a cascata do ácido araquidônico.[10] Em um esforço para restabelecer gradientes eletroquímicos normais, a energia é expandida na forma de trifosfato de adenosina (ATP). A bomba de sódio e potássio é o principal regulador do volume celular, assim como a bomba primária, que estabelece os gradientes eletroquímicos básicos da maioria de outros processos de transporte. Esse fato ressalta os requisitos para níveis suficientes de ATP. Hipoxemia e hipotensão sistêmica induzidas pelo trauma interrompem o fluxo sanguíneo encefálico, promovendo mais depleção de ATP por causa da redução do fornecimento de substrato. O tecido neuronal é extremamente suscetível e sensível à lesão isquêmica, o que prepara o palco para a lesão encefálica secundária.[2] Em nível molecular, a hipoperfusão leva à realização de glicólise anaeróbica e subsequente queda de ATP. A redução da concentração de ATP intracelular limita os mecanismos dependentes de energia dentro da célula que são necessários para proteger a homeostasia celular, por exemplo, manutenção do potencial de repouso da membrana.[11] A depleção de ATP rompe a manutenção da homeostasia iônica celular. Rapidamente ocorrerá influxo intracelular incontrolado de sódio (Na^+) e cálcio (Ca^{++}) criando um gradiente osmótico e promovendo difusão de água; esse evento é denominado "edema citotóxico". O aumento do cálcio intracelular resulta em várias alterações, incluindo alterações na função enzimática e ativação de sistemas de segundos mensageiros.[2] O edema celular (edema citotóxico) e a despolarização incontrolada causarão a liberação de grandes quantidades de glutamato, um neurotransmissor excitatório, liberado no espaço extracelular.[8] Glutamato causará aumento adicional do cálcio intracelular, que por sua vez ativará uma série de vias prejudiciais aos tecidos.[8] Como consequência, radicais livres são formados pela ativação da xantina oxidase.[10] Esses radicais livres de oxigênio são átomos contendo oxigênio ou moléculas que têm um elétron não pareado na órbita externa. Esses radicais são substâncias altamente reativas que são extremamente prejudiciais às membranas celulares, especialmente membranas contendo altos níveis de ácidos graxos poli-insaturados e colesterol.[12] O ferro (Fe^{++}) é um cofator vital na via da xantina oxidase, e espécies de radicais livres gerados via reação de Fenton (p. ex., radicais superóxido e hidroxila) também são prejudiciais às membranas celulares. O tecido encefálico é rico em Fe^{++} e as membranas apresentam grande quantidade de gorduras poli-insaturadas e colesterol,[8] vulneráveis à ação dos radicais livres.[13] Além disso, hemorragia intraparenquimatosa aumenta a quantidade de Fe^{++} disponíveis para a perpetuação de dano oxidativo. Radicais livres são desse modo particularmente prejudiciais às membranas neuronais e provavelmente têm um grande papel na lesão encefálica secundária.[8] A cascata do ácido araquidônico promoverá reações inflamatórias, nas quais potencializam a isquemia e a formação de edema no encéfalo. Isso se deve à ativação da fosfolipase A_2.[10] Outros processos autolíticos secundários induzidos após trauma craniano grave incluem cascatas coagulação/fibrinolítica, cinina e complemento. Níveis elevados de óxido nítrico (NO) e várias citocinas (p. ex., fator de necrose tumoral [TNF], interleucinas [IL]) também contribuem para a lesão parenquimatosa.[8] A síndrome da resposta inflamatória sistêmica pode ocorrer em qualquer paciente gravemente traumatizado. Caracteriza-se

pela produção e liberação de citocinas pró-inflamatórias, como IL-1 e IL-6, TNF-α, fator de ativação de plaquetas, entre muitos outros. Sistemicamente, as citocinas circulantes causam ativação difusa de neutrófilos, levando a distúrbios microvasculares no corpo todo. A manutenção de um ambiente isquêmico perpetua os processos mencionados anteriormente, além de levar ao acúmulo de ácido láctico (via glicólise anaeróbica). Esse acúmulo de ácido láctico leva a mais danos ao tecido encefálico.[8] O impacto inicial causa despolarização maciça e fluxo de íons nos neurônios e células de apoio (células gliais).[2] Tipicamente, o glutamato é apurado de maneira eficiente do espaço extracelular por transportadores de alta afinidade e dependentes de energia nos neurônios e astrócitos. Com o TCE, contudo, há liberação incontrolada de glutamato armazenado intracelularmente. Essa elevação associada à depleção de energia causa falha desse sistema dependente de energia; a depuração de glutamato pode estar substancialmente comprometida.[2] Dois tipos de edema podem ocorrer em TCE: citotóxico e vasogênico. Edema citotóxico resulta do acúmulo de fluido em neurônios de células da glia, secundário à hipoxia celular, que rompe a função das membranas celulares. Edema vasogênico resulta em danos na barreira hematencefálica, com acúmulo de fluido extracelular. Supõe-se que exista edema cerebral em qualquer paciente com sintomas neurológicos depois de TCE.[1] O edema vasogênico é proeminente em substância branca, enquanto o edema citotóxico afeta tanto a substância branca quanto a cinzenta.[4] O edema cerebral pode aumentar a PIC, o que reduz a perfusão cerebral e com isso exacerba a hipoxia cerebral. O tamanho do encéfalo pode aumentar dramaticamente como resultado do edema cerebral, levando a uma possível herniação encefálica.[4] O encéfalo pode herniar de várias maneiras; as quatro mais comuns são: (1) herniação do giro cingulado; (2) herniação do lobo temporal ou occipital sob o tentório cerebelar (herniação transtentorial caudal); (3) herniação do *vermis* cerebelar rostral sob o tentório cerebelar (herniação transtentorial rostral); e (4) herniação do cerebelo através do forame magno.[4]

MANIFESTAÇÕES CLÍNICAS

Alguns animais com TCE podem estar completamente normais após um período breve de inconsciência com duração de poucos segundos. Outros animais podem se apresentar comatoso-inconscientes e não responsivos a estímulos nociceptivos; semicomatosos (estupor)-semiconscientes, responsivos apenas a estímulos nociceptivos; delírio-desorientados, irritáveis, assustados, capazes de responder ao ambiente, mas com resposta inapropriada; ou deprimido-letárgicos e desanimados, mas capazes de responder ao ambiente de maneira normal. Esses distúrbios de consciência são o resultado de lesões envolvendo o sistema ativador reticular ascendente,[4] ou disfunção cerebral generalizada (p. ex., edema cerebral).[12] O tamanho da pupila pode ser normal, puntiforme (sugestivo de compressão mesencefálica moderada a discreta), ou dilatada e não responsiva à luz (sugestivo de compressão mesencefálica grave (p. ex., herniação transtentorial caudal). Os movimentos conjugados dos globos oculares normais (também denominados "reflexo oculocefálico" ou "movimentos de olhos de boneca") podem estar deprimidos ou ausentes, quando a cabeça for rotacionada (sugestivo de anormalidade grave em tronco encefálico).[4] Esse teste avalia a integridade do fascículo longitudinal medial do tronco encefálico, que coordena movimentos oculares com movimentos da cabeça do animal.[14] Outros sintomas podem incluir cegueira, que pode ser transitória (até 24 horas) ou permanente, vários déficits de nervos cranianos, sintomas vestibulares e/ou cerebelares e respiração anormal.[4] Três formas de respiração anormal são comumente reconhecidas com trauma craniano: (1) respiração de Cheyne-Stokes, caracterizada por períodos de hiperventilação seguidos de períodos de apneia. É frequentemente associada a danos em estruturas corticais profundas, núcleos da base, cápsula interna ou diencéfalo; (2) hiperventilação neurogênica central, caracterizada por respiração rápida e regular na faixa de 25 por minuto. Isso ocorre em lesão da ponte ou mesencéfalo caudal; (3) respiração apnêustica, caracterizada por um padrão cíclico de inspiração prolongada seguido de expiração e uma fase apneica. Esta forma é vista em lesões de regiões de bulbo e seu prognóstico é mau.[4] As lesões focais em hemisfério cerebral são frequentemente caracterizadas por depressão, alterações comportamentais, déficits visuais contralaterais (resposta de ameaça diminuída ou ausente), hipalgesia facial contralateral e déficits de propriocepção consciente contralateral. O paciente pode andar compulsivamente e pode pressionar a cabeça, quando confrontado com uma parede. Andar em círculos, quando observado, e geralmente do mesmo lado da lesão, tipicamente em arco amplo.[12]

DIAGNÓSTICO E PROGNÓSTICO

O diagnóstico é tipicamente baseado no histórico acerca de informações relacionadas com acidentes, evidência clínica de lesão craniana, como abrasões ou feridas penetrantes, e/ou sintomas clínicos. O paciente deverá ser avaliado quanto à presença de hemorragia nas cavidades nasais, canais auditivos, área nasofaríngea e órbita, porque hemorragias nessas áreas ou seios frontais geralmente estão associadas a fraturas em região basilar do crânio. Fraturas nessas áreas também representam possíveis portas de entradas para bactérias dentro da cavidade craniana.[12] As alterações neurológicas podem estar relacionadas diretamente com a área encefálica primariamente atingida, como também áreas posteriormente comprometidas por alterações secundárias (p. ex., hemorragias progressivas, hipertensão intracraniana, hipoxia cerebral).[15] Como as lesões podem envolver vários níveis do encéfalo, os sinais clínicos são muito variados e compatíveis com uma síndrome multifocal.[15]

Fraturas do crânio podem ser demonstradas por radiografia, tomografia computadorizada (TC) ou imagens de ressonância magnética (RM). O padrão e distribuição das fraturas cranianas traumáticas diferem em cães e gatos; enquanto os cães apresentam um predomínio de fraturas na abóbada craniana e os gatos apresentaram predomínio de faturas faciais e na base do crânio. Fraturas na abóbada craniana estavam associadas a déficits neurológicos e risco de morte.[16] Tomografia computadorizada é o método diagnóstico de escolha para pacientes com TCE, uma vez que as imagens são obtidas mais rapidamente quando comparadas à ressonância magnética e há melhor visualização de hemorragias agudas e estruturas ósseas, fornecendo informação fundamental para determinar o prognóstico.[17] Em imagens de TC são encontradas lesões hiperintensas que não apresentam realce após administração de contraste, ou, quando apresentam, o realce é muito discreto.[14] Essas lesões hiperatenuantes aparecem nos estágios agudos da hemorragia e, com o passar do tempo, sua densidade diminui com a reabsorção do coágulo, criando uma lesão hipoatenuante que pode ser confundida com edema cerebral.[18] Cães submetidos à ressonância magnética de crânio até 48 horas após o trauma apresentam informações diagnósticas mais precisas em imagens de T2W e FLAIR. Hemorragia extra-axial é mais bem visibilizada em imagens FLAIR.[19] Em imagens de RM as lesões são hipointensas em T1W ou halo hiperintenso em T1W, enquanto em T2W as lesões são hiperintensas.[14]

Em animais neonatos ou animais adultos de raças de pequeno porte é possível a realização de ultrassom transcraniano. Utiliza-se a fontanela rostral como janela acústica em neonatos e a janela temporal e occipital em animais adultos. Essa técnica pode ser realizada para avaliar a integridade dos contornos da calota craniana em consequência de um trauma. A fratura produz solução de continuidade na calota óssea. O fragmento fraturado pode ser identificado como uma estrutura hiperecoica produtora de sombra acústica.[20] A hemorragia intracraniana recente e áreas de edema associadas resultam em lesões de menor ecogenicidade; com o passar do tempo, essas lesões se tornam hiperecoicas.[21]

Coleta de líquido cefalorraquidiano é contraindicada pelo risco de herniação encefálica em animais com TCE.[4]

Shores modificou a escala de coma utilizada para avaliação em pacientes humanos para uso em animais (Quadro 234.1).[22] O estado do paciente em cada uma das três categorias – atividade motora, reflexos de tronco encefálico e nível de consciência – é avaliado. A contagem total de 3 a 8 indica prognóstico grave; de 9 a 14 indica prognóstico de reservado a mau e de 15 a 18 indica bom prognóstico. A escala não tem sido avaliada em um grande número de pacientes para analisar sua segurança, mas enfatiza a importância desses parâmetros clínicos.[22] Avaliações seriadas são importantes para determinar se ocorreu melhora.[1] Animais em coma ou estupor com pupilas dilatadas não responsivas têm

QUADRO 234.1 Escala de coma em pequenos animais com trauma cranioencefálico.	
Indicador	**Pontuação**
Atividade motora	
Marcha normal, reflexos espinais normais	6
Hemiparesia, tetraparesia ou atividade descerebrada	5
Decúbito, rigidez extensora intermitente	4
Decúbito, rigidez extensora constante	3
Decúbito, rigidez extensora constante com opistótono	2
Decúbito, hipotonia muscular, hipo ou arreflexia dos reflexos espinais	1
Reflexos do tronco encefálico	
Reflexos oculocefálico e pupilar à luz normais	6
Reflexos oculocefálico normal a reduzido e pupilar à luz diminuído	5
Reflexo oculocefálico normal a reduzido com miose bilateral não responsiva	4
Reflexo oculocefálico reduzido ou ausente com pupilas *pinpoint*	3
Reflexo oculocefálico reduzido ou ausente com midríase não responsiva unilateralmente	2
Reflexo oculocefálico reduzido ou ausente com midríase não responsiva bilateralmente	1
Nível de consciência	
Períodos ocasionais de alerta, responsivo ao meio	6
Depressão ou delírio, capacidade em responder ao ambiente, mas resposta pode ser inadequada	5
Estupor, responsivo a estímulos visuais	4
Estupor, responsivo a estímulos auditivos	3
Estupor, responsivo apenas a estímulos nociceptivos repetidos	2
Coma, não responsivo a estímulos nociceptivos repetidos	1
Avaliação	
Bom prognóstico	15 a 18
Prognóstico reservado	9 a 14
Mau prognóstico	3 a 8

Modificado por Simon *et al.*[22]

mau prognóstico. Período de coma permanecendo por 48 horas ou mais é um sinal de prognóstico grave. Piora em relação aos sintomas clínicos como depressão, progressão ao coma, pupilas mióticas ou normais se tornarem dilatadas e não responsivas são indicativos de edema encefálico progressivo ou herniação transtentorial.[4]

TRATAMENTO

O tratamento do TCE não pode ser separado do manejo de todo o paciente por causa dos ferimentos em múltiplos sistemas, comuns em animais acidentados por veículos automotores.[1] O proprietário deverá ser instruído por telefone a manter uma via respiratória desobstruída, estendendo a cabeça do animal e puxando a língua para a frente, se o animal estiver inconsciente.[1] As prioridades para o manejo na apresentação do animal ao clínico veterinário são:

- Manutenção adequada da ventilação por cateter orotraqueal ou traqueostomia, se necessário
- Tratamento de choque
- Avaliação à procura de ferimentos multissistêmicos
- Exame neurológico e localização da lesão
- Tratamento clínico ou cirúrgico para as lesões neurológicas
- Monitoramento do paciente para sinais de piora.[1]

Uma vez controlados os problemas relacionados com o risco à vida e o choque, o exame neurológico básico inicial é realizado. Depois de estabelecidas as alterações neurológicas básicas, o animal deverá ser reavaliado a cada 10 ou 15 minutos ou a cada hora, dependendo da condição inicial.[23]

O tratamento de animais com TCE pode ser médico, cirúrgico ou ambos.[4] A meta primária da fluidoterapia no TCE é restabelecer rapidamente a perfusão tecidual e a pressão sanguínea, assim a pressão de perfusão cerebral será mantida em valores acima de 50 mmHg.[3] Um paciente com pressão sanguínea sistólica abaixo de 90 mmHg é considerado hipotenso.[8] Soluções hipotônicas (dextrose a 5%, NaCl a 0,45%) deverão ser evitadas em pacientes em recuperação de TCE, uma vez que essas soluções preferencialmente expandem o espaço intracelular, podendo exacerbar o edema cerebral.[3] A pressão sanguínea deverá ser restaurada aos níveis normais o mais breve possível, mas fluidoterapia intravenosa agressiva, para combater hipotensão em pacientes com TCE, pode agravar o edema encefálico. A reposição de fluidos coloides (p. ex., *hetastarch*) e solução salina hipertônica proporciona alguma proteção ao encéfalo edematoso, mesmo que utilizados com grandes volumes de cristaloides (solução de Ringer com lactato, solução fisiológica a 0,9%).[8] Portanto, utilizam-se em pacientes com hipotensão soluções de coloide ou hipertônica inicialmente e administração subsequente de cristaloides. Coloides são soluções que contêm água e macromoléculas, às quais as membranas capilares são impermeáveis sob condições normais. O emprego dessas soluções provoca aumento da pressão oncótica plasmática, retendo água no espaço intravascular. Classificam-se em coloides naturais e sintéticos.[24] Os coloides naturais são obtidos pelo fracionamento do sangue total. Em princípio, o coloide ideal seria a albumina, específica para cada espécie, pois constitui a molécula fisiologicamente responsável pela maior parte da pressão oncótica plasmática. Uma vez que a obtenção de albumina pura ou mesmo a utilização de plasma fresco ou plasma fresco congelado, como fonte principal de albumina para uso clínico, requer sangue de um grupo de doadores e equipamento de alto custo, os coloides sintéticos têm obtido cada vez mais espaço no meio veterinário.[24] Os coloides sintéticos são compostos de macromoléculas, em geral, polímeros, diluídos em solução aquosa acompanhadas de eletrólitos e/ou glicose.[24] Em relação aos coloides, essas substâncias são similares a manitol e salina hipertônica, cuja ação inclui extração de água livre do interstício para dentro dos vasos sanguíneos.[25] As propriedades de uma solução coloide ideal deveriam ser quase idênticas às das proteínas plasmáticas naturais. Além disso, o coloide ideal deveria persistir no espaço intravenoso tempo suficiente para ter um efeito terapêutico. Apenas pequenas doses deveriam ser exigidas para alcançar reanimação e deveriam ser eliminadas do corpo sem causar reações teciduais. Infelizmente, a natureza e a tecnologia atuais não têm sido capazes de inventar um coloide único com todas essas características.[26] Os coloides utilizados atualmente, assim como os efeitos benéficos e colaterais – *hetastarch*, oxipoligelatina e dextrana –, serão mostrados a seguir. *Hetastarch*, ou amido hidroxietil, é composto primariamente de amilopectina (98%). É um polissacarídio altamente ramificado semelhante ao glicogênio. Esses compostos não são tóxicos, nem causam alergia.[26] *Hetastarch* pode ser administrado na dose de 10 a 20 mℓ/kg para efeito de choque. Pode ser dado em *bolus* rápido nos cães, enquanto em gatos deve-se administrar 5 mℓ/kg com incrementos a cada 5 ou 10 minutos para evitar náuseas e vômitos. A vantagem é a meia-vida intravascular longa e persistente no sistema vascular.[9] Anafilaxia e distúrbios de coagulação podem ocorrer, mas são extremamente raros com o uso apropriado desse coloide.[9] No grupo das gelatinas, obtido a partir do colágeno da medula óssea bovina, têm-se gelatina fluida modificada, gelatina ligada à ureia e oxipoligelatina.[24] A oxipoligelatina, principal representante, é uma suspensão de gelatina a 5,6%, eliminada primariamente da circulação via filtração glomerular e secreção para dentro das fezes. A meia-vida plasmática é de 2 a 4 horas. Em razão do forte desvio de fluido do interstício, um cristaloide deverá ser administrado juntamente com oxipoligelatina para repor o volume intersticial. A oxipoligelatina está associada a risco de reação alérgica, mediada por histamina e ativação de complemento. As reações anafiláticas de todas as espécies de gelatina são maiores que as da dextrana ou do amido hidroxietil.[26] Dextrana consiste em polissacarídios compostos de resíduos lineares de glicose. Os níveis de glicose sanguínea podem se elevar, assim que a dextrana é metabolizada em resíduos de glicose. Essa elevação dos níveis de glicose sanguínea é uma sequela que deverá ser evitada em vítimas de TCE grave.[9] Dextrana-40 pode causar doença renal aguda (DRA), anafilaxia e diáteses hemorrágicas. Podem ocorrer precipitação e obstrução irreversível nos túbulos renais. A dextrana-70 raramente tem sido associada à IRA.[12] A dose de dextrana-70 (6%) é de 10 a 20 mℓ/kg até 40 a 50 mℓ/kg/h para efeito de choque em cães. Em gatos, deverão ser administrados 5 mℓ/kg em *bolus* a cada 5 a 10 minutos, com um máximo de 20 mℓ/kg. Dextrana-70 é uma alternativa aceitável, mas quando administrada isoladamente não tem exibido efeitos benéficos em relação aos outros coloides utilizados em TCE,[8] ou mesmo solução salina hipertônica. Salina hipertônica (7,5%) é considerada por muitos o fluido superior para recuperação em TCE pela sua habilidade na restauração da euvolemia rapidamente devido à sua hiperosmolaridade, permitindo que volumes muito pequenos (3 a 5 mℓ/kg, a cada 10 ou 15 minutos) sejam utilizados na reanimação. Propriedades adicionais atrativas da salina hipertônica incluem a habilidade em abaixar a PIC via efeito osmótico e sua habilidade em minimizar vasospasmos, excitotoxicidade e resposta inflamatória encefálica.[3] A dose da solução salina hipertônica é de 4 a 5 mℓ/kg dados durante 3 a 5 minutos. Tem sido implicada como o maior agente osmótico contribuindo para o edema encefálico. A solução salina hipertônica pode ter um efeito protetor global no encéfalo, mas há evidência de que possa romper a barreira hematencefálica, o que pode anular seu mecanismo osmótico, aliviando o edema encefálico. Sua duração é curta (15 a 60 minutos); a combinação de solução salina hipertônica com dextrana-70 ou *hetastarch* pode prolongar seu efeito clínico.[9] *Hetastarch* e solução salina hipertônica podem melhorar a PAM e, portanto, a pressão de perfusão cerebral, sem exacerbar o edema encefálico.[8]

Invariavelmente, algum grau de edema cerebral se desenvolve, o qual pode ser fatal, a menos que seja controlado imediatamente. Uma via respiratória desobstruída e a terapia com oxigênio são os primeiros passos no controle do edema cerebral. A cabeça deverá ser elevada ligeiramente e nenhuma compressão deverá ser realizada nas veias jugulares.[23] Os objetivos da estabilização intracraniana são: limitar a hipertensão intracraniana, por meio de diminuição do edema cerebral e otimização do volume sanguíneo intracraniano e minimizando a elevação na taxa metabólica central. Edema cerebral é um problema comum com o TCE, que pode causar elevação progressiva da PIC. A solução de manitol tem sido tradicionalmente o fármaco de escolha para diminuir o edema cerebral. Além disso, o manitol pode varrer radicais livres envolvidos no estresse oxidativo e melhorar o fluxo microvascular dentro do encéfalo danificado. A preocupação de que o manitol possa exacerbar hemorragia intracraniana é infundada, e os efeitos benéficos globais do seu uso superam esse risco em potencial.[3] Vários são os mecanismos propostos para a ação do manitol na redução da PIC, incluindo vasoconstrição reflexa da vasculatura encefálica via diminuição da viscosidade, redução da produção do LCR, limpeza de espécies de radicais livres e osmoticamente extração de fluido do edema extravascular para dentro do espaço intravascular.[8] O efeito da vasoconstrição reflexa na PIC aumentada ocorre em alguns minutos, enquanto a ação osmótica tem um efeito dentro de 15 a 30 minutos. O efeito do manitol na diminuição do edema encefálico dura entre 2 e 5 horas.[8] A dose recomendada é de 0,5 a 1,5 g/kg por via intravenosa (IV), durante 10 a 20 minutos. Evidência recente na literatura humana corrobora o conceito de que altas doses de manitol (1,4 g/kg) estão associadas a melhores resultados do que baixas doses (0,7 g/kg), em pacientes com TCE grave.[8] A furosemida, um diurético de alça, tem mostrado redução da PIC em vítimas de TCE. Presumivelmente, esse agente exerce seu efeito por diurese, diminuição na produção do LCR e redução de edema astroglial. Quando administrado em conjunto com a solução de manitol, fornece um efeito sinérgico na redução da PIC. Tem sido sugerido que a administração intravenosa de furosemida de 2 a 5 mg/kg, poucos minutos antes da infusão intravenosa de manitol, possa prevenir a elevação inicial da PIC associada à administração de manitol, assim como o efeito rebote da PIC associado à diminuição dos níveis séricos de manitol. Recomenda-se a administração da furosemida a cada 6 horas durante 24 horas para minimizar o perigo de hipotensão e anormalidades eletrolíticas.[27]

A hiperoxigenação é recomendada para a maioria dos animais com trauma craniano agudo.[8] A hipoxia está relacionada com aumento das lesões secundárias e, por isso, deve ser evitada a qualquer custo.[15] A administração da suplementação de oxigênio deverá ser realizada por meio de máscaras faciais, cânulas nasais, cateter nasal ou cateter transtraqueal. Máscaras faciais estressam os animais, portanto deverão ser utilizadas temporariamente, até que outra forma de fornecimento do oxigênio possa ser instituída.[8] A hiperventilação pode ser prejudicial aos pacientes em que a elevação da PIC não é causada por dilatação da vasculatura encefálica induzida pela hipercapnia, especialmente nas primeiras 24 horas.[15]

A administração de glicocorticoides (p. ex., dexametasona, prednisona e prednisolona) é controversa.[27] Apesar do seu papel tradicional no tratamento de trauma em SNC, há pouca evidência para apoiar o uso de glicocorticoides em vítimas de TCE grave.[9] Os efeitos benéficos propostos da sua administração incluem estabilização das membranas plasmáticas (incluindo membranas lisossomais) no SNC, aumento do suprimento de energia aos tecidos do SNC, redução do edema, promoção de diurese e redução na formação de radicais livres no SNC. Também está associada à redução da formação do LCR.[27] Altas doses de corticoides podem agravar a hiperglicemia nesses pacientes. A hiperglicemia tem sido associada a aumento da mortalidade em pacientes com trauma craniano gravemente afetados.[25] É postulado que o fornecimento de glicose extra ao encéfalo isquêmico ajuda na hidrólise por meio da glicólise anaeróbica, resultando no aumento de ácido láctico encefálico, causando, com isso, mais danos ao encéfalo.[9] Além da hiperglicemia, outras complicações, em potencial, do uso de corticoides são ulceração gastrintestinal, má cicatrização das feridas e sepse.[25] A terapia com metilprednisolona em dose alta deve ser considerada como um tratamento adjuvante naqueles pacientes que não respondem adequadamente às medidas de reanimação apropriadas e à administração de manitol.[9] O protocolo da utilização de succinato sódico de metilprednisolona é recomendado inicialmente na dose de 30 mg/kg, seguidos de 15 mg/kg, 2 e 6 horas após a dose inicial. As doses em *bolus* deverão ser administradas por via intravenosa, lentamente por um período de vários minutos. Após essas três doses iniciais, pode-se administrar infusão intravenosa contínua na dose de 2,5 mg/kg/h pelas próximas 42 horas.[27]

Os antibióticos deverão ser administrados para prevenir choque endotóxico e continuados se houver feridas abertas ou se intervenção cirúrgica for realizada. Recomenda-se ampicilina 11 a 22 mg/kg, 3 vezes/dia, cloranfenicol 50 mg/kg, 3 vezes/dia ou sulfadiazida com trimetoprima 15 mg/kg, 2 vezes/dia.[23]

A intervenção cirúrgica é claramente definida no controle de TCE em humanos. As diretrizes para a realização da cirurgia estão na existência e na extensão de hemorragia intracraniana. Em medicina veterinária, o controle cirúrgico de TCE tem tradicionalmente desempenhado um papel menor; acredita-se que seja porque hemorragia intracraniana clinicamente significativa seja rara em cães e gatos. Com o aumento da disponibilidade de TC para cães e gatos, cirurgia tem começado a desempenhar um grande papel no controle no TCE nessas espécies.[8] A conduta cirúrgica pode ser considerada nas seguintes situações:

- Em animais com fraturas ósseas e feridas penetrantes
- Em animais comatosos com pupilas mióticas, cujas condições não melhorem depois de 24 a 36 horas de terapia médica
- Em animais cujos sintomas estejam piorando, apesar do tratamento médico.[4]

O valor da craniotomia apenas como cirurgia descompressiva é desconhecido em TCE canino e felino. Contudo, demonstrou-se que em cães e gatos normais, a combinação de craniotomia/durotomia resulta em diminuição dramática da PIC.[8] Uma craniotomia acima do córtex cerebral no lobo parietal fornece uma rota alternativa de liberação do inchaço encefálico, o qual é menos deletério ao animal. Se o animal estiver comatoso, nenhuma anestesia será necessária. Esse acesso possibilita parar hemorragias epidurais ou subaracnóideas pela ruptura das artérias meníngea média ou cerebral média.[23]

REFERÊNCIAS BIBLIOGRÁFICAS

1. Lorenz MD, Kornegay JN. Handbook of veterinary neurology. Missouri: Saunders; 2004. p. 297-322.
2. Proulx J, Dhupa N. Severe brain injury. Part I. Pathophysiology. Compend Contin Educ. 1998;20:897-905.
3. O'Brien DP, Coates JR. Brain diseases. In: Ettinger SJ, Feldman EC. Textbook of veterinary internal medicine. 7. ed. Missouri: Saunders-Elsevier; 2010. p. 1413-46.

4. Braund KG. Clinical syndromes in veterinary neurology. 2. ed. Missouri: Mosby-Year Book Inc.; 1994.

5. Dewey CW *et al*. Acute traumatic intracranial haemorrhage in dogs and cats. Vet And Comp Orthop And Traumat. 1993;6:153-9.

6. Frosch MP, Anthony DC, Girolami U. O sistema nervoso central. In: Kumar V, Abbas AK, Fausto N, Aster JC. Robbins & Cotran Patologia – Bases patológicas das doenças. Rio de Janeiro: Elsevier; 2010. p. 1287-52.

7. Summers BA, Cummings JF, de Lahunta A. Veterinary neuropathology. St Louis, Missouri: Mosby-Year Book; 1995.

8. Dewey CW, Fletcher DJ. Head trauma management. In: Dewey CW, editor. A practical guide to canine & feline neurology. 2. ed. Ames, IO: Wiley-Blackwell; 2008.

9. Dewey CW. Emergency management of the head trauma patient. Principles and practice. Vet Clin North Am Small Anim Prac. 2000;30:207-25.

10. Gandini G, Jaggy A, Challande-Kathman I, Bilzer T, Lombard C. Cerebrum. In: Jaggy A, editor. Small animal neurology. Hannover: Schutersche Verlagsgesellschaft & KG, Hans-Bockler; 2010. p. 427-66.

11. Wessman A, Chandler K, Garosi L. Ischaemic and haemorrhagic stroke in the dog. Vet J. 2009;180:290-303.

12. Dewey CW, Budsberg SC, Oliver Jr JE. Principles of head trauma management in dogs and cats – Part I. Compend Contin Educ. 1992; 14:199-207.

13. Hillock SM *et al*. Vascular encephalopathies in dogs: incidence, risk factors, pathophysiology, and clinical signs. Compend Contin Educ Pract Vet. 2006;2(3): 196-207.

14. Jung CH, Ja LK, Kyu KS, Chun LH, Woo CD, Chang LK *et al*. Evaluation of traumatic intracranial haemorrhage using computed tomography and magnetic resonance imaging in four dogs. J Vet Clin. 2006; 23: 96-101.

15. Adeodato AG, Pedro Neto O, Rabelo RC. Traumatismo cranioencefálico. In: Rabelo RC, Crowe Jr. DT. Fundamentos de terapia intensiva veterinária em pequenos animais – condutas no paciente crítico. Rio de Janeiro: LF Livros de Veterinária; 2005. p. 329-50.

16. Batle AP, López RJ, Durand A. Traumatic skull fractures in dogs and cats: A comparative analysis of neurological and computed tomographic fractures. J Vet Int. Med. 2020;34(5): 1975-85.

17. da Costa RC, Dewey CW. Differential Diagnosis. In: Dewey CW, da Costa RC. Practical guide to canine and feline neurology. 3. ed. Ames, IO: Wiley Blackwell; 2016. p. 53-60

18. Platt S, Freeman C, Beltran E. Canine head trauma: an update. In: Practice. 2016; 38(1): 3-8.

19. Yanai H, Tapia-Neto R, Cherubini GB, Caine A. Results of magnetic resonance imaging performed within 48 hours after head trauma in dogs with outcome: 18 cases (2007-2012). J Am Vet Med Assoc. 2015;246(11): 1222-9.

20. Carvalho CF, Andrade Neto JP, Jimenez CD, Diniz AS, Cerri GG, Chammas MC. Arq Bras Med Vet Zootec. 2007; 59(6): 1412-6.

21. Carvalho CF, Cintra TCF, Andrade Neto JP. Encéfalo. In: Carvalho CF. Ultrassonografia em pequenos animais. 2. ed. São Paulo: Roca; 2014. p. 385-412

22. Simon RP, Simona TR, John JM. The prognostic value of the modified Glasgow Coma Scale in head trauma in dogs. J Vet Int Med. 2001;15:581-84.

23. Chrisman CL. Problems in small animal neurology. 2. ed. Pensilvânia: Lea & Febiger; 1991. p. 228-31.

24. Merlo A. Cristaloides e Coloides. In: Santos MM, Fragata FS, editores. Emergência e terapia intensiva veterinária em pequenos animais – bases para o atendimento hospitalar. São Paulo: Roca; 2008. p. 210-33.

25. Proulx J, Dhupa N. Severe brain injury. Part II. Therapy. Compend Contin Educ.1998; 20:993-1006.

26. Rudloff E, Kirby R. The critical need for colloids: selecting the right colloid. Compend Contin Educ. 1997;19:811-26.

27. Dewey CW, Budsberg SC, Oliver Jr JE. Principles of head trauma management in dogs and cats – Part II. Compend Contin Educ. 1993;15:177-93.

235
Neoplasias Intracranianas

João Pedro de Andrade Neto • Sylvia de Almeida Diniz •
Carolina Dias Jimenez • Paulo César Maiorka

INTRODUÇÃO

As neoplasias intracranianas são de ocorrência relativamente comum na espécie canina,[1] porém o diagnóstico e a descrição de casos são escassos. Em cães, os tumores mais comuns são os gliomas (astrocitoma, oligodendroglioma, glioblastoma multiforme ou gliomas mistos) e os meningiomas;[2-4] de ocorrência menos frequente, encontram-se os tumores ventriculares (ependimoma e tumores do plexo coroide), tumores hipofisários, entre outros.[3] A sintomatologia depende de sua localização.[5-7] A idade média para o aparecimento de tumores intracranianos é 9 anos, podendo ocorrer a partir de 5 anos.[1] Alguns autores consideram que os meningiomas ocorram mais em fêmeas do que em machos,[8] e oligodendrogliomas e tumores do plexo coroide com prevalência maior em machos,[3] embora trabalhos recentes mostrem não ocorrer essa prevalência.[9,10] Em relação às raças, cães Boxer, Golden Retriever, Dobermann, Scottish Terrier e Old English Sheepdog têm predisposição maior do que as demais.[11] Em gatos, os meningiomas são os tumores mais comuns, seguidos dos linfomas.[12] Nessa espécie, gatos machos têm maior probabilidade de desenvolver meningiomas, mas sem nenhuma predileção racial.[13]

O diagnóstico desses tumores depende da utilização de estudos de imagem; ressonância magnética (RM) e tomografia computadorizada (TC) são os métodos mais utilizados para a demonstração dessas massas. Geralmente há hiperatenuação ou aumento de sinal, após a injeção de contraste ou efeitos secundários a essas formações, como desvio da linha média, deslocamento de ventrículo, hemorragias, calcificações, além de edema peritumoral.[14,15] Animais de pequeno porte podem ser submetidos à ecoencefalografia.[16] O tratamento consiste principalmente na retirada total do tumor.[11,17] Uma vez que isso não é possível, na maioria dos casos, opta-se pela retirada parcial do tumor e/ou utilização de quimioterapia ou radioterapia.[18] Atualmente, estão em estudos novas técnicas de imunoterapia e terapia gênica.[19]

CLASSIFICAÇÃO DOS TUMORES INTRACRANIANOS

Os tumores intracranianos podem ser classificados em primários, oriundos do encéfalo, ou secundários, decorrentes de neoplasias de estruturas vizinhas ao encéfalo, infiltrando o parênquima encefálico, ou de metástases vindas de tumores primários de estruturas distantes.[20] São considerados primários tumores com origem de células normalmente encontradas dentro do encéfalo e meninges, incluindo neuroepitélio, tecidos linfoides, células germinativas e tecidos malformados. Tumores secundários são neoplasias que alcançaram o encéfalo por meio de metástases de um tumor primário fora do sistema nervoso

(p. ex., carcinoma das glândulas mamárias), ou neoplasias que afetam o encéfalo por invasão local ou extensão de tecidos adjacentes não neurais, como o osso.[19] Tumores secundários que se estendem para dentro do encéfalo a partir dos seios nasais são relativamente comuns em cães,[20] como adenocarcinoma nasal.[11] Carcinoma ou adenoma hipofisário estendendo-se para o diencéfalo[3,11,19] e tumores decorrentes de nervos cranianos (p. ex., tumores da bainha de nervo do trigêmeo, oculomotor ou nervo vestibulococlear) são considerados tumores encefálicos secundários, que afetam o encéfalo por meio de extensão local.[19,21] Tumores ósseos, como osteoma ou osteossarcoma, também podem invadir o tecido encefálico.[18]

Metástases hematogênicas em cães frequentemente se originam de carcinomas de glândulas mamárias, tireoide, epitélio broncopulmonar, rins, células quimiorreceptoras, mucosa nasal, epitélio escamoso da pele, próstata, pâncreas e glândulas salivares (Figura 235.1). Em relação às metástases de sarcoma, incluem-se hemangiossarcoma, linfossarcoma, fibrossarcoma e melanossarcoma.[20] As metástases mais frequentes em gatos se originam de carcinomas das glândulas mamárias e linfossarcomas.[20] A disseminação ou metástase de tumores primários do sistema nervoso central (SNC) é rara, mas pode ocorrer através das vias liquóricas (p. ex., tumores do plexo coroide).[20]

Em relação ao neuroeixo, podem-se classificar os tumores intracranianos em intra-axiais (originados dentro do parênquima cerebral, como gliomas e metástases) e extra-axiais (que não nascem dentro do parênquima e dos espaços cisternais) e/ou aracnoides (que se originam e comprimem o parênquima cerebral, como meningiomas e neurinomas).[22] Quanto à localização, podem ser classificados em relação ao tentório, estrutura que separa o cérebro das demais estruturas encefálicas. Tumores anteriores a essa estrutura são denominados "rostrotentoriais" ou "da fossa anterior", compreendendo os hemisférios cerebrais e o diencéfalo, enquanto os tumores localizados após essa estrutura são denominados "caudotentoriais" ou "da fossa posterior", compreendendo o cerebelo e o tronco encefálico.[20,23] Alguns autores subdividem os rostrotentoriais em tumores da fossa anterior (lobo frontal e bulbos olfatórios) e da fossa média (demais estruturas cerebrais).[14]

A classificação dos tumores do SNC em cães e gatos de acordo com a Organização Mundial da Saúde (OMS) fornece uma base para a classificação dos tumores encefálicos primários em animais, pela aparência histopatológica: neoplasias gliais, tumores do epêndima e plexo coroide, neoplasias neuronal ou neuronal-glial misto, tumores embrionários, tumores das meninges, linfomas e outros tumores hematopoéticos e tumores primários raros do SNC, lesões semelhantes a tumores, hamartomas e cistos.[19]

Os termos benignos e malignos deverão ser utilizados com cuidado, quando aplicados a neoplasias encefálicas. A malignidade de um tumor pode ser citológica ou biológica. Malignidade citológica é uma avaliação morfológica de anaplasia, celularidade, necrose, mitose e invasividade do tumor. Malignidade biológica é a probabilidade de um tumor levar o animal à morte. Os tumores encefálicos citologicamente benignos podem ser biologicamente malignos em razão dos vários efeitos secundários que possam causar, como aumento da pressão intracraniana (PIC).[19]

CARACTERÍSTICAS E PREVALÊNCIA

As neoplasias intracranianas são de ocorrência relativamente comum na espécie canina e em gatos[1] e representam uma das principais causas de morbidade e mortalidade em animais de

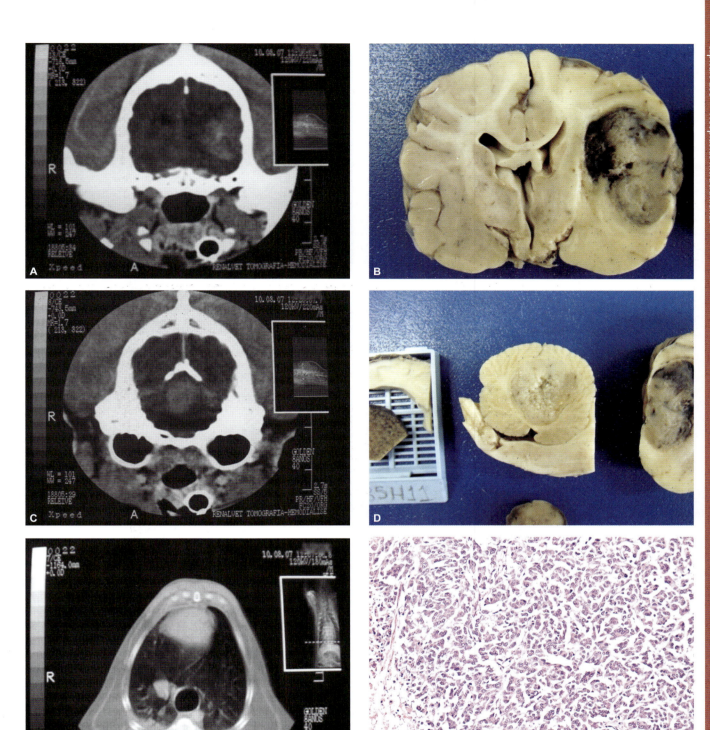

Figura 235.1 Cão Golden Retriever macho, com 6 anos, apresentando carcinoma pulmonar com metástases intracranianas. **A.** Tomografia computadorizada contrastada mostrando lesão anelar em região do lobo temporal esquerdo. **B.** Aspecto macroscópico da formação. **C.** Tomografia computadorizada contrastada mostrando lesão captante de contraste em região do cerebelo. **D.** Aspecto macroscópico de corte em cerebelo mostrando formação. **E.** Tomografia computadorizada contrastada mostrando formação em campos pulmonares. **F.** Aspectos microscópicos mostrando células pouco diferenciadas e anaplásicas.

companhia, predominantemente em cães. Avanços recentes no diagnóstico e tratamento das neoplasias intracranianas na medicina veterinária foram impulsionados por uma combinação de melhor acesso a equipamentos avançados de imagem e neurocirúrgicos com o reconhecimento de tumores cerebrais em cães como um modelo viável e potencialmente valioso para a pesquisa translacional e básica.[24,25] A sua ocorrência varia de 14,5 em 100.000 cães,[2] enquanto em gatos é de 3,5 para cada 100.000 animais.[1] Fatores de risco definitivo para o desenvolvimento de tumores encefálicos são desconhecidos em cães e gatos. A herança pode ter um papel em algumas raças de cães.[26]

Em cães, os tumores cerebrais primários são considerados os mais frequentes tumores intracranianos encontrados; tumores secundários ou metastáticos são responsáveis por aproximadamente 50% de todos os tumores intracranianos nessa espécie, sendo os mais comuns hemangiossarcoma, tumores hipofisários, linfoma, carcinoma metastático, extensão de neoplasia nasais e sarcoma histiocítico.[27] Dos tumores primários os meningiomas e gliomas são os mais frequentes.[3] A idade média de ocorrência em cães é de 9 anos[1], sendo 10 a 11 anos para meningiomas, 8 anos para gliomas e 5 a 6 anos para tumores do plexo coroide;[28,29,30,31] animais jovens podem ser acometidos por meduloblastomas, cistos epidermoides e teratomas.[11] As raças caninas que mais apresentam neoplasias intracranianas são Boxer, Dobermann, Scottish Terriers, Old English Sheepdog e Golden Retriever.[11] Nos EUA, um estudo com 97 cães mostrou o Golden Retriever como a raça mais afetada, seguida de mestiços, Labrador Retriever, Boxer e, com menos frequência, Collie, Dobermann, Schnauzer Standard e Airedale Terrier.[1] Outro trabalho americano, envolvendo 173 cães com neoplasias intracranianas, mostrou que o Golden Retriever e o Boxer foram as raças mais afetadas e em relação aos tipos tumorais ocorreu predomínio de meningiomas (45%) sobre os gliomas (35,6%); estes subdivididos em: astrocitoma (17%), oligodendroglioma (14%), glioblastoma (2,9%) e glioma não identificado (1,7%). Os demais tumores estavam assim distribuídos: tumores do plexo coroide (7%) e linfoma primário do SNC (4%).[28] Raças de cães dolicocefálicos (p. ex., Pastor-Alemão, Collie) são mais propensas a desenvolver meningiomas enquanto raças braquicefálicas (p. ex., Boxer, Boston Terrier) parecem ser mais propensas aos gliomas.[17,28] Alguns autores consideram os meningiomas mais frequentes em fêmeas do que em machos,[8] e oligodendrogliomas e tumores do plexo coroide com prevalência maior em machos,[3] embora trabalhos recentes mostrem não haver essa predisposição.[9,10] Neoplasia primária e secundária em um mesmo cão teve um relato em uma cadela, Boxer, apresentando oligodendroglioma e metástase de adenocarcinoma mamário.[32]

Neoplasias intracranianas são menos comuns em gatos, quando se compara a cães. Um estudo de necropsia realizado em aproximadamente 4 mil gatos mostrou uma frequência de pouco menos de 2% de neoplasias intracranianas nessa espécie.[33] Em uma revisão retrospectiva de 160 gatos apresentando tumores cerebrais, constatou-se que os meningiomas eram os tumores mais comuns (58,1%), seguidos de linfomas (14,4%), tumores pituitários (8,8%) e gliomas (7,5%). Em sua maioria, os animais eram velhos (11,3 ± 3,8 anos) e os sintomas neurológicos mais comuns foram alteração de comportamento, andar em círculos e convulsões.[12] Na espécie felina, os gatos machos têm maior probabilidade de desenvolver meningiomas, mas sem nenhuma predileção racial.[13]

Meningioma

Meningiomas são o grupo de tumores primários SNC mais comuns em cães e gatos, perfazendo um total aproximado de 40 a 60%.[26] Bagley *et al.*[1] relataram que 46% dos tumores intracranianos em cães são os meningiomas. São tumores mesenquimais que ocorrem a partir da dura-máter, aracnoide ou pia-máter; geralmente surgem a partir da camada aracnoide das meninges, crescendo para dentro do parênquima cerebral. São infiltrados ou aderidos ao parênquima cerebral.[20] Os meningiomas são mais comuns em encéfalo do que medula espinal.[3] No encéfalo ocorrem mais frequentemente no cérebro, dorsalmente e perto da foice cerebral, do tentório cerebelar e às vezes perto do plexo coroide dos ventrículos laterais e do terceiro ventrículo[11,34,35] (Figuras 235.2 e 235.3). As metástases extracranianas são incomuns, mas têm sido descritas em pulmão.[9] Podem ser irregulares, nodulares, globulares, ovoides, lobulados ou massas semelhantes a placas, variando de poucos milímetros a vários centímetros de diâmetro; geralmente são firmes, duros, encapsulados e muitas vezes discretos. Podem conter calcificações granulares (corpos de psammoma).[20] A classificação mais

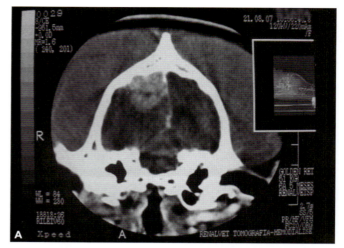
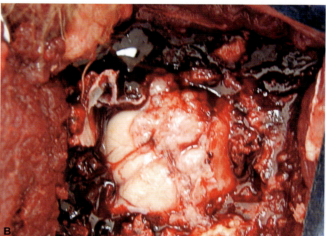
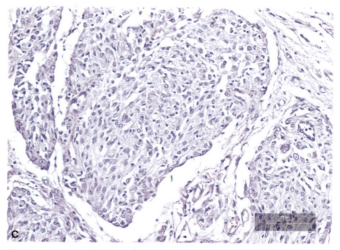

Figura 235.2 A. Tomografia computadorizada com contraste mostrando massa hiperatenuada em lobo occipital direito, além de efeito de massa com desvio de linha média para a esquerda. **B.** Formação de superfície irregular em lobo occipital direito invadindo parênquima. **C.** Histopatologia. Meningioma fibroso mostrando aspecto fusiforme de células neoplásicas.

recente de meningiomas em animais domésticos descreve nove padrões histológicos: meningotelial, fibroso (fibroblástico), transicional (misto), psammomatoso, angiomatoso, papilar, de célula granular, mixoide e anaplásico (maligno).[9,21,36] Todos, com exceção do anaplásico, são de crescimento lento.[21] Uma classificação rígida dos meningiomas em cães nem sempre é possível porque é comum encontrar dois ou mais padrões de

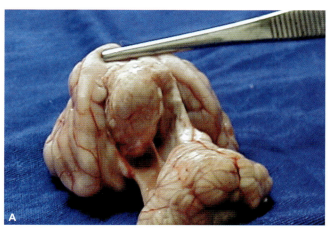 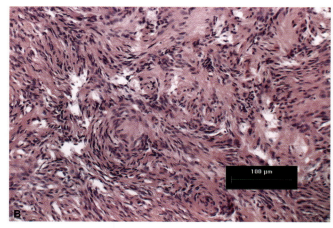

Figura 235.3 A. Formação de superfície irregular em felino. **B.** Corte histopatológico de meningioma em felino.

crescimento diferentes no mesmo tumor, embora um geralmente predomine.[3,9] Os meningiomas considerados de comportamento biológico benigno apresentam pleomorfismo nuclear discreto, raras mitoses celulares, ausência de infiltração tumoral do neuroparênquima, ou hemorragias extensivas e necrose; já os meningiomas considerados biologicamente malignos têm maior número de células com mitose, necrose, perda da arquitetura celular normal e mais raramente metástases.[36]

Os meningiomas meningoteliomatosos e transicionais são os mais comumente diagnosticados,[37] enquanto os meningiomas papilares e granulares têm pouquíssimos relatos.[38,39] Os meningiomas considerados benignos apresentam alta proporção de receptores de progesterona, enquanto os malignos exibem baixa proporção desses receptores.[36] Os meningiomas meningoteliais e os transicionais são considerados os mais benignos desse grupo, tendo mais de 80% das células positivas para imunorreatividade à progesterona, enquanto os tumores de células granulares, considerados malignos, têm apenas 4,8% de células positivas à progesterona. Provavelmente, os tumores considerados benignos têm alta proporção desses receptores de progesterona, assemelhando-se às meninges normais.[36] Outro marcador prognóstico é a expressão do fator de crescimento do endotélio vascular (VEGF), que é um regulador da angiogênese e permeabilidade vascular; esse é um dos vários fatores de sobrevivência necessário para manter novos vasos sanguíneos. O aumento da síntese de VEGF contribui para a aquisição de características malignas dos tumores, como crescimento rápido e metástases, e está associado a mau prognóstico em vários tumores sólidos. Em cães, assim como em humanos, quanto maior for a expressão de VEGF, menor é o tempo de sobrevida do animal.[8]

As características imuno-histoquímicas dos meningiomas caninos são similares às descritas em humanos. Há marcação forte e difusa para o filamento intermediário vimentina na maioria das células neoplásicas. A marcação para citoqueratina é variável e frequentemente focal. A expressão da proteína glial fibrilar ácida (GFAP) raramente é positiva, enquanto a marcação para as proteínas S100, sinaptofisina e enolase neurônio específica geralmente é negativa.[35] Marcadores genéticos e moleculares podem auxiliar no estabelecimento do prognóstico. Marcadores de proliferação celular, como a proteína Ki-67, são utilizados para determinar a fração de crescimento da neoplasia. A quantificação da expressão dessa proteína permite estimar o grau de malignidade e correlacionar com o prognóstico.[40] A expressão da proteína p53, responsável pela regulação do ciclo celular e apoptose, também é utilizada como fator prognóstico.[41] Recentemente verificou-se que meningiomas humanos com maior expressão de Ki-67 e p53 estavam associados à inativação do gene *Merlim*.[42] Em cães, constatou-se que, utilizando o anticorpo anti-Ki-67, o índice proliferativo médio nos meningiomas foi de 5,7%. Não ocorreu marcação para a proteína p53 nas neoplasias primárias de SNC.[43]

Alguns meningiomas podem formar cistos, denominando-se então meningiomas císticos.[44] Em humanos, sua ocorrência está em torno de 2 a 4% de todos os meningiomas intracranianos, enquanto em cães sua incidência é menor ainda.[45] Os meningiomas císticos descritos em medicina veterinária ocorrem em lobo frontal, sela túrcica[44] e recentemente foram descritos em cerebelo.[45] Os cistos associados aos tumores podem ser intratumorais ou peritumorais; os cistos intratumorais podem ocorrer devido a necrose isquêmica e agregação de microcistos, enquanto a formação de cistos peritumorais pode ocorrer em virtude de edema peritumoral e dilatação secundária da cavidade subaracnóidea causada pela compressão do tumor. A secreção ativa do tumor pode ser um fator também de formação cística.[44]

Os cães com meningiomas são significativamente mais velhos do que aqueles com outros tipos de tumores.[28] Em um trabalho recente avaliando 30 cães com meningiomas mostrou-se que 15 eram machos e 15 eram fêmeas. A média etária foi de 9 anos (variação de 2 a 15 anos).[9] Os tipos histológicos descritos foram: transicional (9), meningotelial (5), psammomatoso (3), anaplásico (3), fibroblástico (2), angioblástico (2), papilar (2), microcístico (1) e meningioma decorrente do nervo óptico (3).[9] Vinte e dois meningiomas estavam localizados intracranialmente, enquanto três estavam em região retrobulbar e cinco em medula espinal.[9]

Em gatos, os meningiomas são os tumores intracranianos mais comuns. Acometem gatos de meia-idade ou mais velhos, exceto pela ocorrência curiosa de meningioma em gatos jovens com mucopolissacaridose tipo I.[3] Sua topografia é similar à de humanos e cães, sendo a maioria rostral ao tentório. A localização supraventricular é relativamente mais comum, envolvendo a tela coroide do terceiro ventrículo. Microscopicamente eles são mais estereotipados do que em cães; a maioria é meningoteliomatosa ou psammomatosa e pode conter depósitos de colesterol (Figura 235.3).[3]

Gliomas

Glioma é um termo que inclui ependimoma, oligodendroglioma, glioblastoma, astrocitoma e seus vários subtipos e combinações.[46]

Astrocitomas compreendem a maioria dos gliomas caninos, mas são incomuns em gatos.[47] Astrocitomas são neoplasias difusamente infiltrativas e bem diferenciadas de astrócitos fibrilares e ocorrem geralmente no lobo piriforme, convexidade do hemisfério cerebral, tálamo e hipotálamo, mesencéfalo e raramente no cerebelo e medula espinal.[3,48,49] Astrócitos são derivados da neuroectoderme e são caracterizados por uma aparência de estrela e pés largos em seus processos. Eles contribuem para a barreira hematencefálica, constituem cerca de 85% da lâmina basal de todos os vasos sanguíneos do SNC (sistema nervoso central) e estão envolvidos na orientação dos neurônios durante o desenvolvimento embrionário. Se um grupo de neurônios ao longo do neuroeixo morre, os astrócitos se multiplicam para formar uma cicatriz glial. Eles ajudam a controlar o conteúdo do espaço intracelular, absorvendo o excesso de potássio e também absorvendo neurotransmissores das zonas sinápticas, facilitando assim as atividades sinápticas.[49,50] Astrócitos são células heterogêneas. Dois tipos foram identificados, o fibrilar e o protoplasmático, ambos exibindo o formato clássico de estrela. Astrócitos fibrilares são mais comuns na substância branca. Astrócitos protoplasmáticos são encontrados predominantemente na massa cinzenta e são caracterizados por processos que se ramificam com mais frequência do que os astrócitos fibrilares.[49,51]

Os gliomas são responsáveis por quase 20 a 37% de todos os tumores primários intracranianos em cães e 12% em gatos.[26] Cães de raças braquicefálicas, como os Boxers, Boston Terriers e Buldogues apresentam frequência maior que as demais.[3] Entre os gliomas, os astrocitomas incluem a maioria dos gliomas caninos nos EUA; na Suíça, porém, observa-se maior prevalência dos oligodendrogliomas, o que outros autores consideram como decorrente da grande população de cães braquicefálicos considerados como animais de estimação na Suíça.[3] De qualquer modo, distinguir entre oligodendroglioma e astrocitoma é, na maioria das vezes, difícil porque eles compartilham diversos aspectos histomorfológicos, incluindo alta celularidade, necrose, grande número de mitoses e proeminente proliferação de vasos glomerulares.[52] O glioblastoma multiforme, um astrocitoma de grau IV, em humanos, perfaz 50 a 60% dos gliomas, enquanto em cães não ultrapassa 5% do total.[3,48] Gliomas localizados em região óptica de animais são extremamente raros e quase sempre adotam forma anaplásica.[53] Outros subtipos importantes de astrócitos incluem os astrócitos pilocíticos da região periventricular, cerebelo e medula espinal e os astrócitos de Bergmann distribuídos em uma lâmina estreita entre os corpos celulares dos neurônios de Purkinje no córtex cerebelar. Astrocitomas protoplasmáticos são uma variante incomum e rara de astrocitomas difusos compostos de células semelhantes a astrócitos protoplasmáticos de substância cinzenta. A neoplasia é caracterizada pela presença de astrócitos com formato mais estrelado, com processos curtos e delicados e fundo proeminente de microcistos. Os astrocitomas apresentam imunocoloração positiva para GFAP, proteína S100 e vimentina.[49,54] Existem poucos relatos de astrocitoma protoplasmático em cães.[47,48]

O astrocitoma é descrito em cães como o tumor intracraniano de origem neuroectodérmica mais comum.[20,48] Em humanos são classificados de acordo com o grau de malignidade: graus I e II têm prognóstico melhor que aqueles com graus III e IV. Essa classificação considera o grau de hipercelularidade e pleomorfismo e a presença ou ausência de mitoses, proliferação vascular e necrose. Os astrocitomas têm discreta hipercelularidade, pleomorfismo e pouca ou nenhuma mitose, proliferação vascular ou necrose. Os astrocitomas malignos apresentam moderada hipercelularidade, pleomorfismo, mitose óbvia e proliferação vascular, mas sem necrose.[3,4] Os astrocitomas normalmente envolvem os hemisférios cerebrais, predominantemente na região piriforme no lobo temporal e no diencéfalo, mas podem estar localizados em qualquer área do SNC, ocorrendo em cães com mais de 6 anos.[4] Esses tumores aparecem de todas as formas e tamanhos; a maioria é constituída de massas simples, mas podem apresentar disseminação dentro do neuroeixo. Sua aparência grosseira reflete sua composição celular, grau de diferenciação e presença ou ausência de hemorragia ou necrose. Muitos se apresentam com crescimentos infiltrativos difusamente, cujas margens são de difícil definição, misturando-se com neurônios ou axônios mielinizados.[3] Em muitos astrocitomas há tendência de as células se organizarem ao redor de vasos sanguíneos. Muitas variantes têm sido descritas – fibrilar, protoplásmico, pilocítico, anaplásico e gemistocítico. A maioria cora-se positivamente por proteína ácida fibrilar glial (GFAP), a subunidade química de filamentos intermediários das células astrocíticas (Figura 235.4),[20] proteínas S100 e vimentinas.[24,49]

Os oligodendrogliomas normalmente acometem cães de meia-idade a idade avançada,[55] com predileção pela região prosencefálica.[26] Esses tumores geralmente são massas intra-axiais de crescimento lento,[26] encontrados na substância branca dos hemisférios cerebrais e diencéfalo,[3] particularmente ao redor dos ventrículos.[55] Qualquer parte do cérebro pode ser o local, embora o lobo frontal seja o mais comprometido. Em raças braquicefálicas eles parecem surgir dentro de remanescentes da matriz embrionária adjacente ao ventrículo lateral,[3] podendo romper o epêndima (Figura 235.5).[20] De maneira aproximada, os oligodendrogliomas são rosados a cinza e geralmente moles e gelatinosos.[3] Esses tumores não se coram por GFAP, nem expressam reação à proteína básica de mielina,[11] mas podem reagir à glicoproteína associada à mielina.[20]

Os glioblastomas multiformes são equiparados aos astrocitomas de alto grau de malignidade por muitos patologistas e considera-se que se desenvolvam a partir de um astrocitoma preexistente e sofrendo modificação ao longo do tempo. Os aspectos microscópicos incluem necrose das células, proliferação vascular abundante, células multinucleadas, hipercelularidade e anaplasia.[3] São, na sua maioria, encontrados no cérebro. Apresentam crescimento destrutivo, infiltrativo, são bem vascularizados e geralmente contêm zonas necróticas. Em um estudo envolvendo 215 tumores neurogliais, 12% eram glioblastomas multiformes.[20]

Tumores do plexo coroide

Os tumores do plexo coroide aparecem com alguma frequência e de maneira randomizada nas diferentes raças.[3] Esses tumores são de origem neuroepitelial em cães. Dois subtipos principais são reconhecidos: papiloma do plexo coroide e carcinoma do plexo coroide.[10] Essa diferenciação histológica depende da sua capacidade de invasão local e/ou atipia celular.[3] Os tumores do plexo coroide podem disseminar-se através do líquido cefalorraquidiano (LCR), para outras áreas do encéfalo ou medula espinal.[20] Esses tumores ocorrem mais comumente no quarto ventrículo e são citados com prevalência maior em machos,[3] embora em um trabalho recente não se tenha verificado predisposição sexual (Figuras 235.6 e 235.7).[10] Os cães afetados têm 6 anos ou mais, mas em alguns casos esses tumores podem ocorrer em animais mais jovens. Westworth et al.,[10] descrevendo 44 tumores do plexo coroide, observaram 18 papilomas, enquanto 26 eram carcinomas. A idade média da manifestação clínica estava entre 6 e 7 anos, sem nenhuma predileção racial aparente, ou discreta representação pelos cães braquicefálicos. Também não ocorreu predisposição sexual em ambos os subtipos: carcinoma do plexo coroide (nove fêmeas e nove machos) e papiloma do plexo coroide (11 fêmeas e 15 machos). A maioria dos tumores originava-se do quarto ventrículo, entretanto nenhum carcinoma do plexo coroide tenha sido encontrado em ventrículos laterais.[10]

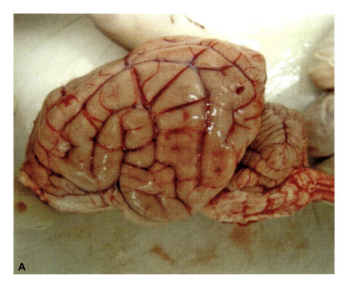
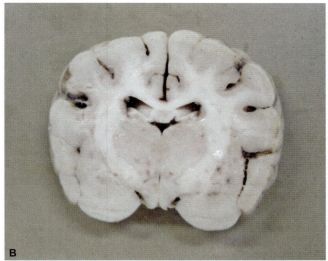
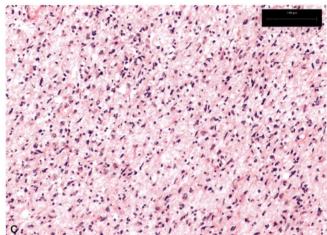

Figura 235.4 **A.** Meninge espessada e aderida à calota craniana, porção rostral. Encéfalo ligeiramente aumentado de volume e com vasos sanguíneos congestos. O exame histopatológico mostrou astrocitoma. **B.** Corte coronal. Observe o aspecto de queijo suíço em algumas áreas, o que evidencia acidentes vasculares cerebrais antigos. No tálamo e no tronco há petéquias, e o aspecto de cor é ligeiramente róseo. O exame histopatológico mostrou astrocitoma. **C.** Proliferação de células pequenas arredondadas e fusiformes em substância cinzenta. O exame histopatológico mostrou astrocitoma.

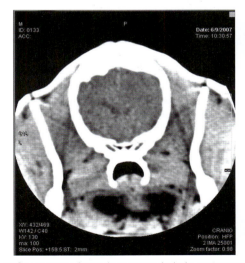
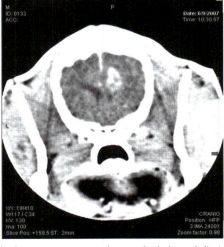

Figura 235.5 Tomografia computadorizada mostrando halo peritumoral pós-contraste perto de ventrículo lateral direito. O exame histopatológico mostrou oligodendroglioma.

Tumores hipofisários

Em cães e gatos, os únicos tumores primários da glândula pituitária com qualquer impacto clínico são os tumores de células corticotróficas e somatotróficas. Nessas espécies, essas células podem dar origem a tumores funcionais ou não funcionais.[56] Os tumores hipofisários funcionais associados à adeno-hipófise são tipicamente caracterizados por hiperadrenocorticismo hipófise-dependente. Esses tumores funcionais podem ser derivados da *pars distalis* (70 a 80%) ou *pars intermedia* (20 a 30%), uma vez que ambas as regiões contêm células que são capazes de produzir hormônio

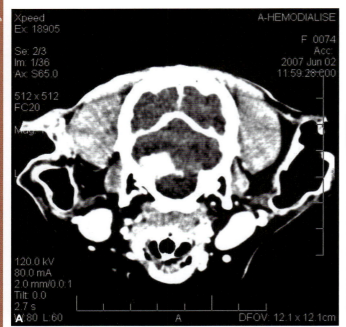

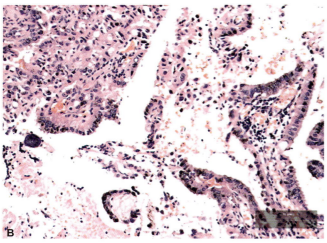

Figura 235.6 A. Tomografia computadorizada em cão Cocker Spaniel. Realce pós-contraste em região de ângulo pontinocerebelar esquerdo. O exame histopatológico revelou carcinoma do plexo corioide. **B.** Aspectos histopatológicos de carcinoma do plexo corioide, com várias células cuboides (a maioria desorganizada).

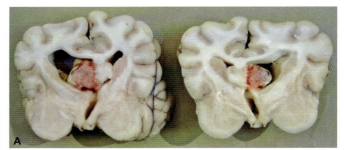

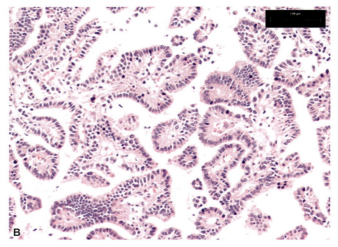

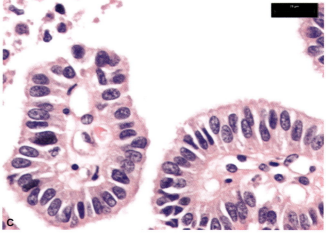

Figura 235.7 A. Dilatação ventricular e massa de 1,5 cm de diâmetro na parede medial do ventrículo lateral direito. O exame histopatológico revelou papiloma do plexo corioide. **B.** Neoplasia de formação exofítica e arborizada. Papiloma do plexo corioide. **C.** Papila composta de camada única de epitélio colunar. Papiloma do plexo corioide.

adrenocorticotrófico (ACTH).[20,57] Os tumores hipofisários grandes tendem a demonstrar forte resistência à dexametasona; nesse sentido, tem sido postulado que o potencial de crescimento de um tumor hipofisário dependa do grau de insensibilidade à alça de retroalimentação ao glicocorticoide. Uma vez que tumores originários da *pars intermedia* não têm receptores para glicocorticoides, tumores nessa região tendem a crescer mais do que os encontrados na *pars distalis*. Em cães, o neurotransmissor dopamina parece inibir primariamente a secreção de peptídios ACTH da *pars intermedia*. Portanto, o uso de selegilina (inibidor da monoamina oxidase B) auxiliaria no aumento da concentração de dopamina central, inibindo a secreção de ACTH em tumores nessa região. Contudo, estudos posteriores de avaliação mostraram que esse fármaco é ineficaz.[57]

Cães com hiperadrenocorticismo hipófise-dependente podem apresentar macroadenomas (> 1 cm de diâmetro), que podem se tornar invasivos.[20] A invasão local e a compressão ou a destruição de tecidos hipofisários normais adjacentes podem resultar em hipopituitarismo ou pan-hipopituitarismo, caracterizados por hipotireoidismo, hipoadrenocorticismo, atrofia gonadal e diabetes *insipidus* central.[56]

Em gatos, os tumores hipofisários são infrequentes. Uma síndrome de diabetes *mellitus* insulinorresistente e acromegalia, decorrente de adenomas acidofílicos produtores de hormônio de crescimento, tem sido reconhecida.[57] Esses tumores hipofisários são decorrentes de células somatotróficas. Ocorrem em gatos com faixa etária entre 4 e 17 anos, a maioria das ocorrências em gatos idosos, das raças doméstico de pelo longo e doméstico de pelo curto.[56]

Outros tumores

Outros tumores intracranianos primários, menos comuns, descritos em cães são neuroectodérmicos primitivos (p. ex., meduloblastoma), sarcomas histiocíticos primários do SNC (também denominados "histiocitose maligna"), ependimoma e hamartoma vascular.[13]

Em gatos, outros tumores intracranianos primários encontrados ocasionalmente são, além dos gliomas, ependimomas, neuroblastomas olfatórios e tumores do plexo coroide.[13]

Ependimoma

Enquanto os tumores do plexo coroide são relativamente comuns em cães, o mesmo não acontece com os ependimomas, tumores esses originados da camada de células ependimárias dos ventrículos. São raros nessa espécie e geralmente aparecem nos ventrículos laterais como massas sólidas, grandes, infiltrativas e destrutivas, com coloração cinza e, às vezes, avermelhada, quando associadas à hemorragia.[3] Ocorrem mais frequentemente em raças braquicefálicas. Ependimomas do quarto ventrículo podem crescer e circundar o tronco encefálico.[20] Descrevem-se duas variedades: epitelial e fibrilar. As células são isomórficas com citoplasma descorado ou invisível, apresentando núcleo arredondado rico em cromatina. Uma característica é a presença de zonas livres de núcleos ao redor dos vasos. Em um estudo apenas um entre nove tumores foi GFAP-positivo.[3,20]

Em gatos, há poucos trabalhos descrevendo a sua ocorrência.[3]

Meduloblastoma

É um tumor do SNC que ocorre dentro do cerebelo.[58] Constituem a maior classe de tumores neuroectodérmicos primitivos (PNET), os quais são uma família de neoplasias compostas de células neuroepiteliais com características morfológicas comuns de células embrionárias, que se originam presumivelmente de uma célula-tronco multipotencial.[59] Originam-se da camada granular externa do cerebelo ou de agregados de células indiferenciadas presentes no interior da vela medular, precocemente na vida pós-natal. São tumores bem circunscritos, de coloração e consistência típicas, que lembram o cérebro, mas podem apresentar-se com a cor alterada, em decorrência da presença de áreas de hemorragia e necrose (Figuras 235.8 e 235.9). Na espécie humana, a maioria dos tumores em crianças origina-se no vérmis cerebelar, enquanto em adultos eles demonstram predileção pelos hemisférios cerebelares.[3,59] O crescimento em geral se dá por expansão e a frequente semeadura cerebroespinal ocorre via extensão ventricular ou subaracnoide. Raramente se espalham para fora do SNC, nos ossos e, menos frequentemente, linfonodos e tecidos moles como locais de metástases.[59] Em animais, os meduloblastomas aparecem entre 3 e 10 anos, encontrando-se em hemisfério cerebelar, semelhante ao que ocorre em adultos humanos;[58] relato da ocorrência de meduloblastoma em vérmis cerebelar em um gato com 2 anos mostrou semelhança ao que ocorre em crianças.[60,61]

MANIFESTAÇÕES CLÍNICAS

Os sintomas clínicos dependem da localização dos tumores. Muitos animais com tumores encefálicos podem apresentar sintomas vagos, como mudança de comportamento por até 1 ano antes de ocorrerem outros sintomas neurológicos.[1] Enquanto a causa exata desses sintomas vagos pode não ser compreendida, é interessante comparar essa situação com a experiência humana.

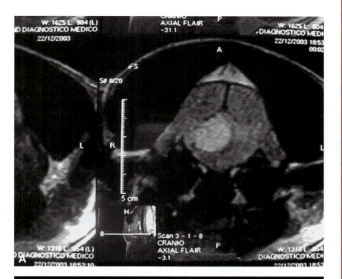

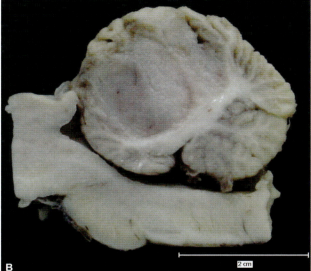

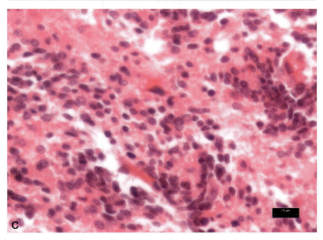

Figura 235.8 A. Ressonância magnética mostrando massa em região cerebelar direita com hipersinal em T1 pós-contraste. O exame histopatológico mostrou meduloblastoma. **B.** Aspecto macroscópico de meduloblastoma cerebelar. **C.** Meduloblastoma. Aumento ×400. Pseudorroseta formada por células neoplásicas.

Na maioria dos humanos com tumor encefálico, o sintoma inicial é a cefaleia, a qual é geralmente persistente, grave, podendo ser tornar pior pela manhã. Uma vez que a cefaleia é um fenômeno verbalizado em humanos, é impossível reconhecer com certeza esse sinal de disfunção em cães e gatos.[19] Contudo,

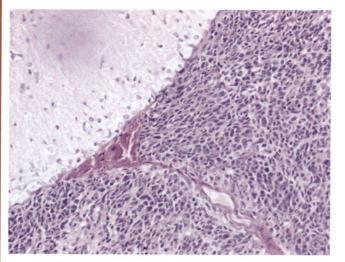

Figura 235.9 Meduloblastoma. Aumento ×400 da massa tumoral composta de células compactas de forma redonda para poligonal.

essas espécies podem exibir comportamento anormal que seria compatível com a presença de cefaleia, como não quererem ser manuseados ou se esconderem durante o dia.[19] Os tumores intracranianos exercem seus efeitos patológicos ou por invasão direta sobre o tecido encefálico ou pelos efeitos secundários, como edema peritumoral, inflamação, hidrocefalia obstrutiva e hemorragia.[13] Em um estudo abordando um grande número de tumores primários encontrou-se metade desses tumores ocupando mais de uma região anatômica do encéfalo; isso pode levar a um erro diagnóstico, com base no exame neurológico, de que massa tumoral solitária seja confundida como uma doença multifocal.[13] Na maioria dos casos, os sintomas de disfunção neurológica ocorrem lenta e insidiosamente ao longo do tempo, em especial com os meningiomas. Esses animais podem ter mudanças comportamentais, geralmente atribuídas à idade, por um período de meses até 1 ano antes do diagnóstico.[13] O desenvolvimento de disfunção neurológica aguda ou subaguda pode ser atribuído à exaustão repentina dos mecanismos compensatórios do encéfalo ou à ocorrência de hemorragia ou hidrocefalia obstrutiva aguda causada pelo tumor.[13]

Os sintomas relacionados com lesões cerebrais incluem, além de convulsões, mudança de comportamento (apatia, desorientação, hiperexcitabilidade e agressão), andar em círculos (ipsilateral), déficits em reações posturais (contralaterais) e déficits visuais (contralaterais) associados a respostas pupilares normais à luz.[5,6] A convulsão pode ser o primeiro sinal de um tumor cerebral;[1,28] essas crises convulsivas vão se tornando cada vez mais frequentes, independentemente do uso de anticonvulsivantes.[1] Os déficits neurológicos podem não ser aparentes até semanas ou meses após o início das convulsões, especialmente se a massa estiver em córtex cerebral.[18] Os cães que apresentam oligodendroglioma são 3,6 vezes mais propensos a apresentar crises convulsivas, quando comparados com cães apresentando outros tipos de tumores primários.[28] Fraqueza, perda sensorial, ou déficits de visão, audição ou olfação podem ocorrer associados a tumores em locais específicos.[19] De modo geral, fraqueza e anormalidades sensoriais geralmente denotam uma lesão nas regiões sensorimotoras frontoparietais cerebrais; os déficits visuais envolvem as vias visuais dos nervos ópticos até o córtex occipital. A perda de audição está associada a alterações em região cerebelomedular, tronco encefálico ou lobos temporais do cérebro.[19] Problemas com a habilidade de olfação são vistos em lesões na placa cribriforme, bulbo ou pedúnculo olfatório, lobos piriforme ou temporal do cérebro, ou outras conexões rinencefálicas.[19] Quando o envolvimento do sistema olfatório ocorrer, os animais apresentarão inabilidade em encontrar alimentos.[5]

Gatos com tumores intracranianos apresentam mais comumente mudanças comportamentais. Apenas 23% apresentam atividade convulsiva ocasionada por glioma (26,7%), linfoma (26,3%) e menos comumente por meningiomas (15%).[13]

As anormalidades iniciais associadas a tumores envolvendo regiões cerebrais rostrais podem estar restritas a convulsões e alterações de comportamento;[6] em regiões frontais e pré-frontais em geral são clinicamente silenciosas;[20] lesões em lobo frontal produzem demência, inabilidade de reconhecimento dos proprietários ou de aprendizado, além de andar compulsivo e em círculos.[5] Lorenz e Kornegay[18] relatam ainda que animais com tumores em lobo frontal, além de um comportamento anormal, podem apresentar convulsões e déficits em reações posturais contralateralmente.

Alterações envolvendo sistema límbico, lobo temporal e hipotálamo podem ocasionar agressividade, irritabilidade,[5] convulsões e comportamento anormal.[18] As lesões no hipotálamo estão associadas a alterações de apetite (polifagia, afagia, parorexia), polidipsia e poliúria. Os animais podem também desenvolver alterações de comportamento (andar vago, sem destino e se escondendo, letargia, andar em círculos pequenos, pressão da cabeça em obstáculos e tremores), convulsões e nistagmo posicional.[20] Além dessas alterações de comportamento, sonolência, sintomas endócrinos e metabólicos também são relatados.[18] A maioria dos tumores hipofisários, que são denominados "macroadenomas", cresce dorsocaudalmente, em razão de uma sela diafragmática incompleta; essa extensão dorsal pode causar compressão no quiasma óptico[7,20] ou de estruturas hipotalâmicas e eminência mediana, responsável pelo diabetes *insipidus*, resultante ou da interferência da síntese de hormônio antidiurético (ADH) pelo núcleo supraóptico ou liberação do hormônio dentro dos capilares da *pars nervosa*.[20] Essa compressão em quiasma óptico, causando cegueira aguda e pupilas dilatadas não responsivas à luz,[7,20] observada em vários animais com massas hipofisárias,[20] é infrequente em animais com esses tumores.[5,20] Embora a condição não seja comum, tumores de qualquer tipo são capazes de causar hipotireoidismo por alterações funcionais ou mecânicas de tecido pituitário remanescente.[20] Os animais com tumores hipofisários funcionais têm sintomas clínicos associados a endocrinopatia precedendo os déficits neurológicos em 50% dos casos; sintomas simultâneos entre 20 e 30% dos animais e déficits neurológicos precedendo endocrinopatia clínica entre 10 e 20% (Figura 235.10).[56]

Os sintomas clínicos em gatos com tumores hipofisários funcionais decorrentes de células somatotróficas refletem efeitos catabólicos e diabetogênicos do hormônio de crescimento (GH) e os efeitos metabólicos da somatomedina (IGF-1).[56] Os sintomas iniciais mais comuns são: polifagia, polidipsia e poliúria resultante do diabetes *mellitus*. Perda de peso pode ocorrer inicialmente, mas eventualmente observa-se ganho de peso. O GH tem seus efeitos catabólicos em carboidratos e lipídios. Esse hormônio antagoniza a insulina via efeito pós-receptores, resultando na alteração na captação da glicose e diminuição da utilização de carboidratos.[56] Os efeitos mediados pelo GH e pela síntese de IGF-1, quando associados, trabalham sinergicamente estimulando a proliferação celular de esqueleto e tecidos conjuntivos, enquanto IGF-1 promove a síntese proteica.[56] Os efeitos metabólicos de IGF-1 se tornam evidentes com aumento da cabeça, prognatismo inferior, espessamento dos tecidos moles orofaríngeos, hepatomegalia, renomegalia, adrenomegalia, cardiomiopatia hipertrófica, alargamento das patas e extremidades e artropatia degenerativa.[56]

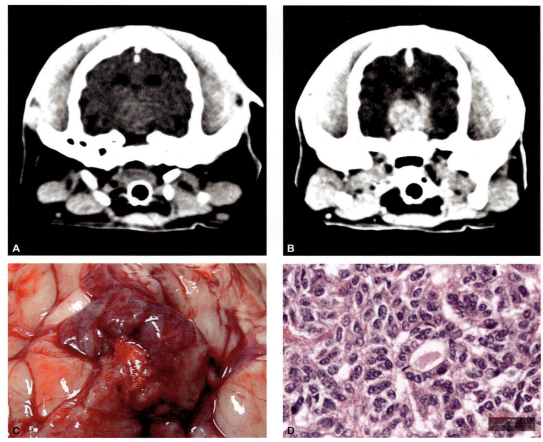

Figura 235.10 Adenocarcinoma hipofisário em cão. **A.** Tomografia computadorizada sem contraste. **B.** Tomografia computadorizada contrastada mostrando massa captante de contraste em região diencefálica. **C.** Aspecto macroscópico da formação. **D.** Aspecto microscópico da formação.

As alterações cerebelares levam o animal a apresentar dismetria, tremor intencional de cabeça ou corpo, ataxia de tronco e posição em estação com base ampla.[6] Os sintomas são geralmente assimétricos. Podem progredir para incoordenação grave com envolvimento de ambos os lados, mas em geral uma assimetria se mantém.[5]

Tumores que afetam o tronco encefálico geralmente envolvem um ou mais nervos cranianos associados a alterações motoras ou de postura. Hemiparesia/hemiplegia ipsilateral ou contralateral[6,18] à lesão ou tetraparesia/tetraplegia podem estar associadas ao envolvimento dos nervos cranianos, incluindo paralisia da mandíbula, atrofia da musculatura da mastigação, paralisia facial, diminuição do reflexo palpebral, disfagia, disfonia ou paralisia da língua. Devido a lesões nos núcleos vestibulares, podem aparecer sintomas como ataxia vestibular, inclinação da cabeça e nistagmo.[6] Os nervos trigêmeo, facial e vestibular estão bem próximos no tronco encefálico. Uma lesão, como meningioma, pode comprimir esses três nervos.[5]

Os tumores do plexo coroide encontrados no quarto ventrículo mais comumente refletem apresentação clínica compatível com massa assimétrica cerebelomedular. São comuns sintomas de tetraparesia espástica, nistagmo posicional, inclinação da cabeça e vômitos.[3] Hidrocefalia obstrutiva pode ocorrer pela compressão causada pelo tumor, ao passo que, em humanos, acredita-se que a hidrocefalia seja causada muitas vezes como resultado da hipersecreção de LCR pelo próprio tumor.[3] Avaliação clínica em 10 cães apresentando tumores do plexo coroide mostrou dor cervical (6) e sintomas de pneumonia (3), além de depressão (7), estupor (1), inclinação da cabeça (5), tremor de cabeça (2), tetraparesia grave ou tetraplegia (4), ataxia vestibular (4), disfunção de nervo craniano (6) e crises convulsivas (1). Quatro desses animais apresentaram também megaesôfago.[62]

DIAGNÓSTICO

O diagnóstico de tumores cerebrais baseia-se nos achados do exame clínico desses animais, associados pelos exames complementares, principalmente de imagens, e confirmados por biopsia e exame histopatológico.[15] Deve-se desconfiar de tumor encefálico em um cão ou gato idoso com sintomas progressivos de disfunção encefálica.[13] Os exames básicos em um cão ou gato com disfunção encefálica incluem hemograma, perfil bioquímico e urinálise.[19] Neoplasias intracranianas, mesmo quando agressivas, raramente metastatizam. No entanto, 23% dos pacientes com neoplasias cerebrais primárias apresentam neoplasias primárias em outras localizações.[28] Por essa razão, raios X de tórax e ultrassom de abdome são recomendados antes da cirurgia.[63] No entanto, o diagnóstico definitivo de um tumor encefálico não pode ser feito sem uma amostra de biopsia, embora uma tentativa diagnóstica muito confidente possa frequentemente ser realizada por exame de imagem em um paciente suspeito.[13]

O eletroencefalograma (EEG) é o registro da atividade de neurônios em córtex cerebral. O EEG em pequenos animais não mostra um diagnóstico diferencial, mas demonstra se há lesão cerebral, a localização dessa lesão, qual a sua extensão e o caráter da mesma (inflamatória ou degenerativa) (Figura 235.11).[64] O EEG pode auxiliar no diagnóstico de tumores corticais pela demonstração de anormalidade focal.[18] Entretanto, Steiss et al.[65]

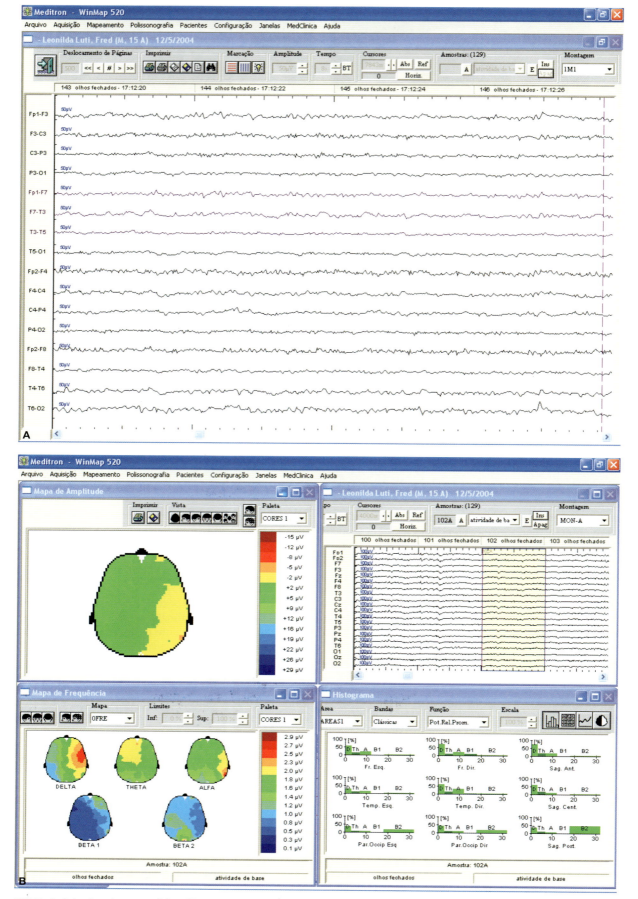

Figura 235.11 A. Achados eletroencefalográficos em Cocker Spaniel pela análise visual. **B.** Análise quantitativa das ondas cerebrais com separação pela frequência e localização topográfica das mesmas por meio de mapeamento cerebral e histograma, mostrando alteração em região frontoparietotemporal direita. (*continua*)

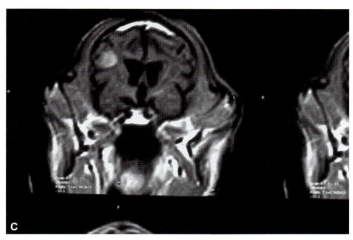
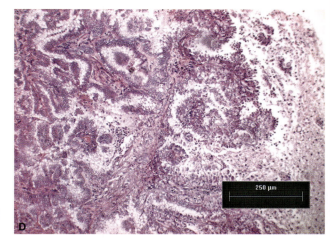

Figura 235.11 (*Continuação*) **C.** Ressonância magnética. Massa com hipersinal em T1 pós-contraste em região parietotemporal direita. O exame histopatológico revelou carcinoma de plexo coroide. **D.** Cortes histopatológicos mostrando massa que mantém alguns aspectos de formação arborífica de epitélio colunar em córtex.

comentam que, em relação aos tumores cerebrais, os traçados frequentemente contêm ondas lentas de alta amplitude contínuas ou intermitentes e generalizadas; raramente apresentam ondas lentas localizadas, perto ou no local da lesão. Pode haver presença de espículas e ondas pontiagudas, mas não é o único achado. Comentam ainda que a localização é inconclusiva; a maioria está associada a alterações generalizadas porque os tumores ou são profundos ou se localizam na linha mediana. Os sinais de localização, na forma de assimetria na frequência/amplitude ou atividade epileptiforme localizada, podem ser vistos na montagem de Redding[66] com apenas cinco eletrodos, mas com localização em quadrantes, dificultando a localização precisa como em medicina humana. Finalizando, comentam que outras complicações dos tumores levam a alterações de EEG, como edema cerebral, aumento da PIC, hidrocefalia secundária e deslocamento de estruturas do tronco encefálico conduzindo a alterações nos níveis de consciência.[65]

A ecoencefalografia é uma exploração do encéfalo por meio de ultrassom; para a realização do exame utilizam-se falhas na calota craniana, como fontanelas, fraturas ou através do osso temporal. O sucesso do exame sonográfico está na dependência de porte e idade do animal. O aspecto sonográfico dessas massas depende de sua composição tecidual, assim como do nível de desmielinização das células nervosas, quantidade de tecido necrótico e de tecido fibroso no local da lesão. Quanto maior a quantidade de necrose tecidual, menor a ecogenicidade da lesão. Além disso, é possível observar a extensão e os contornos da lesão.[16]

A análise do LCR é recomendada como um auxílio ao diagnóstico de tumor encefálico. Os resultados desse exame ajudam a excluir causas inflamatórias de disfunção cerebral e em alguns casos podem confirmar o diagnóstico de tumor encefálico.[19] Entretanto, a análise do LCR fornece informação limitada do diagnóstico de neoplasias intracranianas, além de aumentar o risco de herniação encefálica em pacientes com aumento da pressão intracraniana. Os tumores geralmente causam aumento da pressão liquórica e teor proteico sem qualquer aumento celular. Inflamação tem sido vista, particularmente com o meningioma.[18] Em cães com tumores do plexo coroide, o LCR mostrou elevação das proteínas totais (média de 103 mg/dℓ, variação de 27 a 366 mg/dℓ). Uma relação foi encontrada entre o subtipo do tumor e a elevação de proteína total maior que 100 mg/dℓ (tumor do plexo coroide 1/8 e carcinoma do plexo coroide 8/11).[10] O aumento de concentrações de ácido úrico no LCR em cães com meningioma mostrou ser significativamente maior do que em cães normais. Esse aumento se deve à atividade da enzima xantina oxidase, produtora de radicais livres, representando um índice de transformação dos ácidos nucleicos no encéfalo. O grau de destruição celular no SNC leva ao aumento de ácido úrico intersticial, refletindo estresse oxidativo e excitotoxicidade mediada pelo glutamato. O trabalho de Platt et al.[67] vai auxiliar futuramente na associação de níveis de ácido úrico no LCR com a sobrevida dos cães afetados e com a malignidade do tumor.[67]

A TC e a RM são os métodos mais utilizados para a demonstração dessas massas,[14,15] e as imagens de TC provaram ser menos precisas para detecção de tumores intracranianos do que as de RM.[28] As imagens são obtidas antes e após a aplicação de meio contrastado. Os agentes de contraste são excluídos pela barreira hematencefálica normal, mas são extravasados, através de uma barreira anormal ou danificada, associada ao tumor. Efeitos secundários dos tumores cerebrais, como edema vasogênico e hidrocefalia, também podem ser definidos.[18]

A TC não é invasiva, proporcionando identificação definitiva de tamanho da lesão, forma, localização, magnitude da compressão e/ou agressividade do tumor. Devido aos recentes avanços no tratamento de tumores cerebrais em cães, é vital o desenvolvimento criterioso de avaliação dos tumores, a fim de detectá-los por TC.[14] As imagens são obtidas antes e após o uso de contraste (meglumina iotalamato, 600 a 900 mg iodo/kg, IV).[18] A identificação histológica de 50 tumores cerebrais primários em cães foi analisada por TC para estabelecer um critério de identificação dos tipos tumorais, por intermédio das imagens.[14] Os meningiomas podem ser distinguidos dos outros tumores de parênquima cerebral, porque eles normalmente apresentam base ampla e massas localizadas perifericamente, que são homogeneamente realçadas com o uso de contraste (Figura 235.2). Entre os tumores parenquimatosos, os astrocitomas não são facilmente distinguidos dos oligodendrogliomas porque ambos os tipos tumorais têm características similares, como halo peritumoral, realce disforme e margem tumoral mal definida (Figura 235.5). Os tumores do plexo coroide são evidenciados com boa definição, massa hiperdensa marcada e contraste realçado uniformemente (Figura 235.6). Os tumores pituitários são distinguidos prontamente pela localização, mínimo edema peritumoral, contraste realçado uniformemente e margens bem definidas (Figura 235.10). Os aspectos distintivos dos outros tipos tumorais menos frequentes (ependimoma, tumor neuroectodérmico primitivo, glioma, reticulose) não foram caracterizados no trabalho de Turrel JM et al.[14] Três gliomas, sendo dois oligodendrogliomas e um astrocitoma, não apresentaram alterações nos exames pré e pós-contraste (Figura 235.12).[14]

A RM é um método de exploração anatômico não invasivo, semelhante à TC, mas que não utiliza radiações ionizantes para registrar as informações necessárias para a formação de imagens. É definido o efeito ressonância como a capacidade que apresentam certos átomos de absorver e emitir energia, em forma de radiofrequência, quando são colocados dentro de um campo magnético controlado; esse átomo é o hidrogênio por ser o mais abundante e pela simplicidade de sua configuração.[68] Também são obtidas imagens antes e após o uso de contraste (gadolínio).[18] As imagens de RM realizadas em cães com tumores intracranianos são avaliadas em relação à localização dessas massas, presença de efeito de massa, edema, aumento ventricular, intensidade de sinal e realce após administração de contraste. O efeito de massa avaliado é em relação ao desvio da foice cerebral e/ou compressão ventricular, enquanto a intensidade de sinal é mensurada como hipointensa, isointensa, hiperintensa e intensidade mista. O realce de contraste é caracterizado como ausente, discreto, ou marcante e também como homogêneo, heterogêneo ou pela presença de halo peritumoral.[15] Em um trabalho realizado com imagens de RM em vários cães apresentando tumores intracranianos concluiu-se que a localização desses tumores auxilia no diagnóstico diferencial em relação aos vários tipos histopatológicos. Os tumores intra-axiais foram na sua maioria gliomas, enquanto os de localização extra-axial foram os meningiomas, tumores do plexo coroide e pituitários; os tumores do plexo coroide estavam associados ao sistema ventricular ou espaço subaracnoide, enquanto os tumores pituitários estavam localizados no aspecto ventral do diencéfalo. A maioria dos tumores foi hipointensa em imagens ponderadas em T1 e hiperintensa em T2WI, na série sem o uso de contraste; nesse estudo, as características das imagens não auxiliaram na diferenciação dos diversos tipos de tumores. Todos os tumores tiveram um tipo de realce após o contraste. Realce marcante foi observado em meningiomas, tumores do plexo coroide e tumores pituitários, enquanto os gliomas exibiram vários graus de realce; os gliomas com alto grau de malignidade apresentam maior anormalidade na barreira hematencefálica e aumento no realce de contraste, quando comparados com os gliomas menos malignos. Três gliomas e um meningioma cístico exibiram realce em forma de halo ou anel ao redor do tumor; esse padrão ocorre quando há lesão necrótica no centro ou cística e é mais comum em astrocitomas malignos, glioblastoma multiforme e lesões inflamatórias.[69] Em relação aos tumores do plexo coroide, nenhuma diferença significativa ocorreu entre papiloma e carcinoma do plexo coroide pelo uso de imagens, a não ser pela presença de lesões metastáticas. Em sua maioria, os tumores foram bem demarcados, iso/hiperintensos em T1WI e hiperintensos em T2WI. Todos os tumores apresentaram forte realce pós-contraste, homogeneamente ou heterogeneamente. Em relação à TC, todos os tumores realçaram após a administração de contraste intravenoso.[10] Os avanços futuros no uso de imagens em tumores cerebrais de cães provavelmente serão baseados no planejamento do tratamento e na avaliação da resposta terapêutica, à medida que diagnósticos definitivos baseados em biopsia se tornam mais comuns. O uso de técnicas de imagem metabólicas e fisiológicas tornou-se rotina na neuro-oncologia humana para definir parâmetros como celularidade tumoral, hipoxia, densidade vascular e permeabilidade.[70]

A imagem ponderada por difusão (DWI), que avalia a diminuição do movimento das moléculas de água, permite a avaliação das alterações nas características do tecido resultantes de uma variedade de doenças. Embora diagnósticos definitivos não sejam possíveis em humanos[71] ou cães,[72] DWI pode ajudar na diferenciação de neoplasia de condições como abscesso bacteriano ou infarto, em que a difusão é severamente restrita.[73] DWI demonstrou ser uma técnica sensível para definir lesão no cérebro canino normal após irradiação[74] e pode ajudar a diferenciar a recorrência do tumor dos efeitos do tratamento. Além disso, a imagem por tensor de difusão (que mede a difusão em direções específicas) pode ser usada para definir os tratos da substância branca essenciais para o planejamento do tratamento cirúrgico e de radiação.[75]

A avaliação das propriedades vasculares dos tumores pode ser valiosa para o planejamento cirúrgico e também para determinar a resposta ao tratamento, particularmente com a recente disponibilidade de terapias antiangiogênicas como o bevacizumabe e o inibidor de tirosinoquinase multitargetado, toceranibe. Técnicas de contraste dinâmico foram descritas em tumores caninos para avaliar o volume sanguíneo, a perfusão e a permeabilidade.[76,77] Como com outras técnicas de imagem, a avaliação dos parâmetros vasculares em pacientes veterinários tem limitações para o diagnóstico;[76,77] no entanto, foi relatada a utilidade no monitoramento da resposta vascular a terapias, incluindo radiação.[78] A definição anatômica de estruturas vasculares associadas a tumores intracranianos através da angiografia por ressonância magnética (ARM) ou TC com contraste fornece

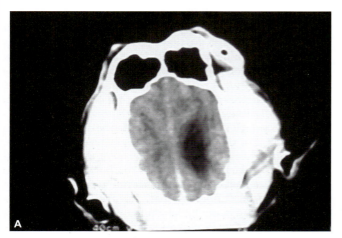
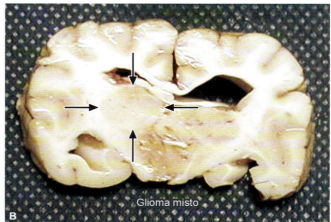

Figura 235.12 A. Tomografia computadorizada mostrando efeito de massa em hemisfério cerebral esquerdo, sem realce pós-contraste. O exame histopatológico mostrou glioma misto. **B.** Aspecto macroscópico de glioma misto.

informações para melhorar o planejamento cirúrgico e permitir técnicas de intervenção como embolização tumoral, administração local de agentes terapêuticos ou ambas.[79] A quimioembolização de um tumor nasal estendido intracranialmente foi relatada em um gato[80] e o tratamento de tumores nasais está em andamento em cães, mas o objetivo mais desafiador de embolização de tumor cerebral não foi relatada em cães.[81]

Em gatos, um estudo envolvendo 46 animais com tumores intracranianos e imagens de RM observou que a maioria dos tumores foi hiperintensa em T2WI e hipo ou isointensa em T1WI. Com exceção de um linfoma meníngeo, todos os outros tumores mostraram algum grau de realce após o uso de contraste. A maioria era de formato arredondado ou ovoide, mas lesões em forma de placa eram sempre meningiomas, nesse estudo. Todos os gliomas apresentaram realce em anel, semelhante ao que ocorre em humanos e no cão. Contudo, quatro meningiomas e um tumor pituitário mostraram também realce em anel, o que não foi observado em humanos e cães, nos quais o realce de contraste nesses tumores geralmente é uniforme. Edema peritumoral foi visto mais frequentemente em gatos com lesão intra-axial do que em gatos com lesão extra-axial. Os tumores têm uma barreira hematencefálica anormal, que permite a passagem do fluido para o espaço extracelular com mais facilidade. Os tumores intra-axiais podem desenvolver mais edema devido à quantidade de espaço extracelular dentro da substância branca, que possibilita o acúmulo de edema.[82]

A biopsia permanece o único método disponível para um diagnóstico definitivo *ante mortem* do tipo de tumor encefálico em cães e gatos baseado na avaliação histopatológica usando o sistema de classificação da Organização Mundial da Saúde (OMS). Esse é um sistema em evolução contínua na medicina humana, com alteração da classificação e grau do tumor com base na análise dos resultados clínicos e sobrevida em relação a critérios patológicos específicos. Como há pouca informação relacionada à biologia natural dos tumores intracranianos em cães, ou sua resposta ao tratamento, os sistemas de classificação veterinária têm sido amplamente baseados em suas contrapartes tumorais em humanos. A única classificação veterinária da OMS foi publicada em 1999,[83] com base na classificação da OMS de 1993 para humanos. Desde aquela época, o sistema em humanos foi revisado três vezes e, embora haja limitações, é geralmente aceito que os tumores intracranianos em cães devem ser classificados usando o sistema de classificação da OMS atual usado em humanos[79] até que dados específicos relacionados ao comportamento biológico estejam disponíveis em cães. A análise genética molecular de tumores tornou-se comum na neuro-oncologia humana e a graduação e o prognóstico estão se tornando um composto de critérios histopatológicos e moleculares.[84,85] Contudo, a biopsia nem sempre é realizada por considerações práticas, como custo e morbidade dos animais.[19] Vários métodos têm sido descritos: biopsia guiada por ultrassom, à mão livre, biopsia guiada por TC estereotática[19] ou biopsia encefálica por agulha, guiada por TC estereotática.[86]

A caracterização genética molecular da neoplasia está se tornando um dos pilares da neuropatologia humana e da neuro-oncologia, tanto para a classificação do tumor quanto para a avaliação prognóstica, bem como para a aplicação apropriada de terapias direcionadas a moléculas. A caracterização permite definir:

- Subgrupos específicos de tumores que estão dentro de subtipos histológicos ou em graus histológicos, em relação ao resultado terapêutico e prognóstico
- Vias moleculares específicas para as quais a terapêutica direcionada pode ser indicada para restaurar ou inibir vias aberrantes

- Marcadores específicos para células tumorais, permitindo o direcionamento específico para tumores, tipicamente de genes suicidas ou terapias tóxicas.[87]

TRATAMENTO

Os avanços no tratamento de tumores intracranianos em cães até o momento foram em grande parte devido às melhorias no diagnóstico e à otimização das modalidades terapêuticas padrão, como citorredução cirúrgica, radioterapia e, em menor grau, quimioterapia. A associação de raça e de tumores específicos, como gliomas com raças braquicefálicas[28,29,36] pode fornecer uma oportunidade para diminuir a incidência por meio de reprodução seletiva uma vez que associações genéticas provisoriamente definidas[88] são posteriormente caracterizadas.

Os principais objetivos na terapia para um tumor intracraniano são: controlar os efeitos secundários, como aumento de PIC ou edema cerebral, e erradicar o tumor ou reduzir o seu tamanho.[11] Corticosteroides e anticonvulsivantes produzem efeitos benéficos no controle dos sintomas clínicos de edema e convulsões, respectivamente.[26] Os corticosteroides são geralmente efetivos na redução do edema peritumoral, além de poderem reduzir o crescimento de alguns tipos de tumores.[18] Utiliza-se prednisona (0,25 a 0,50 mg/kg, VO, 2 vezes/dia) ou dexametasona (0,25 a 2 mg/kg, VO, 1 vez/dia) com ajuste da dose de acordo com a resposta clínica.[26] Outros medicamentos utilizados na redução da PIC são os diuréticos e as soluções osmóticas (p. ex., solução de manitol).[17] A osmoterapia é útil para controle dos aumentos agudos de pressão intracraniana provocados pelos tumores. Manitol (0,5 a 1 g/kg, IV, em *bolus*) e solução salina a 3% (0,5 a 1 mℓ/kg, IV) podem ser efetivos, quando aplicados isoladamente ou associados à furosemida (0,7 mg/kg, IV), com efeito sinérgico para a redução rápida de edema vasogênico.[26] Deve-se inicialmente monitorar a hidratação do paciente, uma vez que a terapia com diuréticos ou soluções osmóticas pode levar a hipovolemia e hipotensão, as quais podem exacerbar a isquemia cerebral causada pela hipoxia.[17]

Há relato do uso de L-deprenil (selegilina), inibidor irreversível e seletivo da monoaminoxidase B (MAO-B), para tratamento de tumores hipofisários oriundos da *pars intermedia*. Em cães, a dopamina parece inibir a secreção de peptídios ACTH nessa região da hipófise e um distúrbio central de dopamina pode desenvolver um papel na patogênese da doença de Cushing. Com a inibição da MAO-B, ocorrerá aumento dos níveis de dopamina central, ajudando na regulação da secreção de ACTH, desse modo controlando o hiperadrenocorticismo hipófise-dependente. Entretanto, outros trabalhos mostraram que esse fármaco é ineficaz no controle dessa doença.[57]

Quatro métodos principais estão disponíveis para erradicação ou redução da massa tumoral: cirurgia, quimioterapia, radioterapia e imunoterapia.[18] Recentemente está sendo aplicado em medicina veterinária a terapia gênica, que consiste em uma modalidade de tratamento na qual DNA ou RNA é transferido às células-alvo para modificar sua composição genética.[19]

Cirurgia

A remoção cirúrgica de um tumor intracraniano alcança muitos objetivos, incluindo descompressão e redução da PIC e obtenção de um diagnóstico histopatológico, o qual permite prognóstico e plano terapêutico adicional, no caso de ressecção parcial do tumor.[17] Os tumores intra-axiais, que são localizados dentro do parênquima encefálico, são mais difíceis de serem removidos quando comparados aos tumores extra-axiais. Além disso, o acesso à fossa posterior é difícil e raramente tentado, pela possibilidade da indução de trauma iatrogênico ao tronco encefálico, causando sintomas clínicos graves ao paciente.[17] A meta do procedimento cirúrgico é a remissão da massa inteira, com dissecção combinada afiada ou brusca ou aspiração ultrassônica. A dissecção adequada pode ser difícil porque muitos tumores não são bem delineados do tecido normal, além da possibilidade de tecidos adjacentes normais estarem comprometidos por edema peritumoral ou hemorragia.[17] Os anticonvulsivantes fenobarbital e levetiracetam podem ter propriedades neuroprotetoras[89] e alguns profissionais preconizam seu uso no período pré-operatório em pacientes submetidos a cirurgia de lesões prosencefálicas, mesmo na ausência de atividade clínica convulsiva.[90]

Os critérios para o sucesso cirúrgico incluem (1) tumor solitário não invasivo, (2) tumor na superfície ou próximo da superfície do hemisfério cerebral, (3) estado neurológico do paciente compatível com a vida, (4) localização precisa, (5) ressecção cirúrgica cuidadosa e completa, (6) regime de cuidados pós-cirúrgicos intensivos.[18] Os meningiomas são os mais prováveis para atender aos dois primeiros requisitos.[18] É provável que novas técnicas, como cirurgia a *laser*, microcirurgia e ultrassonografia intraoperatória, aumentem a chance de sucesso.[18] Na maioria dos casos, os meningiomas felinos podem ser removidos muito facilmente e em massa. Geralmente estão localizados acima das convexidades cerebrais e tendem a "saltar" do tecido encefálico normal durante o ato cirúrgico. Em cães, os meningiomas geralmente são encontrados na superfície de córtex cerebral e cirurgicamente acessíveis. Contudo, são muito menos previsíveis do que aqueles em gatos, em termos de facilidade na remoção cirúrgica.[13] A retirada cirúrgica de meningioma em 17 cães, por meio da aspiração cirúrgica, mostrou tempo de sobrevida médio de 1.254 dias. Obtiveram-se, nesse trabalho, dados da relação do subtipo do tumor e o tempo de sobrevida: fibroblástico (10 dias), psammomatoso (> 313 dias), meningotelial (> 523 dias) e transicional (1.254 dias).[91]

Deve-se realizar incisão ou remoção da dura-máter para obter visualização adequada das estruturas encefálicas subjacentes. O defeito ósseo poderá ser fechado, utilizando-se um enxerto (sintético ou fáscia) ou deixado aberto. Em cães e gatos, o LCR tipicamente não causará complicações quando extravasado dentro dos tecidos circunjacentes. Esse defeito do crânio é recolocado, quando se utiliza acesso transfrontal ou rostrotentorial radical.[17]

Alguns gliomas caninos são cirurgicamente acessíveis, mas a remoção de gliomas é considerada mais difícil do que a de meningiomas. Os gliomas tendem a se infiltrar no parênquima encefálico normal, e geralmente é difícil distinguir a margem do tumor do tecido normal durante a cirurgia.[13] Os tumores neuroepiteliais, como o papiloma do plexo coroide e os ependimomas, podem ser removidos cirurgicamente, entretanto frequentemente eles são de difícil acesso (no sistema ventricular). Como resultado dessa localização, hidrocefalia obstrutiva pode ocorrer e exacerbar os sintomas clínicos. Para aliviar a hidrocefalia, uma opção viável é a colocação de um desvio ventriculoperitoneal; pode-se realizar apenas esse procedimento ou em combinação com a remoção do tumor.[17]

Em cães com tumores hipofisários pode-se utilizar a hipofisectomia transesfenoidal.[56]

Radioterapia

A radioterapia tem sido utilizada com sucesso moderado. Emprega-se como modo primário de tratamento ou depois de ressecção cirúrgica, tanto para os gliomas como para os meningiomas. Linfoma e meningoencefalite granulomatosa podem também ser sensíveis à radiação.[18] Geralmente, doses de 45,6 a 48 Gy têm sido administradas em todo o encéfalo, usando 12 frações de 3,8 a 4 Gy, 3 vezes/semana.[18] Uma vez que o potencial de morbidade associado ao acesso cirúrgico para a retirada de massas em tronco encefálico é alto, o tratamento de eleição para esses tumores é a radioterapia. Recomenda-se a megavoltagem, mas a ortovoltagem também tem sido utilizada. Altas doses de radiação melhoram o controle dos tumores encefálicos, mas põem o paciente em risco de necrose encefálica induzida pela radiação. Esses danos são o resultado de necrose focal e hemorragia local. Fracionar é uma estratégia usada para evitar necrose encefálica induzida pela radiação. Essa abordagem baseia-se na capacidade do tecido normal para reparar-se entre as doses de radiação. As células tumorais têm perdido essa capacidade de reparação, assim, doses de radiação são letais para a massa tumoral.[17] Em um trabalho envolvendo 46 cães com tumores intracranianos, realizou-se terapia com radiação isoladamente. O tempo médio de sobrevida desses animais foi de 23,3 meses, com 69% dos cães sobrevivendo por 1 ano e 47% por 2 anos. O maior tempo de sobrevida estava relacionado com macroadenomas hipofisários e macrocarcinomas comparado a outros tumores (média de 25 meses). Contudo, em cães com macrotumores hipofisários que apresentavam sintomas neurológicos, o tempo médio de sobrevida foi de 11,7 meses.[92] A radiocirurgia estereotáxica (SRS) é a técnica usada para fornecer uma única fração de radiação a um alvo definido de maneira altamente conformada e tenta alcançar o controle do tumor enquanto poupa o tecido circundante.[93] A radiação fornecida geralmente é de raios gama ou raios X entregues com um acelerador linear (LINAC).[42,49] O uso de tomografia computadorizada (TC) e/ou ressonância magnética (RM) com um alvo estereostaticamente definido permite o emprego de uma alta dose de radiação ao alvo de interesse e exposição minimizada do cérebro circundante.[93,94]

Quimioterapia

Poucos dados estão disponíveis sobre o tratamento médico de tumores intracranianos em animais, ao lado do uso de corticoides. Agentes quimioterápicos específicos que chegam a penetrar adequadamente o encéfalo incluem as nitrosureias: lomustina, carmustina e semustina.[18] Os efeitos secundários das nitrosureias incluem a mielossupressão; a lomustina pode causar hepato e nefrotoxicidade, portanto o uso desses fármacos necessita da realização de hemograma, avaliação de função renal e hepática regularmente.[17] Vários cães com gliomas confirmados histologicamente têm melhorado após o uso de lomustina (50 a 80 mg/m^2 de área de superfície corporal em intervalos de 45 a 60 dias).[18] A hidroxiureia é um agente quimioterápico oral com eficácia contra meningiomas intracranianos em humanos (20 mg/kg, 1 vez/dia, em humanos). O mecanismo proposto de ação desse fármaco inclui indução de apoptose da célula tumoral e inibição da ribonucleotídio difosfatase redutase, interferindo na síntese do DNA. Cães tratados com hidroxiureia e prednisona têm apresentado um tempo médio de vida de aproximadamente 7 a 8 meses.[13] Também pode causar mielossupressão.[17]

A combinação de procarbazina, lomustina e vincristina tem sido usada para tratar certos tipos de gliomas humanos. Temozolamida é um agente alquilante que tem sido utilizado com sucesso variado em humanos com gliomas. O metotrexato tem sido usado pela via intratecal para tratar humanos com linfoma do SNC. Estudos precisam ser realizados em medicina veterinária para verificar a eficácia desses fármacos.[17]

A citarabina tem sido utilizada pela via intratecal no tratamento de linfoma do SNC quando células malignas são encontradas no LCR. Recomendam-se 20 a 100 mg/m² semanalmente, por via intratecal, após anestesia geral do paciente. Geralmente são necessários 3 a 6 tratamentos até que o LCR esteja livre de linfócitos atípicos. Pode-se realizar aplicação sistêmica associada com quimioterapia intratecal para melhor resultado.[17]

Imunoterapia e terapia gênica

A terapia gênica tem sido utilizada como uma modalidade terapêutica nos tumores encefálicos. Consiste na transferência de DNA ou RNA às células-alvo para modificar a composição genética.[19] Os exemplos incluem o aumento da imunogenicidade de um tumor pela introdução de genes que codificam antígenos estranhos ou genes que codificam citocinas, inserindo um gene "suicida" dentro do tumor, bloqueando a expressão de oncogenes e inserindo o gene *wild-type* p53 dentro de células tumorais deficientes de p53. Outros alvos adequados para a terapia são os reguladores de angiogênese. Esses moduladores são extremamente importantes no crescimento tumoral.[19]

O desenvolvimento de estratégias para terapia gênica é uma promessa; contudo, a pesquisa nessa área está ainda em fase inicial de desenvolvimento.[19] Terapia gênica incluem genes imunoestimuladores, como IL-2, 4, 12, TNF alfa, interferona alfa, beta e gama e fatores de crescimento de células dendríticas, como Flt3 ℓ.

Uma conduta que utiliza a imunidade celular mediada contra um tumor encefálico tem sido descrita em cães. Nessa técnica utiliza-se a cultura de linfócitos autólogos, estimulando-os e depois retornando-os ao leito tumoral, após a ressecção do tumor.[19] Trabalhos com base em "vacina" foram desenvolvidos, incluindo a vacinação com células dendríticas do paciente, preparadas com antígeno tumoral, peptídeos tumorais, proteínas de choque térmico e preparações de células tumorais autólogas e alogênicas.[54] Cães com glioma usando vacinas de lisado de células tumorais/CpG, combinados com administração intracavitária pós-cirúrgica de IFNg por meio de um vetor adenoviral, demonstraram a viabilidade da imunoterapia nesses animais.[95] Em relação aos meningiomas, os cães mostraram resposta com produção de anticorpos policlonais após ressecção cirúrgica do tumor e aplicação de vacinas de lisado tumoral autólogo combinadas com ligantes de receptor semelhantes a *toll* (CpG, imiquimod).[96] Estudos adicionais investigando combinações de administração local de terapia gênica adenoviral de genes suicidas HSV-tk e fator de crescimento dendrítico Flt3 ℓ pós-ressecção e vacinas de lisado tumoral derivadas de tensões de oxigênio variáveis estão em andamento.[95]

REFERÊNCIAS BIBLIOGRÁFICAS

1. Bagley RS *et al.* Clinical signs associated with brain tumors in dogs: 97 cases (1992-1997). JAVMA. 1999;215:818-9.
2. Heidner GL. *et al.* Analysis of survival in a retrospective study of 86 dogs with brain tumors. J Vet Int Med. 1991;5:219-26.
3. Summers BA, Cummings JF, De Lahunta A. Veterinary neuropathology. Philadelphia: Mosby-Year Book; 1995. 527 p.
4. Stoica G, Kim HT, Hall DG, Coates JR. Morphology, immunohistemistry and genetic alterations in dog astrocytomas. Vet Pathol. 2004;41:10-9.
5. Chrisman C. Problems in animal neurology. 2. ed. Philadelphia: Lea & Febiger; 1991. 526 p.
6. Kraus KH, McDonnell J. Identification and management of brain tumors. Seminars in Veterinary Medicine and Surgery (Small Animal). 1996;11:218-24.
7. Davidson MG *et al.* Acute blindness associated with intracranial tumors in dogs and cats: eight cases (1984-1989). J Am Vet Med Assoc. 1991;199:755-8.
8. Platt SR *et al.* Vascular endothelial growth factor expression in canine intracranial meningiomas and association with patient survival. J Int Med. 2006;20:663-8.
9. Montoliu P *et al.* Histological and immunohistochemical study of 30 cases of canine meningioma. J Comp Path. 2006;135:200-7.
10. Westworth DR *et al.* Clinicopathological features of choroid plexus tumors in dogs: 44 cases. ACVIM 2006; Abstract n. 91.
11. Moore MP *et al.* Intracranial tumors. Vet Clin North Am Small Anim Pract. 1996;26:759-77.
12. Troxel MT *et al.* Feline intracranial neoplasia: retrospective review of 160 cases (1985-2001). J Vet Int Med. 2003;17:850-9.
13. Dewey CW. Encephalopaties: disorders of the brain. In: Dewey CW. A practical guide to canine & feline neurology. 2. ed. Iowa: Wiley-Blackwell; 2008. p. 115-220.
14. Turrel JM *et al.* Computed tomographic characteristics of primary brain tumors in 50 dogs. J Am Vet Med Assoc. 1986;188:851-6.
15. Kraft SL *et al.* Retrospective review of 50 intracranial tumors evaluated by magnetic resonance imaging. J Vet Int Med. 1997;11:218-25.
16. Carvalho CF, Andrade Neto JP. Ecoencefalografia. In: Carvalho CF. Ultrassonografia em pequenos animais. São Paulo: Roca; 2004. p. 265-71.
17. Narak J, Axlund TW, Smith AN. Treatment of intracranial tumors In: Bonagura JD, Twedt DC (eds.). Kirk's current veterinary therapy. 14. ed. Missouri: Saunders; 2009. p. 1078-83.
18. Lorenz MD, Kornegay JN. Handbook of veterinary neurology. 4. ed. Missouri: Saunders; 2004. 468 p.
19. LeCouteur RA, Withrow SJ. Tumors of the nervous system. In: Withrow SJ, Vail DM. Withrow & MacEwen's Small animal clinical oncology. 4. ed. Missouri: Saunders Elsevier; 2007. p. 659-85.
20. Braund KG. Clinical syndromes in veterinary neurology. 2. ed. Missouri: Mosby-Year Book Inc.; 1994.
21. Koestner A *et al.* The Who international histological classification of tumors of the nervous system of domestic animals. v. 5, 2. ed. Washington, DC: Armed Forces Institute of Pathology; 1999.
22. Aguiar PHP, Santana Junior PA, Teixeira MJ. Tumores do sistema nervoso central. In: Martins MA *et al.* (eds.) Clínica médica. vol. 6. São Paulo: Manole; 2009. p. 515-38.
23. Vick NA. Seção doze – tumores intracranianos e estados de alteração da pressão intracraniana. In: Benett JC, Plum F Cecil. Tratado de medicina interna. 20. ed. v. 2. Rio de Janeiro: Guanabara Koogan; 1997. p. 2345-56.
24. Kimmelman J, Nalbantoglu J. Faithful companions: A proposal neuroonocology trials in pet dogs. Cancer Res. 2007;67(10): 4541-4.
25. Candolfi M, Curtin JF, Nichols WS, Muhammad AG, King GD, Pluhar E *et al.* Intracranial glioblastoma models in preclinical neuro-oncology: Neuropathological characterization and tumor progression. J. Neurooncol. 2007;85: 133-48.
26. O'Brien DP, Coates JR. Brain disease. In: Ettinger SJ, Feldman EC (eds.). Textbook of veterinary internal medicine. Philadelphia: Saunders; 2010. p. 1413-46.
27. Snyder JM, Lipitz L, Skorupski KA, Shofer FS, van Winkle TJ. Secondary intracranial neoplasia in the dog: 177 cases (1986-2003). J Vet Intern Med. 2008;22(1): 172-7.
28. Snyder JM *et al.* Canine intracranial primary neoplasia: 173 cases (1986-2003). J Vet Intern Med. 2006; 20:669-75.
29. Song RB, Vite CH, Bradley CW, Cross JR. Postmortem evaluation of 435 cases of intracranial neoplasia in dogs and relationship of neoplasm with breed, age, and body weight. J Vet Int Med. 2013;27(5): 1143-52.
30. Sturges BK, Dickinson PJ, Bollen AW, Koblik PD, Kass PH, Kortz GD *et al.* Magnetic resonance imaging and histological classification of intracranial meningiomas in 112 dogs. J Vet Inter Med. 2008;22(3): 586-95.
31. Westworth DR, Dickinson PJ, Vernau W, Johnson EG, Bollen AW, Kass PH *et al.* Choroid plexus tumors in 56 dogs (1985-2007). J Vet Intern Med. 2008;22(5): 1157-65.
32. Alves A *et al.* Primary and secundary tumours occurring simultaneously in the brain of a dog. J Small Anim Pract. 2006;47:607-10.
33. Zaki FA, Hurvitz AI. Spontaneous neoplasms of the central nervous system of the cat. J Small Anim Pract. 1976;17: 773-82.
34. Axlund TW, Glasson ML, Smith AN. Surgery alone or in combination with radiation therapy for treatment of intracranial meningiomas in dogs: 31 cases (1989-2002). J Am Vet Med Assoc. 2002;221:1597-600.
35. Barnhart KF, Wojcieszyn J, Storts RW. Immunohistochemical staining patterns of canine meningiomas and correlation with published immunophenotypes. Vet Pathol. 2002;39:311-21.
36. Adamo PF, Cantile C, Steinberg H. Evaluation of progesterone and estrogen receptor expression in 15 meningiomas of dogs and cats. Am J Vet Res. 2003;64:1310-1318.
37. Patnaik AK, Kay WJ, Hurvitz AI. Intracranial meningioma: a comparative pathologic study of 28 dogs. Vet Pathol. 1986;23:369-73.
38. Sharkey LC, Donnell JJ, Alrgy J. Citology of a mass on the meningeal surface of the left brain in a dog. Vet Clin Pathol. 2004;33:111-4.
39. Pérez V *et al.* Orbital meningioma with a granular cell component in a dog with extra cranial metastasis. J Comp Pathol. 2005;133:212-7.
40. Scholzen T, Gerdes J. The Ki-67 protein: from the known and the unknown. J. Cell Physiol. 2000; 182(3):311-22.

41. Schmitt FC. Marcadores prognósticos em carcinoma mamário. In: Alves VAF, Bacchi CE, Vassallo J, editores. Manual de imuno-histoquímica. São Paulo: Sociedade Brasileira de Patologia; 1999. p. 30-46.

42. Pavelin S, Becic K, Forempoher G, Tomic S, Capkun V, Drmic-Hofman I *et al*. The significance of immunohistochemical expression of merlin, Ki-67, and p53 in meningiomas. Appl Immunohistochem Mol Morphol. 2014;22(1):46-9.

43. Violin KB. Neoplasias intracracianas em cães: avaliação imuno-histoquímica de marcadores de proliferação celular e expressão de p53 [Dissertação de Mestrado em Patologia Experimental e Comparada]. São Paulo: Faculdade de Medicina Veterinária e Zootecnia, Universidade de São Paulo; 2009. 90 p.

44. Kitagawa M, Kanayama K, Sakai T. Cystic meningioma in a dog. J Small Anim Pract. 2002;43:272-4.

45. Bagley RS, Silver GM, Gavin PR. Cerebellar cystic meningioma in a dog. JAAHA. 2000; 36:413-5.

46. McKeever PE, Boyer PJ. The brain, spinal cord, and meninges. Mills SE, editor. Steenberg'S Diagnostic Surgical Pathology. 4.ed. Philadelphia: Lippincott Williams & Wilkins; 2004. p. 399-503.

47. Maxie MG, Youssef S. Nervous system. Maxie MG, editor. Jubb, Kennedy, and Palmer's pathology of domestic animals. 5.ed. Philadelphia: Elsevier Saunders; 2007. p. 281-457.

48. Koestner A, Higgins RJ. Tumors of the nervous system in: Meuten DJ. Tumors in domestic animals. 4. ed. Ames: Iowa State Press; 2002.

49. Burger PC, Scheithauer BW. Tumors of the central nervous system. Washington: Armed Forces Institute of Pathology; 1994. p. 70-1.

50. Montgomery DL. Astrocytes: form, functions, and roles in disease. Vet Pathol. 1994; 31(2): 145-67.

51. Fuller GN, Burger PC. Central nervous system. In: Stenberg SS, editor. Histology for Pathologists. Philadelphia: Lippincott-Raven Publishers; 1997. p. 243-82.

52. Taylor RF, Bucci TJ. Oligodendroglioma in a dog. J Small Anim Pract. 1972; 13:41-6.

53. Sisó S *et al*. An anaplasic astrocytoma (optic chiasmatic-hipothalamic glioma) in a dog. Vet Pathol. 2003;40:567-9.

54. Marsh JC, Goldfarb J, Shafman TD *et al*. Current *status* of immunotherapy and gene therapy for high-grade gliomas. Cancer Control. 2013; 20: 43-8.

55. Park C. Oligodendroglioma in a French bulldog. J Vet Sci. 2003;4:195-7.

56. Bailey DB, Page RL. Tumors of the endocrine system. In: Withrow SJ, Vail DM. Withrow & MacEwen's Small animal clinical oncology. 4. ed. Missouri: Saunders Elsevier; 2007. p. 593-609.

57. Mélian C, Pérez-Alenza MD, Peterson ME. Hyperadrenocorticism in dogs. In: Ettinger SJ, Feldman EC (eds.). Textbook of veterinary internal medicine. Philadelphia: Saunders; 2010. p. 1816-40.

58. McConnell JF, Platt S, Smith KC. Magnetic resonance imaging findings of an intracranial medulloblastoma in a polish lowland sheepdog. Vet Radiol Ultras. 2004;45:17-22.

59. Steinberg H, Galbreath EJ. Cerebellar medulloblastoma with multiple differentiation in a dog. Vet Pathol. 1998;35:543-6.

60. Kitagawa M *et al*. Medulloblastoma in a cat: clinical and MRI findings. J Small Anim Pract. 2003;44:139-42.

61. Kuwabara M *et al*. Early diagnosis of feline medulloblastoma in the vermis. Vet Record. 2002; 150:488-9.

62. Thankey K *et al*. Clinical presentation and outcome in dogs with histologically confirmed choroid plexus papillomas. ACVIM2006; Abstract n. 266.

63. Nemanic S, London CA, Wisner ER. Comparison of thoracic radiographs and single breath-hold helical CT for detection of pulmonary nodules in dogs with metastatic neoplasia. J Vet Intern Med. 2006;20(3): 508-15.

64. Klemm WR. Eletroencephalography in small animal medicine. The Southwestern Vet. 1969;22:93-8.

65. Steiss JE, Cox NR, Knetch CD. Eletroencephalographic and histopathologic correlations in eight dogs with intracranial mass lesions. Am J Vet Res. 1990;51:1286-91.

66. Redding RW. A simple technique for obtaining an eletroencephalogram of the dog. Am J Vet Res. 1964;25:854-7.

67. Platt SR, Marlin D, Smith N, Adams V. Increased cerebrospinal fluid uric acid concentrations in dogs with intracranial meningioma. Vet Rec. 2006;158:830.

68. Farfallin D. Resonancia magnética. In: Pellegrino F, Suraniti A, Garibaldi L. El libro de neurología para la práctica clínica. Buenos Aires: Intermédica; 2003. p. 495-507.

69. Thomas WB *et al*. Magnetic resonance imaging features of primary brain tumors in dogs. Vet Radiol Ultrasound. 1996:20-7.

70. Nelson SJ. Assessment of therapeutic response and treatment planning for brain tumors using metabolic and physiological MRI. Biomed. 2011;24(6):734-49.

71. Stadinik TW, Chaskis C, Michotte A, Shabana WM, van Rompaey K, Luypaert R *et al*. Diffusion-weighted MR imaging of intracerebral masses:

72. Comparison with MR imaging and histologic findings. Am J Neuroradiol. 2001; 22(5):969-76.

72. Sutherland-Smith J, king R, Faissler D, Ruthazer R, Sato A. Magnetic resonance imaging apparent diffusion coefficients for histologically confirmed intracranial lesions in dogs. Vet Radiol Ultrasound. 2011; 52(2):142-8.

73. Desprechins B, Stadinik T, Koerts G, Shabana W, Breucq C, Osteaux M. Use of diffusion-weighted MR imaging in differential diagnosis between intracerebral necrotic tumors and cerebral abscesses. Am J Neuroradiol. 1999;20(7): 1252-7.

74. Wang Y, Lv X, Gong H, Yuan G, Zhang B, Zhao H *et al*. Acute irradiation injury of canine brain with pathology control is detected by diffusion-weighted imaging of MRI. Clin Imaging. 2013; 37(3): 440-5.

75. Gerstner ER, Sorensen AG. Diffusion and diffusion tensor imaging in brain cancer. Semin Radiat Oncol. 2011; 21(2): 141-6.

76. McLeod AG, Dickinson PJ, LeCouteur RA, Higgins RJ, Pollard RE. Quantitative assessment of blood volume and permeability in cerebral mass lesions using dynamic contrast-enhanced computed tomography in the dog. Acad Radiol. 2009;16(10):1187-95.

77. Zhao Q, Lee S, Kent M, Schatzberg S, Platt S. Dynamic contrast-enhanced magnetic resonance imaging of canine brain tumors. Vet Radiol Ultrasound. 2010;51(2):122-9.

78. Zwingenberger AL, Pollard RE, Kent MS. Measuring response of brain tumors to stereotactic radio-surgery: Interim results. Vet Radiol Ultrasound. 2010;51: 577.

79. Duffis EJ, Gandhi CD, Prestigiacomo CJ, Abruzzo T, Albuquerque F, Bulsara KR *et al*. Head, neck, and brain tumor embolization guidelines. J Neurointerv Surg. 2012;4(4):251-5.

80. Marioni-Henry K, Schwartz T, Weisse C, Muravnick KB. Cystic nasal adenocarcinoma in a cat treated with piroxicam and chemoembolization. J Am Anim Hosp Assoc. 2001;43(6): 347-51.

81. Sager M, Assheuer J, Trümmler H, Moormann K. Contrast-enhanced magnetic esonance angiography (CE-MRA) of intra-and extra-cranial vessels in dogs. Vet J. 2009;179(1): 92-100.

82. Troxel MT *et al*. Magnetic resonance imaging features of feline intracranial neoplasia: retrospective analysis of 46 cats. J Vet Int Med. 2004;18:176-89.

83. Koestner A, Bilzer T, Fatzer R *et al*. Histological classification of tumors of the nervous system of domestic animals. 2. ed. Washington, DC: The Armed Forces Institute of Pathology; 1999. p. 71.

84. Louis DN, Ohgaki H, Wiestler OD *et al*. The 2007 WHO classification of tumours of the central nervous system. Acta Neuropathol (Berl). 2007;114:97-109.

85. Louis DN, Ohgaki H, Wiestler OD *et al*. WHO Classification of the Central Nervous System. 4. ed. Geneva: WHO Press; 2007.

86. Adamo PF, Lang AS. Frameless stereotactic ct-guided needle biopsy in dogs. ACVIM. 2005; Abstract n. 78.

87. Carvalho LH, Smirnov I, Baia GS, Modrusan Z, Smith JS, Jun P *et al*. Molecular signatures define two main classes of meningiomas. Mol Cancer. 2007;6: 64.

88. Bannasch D, Yuong A, Myers J, Truvé K, Dickinson P, Gregg J *et al*. Localization of canine brachycephaly using an across breed mapping approach. PLoS One. 2010. Available from: https://doi.org/10.1371/journal.pone.0009632.

89. Willmore LJ. Antiepiletic drugs and neuroprotection: current *status* and future roles. Epilepsy Behav. 2005;7(Suppl 3):25-8.

90. Pancotto TE. Minimum Database for Intracranial Surgery. In: Current Techniques in Canine and Feline Neurosurgery. New Jersey: Wiley Blackwell. 2017. p. 26.

91. Greco JJ *et al*. Evaluation of intracranial meningioma resection with a surgical aspirator in dogs: 17 cases (1996-2004). J Am Vet Med Assoc. 2006;229:394-9.

92. Bley CR *et al*. Irradiation of brain tumors in dogs with neurologic disease. J Vet Intern Med. 2005;19:849-54.

93. Luxton G, Petrovich Z, Jozsef G, Nedzi LA, Apuzzo ML. Steriotactic radiosurgery principles and comparison of treatment methods. Neurosurgery. 1993;32: 241-59.

94. Meeks SL, Bova FJ, Friedman WA, Buatti JM, Moore RD, Mendenhall WM. IRLED-based patient localization for linac radiosurgery. Internat J Radiation Oncol Biol Phys. 1998;41:433-9.

95. Meeks SL, Bova FJ, Friedman WA, Buatti JM, Mendenhall WM. Linac scalpel radiosurgery at the University of Florida. Medical Dosimetry. 1998;23:177-85.

96. Pluhar GE. Canine brain tumor clinical trials at the University of Minnesota. In: Proceedings of the American College of Veterinary Internal Medicine Specialty Symposium (Pre-Forum Neurology). Denver, CO; 2011. p. 29-31.

97. Andersen BM, Pluhar GE, Seiler C *et al*. Vaccination for invasive canine meningioma induces in situ production of antibodies capable of antibody-dependent cell-mediated cytotoxicity. Cancer Res. 2013; 73: 2987- 97.

236
Doenças do Desenvolvimento e Malformações

Ragnar Franco Schamall

ANATOMIA E FISIOLOGIA

A medula espinal é formada a partir da invaginação da placa neural, derivada do folheto ectodérmico, que dá origem a crista e tubo neurais. Uma série de estímulos quimiotáticos quantitativos e qualitativos determina e direciona a diferenciação neuronal, produzindo uma complexa e bem-organizada malha neuronal, com seus dendritos, corpos celulares, axônios e telodendros, perfeitamente localizados e conectados.[1] Esse conjunto neural responde por aproximadamente 10% do volume do sistema nervoso central (SNC), sendo o restante representado pelas estruturas de suporte: células da glia e neurópilo. Seria lógico concluir que tal complexidade ofereceria um sem número de oportunidades para ocorrências de disfunções. Mas, felizmente, os problemas relacionados com o desenvolvimento do SNC e sistema nervoso periférico (SNP) não são tão frequentes.

A estrutura básica medular pode ser simplificada da seguinte maneira: os tratos medulares dorsais ascendentes e ventrais descendentes formam a substância branca, mais externa. O corno dorsal da substância cinzenta (parte mais central da medula espinal) abriga as terminações axônicas dos neurônios sensitivos (os corpos celulares se encontram em um gânglio fora da medula espinal), enquanto o corno ventral abriga os corpos celulares dos neurônios motores. Estes se comunicam com os primeiros por meio de um sistema de interneurônios que modula a comunicação entre esses dois grandes grupos. Uma excelente revisão da anatomia da medula espinal, incluindo uma descrição muito didática dos tratos medulares, pode ser conseguida consultando-se as referências no fim deste capítulo.[1]

Todo esse sistema precisa ser mantido e nutrido e é muito dependente da correta irrigação e drenagem. Não existem vasos linfáticos e as artérias, de várias origens, têm redes de vasos colaterais um tanto limitadas.[1,2] A drenagem é realizada com eficiência principalmente pelo seio venoso ventral, localizado no interior do canal vertebral. A substância cinzenta, por abrigar os corpos celulares dos neurônios motores, tem exigência metabólica superior à da substância branca, sendo, portanto, dependente de fluxo sanguíneo constante.

A formação do liquor ocorre no encéfalo, nos plexos coroides e por transudação pelo epêndima. Existe um fluxo contínuo desse líquido em direção caudal, onde é absorvido nos últimos segmentos lombares. Por volta de 10% do liquor reflui em direção cranial.[1]

Por último, as meninges: a dura-máter, mais externa; a aracnoide, intermediária; e a pia-máter, aderida ao parênquima medular. O liquor se encontra no espaço subaracnóideo.

Essa é uma simplificação da anatomia medular, mas útil para o entendimento do restante deste capítulo. Para informações mais detalhadas, o leitor deve recorrer aos livros-texto de neuroanatomia.[1]

DEFINIÇÕES

As anormalidades do crescimento e desenvolvimento neuronal da medula espinal podem ocorrer devido a: ausência do crescimento (aplasias), crescimento insuficiente (hipoplasias) ou defeituoso (displasias). Existem algumas doenças bem caracterizadas, como a agenesia caudal dos gatos Manx e as meningomieloceles dos Buldogues. Todavia, muitas anomalias são múltiplas ou complexas, com descrição limitada na literatura. Neste capítulo, a discussão se limitará às condições mais comuns ou bem descritas.

INCIDÊNCIA

Como regra geral, a incidência dessas anormalidades é bastante baixa. Algumas raças mostram maior incidência, pela consanguinidade, sendo a ocorrência em outras raças rara ou esporádica. Em medicina veterinária, não existem dados muito precisos a respeito da incidência dessas condições, devido a inúmeros fatores, principalmente a grande variedade de espécies e raças estudadas e o pouco interesse, tanto dos criadores quanto dos proprietários e veterinários, em diagnosticar corretamente essas alterações, a fim de agrupá-las em síndromes.

ETIOLOGIA E FISIOPATOGENIA

A maioria das anomalias medulares ainda permanece sem etiologia definida. Algumas carências nutricionais durante a gestação, vírus, traumas e defeitos genéticos são os agentes suspeitos ou incriminados na etiopatogênese dessas doenças. Recomenda-se a consulta às referências citadas no fim deste capítulo.

MANIFESTAÇÕES CLÍNICAS

As manifestações clínicas estão relacionadas com grau de acometimento do parênquima medular, complexidade da anomalia e sua localização. Uma descrição detalhada dos sinais clínicos associados à disfunção das diferentes áreas da medula espinal pode ser encontrada em outra parte deste livro. A maioria das anomalias está localizada nos últimos segmentos medulares, principalmente os sacrais.[2] Normalmente, não existe dor ou desconforto, salvo alguns casos de siringo-hidromielia.[3]

Os sinais clínicos normalmente se mostram logo nos primeiros momentos da vida do animal, ou quando ele começa a tentar caminhar, sendo alguns de ocorrência tardia, como os associados à siringo-hidromielia.[3] Uma observação importante é que a maioria dos casos não mostra progressão dos sinais clínicos.[1]

Infelizmente, esses sinais clínicos são, com frequência, incapacitantes e de ocorrência precoce. Isso é um problema na prática clínica, pois ainda não se formou um laço afetivo importante entre o animal e seu proprietário, os sinais clínicos são inconvenientes (incontinência fecal e urinária, paresias ou paralisias, incapacitações) e a maioria não apresenta tratamento. Portanto, em geral, os proprietários não autorizam a exploração clínico-laboratorial desses casos. Nesse contexto, a experiência dos neurologistas clínicos é muito menor do que a dos patologistas.

A seguir, é apresentada uma descrição das malformações mais comuns.

MENINGOCELE E MENINGOMIELOCELE

São comunicações entre as meninges e o espaço subaracnóideo (contendo ou não raízes nervosas e, mais raramente, a medula) e a pele, através de defeitos das lâminas dorsais vertebrais.[2] Em geral, são vistas nos segmentos sacrais, podendo estar associadas[5] a mielodisplasia (ver adiante). Os sinais, por isso, são aqueles relacionados à incontinência urinária e fecal, podendo haver alterações de marcha nos casos mais graves. Todos os animais com os quais se teve contato, exceto dois, não mostravam alterações na marcha. Nos dois únicos em que havia paraparesia, essa era leve e não incapacitante, exibindo apenas fraqueza distal dos membros posteriores e consequente postura plantígrada. A incontinência é importante na maioria dos casos e os proprietários aceitam a urinária, mas a fecal é razão frequente de insatisfação (observação pessoal). Porém, nos últimos anos, com o uso mais amplo de fraldas descartáveis em animais de companhia com incontinência e, inclusive, alternativas comerciais específicas, a aceitação de animais nessas condições tem sido cada vez mais comum.

Os dois exemplos mais importantes dessas anormalidades em pequenos animais são os vistos em felinos Manx e caninos Buldogue Inglês (Figura 236.1). Porém, a ocorrência em outras raças é possível. Inclusive em cães sem raça definida (Figura 236.2).

No primeiro, a seleção de gatos com aplasia de cauda, por se tratar de uma anormalidade do desenvolvimento ósseo, também induz ao aparecimento de anormalidades do desenvolvimento medular, como as meningoceles. Eles apresentam graves alterações na marcha e incontinências e acabam sendo sacrificados nas primeiras semanas ou meses de vida.[4] No segundo exemplo, as alterações tendem a ser mais leves, embora alguns cães mostrem graves sinais clínicos associados às anormalidades mais importantes. Os gatos Manx não são comuns no Brasil. Os Buldogues Ingleses e Franceses são mais numerosos e quase sempre (84,8% segundo um estudo)[5] mostram hemivértebras ou espinha bífida (Figura 236.3) em suas colunas vertebrais.[6] Felizmente, os defeitos mais graves não são muito comuns. De fato, observa-se que a maioria dos animais referidos como portadores de hemivértebras incapacitantes, nessas raças, após a rotina diagnóstica, mostra um diagnóstico alternativo responsável pelos sinais clínicos, como meningomielites, hérnias discais, tumores e discoespondilites. Ambos os casos são anomalias induzidas pela incompreensível seleção fenotípica produzida pelos criadores.

MIELODISPLASIA

Esse é um termo geral, descritivo para um conjunto de alterações morfológicas medulares, envolvendo hipoplasia segmentar, hidromielia (dilatação do canal central medular), siringomielia (formação de cavidades no parênquima medular, envolvendo ou não o canal central), ausência ou duplicação do canal central, distribuição ou migração anormal da substância cinzenta na formação dos tratos medulares e falha na formação da fissura mediana ventral.[1,2] Frequentemente são anormalidades da medula espinal da região toracolombar. Atualmente, muita atenção tem sido dada ao complexo hidrocefalia, herniação do verme cerebelar e siringo-hidromielia cervical em cães da raça Cavalier King Charles Spaniels, que têm apresentação clínica distinta e em geral na vida adulta, cuja nomenclatura mais atual é síndrome semelhante à Chiari/siringomielia.[3]

Os sinais clínicos são aqueles relacionados com a disfunção do segmento afetado, normalmente o toracolombar (mielodisplasia). Pode haver incapacidade de marcha ou marcha em saltos (como os de coelho – um sinal clínico comum desse grupo de doenças e muito associado, erroneamente, à displasia coxofemoral), reflexos aumentados, incontinências e, por vezes, sinais clínicos compatíveis com parestesias. É interessante notar que os sinais clínicos mais vistos nos cães com siringomielia cervical são dor regional e prurido intenso nos dermátomos relacionados com o local da dilatação medular. A intensidade dos sinais clínicos é muito variável: animais com pequenas lesões podem mostrar sinais importantes, enquanto animais com dilatações ou deformidades de graus variados podem não mostrar qualquer sinal clínico[1-4,7-12] (Figura 236.4).

A síndrome semelhante à Chiari/siringomielia em cães da raça Cavalier Charles King Spaniel merece menção especial, pois a ocorrência é alta nessa raça e a existência de lesões nem sempre está correlacionada ao achado ou à intensidade dos sinais clínicos. Além disso, a raça parece estar em expansão no país. Recentemente, um grupo de estudiosos se reuniu a fim de padronizar as informações provenientes das pesquisas e observações clínicas e fornecer orientações aos veterinários e aos criadores dessa raça.[3] A apresentação clínica mais comum e importante é prurido e dor cervical, mas podem-se observar

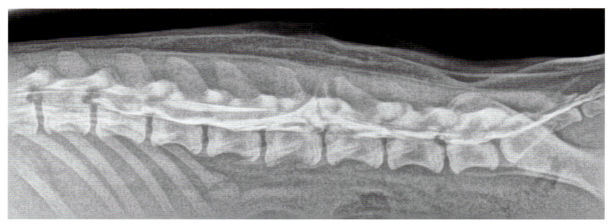

Figura 236.1 Radiografia simples lateral (superior esquerda) e mielografia (lateral – inferior esquerda; ventrodorsal – lateral direita) de filhote de Buldog francês de 5 meses que apresentava incontinência fecal e urinária e ânus dilatado, com leve paraparesia. Extensão dorsal do contraste através da lâmina dorsal de L7 e S1, malformadas, contendo a medula, de conformação também anormal, deslocada dorsalmente e com término abrupto, sem evidência clara de formação da cauda equina e com saculação entremeada nos tecidos moles entre a pele e a coluna, caracterizando a meningomielocele. Além disso, existe leve lateralização do conteúdo, visto na incidência ventrodorsal. Esse animal foi operado precocemente a fim de liberar a ancoragem das meninges à pele, na tentativa de evitar a tração das estruturas nervosas, que inevitavelmente ocorreria com o crescimento. Não houve piora da condição no pós-operatório. Aos 2 anos, a avaliação dos proprietários é de que houve melhora moderada da incontinência fecal e urinária (restrita aos episódios de emoção e agitação) em relação a antes da cirurgia e completa recuperação da paraparesia. A precocidade do diagnóstico e da intervenção é determinante para o sucesso de casos como esses. Comparar com a Figura 236.2.

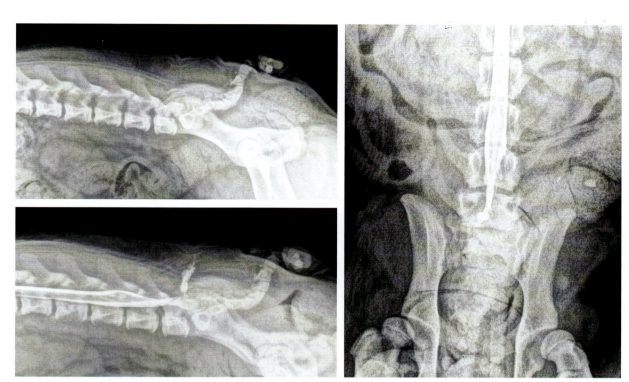

Figura 236.2 Mielografia (com alguma epidurografia acidental) em um canino SRD de 6 meses com paraplegia espástica grau V e com incontinência fecal e urinária. Meningomielocele com ancoramento entre as vértebras L4-5. Note a grave elevação da medula espinal, com elevação das meninges que se ligam à pele, provocando tracionamento e deformação dessas estruturas, tanto cranial quando caudalmente. O quadro clínico de espasticidade é derivado da grave denervação muscular durante o seu desenvolvimento, resultando em fibrose do mecanismo do quadríceps. Além disso, não é possível descartar anomalias medulares concomitantes, não por causas externas, mas relativa ao seu próprio desenvolvimento (nesse caso, sorologia negativa para *Neospora caninum*). Nesse caso, a cirurgia não trará benefícios locomotores, mas poderá evitar piora com o crescimento do animal. Porém, em um cão já paraplégico, seus benefícios são questionáveis. Compare com a Figura 236.1.

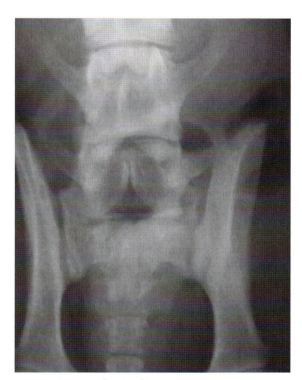

Figura 236.3 Radiografia de filhote de Buldogue Francês mostrando espinha bífida em L7. Animal assintomático. Achado acidental durante radiografia para avaliação de quadril, a fim de identificar possíveis lesões pós-trauma leve. Essa anomalia, quando isolada, não produz sinais clínicos, ao contrário da sua associação a outras anomalias mais importantes, como a meningomielocele, que provoca sinais clínicos de graus variáveis (ver Figuras 236.1 e 236.2).

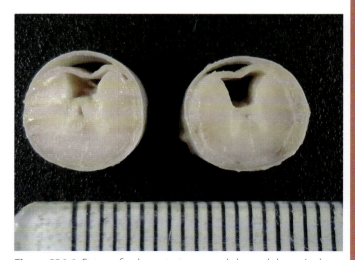

Figura 236.4 Fotografia de corte transversal da medula espinal cervical de cão sem raça definida (SRD), adulto, mostrando siringomielia. Note o acometimento dos cornos dorsais (sensitivos) medulares e da região dos fascículos grácil e cuneiforme. Estranhamente, mesmo lesões importantes como essas não produzem, necessariamente, sintomatologia compatível. Em alguns casos, os sinais clínicos são graves; em outros, inexistentes. Possivelmente, isso reflete a capacidade individual de compensação. Nesse caso, os sinais clínicos eram ataxia proprioceptiva dos quatro membros e ventroflexão do pescoço.

ataxias, paresias (principalmente dos membros anteriores), alterações vestibulares, paresias do nervo facial, convulsões focais e generalizadas e alterações de comportamento.[3,12] Muitos casos são assintomáticos, o que dificulta o entendimento da fisiopatologia dessa doença (Figuras 236.5 e 236.6).

LESÕES MEDULARES SECUNDÁRIAS A ALTERAÇÕES VERTEBRAIS CONGÊNITAS

Hemivértebras, vértebras em cunha, vértebras em borboleta (spina bífida) e outras anormalidades vertebrais congênitas podem produzir trauma medular secundário e crônico, levando a mielopatias compressivas. Este tema é tratado em outra parte deste livro, por isso não será discutido aqui. Porém, acredita-se que uma discussão clinicocirúrgica breve a respeito do tratamento pode ser útil, uma vez que novas informações foram criadas nos últimos anos. Ver a seção *Tratamento*, mais adiante neste capítulo.

DIAGNÓSTICO

Quase sempre, o diagnóstico é baseado em exames de imagem, após suspeita clínica. A ressonância magnética (RM), apesar de sua oferta limitada no país, é sem dúvida a melhor forma de firmar um diagnóstico, tornando essas condições diagnosticáveis *in vivo*. De fato, o grande "salto" no diagnóstico desse grupo de anomalias *in vivo* se deu a partir da utilização da RM. Antes de seu advento, os relatos ou eram *post mortem* ou informes esparsos de alguns casos diagnosticados por acidente.

A tomografia computadorizada (TC) pode ser útil, bem como os exames menos tecnológicos, como a mielografia e a radiografia simples (principalmente para a investigação de anomalias vertebrais, muito associadas às anomalias medulares). A decisão sobre qual método será empregado é baseada no tipo de anomalia que está sendo investigado, disponibilidade de tecnologia e considerações financeiras.

Em animais passíveis de tratamento, novas técnicas estão sendo desenvolvidas (ver tópico *Tratamento*, adiante), pois a tecnologia atual permite o correto diagnóstico *in vivo*. Da mesma maneira, lesões em animais sem sinais clínicos tornam a correlação entre lesão e sintomatologia clínica um pouco confusa. Isso é especialmente verdadeiro nas siringomielias (Figura 236.7). Por isso, o achado de uma lesão dessa natureza

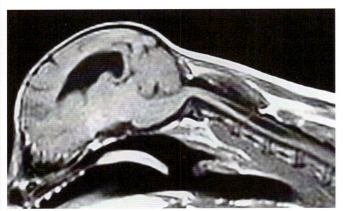

Figura 236.5 Ressonância magnética (RM) de cão Yorkshire de 3 anos que apresentava sinais vestibulares crônicos e recidivantes, secundários à meningoencefalite. Acredita-se, nesse caso, que o achado da siringomielia cervical, associada à hidrocefalia e ao posicionamento do verme cerebelar levemente ventral, possa constituir a síndrome semelhante à Chiari/siringomielia assintomática. Achados como esses podem confundir o clínico, induzindo a um diagnóstico equivocado, uma vez que o cão, na realidade, tinha a meningoencefalite de origem desconhecida e responsiva ao uso de corticosteroides. A hidrocefalia também é difícil de distinguir da ventriculomegalia assintomática, tão comum em raças *toy*. Confronte com a Figura 236.6.

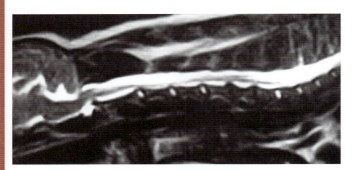

Figura 236.6 Ressonância magnética (RM) de cão Poodle, de 9 anos, que apresentava tetraparesia, com sinais crônicos compatíveis com lesão cervicotorácica. Confronte com a Figura 236.5. Embora esse caso possa ser diagnosticado como síndrome semelhante à Chiari/siringomielia assintomática, pelas mesmas razões descritas na legenda da Figura 236.5, acredita-se que a real causa dos sinais clínicos seriam as hérnias C5-6 e C6-7. Houve resposta muito boa ao tratamento com glicocorticoides e acupuntura, de modo que o cão se manteve com uma vida muito produtiva e estável por muitos anos. Recentemente, após 4 anos do diagnóstico, possivelmente devido ao agravamento da(s) hérnia(s), o cão parou de caminhar. Em nenhum momento houve referência a prurido facial. Mais uma vez, é necessário ter prudência ao analisar tais imagens.

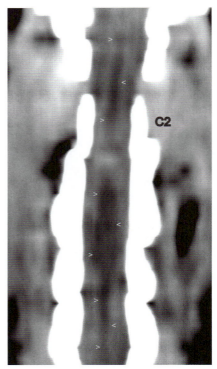

Figura 236.7 Tomografia de cão poodle fêmea, 9 anos, com histórico de dor cervical, ataxia proprioceptiva dos quatro membros e tetraparesia. Reconstrução de plano dorsal entre C1 e C5 mostra grande siringo-hidromielia (*pontas de seta*). Logo após o exame, a cadela iniciou convulsões. A análise do liquor mostrou grave pleocitose linfocítica (800 céls./μℓ), hiperproteinorraquia (300 mg/dℓ) e reativo de Pandy positivo (++), caracterizando meningoencefalomielite de origem desconhecida. O tratamento com prednisona levou à remissão dos sinais clínicos. A alteração tomográfica foi apenas um achado. Amplie seus diagnósticos diferenciais quando encontrar imagens de condições crônicas associadas a sinais clínicos agudos ou subagudos.

tem que ser acompanhado de histórico, curso e sinais clínicos compatíveis. Caso contrário, corre-se o risco de subdiagnosticar doenças associadas, com sinais clínicos semelhantes, como hérnias discais, meningomielites e degenerações.

TRATAMENTO

Poucas doenças são tratáveis. Foi descrito o tratamento cirúrgico da siringo-hidromielia mediante três técnicas: craniectomia suboccipital (com ou sem laminectomia dorsal parcial do atlas),[3,12,13] desvio ventriculoperitoneal[11,14] e siringostomia.[15] O autor deste capítulo tem experiência com as duas primeiras apenas. Ambas são tecnicamente viáveis e relativamente simples, mas os resultados são variáveis. A descrição das técnicas está publicada e pode ser encontrada nas referências.[8,11-19] Os sinais clínicos frequentemente melhoram.[11,13,14] Todavia, as técnicas cirúrgicas atuais não focam a causa do problema. Apenas oferecem resolução temporária, nos casos de siringomielias, mas que também podem ser definitivas, como nos casos das meningoceles. No tratamento das siringomielias, alguns cães melhoram, outros não, outros podem ter recidivas precoces ou tardias.[3,12,13] Mas essa é a única opção viável para o tratamento dessa doença, no momento desta publicação. Fica clara a necessidade de novos conhecimentos a respeito da patogênese das siringomielias,[20-22] a fim de delinear uma opção terapêutica mais adequada.

Em animais com dor, a utilização da pregabalina na dose de 4 a 5 mg/kg, 2 vezes/dia, pode diminuir a ocorrência desse sinal clínico.[23] Interessante notar que a gabapentina tem sido associada a uma resposta errática na analgesia associada com a siringomielia cervical.[24] Outros tratamentos associados, como os corticosteroides e a dipirona, poderão ser úteis na analgesia.

Observa-se o caso de um cão que apresentava siringomielia cervical, associada com a hidrocefalia moderada e hipertrofia do ligamento atlanto-occipital dorsal, produzindo uma banda compressiva semelhante àquela vista na síndrome semelhante à Chiari/siringomielia. Os sinais clínicos eram dor cervical, incapacidade de levantar a cabeça,[25] leve tetraparesia e déficit proprioceptivo moderado nos quatro membros. Os sinais clínicos iniciaram-se na fase adulta. O paciente foi completamente avaliado para doenças infecciosas, inflamatórias, neoplásicas e discais. O tratamento cirúrgico somente foi autorizado após vários meses de doença e, infelizmente, houve complicações fatais no pós-operatório, possivelmente devido à debilidade orgânica do animal. Mas ficou claro que uma banda fibrosa anormal, dorsal à medula no nível do forame magno, era a causa do distúrbio de circulação liquórica. Não é possível afirmar que haveria melhora pós-operatória. É interessante notar o fato da ocorrência de sinais clínicos em um cão sem raça definida (SRD), com aproximadamente 8 anos e não relacionado com a malformação de fossa caudal. A difusão da RM está nos ajudando a encontrar uma causa comum para a siringomielia associada aos distúrbios de circulação liquórica através do forame magno.

Uma síndrome com sinais clínicos semelhantes é a formação de banda dural dorsal na articulação C1-2. Trata-se de uma compressão medular dorsal, com características clínicas semelhantes à descrita no parágrafo anterior e que pode ser tratada com cirurgias descompressivas, com resolução dos sinais clínicos, quando a intervenção é precoce. Se tardia, nota-se que a doença não progride, mas a melhora dos sinais clínicos, notadamente da ventroflexão da cabeça, é notável (observação pessoal). A experiência do autor deste capítulo com esses casos ainda é limitada.

As meningomieloceles também podem ser tratadas cirurgicamente. A intervenção precoce em pacientes minimamente afetados é uma necessidade, uma vez que a cirurgia, nesses casos, tem caráter paliativo e, ocasionalmente, induz melhoras.[8,17-19,26,27]

Basicamente, o objetivo da cirurgia é uma cuidadosa dissecção das estruturas extrarraquidianas, para liberação da ancoragem dessas aos tecidos moles e ósseos. O tecido nervoso é cuidadosamente reposicionado no canal vertebral, através da malformação da lâmina dorsal ou por pequena laminectomia. A sutura é feita por planos, de forma rotineira. Tal procedimento impede que, com o crescimento do animal, ocorra a tração adicional das estruturas nervosas para fora do canal vertebral, aumentando progressivamente o estiramento do tecido nervoso e, consequentemente, os déficits progressivos. As lesões neurológicas já presentes, contudo, não costumam melhorar. A incontinência, em casos selecionados, pode ter melhora variável.

O tratamento de suporte é importante em todos os casos, principalmente nos mais graves, consistindo em fisioterapia e enfermagem. Higiene constante, cateterizações vesicais intermitentes, monitoramento para infecção do trato urinário, cuidados com possíveis escaras e lesões por trauma repetitivo são algumas medidas necessárias. Quando as malformações induzem a artogripose ou alterações neurológicas graves dos membros posteriores, os cuidados apropriados de enfermagem, prevenção de traumas por atrito ou autoinflingidos e a higiene devem ser prioridades.

As hemivértebras podem ser tratadas com descompressão cirúrgica, tendo sido relatado sucesso. Contudo, não são observados os mesmos resultados com as técnicas até então publicadas. Nota-se que, após a descompressão cirúrgica, o crescimento anormal se intensifica, devido à maior instabilidade vertebral, principalmente porque esses animais estão em franco crescimento e, portanto, as imobilizações vertebrais por meio de placas e parafusos, ou outros métodos, tendem a provocar outros desvios. No passado, não se obteve sucesso nos poucos casos que nos foi permitido tratar, mas novas técnicas foram desenvolvidas.[28,29] Foi descrita uma técnica de descompressão de hemivértebra em um filhote de labrador, por abordagem ventral e realização de corpectomia parcial ventral, com estabilização com pinos e metacrilato.[29] Em um caso recente, adaptou-se a técnica para corpectomia ampla e lateral, por acreditar não ser necessária a complexidade da abordagem ventral (dados em processo de publicação). O esquema de fixação empregado foi o mesmo que o descrito – pinos e metacrilato. Tratava-se de um Pug de 7 meses com hemivértebra grave T8 e sintomatologia evolutiva de paraparesia grave (grau IV). Após 2 meses de cirurgia o cão retornou à normalidade funcional, restando apenas leve ataxia. A dor, componente importante do quadro inicial, não mais retornou. Até a presente publicação, não houve recidiva dos sinais clínicos (acompanhamento maior do que 4 anos). As Figuras 236.8 a 236.10 ilustram a técnica. Após a primeira edição deste livro, já foi utilizada essa técnica com sucesso em 10 cães. Em outros três adicionais, falhas na fixação produziram evolução negativa da deformidade, o que comprova a necessidade de uma boa estabilização segmentar, após a realização da corpectomia vertebral ampla, utilizada nesses casos. A fixação é um desafio em muitos animais, devido à localização da maioria das lesões (coluna torácica) e porte dos animais (em geral pequenos ou filhotes). As lesões lombares em animais de raças maiores são de fixação mais fácil e nos dois animais tratados com essa técnica – um Pastor-Alemão e um Dogue Alemão – não foram obtidas dificuldades nem complicações relacionadas à aplicação dos implantes, devido ao tamanho dos corpos vertebrais. Por outro lado, o tempo empregado no desbaste ósseo é maior (observação pessoal, dados não publicados).

Para os casos de incontinência fecal, foi descrita uma técnica de reforço do esfíncter anal com implante de silicone que pode ser útil em casos selecionados.[30]

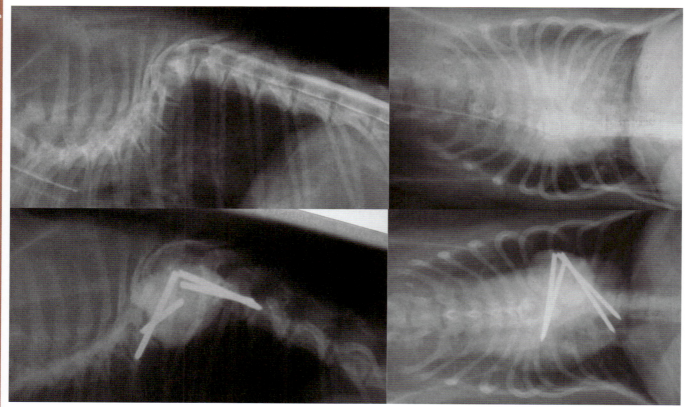

Figura 236.8 Mielografia (*superiores*) e radiografias pós-operatórias (*inferiores*) de cão da raça Pug de 7 meses, portador de hemivértebra grave T8. Notar a importante deformidade da coluna, inclusive comprometendo o volume torácico. A mielografia, realizada por punção lombar, mostra a compressão e a dificuldade de avanço cranial do contraste. As imagens inferiores mostram que a correção da angulação não é alcançada, sendo descompressão por corpectomia e estabilização por técnica adequada mandatórias nesses casos. Ver Figuras 236.9 e 236.10.

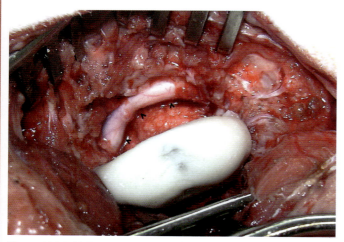

Figura 236.9 Visão transoperatória do cão da Figura 236.8. As corpectomias amplas e laterais de T7, T8 e T9 já foram realizadas, os pinos posicionados e fixados com metacrilato. A medula encontra-se completamente descomprimida (*pontas de seta*). Notar o ponto de afundamento do parênquima medular ventral (*ponta de seta central*), denunciando a compressão crônica devido à malformação de T8.

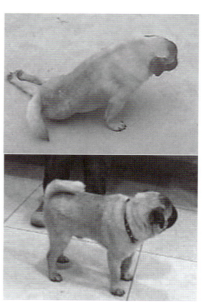

Figura 236.10 Instantâneos de filmagens da marcha do cão da Figura 236.8 no pré (*acima*) e pós-operatório (*abaixo*). A incapacidade de marcha fica evidente na fotografia superior, sendo completamente restabelecida 2 meses após a cirurgia (*abaixo*). Notar também a melhor atitude e postura do cão. Não havia mais dor, e, durante os movimentos mais rápidos, podia ser notada leve ataxia proprioceptiva.

REFERÊNCIAS BIBLIOGRÁFICAS

1. DeLahunta A, Glass E. Veterinary neuroanatomy and clinical neurology. 3. ed. St. Louis, Missouri: Saunders Elsevier; 2009.

2. Summers BA, Cummings JF, DeLahunta A. Veterinary neuropathology. 1. ed. Cornell University, Ithaca. New York: Mosby; 1994.

3. Cappello R, Rusbridge C. Report from the Chiari-Like malformation and Syringomyelia Working Group round table. Vet Surg. 2007;36(5):509-12.

4. Kitchen H, Murray RE, Cockrell BY. Spina bifida, sacral dysgenesis and myelocele in Manx cats. Am J Pathol. 1972;66(6):203-6.

5. Schlensker E, Distl O. Heritability of hemivertebrae in the French bulldog using na animal threshold model. Vet J. 2016; 207:188-9.

6. O'Brien TR. Radiologia torácica para o clínico de pequenos animais. São Paulo: Roca; 2003.

7. Furneaux RW, Doidge CE, Kaye MM. Siryngomyelia and spina bifida in a amoyed dog. Can Vet J. 193AD;14(12):317-21.

8. Pearce JMS. Surgical management of syringomyelia. Br Med J. 1981;283:1204-5.

9. Wilson JW *et al.* Spina bifida in the dog. Vet Pathol. 1979;16(2):165-79.

10. Deforest ME, Basrur PK. Malformations and the Manx syndrome in cats. Can Vet J. 1979;20(11):304-14.

11. Kitagawa M *et al.* Clinical improvement in two dogs with hydrocephalus and syringohydromyelia after ventriculoperitoneal shunting. Aust Vet J. 2008;86(1-2):36-42.

12. Rusbridge C. Chiari-like malformation with syringomyelia in the Cavalier King Charles spaniel: long-term outcome after surgical management. Vet Surg. 2007;36(5):396-405.

13. Dewey CW *et al.* Forame magnum decompression with cranioplasty for treatment of caudal occipital malformation syndrome in dogs. Vet Surg. 2007;36(5):406-15.

14. Kim H *et al.* Application of ventriculoperitoneal *shunt* as a treatment for hydrocephalus in a dog with syringomyelia and Chiari I malformation. J Vet Sci. 2006;7(2):203-306.

15. Logue V, Edwards MR. Syringomyelia and its surgical treatment-an analysis of 75 patients. J Neurol Neurosurg Psych. 1981;44(4):273-84.

16. Dewey CW *et al.* Craniotomy with cystoperitoneal shunting for treatment of intracranial arachnoid cysts in dogs. Vet Surg. 2007;36(5):416-22.

17. Hashizume CT. Cervical spinal arachnoid cyst in a dog. Can Vet J. 2000;41(3):225-7.

18. Shamir M, Rochkind S, Johnston D. Surgical treatment of tethered spinal cord syndrome in a dog with myelomeningocele. Vet Rec. 2001;148(24):755-6.

19. Havilicek M. Surgical management of vertebral malformation in a Manx cat. Feline Med Surg. 2009;11(6):514-17.

20. Williams H. A unifying hypothesis for hydrocephalus, Chiari malformation, syringomyelia, anencephaly and spina bifida. Cerebrospinal Fluid Res. 2008;5(7):1-11.

21. Porensky P, Muro K, Ganju A. Nontraumatic cervicothoracic syrinx as a cause of progressive neurologic dysfunction. J Spinal Cord Med. 2007;30(3):276-81.

22. Chang HS, Nakagawa H. Hypothesis on the pathophysiology of syringomyelia based on simulation of cerebrospinal fluid dynamics. J Neurol, Neurosurg Psych. 2003;74(3):344-7.

23. Sanchis-Mora S *et al.* Pregabalin for the treatment of syringomyelia-associated neuropathic pain in dogs: A randomised, placebo-controlled, double-masked clinical trial. Vet J. 2019;250:55-62.

24. Hechler AC, Moore AS. Understanding and Treating Chiari-like Malformation and Syringomyelia in Dogs. Top Companion Anim Med. 2018; 33:1-11.

25. Nalini A, Ravishankar S. Dropped head syndrome in syringomyelia: report of two cases. J Neurol Neurosurg Psych. 2005;76(2):290-1.

26. Netto JMB *et al.* Spinal dysraphism: a neurosurgical review for the urologist. Rev Urol. 2009;11(2):71-81.

27. Tomlinson BE. Abnormalities of the lower spine and spinal cord in Manx cats. J Clin Pathol. 1971;24(5):480.

28. Aikawa T. Vertebral stabilization using positively threaded profile pins and polymethylmethacrylate, with or without laminectomy, for spinal canal stenosis and vertebral instability caused by congenital thoracic vertebral anomalies. Vet Surg. 2007;36(5):432-41.

29. Meheust P, Robert P. Surgical treatment of a hemivertebra by partial ventral corpectomy and fusion in a Labrador puppy. Vet Comp Orthop Traumatol. 2010; (23):262-5.

30. Fossum TW. Small animal surgery. 3. Ed. St. Louis: Mosby; 2007.

237
Espondilose

João Pedro de Andrade Neto

INTRODUÇÃO

Espondilose deformante é uma doença degenerativa da coluna vertebral caracterizada pela presença de osteófitos vertebrais nos espaços intervertebrais, resultante da formação de esporões (bico de papagaio) ou ponte óssea completa.[1] Os termos "espondilose anquilosante" e "espondilite anquilosante" têm sido usados por alguns autores para descrever espondilose deformante, embora essa não seja uma condição inflamatória e a anquilose seja incomum.[2] O termo espondilite originalmente foi utilizado para descrever essa condição porque investigadores acreditavam que a inflamação produzisse a reação óssea.[3] Eles acreditavam que a espondilose se tratava de uma doença inflamatória de baixo grau e utilizavam como uma variação da palavra espondilite. Em 1952, Hansen introduziu o termo "espondilose" na literatura veterinária, corroborado por estudos intensivos de Morgan[4] que demonstrou serem lesões não inflamatórias.

PATOGENIA

Produção de osteófitos na espondilose é uma resposta óssea não inflamatória a mudanças degenerativas nos discos intervertebrais,[2] podendo ser únicos ou múltiplos na sua distribuição.[5] Uma associação pode existir entre espondilose aparente radiograficamente e doença do disco do tipo II em cães. Doença do disco do tipo I não foi associada à espondilose.[6] Raramente são produzidas por alterações degenerativas no núcleo pulposo.[5] Essas mudanças degenerativas envolvem o anel fibroso, levando à formação de fissuras intradiscais.[2] Essas fissuras predispõem à formação dos osteófitos. Inicialmente, pensava-se que as fissuras ocorressem no ligamento longitudinal ventral, dando origem aos osteófitos, mas Morgan[4] concluiu que esse ligamento não desempenha papel na sua iniciação e sim na direção do seu crescimento.[4] As formações dos osteófitos tomam lugar em um esforço de estabilizar os discos instáveis. Osteófitos tendem a se desenvolver nos aspectos ventral, lateral ou dorsolateral das margens vertebrais.[1] Projeções osteofíticas dentro do canal vertebral[1] ou forame intervertebral,[2] com compressão em medula espinal, são raras.[1] Morgan classificou os osteófitos vertebrais em cinco estágios, de acordo com a forma e o tamanho. Concluiu que o crescimento poderia cessar em qualquer idade e estágio. O estágio 1 pode ser identificado apenas grosseiramente, uma vez que contém tecido conjuntivo, enquanto no estágio 5 é encontrada ponte óssea completa (Figura 237.1).[4]

PREVALÊNCIA

Tem sido descrito em cães e gatos, geralmente de meia-idade, embora alguns fossem jovens, com apenas 2 anos. A incidência aumenta com a idade.[1] Todas as raças são afetadas,[2] porém cães de grande porte têm incidência maior.[1,2] Cães de grande porte (Flatcoated Retriever, Setter Irlandês, Boxer, Blood Hound, Rhodesian Ridgeback) foram identificados como tendo alto risco de apresentarem espondilose deformante, e fêmeas têm um índice significativamente maior do que machos,[1] podendo ser até três vezes maior.[7] Em Boxer, foi observada uma correlação fenotípica positiva entre espondilose e displasia coxofemoral.[8] Em cães, os segmentos torácico caudal, lombar e lombossacro são afetados com mais frequência (Figuras 237.2 a 237.4). Raramente ocorrem em segmentos torácico cranial e cervical (Figura 237.5).[2] Nessa espécie, os locais vertebrais mais frequentemente afetados são T9-T10 e L7-S1.[1] A distribuição dessas áreas de mobilidade espinal máxima em cães sugerem que fatores dinâmicos e mecânicos possam desempenhar um papel na patogênese.[1]

A junção lombossacra é o local de transferência de forças consideráveis e é suscetível a mudanças degenerativas. Flexão é o principal movimento, mas algum movimento rotacional também ocorre.[9] O movimento é limitado pelas várias estruturas ligamentosas e o disco intervertebral (DIV). Mudanças degenerativas nessas estruturas, particularmente protrusão do DIV, podem alterar a mobilidade. Os movimentos anormais geralmente levam a mudanças esqueléticas compensatórias, por exemplo, espondilose deformante, proliferação osteofítica e crescimento excessivo de tecidos moles nas cápsulas articulares.[9] Em gatos, as vértebras torácicas são mais comumente

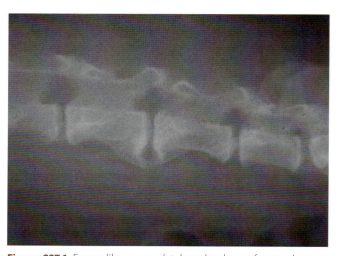

Figura 237.1 Espondilose em vértebras lombares formando ponte óssea.

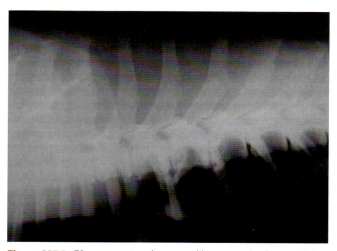

Figura 237.2 Cão apresentando espondilose em vértebras torácicas.

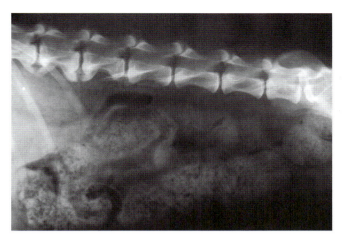

Figura 237.3 Cão apresentando espondilose em vértebras lombares.

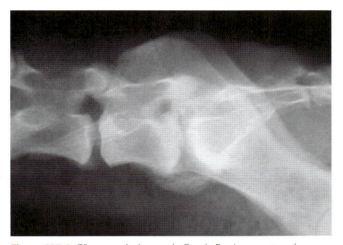

Figura 237.4 Cão com síndrome da Cauda Equina mostrando espondilose em junção lombossacra.

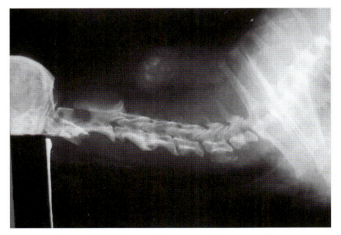

Figura 237.5 Espondilose em vértebras cervicais.

afetadas,[1] e a espondilose deformante forma uma curva em forma de sino, com maior incidência no nível de T7 e T8.[2] Um estudo com 402 gatos mostrou que 158 (39,4%) apresentaram espondilose[10] e esses foram significativamente mais velhos do que os gatos sem espondilose. Embora a incidência maior tenha sido entre T4 e T10, espondilose entre T10 e S1 foram mais graves. A ocorrência em região lombossacra estava relacionada com alterações comportamentais relatadas pelos tutores, como aumento da agressividade, diminuição na vontade de cumprimentar as pessoas ou de serem acariciados.[10] Essas alterações comportamentais podem ser relacionadas com dor nessa espécie.[11] Outro trabalho avaliando espondilose em 41 gatos mostrou predomínio de 75% em fêmeas.[12]

MANIFESTAÇÕES CLÍNICAS

Espondilose raramente causa sintomas neurológicos.[3] Ela tende a ser uma doença subclínica.[1] Ocasionalmente, ela causa dor espinal, principalmente após exercícios.[3] Em muitos casos há pouca dor em épocas quentes e clima seco, mas exacerbação ocorre em dias frios e úmidos.[5] Dor localizada ou claudicação podem ocorrer em associação a fraturas dos osteófitos ou das pontes ósseas.[1] No caso de animais com formação osteofítica no estágio 5, o trauma pode provocar fratura não apenas em ponte óssea mas em lâmina e arco da vértebra, causando compressão grave da medula espinal.[5] Portanto, os sintomas clínicos dependem da localização da lesão, incluindo dor espinal aparente, claudicação e sintomas de mielopatia transversa ou neuropatia de nervos espinais.[2] Os clínicos deverão pesquisar outras causas dos sintomas neurológicos apresentados pelos pacientes, antes de assumirem que a espondilose é a causa desses sintomas.[5] Mas há um relato da presença de espondilose maciça associada à síndrome da veia cava cranial em uma cadela mestiça Dobermann de 4 anos. Essa cadela apresentou espondilose maciça nos aspectos ventrais dos corpos vertebrais em região torácica, causando deformidade grave dos tecidos moles abaixo da coluna vertebral associada à compressão de algumas estruturas torácicas, isto é, coração, vasos sanguíneos e lobos craniais dos pulmões.[13]

DIAGNÓSTICO

O diagnóstico se dá por meio da análise de achados radiográficos.[1] Osteófitos associados à espondilose podem ser vistos em um ou mais espaços de DIV ventrais aos corpos vertebrais na projeção lateral e lateralmente aos corpos vertebrais na projeção ventrodorsal.[2] Esporões da espondilose são crescimentos ósseos suaves, nitidamente delineados, originados das circunferências das epífises vertebrais. O crescimento ósseo da espondilite ou de tumores é irregular e estes geralmente envolvem a superfície cortical inteira do corpo vertebral igualmente, ou mesmo do arco da vértebra. O disco na espondilose pode estar estreitado, mas as epífises vertebrais permanecem intactas e realmente tornam-se esclerosadas. Espondilite ou tumores podem invadir o espaço do disco e destruir as extremidades vertebrais.[5]

TRATAMENTO

Na maioria dos animais, a espondilose não tem significado clínico e o tratamento não é necessário.[2] Quando necessário, o tratamento é sintomático.[1] Espondilose deformante raramente resulta em compressão medular. Analgésicos podem ser benéficos em animais com evidência de dor resultante de compressão de nervos espinais, pela formação de osteófitos ventrais.[5] O prognóstico dessa afecção é bom.[1]

REFERÊNCIAS BIBLIOGRÁFICAS

1. Braund KG. Clinical syndromes in veterinary neurology. 2. ed. Mosby; 1994. p. 227-8.
2. LeCouteur RA, Grandy JL. Diseases of the spinal cord. In: Ettinger SJ, Feldman EC, editors. Textbook of veterinary internal medicine. 6. ed. Missouri: Elsevier-Saunders; 2005. p. 842-87.

3. Lorenz MD, Kornegay JN. Handbook of veterinary neurology. 4. ed. Missouri: Saunders; 2004.

4. Morgan HP. Spodylosis deformans in the dog. Acta Orthoped Scand. 1967;96.

5. Hoerlein BF. Canine neurology diagnosis and treatment. 3. ed. Philadelphia: WB Saunders Co. 791 p.

6. Levine GJ *et al.* Evaluation of the association between spondylosis deformans and clinical signs of intervertebral disk disease in dogs: 172 cases (1999-2000). J Am Vet Med Assoc. 2006;228:96-100.

7. Ihke A, Riviera P, LoGuidice R, Guiffrida M, Neforos K. Prevalence of Spondylosis Deformans in Tailed *versus* Tailed-docked Rottweilers. J Am Anim Hosp Assoc. 2019;55(6):301-5.

8. Langeland M, Lingaas F. Spondylosis deformans in the boxer: estimates heritability. J Small Anim Pract. 1995;36:166-9.

9. Wheller SJ, Sharp NJH. Small animal spinal disorders – diagnosis and surgery. London: Mosby-Wolfe; 1994:192-202.

10. Kranenburg HC, Meij BP, van Hofwegen EML, Voorhout G, Slingerland LI, Picavet P *et al.* Prevalence of spondylosis deformans in the feline spine and correlation with owner perceived behavioural changes. Vet Comp Orthop Traumatol. 2012;25(3):217-23.

11. Merola I, Mills DS. Behavioural signs of Pain in Cats: an expert consensus. Plos One. 2016.

12. Baltateanu AA, Tudor N. Retrospective study on the prevalence of Spondylosis deformans in the cat. Scientific Works series C. Veterinary Medicine. v. LXI; 2015: 267-70.

13. Sapierzynski R. Spondylosis deformans as an unusual cause of cranial vena cava syndrome in a female Doberman pinscher-a case report. Bull Vet Inst Pulawy. 2007;51:701-3.

238
Discopatias

André Luis Selmi

DOENÇA DO DISCO INTERVERTEBRAL

A doença do disco intervertebral (DDIV) é a causa mais comum de compressão da medula espinal em cães.[1-3] Os discos intervertebrais (DIV) sofrem metaplasia condroide ou fibroide, ocasionando extrusão do núcleo pulposo (NP) ou protrusão do anel fibroso (AF), que são denominadas lesão de Hansen tipo I ou II, respectivamente.

A extrusão do NP caracteriza-se pela extrusão aguda de material nuclear degenerado no canal vertebral, causando compressão da medula espinal e possível pinçamento da raiz nervosa,[4] tendo predileção pelas raças condrodistróficas tais como Dachshunds, Beagles, Poodles miniatura;[5,6] a coluna toracolombar (TL) é a mais afetada na maioria dos casos, particularmente na região entre T11 e L2.[1]

Manifestações clínicas, meios de diagnóstico e tratamento serão apresentados neste capítulo.

Disco intervertebral

O DIV é responsável pela união ventral das vértebras, estando presente em todos os espaços intervertebrais, exceto na articulação atlantoaxial e nas vértebras sacrais. O DIV é definido como a estrutura ligamentosa localizada entre os corpos vertebrais e constituído de três regiões anatômicas observadas na secção sagital: o AF, o NP e a cartilagem hialina das placas de crescimento adjacentes, que por sua vez determinam a extensão cranial e caudal dos DIV.[7-10]

O AF é formado por fibras dispostas em camadas entrelaçadas de tecido fibroso apresentando, em corte transverso, anéis concêntricos que envolvem completamente o NP, conferindo aspecto de camadas a essa estrutura.[10] Apesar de o AF estar disposto em camadas circulares, raramente as mesmas envolvem todo o seu perímetro. O AF é 2 vezes mais espesso no aspecto ventral do que na sua semicircunferência dorsal, o que desloca anatomicamente o NP dorsalmente.[7,8]

O NP é definido como massa gelatinosa intercelular entre células mesenquimais, contendo densa rede de fibras pobremente organizadas. No cão jovem, o NP tem alto conteúdo hídrico, que determina as qualidades hidroelásticas necessárias para manter as funções dinâmicas do disco, sendo delimitado lateral, ventral e dorsalmente pelo AF, mas permanece em contato íntimo com as placas cartilaginosas vertebrais.[7]

Hérnia de disco intervertebral

É necessário lembrar que a degeneração discal é um fenômeno natural que ocorre devido ao envelhecimento. Os discos sofrem metaplasia condroide ou fibroide, ocasionando extrusão do NP (Hansen tipo I) ou protrusão do AF (Hansen tipo II).[4,9,11] Recentemente tem-se descrito uma manifestação discal na qual se observa lesão medular sem compressão, que é denominada extrusão discal aguda não compressiva.[12]

A degeneração condroide do DIV, descrita em cães de raças condrodistróficas, tem seu início com a perda do conteúdo líquido do NP, e consequentemente, levando o NP, que é formado de material mucoide, a adquirir características de material cartilaginoso, deixando menos evidentes as diferenças entre o AF e o NP. Por conseguinte, ocorre a calcificação parcial ou total do NP, acompanhada de perda da elasticidade do DIV com consequente ruptura das fibras lamelares do AF. Quando ocorre degeneração progressiva do AF, cria-se uma fissura possibilitando a passagem de material do NP calcificado, caracterizada por extrusão aguda do material nuclear degenerado no canal espinal, causando herniação de forma aguda do NP além dos limites do AF, com consequente compressão da medula espinal e possível pinçamento da raiz nervosa.[4,11,13] A degeneração condroide ocorre simultaneamente em todos os DIV.[14]

A degeneração fibroide acomete frequentemente raças não condrodistróficas, causando ruptura parcial das fibras lamelares devido a episódio traumático ao DIV. Com a perda de coesão lamelar, o AF perde capacidade de absorver as forças distribuídas pelo NP, que passa a sofrer processo degenerativo e infiltrativo, resultando em fragmentação e calcificação do NP. Traumas excessivos e de força superior à resistência compressiva do AF podem acarretar a protrusão ou a extrusão do NP.[13,15]

Trabalhos experimentais confirmam que a velocidade e a duração da compressão medular são dois dos principais fatores para determinar a gravidade da disfunção da medula espinal e o grau de recuperação clínica,[4,16] além da relação entre o diâmetro do canal medular e da medula espinal, na região TL, favorecendo a compressão medular.[17] Os sintomas são atribuídos a trauma do impacto, compressão mecânica da medula espinal ou ambos.[16,18] A forma como ocorre o trauma é geralmente o resultado de uma herniação explosiva, e sem dúvida mais prejudicial do que a extrusão lenta.[1]

Prevalência e sintomas clínicos

A DDIV é a causa mais frequente de disfunção neurológica em pequenos animais.[1-3,9,17,19-21] A coluna TL é a mais afetada na maioria dos casos, particularmente na região entre T11-L2,[17-20,22-27] com frequência entre 20,2 e 86,1%.[1,19,20,28-30] A incidência similar entre extrusões cervicais e TL foi descrita em cães no Japão;[26] estes dados não estão disponíveis no Brasil.

Aproximadamente 80% dos problemas discais ocorrem em animais entre 3 e 7 anos, com predileção pelas raças condrodistróficas, mas vêm sido descritos em cães de raças grandes e não condrodistróficas com idades entre 6 e 8 anos.[6,23-26] Nos animais da raça Dachshund o risco é 10 a 12 vezes maior do que em outras raças.[3] Normalmente, animais mais velhos apresentam herniação cervical.[23]

Para alguns autores, a ocorrência da DDIV não está relacionada com o sexo, indicando que ambos os sexos apresentam os mesmos riscos,[1,6,24] mas há recentes descrições de que os machos têm uma chance quase 2 vezes maior do que as fêmeas na apresentação da DDIV.[26]

A velocidade em que ocorre a saída do material discal do seu local anatômico para o interior do canal medular é chamada de força de concussão, e tal fator é importante para determinar a gravidade da lesão medular e dos sintomas.[7,9,17] Portanto, as hérnias de disco com compressão da medula espinal causam os sintomas de origem primária, e podem comprimir também raízes nervosas, além do processo inflamatório local acentuando a compressão.[31] Além disso, os sinais clínicos secundários são causados por lesões concussivas que causam mudanças isquêmicas pós-traumáticas secundárias,[7,8] como edema, hemorragias e necrose neuronal.[32] Para avaliar a gravidade da lesão medular, deve-se fazer exame neurológico minucioso, com atenção particular a presença ou ausência de dor profunda nas hérnias TL,[17,33] uma vez que os animais que recuperam a capacidade motora normalmente recuperam a dor profunda; no entanto, aqueles com perda de dor profunda apresentam chances de recuperação motora, e podem permanecer sem apresentar restabelecimento da sensibilidade profunda.

Os sintomas neurológicos podem variar, dependendo da localização da lesão (cervical ou TL), da velocidade com que ocorre a hérnia e da gravidade do envolvimento medular,[17,33] de dor a tetraparesia não ambulatória ou tetraplegia, nas hérnias cervicais, e de hiperpatia TL a paraplegia, com perda sensorimotora completa e distúrbio urinário nas herniações TL.[9]

Hérnia de disco cervical

As hérnias cervicais representam 25% dos diagnósticos dessa afecção em cães, e até 61% das mesmas se manifestam clinicamente por hiperpatia, relutância ao movimento cervical e fasciculação muscular, sem, no entanto, apresentarem déficits neurológicos. A possível explicação para a falta de envolvimento neurológico é a maior relação existente entre o canal vertebral e a medula espinal na coluna cervical.[9]

De modo geral, cães condrodistróficos, em especial os das raças Dachshund e Beagle, são acometidos com mais frequência, mas as raças não condrodistróficas, como Labrador Retriever e Rottweiler, também podem ser acometidas.

Tanto extrusões como protrusões podem ocorrer na região cervical, mas as primeiras são mais observadas; nos cães de pequeno porte, os DIV craniais são mais acometidos; em contrapartida, em cães de grande porte, os DIV caudais são os mais envolvidos. O diagnóstico da hérnia cervical é baseado nos achados clínicos e de imagem; e estudos sugerem que todos os animais apresentando dor cervical e suspeita clínica de DDIV cervical devam ser examinados independentemente de seu estado neurológico. Apesar de a maioria das hérnias cervicais ter apresentação ventral ou ventrolateral, alguns cães podem ter extrusões intraforaminais,[9] mas na opinião do autor essa manifestação é de ocorrência incomum em nosso meio.

Hérnia de disco toracolombar

As hérnias de disco toracolombares (TL) representam entre 66 e 87% dessa condição em cães, sendo os DIV localizados entre T12-T13 e T13-L1 os acometidos com mais frequência em cães de pequeno porte, enquanto nos cães de grande porte normalmente o envolvimento dos discos localiza-se entre L1-L2 e L2-L3.[9]

A hérnia de disco TL está geralmente associada a hiperestesia espinal, ataxia, paraparesia ou paralisia.[4,5,18] A dor é um dos principais sintomas e a vocalização, a relutância em andar, pular e subir escadas, assim como andar com a coluna arqueada são alguns dos sinais que refletem a ocorrência de dor. Entretanto, os animais podem não apresentar sintomas neurológicos concomitantes à dor, e à medida que ocorre o rompimento das fibras do AF, maior quantidade de NP é expelida, agravando a lesão e, consequentemente, a sintomatologia.[7,34] A ataxia é o déficit neurológico mais precoce e persiste até a perda da função locomotora do animal; a partir do momento em que se perdem os movimentos voluntários, o controle da micção também cessa. Nessa mesma fase, tem-se a perda da sensibilidade superficial, de modo que o reflexo cutâneo do tronco se mostra diminuído ou ausente na região caudal no nível da lesão.[7]

Diagnóstico

O diagnóstico da DDIV é baseado em anamnese, história clínica, exame clínico e neurológico, exames complementares, como hemograma e perfil bioquímico,[32,35,36] e a confirmação ocorre pelo exame complementar de imagem.[9,17] O exame neurológico adequado pode auxiliar na localização da lesão dentro de determinada região da coluna vertebral, indicando também a lateralização da hérnia.[5]

Deve-se fazer o diagnóstico diferencial para trauma, neoplasia, discoespondilite, doenças inflamatórias do sistema nervoso central (SNC), mielopatia isquêmica, anomalias congênitas,[9] processos degenerativos da medula espinal e tromboembolismo fibrocartilaginoso.[31,34]

Para o diagnóstico definitivo se fazem necessários estudos complementares de imagem.[5,37,38] São necessários exames radiográficos simples da região suspeita com o paciente sob sedação profunda ou anestesia geral para o seu correto posicionamento e para diminuir os movimentos durante a exposição radiográfica. É importante ressaltar que a mineralização dos DIV é indicativa de sua degeneração, mas não de hérnia discal, enquanto o desaparecimento da mineralização é indicativo de progressão do processo degenerativo e não de regeneração do NP.[39,40]

As radiografias simples demonstram índices de acerto da localização da lesão entre 51 e 94,7%,[19,40] no entanto não podem ser utilizadas como método único de localização por não demonstrarem lateralização, extensão e grau de comprometimento medular, além de não ser possível obter informações adicionais referentes a outros focos compressivos. Cabe ressaltar que lesões compatíveis com espondilose deformante não estão relacionadas com compressões medulares causadas por extrusões discais, mas podem existir quando associadas a protrusões discais.

A mielografia tem sido considerada a modalidade padrão de diagnóstico das hérnias de disco, com acurácia longitudinal entre 72 e 97% e circunferencial entre 53 e 100%. Estudos demonstraram 60% de acerto na localização longitudinal e 53% na localização circunferencial em radiografias simples, 90% de acerto na localização longitudinal e 80% de acerto na localização circunferencial na avaliação mielográfica, e em 20% dos casos houve discrepância entre os resultados, observando-se em 94% dos casos o material de disco nas cirurgias descompressivas.[5]

Comparando-se projeções mielográficas oblíquas e ventrodorsais em 196 cães com hérnias TL, avaliadas por dois profissionais, observou-se lateralização em 59 e 70% das projeções ventrodorsais e em 93 e 95% das projeções oblíquas, respectivamente. A cirurgia descompressiva confirmou esses achados em 193 cães, e em apenas um cão não foi possível descrever a lateralização pelas projeções utilizadas, indicando que projeções múltiplas são mais adequadas à lateralização do que a interpretação isolada das imagens.[38]

Apesar do emprego frequente do método, há situações nas quais são observadas falhas de preenchimento mielográfico que podem estar associadas a edema medular. Essas falhas, quando relacionadas com a perda da dor profunda, podem indicar prognóstico reservado naqueles pacientes em que a mesma é superior a 5 vezes o comprimento de L2; 61% dos cães com falhas menores mostraram recuperação e somente 26% dos pacientes com falhas superiores (5 vezes L2) tiveram recuperação.[35]

Embora a mielografia seja um método diagnóstico invasivo, outros estudos enaltecem o emprego da tomografia computadorizada (TC) e da ressonância magnética (RM) no diagnóstico da DDIV em cães,[12,39,40] com índices de acerto na localização longitudinal e circunferencial levemente superiores, contudo o custo de aquisição dos equipamentos torna seu uso ainda restrito em alguns centros. A TC e a RM são superiores para identificar e localizar a lesão em comparação com a mielografia.[3]

A TC é considerada uma opção não invasiva de diagnóstico, que pode ser combinada ou não à mielografia. O tempo médio de exame é menor que o necessário para a mielografia. Estudos demonstram sensibilidade similar entre a mielografia e a TC na localização longitudinal (aproximadamente 82%), e em lesões crônicas a TC apresentou maior sensibilidade, enquanto a mielografia foi mais sensível em cães com menos de 5 kg. Outros estudos demonstram leve superioridade da TC na localização circunferencial das herniações de disco.[40]

A RM é a modalidade mais adequada no diagnóstico da DDIV em cães. Estudos têm demonstrado perfeita correlação entre os achados do exame e os achados cirúrgicos.[37,38] As imagens ponderadas em T2 são mais úteis no reconhecimento da compressão medular do que aquelas ponderadas em T1 ou em STIR (Figuras 238.1 a 238.4); no entanto, é preciso considerar que as imagens de RM tendem a subestimar a extensão da compressão medular, sugerindo a realização de maior janela descompressiva durante o procedimento cirúrgico. Outro fator a considerar é que a maior intensidade de sinal na região TL está associada ao prognóstico pior em cães paraplégicos; a presença de hipersinal em imagem ponderada em T2 em cães sem dor profunda esta relacionada com a recuperação de 31%, enquanto os cães sem hipersinal ao exame de RM, independentemente da presença ou não de dor profunda, tiveram recuperação.[40]

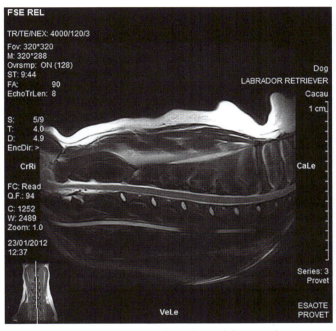

Figura 238.1 Ressonância magnética de medula espinal, segmento cervical, de um cão normal.

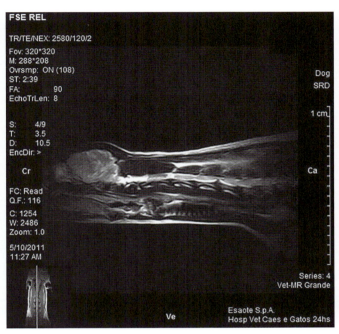

Figura 238.3 Ressonância magnética demonstrando compressão medular entre C4 e C5.

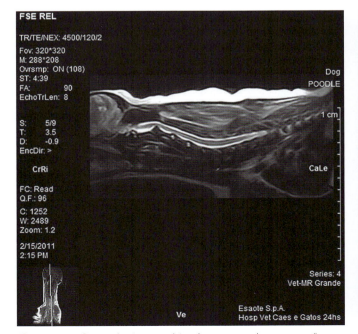

Figura 238.2 Ressonância magnética demonstrando compressão medular entre C2 e C3.

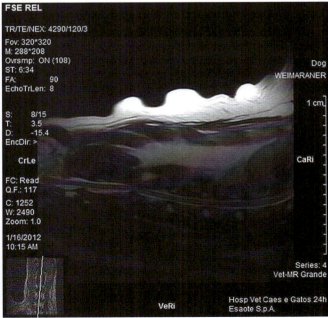

Figura 238.4 Ressonância magnética demonstrando compressão medular entre C2 e C3.

Tratamento

Hérnia de disco cervical

As opções de tratamento dividem-se em conservativa ou cirúrgica. Apesar de restrição ao exercício, anti-inflamatórios, relaxantes musculares, analgésicos e acupuntura serem recomendados, os reais benefícios são controversos.

Estudos em 32 cães tratados com várias medicações e acupuntura demonstraram resultados positivos em 69% desses pacientes, com recorrência em 37%, enquanto outro estudo demonstrou que em cães com diagnóstico presuntivo de DDIV cervical, dos quais 97% eram ambulatórios, a terapia conservativa resultou em recuperação de 49% deles, com 33% de recorrência e 18% de insucesso; em animais com lesões neurológicas mais discretas, a administração de anti-inflamatórios não esteroides (AINE) estava associada a sucesso no tratamento, enquanto o repouso associado a uso de corticosteroides, não.[25]

A terapia cirúrgica normalmente é indicada para pacientes que não respondem à terapia conservativa, para aqueles com déficits neurológicos, com quadros recidivantes ou histórico de doença crônica.[9] Mesmo que a fenestração tenha demonstrado resultados satisfatórios em alguns estudos, o procedimento não produz descompressão do canal vertebral e não deve ser considerado como modalidade terapêutica na extrusão cervical.[36] De modo geral, a descompressão ventral é o procedimento de eleição no tratamento das hérnias cervicais, e menos frequentemente a hemilaminectomia e a laminectomia dorsal, e estas demonstram eficácia igual à das técnicas descompressivas em cães de pequeno ou grande porte. Mesmo que complicações cirúrgicas sejam descritas, tais como agravamento dos sintomas, dor cervical persistente, hemorragia, acidose respiratória e arritmias cardíacas, hipotensão, bradicardia e morte, instabilidade vertebral e subluxação, assim como recorrência da extrusão discal, o prognóstico é bom em pacientes com manutenção do estado ambulatório.[9] A recuperação em cães ambulatórios submetidos à descompressão ventral pode chegar a 99%, enquanto em cães com tetraparesia esse índice chega a 62%. Cães de pequeno porte apresentam chances 5 vezes maiores de recuperação que aqueles de grande porte, e os cães que recuperam a capacidade de deambular em 96 horas após a cirurgia apresentam chance 6 vezes maior de recuperação completa do que aqueles que demoram mais do que esse período para deambularem.[41]

Hérnia de disco toracolombar

A velocidade de aparecimento dos sintomas (agudo, subagudo e crônico em menor ou maior grau) influencia a sintomatologia, de modo que, quanto mais rápida a ocorrência dos sintomas, menores as chances de recuperação; no entanto, o período de recuperação não é afetado, e a duração dos sintomas afeta o tempo de recuperação, mas não o grau de recuperação.[16]

A gravidade dos sinais clínicos e o intervalo de tempo entre a perda da função motora e a cirurgia descompressiva não tiveram correlação aos resultados em 60% de pacientes paraplégicos.[1] Sugere-se também que o tempo de recuperação da função motora possa estar mais relacionado com a lesão inicial do que com o tempo da cirurgia descompressiva, com base no fato de que a força concussiva inicial criada pelo impacto do disco na medula causa lesão mais grave do que uma força compressiva prolongada na medula espinal, e que, embora a demora na realização de cirurgia descompressiva não seja recomendada, o tratamento cirúrgico imediato pode não melhorar o tempo para a ambulação.[41]

Os protocolos de tratamento variam amplamente com o uso de acupuntura, repouso, analgésicos e anti-inflamatórios,[9,17,25,42,43] e o tratamento cirúrgico com o emprego de técnicas cirúrgicas descompressivas, ou uma associação destas.[1,3,5,6,16,18,25,26,43–46]

O tratamento clínico é realizado em pacientes ambulatórios por meio de repouso completo e uso de anti-inflamatórios e analgésicos,[6,17,25] sendo indicado naqueles com hiperpatia TL, déficit proprioceptivo ou leve paraparesia ambulatória;[9,17] em cães com hiperpatia TL o sucesso ocorreu em aproximadamente 80 a 90% das vezes,[4] mas a recuperação pode ser lenta e incompleta e as taxas de recidiva atingem 50% dos casos.[9,17]

Alguns autores consideram o repouso o principal fator para o sucesso do tratamento conservativo, pois normalmente os pacientes com DDIV sofrem ruptura das fibras do AF e o repouso se faz necessário para a sua cicatrização. Sem o repouso, pode haver recorrência da lesão, atraso da cicatrização e risco de herniação mais grave, entretanto, apesar de o repouso diminuir a dor irradiada e a pressão intradiscal, além de melhorar o fluxo sanguíneo intraneural, pode ter efeitos negativos sobre a coluna vertebral, mas a extrapolação dessas observações humanas para quadrúpedes pode não ser relevante;[7] entretanto, estudos recentes demonstram que o repouso não teve qualquer influência significativa nos resultados, embora os cães submetidos a alguma forma de restrição apresentassem chance 60% maior de sucesso.[25]

Em cães com hérnia de disco TL presuntiva, o tratamento conservativo resulta na recuperação de 54,7% deles, com aproximadamente 31% de recidivas e 14% de insucesso. Curiosamente, a duração do repouso não está associada à recuperação dos cães, mas o tempo de duração dos sintomas no momento do primeiro atendimento foi considerado um fator preditivo importante em sua recuperação.[43] Outros estudos têm avaliado a associação da eletroacupuntura aos manejos clínico ou cirúrgico da DDIV em cães.[45–47] Os efeitos da eletroacupuntura associados ao uso de corticoides em 50 cães com diagnóstico clínico de hérnia de disco TL foram comparados, possibilitando a conclusão de que a associação da eletroacupuntura foi significativamente melhor na recuperação de cães que apresentavam perda da dor profunda, entretanto, nesses cães, não houve diferença entre os grupos de tratamento.[45] Os efeitos da associação da eletroacupuntura à terapia analgésica convencional no pós-operatório de animais com hérnia de disco TL, submetidos à cirurgia descompressiva, foram estudados e os autores concluíram que a eletroacupuntura diminuiu a necessidade de analgesia complementar nas primeiras 12 horas após a cirurgia, e que a dor foi significativamente menor nas primeiras 36 horas nos animais tratados, em comparação com o grupo-controle.[45] Ainda, quando comparados os efeitos da eletroacupuntura, da cirurgia descompressiva e da associação desses tratamentos em cães com hérnia de disco TL, com paraplegia e presença ou não de dor profunda, observou-se melhora proporcionalmente maior nos animais submetidos à eletroacupuntura do que naqueles submetidos à cirurgia ou a uma associação das técnicas.[46]

O uso de corticoides pode estar associado a baixos índices de recuperação, sugerindo de maneira especulativa que, mesmo promovendo diminuição do estresse oxidativo, inflamação e peroxidação lipídica, observadas na lesão espinal aguda, os glicocorticoides podem causar morte neuronal e excitotóxica, piora da lesão oxidativa por inibição de fosfolipase A2 e acúmulo de lactato no parênquima medular.[25] Numerosos efeitos adversos estão associados ao uso de altas doses de glicocorticoides no tratamento de humanos com trauma na medula espinal, incluindo hemorragia gastrintestinal, infecção da ferida cirúrgica e pneumonia. Dados de cães com hérnia de disco TL sugerem que sinais gastrintestinais, como diarreia e perfuração do cólon, são potenciais consequências desse tratamento.[25] Entretanto, cães recebendo AINE mostraram maiores índices de qualidade de vida, possivelmente pelo efeito analgésico superior e resposta inflamatória diminuída. Efeitos colaterais, como diarreia, melena, êmese, hematoquezia, hematêmese e anorexia, foram relatados em 39,2% cães com hérnia de disco TL tratados com succinato sódico de prednisolona.[42]

A escolha do tratamento para hérnia de disco TL permanece controversa,[22,28,31] embora exista um acordo geral de que alguma forma de cirurgia descompressiva está indicada para aqueles casos com disfunção neurológica moderada a grave. O acesso a cada caso individual será influenciado pelo próprio estágio da doença. A duração dos sintomas e os fatores econômicos também influenciarão a decisão de intervir cirurgicamente,[48] assim como a capacitação do profissional e material adequado à realização das diversas técnicas cirúrgicas existentes.[7]

A remoção cirúrgica do material de disco herniado geralmente é realizada em cães com mielopatia grave, como um provável auxílio no alívio do trauma causado pela compressão relacionada com o curso primário, e prevenindo a exacerbação do processo secundário.[43] Geralmente, quanto mais cedo se realizar a descompressão da medula espinal, maior será a chance de recuperação neurológica completa.[4] A descompressão, teoricamente, pode ser alcançada por remoção da massa compressiva ou do osso vertebral na região da compressão da medula espinal. A remoção do material do disco extruído é recomendada, sempre que possível,[5] pois a descompressão cirúrgica sem remoção do material do disco do canal medular pode ser associada a resultados ruins, uma vez que poderá ocorrer compressão residual da medula espinal.[48]

O tratamento cirúrgico deve ser determinado pelo estado neurológico do paciente e pela resposta ao tratamento conservativo. Neste tipo de tratamento, deve-se remover os fragmentos do disco extruído por laminectomia,[9,49,50] hemilaminectomia,[5,51] hemilaminectomia bilateral,[50] pediculectomia[52] ou "mini-hemilaminectomia",[29,52] ou corpectomia.[53] A fenestração do DIV foi descrita com sucesso, no passado, como opção cirúrgica ao tratamento da hérnia de disco TL,[36] no entanto, tal procedimento não propicia a retirada de material do canal vertebral, além disso, o período de recuperação nos pacientes operados assemelha-se àquele observado em pacientes tratados de maneira conservativa.

Os resultados de estudos de várias modalidades de tratamento não podem ser comparados com o número de casos que são selecionados usando-se diferentes critérios em termos da duração e gravidade da disfunção neurológica, ou falta de investigação adequada do acompanhamento dos resultados das técnicas cirúrgicas.[1,16] Exemplos dessas controvérsias são as tendências atuais à descompressão cirúrgica precoce, mesmo em casos demonstrando discretos sinais clínicos, em contraste com prévias sugestões de que cães, exibindo apenas dor ou mesmo discreto distúrbio locomotor, devam receber tratamento conservativo, e o debate sobre o uso da perda da dor profunda como ferramenta definitiva do prognóstico.[1] Muitos cães apresentam recuperação com o tratamento conservativo,[7,17] enquanto para outros, o atraso excessivo pode reduzir os benefícios da intervenção cirúrgica.[7,48] Geralmente os cães com incapacidade de andar mostram melhores resultados quando tratados com cirurgia descompressiva.[41]

As opiniões também variam na escolha do procedimento cirúrgico específico, sendo a questão mais comum a eficácia terapêutica ou profilática da fenestração do DIV.[28]

A técnica da fenestração consiste na remoção do material do DIV por meio de perfuração do AF e curetagem do NP no espaço intervertebral, e pode ser considerada um procedimento profilático[11] ou terapêutico.[37,54]

A fenestração do espaço do disco herniado no momento da descompressão cirúrgica é recomendada para prevenir, no período pós-operatório imediato, a contínua extrusão do material degenerado do disco, o que pode resultar em precoce recorrência dos sintomas. Embora a fenestração profilática do DIV venha sendo preconizada, os benefícios desse procedimento continuam controversos. Muitos episódios de recorrência de paraparesia ou paraplegia são causados pela herniação de um segundo disco, especialmente quando passou mais de 1 mês desde a cirurgia inicial, e a maioria dos casos de recorrência, antes disso, mostrou ser causada pelo material do disco residual no local da primeira lesão. Os argumentos para não realizar a fenestração incluem possíveis complicações cirúrgicas, tempo prolongado de anestesia e cirurgia, bem como o custo mais alto do procedimento.[44]

O tipo de procedimento cirúrgico realizado depende da localização da lesão e da preferência pessoal do cirurgião. Os métodos mais comuns de descompressão para hérnia de disco TL incluem a laminectomia e a hemilaminectomia,[5] podendo haver modificações da técnica de laminectomia descritas por vários autores.[9,15,49,55]

A laminectomia dorsal possibilita ampla visualização e descompressão da medula espinal, promovendo o acesso a ambos os lados do canal medular, evitando os seios venosos e raízes nervosas. Essa técnica permite um acesso cirúrgico suficiente ao material nuclear herniado e a abordagem dorsal torna possível a fenestração profilática concomitante,[56] mas fornece um precário acesso à região ventral do canal espinal[5] e requer extensa dissecção muscular, o que exige material cirúrgico apropriado.[52,55]

A laminectomia teve sucesso em 64,9% dos cães com paresia e em 42,4% daqueles com paralisia[14] com taxa de recuperação entre 40 e 80%.[44] A desvantagem da laminectomia inclui a necessidade de material cirúrgico adequado, dissecção cirúrgica aumentada, instabilidade vertebral e exposição excessiva da medula espinal, quando comparada à hemilaminectomia.[56]

Como as hérnias de disco TL ocorrem, na maioria das vezes, na face ventral ou ventrolateral à medula espinal,[55] a hemilaminectomia é o procedimento cirúrgico preferido para descompressão da medula espinal, em comparação com a laminectomia dorsal.[48,55] Esta técnica permite exposição ventral e lateral com menor instabilidade vertebral,[32] e ainda permite a recuperação do material do disco extruído pela janela criada, realizando assim a descompressão da medula espinal.[32,56] A hemilaminectomia aumenta significativamente a possibilidade de retirada do material de disco extruído, com mínima manipulação da medula espinal, em comparação com a laminectomia dorsal, ambas experimental e clinicamente. A hemilaminectomia promove o acesso de um único lado do canal espinal nas regiões dorsal e ventral, contudo é dificultoso acessar o lado contralateral do canal espinal adequadamente por esse acesso.[5]

A pediculectomia é realizada por acesso lateral às vértebras TL, e a porção central do pedículo vertebral é removida utilizando-se um instrumento pneumático,[30] com menor remoção óssea do que na hemilaminectomia e, ao contrário dos outros procedimentos de descompressão, preserva a articulação diartrodial.[48] A vantagem dessa técnica está associada a menor tempo cirúrgico, mínima ressecção de tecido ósseo e dissecção distante dos nervos e vasos foraminais. A desvantagem inclui hemorragia proveniente dos seios venosos vertebrais, curetagem limitada e dificultada do assoalho do canal vertebral,[30] promovendo exposição limitada para a visualização e remoção do material do disco extruído.[48] A mini-hemilaminectomia e a pediculectomia são técnicas menos invasivas para obter a descompressão cirúrgica e estão associadas a poucas complicações porque diminuem o tempo de cirurgia, o trauma, a possibilidade de lesão iatrogênica e a desestabilização da coluna.[3,52]

O prognóstico geralmente é bom em animais com graus moderados de lesão neurológica, independentemente do tratamento empregado.[9] A velocidade e a duração da compressão da medula espinal são os dois principais fatores determinantes da gravidade da lesão medular e o grau de recuperação clínica.[16,35] Animais que apresentam perda rápida da função motora têm um prognóstico ruim no que se refere à função motora, quando comparados àqueles com perda lenta e progressiva da capacidade de andar.[57]

O prognóstico é variável para cães com ou sem percepção de dor profunda. Foi estabelecido que os animais com ausência de percepção de dor profunda constituem emergência cirúrgica e o prognóstico para o retorno à função do membro pélvico, nesses cães, está diretamente relacionado com o tempo transcorrido até a descompressão cirúrgica.[35] Alguns autores têm relatado taxa de recuperação entre 65 e 96% em cães com percepção da dor profunda encaminhados para cirurgia de descompressão medular.[15,41] Sabe-se que pacientes com sinais de neurônio motor inferior antes da cirurgia têm chances 2 vezes maiores de recuperação da função motora que aqueles animais com sinais de neurônio motor superior;[6] no entanto, os casos crônicos estão associados a menor taxa de recuperação devido a possível desmielinização presente em decorrência de cronicidade da compressão, situação frequentemente observada em cães de grande porte com protrusões discais.

Estudos têm demonstrado que o primeiro sinal de recuperação nesses pacientes é o movimento voluntário da cauda, o que sugere influência de tratos superiores descendentes. A explicação de tal fato é baseada na integridade de axônios subpiais envolvidos no movimento voluntário após o trauma, enquanto os axônios envolvidos na transmissão da dor profunda estão localizados próximo à substância cinzenta do trato proprioespinal e espinocerebelar.[57]

Em cães com perda da dor profunda as taxas de recuperação são variadas. Na ausência da dor profunda, a recuperação relatada é de 0 a 76% com a descompressão cirúrgica.[35,48,57] A cirurgia descompressiva realizada entre 12 e 48 horas após a perda da dor profunda é referida como melhora do prognóstico de "ruim" para "bom", com taxas médias de recuperação de 50%.[35,48] Cães demonstrando retorno da percepção dolorosa profunda em 2 semanas de pós-operatório têm bom prognóstico. Tradicionalmente, a cirurgia descompressiva não é recomendada nos casos em que se observa ausência de dor profunda por mais de 48 horas, mas em um estudo, dois de três casos com perda dor profunda superior a 48 horas obtiveram recuperação satisfatória.[48] A recuperação da função motora em cães com ausência de dor profunda pode também ser resultante de reflexos medulares de circuitos locais, e esses pacientes são denominados andadores medulares, o que sugere transecção completa da medula espinal.[57] Em casos mais graves, pode até ocorrer necrose medular ou mielomalacia, dependendo do grau de compressão.[16]

A recorrência de hérnia de disco TL após a descompressão cirúrgica, com ou sem o uso da fenestração profilática, chega a 4,4%,[23] e as possíveis causas da não recuperação de cães com hérnia de disco TL, após cirurgia descompressiva, estão associadas a compressão remanescente da medula espinal, hemorragia pós-operatória, localização incorreta do espaço intervertebral afetado, recorrência de herniação no espaço originalmente acometido ou mielomalacia.[27]

Alguns estudos relatam a recuperação da função neurológica em cães com mielomalacia focal após a cirurgia descompressiva, e levantam a hipótese de que alguns cães possam estar sendo submetidos à eutanásia prematuramente,[18,35] já que 85,7% dos casos submetidos à descompressão cirúrgica da medula nas primeiras 12 horas da perda da função motora apresentavam malacia.[18]

REFERÊNCIAS BIBLIOGRÁFICAS

1. Kazakos G et al. Duration and severity of clinical signs as prognostic indicators in 30 dogs with thoracolumbar disk disease after surgical decompression. J Veter Mede Series A-Physiol Pathol. 2005;52(3):47-152.
2. McKee WM, Downes CJ. Vertebral stabilization and selective decompression for the management of triple thoracolumbar disc protrusions. J Small An Pract. 2008;49: 536-9.
3. Arthurs G. Spinal instability resulting from bilateral mini-hemilaminectomy and pediculectomy. Veter Comp Orthop Traumatol. 2009;22(5):422-426.
4. Seim III HB. Surgery of the thoracolumbar spine. In: Fossum TW. Small animal surgery. 2. ed. St. Louis: Mosby Inc.; 2002. p. 1269-301.
5. Schulz KS et al. Correlation of clinical, radiographic, and surgical localization of intervetebral disc extrusion in small breed dogs: a prospective study of 50 cases. Veter Surg. 1998; 27:105-11.
6. Ruddle TL et al. Outcome and prognostic factors in non-ambulatory Hansen Type I intervertebral disc extrusions: 308 cases. Veter Orth and Compar Traumat. 2006;19:29-34.
7. Simpson ST. Intervertebral disc disease. Veter Clin North Am Small An Pract. 1992;22(4):889-97.
8. Braund KG. Intervertebral disk disease. In: Bojrab MJ. Disease mechanisms in small animal surgery. Chap. 129. Philadelphia: Lea & Febiger; 1993. p. 960-70.
9. Wheeler S, Sharp NJH. Small animal spinal disorders: diagnosis and treatment. Chap. 8. London: Mosby-Wolfe; 1994. p. 85-108.
10. Bray JP, Burbidge hm.(a) The canine intervertebral disk. Part one: structure and function. J Amer An Hosp Assoc. 1998;34:55-63.
11. Hoerlein BF. Canine neurology. 3. ed. Chap. 14. Philadelphia: WB Saunders; 1978. p. 470-560.
12. De Risio L et al. Association of clinical and magnetic resonance imaging findings with outcome in dogs with presumptive acute noncompressive nucleus pulposus extrusion: 42 cases (2000-2007). J Amer An Hosp Assoc. 2009;234(4):495-504.
13. Bray JP, Burbidge HM. (b) The canine intervertebral disk. Part two: degenerative changes – nonchondrodystrophoid versus chondrodystrophoid disks. Journal of the American Animal Hospital Association. 1998;34:135-44.
14. Brown NO, Helphrey ML, Prata RO. Thoracolumbar disk disease in the dog: A retrospective analysis of 187 cases. J Americ An Hosp Assoc. 1977;13:665-72.
15. Cudia SP, Duval JM. Thoracolumbar intervertebral disk disease in large, nonchondrodystrophoid dogs: a retrospective study. J Amer An Hosp Assoc. 1997;33:456-60.
16. Ferreira AJA, Correia JHD, Jaggy A. Thoracolumbar disc disease in 71 paraplegic dogs: influence of rate of onset and duration of clinical signs on treatment results. Journal of Small Animal Practice. 2002;43(4):158-63.
17. Seim HB. Thoracolumbar disk disease: Diagnosis, treatment and prognosis. Canine Practice. 1995;20(1):8-13.
18. Loughin CA et al. Effect of durotomy on functional outcome of dogs with type I thoracolumbar disc extrusion and absent deep pain perception. Veter Compar Orthop Traumatol. 2005;18(3):141-6.
19. Kirberger RM, Roos CJ, Lubbe AM. The radiological diagnosis of thoracolumbar disc disease in the dachshund. Veterinary Radiology & Ultrasound. 1992;33(5):255-61.
20. Olby NJ, Dyce J, Houlton JEF. Correlation of plain radiographic findings and lumbar myelographic findings with surgical findings in thoracolumbar dis disease. Journal of Small Animal Practice. 1994;35:345-50.
21. Stigen O. Calcification of intervertebral discs in the dachshund. A radiographic study of 327 young dogs. Acta Veter. Scandin. 1991;32(2):197-203.
22. Ferreira AJA, Oliveira ASL. Resolução cirúrgica de hérnia discal toracolombar por hemilaminectomia associada à fenestração em 35 cães paraplégicos. Revista Portuguesa de Ciências Veterinárias.1996;91(518):69-75.
23. Brisson BA et al. Recurrence of thoracolumbar intervertebral disk extrusion in chondrodystrophic dogs after surgical decompression with or without prophylactic fenestration: 265 cases (1995-1999). J Amer Veter Med Assoc. 2004;224(11):1808-14.
24. Mayhew PD et al. Risk factors for recurrence of clinical signs associated with thoracolumbar intervertebral disk herniation in dogs: 229 cases (1994-2000). J Amer Veter Med Assoc. 2004;225(8):1231-6.
25. Levine JM et al. Evaluation of the success of medical management for presumptive thoracolumbar intervertebral disk herniation in dogs. Veter Surg. 2007;36:482-91.
26. Itoh H et al. A retrospective study of intervertebral disc herniation in dogs in Japan: 297 cases. The J Veter Med Sci. 2008;70(7):701-6.
27. Forterre F et al. Incidence of spinal compressive lesions in chondrodystrophic dogs with abnormal recovery after hemilaminectomy for treatment of thoracolumbar disc disease: a prospective magnetic resonance imaging study. Veter Surg. 2010;39:165-72.

28. Schulman A, Lippincott CL. Dorsolateral hemilaminectomy in the treatment of thoracolumbar intervertebral disk disease in dogs. Comp Continuing Educ Pract Veter. 1987;9:305-10.

29. Black AP. Lateral spinal decompression in the dog: a review of 39 cases. J Small An Pract.1988;29:581-8.

30. McCartney W. Partial pediculectomy for the treatment of thoracolumbar disc disease. Veter Orthop Comp Traumatol. 1997;1:117-21.

31. Chrisman CL *et al*. Neurologia para o clínico de pequenos animais. São Paulo: Roca; 2005. 336p.

32. Coates JR. Intervertebral disk disease. Veter Clin North Amer. 2000; 31(1):77-110.

33. Denny HR. A guide to canine and feline orthopaedic surgery. 3. ed. Chap.3. London: Blackwell. Scientific Publications, 1993. p. 111-82.

34. Chrisman C. L. Problems in small animal neurology. 2. ed. Chap. 1. Philadelphia: Lea & Febiger; 1991. p. 395-431.

35. Duval J *et al*. Spinal cord swelling as a myelographic indicator of prognosis: a retrospective study in dogs with intervertebral disc disease and loss of deep pain perception. Veterinary Surgery. 1996;25:6-12.

36. Padilha Filho JG, Selmi AL. Retrospective study of thoracolumbar ventral fenestration trough intercostal thoracotomy and paracostal laparotomy in the dog. Braz J Veter Res An Sci. 1999;36(4).

37. Tanaka H, Nakayama M, Takase K. Usefulness of mielography with multiples views in diagnosis of circumferential location of disc material in dogs with toracolumbar intervertebral disc herniation. J Veter Med Sci. 2004; 66(7):827-33.

38. Gibbons SE *et al*. The value of oblique *versus* ventrodorsal myelographic views foe lesion lateralization in canine thoracolumbar disc disease. J Small Animal Pract. 2006;47(11):658-62.

39. Besalti O *et al*. Magnetic resonance imaging findings in dogs with thoracolumbar intervertebral disk disease: 69 cases (1997-2005). J Amer Veter Med Assoc. 2006;228(6):902-8.

40. Naudé SH *et al*. Association of preoperative magnetic resonance imaging findings with surgical features in Dachshunds with thoracolumbar intervertebral disk extrusion. J Amer Veter Med Assoc. 2008;238(5):702-8.

41. Davis GJ, Brown DC. Prognostic indicators for time to ambulation after surgical decompression in nonambulatory dogs with acute thoracolumbar disk extrusions: 112 Cases. Veter Surg. 2002;31(5):513-8.

42. Culbert LA *et al*. Complications associated with high dose prednisolone sodium succinate therapy in dogs with neurological injury. J Amer An Hosp Assoc. 1998;34:129-34.

43. Levine JM *et al*. Adverse effects and outcome associated with dexamethasone administration in dogs with acute thoracolumbar intervertebral disk herniation: 161 cases (2000-2006). J Amer An Hosp Assoc. 2008; 238(3):411-7.

44. Forterre F. *et al*. Influence of intervertebral disc fenestration at the herniation site in association with hemilaminectomy on recurrence in chondrodystrophic dogs with thoracolumbar intervertebral disc disease: a prospective MRI study. Veter Surg. 2008; 37(4):399-405.

45. Laim A *et al*. Effects of adjunct eletroacupunture on severity of postoperative pain in dogs undergoing hemilaminectomy because of acute toracolumbar intervertebral disk disease. J Amer Veter Med Assoc. 2009;234(9):1141-6.

46. Joaquim JGF *et al*. Comparison of decompressive surgery, electroacupuncture, and decompressive surgery followed by electroacupuncture for the treatment of dogs with intervertebral disk disease with long-standing severe neurologic deficits. J Amer Veter Med Assoc. 2010; 236(11):1225-9.

47. Hayashi AM, Matera JM, Pinto ACBCF. Evaluation of electroacupuncture treatment for thoracolumbar intervertebral disk disease in dogs. J Amer Veter Med Assoc. 2007;231(6):913-8.

48. Scott HW. Hemilaminectomy for the treatment of thoracolumbar disc disease in the dog: a follow-up study of 40 cases. J Small An Pract. 1997;38:488-94.

49. Trotter EJ. Laminectomia dorsal para o tratamento da discopatia tóraco-lombar. In: Bojrab MJ. Técnicas atuais em cirurgia de pequenos animais. 3. ed Chap. 43. Espanha: Roca;1996. p. 572-84.

50. Shores A. Intervertebral disk syndrome in the dog. Part III: thoracolumbar disk surgery. Comp Cont Educ Pract Veter. 1982;4(1):24-31.

51. Harari J, Marks SL. Surgical treatments for intervertebral disc disease. Veter Clinics North Am Small An Pract. 1992;22(4):899-915.

52. Lubbe AM, Kirberger RM, Verstraete FJM. Pediculectomy for thoracolumbar spinal decompression in the dachshund. J Amer A Hosp Assoc. 1994;30(3):233-8.

53. Moissonnier P, Meheust P, Carozzo C. Thoracolumbar lateral corpectomy for treatment of chronic disk herniation: technique description and use in 15 dogs. Veterinary Surg. 2004;33(6):620-8.

54. Nakama S *et al*. A retrospective study of ventral fenestration for disk diseases in dogs. Journal of Veterinary Medicine Science.1993;55(5):781-784.

55. Toombs JP, Bauer MS. Intervertebral Disc Disease. In: Slatter D. Textbook of small animal surgery. 2. ed. Chap. 75. Philadelphia: WB Saunders; 1993. p. 1070-87.

56. Scott HW, McKee WM. Laminectomy for 34 dogs with thoracolumbar intervertebral disc disease and loss of deep pain perception. J Small An Pract. 1999;40(9):417-22.

57. Olby N. *et al*. Long-term functional outcome of dogs with severe injuries of the thoracolumbar spinal cord: 87 cases (1996-2001). J Amer An Hosp Assoc. 2003;222(6):762-9.

239
Estenose Lombossacra Degenerativa

André Luís Selmi

A articulação lombossacra é frequentemente acometida por processos patológicos que podem levar a sintomas, como dor ou déficits neurológicos. Os sinais clínicos associados à dor lombossacra incluem anormalidade postural, ataxia, tolerância reduzida a exercícios, relutância em subir e descer degraus, enrijecimento dos membros pélvicos, posição alterada da cauda e dor à elevação desta.[1] A compressão dos elementos nervosos desta região produz uma variedade de déficits neurológicos que são citados na literatura como síndrome da cauda equina (SCE). Os achados clínicos mais frequentes são: déficits proprioceptivos dos membros pélvicos, paraparesia, diminuição dos reflexos flexores, ciático e anal, incontinência urinária e fecal, hiper-reflexia patelar e atonia da cauda.[2]

A afecção nem sempre é de fácil diagnóstico, e em várias ocasiões, o uso de exames radiográficos não evidencia objetivamente alterações que poderiam estar envolvidas no processo.[3]

A etiologia da síndrome da cauda equina é amplamente descrita, incluindo protrusão de disco intervertebral (DIV), espondilose, canal vertebral estenosado, discoespondilite, neoplasia primária ou secundária, trauma e embolia fibrocartilaginosa.[2,3]

A maioria dos cães acometidos por afecções lombossacras é inicialmente tratada conservativamente; corticosteroides e anti-inflamatórios não esteroides (AINE) associados a longo período de repouso podem resultar em alguma melhora clínica.

Nos cães, a porção terminal da medula espinal (*conus medularis*) termina próximo de L6. A cauda equina é formada pelos nervos caudais ao *conus medularis*,[4,5] apesar de alguns autores incluírem em sua definição os segmentos caudais e o último par de nervo espinal lombar.[6,7] O canal vertebral é achatado dorsoventralmente próximo à articulação lombossacra. A lâmina de L7, o ligamento amarelo e as facetas articulares de L7 e S1 limitam o forame intervertebral dorsalmente. O corpo vertebral de L7 forma a parede ventral, enquanto seus pedículos o limitam lateralmente. Os pedículos de S1 limitam caudalmente o forame intervertebral. Como o espaço interlaminar entre L7 e S1 é grande, o ligamento amarelo cobre uma área extensa dorsal à cauda equina. Entre o corpo vertebral de L7 e S1 há um DIV, que delimita ventralmente os nervos que formam a cauda equina. Tecido gorduroso envolve e preenche o restante do canal vertebral.

Os nervos periféricos que formam a cauda equina e têm importância clínica são: o nervo ciático, originado nos segmentos medulares L6-L7-S1, e que inerva os músculos extensores da articulação coxofemoral, músculos flexores da articulação femorotibial e os flexores e extensores digitais, tendo função sensitiva cutânea às porções caudal, lateral e cranial distais à articulação femorotibial; o nervo pudendo, originado pelos segmentos medulares S2 e S3, e que inerva os esfíncteres uretral e anal externo e músculos da vulva ou pênis, prepúcio e escroto; o nervo pélvico, originado das raízes nervosas de S2 e S3 e que inerva as vísceras pélvicas e órgãos reprodutivos; e o nervo coccígeo, formado pelos segmentos medulares coccígeos Cc_1 a Cc_5, determinando a função sensorimotora da cauda.[4]

Estudos cinéticos demonstraram que a articulação lombossacra tem maior mobilidade que outras articulações lombares caudais a L3, especialmente durante a extensão e flexão. Isto pode ter influência na alta incidência de doenças degenerativas nesta região.[2]

O termo SCE indica qualquer disfunção localizada na região terminal da coluna lombar e segmento sacral, enquanto estenose lombossacra degenerativa (ELD) refere-se às alterações degenerativas multifatoriais nas quais a degeneração do DIV é a mais importante alteração, acompanhada de proliferação de tecidos moles e ósseos que causam estenose do canal vertebral e compressão da cauda equina.[8]

A ELD normalmente está relacionada com a degeneração discal, podendo ainda ser acompanhada por instabilidade vertebral e mau alinhamento das facetas articulares,[9] anomalias vertebrais,[10] proliferação de tecidos moles, osteocondrose sacral ou processos isquêmicos aos nervos espinais da região.[8] De modo geral, a degeneração discal, decorrente de estresse repetitivo, alterações genéticas ou congênitas, promove o deslocamento das cargas do centro do DIV para as facetas articulares e corpo vertebral, que pode resultar em subluxação sacral e compressão dinâmica da cauda equina. A instabilidade resultante provoca espessamento dos tecidos moles adjacentes, incluindo ligamento interarqueado, fibrose epidural e espessamento de cápsulas articulares. O mecanismo compensatório resulta em espessamento das placas vertebrais terminais e proliferação óssea, produzindo espondilose deformante no aspecto ventral da articulação. O estreitamento do espaço intervertebral e a perda da elasticidade do anel fibroso produzem protrusão discal e resultam em invasão discal por vasos sanguíneos e fibras nervosas, que contribuem com a dor lombossacra.[8]

A ELD é a forma mais comum dentre as doenças lombossacras.[1,5] Cães adultos de raças grandes parecem ser predispostos a tal condição, principalmente entre 5 e 6 anos,[11] com predileção pelas raças Pastor-Alemão e cães de trabalho, sendo 2 vezes mais comum em machos do que em fêmeas. Alguns estudos têm demonstrado que cães da raça Pastor-Alemão são 8 vezes mais predispostos à doença que cães de outras raças, enquanto a presença de vértebras transicionais na região lombossacra também aumenta o risco da doença em 8 vezes, além de favorecer o aparecimento da doença mais precocemente.[12]

Acredita-se que a degeneração do DIV entre L7 e S1, seguida da formação de osteófitos, seja o agente causador dessa patologia.[13] Associados à perda da função do DIV ocorrem estreitamento do forame intervertebral e subluxação das facetas articulares. Tal fato pode levar a espessamento e invaginação do ligamento interarqueado. A associação de tais processos causaria então a SCE.[13]

Os sintomas associados às afecções lombossacras, incluindo a ELD, são: postura alterada, ataxia, dificuldade para se levantar, fraqueza dos membros pélvicos e tolerância reduzida a exercícios; porém, esses são sinais comuns a outras doenças.[1,5] A compressão das estruturas nervosas produz sinais como dor, déficit proprioceptivo, paraparesia; hiporreflexia dos reflexos cranial tibial, gastrocnêmio e flexores digitais, indicando envolvimento do nervo ciático. O reflexo patelar apresenta-se normal ou nota-se pseudo-hiper-reflexia, devido à flacidez dos músculos semimembranoso e semitendinoso, inervados pelo ciático, e que antagonizam a contração do quadríceps femoral, inervado pelo nervo femoral. Tal fato é diferenciado de lesão em neurônio motor superior por observação da flexão da articulação tibiotársica quando do estímulo do reflexo flexor. A ausência de flexão indica lesão do nervo ciático.[2,5,14] O reflexo anal, que indica a integridade do nervo pudendo, poderá estar normal ou diminuído. O tônus anal poderá estar diminuído apesar da presença de reflexo anal; então a palpação retal e a observação da região perineal são de auxílio no diagnóstico. A incontinência urinária, com bexiga urinária facilmente esvaziada por palpação abdominal, indica lesão do nervo pudendo.[14] Atonia da cauda e automutilação secundária à disestesia também são observadas em alguns animais, sendo o primeiro indicativo de comprometimento do nervo coccígeo.[7] Alguns cães apresentam lateralização clara dos sinais clínicos, normalmente em decorrência de compressão da raiz nervosa de L7 ou S1, com evidente dor, que pode ser identificada melhor durante extensão do membro acometido acompanhado de pressão por palpação da região lombossacra.[8]

O sintoma mais consistente é dor à palpação lombossacra. O teste de lordose, apesar de difícil de ser realizado, normalmente provoca desconforto nos animais mais estoicos. O teste consiste na extensão dos membros pélvicos e compressão dos processos espinhosos de L7 e S1 com o animal em posição quadrupedal, porém não é necessário naqueles animais que apresentaram dor na simples palpação da referida região.[1,2,13]

A dor pode ser originada pela compressão da raiz nervosa (dor radicular) ou meninges (dor meníngea), ou ser decorrente da degeneração e ruptura do anel fibroso (dor discogênica). A presença de dor em pacientes durante exercício foi atribuída a maior demanda circulatória devido à compressão arterial próxima ao forame intervertebral.[5]

O diagnóstico é baseado em história, sinais e exames clínicos. Mesmo tendo-se suspeita de doença lombossacra, deve-se excluir completamente a possibilidade de qualquer outra lesão musculoesquelética sintomática.[2] Um minucioso exame neurológico e ortopédico é necessário para a correta localização e diferenciação de outras afecções, pois a coexistência de outras condições neurológicas pode dificultar o diagnóstico. Lesões degenerativas na articulação do quadril ou mesmo alterações nos joelhos são frequentemente encontradas, entretanto é preciso considerar que afecções ortopédicas podem causar dor e alteração da marcha, mas não causam alterações neurológicas.

O diagnóstico definitivo é baseado em exames radiográficos simples, contrastados ou por outras modalidades de diagnóstico por imagem como tomografia computadorizada (TC) e ressonância magnética (RM), que têm se tornado mais amplamente utilizadas.[7,8,15]

Radiografias simples ou contrastadas devem ser realizadas em posição neutra e de estresse. As alterações incluem redução do espaço intervertebral, esclerose ou lise das bordas articulares vertebrais, espondilose, estenose do canal vertebral, desalinhamento lombossacro e vértebras transicionais; mas a presença dessas alterações não é patognomônica de SCE, podendo ser indicativas de outros processos.[4,13] Deve-se lembrar que os achados radiográficos podem ser sugestivos da ELD, e que a ausência dos mesmos não exclui a doença.[16]

As consequências neurológicas da estenose do canal vertebral ou forame intervertebral podem ter tanto origem na proliferação de tecidos moles quanto tecido ósseo, bem como a associação de ambos. Entretanto, a sintomatologia poderá ocorrer por alteração dos elementos nervosos sem alteração de outras estruturas, daí a importância de estudos radiográficos simples em estresse e contrastados.[4]

O estresse radiográfico em flexão e extensão é útil na determinação de instabilidades da articulação lombossacra. Em flexão, o espaço intervertebral apresenta-se paralelo ou em forma de cunha com o ápice voltado ventralmente; em extensão, a cunha apresenta-se com o ápice voltado dorsalmente. Uma linha imaginária traçada na porção mais dorsal dos corpos vertebrais lombares permanece alinhada ao sacro em posição radiográfica neutra, e deslocada dorsal ou ventralmente durante extensão ou flexão, respectivamente, indicando lesão dinâmica.[1,4,7]

A mielografia é método criticado por alguns autores porque o saco dural e o espaço subaracnoide terminam cranialmente ao espaço vertebral de interesse em alguns animais,[1,7,8] apesar de ter sido empregada com sucesso.[2] A realização de exames contrastados durante a extensão e a flexão da região lombossacra apresentou melhores resultados,[17] e na opinião de Hathcock *et al.* tem sido empregada com sucesso, ficando evidente em compressões dinâmicas o agravamento da compressão durante a extensão articular e a diminuição durante a flexão. Essa observação corrobora os achados de postura flexionada em alguns animais com ELD durante o exame físico, pois a flexão lombossacra promove aumento do canal vertebral e do forame intervertebral, com consequente alívio da compressão das estruturas nervosas envolvidas, sendo considerada uma posição antiálgica.

A discografia é considerada uma técnica conclusiva, demonstrando a direção e a extensão da protrusão do DIV, sendo diagnóstica em 67% dos casos.[4,7] Hoje em dia não é empregada devido à maior disponibilidade de modalidades de diagnóstico menos invasivas e pelo fato de que a punção do DIV, por si só, pode iniciar o processo degenerativo discal.[7]

A epidurografia é outra técnica radiográfica de fácil aplicação, que identifica compressão ou estenose do canal vertebral em 78% dos casos em que se suspeite de compressão da cauda equina,[7] no entanto está em desuso pela facilidade de exames que conferem maiores informações, como a RM e a TC.

A TC oferece a vantagem de demonstrar melhor os contrastes nos tecidos moles e de imagens transversais. As alterações observadas no exame tomográfico incluem perda da gordura epidural, aumento da opacidade no forame intervertebral, espondilose, deslocamento do saco dural, estenose foraminal, estenose do canal vertebral, espessamento dos processos articulares, subluxação de processos articulares e osteofitose,[18] além de protrusão discal, espessamento do ligamento interarcuado e cápsulas articulares.[8]

A RM possibilita maior detalhamento da degeneração discal, saco dural e compressão radicular,[8] e tem sido o meio complementar de diagnóstico de escolha do autor. Um estudo avaliando o grau de compressão observado na RM com os achados clínicos demonstrou não haver correlação entre os dados, já que cães com lesões compressivas mínimas podem apresentar sinais clínicos acentuados.[19]

O tratamento conservador inclui o uso de analgésicos, AINE, repouso e perda de peso, mas os resultados podem não ser uniformes. Não são encontrados na literatura estudos que apoiem a terapia conservativa como modalidade de tratamento em cães com ELD, sobretudo em animais com déficits neurológicos. O uso epidural de metilprednisolona (1 mg/kg) foi avaliado recentemente, demonstrando resposta favorável em 79% dos pacientes tratados, com uma aplicação inicial seguida de outras duas aplicações sucessivas após 2 e 6 semanas, respectivamente. É importante salientar que a resposta favorável só foi obtida em cães sem déficits proprioceptivos, ou incontinência urinária ou fecal,[20] o que não reflete a realidade dos casos atendidos na rotina brasileira. O autor tem empregado essa modalidade de tratamento em alguns pacientes, nos quais os déficits neurológicos são discretos, incluindo déficits de propriocepção, com resolução dos sinais clínicos em aproximadamente 60% dos cães. Observou-se também a piora subaguda em 15% dos pacientes devido a possível meningite asséptica, irritativa, em decorrência da administração do acetato de metilprednisolona, que apresentou melhora com administração de analgésicos e anti-inflamatórios por via oral.

A indicação cirúrgica na ELD deve ser considerada sempre que a terapia conservadora não surtir resultados satisfatórios em pacientes com dor ou quando déficits neurológicos estiverem presentes.

As técnicas cirúrgicas descritas baseiam-se em descompressão dorsal e excisão de tecidos moles hipertrofiados ou distração e fusão dorsal da articulação lombossacra. A realização de facetectomia adicional à laminectomia deve ser considerada nos casos em que o exame clínico revele exacerbação unilateral dos sintomas.[3,8,13]

A laminectomia dorsal continua sendo a técnica de eleição no tratamento da ELD, com resultados satisfatórios variando entre 80[21] e 93%[22] dos cães com ELD. A realização de anulectomia dorsal (remoção da porção dorsal do anel fibroso seguida de fenestração) não é obrigatória na técnica descompressiva, apesar de propiciar melhor alívio do quadro compressivo,[8] entretanto é preciso considerar o maior risco de lesão às raízes nervosas e ao seio venoso.

A foraminotomia tem sido apresentada como uma alternativa cirúrgica naqueles cães com sinais clínicos lateralizados e evidentes alterações nos estudos de imagem, em especial TC e RM, com menor trauma cirúrgico ao paciente, podendo ser realizada por abordagem dorsolateral,[23] transilíaca,[24] ou por mini-hemilaminectomia e videoassistida.[25] Apesar dos estudos, o emprego clínico da técnica ainda precisa ser avaliado a médio e longo prazos.

A técnica de fixação e fusão de L7 e S1 é indicada em cães com subluxação ventral de S1,[26] no intuito de restabelecer a largura do espaço intervertebral e forame, diminuindo a compressão nas estruturas neurais e promovendo o alinhamento do assoalho vertebral.[8] Estudos recentes demonstram resultados alentadores em cães submetidos a laminectomia dorsal seguida da fixação por parafusos transarticulares.[27] Outra opção para fixação entre L7 e S1 é por meio de parafusos pediculares.[28,29] Estudos biomecânicos sugerem que a técnica possa ser utilizada em cães com resultados clínicos encorajadores, entretanto são necessários estudos a longo prazo para verificar o seu real benefício.[29] Uma limitação da fixação pedicular é o tamanho dos implantes que somente podem ser utilizados em cães de grande porte, uma vez que o pedículo vertebral deve ter largura suficiente para acomodar parafusos que variam entre 3,5 e 4 mm de espessura.

O prognóstico dos cães acometidos por ELD dependerá da causa, da gravidade dos sintomas neurológicos e da duração da doença. Normalmente espera-se êxito em torno de 80%, porém indivíduos com disfunções neurológicas crônicas podem ter recuperação incompleta. Pacientes com incontinência urinária ou fecal apresentam prognóstico desfavorável, enquanto em cães com incontinência urinária crônica o prognóstico é mau.[21] O autor inclui nesta última categoria cães com atrofia muscular grave e paraplégicos.

REFERÊNCIAS BIBLIOGRÁFICAS

1. Ness MG. Degenerative lumbosacral stenosis in the dog: A review of 30 cases. J Small Anim Pract. 1994;35:185-90.
2. Wheeler SJ. Lumbosacral disease. In: Moore MP. Diseases of the spine. Vet Clin Nor Am Small anim Pract. 1992;22(4):937-50.
3. Prata RG. Diseases of the lumbosacral spine. In: Bojrab MJ. Disease mechanism in small animal surgery. Chap. 134. Philadelphia: Lea & Febiger, 1993. p. 987-98.
4. Morgan JP, Bailey CS. Cauda equina syndrome in the dog: Radiographic evaluation. J Small Anim Pract. 1990;31:69-77.
5. Palmer RH, Chambers JN. Canine lumbosacral diseases. Part I. Anatomy, pathophysiology, and clinical presentation. Comp Cont Educ Pract Vet. 1991;13(1):61-8.
6. Delahunta A. Veterinary neuroanatomy and clinical neurology. 2. ed. Philadelphia: Saunders; 1983. p. 61-4.
7. Barthez PY, Morgan JP, Lipsitz D. Discography and epidurography for evaluation of the lumbosacral junction in dogs with cauda equina syndrome. Vet Radiology & Ultrasound. 1994;35(3):152-7.
8. Meij BP, Bergknut N. Facet joint geometry and intervertebral disk degeneration in the L5-S1 region of the vertebral column in German Shepherd dogs. Vet Clin Nort Am. Small Anim Pract. 2010;40(5):983-1009.
9. Seiler GS. et al. Facet joint geometry and intervertebral disk degeneration in the L5-S1 region of the vertebral column in German Shepherd dogs. Am J Vet Res. 2002;63(1):86-90.
10. Damur-Djuric N. et al. Lumbosacral transitional vertebrae in dogs: classification, prevalence, and association with sacroiliac morphology. Vet Radiology & Ultrasound. 2006;47:32-8. doi: 10.1111/j.1740-8261.2005.00102.x
11. Mattoon JS, Koblik PD. Quantitative survey radiographic evaluation of the lumbosacral spine of normal dogs and dogs with degenerative lumbosacral stenosis. Vet Radiology & Ultrasound. 1993;34:194-206. doi: 10.1111/j.1740-8261.1993.tb02005.x
12. Flückiger MA et al. lumbosacral transitional vertebra in the dog predisposes to cauda equina syndrome. Vet Radiology & Ultrasound. 2006;47:39-44. doi: 10.1111/j.1740-8261.2005.00103.x
13. Palmer RH, Chambers JN. Canine lumbosacral diseases. Part II. Definite diagnosis, treatment, and prognosis. Comp Cont Educ Pract Vet. 1991;13(2):213-21.
14. Wheeler SJ, Sharp NJE. Small animal spinal disorders. Diagnosis and surgery. London: Mosby-Wolfe, 1994. Chap. 10: Lumbosacral disease, p. 122-34.
15. Morgan JP et al. Lumbosacral transitional vertebrae as a predisposing cause of cauda equina syndrome in German Shepherd Dogs: 161 cases (1987-1990). J Am Vet Med Assoc. 1993;202(11):1877-82.
16. Steffen F et al. A follow-up study of neurologic and radiographic findings in working German Shepherd Dogs with and without degenerative lumbosacral stenosis. J Am Vet Med Assoc. 2007;231(10):1529-33.
17. Hathcock JT et al. Comparison of three radiographic contrast procedures in the evaluation of the canine lumbosacral spinal canal. Vet Radiology & Ultrasound. 1988;29:4-15. doi: 10.1111/j.1740-8261.1988.tb01739.x
18. Ramirez O, Thrall DE. A review of imaging techniques for canine cauda equina syndrome. Vet Radiology & Ultrasound. 1988;39:283-96. doi: 10.1111/j.1740-8261.1998.tb01608.x
19. Philipp DM et al. Association of cauda equina compression on magnetic resonance images and clinical signs in dogs with degenerative lumbosacral stenosis. J Am Anim Hosp Assoc. 2002;38:555-62.
20. Janssens L, Béosier Y, Daems R. Lumbosacral degenerative stenosis in the dog.The results of epidural infiltration with methylprednisolone acetate: a retrospective study. Vet Comp Orthop Traum. 2009;6:486-91.
21. De Risio L et al. Predictors of outcome after dorsal decompressive laminectomy for degenerative lumbosacral stenosis in dogs: 69 cases (1987-1997). J Am Vet Med Assoc. 2001;219(5):624-8. doi: 10.2460/javma.2001.219.624
22. Danielsson F, Sjöström L. Surgical treatment of degenerative lumbosacral stenosis in dogs. Vet Surg. 1999;28:91-8. doi: 10.1053/jvet.1999.0091
23. Gödde T, Steffen F. Surgical treatment of lumbosacral foraminal stenosis using a lateral approach in twenty dogs with degenerative lumbosacral stenosis. Vet Surg. 2007;36:705-13. doi: 10.1111/j.1532-950X.2007.00324.x
24. CArozzo C et al. Transiliac approach for exposure of lumbosacral intervertebral disk and forame: technique description. Vet Surg. 2008;37:27-31. doi: 10.1111/j.1532-950X.2007.00345.x
25. Wood BC et al. Endoscopic-assisted lumbosacral foraminotomy in the dog. Vet Surg. 2004;33:221-31. doi: 10.1111/j.1532-950X.2004.04033.x
26. Slocum B, Slocum TD. L7-S1 fixation – fusion for cauda equina compression. An alternative view. In: Slatter D. Textbook of small animal surgery. Chap. 77. Philadelphia: Saunders, 1993. p. 1105-10.
27. Hankin EJ et al. Transarticular facet screw stabilization and dorsal laminectomy in 26 dogs with degenerative lumbosacral stenosis with instability. Vet Surg. 2012;41:611-9. doi: 10.1111/j.1532-950X.2012.01002.x
28. Meij BP et al. Biomechanical flexion-extension forces in normal canine lumbosacral cadaver specimens before and after dorsal laminectomy–discectomy and pedicle screw-rod fixation. Vet Surg, 2007; 36:742-51. doi: 10.1111/j.1532-950X.2007.00331.x
29. Smolders LA et al. Pedicle screw-rod fixation of the canine lumbosacral junction. Vet Surg. 2012; 41:720-2. doi: 10.1111/j.1532-950X.2012.00989.

240
Síndrome de Wobbler

Ronaldo Casimiro da Costa

INTRODUÇÃO E DEFINIÇÃO

A síndrome de Wobbler ou espondilomielopatia cervical caudal (EMC) é uma doença comum da coluna cervical de cães de grande porte. A EMC é caracterizada por compressões estáticas e dinâmicas da medula espinhal, raízes nervosas ou ambas, causando uma gama de sinais neurológicos, bem como dor cervical. A EMC é uma doença de controvérsias. Poucas doenças em medicina veterinária receberam no mínimo 14 denominações; síndrome de Wobbler, instabilidade cervical, malformação/má articulação cervical, e espondilopatia cervical são alguns dos termos encontrados na literatura.[1]

INCIDÊNCIA E PREVALÊNCIA

A EMC é a doença mais comum da coluna cervical de cães de grande porte e gigantes. Um levantamento recente nos EUA indica que 5,5% dos Dobermanns e 4,2% dos Dogues Alemães são acometidos pela doença.

ETIOLOGIA E FISIOPATOGENIA

A causa da EMC ainda é desconhecida; a herança genética, o desenvolvimento congênito, a conformação corporal e os distúrbios nutricionais são algumas das causas propostas.[1] Acredita-se atualmente que tanto a nutrição quanto a conformação corporal não parecem desempenhar papel significativo no desenvolvimento da doença.[2] Estudos tomográficos em Dobermanns neonatos sugerem que a EMC seja uma doença congênita.[3] Embora ainda não exista evidência de que a EMC seja hereditária, o fato de que duas raças (Dobermann e Dogue Alemão) apresentem alta prevalência da doença sugere que seja provável que a doença tenha um componente hereditário.

A fisiopatogenia da EMC está sendo ativamente investigada e, embora não totalmente definida, sabe-se que envolve fatores estáticos e dinâmicos.[4] O principal mecanismo estático é a estenose vertebral cervical. Essa estenose cervical pode ser relativa, na qual não há compressão medular direta, ou absoluta, em que há compressão medular. A estenose relativa predispõe o paciente ao desenvolvimento da EMC porque promove menor espaço para a medula espinhal acomodar compressões medulares. É importante ressaltar que muitos cães Dobermanns normais (sem nenhum sinal de EMC) têm protrusão discal e compressão medular e não desenvolvem a doença.[5,6] A razão essencial para isso é o fato de terem canal vertebral de maior diâmetro (sem estenose relativa) em comparação com Dobermanns com EMC.[5]

De modo geral, a patogenia da EMC pode ser dividida em: (1) causada por protrusões discais e (2) causada por compressões ósseas.[1] Lesões compressivas causadas unicamente por hipertrofia ligamentar são incomuns, embora hipertrofia ligamentar esteja frequentemente associada às formas discais e ósseas da EMC (Figuras 240.1 e 240.2).

A forma discal da EMC é observada principalmente em cães de grande porte, principalmente em Dobermanns de meia-idade (aproximadamente 6 anos). Três mecanismos atuam em conjunto para provocar a doença:

- Estenose vertebral relativa
- Forças biomecânicas excessivas de rotação axial na região caudal da coluna cervical
- Protrusão de discos intervertebrais de maior espessura (comparados com aqueles de cães sem EMC).

Os cães Dobermanns com a forma discal de EMC nascem com estenose relativa do canal vertebral cervical. Esta estenose relativa não causa por si compressão medular, mas faz com que eles tenham menor capacidade de acomodar compressões medulares. Além disso, estudos morfométricos e biomecânicos provaram que a região cervical caudal apresenta 3 vezes mais rotação axial que a região cervical cranial.[7,8] Entre as quatro forças biomecânicas que atuam na coluna cervical (flexão ventral, extensão dorsal, flexão lateral e rotação axial), a rotação axial é a principal força biomecânica a causar degeneração dos discos intervertebrais. Isto explica por quê as compressões discais geralmente ocorrem nos discos intervertebrais (DIV) da região cervical caudal (discos C5-6 e C6-C7).

Os Dobermanns com EMC têm DIV de maior espessura, comparados aos Dobermanns sem EMC.[5] Quando os discos de cães com EMC sofrem protrusão, isso provoca maior volume compressivo dentro do canal vertebral cervical. Considerando que cães com EMC têm um canal vertebral de diâmetro reduzido (estenose), essa combinação de estenose relativa e protrusão discal de maior volume culmina com a manifestação clínica da EMC (Figura 240.1).

A fisiopatologia da EMC associada a compressões ósseas é diferente. A forma óssea da EMC é vista principalmente em cães de raças gigantes nos primeiros anos de vida. Enquanto os cães de grande porte têm estenose relativa do canal vertebral, a estenose em cães gigantes é absoluta, e provoca compressão direta da medula espinhal. Essa estenose absoluta do canal vertebral leva à compressão da medula espinhal de três maneiras: *dorsal*, devido a malformação da lâmina vertebral e/ou proliferação do ligamento flavo; *dorsolateral*, secundária à proliferação osteoartrótica dos processos articulares, e *lateral* (uni ou bilateral), devido à malformação dos pedículos vertebrais[1] (Figura 240.2).

Além da contribuição da estenose vertebral mencionada anteriormente, existe também um componente dinâmico extremamente importante na fisiopatologia da EMC, caracterizado por lesões repetitivas da medula espinhal com movimentos de flexão e extensão da coluna vertebral. Atualmente esse componente dinâmico é considerado o principal fator na patogenia da mielopatia espondilótica cervical, uma doença de humanos muito similar à EMC.[4,9,10] Esse mecanismo dinâmico é diferente da instabilidade cervical, que embora seja muito citada na literatura veterinária, nunca foi documentada ou comprovada. Parece provável que não haja instabilidade quando os cães desenvolvem sinais de EMC, pois geralmente apresentam degeneração avançada dos DIV ou dos processos articulares, e ambas tendem a diminuir a mobilidade intervertebral. Se a instabilidade precede ou não, o desenvolvimento dessas alterações ainda precisa ser demonstrado.

MANIFESTAÇÕES CLÍNICAS

Resenha e histórico clínico

A EMC é uma doença de cães de raças de grande porte e gigantes. As principais raças de grande porte, além do Dobermann,

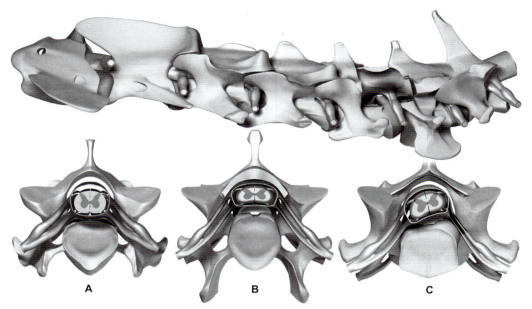

Figura 240.1 Espondilomielopatia cervical causada por protrusão do disco intervertebral (DIV). Observe compressão ventral da medula espinhal e raízes nervosas em associação a hipertrofia do ligamento flavo na região de C5-C6 na imagem na parte superior da figura. **A.** Medula espinhal e raízes nervosas sem compressão. **B.** Compressão ventral da medula espinhal causada por protrusão do DIV, hipertrofia do ligamento longitudinal dorsal e discreta compressão dorsal causada por hipertrofia do ligamento flavo. **C.** Compressão assimétrica da medula espinhal e raízes nervosas no nível de C6-C7.

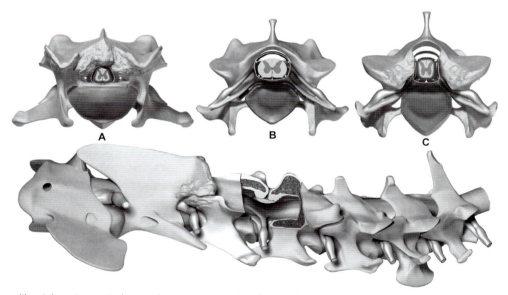

Figura 240.2 Espondilomielopatia cervical causada por compressões ósseas. **A.** Compressão dorsolateral da medula espinhal na região de C2-C3 causada por malformação óssea e osteortrose dos processos articulares. **B.** Medula espinhal e raízes nervosas sem compressão. **C.** Compressão bilateral da medula espinhal e raízes nervosas no nível de C4-C5 causada por proliferação medial dos processos articulares. A imagem longitudinal da medula espinhal demonstra compressão dorsal da medula espinhal em C3-C4 secundária a malformação e osteoartrose da lâmina vertebral e hipertrofia do ligamento flavo. Lesões osteoartríticas são também demonstradas nos processos articulares de C2-C3.

são o Dálmata e o Weimaraner. Recentemente, o autor tem observado aumento da incidência em Pastores-Alemães. Entre os cães gigantes, além do Dogue Alemão, o Mastiff, o Rottweiler e Boiadeiro Bernês (Bernese Mountain dog) também apresentam alta prevalência da doença. De modo geral, a EMC tem início distinto de acordo com a raça. A maioria dos Dobermanns e outras raças de grande porte com a forma discal da EMC desenvolve a doença em torno de 6 anos, variando de 3 a 11 anos. É muito incomum observar a EMC em cães de grande porte com menos de 3 anos. Por outro lado, cães gigantes com a forma óssea de EMC frequentemente desenvolvem a doença com menos de 3 anos. A idade média em cães gigantes é 3,8 anos. Em alguns, observa-se a doença em cães um pouco mais velhos, em torno de 6 a 7 anos.[1]

A maioria dos cães com EMC demonstra histórico progressivo de sinais clínicos. Os proprietários notam que eles estão arrastando os membros pélvicos, estão fracos ou incoordenados. Alguns cães apresentam sinais de dor cervical, geralmente demonstrando postura com a cabeça mais baixa e evitando movimentar muito a região cervical.

Sintomas

O sintoma clássico em cães com síndrome de Wobbler é a ataxia proprioceptiva (incoordenação) nos membros pélvicos. O andar é incoordenado com passadas com amplitude exagerada, geralmente com base ampla. Quando a paresia (fraqueza) também ocorre, pode-se ouvir os cães arrastando as patas. O envolvimento dos membros torácicos tende a ser menos óbvio na maioria dos casos, mas com uma avaliação cuidadosa da locomoção geralmente observam-se passadas com amplitude exagerada ou reduzida, paresia ou ataxia proprioceptiva. Em alguns casos, há assimetria da paresia nos membros torácicos e esses cães podem ser apresentados com a queixa de claudicação, mas que na verdade é quase como uma monoparesia.

A maioria dos cães com síndrome de Wobbler apresenta déficits proprioceptivos, contudo uma porcentagem razoável de casos, principalmente aqueles com sintomas bem crônicos, podem não demonstrar déficits proprioceptivos apesar de terem ataxia proprioceptiva. Isto se deve à organização somatotópica dos tratos sensitivos na medula espinhal, e o fato de a propriocepção consciente (avaliada com o teste de propriocepção) e a inconsciente (que se manifesta como ataxia proprioceptiva) serem conduzidas por tratos diferentes.[11]

A dor cervical é um sinal relativamente comum tanto em cães de grande porte como em gigantes. Como a maioria dos cães apresenta compressão(ões) na região cervical caudal, a palpação cuidadosa dos processos transversais vertebrais nessa região pode induzir dor cervical. Recomenda-se evitar manipulações cervicais forçadas pois elas podem causar piora do quadro neurológico.[1]

Em alguns casos (aproximadamente 5 a 10%), cães com EMC podem apresentar-se em tetraparesia não ambulatória. O prognóstico desses cães não é necessariamente pior, mas há a necessidade de intervenção terapêutica o mais breve possível.

DIAGNÓSTICO

O diagnóstico da EMC é baseado em técnicas de neuroimagem. As radiografias simples servem para descartar outros diagnósticos diferenciais que podem mimetizar a EMC, como neoplasias, discoespondilite ou trauma, mas não existem achados radiográficos que permitam o diagnóstico definitivo da EMC. Algumas alterações radiográficas são sugestivas de EMC, mas infelizmente também são observadas em aproximadamente 25% dos cães normais.[12] Os achados radiográficos vistos em cães com a forma discal de EMC são o colapso do espaço intervertebral, a alteração na forma do corpo vertebral, principalmente da placa fisária cranial, assumindo um formato mais triangular, e a rotação dorsal do corpo vertebral (*tipping*). Em cães com a forma óssea da EMC, podem-se observar alterações osteoescleróticas dos processos articulares nas projeções lateral e ventrodorsal. Em alguns casos, essas lesões podem ser muito pronunciadas.

Mielografia

A mielografia foi o teste de eleição para o diagnóstico da EMC por muitos anos, até um estudo recente demonstrar que a mielografia pode indicar o local incorreto da lesão ou subestimar a gravidade da compressão medular.[13] Contudo, em muitas regiões não existem outras alternativas diagnósticas além da mielografia. Para que o local da compressão medular seja identificado com o máximo de precisão, deve-se sempre realizar dupla exposição (lateral e ventrodorsal), e em caso de dúvida, deve-se obter também projeções oblíquas esquerda e direita. Uma complicação frequente da mielografia cervical em cães com Wobbler (observada em 25% dos cães) é o desenvolvimento de convulsões pós-mielografia.[14] Para minimizar o risco de convulsões podem-se utilizar injeções de contraste na região lombar e iniciar a mielografia com doses máximas de contraste não iônico (p. ex., io-hexol, iopamiron, iotrolana) de 8 mℓ (aumentando a dose, quando necessário). Em caso de injeções cervicais deve-se manter a cabeça elevada por, no mínimo, 15 minutos para diminuir a migração de contraste para o encéfalo. Outra complicação comum da mielografia é a piora temporária do quadro clínico, contudo a maioria dos cães retorna à condição clínica pré-mielografia em 48 a 72 horas.

A avaliação mielográfica dinâmica (baseada em projeções mielográficas em flexão, extensão e tração), embora muito discutida na literatura, é muito subjetiva e pode causar piora do quadro clínico.[15] Atualmente recomenda-se utilizar somente a tração linear cervical, evitando-se posições em flexão ou extensão cervical. Quando da aplicação da tração deve-se dar preferência ao uso de colar cervical e pesos equivalentes a no máximo 20% do peso do paciente.[13]

Tomografia computadorizada

A tomografia computadorizada (TC) apresenta a vantagem de favorecer cortes transversais da coluna cervical e, quando combinada à mielografia, facilitar a identificação precisa de local e direção da compressão medular.[16] A TC é também um teste rápido que possibilita ser realizado sob sedação em alguns casos (desde que contrastes intravenosos ou subaracnóideos não sejam utilizados). Infelizmente, a TC sem injeção de contraste (mielografia) não favorece por si só a identificação precisa do local da lesão. Portanto, a TC com mielografia também pode causar as mesmas complicações observadas com a mielografia convencional.

Ressonância magnética

A ressonância magnética (RM) é a técnica de eleição para investigação diagnóstica de cães suspeitos de terem EMC.[1,13] A grande vantagem da RM é que ela possibilita avaliação do parênquima da medula espinhal e a aquisição da imagem em vários planos (transversal, sagital e dorsal), possibilitando, assim, a localização precisa da(s) compressão(ões) medular(es). As alterações do parênquima medular com hipersinal em imagens ponderadas em T2 são observadas em aproximadamente 50% dos casos e favorecem identificação precisa da pior compressão medular. Isto é importante principalmente em cães de raças gigantes, pois em torno de 50% dos cães com lesões ósseas apresentam múltiplas lesões compressivas.[17]

TRATAMENTO

O tratamento da EMC pode ser realizado de maneira conservadora (médica) ou cirúrgica. Por muitos anos, o tratamento médico foi considerado um modo paliativo de tratamento, no qual os cães que o receberam apresentaram piora progressiva, tendo que ser eutanasiados dentro de meses. O tratamento cirúrgico era considerado o único tratamento realmente eficaz e recomendado para abordagem da EMC. Hoje, sabe-se que ambas as afirmações não são totalmente corretas. Tanto o tratamento médico como o cirúrgico podem ser usados para cães com EMC, com o tratamento médico propiciando resultados razoáveis e o tratamento cirúrgico, bons resultados.

Tratamento médico

O ponto mais importante do tratamento médico é a restrição de atividades, em que não é permitido que o cão corra, pule ou brinque com atividades como cabo de guerra (ou seja, qualquer atividade de alto impacto). Não há necessidade de confinamento em um canil, mas o cão não pode ficar solto no quintal. O ideal é que o animal fique restrito a um pequeno espaço, de preferência sem pular ou ficar muito agitado. A base teórica da restrição de atividades é a de minimizar o componente dinâmico da lesão da medula espinhal.[1] Essa restrição de atividades deve se dar de modo mais rigoroso no início do tratamento (primeiros 2 meses), mas permanente, para o resto da vida do cão. As coleiras cervicais de qualquer maneira, principalmente as tipo "enforcadeiras", devem ser evitadas, e o animal deve ser conduzido em caminhadas com um peitoral tipo *harness*.

Além da restrição de atividades, recomenda-se a utilização de corticosteroides, como prednisona na dose de 0,5 a 1,0 mg/kg, a cada 12 a 24 horas, diminuindo progressivamente a dose a cada 7 a 10 dias, até chegar a 0,5 mg/kg, a cada 48 horas, e interromper o uso após 4 a 8 semanas. O uso de corticosteroides no tratamento da EMC é baseado no mecanismo de redução do edema vasogênico da medula espinhal e no possível efeito de redução da apoptose de oligodendrócitos.[18–20] Embora os corticosteroides sejam bem seguros na maioria dos cães, alguns cães desenvolvem úlceras gástricas ou intestinais que podem chegar à perfuração, portanto recomenda-se o uso da famotidina ou omeprazol de modo profilático, sempre que a prednisona for utilizada.

Nos casos em que os cães tenham muita dor cervical, mas poucos sinais neurológicos ou, naqueles casos em que os corticosteroides causem muitos efeitos colaterais, recomenda-se o uso de anti-inflamatórios não esteroides (AINE). Embora muitos AINE possam ser utilizados, na opinião do autor, o meloxicam (0,1 mg/kg a cada 24 horas) parece apresentar melhor eficácia.

Tratamento cirúrgico

Comparado ao tratamento médico, o tratamento cirúrgico oferece melhores possibilidades de recuperação neurológica e, dependendo da técnica cirúrgica, mais chances de sustentar a melhora clínica a longo prazo. Infelizmente, há grandes controvérsias quanto ao tipo de cirurgia a ser utilizada para cães com EMC. Mais de 23 técnicas cirúrgicas foram publicadas para o tratamento da EMC, e a maioria delas é indicada para cães com EMC discal.[1,21] Todas as técnicas cirúrgicas podem ser classificadas, de acordo com o objetivo a ser alcançado:

- Descompressão direta: fenda ventral (*ventral slot*), laminectomia dorsal ou hemilaminectomia
- Descompressão indireta: aquelas nas quais se fazem a distração do espaço intervertebral e a estabilização. Essas técnicas geralmente são realizadas em associação à fenda ventral parcial, e envolvem o uso de implantes metálicos ou de polimetilmetacrilato
- Técnica com preservação da mobilidade intervertebral: esta é uma categoria nova que envolve o uso de DIV artificiais (próteses discais). Esta técnica é realizada em combinação com uma minifenda ventral.[22]

A EMC causada por protrusão do DIV pode ser tratada por qualquer uma das técnicas descritas anteriormente e a escolha da técnica é dependente principalmente de critérios subjetivos, como a preferência do cirurgião. Muitos casos são tratados com a fenda ventral, pois é uma técnica simples, que não envolve o uso de implantes. O uso de implantes metálicos que não sejam de titânio impede a realização de ressonância magnética pós-operatória.

A forma óssea da EMC geralmente é tratada com técnicas descompressivas dorsais, como a laminectomia dorsal ou a hemilaminectomia, mas pode também ser tratada por métodos de descompressão indireta.[23]

PROGNÓSTICO

De modo geral, aproximadamente 50% dos cães com EMC melhoram com o tratamento médico, enquanto 80% melhoraram com tratamento cirúrgico.[24–26] Com base nesses índices pode-se perceber que o tratamento cirúrgico oferece melhores chances de sucesso. Um dado importante em relação ao tratamento médico é que aproximadamente 25% dos cães são mantidos em um quadro estável (sem piora ou melhora) a longo prazo. Isso pode ser considerado bom ou ruim, dependendo da condição clinica do paciente. Infelizmente, o tempo de sobrevida de cães com EMC, independentemente do método de tratamento, é o mesmo. Um estudo demonstrou que a sobrevida mediana de 76 cães com EMC (33 com tratamento cirúrgico e 43 com tratamento médico) foi idêntica (36 meses).[25] Não se sabe ao certo por que mesmo os cães tratados de maneira cirúrgica pioram em aproximadamente 3 anos. Infelizmente somente um estudo avaliou cães com RM a longo prazo para determinar as alterações que ocorrem na coluna vertebral e na medula espinhal.[27] Os achados do estudo indicam que a EMC progride lentamente no primeiro ano após o diagnóstico, e que em alguns casos a cirurgia pode agravar as alterações medulares. Somente com acompanhamento dos cães com EMC, até que ocorra piora do quadro clínico, e investigação da causa da deterioração será possível entender as razões para a sobrevida limitada pós-tratamento.

REFERÊNCIAS BIBLIOGRÁFICAS

1. Da Costa RC. Cervical spondylomyelopathy (wobbler syndrome) in dogs. Vet Clin North Am Small Anim Pract. 2010;40(5):881-913.
2. Burbidge HM, Pfeiffer DU, Guilford WG. Presence of cervical vertebral malformation in Dobermann puppies and the effects of diet and growth rate. Aust Vet J. 1999;77(12):814-8.
3. Burbidge HM. Caudal cervical malformation in the Dobermann pinscher. Tese de PhD. Massey University, New Zealand. 1999:121-35.
4. Da Costa RC. Pathogenesis of cervical spondylomyelopathy: lessons from recent years. Proceedings ACVIM Forum, American College of Veterinary Internal Medicine. 2007; Denver, CO.
5. Da Costa RC *et al*. Morphologic and morphometric magnetic resonance imaging features of Doberman pinscher dogs with and without clinical signs of cervical spondylomyelopathy. Am J Vet Res. 2006;67(10):1601-12.
6. De Decker S *et al*. Low-field magnetic resonance imaging findings of the caudal portion of the cervical region in clinically normal doberman pinschers and foxhounds. Am J Vet Res. 2010;71(4):428-34.
7. Johnson JA *et al*. Kinematic motion patterns of the cranial and caudal canine cervical spine. Vet Surg. 2011;40(6):720-7.
8. Breit S, Kunzel W. Shape and orientation of articular facets of cervical vertebrae (C3-C7) in dogs denoting axial rotational ability: an osteological study. Eur J Morphol. 2002 Feb;40(1):43-51.
9. Henderson FC *et al*. Stretch-associated injury in cervical spondylotic myelopathy: new concept and review. Neurosurgery. 2005;56(5):1101-13.
10. Ichihara K *et al*. Mechanism of the spinal cord injury and the cervical spondylotic myelopathy: new approach based on the mechanical features of the spinal cord white and gray matter. J Neurosurg. 2003;99(3 Suppl):278-285.
11. Da Costa RC. Ataxia, Paresis and paralysis. In: Ettinger SJ, Feldman EC (eds). Textbook of veterinary internal medicine. 7. ed. EUA: Elsevier; 2010. p. 222-5.
12. Lewis DG. Radiological assessment of the cervical spine of the Dobermann with reference to cervical spondylomyelopathy. J Small Anim Pract. 1991;32(2):75-82.
13. Da Costa RC, Parent JP, Dobson H, Holmberg DH, Partlow GD. Comparison of magnetic resonance imaging and myelography in 18 Doberman pinscher dogs with cervical spondylomyelopathy. Vet Radiol Ultrasound. 2006;47(6):523-31.
14. Da Costa RC, Parent JM, Dobson H. Incidence of and risk factors for seizures after myelography performed with iohexol in dogs: 503 cases. J Am Vet Med Assoc. 2011;238(10):1296-300.
15. Rusbridge C, Wheeler SJ, Torrington AM, Pead MJ, Carmichael S. Comparison of two surgical techniques for the management of cervical spondylomyelopathy in dobermanns. J Small Anim Pract. 1998;39(9):425-31.

16. Da Costa RC, Echandi RL, Beauchamp D. Computed tomography myelographic findings in dogs with cervical spondylomyelopathy. Vet Radiol Ultrasound. 2011; *In press*: published online Sept 8, 2011.

17. Da Costa RC, Parent JM. Magnetic resonance imaging findings in 60 dogs with cervical spondylomyelopathy. J Vet Intern Med. 2009;23(3):740.

18. Zurita M *et al*. Effects of dexamethasone on apoptosis-related cell death after spinal cord injury. J Neurosurg. 2002;96(1 Suppl):83-9.

19. Delattre JY *et al*. A dose-response study of dexamethasone in a model of spinal cord compression caused by epidural tumor. J Neurosurg. 1989;70(6):920-5.

20. Melcangi RC *et al*. Corticosteroids protect oligodendrocytes from cytokine-induced cell death. Neuroreport. 2000;11(18):3969-72.

21. Platt SR, da Costa RC. Cervical spine. In: Tobias KM, Johnston SA (eds). Veterinary Surgery: small animal. Philadelphia: Elsevier; 2011. p. 410-48.

22. Adamo PF. Cervical arthroplasty in two dogs with disk-associated cervical spondylomyelopathy. J Am Vet Med Assoc. 2011 Sep 15;239(6):808-17.

23. Sharp NJH, Wheeler SJ. Cervical spondylomyelopathy. In: Sharp NJH, Wheeler SJ (eds). Small animal spinal disorders diagnosis and surgery. 2. ed. Philadelphia: Elsevier Mosby; 2005. p. 211-46.

24. Jeffery ND, McKee WM. Surgery for disc-associated wobbler syndrome in the dog-an examination of the controversy. J Small Anim Pract 2001 Dec;42(12):574-81.

25. Da Costa RC *et al*. Outcome of medical and surgical treatment in dogs with cervical spondylomyelopathy: 104 cases. J Am Vet Med Assoc. 2008 Oct 15;233(8):1284-90.

26. De Decker S *et al*. Clinical evaluation of 51 dogs treated conservatively for disc-associated wobbler syndrome. J Small Anim Pract. 2009 Mar;50(3):136-42.

27. da Costa RC, Parent JM. One-year clinical and magnetic resonance imaging follow-up of Doberman Pinschers with cervical spondylomyelopathy treated medically or surgically. J Am Vet Med Assoc. 2007;231(2):243-50.

241
Infarto Fibrocartilaginoso em Cães e Gatos

Mônica Vicky Bahr Arias

INTRODUÇÃO

É uma enfermidade vascular do sistema nervoso central (SNC), que afeta mais especificamente a medula espinal, descrita com frequência em cães[1] e ocasionalmente em felinos, mas que também afeta seres humanos,[2] ovinos, equinos, suínos, e aves, entre outros,[3-5] causando sinais clínicos agudos,[1] não progressivos, na maior parte dos casos assimétricos.[6] Embora seja considerada uma afecção indolor, os pacientes podem se sentir desconfortáveis no início do quadro clínico[7] e quando a coluna é palpada nas primeiras horas.[1] A primeira descrição em medicina humana ocorreu em 1961[2,8] e em medicina veterinária foi descrita em cães em 1973.[8,9] O prognóstico para recuperação pode ser bom a excelente, dependendo da região da medula espinal acometida.[7] Entretanto, em alguns gatos, o infarto fibrocartilaginoso pode afetar os segmentos medulares cervicais craniais e o cerebelo, e nesses casos o prognóstico pode ser reservado.[10,11]

FISIOPATOLOGIA

O infarto fibrocartilaginoso (IF), também chamado "mielopatia embólica fibrocartilaginosa (FCEM)"[7] ou "embolismo fibrocartilaginoso (EF)", caracteriza-se pela isquemia focal do parênquima medular, devido à obstrução de vasos que irrigam a medula espinal por material fibrocartilaginoso, histológica e histoquimicamente idêntico ao núcleo pulposo do disco intervertebral (DIV),[2,8,9,12,13] por isso atualmente é classificado como um tipo de doença do disco intervertebral.[14] Foram propostas diversas teorias para explicar como o êmbolo de fibrocartilagem chega aos vasos espinais, existindo controvérsias quanto à maneira exata como isso acontece. É intrigante o fato de IF ocorrer principalmente em cães jovens de raças não condrodistróficas, não predispostas à doença do DIV.[15]

Sugere-se que o material fibrocartilaginoso penetre diretamente os vasos da medula espinal ou vértebras, após aumento da pressão intratorácica e intra-abdominal durante episódios de tosse, esforços, exercício ou trauma, migrando para o interior das artérias e veias espinais.[3,15] Outros mecanismos propostos incluem a neovascularização inflamatória crônica do DIV degenerado, ocasionando a penetração do núcleo pulposo nos vasos neoformados, existência de remanescentes embrionários de vascularização comum ao DIV e à medula espinal, e ocorrência de herniação mecânica do material fibrocartilaginoso na medula óssea do corpo vertebral e, posteriormente, no seio venoso vertebral.[1,3,16] Entretanto, a maneira exata como o IF ocorre permanece incerta.[7]

Após a obstrução vascular pelo êmbolo, ocorre interrupção do suprimento sanguíneo para o tecido nervoso, resultando em morte neuronal e de células da glia.[3] As lesões isquêmicas no tecido nervoso deflagram uma cascata de eventos metabólicos e bioquímicos que causam redução progressiva da perfusão tecidual, resultando em morte neuronal e de células da glia, sendo entretanto autolimitante.[17] Quando ocorre a reperfusão tecidual, a reintrodução do oxigênio resulta em formação de radicais livres, que iniciam então o processo de peroxidação lipídica.[17] A substância cinzenta é mais sensível a essa lesão do que a substância branca, devido à sua maior demanda metabólica.[3,17]

A medula espinal recebe suprimento sanguíneo de diversas artérias. A artéria radicular ventral se ramifica em artéria espinal ventral, que, por sua vez, se estende por todo o comprimento da medula espinal ao longo da fissura mediana ventral, e então se ramifica em artérias centrais que suprem a maior parte da substância cinzenta e parte da substância branca lateral e ventral da medula espinal. Entretanto, seus ramos podem ser bilateralmente simétricos ou mais frequentemente assimétricos. A porcentagem média de artérias centrais que enviam ramos bilateralmente é de 21% na região cervical, 42% na região torácica e 63% na região lombar da medula espinal. Essa distribuição irregular em vários segmentos da medula espinal explica por que sua obstrução pode causar isquemia unilateral e déficits neurológicos lateralizados.[3] No cerebelo e/ou tronco encefálico a via de penetração do êmbolo de fibrocartilagem, nos poucos casos descritos em pequenos animais, parece ser por meio da artéria vertebral, seguindo então para a artéria basilar.[10,11,18]

MANIFESTAÇÕES CLÍNICAS

Em uma revisão sistemática da literatura[7] sobre IF em cães, de artigos publicados entre 1973 e 2013, foram avaliados 393 casos, constatando-se que as raças mais afetadas em ordem decrescente foram o Schnauzer miniatura, Labrador Retriever, raças mestiças, Pastor-Alemão, Dogue Alemão, Boxer, Irish Wolfhound, Border Collie, São-bernardo e Golden Retriever, seguidas de outras raças de médio a grande porte (Figura 241.1) e também raças de pequeno porte, como Yorkshire Terrier, Cocker Spaniel, Chihuahua, Shih-tzu, Dachshund miniatura e Lulu da Pomerânia, entre outras. De uma maneira geral, as raças gigantes representaram 12,5% dos casos, as raças grandes 30% dos casos, as raças médias 5,6% dos casos e as raças pequenas 24,2% dos casos. Dessas últimas, 57,9% eram Schnauzer miniatura. Com relação ao sexo, 60,7% eram machos e 39,3% fêmeas. A idade de início do quadro clínico variou de 8 semanas a 14,5

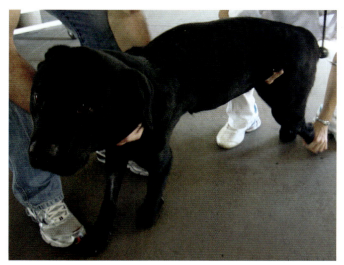

Figura 241.1 Cão fêmea mestiço Labrador com Rottweiler, com 2 anos e meio e 38,5 kg, apresentando tetraparesia assimétrica, pior do lado esquerdo, de início agudo após exercício, com suspeita de IF.

anos (mediana 5 anos), enquanto o peso variou de 1,4 kg a 72 kg (mediana 27,6 kg). Já os gatos eram em sua maioria de raças mestiças, seguidos de Siamês e Maine Coon, com machos mais acometidos que fêmeas; embora possa afetar animais entre 6 meses e 17 anos, a maioria tem mais de 7 anos, com idade média de 10 anos.[5,10,11,13,19]

Observa-se o aparecimento hiperagudo (minutos a horas) de mielopatia focal não traumática, não progressiva[10] e frequentemente assimétrica,[3] e em 30% dos casos os animais realizavam alguma atividade física como correr, pular ou brincar[13] antes do início do quadro clínico.[7] Embora seja atribuída uma característica não dolorosa a essa mielopatia, 10 a 40% dos tutores descrevem que os animais apresentaram um período breve de desconforto e dor,[7] uivando, gritando ou chorando,[13] que não é mais observado após 24 horas do início dos sinais e durante o exame neurológico subsequente, mas com a palpação da coluna vertebral pode haver hiperestesia paraespinal em 10 a 20% dos casos, se esse exame for realizado logo após o início do quadro.[1,3,7] Como os pacientes estão estressados, pode ser difícil diferenciar entre hiperestesia paraespinal e ansiedade.[1] Após o quadro clínico inicial, os sinais clínicos não progridem em 45% dos casos, podem piorar em 30% e melhorar em 0,5% dos cães. Uma piora pode ocorrer entre 15 minutos e 36 horas,[7] o que pode decorrer de embolização adicional e lesão medular secundária, ou mais raramente mielomalácia hemorrágica.[3] Na maioria dos gatos não é descrita a ocorrência de trauma ou a realização de atividade física previamente ao início do quadro clínico. Os tutores descrevem que o quadro clínico se inicia de forma aguda, com os pacientes encontrados em decúbito e miando alto.[4,5,10,11] Entretanto, em um estudo com 19 casos de mielopatias isquêmica em gatos, não necessariamente decorrente de infarto fibrocartilaginoso, foi constatado que os fatores predisponentes ou relacionados foram esforço físico, trauma, anestesia geral, doença renal, hipertireoidismo, hipertensão e cardiomiopatia hipertrófica.[20]

As alterações detectadas no exame neurológico refletem a localização da lesão na medula espinal e podem estar situadas uni ou bilateralmente, dependendo da localização do infarto e do grau de lesão medular.[3,15] Embora qualquer segmento medular possa ser afetado, geralmente os segmentos medulares cervical ou lombar são comprometidos, especialmente nas intumescências cervicotorácica e lombossacra.[3,8,9] Na revisão sistemática mencionada foi constatado que em 10,7% dos cães a lesão localizou-se entre C1-C5, em 20,6% entre C6-T2, em 33,1% entre T3-L3, em 31,8% entre L4-S3 e em 3,8% dos casos a lesão era multifocal, em geral acometendo a região toracolombar e lombossacral simultaneamente, seguido pela região cervical e cervicotorácica, cervicotorácica e toracolombar e, por fim, cervicotorácica e tronco encefálico caudal.[7] Os sinais são simétricos em 30,3% dos casos e assimétricos em 69,5%.[7] Quando a lesão está localizada nas intumescências cervicotorácica e lombossacra, principalmente nas lesões unilaterais, ocorre uma síndrome do tipo neurônio motor inferior, devido à necrose dos corpos celulares dos cornos ventrais na substância cinzenta da medula espinal, observando-se diminuição ou ausência dos reflexos, tônus muscular reduzido e atrofia muscular neurogênica após 5 a 7 dias. Assim, dependendo da localização neuroanatômica e gravidade da lesão, observa-se paraparesia/paraplegia, monoparesia/monoplegia, tetraparesia/plegia ou hemiparesia/hemiplegia.[13] Na lesão entre C6-T2 pode haver síndrome de Horner e ausência do reflexo cutâneo do tronco, enquanto na região lombossacra pode ocorrer paralisia ou analgesia da cauda, esfíncter anal, bexiga e reto.[15] Nas lesões cervicotorácicas e toracolombares pode ser observada assimetria do reflexo cutâneo do tronco, ou seja, há grande diferença na resposta entre o lado esquerdo e direito ao realizar o pinçamento da pele.[1]

Em gatos, a intumescência cervicotorácica é a região mais afetada, seguida pela região cervical, toracolombar e intumescência lombossacra,[3,5,19,20] entretanto foram descritos casos em que o tronco encefálico e cerebelo foram acometidos em um paciente e medula espinal cervical e cerebelo em outro.[10,11] Portanto, os principais sinais neurológicos são tetra ou hemiparesia agudas, seguida de paresia/plegia.[5,13,20] Sinais assimétricos podem ocorrer em até 58% dos casos,[13] e nos casos em que o cerebelo estava afetado ocorreu rigidez de decerebelação em um caso e no outro os sinais clínicos foram mais indicativos de lesão medular cervical, sendo as lesões no cerebelo observadas na ressonância magnética e histopatologia.[10,11]

DIAGNÓSTICO

O diagnóstico definitivo requer o exame histológico do segmento medular acometido,[2,3] o que obviamente não é realizado de maneira rotineira, pois muitos casos apresentam prognóstico bom e não serão submetidos à eutanásia. O diagnóstico *ante mortem* é feito por exclusão de outras causas de mielopatia hiperaguda, com base em anamnese, e achados do exame clínico compatível com mielopatia, em geral assimétrica, após realização de atividades físicas, mas sem história de trauma.[3,8,13,15,17] A partir das suspeitas, deve-se optar pelos exames complementares para excluir outras causas de mielopatia aguda e posteriormente os exames de imagem mais adequados. Assim, de acordo com os achados da anamnese e exame clínico/neurológico, para descartar doenças infecciosas e inflamatórias da medula espinal recomenda-se a realização de hemograma, bioquímica sérica completa (glicose, colesterol, proteína total, albumina, ureia, creatinina, bilirrubina, enzinas hepáticas, fósforo), urinálise, sorologia, reação em cadeia da polimerase (PCR) para agentes infecciosos do sangue e LCR, perfil de coagulação, aferição da pressão arterial e ecocardiograma, para verificar a presença de doenças que causem tromboembolismo, incluindo hipertensão arterial e problemas de coagulação.[3,8,20,21] Não são observadas alterações nas radiografias simples, mas é importante sua realização para descartar a presença de fraturas/luxações, discoespondilite, neoplasias vertebrais líticas e os casos de doença de DIV em que seja possível observar material calcificado no interior do canal medular.[9,17,21] Ao interpretar as radiografias simples, deve ser lembrado que algumas alterações passíveis de serem encontradas, como diminuição do espaço intervertebral, esclerose de facetas articulares e espondilose deformante, na maioria das vezes não terão significado clínico.[16] A análise do LCR pode ser normal em 48% dos pacientes[7] ou com alterações não específicas, embora a xantocromia possa sugerir a doença.[3,21] Além dessa alteração, pode-se observar pleocitose neutrofílica leve, aumento de proteína e às vezes dissociação albuminocitológica, ou seja, elevação da proteína com quantidade normal de células.[3,4,8] O local da coleta do LCR (cisterna magna ou lombar), bem como o tempo entre o aparecimento dos sintomas e a coleta também podem interferir no resultado do exame.[16] Em uma metanálise sobre o IF em cães, observou-se que no LCR obtido da cisterna cerebelomedular havia em média 4 células/$\mu\ell$ (0 a 56/$\mu\ell$) e a concentração média de proteína foi de 30,1 mg/dℓ (11,6 a 192 mg/dℓ). No LCR obtido da região lombar, havia em média 9,5 células/$\mu\ell$ (0 a 630/$\mu\ell$) e concentração média de proteína de 112,1 mg/dℓ (32,8 a 582 mg/dℓ).[7]

A mielografia pode ser normal em 56 a 74% dos casos,[7,8] mas, se realizada na fase aguda, pode ser observada uma atenuação das colunas de contraste devido à presença de edema secundário, compatível com padrão intramedular (Figura 241.2).[3,4,7,21,22] Em felinos a mesma alteração pode ser observada na mielografia.[5]

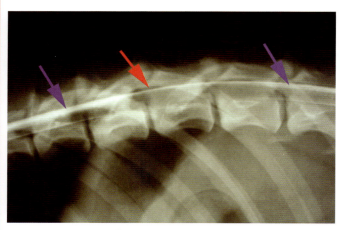

Figura 241.2 Mielografia realizada em um cão Pastor-Alemão de 2 anos que apresentou paraplegia de início agudo. Observa-se lesão do tipo intramedular, devido ao edema, sugerida pelo adelgaçamento da coluna de contraste (*seta vermelha*), quando comparada à coluna de contraste normal (*setas azuis*). Na histopatologia, confirmou-se IF.

A RM é considerada o exame *ante mortem* mais preciso no diagnóstico de IF.[15] É muito sensível em detectar edema medular que acompanha a isquemia causada pelo êmbolo.[22] As alterações de imagem descritas, sugestivas de IF incluem lesão intramedular focal, bem demarcada, e frequentemente lateralizada envolvendo predominantemente a substância cinzenta hipo ou isointensa nas imagens ponderadas em T1, e com hiperintensidade em T2 em 90% dos casos,[7,13] sem evidência da presença de material de disco extradural na região afetada, mas com uma redução sutil do volume do núcleo pulposo do disco intervertebral caudal à lesão medular nas imagens ponderadas em T2.[14] As imagens ponderadas em T1 após administração de contraste paramagnético podem mostrar realce leve e heterogêneo da área afetada, geralmente entre o quinto e sétimo dia da doença, mas pode ocorrer ausência de captação.[3,4,9,23] O comprimento da hiperintensidade intramedular nas imagens ponderadas em T2 geralmente é maior que o comprimento de uma vértebra.[13] Os exames realizados nas primeiras 24 a 72 horas após o início dos sinais clínicos podem eventualmente não ter alterações; já quando o exame é repetido após esse período, as alterações citadas acima podem ser identificadas.[9] Após 1 semana há aumento do contraste e após 1 mês pode não haver mais alterações.[9,13] Em um estudo com 52 cães com suspeita de mielopatias isquêmicas, nos quais foi realizada a RM com aparelho de 1,5T, em 21% não havia lesões identificáveis na ressonância magnética.[24] A presença das lesões no exame não esteve associada ao momento da realização do exame, e sim à gravidade do quadro neurológico. Nos cães com menos alterações neurológicas os resultados da RM foram normais. Também houve associação positiva entre a gravidade da doença e a extensão da lesão na RM.[24]

Diagnóstico diferencial

As principais causas de lesão medular aguda relativamente não progressiva são aquelas advindas de acidentes automobilísticos e outros tipos de trauma e principalmente a doença do DIV. Essas doenças são caracterizadas por dor intensa persistente, entre outros sinais.[22] Outros diferenciais incluem mielites focais infecciosas e inflamatórias, neoplasias e hemorragias intra e extramedulares secundárias a coagulopatias,[3] que podem ser causadas por distúrbios hereditários da coagulação, intoxicação por derivados cumarínicos, trombocitopenia imunomediada e coagulopatias causadas por doenças infecciosas transmitidas por carrapatos.[25] A hemorragia no SNC pode ser a primeira manifestação dessas doenças.[25]

O infarto isquêmico da medula também pode ocorrer por êmbolos de bactérias, parasitas, neoplasias ou de gordura, sendo importante a realização dos exames complementares para o diagnóstico de causas subjacentes, como cardiomiopatias, hipotireoidismo, hipertireoidismo, hiperadrenocorticismo, insuficiência renal crônica (IRC) e hipertensão,[3] sendo importantíssima em pacientes com quadro neurológico a aferição da pressão arterial. Nos animais com síndrome medular cervicotorácica unilateral, a avulsão do plexo braquial também deve ser considerada como diagnóstico diferencial.[21] Em felinos, os principais diagnósticos diferenciais, além do trauma, incluem linfoma, peritonite infecciosa felina, toxoplasmose, criptococose e doença do DIV.[5] Nos felinos com IF acometendo o tronco ou cerebelo, deve-se considerar ainda outras alterações vasculares incluindo as decorrentes de hipertensão, outras neoplasias como meningioma, glioma e metastática, e meningoencefalites bacterianas, fúngicas, virais e por protozoário.[10]

Recentemente, devido ao maior uso da RM, foram diagnosticadas outras formas de mielopatias agudas além do IF, como a extrusão hiperaguda de DIV não compressiva e a extrusão de disco intervertebral com penetração intramedular.[13,26,27] O material do disco intervertebral pode sofrer extrusão e se localizar nas regiões extradural, intradural-extramedular ou intramedular, ocasionando contusão medular e em menor frequência laceração das meninges com ou sem penetração do material do disco no tecido nervoso. A extrusão aguda não compressiva do núcleo pulposo em geral decorre do aumento repentino da pressão intradiscal durante exercícios vigorosos como correr e pular ou trauma.[26] Essa condição tem como sinônimos extrusão de disco traumática, explosão do disco intervertebral, extrusão aguda de disco com pouco volume, extrusão hiperaguda associada ao exercício e doença do disco intervertebral de Hansen tipo III. Esse último termo não deve ser utilizado, pois Hansen descreveu apenas dois tipos de degeneração do disco intervertebral.[13]

São aspectos clínicos importantes o fato de o IF ocorrer em cães de qualquer idade, enquanto a extrusão aguda não compressiva, com ou sem penetração medular afeta somente cães com mais de 1 ano. A extrusão aguda de disco não compressiva foi relatada em várias raças caninas, principalmente as não condrodistróficas, com média de idade de 7 anos (2 a 11 anos) e em alguns gatos adultos. Já a extrusão de disco intervertebral intradural/intramedular foi relatada em várias raças caninas (1 a 14 anos; média 9 anos) e em dois gatos adultos de idade média a idosa.[13] Outro aspecto importante é que em cães com extrusão de disco aguda não compressiva há maior hiperestesia espinal na palpação da coluna vertebral, em comparação com cães com IF, no exame físico inicial.

Em alguns pacientes, a diferenciação entre IF e extrusão não compressiva pode ser desafiadora, principalmente se for utilizado RM de baixo campo. Na RM de alto campo já foram observadas alterações sutis no disco intervertebral próximo ao local da mielopatia isquêmica.[14] Mesmo com o uso de RM de alto campo, observou-se em um estudo que houve discordância moderada do diagnóstico entre dois avaliadores.[28] A mielotomografia parece ser mais eficaz para o diagnóstico do que a RM de baixo campo, principalmente quando o disco intervertebral está localizado no espaço intradural/extramedular.[29] A possibilidade de diferenciar o IF da extrusão de DIV aguda não compressiva por meio de exames *ante mortem* é importante, pois o prognóstico e tratamento das duas afecções é diferente. Na mielotomografia observa-se acúmulo focal de contraste iodado no espaço subaracnóideo e/ou parênquima medular, sendo possível ainda a identificação do material do disco intervertebral no espaço subaracnóideo. A TC permite também identificar o material do disco intervertebral calcificado e diferenciá-lo de hemorragia. Pode ainda ser visibilizado extravasamento extradural do meio de contraste iodado, sugestivo de ruptura dural.[29]

MACROSCOPIA E HISTOLOGIA

Macroscopicamente, o segmento medular afetado pode estar visivelmente edemaciado, com ou sem sinais de malácia e hemorragia, e no corte transversal da medula espinal a área do infarto pode estar isquêmica/ou de cor escura (Figura 241.3) ou hemorrágica.[6,12] A substância cinzenta e a branca podem estar afetadas, e a lesão na maioria das vezes é assimétrica, estendendo-se por vários segmentos.[12] Na microscopia observam-se malácia e necrose da substância cinzenta da medula espinal.[16] As margens da lesão tendem a ser bem delimitadas do tecido normal, ocorrendo proliferação vascular e infiltração de macrófagos após alguns dias. Pode haver evidência do êmbolo em um ou mais vasos espinais ou nos vasos das raízes nervosas e meninges, com características histológicas e histoquímicas típicas da fibrocartilagem dos DIV, sendo visíveis ainda células nucleares fagocíticas e neutrófilos em abundância dentro das lesões.[12,15] A fibrocartilagem é identificada melhor com o uso da coloração de azul de toluidina.[16] As mesmas alterações histológicas foram vistas em felinos com IF, inclusive no tecido nervoso encefálico nos casos de IF no tronco encefálico e cerebelo.[11]

TRATAMENTO

Embora o IF seja considerado uma emergência neurológica, não há nenhum tratamento específico para essa afecção, nem evidências de que tratamentos medicamentosos sejam superiores aos cuidados gerais de enfermagem e uso de técnicas de reabilitação e fisioterapia,[17] pois muitos pacientes apresentam grande melhora entre 3 e 7 dias após o início do quadro clínico, provavelmente devido ao desenvolvimento da circulação colateral e reperfusão.[1] O tratamento do IF é basicamente conservador, mas a apresentação clínica pode mimetizar outras condições que requerem intervenção específica e rápida, como extrusão aguda compressiva do disco intervertebral, que na maioria dos casos requer cirurgia,[7] sendo importante o uso de meios de diagnóstico precocemente, para evitar condutas prejudiciais ao paciente. Já no caso da extrusão de DIV aguda não compressiva, a fisioterapia ativa precoce não é indicada, pois pode favorecer a saída de mais material do disco do interior do espaço pela abertura existente no anel fibroso do disco, levando à compressão medular.[13] Na fase aguda da doença alguns autores recomendam que sejam administrados medicamentos direcionados à lesão medular secundária, com o objetivo de manter a perfusão do tecido nervoso.[3,30] Existem inúmeros fármacos testados experimentalmente para o tratamento da lesão medular, e muitos pontos de vista opostos sobre a eficácia de agentes neuroprotetores, como antioxidantes, antagonistas dos canais de cálcio e outros vasodilatadores, opiáceos, anti-inflamatórios não esteroides (AINEs), hormônio liberador de tireotropina, aminoesteroides, quelantes do ferro, entre outros, sendo os corticosteroides os fármacos tradicionalmente mais utilizados.[17] Embora o succinato sódico de metilprednisolona (SSMP) e outros corticoides sejam usados em medicina humana e veterinária em pacientes com lesão medular, e sua aplicação já tenha sido indicada em casos de IF em cães,[3,15] atualmente existem muitas preocupações sobre a existência de mais efeitos colaterais do que benefícios com o seu uso.[17] Os efeitos teoricamente benéficos do SSMP para o tecido nervoso foram observados somente com dosagens altas (30 mg/kg), muito maiores do que a dosagem anti-inflamatória (0,5 mg/kg), e essa superdosagem aumenta os riscos de sepse, pneumonia, pancreatite, imunossupressão e alterações gastrintestinais.[19]

Assim, o tratamento mais indicado são os cuidados de enfermagem e a fisioterapia,[3,30] incluindo a hidroterapia, que devem ser iniciados tão logo seja feito o diagnóstico.[8,23] Os cuidados de enfermagem incluem a manutenção do paciente em local acolchoado para evitar úlceras, troca regular de decúbito, limpeza da pele para evitar assaduras causadas por incontinência urinária e fecal, esvaziamento vesical e intestinal, nutrição adequada e prevenção da pneumonia por aspiração e atelectasia pulmonar.[3] A fisioterapia intensa e precoce[8] estimula a plasticidade neuronal e minimiza a atrofia muscular e alterações articulares e contraturas,[3] tendo um papel muito importante no retorno da deambulação normal ou quase normal.[8] Em pacientes com lesão cervical ou do tronco encefálico que causa comprometimento neurológico da ventilação, devem ser realizados os cuidados adequados para manter a pressão arterial sistêmica, a ventilação e a oxigenação.[3] Em um estudo, a fisioterapia foi iniciada 24 a 48 horas após o início dos sinais clínicos e consistiu de mobilização articular passiva e massagens, com os pacientes em decúbito ou sobre um suporte, por pelo menos 10 a 15 minutos, 3 a 5 vezes/dia. Além disso, os cães gravemente afetados foram submetidos à hidroterapia por pelo menos 10 minutos, 2 vezes/dia. Nos pacientes plégicos, a hidroterapia foi combinada com movimentos passivos dos membros. Nos cães com diminuição ou ausência de percepção de dor profunda e sinais de neurônio motor inferior foi realizada ainda estimulação elétrica dos membros afetados. Nesse estudo, 73,4% dos cães apresentaram recuperação rápida e quase completa dentro de 2 semanas, enquanto em 26,6% houve retorno da locomoção sem assistência em 15 a 45 dias.[8]

PROGNÓSTICO

O prognóstico depende da localização e da extensão da lesão isquêmica,[3] bem como do início precoce do tratamento.[8,15] Há melhor prognóstico se houver sensibilidade dolorosa profunda preservada.[30] Embora o envolvimento das intumescências da medula espinal seja relacionado a um prognóstico pior, devido ao acometimento dos neurônios motores inferiores, a extensão da lesão parece ser um fator prognóstico mais importante do que a sua localização. Em um estudo, observou-se que ausência de percepção de dor profunda foi o fator relacionado à realização

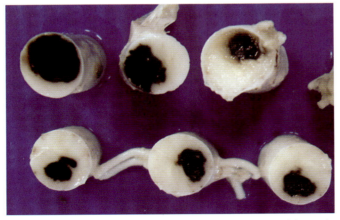

Figura 241.3 Aspecto macroscópico de segmentos medulares da região toracolombar de um cão com infarto fibrocartilaginoso. Observam-se áreas isquêmicas assimétricas que se estendem por vários segmentos.

de eutanásia, devido à falta de melhora do quadro, provavelmente em decorrência de danos graves e bilaterais da substância cinzenta e branca da medula espinal.[8] Outro fator prognóstico importante é o porte grande dos pacientes, pois nem todos os tutores de cães de grande porte conseguem manejar adequadamente os pacientes em relação à realização de fisioterapia e esvaziamento vesical.[1] Em um estudo com 100 pacientes com diversas afecções neurológicas, observou-se menor sobrevida, ou opção por eutanásia nos cães mais pesados, devido à ocorrência de diversas complicações, principalmente feridas de decúbito e incontinência urinária.[31] Entretanto, a incontinência urinária não parece ser uma sequela frequente em cães com IF.[26]

As taxas descritas de recuperação podem então variar entre 65 e 91%.[8,26] Os intervalos de tempo descritos para ocorrer recuperação, considerando o início dos sinais clínicos e a recuperação da atividade motora voluntária, deambulação não assistida e recuperação máxima são 6 dias (variação de 2,5 a 15 dias), 11 dias (variação de 4 a 136 dias) e 3,75 meses (variação de 1 a 12 meses), respectivamente.[13] O prognóstico em gatos é semelhante ao observado em cães, e o tempo médio para recuperar a deambulação variou de 2 a 27 dias,[13] sendo reservado nos felinos com lesão em tronco encefálico e cerebelo.[10,11]

REFERÊNCIAS BIBLIOGRÁFICAS

1. Dewey CW, Da Costa RC. Practical guide to canine and feline neurology. 3. ed. Ames, Iowa, EUA: Wiley-Blackwell; 2016. 672 p.
2. Duprez TP, Danvoye L, Hernalsteen D, Cosnard G, Sindic CJ, Godfraind C. Fibrocartilaginous embolization to the spinal cord: serial MR imaging monitoring and pathologic study. AJNR Am J Neuroradiol. 2005;26(3):496-501.
3. De Risio L, Platt SR. Fibrocartilaginous embolic myelopathy in small animals. Vet Clin North Am Small Anim Pract. 2010;40(5):859-69.
4. Marioni-Henry K. Feline spinal cord diseases. Vet Clin North Am Small Anim Pract. 2010;40(5):1011-28.
5. Mikszewski JS, Van Winkle TJ, Troxel MT. Fibrocartilaginous embolic myelopathy in five cats. J Am Anim Hosp Assoc. 2006 Jun;42(3):226-33.
6. Doige CE, Parent JM. Fibrocartilaginous embolism and ischemic myelopathy in a four-month old German shepherd dog. Can J Comp Med. 1983;47(4):499-500.
7. Bartholomew KA, Stover KE, Olby NJ, Moore SA. Clinical characteristics of canine fibrocartilaginous embolic myelopathy (FCE): a systematic review of 393 cases (1973-2013). Vet Rec. 2016;179(25):650.
8. Gandini G, Cizinauskas S, Lang J, Fatzer R, Jaggy A. Fibrocartilaginous embolism in 75 dogs: clinical findings and factors influencing the recovery rate. J Small Anim Pract. 2003;44(2):76-80.
9. Nakamoto Y, Ozawa T, Katakabe K, Nishiya K, Yasuda N, Mashita T et al. Fibrocartilaginous embolism of the spinal cord diagnosed by characteristic clinical findings and magnetic resonance imaging in 26 dogs. J Vet Med Sci. 2009;71(2):171-6.
10. McBride R, Rylander H, Lyman D. Fibrocartilaginous embolic encephalopathy of the cerebellum and brainstem in a cat. Open Vet J. 2018;8(4):489-92.
11. Okada K, Kagawa Y. Fibrocartilaginous embolism of the cervical spinal cord and cerebellum in a cat. J Vet Med Sci. 2019;81(5):747-9.

12. Summers BA, Cummings JF, De Lahunta A. Veterinary neuropathology. Saint Louis: Mosby; 1995, 527 p.
13. De Risio L. A Review of fibrocartilaginous embolic myelopathy and different types of peracute non-compressive intervertebral disk extrusions in dogs and cats. Front Vet Sci. 2015;2:24.
14. Fenn J, Olby NJ. Classification of intervertebral disc disease. Front Vet Sci 7:579025. doi: 10.3389/fvets.2020.579025.
15. Braund KG. Neurovascular diseases. In: Braund KG. Clinical neurology in small animals – localization, diagnosis and treatment. Ithaca, NY: International Veterinary Information Service (www.ivis.org). 2003. Available from: http://www.ivis.org/special_books/Braund/braund25/IVIS.pdf.
16. Cauzinille L, Kornegay JN. Fibrocartilaginous embolism of the spinal cord in dogs: review of 36 histologically confirmed cases and retrospective study of 26 suspected cases. J Vet Intern Med. 1996;10(4):241-5.
17. Araújo BM, Bahr Arias MV, Tudury EA. Paraplegia aguda com perda de dor profunda em cães. Revisão de Literatura. Clínica Veterinária. 2009;81:70-84.
18. Axlund TW, Isaacs AM, Holland M, O'Brien DP. Fibrocartilaginous embolic encephalomyelopathy of the brainstem and mid cervical spinal cord in a dog. J Vet Intern Med. 2004;18(5):765-7.
19. Coradini M, Johnstone I, Filippich LJ, Armit S. Suspected fibrocartilaginous embolism in a cat. Aust Vet J. 2005;83(9):550-1.
20. Theobald A, Volk HA, Dennis R, Berlato D, De Risio L. Clinical outcome in 19 cats with clinical and magnetic resonance imaging diagnosis of ischaemic myelopathy (2000-2011). J Feline Med Surg. 2013;15(2):132-41.
21. Sharp NJH, Wheeler SJ. Small animal spinal disorders. Diagnosis and surgery. 2. ed. Philadelphia: Elsevier Mosby; 2005. 379 p.
22. De Lahunta A, Glass E, Kent M. Veterinary neuroanatomy and clinical neurology. 4. ed. St. Louis, MO: Elsevier; 2015.
23. Nakamoto Y, Ozawa T, Katakabe K, Nishiya K, Mashita T, Morita Y et al. Usefulness of an early diagnosis for the favorable prognosis of fibrocartilaginous embolism diagnosed by magnetic resonance imaging in 10 small to middle-sized dogs. Vet Res Commun. 2008;32(8):609-17.
24. De Risio L, Adams V, Dennis R, McConnell F, Platt S. Magnetic resonance imaging findings and clinical associations in 52 dogs with suspected ischemic myelopathy. J Vet Intern Med. 2007;21(6):1290-8.
25. Olby NJ. Tetraparesis. In: Platt SR, Olby NJ (editors). British small animal veterinary association manual of canine and feline neurology. 3. ed. Quedgeley: BSAVA; 2004. p. 214 36.
26. Mari L, Behr S, Shea A, Dominguez E, Johnson PJ, Ekiri A et al. Outcome comparison in dogs with a presumptive diagnosis of thoracolumbar fibrocartilaginous embolic myelopathy and acute non-compressive nucleus pulposus extrusion. Vet Rec. 2017;181(11):293.
27. Henke D, Gorgas D, Flegel T, Vandevelde M, Lang J, Doherr MG et al. Magnetic resonance imaging findings in dogs with traumatic intervertebral disk extrusion with or without spinal cord compression: 31 cases (2006-2010). J Am Vet Med Assoc. 2013;242(2):217-22.
28. Tamura S, Doi S, Tamura Y, Takahashi K, Enomoto H, Ozawa T et al. Thoracolumbar intradural disc herniation in eight dogs: clinical, low-field magnetic resonance imaging, and computed tomographic myelography findings. Vet Radiol Ultrasound. 2015;56(2):160-7.
29. Fenn J, Drees R, Volk HA, Decker SD. Inter- and intraobserver agreement for diagnosing presumptive ischemic myelopathy and acute noncompressive nucleus pulposus extrusion in dogs using magnetic resonance imaging. Vet Radiol Ultrasound. 2016;57(1):33-40.
30. Olby N, Halling KB, Glick TR. Rehabilitation for the neurologic patient. Vet Clin North Am Small Anim Pract. 2005;35(6):1389-409.
31. Santoro MB, Bahr Arias MV. Complicações observadas em cães e gatos com doenças neurológicas. Pesquisa Veterinária Brasileira. 2018;38(6):1159-71.

242
Mielopatia Degenerativa Canina

Mônica Vicky Bahr Arias

INTRODUÇÃO

É o termo usado para descrever uma doença neurodegenerativa lentamente progressiva, não dolorosa e fatal,[1] que afeta a medula espinal de algumas raças caninas, em geral de porte médio a grande. Os sinais clínicos iniciais típicos da mielopatia degenerativa (MD) são ataxia proprioceptiva dos membros posteriores, em geral assimétrica e que progride para paresia espástica, até causar paraplegia, em geral em torno de 1 ano após o início dos sinais clínicos, quando então os tutores optam pela eutanásia. Se os cães forem mantidos por mais tempo após esse estágio, a fraqueza pode atingir os membros torácicos, ocorrendo tetraplegia flácida e atrofia muscular, na sequência atingindo o tronco encefálico, quando ocorre então alteração no latido e disfagia.[1-4] Embora tenha sido relatada inicialmente nos EUA em 1973 em Pastor-Alemão, raça super-representada em vários relatos, acomete também Boxer, Husky Siberiano, Labrador Retriever, Bernesiano, Collie, Pembroke Welsh Corgi, entre outras,[2-5] sendo o padrão de progressão da doença semelhante em todas elas.[6] Estima-se que nos EUA represente 1 a 5% dos casos referidos para especialistas em neurologia.[5] No Brasil, o primeiro relato data de 1998.[7] Inicialmente acreditava-se que a degeneração estivesse restrita à substância branca da medula espinal, mas em um certo número de pacientes com hiporreflexia foi observado o envolvimento de raízes nervosas, e a doença também foi denominada "radiculomielopatia degenerativa crônica" por alguns autores.[6,8,9] Como algumas afecções que comprimem a medula espinal podem afetar as mesmas raças acometidas pela MD e causar sinais neurológicos semelhantes, o diagnóstico definitivo de MD somente pode ser confirmado *post mortem,* pela detecção microscópica de degeneração axonal, perda de mielina e proliferação astroglial, alterações que são mais graves na porção dorsal do funículo lateral e nas colunas dorsais da medula espinal torácica média.[9]

FISIOPATOLOGIA

A etiologia da MD é desconhecida, e existem várias teorias sobre as causas que levam à degeneração da medula espinal e raízes nervosas, entretanto a hipótese mais aceita atualmente é a origem genética.[10] Inicialmente foi proposto que se tratava de uma degeneração axônica distal-proximal (*dying-back*) de origem tóxica, o que foi refutado posteriormente.[2,3,4] Outras causas descartadas foram alterações metabólicas e nutricionais devido à deficiência de vitaminas E e B12,[2,3,4,7,11] alterações inflamatórias, imunológicas e vasculares, do estresse oxidativo e excitotóxicas.[2,3,10] Em estudos com testes imuno-histoquímicos, há resultados contraditórios sobre a presença de inflamação na medula espinal, pois em um estudo recente foi constatado que a micróglia e astrócitos ativados secretam citocinas e expressam moléculas de adesão na medula espinal.[3,12]

Em vista da uniformidade dos sintomas, alterações histológicas, idade e raça dos animais acometidos, existem pesquisas para verificar as causas da hereditariedade da MD. Em um estudo que realizou o mapeamento genético nas raças Boxer, Pembroke Welsh Corgi, Pastor-Alemão, Chesapeake Bay Retriever e Rhodesian Ridgeback, foram identificadas mutações do gene que codifica a proteína superóxido dismutase-1 (SOD-1) em dois alelos SOD-1 (SOD-1: c.118A e SOD-1: c.52T).[1,3,13] A proteína SOD-1 é uma das proteínas mais abundantes no sistema nervoso central (SNC), responsável por destruir radicais livres no organismo, e a mutação leva ao acúmulo destes radicais livres em neurônios e células da glia, induzindo a neurodegeneração. Nas raças estudadas, a homozigose do alelo A foi fortemente associada à MD, pois 96 de 100 cães (96%) diagnosticados com MD eram homozigotos A/A. Curiosamente, nem todos os cães homozigotos para a mutação SOD-1 desenvolveram MD, e nenhum dos cães heterozigotos para essa mutação desenvolveu a doença, pois a mutação MD está associada a um modo de herança autossômica recessiva de penetrância incompleta.[1,14] Entretanto, em um estudo posterior, o diagnóstico de MD foi confirmado histopatologicamente em oito cães que eram heterozigotos A/G no gene SOD-1 c.118 e não tinham outras variantes nas regiões codificadoras de aminoácidos SOD-1.[15] Também foi preocupante nesse estudo, no qual foram avaliados 222 raças e cães mestiços, que o alelo SOD-1: c.118A foi encontrado de forma generalizada em 124 raças caninas diferentes incluindo cães mestiços. Já o alelo SOD-1: c.52T foi mais raro e limitado aos cães da raça Bernesian Mountain Dog.[15] No Brasil há um estudo genético com 95 cães da raça Pastor-Alemão e a frequência observada do alelo A, associado à MD foi 12,1%.[16]

A mutação do gene SOD é uma causa conhecida de esclerose lateral amiotrófica (ELA) em seres humanos, entre a quarta e sexta décadas de vida.[13,17] Na ELA, 5 a 10% dos casos são de origem familiar ou genética, na qual a mutação no gene SOD-1 colabora para 20% dos casos, enquanto o restante dos casos decorre da forma esporádica.[1,17,18] A degeneração progressiva dos neurônios motores causa rigidez e lentidão dos movimentos musculares, dificuldade para falar e engolir, atrofia muscular e fraqueza grave e os pacientes geralmente morrem entre 3 e 5 anos após o início dos sinais da doença, devido à dificuldade respiratória. As características patológicas da ELA são degeneração muscular (amiotrofia), degeneração axonal e astrogliose extensa e morte neuronal do corpo celular de neurônios motores superiores e inferiores na medula espinal, tronco encefálico e córtex cerebral.[17] Apesar de algumas semelhanças entre MD e ELA, existem diferenças clínicas, genéticas e patológicas entre as duas doenças e ainda são necessários mais estudos para esclarecer a causa de MD em cães e se os animais poderiam ser usados como modelo experimental natural para estudo de terapias que possam ser usadas em ambas as espécies.[18]

Foram realizados diversos estudos em cães para descobrir a fisiopatologia da MD, mas os mecanismos precisos permanecem desconhecidos. Já se sabe que a perda axonal e a desmielinização da medula espinal acometem todos os funículos e envolvem tratos sensoriais somáticos, sensorial de propriocepção geral e motores, sendo a parte dorsolateral do funículo lateral a mais afetada. Foi demonstrado o papel tóxico da proteína SOD-1, levando ao acúmulo de agregados insolúveis nos astrócitos do tecido nervoso da medula espinal de forma crescente com a progressão da doença, entre outras respostas celulares estudadas.[18-20] Como os mecanismos de lesão na MD e ELA são semelhantes, várias pesquisas estão sendo realizadas, inclusive em muitos cães afetados, para descobrir um possível tratamento para ambas as afecções,[14,17,21] pois até o momento não existem evidências científicas de terapias eficazes para essas doenças.

MANIFESTAÇÕES CLÍNICAS

A doença acomete principalmente as raças Pastor-Alemão, Boxer (Figura 242.1) e Pembroke Welsh Corgi, mas é relatada em Rodesian, Bernese Mountain, Husky Siberiano, Chesapeake Bay Retriever, Poodle miniatura, Poodle gigante, Golden Retriever, Pug e mestiços, entre outras.[2,4,6,10] Não há predisposição sexual, e a doença afeta primariamente animais adultos a idosos, entre 8 e 14 anos (média 8 a 9 anos), mas pode ocorrer em cães mais jovens, com 5 anos.[2-5,22] No Pembroke Welsh Corgi, uma raça de menor porte que as demais raças geralmente afetadas pela MD, relata-se que o início da afecção é em média aos 11 anos.[3,10,13]

O início e progressão da afecção é homogêneo entre todas as raças, devido à degeneração dos neurônios sensoriais e motores superiores e inferiores. Ocorre progressão lenta de fraqueza de membros posteriores, depois há ataxia proprioceptiva dos membros pélvicos que progride para paraparesia espástica, com ausência de dor espinal.[3,5,7,14] Os sintomas podem ser simétricos ou assimétricos (Figura 242.1).[2] No início os sinais podem ser confundidos com displasia coxofemoral, que pode estar presente concomitantemente nesses pacientes.[23] O reflexo patelar no início da doença está, em geral, presente ou exagerado, podendo ocorrer ainda o reflexo extensor cruzado quando testa-se o reflexo interdigital.[2] A neurolocalização inicial é de uma síndrome medular toracolombar (T3-L3).[2] Entretanto, em 10 a 20% dos pacientes pode haver sinais de neurônio motor inferior (NMI), com diminuição ou perda uni ou bilateral do reflexo patelar, que pode refletir a lesão na coluna cinzenta dorsal nos segmentos medulares L4-L5.[5,23] É importante lembrar que em alguns cães idosos o reflexo patelar pode estar ausente devido a um declínio da magnitude da resposta devido ao envelhecimento.[2,23] Seis a doze meses após a consulta inicial ocorre progressão para paraplegia do tipo NMI, com diminuição ou perda do reflexo patelar e atrofia muscular que se desenvolve gradativamente, e a sensibilidade dolorosa dos membros em geral não é afetada.[2,5,20] Os tutores costumam solicitar eutanásia nessa fase.

Nos cães que são mantidos após o desenvolvimento da paraplegia, a doença progride até atingir os membros torácicos. Ocorre tetraplegia flácida com o avanço da doença, e a atrofia muscular se acentua nos músculos apendiculares. O reflexo cutâneo do tronco fica reduzido ou ausente, pode haver incontinência urinária e fecal; ocasionalmente, observa-se dificuldade para deglutir e latir, indicando que a degeneração acometeu também o tronco encefálico. A doença pode demorar 36 meses para chegar a esse ponto desde a consulta inicial.[2,20]

Há um esquema proposto,[2] dividindo a gravidade da doença em quatro estágios, que inclusive é utilizado em pesquisas sobre marcadores da doença.[20,24] As características clínicas dos estágios são as seguintes: estágio 1 – ataxia proprioceptiva assimétrica e paraparesia do tipo neurônio motor superior, com reflexos nos membros pélvicos preservados; estágio 2 – paraparesia não ambulatorial à paraplegia, diminuição dos reflexos em membros pélvicos, atrofia dos músculos dos membros posteriores, pode haver incontinência fecal e urinária; estágio 3 – paraplegia do tipo neurônio motor inferior com início de fraqueza dos membros torácicos; reflexos espinais ausentes em membros posteriores, atrofia muscular grave dos membros pélvicos, incontinência urinária e fecal; estágio 4 – tetraplegia flácida, reflexos espinais ausentes nos quatro membros, atrofia muscular generalizada e grave, incontinência urinária e fecal e sinais de acometimento do tronco encefálico (disfagia, disfonia, dificuldade respiratória). O tempo de evolução entre o estágio 1 e 2 pode demorar até 1 ano, do estágio 2 para o 3 pode levar até 8 meses, e do estágio 3 para o 4 mais 4 a 6 meses.[2]

DIAGNÓSTICO

O diagnóstico definitivo somente pode ser determinado *post mortem* pelo exame histológico da medula espinal.[2,3,7,13] O diagnóstico *ante mortem* é realizado com base nos dados da resenha, anamnese, exame físico e neurológico, realizando-se exames complementares para exclusão de outras afecções que causem sinais clínicos similares aos da mielopatia progressiva.[2,7,23] Na anamnese a história da progressão da doença é bem sugestiva de MD, bem como a ausência de hiperestesia paraespinal.[23] Entretanto, isso pode ser desafiador, pois a apresentação clínica pode mimetizar várias outras doenças medulares, e inclusive

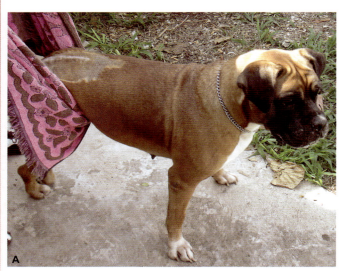 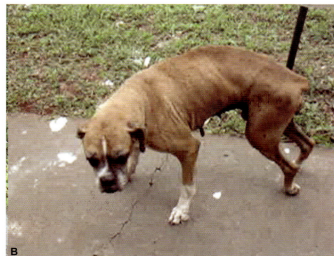

Figura 242.1 A. Boxer fêmea de 9 anos encaminhada após ter sido submetida a cirurgia descompressiva entre L7-S1. Não houve melhora do quadro e, no exame neurológico, constatou-se paraparesia moderada com perda do reflexo patelar. O quadro evoluiu lentamente até o paciente ser submetido à eutanásia e confirmou-se MD na histologia. **B.** Boxer macho de 8 anos com paraplegia e perda de propriocepção pior no lado esquerdo, de 6 meses de evolução, não sendo constatada dor em coluna vertebral. Os exames realizados descartaram várias doenças vertebromedulares, suspeitando-se de MD, que foi confirmada posteriormente pela histologia da medula espinal.

cães idosos, principalmente os de médio a grande porte, podem apresentar concomitantemente doenças ortopédicas e neurológicas que confundem a interpretação do exame neurológico.[2,23] Essas doenças incluem estenose lombossacra, doença do disco intervertebral (DDIV) do tipo II, neoplasia medular, mielopatia cervical caudal, doença articular degenerativa, como displasia coxofemoral, e ruptura do ligamento cruzado cranial.[2,23] A DDIV do tipo II, que causa compressão medular do tipo crônico em cães de raças grandes, é comum em cães da raça Pastor-Alemão que desenvolvem MD, devendo-se ter experiência clínica para evitar a indicação de uma cirurgia descompressiva que pode não ser benéfica.[23] O uso de corticoides em dose anti-inflamatória por um curto período pode ajudar a distinguir entre essas duas afecções.[23] O Pembroke Welsh Corgi é uma raça condrodistrófica sujeita à DDIV do tipo I, portanto essa afecção deve ser levada em consideração ao examinar Corgis com problemas neurológicos.[10]

Recomenda-se a realização dos seguintes exames para descartar outras doenças medulares: hemograma, bioquímica sérica completa, urinálise, sorologia, reação em cadeia da polimerase (PCR) para agentes infecciosos do sangue e liquor e radiografias torácicas, que em geral são normais.[2,23] As radiografias simples da coluna vertebral são realizadas para excluir discoespondilite e neoplasias vertebrais líticas, e muitas vezes podem ser observadas espondilose deformante, osteoartrose vertebral e diminuição do espaço do disco intervertebral sem significado clínico. Em alguns casos pode realmente ser identificada a DDIV sem necessidade de exames de imagem avançados, mas o clínico deve ter a experiência clínica para imputar ou não a esses achados a responsabilidade pelos sinais neurológicos observados.[4,10] A análise de líquido cefalorraquidiano (LCR) auxilia no diagnóstico de meningomielites infecciosas e inflamatórias,[23] e na MD esse exame não tem alterações,[4] ou pode haver dissociação albuminocitológica, com aumento discreto de proteínas.[4] A concentração de proteína básica de mielina no LCR é usada como marcador bioquímico em humanos para avaliar lesões desmielinizantes no sistema nervoso central.[25] A quantidade de proteína básica da mielina foi mensurada no LCR de oito cães com MD, comparando-se o resultado com oito cães normais, e foi constatada diferença significativa entre os grupos, concluindo-se que a aferição dessa proteína pode, no futuro, ser um exame adicional no diagnóstico da MD.[25] O LCR em cães afetados pela MD também foi avaliado quanto à presença de marcadores de resposta imune, havendo a detecção da presença de bandas oligoclonais, porém foram detectadas bandas semelhantes no grupo controle.[26]

A mielografia na MD não apresenta alterações, mas podem ser observados sinais de compressão medular clinicamente não relevante, devido à DDIV do tipo II em raças grandes. Deve-se relacionar esse achado com a localização da síndrome medular, história e sintomas, principalmente ausência de hiperestesia paraespinal.[2,23] Na tomografia de cães de grande porte é comum a visibilização de diversos discos protruídos que podem confundir o diagnóstico.[2] Em um estudo no qual foi realizada mielotomografia computadorizada em oito cães com diagnóstico clínico de MD, foram observadas alterações morfológicas não visíveis na mielografia convencional, como alterações no formato da medula compatíveis com atrofia da medula espinal e musculatura paraespinal, além de estenose do canal medular e DDIV tipo II em várias vértebras, entretanto não foi realizada a confirmação de que os cães realmente tinham MD e as alterações observadas podem ter diversas outras causas.[27]

A ressonância magnética (RM) é útil para descartar compressão medular extradural, como neoplasias e outras causas de paraparesia/plegia. Assim como na mielografia, na RM de cães com MD observa-se geralmente DDIV do tipo II, e o clínico deve basear-se em sua experiência para não se deixar confundir por esses achados.[2] Testes eletrodiagnósticos, como eletromiografia e velocidade de condução nervosa, estão normais na fase inicial, mas podem apresentar alterações na fase tardia da doença, como atividade espontânea multifocal na musculatura apendicular distal e potenciais de fibrilação, indicando desmielinização e axonopatia motora, mas esses exames ainda não foram realizados em um número suficiente de casos, e em todas as fases da doença, para que sejam conclusivos.[2,6]

Atualmente, existe um teste de DNA disponibilizado comercialmente por algumas empresas nos EUA que identifica a mutação genética no gene SOD-1. O *swab* de material bucal deve ser enviado aos EUA por meio de correio. A maioria dos cães afetados clinicamente por MD são homozigotos para a mutação, e os homozigotos assintomáticos tem um risco maior para desenvolver a doença, mas muitos não desenvolvem os sinais clínicos. Os cães heterozigotos eram até recentemente considerados somente portadores de MD, mas a doença foi confirmada por histopatologia em alguns cães heterozigotos.[15] Acredita-se que a realização do teste genético seja uma estratégia para auxiliar na redução da incidência da doença, se os criadores, ao realizar o teste em seus reprodutores, conseguirem diminuir o número de cães homozigotos na prole.[15]

Diagnóstico diferencial

As doenças citadas, e que podem ocorrer concomitantemente à MD, são diferenciais bastante importantes a serem considerados.[1,2,23] Também deve-se pensar na espondilomielopatia cervical caudal (síndrome de Wobbler), que pode causar alterações de membros pélvicos antes das alterações nos membros torácicos, cistos aracnoides, doença neuromuscular generalizada, polimiosites e poliartrite, embora nestas últimas o paciente apresente dor.[2] É importante lembrar que animais com doenças ortopédicas não apresentam deficiência no teste de propriocepção se este for realizado com técnica adequada.[2,23]

Histologia

Observa-se mielopatia bilateral e assimétrica difusa afetando todos os funículos na extensão total da medula espinal,[28] com características de degeneração axônica não inflamatória.[2,3] Observa-se melhor a distribuição das lesões nas secções transversas da medula espinal,[28] e os segmentos torácicos são mais acometidos, embora os segmentos cervicais e lombares também apresentem lesões leves a moderadas.[1,3,9,10] A perda de axônios e mielina é grave em várias regiões, ocorrendo substituição por astrócitos (proliferação astroglial ou esclerose), e na fase terminal a perda neuronal é mais intensa nos cornos ventrais da medula espinal.[29]

A gravidade das lesões é maior nas porções dorsais dos funículos laterais (Figura 242.2) envolvendo os tratos da substância branca superficiais e profundos.[2] Nem todos os trabalhos descrevem lesões no tronco encefálico, substância cinzenta da medula espinal e raízes dorsais, pois isso depende do estágio da doença.[3] Em um estudo, foram descritas alterações histológicas nos núcleos rubro e vestibular lateral do tronco encefálico e também nos núcleos denteado e fastigial do cerebelo.[9] As alterações nas raízes lombares dorsais surgem nos cães com alterações clínicas mais avançadas com sinais de neurônio motor inferior e perda do reflexo patelar. As alterações degenerativas consistem em dilatação da bainha de mielina, edema axônico, fragmentação e fagocitose dos *debris* de axônio e mielina.[3] A atrofia muscular por denervação (amiotrofia), perda de fibras nervosas com degeneração axonal e perda de mielina nos nervos também já foram documentadas em casos avançados.[6]

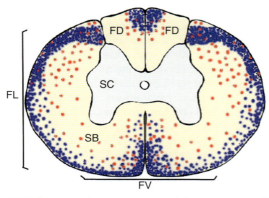

Figura 242.2 Esquema de corte transversal de segmento torácico da medula espinal com a distribuição das lesões observadas na histologia. *Em azul*, as áreas de perda de axônios e mielina; *em vermelho*, a degeneração de axônios. SC: substância cinzenta; SB: substância branca; FD: funículo dorsal; FL: funículo lateral; FV: funículo ventral.

TRATAMENTO

Tendo em vista que a causa da doença ainda não está elucidada, não existe tratamento específico e todos os tratamentos descritos em literatura, até o momento, são empíricos.[2,30] Infelizmente ainda não existe tratamento para a degeneração dos axônios. Embora já se tenha sugerido que a MD é uma doença degenerativa autoimune, tratamentos imunossupressores com corticoides não apresentaram benefícios a longo prazo.[2] O uso do agente antiprotease ácido ε-aminocaproico não apresentou benefícios, assim como N-acetilcisteína, vitaminas B, C, E, cobalamina[2,7] e S-adenosilmetionina, não existindo nenhuma evidência científica da ação desses fármacos na MD. Em um estudo realizado em 12 cães com diagnóstico presuntivo de MD, foi utilizada a combinação de corticoides, ácido ε-aminocaproico, N-acetilcisteína e vitaminas C e E, sem nenhuma melhora do quadro.[31] Como a degeneração é muito lenta, o paciente pode apresentar períodos breves de compensação, o que pode ser interpretado pelo proprietário como melhora ocasionada por uma dessas medicações.[23]

Em um estudo conduzido com 22 cães com MD, a fisioterapia intensa, com exercícios ativos e passivos, massagem e hidroterapia, apresentou efeito benéfico, aumentando a sobrevida e a capacidade de deambulação dos pacientes. Os pacientes que receberam fisioterapia intensa apresentaram sobrevida mais longa (média: 255 dias), quando comparados aos cães que receberam fisioterapia moderada (média: 130 dias) ou aos cães que não foram submetidos à fisioterapia (média: 55 dias). Entretanto os próprios autores reconheceram algumas limitações no estudo, como o grupo pequeno, de pacientes, a MD não ter sido confirmada com a realização da histologia em todos os pacientes e o fato de a avaliação da melhora do paciente ter sido realizada pelos proprietários, que podem ser influenciados por forte ligação com os animais e desejo de que todo o esforço não tenha sido em vão.[30] Mesmo assim, a fisioterapia é parte importante na reabilitação de pacientes com várias afecções neurológicas, melhorando a qualidade de vida dos animais e de seus proprietários.[30,32]

PROGNÓSTICO

O prognóstico para os cães com MD é reservado, e a doença progride lentamente, levando à incapacidade permanente dos pacientes.[2,6] Assim, como a MD é uma afecção progressiva, o veterinário deve estar preparado para orientar o tutor desses pacientes, indicar e apoiar a realização de eutanásia quando for o momento mais adequado.

REFERÊNCIAS BIBLIOGRÁFICAS

1. Awano T, Johnson GS, Wade CM, Katz ML, Johnson GC, Taylor JF et al. Genome-wide association analysis reveals a SOD1 mutation in canine degenerative myelopathy that resembles amyotrophic lateral sclerosis. Proc Natl Acad Sci EUA. 2009;106(8):2794-9.
2. Coates JR, Wininger FA. Canine degenerative myelopathy. Vet Clin North Am Small Anim Pract. 2010;40(5):929-50.
3. March PA, Coates JR, Abyad RJ, Williams DA, O'Brien DP, Olby NJ et al. Degenerative myelopathy in 18 Pembroke Welsh Corgi dogs. Vet Pathol. 2009;46(2):241-50.
4. Wininger FA, Zeng R, Johnson GS, Katz ML, Johnson GC, Bush WW et al. Degenerative Myelopathy in a Bernese Mountain Dog with a novel SOD1 missense mutation: novel mutation of *SOD1*-associated degenerative myelopathy. Journal of Veterinary Internal Medicine. 2011;25(5):1166-70.
5. Miller AD, Barber R, Porter BF, Peters RM, Kent M, Platt SR et al. Degenerative myelopathy in two Boxer dogs. Vet Pathol. 2009;46(4):684-7.
6. Shelton GD, Johnson GC, O'Brien DP, Katz ML, Pesayco JP, Chang BJ et al. Degenerative myelopathy associated with a missense mutation in the superoxide dismutase 1 (SOD1) gene progresses to peripheral neuropathy in Pembroke Welsh corgis and boxers. J Neurol Sci. 2012;318(1-2):55-64.
7. Bahr Arias MV et al. Mielopatia degenerativa em cão Pastor Alemão. Relato de caso. Clínica Veterinária. 1998;16:23-4.
8. Griffiths IR, Duncan ID. Chronic degenerative radiculomyelopathy in the dog. J Small Anim Pract. 1975;16(8):461-71.
9. Johnston PEJ, Barrie JA, McCulloch MC, Anderson TJ, Griffiths IR. Central nervous system pathology in 25 dogs with chronic degenerative radiculomyelopathy. Veterinary Record. 2000;146(22):629-33.
10. Coates JR, March PA, Oglesbee M, Ruaux CG, Olby NJ, Berghaus RD et al. Clinical characterization of a familial degenerative myelopathy in pembroke welsh corgi dogs. Journal of Veterinary Internal Medicine. 2007;21(6):1323-31.
11. Johnston PEJ, Griffiths IR, Knox K, Gettinby G. Serum α-tocopherol concentrations in German shepherd dogs with chronic degenerative radiculomyelopathy. Veterinary Record. 2001;148(13):403-7.
12. Hashimoto K, Kobatake Y, Asahina R, Yamato O, Islam MS, Sakai H et al. Up-regulated inflammatory signatures of the spinal cord in canine degenerative myelopathy. Res Vet Sci; 2020.
13. Ogawa M, Uchida K, Park E-S, Kamishina H, Sasaki J, Chang H-S et al. Immunohistochemical observation of canine degenerative myelopathy in two Pembroke Welsh Corgi dogs. J Vet Med Sci. 2011;73(10):1275-9.
14. Nardone R, Höller Y, Taylor AC, Lochner P, Tezzon F, Golaszewski S et al. Canine degenerative myelopathy: a model of human amyotrophic lateral sclerosis. Zoology (Jena). 2016;119(1):64-73.
15. Zeng R, Coates JR, Johnson GC, Hansen L, Awano T, Kolicheski A et al. Breed distribution of SOD1 alleles previously associated with canine degenerative myelopathy. J Vet Intern Med. 2014;28(2):515-21.
16. Santos CRO. Investigação da mutação no gene da superóxido dismutase 1 (sod1:c.118 g>a) associado a mielopatia degenerativa canina na raça pastor alemão. [Universidade Federal do Vale do São Francisco]; 2018. 73 p.
17. Kato S. Amyotrophic lateral sclerosis models and human neuropathology: similarities and differences. Acta Neuropathol. 2008;115(1):97-114.
18. Kobatake Y, Sakai H, Tsukui T, Yamato O, Kohyama M, Sasaki J et al. Localization of a mutant SOD1 protein in E40 K-heterozygous dogs: implications for non-cell-autonomous pathogenesis of degenerative myelopathy. J Neurol Sci. 2017;372:369-78.
19. Yokota S, Kobatake Y, Noda Y, Nakata K, Yamato O, Hara H et al. Activation of the unfolded protein response in canine degenerative myelopathy. Neurosci Lett. 2018;687:216-22.
20. Toedebusch CM, Bachrach MD, Garcia VB, Johnson GC, Katz ML, Shaw G et al. cerebrospinal fluid levels of phosphorylated neurofilament heavy as a diagnostic marker of canine degenerative myelopathy. J Vet Intern Med. 2017;31(2):513-20.
21. Crisp MJ, Beckett J, Coates JR, Miller TM. Canine degenerative myelopathy: biochemical characterization of superoxide dismutase 1 in the first naturally occurring non-human amyotrophic lateral sclerosis model. Exp Neurol. 2013;248:1-9.
22. Wahl JM, Herbst SM, Clark LA, Tsai KL, Murphy K. A review of hereditary diseases of the German shepherd dog. Journal of Veterinary Behaviour. 2008;3:255-65.
23. De Lahunta, A, Glass E, Mark Kent. Small animal spinal cord disease. In: Veterinary Neuroanatomy and Clinical Neurology. 4. ed. Philadelphia: Saunders; 2015.
24. Nakata K, Heishima K, Sakai H, Yamato O, Furusawa Y, Nishida H et al. Plasma microRNA miR-26b as a potential diagnostic biomarker of degenerative myelopathy in Pembroke welsh corgis. BMC Vet Res. 2019;15(1):192.

25. Oji T, Kamishina H, Cheeseman JA, Clemmons RM. Measurement of myelin basic protein in the cerebrospinal fluid of dogs with degenerative myelopathy. Vet Clin Pathol. 2007;36(3):281-4.

26. Kamishina H, Oji T, Cheeseman JA, Clemmons RM. Detection of oligoclonal bands in cerebrospinal fluid from German Shepherd dogs with degenerative myelopathy by isoelectric focusing and immunofixation. Vet Clin Pathol. 2008;37(2):217-20.

27. Jones JC, Inzana KD. Subclinical CT abnormalities in the lumbosacral spine of older large-breed dogs. Vet Radiol Ultrasound. 2000;41(1):19-26.

28. Summers BA, Cummings JF, De Lahunta A. Veterinary neuropathology. Saint Louis: Mosby; 1995.

29. Ogawa M, Uchida K, Yamato O, Inaba M, Uddin MM, Nakayama H. Neuronal loss and decreased GLT-1 expression observed in the spinal cord of Pembroke Welsh Corgi dogs with canine degenerative myelopathy. Vet Pathol. 2014;51(3):591-602.

30. Kathmann I, Cizinauskas S, Doherr MG, Steffen F, Jaggy A. Daily controlled physiotherapy increases survival time in dogs with suspected degenerative myelopathy. J Vet Intern Med. 2006;20(4):927-32.

31. Polizopoulou Z, Koutinas A, Patsikas M, Soubasis N. Evaluation of a proposed therapeutic protocol in 12 dogs with tentative degenerative myelopathy. Acta Veterinaria Hungarica. 2008;56:293-301.

32. Olby N, Halling KB, Glick TR. Rehabilitation for the neurologic patient. Vet Clin North Am Small Anim Pract. 2005;35(6):1389-409.

243
Trauma Medular

Ragnar Franco Schamall • Fernando Carlos Pellegrino

DEFINIÇÃO, SINONÍMIA

Disfunção medular, fisiológica ou estrutural, secundária a um trauma por qualquer agente físico, podendo ser agudo ou crônico, ter graus variáveis, ser reversível ou não. Trauma ou traumatismo medular, raquimedular, da medula espinal, vertebral ou espinal são todos sinônimos, embora os dois últimos não façam referência específica à medula espinal. Neste texto, será discutido o trauma medular (TM), principalmente agudo.[1]

INCIDÊNCIA, PREVALÊNCIA E ETIOLOGIA

A incidência do TM em medicina veterinária é muito variável, considerando suas diversas etiologias. Nos grandes centros, principalmente na periferia, os atropelamentos são causa frequente de TM, devido ao maior número de cães e gatos de vida livre e/ou aos animais circularem nas vias públicas (Figuras 243.1 e 243.2). Em contrapartida, nos bairros de maior poder aquisitivo, as raças condrodistróficas e do tipo *toy* elevam a incidência de trauma por herniações discais (Figura 243.3) e instabilidades vertebrais congênitas (como luxação atlantoaxial – ver Figura 243.4). Já no campo, há proporções variáveis das anteriores, além dos traumas crônicos, associados às protrusões discais, mais comuns em animais de raças grandes. As quedas de varandas, lajes e telhados são causas comuns, bem como brigas entre animais. Neoplasias (Figura 243.5), discoespondilites e outras causas crônicas de trauma, como os cistos aracnoides, não serão abordadas neste capítulo e têm incidência variável.[2] Infelizmente, há um número crescente de animais vítimas de ferimentos por projéteis de armas de fogo, muitos com lesões medulares. Por último, o tromboembolismo fibrocartilaginoso é uma causa interna de TM, observada infrequentemente em cães e muito raramente em gatos.[3]

Na Figura 243.1, note a tendência à cifose devido a dor, o deslocamento dorsal do corpo de T12, o aumento do espaço entre os processos articulares dorsolaterais e a deformação do forame intervertebral.

Na Figura 243.2, observa-se deslocamento mínimo da incidência lateral, com diminuição do espaço L2-3 e fratura do osteófito ventral caudal a L3. Após análise mais cuidadosa, percebe-se uma fratura dos processos articulares caudais de L2 e L3, indicando grande instabilidade lateral, confirmada pela incidência ventrodorsal. A análise criteriosa de radiografias de excelente qualidade deve ser feita em todo caso de trauma raquimedular (TRM).

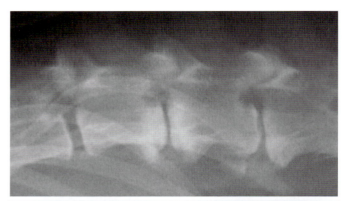
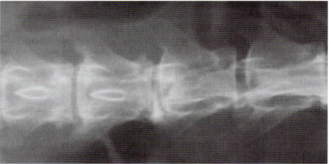

Figura 243.2 Cão de 12 anos teve queda da altura de três andares, apresentando paraparesia grau IV, dor lombar e postura de Schiff-Sherrington. Evidenciou-se luxação em L2-3. Lateral – radiografia simples; ventrodorsal – mielografia com artefato de epidurografia. Ver Figura 243.24 para correção cirúrgica.

Figura 243.1 Cão vítima de atropelamento, com paraparesia grau IV e postura de Schiff-Sherrington, apresentou luxação em T12-13.

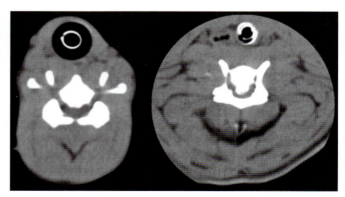

Figura 243.3 Corte tomográfico no nível de C3-C4 mostrando duas hérnias extrusas agudas, de evolução semelhante: na *imagem à esquerda*, uma fêmea Greyhound Italiano de 6 anos, e *à direita* um Buldogue Francês, macho, de 5 anos. A fêmea encontrava-se tetraparética grave, com ventilação paradoxal e mínima sensibilidade à dor profunda nos membros anteriores.

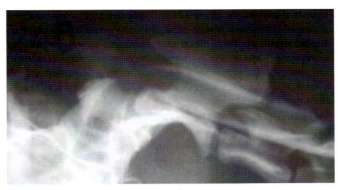

Figura 243.4 Yorkshire Terrier, macho, 6 meses de vida, com tetraparesia grau III, dor cervical. Evidenciou-se luxação atlantoaxial em mielografia.

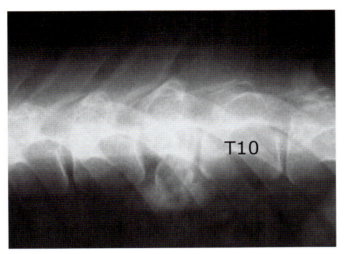

Figura 243.5 Rottweiler, macho, 9 anos, apresentou paralisia aguda dos membros posteriores durante corrida no gramado. Evidenciou-se paraparesia grau V e postura de Schiff-Sherrington.

Na Figura 243.3, há um pequeno volume herniado na fêmea. Em contrapartida, o macho, apesar da enorme quantidade de material calcificado extruído no canal vertebral, apresentava-se em tetraparesia grau III, com dor mínima. Ambos foram operados no mesmo dia: o macho foi liberado no dia seguinte para sua casa já com capacidade de correr; a fêmea manteve-se em graus variados de tetraparesia por longos 5 meses, até que, finalmente, depois de muita dedicação de seus proprietários e dos profissionais de reabilitação, pôde retornar a sua vida normal. Muitas vezes, não se encontra correlação entre a gravidade da extrusão e a intensidade dos sinais clínicos, refletindo a complexa interação de fatores que determinam o desfecho do caso de um paciente de TM. Consulte o tópico "Prognóstico" para mais detalhes.

Na Figura 243.4, há compressão produzida na medula pelo corpo do áxis em posição anormal. A agenesia do processo odontoide, apesar de ser o principal fator de predisposição desse tipo de luxação, possibilita que o cão se mantenha vivo ou com alguma capacidade motora, pois sua manifestação produz uma lesão muito maior na medula, agindo como um concentrador de pressão em um único ponto. Compressões crônicas como essa, quando não tratadas precocemente, provocam traumas medulares crônicos que culminam com atrofia medular grave.

Na Figura 243.5, note o colapso de T9, com preservação das placas terminais e das superfícies articulares craniais e caudais. Essa apresentação é característica do tumor vertebral,

principalmente do osteossarcoma axial, mas também de vários tumores metastáticos. O animal pode ou não ter dor prévia, e a paralisia é quase sempre aguda e grave. A diferenciação da discoespondilite é clara, pois esta envolve as placas terminais e o espaço discal. Esse tipo de fratura é grave, pois desloca violentamente os fragmentos ósseos, além de formar grave hematoma local, produzindo compressão e isquemias importantes. Além disso, como a causa de base é de difícil tratamento, esses animais têm mau prognóstico. O terço inicial a médio da coluna torácica é o mais acometido por osteossarcoma em Rottweilers, segundo a casuística.

FISIOPATOGENIA

Lesão primária

Existem quatro mecanismos de lesão primária: impacto associado à compressão persistente, impacto com compressão transitória, tração (distração)[a] e laceração-transecção. Geralmente esses mecanismos são encontrados em variados graus de associação no paciente com lesão medular, não se apresentando isoladamente. Em geral, inclui lesão e rompimento dos processos axônicos, corpos neuronais e estruturas de suporte, como células da glia e elementos vasculares. Isso resulta em interrupção anatômica ou fisiológica dos impulsos nervosos. Qualquer mudança no diâmetro do canal vertebral pode ocasionar deslocamento, compressão e isquemia medular ou aumento da pressão intramedular (PIM). Os impulsos nervosos na zona lesionada podem estar interrompidos pelo aumento da pressão sobre as fibras nervosas, pela isquemia ou pela hemorragia. Esse aumento de pressão ocasiona muitas consequências fisiopatológicas, incluindo isquemia e hemorragias adicionais e edema.

O mecanismo de *impacto associado à compressão persistente* é a apresentação mais comum. É evidente nas fraturas com impactação do corpo vertebral com deslocamento de fragmentos ósseos (que comprimem a medula espinal), fraturas-luxações e hérnias discais agudas. A *tração*, que é o estiramento forçado da medula espinal ou de sua irrigação sanguínea no plano axial, ocorre secundariamente às forças de flexão, extensão, rotação ou luxação. É o tipo de lesão presente nos casos de alteração medular sem alteração radiográfica. A *laceração-transecção* medular pode ocorrer devido a projéteis de arma de fogo, fraturas-luxações com deslocamento de fragmentos cortantes, feridas com elementos cortantes ou tração grave. A laceração pode ter gravidade variada, desde uma lesão menor até a secção completa.

O trauma mecânico tende a lesionar primariamente a substância cinzenta (SC) central. Em geral, produzem-se hemorragias intramedulares e seu fluxo sanguíneo altera-se posteriormente à lesão inicial. A alteração vascular resultante produz infartos locais por hipoxia ou isquemia. Todos esses eventos iniciam um processo de lesão que se autoperpetua, sendo tanto ou mais prejudicial para a medula do que a lesão mecânica inicial (teoria da lesão secundária).[2-5]

Lesão secundária

A lesão primária funciona como um terreno fértil, pelo qual se estendem os mecanismos adicionais de lesão secundária, produzidos pelo desenvolvimento de complexos eventos neuroquímicos autodestrutivos, que provocam danos irreversíveis ao sistema nervoso, como os descritos a seguir.

---
[a] Neste texto, a tração é mencionada como sinônimo de distração em virtude de esse último termo ser uma definição menos apropriada, apesar de seu amplo uso.

Alterações vasculares

A isquemia medular é causada pelo aumento da PIM, provocado por edema e hemorragia, por redução da pressão de perfusão medular (PPM), ou produzida na fase prévia ao atendimento médico, secundária a outros distúrbios sistêmicos, como hipoxia, hipotensão ou anemia. A isquemia ocorre quando a perfusão medular é deficiente. Ocorre pela diminuição do fluxo sanguíneo até um nível suficiente para interferir no funcionamento normal do sistema nervoso. A lesão isquêmica manifesta-se primeiro na SC, pois esta tem requerimentos metabólicos maiores e recebe maior proporção de fluxo sanguíneo, em relação à substância branca (SB). A consequência patológica é a necrose hemorrágica central. Os neurônios localizados no nível da lesão encontram-se fisicamente destruídos e mostram diminuição na espessura da mielina. Adicionalmente, a transmissão nervosa pode ser impedida por micro-hemorragias ou edema ao redor da lesão. Ocorre lesão irreversível da SC na primeira hora após o trauma e, na SB, por volta de 72 horas pós-trauma.

Durante um episódio isquêmico agudo, a SB sofre diminuição da perfusão antes de 5 minutos e tende a retornar ao normal em 15 minutos, mantendo-se nas pressões normais de maneira indefinida. A SC responde com múltiplos focos hemorrágicos antes dos 5 minutos, mantendo-se sem perfusão desde 1 hora até 24 horas após TM agudo. A causa aparente seria a trombose das artérias sulcais, o que explicaria o motivo da ocorrência da mielomalácia central no nível da lesão medular.

O estado circulatório geral é outro aspecto importante no TM. O impacto medular causa grave vasodilatação e bradicardia, devido à anulação da resposta simpática, que pode persistir por muito tempo. Além disso, os animais podem apresentar-se politraumatizados, com outras causas múltiplas de perdas sanguíneas que provocam hipoperfusão medular. A autorregulação vascular medular permanece intacta durante as primeiras 2 horas posteriores ao trauma, mas logo se perde por completo. A diminuição do retorno venoso também poderia contribuir para a piora, como sugerem os resultados de alguns estudos que mostram lesão medular após a ocorrência de estase venosa, especialmente nos funículos dorsais.[4,6]

Perda da regulação iônica

Provoca interrupção do impulso nervoso e formação do edema. A falha bioenergética ocasionada pela diminuição do fluxo sanguíneo medular (FSM) produzirá lesão celular, fundamentalmente por dois mecanismos: desenvolvimento de acidose e entrada de Ca^{2+} na célula. Em nível celular, a diminuição do aporte de O_2 associa-se à deficiência na produção de trifosfato de adenosina (ATP) pela via aeróbica, originando um metabolismo anaeróbico, que produz ácidos, como o ácido láctico, e provoca redução do pH intra e extracelular. A acidose intracelular contribui para impedir o funcionamento normal da bomba Na^+, K^+-ATPase-dependente, que se torna incapaz de manter concentrações normais intra e extracelulares de Na^+, K^+, Ca^{2+} e água. O Na^+, o Ca^{2+} e a água entram na célula, provocando edema; a saída de K^+ para o espaço extracelular favorece a despolarização permanente da membrana. Outro metabólito que merece muita atenção é o magnésio: sua depleção intracelular tem efeitos deletérios em processos metabólicos, como glicólise, fosforilação oxidativa e síntese de proteínas, assim como certas reações enzimáticas nas quais ele serve como cofator. A depleção de magnésio pode contribuir também para o acúmulo de cálcio intracelular e suas consequentes alterações patológicas. Acredita-se que o magnésio também possa proteger os neurônios contra a excitotoxicidade, já que bloqueia o canal iônico do receptor N-metil-D-aspartato (NMDA) do glutamato, impedindo o influxo exagerado de cálcio.[4,7]

Aumento do Ca^{2+} livre intracelular

O Ca^{2+} livre intracelular ativa proteases e fosfolipases, que, por sua vez, destroem diversos componentes celulares, entre eles a mielina, favorecendo a desmielinização. O aumento do cálcio intracelular é o fator-chave nos processos que conduzem à lesão celular irreversível, ativando uma série de enzimas (proteinoquinases, proteases, fosfolipases, endonucleases, proteinofosfatases, sintetases de óxido nítrico [NO]) e induzindo a expressão de vários genes de resposta imediata. Também é responsável pela degradação intracelular de proteínas e lipídios, promovendo a deterioração da membrana celular e estimulando a produção de eicosanoides. A lesão da membrana determina sua despolarização permanente e a liberação de excitotoxinas, promovendo maior entrada de cálcio nos neurônios vizinhos. Os eicosanoides provocam aumento da adesão e migração de neutrófilos, a partir do leito sanguíneo em direção ao tecido lesionado, com posterior liberação de radicais livres.[7]

Liberação de grandes quantidades de glutamato e aspartato

Origina intensa excitação dos neurônios viáveis, fenômeno conhecido como *excitotoxicidade*. Durante a isquemia, o neurônio é incapaz de manter a polarização da membrana, o que condiciona a abertura dos canais de cálcio voltagem-dependentes e o desbloqueio dos canais de cálcio dependentes de ligantes. Esses mecanismos ocasionam maior concentração de cálcio intracelular de aproximadamente o dobro do valor inicial; essa concentração, contudo, não é capaz de iniciar o processo de morte celular, mas sim de originar uma brusca despolarização da membrana, que induz aumento da liberação de quantidades excessivas de glutamato e outros aminoácidos excitatórios. O glutamato estimula os receptores ionotrópicos, principalmente o ácido aminometilfosfônico (AMPA) e o NMDA, bem como os receptores metabotrópicos. A estimulação do receptor AMPA aumenta a concentração de sódio intracelular e ocasiona o edema citotóxico. A estimulação dos receptores NMDA é responsável pelo notável aumento do cálcio intracelular e do início da cascata isquêmica cálcio-dependente, que originará a morte celular.[7]

Estresse oxidativo

Definido como o estado no qual se perde o equilíbrio entre a produção de radicais livres e a capacidade de defesa antioxidante (enzima superóxido dismutase [SOD], catalase, glutationa peroxidase etc.). A ruptura mecânica de neurônios, células gliais e endoteliais ativa as fosfolipases de membrana, por meio do influxo de cálcio e fatores de coagulação, como a fibrina, o que promove a liberação de vários fosfolipídios, incluindo o ácido araquidônico. Os variados graus de hemorragia associados ao TM formam complexos de ferro, cálcio, hematina e outros produtos de degradação da hemoglobina, que resultam na produção de radicais livres, contribuindo para a lesão oxidativa da membrana e produzindo a maior quantidade de araquidonatos. Estes atuam como substratos para a lipo-oxigenase e a ciclo-oxigenase, formando leucotrienos e prostaglandinas (eicosanoides), que são vasoativos. Ambas as substâncias, com o tromboxano proveniente das plaquetas, provocam isquemia local devido a suas propriedades vasoconstritoras, resultando na produção de mais radicais livres e maiores danos oxidativos. Outras fontes de oxidação, além da cascata do ácido araquidônico, são: oxidação das catecolaminas, escape mitocondrial, extravasamento e oxidação da hemoglobina, e os neutrófilos tóxicos.

Os fenômenos de peroxidação lipídica, ainda que apareçam de maneira precoce depois do impacto, prolongam-se e intensificam-se durante as horas subsequentes ao traumatismo.

A peroxidação lipídica induzida por radicais livres de oxigênio é a base molecular mais importante da degeneração neuronal pós-traumática, tanto em nível cerebral como medular. Trata-se de um processo autoperpetuante, que se estende pela superfície das membranas celulares, provocando alterações dos sistemas enzimáticos dependentes de fosfolipídios, aumento de sua permeabilidade, alteração dos gradientes iônicos transmembrana e, em casos extremos, sua destruição. Estende-se gradualmente da SC até a SB, produzindo lesão microvascular que agrava a isquemia e contribui de modo direto para a degradação da membrana axônica e da mielina.[4]

Lesão secundária do tipo imunológico

A resposta imune é um mecanismo fisiopatológico muito importante que se desencadeia após uma lesão medular, para o qual foram desenvolvidas estratégias terapêuticas experimentais, na tentativa de interrompê-lo. A resposta inflamatória inicia-se poucas horas após o TM e persiste por vários dias. Inclui lesão endotelial e liberação de mediadores pró-inflamatórios, como interleucinas 1 e 6 (IL-1 e IL-6), fator de necrose tumoral alfa (TNF-α) e proteínas inflamatórias de macrófagos (PIM-1 alfa e 1 beta). Depois de uma lesão medular, observa-se uma resposta bifásica nos leucócitos. Inicialmente, predomina a infiltração de polimorfonucleares (PMN; principalmente neutrófilos), secundários à hemorragia no local da lesão (os subprodutos da hemoglobina são poderosos quimiotáticos). A liberação subsequente de enzimas líticas por esses leucócitos pode piorar as lesões neuronal, glial e vascular. A segunda fase compreende o recrutamento e a migração das células da linhagem monócito–macrófago–microglial, que fagocitam o tecido lesionado. Nessa fase, as células microgliais ativam-se e adquirem morfologia ameboide, transformando-se em células fagocíticas. A ativação microglial é um processo gradual que depende da gravidade da lesão. Começa na SC central e se estende de maneira gradativa em direção à periferia.

Existem dados que sugerem que a ativação imunológica promova um dano progressivo do tecido e iniba a regeneração neural, depois de uma lesão do sistema nervoso central (SNC), contudo é controverso o significado funcional de algumas células do sistema imune na medula espinal lesionada. Os macrófagos e a micróglia têm sido relacionados como componentes integrais da regeneração neural, ainda que possam contribuir para lise dos oligodendrócitos (por um mecanismo que envolve a produção de TNF-α e NO), morte neuronal e desmielinização. Tem sido descrito que a contusão direta da medula espinal produza sensibilização do sistema imune a alguns componentes da mielina do SNC. Também foi postulado que as fases mencionadas de infiltração leucocitária (e os processos fisiopatológicos que a acompanham) contribuem para a desmielinização dos axônios sobreviventes nas primeiras 24 horas depois da lesão primária, e que esta apresenta um pico que pode durar vários dias. Esse processo contribui para o desenvolvimento de áreas de cavitação na SC e na SB. Posteriormente, ocorre degeneração walleriana e cicatrização mediada por astrócitos e outras células gliais, além dos fibroblastos.[4,6,8]

Cicatriz glial

A cicatriz glial (CG) é uma estrutura tissular específica que aparece em resposta ao TM e, no SNC, constitui uma barreira que impede o crescimento axônico. Tem um componente celular formado por astrócitos reativos e, no caso de acometimento simultâneo das meninges, também por fibroblastos. Os astrócitos reativos mostram grande incremento na expressão de filamentos intermediários, o que lhes confere um aspecto fibroso.

Os filamentos intermediários são conhecidos pelos anticorpos contra a proteína ácida fibrilar glial (GFAP), o marcador mais típico dos astrócitos reativos. Além disso, a matriz extracelular da CG contém elementos inibidores do crescimento axônico, como os proteoglicanos de sulfato de condroitina (CSPG) ou as semaforinas secretáveis. No conjunto, sua formação particular se constitui em uma barreira que impede o caminho dos axônios lesionados. Contudo, apesar de ser um obstáculo para as fibras em regeneração, a CG tem uma função benéfica para o tecido lesionado, pois os astrócitos reativos reparam a barreira hematencefálica (BHE), impedindo a propagação da resposta inflamatória para além dos limites da lesão e restringindo a degeneração tecidual.

Imediatamente depois do TM, ocorrem localmente processos de morte celular, degeneração de nervos, gliose reativa e infiltração de células imunológicas e fibroblastos meníngeos. Na fase subaguda, os astrócitos proliferam e hipertrofiam para formar uma rede de processos membranosos que encapsula a área traumatizada, com o objetivo de impedir a entrada de fibroblastos meníngeos e da micróglia proveniente do tecido nervoso. Nesse processo, astrócitos e fibroblastos secretam em sua interface moléculas de matriz extracelular, formando uma lâmina basal que, com as uniões intercelulares que se constituem entre fibroblastos e processos astrocíticos em formato de pés, servem para reparar a BHE lesionada e constituir uma nova *glia limitans* (formada por astrócitos e situada abaixo da pia-máter).

Além da barreira mecânica ao crescimento axônico, que supõe a presença de todas essas células, também existe outro obstáculo exercido por uma série de moléculas capazes de produzir o colapso dos cones axônicos de crescimento. As moléculas inibitórias, cujas expressões aumentam após uma lesão, podem ser divididas em duas categorias: moléculas inibitórias associadas à mielina e moléculas sintetizadas pelos componentes celulares da CG (que podem permanecer na superfície dessas células ou ser secretadas na matriz extracelular).

Imediatamente após o dano primário, os fragmentos resultantes da mielina deixam expostas moléculas inibitórias do crescimento axônico, como glicoproteína associada à mielina (MAG), Nogo-A e OMgp. Essas três proteínas localizam-se principalmente nas superfícies mais internas da bainha de mielina, em contato direto com os axônios. A inibição do crescimento axônico ocorre quando essas moléculas associadas à mielina conseguem unir-se aos receptores adequados nos cones de crescimento. O receptor Nogo (NgR) desempenha um papel crucial devido à sua capacidade de se unir às três moléculas inibidoras associadas à mielina. O NgR encontra-se na membrana plasmática axônica de numerosos neurônios do SNC e também se expressa em astrócitos. Em vista de sua estrutura, que carece de uma região intracelular, não pode realizar a transdução, por si só, de um sinal para inibidores mielínicos. Para tanto, é necessário que forme um complexo receptor, interagindo com outras proteínas transmembrana. Existe uma série de correceptores de NgR que participam na regulação axônica, como o p75, o LINGO1 ou o TAJ/TROY. Uma vez ocorrendo a união dessas moléculas inibitórias aos receptores adequados, será desencadeada uma série de cascatas de sinalização que produzirão, finalmente, o colapso dos cones de crescimento. Além de unir e fazer a transdução do sinal mediante o complexo receptor descrito, a molécula inibidora MAG também pode unir-se ao ácido siálico, presente em determinados gangliosídios das membranas neuronais, contribuindo para a estimulação da cascata inibitória de regeneração axônica.

Das moléculas inibitórias sintetizadas pelas CG, os proteoglicanos representam uma das famílias mais importantes, sendo o sulfato de condroitina o de maior poder inibitório. A maioria dessas moléculas é produzida pelos astrócitos da cicatriz, apesar de uma parte o ser pelas células precursoras dos oligodendrócitos e pelas células meníngeas. São também representantes dessa família: NG2, neurocan, versican, brevican e fosfocan, todos com capacidade de inibir o crescimento dos brotos axônicos, mediante sua união com a laminina – molécula promotora de crescimento –, impedindo então sua interação com as integrinas receptoras do cone de crescimento. Existem outros tipos de moléculas inibitórias sintetizadas pelas células da CG que podem ter efeitos inibitórios ou promotores do crescimento. Dentro dessas categorias se encontram as tenascinas, as netrinas e as semaforinas.

Diferentemente da precária regeneração que se observa após um TM no SNC, no sistema nervoso periférico (SNP) existe regeneração axônica, favorecida pela participação das Células de Schwann (CsS). As CsS fagocitam resíduos dos nervos periféricos lesionados, produzem fatores tróficos e secretam moléculas da matriz extracelular, que promovem o crescimento axônico. As CsS são capazes de migrar do SNP até o SNC se houver lesão, tendo sido implicadas nos processos de recuperação de lesões medulares incompletas. Além das CsS, os fibroblastos também depositam material de matriz extracelular, que possivelmente participa da recuperação de lesões parciais. Considerando esses antecedentes, têm sido desenvolvidas diversas estratégias para aumentar a regeneração medular, onde se carece de CsS. Uma delas é o fornecimento de fatores tróficos ao tecido nervoso. Tem sido dada especial ênfase à família das neurotrofinas, como fator transformador do crescimento (TGF), fator neurotrófico derivado do cérebro (FNDC), NT-3 e NT-4/5, além de outros fatores de crescimento, como TGF-β, que inclui o fator neurotrófico derivado de células gliais (FNDG), o fator de crescimento neuronal (FCN) e o fator de crescimento fibroblástico básico (FCbF). Provavelmente, o uso desses fatores tróficos será útil em estudos futuros de TM.[4,5,9-16]

Vias de morte neuronal programada ou apoptose

A apoptose tem sido implicada na fisiopatologia de vários distúrbios neurológicos, incluindo o TM. Pode ser deflagrada por citocinas, lesões inflamatórias ou por radicais livres, ou excitotoxicidade. É um processo ativo, que se caracteriza por involução celular, agregação cromatínica, cariorréxis e formação de corpos apoptóticos. As células morrem e são capturadas por macrófagos, mas sem produzir resposta inflamatória ou devolver subprodutos celulares ao ambiente tecidual externo. Esse processo é deflagrado por fenômenos fisiológicos externos ou internos, é finamente regulado e requer o uso de energia para realizar a síntese de macromoléculas específicas. Isso o diferencia claramente da necrose celular. Muitos trabalhos experimentais demonstraram que a apoptose contribui significativamente para a lesão medular. No TM, a cascata apoptótica inicia-se em neurônios, oligodendrócitos, micróglia e talvez em astrócitos. A apoptose da micróglia contribui para a lesão do tipo inflamatório, e os trabalhos experimentais sugerem que o mesmo processo, quando em oligodendrócitos, contribui para a desmielinização, observada após a primeira semana do trauma. A apoptose neuronal contribui para a perda celular, ocasionando impacto negativo na evolução, e ocorre por meio de vias extrínsecas e intrínsecas, mediadas pela ativação das caspases. A via extrínseca (dependente de receptor) utiliza o receptor e o ligante Fas ou a produção, pelos macrófagos, de sintetases de NO. A via intrínseca (independente de receptor) envolve a ativação direta da proenzima da caspase 3 e a lesão mitocondrial, a liberação de citocromo C e a ativação da caspase 9. Essas duas formas principais de apoptose têm sido bem caracterizadas e ambas parecem estar ativadas na lesão medular. A apoptose dependente de receptor ativa-se por sinais extracelulares, cujo fator mais importante é o TNF-α. Sabe-se que o TNF-α acumula-se rapidamente na medula lesionada e a ativação do receptor Fas de neurônios, micróglia e oligodendrócitos induz uma sequência programada de ativação das caspases, envolvendo a caspase 8 como indutora e as caspases 3 e 6 como efetoras. A ativação dessas últimas causa morte das células afetadas. A sintetase de NO é um indutor alternativo da via extrínseca e também um ativador da caspase 3, estimulando também a morte celular programada. A via intrínseca ativa-se com sinais intracelulares provenientes de neurônios, após uma lesão medular, na qual altas concentrações de cálcio intracelular produzem danos mitocondriais e liberação de citocromo C, iniciando uma sequência programada de ativação das caspases. Nesta, o citocromo C se acopla ao fator ativador de apoptose 1, ativa a caspase indutora 9 que, como na via extrínseca, ativa as caspases 3 e 6 como caspases efetoras, produzindo a morte do neurônio acometido. Ainda não está completamente elucidada a contribuição da apoptose para a lesão secundária nem suas potenciais implicações terapêuticas.[4,6,9,13,16-19]

Mitocôndria

A mitocôndria pode representar um papel central na morte celular, após uma lesão medular. Muitos mecanismos de lesão secundária, que foram mencionados, envolvem-na em algum grau. Em condições normais, as mitocôndrias são críticas no metabolismo cerebral e na manutenção da homeostase celular de cálcio. Ela também é sede de uma ampla série de reações de oxirredução sendo, portanto, a fonte intracelular primária de radicais livres. A coordenação da interação de neurônios e astrócitos também depende criticamente da mitocôndria. O comprometimento de qualquer das suas funções-chave pode conduzir à morte celular de maneira direta ou indireta, por diminuição da tolerância celular ao estresse. O trauma no SNC altera a habilidade da mitocôndria em concluir a respiração celular e a fosforilação oxidativa; também altera a homeostase intracelular de cálcio e dificulta a sua captação dependente da respiração, devido à inibição de seu transporte mitocondrial. Além disso, na morte celular observam-se mudanças na permeabilidade de membrana mitocondrial interna, que reduzem seu potencial de membrana e podem contribuir para edema osmótico e consequente lise. A mitocôndria parece ser importante no dano celular secundário ao acúmulo de aminoácidos excitatórios, após uma lesão. O acúmulo excessivo de cálcio mitocondrial, em contraposição ao simples depósito de cálcio no citosol, é o principal fator envolvido na morte celular excitotóxica. Além da excitotoxicidade, o estresse mecânico, as reações inflamatórias e a alteração da transdução dos sinais tróficos parecem contribuir para o dano mitocondrial nas lesões do SNC. Além disso, o aumento da permeabilidade da membrana mitocondrial exterioriza proteínas apoptogênicas e facilita sua liberação no citosol, o que representa um mecanismo-chave na indução da apoptose e morte neuronal. A caspase 3 promove, *in vitro*, uma cascata de eventos que culmina com a liberação de citocromo C pela mitocôndria, com subsequente ativação de mais caspases.[4,17,18,20,21]

MANIFESTAÇÕES CLÍNICAS

Os sinais clínicos do TM estão relacionados com o ponto de lesão na medula espinal. Dessa maneira, uma lesão pode ter sinais clínicos referentes a uma das quatro seguintes síndromes de disfunção medular: cervical, cervicotorácica, toracolombar e lombossacra. Não raro, duas ou mais lesões coexistem, podendo haver associação de sintomatologias. É preciso lembrar que certos sinais clínicos prevalecem sobre outros. Por exemplo:

uma lesão lombossacra provocará sinais clínicos de lesão de neurônio motor inferior (NMI) em membros posteriores, o que impedirá a percepção clínica dos sinais de lesão de neurônio motor superior (NMS) nos membros posteriores, provenientes de uma lesão toracolombar. Assim, o examinador deve prestar muita atenção aos sinais secundários de lesões em outros locais, como a postura de Schiff-Sherrington, no exemplo descrito anteriormente. O mesmo vale para animais com concomitância de traumatismo cranioencefálico (TCE). É sempre aconselhável a avaliação radiográfica cuidadosa do local em que se julga haver a lesão, com base no exame neurológico, e de radiografias panorâmicas das outras regiões (ou outros exames indicados, como a tomografia computadorizada [TC]), a fim de identificar lesões "silenciosas". Na realidade, até 25% dos animais com fratura ou luxação na coluna vertebral apresentam uma ou mais lesões adicionais (Simon Platt, comunicação pessoal).

A *dor* é uma constante nos casos de TRM, mas existem algumas exceções notáveis. É importante lembrar que a síndrome da dor, em geral, indica etiologia compressiva ou inflamatória, mas alguns pacientes com TRM não demonstram dor, compondo três grupos importantes que se deve ter em mente: muitos casos crônicos (p. ex., protrusões discais crônicas e alguns casos de luxação atlantoaxial), alguns casos agudos (principalmente hérnias extruídas graves, após a formação de mielomalácia isquêmica focal) e os casos com lesão simultânea de tronco encefálico e, portanto, apatia, torpor ou coma. Sendo a dor uma experiência individual, o examinador deve sempre considerar o comportamento do paciente. É notável a diferença de expressão clínica de dor em relação às diferentes raças e a forma como os animais são criados. Tanto animais muito estoicos como os muito agitados ou bravos oferecem desafios na determinação do ponto exato da dor (ou até mesmo de sua presença) na coluna vertebral.

Como toda lesão medular, pode haver graus variados de disfunção proprioceptiva, motora e sensorial. A percepção da sensibilidade profunda é importante para a definição do prognóstico. Adiante, no tópico "Prognóstico", isso será discutido em mais detalhes; por enquanto, é preciso definir o que é *sensibilidade à dor profunda*. Percebe-se que o maior erro na avaliação neurológica dos pacientes de TRM pelo clínico geral acontece justamente na observação desse importante parâmetro. Ao realizar o pinçamento do leito ungueal (esse é o melhor local para a resposta à dor, e não o espaço interdigital ou outra região, que produzem muitos resultados errôneos – ver Figura 243.6), o paciente precisa perceber a dor, ou seja, demonstrar a consciência dela; portanto, uma resposta comportamental, qualquer que seja – prender a respiração, dilatar a pupila, rosnar, chorar, gemer, tentar alcançar a pata –, precisa ser elicitada. Caso contrário, a flexão do membro, por exemplo, somente demonstrará um reflexo segmentar – o flexor. Ocorre um estímulo nocivo, percebido pelos nociceptores, que ascende até o interneurônio medular, faz conexão com o motoneurônio local e evoca a resposta de retirada do membro, sem nenhuma participação de centros superiores. Isso é especialmente importante em felinos, os quais demonstram um reflexo flexor, quando presente, tão intenso, que o animal dirige sua atenção ao reflexo sem que exista qualquer sensibilidade naquele local. Uma maneira simples de contornar essa condição nesses pacientes é realizar o teste com o membro em flexão máxima, pois o reflexo é flexor, e não extensor. Seguindo esses princípios, realiza-se uma boa avaliação da sensibilidade à dor profunda, sem erros na coleta desse dado tão importante para a formulação do prognóstico para a recuperação funcional do paciente.

É importante considerar uma região em particular: vértebras C1-C4. Os traumas graves nessa região tendem a provocar morte por falência respiratória, uma vez que nem os músculos intercostais nem o diafragma receberão estímulos nervosos, e a paresia ventilatória torna-se uma ameaça à vida. Esses casos precisam de atenção imediata e, mesmo quando os pacientes são atendidos rapidamente, tendem a ter um curso clínico mais prolongado, necessitando de estrutura de hospitalização avançada (Figura 243.7).

Na Figura 243.6, o instrumento (pinça hemostática) deve ser posicionado no leito ungueal. Qualquer outro local, embora possa produzir resultados no animal normal, não o faz no animal com sensibilidade alterada, podendo resultar em avaliação errônea. Alguns autores sugerem o periósteo, por meio do pinçamento dos dedos, porém a probabilidade de lesão, tanto de tecidos moles como ósseos, é grande, principalmente nos exames repetidos. Sugere-se que a manobra sempre seja iniciada utilizando os dedos do examinador ou, pelo menos, com pequena pressão da pinça, para evitar sofrimento desnecessário, caso o animal esteja com a sensibilidade intacta, mas, em caso de dúvida, utilize a pressão que for necessária.

No caso da Figura 243.7, havia tetraparesia grave, com pouca sensibilidade à dor profunda, principalmente nos membros anteriores, ventilação paradoxal e poucos movimentos voluntários, mas o animal ainda era capaz de se alimentar, de se arrastar um pouco, manter-se por alguns momentos em decúbito esternal, latir fracamente, beber água, brincar, enfim, ter uma vida

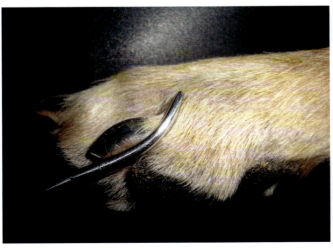

Figura 243.6 Demonstração da maneira correta de avaliação da sensibilidade à dor profunda.

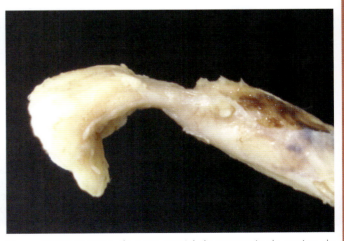

Figura 243.7 Imagem de peça cranial de necropsia de canino de 3 anos, raça de pequeno porte, portador de luxação atlantoaxial, com evolução de aproximadamente 12 meses.

restrita, mas ativa. A dor cervical era mínima. Note na imagem o grau de atrofia da medula espinal, causado pela compressão crônica, por meses, registrada pelos contornos imprimidos na lesão medular: dorsalmente – lâmina do atlas – e ventralmente – porção cranial do corpo do áxis com agenesia do processo odontoide. Note também a coloração anormal da medula, à direita da fotografia. O mais surpreendente nesse caso é o grau de atrofia medular que pode ser alcançado e ainda ser compatível com a vida. A avaliação radiográfica, isoladamente, não possibilita avaliar esse grau de lesão medular. A TC pode sugerir; a ressonância magnética (RM) forneceria a informação mais confiável, que mostraria que nenhuma técnica cirúrgica existente poderia trazer o animal à antiga condição de normalidade.

Lesões mais caudais, até aproximadamente o quarto inicial da coluna torácica, produzem paralisia de toda (ou quase toda) a musculatura intercostal, mas não diafragmática (nervo frênico: C5, C6, ± C7),[1] desencadeando o que se denomina "ventilação paradoxal": à inspiração ocorre retração do tórax; à expiração, a expansão. Esse fenômeno é explicado pela ação do diafragma: sua contração, na inspiração, diminui a pressão intratorácica que, por não ter a ação tensionadora dos músculos intercostais, provoca o colapso da parede torácica. Ao contrário, na expiração, ocorre aumento da pressão intratorácica e consequente expansão da parede torácica. A observação desse fenômeno é importante e indica que uma lesão grave se encontra naquela região e que o animal precisa de atenção ventilatória. Afecções generalizadas do NMI também podem produzir sinal clínico semelhante, mas não são objeto dessa discussão.

A síndrome de Horner também tem um papel importante na localização das lesões medulares. A detecção desse conjunto sintomatológico no(s) olho(s) *associado* à alteração em um, dois ou mais membros indica lesão de plexo braquial ou cervicotorácica, na maioria das vezes (Figura 243.8). Ocasionalmente, trata-se de lesão encefálica, mas isso não é o comum.[3,22]

Mesmo nos animais mais magros, normalmente, não é sempre possível observar externamente desvios angulares ou hematomas na região do TRM. À exceção de fraturas ou luxações L7-S1, qualquer lesão que possa ser observada externamente provavelmente será irreversível. No tópico "Diagnóstico", serão discutidas as razões dessa afirmação em mais detalhes.

O exame clínico do TRM deve sempre começar com a avaliação clínica geral do paciente, uma vez que ele é vítima de trauma

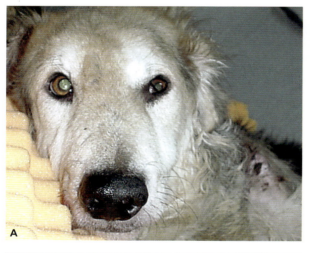
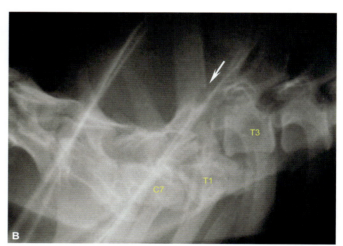
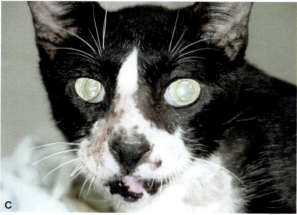
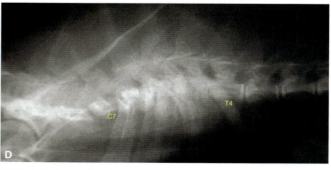

Figura 243.8 A. Cão idoso, com tetraparesia grave e ausência de sensibilidade à dor profunda em membros posteriores. Note a síndrome de Horner, principalmente no olho esquerdo, e os sinais de cronicidade da doença. A tetraparesia concomitante à síndrome de Horner ajuda na localização da doença no segmento cervicotorácico. **B.** Radiografia do animal. Note o quase completo desaparecimento de T2 e a grande desorganização anatômica da região, justificando os sinais clínicos observados. Embora esse animal seja vítima de neoplasia, o exemplo demonstra como o achado da síndrome de Horner pode ser útil na neurolocalização. Esse cão estava sendo tratado como portador de hérnia de disco toracolombar há 3 meses (daí a grande evolução do caso), pois havia sinais radiográficos sugestivos de discopatia. Um exame neurológico mais detalhado poderia ter evitado esse sofrimento prolongado. **C.** Gato macho, idoso, com tetraparesia de evolução lenta. Note a síndrome de Horner no olho direito. Caso de evolução muito semelhante ao do cão em **A** e **B**; porém, a partir do tratamento com antibióticos, houve resolução dos sinais clínicos. **D.** Note a diferença de aspecto radiográfico, principalmente no que se refere à destruição dos espaços discais, em relação a **B**, que mostra a superfície articular cranial de T3 completamente preservada (algo pouco provável em um caso envolvendo infecção do disco intervertebral).

e lesões em vários sistemas que podem coexistir. As lesões associadas mais comuns são as contusões pulmonares e pneumotórax (principalmente em felinos), hemorragias abdominais por rupturas esplênicas ou hepáticas e fraturas de ossos longos e pelve. Essas últimas são motivos comuns de desvio de atenção dos clínicos, uma vez que incapacitam parcialmente o animal, de modo que o decúbito é atribuído a elas. Se o exame neurológico criterioso não for feito, uma fratura de coluna poderá ser descoberta somente quando o decúbito persistir por dias ou semanas, mesmo após a fixação bem-sucedida das fraturas dos ossos longos ou da pelve. Essa ocorrência não é incomum e pode trazer muitos problemas (Figura 243.9).

O TCE, quando associado, determina um prognóstico pior, uma vez que implica:

- Trauma mais importante e amplo
- Menor expectativa do proprietário com relação à recuperação do animal
- Maior preocupação com custo e sequelas.
- Muitas vezes, traumas complexos determinam a morte do paciente no momento do acidente.

Após a verificação geral e a abordagem dos problemas que implicam risco imediato à vida, segue-se com o exame neurológico. Uma vez que podem existir fraturas instáveis da coluna vertebral e outros locais com dor, não cabe um exame neurológico tradicional. Dessa maneira, iniciam-se a verificação do nível de consciência e a função dos nervos cranianos (principalmente, sinais de disfunção vestibular, formato das pupilas e reflexos pupilares à luz, e posição e movimentação dos olhos), para verificação de lesões encefálicas. Depois dessa etapa, verificam-se as funções medulares. Se o paciente for capaz de caminhar, observa-se sua *marcha*, em busca de claudicações, ataxias e paresias. Em seguida, avalia-se a *propriocepção* consciente dos quatro membros e identificam-se *hiperpatias* (dor) paravertebrais. Cuidadosamente, o animal é deitado de lado (se permitido) e são analisados os *reflexos segmentares* flexores, patelares e perineais, além da sensibilidade dos quatro membros. Se o paciente não for capaz de andar, observa-se sua *postura*: Schiff-Sherrington (T3-L3), espasticidade dos quatro membros (C1-C5), flacidez dos anteriores com espasticidade dos posteriores (C6-T2), se tenta (e consegue) ficar de pé com os anteriores (toracolombar caudal, lombar ou lombossacra) ou não (cervical, cervicotorácica ou torácica cranial) – lembrar que o animal não deve ser estimulado a fazer esse movimento, pois isso agrava a lesão medular; essa informação deve ser coletada na anamnese ou por observação prévia, a fim de definir a localização provisória da lesão. Em seguida, faz-se a mesma verificação dos reflexos segmentares (flexores, patelares e perineais), além da sensibilidade dos quatro membros, do reflexo do panículo (cuidadosamente feito em caso de lesões toracolombares) e da dor paravertebral. Não é necessário verificar propriocepção, reações posturais nem induzir a marcha, mesmo que assistida, pois o decúbito já informa a lesão nessas vias. Essas avaliações deverão fornecer a localização da lesão (ou das lesões), que serão confirmadas com os métodos de imagem apropriados (lembrar das lesões concomitantes, que deverão ser investigadas simultaneamente).

DIAGNÓSTICO | EXAMES COMPLEMENTARES

Na prática clínica, as radiografias continuam sendo o método complementar de imagem mais disponível. A TC segue como a segunda modalidade de exame mais solicitada por ser rápida, precisa e já encontrar-se presente em muitas cidades do país. A RM ainda está em seus primórdios, tendo os primeiros aparelhos com início de funcionamento em 2011. Desse modo, as radiografias e as TC reinam absolutas, com a mielografia, quando aplicável.

As radiografias do local suspeito de lesão devem ser realizadas sempre em duas incidências, a fim de delinear da melhor maneira possível a lesão. *Todo o cuidado deve ser adotado para garantir a estabilidade do segmento afetado*, principalmente se o animal estiver sedado ou anestesiado (Figuras 243.9 e 243.10). Preferencialmente, movimentar o aparelho de radiografias ou a estativa, mas não o animal. Além disso, radiografias panorâmicas do restante da coluna devem ser obtidas, a fim de descartar lesões secundárias. Também é recomendável uma exposição do tórax, para verificação dos campos pulmonares, principalmente nos felinos. Uma importante verificação a ser feita, na análise das radiografias de TRM, é com relação à sobreposição dos fragmentos proximais e distais no foco da lesão. Considerando que existe uma medula espinal no interior do canal vertebral, sensível a qualquer compressão, admite-se que se possa ter uma sobreposição vertebral de, no máximo, 50% do canal vertebral (válido para a coluna toracolombar), sem que haja uma secção medular irreversível. Esse é um número aproximado e serve apenas como referência. Isso quer dizer que, se um animal de porte médio tem um canal vertebral de aproximadamente 8 a 10 mm de altura, o deslocamento máximo tolerável será de aproximadamente 4 a 5 mm, em qualquer direção. Daí a afirmativa de que, se o deslocamento de uma fratura puder ser detectado à inspeção visual (Figuras 243.11 a 243.13), possivelmente existirá secção medular (excluindo-se, portanto, as lesões caudais a L6, que somente contêm cauda equina). Exceções existem, e a *sintomatologia clínica será sempre o seu melhor parâmetro para definição do prognóstico*.

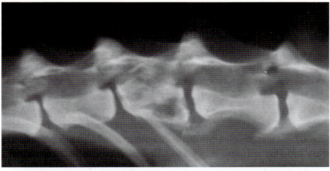
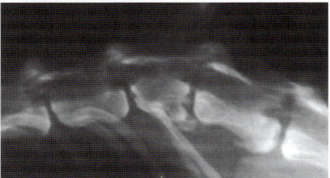

Figura 243.9 Gato adulto com paraparesia grau V. Trauma raquimedular de causa desconhecida. Na *imagem superior*, note os fragmentos ósseos no canal medular no nível de T13. Isso já justifica o quadro clínico. Note, na *imagem inferior*, como uma leve flexão da coluna é capaz de provocar colapso vertebral e estreitamento ainda maior do canal vertebral. Essas imagens reforçam a importância da estabilização temporária da coluna, principalmente em animais sedados, a fim de evitar traumas medulares adicionais.

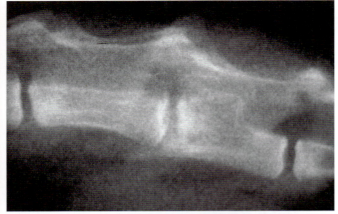

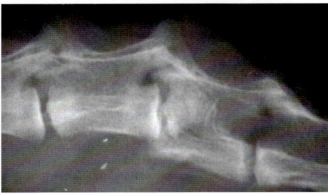

Figura 243.10 Cão sem raça definida, adulto, com trauma raquimedular por atropelamento. Evidenciou-se paraparesia grau V com arreflexia patelar. Caso semelhante ao da Figura 243.9, com instabilidade mais importante. Note, na *imagem superior*, o fragmento ósseo no canal vertebral e, na *imagem inferior*, a grave instabilidade à menor flexão vertebral. Esses casos têm seu prognóstico definido no momento do acidente.

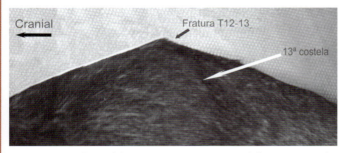

Figura 243.11 Cão adulto, com trauma raquimedular por atropelamento. Evidenciou-se paraplegia. Note o grave deslocamento vertebral. Uma fratura toracolombar, visível à inspeção, normalmente tem um prognóstico ruim para a recuperação funcional (ver texto e Figuras 243.12 e 243.13).

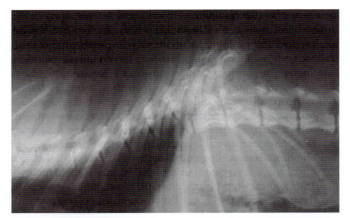

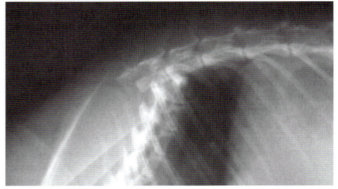

Figura 243.12 Exemplos extremos de fraturas catastróficas da coluna vertebral. Nota-se, então, por que as fraturas visíveis à inspeção clínica, em geral, não são passíveis de recuperação e representam secção medular.

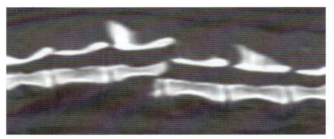

Figura 243.13 Felino adulto com trauma raquimedular por queda. Reconstrução de cortes de TC mostrando secção medular. Note que o deslocamento suportado pela medula é muito pequeno. Qualquer deslocamento adicional terá potencial de provocar danos graves ao parênquima. Exceções existem, mas a regra geral é que, para a coluna toracolombar, uma sobreposição de até 50% do canal vertebral fornecerá os melhores prognósticos. Esse conceito *sempre* deverá estar associado aos achados clínicos.

A mielografia é indicada naqueles casos em que existem sinais clínicos de TRM, mas não são encontradas evidências radiográficas do local da lesão (Figura 243.14) ou quando não se tem certeza da alteração encontrada na sintomatologia clínica (Figura 243.15). Além disso, ela é indispensável no planejamento cirúrgico (lado mais acometido, espaço discal, território da compressão etc.) dos casos de herniações discais (Figura 243.16), na ausência de um método de imagem mais avançado (TC, RM). Em todos os outros casos, a mielografia não acrescenta informação útil, além de produzir um trauma adicional a uma região já comprometida. Esse exame deve ser realizado sempre pela punção lombar, pois (1) é mais seguro; (2) é a única maneira de garantir que o contraste ultrapasse o local de compressão; e (3) a incidência de convulsões é menor (lembrar dos efeitos das violentas contrações musculares de uma convulsão em uma coluna instável). É necessário maior experiência e treinamento para sua realização, mas os resultados são muito melhores e seguros do que os obtidos por injeção pela cisterna magna.

As TC são muito profícuas na identificação de lesões mais sutis e definitivamente a melhor opção nos casos de herniações discais extrusas (Figura 243.17), quando comparadas com a mielografia (que é mais útil no caso de lesões protrusas). Além disso, são muito úteis no planejamento da colocação dos implantes metálicos para estabilização de fraturas, pois podem

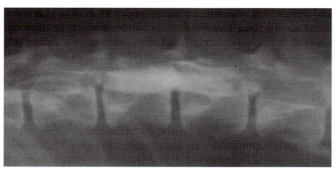

Figura 243.14 O represamento de contraste no parênquima medular é um indicativo de mielomalácia e, portanto, irreversibilidade da lesão medular. Esse não é um achado frequente, pois a mielomalácia, em geral, fica confinada à substância cinzenta e, portanto, fora do alcance do contraste (exceto quando ocorre a formação acidental de canalograma). Nesse caso, ocorreu mielomalácia completa secundária à lesão discal aguda e, portanto, passível de ser demonstrada pela mielografia.

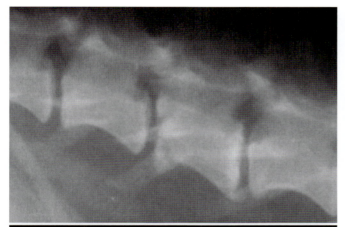

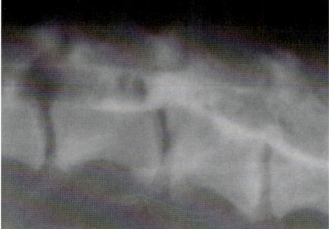

Figura 243.15 A mielografia pode ser útil para avaliar a extensão de lesões de trauma raquimedular, quando a clínica não é congruente com os achados radiográficos. Na *imagem superior*, observa-se uma grave fratura de L4, com algum estreitamento do canal vertebral. Achados insuficientes para explicar a grave paraplegia flácida e com dilatação de esfíncter anal que o cão, vítima de atropelamento, apresentava. A mielografia mostrou, na *imagem inferior*, que houve secção medular no nível de L4, justificando os sinais clínicos apresentados.

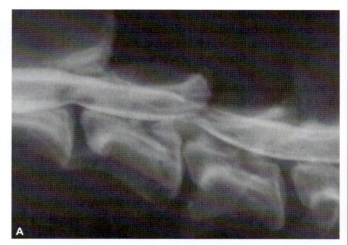

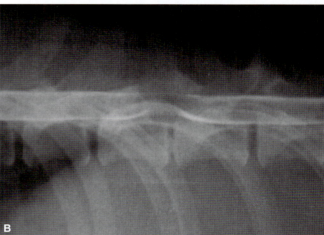

Figura 243.16 Uma das mais úteis aplicações da mielografia: as doenças compressivas extradurais da medula espinal, aqui representadas por uma hérnia discal C3-C4 em um Rottweiler (**A**), e outra T11-12, em um Dachshund (**B**), ambas extruídas. Note o excelente delineamento dos limites das lesões, no entanto nem sempre é assim: dificuldades na injeção do contraste, no delineamento das lesões e na visualização em animais muito obesos e a formação de artefatos como a epidurografia tornam esse método, por vezes, insuficiente. Nesses casos, recorre-se à tomografia computadorizada.

fazer reconstruções tridimensionais e mensurações precisas e detectar fraturas e lesões ósseas não visíveis nas radiografias convencionais. Ademais, é um exame extremamente rápido e de qualidade de imagem óssea excepcional. A maior desvantagem ainda é o custo e, apesar da maior disponibilidade atual, o acesso. Mas isso está sendo cada vez mais contornado e aceito pelos proprietários. Além disso, a capacidade de visualização de tecidos moles no interior do sistema nervoso não é muito boa, embora tenha avançado muito nos modelos atuais.

A RM fornece imagens excelentes de tecidos moles e ruins de tecidos ósseos. Tem a vantagem adicional de fornecer reconstruções em diversos planos e detectar lesões sutis em tecidos moles. Mas sua disponibilidade ainda é muito restrita, o exame é demorado em relação à TC, a visualização do tecido ósseo é precária e ainda tem disponibilidade restrita. Para mais informações, consulte a seção de "Referências bibliográficas" ao fim deste capítulo.[23,24]

PROGNÓSTICO

Em vista de sua posição na medula espinal e resistência à lesão, as fibras de condução da sensibilidade à dor profunda têm sido o melhor indicador de prognóstico para a recuperação funcional de um paciente canino ou felino com TRM. Dessa maneira, se a sensibilidade à dor profunda estiver preservada, existe chance de recuperação funcional (por volta de 70%),[b]

---

[b]Números válidos para traumas externos, ou seja, fraturas e luxações (obtidos por comunicação pessoal com Natasha Olby em 2009).

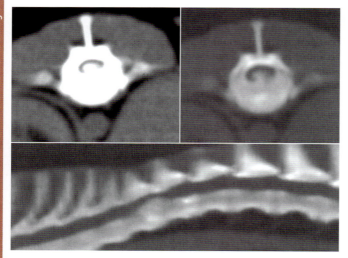

Figura 243.17 Tomografia computadorizada de cão Dachshund de 7 anos com paraparesia grau IV de instalação aguda e dor toracolombar. Note a grave compressão medular e o estreitamento do canal vertebral, determinados pela extrusão de material discal intensamente calcificado no interior do canal vertebral. *Imagem superior esquerda*, janela de tecidos moles; *imagem superior direita*, janela óssea; *imagem inferior*: reconstrução do plano sagital, mostrando o estreitamento do canal vertebral, no nível de T11-T12. A qualidade de imagem da TC é muito boa e possibilita planejar a abordagem cirúrgica em detalhes.

ao passo que aquele paciente que não esboça consciência do estímulo nocivo, em geral, não apresenta recuperação funcional (por volta de 15 a 20%). Três comentários a respeito dessa afirmativa precisam ser feitos:

- Esse conceito vem sofrendo ataques sucessivos na literatura – e observa-se o mesmo na prática diária –, pois ele não é de modo algum infalível. A estatística que indica que um paciente, sem dor profunda, tratado clinicamente, tem de 5 a 10%[c] de chance de recuperação da marcha, em um período de até 4 meses, é verdadeira na maioria dos casos de fraturas ou luxações. Em casos de discopatias, porém, esses valores vêm sendo constantemente questionados há anos. De fato, existem tantas exceções que se chegou a pensar se não se está apoiando demais nesses números, subtraindo chances de pacientes que, talvez, venham a apresentar alguma recuperação, se lhes for dado um tempo maior (Figuras 243.18 e 243.19) ou uma abordagem cirúrgica mesmo após as 48 horas. Dados publicados corroboram essa afirmativa.[25] Esses animais precisam de proprietários complacentes, pacientes e dispostos a fornecer tempo, cuidados e monitoramento necessários, sem receber qualquer garantia de sucesso em troca, e é surpreendente o número de pessoas dispostas a isso[1,3,23,24,26-29]

- A marcha medular é a formação de um automatismo medular que produz um conjunto de movimentos que se assemelha a uma marcha, desconectada completamente do movimento dos membros anteriores, sem qualquer traço de movimento voluntário. Trata-se de um movimento reflexo, em resposta a movimentações passivas dos membros, durante a marcha dos anteriores. Essa marcha vem sendo confundida com aquela vista em animais sem sensibilidade à dor profunda. Até 30% (ou mais) desses pacientes sem sensibilidade à dor profunda desenvolvem marcha voluntária e coordenada com os membros anteriores, com graus variados de ataxia. A sensibilidade *não* é necessária para que o animal seja capaz de caminhar. A marcha medular é um fenômeno raro. A marcha em um paciente sem sensibilidade à dor profunda é incomum, porém bem mais frequente do que a marcha medular. Desse modo, mesmo que um cão não recupere a dor profunda, ele ainda tem a possibilidade de recuperar marcha funcional, seja ela medular ou não. Ambas podem ser associadas ou não à incontinência (a medular frequentemente o é)

- Há muito, os experimentos de Freeman (1952),[11,30] além de outros mais recentes,[14,31] mostraram que a recuperação funcional é possível em um animal com secção medular, contanto que lhe seja dado tempo suficiente e a CG seja minimizada. Isso nos mostra que, mesmo em casos muito graves, se a CG for, de alguma maneira, reduzida, será pelo menos teoricamente possível existir conexão axônica suficiente para a produção de marcha.

Como regra geral, podem-se citar os seguintes indicadores de prognóstico:

- A coluna lombossacra suporta grandes deslocamentos (Figuras 243.19 e 243.20), produzindo como sinal clínico principal dor e flexão dos membros posteriores (dor referida). A redução dos fragmentos e a fixação, em geral, fornecem bons prognósticos, podendo restar algum grau de incontinência (ocorrência muito variável)

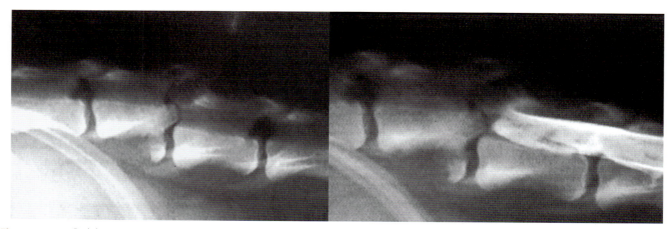

Figura 243.18 Cadela com trauma raquimedular por atropelamento, animal de rua. Evidenciou-se paraparesia grau V por 4 dias, sem qualquer medida de repouso ou tratamento. Consulte o texto para detalhes da evolução até a marcha normal.

---
[c]Número válido para herniações discais extrusas agudas.

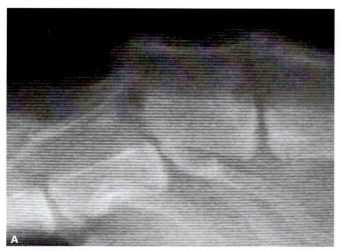

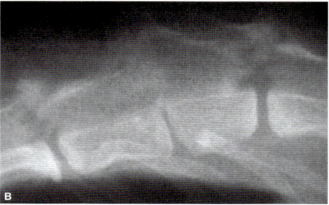

Figura 243.19 Gata adulta, sem raça definida, sofreu queda de vários andares. **A.** Radiografia da coluna toracolombar, 3 semanas após o trauma. **B.** Radiografia da coluna, 8 semanas após o trauma, sem que nenhum tratamento tenha sido implementado. O animal havia voltado a caminhar 2 semanas antes, no dia da consulta neurológica. Consulte o texto para detalhes do caso.

- A coluna toracolombar tem canal vertebral muito estreito e, portanto, mínimos deslocamentos produzem grandes sinais clínicos. Frequentemente, os animais acometidos por fraturas/luxações apresentam secção medular. O local mais comum de lesão é a junção toracolombar. A ausência de sensibilidade à dor profunda, em geral, fornece um prognóstico grave, quando associada a um trauma externo, resultante em fratura/luxação, mas não tanto em casos com as hérnias discais (ver discussão acima)
- A coluna cervical tem canal vertebral mais amplo, logo, os sinais neurológicos são mais brandos e a dor, mais intensa. Mas, quando presentes, a ocorrência de dificuldade ventilatória e a concomitância de lesões encefálicas são frequentes
- Atualmente, a fisioterapia, a acupuntura e outras terapias complementares são aliadas poderosas na reabilitação dos pacientes de TRM. Os veterinários especializados nessas áreas devem ser parte integrante da equipe de cuidados avançados desses pacientes, garantindo uma recuperação mais ampla e completa, com o menor número de sequelas possível.

Na Figura 243.18, a mielografia por injeção lombar mostrou a grave compressão medular. Apesar de prevenida do prognóstico, a nova proprietária insistiu em realizar o tratamento. Foi feita a redução da fratura-luxação e a fixação com pinos e cimento acrílico. Após 10 dias, o animal iniciou marcha coordenada,

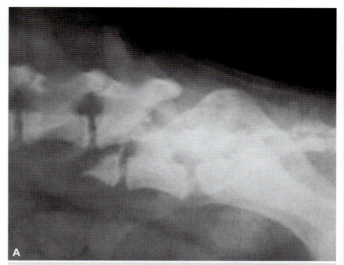

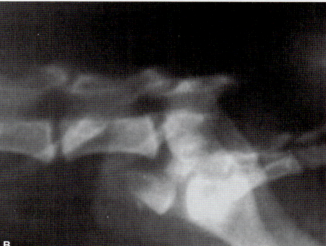

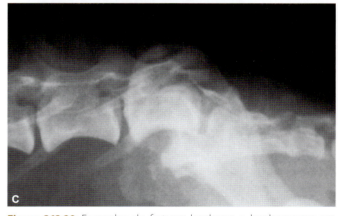

Figura 243.20 Exemplos de fraturas lombares e lombossacras em cães. **A.** Fratura com luxação dorsal de corpo de L6. **B.** Fratura com luxação dorsal de corpo de L7. **C.** Fratura com luxação dorsal da lâmina dorsal e parte do corpo de S1.

sem sensibilidade nos membros posteriores (descartada marcha medular). Em 30 dias, a ataxia era mínima e a sensibilidade já estava presente. Após alguns meses, a cadela estava completamente funcional, sem qualquer sinal de disfunção neurológica. Esse caso ilustra a complexidade que é a formação de prognóstico em TRM. A mielografia foi realizada por punção lombar e, portanto, com injeção sob pressão. Mesmo assim, o contraste foi incapaz de vencer a compressão produzida pela fratura e ultrapassá-la cranialmente.

De maneira incomum, mesmo o tratamento clínico pode ser eficiente em casos de TRM, inclusive com reposicionamento espontâneo dos fragmentos. O caso demonstrado na Figura 243.19 ilustra esse conceito. Uma gata, sem raça definida, foi levada para atendimento após trauma – queda de varanda de apartamento. O atendimento primário identificou sua incapacidade de caminhar e fraturas múltiplas em membros: uma no fêmur esquerdo e duas radioulnares (direita e esquerda). Estas foram consideradas como a causa da paralisia observada após o trauma. Como a paciente, após 3 semanas, não mostrava sinais de recuperação de movimentos dos membros posteriores, o proprietário solicitou ao veterinário que fosse realizada uma radiografia de coluna (Figura 243.19 A). Note o grave deslocamento dorsal de T13 sobre T12. Após mais alguns dias, o proprietário, por conta própria, marcou uma consulta com o neurologista. No dia do atendimento, por volta de 6 semanas após o trauma, a paciente voltou a caminhar, espontaneamente, sem qualquer tratamento. A consulta identificou apenas paraparesia grau III e nenhum tratamento clínico ou cirúrgico foi proposto. Duas semanas depois, foi realizada radiografia para verificação do foco da luxação (Figura 243.19 B). Na imagem é possível notar o perfeito realinhamento vertebral espontâneo e a elevação da lâmina dorsal de T13, possível razão pela qual não houve secção medular, fornecendo espaço para a acomodação da medula. Provavelmente algum movimento natural do animal conduziu a vértebra ao seu correto alinhamento, o que não é comum. A tendência dos animais é adotar uma postura cifótica e, devido ao movimento pendular dos membros posteriores, produzir piora da luxação com a passagem do tempo. Nessa gata, talvez, a postura tenha sido a lordose, causando o efeito contrário. Esse caso mostra que, embora não se tenha a avaliação clínica no momento da primeira radiografia, não se pode, de maneira alguma, confiar apenas em imagens, impondo-se a correlação clínica.

Todas as fraturas da Figura 243.20 têm em comum a sintomatologia clínica – dor irradiada em membros, fraqueza de membros posteriores, com ou sem paresia/plegia de cauda, com ou sem flacidez de ânus, com ou sem incontinência urinária – e o fato de produzirem poucos déficits permanentes, pois, nessa região, há a presença apenas da cauda equina. Como nervos são mais resistentes aos grandes deslocamentos do que a medula espinal, poucas sequelas são esperadas. Animais de raça grande terminam a medula no terço cranial ou central da vértebra L5 e animais de raça pequena no fim da L5 (aproximadamente). Nos felinos, a medula pode chegar até L6. Duas exceções devem ser consideradas: (1) fraturas sacrais podem seccionar os nervos S1, S2 e S3, pois os fragmentos podem agir como lâminas afiadas; (2) fraturas de L5 ou L6 podem produzir sérios déficits por avulsão de raízes nervosas, devido à proximidade com a intumescência lombossacra. Por se tratar de grave lesão de NMI, o prognóstico para a recuperação costuma ser ruim.

TRATAMENTO

Na abordagem terapêutica do TRM, é inevitável uma discussão a respeito dos glicocorticoides (GC). Mas, antes, são necessários alguns esclarecimentos:

- Como em todo caso de trauma, o atendimento pré-hospitalar é importante. E, nesse momento, a maioria dos pacientes tem sua lesão agravada, seja porque se arrastam assustados e não permitem mais manipulação ou porque quem socorre o faz de maneira pouco qualificada, piorando a lesão medular. Sempre que possível, oriente de modo a minimizar as lesões provenientes do atendimento pré-hospitalar inadequado

- Em medicina veterinária, não existe uma comunicação efetiva com o paciente. Portanto, o tratamento de animais muito bravos, agitados ou assustados é mais desafiador do que o daqueles que são mais calmos ou mansos. A cooperação do paciente e o repouso são muito importantes em todas as fases do tratamento

- Não existe, para efeitos práticos (ver tópico "Prognóstico"), tratamento clínico ou cirúrgico capaz de melhorar o prognóstico de um cão ou gato que apresente uma secção medular por qualquer causa

- Qualquer tratamento de suporte (repouso ou GC ou anti-inflamatórios não esteroides [AINEs] ou terapias complementares etc.), quando utilizado com critério e responsabilidade, produzirá efeitos semelhantes naqueles casos com sintomatologias leves ou moderadas

- Qualquer tratamento ou medida de suporte mal empregados têm potencial para provocar piora dos sinais clínicos ou danos, reversíveis ou não, em pacientes com sinais clínicos leves ou moderados

- O problema maior surge naquele grupo de animais em que a lesão é intermediária. As enormes possibilidades de interações de variáveis nesses casos tornam a análise da eficácia das variadas modalidades terapêuticas objeto de discussão interminável. Na história da pesquisa do TRM, muitos agentes despontaram como promissores no tratamento dessa condição, somente para anos depois serem esquecidos. E com os GC não é diferente. A respeito do tratamento do TRM e do uso de GC, a opinião é a seguinte:

  - Succinato sódico de metilprednisolona em altas doses não oferece qualquer vantagem em relação às outras bases, além de ser a de custo mais elevado. Estudos recentes mostram que o ganho da função neurológica não é maior do que o risco dos efeitos colaterais, na dose preconizada.[4,8,10,16,21,32-34] Muitos autores vão além: demonstram inibição da proliferação de células progenitoras neuronais,[35] provam que a morte isquêmica não pode ser prevenida pelo protocolo de metilprednisolona mais utilizado atualmente,[36] demonstram ausência de efeitos histológicos e funcionais em lesões medulares experimentais em ratos[37] e questionam os resultados obtidos nos ensaios clínicos (*National Acute Spinal Cord Injury Study* [NASCIS] I, II e III), considerando, inclusive, que os riscos de lesões secundárias, principalmente pneumonias, *não justificam mais a sua utilização*[38]

  - Dexametasona, na dose recomendada por muitos autores (1 a 2 mg/kg, por via intravenosa [IV]), é muito ulcerogênica e não mais eficaz do que uma dose mais conservadora e segura (0,1 a 0,2 mg/kg, IV, 1 ou 2 doses)

  - Prednisona (0,5 a 1 mg/kg, por via oral [VO], 1 a 2 vezes/dia) é segura e pode ser útil

  - Mas quando os GC são úteis? No controle da dor (principalmente de discopatia extrusa) e na diminuição do edema vasogênico (associado a trauma), somente – ainda que esse não seja o principal causador da dor e compressão medulares. Os alegados efeitos hormonais, quelantes de radicais livres, estabilizadores de membranas etc. das altas doses de GC não são suficientes para contrapor os potentes agentes presentes no local da lesão (ver tópico "Fisiopatogenia"), conforme demonstrado em inúmeros trabalhos publicados.[8,10,16,32-34] Além disso, nos casos mais graves, nos quais a isquemia é o evento mais importante, os GC nem mesmo alcançam o seu alvo (o local de maior compressão e, portanto, de maior isquemia), tornando seus efeitos ainda mais questionáveis. Pequenas doses por curtos períodos trazem conforto ao paciente e benefícios imediatos, ao alcance da observação clínica o Recentemente (2019) importantes informações a respeito da terapia hormonal em pacientes de trauma foram publicadas, dando suporte às afirmativas anteriores.[39] Acredita-se que o efeito benéfico de baixas e breves doses de GC sempre foi uma questão lógica e segura, mas, como toda visão científica de um problema, está sujeita a modificações; portanto, use com cautela e de acordo com os seus conceitos.

O controle de dor pode ser potencializado pelo uso de outros opioides, como morfina, meperidina, tramadol etc., bem como pela dipirona. O uso dos opioides pode ser questionado com relação à sua influência no TM, mas o controle da dor e a tranquilização dos pacientes, nesses casos, são mais importantes. O mesmo pode ser pensado com relação ao uso dos tranquilizantes. Se os benzodiazepínicos forem suspeitos de provocarem reações disfóricas (geralmente o fazem em animais com consciência normal, sendo mais seguros em animais com consciência alterada), pode-se também utilizar doses baixas de fenotiazínicos (clorpromazina, metade a um quarto da dose pré-anestésica), a fim de produzir um estado de calma e relaxamento no animal. Normalmente isso é necessário apenas nas primeiras 24 ou 48 horas. Caso não sejam utilizados GC, pode-se fazer uso dos AINEs, como carprofeno, cetoprofeno e meloxicam. *Nunca utilizar as duas classes de medicamentos ao mesmo tempo.* Uma precaução importante é com relação às ulcerações gastrintestinais, sendo importante sua prevenção, pela manutenção do funcionamento do trato gastrintestinal, pela utilização de inibidores H_2, como a ranitidina, ou de inibidores da bomba de prótons, como o omeprazol. Adicionalmente, o sucralfato poderá ser útil.

A descompressão cirúrgica, quando indicada, deverá ser feita na dependência da etiologia. Hérnias discais deverão ser tratadas de acordo com a sua localização: fenda ventral para as hérnias cervicais ventrais, hemilaminectomia para as laterais; foraminectomia/hemilaminectomia para as hérnias toracolombares; e laminectomia para as hérnias lombossacras. Já o melhor tratamento de fraturas e luxações é a fixação com pino ou parafuso e cimento acrílico, em mãos. Essa é a técnica mais versátil, possibilitando a adaptação para todas as regiões da coluna vertebral, utilizando-se materiais de fácil acesso e conhecimento do clínico geral (Figuras 243.21 a 243.24). Ocasionalmente, uma placa em ponte pode ser uma solução adequada, embora seja uma exceção (Figura 243.25). A colocação dos implantes exige prática, a fim de evitar lesões medulares, vasculares ou de estruturas perivertebrais. Como regra geral, o cirurgião deve utilizar a técnica que lhe traz mais conforto e que seja de seu domínio. A descrição das diferentes técnicas está além do objetivo deste livro. O leitor é orientado a consultar a seção de "Referências bibliográficas", ao fim deste capítulo.[3,40]

Para aqueles animais que não puderem recuperar a marcha, existe ainda a alternativa do carrinho ortopédico. Existem vários modelos disponíveis que podem ajudar a melhorar a qualidade de vida do paciente que não poderá mais caminhar. Há restrições, vantagens e desvantagens, que o clínico deverá conhecer antes de indicar essa facilidade. *O proprietário deverá estar amplamente orientado e informado a respeito das implicações de manter um animal paralisado no ambiente doméstico.*

É responsabilidade do médico-veterinário discutir com o proprietário os problemas advindos dessa nova condição – a incapacidade funcional definitiva ou temporária prolongada –, baseando-se no comportamento e no porte do animal, nas condições do proprietário, seu estilo de vida e outras características que possam influenciar escolhas. Um animal de raça pequena, paraplégico em decorrência de discopatia grave e irreversível, poderá ser um animal de estimação

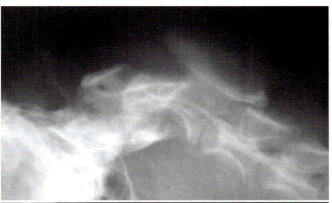
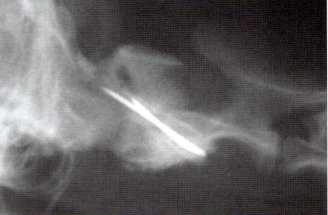
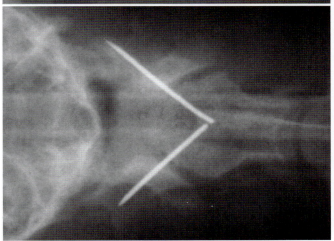

Figura 243.21 Cão da raça Dachshund com 6 meses de vida, apresentando tetraparesia grau III e dor cervical. A radiografia mostra luxação atlantoaxial grave (*imagem superior*). Note a grave redução da altura do canal vertebral, a angulação anormal entre o crânio e a coluna cervical e a ausência do processo odontoide. A técnica escolhida para a redução foi a de acesso ventral com colocação de pinos divergentes e cimento acrílico (pequena quantidade, somente para fixação dos dois pinos entre si), além da colocação de osso bovino liofilizado (Genox®), para aumentar a área de neoformação óssea, por ser substância osteocondutora. Observe o correto alinhamento vertebral pós-operatório e o aumento da radiopacidade ventral à articulação atlantoaxial, devido às técnicas empregadas para promover a artrodese. Utilizou-se também um colar cervical acolchoado no pós-operatório. A colocação de parafusos teria sido preferível, mas as características físicas e comportamentais do paciente permitiram a utilização de aparatos mais simples. Houve excelente formação da artrodese, e o cão manteve-se assintomático por 6 meses, quando foi dada alta definitiva, sem qualquer complicação pós-operatória. Existem várias técnicas de redução das luxações atlantoaxiais e o leitor deve consultar as referências ao fim do capítulo para mais informações.

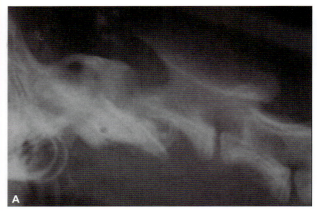
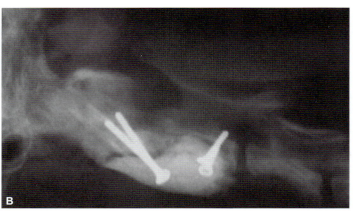

Figura 243.22 Cão da raça Golden Retriever, com 8 meses de vida. O animal foi atropelado e apresentou fratura de corpo de C2 (**A**), corrigida com parafusos e cimento acrílico (**B**). Esse tipo de fratura é muito comum, pois o corpo de C2 é a parte mais frágil dessa região. Esse cão somente apresentava dor como sinal clínico, apesar da gravidade da fratura. Após a cirurgia, houve retorno normal à função. Por ser um filhote de raça de comportamento muito agitado, na quarta semana houve fratura de um dos parafusos, recidivando dor ocasional, resistente ao tratamento. A única solução, nesses casos, é a retirada do implante, que é feita com fresas de alta rotação para desbaste do cimento, até encontrar o parafuso, que será então retirado normalmente. Após a retirada de todos os parafusos, o implante acrílico pode ser retirado em bloco. Nesse caso, por se tratar de um filhote, já havia consolidação da fratura.

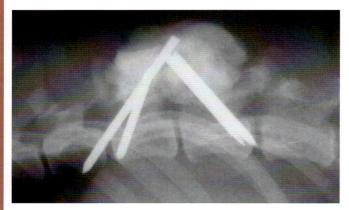
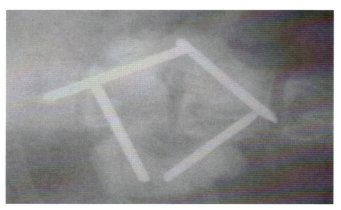

Figura 243.23 Exemplo de fixação de fratura toracolombar pela técnica de pino e cimento. Nesse caso, uma fratura-luxação T12-T13 que, após a redução dos fragmentos, foi estabilizada pela colocação de pinos intramedulares divergentes, em cada lado das vértebras craniais e caudais ao foco da lesão, unidos por uma massa de cimento acrílico. Após a consolidação, ocorre excelente estabilidade do foco da fratura. Essa técnica tem a principal vantagem de se adaptar a uma gama de situações e por ser muito versátil, mas necessita de treinamento para evitar danos. Os pinos podem ser substituídos por parafusos corticais. Atualmente, existem sistemas, compostos de parafusos pediculares e barras estabilizadoras, também muito versáteis e práticos, feitos de liga de titânio. Consulte o texto e a lista de referências ao fim do capítulo para detalhes adicionais.

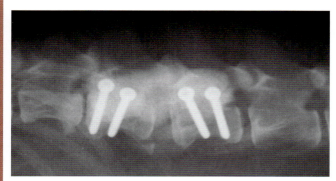
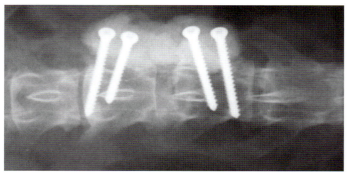

Figura 243.24 Fixação com parafusos corticais e cimento acrílico. Pós-operatório imediato do cão da Figura 243.2. Note o realinhamento vertebral, identificado principalmente no eixo craniocaudal (correção do desvio lateral de L3) e rotacional (realinhamento dos processos espinhosos de L3 e L4, em relação a L2 e L1) – comparar com a Figura 243.2.

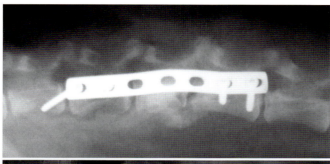

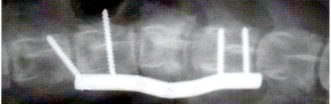

Figura 243.25 Exemplo de fixação vertebral com placa e parafuso.

aceitável para uma pessoa que passe a maior parte do seu tempo em casa. Mas se o seu trabalho exige estar fora de casa por 12 a 14 horas por dia, morando sozinha, a vida desse animal será mais difícil. O mesmo raciocínio pode ser aplicado para um cão de grande porte ou muito agitado. O proprietário estará apto a fazer frente a essa nova condição? Os proprietários se sentem muito desamparados nessas horas e dispor de um profissional capaz de mostrar-lhes os variados caminhos pode fazer a diferença. Uma dica importante: nunca tome decisões pelos proprietários. Mostre as opções e deixe-os trilhar o caminho que mais lhes convier. É mais seguro dessa maneira.

A tração utilizada na Figura 243.24, para a correção, foi excessiva, produzindo um espaçamento discal maior do que o normal. Isso não parece ter provocado consequências. O paciente teve melhora imediata da dor e desconforto ao toque do local, mas a idade avançada, a gravidade do trauma e seu estado neurológico pré-operatório indicavam um prognóstico reservado. Após 6 meses, o animal apenas caminhava poucos passos, mas ainda não havia uma marcha útil. Não apresentava dor ou incontinências e a sensibilidade dos membros posteriores estava presente. A colocação dos parafusos deve ser feita sempre nos dois lados da coluna vertebral. Nesse caso, optou-se por uma configuração mais simples, privilegiando um menor tempo e trauma (dissecção) cirúrgicos, devido à idade avançada do paciente. Além disso, era um animal calmo, com proprietários muito dedicados. Cada caso deve ser individualizado.

No caso da Figura 243.25, foi utilizada uma placa em ponte, a fim de estabilizar uma fratura patológica causada por uma osteomielite (espondilite) de L3, que causou desvio do eixo vertebral, compressão medular, paraparesia (não mostrados) e dor intensa, em um Pitbull de 10 meses de vida. Após o realinhamento dos fragmentos (ainda restou alguma escoliose pós-operatória), sob tração, foi colocada a placa, que foi escolhida, pois, por se tratar de um foco contaminado, caso houvesse necessidade de retirada no futuro por contaminação do implante, o cimento e pino ou parafuso seriam de realização mais complexa. O maior problema desse tipo de técnica é que os furos da placa nem sempre se encontram no melhor local de perfuração óssea e existe potencial para compressão das raízes nervosas, causando dor radicular crônica – note, na Figura 243.25 A, como a placa obstrui parcialmente o forame vertebral. A moldagem da placa foi realizada para minimizar o contato com o foco da fratura e com as raízes nervosas de L3 e L4. O primeiro parafuso foi angulado em direção a L1, pois a placa não era bloqueada e, portanto, havia possibilidade de haver afastamento lateral do implante se todos os parafusos fossem paralelos. O mesmo deveria ter sido feito no quarto parafuso. O animal teve uma recuperação excelente da infecção e do estado neurológico, sendo necessária a retirada da placa após 2 meses, não por manutenção de infecção, e sim por dor radicular crônica, provocando escoliose. Após a retirada do implante, a dor cessou e o animal voltou à completa normalidade (verificar a seção de "Referências bibliográficas" ao fim do capítulo para mais detalhes).

Atualmente, existem vários sistemas de parafusos pediculares ligados a barras de titânio que oferecem boa alternativa ao uso de placas. Sua escolha depende da preferência do cirurgião. Nota de precaução: nota-se que esses equipamentos podem falhar (fraturar) se não forem bem selecionados e posicionados. Recomenda-se treinamento adequado antes da utilização de qualquer técnica escolhida.

Terapias avançadas e futuras

A ampliação das especializações em medicina veterinária no Brasil já é uma realidade, promovendo o aparecimento de mais clínicos e cirurgiões disponíveis para o tratamento especializado dos pacientes de TRM. Espera-se, portanto, um avanço nas técnicas e procedimentos empregados nesses animais nos próximos anos, assim como a difusão/implantação de técnicas avançadas, como as cirurgias descompressivas minimamente invasivas e as medidas intraoperatórias de neuroproteção.

Tendo em vista que a entrada descontrolada do cálcio no citosol é um ponto-chave para a morte neuronal (ver tópico "Fisiopatogenia"), bloqueadores dos canais de cálcio têm sido testados como medida de neuroproteção, com resultados ainda pouco claros, mas promissores.[7]

Muito se tem falado e publicado a respeito da terapia com células-tronco. No momento, mesmo após anos do lançamento da primeira edição deste livro, ainda não existem aplicações práticas e imediatas dos estudos no paciente de TRM. Muitas perguntas ainda estão sem resposta. As células-tronco injetadas por via intratecal, com marcadores específicos, perdem-se e seu benefício ainda não é muito claro.[d] A falta de um conhecimento básico a respeito de biologia, sobrevivência, diferenciação e integração em tempo real, após o transplante das células-tronco no SNC lesionado, mantém-se como um gargalo no delineamento de novas estratégias dessa modalidade terapêutica.[41] As pesquisas continuam avançando e o conhecimento se sedimentando. A complexidade do SNC torna a substituição de um tecido lesionado uma tarefa complexa e com muitas oportunidades de falhas.[4,12-14,31,41]

REFERÊNCIAS BIBLIOGRÁFICAS

1. Pellegrino F, Suraniti A, Garibaldi L. El Libro de neurología para la práctica clínica. Buenos Aires, Argentina: Editorial Intermédica; 2003.
2. Summers BA, Cummings JF, DeLahunta A. Veterinary neuropathology. Cornell University, Ithaca, New York: Mosby; 1994.
3. Sharp NJH, Wheeler SJ. Small animal spinal disorders – diagnosis and surgery. 2. ed. Elsevier Mosby; 2005.
4. Rowland JW, Hawryluk GWJ, Kwon B et al. Current status of acute spinal cord injury pathophysiology and emerging therapies: promise on the horizon. Neurosurg Focus. 2008;25(5):E2.

---

[d]Rogério Amorin, Faculdade de Medicina Veterinária e Zootecnia, da Universidade Estadual Paulista "Júlio de Mesquita Filho" (UNESP), Botucatu, SP. Comunicação pessoal, 2011.

5. Griffiths IR. Some aspects of the pathology and pathogenesis of the myelopathy caused by disc protrusions in the dog. J Neurol, Neurosurg Psychiatry. 1972;35(3):403-13.

6. Gibson RM, Rothwell NJ, Le Feuvre RA. CNS injury: the role of the cytokine IL-1. Vet J. 2004;168(3):230-7.

7. Kułak W, Sobaniec W, Wojtal K et al. Calcium modulation in epilepsy. Pol J Pharmacol. 2004;56(1):29-41.

8. Hurlbert RJ, Hamilton MG. Methylprednisolone for acute spinal cord injury: 5-year practice reversal. Can J Neurol Sci. 2008;35(1):41-5.

9. Eftekharpour E, Karimi-Abdolrezaee S, Fehlings MG. Current status of experimental cell replacement approaches to spinal cord injury. Neurosurg Focus. 2008;24(3-4):E18.

10. Gorio A, Madaschi L, Di Stefano B et al. Methylprednisolone neutralizes the beneficial effects of erythropoietin in experimental spinal cord injury. Proc Natl Acad Sci. 2005;102(45):16379-84.

11. Freeman LW. Return of function after complete transection of the spinal cord of the rat, cat and dog. Ann Surg. 1952;136(2):193-205.

12. Bambakidis NC, Butler J, Horn EM et al. Stem cell biology and its therapeutic applications in the setting of spinal cord injury. Neurosurg Focus. 2008;24(3-4):E19.

13. Reier PJ. Cellular transplantation strategies for spinal cord injury and translational neurobiology. NeuroRx. J Am Soc Experim NeuroTher. 2004;1(4):424-51.

14. Ryu HH, Lim JH, Byeon YE et al. Functional recovery and neural differentiation after transplantation of allogenic adipose-derived stem cells in a canine model of acute spinal cord injury. J Vet Sci. 2009;10(4):273-84.

15. Maier IC, Schwab ME. Sprouting, regeneration and circuit formation in the injured spinal cord: factors and activity. Phil Trans R Soc B. 2006;361(1473):1611-34.

16. Tator CH. Review of treatment trials in human spinal cord injury: issues, difficulties, and recommendations. Neurosurgery. 2006;59(5):957-82; discussion 982-7.

17. Emery E, Aldana P, Bunge MB et al. Apoptosis after traumatic human spinal cord injury. Neurosurg Focus. 1999;6(1):7.

18. Digicaylioglu M, Gwenn Garden, Sonia Timberlake et al. Acute neuroprotective synergy of erythropoietin and insulina-like growth factor I. Proc Natl Acad Sci. 2004;101(26):9855-60.

19. Ahn H, Fehlings MG. Prevention, identification, and treatment of perioperative spinal cord injury. Neurosurg Focus. 2008;25(5):E15.

20. Teng YD, Choi H, Onario RC et al. Minocycline inhibits mitochondrial cytochrome c release and mitigates functional deficits after spinal cord injury. Proc Natl Acad Sci. 2004;101(9):3071-6.

21. Hawryluk GWJ, Rowland J, Kwon BK et al. Protection and repair of the injured spinal cord: a review of completed, ongoing, and planned clinical trials for acute spinal cord injury. Neurosurg Focus. 2008;25(5):E14.

22. DeLahunta A, Glass E. Veterinary neuroanatomy and clinical neurology. 3. ed. St. Louis, Missouri: Saunders Elsevier; 2009.

23. De Risio L, Adam V, Dennis R et al. Association of clinical and magnetic resonance imaging findings with outcome in dogs with presumptive acute noncompressive nucleus pulposus extrusion: 42 cases (2000-2007). J Am Vet Med Assoc. 2009;234(4):495-504.

24. Levine JM, Fosgate GT, Chen AV et al. Magnetic resonance imaging in dogs with neurologic impairment due to acute thoracic and lumbar intervertebral disk herniation. J Vet Int Med. 2009;23(6):1220-6.

25. Jeffery ND, Barker AK, Hu HZ et al. Factors associated with recovery from paraplegia in dogs with loss of pain perception in the pelvic limbs following intervertebral disk herniation. J Am Vet Med Assoc. 2016;248(4):386-94.

26. Penderis J. Spinal cord injury in the dog: features of the neurological examination affecting prognosis. In: FECAVA World Small Animal Congress. Glasgow, United Kingdom; 2008. p. 480-2.

27. Forterre F, Gorgas D, Dickomeit M et al. Incidence of spinal compressive lesions in chondrodystrophic dogs with abnormal recovery after hemilaminectomy for treatment of thoracolumbar disc disease: a prospective magnetic resonance imaging study. Vet Surg. 2010;39(2):165-72.

28. Trotter EJ. Cervical spine locking plate fixation for treatment of cervical spondylotic myelopathy in large breed dogs. Vet Surg. 2009;38(6):705-18.

29. Wheeler JL, Lewis DD, Cross AR et al. Closed fluoroscopic-assisted spinal arch external skeletal fixation for the stabilization of vertebral column injuries in five dogs. Vet Surg. 2007;36(5):442-8.

30. Heimburger RF. Return of function after spinal cord transection. Spinal Cord. 2005;43438-40.

31. Lim JH, Byeon YE, Ryu HH et al. Transplantation of canine umbilical cord blood-derived mesenchymal stem cells in experimentally induced spinal cord injured dogs. J Vet Sci. 2007;8(3):275-82.

32. Hurlbert RJ. Methylprednisolone for acute spinal cord injury: an inappropriate standard of care. J Neurosurg. 2000;93(Suppl 1):1-7.

33. Tator CH. Acute spinal cord injury: a review of recent studies of treatment and pathophysiology. Can Med Assoc J. 1972;107(2):143-50.

34. Tator CH, Fehlings MG. Review of clinical trials of neuroprotection in acute spinal cord injury. Neurosurg Focus. 1999;6(1) [Article 8].

35. Schröter A, Lustenberger RM, Obermair FJ et al. High-dose corticosteroids after spinal cord injury reduce neural progenitor cell proliferation. Neuroscience. 2009;161(3):753-63.

36. Bartholdi D, Schwab ME. Methylprednisolone inhibits early inflammatory processes but not ischemic cell death after experimental spinal cord lesion in the rat. Brain Research. 1995;672(1-2):177-86.

37. Pereira JE, Costa LM, Cabrita AM et al. Methylprednisolone fails to improve functional and histological outcome following spinal cord injury in rats. Exp Neurol. 2009;220(1):71-81.

38. Ito Y, Sugimoto Y, Tomioka M et al. Does high dose methylprednisolone sodium succinate really improve neurological status in patient with acute cervical cord injury?: a prospective study about neurological recovery and early complications. Spine. 2009;34(20):2121-4.

39. Asehoune K, Vourc'h M, Roquilly A. Hormone therapy in trauma patients. Crit Care Clin. 2019;35(2):201-11.

40. Schamall RF. Luxación atlantoaxial en perros: propuesta de adaptación de la técnica de reducón ventral. Selecciones Veterinarias. 2010;18(2):2-10.

41. Li SC, Tachiki LML, Luo J et al. A biological global positioning system: considerations for tracking stem cell behaviors in the whole body. Stem Cell Rev Rep. 2010;6(2):317-33.

244
Discoespondilite e Espondilite

João Pedro de Andrade Neto

INTRODUÇÃO

Discoespondilite é uma infecção do disco intervertebral associada à osteomielite das vértebras contíguas a esse disco,[1] e na espondilite esse processo infeccioso ocorre apenas nos corpos vertebrais.[2] Discoespondilite é muito mais comum do que espondilite.[3] O diagnóstico precoce dessas doenças e o tratamento adequado são essenciais para um resultado bem-sucedido.[3]

Pode ocorrer como lesão única ou afetar vários locais da coluna vertebral.[3] São mais frequentes em cães jovens e de meia-idade de raças de médio e grande porte com prevalência elevada em Pastor-Alemão, Dogue Alemão e Airedale Terrier.[4] O local inicial da infecção geralmente não é identificado.[5] A imunossupressão parece ter papel importante na patogênese da discoespondilite.[6] Em alguns cães da raça Airedale Terrier, sugere-se que a diminuição da concentração sérica de imunoglobulina A (IgA) possa enfraquecer sua resistência cutânea e em relação à microbiota intestinal. A imunossupressão desses cães provavelmente contribui para a penetração de bactérias dentro do corpo e subsequente propagação para os discos.[6]

Como causas prováveis incluem-se o trauma iatrogênico (p. ex., fenestração de um disco intervertebral), migração de corpo estranho, injeção paravertebral ou mais comumente de um êmbolo séptico pela corrente sanguínea.[7] Menos frequentemente essa infecção ocorre após injeção epidural[8] ou em abscesso abdominal com contaminação secundária em disco intervertebral.[9] A propagação hematogênica de bactérias ou fungos é provavelmente a causa mais comum de discoespondilite.[2] A via hematogênica com focos primários de infecção incluem infecção do trato urinário, dermatite, endocardite bacteriana, doença dentária e orquite.[3] Esses focos resultam em bacteriemia e disseminação da bactéria por meio do suprimento sanguíneo para as vértebras.[5] A propagação dos microrganismos a partir dos locais de infecção primária às extremidades vertebrais provavelmente ocorre pela corrente sanguínea, por drenagem linfática e subsequente propagação arterial,[10] então dissemina-se por extensão local para o disco.[5] Fluxo retrógrado nas veias vertebrais tem sido sugerido como uma rota possível de infecção à coluna vertebral.[2] O arranjo dos capilares nas vértebras promove o represamento de sangue e a colonização por bactérias provenientes do sangue.[5] Uma correlação entre infecção do trato urinário e discoespondilite tem sido feita,[3] uma vez que a bexiga é o local mais comum de foco infeccioso.[11] Se ocorrer sepse causada por organismos gram-negativos, infecções do trato urinário serão mais prováveis, sendo *E. coli* a bactéria gram-negativa mais comumente isolada.[6] Endocardite bacteriana é uma causa rara de discoespondilite, e os sintomas clínicos dessa afecção geralmente são mais graves do que os apresentados pela discoespondilite.[6]

Os microrganismos mais comuns isolados em cães e gatos são *Staphylococcus aureus* e *S. intermedius;* outras bactérias menos isoladas são: *Streptococcus canis, Brucella canis, Nocardia* sp., *Escherichia coli, Alcaligenes* sp., *Micrococcus* sp., *Proteus* sp., *Corynebacterium diphteroides, Mycobacterium avis,*[7] *Actinomyces* sp., *Pseudomonas aeruginosa, Enterococcus faecalis, Bacteroides* sp., *Pasteurella* sp. e *Staphylococcus epidermidis.*[5] Espirocercose e infecção fúngica, como aspergilose vertebral, podem ocorrer ocasionalmente.[3] Organismos fúngicos, como *Aspergillus terreus, Paecilomyces variotii,*[7] *Penicillium* sp., *Fusarium* sp. e *Coccidioides immitis,*[5] têm sido obtidos de cultura de vértebras,[5,7] mas são raros.[11] *Brucella canis* é um cocobacilo gram-negativo capaz de penetrar através de qualquer membrana mucosa, sendo as mucosas oral, conjuntival e vaginal as vias mais importantes na transmissão natural da doença. Uma vez ultrapassada a membrana mucosa, *B. canis* é fagocitada por macrófagos e transportada aos tecidos linfoides e genitais.[12] Em machos, próstata, testículos e epidídimo liberam contínua ou frequentemente essa bactéria em secreções venéreas por meses ou anos.[10] Bacteriemia pode infectar rins, úvea anterior do globo ocular e discos intervertebrais. Ambos os sexos podem desenvolver discoespondilite decorrente de *B. canis* em regiões torácica e/ou lombar.[10] Cães com infecção por *Spirocerca lupi* podem produzir exostose espondilítica adjacente ao esôfago. Há evidência de que a migração da larva no periósteo vertebral possa resultar em inflamação óssea com deformação da vértebra nessa área.[11]

Em gatos, essa afecção é rara, e a maioria apresenta evidência externa de um foco infeccioso.[11]

PREVALÊNCIA

Podem afetar cães de qualquer idade, mas são mais comuns em adultos.[1] Os sintomas variam na faixa etária de 5 meses a 10 anos,[3] com média de 5,1 anos segundo um trabalho.[13] Os machos são mais afetados do que as fêmeas (aproximadamente 2:1).[7] Cães de raças puras são mais afetados do que os mestiços.[5] As raças com maior risco de apresentarem essas doenças são Dogue Alemão, Boxer, Rottweiler, Buldogue Inglês, Pastor-Alemão e Dobermann. Outras raças de cães também afetadas são Schnauzer, Labrador, Airedale Terrier, Golden Retriever, Yorkshire, Dachshund e Weimaraner.[10] A imunossupressão pode predispor algumas raças, como Pastor-Alemão, Airedale Terrier e Basset Hound, à infecção bacteriana ou fúngica e subsequente discoespondilite.[7] Em gatos, essa afecção é rara,[11] e os machos são mais afetados do que as fêmeas, semelhante ao que ocorre na espécie canina.[14]

Em relação à localização, a discoespondilite ocorre principalmente em vértebras das regiões lombossacra, cervical caudal, toracolombar e torácica média.[11] Alguma consideração deverá ser feita à estase venosa, e possivelmente arterial, ocorrendo nos níveis de L7 e S1, como resultado de uma oclusão vascular de maneira intermitente, durante o movimento normal em cães. A junção lombossacra é uma área concentrada de estresse por causa da imobilidade da pelve. Nesses cães de grande porte, o estresse de movimento poderia produzir força suficiente para causar fraturas ósseas microscópicas, semelhantes às que ocorrem em humanos. Microfraturas, localização das bactérias e vasculatura comprometida das vértebras nessas áreas poderiam proporcionar um meio para crescimento bacteriano.[15]

SINTOMAS CLÍNICOS

A sintomatologia pode variar de hiperestesia espinal e discreta rigidez em membros até paresia/paralisia grave.[7] A queixa mais comum é a dor espinal. A palpação da região acometida da coluna espinal costuma possibilitar a localização da lesão. Sinais sistêmicos como febre, anorexia e depressão são comuns, e alterações hematológicas inflamatórias são observadas com raridade.[5] Esses sintomas clínicos e neurológicos refletem o grau de proliferação óssea e compressão da medula espinal.[7] Os déficits neurológicos variam com a extensão do envolvimento da medula espinal, mas ataxia, déficit proprioceptivo consciente, paresia ou paralisia dos membros pélvicos ou dos quatros membros podem ocorrer, dependendo da localização da lesão.[3] Destruição da vértebra pode causar instabilidade espinal com compressão secundária da medula.[1] Paresia ou paralisia caudal à lesão é resultado de compressão da medula espinal.[1] O animal pode ter dificuldade para se levantar e uma história de doença intermitente e perda de peso. Se o envolvimento ocorrer em vértebra cervical, dor cervical será evidente.[3]

Disúria poderá estar presente se o animal apresentar cistite.[11] Alguns animais podem manifestar murmúrios cardíacos quando da auscultação,[7] sugerindo endocardite bacteriana concorrente.[3] Cães com discoespondilite decorrente de brucelose podem revelar rigidez ou claudicação em membros pélvicos, dor em região paraespinal com paresia ou paralisia e ocasionalmente[10] mostrar sinais sugestivos da doença (p. ex., orquite, epididimite, abortamento, infertilidade).[1]

Em todos os animais, os sintomas clínicos podem ocorrer agudamente e progredir rapidamente, entretanto o curso usual é crônico e progressivo.[1]

DIAGNÓSTICO

Como os sintomas clínicos geralmente não são específicos, o diagnóstico pode ser de difícil confirmação. Deve-se suspeitar dessas doenças em animais com febre de origem desconhecida.[2] O diagnóstico é obtido por estudo radiográfico,[5,11] mas ocasionalmente o resultado desse exames estará normal mesmo que haja infecção.[11] Nesses animais, avaliações repetidas poderão ser necessárias para a confirmação do diagnóstico,[3] já que alteração radiográfica pode não ser aparente por muitas semanas após o início das manifestações clínicas.[14] As alterações radiográficas da discoespondilite variam não somente no grau de infecção e resposta tecidual individual, mas também de acordo com o agente etiológico ou microrganismo envolvido.[16] Essas alterações radiográficas caracteristicamente abrangem as estruturas ventrais da vértebra acometida e incluem erosão das extremidades vertebrais e lise focal de uma ou ambas epífises vertebrais, colapso do espaço discal, alterações ósseas proliferativas adjacentes ao espaço discal e esclerose das margens de perda óssea (Figura 244.1).[5] No início do processo, anormalidades radiográficas mostram área concêntrica de lise das epífises vertebrais adjacentes, enquanto lesões mais crônicas são caracterizadas por vários graus de proliferação e lises ósseas, esclerose vertebral, corpos vertebrais menores, espaços de discos intervertebrais estreitos e proliferação óssea ventral que pode formar ponte óssea no disco afetado.[7] O novo osso sobrejacente e circunjacente à área infectada apresenta uma aparência de "comida por traça". Cães com aspergilose podem exibir lesões osteolíticas nas esternebras em radiografias torácicas.[3]

O hemograma pode revelar leucocitose, e o perfil bioquímico geralmente estará normal.[3] Hemocultura ou urocultura, ou ambas, são positivas em metade[17] ou até em dois terços dos pacientes.[11] É mais provável que a hemocultura seja positiva, se o animal estiver febril.[3] Presume-se que o patógeno associado à discoespondilite seja o mesmo organismo encontrado em sangue ou urina, mas um estudo envolvendo uma grande quantidade de cães mostrou que mais de um agente foi detectado em 11 animais, enquanto em dois cães, do grupo em que se

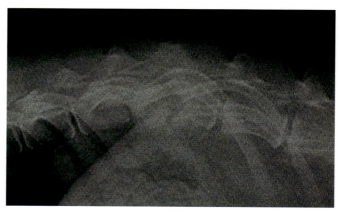

Figura 244.1 Cão de 2 anos de vida, sem raça definida, com paralisia em membros pélvicos, mas melhora após uso de cefalosporina durante 2 meses. Radiografia de coluna vertebral, região toracolombar, mostrando diminuição das dimensões dos corpos vertebrais de T12-13, associada à irregularidade das faces articulares devido a áreas de lise e proliferação óssea. Compatível com discoespondilite.

coletou material do disco, organismos isolados não eram os mesmos encontrados na urocultura.[10] Embora rara, testes sorológicos para B. canis deveriam ser realizados em todos os casos de discoespondilite,[3] ou ser pelo menos obrigatórios em áreas endêmicas.[11] A análise do líquido cefalorraquidiano poderá estar normal ou mostrar ampliação de células (tipo mononuclear) associada ao aumento de proteína, ou apenas incremento de proteína.[3]

Aspiração percutânea guiada por fluoroscopia é outra possibilidade para o diagnóstico da discoespondilite. Essa técnica possibilita obter amostras para a realização de cultura bacteriana, mediante introdução de agulha fina no espaço do disco intervertebral.[18] Uma pequena quantidade de solução salina estéril (0,3 a 0,5 mℓ) é injetada e, então, aspirada para cultura.[14] Esse método é usado apenas quando as outras técnicas de cultura forem negativas e a resposta à antibioticoterapia empiricamente selecionada for inadequada.[14]

As imagens de ressonância magnética (RM) fornecem informações úteis quando radiografias simples ou contrastadas não forem definitivas. A RM possibilita avaliação de áreas abrangentes na coluna vertebral em uma simples série de imagens, identificando tecido infectado antes das radiografias. Os resultados de RM mostram aumento de intensidade de sinal em T2 e diminuição em T1, e realce de contraste não uniforme de disco intervertebral, tecidos moles circunvizinhos e extremidades das vértebras adjacentes, geralmente sugerindo processo inflamatório ou infeccioso da coluna vertebral (Figura 244.2).[19,20] Além disso, pode-se encontrar erosão nas epífises das vértebras comprometidas, compressão medular ou subluxação vertebral; a infecção pode se estender para os tecidos moles paravertebrais.[17] Em gatos submetidos à RM, os achados de imagens mais evidentes foram discos intervertebrais colapsados e estreitamento entre as vértebras, e erosão nas epífises vertebrais. O local mais afetado foi a região lombossacra.[21]

Deve-se descobrir a causa da bacteriemia (p. ex., piometra, prostatite, pneumonia, endocardite bacteriana) com base na história do paciente e nos achados do exame físico.[4]

PROGNÓSTICO E TRATAMENTO

O prognóstico é grave se a doença for desencadeada por aspergilose.[3] Se várias vértebras forem comprometidas, será necessário tratamento prolongado (vários meses). A recidiva da doença tem sido observada até 1 ano após a infecção ser aparentemente

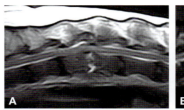
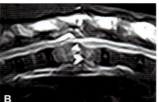
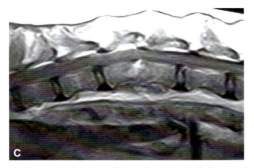

Figura 244.2 Ressonância magnética, plano sagital, de cão de 2 anos de vida, sem raça definida: hipersinal do disco intervertebral de T12-13 em imagens T2 (**A**); hipersinal junto às epífises dos corpos vertebrais de T12, T13 e disco intervertebral de T12-13, que se apresentam irregulares em imagens STIR (**B**) e realçam ao contraste paramagnético de modo moderado e heterogêneo (**C**). Compatível com discospondilite.

curada, então discospondilite pode ser um problema crônico em cães.[3]

Se o microrganismo for isolado, o teste de sensibilidade poderá determinar o antibiótico adequado; se o agente não for encontrado, as tentativas iniciais de tratamento deverão ser direcionadas contra *Staphylococcus* sp.[5] São recomendados antibióticos bactericidas com espectro contra microrganismos gram-positivos e capacidade de se concentrar em ossos.[5] Em cães tratados empiricamente, os utilizados mais frequentemente incluem cefalosporinas de primeira geração (Figuras 244.1 e 244.2), embora altas doses de cefalosporinas sejam necessárias para alcançar concentrações terapêuticas no espaço do disco normal.[10] As cefalosporinas de primeira geração (cefalozina 25 mg/kg, por via intravenosa [IV], 3 vezes/dia ou cefalexina 22 mg/kg, por via oral [VO], 3 vezes/dia) e a amoxicilina com clavulanato (12,5 mg/kg, 3 vezes/dia) têm se mostrado eficientes,[5] contudo, aproximadamente 18% de cães com infecções por *Staphylococcus* sp. coagulase-positivo são resistentes a cefalosporinas.[10]

As quinolonas poderão ser utilizadas, se houver suspeita de microrganismos gram-negativos.[5] Outra possibilidade é a combinação de trimetoprima com sulfadiazina (15 mg/kg, 2 vezes/dia) e cefradina (20 mg/kg, 3 vezes/dia) durante 6 a 8 semanas.[3] Para infecção por *B. canis*, recomenda-se minociclina (25 mg/kg, 1 vez/dia, VO, por 2 semanas) e estreptomicina (5 mg/kg, 2 vezes/dia, por via intramuscular [IM] ou subcutânea [SC], por 1 semana) ou gentamicina (2 mg/kg, 2 vezes/dia, IM ou SC, por 1 semana).[11]

Tais antibióticos deverão ser administrados pela via parenteral durante os primeiros 5 dias sempre que possível e então continuados pela via oral por pelo menos 6 semanas até 6 meses, se necessário.[5] A terapia apenas com antibióticos é recomendada, a menos que uma compressão grave esteja presente ou se não ocorrer resposta ao medicamento após 5 dias.[1] A maioria dos cães mostra melhora muito rapidamente na primeira semana de tratamento.[5] Se for detectada *B. canis*, recomenda-se a castração do animal.[5]

Além da antibioticoterapia, a atividade física do paciente deverá ser restrita para minimizar o desconforto e diminuir as chances de fraturas patológicas e luxação. Se o animal apresentar dor grave, será utilizado paracetamol (5 mg/kg divididos em doses diárias) ou ácido acetilsalicílico (até 10 mg/kg/dia) durante 1 a 2 semanas.[3] Os analgésicos poderão ser administrados por 3 a 5 dias se forem absolutamente necessários, já que o uso desses agentes dificultará a avaliação da eficácia da antibioticoterapia.[14] Mesmo que os sintomas clínicos melhorem rapidamente, a administração de antibióticos deverá ser continuada.[3] Corticosteroides não deverão ser utilizados mesmo se inicialmente parecerem melhorar os sintomas.[3]

Alguns pacientes poderão sofrer colapso grave do espaço intervertebral ou da vértebra, causando marcada deformidade espinal com dor e déficits neurológicos significativos.[11] A descompressão cirúrgica e a estabilização deverão ser realizadas em circunstâncias consideradas com muito cuidado, em virtude da dificuldade em proporcionar fixação rígida da coluna vertebral. Descompressão de lesões de discoespondilite por laminectomia sem estabilização é perigosa, porque pode causar uma instabilidade marcante, portanto não é recomendada.[11] Quatro cães com discoespondilite e instabilidade vertebral em L7-S1 foram submetidos a cirurgia para obter fusão intervertebral. Realizaram-se distração e estabilização intervertebral associadas à antibioticoterapia por um período de no mínimo 4 semanas. Os animais apresentaram-se clinicamente normais no período da retirada do fixador.[22]

Em outro trabalho envolvendo 10 cães com discoespondilite, foi realizada discectomia percutânea associada à terapia antibiótica local e sistêmica. Com o auxílio da fluoroscopia, um cilindro de 5 mm foi removido do centro do espaço intervertebral, obtendo-se fenestração e descompressão do disco sem provocar qualquer instabilidade espinal. Todos os animais apresentaram melhora clínica entre 2 e 19 dias do procedimento e resolução completa entre 9 e 14 dias. Em 9 desses 10 casos foi possível identificar a bactéria responsável.[23]

Devem-se avaliar os animais clínica e radiograficamente a cada 3 semanas. Deverão ocorrer a resolução do processo lítico e a fusão das vértebras acometidas; os antibióticos deverão ser administrados por no mínimo 8 semanas. Idealmente são recomendações repetir a hemocultura 2 semanas após a interrupção da antibioticoterapia e reavaliar radiograficamente 2 meses após o término do tratamento.[5]

REFERÊNCIAS BIBLIOGRÁFICAS

1. Lorenz MD, Kornegay JN. Handbook of veterinary neurology. 4. ed. Missouri: Saunders; 2004.
2. LeCouteur RA, Grandy JL. Diseases of the spinal cord. In: Ettinger SJ, Feldman EC (editors). Textbook of veterinary internal medicine. 6. ed. Missouri: Elsevier Saunders; 2005. p. 842-87.
3. Chrisman CL. Problems in small animal neurology. 2. ed. Pennsylvania: Lea & Febiger; 1991.
4. Jaffe MH, Kerwin SC, Fitch RB. Canine diskospondylitis. Comp Cont Educ Pract Vet. 1997;19:551-5.
5. Taylor SM. Distúrbios neuromusculares. In: Nelson RW, Couto CG (editores). Medicina interna de pequenos animais. 2. ed. Rio de Janeiro: Guanabara Koogan; 1998. p. 797-818.
6. Betbeze C, McLaughlin. Canine diskospondylitis: its etiology, diagnosis, and treatment. Vet Med. 2002;673-81.
7. Braund KG. Clinical syndromes in veterinary neurology. 2. ed. St. Louis: Mosby; 1994. p. 227-8.
8. Remedios AM, Wagner R, Caulkett NA et al. Epidural abscess and discospondylitis in a dog after administration of a lumbosacral epidural analgesic. Can Vet J. 1996;37:106-7.
9. Siems JS, Jakovljevic S, Adams LG et al. Discospondylitis in association with an intra-abdominal abscess in a dog. J Small Anim Pract. 1999;40:123-6.
10. Hollett RB. Brucellosis. In: Ettinger SJ, Feldman EC (editors). Textbook of veterinary internal medicine. 7. ed. Philadelphia: Saunders; 2010. p. 882-6.
11. Wheller SJ, Sharp NJH. Small animal spinal disorders – diagnosis and surgery. London: Mosby-Wolfe; 1994. p. 192-202.

12. Johnson CA. Distúrbios do sistema reprodutivo. In: Nelson RW, Couto CG (editores). Medicina interna de pequenos animais. 4. ed. Rio de Janeiro: Elsevier; 2010. p. 885-983.

13. Kornegay JN, Barber DL. Diskospondylitis in dogs. J Am Vet Med Assoc. 1980;177:337-41.

14. Taylor SM. Doenças neuromusculares. In: Nelson RW, Couto CG (editores). Medicina Interna de pequenos animais. 4. ed. Rio de Janeiro: Elsevier; 2010. p. 985-1120.

15. McKee WM, Mitten RW, Labuc RH. Surgical treatment of lumbosacral discospondylitis by a distraction fusion technique. J Small Anim Pract. 1990;31:15-20.

16. Hoerlein BF, Vandevelde M. Primary disorders of the central nervous system. In: Hoerlein BF (editor). Canine neurology – diagnosis and treatment. 3. ed. Philadelphia: Saunders Co.; 1978. p. 321-80.

17. Carrera I, Sullivan M, McConell F et al. Magnetic resonance imaging features of discospondylitis in dogs. Vet Radiol Ultrasound. 2011;52(2):125-31.

18. Fischer A, Mahaffey MB, Oliver JE. Fluoroscopy guided disk aspiration in 10 dogs with diskospondylitis. J Vet Intern Med. 1997;11:284-7.

19. Gonzalo JM, Altonaga JR, Orden A. Magnetic resonance, computed tomographic and radiologic findings in a dog discospondylitis. Vet Radiol Ultrasound. 2000;41(2):142-4.

20. Kraft SL, Mussman JM, Smith T et al. Magnetic resonance imaging of presumptive lumbosacral discospondylitis in a dog. Vet Radiol Ultrasound. 1998;39:9-13.

21. Gomes SA, Behr S, Garosi LS. Imaging features of discospondylitis in cats. J Fel Med Surg. 2020;22(7):631-40.

22. Auger J, Dupuis J, Quesnel A et al. Surgical treatment of lumbosacral instability caused by discospondylitis in four dogs. Vet Surg. 2000; 29:70-80.

23. Kinzel S, Koch J, Buecker A et al. Treatment of 10 dogs with discospondylitis by fluoroscopy-guided percutaneous discectomy. Vet Rec. 2005;156:78-81.

245
Neoplasias da Medula Espinal e Estruturas Secundárias

Ragnar Franco Schamall

INTRODUÇÃO

Os tumores do sistema nervoso central (SNC) correspondem a aproximadamente 1 a 3% das necropsias caninas.[1] Os cães são mais acometidos do que os gatos; não existem dados para as outras espécies ou para os tumores dos tecidos adjacentes. As neoplasias que acometem os felinos são, na sua maioria, linfomas ou meningiomas. Nas estruturas adjacentes, um tumor que vem sendo muito diagnosticado no Brasil, em felinos, é o sarcoma pós-vacinal que, ocasionalmente, invade a coluna vertebral. Os cães mostram maior variedade de tipos tumorais.

A incidência varia um pouco entre as diferentes regiões e países, de acordo com os autores, e pode ser explicada pela variação de predominância racial (raças predispostas a gliomas ou meningiomas, maior atendimento de cães ou gatos) ou capacidade diagnóstica do serviço (p. ex., disponibilidade de tecnologia e recursos financeiros). Um dado uniforme é a maior incidência dos tumores extradurais – por volta de 50 a 55% dos casos. Os tumores intradurais-extramedulares são relatados entre 17 e 35% e os intramedulares entre 15 e 30% dos casos.[2,3] A casuística concorda com esses números, exceto no tocante aos tumores intramedulares, dos quais foram poucos os casos acompanhados, talvez por falta de recursos diagnósticos, uma vez que seu diagnóstico é mais elaborado e custoso (Figura 245.1), ou porque são realmente raros.[4] Atualmente com a disponibilidade da ressonância magnética (RM), são relatados casos em que o curso clínico e as imagens obtidas são compatíveis com tumores, mas, como existem diagnósticos diferenciais e as biopsias de massas medulares não são muito aceitas por proprietários, o diagnóstico definitivo é confirmado apenas pela necropsia.

Recentemente, devido ao uso mais generalizado de técnicas avançadas de diagnóstico e à popularização de raças predispostas a tumores do SNC, existe a percepção de que os casos de tumores nesse sistema estão aumentando, mas provavelmente não. Existe, sim, uma mudança na postura dos veterinários e proprietários para tratar essas condições.

ETIOLOGIA E FISIOPATOGENIA

A etiologia dos tumores da medula espinal não é conhecida, com exceção do linfoma em felinos, que pode estar associado ao vírus da leucemia felina (FeLV) (Figura 245.2). Os tumores de estruturas secundárias, como osteossarcoma, condrossarcoma, mieloma múltiplo e tumores de bainha de nervos (TBN), também não têm etiologias comprovadas ou conhecidas, embora existam especulações genéticas e ambientais. Os tumores metastáticos podem ter etiologia comprovada (como alguns casos de tumores mamários ligados aos hormônios sexuais da fêmea) ou não (como o hemangiossarcoma).[2] Os meningiomas expressam receptores para progesterona e não para estrógenos, mas o significado disso ainda não é claro.[5,6]

A fisiopatogenia da oncogênese é complexa e está em constante aperfeiçoamento, fugindo ao objetivo deste texto. O leitor é conduzido à leitura de uma das referências ao fim deste capítulo, que contém informações mais detalhadas a respeito desse tema. Um resumo dos principais eventos é descrito a seguir.[1,3,7-9]

Os tumores podem causar efeitos no tecido nervoso de duas maneiras distintas: pela destruição direta do tecido neuronal ou de suporte (ver Figuras 245.1 e 245.2); e pela existência física do tumor, por meio de compressões, alterações metabólicas e inflamações (Figura 245.3). Do ponto de vista prognóstico, os efeitos diretos são teoricamente irreversíveis – se considerada uma única célula neuronal –, embora possa haver plasticidade neuronal (julgando-se a estrutura funcional como um todo). Os secundários podem, a princípio, ser controlados e a função neuronal retomada, dependendo da intensidade da lesão. Além disso, o crescimento dos tumores pode ocorrer de maneira

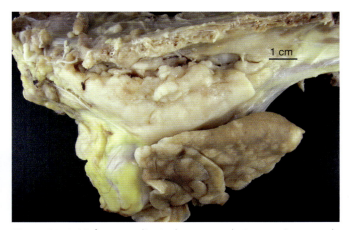

Figura 245.2 Linfoma mediastinal em gato de 1 ano e 3 meses de vida positivo para vírus da leucemia felina (FeLV). O animal apresentava tetraparesia grave, com comprometimento ventilatório importante. Apesar de parecer que a massa invadia o canal medular, a paresia foi causada, na realidade, por lesões no interior do canal, tanto na região da massa observada na imagem como em locais distantes da lesão principal. Os linfomas em felinos jovens são frequentemente associados ao FeLV. É importante investigar completamente os animais jovens com comprometimento neurológico, em busca de agentes infecciosos como o vírus da peritonite infecciosa felina e FeLV. As radiografias torácicas são imprescindíveis na avaliação desses casos (e frequentemente esquecidas).

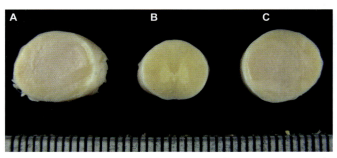

Figura 245.1 Tumor intramedular em cão. Observe o aumento do diâmetro medular e a perda da estrutura normal da medula. Nota-se a lesão aparentemente expansiva, arredondada, levemente excêntrica. **A.** Vista cranial do tumor. **B.** Medula normal, caudal à lesão, para comparação. **C.** Vista caudal. Havia grave redução da sensibilidade dos membros caudais à lesão. A dor, em casos de lesões intramedulares, é inconstante e tende a ocorrer mais tardiamente.

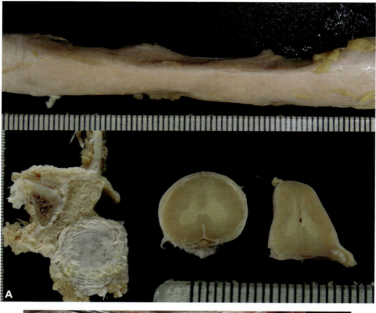
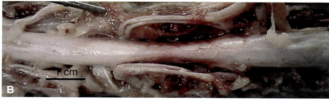

Figura 245.3 A. Tumor de bainha de nervos originado em raiz nervosa de C7, com crescimento até T1, à direita da medula, provocando tetraparesia grau III e dor cervical intensa em cadela mestiça de boxer com 9 anos. Note a grave deformidade medular e a leve formação de hidromielia, impostas pela compressão crônica (*imagens superior e inferior direita*), bem como o detalhe do crescimento tumoral acompanhando o forame intervertebral (*imagem inferior esquerda*). **B.** Imagem de necropsia de canino com tumor vertebral ao nível de L4, mostrando a grave compressão medular. Note a reação meníngea e das raízes nervosas, fator importante para a potencialização da dor. A compressão lateral provoca deformação medular e sinais neurológicos. Havia dor paravertebral intensa, arreflexia patelar e paraparesia grau V.

invasiva ou expansiva, sendo a primeira mais destrutiva do que a segunda. Cada tipo tumoral tem sua manifestação predominante de produzir lesão. Adicionalmente, devido às particularidades anatômicas do SNC – cercado por um arcabouço rígido –, há um terceiro mecanismo de lesão, que é resultante da isquemia, induzida pelo crescimento tumoral ao redor de um vaso sanguíneo, responsável pela irrigação de determinada região. Por serem vasos terminais, pobres em colaterais, a oclusão arterial provoca uma área de isquemia capaz de precipitar sinais clínicos agudos em um animal ainda assintomático ou compensado. Outro tipo de indução de isquemia é a do aumento do espaço entre o tecido neural e o capilar responsável por sua nutrição, a partir do crescimento da massa neoplásica ou do edema por ela imposto, dificultando a difusão de nutrientes e oxigênio, bem como a remoção de elementos indesejáveis. O próprio crescimento de uma massa em um sistema circundado por uma estrutura óssea rígida, produz, por aumento de pressão intraparenquimatosa, múltiplas áreas de isquemia.

O tipo de neoplasia pode determinar, pelo menos parcialmente, a quantidade de edema lesional e perilesional, aumentando ainda mais o efeito destrutivo e o potencial de hiperirritabilidade de massa neuronal normal das adjacências, potencializando os sinais clínicos. O edema deriva de dois mecanismos básicos: aumento da permeabilidade vascular (até 100 vezes maior do que um capilar normal do SNC) e alteração da barreira hematencefálica (BHE) (*tight junctions* anormais ou capilares fenestrados). Concomitantemente a esses eventos, observam-se ainda fenômenos inflamatórios, imunomediados e hemorrágicos, ampliando o edema e expandindo a lesão secundária. Esses eventos, ao induzirem e manterem a isquemia da substância branca, têm como

efeito a degeneração walleriana dos axônios da área acometida, tendendo a ser assimétrica ou unilateral. Nos nervos periféricos, a degeneração walleriana ocorrerá onde existir compressão direta do tumor sobre o nervo, apoiado ou circundado por uma proeminência óssea ou forame, respectivamente, por serem situações capazes de induzir isquemia.

Os tumores que acometem o SNC podem ser classificados pela localização ou origem.[10] Quanto à sua classificação pela origem, são:

- Tumores de origem neural, como os astrocitomas, os ependimomas e os neurofibrossarcomas
- Tumores primários ósseos ou dos tecidos moles adjacentes à medula espinal que a comprimem secundariamente
- Tumores metastáticos que podem invadir tanto os tecidos vizinhos como a medula espinal, causando sinais clínicos.

A seguir, são resumidos os principais tumores que acometem a medula espinal e suas estruturas vizinhas, classificando-os quanto à sua localização em relação ao tecido nervoso e à dura-máter (Quadro 245.1).

MANIFESTAÇÕES CLÍNICAS | SINAIS E SINTOMAS

Qualquer lesão em determinado local do sistema nervoso pode provocar o mesmo conjunto de sinais clínicos neurológicos, com pequenas variações. Normalmente, a diferenciação dos grupos etiológicos se dá pela análise da resenha do animal, do curso e da intensidade dos sinais clínicos, e pelos exames complementares. Assim, pode-se recorrer às clássicas síndromes neurológicas, cuja descrição detalhada encontra-se em outras partes deste texto e nas referências bibliográficas ao fim do capítulo.

QUADRO 245.1 Tumores da medula espinal e estruturas adjacentes em cães e gatos.

Localização	Descrição	Tumores
Intramedulares	Localizados dentro do parênquima nervoso, podendo ser primários (raros) ou metastáticos (incomuns)	Gliomas Linfomas (comuns em gatos) Tumores metastáticos (carcinomas,* hemangiossarcoma,* melanoma) Sarcomas
Intradurais extramedulares	Localizados dentro da dura-máter, mas fora da medula espinal, normalmente sendo originados dos tecidos formadores das meninges, das raízes nervosas ou linfomas	Meningiomas* Tumores de bainha de nervos* Ependimoma/neuroepitelioma (raros)
Extradurais	Localizados fora da dura-máter, compreendendo o maior grupo. Podem ser primários (do sistema nervoso ou das estruturas vizinhas) ou metastáticos	Tumores ósseos primários (osteossarcoma,* hemangiossarcoma, hemangiopericitoma, condrossarcoma, fibrossarcoma) Tumores metastáticos vertebrais (carcinomas,* hemangiossarcomas)* Linfomas (gatos,* cães) Mieloma múltiplo Tumores de bainha de nervos*

*Tumores mais comuns na prática do autor.

Os principais sinais clínicos verificados nos pacientes portadores das diversas síndromes são:[11]

- Síndrome cervical (C1-C5): provoca alterações nos quatro membros, mostrando sinais de lesão de neurônio motor superior (NMS) (hiper-reflexia e paresia espástica), podendo ser assimétrica, provocar déficits proprioceptivos, tetraparesia e diminuição variável da sensibilidade à dor profunda. Lesões mais craniais tendem a produzir, inicialmente, alterações seletivas nos membros posteriores, o que pode levar a enganos na localização (Figura 245.4)
- Síndrome cervicotorácica (C6-T2): acomete também os quatro membros, mas com sinais de lesões de neurônio motor inferior (NMI) (hiporreflexia e paresia flácida) nos membros anteriores e de lesão de NMS nos membros posteriores (Figura 245.5)
- Síndrome toracolombar (T3-L3): acomete os membros posteriores (sinal de lesão de NMS), poupando os membros anteriores. Um possível ponto de confusão é a postura de Schiff-Sherrington, em que o animal apresenta membros anteriores espásticos, mas sem alterações nas funções neurológicas (Figura 245.6)
- Síndrome lombossacra (L4-S2): acomete somente os membros posteriores, provocando sinal de lesão de NMI (Figura 245.7)
- Síndrome periférica: normalmente, existe atrofia muscular ou dor referida,[a] em área de inervação de um único nervo (ou um único segmento). Monoparesias, atrofias localizadas e claudicações sem causa aparente são os sinais clínicos mais comumente observados. Ocasionalmente, encontra-se acometimento generalizado ou multifocal dos nervos periféricos, geralmente como consequência de síndrome paraneoplásica. De fato, aproximadamente 60 a 70% dos casos de câncer mostram algum acometimento histológico dos nervos periféricos, entretanto, somente uma parcela desses casos evidencia sinais clínicos de lesão nessas estruturas.

[a] Dor que é percebida em um local diferente daquele da aplicação do estímulo nocivo.

Alguns tumores, notadamente os insulinomas, provocam com mais frequência manifestações clínicas de polineuropatias (Figura 245.8)

- Adicionalmente à síndrome periférica, é importante atentar para um grupo sintomatológico ligado às estruturas secundárias, que deve ser considerado. Trata-se da síndrome sacral, na qual os sinais clínicos são associados somente às estruturas inervadas pelos segmentos sacrais: cauda e períneo. Lesões neoplásicas nas estruturas nervosas, ósseas ou de tecidos moles, provocarão sinais clínicos como paralisia de cauda, dilatação ou fraqueza do esfíncter anal, incontinência fecal (e por vezes, dificuldade em defecar), hipoestesia/anestesia da região perineal. Os tumores mais frequentes nessa área são os osteossarcomas, os tumores de bainha de nervo e os sarcomas de tecidos moles. Os linfomas, principalmente em gatos, podem ser um possível diagnóstico diferencial.

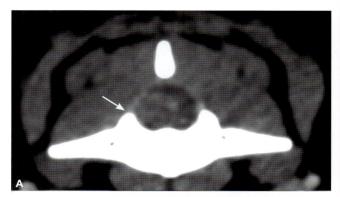

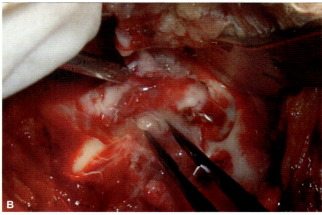

Figura 245.4 Meningioma em cão adulto da raça Yorkshire. O animal apresentava sinais de dor cervical e tetraparesia de lento desenvolvimento. **A.** A tomografia computadorizada (TC) mostra lesão captante de contraste (*seta*), no canal vertebral de C1, lateralizada à direita. Lesões tão craniais quanto essa são um desafio à cirurgia, em vista de sua proximidade com os centros respiratórios: um leve edema pós-operatório pode causar depressão ventilatória grave e necessidade de uso de ventilação artificial ou morte por depressão cardiovascular. **B.** No momento da exposição final do tumor (*parte inferior da imagem, identificada pela pinça*), após a hemilaminectomia e antes de sua ressecção, nota-se a sua relação com C1 (afastador de Hohmann dorsal à lâmina de C1, *à direita da imagem*). A ponta do aspirador (*à esquerda da imagem*) está apoiada na lâmina dorsal osteotomizada de C2. O animal teve recuperação excelente, retomando a capacidade de marcha 2 dias após a cirurgia. Após 2 anos e 4 meses, houve sinal clínico de recidiva da lesão, confirmada por recente TC. Nova cirurgia alcançou excisão macroscópica completa e melhora clínica importante, porém, após 16 meses, houve outra recidiva; dessa vez sem condições de excisão, sendo o paciente eutanasiado durante a cirurgia.

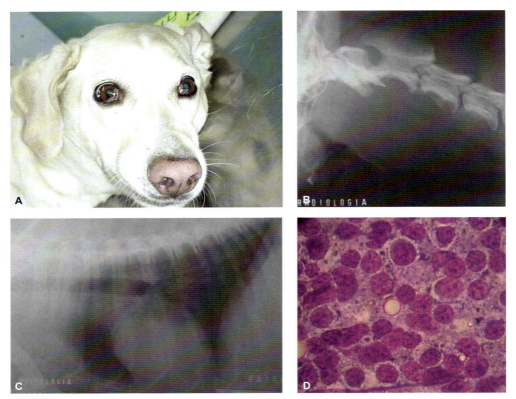

Figura 245.5 A. Cadela de 9 anos, mestiça de Labrador, com tetraparesia grave, dor cervical intensa, síndrome de Horner bilateral, de instalação progressiva em alguns dias. **B.** Avaliação radiográfica simples da coluna cervical identifica deslocamento ventral da traqueia, sugerindo aumento de volume do linfonodo retrofaríngeo, não palpável ao exame clínico inicial devido a dor intensa e contração da musculatura cervical. **C.** Evidenciada linfadenomegalia; nenhum outro linfonodo encontrava-se aumentado. **D.** A biopsia aspirativa confirmou a suspeita clínica de linfoma (coloração com novo azul de metileno). O crescimento multifocal é a apresentação mais comum em casos de linfoma, sendo o intrarraquidiano cervicotorácico, não demonstrado nos exames realizados, o responsável por tetraparesia, dor e síndrome de Horner, observados nessa paciente.

Todas as síndromes anteriormente mencionadas podem (e normalmente o fazem), mostrar sinais objetivos de dor no local da lesão, espontânea ou à palpação. Vale lembrar as estruturas capazes de provocar dor quando lesionadas: meninges, periósteo, raízes nervosas e ligamentos vertebrais – o parênquima nervoso não tem inervação sensitiva –, portanto, os tumores somente causarão dor quando comprimirem, inflamarem ou lesionarem essas estruturas (ver Figura 245.3).

Normalmente, existe uma relação entre a localização da lesão e a da dor. Todavia, três exceções merecem destaque. A primeira é a lesão em raízes nervosas que provoca dor referida em um dermátomo específico do membro. O cão demonstra dor em uma região na qual não se pode demonstrar qualquer alteração, pois a origem da dor é remota, por exemplo, um tumor no plexo braquial ou lombossacro[12-14] (ver Figura 245.8). A segunda condição diz respeito à dor cervical, de graus variáveis, secundária a lesões intracranianas, principalmente no lobo frontal, em regiões ventrais próximas às meninges e na fossa caudal, em especial localizadas dorsalmente, por meio de mecanismos não muito bem explicados. Embora um pouco incomum, considere lesões intracranianas em um paciente com dor cervical, sem causa aparente após investigação regional.[12,15] A terceira refere-se à dor de origem paraneoplásica, que não é descrita em casos de tumores primários do SNC, mas sim em tumores secundários. Tem sido relatada dor paravertebral (segmentar ou generalizada) e/ou poliarticular, ligada a certos tipos de tumores, como carcinomas (tireóideos, mamários) e outros (como o quimiodectoma). A dor associada à poliartrite imunomediada idiopática do tipo IV[16] geralmente é refratária ao tratamento convencional, necessitando de terapia de associação (p. ex., corticosteroides, dipirona/opioides).

O curso clínico dos tumores em questão é quase sempre crônico.[17] História de anormalidades (dor, claudicação, paresia, atrofias) que se arrastam por semanas (Figura 245.9) ou meses é a regra, mas existem exceções. Seja por causas vasculares, seja por colapso vertebral (Figura 245.10), alguns casos se apresentam com sinais clínicos agudos ou subagudos, assemelhando-se a hérnias de disco, traumas, tromboembolismos ou inflamações.

Outro sinal clínico comum, ocasionalmente o único, é o emagrecimento – a caquexia neoplásica. Trata-se de um fenômeno complexo que envolve alterações metabólicas também complexas resultantes da existência do tumor, dos seus efeitos primários ou secundários à sua terapia. De maneira resumida, devido ao uso preferencial da via anaeróbica de produção de trifosfato de adenosina (ATP) pelo tecido tumoral, com liberação de lactato como subproduto, o hospedeiro gasta energia para realizar a gliconeogênese hepática (lactato para glicose, pelo ciclo de Cori), diminuindo o ganho líquido com cada molécula de glicose.[8] Além disso, modificações metabólicas, como aumento do metabolismo basal, balanço proteico negativo, intolerância à glicose, secreção anormal de insulina, hiperlipidemia etc. (Quadro 245.2) concorrem para um desequilíbrio energético que inevitavelmente provoca emagrecimento progressivo. Hormônios e peptídios, como o fator de necrose tumoral (TNF), secretados pelos monócitos em resposta a alguns tumores e outras condições inflamatórias, ajudam na mobilização de lipídios e diminuição dos seus estoques corporais. Alguns tumores secretam peptídios capazes de induzir síndromes paraneoplásicas com efeitos metabólicos variados.[8]

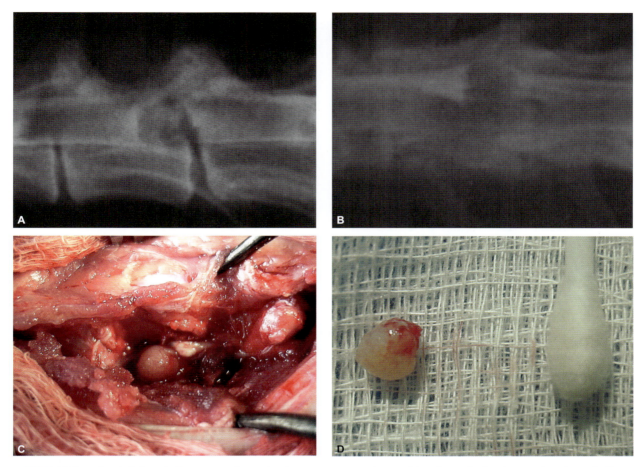

Figura 245.6 Mielografia de felino de 7 anos, macho castrado, com paraparesia grau IV, após evolução de aproximadamente 3 semanas. **A.** Massa intradural-extramedular no interior do canal vertebral de T11, produzindo a imagem radiográfica clássica de "pino de golfe", devido ao acúmulo de contraste observado na incidência ventrodorsal, e evidente deslocamento medular para a direita. **B.** Apenas uma falha circular de preenchimento de contraste. **C.** Imagem intraoperatória, mostrando a localização do tumor após a abertura da dura-máter (estrutura arredondada, no *centro da imagem*; à direita superior da massa, o pequeno fragmento esbranquiçado é a medula espinal). **D.** Tumor excisado com tamanho comparado ao de um cotonete: apesar de suas dimensões relativamente pequenas, o tumor é muito grande em relação ao canal vertebral de um felino. O animal teve boa recuperação, restando como sequela apenas o déficit proprioceptivo em membro posterior esquerdo. Sem recidivas. Diagnóstico histopatológico final: meningioma.

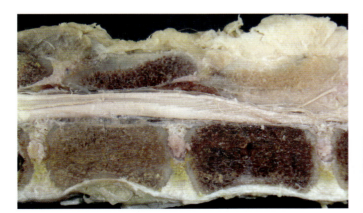
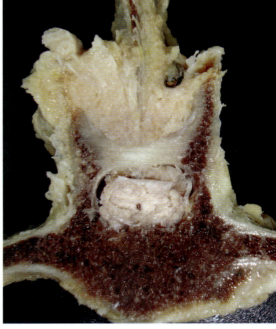

Figura 245.7 Peça de necropsia, corte longitudinal (fim de L2-início de L5) e transversal (no nível de L4), da coluna lombar de cadela adulta, com sarcoma de tecidos moles não classificado, invadindo o canal vertebral. O tumor pode ser identificado pela massa branca ao redor das apófises dorsais de L4 (corte transversal) e dentro do canal vertebral, comprimindo dorsalmente a medula lombar. Note também a coloração amarelada do corpo de L3 e da lâmina dorsal de L4, devido aos fenômenos vasculares e infiltrativos tumorais, produzindo alterações no aspecto da medula óssea. Clinicamente, havia sinais de lesão de neurônio motor inferior em membros posteriores e períneo, com dor intensa. Nenhuma tentativa de tratamento foi realizada.

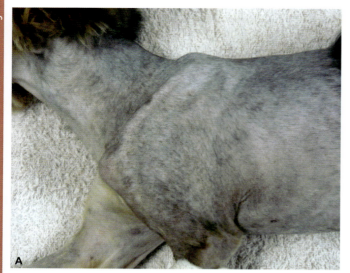

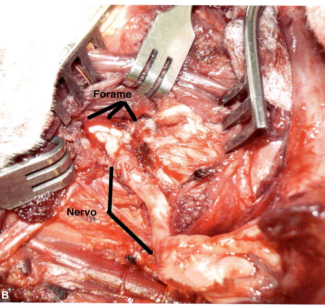

Figura 245.8 A. Tumor de plexo braquial em cão adulto da raça Yorkshire. Note a intensa atrofia muscular proximal do membro, resultado de denervação e desuso. Havia dor por vários meses, demonstrada pela claudicação/dor referida em membro anterior esquerdo (inicialmente) e dor cervical (tardiamente). A tetraparesia instalou-se nas semanas que antecederam a consulta. **B.** Momento intraoperatório imediatamente antes da ressecção do membro. Observe a invasão do forame intervertebral, o espessamento importante do nervo e o tumor do plexo braquial (considerado o foco primário). A ressecção do tumor exigiu a abordagem dos forames C6-C7, C7-T1 e T1-T2, ressecção das duas primeiras costelas, além do membro anterior. Essas cirurgias têm que ser agressivas, tornando o pós-operatório muito complexo.

DIAGNÓSTICO | EXAMES COMPLEMENTARES

A análise do animal é importante. Conforme mencionado anteriormente, os tumores podem ocorrer em qualquer idade. Animais jovens têm menor possibilidade, mas não são isentos. Cães de raças grandes são mais suscetíveis aos osteossarcomas do esqueleto axial; em cães dolicocefálicos é maior a incidência de meningiomas grau I, na região cervical cranial, principalmente nos sítios de C1 a C3, e de grau II em toda a extensão da coluna;[19,20] é maior a incidência de tumores de bainha de nervos na região cervicotorácica em cães médios e pequenos,[20] e os cães braquicefálicos são mais suscetíveis aos gliomas.[17] Em gatos é maior a incidência de linfomas extradurais.[17]

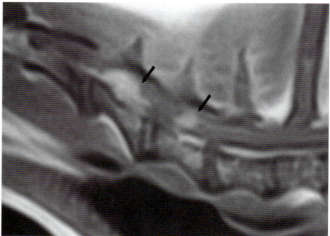

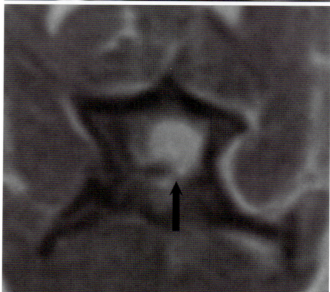

Figura 245.9 Ressonância magnética de cão da raça Collie, de 15 anos, com claudicação persistente por 7 meses. Note a intensa captação de contraste nas imagens ponderadas em T1, sugerindo tumor de bainha de nervos, com raízes de C6 e C7 acometidas. As imagens mostram as massas localizadas dentro e fora (não demonstrado nas figuras) do canal vertebral das vértebras C5 e C6. Apesar de a maioria dos tumores de bainha de nervos se originar em um único local, o longo curso de doença, pela falta de diagnóstico precoce, produz a disseminação desses tumores para múltiplas raízes, seguindo o trajeto do nervo (que normalmente é formado pelas raízes de vários segmentos medulares).

Os dados mínimos básicos, como hemograma, exames bioquímicos para avaliar as funções renal e hepática, e os eletrólitos (principalmente o cálcio), são importantes para verificação do estado geral do animal. Se existir a suspeita de câncer e predisposição ao tratamento, estadiar o paciente é muito importante para verificar a segurança dos procedimentos diagnósticos a serem realizados e, principalmente, verificar se ele terá condições de sustentar um tratamento de grande porte, caso o diagnóstico seja confirmado. Além disso, muitas doenças são multicêntricas/metastáticas, como o linfoma (ver Figura 245.5) ou o carcinoma mamário, respectivamente. Desse modo, uma boa imagem radiográfica do tórax e um exame ultrassonográfico abdominal completo são bastante recomendáveis. Atualmente, a TC bicavitária (tórax e abdome) e, por vezes, incluindo o crânio ou outras regiões, tem se tornado um procedimento cada vez mais comum na prática clínica especializada. Na verdade, esses investimentos podem economizar muito tempo e dinheiro, e minimizar o sofrimento do animal e de seus proprietários.

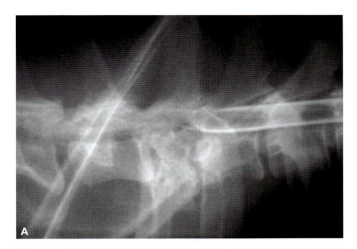

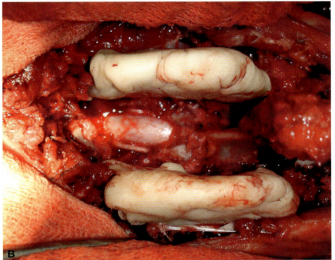

Figura 245.10 A. Fratura patológica de T1 causada por carcinoma mamário metastático, em cadela Fila Brasileiro de 9 anos que apresentava paraparesia grau IV nos membros posteriores e fraqueza importante nos anteriores (grau III), ambos de instalação aguda. A mielografia mostra claramente a compressão medular. Note a preservação das superfícies da placa cartilaginosa terminal de T1. Havia também lesões pulmonares. **B.** Visão intraoperatória da laminectomia descompressiva e da estabilização com pinos e metacrilato. A cadela recuperou a capacidade de caminhar em alguns dias, mantendo-se bem por 5 meses, quando então se estabeleceu síndrome cerebral, secundária a lesões metastáticas cerebrais. A idade de apresentação tende a ser mais avançada, principalmente no caso de meningiomas e TBN. Duas exceções são importantes. O linfoma em gatos tende a acometer animais mais jovens (ver Figura 245.2), principalmente quando associado ao FeLV. Têm sido observados casos em felinos com 1 a 3 anos de vida. Acompanhou-se o caso de uma felina, positiva para o FeLV, de 6 meses, que apresentava paraplegia com sinais de lesão de NMI, secundária a linfoma intrarraquidiano, diagnosticado por citologia aspirativa. O tratamento resultou em melhora por aproximadamente 1 ano, quando a doença evoluiu para a forma generalizada e fulminante. O neuroepitelioma e o nefroblastoma são outros exemplos de tumores que acometem cães jovens, de raças grandes, na junção toracolombar.[18]

O diagnóstico das neoplasias deve basear-se na visualização da massa, o que requer um método de imagem e biopsia. Os métodos disponíveis são: radiografias simples, mielografias, TC e RM; esta última ainda não encontra difusão no país, mas já existe acesso amplo e irrestrito a imagens de excelente qualidade, em um equipamento de alto campo (1,5T) e, portanto, cabe aqui uma atualização. Trata-se do melhor método de investigação para o tecido nervoso. As imagens quase sempre

QUADRO 245.2	Alterações metabólicas na caquexia do câncer.[8]
Tipo de anormalidade	**Alterações**
No metabolismo de carboidratos do hospedeiro	Intolerância à glicose Secreção anormal de insulina Resistência insulínica Aumento da glicólise anaeróbica Aumento da atividade do ciclo de Cori
No metabolismo proteico do hospedeiro	Aumento da síntese proteica hepática Aumento da perda proteica da musculatura esquelética Aumento do reaproveitamento proteico por todo o corpo Aumento dos níveis plasmáticos de aminoácidos de cadeia ramificada
No metabolismo lipídico do hospedeiro	Diminuição da atividade da lipase lipoproteica sérica Aumento das taxas de reaproveitamento de ácidos graxos livres e glicerol Hiperlipidemia Diminuição da lipogênese Aumento da lipólise

são esclarecedoras e possibilitam estreitar a lista de diagnósticos diferenciais. É o melhor método para o diagnóstico de tumores do plexo braquial e intramedulares (ver Figuras 245.9 e 245.11, respectivamente). De maneira resumida e simplificada, a RM fornece imagens que avaliam o conteúdo de água contida em um tecido ou parte dele: diferentes tecidos mostrarão diferentes níveis de sinal magnético. Existem sequências básicas como a ponderação em T1 e T2 e o FLAIR. Além disso, o uso de material de contraste paramagnético informa se aquele determinado tecido capta ou não contraste – série T1 contraste. Por último, foram desenvolvidas sequências específicas para detecção de variadas lesões no SNC, como hemorragia, desmielinização, isquemia etc., que são úteis para a abordagem dos casos clínicos. Desse modo, pela análise dessas informações, pode-se aproximar de maneira mais precisa do diagnóstico das neoplasias desse sistema. Existem dois tipos de equipamentos de RM: os de alto campo e os de baixo campo, cada um com as suas vantagens e desvantagens. A medula é pequena na maioria dos animais atendidos em clínicas veterinárias. Isso torna a avaliação das imagens mais difícil, pois existem menos prótons disponíveis para excitação e consequente diminuição do sinal magnético a ser analisado, porém, mesmo com essa dificuldade, pequenas lesões são detectadas pela RM, mas não pela TC (recomenda-se a leitura das referências bibliográficas para a obtenção de mais informações).[21,22] A TC é mais disponível e atualmente não somente nos grandes centros. Nos últimos anos, a quantidade de equipamentos para medicina veterinária aumentou significativamente e os preços diminuíram, melhorando o acesso dessa modalidade de imagem para os pacientes. A qualidade da imagem do tecido ósseo é incomparável e deve ser considerada em casos de tumores ósseos que exijam abordagem cirúrgica, a fim de garantir a melhor abordagem e mais completo estadiamento. Todavia, com relação aos tumores de tecidos moles, notadamente aqueles no interior da medula espinal, a qualidade de imagem da TC nem sempre é adequada para o correto delineamento do problema, comparada à RM. O uso do contraste intravenoso (IV) ajuda no diagnóstico da massa neoplásica, que apresenta frequentemente captação diferenciada, em razão de seus capilares defeituosos (ver Figuras 245.4 e 245.12). A captação de contraste torna o diagnóstico das neoplasias mais preciso,[23] mas é necessário ter em mente que nem todas o fazem, como é caso da maioria dos gliomas, notadamente os da medula espinal. Mais adiante serão apresentadas algumas considerações adicionais a respeito da TC.

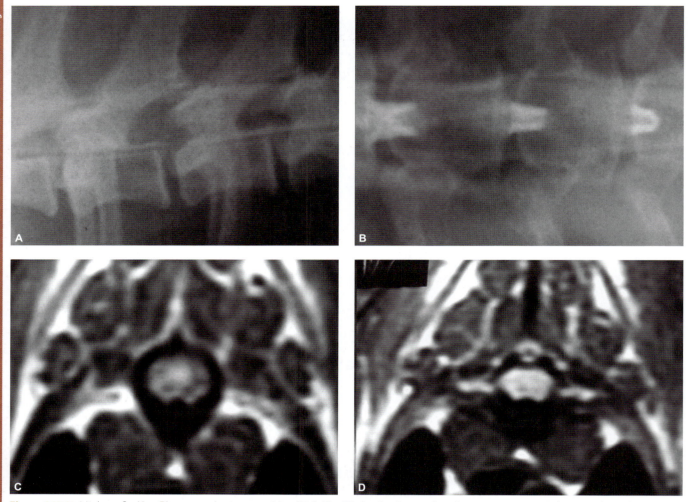

Figura 245.11 Mielografia (**A** e **B**) e ressonância magnética (RM) (**C** e **D**) de cão da raça Poodle, com paraparesia de 1 ano de evolução, com sinais de lesão de neurônio motor superior em membros posteriores e dor torácica. Uma leve expansão medular, sugerindo massa intramedular, entre T2 e T3, foi a única anormalidade encontrada. Na RM, nota-se captação de contraste em segmento medular de T2-T3, sugerindo neoplasia intramedular. A exploração cirúrgica revelou meningioma com crescimento expansivo no sentido intramedular.

As radiografias simples e as mielografias são prontamente acessíveis, de custo razoável, mostram um correto delineamento das lesões extradurais (Figura 245.13) e intradurais-extramedulares (ver Figura 245.11), bem como daquelas intramedulares mais avançadas (mas de utilidade e certeza limitadas, podendo provocar resultados falso-negativos, principalmente em lesões iniciais), sendo os exames mais prontamente utilizados na atualidade em vários países. A qualidade das imagens e das técnicas de injeção do contraste é importante para obtenção de bons resultados diagnósticos. A injeção de contraste por punção lombar é preferível, mas requer experiência para evitar a epidurografia como artefato. O uso da radiologia digital melhora muito o desempenho diagnóstico da mielografia pela qualidade na captação da imagem, possibilidade de ajustes em brilho e contraste sem ter que realizar exposições adicionais e rapidez do processamento. Outro problema importante da mielografia é aquele derivado das compressões extramedulares ou edemas medulares importantes, que podem impedir a evolução cranial (ou caudal, no caso da injeção pela cisterna magna) do contraste, prejudicando a avaliação dos limites da lesão (Figura 245.14). Essa complicação pode ser em parte resolvida pela injeção adicional de contraste por via alternativa de aplicação (cisterna magna *versus* punção lombar), embora o risco de complicações aumente pela possibilidade de convulsões e aumento excessivo do tempo para realização do exame. O exame tomográfico pós-mielografia é uma possibilidade, se estiver disponível, pois o grau de detalhamento é muito melhor pelo uso de contraste intratecal, sendo o deslocamento de estruturas mais óbvio, mesmo na ocorrência de edema medular intenso.[3]

Tumores ósseos podem produzir lise ou proliferação óssea ou ainda um misto de ambas. A primeira impressão é a de que qualquer tumor produzirá imediatamente uma alteração prontamente detectável em uma radiografia simples. Infelizmente, não. É impressionante o grau de destruição óssea que tem que ser alcançado para se poder identificar com segurança uma lesão, em contrapartida, muitas lesões inocentes acabam sendo mal interpretadas, quando se atenta a cada mínimo detalhe radiográfico. É importante buscar os sinais clássicos de lesões ósseas tumorais: lise/destruição óssea, preservação de cartilagens articulares (nos osteossarcomas, principalmente), reações periosteais, contorno mal definido, edema de tecidos moles, múltiplos focos de lesão ou metástases, deformações ósseas/fraturas patológicas.[24] Dessa maneira, minimizam-se os erros e são feitos diagnósticos mais precoces, possibilitando tratamentos mais eficientes, com menores sequelas (ver Figuras 245.10 e 245.16).

Outra modalidade interessante para diagnóstico é a ultrassonografia dos nervos periféricos, sobretudo de plexo braquial e tecidos paravertebrais. Se a cobertura óssea do SNC impedir a penetração do som, no sistema nervoso periférico (SNP) isso

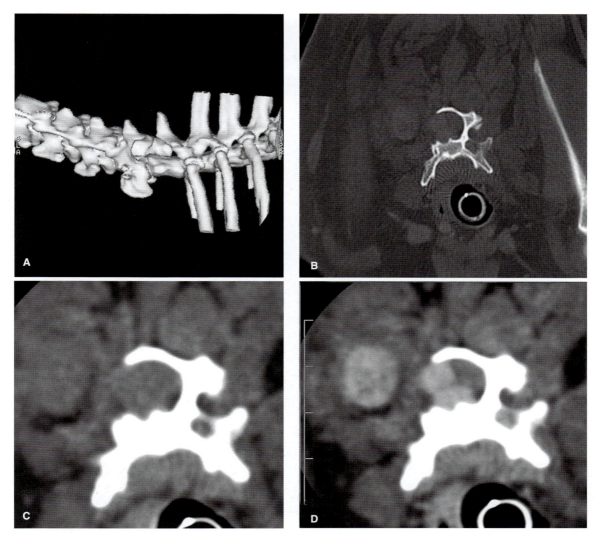

Figura 245.12 Tomografia computadorizada da região cervicotorácica de cadela da raça Beagle, 12 anos, que havia sido operada 21 meses antes para ressecção de tumor de bainha de nervos (TBN) – schwannoma – com excelente recuperação pós-operatória. Não foi necessário amputar o membro. Houve recidiva da claudicação 1 mês antes desse exame, com dor cervical, mas sem outros déficits neurológicos. Reconstrução tridimensional (**A**) mostra a região da hemilaminectomia entre C6 e C7, *à esquerda*. Nos cortes axiais, no nível da hemilaminectomia, na janela óssea (**B**). *Abaixo*, janela de tecidos moles sem (**C**) e com (**D**) contraste, mostrando intensa captação e marcação do tumor, sendo possível identificar as neoformações, como massas mais radiodensas, dentro (duas) e fora (uma) do canal vertebral. Nem todos os TBN captam contraste desse modo e a ausência de captação não exclui neoplasia. Esses tumores têm comportamento muito imprevisível, podendo provocar recidivas rápidas ou lentas. Em alguns casos, a cura é alcançada. Não houve tentativa de tratamento dessa recidiva, apenas controle de dor.

não ocorre, sendo uma excelente oportunidade para a localização de massas e coleta de amostras por aspirado com agulhas finas.[25,26] Caso não seja possível avaliar corretamente a massa encontrada por citologia, pode-se ainda recorrer a TC[23] ou exploração cirúrgica.

A análise do liquor é muito frustrante. Exceto no caso de linfomas, na maioria dos casos de neoplasia, não são evidenciadas anormalidades específicas e diagnósticas, por várias razões, dentre as quais:

- Mais da metade dos tumores em questão é extradural
- Os intradurais-extramedulares normalmente não esfoliam muitas células
- Os intramedulares, normalmente, não causam qualquer alteração. Com certa frequência, encontra-se uma alteração inespecífica, quando se coleta o liquor por punção lombar – a dissociação albuminocitológica, o que equivale a aumento do conteúdo proteico sem aumento da quantidade de células nucleadas totais.[10,27] Mas esse é um achado muito inespecífico e de difícil interpretação, quando isolado. A análise do

liquor é necessária para o diagnóstico do linfoma primário intradural (incomum, Figura 245.15) e para a diferenciação com as mielites imunomediadas ou infecciosas, que podem mimetizar doenças tumorais. Na análise do liquor, investigam-se: cor, aspecto, reação de Pandy (globulinas), proteínas totais (albumina), contagem das células nucleadas totais e contagem diferencial dessas células. A coleta deve ser sempre lombar. Níveis pequenos a moderados de contaminação com sangue não interferem nos parâmetros pesquisados.[28,29] Se houver necessidade de diferenciação com agentes infecciosos, principalmente com a cinomose, pode ser realizada a pesquisa do antígeno viral no liquor. Existe *kit* comercial disponível no mercado.

Finalmente, muitas vezes, é preciso ter uma clara definição daquilo que se apresenta no campo cirúrgico: trata-se ou não de um tumor, maligno ou benigno? O ideal é poder contar com a presença de um patologista veterinário na sala ao lado para ajudar nessa tarefa. Sabe-se que isso não é possível, na maioria das ocasiões. Para aqueles que têm algum

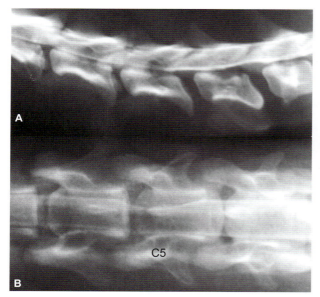
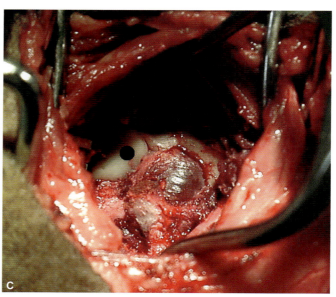

Figura 245.13 A e B. Mielografia de cão da raça Daschund, de 9 anos, com dor cervical e hemiparesia esquerda com 2 meses de evolução. Estava sendo tratado para hérnia discal cervical, mostrando sinais clínicos progressivamente piores. Grande massa em lado esquerdo do canal vertebral, além de aumento da distância entre os processos articulares de C4-C5, sem alterações importantes na incidência lateral. Na cirurgia, foi encontrada grande massa associada à raiz nervosa. Houve melhora temporária dos sinais clínicos após a excisão cirúrgica (por volta de 5 meses), quando houve recidiva dos sinais clínicos. Hemangiopericitoma. Esse caso mostra a importância da correta definição diagnóstica nos casos que mostram curso diferente do esperado, após um diagnóstico clínico, e também da necessidade de incidências radiográficas complementares, mesmo nos casos de mielografias laterais normais. **C.** Imagem intraoperatória do cão descrito anteriormente, com massa intrarraquidiana no nível de C5 cranial. Note a grande massa avermelhada no nível do forame. Esse caso mostra uma restrição importante da mielografia, que é a não demonstração da extensão dos tumores para além dos limites do canal vertebral – comparar com a Figura 245.12. O ponto preto identifica o processo articular caudal da C4, cranial ao tumor. Hemangiopericitoma, abordagem cirúrgica laterodorsal.

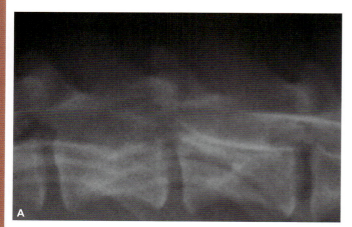
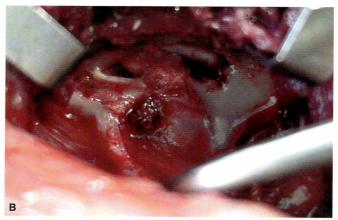

Figura 245.14 Mielografia (**A**) e imagem intraoperatória (**B**) de lesão extradural no nível de T13-L1, *à esquerda*, de cão com paralisia subaguda dos membros posteriores (grau IV) e dor toracolombar. À mielografia, note a diminuição do espaço intervertebral, a elevação ventral da coluna de contraste por massa extradural e a opacificação do forame intervertebral, alterações compatíveis com herniação discal. Não houve marcação pelo contraste cranialmente à lesão, devido à grave compressão medular pelo tumor, mesmo por punção lombar, em que é possível exercer alguma pressão de injeção (ao contrário da punção da cisterna magna). A cirurgia exploratória mostrou um grande tumor de bainha de nervos (TBN), que pode ser identificado como a massa rósea lateroventral ao forame e a massa irregular amarelo-esbranquiçada intrarraquidiana, comprimindo ventralmente a medula espinal (visualizada dorsalmente à massa), invadindo o canal vertebral e produzindo os sinais clínicos. Todas as alterações indicavam hérnia discal, mostrando a importância de se considerar diagnósticos diferenciais na avaliação de casos clínicos, por mais típicos que possam parecer. Neoplasias com essas características e nessa localização não são comuns. Os TBN são muito mais comuns nas intumescências. Foraminectomia a partir de abordagem lateral modificada.

treinamento em citopatologia, é possível uma aproximação razoável, para fornecer um direcionamento para tomadas de decisões intraoperatórias. As técnicas de citopatologia intraoperatória estão descritas e publicadas, com boa correlação aos achados histopatológicos, que obrigatoriamente devem suceder uma cirurgia dessa magnitude.[30,31] Essa técnica tem sido muito útil em situações de tomadas de decisão intraoperatórias.

TRATAMENTO

O tratamento dos tumores é sempre complicado. Na sua versão maligna – o câncer, além das dificuldades já conhecidas, ainda há o impacto psicológico que essa palavra exerce nos proprietários dos pacientes. Uma vez proferida, o proprietário imediatamente começa a pensar em sofrimento, desgaste físico, emocional e financeiro, morte, perda de tempo e tantos

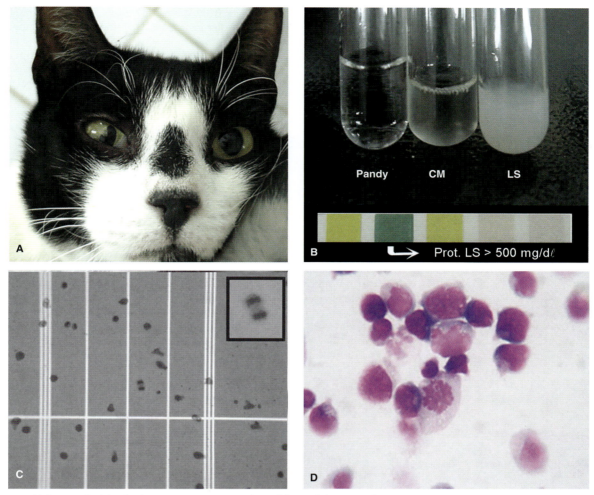

Figura 245.15 Linfoma primário de sistema nervoso central em felino adulto, o qual apresentava apatia, tetraparesia grave e convulsões. **A.** Notam-se síndrome de Horner no olho direito e decúbito lateral. **B.** Avaliação de proteínas liquóricas: reativo de Pandy puro, para comparação e exemplificando uma reação negativa ao teste (*tubo à esquerda*); reação positiva (+) no liquor coletado na cisterna magna (tubo do centro) e reação fortemente positiva (+++) no liquor coletado por punção lombossacra (*tubo à direita*). Detalhe em fita mostrando a reação verde forte, em tira de urinálise, correspondente a aproximadamente 500 mg/dℓ (normal até 25 mg/dℓ) de proteínas totais. O uso de fita de urinálise, somente no campo de avaliação de proteínas, é possível e de boa correlação aos métodos mais tradicionais. **C.** Coloração supravital com *new methylene blue* (NMB), para contagem de células nucleadas totais (CNT) na câmara de Newbauer. Note as duas mitoses no liquor, mostradas no campo e no detalhe. A contagem total foi de 2.700 CNT por mℓ (normal até 5). **D.** Esfregaço contendo linfoblastos e uma mitose central (coloração por panóptico rápido).

outros pensamentos ruins que acompanham um tratamento oncológico. No caso de tumores que envolvem a medula espinal e estruturas adjacentes, como complicação adicional há quase sempre a dor e a perda da função motora – parcial ou total –, por vezes acompanhada de incontinências, tornando o cenário bastante devastador. Por esse motivo, acima de tudo, é preciso abordar o tema de maneira tranquila e realista com os proprietários dos pacientes, a fim de garantir que eles possam ser ajudados, com segurança e precisão. Vale lembrar as Leis da Terapêutica Médica atribuídas a Robert F. Loeb (1895-1973), médico americano:[3]

- Se o que você está fazendo está funcionando, mantenha assim
- Se o que você está fazendo não está funcionando, interrompa
- Se você não sabe o que fazer, não faça nada
- Nunca deixe que o tratamento seja pior do que a doença.

Essas regras são simples e óbvias, tanto que se costuma esquecê-las durante o tratamento dos pacientes, no afã de resolver seus problemas. Existem muitos protocolos de quimioterapia para o câncer, com suas qualidades, custos, praticidades e resultados particulares, e muitos deles têm efeitos colaterais graves, que necessitam de estrutura, assim como de pessoal qualificado e treinado para a estabilização. De nada adianta utilizar o melhor protocolo disponível na literatura se, durante uma crise leucopênica grave, acompanhada de sepse e hemorragia gastrintestinal, o clínico não dispuser de pessoal treinado para os longos turnos intensivos de acompanhamento desse paciente até a sua estabilização. Da mesma maneira, mesmo que essa estrutura exista, o resultado será o mesmo se o proprietário não for orientado a reconhecer a complicação ou não dispuser de tempo, vontade ou recursos financeiros para tratá-las. Nesses casos, o melhor é a terapia paliativa, até que a vida deixe de ser viável ou confortável. Um protocolo com resultados não tão bons, mas com complicações mais leves, pode ser bem melhor do que aquele com bons resultados, mas com complicações muito graves. Essa decisão deve ser sempre compartilhada com o proprietário, e o clínico deve ter o julgamento crítico necessário para determinar se esse tratamento deve ser conduzido por um oncologista veterinário ou não. Finalmente, é importante lembrar que todas as substâncias quimioterápicas são tóxicas, em maior ou menor grau, e necessitam de treinamento especializado para o seu manejo em todas as fases, podendo representar sério risco para todos os envolvidos e para o meio ambiente; portanto considere a associação a um oncologista veterinário, que disponha do tratamento adequado.

As modalidades de tratamento disponíveis para os tumores mencionados estão resumidas no Quadro 245.3.

A BHE é um entrave à quimioterapia de vários tumores intradurais, pois é impenetrável para vários fármacos compostos de grandes moléculas hidrofílicas. Além disso, frequentemente, a terapia com corticosteroides é empregada ao mesmo tempo, aumentando a "impermeabilidade" dessa BHE a esses compostos.[10,32] Existem substâncias que podem ser aplicadas por via intratecal, como a citarabina, que ultrapassam a BHE, como os derivados das mostardas nitrogenadas (lomustina, carmustina), e também se reconhece que a BHE do interior dos tumores não é muito eficiente – ou até mesmo inexistente – tornando-os sensíveis mesmo aos fármacos menos difusíveis.[32] Isso melhora o cenário, mas não resolve todos os problemas. A quimioterapia das lesões neoplásicas intradurais ainda é um desafio importante. Nesse sentido, o fármaco mais útil é a lomustina, na dose de 75 a 90 mg/m^2 de superfície corporal, administrada por via oral (VO), a cada 3 semanas, pois apresenta um resultado razoável em linfomas e alguma melhora em gliomas,[b] com poucos efeitos hematológicos (geralmente leucopenia e anemia leves),

sintomas gastrintestinais incomuns (vômito e diarreia ocasionais) e boa tolerância geral. No entanto, com o maior uso dessa substância, notou-se que seus efeitos no prolongamento da vida e na diminuição dos sinais clínicos (citados na primeira edição deste livro), na realidade, ficaram restritos a uma fração dos pacientes, o que foi confirmado por metanálise recente,[33] pelo menos no tocante aos tumores intracranianos. Quanto maior a dose, maior o efeito no apetite e no estado geral do animal na semana subsequente à aplicação do medicamento. A substância tem um preço acessível e posologia bem cômoda. É necessário acompanhar as enzimas hepáticas. Consulte as referências bibliográficas ao fim do capítulo para mais informações a respeito dessa substância.[34]

Outro protocolo muito útil na prática clínica diária é o COP – ciclofosfamida, vincristina e prednisona –, utilizado para o linfoma.[34] Tem boa resposta, mínimos efeitos colaterais, é acessível, seguro, de fácil monitoramento e boa aceitação pelos proprietários. Existem muitas variações e adições a esse protocolo e muitos oncologistas o julgam ineficaz, mas esta obra tem como base a primeira lei de Loeb. O Quadro 245.4 resume o protocolo. Existem vários outros protocolos disponíveis, possibilitando uma escolha que melhor se adapte a diferentes profissionais e realidades.

Os autores utilizam esse protocolo desde 1995, em dezenas de cães e gatos, obtendo bons resultados e, principalmente, acompanhando a satisfação dos proprietários, surpresos com a resposta dos seus cães aos tão discriminados fármacos quimioterápicos. Os efeitos colaterais mais relatados são: leucopenia, febre no fim da primeira semana, perda transitória de apetite e ausência de resposta ou resposta parcial. Poucos pacientes tiveram seu tratamento interrompido por efeitos colaterais

---

QUADRO 245.3 Modalidades de tratamento dos tumores da medula espinal e tecidos adjacentes.*

Localização	Tumores	Tratamentos
Intramedulares	Gliomas	Q?, R?
	Linfoma (mais comum em gatos)	Q, R
	Tumores metastáticos (carcinomas,** hemangiossarcoma,** melanoma)	R? Q? C?***
	Sarcomas	N/A
Intradurais/ extramedulares	Meningiomas**	C, R, Q
	Tumores de bainha de nervos**	C, R?
	Ependimoma/neuroepitelioma/nefroblastoma (raros)	C, R?
Extradurais	Tumores ósseos primários (osteossarcoma,** hemangiossarcoma, hemangioperiocitoma, condrossarcoma, fibrossarcoma)	R, Q, C§
	Tumores metastáticos vertebrais (carcinomas,** hemangiossarcomas)**	R, C§?, Q?
	Linfoma (gatos)**	Q, R, C§
	Linfoma (cães)	Q, R, C§
	Mieloma múltiplo/plasmocitomas ósseos	Q, C§
	Tumores de bainha de nervos**	C§§

*Tratamentos utilizados pelo autor, com base na literatura atual. Para as modalidades não utilizadas com frequência no Brasil, consultar referências bibliográficas ao fim do capítulo. **Tumores mais comuns na prática do autor. ***Em geral, a cirurgia provoca lesão grave do parênquima medular e não deixa margens, sendo de valor questionável, mas aplicável (ver texto). §Cirurgia descompressiva, necessariamente seguida de estabilização com implantes rígidos, quando acomete tecido ósseo. Nos tumores de tecidos moles, a descompressão possibilita a melhora das funções neurológicas, ainda que temporária, e alívio da dor (ver texto), enquanto a quimioterapia não produz o efeito desejado ou esperado. §§Tumores de bainha de nervos apresentam comportamento muito variável, necessitando excisão ampla, incluindo todas as raízes acometidas ou suspeitas de lesão tumoral. Ver texto para mais detalhes. Q: quimioterapia; R: radioterapia; C: cirurgia; N/A: não aplicável.

QUADRO 245.4 Protocolo COP para tratamento do linfoma.

Semana	Medicamento	Outros	Observação
1	Ciclofosfamida* Vincristina**	Iniciar prednisona*** Início da fase de indução	Hemograma§§§ Medir nódulos Fazer estadiamento
2	Vincristina	Controle da temperatura retal do 5º ao 8º dia§	Hemograma^Ψ
3	Vincristina	Prednisona em d.a.§§	Medir nódulos Avaliar resposta^{ΨΨ}
4	Ciclofosfamida Vincristina	Término da fase de indução Início da fase de manutenção	Hemograma^{ΨΨΨ}
7	Ciclofosfamida Vincristina		Hemograma^{ΨΨΨ}
10$^€$	Ciclofosfamida Vincristina		Hemograma^{ΨΨΨ}

*Ciclofosfamida 250 a 300 mg/m^2 área de superfície corporal. **Vincristina 0,75 mg/m^2 área de superfície corporal. ***Prednisona 1 mg/kg/dia ou 30 mg/m^2 área de superfície corporal, até o dia 21 ou 28, segundo critério clínico. §Se houver febre, iniciar cefalexina 22 mg/kg, 2 vezes/dia, e monitorar sinais de sepse. Leucopenia provável. §§Prednisona 1 mg/kg em dias alternados (d.a.) ou 30 mg/m^2 área de superfície corporal em d.a. até o fim do tratamento. §§§Primeiro hemograma e outras avaliações laboratoriais para estabelecer linha de base para avaliação do nadir, que ocorrerá entre 7 e 10 dias após a administração da ciclofosfamida. ^{Ψ}Segundo hemograma, para avaliação do nadir. Se a contagem neutrofílica estiver abaixo de 1.500 células/mm^3, reduzir a dose de ciclofosfamida em 25% na próxima aplicação de ciclofosfamida. ^{ΨΨ}Avaliação da resposta, como segue: redução mínima dos nódulos – *sem resposta* – mudar protocolo; redução de 50% do tamanho dos nódulos – *remissão parcial* – manter a indução por mais um ciclo ou mudar o protocolo; redução de mais de 90% do tamanho dos nódulos – *remissão completa* – manter o protocolo e passar para a fase de manutenção. As recidivas podem ser manejadas com protocolos de resgate de remissão (ver literatura) ou nova administração da fase de indução. ^{ΨΨΨ}Terceiro hemograma (e todos os subsequentes), para avaliar a possibilidade de administrar ou não a ciclofosfamida – que é o agente mais mielossupressor. Se a contagem neutrofílica estiver abaixo de 2.500 células/mm^3, adiar por 1 semana a administração. Nesse caso, aplicar apenas a vincristina e reajustar o protocolo. Na semana seguinte, repetir o hemograma e utilizar as mesmas regras. $^€$O protocolo segue do mesmo modo até completar 12 a 18 meses, de acordo com o critério clínico.

---

[b]Tendo em vista a raridade dos gliomas de medula espinal e a dificuldade de diagnóstico *ante mortem*, os autores somente têm experiência com o uso da lomustina em gliomas intracranianos. As citações encontradas no texto referem-se aos resultados nesses tumores e em linfomas.

insustentáveis, como perda grave de peso, vômito, anorexia mantida ou fraqueza extrema.

O profissional pode escolher qualquer outro protocolo que lhe seja mais conveniente, desde que o conheça bem e o utilize de modo padronizado. À semelhança das técnicas anestésicas, é melhor conhecer profundamente os efeitos de alguns fármacos, do que todos eles superficialmente.

Para os meningiomas, pode ser utilizada a hidroxiureia,[35] antes ou após a ressecção cirúrgica. Observam-se bons resultados tanto em casos intracranianos como espinais. Esse fármaco não reduz a massa significativamente – daí a necessidade de cirurgia – mas torna a recidiva mais lenta, com mínimos efeitos colaterais associados à terapia. A dose mais citada é a de 30 a 50 mg/kg, 3 vezes/semana. É necessário acompanhar o hemograma e sinais adversos gastrintestinais. Em um dos casos tratados pelos autores, o animal apresentou perda das unhas, o que provocou dor ao caminhar. O quadro perdurou por 3 a 4 semanas e respondeu à interrupção temporária da substância, com retorno em doses menores.

Os mielomas múltiplos ou os plasmocitomas vertebrais são tumores que produzem lise óssea importante e, ao predispor às fraturas ósseas e, por vezes, crescimento dentro do canal vertebral, induzem sinais neurológicos que podem ser agudos, subagudos ou crônicos, além da dor, que é um sinal clínico precoce. O bom desfecho do tratamento desses tumores se deve à associação de cirurgia descompressiva, estabilização do segmento e uso do melfalana, de maneira contínua. O resultado e a sobrevida são excelentes na maioria dos pacientes.

Desde a primeira edição deste livro, a radioterapia tornou-se acessível para essa área de atuação no Rio de Janeiro. Embora essa modalidade de tratamento ainda não tenha expressão na medicina veterinária brasileira, os autores têm-na utilizado em seus pacientes, em neoplasias de estruturas secundárias à medula espinal, com excelentes resultados, associando-a ou não à cirurgia descompressiva. Animais com dor e déficits neurológicos beneficiam-se tanto da descompressão cirúrgica como da irradiação do local (ver Figuras 245.16 e 245.15, respectivamente). A radiação terapêutica tem seu maior efeito em células que estão em processo de divisão celular, portanto, os efeitos diretos dessa terapia no tecido nervoso são muito leves ou inexistentes, mas efeitos colaterais existem, por lesão de outras células, como as gliais e células de Schwann, podendo ocasionar complicações, por exemplo, a desmielinização. Além disso, órgãos vizinhos devem ser considerados durante o planejamento da irradiação. Um exemplo comum é o cólon, uma vez que poderá apresentar ulcerações e hemorragias secundárias à irradiação da coluna lombar. O pequeno número de casos até agora tem se mostrado muito promissor. Em breve, haverá números e conclusões mais robustas para apresentar. No momento, a opinião geral é de que a radioterapia é a principal terapia, paliativa ou não, para esses casos, seguida de perto pela descompressão cirúrgica, quando aplicável. A conduta dos autores no momento é:

- Iniciar o uso de glicocorticoides, quando cabível, e do tratamento da dor (em geral, mandatória)
- Fazer estadiamento do paciente
- Descomprimir cirurgicamente lesões que produzam dor intensa ou déficits neurológicos, se possível. Em geral, lesões ósseas, intradurais-extramedulares e aquelas de raiz de nervo são as mais frequentes. Mesmo as ósseas circunferenciais podem se beneficiar de descompressão – ver mais adiante
- Estabilizar o segmento vertebral, em caso de lesões ósseas, para evitar fraturas patológicas – ver mais adiante e na Figura 245.17

- Após a cicatrização, iniciar a radioterapia. Nesse caso, o trabalho deve sempre respeitar a decisão do médico-veterinário responsável pela radioterapia e em estrita coordenação com o veterinário que atua no caso, cabendo ao primeiro a decisão de quando iniciar as sessões. Em geral, ocorrem pós-descompressão cirúrgica, pois os efeitos dessa modalidade de tratamento são observados após várias semanas. Desse modo, é melhor descomprimir primeiro para melhorar a dor e as funções neurológicas, e irradiar depois
- Naqueles casos em que o proprietário decide pela não intervenção cirúrgica e/ou que não seja possível por fatores técnicos, pode ser realizada a radioterapia para diminuição da dor, dos sintomas neurológicos e da progressão da lise óssea (ver Figura 245.15).

Esse esquema apresenta bons resultados. Importante, porém, é discutir o passo a passo com os proprietários antes do início do tratamento, pois essa rotina envolve custos significativos (o leitor é conduzido às referências bibliográficas ao fim do capítulo, para mais informações).[2,3,10,17,36]

A cirurgia é a melhor opção de tratamento dos tumores dessa natureza. Ainda que limitada, é a maneira mais acertada para trazer conforto rápido e imediato ao animal, pela descompressão das estruturas nervosas e a excisão da massa tumoral. A cirurgia pode oferecer chances de cura ou controle a longo prazo para certos TBN, meningiomas, neuroepiteliomas, alguns plasmocitomas (ver Figura 245.16), hemangiomas, osteomas e condromas; e alívio temporário para osteossarcomas, condrossarcomas e outros sarcomas, em casos específicos. As técnicas empregadas são as tradicionais: laminectomias, hemilaminectomias e corpectomia, no entanto, devido às características de cada neoplasia, são exigidos do cirurgião experiência, criatividade e conhecimento anatômico, uma vez que o planejamento da cirurgia é importante, sendo frequentes as adaptações durante o procedimento. Algumas recomendações, generalidades e particularidades:

- Como em toda cirurgia neurológica, a boa iluminação e o uso de lupas ou microscópios, aspiração e técnicas de microdissecção são importantes para o sucesso do procedimento
- A manipulação da medula deve ser mínima. Quanto maior o trauma, maior a possibilidade de sequelas definitivas. O uso de irrigação contínua com solução fisiológica e aspiração copiosa ajuda a manter uma saudável hipotermia local, muito desejável para a neuroproteção[20]
- Quando não for possível excisar a massa, colete fragmentos para exame histopatológico, descomprima a medula da melhor maneira possível e interrompa o procedimento. Reflita sobre as possibilidades reais do animal e pense a respeito da sua condição de vida a partir desse procedimento, e então telefone para o proprietário e discuta os resultados. Escute a sua decisão. Alguns manterão a vida do animal; outros, não. A decisão não depende do profissional
- Cirurgias vertebrais na coluna cervical, principalmente no canal vertebral ventral e no corpo vertebral, têm potencial de sangramento enorme e que não pode ser subestimado. É realmente muito fácil perder um animal por hemorragia em uma cirurgia desse tipo. Esteja preparado para resolver essa situação. Pode ser necessária uma transfusão. As técnicas para controle das hemorragias nessa região são variadas. Aconselha-se a leitura das referências bibliográficas ao fim deste capítulo[37]
- Ainda com relação à mesma região, o suporte ventilatório pré, trans e pós-operatório tem que ser uma preocupação constante, visto que, se houver paresia ventilatória importante, ocorrerão consequências acidobásicas e metabólicas que precisam ser contrapostas

- Uma boa exposição do campo operatório é importante, mas deve-se ter cuidado com o ressecamento tecidual, sobretudo do tecido nervoso, causa frequente e importante de deterioramento pós-cirúrgico dos sinais clínicos. A proteção da área exposta com compressas úmidas é vital e básica, do mesmo modo que em qualquer cirurgia. As exéreses de tumores desse tipo podem demorar horas e, facilmente, se esquece desses detalhes

- Os meningiomas são tumores benignos, mas isso não significa que não possam invadir a medula espinal. A dissecção deve ser feita nos planos de clivagem, se houver. São tumores que podem ser bastante friáveis, de manejo um pouco difícil, mas possível, se tratados com delicadeza. A prioridade é retirar o tumor; e não preservar a peça inteira. Separe um fragmento para histopatologia e colete o restante em partes, para evitar manipulação desnecessária da medula. Não é possível suturar a dura-máter. Deixe-a aberta. Não deixe vasos sangrantes

- Os TBN têm comportamento variável.[1-3,17,20,38,40] É possível alcançar a cura, contanto que uma ampla margem seja respeitada (alguns centímetros de nervo normal são excisados), não haja invasão da medula espinal (frequentemente ocorre, se o motivo da intervenção for alguma síndrome medular) e se não existir metástase ou um comportamento local obviamente maligno, como invasão ou lise óssea.[17,37] É clara a predisposição da região cervicotorácica a esse tipo de tumor. Muitos têm comportamento maligno. O maior problema desses tumores é o tempo que demora para serem diagnosticados. O animal pode claudicar por muitos meses, sem que uma massa seja detectada. O curso é invariavelmente longo (ver Figuras 245.8, 245.9 e 245.12). Assim, muitas vezes, são necessários procedimentos radicais, como amputação do membro, devido ao extenso envolvimento tumoral de múltiplas raízes nervosas (ver Figura 245.8)

- Osteossarcomas e outros tumores ósseos, primários ou metastáticos fragilizam gravemente as vértebras e com frequência induzem fraturas patológicas (ver Figura 245.16) ou hemorragias intrarraquidianas agudas, provocando sinais neurológicos também agudos. A única correção possível é a estabilização vertebral, da mesma maneira utilizada para um trauma raquimedular, com ou sem *vertebrectomia* – procedimento muito pouco utilizado em medicina veterinária, mas que começa a ser considerado como modo de tratamento.[37] A estabilização com pinos e cimento é a mais prática. Recentemente, o uso das placas bloqueadas tradicionais ou do tipo SOP (*string of pearls* – colar de pérolas), bem como dos parafusos pediculares de liga de titânio, vem despertando interesse. Após a estabilização, deve-se proceder à descompressão medular por laminectomia, hemilaminectomia ou corpectomia – parcial ou total. Deve-se lembrar aos leitores que não se coloca mais qualquer material para recobrir o defeito ósseo criado, para evitar a formação da membrana de laminectomia. É importante observar:
  - Hemostasia e assepsia corretas
  - Evitar compressão muscular pela sutura das fáscias
  - Diminuir as instabilidades (ver Figura 245.16)
  - Não colocar qualquer produto sobre o defeito criado (p. ex., gordura).

As cirurgias de tumores intramedulares exigem treinamento ainda mais avançado, com estrita adesão aos princípios de microdissecção e neuroproteção. Tumores benignos e superficiais podem ser excisados com bons resultados. Se não houver planos de dissecção, uma mielotomia deverá ser realizada.[20] Os autores já realizaram essa cirurgia em dois animais, com lesões superficiais, sem piora da condição neurológica (que já se encontrava avançada) – não obtiveram um resultado positivo, mas não houve progressão do quadro clínico e a dor cessou. É interessante notar que esse tipo de cirurgia é realizada em medicina humana há décadas,[41] muito antes do aparecimento de TC, RM, aspiração ultrassônica, cauterização bipolar e tantas outras tecnologias atuais que tornam a vida tão mais fácil. As técnicas cirúrgicas estão descritas,[19,42,43] as técnicas de suporte pós-operatório e os profissionais de reabilitação estão disponíveis e os proprietários começam a se interessar por esse tipo de incursão. Na opinião dos autores, os neurocirurgiões deverão se preparar para esse tipo de cirurgia.

O tratamento da dor precisa estar sempre acompanhando o pensamento do clínico. Em geral, esses animais têm dor, e a melhor ferramenta para esse controle ainda é o corticosteroide. A prednisona, na dose padrão de 0,5 a 0,1 mg/kg, 1 a 2 vezes/dia, é muito eficiente para o controle dessa dor derivada da compressão de raízes nervosas, meninges, periósteo e fáscias. Ao diminuir a irrigação sanguínea tumoral por volta de 29% em apenas 6 horas e reduzir o volume tumoral em aproximadamente 21% em 24 horas, os corticosteroides são insubstituíveis no manejo da dor e da compressão provocados por neoplasias da medula espinal e adjacências.[10] A dexametasona é o fármaco de ataque, sempre em doses moderadas (0,05 a 0,2 mg/kg), mas tem potencial ulcerogênico muito aumentado no caso de síndromes neurológicas.[20] Esse efeito é facilmente comprovado na prática e, por isso, não indicado em uso prolongado. Utilize-a somente nas primeiras aplicações – uma a três, no máximo. Para a manutenção, administre prednisona, na dose mencionada no início do parágrafo. Em casos de dores mais expressivas, pode-se associar ainda a dipirona, 25 mg/kg, 2 a 3 vezes/dia. Ou ainda, adicionalmente, a pregabalina na dose de 5 mg/kg, a cada 12 horas (ver Capítulo 236, *Doenças do Desenvolvimento e Malformações*). O cloridrato de tramadol, 1 a 5 mg/kg, 2 a 3 vezes/dia, pode ser um bom aliado. Isoladamente, contudo, é um fármaco de baixa eficiência.[44,45] A metadona tem ganhado muitos adeptos para o controle de dor, no entanto observa-se uma indução importante de disforia em muitos animais, o que inevitavelmente é interpretado como uma representação de dor pelo veterinário assistente. Nesse caso, os autores ainda não apresentam uma opinião formada com segurança sobre a ação desse fármaco, necessitando de uma observação mais crítica. A gabapentina, muito citada como um bom analgésico para dores radiculares,[12] não tem mostrado bons resultados em casos de neoplasias (para a dor radicular discogênica, contudo, mostra-se útil). Não há explicações para esse fato; talvez a seleção de pacientes não tenha sido boa. Recentemente, utilizando doses mais altas, pôde-se observar um benefício como fármaco de associação. Da mesma maneira, a ocorrência de sonolência é maior. As técnicas de anestesia/analgesia local, como o cateter epidural de espera e as anestesias locorregionais, podem ser úteis, embora exista o risco de infecção iatrogênica.[44,45]

As técnicas de infusão contínua de fármacos de associação, como a quetamina, morfina e lidocaína, para citar apenas um protocolo, são muito eficientes em manter o paciente confortável e levemente sedado nas 24 a 48 horas pós-operatórias. Melhoram o manejo, a ventilação, o desequilíbrio hormonal, entre outros efeitos benéficos, mas necessitam de observação e monitoramento rigorosos para evitar complicações. Essa técnica deve ser bem aprendida antes de ser empregada. Recomenda-se delegá-la aos anestesistas e intensivistas, que têm um treinamento adequado. Pacientes como esses são multidisciplinares em sua essência. Importante notar que a retirada dessas infusões deve ser gradual, para evitar a recidiva brusca dos sinais de dor; além disso, devem-se monitorar também os sinais de disforia associada ao opioide que são muito confundidos com dor. Na dúvida, reverta os opioides com naloxona e observe o paciente.

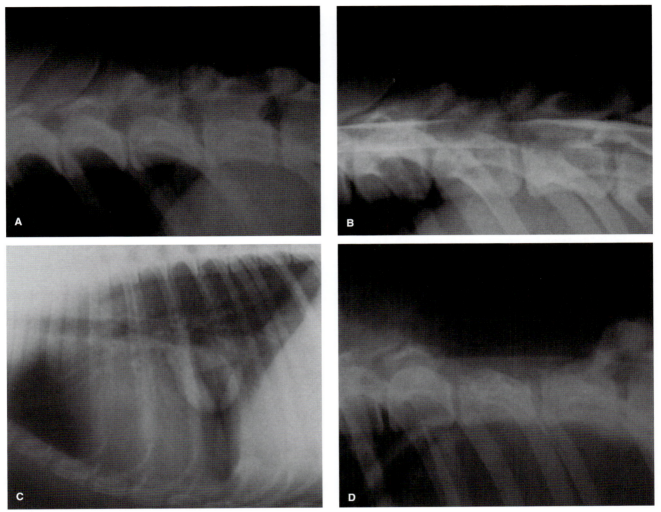

Figura 245.16 Radiografias de cão de 5 anos da raça Australian Cattle Dog, o qual apresentava dor toracolombar progressiva em 2 semanas. Não havia paresia. Radiografia simples (**A**) e mielografia (**B**) mostram a lise da lâmina dorsal e apófise espinhosa de T12, além de compressão medular leve, devido ao crescimento tumoral. Embora já existam metástases em pulmões (**C**), o proprietário optou pela cirurgia. Foi realizada laminectomia ampla em T12 e parte de T11 e T13, com excelente descompressão medular (**D**, imediatamente após a cirurgia, ainda com resíduos do contraste aplicado na mielografia, realizada momentos antes da cirurgia) e boa estabilidade vertebral. Os sinais clínicos foram completamente eliminados, e o animal retornou à sua atividade normal, à espera do início da quimioterapia. Após 6 dias, houve fratura patológica de T12, após descer de um sofá, devido à extensão ventral do tumor. A estabilização com pinos e cimento acrílico é mandatória nesses casos, no ato da descompressão cirúrgica, não importando o quão estável pareça a vértebra (Figura 245.17).

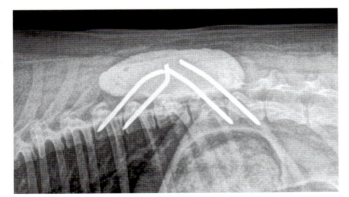
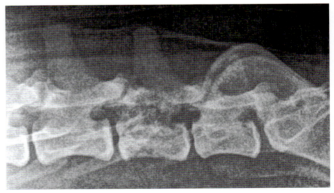

Figura 245.17 Radiografia pós-operatória de cadela de 8 anos, sem raça definida, com lesão óssea lítica em T11 (confirmada por tomografia), única, compressiva, causando paraparesia grau IV e dor. Foi realizada cirurgia descompressiva e para coleta de material para biopsia, com fixação por pino e cimento acrílico. Houve completa recuperação e o diagnóstico final foi de plasmocitoma. O tratamento com melfalana e corticosteroides produziu excelente resultado, estando a paciente viva 5 anos depois. Uma interrupção do tratamento por volta do terceiro ano produziu a recidiva do tumor e seus sinais clínicos associados, mostrando a eficiência e a necessidade de utilização desses fármacos a longo prazo. Nova cirurgia e reinstituição da terapia induziram a remissão duradoura. Note que, mesmo com lesão lítica grave e após esvaziamento cirúrgico, a representação radiográfica é mínima. Além disso, a estabilização é mandatória para evitar acidentes como o mostrado na Figura 245.16.

Por último, radioterapia paliativa tem se mostrado um bom indutor de analgesia em casos selecionados, podendo ser considerada como uma ferramenta adicional de promoção de conforto (Dra. Simone Carvalho dos Santos Cunha – ONCOPET – RJ, comunicação pessoal).

REFERÊNCIAS BIBLIOGRÁFICAS

1. Summers BA, Cummings JF, DeLahunta A. Veterinary neuropathology. Cornell University, Ithaca, New York: Mosby; 1994.
2. Morris J, Dobson J. Oncologia em pequenos animais. São Paulo: Roca; 2007.
3. Morrison WB. Cancer in dogs and cats. Baltimore, Maryland: Williams & Wilkins; 1998.
4. Mamom T, Meyer-Lindenberg A, Hewicker-Trautwein M *et al.* Oligodendroglioma in the cervical spinal cord of a dog. Veterinary Pathology. 2004;41(5):524-6.
5. Adamo PF, Cantile C, Steinberg H. Evaluation of progesterone and estrogen receptor expression in 15 meningiomas of dogs and cats. Am J Veter Res. 2003;64(10):1310-8.
6. Mandara MT, Ricci G, Rinaldi L *et al.* Immunohistochemical identification and Image analysis quantification of oestrogen and progesterone receptors in canine and feline meningioma. J Comp Path. 2002;127:214-8.
7. Johnson GC. Genesis and pathology of tumors of the nervous system. Semin Vet Med Surg Small Anim. 1990;5(4):210-22.
8. Vail DM, Ogilvie GK, Wheeler SL. Metabolic alterations in patients with cancer cachexia. Comp Cont Educ Pract Vet. 1990;12(3):381-6.
9. Santarelli JG, Sarkissian V, Hou LC *et al.* Molecular events of brain metastasis. Neurosurg Focus. 2007;22(3):E1.
10. Luttgen PJ. Neoplasms of the spine. Vet Clin North Am Small Anim Pract. 1992;22(4):973-84.
11. DeLahunta A, Glass E. Veterinary neuroanatomy and clinical neurology. 3. ed. St. Louis, Missouri: Saunders Elsevier; 2009.
12. Fitzmaurice SN. Small animal neurology. EUA: Saunders Elsevier; 2010.
13. Sackman JE. Pain: its perception and alleviation in dogs and cats. Part I. The physiology of pain. Comp Cont Educ Pract Vet. 1991;13(1):71-5.
14. Vandevelde M, Braund KG, Hoff EJ. Central neurofibromas in two dogs. Vet Pathol. 1977;14:470-8.
15. Coattes JR, Dewey CW. Cervical spinal hyperesthesia as a clinical sign of intracranial disease. Comp Cont Educ Pract Vet. 1998;(9).
16. May C, Bennett D. Immune mediated arthritides. In: Houlton J (editor). Manual of small animal arthrology. Gloucestershire, England: British Small Animal Veterinary Association; 1994. p. 86-99.
17. Bagley RS. Tumores de la medula espinal. In: Pellegrino F, Suraniti A, Garibaldi L (editors). El libro de neurología para la práctica clínica. Buenos Aires, Argentina: Editorial Intermédica; 2003. p. 195-202.
18. Schamall RF *et al.* Tratamento cirúrgico de neuroepitelioma em um cão: relato de caso. In: XXII Congresso Brasileiro de Clínicos Veterinários de Pequenos Animais. Fortaleza, CE; 2001.
19. Petersen SA, Sturges BK, Dickinson PJ *et al.* Canine intraspinal meningiomas: imaging features, histopathologic classification, and long-term outcome in 34 dogs. J Vet Intern Med. 2008;22(4):946-53.
20. Moissonier P. Traitment des tumeurs médullaires et rachidiennes. In: Encyclopédie vétérinaire. Paris; 1992. p. 6.
21. Kippenes H, Gavin PR, Bagley RS *et al.* Magnetic resonance imaging features of tumors of the spine and spinal cord in dogs. Vet Radiol Ultrasound. 1999;40(6):627-33.
22. Kraft S, Ehrhart EJ, Gall D *et al.* Magnetic resonance imaging characteristics of peripheral nerve sheath tumors of the canine brachial plexus in 18 dogs. Vet Radiol Ultrasound. 2007;48(1):1-7.
23. Rudich SR, Feeney DA, Anderson KL *et al.* Computed tomography of masses of the brachial plexus and contributing nerve roots in dogs. Vet Radiol Ultrasound. 2004;45(1):46-50.
24. Kealy JK, McAllister H. Radiologia e ultrassonografia do cão e do gato. 3. ed. São Paulo: Manole; 2005.
25. Da Costa RC, Parent JM, Dobson H *et al.* Ultrasound-guided fine needle aspiration in the diagnosis of peripheral nerve sheath tumors in 4 dogs. Can Vet J. 2008;49:77-81.
26. Rose S, Long C, Knipe M *et al.* Ultrasonographic evaluation of brachial plexus tumors in five dogs. Vet Radiol Ultrasound. 2005;46(6):514-7.
27. Bell JE. Update on central nervous system cytopathology. I. Cerebrospinal fluid. J Clin Pathol. 1994;47(7):573-8.
28. Hurtt AE, Smith MO. Effects of iatrogenic blood contamination on results of cerebrospinal fluid analysis in clinically normal dogs and dogs with neurologic disease. J Am Vet Med Assoc. 1997;211(7):866-7.
29. MacNeill AL, Andre BG, Zingale Y *et al.* The effects of iatrogenic blood contamination on total nucleated cell counts and protein concentrations in canine cerebrospinal fluid. Vet Clin Pathol. 2018;1-7.
30. Vernau KM, Higgins RJ, Bollen AW *et al.* Primary canine and feline nervous system tumors: intraoperative diagnosis using the smear technique. Vet Pathol. 2001;38(1):47-57.
31. Ironside JW. Update on central nervous system cytopathology. II. Brain smear technique. J Clin Pathol. 1994;47(8):683-8.
32. Cavaliere R, Schiff D. Chemotherapy and cerebral metastases: misperception or reality? Neurosurg Focus. 2007;22(3):E6.
33. Hu H, Barker A, Harcourt-Brown T *et al.* Systematic review of brain tumor treatment in dogs. J Vet Intern Med. 2015;29:1456-63.
34. Lanore D, Delprat C. Quimioterapia anticancerígena. São Paulo: Roca; 2004.
35. Tamura S, Tamura Y, ohoka A *et al.* A canine case of skull base meningioma treated with hydroxyurea. J Vet Med Sci. 2007;69(12):1313-5.
36. Burk RL. Neuroradiation oncology. Vet Clin North Am Small Anim Pract. 1997;27(1):95-100.
37. Sharp NJH, Wheeler SJ. Small animal spinal disorders – diagnosis and surgery. 2. ed. EUA: Elsevier Mosby; 2005.
38. Kim DY, Cho DY, Kim DY *et al.* Malignant peripheral nerve sheath tumor with divergent mesenchymal differentiations in a dog. J Vet Diag Invest. 2003;15(2):174-8.
39. Stoica G, Tasca SI, Kim HT. Point Mutation of neu oncogene in animal peripheral nerve sheath tumors. Vet Pathol. 2001;38(6):679-88.
40. Vandevelde M, Higgins RJ, Greene CE. Neoplasms of mesenchymal origin in the spinal cord and nerve roots of three dogs. Vet Pathol. 1976;13:47-58.
41. Adson AW. Tumours of the spinal cord: diagnosis and treatment. Can Med Assoc J. 1939;40(5):448-54.
42. Hara Y, Nezu Y, Harada Y *et al.* Secondary chronic respiratory acidosis in a dog following the cervical cord compression by an intradural glioma. J Vet Med Sci. 2002;64(9):863-6.
43. Malis LI. Atraumatic bloodless removal of intramedullary hemangioblastomas of the spinal cord. J Neurosurg. 2002;97(1 Suppl):1-6.
44. Sackman JE. Pain. Part II. Control of pain in animals. Comp Cont Educ Pract Vet. 1991;13(2):181-92.
45. Tranquilli WJ, Grimm KA, Lamont LA. Tratamento da dor para o clínico de pequenos animais. 2. ed. São Paulo: Roca; 2005.

246
Afecções do Sistema Nervoso Periférico

Wagner Sato Ushikoshi

SISTEMA NERVOSO PERIFÉRICO

O sistema nervoso periférico (SNP) é um conjunto de fibras nervosas que conectam o sistema nervoso central (SNC) ao órgão-alvo e pode ser motor, sensorial, somático ou visceral.[1,2]

Por definição, origina-se da crista neural e é formado pelos axônios que emergem do tronco encefálico ou da medula espinal e são envoltos pelas células de Schwann e tecido conjuntivo.[1-3] Isso inclui 10 dos 12 nervos cranianos (NC), as raízes nervosas ventrais e dorsais da medula espinal, os plexos, os nervos sensitivos e motores, também denominados "neurônio motor inferior", e o sistema nervoso autônomo (SNA).[1,2]

Embora alguns autores considerem que seja constituído de 12 NC e 36 pares de nervos espinais,[4,5] conceitualmente é mais correto considerar que o primeiro e o segundo NC, os nervos olfatório e óptico, respectivamente, façam parte do SNC,[1,2] pois embriologicamente não têm a mesma origem e são envoltos pelos oligodendrócitos e não pelas células de Schwann.[2] Um dos possíveis motivos para essa confusão é que o termo "nervo" refere-se apenas ao SNP, já que não existe nervo no SNC.[6]

Do mesmo modo, o gânglio da raiz dorsal, o corpo do neurônio periférico motor, que se encontra na substância cinzenta da medula, e a porção pós-sináptica da junção neuromuscular não fazem parte do SNP, mas muitas vezes são citados juntos, pois lesões nesses locais causam sintomas semelhantes.[7]

Os NC que têm seu núcleo no tronco encefálico são constituídos por pequenas raízes que, após um pequeno percurso, se unem para formar o nervo. Os nervos espinais, por sua vez, emergem do corno dorsal na medula, para formar a raiz sensitiva, e do corno ventral, que vai dar origem à raiz motora, que posteriormente se unem e saem pelos forames intervertebrais.[1]

De particular interesse são os nervos que emergem da sexta vértebra cervical à segunda vértebra torácica (C6-T2) e da quarta vértebra lombar à segunda sacral (L4-S2). Embora sejam semelhantes aos demais nervos espinais, que se encontram em outros pontos da coluna, nessas regiões se localizam as intumescências cervicotorácica e lombossacra que vão inervar os membros torácicos e pélvicos, respectivamente.

A emergência dos principais nervos no membro torácico, suas respectivas áreas de inervações e características clínicas de lesão são as seguintes:[8,9]

- Nervo supraescapular (C6-C7): inerva os músculos supraespinhoso e infraespinhoso. Sua lesão causa atrofia desses músculos, instabilidade lateral do ombro e abdução do membro com pouca alteração na locomoção e perda de sensibilidade no ombro
- Nervo musculocutâneo (C6-C8): inerva os músculos flexores do cotovelo como o m. bíceps braquial e o m. braquial. Sua lesão causa fraqueza na flexão do cotovelo e mínima ataxia ou paresia ao andar em local plano e perda da sensibilidade na região do antebraço e primeiro dígito

- Nervo radial (C7-T2): inerva os m. tríceps braquial, m. extensor carpo radial e os mm. extensores digitais. Lesão proximal causa perda da capacidade de suportar o peso ou apoiar-se no membro, enquanto na lesão distal ainda se movimenta o membro na altura do cotovelo, mas anda-se apoiado no dorso do carpo ou dígito. Os animais afetados podem balançar o membro para a frente quando se locomovem para evitar arrastá-lo. A perda de sensibilidade é observada no antebraço cranial, na porção dorsal do carpo até a extremidade do membro e segundo, terceiro e parte do quarto dígito
- Nervo mediano e nervo axilar (C8-T2): inervam em conjunto os mm. flexores digitais superficial e profundo e os mm. flexores do carpo. Sua lesão causa incapacidade de flexionar o carpo e os dígitos, provocando andar com o carpo hiperestendido e ausência de reflexo flexor. A perda de sensibilidade ocorre na região caudolateral do antebraço e extremidade do membro, na superfície palmar do segundo, terceiro e quarto dígitos e aspecto lateral do quinto dígito
- Nervo torácico lateral (C8-T1): inerva o m. cutâneo do tronco, responsável pela resposta motora do reflexo extensor do tronco, também conhecido como reflexo do panículo. Lesões nesse nervo podem ocasionar ausência do reflexo, mas não causam déficit locomotor
- Nervo simpático para a cabeça e pescoço (T1-T3): as fibras simpáticas que inervam os músculos da íris para causar midríase. Lesão nesse segmento pode causar síndrome de Horner e vasodilatação periférica local, provocando aumento de temperatura.

A emergência dos principais nervos no membro pélvico, suas respectivas áreas de inervações e características clínicas de lesão são as seguintes:[8,9]

- Nervo femoral (L4-L6): inerva m. quadríceps femoral, m. reto femoral, m. vasto lateral, m. vasto intermédio e vasto medial e músculos do grupo psoas (m. psoas menor, m. psoas maior, m. ilíaco). Sua lesão causa perda da extensão do joelho e flexão do quadril, incapacidade de suportar o peso e ausência de reflexo patelar. A alteração de sensibilidade é na região craniomedial e medial da coxa até a extremidade do membro, no primeiro dígito
- Nervo obturador (L4-L6): inerva m. obturador externo, m. grácil, m. pectíneo e mm. adutores. Causa dificuldade em aduzir o membro pélvico que pode se abrir lateralmente em pisos lisos, mas causa pouco déficit na locomoção
- Nervo isquiático (L6-S2): inerva m. obturador interno, m. gêmeos, quadrado femoral, m. bíceps femoral, m. semimembranoso, m. semitendinoso, m. tibial cranial e m. gastrocnêmico. Ele se divide, na região proximal do joelho, em n. tibial e n. peroneal. Lesão no n. isquiático causa perda da capacidade de extensão do quadril, flexão do joelho e flexão e extensão do tornozelo e dígitos, mas o animal ainda é capaz de suportar o peso, embora arraste o membro durante a locomoção. A perda de sensibilidade ocorre em todo o membro pélvico, com exceção da parte inervada pelo n. femoral
- Nervo peroneal ou fibular (L6-S2): inerva principalmente o m. cranial tibial e sua lesão causa extensão do tornozelo e locomoção arrastando a extremidade do membro e ausência de sensibilidade na superfície craniolateral, distal ao joelho
- Nervo tibial (L6-S2): inerva o m. gastrocnêmico, músculos flexores digitais e extensores do tarso. Sua lesão causa queda do tornozelo e ausência de sensibilidade distal ao joelho, nas superfícies caudal e plantar.

Na prática, a lesão de um nervo periférico na região torácica, por exemplo, poderia causar hipoestesia e paralisia de uma pequena área correspondente do tórax, com poucas implicações clínicas, enquanto essa mesma lesão em um nervo na região da intumescência causaria déficit locomotor.

Conforme descrito, o SNP é composto de um conjunto de axônios. Internamente estes contêm: retículo endoplasmático liso, mitocôndrias e neurofilamentos e microtúbulos que vão formar o citoesqueleto axonal. Esse citoesqueleto é que determina o diâmetro do axônio e é produzido no corpo celular do neurônio.[3] Ao longo de sua extensão, o axônio é envolto pelas células de Schwann que produzem a bainha de mielina. Entre cada uma delas estão os nós de Ranvier que permitem que a condução do impulso nervo seja mais rápida e eficiente.[3,4]

Cada axônio também é envolto por tecido conjuntivo denominado "endoneuro", que contém um sistema de capilares que nutrem a fibra. Quando vários desses axônios estão agrupados, estes são denominados "fascículo", que, por sua vez, é recoberto pelo perineuro, também englobando outros fascículos, mantendo-os unidos. Por fim, ganham uma terceira camada externa de tecido conjuntivo, o epineuro, para formar o nervo.[1,3,4] A quantidade ou a relação de perineuro e epineuro varia com o número e o diâmetro dos fascículos, alterando as suas características mecânicas. O perineuro confere maior resistência à tensão, enquanto o epineuro protege contra compressões.[1]

As lesões traumáticas do nervo são classificadas de acordo com a integridade do axônio e desses tecidos. Na neuropraxia há bloqueio da condução nervosa sem maiores danos ao nervo e ao tecido conjuntivo que o circunda, enquanto na axonotmese há lesão dos axônios, mas sem comprometimento do endoneuro e, na neurotmese, ocorre ruptura tanto de axônio como de endoneuro e epineuro, resultando em descontinuidade dos segmentos proximal e distal.[4]

Quando há secção do axônio, como na axonotmese ou neurotmese, ocorre a degeneração walleriana, que se caracteriza pela degeneração do segmento distal e de um a três nós de Ranvier do segmento proximal. Posteriormente, o corpo do neurônio sofre cromatólise para produzir as proteínas necessárias para formar um novo citoesqueleto e tentar reparar o dano, enquanto as células de Schwann fagocitam os debris e se alinham longitudinalmente no endoneuro, criando uma coluna de células denominadas "banda de Bungner", que servem de guia para a regeneração do axônio.[4]

Entre 4 e 20 dias após a lesão, o segmento proximal envia brotamentos axonais em direção ao segmento distal e, se não houver esse encontro, não há regeneração. Assim, nas lesões neurnopráxicas, a recuperação é comum, enquanto na axonotmese ela é possível, embora o tempo de regeneração e reinervação dependa do local da lesão, uma vez que a taxa de crescimento axonal é da ordem de 1 a 2 mm por dia. Nas lesões em que há neurotmese, como ocorre cicatrização ou secção do tecido conjuntivo, as chances de regeneração são menores e raramente espontâneas.[4]

Outro tipo de degeneração axonal, semelhante à degeneração walleriana, denominada "degeneração axonal ascendente" ou "axonopatia distal", também pode ocorrer. Não está relacionada com nenhum trauma e sua causa nem sempre pode ser determinada, mas suas características histológicas são associadas a algumas neuropatias metabólicas, tóxicas e hereditárias. Os sintomas podem ser motores, sensitivos ou mistos e se iniciam na extremidade dos membros, geralmente pélvicos, afetando principalmente os nervos longos, mielinizados, e de maior diâmetro. Sua natureza é crônica, com posterior evolução para as regiões mais proximais.[3]

A abordagem ao paciente com suspeita de neuropatia periférica inicia-se com a sua identificação, uma vez que a incidência de algumas doenças é mais comum em determinados espécie, raça, sexo e idade. A anamnese e o exame físico geral devem ser minuciosos e englobar todos os sistemas, pois as neuropatias podem ser secundárias a doenças concomitantes, como infecções, hipotireoidismo, diabetes *mellitus*, neoplasia e associadas a medicamentos, traumas, intoxicações, cirurgias, por aplicação intramuscular ou pós-vacinal.

Não é difícil detectar as lesões periféricas de NC durante o exame neurológico na maioria dos casos, mas alguns detalhes devem ser lembrados:

- As vestibulopatias periféricas causam estrabismo posicional ventromedial devido à sua relação com os NC responsáveis pela movimentação do globo ocular
- Doença na orelha média ou interna pode causar vestibulopatia e lesão do nervo facial periférico e, eventualmente, síndrome de Horner, pois essa região é trajeto do nervo facial e do nervo simpático, além de ali se localizarem os canais semicirculares, que são os receptores sensitivos do sistema vestibular.

Em contrapartida, nas neuropatias de membros, as alterações nem sempre são claras e, dependendo do número de membros envolvidos, da gravidade e da evolução, podem confundir o diagnóstico. Na prática, geralmente elas se apresentam como monoplegia ou tetraplegia, mas nas fases iniciais podem ocasionar aparente intolerância ao exercício ou paresia simétrica e bilateral dos membros pélvicos, sugerindo erroneamente uma doença ortopédica ou na medula espinal.

As mononeuropatias, por sua vez, podem se assemelhar a tenossinovite, doença articular, neoplasia óssea ou estar associadas a trauma e fratura que poderiam justificar uma eventual impotência funcional. Uma neuropatia aguda e não progressiva em um único membro pode ser secundária a trauma, mas se iniciou com claudicação e evoluiu para monoplegia, sendo mais provável uma causa neoplásica.

A eletroneuromiografia (EMG) é uma importante ferramenta para o diagnóstico e o prognóstico, pois é o método mais sensível e precoce de detectar uma alteração nos nervos periféricos e músculos. É composta de mensuração da velocidade de condução nervosa motora ou sensitiva e avalia a capacidade do nervo em conduzir adequadamente um estímulo elétrico provocado. Alterações na condução nervosa ou na morfologia dos potenciais evocados podem indicar neuropatia. A EMG consiste na avaliação dos músculos por meio de agulhas, nos quais se podem detectar denervações (potenciais espontâneos) ou miopatias (potenciais miotônicos e pseudomiotônicos). Diversos trabalhos têm sido publicados quanto à técnica e aos valores de normalidade para cães e gatos, mas o ideal seria que cada laboratório tivesse a sua própria padronização.[8-11]

Os exames laboratoriais, como hemograma, avaliação da função renal e perfil hepático, raramente são úteis para identificar a causa da neuropatia periférica. Dependendo da suspeita, dosagens séricas de glicemia, triglicerídios e colesterol, e eletrólitos, como o potássio, são mais importantes para direcionar o diagnóstico.

A radiografia e a tomografia computadorizada (TC) não são métodos sensíveis para avaliar tecidos moles, mas podem auxiliar indiretamente demonstrando opacificação, edema, fratura e lesões líticas ou proliferativas nos tecidos adjacentes ao nervo. A ultrassonografia pode ser utilizada para avaliação morfológica de alguns segmentos do plexo braquial e lombossacro, mas depende da experiência do examinador. A ressonância magnética (RM) tem se mostrado o melhor método de imagem para o diagnóstico de doenças compressivas ou neoplasias do nervo periférico e nas lesões de orelha média e interna, mas tem valor limitado nas demais causas de neuropatia.

Assim, não existe um protocolo fixo para a abordagem das neuropatias e, por isso, o seu diagnóstico é um desafio para a clínica neurológica.

NEUROPATIAS DOS NERVOS CRANIANOS E ESPINAIS

Neuropatias dos nervos cranianos

Nervo olfatório

O nervo olfatório (I NC) tem quimiorreceptores na mucosa olfatória, que são corpos de células primariamente aferentes com capacidade de se replicar durante a vida. Os axônios desses corpos celulares se combinam para formar o nervo olfatório, que passa pelos forames da lâmina crivosa do osso etmoide para entrar no bulbo olfatório.

A diminuição ou a perda neurogênica do olfato é denominada "hiposmia" ou "anosmia", respectivamente, mas é difícil de ser avaliada clinicamente, pois não há nenhum método objetivo. Pode-se tentar avaliar com perfumes de odor forte, mas não com substâncias que sejam irritantes para a mucosa, como a amônia.[12]

Uma alternativa é observar se o paciente fareja a sala durante a consulta, indicando que, pelo menos parcialmente, o olfato está preservado. Exames como a olfatometria eletroencefalográfica não são realizados na rotina.

Algumas neoplasias intracranianas podem envolver a área olfatória, mas geralmente os sintomas mais evidentes estão relacionados com uma síndrome cerebral.[13] Hormônios esteroides, como a dexametasona, podem diminuir a capacidade olfatória, assim como algumas infecções, como cinomose, criptococose, rinites e traumas que lesem a lâmina crivosa.[12,14,15]

Com a perda do olfato, alguns animais podem apresentar diminuição do apetite ou desinteresse por alimentos e mudança de hábitos, mas isso também pode ser inaparente.[16]

Nervo óptico

O principal sintoma de lesão do nervo óptico (II NC) é a perda parcial de campo visual ou cegueira súbita de um ou ambos os olhos, com midríase não responsiva ao reflexo pupilar à luz.[17-19] Mas esses sintomas também podem ocorrer em lesões no quiasma óptico e em algumas doenças oftálmicas que envolvam a retina ou o disco óptico.[17,20]

Amaurose é uma cegueira sem aparente lesão no olho e pode ser ocasionada por qualquer alteração que comprometa as vias nervosas responsáveis por levar a informação sensitiva do olho ou a seu processamento no córtex occipital, mas inclui também a degeneração retiniana súbita adquirida e, por isso, não deve ser usado como sinônimo de cegueira de causa neurológica.[20]

A neurite óptica é uma inflamação do nervo óptico que causa desmielinização com perda de campo visual ou cegueira súbita de um ou ambos os olhos.[18,19] Em gatos, não há descrição de neurite óptica imunomediada idiopática; geralmente está associada a infecções da cavidade nasal ou orbital, toxoplasmose, vírus da peritonite infecciosa felina, criptococose, histoplasmose, linfoma ou hipertensão sistêmica.[19]

No cão, pode ser primária, possivelmente de etiologia imunomediada ou secundária a alguma outra doença. Entre as principais causas associadas incluem-se meningoencefalite granulomatosa, cinomose, erliquiose crônica e outras encefalites virais.[19] Outras causas eventualmente citadas incluem as encefalites transmitidas por carrapato, toxoplasmose, criptococose, neoplasia, trauma e intoxicação.[18-20]

A forma primária ocorre em cães aparentemente sadios, de qualquer raça ou idade, embora seja mais comum em cães adultos. Se houver outros sintomas sistêmicos ou neurológicos, além da cegueira, é mais provável que seja a forma secundária.[18,20]

Na avaliação neurológica, a resposta à ameaça é um método simples para avaliar a visão, mas alguns cuidados devem ser observados. Só está presente em animais com mais de 3 meses de vida. Não se deve tocar o olho ou a pálpebra e nem provocar deslocamento de ar durante o exame, certificando-se de que o nervo facial e o cerebelo estejam íntegros, pois são necessários para a contração e coordenação dos músculos responsáveis pelo movimento de piscar.[17]

A midríase pode ser uni ou bilateral, na dependência de envolvimento de um ou de ambos os olhos, e no exame oftalmológico geralmente não responde ao reflexo pupilar direto (Figura 246.1).[17,19] Eventualmente, alguns animais podem ficar cegos antes de perderem o reflexo pupilar, especialmente se houver integridade mínima do nervo óptico e for realizado com uma fonte de luz muito clara.[2]

O exame oftalmoscópico da neurite óptica ou papilite pode ser normal, se a lesão for retrobulbar, ou pode apresentar papiledema caracterizado por edema do disco óptico, com margens irregulares e hiperemia.[17,20] Essas alterações devem ser diferenciadas de pseudopapiledema, que é a hipermielinização do disco óptico. Outros eventuais achados são: edema ou hemorragia adjacente à retina e células inflamatórias no humor vítreo.[20]

A eletrorretinografia é normal, nos casos de cegueira de origem neurológica de qualquer natureza, e pode ser útil para diferenciar das doenças coriorretinianas, como a degeneração retiniana súbita adquirida. Os demais exames vão depender da suspeita de uma possível causa, mas é preciso lembrar que a neurite óptica deve ser encarada mais como encefalite do que neurite.[2]

Exames complementares podem ser necessários para investigar as causas da neurite óptica e devem ser escolhidos, de acordo com as suspeitas, durante a avaliação clínica. Uma abordagem ampla e que pesquise a maioria das possíveis causas inclui exame do liquor, sorologia para toxoplasmose, ehrlichiose, teste de reação em cadeia da polimerase (PCR) para cinomose e um exame de imagem, como TC ou RM.

O tratamento da forma secundária deve ser direcionado à causa de base. Na forma primária, é baseado no uso de corticosteroides, mas não existe nenhum protocolo estabelecido e seus resultados são variáveis. Muitos autores recomendam doses de prednisolona que variam de 1 a 2 mg/kg, a cada 12 ou 24 horas, nas primeiras semanas antes de iniciar a redução da dose e o tratamento pode durar vários meses.[18,19]

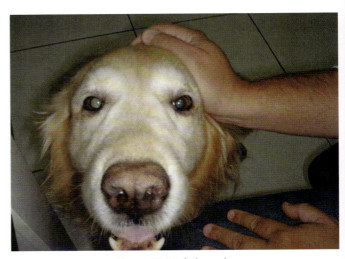

Figura 246.1 Anisocoria.

O prognóstico é reservado e em menos da metade dos pacientes há retorno da visão, que pode ocorrer nos primeiros dias do tratamento ou demorar várias semanas. Nesses casos, retiradas precoces do tratamento podem levar à recidiva dos sintomas ou atrofia do nervo.[18,19]

Nervos oculomotor, troclear e abducente

Os nervos oculomotor (III NC), troclear (IV NC) e abducente (VI NC) inervam os músculos extrínsecos do globo ocular e são responsáveis pelos seus movimentos. O nervo oculomotor contém fibras somáticas que inervam os músculos elevador da pálpebra superior, reto medial, reto dorsal, reto ventral e oblíquo ventral e fibras parassimpáticas que inervam a íris. As fibras do nervo troclear decussam-se antes de sua saída na margem caudal da lâmina do teto, e vão inervar o músculo oblíquo dorsal do bulbo contralateral e o nervo abducente sai para os músculos reto lateral e retrator do bulbo.[21]

A lesão no nervo oculomotor leva a estrabismo ventrolateral e ptose palpebral. Se houver comprometimento concomitante das vias parassimpáticas, também haverá anisocoria, midríase e ausência de resposta ao reflexo pupilar à luz direto e consensual. A lesão no nervo troclear causa rotação do globo ocular com desvio lateral da porção dorsal do olho. Quando ocorre, é facilmente perceptível no gato que tem pupila em formato de fenda, mas pode passar despercebida no cão, sendo identificada somente no exame oftalmoscópico pelo desvio lateral de arteríola e vênula retiniana dorsal. Por fim, uma lesão no nervo abducente causa estrabismo medial e ausência de retração do globo ocular, que pode ser detectada pelo reflexo corneal.[12]

Os principais sintomas em humanos com lesão nesses NC são a ptose e a diplopia ou visão dupla,[22] que não é passível de ser avaliada no cão ou gato, mas provavelmente também deve ocorrer.

A lesão periférica nesses nervos raramente ocorre em cães e gatos, seja de maneira isolada, seja em conjunto. Uma causa comum de estrabismo posicional é secundária a alguma vestibulopatia, mas nesse caso é compensatório e não há lesão nos nervos responsáveis pela movimentação do globo ocular e são associados a cabeça pendente e alteração de equilíbrio[12] (Figuras 246.2).

Em humanos, parece ser mais comum e geralmente está associada a alguma doença do SNC, como trauma, doença vascular e neoplasia[23] ou, quando ocorre sem outras alterações neurológicas, miastenia *gravis* na forma ocular, doença tireoidiana (hiper ou hipotireoidismo) e oftalmoplegia diabética são as causas mais comuns.[22] Nesses estudos, uma etiologia não foi identificada em 25% dos casos. Em cães, à exceção talvez do trauma craniano e da neoplasia, essas outras causas não são comuns ou relatadas.

Em contrapartida, se um paciente apresentar oftalmoparesia ou oftalmoplegia, ptose palpebral, midríase indicando alteração simultânea do III, IV, e VI NC, e associada à diminuição da sensibilidade periocular ou corneal (lesão do V NC), deve-se suspeitar de uma lesão na região do seio cavernoso ou da fissura orbitária, causando síndrome do seio cavernoso.[24-26]

Essa síndrome é uma lesão intracraniana que afeta os NC que passam pelo seio venoso, que corre lateralmente à hipófise, mas eventualmente pode ocorrer na emergência dos nervos, na fissura orbitária.[24-26] A principal causa é a neoplasia no assoalho do calvário, mas pode ser secundária a compressão ou inflamação nas adjacências.[25] Para a confirmação, são necessários exames de imagem. A radiografia pode apresentar alguma alteração na região do seio cavernoso, mas não é sensível. A TC pode permitir a visibilização de tumores, e é útil quando se suspeita de envolvimento ósseo, mas o exame de escolha é a RM.[24-26]

Como na maioria dos casos, é secundária à neoplasia, o tratamento é paliativo e o prognóstico, ruim a médio prazo.

Nervo trigêmeo

O nervo trigêmeo (V NC) é o maior NC e o principal responsável pela sensibilidade da face e pelos músculos relacionados com a mastigação. Seu núcleo motor localiza-se na ponte e, lateralmente a ele, também entram as vias aferentes do seu gânglio sensitivo dentro da porção petrosa do osso temporal.[21,27]

Essas vias sensitivas cursam caudalmente no bulbo pelo trato do nervo trigêmeo até o primeiro segmento cervical.[16,27] Por isso, lesões no bulbo podem causar perda de sensibilidade da face[16] e, especula-se que seja uma explicação para a dor devido a siringomielia e síndrome semelhante a Chiari (Chiari-*like*).[27]

É composto de três ramos principais: (1) oftálmico, (2) maxilar e (3) mandibular. O ramo oftálmico recebe informações sensitivas da órbita, parte medial da pálpebra superior e da porção dorsal do focinho. O ramo maxilar inerva a pálpebra inferior, a mucosa nasal, lábios e dentes superiores e região do plano nasal. O ramo mandibular, por sua vez, é um nervo misto que contém fibras tanto motoras como sensitivas. A porção sensitiva inerva cavidade oral, língua, dentes inferiores, mandíbula e região auriculotemporal.[16,28] A porção motora inerva os músculos masseter, temporal, digástrico rostral, pterigóideos e milo-hióideo.[29]

Embora seja corrente a ideia de que o nervo trigêmeo é responsável por praticamente toda a sensibilidade da face, deve ser

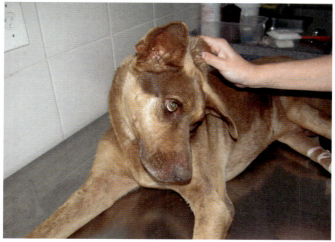
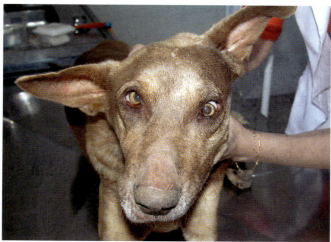

Figura 246.2 Estrabismo ventromedial associado a vestibulopatia esquerda.

lembrado que a superfície côncava da orelha do cão é inervada pelo nervo facial (VII NC) e a superfície convexa pelos ramos do segundo nervo cervical.[16]

Dependendo do local de lesão do nervo trigêmeo, os sintomas podem variar de alteração da sensibilidade da face a atrofia dos músculos mastigatórios, que podem ser concomitantes ou não. Na lesão unilateral, ela é ipsilateral e, quando há envolvimento da parte motora, o animal ainda consegue fechar a boca, embora possa apresentar dificuldade em apreender alimentos e objetos, além de fraqueza durante a mastigação. Na lesão bilateral, a mandíbula permanece aberta, causando uma alteração denominada "mandíbula caída" (Figuras 246.3 e 246.4).

A lesão unilateral geralmente é de origem traumática, inflamatória, infecciosa ou neoplásica,[30,31] embora, raramente, possa ser bilateral.[28,32] Além da atrofia unilateral dos músculos da mastigação, estes também podem apresentar dor ou parestesia facial e queratite neurotrópica, devido à diminuição da sensibilidade e do estímulo da córnea para produzir lágrima. O diagnóstico diferencial inclui neurites de causa desconhecida, toxoplasmose, neosporose, linfoma e tumores da bainha de mielina. Nos casos em que há infiltração para o tronco encefálico ou expansão da formação, podem ocorrer hemiparesias e síndrome de Horner (Figura 246.5).[28–32]

Raramente um comprometimento bilateral do trigêmeo tem origem no tronco encefálico, pois seria necessária uma lesão muito extensa e provavelmente fatal para afetar os dois núcleos.[16] Nesse caso, a neuralgia idiopática do trigêmeo (NIT) é a principal causa de lesão bilateral desse nervo, podendo corresponder a quase 90% dos casos (Figura 246.6).[28]

Ela geralmente é aguda e não progressiva, e acomete cães adultos, independentemente da raça ou sexo.[28,33] Além dos sintomas específicos de mandíbula caída, ainda podem ocorrer sialorreia, dificuldade para ingerir comida ou água ou anorexia. Raramente há atrofia muscular e em cerca de um terço dos

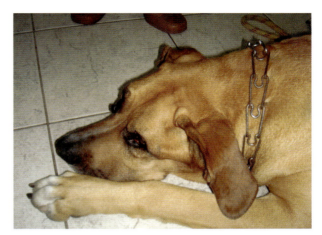

Figura 246.4 Atrofia temporal.

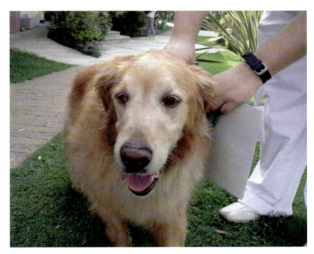

Figura 246.5 Atrofia de musculatura temporal e síndrome de Horner secundária a neoplasia em tronco encefálico.

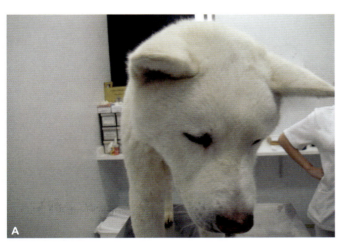

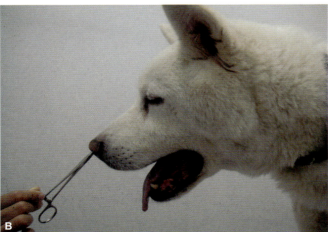

Figura 246.3 Paralisia de trigêmeo. **A.** Atrofia de musculatura massetérica e temporal. **B.** Diminuição de sensibilidade facial e mandíbula caída.

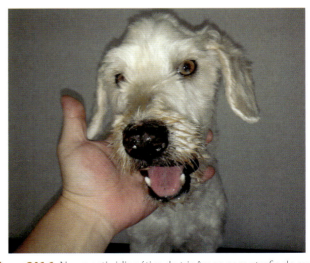

Figura 246.6 Neuropatia idiopática do trigêmeo com atrofia de musculatura massetérica e temporal e mandíbula caída.

casos pode haver diminuição da sensibilidade de face associada. Outras alterações, como esclera hiperêmica, perda de peso, letargia, ulceração em cavidade oral, dispneia, êmese, diarreia e desidratação são relatadas, mas incomuns.[28]

Normalmente em animais com NIT não há envolvimento de outros nervos cranianos ou déficits neurológicos,[16] embora alteração do nervo facial e síndrome de Horner tenham sido relatadas em dois cães em um estudo com 26 casos.[28]

O diagnóstico diferencial inclui as fases iniciais da miosite dos músculos mastigatórios, mas nesses casos geralmente há trismo mandibular, fraturas de mandíbula e alterações na articulação temporomandibular, além da paralisia bulbar decorrente do vírus rábico.[16,29]

A conduta diagnóstica é baseada na suspeita. Em animais com "mandíbula caída", sem atrofia muscular e não progressiva, é provável que seja NIT, mas em lesões em que ocorra atrofia muscular uni ou bilateral, outras possibilidades anteriormente citadas devem ser pesquisadas.

No exame do liquor, podem ser observadas alterações inespecíficas como discreto aumento da proteína nos casos de tumores de nervo periférico e NIT[28,31] ou até células neoplásicas.[32] A EMG pode apresentar alterações de denervação, como onda aguda positiva e potenciais de fibrilação, mas são inespecíficas.[28,30,31]

Estudos de imagem por TC ou, se possível, RM, são úteis para detectar massa ou aumentos de volume.[30,31] No entanto, é necessária a biopsia para confirmar uma neoplasia e seu tipo e diferenciá-la de outros processos.[30–32] O exame histopatológico da NIT é caracterizado por neurite não supurativa associada a desmielinização e ocasionalmente degeneração axonal.[33]

O tratamento da NIT é baseado em suporte e expectativa na maioria dos casos. O manejo alimentar, seja oferecendo alimento diretamente, seja por colocação de tubo para nutrição enteral, pode ser indicado em alguns casos.[16] A melhora ocorre, em média, em 3 semanas, variando de poucos dias até 9 semanas.[28] Embora anteriormente se acreditasse que os corticosteroides poderiam acelerar a resolução,[33] atualmente é consenso que seu uso não altera a evolução e, por isso, não é mais indicado.[16,28,29]

No caso de neoplasia, em especial os tumores de nervo periférico, como o neurofibroma e o schwannoma, o tratamento de eleição é a ressecção cirúrgica acessada pela craniotomia rostrotentorial lateral ou transzigomática. O prognóstico é ruim, mas muitos animais podem viver vários meses com a doença.[30]

Recentemente, em gatos, foi descrita uma possível neuropatia sensitiva envolvendo o nervo trigêmeo, denominada "síndrome da dor orofacial felina". Ela é comparada à neuropatia de trigêmeo de humanos nos quais há hiperestesia exagerada e alodinia da face. Parece ter predileção por gatos da raça Burmesa e pode ter caráter hereditário, mas lesões de cavidade oral e estresse são aparentes fatores de risco.[34]

Os primeiros sintomas de automutilação, geralmente unilateral, ocorrem durante a troca da dentição, mas muitos animais os desenvolvem depois de adultos. A maioria dos animais melhora com o uso de anticonvulsivantes, como fenobarbital e diazepam, enquanto corticosteroides, anti-inflamatórios não esteroides (AINE), opioides e amitriptilina foram efetivos em menos da metade dos casos.[34]

Em contrapartida, casos de hiperestesia facial em cães por possível neuropatia de trigêmeo ou dor neuropática raramente são relatados na literatura. Nesses casos, pode-se tentar o tratamento para dor neuropática com amitriptilina ou gabapentina.[27,35,36]

Nervo facial

O núcleo do nervo facial (VII NC) se encontra na porção rostral da medula oblonga ou bulbo, por onde emerge e entra no osso petroso, atravessa o meato acústico interno, dorsalmente ao nervo vestibulococlear, e sai do crânio pelo forame estilomastóideo.[16]

Ele contém fibras motoras que inervam os músculos da expressão facial e o digástrico caudal, fibras sensitivas que inervam a face côncava da orelha, fibras parassimpáticas que vão para as glândulas salivares mandibular e sublingual, glândula lacrimal, glândula nasal e palatina, além de fibras aferentes viscerais especiais responsáveis pelo paladar nos dois terços rostrais da língua.[21]

A lesão unilateral nesse nervo causa assimetria de face ipsilateral, desvio do focinho para o lado contralateral, queda da orelha, do lábio superior e da pálpebra inferior e acúmulo de alimentos ou saliva. Se a porção parassimpática for afetada, há diminuição da produção lacrimal ou salivar ocasionando ceratoconjuntivite ou ressecamento da mucosa oral (Figuras 246.7 e 246.8).[16,18,29,37]

Devido à anatomia do seu trajeto, na alteração na região da orelha interna, causando otite média, por exemplo, paralisia facial pode vir acompanhada de sintomas vestibulares, como desequilíbrio e cabeça pendente para o lado, além de síndrome de Horner, caracterizada por miose, ptose palpebral, enoftalmia e protrusão de terceira pálpebra (Figura 246.9).[38-42]

Uma variedade de doenças pode causar ou estar relacionada com a paralisia facial, além de otite ou iatrogenia por ablação de conduto, como insulinoma, hipotireoidismo, polineuropatias, trauma e neoplasia, mas estas são relativamente raras.[40-45]

Em contrapartida, em um estudo, a lesão uni ou bilateral do nervo facial isolada foi diagnosticada como idiopática em 75% dos casos nos cães e em 25% nos gatos.[39] Geralmente ocorre em

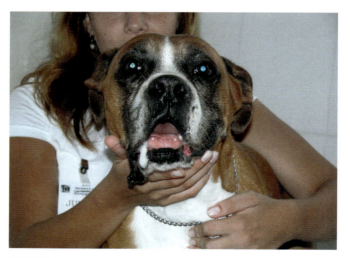

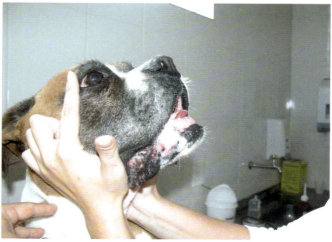

Figura 246.7 Paralisia facial direita caracterizada por ptose labial e ausência de reflexo palebral.

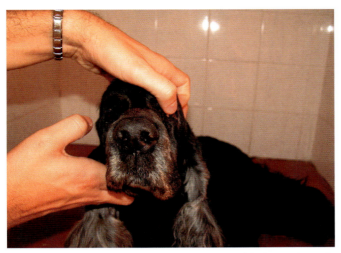

Figura 246.8 Paralisia facial esquerda com ptose labial e ausência de reflexo palpebral.

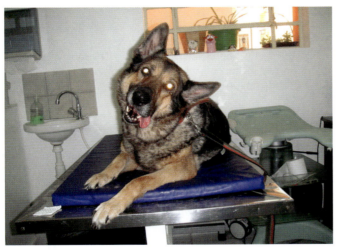

Figura 246.9 Vestibulopatia e paralisia facial associada a otite.

animais adultos, com mais de 5 anos, e as raças Cocker, Golden Retriever, Pembroke Welsh Corgi, Boxer, Setter e cães de pelo longo parecem ter predisposição a essa condição.[18,39,46] Sua etiologia ainda não foi determinada, mas é frequentemente comparada à paralisia facial de Bell em humanos.[37,47]

A biopsia de nervo de animais com a paralisia de nervo facial idiopática pode mostrar degeneração ativa de fibras mielinizadas de pequeno e grande calibres[18] ou diminuição de fibras mielinizadas, degeneração walleriana, proliferação de células de Schwann, muitas com membrana basal bizarra, e brotamentos colaterais com sinais de remielinização,[47] mas sem infiltrado inflamatório.

Os sintomas nem sempre são evidentes para o proprietário e se tornam achados de exame físico. As queixas associadas comumente incluem ceratoconjuntivite seca unilateral, sialorreia ou deixar cair o alimento pelo lado afetado.[16,29]

A atividade motora do nervo facial pode ser facilmente avaliada pela ausência de reflexo palpebral e da resposta à ameaça. Nos animais que não forem capazes de piscar, devem ser descartadas as alterações nas vias aferentes relacionadas com os testes que incluem sensibilidade facial e visão.[16,29]

Nas lesões periféricas normalmente não há envolvimento de outros déficits neurológicos, mas no caso de síndrome de Horner ou vestibulopatia periférica concomitante, a suspeita é lesão na orelha média ou interna. Se estiver associada a fraqueza nos membros ou tetraplegia, deve-se investigar as doenças da junção neuromuscular, como miastenia *gravis* ou polineuropatia.

A abordagem ao paciente com paralisia facial sempre inclui a otoscopia, mas podem ser necessários exames de imagem para avaliação da bulha timpânica, como a radiografia, em projeções laterolaterais oblíqua, dorsoventral e rostrocaudal e de boca aberta, ou preferencialmente TC, que é mais sensível, embora a ausência de alteração não descarte um problema na orelha média ou interna.[46]

Na RM de casos de paralisia facial idiopática, em animais que tiveram o nervo facial hiperintenso em T2, a recuperação demorou mais tempo, ou não se recuperaram, em comparação com os que não receberam a intensificação.[37]

Em caso de suspeita de hipotireoidismo, recomenda-se a dosagem de triglicerídios e colesterol, em jejum de pelo menos 12 horas, como triagem ou dosagem hormonal de tiroxina (T4) livre por diálise e hormônio tireoestimulante (TSH), embora existam dúvidas quanto à sua relação com a neuropatia.[44,45,48]

Se houver otite, são recomendáveis citologia e cultura do material ótico e tratamento agressivo com terapia com corticoides e antibioticoterapia tópica e sistêmica. Em algumas situações, pode ser necessário fazer lavagem ótica ou miringotomia para diminuir a pressão do tímpano e permitir a drenagem de material.[42] Nos casos mais crônicos com estenose, pode ser indicada a ablação do conduto, mas esta pode resultar em paralisia facial e síndrome de Horner, principalmente em gatos.[40,41]

Para a paralisia facial idiopática não há tratamento específico e a resolução pode demorar meses ou ser irreversível, mas não compromete a qualidade de vida do paciente.[18,39] Embora não seja comum, pode ocorrer ceratoconjuntivite, sendo necessário o uso de substitutos da lágrima.[16]

Em humanos com paralisia de Bell, o uso de corticosteroides é relacionado com a diminuição do tempo de remissão,[49] mas em cães não parece alterar a evolução clínica e pode aumentar o risco de desenvolvimento de ceratoconjuntivite seca.[18,29,39]

Nervo vestibulococlear

O nervo vestibulococlear (VIII NC) é formado por uma porção vestibular e uma porção coclear responsáveis pelo equilíbrio e audição, respectivamente. Seus receptores estão na cóclea, no vestíbulo e nos canais semicirculares, que formam o labirinto no osso petroso, na orelha interna. A partir daí, suas fibras entram no bulbo rostral, de onde seguem vias distintas.[2]

Como apresentam funções e sintomas distintos, as porções coclear e vestibular serão abordadas em separado.

Porção coclear

Após entrar no bulbo, a porção coclear cruza suas fibras na altura do corpo trapezoide e ascende em direção ao córtex auditivo contralateral, no lobo temporal.[2] Essa característica faz com que a surdez bilateral adquirida, de origem central, seja rara, uma vez que para ocorrer teria de comprometer ambos os lados do tronco encefálico ou do córtex auditivo.

Normalmente, a origem da surdez ou acusia é periférica e pode ser congênita neurossensorial; de condução, causada por obstrução do conduto auditivo devido a otite externa ou formações, por exemplo, ou adquirida neurossensorial. Nesta última, além de otite interna, otite média crônica, pode ocorrer ototoxicidade relacionada com a exposição a sons muito altos ou devido ao envelhecimento (presbiacusia),[38,50,51] e não tem tratamento específico.

A forma congênita, muitas vezes, é relacionada com animais de coloração branca com íris azul. Embora exista predisposição, já foi demonstrado que pode ocorrer com qualquer coloração e cor de íris.[50,52] Os animais podem nascer normais e ficar surdos após 3 ou 4 semanas de vida devido à degeneração das células ciliadas do órgão de Corti e ao colapso do sáculo.[50] Entre as raças com maior incidência de surdez congênita estão: Dálmatas, Setter Inglês, Cocker Spaniel, Bull Terrier, Pastor-Australiano e, eventualmente, Dobermann. Na maioria é unilateral, mas pode ser bilateral e associada à vestibulopatia periférica.[51-53]

Os animais com surdez unilateral adquirida podem passar despercebidos, ou podem não ser capazes de localizar a origem de um som. Quando a surdez é bilateral, os proprietários se queixam de que o animal não responde a comandos ou chamados, que dormem profundamente e só acordam, ou se assustam, quando são tocados.[16]

Durante a avaliação, deve-se determinar a possibilidade de uso de aminoglicosídios, otite, alguma estenose do conduto ou uso tópico de produtos como clorexidina.[38,42] Caso seja um animal idoso, deve-se considerar a senescência no diagnóstico diferencial.[38]

Na avaliação neurológica, pode-se testar a audição com sons abruptos, mas longe da visão do paciente. Animais com surdez unilateral podem não localizar a origem de um som, mas ainda mantêm os movimentos coordenados do pavilhão auricular. O exame definitivo é um teste eletrodiagnóstico baseado na resposta evocada auditiva do tronco encefálico e o tratamento é voltado à causa, se houver, ou, nos casos da forma congênita, deve-se evitar a reprodução devido à sua transmissão genética.[16,50,51]

Porção vestibular

O sistema vestibular tem uma parte periférica, situada na orelha interna, e uma parte central, localizada no tronco encefálico e no cerebelo. A partir da orelha interna, a porção vestibular vai para o bulbo rostral nos núcleos vestibulares e se distribui para medula espinal, tronco encefálico e cerebelo.[2,54]

As projeções que vão para a medula espinal seguem pelo trato vestibuloespinal e causam facilitação dos músculos extensores ipsilaterais e inibição dos músculos flexores ipsilaterais e extensores contralaterais.[55,56] Em uma lesão vestibular unilateral, essa modulação é perdida e causa estimulação no lado normal, sem a oposição do lado comprometido, que leva a cabeça e o tronco a inclinarem-se para o lado da lesão (Figura 246.10).[2,56]

Parte das fibras do núcleo vestibular, que se distribuem pelo tronco encefálico, projeta-se para a formação reticular e o centro do vômito, enquanto outras seguem pelo fascículo longitudinal medial para os núcleos do III, IV e VI NC para coordenar os movimentos dos olhos com a cabeça.[2,55,56] Por isso, uma lesão vestibular pode causar nistagmo patológico e estrabismo posicional ventral, quando a cabeça é alinhada e estendida dorsalmente, o que também é denominado "estrabismo vestibular".[54,56]

O nistagmo patológico pode ser observado com a cabeça em repouso ou em determinadas posições (nistagmo posicional) e deve ser diferenciado do nistagmo fisiológico, que ocorre durante a movimentação da cabeça de um lado ao outro ou após girar o paciente em torno de um pequeno eixo (nistagmo rotatório).[54,56,57]

Por fim, o núcleo vestibular também envia axônios para os núcleos fastigial e floconodular do cerebelo, pelos pedúnculos cerebelares caudais, cuja função é coordenar os olhos, pescoço, tronco e membros em relação à cabeça.[2,55,56]

Assim, uma lesão em qualquer parte do sistema vestibular, seja ela periférica ou central, pode causar a condição de cabeça pendente do lado da lesão, alteração de equilíbrio e ataxia vestibular caracterizada por base ampla, oscilações da cabeça e tronco, tendência a desvios e inclinação do corpo, assim como andar em círculos pequenos ipsilateralmente. Outros sintomas, como envolvimento do nervo facial (VII NC), estrabismo posicional ventrolateral e nistagmo horizontal ou rotatório, também podem ocorrer em ambas as formas.[55-59]

Em contrapartida, hemi ou tetraparesia, ou qualquer déficit nas reações posturais, principalmente na propriocepção, alteração de estado mental, de outros NC, excluindo a paralisia facial e o estrabismo posicional, dismetria, nistagmo vertical ou que muda de direção, é indicativa de vestibulopatia central (Figura 246.11).[55-57,59,60]

Na vestibulopatia periférica, as únicas alterações neurológicas que podem ocorrer associadas são a síndrome de Horner e/ou a paralisia facial, devido à localização anatômica das fibras simpáticas e do nervo facial que passam na região das orelhas média e interna.[55-57,59,60] Essas alterações, além de indicarem o local da lesão a ser investigado, descartam a possibilidade de vestibulopatia periférica idiopática, pois esta não pode estar acompanhada de nenhum outro déficit neurológico.[59-61]

Alguns autores relatam que a frequência de nistagmo espontâneo ou posicional também pode ser utilizada para diferenciar os tipos de vestibulopatias no cão. Segundo esses autores, valores de nistagmo superiores a 66 movimentos por minuto seriam indicativos de vestibulopatia periférica, com sensibilidade de 85% e especificidade de 95%.[57]

Com base nesses conceitos, a avaliação neurológica se correlaciona bem aos achados de RM e, aparentemente, é capaz de determinar se a vestibulopatia é central ou periférica, na maioria dos casos.[57,59,60] Isso é importante, pois causas, exames

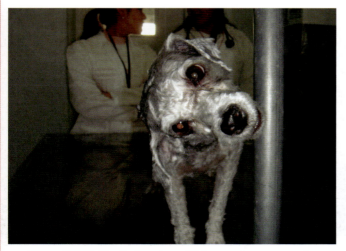

Figura 246.10 Vestibulopatia periférica aguda compensada.

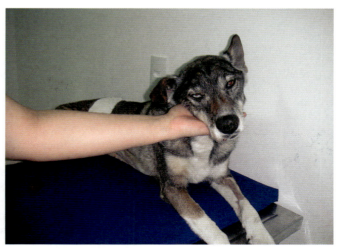

Figura 246.11 Vestibulopatia central. AVE.

complementares e prognóstico mudam, dependendo de sua localização anatômica.

Infelizmente, alguns pacientes com vestibulopatia central podem não apresentar outros déficits neurológicos evidentes nas fases iniciais da doença e, por isso, é sempre necessário monitorá-los para detecção de alguma progressão. Além disso, os animais com vestibulopatia periférica aguda podem se encontrar tão descompensados que dificultam a manipulação para uma avaliação neurológica adequada. Neste caso, é melhor evitar o estresse e aguardar alguns dias para reexaminá-lo. Outro cuidado importante é com os animais com vestibulopatia e doença articular concomitante e que não se mantêm em estação, pois isso pode decorrer de agravamento da doença osteoarticular ou paresia de origem neurológica.

Ocasionalmente, pode acontecer vestibulopatia periférica e vestibulopatia bilateral. É mais frequente em gatos do que em cães[59,60] e, neste caso, não há cabeça pendente para nenhum lado, nistagmo patológico ou estrabismo posicional.[59] A alteração de equilíbrio pode não ser evidente, mas os animais andam agachados ou hesitantes, com quedas para qualquer lado. Podem apresentar movimentos laterais amplos da cabeça, de um lado para o outro, para tentar manter a fixação visual.[56,61]

As causas de vestibulopatia central são inúmeras e variam entre vascular, inflamatória, infecciosa, traumática, tóxica, congênita, metabólica, neoplásica e degenerativa, mas não serão abordadas neste capítulo. Em contrapartida, otite, vestibulopatia idiopática e tumores são as principais causas de vestibulopatia periférica em cães e gatos.[59,60]

Otite média ou interna

Principal causa de vestibulopatia periférica adquirida, tanto em cães como em gatos.[56,58-60] Geralmente está associada à otite crônica e muitos animais têm sintomas de meneio cefálico, prurido ótico, otorreia, dor na região do pavilhão auricular e sensibilidade para abrir a boca.[42] Pode estar associada a síndrome de Horner (miose, ptose palpebral, enoftalmia e protrusão de terceira pálpebra) e paralisia facial.[42,59,60] O excesso de secreção ou estenose pode dificultar a otoscopia, mas a ausência de alteração não descarta uma alteração na orelha interna. Se houver secreção, deve-se fazer citologia e cultura e iniciar o tratamento com corticosteroide e antibióticos tópico e sistêmico, de preferência evitando-se fármacos ototóxicos, descritos adiante. Em alguns casos, recomenda-se lavagem ótica e miringotomia.[42] Radiografias, nas projeções laterolaterais oblíqua, dorsoventral e rostrocaudal de boca aberta, podem ser necessárias para uma boa avaliação e, muitas vezes, devem ser feitas com o animal anestesiado (Figura 246.12). A TC é mais sensível que a radiografia, embora a ausência de alteração também não descarte um problema na orelha média ou interna.[46] Nos casos em que há estenose ou obstrução por formações ou pólipo é recomendada a ablação do conduto que, em algumas situações, pode causar paralisia facial e síndrome de Horner, reversível em boa parte dos casos.[40,41] O prognóstico é bom, se o animal for tratado tão logo se iniciem os sintomas, mas nos casos crônicos, estes podem ser permanentes, se houver lesão das estruturas da orelha interna.[38,42,59,60]

Idiopática

Conhecida como vestibulopatia idiopática do cão senil, por ocorrer geralmente em cães com mais de 5 anos, mas assim como em gatos, pode ocorrer em qualquer idade.[56,58,59] Embora não se saiba a incidência exata, em dois estudos, a vestibulopatia idiopática foi o diagnóstico em um quarto dos cães e em quase metade dos gatos com vestibulopatia periférica.[59,60] Os sintomas clássicos são: vestibulopatia periférica unilateral, aguda, não

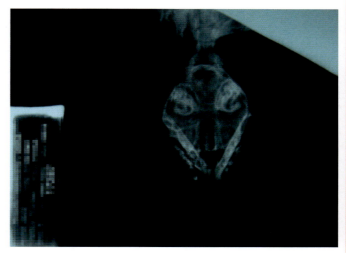

Figura 246.12 Vestibulopatia periférica secundária a otite em gato. Na radiografia de crânio, observa-se opacificação de bula timpânica.

progressiva e sem qualquer outro déficit neurológico,[59] mas em gatos pode ocorrer uma forma atípica progressiva e, às vezes, ser bilateral.[56,59] O diagnóstico é feito por eliminação e baseado no aparecimento dos sintomas sem qualquer outra alteração neurológica ou doença de orelha média ou interna. As dosagens séricas de triglicerídios, colesterol, T4 e TSH devem ser normais e os exames de imagens não podem apresentar nenhuma alteração.[59,60] Não há tratamento específico e, até o momento, não há qualquer evidência de que corticosteroides ou outro medicamento influenciem a recuperação, embora um único autor[56] indique o uso de diazepam como ansiolítico e antibiótico para tratar uma possível otite média ou interna "oculta". Em geral, os animais se adaptam nos primeiros dias e podem melhorar nas semanas seguintes, embora não raro alguns fiquem com alguma sequela.[58,61]

Ototoxicidade

Antibióticos, como os aminoglicosídios, por períodos prolongados em altas doses ou em pacientes com insuficiência renal podem causar vestibulopatia periférica. Destes, a estreptomicina é a mais associada à lesão no sistema vestibular, embora a gentamicina também possa causar lesão.[42,54,58] O uso de medicamentos tópicos, como a clorexidina, também está relacionado com a ototoxicidade, principalmente em gatos. Em animais com otite bacteriana, soluções óticas com gentamicina, neomicina, canamicina e tobramicina em altas concentrações devem ser usadas com cautela, na suspeita de ruptura da membrana timpânica.[42,54] Entre os princípios ativos considerados seguros estão:

- Antibióticos do grupo das quinolonas (ciprofloxacino, enrofloxacino, ofloxacino)
- Penicilina G aquosa
- Penicilinas semissintéticas (carbenicilina e ticarcilina)
- Algumas cefalosporinas (ceftazidima e cefmenoxina)
- Antifúngicos clotrimazol, miconazol, nistatina e tolnaftato
- Anti-inflamatórios na forma aquosa dexametasona e flucinolona
- O ceruminolítico esqualeno e, para lavagem ótica, tris-EDTA.[42]

Congênita

Ocorre em filhotes e pode ser observada no nascimento ou nas primeiras semanas de vida. Pode ser unilateral ou bilateral e estar associada ou não à surdez.[50,53,61] É descrita em várias raças, como Dobermann, Beagle, Cocker, Akita e Pastor-Alemão e em raças orientais de gatos, como Siamês, Tonkinese e Burmese.[56,58,61]

A causa não é conhecida, mas pode ter caráter genético, associada à degeneração coclear não inflamatória ou labirintite linfocítica plasmocítica.[50,53,58,62] O diagnóstico é feito por histórico e exclusão de outras causas. Não há tratamento específico; os sintomas podem ser inaceitáveis para alguns, enquanto outros animais compensam com a idade e ficam assintomáticos ou com déficits residuais de desequilíbrio e cabeça pendente.[53,61,62] Os animais acometidos devem ser retirados da reprodução pela possibilidade de hereditariedade.[58] É recomendável evitar piso liso e locais onde possam correr risco de quedas.

Pólipos inflamatórios

O pólipo é uma formação inflamatória pedunculada, que se origina da mucosa da orelha média, da tuba auditiva ou faringe. É a principal massa não neoplásica encontrada e diagnosticada em gatos e eventualmente em cães.[63,64] Ocorre em qualquer idade, mas é mais frequente em gatos com menos de 2 anos.[63,64] Sua causa não é conhecida, mas pode estar relacionada com processos inflamatórios no trato respiratório anterior, rinite e otite crônica. Pode aparecer na nasofaringe, na orelha externa ou na cavidade timpânica, e seus sintomas estão relacionados com a localização anatômica. Nos pólipos nasofaríngeos, os sintomas são principalmente de via respiratória anterior, de otite na orelha externa e, se envolver a orelha média ou interna, pode haver vestibulopatia periférica, síndrome de Horner e paralisia facial.[63,64] O diagnóstico é baseado em histórico, avaliação da nasofaringe, otoscopia e, em alguns casos, otoscopia endoscópica. Os exames de imagem são mais úteis para avaliação do comprometimento das orelhas média e interna. Se não houver envolvimento da cavidade timpânica, o prognóstico é bom. Histologicamente se caracteriza por tecido fibrovascular frouxo coberto por uma camada de tecido epitelial, escamoso estratificado ou colunar ciliado, acompanhado de infiltrado inflamatório misto.[63] O tratamento é a retirada do pólipo, que pode ser desde a simples tração até a osteotomia e ablação do conduto.[63,64] Nesse caso, complicações pós-operatórias são comuns e, em cerca de metade dos gatos operados, ocorre síndrome de Horner associada ou não à paralisia facial. Essas alterações podem ser permanentes em uma parcela dos casos.[41,56,63]

Neoplasia

A maioria dos tumores que causam vestibulopatia periférica relaciona-se com neoplasia aural que pode causar danos diretos no labirinto e em estruturas neurais do sistema vestibular, ou indiretos, geralmente associados à otite.[41,56,58] É aparentemente comum no cão e rara no gato,[59,60] excluindo-se os pólipos inflamatórios. Em cães, cerca de metade dos tumores de orelha é maligna e em gatos a malignidade pode chegar a quase 90%. O adenocarcinoma de glândula ceruminosa, os carcinomas de célula escamosa e os de origem desconhecida são os tipos mais comuns.[41,65] O histórico geralmente é semelhante ao da otite, com eventual ocorrência de massa durante a avaliação ótica. Os exames radiográficos ou tomográficos podem evidenciar aumento de volume ou opacidade e lise da bulha timpânica e do osso petroso. Pode-se realizar biopsia para confirmar o diagnóstico e o tratamento é a excisão cirúrgica. O prognóstico dos pacientes com alteração neurológica é reservado, quando comparado ao daqueles sem sinais de envolvimento da orelha interna.[41,65]

Hipotireoidismo

A deficiência de hormônios tireoidianos é ocasionalmente relatada como causa de vestibulopatia periférica em cães hipotireóideos.[44,45,66] Aparentemente, pode ocorrer de modo agudo ou crônico, ser progressiva e associada a paralisia facial, fraqueza ou paresia.[44,45] Alguns autores acreditam que seja decorrente de compressão por depósitos mixedematosos em torno do nervo que passa através da orelha interna,[66] ou alterações metabólicas induzidas por hipotireoidismo, como redução da produção de trifosfato de adenosina (ATP), que causaria diminuição do transporte axonal e sua degeneração.[44,66] Outra hipótese é que estaria relacionada com hipercolesterolemia e hipertrigliceridemia, causando diminuição do fluxo sanguíneo para os nervos, seja por aumento da viscosidade sanguínea, seja por formação de arteriosclerose e xantomas. Em contrapartida, cães com hipotireoidismo crônico experimentalmente induzido não desenvolveram sintomas ou alterações eletrofisiológicas ou histológicas de neuropatia. Embora exista aparente resistência do SNP dos cães aos efeitos da deficiência de tiroxina, esses dados não são conclusivos, pois as neuropatias poderiam ser decorrentes da redução da capacidade regenerativa dos nervos periféricos ou de doença imunomediada, visto que a tireoidite linfocítica é uma das principais causas de hipotireoidismo espontâneo nesses animais.[48] O diagnóstico é baseado em sintomas compatíveis com hipotireoidismo, como obesidade, letargia e problemas cutâneos. A dosagem sérica de triglicerídios e colesterol, com jejum de 12 horas, pode ser utilizada como triagem, mas o diagnóstico definitivo é baseado na dosagem dos hormônios tireoidianos, de preferência T4 livre por diálise e TSH. O tratamento é a reposição com levotiroxina, na dose de 0,02 mg/kg, a cada 12 horas, podendo ocorrer melhora do déficit neurológico após alguns meses ou persistir indefinidamente.[44,45,66]

Trauma

Pode ocorrer eventualmente em virtude de atropelamentos, quedas ou brigas que causem fratura do osso petroso ou hemorragia e inflamação adjacente ou iatrogênica por lavagem ótica ou osteotomia da bulha timpânica.[40,54,61] Pode estar associado a síndrome de Horner ou lesão do nervo facial devido à proximidade com essas estruturas. O diagnóstico é baseado em histórico e exame radiográfico ou tomográfico para pesquisa de fratura no osso petroso.[58,61] Os anti-inflamatórios esteroides ou os AINE, por curtos períodos, podem ajudar a reduzir o edema e a inflamação local. Pode-se indicar antibiótico, no caso de fratura do osso petroso, em vista da predisposição à infecção ascendente do conduto auditivo e da cavidade timpânica.[61] O prognóstico é bom no caso de osteotomia da bulha e no trauma craniano leve. No paciente com politraumatismo agudo, deve-se tomar cuidado para não confundir com a postura espástica da descerebelação ou Schiff-Sherrington, pois os animais com vestibulopatia periférica em decúbito do lado da lesão podem apresentar extensão dos membros por perda da inibição dos músculos flexores ipsilaterais e extensores contralaterais. Nesses casos, deitar o animal em outro decúbito corrige essa postura.

Nervos glossofaríngeo e vago

No exame neurológico, os nervos glossofaríngeo (IX NC) e vago (X NC) são avaliados juntos, pois têm sua origem, vias e funções semelhantes próximas. São responsáveis pela inervação motora e sensitiva da faringe e laringe, assim como pela função parassimpática para algumas glândulas salivares e vísceras. Clinicamente, as funções da faringe são testadas pelo reflexo da deglutição e a da laringe pela ocorrência de roncos durante a respiração ou pela observação dos movimentos da laringe, durante anestesia leve.

As alterações centrais nesses NC geralmente estão associadas a outros déficits neurológicos, como a vestibulopatia central.[57] Em contrapartida, algumas alterações periféricas podem causar disfagia,[67,68] paralisia laríngea e megaesôfago.[69] Por serem as mais comuns, a acalasia cricofaríngea,[67,68] a paralisia laríngea e o megaesôfago[69] serão discutidos em mais detalhes.

A disfagia de causa orofaríngea pode ser dividida em oral, faríngea e cricofaríngea. A fase oral corresponde à apreensão do alimento e formação do bolo alimentar, que é movido para a base da língua. Na fase faríngea, o bolo alimentar é enviado para a faringe caudal pela contração coordenada dos músculos faríngeos, e na fase cricofaríngea os músculos tireofaríngeos contraem-se enquanto os músculos cricofaríngeos relaxam, permitindo a passagem do alimento da faringe para o esôfago.[70]

Alterações na fase faríngea e cricofaríngea podem ser secundárias a miopatia inflamatória crônica,[71] doença da junção neuromuscular,[72] hipotireoidismo,[73] associadas à paralisia laríngea, ou ter um componente hereditário.[74,75]

A acalasia cricofaríngea é uma doença relacionada com o esfíncter esofágico superior devido a falha de relaxamento dos músculos cricofaríngeos (acalasia) ou sincronização na coordenação com os músculos da faringe. É uma doença relativamente rara que em geral afeta cães jovens, com menos de 1 ano.[67,68,70,74,75] Um fator genético é demonstrado em Golden Retriever e suspeito em Cocker Spaniel.[74,75] Outras raças descritas incluem Cavalier King Charles Spaniel, Irish Wolfhound, Lulu da Pomerânia, Yorkshire Terrier, English Springer Spaniel, Bouvier des Flandres, Golden Retriever e Poodle Standard e miniatura.[67,68,70]

Os sintomas geralmente ficam evidentes após o desmame e incluem regurgitação nasal, engasgo, tosse, desconforto para deglutir, baixo desenvolvimento e letargia. Muitos animais podem ter o reflexo da deglutição presente e ausência de outros déficits neurológicos. No exame radiográfico não há alteração anatômica ou aumento de volume na região faríngea e esôfago, mas a pneumonia aspirativa é uma complicação comum. Para o diagnóstico definitivo pode ser necessária fluoroscopia durante a deglutição com contraste positivo.[67,68,70,74,75]

O diagnóstico diferencial inclui outras causas de disfagia, como granuloma e neoplasia na faringe, fenda palatina, lesões traumáticas, corpo estranho, estenoses, polineuropatia e doença neuromuscular.[68,70]

O tratamento é miotomia ou miectomia do músculo cricofaríngeo, com abordagem medial ventral ou lateral.[67,68] Cerca de metade dos animais operados tem resolução dos sintomas clínicos, 20% têm melhora parcial e o restante apresenta recidiva, persistência dos sintomas de disfagia ou pneumonia aspirativa e é eutanasiado.[70]

A paralisia laríngea pode ser congênita ou adquirida. A forma congênita e hereditária, presumida ou confirmada, é descrita em Bouvier des Flandres, Husky Siberiano, Bull Terrier, Pastor-Alemão branco, Afghan Hound, Cocker Spaniel, Dachshund e Pinscher, que também pode estar associada a polineuropatia em algumas raças como Dálmata, Rottweiler e Pyrenean Mountain e geralmente ocorre em animais jovens, com menos de 1 ano.[76–81]

A forma adquirida ocorre geralmente em cães de meia-idade ou idosos, de grande porte, em raças como Labrador, Afghan Hound, Setter Irlandês, Poodle Standard e São-bernardo, embora possa ocorrer em cães cruzados ou de porte médio ou pequeno.[82] Em animais idosos, muitas vezes é classificada como idiopática, embora atualmente acredite-se que esteja relacionada com uma polineuropatia.[83–85] Outras causas incluem traumas, neoplasias mediastínicas ou lesões que comprometam o nervo laríngeo recorrente ou o núcleo ambíguo.

Em gatos, ocorre eventualmente e é uma das principais causas de doença laríngea, seguida da neoplasia e doenças inflamatórias. A principal causa de paralisia laríngea no gato é a idiopática e a iatrogênica por tireoidectomia. Pode ocorrer em animais adultos de qualquer idade e raça, embora alguns estudos observem a predisposição em raças de pelo curto.[83,86]

Os sintomas podem ser agudos ou crônicos. Nos casos crônicos, as alterações iniciais são: disfonia, intolerância ao exercício e ruídos respiratórios inspiratórios. Podem ocorrer também disfagia e regurgitação, e conforme ocorre evolução para paralisia bilateral dos músculos da laringe, há piora dos ruídos respiratórios, distrição inspiratória, cianose e síncope que pode ser exacerbada em situações de estresse, exercício e hipertermia.[81,82,84] As principais complicações da paralisia laríngea são o megaesôfago e a pneumonia aspirativa que contribui para a distrição respiratória.[69,84,87] Além disso, cerca de um terço a metade dos cães pode apresentar, durante a avaliação clínica ou no decorrer da evolução da doença, déficits neurológicos, como alteração na propriocepção, fraqueza de membros pélvicos, atrofia de musculatura dos membros e musculatura temporal, ataxia leve a moderada ou paresia.[83,84]

O diagnóstico inclui a visibilização direta das cartilagens da laringe pela laringoscopia, com ausência de abdução das cartilagens aritenoides durante a inspiração; essa observação é diagnóstica de paralisia laríngea. Devem ser observadas durante anestesia leve ou no retorno anestésico para a sua avaliação adequada.[81,82] Em um estudo comparativo, a laringoscopia intranasal é equivalente à laringoscopia *per os*, com a vantagem de necessitar apenas do laringoscópio.[88]

Vários protocolos são descritos e incluem medicamentos com acepromazina e opioides, como medicação pré-anestésica, e propofol, tiopental e a associação de diazepam à cetamina como anestésico, mas todos causam algum grau de paralisia laríngea e podem produzir falso diagnóstico. Aparentemente, a indução apenas com tiopental intravenoso é a mais adequada, mas se for necessária a sedação com acepromazina com ou sem opioide para minimizar o estresse, pode ser utilizada, e indução por máscara com isoflurano.[89] Muitas vezes, pode-se estimular a movimentação dos músculos laríngeos por ação mecânica direta ou respiração pela aplicação de cloridrato de doxapram na dose de 1 mg/kg por via intravenosa.[81,88]

Recomenda-se também fazer uma avaliação radiográfica do esôfago e do tórax para pesquisa de dilatação esofágica e pneumonia aspirativa, respectivamente, e estudo eletroneuromiográfico para pesquisa de neuropatia generalizada.[84] Em caso de suspeita, dosagem de hormônios tireoidianos e pesquisa de anticorpos para receptores de acetilcolina podem ser realizadas, mas o hipotireoidismo e a miastenia *gravis* não parecem ser uma causa comum.[83]

O tratamento pode ser emergencial, conservador ou cirúrgico, dependendo da condição clínica do paciente. É emergencial nos casos associados a hipoxia, hipertermia e colapso. Em animais muito dispneicos ou ansiosos pode ser necessária a sedação com acepromazina (0,005 mg/kg) ou butorfanol (0,2 a 0,4 mg/kg). Se houver suspeita de inflamação da laringe, pode-se aplicar uma dose anti-inflamatória de corticosteroides e, no caso de hipertermia maior que 41°C, fluidoterapia intravenosa, banhos ou panos de água fria e ventilação podem ajudar a dissipar a temperatura. Animais com dispneia grave ou com pressão de saturação de oxigênio inferior a 95% devem ser suplementados com oxigênio, mas em alguns casos pode ser necessária intubação ou colocação de tubo de traqueostomia.[81,82]

Animais com sintomas brandos podem ser tratados conservadoramente com manejo que inclui diminuição das situações de estresse, exercícios extenuantes, evitar ambientes quentes e abafados e perda de peso. Os proprietários devem ser conscientizados de que pode ocorrer progressão com o tempo, podendo ser necessária a cirurgia, caso os sintomas se agravem.

Nos casos em que os sintomas comprometem a respiração e a qualidade de vida do paciente, o tratamento cirúrgico é recomendado. Cerca de 80 a 100% dos animais encaminhados para cirurgia têm paralisia laríngea bilateral.[86,90] Várias técnicas são descritas, mas a preferida é a lateralização unilateral da aritenoide. Complicações podem ocorrer em um terço dos casos e incluem pneumonia aspirativa, tosse, engasgos, recidiva dos sintomas, dilatação gástrica, distrição respiratória e óbito.[86,90]

O prognóstico é variável, mas animais muito idosos, que precisem de colocação de traqueotubo e que tenham ou desenvolvam megaesôfago, pneumonia aspirativa e alterações associadas a outras neuropatias generalizadas após algum tempo, têm prognóstico pior.[83,84,90]

Nervos acessório e hipoglosso

O nervo acessório (XI NC) inerva os músculos trapézio e parte dos músculos esternocefálico e braquiocefálico. Lesões periféricas isoladas nesse NC não têm implicação clínica e nem foram descritas até o momento.[51]

O nervo hipoglosso (XII NC) inerva a musculatura intrínseca e extrínseca da língua e as lesões nesse nervo geralmente são centrais e secundárias a encefalites ou neoplasias. Eventualmente pode ser traumatizado de modo iatrogênico devido a procedimentos inadequados na cavidade oral. Nesses casos, há lateralização da língua contralateral por perda de tônus muscular do lado da lesão. Após 5 a 7 dias, há atrofia e fibrose da musculatura por falta de inervação e a língua se desvia progressivamente para o lado ipsilateral da lesão. As alterações podem ser avaliadas pela observação de assimetria, fibrose e força de retração da língua, quando tracionada gentilmente.[16,51]

O desvio lateral da língua nas lesões periféricas do hipoglosso é uma sequela geralmente permanente, mas os animais se adaptam sem maiores problemas.

Neuropatias dos nervos espinais

Neuropatias vasculares

A maioria das doenças vasculares que causam lesão no SNP está relacionada com o tromboembolismo arterial (TEA), geralmente na artéria aorta ou na trifurcação da artéria ilíaca externa.[91-98] São denominadas "neuromiopatias isquêmicas", uma vez que a obstrução do fluxo sanguíneo pode comprometer tanto os nervos como os músculos.[99] Raramente ocorrem na artéria braquial, causando déficits em três ou nos quatro membros.[92,100]

A ocorrência de TEA é comum em gatos e sua prevalência em um hospital foi estimada em 0,57% ou 1 em cada 175 gatos atendidos.[92] Parece ter predisposição para machos, com idade variando de 10 meses a 18 anos e na maioria dos casos está relacionada com cardiopatia, em especial a cardiomiopatia hipertrófica, mas eventualmente pode estar associada a outras causas como neoplasia e hipertireoidismo.[91,92]

Em cães, é considerado raro; em um estudo retrospectivo, apenas 36 casos de TEA foram observados em 8.000 necropsias, em um período de 16 anos.[93] Em contrapartida, com a melhora dos métodos de diagnóstico, vários relatos recentes têm sido publicados.[94-98] Entre as doenças que podem estar relacionadas com formação de trombo ou tromboembolismo e causar neuropatia em cães estão cardiopatia, neoplasia, doenças que provocam perda de proteína, como nefropatia e enteropatia, endocrinopatias, como hiperadrenocorticismo e hipotireoidismo, hiperlipidemias, sepse e infecções com *Ehrlichia* sp. e *Spirocerca lupi*.[45,94-98,101,102] Na prática, o trombo pode ser formado em qualquer situação na qual ocorra estase sanguínea, lesão endotelial ou aumento da coagulação[93] (Figuras 246.13 e 246.14).

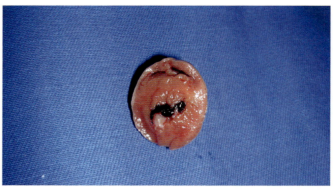

Figura 246.13 Tromboembolismo arterial. Corte transversal de coração de um gato com cardiomiopatia hipertrófica.

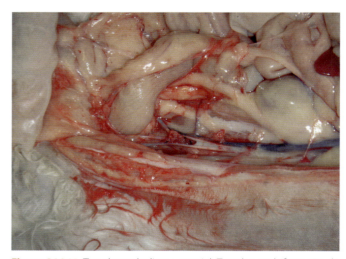

Figura 246.14 Tromboembolismo arterial. Trombo na bifurcação da artéria ilíaca.

O histórico em gatos normalmente é agudo e os animais apresentam paresia ou paralisia bilateral, mas que pode ser unilateral, muitas vezes associada à atonia de cauda.[91,92] Em cães, a maioria é crônica e as alterações são mais brandas e progressivas. Muitos apresentam queixa prévia de relutância à movimentação, claudicação que evolui para paresia ou paralisia em um ou nos dois membros pélvicos. Essas constatações frequentemente são confundidas com alterações osteoarticulares que não melhoram com anti-inflamatórios.[94-98]

Experimentalmente, a oclusão da artéria aorta em gatos causa alterações eletrofisiológicas no nervo, observadas após 30 minutos de isquemia completa e as fibras nervosas começam a se degenerar a partir das primeiras 5 ou 6 horas.[99,103] Em contrapartida, em cães os sintomas podem ser mais brandos, talvez devido a uma circulação colateral pelas artérias torácica interna, epigástrica cranial e epigástrica caudal que poderiam suprir a circulação na região pélvica desses animais.[92] Em gatos, circulação colateral também está presente, mas os efeitos do trombo causam uma cascata de efeitos vasoconstritores nesses vasos que levam à isquemia. Além disso, a recirculação nessa via colateral após 12 a 24 horas do TEA provoca lesão de reperfusão, que é responsável pelo óbito em muitos gatos.[99]

No exame físico, a diminuição ou ausência de pulso femoral é comum tanto em cães como em gatos com TEA e fortemente sugestiva de doença vascular, caso o paciente não apresente desidratação grave ou choque. Podem-se observar também extremidade fria e cianótica do membro, dor muscular e edema.[92,94-98]

Nos casos mais brandos, a avaliação neurológica pode detectar apenas relutância em andar, ataxia, déficit de propriocepção e hiperestesia. Nos casos mais graves, pode haver paralisia com diminuição ou ausência dos reflexos patelar e flexor no membro acometido, ausência de sensibilidade dolorosa, atonia da cauda e perda dos reflexos na região perianal.[91-98] A alteração do reflexo patelar é mais comum em cães do que em gatos, provavelmente devido a diferenças na circulação local (Figura 246.15).[97]

O diagnóstico de TEA pode ser confirmado por ultrassonografia, Doppler vascular, angiografia ou TC e RM contrastada.[94-98] A eletroneuromiografia deve ser interpretada com cautela, pois o segmento distal do nervo ainda pode conduzir por vários dias após a obstrução, até que ocorra a degeneração walleriana.[104] Pode ocorrer aumento de enzimas, como creatinoquinase (CK) ou aspartato aminotransferase (AST), devido à necrose muscular.[92,97]

Como o tromboembolismo geralmente é secundário, pesquisas para diagnosticar a causa fazem parte do diagnóstico. Em gatos, exames para avaliação cardíaca, como eletrocardiografia, ecocardiografia e radiografia do tórax são obrigatórios para avaliar possível arritmia, alterações morfológicas do coração e eventualmente edema, respectivamente. A dosagem sérica de potássio é importante, pois pode ser alterada por lesão de reperfusão e causar arritmias.[92,99]

Em cães, além da avaliação cardíaca, a ultrassonografia abdominal para pesquisa de neoplasia e mensuração de colesterol e triglicerídios séricos, glicemia, dosagem de T4 e TSH e teste de supressão com dexametasona para pesquisa de diabetes *mellitus*, hipotireoidismo e hiperadrenocorticismo, respectivamente, podem ser efetuados para descartar causas de arteriosclerose. A dosagem de albumina sérica e a relação proteína-creatinina urinária ajudam a detectar glomerulopatia que poderia causar um estado de hipercoagulabilidade.[94-98]

O tratamento pode ser tentado com terapia trombolítica com estreptoquinase, uroquinase ou ativador do plasminogênio tecidual, mas estes são controversos e os resultados não parecem aumentar a sobrevida dos pacientes.[105,106]

O tratamento com heparina fracionada ou não muitas vezes é indicado, mas não existem estudos conclusivos quanto aos seus benefícios.[105,106] As doses preconizadas de heparina não fracionada são de 100 a 200 UI/kg por via intravenosa (IV) e 100 UI/kg por via subcutânea (SC), a cada 6 horas, e de heparina fracionada enoxaparina é 1 a 1,5 mg/kg, SC, e de dalteparina 100 UI/kg por via subcutânea (SC), a cada 8 ou 12 horas.[99]

O ácido acetilsalicílico pode ser utilizado durante a terapia inicial, na manutenção para evitar recidivas e preventivamente nas doenças que causem a sua predisposição.[106] Foi utilizado como único tratamento em cães com sintomas brandos com melhora em alguns casos.[94] Em gatos, doses aparentemente altas (100 mg/gato a cada 72 horas) não diminuem o risco de recidiva ou aumentam a sobrevida, quando comparadas com doses baixas de 5 mg/gato a cada 72 horas.[92]

A retirada cirúrgica do trombo muitas vezes é citada como alternativa ao tratamento conservador, mas há poucos detalhes quanto a sua indicação, técnica e resultado; no entanto, em um pequeno estudo em cães pareceu promissora.[98,99] Idealmente, deve-se tentar restabelecer a circulação nas primeiras 6 a 12 horas do tromboembolismo, seja por terapia trombolítica agressiva, seja por intervenção cirúrgica para evitar degeneração axonal, embora possa ocorrer regeneração do nervo, mesmo após esse período.[103]

O prognóstico para TEA geralmente é mau devido à doença primária. Em cães com quadro crônico, pode ocorrer melhora parcial ou recuperação da movimentação.[94-98] Em contrapartida, em gatos, a mortalidade pode atingir até 70% e os animais com envolvimento bilateral dos membros, ausência de atividade motora e hipotermia estão em maior risco de morte.[92]

Neuropatias traumáticas

Entre as causas mais comuns de neuropatia periférica estão a traumática e a iatrogênica, geralmente envolvendo um único membro. No membro torácico, a lesão mais comum é a avulsão de plexo braquial devido a trauma ou atropelamento.[4] Em membro pélvico, muitas vezes está associada a fraturas ou cirurgias ortopédicas na região pélvica, herniorrafia perineal ou aplicação intramuscular profunda.[107]

A lesão traumática do nervo é classificada como neuropraxia, axonotmese e neurotmese, e o prognóstico para a recuperação está intimamente relacionado com o tipo de lesão, portanto, estas condições devem ser reconhecidas e diferenciadas:[3,4]

- Na neuropraxia há apenas bloqueio da condução nervosa, sem maiores danos ao axônio, com perda parcial e temporária da atividade motora e sensibilidade à dor, sem atrofia muscular intensa. A recuperação, nesses casos, é espontânea em cerca de 2 ou 3 semanas
- Na axonotmese há lesão dos axônios, mas sem comprometimento do endoneuro e da lâmina basal das células de Schwann, ou seja, há lesão do nervo periférico, mas suas estruturas permanecem intactas. Dependendo da distância, a regeneração pode ocorrer, mas é demorada. Estima-se que o crescimento axonal seja da ordem de 1 a 2 mm por dia
- Na neurotmese, ocorre secção ou ruptura tanto do axônio como das estruturas que compõem os nervos periféricos (endoneuro e epineuro), o que resulta em descontinuidade do segmento proximal e distal. Nesse caso, a regeneração espontânea é pouco provável.

Normalmente, se a função retornar dentro de 1 mês é mais compatível com a neuropraxia. Se nesse período ocorrer melhora parcial, mas com persistência de déficits nas porções distais, a lesão deve ser uma axonotmese. Após 3 meses, se não houver melhora da função, provavelmente ocorreu axonotmese em uma região muito proximal ou neurotmese e o prognóstico para a recuperação é mau. Se a distância do ponto da axonotmese para a extremidade do membro for superior a 15 cm há pouca chance de retorno da função, devido à atrofia muscular e contratura dos tendões antes da reinervação.[4] Se após 6 meses de monitoramento não houver algum sinal de regeneração é improvável que venha a ocorrer posteriormente.

Uma parte importante da avaliação neurológica é o conhecimento anatômico do trajeto dos nervos periféricos, as regiões que ele inerva e suas possíveis alterações clínicas. Como os déficits motores e sensitivos são sempre distais ao local de

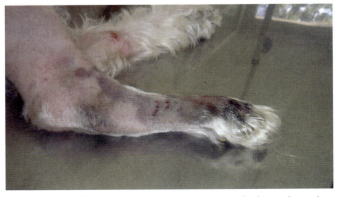

Figura 246.15 Gangrena de membro por provável tromboembolismo pós-cirúrgico.

lesão, deve-se avaliar da porção mais distal para a proximal do trajeto do nervo, a fim de detectar o ponto exato da lesão. Clinicamente, podem-se observar hipoestesia ou analgesia, automutilação e atrofia muscular rápida e localizada.

O diagnóstico das neuropatias traumáticas é baseado em histórico, sintomas clínicos e testes eletrodiagnósticos. A eletroneuromiografia pode ajudar na determinação de nervos envolvidos, integridade do nervo e gravidade da lesão. As alterações podem ser detectadas cerca de 5 dias após a lesão no nervo, pioram progressivamente e incluem aumento da atividade elétrica espontânea dos músculos e diminuição do potencial evocado.[4]

O tratamento varia de simples expectativa à abordagem cirúrgica para realização de microdissecção de tecido fibroso ao redor do nervo ou anastomose dos segmentos proximais e distais do nervo (neurorrafia). Fisioterapia com massagens, exercícios passivos e atividade física assistida são indicados para melhorar a circulação local e evitar atrofia muscular.[4,107] Nas regenerações sensitivas, pode ocorrer automutilação no local, sendo por vezes indicado o uso de colar elizabetano.[18]

No caso de avulsão de plexo braquial, muitas vezes indica-se a amputação do membro devido a feridas crônicas causadas pela monoplegia ou automutilações, mas como uma pequena parcela pode se recuperar parcialmente, recomenda-se aguardar, se possível, cerca de 4 a 6 meses antes de realizar o procedimento.[4]

Tumores dos nervos periféricos

Os tumores dos nervos periféricos originam-se das células de Schwann, dos fibroblastos perineurais ou ambos e recebem várias denominações, como schwannoma, perineurofibroma, neurofibroma, neurofibrossarcoma, neurinoma e neurilemoma. O termo tumores da bainha dos nervos periféricos tem sido proposto para incluir as neoplasias que envolvam a célula de Schwann e os respectivos nervos periféricos e raízes nervosas que circundam[108] (Figuras 246.16 e 246.17).

Embora esses tumores apresentem algumas semelhanças bioquímicas com os schwannomas de humanos, eles se diferenciam por não serem encapsulados ou circunscritos. Geralmente são pleomórficos com as células arranjadas em fascículos, camadas e em espiral, e a morfologia das células do mesmo tumor pode variar de fusiforme a ovalada e multinucleada.[108]

Podem ser divididos anatomicamente em periféricos (comprometimento das porções distais dos nervos periféricos), de plexo (envolvendo o plexo braquial ou lombossacro) ou de

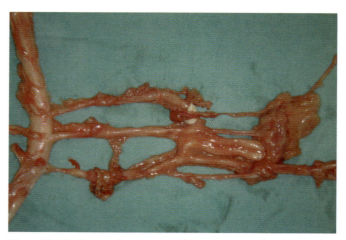

Figura 246.17 Tumor de nervo periférico. Na necropsia, observou-se também comprometimento das raízes nervosas.

raiz (quando invadem o canal medular).[108] Embora o grau de envolvimento influencie os sintomas, são predominantemente atrofia muscular e claudicação crônica e progressiva, sendo mais comuns no membro torácico. Dor ou massas palpáveis são achados em menos da metade dos casos.[108-110] Em algumas situações, pode ocorrer invasão do canal medular e, se for no membro torácico, síndrome de Horner.[108]

Devido à claudicação crônica, que pode durar meses, muitos pacientes inicialmente são confundidos e tratados para alguma doença articular, geralmente sem melhora, o que atrasa o diagnóstico.[109,111] A atrofia muscular localizada e os achados eletroneuromiográficos de denervação, nesses casos, são úteis para confirmar o envolvimento da inervação periférica.[108,109]

Várias modalidades de imagem têm sido utilizadas para o seu diagnóstico. Historicamente, a mielografia era utilizada nos casos de envolvimento do canal medular por tumores de raiz nervosa, e embora seja relativamente sensível para detectar uma compressão, é pouco específica.[108] A TC com contraste iodado é sensível e capaz de detectar massas na região do plexo braquial a partir de 1 cm de diâmetro, mas nem sempre é capaz de associá-la às estruturas neuronais.[109] A RM, por sua vez, é a técnica mais sensível e permite observar espessamento difuso ou nódulos no nervo, mas não diferencia tumores benignos de malignos.[110] Ambas as técnicas têm a vantagem de avaliar uma eventual infiltração do canal medular pelo tumor ou descartar uma hérnia de disco lateralizada.

A ultrassonografia com Doppler da região axilar também pode ser utilizada para pesquisar tumores de plexo braquial. Tem a vantagem de não necessitar de anestesia profunda, ser mais barata e, no caso de se observar alguma formação, guiar a coleta de material para citologia ou biopsia. Em contrapartida, a ausência de alterações não descarta a sua possibilidade e, nesses casos, pode ser necessário realizar tomografia ou ressonância magnética.[111-113]

O tratamento indicado é a excisão cirúrgica do tumor ou a amputação. Como esses tumores são extremamente invasivos e o aspecto macroscópico é um indicador não acurado da sua extensão, a amputação é mais recomendada. Nos casos de envolvimento do canal medular pode haver necessidade de laminectomia.[108] O prognóstico é reservado principalmente para os tumores localizados no plexo e em raiz nervosa. Animais tratados conservadoramente continuam a piorar de maneira progressiva e muitos animais operados ficam bem por alguns meses e posteriormente apresentam metástase ou recidiva.[108,109]

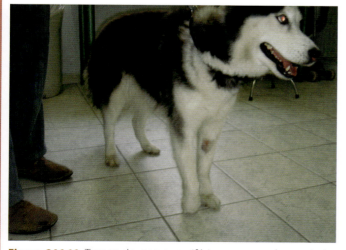

Figura 246.16 Tumor de nervo periférico em membro anterior direito. Animal apresentava claudicação, déficit proprioceptivo e sensibilidade.

Neurite de plexo braquial

Uma neurite de plexo braquial, rara e de causa desconhecida, tem sido descrita em cães associada ou não a reações alérgicas anteriores, como urticária e edema de face ou, ainda, relacionada com a ingestão de rações com proteínas de origem bovina ou equina. O sintoma clínico predominante é a atrofia simétrica bilateral e progressiva dos músculos dos membros torácicos, ocasionando fraqueza muscular sem alteração nos membros pélvicos.[33,114]

Embora em humanos existam relatos de reação alérgica prévia com vacinas, alguns animais podem desenvolver neurite de plexo braquial sem histórico de doença ou trauma anterior. A radiografia simples ou a mielografia descartam a possibilidade de compressão na intumescência cervicotorácica. Na EMG, observam-se potenciais de denervação dos músculos proximais e distais, diminuição da velocidade de condução nervosa motora e diminuição acentuada da amplitude, dependendo da fase. A resposta ao tratamento com corticosteroides é variável, mas os animais podem ter recuperação com dietas que tenham como fonte proteica o frango.[33,114]

Polirradiculoneurite

A polirradiculoneurite, também conhecida como polirradiculoneurite idiopática aguda, é a polineuropatia mais comum em cães e gatos. Inicialmente, foi descrita na América do Norte em cães de caça associada à mordida de um tipo de guaxinim, mas posteriormente observou-se que outros animais, sem histórico de contato prévio, também podiam desenvolver uma doença semelhante.[3,115]

É considerada correlata à doença de Guillain-Barré, que ocorre em humanos, e se caracteriza por paralisia flácida geralmente ascendente, que se inicia nos membros pélvicos e evolui para os torácicos, de progressão rápida que dura de horas a dias.[115-117] Alguns proprietários podem reclamar de agitação e hiperestesia aos estímulos sensitivos,[118] embora essa vocalização possa estar relacionada também com incapacidade de se colocar em postura de micção ou defecação, uma vez que ela diminui ao se corrigir o manejo.

Embora a etiopatogenia da doença não esteja totalmente elucidada, suspeita-se de uma alteração imunomediada principalmente nas raízes nervosas ventrais, ocasionando desmielinização e degeneração axonal.[33,115,117] Alguns cães suscetíveis podem desenvolver sintomatologia semelhante, quando entram em contato com a saliva de um tipo de guaxinim da América do Norte ou após vacinação, mas muitos não têm nenhum histórico prévio.[115-117,119,120]

No exame neurológico, os déficits variam de fraqueza muscular intensa a tetraplegia. Em alguns casos, pode ocorrer envolvimento de NC com atrofia dos músculos faciais, disfagia ou disfonia. Os reflexos medulares estão diminuídos ou ausentes, mas a sensibilidade a estímulos nociceptivos se mantém preservada e alguns animais podem ainda manter a movimentação voluntária da cauda. Durante a evolução clínica, pode ocorrer atrofia muscular generalizada, mas em geral o animal ainda é capaz de se alimentar, se apoiado. Nos casos mais graves pode ocorrer paralisia respiratória e necessitar de respiração assistida.[115,116,121]

A suspeita de polirradiculoneurite é baseada no histórico de paralisia flácida ascendente, ausência ou diminuição dos reflexos medulares, como os reflexos flexor e patelar, com preservação da sensibilidade superficial e profunda. Deve-se fazer o diagnóstico diferencial principalmente para paralisia por carrapato, botulismo e miastenia *gravis* fulminante.[33,115,121] A síndrome intermediária por intoxicação por organofosforado também deve ser incluída nos animais com exposição prévia ao produto.

Os exames de imagem e laboratoriais não demonstram nenhuma alteração. O exame do liquor pode ser normal ou ocorrer aumento da proteína sem pleocitose.[33,115,121]

A biopsia de nervo periférico pode apresentar resultados variáveis e são observadas mínimas alterações na primeira semana e, muitas vezes, as alterações histológicas não são compatíveis com a gravidade clínica. Um infiltrado de linfócitos e células plasmáticas, sugerindo doença desmielinizante que afeta principalmente as raízes nervosas e os nervos motores próximos à medula espinal, é a alteração mais comum e, nos casos crônicos, observa-se um misto de degeneração axonal, desmielinização e remielinização.[33,115,116]

Os principais achados no exame eletroneuromiográfico geralmente ocorrem após 4 dias do início dos sintomas e incluem potenciais de denervação (onda aguda positiva, fibrilação) nos músculos, velocidade de condução nervosa motora normal, diminuição da amplitude dos potenciais de ação da unidade motora em vários nervos, ausência de onda F e aumento na relação da onda F dos nervos ciático e tibial. O aumento da latência e a diminuição da amplitude da onda F são fortemente sugestivos de polirradiculoneurite.[117]

O tratamento baseia-se em manejo do animal em decúbito e ventilação assistida para os animais com dispneia e paralisia respiratória. O uso de corticosteroide não é indicado, pois não influencia a evolução clínica e, embora sua falta de eficácia não esteja clara, acredita-se que tenha um efeito negativo nos músculos denervados ou iniba os macrófagos no processo de reparação.[122]

Somente animais desidratados necessitam de fluidoterapia e antibióticos não devem ser ministrados profilaticamente. Os cuidados devem ser direcionados para evitar escaras e congestão pulmonar de decúbito, auxiliar na postura para defecação e micção e, em alguns casos, ajudar a alimentação. A fisioterapia é importante para diminuir a atrofia muscular neurogênica e manter a mobilidade articular.[3,115,121]

O uso de terapia com altas doses de imunoglobulinas ou plasmaférese, à semelhança do tratamento de Guillain-Barré em humanos, não é aplicável aos cães devido ao custo.[121,122] O prognóstico é bom para os animais que não desenvolvem complicações respiratórias e, na maioria dos casos, a remissão é espontânea. A melhora pode ser observada nas primeiras semanas do início dos sintomas ou demorar meses até a completa remissão.[115,121] Alguns animais podem ter recidiva e apresentar um quadro de polirradiculoneurite crônica.[3]

Neuropatias tóxicas e medicamentosas

Intoxicação por chumbo

A intoxicação crônica por chumbo é descrita como uma possível causa de polineuropatia tóxica, além de outras alterações neurológicas, como mudança de comportamento e convulsão, por inibir os grupos sulfidrila das enzimas essenciais do metabolismo celular levando, em última análise, à lesão do endotélio capilar, ruptura da barreira hematencefálica e edema e hemorragia cerebral.[123]

Esses animais podem apresentar tetraparesia ou tetraplegia com diminuição dos reflexos medulares, além de sintomas gastrintestinais, histeria, cegueira e convulsões.[123]

Intoxicações experimentais, por 40 semanas, foram incapazes de reproduzir a polineuropatia em cães, mesmo subclínica, sugerindo baixo risco para sua ocorrência,[124] embora a idade e a dieta possam influenciar sua absorção, tornando os animais jovens e com alimentação pobre em cálcio e rica em gorduras mais suscetíveis.[123]

O diagnóstico presuntivo pode ser realizado pelos sintomas clínicos e alterações laboratoriais, como eritroblastos no sangue periférico sem ocorrência de anemia, embora sua ausência não descarte a possibilidade. Radiografias do trato gastrintestinal podem ajudar a localizar o material radiopaco. A dosagem de chumbo sérico superior a 35 µg/dℓ ou de chumbo urinário superior a 75 µg/dℓ é fortemente sugestiva. Um teste de desafio é feito com um agente quelante, como o Ca-EDTA na dose de 110 mg/kg/dia (na dose máxima de 2 g/cão) diluídos em solução de glicose a 5% na dose de 10 mg/mℓ, dividida em quatro aplicações, a cada 6 horas. Coleta-se a urina de 24 horas e, se houver concentração de chumbo urinário superior a 821 µg/dℓ é realizado o diagnóstico de intoxicação por chumbo.[123]

O tratamento é baseado no Ca-EDTA, conforme esquema anterior, durante 4 a 7 dias, dependendo da resposta. Um quelante oral, como a penicilamina, pode ser uma alternativa para os animais que não podem ser hospitalizados. A dose diária é de 33 mg/kg/dia, geralmente dividida em quatro administrações, por 1 semana.

Posteriormente, aguarda-se 1 semana e reinicia-se a medicação, de preferência em jejum. Dosagens séricas de chumbo posteriores são importantes para monitorar o tratamento. Em casos de convulsão ou sintomas de edema cerebral, o uso de anticonvulsivantes, dexametasona e manitol, pode ser indicado. O prognóstico para a possível polineuropatia por chumbo é bom.[125]

Neuropatias associadas a quimioterápicos

Quimioterápicos, como o sulfato de vincristina e a cisplatina, são incriminados como potenciais causadores de polineuropatia em cães e gatos, embora não seja observada com frequência.[121,126,127] Quando ocorre, pode estar associada a uso crônico e os sintomas podem ser agudos e predominantes nos membros pélvicos.[121,127] Em um relato em cão, a neuropatia se iniciou após a décima sexta aplicação semanal de vincristina, quando se detectaram sinais de denervação, diminuição da velocidade de condução nervosa, da amplitude e dos potenciais de ação da unidade motora diminuídos e polifásicos com dispersão temporal. A biopsia do nervo fibular revelou grave degeneração axonal das fibras mielinizadas e fibrose do endoneuro.[127]

Não há tratamento específico e a melhora clínica ocorre após retirada ou diminuição da dose da medicação, embora possa demorar vários meses.[127]

Sua importância no diagnóstico diferencial da síndrome paraneoplásica e outras polineuropatias deve aumentar devido à maior utilização de esquemas e protocolos quimioterápicos para o tratamento das neoplasias.

Neuropatias metabólicas e endócrinas

Hiperglicemia

A hiperglicemia decorrente de diabetes *mellitus* pode causar neuropatia periférica, em gatos, que apresenta diversas semelhanças com a neuropatia diabética humana.[128–130] Sua incidência não foi estabelecida, mas acredita-se que seja superior a 8% nos gatos diabéticos.[131] Em cães, em contrapartida, raramente causa sintomas clínicos, embora possam apresentar alterações eletroneuromiográficas.[132,133]

A etiopatogenia não está totalmente elucidada, mas várias alterações metabólicas e vasculares podem ser implicadas e incluem acúmulo de sorbitol, diminuição da bomba Na^+,K^+-ATPase-dependente, deficiência de fator de crescimento, glicosilação não enzimática de proteínas na mielina e tubulina e microangiopatia.[121,128,130]

Em gatos, os sintomas podem variar de andar rígido com dificuldade para pular, andar plantígrado, até ataxia ou paresia generalizada. Alguns animais podem apresentar sensibilidade à manipulação ou ao toque na extremidade dos membros, atrofia muscular, diminuição das reações posturais e hiporreflexia.[128-130] Os sintomas em cães geralmente são: fraqueza, atrofia muscular, hiporreflexia, hipotonia e eventualmente déficit proprioceptivo.[121,133]

O diagnóstico de diabetes *mellitus* pode ser realizado pelo histórico de poliúria, polidipsia, polifagia, obesidade ou emagrecimento, com hiperglicemia em jejum e glicosúria, além de frutosamina sérica elevada nos pacientes mal controlados.[121]

As alterações eletroneuromiográficas incluem potenciais anormais (fibrilação e ondas agudas positivas) em alguns músculos, alteração na velocidade de condução nervosa, principalmente motora, e diminuição da amplitude do potencial evocado nos casos mais graves.[128,132,133] Na biopsia do nervo, podem-se observar desmielinização e remielinização acompanhada de degeneração e regeneração axonal.[130,133]

O tratamento é direcionado para o controle glicêmico com dieta e insulinoterapia. Geralmente há melhora das alterações neurológicas, embora alguns animais possam apresentar déficits residuais.[33,121,131] Em gatos, a acetil-L-carnitina vem sendo utilizada experimentalmente e parece melhorar os sintomas de neuropatia.[131]

Hipotireoidismo

O hipotireoidismo é frequentemente incluído como causa de neuropatia em cães, mas não há estudos conclusivos sobre a sua relação com a doença. Geralmente as alterações estão relacionadas com o SNP, mas também pode causar alterações centrais.[44,45,66,131,134,135]

A etiopatogenia da neuropatia ainda não está totalmente elucidada, mas acredita-se que esteja relacionada com compressão do nervo pelo acúmulo de depósitos de mucina, alteração do metabolismo das células de Schwann com desmielinização ou alterações metabólicas, como deficiência de ATP na bomba Na^+,K^+ e, consequentemente, diminuição do transporte axonal e lesão do nervo periférico.[44,48,66,121,134]

Recentemente, em um estudo experimental em cães com hipotireoidismo crônico provocado com irradiação da tireoide, não foram observadas alterações clínicas nem eletrofisiológicas de neuropatia. Entre as possíveis explicações incluem-se o fato de que o hipotireoidismo não teria impacto nas funções fisiológicas do nervo periférico, mas poderia diminuir sua capacidade regenerativa após lesão ou ausência de um componente imunomediado, uma vez que cerca de metade dos cães com hipotireoidismo espontâneo tem como causa a tireoidite linfocítica plasmocítica.[48]

Os sintomas comuns de hipotireoidismo incluem letargia, obesidade e alterações dermatológicas, como alopecia, baixa qualidade do pelame e hiperpigmentação, além de intolerância ao exercício.[66,136] Esses sintomas nem sempre são observados ou precedem a alteração neurológica.[44,136,137] Animais adultos ou idosos e de raças grandes tendem a ser mais acometidos.[44,121,136,137]

Entre as principais neuropatias associadas ao hipotireoidismo, a mais comum é a fraqueza generalizada, com déficits proprioceptivos e diminuição dos reflexos em todos os membros, podendo evoluir para paraparesia ou tetraparesia em algumas semanas. As alterações periféricas de NC também podem ocorrer e incluem principalmente vestibulopatia periférica, paralisia laríngea e megaesôfago.[44,136,137]

O diagnóstico é baseado nas dosagens séricas de T4, T4 livre por diálise e TSH e, muitas vezes, na resposta terapêutica. A maioria dos animais apresentam hipercolesterolemia e hiperlipidemia e eventualmente aumento da CK, hiperglicemia e anemia branda.[136,137] Na eletroneuromiografia, podem-se observar potenciais espontâneos (fibrilação e ondas agudas positivas) em alguns músculos, diminuição da velocidade de condução nervosa motora, principalmente do nervo tibial, e diminuição da amplitude do potencial de ação da unidade motora.[121,137]

O tratamento com levotiroxina, na dose de 0,02 mg/kg, a cada 12 horas, pode melhorar os déficits neurológicos de fraqueza ou paresia na primeira semana, mas pode levar até 2 meses até a completa remissão. Em contrapartida, a melhora das alterações de NC, como a vestibulopatia, pode demorar alguns meses ou persistir indefinidamente, enquanto a paralisia laríngea e o megaesôfago podem não responder ao tratamento.[44,45,66,121,136,137]

Síndrome paraneoplásica

A síndrome paraneoplásica é um conjunto de alterações ou sintomas que ocorrem longe do local da neoplasia, sem existir associação direta a sua invasão, metástase ou tratamento.[138,139]

As principais síndromes paraneoplásicas reconhecidas em medicina veterinária são:

- Hipercalcemia
- Hipoglicemia
- Caquexia
- Anemia.[138]

Em contrapartida, aquelas relacionadas com o SNP são consideradas raras, com exceção de timoma e insulinoma, que causam a miastenia *gravis* e a neuropatia associada à hipoglicemia, respectivamente.[139–142]

O mecanismo pelo qual os tumores causam lesões paraneoplásicas ainda não foi totalmente elucidado, mas a hipótese corrente é que esteja relacionado com mecanismos imunomediados, com produção de anticorpos contra o tumor que se assemelham aos antígenos dos órgão-alvo.[121,139]

Mesmo não sendo observadas clinicamente, cerca de 75% dos animais com neoplasia apresentam lesões de desmielinização, remielinização e degeneração axonal nos nervos periféricos, principalmente no nervo fibular.[143] São raros os relatos de tumores incriminados em causar síndrome paraneoplásica no SNP de cães e gatos e incluem:

- Insulinoma
- Adenoma mamário
- Adenoma broncogênico
- Linfoma
- Mieloma múltiplo
- Timoma.[140-142,144-147]

O diagnóstico das neuropatias associadas às neoplasias é difícil e estas devem ser diferenciadas de outras causas de neuropatias mais comuns. Exames de rotina, como hemograma e dosagem sérica de ureia, creatinina, alanina aminotransferase (ALT) e fosfatase alcalina são de pouca ajuda na maioria dos casos de neuropatia. Exames de imagem, como ultrassonografia, radiografia, TC ou RM podem auxiliar na detecção e biopsia de eventuais formações.[140,142,144-146]

As alterações eletroneuromiográficas e a biopsia do nervo não são específicas, mas podem confirmar o envolvimento da inervação periférica ou da junção neuromuscular. Outros exames, como eletroforese de proteína, biopsia da medula óssea e citologia de linfonodo também podem auxiliar na pesquisa de alguns tumores, e a glicemia com dosagem de insulina e dos anticorpos contra receptores de acetilcolina deve ser realizada na suspeita de insulinoma e timoma, respectivamente.[121,139-142,144,147]

Em teoria, o tratamento é a retirada do tumor, mas na maioria dos casos os sintomas podem persistir indefinidamente ou necessitar de tratamento crônico, como na miastenia *gravis*.[140-142,144,146] Nos poucos relatos de melhora incluem-se um caso de mieloma múltiplo e outro com adenoma mamário e tumor pulmonar primário.[145,147]

Hipomielinogênese periférica

A hipomielinogênese central é uma doença caracterizada por alteração da mielinização, provavelmente de causa hereditária, ocasionalmente descrita em filhotes de Weimaraner, Dálmata, English Springer Spaniels, Chow-Chow, Samoieda, Montanhês de Berna e cães sem raça definida (SRD). A forma periférica é mais rara e primeiramente descrita em Golden Retrievers.[148,149]

Os sintomas apareceram antes dos 2 meses de vida e se caracterizaram por tremores, ataxia de membros pélvicos e por andar semelhante ao do coelho. Os reflexos miotáticos são variáveis, sendo de diminuídos a normais, e pode não ocorrer comprometimento dos NC. Na EMG observam-se poucos potenciais de denervação e diminuição da velocidade de condução nervosa motora com amplitude dos potenciais evocados extremamente diminuída, compatível com doença desmielinizante. Na biopsia dos nervos, a ausência de mielina sem alteração ou indício de degeneração é o principal achado. Não há tratamento específico e o prognóstico para a recuperação é mau, mas os animais podem ter qualidade de vida aceitável.[149]

Neuropatias sensoriais

As neuropatias que acometem predominantemente as vias sensitivas são raras e geralmente têm origem hereditária. São descritas em algumas raças, como Dachshund de pelo longo, Border Collie e Husky Siberiano. Os sintomas clínicos incluem déficits proprioceptivos, diminuição da sensibilidade, incontinência urinária e fecal e automutilação. Na EMG, não se observam potenciais espontâneos ou alteração da velocidade de condução nervosa motora ou de seu potencial de ação, mas pode ocorrer diminuição da velocidade de condução nervosa sensitiva ou, por vezes, os potenciais de ação sensitivos estão ausentes, dependendo do grau da doença. Histologicamente, há diminuição das fibras sensoriais mielinizadas e não mielinizadas, provavelmente decorrente de degeneração axonal, mais grave nas porções distais, sugerindo axonopatia distal. Não há tratamento específico para a doença.[150,151]

Eventualmente, alguns animais adultos podem apresentar neuropatias sensoriais adquiridas devido a traumas e compressões e apresentar sintomas de automutilação.

Doenças sinápticas

Miastenia *gravis*

A miastenia *gravis* é uma doença da junção neuromuscular comum em cães e relativamente rara em gatos. As formas focal, generalizada e aguda fulminante são as três apresentações clínicas descritas em cães.[72,152-154]

A focal é caracterizada por fraqueza dos músculos facial, faríngeo, laríngeo ou megaesôfago sem envolvimento dos membros e ocorre em cerca de 40% dos casos. A generalizada é a manifestação clássica da doença e pode ser observada em quase 60% dos animais, com fraqueza dos membros, que pioram com exercícios e melhoram com o repouso. A miastenia *gravis* fulminante é rara, geralmente associada ao timoma, que causa a rápida paralisia flácida dos membros e músculos respiratórios em poucos dias.[72,152-154]

A real incidência da miastenia *gravis* não é conhecida em cães e gatos, mas um estudo retrospectivo com 8.330 amostras de soro de cães com fraqueza muscular, intolerância ao exercício ou megaesôfago, 1.154 animais apresentaram títulos de anticorpos contra receptores de acetilcolina (RACh) superiores aos considerados diagnósticos. Em gatos, de 615 amostras com sintomas semelhantes, 105 tiveram títulos compatíveis com miastenia *gravis*.[152,155]

Pode ser congênita, na qual os sintomas aparecem nas primeiras semanas de vida, ou adquirida, acometendo geralmente animais entre 8 meses e 13 anos. Em cães, a miastenia *gravis* adquirida apresenta distribuição bimodal, ou seja, acomete principalmente animais jovens (pico com 3 anos) ou geriátricos (pico com 10 anos). Em gatos, a incidência é maior nos animais com mais de 3 anos.[152,155,156]

Cães de grande porte parecem ter predisposição para a miastenia *gravis* adquirida, enquanto Jack Russel Terrier é considerado raça de alto risco para a miastenia *gravis* congênita; outras raças descritas que apresentam miastenia *gravis* adquirida são os English Springer Spaniels e Fox Terriers de pelo curto.[156,157] Embora as raças com maior morbidade sejam Pastor-Alemão, Golden Retriever, raças cruzadas, Labrador Retriever e Dachshund, o maior risco relativo são para as raças Akita, cães do grupo Terrier, Scottish Terriers, Pointer-Alemão de pelo curto e Chihuahuas.[152] Em gatos, somente os Abissínios e Somálios apresentam risco relativamente alto.[155]

A patogenia da miastenia *gravis* está relacionada com falta ou diminuição de receptores nicotínicos para acetilcolina na junção neuromuscular, sendo a forma congênita relacionada com um gene autossômico recessivo, ocasionando deficiência ou anormalidade dos receptores colinérgicos pós-sinápticos, diferindo da forma adquirida na qual há produção de anticorpos contra esses receptores. Alguns gatos hipertireóideos tratados com metimazol foram relacionados com o desenvolvimento de miastenia *gravis* adquirida.[156-158]

Os sintomas variam com a forma clínica e vão desde diminuição do reflexo palpebral a disfagia, disfonia ou fraqueza muscular generalizada. Os músculos envolvidos podem ser fatigados com exercícios e retornar à função após breve repouso. O megaesôfago parece ser uma alteração comum da miastenia *gravis* e pode ser observado em pelo menos 80% dos casos confirmados.[72,152,153]

O diagnóstico definitivo é realizado pela dosagem sérica de anticorpos contra RACh, mas como é espécie-específico, deve ser encaminhado para um centro de referência, como o Comparative Neuromuscular Laboratory.*

Concentrações superiores a 0,6 nmol/ℓ, no cão, e 0,3 nmol/ℓ, no gato, são consideradas diagnósticas, mas devem ser apuradas antes do tratamento com corticosteroides. Apenas cerca de 2% dos cães com miastenia *gravis* podem ser sorologicamente negativos ou não apresentar títulos na primeira dosagem.[157]

O teste de desafio com anticolinesterásico é uma opção para um diagnóstico terapêutico, até que seja realizada a dosagem de anticorpos contra RACh. O teste pode ser realizado com o cloridrato de edrofônio (0,1 a 0,2 mg/kg, IV, no cão, e 0,25 a 0,5 mg/gato, IV) ou o metilsulfato de neostigmina (20 µg/kg, IV, ou 40 µg/kg, por via intramuscular [IM]). É recomendado utilizar sulfato de atropina previamente (0,02 a 0,04 mg/kg, SC) para evitar os efeitos muscarínicos, como salivação e aumento da secreção brônquica e do trânsito gastrintestinal. O teste é considerado positivo se houver melhora evidente na força muscular. Em contrapartida, outras miopatias e doenças da junção neuromuscular podem responder parcialmente ao teste e a ausência de melhora não excluiu a miastenia *gravis*.[157,158]

O tratamento é com anticolinesterásico oral, como o brometo de piridostigmina (1 a 3 mg/kg, a cada 8 ou 12 horas). A dose inicial deve ser baixa e ajustada de acordo com o paciente. Sinais de intoxicação incluem náuseas, diarreia, excesso de produção de saliva e lágrima; e como sintomas de crise colinérgica, fraqueza por fadiga da membrana pós-sináptica da junção neuromuscular.[157] Como muitos animais podem apresentar concomitante dilatação esofágica, desidratação e pneumonia aspirativa, o tratamento de suporte deve ser realizado em conjunto.

O uso de corticosteroides é feito particularmente nos casos em que a resposta aos anticolinesterásicos não é adequada. Como pode causar piora na fraqueza muscular no início do tratamento, recomenda-se iniciar com dose baixa de prednisona (0,5 mg/kg, a cada 48 horas) e aumentar de maneira gradativa até a resposta clínica. Uma alternativa é a azatioprina que se reserva aos casos em que os corticosteroides são contraindicados.[157,159]

O prognóstico para animais sem dilatação esofágica e sintomas de regurgitação é bom, com remissão espontânea em quase 90% dos casos em um período de 6 a 7 meses.[160] Para animais com megaesôfago, o prognóstico é variável devido à dificuldade de manejo e às complicações como pneumonia aspirativa, mas eventualmente pode melhorar com tratamento.[157]

Botulismo

A toxina botulínica é uma exotoxina produzida por *Clostridium botulinum*, uma bactéria anaeróbia, gram-positiva, que pode se apresentar tanto na forma esporulada como vegetativa. Essa toxina interfere na liberação da acetilcolina dos neurônios colinérgicos da junção neuromuscular e sinapses autonômicas. Existem diversos tipos de toxinas botulínicas conhecidas, sendo o cão sensível principalmente à toxina tipo C.[161,162]

Os animais apresentam paralisia flácida, geralmente ascendente e de evolução rápida, com ausência ou diminuição dos reflexos miotáticos. Alguns animais não perdem a capacidade de movimentação voluntária da cauda, indicando que não há comprometimento dos tratos motores da medula espinal. Midríase pouco responsiva pode ser observada em alguns animais devido à inibição da liberação de acetilcolina pelas vias parassimpáticas que inervam a íris. Alguns animais podem apresentar dilatação esofágica, disfonia, disfagia e, nos casos mais graves, paralisia da musculatura respiratória. A gravidade está diretamente relacionada com a quantidade de toxina ingerida e as complicações como pneumonia aspirativa.[18,123,163]

O diagnóstico é baseado no histórico e exame físico, uma vez que ensaios biológicos e isolamento da toxina não são rotineiros. Os animais suspeitos devem ser questionados quanto à possibilidade de ingestão de toxina botulínica, geralmente em alimentos putrefatos e em condições anaeróbias, como carcaças e alimentos enterrados.[162] O diagnóstico diferencial inclui polirradiculoneurite, paralisia por carrapato, síndrome intermediária por intoxicação por organofosforado e miastenia *gravis* fulminante.

Na eletroneuromiografia, observam-se potenciais anormais, como aumento da atividade insercional e potenciais de fibrilação, provavelmente por interferir em fatores tróficos dos motoneurônios, diminuição da velocidade de condução nervosa motora e sensitiva, além de diminuição da amplitude dos potenciais de ação da unidade motora, principalmente no nervo ulnar.[163] Se um diagnóstico conclusivo for necessário, o isolamento da toxina poderá ser realizado no início da doença, em soro, fezes ou material estomacal para ensaio biológico, mas não é feito de rotina.[123,162]

O tratamento para botulismo é basicamente de suporte, com fluidoterapia e manejo. O uso de antibióticos betalactâmicos, como a penicilina, é controverso, uma vez que a doença é ocasionada geralmente pela ingestão de toxina pré-formada e pelo fato de não haver colonização gastrintestinal da bactéria.[157,162]

---

*Para mais informações consulte http://vetneuromuscular.ucsd.edu/.

A antitoxina botulínica é efetiva apenas para neutralizar as toxinas que não foram absorvidas pelo sistema nervoso e, por isso, seu uso é motivo de discussão. Pode ser útil principalmente nos casos mais graves, se administrada precocemente, de preferência nos primeiros 5 dias, e deve conter antitoxina para o tipo C1.[162] Os animais geralmente apresentam melhora clínica nas primeiras semanas, dependendo da quantidade de toxina ingerida.[162,163]

Paralisia por carrapato

Embora a sintomatologia dos animais com paralisia por carrapato se assemelhe muito à da polirraticuloneurite, dificultando sua diferenciação, ela é uma doença classicamente da junção neuromuscular.

Diversos carrapatos estão implicados na doença e os principais representantes incluem *Dermacentor variabilis* e *Dermacentor andersoni* na América do Norte e *Ixodes holocyclus* na Austrália.[164] Na America do Sul, há relatos de paralisia associados a *Amblyomma cajennense* em bovinos, ovelhas e caprinos, *A. maculatum* em humanos e cães, e *A. ovale* em humanos, mas nenhum dos casos foi comprovado experimentalmente.[165,166]

Os carrapatos adultos, principalmente as fêmeas, produzem uma neurotoxina salivar que interfere na liberação da acetilcolina na junção neuromuscular, diminuindo a contração muscular.[166] Porém, nem todos os animais infestados tornam-se paralisados e aparentemente os gatos parecem ser mais resistentes a essa doença, embora também sejam acometidos.[18,167]

Os animais suscetíveis desenvolvem paralisia ascendente que se inicia nos membros pélvicos e evolui para os torácicos em 24 a 72 horas, com ausência ou diminuição dos reflexos medulares e vias sensitivas preservadas. Pode haver comprometimento da musculatura facial e da mandíbula e os animais podem vir a óbito por paralisia respiratória.[18,164]

Embora a paralisia generalizada seja mais comum, recentemente foi descrita uma alteração neurológica focal e assimétrica em cerca de 10% dos cães e gatos associada a *Ixodes holocyclus*, caracterizada por paralisia facial, alteração unilateral do reflexo cutâneo do tronco (reflexo do panículo), anisocoria ou síndrome de Horner, que responderam com a retirada do carrapato.[167]

O diagnóstico é baseado principalmente no exame físico com a existência de ectoparasita e a melhora após a sua remoção. Animais com paralisia flácida devem ser cuidadosamente examinados, principalmente entre os dígitos e condutos auditivos, e diferenciados de polirraticuloneurite, botulismo, síndrome intermediária por intoxicação por organofosforado e miastenia *gravis* fulminante.

Na EMG pode haver poucos potenciais espontâneos, potenciais de ação da unidade motora após estimulação nervosa direta diminuídos ou ausentes, velocidade de condução nervosa motora e sensitiva normal ou diminuída, mas com latência e relação da onda F normais.[18,121]

O tratamento é a retirada dos carrapatos e o tempo de recuperação depende do tipo de carrapato implicado. Na infestação por *Dermacentor*, a melhora ocorre geralmente após 24 a 72 horas e por *Ixodes* pode levar vários dias.[157] Não há estudos relacionados com o tempo de recuperação com os demais gêneros ou espécies de carrapatos.

O uso de soro antitoxina é feito apenas na Austrália, onde os animais apresentam sintomas mais graves, com mortalidade em cerca de 5% dos casos, mas à semelhança do uso de dexametasona ou maleato de acepromazina, não parece influenciar mortalidade ou recuperação do paciente.[164] O controle preventivo, mesmo com os novos produtos carrapaticidas, não confere completa proteção e os organofosforados devem ser usados com cautela, pois podem piorar a disfunção na junção neuromuscular.[3,164]

Intoxicação por organofosforado | Síndrome intermediária e neuropatia tardia

Os organofosforados e os carbamatos causam fosforilação das acetilcolinesterases, inibindo sua função e, consequentemente, há diminuição da degradação da acetilcolina na junção neuromuscular. Dois tipos de neuropatias são associados a sua exposição, denominadas "síndrome intermediária" e "neuropatia tardia induzida por organofosforado".[18,123,168,169]

A síndrome intermediária ocorre 7 a 96 horas após uma crise colinérgica aguda e é relacionada com a estimulação excessiva dos receptores colinérgicos nicotínicos da junção neuromuscular que causa sua fadiga e fraqueza muscular que pode piorar ao exercício, semelhante à síndrome miastênica. Os sintomas de intoxicação aguda, relacionados com a estimulação muscarínica (salivação, miose, alterações gastrintestinais e convulsões) e nicotínica (tremores musculares), podem ou não preceder a fraqueza muscular. Os membros torácicos e os músculos do pescoço podem ser envolvidos primeiro, antes de evoluir para tetraplegia com diminuição ou ausência de reflexos nos membros.[157,168,169]

A neuropatia tardia induzida por organofosforado ocorre dias ou semanas após a intoxicação ou por exposição crônica a baixas doses e ocasiona degeneração axonal ascendente dos nervos motores, iniciando-se no nervo periférico, seguindo em direção aos nervos motores da medula espinal, conhecida como neuropatia ascendente. Os sintomas em cães são andar rígido, fraqueza e tremores musculares; os gatos, que são mais suscetíveis, inicialmente apresentam andar plantígrado e ventroflexão do pescoço que também podem evoluir para tetraparesia ou tetraplegia.[18,123]

O diagnóstico geralmente é clínico, baseado em histórico, sintomas e resposta terapêutica, mas pode ser realizado pela dosagem da acetilcolinesterase no sangue. Animais intoxicados apresentam concentrações de acetilcolinesterase inferiores a 25% do normal. Outra possibilidade é a detecção do organofosforado na carcaça ou em alimentos, mas não é rotina.[170]

Animais com tetraplegia devem ser monitorados para uma possível paralisia dos músculos respiratórios e, se necessário, intubados e receber oxigenoterapia assistida. Caso a fonte de intoxicação seja cutânea, os animais devem ser banhados para diminuir a absorção pela pele.

O tratamento com anticolinérgico como a atropina é utilizado apenas durante a intoxicação aguda e deve-se lembrar de que ela não reverte os sintomas nicotínicos. Devem ser aplicados 25% da dose, de 0,025 a 0,05 mg/kg, IV, e o restante por via subcutânea a cada 3 ou 6 horas, até que haja dilatação das pupilas e diminuição da salivação.[170] Em contrapartida, o cloridrato de pralidoxima, na dose de 10 a 50 mg/kg, diluído em solução fisiológica para uma concentração de 10%, IV ou IM, pode ser útil tanto na fase aguda como para tentar evitar a síndrome intermediária.[18,169,170]

Alguns anti-histamínicos com efeito antinicotínico como a difenidramina (4 mg/kg, por via oral [VO], a cada 8 horas), também podem ser utilizados para prevenir os efeitos da estimulação excessiva da junção neuromuscular e sua fadiga, mas devem ser evitados em animais com paralisia grave, pois podem causar bloqueio da musculatura respiratória.[152,157,168,170,171] Além disso, a despeito da fraqueza muscular semelhante a uma crise miastênica, o uso de anticolinesterásicos também é contraindicado nos casos de suspeita de síndrome intermediária, pois podem piorar a fraqueza muscular.[171]

REFERÊNCIAS BIBLIOGRÁFICAS

1. Fernandes E *et al*. Neurosurgery of the peripheral nervous system – Part I: Basic anatomic concepts. Surg Neurol. 1996;46(1): 47-8.
2. De Lahunta A, Glass E. Veterinary neuroanatomy and clinical neurology. 3. ed. St. Louis: Saunders; 2008.
3. Duncan I. Peripheral neuropathy in the dog and cat. Progr Vet Neurol. 1991;2(2):111-28.
4. Welch JA. Peripheral nerve injury. Semin Vet Med Surg (Small Anim). 1996;11(4): 273-84.
5. Garosi L. Lesion localization and differential diagnosis. In: Platt S, Olby N (eds.) BSAVA Manual of canine and feline neurology. 3. ed. Quedgeley: BSAVA; 2004. p. 24-34.
6. De Lahunta A. Letter to the Editor: Feline nerve sheath tumors *versus* feline peripheral nerve sheath tumors. Vet Pathol. 2010;47(4): 758.
7. Jeffery N. Peripheral neuropathies in small animals. In Pract 1999;21(1): 10-8.
8. Feitosa M *et al*. Determinação da velocidade de condução nervosa motora dos nervos radial e ulnar de cães clinicamente sadios. Arq Bras Med Vet Zootec. 2000;52(1): 185-90.
9. Feitosa M *et al*. Determinação da velocidade de condução nervosa motora dos nervos tibial e peroneal de cães clinicamente sadios. Ars Vet. 2000;16(2): 83-91.
10. Feitosa M *et al*. Determinação da velocidade de condução nervosa sensitiva dos nervos radial e ulnar de cães clinicamente sadios. Veterinária Notícias. 2001;7(1): 45-52.
11. Feitosa M *et al*. Padronização da determinação da velocidade de condução nervosa sensitiva dos nervos tibial e peroneal de cães clinicamente sadios, pela utilização de eletrodos de superfície. Arq Bras Med Vet Zootec. 2002;54(2): 127-32.
12. Penderis J. Common cranial nerve disorders in dogs and cats 1. CN I to IV and CN VI. In Pract. 2003;25(4): 178-89.
13. Snyder J *et al*. Canine intracranial primary neoplasia: 173 cases (1986-2003). J Vet Intern Med. 2006;20(3): 669-75.
14. Ezeh P *et al*. Effects of steroids on the olfactory function of the dog. Physiol Behav. 1992;51(6): 1183-7.
15. Myers L *et al*. Anosmia associated with canine distemper. Am J Vet Res. 1988;49(8): 1295-7.
16. Jeffrey N. Neurological abnormalities of the head and face. In: Platt S, Olby N, (eds). BSAVA Manual of canine and feline neurology. 3. ed. Quedgeley: BSAVA; 2004. p. 172-88.
17. Penderis J. Disorders of eyes and vision. In: Platt S, Olby N (eds.) BSAVA Manual of canine and feline neurology. 3. ed. Quedgeley: BSAVA; 2004. p. 133-54.
18. Braund KG. Idipathic and exogenous causes of neuropathies in dog and cats. Vet Med. 1996;91(8): 755-69.
19. Nell B. Optic neuritis in dogs and cats. Vet Clin North Am Small Anim Pract 2008;38(2): 403-15.
20. Montgomery K, van der Woerdt A, Cottrill N. Acute blindness in dogs: sudden acquired retinal degeneration syndrome versus neurological disease (140 cases, 2000–2006). Vet Ophthalmol. 2008;11(5): 314-20.
21. Levine J *et al*. Comparative anatomy of the horse, ox, and dog: the brain and associated vessels. Compend Contin Educ Pract Vet Equine. 2008;3(3):153-63.
22. Batocchi A *et al*. Ocular palsies in the absence of other neurological or ocular symptoms: analysis of 105 cases. J Neurol. 1997;244(10):639-645.
23. Rush J, Younge B. Paralysis of cranial nerves III, IV, and VI: cause and prognosis in 1,000 cases. Archives of Ophthalmology. 1981;99(1): 76-9.
24. Hernández-Guerra AM *et al*. Computed tomographic diagnosis of unilateral cavernous sinus syndrome caused by a chondrosarcoma in a dog: a case report. Vet J. 2007;174(1): 206-8.
25. Theisen S *et al*. A retrospective study of cavernous sinus syndrome in 4 dogs and 8 cats. J Vet Intern Med. 1996;10(2): 65-71.
26. Tidwell A, Ross L, Kleine L. Computed tomography and magnetic resonance imaging of cavernous sinus enlargement in a dog with unilateral exophthalmos. Vet Radiol Ultrasound. 1997;38(5): 363-70.
27. Rusbridge C, Jeffery N. Pathophysiology and treatment of neuropathic pain associated with syringomyelia. Vet J. 2008;175(2): 164-72.
28. Mayhew P, Bush W, Glass E. Trigeminal neuropathy in dogs: a retrospective study of 29 cases (1991-2000). J Am Anim Hosp Assoc. 2002;38(3): 262-70.
29. Penderis J. Common cranial nerve disorders in dogs and cats 2. CN V and CN VII. In Pract. 2003;25(5): 256-63.
30. Bagley R *et al*. Clinical features of trigeminal nerve-sheath tumor in 10 dogs. J Am Anim Hosp Assoc. 1998;34(1): 19-25.
31. Schultz R *et al*. Magnetic resonance imaging of acquired trigeminal nerve disorders in six dogs. Vet Radiol Ultrasound 2007;48(2): 101-4.
32. Pfaff A, March P, Fishman C. Acute bilateral trigeminal neuropathy associated with nervous system lymphosarcoma in a dog. J Am Anim Hosp Assoc. 2000;36(1): 57-61.
33. Braund KG. Endogenous causes of neuropathies in dog and cats. Vet Med. 1996;91(8): 740-54.
34. Rusbridge C *et al*. Feline orofacial pain syndrome (FOPS): a retrospective study of 113 cases. J Feline Med Surg. 2010;12(6): 498-508.
35. Cashmore R *et al*. Clinical diagnosis and treatment of suspected neuropathic pain in three dogs. Aust Vet J. 2009;87(1-2): 45-50.
36. Rusbridge C *et al*. Syringohydromyelia in cavalier King Charles spaniels. J Am Anim Hosp Assoc. 2000;36(1): 34-41.
37. Varejão ASP, Muñoz A, Lorenzo V. Magnetic resonance imaging of the intratemporal facial nerve in idiopathic facial paralysis in the dog. Vet Radiol Ultrasound 2006;47(4): 328-33.
38. Cook L. Neurologic evaluation of the ear. Vet Clin North Am Small Anim Pract. 2004;34(2): 425-35.
39. Kern T, Erb H. Facial neuropathy in dogs and cats: 95 cases (1975-1985). J Am Vet Med Assoc. 1987;191(12): 1604-9.
40. Devitt C *et al*. Passive drainage *versus* primary closure after total ear canal ablation-lateral bulla osteotomy in dogs: 59 dogs (1985–1995). Vet Surg. 1997;26(3): 210-6.
41. Bacon N, Gilbert R, Bostock D, White R. Total ear canal ablation in the cat: indications, morbidity and long-term survival. J Small Anim Pract. 2003;44(10): 430-4.
42. Gotthelf L. Diagnosis and treatment of otitis media in dogs and cats. Vet Clin North Am Small Anim Pract. 2004;34(2): 469-87.
43. Braund K *et al*. Insulinoma and subclinical peripheral neuropathy in two dogs. J Vet Intern Med. 1987;1(2): 86-90.
44. Jaggy A *et al*. Neurological manifestations of hypothyroidism: a retrospective study of 29 dogs. J Vet Intern Med. 1994;8(5): 328-36.
45. Vitale C, Olby N. Neurologic dysfunction in hypothyroid, hyperlipidemic Labrador Retrievers. J Vet Intern Med. 2007;21(6): 1316-22.
46. Rohleder J *et al*. Comparative performance of radiography and computed tomography in the diagnosis of middle ear disease in 31 dogs. Vet Radiol Ultrasound. 2006;47(1): 45-52.
47. Wright J. Ultrastructural findings in idiopathic facial paralysis in the dog. J Comp Pathol 1988;98(1):111-5.
48. Rossmeisl Jr JH. Resistance of the Peripheral Nervous System to the Effects of Chronic Canine Hypothyroidism. J Vet Intern Med. 2010;24(4): 875-81.
49. Ramsey M *et al*. Corticosteroid treatment for idiopathic facial nerve paralysis: a meta-analysis. The Laryngoscope. 2000;110(3): 335-41.
50. Strain G. Aetiology, prevalence and diagnosis of deafness in dogs and cats. Br Vet J. 1996;152(1): 17-36.
51. Penderis J. Common cranial nerve disorders in dogs and cats 3. CN VIII to XII. In Pract 2003;25(6): 342-349.
52. Strain GM. Deafness prevalence and pigmentation and gender associations in dog breeds at risk. Vet J. 2004;167(1): 32.
53. Wilkes M, Palmer A. Congenital deafness and vestibular deficit in the dobermann. J Small Anim Pract. 1992;33(5): 218-24.
54. Kent M, Platt S, Schatzberg S. The neurology of balance: Function and dysfunction of the vestibular system in dogs and cats. Vet J. 2009; Article in Press, Corrected Proof(doi:10.1016/j.tvjl.2009.10.029).
55. Garosi L. Vestibular disease in dogs and cats. In Pract. 2007;29(3): 151-157.
56. Rossmeisl Jr JH. Vestibular disease in dogs and cats. Vet Clin North Am Small Anim Pract. 2010;40(1): 81-100.
57. Troxel M, Drobatz K, Vite C. Signs of neurologic dysfunction in dogs with central *versus* peripheral vestibular disease. J Am Vet Med Assoc. 2005;227(4): 570-4.
58. Muñana KR. Head tilt and nistagmus. In: Platt S, Olby N (eds.) BSAVA Manual of canine and feline neurology. 3. ed. Quedgeley: BSAVA; 2004. p. 155-71.
59. Negrin A *et al*. Clinical signs, magnetic resonance imaging findings and outcome in 77 cats with vestibular disease: a retrospective study. J Feline Med Surg. 2010;12(4): 291-9.
60. Garosi L *et al*. Results of magnetic resonance imaging in dogs with vestibular disorders: 85 cases (1996-1999). J Am Vet Med Assoc. 2001;218(3): 385-91.
61. LeCouteur R. Feline vestibular diseases- new developments. J Feline Med Surg 2003;5(2): 101-8.
62. Forbes S, Cook Jr J. Congenital peripheral vestibular disease attributed to lymphocytic labyrinthitis in two related litters of Doberman pinscher pups. J Am Vet Med Assoc.1991;198(3): 447-9.
63. Fan T, de Lorimier L. Inflammatory polyps and aural neoplasia. Vet Clin North Am Small Anim Pract. 2004;34(2): 489-509.
64. Anderson D, White R, Robinson R. Management of inflammatory polyps in 37 cats. Vet Rec. 2000;147(24): 684-7.
65. London C *et al*. Evaluation of dogs and cats with tumors of the ear canal: 145 cases (1978-1992). J Am Vet Med Assoc. 1996;208(9): 1413-8.
66. Panciera D. Hypothyroidism in dogs: 66 cases (1987-1992). J Am Vet Med Assoc. 1994;204(5): 761-7.
67. Niles J *et al*. Resolution of dysphagia following cricopharyngeal myectomy in six young dogs. J Small Anim Pract. 2001;42(1): 32-5.
68. Warnock J *et al*. Surgical management of cricopharyngeal dysphagia in dogs: 14 cases (1989-2001). J Am Vet Med Assoc 2003;223(10): 1462-8.

69. Kogan D et al. Etiology and clinical outcome in dogs with aspiration pneumonia: 88 cases (2004–2006). J Am Vet Med Assoc. 2008;233(11): 1748-155.
70. Papazoglou L, Mann F, Warnock J, Song K. Cricopharyngeal dysphagia in dogs: the lateral approach for surgical management. Compendium: Continuing Education for Veterinarians. 2006;28(10): 696-704.
71. Ryckman L et al. Dysphagia as the primary clinical abnormality in two dogs with inflammatory myopathy. Journal of the American Veterinary Medical Association. 2005;226(9): 1519-23.
72. Shelton G, Willard M, Ill G, Lindstrom J. Acquired myasthenia gravis-selective involvement of esophageal,pharyngeal, and facial muscles. J Vet Intern Med. 1990;4:281-4.
73. Bruchim Y, Kushnir A, Shamir M. L-thyroxine responsive cricopharyngeal achalasia associated with hypothyroidism in a dog. J Small Anim Pract 2005;46(11): 553-4.
74. Davidson A et al. Inheritance of cricopharyngeal dysfunction in Golden Retrievers. Am J Vet Res. 2004;65(3): 344-9.
75. Weaver A. Cricopharyngeal achalasia in cocker spaniels. J Small Anim Pract. 1983;24(4): 209-14.
76. Ridyard A et al. Spontaneous laryngeal paralysis in four white-coated German shepherd dogs. J Small Anim Pract. 2000;41(12): 558-61.
77. Polizopoulou Z et al. Juvenile laryngeal paralysis in three Siberian husky × Alaskan malamute puppies. Vet Rec. 2003;153(20): 624-7.
78. Braund K et al. Laryngeal paralysis-polyneuropathy complex in young Dalmatians. Am J Vet Res. 1994;55(4): 534-42.
79. Mahony O et al. Laryngeal paralysis-polyneuropathy complex in young rottweilers. J Vet Intern Med. 1998;12(5): 330-7.
80. Gabriel A et al. Laryngeal paralysis-polyneuropathy complex in young related Pyrenean mountain dogs. J Small Anim Pract.2006;47(3): 144-149.
81. Millard RP, Tobias KM. Laryngeal paralysis in dogs. Compendium: continuing education for veterinarians. 2009;31(5): 212-9.
82. Burbidge H. A review of laryngeal paralysis in dogs. Br Vet J 1995;151(1): 71-82.
83. Jeffery N et al. Acquired idiopathic laryngeal paralysis as a prominent feature of generalised neuromuscular disease in 39 dogs. Vet Rec. 2006;158(1): 17-21.
84. Stanley B et al. Esophageal dysfunction in dogs with idiopathic laryngeal paralysis: a controlled cohort study. Vet Surg. 2010;39(2): 139-49.
85. Thieman KM et al. Histopathological confirmation of polyneuropathy in 11 dogs with laryngeal paralysis. J Am Anim Hosp Assoc. 2010;46(3): 161-7.
86. Hardie R, Gunby J, Bjorling D. Arytenoid lateralization for treatment of laryngeal paralysis in 10 cats. Vet Surg. 2009;38(4): 445-51.
87. Tart K, Babski D, Lee J. Potential risks, prognostic indicators, and diagnostic and treatment modalities affecting survival in dogs with presumptive aspiration pneumonia: 125 cases (2005–2008). J Vet Emerg Crit Care. 2010;20(3): 319-29.
88. Radlinsky M et al. Comparison of Three clinical techniques for the diagnosis of laryngeal paralysis in dogs. Vet Surg. 2009;38(4): 434-8.
89. Jackson A et al. Effects of various anesthetic agents on laryngeal motion during laryngoscopy in normal dogs. Vet Surg. 2004;33(2): 102-6.
90. MacPhail CM, Monnet E. Outcome of and postoperative complications in dogs undergoing surgical treatment of laryngeal paralysis: 140 cases (1985-1998). J Am Vet Med Assoc 2001;218(12):1949-56.
91. Rush J, Freeman L, Fenollosa N, Brown D. Population and survival characteristics of cats with hypertrophic cardiomyopathy: 260 cases (1990-1999). J Am Vet Med Assoc. 2002;220(2): 202-7.
92. Smith S et al. Arterial thromboembolism in cats: acute crisis in 127 cases (1992–2001) and long-term management with low-dose aspirin in 24 cases. J Vet Intern Med. 2003;17(1): 73-83.
93. Winkle T, Liu S, Hackner S. Clinical and pathological features of aortic thromboembolism in 36 dogs. J Vet Emerg Crit Care. 1993;3(1): 13-21.
94. Boswood A, Lamb C, White R. Aortic and iliac thrombosis in six dogs. J Small Anim Pract. 2000;41(3): 109-14.
95. Tater K, Drellich S, Beck K. Management of femoral artery thrombosis in an immature dog. J Vet Emerg Crit Care. 2005;15(1): 52-9.
96. Guglielmini C et al. Internal thoracic artery-caudal epigastric artery as a collateral pathway in a dog with aortic occlusion: A case report. Vet J. 2008;178(1): 141-5.
97. Gonçalves R et al. Clinical and neurological characteristics of aortic thromboembolism in dogs. J Small Anim Pract. 2008;49(4): 178-84.
98. Sharpley J et al. Distal abdominal aortic thrombosis diagnosed by three-dimensional contrast-enhanced magnetic resonance angiography. Vet Radiol Ultrasound. 2009;50(4): 370-5.
99. Moise N. Presentation and management of thromboembolism in cats. In Pract. 2007;29(1): 2-8.
100. Bowles D, Coleman M, Harvey C. Cardiogenic arterial thromboembolism causing non-ambulatory tetraparesis in a cat. J Feline Med Surg. 2010;12(2): 144-50.
101. Gal A et al. Aortic thromboembolism associated with Spirocerca lupi infection. Vet Parasitol. 2005;130(3-4): 331-5.

102. Bressler C, Himes L, Moreau R. Portal vein and aortic thromboses in a Siberian husky with ehrlichiosis and hypothyroidism. J Small Anim Pract. 2003;44(9): 408-10.
103. Korthals JK et al. Nerve and muscle damage after experimental thrombosis of large artery. Electrophysiology and morphology. J Neurol Sci. 1996;136(1-2): 24-30.
104. Arias M, Stopiglia Â. Avulsão do plexo braquial em cães-1. Aspectos clínicos e neurológicos. Ciência Rural. 1997;27(1): 75-80.
105. Thompson M, Scott-Moncrieff J, Hogan D. Thrombolytic therapy in dogs and cats. J Vet Emerg Crit Care. 2001;11(2): 111-21.
106. Lunsford K, Mackin A. Thromboembolic therapies in dogs and cats: an evidence-based approach. Vet Clin North Am Small Anim Pract. 2007;37(3): 579-609.
107. Forterre F et al. Iatrogenic sciatic nerve injury in eighteen dogs and nine cats (1997-2006). Vet Surg. 2007;36(5): 464-71.
108. Brehm D et al. A retrospective evaluation of 51 cases of peripheral nerve sheath tumors in the dog. J Am Anim Hosp Assoc. 1995;31(4): 349-59.
109. Rudich S et al. Computed tomography of masses of the brachial plexus and contributing nerve roots in dogs. Vet Radiol Ultrasound. 2004;45(1): 46-50.
110. Kraft S et al. Magnetic resonance imaging characteristics of peripheral nerve sheath tumors of the canine brachial plexus in 18 dogs. Vet Radiol Ultrasound. 2007;48(1): 1-7.
111. Costa R et al. Ultrasound-guided fine needle aspiration in the diagnosis of peripheral nerve sheath tumors in 4 dogs. Can Vet J. 2008;49(1): 77-81.
112. Platt S et al. Magnetic resonance imaging and ultrasonography in the diagnosis of a malignant peripheral nerve sheath tumor in a dog. Vet Radiol Ultrasound. 1999;40(4): 367-71.
113. Rose S et al. Ultrasonographic evaluation of brachial plexus tumors in five dogs. Vet Radiol Ultrasound. 2005;46(6): 514-7.
114. Steinberg S. Brachial plexus injuries and dysfunctions. Vet Clin North Am Small Anim Pract. 1980;18(3): 565-80.
115. Northington J et al. Acute idiopathic polyneuropathy in the dog. J Am Vet Med Assoc. 1981;179(4): 375-9.
116. Cummings J, Haas D. Animal model for human disease: Idiopathic polyneuritis, Guillain-Barré Syndrome. Animal model: Coonhound paralysis, idiopathic polyradiculoneuritis of coonhounds. Am J Pathol. 1972;66(1): 189-92.
117. Cuddon P. Electrophysiologic assessment of acute polyradiculoneuropathy in dogs: comparison with Guillain-Barre syndrome in people. J Vet Intern Med. 1998;12(4): 294-303.
118. Yates R. Acute idiopathic polyradiculoneuritis: Recent development in Guillain-Barre syndrome with possible application to coonhound paralysis in dogs. Aust Vet Practit. 2000;30(4): 168-74.
119. Schrauwen E, Ham Van L. Postvaccinal acute polyradiculoneuritis in a young dog. Progress in Veterinary Neurology. 1995;6(2):68-70.
120. Quiroz-Rothe E et al. Vaccine-associated acute polyneuropathy resembling Guillain-Barré syndrome in a dog. EJCAP. 2005;15(2): 155-9.
121. Cuddon PA. Acquired canine peripheral neuropathies. Vet Clin North Am Small Anim Pract. 2002;32(1): 207-49.
122. Steck AJ, Czaplinski A, Renaud S. Inflammatory Demyelinating Neuropathies and Neuropathies Associated with Monoclonal Gammopathies: Treatment Update. Neurotherapeutics. 2008;5(4): 528-34.
123. Nafe L. Selected neurotoxins. Vet Clin North Am Small Anim Pract. 1988;18(3): 593-604.
124. Steiss J, Braund K, Clark E. Inability to experimentally produce a polyneuropathy in dogs given chronic oral low level lead. Can J Comp Med. 1985;49(4): 401-4.
125. Chrisman C. Problems in Small Animal Neurology. 2. ed. Philadelphia: Lea & Febiger; 1991.
126. Cho E, Lowndes H, Goldstein B. Neurotoxicology of vincristine in the cat. Arch Toxicol. 1983;52:83-90.
127. Hamilton T, Cook J, Braund K, Morrison W, Mehta J. Vincristine-induced peripheral neuropathy in a dog. J Am Vet Med Assoc. 1991;198(4):635-8.
128. Mizisin A et al. Neurological complications associated with spontaneously occurring feline diabetes mellitus. J Neuropathol Exp Neurol. 2002;61(10):872-84.
129. Mizisin AP et al. Comparable myelinated nerve pathology in feline and human diabetes mellitus. Acta Neuropathol. 2007;113(4): 431-43.
130. Estrella J et al. Endoneurial microvascular pathology in feline diabetic neuropathy. Microvasc Res. 2008;75(3): 403-10.
131. Platt SR. Neuromuscular complications in endocrine and metabolic disorders. Vet Clin North Am Small Anim Pract. 2002;32(1): 125-46.
132. Steiss J, Orsher A, Bowen J. Eletrodiagnostic analysis of peripheral neuropathy in dogs with diabetes mellitus. Am J Vet Res. 1981;42(12):2061-4.
133. Morgan M, Vite C, Radhakrishnan A, Hess R. Clinical peripheral neuropathy associated with diabetes mellitus in 3 dogs. Can Vet J. 2008; 49(6):583-6.
134. Scott-Moncrieff J. Clinical signs and concurrent diseases of hypothyroidism in dogs and cats. Vet Clin North Am Small Anim Pract. 2007;37(4):709-22.

135. Higgins M, Rossmeisl Jr J, Panciera D. Hypothyroid-associated central vestibular disease in 10 dogs: 1999–2005. J Vet Intern Med. 2006; 20(6):1363-9.

136. Dixon R, Reid S, Mooney C. Epidemiological, clinical, haematological and biochemical characteristics of canine hypothyroidism. Vet Rec. 1999;145(17):481-7.

137. Suraniti A *et al*. Hypothyroid associated polyneuropathy in dogs: Report of six cases. Braz J Vet Res Anim Sci 2008;45:284-8.

138. Finora K. Common paraneoplastic syndromes. Clin Tech Small Anim Pract. 2003;18(2):123-6.

139. Inzana K. Paraneoplastic neuromuscular disorders. Vet Clin North Am Small Anim Pract. 2004;34(6):1453-67.

140. Rusbridge C *et al* Treatment of acquired myasthenia gravis associated with thymoma in two dogs. J Small Anim Pract 1996;37(8):376-80.

141. Wood S, Rosenstein D, Bebchuk T. Myasthenia gravis and thymoma in a dog. Vet Rec. 2001;148(18):573.

142. Meeking S, Prittie J, Barton L. Myasthenia gravis associated with thymic neoplasia in a cat. J Vet Emerg Crit Care. 2008;18(2):173-7.

143. Braund KG, McGuire JA, Amling KA, Henderson RA. Peripheral neuropathy associated with malignant neoplasms in dogs. Vet Pathol. 1987; 24(1):16-21.

144. Van Ham L *et al*. Treatment of a dog with an insulinoma-related peripheral polyneuropathy with corticosteroids. Vet Rec. 1997;141(4):98-100.

145. Mariani C, Shelton S, Alsup J. Paraneoplastic polyneuropathy and subsequent recovery following tumor removal in a dog. J Am Anim Hosp Assoc. 1999;35(4):302-5.

146. Presthus J, Teige Jr J. Peripheral neuropathy associated with lymphosarcoma in a dog. J Small Anim Pract. 1986;27(7):463-9.

147. Villiers E, Dobson J. Multiple myeloma with associated polyneuropathy in a German shepherd dog. J Small Anim Pract. 1998;39(5):249-51.

148. Braund KG *et al*. Congenital hypomyelinating polyneuropathy in two golden retriever littermates. Vet Pathol. 1989;26(3):202-8.

149. Matz M, Shell L, Braund K. Peripheral hypomyelinization in two golden retriever littermates. J Am Vet Med Assoc. 1990;197(2):228-30.

150. Duncan I, Griffiths I. A sensory neuropathy affecting long-haired Dachshund dogs. J Small Anim Pract. 1982;23(7):381-90.

151. Wheeler SJ. Sensory neuropathy in a Border Collie puppy. J Small Anim Pract. 1987;28(4):281-9.

152. Shelton G, Schule A, Kass P. Risk factors for acquired myasthenia gravis in dogs: 1,154 cases (1991-1995). J Am Vet Med Assoc. 1997;211(11): 1428.

153. Dewey C *et al*. Clinical forms of acquired myasthenia gravis in dogs 25 cases (1988-1995). J Vet Intern Med. 1997;11:50-7.

154. King L, Vite C. Acute fulminating myasthenia gravis in five dogs. J Am Vet Med Assoc. 1998;212(6):830.

155. Shelton G, Ho M, Kass P. Risk factors for acquired myasthenia gravis in cats: 105 cases (1986-1998). J Am Vet Med Assoc. 2000;216(1):55-7.

156. Wyatt K. Acquired myasthenia gravis in a jack russel terrier. Aust Vet Practit. 1988;28(3):111-5.

157. Shelton GD. Myasthenia gravis and disorders of neuromuscular transmission. Vet Clin North Am Small Anim Pract. 2002;32(1): 206.

158. Wheeler S. Disorders of the Neuromuscular Junction. Progress in veterinary neurology. Progr Vet Neurol.1991;2(2):129-35.

159. Dewey C, Coates J, Ducote J, Meeks J, Fradkin J. Azathioprine therapy for acquired myasthenia gravis in five dogs. J Am Anim Hosp Assoc. 1999;35(5):396.

160. Shelton D, Lindstrom J. Spontaneous remission in canine myasthenia gravis: Implications for assessing human MG therapies. Neurology. 2001;57(11):2139-41.

161. Bruchim Y *et al*. Toxicological, bacteriological and serological diagnosis of botulism in a dog. Vet Rec. 2006;158(22): 768-9.

162. Coleman ES. Clostridial neurotoxins: tetanus and botulism. Compendium: Continuing Education for Veterinarians. 1998;20(10): 1089-97.

163. Van Ness JJ, Spijk VDM, D. Electrophysiological evidence of peripheral nerve dysfunction in six dogs with botulism type C. Research in Veterinary Science. 1986;40: 372-6.

164. Atwell R, Campbell F, Evans E. Prospective survey of tick paralysis in dogs. Aust Vet J. 2001;79(6): 412-8.

165. Serra F. Tick paralysis in Brazil. Tropical Animal Health and Production. 1983;15(2): 124-6.

166. Mans B, Gothe R, Neitz A. Biochemical perspectives on paralysis and other forms of toxicoses caused by ticks. Parasitology. 2005;129(S1): 95-111.

167. Holland C. Asymmetrical focal neurological deficits in dogs and cats with naturally occurring tick paralysis (Ixodes holocyclus): 27 cases. Aust Vet J. 2008;86(10): 377-84.

168. Clemmons R *et al*. Correction of organophosphate-induced neuromuscular blockade by diphenhydramine. Am J Vet Res. 1984;45(10): 2167-9.

169. Hopper K, Aldrich J, Haskins S. The recognition and treatment of the intermediate syndrome of organophosphate poisoning in a dog. J Vet Emerg Crit Care. 2002;12(2): 99-103.

170. Mayer S. Organophosphates. In Pract. 1990;12(6): 250-1.

171. Taboada J. A case-based approach to veterinary problem solving. In: Proceedings of the 7TH Annual Forum of The American College of Veterinary Internal Medicine – Technicians Program; 2001; Denver-CO; 2001. p. 25-7.

247
Doenças Musculares

Wagner Sato Ushikoshi

INTRODUÇÃO

As miopatias formam um grupo de doenças com sintomas variados e podem estar associadas a um processo inflamatório, imunomediado, infeccioso, tóxico ou relacionado com doenças hereditárias, metabólicas e neoplasias. Em geral, as doenças musculares não são focais, com exceção, por exemplo, de miosite dos músculos mastigatórios, miopatia dos músculos extraoculares e, eventualmente, aquela decorrente de trauma. A miopatia inflamatória generalizada é a forma mais comum e de etiologia variada, muitas vezes, denominada "polimiosite", embora em medicina humana, esse termo seja reservado às miopatias presumidamente imunomediadas.[1,2]

Em um estudo incluindo 200 cães com miopatia inflamatória, a miopatia inflamatória generalizada foi diagnosticada em 140 animais; em 63% deles foi considerada imunomediada; em 28,5%, de causa infecciosa; e em 8,5%, relacionada com doença pré-neoplásica. A miosite dos músculos mastigatórios foi a causa mais comum de miosite focal, diagnosticada em 45 pacientes.[1]

Os exames laboratoriais de animais suspeitos de alguma miopatia incluem dosagem sérica de creatinoquinase (CK), alanina aminotransferase (ALT) e aspartato aminotransferase (AST), cálcio ionizável, potássio, urinálise, no caso de colúria e mioglobinúria, perfil hormonal, principalmente para hipotireoidismo, e biopsia muscular. A sorologia para causas infecciosas, como toxoplasmose, neosporose, leishmaniose e hepatozoonose, depende da região e da suspeita de risco de exposição do paciente.[3]

A CK sérica é um indicador relativamente sensível e específico de necrose muscular. Nos casos agudos, seu valor de referência pode aumentar mais de 10 vezes, mas, devido à sua meia-vida curta, pode estar pouco elevada nos casos mais crônicos. Além disso, é tão sensível que pode aumentar em pacientes apenas por decúbito prolongado, aplicação de medicamentos intramusculares e trauma. Em gatos hospitalizados, seu aumento também é comum em doenças cardíacas e tromboembolismo arterial, mas na suspeita de rabdomiólise são esperados valores superiores a 20 vezes os de referência.[3,4] De maneira geral, nas doenças musculares os aumentos marcantes da atividade da CK são associados a miopatia necrosante ou distrofia muscular, enquanto os aumentos moderados associam-se a miopatias inflamatórias generalizadas e, nas miopatias inflamatórias focais, a endocrinopatias e outras doenças musculares congênitas, podendo ser normais ou mostrar leve aumento.[3]

A AST é uma enzima que se encontra nas mitocôndrias tanto dos hepatócitos como dos músculos, diferentemente da ALT, que é encontrada apenas no fígado. Assim, aumentos concomitantes da ALT e AST indicam provável lesão hepática, enquanto elevações da AST apenas sugerem origem muscular. O cálcio e o potássio são importantes na contração e repolarização da fibra muscular, respectivamente. Animais com hipocalcemia podem apresentar tetania, sendo esta mais comum em cadelas no período pós-parto. A hipopotassemia, por sua vez, pode causar miopatia caracterizada por fraqueza, principalmente em gatos.[3]

A eletromiografia (EMG) é um dos exames mais sensíveis para identificar uma doença muscular, mas é pouco específica. Muitas vezes, é útil para diferenciar as contrações involuntárias de origem muscular, como miotonia e pseudomiotonia, de outras causas neurológicas. A biopsia muscular, seja em preparações em parafina, seja por congelamento, está sendo cada vez mais utilizada, embora ainda não faça parte da rotina veterinária devido às dificuldades de coleta e à falta de pessoal com treinamento técnico, equipamentos e colorações especializadas. Em geral, nas biopsias de músculo, recomenda-se que as amostras sejam submetidas à coloração com hematoxilina e eosina (H&E), ácido periódico de Schiff (PAS), Gomori e, nas amostras frescas e congeladas, ao trifosfato de adenosina (ATP) miofibrilar (ATPase) para tipificação das fibras.[1]

TREMORES

Os tremores são definidos como movimentos involuntários, oscilatórios e rítmicos. Embora não sejam tão comuns em medicina veterinária como em medicina humana, quando ocorrem são um desafio para o clínico. Além disso, apesar de os sintomas serem observados nos músculos, grande parte das causas dos tremores não é especificamente de origem muscular e, em vista de sua ampla diversidade etiológica, raramente são agrupadas em um único capítulo, o que dificulta uma comparação direta.

Não há nomenclatura ou classificação consensual para os tipos de tremores em medicina veterinária,[5–7] o que muitas vezes causa confusão entre os casos descritos na literatura, impedindo uma padronização. Muitas vezes, esta é extrapolada da medicina humana, assim como suas causas e tratamento, mas essa comparação deve ser realizada com ressalva e, por vezes, é difícil determinar se os tremores são verdadeiros ou relacionados com frio, medo, fraqueza muscular, mioclonia, tetania, miotonia ou, eventualmente, convulsões.[5]

De maneira simplificada, o tremor de repouso é aquele que está presente em alguma parte do corpo, que está totalmente relaxado e apoiado, sem os efeitos da gravidade. Os tremores de ação são ocasionados pela contração voluntária do músculo e podem ser posturais (ocorrem quando o animal se mantém voluntariamente em posição de estação, contra a gravidade), cinéticos (ocorrem em qualquer tipo de movimento voluntário não direcionado), cinéticos, em tarefas específicas (aparecem ou exacerbam-se em tarefas específicas), isométricos (resultantes de uma contração muscular contra um objeto fixo) e intencionais (ocorrem nos movimentos finos ou direcionados e estão associados a lesões cerebelares).[8]

Tremores de repouso

Classicamente, o tremor de repouso é associado à doença de Parkinson em humanos, caracterizada por lesão degenerativa do sistema dopaminérgico nigroestriatal, mas ela só ocorre em primatas. Lesões dos núcleos da base e na substância negra geralmente causam tremores de repouso em primatas, mas não são comuns no cão.[5] Em contrapartida, doenças ou medicamentos que alterem o sistema dopaminérgico, como alguns neurolépticos (p. ex., haloperidol e droperidol) ou outras substâncias, como metoclopramida, bloqueadores de canal de cálcio, fluoxetina, piridostigmina e meperidina, são potencialmente causadores de tremores reversíveis.[6]

Tremores ortostáticos

Tremores posturais ou ortostáticos foram descritos em dois cães da raça Dogue Alemão e em um Scottish Deerhound. Todos apresentaram os sintomas por volta de 2 anos e, inicialmente, os tremores eram mais comuns ou evidentes nos membros pélvicos e, com o tempo, aumentaram de intensidade e evoluíram para os membros torácicos. Em um deles, houve envolvimento intermitente também da musculatura da face e, em outro, observou-se troca constante do apoio dos membros pélvicos quando em estação. Os sintomas de tremores ocorriam quando os animais se mantinham em estação, mas desapareciam quando caminhavam ou estavam em posição sentada ou relaxados em decúbito.[9,10]

Não foram observadas alterações nos exames físico, neurológico, laboratorial, biopsia muscular ou ressonância magnética (RM) e uma causa específica não pode ser detectada nesses casos. Na EMG, a velocidade de condução nervosa estava dentro dos parâmetros, mas foram detectadas descargas musculares de amplitudes irregulares, com frequências entre 13 e 16 Hz nos músculos com o animal em estação que não foram registradas com o animal em posição de repouso, de modo semelhante ao observado em humanos.[11] O tratamento é à base de fármacos anticonvulsivantes, como o fenobarbital, que diminuem os sintomas, mas são incapazes de eliminá-los totalmente. Em dois animais, a gabapentina foi utilizada em associação, mas aparentemente não foi eficiente.[9,10]

MIOTONIA

A miotonia é uma contração muscular sustentada com retardo do seu relaxamento. É caracterizada por rigidez muscular sem espasmos, fasciculações que podem ser provocadas por percussão e alterações em EMG de descargas elétricas rítmicas e repetitivas (descargas miotônicas).[12]

É relacionada com uma falha na condutância do cloro nos miócitos que causa a hipopolarização do potencial de membrana de repouso e, em consequência, um estímulo menor é necessário para elicitar um potencial de ação. Eventualmente, também pode ser relacionada com a alteração da inativação do canal de sódio ou outras doenças associadas à distrofia miotônica e outras causas metabólicas, como o hiperadrenocorticismo.[13] Sua principal forma é a congênita, sendo descrita em gatos[14,15] e em cães, como Chow-Chow, Schnauzer miniatura, Pastor-Australiano e esporadicamente em outras raças.[16-18]

Os sintomas podem aparecer somente nas primeiras semanas de vida e ser desencadeados por um movimento súbito em um animal relaxado, principalmente se estiver em repouso. Andar rígido, que pode melhorar com exercícios, andar semelhante ao do coelho, dificuldade para se levantar, hipertrofia muscular, disfonia, regurgitação e respiração ruidosa são sintomas comuns na forma congênita. Alguns animais podem apresentar a língua protrusa e alterações dentárias e craniofaciais, como atraso na erupção dos dentes decíduos ou permanentes e má oclusão da mandíbula.[12,16] Em vista de seu caráter progressivo, a maioria dos animais é submetida à eutanásia devido à evolução da doença e à dificuldade respiratória.

O diagnóstico pode ser feito por história clínica, alterações na EMG com descargas bizarras e repetitivas, assim como avaliação genética. No caso de suspeita de hiperadrenocorticismo, pode ser necessária a realização do teste de supressão com dexametasona. A CK raramente aumenta acima de 500 U/ℓ e tem pouco valor diagnóstico.

Não há um consenso quanto ao tratamento e os resultados são variáveis e empíricos. Em geral, utilizam-se antagonistas de canal de sódio dependentes de voltagem, como procainamida (13 a 50 mg/kg, a cada 8 ou 12 horas), mexiletina (8,3 mg/kg, a cada 8 horas) ou fenitoína, mas, embora aparentemente sejam mais eficazes, os dois primeiros fármacos não são comercializados no Brasil. Nos casos adquiridos, como no hiperadrenocorticismo, pode ocorrer ou não melhora com o controle da doença.[12,13,16] Deve-se evitar a administração de brometo de potássio, dantroleno, agentes adrenérgicos betabloqueadores, β_2-agonistas, diuréticos, fármacos para diminuir o colesterol, relaxantes musculares despolarizantes e agentes anestésicos que atuem no sarcolema ou na junção neuromuscular, incluindo neostigmina e fisostigmina.[12]

Recentemente foi descrita uma rigidez muscular semelhante à miotonia, em gatos pretos, com idades variando de 2 meses a 3 anos, provocada por estresse ou atividade física, e que se agravava com dietas ricas em potássio. Esses animais não apresentavam alterações significativas da concentração sérica de potássio e CK; na EMG não foram observadas alterações como descargas miotônicas ou pseudomiotônicas. Na necropsia não foram observadas lesões significativas em nenhum órgão ou músculo, sugerindo alteração nos canais de sódio. Nos gatos remanescentes, houve aparente melhora com dietas sem suplementação de potássio e restrição de atividade física, mas a sua evolução é incerta.[19]

Cãibra, hipertonia muscular, neuromiotonia e mioquimia

Uma forma de cãibra ou hipertonia muscular é descrita em Scottish Terrier e aparentemente tem caráter hereditário autossômico recessivo. Em contrapartida, acredita-se que fatores comportamentais, ambientais e nutricionais e situações estressantes contribuam para o surgimento da doença.[20,21]

Os sintomas aparecem com 6 semanas a 18 meses de vida e se caracterizam por hipertonicidade não dolorosa da musculatura, que pode ser precipitada ou exacerbada por exercícios ou excitação. Os sintomas podem ser brandos ou intensos, mas uma vez instalados, raramente progridem. Pode ocorrer abdução dos membros torácicos, postura de cifose, rigidez cervical e hiperflexão dos membros pélvicos. Nos casos mais intensos pode produzir um "andar de ganso" ou marcha flexionada, e alguns animais podem sofrer quedas, rolamentos e enrolar-se como uma bola, ou os sintomas se limitam aos músculos respiratórios ou faciais. Esses sintomas melhoram ou desaparecem após vários minutos de descanso.[20-22]

O diagnóstico de hipertonia ou cãibra em Scottish Terriers é presuntivo e clínico. Uma vez que a doença está relacionada com alteração dos neurotransmissores no SNC, em particular a serotonina, não há alterações laboratoriais, radiográficas, à EMG ou histopatológicas características.[20] Em caso de dúvida, pode-se tentar reproduzir os sintomas expondo o animal a exercícios 2 horas após a administração de um antagonista da serotonina, como metisergida (0,3 mg/kg, por via oral), mas normalmente isso não é necessário.[22]

Anteriormente, o tratamento era baseado em relaxantes musculares de ação central, como acepromazina (0,1 a 0,75 mg/kg, a cada 12 horas) ou diazepam (0,5 a 1,5 mg/kg, a cada 8 horas), mas, devido à tolerância que pode se desenvolver e aos efeitos colaterais, como sedação, seu uso crônico pode ser inadequado.[22] Recentemente, tem-se sugerido o uso da fluoxetina (1 a 1,5 mg/kg, a cada 12 ou 24 horas) como uma alternativa promissora, com melhora da qualidade de vida e sem efeitos colaterais maiores, mesmo com o uso prolongado.[21]

Eventualmente, episódios de hipertonicidade ou cãibra, com contração muscular dolorosa, de poucos minutos de duração e sem perda de consciência, são descritos esporadicamente em outras raças, como Cavalier King Charles Spaniel, English Springer Spaniel e Border Terrier, ou relacionadas com algumas doenças, como hipotireoidismo e hipoadrenocorticismo.[22] Neste último, as cãibras podem ocorrer em episódios agudos, com o animal em repouso ou associadas a exercícios, e tendem a piorar com o passar do tempo. O diagnóstico é baseado no teste de estimulação com hormônio adrenocorticotrófico (ACTH) e os sintomas melhoram após o tratamento com a correção das alterações hídricas e eletrolíticas.[23]

A mioquimia é um tremor muscular episódico, mais lento e prolongado que uma fasciculação, persistente e que acomete grupos de fibras musculares, com uma característica ondulatória contínua, vermicular, da superfície corporal. Quando associada à hipertonia ou rigidez muscular e colapso, é denominada "neuromiotonia". Pode ser hereditária ou relacionada com doenças imunomediadas, neoplásicas, tóxicas e polineuropatias desmielinizantes.[24,25]

Na raça Jack Russel Terrier, os sintomas aparecem entre 2 e 30 meses de vida (8 meses, em média) e em alguns animais podem ser precedidos por um esfregar da face. As alterações podem ser localizadas ou generalizadas, durar minutos ou horas e eventualmente ser precipitadas por exercícios ou excitação.[26] Diferem das outras hipertonias por eventualmente persistirem, mesmo com repouso, e causarem hipertermia grave, muitas vezes superior a 42°C. Uma síndrome similar também é descrita em gato, Yorkshire, Border Collie e uma forma focal em Maltês, devido a possível adenoma pituitário.[24,27,28]

Em geral, não há alterações laboratoriais importantes, somente aumentos brandos de ALT, AST e CK, liquor normal e, na EMG, podem ser observados potenciais mioquímicos. Aparentemente não há alteração na biopsia muscular, pois parece que está relacionada com uma canalopatia do sistema nervoso ou músculos. O tratamento com estabilizantes de membrana, como procainamida e mexiletina, é limitado devido à sua ausência no Brasil. Uma opção é a utilização da fenitoína, 3 mg/kg a cada 24 horas, no gato, e 25 mg/kg a cada 12 horas, no cão, mas os resultados são variáveis.[22,24,26-28]

Miosite dos músculos mastigatórios

A miosite dos músculos mastigatórios, anteriormente descrita como miosite eosinofílica e miosite atrófica, é uma doença imunomediada com produção de anticorpos contra os músculos relacionados com a mastigação, incluindo os músculos masseter, temporal, pterigoide lateral e medial e a porção rostral do digástrico.[2,29,30] Essa especificidade está relacionada com o tipo de fibra muscular denominada "2M", predominante nesses músculos e que não está presente nos músculos dos membros, devendo ser diferenciada de outras causas de atrofia dos músculos da cabeça, como a neurogênica.[29,31]

Embora esse tipo de fibra 2M também seja encontrado nos músculos mastigatórios de outros carnívoros, essa miosite localizada é descrita apenas em cães.[32] Recentemente, identificou-se que a produção desses autoanticorpos é direcionada contra uma família de proteína C ligada à miosina, denominada "mMyBPC", que está presente internamente e nas superfícies das fibras musculares dos músculos mastigatórios e, portanto, exposta aos sistema imune.[33]

Pode ocorrer em cães de qualquer idade, raça ou sexo, embora seja mais comum em animais jovens e de grande porte. Entre as raças mais comumente citadas incluem-se Pastor-Alemão, Labrador Retriever, Dobermann Pinscher e Golden Retriever,[30,32] enquanto o Cavalier King Charles Spaniel parece ter predisposição genética e desenvolve os sintomas com menos de 1 ano.[34]

Os sintomas são os de atrofia simétrica, mais evidente nos músculos da região temporal e massetérica, com dificuldade de apreensão e que, posteriormente, pode evoluir para trismo mandibular. Alguns tutores mais desatentos podem ter como queixa principal a anorexia, uma vez que o animal não consegue se alimentar. Nos casos mais crônicos, pode ocorrer a fibrose desses músculos e causar miosite atrófica. Durante o exame físico pode haver dor ou relutância em abrir a boca, edema ou atrofia localizada dos músculos envolvidos, sialorreia e alterações oculares, como exoftalmia, conjuntivite e, muito raramente, cegueira por compressão do nervo óptico. Alguns animais também podem ter hipertermia, linfadenomegalia e perda de peso.[29,30,32]

O diagnóstico na maioria dos casos é clínico, baseado em atrofia muscular, dificuldade de abrir a boca e com apetite preservado, mas pode ser confirmado pela presença de anticorpos contra as fibras musculares do tipo 2M em laboratório especializado (http://www.vetneuromuscular.ucsd.edu/). Esse teste apresenta mais de 85% de sensibilidade e 100% de especificidade e também ajuda a descartar outras causas de atrofia muscular dos músculos mastigatórios.[29-31]

Entre as possíveis alterações laboratoriais incluem-se hiperglobulinemia, leve anemia e proteinúria. A eosinofilia não é um achado consistente no hemograma e a dosagem sérica de CK pode estar aumentada nos casos agudos, mas em geral a magnitude é menor que em outras causas de polimiosites, devido à pequena quantidade de massa muscular afetada. Além disso, nos casos crônicos pode estar normal.[29,30,32] Os exames radiográficos podem ajudar a descartar outras causas de trismo mandibular, como alterações na articulação temporomandibular, como fraturas e osteopatia craniomandibular, assim como as sorologias para neosporose, toxoplasmose e leishmaniose, que também podem causar polimiopatia.[25,29]

A biopsia muscular, quando realizada, geralmente é feita nos músculos temporais ou massetéricos e, em caso de suspeita de polimiosite, recomenda-se coletar uma amostra de outros locais, como o músculo tibial cranial ou tríceps. Atenção especial deve ser dada durante a sua realização, pois o músculo frontal fica na porção rostral e sobre os músculos temporais e normalmente não é afetado pela doença.[29,31] A tomografia computadorizada (TC) ou a RM pode indicar quais são os músculos mais envolvidos e ajudar na escolha do local a ser biopsiado ou excluir outras causas, mas geralmente isso não é necessário.[30]

A base do tratamento é feita com corticosteroides, como prednisona ou prednisolona, inicialmente em doses imunossupressoras (2 mg/kg, a cada 12 ou 24 horas) e dieta pastosa. Alguns autores recomendam tentar encorajar a mastigar ossos ou brinquedos para estimular o uso dos músculos mastigatórios. Caso não seja possível a medicação oral, pode-se iniciar o tratamento com aplicações subcutâneas e, após a melhora clínica, que geralmente ocorre na primeira semana, passa-se à via oral. Depois de ocorrer a remissão dos sintomas, inicia-se o esquema de redução gradual, que deve ser realizado de maneira lenta e pode durar semanas ou meses, para evitar a recidiva. Retiradas abruptas ou rápidas podem levar à forma crônica da doença com fibrose irreversível das fibras musculares.[29,32]

Em alguns animais, pode ocorrer melhora, mas persistir a atrofia muscular, e nos casos mais crônicos, nos quais já há fibrose e miosite atrófica, a resposta é inadequada. Nesses animais, recomenda-se uma dieta mais pastosa para tentar manter sua nutrição. Em todos os casos, deve-se evitar forçar a abertura da boca mesmo que o animal esteja anestesiado, pois a manipulação excessiva pode piorar a inflamação e a fibrose.[29]

Nos casos refratários ou em que há necessidade de tratamento prolongado com corticosteroides, uma opção para diminuir a dose e seus efeitos colaterais é associar azatioprina, 2 mg/kg, a cada 24 horas por 14 dias e, em seguida, a cada 48 horas até a resolução clínica e então tentar diminuir progressivamente. Alguns animais podem precisar de tratamento crônico com baixas doses de prednisona e, nos casos em que já está instalada a miosite atrófica, pode ser indicada para minimizar a fibrose, mas isso é controverso.[29,32]

O prognóstico é bom para os animais que respondem ao tratamento e não apresentam fibrose importante com melhora total ou parcial dos sintomas, a despeito da necessidade de tratamento prolongado, enquanto a recuperação dos pacientes com miosite atrófica instalada não é esperada.[32]

Miosite dos músculos extraoculares

A miosite dos músculos extraoculares é uma doença relativamente rara e que ocorre principalmente em cães jovens, de grande porte, principalmente em Golden e Labrador Retriever, caracterizada por exoftalmia, algumas vezes com estrabismo lateral e retração da pálpebra, conferindo uma expressão de medo ou susto. Os músculos mastigatórios e apendiculares não são comprometidos. Pode haver quimoses, hiperemia conjuntival e protrusão da membrana nictante, mas não há aumento da pressão intraocular ou alteração na produção de lágrimas.[35,36]

O diagnóstico muitas vezes pode ser realizado pelo aspecto clínico e resposta terapêutica, mas a avaliação por ultrassonografia ocular ou ressonância magnética pode ser útil para descartar outras possibilidades, como neoplasias e abscessos retrobulbares, embora aumento da ecogenicidade da órbita ou aumento da intensidade em T2 não sejam específicos. A biopsia não é específica e normalmente não é indicada e, quando realizada, a característica histológica é de um infiltrado inflamatório linfocítico.[36]

O tratamento com prednisona ou prednisolona (1 a 2 mg/kg, a cada 12 ou 24 horas) geralmente causa rápida e completa melhora, embora muitas vezes sejam necessários tratamentos prolongados, ou ocorrem recidivas com a redução da dosagem. Nesses casos, pode ser associada à azatioprina (2 mg/kg, a cada 24 horas durante 14 dias e depois em dias alternados) para então iniciar o esquema de redução gradual do corticosteroide.[36] Alguns animais podem ficar com leve exoftalmia ou estrabismo e necessitar de um esquema com baixa dose de prednisolona, indefinidamente. Nos casos crônicos, em que há fibrose acentuada dos músculos extraoculares e dificuldade de visão devido ao estrabismo, a cirurgia com ressecção ou transecção dos músculos afetados pode ser tentada, mas os resultados são variáveis.[35]

DERMATOMIOSITE

A dermatomiosite canina é uma doença inflamatória rara da pele, músculos e vasos sanguíneos, descrita principalmente em Collies e Pastor de Shetland. Embora os mecanismos imunológicos ainda estejam sendo elucidados, acredita-se que seja uma doença de caráter hereditário. Os primeiros sintomas são restritos à pele, com presença de manchas bem delimitadas de eritema, descamação, pápulas, vesículas, pústulas e alopecia focal principalmente em focinho, orelha, região periorbital, cauda e extremidades, nas primeiras semanas ou meses de vida e que pode evoluir para aparente resolução por alguns meses, ou ser crônica, com persistência de alopecia e discromia das áreas afetadas.[37,38]

Posteriormente, pode aparecer atrofia simétrica dos músculos temporais que progride para os músculos mastigatórios e dos membros. Alguns animais podem apresentar disfagia e megaesôfago. Na EMG observam-se potenciais de fibrilação e ondas agudas positivas com velocidade de condução nervosa normal.[38]

Laboratorialmente, pode haver leve aumento da CK, hiperproteinemia e hiperglobulinemia. O diagnóstico é baseado em lesões cutâneas e biopsia da pele, caracterizada por dispersão e degeneração basocelular, com vacuolização e necrose. Estas podem formar vesículas e, nos casos mais graves, fissuras dermoepidérmicas e ulcerações. Os infiltrados inflamatórios são leves, superficiais, difusos ou perivasculares, e a atrofia folicular é comum. Nos músculos, pode-se observar infiltrado inflamatório multifocal e misto.[37,38]

As opções de tratamento incluem o uso de corticosteroides tópicos e sistêmicos, imunossupressores, como azatioprina, imunomoduladores e antioxidantes com resultados variáveis. Alguns animais com doença branda podem ter qualidade de vida mesmo sem medicação específica, mas outros são eventualmente eutanasiados devido à evolução clínica ou à falta de eficácia do tratamento.[38] A propentofilina (25 mg/kg, a cada 12 horas) tem sido sugerida como uma opção terapêutica e foi utilizada com sucesso total ou parcial em 60% dos casos tratados em 4 a 10 semanas.[39]

POLIMIOSITE IDIOPÁTICA

Polimiosite idiopática é uma miopatia inflamatória no cão e gato não associada a qualquer doença sistêmica ou causa infecciosa. Pode ser focal, como a miosite dos músculos extraoculares, ou acometer difusamente os músculos esqueléticos. Em cães, parece haver predileção por Boxer e raças de porte grande, embora possa ocorrer em qualquer idade ou porte. A causa antigênica que dispara a doença é desconhecida e nenhum anticorpo específico tem sido detectado.[1,40]

Os sintomas clínicos são variáveis e podem alternar momentos de melhora e piora, como intolerância progressiva ao exercício e fraqueza aguda. Durante a marcha, eventualmente pode-se observar andar rígido e com passos curtos, como se o animal estivesse "pisando em ovos" e postura em lordose; pode ou não apresentar dor à palpação muscular, especialmente dos músculos proximais e músculos epaxiais. Disfagia, disfonia ou estridor respiratório pode ocorrer com o envolvimento do músculo da laringe e, em alguns casos, regurgitação associada ao megaesôfago.[40]

Os diagnósticos diferenciais incluem poliartrite, miopatia infecciosa, associada a outras doenças, como hipotireoidismo, neoplasia e miastenia *gravis*, devido a megaesôfago e fraqueza induzida pelo exercício.[40] Em um estudo, de 140 cães com miopatia inflamatória, em 12 esta foi relacionada com o aparecimento de neoplasia, em particular linfoma em Boxer, no período de 1 ano. Embora as figuras mitóticas tenham sido observadas posteriormente no momento do diagnóstico da neoplasia, não foram detectadas inicialmente nas primeiras biopsias musculares para o diagnóstico da poliomiopatia.[1]

O diagnóstico de polimiosite idiopática é, muitas vezes, presuntivo e baseado na presença de, pelo menos, três características que incluem sintomas compatíveis, elevação acentuada da CK, presença de alteração na EMG com velocidade de condução nervosa motora normal, títulos de anticorpos para doenças infecciosas como toxoplasmose e neosporose negativos e biopsia muscular com infiltrado inflamatório mononuclear, com ou sem eosinófilos, e fibras musculares necróticas e não necróticas.[40] Em caso de histórico de regurgitação, a radiografia de tórax também é recomendada.

O tratamento inicial é feito com corticosteroides em dose imunossupressora e controle da dor. De maneira geral, se não houver pneumonia utiliza-se prednisolona, na dose de 2 mg/kg, a cada 12 horas, até a melhora clínica e então inicia-se o esquema de redução gradual. Muitos pacientes respondem rapidamente ao tratamento, embora nos casos mais graves a melhora possa ser gradual ou insatisfatória. Eventualmente, alguns animais podem apresentar recidivas ou precisar de tratamento por períodos mais extensos, necessitando de associações de outras medicações imunossupressoras.[2,40]

POLIMIOPATIA INFLAMATÓRIA FELINA

A incidência de polimiosite imunomediada em gatos não é conhecida e é pouco relatada e, muitas vezes, considerada idiopática. Os sintomas podem aparecer em qualquer idade e se caracterizam pelo início súbito de fraqueza com ventroflexão cervical, incapacidade para saltar e tendência a sentar-se ou deitar-se após caminhar por curtas distâncias. A dor muscular aparente pode ser evidente em alguns gatos afetados durante a palpação.[41]

A polimiopatia inflamatória felina pode ser suspeitada com base em achados clínicos, elevação sérica da CK, alterações multifocais na EMG e eliminação de outras causas como infecciosas e miopatia hipopotassêmica. Embora se tenha demonstrado experimentalmente que o vírus da imunodeficiência felina (FIV) possa causar miopatia, ela geralmente é assintomática. Na biopsia muscular pode-se observar a infiltração de células mononucleares em fibras não necrosadas, predominantemente linfócitos, fagocitose de células musculares, regeneração e variação no tamanho das fibras musculares com pouca necrose.[41]

A remissão espontânea pode ser observada em alguns gatos, mas outros podem necessitar de tratamento com corticosteroides. Em geral, a prednisona em dose imunossupressora (4 a 6 mg/kg, a cada 12 ou 24 horas) tem sido recomendada inicialmente e então reduzida ao longo de 8 semanas. Alguns autores sugerem a administração de clindamicina (12,5 a 25 mg/kg, a cada 12 horas) durante 7 dias antes do início da terapia imunossupressora para um diagnóstico presuntivo de miosite por *Toxoplasma gondii*. No caso de melhora evidente, a clindamicina deve ser mantida durante 4 a 6 semanas. O prognóstico para miosite idiopática em gatos que não tenham megaesôfago geralmente é bom, embora possa ser necessária a administração prolongada de corticosteroides em alguns casos.[40,41]

RABDOMIÓLISE

A rabdomiólise é uma polimiosite aguda e grave que ocasiona uma síndrome clínica caracterizada por necrose muscular aguda, aumento importante da CK e mioglobinúria, dando um aspecto de urina com "cor de Coca-Cola". Outros sintomas incluem edema muscular, mialgia, fraqueza ou colapso. A causa pode estar relacionada com várias situações, como exercício prolongado, hipertermia, intoxicações (*i. e.*, veneno de cobra), medicamentos (*i. e.*, bezafibrato, sinvastatina, diuréticos), doenças metabólicas (*i. e.*, hipopotassemia), infecções (*i. e.*, neosporose, babesiose) ou ainda ser idiopática.[42-44]

A fisiopatologia é resultado de lesão direta ao sarcolema ou falta de suprimento energético para os músculos, ocasionando aumento da concentração do cálcio intracelular livre e ativação das proteases cálcio-dependentes, levando à destruição das miofibrilas e mionecrose. Assim, há a liberação maciça da mioglobina para a circulação, que é excretada pelos rins. Essa mioglobinúria pode provocar necrose tubular, insuficiência renal aguda (IRA), alterações eletrolíticas, cardiomiopatia e falência respiratória e levar ao óbito, se não for tratada rapidamente.[42-44] Mioglobinúria recorrente também pode ser observada em miopatias metabólicas hereditárias, como doença do armazenamento de glicogênio, alterações de oxidação dos ácidos graxos e miopatia mitocondrial, além da distrofia muscular.[3]

O tratamento é baseado na correção do equilíbrio hídrico e eletrolítico, com fluidoterapia agressiva com soluções isotônicas, promover a diurese forçada com diuréticos, como furosemida e, se necessário, manitol, além de tratamento sintomático para dor e insuficiência renal aguda, com analgésicos opioides e protetores gástricos.[42,43]

MIOPATIAS INFECCIOSAS

Embora as doenças musculares inflamatórias e imunomediadas sejam a causa mais comum das miopatias em cães e gatos, esporadicamente podem estar relacionadas com agentes infecciosos, como *Toxoplasma gondii*, *Neospora caninum*, *Hepatozoon canis*, *Leishmania infantum*, e mais raramente *Borrelia burgdorferi*, *Ehrlichia canis* e *Rickettsia rickettsii*.[1,2,45,46]

A neosporose e a toxoplasmose provavelmente estão entre as principais causas de miopatia infecciosa em cães e gatos, pois eles podem atuar como hospedeiros definitivos ou intermediários no ciclo desses parasitas.[1,2,45] Embora sejam mais comuns em animais jovens ou imunossuprimidos, podem acometer os animais em qualquer idade ou estado imunológico. Além de atrofia muscular, pode ocorrer andar rígido e mialgia devido à miosite, mas os sintomas muitas vezes são relacionados com alterações neurológicas, como ataxia ou paralisia de membros pélvicos, associadas ou não a rigidez extensora, alterações vestibulares, tetraparesia ou tetraplegia flácida e, eventualmente, convulsões.[45,47,48]

O diagnóstico clínico muitas vezes é baseado nos sintomas compatíveis, na sorologia positiva com resposta terapêutica e exclusão de outras causas, pois muitos animais podem ter títulos e ser assintomáticos. De maneira geral, títulos superiores a 1:64 para IgM e 1:200 para IgG são considerados fortemente suspeitos para toxoplasmose e neosporose, respectivamente. A detecção direta dos oocistos nas fezes não tem um bom valor preditivo e estes podem ser confundidos com os de *Besnoitia* sp. e *Hammondia* sp. A biopsia muscular, embora possível, não é um exame de rotina e os bradizoítos são indistinguíveis na microscopia óptica com as colorações de rotina. Recentemente, técnicas de reação em cadeia da polimerase (PCR) para detecção de *Neospora caninum* e *Toxoplasma gondii* estão sendo desenvolvidas com resultados promissores.[49,50]

O tratamento de neosporose pode ser feito com clindamicina (10 a 20 mg/kg, a cada 8 ou 12 horas) ou sulfadiazina potencializada com trimetoprima (15 mg/kg, a cada 12 horas), associada à pirimetamina (1 mg/kg, a cada 24 horas) ou à clindamicina (10 mg/kg, a cada 8 horas) e pode durar de 4 a 8 semanas, embora a eliminação definitiva do agente possa nunca ocorrer.[48,49] Para a toxoplasmose, o tratamento é semelhante, com exceção dos gatos, aos quais se recomenda clindamicina (10 a 12 mg/kg, a cada 12 horas) ou sulfadiazina potencializada com trimetoprima (15 mg/kg, a cada 12 horas), por 4 semanas.[47,50]

A hepatozoonose é uma doença muitas vezes oportunista ou associada a outras enfermidades, causada por *Hepatozoon canis* ou *Hepatozoon americanum*. O protozoário é transmitido principalmente por *Rhipicephalus sanguineus*, mas pode ser transmitido por outros carrapatos, podendo o microrganismo eventualmente ser encontrado em neutrófilos e monócitos de esfregaços sanguíneos de animais assintomáticos ou com doença clínica. No Brasil, acredita-se que haja apenas *Hepatozoon canis* ou uma variante, que causa sintomas mais brandos do que na hepatozoonose americana.[51]

Os principais sintomas são: febre, letargia, anorexia e anemia, mas nos casos mais graves pode ocorrer perda de peso, dor e alterações locomotoras. No hemograma pode haver leucocitose, anemia, linfopenia e monocitose, mas o diagnóstico é feito pela presença de gametócitos em esfregaços sanguíneos, embora nem sempre estes sejam observados devido à baixa parasitemia, ou por biopsia muscular com a presença de estruturas semelhantes aos cistos de *Hepatozoon*.[52,53] O tratamento é voltado ao controle dos ciclos reprodutivos assexuados que perpetuam a infecção com dipropionato de imidocarb (5 a 6 mg/kg, por via intramuscular ou subcutânea, duas aplicações em intervalo de 14 dias), sulfadiazina-trimetoprima, clindamicina ou pirimetamina (0,25 mg/kg, a cada 24 horas) por 14 dias e então com decoquinato (10 a 20 mg/kg, a cada 12 horas) indefinidamente. O prognóstico para a cura é bom, desde que não ocorra reinfecção e a função renal esteja preservada.[45,54]

Recentemente demonstrou-se que o músculo esquelético de cães com infecção confirmada por *Leishmania infantum* pode apresentar características histológicas de miopatia inflamatória e a gravidade da inflamação correlaciona-se à quantidade de DNA de *Leishmania* no músculo estudado. Como o parasita não está presente dentro das fibras musculares, os autores supõem que após uma infecção, haja a disseminação em macrófagos para os tecidos vascularizados, bem como para os músculos, e as formas amastigotas poderiam atuar como um fator desencadeante de resposta inflamatória imunomediada. De maneira geral, os sintomas de intolerância ao exercício, fraqueza simétrica dos músculos proximais e atrofia muscular de graus variados também são acompanhados de outras alterações sistêmicas, como perda de peso, linfadenomegalia, dermatopatia e hipergamaglobulinemia.[46] O diagnóstico definitivo pode ser feito pela detecção de formas amastigotas na citologia aspirativa de linfonodos ou medula óssea e o tratamento pode ser tentado com antimoniais ou alopurinol,[45] mas não é aprovado no Brasil.

POLIMIOPATIA HIPOPOTASSÊMICA

A miopatia hipopotassêmica é relativamente comum em gatos e é caracterizada por fraqueza muscular aguda, dor muscular, ventroflexão do pescoço, aumentos da CK e potássio sérico inferior a 3,0 mEq/ℓ. Alguns animais podem apresentar previamente letargia ou relutar para caminhar e andar plantígrado.[55]

Diversas condições são associadas à miopatia hipopotassêmica em gatos e incluem anorexia ou dieta pobre em potássio, perda gastrintestinal ou renal, uso de diuréticos, translocação aumentada para o espaço intracelular (hiperinsulinemia e hipertireoidismo) e hiperaldosteronismo. Além disso, uma forma de hipopotassemia congênita é descrita em filhotes de gatos Burmese nos quais os sintomas aparecem nos primeiros meses de vida.[55-58]

Assim, a abordagem diagnóstica inclui, além de história clínica, potássio sérico abaixo de 3 mEq/ℓ, aumentos de CK, avaliação da creatinina e ureia sérica e, eventualmente, ultrassonografia das adrenais ou dosagem da aldosterona plasmática, principalmente nos pacientes de meia-idade ou idosos com hipertensão sistêmica, para descartar hiperaldosteronismo.[55,58] É válido lembrar que hiperlipidemia, hiperproteinemia, hiperglicemia e azotemia podem causar pseudo-hipopotassemia, dependendo do método utilizado pelo laboratório.

No tratamento de pacientes com hipopotassemia crônica leve a moderada, a suplementação pode ser realizada por administração de gliconato de potássio (0,44 mEq/kg por via oral, a cada 12 a 24 horas) e a melhora dos sintomas pode ser observada na primeira semana. Nos casos mais graves, pode ser necessária a suplementação intravenosa com cloreto de potássio diluído em uma solução fisiológica a 0,9%. A quantidade de potássio a ser adicionada à fluidoterapia depende de sua concentração sérica (Quadro 247.1), mas a velocidade de infusão não deve

QUADRO 247.1	Suplementação de potássio de acordo com a sua concentração sérica e velocidade de infusão.	
Potássio sérico (mmol/ℓ)	Potássio em 500 mℓ de solução fisiológica a 0,9% (mmol)	Velocidade máxima de infusão (mℓ/kg/h)
< 2	40	6
2,1 a 2,5	30	8
2,6 a 3,0	20	12
3,1 a 3,5	14	18
3,6 a 5,0	10	25

exceder 0,5 mEq/kg/h. Isso é importante nos casos em que é necessária fluidoterapia mais agressiva, como na insuficiência renal ou desidratação, na qual se recomenda que o potássio seja feito à parte.[56]

DISTROFIAS MUSCULARES E MIOPATIAS HEREDITÁRIAS

A distrofia muscular é uma miopatia degenerativa, não inflamatória e progressiva, associada à deficiência de proteínas musculares, como distrofina, merosina (laminina-α) ou sarcoglicanos. É descrita em várias raças de cães e, eventualmente, em gatos.[59-61]

É uma doença hereditária principalmente ligada ao cromossomo X, mas outros tipos de transmissão, como a autossômica recessiva ou dominante, também são descritos. Além disso, algumas formas podem se apresentar precocemente, de maneira agressiva e letal, enquanto outras podem ter progressão lenta e estabilizar-se, permitindo melhor qualidade de vida, embora com atividade física limitada.[62]

Os sintomas de distrofia muscular em cães são progressivos, com atrofia gradual de massa muscular e desenvolvimento de contraturas, que muitas vezes levam a deformidades esqueléticas. Uma característica proeminente em cães distróficos é a hipertrofia e o alargamento da base da língua causando alterações faríngeas e esofágicas, com sialorreia, disfagia e regurgitação. Pode haver dificuldade respiratória, mesmo em repouso ou após mínimo esforço. A CK sérica eleva-se precocemente e pode ajudar a identificar filhotes afetados nos primeiros dias de vida. Pode haver mioglobinúria e na avaliação por EMG há atividade espontânea, incluindo descargas de alta frequência e atividade complexa repetitiva. Fêmeas portadoras de mutações da distrofina normalmente apresentam pouca evidência de doença clínica, embora as concentrações da CK possam estar elevadas.[63]

O diagnóstico pode ser feito por imuno-histoquímica realizada em fragmentos de biopsia de músculo fresco congelado com vários anticorpos monoclonais e policlonais contra as proteínas do músculo esquelético envolvidos nas distrofias musculares, como distrofina, proteínas associadas à distrofina, lamininas e outras proteínas. Na coloração H&E observam-se alterações degenerativas, com áreas de necrose da fibra muscular isolada ou agrupada e células inflamatórias mononucleares distribuídas por todo o endomísio ou perimísio circundante. Pode haver também fibras de pequeno diâmetro com citoplasma basofílico e núcleo vesicular grande sugestivo de regeneração, além de calcificação distrófica e infiltração de gordura interfascicular.[62]

Gatos com deficiência de distrofina geralmente são machos e apresentam os sintomas com 3 a 6 meses de vida, sugerindo uma alteração ligada ao cromossomo X. A apresentação clínica é única com hipertrofia muscular do ombro e pescoço e aumento da língua, que fica proeminente. Outros sintomas incluem salivação excessiva, intolerância ao exercício, marcha rígida, jarretes aduzidos, rigidez cervical, vômitos e regurgitação. Calcificação lingual multifocal, cardiomiopatia dilatada, megaesôfago e hepatosplenomegalia também foram relatados. Os achados patológicos são semelhantes aos descritos para os cães distróficos e incluem degeneração e regeneração das fibras musculares, acúmulo de depósitos calcificados dentro das fibras musculares e núcleos numerosos e localizados centralmente.[63]

Não há tratamento específico de rotina e os animais afetados e seus ascendentes devem ser identificados e retirados da reprodução. O uso crônico de prednisona é controverso, pois pode causar aparente melhora da atividade e diminuir a evolução da doença, embora ainda seja incerto se ela inibe a degeneração e a regeneração cíclica ou apenas a regeneração muscular.[64] Redução da atividade física e eventual fisioterapia também estão sob estudos e ainda não há um consenso de seu benefício e de qual maneira devam ser indicadas.[65]

Miopatia do Labrador Retriever

A miopatia centronuclear do Labrador é uma doença hereditária, provavelmente autossômica recessiva, que se inicia nas primeiras semanas ou meses de vida, caracterizada por fraqueza muscular generalizada, "andar de coelho", postura cifótica e, nos casos mais graves, ventroflexão do pescoço e megaesôfago.[66,67] Pode acometer tanto machos como fêmeas, geralmente de coloração amarela ou preta.[68]

A exposição ao exercício pode piorar os sintomas, enquanto o breve repouso pode melhorar a fraqueza, embora ainda assim o animal apresente déficit detectável. Ocasionalmente há atrofia muscular generalizada, mas em geral não é acompanhada de mialgia. A CK pode estar moderadamente aumentada e, na EMG, há presença de onda aguda positiva, potenciais de fibrilação e ondas bizarras de alta frequência, sem alteração da condução nervosa. Histologicamente há atrofia, necrose e redução das fibras tipo II, com proliferação de tecido conjuntivo, fagocitose e áreas de regeneração de algumas fibras. A evolução clínica pode ser rápida e progredir para decúbito em alguns meses.[66,67]

Recentemente uma nova miopatia, histologicamente semelhante à que ocorre em Dogue Alemão, foi descrita no Canadá. Diferencia-se clinicamente por apresentar atrofia muscular mais intensa e evolução mais rápida para o decúbito em semanas.[68] Não há tratamento específico para essas doenças e, por isso, recomenda-se identificar os possíveis portadores para retirá-los da reprodução.

Miopatia hereditária do Dogue Alemão

A denominação miopatia hereditária em Dogue Alemão foi sugerida por suas características histoquímicas distintas em relação às outras miopatias.[69,70] Inicialmente foi observada apenas nos países britânicos, mas já foi detectada em outros países, como Canadá e Austrália, e aparentemente é uma doença hereditária autossômica recessiva.[69]

É descrita em cães jovens da raça Dogue Alemão, sem predisposição sexual, e os sintomas geralmente se iniciam antes de 1 ano (6 a 19 meses de vida). Dependendo do grau de comprometimento, podem variar desde intolerância ao exercício progressivo, fraqueza muscular, tremores até postura em estação anormal, com os membros pélvicos posicionados sob o abdome e a cauda estendida, provavelmente para melhorar o apoio. Pode ocorrer colapso seguido de atividade física variada e melhora após repouso. Alguns animais também podem piorar em situações de estresse e excitação.[69]

No exame físico, muitas vezes, os animais apresentam retardo de desenvolvimento e atrofia muscular generalizada, principalmente dos músculos bíceps femoral, quadríceps, temporal, glúteo, supraespinal e infraespinal. O andar pode ser rígido com passos largos nos membros pélvicos e eventualmente "andar de coelho" quando tenta correr. Não há dor à palpação muscular e outros déficits neurológicos, mas eventualmente pode ser observada a diminuição do reflexo patelar e dos reflexos medulares segmentares.[69]

Normalmente, os exames laboratoriais de rotina e imagens não apresentam alterações, com exceção da CK, que pode estar extremamente elevada, embora também possa estar dentro dos valores de referência. Na EMG, podem-se observar potenciais de fibrilação e ondas agudas positivas em alguns músculos, com velocidade de condução nervosa dentro dos parâmetros.[69]

A confirmação da doença pode ser feita por biopsia muscular. Na coloração por H&E parte das miofibras apresenta uma área central com basofilia variável, que ocupa 10 a 50% de seu diâmetro, demarcada por um anel basofílico distinto, sem indícios de inflamação, atrofia, fibrose ou regeneração. Com o PAS observa-se acúmulo de glicogênio dentro dessas áreas. Na coloração com trifosfato de adenosina miofobrilar (ATPase) observa-se comprometimento das fibras tipos I e II, embora haja predomínio da primeira.[69,70]

Não existe tratamento específico, mas alguns animais podem ter boa qualidade de vida por vários meses a anos. Recomenda-se evitar situações de estresse; a fisioterapia, embora não tenha sido avaliada previamente, pode contribuir para o retardo de sua evolução. Na necropsia, as lesões se restringem apenas aos músculos esqueléticos.[69]

REFERÊNCIAS BIBLIOGRÁFICAS

1. Evans J, Levesque D, Shelton G. Canine inflammatory myopathies: a clinicopathologic review of 200 cases. Journal of Veterinary Internal Medicine. 2004;18(5):679-91.
2. Shelton GD. From dog to man: The broad spectrum of inflammatory myopathies. Neuromuscular Disorders. 2007;17(9-10):670.
3. Shelton GD. Routine and specialized laboratory testing for the diagnosis of neuromuscular diseases in dogs and cats. Veterinary Clinical Pathology. 2010;39(3):278-95.
4. Aroch I et al. Diagnostic and prognostic value of serum creatine-kinase activity in ill cats: a retrospective study of 601 cases. Journal of Feline Medicine and Surgery. 2010;12(6):466-75.
5. Bagley R. Tremor syndromes in dogs: diagnosis and treatment. Journal of Small Animal Practice. 1992;33(10): 485-90.
6. Podell M. Tremor, fasciculations, and movement disorders. Veterinary Clinics of North America: Small Animal Practice. 2004;34(6): 1435-52.
7. Glass EN, Kent M. Classifying involuntary muscle contractions. Compendium. 2006;28(7): 516-29.
8. Deuschl G, Bain P, Brin M. Consensus statement of the Movement Disorder Society on tremor. Movement Disorders. 1998;13(S3):2-23.
9. Garosi LS et al. Primary orthostatic tremor in Great Danes. Journal of Veterinary Internal Medicine. 2005;19(4): 606-9.
10. Platt S, De Stefani A, Wieczorek L. Primary orthostatic tremor in a Scottish deerhound. Veterinary Record. 2006;159(15):495-6.
11. Bain PG. Tremor. Parkinsonism & Related Disorders. 2007;13: S369-S74.
12. Vite CH. Myotonia and disorders of altered muscle cell membrane excitability. Veterinary Clinics of North America: Small animal practice. 2002;32(1): 169-87.
13. Swinney G et al. Myotonia associated with hyperadrenocorticism in two dogs. Australian Veterinary Journal. 1998;76(11):722-4.
14. Toll J, Cooper B, Altschul M. Congenital myotonia in 2 domestic cats. Journal of Veterinary Internal Medicine. 1998;12(2):116-9.
15. Hickford F, Jones B, Gething M, Pack R, Alley M. Congenital myotonia in related kittens. Journal of Small Animal Practice. 1998;39(6): 281-5.
16. Farrow B, Malik R. Hereditary myotonia in the Chow Chow. Journal of Small Animal Practice. 1981;22(7): 451-65.
17. Vite C et al. Brief communication. Congenital myotonic myopathy in the miniature Schnauzer: an autosomal recessive trait. Journal of Heredity. 1999;90(5): 578-80.
18. Finnigan DF et al. A novel mutation of the CLCN1 gene associated with myotonia hereditaria in an Australian cattle dog. Journal of Veterinary Internal Medicine. 2007;21(3): 458-63.

19. Kiesewetter IS *et al*. Potassium-aggravated muscle stiffness in 12 cats. Journal of the American Veterinary Medical Association. 2011;238(8): 1026-31.
20. Meyers KM *et al*. Muscular Hypertonicity: Episodes in Scottish Terrier Dogs. Archives of Neurology. 1971;25(1): 61-8.
21. Geiger KM, Klopp LS. Use of a selective serotonin reuptake inhibitor for treatment of episodes of hypertonia and kyphosis in a young adult Scottish Terrier. Journal of the American Veterinary Medical Association. 2009;235(2): 168-71.
22. Dickinson PJ, Anderson PJB, Williams DC, Powell HC, Shelton GD, Morris JG *et al*. Assessment of the neurologic effects of dietary deficiencies of phenylalanine and tyrosine in cats. American Journal of Veterinary Research. 2004;65(5):671-80.
23. Saito M *et al*. Muscle cramps in two standard poodles with hypoadrenocorticism. Journal of the American Animal Hospital Association. 2002;38(5): 437-43.
24. Galano HR, Olby NJ, Howard Jr JF, Shelton GD. Myokymia and neuromyotonia in a cat. Journal of the American Veterinary Medical Association. 2005;227(10): 1608-12.
25. Vamvakidis C *et al*. Masticatory and skeletal muscle myositis in canine leishmaniasis (*Leishmania infantum*). Veterinary Record. 2000;146(24): 698-703.
26. Bhatti SF *et al*. Myokymia and neuromyotonia in 37 Jack Russell terriers. Veterinary Journal. 2011;189(3): 28428-8.
27. Van Ham L *et al*. Continuous muscle fibre activity in six dogs with episodic myokymia, stiffness and collapse. Veterinary Record. 2004;155(24): 769-74.
28. Vanhaesebrouck A *et al*. Inspiratory stridor secondary to palatolingual myokymia in a Maltese dog. Journal of Small Animal Practice. 2010;51(3): 173-5.
29. Melmed C *et al*. Masticatory muscle myositis: pathogenesis, diagnosis, and treatment. Compendium. 2004;26(8): 590-605.
30. Reiter A, Schwarz T. Computed tomographic appearance of masticatory myositis in dogs: 7 cases (1999-2006). Journal of the American Veterinary Medical Association. 2007;231(6): 924-30.
31. Shelton G, Cardinet III G, Bandman E. Canine masticatory muscle disorders: a study of 29 cases. Muscle and Nerve. 1987;10(8): 753-66.
32. Gilmour M, Morgan R, Moore F. Masticatory myopathy in the dog: a retrospective study of 18 cases. The Journal of the American Animal Hospital Association. 1992;28:300-6.
33. Wu X *et al*. Autoantibodies in canine masticatory muscle myositis recognize a novel myosin binding protein-C family member. The Journal of Immunology. 2007;179(7): 4939-44.
34. Pitcher G, Hahn C. Atypical masticatory muscle myositis in three cavalier King Charles spaniel littermates. Journal of Small Animal Practice. 2007;48(4): 226-8.
35. Allgoewer I *et al*. Extraocular muscle myositis and restrictive strabismus in 10 dogs. Veterinary Ophthalmology. 2000;3(1):21-6.
36. Williams DL. Extraocular Myositis in the dog. veterinary clinics of North America: Small Animal Practice. 2008;38(2): 359.
37. Gross T, Kunkle G. The cutaneous histology of dermatomyositis in collie dogs. Veterinary Pathology. 1987;24(1): 11-5.
38. Ferguson E *et al*. Dermatomyositis in five Shetland sheepdogs in the United Kingdom. Veterinary Record. 2000;146(8): 214-7.
39. Rees C, Boothe D. Therapeutic response to pentoxifylline and its active metabolites in dogs with familial canine dermatomyositis. Veterinary Therapeutics. 2003;4(3): 234-1.
40. Podell M. Inflammatory myopathies. The Veterinary clinics of North America Small Animal Practice. 2002;32(1):147-67.
41. Dickinson PJ, LeCouteur RA. Feline neuromuscular disorders. Veterinary Clinics of North America: Small Animal Practice. 2004;34(6): 1307-59.
42. Wells RJ, Sedacca CD, Aman AM, Hackett TB, Twedt DC, Shelton GD. Successful management of a dog that had severe rhabdomyolysis with myocardial and respiratory failure. Journal of the American Veterinary Medical Association. 2009;234(8): 1049-54.
43. Willamson JA, Kaelble M, Chisholm A. Acute Necrotizing Myopathy in a Dog. Journal of the American Animal Hospital Association. 2011;47(2): 112-6.
44. Shelton GD. Rhabdomyolysis, myoglobinuria, and necrotizing myopathies. Veterinary Clinics of North America: Small animal practice. 2004;34(6): 1469-82.

45. Podell M. Inflammatory myopathies. Veterinary Clinics of North America: Small Animal Practice. 2002;32(1): 167.
46. Paciello O *et al*. Canine inflammatory myopathy associated with Leishmania Infantum infection. Neuromuscular Disorders. 2009;19(2): 130.
47. Tarlow J, Rudloff E, Lichtenberger M, Kirby R. Emergency presentations of 4 dogs with suspected neurologic toxoplasmosis. Journal of Veterinary Emergency and Critical Care. 2005;15(2): 119-27.
48. Barber J, Trees A. Clinical aspects of 27 cases of neosporosis in dogs. Veterinary Record. 1996;139(18): 439-43.
49. Lyon C. Update on the diagnosis and management of Neospora caninum infections in dogs. Topics in Companion Animal Medicine. 2010;25(3): 170-5.
50. Lappin MR. Update on the diagnosis and management of *Toxoplasma* gondii infection in cats. Topics in companion animal medicine. 2010;25(3): 136-41.
51. Rubini AS *et al*. Molecular identification and characterization of canine Hepatozoon species from Brazil. Parasitology research. 2005;97(2): 91-3.
52. Gondim LFP *et al*. Canine hepatozoonosis in Brazil: description of eight naturally occurring cases. Veterinary Parasitology. 1998;74(2): 319-23.
53. O'Dwyer L *et al*. Prevalence, hematology and serum biochemistry in stray dogs naturally infected by Hepatozoon canis in São Paulo. Arquivo Brasileiro de Medicina Veterinária e Zootecnia. 2006;58(4): 688-90.
54. Lappin MR. Update on the diagnosis and management of Hepatozoon spp infections in dogs in the United States. Topics in Companion Animal Medicine. 2010;25(3): 142-4.
55. Dow S, LeCouteur R, Fettman M, Spurgeon T. Potassium depletion in cats: hypokalemic polymyopathy. Journal of the American Veterinary Medical Association. 1987;191(12): 1563-8.
56. Hodson S. Feline hypokalaemia. In Practice. 1998;20(3): 135-44.
57. Platt SR. Neuromuscular complications in endocrine and metabolic disorders. The Veterinary Clinics of North America Small Animal Practice. 2002;32(1): 125-44.
58. Ash RA, Harvey AM, Tasker S. Primary hyperaldosteronism in the cat: a series of 13 cases. Journal of Feline Medicine and Surgery. 2005;7(3): 173-82.
59. Martin PT *et al*. Muscular dystrophy associated with alpha-dystroglycan deficiency in Sphynx and Devon Rex cats. Neuromuscular Disorders. 2008;18(12): 942-52.
60. Gaschen L *et al*. Cardiomyopathy in dystrophin-deficient hypertrophic feline muscular dystrophy. Journal of Veterinary Internal Medicine. 2008;13(4): 346-56.
61. O'Brien DP *et al*. Laminin α2 (merosin)-deficient muscular dystrophy and demyelinating neuropathy in two cats. Journal of the Neurological Sciences. 2001;189(1): 37-43.
62. Shelton G, Engvall E. Muscular dystrophies and other inherited myopathies. Veterinary Clinics of North America: Small Animal Practice. 2002;32(1): 103-24.
63. Shelton GD, Engvall E. Canine and feline models of human inherited muscle diseases. Neuromuscular Disorders. 2005;15(2): 138.
64. Liu JM *et al*. Effects of prednisone in canine muscular dystrophy. Muscle and Nerve. 2004;30(6): 767-73.
65. Markert CD *et al*. Exercise and duchenne muscular dystrophy: Where we have been and where we need to go. Muscle and Nerve. 2012;45(5): 746-51.
66. Gortel K, Houston D, Kuiken T, Fries C, Boisvert B. Inherited myopathy in a litter of Labrador retrievers. Canadian Veterinary Journal. 1996;37(2):108-10.
67. Bley T *et al*. Genetic aspects of Labrador Retriever myopathy. Research in Veterinary Science. 2002;73(3): 231-6.
68. Green S, Tolwani R, Varma S, Shelton G. Absence of mutations in the survival motor neuron cDNA from Labrador retrievers with an inherited myopathy. Veterinary Record. 2005;157(9): 250-4.
69. Feliu-Pascual AL *et al*. Inherited myopathy of great Danes. Journal of Small Animal Practice. 2006;47(5): 249-54.
70. Chang KC, McCulloch MLC, Anderson TJ. Molecular and cellular insights into a distinct myopathy of Great Dane dogs. Veterinary Journal. 2010;183(3): 322-7.

248
Encefalomielites

João Pedro de Andrade Neto • Sylvia de Almeida Diniz •
Carolina Dias Jimenez • Paulo César Maiorka

INTRODUÇÃO

As lesões inflamatórias do sistema nervoso central (SNC) constituem um grupo importante de doenças em todas as espécies de animais e um desafio para os veterinários. Além de causarem comprometimento neurológico grave, várias doenças são zoonóticas.[1] Caracterizam-se pela entrada de leucócitos no encéfalo (encefalite), na medula espinal (mielite) ou nas meninges (meningite). Pela estreita relação anatômica entre essas estruturas, mais de uma área do sistema nervoso pode estar envolvida em um processo inflamatório, como a meningoencefalite, por exemplo, que é a inflamação do encéfalo e das meninges.[2] Essas inflamações são causadas por organismos infecciosos ou parasitários ou reações imunes.[3] Há uma grande quantidade de doenças inflamatórias de etiologias conhecidas ou idiopáticas que envolvem o SNC. Entre as encefalomielites de etiologia conhecida estão as encefalomielites virais (cinomose, raiva, peritonite infecciosa felina [PIF]), bacteriana, fúngica e por protozoários (toxoplasmose, neosporose),[1] e as encefalomielites de etiologia não conhecida, também denominadas "MED", incluem outra grande quantidade de doenças. Provavelmente as MED são doenças imunomediadas; entre elas há meningoencefalite granulomatosa (MEG), meningoencefalite necrosante (MEN), leucoencefalite necrosante (LEN), meningite–arterite responsiva a esteroide (MARE), entre outras.[3] Cinomose canina, PIF e MEG são causas comuns de doença inflamatórias envolvendo o sistema nervoso, enquanto as outras doenças são incomuns.[3]

A maioria das doenças inflamatórias ou infecciosas do sistema nervoso afeta a medula espinal, assim como o encéfalo, produzindo doença multifocal.[4] Geralmente caracterizam-se por início agudo, progressivo, difuso ou multifocal, mas sintomas localizados também ocorrem.[3] Infecções encefálicas podem resultar em disfunção neurológica ou por produzirem efeito de massa, como abscesso organizado, ou pela liberação de toxinas ou mediadores inflamatórios. Sabe-se que a principal causa de déficits neurológicos é secundária à resposta inflamatória induzida pelos organismos.[5]

Para diagnóstico específico das doenças inflamatórias ou infecciosas do SNC utilizam-se a análise do líquido cefalorraquidiano (LCR) e/ou as imagens de ressonância magnética (RM).[2,6,7] A avaliação do LCR é a mais importante das provas diagnósticas em pacientes com suspeita de ter enfermidades inflamatórias do SNC.[2] Inflamação, neoplasia e compressão da medula espinal frequentemente mostram as maiores alterações no LCR,[7] embora o resultado desse exame possa estar completamente normal em animais com doenças inflamatórias.[3] Espera-se aumento da contagem de células e dos níveis de proteína no LCR nas doenças inflamatórias ativas do SNC e em qualquer processo mórbido que possa romper a barreira hematencefálica (BHE).[3] A determinação da contagem diferencial e do total de células é a parte mais importante do exame do LCR.[8] Em geral, os leucócitos são predominantemente polimorfonucleares (PMN) em doenças bacterianas, com predomínio de linfócitos em doenças virais. Doenças fúngicas ou por protozoários podem produzir populações mistas de leucócitos.[3]

As imagens de RM fornecem informações em relação às lesões anatômicas associadas à inflamação primária. As lesões são geralmente mais óbvias em sequências de T2WI e FLAIR, como regiões hiperintensas. As anormalidades em geral são iso ou hipointensas em T1WI pré-contraste.[6] Na MEG focal, lesões de massas inflamatórias focais podem se assemelhar a doenças neoplásicas localizadas, com características similares em imagens de RM, enquanto as lesões anatômicas multifocais discretas podem manifestar-se no sistema nervoso e ser especialmente notadas após a administração de meio de contraste, sugerindo alteração da BHE ou da vasculatura encefálica.[6] Em um trabalho, abordando a realização de RM em 25 cães com doença inflamatória, foram relatadas anormalidades em 19 (76%) animais. Dois cães tinham lesões focais, 10 tinham lesões multifocais e sete apresentaram lesões difusas. Efeito de massa foi verificado em sete (28%). As lesões eram hiperintensas em imagens ponderadas em T2 (T2WI), em 18 cães, e hipointensas em T1WI em seis cães. Lesões multifocais ou difusas intra-axiais, hiperintensas em T2WI, foram observadas em 17 (68%) animais. O realce após a administração de contraste apareceu em nove (36%) cães com lesões intra-axiais e em sete (28%) com meningite. Seis animais com doença inflamatória tiveram imagens interpretadas como normais.[9]

Outra possibilidade de diagnóstico das doenças inflamatórias é o uso de eletroencefalograma (EEG), que consiste no registro da atividade do córtex cerebral.[7] O EEG de cães com encefalite mostra ondas lentas, surto-supressão, espícula-onda e assimetria nos hemisférios cerebrais.[10] Esses achados demonstram que a irritabilidade neuronal ocasionada pela encefalite dá origem a espículas ou fusos e, dependendo da fase da encefalite, a amplitude das ondas pode variar[11] (Figura 248.1). Embora o EEG, por si só, não proporcione um diagnóstico diferencial, ele indica ocorrência, distribuição e gravidade da doença[8] ou auxilia na determinação de sua categoria (inflamatória ou degenerativa).[8]

A seguir serão descritas as principais doenças infecciosas e inflamatórias que afetam o sistema nervoso de cães e gatos.

ENCEFALOMIELITES VIRAIS

Encefalomielite herpética canina

O herpes-vírus canino (HVC) causa infecção necrosante disseminada e aguda, normalmente em filhotes de cães com menos de 3 semanas. Necrose multifocal ocorre no fígado, rins, pulmões e outros órgãos.[12] Ocasionalmente, células parenquimatosas desses órgãos contêm inclusões virais intranucleares eosinofílicas. Os cães afetados apresentam meningoencefalite não supurativa, mais grave no tronco encefálico e no cerebelo. Necrose e inflamação envolvem as substâncias cinzenta e branca, principalmente a primeira.[13] Um infiltrado de células mononucleares é acompanhado por hiperplasia e hipertrofia endotelial vascular,[13,14] algumas vezes envolvendo toda a largura da folha cerebelar. Regiões extensas de necrose em córtex cerebelar são restritas à camada granular interna, provavelmente porque as células dessa camada têm receptores específicos para esse vírus.[9,12] Filhotes que sobrevivem à doença aguda podem ter displasia cerebelar ou retinal.[15] Polineurite e ganglioneurite envolvendo gânglios craniospinais e simpáticos podem ser observadas.[16]

Em relação aos sintomas clínicos, animais com 3 ou 4 semanas podem mostrar ataxia cerebelar, seguida de sepse a partir dessa infecção viral herpética. Logo após o nascimento até 2 semanas, sintomas de cólica, diarreia, choros constantes e

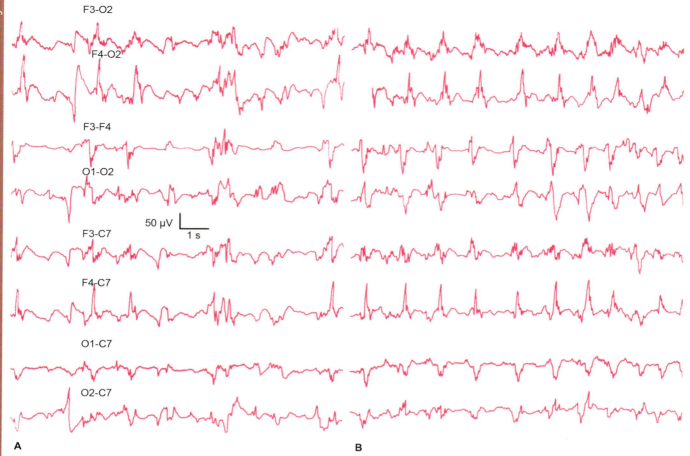

Figura 248.1 Cão Old English Sheepdog, filhote, apresentando encefalite viral. **A.** Eletroencefalograma mostra aparecimento esporádico de espículas em região frontal direita (*F4*). **B.** As espículas tornam-se constantes nessa região, provocando crise convulsiva no animal.

dispneia são vistos. Geralmente esses animais morrem entre 1 e 3 dias. Se sobreviverem, podem mostrar sinais de déficit cerebelar quando iniciarem a deambulação.[7] Após 3 semanas, o HVC parece ser autolimitante.[17]

Pseudorraiva

Doença de Aujesky,[8,18] paralisia bulbar ou "coceira louca"[8] são denominações para uma virose causada por *Herpesvirus suis*. É uma infecção viral comum de porcos, muitas vezes endêmica, ocorrendo esporadicamente em outras espécies. É causada por um DNA vírus da família Herpesviridae[19] e é reconhecida na maior parte do mundo.[20] Esse vírus é mantido nos tecidos nervosos sensoriais em populações de suínos de modo latente; os reservatórios naturais conhecidos são os suínos silvestres. As outras espécies silvestres podem ser consideradas como hospedeiras finais e fatais. Essa doença é altamente contagiosa em suínos, mas pode afetar raposas e chacais, que apresentam prurido localizado intenso e morte.[18] Raramente é encontrada em cães e gatos, mas quando ocorre pode ser a primeira indicação da doença nos suínos de uma fazenda.[8] Uma característica da pseudorraiva canina e felina é o prurido intenso em cabeça, pescoço e áreas dos ombros.[21] O modo de transmissão para cães e gatos geralmente é pelo consumo de tecidos de suínos, bovinos, ratos, camundongos ou guaxinim contaminados pelo vírus. O vírus pode também entrar no organismo em virtude de arranhões ou abrasões de objetos contaminados.[8] Acredita-se que alcance o SNC pelo trajeto centrípeto nos nervos periféricos, provavelmente pelo axoplasma.[8]

Achados patológicos em cães e gatos são qualitativamente similares aos encontrados em suínos, mas diferem na sua distribuição.[20] Após a ingestão, o vírus penetra pelas terminações nervosas das mucosas e se espalha no encéfalo pelos axônios dos nervos.[19] Dessa maneira, embora haja ganglionite não supurativa e encefalomielite, esta afeta particularmente o tronco encefálico caudal. Degeneração neuronal e neuronofagia são observadas dentro dos gânglios mioentéricos e espinais, substância cinzenta de medula espinal (particularmente nos cornos dorsais), bulbo e ponte. Degeneração neuronal e necrose podem ser encontradas nos núcleos pontinos, dorsal do vago e hipoglosso.[20] Cariorrexe de infiltrado inflamatório e células microgliais reativas são características da lesão em carnívoros.[20]

O período de incubação em cães e gatos é de 3 a 6 dias,[19] podendo ter uma variação de 2 a 10 dias, ocorrendo o óbito 24 a 48 horas após o início dos sintomas clínicos.[8,21] As manifestações clínicas mais características são: prurido intenso de face ou membros, seguido de salivação excessiva, febre, inquietação, anorexia, êmese e dispneia; assim como início de sintomas neurológicos, incluindo incoordenação, vocalização, anisocoria, ptose, trismo, rigidez cervical e espasmos musculares. Agressão, convulsões, coma e morte súbita seguem esses sintomas iniciais.[22] A salivação excessiva, uma observação muito comum, provavelmente marca o início da paralisia bulbar, a qual provoca morte por insuficiência respiratória.[20] Em alguns cães, vômito e diarreia predominam.[19]

O diagnóstico é sugerido pelos achados clínicos e neuropatológicos e confirmado pelo teste de anticorpo fluorescente de tecidos encefálicos[8] ou reação em cadeia da polimerase (PCR) em encéfalo ou tecido tonsilar.[19]

O tratamento é de suporte, mas a maioria dos animais morre.[19] A doença pode ser prevenida, evitando-se o consumo de tecidos infectados. As vísceras utilizadas para alimentação dos cães deverão ser cozidas.[8]

Raiva

Encefalomielite viral, fatal e aguda. O vírus da raiva pertence à família Rhabdoviridae, gênero *Lyssavirus*.[23] Esse gênero tem pelo menos sete tipos diferentes de vírus neurotrópicos antigenicamente distintos. *Lyssavirus* soro/genótipo 1 é o da raiva clássica.[24] Os mamíferos são importantes na epidemiologia dessa virose. Esse vírus é neurotrópico e replica-se primariamente no SNC, passando, então, para as glândulas salivares. A transmissão ocorre pela mordedura, principalmente de carnívoros e morcegos infectados.[23]

O vírus da raiva tem uma distribuição global, exceto na Antártica. Na Austrália foi descrito um novo *Lyssavirus*, considerado a primeira ocorrência nesse continente. Essa doença é transmitida principalmente por canídeos domésticos e silvestres, e pela maioria dos morcegos hematófagos, insetívoros e frugívoros do Novo Mundo. Morcegos da Europa e da Ásia podem causar raiva, mas a forma *Lyssavirus* sorotipo/genótipo 1 não é encontrada.[24] Os reservatórios que mantêm a endemia da raiva variam de um continente a outro. Na África, os animais considerados reservatórios são os canídeos silvestres (chacais e raposas), as hienas e as civetas. Na Europa, a raposa-vermelha (*Vulpes vulpes*), a raposa-ártica (*Alopex lagopus*) e o mão-pelada (*Nyctereutes procyonides*) são os reservatórios naturais, e na Ásia essa endemia é mantida pela raposa-vermelha e alguns pequenos carnívoros. Nas Américas, em várias regiões a raiva está associada às raposas-vermelhas, árticas e cinza (*Urocyon cinereoargenteus*), ao coiote (*Canis latrans*), à mão-pelada (*Procyon lotor*) e aos cangambás-listrados (*Mephitis mephitis*) e pintados (*Spilogale putorius*).[24]

O vírus é introduzido nos tecidos locais pela mordedura de hospedeiros infectados. Há replicação viral local, mas apenas em quantidades limitadas. O vírus é neurotrópico, portanto não ocorrerá viremia ou possibilidade de se espalhar para o trato gastrintestinal ou sistema urogenital.[25] Acredita-se que a entrada viral na musculatura seja mediada pela glicoproteína viral ligada aos receptores de acetilcolina na junção neuromuscular, embora existam outros receptores celulares.[20] O vírus dissemina-se para as terminações nervosas dos axônios dos neurônios motores e os fusos musculares ou proprioceptores nos tendões, possibilitando o acesso às terminações nervosas dos axônios dos neurônios sensoriais.[20] Ainda imprevisível é o tempo quando a infecção viral progride de neurônios locais da infecção até o SNC. Esse período de incubação é variável, podendo demorar semanas a meses até o aparecimento dos sintomas clínicos.[25] O vírus move-se centripetamente pelo fluxo axonal retrógrado dos neurônios motores até o corno ventral da medula espinal ou núcleos motores do tronco encefálico e sobre os neurônios sensoriais nos gânglios cranioespinais e, consequentemente, para o SNC.[20] Chegando ao SNC, a infecção dissemina-se rapidamente pelos numerosos tratos neuronais. Uma vez afetado o encéfalo, o microrganismo é capaz de sair centrifugamente do SNC pelas inervações e seguir para os sistemas dos principais órgãos.[25] Esse vírus causa polioencefalomielite não supurativa aguda com infiltrado perivascular por mononucleares, gliose, neuronofagia e degeneração neuronal.[24] As lesões são predominantes na substância cinzenta ou em populações de corpos celulares neuronais; os infiltrados perivasculares são amplamente linfocíticos, e a resposta glial parenquimatosa é primariamente microglial e, mais tarde, misturada com astrócitos.[20]

São sintomas inespecíficos da raiva: inquietação, inapetência, disfagia, vômito/diarreia.[23,25] O período neurológico agudo segue-se a essa fase prodrômica de 1 a 2 dias, com excitação generalizada, hiperestesia aos estímulos tátil, auditivo e visual, comportamento agressivo contra objetos animados ou inanimados.[23] Contudo, o curso da doença é rápido, com alterações diárias ou em horas. A mudança de comportamento pode ser o primeiro sintoma clínico. O envolvimento de nervos cranianos (NC) pode ser focal ou unilateral, incluindo anisocoria, mudança na fonação, paresia[25] ou assimetria facial, trismo, engasgos, salivação, queda da mandíbula, projeção da terceira pálpebra e língua pendente[23] ou paralisada.[25] A hidrofobia, comum em humanos, não é descrita em animais. Além das alterações envolvendo tronco encefálico, podem-se encontrar alterações cerebrais, como hiperatividade, desorientação, parorexia, fotofobia, convulsões, tremores musculares, priapismo, alteração de libido, hipo ou hipertermia, olhar fixo e pressão da cabeça contra obstáculos.[23]

O diagnóstico *ante mortem* pode ser realizado por meio de imunofluorescência em pele, córnea e saliva; esse teste não é conclusivo se o resultado for negativo. A avaliação *post mortem* pode ser obtida pela detecção de corpúsculos de Negri em tecidos encefálicos selecionados ou por outros métodos, incluindo inoculação de tecidos afetados em camundongos, PCR e imunofluorescência.[24] A PCR é útil mesmo quando o encéfalo estiver em alto grau de decomposição.[26]

Adenovirose

O adenovírus canino tipo 1 (CAV-1), que causa a hepatite infecciosa canina, é um DNA-vírus pertencente à família Adenoviridae.[19] É responsável por uma doença altamente contagiosa, e pode ser transmitido pela urina, vários meses após a recuperação dos animais infectados. Raposas e ursos podem manifestar encefalite causada por esse vírus.[27]

O CAV-1 causa infecção sistêmica com tropismo por hepatócitos, células epiteliais e células endoteliais. Após a exposição, o CAV-1 replica-se no tecido linfoide das tonsilas e nos linfonodos regionais, seguido de viremia com invasão em outros órgãos.[19] Em raras ocasiões, a infecção é peraguda, e os cães afetados podem ser simplesmente encontrados mortos. Em exame *post mortem*, múltiplas hemorragias notavelmente intensas são encontradas no encéfalo, envolvendo tronco encefálico e núcleo caudado. O córtex cerebral e o cerebelar são poupados. Os achados histopatológicos em sistema nervoso mostram alterações decorrentes da ação do vírus, como meningoencefalite neutrofílica moderada, gliose, hipertrofia endotelial vascular e corpúsculos de inclusão intranucleares no endotélio do encéfalo.[27] As hemorragias estão disseminadas e recentes no neurópilo, e os capilares e as vênulas estão proeminentes devido à infiltração dentro e ao redor de suas paredes por células inflamatórias mononucleares, as quais podem estar misturadas com hemácias e um pouco de fibrina. Não apresentam infiltrados de células inflamatórias espalhadas dentro do parênquima e gliose significativa. São achados patognomônicos as inclusões intranucleares anfófilas nas células endoteliais vasculares.[20] As alterações extraneurais incluem hepatite linfocítica necrosante multifocal e corpúsculos de inclusão em hepatócitos e nas células endoteliais dos glomérulos renais e da bexiga.[27]

Os sintomas clínicos iniciais são: febre, depressão e letargia. Posteriormente pode ocorrer o desenvolvimento de desconforto abdominal, linfadenopatia em tonsilas e linfonodos regionais, laringite, traqueíte e pneumonia. A necrose hepática pode causar hepatomegalia, efusão abdominal, distúrbios hemorrágicos e raramente icterícia.[19] Sintomas neurológicos podem ser descritos como consequência de encefalopatia hepática ou infecção do SNC.[19]

O tratamento é direcionado aos cuidados de suporte e ao controle dos sintomas clínicos e complicações.[19] Aplicação de soro hiperimune e vacinação durante os surtos são recomendados.[27] Para pacientes com distúrbios neurológicos devido à encefalopatia hepática, o uso de lactulose por via oral (VO) ou em enema (animais com vômitos) pode auxiliar na redução das concentrações de encefalotoxinas circulantes.[19]

Cinomose

Doença causada por um vírus da família Paramyxoviridae, do gênero *Morbillivirus*, que afeta todas as famílias da ordem Carnivora.[28] O gênero *Morbillivirus* é antigenicamente relacionado com o vírus do sarampo humano e da peste bovina em bovinos.[2] O vírus da cinomose canina (VCC) é capaz de infectar uma grande variedade de espécies, incluindo canídeos, mustelídeos (p. ex., furões, cangambás) e procionídeos (p. ex., guaxinins). A gama de hospedeiros é definida pela proteína de superfície hemaglutinina viral, tendo seis grandes linhagens com base na variabilidade genética da hemaglutinina. Cada linhagem contém biotipos ou variedades que diferem dos padrões de patogenicidade.[19] Em relação à cinomose canina, os animais mais suscetíveis são os lobos, coiotes, a raposa-vermelha da Europa, cães selvagens africanos, chacais, furões, mãos-peladas, quatis, ursos-pandas e lobos-guarás. Os ursos e as raposas da América do Norte são mais resistentes a essa infecção.[29]

O VCC, um RNA-vírus, infecta diferentes tipos celulares, incluindo células epiteliais, mesenquimais, neuroendócrinas e hematopoéticas de variados órgãos e tecidos.[30] Após a exposição, o vírus infecta e replica-se localmente dentro de macrófagos e monócitos em tonsilas, epitélio das vias respiratórias superiores e linfonodos regionais, alcançando o pico de produção de vírions de 2 a 4 dias após a inoculação.[19] A viremia ocorre 4 a 6 dias mais tarde, com propagação do vírus para estômago, intestino delgado, macrófagos do fígado e do baço, medula óssea e outros tecidos linfoides. Essa viremia associa-se a febre e linfopenia,[19] ocorrendo em função de alteração da função imune, associada à depleção do tecido linfoide e à perda de linfócitos, especialmente células T CD4+, como resultado de apoptose das células linfoides.[30] Uma segunda viremia ocorre poucos dias depois e é responsável pela infecção das células epiteliais em múltiplos órgãos, incluindo globos oculares, pele e SNC.[19] Após a remoção do vírus da corrente sanguínea, a suposta diminuição da apresentação do antígeno e a alteração da maturação dos linfócitos causam imunossupressão contínua, apesar da repopulação dos órgãos linfoides.[30] As principais manifestações da infecção causada pelo VCC incluem sintomas respiratórios e gastrintestinais, imunossupressão e leucoencefalite desmielinizante.[30] Na encefalite aguda, as lesões microscópicas são geralmente encontradas em muitos órgãos viscerais, além do sistema nervoso, incluindo bexiga, rins, trato gastrintestinal, bronquíolos e tonsilas. As lesões no SNC caracterizam-se por infiltrado mononuclear perivascular, gliose, proliferação da micróglia e infiltração de células inflamatórias da membrana pia-aracnoide. Corpúsculos de inclusão, intranucleares e intracitoplasmáticos, podem estar presentes em células neuronais, astrócitos, histiócitos, células das meninges e células ependimárias. A distribuição dos corpúsculos de inclusão na encefalite causada por VCC é errática e sua ocorrência não é uma indicação da gravidade do processo dessa doença.[8] As lesões na substância cinzenta do SNC são: degeneração neuronal, gliose e inflamação linfoplasmocítica, ocorrendo em córtex cerebral e cerebelar, núcleos da base, tronco encefálico e medula espinal.[20] As alterações na substância branca variam de acordo com a duração e a intensidade da infecção.[8] Essas lesões são tipicamente multifocais, com aparente predileção pela substância branca do cerebelo, pedúnculos cerebelares, nervos ópticos e medula espinal.[20] Embora a incidência esteja diminuindo, a encefalomielite por cinomose é ainda uma doença comum no SNC dos cães.[8]

A patogênese da doença neurológica em cães com cinomose é complexa. Os cães, especialmente jovens ou imunossuprimidos, podem desenvolver desmielinização aguda atribuída à lesão viral direta na ausência de reações inflamatórias. A encefalite crônica parece ser uma sequência de respostas inflamatórias aos antígenos virais nas células do SNC, com a ativação de macrófagos e a liberação de mediadores citotóxicos desempenhando um papel na destruição e na desmielinização das células do SNC.[19] Portanto, a leucoencefalite desmielinizante representa uma doença bifásica de um processo inicial mediado pelo vírus e progressão de causa imunomediada.[30,31] O vírus invade o sistema nervoso e replica-se nos neurônios e nas células da glia da substância branca, durante um período de imunossupressão grave induzida pelo vírus.[32] Essa ação direta do VCC no início da desmielinização é descrita, porque existe uma expressão intralesional proeminente de proteínas virais e mRNA.[31] Essa fase inicial da leucoencefalite desmielinizante é uma sequela da destruição direta mediada pelo vírus e pelo infiltrado de células citotóxicas T CD8+ associadas à autorregulação de citocinas pró-inflamatórias, como interleucina (IL)-6, IL-8, fator de necrose tumoral alfa (TNF-α) e IL-12, e à falta de resposta de citocinas imunomoduladoras, como a IL-10 e o fator transformador do crescimento beta (TGF-β).[30] A desmielinização ocorre em áreas da substância branca infectadas na ausência de inflamação. Nessa fase, TNF-α, CD44, um receptor de hialuronato, matrix-metaloproteinase (MM), assim como seus inibidores, são autorreguláveis.[31] O mecanismo de desmielinização não está claro, porque não há evidência ultraestrutural de replicação viral nos oligodendrócitos, que são células de formação da mielina.[32] Além disso, as alterações de desmielinização podem estar relacionadas principalmente com distúrbios circulatórios, como congestão, edema, trombose e coagulação intravascular disseminada (CID), assim como distúrbios metabólicos com apoptose dos oligodendrócitos.[33] O VCC infecta primariamente astrócitos e causa doença desmielinizante semelhante à esclerose múltipla em humanos.[34] Na esclerose múltipla humana, há ausência de receptores beta-adrenérgicos nos astrócitos da substância branca, expressando complexo de histocompatibilidade principal (MHC) de classe II, o qual tem um papel importante na cascata imunológica, causando destruição da mielina.[34] Em cães com encefalite causada por VCC, receptores beta-adrenérgicos estão presentes em neurônios, mas ausentes em astrócitos em lesões agudas e desmielinizantes, evidenciando substância branca aparentemente normal.[34] Uma hipersensibilidade tardia mediada por células T CD4+ e células citotóxicas CD8+ contribui para a perda da mielina na fase crônica.[30] Concomitantemente à recuperação imunológica, durante o curso subsequente da doença, ocorre inflamação nas lesões desmielinizantes com progressão destas em alguns animais, provavelmente por reações celulares dependentes de anticorpos, associadas a uma resposta imune induzida pelo vírus.[32] O curso progressivo, ou mesmo recidivante, associa-se à persistência viral no sistema nervoso. A persistência do VCC no encéfalo parece decorrer da disseminação seletiva não citolítica do vírus com brotamento muito limitado. Desse modo, o vírus da cinomose escapa da vigilância imunológica.[32] A forte redução ou ausência de proteína viral e expressão de mRNA está associada a uma resposta imune vigorosa. As CD8+ predominam nessas lesões, enquanto linfócitos B e CD4+ são encontrados perivascularmente. Simultaneamente há forte autorregulação de MHC e as citocinas pró-inflamatórias IL-6, IL-8, IL-12 e TNF-α. As citocinas pró-inflamatórias IL-1β IL-2 e interferona-r estão ausentes. IL-10 e TNF-β não são influenciados pela infecção por VCC. CD44, fatores inibitórios e MM estão fortemente diminuídos.[34]

Cães de todas as idades e raças são suscetíveis à infecção por VCC, principalmente animais sem imunidade ou com vacinação incompleta.[19] A taxa de prevalência da cinomose é maior em cães com idade entre 3 e 6 meses, correlacionando-se com a perda de anticorpos maternais em filhotes após o desmame. Suspeita-se que ocorra uma maior suscetibilidade entre raças. Cães braquicefálicos têm sido descritos apresentando baixas prevalência da doença, mortalidade e sequela quando comparados com raças dolicocefálicas.[35] O VCC é transmitido pela exposição oronasal a fontes contaminadas pelo vírus, como secreções respiratórias, vômito, fezes, urina e fômites ambientais. Também pode ocorrer transmissão de maneira eficiente pela inalação de partículas de vírus respiratórios em aerossóis produzidos por tosse e espirros, bem como aerossóis de outras excreções.[8,19] Os cães com infecção subclínica também eliminam o vírus nas fezes. Assim, os cães infectados podem ser contagiosos por até 3 meses.[19] O período de incubação geralmente varia de 1 a 3 semanas. O vírus se instala de 7 a 10 dias da exposição durante a fase de pré-incubação e pode continuar por 60 a 90 dias.

Os sintomas clínicos da cinomose canina são variáveis dependendo de cepa viral, condições ambientais, idade e estado imunológico do hospedeiro. Mais de 50% das infecções causadas pelo VCC são provavelmente subclínicas. Doença generalizada grave é comumente reconhecida ocorrendo em cães de qualquer idade, mas é mais comum em filhotes não vacinados com idade entre 12 e 16 semanas que perderam a imunidade maternal ou filhotes que receberam concentrações inadequadas de anticorpos maternais.[35] A forma branda da doença também é comum, e os sintomas são apatia, hiporexia, febre e infecção das vias respiratórias anteriores.[35] Além desses sintomas, podem ocorrer conjuntivite, coriorretinite,[19] tosse e dispneia.[35] Corrimento oculonasal seroso bilateral pode se transformar em mucopurulento.[35] Infecção viral das vias respiratórias posteriores resulta em pneumonia que pode ou não ser clinicamente evidente, com a possibilidade de ser documentada por estudo radiográfico. Pneumonia viral complicada por infecções bacterianas secundárias podem ser fatais em filhotes. Dependendo da cepa viral, cães afetados apresentam vômito e diarreia mucoide ou hemorrágica devido à replicação viral no epitélio gastrintestinal.[19] Infecção viral da epiderme é responsável por erupções pustulares e hiperqueratose do plano nasal e coxins plantares.[19] Dermatite pustular e vesicular em filhotes de cães está raramente associada à doença do SNC, enquanto animais que desenvolvem hiperqueratose nasal e digital geralmente têm várias complicações neurológicas.[35] Filhotes com infecção antes da erupção da dentição permanente podem apresentar hipoplasia do esmalte dentário.[19]

Alterações do SNC geralmente ocorrem de 1 a 5 semanas após o início da doença.[29] Os sintomas neurológicos são variados e, geralmente, sugerem distribuição multifocal das lesões. Sintomas corticais e subcorticais cerebrais incluem alterações de comportamento, como depressão e desorientação, bem como convulsões generalizadas[8] ou do tipo "mascar chicletes".[29] O VCC é provavelmente a causa mais comum de convulsões em cães com menos de 6 meses.[8] Alterações cerebelares e vestibulares, paresia, paralisia, marcha sem destino e incoordenação também podem ocorrer.[29] Os sintomas de localização no tronco encefálico incluem incoordenação, hipermetria, quedas, inclinação da cabeça e nistagmo. Ocasionalmente, monoplegia e

paraplegia são observadas.[8] Hiperestesia e rigidez cervical ou paraespinal podem ser encontradas em alguns cães como resultado de inflamação meningiana; uma vez que o comprometimento em meninges é raro, os sintomas que ocorrem em cães com alterações neurológicas são compatíveis com lesões em parênquima mais do que em meninges.[35] Um sintoma característico de encefalomielite por cinomose é a mioclonia ou, mais corretamente, espasmo flexor.[8] Mioclonias são movimentos rítmicos repetitivos de grupos musculares individuais.[14] Os músculos flexores apendiculares, músculos abdominais e da musculatura cervical são os mais frequentemente envolvidos. Às vezes, os músculos masseter, temporal e periorbital são afetados. Essas contrações rítmicas não são necessariamente associadas a paresia ou paralisia dos membros e geralmente persistem durante o sono. Os movimentos são temporariamente abolidos por injeção intravenosa de agentes anestésicos locais.[8] Acredita-se que as mioclonias resultem da atividade anormal de marca-passo em neurônios danificados pelo vírus.[21] É, no entanto, importante observar esse fenômeno que também pode ser observado em outras doenças neurológicas e não é patognomônico de cinomose.[14] Infecções por outros paramixovírus de cães e gatos, e menos comumente outras condições inflamatórias do SNC, podem causar mioclonias.[35]

A deficiência visual aguda (neurite óptica) tipicamente acompanhada por dilatação das pupilas pode ser o único sintoma clínico em alguns cães. A disfunção olfatória tem sido relatada em cães afetados.[8]

O diagnóstico da cinomose canina é primariamente fundamentado na suspeita clínica. Uma história característica de doença compatível em um filhote não vacinado com idade entre 3 e 6 meses[35] ou evidência de doença gastrintestinal/respiratória antes da disfunção neurológica concomitante são achados clássicos que apoiam o diagnóstico. A hiperqueratose que afeta coxins plantares ou planos nasais é outro indicador clássico, também inconsistente, de infecção por VCC.[21] Cães jovens (menos de 1 ano) com infecção em SNC tendem a desenvolver doença de substância cinzenta primariamente, não inflamatória (polioencefalopatia) com sinais predominantes de disfunção prosencefálica. Cães maduros (com mais de 1 ano) com infecções em SNC costumam apresentar doença da substância branca desmielinizante inflamatória, primariamente afetando tronco encefálico, cerebelo e medula espinal (leucoencefalomielopatia).[21] Esses pacientes frequentemente manifestam sinais clínicos predominantes de disfunção em medula espinal e/ou vestibulocerebelar.[21]

O hemograma pode mostrar linfopenia absoluta causada pela depleção linfoide. Trombocitopenia e anemia regenerativa têm sido detectadas em neonatos infectados experimentalmente, mas não consistentemente reconhecidas em filhotes infectados espontaneamente ou mais velhos.[35] A análise de LCR é a mais importante das provas diagnósticas em pacientes com suspeita de encefalomielite.[2] Na cinomose normalmente ocorre pleocitose moderada (30 a 100 células/$\mu\ell$) com predomínio de células mononucleares.[8] A demonstração do antígeno na forma inflamatória da cinomose é possível por meio do LCR, usando-se técnicas de imunofluorescência ou PCR com transcriptase reversa (RT-PCR).[31] A determinação dos títulos de anticorpos no soro ou LCR pode auxiliar no diagnóstico de infecção pelo VCC. A constatação de um aumento de 4 vezes no título de imunoglobulina G (IgG) sérica após um período de 2 a 3 semanas ou a detecção de imunoglobulina M (IgM) no soro é compatível com infecção recente ou vacinação recente, mas não comprova a doença clínica.[36] Técnicas de imunofluorescência podem auxiliar no diagnóstico da cinomose canina. Em animais afetados clinicamente, imunofluorescência é geralmente realizada em esfregaços citológicos preparados de epitélio respiratório, genital, tonsilar ou conjuntival.[35]

As imagens de RM podem demonstrar áreas de desmielinização na cinomose canina. Cães que apresentam lesões de infecção aguda, causadas por VCC, mostram anormalidades em imagens de RM, caracterizadas por lesões hiperintensas em cerebelo e/ou tronco encefálico em T2WI, além da perda de definição de contraste entre substâncias branca e cinzenta cerebelares. Na RM a aparência da mielina relaciona-se com o conteúdo de água na bainha dessa estrutura. Na mielina normal, a água localiza-se dentro da bainha com tempos de relaxamento relativamente curtos em imagens ponderadas em T1 e T2. Em consequência, a mielina tem aparência de T1WI hiperintensa e T2WI hipointensa. Com a degeneração da bainha de mielina, haverá água livre no axônio ou no interstício. Essa água, não ligada a proteínas, por conseguinte, vai mostrar um tempo de relaxamento mais longo em T1WI e T2WI, com T1WI hipointenso e T2WI hiperintenso.[37]

O prognóstico para cães com cinomose e com comprometimento do SNC é mau.[36] O tratamento da infecção pelo VCC é inespecífico e de apoio. As infecções secundárias bacterianas do trato gastrintestinal e do sistema respiratório são comuns e devem ser tratadas com antibióticos apropriados.[36] Cães com infecções das vias respiratórias anteriores deverão ser mantidos em ambientes limpos, quentes e livres de correntes de ar. Secreções oculonasais deverão ser limpas da face. Pneumonia é frequentemente complicada por infecção bacteriana, geralmente por *Bordetella bronchiseptica*, a qual reage à terapia antimicrobiana de amplo espectro, expectorantes ou nebulização e tapotagem.[35]

Terapia para distúrbios neurológicos em cinomose é menos recompensante. Mioclonias são geralmente intratáveis e irreversíveis. Apesar do tratamento ineficaz, cães não deverão ser eutanasiados a menos que os distúrbios neurológicos sejam progressivos ou incompatíveis com a vida.[35] Administração de glicocorticoides pode ser benéfica em alguns cães com doença do SNC decorrente da infecção crônica causada pelo VCC ou com cegueira decorrente de neurite óptica, mas é contraindicada para cães com infecção aguda.[36] Sucesso variável ou temporário em alguns cães pode ocorrer após dose única de dexametasona (2,2 mg/kg, por via intravenosa [IV]) com o objetivo de evitar edema do SNC. Terapia de manutenção subsequente com doses anti-inflamatórias pode ser necessária.[35] No consultório, utiliza-se protocolo imunossupressor semelhante ao que é empregado em meningoencefalite de causa desconhecida, com alguns animais reagindo satisfatoriamente, quando das encefalites crônicas.

A ribavirina inibe a replicação do vírus *in vitro*, mas o seu uso não tem sido descrito em cães infectados.[19]

O uso generalizado de vacinas eficazes reduziu substancialmente a incidência da cinomose em muitas regiões, no entanto os surtos podem ocorrer entre os cães não vacinados e não são incomuns casos de encefalomielite esporádica de cinomose em cães vacinados.[2] Cães que não são vacinados regularmente podem perder sua proteção e tornar-se infectados após períodos de estresse, imunossupressão ou contato com animais doentes. Dos cães suscetíveis, 50 a 75% são infectados de modo subclínico, eliminando o vírus do corpo. Os fatores predisponentes ao desenvolvimento da doença clínica são variados, incluindo idade, estado vacinal, raça e virulência do vírus (p. ex., Snyder Hill e R252 são cepas altamente virulentas e neurotrópicas).[8] Uma resposta rápida e a alta titulação de anticorpos para o VCC são cruciais para a recuperação de uma infecção viral com um mínimo ou nenhum sintoma clínico. Cães incapazes de apresentar uma resposta adequada desenvolvem a doença de maneira rápida e progressiva, e morrem. Cães com reação retardada ou intermediária tendem a desenvolver a doença neurológica crônica.[2,8] Para evitar a transmissão do vírus em uma instalação, os pacientes infectados devem ser isolados e cuidados por funcionários que adiram às medidas rigorosas de biossegurança. Esse vírus não sobrevive por longos períodos fora do hospedeiro e é suscetível à inativação por um grande número de desinfetantes, como os compostos de amônio quaternário ou fenólicos.[19]

Peritonite infecciosa felina

A peritonite infecciosa felina (PIF) é a causa infecciosa mais comumente diagnosticada em gatos com distúrbios neurológicos. Descreve-se de 45 a 50% de casos associados a alterações inflamatórias, o que equivale a 15 a 20% de todos os casos de felinos com alterações neurológicas.[38] É uma doença imunopatológica causada por um coronavírus, do qual oito cepas foram identificadas no mundo.[8] A infecção por PIF tem baixa morbidade, mas alta letalidade (aproximadamente 100%). A rota exata pela qual o vírus se espalha na natureza é desconhecida, embora o espraiamento de corrimento ocular e nasal possa ocorrer no início da doença.[8] O vírus da peritonite infecciosa felina (VPIF) pode permanecer estável e infectante fora do hospedeiro por 3 a 7 semanas sob condições secas, mas pode ser inativado pela maioria dos detergentes domésticos. O intestino delgado dos gatos é o mais provável reservatório do vírus.[39] Acredita-se que as rotas primárias de transmissão do coronavírus felino sejam ingestão e possivelmente inalação de partículas virais em fezes. Em infecções recentes, essas partículas podem ser transmitidas também por saliva, secreções respiratórias e urina.[39] Altas concentrações de gamaglobulinas e aumento dos títulos de anticorpos indicam que a hipergamaglobulinemia decorre de uma resposta imune específica de anticoronavírus felino (FCoV).[40,41]

O VPIF pertence ao grupo dos coronavírus felinos, incluindo o FCoV. Existem duas teorias para explicar a relação do coronavírus felino: uma delas propõe que o VPIF seja um coronavírus único e separado, e a segunda preconiza que o VPIF e o FCoV não possam ser distinguidos sorologicamente um do outro e são de algum modo mutações do mesmo vírus. Dados atuais sugerem que o VPIF seja uma mutação do FCoV. Após essa mutação, o VPIF ganha habilidade para replicar-se em macrófagos, e por meio destes alcançam os linfonodos regionais, onde ocorrerá mais replicação viral.[39] A viremia resultante possibilita que os macrófagos carregados de vírus sejam depositados no endotélio de pequenos vasos sanguíneos.[39] O sistema imunológico felino tem vários mecanismos para dominar esse estágio inicial da infecção por VPIF. O vírus pode ser eliminado, se o gato apresentar uma forte resposta imunomediada celular. Se o animal não puder exibir essa resposta celular, uma intensa resposta mediada por complemento desenvolverá vasculite piogranulomatosa, causando efusão. A fixação dos complementos causa a liberação de aminas vasoativas, resultando no aumento da permeabilidade dos vasos sanguíneos e levando à exsudação de proteínas plasmáticas.[39] O derrame de líquido rico em proteínas no espaço pleural, cavidade peritoneal, saco pericárdico e no espaço subcapsular dos rins, devido à vasculite causada por imunocomplexos, é conhecido como forma efusiva da doença.[36] Na PIF não efusiva, desenvolve-se resposta imunomediada celular parcial,[8] a qual promove a formação de granuloma clássico.[39] Nessa forma não efusiva, lesões piogranulomatosas ou granulomatosas desenvolvem-se em vários tecidos, em particular em globos oculares, encéfalo, rins, omento e fígado.[36] Lesões macroscópicas no SNC geralmente estão presentes, mas podem ser sutis.[8] O processo inflamatório é claramente focado nas superfícies internas e externas do SNC, com extensão secundária apenas dentro do neuroparênquima. O reconhecimento desse padrão relacionado com a superfície pode ajudar na diferenciação entre PIF e outras formas de encefalomielites em gatos.[20] O exame microscópico revela leptomeningite piogranulomatosa grave, coroidite, ependimite e encefalomielite.[20] Além disso, vasculite ou hidrocefalia adquirida podem ocorrer, e as mudanças sistêmicas geralmente são aparentes.[42] A evidência de edema encefálico é infrequente. Podem ser observados opacidade meníngea ao redor da medula e plexo coroide do quarto ventrículo.[8] Muitos animais com a forma da doença que envolve o SNC também podem apresentar pan-oftalmite grave, envolvendo particularmente a úvea anterior.[20]

Gatos de qualquer raça, idade ou sexo podem ser afetados,[7] embora a doença clínica seja comum em gatos jovens entre 3 meses e 3 anos,[39] com uma frequência maior entre 6 meses e 2 anos.[40] Gatos de até 6 semanas são protegidos pelos anticorpos maternos.[39] A doença afeta especialmente aqueles animais que se encontram em gatis ou domiciliados com muitos outros no mesmo local.[7] O envolvimento difuso ou multifocal é típico dessa doença.[7] Seu curso clínico pode ser variado, mas em geral é progressivo durante várias semanas ou meses.[7] A replicação entérica do coronavírus comumente resulta em febre, vômito e diarreia mucoide[36] ou simplesmente em enterite que se manifesta como diarreia moderada e transitória;[39] quase sempre é autolimitante, respondendo à terapia de suporte em alguns dias.[36] A temperatura é geralmente elevada, de 40 a 41°C, e alguns animais podem se encontrar desidratados, debilitados e anêmicos.[7] Os efeitos sistêmicos da infecção por VPIF são difundidos.[39] Muitas vezes, esses sintomas da infecção pelo coronavírus são intestinais e das vias respiratórias anteriores.[39] Geralmente não são graves o suficiente para justificar a atenção veterinária.[39] Inicialmente, os animais podem se apresentar deprimidos e anoréxicos ou com episódios de vômito.[36] Alguns gatos podem ter mucosas pálidas, petéquias ou icterícia.[36]

Três formas de PIF têm sido descritas: (1) uma forma efusiva (úmida), resultante de peritonite fibrinosa difusa, acompanhada de fluido abdominal excessivo[8] ou pleural; (2) uma forma não efusiva (seca), caracterizada por granulomas ao redor de vasos sanguíneos pequenos em vários locais, especialmente meninges, encéfalo e úvea; (3) uma combinação das formas efusiva e granulomatosa.[8] A forma efusiva é 4 vezes mais comum que a não efusiva,[8] em um percentual aproximado de 80 a 84% dos casos.[41]

São sintomas das fases efusivas e não efusivas: anorexia, perda de peso, letargia e febre moderada não responsiva a antibióticos (39 a 39,5°C).[39] Na forma efusiva, os sintomas clínicos específicos e patológicos observados são atribuídos aos danos em órgãos induzidos por vasculite.[39] A efusão pleural pode resultar em dispneia e em um padrão respiratório restritivo (superficial e rápido), bem como em sons cardíacos e pulmonares abafados.[39] A efusão abdominal mostra aumento de volume abdominal.[39] Os felinos machos podem, algumas vezes, apresentar aumento do volume escrotal pelo acúmulo de fluido.[36] As alterações encontradas mais frequentemente na forma não efusiva das infecções por VPIF são: pan-oftalmia, meningoencefalomielite granulomatosa e hidrocefalia.[7] Embora as lesões no SNC possam ser resultantes de vasculite mediada por complexos imunes, tanto os sintomas neurológicos quanto as alterações patológicas são observados geralmente na forma seca da PIF.[8] Na forma não efusiva da doença, pode ocorrer uveíte anterior e coriorretinite.[36] Os sintomas neurológicos apresentados por animais afetados incluem paresia de membros pélvicos, ataxia generalizada, hipererestesia toracolombar, nistagmo, anisocoria, convulsões, tetraparesia e tremores intencionais.[8]

Não existe um teste diagnóstico *ante mortem* definitivo para a doença, exceto o exame histopatológico dos tecidos alterados,[39] especialmente na fase não efusiva.[8] Sugerem-se, pelos sintomas clínicos, alterações oculares (uveíte anterior), evidência clínica de aumento de proteína no liquor, hipergamaglobulinemia e elevação dos níveis séricos de fibrinogênio.[8] Os achados clinicopatológicos mais consistentes em gatos com PIF são o aumento da concentração sérica de proteínas totais, em aproximadamente 50% dos gatos com efusão e em 70% daqueles sem efusão. Essa elevação das proteínas totais é causada pelo aumento das globulinas, particularmente gamaglobulinas, e é caracterizada por diminuição da relação albumina:globulina.[41] Altos níveis de anticorpos contra o vírus podem confirmar o diagnóstico, mas não têm valor prognóstico.[8] Considerando que a grande porcentagem da população de gatos sadios é soropositiva para VPIF, que títulos elevados e crescentes são geralmente encontrados em gatos assintomáticos e que a maioria desses animais nunca desenvolve PIF, a titulação de anticorpos deverá ser interpretada com extremo cuidado.[41] Outra limitação dos estudos sorológicos é que os testes realizados para coronavírus felino não diferenciam as cepas virulentas das não virulentas.[39] O exame radiográfico pode revelar efusões pleurais, pericárdicas ou peritoneais, hepatomegalia ou nefromegalia.[36]

Se ocorrer efusão, o diagnóstico mais importante é a coleta de uma amostra desse fluido. Pequenos testes na efusão têm um valor diagnóstico muito maior do que os testes sanguíneos.[43] A efusão, na PIF, é um exsudato não infeccioso, caracterizado por uma concentração proteica maior que 3 g/dℓ e elevada contagem de células nucleadas, compostas principalmente de neutrófilos com menor número de macrófagos e linfócitos.[44] Em gatos com essa doença, geralmente as efusões são estéreis, incolores e palidamente coloridas. A concentração de proteínas na análise do fluido geralmente varia de 3,5 a 12 g/dℓ e é normalmente mais elevada que as concentrações associadas a outras doenças.[36] Além disso, a eletroforese de proteínas dessas efusões revela o predomínio de globulinas, sendo a relação A:G (albumina:globulina) na PIF menor que 0,81.[44] Para diferenciar transudato de exsudato, pode-se utilizar o teste de Rivalta, que é um método simples, econômico e pode ser realizado em qualquer clínica,[43] mostrando de maneira grosseira a quantidade de globulinas presentes no líquido (variação de + a ++++).[45] Embora efusões de coloração amarelo-clara e consistência viscosa sejam geralmente denominadas "típicas", a ocorrência desse tipo de coleção líquida em cavidades do corpo sozinha não é diagnóstica. Apenas metade dos casos com efusão apresenta PIF.[43] Os antígenos do coronavírus costumam ser detectados por imunofluorescência direta nas efusões de gatos com essa doença, mas não nas efusões de gatos com outras doenças. Além disso, o RNA viral pode ser detectado por RT-PCR nas efusões, sendo improvável sua detecção nas efusões de outras causas.[36]

Gatos com PIF experimental têm mostrado aumento de alfaglobulinas, principalmente decorrente de proteínas de fase aguda (PFA), como haptoglobina e alfa-1-ácido glicoproteína, seguida de elevação das gamaglobulinas, refletindo a produção de anticorpos contra o coronavírus felino, que é responsável pela doença.[46] O balanço entre as duas frações de globulinas, assim como com o grau de linfopenia, parece influenciar o desenvolvimento das lesões.[47] Quando ocorre um processo inflamatório ou danos teciduais, há a liberação das citocinas IL-1, IL-6 e TNF-α, derivadas de macrófagos, com ação isolada ou em conjunto; essas citocinas estão relacionadas com febre, indução de liberação de neutrófilos pela medula óssea para a corrente sanguínea e eventualmente emaciação muscular, pelo aumento do catabolismo proteico, para aumentar os aminoácidos disponíveis para a síntese de anticorpos. Além disso, essas citocinas aumentam a síntese e a secreção de proteínas hepáticas, denominadas "PFA", com funções de defesa do hospedeiro, como os componentes de complemento, fatores de coagulação, inibidores da protease e proteínas conjugadas de metais.[48] As principais PFA são proteína C reativa, alfa-1-ácido glicoproteína, amiloide A sérico e haptoglobina.[48,49] Um estudo envolvendo gatos expostos ao VPIF e com a doença mostrou, no início da forma clínica dessa doença, o aumento dessas proteínas, além de alfa-2-globulina. Essas mudanças foram transitórias em animais que não desenvolveram a doença, mas persistiram em um gato que desenvolveu sintomas clínicos. Além disso, a alfa-2-globulina diminuiu nesse animal.[49] Gatos com a doença tiveram aumento de globulinas, totais e fracionadas, exceto para alfa-2-globulina, e ampliação de PFA. Entre essas PFA, o amiloide A sérico foi o que apresentou maior incremento, sugerindo que essa proteína poderia ser um marcador da PIF.[49] Após o aparecimento dos sintomas clínicos, alfa-1 e alfa-2-globulina e haptoglobina diminuíram, e as gamaglobulinas aumentaram.[49] O incremento de PFA, como haptoglobina, alfa-2-globulina e amiloide A sérico sugere que uma reação inflamatória inicial já estava ocorrendo antes do aparecimento dos sintomas. Em gatos com PIF, os níveis elevados de gamaglobulinas possivelmente decorrem de produção de anticorpos, e a diminuição da concentração de IgM provavelmente reflita o fato de que a maioria dos animais estava em estágio avançado da doença.[49]

Não há tratamento para a infecção pelo VPIF.[43] Como é difícil estabelecer o diagnóstico *ante mortem* de PIF, é praticamente impossível avaliar os estudos que relatam tratamento bem-sucedido.[36] Uma vez que a PIF é uma doença imunomediada, o tratamento sintomático tem o objetivo de controlar a resposta imune ao coronavírus felino. A terapia com mais sucesso consiste na utilização de altas doses de imunossupressores e fármacos anti-inflamatórios. O uso de glicocorticoides (2 a 4 mg/kg VO, 1 vez/dia) ou ciclofosfamida (2 a 4 mg/kg VO, 4 vezes/semana) pode diminuir a progressão da doença.[43] Um problema com a utilização de corticoterapia é a supressão da resposta imune de maneira não seletiva e, consequentemente, das respostas mediadas celular e humoral. Em relação à PIF não efusiva, possivelmente essas duas respostas deverão ser suprimidas, mas, em relação à forma efusiva, espera-se a supressão da resposta humoral, mas não a mediada por células.[50] Além do tratamento imunossupressor, os gatos deverão ser tratados também com antibiótico de amplo espectro e fluidoterapia.[43] Gatos com uveíte são medicados com corticosteroides. A via de administração dependerá da localização e da gravidade da inflamação, assim como das características do fármaco escolhido.[38] Soluções tópicas de acetato de prednisolona a 1% e fosfato sódico de prednisolona penetram na córnea intacta e alcançam a câmara anterior, enquanto os medicamentos com hidrocortisona não o fazem.[38]

Alguns gatos com efusão beneficiam-se com drenagem ou remoção da coleção líquida e aplicação de dexametasona na cavidade abdominal ou torácica (1 mg/kg até que a efusão não seja mais produzida).[43]

Baixas doses de alfainterferona recombinante humana (10 a 30 UI/gato/dia) podem ajudar a induzir a remissão da doença na forma não efusiva, na qual existe a imunidade celular mediada parcialmente.[36] Embora o uso de interferona seja controverso em gatos com PIF, alguns autores acreditam que tal terapia se justifique, considerando a falta relativa de opções terapêuticas. Eles recomendam a utilização de interferona-ω felina diluída ou na dose de 50.000 UI/gato (1 vez/dia, VO,) até que os sintomas clínicos e exames laboratoriais (p. ex., amiloide A sérico) retornem ao normal.[50] Compostos antivirais não têm mostrado sucesso no tratamento da PIF. O fármaco ribavirina – um análogo de nucleosídio –, que impede a formação de proteínas virais, mais provavelmente pela interferência de acoplamento do mRNA viral, é ativo contra o coronavírus felino *in vitro*, mas não é efetivo *in vivo*.[43] Um inibidor de tromboxano sintetase, que inibe a agregação plaquetária e a liberação de citocinas, controlando com isso a inflamação excessiva, foi utilizado em dois gatos com alguma melhora clínica.[43] A dose utilizada foi de 5 a 10 mg/kg, 2 vezes/dia.[50]

ENCEFALOMIELITES BACTERIANA E FÚNGICA

Encefalomielite bacteriana

A meningite ou a meningoencefalite bacteriana não é comum em cães e gatos. Geralmente ocorre em associação com bacteriemia secundária a endocardite, infecções urinárias e pulmonares. A meningite também pode ocorrer por extensão da infecção de estruturas adjacentes ao SNC, como seios nasais, seio frontal e orelha interna.[3] As bactérias mais comumente encontradas na meningoencefalite bacteriana em cães e gatos são: *Staphylococcus* sp. e *Streptococcus* sp., *Pasteurella multocida* (especialmente em gatos), *Actinomyces* e *Nocardia*, assim como anaeróbios (*Bacteroides*).[5] Cães e gatos de qualquer idade e raça ou sexo podem desenvolver meningoencefalite bacteriana, mas são mais comuns em animais jovens ou de meia-idade[5] (1 a 7 anos).[21]

A BHE e a ausência de um sistema linfático no SNC ajudam a protegê-los de invasão microbiana. Uma vez violada essa barreira por um agente infeccioso, a natureza imunológica do SNC representa uma vantagem para o organismo invasor e dano ao hospedeiro. O SNC é menos favorecido com células imunologicamente ativas e complementos, fornecendo um ambiente oportuno para o crescimento bacteriano. Então, células são recrutadas do sistema imune sistêmico para o SNC, mas a infecção estará geralmente bem estabelecida nesse momento.[21] As bactérias devem ser capazes de sobreviver no espaço intravascular, penetrar na BHE e colonizar as meninges ou o LCR.[3] A avaria nessa barreira causa exsudação de albumina para dentro do LCR, facilitando o edema no encéfalo ou na medula espinal. Em ratos, acredita-se que a bactéria detectada no LCR provoque a liberação dos mediadores inflamatórios endógenos que são importantes no desenvolvimento e na progressão dos sintomas clínicos.[3] Esses processos inflamatórios podem causar edema encefálico, provavelmente secundário a perda da autorregulação cerebrovascular, citotoxicidade direta e aumento da resistência do fluxo do LCR.[3] Esses achados podem ter implicações importantes. Um antibiótico bactericida de ação rápida, liberado no LCR, é mandatório,[3] mas a destruição rápida das bactérias poderia liberar uma grande quantidade de fragmentos inflamatórios ou toxinas (lipopolissacarídios), os quais exacerbariam os processos inflamatórios.[51] Portanto, o uso de esteroides 15 a 20 minutos antes da antibioticoterapia reduziria a resistência do fluxo de LCR e a liberação dos mediadores inflamatórios, fato esse constatado em vários animais de laboratório.[3]

As bactérias mais comuns são *Staphylococcus intermedius*, *Streptococcus* spp. *Pasteurella multocida* e *Escherichia coli*; as menos comuns são *Proteus*, *Pseudomonas*, *Salmonella* e *Klebsiella*, como agentes causadores. Esses organismos gram-negativos são mais comuns em infecções nosocomiais de pacientes em estado crítico.[3] Entre as bactérias anaeróbias, isoladas em cães e gatos com infecção no SNC, estão: *Bacteroides*, *Fusobacterium*, *Peptostreptococcus* e *Eubacterium*.[3] Há registros isolados da ocorrência de bactérias menos frequentes, como *Flavobacterium breve*, uma bactéria gram-negativa,[52] *Prevotella oralis*, um anaeróbio obrigatório gram-negativo,[53] *Corynebacterium* spp.[54] entre outras. Em um Pug de 11 meses que apresentava meningite focal, relatou-se a ocorrência de larvas de *Angiostrongylus vasorum*. Os sintomas clínicos eram compatíveis com lesão cerebelar, e o diagnóstico foi confirmado por análise parasitológica de amostras fecais e de lavado traqueal.[55] A formação de abscessos no SNC é incomum em cães e gatos e associa-se a alta taxa de mortalidade.[54]

Os sintomas clínicos geralmente são agudos e rapidamente progressivos. Febre e hiperestesia cervical têm sido descritas, ocorrendo em aproximadamente 40 e 20% dos casos de meningoencefalites bacterianas em cães, respectivamente,[21] e são considerados características clássicas dessa doença, mas podem não ser evidentes.[5] Assim como em outras doenças, os sintomas clínicos de disfunção neurológica dependem da localização e da extensão da lesão.[21] Essas alterações neurológicas podem incluir convulsões, coma, cegueira, nistagmo, inclinação da cabeça, paresia ou paralisia.[56] Tanto encefalopatias focais como multifocais são possíveis, envolvendo o prosencéfalo e/ou tronco encefálico. Alguns pacientes podem parecer geralmente indispostos devido à doença bacteriana sistêmica,[21] que quase sempre está presente.[56] Esses sintomas sistêmicos incluem choque, hipotensão e CID.[56]

Uma tentativa diagnóstica de meningoencefalite bacteriana baseia-se em história, dados clínicos, assim como nos testes laboratoriais,[21] ou na resposta à antibioticoterapia.[5] O hemograma revela uma resposta inflamatória sistêmica, mas isso não é frequente.[5] Leucocitose com ou sem desvio à esquerda e hiperglobulinemia podem ser encontradas em análise sanguínea.[21] Anormalidades do perfil bioquímico, como aumento sérico de alanina aminotransferase (ALT) e fosfatase alcalina, hipoglicemia ou hiperglicemia, são aparentes na maioria dos casos.[5] A tomografia computadorizada (TC) e a RM podem ser úteis quando há lesões em massa ou hidrocefalia obstrutiva.[5] O exame mais útil é obtido por análise de LCR, que geralmente é anormal.[5] Na verdade, a coleta de LCR pode ser contraindicada pelo risco de herniação encefálica. Tem-se sugerido que o LCR somente deva ser obtido depois que a TC descartar lesões em massa ou após a redução da pressão intracraniana (PIC) por meio de técnicas de hiperventilação ou administração de solução de manitol.[21] A análise de LCR revela aumento marcante do número de leucócitos, principalmente neutrófilos, e em proteína.[8] A quantidade de células normalmente varia entre 500 e 1.000 células/$\mu\ell$,[8] e em um estudo esse número mostrou pleocitose intensa com 7.488 células/$\mu\ell$.[53] A ocorrência de bactérias intracelulares nas amostras de LCR confirma o diagnóstico de meningoencefalite bacteriana. Bactérias extracelulares podem representar agentes causativos ou ser também contaminantes.[5] A cultura de LCR, sangue ou urina pode confirmar o diagnóstico de meningoencefalite bacteriana, mas geralmente é falso-negativa.[5]

Se a suspeita de meningoencefalite bacteriana for acentuada, deve-se iniciar antibioticoterapia o mais rápido possível.[5] O foco infeccioso deverá ser identificado e controlado adequadamente.[3] O tratamento definitivo depende de isolamento do organismo do LCR e determinação de sua sensibilidade ao antibiótico. Se isto não for possível, a terapia antimicrobiana baseia-se no esfregaço da coloração de Gram, resultante dos organismos detectados na análise do LCR, ou no patógeno mais provável, se organismos não forem encontrados.[5] Portanto, o tratamento deverá ser iniciado empiricamente.[1] Os antibióticos apropriados para meningoencefalite bacteriana deverão ser bactericidas, ter baixo nível de ligação com proteínas plasmáticas e ser capazes de atravessar a BHE.[5] O tratamento com glicocorticoide antes da investigação diagnóstica é contraindicado,[1] embora em casos agudos de meningoencefalite bacteriana, o tratamento com esteroide possa ser administrado uma única vez (p. ex., dexametasona 0,15 mg/kg, por via intravenosa [IV], intramuscular [IM] ou VO).[3,57] Messer *et al.*[57] expõem que há

uma vantagem quando esteroides são administrados antes de iniciar o tratamento com antibióticos, porque reduzem a PIC elevada e o edema cerebral.[57] O uso de corticosteroides 15 a 20 minutos antes da antibioticoterapia diminui a liberação dos mediadores inflamatórios[3] causada pela destruição rápida das bactérias com o uso de antibióticos bactericidas. Essa destruição causa a liberação de uma grande quantidade de fragmentos inflamatórios ou toxinas (lipopolissacarídios), os quais exacerbariam os processos inflamatórios.[51] Além disso, alguns autores relataram que o tratamento com esteroide 12 a 24 horas após antibioticoterapia não demonstrou qualquer efeito benéfico.[1]

A combinação de sulfonamida–trimetoprima com enrofloxacino é uma boa opção inicial. Ambos estão disponíveis para os veterinários, penetram no LCR em boas concentrações e não são caros, quando comparados com cefalosporinas de terceira geração. Enrofloxacino tem grande atividade contra bactérias gram-negativas e muito pouca atividade contra anaeróbios. A dose utilizada de enrofloxacino é de 5 mg/kg, 2 vezes/dia, durante 7 a 10 dias e depois 5 mg/kg, 1 vez/dia, por 10 a 14 dias; enquanto a dose para a sulfa é de 30 mg/kg, 2 vezes/dia, durante 5 a 7 dias, seguida de 15 mg/kg, 2 vezes/dia, por 10 a 14 dias.[3] Outra possibilidade, quando não identifica a bactéria que está causando a doença inicialmente, é a combinação de fármacos como cefalosporina–metronidazol ou ampicilina–cloranfenicol, os quais são geralmente recomendados.[1]

Para bactérias gram-positivas são recomendados: ampicilina (5 a 22 mg/kg, IV, 4 vezes/dia), cefalosporinas (cefalexina 20 mg/kg, VO, 3 vezes/dia), sulfonamida–trimetoprima (15 a 20 mg/kg, IV ou VO, 2 a 3 vezes/dia) e minociclinas (5 a 12 mg/kg, IV ou VO, 2 vezes/dia).[58] Alta dose de ampicilina (22 mg/kg, 4 vezes/dia) deverá ser utilizada, uma vez que a ampicilina atravessa a BHE, quando ela estiver inflamada, e é bactericida.[5] A terapia intravenosa é recomendada durante 3 a 5 dias iniciais.[5] As meningites causadas por bactérias gram-positivas podem reagir a altas doses de aminopenicilina, no entanto *Staphylococcus intermedius* e *S. aureus* secretam betalactase, as quais inativam a maioria das aminopenicilinas. Aminopenicilinas associadas ao ácido clavulânico e penicilinas resistentes à lactamase, como metilcilina e oxacilina, são melhores escolhas para infecção por estafilococos.[3] Rifampicina é bactericida, penetrando rapidamente no LCR, com boa atividade contra estafilococos e eficaz contra muitas bactérias gram-negativas. Como a resistência bacteriana com o uso de rifampicina se desenvolve rapidamente, pode-se combiná-la com um antibiótico betalactâmico. Recomendam-se doses abaixo de 10 mg/kg/dia de rifampicina para evitar efeitos adversos em cães.[3]

Se a suspeita de meningite for decorrente de bactérias gram-negativas, as cefalosporinas de terceira geração são os fármacos de escolha.[3] As cefalosporinas de terceira geração, como cefotaxima (25 a 50 mg/kg, 3 vezes/dia)[5] e ceftazidina, penetram no LCR em boas concentrações e são efetivas contra bactérias gram-negativas resistentes, sendo geralmente eficazes contra anaeróbios, mas com atividade reduzida contra cocos gram-positivos. Ceftiofur não atravessa a BHE, a menos que inflamação meníngea esteja presente.[3] Para bactérias gram-negativas, além dos mencionados, metronidazol (10 a 15 mg/kg, VO, 3 vezes/dia), cloranfenicol (40 a 50 mg/kg, VO, 3 a 4 vezes/dia) e gentamicina (2 mg/kg, IV ou IM, 3 vezes/dia) podem ser utilizados.[58] Enrofloxacino (10 mg/kg, IV, 2 vezes/dia) também é uma boa opção para bactérias gram-negativas.[5] Embora o cloranfenicol alcance altas concentrações no SNC, por ser um bacteriostático promove maior incidência de falhas no tratamento e recidivas.[59] O cloranfenicol pode causar anemia aplásica em cães e gatos; na espécie felina pode provocar anorexia.[7] Se a terapia com fármacos anticonvulsivantes for necessária, a combinação com cloranfenicol pode ser tóxica devido à inibição do metabolismo hepático do fenobarbital e da fenitoína.[59] Metronidazol é um excelente antibiótico para a maioria das infecções causadas por anaeróbios,[5] devendo ser administrado na dose de 25 a 50 mg/kg, VO, 2 vezes/dia;[7] ou 10 mg/kg, IV, lentamente a cada 8 horas, no tempo de 30 a 40 minutos, porque pode provocar hipotensão em infusão rápida.[5] Os efeitos colaterais do metronidazol são: disfunção vestibular, ataxia locomotora e nistagmo vertical, em 2 semanas do início da terapia. Outros sintomas menos comuns são: convulsões, depressão grave, opistótono e coma.[7]

Sulfonamidas podem alcançar concentrações efetivas no LCR. Em geral associam-se a proteínas no soro e, uma vez que pouca proteína é encontrada no LCR, maior será a quantidade disponível desse fármaco. Sulfonamida tem uma ampla variação de atividade antimicrobiana e ação bacteriostática.[7] Se a infecção for causada por *Brucella canis*, que invade o sistema nervoso, a melhor terapia é a combinação de estreptomicina e minociclina. A estreptomicina deverá ser administrada durante 2 semanas por via parenteral, e a minociclina administrada por via oral durante 4 semanas.[3] Em um cão com meningite focal devido à infecção por larvas de *Angiostrongylus vasorum*, a utilização de fembendazol associado à prednisolona mostrou remissão total dos sintomas após 2 meses de tratamento.[55] Em abscessos cerebrais, o tratamento cirúrgico pode ser uma opção de sucesso.[54]

Além da antibioticoterapia, o tratamento de suporte, como a fluidoterapia, em pacientes desidratados, resfriamento externo para hipertermia ou analgésicos em animais com hiperestesia, deverá ser iniciado. O tratamento farmacológico para febre é recomendado somente em casos com temperatura corporal extremamente alta. A diminuição da temperatura é um indicador útil no sucesso do tratamento antimicrobiano. As crises convulsivas são tratadas com fenobarbital.[1]

Encefalomielite fúngica

Os agentes fúngicos esporadicamente produzem MEG em cães e gatos.[8] Há vários fungos que podem invadir o SNC, incluindo *Cryptococcus*, *Coccidioides*, *Blastomyces*, *Histoplasma*, *Aspergillus* e *Cladosporium*.[5] *Cryptococcus neoformans* é o organismo fúngico mais comum associado à meningoencefalite em cães e gatos.[5] Ao contrário de outros fungos, *C. neoformans* existe apenas na forma de levedura e sua distribuição é mundial.[8] É considerado infeccioso quando uma célula de levedura seca ou basidiósporo do ambiente entra no organismo primariamente pelo sistema respiratório, onde ele infecta tecidos nasal, paranasal ou pulmonar, antes de se disseminar amplamente para o organismo, mas com predileção pelo SNC.[60] As micoses causam MEG, exceto a feo-hifomicose, rara em pequenos animais, e que geralmente origina granulomas focais.[61]

A doença fúngica é tipicamente contraída pelos animais pela inalação de esporos fúngicos. Suas fontes naturais são numerosas, como solo, grama e leite, e uma dessas fontes, em particular, são os excrementos dos pombos.[20] O pombo parece ser o mais importante vetor de *C. neoformans*. O microrganismo pode ser encontrado em grande quantidade em poleiros, pombais, ou lugares onde os pombos são encontrados frequentemente.[60] Em humanos, mais de 85% dos casos estão associados a uma doença debilitante primária. Em animais, a necessidade de fatores predisponentes é menos clara, embora alguns estejam debilitados.[20] Em cães e gatos, a apresentação clínica pode refletir doença em pele, trato respiratório anterior, SNC, sistema esquelético ou combinações dessas.[20] A infecção do SNC pode ocorrer via extensão local (p. ex., seios frontal ou nasal) ou hematogênica.[5] Os gatos contraem a doença mais frequentemente do que os cães. Em geral acredita-se que a rota natural de infecção seja o sistema respiratório, com subsequente disseminação hematogênica e linfogênica para outras áreas do corpo.[8]

Semelhante à meningoencefalite bacteriana, os animais costumam ser jovens ou de meia-idade[5] (1 a 7 anos).[21] As raças com maior predisposição para essa doença são: Cocker Spaniel Americano e os gatos Siameses.[5] A criptococose canina, tipicamente, é encontrada em cães jovens até 4 anos. Não há predileção sexual aparente, mas Cocker Spaniel Americano, Labrador Retriever, Dogue Alemão e Dobermann parecem ter alta prevalência dessa doença.[60]

Na maioria dos animais, o encéfalo é afetado, mas pode também comprometer a medula espinal. Esta raramente é afetada isoladamente.[60] O envolvimento das meninges é comum e reflete um local de predileção. Em alguns casos, as lesões se estendem à superfície ependimária do sistema ventricular e ao parênquima adjacente. As leptomeninges variam de não notáveis a turvas e espessadas, talvez em associação à exsudação mucoide a gelatinosa. Secções do encéfalo podem revelar pequenos espaços císticos, de até alguns milímetros de diâmetro, dentro do parênquima. Os sulcos cerebrais podem estar muito alargados. Em gatos, as características microscópicas são de numerosos organismos confluentes, preenchendo os espaços subaracnoides e expandindo os sulcos; os corpos da levedura fortemente compactados podem apresentar aspecto de bolha de sabão.[20] Uma característica histopatológica da criptococose do SNC é a ausência de uma resposta inflamatória significativa, caracterizada por grandes agregados de organismos dentro do parênquima e das meninges[62] (Figura 248.2).

Embora os sintomas clínicos de disfunção neurológica possam ter início súbito e progressão rápida, a meningoencefalite fúngica geralmente é caracterizada por progressão lenta (semanas a meses).[21] Os sinais neurológicos variam de acordo com a localização e a gravidade da lesão. Os sintomas podem refletir uma lesão de massa localizada ou um processo de doença multifocal.[8] Esses sintomas neurológicos são diversificados, incluindo convulsões, depressão, desorientação, andar em círculos, ataxia, quedas, paresia de membros pélvicos, paraplegia, anisocoria, midríase e cegueira.[8] Outros sintomas encontrados são déficits de NC (especialmente V, VII e VIII), hipermetria e dor cervical.[60]

Em felinos, uma queixa comum é a infecção das vias respiratórias anteriores não responsivas a antibióticos. Nessa espécie, os sintomas neurológicos costumam ocorrer de modo agudo e progridem rapidamente, e incluem depressão, convulsões, andar

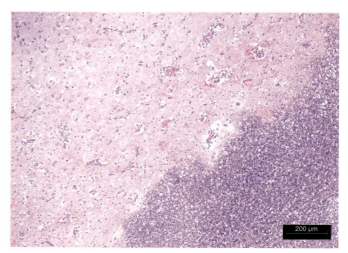

Figura 248.2 Encefalomielite fúngica: muitos manguitos perivasculares, focos de hemorragia e intenso infiltrado inflamatório.

em círculos, ataxia e paresia. Eles podem ser acompanhados por lesões cutâneas na cabeça e na região nasal, linfadenopatia periférica e lesões oculares (descolamento da retina, granulomas e uveíte anterior).[62]

O diagnóstico de infecção micótica baseia-se na demonstração dos organismos em cortes de tecidos ou em material de aspirados ou esfregaços, cultura e sorologia. Organismos fúngicos podem ser encontrados no LCR, que geralmente estará com pleocitose (aumento do número de células mononucleares e PMN) e elevação dos níveis de proteína.[8] Encontrar o organismo fúngico em um local extraneural em um paciente com disfunção neurológica é uma forte evidência de meningoencefalite micótica.[21] No estudo radiográfico torácico de animais com criptococose, infiltrados nodulares, padrão intersticial, efusão pleural e linfadenopatia traqueobronquial são ocasionalmente vistos. Radiografia e TC da região nasal podem demonstrar aumento da densidade de tecidos moles e destruição óssea nas passagens aéreas e seios frontais.[60] Imagens de RM são apropriadas para demonstrar lesões intra-axiais que se realçam fortemente com contraste.[21] Esses granulomas fúngicos geralmente têm evidente edema perilesional.[21] Um estudo com sete cães e cinco gatos com criptococose mostrou que as características de imagem desse fungo são variáveis, tanto em cães como em gatos. Metade dos animais apresentou lesões em massa em região frontal/olfatória. Algum grau de realce meníngeo (fora das margens das lesões em massa) era típico na maioria dos animais. As lesões em massa eram hipo ou isointensas em T1 e hiperintensas em T2. O edema era geralmente perilesional.[63]

O prognóstico e o tratamento das meningoencefalites fúngicas, em cães e gatos, são mal definidos. A meningoencefalite causada por *Aspergillus* ou feo-hifomicose habitualmente é fatal.[21] Fármacos antifúngicos são usados para tratar micoses sistêmicas. O prognóstico é mau quando ocorrer envolvimento do SNC, mas o tratamento deverá ser iniciado, porque pode ser efetivo em animais imunocompetentes. Em animais imunossuprimidos, a infecção pode persistir.[1]

Os fármacos antifúngicos utilizados em cães e gatos são: anfotericina B,[8] flucitosina[3,58] e antifúngicos azóis orais.[58] A maioria dos organismos é sensível à anfotericina B,[8] antibiótico macrolídio, com pouca penetração no LCR.[58] A ação da anfotericina B se dá pela ligação com esteróis nas membranas celulares, especialmente ergosterol nas membranas das células fúngicas. Essa ligação altera a permeabilidade da membrana, causando perda de sódio, potássio e hidrogênio e eventualmente causando morte celular.[58] Em uma BHE intacta, pouca anfotericina B é absorvida no LCR.[7] O uso de anfotericina B isoladamente ou associada a azóis ou flucitosina tem sido registrado com sucesso para criptococose canina e felina.[60] Esse fármaco é pouco absorvido pelo trato gastrintestinal e deverá ser administrado por via parenteral para se obter um efeito terapêutico pleno.[3] A dose recomendada é de 0,5 a 0,8 mg/kg, diluída em solução salina a 0,45% e glicose a 2,5% (400 mℓ para gatos, 500 mℓ em cães com menos de 20 kg e 1.000 mℓ em cães com mais de 20 kg) e administrada por via subcutânea (SC), 2 a 3 vezes/semana.[60] Outro protocolo terapêutico para o uso de anfotericina B utiliza a dose de 0,25 a 0,5 mg/kg em 0,5 a 0,1 ℓ de glicose a 5% em solução aquosa IV, cada 6 a 8 horas, em dias alternados, até uma dose total de 8 a 10 mg/kg, a menos que a ureia e creatinina se elevem.[7] Embora se deva ter muito cuidado no tratamento de animais com insuficiência renal ou hepática, nenhuma modificação da dose é necessária, a menos que lesão renal ou hepática seja atribuída a esse fármaco.[58] Efeitos tóxicos são atribuídos à afinidade por esteróis, como colesterol, nas membranas celulares dos mamíferos.[58] Nefrotoxicidade é o efeito colateral mais significativo e dose-dependente. Acredita-se que essa nefrotoxicidade ocorra por alteração da permeabilidade das células epiteliais tubulares renais causada por esse fármaco.[58]

A flucitosina é um fármaco antifúngico sintético com atividade atribuída ao rompimento da síntese proteica, por inibição da síntese de DNA e RNA.[58] Ela alcança concentrações satisfatórias no LCR.[3] Quando combinada com anfotericina B, age sinergicamente *in vitro* contra *Cryptococcus neoformans*.[3] A dose de flucitosina em cães é de 50 a 75 mg/kg, a cada 8 horas,[58] enquanto a dose utilizada em gatos é de 125 a 250 mg, VO, dividida em 2 ou 4 vezes/dia.[58] *Cryptococcus* sp. pode desenvolver rapidamente resistência à flucitosina, por isso, sua eficácia é limitada, quando utilizada como tratamento único. A dose deverá ser ajustada em pacientes com insuficiência renal concomitante.[60] A taxa de recidiva é consideravelmente baixa com essa terapia combinada. A intoxicação por flucitosina provoca erupções ulcerativas na pele (principalmente faciais), enterocolite, leucopenia e trombocitopenia, que são especialmente proeminentes em cães.[60] Outros efeitos colaterais desse fármaco são vômito, diarreia, anorexia ou pancitopenia.[58]

Os antifúngicos azóis orais podem ser classificados em: imidazol (cetoconazol) ou triazol (fluconazol, itraconazol, posaconazol e voriconazol).[58] Em concentrações usuais no plasma, esses compostos são considerados fungiostáticos, mas em altas concentrações podem ser fungicidas.[3] Inibem a síntese de ergosterol na membrana celular do fungo. Todos são bem absorvidos pelo trato gastrintestinal.[3] Os compostos como posaconazol e voriconazol têm seu uso limitado em medicina veterinária pelo alto custo, além da falta de estudos farmacocinéticos em cães e gatos. É uma opção, principalmente quando os animais apresentarem aspergilose refratária a outros antimicóticos. A dose de voriconazol foi estimada entre 3 e 6 mg/kg, 2 vezes/dia, com base em estudos farmacocinéticos realizados em humanos e extrapolada para essas espécies. Há relatos de uso de voriconazol em cão[58,61] e em gatos.[64] Na espécie felina, foram descritos efeitos colaterais do uso do voriconazol em três animais. A ataxia com progressão para paraplegia em membros pélvicos foi relatada em dois animais. Dois gatos apresentaram anormalidades visuais, incluindo midríase, com reflexo pupilar à luz reduzido ou ausente e diminuição da resposta de ameaça. Arritmia e hipopotassemia também foram constatadas em dois animais.[64]

O cetoconazol não penetra no LCR em concentrações adequadas para ser efetivo, além de promover danos hepáticos, elevar os níveis séricos das enzimas hepáticas e causar a supressão da síntese de esteroides endógenos. A dose em cães é de 10 a 15 mg/kg/dia;[3,21] para gatos recomendam-se 50 mg totais, a cada 24 ou 48 horas, se ocorrer toxicidade.[1] O itraconazol tem amplo espectro de atividade contra muitos fungos e tem sido eficaz no tratamento da meningite micótica em cães e gatos,[21] mas requer tratamento mais prolongado do que o fluconazol, quando utilizado contra criptococose canina e felina.[60] É menos tóxico que o cetoconazol, mas é mais caro. O fluconazol também tem atividade antifúngica de amplo espectro. É bem absorvido pelo trato gastrintestinal e sua biodisponibilidade é superior a 90%. É bastante eficaz, sendo o tratamento de escolha para a criptococose felina e provavelmente para cães com doença leve a moderadamente grave.[60] A dose recomendada de itraconazol ou fluconazol para cães é de 5 mg/kg, 2 vezes/dia, por 2 a 3 meses.[21] Para gatos, recomendam-se 50 mg/animal, VO, 2 vezes/dia.[60]

Embora os fármacos antifúngicos constituam o esteio do tratamento, nesses casos, a remoção cirúrgica de granulomas intracranianos volumosos algumas vezes pode ser indicada.[21] Em um cão, Boxer, com 1 ano, com doença intracraniana progressiva, constatou-se granuloma por feo-hifomicose (*Cladophialophora* sp.) em hemisfério cerebral direito, comprovado por RM e análise do LCR. Esse granuloma foi retirado cirurgicamente para remover o tecido encefálico infectado e o núcleo purulento avascular. No pós-operatório, instituiu-se terapia com fluconazol (2,3 mg/kg, VO, 2 vezes/dia) durante 4 meses, seguida de voriconazol (3,4 mg/kg, VO, 2 vezes/dia) por mais 10 meses. Esse animal apresentou resolução dos sintomas neurológicos 8 meses após o ato cirúrgico, normalidade em relação às imagens de RM e análise de LCR.[61]

ENCEFALOMIELITE PARASITÁRIA

Toxoplasmose

Toxoplasma gondii e coccídeos relacionados são protozoários parasitas intracelulares.[65] Pertencem ao filo Apicomplexa, subclasse Coccidia, descrito em 1909, infectando coelhos e gondi, roedor africano, utilizado em pesquisas laboratoriais.[66] Apenas os gatos completam o ciclo de vida desse coccídeo e passam oocistos resistentes ao meio ambiente pelas fezes.[67] Os hospedeiros intermediários são: ovinos, caprinos, suínos, coelho e animais silvestres como roedores e aves[68] (Figura 248.3). Os cães não produzem oocistos de *T. gondii*, como os felinos, mas podem transmitir mecanicamente os oocistos após a ingestão de fezes de gatos. A infecção das fases teciduais de *T. gondii* ocorre em cães e pode induzir aparecimento de doença clínica.[36] Em gatos, a toxoplasmose geralmente é subclínica.[69]

Taquizoítos são os organismos de multiplicação rápida da infecção aguda, também denominados "formas proliferativas de trofozoítos".[66] Disseminam-se no sangue ou na linfa durante a infecção aguda e replicam-se intracelularmente até que a célula seja destruída.[67] A multiplicação se dá por endodigenia (brotamento interno de dois organismos) dentro dos vacúolos citoplasmáticos.[66] Assim, grupos de 8 a 16 taquizoítos são encontrados desenvolvendo-se em quase todas as células e tecidos de mamíferos e aves, o que torna o *Toxoplasma* um dos parasitas de menor especificidade para células e tecidos. Embora a multiplicação dos taquizoítos geralmente destrua a célula hospedeira, a produção ou não de lesões dependerá da capacidade de autorregulação das células. Os taquizoítos são muito lábeis aos fatores externos.[67]

Bradizoítos são organismos de multiplicação lenta ou de repouso, nos cistos de *Toxoplasma*, desenvolvendo-se durante a infecção crônica em várias células do corpo. Os bradizoítos desenvolvem-se em um vacúolo citoplasmático, cuja membrana se transforma na cápsula do cisto. O núcleo da célula hospedeira permanece fora do cisto.[67] A cápsula do cisto é resistente, elástica, provavelmente composta de glicoproteínas, e isola os bradizoítos dos mecanismos imunológicos do hospedeiro. Assim, os cistos persistem durante meses e anos, geralmente durante toda a vida do hospedeiro. Os bradizoítos resistem à digestão peptídica e tríptica, o que está de acordo com a sua transmissão por via oral.[67]

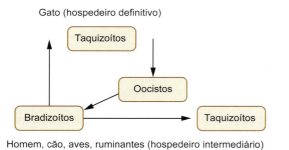

Figura 248.3 Ciclo evolutivo do *Toxoplasma gondii* mostrando hospedeiro definitivo (gato) e hospedeiros intermediários (homem, cão, aves e ruminantes).

Esporozoítos desenvolvem-se nos esporocistos, dentro dos oocistos que são eliminados pelas fezes dos gatos. Tal como *Isospora* sp., cada oocisto contém dois esporocistos, e cada esporocisto, quatro esporozoítos. Por via oral, os esporozoítos revelam-se altamente infectantes para muitos mamíferos, aves e o homem. Os oocistos desenvolvem-se a partir dos gametócitos nos gatos domésticos e outros felídeos, após um ciclo reprodutivo enteroepitelial. Os oocistos também infectam os gatos, mas somente são eliminados por eles após um intervalo de cerca de 3 semanas.[67]

A infecção no gato e no cão ocorre pela ingestão dos cistos de *T. gondii* em carne crua dos hospedeiros intermediários (ovinos, caprinos, suínos, coelho, ou de animais silvestres, como roedores e aves) ou oocistos esporulados. Outro modo de transmissão, encontrada em ambas as espécies, é a infecção intrauterina do feto.[68] A toxoplasmose generalizada é mais comum em animais imunossuprimidos pelo uso de ciclosporina ou pelo vírus da cinomose.[36] Geralmente esse parasita protozoário tem uma patogenicidade muito baixa em hospedeiros imunocompetentes, induzindo imunidade protetora de longa duração nos próprios hospedeiros.[68] *T. gondii* pode produzir infecção subclínica com poucos sintomas clínicos ou pneumonia, gastrenterite, irite, retinite, hepatite, encefalomielite e miosite.[7] Qualquer raça, idade ou sexo de animais da espécie canina ou felina pode ser afetada.[7] Os animais doentes apresentam infecções respiratória, gastrintestinal ou neuromuscular que resultam em febre, vômito, diarreia, dispneia e icterícia.[36] Infecção miocárdica, que resulta em arritmias ventriculares, ocorre em alguns cães afetados.[67] Diarreia, vômito e dispneia podem ocorrer em cães com doença polissistêmica.[67] Retinite, uveíte anterior, iridociclite e neurite óptica ocorrem em alguns cães com toxoplasmose, mas são menos comuns do que em gatos.[67]

Os sintomas neurológicos dependem da localização das lesões primárias e incluem ataxia, convulsões, tremor, déficits de NC, paresia e paralisia. Os cães com miosite apresentam fraqueza, andar rígido ou desgaste muscular.[36] A rápida progressão para tetraparesia e paralisia com disfunção de neurônios motores inferiores (NMI) pode ocorrer.[67] Nas encefalomielites, os animais podem mostrar mudanças comportamentais, como demência, irritabilidade e andar compulsivo e em círculos. Crises convulsivas podem ocorrer, assim como ataxia generalizada e tremor de cabeça. Alguns animais apresentam paresia de membros pélvicos ou nos quatro membros.[7]

Gatos jovens apresentam a primeira infecção maciça com replicação do parasita no intestino, causando diarreia. Nessa fase, denominada "fase intestinal", os gatos excretam milhões de oocistos apenas por poucos dias. Gatos velhos raramente mostram qualquer sinal de doença após a primeira infecção.[68] A fase parenteral da infecção (gatos como hospedeiros intermediários) raramente está associada a sintomas clínicos.[68] Gatos com toxoplasmose disseminada apresentam depressão, anorexia, febre seguida de hipotermia, efusão peritoneal, icterícia e dispneia. Nessa espécie, os achados clínicos da toxoplasmose crônica são: uveíte anterior ou posterior, febre, hiperestesia muscular, perda de peso, anorexia, convulsões, ataxia, icterícia, diarreia, doença cutânea e pancreatite.[67]

A toxoplasmose fatal é rara em gatos. Em estudo realizado nos EUA, em um período de 40 anos, foi descrita a ocorrência de toxoplasmose em 100 gatos submetidos à necropsia. Desses animais, 36 foram considerados com toxoplasmose generalizada distribuída em: 26 lesões predominantemente pulmonares, sete neurológicas, uma pancreática, uma cardíaca, duas cutâneas; nove tiveram toxoplasmose neonatal. Em 14 animais, infecções concorrentes microbianas ou outras afecções foram relatadas. A idade variou de 2 semanas até 16 anos (média de 4 anos e mediana de 2 anos) e, quanto ao sexo, houve predomínio de machos (65% machos, 34% fêmeas e um não determinado).[69]

O diagnóstico definitivo *ante mortem* pode ser realizado, se o microrganismo for encontrado, contudo isso é incomum, pois bradizoítos ou taquizoítos são raramente detectados em tecidos, efusões, lavado broncoalveolar, humor aquoso ou LCR.[67] Anticorpos específicos para *T. gondii* podem ser detectados no sangue de animais normais, assim como naqueles com sinais da doença. Em relação aos testes sorológicos, a IgM se correlaciona mais à toxoplasmose clínica, uma vez que essa classe de anticorpos é raramente detectada em animais sadios.[67] Aumento de 4 vezes nos títulos de IgG em duas amostras de soro obtidas em um intervalo de 2 semanas ou um único título elevado de IgM apoiam o diagnóstico de toxoplasmose.[59] Os achados laboratoriais inespecíficos são: anemia não regenerativa, leucocitose por neutrofilia, linfocitose, monocitose, neutropenia, proteinúria, bilirrubinúria; aumento dos níveis séricos de proteína, bilirrubinas, creatinoquinase (CK), ALT, fosfatase alcalina, atividade da lipase pode ocorrer em alguns animais. A toxoplasmose pulmonar frequentemente causa padrões alveolares a intersticiais difusos ou efusões pleurais.[67] A concentração de proteínas e a contagem de células no LCR geralmente estarão maiores do que o normal, com predomínio de células mononucleares pequenas, mas alguns neutrófilos poderão ser encontrados.[67]

Clindamicina, combinação de sulfonamida com trimetoprima e azitromicina têm sido utilizadas com sucesso no tratamento da toxoplasmose clínica.[67] Sulfadiazina ou outras sulfonamidas e pirimetamina agem sinergicamente para inibir passos sequenciais na biossíntese do ácido fólico, o qual é necessário para o *T. gondii*. É útil adicionar ácido fólico à terapia, a fim de evitar complicações hematológicas ocasionalmente descritas com o tratamento à base de pirimetamina.[59] Não se recomenda o uso deste fármaco em felinos devido à sua toxicidade para essa espécie.[70] Clindamicina, embora referido para o tratamento de miosite causada por *T. gondii*, não alcança concentrações terapêuticas no SNC.[70] Recomendam-se clindamicina na dose de 10 a 12 mg/kg, VO, 2 vezes/dia, por 4 semanas, e sulfonamida na dose de 15 mg/kg, VO, 2 vezes/dia, também por 4 semanas.[70] A azitromicina, administrada na dose de 7,5 mg/kg, VO, 2 vezes/dia, tem sido utilizada em um número reduzido de cães e gatos, mas se desconhece o intervalo ideal ou a duração desse fármaco caro.[70] O prognóstico de animais que apresentam recidiva é considerado grave.[70] Cães e gatos com uveíte deverão ser tratados com corticosteroides tópicos, orais ou parenterais para evitar glaucoma secundário ou luxação do cristalino.[67] Além da terapia antimicrobiana, o tratamento de suporte deverá ser instituído, se necessário.[70]

Neosporose

Neospora caninum é um coccídeo previamente confundido com *Toxoplasma gondii* devido à morfologia similar.[36] É um protozoário parasita que causa abortamento recorrente e problemas reprodutivos em bovinos, assim como doenças neurológicas e mortalidade neonatal em cães.[71] Embora *N. caninum* e *T. gondii* sejam parasitas muito semelhantes, em termos de ultraestrutura, genética e imunologia, é preciso ter cuidado ao fazer generalizações a respeito desses dois parasitas, porque neosporose e toxoplasmose são duas doenças biologicamente distintas. *T. gondii* é a principal doença em ovelhas e humanos, e não em bovinos; e a neosporose é a principal doença de bovinos, e não há evidência de infecção humana.[72]

Desde que foi reconhecida pela primeira vez em 1984, em cães da Noruega, e descrita como novo gênero e espécie em 1988, a neosporose tem emergido como uma séria doença de cães e bovinos por todo o mundo (Figura 248.4). Os registros de soroprevalência variam até 20%, mas registros de cães afetados clinicamente são infrequentes.[73] Além disso, a neosporose clínica já foi relatada em ovelhas, cabras, veados, cavalos e em um rinoceronte; anticorpos contra *Neospora caninum* têm sido encontrados no soro de búfalos, raposas-vermelha e cinza, coiotes, camelos e felídeos.[72] Na América do Sul, há registros de infecção por *N. caninum* em Argentina, Brasil, Chile, Paraguai, Peru e Uruguai. Evidência de exposição a esse protozoário foi mencionada em bovinos, ovinos, caprinos, cães, gatos, búfalos, alpacas, lhamas, gambás sul-americanos, lobos e outros canídeos selvagens. Nenhum anticorpo foi encontrado em cavalos nesse continente.[74]

Em vários países, constatou-se a prevalência de soropositividade em cães rurais, quando comparados aos cães de áreas urbanas.[72,75,76] Na Hungria, avaliaram-se 651 cães de áreas urbanas e rurais, mostrando-se soropositividade em 2,9% dos animais. Os cães de áreas rurais apresentaram maior prevalência do que os cães urbanos, o que mostra que os animais do campo podem ter contato com miudezas infectadas de bovinos e outros hospedeiros intermediários mais frequentemente do que nas grandes cidades.[75] Os cães soropositivos de áreas rurais viviam em fazendas onde havia gado também soropositivo, mostrando uma relação entre esses dois hospedeiros.[75] Não há predisposição sexual,[75] embora na Polônia um relato de soropositividade em 56 cães mostrasse prevalência nas fêmeas (28%) em relação aos machos (17,3%).[71] Em São Paulo, Brasil, um estudo sobre a prevalência de *N. caninum*, realizado em 500 cães domiciliados e 600 cães erráticos, mostrou que aproximadamente 10% desses cães domiciliados apresentaram anticorpos contra o parasita, enquanto nos cães erráticos o percentual foi de 25%.[77]

O cão doméstico é o hospedeiro definitivo e intermediário do protozoário *N. caninum*,[78] e em muitas partes do mundo a infecção por esse agente é relativamente comum, conforme determinado pela sorologia.[73] O parasita pode ser transmitido por via transplacentária em vários hospedeiros e a via vertical é o principal modo de transmissão em bovinos.[72] Carnívoros podem adquirir a infecção pela ingestão de tecidos infectados.[72] O ciclo sexual se completa no trato gastrintestinal dos caninos e resulta na passagem de oocistos nas fezes.[36] O ciclo de vida é tipificado por três estágios infecciosos: taquizoítos, cistos teciduais e oocistos.[72] Os oocistos de *N. caninum* esporulam fora do hospedeiro.[72] Até o momento, nada se conhece, em relação a frequência de derramamento dos oocistos, sobrevida dos mesmos no ambiente e se outros canídeos são também hospedeiros definitivos desse protozoário.[72] Taquizoítos e cistos teciduais são os estágios encontrados nos hospedeiros intermediários, ocorrendo intracelularmente.[72] Os esporozoítos desenvolvem-se em oocistos no intervalo de 24 horas após a eliminação. Os taquizoítos (estágio de rápida divisão)[36] medem aproximadamente

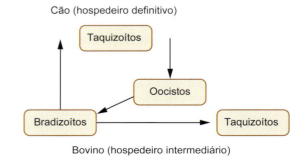

Figura 248.4 Ciclo evolutivo do *Neospora caninum* mostrando hospedeiro definitivo (cão) e hospedeiro intermediário (bovino).

6 × 2 μm e os cistos teciduais contendo milhares de bradizoítos (estágio de divisão lenta) são geralmente ovais ou redondos com aproximadamente 107 μm de comprimento e parede de 4 μm de espessura, com bradizoítos de 7 a 8 × 2 μm inclusos, encontrados primariamente no SNC. Recentemente foram encontrados cistos de parede fina (0,3 a 1 μm) na musculatura em cães e bovinos infectados naturalmente.[72] Os cães são infectados pela ingestão de bradizoítos e não de taquizoítos.[36] Os bradizoítos dentro dos cistos teciduais, em cães infectados, normalmente permanecem quiescentes, enquanto a imunidade do hospedeiro permanecer normal. Lesões desenvolvem-se quando os taquizoítos se multiplicam rapidamente dentro das células, causando ruptura.[79] A infecção em cães parece ser causada pelo consumo de membranas placentárias, e não dos fetos bovinos abortados.[72] Embora encefalomielite e miosite tenham se desenvolvido em gatos infectados experimentalmente, e em alguns gatos expostos soropositivos aos anticorpos para *N. caninum*, não tem sido descrita doença clínica em gatos infectados naturalmente.[67] Nessa espécie, os animais infectados experimentalmente desenvolveram neosporose clínica com lesões discretas naqueles imunocompetentes. Gatos submetidos a tratamento prévio imunossupressor com corticosteroide apresentaram lesões moderadas a graves, com encefalomielite e necrose muscular disseminada semelhante às lesões em cães infectados naturalmente.[70]

A doença é grave em cães jovens ou filhotes, resultando em altas taxas de mortalidade; contudo, eles são afetados frequentemente por diferenças relacionadas com a gravidade e a progressão da doença.[68] Surtos da doença ou mesmo piora clínica têm sido descritos associados à imunodeficiência parcial devido a várias etiologias, como leishmaniose, terapia com esteroides, altas doses de imunossupressores ou mesmo vacinação.[68]

Os cães afetados geralmente têm menos de 6 meses e, predominantemente, apresentam sinais de paralisia dos membros pélvicos ascendentes, com lesões associadas de polirradiculoneurite e polimiosite granulomatosa,[73] muitas vezes associadas à atrofia muscular.[80] Embora qualquer órgão possa ser afetado, as infecções são mais comuns em SNC, músculos, pulmões e pele.[73] Febre e anorexia são raras. Outras alterações descritas incluem ataxia em membros torácicos, tremores de cabeça com tetraparesia e colapso súbito decorrente de miocardite,[80] convulsões, inclinação da cabeça, lesões oculares, pneumonia intersticial e pancreatite.[79] A paralisia ascendente, com hiperextensão de membros pélvicos em filhotes infectados congenitamente, é a manifestação mais comum da doença. Polimiosite e doença multifocal do SNC podem ocorrer isoladamente ou associadas.[36] Barber e Trus (1996), analisando as manifestações clínicas de 27 cães com neosporose, observaram os seguintes sintomas clínicos: atrofia muscular (78%), hiperextensão espástica (53%), paralisia (52%), dor em músculos lombares, pélvicos e do quadríceps (35%), inclinação da cabeça (24%), disfagia (24%) e incontinência (24%).[80] Na forma generalizada, podem ocorrer alterações em vários órgãos e estas se manifestam como miosite, miocardite, dermatite ulcerativa, pneumonia e meningoencefalite etc. Em casos crônicos, agressão, depressão e outras mudanças de comportamento têm sido observadas em cães idosos.[68] Na Virgínia (EUA), quatro filhotes de cães da raça Beagle apresentaram fraqueza de membros pélvicos com 4 semanas. Um dos filhotes e a mãe foram submetidos à eutanásia, após vários meses de medicação à base de clindamicina (75 mg/kg, 2 vezes/dia), mostrando na necropsia cistos teciduais em cortes histológicos do encéfalo e dos músculos, mas sem trofozoítos. Os sintomas clínicos dos três filhotes que sobreviveram melhoraram com o tratamento à base de clindamicina até os 6 meses, apresentando títulos contra anticorpos de *N. caninum*

até os 23 meses. Esses resultados indicaram que a medicação com clindamicina melhora a condição clínica dos animais, mas não elimina a infecção por *N. caninum*.[81] Há relatos de comprometimento em cerebelo isoladamente ou associado à lesão em tronco encefálico em cães com neosporose clínica.[78,82] Um Labrador Retriever com 14 anos apresentou inflamação não supurativa e necrosante em cerebelo, causada por *N. caninum*. Esse animal apresentava discreta depressão, tremor de cabeça, ataxia locomotora acentuada e anormalidade em reações posturais em membros torácicos e pélvicos. As lesões inflamatórias estavam principalmente restritas ao córtex e às leptomeninges cerebelares.[78] Em outro relato, sete cães apresentaram alteração cerebelar ou vestibular central, mostrando envolvimento de cerebelo e tronco encefálico. Em imagens de RM havia moderada a intensa atrofia cerebelar simétrica, sendo circundado por hipersinal em T2 e hipossinal em T1. Em um dos cães, submetidos à necropsia, foi demonstrada atrofia cerebelar com encefalite não supurativa multifocal associada a áreas de malacia e leptomeningite.[82]

O diagnóstico *ante mortem* é difícil, mas sorologia e citologia podem auxiliar no diagnóstico.[73] Pode-se confirmar a doença por histologia, imuno-histoquímica, uso de técnicas moleculares em material submetido à biopsia ou exame *post mortem*.[73] Oocistos de *N. caninum* são raramente encontrados nas fezes e devem ser diferenciados de oocistos de coccídeos relacionados, como *T. gondii*.[73] Para o diagnóstico *post mortem* de neosporose, o SNC, particularmente o cérebro, é o melhor tecido para se encontrar os parasitas, mas estes podem ser detectados em muitos outros tecidos, especialmente nos quadros agudos. A biopsia muscular de músculos apropriados (sugeridos pelos sintomas clínicos) possibilita um diagnóstico definitivo *ante mortem*.[83] Histologicamente pode-se encontrar infiltrados focais múltiplos de linfócitos, plasmócitos e macrófagos, característica de miosite linfo-histiocítica multifocal.[79] Achados hematológicos e bioquímicos são inespecíficos. A miosite geralmente resulta em aumento sérico da atividade de CK e aspartato aminotransferase (AST). As anormalidades no LCR incluem elevação na concentração proteica (20 a 50 mg/mℓ) e pleocitose celular inflamatória mista moderada (10 a 50 células/μℓ) sendo encontrados monócitos, linfócitos, neutrófilos e, raramente, eosinófilos.[36] A demonstração de anticorpos ou antígenos específicos é altamente sensível e específica. Contudo, na avaliação dos resultados de sorologia, é importante considerar que anticorpos específicos contra *N. caninum* podem ser encontrados em cães clinicamente sadios.[68] Títulos de anticorpos IgG maiores ou iguais a 1:200 têm sido detectados em cães com neosporose clínica. Reação cruzada mínima com *T. gondii* ocorre em título maior ou igual a 1:50, quando da utilização de imunofluorescência.[67]

Há poucos relatos de diagnóstico *ante mortem* e sucesso no tratamento de neosporose adulta ou pediátrica. Recomendam-se clindamicina, sulfadiazina e pirimetamina, sozinhas ou combinadas.[79,80] Em caso de envolvimento muscular, opta-se por clindamicina (15 a 22 mg/kg, VO ou SC, 2 vezes/dia). Quando o SNC estiver afetado, utiliza-se trimetoprima com sulfonamida (15 a 20 mg/kg, VO, 2 vezes/dia). Uma combinação desses fármacos é útil.[1] Tem sido demonstrado que os corticosteroides agravam o quadro clínico em cães com neosporose, portanto não devem ser administrados.[67,79] A recuperação é menos provável de ocorrer em casos peragudos com sintomas clínicos graves.[80] Cães com hiperextensão rígida de membros pélvicos têm mau prognóstico, uma vez que isso geralmente indica danos musculares irreversíveis e fibrose.[79] A alimentação com carne crua é um fator de risco em potencial para infecção em cães e deverá ser evitada.[73]

MENINGOENCEFALITES INFLAMATÓRIAS

O diagnóstico da doença inflamatória do SNC pode ser bastante desafiador. A inflamação pode ser consequência de doenças infecciosas ou representar um processo autoimune. A maioria dos resultados da avaliação diagnóstica dos pacientes com doenças inflamatórias do SNC é inespecífica, e também semelhante, independentemente da causa da doença.[84]

MEG, MEN e LEN são doenças inflamatórias comuns do SNC de cães. Apesar de cada doença ter características histopatológicas únicas, esses transtornos caninos coletivamente parecem ser respostas imunes exacerbadas contra o SNC. Embora reconhecida há várias décadas, a etiopatogenia desses transtornos permanece incerta, e os protocolos de tratamento-padrão ainda não foram estabelecidos.[85] À medida que os genes de antígenos leucocitários forem mapeados e sequenciados no genoma canino, estudos adicionais garantirão investigação dos genótipos desses antígenos nas raças Pug, Maltês e Yorkshire.[86]

O diagnóstico *ante mortem* das variantes de meningoencefalite canina é um desafio, porque a confirmação histopatológica é necessária para um diagnóstico definitivo.[87] Na maioria dos casos, um diagnóstico presuntivo *ante mortem* é feito por meio de uma sequência que inclui avaliação da resenha do animal, sintomas neurológicos e localização neuroanatômica, análise do LCR e teste para doenças infecciosas. Esse diagnóstico *ante mortem* muitas vezes é complicado pela sobreposição entre os perfis neurodiagnósticos de MEG, MEN e LEN.[85] Nesse sentido, a terminologia "meningoencefalite de causa desconhecida" (MED) é proposta para descrever casos de doença inflamatória do SNC, na qual o exame anatomopatológico seja inexistente.[87]

A apresentação clínica das meningoencefalites é variável e geralmente reflete o arranjo e a localização das lesões no SNC. Embora a medula espinal possa ser afetada pela inflamação do SNC, os sintomas clínicos associados à inflamação do encéfalo são considerados os principais. Normalmente a meningoencefalite é aguda no início, de natureza progressiva e associada a lesões únicas, multifocais ou difusas com rara sintomatologia extraneural.[85]

O diagnóstico diferencial para cães com sintomas multifocais de início agudo no SNC inclui anormalidades genéticas, distúrbios metabólicos, meningoencefalites infecciosas e idiopáticas, neoplasias, além de exposição a toxinas. Os testes para diagnóstico geralmente incluem hemograma completo, perfil bioquímico, urinálise, radiografias de tórax e ultrassonografia abdominal para monitorar as doenças sistêmicas e neoplasia metastática.[85] A doença pode ser diagnosticada definitivamente apenas por biopsia ou necropsia, mas um diagnóstico presuntivo pode ser feito *in vivo* com base na história do animal, nos sintomas clínicos, como febre e dor no pescoço, manifestações neurológicas e análise do LCR. Recentemente, a TC e a RM têm sido aplicadas ao diagnóstico de doenças inflamatórias do SNC.[88]

Etiopatogenia

Em geral a meningoencefalite não supurativa em cães e gatos é causada por infecções virais.[89] Schwab *et al.*[89] avaliaram o SNC de 53 cães e 33 gatos com meningoencefalite não supurativa, por meio de imuno-histoquímica para 18 tipos de agentes, incluindo vírus, bactérias e proteína príon. Concluíram que em 26% dos cães e em 39% dos gatos um agente causador foi identificado. Nos demais animais, a etiologia permaneceu indeterminada. Mesmo sendo possível que causas não infecciosas tenham um papel mais importante do que se pensava, até agora a infecção por agentes desconhecidos não pode ser excluída.[89] Em relação à etiopatogenia de MEG, agentes infecciosos, autoimunes, neoplásicos,[90] alterações genéticas e até mesmo causas tóxicas têm sido propostos.[85,88,91] Até o momento, as investigações moleculares na Universidade da Geórgia falharam em revelar agentes infecciosos consistentes associados à MEG, no entanto, está em andamento um trabalho para investigar um grupo extremamente diversificado de vírus, bactérias e rickéttsia. Recentemente, o grupo de pesquisas identificou *Bartonella* spp. e *Mycoplasma* spp. em casos esporádicos, confirmados como MEG. É provável que a MEG seja uma resposta imunológica inespecífica, associada a múltiplas causas ambientais (agentes patogênicos, vacinas) e fatores genéticos, suscetíveis de desempenhar um papel na etiopatogenia.[85] A doença de Borna foi associada à encefalomielite não supurativa em cães no Japão e na Suíça. Essa doença transmissível e fatal do SNC é causada por um RNA-vírus da família Bornaviridae que ocorre em cavalos e outros vertebrados. Consiste em lesões com infiltrados perivasculares extensos, consistuídos de linfócitos, macrófagos e plasmócitos, com predileção pela substância cinzenta dos hemisférios cerebrais e tronco encefálico.[92] Bornavírus, no entanto, é uma causa improvável de MEG, em vista de sua predileção pela massa cinzenta do SNC.[85] Outros vírus demonstrados por imuno-histoquímica em cães com lesões graves de MEG foram os vírus do oeste do Nilo, *parainfluenza* canina e encefalomiocardite viral.[89] O vírus da cinomose foi isolado em alguns casos.[93] A importância dessas observações é incerta, assim como a imuno-histoquímica positiva pode ser causada pela reatividade cruzada de anticorpos com as proteínas endógenas, como tem sido descrito em infecções como o sarampo. Alternativamente, esses resultados podem apoiar a teoria de que a MEG seja uma resposta inflamatória inespecífica a antígenos diferentes, dos quais os patógenos são um subconjunto importante.[85] Exames de triagem de PCR para avaliação do DNA de parvovírus, herpes-vírus e CAV foram realizados em vários cães apresentando MEG, MEN e LEN, não sendo possível a sua amplificação.[86] Outras tentativas de isolamento viral de cães com MEN foram infrutíferas.[85] Em vista das semelhanças neuropatológicas com meningoencefalites virais em outras espécies, uma etiologia viral tem sido considerada para a encefalite necrosante.[85] A forte predileção pelos hemisférios cerebrais e a necrose difusa ocorrem em encefalite causada por herpes-vírus α em humanos e outros animais.[84] As lesões histopatológicas associadas à MEN canina são especialmente semelhantes às de meningoencefalites caninas causadas por herpes-vírus. Como o herpes-vírus tipo 1 canino pode causar encefalite no recém-nascido, é concebível que a encefalite necrosante seja desencadeada pela recrudescência de uma infecção latente por herpes-vírus.[85] Tem sido sugerido que os casos de MEN sejam recorrência de infecção neonatal por HVC do tipo 1, mas até o momento causa de base viral para ocorrer MEN parece ser improvável.[84] Curiosamente, o isolamento de um tipo de herpes-vírus foi relatado na MEN por Cordy e Holliday, em 1989, mas o isolado viral não se conservou.[85] Até o momento, ensaios de PCR geralmente reativa para herpes-vírus têm sido negativos para um grande número de encéfalos congelados e parafinados de cães com MEN. Além disso, a PCR de triagem de cérebros com MEN para um grupo extremamente diversificado de DNA e RNA-vírus não identificou ácidos nucleicos virais.[85] Apesar da falta do ácido nucleico viral no cérebro com MEN, argumentando contra uma ação direta do vírus neurotrópico, esses dados de PCR não excluem a possibilidade de um gatilho para encefalite necrosante viral via mimetismo molecular. Outra possibilidade é que haja o patógeno (mas em níveis indetectáveis), ocorrendo resposta autoimune, perpetuando um fenômeno que tem sido descrito nas infecções por flavivírus. Investigações estão em andamento para buscar neuropatógenos de ação direta, bem como para a patogênese pós-infecciosa da inflamação autoimune em encefalite necrosante canina.[85] Recentemente, uma patogênese multifatorial tem sido associada à encefalopatia necrosante aguda em crianças, que ocorre secundariamente a infecções por *influenza* e *parainfluenza*. Em mutações no núcleo do gene *RANBP2* têm sido demonstrados alelos de suscetibilidade para casos familiares e periódicos da encefalopatia necrosante. Uma combinação similar genética e infecciosa ou outras causas ambientais possam ser responsáveis pela encefalite necrosante canina. Estudos moleculares estão em curso para avaliar a suscetibilidade genética para *locus* e um grupo diversificado de potenciais desencadeadores infecciosos que podem provocar alteração do sistema imunológico em MEN e LEN.[85]

Recentemente, Greer *et al.*[94] avaliaram a informação de *pedigree* em uma grande população de Pugs normais e Pugs com MEN. Os dados apresentados demonstraram uma forte hereditariedade familiar para MEN nessa raça. A tendência de fêmeas castanho-claras a desenvolver a doença com mais frequência do que os machos negros foi altamente significativa. A falta de uma forma mendeliana simples de hereditariedade, contudo, sugere a possibilidade de modificadores genéticos ou influências adicionais contribuindo para a expressão fenotípica completa da doença.[94]

Embora seja tentador considerar MEN e LEN como entidades distintas, essas alterações podem representar um espectro de lesões do SNC com patogênese similar. Curiosamente, os neuropatologistas avaliaram os cérebros de Pugs, Malteses e Chihuahuas com lesões que tipificam LEN (em vez de MEN, como relatado nessas raças). Por outro lado, o autor estudou casos histologicamente confirmados de MEN em Yorkshire Terrier.[85]

A imunorreatividade às proteínas Mx foi avaliada em cães com encefalite viral, não viral e idiopática. Essas proteínas são um grupo de GTPases induzidas por interferona, cujas expressões têm sido demonstradas em um grande número de infecções virais humanas e em algumas doenças inflamatórias idiopáticas. Cães com encefalites virais tiveram imunorreatividade fortemente positiva para a proteína Mx. Pouca reatividade ocorreu nas encefalites não virais, como neosporose. Nas encefalites idiopáticas (MEG, MEN e LEN), a maioria exibiu reatividade positiva.[95] Isso mostra que a expressão para a proteína Mx pode não ser um marcador específico de infecção viral no cão. A expressão dessa proteína em encefalite idiopática não está clara, uma vez que a patogênese dessa doença permanece enigmática. Estudos futuros poderão incluir, por meio de imunocoloração com marcadores celulares, a definição dos tipos celulares para a expressão da proteína Mx no cão.[95]

Em relação à MEG, estudos recentes fornecem evidência de hipersensibilidade tardia mediada por células T, processo de doença autoimune.[90] Assemelha-se à encefalomielite alérgica experimental e pode representar uma resposta imunológica ao VCC.[93] Kipar *et al.*[96] sugeriram que a MEG seja uma reação de hipersensibilidade tardia com uma base autoimune[85,88] apoiada pela predominância de MHC classe II e antígeno CD3-positivo para linfócitos T. A expressão do MHC classe II, observada apenas dentro ou na proximidade das lesões, foi detectada em todas as células inflamatórias, células endoteliais/pericitos e micróglia. A massa de linfócitos era de células T CD3+ e poucas células T CD4 e CD45R ou células B.[96] Suzuki *et al.* (2003)[97] posteriormente confirmaram a predominância de CD3-positivo para linfócitos T e a completa ausência de imunorreatividade ao CD79 (marcador de células B) em quatro casos de MEG. O mesmo grupo, no entanto, não foi capaz de demonstrar diferenças significativas no número de células CD3-positivas entre MEG e MEN ou MEG e histiocitose maligna central. Estudos de imunofenotipagem estão em andamento e preliminarmente

sugerem um padrão consistente entre os casos de MEG disseminada. Anticorpos antiastrocitários também têm sido identificados no LCR de cães com MEG.[85] O perfil imunológico completo da MEG e se anticorpos contra o SNC são causa ou consequência da inflamação ainda devem ser elucidados.[85] Trabalhos demonstraram que as fêmeas são mais predispostas à MEG;[85,88,91] esse achado é semelhante ao que ocorre com outras doenças autoimunes desmielinizantes, incluindo esclerose múltipla e encefalite alérgica experimental. A patogenia da predisposição das fêmeas a doenças autoimunes no SNC não é clara, no entanto, uma ligação entre alterações esteroides sexuais associadas às citocinas *T helper*, a supressão de citocinas reguladoras e a suscetibilidade de alelos ligados ao cromossomo X podem estar envolvidas.[85]

Apesar dessa visão convencional de que a MEG se trate de um distúrbio de alteração do sistema imunológico, alguns neuropatologistas veterinários sugerem que ela seja um distúrbio linfoproliferativo com características de inflamação e neoplasia. A MEG focal é particularmente semelhante à neoplasia, com linfócitos no manguito perivascular muitas vezes com graus variados de pleomorfismo e índice mitótico. Curiosamente, nos casos de MEG disseminada o LCR ocasionalmente apresenta linfoblastos. Não está claro se os linfócitos anormais, dentro das lesões cerebrais ou no LCR, são células inflamatórias reativas ou representantes de uma verdadeira população neoplásica.[85]

Um autoanticorpo dirigido contra uma proteína astrocítica foi recentemente identificado no soro e no LCR de Pugs com MEN. Embora o papel desses autoanticorpos ainda não esteja claro, uma possível explicação é que a MEN possa representar uma doença autoimune primária direcionada contra astrócitos.[84]

Se autoanticorpos contra proteína ácida fibrilar glial (GFAP) são a causa do desencadeamento da MEN, representando uma fragilidade de astrócitos específica dessa raça ou consequência da destruição tecidual prolongada secundária à doença infecciosa, isso requer uma investigação mais aprofundada.[85]

Meningoencefalite granulomatosa

A MEG é uma doença idiopática inflamatória do SNC de cães,[98-101] caracterizada pelo acúmulo de células mononucleares no parênquima e nas meninges do cérebro e da medula espinal.[91,100] Esse infiltrado inflamatório difuso localiza-se em um padrão de espiral ao redor de pequenos vasos sanguíneos dentro do parênquima, com malacia secundária e hemorragias petequiais,[84] geralmente se misturando a vasos adjacentes para formar "ninhos" celulares, os quais desenvolvem granulomas nodulares que mimetizam lesões estruturais. Ocasionalmente, desenvolvem-se granulomas e não estão associados aos vasos sanguíneos.[102] É o segundo tipo mais comum de doença inflamatória do SNC de cães, depois da encefalite por vírus da cinomose.[91] A MEG difere de MEN e LEN pela ausência de necrose tecidual e cavitação secundária, associadas a essas encefalites necrosantes.[84] Em 1962, Koestner usou o termo "reticulose", uma nomenclatura para meningoencefalite canina, na qual o achado histopatológico era compatível com a MEG. Esse termo foi introduzido em neuropatologia humana na década de 1950, mas tornou-se obsoleto por volta de 1980, com a reclassificação de reticulose como principal linfoma de células B no SNC. A terminologia *reticulose* persistiu em medicina veterinária, apesar da falta de semelhança com a lesão humana.[85] Em 1972, a reticulose foi dividida em três categorias: reticulose inflamatória (granulomatosa), reticulose neoplásica e microgliomatose.[99] Histopatologicamente, a forma inflamatória da reticulose consiste em células histiocíticas misturadas com linfócitos, plasmócitos e, ocasionalmente, outros leucócitos. Leucócitos monomórficos predominam na forma neoplásica.[85] A MEG foi descrita primeiramente por Braund *et al.* (1978)[8] como uma doença inflamatória não supurativa do SNC, caracterizada pelo acúmulo de células mononucleares no parênquima e/ou medula espinal.[85] Recentemente, a reticulose inflamatória tem sido referida como MEG e a reticulose neoplásica foi reclassificada como linfossarcoma do SNC ou histiocitose maligna.[99] A microgliomatose é rara e foi relatada somente em cães.[85] Em senso estrito, a palavra reticulose implica proliferação de células reticuloendoteliais oriundas de qualquer tecido. Acredita-se que as lesões associadas à MEG não sejam proliferativas nesse sentido, mas meramente o resultado de migração e maturação de monócitos derivados do sangue.[84]

As lesões da MEG podem ser disseminadas ou focais.[98] Na forma disseminada, essas lesões em geral se distribuem amplamente por todo o SNC, mas principalmente em substância branca do cérebro, tronco encefálico, cerebelo e medula espinal cervical;[88,98] contudo, as lesões vasculares podem ser encontradas em substância cinzenta, leptomeninges e plexo coroide,[20] embora haja relato de envolvimento do sistema nervoso periférico (SNP) em um cão.[98] Granulomas focais podem desenvolver-se quando as células de um grande número de lesões perivasculares coalescem.[98] As lesões focais ocorrem mais comumente no tronco encefálico, em especial em região pontinomedular e substância branca cerebral,[99] mas podem ocorrer em outras partes do SNC. Uma forma ocular de MEG, com lesões envolvendo o nervo óptico, pode ocorrer independentemente ou em associação à forma disseminada ou focal da doença.[98] Em cão apresentando comprometimento do SNP foram encontrados infiltrados parenquimatosos e meníngeos linfocítico-granulomatosos perivasculares amplamente disseminados em pequenos focos no encéfalo, havendo lesões mais graves na região da ponte. Havia também envolvimento extenso de medula espinal, raízes nervosas e nervos espinais, além de envolvimento de NC e gânglios trigeminais.[98]

Lesões macroscópicas não são observadas em outros sistemas que não o SNC. No encéfalo e/ou medula espinal, lesões ovais, moles, cinza, com margens irregulares ou bem definidas, podem ser distinguidas ao corte. As meninges podem estar espessadas e turvas, e os nervos ópticos ocasionalmente poderão estar aumentados.[8]

Lesões microscópicas são restritas ao SNC,[8] caracterizadas por manguitos perivasculares, composto de linfócitos, quantidade variada de macrófagos e plasmócitos[98,103] (Figuras 248.5 e 248.6). Essas células são arranjadas em padrões perivasculares em espiral, definidos como redes de fibras de reticulina.[8] Os macrófagos tendem a aumentar com o curso da doença, e podem, eventualmente, compor todo o manguito. Em alguns pacientes, evidenciam-se células imaturas grandes do tipo retículo-histiocitário, além das anteriormente mencionadas. Granulomas discretos também podem ser evidentes.[103] Não obstante a lesão básica, a proliferação de macrófagos é altamente consistente em todos os casos de MEG, e as diferenças morfológicas são apenas em relação à intensidade e ao tamanho das lesões; alguns animais desenvolvem a forma aguda da doença, e outros desenvolvem a forma crônica distinta.[101] Mastócitos são detectados tanto na forma aguda quanto na forma crônica, contudo há maior quantidade de células em cães com a forma aguda da doença.[101] Mastócitos liberam histamina e outras substâncias bioativas, podendo alterar a permeabilidade vascular e facilitar o tráfico celular, como a invasão de linfócitos para o SNC, que são uma população de células importantes nas lesões da MEG.[101]

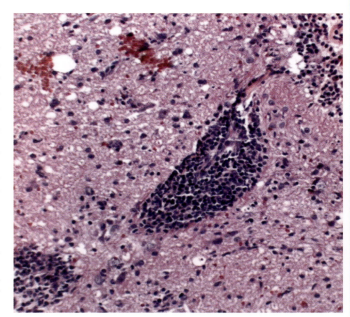

Figura 248.5 Intenso infiltrado inflamatório mononuclear e formação de granuloma no parênquima nervoso.

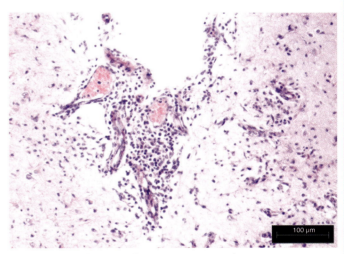

Figura 248.6 Infiltrado inflamatório mononuclear em meninges no caso de meningoencefalite granulomatosa.

Prevalência e manifestações clínicas

De todas as doenças do SNC, a incidência da MEG varia de 5 a 25% em cães.[90,99,100] Ocasionalmente, tem sido relatada em gatos, cavalos e gado.[88] Clinicamente, é difícil distinguir a MEG das várias formas de meningoencefalites.[88] Normalmente, ela apresenta-se como uma doença neurológica de início abrupto e com curso inexoravelmente progressivo. Se não tratada, costuma ser fatal em poucos dias ou semanas.[99] Cães de qualquer raça podem ser afetados,[101] no entanto, fêmeas *toy*,[91] especialmente Poodles e Terriers,[93] tendem a estar em risco maior.[91] Cães adultos de raça pura são mais acometidos. Entre os cães de grande porte, destacam-se Dobermann, Poodle Standard, Braco-alemão de pelo curto e Airedale Terrier.[93] A idade média de início dos sintomas neurológicos varia de 6 a 144 meses (média de 55 meses).[85]

Os sintomas clínicos mais comuns são: incoordenação, ataxia e quedas, hiperestesia cervical, inclinação lateral da cabeça, nistagmo, paralisia facial ou do nervo trigêmeo, andar em círculos, déficits visuais, convulsões, depressão e espasmos tetânicos.[8]

Três formas de MEG foram descritas com base em suas características morfológicas e alterações clínicas:[85,91] disseminada, focal e ocular.[85,88,91,93] A combinação de qualquer uma dessas formas pode ocorrer no mesmo cão, porém os sintomas clínicos da MEG não somente refletem a(s) forma(s) da doença, mas também a localização neuroanatômica das lesões envolvidas.[104] A forma disseminada é a mais comum,[85] e normalmente se manifesta de maneira aguda, com progressão rápida e sintomas neurológicos multifocais, envolvendo cérebro, tronco encefálico, cerebelo e medula espinal cervical.[85,100] Nessa forma disseminada, várias áreas do SNC são danificadas e qualquer combinação dos sintomas clínicos reflete lesões em múltiplas áreas prováveis do sistema nervoso.[99] Os cães provavelmente terão envolvimento multifocal se mostrarem sinais referentes a, pelo menos, duas das estruturas seguintes do sistema nervoso: nervo óptico, cérebro, cerebelo, tronco encefálico, medula espinal e meninges. Ocasionalmente, febre pode acompanhar os sintomas clínicos.[99] Estes incluem dor cervical, alterações mentais, disfunção vestibular, paralisia e convulsões.[91] Em geral a MEG focal produz sintomas sugestivos de lesões estruturais simples.[8,99] Os sinais variam de acordo com a localização da lesão.[8] As manifestações neurológicas associados à forma focal da doença podem ser agudas[94] ou crônicas e progressivas,[91,100] mas sugestivos de uma única lesão expansiva.[85,100] Na MEG focal, lesões solitárias na forma de um granuloma podem se desenvolver em cérebro, tronco encefálico, cerebelo ou medula espinal. Sintomas cerebrotalâmicos foram relatados com mais frequência na forma focal. A MEG focal deve ser diferenciada de histiocitose maligna e linfossarcoma primário no SNC.[85]

Os sintomas de alterações cerebrais incluem alteração de comportamento ou estado mental, convulsões, andar em círculos, progressão obstinada com pressão da cabeça em obstáculos, déficits posturais e comprometimento visual central.[104] As lesões no cerebelo incluem tremores, dismetria, ataxia, déficits de reação de ameaça e nistagmo.[104] No tronco encefálico, frequentemente observam-se depressão mental, coma, estupor, ataxia, hemiparesia, tetraparesia, déficits posturais, estrabismo, paralisia facial e midríase. Se ocorrer envolvimento vestibular, os cães podem mostrar inclinação lateral da cabeça, nistagmo, paresia facial e ataxia assimétrica.[104]

Cães com MEG multifocal, com envolvimento cerebral e de tronco encefálico, apresentam como sintomas mais comuns convulsões e alteração vestibular central.[100] Aproximadamente 75% dos casos de MEG ocorrem entre 3 e 6 anos.[100] A substância branca cerebral é considerada um local comum de MEG focal, e na forma disseminada os locais mais comuns de envolvimento são tronco encefálico caudal e cérebro.[100] A localização da doença influencia o prognóstico. Acredita-se que cães com comprometimento cerebral, semelhantes aos humanos, apresentem áreas "silenciosas" no cérebro rostral e as lesões nessas áreas induzem déficits neurológicos mínimos, portanto, teriam maior tempo de sobrevida e melhor conduta de tratamento com radioterapia do que os animais com lesões em outras áreas do encéfalo ou medula espinal, nos quais os sintomas são mais debilitantes.[100]

A forma ocular da MEG é rara[91] e é caracterizada por perda visual[91,100] aguda,[100] alterações pupilares variáveis,[85] comumente pupilas dilatadas não responsivas à luz como um resultado de neurite óptica uni ou bilateral; disco edematoso e hiperêmico pode ser verificado no exame oftálmico.[8] Os cães com MEG ocular podem desenvolver lesões disseminadas no SNC.[85]

Diagnóstico

Baseia-se em dados epidemiológicos (cães de pequeno porte ou Terriers de meia-idade), exame clínico (sintomas neurológicos compatíveis com envolvimento de tronco encefálico e medula espinal), análise do LCR (elevação dos níveis de proteína, pleocitose com predomínio de linfócitos e plasmócitos), exames de imagens (TC, RM e mielografia), exclusão de prováveis doenças infecciosas (cinomose, toxoplasmose e neosporose) e resposta excelente a doses imunossupressoras de glicocorticoides.[105] Em geral, deve-se suspeitar de MEG em qualquer cão adulto que desenvolva sintomas progressivos de disfunção neurológica focal ou multifocal, incluindo convulsões, depressão, cegueira, inclinação da cabeça, andar em círculos, disfunção de NC, fraqueza, ataxia, dor cervical e déficits proprioceptivos.[102] O envolvimento leptomeníngeo pode resultar em pleocitose mononuclear leve a grave no LCR (Figura 248.7) e elevação da proteína total, mas o LCR ocasionalmente estará normal.[85]

A análise de liquor representa um dos mais importantes testes diagnósticos para MEG, porque é realizada com facilidade e o resultado frequentemente demonstra anormalidades, entretanto a forma leve da doença não consegue transpor a BHE o suficiente para possibilitar a esfoliação de células para o LCR.[102] A análise de liquor inclui rotineiramente avaliação citológica, contagem diferencial de células e dosagem de proteína total. Embora a pleocitose esteja geralmente presente em casos de meningoencefalite,[85,100] a citologia raramente proporciona diferenciação definitiva entre distúrbios de origens idiopática, infecciosa e neoplásica.[85] Linfócitos e macrófagos são os tipos predominantes de células com um número variável de células mononucleares. Os cães com MEG podem ter um número significativo de neutrófilos no liquor, além de mostrarem PMN dentro das lesões clássicas.[102] Na maioria dos animais, o LCR é anormal com discreta a acentuada pleocitose, variando de 50 a 900 leucócitos/mℓ. As células são predominantemente mononucleares, incluindo linfócitos (60 a 90%), monócitos (10 a 30%) e uma quantidade variada de células mononucleares grandes e anaplásicas. Embora os neutrófilos tipicamente constituam 1 a 20% da diferenciação do tipo celular, em raras ocasiões podem ser o tipo celular predominante. Frequentemente as proteínas são pouco ou moderadamente elevadas (40 a 400 mg/dℓ). Ocasionalmente, há aumento das proteínas sem pleocitose.[8] Cães com MEG focal cerebral apresentam lesões em massa em estudo por TC.[100]

A forma focal de MEG pode tornar-se uma massa que ocupa espaço no SNC, originando sintomas clínicos similares aos de neoplasia. Mas a MEG focal não pode ser diferenciada de neoplasia intracraniana com base em exames clínicos ou laboratoriais. A TC é de valiosa ajuda na avaliação de distúrbios inflamatórios do SNC, mas nem sempre é possível diferenciar

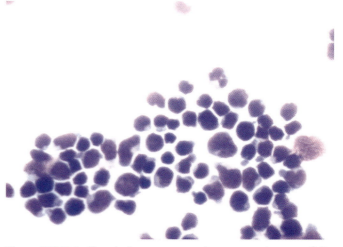

Figura 248.7 Análise de liquor em um cão com meningoencefalite granulomatosa mostrando predomínio de mononucleares.

neoplasia de doença não neoplásica. As características das imagens de RM na MEG disseminada foram descritas como áreas de hiperintensidade de sinal difuso em relação ao tecido cerebral normal em T2WI, e, em imagens ponderadas em T1, a lesão aparece ligeiramente hipointensa, quando comparada ao tecido normal.[20]

Prognóstico

Curiosamente, a MEG é considerada de mau prognóstico, sem imunossupressão agressiva. Terapia imunossupressora, da qual os corticosteroides constituem a base,[85] radioterapia ou uma combinação de ambas[91] são utilizadas para melhorar sensivelmente o prognóstico dessa doença.[85] Um tempo de sobrevida de até 3 anos tem sido relatado, mas os cães com MEG focal tendem a sobreviver mais do que aqueles com envolvimento multifocal. O prognóstico para a recuperação de animais com MEG disseminada é mau.[91]

Thomas e Eger (1989) relataram que a maioria dos cães com MEG é submetida à eutanásia ou morre em 3 a 6 meses da apresentação inicial.[87] Os principais fatores que definem o tempo de sobrevivência são a localização neuroanatômica e os sintomas neurológicos focais *versus* multifocais.[85] Munana e Luttgen (1998) relataram prognóstico em 42 cães com diagnóstico histopatológico confirmado para MEG; cães com MEG focal tiveram sobrevida significativamente maior, com média de 114 dias (3 a 1.215 dias), do que os cães com MEG disseminada, cuja sobrevida média foi de 8 dias (1 a 274 dias).[100] Esse estudo sugere que grande parte dos cães com MEG tem mau prognóstico e a maioria sucumbe à doença ou é submetida à eutanásia em algumas semanas ou meses do diagnóstico, apesar do tratamento com esteroides.[85] O estudo, porém, limitou-se à confirmação da doença *post mortem*, descrevendo um prognóstico direcionado a cães com MEG grave.[87] Cães com alteração focal no cérebro têm melhor prognóstico do que aqueles com alteração focal em outras áreas do encéfalo ou da medula espinal e com MEG disseminada.[100]

Encefalite necrosante

MEN e LEN são doenças inflamatórias do SNC com etiopatogenia similar à da MEG. Historicamente conhecida como encefalite do Pug e encefalite necrosante do Yorkshire Terrier, respectivamente, essas meningoencefalites idiopáticas foram relatadas em diversas raças de cães *toys*, incluindo Pug, Maltês, Chihuahua, Yorkshire Terrier, Pequinês, West Highland White terrier, Boston Terrier, Spitz Japonês e Pinscher miniatura. Para evitar a confusão associada à terminologia de raças específicas, essas doenças inflamatórias são mais bem descritas pela nomenclatura neuropatológica reflexiva das topografias das lesões cerebrais associadas a cada uma (p. ex., MEN e LEN). Em vista da sobreposição de sintomas clínicos e neuropatologia, o termo que abrange a encefalite necrosante pode ser preferível em base *ante mortem*.[85]

Meningoencefalite necrosante

Há 30 anos, os primeiros casos de MEN não supurativa foram relatados em Pugs jovens. A doença foi identificada pela primeira vez em 1982, na Califórnia e em Massachusetts, mas está se tornando cada vez mais reconhecida nos EUA e em vários outros países. Essa doença foi denominada "encefalite do cão Pug" por muitos anos, porque se acreditava que fosse estritamente específica da raça, e caracterizada como uma meningoencefalite de natureza esporádica, classificada em dois grupos clínicos: um grupo agudo, mostrando sinais evidentes por 2 semanas ou menos, e um grupo crônico, afetado por vários meses. As características clínicas são sintomas neurológicos quase exclusivamente relacionados com o cérebro e as meninges, incluindo depressão, convulsões, amaurose e ataxia. A rigidez cervical, encontrada em alguns casos, mostra envolvimento meníngeo nessa região.[106] As características clínicas são: meningoencefalite não supurativa e de natureza necrosante com forte predileção pelos hemisférios cerebrais.[106] Necrose extensiva e afinidade pelos hemisférios cerebrais são achados sugestivos de encefalites por herpes-vírus α, portanto, sugeriu-se que essa infecção decorresse de uma infecção neonatal latente de HVC do tipo I.[106] Atualmente, sabe-se que essa doença não é verdadeiramente específica de raça e deve ser denominada "MEN". Ocorre em machos e fêmeas, tanto castrados como não castrados.[84] Outras raças afetadas são: Maltês,[93] Yorkshire,[85] Pequinês,[107] Shih-tzu,[108] Papillon,[108] West Highland White Terrier,[109] Coton de Tulear,[108] Brussels Griffon[108] e recentemente em uma cadela mestiça de Staffordshire Bull Terrier.[110] Malteses podem ser afetados por MEN, de maneira quase idêntica à doença em Pugs (Figuras 248.8 e 248.9). Em ambas as raças, a MEN não é supurativa, podendo afetar cães de qualquer idade e sexo. No maltês, a MEN foi relatada pela primeira vez em 1987.[93] Cinco cães da raça Chihuahua, com a faixa etária variando de 1,5 a 10 anos, apresentaram MEN idiopática aguda a crônica. Os sintomas incluíam convulsões, cegueira, alteração do estado mental e déficits posturais. Achados macroscópicos mostraram áreas assimétricas multifocais de necrose ou colapso em ambas as substâncias branca e cinzenta dos hemisférios cerebrais em quatro animais. O exame histopatológico mostrou meningoencefalite não supurativa, celular intensa, assimétrica e grave, em todos os animais.[111] Em um Pequinês, descreveu-se MEG associada à hamartia hipocampal cortical. Esse animal, com 4 anos, apresentava crises convulsivas, ataxia locomotora e alteração comportamental.[107] Os achados anátomo e histopatológicos mostraram meningoencefalite não supurativa multifocal grave, envolvendo tanto a substância branca quanto a substância cinzenta. A substância branca subcortical foi afetada mais gravemente, e as lesões eram caracterizadas por acúmulo perivascular de linfócitos, muitos plasmócitos e macrófagos. O cerebelo e o tronco encefálico caudal não foram afetados.[107]

O aparecimento de sintomas neurológicos associados à MEN varia em animais com idades entre 6 meses e 7 anos (média de 29 meses), ocorrendo com maior frequência em cães jovens.[85] Um estudo epidemiológico realizado nos EUA, envolvendo

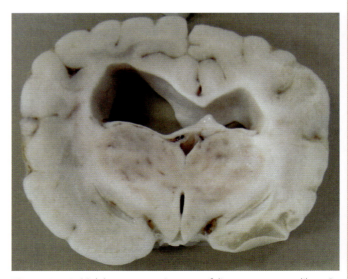

Figura 248.8 Maltês com meningoencefalite necrosante: dilatação ventricular, formação pseudocística e focos de hemorragia.

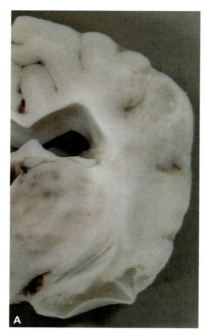 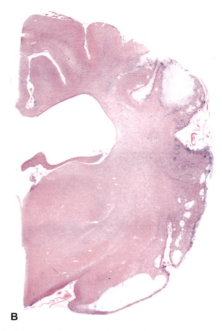

Figura 248.9 Maltês com meningoencefalite necrosante: necrose liquefativa com formação de pseudocistos. Observe macroscopia (**A**) e histopatologia (**B**).

60 cães Pug apresentando MEN, mostrou que a idade média de início dos sintomas foi de 18 meses (4 a 113 meses); houve predomínio de fêmeas em relação aos machos (40:20); o peso médio desses animais foi significativamente menor (7,81 kg) quando comparados a um grupo controle (9,79 kg); todos apresentaram envolvimento de prosencéfalo: 24 (40%) cães também com sintomas cerebelares e 23 (38,3%) com sintomas de lesões em tronco encefálico; o tempo de sobrevida médio foi de 93 dias (1 a 680 dias).[112] No Brasil, o primeiro caso de MEN foi descrito em 2006 em um cão da raça Pug. Esse cão apresentou inicialmente alterações clínicas, compatíveis com lesão em tronco encefálico, melhorando com o uso de corticosteroide; após vários meses houve progressão para alterações cerebrais.[113] A partir desse relato, outros registros de cães das raças Pug e Maltês foram efetuados em vários estados do Brasil. Apesar da MEN acometer cães *toys* e de pequeno porte, deve-se considerar como diagnóstico diferencial em cães de médio e grande porte com sintomatologia sugestiva de doença inflamatória, uma vez que foi relatada a ocorrência em um cão mestiço Staffordshire Bull Terrier pesando 26 kg.[110]

Leucoencefalite necrosante

A LEN é uma encefalite não supurativa necrosante, multifocal, que ocorre principalmente na raça Yorkshire Terrier e tem diferentes graus de envolvimento das leptomeninges. É relatada na literatura como encefalite necrosante do Yorkshire terrier, mas alguns têm sugerido que LEN seja um termo mais preciso, porque a doença tem ocorrido em outras raças e alguns de seus aspectos são únicos entre os tipos de encefalite necrosante. Foi descrita pela primeira vez em 1993 e, desde então, numerosos casos têm sido relatados na literatura.[84] Em geral a LEN se manifesta entre 4 meses e 10 anos, com idade média de 4,5 anos. Cães com MEN e LEN comumente manifestam sintomas cerebrotalâmicos devido à predominância de lesões no prosencéfalo; também causa sintomas no tronco encefálico médio caudal. Pela natureza multifocal da doença inflamatória, podem ocorrer variações de qualquer ordem, e os sintomas clínicos são essencialmente reflexos dos locais de lesão; geralmente são de progressão rápida e incluem convulsões, depressão, andar em círculos, sinais vestibulocerebelares, déficit visual e, finalmente, morte.[85] Outras raças afetadas pela LEN são Buldog francês,[114] Spitz, Pinscher mini e Pequinês.[115]

Diagnóstico de meningoencefalite e leucoencefalite necrosantes

As lesões típicas na RM, associadas à MEN, incluem lesões multifocais prosencefálicas assimétricas que afetam as substâncias branca e cinzenta. A perda de matéria branca/cinzenta também pode ser discernível. As lesões aparecem hiperintensas em T2WI e isointensas a levemente hipointensas em T1WI, com ligeiro realce ao contraste nas imagens ponderadas em T1.[85] Lesões corticais são mais comuns no prosencéfalo médio e caudal, sendo mais graves nos lobos parietais e occipitais. O diencéfalo é comprometido em torno de 1/3 dos cães. Envolvimento do tronco encefálico e do cerebelo são muito menos frequentes, e as lesões nessas áreas são menos críticas do que as encontradas no prosencéfalo.[116] Na LEN, múltiplas lesões prosencefálicas bilaterais assimétricas que afetam principalmente a substância branca subcortical foram descritas. As lesões na LEN são hiperintensas em T2WI e FLAIR, muitas vezes incluindo múltiplas áreas de necrose cística. Elas são hipointensas ou isointensas em imagens ponderadas em T1WI, e o realce de contraste é variável.[85] O tronco encefálico é frequentemente menos afetado, e cerebelo e a medula espinal geralmente não são afetados, mesmo que apareçam focos inflamatórios nesses locais.[117] Imagens de RM realizadas no Bulldog francês mostram que as lesões parecem ser menos graves do que em Yorkshire, apesar da avaliação de uma pequena amostra de animais.[114]

Os achados de RM podem aumentar a confiança do médico em um diagnóstico presuntivo de encefalite necrosante. A TC também pode apoiar um diagnóstico de encefalite necrosante. Na fase aguda de MEN ou LEN, lesões focais hipodensas podem ser observadas no prosencéfalo, podendo ou não melhorar sua visualização com contraste. Na encefalite necrosante crônica, as lesões primárias na TC são caracterizadas por necrose e alterações císticas.[85]

Tratamento das meningoencefalites de causa desconhecida

Não há tratamento específico para MEG, embora tenha sido observada melhora após a administração de glicocorticoides ou outros fármacos imunossupressores. O tratamento com corticosteroides geralmente proporciona apenas melhora temporária e seus efeitos colaterais podem limitar o uso.[1] Além dos medicamentos utilizados na MEG, outros fármacos estão sendo experimentados para controle, tanto de MEG quanto de encefalite necrosante (MEN e LEN). Esses medicamentos são: citarabina, ciclosporina, procarbazina, leflunomida, micofenolato e lomustina. A seguir serão descritos mecanismos de ação, doses e efeitos colaterais desses fármacos.

Glicocorticoides administrados em doses imunossupressoras podem auxiliar a terapia, reduzindo reações inflamatórias e imunes durante o estágio inicial da doença.[105] Descreve-se que os glicocorticoides têm efeitos benéficos temporários em relação aos sintomas clínicos e provavelmente pela redução da função dos mastócitos.[101] Os mastócitos liberam histamina e outras substâncias bioativas, podendo alterar a permeabilidade vascular e facilitar o tráfego celular, como a invasão de linfócitos no SNC, que são uma população de células importantes nas lesões de MEG.[101] As doses recomendadas são: prednisona ou prednisolona (0,25 a 2 mg/kg) ou dexametasona (0,2 a 0,4 mg/kg, VO, IM ou SC, 1 vez/dia). Efeitos colaterais, como poliúria–polidipsia, polifagia, ganho de peso e letargia, geralmente são observados durante a terapia a longo prazo, e essas desvantagens levam os veterinários a procurar tratamentos alternativos.[105] O tratamento prolongado com glicocorticoides em altas doses predispõe os pacientes a úlceras gastrintestinais, pancreatite e hiperadrenocorticismo iatrogênico.[99]

Ciclosporina é um agente imunomodulador que, primariamente, tem sido utilizado para suprimir o sistema imune em medicina humana em pacientes transplantados, mas também no tratamento de doenças autoimunes. Esse fármaco suprime alguma imunidade humoral, mas é mais efetivo contra mecanismos imunes dependentes de célula T.[118] É um oligopeptídio cíclico capaz de bloquear a transcrição dos genes de citocina em células T ativadas.[105] A passagem da ciclosporina do sangue para o encéfalo é pouco eficiente. Em cães normais, a concentração no LCR fica entre 10 e 100 vezes abaixo daquela no sangue. Entretanto, na MEG, o padrão patológico caracterizado pelo infiltrado perivascular de células inflamatórias induz alteração na BHE, possibilitando que esses agentes entrem no SNC.[105] Além disso, a ciclosporina provavelmente concentra-se de maneira eficaz nas células endoteliais cerebrais e plexos coroides. As lesões associadas a MEG e encefalite necrosante são principalmente perivasculares e, portanto, é provável que uma concentração terapêutica de ciclosporina atinja os compartimentos intracelulares dos linfócitos e macrófagos em áreas afetadas do SNC nesses distúrbios.[85] A ciclosporina é um imunossupressor que pode ser usado como monoterapia, mas geralmente é combinada com prednisona ou cetoconazol para se conseguir a remissão, em casos de MED. Age diretamente por supressão da ativação e da proliferação dos linfócitos T. Além disso, impede a síntese de várias citocinas, incluindo IL-2, e inibe indiretamente a proliferação das células T.[85] A justificativa para a sua utilização no tratamento de MED/MEG presuntiva baseia-se na hipótese de que a MEG apresente uma hipersensibilidade tardia mediada por células T.[85]

A ciclosporina age rapidamente, atingindo níveis sanguíneos eficazes em estado de equilíbrio em 24 a 48 horas do início da terapia. Quando usada como único agente terapêutico para MED, uma dose inicial de 6 mg/kg, VO, a cada 12 horas, de ciclosporina tem sido recomendada para alcançar as concentrações séricas terapêuticas. Os efeitos adversos mais comuns incluem diarreia, anorexia e vômito, que costumam desaparecer quando a dose é dividida de maneira mais uniforme ao longo do dia. Ocasionalmente, hiperplasia gengival, papilomatose, hirsutismo, queda excessiva ou resistência à insulina podem ocorrer, exigindo a interrupção da terapia. Entre os efeitos adversos raros estão nefrotoxicidade e/ou hepatotoxicidade.[85] Recomenda-se a administração de ciclosporina 1 horas antes ou 2 horas após a alimentação para garantir melhor absorção.[99]

É metabolizada pelo citocromo P-450, assim, o fenobarbital diminui os níveis sanguíneos desse fármaco, uma vez que ele também é metabolizado por esse sistema. Se o custo do uso de ciclosporina for alto, poderá ser combinada com cetoconazol. Este reduz significativamente a dose de ciclosporina necessária para atingir níveis sanguíneos eficazes, inibindo o citocromo P-450 e diminuindo a depuração sistêmica do fármaco. As doses recomendadas para a terapia combinada são 5 mg/kg de ciclosporina, VO, 1 vez/dia, e 8 mg/kg de cetoconazol, VO, 1 vez/dia. Os efeitos adversos associados ao cetoconazol incluem anorexia, vômito e diarreia. A hepatotoxicidade é relatada raramente, e vale ressaltar que o cetoconazol é teratogênico.[85] Considerando os fortes efeitos colaterais de tratamento com glicocorticoides e a eficiência terapêutica decepcionante de outros tratamentos, a ciclosporina foi proposta como uma terapia alternativa para MEG.[105] Nesse trabalho a ciclosporina foi usada na dose de 10 mg/kg, diariamente, por pelo menos 6 semanas, sendo então reduzida para 5 mg/kg, diariamente, alternada com corticosteroide, e resultou em resolução completa dos sintomas clínicos.[105] Em outro trabalho, comparou-se a utilização de glicocorticoide como fármaco único e associado à ciclosporina em cães com quadro de MEN. Os animais tratados apenas com prednisolona tiveram um tempo médio de sobrevida de 58,3 ± 30,5 dias, e aqueles que receberam prednisolona com ciclosporina tiveram sobrevida muito maior, de 305,7 ± 94,7 dias. Esse trabalho mostrou que a combinação de prednisolona com ciclosporina é mais efetiva no tempo de sobrevida do que apenas a prednisolona, em casos de MEN.[119]

Ciclofosfamida é um agente alquilante, metabolizado com a formação de vários metabólitos. Os metabólitos ativos da ciclofosfamida, como 4-hidroxiciclofosfamida, e seu tautômero, a aldofosfamida, são transportados na circulação até as células tumorais, onde a aldofosfamida sofre clivagem espontânea, produzindo quantidades estequiométricas de mostarda de fosfamida e acroleína. A mostarda de fosfamida é responsável pelos efeitos antitumorais, enquanto a acroleína provoca cistite hemorrágica, que é frequentemente observada durante a terapia com ciclofosfamida.[120] O seu mecanismo de ação consiste em interferência na integridade e na função do DNA, induzindo morte celular em tecidos de proliferação rápida. Pode ocasionar mielossupressão com menos efeitos sobre as plaquetas.[120]

Utiliza-se, no consultório, ciclofosfamida na dose de 50 mg/m² em dias alternados, associada a corticosteroide em dose imunossupressora. Quando do controle do quadro clínico, retira-se gradativamente essa classe de fármaco e, algumas semanas após, a ciclofosfamida, também de modo gradativo. A cada 2 semanas, realiza-se hemograma com plaquetas, a fim de avaliar possível aplasia medular. Os efeitos colaterais mais frequentes que são encontrados com o uso desse fármaco são hematúria e aplasia medular. A hematúria desaparece vários dias após a suspensão do fármaco (Figura 248.10).

Citosina arabinosídio (citarabina) é um análogo nucleosídio sintético que atravessa a BHE dos cães, sofre ativação enzimática, concorrendo para a incorporação dos ácidos nucleicos, e inibindo competitivamente a DNA polimerase em células mitoticamente ativas. A citarabina também provoca disfunção de topoisomerase, impedindo o reparo do DNA e inibindo

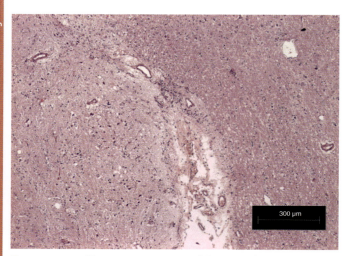

Figura 248.10 Cão com meningoencefalite granulomatosa, tratado com corticosteroide e ciclofosfamida, mostrando espaço submeníngeal com discreto edema e poucas células inflamatórias residuais.

a ribonucleotídio redutase e a síntese de glicoproteínas. Esse fármaco sofre desaminação em fígado, plasma, granulócitos e trato gastrintestinal.[87]

É um agente quimioterápico usado para tratar várias condições neoplásicas, tanto em medicina humana quanto veterinária. Ao longo dos últimos anos, a citarabina tem sido utilizada por suas propriedades imunossupressoras como terapia adjuvante para MED.[85] A citarabina (citosina arabinosídio; Ara-C) é um análogo da citidina, penetra na célula por um processo mediado por carreador acoplado a nucleosídios fisiológicos. Como a maioria dos antimetabólitos de purina e pirimidina, Ara-C deve ser ativada por conversão para citosina beta-D--arabinofuranosídio 59-monofosfato (Ara-CMP), uma reação catalisada pela desoxicitidina quinase. Depois reage com desoxinucleotídio quinases apropriadas para constituir as formas difosfato (Ara-CDP) e trifosfato (Ara-CTP). Ara-CTP compete com o substrato fisiológico desoxicitidina-59-trifosfato para ser incorporado no DNA pela RNA polimerase. O resíduo de Ara-CMP é um potente inibidor da DNA polimerase, tanto em replicação como em reparação. A inibição da síntese de DNA correlaciona-se com Ara-C total incorporado no DNA.[120]

A citarabina normalmente é administrada em injeção subcutânea na dose de 50 mg/m², a cada 12 horas,[85,99] ou 100 mg/m², 1 vez/dia,[121,122] durante 2 a 4 dias consecutivos, e repetida a cada 3 a 6 semanas, por tempo indeterminado.[85,99] Luvas deverão ser utilizadas, porque a citarabina pode ser absorvida pela pele.[99] Pode ser diluída com solução salina na proporção de 2:1 para minimizar a irritação química aos tecidos adjacentes.[87] Tipicamente, são realizados hemogramas 10 a 14 dias após o primeiro curso de terapia com citarabina e depois periodicamente durante todo o curso do tratamento. Os efeitos adversos são mínimos, e os cães com MED têm um bom prognóstico a longo prazo com terapia combinada citarabina/prednisona.[85] Para aumentar a eficácia da citarabina, o uso de glicocorticoide poderá ser efetuado, inicialmente em combinação com prednisona na dose de 1 mg/kg, 2 vezes/dia; após a segunda série de aplicação da citarabina, reduz-se a dose do corticosteroide. Outro protocolo de uso de prednisona associada é descrito a seguir:

- 1,5 mg/kg, 2 vezes/dia, durante 3 semanas
- 1 mg/kg, 2 vezes/dia, durante 6 semanas
- 0,5 mg/kg, 2 vezes/dia, durante 3 semanas
- 0,5 mg/kg, 1 vez/dia, durante 3 semanas
- 0,5 mg/kg, em dias alternados indefinidamente (pode-se reduzir para 0,25 mg/kg, em dias alternados).

Os efeitos adversos são dose-dependentes e incluem mielossupressão, vômito, diarreia e perda de pelos.[85]

Pode haver recorrência dos sintomas clínicos com a redução da dose de esteroide, sendo necessária a redução gradativa, como descrito anteriormente. Após 4 meses dessa redução, os cães em geral são mantidos indefinidamente com 0,5 mg/kg de prednisona, VO, 1 vez/dia, ou em dias alternados, dependendo da resolução de seus sintomas neurológicos. As recaídas são tratadas de maneira agressiva, pois podem se tornar refratárias ao tratamento. Recentemente, o resgate de protocolos de citarabina por via intravenosa (infusão contínua de citarabina, IV, na dose de 200 mg/m², por mais de 48 horas) foi descrito para o tratamento inicial de MED grave ou de recaídas críticas. Além disso, alguns cães podem exigir imunomoduladores terciários para o controle dos sintomas clínicos.[85] A citarabina foi utilizada em 10 cães, ocorrendo a remissão parcial ou completa nos sintomas de todos os animais. A média de vida foi de 531 dias (46 a 1.025 dias).[87]

Procarbazina é um derivado da metil-hidrazina. A procarbazina ativada pode produzir danos aos cromossomos, incluindo quebras na cromátide e translocação consistindo nas suas ações mutagênicas e carcinogênicas. A exposição à procarbazina promove inibição de DNA, RNA e síntese proteica *in vivo*.[120]

É um agente antineoplásico alquilante com múltiplos locais de ação e tem sido amplamente utilizado para tratar MED. É lipossolúvel, além disso, atravessa a BHE e alquila o DNA na posição O6 de guanina, inibindo a inserção de precursores essenciais para o DNA. A procarbazina também prejudica o RNA e a síntese proteica.[85] É um fármaco antineoplásico, inicialmente como um potente inibidor de monoaminoxidase (MAO). Tem propriedades lipofílicas que possibilitam a difusão pela BHE.[90] A procarbazina tem dois mecanismos de ação para interferir na função do DNA pela metilação das bases deste e na produção de intermediários de radicais livres.[90] O metabólito importante, azoxi 2-procarbazina, causa quebra na fita simples do DNA pela cisão direta e depuração espontânea do DNA metilado. A transmetilação de grupos metil de metionina no RNAt é inibida, o que resulta em produção de RNAt e síntese proteica alteradas. Peróxido de hidrogênio e formaldeído também são liberados durante auto-oxidação da procarbazina, causando citotoxicidade pela interação dos grupos sulfidril proteicos ligados ao DNA.[90]

Para o tratamento da MED, procarbazina é administrada em dose de 25 a 50 mg/m²/dia.[90] Após 30 dias de tratamento, pode-se tentar a administração em dias alternados.[84] É utilizada como terapia adjuvante aos corticosteroides e como agente único imunomodulador para MED.[85] Recomenda-se o monitoramento por hemograma, 1 vez/semana, no primeiro mês de tratamento e, depois, mensalmente.[85] Os efeitos adversos incluem mielossupressão, náuseas, vômito, disfunção hepática e neurotoxicidade. Os efeitos neurotóxicos são: sedação, agitação, perda de reflexos tendíneos e mialgia.[84] A ciclosporina pode ter menos risco de mielossupressão e disfunção hepática, quando comparada a citarabina e procarbazina.[90]

A procarbazina utilizada em 21 cães com suspeita de MEG foi escolhida pelos autores pela similaridade dessa doença com o linfoma e pela habilidade de o fármaco atravessar a BHE.[90] O tempo médio de sobrevida foi de 14 meses. Os efeitos colaterais foram mielossupressão e gastrenterite hemorrágica.

Uma grande desvantagem de leflunomida e procarbazina é o alto custo desses fármacos. A procarbazina oferece uma vantagem sobre a citarabina porque pode ser administrada por via oral.[90] Todos esses fármacos têm riscos em potencial para mielossupressão.[90]

Lomustina é um agente antineoplásico com propriedades imunossupressoras potentes e efeito tóxico nos linfócitos.

É um lipídio altamente solúvel. Atravessa rapidamente a BHE e alquila tanto o DNA quanto o RNA. Supressão da medula óssea (leucopenia e trombocitopenia) e distúrbios gastrintestinais (vômito e diarreia) são os efeitos adversos mais comuns. Hepatotoxicidade também foi relatada em cães, quando usada em doses muito altas (90 mg/m^2, a cada 3 a 4 semanas concomitantemente a outros fármacos hepatotóxicos). Fluidoterapia é recomendada após o primeiro tratamento e, posteriormente, a cada 3 meses.[85]

Micofenolato é um fármaco imunomodulador de linfócitos específicos que diminui o recrutamento de células inflamatórias e tem sido relatado, preliminarmente em cães, como terapia adjuvante para MED. É rapidamente hidrolisado no fármaco ativo, ácido micofenólico, um inibidor reversível, não competitivo e seletivo da monofosfato desidrogenase, que é uma enzima importante na via *de novo* da síntese de guanidina nucleotídio. Os linfócitos B e T são altamente dependentes dessa via para proliferação celular, portanto, esse medicamento inibe seletivamente a proliferação dos linfócitos e suas funções, incluindo formação de anticorpos, adesão celular e migração.[118]

Recomendou-se a dose inicial de 20 mg/kg, VO, 2 vezes/dia; após 1 mês de tratamento, a dose é diminuída para 10 mg/kg, 2 vezes/dia. Os efeitos adversos incluíram diarreia hemorrágica, que cedeu com a redução da dose ou descontinuação do fármaco. Nem a supressão da medula óssea nem a hepatotoxicidade foram relatadas nos cães tratados. Embora as respostas iniciais sejam encorajadoras, os autores concluíram que são necessários estudos prospectivos para avaliar a eficácia do micofenolato no tratamento de MED.[85]

Leflunomida é um fármaco imunomodulador que tem eficácia em modelos experimentais de doenças autoimunes. Leflunomida é um inibidor da síntese de pirimidina.[118] O metabólito ativo do medicamento, teriflunomida (A77), dificulta a proliferação de linfócitos B e T, suprime a produção de imunoglobulinas e interfere na adesão celular. Além de seus efeitos imunossupressores, leflunomida apresenta propriedades antivirais, tanto *in vitro* quanto *in vivo*. A faixa da dose recomendada do fármaco é de 1,5 a 4 mg/kg, VO, 1 vez/dia; no entanto, essa dose pode ser ajustada, com base no nível de A77 sanguíneo medido 24 horas após sua administração. Em humanos, A77 atinge níveis sanguíneos máximos de 6 a 12 horas, tem meia-vida longa, de aproximadamente 2 semanas, e pode demorar até 2 meses para alcançar o estado estacionário. Ajustes de dose devem ser feitos para manter os níveis sanguíneos em uma dose terapêutica segura (20 a 40 µg/mℓ). Os efeitos adversos são aparentemente raros em cães, no entanto, podem incluir trombocitopenia e colite hemorrágica.[85]

A *radioterapia* mostra alguma eficácia em cães com MEG focal.[1] É proposta como um tratamento alternativo para MEG focal com base na suposição de que essa forma da doença possa ser, na realidade, um linfoma de célula B do SNC.[88,99] O tratamento com radiação foi realizado em cães com MEG focal, em um total de doses de radiação variando entre 40 e 49,5 Gy, divididas em 2,4 a 4 Gy.[100] Esses cães foram submetidos à biopsia cerebral, e o tratamento radioterápico foi iniciado 1 a 2 semanas depois.[100] A radioterapia foi realizada por aparelhos de megavoltagem por teleterapia com cobalto-60 ou acelerador linear 6 mV. A média de sobrevida dos cães foi de 404 dias.[100]

Entre as reações da radiação aguda estão epilação, otite e conjuntivite, ceratoconjuntivite e úlcera de córnea (se os globos oculares forem incluídos no campo de tratamento).[99] Podem ocorrer efeitos colaterais iniciais de 2 semanas a 3 meses após o tratamento, podendo resultar em desmielinização transitória, mas responsiva à administração de corticosteroides sistemicamente. Podem ocorrer efeitos colaterais tardios em 6 meses até anos após o tratamento, como necrose encefálica. O risco desses efeitos colaterais tardios aumenta com a extensão de cada fração de radiação e com a dose total elevada.[99]

A *remoção cirúrgica* das lesões de MEG no encéfalo tem sido descrita. A intervenção cirúrgica não é uma modalidade de tratamento típico nas doenças inflamatórias ou infecciosas encefálicas, mas tem sido sugerido que a remoção de massas e a diminuição da PIC, proporcionadas pela craniotomia, possam promover benefício ao paciente. Além disso, possibilitam confirmação histológica da MEG, a qual pode ser seguida de tratamento médico apropriado.[99]

MENINGITE-ARTERITE RESPONSIVA A ESTEROIDE

A meningite-arterite responsiva a esteroide (MARE) é uma doença imunomediada sistêmica com lesões inflamatórias principais nas leptomeninges e vasos associados. Sua etiopatogenia é desconhecida, mas a epidemiologia da doença sugere origem infecciosa.[123] Ocorre principalmente em cães jovens adultos ou juvenis com manifestação mais proeminente nas meninges cervicais e curso recidivante.[124] Caracteriza-se por dor cervical, pleocitose na análise do LCR e aumento dos níveis de IgA no soro e no LCR.[125] O achado laboratorial mais importante é a marcada pleocitose neutrofílica.[124]

MARE também é conhecida por outras denominações, como vasculite necrosante, poliarterite, pan-arterite, síndrome da pan-arterite juvenil, síndrome da dor do Beagle, meningite responsiva a corticosteroide e meningite supurativa asséptica.[123] Duas formas foram reconhecidas: a típica, mostrando rigidez e dor cervical, febre e pleocitose com células PMN no LCR; e a atípica, um tipo mais recidivante, caracterizado por déficits neurológicos adicionais e sem mudanças típicas no LCR. Ambos os grupos respondem à terapia com corticosteroide.[8] Uma forma grave de MARE é a vasculite meníngea necrosante, que ocorre em cães jovens,[3] geralmente com menos de 12 meses,[8] caracterizada por necrose fibrinoide das paredes dos vasos e periarterite nas meninges e no coração. A oclusão parcial e completa dos vasos pelos processos inflamatórios ou trombos pode causar isquemia.[8] Uma grande parte das células T é ativada, sugerindo superantígeno. Vários achados sugerem um evento imunopatológico: elevação acentuada de IgA sérica e, no LCR, aumento da relação entre células B/células T no sangue e no LCR, sugestivo de resposta mediada por Th2, assim como anticorpos no LCR e no sangue que não são específicos da doença, acreditando-se que este seja um epifenômeno. Níveis elevados de IL-8 e maior atividade quimiotática no LCR podem explicar a invasão de neutrófilos nas leptomeninges na MARE. Além disso, a pleocitose no LCR pode ser facilitada pela autorregulação de CD11a e MM. As integrinas são responsáveis pelo recrutamento de leucócitos para o SNC, e a autorregulação da CD11a pode ser responsável pela leucocitose neutrofílica tipicamente associada à MARE. Então, provavelmente, a expressão da CD11a é o fator-chave para a invasão neutrofílica dentro do espaço subaracnóideo nessa doença.[124] Beiner sugere que o estresse oxidativo contribua para a patogênese da MARE, podendo desencadear sua forma prolongada. Corticosteroide reduz o estresse oxidativo e pode prevenir a transição da MARE aguda à crônica, ou prevenir danos à vasculatura do SNC ou suprimir o desenvolvimento de autoantígenos.[123]

As lesões características de MARE são: arterite fibrinoide e inflamação leptomeníngea, que consistem predominantemente em neutrófilos e linfócitos dispersos, plasmócitos e macrófagos associados à arterite fibrinoide necrosante.[20] Na necropsia, hemorragias subaracnóideas graves estendem-se por toda a medula espinal e o tronco encefálico.[20] Os achados microscópicos são arterite necrosante grave das artérias das leptomeninges, associada à leptomeningite. Mais rostralmente no encéfalo, a reação é, sobretudo, de uma leptomeningite discreta. As artérias afetadas mostram necrose fibrinoide da túnica média, degeneração da superfície do endotélio e infiltrado transmural de neutrófilos, linfócitos, plasmócitos e macrófagos. Essas células, misturadas com fibrina, estendem-se o espaço subaracnóideo adjacente, para a bainha das raízes nervosas e a dura-máter. Ocasionalmente, alguns vasos mostram trombose aguda ou organização fibrosa de trombo. Agregados de macrófagos carregados de hemossiderina atestam episódios prévios de hemorragia leptomeníngea.[20]

A MARE afeta cães, principalmente os das raças Bernese Mountain, Boxer,[8] Akita,[126] Weimaraner,[123] Golden retriever[127] e Wirehaired Pointing Griffon com menos de 2 anos,[8] com variação de 6 a 18 meses,[123] e a vasculite meníngea necrosante ocorre em cães Beagle, Bernese Mountain, Pointer-alemão de pelo curto e esporadicamente em outras raças em faixa etária inferior a 12 meses.[8] Cães da raça Boxer estão em risco maior de condições inflamatórias que outras raças.[128] Foi descrito que cães da raça Nova Scotia Duck Tolling Retriever têm predisposição familiar.[129] Um relato de 153 cães atendidos na Alemanha mostrou que os machos apresentaram um risco maior de desenvolver a MARE, e as fêmeas apresentaram risco maior de recidiva.[130]

Os sintomas clínicos são episódicos e recidivantes,[129] incluindo febre recorrente, rigidez cervical e anorexia.[8] Os animais manifestam, além de febre e depressão, uma postura que mimetiza protrusão de disco intervertebral cervical aguda. Manipulação em qualquer parte do corpo provoca dor intensa.[20] Os cães da raça Beagle mantêm cabeça, pescoço e coluna vertebral em linha reta, com o focinho estendido ou voltado para o chão. Outros cães podem mostrar envolvimento de parênquima (paresia, tetraparesia ou paraplegia), que patologicamente pode incluir degeneração walleriana subpial, alterações degenerativas em raízes nervosas e raramente infarto da medula espinal ou compressão secundária a oclusão ou ruptura e hemorragia de vasos estruturalmente enfraquecidos.[8] Em alguns cães, a MARE pode ocorrer concomitantemente com a poliartrite imunomediada idiopática (PIMI)[126] ou tireoidite linfocítica.[20] MARE e PIMI concomitantes têm sido descritas em cães Bernese Mountain e Akita, embora possam ocorrer em qualquer raça.[126] Tradicionalmente, a dor cervical ou dorsal em cães com PIMI é atribuída ao envolvimento das facetas articulares das vértebras, mas estudos mostraram que essa dor possa estar relacionada com a ocorrência de MARE em meninges e vasculatura meníngea.[126] O percentual de recidiva da MARE é alta, podendo alcançar até 47,5% dos casos.[127,130]

O diagnóstico de MARE continua insatisfatório, com base em critérios clínicos e investigações laboratoriais não específicas.[131] Achados hematológicos, como leucocitose por neutrofilia, LCR com pleocitose ou xantocrômico, devido à hemorragia que ocorre no espaço subaracnóideo, auxiliam no diagnóstico.[129] A análise de LCR pode sugerir meningite bacteriana, mas os neutrófilos não mostram granulações tóxicas, nem há bactérias. Além disso, a cultura para organismos aeróbios é estéril.[20] A combinação de elevação de IgA sérica e no LCR ajuda com alta sensibilidade no diagnóstico, mas com baixa especificidade.[129] As PFA têm se tornado uma ferramenta importante no diagnóstico, no manejo e no prognóstico de doenças inflamatórias em humanos e estão sendo desenvolvidas com utilidade similar em espécies domésticas.[131] Essas proteínas têm valor em corroborar com o diagnóstico de MARE e no controle do tratamento. Proteína C reativa, amiloide A sérica, alfa-1-ácido glicoproteína e haptoglobina exibem aumento na apresentação inicial dessa doença. Durante o tratamento, todas as PFA diminuem significativamente, exceto a haptoglobina, que permanece aumentada[131] ou inalterada.[132] As proteínas C reativa e amiloide A sérica têm valor clínico na identificação de recidiva da doença.[131] Embora não sejam específicas da doença, essas proteínas têm um grande valor em apoiar o diagnóstico de MARE.[131] Os níveis séricos e do LCR de IgA permanecem elevados no decorrer do curso da doença, contribuindo para o diagnóstico, mas não para o controle da MARE.[132]

O tratamento de MARE consiste na administração de prednisona (2 a 4 mg/kg/dia) por um longo período.[8] O tratamento a longo prazo mostra bom prognóstico em 60 a 80% dos cães tratados.[129] Observa-se acentuada redução na contagem de células do LCR após o início da corticoterapia, mas a pleocitose aumenta novamente nos períodos de recidiva da doença, portanto, o monitoramento da contagem celular do LCR em cães com essa condição parece ser um indicador sensível do sucesso no tratamento.[125] O uso de corticosteroides previne hemorragias e inflamações graves do sistema nervoso.[129] Esse tratamento pode ser efetivo em algumas raças, como Pointer-alemão e Bernese. Em Beagles, a doença é especialmente grave, e muitos animais são submetidos à eutanásia devido a recorrências, falta de resposta ao tratamento ou subsequente envolvimento parenquimatoso.[8] O acompanhamento a longo prazo (por mais de 2 anos) mostra melhor prognóstico para cães da raça Boxer do que para os das raças Beagle e Bernese.[128] A resolução completa dos sintomas clínicos, sem déficits significativos ou recorrências, foi obtida em 12 cães da raça Boxer.[128] Em casos refratários ou em pacientes com efeitos colaterais, como polifagia, polidipsia e poliúria, fármacos imunossupressores associados a glicocorticoides são administrados em dias alternados (p. ex., azatioprina 1,5 a 2 mg/kg, a cada 48 horas).[129] Cães tratados com monoterapia à base de prednisolona apresentaram menos recidivas quando comparados a cães que usaram prednisolona e azatioprina associadas.[130] Recentemente há um relato da associação da citarabina à prednisolona. O período médio de tratamento foi de 52 semanas com remissão dos sintomas sem recidivas, na maioria dos cães. Efeitos colaterais foram registrados em vários animais, mas controlados com sucesso em todos os casos.[133]

Meningoencefalite eosinofílica

A meningoencefalite eosinofílica (MEE) tem sido descrita em várias espécies de animais e em humanos. Em cães, relaciona-se a infecções por protozoários, miíase por *Cuterebra* e várias outras etiologias.[134] Em um gato, relatou-se a associação da MEE com o linfoma de células T.[135] Em humanos, eosinófilos no LCR relacionam-se mais frequentemente com infecção por nematódeos, como *Angiostrongylus cantonensis*, entre outros parasitas (*Hypoderma, Gnathostoma, Dirofilaria, Toxocara* e *Cysticerca*); neoplasias do SNC (doença de Hodgkin, carcinomatose leptomeníngea, leucemia linfoblástica aguda, glioblastoma), farmacoterapia (ibuprofeno, ciprofloxacino), doenças infecciosas (febre maculosa das Montanhas Rochosas, criptococose, estreptococose do grupo B, coccidioidomicose, toxoplasmose), traumatismo craniano, mielografia e síndrome hipereosinofílica também têm sido relacionados.[136] Suspeita-se de uma reação de hipersensibilidade do tipo I.[23] As variações encontradas no LCR podem representar respostas individuais a reações de hipersensibilidade do tipo I ou pela quantidade de antígenos presente, uma vez que no cão e em outras espécies há predisposição hereditária a esse tipo de hipersensibilidade.[137] Eosinófilos podem liberar substâncias que são diretamente neurotóxicas, as quais podem explicar alguns dos sintomas clínicos de disfunção nesses pacientes, assim como a resposta variável ao tratamento.[23]

A MEE foi descrita em Golden Retriever,[137] Rottweiler,[136,138] Yorkshire,[137] Husky Siberiano,[137] cão mestiço,[137] Pastor maremano abruzês,[139] Pastor belga de Tervuren,[140] Boerboel,[134] Beagle,[134] e em gatos.[141,135] Houve uma prevalência em Rottweiler[136,138] e Golden Retriever e quanto ao sexo ocorreu um predomínio de machos[134,136,137,139,141] em relação às fêmeas.[134,138,140] A idade média em cães variou entre 4 meses e 5,5 anos, e em gatos, 6[141] a 12 anos.[135] Os sintomas clínicos em cães eram: depressão ou sonolência, anormalidades comportamentais, andar compulsivo e em círculos e convulsões.[139,141] Cães com alteração em cerebelo e tronco encefálico apresentam rigidez descerebrada, ataxia locomotora ou déficits de NC.[134,138,140] Em um gato, os sintomas foram nistagmo, desorientação, fasciculação muscular facial unilateral, incapacidade de se manter em estação, déficits visuais e auditivos, além de crises convulsivas,[141] e no outro, sintomas de alteração cervical.[135]

Exame histopatológico revela infiltrado inflamatório grave composto principalmente de eosinófilos e macrófagos no espaço subaracnóideo e na camada superficial do córtex cerebral onde há rarefação parenquimatosa e necrose de neurônios[139] podendo se estender em tronco encefálico, cerebelo e medula espinal cervical.[138] Além desses achados foram descritos malacia focal, hemorragia, astrocitose reativa e desmielinização da substância branca cerebral.[136,137,139] Alguns cães apresentaram granulomas nodulares com centros necróticos no interior.[140]

Eosinófilos no LCR são uma característica clínica comum na MEE.[137] No exame citológico do LCR, realizado em humanos com meningoencefalites, é muito incomum, geralmente não representando mais de 1 a 4% de toda a contagem celular.[137] Na MEE, o LCR mostra pleocitose com eosinofilia superior a 10% do total de células, que deve ser maior do que 100 células/mℓ ou em uma contagem absoluta de 10 ou mais eosinófilos/mℓ.[141] A hematologia revela eosinofilia periférica,[134] embora esta não pareça ser um indicador confiável (fidedigno) de MEE e o grau de eosinófilos periféricos não se correlacione ao número de eosinófilos no LCR. Além disso, alguns animais podem não apresentar eosinofilia.[137] Imagens de RM realizadas em 2 cães mostraram lesões extensivas nas substâncias branca cerebral e cinzenta em tálamo, mesencéfalo e ponte. As lesões eram hiperintensas em T2WI e FLAIR, compatíveis com edema.[140] Outros relatos em 11 cães mostraram lesões simétricas e difusas na substância cinzenta, hiperintensas em T2WI e FLAIR, e hipo ou isointensas em T1WI com realce ao contraste em meninges compatíveis com meningite difusa e atrofia ou necrose da substância cinzenta cortical.[139,142,143] Um cão apesentou realce ao contraste no nervo trigêmeo esquerdo.[143]

A corticoterapia adequada suprime rapidamente a reação inflamatória. Na MEE grave, o tratamento precoce com corticosteroides tem sido fortemente defendido para minimizar a neurotoxicidade dos eosinófilos.[137] Alguns cães apresentaram melhora com a associação de corticosteroide à citarabina.[143] Dois cães melhoraram apenas com antibioticoterapia.[137]

REFERÊNCIAS BIBLIOGRÁFICAS

1. Tipold A. Treatment of primary central nervous system inflammation (encephalitis and meningitis). In: Bonagura JD, Twedt DC (editors). Kirk's current veterinary therapy. 14. ed. Missouri: Saunders; 2009. p. 1070-4.
2. Thomas WB. Enfermedades inflamatorias del sistema nervioso central. In: Pellegrino F, Suraniti A, Garibaldi L. El libro de neurología para la práctica clínica. Buenos Aires: Inter-Médica Editorial; 2003. p. 327-40.
3. Lorenz MD, Kornegay JN. Handbook of veterinary neurology. 4. ed. Missouri: Saunders; 2004. p. 355-416.
4. O'Brien DP, Coates JR. Brain disease. In: Ettiger SJ, Feldman EC. Textbook of veterinary internal medicine. 7. ed. St Louis: Saunders Elsevier; 2010. v. 2. p. 1413-46.

5. Dewey CW. Inflammatory, infections, and other multifocal brain diseases. In: Ettinger SJ, Feldman EC (editors). Textbook of veterinary internal medicine. 7. ed. Missouri: Saunders Elsevier; 2010. p. 1453-61.
6. Bagley RS, Gavin PR, Holmes SP. Veterinary clinical magnetic resonance imaging. Section 1 Diagnosis of the intracranial disease. In: Gavin PR, Bagley RS (editors). Practical small animal MRI. Iowa: Wiley-Blackwell; 2009. p. 23-122.
7. Chrisman CL. Problems in small animal neurology. 2. ed. Philadelphia: Lea & Febiger; 1991.
8. Braund KG. Clinical syndromes in veterinary neurology. 2. ed. EUA: Mosby; 1994. p. 227-8.
9. Lamb CR, Croson PJ, Cappelo R et al. Magnetic resonance imaging findings in 25 dogs with inflammatory cerebrospinal fluid. Vet Radiol Ultrasound. 2005;46(1):17-22.
10. Croft PG. Eletroencephalography in canine encephalitis. J Small Anim Pract. 1970;11:241-9.
11. Redding RW, Prynn RB, Wagner JL. Clinical use of the eletroencephalogram in canine encephalitis. J Am Vet Med Assoc. 1966;148:141-9.
12. Love DN, Huxtable CRR. Naturally-occurring neonatal canine herpes-virus infection. Vet Rec. 1976;99:501-3.
13. Percy DH, Olander HJ, Carmichael LE. Encephalitis in newborn pup due to a canine herpesvirus. Pathol Vet. 1968;5:135-45.
14. Wright NG, Cornwell HJC. Experimental herpesvirus infection in young puppies. Res Vet Sci. 1968;9:295-9.
15. Percy DH, Carmichael LE, Albert DM et al. Lesions in puppies surviving infection with canine herpesvirus. Vet Pathol. 1971;8:37-53.
16. Percy DH, Munnel JF, Olander HJ. Pathogenesis of canine herpesvirus encephalitis. Am J Vet Res. 1970;31:145-56.
17. Wright NG, Cornwell HJC. The susceptibility of six-week-old puppies to canine herpes virus. J Small Anim Pract. 1970;10:669-74.
18. Stallknecht DE, Howerth EW. Pseudorabies (Aujesky's disease). In: Williams ES, Barker IK (editors). Infectious diseases of wild mammals. 3. ed. Iowa State Press; 2001. p. 164-70.
19. Crawford PC, Sellon RK. Canine viral diseases. In: Ettinger SJ, Feldman EC (editors). Textbook of veterinary internal medicine. 7. ed. Missouri: Saunders-Elsevier; 2010. p. 958-71.
20. Summers BA, Cummings JF, De Lahunta A. Veterinary neuropathology. St Louis: Mosby-Year Book; 1995.
21. Dewey CW. Encephalopaties: disorders of the brain. In: Dewey CW. A practical guide to canine & feline neurology. 2. ed. Iowa: Wiley-Blackwell; 2008. p. 115-220.
22. Monroe WE. Clinical signs associated with pseudorabies in dogs. J Am Vet Med Assoc. 1989;195:599-602.
23. Rupprecht CE, Stohr K, Meredith C. Rabies. In: Williams ES, Barker IK (editors). Infectious diseae of wild mammals. 3. ed. Iowa State Press; 2001. p. 3-36.
24. Calle PC. Rabies. In: Fowler ME, Miller RE (editors). Zoo and wild animal medicine. 5. ed. Missouri: WB Saunders; 2003. p. 732-6.
25. Hanlon CA. Rabies. In: Ettinger SJ, Feldman EC (editors). Textbook of veterinary internal medicine. Philadelphia: Saunders; 2010. p. 951-8.
26. Whitby JE, Johnstone P, Sillero-Zubiri C. Rabies virus in the decomposed brain of an Ethiopian wolf detected by nested reverse transcription-polymerase chain reaction. J Wildl Dis. 1997;33:912-5.
27. Woods LW. Adenoviral diseases. In: Williams ES, Barker IK (editors). Infectious diseases of wild mammals. 3. ed. Iowa State Press; 2001. p. 202-12.
28. Deem SL, Spelman LH, Yates RA et al. Canine distemper in terrestrial carnivores: a review. J. Zoo Wildl Med. 2000;31:441-51.
29. Williams ES. Canine distemper. In: Williams ES, Barker IK (editors). Infectious disease of wild mammals. 3. ed. Iowa State Press; 2001. p. 50-9.
30. Beineke A et al. Pathogenesis and immunopathology of systemic and nervous canine distemper. Vet Immunol Immunopathol. 2009;127:1-18.
31. Baumgätner W, Alldinger S. The pathogenesis of canine distemper virus induced demyelination – a biphasic process. Experimental models of multiple sclerosis; 2005. p. 871-87.
32. Vandevelde M, Zurbriggen A. The neurobiology of canine distemper infection. Vet Microbiol. 1995;44:271-80.
33. Pan Y, Dong F, Liu Z. Pathogenesis of demyelinating encephalopathy in dogs with spontaneous canine distemper. Chinese J Vet Sci.; 2007.
34. De Keyser J, Wilckac N, Walter JH et al. Disappearance of beta2-adrenergic receptors on astrocytes in canine distemper encephalitis: possible implications for pathogenesis of multiple sclerosis. Neuroreport. 2001;122):191-4.
35. Creene CE, Appel MJ. Canine distemper. In: Greene CE. Infectious diseases of the dog and cat. 3. ed. Nova York: Elsevier; 2006. p. 14-33.
36. Lappin MR. Doenças infecciosas. Nelson RW, Couto CG (editors). Medicina interna de pequenos animais. Rio de Janeiro: Mosby-Elsevier; 2010. p. 1281-430.
37. Bathen-Noethen A, Steins VM, Puff C et al. Magnetic resonance imaging findings in acute canine distemper vírus infection. J Small Anim Pract. 2008;49(9):460-7.

38. Bradshaw JM, Pearson GR, Gruffydd-Jones TJ. A retrospective study of 286 cases os neurological disorders of the cat. J Comp Pathol. 2004;131:112-20.

39. Andrew SE. Feline infectious peritonitis. Vet Clin North Am Small Anim Pract. 2000;30:987-1000.

40. Foley JE, Poland A, Carlson J et al. Risk factors for feline infectious peritonitis among cats in multiple-cat environments with endemic feline enteric coronavirus. J Am Vet Med Assoc. 1997;210:1313-8.

41. Hartmann K, Binder C, Hirschberger J et al. Comparison of different tests to diagnose feline infectious peritonitis. J Vet Intern Med. 2003;17:781-90.

42. Gunn-Moore D. Infectious diseases of the central nervous system. Vet Clin Small Anim Pract. 2005;35:103-28.

43. Hartmann K. Feline infectious peritonitis and feline coronavirus infection. In: Ettinger SJ, Feldman EC (editors). Textbook of veterinary internal medicine. Philadelphia: Saunders; 2010. 900 p.

44. Meyer DJ, Coles EH, Rich LJ. Medicina de laboratório veterinário – interpretação e diagnóstico. São Paulo: Roca; 1995. 308 p.

45. Lima AO, Soares JB, Greco JB et al. Métodos aplicados à clínica – técnica e interpretação. 8. ed. Rio de Janeiro: Guanabara Koogan; 2001.

46. Stoddart ME, Whicher JT, Harbour DA. Cats inoculated with feline infectious peritonitis virus exhibit a biphasic acute plasma protein response. Vet Rec. 1988;123:621-4.

47. Paltrinieri S, Grieco V, Commazi S et al. Laboratory profiles in cats with different pathological and immunohistochemical findings due to feline infectious peritonitis (FIP). J Fel Med Surg. 2001;3:149-59.

48. Tizard IR. Imunologia veterinária – uma introdução. 5. ed. São Paulo: Roca; 1998. 545 p.

49. Giordano A, Spagnolo V, Colombo A et al. Changes in some acute phase protein and immunoglobulin concentrations in cats affected by feline infectious peritonitis or exposed to feline coronavirus infection. Vet J. 2004;167:38-44.

50. Addie DD, Ishida T. Feline infectious peritonitis: therapy and prevention. In: Bonagura JD, Twedt DC (editors). Kirk's current veterinary therapy. 14. ed. Saunders: Missouri; 2009. p. 1295-9.

51. Odio CM, Faingezicht I, Paris M et al. The beneficial effects of early dexamethasone administration in infants and children with bacterial meningitis. N Engl J Med. 1991;324:1525-31.

52. Haburjak JJ, Schubert TA. Flavobacterium breve meningitis in a dog Journal of the American Animal Hospital Association. 1997;33:509-12.

53. Allan R et al. Meningitis in a dog caused by Prevotella oralis. J Small Anim Pract. 2004;45:421-3.

54. Bilderback AL, Faissler D. Surgical management of a canine intracranial abscess due to a bite wound. J Vet Emerg Crit Care. 2009;19(5):507-12.

55. Negrin A, Cherubini GB, Steeves E. Angiostrongylus vasorum causing meningitis and detection of parasite larvae in the cerebrospinal fluid of a pug dog. J Small Anim Pract. 2008;49:468-71.

56. Taylor SM. Doenças neuromusculares. Nelson RW, Couto CG, editores. Medicina interna de pequenos animais. Rio de Janeiro: Mosby-Elsevier; 2010. p. 985-1120.

57. Messer JS, Kegge SJ, Cooper ES et al. Meningoencephalomyelitis caused by Pasteurella multocida in a cat. J Vet Int Med. 2006;20:1033-6.

58. Taboada J, Grooters AM. Histoplasmosis, blastomycosis, sporotrichosis, candidiasis, pythiosis, and lagenidiosis. In: Ettinger SJ, Feldman EC (editors). Textbook of veterinary internal medicine. Philadelphia: Saunders; 2010. p. 971-88.

59. Meric SM. Canine meningitis. J Vet Intern Med. 1988;2:26-35.

60. Taboada J, Grooters AM. Cryptococcosis. In: Ettinger SJ, Feldman EC (editors). Textbook of veterinary internal medicine. Philadelphia: Saunders; 2010. p. 988-92.

61. Bentley RT, Faissler D, Sutherland-Smith J. Successful management of an intracranial phaeohyphomycotic fungal granuloma in a dog. J Am Vet Med Assoc. 2011;239:480-5.

62. Kline KL. Feline epilepsy. Cl Techn Small Anim Pract. 1998;13:152-8.

63. Stevenson TL, Dickinson PJ, Sturges BK et al. Magnetic resonance of intracranial cryptococcosis in dogs and cats. ACVIM 2004; Abstract 91.

64. Quimby JM, Hoffman SB, Duke J, Lappin MR. Adverse neurologic events associated with voriconazole use in 3 cats. J Vet Intern Med. 2010;24:647-9.

65. Dubey JP, Lindsay DS, Lappin MR. Toxoplasmosis and other intestinal coccidial infections in cats and dogs. Vet Clin North Am Small Anim Pract. 2009;39(6):1009-34.

66. Frenkel JK, Bermudez JEV. Toxoplasmose. In: Veronesi R, Foraccia R. Veronesi-Focaccia tratado de infectologia. 4. ed. São Paulo: Atheneu; 2009. p. 1793-809.

67. Lappin MR. Protozoal infectious. In: Ettinger SJ, Feldman EC (editors). Textbook of veterinary internal medicine. Philadelphia: Saunders; 2010. p. 909-17.

68. Gandini G et al. Cerebrum. In: Jaggy A (editor). Small animal neurology. German: Hannover; 2010. p. 427-66.

69. Dubey JP, Carpenter JL. Histologically confirmed clinical toxoplasmosis in cats: 100 cases (1952-1990). J Am Vet Med Assoc. 1993;203:1556-66.

70. Lappin MR. Toxoplasmose. In: Bonagura JD, Twedt DC (editors). Kirk's current veterinary therapy. 14. ed. Missouri: Saunders; 2009. p. 1254-8.

71. Gozdzik K, Wrzesień R, Wielgosz-Ostolska A et al. Prevalence of antibodies against Neospora caninum in dogs from urban areas in Central Poland. Parasitol Res. 2011;108:991-6.

72. Dubey JP. Review of Neospora caninum and neosporosis in animals Korean J Parasitol. 2003;41:1-16.

73. Reichel MP, Ellis JT, Dubey JP. Neosporosis and hammondiosis in dogs J Small Anim Pract. 2007;48(6):308-12.

74. Moore DP. Neosporosis in South America. Vet Paras. 2005;127:87-97.

75. Hornok S, Edelhofer R, Fok E et al. Canine neosporosis in Hungary: Screening for seroconversion of household, herding and stray dogs. Vet Parasitol. 2006;137(3-4):197-201.

76. Basso W, Venturini L, Venturini MC et al. Prevalence of Neospora caninum infection in dogs from beef-cattle farms, dairy farms, and from urban areas of Argentina. J Parasitol. 2001;87:906-7.

77. Gennari SM, Yai LEO, D'Auria SNR et al. Occurrence of Neospora caninum antibodies in sera from dogs of th city of São Paulo, Brazil. Vet Paras. 2002;106:177-9.

78. Cantile C, Arispici M. Necrotizing cerebellitis due to Neospora caninum infection in an old dog. J Vet Med A Physiol Pathol Clin Med. 2002;49:47-50.

79. Crookshanks JL, Taylor SM, Haines DM et al. Treatment of canine pediatric Neospora caninum myositis following immunohistochemical identification of tachyzoites in muscle biopsies. Can Vet J. 2007;48:506-8.

80. Barber JS, Trees AJ. Clinical aspects of 27 cases of neosporosis in dogs. Vet Record. 1996;139(18):439-43.

81. Dubey JP, Vianna MCB, kwok OCH et al. Neosporosis in beagle dogs: clinical signs, diagnosis, treatment, isolation and genetic characterization of Neospora caninum. Vet Parasitol. 2007;149(3-4):158-66.

82. Garosi L, Dawson A, Couturier J et al. Necrotizing cerebellitis and cerebellar atrophy caused by Neospora caninum infection: magnetic resonance imaging and clinicopathologic findings in seven dogs. J Vet Intern Med. 2010;24:571-8.

83. Barber JS, Payne-Johnson CE, Trees AJ et al. Distribution of Neospora caninum within the central nervous system and other tissues of six dogs with clinical neosporosis. J Small Anim Pract. 2006;37(12):566-74.

84. Higginbotham MJ, Kent M, Glass EN. Noninfectious inflammatory central nervous system diseases in dogs. Comp Cont Ed. 2007;488-97.

85. Schatzberg SJ. Idiopathic granulomatous and necrotizing inflammatory disorders of the central nervous system. Vet Clin Small Anim. 2010;40:101-20.

86. Schatzberg SJ, Haley NJ, Barr SC et al. Polymerase chain reaction screening for DNA viruses in paraffin-embedded brains from dogs with necrotizing meningoencephalitis, necrotizing leukoencephalitis, and granulomatous meningoencephalitis. J Vet Intern Med. 2005;19:553-9.

87. Zarfoss M, Schatzberg S, Venator V et al. Combined cytosine arabinose and prednisone therapy for meningoencephalitis of unknown aetiology in 10 dogs. J Small Anim Pract. 2006;47:588-95.

88. Cherubini GB, Platt SR, Anderson TJ et al. Characteristics of magnetic resonance images of granulomatous meningoencephalomyelitis in 11 dogs. Vet Rec. 2006;159:110-5.

89. Schwab S, Herden C, Seeliger F et al. Non-suppurative meningoencephalitis of unknown origin in cats and dogs: an immunohistochemical study. J Comp Pathol. 2007;136:96-110.

90. Coates JR, Barone G, Dewey CW et al. Procarbazine as adjunctive therapy for treatment of dogs with presumptive antemortem diagnosis of granulomatous meningoencephalomyelitis: 21 cases (1998-2004). J Vet Intern Med. 2007;21:100-6.

91. Fisher M. Disseminated granulomatous meningoencephalomyelitis in a dog. Can Vet J. 2002;43:49-51.

92. Okamoto M, Kagawa Y, Kamitani W et al. Borna disease in a dog in Japan. J Comp Pathol. 2002;126:312-7.

93. Curtis NC. Computed tomography of intracranial disease. Aust Vet Practit. 1998;28:98-110.

94. Greer KA, Schatzberg SJ, Porter BF et al. Heritability and transmission analysis of necrotizing meningoencephalitis in the pug. Research in Veterinary Science. 2009;86:438-42.

95. Porter BF, Ambrus A, Storts RW. Immunohistochemical evaluation of Mx protein expression in canine encephalitides. Vet Pathol. 2006;43:981-7.

96. Kipar A, Baumgärtner W, Vogl C et al. Immunohistochemical characterization of inflammatory cells in brains of dogs with granulomatous meningoencephalitis. Vet Pathol. 1998;35:43-52.

97. Suzuki M, Uchida K, Morozumi M et al. A comparative pathological study on granulomatous meningoencephalomyelitis and central malignant histiocytosis in dogs. J Vet Med Sci. 2003;65:1319-24.

98. Fliegner RA, Holloway SA, Slocombe RF. Granulomatous meningoencephalomyelitis with peripheral nervous system involvement in a dog. Aust Vet J. 2006;84:358-61.

99. Adamo PF, Adams WM, Steinberg H. Granulomatous meningoencephalomyelitis in dogs. Comp Cont Educ. 2007;678-90.

100. Muñana KR, Luttgen PJ. Prognostic factors with granulomatous meningoencephalomyelitis: 42 cases (1982-1996). J Am Vet Med Assoc. 1998;212:1902-6.

101. Demierre S, Tipold A, Griot-Wenk ME et al. Correlation between the clinical course of granulomatous meningoencephalomyelitis in dogs and the extent of mast cell infiltration. The Vet Rec. 2001;148:467-72.

102. Ryan K, Marks SL, Kerwin SC. Granulomatous meningoencephalomyelitis in dogs. Comp Cont Educ. 2001;23:644-50.

103. Lobetti RG, Pearson J. Magnetic resonance imaging in the diagnosis of focal granulomatous meningoencephalitis in two dogs. Vet Radiol Ultrasound. 1996;37:424-7.

104. Wong CW, Sutton RH. Granulomatous meningoencephalomyelitis in dogs. Aust Vet Pract. 2002;32:6-11.

105. Gnirs K. Ciclosporina treatment of suspected granulomatous meningoencephalomyelitis in three dogs. J Small Anim Pract. 2006;47:201-6.

106. Cordy DR, Holliday TA. A necrotizing meningoencephalitis of pug dogs. Vet Pathol. 1989;26:191-4.

107. Cantile C, Chianini F, Arispici M et al. Necrotizing meningoencephalitis associated with cortical hippocampal hamartia in a Pekingese dog. Vet Pathol. 2001;38:119-22.

108. Cooper JJ, Schatzberg SJ, Vernau KM et al. Necrotizing meningoencephalitis in atypical Dog Breeds: a case series and literature review. J. Vet Intern Med. 2014;28(1):198-203.

109. Aresu L, D'Angelo A, Zannatta R et al. Canine necrotizing encephalitis associated with antiglomerular basement membrane glomerulonephritis. J Comp Pathol. 2007;136:279-82.

110. Estey CM, Scott SJ, Gonzalez SC. Necrotizing meningoencephalitis in a large mixed-breed dog. J Am Vetr Med Assoc. 2014;245(11):1274-8.

111. Higgins RJ, Dickinson PJ, Kube SA et al. Necrotizing meningoencephalitis in five Chihuahua dogs. Vet Pathol. 2008;45:336-46.

112. Levine JM, Fosgate GT, Porter B et al. Epidemiology of necrotizing meningoencephalitis in Pug dogs. J Vet Int Med. 2008;22:961-8.

113. Diniz SA, Andrade Neto JP, Hosomi FYM et al. Encefalite do cão Pug: primeiro diagnóstico no Brasil. Clin Vet. 2006;11:76-8.

114. Timmann D, Konar M, Howard J et al. Necrotising encephalitis in a French bulldog. J Small Anim Pract. 2007;48:339-42.

115. Matiasek K, Vandevelde M. Personal communication. Apud in: Higgins RJ, Dickinson PJ, Kube SA et al. Necrotizing meningoencephalitis in five Chihuahua dogs. Vet Pathol. 2008;45:336-46.

116. Young BD, Levine JM, Fosgate GT et al. Magnetic resonance imaging characteristics of necrotizing meningoencephalitis in pug dogs. J Vet Intern Med. 2009;23:527-37.

117. von Praun F, Matiasek K, Grevel V et al. Magnetic resonance imaging and pathologic findings associated with necrotizing encephalitis in two Yorkshire terriers. Vet Radiol Ultrasound. 2006;47:260-4.

118. Krensky AM, Vincenti F, Bennett WM. Immunosupressants, tolerogens, and immunostimulants. In: Bruton LL, Lazo JS, Parker KL. Goodman & Gilman's The pharmacological basis of therapeutics. 11. ed. Maindenhead: McGraw-Hill Co.; 2006. p. 1405-32.

119. Jung DI, Kang BT, Park C et al. A comparison of combination therapy (cyclosporine plus prednisolone) with sole prednisolone therapy in 7 dogs with necrotizing meningoencephalitis. J Vet Med Sci. 2008;69:1303-6.

120. Chabner BA et al. Antineoplastic agents. In: Bruton LL, Lazo JS, Parker KL. Goodman & Gilman's The pharmacological basis of therapeutics. 11. ed. Maindenhead: McGraw-Hill Co.; 2006. p. 1315-403.

121. Papich MG. Saunders handbook of veterinary drugs. 2. ed. Missouri: Saunders Elsevier; 2007. 740 p.

122. Viana FAB. Guia terapêutico veterinário. 2. ed. Lagoa Santa, MG: Gráfica e Ed. CEM Ltda.; 2007. 463 p.

123. Tipold A, Schatzberg SJ. An update on steroid responsive meningitis-arteritis. J Small Anim Pract. 2010;51:150-4.

124. Schwartz M, Carlson R, Tipold A. Selective CD11a upregulation on neutrophils in the acute phase of steroid-responsive meningitis-arteritis in dogs. Vet Immun Immunopathol. 2008;126(3-4):248-55.

125. Cizinauskas S, Jaggy A, Tipold, A. Long-term treatment of dogs with steroid-responsive meningitis-arteritis: clinical, laboratory and therapeutic results. J Small Anim Pract. 2000;41:295-301.

126. Webb AA, Taylor SM, Muir GD. Steroid-responsive meningitis-arteritis in dogs with noninfectious, nonerosive, idiopathic, immune-mediated polyarthritis. J Vet Intern Med. 2002;16:269-73.

127. Lau J, Nettifee JA, Early PJ et al. Clinical characteristics, breed differences, and quality of life in North American dogs with acute steroid-responsive meningitis-arteritis. J Vet Intern Med. 2019;33(4):1719-27.

128. Behr S, Cauzinille L. Aseptic suppurative meningitis in juvenile boxer dogs: retrospective study of 12 cases. J Am Anim Hosp Assoc. 2006;42:277-82.

129. Tipold A, Stein VM. Inflammatory diseases of the spine in small animals. Vet Clin Small Anim. 2010;40:871-9.

130. Hilpert E, Tipold A, Meyerhoff N et al. Steroid-responsive meningitis-arteritis in dogs in Germany: Are there epidemiological or clinical factors influencing recurrence rate? Tierarztl Prax Ausg K Kleintiere Heimtiere. 2020;48(01):5-12.

131. Lowrie M, Penderis J, Eckersall PD et al. The role of acute phase proteins in diagnosis and management of steroid-responsive meningitis arteritis in dogs. Vet J. 2009;182:125-30.

132. Lowrie M, Penderis J, McLaughlin M et al. Steroid responsive meningitis-arteritis: A prospective study of potential disease markers, prednisolone treatment, and long-term outcome in 20 dogs (2006-2008). J Vet Internal Med. 2009;23:862-70.

133. Gunther C, Stefen F, Alder DS et al. Evaluating the use of cytosine arabinoside for treatment for recurrent canine steroid- responsive meningitis-arteritis. Vet Record. 2020;187(1):e7.

134. Williams JH, Köster LS, Naidoo V et al. Review of idiopathic eosinophilic meningitis in dogs and cats, with a detailed description of two recent cases in dogs. J South Afr Vet Assoc. 2008;79:194-204.

135. Bray YB, Muñana KR, Meichner K et al. Eosinophilic meningomyelitis associated with T-cell lymphoma in a cat. Vet Clin Pathol. 2016;45(4):698-702.

136. Bennett PF, Allan FJ, Guilford WG et al. Idiopathic eosinophilic meningoencephalitis in Rottweiler dogs: three cases (1992-1997). Aust Vet J. 1997;75:786-9.

137. Smith-Maxie LL, Parent JP, Rand J et al. Cerebrospinal fluid and clinical outcome of eight dogs with eosinophilic meningoencephalomyelitis. J Vet Int Med. 3(3):167-74.

138. Olivier AK, Parkers JD, Flaherly HA et al. Idiopathic Eosinophilic Meningoencephalomyelitis in a Rottweiler Dog. J Vet Diagn Invest. 2010; 22(4):646-8.

139. Salvadori C, Baroni M, Arispici M et al. Magnetic resonance imaging and pathological findings in a case of canine idiopathic eosinophilic meningoencephalitis. J Small Anim Pract. 2007;48(8):466-9.

140. Henke D, Vandevelde M, Gorgas D et al. Eosinophilic granulomatous meningoencephalitis in 2 Young Belgian Tervueren Shepherd Dogs. J Vet Int Med. 2009;23(1):206-10.

141. Schultze AE, Cribb AE, Tvedten HW. Eosinophilic meningoencephalitis in a cat. J Am Anim Hosp Assoc. 1986;22:623-7.

142. Jager MC, Sloma EA, Shelton M et al. Naturally acquired canine herpesvirus-associated meningoencephalitis. Vet Pathol. 2017;54(5):820-7.

143. Cardy TJA, Cornelis I. Clinical presentation and magnetic resonance imaging findings in 11 dogs with eosinophilic meningoencephalitis of unknown aetiology. J Small Anim Pract. 2018;59(7):422-31.

PARTE 21
Medicina Veterinária Legal

Paulo César Maiorka

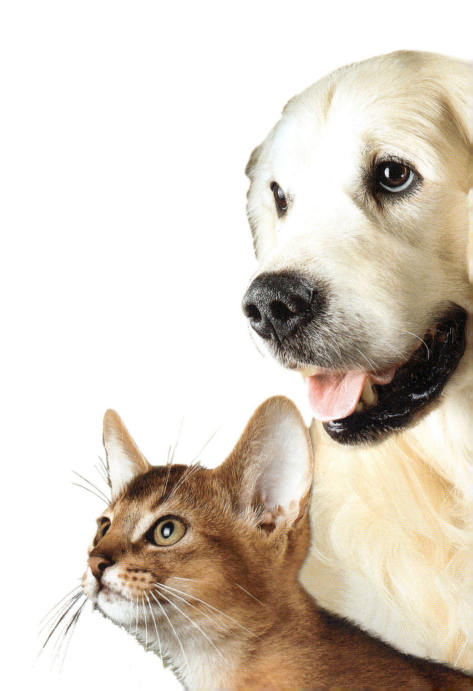

249
Fundamentos em Criminalística

Alberto Soiti Yoshida

ASPECTOS GERAIS

Segundo o *Dicionário Aurélio*,[1] criminalística é a "aplicação de técnicas científicas na obtenção e análise de provas em questões criminais".

O juiz de instrução e professor de direito penal Hans Gustav Adolf Gross, considerado o pai da Criminalística, editou na Alemanha uma obra clássica, em 1893, sob o título *Handbuch für Untersuchunbsrichter* (*Manual para juízes de instrução*), introduzindo na essência dessa ciência o aspecto psicológico dos criminosos.

No Brasil, a expressão foi editada por ocasião do 1º Congresso Nacional de Polícia Técnica, em 1947, sendo disciplina que tem como objetivo o reconhecimento e a interpretação dos indícios materiais extrínsecos relacionados com o crime ou a identidade do criminoso. Trata-se de uma disciplina autônoma integrada por vários ramos da ciência, como Medicina, Matemática, Física, Química, Biologia, Toxicologia, Mineralogia, Botânica etc., regida por leis, com princípios e metodologias próprios para elucidação e preservação dos vestígios de atos ilícitos para o auxílio da polícia e a manutenção da justiça.

O principal objetivo da Criminalística é revelar os fatos ilícitos e criar um liame com as leis que regem determinada conduta, no caso específico, o crime. Destarte, são necessárias a prova técnica e sua perpetuação, a dinâmica dos atos criminosos e a autoria dos crimes. Para tanto, é necessária a utilização das várias áreas multidisciplinares.

As principais evidências examinadas consistem em determinar o potencial dos instrumentos ora utilizados nesse crime e apontar, quando possível, o aspecto subjetivo dos atos dolosos ou culposos.

Seguem-se exemplos de metodologia multidisciplinar aplicada em Criminalística.

ENTOMOLOGIA FORENSE

Os insetos, em virtude do "olfato" apuradíssimo, percebem os odores exalados pelos cadáveres muito antes que os seres humanos, portanto são os primeiros a chegar à cena do crime, onde se instalam e procriam. Assim, são verdadeiras "testemunhas" de tudo que ocorreu nesse ínterim.[2] O estudo do tempo do ciclo da metamorfose desses insetos pode inferir o período aproximado da morte de uma vítima.

BALÍSTICA FORENSE

Ciência que estuda as armas de fogo, suas munições e os efeitos dos tiros por elas produzidos, sempre que tiverem relação direta ou indireta com infrações penais, visando esclarecer e provar sua ocorrência. Divide-se em balística interna, externa e terminal. A balística interna estuda a estrutura, os mecanismos e o funcionamento das armas de fogo; a balística externa estuda a trajetória do projétil, já a balística terminal, também denominada "balística do ferimento", os efeitos produzidos pelo projétil.[3] Em 2019, o Decreto nº 9.685/2019 flexibilizou a posse de armas de fogo para os brasileiros que estão alinhados aos requisitos básicos previstos no Estatuto do Desarmamento, aumentando a circulação de armas e perícias relacionados à Balística.

ODONTOLOGIA FORENSE

A arcada dentária de um indivíduo apresenta características próprias e singulares que auxiliam na identificação, como no caso de carbonização, decomposição ou outros fenômenos que degradem o tecido e, consequentemente, a imagem. É importante ainda salientar, nos vestígios de impressões dentárias encontrados em superfícies do corpo humano, objetos e alimentos que, por métodos de comparação da anatomia dos elementos dentários, posição e disposição, podem apontar ou excluir um suspeito. A comparação padrão é a própria ficha odontológica ou o molde dentário do suspeito com as imagens ou, quando possível, o molde da impressão pesquisada.

DOCUMENTOSCOPIA FORENSE

Tem como principais objetivos os exames de autenticidade e/ou autoria gráfica e os exames periciais em documentos.

A verificação da autenticidade de um lançamento manuscrito, bem como a sua autoria, baseia-se, de modo genérico, no confronto entre a peça do exame e o material gráfico padrão. Neste, consideram-se aspectos grafométricos, grafológicos e morfológicos das letras, bem como elementos de natureza genética do escritor.

No exame pericial em documentos, a preocupação é direcionada à pesquisa de elementos de segurança de papel, impressões gráficas, tintas e dispositivos ópticos, como a marca d'água (*watermark* ou filigrana), fibras de segurança, confetes, fios de segurança, imagem fantasma, registro coincidente, holografia etc.

IDENTIFICADORES BIOMÉTRICOS E DATILOSCOPIA

Atualmente usa-se alta tecnologia para a comparação dos resquícios digitais, com a utilização de *softwares* de computadores substituindo o manual elaborado a olho nu.

O princípio fundamental para a utilização desse importante meio de identificação é a sua especificação individual de que, ao tocar em meio apropriado, deixa registradas as secreções sudoríparas da polpa digital. Cabe ao especialista revelar esses vestígios por meios e substâncias adequados e, consequentemente, armazená-los. Basicamente, são utilizados pós reveladores, como carbonato de chumbo, grafite ou negro de marfim e pó de alumínio. Cabe citar, ainda, o cianoacrilato como meio gasoso para revelação de impressões latentes.

Revelado o vestígio de impressão, é feito um decalque por meio de uma fita adesiva transparente, o qual é armazenado para leitura.

Nas pegadas, com o uso de calçados em meio rígido, a camada de sujeira forma o seu contorno, bastando o decalque com fita adesiva transparente. Cabe esse princípio para o vestígio da banda de rodagem dos pneus automotivos. Em meio onde ocorre a introdução das saliências dos calçados ou outros objetos, como no caso de pegadas no solo, a perícia recorre ao gesso para a elaboração do molde.

COMPUTAÇÃO FORENSE

É notória a importância da informática na atualidade, influenciando a revolução dos costumes no mundo inteiro. O crime acompanha a tecnologia, cabendo à criminalística atuar conjuntamente nesse universo, apresentando provas ajustadas ao interesse jurídico.

Basicamente, nesse ramo de pesquisa, a exploração das evidências dá-se com o chamado "*usuário*", ou seja, o autor de determinado crime. O exemplo comumente utilizado para esse exame é a identificação do computador e, se possível, do agente envolvido com pornografia infantil.

A outra evidência é o chamado "*sistema*", capturado por interceptação de dados. Consiste em definir o trajeto da ação praticada por um autor e seu destinatário. No exemplo anterior, refere-se às imagens pornográficas, identificação da data de sua elaboração e envio, bem como a maneira como esses dados foram enviados.[4]

TOXICOLOGIA FORENSE

Alguns medicamentos, químicos ou naturais, utilizados para fins terapêuticos ou não, são alvos de fiscalização. A penalidade para infrações pode incluir reclusão. A lei é clara quando diz que a posse de drogas ilícitas sem autorização ou em desacordo com a determinação legal ou regulamentar estará sujeita a penalidades.

A Toxicologia Forense tem o papel primordial de identificar e quantificar essa substância apontada como ilícita. Outra função importante é a verificação de ingestão voluntária ou involuntária de substâncias químicas, comumente observada em casos de suicídio ou homicídio.

ANÁLISES CAPILARES E FIBRAS

Alguns componentes do corpo são quimicamente estáveis e resistentes à decomposição, entre eles os pelos e os cabelos. A estrutura de um fio de cabelo é, basicamente, formada por três camadas: cutícula (externa), córtex (intermediária) e medula (centro). Cada camada apresenta características específicas, como grânulos de pigmentação, diâmetros, disposição de escamas e consistência, nas variedades de espécies e raças. Cumpre informar ainda a importância do bulbo como sendo um rico material genético para pesquisa de DNA.

Quanto às fibras, têm-se a natural (vegetal) e a sintética, com estruturas próprias que as definem individualmente. Esses preciosos elementos servem como prova criminal em locais de crimes.

MEDICINA VETERINÁRIA FORENSE

Impulsionado pela demanda de lide civil ou crime da lei do meio ambiente de 1998 (Lei nº 9.605/1998), este que tutela os animais domésticos, domesticados e silvestres, em todo território nacional de atos criminosos, destaca-se a especialidade da medicina veterinária legal, que tem como principal objetivo aplicar os conhecimentos da medicina veterinária para auxiliar a justiça. Com a promulgação da Lei nº 14.064, de 29 de setembro 2020, a pena para a condutas descritas no *caput* do art. 32 da Lei nº 9.605/1998 aumentou para 2 a 5 anos de reclusão, exemplo de que a sociedade está ativa ao combate de maus-tratos aos animais e, consequentemente, exigindo do poder público os procedimentos de medicina veterinária forense para fins de condenação do agente.

CONSIDERAÇÕES FINAIS

A dinâmica do crime acompanha a evolução da sociedade. Assim, a Criminalística tem a responsabilidade de apurar os desvios ilícitos pela mesma proporção de igualdade, recorrendo às variadas ciências e pesquisas existentes.

REFERÊNCIAS BIBLIOGRÁFICAS

1. Ferreira ABH. Novo dicionário Aurélio da língua portuguesa. Curitiba: Positivo; 2009. Disponível em: http://www.dicionariodoaurelio.com. Acesso em: 30 nov. 2009.
2. Oliveira-Costa J. Entomologia forense. Introdução. Campinas: Millennium; 2008.
3. Tochetto D. Balística forense: aspectos técnicos e jurídicos. Campinas: Millennium; 2009.
4. Costa MASL. Computação forense: onde encontrar evidências. Campinas: Millenium; 2009.

250
Fundamentos em Criminologia

Ceres Berger Faraco

INTRODUÇÃO

O problema da criminalidade constrange os indivíduos há tempos, trazendo aspectos negativos e causadores de descontentamento àqueles que com ela convivem, contudo não basta identificá-la; é preciso buscar soluções para contê-la.

Nesse sentido, surge a Criminologia, ciência que procura explicações para a conduta criminosa com o objetivo de contribuir para a mudança dessa dura realidade social.

Cabe destacar que o crescimento da criminalidade é avaliado não somente em termos quantitativos, mas também qualitativos. Desse modo, não somente se considera o aumento do dos atos criminosos, como também o agravamento da violência e da brutalidade dos crimes praticados. Esses atos afetam tanto as classes economicamente menos favorecidas da população quanto as mais favorecidas, aumentando em proporções avassaladoras na medida em que o desequilíbrio econômico, a desagregação social e a perda de valores humanitários acentuam-se na sociedade.

CONCEITOS

Criminologia

Criminologia é a ciência que estuda o criminoso e os fatores causais, a criminalidade (criminosos e seus crimes, em região e tempo determinados), a personalidade do criminoso, as vítimas, seu potencial de dano e as repercussões que decorrem de medidas promovidas contra ela.

Outra abordagem propõe que a criminologia é um nome genérico para um grupo de temas estreitamente ligados: o estudo e a explicação da lei; os meios formais e informais usados pela sociedade para lidar com a infração (penalística); e a natureza e as necessidades de suas vítimas (vitimologia).

Perfil criminoso

A Criminologia Clínica é a área específica que estuda o perfil do criminoso. Para isso, considera a estrutura, a constituição biopsicossomática e a personalidade como produto da articulação entre fatores individuais e ambientais (genéticos e adquiridos). A partir desses dados, podem-se identificar as potencialidades criminais do delinquente, classificar o tipo de delito e estabelecer um possível prognóstico para as intervenções propostas.

Antigamente o comportamento antissocial era, em geral, atribuído a anormalidades da personalidade, constitutivas ou adquiridas. Atualmente limita-se essa generalização de psicopatologia aos infratores que sofrem de transtornos com sintomas inequívocos e que são categorizados como "distúrbios antissociais da personalidade".

Os transtornos mentais sempre devem ser considerados nos casos de crimes contra os animais. De fato, estudos durante os 25 anos passados indicam que os agressores violentos frequentemente têm, na infância e na adolescência, histórias graves e repetitivas de crueldade para com os animais. Segundo o *Manual Diagnóstico e Estatístico de Transtornos Mentais* (DSM, do inglês *Diagnostic and Statistical Manual of Mental Disorders*), no Eixo IV, que trata de fatores ambientais ou psicossociais, os casos de agressão aos animais configuram critério de transtornos de conduta.

Dados internacionais mostram que indivíduos do sexo masculino, a maioria com menos de 18 anos, são os que cometem o maior número de violências: 94% são adolescentes do sexo masculino e 4% são crianças com idade inferior a 12 anos. Propensão na infância para futuros comportamentos violentos expressos na adolescência e na fase adulta está relacionada com a tríade de comportamentos: enurese, piromania e crueldade com animais.

Determinismo criminal

Nada existe sem prévia causa. Dados sobre violência no Brasil consideram que a falta de alternativas de lazer e trabalho, o medo, a exposição à violência e a participação ativa em atos violentos e no tráfico de drogas ilícitas seriam marcas identitárias de uma geração que vive um tempo no qual vidas são perdidas como em nenhum outro período da Idade Moderna, exceto em circunstâncias de guerra civil. No entanto, nem sempre a existência de uma dessas causas é condição suficiente para desencadear um ato criminoso.

CONSIDERAÇÕES FINAIS

Assim como os ecologistas buscam sinais em espécies "sentinelas" como aves, para sinalizar perigos potenciais nos ecossistemas, os criminologistas buscam identificar comportamentos "sentinelas" que funcionem como indicadores precoces de desajustes de indivíduos na sociedade. Para alguns, os possíveis marcadores dessa condição potencial são os atos de crueldade para com os animais. Particularmente impactante é o elevado número de perpetradores que relatam não sentir emoção alguma quando atuam violentamente contra animais, demonstrando, portanto, absoluta falta de empatia para com seres vivos, incluindo outras pessoas. Para elucidar a amplitude dos casos criminosos contra seres vivos (humanos e não humanos) e, além disso, criar um sistema para coleta de dados e vigilância sobre os indicadores, deveriam ser quantificados, identificados e notificados os casos de crueldade com animais.

BIBLIOGRAFIA

Castro MG, Abramovay M, Rua MG *et al.* Cultivando vida, desarmando violências: experiências em educação, cultura, lazer, esporte e cidadania com jovens em situação de pobreza. Brasília: Unesco; 2001.

Farias Júnior J. Manual de criminologia. Curitiba: Juruá; 2008.

Merz-Perez L, Heide KM. Animal cruelty: pathway to violence against people. Lanham: Altamira Press; 2004.

251
Fundamentos em Vitimologia

Heidi Valquíria Ponge Ferreira • Ceres Berger Faraco

INTRODUÇÃO

A Vitimologia analisa o delito enquanto fenômeno, pelo estudo da vítima, no que se refere à sua personalidade, do ponto de vista biológico, psicológico e social, e sua proteção social e jurídica. Busca na compreensão da origem do fenômeno de violência a maneira mais eficiente de prevenção, incluindo os métodos psicoeducativos necessários para organizar sua defesa. Ciência tradicionalmente considerada subárea da Criminologia, seus princípios doutrinários constam em obras pioneiras de Benjamin Mendelsohn (1947, *The origins of the doctrine of victimology*) e Hans von Heting (1948, *The criminal and his victim*).[1-3] Adquire condição de ciência autônoma a partir da década de 1970, especialmente pelo seu enfoque multidisciplinar cada vez mais pertinente às perícias veterinárias, e suas inter-relações e conexões relacionadas com os animais contempladas por estudos periciais e publicações em medicina veterinária, assim como gradativamente pelas leis e regulamentações em todo o mundo. A associação entre os eventos violentos nos seres humanos e nos animais, entretanto, não é recente e já foi citada e documentada historicamente, como na fundação, em 1881, da primeira entidade britânica de proteção ao menor (Society of The Prevention of Cruelty to Children), idealizada durante um encontro de proteção animal em Liverpool (Royal Society for the Protection of Animals).

Confirma-se pela Vitimologia a citação do poeta, escritor e político francês Alphonse de Lamartine (1790-1869): "Entre a brutalidade para com o animal e a crueldade para com o homem, há uma só diferença: a vítima".

CONSIDERAÇÕES SOBRE VÍTIMAS E VITIMIZADOS

A visão antropológica de vítima remonta a tempos, culturas e civilizações ancestrais. Em seu significado original, vincula-se a ideia de sacrifício ou imolação (um modo de execução típica com a suposta finalidade de intermediação com divindades, deuses ou com o sagrado). Prática conhecida de inúmeras religiões e crenças, observada no Brasil até mesmo na atualidade, citada, entre outros, por relatos bíblicos (como no sacrifício de Isaac). Emprega-se o termo vítima, de maneira indistinta, a todos que sofrem qualquer dano, mas, em particular, a pessoas, quando acometidas por algum infortúnio, em acidentes variados, de fenômenos físicos a climáticos, por doenças inatas ou adquiridas, mas especialmente quando arbitrariamente torturadas, molestadas, violentadas ou sacrificadas por interesses e paixões alheias.

Convencionou-se denominar Nova Criminologia aquela que estuda os meios de vitimização e as relações com o vitimizador, em seus aspectos interdisciplinares e comparativos, cujo entendimento se estende até mesmo ao meio ambiente. Aponta um tipo de justiça restaurativo e manifesto, entre outros, a tendência ao abolicionismo – teoria que pretende organizar a sociedade de modo a superar os conflitos, desconsiderando o sistema punitivo tradicional, focando a atuação na eliminação de injustiças sociais e, em particular, na anulação de desigualdades[1-3] entre os tipos de vida, inclusive.

A Assembleia Geral da Organização das Nações Unidas (ONU), em sua Resolução nº 40/34, de 29 de novembro de 1985, ainda assim, estabelece "vítima" como:

> Pessoa que, individual ou coletivamente, tenha sofrido danos, inclusive lesões físicas ou mentais, sofrimento emocional, perda financeira ou diminuição substancial de seus direitos fundamentais, como consequência de ações ou omissões que violem a legislação penal vigente [...] incluída a que prescreve o abuso de poder.

Conforme o Direito Penal brasileiro, vítima é o ofendido ou lesado, aquele que sofre ação ou omissão do autor do delito; sujeito passivo ou titular do bem jurídico lesado (a vida, a liberdade, o patrimônio etc.). Os animais, assim como as coisas inanimadas, são objetos materiais e não podem ser sujeitos passivos.[1]

VETERINÁRIOS VÍTIMAS DE DOENÇAS OCUPACIONAIS

O risco ocupacional da atividade dos veterinários não se limita à exposição aos animais, quer decorra de caráter zoonótico, contaminante ou traumático. Conforme levantamentos britânicos, entre os médicos-veterinários, há elevadíssima taxa de suicídios, 4 vezes maior do que a da população em geral, superando 2 vezes outras classes profissionais da área médica (como cirurgiões médicos e dentistas) – prevalência comparável à existente entre militares sobreviventes de guerra e conflitos. O grande impacto na atividade produtiva se deve, no entanto, ao alto índice de absenteísmo, de conflitos interpessoais e extra-trabalho, além de incapacitação como consequência dos fatores inerentes à própria atividade.

Algumas associações veterinárias do exterior disponibilizam auxílio por via telefônica ou em espaços virtuais. Esclarecem sobre os fatores de risco, oferecem métodos preventivos de enfrentamento e até mesmo suporte financeiro.[4-6]

DESGASTE PROFISSIONAL E INCAPACITAÇÃO LABORAL

O desgaste profissional está intimamente relacionado com fatores no ambiente de trabalho, da cultura organizacional e perdas consideráveis na qualidade de vida e no bem-estar.

Dos veterinários britânicos, 80% consideram o exercício profissional extremamente estressante.[4-6] Os problemas mais citados são longas jornadas de trabalho, remuneração considerada inadequada, excesso de trabalho burocrático, grandes expectativas por parte dos clientes, intenso assédio moral quando subordinados a outros profissionais, alta competividade acompanhada pelo temor de cometer erros profissionais.

Recém-graduados compartilham um fator complicador adicional: a sensação de isolamento e solidão imposta ao desempenho da atividade, em contraste com uma vida acadêmica gregária e cercada por colegas altamente motivados.

O grande envolvimento manifesto por empatia (exigência pessoal, comunitária ou mesmo social) requer demandas que excedem os recursos individuais. Os profissionais estendem as jornadas de trabalho, abdicando inclusive de férias e momentos de lazer. Não raro, também se somam a distância do local de trabalho ou a necessidade de deslocamentos constantes. Como resultado direto, há empobrecimento das relações familiares e interpessoais.[4]

A Organização Mundial da Saúde elenca algumas manifestações de fadiga laboral: aumento de suscetibilidade a doenças (especialmente as cardiorrespiratórias), febre leve, cefaleias, náuseas, tensão muscular, dor lombar e cervical, distúrbios do sono, distúrbios de memória, sentimentos de desesperança, solidão, raiva, impaciência, irritabilidade, tensão, fraqueza, preocupação. Sintomas apresentados em diferentes tipos de distúrbios psicossomáticos, nos chamados "transtornos de ajustamento ou reações ao estresse", estão efetivamente associados à elevação das concentrações de cortisol. Recebem denominações variadas: síndrome da fadiga crônica, *mobbing* ou desgaste crônico e síndrome de esgotamento profissional (reconhecida como doença ocupacional no Brasil, em conformidade com a Lei nº 2.048/1999). A estafa ou exaustão profissional incapacitante também aparece com outras denominações, como síndrome de desesperança ou *burnout* (do inglês "combustão total", no sentido figurado: total perda de energia, sensação de estar "acabado").[7]

TRAUMA EMOCIONAL E FADIGA PELA COMPAIXÃO

A condição mais desgastante a longo prazo recebe a denominação de fadiga pela compaixão e não está associada a concentrações maiores de cortisol, mas sugere ser atribuída a outras alterações, entre as quais, supostamente, a diminuição do hipocampo. Especialistas em psiquiatria enumeram como fatores predisponentes transtornos psiquiátricos preexistentes, antecedentes psiquiátricos em família e histórias familiares envolvendo grandes perdas afetivas.

O sofrimento (ou trauma) origina-se da exigência de enorme envolvimento emocional. Ao elevado nível de autocrítica, soma-se a ânsia de salvar vidas em condições de extrema debilidade. As situações obrigam a pensamento rápido, decisões difíceis e grande amplitude de competências, bem como à realização de grande quantidade de procedimentos eutanásicos.

A manifestação desse desgaste emocional tem desenvolvimento lento, mas de tão expressivo assemelha-se ao transtorno de estresse pós-traumático, em geral reconhecido em combatentes de guerra, sobreviventes de perseguições étnicas (como o nazismo), grandes catástrofes ou terrorismo, e até mesmo em vítimas de abuso sexual.[4]

As consequências são manifestações de mudança de humor (irritabilidade, mau humor) e estados depressivos com muita frustração e pouco rendimento no trabalho, baixo moral, baixa autoestima, sentimento de culpa e impotência, abandono emocional ou de cuidados pessoais, especialmente de saúde, e também comprometimentos fisiológicos, como transtornos do apetite ou de ciclo do sono (insônia, pesadelos).

A psiquiatria clínica cita ainda uma série de transtornos mentais desencadeados pelo sofrimento emocional: isolamento mental do mundo real, que desencadeia lapsos de memória (dissociação); incapacidade de sentir temporalmente pela amortização e desconexão dos sentimentos ou brutalização (atordoamento); estado aumentado de alerta, ansiedade, medo (hipervigilância).[4,7]

COMPROMETIMENTO LABORAL E CARREIRA

A baixa realização profissional é descrita como uma sensação de que pouco tem sido alcançado e de que aquilo que foi realizado não tem valor. O médico-veterinário não consciente de sua própria fadiga confessa-se esgotado, em especial para a compreensão de relações com pessoas, e declara ter escolhido a profissão justamente para não ser obrigado a lidar com elas, em um paradoxo à cobrança por empatia e por enorme capacidade em lidar com os clientes inerentes à profissão.[7]

Sofrimento e insatisfação podem induzir ao uso abusivo de fármacos, preferencialmente álcool, cetaminas, benzodiazepínicos e opioides. Relata-se também autoprescrição de beta-bloqueadores ou a utilização de eutanásicos veterinários (em suicídios).[4]

Segundo a psiquiatria forense, o alcoolismo crônico e os transtornos mentais ou de comportamento já são a terceira maior causa de incapacitação temporária ou definitiva para o trabalho no Brasil.

A fadiga por compaixão não se restringe ao médico-veterinário. Estende-se a toda a equipe de atendimento, da enfermagem a tratadores e atendentes, e com certeza alguns clientes. A doença ocupacional afeta toda a comunidade envolvida com o bem-estar dos animais, constituindo o maior desafio na prática do exercício profissional de todos os médicos-veterinários.[4]

REFERÊNCIAS BIBLIOGRÁFICAS

1. Del-Campo ERA. Medicina legal I. 6. ed. São Paulo: Saraiva; 2009.
2. Kosovski E, Piedade Jr. H, Roitman R. Estudos de vitimologia. Rio de Janeiro: Letra Capital; 2008.
3. Ribeiro LRP. Vitimologia. Revista Síntese de Direito Penal e Processual Penal. 2001;7:30-7.
4. Figley CR, Roop RG. Compassion fatigue in the animal-care community. Washington, DC: The Human Society of the United States; 2006.
5. Mosedale PA. It shouldn't happen to a vet. Occup Med. 2009;290-3 [cited 2009 May 13]. Available from: http://occmed.oxfordjournals.org/cgi/content/full/59/5/290.
6. VETLife Information and Support for Veterinary Professionals. [cited 2010 Jul 25]. Available from: http://www.vetlife.org.uk.
7. Série A. Normas e Manuais Técnicos. n. 114. Doenças relacionadas ao trabalho. Brasília: Ministério da Saúde do Brasil, Organização Pan-Americana da Saúde/Brasil; 2001.

252
Bases da Investigação Criminal

Noeme Sousa Rocha

INTRODUÇÃO

A investigação criminal é o conjunto de atos praticados sob a direção dos agentes estatais da persecução penal para a coleta de dados e elementos de convicção indispensáveis à preparação da ação penal, quer, desde logo, instruindo a denúncia ou queixa, quer, ainda, ofertando ao julgador a base provisória dos fundamentos da sentença a ser, oportunamente, proferida. A coleta de dados ocorre no local/cena do crime ou no corpo de animal vivo ou morto. A justiça chama os dados de vestígios, os quais devem receber proteção jurídica, da coleta ao laboratório e deste ao retorno à autoridade policial ou judiciária que requisitou a "cadeia de custódia". O laboratório com essa finalidade é o forense. Pertence à rede pública e exibe apoio operacional: recurso humano qualificado; tecnologia adequada, sob a égide das Boas Práticas Laboratoriais (BPL); biossegurança e cumprimento de prazo legal para finalização do resultado e elaboração de relatório – 10 e 90 dias, prazo geral e especial, respectivamente. Devido à complexidade da investigação criminal, existem diferentes tipos de laboratório forense: para realizar exames de química e bioquímica; física e balística; genética e biologia; entomologia; botânica, entre outros. Considerando-se a particularidade desses laboratórios, é importante verificar se eles estão habilitados/credenciados ao tipo de exame que se pretende realizar. É preciso solicitar do laboratório orientação sobre as condições nas quais as amostras devem ser preservadas e acondicionadas. Como se pode observar, o assunto é complexo; assim, pretende-se, de maneira sucinta, apresentar as bases da investigação criminal para que se possa compreender o quanto um laboratório pode auxiliar a esclarecer questões de interesse da justiça.

DO LOCAL/CENA DO CRIME | VESTÍGIOS/AMOSTRAS

O local/cena do crime é toda a área onde tenha ocorrido um fato que configure infração penal ou civil. Assim, vestígio encontrado nesse recinto deve ser investigado em laboratório. As amostras são oriundas da flora, da fauna e do solo. Se for a vegetação, esta pode ser identificada pela espécie e gênero em laboratório de botânica forense, com amostra de, no mínimo, 1 mm de tecido seco e 5 grãos de pólen fresco, sem nenhum tipo de conservante, acondicionados em saco plástico. Se for do solo, deve-se colher em saco plástico cerca de 10 g da superfície e a mesma quantidade de até 15 cm da profundidade; envia-se a amostra ao laboratório de análise de água, que pode determinar a quantidade de sais minerais, substâncias orgânicas e microrganismos inerentes ao próprio solo ou provenientes da decomposição dos corpos de animais que podem ter sido vítimas de envenenamento ou de doenças infecciosas. Do local/cena do crime, insetos e ácaros devem ser colhidos com escovas pequenas e postos em frasco contendo álcool a 75%, o qual é imediatamente encaminhado ao laboratório entomológico forense. Esse laboratório identificará insetos e ácaros que auxiliarão na determinação da data do óbito e de suas circunstâncias. Às vezes, no local/cena do crime, podem ser encontrados objetos como armas brancas ou de fogo. Nesse caso, deve-se colher a arma, munição, zona de tatuagem ou de queimadura, colocá-las em saco de papel e enviá-las imediatamente ao laboratório de física e balística forense. Como se pôde observar, esses vestígios servem de base para a investigação criminal ou civil, de modo a esclarecer ou reduzir suspeitos.

DO CORPO DO ANIMAL VIVO OU MORTO | VESTÍGIOS/AMOSTRAS

Antes de enviar vestígio/amostra oriundo do corpo de um animal vivo ou morto ao laboratório forense, os mesmos cuidados descritos anteriormente devem ser observados com relação à especialidade do laboratório, modos de conservação e envio. Podem ser obtidas amostras de sangue, secreções, conteúdo alimentar e fragmentos de órgãos. Quando sangue de animal vivo, com peso até 3 kg, coletam-se 2 a 6 mℓ; acima de 3 kg, 6 a 10 mℓ (0,1 mℓ de EDTA para cada 5 mℓ de sangue). A coleta é da veia femoral ou braquial, com seringa e agulha compatíveis com o porte do animal. Se o animal estiver morto e o sangue não tiver coagulado, coletar 2 a 10 mℓ diretamente do coração. Se o sangue já tiver coagulado, coletar os coágulos das câmaras cardíacas e de grandes vasos; se fígado, rins e gordura, 5 a 10 g. Para investigar doenças infecciosas, as vísceras devem ser colhidas logo depois do óbito e acondicionadas individualmente em frascos estéreis com 0,5 cm de espessura por 2 cm de comprimento e encaminhadas a laboratórios forenses de genética e biologia e/ou toxicologia. Vestígio/amostra da zona de tatuagem ou de queimadura pode ser adquirida por meio de impressão: com o auxílio de gaze seca e sem nenhum tipo de conservante, pressiona-se o local do ferimento, por segundos. Esse material, bem como a munição, deve ser colocado em saco de papel, identificado individualmente e enviado sem nenhum conservante e o mais rápido possível ao laboratório de física e balística forense.

LABORATÓRIO DE FÍSICA E BALÍSTICA FORENSE

A física se preocupa com a análise de projéteis e de sua trajetória, posição da vítima no momento do crime, acidentes de trânsito e aéreos, autenticidade de documentos e identificação de resíduos. Por outro lado, a balística cuida especificamente de armas de fogo, o movimento e comportamento dos projéteis, no interior da própria arma, trajetória, impactos, marcas e explosão. Em razão disso, uma especialidade está intimamente associada à outra. Em geral, a arma de fogo constitui-se de parte arremessadora, carga de projeção e cartucho. É um instrumento complexo, por ter sido constituído sob os princípios da termodinâmica. Para tanto, o laboratório de física e balística forense reúne alternativas a fim de elucidar a problemática. Uma delas é o confronto microbalístico, para projétil alojado no corpo da vítima. É uma técnica por comparação, pois se testa com a arma de fogo do acusado pelo crime. A outra alternativa é identificar resíduo liberado pela arma de fogo, como antimônio, bário e chumbo, que permanece na própria arma e no corpo do atirador. A constatação desses elementos não pode ser associada, de modo categórico, aos resíduos de arma de fogo, mas apenas ser um indicativo de disparo. Em razão disso, os laboratórios de física e balística forense têm buscado técnicas mais sensíveis, como microscopia eletrônica de varredura acoplada à espectroscopia por dispersão de energia, para identificar resíduos de arma de fogo e fazer análise, tanto qualitativa como quantitativamente. A investigação criminal tem pela frente a Nuclear Forense, que irá se empenhar a ajudar a Justiça a punir o contrabando e o furto de material radioativo, os radiofármacos, que, quando utilizados erroneamente, podem expor a risco, inclusive de morte, os humanos, a fauna e a flora, afetando consequentemente a sustentabilidade ambiental.

LABORATÓRIO DE GENÉTICA E BIOLOGIA FORENSE

O laboratório com essa credencial realiza exames para identificar no animal vivo ou morto, em veículo ou qualquer outro instrumento, a existência de pelos e, quando necessário, diferenciá-los e confrontá-los aos vestígios. Isso é possível pela técnica de genética e de biologia molecular, durante o exame de DNA comparativo de cada um dos vestígios. Quando a amostra é orgânica, selecionam-se e analisam-se trechos significativos do DNA, no mínimo de 13 *loci*. Do alvo do comprimento das sequências de bases do DNA, os *alelos*, são criados perfis de DNA, os quais são comparados entre si (ver Capítulo 24, *Introdução à Biologia Molecular e à Biotecnologia*). A relação entre os alelos indicará existência de vínculo familiar. A seguir, cálculos estatísticos ajudarão a determinar a quantidade de vezes em que o perfil ocorrerá na população. A possibilidade de o vestígio ter a mesma sequência dos trechos de DNA é mínima. A evidência encontrada e a materialidade do crime possibilitam às autoridades competentes chegar ao infrator da lei.

A finalidade de um laboratório forense, seja qual for sua especialidade, não é acusar ou atribuir responsabilidades por quaisquer atos praticados. O laboratório limita-se a analisar fatos, com base nos conhecimentos e rigor técnico e científico, e a elaborar relatórios para o interesse da justiça, tanto civil quanto penal.

BIBLIOGRAFIA

Cooper J, Cooper ME. Veterinary and comparative forensic medicine. Iowa: Blackwell Publishing; 2008.
Croce D, Croce Jr D. Manual de medicina legal. 5. ed. São Paulo: Saraiva; 2004.
Del-Campo ERA. Medicina legal. São Paulo: Saraiva; 2009.
Diniz MH. Dicionário jurídico. 2. ed. São Paulo: Saraiva; 2005.

253
Perícias e Peritos

Sérvio Túlio Jacinto Reis

PERÍCIAS

Segundo Castilho,[1] o termo "perícia" tem sua origem no latim *peritia*, sendo usado para designar exame técnico realizado por pessoa dotada de conhecimentos especializados, nomeada para auxiliar no esclarecimento de um litígio.

Como se pode depreender dos ensinamentos dos doutrinadores, perícia é um esclarecimento de caráter técnico-científico prestado por perito, visando à produção da prova material e ao esclarecimento de situação de direito nas esferas cível, penal, administrativa, trabalhista, entre outras. As atividades periciais têm obtido maior visibilidade e importância nos últimos tempos devido ao aumento da complexidade e da variedade dos crimes e das relações sociais, o que exige maior especialização dos encarregados da análise dos fatos. Não é exigível que o juiz de Direito domine o conhecimento de todas as ciências demandadas em processos judiciais. Diante disso, o Poder Judiciário conta com o auxílio de profissionais das mais diversas áreas, como contadores, engenheiros, químicos, médicos, médicos-veterinários ou quaisquer outros que detenham o conhecimento específico necessário para a realização de perícias.

Tipos de perícia

De acordo com o Código de Processo Civil,[2] a prova pericial consiste em exame, vistoria, avaliação e arbitramento. Os exames são realizados em bens móveis, documentos, pessoas, animais etc.; as vistorias são realizadas em bens imóveis; as avaliações destinam-se à aferição do valor monetário dos bens; e os arbitramentos consistem na fixação de valores monetários com base em critérios subjetivos.

As perícias podem ser classificadas em judiciais, extrajudiciais e informais. Perícias judiciais são realizadas no decorrer de um processo judicial. Nesses casos, o magistrado conta com o auxílio de especialistas para a realização de perícias e o esclarecimento de questões surgidas no decorrer do processo, uma vez que não tem conhecimento técnico-científico específico. Perícias extrajudiciais são realizadas sem a necessidade de um processo judicial, por acordo amigável entre as partes. Perícias informais são aquelas que não resultam em um documento formal, apenas na inquirição oral do perito pelo magistrado.

Nos casos em que o perito tem contato com o material questionado, sobre os quais pode realizar as pesquisas cabíveis, tem-se a perícia direta. Quando objetos, animais ou pessoas que deram causa à perícia encontram-se inacessíveis ou alterados, realiza-se a perícia indireta, em que os exames consistem no estudo de relatórios, radiografias, fotografias e outros documentos relacionados com o tema.

As perícias também podem ser classificadas em perícias criminais, relacionadas com a análise de fatos imputados como crime (como é o caso dos maus-tratos a animais), ou perícias cíveis, nos casos em que cabe reparação de dano (como em pedidos de indenização por erro médico-veterinário, por exemplo).

PERITOS

O termo "perito", em sentido lato, designa douto, conhecedor, *expert*, detentor de conhecimento especializado. No ordenamento jurídico brasileiro, o perito é um auxiliar do juiz, especialista que emprega seus conhecimentos técnico-científicos na realização das perícias. A ele cabe a análise imparcial da matéria questionada, abstendo-se de emitir juízo de valor, mesmo que velado.

Na realização dos exames, ele deve ater-se aos quesitos formulados pelo juiz, pelas partes ou pelo Ministério Público, se for o caso. Suas conclusões devem ser apresentadas na forma de um laudo pericial. O juiz não ficará adstrito a esse laudo, podendo aceitá-lo ou rejeitá-lo, no todo ou em parte.[3]

Tipos de peritos

Os tipos de peritos são:

- Oficiais: peritos concursados, ou seja, servidores públicos com nível superior que realizam perícias por dever de ofício, como aqueles que atuam em órgãos oficiais como os médicos do Instituto Médico Legal, os peritos criminais federais e os peritos dos institutos de criminalística estaduais
- Não oficiais (ou louvados): na ausência de peritos oficiais, as autoridades judiciárias solicitarão peritos não oficiais. Isso ocorre em casos nos quais o poder público não dispõe de serviço de perícias ou em razão do nível de especialização exigido para o exame.

Admite-se, ainda, a designação de assistentes técnicos, que são profissionais de confiança das partes em um processo judicial, seja ele cível ou criminal. Esses profissionais analisam os exames realizados pelo perito do juízo, emitindo o respectivo parecer técnico, não estando, diferentemente dos peritos, sujeitos à exigência de imparcialidade.

PERÍCIAS E PERITOS EM MEDICINA VETERINÁRIA

A perícia médico-veterinária vem ganhando cada vez mais evidência, em função do maior conhecimento dos cidadãos a respeito dos seus direitos, avanços em temas como bem-estar animal e Direito Animal, e desenvolvimento da ciência de maneira geral. O maior conhecimento sobre a consciência e os sentimentos dos animais resulta em inevitáveis mudanças no modo de interação homem–animal em variadas esferas, impondo ao médico-veterinário a necessidade de busca por maior capacitação em medicina veterinária legal, aprimoramento científico e atualização constante.[1]

São crescentes as demandas por perícias médico-veterinárias em casos relacionados com proteção animal, defesa do consumidor, erro médico-veterinário, meio ambiente, saúde pública, alimentos, medicamentos, estabelecimentos, entre outros. Diante desses avanços, o Conselho Federal de Medicina Veterinária (CFMV) criou, em agosto de 2018, a Comissão Nacional de Medicina Veterinária Legal (CONMVL/CFMV), por meio da Portaria nº 94/2018, com o objetivo de disciplinar e orientar a atuação do médico-veterinário como perito em todo o território nacional. Umas das primeiras ações da CONMVL foi a elaboração do Manual de Perícias Médico-Veterinárias do CFMV, destinado à orientação e à qualidade do desempenho dos médicos-veterinários que atuam como peritos ou assistentes técnicos, no âmbito judicial, extrajudicial, inclusive arbitral e de mediação.

Enquanto os processos cíveis visam à reparação de danos, na esfera penal objetiva-se a punição dos infratores pelo cometimento de crimes. No Brasil, os institutos de criminalística de vários estados e a Polícia Federal dispõem de médicos-veterinários no quadro de peritos oficiais, os quais realizam perícias criminais em casos envolvendo animais e produtos de origem animal.

A vedação da submissão dos animais à crueldade está prevista na Constituição Federal (art. 225, § 1º, inciso VII) e no art. 32 da Lei nº 9.605/1998, conhecida como Lei de Crimes Ambientais, o que enseja realização de exame de corpo de delito por perito médico-veterinário, para constatação da materialidade delitiva. No mesmo sentido, a Resolução CFMV nº 1.236/2018 define e caracteriza crueldade, abuso e maus-tratos contra animais vertebrados, dispondo sobre a conduta de médicos-veterinários e zootecnistas em tais situações.

A Lei Federal nº 5.517, de 23 de outubro de 1968, que cria os conselhos fiscalizadores do exercício da profissão de médico-veterinário, garante a competência para realização de perícias. O art. 5º dessa lei, em suas alíneas "g" e "h", trata da competência privativa do médico-veterinário para realizar:

A peritagem sobre animais, identificação, defeitos, vícios, doenças, acidentes, e exames técnicos em questões judiciais (alínea g);

As perícias, os exames e as pesquisas reveladoras de fraudes ou operações dolosas nos animais inscritos nas competições desportivas ou nas exposições pecuárias (alínea h).

O art. 6º dessa mesma Lei estabelece a competência do médico-veterinário para o exercício de atividades ou funções públicas e particulares, relacionadas com:

A avaliação e peritagem relativas aos animais para fins administrativos de crédito e de seguro (alínea c);

Os exames periciais tecnológicos e sanitários dos subprodutos da indústria animal (alínea g).

REFERÊNCIAS BIBLIOGRÁFICAS

1. Tostes RA, Reis STJ, Castilho VV. Tratado de medicina veterinária legal. Curitiba: Medvep; 2017.
2. Brasil. Código de processo civil: Lei nº 5.869, de 11/01/1973 [Internet]. [Citado 2009 jul. 10]. Disponível em: http://www.planalto.gov.br/ccivil_03/leis/l5869.htm. Acesso em: 15 set. 2022.
3. Brasil. Código de processo penal. Decreto-Lei nº 3.689, de 03/10/1941 [Internet]. [Citado 2009 jul. 10]. Disponível em: http://www.planalto.gov.br/ccivil_03/decreto-lei/del3689 compilado.htm. Acesso em: 15 set. 2022.

254
Procedimentos Periciais

Alberto Soiti Yoshida

ASPECTOS GERAIS

As perícias apresentam procedimentos rigorosos para exames e respectivas elaborações de laudos. Um dos fatores mais importantes é a fragilidade de alguns vestígios, que podem desaparecer no lapso de tempo, como aqueles expostos às intempéries, à ação de microrganismos e à intervenção humana, que prejudicam o local e os objetos de exames. O outro refere-se à questão de direito, pois o procedimento poderá alterar a conclusão da investigação, resultando em consequências legais de ação e de defesa.

Para se obter um julgamento impregnado pelo ideal de justiça, devem-se criar meios de impedir que os subsídios fornecidos pelo perito para a demonstração da existência dos fatos, que dependam da produção da prova pericial para serem comprovados, não passem de falácias, teses alegadamente científicas, mas que não gozam de nenhuma credibilidade e aceitação no campo do conhecimento do qual advêm. Se a teoria supostamente científica utilizada na perícia é mera especulação e, ainda assim, serve de fundamento para a sentença, o Estado-juiz está prestando um desserviço aos litigantes.[1]

Inicialmente, destaca-se a semântica do termo "procedimento", que, segundo o dicionário Aurélio,[2] significa "modo de proceder, de portar-se, comportamento, método ou rotina". No *significado jurídico*, designa o "modo que a lei estabelece para se tratarem as causas em juízo ou ainda, maneira a que está subordinado o cumprimento dos atos e trâmites do processo".

O procedimento pericial é composto desses dois significados, ou seja, é atuação do exame por uma rotina ou método, inerente de cada perito, a qual, por sua vez, é balizada por lei, adequando-se a um processo jurídico. É importante salientar que os procedimentos adotados devem sempre seguir atos lícitos e na forma prescrita em lei.

Os métodos para os procedimentos periciais devem compreender embasamentos científicos, averiguando-se se foram adequadamente testados e examinados pelos atuais especialistas da área, e se gozam de aceitação geral na área de conhecimento da qual advêm.[1] Os resultados periciais poderão ser motivos de crivo por outros *experts*, como é o caso da presença de assistentes técnicos ("perito particular") indicado pelas partes,[3] bem como o perito poderá ser convocado para explicação e demonstração de sua metodologia aplicada em determinados atos do procedimento.

DOS PROCEDIMENTOS GENÉRICOS

Basicamente, os procedimentos genéricos apresentam numerosos elencos e dependem de casos específicos; porém, de modo genérico e, em sua maioria, adaptável, têm-se assim inscritas:

- Atentar à requisição do solicitante em caso de perícia criminal, procurando obter o máximo de informação do local onde será efetuada a perícia; na área cível, o *expert* terá a mesma motivação sobre autos do processo, local e peças, principalmente aos quesitos ora elaborados pelas partes ou do juiz

- Diante do fato, é recomendado ao perito observar a preservação do local ou objeto a ser estudado, ou seja, verificar se denota alteração da realidade que desencadeou uma infração. Um dos instrumentos importantes que contribui para manter e documentar a história cronológica do vestígio coletado é a Cadeia de Custódia, conforme alude o art. 158-A do Código de Processo Penal.[4] Ainda, o art. 169, parágrafo único, do Código de Processo Penal[5] determina que "os peritos registrarão, no laudo, as alterações do estado das coisas e discutirão, no relatório, as consequências dessas alterações na dinâmica dos fatos". O local ou objeto idôneo para exame não deverá apresentar interferência alheia, sem vício, para uma fidedigna conclusão

- Descrever minuciosamente os ambientes (imediato e mediato) onde se desenvolveu infração ou lide, bem como o objeto de dúvida, de maneira metódica e ordenada

- Recorrer a ilustrações, como fotografias e desenhos esquemáticos (croquis), pois esses elementos auxiliam no esclarecimento de um cenário. O perito pode, ainda, proceder à filmagem para descrever algum evento dinâmico

- Coletar material para exames laboratoriais ou outros complementares para subsídio de fundamentação

- Respeitar o prazo de entrega do laudo confeccionado.

DOS PROCEDIMENTOS LEGAIS

Os procedimentos também são orientados por ditames da lei. Destacam-se alguns descritos no Código de Processo Penal[5] e no Código de Processo Civil.[6]

Código de Processo Penal

Art. 6º, inciso II. Logo que tiver conhecimento da prática da infração penal, a autoridade policial deverá: apreender os objetos que tiverem relação com o fato, após liberados pelos peritos criminais.

Art. 157. São inadmissíveis, devendo ser desentranhadas do processo, as provas ilícitas, assim entendidas as obtidas em violação a normas constitucionais ou legais.

Art. 159, § 7º Tratando-se de perícia complexa que abranja mais de uma área de conhecimento especializado, poder-se-á designar a atuação de mais de um perito oficial, e a parte indicar mais de um assistente técnico. Não raro, a experiência comum mostra ainda que à especialidade se une a complexidade da questão de fato, isto é, a abrangência de diferentes especialidades a demandar, correlatamente, a intervenção de diferentes técnicos, especialistas em diferentes matérias, aliás, uma coisa está ligada à outra: matérias que, no passado, estiveram atribuídas a um mesmo especialista provocaram, por sua complexidade, o surgimento de novas especialidades. Foi assim na medicina, no direito e nas demais áreas do conhecimento e da técnica.[7]

Art. 160. Os peritos elaborarão o laudo pericial, onde descreverão minuciosamente o que examinarem, e responderão aos quesitos formulados. Parágrafo único: O laudo pericial será elaborado no prazo máximo de dez dias, podendo este prazo ser prorrogado, em casos excepcionais, a requerimento dos peritos.

Código de Processo Civil

Art. 473, § 3º Para o desempenho de sua função, o perito e os assistentes técnicos podem valer-se de todos os meios necessários, ouvindo testemunhas, obtendo informações, solicitando documentos que estejam em poder da parte, de terceiros ou em repartições públicas, bem como instruir o laudo com planilhas, mapas, plantas, desenhos, fotografias ou outros elementos necessários ao esclarecimento do objeto da perícia.

Art. 477. O perito protocolará o laudo em juízo, no prazo fixado pelo juiz, pelo menos 20 (vinte) dias antes da audiência de instrução e julgamento.

REFERÊNCIAS BIBLIOGRÁFICAS

1. Almeida DAR. Admissibilidade da prova pericial e a evolução da jurisprudência norte-americana. Revista de Processo. 2008;155(33):282-301.
2. Ferreira ABH. Dicionário da língua portuguesa [Internet]. [Citado 2009 jun 30]. Disponível em: https://www.dicio.com.br/procedimento/. Acesso em: 3 nov. 2022.
3. Brasil. Governo Federal. Lei nº 11.690, de 9 de junho de 2008, art. 159, § 3.
4. Brasil. Governo Federal. Lei nº 13.964, de 24 de dezembro de 2019, art. 158-A.
5. Brasil. Código de Processo Penal: Decreto-Lei nº 3.689, de 3 de outubro de 1941. 37. ed. São Paulo: Saraiva; 2004.
6. Brasil. Código de Processo Civil: Lei nº 5.869, de 11/01/1973 [Internet]. [Citado 2009 jun. 30]. Disponível em: http://www.planalto.gov.br/ccivil_03/leis/l5869.htm. Acesso em: 15 set. 2022.
7. Grinover AP. Perícia complexa. Rev Jur. 2007;55(356):99.

255
Documentos Técnicos Periciais

Eduardo Roberto Alcântara Del-Campo

CONCEITO

Documentos técnicos processuais da medicina veterinária ou *documentos médico-legais veterinários* são todas as informações de conteúdo médico-veterinário, apresentadas verbalmente ou por escrito por profissionais dessa área, e que tenham interesse judicial.

São características dos documentos médico-legais veterinários:

- Serem elaborados por médicos-veterinários devidamente habilitados de acordo com a legislação
- Decorrerem de exame que corresponda a uma das muitas atribuições do médico-veterinário
- Serem apresentados verbalmente ou por escrito
- Objetivarem o esclarecimento de questão ajuizada perante a Justiça.

CLASSIFICAÇÃO

Os documentos médico-legais veterinários classificam-se em:

- Atestados ou certificados médico-veterinários: atestados clínicos, de vacinação, sanitários ou de óbito, notificações, declarações e termos de consentimento
- Relatórios médico-legais veterinários: auto, laudo
- Pareceres ou consultas médico-legais veterinários
- Depoimentos orais.

Atestados ou certificados médico-veterinários

A Resolução do Conselho Federal de Medicina Veterinária (CFMV) nº 1.321, de 24 de abril de 2020, estabelece, em seu art. 4º, ser "privativo do médico-veterinário atestar a sanidade, a vacinação e o óbito dos animais".

Atestados[a] ou *certificados médico-veterinários* são informações simples, prestadas por escrito, sobre determinado fato de interesse médico-veterinário, assim como sobre suas possíveis consequências ou desdobramentos. Subdividem-se em *atestados clínicos*, *de vacinação*, *sanitários* ou de *óbito*, *notificações*, *declarações* e *termos de consentimento*.

Atestados clínicos

Declarações de cunho médico-veterinário, prestadas de maneira sucinta e objetiva por profissional habilitado. Apresenta múltiplas finalidades, entre as quais certificar a existência de algum quadro mórbido envolvendo o animal, intervenções cirúrgicas e suas consequências.

A validade jurídica desses atestados, exatamente pela ausência de formalidades, é questionável, servindo apenas como princípio de prova de fatos de relevância relativa.

Normalmente, os atestados clínicos são redigidos manualmente no próprio receituário do médico-veterinário, mas podem, excepcionalmente e por necessidade, ser exarados em papel em branco.

Embora não exija formalidades adicionais, o conteúdo do atestado deverá corresponder ao ato médico-veterinário efetivamente praticado. Caso contrário, o profissional poderá transgredir norma de cunho ético ou, se o atestado for fornecido em virtude de função pública eventualmente exercida pelo médico-veterinário, poderá incidir no crime de *certidão ou atestado ideológico ou materialmente falso*, previsto no art. 301 do Código Penal e seus parágrafos.

Atestados de vacinação

A Resolução CFMV nº 1.321, de 24 de abril de 2020, estabelece, em seu art. 7º, ser privativo do médico-veterinário atestar a vacinação dos animais, elencando os requisitos mínimos que esse documento deve conter.

Valem para os atestados de vacinação as mesmas observações feitas para os atestados clínicos no que toca à sua falsidade.

Atestados sanitários

Declarações prestadas pelo médico-veterinário com a finalidade de garantir o cumprimento de condições sanitárias específicas exigidas pela legislação para, por exemplo, transporte e exposição de animais, ou comprovar a sanidade de produtos de origem animal.

A Resolução CFMV nº 1.321, de 24 de abril de 2020, estabelece ser privativo do médico-veterinário atestar a sanidade dos animais, elencando os requisitos mínimos que esse documento deve conter (art. 5º).

Notificações

Comunicações obrigatórias que devem ser feitas pelo médico-veterinário, ou por outros profissionais da saúde, para as autoridades competentes, por motivos políticos, legais, sociais ou sanitários.

São exemplos de notificações ou *comunicações compulsórias* aquelas indicadas na Resolução CFMV nº 1.138, de 16 de dezembro de 2016, que aprovou o Código de Ética do Médico-Veterinário.

Por óbvio, tais notificações *não implicam* violação do segredo profissional, que poderia ensejar a configuração de falta ética[b] ou até o crime do art. 154 do Código Penal, dependendo do caso. Ao contrário, as comunicações supracitadas constituem *dever ético e legal* do médico-veterinário e, caso não sejam feitas, podem implicar sanções penais ou administrativas.

Declarações ou atestados de óbito

Como já informado, a expedição de atestado de óbito dos animais é prerrogativa do médico-veterinário.

Relatórios médico-legais veterinários

Documentos resultantes da atuação do médico-veterinário como perito (ver Lei nº 5.517, de 23 de outubro de 1968, art. 5º, alíneas g e h). Correspondem ao registro minucioso de todos os fatos de natureza específica e caráter permanente relacionados com uma perícia médico-veterinária requisitada por autoridade competente.

Subdividem-se em *autos médico-legais veterinários* e *laudos médico-legais veterinários*.

---

[a]Do latim *attestatus*, particípio de *attestor* (dar testemunho, comprovar).

[b]Ver art. 16 da Resolução CFMV no 722/2002.

A maioria dos autores não descreve diferenças essenciais entre o *auto* e o *laudo pericial*. Para eles, se o relatório for ditado ao escrivão ou escrevente, na presença da autoridade, policial ou judiciária, será denominado "auto pericial"; se, por outro lado, for elaborado posteriormente pelo próprio perito, será designado "laudo pericial".

Partes constitutivas do auto e do laudo médico-legal veterinário

Os Códigos de Processo Penal e Civil não estabelecem normas a respeito da estrutura do auto ou laudo pericial, ficando inteiramente ao arbítrio dos peritos a escolha da melhor maneira de apresentação de seus trabalhos.

Atualmente, os autos e os laudos periciais são um pouco mais complexos e podem apresentar as seguintes partes:

- Preâmbulo ou introito: o perito fornece dados gerais como dia, mês e hora do exame, local em que foi realizada a perícia, autoridade requisitante, objeto do trabalho, natureza da infração etc.
- História ou anamnese: elabora-se um breve resumo da ocorrência e de seus antecedentes, inclusive com informações obtidas no local, ou intercorrências observadas durante os trabalhos e que possam ser de interesse pericial
- Descrição dos trabalhos: parte mais importante do laudo, em que o perito relata minuciosamente todas as etapas do exame, inclusive a metodologia utilizada. Representa o *visum et repertum et interpretatum* que constitui o cerne e o objetivo final da perícia
- Discussão: parte do laudo nem sempre presente, em que os peritos tecem alguns comentários relacionados com os achados do exame
- Conclusões: não se confundem com as respostas aos quesitos, porque são mais amplas que estes. Ao finalizar seu trabalho, o perito pode e deve relatar as consequências lógicas que advieram de seu trabalho e entender pertinentes, sem se ater, necessariamente, às questões formuladas pelas partes ou pelo magistrado
- Respostas aos quesitos: nesse tópico, os peritos devem responder de maneira objetiva os quesitos oficiais e oficiosos, quando existentes ou formulados
- Fecho ou encerramento: indicam-se a quantidade de páginas, as assinaturas dos peritos que atuaram no caso e a relação de eventuais anexos (desenhos, gráficos e fotografias).

A redação técnica deve ser clara e objetiva. Ao elaborar seu trabalho, o perito precisa ter em mente que o documento será lido por pessoas cuja especialidade diverge da sua e que, por isso, necessitam de uma linguagem simples e de fácil compreensão. Os termos técnicos, quando inevitáveis, precisam ser explicados, ainda que sucintamente ou sob a forma de notas, de maneira a possibilitar uma leitura direta, sem interrupções ou indagações.

As respostas aos quesitos, quando formulados, precisam ser diretas, quer no sentido afirmativo ou negativo, reservados os comentários para as fases anteriores do trabalho.

Também devem ser relatados os informes e as intercorrências, para que o destinatário conheça pormenorizadamente as dificuldades encontradas pelo perito e os dados que lhe foram fornecidos e que ajudaram a chegar às conclusões expostas.

Pareceres ou consultas médico-legais veterinárias

Também denominados "perícias extrajudiciais médico-legais veterinárias", correspondem a documentos de cunho processual oficioso, elaborados por especialistas em matéria médico-veterinária, cuja finalidade pode ser o esclarecimento de questão técnica discutida em juízo ou a emissão de juízo de valor sobre auto ou laudo pericial já existente.

Um trabalho dessa natureza tem valor de simples parecer técnico, que deve ser recebido e analisado pelo juiz com muita cautela, até porque seu subscritor não se submete à figura penal da falsa perícia.

Depoimentos orais dos peritos médicos-veterinários

O perito médico-veterinário, assim como os demais, pode ser chamado a depor nos processos judiciais e administrativos, não na qualidade de testemunha, mas para prestar esclarecimentos sobre o trabalho realizado, dirimindo de maneira direta e simples eventuais dúvidas do julgador e das partes.

QUESITOS

Quesitos são perguntas diretas e específicas, formuladas pelo juiz ou pelas partes e direcionadas aos peritos. Têm por objetivo esclarecer determinados pontos referentes ao exame realizado e orientar a perícia, tornando-a mais compreensível e adequável aos preceitos jurídicos que poderão ser aplicados ao caso concreto.

Como os quesitos têm por objetivo sintetizar os aspectos mais significativos do exame, não parece exagero afirmar que constituem a parte mais importante do laudo, uma vez que resumem tudo que os peritos observaram, descreveram, discutiram e concluíram.

BIBLIOGRAFIA

Almeida Jr. A, Costa Jr. JBO. Lições de medicina legal. 21. ed. rev. e ampl. São Paulo: Companhia Editora Nacional; 1996.

Arbenz GO. Medicina legal e antropologia forense. Rio de Janeiro: Atheneu; 1988.

Croce D, Croce Jr. D. Manual de medicina legal. 5. ed. rev. e ampl. São Paulo: Saraiva; 2004.

França GV. Medicina legal. 5. ed. Rio de Janeiro: Guanabara Koogan; 1998.

Tornaghi H. Curso de processo penal. 6. ed. São Paulo: Saraiva; 1989.

Zarzuela JL, Matunaga M, Thomaz PL. Laudo pericial. Aspectos técnicos e jurídicos. São Paulo: Revista dos Tribunais/Sindicato dos Peritos Criminais do Estado de São Paulo; 2000.

256 Local de Crime

Alberto Soiti Yoshida

CONCEITO

Local de crime é a porção do espaço compreendida em um raio que, tendo por origem o ponto no qual é constatado o fato, se estenda de modo a abranger todos os lugares em que, aparente, necessária ou presumivelmente, tenham sido praticados, pelo criminoso, ou criminosos, os atos materiais, preliminares ou posteriores à consumação do delito, e com este diretamente relacionados.[1]

É no local de crime que são detectados os vestígios relacionados com os fatos ilícitos.

O professor Carlos Kehdy define o local de crime como toda área onde tenha ocorrido qualquer fato que necessite de providências da polícia. Ele divide as áreas em *imediatas* e *mediatas*, sendo as primeiras onde se deu o fato e as segundas, as adjacências da área imediata.[2]

Ambas as definições deixam claras duas indicações norteadoras de um local de crime: a primeira, o ato resultante de um delito criminoso, a prática de uma infração penal; a segunda, a abrangência geográfica dessa ilicitude, denominada "área imediata e mediata".

Com base nesse conceito, amplamente usado na prática do exercício pericial, nota-se que o local é oriundo de crime ou contravenção penal, referindo-se àqueles fatos em que há intervenção do Estado para apuração da autoria – diferentemente do Direito Civil, em que a maioria dos litígios é instigada pelas partes envolvidas. Trata-se de um foco que vai iniciar as investigações criminais para criar os procedimentos legais até a condenação ou absolvição do autor.

O local de crime imediato é a área em que ocorreu a cena resultante de um crime; por exemplo, um cômodo da residência onde foi encontrado um cão morto que ingeriu substância tóxica oferecida para esse fim. As demais áreas que sugerem a existência de alimento contaminado (quintal, outros cômodos, calçada etc.) são denominadas "área mediata do crime" (Figura 256.1).

Com efeito, desprezando-se a ideia incorreta de se atribuir o *local de crime* apenas à região onde foi o fato constatado (animal em óbito), ampliando-se a região para todo e qualquer local no qual existam vestígios relacionados com o evento, mesmo capazes de apontar para uma premeditação do fato.[2]

Esse conceito é fundamental para delinear os limites da preservação de um local de crime.

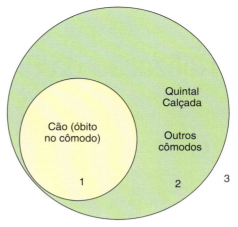

Figura 256.1 Esquema com a representação do local de crime. 1: área imediata; 2: área mediata; 3: local de crime.

CLASSIFICAÇÃO DO LOCAL DE CRIME

Os locais de crimes podem ser classificados:

- Quanto à área geográfica onde ocorreu o fato:
  - Locais abertos ou externos: são aqueles que não apresentam delimitação de uma área geográfica (p. ex., via pública, terreno baldio, lago etc.)
  - Locais fechados ou internos: são aqueles que apresentam delimitação de uma área geográfica (p. ex., interior de um carro, residência etc.)
  - Locais relacionados ou vinculados: são dois ou mais espaços físicos abertos ou fechados, nos quais se desenvolveu a infração de interesse jurídico. É o caso do local onde se prepara o alimento com substância tóxica (A) e, após a manufatura, é jogado a uma residência para ingestão do animal (B). Os locais (A) e (B) são denominados "relacionados ou vinculados"
- Quanto à preservação dos vestígios:
  - Local preservado ou idôneo: é o local que não sofreu qualquer tipo de alteração, procedendo-se a isolamento e proteção satisfatórios até a chegada do perito
  - Local não preservado ou inidôneo: é aquele que foi alterado, total ou parcialmente, antes da chegada do perito.

REFERÊNCIAS BIBLIOGRÁFICAS

1. Rabello E. Contribuição ao estudo dos locais de crime. Revista de Criminalística do Rio Grande do Sul. 1968;7:51-75.
2. Kehdy C. Elementos de criminalística. São Paulo: Sugestões Literárias; 1968.

257
Materialização da Prova

Marcelo Bittencourt Contieri

INTRODUÇÃO

Todo crime, por mais perfeito que tenha sido, deixa no local impressões que possibilitam ao investigador caracterizar e descobrir o que aconteceu. Sinais, partículas e outros objetos normalmente encontrados na cena do crime podem ser chamados "vestígios". Para que recebam o nome de prova, eles devem ter participado de alguma fase do crime (elaboração, efetivação ou conclusão), possibilitando assim proporcionar à Justiça informações que esclareçam total ou parcialmente o caso. Por isso, a prova é considerada a alma do processo jurídico.[1]

VALIDADE DA PROVA

A prova somente aparecerá em um processo quando requisitada pelo juiz, quando os fatos revelarem dúvidas sobre a configuração do crime e que sejam de relevância para o julgamento da causa. Logo, os fatos axiomáticos (intuitivos), notórios (verdade sabida), presunções legais (decorrentes da própria lei) e fatos inúteis não requerem formação de prova, já que são fatos de conhecimento prévio do juiz.[2,3] Para que os vestígios sejam considerados provas de um crime, mesmo que o crime tenha sido reconhecido ou admitido pelo criminoso, ele deve ser testado e confirmado por métodos científicos. Ele deve respeitar algumas prerrogativas do direito, como relevância, materialidade, credibilidade e competência, e ainda provocar a convicção do juiz de que é um elemento pertinente para a resolução do litígio.[2–5]

Relevância

A relevância refere-se ao modo como a prova pode ser observada no crime. É sempre dependente dos fatos e das circunstâncias particulares de cada caso. Deve-se observar se o fato apresenta importância para aquele momento, conectando e dando sentido no processo (p. ex., em um caso no qual se discute a *causa mortis* do animal, se aparecer o fato de que ele apresentava uma fratura na cauda, o fato novo não terá importância naquele momento do processo, tornando-se irrelevante; porém, esse fato poderá ter relevância em outro momento).[1,4,6]

Materialidade

Existe materialidade quando se tem evento, circunstância ou objeto comprovado por uma sequência de fatos (p. ex., em um caso de mordida por um animal, este quebrou o dente durante o ato, o qual ficou preso ao tecido do indivíduo; o fragmento do dente encontrado serve como prova concreta do ato, e pode ser demonstrado e atestado por laudos ou pareceres).[1]

Credibilidade

A credibilidade está diretamente relacionada com os meios – coisas ou ações (p. ex., depoimentos, reconhecimentos, confissões, perícias, exames, vistorias, arbitramentos), documentos públicos (jornais, revistas, periódicos etc.) ou particulares (receitas, carteiras de vacinação, atestados, pareceres laboratoriais etc.) e presunções, todos adstritos às regras estabelecidas em lei – e ao modo (lícito ou ilícito) como foram adquiridas as provas.[5]

Competência

A competência é dada quando o fato é reconhecido pelas autoridades que presidem o processo, dando validade às informações reveladas.[7]

VESTÍGIOS

Alguns vestígios são facilmente encontrados na cena do crime. Dependem apenas de uma simples observação do local, possibilitando facilmente identificá-los e caracterizá-los. Outros tipos de vestígios podem ser encontrados na cena do crime e, em alguns casos, sua conexão com o crime não é tão evidente.

As leis definem a relevância do vestígio físico. O vestígio que não requer dedução para estabelecer-se como um fato lícito de um caso é considerado prova direta. Se, para a classificação e individualização do vestígio, for necessário deduzir e estabelecer relevância, ele é definido como vestígio circunstancial. Como já dito anteriormente, o vestígio só será caracterizado como prova caso esteja dentro das prerrogativas do direito. Ele deve ser procurado conscientemente e com um propósito, e não como uma coleta aleatória de material. O investigador deve conseguir discernir as amostras e atribuir sua relevância dentro do caso.

Para isso, deve-se sempre tentar ligar os vestígios aos fatos, elaborando hipóteses sobre o crime, seja de modo consciente ou não. Felizmente, hipóteses sobre os acontecimentos são formadas constantemente, mesmo que temporariamente; também deve-se pensar dessa maneira sobre o crime. As hipóteses podem ser baseadas em conhecimentos prévios ou em conhecimentos adquiridos por outros meios (livros, periódicos, outros processos etc.). Pode-se também usar essas informações para guiar os atos futuros e criar novos conceitos e hipóteses quando novas informações forem encontradas.

Ao chegar à cena de um crime, antes de mais nada, deve-se levantar todas as informações sobre o acontecido, caracterizar os elementos legais, traçar objetivos, estabelecer hipóteses, para então começar a selecionar os vestígios, conforme o grau de importância. Os vestígios fáceis de serem encontrados comumente estão associados aos sentidos (visão, olfato, tato, audição); os que não são tão óbvios necessitam de técnicas mais específicas. Dessa maneira, o investigador depara-se com seu primeiro desafio: determinar quais evidências existem. Ao mesmo tempo que as encontra, deve questionar-se quanto à sua relevância no crime e quais questões pode ajudar a responder. Conforme o caso, esse procedimento não pode demandar muito tempo, pois, dependendo da origem do vestígio, ele pode sofrer alterações e desaparecer ou ser inutilizado. Para evitar isso, lança-se mão de várias técnicas laboratoriais para conservação e recuperação do vestígio. Pode-se, ainda, simular a situação por meio da experimentação científica.

A experimentação científica é um caso à parte dentro da lei. Em geral, caracteriza-se como um instrumento objetivo, como qualquer outro trabalho científico. Isso não quer dizer que ela não se baseie em conceitos pré-formados; entretanto, ela pode proporcionar hipóteses mais consistentes.

Resumindo, deve-se procurar as evidências usando experiência adquirida em outros casos (pré-conceitos), raciocínio lógico, além de submeter essas amostras a exames e análise, possibilitando assim estabelecer uma teoria sobre o caso.

Mutabilidade do vestígio

A cena do crime e as evidências estão sujeitas aos efeitos do tempo e do meio ambiente. Os objetos não ficam estáticos após o crime nem ficam congelados no tempo para conveniência do investigador e da análise. A evidência nada mais é que uma testemunha silenciosa que, logo após o momento do crime, começa a sofrer alterações do meio ambiente e de fatores bióticos e abióticos, alterando suas características.

As alterações decorrentes do meio ambiente e do tempo são mais aparentes em vestígios de origem biológica, pois sua composição é extremamente instável e suscetível a outros agentes biológicos oportunistas. Já as de origem não biológica sofrem somente alterações decorrentes do tempo e de influências físicas.

O aspecto mais crítico da análise física da evidência é a detecção física e o reconhecimento como vestígio relevante dentro de um caso. Sem isso, a amostra, após ser analisada pelo laboratório, pode ser considerada inadequada ou imprestável. Por isso, para encontrar um vestígio relevante, deve-se saber seu propósito como ferramenta útil para a formação da hipótese. O vestígio físico resulta do evento do crime e não apresenta o mesmo estado que tinha no momento em que aconteceu o incidente. Por isso, o investigador deve estar familiarizado com a imensa variedade de naturezas da evidência e saber que esta pode mudar ou degradar-se com o tempo e com o contato com outras substâncias.

Origem do vestígio

A palavra identificação tem dois sentidos. O primeiro relaciona-se com a natureza da substância de que um objeto é composto; o segundo, com sua caracterização e individualização no mundo. Esses conceitos são requisitados durante o desenrolar do processo jurídico e, em alguns casos, podem se sobrepor, dificultando o trabalho. Para evitar discussão prolongada quanto a esses conceitos, é possível dividi-los em três pontos: identificação (quando se quer definir a natureza físico-química do vestígio), classificação (quando se quer mostrar que o vestígio pode variar quanto a seu potencial, importância e relevância, conforme sua origem) e individualização (quando se quer concluir que dois itens podem ter uma fonte comum, mas características singulares).

O objetivo da identificação é definir um objeto como único. A identificação e a individualização são conceitos essenciais à prática da criminalística. Essas questões sobre os vestígios só serão relevantes quando o processo requerer. A classificação, por outro lado, é a tentativa de caracterização de uma evidência quando não se consegue individualizar o objeto, podendo assim restringi-lo a uma categoria, definindo as características pertencentes a essa categoria.

O processo de individualização liga um fato comum à conclusão. Isso é resultado de uma análise comparativa entre dois objetos similares: normalmente, um é a amostra e outro é o vestígio.

Tanto a classificação quanto a individualização servem como resposta sobre a fonte. Entretanto, raramente se explica como se chegou à conclusão sobre a fonte da qual o objeto se originou, pois o objeto pode ser originado de várias fontes. Para facilitar o entendimento, veja um exemplo. Um vestígio pode ser derivado da fonte A, mas também pode ter vindo das fontes B, C ou D, porque todas têm a mesma matéria indistinguível de A. Nesse caso, não se conseguiria individualizar o vestígio, e

sim apenas classificá-lo dentro de um grupo. Dependendo do caso, isso será suficiente para a sua elucidação. Então, dependendo do processo, a classificação pode ser mais importante que a individualização do vestígio.

Classificação

Antes de classificar ou individualizar um vestígio, deve-se ter ideia do tipo de material com o qual se vai trabalhar. Para isso, trabalhe inicialmente com os sentidos. Em que estado se encontra (líquido, sólido ou gasoso)? Quão grande é? De que cor é? Qual é a forma? Qual é a textura? Quais são suas qualidades? Tem cheiro? Produz algum som? Isso quer dizer que os sentidos humanos podem ser muito úteis para determinar as classes das substâncias e objetos. Os exames de última geração também nos ajudam a conhecer substâncias e objetos. Em virtude desse processo de classificação, pode-se dividir esses materiais em categorias, o que ajuda, algumas vezes, a conhecer algumas características comuns e particulares de cada classe de objetos. Para isso, deve-se conhecer as propriedades de todas as classes de características, incluindo o modo de criação, limitações e conclusões baseadas nelas.

Classes de características

A classificação tem grande importância mais para excluir do que para incluir um objeto em uma categoria. "Se você não pode provar que é, então prove que não é."

Algumas classes de características resultaram de um modo controlado de produção. Podem ser criadas a partir de processo mecânico ou biológico. Seja esse processo controlado pela natureza ou pelo ser humano, todos os itens produzidos resultam do mesmo processo, exibindo características de uma mesma classe (p. ex., uma cadela só pode parir cães e nunca gatos; da mesma maneira, uma fábrica de pregos só fabrica pregos e não metralhadoras).

Também deve-se classificar os vestígios como parte de uma mesma classe de características, porém com origens diferentes (p. ex., pode-se ter duas facas participando da mesma classe, porém feitas de materiais diferentes). São itens que podem ser produzidos em diferentes locais, porém apresentam características semelhantes. A determinação da matéria que a originou depende das questões levantadas no processo e do estado do vestígio.

Por conter vários membros, todos os tipos de vestígios podem ser encontrados nas classes de evidência, mesmo que o vestígio possa ser individualizado. Portanto, o objeto encontrado deve ser tratado como vestígio de classe caso não haja dados para realizar a diferenciação da amostra.

Identificação

A existência ou caracterização de um vestígio na cena do crime não precisa, necessariamente, ser individualizada, pois este é o objeto do exame judicial e, em muitos casos, a particularização pode ser errônea. É possível observar isso quando se fala de uma substância que pode ser encontrada naturalmente, mas, se for encontrada fora do limite preestabelecido em lei, pode ser considerada evidência direta e não uma evidência circunstancial. Outras substâncias, só por existirem na cena do crime, podem ser consideradas provas diretas.

Individualização

Nem toda evidência precisa, necessariamente, ser individualizada, mas deve-se sempre guardar esse conceito. Será necessária a individualização quando o juiz considerar necessário.

Sendo assim, quando for relevante saber a fonte (origem) de um objeto, a individualização deverá ser feita.

Dois objetos podem ter a mesma origem quando apresentam contiguidade ou partem do mesmo objeto. Também deve-se levar em consideração que existem objetos únicos, o que pode constituir uma prova de falsidade. Outros podem ter a mesma origem, mas após sua separação ser considerados dois objetos, cada um com sua característica própria/singular. Essas características próprias dadas aos objetos podem ser criadas pela natureza ou pelo ser humano. Dependendo de como se observa um vestígio, ele pode adquirir características diferentes (macroscopicamente, um pedaço de carne é igual a outro; contudo, quando submetido a uma avaliação microscópica, pode-se observar uma infinidade de variâncias, o que possibilita colocá-lo em uma nova classe de vestígios). A escala de detecção e a forma dependem do examinador e do conhecimento sobre a natureza do vestígio e da escala de significância crítica que será aplicada.

REFERÊNCIAS BIBLIOGRÁFICAS

1. De Plácido S, Filho NS, Alves GM. Vocabulário jurídico. 15. ed. Rio de Janeiro: Forense; 1998.
2. Capez F. Prova. In: Capez F. Curso de processo penal. São Paulo: Saraiva; 2007.
3. Tourinho Filho FC. Manual de processo penal. 11. ed. São Paulo: Saraiva; 2008.
4. Eckert WG, Wright RK. Scientific evidence in court. In: Eckert WG. Introduction to forensic sciences. New York: CRC Press; 1997.
5. Mirabete JF. Processo penal. São Paulo: Atlas; 2007. Prova; p. 249-323.
6. Gray CB. The philosophy of law: an encyclopedia. New York: Garland; 1999.
7. Inman K, Rudin N. Principles and practice of criminalistics: the profession of forensic science. New York: John Wiley & Sons; 2001.

258
Identificação e Reconhecimento do Animal

Giovana Wingeter Di Santis

INTRODUÇÃO

Ao se abordar o tema identificação animal no âmbito da medicina veterinária legal ou forense, naturalmente há de se buscar suporte na antropologia forense, que trata da identificação humana nos casos em que a lei o requeira e cujos alicerces sustentam a identificação médico-legal e judiciária. Sangue, pelos, ossos ou outros tecidos provenientes de animais em uma cena de crime envolvendo o ser humano são reconhecidos há décadas e tendem a ser mais comuns quanto maior se torna o convívio entre o ser humano e os animais, de maneira que a identificação forense de animais é tema de interesse da medicina legal e da medicina veterinária legal. Atualmente, contudo, é comum que os animais sejam o objeto primário da perícia, seja por investigações envolvendo crime de maus-tratos, negligência, posse não responsável ou litígios de seguradoras de animais, fraudes, imperícias, identificação e caracterização de animais, entre outras demandas.

CONCEITOS E TÉCNICAS DE IDENTIFICAÇÃO E RECONHECIMENTO ANIMAL

A identificação é o processo pelo qual se determina a identidade de um indivíduo, sendo esta o conjunto de características próprias e exclusivas que o diferenciam de todos os outros, tornando-o único. Já o reconhecimento é o ato de reconhecer, ou seja, admitir como certo; certificar-se de algo. Assim, um animal pode ser reconhecido pelo seu proprietário, sendo esse reconhecimento parte do processo de identificação forense.

Laudos periciais envolvendo animais têm a identificação como item obrigatório, podendo inclusive ser o foco da perícia. Um exemplo é uma situação de compra de um filhote de cão de determinada raça, cuja ascendência está documentada em *pedigree*; porém, com o desenvolvimento do animal, o proprietário não se encontra satisfeito com as características físicas desenvolvidas pelo animal, suspeitando que ele não corresponda àquele identificado no *pedigree*. Nesse caso, a identificação do cão pode ser o propósito da perícia. De outro modo, a identificação do animal pode constar em um laudo pericial que visa verificar, por exemplo, se houve imperícia por parte do profissional que o atendeu.

O objeto da identificação pode ser um animal vivo ou morto, ou ainda um fragmento de tecido animal. Embora não seja a demanda mais frequente em se tratando de cães e gatos, a identificação de fragmentos de tecidos desses animais pode ser necessária em situações inusitadas, como ocorreu em junho de 2009, com a identificação de carne canina sendo vendida como carne suína ou ovina para moradores de um bairro na cidade de Caçapava do Sul, estado de São Paulo. Em novembro de 2009, um caso semelhante ocorreu no bairro do Bom Retiro em São Paulo, onde dois restaurantes foram fechados e os proprietários detidos por venderem carne de cachorro procedente de um abatedouro de cães e gatos, no qual foram encontrados 60 kg de carne desses animais.

A partir dos dados coletados a respeito do animal ou do material sob análise, a identificação pode ser feita por meio da comparação destes com dados arquivados, como ocorre, por exemplo, na identificação de carne da espécie canina ou pela verificação de características que se encontrem registradas especificamente para aquele indivíduo, como se faz em seres humanos com as impressões digitais.

Tecnicamente, os elementos ideais a serem pesquisados na identificação têm como requisitos: unicidade (elemento específico daquele indivíduo), imutabilidade (características que não se alteram), praticabilidade (qualidade de ser prático, simples), classificabilidade (ser possível classificar, para arquivamento e busca com facilidade) e perenidade (desde a vida embrionária até a putrefação).

Um exemplo interessante é a dactiloscopia, técnica utilizada em seres humanos, baseada no estudo das cristas papilares dos dedos, que, quando impressas em determinadas superfícies, produzem as impressões digitais, porém não é uma característica perene.

Em animais, tal técnica não é utilizada; contudo, tem-se buscado algo semelhante com relação às impressões geradas pela superfície do plano nasal de cães (*nose print*), embora não tenham sido encontradas publicações científicas sobre o assunto. De qualquer maneira, tais técnicas exigiriam o registro das impressões para posteriores verificações, tal como é feito com as impressões digitais humanas.

Uma alternativa interessante para a identificação de cães e gatos é a utilização de *microchips* implantados nos animais; no entanto, há algumas condições para que a técnica seja utilizada. Os *microchips* devem ser produzidos com material biocompatível e ser estéreis, para que não haja reações teciduais indesejáveis, o que pode resultar em preços elevados; devem ser revestidos por uma camada antimigratória, já que o tecido subcutâneo permite sua movimentação, dificultando sua localização e leitura; devem ser implantados com agulhas e aplicadores específicos, individuais e estéreis no tecido subcutâneo da região dorsocaudal do pescoço, entre as escápulas; é imperativo que haja controle e padronização na distribuição dos códigos aos fabricantes, de maneira que diferentes marcas não tragam códigos duplicados, o que propiciaria conflitos e fraudes; devem ser lidos por leitores universais, sendo sua utilização indispensável por prefeituras para a identificação dos animais capturados. Ainda assim, para que ao menos os cães e gatos sejam submetidos a essa técnica de maneira sistemática, é imprescindível que sejam criadas leis específicas tornando-a compulsória; caso contrário, atrairia apenas os proprietários mais cuidadosos, que, por medo de perderem seus animais, contratariam tal serviço. Afinal, a quem interessaria ser identificado como proprietário de um animal que atacou uma criança em via pública, foi a causa de um acidente de trânsito ou deixou suas fezes sobre a calçada?

Considerando-se que, mesmo em humanos, há casos nos quais a dactiloscopia não pode ser utilizada, outras técnicas são continuamente empregadas na busca da determinação da identidade dos indivíduos, e são essas as mais utilizadas em medicina veterinária legal.

Do ponto de vista físico, a identificação médico-legal inclui a determinação de características gerais que, no conjunto, são bastante significativas, mas sozinhas não são suficientes para identificar o animal. Entre estas, destacam-se espécie, raça, pelagem, sexo, idade, estatura, peso e tipo de crânio. Em um animal vivo ou em um cadáver em bom estado de conservação, não haverá dificuldades de se obterem tais dados pela observação das características externas, que devem ser devidamente documentadas, com possíveis consultas à literatura, por exemplo, para definição de padrões raciais e de pelagem, ficando apenas a idade como fator de maior dificuldade. Em fetos, o estado de desenvolvimento (p. ex., existência ou não partes córneas) pode ser averiguado e comparado com dados encontrados na literatura para se estabelecer uma idade fetal provável. Nos filhotes, a fase em que se encontra a dentição é um bom parâmetro, assim como imagens radiográficas de placas epifisárias de ossos longos e de suturas cranianas. Nos adultos, pode-se avaliar a existência de alterações que tendem a surgir com a idade, o desgaste dentário e lesões osteoarticulares; contudo, não há uma tabela para essa avaliação, tratando-se apenas de uma estimativa, que pode ser influenciada por fatores genéticos, alimentares, hormonais, ambientais, metabólicos. Segue um exemplo de texto definindo esses parâmetros: trata-se da necropsia de um cão, sem raça definida, de pelagem branca, fêmea, adulta jovem, medindo 41 cm da nuca ao púbis, pesando 18 kg, de crânio braquicefálico.

As características supracitadas são então associadas a outras individuais, que trazem informações mais específicas sobre o animal em questão, como sinais particulares, como uma mancha negra em formato de meia-lua, com 3 cm em seu diâmetro maior, na pelagem da região supraorbitária direita. Identificações como tatuagens, geralmente aplicadas na face interna do pavilhão auditivo com números, letras ou símbolos; marca a ferro quente, felizmente pouco comum em cães e gatos. Malformações congênitas, como dedos supranumerários, tamanho e formato das orelhas, ausência de membros, de testículos em machos, amputação de cauda, conchectomia, cicatrizes, características radiográficas como densidade óssea, fraturas, calo ósseo ou próteses.

Ainda, aspectos funcionais e psíquicos do indivíduo e técnicas de identificação judiciária (fotografias, arcada dentária, exames de DNA), presentes na antropologia forense, podem ser adaptados para aplicação também na identificação forense em medicina veterinária legal. Uma perícia que envolva cães utilizados em rinhas, por exemplo, pode incluir a avaliação do comportamento do animal, que se apresenta extremamente ansioso e agressivo quando próximo a outros cães. Podem ainda ser observadas características de adestramento que sugiram que o animal é utilizado para guarda, esporte ou como cão-guia, isto é, atribuindo aspectos funcionais ao animal.

De modo geral, no animal vivo e no cadáver em bom estado, os parâmetros morfológicos e comportamentais de identificação podem ser verificados e documentados com poucas dificuldades; porém, nos cadáveres em putrefação, carbonizados, em esqueletos e em fragmentos de tecido animal, tais determinações exigirão avaliações morfológicas mais elaboradas, a serem realizadas em laboratórios e instituições de referência, ou ainda análises genéticas.

Com o esqueleto, por exemplo, é possível identificar o sexo do animal pela avaliação do coxal, mais arredondado, gerando uma cavidade pélvica mais larga nas fêmeas e mais estreita nos machos, ou ainda pela avaliação meticulosa de ossos longos, mais robustos e com mais marcas de inserções musculares nos machos. A definição de espécie, raça – ou, ao menos, de um grupo de raças semelhantes –, as estimativas da estatura e do peso também podem vir de análise morfológica e biométrica minuciosa do esqueleto de um cão ou gato. A idade,

mais uma vez, é de difícil determinação, mas a avaliação do desgaste dentário, das placas epifisárias, das articulações, da densidade óssea e das suturas cranianas pode ser útil ao menos para distinguir se é um filhote, adulto ou idoso.

Em medicina forense humana, existem programas de computador para a execução de cálculos que estimam a estatura de um indivíduo a partir de um único osso, ou mesmo de um fragmento ósseo, já que certas proporções são sempre mantidas. Alguns fazem uma reconstituição do corpo com musculatura e pele, de maneira que podem ainda fornecer uma feição aproximada da pessoa. Em medicina veterinária forense parece ainda não haver esse tipo de informação, talvez porque sua elaboração seja muito mais trabalhosa, já que os padrões raciais diferem entre si tanto em tamanho quanto em proporção. A medida do fêmur de um cão da raça Pastor-Alemão, por exemplo, tem relações de proporção com a coluna vertebral muito diferentes daquelas observadas em um Basset Hound.

Quando há apenas fragmentos ósseos disponíveis, pode-se encaminhar o material para exame macroscópico e histológico, incluindo a avaliação morfológica e morfométrica do sistema haversiano, a qual permite descartar que se trate de osso humano e ainda identificar a espécie a que pertence, dentro de um amplo grupo de espécies já estudadas.

É importante salientar que, muitas vezes, mesmo essas características podem não estar disponíveis devido à qualidade do material não estar adequada ou à amostra ser demasiadamente pequena. Nesses casos, deve-se considerar uma análise genética como alternativa de eleição, visando à identificação da espécie pela avaliação do DNA. A extração do DNA pode ser feita a partir de todos os tipos de tecido, incluindo sangue, pelos, músculos e ossos, mesmo em amostras muito reduzidas. Os melhores resultados têm sido obtidos identificando o citocromo B no DNA mitocondrial, onde este se encontra em maiores quantidades comparado ao DNA nuclear, além de ter maior especificidade quanto à espécie animal por trazer a herança materna.

Sabe-se ainda da possibilidade de identificação de DNA humano em tecido ósseo com milhares de anos de existência, desde que condições ambientais como baixa umidade, baixa temperatura e ausência de microrganismos estejam presentes – isto é, a preservação do material não está relacionada com o tempo e sim com as condições ambientais do local onde o tecido permaneceu.

Desde 2005, há um grande grupo de pesquisadores trabalhando em um projeto internacional com o objetivo de criar uma biblioteca de códigos de barra de DNA – *DNA barcoding* – de todas as espécies de seres vivos para que, com um exame simples e rápido, a espécie animal possa ser identificada, o que, sem dúvida, será de grande valor para a medicina veterinária forense.

CONSIDERAÇÕES FINAIS

A identificação forense em medicina veterinária utiliza-se, principalmente, de métodos morfológicos e genéticos na busca da determinação da identidade dos animais de modo semelhante ao que é feito na antropologia forense. Não dispõe, porém, de técnicas específicas para grande parte do trabalho e carece de informações que poderiam ser obtidas com maior número de pesquisas na área. O estabelecimento de parâmetros biométricos raciais, a implementação da identificação por *microchip*, de análises de DNA que identifiquem o animal, não somente a espécie e, mais profundamente, que diferenciem animais clonados entre si, são alguns dos campos para investigações futuras. A demanda em medicina veterinária forense tende a tornar-se progressivamente maior, já que o Brasil é um dos países com a maior população de cães e gatos do mundo, o que explica o crescente interesse do mercado em produtos e serviços destinados aos animais de companhia. Entre esses serviços, encontra-se o trabalho dos médicos-veterinários envolvidos direta ou indiretamente na área forense, cujo conhecimento e dedicação serão as bases do desenvolvimento desse ramo da medicina veterinária no futuro.

BIBLIOGRAFIA

Castilho VV, Rego AAMS. Perícia forense em medicina veterinária: considerações gerais. [Apostila.]

Contieri MB. Estudo comparativo entre os métodos genético e morfológico para a identificação entre espécies, utilizando o tecido ósseo como matéria prima. [Tese]. São Paulo: Faculdade de Medicina Veterinária e Zootecnia, Universidade de São Paulo; 2006.

França GV. Medicina legal. 7. ed. Rio de Janeiro: Guanabara Koogan; 2004.

Fundação de Amparo à Pesquisa do Estado do Pará. Cientistas discutem técnicas para identificação de espécies biológicas [Internet]. [Citado em 07/12/2009.] Disponível em: http://www.fapespa.pa.gov.br/?q=node/1146.

Garcia M. Identificação animal por radiofrequência (microchips). Clínica Veterinária. 1998;15:38.

Iwamura ESM, Soares-Vieira JA, Muñoz DR. Human identification and analysis of DNA in bones. Rev Hosp Clin Fac Med S Paulo. 2004; 59(6):383-8.

Paarmann K. Medicina veterinária legal. 2. ed. São Paulo: Do Autor; 2006.

Pereira GO, Gusmão LCB. Medicina legal. 2001. [Apostila.] Disponível em: http://www.ufalmedicina.cjb.net.

Vieira AML, Almeida AB, Magnabosco C, Ferreira JCP, Carvalho JLB, Gomes LH *et al*. Programa de controle de populações de cães e gatos do estado de São Paulo. Boletim Epidemiológico Paulista. 2009;6(6):65-70.

259
Morte Acidental, Provocada ou Tentada

Fernanda Auciello Salvagni

INTRODUÇÃO

O conceito de morte abrange diversas definições e critérios, mas caracteriza-se, nos padrões tradicionais, como um processo gradativo envolvendo a parada das funções cardíaca, respiratória e nervosa, denominadas "funções vitais".[1] Na prática, observa-se a parada dessas funções pela ausência de movimentos cardíacos à auscultação e no eletrocardiograma (parada da função cardíaca), pela ausência de murmúrios vesiculares à auscultação pulmonar (parada da função respiratória) e pela ausência de tônus muscular, da ação reflexa a estímulos e inatividade elétrica cerebral no eletroencefalograma (parada da função nervosa). A morte do animal é estabelecida quando há a cessação irreversível das três funções vitais previamente descritas e é corroborada pelo surgimento das alterações cadavéricas. A necropsia é instrumento fundamental na determinação da causa de morte, sendo de grande valia em casos de caráter médico-legal. Apesar de existirem diferentes variações do exame necroscópico, o resultado de qualquer necropsia pode ser utilizado em um processo judicial relacionado com a causa de morte ou o tempo de duração de uma doença ou condição, como nos casos de vícios redibitórios. As necropsias são indubitavelmente enriquecidas com o seu registro fotográfico – necropsias documentadas –, auxiliando na identificação do animal e na representação visual de suas principais lesões.

ENVIO E CONSERVAÇÃO DE CADÁVERES DESTINADOS À NECROPSIA

Constatado o interesse na realização do exame necroscópico, prepara-se o cadáver para o envio ao local onde será realizada a necropsia, sendo preferencialmente encaminhado a fresco ou refrigerado, caso o envio não seja possível no mesmo dia. Na refrigeração dos cadáveres, estes são embalados em sacos plásticos, retirando-se todo o ar possível de seu interior antes de fechá-los. Recomenda-se molhar os pelos do animal antes de embalá-lo, o que reduz o isolamento térmico da pelagem; esse procedimento deve ser evitado em casos de suspeita de intoxicação percutânea ou de lesões externas relevantes. O congelamento dos cadáveres destinados à necropsia não é recomendado, por provocar alterações microscópicas prejudiciais em um posterior exame histopatológico, além de favorecer o processo de putrefação durante o descongelamento. Deve-se manter o animal embalado sob refrigeração por volta de 4°C, até seu envio ao local responsável pela necropsia.

O corpo embalado e claramente identificado segue acompanhado pelo documento de solicitação do exame necroscópico, que inclui a identificação completa do animal (nome, espécie, raça, porte, sexo, pelagem e idade real ou presumida, além de informações, se houver, quanto a local, hora e data do falecimento, e a identificação do proprietário) e as informações relevantes sobre sua história clínica, já que as lesões encontradas à necropsia muitas vezes não são específicas, sendo necessária a correlação com as informações providas pelo clínico e pelo proprietário para se fechar o diagnóstico. Se houver suspeitas quanto à causa da morte, estas também estarão inclusas. Por fim, a solicitação é assinada pelo médico-veterinário responsável pelo caso, contendo seu carimbo legível com o nome completo e o número de inscrição no Conselho Regional de Medicina Veterinária (CRMV), além de seus dados para contato.

No caso de corpos enterrados por longos períodos, estes ainda podem ser submetidos à necropsia, mas com ressalvas. Dependendo do grau de decomposição, em alguns casos, a causa da morte pode ser determinada, como nos traumatismos, em alguns casos de intoxicação ou em certas neoplasias disseminadas; porém, se a suspeita de morte envolver alterações patológicas mais sutis, como doenças hemolíticas, septicemia ou infecções virais, por exemplo, o exame costuma ser altamente prejudicado pelas alterações *post mortem*, tornando-se necessários outros métodos de análise, como as técnicas moleculares e a microscopia eletrônica, principalmente nas moléstias infecciosas.

ALTERAÇÕES CADAVÉRICAS

Os fenômenos cadavéricos apresentam-se em dois tipos distintos: os abióticos e os transformativos. As alterações abióticas são classificadas em *imediatas*, como os sinais decorrentes da parada das funções vitais, e *consecutivas*, compreendendo desidratação corporal, resfriamento progressivo do corpo (*algor mortis*), manchas de hipóstase (*livor mortis*) e rigidez cadavérica (*rigor mortis*). Os fenômenos transformativos são classificados em *destrutivos*, como autólise, putrefação e maceração, e *conservadores*, como mumificação e saponificação. As alterações cadavéricas têm grande importância na estimativa do tempo decorrido da morte (Quadro 259.1), sendo, porém, influenciadas por temperatura ambiente e umidade relativa do ar, espécie, tamanho, pelagem e gordura corpórea do animal, reservas de glicogênio muscular e condições patológicas associadas (intoxicações, septicemia etc.).

QUADRO 259.1	Alterações cadavéricas de acordo com o tempo decorrido após o óbito.[1,2]
Fenômenos cadavéricos	**Tempo após a morte**
Corpo flácido e quente	Menos de 2 h
Rigidez da nuca e mandíbula, e início das manchas de hipóstase (livores cadavéricos)	2 a 4 h
Rigidez dos membros anteriores e cabeça, e livores relativamente acentuados	4 a 6 h
Rigidez generalizada e manchas de hipóstase	Mais de 8 e menos de 16 h
Rigidez generalizada e início da putrefação (esboço da mancha verde abdominal)	Mais de 16 e menos de 24 h
Início de flacidez e evidência da mancha verde abdominal	24 a 48 h
Flacidez generalizada, enfisema e liquefação (putrefação)	48 a 72 h
Desaparecimento das partes moles	2 a 3 anos
Esqueletização completa	Mais de 3 anos

Observação: o tempo após a morte pode ser variável de acordo com as condições do animal e do ambiente.

EXAME CADAVÉRICO

Inicia-se com a identificação do cadáver (espécie, sexo, raça, pelagem, idade presumida, marcações, peso, medições e quaisquer outras informações relevantes que auxiliem na sua identificação, como *microchip*, tatuagem) e o exame externo do corpo (condição corporal, grau de hidratação, condições do pelame, mucosas conjuntivas, orifícios naturais, pesquisa de ectoparasitas, lesões externas e verificação das alterações cadavéricas). As lesões ocorridas em um período anterior à morte devem ser distinguidas daquelas produzidas após o óbito do animal. As lesões *in vitam* são caracterizadas pela resposta, macro ou microscópica, de um *organismo vivo*, como inflamação, infiltrações hemorrágicas e evolução dos calos de fraturas.[1] As lesões *post mortem* incluem as alterações cadavéricas, além de possíveis agravos causados por insetos necrófagos, animais carniceiros ou pela manipulação inadequada do cadáver.

PRINCIPAIS ACHADOS NECROSCÓPICOS EM CASOS DE MORTE ACIDENTAL, PROVOCADA OU TENTADA

Morte por ação de instrumentos mecânicos

Os instrumentos mecânicos podem ser classificados como cortantes (bisturis, navalhas), contundentes (bastões, para-choque, solo), cortocontundentes (facão, mordedura), perfurantes (agulha, prego, furador de gelo), perfurocortantes (facas) e perfurocontundentes (picareta, projéteis de armas de fogo). As lesões mecânicas devem ser investigadas e registradas à necropsia, incluindo informações quanto a sua extensão, trajeto, profundidade, acometimento de ossos e partes moles, e sua relação com a causa de morte. A radiografia e/ou tomografia computadorizada do cadáver são exames valiosos, principalmente na identificação de fraturas e na localização de projéteis, devendo ser realizadas preferencialmente antes da abertura do cadáver.

Morte por ação da temperatura, eletricidade e pressão atmosférica

Temperatura

As lesões causadas pela temperatura podem envolver o calor difuso (insolação e intermação), o calor direto (queimaduras) e o frio. A insolação, que ocorre em locais abertos, depende do calor, da umidade e de condições patológicas preexistentes. Em medicina veterinária, a intermação apresenta grande relevância, pois pode costuma ocorrer quando animais são confinados em espaços com altas temperaturas e sem arejamento suficiente, como no interior de veículos fechados, caixas de transporte inadequadas, incubadoras desreguladas etc. À necropsia, podem-se observar congestão e edema pulmonares graves, vasodilatação periférica evidente e ocorrência de petéquias e hematomas cutâneos, além de hemorragias gastrintestinais. As lesões causadas por queimaduras devem ser classificadas de acordo com seu grau (profundidade) e extensão, podendo causar morte por choque neurogênico, hipovolêmico ou tóxico por infecção.[2] As queimaduras têm variadas etiologias e, em medicina veterinária legal, é válido atentar-se a lesões provocadas por líquidos escaldantes, jatos de ar quente, pontas acesas de cigarros, contato com substâncias inflamáveis, lâmpadas de aquecimento muito próximas ao animal, aquecedores desregulados etc. A morte pelo frio pode ocorrer quando animais são expostos ao relento em regiões com baixas temperaturas, como no sul do Brasil, sendo as lesões corporais por congelamento (*geladuras*) graduadas em eritema, flictenas, necrose e gangrena.[2]

Eletricidade

Pode ser de ordem natural, como os raios, ou artificial, como as correntes elétricas em fiações e cercas eletrificadas. Os danos por eletricidade podem provocar morte por asfixia, fibrilação ventricular ou por hemorragia e edema do sistema nervoso central (SNC), além de provocarem queimaduras em graus variáveis, podendo chegar à carbonização.[1,3]

Pressão atmosférica

Variações na pressão atmosférica causadas pelas diferentes altitudes ou no interior de aviões podem causar edema pulmonar agudo e embolias,[1] sendo mais observadas em medicina humana e geralmente associadas a condições patológicas preexistentes.

Morte por ação de substâncias corrosivas e tóxicas

Substâncias corrosivas

Essas substâncias incluem tanto ácidos quanto álcalis e causam a destruição dos tecidos orgânicos.[1] As lesões corrosivas variam de acordo com a exposição e a substância em questão: os ácidos atuam por coagulação e intensa desidratação tecidual, ao passo que os álcalis liquefazem os tecidos. Álcalis fortes, como a soda cáustica, reagem com as gorduras em reação de saponificação, provocando lesões úmidas e moles. Essas substâncias podem causar a morte por choque neurogênico ou hipovolêmico, asfixia, toxemia e septicemia.[2]

Substâncias tóxicas

Diversas substâncias podem apresentar potencial tóxico. Segundo dados do Sinitox (2017),[4] os medicamentos são os principais responsáveis pelo óbito de animais por intoxicação no Brasil, seguidos de agrotóxicos, produtos veterinários, raticidas e plantas tóxicas, dentre outros. Nas intoxicações, os achados necroscópicos costumam ser inespecíficos e variam de acordo com o mecanismo de ação das substâncias tóxicas em questão, de modo que as lesões devem ser avaliadas em conjunto e correlacionadas à história e às suspeitas clínicas. Além disso, é imprescindível a coleta de amostras para exame histopatológico e toxicológico; para esse último, deve-se coletar e congelar o conteúdo gástrico (se houver), fragmentos de fígado e rim e, dependendo da suspeita tóxica, congelar também amostras de pele e SNC.[5] O próprio exame macroscópico do conteúdo gástrico à necropsia pode conter fortes indicativos da substância tóxica em questão. No caso do aldicarbe, um carbamato conhecido popularmente como *chumbinho*, pode haver fragmentos de iscas (salsicha, cubos de carne) ou ração, repletos de pequenos grânulos esféricos cinza-escuros (da cor do chumbo), os quais se desfazem sob a pressão da faca. Da mesma maneira, no lúmen gástrico ou intestinal também há possibilidade de serem encontrados fragmentos de iscas coloridas de raticidas, de plantas tóxicas, pedaços de rótulos e de embalagens de medicamentos ou de domissanitários. A constatação de odores característicos de determinadas substâncias tóxicas também pode auxiliar na suspeita de intoxicação. As intoxicações alimentares podem decorrer da contaminação dos alimentos por toxinas bacterianas, toxinas fúngicas, metais pesados, resíduos químicos, entre outros. De maneira geral, quando há suspeitas de intoxicação alimentar, o produto utilizado na alimentação também deve ser submetido a análises laboratoriais específicas.

Morte por asfixia

Envolve a redução da passagem do ar oxigenado pelas vias respiratórias, causando alterações bioquímicas no sangue circulante. O termo "asfixia" ("ausência de pulso") é comumente utilizado, ainda que o mais correto seja *anoxemia* ou *hipoxemia*.[1] Seus achados gerais incluem congestão poliviceral, distensão e edema pulmonares, sangue escurecido (exceto nas intoxicações por monóxido de carbono, nas quais o sangue se encontra acarminado), hipocoagulabilidade sanguínea, esfriamento e rigidez cadavéricos mais lentos e putrefação mais precoce e acelerada.[1,6] Tais sinais são bastante inespecíficos e variáveis, devendo ser estudados em conjunto e correlacionados à história e às suspeitas clínicas. As asfixias têm variadas classificações e, para os interesses anatomopatológicos deste tópico, será utilizada a classificação didática proposta por Croce e Croce Jr.[2]

Asfixias por constrição do pescoço

O *enforcamento* e o *estrangulamento* envolvem a utilização de um laço, seja este corda, cordão, corrente, fio ou coleira. No enforcamento, a força de tração é o próprio peso do corpo; no estrangulamento, a tração é realizada por qualquer outra força que não o peso do corpo. O sulco deixado pelo laço na região cervical é contínuo e uniforme no estrangulamento, sendo descontínuo (por interrupção na altura do nó) e mais profundo na parte central da alça nos enforcamentos.[2] Os achados necroscópicos podem incluir cianose da língua, exoftalmia, petéquias e equimoses nas mucosas conjuntivas, existência de espuma sanguinolenta na boca e nas narinas, hematomas na musculatura cervical, desarticulação e fraturas de vértebras cervicais, além de obliteração e possível ruptura dos vasos do pescoço.[2,3] No caso da *esganadura*, que envolve a constrição cervical pelas mãos do agente, os achados poderão variar de acordo com o tamanho do animal, da idade e da força aplicada, podendo ocasionar desde hematomas cervicais nos locais de pressão dos dígitos até lesões na coluna vertebral.

Asfixias por sufocação

Incluem a redução do oxigênio que chega aos pulmões por oclusão das vias respiratórias ou por esgotamento desse gás no ambiente, como nos casos de confinamento e soterramento. No caso de *oclusão das vias respiratórias*, devem ser pesquisados corpos estranhos obstruindo a traqueia ou o esôfago, além da ocorrência de neoplasias, parasitas ou reações inflamatórias exuberantes nas vias respiratórias ou próximas a elas, e até mesmo lesões por mordedura na região cervical. A compressão do tórax ou abdome pode causar morte por oclusão indireta das vias respiratórias, e possíveis hematomas e fraturas no local de compressão devem ser pesquisados. A morte por *confinamento* resulta nos achados inespecíficos das asfixias, ao passo que, no *soterramento*, pode ser encontrado material particulado no pelame, na cavidade oral, no estômago e nas vias respiratórias, além de possíveis fraturas.[3]

Asfixias por afogamento ou por inalação de gases tóxicos

O *afogamento* é a asfixia desencadeada pela existência de líquidos nas vias respiratórias, independentemente da sua composição (água, sangue, conteúdo estomacal). No caso dos afogamentos por submersão em água, os pulmões encontram-se distendidos e pesados, com edema grave e variada quantidade de água ingerida no estômago. Ocasionalmente, pode-se observar também o "cogumelo de espuma", material encontrado nas narinas e na cavidade oral, resultante do líquido aspirado misturado ao ar existente nas vias respiratórias. Os *gases* com potencial tóxico são muitos, como o monóxido de carbono, o ácido cianídrico e o gás sulfídrico, e seus achados à necropsia serão variáveis de acordo com os sinais gerais da asfixia, podendo incluir ainda pneumonia e os odores característicos de determinados gases, como o de amêndoas amargas no caso da intoxicação por cianeto e o de ovos podres no caso do gás sulfídrico.

Morte por inanição

Nos casos de óbito por inanição, é importante a avaliação à necropsia quanto a escore corporal do animal, desidratação, condições do pelame e da musculatura, desenvolvimento e condições ósseas, reservas adiposas, conteúdo gástrico e intestinal (ausência de conteúdo alimentar no trato gastrintestinal, sinais de apetite depravado) e alterações decorrentes de carências nutricionais específicas.

Morte pela síndrome do choque

O choque caracteriza-se pela resposta do organismo em restabelecer seu equilíbrio ante um agente agressor.[1] Seus achados são bastante variáveis de acordo com as alterações hemodinâmicas envolvidas e incluem congestão difusa, hemorragias disseminadas, necrose hepática centrolobular, necrose cortical renal e esteatose.[1,2]

CONSIDERAÇÕES SOBRE INTERVENÇÕES MÉDICO-CIRÚRGICAS

O exame necroscópico deve incluir em seus registros a avaliação de todo e qualquer indício de intervenção médico-cirúrgica que o animal possa ter sofrido, como áreas de tricotomia, punções venosas, curativos e soluções de continuidade. A localização e a extensão das incisões cirúrgicas, bem como o tipo de sutura e as condições da ferida, devem ser registrados. Nos casos de eutanásia, os procedimentos utilizados devem seguir o disposto na Resolução do CFMV nº 1.000, de 11 de maio de 2012, a qual determina os métodos recomendados, os aceitos sob restrição e os inaceitáveis. À necropsia, as lesões encontradas variam de acordo com o mecanismo de ação dos métodos utilizados.

REFERÊNCIAS BIBLIOGRÁFICAS

1. França GV. Medicina legal. 8. ed. Rio de Janeiro: Guanabara Koogan; 2008.
2. Croce D, Croce Jr. D. Manual de medicina legal. 4. ed. São Paulo: Saraiva; 1998.
3. Merck MD. Veterinary forensics – animal cruelty investigations. Iowa: Blackwell Publishing; 2007.
4. Sistema Nacional de Informações Tóxico-Farmacológicas (Sinitox). Disponível em: https://sinitox.icict.fiocruz.br/sites/sinitox.icict.fiocruz.br/files//Brasil4_1.pdf. Acesso em: 19 set. 2022.
5. Spinosa HS, Górniak SL, Palermo-Neto J. Toxicologia aplicada à medicina veterinária. Barueri: Manole; 2008.
6. DiMaio DJ, DiMaio VJM. Forensic pathology. 2. ed. Florida: CRC Press; 2001.

260
Trauma Acidental ou Provocado

Alexandre Aparecido Mattos da Silva Rego

INTRODUÇÃO

A traumatologia médico-legal estuda as lesões e os estados patológicos, imediatos ou tardios, produzidos por violência sobre estruturas corporais.

Torna-se de melhor compreensão se tais lesões forem classificadas de acordo com o tipo de energia que as provocou. As mais comuns compreendem um grupo de energias de ordem física, capazes de modificar o estado físico dos corpos, de cujos resultados podem surgir ofensa corporal ou morte. As energias físicas mais comuns são mecânica ou cinética, temperatura, eletricidade e pressão atmosférica, além de, mais raramente, radioatividade, luz e som.

ENERGIAS MECÂNICAS OU CINÉTICAS

São aquelas capazes de modificar o estado de repouso ou de movimento de um corpo, produzindo lesões em parte ou no todo. As lesões produzidas por ação mecânica podem ter repercussões externas ou internamentes.

Podem resultar do impacto de um objeto em movimento contra o corpo parado (meio ativo), ou o instrumento encontrar-se imóvel e o corpo em movimento (meio passivo), ou, finalmente, os dois se acharem em movimento, indo um contra o outro (ação mista). Esses meios atuam por pressão, percussão, tração, torção, compressão, descompressão, explosão, deslizamento e contrachoque.

Em conformidade com as características que imprimem as lesões, os meios mecânicos classificam-se em perfurantes, cortantes, contundentes, perfurocortantes, perfurocontundentes e cortocontundentes.

As lesões perfurantes são causadas por meios ou instrumentos punctórios, finos, alongados e pontiagudos, de diâmetro transverso reduzido, causadores de graves repercussões na profundidade do corpo da vítima. Como exemplos, apontam-se o estilete, o compasso, a agulha, o florete, todos quase sempre atuando por percussão ou pressão, afastando as fibras do tecido e, muito raramente, seccionando-as. As lesões oriundas desse tipo de ação denominam-se feridas punctiformes ou punctórias e caracterizam-se por abertura estreita, pouco sangramento, pouca nocividade na superfície e, às vezes, graves prejuízos na profundidade, em face deste ou daquele órgão afetado; por fim, são sempre de menor diâmetro que o do instrumento causador, graças à elasticidade e à retratilidade dos tecidos cutâneos.

Nas lesões *cortantes*, os meios causadores agem por um gume mais ou menos afiado, por mecanismo de deslizamento sobre os tecidos e, teoricamente, atuam por meio de uma linha. A navalha, a faca e o bisturi são exemplos desses instrumentos. As feridas ocasionadas por esse tipo de ação são denominadas feridas cortantes. Nas feridas cortantes, as extremidades são mais superficiais que a parte mediana do ferimento, diferentemente da incisão cirúrgica, que começa e termina a pique, em uma mesma profundidade, que se estende de um extremo a outro. Essas feridas diferenciam-se das demais lesões pelas seguintes qualidades: regularidade das bordas e do fundo da lesão; ausência de vestígios traumáticos em torno da ferida; hemorragia quase sempre abundante; predominância do comprimento sobre a profundidade; afastamento das bordas da ferida; existência de cauda de escoriação voltada para o lado onde terminou a ação do instrumento; e perfil de corte de aspecto angular, quando o instrumento atua de maneira perpendicular, ou em forma de bisel, quando o instrumento atua em sentido oblíquo.

Entre os agentes mecânicos, os instrumentos *contundentes* são os maiores causadores de dano. Sua ação quase sempre se dá a partir de uma superfície e suas lesões mais comuns se verificam externamente, embora possam repercutir na profundidade. Agem por pressão, explosão, deslizamento, arrastamento, tração, percussão, compressão, descompressão, distensão, torção, contragolpe ou de modo misto. São meios ou instrumentos geralmente com uma superfície plana, a qual atua sobre o corpo, produzindo as mais diversas modalidades de lesão. O resultado da ação desses meios ou instrumentos é conhecido geralmente por contusão, que sofre uma incrível graduação. As feridas contusas são lesões abertas cuja ação contundente foi capaz de vencer a resistência e a elasticidade dos tecidos moles. Como as feridas contusas são produzidas por meios ou instrumentos de superfície e não de gume, mais ou menos afiados, apresentam elas as seguintes características:

- *Bordas irregulares, escoriadas e equimosadas*, justificadas pela ação brusca da superfície do meio ou instrumento causador da agressão. A ferida da pele é irregular, desigual, serrilhada ou franjada. As escoriações em torno do ferimento ou nas bordas da própria ferida são justificadas pelo mecanismo de contusão por ação oblíqua ou perpendicular ao plano cutâneo
- *Fundo e vertentes irregulares*, pela ação mais evidente nos planos superficiais e seu irregular mecanismo de agressão, porque o meio traumático alcança de maneira disforme e não alcança ele próprio a profundidade. Os ângulos formados nessas lesões tendem à obtusidade, de acordo com a forma da lesão e do instrumento utilizado
- *Pontes de tecido íntegro ligando as vertentes*, constituídas principalmente de fibras elásticas da derme que se distenderam durante a contusão, mas não chegaram a se romper. Podem também surgir, nesses tipos de ferimentos, fragmentos de pele de dimensões variadas ligados apenas a uma das vertentes. Vasos, nervos e tendões no fundo da lesão podem também permanecer praticamente intactos, pois nem sempre se rompem, devido a maior elasticidade e maior resistência desses elementos.

As lesões produzidas por essa forma de energia mecânica apresentam extensa graduação. Entre elas, distinguem-se escoriações, equimoses, hematomas, fraturas, luxações, entorses, rupturas de vísceras internas (dependendo da força do traumatismo, da região afetada e das condições fisiológicas especiais), síndrome explosiva (produzida pela expansão gasosa de uma explosão potente, acometendo de preferência órgãos ocos, como pulmões, estômago e intestinos), encravamento, empalamento, concussões cerebrais e lesões por precipitação.

Já as lesões *perfurocortantes* são provocadas por instrumentos de ponta e gume, atuando por um mecanismo misto: penetram perfurando com a ponta e cortam com a borda afiada os planos superficiais e profundos do corpo da vítima. Agem, portanto, por pressão e por secção. As soluções de continuidade produzidas por instrumentos perfurocortantes de um só gume (faca) resultam em ferimentos em forma de botoeira com uma fenda regular, e quase sempre linear, com um ângulo agudo e outro arredondado. Sua largura é notadamente maior que a espessura da lâmina da arma usada e o seu comprimento, menor que a largura da folha. Os ferimentos produzidos por arma de dois gumes (punhal) produzem uma fenda de bordas iguais e ângulos agudos; já armas de três gumes (p. ex., lima) originam feridas de forma triangular.

As lesões *perfurocontundentes* também são produzidas por um mecanismo misto que perfura e contunde. Na maioria das vezes, esses instrumentos são mais perfurantes que contundentes e quase sempre são produzidos por projéteis balísticos; no entanto, podem estar representados por meios semelhantes, como a ponta de um guarda-chuva ou um ferro de construção. Nas feridas produzidas por projéteis de arma de fogo, devem-se considerar o orifício de entrada, o orifício de saída e o trajeto.

O orifício de entrada pode ser resultante de tiro encostado, a curta distância ou a longa distância.

Os orifícios de entrada nos tiros encostados têm forma irregular, denteada ou com entalhes, devido à ação resultante dos gases que descolam e dilaceram os tecidos. Nas redondezas do ferimento, nota-se crepitação gasosa da tela subcutânea proveniente da infiltração dos gases. Em geral, não há zona de tatuagem nem de esfumaçamento, pois todos os elementos da carga penetram pelo orifício da bala. O diâmetro dessas lesões pode ser maior que o do projétil em face de explosão dos tecidos no local, e suas bordas algumas vezes voltadas para fora, devido ao levantamento dos tecidos pela explosão dos gases.

Os orifícios de entrada nos tiros a curta distância podem mostrar forma arredondada ou ovalar, orla de escoriação, bordas invertidas, halo de enxugo, halo de tatuagem, orla de esfumaçamento, zona de queimadura, aréola equimótica e zona de compressão de gases.

Diz-se que um tiro é a curta distância quando, desferido contra um alvo, além da lesão de entrada produzida pelo impacto do projétil (efeito primário), são encontradas manifestações provocadas pela ação dos resíduos de combustão ou semicombustão da pólvora expelida pelo cano da arma (efeitos secundários). A forma dos ferimentos de entrada em tiros a curta distância é geralmente arredondada ou ovalar, dependendo da incidência do projétil. Quanto maior a inclinação do tiro sobre o alvo, maior será o eixo longitudinal do ferimento.

A orla de escoriação ou de contusão deve-se ao arrancamento da epiderme motivado pelo movimento rotatório do projétil antes de penetrar no corpo, pois sua ação é, de início, contundente. As bordas invertidas da ferida devem-se à ação traumática de fora para dentro sobre a natureza elástica da pele. O halo de enxugo é explicado pela passagem do projétil pelos tecidos, atritando e contundindo, limpando neles suas impurezas. É concêntrico, nos tiros perpendiculares, ou em meia-lua, nos tiros oblíquos. A tonalidade depende das substâncias que o projétil leva consigo ao penetrar no alvo. Em geral é escura.

O halo de tatuagem é mais ou menos arredondado nos tiros perpendiculares, ou em forma de crescente, nos oblíquos. Essa tatuagem varia de cor e intensidade conforme a pólvora. É resultante da impregnação de grãos de pólvora incombustos que alcançam o corpo. Servem para orientar a perícia quanto à posição da vítima e do agressor. Nos tiros oblíquos, a tatuagem é mais intensa e menos extensa do lado do ângulo menor de inclinação da arma. A tatuagem é um sinal indiscutível de orifício de entrada em tiros a curta distância. A orla de esfumaçamento é decorrente do depósito deixado pela fuligem que circunscreve a ferida de entrada. É também chamada de zona de falsa tatuagem, pois, lavando-se, ela desaparece. A zona de queimadura, também chamada "chamuscamento", tem como responsável a ação superaquecida dos gases que alcançam o alvo. Nas regiões cobertas por pelos há um verdadeiro chamuscamento, sendo a lesão mais marcante em animais. A aréola equimótica é representada por uma zona superficial e relativamente difusa, decorrente da sufusão hemorrágica oriunda da ruptura de pequenos vasos localizados nas vizinhanças do ferimento. Por fim, a zona de compressão de gases, vista apenas nos primeiros instantes no vivo, é representada pela depressão da pele em virtude da ação mecânica da coluna de gases que segue o projétil.

Os orifícios de entrada nos tiros a longa distância têm as seguintes características: forma arredondada ou ovalar, orla de escoriação, halo de enxugo, aréola equimótica e bordas reviradas para dentro, fato explicado pela ação contundente das margens do ferimento, o qual, agindo de fora para o interior, deixa-as invertidas.

A lesão de saída das feridas produzidas por projéteis de arma de fogo tem forma irregular, bordas invertidas, maior sangramento e não apresenta orla de escoriação nem halo de enxugo. A forma das feridas é irregular e o diâmetro é maior que o do orifício de entrada, pois o projétil que sai não é o mesmo que entrou. Deforma-se pela resistência encontrada nos diversos planos e nunca conserva seu eixo longitudinal. As bordas são reviradas para fora, em virtude da ação do projétil de processar em sentido contrário ao da entrada, ou seja, de dentro para fora. São mais sangrantes pelo maior diâmetro, pela irregularidade de sua forma e pela eversão das bordas, possibilitando assim um maior fluxo sanguíneo.

O caminho percorrido pelo projétil no interior do corpo denomina-se trajeto. Quando o ferimento é transfixante, seria teoricamente traçado por uma linha reta ligando o orifício de entrada ao de saída. Pode terminar em fundo cego ou perder-se dentro de uma cavidade. No entanto, o trajeto dessas feridas é o mais variável possível, desde as linhas retas até as linhas curvas, criando ângulos os mais inesperados. Isso depende de muitas condições, desde a distância do disparo à região afetada do corpo. Em geral, são as estruturas ósseas as responsáveis pelos desvios mais acentuados do projétil. Diante de um plano elástico e móvel, ou sobre a superfície curva de determinados ossos, como as costelas e a calvária, pode a bala fazer um semicírculo, entrando na parte anterior do corpo e saindo lateralmente, sem penetrar em uma das cavidades (fenômeno da bala giratória). O lúmen do canal formado pelo trajeto sempre apresenta sangue coagulado – sinal valioso de reação vital; tecidos lacerados, desorganizados e infiltrados por sangue; corpos estranhos provenientes de outras regiões, como esquírolas ósseas. Para rastrear um projétil, basta seguir a infiltração do sangue.

Finalmente, as lesões *cortocontundentes* são produzidas por instrumentos que, mesmo sendo portadores de gume, são influenciados pela ação contundente, quer pelo seu próprio peso, quer pela força ativa de quem os maneja. Sua ação se faz por deslizamento, percussão ou pressão. São exemplos desse tipo de instrumento a foice, o facão, o machado, a enxada, as unhas e os dentes. As lesões verificadas por esse tipo de energia são chamadas "cortocontusas".

Têm forma bastante variável, dependendo da região acometida, da inclinação, do peso, do gume e da força viva que atua. Sendo esta mais afiada, predominam as características dos ferimentos cortantes. Quando o fio de corte não for vivo, prevalecem os caracteres de contusão dos tecidos. São lesões quase sempre graves, fundas, alcançando mais profundamente os planos e determinando as mais variadas formas de ferimentos, inclusive fraturas. Um dos tipos interessantes desses ferimentos e que tem suas características peculiares é a dentada, pelo ser humano ou por animais. Sua ação se dá por um mecanismo que atua por pressão e secção, principalmente quando produzida pelos incisivos.

TEMPERATURA

Suas modalidades são o frio, o calor e as oscilações de temperatura. A ação geral do frio causa alteração do sistema nervoso, sonolência, convulsões, delírios, perturbações dos movimentos, anestesias, congestão ou isquemia das vísceras, podendo advir a morte quando tais alterações assumem maior gravidade.

O diagnóstico de morte pela ação do frio é difícil, apesar de alguns elementos comuns, como hipóstase vermelho-clara, sangue de tonalidade menos escura, isquemia cerebral, congestão polivisceral, às vezes disjunção das suturas cranianas, sangue de pouca coagulabilidade, repleção das cavidades cardíacas, espuma sanguinolenta nas vias respiratórias e, na pele, poderão ser observadas flictenas semelhantes às das queimaduras. A ação localizada do frio, também conhecida como geladura, produz lesões muito parecidas com as queimaduras pelo calor.

O calor, por sua vez, pode atuar de maneira difusa ou direta. O calor difuso compreende a insolação, proveniente do calor ambiental em locais fechados ou ao ar livre, concorrendo para tanto, além da temperatura, os raios solares, a ausência da renovação do ar, a fadiga e o excesso de vapor d'água; e a intermação, que decorre capitalmente do excesso de calor ambiental. O calor direto tem por consequência as queimaduras, advindas pelas ações da chama, do calor irradiante, dos gases superaquecidos, dos líquidos escaldantes, dos sólidos quentes e dos raios solares. São, portanto, lesões produzidas geralmente por agentes físicos de temperatura elevada, que, agindo sobre os tecidos, produzem alterações locais e gerais, cuja gravidade depende de sua extensão ou profundidade.

PRESSÃO ATMOSFÉRICA

Quando a pressão atmosférica alterna para mais ou para menos do normal, pode implicar danos à vida ou à saúde. Toda vez que há diminuição da pressão atmosférica, cai a concentração dos gases dissolvidos no sangue, tanto mais rapidamente quanto maior for a velocidade da descompressão. Além do mais, surge o fenômeno da anoxia, explicado também pela diminuição da pressão parcial do oxigênio no interior dos alvéolos. Isso força o coração a trabalhar mais no sentido de compensar a carência de oxigênio.

O aumento da pressão atmosférica, ao mesmo tempo que acarreta uma morbidade de compressão, caracterizada pela intoxicação por oxigênio, nitrogênio e gás carbônico, produz também uma morbidade de descompressão, proveniente do fenômeno da embolia, consequente à maior concentração dos gases dissolvidos no sangue.

ELETRICIDADE

A etiologia da morte pela corrente elétrica é justificada por três teorias:

- Morte pulmonar: com achados necroscópicos compatíveis com asfixia, como edema pulmonar, enfisema subpleural, congestão polivisceral, coração mole contendo sangue escuro e líquido, hemorragias petequiais subpleurais e subpericárdicas, congestão da traqueia e dos brônquios, com secreção espumosa e sanguinolenta. Esses resultados são decorrentes da tetanização dos músculos respiratórios e dos fenômenos vasomotores. A observação tem demonstrado que a parada respiratória antecede a parada cardíaca
- Morte cardíaca: explicada pelo efeito da corrente elétrica sobre o coração, provocando contração fibrilar do ventrículo, alternando-lhe a condução elétrica normal
- Morte cerebral: ocasionada pela hemorragia das meninges, hiperemia dos centros nervosos, hemorragia das paredes ventriculares do cérebro, do bulbo, dos cornos anteriores da medula espinal, e edema das substâncias branca e cinzenta do cérebro, lesões com as quais sempre se defronta na necropsia.

Ao que parece, essas causas variam conforme a intensidade da corrente: na alta tensão, acima de 1.200 volts, a morte é cerebral; nas tensões de 1.200 a 120 volts, a morte é por asfixia; e, abaixo de 120 volts, por fibrilação ventricular. Externamente, pode-se observar lesões que vão desde a marca elétrica, a mais simples, até as queimaduras elétricas, resultantes do calor causado pela corrente.

BIBLIOGRAFIA

França GV. Medicina legal. Rio de Janeiro: Guanabara Koogan; 1995.

Hercules HC. Traumatologia forense: energias de ordem física. Energia cinética. Ação contundente. In: Gomes H. Medicina legal. 33ª ed. Rio de Janeiro: Livraria Freitas Bastos; 2003.

Stumvoll VP, Quintela V, Dorea LE. Criminalística, Porto Alegre: Sagra Luzzatto; 1999.

Tochetto D. Balística forense. Porto Alegre: Sagra Luzzatto; 1999.

261
Bem-Estar Animal

Néstor Alberto Calderón Maldonado • Rita de Cassia Maria Garcia

INTRODUÇÃO

A ciência do bem-estar animal é, por definição, uma área de conhecimento interdisciplinar que aplica métodos científicos usando medidas comportamentais, fisiológicas e clínicas como indicadores de bem-estar, conceitos sobre a ética animal e as questões legais. Neste capítulo, serão abordados conceitos que podem ser úteis na clínica dos pequenos animais, relacionados a identificação e avaliação dos principais problemas de bem-estar de cães e gatos, e as estratégias para a implementação de um programa de bem-estar na clínica veterinária.

CONCEITOS

A maioria das definições de bem-estar animal engloba conceitos relacionados com os estados físico e funcional do animal, com o seu estado psicológico e mental, além da sua capacidade para expressar o comportamento natural e viver em conformidade com as necessidades da sua espécie[1,2] (Figura 261.1). Mas o bem-estar animal não é sinônimo apenas de saúde física, nem da normalidade nos parâmetros funcionais ou laboratoriais, é essencial que se considerem aspectos comportamentais e psicológicos da saúde, especialmente o emocional e o mental (cognitivo). O bem-estar também se relaciona com a qualidade de vida, o que envolve muitos elementos, como a felicidade, o sofrimento e a dimensão ética do animal de companhia, reconhecido como "ser senciente".[1,2,3]

O bem-estar físico relaciona-se com a condição corporal do animal, expressa o seu funcionamento biológico e reflete tanto as doenças e o estado nutricional como também os cuidados dispensados a ele.[4] Igualmente associa-se ao nível de comodidade existente, à sua adaptabilidade e à possibilidade ou não da expressão do comportamento natural nesse ambiente. Estresse crônico por ambientes inadequados com pouco espaço e sem estímulos sensoriais apropriados (p. ex., cães que permanecem em locais sem visibilidade das pessoas e outros animais) pode afetar a saúde, o comportamento e a qualidade de vida do animal.[1]

O bem-estar mental está relacionado com sua vida psicológica, representada por seus processos mentais, suas capacidades cognitivas e sua consciência. Nesse contexto, os sentimentos que o animal experimenta (senciência), especialmente as emoções negativas como medo, angústia, tristeza, aflição, irritação e tédio, afetam a sua saúde mental e física.[4] O bem-estar também fica comprometido quando as capacidades cognitivas do animal, como a memória, a solução de problemas, a aprendizagem, a formação de conceitos, as expectativas, a intenção e a tomada de decisão, estão afetadas. A responsabilidade do clínico veterinário é de realizar uma avaliação diagnóstica das sensações e emoções do animal para entender como ele se sente.[3,5,6,7]

O bem-estar natural está relacionado com a finalidade biológica (*telos*), com a vida natural do animal e com a oportunidade que tem de expressar seu comportamento natural, portanto é fundamental conhecer os etogramas de cães e dos gatos, que são o inventário completo e a descrição exata de todos os tipos de comportamentos dessas espécies. A ontogenia ou desenvolvimento dos seus comportamentos, seus métodos de comunicação e sua organização social[8,9,10,11,12] são fundamentais para o entendimento dos processos de estresse, infelicidade e doença, e para recomendar as modificações necessárias para que a qualidade de vida do animal seja melhorada. A seleção e a modificação genética podem afetar a naturalidade dos animais, impedindo a expressão de seus comportamentos naturais.[13]

É muito importante que exista uma definição consistente de bem-estar, porque a percepção dos conceitos envolvidos afetará a forma como os animais que estão sob cuidado médico são avaliados, encarados e tratados.[3] Nesse sentido, pode-se definir o bem-estar como:

> "condição fisiológica, psicológica, social e ambiental na qual o animal de companhia é capaz de adaptar-se comodamente ao entorno, podendo satisfazer suas necessidades básicas e desenvolver suas capacidades conforme a sua natureza biológica".[13]

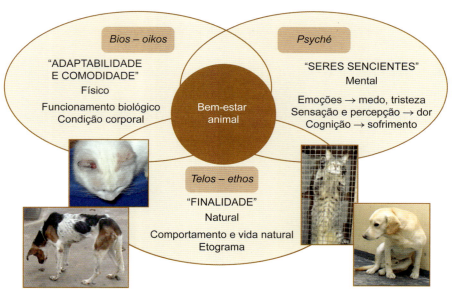

Figura 261.1 Bem-estar animal: aspectos físico, mental e natural. (Fonte: World Society for the Protection of Animals [WSPA]; Bristol University, 2002. Adaptada por Calderón Maldonado, 2006. Fotos: Calderón Maldonado, 2007-2008.)

AVALIAÇÃO DO BEM-ESTAR ANIMAL

A avaliação do bem-estar exige uma abordagem multidisciplinar e multifatorial, e a ciência pode auxiliar na determinação dos fatores biológicos e psicológicos que influenciam o bem-estar dos animais, e na sua mensuração de maneira objetiva. Para a identificação de variáveis e parâmetros relacionados com o ser humano, o ambiente e o próprio animal, seja pela avaliação direta, seja por inferência, são necessários conhecimento, atitude e disposição-vocação, assim como capacitação, metodologia e experiência das pessoas que tratam, cuidam e manejam os animais.[1,3]

Historicamente têm sido desenvolvidas diferentes metodologias que podem ser aplicadas para cães e gatos e serão descritas a seguir.

As cinco liberdades

Formuladas para a avaliação do bem-estar dos animais de produção, têm sido utilizadas para o desenvolvimento de estratégias que, por meio da inspeção e da observação, possibilitam avaliar qualitativamente os aspectos físicos, mentais e naturais do bem-estar, aplicáveis também aos pequenos animais.[14] São elas: livre de dor, lesão e enfermidades, livre de incômodos (estresse ambiental), livre de fome, sede e desnutrição, livre de medo e angústia (estresse mental) e livre para expressar seu comportamento natural.

Essas cinco liberdades proporcionam um fundamento útil para garantir que os tratadores humanos possam proporcionar as provisões para satisfazer as necessidades básicas dos animais, que são:[3,13,15,16,17]

- Necessidade de ambiente adequado: prover abrigo, área de segurança e de descanso, proporcionar proteção e conforto, disponibilizando um local de repouso tranquilo, acesso regular a locais para eliminação dos dejetos e oferecer a possibilidade movimento e exercício em instalações higiênicas, seja em casa ou na clínica veterinária. Essa necessidade inclui a manifestação de comportamentos normais ou característicos da espécie: higiene, reclusão e interação com humanos ou com outros animais. E caso um animal permaneça confinado a uma jaula de pequenas dimensões ou acorrentado em um recinto pequeno, isso representará uma limitação à sua capacidade para explorar o ambiente, exercitar-se e expressar seu comportamento natural
- Necessidade de manifestar padrões de comportamento normais: prover espaço suficiente, instalações que possibilitem ser alojado com outros animais ou afastado deles, e a oportunidade de ter companhia com a própria espécie. Os cães necessitam conviver em grupos sociais e podem viver felizes com outro cão (avaliando-se em uma base individual, em conformidade com o seu grau de sociabilização, genética e experiência previa). Aqueles que moram sozinhos podem precisar de maior contato com seres humanos. Os gatos têm um estilo de vida semissolitário e podem conviver com outros gatos, mas essa convivência também pode causar conflitos, disputas, lutas e um nível negativo de bem-estar, sobretudo se os gatos não forem introduzidos uns aos outros em idade jovem
- Necessidade de dieta adequada: prover água fresca e nutrimentos para saúde e vigor; a dieta deve suprir tanto as necessidades fisiológicas como as comportamentais. Avaliar regularmente a variação do peso e/ou dos níveis de condição corporal/muscular, assim como a ingestão adequada de alimento (apetite) e água (sede/hidratação), diagnosticando a subnutrição ou a obesidade

- Necessidade de ser protegido da dor, lesão ou doença e sofrimento: prover estratégias de prevenção, diagnóstico rápido e tratamento apropriado, que promova a ausência de lesões (lacerações ou abrasões, traumatismos), doenças infecciosas, parasitárias e outras. Se o animal sentir dor, deve ser proporcionada analgesia adequada
- Necessidade de experimentar emoções e sentimentos positivos: garantir condições ambientais e manejo que evitem o medo, a ansiedade e o estresse, causadores de sofrimento mental. Em muitas situações, a prioridade será corrigir o sofrimento causado pela negligência e pela falta de conhecimento ou pelo manejo abusivo.

Satisfazer essas necessidades exige que os tratadores dos animais estejam familiarizados com as demandas da espécie que está ao seu cuidado. Por exemplo, um sistema de alojamento pode prover a um animal todo o necessário para que ele possa experimentar um nível elevado de bem-estar. Além disso, é fundamental reconhecer os fatores que causam estresse e/ou que impedem a expressão do comportamento natural, como as barreiras físicas, o isolamento e a superlotação.[3,15,16,18]

O ambiente exerce grande influência para os animais, especialmente quando estão em confinamento prolongado e não têm espaço suficiente para brincadeiras, exercícios e interação com o ser humano ou outros animais. São fundamentais as avaliações da arquitetura das instalações, dos materiais de construção e de acabamento utilizados (tipo de pisos, paredes, portas, janelas, tetos); do espaço disponível e da maneira como é utilizado pelos animais (p. ex., espaços diferenciados para descanso, alimentação, excreções e interações), além das condições climáticas, tanto no ambiente interno como externo (vento, correntes de ar, qualidade do ar, odores, altitude, umidade etc.).[3,13,15,16]

As cinco liberdades e a satisfação das necessidades do animal constituem uma base simples e de fácil compreensão, que pode ser utilizada para a avaliação do nível geral de bem-estar de um animal, inclusive pelo seu tutor.[3]

Modelo dos cinco domínios

Desenvolvido pelo Professor David Mellor da Universidade Massey, foi concebido para "facilitar uma avaliação sistemática, estruturada, compreensiva e coerente do bem-estar animal". Esse modelo foi elaborado de modo a incorporar medidas de bem-estar positivo, bem como a proteção contra estados negativos de bem-estar. Ele fornece exemplos de como condições internas e externas originam experiências subjetivas negativas (aversivas) e positivas (agradáveis), os efeitos integrados das quais originam o estado de bem-estar de um animal. Cada um dos quatro domínios – *Nutrição, Ambiente, Saúde e Comportamento* – influenciará o quinto domínio, correspondente ao *Estado Mental*, que se relaciona com as emoções e os sentimentos do animal.[3,19,20]

Avaliação da qualidade de vida

Conceito semelhante ao de bem-estar animal, desenvolve ferramentas para medição da qualidade de vida (QdV) em doenças crônicas e estados clínicos terminais. Nos humanos, a QdV é, geralmente, determinada mediante a autoavaliação, mas em animais os instrumentos desenhados para a medição são específicos para doenças, no entanto, foram recentemente desenvolvidas avaliações gerais validadas, com base na informação fornecida pelos tutores, como a *Canine Symptom Assessment Scale* (2016) e a *Pet Problem Severity Scale* (PPSS; 2018).[3]

As escalas de QdV, como proposta pela Dra. Alice Villalobos,[21] utilizam indicadores clínicos e comportamentais, como dor, fome, hidratação, higiene, mobilidade, alegria ou felicidade e mais dias bons do que ruins (contabilizando dias bons). Esses indicadores auxiliam os profissionais e os tutores na tomada de decisões perante situações clínicas difíceis em que seja necessário um prognóstico objetivo.

O bem-estar dos animais de companhia na clínica veterinária é monitorado por avaliação clínica e observações comportamentais. Para ser capaz de manter e melhorar o bem-estar animal nas clínicas veterinárias de animais de companhia, deve-se estimular um registo explícito e direto do bem-estar animal que inclua o bem-estar físico e psicológico.[3] Há indicadores clínicos utilizados na avaliação do bem-estar animal, como os fisiológicos (frequências respiratória e cardíaca, e temperatura), os bioquímicos (enzimas e hormônios relacionados com o estresse), os imunológicos relacionados com a enfermidade, as lesões e a dor (provas paraclínicas). Indicadores comportamentais são obtidos mediante registros observacionais e inventários comportamentais, como catálogos e etogramas. Também podem ser registrados por meio dos testes psicológicos, especialmente aqueles com análise da motivação (esforço que um animal faria para obter um estímulo positivo ou evitar os negativos), e o diagnóstico de anomalias de condutas (etopatias, psicopatias, sociopatias), sendo uma das mais estudadas a conduta estereotipada.

Welfare Quality Project

Criado pela União Europeia em 2004, essa metodologia identificou quatro princípios para a avaliação do bem-estar de animais de produção; estes contêm 12 critérios independentes (Quadro 261.1), que refletem o que é significativo para os animais, sob o entendimento da ciência do bem-estar animal. Os quatro princípios estão relacionados com as seguintes questões:[21]

- Boa nutrição: os animais estão sendo alimentados e supridos apropriadamente com alimento e água?
- Bom alojamento: os animais estão alojados adequadamente?
- Boa saúde: os animais estão saudáveis?
- Comportamento apropriado: o comportamento dos animais reflete um estado emocional positivo?

Cada princípio envolve dois ou mais critérios independentes um do outro. O Instituto Técnico de Educação e Controle Animal[17] criou um protocolo para avaliação do bem-estar de cães e gatos institucionalizados por meio de registro observacional de grupos de animais em canis e gatis, considerando as condições ambientais, de saúde, nutricionais, psicológicas e comportamentais (Quadro 261.2).

Para promover o maior nível de bem-estar possível, é necessário utilizar uma ou várias das metodologias mencionadas. Essas avaliações possibilitarão monitorar regularmente o bem-estar dos pacientes no ambiente médico-veterinário, garantindo uma intervenção rápida sempre que ocorra uma situação de bem-estar negativo, e incentivando os médicos-veterinários, clínicas e hospitais veterinários a promover estados de bem-estar animal.[3]

IDENTIFICAÇÃO DOS PRINCIPAIS PROBLEMAS DE BEM-ESTAR

O bem-estar dos animais de companhia pode ser afetado em virtude do ambiente ou do lugar de permanência do animal, tipo de enfermidade, manejo, estilo de criação, seleção e manipulação genética, adestramento, procedimentos clínicos e cirúrgicos etc. Sinais e sintomas que ajudam a identificar alterações no nível de

QUADRO 261.1		Princípios e critérios dos Protocolos de Avaliação do *Welfare Quality* (2009).	
Princípio		**Critérios**	**Significado**
Boa alimentação	1	Ausência de fome prolongada	Animais não deveriam sofrer de fome prolongada
	2	Ausência de sede prolongada	Animais não deveriam sofrer de sede prolongada
Bom alojamento	3	Conforto para descansar	Animais deveriam estar confortáveis, especialmente nas áreas de descanso
	4	Conforto térmico	Animais deveriam ter bom conforto térmico
	5	Facilidade para se movimentar	Animais deveriam ser capazes de se movimentar livremente
Boa saúde	6	Ausência de lesões	Animais não deveriam apresentar-se feridos
	7	Ausência de doenças	Animais deveriam estar livres de doenças
	8	Ausência de dor provocada por procedimentos de manejo	Animais não deveriam sofrer de dor induzida por manejo inapropriado
Comportamento apropriado	9	Expressão do seu comportamento social	Animais deveriam conseguir expressar seu comportamento social, natural, não prejudicial
	10	Expressão de outros comportamentos	Animais deveriam ter a possibilidade de expressar outros comportamentos desejáveis intuitivamente, como a exploração e a brincadeira
	11	Boa relação entre humano e animal	Boa relação humano–animal é benéfica para o bem-estar dos animais
	12	Ausência de medo	Animais não deveriam experimentar emoções negativas como medo, desconforto, frustração ou apatia

Adaptado de Welfare Quality, 2009.[22]

bem-estar dos animais, seja individual ou coletivamente, podem ser divididos em físicos, mentais e comportamentais. Em nível físico, é possível identificar doenças pela simples inspeção individual ou coletiva ou utilizar exames complementares para sua confirmação. Qualquer alteração orgânica que afete os sistemas fisiológicos com um impacto na reprodução e na sobrevivência do animal estará diminuindo seu grau de bem-estar. Nesse contexto, todas as afecções orgânicas, especialmente aquelas que cursam com dor, afetam simultaneamente as esferas psicológica e comportamental do animal.[23]

Em nível mental, o médico-veterinário necessita desenvolver capacidades e habilidades para reconhecer a linguagem e os sinais de comunicação de cães e gatos, suas expressões faciais, suas posturas corporais e suas vocalizações, as quais serão fundamentais para identificar e interpretar os estados emocionais e motivacionais que os pacientes vivenciam.[10,11,15] Entender os princípios de aprendizagem animal, utilizar métodos de manejo amável com baixo estresse e livre de medo (*pet friendly*®, *low stress*® e *fear free*®), além de conhecer os testes neuropsicológicos de temperamento e cognitivos que têm sido desenvolvidos e aplicados a cães e gatos é importante para o clínico. Em nível comportamental, muitos sinais e sintomas têm estreita

QUADRO 261.2 Protocolo de avaliação de canis e gatis do Curso de Formação de Oficiais de Controle Animal – Registro observacional.

Data:
Hora de início:; obs.:
Hora do término:; obs.:
Identificação do canil/gatil:
Espécie observada: cães ( ) gatos ( )
Censo (quantidade de animais):
Raça (porte):
Sexo: M ( ) F ( )
Estado reprodutivo: cio ( ) castrado ( ) amamentando (
Idade aproximada: filhote ( ) adulto ( ) velho ( )
Observações:

Condições ambientais:
Condições de conforto R ( ) B ( ) O ( ) Obs.:
- Espaço: R ( ) B ( ) O ( ) Obs.:
- Ventilação: R ( ) B ( ) O ( ) Obs.:
- Temperatura (conforto térmico): R ( ) B ( ) O ( ) Obs.:
- Iluminação: R ( ) B ( ) O ( ) Obs.:
- Acesso ao sol: R ( ) B ( ) O ( ) Obs.:
- Acesso à sombra: R ( ) B ( ) O ( ) Obs.:
- Local para dormir: R ( ) B ( ) O ( ) Obs.:
- Segurança do animal: R ( ) B ( ) O ( ) Obs.:
- Limpeza: R ( ) B ( ) O ( ) Obs.:
- Destino de dejetos: R ( ) B ( ) O ( ) Obs.:
- Tipo de construção (p. ex., piso, paredes, teto, porta, janelas etc.): R ( ) B ( ) O ( ) Obs.:
Outros:

Condições de saúde:
Manifestações de: dor ( ) lesões ( ) doenças ( ) Obs.:
Avaliação por sistemas orgânicos:
- Dermatológico (pele): ectoparasita – bicho de pé ( ) ferimentos = úlceras ( ) crescimento exagerado das unhas = onicogrifose ( ) coceira = prurido ( ) falta de pelo = alopecia ( ) tumor ( ) Outro:
- Cardiorrespiratório: tosse ( ) secreção oculonasal ( ) espirro ( ) mudança do tipo de respiração = taquipneia ( ) dificuldade respiratória = dispneia ( ) Outro:
- Digestivo: vômito ( ) diarreia ( ) salivação ( ) lesões da cavidade oral ( ) Outro:
- Geniturinário: secreção vulvar ou peniana ( ) sangramento ( ) tumor vulvar ou peniano ( ) dificuldade para urinar ( ) mudanças do aspecto da urina ( ) Outro:
- Neurológico: convulsões ( ) incoordenação ( ) tremores ( ) tiques ( ) paralisia ( ) mudanças de comportamento ( ) Outro:
- Sensorial: reatividade ( ) baixa resposta aos estímulos táteis = hiporreflexia ( ) resposta exagerada aos estímulos táteis = hiper-reflexia ( ) disfunção visual ( ) cegueira ( ) sensibilidade exagerada à dor = hiperalgesia ( ) baixa resposta a estímulos dolorosos = hipoalgesia ( ) baixa capacidade auditiva = hipoacusia ( ) surdez ( ) alterações do paladar ( ) alterações do olfato ( ) Outro:
- Edócrino: obesidade ( ) come muito = polifagia ( ) bebe e urina muito = PD/PU ( ) falta ou queda de pelo = alopecia ( ) mudanças comportamentais ( ) Outro:
- Musculoesquelético – locomotor: claudicação = mancar ( ) fraturas ( ) paralisia ( ) Outros:

Condições nutricionais:
Sinais de fome: sede ( ) desidratação ( ) Obs.:
- Tipo de ração: R ( ) B ( ) O ( ) Corresponde: Adulto ( ) Idoso ( ) De prescrição ( )
- Higiene do alimento: R ( ) B ( ) O ( ) Obs.:
- Qualidade do alimento: R ( ) B ( ) O ( ) Obs.:
- Quantidade do alimento: R ( ) B ( ) O ( ) Obs.:
- Armazenamento do alimento: R ( ) B ( ) O ( ) Obs.:
Comedouros e bebedouros
- Tipo: R ( ) B ( ) O ( ) Obs.:
- Higiene: R ( ) B ( ) O ( ) Obs.:
- Quantidade: R ( ) B ( ) O ( ) Obs.:
- Distribuição: R ( ) B ( ) O ( ) Obs.:
- Acessibilidade: R ( ) B ( ) O ( ) Obs.:
Estado nutricional do animal (peso): ideal ( ) sobrepeso ( ) emagrecimento ( ) obesidade ( ) caquexia ( ) Obs.:

Condições psicológicas:
Emoções negativas: medo ( ) tédio ( ) tristeza ( ) irritação ( ) raiva ( ) excitação ( ) depressão ( ) tensão ( ) apatia ( ) frustração ( ) outras:
Cognição: dificuldades de aprendizagem ( ) perda de memória ( ) outra:

Condições comportamentais:
Reatividade: alta ( ) normal ( ) baixa ( ) Obs.:
Comunicação: expressões faciais ( ) posturas corporais ( ) Vocalizações ( )
Manejo: fácil ( ) difícil ( ) variável ( ) muito difícil ( ) Obs.:
Interações do animal com:
- Seu ambiente: R ( ) B ( ) O ( ) Obs.:
- Outros animais: R ( ) B ( ) O ( ) Obs.:
- Pessoas: R ( ) B ( ) O ( ) Obs.:
Distúrbio-anomalia: comportamento ou movimento repetitivos = estereotipia ( ) destruição ( ) hiperatividade ( ) vocalização excessiva ( ) ansiedade ( ) delírio ( ) mau humor ( ) outro:
Obs.:

R: regular; B: bom; O: ótimo; PD/PU: polidipsia/poliúria. (Adaptado de Instituto Técnico de Educação e Controle Animal [ITEC], 2012.)[17]

correlação com os estados emocionais do paciente e são claros indicadores de alteração, como taquipneia, taquicardia, midríase, vômito, salivação, defecação, micção, sudorese, tremor, vocalização, exploração, condutas desorganizadas etc.[5,6,7,24]

O Conselho Europeu[25] admite importância de problemas relacionados com o alojamento dos animais de estimação, que incluem falta de movimentação, incapacidade para se esconder, área o espaço insuficiente, microclima inadequado, geração de estresse ambiental, tedio e frustração. Em segundo lugar, o Conselho identifica problemas de bem-estar na seleção genética e na criação dessas espécies, promovendo-se características morfológicas, fisiológicas e de comportamento extremas que acarretam sofrimento desnecessário e restrições inaceitáveis nesses animais. Esse último reforçado pela Declaração de Posição do Comitê para as Doenças Hereditárias da WSAVA, que reconhece as doenças hereditárias como um importante problema de bem-estar em medicina de animais de companhia e convida veterinários e criadores a adotar uma postura de criação "consciente para a saúde" e garantir uma aplicação otimizada dos exames físicos prévios à reprodução, bem como da testagem, e aconselhamento genético.[3,18]

Recentemente, Manteca[26] propôs uma discussão sobre os principais problemas de bem-estar animal, escolhendo alguns deles que tiveram as seguintes características: frequência, consequências graves quanto a magnitude e duração do seu efeito, efeito negativo nas pessoas (alteração do vínculo humano–animal e na rentabilidade), relevância na atividade profissional dos médicos-veterinários, no sentido da prevenção, detecção e tratamento; agrupados em seis grandes grupos, relacionados com alimentação, a reprodução e criação, conforto físico ou térmico, saúde física (práticas de manejo), saúde comportamental e relacionamento humano–animal, como o transporte e a eutanásia.[26]

Listaram-se os principais problemas de bem-estar em cães e gatos: obesidade, consumo insuficiente de água, estresse por calor ou pela visita ao veterinário, enfermidades e tratamento inadequado de doenças, dor, mortalidade perinatal, alterações no animal geriátrico, problemas relacionados com padrões raciais, amputação de unhas, corte de cauda e corte de orelhas, ausência de enriquecimento ambiental, socialização inadequada, métodos de treinamento e adestramento brutos ou inapropriados, alterações produzidas pela castração, transporte impróprio, alterações comportamentais, transtornos de ansiedade e relacionados com a separação, eutanásia.[9,26]

PROGRAMA DE SAÚDE E BEM-ESTAR NA CLÍNICA VETERINÁRIA

Um programa desse tipo implica reconhecer e trabalhar por um serviço veterinário centrado no vínculo humano–animal que se constrói diariamente entre o clínico, o proprietário e o animal. Aceitar que a responsabilidade do clínico veterinário é promover a saúde física, comportamental e natural dos animais sob os seus cuidados, bem como a satisfação das necessidades de todos os que participam dessa relação, possibilitando humanizar o serviço e melhorar a qualidade de vida de todos.[27,28] O programa consiste também em adequar os recursos físicos e as instalações, ter pessoal capacitado e definir o que significa a "saúde integral" e como se interpreta "o relacionamento saudável entre a família, o animal e seu ambiente". Ao trabalhar dessa maneira, abrem-se novos horizontes para o exercício profissional, assim como o reconhecimento do papel social, comunitário e educativo de promover uma cultura da guarda responsável dos animais de estimação.[28]

Um programa de bem-estar nas clínicas de pequenos animais inclui também os aspectos tradicionais de cuidados veterinários com ênfase na promoção da saúde no sentido mais positivo, incorporando a percepção subjetiva de elementos como a qualidade de vida, a felicidade e o sofrimento do animal.[29] Trata-se de um processo de caráter histórico no qual se deve considerar: sinais e sintomas, diagnóstico clínico, taxas de prevalência e incidência, e os fatores de risco; além destes, fatores sociais, culturais e psicoafetivos de cada grupo humano e família (multiespécie), e onde vivem os animais. Reconhecer e identificar as necessidades biológicas, psicológicas e etológicas dos animais, incluindo aspectos relacionados com atividade física, treinamento e capacidades cognitivas do animal, o entorno físico e social, experiências negativas e positivas, realização emocional e satisfação com a vida, que vão além do oferecimento de alimento, água e abrigo; aspectos que devem ser discutidos com os clientes, verificando sua possibilidade de satisfação.[12,28,29,30]

Em se tratando de bem-estar nutricional, o objetivo é que todos os pacientes passem por uma avaliação nutricional e recebam recomendações nutricionais específicas a cada visita ao consultório. Este será conhecido como o 5º Parâmetro Vital, acompanhando os outros quatro sinais vitais no exame clínico – temperatura, pulso, respiração e avaliação da dor – que são abordados rotineiramente em cada paciente, considerando os fatores relacionados com o animal, a dieta, a alimentação e o ambiente.[31] Além de conhecer a dieta necessária ao animal, os tipos de alimentos e as necessidades nutricionais, é fundamental conhecer a conduta alimentar dos carnívoros domésticos,[8,10,11,32] sendo o cão um animal generalista, quase onívoro, e o gato, especialista ou carnívoro estrito.[8] Também é preciso avaliar o local de armazenamento do alimento, como este é administrado, em que horário e em que quantidade, revisando nos cães o aspecto das hierarquias[32] e nos gatos a disponibilidade e acessibilidade de comedouros e bebedouros, quando são vários animais no entorno.[8,28,29,30,32]

No que se refere ao bem-estar físico,[8,12,30,32] realizar um diagnóstico ambiental para proporcionar entorno apropriado e espaço suficiente, favorecendo sua complexidade mediante instalações adequadas com enriquecimento ambiental.[12,30,33,34] Para isso, será muito importante conhecer o comportamento territorial, a conduta espacial e o modo como o animal administra seus espaços e seu tempo.[10,11,33,34] De maneira complementar, garantir uma boa condição corporal que reflita boa saúde e harmonia entre ele e seu entorno;[31] identificar e interpretar o comportamento durante dor ou enfermidade, com posturas antiálgicas, inatividade, desconforto abdominal, quadros dolorosos etc.[23]

O bem-estar mental está relacionado com o conceito de saúde mental, entendida como uma condição de ser ou estar mental e emocionalmente saudável, caracterizada por uma ausência de transtornos comportamentais, preponderância de sentimentos e experiências positivas e por um ajuste ou adaptabilidade adequadas, refletido em se sentir confortável e capaz de atender às demandas da vida.[29]

Nesse contexto, deve-se evitar ou reduzir o "sofrimento não necessário", mediante boas práticas clinicassanitárias que atendam às afecções orgânicas e sua correlação com o comportamento e o estado emocional do animal, ou aquelas que habitualmente estão associadas à dor, relacionadas com estresse mental, angústia e ansiedade; identificando certas manifestações do comportamento que são evidências inequívocas de estresse e sofrimento: sinais vitais anormais, mudanças físicas ou lesões, modificações do comportamento, estereotipias ou condutas compulsivas, fobias e alteração do estado de ânimo.[4,24]

No tocante ao bem-estar natural, existe a obrigação de oferecer aos animais sob cuidado clínico os estímulos sensoriais e sociais, as condições ambientais que possibilitem adequada interação com o entorno, com outros seres vivos (principalmente de sua mesma espécie) e com as pessoas. Desenvolver estratégias de manejo etológico que se ajustem a seus canais de comunicação, favorecendo experiências seguras e confiáveis; oferecer sinais coerentes de comunicação interespecífica (humano–animal), evitando sinais ameaçadores, obtendo ao final uma maior estabilidade emocional e uma constância comportamental que facilitará a interação. A implementação de manejo etológico na clínica visando diminuir o estresse, o medo e a ansiedade ajudarão a promover a confiança do animal e do tutor, aumentará a segurança da equipe e sua eficácia, fomentando a melhor compreensão dos animais (sua linguagem) e a capacidade de aplicar os princípios de aprendizagem animal; promovendo um ambiente de trabalho estável e positivo.[5,6,7,24]

Algumas das razões pelas quais é essencial promover um programa de saúde e bem-estar na clínica de pequenos animais são:[3,27,28,35]

- Fortalecer a Medicina Preventiva na clínica e fazer tratamentos precoces
- Assegurar que todos os pacientes recebam os melhores cuidados
- Proporcionar menos crises aos clientes, detectando precocemente os problemas comportamentais e sanitários dos seus animais
- Garantir que os pacientes desfrutem de uma vida mais sadia e longa, o que poderia implicar ao clínico maior benefício expresso em visitas e utilização dos serviços da clínica
- Incentivar os proprietários e a comunidade em geral a incrementar seus contatos educativos com a clínica, por exemplo, aulas para socialização de filhotes e comunicação animal, controle do comportamento, educação básica e adestramento, controle da reprodução, profilaxia e prevenção de enfermidades infecciosas e parasitárias, bem-estar nutricional e saúde oral
- Promover o manejo etológico na clínica, de modo amável, com baixo estresse e livre de medo
- Estimular a participação ativa dos funcionários para que se sintam mais orgulhosos, comprometidos e satisfeitos com seu trabalho
- Assegurar que se aproveitem e se utilizem da melhor maneira os recursos humanos e as instalações da clínica, apoiando a gestão do centro veterinário.

Nas Diretrizes para o Bem-Estar Animal da WSAVA[3] são oferecidos conceitos e ferramentas para satisfazer as necessidades de bem-estar dos animais de companhia em torno da visita à clínica veterinária, além da utilização das cinco liberdades na avaliação do bem-estar animal durante as várias fases da visita ao centro de atendimento veterinário.

CONSIDERAÇÕES FINAIS

O convívio do ser humano com cães e gatos, fenômeno de caráter global, remonta a milênios e configura-se como um dos mais estreitos e intensos vínculos entre espécies. A intensidade dessa relação repercute de modo importante na saúde das pessoas e dos animais.[36]

O relacionamento entre os seres humanos e os gatos (*Felis catus domesticus*), por exemplo, tem mudado ao longo do tempo. A quantidade de proprietários de gatos vem aumentando em todo o mundo; na Europa essa quantidade ultrapassou a população de cães, em parte graças à adaptação de felinos domésticos a apartamentos e casas pequenas.[10]

Atualmente, os cães (*Canis lupus familiaris*) são usados para preencher mais necessidades humanas do que qualquer outra espécie doméstica, no entanto as visões culturais sobre os cães variam regionalmente em um mesmo país, bem como a prática da guarda responsável[a] de um animal. Eles podem receber nomes de seres humanos e serem muito amados ou ser considerados pestes. Entre esses dois extremos, estão as percepções e culturas indiferentes ao bem-estar dos animais.[11]

Do ponto de vista jurídico, o animal não humano é considerado propriedade. Nesse sentido, os termos "tutor", em vez de "proprietário", e "guarda responsável", no lugar de "propriedade responsável", seriam mudanças legais necessárias que acompanhariam a evolução da valoração do animal na sociedade.

O conhecimento dos aspectos de guarda responsável praticada pelos guardiões/clientes é fundamental para o entendimento do vínculo existente entre família e animal de estimação, e auxilia na avaliação da QdV do animal e na prevenção do abandono. A baixa procura pela atenção médica-veterinária para os animais reflete a pouca preocupação dos proprietários em solicitar atenção veterinária, bem como a falta de acessibilidade geográfica e financeira a esse serviço.[37] Outro agravante para a saúde e o bem-estar de cães e gatos relaciona-se com abusos físicos e emocionais e crueldade. O médico-veterinário pode ser o primeiro a detectar algo anormal na família quando desconfia de traumas não acidentais em animais de estimação. Pesquisadores têm proposto diferentes estratégias para a abordagem desses casos na clínica de pequenos animais.

Além de ser uma demanda social, um compromisso ético e uma exigência legal, o estudo e a aproximação adequada da ciência de bem-estar animal exigem dos clínicos veterinários um espírito interdisciplinar em que diferentes conceitos e perspectivas são necessários para identificação e compreensão dos principais problemas de bem-estar em pequenas espécies.

O diagnóstico e a intervenção para resolução dos problemas exigirão uma ampliação dos conhecimentos do clínico e do tipo de atenção oferecida em clínicas e consultórios, além do reconhecimento dos diferentes papéis que os animais de companhia representam na cultura regional e, consequentemente, a adequada interação dos três aspectos do bem-estar: a ciência, a ética e a lei.

REFERÊNCIAS BIBLIOGRÁFICAS

1. World Society for the Protection of Animals; University of Bristol. Introdução ao bem-estar animal. In: Conceitos em Bem-estar animal. London: WSPA; 2004.
2. Animal Welfare Certificate by Cambridge E-learning Institute; 2006.
3. Ryan S, Bacon H, Endenburg N. WSAVA Animal Welfare Guidelines. J Small Anim Pract. 2019;60(5):E1-46.
4. McMillan FD. Mental health and well-being in animals. 2. ed. UK: CABI.; 2020.
5. Yin S. Handling, restraint and behavior modification in dogs & cats. EUA: Cattle Dog Publishing; 2009.
6. Becker M. From fearful to fear free. Health Communications, Inc., EUA; 2018.

---

[a]Definição de Organização Pan-Americana da Saúde (OPAS) e World Society for the Protection of Animals (WSPA), 2003: "A condição na qual o guardião de um animal de companhia aceita e se compromete a assumir uma série de deveres centrados no atendimento das necessidades físicas, psicológicas e ambientais de seu animal, assim como prevenir os riscos (potencial de agressão, transmissão de doenças ou danos a terceiros) que seu animal possa causar à comunidade ou ao ambiente, como interpretado pela legislação pertinente". Definição da International Companion Animal Management Coalition (ICAMC): "*It is a principle of animal welfare that owners have a duty to provide sufficient and appropriate care for all their animals and their offspring. This 'duty of care' requires owners to provide the resources (p. ex., food, water, health care and social interaction) necessary for an individual dog to maintain an acceptable level of health and well-being in its environment – the Five Freedoms (Freedom from hunger and thirst; freedom from discomfort; freedom from pain, injury or disease, freedom to express normal behavior; freedom from fear and distress (Farm Animal Welfare Council – FAWC). Owners also have a duty to minimize the potential risk their dog may pose to the public or other animals*"

7. Álvarez R, Quintana G. Manejo libre de estrés en la clínica veterinária. España: Servet; 2020.

8. Rochlitz I. The welfare of cats. London: Springer; 2007.

9. Broom D, Fraser A. Domestic animal behaviour and welfare. 4. ed. Oxfordshire: CABI International; 2007.

10. Beaver B. Comportamento felino: um guia para veterinários. 2. ed. São Paulo: Roca; 2005.

11. Beaver B. Comportamento canino: um guia para veterinários. São Paulo: Roca; 2001.

12. Rochlitz I. Basic requirements for good behavioural health and welfare in cats. In: BSAVA Manual of canine and feline behavioural medicine. 2. ed. England: British Small Animal Veterinary Association; 2009.

13. Calderón Maldonado NA, 2009 apud Garcia RCM, Lombardi A, Nunes VFP. Bem-estar animal. Apostila do Curso de Formação de Oficiais de Controle Animal. 14. ed. In: Instituto Técnico de Educação e Controle Animal; 2014. 126 p.

14. Farm Animal Welfare Council [Internet].[Citado em 2008 out. 20]. Disponível em: https://www.gov.uk/government/groups/farm-animal-welfare--committee-fawc. Acesso em: 8 nov. 2022.

15. Instituto Técnico de Educação e Controle Animal. Introdução ao manejo etológico canino. Curso de Formação de Oficiais de Controle Animal. DVD; 2008.

16. Grandin T. Improving animal welfare. A practical approach. Oxfordshire: CABI; 2010. 328 p.

17. Instituto Técnico de Educação e Controle Animal (ITEC). Apostila Curso de Formação de Oficiais de Controle Animal; 2012. 120 p.

18. WSAVA Hereditary Disease Committee. The role of health-conscious breeding and genetic testing in reducing the impact of hereditary disease. [Internet] [Citado em jan. 2020] Disponível em: https://wsava.org/wp-content/uploads/2020/01/WSAVA-Hereditary-Disease-Committee-Position-Paper-HDC-Edited.pdf.

19. Melhor DJ, Patterson-Kane E, Stafford KJ. The sciences of animal welfare. Oxford: UFAW/Wiley-Blackwell; 2009.

20. Mellor DJ, Hunt S, Gusset M. Caring for wildlife: the world zoo and aquarium animal welfare strategy. Gland: WAZA Executive Office; 2020. 87 p. [Internet][Citado em nov. 2020] Disponível em: https://www.waza.org/priorities/animal-welfare/animal-welfare-strategies/.

21. Villalobos AE. Quality-of-life Assessment Techniques for Veterinarians. Vet Clin North Am Small Anim Pract. 2011;41(3):519–29.

22. Welfare Quality. Welfare Quality assessment protocol for poultry (broilers, layinghens). Laystad, Netherlands: Welfare Quality Consortium; 2009. 111 p.

23. Camps T, Amat M. Cambios de comportamento associados al dolor en animales de compañía. España: Servet; 2013.

24. Denenberg S. Small animal veterinary psychiatry. UK: CABI; 2021.

25. Bonafos L, Simonin D, Gavinelli A. Animal Welfare: European Legislation and Future Perspectives. J Vet Med Educ. 2010;37(1):26-9.

26. Manteca X. Bienestar animal. España: Multimédica Ediciones Veterinarias; 2021.

27. Jevring C, Catanzaro T. Healthcare of the well pet. Scotland: W.B. Saunders; 1999.

28. Calderón Maldonado NA. Desarrollo de un programa de salud comportamental y bienestar animal en la clínica de pequeños animales. [Internet] [Citado em out. 2009]. Disponível em: http://nestorcalderon.conciencianimal.org/nestorcalderon/articulos/desarrollo_programa_salud_comportamental_y_bienestar_animal_en_la_clinica_de_pequeños_animales_copyright_nestor_calderon_maldonado.htm.

29. McMillan FD. Development of a mental wellness program for animals. JAVMA. 2002;220(7):965-72.

30. Corridan C. Basic requirements for good behavioural health and welfare in dogs. In: BSAVA Manual of canine and feline behavioural medicine. 2. ed. England: British Small Animal Veterinary Association; 2009.

31. WSAVA Nutritional Assessment Guidelines Task Force. J Small Anim Pract. 2019. Vol 00. June 2011 [Internet] [Versão em português – Citado em out. 2019] Disponível em: https://wsava.org/wp-content/uploads/2020/01/Global-Nutritional-Assesment-Guidelines-Portuguese.pdf.

32. Stafford K. The welfare of dogs. London: Springer; 2007.

33. Rosado B, Palacio J, García S. Comportamiento y bienestar en el Perro. In: Bienestar Animal Una visión global en Iberoamérica. 3. ed. España: Elsevier; 2016. p. 15-26.

34. Mejía C, Amat M, Torres S. Comportamiento y bienestar en el Gato. In: Bienestar Animal Una visión global en Iberoamérica. 3. ed. España: Elsevier; 2016. p. 27-39.

35. Merida I. Manual práctico para la gestión de centros veterinarios. España: Multimédica Ediciones Veterinarias; 2019.

36. Beck A, Katcher AH. In: Pets are family. Between pets and people: the importance of animal companionship. Indiana: Purdue University Press; 1996. p. 40-62.

37. Garcia RCM. Estudo da dinâmica populacional canina e felina e avaliação de ações para o equilíbrio dessas populações em área da cidade de São Paulo, SP, Brasil [Tese]. São Paulo: Faculdade de Medicina Veterinária e Zootecnia, Universidade de São Paulo; 2009.

262
Comportamento Animal

Mauro Lantzman

INTRODUÇÃO

As queixas relacionadas com o comportamento de cães e gatos têm se tornado cada vez mais comuns na clínica veterinária. Frequentemente, os proprietários apresentam dificuldades com seus animais e, nesse caso, o clínico veterinário deve tentar auxiliá-los a melhor compreender os comportamentos exibidos ou buscar ajuda de profissionais especializados no estudo do comportamento animal. Essa é a expressão tradicional na relação médico-paciente, uma questão privada, que envolve o animal e sua família humana.

O comportamento inadequado de um animal de estimação pode causar perturbação e lesões corporais a pessoas estranhas ou a animais não familiares. A questão deixa de ser privada e alcança a esfera pública.

Tanto nos casos de proprietários que procuram ajuda profissional para encontrar uma solução para a queixa comportamental quanto nos casos em que há a necessidade de uma perícia para analisar e avaliar o comportamento exibido, o diagnóstico comportamental depende não somente de conhecimentos de variadas áreas da medicina veterinária, como a anatomia, a fisiologia e a farmacologia, como também de conhecimentos específicos nas áreas de etologia clínica (bases fisiológicas e neurobiológicas do comportamento, psicofarmacologia, cognição animal, psicologia comportamental), da psicologia e da terapia familiar.

Nesse sentido, destaca-se a Etologia, ciência que oferece ao médico-veterinário ferramentas conceituais e metodológicas importantes para entendimento e análise do comportamento. Essa ciência estuda a perspectiva evolutiva do comportamento, ou seja, aceita que o processo da seleção natural atuou de modo a resultar em comportamentos adaptativos para cada espécie. Ao privilegiar a observação e a descrição do comportamento, a Etologia oferece a oportunidade de compreensão dos animais de maneira mais adequada: uma espécie com suas características evolutivas próprias.

Muitos dos comportamentos dos animais domésticos resultam do modo como ocorreu sua adaptação ao ambiente físico e social humano. Esses comportamentos, contextualizados no ambiente evolutivo, poderiam ser considerados adaptativos, mas são vividos como problemas pelas pessoas.

A maioria dos comportamentos exibidos ou relatados aos veterinários pelos proprietários são espécie-específicos e, portanto, não deveriam ser considerados anormais ou doentios. Um exemplo seria a queixa de hiperatividade em cães das raças Border Collie, Beagle ou Fox Terrier, cujos comportamentos exibidos não são apropriados a espaços de convivência reduzidos, como em um apartamento. Trata-se de uma característica comportamental selecionada para competências específicas: o trabalho de pastoreio e a caça. Gatos que mordem e arranham pessoas podem estar apenas manifestando seu comportamento territorial.

A queixa que o proprietário apresenta pode ser, então, o resultado da dificuldade tanto do ser humano como do animal de companhia de se ajustarem um ao outro. Isso, muitas vezes, está associado a problemas de comunicação e, principalmente, à falta de informações sobre o comportamento típico daquela espécie.

Sob essa perspectiva, muitas das queixas comportamentais comuns no consultório veterinário não deveriam ser classificadas como distúrbios de comportamento, pois esse diagnóstico provém da psiquiatria como um distúrbio neurológico, uma doença.

IMPORTÂNCIA DO DIAGNÓSTICO COMPORTAMENTAL

Quando o médico-veterinário é solicitado como perito em um caso judicial de conflitos envolvendo animais, seus proprietários e terceiros, ele cria um laudo comportamental que não se presta somente como documento técnico, mas também poderá auxiliar na solução dos problemas de ordem comportamental causadores de conflito.

Tanto nesse contexto quanto para o veterinário clínico, o sucesso da intervenção depende do diagnóstico, o qual somente pode ser realizado por um profissional capaz de investigar a queixa comportamental.

Em primeiro lugar, o profissional precisa fazer um diagnóstico diferencial da queixa apresentada entre comportamentos associados a condições médicas, distúrbios funcionais, alterações hormonais, intoxicação e doenças específicas daqueles comportamentos que têm origem em outras condições.

Um bom exemplo é a agressividade por dor. Cães portadores de displasia coxofemoral podem exibir agressividade antes de manifestar os sintomas típicos dessa doença. Outro exemplo são os casos de convulsão, que podem se manifestar na forma de agressividade direcionada ao proprietário ou a outras pessoas ou animais. Ainda há os casos de agressividade e distúrbios cognitivos associados a hipotireoidismo, neoplasias, cinomose e envelhecimento, entre outros.

Concluído o diagnóstico diferencial, a investigação da queixa deve focar-se nos aspectos eminentemente comportamentais.

Dentre as categorias comportamentais que precisam ser investigadas para melhor se compreender a queixa, destacam-se o comportamento social, o comportamento territorial, a comunicação e a cognição.

A avaliação dessas classes comportamentais possibilita um quadro geral sobre o comportamento do animal em relação ao padrão típico da espécie, possibilitando a identificação de disfuncionalidades.

Dois parâmetros de análise são fundamentais: as causas proximais ou imediatas e o processo de desenvolvimento do comportamento ou ontogenia.

Causas proximais ou imediatas buscam estabelecer as relações de causa e efeito entre comportamento e genes, explicitando os múltiplos processos que o desencadearam. Portanto, envolve identificar não apenas o gene relacionado com o comportamento, mas quais fatores e estímulos internos e externos desencadearam sua manifestação no modo de comportamento e como os sistemas nervoso, endócrino e muscular se integraram para capacitar o organismo a agir desse modo.[1]

Na sequência do diagnóstico, é preciso investigar a ontogenia do comportamento: como se desenvolveu ao longo da vida do animal. Além disso, não se pode pretender entender o comportamento do animal de estimação sem compreender minimamente a dinâmica, a estrutura e a organização da família na qual o animal está inserido. O comportamento do cão doméstico é influenciado e influencia o ambiente social em que está inserido, ou seja, a família humana que o adotou.

INSTRUMENTOS PARA O DIAGNÓSTICO COMPORTAMENTAL

Pelo menos três instrumentos podem ser utilizados para concluir o diagnóstico comportamental: a entrevista estruturada, o questionário e os testes comportamentais.

Entrevista estruturada

Muitos aspectos do comportamento podem não se manifestar espontaneamente e dependem da descrição do proprietário. Nesse sentido, a descrição deve ser detalhada, tomando-se cuidado para evitar aspectos subjetivos e descrições vagas e imprecisas.

O roteiro apresentado a seguir indica os principais tópicos a serem abordados em uma entrevista:

- Dados do animal e do proprietário:
  - Nome, raça, espécie, sexo, nascimento, vacinas
  - Proprietário/residência/endereço/área
  - Dados sobre aquisição: data, local, idade do animal quando da aquisição, motivos/escolha
  - Experiência prévia com outros animais
  - Adestramento
- História médica
- Queixa
- História sob o ponto de vista do proprietário:
  - Descrição livre
  - Definição do problema – ocorrência mais recente
  - História de desenvolvimento:
    - Descrição objetiva e completa do problema
    - Análise comportamental (reforçadores/punições)
    - Identificação das motivações e dos estímulos que eliciam o comportamento
    - Identificação dos reforçadores
    - Identificação das tentativas de "tratamento/correção/punição"
    - Descrição das posturas corporais e outras ações manifestas observadas
    - Identificação de padrões de comportamento, reações e interações
    - Ocorrências prévias, em especial a primeira ocorrência
- Observação do comportamento no ambiente em que ele ocorre
- Exploração das classes de comportamento e interações:
  - Alimentação – eliminações
  - Vocalização
  - Atividade geral/descanso/sono – descrição, local
  - Passeio/exercícios/outras interações – frequência, descrição
  - Territorial
  - Exploratório – lúdico
- Primeiro ano de vida:
  - Experiência com mãe e irmãos
  - Educação – aprendizagem – obediência – adestramento
  - Comportamento exploratório – socialização – habituação
- Identificação de outros comportamentos:
  - Ansiedade, medos e fobias
  - Agressividade
  - Compulsividade/estereotipias/alucinações
  - Destrutividade
  - Hiperatividade/depressão
- Dados sobre a família:
  - Composição familiar, incluindo animais e funcionários
  - Coesão, adaptabilidade e comunicação familiar
  - Interação/vínculo com familiares – manifesto pelas atividades que realiza com o animal de companhia
  - Alimentação – higiene – cuidados médicos
  - Passeio – contato – brincadeira.

Questionários

Atualmente, é possível o acesso a uma série de questionários[a] para se avaliar o comportamento dos animais domésticos sob diversos aspectos: identificar tendências comportamentais de diferentes raças caninas, avaliar aspectos genéticos associados a diferentes comportamentos, avaliar habilidades e competências, selecionar cães para trabalho, atividade e terapia mediada por animais e identificar distúrbios comportamentais.[2]

Esses questionários possibilitam que o profissional avalie de modo quantitativo as manifestações comportamentais exibidas como, por exemplo, quando se quer avaliar o potencial de agressividade de um animal.

Entre os vários instrumentos de avaliação encontrados na literatura, destaca-se o QuestPetVet®[b], questionário autoaplicável que possibilita tanto a avaliação do comportamento animal como da família.[3]

Já o CBARQ[c] é um questionário validado que possibilita a avaliação do comportamento do animal de estimação. Ele é um excelente instrumento que pode ser preenchido pelo proprietário antes da consulta comportamental.

Testes

Em alguns casos, contextos ou estímulos podem ser apresentados ao animal para eliciar o comportamento que se deseja observar. Se não oferecerem risco às pessoas envolvidas, esses testes possibilitam a ampliação do entendimento do comportamento, possibilitando confrontar o relato apresentado com o comportamento manifesto (p. ex., em casos de cães que latem e que somente exibem a vocalização quando o telefone, a campainha ou o interfone toca, ou cães que manifestam agressividade direcionada a pessoas estranhas ou a animais não familiares durante o passeio).

REFERÊNCIAS BIBLIOGRÁFICAS

1. Nunes SA, Vieira ML. Fundamentos históricos e epistemológicos no estudo do comportamento paterno. Psicol Argum. 2009;27(57):103-15.
2. Lantzman M. O cão e sua família: temas de amor e agressividade [tese]. São Paulo: Pontifícia Universidade de São Paulo; 2004.
3. Olson DH, Portner J, Bell RQ. Faces II: family adaptability and cohesion evaluation scales. Minesota: University of Minesota; 1982.

BIBLIOGRAFIA

Landsberg G, Hunthausen W, Ackerman L. Handbook of behaviour problems of the dog and cat. Oxford: Butterworth-Heinemann; 1997.

Lindsay S. Handbook of applied dog behavior and training. Iowa: Blackwell Publishing; 2000.

Overall KL. Clinical behavioral medicine for small animals. St. Louis: Mosby; 1997.

---

[a]Disponível em: http://animalalternatives.org/nss-folder/hiddenpdfsfolder/CatBehavior Questionnaire.pdf; http://www.olddominionanimalhospital.com/forms/BPDC- F07.pdf; http://www.olddominionanimalhospital.com/forms/BPDC-F03.pdf; http://www.drmoffat.com/forms/caninebehaviorquestionnaire.pdf.

[b]Disponível em: http://www.pet.vet.br/QuestPetVet.pdf.

[c]Disponível em: http://vetapps.vet.upenn.edu/cbarq/.

263
Direito Animal | Relações de Consumo e Animais

João Ricardo da Mata

INTRODUÇÃO

O clínico veterinário deve estar atento ao regramento que envolve a sua área de atuação. O sistema jurídico brasileiro apresenta uma hierarquia normativa com seu ápice focado na Constituição Federal. A Constituição fixa as competências para a criação de leis e de outros instrumentos jurídicos que estruturam nossa comunidade.

Em relação aos animais, o texto constitucional é genérico, abrangendo amplamente o tema no capítulo "Do Meio Ambiente" (art. 225) e no título "Da Organização do Estado" (art. 23, VI e VII; art. 24, VI). O legislador constitucional traçou os princípios básicos de proteção e defesa ambiental, remetendo ao legislador ordinário (União, Estados e Distrito Federal) a competência para fixação de suas diretrizes e regras específicas.

Neste sentido, tem-se um verdadeiro leque de leis que abordam as matérias relacionadas com os animais: Código Civil (Lei nº 10.406/02), Lei Ambiental (9.605/98), Lei de Biossegurança (11.105/2005), entre outras.

Entretanto, em que pesem a diversidade normativa e as novas abordagens filosóficas envolvidas (bem-estar animal), traçaremos os aspectos mais básicos e diretamente aplicáveis de nossas leis vigentes.

A tradição, sobretudo do direito romano, manteve no Código Civil Brasileiro os animais como bens móveis (art. 82). A Professora Maria Helena Diniz[1] ressalta que os animais, por se moverem de um lugar para outro, por movimento próprio, são bens semoventes.

Todavia, diferentemente da maioria dos outros bens móveis, os animais têm uma tutela jurídica específica amparada por diversas leis ordinárias federais, estaduais e municipais.

Dentro desse arcabouço legal, destaca-se a Lei Federal nº 9.605/98, que tipificou algumas condutas como crimes ambientais, afastando grande parte da autonomia característica dos direitos de propriedade. Assim, mesmo sendo proprietário, o ser humano não pode "praticar ato de abuso, maus-tratos, ferir ou mutilar animais" (art. 32).

Outras leis federais esparsas regulamentam situações específicas, como a Lei Federal nº 10.220/01, que dispõe sobre o profissional "peão de rodeio" no território nacional (autorizando, portanto, a montaria em touros e cavalos de rodeio), e a Lei Federal nº 7.643/87, que criou o crime de "molestamento de cetáceo", com pena de até 5 anos de reclusão.

No Estado de São Paulo, a cordotomia em cães e gatos foi proibida pela Lei Estadual nº 11.488/03 por ser considerada um modo de mutilação cruel e desnecessário.

Na esfera municipal, muito controversa é a competência desse ente federativo para legislar sobre matéria ambiental. Contudo, inúmeros municípios já proibiram a apresentação pública de animais em circos.

Por outro lado, de maneira indireta, a Lei Federal nº 5.517/68, que regulamenta a profissão do médico-veterinário, acaba tratando da matéria ao fixar como competência privativa "a prática da clínica em todas as suas modalidades" (art. 5º, alínea "a"). Assim, fica assegurada, a todos os animais, a prática da terapêutica apenas por profissionais com formação em medicina veterinária, sendo uma contravenção penal o exercício irregular da clínica veterinária (além das outras competências privativas determinadas pela referida lei), nos termos do artigo 47 do Decreto-Lei nº 3.688/41 (Lei das Contravenções Penais).

A atividade clínica, por sua natureza técnica, deve ser exercida dentro dos preceitos éticos e científicos da medicina veterinária, sendo ampla a responsabilidade do clínico pela observância e cumprimento das leis de proteção animal e de saúde pública. Não apenas o bem-estar animal deve nortear a atividade do profissional, mas também a segurança e a saúde humana em casos de suspeita ou confirmação de doenças de notificação compulsória como, por exemplo, a raiva.

RELAÇÕES DE CONSUMO E ANIMAIS

A atividade veterinária, desempenhada pelo clínico de pequenos animais, é uma típica relação de consumo, estando abrangida pelas regras do Código de Defesa do Consumidor (Lei Federal nº 8.078/90).

Conforme o texto legal, "consumidor é toda pessoa física ou jurídica que adquire ou utiliza produto ou serviço como destinatário final". Por outro lado, o fornecedor é definido como toda pessoa (física ou jurídica) que desenvolve, entre outras atividades, a prestação de serviços. Assim, a assistência clínica veterinária, como atividade final (não intermediária dentro de uma cadeia produtiva), satisfaz o quadro normativo vinculante entre fornecedor (veterinário) e consumidor (cliente).

Dentro dessa óptica, deve-se ressaltar os direitos básicos do consumidor, nem sempre devidamente respeitados, que implicam certas obrigações e responsabilidades aos profissionais veterinários.

A proteção da vida, a segurança, a educação, a informação adequada e clara, a prevenção de danos (patrimoniais e morais), entre outros, são os principais direitos assegurados pelo Código de Defesa do Consumidor.

Na rotina de trabalho do médico-veterinário, a não observância de uma conduta adequada pode desencadear prejuízos ao cliente e ao próprio profissional. É de extrema valia a correta interpretação das diretrizes legais em consonância ao desenvolvimento da atividade clínica.

Sem dúvida, o direito de informação do consumidor é um dos pontos que enfrenta grande resistência na classe médica. O dever de informar é oriundo da boa-fé e altamente valorado na complexa sociedade de riscos e da informação contemporânea. A boa-fé significa uma atuação refletida, um comportamento direcionado ao outro (cliente), respeitando seus interesses e suas expectativas, sem abusos ou obstruções, aconselhando o consumidor e cooperando para se alcançar o bom fim das obrigações contratuais (serviços veterinários).[2]

A Professora Daisy Gogliano[3], em relação à atividade médica humana, traz o seguinte ensinamento:

> Não é pelo fato de não coincidir ser especialista em medicina e desconhecer a arte e ciência médica, que não tem direito de ser informada, esclarecida sobre o ato médico a ser praticado em seu corpo. Por outro lado, a qualidade de ser médico não confere ao profissional a faculdade de se tornar dono do corpo alheio, dispondo do mesmo e de suas partes, como meros instrumentos de terapêutica, relegando a dignidade da pessoa humana, sua inviolabilidade e sua incomunicabilidade, a bem da saúde.

O cliente tem o direito de ser informado sobre os riscos que o tratamento e a terapêutica veterinária encerram, para que, conscientemente, possa declarar sua vontade. Para tanto, a informação deve ser dada levando-se em conta as condições socioculturais do cliente, em linguagem que possa compreender a conduta clínica a ser adotada.

Por outro lado, deve-se ressaltar que a prestação de serviço veterinário é uma típica obrigação de meio, pois o clínico se compromete a usar de todo conhecimento, prudência e diligência normais para alcançar um resultado, sem, contudo, se vincular a obtê-lo.

Assim, nem todo insucesso pode ser imputado ao profissional. O Código de Defesa do Consumidor (art. 14, 4º) estabelece a apuração da responsabilidade do médico-veterinário (profissional liberal) mediante a verificação de culpa (imprudência, negligência ou imperícia).[4]

Na atualidade, as ações indenizatórias movidas em face de veterinários são cada vez mais frequentes, preocupando nossa classe profissional e exigindo mudanças de comportamento e de atendimento: o cliente não deve ser interpretado como um inimigo, mas como um parceiro em mútua relação de direitos e obrigações.[5]

Considerando-se que o Código de Defesa do Consumidor aponta a culpa e a prestação de um serviço defeituoso como as bases da responsabilidade civil dos profissionais liberais, a prova pericial será sempre necessária para a avaliação da conduta do médico-veterinário. A garantia constitucional da ampla defesa (art. 5º, inciso LV da Constituição Federal) fundamenta o direito à prova pericial e afasta, por vezes, a competência dos Juizados Especiais Cíveis ("Pequenas Causas") para o julgamento das demandas, lançando a controvérsia para a Justiça Comum (Varas Cíveis), mais apta a uma análise aprofundada da matéria.

Uma triste realidade, geralmente decorrente da massificação do atendimento clínico, é a da falta de registro e de documentação veterinária (prontuários). Os relatórios clínicos são essenciais ao veterinário, para acompanhamento da evolução de seu paciente, e ao proprietário que terá o histórico técnico do tratamento de seu animal preservado. Em muitas ações judiciais, quando da realização da prova pericial, os prontuários são fontes de aferição da postura do clínico e a sua ausência pode implicar responsabilidade ao profissional, pois no Código de Defesa do Consumidor existe a inversão do ônus da prova em favor do consumidor, cabendo ao veterinário demonstrar que não agiu culposamente.

Em um interessante julgado da lavra do respeitável magistrado José da Ponte Neto, da 10ª Vara Civil do Foro Central de São Paulo (Processo nº 583.00.2000.642203-3), restou condenado o hospital veterinário pela não apresentação de documento que afastasse a negligência do profissional ao dar alta médica para um animal que necessitava de exame ultrassonográfico (paciente posteriormente diagnosticado com intussuscepção), assim fundamentando:

> No caso de não autorização do exame pela autora, como é curial, deveria o hospital-réu ter colhido uma declaração da autora por escrito, como se costuma fazer no meio veterinário; tal declaração não foi apresentada pelo réu. Na sequência, concluiu o perito judicial que o réu interrompeu sem justificativa o tratamento clínico da paciente.

O profissional da área veterinária deve sempre estar atento à segurança do animal e de seu proprietário. Muitos tratamentos envolvem fármacos com relativo potencial tóxico, que podem pôr em risco a saúde animal e do consumidor. Nunca serão demais o zelo e a correta explicação, de preferência por escrito (como já ressaltado), de como devem ser administrados os agentes farmacológicos e os devidos cuidados com a segurança no ato de aplicação: necessidade de utilização de luva, lavar as mãos após o contato com a substância etc.

A prevenção é a regra de ouro da atualidade e o clínico não pode ser negligente nesse quesito. Por pressões mercadológicas, às vezes, nota-se profissionais trabalhando em condições precárias que agravam os riscos de acidentes que são facilmente evitáveis. Lamentavelmente, em alguns casos, a improvisação assume o lugar da regra. Todavia, essa aparente facilidade acaba sendo desencadeadora de danos de difícil reparação.

O consumidor vem buscando serviços de qualidade, com profissionais nos quais possa confiar e que o orientem e saibam explicar os riscos existentes, bem como todas as informações essenciais para a manutenção correta dos tratamentos indicados ao seu animal. O clínico deve se ater a esses pontos paralelos ao tratamento, porém primordiais para um bom relacionamento com seus clientes.

REFERÊNCIAS BIBLIOGRÁFICAS

1. Diniz MH. Direito civil brasileiro. 20. ed. São Paulo: Saraiva; 2003.
2. Marques CL. A responsabilidade dos médicos e do hospital por falha no dever de informar ao consumidor. Revista dos Tribunais. 2004;827:11-48.
3. Gogliano D. Morte encefálica. Revista de Direito Civil, Imobiliário, Agrário e Empresarial. 1993;63:57-85.
4. Dias JA. Da responsabilidade civil. 11. ed. Rio de Janeiro: Renovar; 2006.
5. Ferraz OLM. Questionamentos judiciais e a proteção contra o paciente: um sofisma a ser corrigido pelo gerenciamento de riscos. Bioética. 1997;5:7-12.

264
Estresse e Síndrome Geral de Adaptação

Anna Carolina Barbosa Esteves Maria • Paulo César Maiorka

VISÃO GERAL

A capacidade de o organismo manter-se o mais estável possível, ante qualquer agressor interno ou externo, é estudada há séculos. Somente em 1936, contudo, o médico Hans Selye, na tentativa de compreender o desequilíbrio da homeostase e observar a resposta do organismo diante dessa situação, idealizou a *síndrome geral de adaptação*, publicada em um artigo pela *Revista Nature*, no mesmo ano.[1,2]

A síndrome geral de adaptação é constituída de três fases distintas que, dependendo de agente estressor, duração e intensidade, pode sofrer variações.[1,2]

A primeira é a *fase de alarme*, quando ocorre o reconhecimento da situação estressora pelo sistema nervoso central. Ela tem como resposta a ação de "luta ou fuga", proposta em 1929 pelo fisiologista Walter Cannon da Universidade de Harvard. Ao primeiro sinal de ameaça, a informação é processada pelo hipotálamo, que ativará o sistema nervoso autônomo simpático e o eixo simpático adrenomedular (SAM), com subsequente ativação do eixo hipotálamo–pituitária–adrenal (HPA).[1-5]

Com a ativação do sistema nervoso autônomo, vários parâmetros fisiológicos serão alterados por meio da secreção de catecolaminas da medula adrenal e dos terminais nervosos noradrenérgicos, como aumento de frequência, débito e contração cardíacos, secreção de glândulas exócrinas, vasoconstrição periférica, glicogenólise e gliconeogênese, entre outros. Essas alterações preparam o organismo para agir rapidamente mediante situações estressoras.[1-5]

De 6 a 48 horas após iniciar-se a situação estressora, os animais começam a apresentar aumento considerável do córtex adrenal, em resposta à liberação de hormônio adrenocorticotrófico (ACTH) pela ativação do eixo HPA; atrofia de órgãos linfoides, como timo, baço e linfonodos; úlceras gástricas e duodenais; perda dos lipídios da cortical e substância cromafim da adrenal; acúmulo de transudato pleural e peritoneal; perda do tônus muscular; queda da temperatura corporal; hiperemia cutânea; exoftalmia; aumento da produção de lágrimas e saliva; e, em alguns casos, observa-se necrose focal do fígado.[1-5]

Se o organismo continuar sendo exposto a qualquer agente nocivo que provoque essa reação de alarme, inicia-se a *fase de resistência*. Nesta, a adrenal apresenta-se aumentada, com recuperação dos grânulos lipídicos da cortical e vacuolização das células cromafins da medula. Essa fase pode durar um longo período, e os efeitos da ativação do eixo HPA podem ser observados mais facilmente. Alterações no crescimento, na reprodução e no sistema imunológico podem ser verificadas. Com o passar do tempo, se o estímulo estressor for minimizado, o organismo sofrerá adaptação e as suas funções retornarão à normalidade.[1-3]

Nos casos em que o estímulo estressor permanece com a mesma intensidade por um longo período, o organismo não consegue mais se manter estável e começa a apresentar variadas alterações; caso esse estímulo estressor não seja cessado a tempo, pode provocar o óbito. Os sintomas nessa fase são similares aos da fase de alarme, porém mais intensos, determinando a terceira e última fase, denominada *"fase de exaustão"*.[1-3,5]

Nessa fase, a depleção dos estoques energéticos é acentuada pela atividade do eixo HPA e pelo início das mudanças fisiopatológicas nos sistemas imunológico e gastroentérico, com imunossupressão grave e úlceras, respectivamente. Danos aos neurônios do hipocampo, desenvolvimento de certas doenças crônicas (como diabetes e hipertensão arterial) e de distúrbios comportamentais são também observados. Essa fase pode iniciar-se 1 a 3 meses após a fase anterior, desencadeada de acordo com a gravidade e a intensidade do agente estressor.[1-3,5]

Nenhum organismo consegue permanecer por muito tempo na fase de alarme: passa para a fase de resistência ou vai a óbito. Quando o estímulo estressor for muito intenso e o animal não tiver escapatória, o óbito ocorre já nas primeiras horas, mesmo antes de chegar à fase de resistência.[2] Uma situação na qual o animal vai a óbito ainda na fase de alarme é durante os procedimentos de banho e tosa. Uma grande quantidade de animais não resiste durante esses procedimentos, apresentando alterações comportamentais e desequilíbrio da homeostase compatíveis com a fase de alarme da síndrome geral de adaptação, como aumento das frequências cardíaca e respiratória, midríase, alterações intestinais, micção, dificuldade respiratória, cianose e posterior óbito.[6]

Os estressores podem ser agrupados com base em suas características, duração e intensidade. Em relação à duração, eles são divididos em agudos ou crônicos; podem ser físicos, biológicos, químicos, psicológicos e sociais. Entre os físicos, podem-se destacar frio, calor, radiação, barulho, vibração, entre outros. Os químicos incluem variadas classes de medicamentos, venenos, entre outros. O estresse psicológico interage com o comportamento do animal e altera, muitas vezes, a sua reação à ansiedade, ao medo e à frustração. Já o estresse social está relacionado com a dominância entre animais de determinado grupo, a introdução de novos indivíduos no seu hábitat ou até a sua transferência para um local desconhecido.[7]

Por muitos anos, a resposta do organismo ao estresse foi considerada uma reação inespecífica, ou seja, o organismo apresentaria a mesma resposta biológica a todos os agentes estressores, independentemente de sua natureza.[1,2] Estudos mais recentes apontam uma variação na resposta do organismo diante dos estímulos estressores, ou seja, diferentes tipos de respostas biológicas podem ser apresentadas pelo animal e a reação ao mesmo estressor pode variar entre os indivíduos, independentemente de tipo, intensidade e duração do estresse.[5]

Muitas pesquisas também demonstram que animais proativos, conhecidos por serem agressivos, ativam principalmente o eixo SAM, e animais reativos, conhecidos por serem animais menos agressivos e mais passivos, ativam principalmente o eixo HPA e a parte parassimpática do sistema nervoso autônomo. Essas características já foram observadas em várias espécies, como cães, pássaros, peixes, ratos, suínos, bovinos, macacos e humanos.[8,9]

REFERÊNCIAS BIBLIOGRÁFICAS

1. Selye HA. Syndrome produced by diverse nocuous agents. Nature. 1936;138:32.
2. Selye HA. Stress of life. New York: McGraw-Hill; 1956.
3. Moberg GP, Mench JA. The biology of animal stress: basic principles and implications for animal welfare. Oxon: CAB International; 2001.
4. Graeff F. Anxiety, panic and the hypothalamic-pituitary-adrenal axis. Rev Bras Psiquiatr. 2007;29(1):3-6.
5. McCarty R, Pacak K. Alarm phase and general adaptation syndrome. In: Fink G (editor). Encyclopedia of stress. San Diego: Academic Press; 2007.
6. Esteves MACB. Estresse em cães durante o banho e tosa: análise de marcadores biológicos salivares, parâmetros fisiológicos e comportamentais e fatores ambientais predisponentes [tese]. São Paulo: Faculdade de Medicina Veterinária e Zootecnia; 2015.
7. Pacak K, McCarty R. Acute stress response: experimental. In: Fink G (editor). Encyclopedia of stress. San Diego: Academic Press; 2007.
8. Overli O, Orzan WJ, Höglund E et al. Stress coping style predicts aggression and social dominance in rainbow trout. Horm Behav. 2004;45(4):235-41.
9. Horváth Z, Igyártó BZ, Magyar A et al. Three different coping styles in police dogs exposed to a short-term challenge. Horm Behav. 2007;52(5):621-30.

265
Introdução às Perícias e à Medicina Veterinária Legal | Conceitos Preliminares

Adriana de Siqueira • Alberto Soiti Yoshida

INTRODUÇÃO

Desde a Antiguidade, os seres humanos se relacionam com os animais. Os cães foram domesticados antes dos gatos, os vínculos foram se estreitando e sofrendo modificações ao longo dos séculos. Atualmente, cães e gatos são considerados verdadeiros membros da família, embora essa proximidade propicie problemas relacionados com a violência doméstica e suas consequências (ver Capítulo 270, *Violência Humana e Conexões*). No Brasil, há leis específicas que contemplam maus-tratos contra animais, situações de violência, abuso ou crueldade, entretanto a sociedade brasileira tem cobrado alterações na legislação, para que a violência contra os animais seja tratada de maneira mais rígida e efetiva, principalmente com relação a sua punição. Atualmente, a medicina veterinária legal não funciona apenas como uma ferramenta para materializar as provas na caracterização desses eventos em termos de tipificação penal, mas também como um dispositivo valioso para sua previsão, prevenção e, principalmente, na determinação do tipo de pena alternativa corretiva, caso essa seja concedida.

ASPECTOS LEGAIS

No ordenamento jurídico brasileiro, desde a década de 1930, há legislações federais que abarcam a questão animal, como o Decreto nº 4.645, de 10 de junho de 1934, sancionado pelo presidente Getúlio Vargas, o qual estabelece medidas de proteção aos animais.

A Lei nº 9.605, de 12 de fevereiro de 1998, que versa sobre os crimes ambientais, trata das "sanções penais e administrativas derivadas de condutas e atividades lesivas ao meio ambiente", e em seu artigo 32 determina que, por "praticar ato de abuso, maus-tratos, ferir ou mutilar animais silvestres, domésticos ou domesticados, nativos ou exóticos", a pena é a detenção, de 3 meses a 1 ano, e multa. No parágrafo 1º, incorre nas mesmas penas quem promove dor ou crueldade em animal vivo, ainda que para fins didáticos ou científicos, quando existirem recursos alternativos e, no parágrafo 2º, a pena é aumentada de 1/6 a 1/3, caso ocorra a morte do animal.[1]

O Novo Código Penal, em fase de tramitação pelo Senado Federal e pela Câmara dos Deputados, em seus artigos 388 a 400 trata de crimes contra a fauna. O artigo 391 trata de abuso e maus-tratos aos animais, pena e agravantes quando culmina em óbito; o artigo 393 aborda o abandono dos animais, o tipo extremo de negligência; e o artigo 394 refere-se à omissão de socorro: deixar de atender ou ajudar um animal em "grave ou eminente perigo, e não pedir o socorro da autoridade pública". As penas para tais crimes foram elevadas para 1 a 4 anos.[2]

A legislação vigente sobre o meio ambiente não especifica o termo "negligência" no que diz respeito aos animais. Nesse aspecto, como analogia, pode-se avaliar a legislação sobre esse tema com relação a crianças e idosos. A Lei nº 8.069, de 13 de julho de 1990, do Estatuto da Criança e do Adolescente, em seu artigo 5º, especifica: "nenhuma criança ou adolescente será objeto de qualquer forma de negligência, discriminação, exploração, violência, crueldade e opressão, punido na forma da lei qualquer atentado, por ação ou omissão, aos seus direitos fundamentais". Na Lei nº 10.741, de 1º de outubro de 2003, do Estatuto do Idoso, a determinação é semelhante à da criança e do adolescente. Na área humana, negligência é entendida como negação de cuidados e de proteção ao desenvolvimento das crianças, e tem sido apontada como um problema de saúde pública, constituindo-se, a partir de variados estudos estatísticos, como o modo de maus-tratos mais prevalente na infância.[3] Por semelhança pode-se aplicar esse mesmo conceito aos animais, por compartilharem da mesma vulnerabilidade, embora não haja estatísticas oficiais brasileiras sobre esse tipo de crime praticado em seres não humanos (ver Capítulo 270, *Violência Humana e Conexões*).

Um grande avanço ocorreu com a publicação da Resolução nº 1.236, de 26 de outubro de 2018,[4] pelo Conselho Federal de Medicina Veterinária, a qual "define e caracteriza crueldade, abuso e maus tratos contra animais vertebrados, dispõe sobre a conduta de médicos-veterinários e zootecnistas e dá outras providências". Essa Resolução visa nortear as ações dos profissionais em sua prática diária, em que por vezes deparam com situações em que há evidências de violência contra animais, estejam estes vivos ou mortos. Dessa maneira, o médico-veterinário não pode mais se omitir frente a essas situações, devendo denunciá-las, com amparo documental, ao Conselho Regional de Medicina Veterinária de sua circunscrição. Tal publicação, além de atender a demanda social, preenche lacunas existentes no Código de Ética, já que, em seu artigo 2º, diz-se ser dever do profissional "denunciar às autoridades competentes qualquer forma de agressão aos animais e ao seu ambiente", sem, entretanto, esclarecer a autoridade ou instituição pública a quem compete receber e encaminhar a denúncia, tampouco o que deve ser considerado agressão. Além disso, em seu artigo 25, parágrafo I, o código determina também ao médico-veterinário "conhecer a legislação de proteção aos animais, de preservação dos recursos naturais e do desenvolvimento sustentável, da biodiversidade e da melhoria da qualidade de vida".

AVALIAÇÃO DOS ANIMAIS VITIMIZADOS

Deve-se avaliar criteriosamente o animal para determinar se ele está sofrendo a consequência de algum acidente ou se os fatos foram provocados por algum agente (autoria humana). Os médicos-veterinários podem ser requisitados pela Justiça para avaliar animais com suspeitas de abuso ou maus-tratos (por ação de agente) ou de negligência, privação e muitas maneiras de restrição (mais comuns na omissão do agente). Tais constatações poderiam ser evidenciadas por história ou testemunho, se coerente ou desconexo, narrados pelo responsável ou cuidador do animal ao médico-veterinário, a vizinhos, a indivíduos na recepção da clínica; se há incongruência entre a história clínica e o exame físico do animal; o comportamento do animal; a relação entre a família e o animal. Denúncias e testemunhos de vizinhos e parentes também fazem parte desse tipo de suspeita e precisam ser apurados na investigação do evento. Não raro cabe também a confirmação dos fatos testemunhados ou observados, inclusive da identidade animal, feita por práticas de confronto de testemunho, conhecidas nas rotinas investigatórias ao modo de "acariações". É importante lembrar que o próprio animal é uma evidência,[5,6] e deve ser protegido em "cadeias de custódia", como se faz com as demais provas, os quais muitas vezes precisam de fiéis depositários responsáveis por lhes garantir a vida até a finalização de toda demorada e, não raro, custosa demanda processual. A identificação correta do animal prevalece entre todas as prioridades. Fotografias em diversos ângulos e preferivelmente a marcação por dispositivo definitivo, como o uso de *transponder* (*microchip*), e informações em banco de dados de acesso público e confiável são recursos indispensáveis. Em seguida, caso seja condição emergencial com risco de morte, decida as soluções de suporte e garantia de vida. Depois verifique e documente as condições nas quais o animal foi encontrado, para que sejam elaborados relatórios clínicos e protocolos terapêuticos do animal durante o período de tratamento e de recuperação. Nos casos em que for possível, cabe também preparar o animal para adoção, devidamente documentada por contrato e termo de responsabilidade, relatando-se às partes envolvidas (identificação civil completa).

A transação deve elencar formalmente os direitos e as responsabilidades mútuos, acrescidos também os documentos técnicos regulares: atestado de saúde, atestado de vacinação, termo de garantia (caso interesse) e algo que sirva como orientação ou "manual de instruções e uso" (como contempla o Código de Defesa do Consumidor).

DOCUMENTOS TÉCNICOS E HISTÓRICO

O prontuário médico e os documentos suplementares, como fotografias e exames de imagem, são todos documentos legais e, em casos de violência, poderão ser anexados como parte do processo judicial. Por isso, é mandatório que o médico-veterinário tenha anotadas as informações sobre todos os procedimentos realizados, as solicitações e os resultados de exames complementares (e outras informações em geral registradas em prontuário). Não é raro que haja necessidade de investigar a condição ou as doenças com mais detalhes. Eventualmente os responsáveis pelos animais recusam-se a fazer o procedimento solicitado pelo médico-veterinário, seja por motivos financeiros, seja por outros fatores, como negligência, má vontade ou mesmo descaso, por acreditar que esse não seja necessário. Até mesmo esse tipo de objeção deve estar registrado, quando não documentado e assinado em termo de ciência, para que o médico-veterinário possa apresentar tais informações caso seja solicitado pela Justiça.[6] Sugere-se que haja uma cópia digitalizada do prontuário médico, para que os dados não sejam perdidos.

Se houver mais de um animal em uma propriedade, cada qual deve ter uma identificação exclusiva e independente, em prontuário contendo a história completa. Isso é válido especialmente nos casos envolvendo maior quantidade de animais ou uma unidade populacional coletiva, como animais em condição de rua, aglomerações, abrigos, múltipla criação etc.[6]

AVALIAÇÃO COMPORTAMENTAL

Geralmente o comportamento dos animais vitimizados é indicativo reforçador de tal condição. Há variáveis que influenciam o comportamento, como espécie, raça, sexo, tamanho, e se o animal é ou não intacto, ou mesmo se interage com contato com humanos com que frequência e se reage de modo amigável ou não. O hábito de lamber determinada região pode indicar a existência de uma lesão, bem como a vocalização ou a tentativa de morder à palpação de local específico no exame clínico. As reações diante de situações de ameaça podem ser variadas, desde medo até ataque. É muito importante avaliar a maneira como o animal reage diante de seu responsável ou da pessoa que o agrediu, que pode ser uma demonstração de medo e de submissão, entretanto há casos em que o animal, embora seja maltratado, abane a cauda ao agressor. É particularmente relevante saber se atende a sua denominação própria (p. ex., aproxima-se ao ser chamado pelo nome). Nos casos de animais com restrição de espaço, esses podem reagir de maneira muito agressiva, porque raramente têm contato com pessoas. É importante salientar que a avaliação comportamental não é aceita como prova, mas certamente pode oferecer pistas quanto a comportamentos abusivos de seres humanos contra os animais.[5,7]

Toda maneira de violência tem um impacto negativo no animal, o exame físico pode revelar apenas um aspecto desse malefício. É recomendável que profissionais veterinários tanto da área de comportamento como de bem-estar animal avaliem os aspectos comportamentais, o ambiente e a interação do animal com seu responsável[8] (ver Capítulos 261, *Bem-Estar Animal*, e 262, *Comportamento Animal*).

EXAME DE CORPO DE DELITO

Em casos de investigação de violência contra os animais, o exame do ambiente ou local do suposto fato é parte muito relevante, como, por exemplo, em casos de situação de abuso em rinhas, mortes por intoxicação exógena ou colecionismo. Nem sempre o médico-veterinário que está examinando o "objeto de delito" (paciente veterinário) tem acesso a essa informação, a não ser que seja um caso conduzido por um perito, ou lhe seja permitido o acesso ao local; nesse caso, fotografias do lugar no qual o animal vive podem ser úteis na avaliação global do caso e devem poder registrar e confirmar endereço e entorno social (preferivelmente geolocalização acoplada), em uma sequência de eventos vindo do geral (exterior) ao específico (interior e detalhes). Desse modo, o exame de corpo de delito refere ao laudo técnico emitido por peritos considerando todos os vestígios,[9] alicerçado o embasamento com ampla documentação fotográfica.

REFERÊNCIAS BIBLIOGRÁFICAS

1. Brasil. Ministério do Meio Ambiente. Lei nº 9.605/1998. Disponível em: http://www.planalto.gov.br/ccivil_03/leis/L9605.htm. Acesso em: 25 jun. 2020.
2. Brasil. Senado Federal. Projeto de Lei do Senado nº 236/2012. Anteprojeto de Código Penal. Disponível em: http://www.senado.gov.br/atividade/materia/getPDF.asp?t=111516&tp=1. Acesso em: 22 jul. 2013.
3. Beserra MA, Corrêa MSM, Guimarães KN. Negligência contra a criança: um olhar do profissional de saúde. In: Silva Lygia Maria Pereira (Organizadora). Violência doméstica contra a criança e o adolescente. Recife: EDUPE; 2002. 240 p.
4. Brasil. Conselho Federal de Medicina Veterinária. Resolução nº 1.236/2018. Disponível em: http://portal.cfmv.gov.br. Acesso em: 25 jun. 2020.
5. Merck M. Veterinary forensics: animal cruelty investigations. Iowa: Blackwell Publishing; 2007.
6. Miller L, Zawistowski S. Animal cruelty. In: Miller L, Zawistowski S (editors). Shelter medicine for veterinarians and staff. Iowa: Blackwell Publishing; 2004.
7. Sinclair L, Merck M, Lockwood R. Forensic investigation of animal cruelty: a guide for veterinary and law enforcement professionals. Humane Society Press; 2006.
8. Hammerschmidt J, Molento CFM. Análise retrospectiva de denúncias de maus-tratos contra animais na região de Curitiba, Estado do Paraná, utilizando critérios de bem-estar animal. Braz J Vet Res Anim Sci. 2012;49(6):431-41.
9. Tremori TM, Rocha NS. Exame do corpo de delito na Perícia Veterinária (ensaio). Rev Educ Cont Med Vet Zoo CRMV-SP. 2013;11(3):30-5.

266
Abuso Sexual | Bestialismo

Eduardo Roberto Alcântara Del-Campo

VISÃO GERAL

Segundo o *Manual Diagnóstico e Estatístico dos Transtornos Mentais* (DSM-V), da Associação Americana de Psiquiatria, os transtornos sexuais englobam *disfunções sexuais, disforia de gênero e transtornos parafílicos*.

No primeiro grupo, temos as perturbações do desejo sexual ou as alterações psicofisiológicas do ciclo de resposta sexual, que conduzem à total incapacidade copulativa ou à redução na qualidade do impulso sexual, causando sofrimento acentuado e dificuldades no relacionamento interpessoal. São exemplos a *ejaculação retardada*, o *transtorno erétil*, o *transtorno de dor genitopélvica/penetração e ejaculação prematura (precoce)*.

Na *disforia de gênero* (antigo transtorno da identidade de gênero ou transexualismo), existe uma forte e persistente insatisfação com o próprio sexo, acompanhada de identificação com o gênero oposto. O animal tem corpo masculino, mas deseja ser ou até mesmo insiste que pertence ao gênero feminino (transexual de macho a fêmea), ou apresenta características sexuais femininas, mas se sente como masculino (transexual de fêmea a macho), realizando, inclusive, intervenções físicas por intermédio de hormônios e/ou cirurgia. Para o DSM-V, essa expressão "refere-se ao sofrimento que pode acompanhar a incongruência entre o gênero experimentado ou expresso e o gênero designado de uma pessoa".

Os *transtornos parafílicos*, também conhecidos como *desvios sexuais* ou *perversões*,[a] englobam as fantasias ou comportamentos aberrantes que dominam as práticas sexuais quase de maneira exclusiva, não existindo entre os autores consenso a respeito de quais sejam as aberrações e quais os desvios do instinto sexual.

O termo *parafilia* indica "qualquer interesse sexual intenso e persistente que não aquele voltado para a estimulação genital ou para carícias preliminares com parceiros humanos que consentem e apresentam fenótipo normal e maturidade física".

Nas condições de *parafilias* incluem-se o *transtorno voyeurista*, o *transtorno exibicionista*, o *transtorno frotteurista*, o *transtorno do masoquismo sexual*, o *transtorno do sadismo sexual*, o *transtorno pedofílico*, o *transtorno fetichista*, o *transtorno transvéstico*, *outros transtornos parafílicos especificados* e *outros transtornos parafílicos não especificados*.

O *bestialismo*, definido como qualquer prática de cunho sexual com animais, enquadra-se no penúltimo grupo.

Não existe consenso com relação à terminologia, mas, em geral, utilizam-se os vocábulos *bestialismo* ou *zoolagnia* para indicar a prática de atos libidinosos com animais (*zoofilismo erótico* ou *zoofilia*[b] *erótica*) ou o ato sexual em si (*zooerastia*).

Os comportamentos que incluem o abuso sexual de animais têm origem em fatores variados e podem estar associados desde influências culturais até a sérios transtornos psiquiátricos. Há trabalhos que relacionam o bestialismo com comportamentos sexuais violentos, necrofilia ou mesmo pedofilia.

É bom lembrar que, no Brasil, não se reconhece o "Direito dos Animais", segundo o qual todos os seres vivos passíveis de sofrimento expressado pela dor e pela angústia merecem tratamento igualitário ao do ser humano.

Apesar de a Constituição Federal, ao tratar do meio ambiente (artigo 225), estabelecer de maneira bastante clara a necessidade de preservação da diversidade e da integridade do patrimônio genético do país, condenando as práticas que coloquem em risco sua função ecológica, provoquem a extinção de espécies ou submetam os animais a crueldade, para o ordenamento jurídico pátrio os animais ainda não são titulares de direitos, integrando uma categoria especial de bens materiais, denominada "semoventes" (que têm movimento próprio), passível de apropriação econômica (Código Civil, artigo 82).

Mesmo na esfera penal, a legislação é bastante tímida. O artigo 32 da Lei nº 9.605, de 12 de fevereiro de 1998 ("praticar ato de abuso, maus-tratos, ferir ou mutilar animais silvestres, domésticos ou domesticados, nativos ou exóticos"), e a contravenção de *crueldade contra os animais* (Lei de Contravenções Penais [LCP], artigo 64).[c]

Em rápida busca por jurisprudência no banco de dados do Tribunal de Justiça do Estado de São Paulo, há apenas duas decisões em que a prática de bestialismo era mencionada. Em nenhum dos casos havia sido realizada perícia dos animais e ambos estavam relacionados com crimes sexuais em que a *parafilia* era relatada por testemunhas apenas como argumento relacionado com o comprometimento mental do agente.

É importante salientar que a denominação jurídica dos crimes sexuais descritos na legislação penal não se aplica aos animais. Não é possível falar em "estupro" (Código Penal, artigo 213), "violação sexual mediante fraude" (Código Penal, artigo 215), "importunação sexual" (Código Penal, artigo 215-A) ou "assédio sexual" (Código Penal, artigo 216-A). Ao descrever os atos praticados com os animais, o perito médico-veterinário deve mencionar genericamente "atos libidinosos" ou, como melhor opção, descrever a conduta praticada.

A perícia, quando realizada, é complexa e depende da natureza do ato praticado.

Existem, basicamente, dois grupos de pessoas que praticam sexo com animais. No primeiro, denominam-se *eventuais* aqueles que têm um ou poucos contatos com animais e realizam o ato apenas na ausência de parceiros mais convencionais. No segundo grupo, são os que *preferem* animais como parceiros sexuais, desenvolvendo, por vezes, profundos laços emocionais com a alimária.[1] O segundo grupo é significativamente mais relevante e nele são encontrados os comportamentos mais aberrantes e danosos.

As espécies frequentemente usadas como parceiros involuntários incluem aves, caninos, equinos, bovinos, ovinos e caprinos, de ambos os sexos, podendo o animal interagir de modo ativo ou passivo na prática libidinosa.

Os comportamentos são diversificados e incluem desde cópula vagínica, sodomia, sexo oral, masturbação e coito ectópico até práticas sadomasoquistas que podem causar intenso sofrimento ao animal ou até mesmo o seu sacrifício.

---

[a]Designação arcaica que deve ser utilizada com muita cautela e apenas no âmbito jurídico.

[b]Embora utilizados como sinônimos de bestialismo, os vocábulos *zoofilismo* e *zoofilia*, sem a adjetivação "erótico/a", indicam apenas amizade ou amor protetivo pelos animais, o que, de certo modo, todos cultivam.

[c]Há autores que defendem a tese de revogação tácita da contravenção do artigo 64 da LCP. Como bem preleciona *Damásio de Jesus*, entretanto, não se pode equiparar maus-tratos com crueldade. Nem sempre em todos os casos de maus-tratos existe, necessariamente, crueldade. Por essa razão, entende-se ainda estar em vigor a contravenção do artigo 64 da LCP.

Alguns atos libidinosos, como a masturbação ou a felação, não deixam vestígios, mas sua prática pode ser inferida pelo clínico atento. É o caso de animais que demonstram excitação sexual *incomum* ao contato com o proprietário ou reproduzem no consultório práticas aberrantes realizadas no recato do lar. Solicitado a manifestar-se em juízo sobre esses fatos, quer como perito, quer como testemunha, o médico-veterinário não pode afirmar a ocorrência de bestialismo, mas deve relatar minuciosamente o resultado do seu exame e indicar os pontos em que as observações fogem da normalidade.

Quando os atos praticados deixam vestígios, é necessário que o perito tenha em mente a destinação da prova. Três situações podem ocorrer: a perícia pode estar sendo realizada para comprovação de crime contra o meio ambiente (Lei nº 9.605/1998, artigo 32) ou da contravenção de *crueldade contra os animais* (LCP, artigo 64); pode guardar relação com ilícito penal de cunho sexual praticado pelo agente com o uso de animais (*crimes contra a dignidade sexual*) ou objetivar a comprovação de um estado mental alterado de alguém, quer na esfera cível, quer na penal.

No caso dos crimes ambientais ou de contravenção, é necessário demonstrar, de modo inequívoco, que a conduta libidinosa praticada pelo autor, qualquer que seja, constituiu *uso indevido* (abuso), maus-tratos ou crueldade contra o animal, que é *objeto* do crime ou da contravenção e nunca vítima.

Em se tratando de crime contra a dignidade sexual de um animal, é necessário comprovar a prática libidinosa pelas lesões observadas e também a filiação do autor ao fato, o que pode ser feito, por exemplo, por intermédio de material orgânico do autor ou da vítima deixado no corpo do animal.

O mesmo cuidado deve ser tomado quando o bestialismo indica transtorno psiquiátrico e precisa ser demonstrado em incidente de insanidade ou processo de interdição.

A perícia, de qualquer modo, pode ser realizada no local do fato (pelo perito criminal), no animal ou no corpo do autor ou da vítima (da alçada do médico-legista).

No exame do local, além do minucioso levantamento descritivo padrão, que pode ser ilustrado com fotografias e esquemas, deve-se atentar às deposições orgânicas, especialmente aquelas que podem estar relacionadas com a prática sexual, como manchas de sêmen, sangue e fezes, com especial atenção à determinação da espécie (humana ou não).

No exame do animal, o médico-veterinário deve considerar os meios utilizados para a contenção e a agressão sexual propriamente dita.

Na contenção, o agressor pode se valer desde uma simples sedação até a imobilização física com emprego de força muscular ou uso de braços mecânicos como coleiras, cordas, fios elétricos, arames, correntes e similares.

É importante que o médico-veterinário tenha em mente que o agressor, em geral, procura ter acesso aos orifícios naturais do corpo do animal e, para tal, precisa imobilizá-lo de maneira segura. O uso de meios de contenção violentos sempre deixa marcas e lesões preferencialmente na cauda, no períneo, nos membros, no pescoço e na cabeça. Contusões, pequenas fraturas, petéquias, equimoses e hematomas são achados frequentes.

Melinda Merck chama a atenção para luxações e fraturas das vértebras coccígeas, próximas à pelve, decorrentes de força física aplicada pelo agressor à cauda do animal, de modo a forçar a exposição do ânus ou da vagina, e acrescenta que essas espécies de lesão raramente são observadas em traumatismos de origem diferente do abuso sexual.[2]

Quando a cabeça do animal é visada, podem ser observadas lesões nos globos oculares e pavilhões auriculares. Os achados incluem pequenas hemorragias comprometendo o pavilhão auricular (principalmente hélice, anti-hélice, escafa, trago, antitrago e processo lateral do antitrago), pálpebras, esclera, córnea e retina, podendo chegar ao descolamento.[2]

Se houver asfixia por obstrução das vias respiratórias ou constrição do pescoço (enforcamento, estrangulamento ou esganadura), além dos sinais gerais externos, representados pela cianose de pele e mucosas, equimoses submucosas e escuma na boca, podem-se observar internamente equimoses subpleurais (manchas de Tardieu) e congestão visceral.

Havendo intercurso sexual utilizando o animal passivamente, na dependência do ato praticado, do porte do animal e se há ou não lubrificação, a cavidade bucal, o esfíncter anal, a cloaca ou a vagina poderão apresentar lesões variáveis, desde pequenas petéquias e equimoses até ruptura do períneo. Havendo lesão transfixante da mucosa retal ou vaginal, é possível a instalação de peritonite. A mucosa interna da boca e laringe, incluindo a úvula, podem apresentar petéquias hemorrágicas sugestivas de violência sexual.

Exames toxicológicos complementares devem ser realizados, visando à constatação da utilização de fármacos de uso humano ou veterinário para eventual sedação do animal. A lista inclui álcool, éter ou substâncias de efeitos análogos, motivo pelo qual devem ser coletadas amostras de sangue, urina e conteúdo estomacal.

É preciso recolher *swab* retal e vaginal em face da possibilidade de haver sêmen do agressor. Havendo encontro de espermatozoides, é necessário proceder a uma comparação morfológica de espécie ou, eventualmente, análise de DNA.

As unhas do animal, à semelhança do que ocorre em crimes sexuais contra humanos, podem reter material biológico do agressor. Tais fragmentos de tecido devem ser obtidos visando à eventual análise de DNA.

É importante considerar que o contato sexual entre humanos e animais, comumente conhecido como bestialismo, não obstante a repulsa social que desperta, é muito mais comum do que se pensa, especialmente nas comunidades rurais.

A popularização da internet e o surgimento de inúmeras comunidades virtuais voltadas inteiramente a práticas sexuais desviantes, incluindo o bestialismo, vieram apenas demonstrar que, em termos de sexualidade humana, muito ainda há por se discutir.

Lamentavelmente, o Brasil ainda não reconhece o direito dos animais, e algumas práticas que causam extremo sofrimento de outras espécies vêm sendo ignoradas pelo ordenamento jurídico.

Somente o engajamento sério dos médicos-veterinários no processo de detecção e punição dos abusos sexuais cometidos contra os animais poderá mostrar à sociedade e à Justiça que o direito à vida e à integridade não são prerrogativas humanas.

REFERÊNCIAS BIBLIOGRÁFICAS

1. Matthews M. The horseman: obsessions of a zoophile (new concepts in human sexuality series). New York: Prometheus Books; 1994.
2. Merk MD. Veterinary forensics: animal cruelty investigations. Iowa: Blackwell; 2007.

BIBLIOGRAFIA

Almeida Jr. A. Lições de medicina legal. 4. ed. São Paulo: Companhia Editora Nacional; 1957.

Associação Americana de Psiquiatria. Manual diagnóstico e estatístico de transtornos mentais. Porto Alegre: Artmed; 2014.

Campbell RJ. Dicionário de psiquiatria. São Paulo: Martins Fontes; 1986.

Croce D, Croce Jr. D. Manual de medicina legal. 5. ed. rev. e ampl. São Paulo: Saraiva; 2004.

Dubois-Desaulle G. Bestiality. Honolulu: University Press of the Pacific; 2003.

Freitas VP, Freitas GP. Crimes contra a natureza. 7. ed. São Paulo: Revista dos Tribunais; 2001.

Jesus DE. Lei das contravenções penais anotada. São Paulo: Saraiva; 1994.

Miletsk H. Understanding bestiality & zoophilia. Maryland: Ima Tek; 2002.

267
Lesões Produzidas por Cães e Gatos em Seres Humanos

Maria de Lourdes Aguiar Bonadia Reichmann (*in memoriam*)

OCORRÊNCIAS REGISTRADAS

Os agravos produzidos por cães e gatos em seres humanos são frequentes; contudo, em virtude do alto percentual de lesões leves, os serviços médicos deixam de ser acessados, acarretando substancial subnotificação de casos.[1]

Os registros disponíveis nos serviços de saúde referem-se aos casos em que as lesões apresentaram graus de gravidade mais intensos, seja pela extensão ou pela profundidade dos ferimentos, pelo comprometimento de partes vitais ou pela diminuição da capacidade motora das pessoas envolvidas nessas ocorrências. Outro fator de procura por assistência médica é a associação dos agravos à transmissão de raiva, principalmente quando pessoas são feridas por cães ou gatos.[2-7]

A investigação referente aos riscos de infecção rábica deve sempre ser realizada, seja qual for o animal promotor do acidente. A pessoa envolvida precisa de avaliação médica específica para profilaxia da raiva humana e de outras infecções, além do tratamento das lesões que possam comprometer sua saúde, seu desempenho funcional ou sua estética.[3,5,7,8]

Os agravos produzidos por animais em seres humanos envolvem os cães em 80 a 92% dos casos, os gatos em 1 a 5%, morcegos em 2 a 5% e outras espécies de mamíferos em 0,5 a 1%.[1,2,4,9]

Esses mesmos registros demonstram que a maior parte dos casos envolve o comprometimento de crianças e jovens, sobretudo do gênero masculino, na faixa etária até 15 anos, seguindo-se o envolvimento de homens na faixa de 20 a 40 anos. O envolvimento com acidentes produzidos por gatos envolvem, predominantemente, mulheres, cuja idade mais comum tende a ser de 20 anos. Crianças são, com frequência, mordidas na face, nos braços e nas mãos, o que pode resultar em lacerações graves, infecções e traumas psíquicos.[1,2,5,10]

Nos EUA, são referidos cerca de 4,7 milhões de casos anuais de mordeduras por cães, 60% dos quais ocorrem em crianças; do total de casos, cerca de 800 mil necessitam de atenção médica. A maioria desses acidentes apresenta gravidade moderada, frequentemente dispensando atenção médica e determinando altas taxas de subnotificação.[5,9]

Os serviços médicos norte-americanos registraram que as mordeduras por animais foram responsáveis por cerca de 1% de todos os atendimentos de emergência. No período de 1979 a 1988, foram registradas 157 mortes decorrentes de agressões por cães. Cerca de 70% dessas mortes ocorreram em crianças de menos de 10 anos. Entre adultos, a idade era de 30 a 40 anos.[5,6]

Anualmente, são registradas milhares de cirurgias plásticas para preservar ou recuperar as estruturas de pele e outros tecidos, por conta de mordeduras por cães.[5,6]

As populações canina e felina são classificadas em estratos, classificação esta proposta pela Organização Mundial da Saúde que considera os graus de mobilidade e de supervisão a que os animais de estimação são submetidos. Os estratos são:[7,8,11,12]

- Cães ou gatos de proprietário são mantidos sob estrito controle de mobilidade, não saindo às ruas sem contenção, e obedecem a comandos
- Cães ou gatos de família são mantidos sob controle relativo, não identificada uma pessoa que atue como seu líder. Saem às ruas sem contenção e podem entrar em contato com animais estranhos
- Cães de vizinhança ou comunitários são irrestritos e dependem da comunidade para sua subsistência
- Cães ou gatos sem dono são irrestritos, abrigam-se em locais abandonados, obtêm sua alimentação de resíduos encontrados em supermercados, feiras livres ou descartados pela comunidade
- Cães ou gatos ferais são animais de hábitos e comportamentos selvagens, não mantêm contato com pessoas, abrigam-se em matas, prédios abandonados e alimentam-se de caça.

No Brasil, o Ministério da Saúde refere um quadro semelhante ao de outros países, no qual a subnotificação de casos de agravos por animais é muito alta, em virtude do elevado percentual de lesões leves que se estabelecem, levando as pessoas a dispensar cuidados médicos. Os casos que evoluem para raiva demonstram que os serviços médicos não foram acessados para prevenir a doença. Os registros anuais disponíveis referem que são atendidas mais de 450 mil pessoas por ano; destas, mais de 300 mil são submetidas a tratamento para prevenção da raiva humana, o que equivale a uma proporção superior a 65% de pessoas tratadas.[2]

As notificações de casos de raiva humana registram que a maioria dos doentes (65,9%) não procurou assistência médica e 34,1% iniciou o tratamento pós-exposição de maneira inadequada, por ter sido indicado um esquema de tratamento insuficiente ou quando os primeiros sintomas da doença já estavam manifestos, ou porque o paciente abandonou o tratamento prescrito.[1,2,10]

No estado de São Paulo, registros similares referem que, anualmente, são atendidas, em média, 115 mil pessoas por ano, das quais cerca de 40 mil (35%) são encaminhadas para tratamento antirrábico. Na série histórica de 1994 a 2006, 95 a 97% dos atendimentos relataram os animais de companhia como os causadores de agravos.[4,13] A análise dos casos de mordeduras de cães revelou que 70% ou mais são provocadas por cães de proprietários ou de família, envolvendo pessoas da própria família, parentes ou vizinhos. No município de Guarulhos, Região Metropolitana de São Paulo, no período de 1997 a 2003, 89% dos cães promotores de agravos a munícipes eram da própria família ou de vizinhos e 72% das pessoas atendidas no serviço médico foram envolvidas em acidentes nos próprios domicílios.[4,6,13-15]

ETIOPATOGENIA

A interação entre seres humanos e animais de estimação (cães e gatos), mantidos para companhia, guarda, exposições e outras finalidades (modismos, impulsos, piedade, segurança pessoal, rinhas), influenciada por hábitos culturais ou pelo desconhecimento das bases sociológicas de convivência entre espécies, pode redundar em distúrbios de comportamento, traduzidos por agressões variáveis como mordeduras e arranhões, grunhidos de alerta e posturas que revelam disposições inamistosas e ameaçadoras.[11,16]

Os agravos produzidos por cães e gatos decorrem de diversas causas, nem sempre devidas ao risco de infecção rábica. A maior frequência de casos envolve cães e gatos da própria família, mantidos como animais de estimação, mas sem controles de mobilidade e de comando ou submetidos a práticas traumatizantes de treinamento.[5,6,11,16]

As causas de agressões por cães e gatos estão resumidas a seguir.[11,16]

Agressão induzida por medo. Ao se sentir ameaçado por pessoas ou variadas circunstâncias, o animal procura se defender e escapar, provocando lesões em quem limitar seus movimentos. Os cães e os gatos manifestam comportamentos defensivos que precisam ser conhecidos por quem optar por tê-los como animais de estimação. Os sinais são de dilatação das pupilas, orelhas colocadas junto à cabeça, corpo abaixado, membros arqueados sob o corpo, agitação das patas, emissão de sons sibilantes ou grunhidos e salivação.

Agressão por brincadeiras. As brincadeiras aprendidas com as mães têm caráter predatório, investigativo e exploratório. Os gatos desenvolvem essas habilidades para caçar, obter alimentos, defender e delimitar territórios. Com frequência, esse aprendizado inclui mordeduras. Eles assumem posturas de arqueamento do dorso, sobretudo para escalar alturas e alcançar o objeto da caça, além de emissões vocais. As brincadeiras podem ser dirigidas às pessoas da família, sobretudo quando os gatos são filhotes ou permanecem sozinhos durante muito tempo. Eles procuram se agarrar às pernas de seus donos, convidando-os para brincar. Os acidentes, em geral, são de natureza leve, mas cuidados especiais devem ser dirigidos a pessoas imunocomprometidas, com pele muito delicada ou atingidas no rosto. Os cães manifestam comportamentos de dominância ou de submissão nas primeiras semanas de vida. Quando dominantes, procuram morder, manter-se sobre outros animais e pessoas, determinando a liderança nesse grupo. Muitas vezes, são referidos comportamentos de cães de estimação como se eles pretendessem beijar seus proprietários, o que reflete demonstrações de dominância. À medida que crescem, esses comportamentos, como o de mordiscar a pele, se intensificam, até que resultam lesões de maior gravidade. As lesões mais intensas são observadas em crianças.

Agressão redirecionada. Cães e gatos podem agredir pessoas ou outros animais que não estiveram envolvidos em estímulos desagradáveis, como por eventos de despertar brusco, audição de sons perturbadores, introdução em ambiente desconhecido, junto a pessoas ou animais estranhos. Eles apresentam posturas de pupilas dilatadas, ereção de pelos, emissões vocais, cauda recolhida. Ao atingir pessoas, os acidentes podem provocar lesões múltiplas e de diferentes graus de gravidade. Por não identificarem as causas do comportamento, os proprietários podem relatar que as agressões foram devidas a comportamentos não provocados, imprevisíveis.

Agressão induzida por cansaço. Ao procurarem atenção, estimularem brincadeiras com seus proprietários ou participarem de treinamentos, cães e gatos se exaurem após determinado período sem que os sinais sejam percebidos a tempo. Os acidentes podem sobrevir com intensidade variável de lesões.

Agressão territorial. Os instintos de proteção de seu ambiente, preservando os recursos disponíveis, são fortes nos cães e nos gatos. A proteção do grupo ou de uma colônia é um dos componentes de comportamentos agressivos, observados, por exemplo, na época de acasalamentos. Outro fator é a introdução de outro espécime em uma residência – perseguições e brigas podem sobrevir, a fim de afastar o intruso. Os sinais são ataques repentinos, acompanhados ou não de dilatação das pupilas, emissão de sons sibilantes e grunhidos, batidas das patas no solo. Essas agressões podem se transformar em agressões redirecionadas.

Agressão entre machos. Ocorre por ocasião de disputa de fêmeas para acasalamento, podendo resultar em ferimentos graves tanto nos animais como nas pessoas que intervierem para separar os animais.

Agressão maternal. Comportamento instintivo da mãe na defesa de sua prole. Os acidentes podem resultar em lesões graves.

Agressão induzida pela dor. Cães e gatos podem reagir a estímulos dolorosos, como o pisoteio acidental do rabo ou a manipulação de alguma região ferida ou comprometida por processo de doença, como otites, tumores, abscessos e fraturas. Outros manifestam comportamentos agressivos por terem aprendido durante seus treinamentos a se tornar submissos mediante castigos. A agressão física favorece comportamentos agressivos (boxe *Agressividade × raiva animal*).

Agressão aprendida. Cães e gatos podem ser estimulados a manifestar comportamentos de agressão durante as fases de treinamento, reproduzindo o aprendizado em situações nas quais identifiquem estímulos semelhantes aos aprendidos.

Agressão de origem psicopatológica. Manifestação de agressividade por conta de distúrbios neurológicos decorrentes de fatores hereditários, traumas, infecções ou infestações parasitárias, comprometedores do SNC.

Agressão idiopática. Os comportamentos agressivos podem ser reforçados por influências genéticas e ambientais, muitas dos quais não têm etiologia determinada. A administração de medicamentos de uso não indicado para a espécie pode favorecer a manifestação de agressividade.

Agressividade × raiva animal

Os sintomas de raiva humana, conhecidos por hidrofobia, fotofobia e aerofobia, ocorrem nas espécies animais, sem a conotação de fobia, mas não são menos dolorosos. A forma de os animais responderem aos estímulos de dor provocados por ruídos, incidência de luz na retina, introdução de medicamentos líquidos em suas gargantas é a manifestação consciente de agressividade.[17-19] A raiva é uma encefalite de caráter infectocontagioso que produz excitação do sistema nervoso central (SNC) e preserva a consciência do doente até a fase do coma, diferentemente de outras encefalites que determinam letargia e inconsciência. Pela excitação do SNC, todos os centros nervosos estão com seus limiares exacerbados, inclusive o centro da dor. Todos os estímulos motores e sensoriais são acompanhados por intensas sensações dolorosas.[3,17,18] Portanto, os cães e gatos não se tornam agressivos em decorrência da doença. Trata-se de uma manifestação natural de defesa, expressa devido às sensações dolorosas decorrentes de estímulos nervosos. Esse conceito precisa ser mais explicitado na avaliação de um cão ou gato suspeito de apresentar raiva. Muitas vezes, em virtude da ausência de manifestações de agressividade, como ocorre, por exemplo, na forma ou na fase paralítica da doença, o diagnóstico pode ser mascarado. Um cão ou gato raivoso não investe intempestivamente contra objetos, animais ou pessoas. Ele procura se manter isolado, quieto, em locais escuros, a fim de não sofrer com os estímulos motores e sensoriais a que possa estar exposto.[11,17,18]

MANIFESTAÇÕES CLÍNICAS

Os cães e gatos, em condições normais, expressam comportamentos e atitudes que prenunciam sua indisposição ante estímulos sonoros, ameaças físicas, contato com pessoas ou animais estranhos.[11,12,16]

Muitos agravos são resultantes de sensações dolorosas, impostas a animais doentes ou por maus-tratos; outros são causados por descuidos (pisões, pressões sobre patas ou rabos e puxões nos pelos). O ingresso em territórios delimitados pelos cães dominantes, a intromissão em brigas, a remoção de alimento e a interferência com ninhadas também são causas predisponentes. A principal preocupação dirige-se à provável manifestação de sinais de raiva (ver boxe *Agressividade × raiva animal*).[5-7,11,12,16]

Cães e gatos manifestam sua insatisfação ou sensações dolorosas assumindo, instintivamente, posturas características que precisam ser interpretadas por seus proprietários. O eriçar de pelos; grunhidos ou latidos; a postura geral; a posição das patas, indicando alerta, fuga, propensão para ataque; a postura das orelhas junto ao crânio; o aspecto da boca e dos dentes são sinais que traduzem medo, insatisfação, dor ou condições para que se interrompam brincadeiras, exercícios e interações.[11,16]

AVALIAÇÃO CLÍNICA, DIAGNÓSTICO E EXAMES COMPLEMENTARES

O diagnóstico das causas que determinaram um agravo produzido por cães ou gatos a seres humanos depende de anamnese criteriosa. Esclarecer as condições que provocaram o comportamento agressivo permite direcionar a avaliação das condições de saúde e dos comportamentos habituais de cães e gatos.[16]

A avaliação clínica do animal deve ser conduzida de modo a esclarecer os riscos de infecções secundárias que podem se manifestar nas sedes do corpo humano onde as lesões se estabeleceram.[17,19,20]

A mordedura de animais favorece a infecção por alguns agentes etiológicos de doenças existentes na boca de animais, devido à porta de entrada estabelecida pelas lesões de pele, associadas à desvitalização dos tecidos. São relatadas mais de 50 espécies patogênicas, somente na transmissão por mordeduras de cães, podendo ocorrer a infecção por agentes oportunistas, normalmente saprófitas, na superfície da pele íntegra. As infecções secundárias às mordeduras de cães e gatos podem ser sumariadas em:[6,11,17,19,20]

- Pasteurelose (*Pasteurella multocida*), responsabilizada por cerca de 90% das infecções resultantes de mordeduras por cães ou gatos, sendo frequente a manifestação de celulite crônica
- Doença da arranhadura do gato, infecção sistêmica, causada por *Bordetella henselae*, determina linfadenopatia unilateral, sobretudo em crianças. Apesar da denominação, a doença pode ser causada por cães, macacos e outras espécies. Em adultos, em cerca de 2% dos casos, o decurso da infecção é prolongado, podendo sobrevir complicações sistêmicas
- Infecção múltipla de órgãos, causada por *Capnocytophaga* sp. ou fermentador disgônico 2 (DF-2), uma bactéria gram-negativa. Essa infecção é mais observada em pessoas submetidas a esplenectomia, alcoolistas, imunocomprometidos ou com doença pulmonar obstrutiva. A intensidade dos sintomas varia de fulminante a leve em pacientes esplenectomizados, de média a septicêmica em pessoas com baços intactos, sendo febre e celulite os sintomas mais comuns. Pessoas dos grupos de alto risco podem ser tratadas com antibióticos, se mordidas por animais. Foi referida a presença do microrganismo no fluido oronasal de 8% de cães clinicamente normais
- Outros agentes infecciosos que podem ser transmitidos por mordeduras de animais incluem *Franscisella tularensis*, *Leptospira* sp., *Erysipelothrix rusiopathiae*, vírus da hepatite B, *Streptococcus* hemolítico, *Staphylococcus aureus*, *Bacteroides*.

A veiculação do vírus rábico pela saliva do animal raivoso é a principal preocupação dessa etapa do exame. A avaliação clínica das circunstâncias e da gravidade da mordedura, a situação epidemiológica da área de procedência dos animais e as respectivas condições gerais de saúde devem ser consideradas.[4,9,14]

Cães e gatos raivosos modificam seu comportamento, acentuando suas manifestações habituais de dominância ou de dependência. Apresentam perversão do apetite, procuram lugares escuros para fugir de estímulos sensoriais e mecânicos, podem manifestar desconhecimento de seu proprietário ou de pessoas da família. Eles manifestam incoordenação motora, que se inicia nos membros posteriores e progride para paresias e paralisias ascendentes, atingindo os músculos da face, impossibilitando-os de fechar a boca, por onde escorre a saliva. Nessa fase, os cães e gatos podem desaparecer do domicílio onde são mantidos, sinal conhecido por "mania ambulacrária", determinada pelo desconforto que sentem. Em geral, ao retornarem, apresentam sinais de brigas pelos ferimentos no corpo.[17,21]

Durante essas manifestações, os animais mantêm a percepção normal dos incômodos que os afetam. Como a dor acompanha cada uma das manifestações, eles reagem, podendo morder com gravidade pessoas e outros animais. As sensações de fome e de sede são preservadas, apesar da incapacidade de deglutição estabelecida pela paralisia da musculatura orofaríngea. Frequentemente, a impossibilidade de deglutição é confundida com engasgos ou a presença de corpos estranhos na garganta, levando a manobras para desobstruí-la, quando se intensifica o risco de transmissão da raiva.[14,17,21]

Com a intensificação da paralisia ascendente, os animais entram em coma e morrem por paralisia da musculatura respiratória. O período de evolução da raiva é de 5 a 7 dias, culminando com o óbito do animal doente.[17,21,22]

Outra preocupação que dirige os exames em cães e gatos promotores de agravos em seres humanos é o tétano. A doença pode ser transmitida com maior frequência nos casos de agravos produzidos por animais herbívoros ou onívoros, devido a seus hábitos alimentares, que favorecem a transmissão de esporos de *Clostridium tetani*. Entretanto, a mordedura de cães e gatos pode propiciar o estabelecimento do tétano, por conta da perversão do apetite que ocorre em animais raivosos ou nos infectados por endoparasitas.[17,19,20]

Sempre que for firmado um diagnóstico ou houver suspeita de raiva ou de tétano, a notificação às autoridades de saúde é obrigatória. Ela pode ser enviada às secretarias municipais e estaduais de saúde e da agricultura, ou, no caso de São Paulo, às diretorias ou aos grupos regionais de vigilância epidemiológica (GVE) da Secretaria de Estado da Saúde.[19]

TRATAMENTO

Quando ocorrem lesões por mordeduras ou arranhaduras em seres humanos, a primeira recomendação é promover a higienização do local ferido pelo cão ou gato com o uso abundante de água e sabão. Essa medida pode parecer muito simples, mas garante a remoção mecânica de grande parte da carga de microrganismos patogênicos ou a inativação daqueles sensíveis aos solventes de gordura, como é o caso de vírus, dentre os quais o vírus da raiva. A seguir, as pessoas feridas devem ser encaminhadas para os serviços médicos para avaliar as lesões, os riscos de infecção e a prescrição de tratamentos conforme as indicações específicas de cada caso.[1,3,4,9,10,14,17,18]

A raiva em cães e gatos apresenta um período de incubação que pode variar de algumas semanas a vários meses, sendo mais frequente o período de 60 a 90 dias. Na anamnese, devem ser avaliados contatos e interações com animais estranhos, ferimentos por brigas, ingresso em matas e viagens a regiões endêmicas ou epidêmicas para raiva.[14,17,18,21]

Quando cães e gatos promovem agravos a seres humanos, devem permanecer em observação clínica para avaliar alterações de comportamento e o aparecimento de sinais e sintomas de doença. Durante o período de 10 dias, a contar da data da ocorrência do agravo em seres humanos, avalia-se o período de transmissibilidade do vírus rábico, caso o cão ou gato esteja raivoso. É importante que se estabeleçam diagnósticos diferenciais entre raiva e cinomose, encefalites decorrentes de reações adversas a vacinas ou de outras infecções virais, intoxicação por estricnina, traumatismos cranianos e medulares, ingestão de plantas tóxicas.[1,3,4,9,10,14,17,18]

Em casos de óbito do animal em observação clínica, morte súbita por causa desconhecida, óbito por doença com sintomatologia neurológica ou por atropelamento, recomenda-se o encaminhamento de material do SNC para exames de laboratório, a fim de confirmar ou excluir o diagnóstico de raiva.[22]

Em relação aos animais promotores das lesões, o tratamento depende de avaliações clínicas e comportamentais que permitam a prescrição das condutas indicadas. Animais com processos dolorosos devem ser submetidos a exames clínicos e complementares, os quais orientarão as condutas de tratamento.[16]

Animais que apresentarem diagnósticos de desvios comportamentais precisam de avaliação por especialistas em etologia, os quais recomendarão as técnicas de dessensibilização indicadas a cada caso.[16]

Os tratamentos seguirão a linha do diagnóstico clínico médico-veterinário, podendo variar entre terapêutica medicamentosa, correções cirúrgicas de lesões existentes, condicionamentos comportamentais, modificações ambientais, ludoterapia, reabilitação e outros.

A prevenção de agravos é a recomendação que o médico-veterinário deve indicar aos seus clientes, a fim de que a interação com os animais de estimação seja harmoniosa.

REFERÊNCIAS BIBLIOGRÁFICAS

1. Organización Panamericana de Salud. Área de Prevención y Control de Enfermidades. Unidad de Salud Publica Veterinaria. Eliminación de la rabia humana transmitida por perros en America Latina: análisis de la situación, Washington, D. C.: OPS; 2004.
2. Brasil. Ministério da Saúde. Coordenação de Vigilância das Doenças Transmitidas por Vetores e Antropozoonoses. Secretaria de Vigilância em Saúde. Relatório anual de atividades do programa de controle da raiva. Brasília: Ministério da Saúde; 2006.
3. Brasil. Ministério da Saúde. Protocolo para tratamento da raiva humana no Brasil. Epidemiol Serv Saúde Brasília. 2009;18(4):385-94.
4. Omoto TM. Atendimentos pós-exposição de risco de raiva humana no Estado de São Paulo, no período de 1994-2006 [dissertação]. Faculdade de Ciências Médicas da Santa Casa de São Paulo; 2008.

5. Palacio J, Léon M, Garcia-Belenguer S. Aspectos epidemiológicos de las mordeduras caninas. Gac Sanit. 2005;19(1):50-8.
6. Del Ciampo LA, Ricco RG, Almeida CAN, Bonilha LRCM, Santos TCC. Acidentes de mordeduras de cães na infância. Rev Saúde Pública. 2000;34(4):411-2.
7. World Health Organization. Guidelines for dog population management. Geneva: WHO/WSPA; 1990.
8. Matos MR, Alves MCGP, Rechmann MLAB, Domingues MHS. Técnica Pasteur São Paulo para dimensionamento de população canina. Cad Saúde Pública Rio de Janeiro. 2002;18(5):1423-8.
9. Costa WA, Ávila CA, Valentini EJG, Rechmann MLAB, Cunha RS, Guidolin R et al. Profilaxia da raiva humana. 2. ed. São Paulo: Instituto Pasteur; 2000.
10. Organización Panamericana de Salud. Plano de ação para a prevenção e o controle da raiva nas Américas. Etapa 2005-2009 [Internet]. Disponível em: http://www.panaftosa.org.br/Comp/Zoonoses/Raiva/doc/plan_rabia_05-09.pdf.
11. Rechmann MLAB. Impacto de medidas de prevenção de agravos produzidos por animais da espécie canina, em carteiros da Empresa de Correios e Telégrafos do Estado de São Paulo, no período de 2000 a 2004 [tese]. Faculdade de Medicina Veterinária e Zootecnia da Universidade de São Paulo; 2007.
12. Rechmann MLAB, Figueiredo ACC, Pinto HBF, Nunes VFP. Controle de populações de animais de estimação. São Paulo: Instituto Pasteur; 2000.
13. Estado de São Paulo. Instituto Pasteur. Situação epidemiológica e do Programa de Controle da Raiva no Estado de São Paulo. São Paulo: Instituto Pasteur; 2008.
14. Brasil. Ministério da Saúde. Secretaria de Vigilância em Saúde. Guia de Vigilância Epidemiológica/Ministério da Saúde, Secretaria de Vigilância em Saúde. 6. ed. Brasília: Ministério da Saúde; 2005.
15. Lippolis M. Microbiota bacteriana aeróbia na cavidade oral de cães errantes: avaliação dos possíveis riscos à saúde pública causados pela mordedura destes animais em seres humanos, no município de Guarulhos (SP) [dissertação]. Universidade de São Paulo; 2004.
16. Beaver BV. Comportamento canino: um guia para veterinários. São Paulo: Roca; 2001.
17. Acha P, Szyfres B. Zoonosis y enfermedades transmisibles comunes al hombre y a los animales. 3. ed. Washington, D.C.: Organización Panamericana de la Salud, 2001.
18. Baer GM. The natural history of rabies. 2. ed. Boca Raton: CRC Press; 1991.
19. Brasil. Ministério da Saúde. Secretaria de Vigilância em Saúde. Departamento de Vigilância Epidemiológica. Doenças infecciosas e parasitárias: guia de bolso/Ministério da Saúde, Secretaria de Vigilância em Saúde, Departamento de Vigilância Epidemiológica. 7. ed. rev. Brasília: Ministério da Saúde; 2008.
20. Coye MJ. Guidelines for the treatment, investigation and control of animal bites. The State of California Health and Welfare Agency. Department of Health Services. Veterinary Public Health Section. Communicable Disease Control Division. California: World Health Organization; 1992.
21. Robbins SC, Kumar V, Robbins SL, Schoen FJ. Patologia estrutural e funcional. 5. ed. Rio de Janeiro: Guanabara Koogan; 1996.
22. Brasil. Ministério da Saúde. Secretaria de Vigilância em Saúde. Departamento de Vigilância Epidemiológica. Manual de Diagnóstico Laboratorial da Raiva/Ministério da Saúde, Secretaria de Vigilância em Saúde, Departamento de Vigilância Epidemiológica. Brasília: Ministério da Saúde; 2008.

268
Negligência e Colecionismo | Acumuladores (*Hoarding*)

Adriana de Siqueira • Alberto Soiti Yoshida

INTRODUÇÃO

As questões envolvendo negligência e colecionismo/acumuladores, um distúrbio psicossocial de difícil manejo para médicos-veterinários, psiquiatras e psicólogos, vêm ganhando destaque nos últimos anos nos campos jurídico, na sociologia e na abordagem e pesquisa científica em variadas subáreas da medicina veterinária, em especial a medicina veterinária do coletivo.

Neste capítulo, serão abordados o reconhecimento e a avaliação dos animais vitimizados por negligência; os aspectos culturais envolvidos nessas questões; a investigação da história clínica dos animais e dos objetos de perícia, quando existentes; a avaliação clínica com base no escore corporal e nas necessidades nutricionais dos animais; a importância da anamnese detalhada; a observação do comportamento e das respostas do responsável pelo animal diante dos questionamentos; e a realização dos exames complementares e sua importância na investigação da negligência, como hemograma, bioquímica sérica, exame de urina – que também podem servir para diagnosticar possíveis doenças de base ou preexistentes – e todos os exames para diagnosticar o parasitismo. No caso de óbito, são reforçadas a importância e a justificativa para a realização da necropsia com finalidades forenses. Também serão discutidos a realização de exames radiográficos para detectar possíveis evidências de abusos, como fraturas recorrentes, ou aquelas que não foram tratadas com o devido cuidado veterinário; o comportamento animal em situações de negligência; o exame do ambiente; o choque térmico; a hipotermia; e, por fim, o colecionismo, que inclui todas as variáveis elencadas na análise da negligência, embora em circunstâncias agravadas.

CONCEITO DE NEGLIGÊNCIA

A negligência, uma das maneiras mais comuns de maus-tratos contra animais, pode ser definida como a omissão em prover alimento, água e abrigo. De modo mais abrangente, é o não provimento das necessidades básicas do animal, como espaço adequado e limpo, higiene do pelame, apara das garras, alimento em composição e quantidade adequados à idade e ao estado de saúde, bem como cuidados veterinários.[1] Também engloba outras situações que tragam malefícios e sofrimento aos animais, como a utilização de coleiras muito apertadas, as quais podem causar lesões extremamente graves e dolorosas na pele e nos tecidos moles da região cervical, que podem estar conectadas a correntes pesadas, presas à parede ou ao abrigo.[2] Atualmente, se reconhecem o animal doméstico como membro da família e o valor positivo do vínculo emocional entre humanos e animais,[3] portanto há de se considerar também o abandono, com a consequente ausência de convívio social, como parâmetro de negligência.

RECONHECIMENTO DE ANIMAIS VITIMIZADOS POR NEGLIGÊNCIA

A questão da negligência é muito controversa para os médicos-veterinários. Há tutores que levam animais em situação deplorável às clínicas, com miíase, berne, tumores em estágios avançados ou evidências de maus-tratos, como fraturas recorrentes, ou que apresentam comportamento de medo frente ao seu tutor.[2] É relativamente comum que os tutores negligentes, ao levarem os animais nessas condições ou quando já estão senis, peçam para que seja realizada a eutanásia, e, quando o veterinário se recusa, porque há possibilidade de tratamento, ameacem abandonar o animal.

Outra situação ocorre quando há denúncia de negligência, que é feita na Delegacia de Polícia por meio de Boletim de Ocorrência. Essa denúncia pode ser motivada por testemunha de vizinhos ou de organizações não governamentais, entre as instituições do terceiro setor, que percebem animais em condições corporais ruins, que não recebem alimento, água ou qualquer outro tipo de cuidado. O ambiente no qual o animal vive pode ser completamente inadequado, sem abrigo contra o calor ou o frio, sem a possibilidade de liberdade de movimentos, sem água, comida ou qualquer evidência de vínculo afetivo. Há casos em que os cães têm a função de cuidar ou vigiar um imóvel, sendo mantidos em um terreno baldio, em completa condição de abandono, ou ficando presos em galpões fechados, sem acesso à luz, soltos apenas à noite. Um estudo brasileiro revelou que as maiores frequências de denúncias de maus-tratos estão relacionadas com abandono e negligência com animais.[4]

Em casos de catástrofes, como enchentes e desabamentos, observa-se que no Brasil não há políticas públicas de resgate de animais, já que eles são abandonados nas residências e nas ruas, sem qualquer tipo de assistência, cabendo a voluntários a busca, a captura e os cuidados médicos, nutricionais e o fornecimento de água potável e de abrigo. Em países como EUA e Austrália, há planos de resgate em níveis federal, estadual e municipal, contemplando o treinamento da equipe envolvida, a evacuação e o atendimento médico-veterinário para animais em situações de desastre. Esses planos consideram a vulnerabilidade de animais e de humanos, e a manutenção do seu vínculo emocional, e, no caso de não ser encontrado o tutor, os animais são identificados e distribuídos em abrigos seguros, o que diminui a probabilidade de negligência.[5,6]

Outra situação a ser considerada é aquela em que a família está em situação de vulnerabilidade socioeconômica, na qual o animal compartilha da miséria e das restrições financeiras. Além disso, há famílias que perpetuam comportamentos aprendidos na família, como manter o cão preso a correntes e fornecer restos de comida, cabendo, nesses casos, ao médico-veterinário, o trabalho de conscientização. Tais casos podem ser mais bem avaliados se houver esse tipo de acompanhamento no Núcleo de Apoio à Saúde da Família (NASF), no qual o médico-veterinário felizmente está incluso como agente de saúde.[7]

Considerando todos os aspectos supracitados, o médico-veterinário deve ser entendido como o único profissional com competência jurídica e capacitação específica para avaliar as condições de negligência dos animais, bem como de todas as variáveis envolvidas, como a condição clínica, o ambiente, o comportamento e a interação do animal com as pessoas, bem como realizar a necropsia documentada com finalidade forense, a fim de avaliar, quando possível, as condições que causaram a morte do animal.

CONFLITOS NO ENTORNO SOCIAL E REALIDADE CULTURAL

A questão do abandono de animais configura fato notório de negligência extrema e prática muito comum. Representa a maneira mais impactante em sobrecarregar por excedentes populacionais espaços públicos, abrigos públicos ou particulares e, principalmente, as residências de acumuladores/colecionistas. Citam-se entre as causas que forçam o descarte de animais (em áreas públicas, como praças e vias, e particulares) as seguintes motivações:

- Arrependimento posterior à aquisição, por parte do adquirente
- Não previsão da impossibilidade de viajar e levar o animal junto
- Crescimento do animal além do esperado para determinado espaço destinado à convivência comum
- Custos não previstos
- Escassez de tempo para se dedicar à caminhada e a outras necessidades fisiológicas.

O Código Penal Brasileiro versa sobre a questão de introdução ou abandono de animais em propriedade alheia, desde que esse fato resulte em prejuízo a outrem (artigo 164 do Código Penal). Ocorre que, nesse caso, o legislador pátrio se preocupou com o dano causado na propriedade alheia, ocasionado por abandono de animais. Tome-se como exemplo um cavalo abandonado em terreno do vizinho, que, por sua vez, consome as hortaliças e pisoteia a horta. É a tutela penal voltada para o interesse patrimonial, diferente da atitude do ato de abandonar um animal e deixá-lo à mercê de quaisquer consequências. Porém, não se pode escusar da possibilidade da aplicação do artigo 32 da Lei de Crime do Meio Ambiente (Lei nº 9.605/1998) quando um animal é vitimizado por maus-tratos decorrentes do abandono.

Para o caso específico de abandono de animais, está sendo discutido um Projeto de Lei do Senado (PL nº 236/2012, artigo 393), da reforma do Código Penal, destinada a esse novo tipo penal. Esse dispositivo prevê pena de prisão, de 1 a 4 anos, a quem "abandonar, em qualquer espaço público ou privado, animal doméstico, domesticado, silvestre ou em rota migratória, do qual se detém a propriedade, posse ou guarda, ou que está sob cuidados, vigilância ou autoridade".

Geralmente os animais vitimizados por negligência vivem em ambientes insalubres. Eles provocam perturbações à vizinhança com relação tanto ao mau cheiro como ao barulho excessivo, provocado em locais em que há muitos cães e gatos. Cada animal tem o direito de gozar de tranquilidade, silêncio e repouso necessários, sem perturbações sonoras abusivas de qualquer natureza, e interromper esse direito pode causar responsabilidade jurídica, na esfera cível, passando pelas áreas ambiental, administrativa e até criminal.[8] No âmbito criminal, a perturbação é apontada como a poluição sonora reprovada no artigo 54 da Lei do Crime Ambiental (Lei nº 9.605/1998), com pena de reclusão, de 1 a 4 anos, e multa. Na contravenção penal (Decreto-Lei nº 3.688/1941), a regra é prevista no artigo 42, cujo título menciona "perturbação do trabalho ou do sossego", e no artigo 65, como "perturbação de tranquilidade".

As consequências civis à ofensa do sossego decorrentes de interferências por agentes variados que causem impressões sensitivas, como o som, a luz, o cheiro, as sensações térmicas, entre outras, citadas no artigo 1.277 do Código Civil (Lei nº 10406/2002), resultam em pagamento de indenização por parte do vizinho, conforme o artigo 1.278 da mesma Lei. Cumpre ressaltar que a configuração da perturbação do sossego não está condicionada a horário, local, nem intensidade de ruídos, conforme aludem legislações citadas.

Nas regras administrativas deparamo-nos com sanções de multas e até fechamento de estabelecimento (p. ex., cães utilizados para guarda de construção de imóveis), com base em legislações municipais ou em condomínios (convenções de condomínios etc.), típicos daqueles denominados "lei do silêncio".

Na prática, quando não se obtém êxito ao transgredir o direito de vizinhança, esse pode culminar na violência contra as pessoas e os animais, o que acaba resultando em atos maldosos contra os animais. Além dos incômodos citados anteriormente, não raro há situações em que grande quantidade de animais mortos é enterrada em quintais, possibilitando a contaminação de eventual lençol freático existente no local. Mananciais são tutelados pela legislação penal, no capítulo dos crimes contra saúde pública, com penas de reclusão de 2 a 5 anos para quem poluir água potável, tornando-a imprópria para o consumo, conforme alude o artigo 271 do Código Penal (Decreto-Lei nº 2848/1940). É importante afirmar que, nesse caso, ocorre a modalidade culposa, ou seja, se um agente poluidor atuou sem intenção, por negligência, imprudência ou imperícia, também será processado criminalmente.

Nesse item, novamente é invocado o artigo 54, da Lei de Crime de Meio Ambiente (Lei nº 9.605/1998), cuja modalidade de poluição é a contaminação da água. Esse artigo determina que "causar poluição de qualquer natureza em níveis tais que resultem ou possam resultar em danos à saúde humana, ou que provoquem a mortandade de animais ou a destruição significativa da flora, são passíveis de pena de reclusão (de 1 a 4 anos), e multa."

Quanto à destinação de carcaça, esta é uma preocupação relacionada com a saúde pública e o meio ambiente; nesse caso, resoluções das vigilâncias sanitárias dos respectivos municípios, Agência Nacional de Vigilância Sanitária (Anvisa) e Conselho Nacional do Meio Ambiente (Conama) podem fornecer as orientações sobre as normas e regras para a destinação correta dos animais mortos.

AVALIAÇÃO CLÍNICA

Escore corporal e necessidades nutricionais

O indicador mais evidente da negligência em qualquer espécie animal é o escore corporal.[1,2] Os cães são mais suscetíveis, já que os gatos conseguem buscar alimentos com mais facilidade, a não ser que estejam confinados. Há casos em que o animal sente fome por não ter alimentação adequada às suas condições e necessidades, mesmo quando seu responsável se esforça para que isso aconteça.[1] Nesse caso, é fundamental saber quais são os requerimentos nutricionais diários do animal, de acordo com sua raça, idade e estado de saúde. Para avaliar esse parâmetro, há o método de Laflamme,[9,10] que desenvolveu um quadro de avaliação de escore corporal para cães e gatos, constituído por 9 pontos, sendo 1 para animais caquéticos e 9 para animais obesos (Quadro 268.1). O Tufts Center for Animals and Public Policy desenvolveu uma série de escalas de avaliação dos cuidados e das condições em que o animal vive, denominada "Tufts Animal Care and Conditions Scale (TACC)". Uma das escalas relaciona-se com o escore do animal e é constituída por 5 pontos, sendo 1 para o escore ideal e 5 para quadros de caquexia (Quadro 268.2),[1,11] portanto ao ser analisado o escore corporal,

QUADRO 268.1	Avaliação de escore corporal de cães e de gatos | Laflamme.	
Escore	**Cão**	**Gato**
1	Caquético: costelas, vértebras lombares, pelve e todas as proeminências ósseas evidentes a distância; ausência de gordura corporal discernível; perda evidente de massa muscular	Caquético: costelas visíveis em gatos de pelo curto; sem gordura palpável; acentuada reentrância abdominal; vértebras lombares e asa do ílio facilmente palpáveis
2	Muito magro: costelas, vértebras lombares e pelve facilmente visíveis; ausência de gordura palpável; evidências de outras proeminências ósseas; perda mínima de massa muscular	Muito magro: apresenta características dos escores 1 e 3
3	Magro: costelas facilmente palpáveis e podem ser visíveis sem gordura palpável; topos das vértebras lombares visíveis; pelve se torna proeminente; cintura visível e reentrância abdominal	Magro: costelas facilmente palpáveis com cobertura de gordura mínima; vértebras lombares visíveis; cintura visível logo após as costelas; gordura abdominal mínima
4	Abaixo do peso: costelas facilmente palpáveis, com cobertura de gordura mínima; cintura notada facilmente, quando observada de cima; reentrância abdominal evidente	Abaixo do peso: apresenta características dos escores 3 e 5
5	Ideal: costelas palpáveis sem excesso de cobertura de gordura; cintura observável após as costelas, quando observada de cima; reentrância abdominal evidente em aspecto lateral	Ideal: bem proporcionado; cintura observável após as costelas; costelas palpáveis com uma discreta cobertura de gordura; panículo adiposo abdominal mínimo
6	Acima do peso: costelas palpáveis com discreta cobertura de gordura; cintura é discernível quando observada de cima, porém não é proeminente; reentrância abdominal aparente	Acima do peso: apresenta características dos escores 5 e 7
7	Acima do peso: costelas palpáveis com dificuldade; cobertura de gordura exuberante; depósitos de gordura perceptíveis nas áreas lombar e da base da cauda; cintura ausente ou pouco visível; reentrância abdominal pode estar ausente	Acima do peso: dificuldade em palpar as costelas, que têm moderada cobertura de gordura; cintura pouco discernível; abaulamento abdominal visível; panículo adiposo abdominal moderado
8	Obeso: costelas não são palpáveis sob vigorosa cobertura de gordura, ou palpáveis somente sob pressão significativa; depósitos de gordura abundantes nas áreas lombar e da base da cauda; cintura ausente ou pouco visível; ausência de reentrância abdominal; pode ocorrer distensão abdominal notável	Obeso: apresenta características dos escores 7 e 9
9	Muito obeso: depósitos massivos de gordura em tórax, coluna vertebral e base da cauda; ausência de cintura e de reentrância abdominal; depósitos de gordura em pescoço e membros; distensão abdominal notável	Muito obeso: costelas não são palpáveis, com vigorosa cobertura de gordura; depósitos abundantes de gordura na região lombar, face e membros; distensão abdominal sem cintura discernível; panículo adiposo abdominal notável

Adaptado de Merck,[2] Miller e Zawistowski[11] e Laflamme.[9,10]

QUADRO 268.2	Avaliação de escore corporal de cães e de gatos | Tufts Animal Care and Conditions Scale (TACC).
Escore	**Descrição**
5. Caquético	Todas as proeminências ósseas evidentes a distância; ausência de gordura corporal discernível; perda evidente de massa muscular; reentrância abdominal evidente e formato de ampulheta exacerbado
4. Muito abaixo do peso	Costelas, coluna vertebral e pelve facilmente visíveis; ausência de gordura corporal palpável; alguma perda de massa muscular; reentrância abdominal proeminente e formato de ampulheta até o torso
3. Magro	Topos da coluna vertebral visíveis, ossos da pelve tornando-se aparentes; costelas facilmente palpáveis, visíveis e sem gordura palpável; acinturamento (acentuação dos flancos) e reentrância abdominal evidentes; perda mínima de massa muscular
2. Abaixo do peso/esguio	Costelas facilmente palpáveis com gordura subcutânea mínima; reentrância abdominal evidente; cintura claramente visível de cima; sem perda de massa muscular; pode ser normal a raças com corpo esguio, como os Whippets e outras raças com essas características
1. Ideal	Costelas palpáveis sem excesso de gordura subcutânea; reentrância abdominal discreta quando observada pelo aspecto lateral; cintura visível de cima, logo após as costelas

deve-se indicar qual das escalas está sendo utilizada. O animal vivo deve ser avaliado tanto por visualização como por palpação; deve-se verificar, por meio de exames físicos, hematológicos e de imagem, se o animal apresenta alguma doença de base.

As necessidades nutricionais de cães e gatos variam de acordo com o sexo, a idade e o estado de saúde. Desse modo, é importante conhecer as necessidades de manutenção de energia diárias compatíveis com as variáveis anteriormente expostas. Há duas maneiras para descobrir se um animal está em estado de inanição: averiguar qual a alimentação está sendo fornecida e quais são seus requerimentos diários. A maioria dos cães e gatos faz o ajuste de sua ingestão de calorias originadas da alimentação para manter o equilíbrio de sua demanda energética, e quando isso não acontece, ocorre catabolismo de estoque de energia corporal, com o consumo de gorduras e proteínas, culminando no emagrecimento. Cadelas e gatas gestantes e lactantes apresentam maior demanda energética, de acordo com o estágio de gestação e amamentação.[12]

Nos casos de desidratação, deve-se verificar se o animal tem acesso à água e se essa é potável e suficiente, bem como avaliar ao exame clínico o decréscimo da elasticidade da pele. Perda aproximada de 10% do total de água de seu organismo é deletério à homeostase do organismo animal, enquanto 15% é fatal.[1]

Anamnese

Passo muito importante em qualquer avaliação clínica, entretanto, em casos de suspeita de negligência, a anamnese é especialmente delicada, pois, embora a situação do animal possa estar deplorável, o médico-veterinário precisa manter uma postura amigável para conseguir o máximo de informações, pois o objetivo é melhorar as condições de vida do animal. Fazendo uma comparação com a situação de pediatras que lidam com pais negligentes, aqueles também precisam agir de modo a não acusar os pais, e sim investigar o ocorrido para relatar ao assistente social, e, assim, interromper o sofrimento da criança.[13] O médico-veterinário pode lidar com o tutor negligente, com sua família e, desse modo, observar a interação dele(s) com o animal.[11]

EXAMES COMPLEMENTARES

Para fazer o diagnóstico abrangente em situações de negligência, deve ser realizada uma investigação clínica completa, com a maior quantidade possível de exames laboratoriais. Recomenda-se a realização de hemograma, perfil bioquímico para avaliação das funções hepática, renal e pancreática, bem como das proteínas séricas. Em casos de lesões cutâneas, o médico-veterinário deve realizar o exame complementar de acordo com sua suspeita clínica, como raspados, exames microbiológico, parasitológico ou histopatológico, a fim de constatar parasitos, bactérias e fungos, comuns em animais em situações de negligência.

Patologia clínica

Deve-se priorizar a realização de hemograma, análise bioquímica sérica, análise da urina, sorologias para doenças infecciosas, como parvovirose, cinomose, panleucopenia felina, entre outras. A análise desses exames deve ser feita em conjunto com os achados dos exames clínicos. Salienta-se que os animais vitimizados por negligência vivem em constante estresse, e isto, somado ao fato de o animal não se alimentar ou ingerir água, afeta os parâmetros hematológicos analisados. Além disso, as respostas a processos inflamatórios, alérgicos e infecciosos podem ou não ser mais acentuadas nesses animais. O estresse pode causar neutrofilia com linfopenia e eosinopenia e, em gatos, é comum verificar a leucocitose com neutrofilia nessa situação.[2] O valor do hematócrito apresentará variação de acordo com o nível de hidratação.

Em estudo com 152 cães em estado de inanição, relata-se que as alterações clinicopatológicas mais comumente encontradas são hipoalbuminemia, trombocitose, elevação da razão ureia/creatinina, devido ao aumento da ureia, anemia, hipocalcemia, hiperglobulinemia, monocitose, decréscimo da razão albumina/globulina, pela diminuição da albumina, aumento da gamaglutamil transferase, neutrofilia, hipomagnesemia, decréscimo da tiroxina total, elevação da alanina aminotransferase e da aspartato aminotransferase.[14]

O exame da urina de animais desidratados e em inanição pode apresentar aumento da densidade e de corpos cetônicos.[2] Adicionalmente deve-se proceder à urocultura em casos suspeitos de cistite.

Exame necroscópico

A Patologia Veterinária Forense é uma área em franca ascensão, com crescente demanda, buscando elucidar casos suspeitos de maus-tratos. A necropsia documentada com fins periciais é um exame fundamental, pois a investigação minuciosa, bem como a coleta adequada de material biológico para exames histopatológico, microbiológico e toxicológico, além do exame acurado de pelos e garras para a busca de evidências de possíveis agressores, são peças-chaves em uma investigação criminal.[1,2,15-17] Nos casos de inanição, o exame do conteúdo gástrico é fundamental, pois animais que passam fome extrema consomem elementos estranhos, como madeira, pedras, embalagens plásticas, terra e objetos metálicos[2,15] ou alimentos não usuais para aquela espécie e idade, como arroz e feijão, por gatos filhotes. Quando há muitos animais em um mesmo ambiente e não há alimento para todos, pode ocorrer o canibalismo, ou seja, os animais se alimentarem de cadáveres, principalmente da musculatura de membros.[1,2,15] Pode ser que o animal que serviu de alimento seja submetido ao exame necroscópico, portanto, é importante avaliar as bordas das lesões, que podem ser irregulares, bem como marcas de mordedura em ossos.

Outras alterações concernentes a animais em estado de inanição é a ausência ou rarefação de conteúdo no trato gastrintestinal, o que também ocorre no tecido adiposo, e a diminuição de massa muscular. A avaliação da desidratação *post mortem* é prejudicada, pois esse fenômeno se inicia quase imediatamente após o óbito, e deve ser considerada quando se utiliza o sistema de escore das condições corporais do cadáver. O organismo, quando em restrição alimentar, começa a consumir todas as suas reservas energéticas, e a última a ser consumida é a gordura da medula óssea. Geralmente, o percentual normal de gordura na medula óssea é de cerca de 60%, e nos animais que sofrem inanição decai para 10%, lembrando que esse parâmetro apenas indica que o animal consumiu toda a sua reserva de gordura.[2] Essa situação é idêntica à ocorrida em casos de anorexia nervosa em humanos.[18]

Na necropsia também é possível avaliar as alças intestinais para verificar se há parasitismo, o que pode ser um indicador de negligência. Esse exame também possibilita constatar se há uma doença de base, como neoplasia, doença intestinal inflamatória, ou de natureza alérgica, que possa deixar o animal com aspecto caquético.

As evidências histológicas mais comuns em animais em inanição caracterizam-se por edema subcutâneo, atrofia da gordura, degeneração do músculo cardíaco e atrofia visceral.[2,15]

Vale ressaltar que nem todas as doenças causam estados caquetizantes e, mesmo encontrando uma doença de base em um animal que tenha sido vitimizado por negligência, pode ser que não justifique o seu estado corporal ruim. Por esse motivo, é importante ter acesso à história clínica do animal, bem como obter informações com os investigadores e peritos relacionados com o caso, de modo a facilitar a compreensão da cronologia e das características macro e microscópicas das lesões encontradas.[15]

Parasitos

Animais negligenciados frequentemente apresentam alto grau de parasitismo (endo ou ectoparasitos). Esse quadro piora em casos de muitos animais confinados, em espaço pequeno e sem higiene ou cuidados profiláticos. Os exames coproparasitológicos confirmam o diagnóstico de parasitismo. Na necropsia, pode ser feita a coleta para a posterior quantificação e identificação dos parasitos. Com a profilaxia e o diagnóstico corretos, podem ser evitadas as infestações, sobretudo em filhotes, os quais apresentam problemas de desenvolvimento devido aos efeitos deletérios dos parasitos em seu organismo. E mais, deve-se enfatizar o potencial zoonótico de alguns deles, como *Toxocara* sp. e *Toxoplasma gondii*.

Os nematódeos como *Toxocara canis* e *Toxocara cati* são muito comuns, localizam-se no intestino delgado e podem causar diarreia, alterações na pelagem, diminuição no ganho de peso e anormalidades no crescimento de filhotes.[19] Dependendo da quantidade de parasitos, pode ocorrer obstrução e até ruptura intestinal.

Os tricurídeos, ou vermes-chicote, como *Thichuris* sp., são mais comuns em cães do que em gatos, e localizam-se em cólon e ceco. Geralmente acarretam infecções assintomáticas, mas, nas infestações massivas, ocorrem diarreias alternadas com fezes normais.[19] Nesse último caso, podem provocar doença colônica, com inflamação e hemorragia, além de perda proteica, e há evidência de muco nas fezes.[2,19]

Os ancilóstomos, também conhecidos como vermes-gancho, como *Ancylostoma* spp., também apresentam potencial zoonótico e são mais comuns em cães. Geralmente são encontrados no intestino delgado, embora possam estar no intestino grosso, em casos de infestação massiva. Como são parasitos sugadores de sangue, podem provocar anemia ferropriva grave em filhotes, além de melena, diarreia, perda sanguínea franca via fezes, crescimento lento e falhas no desenvolvimento. Em casos graves, os cães mais velhos podem apresentar tempo de coagulação aumentado.[2,19]

Os cestódeos, como *Dipylidium caninum* e *Taenia* spp., infectam cães e gatos e localizam-se no intestino delgado. *Dipylidium* geralmente vem acompanhado pela infestação por pulgas (gênero *Ctenocephalides*), que são os hospedeiros intermediários. Em infestações massivas, podem causar obstrução e ruptura de intestino delgado, sobretudo em filhotes.[2,19]

Pulgas (*Ctenocephalides* spp.), piolhos (*Trichodectes canis, Felicola subrostratus*) e carrapatos (*Rhipicephalus sanguineus, Amblyomma* spp.) também são um grande problema em ambientes com muitos animais nos quais não é feita a higienização correta. São vetores de outras doenças, como micoplasmose, babesiose, ehrlichiose, entre outras.

As dermatopatias também são um grande problema em ambientes com alta densidade de animais sem a devida higienização e os cuidados veterinários. Isso ocorre de modo notável no caso da sarna sarcóptica, ou escabiose, que é causada pelo ácaro *Sarcoptes scabiei*, e apresenta ampla gama de hospedeiros, que se iniciam em áreas com rarefação pilosa, como pavilhão auricular e face lateral do cotovelo, causando intenso prurido. É altamente contagiosa, passando a outros hospedeiros pelo contato. Já a sarna demodécica, ou demodiciose, é causada pelo ácaro *Demodex canis*, que normalmente vive na pele de cães e não causa prurido. No caso de altas infestações, devido à queda de imunidade, há alopecia ao redor de olhos e da boca, mas quando essas se tornam generalizadas, há alopecia e rarefação pilosa, e a pele torna-se seca e eritematosa, podendo ocorrer piodermite;[2,19] é comum em ambientes com alta densidade populacional. A sarna otodécica, causada pelo ácaro *Otodectes cynotis*, ocorre mais comumente em gatos. Causa prurido intenso, com muito cerume enegrecido, o que caracteriza a otite otodécica. Já a sarna notoédrica, causada pelo *Notoedres cati*, geralmente ocorre na face de gatos, com alopecia e hiperqueratose.[19]

Miíases e bernes também são achados frequentes nesses ambientes. As miíases, causadas pelas larvas da mosca *Cochliomyia hominivorax*, causam grande incômodo e dor aos animais, e podem provocar amputações e até mesmo eutanásia em casos graves, dependendo do local em que estejam se disseminando. Ocorrem em áreas com feridas abertas, com falta de higiene, o que propicia infecções bacterianas oportunistas, detectadas por mau odor. O berne, causado pela larva da mosca *Dermatobia hominis*, penetra na pele e ali se instala por até 6 semanas, quando se transforma em pupa.[19]

Há os protozoários como *Giardia* sp., *Cryptosporidium* sp., *Isospora* sp., que causam diarreia em cães e gatos, e *Toxoplasma gondii*, cujo hospedeiro definitivo é o gato.[19] Esses organismos apresentam alto potencial zoonótico, e, no caso do *Toxoplasma gondii*, por causa da falta de informação correta e do preconceito, leva à morte dos animais por maus-tratos, fazendo com que muitos tutores abandonem e maltratem seus gatos.[20]

Exames radiográficos

Possibilitam a análise de fraturas ósseas e podem revelar fraturas recorrentes. Estas podem ser fortes indicativos de maus-tratos em animais, de modo semelhante ao que acontece com as crianças.[2,15,21] Desse modo, é importante ter em mãos o prontuário do animal, para que sejam verificados a frequência e o local das fraturas. Em casos suspeitos de abuso ou de negligência, recomenda-se que sejam feitas radiografias, pois nelas são verificadas evidências de fraturas em diferentes estágios de cicatrização óssea,[21] podendo ser indicativas de lesões que foram ignoradas pelos tutores.

Exame do ambiente

Em casos de investigação de negligência, o exame do ambiente oferece informações importantes. Os animais vitimizados por negligência podem conviver em meio a urina e fezes, lixo, alimentos em decomposição, ou mesmo com outros animais mortos, além de restos de cercas de madeira, de alumínio, pregos e parafusos enferrujados e outros materiais perigosos à saúde. A exposição do animal a tais perigos pode levá-lo a sofrer traumatismos, lesões perfurocortantes, perfurocontusas e lacerações.[1,2,11,15,22] A ingestão de carcaças ou mesmo as lesões cutâneas advindas desse ambiente podem provocar o desenvolvimento de doenças no animal. Além disso, os detritos orgânicos atraem roedores e insetos, os quais podem ser vetores de doenças.

Uma metodologia para a avaliação completa do ambiente foi desenvolvida pela Tufts Center for Animals and Public Policy, denominada "TACC", e envolve:

- Avaliação do escore do animal (já descrita no tópico "Escore corporal e necessidades nutricionais")
- Avaliação do tamanho do animal *versus* a temperatura de exposição ambiental, considerando se há água potável disponível, se o cão é braquicefálico, bem como a idade
- Escala de saúde ambiental, que varia desde "imundo" até "aceitável"
- Escala de cuidados físicos, que varia desde "terrível" até "adequada", bem como a interpretação de todas as escalas em conjunto.[1,2]

O detalhamento dessas escalas está disponível em: http://www.tufts.edu/vet/hoarding/pubs/tacc.pdf.[23]

Choque térmico e hipotermia

A temperatura e a umidade ambientais são parâmetros a serem avaliados em casos suspeitos de choque térmico e de hipotermia. As consequências à saúde podem ser deletérias, podendo culminar em óbito, sobretudo se não houver disponibilidade de água nem condições de dissipação de calor, tanto do corpo do animal como do ambiente, ou mesmo abrigo em condições de calor e de frio extremo, com chuva, geada ou neve. Essas situações podem ser indicativas de negligência.

Choque térmico ou internação

Ocorre quando o animal é exposto a altas temperaturas, de modo que os mecanismos corpóreos de regulação de calor ficam sobrecarregados, o que limita a compensação do aumento de temperatura. Quando se examina um animal com hipertermia, geralmente ele apresenta temperatura corporal alta, podendo ultrapassar os 41°C. Nesse caso, o animal pode entrar em colapso e até mesmo em coma. Os cães perdem mais de 70% do calor por radiação e condução da superfície corporal ao ambiente. O restante é perdido pela língua e pelo trato respiratório superior durante o arqueamento torácico, entretanto essa perda de calor também é afetada pela umidade do ambiente e, se a temperatura ambiental estiver alta, há dificuldade de manutenção da temperatura fisiologicamente normal.[15]

Dentro de um carro fechado, ou com os vidros pouco abertos, a temperatura pode chegar a 48°C em cerca de 20 minutos. Os cães braquicefálicos e de grande porte são mais predispostos a sofrerem intermação, e os casos mais frequentes são aqueles nos quais o animal fica trancado em um carro, com os vidros fechados.[24] Os outros fatores predisponentes para que o animal venha a ter hipertermia incluem falta de água, obesidade, alta umidade, dificuldade de adaptação à temperatura externa, doenças do sistema nervoso central, as quais provocam alteração na termorregulação, e doenças do trato respiratório superior.[2]

Ao exame necroscópico, observam-se petéquias na pele, nas cavidades corporais e nas superfícies dos órgãos. Pode haver edema cerebral, bem como ulcerações gástricas e conteúdo intestinal sanguinolento. Há aceleração do surgimento do *rigor mortis*, devido à necrose de coagulação em musculatura estriada esquelética. No coração, podem-se observar isquemia, necrose e hemorragia.[2] As alterações circulatórias são mais graves e evidentes nos pulmões e na traqueia, que se apresentam gravemente congestos.[15]

Hipotermia

Ocorre quando o animal está exposto a baixas temperaturas, o que pode ser piorado com a ocorrência de ventos, chuvas, geada e neve, ou mesmo se parte do corpo do animal estiver submersa em água fria por período prolongado. Filhotes são mais suscetíveis devido a sua resposta metabólica, que ainda não está bem desenvolvida, e a sua alta razão da área de superfície corporal/peso. Pode haver necrose de extremidades se a exposição for prolongada, e as áreas de maior ocorrência são orelhas, dígitos, mamas, escroto, cauda e dobras de pele na região do flanco, devido à posição periférica, cobertura de pelo esparsa e limitação no suprimento sanguíneo. Excetuando-se essas alterações, os outros achados necroscópicos não são específicos.[2,15] Nessa situação, a taxa de reposição de calor ambiental é menor do que a perda de calor pelo organismo. Sendo assim, conforme a temperatura tecidual cai, a produção basal de calor diminui e a condução nervosa torna-se lenta, bem como os reflexos. Há diminuição dos batimentos cardíacos, e pode ocorrer arritmia. Consequentemente, as respostas homeostáticas são prejudicadas, o que resulta em disfunções cardiorrespiratórias e em desequilíbrio acidobásico, que podem acarretar óbito se não forem revertidos a tempo.[25]

COLECIONISMO | ACUMULADORES (*HOARDING*)

É uma das maneiras mais difíceis de detectar e diagnosticar os maus-tratos, pois os acumuladores vivem cercados de animais, dizem que os amam, entretanto não proveem suas necessidades básicas, como alimento adequado, água, ambiente sanitariamente saudável e cuidados veterinários. Todas as espécies animais podem ser alvo de acumuladores, mas a maioria dos casos relatados envolve principalmente gatos e cães.

O Hoarding of Animals Research Consortium (HARC) define o colecionador de animais como "alguém que acumula um grande número de animais; falha ao prover padrões mínimos de nutrição, sanidade e cuidados veterinários; falha ao agir quanto às condições deteriorantes dos animais, incluindo a doença, a fome e até mesmo a morte, e também quanto às condições ambientais, como superpopulação e condições não sanitárias extremas. Além disso, há o efeito deletério desse hábito tanto à saúde e ao bem-estar do animal colecionador quanto aos outros habitantes da casa, principalmente em crianças e idosos". Por conta disso, esse hábito coloca em risco a vizinhança, devido à falta de sanidade ambiental, o que facilita a disseminação de zoonoses.[1,22] De acordo com o *Diagnostic and Statistical Manual of Mental Disorders* (DSM-V), o diagnóstico de transtorno de acumulação foi estabelecido para "descrever indivíduos que acumulam objetos e experimentam sofrimento e prejuízo pela persistente dificuldade de se desfazerem ou se separarem de determinados bens (independente do real valor deles), devido à percepção de que necessitam guardar esses itens, apresentando angústia frente à ideia de descartá-los".[26]

Outros fatores deletérios aos animais incluem, além de todas as características já descritas de negligência, problemas de comportamento, os quais são causados pela superpopulação de animais, que não é algo natural, bem como os problemas de socialização concernentes a esse cenário.[27]

Colecionador/acumulador de animais

Estudos relacionados com o acúmulo de animais revelam que a maioria dos indivíduos é do sexo feminino, com mais de 60 anos, solteira, divorciada ou viúva. Cerca de 55% dessas pessoas vivem sozinhas e 15% vivem com outra pessoa. Poucos casos relatavam a existência de crianças ou de idosos na residência.[22,27]

Geralmente o animal que acumula animais não se aflige com a sua situação, tampouco tem motivação para mudá-la, o que somente ocorre caso haja o risco de perder seus animais, embora haja alta reincidência. O hábito de acumular é relacionado com o controle de suas vidas, o que logo se perde conforme o tamanho de sua coleção aumenta e apresenta riscos, de modo que precise ser interrompida. Há vários modelos psicológicos relacionados com o colecionismo, como o modelo da ilusão, no qual o animal está desconectado da realidade; o modelo da demência, no qual não há o reconhecimento do animal sobre o que acontece tanto com ele como com os animais; os vícios, nos quais há falta de controle dos impulsos, e o animal foca somente em seu objeto de desejo; o modelo da ligação ou conexão, que se relaciona com a privação precoce do amor e da estabilidade parental; e o modelo dos transtornos obsessivo-compulsivos.[1,2,28]

Identificação dos acumuladores

Muitos casos de denúncia, que levam à investigação de casos dessa condição, são provenientes de vizinhos ou de pessoas que moram ou visitam a casa.[22] As motivações para denunciar são as condições ruins de limpeza e de sanidade ambiental, a grande quantidade de animais, a falta de cuidados veterinários, o mau cheiro, a desnutrição e caquexia de animais, a acumulação de lixo, o comportamento estranho dos habitantes da casa, os animais soltos e o barulho.[1,22]

A relação entre o colecionador/acumulador e os animais apresenta um forte componente paradoxal: os indivíduos afirmam amar os animais e a eles transferir o afeto que não recebem de outros seres humanos, bem como alegam que os animais não seriam cuidados pelas outras pessoas. Temem a eutanásia dos animais, mesmo nos casos em que a condição de saúde do animal está tão depauperada que nada mais pode ser feito. Alguns dos colecionadores/acumuladores de animais dizem fazê-lo por vocação, dizendo que são "abrigo de animais" ou "organizações de salvamento".[1,2] Para distinguir tais situações, a HARC lançou diretrizes nas quais um colecionador/acumulador de animais:

- Apresenta resistência em deixar que visitantes vejam o local no qual os animais são mantidos
- Reluta ou é incapaz de relatar quantos animais vivem no local
- Apresenta pouco esforço para adotar e muito empenho em adquirir
- Adquire continuamente animais, embora não cuide adequadamente dos que já moram com ele
- Diz-se capaz de prover excelente cuidado durante toda a vida do animal que necessita de cuidados especiais – paralisados,

com vírus da leucemia felina (FeLV), agressão extrema – embora não comprove os recursos
- Não tem pessoal nem equipe de voluntários consistente com o número de animais aos quais alega fornecer cuidados adequados
- Adquire animais de locais distantes de sua residência.[1,2,27]

Casos de colecionismo/acumulação frequentemente são confundidos com canis de criação ou instalações de criação pouco estruturadas. Tal distinção nem sempre é clara, haja vista existirem criadores que acabam ficando com seus animais, os quais continuam a se reproduzir indiscriminadamente, ou mesmo que fingem vender os animais, mas não o fazem. O objetivo desses locais é a venda, e o colecionador não visa se desfazer de seus animais. Nos EUA, os estabelecimentos de criação de animais devem ser registrados no United States Department of Agriculture (USDA) nos termos do Ato de Bem-estar Animal e devem ser licenciados para comércio.[1]

Com relação à área em que os animais são alocados, o que se observa é uma casa com animais de várias espécies, em grande quantidade, embora a maioria seja de gatos e de cães. Eles vivem em verdadeiros labirintos de caixas de transporte, de papelão e gaiolas (algumas delas trancadas com cadeados e com eles dentro). O chão da casa costuma estar sempre recoberto por muitas camadas de fezes e de urina, misturadas a ração e animais mortos, que nunca são removidas. As vasilhas de água e de comida muitas vezes podem estar perdidas por entre essas camadas ou em locais aleatórios. Peritos que visitam esses locais relatam o odor nauseabundo exalado do ambiente, com a inexistência de locais limpos. Muitas vezes os animais estão caquéticos, mas o colecionista/acumulador guarda sacos intactos de ração em outro ambiente, com as vasilhas limpas e empilhadas.[1,2,28] Podem ser observados animais parcialmente consumidos, vítimas de canibalismo, pois aqueles com fome consomem a carcaça dos que estão mortos.[2]

Os móveis e eletrodomésticos do local estão em condições deploráveis, recobertos por fezes, animais e lixo, e muitas vezes não há água, luz ou gás no local, mesmo porque há risco de incêndio ou de explosão. Nos locais em que há animais famintos, os móveis podem estar reduzidos à madeira, porque podem ter sido consumidos. Há colecionadores/acumuladores que impedem os animais de acessar determinadas áreas, como o quarto e o banheiro, mas outros dividem todos os espaços com os animais, dormindo, comendo e utilizando banheiros contaminados por fezes, urina e outros dejetos. Há aqueles que passam a urinar e a defecar nos mesmos locais que os animais utilizam, e se deitam em camas com urina e fezes humanas e dos animais.[1,22,27,28] O odor de amônia é predominante, e age como um estressor crônico a animais e humanos, o que causa lesões graves em mucosas, principalmente ocular e respiratória.[2,27]

Os colecionadores/acumuladores de animais também podem amontoar objetos, como comida enlatada, jornais, bonecas, brinquedos, embalagens de comida consumida, roupas, medicamentos, entre outros. Em geral, a casa do colecionador se localiza em área isolada, mas pode se situar em área residencial ou comercial. Pode ou não haver acúmulo de objetos, jornais e folhetos na área externa, embora a vizinhança não saiba o que ocorre no interior da casa, a não ser pelo odor nauseabundo, pelo latido ou miado dos animais. As janelas geralmente estão recobertas por jornal, o que deixa o interior da casa sempre escurecido, principalmente se a energia elétrica foi cortada.[1,27]

Há casos em que o colecionador não vive no mesmo ambiente que os animais, deixando-os em lojas, *trailers* e em múltiplos locais. E há aqueles que os animais soltos em quintais ou terrenos, mas em grande quantidade de indivíduos.

Animais e colecionismo

O animal mais comumente encontrado em condições de acúmulo é o gato, seguido pelo cão, pela facilidade de aquisição e por esses se reproduzirem facilmente. Pode-se iniciar a coleção por cruzamentos não planejados, com animais recolhidos das ruas, trazidos por pessoas que não querem mais seus animais ou comprados.[1,2,22,27] Alguns médicos-veterinários podem ser facilitadores da situação, quando doam animais a esses indivíduos, por não perceberem as sutilezas do comportamento de um colecionador.[29]

Os animais encontrados nessa situação geralmente estão sujos, com os pelos repletos de nós, com lesões cutâneas, oculares e otológicas graves, com ou sem ectoparasitos; crescem em gaiolas, podendo apresentar deformidades de sistema locomotor, pois não têm espaço para andar ou se deitar adequadamente; as unhas podem estar quebradas, a vulva e o pênis podem apresentar lesões, pois o animal pode tentar beber a urina ou o contato direto com a urina pode ferir essas regiões. Além disso, como os animais não foram esterilizados, pode haver cruzamentos constantes, acarretando abrasões na vulva.

Embora vivam em condições insalubres, causadoras de enorme desconforto, há animais que conseguem sobreviver, e geralmente são os mais jovens, que, com o tratamento veterinário adequado, apresentam condições de serem adotados. Contudo, muitos desses animais podem não ter tido contato com seres humanos, o que torna difíceis o manejo, a captura, o exame, o tratamento e a futura adoção.[1,2,1122]

Um achado comum na maioria dos casos é a presença de animais mortos no ambiente, o que torna ainda mais grave a disseminação de doenças, bem como é um agravante a essas situações em termos jurídicos. Esses cadáveres devem ser submetidos à necropsia com fins periciais, para que sejam documentados todos os achados, que são muito semelhantes aos descritos no tópico "Exame necroscópico" deste capítulo.

Os animais resgatados vivos devem receber cuidados veterinários imediatos e, preferivelmente, ser removidos o mais breve possível do local, entretanto, como esses casos são oriundos de denúncias acompanhadas por Boletim de Ocorrência, nem sempre essa remoção é rápida, e costuma haver carência de pessoas ou instituições que os consigam acolher. Não raro, como maneira de preservar as provas (e a vida dos animais), opta-se pelo recurso de nomear um fiel depositário. Todo o cuidado deve ser tomado para, no ímpeto de tentar agilizar a remoção, não entregar os animais a criações especulativas, outro abrigo já sobrecarregado, e até mesmo a outro colecionador/acumulador.

Como em todos os casos de negligência, os animais devem ser identificados e fotografados individualmente, para assim poderem ser examinados e receber os cuidados urgentes, o que facilita também o momento da adoção, quando os animais já puderem ter um novo responsável, o que geralmente deve ter acompanhamento do Sistema Judiciário.

Observa-se frequentemente que colecionadores/acumuladores patológicos não reconhecem a sua condição, tampouco os danos e o sofrimento que causam aos animais. O papel do médico-veterinário, tanto na identificação como no encaminhamento e fechamento desses casos, é primordial, especialmente na conscientização desse animal, que apresenta grande potencial de reincidência.[1,22,27,29]

O acúmulo de animais representa um agravo à saúde pública. Em Curitiba, foram coletadas amostras de 264 cães em casas de acumuladores para realização de sorologia para *Toxoplasma gondii*, e, destes, 7,95% foram positivos, com títulos variando de 16 a 4.096.[30] Em estudo realizado na cidade de Guarulhos,[31] verificou-se que, de 26 casos analisados por denúncia na Rede Intersetorial de Apoio à Pessoa com Acumulação (RIAPAC), 12

(46,6%) eram decorrentes de acúmulo de animais. O que motivou a denúncia foi o excesso de animais, maus-tratos, presença de animais sinantrópicos e excesso de lixo. Em estudo mostrando a distribuição espacial de acumuladores, verificou-se que sua maior concentração ocorria na região norte da cidade, e, de 226 casos denunciados por acúmulo de animais, houve confirmação em 50% deles.[32]

REFERÊNCIAS BIBLIOGRÁFICAS

1. Sinclair L, Merck M, Lockwood R. Forensic investigation of animal cruelty: a guide for veterinary and law enforcement professionals. Humane Society Press; 2006.
2. Merck M. Veterinary forensics: animal cruelty investigations. Iowa: Blackwell Publishing; 2007.
3. Faraco CB. Interação humano-animal. Ciência Veterinária nos Trópicos. 2008;11:31-5.
4. Hammerschmidt J, Molento CFM. Análise retrospectiva de denúncias de maus-tratos contra animais na região de Curitiba, Estado do Paraná, utilizando critérios de bem-estar animal. Braz J Vet Res Anim Sci. 2012;49(6):431-41.
5. Heath SE, Voeks SK, Glickman LT. Epidemiologic features of pet evacuation failure in a rapid-onset disaster. J Am Vet Med Assoc. 2001;218(12):1898-904.
6. Engelke HT. Emergency management during disasters for small animal practitioners. Vet Clin North Am Small Anim Pract. 2009;39(2):347-58.
7. Comissão Nacional de Saúde Pública Veterinária (CNSPV). O Médico-veterinário, a estratégia de saúde da família e o NASF. Revista CFMV. 2009;15(48):9-14.
8. Guimarães DT. Dicionário técnico jurídico. 9. ed. São Paulo: Rideel; 2007.
9. Laflamme DT. Development and validation of a body condition score system for dogs. Can Pract. 1997;22(4):10-5.
10. Laflamme DT. Development and validation of a body condition score system for cats: a clinical tool. Fel Pract. 1997;25(5-6):13-8.
11. Miller L, Zawistowski S. Animal Cruelty. In: Miller L, Zawistowski S. Shelter medicine for veterinarians and staff. Iowa: Blackwell Publishing; 2004.
12. Morris JG, Rogers QR. Nutrição de cães e gatos saudáveis em vários estágios da vida adulta. In: Ettinger SJ, Feldman EC. Tratado de medicina interna veterinária: doenças do cão e do gato. 5. ed. Rio de Janeiro: Guanabara Koogan; 2004.
13. Ferreira AL, Lopes Neto AA, Silvany CMS et al. Guia de atuação frente a maus-tratos na infância e na adolescência: Orientações para pediatras e demais profissionais que trabalham com crianças e adolescentes. 2. ed. Rio de Janeiro: Sociedade Brasileira de Pediatria; 2001.
14. Pointer E, Reisman R, Windham R et al. Starvation and the clinicopathologic abnormalities associated with starved dogs: a review of 152 cases. JAAHA. 2013;49(2):101-7.
15. Munro R, Munro HMC. Animal abuse and unlawful killing: forensics veterinary pathology. London: Saunders Elsevier; 2008.
16. Salvagni FA, Siqueira A, Maria ACBE et al. Forensic veterinary pathology: old dog learns a trick. Braz J Vet Pathol. 2012;5(2):37-9.
17. McEwen BJ. Trends in domestic animal medico-legal pathology cases submitted to a veterinary diagnostic laboratory 1998-2010. J Forensic Sci. 2012;57(5):1231-3.
18. Devlin MJ. Why Does starvation make bones fat? Am J Hum Biol. 2011;23:577-85.
19. Bowman DD. Georgis: parasitologia veterinária. 9. ed. Rio de Janeiro: Elsevier; 2010.
20. Siqueira A, Cassiano FC, Maiorka PC. Maus-tratos contra gatos domésticos. Clin Vet. 2011;95:70-8.
21. Leventhal JM, Thomas AS, Rosenfield NS et al. Fractures in young children: distinguishing child abuse from unintentional injuries. Am J Dis Child. 1993;147(1):87-92.
22. Patronek GJ. Hoarding of animals: an under-recognized public health problem in a difficult-to-study population. Publ Health Rep. 1999;114:81-7.
23. Tufts Center for Animals and Public Policy – Tufts Animal Care and Conditions Scale. [cited 2013 jul. 22]. Available from: http://www.tufts.edu/vet/hoarding/pubs/tacc.pdf.
24. Miller JB. Hipertermia e hipotermia. In: Ettinger SJ, Feldman EC. Tratado de medicina interna veterinária: doenças do cão e do gato. 5. ed. Rio de Janeiro: Guanabara Koogan; 2004.
25. Dunlop RH, Malbert CH. Veterinary pathophysiology. Iowa: Blackwell Publishing; 2004.
26. Araújo ACL, Lotufo-Neto F. A nova classificação Americana para os Transtornos Mentais: o DSM-5. Rev Bras Ter Comp Cogn. 2014;16(1):67-82.
27. Berry C, Patronek G, Lockwood R. Long-term outcomes in animal hoarding cases. Animal Law. 2005;11(167):167-94.
28. Nathanson JN. Animal hoarding: slipping into the darkness of comorbid animal and self-neglect. J Elder Abuse Neglect. 2009;21:307-24.
29. Kuehn BM. Animal hoarding: a public health problem veterinarians can take a lead role in solving. JAVMA News; October 2002. https://www.avma.org/News/JAVMANews/Pages/021015a.aspx. Acesso em: 5 ago. 2013.
30. Cunha GRD, Pellizzaro M, Martins CM et al. Spatial serosurvey of anti-Toxoplasma gondii antibodies in individuals with animal hoarding disorder and their dogs in Southern Brazil. PloS one. 2020;15(5):e0233305.
31. Cardoso TCM, De Santis-Bastos PA. Acumuladores de animais: instrumento de vistoria técnica e perfil de casos no município de Guarulhos, SP, Brasil. Rev Bras Ciência Vet. 2019;26(3).
32. Cunha GRD, Martins CM, Ceccon-Valente MDF et al. Frequency and spatial distribution of animal and object hoarder behavior in Curitiba, Paraná State, Brazil. Cad Saude Pub. 2017;33:e00001316.

269
Complicações por Medicamentos

Helenice de Souza Spinosa • Silvana Lima Górniak

INTRODUÇÃO

O termo medicamento tem origem latina, *medicare*, e significa curar; portanto, ao se empregar um medicamento, se espera obter efeitos benéficos. A Agência Nacional de Vigilância Sanitária (Anvisa) conceitua medicamento como um produto farmacêutico, tecnicamente obtido ou elaborado, com finalidade profilática, curativa, paliativa ou para fins de diagnóstico,[1] contudo, quando se usa um medicamento, não se obtém exclusivamente seus efeitos desejáveis, terapêuticos; reações adversas também podem ocorrer.

Reação adversa ao medicamento (RAM) é definida pela Anvisa e também pela Organização Mundial da Saúde (OMS) como qualquer resposta prejudicial ou indesejável, não intencional, a um medicamento, que ocorra nas doses em geral empregadas para profilaxia, diagnóstico, terapia de doenças ou para a modificação de funções fisiológicas.[2] Não são consideradas RAM os efeitos indesejáveis decorrentes de doses maiores do que as habituais, quer sejam acidentais, quer sejam intencionais; nesses casos, têm-se as *intoxicações medicamentosas* (Figura 269.1). Vale lembrar que RAM muitas vezes é usada como sinônimo de "efeito colateral"; no entanto, esse último se refere a um efeito pretendido, que pode ser tanto adverso como benéfico, causado por um medicamento empregado em doses terapêuticas.

REAÇÃO ADVERSA AOS MEDICAMENTOS

Como já explicado, no conceito de RAM pode-se observar a existência de uma relação causal entre o uso do medicamento e a ocorrência do problema; a RAM é considerada, assim, um tipo de *evento adverso*. Esse último é definido como qualquer ocorrência médica desfavorável que pode ocorrer durante o tratamento com um medicamento, mas que não apresenta, necessariamente, relação causal com esse tratamento.

Os eventos adversos aos medicamentos de uso humanos são recebidos e gerenciados pela Farmacovigilância da Anvisa, estando acessível para o cidadão e para os profissionais da saúde para notificação espontânea nesse órgão.[3] Quantos aos produtos de uso veterinário, o Ministério da Agricultura Pecuária e Abastecimento (MAPA) está em fase de implementação da Farmacovigilância Veterinária, que estabelecerá o conjunto de medidas de monitoramento destinadas a detectar, identificar, avaliar, notificar, prevenir e comunicar os eventos adversos que decorram do emprego de produtos de uso veterinário, a partir do momento em que sejam disponibilizados para comercialização.

As notificações são importantes para a identificação precoce de RAM raras, uma vez que servem de sinal de alerta para os órgãos regulatórios, fornecendo um monitoramento dos produtos comercializados no Brasil.

De modo geral, os termos "reação adversa", "efeito indesejável" e "iatrogenia" (do grego *iatrós* = médico e *gennia* = origem; estado de doença, efeitos adversos ou complicações causadas por tratamento médico ou resultantes deste) são equivalentes.[4]

Há algumas propostas para classificar os tipos de RAM, porém é uma tarefa difícil, considerando a variedade de reações que o organismo pode manifestar. Uma das classificações mais tradicionais propõe dois tipos de RAM: A e B. As RAM do tipo **A** apresentam um efeito farmacológico **a**umentado, e aquelas do tipo **B** resultavam de um efeito aberrante (**b**izarro), nessa proposta mneumônica.[5]

Em geral, as reações do tipo A ocorrem com maior frequência, são previsíveis e menos graves, e podem ser tratadas simplesmente com a redução da dose do medicamento. Tendem a ocorrer em indivíduos que receberam a dose usual do medicamento, mas a biotransformação ou a excreção é mais lenta, ou, ainda, podem apresentar níveis normais do medicamento, porém, por alguma razão, são demasiadamente sensíveis a ele.

Por outro lado, reações do tipo B tendem a ser incomuns, não relacionadas com a dose, imprevisíveis e potencialmente mais graves. Quando ocorrem, frequentemente é necessária a suspensão do medicamento. Elas podem ser consequência de reações de hipersensibilidade ou reações imunológicas; também podem constituir reações idiossincráticas (característica comportamental ou estrutural peculiar a um animal ou grupo) ao medicamento e, por isso, são mais difíceis de predizer ou de identificar.

Uma outra proposta de agrupamento das RAM, que também emprega um método mnemônico, amplia sua classificação para seis categorias:[6] (a) relacionada com a dose (aumentada – *Augmented*); (b) não relacionada com a dose (bizarro – *Bizarre*); (c) relacionada com a dose e o tempo (crônica – *Chronic*); (d) relacionada com o tempo (atrasada – *Delayed*); (e) abstinência (término de uso – *End of use*); e (f) falha da terapia (falha – *Failure*). O Quadro 269.1 mostra alguns exemplos.

As RAM podem ser classificadas também, segundo a sua gravidade, em:

- Leve: não requer tratamentos específicos ou antídotos e não é necessária a suspensão da medicação
- Moderada: exige modificação da terapia medicamentosa, apesar de não ser necessária a suspensão da medicação
- Grave: potencialmente fatal, requer a interrupção da administração do medicamento e o tratamento específico da reação adversa
- Letal: contribui direta ou indiretamente para a morte do paciente.

Quanto à frequência, as RAM descritas para o ser humano devem ser apresentadas de forma padrão, como recomendado pelo *Council for International Organizations of Medical Sciences* (CIOMS),[7] que classifica como: (a) muito comuns aquelas cuja frequência ultrapasse 10%; (b) comuns entre 1 e

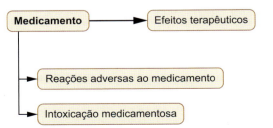

Figura 269.1 A exposição aos medicamentos, além de propiciar efeitos terapêuticos, pode causar reações adversas e intoxicação.

QUADRO 269.1	Classificação de reações adversas aos medicamentos proposta por Edwards e Aronson (2000).[6]			
Tipo de reação		**Mnemônico**	**Características**	**Exemplos**
A – Relacionado com a dose		**A**ugmented	Comum, relacionada com um efeito farmacológico do medicamento, esperada, baixa mortalidade	Efeitos colaterais: eventos anticolinérgicos causados por antidepressivos tricíclicos
B – Não relacionado com a dose		**B**izarre	Incomum, não relacionada com um efeito farmacológico do medicamento, inesperada, alta mortalidade	Reações imunológicas: hipersensibilidade à penicilina
C – Relacionado com a dose e o tempo		**C**hronic	Incomum, relacionada com o efeito cumulativo do medicamento	Supressão do eixo hipotálamo-hipófise-adrenal por corticosteroides
D – Relacionado com o tempo de uso		**D**elayed	Incomum, normalmente relacionado com a dose, ocorre algum tempo após o uso do medicamento	Teratogênese (adenocarcinoma associado ao dietiletilbestrol); carcinogênese
E – Abstinência		**E**nd of use	Incomum, ocorre logo após a suspensão do medicamento	Síndrome de abstinência aos opiáceos
F – Falha inesperada da terapia		**F**ailure	Comum, relacionada com a dose, frequentemente causada por interação de medicamentos	Fenobarbital (anticonvulsivante com atividade indutora enzimática) reduz o efeito terapêutico da doxiciclina

Adaptado de Edwards & Aronson (2000).[6]

10%; (c) incomuns entre 0,1 e 1%; (d) raras entre 0,01 e 0,1%; e (e) muito raras quando menor que 0,01%.

Salienta-se a importante de o país dispor de um sistema para receber e gerenciar as notificações de RAM, pois essa medida possibilita subsidiar decisões para alterações de bulas, restrições de uso e até a retirada de medicamentos do mercado ou mudança da categoria de venda desses produtos pela autoridade sanitária reguladora.

INTOXICAÇÃO MEDICAMENTOSA

Em geral, ocorre pela ingestão acidental, por exemplo, quando há descuido na guarda do medicamento no domicílio, possibilitando o acesso do animal e, consequentemente, predispondo à toxicose.

O fato de existir facilidade para a aquisição de medicamentos no comércio sem a devida prescrição feita pelo profissional explica o favorecimento da ocorrência de intoxicações causadas pelo próprio proprietário do animal, que acredita que o medicamento útil para ele pode também ser indicado para o seu animal. Na rotina clínica, torna-se comum a ocorrência desse tipo de toxicose envolvendo alguns grupos de medicamentos, como os anti-inflamatórios.[8]

Os efeitos tóxicos dos medicamentos podem decorrer da exposição do organismo animal a altas doses empregadas, da toxicidade maior para uma dada espécie animal ou da idiossincrasia.

Em alguns casos, a superdosagem de um medicamento não produz toxicidade; apenas a exacerbação dos efeitos farmacológicos, havendo necessidade de diferenciar essa situação de um quadro tóxico.

A toxicidade maior para uma dada espécie animal pode ser exemplificada pelos felinos. Sabe-se que os gatos apresentam peculiaridades fisiológicas relacionadas com a biotransformação de algumas substâncias químicas, que os tornam vulneráveis à intoxicação por alguns medicamentos.[8] O Quadro 269.2 cita alguns medicamentos passíveis de produzir intoxicações graves em gatos.

Os medicamentos são causas frequentes de intoxicação, tanto no ser humano quanto em animais. Esse fato pode ser constatado observando-se os dados obtidos pelo Sistema Nacional de Informações Tóxico-Farmacológicas (Sinitox), que reúne informações de 35 centros de informação e assistência toxicológica localizados em 18 estados brasileiros e no Distrito Federal. O Sinitox mostra que os medicamentos ocupam o primeiro lugar dentre os casos registrados de intoxicação humana e animal e de solicitação de informação.[9] De fato, em 2017, foram 76.115 casos registrados, e os medicamentos contribuíram com

27,1% (20.657), enquanto os produtos veterinários com 0,9% (709). Em animais, foram 846 registros: os medicamentos contribuíram com 15,8% (134) e os produtos veterinários com 13,1% (134); note que a soma dos casos registrados de intoxicação por medicamentos com aqueles de produtos veterinários atinge 29,3%, valor próximo daquele encontrado para intoxicação por medicamentos em seres humanos. Deve ser ressaltado também que o Sinitox aponta os produtos veterinários que causam intoxicação em seres humanos, indicando desvio de uso, fato que o médico-veterinário deve atentar para que isso não ocorra.

Deve-se salientar que, embora existam medicamentos mais comumente relacionados com os casos de intoxicação em cada espécie animal, todos são potencialmente tóxicos. Por isso, o conhecimento amplo sobre o mecanismo de ação, as vias de administração, a posologia e os usos nas diferentes espécies podem prevenir sua utilização incorreta e tornar possível o reconhecimento precoce das manifestações clínicas da intoxicação, garantindo a instituição do tratamento adequado e, assim, aumentando as chances de recuperação do paciente intoxicado.

Se o amplo conhecimento sobre um medicamento prescrito já é desejável, um entendimento ainda maior é necessário quando se faz uso de mais de um deles concomitantemente. Nesse sentido, as interações medicamentosas devem ser consideradas, não se esquecendo também de que os medicamentos podem interagir não somente entre si, mas também com o alimento e as substâncias do ambiente.

Na clínica veterinária, muitas associações medicamentosas são usadas visando ao efeito benéfico. Ao lado dessas interações úteis, existem outras que podem provocar reações adversas graves, as quais podem comprometer a vida do animal. Algumas dessas interações medicamentosas prejudiciais são bastante

QUADRO 269.2	Medicamentos não recomendados ou que devem ser usados com cautela em gatos.	
Princípio ativo	**Nome comercial**	**Observações**
Ácido acetilsalicílico	AAS, Aspirina®	Dose máxima recomendada: 10,5 mg/kg, a cada 48 h
Azul de metileno	Sepurin®	Não recomendado
Benzoato de benzila	Acarsan®	Não recomendado
Enemas à base de fosfatos	Fleet enema®	Não recomendado
Fenazopiridina	Pyridium®	Não recomendado
Paracetamol	Tylenol®	Não recomendado
Peróxido de benzoíla	Peroxydex®	Usar na concentração máxima de até 2,5%

documentadas e passam a fazer parte, inclusive, das bulas dos medicamentos.

Com a crescente ampliação do arsenal terapêutico à disposição do profissional, torna-se cada vez mais importante conhecer os mecanismos dessas interações e adotar as devidas precauções para a administração segura dos medicamentos.

De modo geral, as interações medicamentosas podem ser classificadas em:

- Físico-químicas: quando um medicamento é física ou quimicamente incompatível com outro, como anfotericina B em soro fisiológico para infusão intravenosa
- Farmacocinética: quando um medicamento interfere na absorção, distribuição, biotransformação e excreção de outro medicamento
- Farmacodinâmica: quando um medicamento modifica a atividade de outro ao atuar no mesmo receptor ou próximo a ele, ou em receptores diferentes cuja resposta de um interfira na do outro. São exemplos os efeitos anticolinérgicos dos antidepressivos tricíclicos e a potencialização do efeito depressor do sistema nervoso central quando da associação de barbitúricos e opioides.

O diagnóstico das complicações medicamentosas não é fácil, por isso a grande preocupação para se racionalizar o uso de medicamentos e evitar os agravos à saúde do animal, consequência da prescrição errônea, da iatrogenia medicamentosa e do descuido com as interações farmacológicas.

Outro ponto de grande relevância a ser considerado é o emprego, cada vez maior, de plantas medicinais e fitoterápicos. Isso ocorre principalmente pela crença de que "se é natural, é inócuo", ou seja, que por serem naturais são desprovidos de efeitos adversos ou tóxicos. Além disso, pelo baixo custo para a obtenção do medicamento e pelo traço cultural bastante marcante em nosso país que é o de práticas populares de uso de remédios caseiros pela população humana e, por consequência, o uso crescente desses medicamentos, ditos naturais, em animais, particularmente aqueles de companhia. Lamentavelmente deve-se considerar que a grande maioria de fitoterápicos e plantas medicinais atualmente empregada não tem o perfil tóxico bem conhecido.[10] De fato, embora no Brasil não exista um programa de farmacovigilância em produtos herbais, os dados oriundos de outros países, como o Reino Unido e a Alemanha, onde há esse programa vigente há anos, verifica-se que muitas das plantas medicinas e fitoterápicos foram retirados do mercado devido à constatação de sérios efeitos tóxicos para uso humano. Infelizmente, mesmos nesses países inexistem dados de farmacovigilância em animais; no entanto, alguns poucos estudos vêm mostrando que muitos dos produtos herbais podem ser tão ou até mesmo mais tóxicos em animais de companhia do que no ser humano, o que, de certo modo, desestimula ainda mais o emprego dessas substâncias em medicina veterinária.

Finalmente, outro ponto que deve ser considerado quando do emprego de plantas medicinais e fitoterápicos em animais é o de que, do mesmo modo que ocorre quando da interação de dois medicamentos convencionais, as associações de medicamentos convencionais e produtos herbais podem causar efeitos farmacológicos ou toxicológicos bastante graves, haja vista que as plantas medicinais e os fitoterápicos são constituídos por misturas complexas de vários compostos químicos que podem ser responsáveis por diversas ações, como efeitos antagônicos e/ou sinérgicos com outros medicamentos.[11]

REFERÊNCIAS BIBLIOGRÁFICAS

1. Agência Nacional de Vigilância Sanitária (Anvisa). Conceitos e definições de medicamentos. Disponível em: http://portal.anvisa.gov.br/medicamentos/conceitos-e-definicoes. Acesso em: 5 ago. 2020.
2. Agência Nacional de Vigilância Sanitária (Anvisa). Boletim de farmacovigilância. 2012;1(1). Disponível em: http://portal.anvisa.gov.br/documents/33868/2894786/Boletim+de+Farmacovigil%C3%A2ncia+n%C2%BA+01/ec9f5a88-7c65-40a1-80a3-30efa9aea1c4. Acesso em: 5 ago. 2020.
3. Agência Nacional de Vigilância Sanitária (Anvisa). Farmacovigilância. Disponível em: http://portal.anvisa.gov.br/farmacovigilancia. Acesso em: 5 ago. 2020.
4. Magalhães SMS, Magalhães WS. Reações adversas a medicamentos. In: Gomes MJVM, Reis AMM (Organizadores). Ciências Farmacêuticas. Uma abordagem em Farmácia Hospitalar. São Paulo: Atheneu; 2001. p. 125-46. Disponível em: http://www.gruponitro.com.br/atendimento-a-profissionais/%23/pdfs/artigos/antibioticos/reacoes_adversas_aos_medicamentos.pdf. Acesso em: 8 ago. 2020.
5. Aronson JK, Ferner RE. Joining the DoTS: new approach to classifying adverse drug reactions. BMJ. 2003;327(7425):1222-5.
6. Edwards IR, Aronson JK. Adverse drug reactions: definitions, diagnosis, and management. Lancet. 2000; 356(9237):1255-59.
7. World Health Organization. Guidelines for Preparing Core Clinical-Safety Information on Drugs Second Edition – Report of CIOMS Working Groups III and V. 2. ed. Geneva: WHO; 1999. [cited 2020 ago. 9). Available from: https://cioms.ch/publications/product/guidelines-preparing-core-clinical-safety-information-drugs-second-edition-report-cioms-working-groups-iii-v/.
8. Salles-Gomes COM, Garcia JS, Spinosa HS. Toxicologia dos medicamentos. In: Spinosa HS, Górniak SL, Palermo-Neto J. Toxicologia aplicada à medicina veterinária. 2. ed. Barueri: Manole; 2020. p. 109-28.
9. Sistema Nacional de Informações Tóxico-Farmacológicas (Sinitox). Disponível em: https://sinitox.icict.fiocruz.br/sites/sinitox.icict.fiocruz.br/files//Brasil4_1.pdf. Acesso em: 9 ago. 2020.
10. Silveira PF, Bandeira MAM, Arrais PSD. Farmacovigilância e reações adversas às plantas medicinais e fitoterápicos: uma realidade. Rev Bras Farmacogn. 2008;18(4):618-26. Disponível em: http://www.scielo.br/scielo.php?script=sci_arttext&pid=S0102-695X2008000400021&lng=en&nrm=iso. Acesso em: 27 ago. 2020.
11. Górniak SL. Toxicologia das plantas medicinais e fitoterápicos. In: Spinosa HS, Górniak SL, Palermo-Neto J. Toxicologia aplicada à medicina veterinária. 2. ed. Barueri: Manole; 2020. p. 283-93.

270
Violência Humana e Conexões

Ceres Berger Faraco

INTRODUÇÃO

Os estudos sobre a temática da violência contra animais tendem, na sua maioria, a ser fragmentados e pontuais. Um dos motivos é o fato de esses incidentes serem considerados de menor importância e, por isso, dispostos em segundo plano em relação a outros que acometem diretamente os seres humanos em oposição aos animais. Essa avaliação reducionista dos atos violentos conduziu a ênfase em casos particulares e, lamentavelmente, impediu uma visão ampliada dessa problemática e suas conexões. Atualmente, os estudiosos do tema defendem a hipótese de que há uma graduação na expressão da violência e que a ameaça aos animais precede e acompanha a ameaça às pessoas. As formas mais extremas da violência, segundo essa hipótese de graduação, no período de desenvolvimento infantil, seriam preditoras de comportamentos de violência interpessoal na vida adulta. Segundo esse ponto de vista, pode-se traçar a seguinte trajetória: se uma criança com 5 anos é violenta com animais, estará propensa ao comportamento de *bullying* (provocação e vitimização dos pares), tenderá a ser agressiva na adolescência e terá maior probabilidade de ser um adulto violento. Assim, esse modelo propõe associações mais complexas entre a violência com os animais e a violência humana.

Neste capítulo, abordam-se os atos violentos na interação humano-animal, sob a perspectiva de sua conexão sociológica, com o propósito de contribuir para uma reflexão sobre a sociologia da violência com os animais.

CONCEITOS NECESSÁRIOS

Abuso de animais é definido como todo comportamento socialmente inaceitável que, intencionalmente, provoca dor, sofrimento, desconforto (estresse patológico) e/ou morte do animal. Essa definição exclui atos não intencionais e que tenham consequências acidentalmente danosas aos animais. Por essa perspectiva, casos de abandono podem ser cruéis, mas não necessariamente implicam malevolência, pois as pessoas podem atribuir à "liberdade" oferecida supostos benefícios para os animais e ignorar os riscos reais da ausência de um ser humano cuidador.

Os comportamentos cruéis são reconhecidos como os atos de omissão, assim como os de ação indireta, que promovam dor, sofrimento ou desconforto, e incluem danos psicológicos e emocionais (transtornos paralíticos direcionados aos animais [bestialismo, zoosadismo, privação social, antropomorfização], enfermidades ou dores sem assistência adequada), além do sofrimento físico. Como relatado anteriormente, a crueldade nem sempre está associada à malevolência e pode ser fruto da ignorância sobre as necessidades básicas das espécies e dos indivíduos envolvidos.

Tradicionalmente, as abordagens da crueldade e do abuso de animais se apoiam exclusivamente em tendências de indivíduos e sob a perspectiva da psicopatologia desses agressores. Defende-se a ideia de que, nos episódios de abuso animal, está subjacente a violência familiar. Nesse sentido, os maus-tratos aos animais representam um grave problema social pelo sofrimento e pelos danos que lhes causam, e retratam a violência humana oculta na sociedade sob o manto da privacidade familiar.

CENÁRIO DA CRUELDADE

Inexistem em medicina veterinária dados estatísticos sobre a magnitude desse problema social. No entanto, sabe-se, por estudos internacionais, que esses atos são surpreendentemente comuns na infância. Alguns estudos afirmam que o número de crianças e jovens que estiveram envolvidos em incidentes de violência no período de 5 anos que precedeu as pesquisas chegou a 50% do total da amostra estudada. Os dados obtidos revelam, ainda, que a crueldade com animais é muito mais comum entre indivíduos do sexo masculino que entre os do sexo feminino.

Esses atos não ocorrem isoladamente e fazem parte de uma complexa rede de condutas predominantes nas famílias disfuncionais. Ressalta-se que resultam da natureza inter-relacional instituída pelos membros do núcleo familiar. Exemplo disso é a violência de gênero que ocorre em algumas famílias, e o agressor ritualiza e mantém o temor das vítimas por meio de ameaças constantes e dos atos cruéis direcionados aos animais de companhia. Nesses casos, o clima imposto satisfaz a necessidade de controle e dominância do agressor, e mantém suas vítimas acuadas. Já nos casos de abuso sexual infantil, as ameaças, lesões físicas e a morte dos animais de companhia têm a função de assegurar o silêncio das vítimas sobre o que está ocorrendo com elas.

Outro tipo de violência que repercute em animais é aquela que emerge de conflitos entre vizinhos, os quais canalizam sua ira em agressões aos animais pertencentes aos "inimigos". De modo similar, segundo a explicação da existência de uma subcultura delinquente, os adolescentes podem vitimar os animais, na busca de identificação com o grupo, aceitação e admiração dos seus pares por seu suposto "poder e masculinidade".

Colaboram para esse quadro as atitudes e políticas ambivalentes e contraditórias, por parte das autoridades constituídas, sobre a maneira como os animais deveriam ser tratados, fruto de uma velada aceitação e conivência com esses comportamentos. É nesse contexto que se pode afirmar ser a violência contra animais um fenômeno de relevância social.

CONSIDERAÇÕES FINAIS

A falha em considerar a violência contra animais um tema social contribui para perpetuar a crueldade e o abuso. De outro modo, ao examinar essas condutas, integradas à estrutura familiar e à violência social da comunidade, constrói-se a oportunidade de superar a tradicional abordagem dicotômica (origem da violência herdada ou adquirida) atribuída aos comportamentos considerados antissociais e oportuniza-se uma análise consistente, por meio da organização das informações que possibilitarão explicar e compreender essa dinâmica do ciclo de violência humano-animal como parte do elo entre todas as violências.

BIBLIOGRAFIA

Arluke A, Levin J, Luke C et al. The relationship of animal abuse to violence and other forms of antisocial behavior. J Interpers Violence. 1999;14:963-75.

Faraco CB. Interação humano-animal. Ciência Veterinária nos Trópicos. 2008;11:31-5.

271
Processos Civis Contra Médicos-Veterinários | Atualidades e Jurisprudência

Cíntia Navarro Alves de Souza

INTRODUÇÃO

A quantidade de processos civis impetrados contra médicos-veterinários por erro médico aumentou nos últimos anos. Cerca de 1/3 das ações é procedente, e a média de valor indenizatório é de aproximadamente R$ 10.000,00[1]. De acordo com esses dados, é importante que o profissional saiba os principais aspectos envolvidos nesses processos para que atue de maneira preventiva e diligente.

Ao contrário do que parece ser somente uma discussão teórica e jurídica acerca da atuação profissional muito interessa ao médico-veterinário compreender a origem e natureza da sua obrigação e as consequências do seu descumprimento, como o ensejo da responsabilidade civil e seus pressupostos, e a possível reparação de danos patrimoniais e morais. Além disso, é válido situar-se com relação aos erros comuns e fatores que auxiliam na prevenção de processos, como, por exemplo, estabelecer de boa relação veterinário-proprietário com o desenvolvimento de habilidades de comunicação. Ciente desses fatores, o profissional pode atuar de forma atenta aos seus deveres legais e éticos, prestar um serviço de qualidade ao consumidor ao animal, bem como estabelecer uma boa relação com o proprietário.

Portanto, os objetivos deste capítulo são individualizar e descrever as variáveis mais importantes diante de um processo civil por erro médico-veterinário, exemplificá-las por meio de jurisprudência e discutir meios preventivos contra processos civis.

PANORAMA DO PROCESSO CIVIL

Antes de adentrar nas definições técnicas e jurisprudência, vale explanar sobre o panorama do processo judicial na esfera cível, de forma breve e simples, para tanto serve especificar suas vias, os agentes envolvidos, como ocorre e suas instâncias. Cumpre notar que, caso o médico-veterinário seja processado, não implica necessariamente sua condenação, reafirmando a importância da atenção para com o preenchimento e confecção corretos de prontuários, fichas, termos de consentimento livre e esclarecido e demais documentos pertinentes ao caso concreto visto que poderão ser utilizados como provas documentais.

Processos judiciais na esfera cível buscam a reparação de um suposto dano causado pelo profissional por meio de uma sanção de ordem pecuniária, diferentemente do que ocorre na esfera penal, cuja penalidade se cinge à restrição da liberdade, e também diversa da sanção administrativa, que abarca restrições ao exercício da profissão.

Ainda cumpre salientar que ações civis podem ser protocoladas por duas vias distintas: via Juizado Especial que julga causas de menor complexidade e tem por princípio a celeridade processual, dessa forma não admite a produção de prova pericial, e outra via é rito ordinário na justiça comum, oportunidade que se admite a perícia.

As figuras principais envolvidas no processo judicial são o juiz e as partes, quais sejam, o autor da ação, ou seja, o proprietário do animal e o réu, aquele que é processado, no caso será o médico-veterinário. Esse será o tripé sem o qual o processo não existe. Há também a figura dos auxiliares da justiça, *experts* em determinado assunto técnico que foge dos saberes jurídicos do juiz e advogados, são eles o perito e os assistentes técnicos. Assim o perito auxilia o juiz, mediante a confecção do laudo, e os assistentes técnicos auxiliam partes ao emitirem um parecer técnico, na confecção de quesitos (perguntas sobre o caso para o perito responder) e no acompanhamento de eventuais diligências feitas pelo perito.

Basicamente o processo inicia com as alegações da parte autora e a partir dela a parte contrária, no caso o médico-veterinário, pode se defender. Em seguida há a fase de instrução, ou seja, as partes especificam quais provas pretendem produzir, assim o feito é saneado e pode ser julgado por um único juiz de primeira instância que está apto a proferir sentença.

A sentença pode ser: absolutória, cujo pedido do autor da ação é improcedente, e assim absolve o veterinário, ou seja, não o condena; sentença condenatória, na qual os pedidos do autor são acolhidos e a ação é procedente, ou seja, condena o médico-veterinário; sentença parcialmente procedente, quando o juiz concede apenas alguns pedidos feitos pelo autor; pode o feito ser extinto sem a resolução do mérito quando o processo é protocolado em via que não admite a produção de provas necessárias ao convencimento do juiz ou ainda, pode haver acordo entre as partes. Caso qualquer uma das partes não concorde com a sentença proferida é possível recorrer e assim levar o processo à segunda instância, a qual ainda pode apreciar o mérito da questão, momento no qual é julgado por um órgão colegiado composto por desembargadores.

Jurisprudência corresponde às decisões de tribunais superiores, que participam das segundas instâncias, sobre temas levados a juízo. Assim como a discussão de casos clínicos no estudo da medicina veterinária, a jurisprudência demonstra a importância prática do que será abordado ao longo do capítulo pois trará ao leitor o contexto fático que permeia os julgamentos de casos de erro médico-veterinário.

Histórico

Conhecer o histórico faz compreender que a busca pela reparação de danos causados por falha na prestação do serviço acompanha a profissão desde o seu início. A medicina veterinária é uma profissão milenar e que acompanha o progresso das civilizações, bem como o Direito, que, por meio de seus institutos, busca a organização das relações do homem na sociedade. A situação que contempla um ato lesivo, causado pelo médico-veterinário no exercício de sua profissão, que gera um dano ao animal e deve ser ressarcido ao seu proprietário une três tópicos que evoluem de maneira entrelaçada: a convivência social, o estudo da medicina veterinária e as normas e doutrinas do direito.

Normas embrionárias do Direito e que historicamente iniciaram a regulamentação jurídica a fim de tutelar as relações sociais versavam sobre a responsabilidade do médico-veterinário. O Código de Hammurabi, em 1800 a.C., já tutelava a responsabilidade de veterinários,[2] dispondo o seguinte no artigo 225:

Se um médico de boi ou de jumento fez uma incisão difícil em um boi ou um jumento e causou a morte do animal, dará ao dono do boi ou jumento um quinto de seu preço.

Nesse mesmo sentido, outra disposição legal, moldada pelo Rei indiano Asoka há aproximadamente 2260 anos atrás, previa que:

Se o veterinário foi negligente ao promover o tratamento do cavalo, ou descobriu ter utilizado medicamentos impróprios, e a condição do cavalo piorou, ele poderá ser multado com o dobro do custo do tratamento.

As cortes inglesas em meados de 1370 perante um caso de negligência no tratamento de um cavalo que ocasionou seu óbito, condenou o médico-veterinário a arcar com os danos causados. Além disso, as cortes americanas, em 1625, formalmente reconheceram a responsabilidade profissional do médico-veterinário antes mesmo de registrarem o primeiro caso de erro médico humano. Já nas primeiras décadas de 1800 as cortes americanas concederam danos morais aos proprietários pelos danos causados aos animais.[3]

Nesse sentido, nota-se uma mudança no *status* que o animal ocupa na sociedade, perante seus proprietários, legisladores e juízes, uma vez que, desde o nascimento das primeiras normas que tutelavam o assunto e previam somente o ressarcimento material, até normas modernas e contemporâneas que auferem, além dos danos materiais, danos morais aos donos dos animais, há uma cristalina evolução do elo afetivo entre homem e animal, a maneira que é recepcionado pelos aplicadores do direito.

DAS OBRIGAÇÕES

A fim de regular as relações entre as pessoas considerando seus direitos e deveres, surge o instituto das obrigações, que obriga as pessoas a agirem de determinada forma. Assim é um vínculo jurídico transitório que se extingue com o cumprimento da obrigação. Um exemplo que foge do tema, mas que elucida a questão é quando se compra um objeto em determinada loja, assim há obrigações mútuas, a loja obriga-se a entregar o objeto em perfeito estado e o comprador obriga-se a pagar.

A obrigação a que o médico-veterinário está sujeito, em regra, assim como do médico, é de meio, e não de resultado. Portanto, o profissional não se vincula à cura do animal ou à plena resolução do quadro, mas sim à obrigação de agir com diligência, zelo, dispendendo seus maiores e melhores esforços durante o tratamento.[4] Isto pois múltiplos fatores individuais podem alterar o estado físico do animal, assim é impossível asseverar com plena certeza a resolução da sua doença ou condição.

Ao tratar até mesmo do diagnóstico, que é ponto crucial em muitos casos veterinários, para determinar conduta clínica ou cirúrgica, ainda assim é obrigação de meio, desde que não seja um erro grosseiro que se verifica a incompetência do profissional.[5] Assim, deve-se averiguar se o médico-veterinário implementou todos os cuidados possíveis para que o diagnóstico fosse feito corretamente, desde um bom exame físico geral, até o uso de ferramentas complementares como exames laboratoriais, de imagem, histopatológico ou moleculares a depender do caso.[6]

Já a obrigação de resultado ocorre caso o profissional pretenda algo específico. Assim o médico-veterinário deve atingir um resultado previamente acordado com o proprietário. Entretanto não há consenso entre os julgadores e doutrina em reconhecer esse tipo de obrigação para o médico-veterinário.

Ao fim de cada tópico, ao longo do capítulo, haverá jurisprudência exemplificativa, como a seguir.

Jurisprudência

Exemplo 1. INDENIZATÓRIA. TRATAMENTO VETERINÁRIO. ANIMAL DE ESTIMAÇÃO. FALECIMENTO. **OBRIGAÇÃO DE MEIO.** PROCEDIMENTO DO HOSPITAL ADEQUADO AO CASO. DEVER DE INDENIZAR NÃO CONFIGURADO. A prova produzida nos autos evidencia, forma estreme de dúvidas, que a médica-veterinária, preposta do réu, **ministrou o tratamento adequado ao animal de estimação da autora, sendo certo, ainda, que a obrigação deste profissional é de meio, e não de fim.** Por outro lado, a própria autora revela que foi orientada a internar o animal no hospital veterinário, não o fazendo por ausência de condições financeiras. Assim, inviável responsabilizar o réu pelo sofrimento experimentado pela autora e seus filhos, já que não há demonstração de qualquer agir culposo, capaz de atrair o dever de indenizar. RECURSO IMPROVIDO. (TJ-RS – Recurso Cível: 71003812617 RS, Relator: Fernanda Carravetta Vilande, Data de Julgamento: 20/06/2012, Segunda Turma Recursal Cível, Data de Publicação: 22/06/2012)

Exemplo 2. DIREITO DO CONSUMIDOR E PROCESSUAL CIVIL. APELAÇÃO CÍVEL. EUTANÁSIA ANIMAL. FALHA NA PRESTAÇÃO DO SERVIÇO. AUSÊNCIA DE PROVA. DEVER DE INDENIZAR. INEXISTÊNCIA. RESPONSABILIDADE OBJETIVA DA CLÍNICA VETERINÁRIA. RESPONSABILIDADE SUBJETIVA DO PROFISSIONAL LIBERAL. **OBRIGAÇÃO DE MEIO.** Nos termos do artigo 14, do Código de Defesa do Consumidor, o fornecedor de serviços responde objetivamente pela reparação dos danos causados aos consumidores por defeitos relativos à prestação dos serviços. Ainda assim, os requisitos da responsabilidade civil devem estar presentes (conduta, dano e nexo causal). **Na obrigação de meio, o fornecedor se compromete a empregar todos os esforços necessários para a entrega do resultado, o qual não é garantido. Diante de um contrato de meio, cabe ao consumidor provar a culpa do fornecedor, quando o resultado não for alcançado.** Ausente prova nos autos no sentido de que a Clínica Veterinária apresentou falha na prestação dos serviços, seja de erro médico ou de informação deficiente, a condenação ao pagamento de indenização por danos morais deve ser afastada. (TJ-DF 07040786720188070010 DF 0704078-67.2018.8.07.0010, Relator: ESDRAS NEVES, Data de Julgamento: 13/06/2019, 6ª Turma Cível, Data de Publicação: Publicado no *DJE*: 19/06/2019. Pág.: Sem Página Cadastrada.)

Exemplo 3. APELAÇÃO CÍVEL – AÇÃO INDENIZATÓRIA – RELAÇÃO DE CONSUMO – RESPONSABILIDADE DE CLÍNICA VETERINÁRIA PELA MORTE DE ANIMAL – ART. 14 DO CDC – RESPONSABILIDADE OBJETIVA – FALHA NA PRESTAÇÃO DOS SERVIÇOS NÃO DEMONSTRADA – CIRURGIA DE CASTRAÇÃO – **OBRIGAÇÃO DE MEIO** – ART. 373, I, CPC – PARADA CARDÍACA APÓS PROCEDIMENTO DE CASTRAÇÃO – CASO FORTUITO EXCLUDENTE DE RESPONSABILIDADE. A Clínica Veterinária responde objetivamente por eventuais danos causados ao consumidor em decorrência de falha na prestação do serviço, nos termos do artigo 14 do CDC. Assim, a responsabilização da clínica pela morte de animal, enquanto estava sob seus cuidados médicos-veterinários, pressupõe comprovação de efetivo defeito na prestação do serviço, bem como do nexo de causalidade entre essa falha e os danos alegados. **Por se tratar de obrigação de meio, obriga-se o fornecedor ao empenho de todos os esforços possíveis para a prestação do serviço e a aplicação das melhores técnicas disponíveis.** Não demonstrada a falha na prestação do serviço, conclui-se que a parada cardíaca que vitimou o animal após o término do procedimento, se trata de fatalidade, fruto de caso fortuito apto a romper o nexo de causalidade e a excluir a responsabilidade do fornecedor. V.V. 1.

A responsabilidade civil da Clínica Veterinária, pelos serviços médicos que presta é objetiva, a teor do artigo 14, *caput*, do CDC. 2. Provado o nexo de causalidade entre o evento danoso e os prejuízos sofridos pela parte autora, é cabível indenização tanto pelos danos morais como pelos materiais comprovados. 3. De acordo com a corrente majoritária contemporânea, a quantificação do dano moral se submete à equidade do magistrado, o qual arbitrará o valor da indenização com base em critérios razoavelmente objetivos, analisados caso a caso, como a gravidade do fato em si e suas consequências para a vítima, a culpabilidade do agente, a possível culpa concorrente do ofendido, a condição econômica do ofensor, as condições pessoais da vítima etc., devendo observar também os patamares adotados pelo Tribunal e pelo Superior Tribunal de Justiça. (TJ-MG – AC: 10481160101970001 Patrocínio, Relator: Marcos Lincoln, Data de Julgamento: 02/12/2020, Câmaras Cíveis/11ª CÂMARA CÍVEL, Data de Publicação: 18/12/2020)

Exemplo 4. AÇÃO DE INDENIZAÇÃO – DANOS MATERIAIS E MORAIS – FALHA NA PRESTAÇÃO DE SERVIÇOS VETERINÁRIOS – AUSÊNCIA DE PROVA DO NEXO CAUSAL ENTRE A CONDUTA MÉDICA ADOTADA E A MORTE DO ANIMAL – EXAME NECROSCÓPICO QUE ATESTOU A CAUSA DA MORTE POR MOTIVO DE DOENÇA CRÔNICA – **OBRIGAÇÃO DE MEIO** – AÇÃO JULGADA IMPROCEDENTE – SENTENÇA MANTIDA – RECURSO IMPROVIDO. (TJ-SP – AC: 10059643220178260625 SP 1005964-32.2017.8.26.0625, Relator: Coutinho de Arruda, Data de Julgamento: 01/12/2020, 16ª Câmara de Direito Privado, Data de Publicação: 01/12/2020)

DA RESPONSABILIDADE E A RELAÇÃO DE CONSUMO

Uma vez que o médico-veterinário não cumpre para com a sua obrigação, seja ela de meio, seja de resultado, há o inadimplemento da obrigação, ou seja, o seu descumprimento. Esse descumprimento gera um dano indenizável à outra parte e assim o profissional poderá ser responsabilizado civilmente. Pode-se dizer, portanto, que de forma primária tem-se a obrigação e quando descumprida, de forma secundária surge a responsabilidade civil pelo dano gerado.[5-7]

Para aferir a responsabilidade deve-se compreender que a relação entre médico-veterinário e proprietário é uma relação de consumo. O médico-veterinário é visto, perante o Código de Defesa do Consumidor (CDC),[8] como fornecedor de serviços, e o proprietário, como consumidor de tais serviços, portanto o tal instrumento legal determina o tipo de responsabilidade que é aferida ao profissional.

Art. 2º Consumidor é toda pessoa física ou jurídica que adquire ou utiliza produto ou serviço como destinatário final.

Art. 3º Fornecedor é toda pessoa física ou jurídica, pública ou privada, nacional ou estrangeira, bem como os entes despersonalizados, que desenvolvem atividade de produção, montagem, criação, construção, transformação, importação, exportação, distribuição ou comercialização de produtos ou prestação de serviços.

O CDC determina em seu artigo 14, § 4º, qual tipo de responsabilidade extracontratual se impõe ao médico-veterinário como profissional liberal: "A responsabilidade pessoal dos profissionais liberais será apurada mediante a verificação de culpa". Fixa-se, portanto, a responsabilidade subjetiva do médico-veterinário.

Além dessa responsabilidade que ocorre por força de lei, há também a responsabilidade contratual do médico-veterinário, uma vez que há contrato celebrado entre as partes, ainda que este seja celebrado de forma tácita e independente do seu fim, seja terapêutico, cirúrgico, diagnóstico ou paliativo.[6]

Entretanto com a implementação do Código de Defesa do Consumidor essa distinção é mitigada, uma vez que ainda que haja relação contratual ou não, caso configure-se a relação de consumo, com a caracterização de fornecedor e consumidor, haverá tutela do dispositivo legal pertinente e assim, poderá ensejar a responsabilidade daquele que causou o dano, seja por fato próprio ou de terceiros.[6]

Jurisprudência

Exemplo 5. REPARAÇÃO CIVIL. **RELAÇÃO DE CONSUMO**. **FALHA NA PRESTAÇÃO DE SERVIÇO VETERINÁRIO.** SURGIMENTO DE NECROSE NA PATA DA FELINA NA QUAL MINISTRADO O SORO. INDICATIVOS DE QUE NÃO FOI REALIZADA A TRICOTOMIA (DEPILAÇÃO), PROCEDIMENTO TÉCNICO RECOMENDADO. CLÍNICA QUE NÃO LOGROU DEMONSTRAR QUE NÃO DEU CAUSA, POR CULPA, AO OCORRIDO. DANOS MATERIAIS E MORAIS CONFIGURADOS. O conjunto probatório não deixa dúvida de que houve necrose na pata esquerda da gata, consequência esta pode derivar de diversos fatores. Assim, por se tratar de relação de consumo na qual a consumidora é hipossuficiente tecnicamente, era ônus da ré, por deter o conhecimento técnico sobre a matéria, demonstrar que não agiu com imperícia ou negligência, ônus do qual não se desincumbiu (artigo 333, inciso II, do CPC), motivo pelo qual deve arcar com os danos materiais e morais a que deu causa. SENTENÇA MANTIDA. RECURSO DESPROVIDO. (TJ-RS – Recurso Cível: 71004327938 RS, Relator: Roberto Behrensdorf Gomes da Silva, Data de Julgamento: 08/04/2014, Primeira Turma Recursal Cível, Data de Publicação: Diário da Justiça do dia 10/04/2014)

Exemplo 6. APELAÇÃO CÍVEL – REPARAÇÃO DE DANOS – **A RESPONSABILIDADE DA CLÍNICA VETERINÁRIA, COMO FORNECEDORA DE SERVIÇOS, MESMO SENDO OBJETIVA, É VINCULADA À COMPROVAÇÃO DA CULPA DO PROFISSIONAL VETERINÁRIO** – RESPONSABILIDADE DO PROFISSIONAL MÉDICO. DEPENDÊNCIA DE COMPROVAÇÃO DA CULPA. IMPUTAÇÃO DE ERRO DE DIAGNÓSTICO COMO CAUSA DE MORTE DE UM CÃO – INEXISTÊNCIA DE PROVAS – ERRO MÉDICO-VETERINÁRIO NÃO CONFIGURADO – **NÃO COMPROVAÇÃO DO NEXO DE CAUSALIDADE** – HONORÁRIOS ADVOCATÍCIOS – PRETENSÃO DE MAJORAÇÃO – FIXAÇÃO NOS TERMOS DO CAPUT DO § 3º, DO ART. 20, DO CPC – DETERMINAÇÃO LEGAL QUE NÃO SE VINCULA A PERCENTUAL – SENTENÇA MANTIDA. APELAÇÃO A QUE SE NEGA PROVIMENTO. RECURSO ADESIVO A QUE SE NEGA PROVIMENTO. 1. A responsabilidade dos profissionais médicos rege-se pela teoria subjetiva, dependendo, desse modo, da comprovação da culpa do profissional. 2. Não comprovado o nexo de causalidade entre a conduta do profissional e o dano efetivamente ocorrido, não há que se falar em dever de reparação. (TJ-PR – AC: 7503186 PR 0750318-6, Relator: Francisco Luiz Macedo Junior, Data de Julgamento: 07/07/2011, 9ª Câmara Cível, Data de Publicação: DJ: 680)

TIPO E PRESSUPOSTOS DE RESPONSABILIDADE

O tipo de responsabilidade à qual se submete o médico-veterinário é, portanto, a subjetiva como visto anteriormente. Isso implica dizer que, para sua aferição, alguns pressupostos devem ser observados, quais sejam, a existência de um ato ilícito, dano, nexo de causalidade entre o ato e o dano, por fim e existência de culpa. A culpa, por sua vez, materializa-se de três formas distintas: por meio de negligência, imprudência e imperícia.[5-7]

Jurisprudência

Exemplo 7. Ação de indenização por danos materiais e morais – Realização de castração em cadela com aplicação de anestesia epidural – Inexistência de prova de que tenha havido contratação de realização da anestesia pelo método de anestesia geral inalatória – Não verificação de descumprimento contratual – Informações passadas aos proprietários de forma satisfatória – Reconhecimento em sede de procedimento administrativo realizado pelo órgão de classe de que seria conveniente a obtenção de autorização por escrito dos proprietários – Reconhecimento de que caberia ao médico-veterinário a escolha do melhor método de anestesia – Falha administrativa que não induz negligência ou imperícia – Prova técnica que constatou que a cadela apresenta problemas congênitos e afastou a nexo de causalidade entre o procedimento cirúrgico e respectiva anestesia, realizados pelos requeridos, e o evento danoso – **Ausência de preenchimento dos requisitos caracterizadores da responsabilidade civil – Profissionais liberais – Responsabilidade subjetiva** – Inexistência de vício na prestação de serviços – Atendimento de pré e pós-operatório satisfatório – Afastamento do dever de indenizar – Sentença de improcedência mantida – Recurso não provido. (TJ-SP 00061799520108260002 SP 0006179-95.2010.8.26.0002, Relator: Marcia Dalla Déa Barone, Data de Julgamento: 09/11/2017, 20ª Câmara Extraordinária de Direito Privado, Data de Publicação: 09/11/2017)

DO ATO ILÍCITO

O ato ilícito ou conduta, é um comportamento voluntário e antijurídico. A questão volitiva é de suma importância já que interfere diretamente na imputabilidade do agente. Quanto à sua antijuridicidade, cumpre notar que o ato ilícito pode ser distinguido entre ato ilícito *lato sensu* ou *stricto sensu*. O primeiro corresponde a qualquer violação a um dever jurídico, já o segundo contempla o que se tem por pressuposto de responsabilidade civil trazido no artigo 186 do Código Civil,[9] interpretado em conjunto com o artigo 927 do mesmo ordenamento. Assim nem toda violação a direito é ato ilícito, uma vez que para configurá-lo faz-se necessário dolo ou culpa, e que dele decorra um dano, havendo nexo causal entre a ação/omissão e o resultado danoso.[5-7]

Art. 186. Aquele que, por ação ou omissão voluntária, negligência ou imprudência, violar direito e causar dano a outrem, ainda que exclusivamente moral, comete ato ilícito.

Art. 927. Aquele que, por ato ilícito (artigos 186 e 187), causar dano a outrem, fica obrigado a repará-lo.

Jurisprudência

Exemplo 8. DIREITO DO CONSUMIDOR E PROCESSUAL CIVIL. APELAÇÃO CÍVEL. EUTANÁSIA ANIMAL. FALHA NA PRESTAÇÃO DO SERVIÇO. AUSÊNCIA DE PROVA. DEVER DE INDENIZAR. INEXISTÊNCIA. RESPONSABILIDADE OBJETIVA DA CLÍNICA VETERINÁRIA. **RESPONSABILIDADE SUBJETIVA DO PROFISSIONAL LIBERAL.** OBRIGAÇÃO DE MEIO. Nos termos do artigo 14, do Código de Defesa do Consumidor, o fornecedor de serviços responde objetivamente pela reparação dos danos causados aos consumidores por defeitos relativos à prestação dos serviços. **Ainda assim, os requisitos da responsabilidade civil devem estar presentes (conduta, dano e nexo causal).** Na obrigação de meio, o fornecedor se compromete a empregar todos os esforços necessários para a entrega do resultado, o qual não é garantido. Diante de um contrato de meio, cabe ao consumidor provar a culpa do fornecedor, quando o resultado não for alcançado. Ausente prova nos autos no sentido de que a Clínica Veterinária apresentou falha na prestação dos serviços, seja de erro médico ou de informação deficiente, a condenação ao pagamento de indenização por danos morais deve ser afastada. (TJ-DF 07040786720188070010 DF 0704078-67.2018.8.07.0010, Relator: ESDRAS NEVES, Data de Julgamento: 12/06/2019, 6ª Turma Cível, Data de Publicação: Publicado no *DJE*: 19/06/2019. Pág.: Sem Página Cadastrada.)

CULPA

Outro pressuposto da responsabilidade que interessa é a culpa. A culpa *lato sensu* é primordial para a gênese do ato ilícito. Entende-se por culpa *lato sensu* uma conduta dolosa ou culposa. O dolo é a vontade do agente em obter determinado resultado. A culpa *stricto sensu* manifesta-se de três maneiras distintas, quais sejam, negligência, imprudência ou imperícia.[5-7]

Em casos de erro médico-veterinário, portanto, não se exige que o profissional aja com vontade de obter o resultado danoso, basta que em sua atitude seja configurada a culpa *stricto sensu*.

Jurisprudência

Exemplo 9. Erro médico. Obrigação de meio e não de resultado. Atribuição de negligência aos requeridos em relação à morte da cachorra de estimação. **O laudo pericial não afirma a culpa do médico-veterinário. Culpa que não se presume e deve ser seguramente comprovada em alguma de suas modalidades – negligência, imperícia ou imprudência.** O louvável e natural sentimento de amor pelos animais somente justifica a condenação do veterinário se a prova for segura da culpa. Inexistência de prova. Recurso provido para julgar improcedente a ação. (TJ-SP – APL: 00283113620118260577 SP 0028311-36.2011.8.26.0577, Relator: Maia da Cunha, Data de Julgamento: 11/10/2018, 4ª Câmara de Direito Privado, Data de Publicação: 17/10/2018)

NEGLIGÊNCIA

A negligência é uma das modalidades da culpa *stricto sensu*, é conduta omissiva e, portanto, uma ação negativa, ou seja, quando deveria haver a observância de determinado cuidado ou dever, o profissional é omisso, deixa de agir, e assim atua com negligência. Dos mais variados exemplos de situações negligentes pode-se citar o erro de diagnóstico quando resultado de uma avaliação superficial do paciente; deixar de requerer exames pré-operatórios; falta de monitoramento trans e pós-operatória; falta de cuidado com o animal enquanto estiver sob sua responsabilidade e muitos outros a depender do caso concreto. Ressalta-se que o oposto de negligência é diligência, portanto, cumprir os deveres da profissão de forma atenta e cuidadosa evita a ocorrência dessa forma de culpa[5-7]

Jurisprudência

Exemplo 10. APELAÇÃO CÍVEL. RESPONSABILIDADE CIVIL. AÇÃO DE INDENIZAÇÃO POR DANOS MORAIS E MATERIAIS. PROFISSIONAL LIBERAL. MÉDICA-VETERINÁRIA. **FUGA DE ANIMAL DE ESTIMAÇÃO.** DEVER DE INDENIZAR CONFIGURADO. DANOS MORAIS. QUANTUM MANTIDO. 1. Preambularmente, cumpre ressaltar que a responsabilidade civil do médico-veterinário é subjetiva, de acordo com o que preceitua o artigo 14, § 4º, do CDC. 2. No caso em tela assiste razão à parte autora ao imputar à demandada a responsabilidade pelo defeito do serviço prestado, tendo em vista que contratou com a ré a cirurgia para castração do gato de estimação e, após a entrega do animal para a ré, recebeu uma ligação da veterinária informando que o felino havia fugido do local em que estava abrigado. 3. **Restou caracterizada a negligência da demandada, omitindo-se em adotar as providências necessárias para garantir o transporte seguro do animal até o local onde seria feita a cirurgia, onde evidenciada a sua culpa na modalidade de negligência, haja vista que indubitável o dever em prestar seus serviços de forma adequada e cuidadosa.** 4. Assim, comprovada a falha na prestação do serviço, deve ser responsabilizada a médica-veterinária demandada pela negligência e falta de cuidado no transporte do animal que estava sob os seus cuidados, conduta abusiva na qual assumiu o risco de causar lesão à demandante, mesmo os de ordem extrapatrimonial, daí ensejando o dever de indenizar. 5. No que tange à prova do dano moral, por se tratar de lesão imaterial, desnecessária a demonstração do prejuízo, na medida em que possui natureza compensatória, minimizando de forma indireta as consequências da conduta da ré, decorrendo aquele do próprio fato. Conduta ilícita da demandada que faz presumir os prejuízos alegados pela parte autora, é o denominado dano moral puro. 6. O valor a ser arbitrado a título de indenização por dano imaterial deve levar em conta o princípio da proporcionalidade, bem como as condições da ofendida, a capacidade econômica do ofensor, além da reprovabilidade da conduta ilícita praticada. Por fim, há que se ter presente que o ressarcimento do dano não se transforme em ganho desmesurado, importando em enriquecimento ilícito. Negado provimento ao recurso. (TJ-RS – AC: 70076342591 RS, Relator: Jorge Luiz Lopes do Canto, Data de Julgamento: 29/08/2018, Quinta Câmara Cível, Data de Publicação: Diário da Justiça do dia 03/09/2018)

Exemplo 11. ERRO MÉDICO. OBRIGAÇÃO DE MEIO E NÃO DE RESULTADO. **ATRIBUIÇÃO DE NEGLIGÊNCIA AOS REQUERIDOS EM RELAÇÃO À MORTE DA CACHORRA DE ESTIMAÇÃO.** O LAUDO PERICIAL NÃO AFIRMA A CULPA DO MÉDICO-VETERINÁRIO. **CULPA QUE NÃO SE PRESUME E DEVE SER SEGURAMENTE COMPROVADA EM ALGUMA DE SUAS MODALIDADES – NEGLIGÊNCIA, IMPERÍCIA OU IMPRUDÊNCIA.** O LOUVÁVEL E NATURAL SENTIMENTO DE AMOR PELOS ANIMAIS SOMENTE JUSTIFICA A CONDENAÇÃO DO VETERINÁRIO SE A PROVA FOR SEGURA DA CULPA. INEXISTÊNCIA DE PROVA. RECURSO PROVIDO PARA JULGAR IMPROCEDENTE A AÇÃO. (TJ-SP – APL: 00283113620118260577 SP 0028311-36.2011.8.26.0577, Relator: Maia da Cunha, Data de Julgamento: 11/10/2018, 4ª Câmara de Direito Privado, Data de Publicação: 17/10/2018)

IMPRUDÊNCIA

A imprudência é uma ação positiva, comissiva, ou seja, parte de uma ação descuidada, precipitada por parte do veterinário.[5-7] Por exemplo quando há prescrição de medicamentos nefrotóxicos para pacientes nefropatas; cirurgias realizadas sem exames pré-operatórios (deixar de pedir exames é um ato omissivo e portanto, negligente porém realizar a cirurgia sem tais exames é conduta comissiva e portanto imprudente); liberação do paciente após a cirurgia sem a estabilização dos parâmetros vitais, entre outros. De maneira recorrente a mesma situação fática poderá configurar diferentes tipos de modalidade de culpa, assim um caso poderá ao mesmo tempo ser negligente e imprudente.

Jurisprudência

Exemplo 12. APELAÇÃO CÍVEL – AÇÃO DE INDENIZAÇÃO POR DANOS MATERIAIS E MORAIS POR ERRO VETERINÁRIO – **CIRURGIA CANINA EM PATA ERRADA DO ANIMAL** – RETIRADA DO ANIMAL DA CLÍNICA – CONDUTA ACEITÁVEL PELA PERDA DE CONFIANÇA – COLOCAÇÃO DE PRÓTESE COM OUTRO PROFISSIONAL – DESPESAS MATERIAIS REVISTAS E MANTIDAS SOMENTE OS GASTOS COM O ANIMAL – DANO MORAL QUE SE IMPÕE, MAS COM REDUÇÃO – EVENTUAIS DESPESAS FUTURAS IMPOSTAS PELA SENTENÇA DEVERÃO SER OBJETO DE RESPECTIVA LIQUIDAÇÃO E PRODUÇÃO DE PROVA. RECURSO DE APELAÇÃO PARCIALMENTE PROVIDO. (TJ-PR – APL: 00808254320158160014 PR 0080825-43.2015.8.16.0014 (Acórdão), Relator: Desembargador Gilberto Ferreira, Data de Julgamento: 01/03/2018, 8ª Câmara Cível, Data de Publicação: 20/03/2018)

Exemplo 13. APELAÇÃO CÍVEL. RESPONSABILIDADE CIVIL. AÇÃO DE INDENIZAÇÃO POR DANOS MATERIAIS E MORAIS FUNDADA EM ALEGADO ERRO MÉDICO-VETERINÁRIO. ÓBITO DO ANIMAL. SENTENÇA QUE JULGOU PROCEDENTES OS PEDIDOS INICIAIS. 1. RESPONSABILIDADE CIVIL SUBJETIVA DO MÉDICO-VETERINÁRIO. PROFISSIONAL LIBERAL (ART. 14, § 4º, CDC). RESPONSABILIDADE CIVIL OBJETIVA DA CLÍNICA VETERINÁRIA ATRELADA À RESPONSABILIZAÇÃO DO PROFISSIONAL. **ELEMENTOS DE PROVA QUE INDICAM QUE O MÉDICO-VETERINÁRIO REALIZOU A CIRURGIA DE CASTRAÇÃO NA PENDÊNCIA DE VACINAÇÃO DO CÃO E SEM REQUERER EXAMES PRÉ-OPERATÓRIOS.** ÓRGÃOS DE CLASSE QUE RECOMENDAM A IMUNIZAÇÃO COMPLETA DO ANIMAL E A REALIZAÇÃO DE EXAMES PRÉVIOS À INTERVENÇÃO CIRÚRGICA. COMPLICAÇÕES PÓS-CIRÚRGICAS APRESENTADAS PELO CÃO QUE ENSEJAVAM A REALIZAÇÃO DE EXAMES MAIS APROFUNDADOS A FIM DE ALCANÇAR O DIAGNÓSTICO PRECISO. ALEGAÇÃO DE SUTURA ENTRE O INTESTINO E O COTO UTERINO DURANTE A CIRURGIA DE CASTRAÇÃO QUE TERIA LEVADO AO QUADRO DE INTUSSUSCEPÇÃO. **ELEMENTOS PROBATÓRIOS QUE NÃO AFASTAM O DEFEITO DO SERVIÇO DURANTE O PROCEDIMENTO CIRÚRGICO.** ÔNUS QUE INCUMBIA AOS RÉUS DIANTE DA INVERSÃO DO ÔNUS DA PROVA. **CULPA NAS MODALIDADES DE NEGLIGÊNCIA E IMPRUDÊNCIA DO MÉDICO-VETERINÁRIO EVIDENCIADA. ATO ILÍCITO CARACTERIZADO. DEVER DE INDENIZAR.** SENTENÇA MANTIDA. 2. DANOS MATERIAIS. RECIBOS DE PAGAMENTO DAS DESPESAS MÉDICO-VETERINÁRIAS CORRELATOS E CONTEMPORÂNEOS AO EVENTO DANOSO. AUSÊNCIA DE IMPUGNAÇÃO ESPECÍFICA. REEMBOLSO DEVIDO. 3. DANOS MORAIS. ATO ILÍCITO CARACTERIZADO. ÓBITO DO ANIMAL DE ESTIMAÇÃO QUE CAUSOU CONSTERNAÇÃO E SOFRIMENTO. ABALO CAPAZ DE ROMPER O EQUILÍBRIO PSICOLÓGICO DO ANIMAL. TODAVIA, QUANTUM INDENIZATÓRIO REDUZIDO PARA O TOTAL DE R$ 20.000,00 A SER DIVIDIDO ENTRE OS AUTORES. OBSERVÂNCIA DOS PARÂMETROS DE PROPORCIONALIDADE E DE RAZOABILIDADE. IMPORTÂNCIA QUE ATENDE À TRÍPLICE FUNÇÃO DA INDENIZAÇÃO. 4. HONORÁRIOS ADVOCATÍCIOS SUCUMBENCIAIS MANTIDOS EM

20% (VINTE POR CENTO) SOBRE O VALOR DA CONDENAÇÃO, CONSOANTE O DISPOSTO NO ARTIGO 85, § 2º, DO CPC/2015.5. MINORAÇÃO DO QUANTUM INDENIZATÓRIO EXTRAPATRIMONIAL QUE NÃO IMPORTA EM SUCUMBÊNCIA RECÍPROCA. SÚMULA Nº 326, STJ. DISTRIBUIÇÃO DOS ÔNUS SUCUMBENCIAIS MANTIDA TAL QUAL FIXADA NA ORIGEM.6. HONORÁRIOS ADVOCATÍCIOS RECURSAIS. NÃO CABIMENTO. FIXAÇÃO NO PATAMAR MÁXIMO (ART. 85, § 11, CPC/15).7. PREQUESTIONAMENTO IMPLÍCITO.RECURSO DE APELAÇÃO CÍVEL CONHECIDO E PARCIALMENTE PROVIDO. (TJ-PR – APL: 00055488020138160017 PR 0005548-80.2013.8.16.0017 (Acórdão), Relator: Desembargador Luis Sérgio Swiech, Data de Julgamento: 25/04/2019, 8ª Câmara Cível, Data de Publicação: 30/04/2019)

IMPERÍCIA

A imperícia, assim como a imprudência, também é uma atitude comissiva e, portanto, uma ação positiva que decorre de uma falta técnica do profissional, portanto o médico-veterinário atua tecnicamente de forma equivocada. Essa modalidade de culpa decorre, portanto, da inabilidade, inexperiência ou ignorância do médico-veterinário no exercício de sua profissão.[5-7] Por exemplo em uma cirurgia de castração realizar a ligadura de estruturas adjacentes, má realização da sutura com posterior hemorragia e outros.

Jurisprudência

Exemplo 14. APELAÇÃO – Ação de Indenização por Danos Morais e Materiais – Erro médico-veterinário – Propositura contra clínica veterinária – **Alegação de imperícia praticada pela médica-veterinária no procedimento cirúrgico a que foi submetido o cachorro de propriedade do autor e realizado na clínica ré, que ensejou a realização de outra cirurgia, causando danos morais e materiais** – Sentença de parcial procedência – Inconformismo da ré – Alegação de que não ficou comprovado que foi o material utilizado no procedimento cirúrgico realizado no animal de estimação do autor que ensejou a formação de novos cálculos e a necessidade de nova cirurgia, e o excessivo valor arbitrado a título de danos morais, no importe de R$ 6.000,00, bem como dos honorários de sucumbência fixados em 15% do valor da condenação – Descabimento – Nexo de causalidade demonstrado – Perícia Judicial que confirmou a execução do procedimento cirúrgico de forma inadequada – Danos morais e honorários de sucumbência fixados em valor adequado – Recurso desprovido. (TJ-SP – APL: 10298381220168260001 SP 1029838-12.2016.8.26.0001, Relator: José Aparício Coelho Prado Neto, Data de Julgamento: 27/11/2018, 9ª Câmara de Direito Privado, Data de Publicação: 28/11/2018)

DANOS

O dano é pressuposto de responsabilidade, uma vez que, diante de um ato ilícito, pode haver prejuízos a serem reparados, assim como perante o descumprimento de uma obrigação. A reparação do dano busca restabelecer o *status quo ante*, ou seja, a situação pretérita ao dano, assim pode ser de cunho patrimonial, que é mensurável de forma prática e direta comprovado por notas fiscais, por exemplo ou pode ainda ser no âmbito moral, cuja restituição é inviável, portanto tal indenização busca compensar a vítima e desestimular condutas semelhantes.[5-7]

A reparação do dano material, frente à uma injusta lesão, visa restituir danos causados ao patrimônio da vítima seja pela redução do patrimônio ou pelo impedimento do seu crescimento, ou seja, caso a pessoa deixe de ganhar dinheiro em decorrência do dano causado. Por exemplo os gastos despendidos pelos proprietários com o tratamento veterinário impregnado por uma conduta culposa em qualquer modalidade ou ainda, gastos decorrentes de tratamento para a correção de conduta equivocada.

Já os danos morais derivam do sofrimento da vítima que atinjam sua honra, seus sentimentos afetivos que firam diretamente seu direito à dignidade, não é apenas um dissabor ou tristeza. Fica a critério do juiz fixar o montante indenizatório, entretanto sua discricionariedade deve obedecer aos princípios da razoabilidade e proporcionalidade para que não gere um enriquecimento sem causa da vítima e cumpra seu caráter punitivo.[5-7] Importante dizer que frente ao reconhecimento do elo afetivo entre homem e animal, danos morais podem ser concedidos aos proprietários.

Jurisprudência

Exemplo 15. APELAÇÃO CÍVEL. AÇÃO INDENIZATÓRIA. ERRO MÉDICO NO DIAGNÓSTICO E NOS EXAMES, O QUE LEVOU O ANIMAL A ÓBITO. **DANOS MORAL E MATERIAL**. SENTENÇA DE PARCIAL PROCEDÊNCIA. INCONFORMISMO DOS RÉUS QUE NÃO MERECE PROSPERAR. Relação jurídica de caráter consumerista. Cão que comeu uma sandália de borracha. Erros por parte dos profissionais que levaram "Toquinho" à morte. **Imperícia da médica-veterinária ao não diagnosticar corretamente quando possível, além de negligência, ao não pedir os exames necessários, tendo apenas receitado medicamentos irrelevantes ao quadro clínico.** Falha na prestação do serviço pelo segundo réu que apresentou resultados errados nos exames de sangue e ultrassom. Alegações da defesa sem qualquer respaldo técnico ou lógico. Cristalina a culpa da parte ré, restando flagrante a responsabilidade. **Perda de animal de estimação que se aproxima da perda de ente familiar. Danos material e moral devidos.** Valor que obedeceu ao caráter compensatório e punitivo, estando ainda, em consonância com os princípios da razoabilidade e da proporcionalidade. DESPROVIMENTO DOS RECURSOS. (TJ-RJ – APL: 04314919320168190001, Relator: Des(a). ANDRE EMILIO RIBEIRO VON MELENTOVYTCH, Data de Julgamento: 12/02/2019, VIGÉSIMA PRIMEIRA CÂMARA CÍVEL)

NEXO CAUSAL

Ainda que haja a conduta culposa e o dano, deve-se comprovar a relação entre eles, portanto faz-se necessária prova de que o dano experimentado pela vítima decorre diretamente da ação ou omissão do veterinário, caracterizando de forma clara a relação de causa e efeito, pois pode haver múltiplos fatores que causem o referido dano.[5-7]

Este tópico merece especial atenção, uma vez que contempla possibilidades para exclusão da responsabilidade civil do veterinário, quais sejam, inexistência do feito apontado, culpa exclusiva da vítima ou fato de terceiro que estão contemplados no CDC, veja:

Art. 14. § 3º O fornecedor de serviços somente não será responsabilizado quando provar:

I – que, tendo prestado o serviço, o defeito inexiste;

II – a culpa exclusiva do consumidor ou de terceiro.

Não há previsão expressa no CDC sobre excludente quando da ocorrência de caso fortuito ou força maior, porém decisões de tribunais superiores decidiram sobre seu cabimento, e assim pode ser um fator de exclusão do nexo causal. Há também o instituto da culpa concorrente, que ocorre quando a própria vítima ou terceiro contribui para a ocorrência do ato lesivo, assim a depender do caso concreto pode gerar uma redução dos valores indenizatórios a serem pagos ao proprietário. caso fortuito ou força maior.[7]

Assim, para que haja a exclusão do nexo causal e consequente não configuração da responsabilidade civil, deverá o médico-veterinário comprovar que o defeito no serviço prestado inexiste e portanto, houve adequada prestação de serviços. Há ainda a possibilidade de comprovar que o dano não decorre de conduta culposa pelo médico-veterinário quando haja culpa exclusiva da vítima ou terceiro, quando por exemplo o proprietário contradiz as indicações médicas e não respeita o período de repouso pós-operatório ou não ministra os medicamentos prescritos de forma correta entre outras situações.

Jurisprudência

Exemplo 16. AÇÃO DE INDENIZAÇÃO POR DANOS MORAIS E MATERIAIS – Prestação de serviços de clínica veterinária a semovente – Óbito de animal de estimação – Alegação da autora de culpa na ré pelo falecimento do animal – Ausência de prova de culpa ou de defeito no serviço prestado – **Cachorro da autora que já apresentava doença preexistente – Ausência de nexo de causalidade entre a conduta da ré/apelante e a morte do animal** – Inexistência do dever de indenizar – Recurso provido para julgar improcedente a ação. (TJ-SP – AC: 10502158220188260114 SP 1050215-82.2018.8.26.0114, Relator: Lígia Araújo Bisogni, Data de Julgamento: 06/10/2020, 34ª Câmara de Direito Privado, Data de Publicação: 06/10/2020)

Exemplo 17. RECURSO INOMINADO – AÇÃO DE INDENIZAÇÃO POR DANOS MORAIS – ATENDIMENTO MÉDICO-VETERINÁRIO – CIRURGIA DE CASTRAÇÃO – **INEXISTÊNCIA DE DEFEITO NO SERVIÇO OU IMPERÍCIA DA PROFISSIONAL LIBERAL** – PRESCRIÇÃO DE MEDICAMENTO POR TELEFONE – POSSIBILIDADE – AUSÊNCIA DE INFRAÇÃO AO CÓDIGO DE ÉTICA DA CLASSE – CONHECIMENTO PRÉVIO DO ESTADO FÍSICO DO ANIMAL – DANOS MORAIS NÃO EVIDENCIADOS – SENTENÇA MANTIDA POR SEUS PRÓPRIOS FUNDAMENTOS – RECURSO NÃO PROVIDO. (TJ-SP – RI: 00184174020148260477 SP 0018417-40.2014.8.26.0477, Relator: Ricardo Fernandes Pimenta Justo, Data de Julgamento: 08/04/2016, 4ª Turma Cível – Santos, Data de Publicação: 08/04/2016)

DA INVERSÃO DO ÔNUS DA PROVA

Considerando ainda a tutela do CDC perante as relações entre médico-veterinário e proprietário, uma questão de bastante importância é a inversão do ônus da prova. Em regra incumbe ao autor da ação, no caso o proprietário, o ônus de comprovar os fatos alegados. Porém, o CDC prevê a possibilidade da inversão desse ônus probatório em duas situações: a primeira é quando há hipossuficiência técnica do consumidor devido ao seu desconhecimento técnico do serviço médico ofertado pelo veterinário, a segunda hipótese é quando houver verossimilhança das alegações do autor, ou seja, o juiz entende que as alegações parecem verdadeiras e, portanto, inverte o ônus da prova para que o médico-veterinário fique incumbido de comprovar que não deve ser responsabilizado.[5]

Art. 6º São direitos básicos do consumidor:

VIII – a facilitação da defesa de seus direitos, inclusive com a inversão do ônus da prova, a seu favor, no processo civil, quando, a critério do juiz, for verossímil a alegação ou quando for ele hipossuficiente, segundo as regras ordinárias de experiências.

A inversão do ônus da prova representa um fator de risco para a condenação do médico-veterinário, uma vez que, quando designada pelo juiz, há 2,5 vezes mais condenações quando comparado às vezes em que a inversão não é concedida.[1]

Portanto, é de suma importância que o profissional se atente a isso e também considere os meios de prova, quais sejam, documentais, testemunhais ou periciais. Dessa forma, uma das maneiras de atuar preventivamente e evitar processos civis é o completo, detalhado e minucioso preenchimento de todos os documentos pertinentes ao caso concreto, por exemplo, os termos de consentimento livre e esclarecido, fichas anestésicas, prescrições, prontuário e demais.

Jurisprudência

Exemplo 18. DIREITO CIVIL. PROCESSUAL CIVIL. ERRO MÉDICO-VETERINÁRIO. INDENIZAÇÃO POR DANOS MATERIAIS E MORAIS. INTERESSE RECURSAL. CONHECIMENTO PARCIAL. **INVERSÃO DO ÔNUS DA PROVA.** LAUDO PERICIAL. CONTRADIÇÃO. INEXISTENTE. HONORÁRIOS ADVOCATÍCIOS. MAJORAÇÃO. IMPOSSIBILIDADE. SENTENÇA MANTIDA. 1. Trata-se de apelação e recursos adesivos interpostos em face de sentença que julgou improcedente o pedido de condenação da clínica veterinária e do médico responsável pelo tratamento em danos materiais e morais. 2. O interesse processual está presente quando a parte necessita recorrer ao Poder Judiciário para obter o resultado útil pretendido, o que configura o binômio da necessidade/utilidade. Nesse passo, falece interesse recursal aos apelantes quanto à aplicabilidade do Código de Defesa do Consumidor, pois nesse sentido entendeu a sentença hostilizada 3. **A inversão do ônus da prova, prevista no artigo 6º do CDC, não se opera de forma automática, devendo ser demonstrada a verossimilhança das alegações ou a hipossuficiência do consumidor. No caso dos autos, apesar de presente a hipossuficiência dos autores, em razão da ausência de conhecimentos técnicos, constam inúmeros documentos acostados pelos réus o que, aliado à prova pericial, mostra-se suficiente ao deslinde da controvérsia, tornando desnecessária discussão acerca da inversão do ônus probatório em sede recursal.** 4. Na espécie, os relatórios colacionados demonstram o tratamento prestado ao animal, indicando adequada prestação dos serviços contratados, não se podendo falar em responsabilidade dos requeridos pelo infortúnio, sobretudo porque a soltura dos implantes e o estreitamento da pelve eram riscos previsíveis. 5. O legislador, ao estabelecer o mínimo de 10% (dez por cento) a título de honorários advocatícios de sucumbência, não pretendeu fixar tão somente a remuneração mínima dos advogados vencedores da demanda. Tal limitação também se dirige à parte sucumbente, evitando obrigação excessiva. Não há que se falar, portanto, em fixação de honorários em 10% (dez por cento) do valor da causa para cada patrono. 6. Recurso da parte autora parcialmente conhecido e desprovido. Recursos adesivos conhecidos e desprovidos. (TJ-DF 00266531120168070001 DF 0026653-11.2016.8.07.0001, Relator: SANDOVAL OLIVEIRA, Data de Julgamento: 28/08/2019, 2ª Turma Cível, Data de Publicação: Publicado no *DJE*: 03/09/2019. Pág.: Sem Página Cadastrada.)

Exemplo 19. Apelação. Ação de indenização por danos materiais e morais. Internação de cachorro que vem a óbito por insuficiência respiratória. Afirmação de que o cachorro contraiu duas bactérias resistentes por conta do procedimento e da falta de assepsia das instalações. Intimação para manifestação acerca das provas pretendidas. Apelante que queda silente, deixando de solicitar prova pericial de seu interesse. Documentos acostados que permitem ao MM. Juízo a quo concluir pela inexistência de vício na prestação de serviços. Ausência de configuração dos elementos da responsabilidade civil. Improcedência. Inconformismo do autor. Ônus probatório do Apelante. **Inversão do ônus da prova que depende de mínima verossimilhança das alegações, o que não se verifica no caso em apreço.** Sentença de improcedência mantida. RECURSO DESPROVIDO. (TJ-SP 10162684920168260068 SP 1016268-49.2016.8.26.0068, Relator: L. G. Costa Wagner, Data de Julgamento: 14/03/2018, 34ª Câmara de Direito Privado, Data de Publicação: 19/03/2018)

DOS MEIOS DE PROVA

Ao ser processado civilmente para sua defesa, deverá o médico-veterinário juntar aos autos provas que demonstrem que não houve falha na prestação do serviço. Para tanto existem três meios de provas recepcionados pelo ordenamento jurídico: prova testemunhal, documental e pericial. Não há hierarquia entre os meios de prova, assim fica a critério do juiz ponderar todas as provas coligidas no processo.[7]

A prova testemunhal poderá ser requerida para que outros funcionários ou qualquer pessoa que tenha presenciado a ocorrência dos fatos possa dar o depoimento em juízo.

A prova documental contempla a apresentação de todo e qualquer documento que importa à apreciação do caso concreto, portanto pode contemplar o prontuário, já que carrega as condutas médicas tomadas, os termos de consentimento que estabelecem o consenso e ciência do proprietário para com os procedimentos adotados pelo veterinário,[10] resultados de exames, requerimentos de exame necroscópico, uma vez que a necropsia forense será de substancial importância para elucidar a responsabilidade ensejada ao médico-veterinário[11] e demais documentos.

Frente à essa modalidade de prova, vale citar que a descrição de documentos essenciais à atuação do veterinário, seus cabimentos e normas para elaboração estão contempladas principalmente no Código de Ética do Médico-Veterinário (Resolução nº 1.138/2016)[12] e na Resolução nº 1.321/2020.[13] Demais diretrizes podem ser consultadas no *site* do Conselho Federal de Medicina Veterinária.

Já a prova pericial, que se manifesta por meio do laudo pericial, faz-se necessária quando o assunto discutido no processo é de conhecimento diverso daquele dominado pelo juízo[14] como disposto no Código de Processo Civil[15] em seu artigo 156, que dispõe "O juiz será assistido por perito quando a prova do fato depender de conhecimento técnico ou científico".

Revela-se de suma importância a qualidade técnica do perito, vez que influenciará diretamente a decisão que será tomada.[16-20] Ressalta-se que por ser auxiliar da justiça, o perito tem o dever de imparcialidade já que influi na credibilidade do laudo pericial,[21,16] que por sua vez deve ser objetivo e imparcial.[22]

É vital que o perito seja especialista na matéria versada na lide e agir de maneira idônea, uma vez que o laudo por ele emitido influi diretamente na convicção do juiz e caso não for, poderá decorrer uma errônea decisão condenando equivocadamente o réu.[19]

Há a previsão da figura do assistente técnico que auxilia as partes na formulação de quesitos, que são perguntas feitas para que o perito responda em seu laudo, e também poderá o assistente técnico refutar ou acolher o laudo pericial caso lhe seja prejudicial ou favorável respectivamente. A manifestação do assistente técnico poderá ocasionar o não acolhimento do laudo pelo juiz, porém vale lembrar que o perito nomeado é de confiança do juiz e possui diversos deveres, assim comumente o laudo pericial ainda que questionado é questionado pela parte é acolhido pelo julgador.

Há que se fazer uma ressalva quanto ao cabimento da prova pericial. Perante um suposto caso de erro médico-veterinário o direito brasileiro admite duas vias judiciais para o autor da ação como dito anteriormente, são eles, o rito comum e via juizados especiais. Nesse primeiro, é cabível a produção de prova pericial, porém no segundo, não. É relevante que o profissional saiba dessa diferenciação pois reafirma a importância da produção de provas documentais dado que ainda que a ação trate de questão técnica, muitas vezes será julgado em juizado especial e alerta para que o processo em juizado poderá ser extinto sem a resolução do mérito justamente pela necessidade e impossibilidade da produção da prova pericial.

Jurisprudência

Exemplo 20. APELAÇÃO CÍVEL. RESPONSABILIDADE CIVIL. FALECIMENTO DE ANIMAL. CONDUTA OMISSIVA. AUSÊNCIA DE PROVA. NEXO CAUSAL NÃO EVIDENCIADO. 1. A Clínica, na qualidade de prestadora de serviços, responde objetivamente pelos danos causados aos consumidores. Contudo, a responsabilidade da veterinária, profissional liberal, é apurada mediante a verificação da culpa, nas modalidades de negligência, imperícia e imprudência, na esteira do artigo 14, § 4º, do CDC, cabendo ao autor comprovar os requisitos da responsabilidade civil, que são o ato ilícito culposo, o dano e o nexo causal entre o ato e o dano causado. 2. **No caso, a prova produzida, especialmente a testemunhal e documental, demonstrou que o falecimento do animal foi uma fatalidade, mas não pode ser imputado à conduta ativa ou omissiva da veterinária, inexistindo nexo causal.** Dever de indenizar inexistente. 3. Honorários recursais. Art. 85, § 11, do CPC. APELO DESPROVIDO. (TJ-RS – AC: 70074930496 RS, Relator: Isabel Dias Almeida, Data de Julgamento: 27/09/2017, Quinta Câmara Cível, Data de Publicação: Diário da Justiça do dia 29/09/2017)

Exemplo 21. INDENIZAÇÃO POR DANOS MORAIS – **Autora que teria suportados danos de ordem moral, em virtude da má prestação de serviços das requeridas, tendo em vista a realização de cirurgia de castração em seu animal de estimação, sem a devida autorização, culminando em processo infeccioso que levou o animal a óbito – Dano moral – Ocorrência verificada** – Aplicação, na hipótese, do artigo 252 do Regimento Interno deste E. Tribunal de Justiça – Ausência de fato novo – Desnecessária repetição dos adequados fundamentos expendidos pela r. sentença recorrida – Honorários recursais devidos que devem ser majorados conforme previsão contida nos Artigo 85 do Código de Processo Civil, levando-se em conta os parâmetros estabelecidos pela legislação processual e, considerada a natureza e complexidade da demanda, e o trabalho adicional realizado em grau recursal – Recurso improvido. (TJ-SP – AC: 10336901320188260506 SP 1033690-13.2018.8.26.0506, Relator: Salles Rossi, Data de Julgamento: 01/02/2021, 8ª Câmara de Direito Privado, Data de Publicação: 01/02/2021)

Exemplo 22. RECURSO INOMINADO. AÇÃO DE INDENIZAÇÃO POR DANOS MORAIS. MORTE DE ANIMAL. CÃO. ANESTESIA PARA A RETIRADA DE TÁRTAROS. ANIMAL ACOMETIDO DE DOENÇA CARDÍACA. **INEXISTÊNCIA DE COMPROVAÇÃO DE QUE A PROPRIETÁRIA ESTAVA CIENTE DOS RISCOS COM O PROCEDIMENTO.** ANIMAL QUE FOI DEIXADO NA BAIA, SEM ACOMPANHAMENTO, E ACABOU TENDO PARADA CARDÍACA. FALHA NA PRESTAÇÃO DE SERVIÇO. RESPONSABILIDADE DA CLÍNICA E DA MÉDICA-VETERINÁRIA. SOFRIMENTO PELA

PERDA DE ANIMAL DE ESTIMAÇÃO. DANOS MORAIS. INDENIZAÇÃO FIXADA EM R$ 6.000,00 QUE NÃO COMPORTA REDUÇÃO. SENTENÇA CONFIRMADA. RECURSO NÃO PROVIDO. (TJ-RS – Recurso Cível: 71007875396 RS, Relator: Gisele Anne Vieira de Azambuja, Data de Julgamento: 19/09/2018, Quarta Turma Recursal Cível, Data de Publicação: Diário da Justiça do dia 21/09/2018)

Exemplo 23. JUIZADOS ESPECIAIS CÍVEIS. PROCESSO CIVIL. RESPONSABILIDADE CIVIL. CLÍNICA VETERINÁRIA. ALEGAÇÃO DE ERRO MÉDICO-VETERINÁRIO. **NECESSIDADE DE PRODUÇÃO DE PROVA TÉCNICO-PERICIAL. COMPLEXIDADE DA MATÉRIA. INCOMPETÊNCIA DOS JUIZADOS ESPECIAIS.** EXTINÇÃO DO FEITO CONFIRMADA. RECURSO CONHECIDO E NÃO PROVIDO. 1. A lide versa sobre o pedido de indenização por danos materiais e morais decorrentes de alegado erro no atendimento realizado na clínica veterinária ré, prestado ao animal de estimação pertencente aos autores, que é uma cachorra fêmea, da raça Buldogue Francês, que estava prenhe. 2. **A controvérsia reside na eventual necessidade de realização de perícia técnica, a fim de determinar se houve falha no procedimento adotado pelos médicos-veterinários da clínica ré/recorrida,** quando do atendimento do animal pertencente aos autores/recorrentes; o que, segundo o relato destes, resultou no óbito dos seis filhotes e na retirada do útero do respectivo animal, resultando na sua esterilidade. 3. Os Juizados Especiais Cíveis têm por princípios informadores a celeridade e a simplicidade, estando sua competência adstrita à conciliação, processo e julgamento das causas cíveis de menor complexidade, entendendo-se como tais aquelas cujo valor não supere o limite de alçada de quarenta salários mínimos; e para cujo deslinde não seja necessária a realização de perícia técnica, além da necessidade de o procedimento ser compatível com o previsto na Lei nº 9.099/95. 4. **As provas coligidas aos autos, especialmente o laudo necroscópico dos filhotes, não especificam a causa da morte ou, tampouco, indicam com clareza suficiente a existência de falhas no atendimento ou erros nos procedimentos** que se relacionem com o óbito dos filhotes ou sejam indutores da necessidade de realização do procedimento cirúrgico de Histerictomia no animal. Desse modo, não há como precisar o estabelecimento do eventual nexo causal entre o alegado defeito na prestação dos serviços e os resultados dos procedimentos realizados na clínica ré; o que atrai a produção de prova técnica, de modo a possibilitar o embasamento da convicção do julgador. 5. Recurso CONHECIDO e NÃO PROVIDO. Sentença mantida. Condeno os recorrentes vencidos ao pagamento das custas processuais e dos honorários advocatícios da parte adversa, estes fixados em 10% (dez por cento) do valor corrigido da causa, consoante o disposto no artigo 55 da Lei nº 9.099/9. Fica, todavia, suspensa a exigibilidade de tais verbas, pelo prazo legal, considerando que os recorrentes litigam sob o pálio dos benefícios da assistência judiciária gratuita, que ora lhes concedo. A súmula de julgamento servirá de acórdão, nos termos do artigo 46 da Lei nº 9.099/95. (TJ-DF 07039217520198070005 DF 0703921-75.2019.8.07.0005, Relator: JOÃO LUÍS FISCHER DIAS, Data de Julgamento: 23/10/2019, Segunda Turma Recursal, Data de Publicação: Publicado no DJE: 31/10/2019. Pág.: Sem Página Cadastrada.)

Exemplo 24. REPARAÇÃO DE DANOS. PROCEDIMENTO VETERINÁRIO. SUPOSTO ERRO EM ATENDIMENTO E SEQUELAS DECORRENTES. **NECESSIDADE DE PERÍCIA. NEXO CAUSAL NÃO DEMONSTRADO. FEITO EXTINTO. Insuficiência de prova para demonstrar erro no tratamento dispensado ao cachorro da autora.** Caso em que há controvérsia sobre necessidade ou não de intervenção cirúrgica, sendo necessário laudo pericial para correta análise do feito. RECURSO PROCEDENTE. (TJ-RS – Recurso Cível: 71003370178 RS, Relator: Pedro Luiz Pozza, Data de Julgamento: 12/07/2012, Primeira Turma Recursal Cível, Data de Publicação: 13/07/2012)

Exemplo 25. APELAÇÃO CÍVEL. AÇÃO INDENIZATÓRIA. RELAÇÃO DE CONSUMO. CLÍNICA VETERINÁRIA. **ALEGAÇÃO DE ERRO MÉDICO QUE TERIA LEVADO O ANIMAL DE ESTIMAÇÃO DO AUTOR A ÓBITO.** SENTENÇA DE IMPROCEDÊNCIA. APELO INTERPOSTO PELO AUTOR OBJETIVANDO A REFORMA DO JULGADO. DESCABIMENTO. AUTOR QUE, UM ANO APÓS A MARCAÇÃO DA DATA DA PERÍCIA E DEVIDAMENTE INTIMADO, PERMANECEU INERTE. **MATÉRIA EMINENTEMENTE TÉCNICA, SENDO A PERÍCIA IMPRESCINDÍVEL PARA O JULGAMENTO DA CAUSA, DE MODO QUE IMPOSSÍVEL AO MAGISTRADO AFERIR POR OUTRO MEIO A VERACIDADE DA ALEGAÇÃO DE ERRO MÉDICO.** AUTOR QUE NÃO SE DESINCUMBIU DO ÔNUS IMPOSTO PELO ART. 373, I, CPC. MANUTENÇÃO DA SENTENÇA DE IMPROCEDÊNCIA. MAJORAÇÃO DA VERBA HONORÁRIA NA FORMA DO ART. 85, § 11, CPC. RECURSO DESPROVIDO. (TJ-RJ – APL: 00122094420158190204, Relator: Des(a). MÔNICA FELDMAN DE MATTOS, Data de Julgamento: 04/06/2019, VIGÉSIMA PRIMEIRA CÂMARA CÍVEL)

Exemplo 26. APELAÇÃO – INDENIZATÓRIA – ERRO VETERINÁRIO – CERCEAMENTO DE DEFESA REPELIDO – PROVAS DESNECESSÁRIAS – MATÉRIA CONTROVERTIDA EXAURIDA – IMPERÍCIA – CULPA DO MÉDICO-VETERINÁRIO – DANOS MATERIAIS E MORAIS. – Cerceamento de defesa não constatado; julgamento no estado que se mostra recomendável (artigo 5º, LXXVIII, da CF), considerando que a matéria é essencialmente jurídica, desnecessários outros elementos (artigo 334, do Código de Processo Civil). **Prevalecem as conclusões do expert, em detrimento da manifestação do assistente técnico, carentes de fundamento na literatura médico-veterinária; – Imperícia em cirurgia de animal doméstico.** Dever de indenizar evidenciado (artigos 186 e 389, ambos do Código Civil) – dano material consistente na restituição das despesas e dano moral decorrente do apego entre o animal e seu dono – 'quantum' fixado aquém dos paradigmas, manutenção do julgado; – Manutenção da decisão por seus próprios e bem lançados fundamentos – artigo 252 do Regimento Interno do Tribunal de Justiça de São Paulo; RECURSO NÃO PROVIDO. (TJ-SP – APL: 00232242620128260008 SP 0023224-26.2012.8.26.0008, Relator: Maria Lúcia Pizzotti, Data de Julgamento: 05/08/2015, 30ª Câmara de Direito Privado, Data de Publicação: 11/08/2015)

MEDIDAS PREVENTIVAS

Findadas as classificações e descrições dos elementos considerados no processo civil contra o médico-veterinário, é importante frisar outros tópicos relevantes para o médico-veterinário prevenir-se contra as ações judiciais. Conhecimento sobre seus deveres profissionais, estabelecer uma boa relação médico-proprietário e, ainda que tenham poucos estudos a respeito, estar ciente dos erros mais comumente cometidos são meios para atingir tal objetivo.

O primeiro estudo realizado sobre erros cometidos por recém-formados demonstra que ocorre na maioria das vezes erros de diagnóstico, erros em procedimentos cirúrgicos, no tratamento e administração de medicamentos e erros durante a anestesia. Outro dado importante é que 83% de 106 respondentes afirmam que trabalham frequentemente ou sempre sem supervisão e 78% de 105 respondentes afirmaram já ter cometido algum erro no exercício da profissão. Destes, quase 60% afirmaram ter comunicado e discutido o erro cometido com o proprietário e aproximadamente um terço alegou não ter informado. Referiram também que em razão do erro que cometeram houve perda de confiança, culpa e outros sentimentos estressores.[23]

Outra pesquisa demonstra que as principais queixas são relacionadas ao tratamento cirúrgico (908 casos correspondendo a 41%), tratamento clínico (679 casos correspondendo a 30%), erros de diagnóstico (198 casos correspondendo a 8%) e erros em cirurgias obstétricas (179 casos correspondendo a 8%). Queixas comuns em procedimentos cirúrgicos incluem complicações em procedimentos de castração, itens cirúrgicos esquecidos dentro do animal e hemorragia, respectivamente. Já quanto às reclamações clínicas observou-se que erros envolvendo medicação foram corriqueiros e contemplavam a escolha incorreta do fármaco e administração em dose superior a recomendada. Concluiu que atuar na área cirúrgica é um fator de risco para sofrer processos litigiosos, assim a utilização de *checklists* no ato cirúrgico pode ser benéfico e que falta de habilidades como liderança, comunicação e trabalho em equipe podem interferir nos cuidados para com o paciente e na qualidade do serviço.[24] Há pouquíssimos estudos sobre quais os principais e comuns erros, assim mais pesquisa na área faz-se necessária

Há estudos na esfera da responsabilidade administrativa que asseveram a relação veterinário/proprietário mostra-se crucial como método preventivo contra reclamações por parte dos proprietários. Assim, ainda que não seja sobre processos civis, assinala quais os descumprimentos dos deveres são mais recorrentes e estes também podem gerar um processo cível, portanto vale discutir.

Nos EUA a maioria das queixas disciplinares são relacionadas a problemas de comunicação. Na Nova Zelândia as causas de faltas éticas estão mais relacionadas à prestação de serviços, qualidade do atendimento e relações interpessoais do que com imperícia propriamente dita. Proporcionalmente homens receberam mais reclamações que mulheres. Profissionais atuantes há mais de 21 anos receberam mais queixas do que aqueles formados a menos de 10 anos, porém os autores ressaltam que tal fato pode ser decorrente do maior tempo de exposição a relações com clientes.[25]

A sensação de medo em ser processado não é efetiva para a prevenção do cometimento de erros médicos. Medidas que se mostram eficazes são reuniões de equipe para discutir os erros cometidos com o objetivo de aprendizado em conjunto, assim em vez de negar o erro, falar sobre ele. Pacientes da medicina humana relataram que gostariam de satisfações sobre o erro cometido e que se informados sobre o erro, reduziria o ímpeto de buscar algum tipo de ressarcimento.[26]

Comunicação eficaz entre as partes é de suma importância para estabelecer uma boa relação com o cliente e com isso prevenir processos. Clientes referem grande satisfação para com os veterinários que possuam bom conhecimento técnico, habilidades práticas e lidam bem com os animais, bem como com aqueles que possuam boa capacidade de comunicação, habilidade em explicar termos técnicos, paciência, confiança e que sejam honestos.[25]

Outro estudo também aferiu que a primeira e mais importante capacidade do veterinário, considerando o ponto de vista do proprietário, é o comprometimento com o bem-estar animal, seguido pelo comprometimento para com a qualidade e profissão, e em terceiro lugar a relação com o cliente. Assim, aliado ao aprimoramento técnico contínuo o desenvolvimento de habilidades interpessoais revela-se importante como medida preventiva.[27]

Outro tópico crucial é a confecção e explicação do termo de consentimento livre e esclarecido (TCLE) que atua como um instrumento de manutenção da boa relação veterinário/proprietário.[25] Além de servir como proteção jurídica para ambas as partes é também o instrumento pelo qual a comunicação clara se estabelece a respeito dos procedimentos que serão adotados, bem como seus riscos e benefícios para que então possa o proprietário consentir de forma livre e com clareza sobre tudo que será realizado.[28] Dessa forma, o médico-veterinário cumpre com seu dever de informar e o proprietário o seu direito de autorizar ou não o procedimento.

Inúmeras são as possibilidades de condutas que exijam a assinatura do TCLE, porém as situações em que não é exigido são restritas, quais sejam, caso o paciente esteja diante de iminente risco de morte ou de incapacidade permanente, nestes casos o médico-veterinário será resguardado caso atue sem o consentimento formal do proprietário.

Cita-se a Resolução nº 1321, de 24 de abril de 2020, que dispõe sobre normas de documentos da clínica médico-veterinária e dá outras providências. Nessa norma, está disposto:

> Art. 10. § 3º No caso de iminente risco de morte ou de incapacidade permanente do paciente, o médico-veterinário deve:
>
> I – proceder ao atendimento e à intervenção independentemente do prévio consentimento e autorização;
>
> II – registrar no prontuário todas as informações relacionadas à eventual recusa de consentimento ou autorização ou impossibilidade de obtenção.
>
> Art. 11. Para a retirada de animais dos serviços veterinários sem a devida alta médica, o proprietário, tutor ou responsável pelo animal deverá preencher e assinar documento específico.
>
> § 1º Em caso de recusa de assinatura do termo de responsabilidade para retirada sem alta médica pelo proprietário, responsável ou tutor do animal, em situação de iminente risco de morte do animal, deve o médico-veterinário registrar o ocorrido em prontuário e o termo ser assinado por duas testemunhas do local que tenham presenciado a recusa.

Perante a leitura dos dispositivos anteriormente citados salta à vista outro documento primordial na atuação do veterinário, o prontuário. O correto e completo preenchimento desse documento é dever do médico e o acesso a ele é direito do proprietário. Nele deverá constar toda e qualquer conduta realizada. É um instrumento de vital relevância para comprovação de conduta perante a alegação de erro médico, dessa forma, prestar diligência para com seu preenchimento é um ato preventivo de condenação.

Jurisprudência

Exemplo 27. PRESTAÇÃO DE SERVIÇOS – Clínica veterinária – **Procedimento de limpeza de dentes em cachorro – Perda de alguns dos dentes** - Ação de indenização por danos morais e materiais proposta pelos donos do animal – Reconvenção – Pretensão voltada a obter indenização por danos morais decorrentes da veiculação de comentários ofensivos em rede social – Sentença de improcedência da ação e da reconvenção – Apelo dos autores e recurso adesivo da ré – **Falha no dever de informação – Donos do animal não cientificados das consequências do procedimento** – Indenizações exigíveis – Ação procedente – Comentários desairosos à clínica veterinária em rede social – Afronta à honra objetiva e à imagem – Abuso do direito à livre expressão e manifestação do pensamento – Danos morais caracterizados – Reconvenção também procedente – Apelação e recurso adesivo providos. (TJ-SP – AC: 10036635820188260664 SP 1003663-58.2018.8.26.0664, Relator: Carlos Henrique Miguel Trevisan, Data de Julgamento:

05/08/2020, 29ª Câmara de Direito Privado, Data de Publicação: 05/08/2020)

Exemplo 28. APELAÇÕES CÍVEIS – DIREITO CIVIL E DIREITO PROCESSUAL CIVIL – AÇÃO ORDINÁRIA – INDENIZAÇÃO POR DANOS MORAIS E MATERIAIS – REPUTADO ERRO MÉDICO-VETERINÁRIO – INSUCESSO DE CIRURGIA PARA CORREÇÃO DE FRATURA EM MEMBRO ANTERIOR ESQUERDO DO CÃO DE ESTIMAÇÃO DA AUTORA – SENTENÇA DE PARCIAL PROCEDÊNCIA – RECOLHIMENTO DE PREPARO RECURSAL DE FORMA ESPONTÂNEA PELOS SUBSTITUTOS PROCESSUAIS DA CLÍNICA REQUERIDA – QUESTÃO DA IRRESIGNAÇÃO PELO NÃO DEFERIMENTO DE JUSTIÇA GRATUITA QUE SE REVELA SUPERADA – ERRO DECORRENTE DA NÃO COLOCAÇÃO DE PINO PARA CORREÇÃO DA FRATURA – ALEGAÇÃO DOS REQUERIDOS QUANTO À NECESSIDADE DE PRÉVIA PREPARAÇÃO DO OSSO NÃO ELIDIDA – PROVA PERICIAL NÃO REALIZADA – ÔNUS DA PROVA NÃO INVERTIDO NA DECISÃO SANEADORA – INADEQUAÇÃO DA CONDUTA MÉDICA NÃO DEMONSTRADA – TESES ANTAGÔNICAS QUANTO À NÃO REALIZAÇÃO DO SEGUNDO PROCEDIMENTO CIRÚRGICO – IMPOSSIBILIDADE DE VERIFICAR SE HOUVE NEGATIVA DE CONTINUIDADE DE PRESTAÇÃO DE SERVIÇOS – AUTORA QUE NÃO SE DESINCUMBIU DO ÔNUS PROBATÓRIO QUE LHE COMPETIA – **PRONTUÁRIO MÉDICO QUE INDICA A NECESSIDADE DE CONTINUIDADE SEM COMPARECIMENTO PARA O RETORNO AGENDADO** – AUSÊNCIA DE RESPONSABILIDADE DA CLÍNICA – RESTITUIÇÃO DE VALORES À PROPRIETÁRIA DO ANIMAL DESCABIDA – SENTENÇA PARCIALMENTE REFORMADA – FIXAÇÃO DE HONORÁRIOS RECURSAIS EM FAVOR DOS PATRONOS DA PARTE REQUERIDA EM ATENÇÃO AO ARTIGO 85, § 11, DO CÓDIGO DE PROCESSO CIVIL DE 2015.RECURSO DE APELAÇÃO 01 CONHECIDO E PROVIDO.RECURSO DE APELAÇÃO 02 CONHECIDO E NÃO PROVIDO. (TJ-PR – APL: 00089128420158160148 PR 0008912-84.2015.8.16.0148 (Acórdão), Relator: Juiz Ademir Ribeiro Richter, Data de Julgamento: 07/12/2020, 8ª Câmara Cível, Data de Publicação: 08/12/2020)

Exemplo 29. Apelação. Responsabilidade civil. Dano moral. Alegação de erro médico-veterinário. Imperícia na deliberação de alta pós-operatória de animal tutelado pela autora. Inexistência de prova idônea de conduta médica adequada. **Ausência de prontuário médico**. Dano moral inexistente. Inexistência de prova de vínculo afetivo da autora com o animal para fundamentar a indenização pretendida. Sentença mantida. Recurso a que se nega provimento. (TJ-SP – AC: 10314661320158260602 SP 1031466-13.2015.8.26.0602, Relator: Maurício Campos da Silva Velho, Data de Julgamento: 30/06/2020, 4ª Câmara de Direito Privado, Data de Publicação: 30/06/2020)

Exemplo 30. APELAÇÃO CÍVEL. RESPONSABILIDADE CIVIL. AÇÃO DE INDENIZAÇÃO POR DANO MATERIAL E MORAL. ATENDIMENTO VETERINÁRIO. APLICAÇÃO DO CDC. FALHA NA PRESTAÇÃO DE SERVIÇO. PRESCRIÇÃO DE DOSAGEM DE MEDICAMENTO SUPERIOR AO RECOMENDADO. INEXISTÊNCIA DE INTOXICAÇÃO OU NEXO CAUSAL COM OS SINTOMAS APRESENTADOS PELO ANIMAL DOMÉSTICO. COMPROVADA A NEGLIGÊNCIA EM RELAÇÃO AO DEVER DE INFORMAÇÃO E ORIENTAÇÃO À PROPRIETÁRIA, BEM COMO DE SUPERVISÃO E MONITORAMENTO INICIAL DO CACHORRO APÓS ADMINISTRAÇÃO DO REMÉDIO. DANOS MATERIAIS PARCIALMENTE DEVIDOS. DANOS MORAIS CONFIGURADOS. Trata-se de pretensão indenizatória fundada na alegação de que o réu, **médico-veterinário, agiu com imperícia quando do atendimento do canino de propriedade da demandante, vez que receitou medicamento em dosagem superior ao recomendado, levando à intoxicação do animal, bem como não monitorou o paciente após a administração do remédio**, o que era necessário diante do risco de parada cardiorrespiratória, de molde que teria restado demonstrada a ausência de zelo no atendimento prestado. (...) Também protege a vida, a saúde e a segurança dos consumidores. Ainda, está atrelado ao princípio da boa-fé objetiva, o que **torna necessária a mais ampla, clara, correta, precisa e ostensiva informação acerca dos possíveis riscos associados aos serviços** postos no mercado de consumo, neste caso, o de tratamento veterinário. Inteligência dos artigos 6º e 8º do CDC. **Está demonstrada a inexistência de comunicação à autora acerca das possíveis adversidades enfrentadas no tratamento prescrito pelo profissional,** o que acarretou momentos de insegurança e nervosismo da proprietária, diante dos sintomas apresentados pelo cachorro mesmo após a administração do medicamento indicado. Tais sentimentos poderiam ter sido evitados caso a adequada informação tivesse sido prestada à autora, consoante, inclusive, determina o CRMV-RS, ao qual o profissional réu é vinculado. **Embora, atualmente, o paciente em questão esteja bem e sem sequelas advindas do atendimento veterinário realizado pelo demandado, não há como afastar o dever do profissional, à época, em informar e orientar adequadamente a proprietária do cachorro, bem como monitorar os primeiros momentos posteriores à ingestão do medicamento prescrito, por conta do risco grave que existia à saúde do animal. Portanto, verificada a falha no fornecimento do serviço pelo profissional da demandada.** Danos materiais parcialmente devidos. (...) Restou provada a falha na prestação do serviço efetuado pelo réu, a qual ultrapassa os meros dissabores do dia-dia, haja vista a angústia e sofrimento que ocasionou na dona do cão, tendo, então, o condão de autorizar o arbitramento de indenização por dano moral. O quantum indenizatório arbitrado a título de dano moral deve ser em valor suficiente para compensar o lesado, não devendo se constituir, todavia, em uma fonte de enriquecimento ilícito para a parte e, por outro lado, deve cumprir com seu dúplice caráter (compensatório e punitivo). Assim, reputa-se adequado e suficiente o valor de R$ 5.000,00, corrigido monetariamente pelo IGP-M a partir do arbitramento e com juros de mora de 1% ao mês desde o evento danoso. Redistribuído o ônus sucumbencial. SENTENÇA PARCIALMENTE REFORMADA. APELAÇÃO PARCIALMENTE PROVIDA. (TJ-RS – AC: 70077026698 RS, Relator: Lusmary Fatima Turelly da Silva, Data de Julgamento: 26/06/2018, Quinta Câmara Cível, Data de Publicação: Diário da Justiça do dia 03/07/2018)

CONSIDERAÇÕES FINAIS

Diante do aumento de demandas civis contra médicos-veterinários, mostra-se vital o conhecimento do profissional acerca dos pontos em comum nos julgamentos de tais processos. A jurisprudência confirma a apreciação da obrigação de meio, da relação de consumo, aferição da responsabilidade subjetiva mediante seus pressupostos, quais sejam, ato ilícito, nexo de causalidade, dano e culpa. Essa última, por sua vez, que se materializa de três maneiras: por meio de negligência, imprudência e imperícia. Além disso, a ciência por parte do médico-veterinário acerca dos meios de provas cabíveis no processo, pericial, testemunhal e documental e assim faz com que se atente à elaboração minuciosa dos documentos pertinentes ao caso, sabendo da possibilidade da inversão do ônus da prova, que é fator de risco para sua condenação. A título preventivo, boa comunicação com o proprietário, discussão de erros cometidos com os colegas, boa relação veterinário-proprietário e desenvolvimento de habilidades interpessoais, aliadas à permanente atualização de conhecimentos técnicos, devem ser estabelecidos pelo profissional. Estudos sugerem que erros de diagnóstico, em procedimentos cirúrgicos e durante a administração do tratamento são erros comuns na medicina veterinária, entretanto mais pesquisas são necessárias.

REFERÊNCIAS BIBLIOGRÁFICAS

1. Souza CNA, Lima DM, Souza ANA *et al*. Quantitative and qualitative analysis of lawsuits against veterinarians and correlation of potential risk factors with court decisions. Forensic Sci Int. 2020;310:110233.
2. Bittencourt JJ, Almeida JLC. Responsabilidade médica abordagens históricas e contemporâneas. Rev Symposium. 2011;9:145-69.
3. Green C. The future of veterinary malpractice liability in the care of companion animals. Animal Law. 2001;10:163-250.
4. Matielo F. Responsabilidade civil do médico. Porto Alegre: Sagra Luzzatto; 1998.
5. Nader P. Curso de direito civil: responsabilidade civil. 6. ed. Rio de Janeiro: Forense, Vol. 7; 2017.
6. Venosa SS. Direito civil: obrigações e responsabilidade civil. São Paulo: Atlas, Vol. II; 2017.
7. Mello ND. Responsabilidade civil por erro médico: doutrina e jurisprudência. São Paulo: Atlas; 2008.
8. Brasil. Código de defesa do consumidor. Lei nº 8.078, de 11 de setembro de 1990.
9. Brasil. Código civil. Lei nº 10.406, de 10 de janeiro de 2002.
10. Mata JR. Direito animal. Relações de consumo e animais. In: Jericó MM, Neto JPA, Kogika MM. Tratado de medicina interna de cães e gatos. São Paulo: Roca; 2015, Vol. 2; Capítulo 257. p. 2291-2.
11. Siqueira A, Cuevas SEC, Salvagni FA, Maiorka PC. Forensic veterinary pathology: sharp injuries in animals. Vet Pathol. 2016;53(5):979-87.
12. Conselho Federal de Medicina Veterinária. Resolução nº 1.138, de 16 de dezembro de 2016. Aprova o Código de Ética do Médico-Veterinário.
13. Conselho Federal de Medicina Veterinária. Resolução nº 1.321, de 24 de abril de 2020. Institui normas sobre os documentos no âmbito da clínica médico-veterinária e dá outras providências.
14. Sonny BB. The expert witness in medical malpractice litigation. Clin Orthop Relat Res. 2008;467(2):383-91.
15. Brasil. Código de processo civil. Lei nº 13.105, de 16 de março de 2015.
16. Ulsenheimer. Drafting expert opinion reports in medical liability processes. Anaesthesist. 2011;60(12):1146-51.
17. Huang G, Fang CH, Friedman R *et al*. Expert witness testimony in ophthalmology malpractice litigation. Am J Ophthalmol. 2015;159(3):584-9.e2.
18. Eastwood J, Caldwell JB. Educating jurors about forensic evidence: using an expert witness and judicial instructions to mitigate the impact of invalid forensic science testimony. J Forensic Sci. 2015;60(6):1523-28.
19. Pollanen MS. The rise of forensic pathology in human medicine: lessons for veterinary forensic pathology. Vet Pathology. 2016;53(5):878-9.
20. Laird D. False expert witness testimony in a medical negligence case. J Leg Med. 2017;37(sup1):1-3.
21. Ferreres AR. Ethical issues of expert witness testimony. World J Surg. 2014;38(7):1644-9.
22. Svider PF, Eloy JA, Baredes S *et al*. Expert witness testimony guidelines: identifying areas for improvement. Otolaryngol Head Neck Surg. 2015;152(2):207-10.
23. Mellanby RJ, Herrtage ME. Survey of mistakes made by recent veterinary graduates. Vet Record. 2004;155:761-5.
24. Oxtoby C, Ferguson E, White K *et al*. We need to talk about error: causes and types of error in veterinary practice. Vet Rec. 2015;177(17):438.
25. Gordon SJG, Gardner DH, Weston JF *et al*. Parkinson, quantitative and thematic analysis of complaints by clients against clinical veterinary practitioners in New Zealand. N Z Vet J. 2019;67:117-25.
26. Mellanby RJ, Rhind SM, Bell C *et al*. Perceptions of clients and veterinarians on what attributes constitute "A good vet," Vet Rec. 2011;168:616.
27. Hughes K, Rhind SM, Mossop L *et al*. Care about my animal, know your stuff and take me seriously: United Kingdom and Australian clients' views on the capabilities most important in their veterinarians. Vet Rec. 2018;3;183(17):534.
28. Ashall V, Millar K, Hobson-West P. Informed consent in veterinary medicine: ethical implications for the profession and the animal 'patient'. Food Ethics. 2018;1(3):247-58.

PARTE 22
Medicina Veterinária do Coletivo

Rita de Cassia Maria Garcia • Néstor Alberto Calderón Maldonado

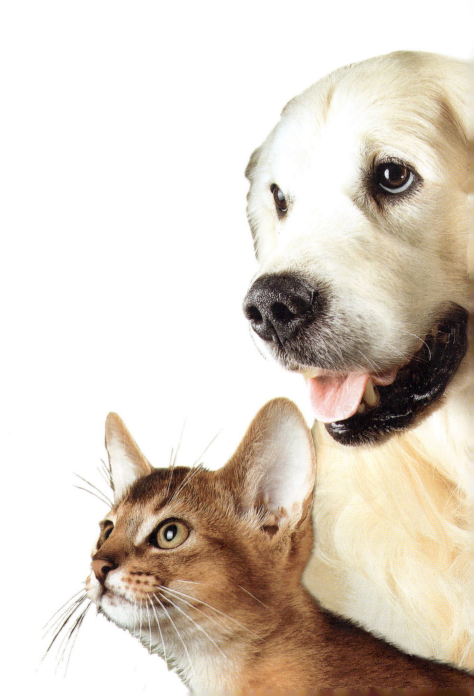

272
Medicina Veterinária do Coletivo e a Atuação do Clínico

Rita de Cassia Maria Garcia • Néstor Alberto Calderón Maldonado

INTRODUÇÃO

A Medicina Veterinária do Coletivo (MVC) é uma nova área que trata das interações humano, animal e ambiente para a promoção da saúde de indivíduos, famílias e comunidades, estruturada sob a ótica de saúde única. O profissional atua nas diferentes áreas de saúde coletiva e naquelas com sobreposição à medicina veterinária legal e à medicina de abrigos, com enfoque no vínculo humano-animal, considerando os animais como parte integrante e indissociável de famílias e comunidades.[1]

A transdisciplinaridade e a intersetorialidade são pilares da MVC, que possibilita a integração de diferentes profissionais e setores para o enfrentamento dos agravos, infecciosos ou não, que envolvem as interações humano, animal e ambiente. O médico-veterinário que atua na clínica médica e cirúrgica é fundamental na MVC para a promoção da qualidade de vida de animais e seus tutores, principalmente nas problemáticas que envolvem pessoas em situação de acumulação de animais; animais maltratados, abusados ou que sofrem atos cruéis; animais soltos nas ruas pela negligência ou pelo abandono e animais mantidos no coletivo (lares provisórios e abrigos); além dos animais em situação de desastres ou resgatados. Por ser um profissional da área da saúde e sua clínica veterinária possa ser uma referência para a comunidade em seu território, a sua participação na construção de políticas públicas municipais para a promoção das interações humano, animal e ambiente positivas, e enfrentamento das interações negativas é fundamental.

Dependendo de como são criados e manejados, cães e gatos podem ser promotores ou não da saúde da família.[2] Ao compartilharem o mesmo ambiente e vulnerabilidades sociais, são sentinelas de doenças infecciosas e não infecciosas, auxiliando no diagnóstico ampliado da situação familiar. A MVC está relacionada com a interlocução principalmente entre as disciplinas de etologia aplicada, bem-estar animal, bioética, epidemiologia, controle de zoonoses, saúde coletiva, clínica médica, doenças infecciosas, medicina veterinária legal, medicina de abrigos e de desastres, entre outras.[1]

A área preenche uma lacuna que existia entre a saúde pública e o bem-estar dos animais, o que iniciou com o controle da raiva. No século XIX, com a descoberta de Pasteur de que o vírus da raiva estava presente na saliva dos cães raivosos, iniciou-se uma política de captura e eliminação de cães que perdurou por mais de 100 anos. Em São Paulo, o Centro de Controle de Zoonoses chegou a eliminar aproximadamente 400 cães ao dia em câmaras de descompressão, que os matavam por asfixia. O enfoque da saúde pública era apenas a proteção das pessoas, permitindo que os animais fossem cruelmente manejados e sacrificados.[1,3] Muitos países ainda mantêm métodos violentos para o controle de cães e gatos, apesar de organismos internacionais, como a

Organização Mundial da Saúde Animal (OIE), Organização Mundial da Saúde (OMS) e a Organização das Nações Unidas para a Alimentação e a Agricultura (FAO) já estabelecerem a necessidade de estratégias integradas para o manejo populacional de cães e gatos (MPCG).[2]

Em meados do século XX, a OMS e a World Society for the Protection of Animals (WSPA), atualmente World Animal Protection (WAP), introduziram no Brasil o conceito sobre a guarda responsável e a necessidade do controle reprodutivo, registro e identificação animal, legislações pertinentes à guarda responsável e a educação como pilares para o MPCG. A Prefeitura de Taboão da Serra, no estado de São Paulo, foi a primeira a agregar os diferentes setores, principalmente os médicos-veterinários clínicos de pequenos animais, para a implantação de um programa de MPCG no município, incluindo os primeiros mutirões de castração do Brasil, campanhas de castração em parcerias com as clínicas veterinárias, e a primeira campanha de registro e identificação de cães e gatos durante campanhas de vacinação municipal contra a raiva.[3]

Além das novas perspectivas para o MPCG e o controle de zoonoses transmitidas pelos animais de estimação, as demandas éticas e sociais para o atendimento de denúncias de maus-tratos aos animais exigiam novas políticas públicas com uma abordagem holística, sob a estratégia de saúde única. Necessitavam, também, de um profissional com novo perfil, que não era apenas o sanitarista. É dessa nova perspectiva que surge a MVC, para enfrentar problemáticas que as outras disciplinas não conseguiram resolver eficientemente com os olhares clássicos. Foi construída a partir de novas abordagens multi, inter e transdisciplinares, as quais elaboraram soluções novas para problemas antigos. A MVC fortalece o papel do médico-veterinário em áreas onde ele é necessário, mas ainda não era demandado.

Cursos de capacitação em MVC iniciaram-se em 2005, por meio do Instituto Técnico de Educação e Controle Animal (ITEC), atualmente Instituto de Medicina Veterinária do Coletivo (IMVC),[a] responsável por variados cursos na área (cursos de formação de oficiais de controle animal [Curso FOCA]) que posteriormente passaram a ser denominados "cursos de medicina veterinária do coletivo e de formação de oficiais de controle animal". A Universidade Federal do Paraná (UFPR) foi a primeira a oferecer essa disciplina na graduação e residência nessa área. Atualmente, dezenas de cursos de medicina veterinária oferecem essa matéria na graduação.[b]

SAÚDE COLETIVA

Manejo populacional de cães e gatos

O abandono de cães e gatos causa prejuízos tanto para a saúde pública como para o bem-estar animal, sendo considerado um agravo à saúde humana e um crime ambiental. É necessário conhecer a sua epidemiologia para a sua prevenção e coibição, identificando os grupos de animais em risco de abandono; quando, onde e por que são abandonados e quantos animais estão em situação de abandono – pois nem todos os animais soltos em vias públicas (animais errantes) foram desamparados, há aqueles com tutores, semidomiciliados ou perdidos, e os comunitários, mantidos e cuidados pela comunidade.[2]

Os clínicos veterinários frequentemente são surpreendidos com animais abandonados em seus estabelecimentos, deixados em

---

[a]Disponível em: https://www.institutomvc.org.br/.
[b]Disponível em: http://www.agrarias.ufpr.br/portal/mvc/.

banho e tosa, no internamento ou na calçada. O problema impacta a rotina da clínica, uma vez que os abrigos estão superlotados e a maioria dos municípios brasileiros não dispõem de casas de passagem para a recuperação, ressocialização e reintrodução dos animais na sociedade por meio da adoção. Muitos médicos-veterinários cuidam desses animais, castram-nos e promovem a adoção.

As causas do abandono animal são múltiplas, necessitando de diferentes estratégias para o seu controle e prevenção. Os principais motivos de abandono são crias indesejadas, fatores econômicos e problemas comportamentais,[4-7] mas o fator determinante para o abandono é a atitude humana com os animais de estimação. Nesse sentido, o clínico veterinário tem um papel fundamental para a identificação de problemas de interação da família com o animal de estimação, bem como dos problemas comportamentais ou de comportamentos normais do animal, mas não desejados pela família. A identificação precoce de problemas nessa relação possibilita ao médico-veterinário prevenir o agravamento da situação, buscando mecanismos para o fortalecimento do vínculo humano-animal e, dessa maneira, auxiliando na prevenção do abandono. Esse profissional deve ser qualificado para cuidar da relação humano-animal, a qual deve iniciar com o aconselhamento antes da aquisição de um animal de estimação pela família (consulta ou atendimento pré-aquisição). Para isso, as famílias devem ter consciência sobre a importância desse profissional mesmo antes de ter um animal.

Para prevenir o abandono, são necessárias políticas públicas para o MPCG, compreendidas como um conjunto de estratégias desenvolvidas para prevenir a falta de controle e o abandono animal e promover a guarda responsável, estruturado sob a ótica da promoção da saúde da comunidade, do bem-estar humano e animal, e do equilíbrio ambiental. Tem como objetivos evitar a presença de animais soltos em vias públicas, com ou sem guardiões, aumentar o nível dos cuidados com esses animais (guarda responsável), diminuir as taxas de abandono, natalidade, morbidade, mortalidade e de renovação das populações animais; prevenir agravos e controlar zoonoses; promover a participação social e o empoderamento de indivíduos e comunidades; encontrar um destino adequado, humanitário e ético para os animais abandonados, tendo em vista o bem-estar humano e animal, e a saúde ambiental.[2]

Para a implantação de programas de MPCG, é necessário um diagnóstico da situação inicial para o entendimento do problema. A formação de um comitê gestor para o MPCG nos municípios é fundamental para possibilitar a participação social e um enfoque abrangente, reconhecendo as percepções e perspectivas dos variados setores, além de executar o planejamento das intervenções, sua implantação e implementação do programa. O monitoramento das intervenções para a sua avaliação é fundamental para o seu gerenciamento.[2] O International Companion Animal Management Coalition (ICAM) disponibiliza muitos materiais com o passo a passo de como se implantar um programa de MPCG nos municípios,[c] incluindo um Guia para o Manejo Populacional Humanitário de Cães[d] e de Gatos[e] e de ferramentas para o seu monitoramento e avaliação.[f]

Como o abandono de animais é um problema multifatorial, diversificadas estratégias devem ser implantadas nos municípios para que o programa seja efetivo. Entre elas, incluem-se:[2,8]

- Educação em guarda responsável
- Registro e identificação
- Controle reprodutivo
- Promoção da saúde
- Legislação, políticas públicas
- Fiscalização e aplicação da lei
- Engajamento comunitário e participação social
- Controle da criação e comércio de animais
- Manejo de pessoas em situação de acumulação de animais
- Aplicação dos "4 R": **r**esgate seletivo de animais abandonados, **r**ecuperação, **r**essociabilização e **r**eintrodução dos animais na sociedade por meio da adoção[g]
- Programa de animais comunitários (captura, esterilização e devolução [CED])
- Manejo de resíduos e educação ambiental
- Monitoramento e avaliação.

Todas essas estratégias complementam-se e são necessárias para criar um programa abrangente. A sustentabilidade de cada estratégia é fundamental, pois a gestão das populações de cães e gatos, principalmente em grandes áreas urbanas, não é um desafio a curto prazo, mas uma demanda permanente para a sociedade.[8]

O controle reprodutivo é estratégia fundamental para a diminuição do abandono. Ele reduz as taxas de natalidade, nascimentos de crias indesejadas e oferta de filhotes, além de implementar a saúde do animal e aumentar a sua idade média de vida,[9,10] mas pode causar prejuízos para o animal,[11] apesar de baixas incidências, como incontinência urinária para as cadelas e alterações comportamentais.

Entre as alternativas disponíveis, o método cirúrgico é o mais utilizado por ser permanente. Outras opções incluem: agentes esclerosantes de aplicação intratesticular (gliconato de zinco, $CaCl_2$, salina hipertônica, óxido nitroso, clorexidina, entre outras)[12-15] e métodos temporários como os hormonais (progestágenos e andrógenos), imunológicos (vacinas com anticorpos para hormônio liberador de gonadotrofina [anti-GnRH] e antígenos espermáticos)[16] e químicos como agonistas (deslorelina, nafarelina e acetato de leuprolida)[17] e antagonistas do GnRH,[18] e também, a contracepção física, pelo isolamento do animal.[2]

O envolvimento do clínico veterinário em programas municipais de controle reprodutivo pode ocorrer, dependendo das escolhas das prefeituras, das seguintes formas:

- Contratação de estabelecimentos veterinários e organizações não governamentais (ONG) de proteção animal para a realização de castrações cirúrgicas
- Contratação de estabelecimentos veterinários ou de ONG que realizam mutirões de castração nas cidades
- Contratação de estabelecimentos veterinários para o atendimento pós-cirúrgico e de emergência.

Nos programas de MPCG, a cirurgia minimamente invasiva de ovariossalpingo-histerectomia em cadelas e gatas é fundamental para procedimentos em massa, pois torna possível a diminuição do tempo de cirurgia e da manipulação abdominal, resultando em diminuição do risco de infecções, melhor pós-cirúrgico e redução dos gastos com anestesia, no entanto, é necessário treinamento específico.

As gonadectomias antes da puberdade, castrações precoces, também são uma estratégia para a diminuição do abandono de animais indesejados, fundamentais para diminuir a "primeira cria" e para a promoção da adoção de filhotes já castrados, diminuindo o tempo do animal no abrigo e, consequentemente, os gastos com a manutenção; diminuição do risco de carcinoma mamário, prevenção de prenhez indesejada e de outras doenças

---

[c]Disponível em: https://www.icam-coalition.org/.

[d]Disponível em: https://www.icam-coalition.org/download/humane-dog-population-management-guidance/.

[e]Disponível em: https://www.icam-coalition.org/download/humane-cat-population-management-guidance/.

[f]Disponível em: https://www.icam-coalition.org/tools/.

[g]Disponível em: Garcia RCM, Maldomado NAC, Lombardi A. Controle populacional de cães e gatos – aspectos éticos. Ciênc Vet Tróp. 2008;11(1):106-10.

relacionadas com o sistema reprodutor, e diminuição do abandono.[19] Nas castrações antes da puberdade, o tempo cirúrgico é menor, propiciando menos gastos com anestesia, usa-se menos materiais e a recuperação cirúrgica é mais rápida.[20]

A castração cirúrgica antes da maturidade sexual pode ser realizada a partir de 8 semanas. Para gatos, o ideal é aos 5 (cinco) meses.[21,22] Esse procedimento deve ser realizado antes da adoção, a partir de 6 (seis) semanas.[23-26]

A castração antes da adoção estimula a manutenção do animal em seus novos lares, pois "não estar castrado" foi descrito como o principal fator de risco para o abandono de cães e gatos.[19,27-29] Há diferentes técnicas cirúrgicas para a castração de filhotes,[28,31] mas o mais importante é que o cirurgião seja capacitado, uma vez que as estruturas são muito delicadas e podem ser confundidas. Cuidados especiais quanto à hipoglicemia e à hipotermia devem ser adotados. Filhotes entre 6 e 16 semanas devem receber uma pequena refeição 2 a 4 horas antes da cirurgia, e outra em até 4 horas do procedimento.[32-35] O ambiente deve ser aquecido, e o uso do álcool evitado na antissepsia como prevenção da hipotermia.[20]

Em relação a outros efeitos negativos a longo prazo, como a obesidade e o diabetes *mellitus* (em gatos), estes podem ser amenizados por medidas de manejo adequado.[20] A maior implicação da castração precoce na saúde dos animais é no crescimento de ossos longos, já que os hormônios sexuais influenciam o fechamento das placas de crescimento. Outro problema frequentemente relatado é a incontinência urinária em fêmeas, porém os resultados das pesquisas são conflitantes. Algumas raças têm propensão a esse distúrbio, como Pastor Irlandês e o Dobermann, portanto, é preferível retardar a castração nessas cadelas.[11] Como o abandono de cães e gatos é um grande problema de saúde pública e causa sofrimento para os animais, a castração pré-púbere deve ser preconizada.

Em programas de MPCG, é necessário garantir os cuidados básicos para prevenir a mortalidade de filhotes castrados, realizando a desverminação antes da cirurgia. Idealmente se espera que esses animais já tenham recebido pelo menos a primeira dose de vacina contra parvovirose e cinomose, bem como a tríplice felina. Para os animais que frequentam estabelecimentos veterinários, a castração precoce pode ser planejada após a vacinação completa do animal.

Uma referência em políticas públicas para o MPCG é a Prefeitura de Curitiba, que realiza ações clínicas antes dos mutirões de castrados. Nessas ações, os animais passam por avaliação clínica, desverminação, vacinação e controle de ectoparasitas. Além disso, a cidade dispõe de legislação pertinente a guarda responsável, registro e identificação, controle do comércio e atendimento de denúncias de maus-tratos aos animais e ganhou o Prêmio Cidade Amiga dos Animais de 2020.[h]

O registro e a identificação de cães e gatos é uma das bases dos programas de MCPG. Realizam-se o cadastramento e a identificação do animal, relacionando-o ao seu tutor. A identificação permanente por *microchip* é o principal método e deve ser acompanhada de uma plaqueta presa à coleira do animal com seus dados. Países com registro e identificação compulsórios diminuíram o abandono de animais e aumentaram as taxas de localização de animais perdidos. Sugere-se que as prefeituras e os estabelecimentos veterinários sejam parceiros no registro e identificação de cães e gatos, com banco de dados único. Muitas prefeituras iniciam essa estratégia com os animais que passam pela castração, mas todos os cães e os gatos devem ser registrados e identificados. Os abrigos de animais e as ONG que trabalham com o MPCG também deveriam registrar, identificar e abastecer o banco de dados unificado.

Em relação aos problemas comportamentais, os médicos-veterinários devem orientar os tutores sobre o período de socialização primária (em gatos da 2 a 9ª semana de vida e em cães da 3 a 14ª semana) e a necessidade de adestrar/educar os cães para os comandos básicos (sentar, ficar, deitar, andar na guia). Como o período de socialização ocorre durante a vacinação dos animais, é fundamental que, mesmo sem terminar o protocolo vacinal, os animais sejam levados para passear na rua, próximo a sua casa, e conhecer animais da mesma espécie (que estejam vacinados, desparasitados e bem socializados) e de outras, conhecer pessoas de diferentes raças, andar de carro, ter boa experiência na clínica veterinária, conhecer diferentes objetos (como, por exemplo, guarda-chuva) e ter diferentes estímulos ambientais (p. ex., variados ruídos). É fundamental que todos os cursos de medicina veterinária criem e desenvolvam disciplinas de comportamento e bem-estar animal como obrigatórias.

Iniciativas para aquisição consciente de animais podem reduzir as taxas de abandono, incluindo esclarecimentos pré-aquisição e suporte pós-adoção por especialistas em comportamento para modular hábitos indesejáveis. Essas medidas também podem facilitar a adaptação dos animais jovens ou recém-adquiridos aos novos lares.[6] Orientação correta dos tutores sobre o comportamento natural das espécies são fundamentais para que se possam identificar aqueles de fato problemáticos e os naturais, mas indesejáveis pelos tutores.[36] Médicos-veterinários, protetores e todos os indivíduos envolvidos em processos de adoção de animais devem ter consciência da necessidade de educar os novos tutores para as implicações de adquirir um animal, como essa aquisição pode afetar a dinâmica da casa (sujeira, destruição etc.), a necessidade de esterilização e de modulação comportamental.[27]

Educação para a guarda responsável é essencial para uma relação saudável e harmoniosa entre os tutores e seus animais. Os indivíduos devem ser informados sobre as necessidades físicas, ambientais, e os comportamentos das espécies que pretendem adquirir. Devem ser devidamente esclarecidos sobre investimento financeiro, dedicação e comprometimento que deverão assumir em relação ao animal por toda a sua vida. Nas relações não saudáveis entre tutores e animais, em que há iminência de abandono, devem-se identificar quais comportamentos humanos estão influenciando no comportamento dos animais e tentar corrigi-los. Ferramentas que capacitem os indivíduos antes da aquisição são maneiras de prevenir abandono.[6]

Programas assistenciais têm a finalidade de encontrar soluções e alternativas para manter os animais de estimação nos seus próprios lares, bem como apoiar famílias em situação de vulnerabilidade a manter bons níveis de bem-estar dos seus animais. Nos EUA, há hospitais veterinários que dispõem de assistente social no seu quadro de funcionários para lidar com essas situações e outras, como as alterações emocionais nos tutores pelas doenças dos seus animais,[37] o impacto na família pela morte do animal (luto),[38] a fadiga por compaixão pela equipe do hospital, intervenções assistidas por animais, teoria do elo e pessoas em situação de acumulação de animais. Na América Latina, a prática da MVC tem como uma das bases a medicina veterinária social, pois inclui a identificação e o enfrentamento das necessidades humanas, quando do atendimento de casos de interações humano-animal negativas, e a criação de uma área de intersecção com a assistência social.

O programa Veterinary Social Work da Universidade de Kansas oferece curso certificado para médicos-veterinários e

---

[h]Disponível em: https://www.worldanimalprotection.org.br/noticia/conheca-os-vencedores-do-2-premio-cidade-amiga-dos-animais.

assistentes sociais.[i] Na América Latina, o IMVC, antigo ITEC, também oferece cursos de capacitação na área.[j]

O *Shelter Intervention Program* (SIP) é um importante programa assistencial americano que oferece auxílio para famílias que estão na iminência de abandonar seus animais nos abrigos, fornecendo cuidados veterinários, ração, auxílio com taxas e licenças, além de reparos em cercas ou muros para manter os animais domiciliados, provendo também casinhas para os cães.[k,39] No Brasil, muitas prefeituras oferecem serviços ou auxílios para apoiar os cuidados com os animais de estimação, principalmente na questão do MPCG, priorizando as famílias em situação de vulnerabilidade social. A Prefeitura de Curitiba tem o Projeto Banco de Ração, que auxilia famílias vulneráveis e protetores independentes ou ONG que trabalham em parceria com a Rede de Proteção Animal do município, e disponibiliza lares temporários ou abrigo aos animais abandonados ou apreendidos de situações de maus-tratos.[l] O projeto de extensão Medicina Veterinária em Ação nas Comunidades, na UFPR, Fome Zero, doa ração para famílias em situação de vulnerabilidade social na região metropolitana de Curitiba, principalmente na cidade de Campo Magro.[m]

Sugere-se que o médico-veterinário conheça as políticas existentes no seu município e identifique se está a cargo da secretaria de saúde ou do meio ambiente. Também deve conhecer os conselhos municipais de saúde e o de meio ambiente do seu município e incentivar as discussões para a prevenção do abandono nesses espaços. Lembrando que o conselho municipal de saúde faz parte do Sistema Único de Saúde (SUS), e que é campo de controle social, aberto para a participação de todos. Outro espaço importante de incluir discussões sobre o tema é nas conferências municipais de saúde; nelas são definidas as políticas para o município, com participação social.

Uma outra área importante na qual o médico-veterinário é fundamental é na assistência para os criadores de animais e para os protetores que trabalham com adoção. Independente da atividade, primeiro setor (comércio de animais) ou terceiro setor (abrigos de proteção animal), ambos devem seguir os preceitos da Medicina de Abrigos, implantando programas preventivos de doenças infecciosas e promotoras do bem-estar dos animais. O enriquecimento ambiental, as interações humano-animal e a socialização devem ser parte integrante da rotina desses locais, promovendo experiências positivas e prevenindo comportamentos indesejados.

Em resumo, o clínico veterinário pode auxiliar na prevenção do abandono com as seguintes atividades:

- Aconselhamento pré-aquisição
- Avaliação e monitoramento comportamental desde a primeira consulta
- Orientação e acompanhamento na socialização adequada dos filhotes, principalmente no período crítico durante a vacinação
- Aconselhamento sobre a educação ou o adestramento de filhotes e adultos para os comandos básicos
- Orientação sobre estratégias de enriquecimento ambiental, especialmente em gatos e gatis

- Conhecimento das estratégias de MPCG no seu município para poder orientar clientes que necessitem dos serviços públicos
- Realização de cirurgias de castração minimamente invasivas, incluindo pré-púberes
- Se possível, identificação de tutores e famílias em situação de vulnerabilidade social, encaminhando-os para o Centro de Referência de Atenção Básica (CRAB) e comunicando à unidade básica de saúde do seu território
- Apresentação de programa especial de atendimento para protetores independentes, ONG e pessoas em situação de acumulação de animais
- Realização de palestras sobre guarda responsável em escolas da sua região
- Participação do Conselho Municipal de Saúde e das Conferências Municipais de Saúde, inserindo o tema da prevenção do abandono nas políticas públicas a serem implantadas no município
- Informação de tutores sobre as principais zoonoses que envolvem cães e gatos.

Teoria do Elo

Há uma conexão entre os maus-tratos aos animais e a violência interpessoal, denominada "Teoria do Elo (*The link*)". Desde o início dos anos 1980, essa relação é reconhecida, o que levou o Federal Bureau of Investigation (FBI) a usar os maus-tratos aos animais como predição de potenciais futuros criminosos e tornar compulsória a notificação nacional dessa forma de violência.[40] As principais áreas da Teoria do Elo incluem a violência doméstica, assassinos em série e preditivo de comportamentos antissociais e criminosos.[40-42]

Atualmente cães e gatos são reconhecidos como membros da família, devido ao vínculo de afetividade desenvolvido[43] e estão sujeitos às mesmas vulnerabilidades sociais vivenciadas pela família, como em casos de violência e pobreza.[44,45] Considerando que nos domicílios brasileiros há mais cães do que crianças até 14 anos,[46] o diagnóstico de maus-tratos aos animais assume importância não somente para a proteção animal, mas por servir de indicador de um possível lar desarmônico onde adultos vulneráveis e crianças podem estar em risco.[40] Os animais participam dos ciclos de violência na família.

A violência contra animais tem a mesma dinâmica que envolve poder e controle demonstrado pelo agressor em violência doméstica, abuso sexual ou infantil e outros comportamentos antissociais violentos.[47]

A violência doméstica é um problema mundial de saúde pública, necessitando de trabalhos com diferentes profissionais da saúde, incluindo o médico-veterinário, para a sua identificação e quebra do círculo de violência. São relatadas taxas de coocorrência entre 25 e 86% de violência por parceiro íntimo contra mulheres e maus-tratos aos animais.[41,48] Mulheres vítimas de violência doméstica declararam que seus parceiros ameaçaram ferir seus animais de estimação, impediram o fornecimento de cuidados básicos aos animais, agrediram-nos fisicamente ou assassinaram-nos.[49-51]

O médico-veterinário é fundamental para o enfrentamento dos maus-tratos aos animais, sendo a suspeita o principal passo, uma vez que o diagnóstico nem sempre é possível. Desconfiar que o tutor ou algum membro da família esteja causando traumas ao animal tem sido um passo difícil na medicina veterinária.[52] A suspeita de maus-tratos e traumas não acidentais deve sempre constar da lista de diagnóstico diferencial, principalmente quando o relato do tutor não condiz com a lesão encontrada no animal.

---

[i]Disponível em: https://vetsocialwork.utk.edu/.
[j]Disponível em: https://www.institutomvc.org.br/.
[k]Downtown Dog Rescue. Shelter Intervention Program (SIP). Disponível em: https://downtowndogrescue.org/programs/shelter-intervention-prevention.
[l]Curitiba, 2019. Lei Municipal no 15.449/2019 e Decreto Municipal no 1.226/2019. Disponível em: https://www.curitiba.pr.gov.br/noticias/saiba-como-funciona-o-banco-de-racao-da-prefeitura-de-curitiba/53045.
[m]Disponível em: http://www.agrarias.ufpr.br/portal/mvc/.

Um estudo recente realizado no município de Pinhais (PR) revelou que a quantidade de animais na residência, o nível educacional dos proprietários, as dificuldades econômicas e a presença de pessoas com deficiência são os principais fatores associados com a ocorrência de negligência animal.[44] Os maus-tratos aos animais associam-se a muitos tipos de violência enfrentados no ambiente familiar[53-55] e podem ser usados como indicador dessa ocorrência

As pesquisas têm encontrado taxas de coocorrência de violência por parceiro íntimo contra mulheres e maus-tratos aos animais entre 25 e 86%,[53] sendo relatada maior prevalência de maus-tratos aos animais em famílias com problemas de violência doméstica, quando comparados com lares sem violência.[48] Mulheres vítimas mencionam frequentemente que seus parceiros ameaçam ferir seus animais de estimação, mas também impedem que as tutoras forneçam cuidados básicos a eles, como água e alimento, agridem-nos fisicamente e podem chegar a assassiná-los.[50] Mulheres vítimas de violência em seus lares são 11 vezes mais propensas a relatar abuso físico intencional de seus animais e entre 4 e 5 vezes mais propensas a relatar ameaças contra os animais.[48] Embora a negligência tenha sido menos estudada, houve diferença significativa entre os cuidados básicos fornecidos aos cães nas famílias com violência doméstica, quando comparados com aqueles pertencentes a famílias sem violência doméstica.[57]

Os animais participam dos ciclos de violência na família e são usados para coagir ou punir membros da família por meio de:[58]

- Exposição gradual de violência contra os animais com o intuito de provocar medo no parceiro, causando abuso emocional e psicológico
- Satisfação perversa de causar dor aos animais
- Maus-tratos a animal como modo de punição pelo "mau comportamento" do parceiro
- Maus-tratos a animal por ciúmes do afeto que o parceiro ou a criança demonstra pelo animal
- Violência contra animais como modo de coagir e evitar que o parceiro termine o relacionamento
- Maus-tratos aos animais como modo de evitar a atenção da polícia; a punição em casos de abuso contra as pessoas é maior ao ser comparada com a pena por maus-tratos aos animais
- Promoção de controle e poder sobre o parceiro ao forçá-lo a utilizar animais como objetos sexuais.

O abuso infantil é outro aspecto de associação nesse contexto do elo no ambiente familiar. Mulheres vítimas relatam que seus filhos presenciaram ou promovem maus-tratos aos animais. Crianças vítimas de abuso físico ou sexual, que moram em um ambiente familiar disfuncional, expostas cronicamente a atos de crueldade contra os animais ou outros tipos de violência, ou com algum distúrbio de comportamento, abusam mais frequentemente dos animais durante a infância.[40]

Os maus-tratos aos animais é um problema mundial, e as vítimas frequentemente recebem atenção clínica por parte dos médicos-veterinários.[59,60] Esse profissional também pode ter contato com as vítimas dentro da família, assim como com o agressor,[61] tendo um papel fundamental para a quebra do ciclo da violência doméstica e dos maus-tratos aos animais. Apesar da importância do médico-veterinário nessa área, a confidencialidade com o cliente, a falta de formação e desconhecimento das responsabilidades éticas e legais, o medo de colocar em perigo a própria segurança e a segurança da vítima, além da falta de instrução, fazem com que este profissional não atue frente a esta problemática.[62]

O médico-veterinário é treinado para reconhecer doenças, fechar diagnósticos e definir tratamentos, mas, quando se trata de suspeitar de violência doméstica com envolvimento de maus-tratos aos animais, esse profissional frequentemente não sabe como agir.[40] A síndrome do animal espancado tem sido reconhecida com mais frequência na prática clínica,[47,48] inclusa no rol dos traumas não acidentais (TNA), que incluem o abuso físico e sexual[46] e devem ser considerados diagnósticos diferenciais de qualquer processo traumático que apresente lesões não compatíveis com a história relatada pelo responsável durante o atendimento veterinário.[63]

Os sinais que indicam TNA são similares em crianças e animais, como, por exemplo, queimaduras com água quente (geralmente em membros) ou por cigarros e fraturas. Geralmente as lesões no TNA são repetidas, e as histórias contadas, tanto pelos responsáveis pelas crianças traumatizadas quanto pelos tutores de animais, apresentam o mesmo padrão: inconsistência e discrepância. Geralmente o abusador reluta em falar sobre a histórica do trauma e muda de comportamento quando questionado.[56]

Os principais indicadores e fatores de risco para a suspeita de TNA podem ser observados no Quadro 272.1. Entre os fatores de risco, estão aqueles relacionados com a família, o exame clínico do animal, as características do animal e do agressor humano (Quadro 272.1).[63]

Os principais fatores observados durante o atendimento do animal vitimado encontram-se no Quadro 272.2.

Cabe ao médico-veterinário descrever e documentar as lesões, avaliando sua extensão, profundidade, estruturas anatômicas afetadas e padrão, com a realização de exames complementares, se necessário. Os fatores mais comumente mencionados que provocam suspeita são: múltiplas fraturas ou lesões e em diferentes estágios de cicatrização, fraturas em mais de uma região do corpo ou transversas, fraturas de costelas, lesões com padrão característico semelhante ao objeto causador e feridas por arma de fogo.[64,65] O Quadro 272.3 demonstra a frequência das principais lesões encontradas em situações de TNA durante o atendimento clínico dos cães e gatos.

QUADRO 272.1 Fatores de risco e indicadores para suspeita de TNA em animais.	
Fatores de risco	**Indicadores**
Fatores observados no exame clínico do animal	Lesões inexplicáveis e repetitivas, feridas por arma de fogo, lesões múltiplas, hematomas, queimaduras, lesões por objeto cortante inexplicáveis, hematomas de padrão semelhante ao objeto causador da lesão,* lesões com estágios evolutivos distintos, fratura de costelas, especialmente bilateral, ou em mais de uma região do corpo, fratura transversa, múltiplas cicatrizes, hematomas e lacerações em rosto, pescoço, ombro, membros anteriores (brigas de cães), evidência de corpo estranho ou lesões inexplicáveis na genitália, vaginite recorrente e prolapso vaginal ou anal inexplicável, animal com medo do proprietário
Fatores referentes à história	A família não demonstra preocupação com o animal, cada membro da família relata um acontecimento diferente, histórias discrepantes sobre o ocorrido, narrativa incompatível com a apresentação clínica das lesões, relato sem detalhes, alta rotatividade de animais
Fatores de risco aos animais	Espécie: canina e felina Idade: cães e gatos menores de 2 anos e maiores de 8 anos Raças: Pit Bull, Staffordshire Bull Terriers e sem raça definida (SRD) Sexo: cães machos
Fatores relacionados com as características do agressor	Em situação de violência na família, sexo masculino, usuário de drogas ilícitas, comportamento agressivo ou argumentativo e intimidador

Fonte: Galdioli et al., 2019.[63]

QUADRO 272.2 Lesões que podem ser observadas por médicos-veterinários em casos de traumas não acidentais (TNA).

Tipo da lesão	Padrão e/ou distribuição	Fatores específicos	Diagnóstico	Diagnósticos diferenciais ou possível relato do tutor
Asfixia	Evidência externa de lesão na região do pescoço	Sinais clínicos podem incluir: edema de laringe, língua e pálpebras; hemorragia intraocular ou subconjuntival; lesões por compressão traqueal e fraturas do osso hioide ou caudodorsal, edema pulmonar não cardiogênico	Observação externa de face, cabeça e pescoço; radiografia torácica; tomografia computadorizada; exame oftalmológico	Acidente no *grooming* (ato de autolimpeza dos gatos); autoasfixia por permanecer na coleira sem supervisão
Queimaduras	Pode ser extensa. Variados padrões de queimadura (p. ex., químico, térmico, por cigarro)	Observar o odor para distinguir produtos químicos de óleos	Coleta de *swab* para identificação da substância; registrar e fotografar o padrão da lesão	Lesão dermatológica; lesão autoinduzida por permanecer perto de aquecedor, fogão ou outro eletrodoméstico; acidente doméstico
Hematomas ou abrasões	Frequentemente visualizados em pescoço, tórax, cabeça e abdome	Hematomas lineares podem indicar lesão por bastão/haste; hematomas antigos ou cortes podem indicar traumas repetitivos e constantes; restos de objetos na pele ou pelagem podem ser observados se o animal foi arrastado ou jogado	Radiografia para identificar inchaço de tecidos moles e procurar lesão ortopédica; fotografar as lesões	Lesão traumática ocasionada por queda, atropelamento ou outros golpes acidentais; coagulopatias; doença ocasionada por deficiência na coagulação primária
Briga entre animais	Mais comuns em face, tórax e membros	Lesões pontiagudas; sinais de inapetência e espancamento	Procurar evidência de uso de esteroides, analgésicos, hormônios ou diuréticos; fotografar as lesões;	Ataque acidental
Coleira apertada	Coleira no pescoço	Sinal aparente de trauma; odor por infecção e necrose	Medir profundidade, tamanho e largura das lesões; fotografar lesões	
Lesões em membros	Um ou mais membros normalmente afetados	Unhas quebradas; laceração nos coxins; restos de objetos em coxins, pele ou pelagem; lesões cáusticas, dermatite	Procurar evidências nos membros do animal; coletar DNA de unha se observado; fotografar a lesão	Trauma por veículo
Fraturas	Cães: fraturas mais comuns em crânio, costela, vértebra, dentes e fêmur; gatos: mais comuns em crânio e fêmur	Fratura de costela	Radiografia: lesões características de TNA incluem fraturas múltiplas, em mais de uma região do corpo, fraturas transversas, fratura bilateral de costela sem padrão craniocaudal, e/ou múltiplas fraturas em estágios diferentes de cicatrização	Trauma por veículo; lesão traumática ocasionada por queda ou golpes acidentais com objetos
Trauma na cabeça	*	Assimetria devido a contusão/fratura; petéquias; ruptura da membrana timpânica; alteração no estado mental; convulsões	Radiografia; exame auricular; fotografar as lesões	Trauma por veículo; lesão traumática ocasionada por queda ou golpes acidentais com objetos
Tentativa de afogamento	*	Frequentemente ocorre com neonatos; estresse respiratório devido à aspiração de água ou ao edema pulmonar não cardiogênico	Radiografia (torácica)	Afogamento acidental
Ferimentos na genitália	*	Lesões nos tecidos moles, envolvendo pênis, prepúcio, vulva e/ou vagina, ânus e reto (hematoma, abrasões, laceração, corpo estranho)	Radiografia; fotografar as lesões; procurar material biológico com luz UV; coletar DNA se observado; Coleta de *swab* de genitália e ânus antes de realizar qualquer procedimento que envolva essas áreas como mensuração de temperatura (Merck, 2013)	Lesões acidentais
Lesões internas em tórax ou abdome	Lesões abdominais relacionadas com ruptura hepática, renal, do baço e da vesícula urinária; lesões torácicas resultam em colapso pulmonar, contusão pulmonar, pneumotórax, pneumomediastino ou ruptura diafragmática	Dor abdominal com distensão; dor torácica, respiração dolorosa ou hipoventilação; estresse respiratório; hematomas	Radiografia; ultrassonografia; toracocentese; abdominocentese	Trauma por veículo; lesão traumática ocasionada por queda ou golpes acidentais com objetos
Lesão por faca	Variável	A aparência das lesões depende do tamanho e do tipo de lâmina; identificar a aparência característica da lesão	Medir e anotar comprimento e profundidade das lesões; *swab* em busca de DNA	Lesão acidental; trauma por caça; manipulação veterinária; rituais religiososLesão acidental ocasionada por objeto desconhecido

(continua)

QUADRO 272.2 Lesões que podem ser observadas por médicos-veterinários em casos de traumas não acidentais (TNA). (*Continuação*)

Tipo da lesão	Padrão e/ou distribuição	Fatores específicos	Diagnóstico	Diagnósticos diferenciais ou possível relato do tutor
Lesões por amarração	Variável	Lesão vascular, nos tecidos e na pele pela compressão; possível infecção e inflamação dos tecidos circundantes	Padrão característico de contusões; fotografar as lesões	Lesão acidental ocasionada por objeto desconhecido
Lesões oculares	Hemorragia subconjuntival ou escleral e/ou hifema, associado a lesões faciais, na cabeça ou auriculares	Hemorragia bilateral com ausência de doença de base	Exame ocular; fotografar as lesões	Lesão traumática ocasionada por queda ou golpes acidentais com objetos; hipertensão; coagulopatia
Envenenamento	Variável	Anormalidades clínicas com ausência de causa de base (déficit neurológico, deficiência de coagulação, anormalidades gástricas)	Exame toxicológico da urina; tempo de protrombina e tempo parcial de tromboplastina; lavagem gástrica e enema	Doença sistêmica; acesso sem supervisão a drogas ou medicamentos
Inanição		Pica; úlcera gástrica; sangue oculto nas fezes; melena	Exames hematológico e bioquímico de rotina; lipídios na medula óssea; conteúdo estomacal e fecal; fotografar as lesões	Indigestão; má absorção de nutrientes; câncer; anorexia devido à doença sistêmica

Fonte: Galdioli *et al.*, 2019.[63]

QUADRO 272.3 Principais lesões indicativas de traumas não acidentais em cães e gatos.

Lesão	Cães	Gatos
Cabeça		
Epistaxe	*	++
Fratura de crânio	++	++
Fratura de dentes	+	+
Hematoma	++	+
Hemorragia de esclera	++	++
Inchaço	++	+
Queimadura	+	++
Tórax/abdome		
Colapso pulmonar	*	+
Fratura de costela	++	+
Hematoma	++	+
Inchaço abdominal/inguinal	*	++
Queimadura	+	+
Ruptura de B=baço e/ou fígado	++	+
Ruptura de músculo abdominal/inguinal	*	++
Ruptura diafragmática	*	++
Membros		
Fratura de fêmur	++	++
Fratura de pelve	+	++
Fratura de úmero	++	+
Hematoma	++	*
Queimadura	*	++

++: muito frequente; +: frequente; *: não há frequência. (Fonte: Galdioli *et al.*, 2019;[63] adaptado de Munro e Thrusfield, 2001.)[60]

Para animais atropelados, o diagnóstico diferencial com TNA é fundamental. Estudo que comparou as lesões encontrou associação com TNA as fraturas de crânio, dentes, vértebras e costelas, hemorragia na esclera, danos nas unhas e evidência de fraturas mais antigas, e, em casos de atropelamento, mais frequentes as fraturas pélvicas, pneumotórax, contusão pulmonar e abrasões.[66]

Quanto ao comportamento do animal, submissão e medo excessivo de estranhos ou homens foram observados em cães com suspeita de abuso.[59]

É importante realizar a identificação do animal com registro de fotografias, as quais possibilitam registrar as características e lesões observadas no animal. Para isso, o animal deve ser fotografado em cinco planos: frontal, caudal, lateral esquerdo e direito, e dorsal, podendo ser visualizada toda a sua superfície. A superfície ventral deve ser fotografada apenas quando observadas lesões justifiquem o seu registro. As fotografias devem conter identificação com: data, nome do animal e do responsável, número do prontuário e/ou de identificação de evidência correspondente ao animal. A Figura 272.1 exemplifica como deve ser feito o registro fotográfico do animal. Caso ele tenha identificação com *microchip*, este deve ser registrado no prontuário.[63]

Para denunciar o crime de maus-tratos, recomenda-se que o médico-veterinário denuncie diretamente ao Ministério Público. Dessa maneira, pode pedir o anonimato, mas o promotor terá o seu contato, caso necessite de mais informações. A Resolução nº 1.236, de 2018 do Conselho Federal de Medicina Veterinária (CFMV),[67] menciona como dever dos médicos-veterinários e zootecnistas registrar a constatação ou suspeita de crueldade, abuso ou maus-tratos no prontuário médico, parecer ou relatório, para se eximir da participação ou omissão em face do ato danoso ao(s) animal(is), indicando responsável, local, data, fatos e situações pormenorizados, finalizando com sua assinatura, carimbo e data do documento. Tal documento deve ser remetido imediatamente ao Conselho Regional de Medicina Veterinária (CRMV), por qualquer meio físico ou eletrônico, para registro temporal, podendo esse Órgão enviar o respectivo documento para as autoridades competentes.

Como os maus-tratos aos animais podem indicar violência contra a mulher, crianças e outros adultos vulneráveis, ao ser considerada essa suspeita, outras instituições devem ser comunicadas sobre o caso para que estratégias de enfrentamento intersetoriais e interprofissionais sejam elaboradas. Sugere-se que os médicos-veterinários que trabalham em serviços públicos façam contato com os órgãos descritos a seguir e comuniquem as suspeitas, e considerem a importância da investigação de violência também contra os humanos, bem como a situação da família. Casos de vulnerabilidade familiar estão igualmente relacionados com maus-tratos aos animais, e o enfrentamento deve envolver diferentes setores e profissionais. Órgãos a serem comunicados/acionados no caso de suspeita de maus-tratos aos animais:

- Conselho Tutelar da Criança e do Adolescente
- Conselho do Direito do Idoso

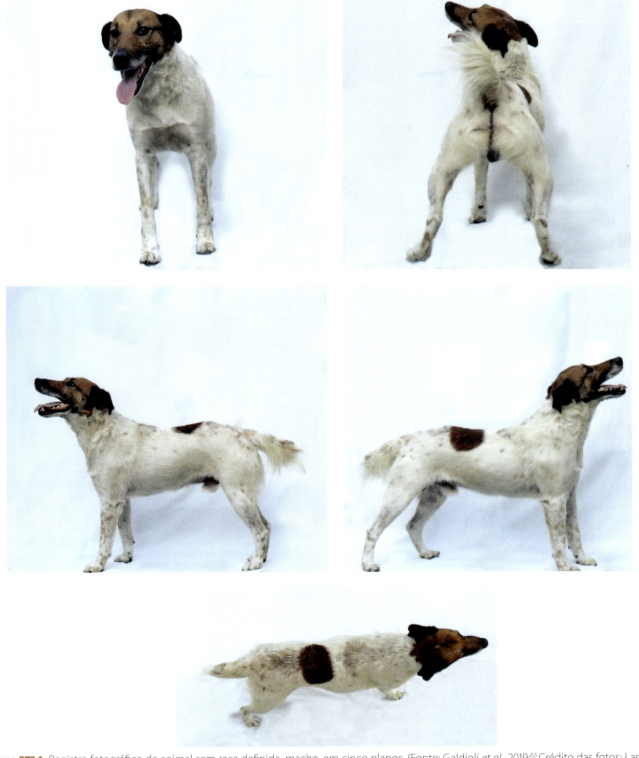

Figura 272.1 Registro fotográfico de animal sem raça definida, macho, em cinco planos. (Fonte: Galdioli et al., 2019;[63] Crédito das fotos: Larissa Wolf, 2019.)

- Coordenadoria de Violência contra a Mulher, Casa da Mulher Brasileira
- Centro de Referência para a Assistência Social (CRAS)/Secretaria de Assistência Social
- Serviços de controle de zoonoses/Secretaria da Saúde
- Serviços de proteção aos animais/Secretaria da Saúde ou Secretaria do Meio ambiente
- Unidade Básica de Saúde.

Para a construção de uma cultura de não violência, a educação humanitária é uma ferramenta que estimula a prática do bem, com enfoque nos valores humanos. Muitas ONG, inclusive de proteção animal, e projetos de extensão em universidades, trabalham com a capacitação de professores e outros profissionais sobre o tema. Os cuidados com os animais são o primeiro passo para uma sociedade mais compassiva e justa.

Pessoas em situação de acumulação

O transtorno de acumulação compulsiva é a dificuldade persistente ou permanente de descartar ou de se desfazer de pertences ou de animais devido ao apego, medo de se livrar dos pertences ou de doar os animais. A acumulação de pertences pode comprometer o microambiente de convivência do animal ou da família, marcado pela falta de higiene, proliferação de vetores e roedores, e risco de incêndio.[68]

Geralmente os que sofrem desse transtorno vivenciaram fortes traumas, como perda de ente querido, abandono ou violência, e o acúmulo acaba funcionando como uma ferramenta obsessiva e compulsiva de compensação.[68] Esse transtorno pode se apresentar em associação com outro, como, por exemplo, esquizofrenia, e distúrbios neurocognitivos,[69-71] além de ser acompanhado de autonegligência, sujeira, miséria[68] e maus-tratos aos animais.

O transtorno de acumulação de animais envolve a ausência de fornecimento de padrões mínimo de saneamento, espaço, alimentação e/ou cuidados veterinários aos animais, comprometendo seu bem-estar. A pessoa acometida apresenta incapacidade de reconhecer a negligência com animais, família e meio ambiente, além de se recusar a doar os animais e negar ou minimizar o problema.[72] Geralmente há alta densidade de animais confinados e desnutridos em ambiente insalubre e com falta de cuidados veterinários.

A pessoa em situação de acumulação se isola devido ao não convívio com seus familiares e parentes. E a falta de cuidados ambientais causa problemas para o entorno – com os vizinhos e a comunidade em geral. Às vezes a própria vizinhança auxilia na acumulação de animais, até a própria prefeitura, ao indicar a pessoa para cuidar de animais abandonados.

O diagnóstico de uma pessoa com transtorno de acumulação deve ser multidisciplinar, além de considerar os aspectos relacionados com os padrões mínimos de cuidados e o comportamento da pessoa perante a situação.[68] Pessoas em situação de acumulação de animais comprometem a sua própria saúde, a dos animais e a do ambiente, incluindo o microambiente em que vivem, e o macroambiente relacionado com o entorno e a comunidade.

Os casos de acumulação de animais podem ser considerados uma terceira dimensão dos maus-tratos contra animais, pois não se enquadram nos modelos existentes de crueldade animal, uma vez que a falha no provimento de cuidados aos animais é infligida passivamente e, contraditoriamente, ocorre em combinação com uma forte e positiva ligação da pessoa com os animais. É fato que o sofrimento animal ocorre nas situações de acumulação devido à negligência, porém, ocorre de maneira não intencional e com um forte vínculo positivo da pessoa que acumula com os animais.[73] Os animais podem apresentar uma série de doenças crônicas e infectocontagiosas, desnutrição[73,74] e transtornos comportamentais devido ao estresse crônico e à falta de socialização. Medo, angústia, canibalismo, agressividade, timidez e comportamentos repetitivos são comuns.[75,76]

A pessoa em situação de acumulação de animais pode frequentar uma clínica veterinária, geralmente levando animais diferentes em cada visita, não dando prosseguimento aos retornos dos animais e continuidade aos tratamentos. Geralmente são mulheres e vivem sozinhas.

Os casos podem ser classificados como no Quadro 272.4, para facilitar o entendimento do transtorno e o planejamento da estratégia de abordagem e intervenção.

Geralmente essas situações de acumulação de animais são denunciadas às autoridades locais devido à falta de higiene, ao odor e aos maus-tratos aos animais. A abordagem deve ser interdisciplinar, desde a investigação até o monitoramento,[72] incluindo psiquiatras, psicólogos, equipes de saúde da família, assistentes sociais, médicos-veterinários, agentes fiscais sanitários e do meio ambiente, profissionais da saúde pública, protetores de animais, profissionais da área do Direito, bombeiros e Defesa Civil, família e comunidade, além de voluntários.[68] O objetivo deve ser pautado na promoção da atenção integral à saúde única (das pessoas em situação de acumulação, de seus animais, da comunidade que vive em seu entorno e do meio ambiente), com o desenvolvimento de ações coordenadas no âmbito do serviço público, que possibilitem reduzir os riscos e os impactos negativos das situações de acumulação.[68] Como não há uma cura, as ações devem ser direcionadas para o controle da situação de risco e a reinserção do animal na comunidade. A remoção abrupta dos animais não resolve o problema, pois a pessoa problemática voltará a acumular. Por outro lado, a remoção dos animais pode sobrecarregar os abrigos, transferindo o problema.[77]

A coibição dos maus-tratos aos animais deve estar entre as ações prioritárias, iniciando com os cuidados básicos: oferecimento de alimentação diária; fornecimento de abrigo para a proteção das intempéries; avaliação e tratamento dos animais em situações mais graves de saúde; separação dos machos e fêmeas não castradas; encaminhamento de filhotes para adoção. Uma vez que a Prefeitura identifique o caso de acumulação de animais com maus-tratos, ela deve providenciar os cuidados básicos necessários aos animais, fazendo parcerias com protetores e veterinários.

QUADRO 272.4 Classificação dos tipos de acumuladores de animais.

Cuidador sobrecarregado

- Exibe certo grau de consciência sobre os problemas da falta de cuidados com os animais
- Relaciona o problema provocado por uma alteração em circunstâncias ou recursos sociais, econômicos e/ou médicos (como, por exemplo, a perda do cônjuge que ajudava a cuidar dos animais, doença ou invalidez, demissão do emprego ou extinção de renda)
- Faz um esforço inicial para fornecer o cuidado adequado aos animais sob sua responsabilidade, mas eventualmente fica sobrecarregado e se torna incapaz de solucionar os problemas de modo efetivo
- Tem uma forte ligação com os animais como se fossem membros da família
- Tende a ser uma pessoa reservada, adquirir animais passivamente, minimizar os problemas e ter sua autoestima ligada ao papel de cuidador de animais

Resgatador

- Tem um forte sentido de missão para salvar animais, que o leva à compulsão inevitável, adquirindo animais ativamente e acreditando que é a única pessoa capaz de fornecer cuidados adequados a eles
- O padrão inicial de adoção seguida de resgate é substituído somente pelo resgate
- Teme a morte (dos animais e de si próprio) e se opõe à eutanásia
- Começa com os recursos adequados de cuidados com os animais, porém a quantidade deles ultrapassa gradualmente a capacidade de fornecer cuidados mínimos
- Mostra dificuldade em recusar pedidos para resgatar mais animais
- Evita autoridades e/ou impede o seu acesso, porém, não é, necessariamente, socialmente isolado

Explorador

- Adquire animais meramente para atender suas próprias necessidades
- Demonstra características sociopatas e/ou com distúrbios de personalidade, ficando evidente a falta de empatia e indiferença por pessoas e animais
- Tende à extrema negação da situação, rejeitando autoridades e recusando a preocupação legítima de qualquer pessoa externa sobre os cuidados com os animais
- Acredita que seu conhecimento é superior a de todos e adota o papel de especialista com extrema necessidade de controle
- Tem charme e carisma superficial, sendo muito articulado, especializado na elaboração de desculpas e explicações, sendo capaz de transmitir credibilidade e competência
- Manipulador e esperto, com ausência de culpa, remorso ou consciência social

Fontes: Ribeiro; Biondo, 2019;[68] adaptado de Patronek, 1996.[19]

O enfrentamento dos casos de acumulação de animais envolve ações conjuntas de Unidade Básica de Saúde da região, CRAS, Serviço de Controle de Zoonoses e de Proteção aos Animais, protetores de animais, Defesa Civil, corpo de bombeiros, serviços de urbanismo e recolhimento de resíduos, entre outros.

MEDICINA DE ABRIGOS

Área dedicada a cuidar dos animais abandonados e que envolve tanto as políticas externas das cidades, relacionadas com o MPCG, quanto as políticas internas do abrigo. As práticas de clínica médica e cirúrgica do abrigo podem ser diferenciadas das comumente utilizadas na clínica "individual", pois o foco na Medicina de Abrigos é a população, necessitando de protocolos específicos, pois os tradicionais não atendem às demandas especiais encontradas em abrigos.[78]

O abrigo deve equilibrar as necessidades individuais do animal, da população abrigada e da sustentabilidade da instituição. Alta qualidade nos cuidados em um abrigo combina manejo sanitário individual e populacional para otimizar o bem-estar e preparar o animal para adoção. A prevenção de doenças nos abrigos é um programa integrado de cuidados da saúde que vai além da vacinação e desverminação, e objetiva a implementação da saúde e bem-estar dos animais para:

- Economia de recursos gastos com tratamentos de doenças preveníveis
- Diminuição da morbidade: de gastarem recursos com o tratamento, animais doentes demoram mais para estarem aptos para a adoção e para serem adotados
- Redução do tempo de permanência dos animais nos abrigos
- Atenuação da dor e do sofrimento dos animais.

A Medicina de Abrigos foi reconhecida formalmente pela American Veterinary Medical Association (AVMA) como uma especialidade em 2014, um reconhecimento de que os médicos-veterinários que trabalham com abrigos ou para esses estabelecimentos requerem conhecimentos e habilidades especiais para projetar um programa bem-sucedido de assistência médica.[n] No Brasil, está em fase de reconhecimento a área de MVC, que contempla também a Medicina de Abrigos, por meio da habilitação do IMVC pelo CFMV.

Abrigos são locais que reúnem animais em um espaço delimitado, seja para sua proteção ou para a proteção dos seres humanos, e para a vigilância epidemiológica das doenças, como em centros de controle de zoonoses (CCZ), unidades de vigilância em zoonoses (UVZ) ou canis e gatis públicos. Podem ser públicos, privados, do terceiro setor ou de pessoa física. Abrigos públicos geralmente estão ligados às secretarias de saúde ou de meio ambiente; os do terceiro setor são representados pelas ONG de proteção animal. Podem ainda ser mistos como, por exemplos, aqueles resultantes de convênios entre prefeituras e ONG ou prefeituras e primeiro setor. Independente da vinculação do abrigo, deve realizar as atividades necessárias relacionadas com os objetivos da instituição, mas sempre mantendo bons níveis de bem-estar para os animais e um destino humanitário, ético e legal.[79]

Os abrigos devem funcionar como casas de passagem, para tanto devem ser aplicados os "4 R" dos programas de MPCG: **r**esgate seletivo, **r**ecuperação, **r**essocialização e **r**eintrodução na sociedade por meio da adoção. Esses objetivos serão alcançados se o abrigo mantiver políticas internas rígidas, implementadas ao longo do tempo com o conhecimento da história das doenças, com estrutura física adequada, recursos humanos capacitados, investimento nas ações preventivas e na promoção da adoção e médicos-veterinários capacitados na área.

A manutenção de cães e gatos no coletivo exige estratégias diferenciadas para a prevenção de doenças e manutenção de bons níveis de bem-estar animal. O ambiente de abrigo apresenta características desafiantes para gestores, funcionários, médicos-veterinários e para os animais, devido aos seguintes fatores:

- Populações animais flutuantes e transitórias: a população do abrigo não é fixa, isso é, há sempre saída de animais (adoção, doação ou morte) e entrada de novos deles
- Grupos heterogêneos de animais: diferentes idades, portes, temperamentos e condições físicas e mentais
- Animais de origem e história desconhecidas
- Elevada densidade populacional: tem como consequência o aumento do estresse dos animais e dos funcionários; brigas frequentes; manejos inadequados
- Falta de vacinação e desverminação: principalmente devido às questões financeiras, mas também por falta de um médico-veterinário
- Animais em estresse crônico e consequente fragilização da imunidade
- Não suprimento das necessidades básicas comportamentais dos animais.

Algumas das principais políticas internas do abrigo são:

- Manejo interno das suas populações relacionado com a capacidade de prover cuidados (CPC)
- Estrutura física e fluxos adequados (divisão e distribuição das áreas físicas, fluxo de animais e pessoas)
- Protocolos de limpeza e higienização
- Protocolos de vacinação
- Protocolos para controle de endo e ectoparasitas
- Protocolos de admissão (triagem e recepção)
- Manejo nutricional
- Cuidados com a saúde (monitoramento diário, controle da dor, cuidados médicos básicos e emergenciais; protocolos para enfrentamento de doenças e surtos)
- Etologia (avaliação, monitoramento e modulação comportamental)
- Gerenciamento de recursos humanos
- Relacionamento com políticos, gestores e público em geral
- Vigilância epidemiológica e controle de zoonoses; entre outras atividades.

Capacidade de prover cuidados

A CPC é o atendimento às necessidades de todos os animais admitidos em um abrigo. Todo abrigo tem determinada capacidade de prover cuidado, e a densidade populacional não pode exceder essa quantidade.[80] Quando esse nível é excedido, os níveis de bem-estar animal diminuem e casos de maus-tratos coletivo, principalmente devido à omissão de cuidados, é frequente. Toda instituição deve reconhecer a sua CPC e funcionar dentro do seu limite, proporcionando boa qualidade de vida aos animais enquanto sob os seus cuidados.

A CPC envolve ter funcionários suficientes para o desenvolvimento de um bom trabalho com uma quantidade limítrofe de animais, considerando estrutura física existente, qualidade de vida desses animais e programas preventivos que incluem o tempo de permanência no abrigo (Figura 272.2):

Se mais animais são admitidos em local sem capacidade de prover um ambiente que supra as suas necessidades,

---

[n]American Veterinary Medical Association (AVMA) – Reconhecimento da área de Shelter Medicine. https://www.aspcapro.org/shelter-veterinary-medicine.

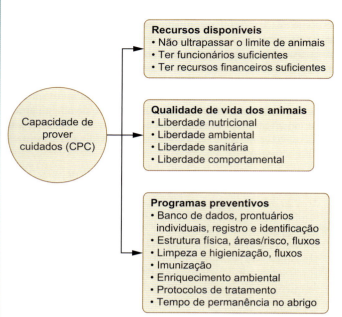

Figura 272.2 Capacidade de prover cuidados. (Fonte: Garcia, 2019.)[78]

inevitavelmente seu bem-estar físico e mental será comprometido. Os funcionários que trabalham nesses ambientes sem estrutura também não serão capazes de fazer o seu melhor trabalho, o que pode causar frustração. Manter o foco na CPC auxilia a ter um sistema de reabilitação mais rápido, possibilita que animais experienciem bons níveis de bem-estar; que funcionários tenham um ambiente com recursos para cuidar adequadamente dos animais, haja aumento das adoções; consequentemente haverá menos disseminação de doenças.[78]

A CPC depende da quantidade de animais admitidos no abrigo e de seu estado; tempo de estada ou permanência; tamanho e condição dos recintos e demais instalações; o nível e a formação dos funcionários; presença de médico-veterinário capacitado em Medicina de Abrigos e recursos financeiros.[80]

O padrão mínimo de um abrigo envolve:

- Competência e manejo dos animais: os animais devem ser cuidados por funcionários em quantidade adequada, com habilidades, conhecimento e competências necessárias para a manutenção da saúde e bem-estar dos animais
- Manejo nutricional: os animais devem receber nutrição adequada (quantidade, qualidade e frequência) a sua espécie, idade e estado de saúde/fisiológico (prenhez, lactação, crescimento etc.). Também faz parte do manejo nutricional em canis saber lidar com o diversificado comportamento dos animais, para possibilitar o acesso de todos à alimentação em canis coletivos. A mudança frequente do tipo de ração prejudica a saúde dos animais
- Fornecimento de água: água fresca, palatável, para todos os animais em quantidade suficiente às suas necessidades
- Protocolos de avaliação na admissão: exame clínico, identificação das necessidades urgentes para tratamento veterinário, indicação de quarentena ou isolamento, avaliar comportamento e riscos de agressão para pessoas e animais, abertura do prontuário individual e registro e identificação do animal
- Saúde geral: animais devem ser vistoriados, pelo menos visualmente por meio de rondas, em busca de sinais de doença ou lesões, no mínimo 2 vezes/dia. Sinais de dor, sofrimento e emagrecimento devem ser imediatamente informados ao médico-veterinário
- Doenças contagiosas: animais devem ser vacinados conforme os protocolos especiais para a Medicina de Abrigos; animais sadios recém-chegados ou que tiveram contato com animais doentes devem ser mantidos em quarentena; animais com sinais de doenças contagiosas devem ser imediatamente isolados e tratados apropriadamente
- Suprir as necessidades comportamentais de cada espécie: espaço para socializar, descansar, dormir, correr. Cães devem fazer exercícios diariamente. As interações agressivas em grupos de cães devem ser controladas e prevenidas. Gatos devem ter local para utilizar o espaço vertical (prateleiras, por exemplo), arranhar e se esconder. O enriquecimento ambiental deve fazer parte da rotina dos abrigos. Local seguro e confortável para descansar e ficar protegido de intempéries e temperaturas extremas.

CPC baseia-se em um conceito simples: use dados para calcular a quantidade de animais que seu abrigo pode cuidar confortavelmente e mantenha-se dentro desse limite. Se o abrigo alcançou um ponto em que o montante de entradas está alto e causando restrição em qualquer uma das liberdades (nutricional, ambiental ou de conforto, sanitária e comportamental), há necessidade de rever os processos.[78]

A capacidade máxima do abrigo afeta diretamente o tempo de estada de cada animal no abrigo. Quanto maior a capacidade de vagas para animais, mais tempo ele tende a permanecer no sistema de abrigo. O tempo de manutenção em abrigos promove efeitos deletérios, sendo um dos fatores de risco mais importantes para doenças.[81-83] Por melhor que seja o abrigo, é difícil manter a saúde comportamental e a qualidade de vida durante um confinamento prolongado.

Para determinar o número mínimo de funcionários dentro da capacidade máxima do abrigo, também deve ser considerado um período de, no mínimo, 15 minutos diários para a alimentação de cada animal e limpeza do seu recinto (9 minutos para a limpeza e 6 minutos para a alimentação).[84]

Para manter a capacidade adequada de cuidados, os abrigos devem ter políticas e protocolos para equilibrarem a entrada e a saída de animais.

Estrutura física e fluxos adequados

A estrutura física deve ser apropriada para as espécies, quantidade de animais e suas necessidades, provendo separação entre saudáveis e doentes, faixa etária, gênero, espécie, temperamento, espaço e qualidade suficiente para que os animais executem repertorio comportamental mínimo para manter bons níveis de bem-estar (*solarium*, diferentes áreas de soltura; no caso dos cães, interação com diferentes animais ou grupos de animais).

Um abrigo deve ter:[78]

- Recepção/triagem
- Quarentena: para os animais que chegam sem sintomas de doenças infecciosas; e para os animais que cumpriram o isolamento
- Isolamento: para animais com sinais de doenças infecciosas[85]
- Áreas para animais sadios aptos para adoção e para os não habilitados
- Depósitos de materiais de limpeza (um para cada área)
- Enfermarias (uma para cada área: isolamento, quarentena, animais sadios)
- Depósito para ração (com subestações em cada área)
- Cozinha (com geladeira para alimentos especiais para os animais)
- Lavanderia (idealmente uma para a área de animais sadios e outra para isolamento e quarentena)
- Área administrativa (escritório, recepção, sala de espera)
- Área para interação de adotantes e animais
- Área para adestramento/educação dos animais.

As áreas devem ser divididas conforme o risco para a transmissão de doenças (Quadro 272.5), e o fluxo de funcionários, visitantes e animais deve ser bem definido para prevenir a contaminação. Os adotantes devem ter acesso restrito.

Protocolos de limpeza e higienização

O processo de higienização (Figura 272.3) é composto de duas etapas: uma de limpeza e a outra de desinfecção. Na primeira etapa, usam-se detergentes e desengordurantes para tirar todas as sujidades e detritos visíveis. Após o enxágue, utiliza-se o desinfetante escolhido, que idealmente deve agir contra uma vasta gama de microrganismos, ter aplicação fácil, ser efetivo em matéria orgânica, não provocar irritações ou intoxicações, ter bom custo-benefício e não ser corrosivo.[78]

O hipoclorito de sódio tem baixo custo e elimina os principais patógenos presentes nos abrigos, inclusive os vírus não envelopados; é desativado pela ação do detergente, por esse motivo o enxágue deve ser bem feito; parcialmente inativado na presença de matéria orgânica, portanto, deve ser aplicado em superfície limpa; corrosivo para metal. A amônia quaternária não é efetiva contra vírus não envelopados e vermes redondos e pode ser tóxica.[o]

O Quadro 272.6 apresenta as características de alguns produtos mais utilizados como desinfetantes em abrigos.

O fluxo da limpeza segue na Figura 272.4.

Protocolos de vacinação

Os protocolos de vacinação para animais de estimação com tutores não são adequados para a maioria das situações de abrigos. O protocolo de vacinação objetiva provê proteção individual para estabelecer e manter uma consistente imunidade populacional.[87]

A vacinação é prática fundamental no momento da admissão do animal no abrigo, mas apresenta grande conflito com a clínica médica individual. No abrigo, os animais são vacinados

[o]Disponível em: https://www.aspcapro.org/sites/default/files/shelter_sanitation_part_1_1.pdf

no momento da entrada, mesmo que não estejam com uma boa saúde e desverminados.

Os filhotes acima de 4 a 6 semanas devem receber as seguintes doses da vacina a cada 2 a3 semanas, até completarem 16 a 20 semanas; depois desse período, anualmente. Os adultos e

---

1. Siga uma ordem de limpeza
Evite a exposição de animais suscetíveis
Comece a limpeza pelos recintos de:
- Filhotes, fêmeas gestantes e lactantes saudáveis
- Adultos saudáveis
- Animais doentes

2. Retire os animais do local
A fim de prevenir lesões nas patas causadas pelos produtos e pela umidade excessiva e de evitar o estresse

3. Remova toda matéria orgânica
Retire fezes, restos de alimentos e outras sujidades, incluindo de comedouros, bebedouros e caixas de areia

4. Jogue água, esfregue com um produto detergente e enxágue bem
Até essa etapa já foram removidos cerca de 90% dos microrganismos que causam doenças
Importante: misturar produtos pode reduzir a eficácia e gerar gases tóxicos para pessoas e animais

5. Desinfete o local
Dilua 1 copo (250 mℓ) de água sanitária para cada 4 ℓ de água, despeje no local, deixe agir por 10 min e então enxágue. Esse passo elimina os agentes responsáveis pelas principais doenças infecciosas de cães e gatos, como: vírus da gripe felina, parvovirose, cinomose e fungos
Importante: retirar toda a matéria orgânica e o detergente antes de usar água sanitária garante a ação completa do produto

Figura 272.3 Manejo higiênico de abrigos de cães e gatos. (Fonte: Garcia *et al.*, 2019.)[86]

QUADRO 272.5	Classificação das áreas em abrigos segundo o risco de transmissão de doenças infectocontagiosas.	
Áreas	**Grau de risco**	**Exemplos**
Área crítica (identificada com cor vermelha)	Áreas de maior risco para a aquisição de infecções, devido a: presença de animais com doenças infectocontagiosas; manipulação constante de materiais com alta carga infectante	Isolamento e todas as áreas ligadas a ele ou que animais com doenças infectocontagiosas utilizam ou que possam utilizar (enfermaria, triagem/recepção). Áreas que apresentem fluxo cruzado com o isolamento Locais onde materiais das áreas críticas possam ser manipulados/manejados; por exemplo, lavanderia, local para lavar comedouros, bebedouros, caixas de areia e enriquecedores ambientais etc., sem a desinfecção correta Enfermaria do isolamento DML do isolamento
Área semicrítica (identificada com cor amarela)	Áreas de risco moderado a baixo para o desenvolvimento de infecções ou transmissão de agentes infectocontagiosos. Locais ocupados por animais que não apresentam doenças infectocontagiosas, mas que estejam em observação; áreas ocupadas por animais que não necessitam de cuidados intensivos ou de isolamento	Quarentena e todas as áreas conectadas: enfermaria para atendimento dos animais quarentenados Ambientes que apresentem fluxo cruzado com a quarentena. Locais onde materiais da área semicrítica possam ser manipulados/manejados, por exemplo lavanderia, local para lavar comedouros, bebedouros, caixas de areia e enriquecedores ambientais etc.,, seguindo protocolos para a correta desinfecção Enfermaria para animais da quarentena DML para a quarentena
Área não crítica (identificada com a cor verde)	Área com animais sadios sem suspeita de doenças infectocontagiosas. Locais com animais com doenças não infecciosas, agudas ou crônicas, tratáveis Todas os outros ambientes sem fluxo cruzado com as áreas semicríticas ou críticas	Animais sadios sendo preparados para a adoção. Animais aptos para adoção. DML de animais sadios Depósito de ração que não tenha fluxo cruzado de circulação com demais áreas ou seus materiais ou animais Enfermarias para animais sadios

DML: depósitos de materiais de limpeza. (Fonte: Garcia, 2019.)[78]

QUADRO 272.6 Características dos produtos mais utilizados como desinfetantes em abrigos.

Características	Princípios ativos					
	Peróxido de oxigênio (água oxigenada)	Peroximonossulfato de potássio	Amônia quaternária	Hipoclorito de cálcio	Hipoclorito de sódio (2,5%)
Eficaz contra vírus não envelopados?	Sim, diluição 1:32	Sim, a 1%	Não	Sim	Sim, diluição 1:16
1Eficaz contra micoses[a]	Sim, diluição 1:16	Sim, a 2%	Não[b]	Não	Sim, diluição 1:16
Inativado por matéria orgânica?	Minimamente	Levemente	Moderadamente	Sim	Sim
Estabilidade após diluição	90 dias	7 dias	Depende	24 h	24 h
Tempo de contato recomendado	10 min na diluição 1:32; 5 min na diluição 1:16	10 min	10 min	10 min	10 min
2Requer enxágue?[c]	Não	Não	Sim	Sim	Sim

Fonte: Garcia, 2019.[78] [a]Considerando que a primeira etapa da limpeza tenha sido eficaz (primeira etapa = retirada dos resíduos seguida de uso de detergente para a retirada de toda a matéria orgânica). [b]Fonte: UC Davis Koret Shelter Medicine Program.2016. Disinfectant Product Table. Document type: Information Sheet. Topics: Shelter Design and Housing, Inectious Disease. https://www.sheltermedicine.com/library/resources/?utf8=%E2%9C%93&site=sheltermedicine&search[slug]=disinfectant-product-table. [c]Apesar de não requerer enxágue, esse procedimento é recomendado nas áreas de descanso e dos bebedores e comedores.

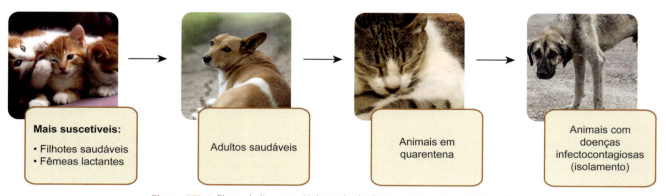

Figura 272.4 Fluxo da limpeza. (Adaptada de Garcia, 2019; © iStock/bbbrrn)[78]

filhotes acima de 16 a 20 semanas no momento da admissão deverão receber a segunda dose após 2 a 4 semanas, com revacinação anual.[88-93] A desverminação será feita no momento da admissão no abrigo e repetida mais 2 vezes, a cada 15 dias, e depois mensalmente (Figura 272.5)

Apesar dessas recomendações internacionais, os protocolos de vacinação e vermifugação devem ser personalizados para cada abrigo. Reitera-se que nenhum protocolo universal se aplicará às circunstâncias de todos os abrigos.

MEDICINA DE DESASTRES

A Medicina Veterinária de Desastres é uma especialidade da MVC que objetiva a proteção da saúde pública, do bem-estar animal, da produção animal e da manutenção do controle sanitário. Os eventos considerados desastres causam a interrupção do funcionamento normal de uma comunidade ou sociedade, devido a perturbações graves à vida de seres humanos e animais, definitivas ou não, perdas materiais, econômicas e ambientais onde a comunidade ou sociedade afetada não tem a capacidade necessária para enfrentar a situação com seus próprios recursos.[95]

O médico-veterinário deve integrar, de maneira efetiva, o repertório de profissionais envolvidos na elaboração e execução dos planos existentes, por meio dos grupos de resgate de fauna, diagnóstico situacional, planejamento e execução das ações, reconhecimento e estabelecimento de parcerias, capacitação de pessoal.[96]

A atuação do médico-veterinário envolve variadas áreas do conhecimento e a experiência em áreas clássicas de clínica, cirurgia, patologia, imunologia, epidemiologia, para atendimento clínico emergencial e assistência aos animais in loco ou em áreas definidas para guarda e atenção à saúde do animal até o resgate. Além disso, capacitação para gestão, coordenação, treinamento, independente do evento catastrófico ser de alta ou baixa magnitude. É fundamental que os profissionais estejam previamente capacitados e avaliados quanto a possibilidade de atuar nas áreas não tradicionais, em especial pela magnitude e complexidade do trabalho. Esses profissionais devem seguir regramentos específicos de outras áreas, como Defesa Civil e bombeiros profissionais, que classicamente atuam e recebem formação complexa para atuar em situações de desastres de diferentes tipos e magnitude, garantindo a segurança de todos envolvidos na ação e nos procedimentos que busquem manter o bem-estar dos animais-alvo do resgate.[97]

As principais atuações do médico-veterinário em desastres são:[98]

- Gestão e logística
- Resgate, evacuação, transporte e triagem e atendimento clínico
- Alojamento e manejo de abrigos: protocolos sanitário e de bem-estar animal
- Epidemiologia e saúde pública veterinária: controlar a população de vetores e reservatórios de zoonoses, que, após um desastre, podem ameaçar a saúde única

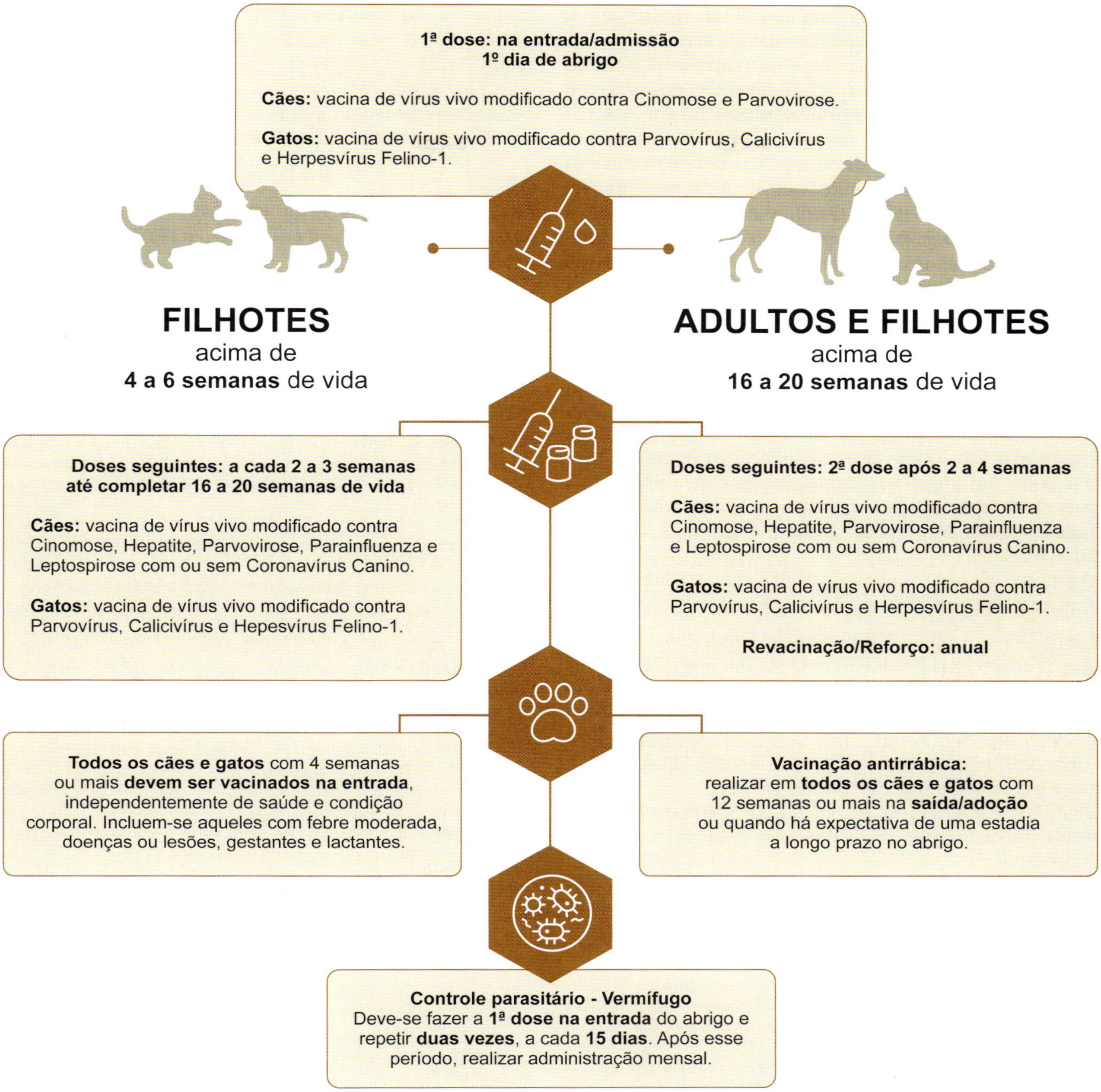

1ª dose: na entrada/admissão
1º dia de abrigo

Cães: vacina de vírus vivo modificado contra Cinomose e Parvovirose.

Gatos: vacina de vírus vivo modificado contra Parvovírus, Calicivírus e Herpesvírus Felino-1.

FILHOTES
acima de
4 a 6 semanas de vida

ADULTOS E FILHOTES
acima de
16 a 20 semanas de vida

Doses seguintes: a cada 2 a 3 semanas até completar 16 a 20 semanas de vida

Cães: vacina de vírus vivo modificado contra Cinomose, Hepatite, Parvovirose, Parainfluenza e Leptospirose com ou sem Coronavírus Canino.

Gatos: vacina de vírus vivo modificado contra Parvovírus, Calicivírus e Hepesvírus Felino-1.

Doses seguintes: 2ª dose após 2 a 4 semanas

Cães: vacina de vírus vivo modificado contra Cinomose, Hepatite, Parvovirose, Parainfluenza e Leptospirose com ou sem Coronavírus Canino.

Gatos: vacina de vírus vivo modificado contra Parvovírus, Calicivírus e Herpesvírus Felino-1.

Revacinação/Reforço: anual

Todos os cães e gatos com 4 semanas ou mais **devem ser vacinados na entrada**, independentemente de saúde e condição corporal. Incluem-se aqueles com febre moderada, doenças ou lesões, gestantes e lactantes.

Vacinação antirrábica:
realizar em **todos os cães e gatos** com 12 semanas ou mais na **saída/adoção** ou quando há expectativa de uma estadia a longo prazo no abrigo.

Controle parasitário - Vermífugo
Deve-se fazer a **1ª dose na entrada** do abrigo e repetir **duas vezes**, a cada **15 dias**. Após esse período, realizar administração mensal.

Figura 272.5 Protocolo de vacinação e vermifugação em abrigos de cães e gatos. (Fonte: Garcia *et al.*, 2019.)[94]

- Perícia e investigação: avaliar os riscos e caracterizar os danos aos animais e ao ambiente por meio de amostras e evidências, para determinar, de maneira técnica e transparente, o impacto disso em curto, médio e longo prazos, e propor a mitigação dos efeitos do evento
- Assistência aos cães farejadores: deve-se dar atenção aos agentes potencialmente tóxicos que poderão estar presentes em várias formas físicas e afetar os cães por meio do contato e da ingestão, inalação ou exposição, originando intoxicações agudas ou lesões crônicas.

O resgate dos animais envolve técnicas específicas para cada espécie e situação, necessitando de capacitação da equipe, principalmente animais de grande porte. Para tanto, o conhecimento etológico da espécie facilita o resgate, o alojamento, os cuidados terapêuticos e a recuperação dos animais.[95]

Para a manutenção de animais resgatados em desastres, os fundamentos da Medicina de Abrigos devem ser seguidos. Na admissão no abrigo temporário, os animais devem passar por triagem, avaliação física e comportamental, pesagem, vacinação, desverminação e controle de ectoparasitas; pesagem; identificação com microchips e plaquetas, bem como fotos; determinar se necessitam de exames complementares e em qual área devem ser alojados (quarentena ou isolamento).

No Brasil não existe um serviço veterinário oficial para atuar em situações de desastres. Há grupos compostos de médicos-veterinários, auxiliares e protetores que atuam nas tragédias, porém de modo informal.[95] A maioria das ações referentes aos animais em situação de desastres é desenvolvida por organizações de proteção animal, como é o caso da WAP e do Fórum Nacional de Proteção e Defesa Animal (Fórum Animal). Este último por meio do Grupo de Resgate de Animais em Desastre (GRAD). O GRAD de Minas Gerais é referência para o Brasil devido, principalmente, à experiência adquirida nos dois grandes desastres ambientais em 2015 e 2019, respectivamente em Mariana e Brumadinho.[99]

Planos de contingência auxiliam a diminuir o estresse e o sofrimento, bem como a quantidade de vítimas em um desastre. Em áreas de risco, é fundamental a definição de medidas que devem ser adotadas em situações de emergência, como o desenvolvimento de um plano de evacuação.

A importância de incluir os animais, principalmente os de companhia, nos planos de contingência para evitar falhas durante o período de evacuação,[100] ficou evidente depois do furacão Katrina nos EUA em 2005, onde muitas pessoas foram obrigadas a abandonar seus animais, deixando mais de 250 mil cães e gatos mortos durante os desastres ou após a sua ocorrência, devido a enfermidade, fome e sede prolongadas.[101] Aproximadamente 44% das pessoas que não desocuparam o local não estavam dispostas a abandonar seus animais, considerados parte importante de suas famílias.[102] Entre 50 e 70% das pessoas que abandonaram seus animais tentaram retornar à zona de desastre para resgatá-lo, arriscando as suas próprias vidas e dificultando as ações de evacuação.[103]

Alguns países incluíram em sua legislação a obrigatoriedade de planos de contingência, resgate, abrigo e atendimento de animais de companhia, além de oferecer financiamento para ajudar os animais domésticos vítimas de desastres, como no caso dos EUA.[104]

Alguns pontos básicos para construir um plano de emergência para a família e seu animal de estimação são:[p]

- Conhecer os sistemas de alarmes da Defesa Civil
- Manter uma cópia da documentação do animal com pessoas de confiança
- Ter uma rota de fuga adequada ao transporte do seu animal
- Treinar o animal a entrar e sair da caixa transportadora
- Conhecer um local seguro para alojar a família e os animais, como a casa de um parente ou amigo
- Identificar o animal com plaquinha na coleira e *microchip*
- Manter a carteirinha de vacinação e de vermifugação atualizadas
- Ter um *kit* de emergência sempre pronto.

REFERÊNCIAS BIBLIOGRÁFICAS

1. Garcia RCM, Brandespim DF, Calderón NA. Medicina veterinária do coletivo: promovendo a saúde por meio da estratégia de saúde única. In: Garcia R, Calderón N, Brandespim D. Medicina veterinária do coletivo: fundamentos e práticas. São Paulo: Integrativa Vet; 2019. 508 p.
2. Garcia RDCM, Calderón N, Ferreira F. Consolidação de diretrizes internacionais de manejo de populações caninas em áreas urbanas e proposta de indicadores para seu gerenciamento. Rev Panam Salud Publica. 2012;32:140-4.
3. Garcia RCM, Vieira AM, Calderón NA et al. Como nasceu a medicina veterinária do coletivo (MVC)? In: Garcia R, Calderón N, Brandespim D. Medicina veterinária do coletivo: fundamentos e práticas. São Paulo: Integrativa Vet; 2019. 508 p.
4. American Society for the Prevention of Cruelty to Animals (ASPCA). Pet statistics. 2019 [cited 2019 jan. 10]. Available from: https://www.aspca.org/animal-homelessness/shelter-intake-and-surrender/pet-statistics.
5. 5. Fatjó J, Bowen J, García E et al. Epidemiology of dog and cat abandonment in spain (2008–2013). Animals. 2015;5(2):426-41.
6. Protopopova A, Gunter LM. Adoption and relinquishment interventions at the animal shelter: a review. Animal Welfare 2017;26:35-48. Available from: https://www.depts.ttu.edu/afs/hail/ProtopopovaGunter2017AnimalWelfare.pdf.
7. Oliveira HVG. Epidemiologia do abandono. In: Garcia R, Calderón N, Brandespim D. Medicina Veterinária do Coletivo: Fundamentos e práticas. São Paulo: Integrativa Vet; 2019. 508 p.
8. Gebara RR. Como iniciar um programa de manejo de cães e gatos. In: Garcia R, Calderón N, Brandespim D. Medicina veterinária do coletivo: fundamentos e práticas. São Paulo: Integrativa Vet; 2019. 508 p.
9. Howe LM, Slater MR, Boothe HW et al. Long-term outcome of gonadectomy performed at an early age or traditional age in dogs. J Am Vet Med Assoc. 2006;218(2):217-21.
10. Garcia RCM, Amaku M, Biondo AW et al. Dog and cat population dynamics in an urban area: evaluation of a birth control strategy. Pesq Vet Bras. [online]. 2018;38(3):511-8. [cited 2021 jan. 9]. Available from: http://www.scielo.br/scielo.php?script=sci_arttext&pid=S0100-736X2018000300511&lng=en&nrm=iso.
11. Stöcklin-Gautschi NM, Hässig M, Reichler IM et al. The relationship of urinary incontinence to early spaying in bitches. J Reprod Fertil. 2001;57:233-6.
12. Kwak BK, Lee S. Evaluation of newly developed chemical castration method: changes in hormone gene expression of hypothalamic-pituitary axis. 2017;21(3).
13. Paranzini CS, Sousa AK, Cardoso GS et al. Effects of chemical castration using 20% CaCl2 with 0.5% DMSO in tomcats: Evaluation of inflammatory reaction by infrared thermography and effectiveness of treatment. Theriogenology. 2018;106:2530-58.
14. Garde E, Pérez GE, Vanderstichel R et al. Effects of surgical and chemical sterilization on the behavior of free-roaming male dogs in Puerto Natales, Chile. Prev Vet Med [Internet]. 2016;123:106-20.
15. Aiudi G, Silvestre F, Leoci R et al. Single testicular injection of chlorhexidine solution as chemical sterilant in dogs. 4th Int Symp Non-Surgical Methods Pet Popul Control [Internet]. 2010;2007. [cited 2021 jan. 9]. Available from: https://www.acc-d.org/docs/default-source/4th-symosium/aiudi_abstract.pdf?sfvrsn=2.
16. Fischer A, Benka VAW, Briggs JR et al. Effectiveness of GonaCon as an immunocontraceptive in colony-housed cats. J Feline Med Surg. 2018;20(8):786-92.
17. Faya M, Marchetti C, Priotto M et al. Postponement of canine puberty by neonatal administration of a long term release GnRH superagonist. Theriogenology. 2018;118:190-5.
18. Alliance for Contraception in Cats and Dogs (ACCD). Contraception and fertility control in dogs and catas. A report of the ACCD. 2013. 154 p. [cited 2021 jan. 9]. Available from: https://www.acc-d.org/docs/default-source/Resource-Library-Docs/accd-e-book.pdf?sfvrsn=0.
19. Patronek GJ, Glickman LT, Beck AM et al. Risk factors for relinquishment of dogs to an animal shelter. J Am Vet Med Assoc. 1996;209:572-81.
20. Garcia RCM, Paranzini CS, Ribeiro R et al. Controle reprodutivo. In: Garcia R, Calderón N, Brandespim D. Medicina veterinária do coletivo: fundamentos e práticas. São Paulo: Integrativa Vet; 2019. 508 p.
21. Veterinary Task Force on Feline Sterilization. Recommendtions for age of sapy and neuter surgery. 2015 [cited 2021 jan. 4]. Available from: http://www.winnfelinefoundation.org/docs/default-source/default-document-library/fix-by-five-focus-version-4-9-16.pdf?sfvrsn=0.
22. American Veterinary Medical Association (AVMA). Veterinary Task Force on Feline Sterilization Recommendations for Age of Spay and Neuter Surgery. [cited 2021 jan. 9]. Available from: https://www.avma.org/KB/Resources/Reference/AnimalWelfare/Documents/FFF-Feline-Gonadectomy-Endorsement-Letter.pdf.
23. Association for Shelter Veterinarians (ASV). Guidelines for standards of care in animal shelters. [cited 2021 jan. 9]. Available from: https://www.sheltervet.org/assets/docs/shelter-standards-oct2011-wforward.pdf.
24. Griffin B, DiGangi B, Bohling M. A review of neutering cats. In: August JR (editor). Consultations in feline internal medicine. 6. ed. St Louis: Elsevier Saunders; 2010. p. 776-90.
25. Kustritz MVR. Determining the optimal age for gonadectomy of dogs and cats. J Am Vet Med Assoc. 2007;231:1665-75.
26. Kustritz MVR. Pros, cons and techniques of pediatric neutering. Vet Clin North Am Small Anim Pract. 2014;44:221-33.
27. Scarlett JM, New JGJ, Kass PH. Reasons for relinquishment of companion animals in U.S. Animal shelters: selected health and personal issues. J Appl Anim Welfare Sci. 1999;2(1):41-57.
28. Aronsohn MG, Faggella AM. Surgical techniques for neutering 6- to 14-week-old kittens. J Am Vet Med Assoc. 1993;202(1):53-5.
29. Theran P. Animal welfare forum: overpopulation of unwanted dogs and cats. Early-age neutering of dogs and cats. J Am Vet Med Assoc. 1993;202:914-7. Veterinary seminars in spay-neuter surgeries: pediatrics (video). [cited 2021 jan. 9]. Available from: https://www.youtube.com/watch?v=tG4vTjT8TZQ.
30. Kustritz MV. Early spay-neuter: clinical considerations. Clin Tech Small Anim Pract. 2002;17(3):124-8.
31. Bushby P, Griffin B. An overview of pediatric spay and neuter benefits and techniques. Vet Med. 2011;106:83-9.43-46.
32. Howe LM. Prepubertal gonadectomy in dogs and cats – part I. Compend Contin Educ Pract Vet. 1999;21:103-11.
33. Grandy JL, Dunlop CI. Anesthesia of pups and kittens. J Am Vet Med Assoc. 1991;198:1244-9.
34. Faggella AM, Aronsohn MG. Anesthetic techniques for neutering 6- to 14-week-old-kittens. J Am Vet Med Assoc. 1993;202:56-62.

---

[p]Disponível em: https://www.worldanimalprotection.org.br/nosso-trabalho/animais-em-situacoes-de-desastre/prepare-seu-plano-de-emergencia; http://www.ocem.org/pdf_resources/23PetPreparednessTake5Legal_Spanish.pdf; e https://www.aspca.org/pet-care/general-pet-care/disaster-preparedness.

35. Faggella AM, Aronsohn MG. Evaluation of anesthetic protocols for neutering 6- to 14-week-old pups. J Am Vet Med Assoc. 1994;205:308-14.

36. Alves AJS, Guiloux AGA, Zetun CB et al. Abandono de cães na América Latina: revisão de literatura. Rev Educ Cont Med Vet Zootec CRMV-SP. 2013;11(2):34-41.

37. Kolodny S. Enfermedades de especies menores y emociones de los seres humanos. In: Cohen S, Fudin C. Enfermedades de los animals y emociones de los seres humanos. Temas Actuales en Medicina Veterinaria 1/1991. México: Interamericana McGraw-Hill; 1991. p. 1-5.

38. Harris JM. Muerte y duelo. In: Cohen S, Fudin C. Enfermedades de los animals y emociones de los seres humanos. Temas Actuales en Medicina Veterinaria 1/1991. México: Interamericana McGraw-Hill; 1991. p. 101-7.

39. Weng H, Hart LA. Impact of the economic recession on companion animal relinquishment, adoption, and euthanasia: a Chicago animal shelter's experience. J Appl Anim Welfare Sci. 2012;15(1):80-90.

40. Monsalve S, Rocha YSG, Garcia RCM. Teoria do Elo: a relação entre os maus-tratos aos animais e a violência interpessoal. In: Garcia RCM, Calderón N, Brandespim DF. Medicina Veterinária do Coletivo: Fundamentos e Práticas. São Paulo: Integrativa Vet; 2019. p. 160-171.

41. Monsalve S, Ferreira F, Garcia R. Research in veterinary science the connection between animal abuse and interpersonal violence: a review from the veterinary perspective. Res Vet Sci. 2017;114:18-26.

42. Arluke A, Madfis E. Animal abuse as a warning sign of school massacres: a critique and refinement. Homicide Stud. 2014;18(1):7-22.

43. Irvine L, Cilia L. More than human families: pets, people, and practices in multispecies households. Sociol Compass. 2017;11:1-13.

44. Monsalve S, Hammerschmidt J, Izar ML et al. Associated factors of companion animal neglect in the family environment in Pinhais, Brazil. Prev Vet Med. 2018;157:19-25.

45. Santos O, Ferreira F, Robis M et al. Bayesian spatial models of the association between interpersonal violence, animal abuse and social vulnerability in São Paulo, Brazil. Prev Vet Med. 2018;152:48-55.

46. Instituto Brasileiro de Geografia e Estatística (IBGE). Pesquisa Nacional de Saúde 2013: acesso e utilização dos serviços de saúde, acidentes e violência. 2015.

47. Lockwood R, Arkow P. Animal abuse and interpersonal violence: the cruelty connection and its implications for veterinary pathology. Vet Pathol. 2016;53(5):910-8.

48. Ascione FR, Weber C V, Thompson TM et al. Battered pets and domestic violence: animal abuse reported by women experiencing intimate violence and by nonabused women. Violence Against Women. 2007;13(4):354-73.

49. Strand EB, Faver CA. Battered women's concern for their Pets: a closer look. J Fam Soc Work. 2005;9(4):39-58.

50. Newberry M. Pets in danger: exploring the link between domestic violence and animal abuse. Aggress Violent Behav. 2017; 34:273-81.

51. Carlisle-Frank P, Frank JM, Nielsen L. Selective battering of the family pet. Anthrozoos. 2004;17(1):26.

52. Monsalve S, Pereira ÉL, Leite LO et al. Perception, knowledge and attitudes of small animal practitioners regarding animal abuse and interpersonal violence in Brazil and Colombia. Res Vet Sci. 2019;124:61-9.

53. Collins EA, Cody AM, McDonald SE et al. A template analysis of intimate partner violence survivors' experiences of animal maltreatment: implications for safety planning and intervention. Violence Against Women. 2017;1-25.

54. Barrett BJ, Fitzgerald A, Stevenson R et al. Animal maltreatment as a risk marker of more frequent and severe forms of intimate partner violence. J Interpers Violence. 2017;00(0):1-26.

55. Bright MA, Huq MS, Spencer T et al. Animal cruelty as an indicator of family trauma: Using adverse childhood experiences to look beyond child abuse and domestic violence. Child Abus Negl. 2018;76:287-96.

56. Munro H. Battered pets: the vet's dilemma violence: animal abuse reported by women experiencing intimate violence and by nonabused women. Ir Vet J. 1996;49:712-4.. Violence Against Women. 2007;13(4):354-73.

57. Fielding WJ. Domestic violence and dog care in New Providence, The Bahamas. Soc Anim. 2010;18:183-203.

58. Roguski M. Pets as pawns: the co-existence of animal cruelty and family violence. Royal New Zealand Society for the Prevention of Cruelty to Animals and The National Collective of Independent Women´s Refuges. Executive Summary, 2012, 75 p. [cited 2021 jan. 9]. Available from: http://www.communityresearch.org.nz/research/pets-as-pawns-the-co-existence-of-animal-cruelty-and-family-violence/.

59. McGuinness K, Mary A, Jones BR. Non-accidental injury in companion animals in the Republic of Ireland. Ir Vet J. 2005;58(7):392-6.

60. Munro HM, Thrusfield M V. "Battered pets": non-accidental physical injuries found in dogs and cats. J Small Anim Pract. 2001;42:279-90.

61. Newland X, Boller M, Boller E. Considering the relationship between domestic violence and pet abuse and its significance in the veterinary clinical and educational contexts. N Z Vet J. 2019;67(2):55-65.

62. Williams VM, Dale AR, Clarke N et al. Animal abuse and family violence: survey on the recognition of animal abuse by veterinarians in New Zealand and their understanding of the correlation between animal abuse and human violence. N Z Vet J. 2008;56(1):21-8.

63. Galdioli L, Ferraz CP, Wolf LR et al. Identificação e conduta em casos de traumas não acidentais em animais domésticos. In: Garcia R, Calderón N, Brandespim D. Medicina veterinária do coletivo: fundamentos e práticas. São Paulo: Integrativa Vet; 2019. 508 p.

64. Tong LJ. Fracture characteristics to distinguish between accidental injury and non-accidental injury in dogs. Vet J. 2014;199(3):392-8.

65. Arkow P. Recognizing and responding to cases of suspected animal cruelty, abuse and neglect: what the veterinarian needs to know. Vet Med Res Reports. 2015;6:349-59.

66. Intarapanich N, McCobb EC, Reisman R et al. Characterization and comparison of injuries caused by accidental and non-accidental blunt force trauma in dogs and cats. J Forensic Sci. 2016;61(4):993-9.

67. Conselho Federal de Medicina Veterinária (CFMV). Resolução nº 1.236, de 26 de outubro de 2018. Define e caracteriza crueldade, abuso e maus-tratos contra animais vertebrados, dispõe sobre a conduta de médicos-veterinários e zootecnistas e dá outras providências.

68. Cunha GR, Biondo AW. Acumulação de animais. In: Garcia R, Calderón N, Brandespim D. Medicina veterinária do coletivo: fundamentos e práticas. São Paulo: Integrativa Vet; 2019. 508 p.

69. Frost RO, Steketee G, Tolin DF. Comorbidity in hoarding disorder. Depress Anxiety. 2011;28(10):876-84.

70. American Psychiatric Association (APA). Diagnostic and Statistical Manual of Mental Disorders (DSM-V). Fifth. American Psychiatric Association (editor).. Arlington, EUA: American Psychiatry Publishing; 2013. p. 991.

71. Irvine JD, Nwachukwu K. Recognizing diogenes syndrome: a case report. BMC Res Notes. 2014;7(1).

72. Patronek GJ, Loar L, Nathanson JN. Animal hoarding: structuring interdisciplinary responses to help people, animals and communities at risk. Hoarding Anim Res Consort. 2006. p. 50.

73. Patronek G. Animal hoarding: a third dimension of animal abuse. In: Ascione FR, editor. The international handbook of animal abuse and cruelty: theory, research, and application. Purdue University Press; 2008. p. 221-40.

74. Polak KC, Levy JK, Crawford PC et al. Infectious diseases in large-scale cat hoarding investigations. Vet J. 2014;201(2):189-95.

75. McMillan FD, Vanderstichel R, Stryhn H et al. Behavioural characteristics of dogs removed from hoarding situations. Appl Anim Behav Sci. 2016;178:69-79.

76. Joffe M, O'Shannessy D, Dhand NK et al. Characteristics of persons convicted for offences relating to animal hoarding in New South Wales. Aust Vet J. 2014;92(10):369-75.

77. Strong S, Federico J, Banks R et al. A collaborative model for managing animal hoarding cases. J Appl Anim Welf Sci. 2018;1-12.

78. Garcia RCM. Introdução à medicina de abrigos. In: Garcia R, Calderón N, Brandespim D. Medicina veterinária do coletivo: fundamentos e práticas. São Paulo: Integrativa Vet; 2019. 508 p.

79. Leite LO, Monsalves BS, Nack DCRD et al. Abrigos: como avaliá-los? Rev Clin Vet 2018;136. 95 p.

80. Association of Shelter Veterinarians (ASV). Diretrizes sobre os padrões de cuidados em abrigos de animais. São Paulo: PremieRpet; 2018. Disponível em: https://www.premierpet.com.br/shelter_medicine.pdf. Acesso em: 30/3/2019. Título original: Guidelines for standards of care in animal shelters. 2010. Available from: https://www.sheltervet.org/assets/docs/shelter-standards-oct2011-wforward.pdf.

81. Dinnage J, Scarlett JM, Richards JR. Descriptive epidemiology of feline upper respiratory tract disease in an animal shelter. J Feline Med Surg. 2009;11:816-25.

82. Edinboro CH, Ward MP, Glickman LT. A placebocontrolled trial of two intranasal vaccines to prevent tracheobronchitis (kennel cough) in dogs entering a humane shelter. Prev Vet Med. 2004;62:89-99.

83. Edwards DS, Coyne K, Dawson S et al. Risk factors for time to diagnosis of feline upper respiratory tract disease in UK animal adoption shelters. Prev Vet Med. 2008;87(3-4):327-39.

84. National Animal Care and Control Association (NACA). Determining Kennel Staffing Needs. 2009a. [cited 2019 mar. 3]. Available from: https://www.nacanet.org/determining-kennel-staffing-needs/.

85. Miller L, Zawistowski S. Shelter medicine for veterinarians and staff. 2. ed. Wiley-Blackweel; 2013. 718 p.

86. Garcia RCM, Galdioli L, Ferraz CP et al. Lâmina com passo a passo sobre manejo higiênico para abrigos de cães e gatos. Disponível em: https://acervodigital.ufpr.br/handle/1884/67269. Acesso em: 7 jan. 2021.

87. Hagiwara MK. Vacinação de cães e de gatos em situações de abrigos. In: Garcia R, Calderón N, Brandespim D. Medicina veterinária do coletivo: fundamentos e práticas. São Paulo: Integrativa Vet; 2019. 508 p.

88. Day MJ, Horzinek MC, Schultz RD et al. WSAVA Guidelines for the vaccination of dogs and cats. J Small Anim Pract. 2016;57(1):7-8.

89. Ford RB, Larson LJ, McClure KD et al. 2017 AAHA canine vaccination guidelines. J Am Anim Hosp Assoc. 2017;53(5):243-51.

90. Miller L, Hulley K, editors. Infectious disease management in animal shelters. John Wiley & Sons; 2009. p. 197-209.

91. Mileer L, Zawistowski S, editors. Shelter medicine for veterinarians and staff. John Wiley & Sons; 2013. Capítulo 16.

92. Newbury S, Blinn MK, Bushby PA *et al.* Guidelines for standards of care in animal shelters. The Association of Shelter Veterinarians; 2010. p. 1-64.

93. Scherk MA, Ford RB, Gaskell RM *et al.* 2013 AAFP feline vaccination advisory panel report. J Feline Med Surg. 2013;15(9):785-808.

94. Garcia RCM, Galdioli L, Ferraz CP *et al.* Lâmina de vacinação e vermifugação de cães e gatos de abrigos. Disponível em: https://acervodigital.ufpr.br/handle/1884/67270. Acesso em: 7 jan. 2021.

95. Bastos AF, Gomes LB, Nunes VFP. Medicina veterinária de desastres. In: Garcia R, Calderón N, Brandespim D. Medicina veterinária do coletivo: fundamentos e práticas. São Paulo: Integrativa Vet; 2019. 508 p.

96. Instituto Interamericano de Cooperação para a Agricultura (IICA). Seminário Atenção a animais frente a desastres. Ministério da Agricultura, Pecuária e Abastecimento (MAPA). Brasília: MAPA; 2016. 71 p.

97. Bastos AL, Gomes L, Nunes VFP. Desastres. In: Garcia R, Calderón N, Brandespim D. Medicina veterinária do coletivo: fundamentos e práticas. São Paulo: Integrativa Vet; 2019. 508 p.

98. Vieira JFM. Medicina veterinária de desastres e catástrofes – contributo para a extensão do Plano Municipal de Emergência de Proteção Civil de Lisboa aos Animais de Companhia. 2016. 91 f. Dissertação (Mestrado em medicina veterinária) – Faculdade de Medicina Veterinária, Universidade de Lisboa, Lisboa, 2016.

99. Bastos AL. A atuação dos médicos-veterinários nos desastres. Rev Clin Vet. 2019;140.

100. Hunt M, Al-Awadi H, Johnson M. Psychological sequelae of pet loss following hurricane Katrina. Anthrozoos. 2008;21(2):109-21.

101. Grimm D. How hurricane Katrina turned pets into people [Internet]. 2015. BuzzFeed News. [Consultado 12 de octubre de 2015]. Disponible en: http://www.buzzfeed.com/davidhgrimm/how-hurricane-katrina-turned-pets-into-people.

102. White S. Companion animals, natural disasters and the law: an Australian perspective. Animals. 2012;2:380-94.

103. Hesterberg W, Huertas G, Appleby MC. Perceptions of pet owners in urban Latin America on protection of their animals during disasters. Dis Prev Management. 2012;21(1):37-50.

104. Dennison KM, Lin J. Disaster and emergency planning and response for animal shelters. In: Miller L, Zawistowski S. Shelter medicine for veterinarians and staff. 2. ed. Ames, Iowa: Wiley-Blackwell; 2013. p. 517-28.

PARTE 23
Apêndices

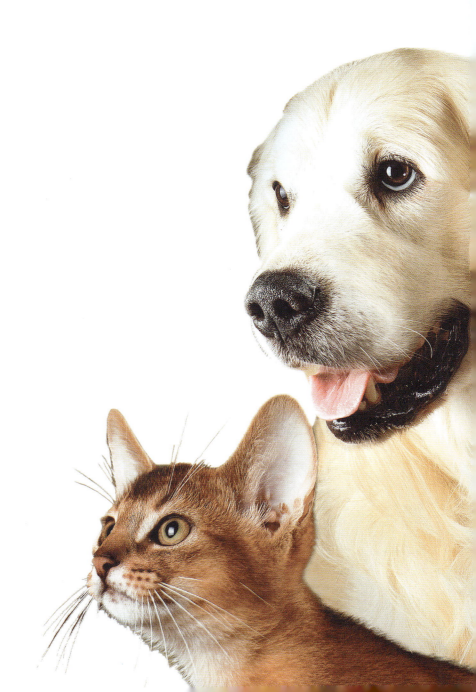

Apêndice 1
Dosagens e Indicações

Medicamento	Dosagem	Indicação	Capítulo
Acepromazina	Cadelas e gatas: 0,01 a 0,02 mg/kg	Agitação	179
	Cães: 0,1 a 0,75 mg/kg, a cada 12 h	Relaxante muscular	247
Acetamida Acetamida, infusão de	Cães e gatos: 20 a 25 mℓ/kg diluídos em dextrose a 5%, infusão IV durante 60 min, por 12 a 18 h (velocidade de administração 5 mℓ/kg/h)	Intoxicação por fluoroacetato de sódio	71
	Cães e gatos: 20 a 25 mℓ/kg diluídos em dextrose a 5% em infusão de $\approx$ 60 min ou na velocidade de 5 mℓ/kg/h até um período de 12 a 18 h	Doador de acetato	
Acetazolamida	Cães: 10 mg/kg, VO, a cada 6 a 8 h, tomando-se o cuidado em avaliar a concentração sérica de potássio, pois este fármaco pode induzir a hipopotassemia	Hidrocefalia congênita	48
Aceturato de diminazeno	3,5 mg/kg SC/IM, dose única	Piroplasmoses	86
Aciclovir	Gatos: uso tópico ocular (pomada 0,3%), 1 aplicação, intervalo de 3 a 4 h, por 21 dias	Infecção por FHV-1	100
Ácido acetilsalicílico	Cães: 5 a 10 mg/kg, a cada 24 h, ou em dias alternados Gatos: 25 mg/kg, a cada 72 h	Antitrombótico	70
	Cães: 10 a 25 mg/kg, a cada 12 h Gatos: 10 a 25 mg/kg, a cada 48 a 72 h	Anti-inflamatório	
	Cães: 0,5 mg/kg, VO, a cada 24 h Gatos: 5 mg, VO, dose total, a cada 72 h	Tromboembolismo pulmonar	160
	Até 10 mg/kg/dia durante 1 a 2 semanas	Dor	244
	0,5 a 1 mg/kg/dia	Anemias regenerativas	205
	Cães e gatos: 0,5 mg/kg, VO, 1 vez/dia	Anemia hemolítica imunomediada, coagulação intravascular disseminada, prevenção de trombos	207
	Cães: 5 mg/kg, VO, 2 vezes/dia Gatos: 5 mg/kg, VO, a cada 3 dias	Trombo arterial (plaquetário)	214
Ácido docosaexaenoico	Cães: 1 dose de 25 mg/kg	Anorexia e caquexia	39
Ácido eicosapentaenoico	Cães: 1 dose de 40 mg/kg	Anorexia e caquexia	39
Ácido folínico	Toxoplasmose em recém-nascidos; 0,5 a 5 mg/kg VO/dia, até 15 mg/dia (até completar tratamento)	Toxoplasmose	82
Ácido gama-aminobutírico	Cães pequenos e gatos: 250 mg, a cada 12 h, por 10 dias Cães médios e grandes: 500 a 1.000 mg, a cada 12 h, por 10 dias	Agitação e agressividade decorrente do efeito colateral da metergolina	180
Ácido meso-2,3-dimercaptossuccínico	Cães e gatos: 10 mg/kg, 3 vezes/dia, a cada 8 h, durante 5 dias e 2 vezes/dia, a cada 12 h, durante mais 15 dias	Intoxicação por arsênico	71
Ácido micofenólico	Uso veterinário 10 mg/kg VO, 12/12 h	Pacientes transplantados/doenças imunomediadas	221
Ácido retinoico	Cães: 2 mg/kg, 1 vez/dia VO	Controle do hiperadrenocorticismo hipófise-dependente	192
Ácido salicílico	*Shampoo*	Malasseziose	89
Ácido tolfenâmico	Cães: 4 mg/kg VO ou SC, a cada 24 h (gatos podem receber a mesma dosagem, por até 3 dias)	Dor aguda traumática ou pós-operatória	22
Ácido tranexâmico	Cães e gatos: 12,5 a 25 mg/kg VO ou IV, 2 a 3 vezes/dia	Coagulopatias (hemorragia em mucosas)	214
Ácido valproico	Cães e gatos: 15 a 200 mg/kg VO, dividida a cada 6 ou 8 h	Controle de convulsões	232
Aglepristona	Cães: 10 mg/kg SC, a cada 4 semanas, por 15 vezes	Acromegalia	188
	Animais sob ação de P4 exógena: 0,5 mℓ (15 mg)/kg/dia SC, a cada 10 dias até a resolução do quadro Gatas gestantes: 0,5 mℓ (15 mg)/kg/dia SC, a cada 24 h por 2 dias Cadelas: 0,33 mℓ(10 mg)/kg por 10 dias	Hiperplasia mamária felina	180

Medicamento	Dosagem	Indicação	Capítulo
Alopurinol	Cães: 15 mg/kg, a cada 12 h	Minimizar o risco de formação de cálculos de xantina	44
	Gatos: 9 mg/kg/dia VO	Inibidor da oxidase da xantina	45
Amantadina	Cães: 1 a 4 mg/kg VO, a cada 24 h	Dor aguda traumática ou pós-operatória	22
	Gatos: 3 mg/kg VO, a cada 24 h (melhor resultado se associado a AINEs)		22
Amantadina + meloxicam	Cães: 3 a 5 mg/kg VO, a cada 24 h + 0,2 mg/kg VO (1º dia) e 0,1 mg/kg, nos dias subsequentes	Dor refratária em cães com osteoartrite	22
Amicacina	10 mg/kg, 3 vezes/dia SC, IM	Septicemias e infecções intestinais	50
Aminofilina	Cães e gatos: dose de 0,2 mℓ/neonato IV ou sublingual (24 mg/mℓ)	Promove diurese, vasodilatação pulmonar e sistêmica e aumento da contratilidade e frequência cardíacas e pode ser utilizada durante o procedimento de reanimação neonatal	47
	Cães: 10 mg/kg SC, IM ou IV 8/8 h Gatos: 6,6 mg/kg VO a cada 8 ou 12 h ou 4 mg/kg, IM, a cada 12 h	Broncodilatação	69
	Gatos: 6,6 mg/kg VO, 2 vezes/dia	Asma crônica	152
Aminofilina + dexametasona	Gatos: aminofilina, na dose de 5 mg/kg IV, para pacientes com cianose aguda, juntamente com oxigênio e dexametasona, na dose de 0,2 a 2,2 mg/kg IV ou IM	Broncospasmo	152
Amiodarona	Cães: 10 a 30 mg/kg, a cada 24 h, por 7 a 10 dias (ataque); 5-15 mg/kg, a cada 24 h (manutenção)	Taquicardia ventricular	5
Amitriptilina	Cães: 1 mg/kg VO, a cada 12 a 24 h	Dor aguda traumática ou pós-operatória	22
	Gatos: 0,5 a 1 mg/kg VO, a cada 12 a 24 h		
	Cães e gatos: 0,5 a 2 mg/kg VO, a cada 24 h	Dor oncológica crônica e dor crônica	25
	20 a 25 mg/kg, 12 h VO	Infecções bacterianas neonatais	48
	20 a 25 mg/kg, 2 vezes/dia VO	Infecções intestinais, urinárias e respiratórias, septicemia	50
	Cães e gatos: 20 mg/kg, a cada 8 ou 12 h	Gastrite associada ao *Helicobacter* spp.	119
	Gatos: 22 mg/kg, 2 a 4 vezes/dia	Infecção secundária a Herpes-vírus felino	149
	Cães: 22 a 33 mg/kg IV, IM ou SC; 8 h Gatos: 10 a 20 mg/kg IV, SC ou VO; 12 h	Piotórax	158
	11 a 22 mg/kg VO, 2 vezes/dia, por 10 dias	Calicivírus	101
	Cães e gatos: 11 a 22 mg/kg, 8/8 ou 12/12 h	*Staphylococcus* sp. e *Streptococcus* sp.	104
	Cães: 10 a 20 mg/kg VO, 8/8 ou 12/12 h, 3 semanas	Leptospirose canina	106
	Cães: 22 mg/kg, a cada 8 h	Pneumonia bacteriana (primoinfecção)	154
Amoxicilina + ácido clavulânico	Gatos: 12,5 mg/kg VO, 12/12 h, 4 semanas	Clamidofilose felina	109
	Gatos: 15 mg/kg VO, a cada 12 h	Pneumonia não complicada	154
Amoxicilina + ácido clavulânico	Cães: 22 mg/kg VO, 8 a 12 h Gatos: 12 a 20 mg/kg VO, 8 h	Piotórax	158
	Gatos: 11 a 22 mg/kg (amoxicilina) VO, 2 vezes/dia, por 10 dias	Calicivírus	101
	Gatos: 12,5 mg/kg, 2 vezes/dia, por 14 dias	Infecção bacteriana associada à infecção pelo FHV-1	100
	Cães e gatos: 10 a 20 mg/kg, 2 vezes/dia VO	Infecções intestinais, urinárias e respiratórias, septicemia	50
	Cães e gatos: 15 mg/kg, 12 h VO	Infecções bacterianas neonatais	48
	Cães e gatos: 10 a 20 mg/kg, 3 vezes/dia IV, IO, SC, IM	Infecções intestinais, urinárias e respiratórias, septicemia	50
	Cães: 10 mg/kg	Parvovirose canina	49
	Cães: 11 a 20 mg/kg IV/VO, 3 vezes/dia	Rinite viral	149
	Gatos: 22 mg/kg, 3 vezes/dia	Herpes-vírus felino	149
	Cães e gatos: 11 a 20 mg/kg/IV ou VO, 3 vezes/dia	Rinite bacteriana por *Chamydophila* sp., *Mycoplasma* sp. ou *Bartonella* sp.	149
	Cães: 20 a 40 mg/kg; IV IM ou SC; 6 a 8 h Gatos: 7 a 11 mg/kg; IV IM ou SC; 8 a 12 h	Piotórax	158
	Cães e gatos: 11 a 22 mg/kg, 3 vezes/dia	Prevenção de choque endotóxico	234
	Gatos: 15 a 20 mg/kg IV SC, 6 a 8 h	Panleucopenia felina	98
	Gatos: 20 a 40 mg/kg VO, 8/8 h	Peritonite infecciosa felina	99
	Cães: 10 a 50 mg/kg, 6/6 ou 8/8 h Gatos: 10 a 20 mg/kg, 8/8 ou 12/12 h	*Staphylococcus* sp. e *Streptococcus* sp.	104

(*continua*)

Medicamento	Dosagem	Indicação	Capítulo
Amoxicilina + ácido clavulânico	22 mg/kg SC, IV; 6/6 ou 8/8 h, 3 semanas 10 a 20 mg/kg VO, 8/8 ou 12/12 h, 3 semanas	Leptospirose canina	106
	5 a 22 mg/kg IV, 4 vezes/dia	Bactérias gram-positivas	248
Ampicilina + sulbactam	Cães e gatos: 50 mg/kg IV, 6 a 8 h	Piotórax	158
	20 mg/kg, 6 a 8 h IV, IO	Infecções bacterianas neonatais	48
Ampicilina sódica	Cães e gatos: 10 a 20 mg/kg, 12 h IV, IM, SC	Infecções bacterianas neonatais	48
Amprólio	300 a 400 mg, a cada 24 h, por 5 dias VO	Cistoisosporoses	80
Anfotericina B	Cães e gatos: 0,5 a 0,8 mg/kg diluída em solução salina a 0,45% e glicose a 2,5% (400 mℓ para gatos, 500 mℓ em cães com menos de 20 kg e 1.000 mℓ em cães com mais de 20 kg) e administrada por via subcutânea, 2 a 3 vezes/semana Outro protocolo: 0,25 a 0,50 mg/kg em 0,5 a 0,1 ℓ de glicose a 5% em solução aquosa IV, cada 6 a 8 h, em dias alternados, até uma dose total de 8 a 10 mg/kg	Criptococose canina e felina	248
	Cães: 0,5 mg/kg IV Gatos: 0,25 mg/kg IV Em dias alternados até dosagem cumulativa atingir Cães: 8 a 12 mg/kg Gatos: 4 a 6 mg/kg	Histoplasmose	91
Anfotericina B (com flucitosina ou azóis)	Cães: 0,5 mg/kg IV (dias alternados) Gatos: 0,25 mg/kg IV (dias alternados) Por 3 a 4 semanas até dose cumulativa atingir 8 a 12 mg/kg (cães) e 4 a 6 mg/kg (gatos) Glicose a 5% (infusão lenta) concomitantemente	Criptococose	91
Anfotericina B + alopurinol	Cães: anfotericina B, 0,6 mg/kg IV, diluído em 100 mℓ de glicose a 5%; e alopurinol, 10 a 20 mg/kg, 2 vezes/dia, durante tempo indeterminado	Leishmaniose visceral canina	84
Anfotericina B lipossomal + alopurinol	Cães: anfotericina B lipossomal, 4 mg/kg IV, 1 vez/dia, por 4 a 5 dias*; e alopurinol, 10 a 20 mg/kg, 2 vezes/dia, durante tempo indeterminado *Essa apresentação, além de bastante onerosa, não está disponível para uso veterinário no Brasil por restrição dos órgãos de saúde e profissional (CFMV) e também não tem sido utilizada na Europa. Ela tem sido restrita ao tratamento humano da LV.	Leishmaniose visceral canina	84
Antimoniato de n-metilglucamina + alopurinol	Antimoniato de n-metilglucamina, protocolos variados – 5 mg/kg/24 h, SC; 20 a 50 mg/kg/24 h, IM; 175 mg/gato/48 h, IM); alopurinol, 10 a 20 mg/kg, 2 vezes/dia VO, por tempo indeterminado	Leishmaniose visceral canina	84
Apomorfina	Cães e gatos: 0,02 a 0,04 mg/kg IV; 0,08 mg/kg SC, IM	Ação central	69
Atenolol	Cães: 6,25 a 50 mg, a cada 12 h (iniciar com baixa dose e aumentar para efeito) Gatos: 6,25 a 12,5 mg, a cada 12 h (iniciar com baixa dose e aumentar para efeito)	Taquicardia ventricular	5
	Gatos: 1 vez/dia, na dose de 6,25 a 12,5 mg por gato	Hipertireoidismo	191
	Cães e gatos: 0,2 a 1 mg/kg VO, 2 vezes/dia	Controle de arritmias (adrenalectomia laparoscópica)	197
Atipamezol	Cães e gatos: 0,1 a 0,2 mg/kg IV ou IM	Intoxicação por amitraz	72
Atropina	Cães e gatos: 0,01 a 0,04 mg/kg IV, IM ou o dobro da dose via intratraqueal; 0,02 a 0,04 mg/kg SC	Bradiarritmias	5
	Cães e gatos: 0,02 a 0,04 mg/kg IV, IM ou SC	Piretroides	74
Azatioprina	1 a 2 mg/kg, VO, 1 vez/dia, ou dias alternados	Fármaco imunossupressor, miastenia	118
	Cães: 1,5 a 2 mg/kg, a cada 48 h	Meningite-arterite responsiva a esteroide	248
	Cães: 2 mg/kg VO, a cada 24 h, durante 30 dias, podendo ser utilizada em dias alternados, obtendo bom resultado até 3 a 4 meses após o início do tratamento. A seguir, a dose pode ser reduzida para 1 mg/kg. Se o efeito desejado for obtido, o tratamento poderá ser realizado em dias alternados.	Doença inflamatória intestinal	121
	Gatos: 0,3 a 0,5 mg/kg, a cada 48 h, durante 3 a 5 semanas	Doença intestinal inflamatória	125

Medicamento	Dosagem	Indicação	Capítulo
Azatioprina	Cães: 2 mg/kg, a cada 24 h, por 3 a 8 semanas	Fármaco que atua de modo mais seletivo na imunidade celular e com custo menor quando comparado à ciclosporina	123
Azatioprina	0,3 mg/kg VO, 48/48 h. Utilizar com cautela (mielossupressão)	Peritonite infecciosa felina	99
	2 mg/kg, a cada 24 h, durante 14 dias e depois em dias alternados	Miosite dos músculos extraoculares	247
	Cães: 2 mg/kg, a cada 24 h por 14 dias e, em seguida, a cada 48 h	Miosite dos músculos mastigatórios	247
	2 mg/kg/dia, VO, por 2 a 3 semanas, depois aumentar o intervalo para dias alternados	Anemias regenerativas	205
	Cães: 2 mg/kg/dia ou 50 mg/m^2 VO, a cada 1 ou 2 dias	Trombocitopenia imunomediada	213
	Cães: 2 mg/kg/dia, VO Preferencialmente não é usado, sendo considerado medicamento de segunda linha.	Doenças imunomediadas	221
Azatioprina com possíveis efeitos adversos	2 mg/kg, VO, a cada 24 ou 48 h	Anemia hemolítica imunomediada (primária)	207
Azitromicina	10 mg/kg VO, 24 h, 10 dias	Piroplasmoses	86
	10 mg/kg, a cada 24 h, por 21 dias	Criptosporidiose	81
	Cães e gatos: 10 mg/kg/dia VO, por até 28 dias (nos intervalos das refeições, 1 h antes ou 2 h depois)	Toxoplasmose	82
	5 a 10 mg/kg, 24 h VO	Infecções bacterianas neonatais	48
	Cães: 5 a 10 mg/kg, 1 vez/dia VO, máximo 5 a 7 dias Gatos: 5 a 15 mg/kg, 1 a 2 vezes/dia VO, máximo 5 a 7 dias	Infecções respiratórias em gatos (azitromicina) e dermatológicas (pode haver resistência bacteriana)	50
	5 a 10 mg/kg, 1 vez/dia, por 3 dias e, então, a cada 72 h, para gatos que são difíceis de serem medicados	Rinite bacteriana	149
	Gatos: 5 a 10 mg/kg VO, 1 vez/dia	Pneumonia não complicada	154
Azitromicina	Cães: 7,5 mg/kg VO, 2 vezes/dia	Miosite por *T. gondii*	248
	Gatos: 5 a 10 mg/kg, 1 vez/dia, por 3 a 5 dias	Infecção por FHV-1	100
	Gatos: 5 a 10 mg/kg VO, 1 vez/dia, por 3 dias. Depois, 2 vezes/semana, até 20 dias	Calicivírus	101
	Cães: 20 mg/kg VO, 24/24 h, por 3 semanas (eficácia não comprovada)	Leptospirose canina	106
Azitromicina + pirimetamina	Cães e gatos: azitromicina (10 mg/kg) + pirimetamina (0,5 a 1 mg/kg) VO/dia	Toxoplasmose	82
Azitromicina + piroxicam	Cães: azitromicina (5 mg/kg VO, 1 vez/dia) + piroxicam (0,3 mg/kg VO, 1 vez/dia)	Rinite inflamatória	149
Azul de tripano	Cães: 10 mg/kg IV, dose única	Piroplasmoses	86
BAL® a 10%, administrado em óleo	Cães e gatos: 2,5 mg/kg IM a cada 4 h nos dias 1 e 2, a cada 8 h no dia 3 e, a seguir, a cada 12 h	Intoxicação por chumbo	73
Benzidamida	Cães e gatos: 0,7 a 7 mg/kg, a cada 12 ou 24 h 0,3 a 3 mg/kg, a cada 12 ou 24 h	Efeitos analgésico, antipirético e anti-inflamatório	50
Benzopirona	Cães e gatos: 50 a 100 mg/kg VO, 3 vezes/dia	Quilotórax	158
Betametasona (acetato + fosfato dissódico, valerato)	Ampola de 1 mℓ com 3 mg de acetato e 3 mg de fosfato de betametasona Bisnaga com 15 g de creme ou pomada de valerato; loção frasco de 50 mℓ	Controle de prurido, alternativa ao uso de dexametasona Tratamento de processos inflamatórios articulares não sépticos	196
Bezafibrato	2,5 a 5,0 mg/kg, a cada 12 horas, VO	Hipertrigliceridemia	202
Bicarbonato	0,05 a 0,1 mℓ/100 g de peso corporal intravenoso diluído com solução fisiológica (1:2)	Reanimação, caso os esforços reanimatórios não surtam efeito e o retorno da respiração espontânea e da circulação adequada após 15 min	47
Bicarbonato de sódio	Cães e gatos: 0,5 a 1 mEq/kg IV (1 mEq = 85 mg)	Redução da calemia	5
	Cães: 50 mg/kg, a cada 12 ou a cada 8 h VO (1 colher de chá = 2 g) 2 a 4 mEq/kg IV (solução a 8,5 a 1 mℓ = 1 mEq) diluído em soro fisiológico a 0,9%	Alcalinizante	76
	Cães e gatos: VO, 1 colher de chá de bicarbonato em meio copo d'água, durante 3 a 4 dias ou IV		74
	Cães e gatos: 2 a 4 mEq/kg, IV	Alcalinização da urina	76
	Cães e gatos: repor metade do déficit calculado Com déficit não conhecido: 2 a 3 mEq/kg IV, em 30 min (se não houver diabetes cetoacidótico)	Insuficiência renal aguda, quando houver acidose, efeito tem início em poucos minutos	162
Bicarbonato de sódio a 8,4% (1 mEq/mℓ)	Cães e gatos: 300 mg/kg (3,6 mℓ/kg) em infusão de 15 a 30 min	Reversão do quadro de acidose metabólica, excreção renal de FAS	71

(continua)

Medicamento	Dosagem	Indicação	Capítulo
Brometo de piridostigmina	Gatos: 1 a 3 mg/kg, a cada 8 ou 12 h	Anticolinesterásico oral	246
	1 a 3 mg/kg, a cada 8 ou 12 h	Miastenia *gravis*	59
Brometo de potássio	Cães: 20 a 40 mg/kg/dia Gatos: 15 mg/kg, 2 vezes/dia	Terapia anticonvulsivante	232
Budesonida	Cães: 3 mg/m^2 VO, 24/24 h, ou 0,125 mg/kg, a cada 8 a 24 h Gatos: 250 mg/dia VO, a cada 8 a 24 h	Enteropatias inflamatórias crônicas idiopáticas, gastrenterites eosinofílicas e colites ulcerativas crônicas	196
	Cães: 3 mg/m^2 ou 0,125 mg/kg, a cada 8 a 24 h VO Gatos: 250 mg, 1 vez dia, ou 0,125 mg/kg, a cada 8 a 24 h VO	Doenças inflamatórias gastrintestinais. Doenças bronquiopulmonares inflamatórias e/ou alérgicas	196
Bupivacaína	Gatos: 2 mg/kg, infusão no foco da ferida, a cada 4 ou 5 h	Dor pós-operatória, remoção de fibrossarcomas	22
	Cães: 1 a 1,5 mg/kg, via epidural	Bloqueios sensorial e motor	22
	Gatos: 2 mg/kg, a cada 4 a 5 h	Anestesia local	23
Bupivacaína 0,25 e 0,5%	Gatos: 1 mg/kg, via perineural	Analgesia pós-operatória	23
Bupivacaína 0,5%	Gatos: 1 mg/kg (ou ≈ 1 mℓ por 4,5 kg de peso corporal), via epidural, antes da cirurgia	Analgesia trans e pós-operatória	23
Bupivacaína 0,5 ou 0,75%	Cães: 0,7 a 1,65 mg/kg, via epidural	Analgesia	22
Buprenorfina	Gatos: 0,02 mg/kg IV, OT	Analgesia	22
Buprenorfina	Cães: 5 a 40 μg/kg IV, IM, SC, 3 a 4 vezes/dia	Dor aguda traumática ou pós-operatória	22
	Gatos: 5 a 20 μg/kg IV, IM, SC, OT (sublingual), 3 a 4 vezes/dia		
	Gatos: 0,00125 mg/kg, via epidural	Analgesia pós-operatória	23
	Gatos: 0,005 a 0,02 IM, IV, SC, a cada 4 a 8 h	Dor pós-operatória	23
	Gatos: 0,01 a 0,02, transmucosa, a cada 6 a 12 h		
	Gatos: 0,01 a 0,02 mg/kg IV	Analgesia	24
Butorfanol	Cães e gatos: 0,4 mg/kg, IM	Analgesia moderada, sedação pré-operatória	21
	Gatos: 0,1 mg/kg IV ou 0,4 mg/kg SC	Dor visceral	22
	Bolus de 0,1 a 0,4 mg/kg, seguido de 0,1 a 0,2 mg/kg/h, IIC	Analgesia (dor leve a moderada)	22
	Cães e gatos: 0,2 a 0,4 mg/kg IV, IM, SC, a cada 1 a 6 h	Dor aguda traumática ou pós-operatória	22
	Cães: *bolus* de 0,1 a 0,4 mg/kg IV, seguido de 0,1 a 0,4 mg/kg/h, IIC		
	Cães e gatos: 0,1 mg/kg IV ou 0,4 mg/kg IM ou SC	Analgésico	75
	Gatos: 0,1 a 0,4 IM, SC, a cada 2 a 6 h	Dor pós-operatória	23
	Gatos: 0,1 IV, a cada 1 a 2 h		
	Gatos: 0,1 a 0,4 mg/kg SC, IM, IV	Analgesia	24
	Cães e gatos: 0,1 a 0,4 mg/kg	Analgesia de emergência	24
	Cães e gatos: 0,1 a 0,3 mg/kg IM IV	Dor e ansiedade, cardiopatia	24
	Cães e gatos: 0,1 a 0,4 mg/kg IV	Analgesia	24
	Cães e gatos: 0,4 mg/kg, IM, a cada 6 h	Antieméticos para quimioterapia	62
Butorfanol + acepromazina	Butorfanol (0,4 mg/kg) + acepromazina (0,05 mg/kg)	Transfusão sanguínea (sedação para doadores)	216
Ca-EDTA	Cães: 110 mg/kg/dia (na dose máxima de 2 g/cão) diluído em uma solução de glicose a 5% na dose de 10 mg/mℓ, dividida em quatro aplicações, a cada 6 h	Intoxicação	246
Cálcio a 10%, gliconato de	Cães e gatos: 130 mg/kg ou 0,2 a 0,5 mℓ/kg IV lenta, *bolus* a cada 1 a 2 h	Intoxicação por fluoroacetato de sódio	71
	Cadelas: 5 a 10 mℓ	Tetania puerperal	179
	0,5 a 1,5 mℓ/kg/IV (lenta, em ≈ 5 min)	Bradicardia intensa e/ou arritmias ventriculares importantes	195
	± 0,5 a 1 mℓ/kg, em 10 a 20 min IV (monitorar com ECG) (efeito cardíaco imediato com duração de 10 a 15 min)	Insuficiência renal aguda, hiperpotassemia em pacientes anúricos	162
	Cães e gatos: 130 mg/kg IV ou 1 mℓ/kg IV, lenta, em *bolus*, a cada 1 a 2 h, ou 0,2 a 0,5 mℓ/kg em solução diluída a 5% para infusão contínua	Hipocalcemia	71
Cálcio a 10%, gliconato de, em *bolus*	Cães e gatos: 0,5 a 1,5 mℓ/kg ou 5 a 15 mg/kg IV, lentamente durante 10 a 30 min	Hipo e hipercalcemia	189
Cálcio, gliconato de	Cães e gatos: 0,5 a 0,75 mℓ/kg IV lenta (solução 10%)	Bradiarritmias Fibrilação ventricular	5
	Cão e gato: 200 a 1.000 mg IV	Hiperpotassemia	113

Medicamento	Dosagem	Indicação	Capítulo
Cálcio, gliconato de	Cadelas: 2 a 20 mℓ IV lenta Gatas: 2 a 5 mℓ Volume varia com o porte do animal, adicionado ou não a 5 a 20 mℓ de glicose a 10 a 20%	Inércia uterina primária	179
Calcitonina de salmão	Cães e gatos: 4 a 8 UI/kg, 2 ou 3 vezes/dia	Hipo e hipercalcemia	189
Canamicina	250 mg em 5 mℓ de solução salina, nebulizada 2 vezes/dia	Nebulização em pneumonia bacteriana	154
Carbamazepina	4 a 10 mg/kg/dia, dividida a cada 8 ou 12 h	Antiepiléptico	232
Carbonato de cálcio	Cães: 1 a 4 g/dia Gatos: 0,5 a 1 g/dia	Hipo e hipercalcemia	189
Carprofeno	Cães: 2,2 mg/kg SC, IM, VO, a cada 24 ou 12 h	Dor crônica	19
	Gatos: 2,2 mg/kg (1º dia) SC, IM, VO, a cada 24 h (por 2 ou 3 dias)	Pós-operatório	19
	Cães: 4,4 mg/kg, 1 vez/dia ou 2,2 mg/kg, 2 vezes/dia	Controle da dor	19
	Cadelas: 2 mg/kg, a cada 12 h	Analgesia, ovariossalpingo-histerectomia	19
	Cães: 4,4 mg/kg (1º dia) + 2,2 mg/kg SC, IM, VO, a cada 24 h (1º dia); a cada 24 ou 12 h (dose de 2,2 mg/kg)	Pós-operatório	19
	Cães: 4,4 mg/kg, 1 vez/dia, ou 2,2 mg/kg VO, 2 vezes/dia, VO Gatos: 1 a 4 mg/kg, 1 vez/dia (dose única), ou 0,5 a 1 mg/kg, VO, 1 vez/dia (terapia de curto período)	Anti-inflamatório não esteroide com maior seletividade COX-2	70
	Cães: 2 mg/kg, 2 vezes/dia (por 7 dias), seguidos de 2 mg/kg, 1 vez/dia (por 21 dias)	Analgesia	22
	Gatas: 4 mg/kg SC, no momento da extubação	Analgesia após ovário-histerectomia	22
	Cães: 2,2 mg/kg IV, SC, VO, 2 vezes/dia ou 4,4 mg/kg IV, SC, VO, 1 vez/dia Gatos: 2,2 mg/kg, 2 vezes/dia ou 4,4 mg/kg, 1 vez/dia IV, SC, VO (uso controverso em gatos; administrar durante 4 dias, depois em dias alternados. Alguns autores recomendam uma única dose 1 a 4 mgk/kg, IV ou IM)	Dor aguda traumática ou pós-operatória	22
	Cães: 2,2 mg/kg VO, a cada 12 h	Analgesia	24
	Cães: 4,4 mg/kg VO, a cada 24 h ou 2,2 mg/kg VO, a cada 12 h	Dor crônica	25
	Cães: 4 mg/kg/dia (por 84 dias consecutivos)	Doença articular degenerativa	26
	Cães: 2,2 mg/kg VO (por 14 dias)		
	Cães: 4 mg/kg SC	Analgesia perioperatória	26
Carvão ativado	Cães e gatos: 2 a 5 g/kg VO na concentração de 1 g de carvão em 5 mℓ água VO, poderá ser repetida a cada 4 a 6 h por 2 a 3 dias	Remoção de resíduos de lavagem estomacal	69
Cefalexina	Cães e gatos: 10 a 30 mg/kg, 8 a 12 h VO	Infecções bacterianas neonatais	48
	Cães e gatos: 10 a 30 mg/kg, 2 vezes/dia (VO, SC, IV, IO)	Infecções dermatológicas e respiratórias, infecções intestinais e septicemias (a partir da 3ª geração)	50
	Cães: 22 a 44 mg/kg VO, a cada 8 h	Pneumonia não complicada	154
	Cães: 20 a 40 mg, a cada 8 h	Pneumonia bacteriana (primoinfecção)	154
	Cães e gatos: 22 mg/kg, 2 vezes/dia, e monitorar para sinais de sepse. Leucopenia provável	Linfoma, se houver febre	245
	Cães e gatos: 8 a 30 mg/kg, 6/6 ou 8/8 h	*Staphylococcus* sp. e *Streptococcus* sp.	104
	Cães e gatos 20 mg/kg VO, 3 vezes/dia	Bactérias gram-positivas	248
Cefalotina	Cães e gatos: 20 a 40 mg/kg, a cada 8 h (em geral IV)	Infecções dermatológicas e respiratórias, infecções intestinais e septicemias (a partir da 3ª geração)	50
	Cães e gatos: 10 a 30 mg/kg, 8 a 12 h IV, IM, SC	Infecções bacterianas neonatais	48
Cefazolina	Cães e gatos: 22 mg/kg, a cada 8 h (IV, IO, IM)	Infecções dermatológicas e respiratórias, infecções intestinais e septicemias (a partir da 3ª geração)	50
	Cães e gatos: 10 a 30 mg/kg, 6 a 8 h IV, IM	Infecções bacterianas neonatais	48
Cefotaxima	Cães e gatos: 25 a 50 mg/kg, 3 vezes/dia	Bactérias gram-negativas	248
	Cães e gatos: 25 a 50 mg/kg, 6 a 8 h IV, IM, IO, SC	Infecções bacterianas neonatais	48
Cefoxitina	Cães e gatos: 10 a 20 mg/kg IV, 6 a 8 h	Neonato doente	48
Cefradina	20 mg/kg, 3 vezes/dia, durante 6 a 8 semanas	Discoespondilite, endocardite bacteriana, microrganismos	244

(continua)

Medicamento	Dosagem	Indicação	Capítulo
Ceftazidima	Cães e gatos: 25 a 50 mg/kg, 8 a 12 h IV, IM, IO, SC	Infecções bacterianas neonatais	48
Ceftriaxona	Cães e gatos: 25 a 50 mg/kg, 12 h IV, IM, IO, SC	Infecções bacterianas neonatais	48
	Cães e gatos: 25 a 50 mg/kg IV, IO, 12 h	Neonato doente	48
	Cães: 15 a 50 mg/kg IM ou IV Gatos: 25 a 50 mg/kg IV ou IM, 12 h	Piotórax	158
Cetamina	Cães: 0,5 mg/kg IV (antes da cirurgia), 0,6 mg/kg/h (durante) e 0,12 mg/kg/h, IIC (por 18 h depois)	Analgesia, amputação de membro pélvico	22
	Cadelas: bolus de 0,15 mg/kg IV, seguido de 0,12 mg/kg/h, IIC ou bolus de 0,7 mg/kg IV, seguido de 0,6 mg/kg/h, IIC	Analgesia pós-operatória, mastectomia	22
	Associada à morfina e à lidocaína: 4 mg/kg/min (0,24 mg/kg/h) de morfina, 50 mg/kg/min (3 mg/kg/h) de lidocaína e 10 mg/kg/min (0,6 mg/kg/h) de cetamina diluídas em solução salina e administradas em taxa de infusão condizente com a condição do paciente e que não ocasione sobrecarga hídrica	Analgesia, redução da CAM	22
	Cães e gatos: 2 a 10 mg/kg IV, IM, SC, VO	Dor aguda traumática ou pós-operatória	22
	Cães e gatos: bolus de 0,5 mg/kg IV, seguido de 0,6 mg/kg/h, IIC (durante a cirurgia) e 0,12 mg/kg/h, IIC (por 18 h depois)		
	Cães e gatos: bolus de 2 mg/kg IV, seguido de 1 a 2 mg/kg/min, IIC	Redução da CAM dos anestésicos inalatórios	22
	Cães e gatos: 0,3 a 0,5 mg/kg, IM	Dor neuropática	24
Cetamina + diazepam	Cetamina (6 a 10 mg/kg) + diazepam (0,2 a 0,5 mg/kg)	Transfusão sanguínea (sedação para doadores)	216
Cetamina + midazolam	Cetamina (100 mg/mℓ) + midazolam (5 mg/mℓ) na proporção 1:1 Cetamina (4 a 6 mg/kg) + midazolan (0,4 mg/kg	Transfusão sanguínea (sedação para doadores) Protocolos com cetamina têm prolongado efeito pós-anestésico e possibilidade de causar arritmia em gatos com cardiomiopatia hipertrófica	216
Cetoconazol	Cães: 10 a 20 mg/kg, 1 a 2 vezes/dia, VO Gatos: 5 a 10 mg/kg, 1 a 2 vezes/dia, VO	Antifúngico	70
	Cães e gatos: 20 a 30 mg/kg, 1 vez/dia, durante 3 a 4 semanas	Antifúngicos	50
	Cães: 5 a 10 mg/kg VO, 2 vezes/dia, por 6 a 8 semanas	Aspergilose	149
	Gatos: 10 mg/kg VO, 1 a 2 vezes/dia	Criptococose nasal	149
	Cães e gatos: 10 mg/kg	Dermatofitose	88
	Cães: 10 a 15 mg/kg/dia Gatos: 50 mg totais, a cada 24 h ou a cada 48 h	Criptococose	248
	Cães: 5 a 10 mg/kg VO, 12/12 ou 24/24 h	Malasseziose	89
	Cães e gatos: 10 mg/kg/dia VO	Esporotricose	91
	Cães: 20 mg/kg, a cada 24 h, por 60 dias	Cistos prostáticos	181
Cetoprofeno	Cães: 2 mg/kg (1º dia) + 1 mg/kg SC, IM, IV, VO, a cada 24 h	Pós-operatório	19
	Cães: 1 mg/kg SC, IM, IV, VO, a cada 24 h	Dor crônica	19
	Gatos: 1 mg/kg SC, IM, IV, VO, a cada 24 h (máximo de 5 dias)	Pós-operatório	19
	Cães: 1 mg/kg, 1 vez/dia, VO/SC/IM/IV Gatos: 0,5 a 1 mg/kg, 1 vez/dia, VO/SC/IV, durante no máximo 5 dias	Anti-inflamatório não esteroide	70
	Cães: 1 a 2 mg/kg, 1 a 2 vezes/dia: – IV, VO, SC, 1 mg/kg, por até 5 dias – SC S 2 mg/kg, por até 3 dias Gatos: 1 a 2 mg/kg, 1 vez/dia: – IV, VO, SC, 1 mg/kg, por até 5 dias – SC 2 mg/kg, por até 3 dias	Dor aguda traumática ou pós-operatória	22
	Gatos: 2 mg/kg SC, a cada 24 h (por até 3 dias) Gatos: 1 mg/kg VO, a cada 24 h (por até 5 dias)	Dor pós-operatória	23
	Gatos: 2 mg/kg VO, 1 vez/dia, seguidos de 1 mg/kg VO (por 2 a 3 dias) (máximo de 5 dias)	Analgesia, anti-inflamatório	26
Cetoprofeno	Gatos: 0,1 mg/kg VO, a cada 24 h	Analgesia, anti-inflamatório	26
Ciclofosfamida	Gatos: 300 mg/m^2 VO, a cada 3 semanas	Linfoma alimentar	125
	Gatos: 2 a 4 mg/kg VO, 4 vezes/semana	VPIF	248
	Cães: 200 a 300 mg/m^2 IV, semanalmente, associada a corticoides	Trombocitopenia imunomediada	213

Medicamento	Dosagem	Indicação	Capítulo
Ciclofosfamida	Cães: 50 mg/kg/dia, VO, por 4 a 7 dias ou 200 mg/kg, IV, 1 vez/semana. Gatos: 2,5 mg/kg/dia, VO, por 4 a 7 dias ou 7 mg/kg, IV, 1 vez/semana	Agente imunossupressor	221
	Cães e gatos: 250 a 300 mg/m^2 área de superfície corporal	Linfoma	245
Ciclosporina	Cães: 5 a 10 mg/kg VO, a cada 24 h	Casos graves de enterite linfocítica plasmocítica refratários ao tratamento com corticoides	121
	Cães: 5 mg/kg, a cada 12 h Cães tratados, com recidiva: 10 mg/kg, a cada 12 h, com posterior redução para 7,5 e 5 mg/kg	Fístulas perianais	123
	Gatos: 5 mg/kg VO, 1 ou 2 vezes/dia	Imunomodulador	125
	Gatos: 3 mg/kg VO, 2 vezes/dia	Asma crônica, animais não responsivos a outros tratamentos ou em fase terminal de doença brônquica	152
	Gatos: 4 mg/kg VO, 2 vezes/dia, por 30 dias. Depois, 48/48 h por 30 dias. A seguir, 2 vezes/semana	Calicivírus	101
	Cães: 5 mg/kg, VO, 2 vezes/dia	Anemia hemolítica imunomediada (primária)	207
	Cães: 6 mg/kg VO, a cada 12 h	Meningoencefalite de causa desconhecida	248
	Cães: 10 mg/kg, diariamente, por pelo menos 6 semanas, sendo então reduzida para 5 mg/kg, diariamente, alternada com corticosteroide	Meningoencefalite granulomatosa	248
	Cães: 2,5 mg/kg VO, 12/12 h	Trombocitopenia imunomediada	213
	Cães: 5 mg/kg, 24/24 h a 10 mg/kg VO, 12/12 h Gatos: 0,5 a 3 mg/kg VO, 12/12 h	Transplantes de medula óssea e de rim; AHIM, TIM, doenças dermatológicas imunomediadas	221
Ciclosporina e cetoconazol	Cães: 5 mg/kg de VO, 1 vez/dia 8 mg/kg de VO, 1 vez/dia	Meningoencefalite de causa desconhecida	248
Cimetidina	Cães e gatos: 10 mg/kg, a cada 12 h SC (por 3 dias)	Toxicidade por AINE	19
	Cães: 5 a 10 mg/kg VO, IM, IV, a cada 8 h ou a cada 6 h Gatos: 2,5 a 5 mg/kg VO, IM, IV, a cada 12 h	Bloqueador H$_2$	76
	Cães: 5 a 10 mg/kg IV, IM, VO, cada 4 a 6 h Gatos: 5 a 10 mg/kg IV, IM, VO, cada 6 a 8 h	Insuficiência renal aguda, gastrite	162
Cipro-heptadina	Gatos: 2 mg/gato, 1 ou 2 vezes/dia	Orexígeno	125
Cipro-heptadina	Gatos: 1 a 4 mg/gato VO, 2 vezes/dia, para casos que não respondem a tratamentos com altas doses de corticoides e broncodilatadores	Asma crônica	152
Ciproterona, acetato de	Cães: 0,5 mg/kg VO	Hiperplasia prostática benigna	181
Citarabina	Cães: 50 mg/m^2, a cada 12 h ou 100 mg/m^2, 1 vez/dia, SC, durante 2 a 4 dias consecutivos, e repetida a cada 3 a 6 semanas, por tempo indeterminado	Meningoencefalite granulomatosa	248
Citarabina	Cães: 200 mg/m^2, por mais de 48 h, infusão contínua IV	Meningoencefalite de causa desconhecida inicial	248
Clindamicina	Cães e gatos: 5 a 10 mg/kg, 2 vezes/dia VO	Infecções por anaeróbios	50
Clindamicina	Gatos: 3 a 13 mg/kg, IM, de 8 em 8 h/2 semanas Cães e gatos: 40 mg/kg/de 12 em 12 h VO, 10 a 14 dias Gatos: 12,5 a 25 mg/kg/de 12 em 12 h VO, 1 a 2 dias, inibe a eliminação de oocistos Cães: 10 a 20 mg/kg/de 12 em 12 h VO, 28 dias, infecções sistêmicas Gatos: 10 a 12,5 mg/kg/de 12 em 12 h VO, 28 dias, infecções sistêmicas	Toxoplasmose	82
	Cães: 7,5 a 22 mg/kg, VO, 2 a 3 vezes/dia	Neosporose	83
	Cães e gatos: 10 a 20 mg/kg, a cada 8 ou 12 h	Neosporose	247
	Gatos: 12,5 a 25 mg/kg, a cada 12 h	Poliopatia inflamatória felina	247
	Cães: 10 a 12 mg/kg VO, 2 vezes/dia, por 4 semanas	Miosite por *T. gondii*	248
	Cães e gatos: 5,5 a 11 mg/kg, 2 vezes/dia	Rinite bacteriana	149
	Cães: 75 mg/kg, 2 vezes/dia	Neosporose	248
	Cães: 15 a 22 mg/kg VO, SC, 2 vezes/dia	Neosporose com envolvimento muscular	248
	Gatos: 10 a 15 mg/kg VO, a cada 12 h	Pneumonia grave com complicações	154
	Cães e gatos: 5 a 11 mg/kg; IV, SC ou VO; 12 h	Piotórax	158
	Cães: 10 a 12 mg/kg, a cada 12 h	Toxoplasmose (com exceção dos gatos)	247
Clindamicina + sulfonamidas + pirimetamina	Cães: 7,5 a 22 mg/kg , VO, a cada de 8 a 12 h + 10 a 20 mg/kg, VO, a cada 12 h, por 4 a 8 semanas	Neosporose	83

(continua)

Medicamento	Dosagem	Indicação	Capítulo
Clindamicina, cloridr	Cães e gatos: 11 mg/kg/dia ou 5,5 mg/kg/de 12 em 12 h VO, 7 a 10 dias, até 28 dias	Toxoplasmose	82
Clindamicina, fosfato de	Gatos: 12,5 a 25 mg/kg/de 12 em 12 h IM, 28 dias	Toxoplasmose	82
Clodronato	Cães e gatos: 4 mg/kg em 150 mℓ de solução fisiológica a 0,9% VO, SC, IV	Hipo e hipercalcemia	189
Clonazepam	Cães: 0,05 a 0,2 mg/kg IV 0,06 a 0,2 mg/kg, dividido a cada 6 ou 8 h, associado a fenobarbital ou 1,5 mg/kg, dividido em 3 doses diárias Associado a brometo de potássio: 0,5 mg/kg, 2 vezes/dia	Status epilepticus, emergência	232
Clorambucila	Gatos: 2 mg/gato VO, 48 h, durante 3 a 5 semanas	Agente imunomodulador	125
	Gatos: 2 mg/gato VO, às segundas, quartas e sextas-feiras, a partir da semana 4	Linfoma alimentar	125
	20 mg/m^2 VO, 2 a 3 semanas	Peritonite infecciosa felina	99
	Gatos: 2 mg/gato VO, 3 vezes/semana (controlar leucograma 2/2 semanas – mielotóxico)	Calicivírus	101
	Cães: 0,1 a 0,2 mg/kg/dia VO Gatos: 0,1 a 0,2 mg/kg/dia VO (dose inicial), depois de 48/48 ou 72/72 h	Agente alquilante usado em terapia anticâncer	221
Cloranfenicol	Cães: 15 a 20 mg/kg, VI, a cada 8 h	Erliquiose monocítica canina	87
	Cães e gatos: 40 a 50 mg/kg VO 3 a 4 vezes/dia	Bactérias gram-negativas	248
	50 mg/kg, 3 vezes/dia	Prevenção de choque endotóxico	234
	Cães: 50 mg/kg Gatos: 25 a 50 mg/kg, 3 vezes/dia IV, SC, IM	Infecções intestinais, respiratórias, infecções por bactérias gram-negativas	50
	Cães: 25 a 50 mg/kg	Parvovirose canina	49
	Cães: 15 a 20 mg/kg VO, 3 a 4 vezes/dia	Rinite viral	149
	Cães: 50 mg/kg, 4 vezes/dia Gatos: 10 a 15 mg/kg, 2 vezes/dia	Rinite bacteriana por Bordetella sp. e Mycoplasma sp.	149
	Cães: 50 mg/kg; VO, IV ou SC; a cada 6 h Gatos: 50 mg/kg (total) VO ou IV, a cada 12 h	Pneumonia grave com complicações	154
Clorazepato	Cães: 2 a 6 mg/kg, dividido em 2 ou 3 doses	Convulsões em salvas	232
Cloreto de amônio	Cães e gatos: 100 mg/kg VO, a cada 12 h	Potencializa a excreção urinária da estricnina	71
Cloreto de magnésio	Cães: 1 a 2 mg/kg/min IV	Tratamento de manutenção na taquicardia ventricular	5
Cloreto de potássio	Cães e gatos: 2 a 3 mEq/kg	Hipopotassemia discreta	113
	Cães e gatos: 3 a 5 mEq/kg	Hipopotassemia moderada	113
Cloreto de potássio	Cães e gatos: 5 a 10 mEq/kg	Hipopotassemia intensa	113
	1 mEq em gotas VO	Anasarca, para cada 30 g de perda de peso, evitando-se a depleção de potássio pela ação do diurético	48
	Cães e gatos: 30 a 40 mEq/ℓ 60 e 80 mEq/ℓ, em caso de hipopotassemia grave	Hipopotassemia	113
Clorexidina a 3 a 4%	Shampoo	Malasseziose	89
Clorfeniramina	Cães: 4 a 8 mg/cão, VO, 2 ou 3 vezes/dia Gatos: 2 mg/gato, 2 ou 3 vezes/dia	Rinite alérgica	149
Clorotiazida	Cães e gatos: 20 a 40 mg/kg, 2 vezes/dia	Diabetes insipidus nefrogênico primário	187
Cobalamina	Gatos: 250 mg/kg SC, 1 vez/semana, durante 6 semanas	Suplemento vitamínico	125
Cobalamina	Gatos: 250 mg/gato SC, IM, 1 vez/semana durante 6 semanas	Lipidose hepática felina	125
Codeína	Gatos: 0,5 mg/kg VO, a cada 6 a 12 h	Dor pós-operatória	23
	Gatos: 0,5 a 2 mg/kg IV, IM, SC, VO, a cada 8 ou 6 h 0,5 a 2 mg/kg IV	Analgesia	24
	Cães: 0,2 a 0,5 mg/kg	Antitussígena no caso de neoplasia pulmonar	25
Codeína + acetaminofeno	Cães: 0,5 a 2 mg/kg + 5 a 10 mg/kg VO, a cada 6 ou 8 h (por até 4 dias)	Analgesia anti-inflamatória pós-cirúrgica	21
Colchicina (possíveis efeitos colaterais)	Cães: 0,03 mg/kg VO, a cada 24 h	Artrite imunomediada (amiloidose renal familiar em cães Shar-pei)	220
Complexo B	Gatos: 2 mℓ/250 mℓ de soro/dia	Lipidose hepática felina	125
Contrathion®	Cães e gatos: 20 mg/kg IV inicial, seguida de infusão contínua de 8 mg/kg/h até a recuperação clínica, ou 15 a 40 mg/kg IM ou SC, a cada 8 h, em pequenos animais, e 25 a 50 mg/kg IM, em grandes animais	Intoxicação por organofosforados	74

Medicamento	Dosagem	Indicação	Capítulo
Crioprecipitado	1 U (quantidade recuperada de 150 mℓ de PFC para cada 10 kg de peso vivo), 6/6 h ou 8/8 h	Doença de von Willebrand	213
	1 unidade a cada 10 kg, 1 vez/dia, 3 a 5 dias, ou enquanto persistirem os sintomas	Coagulopatias hereditárias (hemofilia A)	215
	1 unidade a cada 10 kg ou 2 unidades a cada 10 kg em casos cirúrgicos	Coagulopatias hereditárias (von Willebrand)	215
	1 unidade a cada 10 kg, 1 vez/dia, 3 a 5 dias ou enquanto persistirem os sintomas	Coagulopatias hereditárias (afibrinogenia)	215
Cristaloides	Cães: 90 mℓ/kg Gatos: 60 mℓ/kg	Hipotensão	76
Cuprimine® (penicilamina)	Cães e gatos: 8 mg/kg VO, a cada 6 h, ou 10 a 55 mg/kg, a cada 12 h	Intoxicação por chumbo	73
Dalteparina (heparina de baixo peso molecular)	Cães: 150 U/kg, SC, a cada 6 h Gatos: 150 U/kg, SC, a cada 4 h	Anemia hemolítica imunomediada (coagulação intravascular disseminada)	160
Danazol	Cães: 5 a 10 mg/kg VO, 12/12 h	Trombocitopenia imunomediada	213
	Cães: 5 mg/kg VO, 12/12 h	TIM, AHIM refratárias a esteroides, LES	221
DDAVP® (animais doentes)	Cães e gatos: 1 mg por kg de peso vivo SC ou IV	Doença de von Willebrand	213
DDAVP® (doadores de sangue)	Cães e gatos: 0,6 a 1 μg por kg de peso vivo SC, 0,5 a 2 h antes da coleta de sangue	Doença de von Willebrand	213
Detergentes líquidos Palmolive®, Dove®; não usar detergentes cáusticos, de máquina de lavar louça, nem sabão em pó	Cães e gatos: 10 mℓ/kg VO da solução com 3 colheres de sopa (45 mℓ) de detergente mais 1 copo (240 mℓ) de água	Indução de êmese	69
Detomidina	Cães e gatos: 5 a 20 mcg/kg, IV	Sedação e analgesia	20
	Cães e gatos: 10 a 40 mcg/kg, IM		
Dexametasona	0,15 mg/kg IV IM ou VO	Meningoencefalite	248
	0,5 mg/kg IV (por 6 h), repetida a cada 12 a 24 h	Hipoglicemia	59
	0,5 a 1 mg/kg IV	Reação de hipersensibilidade/anafilaxia à quimioterapia	62
	Cães e gatos: 0,1 a 0,22 mg/kg VO, SC, IV, 2 vezes/dia	Hipo e hipercalcemia	189
	Gatos: 0,5 mg/kg VO, 1 vez/dia	Doença intestinal inflamatória	125
	Cães e gatos: 4 mg/mℓ	Malasseziose	89
	Cães e gatos: 0,2 a 0,4 mg/kg/dia, IV, nos três primeiros dias	Anemia hemolítica imunomediada	205
	Cães e gatos:0,05 a 0,2 mg/kg	Dor	245
	Cães e gatos: 0,1 a 0,2 mg/kg IV, 1 ou 2 doses	Trauma medular	243
	Cães: 0,25 mg/kg IV	Edema cerebral	232
	Cães e gatos: 0,5 a 1 mg/kg IV, 24/24 h	Insuficiência adrenal	196
	Cães e gatos: 0,3 a 0,6 mg/kg IV, nos casos mais agudos ou graves 2 mg/kg VO, 24/24 h, durante 7 a 10 dias, depois em dias alternados, na fase de manutenção	Doenças autoimunes	196
	Cães e gatos: 5 a 20 mg, IM	Isoeritrólise neonatal, pequenos animais	196
	Cães e gatos: 0,1 a 0,2 mg/kg IM ou IV, em 2 administrações por 2 dias	Hemólise imunomediada, pequenos animais	196
	Cães e gatos: 0,1 a 0,5 mg/kg, a cada 4 ou 8 h	Reações alérgicas agudas, pequenos animais	196
	Cães e gatos: 1 a 4 mg/kg IV	Trauma craniano e edema cerebral	196
	Cães e gatos: 1 a 3 mg/kg IV, depois 1 mg/kg, 12/12 ou 24/24 h SC ou IV, por 24 h; depois, 0,2 mg/kg, 12/12 ou 24/24 h SC, em doses decrescentes, por 5 a 7 dias	Trauma da coluna vertebral	196
	Cães e gatos: 0,2 a 0,4 mg/kg VO, IM, SC, 1 vez/dia	Lesões de meningoencefalite granulomatosa	248
Dexametasona (dexametasona + complexo B)	Cães e gatos: 0,11 a 0,2 mg/kg VO, a cada 48 h (prurido)	Terapêutica sistêmica anti-inflamatória e/ou imunossupressiva aguda, testes de supressão	196
	Cães e gatos: 2,2 a 4,4 mg/kg IV	Choque	
	Cães e gatos: 0,1 a 0,5 mg/kg, a cada 4 ou 8 h SC IV	Reações alérgicas	
	Cães e gatos: 0,5 a 1 mg/kg IV, 24/24 h IV	Crise hipoadrenocortical	

(continua)

Medicamento	Dosagem	Indicação	Capítulo
Dexametasona (dexametasona + complexo B)	Cães e gatos: 1 a 4 mg/kg IV, depois reduzir gradualmente a cada 6 ou 8 h	Edema cerebral	196
	Cães e gatos: 2 a 3 mg/kg IV, depois 1 mg/kg IV SC, a cada 24 h, depois 0,2 mg/kg, 12/12 ou 8/8 h SC, em doses decrescentes por 5 a 7 dias	Trauma coluna vertebral	
	Cães e gatos: 0,25 a 0,30 mg/kg SC, depois 0,1 a 0,15 mg/kg, 12/12 h SC VO, por 5 a 7 dias	Trombocitopenia imunomediada	
Dexametasona	0,2 a 0,4 mg/kg, 1 vez/dia	Anemia hemolítica imunomediada (primária)	207
Dexametasona e antipiréticos	0,5 a 1 mg/kg IV, IM ou SC	Reações transfusionais (hipertemia)	216
Dexclorfeniramina	Cães e gatos: 2 a 10 mg/animal VO, a cada 24 h	Bloqueador H_1 anti-histamínico	76
Dexmedetomidina	Cães: 5 mcg/kg, IV. Efeito-teto com a dose de 10 mcg/kg	Sedação	20
	Gatos: 0,5 a 1 mg/kg/h	Dor aguda de origem traumática ou pós-operatória	22
	Cães: 0,5 a 3 mg/kg/h	Redução da concentração alveolar mínima dos anestésicos inalatórios	22
Dextrana-70	Cães: 10 a 20 mℓ/kg até 40 a 50 mℓ/kg/h Gatos: 5 mℓ/kg em *bolus* a cada 5 a 10 min, com um máximo de 20 mℓ/kg	Choque	234
Dextrose a 25%	1 mℓ/kg IV lenta (por 10 min)	Hipoglicemia	59
Diazepam (Valium®)	Cães e gatos: 0,5 mg/kg IV	Convulsões	76
	Cães: 0,5 a 1,5 mg/kg, a cada 8 h	Relaxante muscular	247
	Cães e gatos: 0,5 mg/kg IV até o controle das convulsões	Intoxicação por estricnina	71
	Cães e gatos: 5 a 1 mg/kg IV	Convulsões	74
	Cães: IV em *bolus* (0,5 a 1 mg/kg); retal: 1 mg/kg Gatos: 1 a 2 mg, a cada 8 h	*Status epilepticus*	232
	Cães: 0,25 a 1 mg/kg IV, sendo repetida por mais 4 a 5 vezes, com intervalos de 15 a 30 min Gatos: 2 a 5 mg IV, em ambos os casos, na impossibilidade de administração IV, administrar 1 mg/kg VR	Tremores e convulsões	69
Diclazurila	Cães e gatos: 25 mg VO, 1 vez ao dia	Cistoisosporoses	80
Dietilcarbamazina	Cães: 80 mg/kg VO, 2 vezes/dia, por 3 dias	*Crenosoma vulpis*	156
Difenidramina	3 a 4 mg/kg, IM	Reação de hipersensibilidade/anafilaxia à quimioterapia	62
	1 mg/kg por via subcutânea [SC]), 15 a 30 min antes da aplicação da vacina	Reações anafiláticas pós-vacinais	34
	Cães e gatos: 4 mg/kg VO, cada 8 h	Anti-histamínico com efeito antinicotínico	246
	Cães e gatos: 4 mg/kg VO, a cada 8 h	Neuropatia periférica tardia e síndrome intermediária	74
	2 mg/kg SC ou IM ou 0,5 a 1 mg/kg SC, 15 min antes da transfusão	Reações transfusionais (prevenção)	216
Difeniltiocarbazona	Cães e gatos: 70 mg/kg, 3 vezes/dia	Antídoto ao tálio	71
Digoxina	Dosar por peso magro e reduzir a dose em 10 a 15% para elixir. Abaixo de 20 kg: 0,0055 a 0,011 mg/kg, VO, a cada 12 h Acima de 20 kg: 0,22 mg/m², VO, a cada 12 h Digitalização rápida: 0,0025 mg/kg, IV, em *bolus*, a cada hora, com 3 a 4 repetições, até o total de 0,01 mg/kg. Iniciar terapia oral após 12 h Gatos: 0,01 mg/kg VO, em dias alternados; 0,007 mg/kg VO, em dias alternados (com furosemida e ácido acetilsalicílico)	Bradiarritmias	5
	Cães: 0,005 a 0,01 mg/kg, VO, 1 ou 2 vezes/dia Gatos: 0,005 a 0,008 mg/kg/dia, VO, dividido em duas doses diárias		70
Dimercaprol	Cães e gatos: 2,5 a 3 mg/kg IM a cada 4 h até 24 h e a cada 12 h durante 7 dias	Intoxicação por arsênico	71

Medicamento	Dosagem	Indicação	Capítulo
Dipirona	Cães: 25 mg/kg, VO/SC/IM/IV, 2 ou 3 vezes/dia Gatos: 25 mg/kg, VO/SC/IM/IV, 1 ou 2 vezes/dia	Analgésico antitérmico	70
	Cães: 25 a 35 mg/kg, 2 a 3 vezes/dia, IV/VO Gatos: 25 mg/kg, 2 a 3 vezes/dia, IV/VO	Dor aguda traumática ou pós-operatória	22
	Gatos: 12,5 a 25 mg/kg IV, IM, VO, a cada 12 a 24 h	Dor pós-operatória	23
	Cães: 25 mg/kg VO, IM, IV, a cada 6 a 8 h	Analgesia	24
	Gatos: 25 mg/kg VO, IM, IV, a cada 24 h		
	Cães e gatos: 25 a 30 mg/kg IV		
	Cães: 35 mg/kg VO, a cada 6 h	Dor visceral	25
	Cães: 25 a 35 mg/kg VO, IV, SC, IM, a cada 6 a 8 h	Dor crônica	25
	Gatos: 12,5 mg/kg VO, IM, SC, a cada 12 h		
Disofenol	Cães: 7,5 mg/kg	Nematódeos: ancilostomídeos	85
Dobutamina	Cães: 5 a 20 μg/kg/min IV (iniciar com dose baixa e aumentar para efeito) Gatos: 1 a 5 μg/kg/min IV (iniciar com dose baixa e aumentar para efeito)	Bradiarritmias	5
Dolansetron	0,3 a 0,5 mg/kg SC ou IV, a cada 12 a 24 h	Pancreatite, gatos	125
Dolasetrona (não disponível)	0,5 a 1 mg/kg IV, SC, 24/24 h	Panleucopenia felina	98
Domperidona	0,5 a 1 mg/kg, a cada 12 h, por 30 dias, e nova sequência a cada 6 meses (imunomodulação)	Leishmaniose visceral canina	84
Dopamina	Cães: 2 a 20 μg/kg/min IV (iniciar com dose baixa e aumentar para efeito) Gatos: 2 a 10 μg/kg/min IV (iniciar com dose baixa e aumentar para efeito)	Bradiarritmias	5
	Cães e gatos: 2 a 5 mg/kg/min, infusão IV	Diurético	69
Doxapram	Cães e gatos: a duração da ação deste fármaco é relativamente curta (minutos), e a dose utilizada de 0,1 a 0,2 mℓ/neonato IV ou sublingual (20 mg/mℓ)	Baixa frequência respiratória, respiração agônica e padrão respiratório inapropriado após a terapia com oxigênio	47
	5 a 10 mg/kg, IV, com repetição em 15 a 20 min. Neonatos: 1 a 5 mg em cães e de 1 a 2 mg em gatos por via subcutânea (SC), sublingual (SL) ou pela veia umbilical	Estimulante respiratório	69
Doxiciclina	Cães: 5 a 10 mg/kg VO, de 12 a 24 h, por 28 dias	Erliquiose monocítica canina	87
	Gatos: 10 mg/kg, a cada 24 h, por 28 dias	Erliquiose felina	87
	5 mg/kg, 2 vezes/dia VO	Doenças causadas por hematozoários	50
	Cães: 3 a 4 mg/kg VO, 1 vez/dia	Artrose	26
	Cães: 5 mg/kg, a cada 12 h	Supercrescimento bacteriano intestinal primário e secundário	121
	Cães e gatos: 5 a 10 mg/kg, 2 vezes/dia, seguida por bolus de água	Rinite bacteriana por Bordetella sp. e Mycoplasma sp.	149
	Cães: 5 a 10 mg/kg VO, 1 vez/dia	B. bronchiseptica	151
	Gatos: 5 mg/kg VO, 2 vezes/dia por 3 semanas	Asma, se houver crescimento massivo de bactérias ou crescimento de Mycoplasma spp.	152
	Cães: 5 mg/kg VO (suspensão para filhotes), a cada 12 h	Pneumonia não complicada	154
	Gatos: 10 mg/kg, 1 vez/dia, por 14 dias	Infecção por FHV-1	100
	Gatos: 5 a 10 mg/kg VO, 24/24 h, 2 a 8 semanas	Micoplasmose hemotrópica felina	110
Doxiciclina + piroxicam	Cães: 3 a 5 mg/kg VO, 2 vezes/dia + piroxicam (0,3 mg/kg VO, 1 vez/dia)	Rinite inflamatória	149
Doxicilina	Cães: 5 mg/kg VO, 12/12 h, 3 semanas (exceto para cães com êmese)	Leptospirose canina	106
	Gatos: 10 mg/kg VO, 24/24 h, 4 a 6 semanas	Clamidofilose felina	109
Doxorrubicina	Gatos: 25 mg/m^2 IV, a cada 3 semanas, por 6 meses	Linfoma alimentar	125
	Gatos: 25 mg/m^2 ou 1 mg/kg a cada 3 semanas, por 3 ou 5 ciclos de tratamento		
Edrofônio, cloridrato de	Cães e gatos: 0,1 a 0,2 mg/kg, IV	Miastenia gravis	118
	Cães: 0,1 a 0,2 mg/kg IV Gatos: 0,25 a 0,5 mg/gato IV	Miastenia gravis – teste de desafio com anticolinesterásico	246
EDTA Na$_2$ Ca (Versenato®)	Cães e gatos: 25 mg/kg diluídos para concentração de 10 mg/kg em solução glicosada a 5% SC, a cada 6 h (não exceder a dose diária total de 2 g durante 5 dias)	Intoxicação por chumbo	73

(continua)

Medicamento	Dosagem	Indicação	Capítulo
Enilconazol	Cães: 10 mg/kg, diluídos em igual volume de água imediatamente antes do uso. Dose dividida igualmente e instilada em cada lado da cavidade nasal, 2 vezes/dia, durante 2 semanas	Rinite fúngica	149
Enoxaparina (heparina de baixo peso molecular)	Cães: 0,8 mg/kg, SC, 3 vezes/dia Gatos: 0,75 a 1 mg/kg, 2 ou 3 vezes/dia	Anemia hemolítica imunomediada (coagulação intravascular disseminada)	207
Enrofloxacino	Cães: 2,5 a 5 mg/kg, 12/12 h Gatos: 5 a 15 mg/kg, 12/12 h	*Staphylococcus* sp. e *Streptococcus* sp.	104
	Filhotes: 5 mg/kg VO, a cada 12 h	Pneumonia grave com complicações	154
	5 mg/kg, 2 vezes/dia, durante 7 a 10 dias e depois 5 mg/kg, 1 vez/dia, por 10 a 14 dias	Meningoencefalite	248
	5 mg/kg, 1 vez/dia IV, IO, SC, IM	Septicemias, infecções intestinais e urinárias	50
	10 mg/kg IV, 2 vezes/dia	Bactérias gram-negativas	248
	5 mg/kg VO, 8/8 h, 3 a 4 semanas	Micoplasmose hemotrópica felina	110
	5 mg/kg VO, 24/24 h (risco de alterações visuais ou comprometimento articular)	Clamidofilose felina	109
Enxofre	*Shampoo*	Malasseziose	89
Epinefrina	Cães e gatos: 0,2 mg/kg IV ou IO, ou 0,4 mg/kg, intratraqueal, a cada 3 a 5 min	Bradiarritmias	5 181
	Neonatos: 0,01 a 0,03 mℓ/100 g de peso corporal SL, IV ou IO (0,1 mg/mℓ)	Aumento do débito cardíaco, diminuição da resistência vascular periférica, em baixas doses, e efeito inotrópico com a elevação da dose	47
	Gatos: 0,1 mg/gato SC, IV ou IM	Broncospasmo	152
Epinefrina 1:1.000	Cães e gatos: 0,1 a 0,5 mℓ SC imediatamente, podendo ser repetida após 10 a 20 min ou 0,5 a 1 mℓ IV	Picada de abelhas	76
Eritromicina	Cães e gatos: 10 a 15 mg/kg, 3 vezes/dia VO	Infecções respiratórias e dermatológicas	50
	Cães e gatos: 0,5 a 1 mg/kg VO, a cada 8 h	Esvaziamento de sólidos	119
	Cães e gatos: 5 a 20 mg/kg, 8/8 h	*Staphylococcus* sp. e *Streptococcus* sp.	104
Eritropoetina recombinante humana			80
Espironolactona	Cães e gatos: 1 a 2 mg/kg VO, a cada 12 h	Diurético	69
Ésteres polissulfatados de glicosaminoglicanos	Cães e gatos: 4,4 mg/kg, IM, a cada 3 ou 5 dias (máximo de 8 aplicações)	Sinovite, osteoartrose	26
Estreptomicina	Cães: 5 mg/kg, 2 vezes/dia, IM ou SC, por 1 semana	Discoespondilite, endocardite bacteriana, microrganismos	244
Etanol a 50%	Cães e gatos: 8 mℓ/kg, associado a ácido acético a 5%, também na dose de 8 mℓ/kg	Doador de acetato (alternativo) Antídoto para fluoroacetato	71
	Cães e gatos: 8 mℓ/kg VO associado a ácido acético a 5% na mesma dosagem	Intoxicação por fluoroacetato de sódio	71
Etodolaco	Cães: 5 a 15 mg/kg VO, a cada 24 h	Dor aguda traumática ou pós-operatória	22
Famotidina	Cães e gatos: 0,5 a 1 mg/kg IV SC, a cada 12 ou 24 h	Êmese	62
	Gatos: 0,5 mg/kg, 1 ou 2 vezes/dia VO, SC, IV	Linfoma alimentar felino	125
	Gatos: 0,5 mg/kg, a cada 12 a 24 h VO, SC, IV	Náuseas e vômito	125
	Cães: 0,5 a 1 mg/kg IV, IM, VO, cada 12 a 24 h Gatos: 0,25 a 0,5 mg/kg SC, VO, cada 24 h	Insuficiência renal aguda, gastrite	162
Fanciclovir	Gatos: 57 mg/kg, 2 vezes/dia, por 21 dias	Infecção por FHV-1	100
Febantel + pirantel, pamoato de	15 a 30 mg/kg + 5 a 14,5 mg/kg	Nematódeos	85
Febendazol	Gatos: 25 a 50 mg/kg, 2 vezes/dia/10 dias	*Cappilaria aerophila*	152
Felbamato	Cães: 15 a 60 mg/kg, 3 vezes/dia	Convulsões	232
Fembendazol	Cães e gatos: 50 mg/kg, 1 a 3 dias	Anti-helmíntico (nematódeos)	50
	Cães e gatos: 10 mg/kg, a cada 24 h, por 2 dias	*Ollulanus tricuspis*	119
	Cães e gatos: 50 mg/kg, a cada 24 h, por 3 dias	Giardíase	120
	Gatos: 50 mg/kg VO, a cada 12 h, durante 5 dias	Colangite	125
	Cães e gatos: 50 mg/kg VO, 1 vez/dia, por 10 dias, ou 25 a 50 mg/kg, 2 vezes/dia, durante 7 a 10 dias	Capilariose	149
	Cães e gatos: 50 mg/kg VO, 1 vez/dia, por 14 dias	*Capillaria aerophila*	156
	Gatos: 25 a 50 mg/kg, 2 vezes/dia, por 10 a 14 dias	*Paragonimus kellicotti* (mais comum em gatos)	156
	Gatos: 25 a 50 mg/kg, 1 vez/dia, por 10 a 14 dias	*Aelurostrongylus abstrusus*	156
	Cães: 25 a 50 mg/kg, 1 vez/dia, por 14 a 21 dias	*Filaroides hirthi*	156
	Cães: 50 mg/kg VO, 1 vez/dia, por 3 dias	*Crenosoma vulpis*	156

Medicamento	Dosagem	Indicação	Capítulo
Fembendazol	50 mg/kg VO, a cada 24 h, por 3 a 5 dias	Giardíase	79
	50 a 100 mg/kg	Nematódeos	85
Fenitoína	Cães: 25 mg/kg a cada 12 h Gatos: 3 mg/kg a cada 24 h	Estabilizante de membrana	247
	Cães: 6,6 a 35 mg/kg, 3 vezes/dia	Controle de convulsões	232
Fenobarbital	Cães: 2 mg/kg, 1 ou 2 vezes/dia	Laringite (tosse excessiva)	151
	Cães: 2 a 4 mg/kg IV ou IM até 10 a 20 mg/kg IV	*Status epilepticus*	232
Fenobarbital* com propofol em *bolus*** e, posteriormente, manter com propofol em infusão contínua*** até a estabilização do quadro	Cães: * 2 a 5 mg/kg IM ou IV, a cada 12 h ** 2 a 6 mg/kg IV, em dose única *** 0,1 a 0,5 mg/kg/min IV	*Status epilepticus*	127
Fenoxibenzamina	Cães e gatos: 0,2 a 1,5 mg/kg VO, 2 vezes/dia Dose média de 0,6 mg/kg VO, 2 vezes/dia, por cerca de 20 dias antes da adrenalectomia	Manejo prévio da hipertensão (adrenalectomia laparoscópica)	197
Fentanila	Cães: dose inicial de 0,005 mg/kg, IV Gatos: dose inicial 0,0025 mg/kg, IV Manutenção: 0,005 a 0,02 mg/kg/h (caninos) e 0,0025 mg/kg a 0,005 mg/kg (gatos)	Analgesia	21
	0,001 mg/kg, via subaracnóidea ou 0,002 mg/kg via epidural	Analgesia curta (menos de 45 min)	21
	Gatos (4 kg): 0,025 mg/h, adesivo	Sedação	21
	12,5 mg/h, adesivo	Analgesia, animais extremamente pequenos ou pediátricos	22
	Cães: *bolus* de 3 a 5 μg/kg, seguido de 10 μg/kg/h, IIC, intraoperatório	Analgesia	22
	Cães: 2 a 5 μg/kg/h, pós-operatório		
	Cães: 10 μg/kg/h, pós-operatório	Analgesia, procedimentos mais invasivos	22
	Cães e gatos: 2 a 10 mg/kg, a cada 20 a 120 min, IV, IM, até 15 mg/kg a cada 1 a 3 h	Dor aguda traumática ou pós-operatória	22
	Cães: 12,5, 25, 50, 75 e 100 μg/h, adesivo transdérmico, 12 a 24 h antes da cirurgia		
	Gatos: 12,5 e 25 μg/h, adesivo transdérmico, 12 a 24 h antes da cirurgia		
	Cães: *bolus* 2 a 5 μg/kg IV, seguido de 2 a 5 μg/kg/h, IIC		
	Gatos: 0,005 mg/kg (com 1 mℓ de solução salina ou AL por 4,5 kg de peso corporal), via epidural, antes da cirurgia	Analgesia trans e pós-operatória	23
	Gatos: 0,001 a 0,005 mg/kg IM, IV, SC, a cada 20 a 30 min	Dor pós-operatória	23
	Gatos: *bolus* de 0,002 a 0,003 mg/kg, seguido de 0,001 a 0,005 mg/kg/h IV, infusão contínua		
	Gatos: 0,005 mg/kg/h, transdérmico, *patch*, a cada 3 a 5 dias		
	0,03 e 0,5 mcg/kg/min, infusão contínua	Analgesia	24
	Cães: 0,005 a 0,02 mg/kg IV		
	Cães: 0,01 a 0,06 mg/kg/h, infusão contínua		
	Cães (0 a 5 kg): 12 mg/h (adesivo transdérmico)		
	Cães (5 a 10 kg): 25 mg/h (adesivo transdérmico)		
	Cães (10 a 20 kg): 50 mg/h (adesivo transdérmico)		
	Cães (20 a 30 kg): 75 mg/h (adesivo transdérmico)		
	Cães (mais de 30 kg): 100 mg/h (adesivo transdérmico)		
	Gatos (0 a 5 kg): 12 mg/h (adesivo transdérmico)		
	Gatos (5 a 10 kg): 25 mg/h (adesivo transdérmico)		
	Cães e gatos: 10 a 20 μg/kg + 0,2 mg/kg IV	Analgesia, pacientes críticos	22
	Cães e gatos: 0,005 mg/kg + 0,1 mg/kg IM IV	Sedação ou indução anestésica, animais debilitados	21
Ferro dextrana	Cães: 10 a 20 mg Fe elementar/kg, a cada semana Gatos: 50 mg/gato, a cada 3 a 4 semanas	Anemia ferropriva	206

(*continua*)

Medicamento	Dosagem	Indicação	Capítulo
Finasterida	Cães e gatos: 1,5 mg/animal com peso igual ou inferior a 15 kg, ou 2,5 mg/animal com peso entre 15 e 30 kg, a cada 24 h	Hiperplasia prostática benigna	181
Firocoxibe	Cães: 5 mg/kg, 1 vez/dia, comprimidos mastigáveis	Dor e inflamação associada à osteoartrite	19
	Cães: 5 mg/kg VO, 1 vez/dia Gatos: 1 a 3 mg/kg, 1 vez/dia, VO (não licenciado para uso em gatos no Brasil)	Dor crônica	19
	Cães: 5 mg/kg VO, 1 vez/dia	Dor aguda traumática ou pós-operatória	22
	Cães: 5 mg/kg VO, a cada 24 h	Dor crônica	25
	Cães: 5 mg/kg (por até 30 dias)	Anti-inflamatório	26
Flucitosina	Cães: 50 a 75 mg/kg, a cada 8 h Gatos: 125 a 250 VO, dividida em 2 ou 4 vezes/dia 8 h	Criptococose	248
Flucitosina (com anfotericina B)	Cães e gatos: 30 mg/kg, 6/6 h ou 50 a 75 mg/kg, 8/8 ou 12/12 h	Meningite criptocócica	91
Fluconazol	Cães: 2,5 mg/kg VO, 2 vezes/dia	Aspergilose	149
	50 mg/gato VO, 2 vezes/dia, de 2 a 6,5 meses	Criptococose nasal	149
	Cães e gatos: 2,5 a 5 mg/kg/dia, por 7 a 10 dias	Malasseziose	89
	Cães e gatos: 10 a 20 mg/kg VO, 12/12 ou 24/24 h, depois, 5 a 10 mg/kg, 12/12 h	Criptococose	91
Fluconazol seguido de voriconazol	2,3 mg/kg VO, 2 vezes/dia durante 4 meses, 3,4 mg/kg VO, 2 vezes/dia durante mais 10 meses	Antifúngicos	248
Fludrocortisona	Cães: 0,025 mg/kg VO a cada 12 a 24 h Gatos: 0,1 mg/animal VO, a cada 24 h	Hipoadrenocorticismo	5
	Cães e gatos: 10 a 15 mg/kg VO, 12/12 h (reposição mineralocorticoide)	Hipoadrenocorticismo	196
Fludrocortisona	Cães: 0,1 a 0,8 mg/dia VO, ou 0,02 mg/kg/dia VO Gatos: 0,02 mg/kg/dia VO	Manutenção do hipoadrenocorticismo	196
Fludrocortisona, acetato de	Cães: 0,01 mg/kg, a cada 12 h, VO ou 0,02 mg/kg, a cada 24 h, VO	Hipoadrenocorticismo primário	195
Flunarizina	Cães: 1,25 a 10 mg/animal, a cada 12 h Gatos: 2,5 mg/gato a cada 12 h	Medicação complementar para crises convulsivas	232
Flunixino meglumina	Cães: 0,5 a 1 mg/kg, 1 vez/dia, VO/SC/IM/IV durante no máximo 3 dias	Anti-inflamatório não esteroide	70
	Cães: 1 mg/kg SC, IM, IV, a cada 24 h	Pós-operatório	19
	Gatos: 0,25 mg/kg SC, IM, a cada 24 h		
	Cães: 1,1 mg/kg, a cada 24 h (não mais que 3 dias)	Úlceras de córnea, uveítes, conjuntivites, pré e pós-operatório de cirurgias oculares	19
	Gatos: 0,25 mg/kg, IM, 1 vez/dia	Analgesia	22
	Cães: 0,5 a 1 mg/kg IV, IM, SC, VO, a cada 24 h	Dor aguda traumática ou pós-operatória	22
	Gatos: 1 mg/kg IV, IM, SC, VO, 1 única vez		
	Gatos: 0,5 a 1 mg/kg IV, VO, dose única	Analgesia pós-operatória	23
Fluoxetina	Cães: 1 a 1,5 mg/kg, a cada 12 ou 24 h	Relaxante muscular	247
Fluticasona	Gatos: 44, 110, 220 e 250 μg, inalação	Asma e bronquite	152
	Cães e gatos: 250 mg por dose inalada, 12/12 ou 24/24 h	Doenças bronquicopulmonares inflamatórias e/ou alérgicas, dermatoses inflamatórias	196
Fosfato férrico ferrocianuro ou azul da Prússia	Cães e gatos: 10 g em 50 mℓ de manitol 10%	Antídoto para o tálio (rodenticida)	71
Furazolidona	Cães e gatos: 4 mg/kg, a cada 12 h, por 5 a 10 dias	Giardíase	79
Furosemida	Cães e gatos: 2 a 8 mℓ/kg IV	Reações transfusionais (edema pulmonar em sobrecarga circulatória)	247
	Cães e gatos: 0,2 mg/100 g de peso IM a cada 3 h	Anasarca	48
	Cães e gatos: 1 a 4 mg/kg SC IV, a cada 12 h	Promoção da calciurese	59
	Cães e gatos: 2 a 4 mg/kg VO, IM, IV, a cada 8 ou 12 h	Hipercalcemia persistente após 24 h de fluidoterapia	189
	Cães e gatos: 2 a 4 mg/kg VO, IM, IV, 2 a 3 vezes/dia	Hipo e hipercalcemia	189
	Cães e gatos: 2 a 5 mg/kg IV	Prevenir elevação da pressão intracraniana	234

Medicamento	Dosagem	Indicação	Capítulo
Furosemida (contraindicada se houver desidratação)	Cães: 2,2 a 4,4 mg/kg; VO, IV, IM ou SC, 1 a 3 vezes/dia Gatos: 2,2 mg/kg; VO, IV, IM ou SC, 1 a 3 vezes/dia 2 a 6 mg/kg IV, se em 30 min a produção de urina não for maior que 1 mℓ/kg/h, a dose pode ser repetida. Outras repetições, desde que o somatório das doses não ultrapasse 12 mg/kg. Para manter a diurese, repetir a dose inicial a cada 6 a 8 h. Manutenção por infusão contínua na taxa de 0,25 a 1 mg/kg/h por mais 24 a 48 h	Insuficiência renal aguda, para promover diurese	162
Furosemida	Cães e gatos: 5 mg/kg, a cada 6 a 8 h IV	Diurético	69
Gabapentina	Cães e gatos: 3 a 10 mg/kg VO, a cada 8 h a 12 h	Analgesia	22
	Cães: 5 a 25 mg/kg, 3 vezes/dia, VO Gatos: 5 a 25 mg/kg, 2 vezes/dia	Dor aguda traumática ou pós-operatória	22
	Gatos: 2,5 a 10 mg/kg VO, a cada 8 a 12 h	Dor crônica	23
	Cães e gatos: 5 a 20 mg/kg, a cada 8 a 12 h	Dor	25
	Cães: 30 a 60 mg/kg, 2 vezes/dia, 3 vezes/dia Gatos: 5 a 10 mg/kg a cada 12 h	Terapia complementar	232
G-CSF	Cães e gatos: 5 a 10 μg/kg SC, diariamente, em ciclos de 5 a 10 dias com intervalos de 2 a 10 dias	Citopenias (leucopenia)	210
Genfibrozila	Cães: 200 mg/dia	Hiperlipidemia	202
Gentamicina	Cães e gatos: 2,2 mg/kg, IM, 1 vez/dia na 1ª semana	Brucelose canina	181
	Cães e gatos: 2 mg/kg, 3 vezes/dia SC, IM	Septicemias e infecções intestinais	50
Gentamicina	Cães e gatos: 2 mg/kg IV ou IM, 3 vezes/dia	Bactérias gram-negativas	248
	Cães e gatos: 2 mg/kg, 2 vezes/dia, IM ou SC, por 1 semana	Discoespondilite, endocardite bacteriana, microrganismos	244
	Cães e gatos: 50 mg em 5 mℓ de solução salina, 2 vezes/dia	Nebulização em pneumonia bacteriana	154
	Gatos: 2 mg/kg IV, SC, IM, 8/8 h	Panleucopenia felina	98
Glicerol a 10%, monoacetato de (Monoacetin®)	Cães e gatos: 0,5 mℓ/kg, IM, 1ª aplicação; 0,2 mℓ/kg aplicações seguintes a cada 30 min, se necessário	Intoxicação por fluoroacetato de sódio	71
	Cães e gatos: 0,55 mg/kg, IM, a cada 30 min, durante 12 h ou 500 mℓ diluídos em solução fisiológica, durante os primeiros 30 min após a ingestão do tóxico	Doador de acetato	71
Glicocorticoides	0,5 mg/kg VO a cada 12 h	Hidrocefalia congênita	48
	Gatos: 2 a 4 mg/kg VO, 1 vez/dia	VPIF	248
Gliconato de potássio	0,44 mEq/kg VO, a cada 12 a 24 h	Hipopotassemia crônica	247
Glicose a 50%	5 a 500 mℓ IV durante 15 min	*Status epilepticus*	232
Glicose a 10%	Cães e gatos: 0,2 a 0,4 mℓ/100 g de peso corporal IV lenta, seguida por infusão contínua de solução isotônica acrescida de glicose a 1,25 a 5% para reposição de volume durante a reanimação.	Reanimação	47
	Neonatos alertas e normotérmicos nascidos de partos por cesariana: 0,2 a 0,4 mℓ/100 g de peso corporal, VO, até a completa recuperação da parturiente	Glicemia	47
Glicose hipertônica e insulina	Cães: insulina regular 5 U/kg, IV, combinada com 2 g de glicose/U de insulina Gatos: insulina regular 0,5 U/kg, IV, combinado com 2 g de glicose/U de insulina Cães: 0,5 a 1 g de glicose/kg, sem insulina, também é benéfico (efeito tem início em 30 min e dura várias horas)	Insuficiência renal aguda, hiperpotassemia em pacientes anúricos	162
Griseofulvina	Cães e gatos: 7 a 30 mg/kg, VO	Antifúngico	70
	Cães: 5 a 10 mg/kg, 2 vezes/dia	Antifúngicos	50
	Cães e gatos: 25 a 60 mg/kg	Dermatofitose	88
Heparina	Pequenos animais: 100 a 200 unidades/kg, a cada 8 a 12 h, SC	Tromboembolismo pulmonar	181 160
Heparina de baixo peso molecular	Cães: 150 unidades/kg, a cada 8 a 12 h, SC Gatos: 100 unidades/kg, a cada 8 h	Tromboembolismo pulmonar	160
Heparina fracionada – dalteparina	Cães e gatos: 100 UI/kg SC, a cada 8 ou 12 h	Tromboembolismo	246
Heparina fracionada – enoxaparina	1 a 1,5 mg/kg SC	Tromboemboembolismo	246

(continua)

Medicamento	Dosagem	Indicação	Capítulo
Heparina não fracionada	Cães: 100 a 200 UI/kg IV e 100 UI/kg SC, a cada 6 h	Tromboembolismo	246
	Cães: 250 U/kg, 18 U/kg/h; 200 a 500 U/kg, a cada 6 h Gatos: 175 a 475 U/kg; 18 U/kg/ℓ. 200 a 500 U/kg, a cada 6 a 8 h; IC a cada 8 h	Tromboembolismo pulmonar	160
	Cães: 100 U/kg em *bolus*, seguido de uma dosagem de 20 a 37,5 U/kg/h em IC, ou 150 a 300 U/kg/SC, 4 vezes/dia Gatos: 250 U/kg, 4 vezes/dia	Anemia hemolítica imunomediada (coagulação intravascular disseminada)	207
	Cães: dose inicial de 100 UI/kg em *bolus*, IV, seguida de 480 a 900 UI/kg/dia (20 a 37,5 UI/kg/h) em infusão constante; ou dose inicial de 150 a 300 UI/kg, SC, por 6 h Gatos: dose inicial de 250 UI/kg, SC, por 6 h	Coagulopatias	214
Hetastarch	Cães: 10 a 20 mℓ/kg *bolus* rápido Gatos: 5 mℓ/kg com incrementos a cada 5 ou 10 min	Choque	234
Hialuronato de sódio	Cães e gatos: 7 mg/kg/articulação/semana IV ou via intra-articular	Sinovite, capsulite	26
	0,5 mℓ ou 4 mg, via intra-articular	Osteoartrose	26
Hidroclorotiazida	Cães: 2 a 4 mg/kg VO, 2 vezes/dia	Redução da excreção de cálcio na urina	44
	Cães e gatos: 2,5 a 5 mg/kg, 2 vezes/dia	Diabetes *insipidus* nefrogênico primário	187
Hidrocortisona	Cães e gatos: 8 a 20 mg/kg IM, IV, 50 a 150 mg/kg IV	Choque	76
	Cães e gatos: 5 a 20 mg/kg, a cada 2 a 6 h	Insuficiência adrenal, crise hipoadrenocortical	196
	Cães e gatos: 0,5 a 1,1 mg/kg IM ou SC, 24/24 h	Insuficiência adrenal, reposição glico e mineralocorticoide	196
	Cães e gatos: 50 a 150 mg/kg IV (choque); 5 a 20 mg/kg, a cada 2 a 6 h IV (crise hipoadrenocortical); 0,5 a 1,1 mg/kg IM ou SC (manutenção hipoadrenocortical)	Choque e crise hipoadrenocortical, fraca ação anti-inflamatória	196
Hidromorfona	0,05 mg/kg, via epidural ou 0,025 mg/kg, via subaracnóidea	Analgesia	21
	Cães e gatos: 0,03 a 0,05 mg/kg	Procedimentos cirúrgicos muito invasivos	22
	Cães e gatos: 0,1 mg/kg	Dor grave	22
	Cães e gatos: 0,02 a 0,03 mg/kg	Dor leve a moderada	22
Hidromorfona + diazepam	Cães e gatos: 0,05 a 0,1 mg/kg + 0,2 mg/kg IV	Analgesia, pacientes críticos	22
Hidromorfona + midazolam	Cães e gatos: 0,05 a 0,1 mg/kg + 0,1 mg/kg IM, IV	Sedação e analgesia	21
Hidróxido de magnésio (Leite de Magnésia®)	Cães: 5 a 10 mℓ VO, a cada 12 h ou a cada 24 h Gatos: 2 a 6 mℓ VO, a cada 12 h ou a cada 24 h	Catártico salino	69
Hidroxiureia (após flebotomia)	Cães e gatos: 30 mg/kg/dia VO, por 7 a 10 dias Manutenção: 15 mg/kg/dia VO (monitorar hematócrito)	Eritrocitose (absoluta primária)	208
Hipoclorito de sódio ou vinagre	Cães e gatos: 1:100 (1 mℓ para cada 100 mℓ de solução fisiológica aquecida a 30°C)	Diminuem a possibilidade de infecção por herpes-vírus	47
Idoxuridina	Gatos: 1 gota (sol. 0,1%), intervalo de 4 a 6 h, por 21 dias	Infecção por FHV-1	100
Imidocarbe, dipropionato de	Cães: 5 a 6 mg/kg IM ou SC, 2 aplicações em intervalo de 14 dias	Hepatozoonose	247
	Cães: 5 a 7 mg/kg SC/IM, dose única, repetir em 14 dias	Piroplasmoses	86
	Cães: 5 mg/kg SC, intervalo de 15 dias, 2 aplicações	Erliquiose monocítica canina	87
Imunoglobulina humana	Cães: 0,5 a 1 mg/kg IV, dose única	Trombocitopenia imunomediada	213
	Cães: 0,25 a 1,5 mg/kg IV, (infusão 6/6 h ou 12/12 h)	TIM, AHIM, mielofibrose, síndrome de Stevens-Johnson induzida por fármacos, eritema multiforme	221
Imunoglobulina intravenosa humana	Cães: 0,5 a 1,5 g/kg	Anemia hemolítica imunomediada	205
Imunoterapia + alopurinol	Estimulantes: indução de resposta Th1Antígeno A2 + 1 mg de saponina (2 frascos da vacina Leish-Tec®) aplicados nos dias 0, 21, 42 e a cada 6 meses (imunoterapia) Alopurinol 10 a 20 mg/kg, 2 vezes/dia VO, por tempo indeterminado	Leishmaniose visceral canina	84
Inibidor de tromboxano sintetase	Gatos: 5 a 10 mg/kg, 2 vezes/dia	VPIF	248
Insulina	Cães e gatos: na hiperpotassemia, 0,5 a 1 UI/kg, insulina regular com 2 g de glicose por UI de insulina IV	Hiperpotassemia	5

Medicamento	Dosagem	Indicação	Capítulo
Interferona-ω felina + antimônio pentavalente	0,1 mg/kg SC, a cada 48 h, em 5 aplicações + antimônio pentavalente	Leishmaniose visceral canina	84
Interferona-α humana	10^4 a 10^6 U/kg SC, 1 vez/dia ou 1 a 50 U/kg VO, 1 vez/dia	Peritonite infecciosa felina	99
	30 U/mℓ,1 vez/dia, quanto necessário uso tópico ocular, 1 gota, intervalo de 4 a 6 h, quanto necessário [colocar na linha de baixo]	Infecção por FHV-1	100
Interferona-α recombinante humana	Gatos: 10 a 30 UI/gato/dia	VPIF	248
Interferona-ω felina	10 μU/kg SC, 1 vez/dia, por 8 dias, seguida de 10 μU/kg SC	Calicivírus	101
	10^6 U/kg SC, 1 vez/dia, 8 dias + 10^6 U/kg SC, 14/14 dias (eficácia não evidente)	Peritonite infecciosa felina	99
	Gatos: diluída ou 50.000 unidades por animal VO, 1 vez/dia	VPIF	248
Itraconazol	Cães e gatos: 5 a 10 mg/kg, 1 vez/dia, durante 4 a 8 semanas	Antifúngicos	50
	Cães: 10 mg/kg VO, 1 vez/dia Gatos: 10 mg/kg VO, 2 vezes/dia	Histoplasmose	91
	Cães: 10 mg/kg VO, 1 vez/dia	Aspergilose	149
	Gatos: 10 mg/kg VO, 1 vez/dia	Criptococose nasal	149
	Gatos: 13,8 mg/kg/dia, por período aproximado de 8,5 meses	Criptococose nasal, doença renal	149
	Cães e gatos: 10 mg/kg	Dermatofitose	88
	Cães: 5 mg/kg/dia Gatos: 1,5 a 3 mg/kg/dia	Malasseziose	89 91
	10 mg/kg/dia VO (manter 30 dias após cura clínica)	Esporotricose	91
	Cães e gatos: 10 mg/kg VO, 1 vez/dia	Criptococose	91
	Cães: 5 a 10 mg/kg, 1 ou 2 vezes/dia, VO Gatos: 5 a 15 mg/kg, 1 ou 2 vezes/dia, VO	Antifúngico	70
Itraconazol ou fluconazol	Cães: 5 mg/kg, 2 vezes/dia, por 2 a 3 meses Gatos: 50 mg/animal, 2 vezes/dia VO	Criptococose	248
Ivermectina	Cães e gatos: 300 a 600 mg/kg, 1 vez/dia (iniciar com 50 ng/kg, 1 vez/dia e aumentar gradativamente)	Microfilaricida, acaricida	50
	Cães e gatos: 0,2 mg/kg SC, dose única	Capilariose	149
	Cães: 400 μg/kg VO ou SC, a cada 2 semanas, totalizando 3 doses	*Filaroides hirthi*	156
Ivermectina (não é segura para certas raças, como o Collie)	Cães: 0,2 mg/kg SC, de 3 em 3 semanas	Rinite parasitária	149
Kanakion®	Cães e gatos: 10 mg/mℓ injetável	Antídoto de rodenticida	71
Lactulose	Cães e gatos: 1 mℓ/4,5 kg, a cada 12 h ou a cada 8 h VO	Catártico à base de açúcar	69
Lansoprazol	Cães: 0,6 a 1 mg/kg IV, cada 24 h	Insuficiência renal aguda, gastrite	162
L-asparaginase	Gatos: 10.000U/m² SC, nas semanas 1 e 3	Linfoma alimentar	125
L-carnitina	Cães: 50 a 100 mg/kg VO, a cada 8 h	Cardiomiopatia dilatada	39
	Gatos: 250 a 500 mg/gato VO, a cada 24 h	Lipidose hepática felina (terapia de suporte)	125
Leflunomida	1,5 a 4 mg/kg VO, 1 vez/dia	Imunomodulador	248
Leflunomide	Cães: 4 mg/kg/dia VO	TIM, AHIM, síndrome de Evans, polimiosite imunomediada	221
Levamisol	Cães: 0,5 a 2 mg/kg SC	Erliquiose monocítica canina	87
	Cães: 0,5 a 3 mg/kg VO, 3 dias por semana	Leishmaniose visceral canina	84
Levamisol	Cães e gatos: 8 mg/kg VO, 1 vez/dia, por 10 a 20 dias	*Capillaria aerophila*	156
	Cães: 8 mg/kg VO, em dose única	*Crenosoma vulpis*	156
Levetiracetam	Cães: 500 a 4.000 mg/dia Gatos: 20 mg/kg VO, 3 vezes/dia	Anticonvulsivante	232
Levo-metadona	Cães e gatos: 0,3 mg/kg, IM, antes da cirurgia	Analgesia	22
Levotiroxina sódica	Cães e gatos: 0,02 mg/kg, a cada 12 h	Hipotireoidismo	246
	Cães e gatos: 0,02 mg/kg (0,1 mg/lb), sendo o máximo de 0,8 mg por cão, a cada 12 h ou 0,011 a 0,044 mg/kg, 1 ou 2 vezes/dia		190

(*continua*)

Medicamento	Dosagem	Indicação	Capítulo
Lidocaína	Cães: 2 a 8 mg/kg, IV, em *bolus*, lentamente – iniciar com 2 mg/kg, seguidos de infusão venosa contínua de 25 a 100 µg/kg/min Gatos: 0,25 a 0,75 mg/kg IV em 5 min	Taquicardia ventricular	5
	Gatos: 2 a 4 mg/kg, infusão no foco da ferida, a cada 2 ou 3 h ou conforme a necessidade	Analgesia e remoção de fibrossarcomas	22
	Cães: 0,025 mg/kg/min, precedida de *bolus* de 1 mg/kg, IV	Analgesia pós-operatória	22
	Gatos: *bolus* de 0,25 a 0,5 mg/kg, IV, em 5 min, seguido de infusão intravenosa contínua 0,25 a 0,5 mg/kg/h, descontinuando a infusão após 6 a 8 h	Coadjuvante no tratamento da dor neuropática	22
	Cães: *bolus* de 1 a 2 mg/kg IV	Dor aguda traumática ou pós-operatória	22
	Cães: 25 a 100 µg/kg/min, IIC	Redução da CAM dos anestésicos inalatórios	22
	Gatos: 2 a 4 mg/kg, a cada 2 a 3 h	Anestesia local	23
Lidocaína 0,2%	Gatos: 4 mg/kg (ou ≈ 1 mℓ por 4,5 kg de peso corporal), via epidural, antes da cirurgia	Analgesia trans e pós-operatória	23
Lidocaína 1 e 2%	Gatos: até 4 mg/kg, via perineural	Analgesia pós-operatória	23
L-Lisina	Gatos: 400 mg, 1 vez/dia, quanto necessário	Infecção por FHV-1	100
Loperamida	Cães e gatos: 0,08 mg/kg VO, a cada 8 h	Diarreia	62
	Cães e gatos: 0,7 mg/kg VO, a cada 12 h	Modificadores da motilidade intestinal	122
Lorazepam	Cães: 0,2 mg/kg IV	*Status epilepticus*	232
Lufenuron	Cães e gatos: 10 mg/kg	Acaricida	50
Manitol	Cães e gatos: 0,5 a 1,5 g/kg IV, durante 10 a 20 min	Edema encefálico	234
Manitol (contraindicado se houver anúria, desidratação, hiper-hidratação ou doença pulmonar)	Cães: 0,25 a 1 g/kg, em solução a 20 ou 25% IV, em *bolus* lento; se em 30 a 60 min for iniciada produção de urina maior que 1 mℓ/kg/h, a aplicação pode ser continuada com *bolus* IV de 0,25 a 0,5 g/kg, a cada 4 a 6 h, ou pela infusão contínua na taxa de 1 a 2 mg/kg/min, por mais 24 a 48 h. Se não houver a diurese esperada em 60 min após a 1ª aplicação, pode ser feita uma 2ª e última tentativa, com 0,25 a 0,5 g/kg	Insuficiência renal aguda, oligúria (produção de urina < 0,27 mℓ/kg/h) persistente após reidratação	162
Manitol (solução)	Cães: 1 g/kg IV	Edema cerebral	232
Manitol a 3 a 5%	Cães e gatos: 1 a 2 g/kg a cada 6 h IV, ou 5,5 mℓ/kg/h IV, infusão	Diurético	69
Manitol a 5%	Cães e gatos: 7 mg/kg/h IV em solução salina a 0,9%	Intoxicação por estricnina	71
Manitol a 5% em solução salina	Cães e gatos: 7 mg/kg/h	Diurético osmótico	71
Marbofloxacino	2 mg/kg, 1 vez/dia VO, por 28 dias	Leishmaniose visceral canina	84
	2 mg/kg VO, 24/24 h, 2 a 4 semanas	Micoplasmose hemotrópica felina	110
Maropitant	Gatos: 1 mg/kg SC, 24/24 h	Panleucopenia felina	98
	Cães: 2 mg/kg VO, via parenteral, 1 vez/dia (por 5 dias consecutivos)	Êmese	62
	Gatos: 0,5 a 1 mg/kg, a cada 24 h SC	Náuseas e vômito	125
	Cães: 2 mg/kg SC, a cada 24 h	Controle da êmese	120
Mebendazol	25 mg/kg	Nematódeos	85
Medetomidina	Cães: 30 mcg/kg	Sedação	20
	Gatos 50 mcg/kg		
	Cães: 17 a 80 mcg/kg IV, IM 20 e 40 mcg/kg	Sedação e analgesia	20
	Cães e gatos: 15 µg/kg	Analgesia após ovário-histerectomia	22
	Cães e gatos: 10 µg/kg, via epidural	Analgesia, procedimentos na região abdominal caudal, pelve ou membros pélvicos	22
	Gatos: 0,001 a 0,01 mg/kg IV, IM, SC, a cada 0,5 a 2 h	Dor pós-operatória	23
Medroxiprogesterona, acetato de	Cães: 3 a 4 mg/kg SC, a cada 10 semanas	Hiperplasia prostática benigna	181
	Cães e gatos: 2,5 a 5 mg/kg SC, a cada 3 a 6 semanas	Nanismo hipofisário	188
Megestrol, acetato de	Cães: 2,2 mg/kg VO, por 2 semanas, ou na dose de 0,55 mg/kg VO, por 4 semanas	Hiperplasia prostática benigna	181
Meloxicam	Cães e gatos: 0,1 a 0,2 mg/kg, 1 vez/dia	Efeitos analgésico, antipirético e anti-inflamatório	50
	Cães: 0,2 mg/kg, VO/IV/SC, no primeiro dia de tratamento, com doses subsequentes de 0,1 mg/kg, 1 vez/dia, VO Gatos: 0,1 mg/kg, 1 vez/dia, VO/SC	Anti-inflamatório não esteroide seletivo COX-2	70

Medicamento	Dosagem	Indicação	Capítulo
Meloxicam	Cadelas: 0,2 mg/kg SC, 30 min antes de indução anestésica para ovariossalpingo-histerectomia	Dor pós-operatória	19
	Cães: 0,2 mg/kg SC, 1º dia, seguido de 0,1 mg/kg VO, a cada 24 h, por 13 dias	Osteoartrite	19
Meloxicam	Gatos: 0,3 mg/kg, 1º dia, seguido de 0,1 mg/kg, por 4 dias	Afecções locomotoras	19
	Cadelas: 0,1 mg/kg, a cada 24 h	Analgesia, ovariossalpingo-histerectomia	19
	Cães: 0,2 mg/kg,1º dia + 0,1 mg/kg SC, VO, a cada 24 h	Pós-operatório	19
	Cães: 0,1 mg/kg SC, VO, a cada 24 h	Dor crônica	19
	Gatos: 0,2 mg/kg, 1º dia + 0,1 mg/kg SC, VO, a cada 24 h, por 2 a 3 dias	Pós-operatório	19
	Gatos: 0,05 mg/kg SC, VO, a cada 24 h, máximo de 5 vezes/semana	Dor crônica	19
	Gatos: de 0,1 a 0,3 mg/kg SC	Analgesia	22
	Cães: 0,2 mg/kg,1º dia, depois 0,1 mg/kg, 1 vez/dia IV, IM, SC, VO	Dor aguda traumática ou pós-operatória	22
	Gatos: 0,2 a 0,3 mg/kg, no 1º dia, depois 0,01 a 0,03 mg/kg, 1 vez/dia. (Uso prolongado, até por 6 meses com a dose mínima efetiva)		
	Gatos: 0,2 mg/kg SC, dose única	Dor pós-operatória	23
	Gatos: 0,1 mg/kg, VO, SC, 24 h, até 4 dias com a dose inicial de 0,2 mg/kg		
	Gatos: 0,03 a 0,05, VO, 24 h (uso contínuo)		
	Cães e gatos: 0,03 a 0,2 mg/kg IV	Analgesia	24
	Gatos: 0,1 mg/kg, a cada 24 h, por 3 dias, seguido de 0,03 mg/kg, a cada 24 h	Dor por neoplasia óssea e artrose	25
	Cães: 0,2 mg/kg VO, no 1º dia, seguido de 0,1 mg/kg, a cada 24 h	Dor crônica	25
	Gatos: 0,1 mg/kg, dose inicial, VO, a cada 24h seguido de 0,03 a 0,05 mg/kg		
	Cães: 0,2 mg/kg SC, 1º dia, seguido de 0,1 mg/kg VO, por 28 dias	Doença articular degenerativa	26
	Cães: 0,2 mg/kg SC, 1º dia, seguido de 0,1 mg/kg VO, por 14 dias		
	0,1 mg/kg, a cada 24 h	Espondilomielopatia cervical	240
	Gatos: 0,2 mg/kg VO, 1ª administração, seguido de 0,1 mg/kg VO, a cada 24 h, por 3 ou 4 dias, e seguido de 0,025 a 0,1 mg/kg VO, 2 a 3 vezes/semana, se necessário	Doença articular degenerativa	26
	Gatos: 0,01 a 0,03 mg/kg VO, 1 vez/dia, por 6 meses		
	Gatos: 0,3 mg/kg VO, seguido de 0,1 mg/kg, por 4 dias	Analgesia, anti-inflamatório	26
Meperidina	Gatos: 3,3 a 10 mg/kg, IM	Analgesia	22
	Gatas: 10 mg/kg SC	Analgesia, após ovário-histerectomia	22
	Cães: 2 a 5 mg/kg, a cada 1 a 2 h IM, SC	Dor aguda traumática ou pós-operatória	22
	Gatos: 3 a 10 mg/kg, a cada 30 a 120 min IM, SC		
	Gatos: 5 a 10 mg/kg, IM, a cada 0,5 a 3 h	Dor pós-operatória	23
	Cães e gatos: 3 a 5 mg/kg	Analgesia de emergência	24
	Cães e gatos: 2 a 6 mg/kg IV	Analgesia	24
	Gatos: 1 a 2 mg/kg, IM, a cada 2 a 4 h	Pancreatite	125
	Cães e gatos: 3 a 5 mg/kg, IM	Analgesia	21
Mesalamina com proteção entérica	Cães: 12 mg/kg, a cada 6 ou 8 h, inicialmente	Colites	122
Metadona	1 mg/kg, IM	Pré-anestesia	21
	0,1 a 0,5 mg/kg IM, VO, a cada 6 h	Analgesia	21
	Cães: 0,1 a 0,5 mg/kg, a cada 3 a 6 h, IV, IM, SC	Dor aguda traumática ou pós-operatória	22
	Gatos: 0,1 a 0,25 mg/kg, a cada 3 a 4 h, IV, IM, SC		
	Gatos: 0,03 a 0,2 mg/kg IM, SC, a cada 8 a 12 h	Dor pós-operatória	23
	Cães e gatos: 0,1 mg/kg, aumentando 0,05 mg/kg, a cada 10 min	Analgesia	24
	Cães e gatos: 0,1 a 0,5 mg/kg IV		

(continua)

Medicamento	Dosagem	Indicação	Capítulo
Metadona racêmica	0,6 mg/kg, IM, antes da cirurgia	Analgesia	22
Metilprednisolona	Cães e gatos: 5 mg/kg IV, 6/6 h	Insuficiência adrenal	181 196
	Cães e gatos: 30 a 35 mg/kg IV (choque); 30 mg/kg IV, depois 15 mg/kg IV, a cada 2 ou 6 h, depois reduzir para 2,5 mg/kg/h, por 42 h (trauma craniano); 30 mg/kg IV, depois 15 mg/kg IV, 2 h depois, 10 mg/kg IV, SC, por 2 dias (trauma da coluna vertebral) 5 mg/kg IV, 6/6 h (crise aguda hipoadrenocortical)	Choque, trauma craniano e da coluna vertebral, terapêutica sistêmica anti-inflamatória e/ou imunossupressiva de processos crônicos	196
	Cães e gatos: 20 mg, IM, a cada 2 a 4 semanas	Enteropatias inflamatórias crônicas idiopáticas, gastrenterites eosinofílicas e colites ulcerativas crônicas, gatos	196
	Cães e gatos: 0,2 a 0,4 mg/kg VO, em dias alternados (manutenção hipoadrenocortical) 0,5 a 1 mg/kg VO (alergia); 2 a 4 mg/kg/dia VO, depois 1 a 2 mg/kg/dia ou 48/48 h VO (imunossupressão)	Manutenção hipoadrenocortical, terapêutica sistêmica anti-inflamatória e/ou imunossupressiva de processos crônicos	196
Metilprednisolona, acetato de	Gatos: 20 mg/gato SC ou IM, a cada 2 semanas por 6 ciclos, alterando para administração mensal até remissão completa do quadro	Doença intestinal inflamatória	125
	Gatos: 20 mg/gato SC, 30/30 dias (evitar em obesos e/ ou senis)	Calicivírus	101
	Gatos: 10 a 20 mg/gato IM ou SC, a cada 2 a 4 semanas, para aqueles que não permitem a medicação VO	Asma crônica	152
Metilprednisolona, succinato sódico de	Cães e gatos: 30 mg/kg IV lenta (> 5 min), seguidos de 5,4 mg/kg/h, infusão contínua (por 24 a 48 h), até 8 h após trauma	Analgesia, anti-inflamatório, trauma da medula espinal	22
	Cães e gatos: inicialmente 30 mg/kg, seguidos de 15 mg/kg, 2 e 6 h após a dose inicial; 2,5 mg/kg/h infusão IV contínua pelas próximas 42 h a partir das 3 doses iniciais (0, 2 e 6 h após o início do tratamento)	Trauma do sistema nervoso central	234
Metimazol	2,5 mg/gato, 2 vezes/dia, durante 2 semanas Quando há preocupação com efeitos adversos: 2,5 mg/ gato, 1 vez/dia, ou 1,25 mg/gato, 2 vezes/dia Caso não se observe nenhum efeito adverso: 2,5 mg, 3 vezes/dia (ou 5 mg pela manhã e 2,5 mg à noite, ou vice-versa), por mais 2 semanas	Hipertireoidismo felino	191
	2,5 mg/dia, por 2 semanas (ou 1,25 mg a cada 12 h) e, depois, 2,5 mg/kg, a cada 12 h, por mais 2 semanas	Pacientes renais com hipertireoidismo	191
Metimazol em organogel de lecitina	A dose inicial de aplicação deve ser de 2,5 mg, aplicado topicamente a cada 12 ou 24 h e reavaliado em 2 a 4 semanas	Hipertireoidismo felino	191
Metisergida	Cães: 0,3 mg/kg VO	Cãibra, hipertonia	247
Metocarbamol	Cães e gatos: 150 mg/kg IV, 1ª aplicação e 2ª aplicação 90 mg/kg (contraindicado se for usado pentobarbital como anticonvulsivante)	Intoxicação por estricnina	71
	Cães e gatos: 150 mg/kg IV e, se necessário, repetir a dose de 90 mg/kg	Relaxamento muscular	71
Metoclopramida	0,2 a 0,4 mg/kg	Parvovirose canina	49
	Cães e gatos: 0,2 a 0,5 mg/kg, a cada 8 h VO, SC, 30 min antes da alimentação	Toxicidade por anti-inflamatório não esteroide	19
	Cães e gatos: 0,2 a 0,5 mg/kg VO, a cada 8 h	Antieméticos para quimioterapia	62
	Cães e gatos: 0,2 mg/kg SC, a cada 8 h		
	Cães: 2 mg/kg, infusão contínua IV, por 24 h		
	Cães e gatos: 0,2 a 0,5 mg/kg, a cada 8 h, ou 0,01 a 0,02 mg/kg/h, em infusão contínua IV	Antiemético central e pró-cinético periférico	119
	Cães e gatos: 0,2 a 0,5 mg/kg, a cada 8 h ou 12 h	Gastrenterite hemorrágica aguda idiopática	119
Metoclopramida	Cães: 0,1 a 0,5 mg/kg IM, SC, VO, cada 6 a 8 h ou infusão de 0,01 a 0,02 mg/kg/h Gatos: 0,2 a 0,4 mg/kg SC, VO, cada 6 a 8 h ou infusão de 0,01 a 0,02 mg/kg/h	Insuficiência renal aguda, gastrite	162
Metoclopramida, cloridrato de	Gatos: 0,2 a 0,4 mg/kg, a cada 6 a 8 h IV, IM, SC, VO	Náuseas e vômito	125

Medicamento	Dosagem	Indicação	Capítulo
Metoclopramida, cloridrato de Plasil®	Cães e gatos: 0,2 a 0,5 mg/kg IV, SC, IM, a cada 8 h	Antiemético	69
Metronidazol	Cães: 7,5 a 30 mg/kg, VO/IV, 2 ou 3 vezes/dia Gatos: 7,5 a 30 mg/kg, VO/IV, 1 a 3 vezes/dia	Antibiótico bactericida	70
	Cães: 15 a 30 mg/kg, a cada 12 h, por 5 a 7 dias VO Gatos: 10 a 25 mg/kg, a cada 12 h, por 5 a 7 dias VO	Giardíase	79
	Cães e gatos: 7 a 10 mg/kg, 2 vezes/dia IV ou 30 mg/kg, 1 vez/dia ou 20 mg/kg, 2 vezes/dia até 5 dias e manutenção com 10 mg/kg, 2 vezes/dia VO	Infecções anaeróbias, septicemia e protozoários	50
	Cães e gatos: 25 a 50 mg/kg VO, 2 vezes/dia ou 10 mg/kg IV, lentamente a cada 8 h, no tempo de 30 a 40 min	Infecção por anaeróbios	248
	Cães e gatos: 12 a 15 mg/kg VO, a cada 12 h, por 5 dias	Diarreia	62
	Cães e gatos: 25 mg/kg, a cada 12 h, durante 5 dias	Giardíase	120 121
	Cães: 10 a 20 mg/kg, 2 vezes/dia	Colite branda	122
	Gatos: 10 a 20 mg/kg, 2 vezes/dia, 2 meses	Efeito imunomodulador e anti-inflamatório, espectro bactericida contra anaeróbios, ação contra protozoários, síndrome do supercrescimento bacteriano	125
	Cão e gato: 10 mg/kg, IV ou VO, 8 h	Piotórax	158
Metronidazol + espiramicina	Cães: 25 mg/kg, 1 vez/dia + 150.000 UI/kg, 1 vez/dia VO, por 90 dias	Leishmaniose visceral canina	84
Mexiletina	8,3 mg/kg, a cada 8 h	Miotonia	247
Micofenolato	Cães: 20 mg/kg VO, 2 vezes/dia Após 1 mês de tratamento: 10 mg/kg, 2 vezes/dia	Imunomodulador	248
Miconazol a 1 a 2%	*Shampoo*	Malasseziose	89
Midazolam	Cães: 0,3 mg/kg IV	*Status epilepticus*	232
Milbemicina oxima	Cães e gatos: 2 mg/kg	Microfilaricida, acaricida	50
	Cães e gatos: 0,5 a 1 mg/kg VO, 7 a 10 dias; 0,5 a 1 mg/kg, 1 vez/semana, por 3 semanas	Rinite parasitária	149
Miltefosine (Milteforan®) + alopurinol	Cães: 2 mg/kg, 1 vez/dia VO, por 28 dias + 10 a 20 mg/kg, 2 vezes/dia, tempo indeterminado	Leishmaniose visceral canina	84
Minociclina	Cães: 25 mg/kg, 1 vez/dia, VO, por 2 semanas	Brucelose	244
Minociclina + estreptomicina	12,5 mg/kg, VO, a cada 12 h, durante 30 dias + 20 mg/kg, IM, a cada 24 h, durante 7 dias, na primeira e na terceira semana de tratamento A estreptomicina pode ser substituída pela gentamicina na dose de 5 mg/kg, IM, a cada 24 h	Brucelose	105
Minociclinas	Cães: 5 a 12 mg/kg IV ou VO, 2 vezes/dia	Bactérias gram-positivas (encefalites)	248
Mirtazapina	Gatos: 3 a 4 mg/gato, a cada 72 h	Orexígeno	125
Misoprostol	Cães: 2,2 a 3,3 mg/kg, a cada 12 h	Evita ulceração gástrica nos casos de administração prolongada de anti-inflamatórios não esteroides	119
Mitotano	Cães: 25 mg/kg, 2 vezes/dia, por ≈ 7 a 10 dias	Hiperadrenocorticismo hipófise-dependente	192
Morfina	Cães e gatos: 0,1 mg/kg, IM	Analgesia intensa	21
	Cães: 0,5 a 1 mg/kg, IM	Pré-anestesia	21
	Cães e gatos: 0,1 a 0,4 mg/kg/h, infusão contínua, por até 24 h	Analgesia	21
	Cães e gatos: 0,05 mg/kg, via subaracnóidea ou 0,1 mg/kg, via epidural	Analgesia espinal	21
Morfina	Cães e gatos: até 1 mg/kg, IM	Dor grave	22
	0,2 a 0,5 mg/kg, SC ou IM	Dor leve a moderada	22
	0,3 a 0,5 mg/kg , SC ou IM	Procedimentos cirúrgicos muito invasivos	22
	Gatos: 0,1 a 0,2 mg/kg	Analgesia	22
	Cães e gatos: 0,015 mg/kg IV, seguido de 0,1 mg/kg/h, IIC	Analgesia pós-operatória	22
	Cães: 0,5 mg/kg, IV, administrada em 1 a 2 min	Analgesia	22
	Cães: 0,1 a 1 mg/kg SC, IM, IV lenta, a cada 2 a 4 h	Dor aguda traumática ou pós-operatória	22
	Gatos: 0,1 a 0,2 mg/kg SC, IM, a cada 2 a 4 h		
	Cães: *bolus* de 0,3 a 1 mg/kg IV		
	Cães: 0,05 a 0,1 mg/kg, via epidural, a cada 24 h, volume final de 0,13 a 0,26 mℓ/kg		
	Gatos: 0,1 mg/kg, via epidural	Analgesia pós-operatória	23

(continua)

Medicamento	Dosagem	Indicação	Capítulo
Morfina	Gatos: 0,1 mg/kg (com 1 mℓ de solução salina ou anestésico local por 4,5 kg de peso corporal), via epidural, antes da cirurgia	Analgesia trans e pós-operatória	23
	Gatos: 0,03 a 0,5 mg/kg IM, SC, a cada 6 a 8 h	Dor pós-operatória	23
	Gatos: *bolus* de 0,1 mg/kg, seguido de 0,05 a 0,1 mg/kg/h IV, infusão contínua		
	Gatos: 0,1 a 0,2 mg/kg, via epidural		
	Gatos: 0,05 a 0,1 mg/kg IV, a cada 10 min	Analgesia	24
	Cães e gatos: 0,07 a 0,1 mg/kg, via epidural		
	0,2 a 0,5 mg/kg	Analgesia e sedação	24
	0,1 a 0,3 mg/kg IM, IV lenta, por até 4 vezes/dia	Dor e ansiedade, cardiopatia	24
	0,1 a 2 mg/kg IV	Analgesia	24
	0,1 a 0,15 mg/kg/h, infusão contínua		
	Cães: 0,05 a 1 mg/kg SC, IV, IM, a cada 2 a 6 h (Iniciar a administração com a menor dose e titular de acordo com a intensidade da dor do animal.)	Dor crônica	25
	Gatos: 0,05 a 0,3 mg/kg IV, IM, SC, a cada 4 a 6 h (Iniciar a administração com a menor dose e titular de acordo com a intensidade da dor do animal.)		
	Gatos: 0,1 a 0,2 mg/kg, a cada 8 a 12 h	Pancreatite	125
Morfina + atropina	Cães: 0,5 a 1 mg/kg IM + 0,04 mg/kg	Pré-anestesia, animais braquicefálicos	21
Morfina + bupivacaína 0,5%	Cães e gatos: 0,1 mg/kg + 0,1 mℓ/kg, via intra-articular	Analgesia	22
Morfina + lidocaína + cetamina	Cães: 4 mg/kg/min (0,24 mg/kg/h) de morfina, 50 mg/kg/min (3 mg/kg/h) de lidocaína e 10 mg/kg/min (0,6 mg/kg/h) de cetamina diluídas em solução salina e administradas em taxa de infusão condizente com a condição do paciente	Analgesia e redução da CAM	22
	Cães: 4 mg/kg/min (0,24 mg/kg/h) de morfina, 50 mg/kg/min (3 mg/kg/h) de lidocaína e 10 mg/kg/min (0,6 mg/kg/h) de cetamina	Dor aguda traumática ou pós-operatória	22
Morfina intra-articular	Cães e gatos: 0,1 mg/kg (após sutura da cápsula articular), associada a bupicavaína, para um volume final de 0,1 mℓ/kg	Dor aguda traumática ou pós-operatória	22
Moxidectina	Cães e gatos: 0,2 mg/kg ou 400 mg/kg, 1 vez/dia	Acaricida	50
N-(2-mercaptopropionil)-glicina	Cães: 20 mg/kg VO, 2 vezes/dia	Dissolução de urólitos de cistina	44
N-acetilcisteína	Gatos: 100 mg/dia, 5 a 7 dias	Rinotraqueíte viral felina	96
	Gatos: 140 mg/kg VO ou IV, dose inicial, seguida de 70 mg/kg VO ou IV, a cada 4 a 6 h durante 2 a 3 dias, solução a 5%. Diluir a solução injetável na concentração indicada em cloreto de sódio a 0,9%	Lipidose hepática felina	125
NaCl a 7,5%	Cães e gatos: 4 mg/kg, máximo de 1 mℓ/kg/min	Diurético	69
Nalbufina	Gatos: 3 mg/kg IV	Dor visceral	22
	Cães e gatos: 0,25 a 1 mg/kg, IV, IM	Dor aguda traumática ou pós-operatória	22
	Gatos: 0,75 a 3 mg/kg IV		
	Bolus de 0,1 mg/kg IV, a cada 10 min	Reversão do efeito opioide	24
Naloxona	Cães e gatos: a dose preconizada aos neonatos logo após o nascimento é 0,02 mℓ/100 g de peso corporal, IV (0,4 mg/mℓ)	Bradicardia e depressão respiratória provocadas pelos opioides utilizados nas cesarianas	47
	0,01 mg/kg IV	Despertar de anestesia	22
	0,04 mg/kg IM		
	Cães e gatos: 0,001 mg/kg a 0,04 mg/kg IV ou 0,04 mg/kg IM	Dor aguda traumática ou pós-operatória	22
Naloxona (antídoto)	Cães e gatos: 0,01 a 0,04 mg/kg IV	Antídoto de morfina	69
Naltrexona	Cães e gatos: 2,5 μg/kg IV	Despertar de anestesia	22
	Cães e gatos: 2,5 mg/kg	Dor aguda traumática ou pós-operatória	22
Neostigmina	Cães: 0,04 mg/kg IM, a cada 6 h	Miastenia *gravis*	59
Neostigmina injetável	Cães e gatos: 0,44 mg/kg IM, a cada 6 h	Megaesôfago secundário à miastenia *gravis*	118
Neostigmina, metilsulfato de	Cães e gatos: 20 μg/kg IV ou 40 μg/kg, IM	Miastenia *gravis*, teste de desafio com anticolinesterásico	246

Medicamento	Dosagem	Indicação	Capítulo
Nicergolina	Cães: 0,25 a 0,50 mg/kg VO de manhã Gatos: 1/4 de comprimido de 5 mg, 1 vez/dia ou dissolvida em água e administrada em 1/4 da solução, descartando o restante	Declínio cognitivo	231
Nimesulida	Cães e gatos: 0,7 a 7 mg/kg, 1 ou 2 vezes/dia	Efeitos analgésico, antipirético e anti-inflamatório	50
Nitroscanato	Cães: 50 mg/kg	Nematódeos e cestódeos	85 181
Ocitocina	Cadelas: 1 a 5 UI, IV Gatas: 0,5 UI, IV ou IM	Inércia uterina primária	179
Octreotida	Cães e gatos: 10 a 50 μg SC, a cada 8 a 12 h	Insulinoma	201
	Gatos: 10 μg/kg SC, a cada 8 h, por 2 a 3 semanas	Quilotórax idiopático	158
Omeprazol	Cães: 0,5 a 1 mg/kg, a cada 24 h VO	Toxicidade por anti-inflamatório não esteoide	19
	Gatos: 0,7 mg/kg, a cada 24 h VO		
	Cães e gatos: 1 mg/kg, a cada 12 h	Gastrenterite hemorrágica aguda idiopática	119
	Cães e gatos: 1 mg/kg, a cada 24 h	Gastrite associada ao *Helicobacter* spp.	
	Cães: 0,5 a 1 mg/kg VO, cada 24 h Gatos: 0,7 mg/kg VO, cada 24 h	Insuficiência renal aguda, gastrite	162
Ondansetrona	Cães e gatos: 0,1 a 0,5 mg/kg IV, VO, a cada 24 h/a cada 12 h	Antieméticos para quimioterapia	62
	Cães e gatos: 0,1 a 1 mg/kg, VO, a cada 8 a 12h	Antiemético	119
	Cães e gatos: 0,5 mg/kg, a cada 8 a 12 h	Gastrenterite hemorrágica aguda idiopática	119
	Gatos: 0,5 a 1 mg/kg VO ou IV, a cada 8 h	Pancreatite	125
	Cães: 0,5 mg/kg IV, a cada 12 h	Êmese	120
	Gatos: 1 mg/kg, a cada 12 h VO, IV	Náuseas e vômito	125
Oxcarbazepina	Cães: 60 mg/kg	Antiepiléptico	232
Oxicodona	Cães: 0,1 a 0,5 mg/kg, VO, a cada 12 h	Dor intensa	25
Oximorfina	Gatos: 0,1 a 0,2 mg/kg IV	Transfusão sanguínea em felinos (sedação para doadores)	216
Oximorfona	0,05 mg/kg, via epidural ou 0,025 mg/kg, via subaracnóidea	Analgesia	21
Oximorfona + midazolam	Cães e gatos: 0,05 a 0,1 mg/kg + 0,1 mg/kg IM, IV	Sedação e analgesia	21
Oxitetraciclina	Cães e gatos: 20 mg/kg, 3 vezes/dia IM, SC, VO	Doenças causadas por hematozoários (doxiciclina)	50
	22 mg/kg VO, 8/8 h, 2 a 3 semanas	Micoplasmose hemotrópica felina	110
Pamidronato	Cães e gatos: 1,05 a 2 mg/kg IV	Hipo e hipercalcemia	189
Pamidronato dissódico	Cães e gatos: 1,3 a 2 mg/kg infusão IV com solução salina durante 2 a 4 h; 2ª infusão após 4 a 7 dias, se necessário	Intoxicação por rodenticida	71
Pantoprazol	Cães e gatos: 1 mg/kg IV, a cada 24 h	Êmese	62
	Cães e gatos: 0,5 a 1 mg/kg IV, em 15 min, cada 24 h	Insuficiência renal aguda, gastrite	162
Paracetamol	Cães: 5 mg/kg, divididos em doses diárias	Dor	244
	Cães: 5 a 15 mg/kg VO, 3 vezes/dia, 4 vezes/dia (contraindicado para gatos)	Dor aguda traumática ou pós-operatória	22
Paromomicina	Cães e gatos: 150 mg/kg, a cada 12 a 24 h, por 5 dias	Criptosporidiose	81
Penicilamina	Cães: 33 mg/kg/dia, dividida em 4 administrações, por 1 semana	Quelante oral	246
Penicilina	Cães e gatos: 24.000 UI/kg, 12 h SC	Infecções bacterianas neonatais	48
Penicilina G	22.000 UI/kg IV ou IM, 4 vezes/dia	Rinite bacteriana por *Streptococcus*, *E. coli* e *Pasteurella*	149
	Cães e gatos: 22.000 a 88.000 UI/kg, 12/12 h	*Staphylococcus* sp. e *Streptococcus* sp.	104
	25.000 a 40.000 UI, IM, SC, IV; 6/6 ou 8/8 h, 3 semanas	Leptospirose canina	106
Penicilina G potássica/sódica	Cães: 20.000 a 40.000 UI/kg IV, 6 h Gatos: 40.000 UI/kg VO, 6 h	Piotórax	158
Penicilina procaína	Cães e gatos: 10.000 a 30.000 UI/kg, 2 vezes/dia IM, SC	Infecções intestinais, urinárias e respiratórias, septicemia	50
Pentamidina	Cães: 4 mg/kg, IM, 3 vezes/semana, por 5 a 7 semanas	Leishmaniose visceral canina	84
Pentobarbital	Cães e gatos: 15 a 30 mg/kg IV até o controle das convulsões	Intoxicação por estricnina	71
Pentobarbital sódico	Cães e gatos: 15 a 30 mg/kg IV até o controle das convulsões	Intoxicação por fluoracetato de sódio	71
Pentobarbital sódico (barbitúrico)	Cães e gatos: 30 mg/kg IV	Convulsões	76

(continua)

Medicamento	Dosagem	Indicação	Capítulo
Pentoxifilina	Cães: 10 mg/kg VO, 2 a 3 vezes/dia, por 10 a 20 dias	Alopecias pós-vacinais	34
	10 mg/kg VO, 2 vezes/dia	Peritonite infecciosa felina (eficácia não garantida)	99
Peróxido de benzoíla	*Shampoo*	Malasseziose	89
Peróxido de hidrogênio (água oxigenada) a 3% (10 volumes)	Cães: 5 a 10 mℓ (2 a 3 vezes, não ultrapassar 50 mℓ, se repetir) Gatos: 5 a 10 mℓ (2 a 3 vezes, não ultrapassar 10 mℓ, se repetir)	Indução de êmese	65
Pirantel, pamoato de	Cães e gatos: 5 mg/kg, dose única e intervalos de 15 dias	Anti-helmíntico (nematódeos)	50
	Cães e gatos: 5 a 14,5 mg/kg	Nematódeos	85
	Cães e gatos: 5 mg/kg, por 3 semanas	Elimina a *Physaloptera rara*	119
Pirantel, pamoato de + ivermectina	Cães e gatos: 5 a 14,5 mg/kg + 0,2 mg/kg	Nematódeos	85
Pirantel, pamoato de + praziquantel	Cães e gatos: 5 mg/kg + 20 mg/kg, dose única e intervalos de 15 dias	Nematódeos e cestódios	50
Pirantel, pamoato de + praziquantel + febantel	Cães e gatos: 5 mg/kg + 5 mg/kg + 25 mg/kg, dose única e intervalos de 15 dias	Nematódeos e cestódios	50
Pirantel, pamoato de + praziquantel + febantel + ivermectina	Cães: 5 a 14,5 mg/kg + 5 mg/kg + 15 a 30 mg/kg + 0,2 mg/kg	Nematódeos, cestódeos e trematódeos	85
Pirimetamina	Cães: 1 mg/kg/dia VO, 7 a 10 dias Gatos: 0,5 mg/kg/dia VO, 7 a 10 dias	Toxoplasmose	82
Piroxicam	Cães: 0,3 mg/kg VO, 1 vez/dia	Carcinoma de células de transição	175
	Gatos: 0,3 mg/kg VO, a cada 24 a 48 h	Neoplasia da bexiga urinária	23
Plasma fresco congelado (PFC)	4 a 6 mℓ/kg, velocidade de 5 mℓ/min, 2 vezes/dia, por 3 a 5 dias, ou até desaparecerem os sintomas	Coagulopatias hereditárias (hemofilia B)	215
	6 a 10 mℓ/kg, velocidade de 5 mℓ/min, avaliando-se cuidadosamente manifestações clínicas e laboratoriais, podendo-se repetir a dose	Coagulopatias adquiridas (coagulação intravascular disseminada)	215
	6 a 10 mℓ/kg, 1 vez/dia, velocidade de 5 mℓ/min, por 3 a 5 dias, ou enquanto persistirem os sintomas	Coagulopatias adquiridas (deficiência de vitamina K ou intoxicação por cumarínicos)	215
	6 a 10 mℓ/kg, velocidade de 5 mℓ/min, 2 vezes/dia, por 3 a 5 dias, ou enquanto persistirem os sintomas	Coagulopatias adquiridas (hepatopatias)	215
	6 a 10 mℓ/kg, velocidade de 5 mℓ/min, 1 vez/dia, por 3 a 5 dias, ou até desaparecerem os sintomas	Coagulopatias hereditárias (hemofilia A)	215
Plasma fresco ou plasma fresco congelado	6 a 10 mℓ por kg de peso vivo, 8/8 h ou 12/12 h	Doença de von Willebrand	213
Plicamicina	Cães e gatos: 0,25 a 0,5 μg/kg, em infusão contínua contendo glicose a 5%, durante 2 a 4 h, 1 ou 2 vezes/semana	Reduz a concentração do cálcio ionizado e total	189
	Cães e gatos: 0,25 a 0,5 μg/kg, em infusão contínua IV contendo glicose a 5%, durante 2 a 4 h, 1 ou 2 vezes/semana	Hipo e hipercalcemia	189
Poliestireno sulfonato de sódio (horas ou dias para início do efeito)	Cães: 2 g de resina/kg VO, enema de retenção (até 6 a 8 g/kg, em casos graves), dividido em 3 doses diárias	Insuficiência renal aguda, hiperpotassemia em pacientes anúricos	162
Polimixina B	Cães: 333.000 unidades em 5 mℓ de solução salina, 2 vezes/dia	Nebulização em pneumonia bacteriana	154
Polissulfato de pentosana	Cães e gatos: 3 mg/kg IM ou SC, 1 vez/semana (por 4 semanas) ou 10 mg/kg VO, 1 vez/semana (por 4 semanas) ou 5 a 10 mg/kg, via intra-articular	Doença articular degenerativa	26
Potássio, citrato de	Cães: 50 a 150 mg/kg, a cada 12 h	Agentes alcalinizantes da urina	44
Potássio, fosfato de	Cães e gatos: 0,01 a 0,03 mmol/kg/h, de 6 a 12 h, diluído em NaCl 0,9%, sem a adição de cálcio	Hipofosfatemia menor que 1 mg/dℓ	114
Pradofloxacino	Gatos: 5 a 10 mg/kg, 1 vez/dia, 7 a 14 dias	Infecção por FHV-1	100
Praziquantel	Cães e gatos: 5 mg/kg	Cestódios e trematódeos	85
	Gatos: 20 a 30 mg/kg VO, 1 vez/dia, durante 5 dias	Colangite	125
	Cães e gatos: 25 mg/kg, 3 vezes/dia, por 3 dias	*Paragonimus kellicotti* (mais comum em gatos)	156
Praziquantel + emodepsida	Gatos: 5 mg/kg + 0,45 a 3 mg/kg	Nematódeos, cestódios e trematódeos	85
Praziquantel + febantel + pirantel, pamoato de	Cães e gatos: 5 mg/kg + 15 a 30 mg/kg + 5 a 14,5 mg/kg	Nematódeos, cestódios e trematódeos	85
Praziquantel + milbemicina oxina	Cães e gatos: 5 mg/kg + 0,5 mg/kg	Nematódeos, cestódios e trematódeos	85

Medicamento	Dosagem	Indicação	Capítulo
Praziquantel + oxantel, pamoato de + pirantel, pamoato de	Cães e gatos: 5 mg/kg + 9,5 a 55 mg/kg + 5 a 14,5 mg/kg	Nematódeos, cestódios e trematódeos	85
Praziquantel + pirantel, pamoato de	Cães e gatos: 5 mg/kg + e 5 a 14,5 mg/kg	Nematódeos, cestódios e trematódeos	85
Prazosina	Cães e gatos: 0,5 a 2 mg/kg VO, 2 ou 3 vezes/dia	Hipertensão (adrenalectomia laparoscópica)	197
Prednisolona	Cães e gatos: 2 mg/kg, por 2 a 7 dias, no início do tratamento, principalmente quando o paciente corre risco de morte ou quando trombocitopenia grave for observada	Erliquiose monocítica canina	87
	Cães e gatos: 0,1 a 0,5 mg/kg, VO, 1 ou 2 vezes/dia	Inflamação grave	22
	Gatos: 1 a 2 mg/kg VO, 2 vezes/dia, por 2 a 4 semanas, de acordo com a gravidade dos sintomas e a característica das lesões. Depois recomenda-se a redução gradual da dose em 50% a cada 2 ou 3 semanas, até suspensão total da medicação	Doença intestinal inflamatória	125
	Gatos: 2 a 4 mg kg VO, 2 vezes/dia, nas primeiras 4 semanas (indução) e 1 a 2 mg/kg VO, 1 vez/dia, durante a terapia de manutenção por longos períodos, meses ou até anos	Doença intestinal inflamatória grave	125
	Cães: 1 a 2 mg/kg, a cada 12 ou 24 h	Neurite óptica	246
	Gatos: 2 a 4 mg/kg, 1 vez/dia	Colangite linfocítica	125
	Gatos: 2 mg/kg VO, continuamente	Linfoma alimentar	125
	Gatos: 40 mg/m^2 VO, a cada 24 h, por 7 dias, e depois a cada 48 h		
	Cães e gatos: 1 a 2,2 mg/kg VO, SC, IV, 2 vezes/dia	Hipo e hipercalcemia	189
	Gatos: 1 a 2 mg/kg, 2 vezes/dia, concorrentemente com a terapia com glicocorticoide inalado nos primeiros 10 a 14 dias	Asma moderada	152
	Gatos: 2 a 4 mg/kg VO, 24/24 h	Peritonite infecciosa felina	99
	Gatos: 2 mg/kg VO, 1 vez/dia, por 2 semanas. Depois, 48/48 h, por 2 semanas	Calicivírus	101
	Cães: 1 a 3 mg/kg, a cada 12 h Gatos: 3,5 a 5,5 mg/kg VO, em 2 doses diárias, por 1 a 4 semanas; pode-se associar ciclofosfamida: 2,5 mg/kg VO, 1 vez/dia, por 4 dias, repetir o ciclo 3/3 dias; manter a prednisolona, 1 a 2 mg/kg VO, 48/48 h, por 3 meses a 4 anos	Citopenias (aplasia pura de células vermelhas)	210
	Cães: 1 a 2 mg/kg VO, 1 vez/dia, durante 4 semanas	Tremor idiopático	231
	Cães: 2 mg/kg a cada 12 h, até melhora clínica e, então, redução gradual	Polimiosite idiopática	247
	Cães: 2 mg/kg a cada 12 ou 24 h	Miosite dos músculos mastigatórios	247
	Cães: 1 a 2 mg/kg/dia VO, até remissão da sintomatologia, depois, dose de manutenção em dias alternados	Hepatite crônica canina	196
	Cães: 1 a 2 mg/kg/dia VO; se ocorrer melhora clínica, reduzir a dose na 1ª ou 2ª semana, continuando com doses baixas até controle dos sinais clínicos	Colangite linfocítica	196
Prednisolona oral	Gatos: 1 a 2 mg/kg, 2 vezes/dia, durante 7 a 10 dias; a dose pode ser gradualmente reduzida em 2 a 3 meses em gatos responsivos ao tratamento	Asma crônica	152
Prednisolona ou prednisona	Cães e gatos: Na fase de indução, 2 a 4 mg/kg/dia VO	Doenças autoimunes	196
	Cães e gatos: Indução: 0,5 a 1 mg/kg VO, 24/24 h, por 2 a 6 dias Depois de controlados os sintomas, manutenção: 0,25 a 0,5 mg/kg no início e, depois, em dias alternados	Doenças alérgicas e dermatológicas, pequenos animais	196
Prednisolona, succinato sódico de	Cães e gatos: 10 mg/kg IV, seguido de prednisolona VO, na dose de 1 mg/kg, 2 vezes/dia durante 5 dias	Picadas de abelha	76
Prednisona	Cães e gatos: 1 a 2 mg/kg, 1 vez/dia	Dermatoses inflamatórias e doenças imunomediadas	50
	Cães e gatos: 0,1 a 0,2 mg/kg VO, a cada 12 a 24 h	Analgesia, anti-inflamatório, casos leves de doença do disco intervertebral	22
	Cães e gatos: 0,5 a 0,1 mg/kg, 1 a 2 vezes/dia	Dor por compressão de raízes nervosas	245

(continua)

Medicamento	Dosagem	Indicação	Capítulo
Prednisona	Cães e gatos: 1 mg/kg ou 30 mg/m^2 área de superfície corporal em dias alternados	Linfoma	245
	Cães e gatos: 1 mg/kg/dia ou 30 mg/m^2 área de superfície corporal		
	Cães e gatos: 1,1 a 2,2 mg/kg, 2 vezes/dia	Analgesia, anti-inflamatório, doenças inflamatórias sistêmicas com dor (p. ex., polimiosite, miosite, poliartrite, meningite e lúpus eritematoso sistêmico)	22
	0,1 a 0,5 mg/kg VO, 1 ou 2 vezes/dia	Analgesia, anti-inflamatório, otite externa grave	22
	Cães e gatos: 0,5 mg/kg/dia	Hipoglicemia crônica	59
	Cães e gatos: 4 a 6 mg/kg/dia	Hipoglicemia refratária	59
	Cães e gatos: 0,5 a 1 mg/kg/dia	Miastenia	118
	Cães: 1 a 2 mg/kg, a cada 24 h, durante 2 a 4 semanas	Doença inflamatória intestinal	121
	0,25 mg/kg, 2 vezes/dia, até resolução dos sintomas (usado caso os anti-histamínicos não sejam efetivos)	Rinite alérgica	149
	Cães: 2 mg/kg, a cada 12 ou 24 h	Miosite dos músculos mastigatórios	247
	Cães: 0,5 mg/kg, 2 vezes/dia, inicialmente	Paralisia da laringe	151
	Cães: 2 a 4 mg/kg/dia VO	Trombocitopenia imunomediada	213
	Cães e gatos: 1 a 3 mg/kg VO, a cada 12 h (até melhora clínica) Não havendo melhora, após 10 dias de tratamento, acrescentar: Cães: azatioprina (2 mg/kg VO, a cada 24 h por 10 dias) Gatos: clorambucila (0,25 a 0,5 mg/kg VO, a cada 48 ou 72 h associada à azatioprina, 1 mg/kg VO, a cada 48 h)	Lúpus eritematoso sistêmico	219
	Gatos: 4 a 6 mg/kg/dia, por 2 semanas. Diminuir para 2 mg/kg/dia Pode haver combinação com ciclofosfamida: 50 mg/m^2 VO, por 4 dias e após intervalo de 3 dias; ou com clorambucila: 20 mg/m^2 VO, por 2 semanas, para controle da doença a longo prazo	Artrite imunomediada (poliartrite progressiva felina)	220
	Cães e gatos: 2 a 4 mg/kg/dia VO, por 2 semanas, depois diminuir para 1 a 2 mg/kg/dia, por mais 2 semanas; havendo melhora clínica, diminuir a dose para 1 a 2 mg/kg, a cada 48 h, por mais 4 semanas	Artrite imunomediada (poliartrite idiopática)	220
	Cães: 0,5 a 1 mg/kg, a cada 12 a 24 h, diminuindo progressivamente a dose a cada 7 a 10 dias, até chegar a 0,5 mg/kg a cada 48 h	Espondilomielopatia cervical	240
	Cães: 2 a 4 mg/kg/dia Gatos: 2 a 8 mg/kg/dia	Doenças inflamatórias	221
	Cães e gatos: 0,5 a 1 mg/kg VO, 1 a 2 vezes/dia	Trauma medular	243
	Cães e gatos: 0,1 a 0,2 mg/kg VO, 24/24 h (reposição glicocorticoide)	Insuficiência adrenal	196
	10 a 30 mg/kg, inicialmente, e depois reduz-se gradualmente a cada 6 ou 8 h	Trauma craniano	196
	Cães: 1 a 2 mg/kg/dia VO Gatos: 2 a 3 mg/kg/dia	Enteropatias inflamatórias crônicas idiopáticas, gastrenterites eosinofílicas e colites ulcerativas crônicas	196
	Cães e gatos: 0,2 a 0,4 mg/kg VO, em dias alternados (manutenção hipoadrenocortical); 0,5 a 1 mg/kg VO (alergia); 2 a 4 mg/kg/dia VO, depois 1 a 2 mg/kg/dia ou 48/48 h VO (imunossupressão)	Manutenção hipoadrenocortical, anti-inflamatório e/ou imunossupressivo de processos crônicos	196
Prednisona (dose imunossupressora)	Gatos: 4 a 6 mg/kg, a cada 12 ou 24 h	Poliopatia inflamatória felina	247
	Cães e gatos: 1 a 1,5 mg/kg, VO, 2 vezes/dia ou 2 a 3 mg/kg, VO, 1 vez/dia	Anemia hemolítica imunomediada (primária)	207
Prednisona + azatioprina	2 a 4 mg/kg/dia VO, por 14 dias, seguidos de 1 a 2 mg/kg/dia, por 14 dias + 2,2 mg/kg/dia, por 4 a 6 semanas Após 1 mês, se o líquido sinovial não mostrar inflamação, reduzir a prednisona para 1 a 2 mg/kg, a cada 48 h, e a azatioprina deve ser mantida Se ainda houver inflamação, continuar com 1 a 2 mg/kg/dia de prednisona e 2,2 mg/kg/dia de azatioprina, acrescentando metotrexato (2,5 mg/m^2 VO, a cada 48 h)	Artrite imunomediada (artrite reumatoide canina)	220

Medicamento	Dosagem	Indicação	Capítulo
Prednisona associada à citarabina	Cães: 1,5 mg/kg, 2 vezes/dia, durante 3 semanas; 1 mg/kg, 2 vezes/dia, durante 6 semanas; 0,5 mg/kg, 2 vezes/dia, durante 3 semanas; 0,5 mg/kg, 1 vez/dia, durante 3 semanas; 0,5 mg/kg, em dias alternados indefinidamente (pode-se reduzir para 0,25 mg/kg, em dias alternados)	Meningoencefalite granulomatosa	248
Prednisona e prednisolona	2 mg/kg/dia, VO, 1 ou 2 vezes; cães acima de 25 kg: 1 a 1,5 mg/kg/dia	Anemia hemolítica imunomediada	205
	Cães e gatos: 20 a 60 mg/m² VO, a cada 24 ou 48 h, dependendo do caso	Neoplasias linforreticulares e do sistema nervoso central e mastocitomas	196
	Cães e gatos: 1 a 2 mg/kg, a cada 12 ou 24 h	Miosite dos músculos extraoculares	247
	Cães: 1 a 2 mg/kg, a cada 24 h, no 1º mês de terapia ou até a cicatrização das lesões	Fístulas perianais	123
	Cães e gatos: de 0,5 a 1 mg/kg, VO, a cada 24 h, por 2 a 6 dias. Depois de controlados os sintomas, passa-se para a fase de manutenção, com a dose de 0,25 a 0,5 mg/kg no início e depois em dias alternados	Bronquite crônica e alérgica, "asma" brônquica	196
	Cães: 0,25 a 2 mg/kg	Lesões de meningoencefalite granulomatosa	248
Pregabalina	Cães: de 2 a 4 mg/kg, 3 vezes/dia VO, com fenobarbital, brometo de potássio ou ambos	Epilepsia refratária	232
Primaquina, fosfato de	0,5 mg/kg VO, 24 h, de 1 a 3 dias	Piroplasmoses	86
	1 mg/animal, IM, 36 h, 6 dias		
Primidona	Cães: 5 a 15 mg/kg, 3 vezes/dia ou 30 a 50 mg/kg/dia	Convulsões	232
Procainamida	Cães: 8 a 20 mg/kg VO ou IM, a cada 6 h; 2 mg/kg IV, por 3 a 5 min até total de 20 mg/kg; 20 a 50 mg/kg/ min em infusão IV contínua Gatos: 3 a 8 mg/kg VO ou IM, a cada 6 a 8 h	Taquicardia ventricular	5
	Cães: 13 a 50 mg/kg, a cada 8 ou 12 h	Miotonia	247
Procarbazina	25 a 50 mg/m²/dia, após 30 dias de tratamento, pode-se tentar a administração em dias alternados	Meningoencefalites de causa desconhecida	248 181
	Cadelas: 10 a 50 μg/kg, 3 a 5 vezes/dia durante 3 a 7 dias SC, IM ou 10 μg/kg, 5 vezes/dia no 1º dia, 25 μg/ kg, 5 vezes/dia no 2º dia e 50 μg/kg, 5 vezes/dia no 3º dia até a resolução ou infusão intravaginal, 150 μg/kg (0,3 mℓ/10 kg), 1 ou 2 vezes/dia, por 3 a 12 dias		181
Proligestona	Cães e gatos: 10 mg/kg SC, a cada 3 semanas	Nanismo hipofisário	188
Prometazina	Cães e gatos: 0,2 a 1 mg/kg VO, SC, 12/12 ou 8/8 h	Bloqueador H_1	76
Propentofilina	Cães: 3 a 5 mg/kg VO, 2 vezes/dia Gatos: 12,5 mg por gato, 1 vez/dia	Letargia ou confusão cerebral	231
	Cães e gatos: 25 mg/kg, a cada 12 h	Dermatomiosite	247
Propionato de fluticasona (corticosteroide) (Flixotide®)	Gatos: 50 a 100 μg/dose, inalação	Asma	152
Propranolol	Cães e gatos: 0,5 mg/kg IV, com repetição a cada 20 min (3 a 4 vezes)	Arritmias cardíacas	76
	Cães: 0,5 mg/kg IV	Taquicardia ventricular	76
	Gatos: 0,5 mg/kg, a cada 8 ou 12 h, durante 2 a 5 dias anteriores à cirurgia	Efeitos cardiovasculares e neuromusculares devido ao excesso do hormônio da tireoide	191
	Cães e gatos: 0,2 a 1 mg/kg VO, 3 vezes/dia	Controle de arritmias (adrenalectomia laparoscópica)	197
Quetamina®	Gatos: 0,5 mg/kg antes da cirurgia, seguida de infusão de 10 mg/kg/min (antes e durante a cirurgia). A realização de infusão contínua de 2 mg/kg/min (0,12 mg/kg/h) 24 h após a cirurgia poderá intensificar a analgesia nesse período; se necessário, 1 mg/kg/min poderá ser infundido por mais 24 h	Analgesia trans e pós-operatória	23
Quinacrina	Cães: 6,6 mg/kg, intervalo de 12 a 24 h, por 5 dias Gatos: 2,3 mg/kg, a cada 24 h, por 12 dias	Giardíase	79 80
Quinidina	Cães: 6 a 20 mg/kg VO ou IM, a cada 6 h, ou a cada 8 h para produtos de liberação lenta; 5-10 mg/kg IV muito lenta	Bradiarritmia	5

(continua)

Medicamento	Dosagem	Indicação	Capítulo
Ranitidina	Cães: 2 mg/kg, a cada 8 h VO, SC	Toxicidade por anti-inflamatório não esteroide	19
	Gatos: 2 mg/kg, a cada 12 h		
	Cães: 1 a 2 mg/kg, a cada12 h VO	Bloqueador H_2	76
	Cães e gatos: 2 mg/kg, a cada 12 ou 8 h	Gastrenterite hemorrágica aguda idiopática	119
	Cães: 0,5 a 2 mg/kg IV, VO, cada 8 a 12 h	Insuficiência renal aguda, gastrite	162
	Gatos: 0,5 a 2,5 mg/kg IV, IM, SC, VO, cada 12 h		
	Cães: 1 a 2 mg/kg VO, a cada 12 h, ou 0,5 mg/kg, a cada 12 h, VO, IV ou SC	Protetor de mucosa	69
	Gatos: 3,5 mg/kg VO, a cada 12 h ou 2,5 mg/kg IV ou SC, a cada 12 h		
Robenacoxibe	Gatos: 2 mg/kg, SC, 1 vez/dia, por até 6 dias, ou 1 mg/kg, VO, ou menor dose efetiva por períodos maiores	Dor crônica	23
Romifidina	Cães e gatos: 40 mcg/kg, com as doses variando entre 10 e 120 mcg/kg	Sedação e analgesia	20
Ropivacaína a 0,5 ou 0,75%	Cães: 0,7 a 1,65 mg/kg, via epidural	Analgesia	22
S-adenosil-L-metionina	Cães e gatos: 18 mg/kg, a cada 24 h VO	Toxicidade por anti-inflamatório não esteroide	19
S-adenosilmetionina	Gatos: 90 mg/gato VO, 1 vez/dia	Lipidose hepática felina	125
Sangue total	20 mℓ por kg de peso vivo (para elevar 10% do Ht)	Doença de von Willebrand	213
Selamectina	Cães e gatos: 6 mg/kg	Nematódeos	85
	Cães e gatos: de 6 a 24 mg/kg, a cada 2 semanas, topicamente, por 3 tratamentos	Rinite parasitária	149
Selegilina	Cães: 0,5 a 1 mg/kg pela manhã	Disfunção cognitiva	231
	Gatos: 0,25 a 1 mg/kg ou 0,5 a 1 mg/kg pela manhã		
Sildenafila	0,5 a 2 mg/kg, a cada 12 ou 8 h, e doses de até 3 mg/kg, a cada 8 h, têm sido bem toleradas pelos pacientes	Redução da resistência vascular pulmonar e melhora da oxigenação arterial causa a vasodilatação de arteríolas e não da artéria pulmonar proximal	144
Sódio, fosfato de	0,01 a 0,03 mmol/kg/h, de 6 a 12 h, diluído em NaCl 0,9%, sem a adição de cálcio	Hipofosfatemia menor que 1 mg/dℓ	114
Sódio, succinato de (240 mg/mℓ e pH entre 7,3 e 7,4)	Cães e gatos: 240 mg/kg, também em *bolus*, a cada 1 a 2 h	Restabelecimento do ciclo de Krebs e reversão de acidose metabólica	71
Sódio, succinato de (240 mg/mℓ)	Cães e gatos: 240 mg/kg IV lentamente, *bolus* a cada 1 a 2 h	Intoxicação por fluoroacetato de sódio	71
Solução de $NaHCO_3$	Cães e gatos: 3 a 5 mEq/kg/h IV ou 1 colher de chá de $NaHCO_3$ em pó em um copo de água VO por 7 dias	Alcalinizante	69
Solução salina	Cães e gatos: 5 a 10 mℓ/kg	Lavagem estomacal	69
Soro sanguíneo	2 mℓ/100 g de peso, repetido 12 h após SC, IV ou IO em dose única (2 mℓ/100 g)	Imunização	48
Sotalol	Cães: 0,5 a 2 mg/kg VO, a cada 12 a 24 h	Taquicardia ventricular	5
Succimer® (ácido meso-2,3-dimercaptossuccínico)	Cães e gatos: 10 mg/kg, VO, por 10 dias	Intoxicação por chumbo	73
Sucralfato	Cães: 0,5 a 1 g/cão, a cada 12 ou 8 h VO, por 15 dias	Toxicidade por anti-inflamatório não esteroide	19
	Gatos: 0,5 g/gato, a cada 12 ou 8 h VO, por 15 dias		
Sulfadiazina + pirimetamina	Cães e gatos: 30 a 60 mg/kg + 0,5 a 1 mg/kg, por dia	Toxoplasmose	82
Sulfonamida com trimetoprima	Gatos: 15 mg/kg, 1 vez/dia, 7 a 14 dias	Infecção por FHV-1	100
Sulfadiazida com trimetoprima	15 mg/kg, 2 vezes/dia	Choque endotóxico (prevenção)	234
Sulfadiazina potencializada com trimetoprima	Cães e gatos: 5 mg/kg, VO, a cada 12 h, 28 dias	Toxoplasmose	82
	Cães: 15 mg/kg, a cada 12 h, por 4 semanas	Toxoplasmose (com exceção dos gatos)	247
	Cães e gatos: 15 mg/kg, a cada 12 h	Neosporose	247
Sulfadiazina potencializada com trimetoprima associada à clindamicina (pode durar de 4 a 8 semanas)	Cães e gatos: 10 mg/kg, a cada 8 h	Neosporose	247
Sulfadiazina potencializada com trimetoprima associada à pirimetamina	Cães e gatos: 1 mg/kg, a cada 24 h	Neosporose	247
Sulfadiazina-trimetoprima, clindamicina ou pirimetamina e, então, decoquinato	Cães e gatos: 0,25 mg/kg, a cada 24 h), por 14 dias 10 a 20 mg/kg, a cada 12 h indefinidamente	Hepatozoonose	247
Sulfadimetoxina	Cães e gatos: 15 mg/kg, 2 vezes/dia VO	Infecções intestinais e respiratórias não complicadas	50
	Cães e gatos: 50 a 60 mg, a cada 24 h, por 5 a 10 dias VO	Cistoisosporoses	80

Medicamento	Dosagem	Indicação	Capítulo
Sulfaguanidina	Cães e gatos: 100 a 200 mg, a cada 8 h, por 5 dias VO	Isosporose	80
Sulfassalazina	Cães: 25 a 50 mg/kg, a cada 6 ou 8 h. Não se deve ultrapassar 3 g/dia, inicialmente	Colites crônicas	122
	Cães: 10 a 20 mg/kg, 1 ou 2 vezes/dia	Quadros graves e moderados de colite	125
Sulfato de atropina previamente a teste de desafio	Gatos: 0,02 a 0,04 mg/kg SC	Efeitos muscarínicos, como salivação, aumento da secreção brônquica e do trânsito gastrintestinal	246
Sulfato de magnésio (Sal Amargo®/sal de Epsom®)	Cães: 250 a 500 mg/kg, diluir 5 a 10 mℓ/kg VO Gatos: 200 mg/kg	Catártico salino	69
Sulfato de protamina	1 mg, IV, para cada 100 UI de heparina em velocidade lenta. Aplicar 50% da dose 1 h após a administração da heparina, 25% após 2 h e, se necessário, ministrar o restante	Coagulopatias (intoxicação por heparina)	214
Sulfato de quinurônio	Cães e gatos: 0,25 mg/kg SC, 48 h, 2 dias	Piroplasmoses	86
Sulfato de sódio (sal de Glawber®)	Cães: 250 a 500 mg/kg, diluído em 10 vezes o volume em água VO Gatos: 200 mg/kg VO	Catártico salino	69
Sulfato de vincristina	Cães: 0,025 mg/kg IV, a cada 7 dias	Neoplasia de prepúcio e pênis	181
Sulfato ferroso	Cães e gatos: 2 a 5 mg Fe elementar/kg	Anemia ferropriva	206
Sulfadiazina-trimetoprima	Cães e gatos: 5 (TMP)/25	*Staphylococcus* sp. e *Streptococcus* sp.	104
Sulfeto de selênio a 1%	*Shampoo*	Malasseziose	89
Sulfonamida	Cães e gatos: 15 a 30 mg, a cada 12 a 24 h VO, 5 a 7 dias	Cistoisosporoses	80
	Cães: 15 mg/kg VO, 2 vezes/dia, também por 4 semanas	Miosite por *T. gondii*	248
	30 mg/kg, 2 vezes/dia, durante 5 a 7 dias, seguida de 15 mg/kg, 2 vezes/dia, por 10 a 14 dias	Meningoencefalite	248
Sulfonamida + pirimetamina	Gatos e cães: 30 mg/kg + 0,25 a 0,5 mg/kg VO 12 em 12 h/28 dias	Toxoplasmose	82
Sulfonamida/trimetoprima	Cães: 15 mg/kg VO ou SC, a cada 12 h	Pneumonia não complicada	154
	Cães: 15 a 20 mg/kg IV ou VO, 2 a 3 vezes/dia	Bactérias gram-positivas	248
Tartarato de butorfanol	Cães: 0,01 a 0,02 mg/kg	Hiperexcitação e angústia respiratória	150
Taurina	Cães: 500 a 1.000 mg/kg, a cada 8 a 12 h	Cardiomiopatia dilatada	39
	Gatos: 250 a 500 mg VO, 1 vez/dia, durante 7 a 10 dias	Lipidose hepática felina	125
Teofilina	Cães: 9 mg/kg VO, a cada 8 a 12 h Gatos: 4 mg/kg VO, a cada 8 a 12 h	Bradiarritmias	5
	Gatos: 6 a 10 mg/kg, VO, 2 ou 3 vezes/dia ou preparações orais de longa ação, na dose de 20 a 25 mg/kg, VO, a cada 24 h	Asma crônica	152
Teofilina de liberação prolongada	Cães: 10 mg/kg VO, a cada 12 h Gatos: 15 mg/kg (comprimidos) e 9 mg/kg (cápsulas) VO, a cada 24 h, preferencialmente à noite	Broncodilatação em pneumonia bacteriana	154
Tepoxalina	10 mg/kg VO, 1 vez/dia, por até 28 dias consecutivos	Analgesia, anti-inflamatório, antipirético	26
Terbutalina	Gatos: 0,01 mg/kg IV, IM ou SC, pode ser repetida em até 1 h e ser aplicada mais de 6 vezes/dia, até melhora de manifestações clínicas	Broncospasmo	152
Tetraciclina	Cães: 22 a 30 mg/kg VO, a cada 8 h, por 28 dias	Erliquiose monocítica canina	87
	Cães: 25 mg/kg, 6/6 ou 8/8 h Gatos: 4,4 a 11 mg/kg, 8/8 ou 12/12 h	*Staphylococcus* sp. e *Streptococcus* sp.	104
	Cães: 22 mg/kg VO, 8/8 h, 3 semanas (somente após resolução da azotemia)	Leptospirose canina	106
Tetraciclina + estreptomicina	Cães: 10 mg/kg VO, 3 vezes/dia, durante 30 dias + 15 mg/kg, IM	Brucelose canina	181
Tetraciclina a 1% (pomadas oftalmológicas)	Gatos: 2 vezes/dias, 15 dias (permite recidiva)	Clamidofilose felina	109
Tiabendazol	Cães e gatos: 10 mg/kg VO, 2 vezes/dia, por 6 a 8 semanas	Aspergilose	149
Tiamina	Gatos: 50 a 100 mg/gato VO, 1 a 2 vezes/dia	Lipidose hepática felina	125
Ticarcilina + ácido clavulânico	Cães: 20 a 50 mg/kg IV, 6 a 8 h Gatos: 40 mg/kg IV, 6 h	Piotórax	158
Ticarcilina + clavulanato	Gatos: 30 a 50 mg/kg IV, a cada 8 h	Pneumonia grave com complicações	154

(continua)

Medicamento	Dosagem	Indicação	Capítulo
Tilosina	Cães e gatos: 5 a 10 mg/kg, 12 h VO	Infecções bacterianas neonatais	48
	Cães e gatos: 10 a 15 mg/kg, a cada 12 h, por 21 dias	Criptosporidiose	81
	Gatos: 40 a 80 mg/kg VO, 2 ou 3 vezes/dia	Agente imunomodulador	125
Toltrazurila	Cães e gatos: 15 mg, a cada 24 h, VO, a cada 3 dias	Isosporose	80
Topiramato	Cães: 5 a 10 mg/kg, 2 vezes/dia	Crises parciais e generalizadas	232
Tramadol	Cães e gatos: 1 a 2 mg/kg IV ou 2 a 4 mg/kg IM ou 5 a 10 mg/kg VO, a cada 24 h	Dor aguda (p. ex., pós-operatório imediato) e crônica (p. ex., osteoartrite e dor neuropática)	21
	Gatas: 4 mg/kg SC	Analgesia após ovário-histerectomia	22
	Cães: 3 a 10 mg/kg VO, a cada 8 a 12 h	Dor aguda e crônica de intensidade moderada	22
	Gatos: 3 mg/kg, VO, 2 vezes/dia, durante 19 dias	Dor aguda e crônica de intensidade moderada	22
	Cães: 4 a 10 mg/kg, 4 vezes/dia IV, IM, VO	Dor aguda traumática ou pós-operatória	22
	Gatos: 2 a 5 mg/kg IV, IM, VO, 2 vezes/dia, 3 vezes/dia		
	Gatos: 2 a 4 mg/kg VO	Analgesia pós-operatória	23
	Gatos: 1 a 4 mg/kg, IV, IM, VO, 8 a 12 h	Dor pós-operatória	23
	Gatos: 1 a 5 mg/kg IV, IM, SC, VO	Analgesia	24
	Cães e gatos: 2 a 4 mg/kg	Analgesia de emergência	24
	Cães e gatos: 1 a 10 mg/kg IV	Analgesia	24
	Cães: 2 mg/kg VO, a cada 8 h até 5 mg/kg e 7 mg/kg, VO, a cada 5 h	Dor oncológica	25
	Cães: 2 a 4 mg/kg VO, SC, IV, IM, a cada 6 a 8 h Vias intravenosa (IV), subcutânea (SC) e intramuscular (IM), não ultrapassar 4 mg/kg e fazer aplicação lenta por via IV; por via oral (VO), iniciar a administração com a menor dose e titular de acordo com a intensidade da dor do animal.	Dor crônica	25
	Gatos: 1 a 3 mg/kg VO, IM, SC, a cada 8 a 12 h (*Vias intravenosa (IV), subcutânea (SC) e intramuscular (IM), não ultrapassar 4 mg/kg e fazer aplicação lenta por via IV; por via oral (VO), iniciar a administração com a menor dose e titular de acordo com a intensidade da dor do animal.)		
	Gatos: 2 mg/kg, IM, a cada 12 h	Pancreatite	125
Tramadol, cloridrato de	Cães e gatos: 1 a 5 mg/kg, 2 a 3 vezes/dia	Dor	245
Triancinolona (triancinolona + carbinoxamina)	Cães: 0,05 mg/kg IM, VO, 12/12 ou 24/24 h Gatos: 0,25 a 0,5 mg/kg IM, VO, 24/24 h	Terapêutica sistêmica anti-inflamatória e/ou imunossupressiva de processos crônicos	196
Trifluridina	Gatos: uso tópico ocular, 1 gota, intervalo de 4 h, quanto necessário	Infecção por FHV-1	100
Trilostano	Cães: 0,5 a 1 mg/kg, a cada 12 h, VO	Hiperadrenocorticismo hipófise-dependente	192
	Cães: 0,5 mg/kg, 2 vezes/dia, a 20 mg/kg, 1 vez/dia		
Trimetoprima	30 mg/kg, 1 vez/dia VO	Infecções intestinais e respiratórias não complicadas	50
	50 mg, a cada 24 h, por 5 dias VO SC	Isosporose	80
Trimetoprima + sulfametoxazol	Cães: 15 mg/kg VO, de 12 em 12 h	Toxoplasmose	82
Trimetoprima com sulfadiazina	Cães: 15 mg/kg, 2 vezes/dia	Discoespondilite, endocardite bacteriana, microrganismos	244
Trimetoprima com sulfonamida	15 a 20 mg/kg VO, 2 vezes/dia	Neosporose com envolvimento muscular, quando o sistema nervoso central estiver afetado	248
Trimetoprima e sulfadiazina + pirimetamina	Cães: 15 mg/kg, VO, 2 vezes/dia + 1 mg/kg/dia, VO, por 4 semanas	Neosporose	83
Varfarina	Cães e gatos: 0,05 a 0,1 mg/kg, a cada 24 h	Tromboembolismo pulmonar	160
Vasopressina	Cães e gatos: 0,4 a 0,8 U/kg IV	Reanimação cardiorrespiratória cerebral	47
Vedaprofeno	Cães: 0,5 mg/kg VO, 1 vez/dia	Dor aguda traumática ou pós-operatória	22
Vedaprofeno + tramadol	Gatas: 0,5 mg/kg + 2 mg/kg	Analgesia pós-operatória, ovário-histerectomia	23
Verapamil, cloridrato de (Dilacoron®)	Cães e gatos: 8 mg/kg IV, 2 a 3 vezes, a cada 20 min	Taquicardia ventricular multiforme e arritmias cardíacas	76
Vigabatrina	Cães: 50 a 100 mg/kg/dia	Convulsões	232
Vincristina	Cães: 0,5 a 0,7 mg/m^2 de superfície corporal ou 0,0125-0,025 mg/kg IV, semanalmente	Tumor venéreo transmissível	181
	Cães: 0,75 mg/m^2 área de superfície corporal	Linfoma	245
Vincristina	Gatos: 0,75 mg/m^2 IV, a cada 3 semanas	Linfoma alimentar	125
	Cães: 0,02 mg/kg ou 0,5 mg/m^2 IV	Trombocitopenia imunomediada	213
	Cães: 0,02 mg/kg IV, em dose única (TIM)	Agente antineoplásico	221

Medicamento	Dosagem	Indicação	Capítulo
Vitamina B$_1$	Cães: 25 a 50 mg/animal IM ou 2 mg/kg IV	*Status epilepticus*	232
Vitamina C	Cães e gatos: 500 mg IV ou SC, 1 vez/dia	Intoxicação por estricnina; excreção urinária da estricnina	71
Vitamina D (calcitriol)	Cães e gatos: dose inicial: 0,02 a 0,04 μg/kg/dia, durante 3 a 5 dias; manutenção: 0,01 a 0,02 μg/kg	Hipo e hipercalcemia	189
Vitamina E	Gatos: 100 a 400 mg/gato, 1 vez/dia	Lipidose hepática felina	125
Vitamina K	Gatos: 0,5 mg/kg, a cada 12 h, 3 aplicações, antes de intervenção cirúrgica diagnóstica	Colangite linfocítica	125
	Gatos: 1 mg/kg, a cada 12 h SC, 3 aplicações antes do procedimento cirúrgico	Obstrução biliar	125
Vitamina K$_1$	2,5 mg/kg (animais pequenos); 5 mg/kg (animais médios); 10 mg/kg (animais grandes) SC, 3 vezes/dia, por no mínimo 5 dias	Coagulopatias adquiridas (deficiência de vitamina K ou intoxicação por cumarínicos)	215
	Cães e gatos: de 1ª geração: 1 mg/kg SC, a cada 24 h, durante 10 a 14 dias De 2ª geração: 2,5 a 5 mg/kg SC, a cada 24 h, durante 21 a 30 dias	Intoxicação por rodenticida anticoagulante	71
	Cães e gatos: 1,5 mg/kg, IM, 3 vezes a cada 12 h	Insuficiência hepática (hemorragia)	37
	Gatos: 0,5 a 1,5 mg SC, IM, 2 a 3 doses com intervalo de 12 h	Lipidose hepática felina	125
	Gatos: 0,5 mg/kg VO, 2 vezes/dia	Coagulopatias (doença hepática crônica)	
	3 a 5 mg/kg/dia, SC, na primeira dose e, em seguida, 1,25 a 2,5 mg/kg, VO, 2 vezes/dia, até 3 a 6 semanas dependendo do tipo de rodenticida	Coagulopatias (antagonismo da vitamina K)	214
Voriconazol	Cães: 3 e 6 mg/kg, 2 vezes/dia	Criptococose	248
Xarope de ipeca a 2%	Cães: 1 a 2 mℓ/kg Gatos: 3,3 mℓ/kg	Indução de êmese	69
Xilazina	Cães e gatos: 0,1 a 1 mg/kg	Sedação, analgesia	20
	Gatos: 0,1 a 1 mg/kg IV, IM, SC, a cada 0,5 a 2 h	Dor pós-operatória	23
Xilazina (Rompun®)	Cães: 1,1 mg/kg IM ou IV Gatos: 0,44 mg/kg IM ou IV	Ação agonista	69
Zoledronato	Cães e gatos: 0,25 mg/kg IV	Hipo e hipercalcemia	189
Zonisamida	3 a 7 mg/kg ou 5 mg/kg, 2 vezes/dia, ou como fármaco adicional na dose de 4 a 10 mg/kg, vezes/dia.	Crises parciais e generalizadas	232

AHIM: anemia hemolítica, imunomediada; AINE: anti-inflamatório não esteroide; Ca-EDTA: ácido etileno diaminotetracético cálcico; CAM: concentração alveolar mínima; COX-2: ciclo-oxigenase-2; ECG: eletrocardiograma; EDTA Na$_2$ Ca: ácido etileno diaminotetracético dissódico cálcico; G-CSF: fatores estimuladores de colônias granulocíticas; IIC: infusão intravenosa contínua; IM: intramuscular; IO: intraóssea; IV: intravenosa; LES: lúpus eritematoso sistêmico; OT: oral transmucosa; SC: subcutânea; SL: sublingual; TIM: trobocitopenia imunomediada; UI: unidades internacionais; VO: via oral; VPIF: vírus da peritonite infecciosa felina; VR: via retal.

Apêndice 2
Lista de Siglas e Abreviaturas

(eixo) HHT: hipotalâmico-hipofisário-tireoidiano
$1,25(OH)_2D_3$: vitamina D_3 (forma ativa)
2,3-DPG: 2,3-difosfoglicerato
25(OH)D3: vitamina D
2-ME: 2-mercaptoetanol
2-MPG: N-(2-mercaptopropionil)-glicina
5-HT: 5-hidroxitriptamina (serotonina)
5-LOX: 5-lipo-oxigenase
6-MP: 6-mercaptopurina
AAF: aspirado por agulha fina
AAFCO: Association of American Feed Control Officials
AAFP: American Association of Feline Practitioners
AAHA: American Animal Hospital Association
AAS: ácido acetilsalicílico
ACCP: American College of Chest Physicians
Acetil-CoA: acetilcoenzima A
ACh: acetilcolina
AChE: acetilcolinesterase
ACTH: hormônio adrenocorticotrófico
ACVIM: American College of Veterinary Internal Medicine
AD: átrio direito
ADCC: citotoxicidade celular dependente de anticorpo (*antibody-dependent cell-mediated cytotoxicity*)
ADH: hormônio antidiurético
ADP: difosfato de adenosina (*adenosine diphosphate*)
AE: átrio esquerdo
AG: ácidos graxos
AGC: anaplasmose granulocítica canina
AGE: ácidos graxos essenciais
AGH: anaplasmose granulocítica humana
AGL: ácidos graxos livres
AgNOR: regiões argirofílicas organizadoras nucleolares (*argyrophilic nucleolar organizer regions*)
AGP: ácidos graxos poli-insaturados
AGV: ácidos graxos voláteis
AHIM: anemia hemolítica imunomediada
AIDS: síndrome da imunodeficiência adquirida (*acquired immuno deficiency syndrome*)
AINE: anti-inflamatório não esteroide
AKIN: Acute Kidney Injury Network (grupo de estudo)
AL: anestésicos locais
ALA: ácido 5-aminolevulínico
ALAD: ácido delta-aminovulínico desidratase
ALT: alanina aminotransferase
AM: abrasão mecânica
AMC: Animal Medical Center
AMPA: alfa-amino-3-hidroxi-metil-5,4-isoxasolpropiônico
AMPK: *AMP-activated protein kinase*
AN: ativação por nêutrons
ANA: anticorpo antinuclear
anf b: anfotericina B
ANP: peptídio natriurético atrial
ANTU: alfanaftilureia

ANVISA: Agência Nacional de Vigilância Sanitária
APC: células apresentadoras de antígenos
APS: American Pain Society
AR: artrite reumatoide
ARGP: peptídio agouti-associado
As: arsênio
ASC: área de superfície corporal
ASM: adenosilmetionina
AST: aspartato aminotransferase
ASTM: American Society for Testing and Materials
ASU: derivados não saponificáveis de soja e abacate (*avocado/soybean unsaponifiables*)
AT: antitrombina
ATLS: suporte avançado de vida no trauma (*advanced trauma life support*)
ATP: trifosfato de adenosina (*adenosine triphosphate*)
AV: atrioventricular
AVMA: American Veterinary Medical Association
BAL: dimercaprol (*British anti-lewisite*)
BAV: bloqueio atrioventricular
BCG: bacilo de Calmette-Guérin
BED: dose biológica efetiva
BFPV: *blue fox parvovirus* (parvovírus da raposa do Ártico) ou *Vulpes lagopus* (parvovírus da raposa azul)
BHD: *locus* Birt-Hogg-Dube
BLV: vírus da leucemia bovina (lentivírus bovino)
BNP: peptídio cerebral natriurético (*brain natriuretic peptide*)
BRA: bloqueador de receptor de angiotensina
BSA: bloqueio sinoatrial
BUN: nitrogênio ureico sanguíneo
CAEV: vírus da artrite-encefalite caprina
CAM: concentração alveolar mínima
CAMP: Christie-Atkins-Munch-Petersen (fator)
cAMP: monofosfato de adenosina cíclico
CAR: receptor *coxsackie-adenovirus*
CAV-1: adenovírus canino tipo 1
CAV-2: adenovírus canino tipo 2
CCD: cromatografia em camada delgada
CCE: carcinoma de células escamosas
CCK: colecistocinina
CCoV: coronavírus entérico canino (*canine coronavirus*)
CCS: ceratoconjuntivite seca
Cd: cádmio
cDNA: DNA complementar
CCS: vírus da cinomose canina (*canine distemper virus*)
CEC: carcinoma espinocelular
CFDA: diacetato de carboxifluoresceína
CFMV: Conselho Federal de Medicina Veterinária
CG: cromatografia gasosa
cGMP: monofostato de guanosina cíclico
CGRP: *calcitonina gene-related peptide*
CH: coeficiente de homogeneidade
CHC: carcinoma hepatocelular
CHCM: concentração de hemoglobina corpuscular média

CHO: carboidrato
CHOP: ciclofosfamida, doxorrubicina, vincristina e prednisolona
CHPG: gastropatia pilórica hipertrófica crônica
CHr: conteúdo de hemoglobina dos reticulócitos
CHV: herpes-vírus canino
CID: coagulação intravascular disseminada
CIF: cistite idiopática (ou intersticial) felina
CISH: hibridização *in situ* cromogênica (*chromogen in situ hybridization*)
CK: creatinoquinase
CK-MB: creatinoquinase do miocárdio (*myocardial muscle creatine kinase*)
CLAE: cromatografia líquida de alta eficiência
CMD: cardiomiopatia (miocardiopatia) dilatada
CMH: cardiomiopatia (miocardiopatia) hipertrófica
CMNC: cardiomiopatia (miocardiopatia) não classificada
CMPS: escala de Glasgow (*Glasgow Composite Measure Pain Scale*)
CMPS-SF: forma reduzida da escala de Glasgow (*short-form Glasgow Composite Measure Pain Scale*)
CMR: cardiomiopatia restritiva
CNC: compartimento neutrofílico circulante
CNEN: Comissão Nacional de Energia Nuclear
CNM: compartimento neutrofílico marginal
CNS: *Staphylococcus* coagulase-negativos
CoA: coenzima A
COP: ciclofosfamida, vincristina e prednisolona
COX: ciclo-oxigenase
CP: concentrado de plaquetas
CPIV: vírus da *parainfluenza* canina (*canine parainfluenza virus*)
CPK: creatina fosfoquinase
cPLI: lipase pancreática canina
CPME: corno posterior medular
CPS: espécies coagulase-positivas
CPV-2: vírus da parvovirose canina tipo 2
CRCoV: coronavírus respiratório canino (*canine respiratory coronavirus*)
CRH: hormônio liberador de corticotropina
CSR: camada semirredutora
CTCN: concentração total de células nucleadas
CVF: calicivírus felino
CVP: complexos ventriculares prematuros
DAD: doença articular degenerativa
DAMP: padrão molecular associado a dano (*damage-associated molecular patterns*)
DC: células dendríticas
DCHH: deficiência combinada de hormônios hipofisários
DCP: discinesia ciliar primária
DDAVP: acetato de desmopressina (ADH sintético)
DEA: antígeno eritrócito canino (*dog erythrocyte antigen*)
DEA: desfibrilador elétrico automático
DEXA: absorciometria de raios X de dupla energia
DFS: distância foco-superfície
DH82: *dog histiocytosis 82* (nome de célula)
DHA: ácido docosaexaenoico
DHEA: desidroepiandrosterona
DHT: di-hidrotestosterona
DII: doença intestinal inflamatória
DIT: di-hiodotirosina
DITUI: doença idiopática do trato urinário inferior
DIV: disco intervertebral
DL$_{50}$: dose letal
DMA: ácido dimetilarsínico

DMOS: síndrome da disfunção múltipla de órgãos
DMP: doença mieloproliferativa (ou MPD: *myeloproliferative disease*)
DMPS: 2,3-dimercaptopropanossulfato de sódio
DMSA: ácido meso-2,3-dimercaptossuccínico
DMSO: dimetilsulfóxido
DMT: dose máxima tolerada
DNA: ácido desoxirribonucleico (*deoxyribonucleic acid*)
DOI: duração da imunidade
DON: deoxinivalenol
DRA: doença renal aguda
DRC: doença renal crônica
dsDNA: DNA de fita dupla
DSV: defeito do septo ventricular
DTM: ágar DTM (*dermatophyte test medium*)
DTUI: doenças do trato urinário inferior
DTUIF: doenças do trato urinário inferior felino
DVC: doença valvar crônica
DVG: dilatação-vólvulo gástrica
DvW: doença de von Willebrand
EA: eletroacupuntura
EACA: ácido épsilon aminocaproico
EAD: escala de análise descritiva
ECA: enzima conversora da angiotensina
ECC: escore de condição corporal
ECG: eletrocardiograma
ECP: efeito citopatogênico
EDTA: ácido etilenodiaminotetracético
EDTA Na$_2$ Ca: ácido etilenodiaminotetracético dissódico cálcico
EDV: escala descritiva verbal
EDV: volume diastólico final
EF: excreção fracionada
EF$_{Na}$: excreção fracionada de sódio
EF$_K$: excreção fracionada de potássio
EGC: erliquiose granulocítica canina
EGH: erliquiose granulocítica humana
EIAV: vírus da anemia infecciosa equina
EIC: espaços intercostais
EIE: enzimaimunoensaio
ELD: estenose lombossacra degenerativa
ELISA: teste imunoenzimático ou ensaio imunoabsorvente ligado à enzima (*enzyme-linked immunosorbent assay*)
EM: energia metabolizável
EMC: erliquiose monocítica canina
EMC: espondilomielopatia cervical caudal
EMH: erliquiose monocítica humana
ENs: escalas numéricas
ENN: extrativos não nitrogenados
ENV: escala numérica verbal
EPA: ácido eicosapentaenoico
EPEC: *E. coli* enteropatogênica
EPO: eritropoetina
ER: receptor de estrógeno
Escala AVDN: **a**lerta, resposta ao estímulo **v**erbal, resposta ao estímulo **d**oloroso, **n**ão responsivo
ESV: sistólico final
ETEC: *E. coli* enterotoxigênica
EV: extrassístole ventriculare
EVA: escala visual analógica
F: fusão
FA: fosfatase alcalina
FAB: *French-American-British System*
FAN: fator antinúcleo
FAN: feixes atrionodais

FAP: polipose adenomatosa familiar
FAS: fluoroacetato de sódio
FAS: fascículo anterossuperior
FC: frequência cardíaca
Fc: fragmento cristalizável
FCEAI: índice de atividade da enteropatia crônica felina (*feline chronic enteropathy activity index*)
FCV: calicivirose felina
FDA: Food and Drug Administration
FDT: fator de determinação testicular
FeAsS: arsenopirita
FeCoV: coronavírus entérico felino (*feline enteric coronavirus*)
FeLV: vírus da leucemia felina (*feline leukemia virus*)
FeSFV: vírus formador de sincício felino
FHV: herpes-vírus felino
FHV-1: herpes-vírus felino tipo 1
FIGO: International Federation of Gynecology and Obstetrics
FiO$_2$: fluxo inspirado de oxigênio
FIPV: vírus da peritonite infecciosa felina (*feline infectious peritonitis virus*)
FISH: hibridização *in situ* fluorescente (*fluorescent in situ hybridization*)
FITC: isotiocianato de fluoresceína
FIV: vírus da imunodeficiência dos felinos (*feline immunodeficiency virus*)
FLCN: proteína foliculina
FM: células fagocitárias mononucleares
FMVZ-USP: Faculdade de Medicina Veterinária e Zootecnia da Universidade de São Paulo
FN: falso-negativo
FOS: fruto-oligossacarídios
FP: falso-positivo
fPLI: lipase pancreática felina específica
FPV: parvovírus felino
FR: frequência respiratória
FSC: fluxo sanguíneo cerebral
FSH: hormônio foliculoestimulante
FT: fator tecidual
fTLI: imunorreatividade de anticorpos antitripsina e antitripsinogênio em gatos
GABA: ácido gama-aminobutírico
GAG: glicosaminoglicanos
GALT: tecido linfoide associado ao intestino (*gastrointestinal associated lymphoid tissue*)
GC: glicocorticoide
GC: gordura corpórea
G-CSF: fatores estimuladores de colônias granulocíticas (*granulocyte colony-stimulating factors*)
GEH: gastrenterite hemorrágica
GFAP: proteína glial fibrilar ácida
GGT: gamaglutamiltransferase
GH: hormônio de crescimento
GHRH: hormônios liberadores de hormônio do crescimento
GHV: gama herpes-vírus
GIST: tumor estromal gastrintestinal
GLA: ácido gamalinolênico
GLUT: proteínas transportadoras de glicose
GM-CSF: fator estimulador de colônia de granulócitos e monócitos (ou granulocítica-monocítica) (*granulocyte-monocyte colony-stimulating factor*)
GNA: glomerulonefrite aguda
GNM: glomerulonefrite membranosa
GNMP: glomerulonefrite membranoproliferativa
GNP: glomerulonefrite proliferativa
GnRH: hormônio liberador de gonadotrofina

GSH: glutationa
H&E: hematoxilina-eosina
HA: reação de hemaglutinação
HAC: hiperadrenocorticismo
HAD: hipercortisolismo adrenal-dependente
HAM: hormônio antimülleriano
HAS: hipertensão arterial sistêmica
HBPM: heparina de baixo peso molecular
hCG: gonadotrofina coriônica humana
HDL2: lipoproteína de alta densidade L2 (*higher high density lipoprotein 2*)
HDR: alta taxa de dose (*high dose rate*)
HE: hemaglutinina-esterase
HEC: hiperplasia endometrial cística
HEM: hematopoese extramedular
HEPA: *High Efficiency Particulate Air* (tipo de filtro)
HER2: receptor de fator de crescimento epidermal humano 2 (*human epidermal growth factor receptor 2*)
HES: amido hidroxietil
Hg: mercúrio
HHD: hipercortisolismo hipófise-dependente
HI: inibição da hemaglutinação
HIC: hepatite infecciosa canina
HLA: antígenos leucocitários humanos (*human leukocyte antigen*)
HMF: hiperplasia mamária felina
HNA: antígenos específicos de neutrófilos humanos (*human neutrophil antigen*)
HNF: heparina não fracionada
HNPCC: síndrome de câncer colorretal não polipoide
HPB: hiperplasia prostática benigna
HpD: derivados da hematoporfirina (*hematoporphyrin derivative*)
HPLC: cromatografia líquida de alta *performance* (*high performance liquid chromatography*)
HPP: hiperparatireoidismo primário
HSN: hiperparatireoidismo secundário nutricional
HSP: fibronectina e proteínas de choque térmico
HTLV: vírus linfotrópico do linfócito T humano
IA: inseminação artificial
IASP: International Association for the Study of Pain
IC: insuficiência cardíaca
ICC: insuficiência cardíaca congestiva
ICCD: insuficiência cardíaca congestiva direita
ICCE: insuficiência cardíaca congestiva esquerda
ICRU: International Commission on Radiation Units & Measurements
IDGA: imunodifusão em gel de ágar
IDO: indoleamina 2,3-dioxigenase
IDR: intradermorreação
IECA: inibidor da enzima conversora de angiotensina
IFD: imunofluorescência direta
IFI: imunofluorescência indireta
IFN: interferona
IFN-γ: interferona gama
IFT: imunofluorescência em tecidos
Ig: imunoglobulina
IgA: imunoglobulina A
IGF-1: fator de crescimento insulinossímile-1 (*insulin-like growth factor*)
IgG: imunoglobulina G
IgG1: imunoglobulina G 1
IgG2: imunoglobulina G 2
IgIVh: imunoglobulina intravenosa humana
IHQ: imuno-histoquímica

IL-1: interleucina-1
IL-2: interleucina-2
IL-10: interleucina-10
IL-12: interleucina-12
IL-1ra: IL-1 receptor antagonista
IM: intramuscular
IMPDH: inosina monofosfato desidrogenase
INCA: Instituto Nacional de Câncer
INR: *international normalizated ratio*
IO: intraóssea
IOE: indivíduo ocupacionalmente exposto
IP: iodeto de propídio
IPE: insuficiência pancreática exócrina
IPR: índice de produção de reticulócitos
IR: índice de resistividade
IRIS: International Renal Interest Society
IS: integral de Sievert
ISACHC: International Small Animal Cardiac Health Council
ISI: *international sensitivity index*
IT: intubação traqueal
ITR: intubação traqueal retrógrada
ITU: infecções do trato urinário
IV: intravenosa
K: potássio
KOH: hidróxido de potássio
KoRV: retrovírus de coala
LAF: linfoma alimentar
LBA: lavado broncoalveolar
LCR: líquido cefalorraquidiano
LDC: complexo lipossomo-DNA
LDH: lactato desidrogenase
LDPC: leishmaniose dérmica pós-calazar
LDR: baixa taxa de dose (*low dose rate*)
LDT: ligadura do ducto torácico
LEC: líquido extracelular
LED: diodo emissor de luz (*light emitting diode*)
LES: lúpus eritematoso sistêmico
LGG: linfócitos de grânulos grandes
LH: hormônio luteinizante
LHF: lipidose hepática secundária
LHS: lipase hormônio sensível
LIC: líquido intracelular
LLA: leucemia linfoblástica aguda
LLC: leucemia linfocítica crônica
LMC: *larva migrans* cutânea
LMF: fator mobilizador de lipídios
LMP: limites máximos permitidos
LMV: *larva migrans* visceral
LOT : lavado orotraqueal
LOX: lipo-oxigenase
LPG: lipofosfoglicanos
LPL: lipoproteína lipase
LPS: lipopolissacarídios
LQ: linear-quadrático (é um modelo)
LRA: lesão renal aguda
LT: leishmaniose tegumentar
LTT: lavado transtraqueal
LV: leishmaniose visceral
LVC: leishmaniose visceral canina
M:E: mieloide:eritroide
mAb: anticorpo monoclonal
MAO: monoaminoxidase
MAP: *mitogen activated protein*
MAPA: Ministério da Agricultura, Pecuária e Abastecimento

MAX: peptídio Maxadilan
MEALA: metil éster de ALA
MEC: matriz extracelular
mEq: miliequivalente
MEV: vírus da enterite dos visões
$MgCl_2$: cloreto de magnésio
MgO: óxido de magnésio
MHC: complexo de histocompatibilidade principal (*major histocompatibility complex*)
miRNA: micro RNA
MIT: monoiodotirosina
MLK: morfina/lidocaína/cetamina
MLST: tipagem por sequenciamento de múltiplos *loci*
MMA: ácido monometilarsônico
MMF: micofenolato de mofetila
MMTV: vírus do tumor mamário do camundongo
MOFS: síndrome da falência múltipla dos órgãos (*multiple organ failure syndrome*)
MOMP: proteínas maiores da membrana externa
MOS: Mannan-oligossacarídios
MPA: medicação pré-anestésica
MPAG: glicurondio do ácido micofenólico
MPQ: questionário para dor McGill (*McGill Pain Questionnaire*)
MPS: mucopolissacaridose
mRNA: RNA mensageiro
MRSA: *S. aureus* resistente à meticilina
MS: Ministério da Saúde
MSH: hormônio melanócito-estimulante
MSKCC: Memorial Sloan Kettering Cancer Center
MSMA: metilarsenato monossódico
mtDNA: DNA mitocondrial
MTO: Medicina Tradicional Oriental
mTOR: *mechanistic target of rapamycin*
MTP-PE: muramil tripeptídio fosfatidiletanolamina
MVC: *minute virus of canides*
NAC: N-acetilcisteína
NaCl: cloreto de sódio
NAD: nicotinamida-adenina-dinucleotídio
$NAD(P)^+$: forma oxidada de NADP
NADP: fosfato de nicotinamida-adenina-dinucleotídio
NADPH: forma reduzida de fosfato de nicotinamida-adenina-dinucleotídio
$NaHCO_3$: bicarbonato de sódio
NCCLS: National Committee for Clinical Laboratory Standards
NCI: National Cancer Institute
nDNA: DNA nuclear
NEB: necessidade energética basal
NEM: necessidade energética de manutenção
NER: necessidade energética de repouso
NF-κB: fator nuclear kappa β (*nuclear factor κB*)
NH: necessidade hídrica
NIA: nefrite intersticial aguda
NK: *natural killer*
NK-1 *receptor*: receptor neuroquinina-1
NLA: neuroleptoanalgesia
NMDA: N-metil-D-aspartato
NNN: Novy-MacNeal-Nicolle
NO: óxido nítrico
NPP: nutrição parenteral parcial ou periférica
NPT: nutrição parenteral total
NPY: neuropeptídio Y
NRC: National Research Council Committee on Animal Nutrition

NREM: movimento não rápido dos olhos
NSD: dose padrão nominal
NTA: necrose tubular aguda
NTE: esterase-alvo neurotóxica (*neuropathy target esterase* ou *neurotoxic esterase*)
NV: neutralização viral
NYHA: New York Heart Association
OH: ovário-histerectomia
OMIA: *Online Mendelian Inheritance in Animals*
OMS: Organização Mundial da Saúde
OPAS: Organização Pan-americana da Saúde
OR: *odds ratio*
OSH: ovariossalpingo-histerectomia
OT: oral transmucosal (é uma via de administração)
OTA: ocratoxina A
OVE: ovariectomia
PAAF: punção aspirativa por agulha fina
PAF: fator de agregação de plaquetas
PAI-1: inibidor do ativador do plasminogênio 1
PAM: pressão arterial média
PAMPs: padrões moleculares associados a diferentes patógenos (*pathogen-associated molecular patterns*)
PAS: ácido periódico de Schiff (*periodic acid Schiff*)
PAS: pressão arterial sistêmica
PAT: proporção da atividade do produto
Pb: chumbo
pb: pares de bases
PB: proteína bruta
PC: computador pessoal
PC: pericárdio
PC: peso corporal
PC: plasma comum
PCO: pressão coloidosmótica
PCO_2: pressão parcial de dióxido de carbono
PCR: reação em cadeia da polimerase (*polymerase chain reaction*)
PCR-RFLP: análise dos fragmentos originados por enzimas de restrição
PDF: produtos de degradação do fibrinogênio/fibrina
PDGFR: receptor do fator de crescimento derivado de plaqueta (*platelet-derived growth factor receptor*)
PDM: peptídio degranulador de mastócitos
PDP: porcentagem de dose profunda
PDT: terapia fotodinâmica (*photodynamic therapy*)
PDW: amplitude de distribuição de plaquetas (*platelet distribution width*)
PEEP: pressão expiratória final positiva
PF: plasma fresco
PFC: plasma fresco congelado
PFGE: eletroforese de campo pulsado
PFK: fosfofrutoquinase
PG: prostaglandina
PG_2: prostaglandina G_2
PGD_2: prostaglandina D_2
PGE_1: prostaglandina E_1
PGE_2: prostaglandina E_2
$PGF_{2\alpha}$: prostaglandina $F_{2\alpha}$
PGFM: concentrações dos metabólicos da prostaglandina
PGI_2: prostaciclina
PGQ: programa de garantia de qualidade
PH: pressão hidrostática
PIF: fator indutor de proteólise
PIF: peritonite infecciosa felina
PISA: *proximal isovelocity surface area*

PIVKA: proteína induzida por ausência ou antagonismo da vitamina K
PK: piruvatoquinase
PMN: polimorfonucleares
PO_2: pressão parcial de oxigênio
POMC: pró-ópio melanocortina
POMP: proteínas polimórficas da membrana externa
PPC: pressão de perfusão cerebral
PPF: poliartrite progressiva felina
PPT: proteínas plasmáticas totais
PPIX: fotossensibilizador endógeno protoporfirina IX
PPT: púrpura pós-transfusional
PRL: prolactina
PRP: plasma rico em plaquetas
PRR: período refratário relativo
PS: parada sinusal
PT: proteína sérica total
PTAH: hematoxilina-ácido fosfotúngstico
PTH: hormônio paratireóideo
PTHrp: proteína relacionada com o paratormônio
PU/PD: poliúria/polidipsia
PUFA: ácidos graxos poli-insaturados
PVC: pressão venosa central
PVC: policloreto de vinila
PVC: polivinil atóxica
PVC: polivinil cloreto
QdV: qualidade de vida
RABV: vírus da raiva (*rabies virus*)
RCCU: relação cortisol-creatinina urinária
RDW: *red blood cell distribution width*
real time PCR: PCR em tempo real
REB: requerimento energético basal
RECIST: *Response Evaluation Criteria in Solid Tumors*
REM: rápido movimento dos olhos
RER: requerimento energético de repouso
RFLP: análise dos fragmentos originados por enzimas de restrição (*restriction fragment lenght polymorphism*)
RG: receptor de glicocorticoide
rh-EPO: eritropoetina recombinante humana
RIA: ritmo idioventricular acelerado
RIE: radioimunoensaio
RIFI: reação de imunofluorescência indireta
RIFLE: *risk of renal dysfunction, injury of the kidney, failure or loss of kidney function, and end-stage of kidney disease*
RM: ressonância magnética
RNA: ácido ribonucleico (*ribonucleic acid*)
RNHF: reação não hemolítica febril
ROS: espécies reativas de oxigênio
RPV: *Procyon lotor* (parvovírus do guaxinim)
rRNA: RNA ribossômico
RSV: vírus do sarcoma de Rous
RT: responsável técnico
RT-PCR: PCR com transcriptase reversa
RV: Rappaport-Vassiliadis
SAB: soroterapia antibotrópica
SABC: soro antiofídico antibotrópico-crotálico
SAC: soro anticrotálico
SAG2: antígeno de superfície 2
SAL: soroaglutinação lenta
SAMe: S-adenosilmetionina
SAR: soroaglutinação rápida
SARA: síndrome da angústia respiratória aguda
SARS: síndrome respiratória aguda grave (*severe acute respiratory syndrome*)
SASIF: sarcoma associado ao local de injeção nos felinos

SC: subcutânea
SCCM: Society of Critical Care Medicine
SCF: *stem cell factor*
SDA: ágar Sabouraud dextrose (*dextrose agar Sabouraud*)
SDRA: síndrome do desconforto respiratório agudo
SDS: dodecil sulfato de sódio
Se: selênio
SE: *status epilepticus*
SFM: sistema fagocítico mononuclear
SF-MPQ: forma reduzida do questionário para dor McGill (*short-form McGill Pain Questionnaire*)
SHBG: globulinas carreadoras de hormônios sexuais (*sex hormone-binding globulin*)
SHPL: síndrome hemorrágica pulmonar associada à leptospirose
SHR: síndrome hepatorrenal
SIBO: síndrome do supercrescimento bacteriano
SIG: *S. pseudointermedius group*
siRNA: pequenos interferentes do ácido ribonucleico (*small interfering RNA*)
SIRS: síndrome da resposta inflamatória sistêmica (*systemic inflammatory reaction syndrome*)
SISP: subinvolução dos sítios placentários
SIV: septo interventricular
SIV: vírus da imunodeficiência dos símios
SL: sublingual
SLP: sinovite linfocítica plasmocítica
SN: sistema nervoso
SNA: sistema nervoso autônomo
SNC: sistema nervoso central
snoRNA: RNA nucleolar pequeno (*small nucleolar RNA*)
SNP: polimorfismo de nucleotídeo único (*single nucleotide polimorfism*)
SNP: sistema nervoso periférico
snRNA: RNA nuclear pequeno (*small nuclear RNA*)
SNS: sistema nervoso simpático
SodA: superóxido dismutase
SPF: *specific pathogen free*
SPN: síndrome paraneoplásica
SR-BI: *scavenger receptor class B type I*
SRD: sem raça definida
SRIS: síndrome da resposta inflamatória sistêmica
SS: *Salmonella-Shigella*
SSR: supersaturação relativa
STAT: *signal transduction and activation of transcription*
STE: sangue total estocado
STEC: *E. coli* produtora de toxina de Shiga
STF: sangue total fresco
SUF: síndrome urológica felina
T3: tri-iodotironina
T4: tiroxina
TAF: taquicardia atrial focal
TAM: taquicardia atrial multifocal
TAD: teste de antiglobulina direta (teste de Coombs)
TBG: tetrationato verde brilhante
TBI: traqueobronquite infecciosa canina
TBPA: pré-albumina ligante de tiroxina
TC: tomografia computadorizada
TCA: tempo de coagulação ativado
TCM: triglicerídios de cadeia média
TCR: receptor de células T
TCT: tempo de congelamento total
TD: tempo de duplicação
TDF: tempo-dose-fração (é um modelo, um fator)
TDI: Doppler tecidual (*Tissue Doppler Imaging*)

TDT: tempo de descongelamento total
TE: tromboembolismo
TEG: tromboelastografia
TEJ: tempo de enchimento jugular
TENS: eletroestimulação nervosa transcutânea
TEP: tromboembolismo pulmonar
TFG: taxa de filtração glomerular
TFPI: inibidor da via intrínseca da coagulação (*tissue factor pathway inhibitor*)
TGEV: coronavírus da gastrenterite suína transmissível (*transmissible gastroenteritis virus*)
TGF-β: fator transformador do crescimento beta
TGI: trato gastrintestinal
Th1: células T auxiliares tipo 1 (*T helper cell type 1*)
Th2: células T auxiliares tipo 2 (*T helper cell type 2*)
THC: tetra-hidrocanabinol
TH-IR: enzima tirosina hidroxilase
TIM: trombocitopenia imunomediada
TLI: dosagem da imunorreatividade sérica da tripsina e do tripsinogênio (*serum trypsin-like immunorreactivity*)
TLP: torção do lobo pulmonar
TLR: *toll-like receptors*
TMB: taxa metabólica basal
TNCC: contagem total de células nucleadas
TNF-α: fator de necrose tumoral alfa (*tumor necrosis factor alpha*)
TNP: terapia nutricional parenteral
TP: tempo de protrombina
t-PA: ativador do plasminogênio tecidual
TPO: trombopoetina
TRA: trato respiratório anterior
TRAF: trato respiratório anterior dos felinos
TRALI: *transfusion reaction acute lung injury*
Treg: T regulador
TRH: hormônio liberador da tireotropina
TRIV: tempo de relaxamento isovolumétrico
tRNA: RNA de transporte ou de transferência
TSH: hormônio tireoestimulante
TSHc: hormônio tireoestimulante canino
TSMO: tempo de sangramento da mucosa oral
TSR: terapia de substituição renal
TSV: taquicardias supraventriculares
TT: tempo de trombina
TTPA: tempo de tromboplastina parcial ativada
TVT: tumor venéreo transmissível
TX: tromboxano
TXA_2: tromboxano A_2
UCP: *uncoupling proteins* (UCP 1, UCP 2, UCP 3)
UFC: unidade formadora de colônias
UFC-GM: unidade formadora de colônias granulocítica/monocítica
UFPR: Universidade Federal do Paraná
UICC: Union for International Cancer Control
UMPS: escala de dor da Universidade de Melbourne (*University of Melbourne Pain Scale*)
UNESP: Universidade Estadual Paulista "Júlio de Mesquita Filho"
UPEC: *E. coli* uropatogênica
USDA: United States Department of Agriculture
USDTC: ultrassonografia Doppler transcraniana
UTI: unidade de terapia intensiva
UTR: região não traduzida (*untraslated region*)
UVF: fator de virulência uropatogênico (*uropathogenic virulence factor*)
UVF: fator de virulência uropatogênico (*uropathogenic virulence factor*)

V:Q: relação ventilação:perfusão
VB: verde brilhante
VCM: volume corpuscular médio
VD: ventrículo direito
VE: ventrículo esquerdo
VEGF: fator de crescimento do endotélio vascular
VFS: vírus formador de sincício
VG: volume globular
VGG: Vaccination Guidelines Group
VHS: velocidade de hemossedimentação
VLDL: lipoproteína de densidade muito baixa
VN: verdadeiro-negativo
VO: via oral
VP: verdadeiro-positivo
VPI: vírus da *parainfluenza*

VPM: volume plaquetário médio
VPN: valor preditivo negativo
VPP: valor preditivo positivo
VPPI: ventilação mecânica por pressão positiva intermitente
VR: via retal
VVM: vacina viva modificada
vWF: fator de von Willebrand
WARF: Wisconsin Alumni Research Foundation
WCPN: Waltham Centre for Pet Nutrition
WDR: *wide range dynamic receptor*
WOPN: *walled-off pancreatic necrosis*
WSAVA: World Small Animal Veterinary Association
XLD: xilose lisina desoxicolato
ZPP-u: zinco protoporfirina urinária
ZGQ: zona de gatilho quimiorreceptora

Índice Alfabético

A

Abdome pendular ou em tonel, 1807
Abelhas-africanas, 736
Aberrações cromossômicas, 259
- estruturais, 256
- numéricas, 256
Abiotrofia, 2222
- cortical cerebelar, 2247
Abordagem(ns)
- ao paciente
- - hemorrágico, 2035
- - hipoglicêmico, 1901
- às citopenias, 2018
- da eletroquimioterapia, 612
- da gastrenterite hemorrágica na sala de urgência, 96
- diagnóstica da nefrolitíase em gatos, 1491
- dos defeitos congênitos e alterações hereditárias no neonato, 447
- emergencial do paciente grave, 30
- nutricional
- - clássica, 315
- - de pacientes com hiperlipidemia, 313
- - na doença renal crônica, 390
- para reduzir a PCSK9, 1924
- para tratamento emergencial de toxicoses, 117
- primária, 32
- - do edema pulmonar agudo, 54
- secundária, 32
- TROL, 124
Abortamento
- espontâneo, 1640, 1644
- infeccioso, 1640, 1643
Abrasões, 2523
Abrigos, 984
Abscesso(s), 304
- da vulva, 1654
- pulmonares, 1397
Absorção, 1843
- dos fármacos em filhotes, 493
- embrionária, 1640
- intestinal de fosfato, 1023
Abuso
- de animais, 2504
- sexual, 2487
Acalasia cricofaríngea, 2397
Acantócitos, 1957
Ação(ões)
- da aldosterona, 1828
- do hormônio antidiurético, 1743
- nervosa central, 1178
- no sistema nervoso autônomo, 1178
- vascular, 1178
Aceleradores lineares, 596
Acesso vascular, 1511
Acetaminofeno, 117
Acetato
- de desmopressina, 1748
- de eslicarbazepina, 2275, 2276
Aciclovir, 922
Acidemia, 1025
Acidente(s)
- botrópico, 726
- crotálico, 729

- ofídicos, 726
- por animais peçonhentos e venenosos, 726
- por aranhas, 736
- por picadas de abelhas, 734
- por veneno de sapo, 732
- vascular encefálico
- - hemorrágico, 2284, 2285
- - isquêmico, 2283, 2284
Acidificação, 656
Ácido(s)
- acetilsalicílico, 661, 2058
- bempedoico, 1924
- biliares, 1106
- graxos, 324, 365, 1541
- - essenciais, 360
- - ômega-3, 316, 391, 1923, 2258
- - poli-insaturados, 351, 391
- linoleico, 366
- - conjugado, 360
- micofenólico, 2122
- nucleicos, 245
- periódico de Schiff (PAS), 573
- tolfenâmico, 190
- tranexâmico, 2058
- valproico, 2276
Acidose, 385, 1025, 1667, 1891
- metabólica, 1026, 1584
- respiratória, 1027, 1341, 1584
- tubular renal, 1567
Acompanhamento do paciente em tratamento, 553
Acondroplasia, 451
Aconselhamento genético, 259
Acromegalia, 1306, 1749, 1753, 1866
- canina, 1753
- felina, 1755
Actinomicina D, 584, 585
Actinomicose, 976, 979
Actinomyces, 979
Acumuladores (*hoarding*), 2493, 2498, 2526
Acúmulo
- de gordura corporal, 355
- de osmoles idiogênicos, 1518
Acupuntura
- contraindicações da, 241
- e dor, 238
- mecanismo de ação da, 238
- para analgesia cirúrgica, 241
- para o tratamento da dor
- - aguda, 240
- - crônica, 240
Adaptação à vida extrauterina, 517
Adenite sebácea, 790
Adenocarcinomas, 1068
Adenoma(s), 1068
- hepatocelular, 1114
Adenovirose, 2419
- canina, 890
Adenovírus, 283
- canino tipo 1, 893, 2419
- - diagnóstico do, 895
- - patogênese e patologia do, 894
- canino tipo 2, 895
Adesão e comunicação celular, 532
Adipocinas, 1932

Adiponectina, 1934
Adjuvantes, 228, 274, 507, 597
- de alumínio, 274
- de depósito, 507
- do tipo
- - DAMP, 274
- - PAMP, 274
- imunoestimulantes, 508
- particulados, 508
Administração
- da nutrição parenteral, 72
- de fármacos durante a gestação, 400
- de vacinas, 508
- e resposta corretas da vacina, 510
- incorreta, 509
- insatisfatória ou incompleta da vacina, 280
Adrafinila, 2259
Adrenalectomia
- bilateral, 1825, 1826
- unilateral, 1826
Adsorventes, 654
Aelurostrongylus abstrusus, 1403
Afecções
- da cérvice, 1661
- da coluna vertebral e da medula espinal, 2179
- da laringe, 1361
- da vagina, 1653, 1654
- da vulva, 1653
- das glândulas mamárias, 1671
- do sistema
- - genital da fêmea e glândulas mamárias, 1653
- - nervoso periférico, 2387
- do útero e do corpo uterino, 1661
- dos ovários e das tubas uterinas, 1668
- esplênicas e esplenectomia, 1310
- gastroentéricas, 1052
- pericárdicas, 1288
- - adquiridas, 1290
Aflatoxicose, 741, 742
Aflatoxinas, 741
- como contaminantes de rações animais, 741
- e efeitos imunotóxicos, 743
- toxicocinética e toxicodinâmica, 742
Agalactia, 516, 1651
Agenesia vaginal, 1658
Agente(s)
- adjuvantes, 194
- alquilantes, 583
- antimetabólitos, 584
- antineoplásicos, 583
- - manipulação segura dos, 587
- criógenos, 602
- infecciosos, 544
- inotrópicos positivos, 1184
Aglutinação, 2076
- direta, 775
- pelo látex, 775
Agonistas
- alfa-2-adrenérgicos, 93, 171, 187, 196
- mu, 90
- opioides
- - kappa, 178
- - mu, 176, 177
- parciais, 182

Índice Alfabético

- - e agonistas antagonistas, 91
Agranulocitose viral felina, 902
Agressão
- aprendida, 2490
- de origem psicopatológica, 2490
- entre machos, 2490
- idiopática, 2490
- induzida
- - pela dor, 2490
- - por cansaço, 2490
- - por medo, 2490
- maternal, 2490
- por brincadeiras, 2490
- redirecionada, 2490
- territorial, 2490
Água, 1541
Ajuste(s)
- do pH da urina, 384
- iniciais na terapia insulínica, 1877
Alanina aminotransferase, 1103
Albumina, 1104, 1558, 2084
Alcalemia, 1025
Alcalinização, 655
- da urina, 375, 388
Álcalis, 749
Alcalose, 1025
- metabólica, 1026, 1584
- respiratória, 1027, 1341, 1584
Alcian blue, 573
Álcool, 749
Aldosterona, 1178
Alelo, 255
Aleucocitose viral felina, 902
Alfafucosidose, 260
Alfaglobulinas, 2084
Alfamanosidose, 264
Alimentação
- do paciente com doença hepática, 317
- e consumo de água e composição da urina, 371
Alívio da dor pós-operatória, 204
Allium cepa, 723
Alopecia, 303, 560
Alopurinol, 375
Alteração(ões)
- adrenais, 1732
- alimentar, 1602
- bioquímicas, 1837
- cadavéricas, 2466
- cardíacas, 108
- circulatórias, 1108, 2221
- comportamentais, 1791
- cutâneas, 560, 912, 1807
- da proliferação celular, 527
- das vias biliares e vesícula, 1109
- de potássio ou cálcio, 1666
- deletérias causadas pela dor oncológica, 224
- do crescimento e diferenciação celular, 527
- do pH urinário, 655
- do volume celular, 527
- eletrocardiográficas, 1836
- eletrolíticas, 1837
- endócrinas, 559
- gastrintestinais, 106
- hematológicas, 557, 1837
- hepáticas, 106
- hormonais, 336
- - ao longo do dia, 1785
- mecânicas, 105
- metabólicas, 61, 337, 355
- musculares, 1791
- na diferenciação celular, 528
- na formação do impulso sinusal, 1214

- nas concentrações séricas de cálcio ou fósforo, 1019
- neurológicas, 107, 560, 912
- neuromusculares, 1518
- oculares, 911
- proliferativas e neoplásicas, 1113
- prostáticas, 1700
- radiográficas, 1837
- renais, 107
- sistêmicas
- - associadas à dor, 157
- - causadas por piometra, 1662
- ultrassonográficas, 1837
- urinárias, 1700
- vaginais congênitas, 1706
- vasculares, 2352
- - plaquetárias, 2044
- - - e doença de von Willebrand, 2035
Alternativas
- ao uso de plasma para correção de pressão coloidosmótica, 2087
- de anticoagulação, 1516
Amantadina, 195
Amaurose, 2389
Amelia, 452
Amicacina, 1595
Amido, 360
Amielia, 2221
Amígdala, 2152
Amilase, 1121
Amiloidose, 1549, 1551, 1552, 1563
- renal, 1474
- - familiar em cães Shar-Pei chineses, 2118
Aminoácidos, 70, 323, 359
Aminoacidúria, 1566
Aminofilina, 425
Aminoglicosídios, 497, 666, 1452
Aminosidina, 800
Aminotransferases, 1103
Amiodarona, 47, 1230
Amitraz, 686
Amônia e ureia plasmáticas, 1104
Amoxicilina, 1591, 1594
- + ácido clavulânico, 1594
Ampicilina, 1591, 1594
Anafilaxia, 107, 510
Analgesia
- epidural, 219
- multimodal, 157
- - preemptiva e preventiva, 204
- nas afecções
- - cardiovasculares, 220
- - do trato
- - - reprodutor, 220
- - - urinário, 220
- - gastrintestinais, 221
- - neurológicas, 219
- - ortopédicas, 220
- - respiratórias, 219
- pontos indicados para, 239
- pós-operatória em gatos, 202
- preventiva com derivados opioides, 179
- vinculada ao diagnóstico, 219
Analgésicos, 100, 664, 1123, 1603
Análise(s)
- bioquímica, 2171
- capilares e fibras, 2447
- citológica da medula óssea, 2023
- da composição do urólito, 381
- da efusão pleural, 1411
- da pressão de enchimento do ventrículo esquerdo, 1166

- da variabilidade da frequência cardíaca, 1157
- de outros tipos de urólitos, 369
- do eletrocardiograma, 1145
- do líquido
- - cefalorraquidiano, 2169
- - pleural, 1416
- dos resultados do teste de compatibilidade, 2080
- laboratoriais, 441
- multimérica, 2051
- toxicológica, 690
Análogos
- da pirimidina, 584
- da purina, 584
- da somatostatina, 1904
- sintéticos de insulina, 1876
Anamnese, 548, 1616, 2495
- de emergência, 27
- de urgência simplificada, 32
- etapas da, 1616
- superficial, 31
Anasarca congênita, 453
Anatomia
- da tireoide, 1789
- da traqueia, 1377
- das adrenais, 1849
- das valvas cardíacas, 1238
- do córtex adrenal, 1804
- do sistema
- - biliar, 1095
- - nervoso do cão e do gato, 2128
- dos brônquios, 1385
Ancilostomíase, 813
Ancylostoma
- braziliensis, 813
- caninum, 813
- tubaeforme, 813
Anemia(s), 104, 557, 1310, 1517
- aplásica, 1979, 2024
- arregenerativa(s), 1971
- - infecciosa, 1980
- avaliação clínica e laboratorial, 1952
- da doença
- - crônica, 1973
- - renal, 1972
- da inflamação, 1973
- decorrente de infecção por protozoários, 1982
- do câncer, 1973
- ferropriva, 1974
- hemolítica(s), 1960
- - associadas a
- - - agentes infecciosos, 1965
- - - corpúsculos de Heinz e excentrócitos, 1964
- - autoimune, 510
- - imunomediada, 1966, 1989
- - por defeitos eritrocitários hereditários, 1960
- - imunomediada contra precursores eritroides, 1977, 1978
- não regenerativa autoimune, 510
- por infecção
- - riquetsial, 1982
- - viral, 1981
- por mieloptise, 1985
- por perda de sangue, 1959
- regenerativas, 1959
- tratamento da, 1484
Anencefalia, 451, 2220
Anestésicos
- dissociativos, 93
- locais, 93, 208, 192
- - sistêmicos, 196
Anestro
- induzido por fármaco, 1708

- primário e secundário, 1707
Aneuploidias, 256
Anfotericina B, 1453
Angiogênese, 533
ANGPTL3, 1925
Animais
- e colecionismo, 2499
- imunocomprometidos, 984
- irresponsivos, 281
- peçonhentos e venenosos, 726
Anlodipino, 57, 1189
Anomalia(s)
- congênitas
- - da vagina, 1658
- - dos ovários, 1668
- - incomuns, 1209
- do desenvolvimento da vulva, 1654
- do olho do Collie, 260
- vasculares torácicas, 1210
Anormalidades
- de membrana, 1964
- eletrolíticas, 1307
- em cadelas, 1639
- em gatas, 1642
- hematológicas, 1310
Antagonista(s), 92
- da aldosterona, 1191
- de receptores
- - de alfa-2-adrenérgicos, 173
- - NMDA, 195, 229
- do folato, 584
- opioides, 178
Antecedentes
- do ciclo estral, 1617
- sexuais, 1617
Anterioridade, 6
Anti-inflamatórios, 500, 1603, 1062
- específicos, 661
- esteroides, 218
- não esteroides, 92, 160, 162, 188, 204, 206,
215, 226, 586, 658, 1451, 1570, 1603
- - mecanismo de ação dos, 160, 188
- - no controle da dor, 189
- - tratamento da toxicidade por, 163
- não inibidor de COX, 218
- preferenciais para COX-2, 217
Antiarrítmicos, 1269
Antibióticos, 584, 666, 1061, 1124
Antibioticoterapia, 1395, 1666
Anticoagulação, 1514
- padrão, 1515
- regional por citrato, 1516
Anticoagulantes, 1427, 1665, 2068
Anticonvulsivantes, 197, 228
Anticorpo(s), 913
- anti-insulina, 1885
- monoclonal, 646
Antidepressivos tricíclicos, 228, 1603
Antieméticos, 100, 1123
Antifúngicos, 498, 666
Antimicrobianos, 495
Antineoplásicos mecanismo geral de ação dos, 582
Antioxidantes, 325
- naturais, 360
Antiparasitários e acaricidas, 498
Antiplaquetários, 1427
Antissépticos das vias urinárias, 117
Aorta, 1162
Aparelhos de raios X de quilovoltagem, 632
Apensamento, 21
Aplasia
- de medula óssea, 2024

- e hipoplasia segmentar do canal espinal, 2221
- ovariana, 1708
- pura
- - de células vermelhas, 2025
- pura eritroide, 1978
Apoio nutricional
- ao tratamento das urolitíases
- - em cães, 369
- - em gatos, 379
- das doenças cardíacas, 322
Apomorfina, 653
Aporte aumentado de potássio, 1013
Aprumo posicional, 2158
Aracnoide, 2154, 2155
Aranhas
- de interesse em medicina veterinária, 736
- *Loxosceles* spp, 736
- *Phoneutria* sp. (família Ctenidae), 737
Arco reflexo
- somatovisceral, 2128
- viscerossomático, 2128
Área(s)
- auditiva, 2153
- de associação, 2153
- - secundárias ou unimodais, 2153
- - terciárias ou supramodais, 2154
- de atendimento, 30
- de projeção, 2153
- funcionais do córtex, 2153
- gustativa, 2153
- límbicas, 2154
- motora, 2153
- olfatória, 2153
- parietotemporal, 2154
- pré-frontal, 2154
- pré-tectal, 2143
- septal, 2152
- somestésica, 2153
- vestibular, 2153
- visual, 2153
Arginina, 350
Armazenamento
- da amostra para dosagem hormonal, 1725
- das vacinas, 279
Arquicerebelo, 2149
Arquipálio, 2153
Arrinencefalia, 451
Arritmia(s), 1248
- cardíacas, 1212
- no plantão de urgência, 42
- potencialmente emergenciais, 43
- sinusal, 1214
Arsênico, 672
Arsênio, 697
Articulação(ões), 2116
- lombossacra, 2332
Artrite
- imunomediada, 2116
- reumatoide canina, 2116
Ascite, 318, 1562
- com comprometimento respiratório, 1185
- em glomerulopatias, 1553
Asfixia(s), 2523
- fetal aguda, 418
- por afogamento ou por inalação de gases
tóxicos, 2468
- por constrição do pescoço, 2468
- por sufocação, 2468
Asma felina, 1370, 1371
Aspectos
- da responsabilidade civil, 4
- diferenciais na medicina de urgência felina, 109

- fisiológicos da gestante, 398
- nutricionais da gestante, 399
Aspiração por agulha fina, 1340, 1694
Assentada, 21
Assistência
- ao parto, 409
- aos cães farejadores, 2531
Assistolia ventricular, 46
Astenia e atrofia muscular, 1807
Astenozoospermia, 1701
Astrócitos, 2220
Ataxia viral dos felinos, 902
Atendimento
- emergencial, 35
- pré-hospitalar veterinário, 26
Atenolol, 47, 1229
Aterosclerose, 1921
Atestados
- clínicos, 2457
- de vacinação, 2457
- médico-veterinários, 2457
- sanitários, 2457
Atipamezol, 173
Ativação do sistema renina-angiotensina-
aldosterona, 1239
Atividade(s)
- da renina plasmática, 1830
- deflagrada por pós-potenciais, 1213
- elétrica sem pulso, 47
- física, 362, 1946
- glicocorticoide, 1843
- mineralocorticoide, 1843
- sérica de enzimas hepáticas, 1103
Ato(s)
- ilícito, 2508
- médico culposo, 12
- processuais, 21
Átrio esquerdo, 1162
Atrofia progressiva da retina, 260
Atropina, 47
Atuação dos conselhos regionais de medicina
veterinária, 20
Aumento
- da aorta ascendente, 1132
- da atividade do sistema nervoso central, 1239
- da excreção renal de fosfato, 1023
- da ingestão hídrica, 1602
- da pressão venosa pulmonar, 1316
- do átrio
- - direito, 1131
- - esquerdo, 1132
- do Ca^{2+} livre intracelular, 2352
- do fluxo sanguíneo pulmonar, 1317
- do tronco pulmonar, 1132
- do ventrículo
- - direito, 1131
- - esquerdo, 1132
Ausência
- de eficácia, 305
- de resposta, 509
Automatismo anormal, 1213
Autossômicas
- dominantes, 258
- recessivas, 258
Autuação, 21
Avaliação
- bioquímica sérica e urinária, 1730
- citológica, 1340, 2172
- clínica, 547, 2494
- - da desidratação e da hipovolemia, 123
- - do paciente oncológico, 547

- - dos gatos com suspeita de resistência insulínica, 1866
- comportamental, 2486
- da dor, 553
- - crônica, 223
- - no paciente em uti e emergência, 212
- - oncológica, 224
- da função
- - diastólica, 1164
- - - pelo exame ecocardiográfico, 1166
- - gastrintestinal, 1737
- - sistólica, 1166
- da medula óssea, 1957, 1971, 2021
- da performance dos pacientes, 552
- da qualidade de vida, 153, 553, 224, 2473
- da RDW, 1957
- da resposta
- - ao tratamento, 583
- - experimental com desmopressina, 1747
- da terapêutica antiarrítmica, 1155
- da urina, 1745
- das glândulas paratireoides, 1729
- de isquemia miocárdica, 1155
- de sêmen, 1698
- do bem-estar animal, 2473
- do conteúdo gástrico, 99
- do esfregaço sanguíneo, 988
- do paciente com arritmia cardíaca, 1212
- do prognóstico e do risco a eventos cardíacos em grupos com ou sem sintomas, 1155
- do ritmo cardíaco em grupos de pacientes com ou sem sintomas, 1154
- dos animais vitimizados, 2485
- dos hormônios da glândula adrenal, 1732
- dos índices hematimétricos, 1957
- dos nervos cranianos, 2163
- e mensuração da dor, 148
- e monitoramento da produção de urina, 1463
- funcional da glândula tireoide, 1726
- geral, 1617
- - do neonato, 440
- inicial, 27
- laboratorial(is)
- - do líquido cefalorraquidiano, 2170
- - do sistema
- - - endócrino, 1723
- - - hepatobiliar, 1103
- - - - a partir de múltiplos testes, 1106
- macroscópica da amostra tecidual, 568
- morfológica, 1956
- multidimensionais, 152
- nutricional
- - do paciente felino com doença renal crônica, 1537
- - e seleção dos pacientes, 61
- por imagem
- - radiografia, 1030
- - ultrassonografia, 1038
- sensorial, 2167
- unidimensionais, 151
Avermectinas, 686, 687
Azatioprina, 1067, 1083, 1997, 2122
Azitromicina, 776
Azoospermia, 1701
Azotemia, 1447
Azul de toluidina, 573

B
B. conradae, 834
Babesia, 819, 824
- *cati*, 825
- *felis*, 825

- *gibsoni*, 824
- *vogeli*, 819
Babesiose canina, 819
Bacilo de Calmette-Guérin, 645
Baço, 2108
Bactérias, 1441, 2013
Bacteriúria subclínica, 1591, 1593
Baixa imunogenicidade de uma vacina, 280
Baixo
- aporte de potássio, 1010
- peso ao nascimento, 518
Balanites, 1696
Balanopostites, 1696
Balística forense, 2446
Barreira
- cutânea, 367
- hematencefálica, 492
Bases genéticas da obesidade, 1930
Basofilia citoplasmática difusa, 2008
Basófilos, 2010, 2064
Bem-estar animal, 2472
Beneficência, 158
Benzocaína, 117
Benzodiazepínicos, 2274
Bestialismo, 2487
Betabloqueadores, 1191, 1248, 1267
Betametasona, 1847
- acetato + sépticos fosfato dissódico, 1847
- valerato, 1847
Bexiga, 1609
Bicarbonato de sódio, 15, 47
Bicitopenia, 2018
Bilirrubina(s), 1105, 1438
- conjugada, 1105
- não conjugada, 1105
- totais, 1105
Bilirrubina-delta, 1106
Biodisponibilidade dos fármacos em filhotes, 493
Bioimpedância elétrica, 1943
Biologia
- molecular, 244, 861
- - da célula cancerosa, 536
- tumoral, 581
Biomarcador(es)
- cardíacos, 1181
- dimertilagina simétrica, 1798
- renais, 1522
- - indiretos, 1530
Biopsia, 2023
- de tireoide, 1784
- hepática, 1112
- prostática, 1694
- renal, 1463
- - para histopatológico e imunofluorescência, 1558
Bioquímica
- da reação antígeno-anticorpo, 2075
- hepática, 2020
- renal, 2020
Biossíntese de colesterol, 1913
Biotecnologia, 244
Biotina, 366
Biotransformação, 1843
- hepática, 492
Blastomicose, 1404
Bleomicina, 584, 585
Bloqueadores
- de canais de cálcio, 667, 1231
- dos receptores de angiotensina, 1452, 1560
Bloqueio(s)
- atrioventricular(es), 1221
- - de primeiro grau, 1221
- - de segundo grau, 1222

- - de terceiro grau, 1222
- - - completo, 44
- - total, 1222
- sinoatrial, 43, 1215
Bomba de Na$^+$K$^+$-ATPase, 1140
Bordetella bronchiseptica, 275, 286, 489
Borrelia burgdorferi, 1458
Botulismo, 2404
Bradiarritmias, 43, 1220
- tratamento das, 1235
Bradicardia, 110
- sinusal, 43, 1214
Bradicinina, 145
Bradizoítos, 780
Braquiterapia, 596, 616, 618, 619
- conceitos básicos em, 622
Briga entre animais, 2523
Brivaracetam, 2279
Brometalina, 672
Brometo
- de potássio, 2275
- de sódio, 2275
Broncodilatadores, 1396
Broncoscopia, 1338
Broncospasmo, 1373
Bronquiectasia, 1370, 1389
Brônquios, 1328, 1370
Bronquite
- alérgica, 1387
- crônica, 1370, 1375
- - canina, 1385
Brucella canis, 953, 1640
Brucelose, 953
- canina, 1689, 1701
Budesonida, 1847
Bulbo aórtico, 1238
Buprenorfina, 91, 177, 186 207, 215
Butorfanol, 92, 178, 185, 197, 207, 215

C
C. gattii, 867
C. neoformans, 867
Cadelas não receptivas com intervalo interestro normal, 1706
Cádmio, 696
Cãibra, 2410
Cálcio, 374, 385, 387, 1017, 1018, 1308, 1470
Calcitonina, 1019
Calcitriol, 1018, 1019
Cálculo(s)
- da quantidade de calorias a serem ingeridas, 1945
- da restrição energética, 361
- das necessidades nutricionais e volume das soluções, 71
- de fluidoterapia, 125
- de infusão de norepinefrina, 126
- de reposição de potássio, 126
- renais mecanismos de formação dos, 1489
Calicivirose felina, 925
Calicivírus, 925
- felino, 292, 489, 1400
Calosotomia, 2280
Cama, 514
Camada semirredutora, 629
Canabidiol, 2278
Canais
- de potássio voltagem-dependentes, 1141
- de sódio e potássio, 1140
- lentos de cálcio ou de cálcio-sódio, 1141
- rápidos de sódio voltagem-dependentes, 1141
- vasculares anômalos, 1108
Câncer, 537

- etiologia do, 543
- manejo nutricional, 334
- nutracêuticos e, 350
Candida albicans, 859
Candidíase, 859
Capacidade de prover cuidados, 2527
Capacitação para assumir a responsabilidade técnica, 18
Capillaria aerophila, 1369, 1402
Cápsula articular, 2116
Caquexia, 334, 340, 561, 1785
- neoplásica, 2374
Características histológicas e celulares de tumores, 531
Caráter imunológico complicações de, 510
Carbamatos, 700
Carbamazepina, 2275
Carboidratos, 315, 340, 1945
Carboplatina, 586
Carcinoma
- colangiocelulares, 1115
- de células escamosas, 1069
- espinocelular
- - cutâneo, 641
- - oral, 641
- inflamatório mamário, 1680
Carcinomatose peritoneal, 534
Cardiomegalia, 1132
Cardiomiopatia(s), 108, 1256
- arritmogênica do ventrículo direito, 1275
- de fenótipo inespecífico ou não classificado, 1275
- diabética, 1886
- dilatada, 1256, 1275
- hipertrófica, 1270, 1274, 1276
- - felina, 1274
- isquêmica, 1258
- - induzida por
- - - antracíclicos, 1259
- - - taquicardia, 1259
- restritiva, 1274
- secundárias tratamento das, 1269
Cardiopatia(s), 1175
- congênitas, 1194
Cardiotoxicidade, 592
Cardioversão elétrica, 134
Carga horária, 20
Cariótipo, 255
Carisbamato, 2279
Carmustina, 584
Carprofeno, 92, 164, 189, 205, 217, 661
Carrinho de mão, 2157
Carvão ativado, 654
Carvedilol, 1191
Cascata da coagulação, 2032
Casuística das neoplasias no brasil, 544
Catarata, 1867, 1886
Catárticos
- à base de açúcares, 654
- salinos, 654
Cateter(es)
- complicações com o, 1517
- de diálise, 1508
Cauda
- equina, 2136
- poli-A, 247
Cavidade(s)
- da dura-máter, 2155
- pleural, 1405
Cebocefalia, 2220
Cebola e alho, 723
Cefalexina/cefadroxila, 1595

Cefalosporinas, 495, 1453
Cefovecina, 1595
Ceftiofur, 1595
Celecoxibe, 661
Célula(s)
- brancas, 2064
- de revestimento subaracnoide, 2173
- de Sertoli, 1689
- de tecido nervoso, 2173
- em estado de repouso, 1140
- ependimárias e células de plexo coroide, 2173
- epiteliais, 1441
- fusiformes, 570
- hematopoéticas, 2173
- neoplásicas, 2173
- - malignas, 532
- redondas, 571
Celulite juvenil, 308
Cenobamato, 2279
Centro(s)
- branco medular, 2153
- comandante, 2146
- supraespinais e vias descendentes, 143
Cerebelo, 2148, 2225
- cortical, 2149
- espinal, 2149
- vestibular, 2149
Cérebro, 2149, 2225
Certificados médico-veterinários, 2457
Cesarianas, 414
Cetamina, 93, 209, 219
Cetoacidose diabética, 1889
Cetoconazol, 666, 800, 1825
Cetona, 1437
Cetonemia, 1891
Cetoprofeno, 92, 165, 190, 205, 662
Chlamydia felis, 275, 296
Chlamydophila felis, 489, 982
Choque, 1845
- cardiogênico, 109
- distributivo, 109
- hipovolêmico, 109
- manejo nutricional, 113
- obstrutivo, 109
- séptico, 78, 96, 109
- - na piometra, 1664
- térmico ou internação, 2497
Chumbo, 691, 2401
Cicatriz glial, 2353
Ciclo(s)
- biológico
- - da *Giardia*, 752
- - do *N. caninum*, 780
- - do *Toxoplasma gondii*, 771
- de *Babesia* spp, 820
- de congelamento-descongelamento, 605
- de replicação viral
- - da raiva, 881
- - dos coronavírus, 878
Ciclo-oxigenase, 161
Ciclofosfamida, 583, 1997, 2123, 2437
Ciclopia, 2220
Ciclosporina, 280, 1067, 1997, 2123, 2437
Ciclovir, 922
Cilindros, 1441
Cimicoxibe, 167, 191, 218
Cinética tumoral, 581
Cinomose, 283, 284, 475, 1399, 2420
- canina, 885, 2174
- felina, 902
- na fase nervosa, 887
Cintigrafia, 1045

Cios silenciosos, 1706, 1708
Ciprofloxacino, 1594
Circuitos extracorpóreos
- arterial e venoso, 1507
- e coagulação, 1515
Circulação, 111
Cirrose, 1113
- cardíaca, 1108
Cirurgia(s)
- citorredutora da massa tumoral, 576
- de suporte, 576
- de tratamento da doença metastática, 576
- diagnóstica ou para estadiamento da doença, 575
- oncológica, 575, 578
- - de emergência, 576
- - indicações da, 575
- - princípios básicos de, 576
- ortopédica, 79
- paliativa, 576
- para excisão definitiva, 576
- profilática, 575
Cisplatina, 586, 1453
Cistadenomas biliares, 1114
Cistatina C, 1464, 1529
Cistina, 370, 388
Cistite
- bacteriana
- - esporádica, 1590, 1592
- - recorrente, 1592
- - - subclassificada em
- - - - persistente ou recidivante, 1591
- - - - reinfecção ou superinfecção, 1591
- hemorrágica
- - estéril, 592
- - não infecciosa, 107
- idiopática felina, 379, 381
- intersticial felina, 1597
Cisto(s)
- intrapericárdicos benignos, 1289
- lúteo, 1708
- mediastinal, 1423
- ovariano, 1629, 1668, 1706, 1707
- paraprostáticos, 1633
- prostáticos, 1692
Cistoisosporose, 758
- diagnóstico, 761
- epidemiologia, 760
- etiologia, 758
- manifestações clínicas, 760
- profilaxia e controle, 763
- tratamento, 762
Citarabina, 584
Citocinas, 142, 335
Citologia prostática, 1693, 1694
Citopatologia do sistema nervoso, 2219
Citopenias, 2018
- imunomediadas, 2026
Citosina arabinosídio (citarabina), 2437
Citrato, 386
- de maropitant, 100
- de potássio, 374
Citrinina, 744
Clamidiose, 1644
Clamidofilose felina, 982
Claustrum, 2152
Cláusulas excludentes da responsabilidade civil do médico-veterinário, 12
Clearance de creatinina, 1529
Clindamicina, 776
Clínicas, 19
Clitoromegalia, 1658
Clonazepam, 2274

Clopidogrel, 2058
Clorambucila, 584, 2123
Cloranfenicol, 497, 666, 1595
Clorazepato, 2275
Cloreto de magnésio, 47
Cloridrato
- de bupivacaína, 193
- de lidocaína, 193
- de ondansetrona, 100
- de ropivacaína, 193
Clostridioses, 971
Clostridium, 971
- *botulinum*, 972
- *difficile*, 972, 973
- *perfringens*, 972
- *piliforme*, 972, 973
- *tetani*, 972, 973
Coagulação, 1517, 2085
- intravascular disseminada, 558, 1998, 2053, 2054
- - tratamento da, 1124
Coagulopatia(s), 2036, 2053, 2103
- adquiridas, 2054
- congênitas, 2053
- de consumo, 2055
Cobaltoterapia, 596
Cobrança de honorários, 19
Coccidioidomicose, 1404
"Coceira louca", 2418
Codeína, 180, 207, 214, 228
Código
- de defesa do consumidor, 9
- de processo
- - civil, 2455
- - ético-profissional, 21
- - penal, 2455
Codócitos, 1957
Colangiocarcinomas, 1115
Colangiomas, 1114
Colangite(s)
- crônica associada à infestação parasitária, 1095
- em felinos, 1093
- linfocítica, 1094
- neutrofílica, 1093
Colapso
- de laringe, 1364
- de traqueia, 1378
- induzido por exercício (EIC), 260
Colar elizabetano, 1182
Colecalciferol, 672
Colecionador/acumulador de animais, 2498
Colecionismo, 2493, 2498
Colecistocinina, 1936
Coleções líquidas
- pancreáticas/peripancreáticas pós-necróticas, 1122
- peripancreáticas agudas, 1122
Coleira apertada, 2523
Colesevelam, 1924
Colestase intra e extra-hepática, 1109
Colesterol sérico, 1558
Colestipol, 1924
Colestiramina, 1924
Coleta
- de amostras para a realização da hemogasometria, 1581
- de material para exame histopatológico, 568
- do liquor, 2169
- do sangue, 2090
- e análise de sêmen em cães, 1697
Colículo rostral, 2143
Colite(s)
- crônicas, 1061
- granulomatosa, 1059

Colocação dos eletrodos e do gravador, 1152
Coloides, 123, 996
Coloração
- das mucosas, 2020
- supravital, 1699
Combinação da quimioterapia antineoplásica com outras modalidades, 583
Comissão, 5
- de responsabilidade técnica, 19
Comissura caudal, 2150
Competência, 2460
Complexo(s)
- lipossomo-DNA, 645
- QRS, 1148
- respiratório felino, 488
- supraventriculares prematuros, 1216
- ventriculares prematuros, 1216
Complicações
- imunológicas, 299
- neurológicas, 511
- por medicamentos, 2501
Comportamento(s)
- animal, 2479
- cruéis, 2504
- dos nervos cranianos, 2132
- e avaliação da dor, 148
Composição(ões)
- de líquidos 997
- dos urólitos, 369
Compostos
- clorados e cloro, 748
- multivitamínicos e oligoelementos, 349
- platinados, 586
Compressão, 2221
Comprometimento laboral e carreira, 2450
Computação forense, 2447
Concentração
- de anticorpos, 2076
- de hemoglobina corpuscular média, 1957
- espermática, 1698
- plasmática
- - da aldosterona, 1830
- - de hormônio adrenocorticotrófico, 1810
- sérica basal
- - de T3
- - - livre, 1783
- - - reversa, 1783
- - - total, 1783
- - de T4
- - - livre, 1782
- - - total, 1782
- - de TSH canino, 1783
Concentrado de hemácias, 2069, 2082
- congeladas, 2070
- desleucocitado ou leucorreduzido, 2070
- lavadas, 2069, 2083
- pobres em leucócitos, 2070
Concussão, 2291
Condições mórbidas possivelmente associadas à vacinação, 308
Condução
- intraventricular, 1138
- lenta e bloqueio, 1213
Conflitos no entorno social e realidade cultural, 2494
Congênito, 255
Congestão, 1651
- passiva crônica, 1108
Conjuntivite neonatal, 470
Consentimento para o hospital e para procedimentos de tratamento veterinário, 15
Constipação intestinal, 1062

Consultórios, 19
Consumidor, 3
Consumo de água, 385
Contagem
- de reticulócitos, 1955
- total de
- - células, 2171
- - leucócitos, 2006
Contaminação
- bacteriana, 2103
- do produto, 305
- sanguínea, 2172
Contato com vetores, 2020
Contraste radiográfico, 2176
Contravenção penal, 5
Controle
- da dor em UTI e emergência, 212
- da dor no paciente grave, 88
- da *G. duodenalis*, 755
- da glicemia, 1869, 1895
- da temperatura corporal do paciente intoxicado, 652
- das manifestações do sistema digestório, 1470
- de crises convulsivas, 2280
- de danos, 76, 81
- - ortopédicos, 76, 83
- de qualidade, 2092
- do estresse, 113
- genético, 259
- geral da urolitíase, 372
- glicêmico, 1666
- neuroendócrino na obesidade, 1931
- nutricional, 372
Convecção, 1503
Convulsão, 2263
- parcial
- - complexa, 2264
- - simples, 2264
- reflexas, 2269
Cor pulmonale, 1302
Cor triatriatum, 1210
Coronavirose entérica felina, 909, 910, 914
Coronavírus
- canino, 877
- - agente etiológico, 877
- entérico canino, 288, 878
- felino, 296, 908
- respiratório canino, 878
Corpo(s)
- amigdaloide, 2152
- estranho, 1038
- - gástrico, 1049
- - nasal, 1350
- estriado, 2151
- geniculado
- - lateral, 2151
- - medial, 2150
Corpúsculo(s)
- de Döhle, 2008
- de Lentz, 2013
Correção
- da acidose, 1468, 1839
- da hiperpotassemia, 1604, 1839
- da hipocalcemia, 1604
- da hipoglicemia, 1839
- da hipovolemia, 1838
- do desequilíbrio eletrolítico, 1469
Córtex cerebral, 2153
Corticoides, 1846
Corticoideterapia, 1666, 1842
Corticosteroides, 229, 1083
Corynebacterium, 470

Crânio bífido, 2220
Craniosquise, 451
Creatinina, 1527, 1558
Credibilidade, 2460
Crenosoma vulpis, 1403
Crescimento
- dos cristais, 372
- e a agregação, 1489
- espontâneo dos cristais, 1489
- gompertziano, 581
Criatórios, 984
Cricotireoideotomia, 39
Crimes, 5
- contra a saúde pública, 7
Criminalística, 2446
Criminologia, 2448
Crionecrose, 600
Crioprecipitado e crioplasma pobre, 2072
Crioterapia, 599
- definição, 599
- efeitos colaterais e sequelas, 608
- em neoplasias cutâneas, 599
- equipamentos recomendados, 602
- indicações, 605
- limites e margem de segurança, 606
- mecanismos da lesão tecidual, 600
- número de aplicações, 605
- técnicas de preparo, aplicação e equipamento, 602
- temperatura e tempo do procedimento, 604
- vantagens e desvantagens, 607
- variantes teciduais, 606
Criptococose, 866, 1404
Criptorquidismo, 1634, 1687
- bilateral, 1700
Criptosporidiose, 765
Crise(s)
- convulsivas, 2263, 2267
- epiléptica
- - de ausência, 2266
- - generalizada, 2264
- - - atônica, 2266
- - - clônica, 2266
- - - mioclônica, 2266
- - - secundária, 2266
- - - tônica, 2266
- - - tônico-clônica, 2265
- - parciais ou focais, 2263
Crista terminalis, 1136
Cristais, 1442
Cristaloides, 122, 995
Critérios de gradação tumoral, 534
Cromo, 360
Cronograma de vacinação, 508
Crueldade, 2504
Cryptococcus, 867
Cryptosporidium, 765
Cuidados
- com a hidratação, 1466
- com neonatos e filhotes, 395, 396
- metodológicos, 1725
- nutricionais
- - com os cães em crescimento, 503
- - com os neonatos, 502
- - com os órfãos, 503
- - durante a gestação, 502
- - durante a lactação, 502
- paliativos, 229
- - em cães e gatos com câncer, 223
Culpa, 3, 5, 13, 2508
Cultivo microbiológico, 2171
Cultura
- bacteriana, 966

- de sangue, 1251
- de tecido prostático, 1694
- do fluido prostático, 1694
Cura, 582
Curvas glicêmicas, 1864
- seriadas, 1879
Cytauxzoon, 825, 826

D

Dacarbazina, 584
Dacriócitos, 1957
Danazol, 2124
Dano(s), 2510
- letal, 617
- material, 3
- moral, 3
- subletal, 617
Datiloscopia, 2446
Deaferentação, 147
1-deamino-8-D-arginina vasopressina, 2052
Declarações ou atestados de óbito, 2457
Decreto
- nº 5.053/2004, 20
- nº 40.400/1995, 20
- nº 69.134/1971, 20
Decreto-lei
- nº 467/1969, 20
- nº 2.848, 7
Defeito(s)
- anorretais, 453
- congênitos, 451
- - e alterações hereditárias no neonato, 447
- - origem
- - - alimentar, 450
- - - farmacológica ou iatrogênica, 449
- - - genética ou hereditária, 447
- - - viral, 451
- do septo
- - atrial, 1205
- - ventricular, 1203
- dos giros, 2220
- genético, 255
- hemostáticos
- - primários, 2040
- - secundários, 2041
- pericárdicos, 1290
Defesas
- físicas, 1391
- imunológicas
- - adaptativas, 1391
- - inatas, 1391
Deficiência(s)
- da vitamina K, 2036
- de C3, 260
- de cobalamina e ácido fólico, 1976
- do fator
- - VII, 260
- - XI, 260
- de fosfofrutoquinase, 1963
- de piruvatoquinase, 1962
- de riboflavina, 366
- de vitamina D e seus metabólitos em cães e gatos, 1773
- nutricionais, 281, 1257
Definição de metas, 359
Deformidades dos membros, 453
Degeneração
- espinocerebelar, 2252
- miocárdica, 478
- neuronal multissistêmica, 2250
- progressiva de cones e bastonetes, 261
Deleções, 257

Deltaparina, 2059
Densidade urinária, 1527
Deoxinivalenol, 743
Depoimentos orais dos peritos médicos-veterinários, 2458
Depressão neonatal ao nascimento, 418
Deracoxibe, 661
Derivado(s)
- das hidroxicoumarinas, 678
- das idandionas, 678
- do ácido nicotínico, 1923
- opioides, 175
Dermatite(s), 855
- descamativa, 790
- neonatais, 470
- ulcerativa, 790
Dermatofibrose nodular, 561
Dermatófitos, 848
Dermatofitose em gatos, 852
Dermatomiosite, 2412
Dermátomo e campo radicular motor, 2131
Dermatopatia isquêmica, 304
Dermatotoxicidade, 592
Dermopan® 2, 632
Derrame(s), 911
- pericárdico, 1185
- pleural, 1184
Desconforto respiratório ao nascimento, 421
Desenvolvimento
- do sistema imunológico, 505
- fetal, 405
Desequilíbrios eletrolíticos e acidobásicos, 1510
Desfibrilação, 134
Desgaste profissional, 2449
Desidratação, 995, 1003
Desinfetantes, 748
Desiodinase, 1778
Desmame, 503
Desmielinização na cinomose, 887
Desnaturação de proteínas, 601
Destino dos urólitos, 372
Desvios
- portossistêmicos
- - adquiridos, 1113
- - congênitos, 1108
- sanguíneos
- - direita-esquerda, 1207
- - esquerda-direita, 1200
- vasculares, 1113
Detecção
- de aberrações numéricas e estruturais dos cromossomos, 259
- de anticorpos, 927
- de DNA, 966
- de polimorfismos do DNA e indels, 259
- do antígeno do coronavírus felino em macrófagos, 913
- do vírus, 927
Detergentes, 748
Determinação
- da frequência cardíaca, 1145
- da pressão arterial sistêmica, 1180
- das concentrações de hormônio antidiurético endógeno, 1747
- do eixo elétrico no plano frontal, 1146
- do hormônio adrenocorticotrófico endógeno, 1823
- do precursor do hormônio adrenocorticotrófico, 1823
- do ritmo cardíaco, 1145
Determinismo criminal, 2448
Detomidina, 173

Dever(es)
- de indenizar, 6
- e direitos dos médicos-veterinários, 12
Dexametasona, 1847, 1996, 2362
- + complexo B, 1847
Dexmedetomidina, 173, 187
Dextrose, 69
Diabetes
- em felinos complicações do, 1867
- *insipidus*
- - central, 1744, 1748
- - nefrogênico, 1568
- - - primário, 1744, 1748
- - - secundário, 1744
- *mellitus*, 319, 1306, 1640, 1918
- - canino complicações crônicas do, 1885
- - em cães, 1869
- - em gatos, 1858
- - manejo nutricional do, 319
- - não dependente de insulina, 1938
- - transitório, 1870
Diafragma da sela, 2155
Diagnóstico
- comportamental, 2479
- diferencial, 572
- histopatológico no transcirúrgico, 572
Dialisador, 1512
Dialisato, 1503
Diarreia(s), 997
- agudas, 1052
- autolimitantes, 1054
- causadas por parasitos intestinais, 1054
- crônicas, 1056, 1057
Diastematomielia, 2221
Diazepam, 2274
Diazóxido, 1903
Diclofenaco, 661
Diencéfalo, 2149
Dieta(s), 1192, 1563
- apoio na dissolução de urólitos, 373
- calculolítica, 374
- - para a dissolução de urólitos de estruvita, 384
- caseira, 1946
- - para animais com neoplasia, 341
- comerciais normais, 1946
- concentrada em energia para reduzir o volume alimentar, 315
- de restrição calórica, 1945
- hipercalórica
- - líquida, 99
- - pastosa, 99
- renais, 390
- seca ou de prescrição individualizada, 100
- terapêuticas, 1946
Difusão, 1502
Digitálicos, 1231
Digoxina, 47, 1231, 1265
Dilatação do átrio e do ventrículo esquerdos, 1239
Dilatação-vólvulo gástrica, 1050
Diltiazem, 1231
Dímeros D, 1426
Dimetilarginina simétrica, 1528
Dinitrato de isossorbida, 57
Dioctophyma renale, 1442
Diphyllobothrium latum, 816
Dipilidiose, 815
Dipirona, 92, 190, 206, 217, 227, 663
Diplomielia, 2221
Dipylidium caninum, 815
Direito
- animal, 2481
- do paciente, 15

Dirlotapide, 1947
Dirofilariose canina, 1297
Disbiose primária, 1059
Disco intervertebral, 2325
Discoespondilite, 2367
Discopatias, 2325
Disfagia de causa orofaríngea, 2397
Disfunção
- da adrenal, 1304
- da tireoide, 1302
- diastólica, 1165, 1176
- - tipo I, 1165
- - tipo II, 1165
- - tipo III, 1166
- do nó sinusal, 1223
- sistólica, 1176
Dislipidemias, 313, 1908, 1938
Disnatremias, 1003
Displasia
- das valvas atrioventriculares, 1198
- ectodermal canina, 261
- renal, 1474
Dispneia, 1807
Dispositivos
- e meios de acesso às vias respiratórias, 35
- e procedimentos de acesso às vias respiratórias, 36
- supraglóticos, 37
Disseminação
- das metástases, 533
- por via
- - linfática, 534
- - sanguínea, 534
Dissociação eletromecânica, 47
Dissolução medicamentosa, 372
Distocias, 411, 1644
Distribuição, 1843
- da dose, 631
Distrofia(s) muscular(es)
- do Golden Retriever, 261
- e miopatias hereditárias, 2414
Distúrbios
- ácido-base, 1025, 1581
- - e eletrolítico
- - - em doentes e insuficientes renais, 1588
- - - nos pacientes nefropatas, doentes e insuficientes renais, 1586
- - metabólicos, 1026
- - mistos, 1027
- - nos pacientes doentes e insuficientes renais, 1588
- - respiratórios, 1027
- da cavidade pleural, 1409
- da mielina, 2222
- da vasculatura renal, 1458
- das tubas uterinas, 1671
- de cálcio e fósforo, 1017
- de coagulação, 1666
- de origem
- - infecciosa, 2174
- - não infecciosa, 2175
- do mediastino, 1420
- do metabolismo ósseo-mineral na doença renal crônica, 1574, 1576
- - tratamento dos, 1483, 1577
- eletrolíticos, 1892
- gastrintestinais, 1893
- metabólicos relacionados à obesidade, 1939
- musculoesqueléticos, 1846
- neuromusculoesqueléticos da coluna vertebral, 2179
- puerperais, 1648
- relacionados com a paratireoide, 1730

- sódico, 998
Diurese, 374, 1468
Diuréticos, 56, 655, 1183, 1186, 1269, 1465, 1468
- e restrição de sal, 1245
Divisão(ões)
- convencionais do sistema nervoso, 2128
- do sistema nervoso autônomo, 2146
- filogenética, 2149
Doação de sangue, 2063, 2065
Doadores caninos, 2061
Dobutamina, 47, 57, 1247, 1266
Documentos
- elaborados pelo médico-veterinário, 16
- técnicos
- - e histórico, 2486
- - periciais, 2457
Documentoscopia forense, 2446
Doença(s)
- alérgicas e dermatológicas, 1844
- anorretais, 1066
- articular(es), 1844, 2116
- - degenerativa, 231
- associadas
- - a baixos níveis séricos de vitamina D, 1774
- - à obesidade em cães e gatos, 1937
- autoimunes, 306, 1844
- brônquica felina, 1370
- cardíaca neurogênica, 1310
- cardíacas, 322
- cardiovasculares, 1939
- da árvore biliar, 1095
- da laringe, 1360
- da paratireoide, 1759
- da tuba uterina, 1705
- de acúmulo, 1111
- de Addison, 1305
- de armazenamento
- - do glicogênio
- - - tipo I, 261
- - - tipo IV, 264
- - lisossomal, 2222, 2246
- de Aujesky, 2418
- de Chagas, 1258
- de Conn, 1306
- de Gaucher, 2241
- de Krabbe, 261
- de Niemann-Pick, 2242
- de notificação obrigatória, 19
- de origem congênita, 1694
- de Sanfilippo, 2244
- de traqueia e brônquios
- - em cães, 1377
- - em gatos, 1369
- de von Willebrand, 2035, 2044, 2049
- - tipo III, 262
- degenerativas, 2222, 2237, 2250
- do armazenamento lisossomal, 2237
- do cólon, 1061
- do coxim plantar, 477
- do desenvolvimento e malformações, 2315
- do disco intervertebral, 2325
- do esôfago, 1041
- do intestino delgado, 1035, 1052, 1056
- do neonato, 447
- do pâncreas exócrino, 1117
- do parênquima hepático, 1111
- do prepúcio e do pênis, 1694
- do trato
- - reprodutivo de cães, 1687
- - urinário inferior dos felinos, 1597
- dos testículos e epidídimos, 1687
- e análise do líquido cefalorraquidiano, 2174

- e insuficiência
- - cardíacas em cães com doença valvar crônica, 1244
- - renal, 1581
- em cavidade nasal e seios paranasais, 1342
- endócrinas em cães e gatos, 1721
- estável, 583
- gástrica(s), 1044
- - manifestações clínicas das, 1044
- - ulcerativa, 1046
- gastrintestinais, 1309, 1845
- genética, 255
- - diagnóstico de, 258
- - mecanismos de, 256
- granulomatosas, 1022
- hepática(s), 316, 1845
- - caninas, 1108
- imunomediadas, 1951
- infecciosas, 847, 1475, 2009
- inflamatória intestinal, 1058
- intercorrentes, 1100
- intestinal
- - infiltrativa, 1034
- - inflamatória, 1079
- medulares, 2175
- metabólicas, 1111, 1475, 1707
- mitocondriais, 258
- mixomatosa valvar, 1238
- monogênica, 255, 258, 259
- musculares, 2409
- não tireoidianas, 1785
- nasais e paranasais, 1344
- neurológicas, 308, 1310
- oclusivas dos vasos renais, 1459
- ovarianas, 1629
- parasitárias, 751
- pericárdicas congênitas, 1288
- poligênica, 255, 258
- progressiva, 583
- prostáticas, 1690
- pulmonares, 1302
- que acarretem azotemia pós-renal, 1024
- renal, 1023, 1308, 1845
- - crônica, 390, 1020, 1021, 1510, 1767
- - - - em crise urêmica, 1509
- - - - em gatos, 1473
- - - - - manejo dietético na, 1537
- - policística, 264
- - - autossômica dominante, 1474
- - terminal, 1447
- respiratória(s), 1845
- - infecciosa canina, 897
- resultantes da destruição da mielina, 2222
- sinápticas, 2403
- sistêmicas e seus reflexos no sistema cardiovascular, 1302
- tubulointersticial(is), 1566
- - aguda, 1455
- vasculares, 2283
Dogma central da biologia, 246
- molecular, 536
Dolo, 3, 5
Dopamina, 47, 1666
Dopaoxidase, 573
Doppler, 1161
Dor, 140, 302
- acupuntura e, 238
- aguda, 147
- - tratamento da, 182
- central, 147
- classificação da, 147
- crônica, 145, 148

- - não decorrente do câncer, 148
- definições, mecanismos e classificação da, 178
- do câncer, 148
- em cães e gatos classificação e avaliação da, 147
- fisiológica, 88
- fisiopatologia da, 140
- idade e intensidade da, 149
- intensa a torturante, 203
- leve a moderada, 203
- manejo por espécie, 149
- mecanismos envolvidos no processo da, 179
- moderada, 203
- - a intensa, 203
- na unidade de terapia intensiva, 89
- neuropática, 88, 147, 223
- nociceptiva, 147
- oncológica
- - classificação da, 223
- - tratamento da, 225
- patológica, 88
- prevista, 150
- simpática mantida, 147
- somática, 223
- tratamento, 90
- - farmacológico da, 156
- visceral, 145, 223
Dosagem(ns)
- da proteína relacionada com o paratormônio, 1731
- de anticorpos antitireoidianos, 1728
- de antitrombina III, 1559
- de calcitonina, 1732
- de ferro sérico e ferritina, 2021
- de gastrina, 1738
- de hormônio tireoestimulante, 1727
- de lipase pancreática imunorreativa, 1738
- de metabólitos de vitamina D, 1731
- de T3 livre e T4 livre, 1727
- de tiroxina, 1726
- de tri-iodotironina, 1726
- de tripsinogênio, 1738
- de vitamina B12 e ácido fólico, 1738
- do hormônio estimulante da tireoide, 1795
- sérica
- - da vitamina D, 1774
- - do paratormônio, 1730
Doses preconizadas, 597
Dosimetria
- computacional, 628
- e rendimento do feixe de radiação, 632
Doxorrubicina, 584, 585, 1259
Dupla via de saída do ventrículo direito, 1210
Dura-máter, 2154, 2155
Duração
- de imunidade, 276
- de proteção, 276

E
Echinoccocus granulosus, 816
Ecocardiografia, 1262
- tecidual, 1167
- tridimensional em tempo real, 1168
Ecocardiograma, 1160, 1180, 1195, 1197, 1202, 1271, 1320, 1426
Ecodopplercardiograma, 1278
Ecoencefalografia, 2205
Edema, 302, 1562, 2221
- congênito, 453
- da vulva, 1654
- em glomerulopatias, 1553
- pulmonar, 1181
- - agudo, 49
- - - complicações do, 58

- - cardiogênico, 49, 51
- - não cardiogênico, 49
- - neurogênico, 50
- - por pressão negativa, 50
Efeito(s)
- adversos da radioterapia, 598
- biológicos da radiação, 595
- cardiovasculares, 171
- celulares da insulina, 1896
- Compton, 631
- da uremia sobre a hemostasia, 1514
- do sódio alimentar sobre
- - excreção do cálcio urinário, 383
- - pressão arterial e as funções renais, 383
- - valores de supersaturação relativa, 383
- endócrinos os agonistas alfa-2-adrenérgicos, 172
- fotelétrico, 631
- gastrintestinais, 172
- indesejáveis dos opioides, 176
- - *versus* benefícios dos analgésicos, 158
- no sistema nervoso central, 171
- renais, 172
- - da hipercalcemia e mineralização de tecidos moles, 1762
- respiratórios, 172
- sistêmicos, 171
- Somogyi, 1884
Eficácia vacinal, 279
Efusão
- cavitária, 2020
- hemorrágica, 1407
- neoplásica, 1408, 1413
- pericárdica, 1290
- pleural, 1405
- quilosa, 1407
Ehrlichia canis, 839, 1257
Ehrlichiose, 2175
Eixo corticotrófico, 1804
Ejaculação
- manual, 1693
- retrógrada, 1700
Eletricidade, 2467, 2471
Eletroacupuntura, 239
Eletrocardiografia, 1144, 1262, 1358
Eletrocardiograma, 1136, 1180, 1195, 1197, 1202, 1204, 1271, 1278, 1320
Eletrodos, 611
Eletroencefalografia, 2211
Eletrofisiologia princípios de, 1140
Eletroforese de proteína
- sérica, 1558
- urinária, 1534, 1558
Eletrogeneterapia, 610, 612
Eletrólitos, 70
Eletroquimioterapia, 578, 610
- efeitos colaterais, 611
- indicações da técnica, 611
- princípios da, 610
Eliminação
- da infecção do trato urinário, 384
- de tóxicos, 652
- - absorvidos, 655
- - não absorvidos, 652
Embolia, 2284
- aérea, 2104
Êmbolo fibrocartilaginoso, 2175
Emergências
- estruturais, 105
- hematológicas, 103
- metabólicas, 102
- oncológicas, 102

2585

- provocadas por efeitos colaterais devido aos quimioterápicos, 105
- toxicológicas, 650
Emulsões, 274
- lipídicas, 69, 349
Encefalite(s), 2223
- aguda, 477, 478
- crônica, 477, 478
- do cão velho, 478
- do Pug, 2175
- necrosante, 2435
Encéfalo, 2225
Encefalomalacias, 2222
Encefalomielite(s), 2417
- bacteriana, 2424
- fúngica, 2426
- herpética canina, 2417
- parasitária, 2428
- virais, 2417
Encefalopatia(s), 2222
- de cães
- - adultos, 887
- - jovens, 887
- - velhos, 887
- espongiforme, 2222, 2251
- hepática, 318
- hipóxica ou anóxica, 2221
- pós-vacinal, 887
Encephalitozoon cuniculi, 2223
Endocardite infecciosa, 1249
Endocrinologia clínica em cães e gatos, 1718
Endocrinopatias, 1302
Endoscopia digestiva alta, 1045
Endotélio capilar glomerular, 1532
Energia(s), 391, 1538
- mecânicas ou cinéticas, 2469
Enfermidades
- infecciosas
- - e parasitárias diagnóstico de, 249
- - em neonatos, 475
- monogênicas, 265
- poligênicas, 265
Enoxaparina, 2059
Enriquecimento ambiental, 2258
Enrofloxacino, 1594
Ensaio imunoabsorvente ligado à enzima (ELISA), 783
Enterite infecciosa viral felina, 902
Enteropatia
- associada a perda proteica, 1059
- responsiva
- - a antibióticos, 1059
- - à dieta, 1057
Entomologia forense, 2446
Entrevista estruturada, 2480
Envenenamento, 2524
Envoltórios e líquidos fetais de cadelas e gatas, 1638
Enzima(s), 586
- COX, 161
- de extravasamento, 1103
- de indução, 1103
- urinárias, 1524
Enzimaimunoensaio, 1723
Enzimúria, 1464
Eosinófilos, 2010, 2064
Ependimoma, 2305
Epidermólise bolhosa juncional, 262
Epididimite, 1634, 1688
Epilepsia, 2263, 2271
- idiopática, 2269
- mioclônica de Lafora, 262
Epinefrina, 47, 1666

Epirrubicina, 584, 585, 1259
Epitálamo, 2150
Equação de Henderson-Hasselbalch, 1583
Equilíbrio acidobásico, 392, 1541
Equinócitos, 1957
Equipamento(s)
- de radioterapia superficial, 632
- e teleterapia de baixa energia, 632
Ergocalciferol, 1772
Eritrócito fantasma (*ghost cells*), 1957
Eritrocitose, 105, 2002
- absoluta, 2002
- absoluta
- - primária, 2002
- - secundária, 2002
- relativa, 2002
- secundária
- - apropriada, 2002
- - inapropriada, 2002
Eritroenzimopatias, 1962
Eritropoese com restrição de ferro, 1972
Erliquiose, 839, 1257
- felina, 845
Erro médico e prescrição, 13
Escada da dor, 157
Escala
- de análise descritiva (EAD) da dor, 152
- de dor da universidade de Melbourne (UMPS), 152
- de faces felinas (FGS), 152
- de Glasgow (CMPS), 152
- de nível de consciência, 27
- descritiva verbal, 224
- multidimensional da Unesp-Botucatu para avaliação de dor aguda pós-operatória em gatos, 152
- numérica verbal, 224
- para avaliação da dor, 224
- visual analógica, 224
Escapes, 1220
Escarificação, 567
Escherichia coli, 470, 937
- diarreiogênica, 940
- extraintestinais, 940
Escore
- corporal, 2494
- de condição corporal em cães, 1941
Escorpionismo, 731
Esferócitos, 1957
Esfingolipidose, 2238, 2241
Esfingomielinose, 2242
Esfregaços por impressão, 567
Esmolol, 1230
Esôfago radiografia, 1030
Esofagoscopia, 1071
Espaço pleural, 1405
Especificidade, 2075
Espectrometria de massa, 1724
Espermatocele, 1700
Espexina (SPX), 1935
Espinha bífida, 451, 2221
Espironolactona, 1187, 1268
Esplenectomia, 1997
Esplenomegalia, 2106, 2109, 2111
- infiltrativa
- - não neoplásica, 2110
- - neoplásica, 2110
- inflamatória, 2109
- localizada por presença de nódulo, 2109
- por congestão, 2110
- por hiperplasia linforreticular e reticuloendotelial, 2109, 2110

Espondilite, 2367
Espondilose, 2322
Esporotricose, 865
Esquistócitos, 1957
Esquizócitos, 1957
Estabilização das funções vitais do paciente intoxicado, 650
Estadiamento, 1675
- clínico do paciente oncológico, 551
- da doença renal crônica, 1480
- tumoral, 534, 535
Estado(s)
- de hipercoagulabilidade, 2041
- disráficos, 2220
- mental, 2156
- - do neonato, 434
- vacinal e vermifugação da fêmea, 515
Estágios do parto, 410
Estase
- láctea, 1672
- vascular, 601
Estatinas, 1924
Esteatose hepática felina, 1920
Estenose(s), 1653
- aórtica, 1194
- de nasofaringe, 1352
- lombossacra degenerativa, 2332
- pulmonar, 1196
- vaginais, 1706
- valvar pulmonar, 1197
Esteroidogênese adrenal, 1827
Estimativa
- da taxa de filtração glomerular, 1464
- das excreções urinárias de sódio e de proteína, 1464
Estimulação
- parassimpática vagal, 1144
- simpática, 1144
- vagal, 2280
Estímulo
- da diurese, 372, 383
- do consumo de água e da diurese, 377
Estômago, radiografia, 1031
Estomatócitos, 1957
Estreptozocina, 584
Estresse, 1708, 2483
- oxidativo, 2352
Estrias medulares do tálamo, 2150
Estricnina, 676
Estro persistente, 1707
Estroma tumoral, 533
Estrongiloidíase, 814
Estrutura(s)
- constituintes, 2152
- de um gene, 246
- física e fluxos adequados, 2528
Estruturação do serviço, 26
Estruvita, 370, 384
Etilenoglicol, 1453
Etodolaco, 190, 661
Etomidato, 1825
Euploidias, 256
Evento adverso, 299
Exame(s)
- bioquímicos, 549
- cadavérico, 2467
- clínico, 548
- coproparasitológico, 784
- das glândulas mamárias, 1617
- de corpo de delito, 2486
- de imagem, 549
- - para avaliação

- - - da cavidade pleural, 1331
- - - do mediastino, 1420
- de urina, 369, 1430, 1431, 1523, 1601
- diagnósticos por imagem, 1618
- do abdome, 1617
- do ambiente, 2497
- do sedimento, 1438
- ecocardiográfico, 1160, 1204, 1358
- ecodopplercardiográfico, 442
- eletrocardiográfico, 443
- eletroencefalográfico, 443
- físico, 548, 1617
- - da cavidade torácica, 1336
- - do neonato, 436, 437
- hormonais, 1830
- - de triagem, 1733
- laboratoriais, 32, 549
- materno, 440
- microscópico, 966
- - das neoplasias, 569
- necroscópico, 443
- neurológico em cães e gatos, 2156
- *post mortem*, 521
- pré-natais, 402
- químico, 1435
- radiográfico, 441, 1358
- - de tórax, 1180
- ultrassonográfico, 441
- vaginal, 1617
Excentrócitos (*hemighost*), 1957
Excitotoxicidade, 2352
Excreção, 1843
- renal, 493
Execução, 21
Exencefalia, 451
Exercício, 1785, 1863, 1877
Éxon, 246
Expansores de volemia, 656
Expectorantes, 1397
Experiência internacional, 15
Exposição às doenças durante a gestação, 402
Exsudatos, 1407
Extração e quantificação de ácidos nucleicos, 250
Extrassístoles
- ou complexos prematuros, 1215
- supraventriculares, 1216
- ventriculares, 1216
Extravasamento de fármacos, 107
Ezetimiba, 1923
Ezogabina, 2279

F

Facilitadores na cirurgia oncológica, 578
Fadiga pela compaixão, 2450
Faixas de tecido conjuntivo, 1113
Falência
- na resposta tubular renal ao hormônio antidiurético secretado, 1744
- renal, 1447
Falha(s)
- da(s) defesa(s), 1392
- - físicas, 1392
- - respiratória, 1392
- das imunidades inata e adaptativa, 1392
- de ovulação, 1706
- na administração de uma vacina, 280
- na concepção, 1639, 1642
- na ereção, na cópula e na ejaculação, 1702
- na transferência da imunidade passiva, 517
- na vacinação, 509
- para ciclar, 1707
- vacinais, 280

Família Anaplasmataceae, 844
Fanciclovir, 922
Faringostomia, 332
Farmacocinética, 1843
- dos analgésicos na espécie felina, 203
- e farmacodinâmica em filhotes, 492
Farmacologia dos opioides, 182
Farmacopuntura, 239
Fármacos, 47
- adjuvantes, 228
- anti-inflamatórios, 164
- anti-toxoplasma, 777
- antiepilépticos, 2266, 2272, 2273
- cardiovasculares, 667
- imunossupressores, 2120
- no tratamento de manutenção da insuficiência cardíaca congestiva, 1186
- que afetam a função tireoidiana, 1725
- teratogênicos, 450
Farmacovigilância vacinal, 309
Fascículo(s)
- grácil e cuneiforme, 2138
- longitudinal medial, 2140, 2144
- próprios, 2138
Fase(s)
- 0, 1141
- 1, 1141
- 2, 1142
- 3, 1142
- 4, 1142
- da fluidoterapia, 124
- das convulsões, 2266
- de "extensão" da lesão renal aguda, 1454
- de alarme, 2483
- de exaustão, 2483
- de indução da lesão renal aguda, 1454
- de manutenção da lesão renal aguda, 1454
- de recuperação da lesão renal aguda tóxica ou isquêmica, 1455
- de resistência., 2483
- do potencial de ação, 1141
- do processo, 21
- do tratamento, 582
- ictal ou ictus, 2266
- interictal, 2266
- pós-ictal, 2266
- prodrômica ou aura, 2266
Fator(es)
- de coagulação, 1105, 2032
- de crescimento hematopoético, 2018
- de desenvolvimento, 335
- de necrose tumoral alfa, 336, 1934
- de von Willebrand, 2031
- genéticos, 543
- nutricionais, 544
Febre, 562
Feixe(s)
- ascendentes, 2138
- atrionodais e atrioventricular proximal, 1138
- atrioventricular distal, 1138
- de raios X, 629
- descendentes, 2139
- formados por fibras ascendentes e descendentes, 2138
- interatriais, 1137
Felbamato, 2276
Fembendazol, 756
Fêmea(s)
- gestante, 398
- receptivas com intervalo interestro normal, 1703
Feminização associada à neoplasia testicular, 561
Fenazopiridina, 665

Fenda
- de Bichat, 2154
- palatina, 451, 456
Fenilbutazona, 662
Fenitoína, 2274
Fenobarbital, 2273
Fenol e derivados, 747
Fenótipo, 255
Fentanila, 91, 177, 180, 184, 207, 215
- em adesivo transdérmico, 215
Feocromocitoma, 1305, 1737, 1849
Ferimentos na genitália, 2523
Fibra(s), 315, 351, 392, 1539, 1946
- α-beta e α-alfa, 141
- α-delta, 141
- alimentar, 360
- bruta, 341
- C, 141
- corticorreticulares, 2144
- de associação, 2144
- motoras, 2144
- sensitivas, 2143
Fibratos, 1923, 1948
Fibrilação
- atrial, 45, 1218
- ventricular, 1220
Fibrinogênio, 2084
Fibrose pericelular ou perissinusoidal, 1113
Fígado em "noz-moscada", 1108
Figuras de mitose, 2173
Filaroides hirthi, 1403
Filhotes e absorção dos medicamentos, 493
Filtração glomerular, 1430, 1544
Filtros, 1506
- de atenuação de feixes de raios x de baixa energia, 630
Fimose, 1695
Firocoxibe, 165, 191, 218, 586, 662
Fiscalização dos estabelecimentos e constatação de irregularidades pelo CRMV, 19
Fisioterapia pulmonar, 1396
Fístula perianal, 1066
Fixação do complemento, 775
Fludrocortisona, 47, 1847
Fluidificantes, 1396
Fluidoterapia, 426, 994, 1395, 1465, 1466, 1603, 1891
- microenteral, 99
- no ambiente do paciente grave, 122
- no cardiopata, 1000
Flunarizina, 2275
Flunixino meglumina, 165, 190, 206, 662
Fluoroacetato de sódio, 671
Fluoroscopia, 1045
Fluoruracila, 584
Fluticasona, 1847
Flutter
- atrial, 1218
- e fibrilação ventriculares, 46
Fluxo sanguíneo extracorpóreo, 1514
Foice
- do cerebelo, 2155
- do cérebro, 2155
Fontana-Masson, 572
Fonte(s)
- de luz, 640
- radioativa(s)
- - ideal, 623
- - para uso em braquiterapia, 623
- - reais, 623
Formação(ões)
- associadas ao intestino, 1035

- de impulso sinusal normal, 1214
- de urólitos, 371
- reticular, 2144, 2145
Formaldeídos, 747
Fornecedor, 4
Fornecimento
- da dieta e controle do consumo, 343
- de nutracêuticos com tropismo digestivo, 316
Fosfatase alcalina, 1103
Fosfatidilserina, 2258
Fosfato, 386
- de cálcio, 387
- inorgânico, 1017
- orgânico, 1017
Fosfenitoína, 2274
Fosfomicina, 1595
Fósforo, 374, 384, 387, 391, 1017, 1019, 1470, 1539
- amarelo, 672
Fotoirradiação, 639
Fotoquimioterapia, 639
Fotossensibilizadores, 639
Fototerapia, 639
Fração de excreção urinária
- de cálcio, 1527
- de eletrólitos, 1526
- de fósforo, 1526
- de potássio, 1526
- de sódio, 1526
Fracionamento
- da dose e tempo de tratamento, 597
- das proteínas plasmáticas, 2020
Fragmentos de mielina, 2173
Fraturas, 2523
- expostas, 83
Frênulo peniano, 1695
Fruto-oligossacarídios, 316
Frutosamina, 1863
Fucosidose, 2243
Função
- glomerular, 1445
- tireoidiana, 1785
- tubular, 1445
Fungos, 1442
- dimórficos, 863
Funículo
- dorsal, 2138, 2139
- lateral, 2138, 2139
- ventral, 2139, 2140
Furosemida, 56, 1186, 1468
Furunculose anal, 1066

G
Gabapentina, 209, 228, 665, 2277
Gabapentinoides, 228
Gaiola de oxigênio, 1182
Galactorreia, 1671
Galactossialidose, 2243
Gama glutamil transferase e fosfatase alcalina urinária, 1524
Gamaglutamiltransferase, 1103
Ganciclovir, 922
Gânglio cervical cranial, 2147
Gangliosidose, 2013, 2238
Ganho de peso prevenção ao, 363
Gapiprant, 168
Gastrenterite, 874
- hemorrágica, 96
- hemorrágica aguda idiopática, 1047
- parasitárias, 812
Gastrenterologia de felinos, 1079
Gastrenteropatias, 315
Gastrite

- aguda, 1046
- associada a *Helicobacter* spp, 1048
- crônica, 1047
- parasitária, 1049
Gastrosquise, 452
Gastrotomia, 332
Gatis, 984
Gemcabene, 1925
Gencitabina, 584
Gene, 255
- da pró-ópiomelanocortina, 1930
- do receptor-4 melanocortina, 1931
- electrotransfer, 612
- FTO, 1931
Gênero *Mastadenovirus*, 893
Genética e autoimunidade, 306
Genitália externa, 1617
Genoma, 255
Genótipo, 255
Gestação, 1630
- anormal, 1631
- extrauterina ou ectópica, 1642
- múltipla patológica, 1641
- patologias da, 1637, 1639
Ghrelina, 1936
Giardia, 275
- *agilis*, 752
- *ardeae*, 752
- *duodenalis*, 289, 752
- *microti*, 752
- *muris*, 752
- *psittaci*, 752
Giardíase, 752
- epidemiologia, 753
- manifestações clínicas, 754
- patogenia, 754
- tratamento, 755
Giemsa, 573
Ginkgo biloba, 2258
Giro(s), 2154
- do cíngulo, 2152
- para-hipocampal, 2152
Glândula(s)
- adrenais, 1827, 1835
- paratireoides, 1729
- pineal ou epífise, 2150
- sudoríparas, 2146
Glânglio cervicotorácico ou estrelado, 2147
Glicemia pontual, 1864
Glicocálix, 122
Glicocerebrosidose, 2241
Glicocorticoides, 193, 280, 1817, 1903, 1996, 2120, 2437
Glicogênio, 1111
Gliconato de cálcio, 47
Glicoproteinose, 2243
Glicoproteinose neuronal, 2252
Glicose, 1104, 1111, 1437
- e lactato, 2171
Glicosúria, 1437
- renal, 1524, 1566
Gliomas, 2301
Globulinas, 2084
Glomérulo, 1445, 1544
Glomeruloesclerose, 1549
Glomerulonefrite(s), 1545
- imunomediadas, 1546
- membranoproliferativa, 1548, 1551
- membranosa, 1550
- mesangioproliferativa, 1551
- não imunomediadas, 1549
- proliferativas, 1548

Glomerulonefropatia membranosa, 1547, 1550
Glomerulopatia(s), 1458, 1544, 1545, 1550, 1553
- de lesões mínimas, 1549
Glucagon-like-peptídio-1, 1937
Glutamato, 144
Glutamina, 70, 350
GM1-gangliosidose, 2238
GM2-gangliosidose, 2240
Gonadectomia, 1714
Gorduras, 315, 323, 341, 360, 1945
Gradação tumoral, 534
Grandes babésias em cães, 819
Granulação
- atípica de neutrófilos dos gatos da Birmânia, 2013
- tóxica citoplasmática, 2008
Granulócitos, 2006
- neutrófilos, 2064
Granuloma(s)
- de coto, 1711
- e inflamação de pedículos ovarianos, 1712
- espermático, 1700
- ovarianos, 1629
Granulopoese, 2006
Grapiprant, 218
Grau de diferenciação celular, 531
Grelina, 337
Griseofulvina, 666
Grupos
- farmacológicos utilizados em filhotes, 495
- sanguíneos em cães, 2072
Guloseimas, 1946

H
Habênulas, 2150
Habilitação do estabelecimento, 19
Haplótipo, 255
Helmintos gastrintestinais, 816
Hemácias, 1439, 2063
- rejuvenescidas, 2070
Hemaglutinação, 2076
- indireta, 775
Hematologia, 1951
Hematoma(s), 2523
- da vulva, 1654
- epidural, 2291
- intraparenquimatoso, 2291
- subaracnóideo, 2291
- subdural, 2291
Hematometra, 1661, 1662
Hematopoese, 2018
Hematoxilina-ácido fosfotúngstico (PTAH), 573
Hemiestação, 2158
Hemilocomoção, 2158
Hemocomponentes, 2069
- eritrocitários, 2069, 2083
- plasmáticos, 2070, 2084
Hemodiálise, 1501
- sem heparina, 1516
Hemofilia B, 262, 264
Hemogasometria, 1583
- arterial, 1340, 1426
- na doença e na insuficiência renal, 1580
Hemoglobinopatias, 1963
Hemograma, 728, 912, 1463, 1558
Hemólise, 557, 1725
- de diferentes etiologias, 1023
- na bolsa de sangue, 2103
Hemometra, 1662
Hemorragias, 994, 1517, 1650, 1710, 2175, 2221, 2284
- agudas, 1959
- crônicas, 1959

2588

Hemossiderose, 2104
Hemostasia
- primária, 2030
- secundária, 2031
- terciária, 2033
Hemotórax, 1414
Hemotransfusão, 1665
Heparina
- de baixo peso molecular, 1427
- não fracionada, 1427, 2059
Hepatite(s)
- agudas, 1111
- - tóxicas, 1112
- crônica(s), 1112
- - associada ao cobre, 1112, 1113
- de interface, 1112
- infecciosa canina, 480, 1112
- lobular dissecante, 1113
Hepatomegalia e esplenomegalia, 2021
Hepatopatia vacuolar, 1111
Hepatozoon spp, 2013
Herança das doenças genéticas, 258
Hereditariedade, 543
Hereditário, 255
Hermafroditismo, 1700
Hérnia
- de disco
- - cervical, 2326, 2328
- - intervertebral, 2325
- - toracolombar, 2326, 2328
- diafragmática peritônio-pericárdica, 1288
Herpes-vírus
- canino, 1640
- felino, 917, 1643
- - tipo 1, 292, 488, 1400
Herpesviridae, 2223
Heterozigoto, 255
Hibridização *in situ*, 541
Hidralazina, 57, 1189, 1247
Hidrocefalia, 451, 2221, 2228
- congênita, 454
Hidroclorotiazida, 374, 1187
Hidrocortisona, 1847
Hidrometra/mucometra, 1661
Hidromielia, 2221
Hidromorfona, 177, 180, 184
Hidropisia dos envoltórios fetais, 1642
Hiper-hidratação, 1467
Hiperadrenocorticismo, 1305, 1804, 1866, 1919
- de ocorrência natural ou espontânea, 1819
- felino, 1819
- hipófise-dependente, 1823
- tumoral, 1826
Hiperaldosteronismo, 1306
- primário felino, 1827, 1829
Hiperamonemia, 2103
Hiperautomatismo, 1213
Hipercalcemia, 102, 559, 1020, 1308, 1759, 1767
- idiopática dos felinos, 1022, 1769
- maligna, 1769
Hipercalcitonismo, 1772
Hipercortisolismo
- adrenal dependente, 1806, 1816
- associado à expressão de receptores, 1806
- hipófise-dependente, 1805
Hiperfosfatemia, 1023
Hipergamaglobulinemia, 559
Hiperglicemia, 2402
- do estresse, 1860
Hiperlactatemia, 110
Hiperlipidemia(s), 313, 1915
- em cães, 1923

- - secundárias, 1917
Hipermagnesemia, 1308
Hipernatremia, 998, 999, 1003
Hiperosmolalidade, 1893
Hiperparatireoidismo
- associado ao hiperadrenocorticismo
        canino, 1769
- primário, 1022, 1760
- secundário
- - nutricional, 1770
- - renal, 1576
Hiperplasia
- endometrial cística, 1631, 1661, 1705
- mamária
- - benigna, 1651
- - felina, 1673
- - nodular, 1113
- prostática benigna, 1633, 1691
- vaginal, 1706
Hiperpotassemia, 1013, 1307, 1469, 2104
Hiperqueratose epidermolítica, 262
Hipersensibilidade
- alimentar, 366
- ao glúten em Setters irlandeses, 1058
- tipo I (anafilaxia), 299
- tipo II ou citotóxica, 302
- tipo III, 302
- tipo IV ou tardia, 302
Hipersomatotropismo, 1753
Hipertensão, 1471
- arterial, 1793
- - pulmonar com insuficiência cardíaca
        congestiva direita, 1248
- - sistêmica, 1483, 1561, 1886
- portal, 1113
- pulmonar, 1314
Hipertireoidismo, 1024, 1303
- apático, 1793
- felino, 1769, 1789
Hipertonia muscular, 2410
Hipertrigliceridemia idiopática em Schnauzers
        miniatura, 1917
Hiperviscosidade sanguínea, 1311
Hipervitaminose D, 1022, 1773
Hipoadrenocorticismo, 1006, 1021, 1305,
        1768, 1835
- iatrogênico, 1815
Hipocalcemia, 1019, 1308, 1644, 1759
Hipocampo, 2152
Hipofisectomia, 1825
Hipofosfatemia, 1022, 1892
Hipoglicemia, 103, 560, 1640, 1867, 1883
- diagnóstico diferencial da, 1901
Hipoglicemiante oral, 1861
Hipoluteodismo, 1705
Hipomagnesemia, 1308
Hipomielinogênese, 2222, 2249
- periférica, 2403
Hiponatremia, 998, 999, 1005
- com hipervolemia, 1006
- com hipovolemia, 1006
- com normovolemia, 1006
Hipoparatireoidismo, 1020, 1024, 1770
Hipopituitarismo, 1006
Hipoplasia, 1653
- de medula óssea, 2024
- de traqueia, 1356, 1381
- eritroide, 2025
- testicular, 1688
Hipopotassemia, 349, 1010, 1307, 1892, 2104
Hipospadia, 453, 1694
Hipossomatotropismo, 1750

Hipotálamo, 2145, 2150, 2152
Hipotensão, 110, 1516
Hipotermia, 110, 2103, 2498
Hipotireoidismo, 1303, 1708, 1919, 2396, 2402
- canino, 1778
- primário, 1779
- secundário, 1779
- terciário, 1779
Hipovolemia, 994
Hipoxemia, 1391
Histerocele gravídica, 1640
Histiocitose maligna, 2028
Histoplasma capsulatum, 863
Histoplasmose, 1403
- clássica, 863
História
- cirúrgica, 1617
- clínica pregressa, 1616
- da crioterapia, 599
- da doença atual, 1616
- familial, 1617
- ginecológica, 1617
- obstétrica, 1617
Holoprosencefalia, 2220
Holter, 1181, 1262
Homologação dos contratos de responsabilidade
        técnica, 18
Homozigoto, 255
Hora de ouro, 30
Hormônio(s), 585, 1718
- antidiurético, 1739, 1743
- de crescimento, 1740, 1749
- esteroidais, 1810
- gastrintestinais, 1936
- paratireóideo, 1765
- uso terapêutico e diagnóstico dos, 1721
Hospitais veterinários, 19

I

Ibuprofeno, 662
Icterícia, 1105, 1725
- hepática, 1105
- pós-hepática, 1105
- pré-hepática, 1105
Idade materna, 516
Identificação
- da parada cardiorrespiratória, 129
- de um vestígio, 2461
- do tipo de urólito, 370
- dos principais problemas de bem-estar, 2474
- e reconhecimento do animal, 2463
Identificadores biométricos, 2446
IFI, 776
Íleo
- funcional, 1034
- mecânico, 1033
Imagens nucleares, 1784
Imatinibe, 586
Imaturidade fisiológica, 517
Imepitoína (pexion®), 2278
Imidazóis, 800
Imipeném-cilastatina, 1595
Impedância da drenagem venosa pulmonar, 1316
Impedimentos para assumir a responsabilidade
        técnica, 18
Imperícia, 4, 9, 2510
Implantação direta de células neoplásicas, 534
Imprudência, 4, 9, 2509
Imunidade, 2085
- adaptativa, 271
- celular, 910
- de rebanho, 277

- humoral, 910
- inata, 271
- passiva, 910
Imunização, 984
- ativa, 271, 506
- passiva, 272, 506
Imunodeficiência, 280
Imunodepressão, 511
Imunoglobulina, 1665
- intravenosa, 1997, 2124
Imunologia, 269
Imunomoduladores, 800
Imunoprofilaxia, 269, 270
- de cães, 282
- de gatos, 292
- de *Giardia*, 756
- no filhote, 505
Imunossupressão, 2102
- vacinal, 305
Imunossupressores, 1561
Imunoterapia, 643, 1681, 2313
- ao câncer, 644
Inanição, 328, 2524
Incapacitação laboral, 2449
Inclusão do vírus da cinomose, 2013
Incontinência urinária, 1712
Incubadora neonatal, 421
Indels, 257
Indicadores
- de glicemia a longo prazo, 1900
- hemodinâmicos como guia para
    fluidoterapia, 999
Índice(s)
- de dor musculoesquelética felina (FMPI), 153
- de mortalidade a mortalidade perinatal, 512
Individualização, 2461
Indometacina, 662
Indução de êmese, 652
Inércia uterina, 1647
Inervação
- do coração, 1143
- simpática
- - da cabeça, 2147
- - da glândula adrenal, 2146
- - das vísceras abdominais e pélvicas, 2147
- - de efetores periféricos, 2146
- - do coração e outras vísceras torácicas, 2147
Infarto, 2221, 2283
- fibrocartilaginoso, 2340
Infecção(ões)
- abortiva, 934
- bacterianas, 520
- bacterianas no neonato, 468, 471
- concomitantes, 478
- do trato urinário, 371, 1590, 1865
- - e urolitíase, 1762
- - persistente, 1590
- - por reinfecção, 1590
- - por superinfecção, 1590
- - recidivante, 1590
- e inflamação da ferida cirúrgica, 1710
- focal, 934
- fúngicas sistêmicas, 2174
- neonatal, 478
- no sistema nervoso central, 476
- parasitárias, 521
- pelo FELV, 297
- por ancilostomídeos, 813
- por herpes-vírus canino, 482
- por *T. gondii*, 773
- progressiva, 934
- regressiva, 934

- sistêmicas e sepse, 1253
- transplacentária, 478
- virais, 521, 1599
Infertilidade
- em cadelas e gatas, 1703
- em cães, 1700
Inflamação, 160
- aguda, 2015
- crônica, 2015
- de coto, 1711
- hiperaguda, 2015
- neurogênica, 1598
Influência na pressão arterial, 377
Infusão(ões)
- contínuas, 126
- intravenosa contínua de opioides, 197
Ingestão hídrica, 1863
Inibidor(es)
- da colinesterase, 700
- - e piretroides, 700
- da enzima conversora da angiotensina, 1188,
    1266, 1452, 1560
- da HMG-CoA redutase, 1924
- da tirosinoquinase, 586
- da xantina oxidase, 375, 388
- de CETP, 1924
- de microtúbulos, 585
Inodilatadores, 1190
Inotrópicos, 57, 1189
- positivos, 1247, 1265
Inserções, 257
Instinto materno, 516
Instrução, 21
Instrumentos para o diagnóstico
    comportamental, 2480
Insucesso da sondagem uretral, 1605
Insuficiência
- adrenal, 1844
- cardíaca, 1175
- - congestiva, 1175, 1177
- pancreática exócrina, 1117
- renal, 998, 1446, 1447
- - aguda, 1445, 1447
Insulina, 47, 1860
Insulinoma, 1895, 1896
- tratamento
- - médico do, 1902
- - quimioterápico do, 1904
Insulinoterapia, 1876, 1891
Insumos, 1506
Integral de Sievert, 625
Integridade
- de membranas, 1698
- sexual, 2020
Interação(ões)
- cristal-célula, 1489
- dos raios X com a matéria, 630
- entre o sistema imune e o câncer, 643
- medicamentosas, 114
Interferência de anticorpos maternos, 280
Interferona-γ, 336
Interferonas, 921
Interleucina-1, 336
Interleucina-2, 645
Interleucina-6, 336, 1935
Intervalo
- interestro
- - curto, 1706
- - prolongado, 1706
- livre de doença, 583
- muito curto entre a administração das
    vacinas, 280

- PQ, 1148
- QT, 1149
Intestino
- delgado
- - radiografia, 1031, 1032
- - - anormal, 1033
- grosso radiografia, 1031, 1035
- papel no paciente grave, 63
Intoxicação, 1510
- aguda, 692
- digitálica, 667
- medicamentosa, 658, 2502
- por *Allium cepa*, 723
- por amitraz, 686
- por avermectinas, 686
- por chumbo, 2401
- por inibidores da colinesterase e piretroides, 700
- por lírios, 1571
- por metais pesados, 690
- por milbemicinas, 686
- por organofosforado, 2405
- por plantas ornamentais, 704
- por rodenticidas/raticidas, 671
- por saneantes domissanitários, 746
- por uvas ou passas, 1571
Íntron, 246
Intubação
- nasogástrica ou orogástrica, 332
- orotraqueal, 422
Intussuscepção, 1039
Invasão local e metástase, 532
Inversão(ões), 257
- do ônus da prova, 2511
Investigação criminal, 2451
Iodermite neonatal, 472
Ioimbina, 173
Irretroatividade, 6
Isodoses, 595
Isoeritrólise neonatal, 2094, 2102
Isolamento
- em cultivo celular, 784
- em cultura, 860
- viral, 479, 927
Itraconazol, 666

J
Jejum, 328, 1725
Jejunostomia, 332
Junção atrioventricular, 1137
Juntada, 21

K
Ketoprofeno, 662

L
L-carnitina, 325, 1257
L-lisina, 921
L-asparaginase, 586
L-carnitina, 360
Lábio leporino, 451, 456
Laboratório
- de física e balística forense, 2451
- de genética e biologia forense, 2452
Lacosamida, 2279
Lama biliar, 1110
Lâminas de Rexed, 2137
Lamotrigina, 2276
Lâmpada de Wood, 851
Laringe, 1326, 1360
Laringite, 1364
Laringotraqueobroncoscopia, 1326
Lavado
- broncoalveolar, 1339

- - por broncoscopia, 1330
- orotraqueal, 1338
- transtraqueal, 1338
Lavagem estomacal, 653
Laxantes, 1064
Leflunomida, 1997, 2124, 2439
Legislação específica, 20
Lei do inverso do quadrado da distância, 631
Lei
- nº 9.317/1996, 20
- nº 9.605/1998, 20
Leishmania infantum, 275, 288
Leishmania spp, 2013
Leishmaniose, 786, 1258
- canina, 789
- felina, 804
Lemnisco
- espinal, 2144
- lateral, 2144
- medial, 2143
- trigeminal, 2144
Leptina, 336, 1933
Leptospira interrogans, 275, 287
Leptospirose, 960, 1457
- em gatos, 969
Lesão(ões)
- causada pelas defesas respiratórias, 1392
- de concussão, 2221
- de contusão, 2221
- em membros, 2523
- glomerular, 1436
- iatrogênicas ao trato urogenital, 1712
- internas em tórax ou abdome, 2523
- medulares secundárias a alterações
    vertebrais congênitas, 2318
- neoplásicas, diagnóstico
- - citopatológico das, 566
- - histopatológico das, 567
- oculares, 478, 2524
- ósseas, 478
- oxidativas
- - às hemácias felinas, 117
- - eritrocitárias, 116
- por amarração, 2524
- por faca, 2523
- pré-neoplásicas, 528
- primária, 2351
- produzidas por cães e gatos em seres
    humanos, 2489
- pulmonar aguda relacionada com a
    transfusão, 2101
- renal aguda, 1447, 1476, 1509
- - isquêmica, 1450
- - - induzida por medicamentos, 1451
- - - - ou tóxica, 1449, 1453
- - - - prevenção da, 1464
- - tóxica, 1452
- - - causada por antibióticos, 1452
- - - causada por contraste radiográfico, 1453
- - - causada por melamina e ácido cianúrico, 1453
- - - causada por pigmentos endógenos, 1453
- - - causada por solventes orgânicos e metais
    pesados, 1453
- secundária do tipo imunológico, 2351, 2353
- vascular traumática, 2291
Leucócitos, 1441, 2064
- mononucleares, 2064
- polimorfonucleares, 2064
Leucocitose, 2006
- fisiológica, 2014
- induzida por corticoide, 2014
- inflamatória, 2015

- neutrofílica, 558
Leucodistrofia
- das células globoides, 2241
- metacromática, 2241
Leucoencefalite necrosante, 2436
Leucograma, 2006
Leucopenia, 2006
Leveduras, 1442
Levetiracetam, 2277
Liberação
- de grandes quantidades de glutamato e
    aspartato, 2352
- de peptídeos vasoativos, 1239
Lidocaína, 47, 1226
Ligações hidrofóbicas, 2075
Ligadas ao cromossomo
- X, 258
- Y, 258
Limites
- da área de atuação do responsável técnico, 18
- de carga horária, 18
Linfadenopatia, 2106, 2111
Linfócitos, 2012, 2064
Linfocitose, 2012
Linfoma(s), 540
- alimentar felino, 1083
Linfonodo, 551, 2106
Linfopoese, 2012
Linhagem, 255
Lipase, 1121
- pancreática, 1121
Lipemia, 1725
Lipídios, 69
Lipidose hepática felina, 1089
Lipocalina associada à gelatinase neutrofílica, 1525
Lipofuscinose ceroide, 263, 2246
Líquido(s)
- cefalorraquidiano, 2169
- na anestesiologia, 997
- pleurais, 1405
Lírios, 1571
Lissencefalia, 2233
Livro de registro de ocorrências do responsável
    técnico, 18
Local de crime, 2459
Localização da dor, 158
Loci, 255
Locus, 255
Lomitapida, 1924
Lomustina, 584, 2439
Loxoscelismo, 737
Lúpus eritematoso sistêmico, 2113, 2118

M
Macrófagos, 2064
Macrolídeos, 498
Magnésio, 324, 384, 386, 387, 1308, 1470
Malassezia pachydermatis, 854
Malasseziose, 854
Maleficência, 158
Malformação(ões), 2220, 2228
- cerebelar, 2234
- congênitas, 519
Mandamentos, 17
Manejo
- de cobertura, 1703
- e controle da dor, 139
- hospitalar, 113
- nutricional, 1481
- populacional de cães e gatos, 2518
Manitol, 1468
Manosidose, 2243

Manutenção do equilíbrio hidreletrolítico
    e acidobásico, 1482
Máquinas de diálise, 1505
Marbofloxacino, 1594
Marcadores
- bioquímicos, 1265
- cardíacos, 1170
- de colestase, 1103
- de função
- - renal, 1463
- - tubular, 1527
- de lesão renal, 1523
- genéticos para doenças hereditárias, 397
- indiretos da função de filtração glomerular, 1527
- laboratoriais de lesão e função renal, 1522
- precoces de lesão renal aguda, 1464
- tumorais, 1675
Marcha, 2156
Masitinib, 586
Massa mediastinal, 1422
Massagem prostática, 1693
Mastite/abscesso, 1651, 1672
Mastocitoma, 539, 641, 2027
Mastocitose sistêmica, 2027
Mastose, 1674
Materialidade, 2460
Materialização da prova, 2460
Maternidade, 514
Matriz extracelular tumoral, 533
Mavacoxibe, 166, 191, 218, 662
Mecanismo(s)
- centrais, 1931
- de defesa, 1391
- de escape das células tumorais, 643
- do trauma, 77
- eletrofisiológicos, 1213
- fisiopatológico, 147
- hormonais
- - deflagradores do parto, 409
- - na deflagração do parto, 410
- moleculares na homeostase do colesterol
    celular, 1913
- neuroendócrinos, 1598
- periféricos, 1932
Mecofenolato, 1997
Medetomidina, 93, 172, 187
Mediadores periféricos da dor, 141
Mediastinite, 1424
Mediastino, 1420
Medicamentos
- anti-leishmania, 800
- antiarrítmicos, 1225
- - do grupo I, 1225
- - do grupo II, 1228
- - do grupo III, 1230
- - do grupo IV, 1231
- classe
- Ia, 1225
- Ib, 1226
- Ic, 1227
- nefrotóxicos, 1475
- que interferem na concentração de T3 e T4, 1786
Medicina
- de abrigos, 2527
- de desastres, 2530
- nuclear, 596
- veterinária
- - do coletivo, 2517, 2518
- - forense, 2447
- - intensiva, 25
- - legal, 2445, 2485

Médico-veterinário e código de defesa do consumidor, 9
Medidas
- das dimensões das cavidades cardíacas, 1161
- preventivas, 2513
Medula
- adrenal, 1849
- espinal, 2135
- óssea, 2018
Meduloblastoma, 2305
Megacólon, 1062
Megaesôfago, 1041
- idiopático
- - adquirido, 1041
- - congênito, 1041
Meios de prova, 2512
Melamina, 1453
Melanocortina, 337
Melanomas, 539
Melfalana, 584
Meloxicam, 92, 164, 189, 206, 217, 586, 662
Membrana
- basal glomerular, 1532
- características da, 1503
Memória imunológica, 272
Meninges, 2154
- encefálicas, 2154
- espinais, 2154
Meningioma, 2300
Meningite responsiva a esteroides, 2175, 2439
Meningocele, 451, 2315
Meningoencefalite
- bacteriana, 2174
- eosinofílica, 2440
- granulomatosa, 2432
- inflamatórias, 2431
- necrosante, 2435
- - das raças pequenas, 2175
Meningomielocele, 2315
Mensuração
- cardíaca pelo método de obtenção do VHS, 1133
- da silhueta cardíaca, 1131
- de 17-hidroxiprogesterona, 1810
- de cálcio total, cálcio ionizado e fósforo, 1764
- do átrio esquerdo pelo método VLAS, 1134
- do ioexol, 1530
Meperidina, 91, 177, 180, 184, 208, 214
Mercúrio, 694
Meromelia, 452
Meropeném, 1595
Mesencéfalo, 2141, 2225
Metabolismo
- da vitamina D, 1774
- das gorduras, 339
- das lipoproteínas, 1908, 1912
- das proteínas, 338
- de cálcio e fósforo, 1017
- do fósforo, 1575
- dos carboidratos, 337
- dos neonatos, 433
- energético, 339
- hídrico fisiologia do, 1743
- ósseo-mineral fisiologia do, 1574
Metadona, 91, 177, 180, 184, 208, 214
Metais pesados, 690, 691, 1453
Metamizol, 663
Metástase(s), 533, 552, 1072
- hepáticas, 1115
- para a medula óssea, 2028
Metatálamo, 2150
Metilnaltrexona, 178
Metilprednisolona, 1847

Metirapona, 1825
Metodologias
- analíticas, 1723
- em dosagens hormonais, 1723
Método(s)
- de aglutinação funcional plaquetária, 2051
- de agregação plaquetária, 2051
- de coleta das amostras, 566
- de interpretação da hemogasometria, 1581
- matemáticos e físicos em braquiterapia, 622
- para mensuração da dor, 151
- para o monitoramento do controle do paciente, 1878
Metotrexato, 584
Metrite aguda, 1650
Metronidazol, 667, 1083
Mexiletina, 1227
Miastenia gravis, 107, 560, 2403
Micção, 1591
Micofenolato, 2439
Miconazol, 800
Micoplasmose hemotrópica felina, 986
Micoses profundas, 863
Micotoxicoses, 740
Micotoxinas
- em rações animais, 740
- tremorgênicas, 744
Microbioma intestinal, 1495
Microbiota, papel no paciente grave, 63
Microcultivo em lâmina, 860
Microembolia pulmonar, 2104
Microencefalia, 2220
Micróglia, 2220
Micromelia, 453
MicroRNA, 1172
- no metabolismo lipídico e aterosclerose, 1911
- direta, 860
Microsporum
- *canis*, 275, 290, 848, 849
- *gypseum*, 849
Midríase, 2389
Mielocele, 451
Mielodisplasias, 1984, 2316
Mielofibrose, 1985, 2027
Mielografia, 2337
Mielomalacia, 2176
Mielonecrose, 2027
Mielopatia degenerativa canina, 2345
Mieloptise, 2009
Milbemicinas, 686, 688
Miltefosina, 800
Minerais, 70, 324, 360, 366
Mineralocorticoides, 1835
Minuto de platina, 30
Miocardite, 874
Miopatia
- do Labrador Retriever, 2415
- hereditária do Dogue Alemão, 2415
- infecciosas, 2413
Mioquimia, 2410
Miosite dos músculos
- extraoculares, 2412
- mastigatórios, 2411
Miotonia, 2410
Mipomersen, 1925
Mistura eutética de lidocaína e prilocaína, 193
Mitocôndria, 2354
Mitotano, 585, 1814, 1824
Mitoxantrona, 584, 585
Mitratapide, 1948
Modafinila, 2259
Modalidades

- de radioterapia, 618
- ecocardiográficas, 1160
Modelo(s)
- americano, 15
- de Starling modificado, 122
- dos cinco domínios, 2473
- modular de cálculo de dose, 626
- radiobiológicos de fracionamento de tratamentos, 623
Modo
- B, 1161
- M, 1160
Molécula de lesão renal 1, 1525
Monitor de eventos, 1157
Monitoramento, 33
- da coagulação, 1506
- da glicosúria, 1863
- da inibição do sistema renina-angiotensina-aldosterona, 1560
- da pressão arterial, 1506
- do paciente diabético, 1863
- eletrocardiográfico ambulatorial, 1151
- na sala de urgência, 114
Monócitos, 2011, 2064
Morbillivirus, 475
Morfina, 90, 176, 179, 183, 208, 213, 653
Morfologia espermática, 1698
Mortalidade neonatal, 512
- fatores relacionados
- - a agentes infecciosos, 520
- - ao ambiente, 514
- - ao médico-veterinário, 512
- - ao neonato, 517
- - ao parto, 513
- - aos tutores, 513
Mortalidade perinatal causas de, 513
Morte
- acidental, provocada ou tentada, 2467
- cardíaca, 2471
- cerebral, 2471
- pela síndrome do choque, 2468
- por ação
- - da temperatura, eletricidade e pressão atmosférica, 2467
- - de instrumentos mecânicos, 2467
- - de substâncias corrosivas e tóxicas, 2467
- por asfixia, 2467
- por inanição, 2468
- pulmonar, 2471
Mórulas de *Ehrlichia* spp. e *Anaplasma* spp, 2013
Motilidade progressiva, 1698
Mucocele, 1109
Mucolipidose, 2246
- II, 2246
Mucopolissacaridose, 2013, 2244
- I, 2244
- II, 2244
- III, 2244
- VI, 264, 2245
- VII, 2245
Mudanças fisiológicas de cadelas e gatas, 1638
Multiplex PCR, 250
Multiplicidade de reações químicas não covalentes, 2075
Muno-histoquímica, 784
Muramil tripeptídio fosfatidiletanolamina, 645
Musculatura
- eretora dos pelos, 2146
- lisa de vasos, 2146
Mutabilidade do vestígio, 2461
Mycoplasma
- *haemofelis*, 986

N

Naftaleno, 117

Nalbufina, 178, 186

Naloxona, 92, 178, 186, 425

Naltrexona, 178, 186

Nanismo hipofisário, 1749, 1750

Nanotecnologia, 274

Não
- disjunção meiótica, 256
- opioide, 186

Naproxeno, 663

Natureza da responsabilidade, 3

NC
- I, 2132
- II, 2132
- III, 2133
- IV, 2133
- IX, 2134
- V, 2133
- VI, 2133
- VII, 2134
- VIII, 2134
- X, 2134
- XI, 2135
- XII, 2135

Nebulização, 1396

Necessidade(s)
- de ambiente adequado, 2473
- de dieta adequada, 2473
- de manifestar padrões de comportamento
    normais, 2473
- dietéticas e suplementação de vitamina D, 1774
- do alívio da obstrução do trato urinário, 372
- nutricionais, 62, 2494

Necropsia, 2466

Necrose
- em saca-bocado (*piece meal necrosis*), 1112
- tubular aguda, 1447, 1448, 1449

Nefrite
- hereditária canina, 263
- intersticial aguda, 1455
- - induzida por
- - - leptospira, 1457
- - - medicamentos, 1456

Nefrolitíase em gatos, 1488, 1490
- manejo terapêutico e preventivo da, 1492
- perspectivas para a, 1494

Nefropatia
- diabética, 1886
- tóxica tubulointersticial, 1569

Nefrose, 1447

Negligência, 4, 9, 2493, 2508

Neocerebelo, 2149

Neocórtex
- primário, 2153
- secundário, 2153
- terciário, 2153

Neonato, características fisiológicas do, 427

Neonatologia, 396

Neopálio, 2153

Neoplasia(s)
- benignas e malignas, diferenciação entre, 531
- cardíacas, 1288
- classificação de acordo com a histogênese
    e a morfologia, 569
- colangiocelulares, 1114
- da bexiga urinária, 1610
- da laringe, 1366
- da medula espinal, 2371
- da vulva, 1654
- de diversas origens, 1115
- de ovário, 1670

- de prepúcio e pênis, 1696
- de uretra, 1613
- diagnóstico histopatológico e citopatológico
    das, 566
- do sistema urinário, 1609
- em intestino
- - delgado, 1073
- - grosso, 1075
- esofágicas, 1070
- gástricas, 1071
- gastrintestinais em cães, 1070
- hematopoéticas, 1115
- - da linhagem leucocitária, 2016
- - e mielodisplasias, 2027
- hepatocelulares, 1114
- intracranianas, 2298
- intranasais e sinonasais, 1350
- mamária, 1674
- mesenquimais, 1115
- ovarianas, 1629, 1707
- patologia
- - geral das, 527
- - molecular das, 536, 538
- perianais, 1068
- primária, 551
- prostática, 1633, 1693
- renais primárias, 1609
- testiculares, 1634, 1689
- traqueais, 1370
- uterinas, 1632, 1668
- vaginais, 1655
- vasculares, 1115

Neospora caninum, 780, 2223, 2429

Neosporose, 2174, 2429
- canina, 780

Nervo(s), 2130
- abducente, 2133, 2165, 2390
- acessório, 2135, 2167, 2398
- axilar, 2387
- cranianos, 435, 2132
- espinais, 2130
- esplâncnicos torácicos e lombares, 2147
- facial, 2134, 2165, 2392
- femoral, 2387
- fibular, 2387
- frênico, 2131
- glossofaríngeo, 2134, 2166, 2396
- hipoglosso, 2135, 2167, 2398
- isquiático, 2387
- mediano, 2387
- musculocutâneo, 2387
- obturador, 2387
- oculomotor, 2133, 2164, 2390
- olfatório, 2132, 2163, 2389
- óptico, 2132, 2163, 2389
- peroneal, 2387
- radial, 2387
- simpático para a cabeça e pescoço, 2387
- supraescapular, 2387
- tibial, 2387
- torácico lateral, 2387
- trigêmeo, 2133, 2164, 2390
- troclear, 2133, 2164, 2390
- vago, 2134, 2167, 2396
- vestibular, 2166
- vestibulococlear, 2134, 2165, 2393

Nested-PCR, 251

Neurite
- de plexo braquial, 2401
- óptica, 2389

Neurologia, 2127

Neuromiotonia, 2410

Neurônio(s), 2219
- de faixa dinâmica ampla, 142
- de primeira ordem, 140
- de segunda ordem, 140
- de terceira ordem, 140
- específicos de alto limiar, 142
- motor inferior, 2140
- não nociceptivos, 142

Neuropatia(s)
- associadas a quimioterápicos, 2402
- atáxica sensorial, 263
- diabética, 1867
- dos nervos
- - cranianos, 2389
- - espinais, 2389, 2398
- metabólicas e endócrinas, 2402
- periférica, 108, 560
- sensoriais, 2403
- tóxicas e medicamentosas, 2401
- traumáticas, 2399
- vasculares, 2398

Neuropeptídio Y, 337

Neurotoxicidade, 593

Neutrofilia, 558

Neutrófilos, 2007
- gigantes, 2008

Neutropenia
- febril, 103
- induzida por fármacos, 2009

Nexo
- causal, 4, 12, 2510
- de causalidade, 6

Nimesulida, 168, 663

Nitrofurantoína, 1595

Nitroglicerina, 1247

Nitroprussiato de sódio, 56

Níveis de chumbo e alterações
- sanguíneas, 693
- urinários, 693

Nó
- atrioventricular, 1138
- sinoatrial, 1136
- sinusal, 1136, 1137

Nocardiose, 976

Nocicepção, 88
- fisiopatologia da, 140

Noções de responsabilidade, 2

Nódulos regenerativos, 1113

Nome e função afixados no local de trabalho, 19

Nomenclatura das neoplasias, 528

Norepinefrina, 1666

Notificações, 2457

Novas
- modalidades de tratamento, 578
- terapias, 578

Nucleação, 372, 1489
- heterogênea, 1489

Núcleo(s)
- accumbens, 2152
- ambíguo, 2142
- basal de Meynert, 2152
- caudal, 2142
- cerúleo, 2144
- cocleares dorsal e ventral, 2142
- da base, 2151
- da formação reticular, 2144
- da rafe, 2144
- de nervos cranianos, 2142
- do colículo caudal, 2143
- do lemnisco lateral, 2143
- do trato
- - espinal do trigêmeo, 2142

- - mesencefálico do nervo trigêmeo, 2142
- - solitário, 2142
- dorsomedial, 2149
- específicos, 2149
- gigantocelular
- - bulbar, 2144
- - pontino, 2144
- laterais, 2142, 2149
- motor do nervo
- - abducente, 2142
- - facial, 2142
- - hipoglosso, 2142
- - oculomotor, 2142
- - trigêmeo, 2142
- - troclear, 2142
- não específicos, 2149
- parassimpático do nervo
- - glossofaríngeo, 2142, 2148
- - intermédio, 2142
- - intermediofacial, 2148
- - oculomotor, 2142, 2147
- - vago, 2142, 2148
- parvocelulares, 2144
- pontinos, 2143
- reticular lateral, 2144
- rostrais, 2142, 2149
- rubro, 2143
- sensitivo principal do trigêmeo, 2142
- subtalâmico, 2150
- tegmentar pedunculopontino, 2145
- ventrais, 2142 2149
Nulidade, 21
Nutracêuticos, 318
- e câncer, 350
Nutrição, 98, 312, 1124, 1667
- clínica, 311
- - do paciente hospitalizado, 327
- da gestante, 515
- do paciente hospitalizado, 328
- e dermatologia, 365
- enteral, 327
- - em pequenos animais, 332
- neonatal e pediátrica, 502
- no tratamento e na prevenção das
    urolitíases caninas, 377
- parenteral, 327
- - complicações da, 72
- - em pequenos animais, 329
Nutrientes, 368
- digestíveis, 315
- e pigmentação da pele e da pelagem, 368
- funcionais, 360
- para a pele e o pelo, 365
- para felinos com doença renal crônica, 1538
- rapidamente assimiláveis pelo intestino
    delgado, 315
- responsáveis pela pigmentação, 368

O

Obesidade, 355, 1311, 1713, 1918, 1929
- e caquexia, 1785
- tratamento farmacológico da, 1947
Óbito, 16
- tardio provocado por falha na abordagem
    durante a hora de ouro, 30
Obrigação
- de comunicar a baixa da anotação de
    responsabilidade técnica, 19
- de meios, 5, 8
- de resultados, 8
- no cumprimento da carga horária, 18
Obstipação, 1062

Obstrução
- colônica, 1713
- das vias biliares, 1095
- - extra-hepáticas, 1095
- traqueal, 1382
- ureteral
- - aguda, 1490
- - crônica, 1490
- - manejo terapêutico da, 1494
- uretral, 1599, 1603
Obtenção do plasma, 2084
Ocratoxina A, 743
Odontologia forense, 2446
Oftalmologia, 1845
Óleo de peixe, 360
Oligodendrócitos, 2220
Oligozoospermia, 1701
Omeprazol, 100
Omissão, 5
Oncologia veterinária, 525, 526
Onda
- J, 1149
- P, 1147
- T, 1150
- TA, 1148
- U, 1150
Onfalite, 468
Onfalocele, 452
Onfaloflebite, 468
Onicopatias, 790
Oocistos, 780
Ooforite imunomediada, 1708
Opioides, 90, 179, 182, 206, 212, 227
- agonistas, 183
- - puros, 182
- agonistas-antagonistas, 182, 185
- antagonistas, 182, 186
- atípico, 186
- em terapêutica e controle da dor em pequenos
    animais, 178
- mecanismo geral de ação analgésica, 176
Orbifloxacina, 1595
Orfandade, 519
Organismos e inclusões em leucócitos, 2013
Organização
- do genoma, 891
- do sistema nervoso
- - parassimpático, 2147
- - simpático, 2146
- geral do sistema nervoso, 2128
Organofosforados, 700, 2405
Órgãos endócrinos, 1718
Orifícios nasais estenosados, 1356
Origem
- das arritmias, 42
- do vestígio, 2461
Ormetoprimasulfadimetoxina, 1595
Orquite, 1634, 1688
Oslerus osleri, 1384
Osmose, 1502
Osteoartrose, 231
- tratamento, 232
- - farmacológico da, 231
Osteodistrofia hipertrófica, 308
Osteopatia hipertrófica, 562
Otite
- externa, 855
- média ou interna, 2395
Ototoxicidade, 2395
Ovariectomia, 1714
Ovários, 1629
Ovariossalpingo-histerectomia, 1707, 1714

- complicações da, 1710
Oxalato de cálcio, 370, 385
Oxcarbazepina, 2275
Oxigênio, 595
Oxigenoterapia, 1182, 1394, 1665
Oximetria de pulso, 1341
Oximorfona, 180, 184

P

Paciente(s)
- obeso diagnóstico e avaliação do, 356
- sob efeito de medicações, 1725
Paclitaxel, 585
Padrão(ões)
- celulares, 2172
- de crescimento tumoral, 531
- de relaxamento alterado, 1165
- de resposta leucocitária, 2014
- pseudonormal, 1165
- restritivo, 1166
Paleocerebelo, 2149
Paleopálio, 2153
Palpação
- abdominal, 2020
- da tireoide, 1793
- dos linfonodos, 2020
- dos testículos, 2020
Pancitopenia, 2018
Pâncreas, 1117
Pancreatite, 1120, 1309, 1866, 1919
- em felinos, 1097
Panleucopenia
- felina, 486, 902
- maligna, 902
Paracetamol, 117, 191, 664
Parada
- atrial, 43, 1223
- sinusal, 43, 1215
Parafimose, 1695
Paragonimus kellicotti, 1402
Parainfluenza, 897
Paralisia
- bulbar, 2418
- da laringe, 1361, 2397
- por carrapato, 2405
Parâmetros
- da eletroquimioterapia, 610
- fisiológicos, 150
- vitais do neonato, 439
Paramomicina, 800
Paramyxoviridae, 2223
Parasitas, 1442
- traqueais, 1369
Paratormônio, 1019, 1574
Pareceres ou consultas médico-legais
    veterinárias, 2458
Partes constitutivas do auto e do laudo
    médico-legal veterinário, 2458
Particularidades do ambiente pré-hospitalar, 26
Parto, 409
- complicações do, 411
- distócico, 1637
- normal de cadelas e gatas, 1638
Parvovirose, 284
- canina, 484, 871
- felina, 902
Parvovírus
- canino, 283
- felino, 292
Patologia clínica, 2496
PCR, 250
- em tempo real, 251

PCR-RFLP, 251
PCSK9 no metabolismo lipídico, 1916
Pectus excavatum, 452
Pele, 365
Pena, 21
Penicilinas, 495, 666
Pênis, 1635
Pentamidina, 800
Pentoxifilina, 1268, 2124
Peptídeo(s)
- natriurético(s), 1170
- - atrial, 1171, 1265
- - cerebral, 1171, 1265
- - tipo A (ANP), 1170
- - tipo B (BNP), 1170
- - tipo C (PNC), 1170
- - tipo D (PND), 1170
- - tipo ventricular (PNV), 1170
- análogo ao paratormônio, 1765
- YY, 1937
Perampanel, 2279
Perda(s)
- da regulação iônica, 2352
- gastrintestinais, 1011
- renais de potássio, 1011
Perfil
- bioquímico, 912
- - sérico, 1462, 1763
- clínico-hemodinâmico do edema pulmonar
    cardiogênico, 51
- criminoso, 2448
Pericardite constritiva, 1295
Perícia(s), 2453, 2485
- e investigação, 2531
- e peritos em medicina veterinária, 2453
Período
- gestacional, 398
- refratário do músculo cardíaco, 1142
Peritonite infecciosa felina, 908, 909, 909, 910,
    914, 1415, 2174, 2422
Peritos, 2453
- em medicina veterinária, 2453
Perosomus elumbus, 2221
Peróxido de hidrogênio, 653
Persistência
- do ducto arterioso, 1200
- do tronco arterioso, 1209
- viral, 477
Peso corporal, 438
Pesquisa
- de agentes infecciosos, 1558
- de doenças autoimunes, 1559
- de nódulos cutâneos, 2020
- de proteína de Bence-Jones, 1558
- do tubo germinativo, 860
- dos corpúsculos de inclusão, 479
- genética, 1558
Pessoas em situação de acumulação, 2526
Pesticidas, 544
pH, 2076
- da urina, 372, 374, 377, 387, 1436
Pia-máter, 2154
Picrosirius, 573
Pielonefrite aguda, 1458
Pigmentação, 368
Pimobendana, 57, 1190, 1247, 1266
Piodermites neonatais, 470
Piometra, 1632, 1661, 1662
- de coto, 1711
- evolução da, 1664
Piotórax, 1410
Piretroides, 702

Pirimetamina, 776
Piroplasmas
- em cães, 833
- em felinos, 825
Piroplasmoses, 819
Piroxicam, 586, 663
Planejamento cirúrgico, 575
Plano
- longitudinal, 1161
- sagital, 1161
- transversal, 1161
Plantas
- de consumo humano que provocam
    intoxicações em cães e gatos, 722
- ornamentais, 704
- que provocam
- - distúrbios
- - - atropínicos, 721
- - - cardiovasculares, 719
- - - endócrinos, 724
- - - gastrintestinais, 705
- - - hematológicos, 723
- - - mistos, 714
- - - neurológicos, 717
- - manifestações clínicas
- - - graves, 705
- - - leves, 709
- - - moderadas, 705
Plaquetas, 2030, 2065
Plasma, 2085
- fresco congelado e plasma comum, 2070
- rico em plaquetas e concentrado de
    plaquetas, 2071
Platô do potencial de ação, 1142
Platynosomum
- *fastosum*, 1095
- *illiciens*, 816
Pleocitoses, 2173
Pleurodese, 1335
Plug uretral, 379, 382
Pneumomediastino, 1421
Pneumonia(s), 1391
- bacteriana, 1391, 1393
- fúngicas, 1403
- parasitárias, 1402
- viral, 1398
- - em cães, 1399
- - em gatos, 1400
Pneumotórax, 1416
Podócitos, 1532
Poliadenilação, 247
Poliartrite, 308
- dos galgos, 2118
- idiopática, 2119
- imunomediada, 308
- medicamentosa, 2118
- pós-vacinal, 2119
- progressiva felina, 2117
Policitemia vera, 2002
Polidactilia, 453
Polidipsia, 1743, 1745, 1807
- primária, 1744, 1748
Polifagia, 1807
Polimelia, 452
Polimiopatia
- hipopotassêmica, 2414
- inflamatória felina, 2413
Polimiosite idiopática, 2412
Polimorfismo(s)
- do DNA, 257
- do tamanho dos fragmentos de restrição, 251

Polioencefalite com corpúsculos de inclusão
    da cinomose, 887
Polioencefalomalacia, 2222
Pólipos
- inflamatórios, 2396
- nasofaríngeos, 1349
Poliquimioterapia, 583
Polirradiculoneurite, 2401
Politrauma, 76
Poliúria, 1745, 1807
Pontes de hidrogênio, 2075
Pontos críticos, 17
Porção
- coclear, 2393
- vestibular, 2394
Porcentagem de dose profunda, 631
Porencefalia, 2221
Portaria no 344/1998 (Anvisa), 20
Postites, 1696
Postura, 2156
- e locomoção do neonato, 434
Potássio, 324, 386, 387, 392, 1010, 1307,
    1469, 1540
Potencial(is)
- de ação no músculo cardíaco, 1140
- de repouso das fibras de resposta rápida, 1141
- zoonótico a elevada ocorrência da
    G. duodenalis, 753
Pradigastat, 1925
Pradofloxacino, 1595
Prazo, 21
Pré-diabetes, 1873
Predisposição racial aos efeitos colaterais, 593
Prednisolona, 1603, 1848, 1996
Prednisona, 585, 1067, 1848, 1996, 2362
Pregabalina, 228, 2277
Pregas da dura-máter, 2155
Prematuridade, 518
Preparações de lâminas, 566
Preparo
- da mistura, 71
- de área e material de reanimação, 128
- de pessoal para a reanimação, 129
Prescrição, 21
Preservar membros, 83
Pressão atmosférica, 2467, 2471
Priapismo, 1696
Primidona, 2274
Princípio da analogia, 156
Privação de água abrupta, 1746
Problemas testiculares e epididimários, 1700
Procainamida, 47, 1226
Procarbazina, 2438
Procedimento(s)
- de lavagem estomacal, 654
- eletroquimioterápico, 610
- genéricos, 2455
- legais, 2455
- periciais, 2455
Processamento(s)
- do sangue, 2069
- dos fármacos, 114
- histológico e coloração, 568
Processo(s)
- civil, 2505
- contra médicos-veterinários, 2505
- inflamatórios, 1039
- neoplásicos, 1039
- obstrutivos, 1038
Produção
- de pares, 631
- de raios X, 629

Índice Alfabético

Profilaxia da culpa, 13
Progabide, 2276
Programa de saúde e bem-estar na clínica
  veterinária, 2476
Projeção
- dorsoventral, 1128
- lateral, 1128
- radiográfica lateral, 1129
- ventrodorsal, 1128
Prolapso
- uterino, 1648
- vaginal, 1659
Prolongamento do palato mole, 1357
Propafenona, 1227
Propentofilina, 2259
Propofol, 117
Propósitos da cirurgia oncológica, 575
Propranolol, 1228
Propriocepção consciente, 2158
Propulsão extensora, 2157
Próstata, 1632
Prostatite, 1633, 1692
Proteção
- do meio ambiente, 19
- gastrintestinal, 1667
- radiobiológica, 635
- vacinal, 280
Proteína(s), 244, 323, 340, 365, 374, 377,
  385, 390, 1436, 1945, 2171
- C reativa, 1935
- da dieta, 1465
- e aminoácidos, 1538
- plasmáticas, 2084
- urinária na fita reagente e sedimentoscopia, 1523
Proteinúria
- avaliação da origem e possíveis causas, 1532
- classificação da, 1532
- de origem
- - pós-renal, 1532
- - tubular, 1436, 1532
- e fisiologia, 1532
- glomerular, 1552
- pré-renal, 1436
- renal, 1532
- tratamento da, 1483
Protetores gástricos, 100
Protocolo(s)
- ABCD (adaptado), 97
- ABCDE, 27
- Capúm (adaptado), 97
- de ação na unidade de terapia intensiva, 33
- de atendimento do paciente
- - grave, 31
- - ortopédico, 81
- de limpeza e higienização, 2529
- de vacinação, 2529
Protozoários, 2223
Prova(s)
- de função, 1723
- - endócrina, 1721
- - tireoidiana, 1726
- de triagem, 2039
- do dano, 12
- ou reação cruzada, 2077
Proximidades do parto, 406
Pseudo-hiperpotassemia, 1013
Pseudo-hermafroditismo, 1700
Pseudociese, 1639, 1713
Pseudocisto pancreático, 1122
Pseudogestação, 1639
Pseudorraiva, 2418
Pseudotrombocitopenia, 2036

Psicoativos, 1603
Puerpério patológico, 1637
Punção da membrana cricotireóidea, 38
Purificação sanguínea, 1665
Púrpura pós-transfusional, 2102

Q
QPCR, 251
Qualidade seminal, 1700
Quarto ventrículo, 2141
Queimaduras, 2523
Queixa principal, 1616
Quelação ou redistribuição de cálcio, 1020
Queratócitos, 1957
Quesitos, 2458
Questionário(s), 2480
- de dor crônica de Helsinque (HCPI), 153
- para dor McGill (MPQ), 152
Quilotórax, 1409
Quimioluminescência, 1724
Quimioterapia, 281, 2312
- antineoplásica, 581
- - com agente único, 583
- - indicações da, 582
- ativada pela luz, 639
- como tratamento adjuvante, 1679
Quinidina, 47, 1225
Quinolonas, 497, 667

R
Rabacfosadina, 584
Rabdomiólise, 1023, 2413
Raças variações com relação ao comportamento
  da dor, 150
Radicais livres, 1178
Radiografia, 1030, 1601
- abdominal, 1823
- torácica, 1261, 1321, 1331, 1337, 1426, 1558
Radioimunoensaio, 1723
Radiólise da água, 595
Radiologia do sistema
- cardiovascular, 1128
- genital e reprodutor, 1619
Radiossensibilidade, 597
Radioterapia, 595, 616, 2312, 2439
- curativa indicações da, 596
- hipofisária, 1825
- indicações da, 596, 619
- paliativa indicações da, 596
- princípios gerais de, 617
Raiva, 881, 2175, 2419
Raltegravir, 922
Ramo
- direito do feixe, 1139
- esquerdo do feixe, 1139
Rangelia vitalii, 828
Razão(ões)
- albumina/creatinina urinária, 1558
- insulina:glicose, 1900
- proteína/creatinina urinária, 1524
- - e exame de urina, 1558
Reabsorção
- e secreção tubular, 1430
- embrionária, 1643
Reação(ões)
- adversa(s)
- - a drogas, 1983
- - aos medicamentos, 2501
- - da imunização, 510
- - pós-vacinais, 299, 308
- alérgicas, 107
- cruzada, 2075
- - maior, 2078

- - menor, 2078
- cutânea granulomatosa focal, 303
- de ameaça, 2164
- de Arthus, 302
- de hipersensibilidade/anafilaxia, 592
- - aguda, 2099
- de imuno-histoquímica, 540
- de imunofluorescência indireta, 783
- de posicionamento
- - tátil, 2159
- - visual, 2159
- de Sabin e Feldman, 775
- de sensibilidade leucocitária/plaquetária, 2100
- e posicionamento, 2159
- em cadeia da polimerase, 250, 541, 784, 843, 983
- - com transcrição reversa, 913
- esperadas, 299
- focal granulomatosa, 510
- hemolítica aguda, 2097
- iatrogênicas por manuseio dos
  hemocomponentes, 2103
- istêmicas, 305, 511
- leucemoide, 2015
- leucoeritroblástica, 2015
- locais, 302, 510
- posturais, 2157
- - de posicionamento visual, 2164
- sistêmicas inespecíficas, 305
- tônica do pescoço, 2159
- transfusionais, 2094, 2096
- - hemolítica
- - - aguda, 2096
- - - tardia, 2098
- - imunológicas
- - - agudas, 2096
- - - tardias, 2102
- - não imunológicas
- - - agudas, 2102
- - - tardias, 2104
Reanimação
- cardiopulmonar, 128
- do neonato, 417, 421
- do paciente, 110
- volêmica, 98
Reaquecimento, 112
Rearranjos
- equilibrados, 256
- não equilibrados, 256
Rebote hiperglicêmico, 1884
Receptor(es)
- NMDA, 145
- periféricos, 141
- sensíveis ao cálcio, 1574
Recomendações e suporte nutricionais, 340
Reconhecimento
- de animais vitimizados por negligência, 2493
- e avaliação a dor, 89
Recusa do proprietário do animal à transfusão
  de sangue, 15
Rede de Purkinje, 1139
Redistribuição, 618
Redução
- da acidez gástrica, 1123
- da dose dos glicocorticoides e
  imunossupressores, 2000
- da excreção urinária de potássio, 1014
- da quantidade de proteínas indigeríveis
  no nível do cólon, 315
- do estresse, 1602
Reentrada, 1213
Reflexo
- à ameaça, 435

2596

- anogenital em um neonato, 436
- bicipital, 2161
- corneal, 435, 2165
- corneopalpebral, 2132
- da laringe, 2167
- da sucção em um neonato, 436
- de engasgo, 2167
- de Landau, 435
- de piscar, 2133
- de propulsão extensora, 435
- do extensor cruzado, 2162
- do gastrocnêmio, 2161
- do panículo, 2162
- extensor, 435
- - do carpo radial, 2162
- flexor, 2162
- fotomotor direto e consensual ou cruzado, 2133
- lacrimal, 2133
- medulares, 436, 2160
- miotáticos, 436
- - em membros pélvicos, 2161
- - em membros torácicos, 2161
- oculocardíaco, 2167
- palpebral, 2165
- patelar, 2161
- perineal, 2163
- protetores dos olhos, 435
- pupilar à luz, 435, 2164
- tibial cranial, 2161
- tricipital, 2161
- vestíbulo-ocular, 2166
- vibrissopalpebral, 435
Região
- interveniente, 246
- promotora, 246
Regulação
- da liberação dos glicocorticoides, 1804
- da sede e da secreção de hormônio antidiurético, 1744
- do equilíbrio ácido-base, 1025
Relação
- aldosterona:renina plasmática, 1830
- cortisol-creatinina urinária, 1810, 1822
Relacionamento com o serviço de inspeção e fiscalização, 19
Relações de consumo e animais, 2481
Relatório(s)
- citopatológico e histopatológico, 574
- do monitoramento Holter, 1156
- médico-legais veterinários, 2457
Relevância, 2460
Remifentanila, 177, 185
Remissão, 582
- completa, 583
- parcial, 583
Remoção mecânica de cálculos, 373
Remodelamento, 1178
Reoxigenação, 618
Reparo, 617
Replicação
- do DNA, 247
- viral, 892
Repopulação, 617
Reposição
- de albumina e expansão de volume, 2087
- de potássio, 126
- enzimática, 1118
- volêmica, 111, 1123
Resinas sequestradoras de ácidos biliares, 1924
Resistência
- aos antineoplásicos, 593
- insulínica, 1864, 1865, 1885, 1938

Resistina, 1935
Resolução
- CFMV
- - nº 680/2000, 20
- - nº 683/2001, 20
- - nº 829/2006, 20
- - nº 831/2006, 20
- - nº 850/2006, 20
- - nº 877/2008, 20
- - nº 1.000/2012, 20
- - nº 1.275/2019, 20
- - nº 1.321/2020, 20
- - nº 1.330/2020, 20
- da Diretoria Colegiada (RDC) nº 222/2018 (Anvisa/MS), 20
Respiração, 111
Responsabilidade
- administrativa ou disciplinar, 2
- civil, 3
- - conceitos da, 3
- - contratual e extracontratual, 4
- - do médico-veterinário, 5
- - objetiva, 6
- - subjetiva e objetiva, 4
- do hospital, 16
- ética do médico-veterinário, 7
- moral, 2, 3
- pela qualidade dos produtos e serviços prestados, 18
- penal do médico-veterinário, 3, 6
- profissional, 1, 2
- solidária, 4
- técnica, 17
Responsável técnico proprietário da empresa, 19
Resposta(s)
- à desmopressina, 1747
- à lesão aos axônios
- - que permanecem apenas no sistema nervoso central, 2220
- - que se estendem do sistema nervoso central até a periferia, 2220
- dos neurônios à lesão
- - isquêmica, 2220
- - tóxica e infecciosa, 2220
- fisiológica
- - do gato a hipovolemia, choque e manobras de reanimação volêmica, 109
- - do sistema renina-angiotensina-aldosterona, 1828
- imune
- - à vacinação, 271
- - a vacinas inativadas, 279
- - ao *T. gondii*, 773
- - ativa ao coronavírus felino, 910
- - inata, 271
- leucocitárias, 2013
- medular classificação da, 1971
- orgânicas ao jejum, à inanição e à doença, 328
- tecidual local ao traumatismo, 77
Ressarcimento, 12
Ressonância magnética, 2337
Restabelecer funções, 86
Restabelecimento do fluxo urinário, 1604
Restauração, 21
- da microbiota, 315
- e manutenção adequada da função renal, 1667
Restrição gradual de água, 1746
Retardo no esvaziamento gástrico, 1048
Retenção, 1489
- placentária ou fetal, 1650
Retigabina, 2279

Retornos periódicos durante o regime para perda de peso, 363
Retração da vulva, 1653
Retroviridae, 2223
Retrovírus, 931
- felinos patogênese dos, 933
Revacinação e duração da imunidade, 509
Revisão constante das normas, 19
Rhabdoviridae, 2223
Rinencéfalo, 2151
Rinite, 1344
- alérgica, 1344
- bacteriana, 1345
- fúngica, 1346
- inflamatória, 1348
- parasitária, 1348
- secundária a afecção dentária, 1349
- viral, 1344
Rinoscopia, 1343
Rinotraqueíte
- infecciosa, 1370
- viral felina, 917
Rins, 1609
- e a fisiologia do equilíbrio acidobásico, 1580
Ritmicidade automática das fibras sinusais, 1142
Ritmo(s)
- biológicos, 1725
- de parada cardíaca, 46
- idioventricular acelerado, 1220
- sinusal normal, 1214
Rivaroxabana, 2058
Robenacoxibe, 166, 191, 206, 218, 663
Rodenticidas/raticidas, 671
- anticoagulantes, 678
- de uso liberado no Brasil, 678
- proibidos no Brasil, 671
Rofecoxibe, 663
Romifidina, 173
RT-PCR, 251
Rufinamida, 2279
Ruptura
- atrial esquerda e tamponamento cardíaco, 1248
- de cordoalha tendínea, 1248
- diafragmática, 1418
- uterina, 1641

S
Sabões, 747
Sabonetes, 747
Saculite anal, 1066
Sáculos laríngeos evertidos e colapso laríngeo, 1357
Sais biliares, 1438
Salmonella, 937
- *enterica*, 942
Salmonelose, 942
Saltitamento, 2157
Salvar vidas, 81
Saneantes domissanitários, 746
Sangramento uterino anormal, 1667
Sangue, 2063
- oculto, 1438
- total, 2082
Saponinas, 274
Sarcoma(s)
- no sítio de aplicação, 304
- pós-vacinal, 511
Sars-Cov-2, 878
Saúde coletiva, 2518
SDMA, 1558
SDMO, 96
Sedação, 55

- em felinos doadores, 2091
Sedativos, 1184
Segmento
- PQ, 1148
- ST, 1149
Segundo gatilho da inflamação, 79, 81
Seios da dura-máter, 2155
Seleção
- coleta e conservação da amostra, 249
- do doador, 2089
- do paciente para cirurgia, 576
- do tipo de estímulo elétrico, 239
Selegilina, 2259
Seletracetam, 2279
Sementes de plantas que provocam manifestações clínicas graves, 711
Seminomas, 1689
Sensibilidade
- à dor profunda, 2355
- visceral, 145
Sensibilização
- central, 143, 179
- nociceptiva periférica na inflamação, 160
- periférica, 141, 179
Sepse, 78, 96, 119
- grave, 78
- manejo nutricional, 113
- na piometra, 1664
Septicemia neonatal, 470
Sequência emergencial
- ABC para abordagem primária, 32
- para abordagem secundária, 33
Sequenciamento de DNA, 252
Sequential Organ Failure Assessment (SOFA), 119
Serotonina (5-hidroxitriptamina, 5-HT), 1937
Sexo e estado reprodutivo da fêmea, 1786
Shunts portossistêmicos, 374, 375
Siderócitos, 1957
Sigilo profissional, 8
Sildenafila, 1189
Sílica, 388
Sindactilia, 453
Síndrome(s)
- bradicardia-taquicardia, 1223
- cervical, 2373
- cervicotorácica, 2373
- da antidiurese inapropriada, 1006
- da claudicação dos felinos, 308
- da disfunção
- - cognitiva, 2253
- - de múltiplos órgãos, 78
- da hiperviscosidade, 104
- da lise tumoral, 102, 1023
- - aguda, 593
- da morsa, 453
- da resposta inflamatória sistêmica, 78, 119, 1122
- da urolitíase, 1488
- das vias respiratórias dos braquicefálicos, 1356
- de Chédiak-Higashi, 2013
- de Cushing, 1305, 1804, 1817
- - ACTH-dependente, 1805
- - ACTH-independente, 1806
- - em cães, 1804
- - iatrogênica, 1806
- - subdiagnosticada
- - - ACTH-dependente, 1805
- - - ACTH-independente, 1806
- de Dandy-Walker, 2221
- de Eisenmenger, 1209
- de Fanconi, 1566
- de Klinefelter, 256
- de Schiff-Sherrington, 2140

- de secreção ectópica de ACTH, 1805
- de Wobbler, 2222, 2335
- dilatação-vólvulo gástrica, 1310
- do câncer renal, 263
- do cão d'água, 453
- do definhamento do neonato, 460
- do desequilíbrio osmótico, 1518
- do filhote nadador, 458
- do leite tóxico, 470, 472
- do nó doente, 1223
- do ovário remanescente, 1669, 1711
- dos braquicefálicos, 1356
- dos tremores (do cão branco), 2176
- eunucoide, 1713
- geral de adaptação, 2483
- hemofagocítica, 2028
- hemorrágica pulmonar associada à leptospirose, 968
- hipereosinofílica, 2110
- intermediária e neuropatia tardia, 2405
- lombossacra, 2373
- néfrótica, 1551, 1562, 1920
- paraneoplásicas, 102, 557, 561, 2403
- periférica, 2373
- poliúria, 1743
- toracolombar, 2373
- XXY, 256
Sinefungina, 922
Sinoscopia, 1343
Sinovite linfocítica plasmocítica, 2118
Síntese reduzida ou ausência de hormônio antidiurético, 1744
Sintopia vertebromedular, 2136
Siringomielia, 451, 2221
SIRS, 96
Sistema(s)
- cardiocirculatório, 949
- cardiovascular, 1127, 1793
- - do neonato, 427
- - dos filhotes, 492
- comerciais de identificação de leveduras, 860
- cutâneo, 949
- de coleta, 2065, 2091
- de condução do impulso elétrico, 1136
- de derivações precordiais ou torácicas, 1146
- - de Lannek, modificado por Detweiler e Patterson, 1146
- - de Takahashi, 1147
- - de Wilson modificado, 1147
- de estadiamento clínico (TNM), 551
- de Manchester | Patterson e Parker, 626
- de monitoramento de glicose contínuo, 1864
- de Paris, 627
- de planejamento e cálculos em braquiterapia, 624
- de Quimby, 627
- de tratamento de água, 1505
- digestório, 1029
- do memorial hospital, 627
- dosimétricos de implantes, 629
- endócrino
- - e metabolismo, 1717
- - mecanismos de controle do, 1720
- gastrintestinal, 1792
- - do neonato, 431
- genital, 1653
- - e reprodutor, 1615
- - - dos machos, 1624
- - - feminino, 1619
- hematopoético do neonato, 428
- hemostático, 2030
- hepatobiliar do neonato, 430
- Holter, 1151

- imunológico do neonato, 431
- límbico, 144, 2152
- manuais de planejamento, 626
- nervoso, 949, 1791
- - autônomo, 1177, 2145
- - - parte central do, 2145
- - - parte periférica do, 2146
- - do neonato, 434
- - histopatologia do, 2219
- - parassimpático
- - - parte craniana do, 2147
- - - parte sacral do, 2148
- - periférico, 2387
- renal, 1792
- renina-angiotensina-aldosterona, 1178, 1935
- reprodutor, 949
- respiratório, 948, 1325, 1792
- - do neonato, 428
- - dos filhotes, 492
- reticular, 143
- rifle, 1447
- urinário, 949, 1429
- - do neonato, 428
Sítio de splice, 247
SNP
- em éxons, 257
- em íntrons e sítios de splice, 257
- em regiões não gênicas, 257
- em sítios regulatórios, 257
Sobrecarga
- circulatória, 2102
- de volume, 1511
Sobrevida, 583
- global, 583
- livre de doença, 583
Sódio, 374, 377, 386, 391, 1470, 1540
Sofrimento fetal agudo, 418
Solução(ões)
- ácida, 1503
- básica, 1503
- e proporções nas misturas, 69
- preservantes, 2068
- utilizadas na fluidoterapia, 122
Sonda(s)
- esofágicas, 65
- gástricas, 66
- intestinais, 66
- intranasal, 1182
- nasoesofágicas, 64
- torácicas, 1335
Sorologia, 861
Sotalol, 47, 1230
Split cio, 1706
Sporothrix schenckii, 865
Staphylococcus sp, 946, 947, 950
- aureus, 470
Status epilepticus, 2266
Stiripentol, 2279
Streptococcus sp, 946, 947, 948, 950
- agalactiae, 470
- beta-hemolítico, 470
Strongyloide stercoralis, 814
Subinvolução dos sítios placentários, 1649
Substância(s)
- branca, 2137, 2143
- cinzenta, 2136
- - da medula espinal, 142
- - do tronco encefálico, 2142
- - homóloga à da medula espinal, 2142
- - própria do tronco encefálico, 2143
- corrosivas, 2467
- negra, 2143

- P, 143
- químicas, 544
- surfactante pulmonar, 418
- tóxicas, 2467
Subtálamo, 2150
Succinato sódico de metilprednisolona, 2362
Sulcos, 2154
- terminalis, 1136
Sulfa, 497
Sulfadiazina, 776
Sulfametoxazoltrimetoprima, 1595
Sulfato
- de glicosamina e de condroitina, 360
- de protamina, 2058
Sulfonamidas, 667
Sulfonilureias, 1861
Superfecundação, 1641
Superfetação, 1641
Supersaturação relativa, 371, 382
Suplementação
- com glicocorticoide, 1840
- com glicosaminoglicanas, 1603
- com mineralocorticoide, 1840
- de ácidos graxos, 324
- de oxigênio, 54
- vitamínica, 1119
Suporte
- avançado à vida (advanced life support), 133
- básico à vida, 130
- nutricional
- - do neonato, 467
- - do paciente gravemente enfermo, 61
- - enteral, 63, 1541
- - parenteral, 67
Suprimento naturopáticos e nutracêuticos, 2258
Swabs (zaragatoa), 567

T
Tabagismo passivo, 544
Tacrolimo, 1068
Tálamo, 143, 2149, 2152
Talampanel, 2279
Tálio, 672
Tamoxifeno, 585
Tampão uretral, 379, 382
Taquiarritmias, 44, 1215
Taquicardia, 1217
- atrial
- - focal, 1217
- - multifocal, 1218
- de origem ventricular, 1220
- juncionais, 1219
- mediadas por via acessória, 1219
- sinusal, 44, 1215
- supraventricular, 44, 1217, 1232
- ventricular, 45, 1220, 1233
Taquipneia, 1807
Taquizoíto, 770, 780
Taurina, 323, 1257, 1270
Taxa
- de proliferação, 595
- de sobrevida global, 583
- de ultrafiltração, 1514
Tecido adiposo, 1929
Técnica(s)
- complementares ao diagnóstico das neoplasias em cães e gatos, 572
- da dimensão média, 628
- de colorações, 566
- de gastrostomia, 346
- de identificação e reconhecimento animal, 2463
- de manipulação de ácidos nucleicos, 249

- de reação cruzada menor, 2078
- de tireoidectomia
- - com implantação da glândula paratireoide externa, 1800
- - em etapas, 1800
- - extracapsular, 1799
- - - modificada, 1800
- - intracapsular, 1800
- - - modificada, 1800
- para analgesia com acupuntura, 238
- para auxiliar na restrição alimentar, 1946
Tecnologia XMAP-multiplex, 1724
Telencéfalo, 2149, 2151
Teleterapia, 596, 618
Temperatura(s), 2076, 2467, 2471
- ambiental e corporal, 1786
- corpórea, 281, 2020
- do neonato, 439
- e umidade para a sobrevivência neonatal, 514
Tempo
- cirúrgico versus grau de dor, 158
- de diálise, 1513
- de duração da dor, 147
- de relaxamento isovolumétrico, 1165
- de sangramento, 2051
- de transfusão, 2081
Tenda do cerebelo, 2155
Tentativa de afogamento, 2523
Teofilina, 47
Teoria do elo, 2521
Tepoxalina, 663
Terapêutica
- no edema pulmonar
- - cardiogênico, 56
- - não cardiogênico, 57
- no filhote, 492
Terapia(s)
- alternativas, 2094
- antiarrítmica, 1224
- antibiótica, 113
- antitrombótica e anticoagulante, 2059
- antiviral, 921
- crônica das taquicardias
- - supraventriculares, 1233
- - ventriculares, 1234
- da fibrilação atrial, 1233
- de bicarbonato, 1665
- de indução, 582
- de manutenção, 582
- de resgate, 583
- de substituição renal, 1471
- de suporte, 1466, 1561
- específica para combater a causa, 1466
- farmacológica, 212
- fibrinolítica, 2059
- fotodinâmica, 639
- - efeitos adversos, 641
- - indicações e usos, 641
- - mecanismo de ação, 639
- gênica, 2313
- inalatória, 1375
- inotrópica, 1666
- insulínica, 1874
- - complicações da, 1883
- intensiva das taquicardias
- - supraventriculares, 1232
- - ventriculares, 1234
- medicamentosa, 1603
- nutricional, 340
- - enteral, 343
- - parenteral, 346
- para insuficiência cardíaca e arritmias, 1253

- quelante, 690
Teratozoospermia, 1701
Terebentina, 748
Termo(s)
- de recusa de tratamento, 14
- de responsabilidade, 14
- processuais, 21
Termorregulação, 492
Teste(s), 2480
- bioquímicos, 860
- calórico, 2166
- com o líquido
- - cefalorraquidiano, 913
- - de derrame, 913
- da antiglobulina indireto, 2079
- de aglutinação
- - em solução salina, 2020
- - indireta, 784
- - modificado, 775
- de coagulação, 727
- de compatibilidade, 2077, 2089
- - completo, 2079
- - método com incubação (fase II), 2078
- - método rápido (fase I), 2078
- de cortisol, 1746
- de determinação
- - da 17alfa-hidroxiprogesterona, 1736
- - da aldosterona, 1736
- - do ACTH endógeno, 1736
- - do cortisol urinário, 1735
- - dos hormônios androgênicos, 1736
- de estimulação
- - com hormônio
- - - adrenocorticotrófico, 1734, 1810, 1822
- - - liberador da tireotropina, 1795
- - hormonal, 1688
- - por TRH, 1784
- - por TSH, 1783
- de função
- - da glândula tireoide, 1782
- - renal, 1463
- de objetos em movimento, 2164
- de obstáculos, 2164
- de privação
- - de água modificado, 1739
- - hídrica, 1746
- de reposição hormonal, 1729
- de resposta
- - à tireotropina, 1728
- - ao hormônio liberador de tireotropina, 1728
- de Rivalta, 913
- de sensibilidade, 2165
- de soroaglutinação microscópica, 965
- de supressão
- - com dexametasona
- - - de alta dosagem, 1734
- - - de baixa dosagem, 1733, 1809, 1822
- - com dose alta de dexametasona, 1823
- - aldosterona, 1831
- - de tri-iodotironina, 1729
- - do hormônio tireoidiano, 1795
- de viscoelasticidade do sangue, 2041
- diagnósticos e procedimentos para a cavidade
- - pleural, 1331
- - torácica, 1336
- dinâmicos da função tireoidiana, 1728
- do corante, 775
- do nistagmo pós-rotação, 2166
- ELISA, 2051
- específicos para diferenciar diabetes insipidus de polidipsia primária, 1746
- genéticos, 2051

- hiposmótico, 1699
- hormonais, 1809, 1838
- imuno-hematológicos, 2075
- imunoenzimáticos, 776
- moleculares, 540
- para avaliação da
- - capacidade de síntese hepatocelular, 1104
- - hipercoagulabilidade, 1426
- - tireoidite linfocítica, 1784
- para determinação
- - da causa do hiperadrenocorticismo, 1823
- - da taxa de filtração glomerular, 1529
- para diagnóstico de hiperadrenocorticismo, 1822
- para retrovírus, 1411
- que avaliam a excreção
- - de corantes exógenos, 1106
- - de pigmentos e ânions orgânicos ou corantes exógenos, 1105
- sorológicos
- - para monitorar a imunidade às vacinas caninas, 277
- - rápidos, 283
Testículos, 1634
Tetania
- hipocalcêmica, 1772
- puerperal, 1651
Tetraciclinas, 498, 1453
Tetracloreto de carbono, 1453
Tetralogia de Fallot, 1207
Theileria
- *annae, 833*
- *equi,* 834
Tiagabina, 2277
Tiossulfatos, 117
Tipagem sanguínea, 2077, 2088
Tipologia
- de providências, 17
- dos crimes profissionais, 7
Tipos
- celulares, 2006
- de aplicação da radioterapia, 595
- de composição de líquidos, 995
- de imunização, 506
- de vacinas, 273, 506
- filogenéticos de córtex, 2153
- sanguíneos, 2088
- - em felinos, 2075
Tireoide fisiologia da, 1789
Tireoidite
- autoimune/hipotireoidismo, 306
- silenciosa, 1779
- subclínica, 1779
Tiroxina, 1794
Toceranib, 586
Tomografia computadorizada, 1334, 2337
- e ressonância magnética, 1823
- torácica, 1338
Tônus muscular, 2163
Topiramato, 2276
Toracocentese, 1334
Toracoscopia, 1335
Toracosquise, 451
Toracotomia, 1335
Torasemida, 1187
Torção
- das pontas, 1220
- de útero, 1640
- do cordão espermático, 1690
- do testículo, 1634
Torócitos, 1957
Torsemida, 1245
Toxicidade, 590

- das aflatoxinas, 741
- de fármacos anti-infecciosos, 1569
- gastrintestinal, 590
- hematológica, 590
- hepática, 106
- pelo citrato, 2103
- quimioterápica, 590
- renal, 107
Toxicologia
- forense, 2447
- veterinária, 649
Toxicoses por lesões oxidativas eritrocitárias, 117
Toxinas, 2009
Toxocara
- *canis,* 812, 813
- *cati,* 812
Toxocaríase, 812
Toxoplasma gondii, 770, 774, 780, 1640, 2223, 2428
Toxoplasmose, 770, 1644, 2174, 2428
Traçado eletrocardiográfico, 1145
Tradução, 247
Trajetos fistulosos, 1711
Tramadol, 91, 177, 179, 180, 186, 195, 209, 214, 227, 665
Transcrição, 247
Transcriptase reversa, 251
Transdução, 88
Transecção/laceração, 2221
Transferência de potássio para o líquido
- extracelular, 1014
- intracelular, 1010
Transfusão
- de hemácias, 2080
- de plasma, 1124
- de produtos sanguíneos, 2051
- de sangue, 2093
- dos hemocomponentes plasmáticos, 2083
- sanguínea, 112
- - em cães, 2061
- - em felinos, 2088
Transição fetal-neonatal, 415
Translocações, 256
- bacteriana, 96
- robertsonianas, 257
Transmissão, 88
- de doenças infecciosas, 2104
- do impulso nociceptivo ao córtex, 144
Transplante(s)
- de células tumorais, 534
- de órgãos, 1846
Transudatos
- modificados, 1407
- puros, 1406
Traqueia, 1327, 1369
Traqueíte não infecciosa, 1369
Traqueobronquite infecciosa, 1370
- canina, 1365, 1377
Traqueotomia, 40
Tratamento
- paliativo, 582
- radioativo, 1798
- radioterápico, 597
Trato(s)
- corticospinal (piramidal)
- - lateral, 2139
- - ventral, 2140
- cuneocerebelar, 2144
- dorsolateral, 2138
- espino-hipotalâmico, 143
- espino-olivar, 2139
- espinocerebelar
- - cranial, 2138, 2144

- - dorsal, 2138, 2144
- - ventral, 2138, 2144
- espinocervical, 143
- espinomesencefálico, 143
- espinorreticular, 143
- espinotalâmico, 143, 2138
- espinotectal, 2139
- intermodal(is), 1137
- - anterior, 1137
- - médio, 1137
- - posterior, 1137
- piramidal, 2144
- - dorsal, 2139
- reticuloespinal lateral, 2139
- rubroespinal, 2139
- tetoespinal lateral, 2139
- urinário estrutura anatômicas e funcionais do, 1591
- vestibuloespinal, 2140
Trauma, 2396
- acidental ou provocado, 2469
- cranioencefálico, 2291
- da laringe, 1366
- e edemas cérebro-espinais, 1845
- emocional, 2450
- encefálico, 2221
- grave com morte iminente, 30
- medular, 2221, 2350
- moderado com óbitos que ocorrem até a primeira hora após o evento, 30
- na cabeça, 2523
- não acidentais, 2523
- por objetos pontiagudos nos seios frontais, 1350
- traqueal, 1369
Traumatismo(s)
- de prepúcio e pênis, 1696
- genitais, 1660
- traqueal, 1383
Tremor(es), 2409
- de repouso, 2409
- idiopático, 2250
- ortostáticos, 2410
Tri-iodotironina, 1794
Tríade
- crítica do recém-nascido, 460
- felina, 1100
Triagem, 27, 31
- quanto ao hipertireoidismo, 1795
Triancinolona, 1848
- + carbinoxamina, 1848
Trichophyton mentagrophytes var. zoofílica, 849
Trichuris vulpis, 814
Tricrômico de Masson, 573
Tricuríase, 814
Triglicerídeos de cadeia média, 360
Trilostano, 1812, 1824
Trimetoprima, 497
Trimetoprima-sulfadiazina, 1595
Trocador de Na^+/Ca^+, 1140
Trombocitopatias, 2044, 2048
Trombocitopenia, 104, 558, 2035, 2036, 2044
Trombocitoses, 2048
Tromboelastografia, 1559, 2041
Tromboelastometria, 2041
Tromboembolia, 1562
Tromboembolismo, 1998
- pulmonar, 1425
Trombólise, 1427
Trombose, 2041, 2283
Tronco
- encefálico, 2140, 2225
- - estrutura do, 2141

- simpático, 2146
Troponinas, 1172
Trypanossoma cruzi, 1258
Tubo orotraqueal, 36
Tumor(es)
- com características embrionárias, 571
- das células
- - de Sertoli, 1689
- - intersticiais (Leydig), 1690
- - germinativas, 571
- - indiferenciadas, 571
- - melanocíticas, 571
- - mistas, 571
- de mama, 538
- de origem
- - epitelial, 570
- - mesenquimal, 570, 571
- do plexo coroide, 2302
- do sistema nervoso central, 2371
- dos nervos periféricos, 2400
- em animais patologia molecular aplicada a, 538
- epidemiologia dos, 543
- epiteliais, 529
- hereditários em animais, 538
- hipofisários, 2303
- intracranianos, 2298
- mesenquimais, 529
- mistos, indiferenciados, 529
- ósseos, 641
- tireoidianos classificação histológica dos, 1791
- venéreo transmissível, 1656

U

Ulceração gastrintestinal, 106
Ultrafiltração, 1502
Ultrassonografia, 1038, 1601
- abdominal, 1823
- da tireoide, 1784
- Doppler transcraniana, 2205
- dos sistemas genitais e reprodutores, 1629
- torácica, 1333, 1337
Umidade, 1946
Urato, 370, 387
Ureia, 1527, 1558
- plasmática, 1104
Ureterolitíase em gatos, 1490
Urinálise, 1461
Urobilinogênio, 1105
Urocultura, 369, 1558
Uroendoscopia, 381, 1601
Urolitíase(s), 369
- de estruvita, 373
- de fosfato de cálcio, 376
- de oxalato de cálcio, 373
- de sílica, 376
- de urato, 374
Urólitos, 370, 379, 382
- compostos, 376, 389
- de cistina, 375
- idiopáticos, 376
- mistos, 388
- renais e uretrais, 387
Uso de argilas, 316
Útero, 1629
- pós-parto, 1631
Uvas ou passas, 1571
Uveíte induzida pelo cristalino, 1886

V

Vacinação, 270
- antirrábica em, 285
- de cães em ambientes de abrigos, 290
- de gatos em ambientes de abrigos, 297

- do adulto, 284
- - vírus da raiva, 285
- do filhotes vacinas essenciais, 282
- e vermifugação, 279
Vacina(s)
- antineoplásicas, 643, 646
- - em todos os cães que têm mais de 12 semanas de vida e chegam a um abrigo, 290
- com agentes não infecciosos, 507
- de ácidos nucleicos, 507
- de DNA, 273
- de organismos vivos, 506
- de proteínas recombinantes, 507
- de subunidade, 273, 507
- essenciais, 274, 282, 292
- - e anticorpos derivados da imunidade materna, 275
- estratégias para o desenvolvimento de, 505
- intranasais contra *B. bronchiseptica* e CPIV, 290
- mortas, ou inativadas, 273
- não essenciais, 275, 286, 295
- não infecciosas, 507
- não recomendadas, 275, 288, 296
- produzidas com o agente infeccioso vivo, 506
- recombinante(s)
- - de vetores virais, 273
- - geneticamente modificado, 507
- - vetorizadas, 507
- vivas atenuadas, 273
Vacuolização
- citoplasmática, 2008
- neuronal, 2252
Vaginite, 1654
Validação
- fisiológica, 1725
- laboratorial, 1725
Validade da prova, 2460
Valores de referência, 1725
Valvulopatias adquiridas, 1238
Van der Waals, 2075
Varfarina, 678
Variações
- da frequência e do ritmo cardíacos em cães e gatos, 1156
- da PCR, 250
- em razão da fase respiratória, 1131
- fisiológicas da silhueta cardíaca, 1129
- inerentes ao ciclo cardíaco, 1131
- pré-analíticas, 1724
Vasculopatias, 2048
Vasodilatadores, 56, 1183, 1188, 1246
Vasopressina, 425, 1178
Vasopressores, 1666
Vasos sanguíneos e barreiras, 2219
Vedaprofeno, 206, 663
Veículo para atendimento de urgências, 28
Ventilação mecânica, 1665
Ventrículo
- direito, 1164
- esquerdo, 1162
Verminoses, 812
Vestibulopatias periféricas, 2388
Vestígios, 2460
Veterinários vítimas de doenças ocupacionais, 2449
Via(s)
- ascendentes, 142, 144
- de administração
- - de fármacos, 203
- - em filhotes, 493
- - inalatória ou nebulização, 1844
- - intra-articular, 1844
- - intramuscular, 1843

- - intravenosa, 1843
- - oral, 1843
- - subconjuntival, 1844
- - subcutânea, 1844
- - tópica, 1844
- de aplicação
- - da nutrição parenteral, 331
- - das vacinas, 508
- de disseminação das células neoplásicas, 533
- de morte neuronal programada ou apoptose, 2354
- descendentes, 144
- digestivas oral e retal, 493
- intramuscular, 494
- intravenosa, 494
- parenterais, 494
- respiratória, 111
- respiratórias, 35
- subcutânea, 494
Vigabatrina, 2276
Vigor espermático, 1698
Vimblastina, 585
Vincristina, 585, 2124
Violência humana e conexões, 2504
Virulência vacinal, 305
Vírus
- da cinomose (CDV), 282
- da diarreia canina, 1640
- da influenza, 1401
- da leucemia felina, 295, 1643
- da parainfluenza (CPIV), 286
- - canina, 286, 1399
- da peritonite infecciosa felina, 1644
- da raiva, 294, 2419
- - vacinação do filhote, 285
- do adenovírus (Cav-2), 282
- do parvovírus canino (CPV-2), 282
- vivo modificado (VVM), 273
Vista, 21
Vista dorsal, 2141
Vitamina(s), 70, 324, 360, 366
- B, 325
- B_6, 386
- C, 386
- D, 1541, 1574, 1765
- do complexo B, 2259
- K1, 2058
Vítimas, 2449
Vitimizados, 2449
Vitimologia, 2449
Volanesorsen, 1925
Volume
- corpuscular médio, 1957
- e frequência de doação, 2067
Vômito, 997
Vulvovaginite, 1654

W

Welfare Quality Project, 2474
Western blotting de proteínas urinárias, 1534

X

Xantina, 388
Xarope de ipeca, 653
Xilazina, 172, 653

Z

Zearalenona, 743
Zona
- fasciculada, 1804
- glomerulosa, 1804
- incerta, 2150
- reticulada, 1804
Zonisamida, 2278